KRAUSE & MAHAN
Alimentos, Nutrição e Dietoterapia

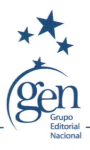

O GEN | Grupo Editorial Nacional – maior plataforma editorial brasileira no segmento científico, técnico e profissional – publica conteúdos nas áreas de ciências da saúde, exatas, humanas, jurídicas e sociais aplicadas, além de prover serviços direcionados à educação continuada e à preparação para concursos.

As editoras que integram o GEN, das mais respeitadas no mercado editorial, construíram catálogos inigualáveis, com obras decisivas para a formação acadêmica e o aperfeiçoamento de várias gerações de profissionais e estudantes, tendo se tornado sinônimo de qualidade e seriedade.

A missão do GEN e dos núcleos de conteúdo que o compõem é prover a melhor informação científica e distribuí-la de maneira flexível e conveniente, a preços justos, gerando benefícios e servindo a autores, docentes, livreiros, funcionários, colaboradores e acionistas.

Nosso comportamento ético incondicional e nossa responsabilidade social e ambiental são reforçados pela natureza educacional de nossa atividade e dão sustentabilidade ao crescimento contínuo e à rentabilidade do grupo.

KRAUSE & MAHAN
Alimentos, Nutrição e Dietoterapia

JANICE L. RAYMOND, MS, RDN, CSG
Clinical Nutrition Director
Thomas Cuisine Management at Providence Mount St.
Vincent
Seattle, Washington
Affiliate Faculty
Department of Nutrition and Exercise Science
Bastyr University
Kenmore, Washington

KELLY MORROW, MS, RDN, FAND
Associate Professor
Nutrition Clinic Coordinator
Department of Nutrition and Exercise Science
Bastyr University
Kenmore, Washington

15ª edição

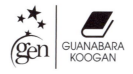

- As autoras deste livro e a editora empenharam seus melhores esforços para assegurar que as informações e os procedimentos apresentados no texto estejam em acordo com os padrões aceitos à época da publicação. Entretanto, tendo em conta a evolução das ciências, as atualizações legislativas, as mudanças regulamentares governamentais e o constante fluxo de novas informações sobre os temas que constam do livro, recomendamos enfaticamente que os leitores consultem sempre outras fontes fidedignas, de modo a se certificarem de que as informações contidas no texto estão corretas e de que não houve alterações nas recomendações ou na legislação regulamentadora.
- Data do fechamento do livro: 29/04/2022
- As autoras e a editora se empenharam para citar adequadamente e dar o devido crédito a todos os detentores de direitos autorais de qualquer material utilizado neste livro, dispondo-se a possíveis acertos posteriores caso, inadvertida e involuntariamente, a identificação de algum deles tenha sido omitida.
- **Atendimento ao cliente:** (11) 5080-0751 | faleconosco@grupogen.com.br
- Traduzido de:
  KRAUSE AND MAHAN'S FOOD & THE NUTRITION CARE PROCESS, FIFTEENTH EDITION
  Copyright © 2021 by Elsevier, Inc. All rights reserved.
  Previous editions copyrighted 2017, 2012, 2008, 2004, 2000, 1996, 1992, 1984, 1979, 1972, 1966, 1961, 1957, 1952.
  This edition of *Krause and Mahan's Food & The Nutrition Care Process, 15th edition*, by Janice L. Raymond and Kelly Morrow is published by arrangement with Elsevier Inc.
  ISBN: 978-0-323-63655-1
  Esta edição de *Krause and Mahan's Food & The Nutrition Care Process, 15ª edição*, de Janice L. Raymond e Kelly Morrow é publicada por acordo com a Elsevier Inc.
- Direitos exclusivos para a língua portuguesa
  Copyright © 2022 by
  GEN | Grupo Editorial Nacional S.A.
  Publicado pelo selo Editora Guanabara Koogan Ltda.
  Travessa do Ouvidor, 11
  Rio de Janeiro – RJ – 20040-040
  www.grupogen.com.br
- Reservados todos os direitos. É proibida a duplicação ou reprodução deste volume, no todo ou em parte, em quaisquer formas ou por quaisquer meios (eletrônico, mecânico, gravação, fotocópia, distribuição pela Internet ou outros), sem permissão, por escrito, do GEN | Grupo Editorial Nacional Participações S/A.
- Capa: Bruno Sales
- Imagens da capa: iStock (©chpua; ©zefirchik06; ©YelenaYemchuk)
- Editoração eletrônica: Anthares

Nota

Este livro foi produzido pelo GEN | Grupo Editorial Nacional, sob sua exclusiva responsabilidade. Profissionais da área da Saúde devem fundamentar-se em sua própria experiência e em seu conhecimento para avaliar quaisquer informações, métodos, substâncias ou experimentos descritos nesta publicação antes de empregá-los. O rápido avanço nas Ciências da Saúde requer que diagnósticos e posologias de fármacos, em especial, sejam confirmados em outras fontes confiáveis. Para todos os efeitos legais, a Elsevier, os autores, os editores ou colaboradores relacionados a esta obra não podem ser responsabilizados por qualquer dano ou prejuízo causado a pessoas físicas ou jurídicas em decorrência de produtos, recomendações, instruções ou aplicações de métodos, procedimentos ou ideias contidos neste livro.

- Ficha catalográfica

CIP-BRASIL. CATALOGAÇÃO NA PUBLICAÇÃO
SINDICATO NACIONAL DOS EDITORES DE LIVROS, RJ

R216k
15. ed.

Raymond, Janice L.
Krause & Mahan : alimentos, nutrição e dietoterapia / Janice L. Raymond, Kelly Morrow ; revisão técnica Glorimar Rosa, Luara Bellinghausen Almeida ; tradução Eliane de Cássia Garcia Diniz ... [et al.]. - 15. ed. - Rio de Janeiro : GEN | Grupo Editorial Nacional S.A. Publicado pelo selo Editora Guanabara Koogan Ltda., 2022.
1208 p. : il. ; 28 cm.

Tradução de: Krause and Mahan's : food & the nutrition care process
Apêndice
Inclui bibliografia e índice
Materiais suplementares online
ISBN 978-85-9515-874-0

1. Nutrição. 2. Dietoterapia. 3. Alimentos. I. Morrow, Kelly. II. Rosa, Glorimar. III. Almeida, Luara Bellinghausen. IV. Diniz, Eliane de Cássia Garcia. V. Título.

22-76818
CDD: 615.854
CDU: 615.874.2

Meri Gleice Rodrigues de Souza - Bibliotecária - CRB-7/6439

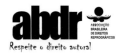

Dedicatória

Esta 15ª edição é dedicada aos alunos, professores e profissionais que usam este texto. Também somos extremamente gratas aos nossos autores por compartilharem sua sabedoria, experiência, visão e por sua dedicação ao campo da nutrição e da dietética.

As autoras, 15ª edição

Aos residentes e pacientes do Providence Mount St. Vincent, que me lembram todos os dias por que escolhi trabalhar em uma área da assistência médica dedicada aos idosos. Aos meus avós, que ajudaram a me criar e me ensinaram o valor de ouvir e aprender com os mais velhos. Obrigada ao meu marido, Greg, que se tornou um chefe entusiasta e cozinhava a maior parte do tempo enquanto eu estava ocupada editando. E à Kathy Mahan, razão pela qual este livro existe há mais de 60 anos e sempre foi de vanguarda. Obrigada pela inspiração.

Janice

Aos meus alunos da Bastyr University. Vocês continuamente me inspiram com energia e entusiasmo. Ao meu marido, Gregg; ao meu filho, Ian; à minha irmã, Wendy; à chefe do Departamento de Nutrição na Bastyr University, Debra Boutin; e aos meus amigos e colegas. Obrigada por acreditarem em mim e fornecerem apoio e incentivo sem fim. À Kathy Mahan: estou honrada e grata por você ter confiado em nós para dar continuidade ao seu trabalho.

Kelly

Revisão Técnica e Tradução

REVISÃO TÉCNICA

Profa. Dra. Glorimar Rosa (Capítulos 1 a 32)

Nutricionista pela Universidade Federal do Rio de Janeiro (UFRJ). Mestre em Ciências – Bioquímica Nutricional pelo Instituto de Química da UFRJ. Doutora em Ciências – Ciências de Alimentos pelo Instituto de Química da UFRJ. Professora Associada de Nutrição Clínica do Instituto de Nutrição Josué de Castro e da Faculdade de Medicina da UFRJ. Coordenadora dos Cursos de Mestrado e Doutorado do Programa de Pós-Graduação em Cardiologia da Faculdade de Medicina da UFRJ. Coordenadora do Curso de Especialização em Nutrição Clínica do Instituto de Nutrição Josué de Castro da UFRJ. Coordenadora do Centro de Pesquisas e Extensão em Nutrição Clínica do Hospital Universitário Clementino Frago Filho da UFRJ.

Prof. Dra. Luara Bellinghausen Almeida (Capítulos 33 a 43 e Apêndices)

Bacharel em Nutrição pelo Centro Universitário São Camilo. Especialista em Alimentação, Nutrição e Saúde Infantil pela Universidade Federal de São Paulo (Unifesp). Mestre em Saúde Pública pela Faculdade de Saúde Pública da Universidade de São Paulo (USP). Doutora em Ciências pela Faculdade de Saúde Pública da USP.

TRADUÇÃO

Eliane de Cássia Garcia Diniz (Capítulos 1 a 25)
Claudia Gouvêa (Capítulos 26 a 31)
Beatriz Perez Floriano (Capítulos 32 a 37)
Silvia Mariângela Spada (Capítulos 38 a 43 e Apêndices)

Colaboradores

Diane M. Anderson, PhD, RDN, FADA
Associate Professor
Pediatrics
Baylor College of Medicine
Houston, Texas

Christine Avgeris, RDN, CD
Clinical Dietitian
Nutrition
Seattle Children's Hospital
Seattle, Washington

Cynthia Bartok, PhD, RDN, CD
Associate Professor
Nutrition and Exercise Science
Bastyr University
Kenmore, Washington

Britta Brown, MS, RDN, LD, CNSC
Clinical Dietitian
Nutrition Services
Hennepin Healthcare
Minneapolis, Minnesota

Lindsey Callihan, MS, RDN, CSG
CVS/Coram
Boise, Idaho

Karen Chapman-Novakofski, PhD, RDN, LDN
Food Science and Human Nutrition
University of Illinois
Urbana, Illinois

Ashley Contreras-France, MA, MS, CCC-SLP
Director of Rehabilitation Therapy
Covenant Living at the Shores
Mercer Island, Washington

Mandy L. Corrigan, MPH, RDN, CNSC, FAND, FASPEN
Clinical Manager, Home Nutrition Support and Center for Gut Rehabilitation and Transplantation
Center for Human Nutrition
Digestive Disease and Surgery Institute
Cleveland, Ohio

Sarah Couch, PhD, RDN
Professor
Rehabilitation, Exercise, and Nutrition Sciences
University of Cincinnati
Cincinnati, Ohio

Jean T. Cox, MS, RDN, LN
Patient Educator
Maternity and Family Planning Program
University of New Mexico Hospital;
Volunteer Faculty
Department of OB/GYN
University of New Mexico
Albuquerque, New Mexico

Sheila Dean, DSc, RDN, LDN, CCN, IFMCP
Adjunct Professor
Health Sciences and Human Performance
University of Tampa
Tampa, Florida; Co-Founder
Integrative and Functional Nutrition Academy
Palm Harbor, Florida

Ruth DeBusk, PhD, RDN
Family Medicine Residency Program
Tallahassee Memorial HealthCare
Tallahassee, Florida

Judith L. Dodd, MS, RDN, LDN, FAND
Assistant Professor
Sports Medicine and Nutrition
University of Pittsburgh – SHRS
Pittsburgh, Pennsylvania

Lisa Dorfman, MS, RDN, CSSD, CCMS, LMHC, FAND
CEO/Director
Sports Nutrition & Performance
Food Fitness International, Inc
Miami, Florida

Lorena Drago, MS, RDN, CDN, CDE
Diabetes Education
Hispanic Foodways LLC
Forest Hills, New York

L. Karina Díaz Rios, PhD, RDN
Cooperative Extension Specialist in Nutrition
Division of Agriculture & Natural Resources
University of California, Merced
Merced, California

Sharon A. Feucht, MA, RDN, CD
Nutritionist LEND Program (Retired)
Center on Human Development and Disability
University of Washington
Seattle, Washington;
Nutritionist
Holly Ridge Early Intervention Center
Bremerton, Washington

Laith Ghazala, MD, FRCP
Fellow
Respiratory Institute
Cleveland Clinic Foundation
Cleveland, Ohio

F. Enrique Gómez, MSc, PhD
Researcher
Nutritional Physiology
National Institute of Medical Sciences and Nutrition, Salvador, Zubiran
Mexico City
Mexico

Michael Hahn, BA
Health Science Policy Analyst
All of Us Research Program
National Institutes of Health
Bethesda, Maryland

Jeanette M. Hasse, PhD, RDN, LD, CNSC, FADA
Transplant Nutrition Manager
Simmons Transplant Institute
Baylor University Medical Center
Dallas, Texas

Ginger Hultin, MS, RDN, CSO
Registered Dietitian
Nutrition
Bastyr University
Seattle, Washington

A. Christine Hummell, MS, RDN, LD, CNSC
Clinical Dietitian
Advanced Practitioner I
Center of Human Nutrition
Cleveland Clinic
Cleveland, Ohio

Carol S. Ireton-Jones, PhD, RDN, LD, CNSC, FASPEN, FAND
Nutrition Therapy Specialist
Good Nutrition for Good Living
Dallas, Texas

Jessica Jones, MS, RDN, CDE
Founder
Private Practice
Jessica Jones Nutrition
Richmond, California

Veena Juneja, MSc, RDN
Senior Renal Dietitian
Nutrition
St. Joseph's Healthcare
Hamilton, Ontario
Canada

Martha Kaufer-Horwitz, MSc, DSc, NC, FTOS
Researcher in Medical Sciences
Obesity and Eating Disorders Clinic
National Institute of Medical Sciences and Nutrition, Salvador, Zubiran
Mexico City
Mexico

Rachel E. Kay, MS, RDN, CD, CNSC
Clinical Dietitian
Gastroenterology
Seattle Children's Hospital
Seattle, Washington

Bette Klein, MS, RDN, CSP, LD
Advanced Practice II Pediatric Dietitian
Pediatric Gastroenterology
Cleveland Clinic Children's
Cleveland, Ohio

Lauren Kruse, MS, RDN, CNSC
Dietitian
Home Nutrition Support, Center for Human Nutrition
Digestive Disease Institute, Cleveland Clinic
Cleveland, Ohio

Glenn Kuz, BSP, PharmD
Clinical Pharmacist
Harborview Medical Center
University of Washington Medical Center
Seattle, Washington

Camille Lyn Lanier, RDN, CD
Pediatric Dietitian
Nutrition
Seattle Children's Hospital
Seattle, Washington

Nicole Larson, PhD, MPH, RDN, LD
Senior Research Associate
Division of Epidemiology and Community Health
University of Minnesota
Minneapolis, Minnesota

Tashara M. Leak, PhD, RDN
Lois & Mel Tukman Assistant Professor
Division of Nutritional Sciences
Cornell University
Ithaca, New York;
Assistant Professor of Nutrition Research in Medicine
Division of General Internal Medicine
Weill Cornell Medicine
New York, New York

Maureen Lilly, MS, RDN
Registered Dietitian Nutritionist
Nutrition
Chicken Soup Brigade
Seattle, Washington

Mary Demarest Litchford, PhD, RDN, LDN
President
Executive
CASE Software & Books
Greensboro, North Carolina

Michelle Loy, MPH, MS, RDN
Associate Professor
Nutrition and Foods
Fullerton College
Fullerton, California

Lucinda K. Lysen, RDN, RN, BSN
Nutrition Consultant in Private Practice
Orland Park, Illinois

L. Kathleen Mahan, MS, RDN, CD
Functional Nutrition Counselor
Nutrition by Design;
Clinical Associate
Department of Pediatrics
School of Medicine
University of Washington
Seattle, Washington

Gabriela E. Mancera-Chávez, MSc, NC
Professor
College of Sciences and Humanities
Autonomous University of Mexico City;
Independent Consultant
Mexico City
Mexico

Laura E. Matarese, PhD, RDN, LDN, CNSC, FADA, FASPEN, FAND
Professor
Brody School of Medicine and Department of Nutrition Science
East Carolina University
Greenville, North Carolina

Mari O. Mazon, MS, RDN, CD
Nutritionist
Center on Human Development and Disability
University of Washington
Seattle, Washington

Kelly N. McKean, MS, RDN, CSP, CD
Clinical Pediatric Dietitian
Nutrition
Seattle Children's
Seattle, Washington

Maggie Moon, MS, RDN
Author
The MIND Diet
Nutrition Communications
Los Angeles, California

Kelly Morrow, MS, RDN, FAND
Associate Professor
Nutrition and Exercise Science
Bastyr University
Kenmore, Washington

Diana Noland, MPH, RDN, CCN, IFMCP, LD
Owner
Integrative & Functional Medical Nutrition Therapy
FoodFAX
Burbank, California

Patricia Novak, MPH, RDN
Nutrition Consultant
Feeding and Nutrition
Professional Child Development Associates (PCDA)
Pasadena, California

Kim Nowak-Cooperman, MS, RDN, CD
Registered Dietitian Nutritionist
Clinical Nutrition
Seattle Children's Hospital
Seattle, Washington

Beth Ogata, MS, RDN, CD, CSP
Lecturer
Department of Pediatrics
University of Washington
Seattle, Washington

Constantina Papoutsakis, PhD, RDN
Senior Director
Nutrition and Dietetics Data Science Center, Research International Scientific Affairs
Academy of Nutrition and Dietetics
Chicago, Illinois

Mary H. Purdy, PhD
Professor
Communication Disorders
Southern Connecticut State University
New Haven, Connecticut

Janice L. Raymond, MS, RDN, CSG
Clinical Nutrition Director
Thomas Cuisine Management
Providence Mt. St Vincent
Seattle, Washington;
Affiliate Faculty
Nutrition
Bastyr University
Kenmore, Washington

Rickelle Richards, PhD, MPH, RDN
Associate Professor
Nutrition, Dietetics & Food Science
Brigham Young University
Provo, Utah

Dorene Robinson, RDN, CDN
Editor
website
beyonddiets.com
Seattle, Washington

Justine Roth, MS, CEDRD
Clinical Nutrition Director
Columbia Psychiatry
New York State Psychiatric Institute
New York, New York

Rebecca Rudel, MPH, RDN, CNSC
Graduate Teaching Fellow
DrPH Program
Boston University School of Public Health
Boston, Massachusetts

Mary Russell, MS, RDN, LDN, FAND
Medical Science Liaison II
Medical Affairs
Baxter Healthcare Corporation
Deerfield, Illinois;
Lecturer
Nutrition
Chicago Medical School
North Chicago, Illinois

Janet E. Schebendach, PhD, RDN
Assistant Professor
Psychiatry
Columbia University Medical Center
New York, New York

Elizabeth Shanaman, RDN
Lead Dietitian
Nutrition
Northwest Kidney Centers
Seattle, Washington

Lisa I. Shkoda, RDN, CSO, CSP, CNSC, FAND
Owner
Nutrition for Health RDN Consulting, LLC
Charlottesville, Virginia
Corporate Regional Dietitian
Medical Facilities of America;
Founding Dietitian
Ketogenic Diet Therapy Program
University of Virginia Health System
Charlottesville, Virginia

Jamie S. Stang, PhD, MPH, RDN
Director, Leadership, Education and
 Training Program in Maternal and Child
 Nutrition
Director, Center for Leadership in Maternal
 and Child Public Health
Associate Professor
Division of Epidemiology and Community
 Health
University of Minnesota
School of Public Health
Minneapolis, Minnesota

Catherine S. Sullivan, MPH, RDN, LDN, IBCLC, RLC, FAND
Director, Assistant Professor
Maternal and Child Health-Carolina Global
 Breastfeeding Institute
University of North Carolina at Chapel Hill
Chapel Hill, North Carolina

Kathie Madonna Swift, MS, RDN, LDN, FAND
Co-Founder
www.IFNAcademy.com
Palm Harbor, Massachusetts

Kelly A. Tappenden, PhD, RDN, FASPEN
Professor and Head
Kinesiology and Nutrition
University of Illinois at Chicago
Chicago, Illinois

Christina Troutner, MS, RDN
Research Dietitian
Nutritional Genomics & Digital Health
GB HealthWatch
San Diego, California

Solenne Vanne, MS, RDN
Nutrition
Chicken Soup Brigade
Seattle, Washington

DeeAnna Wales VanReken, MS, RDN, CD, IFNCP
Clinical Nutrition Specialist -
 Gastroenterology
Nutrition Services
Swedish Medical Center
Seattle, Washington

Katy G. Wilkens, MS, RDN
Manager
Nutrition and Fitness Services
Northwest Kidney Centers
Seattle, Washington

Martin M. Yadrick, MBI, MS, RDN, FAND
Director of Nutrition Informatics
Sales & Marketing
Computrition, Inc.
West Hills, California

REVISORES

Michael Hahn, BA
Health Science Policy Analyst
All of Us Research Program
National Institutes of Health
Bethesda, Maryland

Cristen L. Harris, PhD, RDN, CSSD, CD, CEP, FAND
Senior Lecturer, Core Faculty
School of Public Health, Nutritional Sciences
 Program
University of Washington
Seattle, Washington

Marion F. Winkler, PhD, RDN, LDN, CNSC, FASPEN
Associate Professor of Surgery and Surgical
 Nutrition Specialist
Brown University School of Medicine and
 Rhode Island Hospital
Providence, Rhode Island

Apresentação

Quando fui convidada pela primeira vez para revisar este texto, em 1975, eu disse não. Por que eu iria querer assumir essa tarefa hercúlea? Os tempos eram bons. Estávamos usando minissaias, calças boca de sino e sapatos plataforma, a guerra do Vietnã havia acabado e uma nova Environmental Protection Agency (EPA) acabava de ser estabelecida. O programa *Women, Infants, and Children* (WIC), desenvolvido para nutrição materna e infantil, estava começando; a nutrição parenteral total (NPT) – a nova terapia sensacional ("uau!") – tinha acabado de entrar em cena. A NTP era uma ferramenta poderosa e os nutricionistas sabiam disso. Havíamos encontrado uma maneira de alimentar pacientes com intestinos afuncionais, para que eles pudessem se curar e sobreviver. É possível alimentar uma pessoa muito doente de maneira direcionada, científica e assertiva. A NTP permitiu que recém-nascidos prematuros sobrevivessem, como eu aprenderia com meu próprio filho prematuro uma década depois. Era uma época emocionante para uma jovem nutricionista. Depois, assim, pude assumir a autoria deste livro-texto já respeitável – bem, foi incrível! Não poderia ter sido uma entrada melhor em uma carreira. Eu disse sim.

Marie Krause escreveu este texto pela primeira vez em 1952, revisou-o em várias edições e depois o entregou a mim, na sexta edição. Desde aquela época, outros coeditores (Arlin, Escott-Stump e Raymond) e eu, com muitos, muitos colaboradores, agora considerados uma família, procuramos manter este texto na vanguarda da educação de nutrição e dietética. Nós navegamos pelas águas da expansão da ciência da nutrição e da mudança do atendimento clínico, com o objetivo de oferecê-lo como um farol de aprendizagem para estudantes e uma referência confiável para médicos e profissionais. Nosso objetivo era dissipar mitos e esclarecer a verdade. Ao longo dos 45 anos em que minha equipe escreveu e editou este texto, tivemos a honra de ouvi-lo ser referido como a "bíblia da nutrição". Muitos de nossos colaboradores são especialistas aclamados nacionalmente em seus campos e passaram a escrever seus próprios livros, bem como liderar organizações nutricionais profissionais importantes. Esta obra se tornou o elo dos estudantes com esses líderes em nutrição.

Durante seus quase 70 anos, este livro mudou consideravelmente. Ele foi simplificado; omitimos conteúdos que podem ser encontrados com mais eficiência em outros textos. Mais importante, adicionamos novo conteúdo que reflete a ciência atual: capítulos abordando terapia médica nutricional (TMN) para HIV e AIDS e nutrição para esportes e desempenho apareceram na 8ª edição (1992); um capítulo sobre nutrigenômica e medicina integrativa e fitoterapia, na 10ª edição (2000); um sobre TMN em doenças psiquiátricas, na 12ª edição (2008); e um sobre inflamação e doenças crônicas, na 14ª edição (2017), apenas para citar alguns.

Esta edição tem um novo título – *Krause & Mahan | Alimentos, Nutrição e Dietoterapia* –, e eu deixo de ser editora sênior e autora. Meus sentimentos estão confusos. Estou triste por dizer adeus a uma ocupação tão satisfatória e gratificante depois de quatro décadas e meia, porém emocionada por deixá-la nas mãos competentes de Janice Raymond e Kelly Morrow. Janice foi coeditora e autora das duas edições anteriores. Ela tem experiência em garantir que as informações estejam com base em evidências e organizadas de maneira lógica. Além disso, como ela continua a trabalhar como nutricionista clínica, garante que o livro permaneça relevante. Kelly, que foi uma das autoras do Krause, agora adicionará sua influência como líder em nutrição funcional e integrativa em seu papel de editora.

Usar uma abordagem integrativa e funcional para o cuidado nutricional significa considerar o estado nutricional como um reflexo não apenas da ingestão de nutrientes do indivíduo, mas também da influência ambiental sobre aquela ingestão de nutrientes. Por exemplo, qual é a influência da microbiota no intestino na absorção de nutrientes? Onde é cultivado o alimento do indivíduo? Como é cultivado e como isso afeta seu conteúdo de nutrientes? Durante o processamento, produtos químicos são adicionados aos alimentos, com ou sem intenção? Qual é o efeito do estilo de vida ou da cultura nas escolhas alimentares do indivíduo? É emocionante e intrigante pensar em adicionar esse conteúdo ao texto.

Nós planejamos que o texto de Krause e Mahan continuará a ser o recurso de referência para professores e alunos aprenderem não apenas a ciência da nutrição, como também a arte dos cuidados nutricionais. Imaginamos que novos estudantes recorrerão a esta obra para adquirir as habilidades da prática dietética e nutricional, relacionando-as ao indivíduo, fazendo as perguntas certas, aprendendo a história da pessoa, avaliando as necessidades nutricionais, fornecendo cuidados nutricionais e aprendendo de uma forma que o indivíduo e a família possam responder à abordagem e fazer uso das orientações.

Espero que os escritores das edições futuras incluam conteúdo com consciência em direção à sustentabilidade e à renovação da Terra, enquanto lidamos com a nutrição de uma população cada vez maior em nosso planeta limitado. Como nós, a população global, faremos isso? Como e quando vamos parar de contaminar a água e o ar que sustentam a vida? Que mudanças precisarão ser feitas em nossos sistemas alimentares para garantir que sejam sustentáveis? Como continuaremos existindo como espécie sem causar a extinção de outras? No futuro, anseio esperançosamente que essas perguntas e muitas das respostas sejam mantidas em mente enquanto novas edições do Krause e Mahan são escritas e revisadas. É um trabalho importante e gostaria de ver este texto no centro do seu progresso.

Foi uma honra trabalhar com todos os nossos autores e editores maravilhosos e comprometidos, bem como com os estudantes e professores que usam o livro. Eu sou abençoada, e isso não poderia ter acontecido sem vocês. Obrigada do fundo do meu coração. Vocês certamente fizeram desta uma ótima jornada!

L. Kathleen Mahan
6 de janeiro de 2020

Prefácio

Ao longo de suas 15 edições, esta obra clássica continuou a mudar em resposta ao campo sempre dinâmico da nutrição. Por continuar sendo o livro-texto de nutrição mais completo disponível, é a referência que os alunos levam para seus estágios e suas carreiras.

PÚBLICO-ALVO

O conhecimento científico e as informações clínicas são apresentados de maneira que sejam úteis para estudantes de dietética, enfermagem e outras áreas de saúde afins, em um ambiente multiprofissional. É valioso como referência para outras disciplinas, como medicina, odontologia, desenvolvimento infantil, fisioterapia e terapia ocupacional, educação em saúde e aconselhamento sobre estilo de vida. Apêndices sobre nutrientes e avaliação, tabelas, ilustrações e boxes com visão clínica fornecem procedimentos práticos concretos e ferramentas clínicas para estudantes e profissionais.

Este livro acompanha o estudante de graduação na prática clínica como uma referência valiosa. As características populares permanecem: ter informações básicas sobre nutrição para todos os ciclos de vida, por meio de protocolos para a prática de nutrição clínica em um só lugar; algoritmos de gerenciamento clínico; boxes "em foco", que fornecem uma visão detalhada sobre tópicos emergentes; amostras de diagnósticos nutricionais para cenários clínicos; *websites* úteis; e apêndices extensos para a educação do paciente. Todo o material reflete a prática atualizada com base em evidências, conforme contribuição de autores que são especialistas em seus campos. Este texto é a primeira escolha no campo da dietética para estudantes, estagiários, educadores e médicos.

ORGANIZAÇÃO

Esta edição segue a *Conceptual Framework for Steps of the Nutrition Care Process** – Estrutura Conceitual para Etapas do Processo de Cuidados Nutricionais, em tradução livre. Todos os componentes do processo de cuidados nutricionais são direcionados para aumentar ou melhorar o bem-estar nutricional dos indivíduos, de suas famílias ou das populações. Os capítulos fluem de acordo com as etapas de avaliação, diagnóstico nutricional, intervenção, monitoramento e avaliação, com a separação dos capítulos de terapia médica nutricional (TMN) pediátrica na própria seção para auxiliar na prática dessa especialidade.

A Parte 1, *Avaliação Nutricional*, organiza o conteúdo para uma avaliação eficiente. Os capítulos fornecem uma visão geral do sistema digestório, bem como o cálculo de requerimentos e gastos de energia, as necessidades de macronutrientes e micronutrientes, a genômica nutricional e a ingestão de alimentos. Uma revisão completa de testes bioquímicos, questões de equilíbrio ácido-base e medicamentos proporcionam o conhecimento necessário para a prestação de cuidados excelentes. O capítulo intitulado *Inflamação e Fisiopatologia das Doenças Crônicas* aborda os conhecimentos mais recentes sobre a inflamação como uma causa de doenças crônicas e a necessidade de avaliá-la. O capítulo final dessa parte aborda os aspectos comportamentais das escolhas alimentares individuais dentro da comunidade, suplementos alimentares seguros e recursos disponíveis para acesso suficiente aos alimentos.

A Parte 2, *Diagnóstico e Intervenção Nutricional*, descreve o processo de pensamento crítico desde a avaliação até a seleção de diagnósticos nutricionais relevantes, oportunos e mensuráveis. Esses diagnósticos nutricionais podem ser solucionados pelo nutricionista registrado, pelo nutrólogo ou pelo profissional de saúde treinado. O processo geralmente é usado para indivíduos, mas pode ser aplicado para ajudar famílias, ensinar grupos ou avaliar as necessidades nutricionais de uma comunidade multicultural ou de uma população. Diagnóstico nutricional requer intervenção, e as intervenções estão relacionadas a fornecimento de alimentos e nutrientes (incluindo suporte nutricional), uso de substâncias bioativas e nutrição clínica integrativa, educação, aconselhamento e encaminhamento quando necessário.

A Parte 3, *Nutrição nas Fases da Vida*, apresenta informações detalhadas sobre nutrição para todos os estágios da vida, desde concepção, gravidez e lactação. Capítulos sobre primeira infância, infância e adolescência destacam a importância da nutrição durante os períodos críticos de crescimento. Um capítulo sobre nutrição em adultos mostra os fatores de risco para doenças crônicas, que geralmente começam a aparecer na idade adulta. Finalmente, a nutrição para o idoso é discutida em detalhes devido à necessidade crescente de serviços de nutrição a essa população em rápida expansão.

A Parte 4, *Nutrição para o Controle de Massa Corporal*, fornece uma revisão dos conceitos de nutrição para a obtenção e a manutenção da saúde e para a prevenção de doenças. Os tópicos incluem controle de massa corporal, alimentação disfuncional, saúde bucal, saúde óssea e nutrição esportiva.

A Parte 5, *Terapia Médica Nutricional*, reflete o conhecimento com base em evidências e as tendências atuais em terapias nutricionais, incluindo abordagens integrativas. Todos os capítulos são escritos e revisados por especialistas em seus campos, que apresentam a terapia médica nutricional para condições como distúrbios cardiovasculares, câncer, diabetes, doenças hepáticas e digestivas, doenças renais, doenças pulmonares, AIDS, distúrbios endócrinos (incluindo doenças da tireoide) e distúrbios reumatológicos, neurológicos e psiquiátricos.

A Parte 6, *Especialidades Pediátricas*, descreve o papel das terapias nutricionais na infância. Os capítulos fornecem detalhes para neonatos com baixa massa corporal ao nascer, condições de terapia intensiva neonatal, distúrbios metabólicos genéticos e deficiências de desenvolvimento.

NOVIDADES DESTA EDIÇÃO

Nesta edição, eliminamos o capítulo sobre a interação de alimentos com medicamentos. A opinião de nossos educadores e leitores indicou que este capítulo não foi tão útil quanto no passado, devido às rápidas mudanças que ocorrem na indústria farmacêutica e porque os aplicativos de computador são usados atualmente de forma generalizada. No entanto, continuamos a incluir um apêndice sobre alimentos e medicamentos.

- Novos apêndices sobre colina, biotina, dieta mediterrânea e a *International Dysphagia Diet Standardisation Initiative* (IDDSI)
- Abordagens atualizadas e expandidas sobre nutrição integrativa

---

*N.T.: O *Nutrition Care Process* (NCP) foi estabelecido em 2003 nos EUA pela Academy of Nutrition and Dietetics (AND). Em 2014, a Associação Brasileira de Nutrição, seguindo o mesmo modelo, estabeleceu o *Manual Orientativo de Sistematização do Cuidado de Nutrição* (SICNUT).

- Seção ampliada sobre gestação e lactação
- O capítulo *Distribuição de Alimentos e Nutrientes: Planejamento da Dieta com Competência Cultural* tem um novo coautor e abordou as diretrizes internacionais de nutrição
- Todos os capítulos foram atualizados com ênfase na diversidade cultural
- Muitos novos autores forneceram para os capítulos novas compreensões sobre câncer, sistema digestório, HIV, neurologia, controle de massa corporal, análise da dieta, anemia, genômica nutricional, distúrbios pulmonares, psiquiátricos e cognitivos, cuidados intensivos e deficiência intelectual e de desenvolvimento
- Novos boxes de destaque de conteúdo sobre sistema CRISPR, movimento alimentar indígena, avaliação da audição, saúde em cada tamanho, disparidades de saúde, além de um tributo ao Dr. George Blackburn.

RECURSOS PEDAGÓGICOS

- Algoritmos de fisiopatologia e fluxogramas exclusivos apresentam a causa, a fisiopatologia e as condutas de nutrição médica para uma variedade de distúrbios e condições. Eles fornecem ao leitor uma compreensão da doença como "pano de fundo" para proporcionar cuidados nutricionais ideais em uma variedade de cenários de assistência médica
- Os boxes *Visão clínica* expandem as informações clínicas e enfatizam áreas que podem passar despercebidas. Esses boxes contêm informações sobre estudos e recursos clínicos para o estudante e o profissional
- Os boxes *Novos rumos* sugerem áreas para pesquisas futuras, destacando áreas emergentes de interesse dentro do campo
- Os boxes *Em foco* fornecem informações instigantes sobre os conceitos-chave para um estudo bem equilibrado e a promoção de discussões adicionais em sala de aula.
- *Websites úteis* direcionam o leitor a fontes *online* relacionadas aos tópicos dos capítulos; no entanto, retiramos os *links*, pois estes podem ficar desatualizados rapidamente
- Os boxes *Caso clínico* apresentam um problema, sua etiologia, seus sinais e sintomas, antes de concluir com uma amostra de diagnóstico nutricional, o que fornece tanto aos estudantes quanto aos profissionais cenários da vida real que podem ser encontrados na prática
- Os termos-chave estão listados no início de cada capítulo e aparecem em destaque no texto, quando são discutidos com mais detalhes
- As referências bibliográficas dos capítulos são atuais e extensas, com o propósito de oferecer aos estudantes e docentes muitas oportunidades para leitura e entendimento adicionais.

Janice L. Raymond, MS, RDN, CD, CSG
Kelly Morrow, MS, RDN, FAND

Agradecimentos

Nós agradecemos sinceramente aos revisores e, especialmente, aos colaboradores desta edição, que investiram tempo e comprometimento para pesquisar o conteúdo do livro com acurácia, confiabilidade e praticidade. Temos uma grande dívida com eles e sabemos que não poderíamos continuar a produzir este livro sem essa ajuda. Em particular, gostaríamos de agradecer à Ronona Crowder-Woods, pela ajuda com o capítulo sobre diabetes; à Hillary Nason, pelo apêndice sobre dieta mediterrânea; à Amanda Fredrickson, pelo apêndice sobre listas de substituições para diabetes; à Linden Hale, pelo apêndice sobre biotina; e à Maya DiTraglia, pelo apêndice sobre colina. Obrigada!

Gostaríamos também de agradecer pelo trabalho árduo de Sandra Clark, estrategista sênior de conteúdo, que mantém o espírito do projeto; à Danielle Frazier, especialista sênior em desenvolvimento de conteúdo, que obtém os assuntos "quentes" da imprensa que gostaríamos de incluir; e à Tracey Schriefer, gerente de projeto sênior, que surpreendentemente mantém o manuscrito avançando enquanto faz malabarismos entre nós e todos os outros colaboradores. Obrigada!

Material Suplementar

RECURSOS PARA DOCENTES CADASTRADOS

- Apresentações em *slides*: mais de 900 *slides* com explicações e tópicos sobre os assuntos de cada capítulo, para auxiliar os professores em sala de aula
- Figuras da obra em formato de apresentação
- Banco de questões: mais de 900 questões de múltipla escolha, com referências específicas para o conteúdo de cada capítulo, com respostas
- Animações: vídeos legendados, desenvolvidos para complementar visualmente o texto e os processos descritos
- Estudos de caso com respostas: 10 estudos de casos clínicos detalhados sobre o processo de cuidado nutricional.

RECURSOS PARA ESTUDANTES (COM PIN)

- Questões interativas de múltipla escolha: mais de 600 perguntas relacionadas ao conteúdo dos capítulos, com *feedback* instantâneo
- Estudos de caso: 10 estudos de casos clínicos detalhados que usam o processo de cuidado nutricional e questões relacionadas ao tema.

O acesso ao material suplementar é gratuito. Basta que o leitor se cadastre e faça seu *login* em nosso *site* (www.grupogen.com.br), clique no menu superior do lado direito e, após, em Ambiente de aprendizagem. Em seguida, clique no menu retrátil (☰) e insira o código (PIN) de acesso localizado na primeira capa interna deste livro.

O acesso ao material suplementar online fica disponível até seis meses após a edição do livro ser retirada do mercado.

Caso haja alguma mudança no sistema ou dificuldade de acesso, entre em contato conosco (gendigital@grupogen.com.br).

Sumário

PARTE 1: Avaliação Nutricional, 1

1 Ingestão: Digestão, Absorção, Transporte e Excreção de Nutrientes, 2
Kelly A. Tappenden, PhD, RDN, FASPEN
- Sistema digestório, 2
- Breve panorama dos processos digestivos e absortivos, 3
- Intestino delgado: local primário de absorção de nutrientes, 9
- Intestino grosso, 9
- Resumo, 16
- *Websites* úteis e aplicativos, 16
- Referências bibliográficas, 16

2 Ingestão: Energia, 17
Carol S. Ireton-Jones, PhD, RDN, LD, CNSC, FASPEN, FAND
- Necessidades energéticas, 17
- Componentes do gasto energético, 17
- Estimativa das necessidades energéticas, 21
- Atividade física em crianças, 25
- Cálculo da energia do alimento, 25
- *Websites* úteis e aplicativos, 27
- Referências bibliográficas, 27

3 Clínico: Água, Eletrólitos e Equilíbrio Ácido-Base, 28
Mandy L. Corrigan, MPH, RDN, CNSC, FAND, FASPEN
Lauren Kruse, MS, RDN, CNSC
- Água corporal, 28
- Eletrólitos, 33
- Equilíbrio ácido-base, 38
- Geração de ácidos, 38
- Desequilíbrios ácido-base, 38
- Referências bibliográficas, 40

4 Ingestão: Avaliação do Histórico Relacionado à Alimentação e à Nutrição, 41
Cynthia Bartok, PhD, RDN, CD
L. Kathleen Mahan, RDN, MS, CD
- Estado nutricional, 41
- Triagem nutricional, 42
- Avaliação nutricional, 43
- Histórico relacionado à nutrição, 46
- Ingestão de alimentos e nutrientes, 46
- Administração de alimentos e nutrientes, 54
- Conhecimento nutricional, crenças e atitudes, 55
- Comportamentos nutricionais, 55
- Medicação e medicina complementar ou alternativa, 55
- Acesso à nutrição, 55
- Atividade e função físicas, 55
- Nutrição e qualidade de vida, 56
- Referências bibliográficas, 56

5 Clínica: Avaliações Bioquímica, Física e Funcional, 57
Mary Demarest Litchford, PhD, RDN, LDN
- Avaliação bioquímica do estado nutricional, 57
- Interpretação nutricional dos exames laboratoriais médicos de rotina, 59
- Avaliação do estado de hidratação, 61
- Avaliação das anemias nutricionais, 65
- Vitaminas lipossolúveis, 67
- Vitaminas hidrossolúveis e oligoelementos, 68
- Avaliação do risco de doença crônica, 69
- Avaliações físicas, 71
- Exame físico focado na nutrição, 75
- *Websites* úteis, 79
- Referências bibliográficas, 79

6 Genômica Nutricional, 81
Ruth DeBusk, PhD, RDN
Michael Hahn, BA
- Fundamentos de genética e genômica, 82
- Modos de herança, 87
- Variação genética, herança e doença, 91
- Genômica nutricional e doença crônica, 94
- Resumo, 102
- *Websites* úteis, 103
- Referências bibliográficas, 103

7 Inflamação e Fisiopatologia das Doenças Crônicas, 105
Diana Noland, MPH, RDN, CCN, IFMCP, LD
- Epidemia da doença crônica, 105
- Conceitos fisiopatológicos das doenças crônicas, 106
- Inflamação: denominador comum da doença crônica, 107
- Nutrientes moduladores de inflamação, 115
- Redução da inflamação no organismo, 119
- Resumo, 124
- *Websites* úteis, 125
- Referências bibliográficas, 125

8 Comportamento Ambiental: o Indivíduo na Comunidade, 129
Judith L. Dodd, MS, RDN, LDN, FAND
- Determinantes sociais da saúde, 129
- Pratica de nutrição na comunidade, 130
- Avaliação de necessidades para serviços de nutrição comunitários, 131
- Pesquisas nacionais de nutrição, 133
- Diretrizes e objetivos nacionais de nutrição, 134
- Programas de assistência alimentar e nutrição, 136
- Doenças transmitidas por alimentos, 136
- Segurança dos alimentos e da água, 144
- Planejamento de desastres, 146
- Alimentos e sistemas de água saudáveis e sustentabilidade, 147
- Resumo: um trabalho em andamento, 147
- *Websites* úteis, 147
- Referências bibliográficas, 148

PARTE 2: Diagnóstico e Intervenção Nutricionais, 151

9 Visão Geral do Diagnóstico e da Intervenção Nutricional, 152
Constantina Papoutsakis, PhD, RDN
- Processo do cuidado nutricional, 152

Documentação no prontuário de cuidado nutricional, 158
Influências na nutrição e cuidados de saúde, 162
Intervenções nutricionais, 164
Nutrição para o paciente terminal ou em cuidados paliativos, 167
Websites úteis, 168
Referências bibliográficas, 168

10 Distribuição de Alimentos e Nutrientes: Planejamento da Dieta com Competência Cultural, 169
Lorena Drago, MS, RDN, CDN, CDE
Martin M. Yadrick, MBI, MS, RDN, FAND
Determinação das necessidades nutricionais, 169
Diretrizes mundiais, 169
Estado nutricional dos norte-americanos, 181
Diretrizes nacionais para planejamento de dieta, 182
Rotulagem de alimentos e nutrientes, 183
Padrões alimentares e dicas de aconselhamento, 185
Aspectos culturais do planejamento alimentar, 188
Websites úteis, 193
Referências bibliográficas, 193

11 Fornecimento de Alimentos e Nutrientes: Substâncias Bioativas e Cuidados Integrativos, 194
Kelly Morrow, MS, RDN, FAND
Medicina complementar e integrativa, 194
Uso de terapias complementares e integrativas, 196
Suplementação dietética, 198
Regulamentação dos suplementos dietéticos, 200
Avaliação do uso de suplementos dietéticos em pacientes, 204
Websites úteis, 212
Referências bibliográficas, 213

12 Fornecimento de Alimentos e Nutrientes: Métodos de Tratamento Nutricional, 215
Carol S. Ireton-Jones, PhD, RDN, LD, CNSC, FASPEN, FAND
Mary Russell, MS, RDN, LDN, FAND
Justificativas e critérios para o tratamento nutricional adequado, 215
Nutrição enteral, 216
Acesso à nutrição enteral, 216
Nutrição parenteral, 224
Complicações, 228
Síndrome de realimentação, 228
Alimentação de transição, 229
Tratamento nutricional na assistência de longa duração e domiciliar, 230
Websites úteis, 232
Referências bibliográficas, 232

13 Educação e Aconselhamento: Mudança Comportamental, 234
Karen Chapman-Novakofski, PhD, RDN, LDN
L. Karina Díaz Rios, PhD, RDN
Mudança comportamental, 234
Modelos para mudança comportamental, 235
Modelos para estratégias de aconselhamento, 236
Modelos de desenvolvimento de programas educacionais, 237
Habilidades e atributos do educador ou conselheiro nutricional, 238
Resultados da avaliação: escolha das áreas de foco, 240
Abordagens de aconselhamento após a avaliação, 241

Avaliação de eficácia, 244
Resumo, 244
Websites úteis, 245
Referências bibliográficas, 245

PARTE 3: Nutrição nas Fases da Vida, 247

14 Nutrição Durante a Gestação e a Lactação, 248
Jean T. Cox, MS, RDN, LN
Catherine S. Sullivan, MPH, RDN, LDN, IBCLC, RLC, FAND
Preconcepção e fertilidade, 248
Concepção, 250
Gestação, 251
Período pós-parto = período preconcepção, 297
Lactação, 297
Websites úteis, 312
Referências bibliográficas, 312

15 Nutrição no Primeiro Estágio da Infância, 321
Kelly N. McKean, MS, RDN, CSP, CD
Mari O. Mazon, MS, RDN, CD
Desenvolvimento fisiológico, 321
Requerimentos nutricionais, 322
Leite, 326
Alimentos, 328
Alimentação, 329
Websites úteis, 334
Referências bibliográficas, 334

16 Nutrição na Infância, 336
Beth Ogata, MS, RDN, CD, CSP
Sharon A. Feucht, MA, RDN, CD
Crescimento e desenvolvimento, 336
Requerimentos nutricionais, 338
Fornecimento de dieta adequada, 340
Preocupações nutricionais, 347
Prevenção de doença crônica, 349
Websites úteis, 351
Referências bibliográficas, 351

17 Nutrição na Adolescência, 354
Nicole Larson, PhD, MPH, RDN, LD
Tashara M. Leak, PhD, RDN
Jamie S. Stang, PhD, MPH, RDN
Crescimento e desenvolvimento, 354
Requerimentos de nutrientes, 357
Hábitos e comportamentos alimentares, 361
Triagem, avaliação e aconselhamento nutricionais, 364
Tópicos especiais, 365
Websites úteis, 373
Referências bibliográficas, 373

18 Nutrição na Idade Adulta, 376
Judith L. Dodd, MS, RDN, LDN, FAND
Delimitação da etapa: nutrição na idade adulta, 376
Determinação do cenário: mensagens, 376
Fontes de informação, 378
Estilo de vida e fatores de risco à saúde, 380
Disparidades de saúde e saúde global, 381
Fatores nutricionais que afetam mulheres e homens adultos, 382
Intervenções, nutrição e prevenção, 383
Tendências e padrões alimentares, 383
Suplementação nutricional, 384
Alimentos funcionais, 384

Próximas etapas da saúde do adulto, 385
Websites úteis, 386
Referências bibliográficas, 386

19 Nutrição no Envelhecimento, 388
Janice L. Raymond, MS, RDN, CSG
Lindsey Callihan, MS, RDN, CSG

População idosa, 388
Gerontologia, geriatria e espectro do envelhecimento, 389
Nutrição na promoção da saúde e na prevenção de doenças, 390
Teorias sobre o envelhecimento, 390
Alterações fisiológicas, 390
Qualidade de vida, 396
Triagem e avaliação nutricional, 398
Necessidades nutricionais, 398
Benefícios do Medicare, 398
Serviços de tratamento nutricional, 400
Instalações residenciais e comunitárias para idosos, 401
Websites úteis, 404
Referências bibliográficas, 404

PARTE 4: Nutrição para o Controle de Massa Corporal, 407

20 Nutrição no Controle de Massa Corporal, 408
Lucinda K. Lysen, RDN, RN, BSN
Dorene Robinson, RDN, CDN
Rebecca Rudel, MPH, RDN, CNSC

Controle de massa corporal e obesidade: seu fundamento na nutrição clínica, 408
Componentes da massa corporal, 410
Regulação da massa corporal, 411
Sobrepeso e obesidade, 413
Elementos de desregulação do equilíbrio energético, 414
Manejo da obesidade em adultos, 419
Controle da massa corporal em crianças e adolescentes, 431
Magreza excessiva ou perda de massa corporal não intencional, 432
Websites úteis, 435
Referências bibliográficas, 435

21 Nutrição para Transtornos Alimentares, 438
Janet E. Schebendach, PhD, RDN
Justine Roth, MS, CEDRD

Características e complicações clínicas, 441
Abordagem para o tratamento, 443
Tratamento psicológico, 443
Tratamento nutricional, 445
Nutrição clínica e aconselhamento nutricional, 449
Resumo, 456
Websites úteis, 457
Referências bibliográficas, 458

22 Nutrição para Exercício e Desempenho Esportivo, 460
Lisa Dorfman, MS, RDN, CSSD, CCMS, LMHC, FAND

Bioenergética da atividade física, 460
Fontes de combustíveis para a contração muscular, 462
Abordagem integrativa para o trabalho com atletas, 463
Requerimentos nutricionais de exercício, 463
Controle de massa corporal, 466
Controle de massa corporal e estética, 467
Macronutrientes, 468
Carboidratos, 468
Proteínas, 472
Lipídeos, 472
Líquidos, 473
Vitaminas e minerais, 476
Minerais, 478
Recursos ergogênicos, 479
Recursos ergogênicos populares, 483
Substâncias, drogas ilícitas e fármacos para melhoria de desempenho: *doping* no esporte, 485
Websites úteis, 487
Referências bibliográficas, 488

23 Nutrição e Saúde Óssea, 491
Karen Chapman-Novakofski, PhD, RDN, LDN
Rickelle Richards, PhD, MPH, RDN

Introdução, 491
Estrutura e fisiologia óssea, 491
Osteopenia e osteoporose, 493
Nutrição e osso, 496
Tratamento da osteoporose, 499
Referências bibliográficas, 500

24 Nutrição para Saúde Bucal e Dentária, 502
Janice L. Raymond, MS, RDN, CSG

Nutrição para o desenvolvimento dentário, 502
Cáries dentárias, 503
Cárie na primeira infância, 507
Prevenção de cáries, 508
Perda de dente e próteses (dentaduras), 508
Outras doenças orais, 508
Doença periodontal, 509
Manifestações orais da doença sistêmica, 509
Websites úteis, 511
Referências bibliográficas, 511

PARTE 5: Terapia Médica Nutricional, 513

25 Nutrição Clínica para Reações Adversas a Alimentos: Alergias e Intolerâncias Alimentares, 514
L. Kathleen Mahan, MS, RDN, CD
Kathie Madonna Swift, MS, RDN, LDN, FAND

Definições, 514
Prevalência, 517
Etiologia, 518
Fisiopatologia da alergia alimentar, 518
Noções básicas do sistema imunológico, 518
Anafilaxia induzida por exercício dependente de alimentos, 521
Intolerâncias alimentares, 532
Terapia médica nutricional, 535
Diagnóstico, 535
Intervenção, 537
Monitoramento e avaliação, 538
Prevenção de alergias alimentares, 538
Websites úteis, 543
Referências bibliográficas, 544

26 Nutrição Clínica para Distúrbios do Sistema Gastrintestinal Superior, 546
DeeAnna Wales VanReken, MS, RDN, CD, IFNCP

Esôfago, 546
Estômago, 553
Gastroparesia, 561

Websites úteis, 563
Referências bibliográficas, 563

27 Nutrição Clínica para Distúrbios do Sistema Gastrintestinal Inferior, 565
DeeAnna Wales VanReken, MS, RDN, CD, IFNCP
Rachel E. Kay, MS, RDN, CD, CNSC
Carol S. Ireton-Jones, PhD, RDN, LD, CNSC, FASPEN, FAND

Problemas intestinais comuns, 565
Doenças do intestino delgado, 575
Deficiências de enzimas intestinais da borda em escova, 580
Doença inflamatória intestinal, 582
Consequências nutricionais da cirurgia intestinal, 591
Websites úteis, 598
Referências bibliográficas, 598

28 Nutrição Clínica para Doenças Hepatobiliares e Pancreáticas, 601
Jeanette M. Hasse, PhD, RDN, LD, CNSC, FADA
Laura E. Matarese, PhD, RDN, LDN, CNSC, FADA, FASPEN, FAND

Fisiologia e funções do fígado, 601
Doenças hepáticas, 602
Complicações da DHT: causas e tratamento nutricional, 609
Questões nutricionais relativas à doença hepática terminal, 611
Necessidades nutricionais na cirrose, 614
Suplementos fitoterápicos e alimentares nas doenças hepáticas, 615
Resseção e transplante de fígado, 616
Fisiologia e funções da vesícula biliar, 616
Doenças da vesícula biliar, 616
Medicina complementar e integrativa nos cálculos biliares, 621
Fisiologia e funções do pâncreas exócrino, 621
Doenças do pâncreas exócrino, 621
Medicina complementar e integrativa nos distúrbios pancreáticos, 625
Cirurgia pancreática, 625
Websites úteis, 626
Referências bibliográficas, 626

29 Nutrição Clínica para Diabetes Melito e Hipoglicemia de Origem Não Diabética, 629
Jessica Jones, MS, RDN, CDE

Incidência e prevalência, 629
Categorias de intolerância à glicose, 630
Critérios de triagem e diagnóstico, 634
Tratamento do pré-diabetes, 635
Controle do diabetes, 636
Implementação do processo de cuidados nutricionais, 648
Complicações agudas, 656
Complicações a longo prazo, 657
Hipoglicemia de origem não diabética, 659
Websites úteis, 661
Referências bibliográficas, 661

30 Nutrição Clínica para Tireoide, Suprarrenal e Outras Doenças Endócrinas, 664
Sheila Dean, DSc, RDN, LDN, CCN, IFMCP

Fisiologia da tireoide, 664
Avaliação de distúrbios da tireoide, 666
Hipotireoidismo, 667
Síndrome dos ovários policísticos, 671
Hipertireoidismo, 672
Tratamento de desequilíbrios do eixo hipotálamo-hipófise-tireoide, 673
Distúrbios adrenais, 674
Websites úteis, 676
Referências bibliográficas, 676

31 Nutrição Clínica para Anemia, 678
Michelle Loy, MPH, MS, RDN

Disfunções sanguíneas relacionadas com o ferro, 678
Sobrecarga de ferro, 683
Anemia megaloblástica, 685
Outras anemias nutricionais, 689
Anemias não nutricionais, 690
Websites úteis, 692
Referências bibliográficas, 692

32 Nutrição Clínica para Doença Cardiovascular, 694
Janice L. Raymond, MS, RDN, CSG
Sarah C. Couch, PhD, RDN

Aterosclerose e doença cardíaca coronariana, 695
Hiperlipidemias genéticas, 697
Hipertensão, 707
Insuficiência cardíaca, 717
Transplante de coração, 725
Websites úteis, 726
Referências bibliográficas, 726

33 Nutrição Clínica para Doença Pulmonar, 730
Laith Ghazala, MD, FRCP
A. Christine Hummell, MS, RDN, LD, CNSC
Bette Klein, MS, RDN, CSP, LD

Sistema respiratório, 730
Doença pulmonar crônica, 732
Asma, 736
Doença pulmonar obstrutiva crônica, 738
Hipertensão pulmonar, 741
Doença pulmonar parenquimatosa difusa, 742
Tuberculose, 742
Câncer de pulmão, 743
Síndrome obesidade-hipoventilação, 744
Efusão pleural, 745
Quilotórax, 745
Síndrome da angústia respiratória aguda, 746
Pneumonia, 746
Transplante de pulmão, 747
Displasia broncopulmonar, 747
Websites úteis, 749
Referências bibliográficas, 749

34 Nutrição Clínica para Distúrbios Renais, 752
Katy G. Wilkens, MS, RDN
Veena Juneja, MSc, RDN
Elizabeth Shanaman, RDN

Fisiologia e função dos rins, 752
Doenças renais, 753
Orientação, adesão e complacência, 761
Lesão renal aguda (insuficiência renal aguda), 761
Doença renal crônica, 763
Doença renal em estágio terminal, 765
Referências bibliográficas, 779

35 Nutrição Clínica para Tratamento, Prevenção e Sobrevida no Câncer, 781
Ginger Hultin, MS, RDN, CSO

Fisiopatologia, 783
Nutrição e carcinogênese, 783

Quimioprevenção, 787
Diagnóstico clínico e estadiamento do câncer, 791
Tratamento clínico, 792
Dietoterapia, 793
Oncologia integrativa,
  complementar e funcional, 798
Impacto nutricional do tratamento do câncer, 800
Monitoramento e avaliação nutricional, 806
Câncer pediátrico, 807
Recomendações nutricionais para sobreviventes de
  câncer, 807
Websites úteis, 809
Referências bibliográficas, 809

36 Nutrição Clínica para HIV e AIDS, 812
Maureen Lilly, MS, RDN
Solenne Vanne, MS, RDN
Face em mudança do HIV nos EUA, 812
Epidemiologia e tendências, 813
Fisiopatologia e classificação, 813
Manejo médico, 815
Dietoterapia, 816
HIV em mulheres, 827
HIV em crianças, 828
Nutrição integrativa e funcional (NIF), 828
Websites úteis, 829
Referências bibliográficas, 829

37 Nutrição Clínica em Cuidados Intensivos, 832
Britta Brown, MS, RD, LD, CNSC
Katherine Hall, RD, LD, CNSC
Resposta metabólica ao estresse, 832
Resposta hormonal e celular, 832
Inanição *versus* estresse, 834
Síndrome da resposta inflamatória sistêmica, sepse e
  disfunção ou falência de órgãos, 834
Má-nutrição: definição baseada na etiologia, 835
Traumatismo e abdome aberto, 841
Queimaduras extensas, 841
Cirurgia, 844
Websites úteis, 847
Referências bibliográficas, 847

38 Nutrição Clínica para Doenças Reumáticas e Musculoesqueléticas, 848
F. Enrique Gómez, MSc, PhD
Gabriela E. Mancera-Chávez, MSc, NC
Martha Kaufer-Horwitz, MSc, DSc, NC, FTOS
Etiologia, 849
Fisiopatologia e inflamação, 849
Diagnóstico e tratamento clínico, 850
Farmacoterapia, 851
Dieta anti-inflamatória, 853
Abordagens complementares e integrativas em saúde, 854
Microbiota e artrite, 854
Osteoartrite, 855
Artrite reumatoide, 857
Síndrome de Sjögren, 862
Distúrbios da articulação temporomandibular, 863
Gota, 863
Esclerodermia (esclerose sistêmica ou EcS), 866
Lúpus eritematoso sistêmico, 867
Espondiloartrite, 867
Websites úteis, 869
Referências bibliográficas, 869

39 Nutrição Clínica para Distúrbios Neurológicos, 872
Maggie Moon, MS, RDN
Ashley Contreras-France, MA, MS, CCC-SLP
Sistema nervoso, 875
Disfagia, 878
Doenças neurológicas de origem nutricional, 883
Distúrbios neurológicos decorrentes
  de traumatismo, 883
Traumatismo cranioencefálico ou
  neurotraumatismo, 884
Traumatismo da coluna vertebral e lesão na medula
  espinal, 887
Doenças neurológicas, 891
Websites úteis, 906
Referências bibliográficas, 906

40 Nutrição Clínica para Transtornos Psiquiátricos e Cognitivos, 910
Christina Troutner, MS, RDN
Sistema nervoso entérico, 911
Regulação da glicose sanguínea, 912
Papel dos nutrientes na função mental, 912
Uso abusivo de substâncias, 920
Ansiedade, 922
Transtorno bipolar, 923
Demência e doença de Alzheimer, 924
Depressão, 929
Fadiga, síndrome da fadiga crônica (SFC) e síndrome
  de fibromialgia (SFM), 932
Esquizofrenia, 934
Websites úteis, 935
Referências bibliográficas, 935

PARTE 6: Especialidades Pediátricas, 941

41 Nutrição Clínica para Lactentes de Baixa Massa Corporal ao Nascer, 942
Diane M. Anderson, PhD, RDN, FADA
Mortalidade infantil e estatísticas, 942
Desenvolvimento fisiológico, 942
Necessidades nutricionais: alimentação parenteral, 944
Transição da alimentação parenteral para alimentação
  enteral, 949
Necessidades nutricionais: alimentação enteral, 949
Métodos de alimentação, 952
Seleção da alimentação enteral, 954
Avaliação nutricional e crescimento, 957
Cuidados na alta, 958
Resultado de neurodesenvolvimento, 960
Websites úteis, 962
Referências bibliográficas, 962

42 Nutrição Clínica para Distúrbios Genéticos Metabólicos, 965
Beth N. Ogata, MS, RDN, CD, CSP
Cristine M. Trahms, MS, RDN, FADA
Triagem neonatal, 965
Distúrbios do metabolismo de aminoácidos, 965
Fenilcetonúria, 968
Distúrbios do metabolismo de ácido orgânico, 977
Distúrbios do metabolismo do ciclo da ureia, 978
Distúrbios do metabolismo de carboidratos, 979
Distúrbios da oxidação de ácidos graxos, 981

Papel do nutricionista nos distúrbios genéticos metabólicos, 981
Websites úteis, 983
Referências bibliográficas, 983

43 Nutrição Clínica para Deficiências Intelectuais e do Desenvolvimento, 984
Kim Nowak-Cooperman, MS, RDN, CD
Patricia Novak, MPH, RDN
Cam Lanier, RDN, CD
Christine Avgeris, RDN, CD

Nutrição clínica, 984
Anormalidades cromossômicas, 990
Distúrbios neurológicos, 995
Síndrome alcoólica fetal, 1004
Recursos da comunidade, 1007
Websites úteis, 1009
Referências bibliográficas, 1009

Apêndices, 1011

1. Miliequivalentes e Miligramas de Eletrólitos, 1011
2. Equivalentes, Conversões e Tamanhos de Porção (Colher Medidora), 1012
3. Gráficos de Crescimento, 1013
4. Estágios de Tanner do Desenvolvimento Puberal para Meninas e Meninos, 1022
5. Métodos Diretos para Medir Altura e Massa Corporal e Métodos Indiretos para Medir Altura, 1023
6. Determinação da Estrutura Física, 1025
7. Ajuste da Massa Corporal Desejável para Amputados, 1026
8. Tabela do Índice de Massa Corporal, 1027
9. Porcentagem de Gordura Corporal Baseada em Medidas de Quatro Dobras Cutâneas, 1028
10. Atividade Física e Calorias Gastas por Hora, 1029
11. Avaliação Física com Foco na Nutrição, 1032
12. Valores Laboratoriais para Avaliação e Monitoramento Nutricionais, 1041
13. Implicações Nutricionais de Fármacos Selecionados, 1063
14. Fatos Nutricionais sobre Líquido e Hidratação, 1074
15. Fórmulas Enterais (Alimentação por Tubo) para Adultos Comercializadas nos EUA, 1076
16. Passo a Passo de Amostra para Cálculo de uma Fórmula de Nutrição Parenteral, 1077
17. Abordagens Dietéticas para Interromper a Hipertensão (DASH), 1078
18. Listas de Substituição e Contagem de Carboidratos para o Planejamento das Refeições, 1080
19. Dieta Cetogênica, 1094
20. Iniciativa Internacional de Padronização das Dietas para Disfagia (IDDSI – *International Dysphagia Diet Standardisation Initiative*), 1100
21. Dieta Renal para Diálise, 1106
22. Dieta Anti-Inflamatória, 1111
23. Dieta Mediterrânea, 1115
24. Informações Nutricionais sobre Bebidas Alcoólicas, 1118
25. Informações Nutricionais sobre Produtos que Contêm Cafeína, 1120
26. Informações Nutricionais sobre Ácidos Graxos Essenciais (Ômega), 1121
27. Informações Nutricionais sobre Dieta com Alto Teor de Fibras, 1124
28. Índice Glicêmico e Carga Glicêmica de Alimentos Selecionados, 1126
29. Fatos Nutricionais sobre Dieta com Alto Teor de Proteína, 1128
30. Informações Nutricionais sobre Alimentação Vegetariana, 1129
31. Informações Nutricionais sobre Ácido Fólico, Vitamina B_6 e Vitamina B_{12}, 1132
32. Informações Nutricionais sobre Colina, 1136
33. Informações Nutricionais sobre Biotina, 1138
34. Informações Nutricionais sobre Vitamina A e Carotenoides, 1139
35. Informações Nutricionais sobre Vitamina C, 1142
36. Informações Nutricionais sobre Vitamina E, 1144
37. Informações Nutricionais sobre Vitamina K, 1146
38. Informações Nutricionais sobre Vitamina D, 1148
39. Informações Nutricionais sobre Cálcio, 1150
40. Informações Nutricionais sobre Cromo, 1153
41. Informações Nutricionais sobre Iodo, 1154
42. Informações Nutricionais sobre Ferro, 1156
43. Informações Nutricionais sobre Magnésio, 1158
44. Informações Nutricionais sobre Potássio, 1160
45. Informações Nutricionais sobre Selênio, 1161
46. Sódio no Alimento, 1162
47. Informações Nutricionais sobre Zinco, 1164

Índice Alfabético, 1165

PARTE 1

Avaliação Nutricional

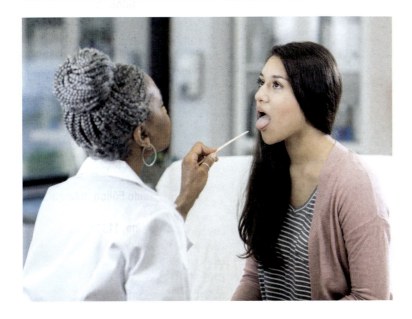

Os alimentos fornecem energia e matéria-prima para inúmeras substâncias essenciais para o crescimento e a sobrevivência de cada pessoa. Esta seção abre com uma breve apresentação de digestão, absorção, transporte e excreção de nutrientes. Esses processos singulares convertem moléculas complexas dos alimentos em nutrientes individuais prontos para serem usados no metabolismo. Cada um dos macronutrientes (proteínas, lipídeos e carboidratos) contribui para a reserva (ou *pool*) total de energia, mas fundamentalmente a energia que eles produzem está disponível para o trabalho dos músculos e órgãos do corpo. A maneira como os nutrientes se tornam partes integrantes do corpo e contribuem para o funcionamento adequado depende bastante dos processos fisiológicos e bioquímicos que governam suas ações. Sabe-se atualmente que esses processos metabólicos são alterados na presença de inflamação aguda e crônica. Compreender os biomarcadores e outros indicadores de inflamação é um componente crítico da avaliação nutricional.

Para o profissional de saúde, a avaliação nutricional é a primeira etapa no processo de cuidado nutricional. Para implementar um plano nutricional bem-sucedido, a avaliação deve incluir elementos-chave da história clínica, médica e social do paciente, medidas antropométricas, valores bioquímicos e laboratoriais, informações sobre o uso de medicamentos e suplementos fitoterápicos para potenciais interações de alimentos e medicamentos, além de um histórico completo da ingestão de alimentos e nutrientes. A pesquisa genética tem mostrado como os genes e a nutrição estão inter-relacionados. A nutrigenômica é o estudo dos efeitos dos alimentos e nutrientes na expressão gênica e, portanto, nos requerimentos nutricionais. Assim, os capítulos da Parte 1 demonstram a maneira organizada de desenvolver as habilidades necessárias para fazer uma avaliação no processo de cuidados nutricionais.

1

Ingestão: Digestão, Absorção, Transporte e Excreção de Nutrientes

Kelly A. Tappenden, PhD, RDN, FASPEN

TERMOS-CHAVE

amilase pancreática
amilase salivar
camada aquosa estável (CAE)
células epiteliais
células parietais
circulação êntero-hepática
colecistoquinina (CCK)
criptas
difusão facilitada
difusão passiva
disbiose
eixo intestino-cérebro
enterócitos
enteroquinase
enzimas lipolíticas
enzimas proteolíticas
gastrina

grelina
hidrólise enzimática
isomaltase
lactase
lipase gástrica
lipase pancreática
lipase salivar
maltase
membrana de borda em escova
micela
microbioma
microbiota
microvilosidades
motilina
mucosa
pepsina
peptídeo-2 semelhante ao glucagon (GLP-2)

peristaltismo
prebiótico
probiótico
quelação
quimo
sacarase
salvamento colônico
secretina
segmentação
simbiótico
somatostatina
transporte ativo
transporte passivo
tripsina
tripsinogênio
vilosidades

Uma das principais considerações para uma avaliação nutricional completa é considerar o modelo de três etapas: ingestão, digestão e utilização. Nesse modelo, cada etapa é considerada para identificar todas as áreas de inadequação ou excesso. Se houver alguma razão pela qual uma etapa seja alterada por causas físicas, bioquímicas ou ambientais, o profissional de nutrição deve selecionar um diagnóstico nutricional apropriado, para o qual uma intervenção é necessária. A ingestão e a assimilação de nutrientes devem levar à saúde nutricional e geral.

SISTEMA DIGESTÓRIO

O sistema digestório é um dos maiores órgãos do corpo, tem a maior área de superfície, o maior número de células do sistema imunológico e é um dos tecidos mais metabolicamente ativos do corpo. A estrutura única do sistema digestório permite uma capacidade de processamento de nutrientes ampla em pessoas saudáveis. O sistema digestório em humanos tem cerca de 9 m de comprimento, estendendo-se da boca ao ânus e incluindo as estruturas orofaríngeas, esôfago, estômago, fígado e vesícula biliar, pâncreas e intestino delgado e grosso (Figura 1.1).

O sistema digestório tem a função de: (1) digerir macronutrientes como proteínas, carboidratos e lipídeos de alimentos e bebidas ingeridos; (2) absorver líquidos, macronutrientes digeridos, micronutrientes e oligoelementos; (3) proporcionar uma barreira física e imunológica para patógenos, materiais estranhos e antígenos potenciais consumidos com os alimentos ou formados durante a passagem de alimentos através do tubo gastrintestinal; (4) coordenar uma resposta a microrganismos e antígenos com o sistema imunológico sistêmico, resultando em níveis controlados de tolerância ou inflamação; e (5) fornecer sinalização regulatória e bioquímica ao sistema nervoso, com frequência envolvendo a microbiota intestinal, por meio de uma via conhecida como **eixo intestino-cérebro**.

O sistema digestório no ser humano é bem adequado para digerir e absorver nutrientes de uma variedade enorme de alimentos, incluindo carnes, laticínios, frutas, vegetais, grãos, amidos complexos, açúcares, lipídeos e óleos. Dependendo da natureza da dieta consumida, 90 a 97% dos alimentos são digeridos e absorvidos, sendo que a maior parte do material não absorvido é de origem vegetal. Em comparação aos ruminantes e animais com um ceco muito grande, os humanos são consideravelmente menos eficientes na extração de energia de gramíneas, caules, sementes e outros materiais fibrosos grossos. Humanos não têm enzimas para hidrolisar as ligações químicas que unem as moléculas de açúcares das fibras das plantas. No entanto, alimentos fibrosos e quaisquer carboidratos não digeridos são fermentados em graus variáveis por bactérias no cólon humano e esse processo pode contribuir com 5 a 10% da energia necessária.

A estrutura do intestino delgado é cuidadosamente elaborada para permitir uma área de superfície muito grande que possibilita a digestão e a absorção adequadas dos nutrientes dos alimentos. O

Seções do capítulo foram escritas por Peter L. Beyer, MS, RDN para edições anteriores deste texto.

Capítulo 1 Ingestão: Digestão, Absorção, Transporte e Excreção de Nutrientes

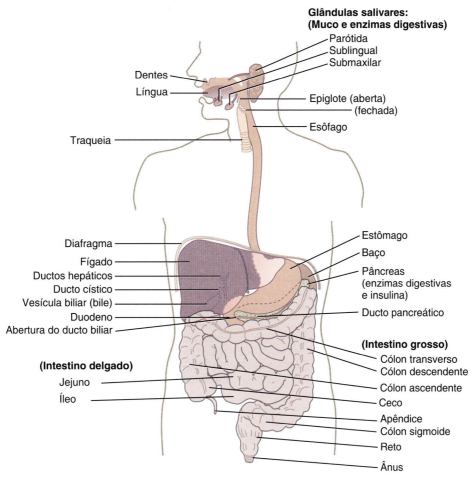

Figura 1.1 Sistema digestório.

revestimento desse tubo oco, chamado **mucosa**, é configurado em um padrão de dobras que contém invaginações, chamadas **criptas**, e projeções em forma de dedo, chamadas **vilosidades** (Figura 1.2). Essas unidades de criptas-vilosidades são revestidas por uma única camada de **células epiteliais**, muitas das quais são **enterócitos** que contêm extensões cilíndricas ainda menores, chamadas **microvilosidades**. As células epiteliais que revestem o sistema intestinal têm uma vida útil de aproximadamente 3 a 5 dias e, em seguida, são descamadas no lúmen e "recicladas", aumentando o *pool* de nutrientes disponíveis. Conforme as células migram da cripta ao longo da vilosidade, elas amadurecem e desenvolvem uma função digestiva e absortiva melhor.

A saúde do organismo depende de um sistema digestório saudável e funcional. Por causa da taxa de rotatividade, o *turnover*, e dos requisitos metabólicos das células epiteliais, ambos incomumente elevados, as funções gastrintestinais são particularmente suscetíveis ao comprometimento devido a deficiências de micronutrientes, desnutrição energético-proteica e danos resultantes de toxinas, medicamentos, irradiação, reações alérgicas alimentares ou interrupção de seu suprimento sanguíneo. Aproximadamente 45% do requerimento energético do intestino delgado e 70% do requerimento energético das células que revestem o cólon são fornecidos por nutrientes que atravessam seu lúmen. Após apenas alguns dias de inanição ou alimentação intravenosa (nutrição parenteral), a mucosa intestinal atrofia (i. e., a área superficial diminui e secreções, funções de síntese, fluxo sanguíneo e capacidade de absorção são todos reduzidos). A retomada da ingestão de alimentos estimula a proliferação das células epiteliais e o retorno da função gastrintestinal normal depois de apenas alguns dias. Esse conhecimento justifica a prática clínica de alimentar o indivíduo por via oral e/ou enteral (via sonda), em oposição à via intravenosa (ou parenteral), quando estiver presente a função adequada do sistema digestório (ver Capítulo 12).

BREVE PANORAMA DOS PROCESSOS DIGESTIVOS E ABSORTIVOS

A visão, o cheiro, o sabor e até o pensamento dos alimentos iniciam as secreções e movimentos do sistema digestório. Na boca, a mastigação reduz o tamanho das partículas dos alimentos, que se misturam às secreções salivares, preparando-os para a deglutição. Uma pequena quantidade de amido é degradada pela **amilase salivar**, mas a digestão na boca é mínima. O esôfago transporta alimentos e líquidos da cavidade oral e faringe para o estômago. No estômago, o alimento é misturado com um líquido ácido que contém **enzimas proteolíticas** e **lipolíticas**. Acontece a digestão de pequenas quantidades de lipídeos e algumas proteínas mudam de estrutura devido à desnaturação e à digestão parcial. Quando o alimento atinge consistência e concentração adequadas, ele é chamado **quimo** e passa do estômago para o intestino delgado, onde ocorre a maior parte da digestão.

Os primeiros 100 cm do intestino delgado são altamente ativos, resultando em digestão e absorção da maior parte dos alimentos ingeridos (Figura 1.3). Aqui, a presença de alimentos estimula a liberação de hormônios que, por sua vez, estimulam a produção e a liberação de enzimas potentes do pâncreas e da bile da vesícula biliar. Amidos e proteínas são reduzidos a carboidratos de peso molecular pequeno e peptídeos de tamanho pequeno a médio, respectivamente. Os lipídeos dietéticos de glóbulos visíveis são reduzidos a gotículas microscópicas de triglicerídeos e, em seguida, a ácidos graxos livres e

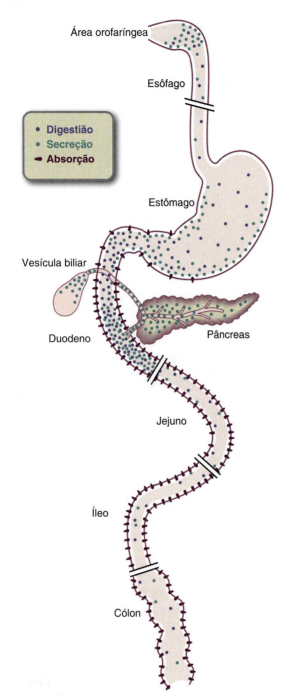

Figura 1.2 Estrutura do intestino humano mostrando a arquitetura de criptas-vilosidades e os vasos sanguíneos e linfáticos.

absorvem a maior parte do líquido remanescente liberado pelo intestino delgado. O cólon absorve eletrólitos e apenas uma pequena quantidade dos nutrientes restantes. O movimento do material ingerido e secretado no tubo gastrintestinal é regulado principalmente por hormônios, nervos e músculos entéricos.

A maioria dos nutrientes absorvidos pelo sistema digestório entra na veia porta para transporte até o fígado, onde podem ser armazenados, transformados em outras substâncias ou liberados na circulação. Os produtos finais da maioria dos lipídeos dietéticos, no entanto, são transportados para a corrente sanguínea pela circulação linfática porque não são hidrossolúveis antes do metabolismo das lipoproteínas no fígado (ver Capítulo 28).

Os nutrientes que atingem a porção distal do intestino delgado e o intestino grosso, mais especificamente a fibra alimentar fermentável e os amidos resistentes, são fermentados pela microbiota localizada dentro do lúmen desses segmentos intestinais. A fermentação produz ácidos graxos de cadeia curta (AGCC) e gás. Esses ácidos graxos fornecem uma fonte de combustível ideal para as células do intestino, estimulam a renovação e a função das células intestinais, aumentam a função imunológica e regulam a expressão gênica. Além disso, alguns carboidratos têm funções "prebióticas" que induzem o crescimento e a atividade de microrganismos benéficos dentro da microbiota intestinal. O intestino grosso também fornece armazenamento temporário para produtos residuais. O cólon distal, o reto e o ânus controlam a defecação.

Enzimas na digestão

Seres humanos digerem os alimentos por meio de um processo químico denominado **hidrólise enzimática**. Cofatores como ácido clorídrico, bile e bicarbonato de sódio facilitam esses processos. As enzimas digestivas sintetizadas em células especializadas da boca, do estômago e do pâncreas são liberadas no lúmen do tubo gastrintestinal, enquanto as enzimas digestivas sintetizadas nos enterócitos do intestino delgado permanecem embutidas na membrana de borda em escova. Exceto para fibras e carboidratos resistentes, a digestão e a absorção dos alimentos são realizadas essencialmente no intestino delgado. A Tabela 1.1 resume as principais enzimas envolvidas na digestão humana.

Reguladores da atividade gastrintestinal: mecanismos neurais e hormonais

As múltiplas camadas de músculo liso se contraem em padrões coordenados para otimizar a digestão de nutrientes ao longo do sistema digestório. O sistema nervoso entérico e os hormônios enteroendócrinos regulam esses movimentos do músculo liso que facilitam a mistura do quimo e das secreções digestivas (**segmentação**) ou a propulsão do conteúdo luminal ao longo do sistema digestório (**peristaltismo**). Para possibilitar tais ações coordenadas, o sistema nervoso entérico está integrado a todo o revestimento do sistema digestório e responde aos receptores da mucosa que detectam a composição do quimo e a distensão do lúmen (i. e., plenitude) e enviam impulsos que coordenam os processos de digestão, secreção, absorção e imunidade.

Os neurotransmissores do sistema nervoso central fazem interface com o sistema nervoso entérico para coordenar as funções gastrintestinais, como motilidade, secreção e fluxo sanguíneo. O sistema digestório, então, regula em grande parte suas próprias motilidade e atividade secretora. No entanto, os sinais do sistema nervoso central podem se sobrepor aos do sistema entérico e afetar a função do sistema digestório. Hormônios, neuropeptídeos e neurotransmissores no sistema digestório não afetam apenas a função intestinal, como também outros nervos e tecidos em muitas partes do corpo. A Tabela 1.2 lista alguns exemplos de neurotransmissores liberados a partir de terminações nervosas entéricas. Em pessoas com doença gastrintestinal (p. ex., infecções, doença inflamatória intestinal e síndrome do intestino irritável), o sistema

monoglicerídeos. As enzimas localizadas na membrana de borda em escova dos enterócitos reduzem ainda mais os carboidratos restantes a monossacarídeos, e os peptídeos restantes, a aminoácidos individuais, dipeptídeos e tripeptídeos.

Grandes volumes de líquido são usados para digerir e absorver nutrientes. Com as secreções salivar e gástrica, as secreções do pâncreas, do intestino delgado e da vesícula biliar secretam 7 ℓ de líquido para o lúmen do tubo gastrintestinal a cada dia, muito mais do que os 2 ℓ ingeridos por meio da dieta cotidiana. Tudo, exceto 100 mℓ do líquido total que entra no lúmen, é reabsorvido: cerca de 7 ℓ no intestino delgado e cerca de 2 ℓ no intestino grosso.

Ao longo do comprimento restante do intestino delgado, quase todos os macronutrientes, minerais, vitaminas, oligoelementos e líquidos são absorvidos antes de chegarem ao cólon. O cólon e o reto

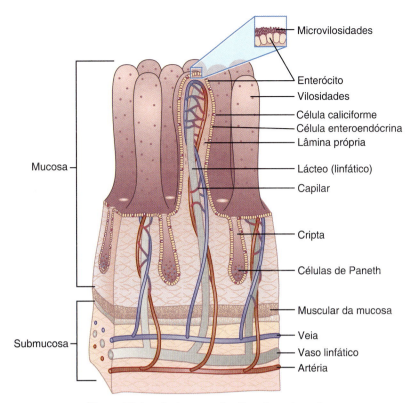

Figura 1.3 Locais de secreção, digestão e absorção.

nervoso entérico pode ser estimulado excessivamente, resultando em secreção anormal, fluxo sanguíneo alterado, aumento de permeabilidade e mudanças na função imunológica.

A inervação autonômica é suprida pelas fibras simpáticas que correm ao longo dos vasos sanguíneos e pelas fibras parassimpáticas nos nervos vago e pélvico. Em geral, os neurônios simpáticos, que são ativados por medo, raiva e estresse, tendem a retardar o trânsito do conteúdo intestinal ao inibir os neurônios que afetam a contração muscular e inibir as secreções. Os nervos parassimpáticos inervam áreas específicas do sistema digestório e contribuem para certas funções. Por exemplo, a visão ou o olfato dos alimentos estimula a atividade vagal e a secreção subsequente de ácido das **células parietais** do estômago. O sistema nervoso entérico também envia sinais para o sistema nervoso central, que são percebidos como dor, náuseas, urgência ou plenitude gástrica ou vazio gástrico por meio dos nervos vago e espinais. Inflamação, dismotilidade e vários tipos de lesões intestinais podem intensificar essas percepções.

Hormônios gastrintestinais

A regulação do sistema digestório envolve vários hormônios que são secretados pelas células enteroendócrinas localizadas no revestimento do epitélio do sistema digestório. Esses hormônios podem regular a função da célula a partir da qual foram secretados (regulação autócrina), de células vizinhas (parácrina) ou células distantes, viajando pelo sangue até seus órgãos-alvo (endócrina).

Mais de 100 hormônios peptídicos e fatores de crescimento semelhantes a hormônios foram identificados. Suas ações costumam ser complexas e se estendem muito além do sistema digestório. Alguns dos hormônios (p. ex., da família da **colecistoquinina [CCK]** e da somatostatina) também servem como neurotransmissores entre os neurônios. O sistema digestório secreta mais de 30 famílias de hormônios, tornando-o o maior órgão produtor de hormônios do corpo (Rehfeld, 2014). Os hormônios gastrintestinais estão envolvidos no início e no término da alimentação, sinalizando fome e saciedade, regulando o andamento dos movimentos do sistema digestório, governando o esvaziamento gástrico, regulando o fluxo sanguíneo e a permeabilidade, iniciando funções imunológicas e estimulando o crescimento de células (dentro e além do sistema digestório). A **grelina**, um neuropeptídeo secretado do estômago, e a motilina, um hormônio relacionado secretado pelo duodeno, enviam a mensagem de "fome" ao cérebro. Uma vez que o alimento tenha sido ingerido, os hormônios peptídeo PYY 3-36, colecistoquinina, peptídeo-1 semelhante ao glucagon (GLP-1, do inglês *glucagon-like peptide 1*), oxintomodulina, polipeptídeo pancreático e polipeptídeo liberador de gastrina (bombesina) enviam sinais para diminuir a fome e aumentar a saciedade (Rui, 2013). Alguns dos hormônios gastrintestinais, incluindo alguns daqueles que afetam a saciedade, também tendem a retardar o esvaziamento gástrico e diminuir as secreções (p. ex., somatostatina). Outros hormônios gastrintestinais (p. ex., motilina) aumentam a motilidade.

Os agentes de sinalização do sistema digestório também estão envolvidos em várias funções metabólicas. O polipeptídeo insulinotrópico dependente de glicose (GIP, do inglês *glucose-dependent insulinotropic peptide*) e o GLP-1 são chamados "hormônios incretinas" porque ajudam a reduzir a glicemia, facilitando a secreção de insulina, diminuindo o esvaziamento gástrico e aumentando a saciedade. Vários desses hormônios e análogos são usados no tratamento de obesidade, doença inflamatória intestinal, diarreia, diabetes melito, neoplasias malignas gastrintestinais e outras condições. Essa área de pesquisa é extremamente importante.

Algumas funções dos hormônios que afetam o crescimento das células gastrintestinais, a síntese do ácido desoxirribonucleico (DNA), a inflamação, a proliferação, a secreção, o movimento ou o metabolismo não foram completamente identificadas. O conhecimento das principais funções dos hormônios torna-se especialmente importante quando os locais de sua secreção ou ação são prejudicados ou removidos em procedimentos cirúrgicos, ou quando os hormônios e seus análogos são usados para suprimir ou intensificar algum aspecto da função gastrintestinal. O **peptídeo-2, semelhante ao glucagon (GLP-2)**, é um exemplo de hormônio secretado na porção distal do tubo gastrintestinal que

Tabela 1.1 Resumo da digestão enzimática e da absorção.

Secreção e fonte	Enzimas	Substrato	Ação e produtos resultantes	Produtos finais absorvidos
Saliva das glândulas salivares na boca	Alfa-amilase	Amido (polissacarídeos de ligação α)	Hidrólise para formar dextrinas e maltose	—
	Lipase lingual	Triglicerídeo	Hidrólise para formar diglicerídeo e ácidos graxos livres	—
Secreção das glândulas gástricas na mucosa do estômago	Pepsina (ativada a partir do pepsinogênio na presença de ácido clorídrico)	Proteína	Hidrólise de ligações peptídicas para formar peptídeos e aminoácidos	—
	Lipase gástrica	Triglicerídeo	Hidrólise para formar diglicerídeo e ácidos graxos livres	—
Secreções exócrinas das células acinares pancreáticas, atuando no duodeno	Lipase	Lipídeos (na presença de sais biliares)	Hidrólise para formar monoglicerídeos e ácidos graxos; incorporada em micelas	Ácidos graxos nas células da mucosa; reesterificados como triglicerídeos
	Colesterol esterase	Esteróis (como colesterol)	Hidrólise para formar ésteres de colesterol e ácidos graxos; incorporados em micelas	Colesterol nas células da mucosa; transferido para quilomícrons
	Alfa-amilase	Amido e dextrinas	Hidrólise para formar dextrinas e maltose	—
	Tripsina (tripsinogênio ativado)	Proteínas e polipeptídeos	Hidrólise de ligações peptídicas internas para formar polipeptídeos	—
	Quimotripsina (quimotripsinogênio ativado)	Proteínas e peptídeos	Hidrólise de ligações peptídicas internas para formar polipeptídeos	—
	Carboxipeptidase (procarboxipeptidase ativada)	Polipeptídeos	Hidrólise de ligações peptídicas terminais (extremidade carboxila) para formar aminoácidos	Aminoácidos
	Ribonuclease e desoxirribonuclease	Ácidos ribonucleicos (RNA) e ácidos desoxirribonucleicos (DNA)	Hidrólise para formar mononucleotídios	Mononucleotídios
	Elastase	Proteína fibrosa (elastina)	Hidrólise para formar peptídeos e aminoácidos	—
Enzimas do intestino delgado (embutidas na membrana de borda em escova)	Enteroquinase	Tripsinogênio	Ativa a tripsina	Dipeptídeos e tripeptídeos
	Aminopeptidase e dipeptidase (também localizadas no interior do citosol de enterócitos)	Polipeptídeos	Clivagem de aminoácidos do aminoterminal da proteína (N-terminal) ou substratos peptídicos	Aminoácidos
	Sacarase	Sacarose	Hidrólise para formar glicose e frutose	Glicose e frutose
	Alfadextrinase (isomaltase)	Dextrina (isomaltose)	Hidrólise para formar glicose	Glicose
	Maltase	Maltose	Hidrólise para formar glicose	Glicose
	Lactase	Lactose	Hidrólise para formar glicose e galactose	Glicose e galactose
	Nucleotidase	Ácidos nucleicos	Hidrólise para formar nucleotídios e fosfatos	Nucleotídios
	Nucleosidase e fosforilase	Nucleosídios	Hidrólise para formar purinas, pirimidinas e pentose-fosfato	Bases de purina e pirimidina

Tabela 1.2 Exemplos de neurotransmissores e suas ações.

Neurotransmissor	Local de liberação	Ação primária
GABA	Sistema nervoso central	Relaxa o esfíncter esofágico inferior
Norepinefrina ou noradrenalina	Sistema nervoso central, medula espinal, nervos simpáticos	Diminui a motilidade, aumenta a contração dos esfíncteres, inibe as secreções
Acetilcolina	Sistema nervoso central, sistema nervoso autônomo, outros tecidos	Aumenta a motilidade, relaxa os esfíncteres, estimula a secreção
Neurotensina	Sistema digestório, sistema nervoso central	Inibe a liberação do esvaziamento gástrico e a secreção de ácido
Serotonina (5-HT)	Sistema digestório, medula espinal	Facilita a secreção e o peristaltismo
Óxido nítrico	Sistema nervoso central, sistema digestório	Regula o fluxo sanguíneo, mantém o tônus muscular, mantém a atividade motora gástrica
Substância P	Intestino, sistema nervoso central, pele	Aumenta a percepção sensorial (principalmente dor) e o peristaltismo

5-HT, 5-hidroxitriptamina; *GABA*, ácido gama-aminobutírico.

aumenta a área da superfície intestinal e intensifica a capacidade de processamento de nutrientes. Um análogo desse hormônio, denominado "teduglutida", tornou-se disponível recentemente para o tratamento de pacientes com síndrome do intestino curto que dependem de nutrição parenteral para atender aos seus requerimentos de nutrientes e líquidos (Seidner et al., 2013; ver Capítulo 27). Os principais hormônios do sistema digestório estão resumidos na Tabela 1.3.

A **gastrina**, um hormônio que estimula a motilidade e as secreções gástricas, é secretada principalmente pelas células endócrinas "G" na mucosa do antro do estômago. A secreção é iniciada por (1) impulsos do nervo vago, como aqueles desencadeados pelo olfato ou pela visão do alimento; (2) distensão do antro após uma refeição; e (3) presença de secretagogos no antro, tais como proteínas parcialmente digeridas, bebidas alcoólicas fermentadas, cafeína ou extratos alimentares (p. ex., caldo). Quando o lúmen fica mais ácido, o *feedback* envolvendo outros hormônios inibe a liberação de gastrina (Chu e Schubert, 2013). A gastrina se liga a receptores nas células parietais e células liberadoras de histamina para estimular o ácido gástrico, a receptores nas células principais (zimogênicas) para liberar pepsinogênio e a receptores no músculo liso para aumentar a motilidade gástrica.

A **secretina**, primeiro hormônio a ser nomeado, é liberada das células "S" na parede da porção proximal do intestino delgado para a corrente sanguínea. É secretada em resposta ao ácido gástrico e aos produtos finais da digestão no duodeno, onde estimula a secreção do suco pancreático e inibe a secreção de ácido gástrico e o esvaziamento gástrico (o oposto da gastrina). A acidez neutralizada protege a mucosa duodenal da exposição prolongada ao ácido e proporciona o ambiente adequado para a atividade das enzimas intestinais e pancreáticas. O receptor humano é encontrado no estômago e nas células ductais e acinares do pâncreas. Em diferentes espécies, outros órgãos podem expressar secretina, incluindo fígado, cólon, coração, rim e cérebro (Chey e Chang, 2014).

As células "I" da mucosa do intestino delgado secretam **colecistoquinina (CCK)**, importante hormônio multifuncional liberado em resposta à presença de proteína e lipídeos. Os receptores para CCK estão nas células acinares pancreáticas, células das ilhotas pancreáticas, células D liberadoras de somatostatina gástrica, células musculares lisas do sistema digestório e sistema nervoso central. As principais funções da colecistoquinina são: (1) estimular o pâncreas a secretar enzimas, bicarbonato e água; (2) estimular a contração da vesícula biliar; (3) aumentar a motilidade colônica e retal; (4) retardar o esvaziamento gástrico e (5) aumentar a saciedade. A CCK também é amplamente distribuída no cérebro e desempenha um papel no funcionamento neuronal.

A **motilina** é liberada pelas células endócrinas na mucosa duodenal durante o jejum para estimular o esvaziamento gástrico e as contrações migratórias intestinais. A eritromicina, um antibiótico, demonstrou se ligar aos receptores da motilina; assim, análogos de eritromicina e motilina têm sido usados como agentes terapêuticos para tratar o esvaziamento gástrico retardado (Wijeratne et al., 2016).

Tabela 1.3 Funções dos principais hormônios gastrintestinais.

Hormônio	Local de liberação	Estimulantes para liberação	Órgão afetado	Efeito no órgão-alvo
Gastrina	Células G da mucosa gástrica e duodeno	Peptídeos, aminoácidos, cafeína	Estômago, esôfago, sistema digestório em geral	Estimula a secreção de HCl e pepsinogênio
		Distensão do antro		Aumenta a motilidade do antro gástrico
		Algumas bebidas alcoólicas, nervo vago		Aumenta o tônus do esfíncter esofágico inferior
			Vesícula biliar	Estimula fracamente a contração da vesícula biliar
			Pâncreas	Estimula fracamente a secreção pancreática de bicarbonato
Secretina	Células S do duodeno	Ácido no intestino delgado	Pâncreas	Aumenta a produção de H_2O e bicarbonato; aumenta a secreção de enzimas do pâncreas e a liberação de insulina
			Duodeno	Diminui a motilidade
				Aumenta a produção de muco
CCK	Células I do duodeno	Peptídeos, aminoácidos, lipídeos, HCl	Pâncreas	Estimula a secreção de enzimas pancreáticas
			Vesícula biliar	Causa contração da vesícula biliar
			Estômago	Retarda o esvaziamento gástrico
			Cólon	Aumenta a motilidade
				Pode mediar o comportamento alimentar
GIP	Células K do duodeno e jejuno	Glicose, lipídeos	Estômago	Motilidade intestinal reduzida
Motilina	Células M do duodeno e jejuno	Períodos interdigestivos, pH alcalino no duodeno	Estômago, intestino delgado, cólon	Promove o esvaziamento gástrico e a motilidade GI
GLP-1	Células L do intestino delgado e cólon (a densidade aumenta no TGI distal)	Glicose, lipídeos, ácidos graxos de cadeia curta	Estômago	Prolonga o esvaziamento gástrico
			Pâncreas	Inibe a liberação de glucagon; estimula a liberação de insulina
GLP-2	Células L do intestino delgado e cólon (a densidade aumenta no TGI distal)	Glicose, lipídeos, ácidos graxos de cadeia curta	Intestino delgado, cólon	Estimula o crescimento intestinal e a digestão e a absorção de nutrientes

CCK, colecistoquinina; *GI*, gastrintestinal; *GIP*, polipeptídeo insulinotrópico dependente de glicose; *GLP-1*, peptídeo-1 semelhante ao glucagon; *GLP-2*, peptídeo-2 semelhante ao glucagon; H_2O, água; *HCl*, ácido clorídrico; *TGI*, tubo gastrintestinal.

A **somatostatina**, liberada pelas células "D" no antro e no piloro, é um hormônio com ações de longo alcance. Suas funções principais são inibidoras e antissecretórias. Ela diminui a motilidade do estômago e do intestino, além de inibir ou regular a liberação de vários hormônios gastrintestinais. A somatostatina e seu análogo, octreotida, estão sendo usados para tratar certas doenças malignas, bem como vários distúrbios gastrintestinais, como diarreia, síndrome do intestino curto, pancreatite, síndrome de *dumping* e hipersecreção gástrica (Van Op den Bosch et al., 2009; ver Capítulos 26 e 27).

Digestão na boca

Na boca, os dentes trituram e esmagam os alimentos em pequenas partículas. A massa alimentar é simultaneamente umedecida e lubrificada pela saliva. Três pares de glândulas salivares – as glândulas parótida, submaxilar e sublingual – produzem aproximadamente 1,5 ℓ de saliva diariamente. A digestão enzimática do amido e dos lipídeos é iniciada na boca devido à presença da amilase e da **lipase salivar** na saliva. Essa digestão é mínima e a amilase salivar torna-se inativa quando atinge o conteúdo ácido do estômago. A saliva também contém muco, uma proteína que faz com que as partículas dos alimentos se colem, e lubrifica o bolo para ser deglutido.

A massa alimentar mastigada, ou bolo, é passada de volta para a faringe sob controle voluntário, mas em todo o esôfago, o processo de engolir (deglutição) é involuntário. O peristaltismo, então, move o alimento rapidamente para o estômago (ver Capítulo 39 para uma discussão detalhada sobre deglutição).

Digestão no estômago

As partículas de alimentos são impulsionadas para a frente e misturadas com as secreções gástricas por contrações em forma de onda, que progridem da porção superior do estômago (fundo) para a porção média (corpo) e, em seguida, para o antro e piloro. No estômago, as secreções gástricas se misturam com alimentos e bebidas, produzindo uma pasta semilíquida chamada "quimo" que tem 50% de água. Em média 2.000 a 2.500 mℓ de líquido são secretados diariamente no estômago. Essas secreções gástricas contêm ácido clorídrico (secretado pelas células parietais), pepsinogênio, lipase gástrica, muco, fator intrínseco (uma glicoproteína que facilita a absorção da vitamina B_{12} no íleo) e gastrina. A protease **pepsina** é secretada de forma inativa, o pepsinogênio, que é convertido pelo ácido clorídrico em sua forma ativa. A pepsina é ativada apenas no ambiente ácido do estômago e atua iniciando o processo de digestão das proteínas.

Uma lipase estável ao ácido é secretada no estômago pelas células principais. Embora seja consideravelmente menos ativa do que a lipase pancreática, ela contribui para o processamento geral dos triglicerídeos da dieta. A lipase gástrica é mais específica para triglicerídeos compostos de ácidos graxos de cadeias média e curta, mas a dieta usual contém poucos desses lipídeos. As lipases secretadas nas porções superiores do sistema digestório podem ter uma função relativamente importante na dieta líquida de recém-nascidos; entretanto, quando ocorre insuficiência pancreática, torna-se evidente que as lipases linguais e gástricas não são suficientes para digerir adequadamente os lipídeos dos alimentos e prevenir a má absorção dos lipídeos.

Quando se consome o alimento, um número significativo de microrganismos também é consumido. O pH do estômago é baixo, variando de cerca de 1 a 4. As ações combinadas de ácido clorídrico e de enzimas proteolíticas resultam em uma redução significativa da concentração de microrganismos viáveis. Alguns microrganismos podem escapar e entrar no intestino se consumidos em concentrações suficientes ou se estiverem presentes acloridria, gastrectomia, disfunção ou doença gastrintestinal, má nutrição ou medicamentos que suprimam as secreções de ácido. Esses fatores podem aumentar o risco de infecção patogênica no intestino.

O esfíncter esofágico inferior (EEI), que fica acima da entrada do estômago, impede o refluxo do conteúdo gástrico para o esôfago. O esfíncter pilórico na porção distal do estômago ajuda a regular a saída do conteúdo gástrico, evitando o refluxo do quimo do duodeno para o estômago. Obesidade, alguns alimentos, reguladores gastrintestinais e irritação de úlceras próximas podem alterar o desempenho dos esfíncteres. Alimentos e bebidas específicos podem alterar a pressão do esfíncter esofágico inferior, permitindo o refluxo do conteúdo estomacal de volta ao esôfago (ver Capítulo 26).

O estômago mistura e agita continuamente os alimentos e libera a mistura em pequenas quantidades no intestino delgado por meio do esfíncter pilórico. A quantidade esvaziada a cada contração do antro e do piloro varia de acordo com o volume e o tipo de alimento consumido, mas apenas alguns mililitros são liberados por vez. A presença de ácido e nutrientes no duodeno estimula o hormônio regulador, o GIP, para retardar o esvaziamento gástrico.

A maior parte de uma refeição líquida é esvaziada do estômago em 1 a 2 horas, e a maior parte de uma refeição sólida é esvaziada de 2 a 3 horas. Quando consumidos isoladamente, os carboidratos deixam o estômago mais rapidamente, seguidos por proteínas, lipídeos e alimentos fibrosos. Em uma refeição com vários tipos de alimentos, o esvaziamento do estômago depende do volume geral e das características dos alimentos. Os líquidos esvaziam-se mais rapidamente do que os sólidos, as partículas grandes esvaziam-se mais lentamente do que as partículas pequenas e os alimentos densos em energia esvaziam-se mais lentamente do que aqueles que contêm menos energia. Esses fatores são considerações importantes para os profissionais que aconselham pacientes com náuseas, vômitos, gastroparesia diabética ou preocupações com o controle de peso (ver Capítulos 26 e 20).

Digestão no intestino delgado

O intestino delgado é o principal local para a digestão de alimentos e nutrientes. O intestino delgado se divide em duodeno, jejuno e íleo (ver Figura 1.2). O duodeno tem aproximadamente 0,5 m de comprimento, o jejuno tem 2 a 3 m e o íleo tem 3 a 4 m. A maior parte do processo digestivo é concluída no duodeno e na porção superior do jejuno, e a absorção da maioria dos nutrientes está amplamente completa quando o material atinge o meio do jejuno. O quimo ácido do estômago entra no duodeno, onde é misturado com secreções do pâncreas, da vesícula biliar e do epitélio duodenal. O bicarbonato de sódio contido nessas secreções neutraliza o quimo ácido e permite que as enzimas digestivas trabalhem com mais eficácia nesse local.

A entrada de alimentos parcialmente digeridos, principalmente lipídeos e proteínas, estimula a liberação de CCK, secretina e hormônio insulinotrópico GIP, que estimulam a secreção de enzimas e líquidos e afetam a motilidade gastrintestinal e a sensação de saciedade. A bile, que é predominantemente uma mistura de água, sais biliares e pequenas quantidades de pigmentos e colesterol, é secretada pelo fígado e pela vesícula biliar. Por meio de suas propriedades surfactantes, os sais biliares facilitam a digestão e a absorção de lipídeos, colesterol e vitaminas lipossolúveis. Os ácidos biliares também são moléculas reguladoras; eles ativam o receptor de vitamina D e as vias de sinalização celular no fígado e sistema digestório que alteram a expressão gênica de enzimas envolvidas na regulação do metabolismo energético (Hylemon et al., 2009). Além disso, os ácidos biliares desempenham uma função importante na sensação de fome e saciedade.

O pâncreas secreta enzimas potentes capazes de digerir todos os principais nutrientes, e as enzimas do intestino delgado ajudam a completar o processo. As principais enzimas de digestão de lipídeos secretadas pelo pâncreas são a **lipase pancreática** e a colipase. As enzimas proteolíticas incluem tripsina e quimotripsina, carboxipeptidase, aminopeptidase, ribonuclease e desoxirribonuclease. A tripsina e a quimotripsina são secretadas em suas formas inativas e são ativadas pela enteroquinase (também conhecida como enteropeptidase), que está ligada à membrana de borda em escova dos enterócitos no intestino delgado. A **amilase pancreática** eventualmente hidrolisa grandes moléculas de amido em unidades de aproximadamente dois a seis açúcares. As enzimas dissacaridases ligadas à membrana de borda em escova dos enterócitos quebram ainda mais as moléculas de carboidratos em monossacarídeos antes da absorção. Quantidades variáveis de amidos resistentes e a maioria das fibras dietéticas ingeridas escapam da digestão no intestino delgado e podem ser adicionadas ao material fibroso disponível para fermentação por microrganismos do cólon.

O conteúdo intestinal se move ao longo do intestino delgado a uma taxa de aproximadamente 1 cm por minuto, levando de 3 a 8 horas para percorrer todo o intestino até a válvula ileocecal e, ao longo do caminho, os substratos restantes continuam a ser digeridos e absorvidos. A válvula ileocecal, como o esfíncter pilórico, regula o andamento da entrada do quimo no cólon e limita a quantidade de material que passa de um lado para outro entre o intestino delgado e o cólon. Uma válvula ileocecal lesionada ou não funcional resulta na entrada de quantidades significativas de líquido e substrato no cólon e aumenta a chance de supercrescimento microbiano no intestino delgado (ver Capítulo 26).

INTESTINO DELGADO: LOCAL PRIMÁRIO DE ABSORÇÃO DE NUTRIENTES

O principal órgão de absorção de nutrientes e líquidos é o intestino delgado, que possui uma área expansiva de absorção. A área da superfície é atribuída ao seu comprimento extenso, bem como à organização do revestimento da mucosa, na qual existem dobras características em sua superfície mucosa que são cobertas por projeções semelhantes a dedos chamadas "vilosidades" e invaginações chamadas "criptas" (ver Figura 1.2). Os enterócitos, um tipo de célula que faz grande parte da digestão e absorção, são cobertos por microvilosidades, ou **membrana de borda em escova**, que aumenta ainda mais a área superficial. A combinação de dobras, o eixo criptas-vilosidades e a membrana de borda em escova criam uma enorme superfície de absorção, de aproximadamente 200 a 300 m², área de superfície equivalente a uma quadra de tênis. As vilosidades repousam sobre uma estrutura de suporte chamada "lâmina própria". Dentro da lâmina própria estão o tecido conjuntivo, as células imunológicas e os vasos sanguíneos e linfáticos que recebem os nutrientes produzidos durante a digestão.

A cada dia, o intestino delgado absorve, em média, 150 a 300 g de monossacarídeos, 60 a 100 g de ácidos graxos, 60 a 120 g de aminoácidos e peptídeos e 50 a 100 g de íons. A capacidade de absorção do indivíduo saudável excede os requerimentos normais de macronutrientes e energia. Aproximadamente 95% dos sais biliares secretados do fígado e da vesícula biliar são reabsorvidos como ácidos biliares na porção distal do íleo. Sem a reciclagem dos ácidos biliares do tubo gastrintestinal (circulação êntero-hepática), a síntese de novos ácidos biliares no fígado não acompanharia as necessidades de uma digestão adequada. A insuficiência de sais biliares torna-se clinicamente importante em pacientes com ressecções da porção distal do intestino delgado e doenças que afetam o intestino delgado, como a doença de Crohn, enterite por radiação e fibrose cística. A porção distal do íleo também é o local para a absorção de vitamina B_{12} (com fator intrínseco).

Mecanismos de absorção e transporte

A absorção é um processo complexo que envolve muitas vias distintas para nutrientes e/ou íons específicos. Os dois mecanismos básicos de transporte usados são o transporte passivo e o ativo. As principais diferenças entre os dois tem relação com o fato de (1) o nutriente transportado se mover com um gradiente de concentração ou (2) a energia na forma de ATP ser necessária porque o nutriente transportado está se movendo contra um gradiente de concentração.

O **transporte passivo** não requer energia e os nutrientes se movem de um local de alta concentração para um de baixa concentração. Com o transporte passivo, uma proteína transportadora pode ou não estar envolvida. Se o nutriente se move pela membrana de borda em escova sem uma proteína transportadora, denominamos esse deslocamento de **difusão passiva** ou transporte passivo simples. No entanto, nos casos em que uma proteína transportadora auxilia na passagem do nutriente pela membrana de borda em escova, denominamos esse processo de **difusão facilitada** (Figura 1.4).

O **transporte ativo** é o movimento das moléculas através das membranas celulares na direção contrária ao seu gradiente de concentração e, portanto, requer uma proteína transportadora e energia na forma de ATP. Alguns nutrientes podem compartilhar o mesmo transportador e, dessa forma, competir pela absorção. Os sistemas de transporte ou carreadores também podem ficar saturados, retardando a absorção do nutriente. Um exemplo notável de tal transportador é o fator intrínseco, que é responsável pela absorção da vitamina B_{12} (ver Capítulo 26).

INTESTINO GROSSO

O intestino grosso tem aproximadamente 1,5 m de comprimento e consiste em ceco, cólon, reto e canal anal. O muco secretado pela mucosa do intestino grosso protege a parede intestinal de escoriações, da atividade bacteriana e proporciona o meio para agregar as fezes. Aproximadamente 2 ℓ são retirados de alimentos e bebidas durante o dia, e 7 ℓ são secretados ao longo do sistema digestório. Em circunstâncias normais, a maior parte desse líquido é absorvida no intestino delgado e aproximadamente 2 ℓ entram no intestino grosso. Tudo, exceto 100 a 150 mℓ desse líquido, é absorvido, sendo o restante excretado nas fezes.

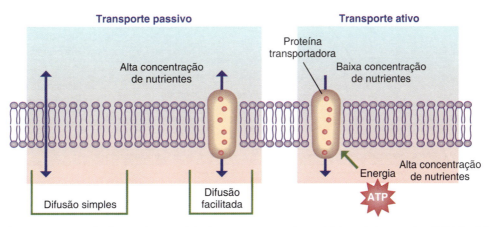

Figura 1.4 Vias de transporte através da membrana celular, bem como mecanismos básicos de transporte. *ATP*, trifosfato de adenosina.

O intestino grosso também é o local da fermentação bacteriana dos carboidratos e aminoácidos restantes, da síntese de uma pequena quantidade de vitaminas (particularmente da vitamina K), do armazenamento e da excreção de resíduos fecais. O conteúdo do cólon avança lentamente a uma taxa de 5 cm/h, e alguns nutrientes restantes podem ser absorvidos.

A defecação, ou expulsão de fezes pelo reto e ânus, ocorre com frequência inconstante, variando de três vezes ao dia a uma vez a cada três ou mais dias. O peso médio das fezes varia de 100 a 200 g e o tempo de trânsito da boca ao ânus pode variar de 18 a 72 horas. As fezes geralmente são formadas por 75% de água e 25% de sólidos, mas as proporções variam bastante. Aproximadamente dois terços do conteúdo do peso úmido das fezes são bactérias, com o restante vindo de secreções gastrintestinais, muco, células descamadas, microbiota e alimentos não digeridos. Uma dieta que inclua frutas, vegetais, legumes e grãos integrais em abundância normalmente resulta em um tempo de trânsito geral no sistema digestório mais curto, defecação mais frequente e fezes maiores e mais macias.

Microbiota intestinal: o microbioma

A **microbiota** intestinal, também chamada **microbioma**, é a mistura dinâmica de microrganismos essenciais que se desenvolve sob influência de genética, meio ambiente, dieta e doenças. Os perfis da população bacteriana diferem ao longo do tubo gastrintestinal, do lúmen à mucosa, e entre os indivíduos. A população total da microbiota supera as células do corpo humano por um fator de 10 vezes e é responsável por 35 a 50% do volume do conteúdo do cólon. As principais funções fisiológicas da microbiota comensal incluem: (1) efeitos protetores exercidos diretamente por espécies bacterianas específicas; (2) controle da proliferação e da diferenciação de células epiteliais; (3) produção de nutrientes essenciais da mucosa, como AGCC e aminoácidos; (4) prevenção do crescimento excessivo de organismos patogênicos; (5) estimulação da imunidade intestinal; e (6) desenvolvimento do eixo intestino-cérebro (Kostic et al., 2014; ver Capítulo 40). A redução na abundância e as mudanças nas proporções relativas dessas bactérias benéficas, um estado denominado **disbiose**, estão associadas a várias doenças em crianças e adultos (Buccigrossi et al., 2013; Figura 1.5).

Normalmente, poucas bactérias permanecem no estômago e na porção proximal do intestino delgado após as refeições porque a bile, o ácido clorídrico e a pepsina atuam como germicidas. No entanto, a diminuição das secreções gástricas pode aumentar o risco de inflamação da mucosa gástrica (gastrite), aumentar o risco de supercrescimento bacteriano no intestino delgado ou aumentar o número de microrganismos que atingem o cólon. Uma bactéria tolerante a ácido é conhecida por infectar o estômago (*Helicobacter pylori*) e pode causar gastrite e ulceração no hospedeiro (ver Capítulo 26).

A abundância bacteriana é maior e a ação mais intensa na porção distal do intestino delgado e no intestino grosso. Após uma refeição, a fibra alimentar, os amidos resistentes, as partes restantes dos aminoácidos e o muco expelido do intestino são fermentados pelos microrganismos presentes. Esse processo de fermentação produz gases (p. ex., hidrogênio, dióxido de carbono, nitrogênio e, em alguns indivíduos, metano) e AGCC (p. ex., ácido acético, propiônico, butírico e alguns ácidos lácticos). Durante o processo, vários nutrientes são formados pela síntese bacteriana, como vitamina K, vitamina B_{12}, tiamina e riboflavina.

As estratégias para estabilizar e fortalecer os microrganismos benéficos dentro da microbiota na tentativa de manter ou melhorar a saúde incluem o consumo de prebióticos, probióticos e simbióticos.

Probióticos são microrganismos vivos que, quando administrados em quantidades adequadas, trazem benefícios à saúde do hospedeiro. Os probióticos podem ser encontrados em produtos alimentícios fermentados (como iogurte, missô ou chucrute) ou como suplemento nutricional (Hill et al., 2014). O conhecimento de seu papel na prevenção e no tratamento de uma série de distúrbios gastrintestinais e sistêmicos se expandiu extraordinariamente nos últimos anos (Floch, 2018). No entanto, ao recomendar um probiótico, os profissionais devem garantir que se tenha demonstrado em estudos adequadamente controlados que a espécie microbiana específica proporciona benefícios à saúde (ver Capítulo 11).

Prebióticos são ingredientes alimentares não digeríveis que atuam como um substrato utilizado seletivamente por microrganismos hospedeiros, conferindo um benefício à saúde. Eles normalmente requerem três atributos para favorecer microrganismos "benéficos", tais como *Lactobacillus* spp. e *Bifidobacterium* spp.: (1) ser capaz de escapar da digestão na porção superior do tubo gastrintestinal, (2) ser capaz de ser fermentado pela microbiota a ácidos graxos de cadeia curta e (3) ser capaz de aumentar a abundância e/ou proporção relativa de bactérias conhecidas por contribuir para a saúde humana. Boas fontes dietéticas de carboidratos prebióticos contemplam vegetais (incluindo cebola, alho e aspargos), frutas (especialmente

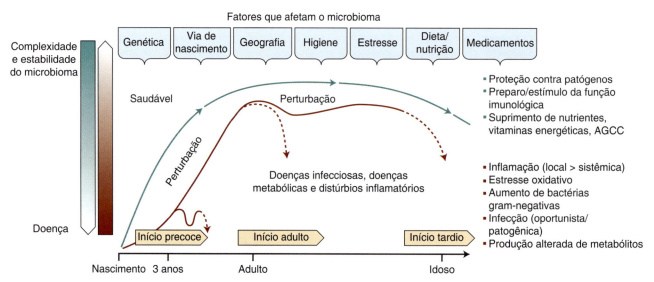

Figura 1.5 Fatores que afetam a estabilidade e a complexidade da microbiota intestinal na saúde e na doença. *AGCC*, ácidos graxos de cadeia curta. (Redesenhada de Kostic AD et al.: The microbiome in inflammatory bowel disease: current status and the future ahead, *Gastroenterology* 146:1489, 2014.)

bananas, maçãs, frutas com caroço e manga), grãos, legumes, chicória, alcachofra-de-jerusalém ou tupinambo, soja e farelo de trigo. Existem fortes evidências de que o consumo de prebióticos específicos beneficie o sistema digestório, incluindo inibição de patógenos e estimulação imunológica, suporte cardiometabólico (p. ex., redução nos níveis de lipídeos no sangue, efeitos sobre a resistência à insulina), benefícios para a saúde mental (p. ex., metabólitos que influenciam função cerebral, energia e cognição) e saúde óssea (p. ex., biodisponibilidade mineral) (Gibson et al., 2017).

Os **simbióticos** são uma combinação sinérgica de probióticos e prebióticos no mesmo alimento ou suplemento.

Salvamento colônico de fontes de energia mal absorvidas e ácidos graxos de cadeia curta

Normalmente, quantidades variáveis de alguns carboidratos de pequeno peso molecular e aminoácidos permanecem no quimo após deixar o intestino delgado. O acúmulo dessas pequenas moléculas poderia se tornar osmoticamente importante, não fosse pela ação das bactérias no cólon. A eliminação de substratos residuais por meio da produção de ácidos graxos de cadeia curta é chamada **salvamento colônico**. Esses ácidos graxos produzidos na fermentação são rapidamente absorvidos e levam água com eles. Eles também servem como combustível para os colonócitos e a microbiota, estimulam a proliferação e a diferenciação dos colonócitos, intensificam a absorção de eletrólitos e água e reduzem a carga osmótica de açúcares mal absorvidos. Os ácidos graxos de cadeia curta também podem ajudar a desacelerar o movimento do conteúdo gastrintestinal e participar em várias outras funções regulatórias.

A capacidade de salvar carboidratos é limitada em humanos. A fermentação colônica normalmente elimina 20 a 25 g de carboidratos em 24 horas. Quantidades excessivas de carboidratos e fibras fermentáveis no cólon podem causar aumento na produção de gases, distensão abdominal, inchaço, dor, flatulência, diminuição do pH colônico e diarreia. Com o tempo, uma adaptação ocorre em indivíduos que consomem dietas ricas em fibras. As recomendações atuais são para o consumo de aproximadamente 14 g de fibra alimentar por 1.000 kcal consumidas por dia. Essa recomendação pode ser atendida com o consumo abundante de frutas, vegetais, legumes, sementes e grãos integrais e tem como objetivo: (1) favorecer a saúde cardiovascular, (2) manter a saúde do epitélio colônico, (3) prevenir a constipação intestinal e (4) sustentar uma microbiota estável e promotora da saúde.

Digestão e absorção de tipos específicos de nutrientes
Carboidratos e fibras

A maioria dos carboidratos da dieta é consumida sob a forma de amidos, dissacarídeos e monossacarídeos. Amidos, ou polissacarídeos, geralmente constituem a maior proporção de carboidratos. Amidos são moléculas grandes compostas por cadeias lineares ou ramificadas de moléculas de açúcar que são unidas, principalmente, por ligações alfa 1-4 ou 1-6. A maioria dos amidos dietéticos é *amilopectina*, os polissacarídeos ramificados, e amilose, os polímeros do tipo cadeia linear.

A fibra dietética também é composta majoritariamente de cadeias e ramificações de moléculas de açúcar, mas nesse caso os hidrogênios estão posicionados no lado beta (oposto) do oxigênio na ligação, em vez do lado alfa. Seres humanos têm uma capacidade significativa de digerir o amido, mas não a maioria das fibras, o que exemplifica a "estereoespecificidade" das enzimas.

Na boca, a enzima amilase salivar opera a um pH neutro ou ligeiramente alcalino e inicia a ação digestiva com a hidrólise de uma pequena quantidade das moléculas de amido em fragmentos menores (Figura 1.6). A amilase é desativada depois do contato com o ácido clorídrico. Se os carboidratos digeríveis permanecessem no estômago por tempo suficiente, a hidrólise ácida poderia reduzir a maioria deles a monossacarídeos. No entanto, o estômago geralmente se esvazia antes que uma digestão significativa possa ocorrer. Indubitavelmente, a maior parte da digestão dos carboidratos ocorre na porção proximal do intestino delgado.

A amilase pancreática quebra as grandes moléculas de amido nas ligações 1-4 para criar maltose, maltotriose e dextrinas "alfalimite" remanescentes das ramificações da amilopectina. As enzimas da borda em escova dos enterócitos quebram ainda mais os dissacarídeos e oligossacarídeos em monossacarídeos. Por exemplo, a **maltase** localizada na membrana de borda em escova do enterócito divide o dissacarídeo maltose em duas moléculas de glicose. A membrana de borda em escova também contém as enzimas **sacarase**, **lactase** e **isomaltase** que atuam na sacarose, na lactose e na isomaltose, respectivamente (Figura 1.7).

Os monossacarídeos resultantes (ou seja, glicose, galactose e frutose) atravessam os enterócitos e caem na corrente sanguínea pelos

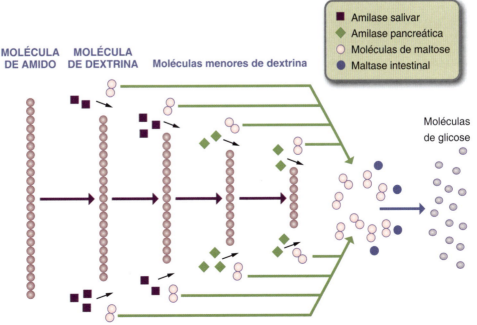

Figura 1.6 A quebra gradual de grandes moléculas de amido em glicose por enzimas digestivas.

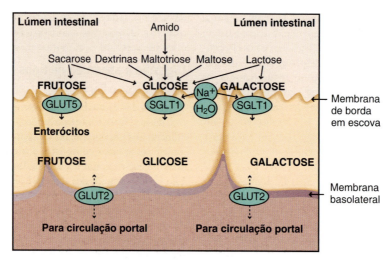

Figura 1.7 Amido, sacarose, maltotriose e galactose são digeridos em seus açúcares constituintes. A glicose e a galactose são transportadas através da membrana de borda em escova apical do enterócito por um transportador dependente de sódio, o cotransportador de glicose (galactose); a frutose é transportada pelo transportador facilitador de glicose tipo 5 (GLUT5). A glicose, a frutose e a galactose são transportadas através da membrana serosa pelo transportador independente de sódio, GLUT2.

capilares das vilosidades, onde são transportados pela veia porta para o fígado. Em baixas concentrações, a glicose e a galactose são absorvidas por transporte ativo, principalmente por um transportador ativo dependente de sódio, denominado "cotransportador de sódio-glicose" (SGLT1). Em concentrações luminais mais altas de glicose, o transportador facilitador GLUT2 torna-se a principal via de transporte de glicose do lúmen para o enterócito. A frutose é absorvida do lúmen intestinal por meio da membrana de borda em escova usando o transportador facilitador GLUT5. Todos os três monossacarídeos, glicose, galactose e frutose, saem da membrana basolateral do enterócito para a circulação portal usando o transportador facilitador GLUT2.

O transportador ativo, SGLT1, é a chave para a capacidade do intestino delgado de absorver 7 ℓ por dia e fornece a base para explicar o porquê de soluções de reidratação oral, em vez de água ou bebidas açucaradas, serem usadas para tratar a desidratação. Além de transportar sódio e glicose, o transportador SGLT1 funciona como uma bomba d'água molecular. Para cada molécula de glicose absorvida pelo cotransportador de sódio e glicose SGLT1, duas moléculas de sódio e 210 moléculas de água também são absorvidas. Visto que essa é uma das principais vias de absorção de água no intestino delgado, para facilitar a absorção de água, o sódio e a glicose também devem estar presentes nas quantidades certas. Isso explica por que as soluções de reidratação oral mais eficazes geralmente incluem tanto açúcar quanto sal, além de água.

Algumas formas de carboidratos (ou seja, celulose, hemicelulose, pectina, goma e outras formas de fibra) não podem ser digeridas por humanos porque nem a amilase salivar nem a pancreática têm a capacidade de dividir as ligações que conectam os açúcares constituintes. Esses carboidratos passam relativamente inalterados para o cólon, onde são parcialmente fermentados por bactérias. No entanto, ao contrário do que ocorre em seres humanos, as vacas e outros ruminantes podem subsistir com alimentos ricos em fibras por causa da digestão bacteriana desses carboidratos que ocorre no rúmen. Outros amidos resistentes e açúcares também são menos digeridos ou absorvidos por humanos; portanto, seu consumo pode resultar em quantidades significativas de amido e açúcar no cólon. Esses amidos resistentes e alguns tipos de fibras alimentares são fermentados em AGCC e gases. Amidos resistentes à digestão tendem a incluir alimentos vegetais com alto teor de proteínas e fibras, como os de legumes e grãos integrais.

Proteínas

A ingestão de proteína no mundo ocidental varia de aproximadamente 50 a 100 g por dia, e uma boa parte de seu consumo é de origem animal. Proteínas adicionais são acrescentadas ao longo de todo o sistema digestório, oriundas de secreções gastrintestinais e células epiteliais descamadas. O sistema digestório é um dos tecidos mais ativos do corpo, e o tempo de vida dos enterócitos que migram das criptas das vilosidades até que sejam eliminados é de apenas 3 a 5 dias. O número de células eliminadas diariamente está na faixa de 10 a 20 bilhões. Esse número é responsável por um adicional de 50 a 60 g de proteína que são digeridos e "reciclados" e contribui para o abastecimento diário. Em geral, as proteínas animais são digeridas de forma mais eficiente do que as vegetais, mas a fisiologia humana permite digestão e absorção muito eficazes de grandes quantidades de fontes de proteína ingeridas.

A digestão das proteínas começa no estômago, no qual algumas são divididas em proteoses, peptonas e grandes polipeptídeos. O pepsinogênio inativo é convertido na enzima pepsina quando entra em contato com o ácido clorídrico e outras moléculas de pepsina. Ao contrário de qualquer uma das outras enzimas proteolíticas, a pepsina digere o colágeno, a principal proteína do tecido conjuntivo. A maior parte da digestão das proteínas ocorre na porção superior do intestino delgado, mas continua durante todo o tubo gastrintestinal. Quaisquer frações residuais de proteína são fermentadas por microrganismos do cólon.

O contato entre o quimo e a mucosa intestinal permite a ação da **enteroquinase** ligada à borda em escova, uma enzima que transforma o **tripsinogênio** pancreático inativo em **tripsina** ativa, principal enzima pancreática digestora da proteína. A tripsina, por sua vez, ativa as outras enzimas proteolíticas pancreáticas. A tripsina pancreática, a quimotripsina e a carboxipeptidase decompõem a proteína intacta e continuam a degradação iniciada no estômago até que sejam formados polipeptídeos pequenos e aminoácidos.

As peptidases proteolíticas localizadas na borda em escova também atuam sobre os polipeptídeos, decompondo-os em aminoácidos, dipeptídeos e tripeptídeos. A fase final da digestão da proteína ocorre na borda em escova, em que alguns dos dipeptídeos e tripeptídeos são hidrolisados em seus aminoácidos constituintes por peptídeo-hidrolases.

Os produtos finais da digestão de proteínas são absorvidos tanto como aminoácidos quanto como peptídeos pequenos. Várias moléculas transportadoras são necessárias para os diferentes aminoácidos, provavelmente por causa das grandes diferenças em tamanho, polaridade e configuração dos diferentes aminoácidos. Alguns dos transportadores são dependentes de sódio ou cloreto, e outros não são. Quantidades consideráveis de dipeptídeos e tripeptídeos também são absorvidas pelas células intestinais usando um transportador de peptídeos, uma forma de transporte ativo (Wuensch et al., 2013). Os peptídeos e aminoácidos absorvidos são transportados para o fígado por meio da veia porta para serem metabolizados pelo fígado e são liberados na circulação geral.

A presença de anticorpos para muitas proteínas alimentares na circulação de indivíduos saudáveis indica que quantidades imunologicamente significativas de grandes peptídeos intactos escapam da hidrólise e podem entrar na circulação portal. Os mecanismos exatos que fazem com que um alimento se torne um alergênio não são totalmente claros, mas esses alimentos tendem a ser ricos em proteínas, são relativamente resistentes à digestão completa e produzem uma resposta de imunoglobulina (ver Capítulo 25). Com a nova tecnologia, é possível mapear e caracterizar peptídeos alergênicos, o que eventualmente levará ao melhor diagnóstico e ao desenvolvimento de tratamentos seguros de imunoterapia (Melioli et al., 2014).

Quase todas as proteínas são absorvidas no momento em que o quimo chega ao fim do jejuno, e apenas 1% da proteína ingerida é encontrado nas fezes. Pequenas quantidades de aminoácidos podem permanecer nas células epiteliais e são usadas para a síntese de novas proteínas, incluindo enzimas intestinais e novas células.

Lipídeos

Aproximadamente 97% dos lipídeos da dieta estão na forma de triglicerídeos e o restante é encontrado como fosfolipídeos e colesterol. Apenas quantidades pequenas de lipídeos são digeridas na boca pela lipase lingual e no estômago pela ação da lipase gástrica. A **lipase gástrica** hidrolisa alguns triglicerídeos, especialmente os triglicerídeos de cadeia curta (como os encontrados na manteiga), em ácidos graxos e glicerol. No entanto, a maior parte da digestão de lipídeos ocorre no intestino delgado como resultado da ação emulsificante dos sais biliares e da hidrólise pela lipase pancreática. Como no caso dos carboidratos e proteínas, a capacidade de digestão e absorção de lipídeos dietéticos excede as necessidades habituais.

A entrada de lipídeos e de proteína no intestino delgado estimula a liberação de CCK, secretina e hormônio insulinotrópico GIP, que inibem as secreções gástricas e a motilidade do estômago, retardando a liberação de lipídeos. Como resultado, uma porção de uma refeição grande e gordurosa pode permanecer no estômago por 4 horas ou mais. Além de suas muitas outras funções, a CCK estimula as secreções biliares e pancreáticas. A combinação da ação peristáltica do intestino delgado com a ação surfactante e emulsificante da bile reduz os glóbulos de lipídeos em pequenas gotículas, tornando-os mais acessíveis à digestão pela enzima digestora de lipídeos mais potentes, a lipase pancreática.

A bile é uma secreção hepática composta de ácidos biliares (principalmente conjugados de ácidos cólicos e quenodesoxicólicos com glicina ou taurina), pigmentos biliares (que colorem as fezes), sais inorgânicos, algumas proteínas, colesterol, lecitina e muitos compostos, como substâncias químicas destoxificadas que são metabolizadas e secretadas pelo fígado. De seu órgão de armazenamento, a vesícula biliar, aproximadamente 1 ℓ de bile é secretado diariamente em resposta ao estímulo alimentar no duodeno e no estômago.

A emulsificação de lipídeos no intestino delgado é seguida por sua digestão, principalmente pela lipase pancreática, em ácidos graxos livres e monoglicerídeos. A lipase pancreática normalmente cliva o primeiro e o terceiro ácido graxo, deixando um único ácido graxo esterificado no carbono médio de glicerol. Quando a concentração de sais biliares atinge determinado nível, eles formam **micelas** (pequenos agregados de ácidos graxos, monoglicerídeos, colesterol, sais biliares e outros lipídeos), que são organizados com as extremidades polares das moléculas orientadas para o ambiente aquoso do lúmen intestinal. Os produtos da digestão lipídica são solubilizados rapidamente na porção central das micelas e transportados para a borda em escova do intestino (Figura 1.8).

Na superfície da **camada aquosa estável (CAE)**, placa ligeiramente ácida e aquosa que forma um limite entre o lúmen intestinal e a membrana de borda em escova, os lipídeos se destacam das micelas. Os remanescentes das micelas retornam ao lúmen para transporte posterior. Os monoglicerídeos e ácidos graxos, desse modo, são deixados para fazer o seu caminho por meio da camada aquosa estável lipofóbica para as células da membrana de borda em escova com maior afinidade com os lipídeos. Após a liberação dos componentes lipídicos, os sais biliares luminais são reabsorvidos ativamente na porção terminal do íleo e retornam ao fígado para reentrar no intestino nas secreções biliares. Esse processo de reciclagem eficiente é conhecido como **circulação êntero-hepática**. O *pool* de ácidos biliares pode circular de 3 a 15 vezes por dia, dependendo da quantidade de alimento ingerido.

Os mecanismos celulares pelos quais os ácidos graxos atravessam a membrana de borda em escova incluem tanto a difusão passiva (uma forma de transporte que não requer energia) quanto processos de transporte ativo. Tradicionalmente, acreditava-se que a absorção de lipídeos fosse um processo passivo, em que as moléculas de lipídeos se solubilizavam pela membrana de borda em escova de maneira guiada pela difusão ao longo da redução do gradiente de concentração para dentro do enterócito. Acreditava-se que o gradiente de concentração direcionado internamente fosse mantido no período pós-prandial pela alta concentração de ácidos graxos dentro do lúmen intestinal e a rápida eliminação de ácidos graxos livres por modificação dos triglicerídeos uma vez dentro do enterócito. As teorias atuais indicam que tanto a difusão passiva quanto os mecanismos mediados por transportadores contribuem para a absorção de lipídeos. Em baixas concentrações de ácidos graxos, os mecanismos mediados por transportadores têm precedência com pouca difusão passiva ocorrendo. No entanto, quando a concentração de ácidos graxos livres no lúmen intestinal é alta, a absorção de ácidos graxos via difusão passiva torna-se quantitativamente importante.

No enterócito, os ácidos graxos e os monoglicerídeos são reagrupados em novos triglicerídeos. Outros são digeridos adicionalmente em ácidos graxos livres e glicerol e, em seguida, reagrupados para formar triglicerídeos. Esses triglicerídeos, com o colesterol, as vitaminas lipossolúveis e os fosfolipídeos, são envolvidos por uma camada de lipoproteína, formando quilomícrons (ver Figura 1.8). Os glóbulos de lipoproteína passam para o sistema linfático em vez de entrar no sangue da circulação portal e são transportados para o ducto torácico e desaguados na circulação sistêmica na junção das veias jugular interna esquerda e subclávia esquerda. Os quilomícrons são, então, transportados pela corrente sanguínea para vários tecidos, incluindo fígado, tecido adiposo e músculo. No fígado, os triglicerídeos dos quilomícrons são reembalados em lipoproteínas de densidade muito baixa e transportados principalmente para o tecido adiposo para metabolismo e armazenamento.

Em condições normais, aproximadamente 95 a 97% de lipídeos ingeridos são absorvidos pelos vasos linfáticos. Devido ao seu comprimento mais curto e, nessas condições, maior solubilidade, os ácidos graxos de 8 a 12 carbonos (i. e., ácidos graxos de cadeia média) podem ser absorvidos diretamente nas células da mucosa do cólon sem a presença de bile e a formação de micelas. Depois de entrar nas células da mucosa, eles são capazes de ir diretamente sem esterificação para a veia porta, que os transporta para o fígado.

Aumento da motilidade, alterações da mucosa intestinal, insuficiência pancreática ou ausência de bile podem diminuir a

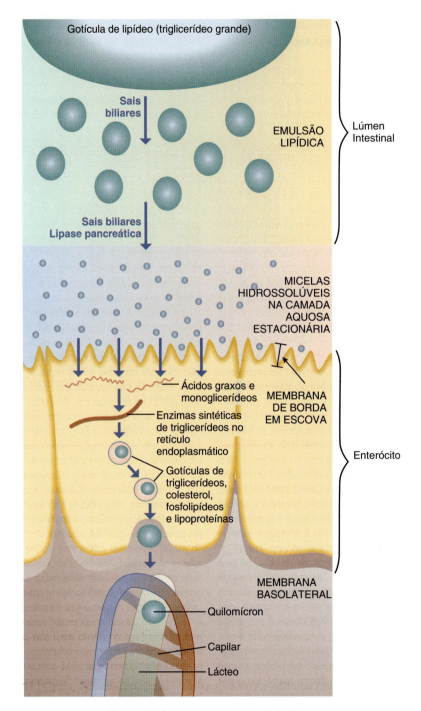

Figura 1.8 Resumo da absorção de lipídeos.

absorção de lipídeos. Quando os lipídeos não digeridos aparecem nas fezes, a condição é conhecida como esteatorreia (ver Capítulo 27). Os triglicerídeos de cadeia média (TCM) têm ácidos graxos com 8 a 12 carbonos de comprimento. Esses triglicerídeos são clinicamente valiosos para indivíduos que não possuem os sais biliares necessários para metabolismo e transporte dos ácidos graxos de cadeia longa. Os suplementos para uso clínico normalmente são fornecidos na forma de óleo ou bebida dietética com outros macronutrientes e micronutrientes.

Vitaminas e minerais

As vitaminas e os minerais dos alimentos são disponibilizados como macronutrientes e são digeridos e absorvidos pela camada mucosa, principalmente no intestino delgado (Figura 1.9). Além dos mecanismos passivos e de transportadores adequados, vários fatores afetam a biodisponibilidade de vitaminas e minerais, incluindo presença ou ausência de outros nutrientes específicos, ácidos ou álcalis, fitatos e oxalatos. Os litros de líquidos que são secretados a cada dia pelo sistema digestório servem como solvente, veículo para reações químicas e meio para transferência de diversos nutrientes.

Pelo menos algumas vitaminas e água passam inalteradas do intestino delgado para o sangue por difusão passiva, mas vários mecanismos diferentes podem ser usados para transportar vitaminas individuais através da mucosa. Os medicamentos são absorvidos por vários mecanismos, mas com frequência por difusão passiva. Assim, as medicações podem compartilhar ou competir com os mecanismos de absorção de nutrientes pelas células intestinais.

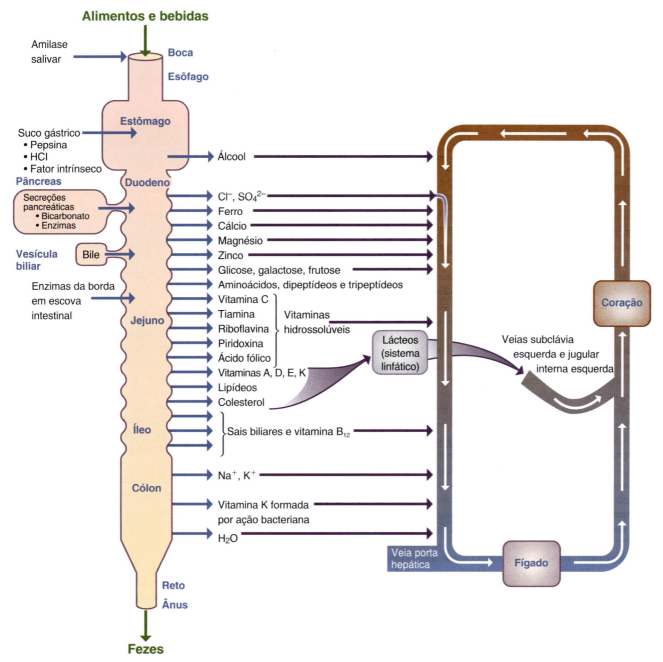

Figura 1.9 Locais de secreção e absorção no sistema digestório.

A absorção mineral é mais complexa, especialmente a absorção dos minerais catiônicos. Esses cátions, como o selênio, são disponibilizados para absorção pelo processo de **quelação**, no qual um mineral é ligado a um ligante, geralmente um ácido, um ácido orgânico ou um aminoácido, de modo que esteja em uma forma absorvível pelas células intestinais (ver Capítulo 11).

As absorções de ferro e zinco compartilham várias características, de modo que sua eficiência depende parcialmente das necessidades do hospedeiro. Eles também usam pelo menos uma proteína transportadora e cada uma tem mecanismos para aumentar a absorção quando os estoques estão inadequados. Como os fitatos e oxalatos das plantas prejudicam a absorção de ferro e zinco, ela geralmente é melhor quando são consumidas fontes animais. A fermentação, o mergulho em água, a germinação e o pré-tratamento com enzimas fitase melhoram a biodisponibilidade de ferro e zinco de alimentos vegetais, como grãos, legumes, nozes e sementes (Gupta et al., 2015). A absorção de zinco é prejudicada com quantidades desproporcionalmente aumentadas de magnésio, cálcio e ferro. A absorção do cálcio no enterócito ocorre por meio de canais na membrana de borda em escova, nos quais ele é ligado a uma proteína transportadora específica para o transporte pela membrana basolateral. O processo é regulado pela presença de vitamina D. O fósforo é absorvido por um cotransportador de fósforo e sódio, que também é regulado pela vitamina D ou pela baixa ingestão de fosfato.

O sistema digestório é o local de interações importantes dos minerais. A suplementação com grandes quantidades de ferro ou zinco pode diminuir a absorção de cobre. Por sua vez, a presença de cobre pode diminuir a absorção de ferro e molibdênio. A absorção de cobalto é aumentada em pacientes com deficiência de ferro, mas cobalto e ferro competem e inibem a absorção um do outro. Essas interações provavelmente são o resultado da sobreposição dos mecanismos de absorção de minerais.

Os minerais são transportados no sangue ligados a carreadores proteicos. A ligação da proteína ou é específica (p. ex., transferrina, que se liga ao ferro, ou ceruloplasmina, que se liga ao cobre) ou geral (p. ex., albumina, que se liga a uma variedade de minerais). Uma fração de cada mineral também é transportada no soro, como complexos de aminoácidos ou peptídeos. Os carreadores proteicos específicos geralmente não estão completamente saturados e a capacidade de reserva pode servir como um tampão contra a exposição excessiva. A toxicidade de minerais geralmente ocorre somente depois que essa capacidade de tamponamento é excedida.

RESUMO

A avaliação da função do sistema digestório (TGI) é essencial para o processo de cuidados nutricionais. Vários diagnósticos nutricionais podem ser identificados ao se avaliar a função do sistema digestório. Os diagnósticos nutricionais comuns ou possíveis relacionados à digestão ou ao metabolismo incluem:

Função gastrintestinal alterada (NC-1.4);*
Desequilíbrio de nutrientes (NI-5.4);
Aumento dos requerimentos de nutrientes (NI-5.1);
Alteração de valores laboratoriais relacionados à nutrição (NC-2.2);
Ingestão inadequada ou excessiva de líquidos (NI-3.1 e NI-3.2); e
Interação alimento-medicamento (NC-2.3).

WEBSITES ÚTEIS E APLICATIVOS

American Gastroenterological Association (AGA)
NIH Digestive Diseases
NIH Human Microbiome Project

REFERÊNCIAS BIBLIOGRÁFICAS

Buccigrossi V, Nicastro E, Guarino A: Functions of intestinal microflora in children, *Curr Opin Gastroenterol* 29:31, 2013.

Chey WY, Chang TM: Secretin: historical perspective and current status, *Pancreas* 43:162, 2014.

Chu S, Schubert ML: Gastric secretion, *Curr Opin Gastroenterol* 29:636, 2013.

Floch MH: The role of prebiotics and probiotics in gastrointestinal disease, *Gastroenterol Clin North Am* 47:179, 2018.

Gibson GR, Hutkins R, Sanders ME, et al: The International Scientific Association for Probiotics and Prebiotics (ISAPP) consensus statement on the definition and scope of prebiotics, *Nat Rev Gastroenterol Hepatol* 14:491, 2017.

Gupta RK, Gangoliya SS, Singh NK. Reduction of phytic acid and enhancement of bioavailable micronutrients in food grains, *J Food Sci Technol* 52(2):676–684, 2015.

Hill C, Guarner F, Reid G, et al: Expert consensus document. The International Scientific Association for Probiotics and Prebiotics consensus statement on the scope and appropriate use of the term probiotic, *Nat Rev Gastroenterol Hepatol* 11:506, 2014.

Hylemon PB, Zhou H, Pandak WM, et al: Bile acids as regulatory molecules, *J Lipid Res* 50:1509, 2009.

Kostic AD, Xavier RJ, Gevers D: The microbiome in inflammatory bowel disease: current status and the future ahead, *Gastroenterology* 146:1489, 2014.

Melioli G, Passalacqua G, Canonica GW: Novel in silico technology in combination with microarrays: a state-of-the-art technology for allergy diagnosis and management? *Expert Rev Clin Immunol* 10:1559, 2014.

Rehfeld JF: Gastrointestinal hormones and their targets, *Adv Exp Med Biol* 817:157, 2014.

Rui L: Brain regulation of energy balance and body weight, *Rev Endocr Metab Disord* 14:387, 2013.

Seidner DL, Schwartz LK, Winkler MF, et al: Increased intestinal absorption in the era of teduglutide and its impact on management strategies in patients with short bowel syndrome-associated intestinal failure, *JPEN J Parenter Enteral Nutr* 37:201, 2013.

Van Op den Bosch J, Adriaensen D, Van Nassauw L, et al: The role(s) of somatostatin, structurally related peptides and somatostatin receptors in the gastrointestinal tract: a review, *Regul Pept* 156:1, 2009.

Wijeratne T, Patel AM, Jowhari F, et al: Erythromycin and related macrolides for gastroparesis, *Cochrane Database Syst Rev* 4, 2016

Wuensch T, Schulz S, Ullrich S, et al: The peptide transporter PEPT1 is expressed in distal colon in rodents and humans and contributes to water absorption, *Am J Physiol Gastrointest Liver Physiol* 305:G66, 2013.

---

*N.T.: O *Nutrition Care Process* (NCP) (ou "Processo de Cuidados Nutricionais") foi estabelecido em 2003 nos EUA pela Academy of Nutrition and Dietetics. Em 2014, a Associação Brasileira de Nutrição, seguindo o mesmo modelo, estabeleceu o *Manual Orientativo de Sistematização do Cuidado de Nutrição* – SICNUT, publicado pela Associação Brasileira de Nutrição e organizado por Fidelix MSP. Fonte: Manual Orientativo de Sistematização do Cuidado de Nutrição. São Paulo: ASBRAN; 2014, 66 p. O *Nutrition Care Process* estabeleceu uma terminologia de diagnósticos nutricionais divididos em três categorias, entre elas, ingestão (IN) e clínica (NC).

2

Ingestão: Energia

Carol S. Ireton-Jones, PhD, RDN, LD, CNSC, FASPEN, FAND

TERMOS-CHAVE

caloria
calorimetria direta
calorimetria indireta (CI)
consumo excessivo de oxigênio pós-exercício (CEOP)
efeito térmico dos alimentos (ETA)
equivalentes metabólicos (MET)
gasto energético basal (GEB)
gasto energético em repouso (GER)
gasto energético total (GET)
grau de atividade física (GAF)
massa corporal magra (MCM)
massa livre de gordura (MLG)
necessidade estimada de energia (NEE)
órgão de taxa metabólica alta (OTMA)
quilocaloria (kcal)
quociente respiratório (QR)
taxa metabólica basal (TMB)
taxa metabólica em repouso (TMR)
termogênese facultativa
termogênese obrigatória
termogênese por atividade (TA)
termogênese por atividade de não exercício (TANE)

Energia pode ser definida como "a capacidade de realizar trabalho". A fonte fundamental de toda a energia nos organismos vivos é o sol. Por meio do processo de fotossíntese, as plantas verdes interceptam uma parte da luz solar que atinge suas folhas e a retêm dentro das ligações químicas da glicose. Proteínas, lipídeos e outros carboidratos são sintetizados a partir desse carboidrato básico para atender às necessidades da planta. Animais e pessoas obtêm esses nutrientes e a energia que eles contêm ao consumir plantas e a carne de outros animais.

O corpo utiliza a energia dos carboidratos, proteínas, lipídeos e álcool da dieta; essa energia está bloqueada em ligações químicas dentro dos alimentos e é liberada pelo metabolismo. A energia deve ser fornecida regularmente para atender às necessidades de sobrevivência do corpo. Embora toda energia eventualmente tome a forma de calor, que se dissipa na atmosfera, antes disso processos celulares exclusivos possibilitam seu uso para todas as tarefas necessárias à vida. Esses processos envolvem reações químicas que mantêm os tecidos do corpo, a condução elétrica dos nervos, o trabalho mecânico dos músculos e a produção de calor para manter a temperatura corporal.

NECESSIDADES ENERGÉTICAS

Definem-se as necessidades energéticas como a ingestão de energia dietética necessária para o crescimento ou manutenção de uma pessoa de determinada idade, sexo, massa corporal, estatura e grau de atividade física definidos. Em crianças e gestantes ou lactantes, as necessidades de energia incluem as necessidades associadas à deposição de tecidos ou à secreção de leite em taxas compatíveis com uma boa saúde. Em pessoas doentes ou lesionadas, os fatores de estresse exercem efeito aumentando ou diminuindo o gasto energético.

A massa corporal é um indicador de adequação ou inadequação da energia. O corpo tem a habilidade única de deslocar a mistura combustível de carboidratos, proteínas e lipídeos para acomodar as necessidades de energia. No entanto, consumir muita ou pouca energia ao longo do tempo resulta em mudanças na massa corporal. Portanto, a massa corporal reflete a adequação da ingestão de energia, mas não é um indicador confiável da adequação de macro ou micronutrientes. Além disso, como a massa corporal é afetada pela composição corporal, uma pessoa com massa magra maior em relação à massa gorda corporal ou massa gorda corporal maior em relação à massa magra pode requerer diferentes ingestões de energia em comparação com a pessoa normal ou "média". Indivíduos obesos têm maiores necessidades de energia devido a um aumento na massa gorda corporal e massa corporal magra (Kee et al., 2012).

COMPONENTES DO GASTO ENERGÉTICO

A energia é consumida pelo corpo humano na forma de **gasto energético basal (GEB)**, efeito térmico dos alimentos (ETA) e termogênese por atividade (TA). Esses três componentes constituem o **gasto energético total (GET)** diário de uma pessoa.

Gastos energéticos basal e em repouso

O gasto energético basal (GEB), ou **taxa metabólica basal (TMB)**, é a quantidade mínima de energia gasta compatível com a vida. O gasto energético basal de um indivíduo reflete a quantidade de energia usada em 24 horas, enquanto está física e mentalmente em repouso em um ambiente térmico neutro que impeça a ativação de processos de geração de calor, como tremores. As mensurações do gasto energético basal devem ser feitas antes de o indivíduo iniciar qualquer atividade física (preferencialmente ao acordar) e 10 a 12 horas após a ingestão de qualquer alimento ou bebida ou uso de nicotina. O gasto energético basal permanece notavelmente constante quando avaliado diariamente.

O **gasto energético em repouso (GER)**, ou **taxa metabólica em repouso (TMR)**, é a energia gasta nas atividades necessárias para sustentar as funções normais do corpo e a homeostase. Essas atividades incluem a respiração e a circulação, a síntese de compostos orgânicos e o bombeamento de íons através das membranas. O gasto energético em repouso, ou taxa metabólica em repouso, inclui a energia necessária para o sistema nervoso central e para a manutenção da temperatura corporal. Não inclui termogênese, atividades ou outro gasto energético e é maior que o gasto energético basal em 10 a 20% (Ireton-Jones, 2010). Os termos *gasto energético em repouso* (GER) e *taxa metabólica em repouso* (TMR) e os termos *gasto energético basal* (GEB) e *taxa metabólica basal* (TMB) podem ser usados de maneira intercambiável, mas neste capítulo usamos os termos *gasto energético em repouso* e *gasto energético basal*.

Fatores que afetam o gasto energético em repouso

Numerosos fatores fazem com que o gasto energético em repouso varie entre os indivíduos, mas o tamanho e a composição corporal têm o maior efeito. Consulte o Capítulo 5 para uma discussão dos métodos usados para determinar a composição corporal.

Idade. Como o gasto energético em repouso é altamente afetado pela proporção de **massa corporal magra (MCM)**, ele é mais alto durante os períodos de crescimento rápido, especialmente no primeiro e segundo anos de vida. Crianças na fase de crescimento podem armazenar de 12 a 15% do valor energético de seus alimentos na forma de tecidos novos. Conforme a criança fica mais velha, a necessidade energética para o crescimento é reduzida para aproximadamente 1% do gasto energético total. Após o início da idade adulta, há um declínio no gasto energético em repouso de 1 a 2% por quilograma de **massa livre de gordura (MLG)** por década (Keys et al., 1973). Felizmente, o exercício pode ajudar a manter a massa corporal magra mais alta e o gasto energético em repouso mais elevado. Diminuições no gasto energético em repouso com o aumento da idade podem estar parcialmente relacionadas às mudanças associadas à idade no tamanho relativo dos componentes da massa corporal magra (Cooper et al., 2013).

Composição corporal. A massa livre de gordura, ou massa corporal magra, compõe a maior parte do tecido metabolicamente ativo no corpo e é o principal preditor do gasto energético em repouso. A massa livre de gordura contribui com aproximadamente 80% das variações no gasto energético em repouso (Wang et al., 2010). Por causa de sua massa livre de gordura maior, atletas com maior desenvolvimento muscular apresentam um gasto energético em repouso aproximadamente 5% maior do que indivíduos não atléticos. Os órgãos do corpo contribuem para a produção de calor (Figura 2.1). Aproximadamente 60% do gasto energético em repouso podem ser explicados pelo calor produzido por **órgãos de taxa metabólica alta (OTMA** ou HMRO; do inglês *high-metabolic-rate organ*): fígado, cérebro, coração, baço, intestinos e rins. Na verdade, as diferenças na massa livre de gordura entre os grupos étnicos podem estar relacionadas à massa total desses órgãos, bem como à musculatura e à presença de obesidade (Wang et al., 2012). Uma variação individual relativamente pequena na massa de fígado, cérebro, coração, baço e rins, coletivamente ou individualmente, pode afetar significativamente o gasto energético em repouso (Javed et al., 2010). Como consequência, estimar a porcentagem do gasto energético que as extremidades (braços e pernas) representam no gasto energético diário geral é difícil, embora seja presumivelmente uma quantidade pequena.

Tamanho corporal. Pessoas maiores geralmente têm taxas metabólicas mais altas do que pessoas menores, mas pessoas altas e magras têm taxas metabólicas mais altas do que pessoas baixas e gordas. Por exemplo, se duas pessoas pesam o mesmo, mas uma pessoa é mais alta, essa pessoa tem área de superfície corporal maior e taxa metabólica mais alta. A obesidade é um grande fator de confusão na determinação das necessidades de energia. A determinação do percentual de gordura corporal pode ser útil para aumentar a precisão de uma equação, mas a metodologia relacionada à medição da gordura corporal pode causar inexatidões na gordura corporal e no gasto energético em repouso (Wang et al., 2012).

Clima. O gasto energético em repouso é afetado por extremos de temperatura ambiental. Pessoas que vivem em climas tropicais normalmente têm gastos energéticos em repouso que são 5 a 20% maiores do que aqueles que vivem em áreas temperadas. A prática de exercícios sob temperaturas acima de 30°C impõe uma pequena carga metabólica adicional de aproximadamente 5% pelo aumento da atividade das glândulas sudoríparas. Até que ponto o metabolismo energético aumenta em ambientes extremamente frios depende do isolamento disponível por meio da gordura corporal e das roupas de proteção.

Sexo. As diferenças do sexo nas taxas metabólicas são atribuídas principalmente a diferenças em tamanho e composição corporais. As mulheres, que geralmente possuem mais gordura em proporção aos músculos que os homens, apresentam taxas metabólicas cerca de 5 a 10% inferiores às dos homens com a mesma massa corporal e estatura. No entanto, com o envelhecimento, essa diferença se torna menos pronunciada (Cooper et al., 2013).

Estado hormonal. Os hormônios afetam a taxa metabólica. Os distúrbios endócrinos, como hipertireoidismo e hipotireoidismo, aumentam ou diminuem o gasto energético, respectivamente (ver Capítulo 30). A estimulação do sistema nervoso simpático durante períodos de excitação emocional ou estresse causa a liberação de epinefrina, que promove a glicogenólise e aumenta a atividade celular. A grelina e o peptídeo YY são hormônios intestinais envolvidos na regulação do apetite e na homeostase energética (Larson-Meyer et al., 2010). A taxa metabólica das mulheres flutua com o ciclo menstrual. Durante a fase lútea (ou seja, o tempo entre a ovulação e o início da menstruação), a taxa metabólica aumenta discretamente (Ferraro et al., 1992). No decorrer da gestação, o crescimento dos tecidos uterino, placentário e fetal, com o aumento da carga de trabalho cardíaco da mãe, contribui para aumentos graduais no gasto energético basal de cerca de 15% (Capítulo 14).

Temperatura. Febres aumentam o gasto energético em repouso em aproximadamente 7% para cada grau de aumento na temperatura corporal acima de 37°C ou aproximadamente em 13% para cada grau acima de 37°C, conforme observado por estudos clássicos (Hardy e DuBois, 1937).

Outros fatores. Cafeína, nicotina e álcool estimulam a taxa metabólica. A ingestão de cafeína de 200 a 350 mg em homens ou 240 mg em mulheres pode aumentar o GER em 7 a 11% e 8 a 15%, respectivamente (Compher et al., 2006). O uso de nicotina aumenta o GER em aproximadamente 3 a 4% nos homens e 6% nas mulheres e o consumo de álcool aumenta o gasto em mulheres em 9% (Compher et al., 2006). Em condições de estresse e doença, o gasto energético pode aumentar ou diminuir, dependendo da situação clínica. O gasto energético pode ser maior em pessoas obesas (Wang et al., 2012). O gasto energético pode ser reduzido durante inanição e dieta prolongadas (Volp et al., 2011). Um estudo de caso demonstrou diminuição do gasto energético em pessoas com bulimia, que melhorou quando a ingestão aumentou de forma consistente (Sedlet e Ireton-Jones, 1989).

Efeito térmico dos alimentos

O **efeito térmico dos alimentos (ETA)** é o aumento no gasto energético associado ao consumo, à digestão e à absorção dos alimentos. O efeito térmico dos alimentos é responsável por aproximadamente 10%

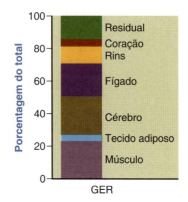

Figura 2.1 Contribuição proporcional de órgãos e tecidos para calcular o gasto energético em repouso. *GER,* gasto energético em repouso. (Modificada e usada com permissão de Gallagher D et al.: Organ-tissue mass measurement allows modeling of REE and metabolically active tissue mass, *Am J Physiol Endocrinol Metab* 275:E249, 1998. Copyright American Physiological Society.)

do gasto energético total (Ireton-Jones, 2010). O efeito térmico dos alimentos também pode ser chamado "termogênese induzida pela dieta", "ação dinâmica específica", ou "efeito específico do alimento". O efeito térmico dos alimentos pode ser separado em subcomponentes obrigatório e facultativo (ou adaptativo). A **termogênese obrigatória** é a energia necessária para digerir, absorver e metabolizar os nutrientes, incluindo a síntese e o armazenamento de proteínas, lipídeos e carboidratos. A **termogênese facultativa** ou adaptativa é o "excesso" de energia despendida além da termogênese obrigatória e acredita-se que seja atribuída à ineficiência metabólica do sistema estimulado pela atividade nervosa simpática.

O efeito térmico dos alimentos varia com a composição da dieta, com o gasto energético aumentando diretamente após a ingestão de alimentos, principalmente após o consumo de uma refeição com alto teor de proteínas em comparação com uma refeição com alto teor de lipídeos (Tentolouris et al., 2008). O lipídeo é metabolizado de forma eficiente, com apenas 4% de desperdício, em comparação com 25% de desperdício quando o carboidrato é convertido em lipídeo para armazenamento. A taxa de oxidação de macronutrientes não é diferente em indivíduos magros e obesos (Tentolouris et al., 2008). Embora a extensão do efeito térmico dos alimentos dependa do tamanho e do conteúdo de macronutrientes da refeição, o efeito térmico dos alimentos diminui após a ingestão ao longo de 30 a 90 minutos, de modo que os efeitos no gasto energético total são pequenos. Para fins práticos, o efeito térmico dos alimentos é calculado como não mais do que um adicional de 10% do gasto energético em repouso. Alimentos picantes intensificam e prolongam o efeito térmico dos alimentos. Cafeína, capsaicina e chás diferentes, como chá-verde, chá-branco e *oolong*, também podem aumentar o gasto energético e a oxidação de lipídeos e suprimir a sensação de fome (Hursel e Westerterp-Plantenga, 2010; Reinbach et al., 2009). O Capítulo 20 discute o papel do efeito térmico dos alimentos no controle da massa corporal.

A nutrição enteral (alimentação por sonda), bem como a nutrição parenteral, exerce um efeito térmico sobre o gasto energético, o que deve ser considerado em pacientes recebendo suporte nutricional. Leuck et al. descobriram que o gasto energético de pacientes recebendo nutrição enteral intermitente *versus* contínua aumentou à noite e aumentou em associação com cada etapa da alimentação intermitente (Leuck et al., 2013). Um estudo de caso de um paciente com nutrição parenteral domiciliar a longo prazo mostrou um aumento no gasto energético quando a nutrição intravenosa estava sendo infundida (Ireton-Jones, 2010). Essas são considerações importantes ao prever as necessidades gerais de energia para pacientes que recebem nutrição enteral ou parenteral (ver Capítulo 12).

Termogênese por atividade

Além do gasto energético em repouso e do efeito térmico dos alimentos, a energia é gasta em atividade física, seja relacionada ao exercício, seja como parte do trabalho e do movimento diários. Esse gasto é conhecido como **termogênese por atividade**. A termogênese por atividade (TA) inclui a termogênese por atividade de não exercício (TANE), a energia gasta durante as atividades da vida cotidiana e a energia gasta durante esportes ou exercícios de ginástica.

A contribuição da atividade física é o componente mais variável do gasto energético total, que pode ser tão baixo quanto 100 kcal/dia em pessoas sedentárias ou até 3.000 kcal/dia em atletas. A **termogênese por atividade de não exercício (TANE** ou NEAT, do inglês *non exercise activity thermogenesis*) representa a energia gasta durante o dia de trabalho e durante as atividades de lazer (p. ex., fazer compras, ficar inquieto e até mesmo mascar chiclete), o que pode ser responsável por grandes diferenças nos custos energéticos entre as pessoas (ver Apêndice 10). O GET reflete o GER, o ETA e a energia gasta para o exercício, conforme ilustrado na Figura 2.2.

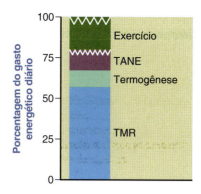

Figura 2.2 Os componentes do gasto energético total: atividade, efeito térmico dos alimentos (ETA) e taxa metabólica basal ou em repouso. *TANE*, termogênese por atividade de não exercício; *TMR*, taxa metabólica em repouso.

A termogênese por atividade individual varia consideravelmente, dependendo do tamanho do corpo e da eficiência dos hábitos individuais de movimento. O grau da condição física também afeta o gasto energético da atividade voluntária por causa das variações na massa muscular. A termogênese por atividade tende a diminuir com a idade, uma tendência que está associada ao declínio da massa livre de gordura (MLG) e ao aumento da massa gorda. Em geral, os homens têm musculatura esquelética mais desenvolvida do que as mulheres, o que pode ser responsável por sua termogênese por atividade mais elevada. A mensuração da atividade física é muito difícil, seja em crianças, adolescentes ou adultos (Mindell et al., 2014). No entanto, essa mensuração continua a ser um componente importante da recomendação geral de ingestão de energia, sugerindo que métodos de avaliação quantitativa de baixo custo são necessários (p. ex., monitoramento da frequência cardíaca), com o questionário e estimativa típicos.

Considerações adicionais sobre gastos energéticos

O **consumo excessivo de oxigênio pós-exercício (CEOP)** é influenciado pela duração e magnitude da atividade física. Em um estudo de exercício intermitente de alta intensidade, houve um aumento no gasto energético durante a atividade, embora o efeito na taxa metabólica pós-atividade tenha sido menor (Kelly et al., 2013). O exercício habitual não causa um aumento significativamente prolongado na taxa metabólica, a menos que a massa gorda esteja reduzida e a massa livre de gordura aumentada e, nessa ocasião, esse aumento no gasto energético ocorre principalmente durante a própria atividade.

Amputações resultantes de traumatismos, feridas ou doenças afetam o tamanho do corpo, presumivelmente, então, elas afetariam o gasto energético de atividade. No entanto, realizou-se um estudo do gasto energético relacionado ao grau da amputação (de parcial do pé até transfemoral) em amputados unilaterais em várias velocidades de caminhada e não se encontrou nenhuma diferença no gasto energético entre os graus de amputação ou velocidade ao caminhar (Göktepe et al., 2010).

Medição do gasto energético

A unidade padrão para medir energia é a **caloria**, que é a quantidade de energia térmica necessária para elevar a temperatura de 1 mℓ de água a 15°C em 1°C. Como a quantidade de energia envolvida no metabolismo dos alimentos é bem grande, a **quilocaloria (kcal)**, 1.000 calorias, é usada para medi-la. Uma convenção popular é designar quilocaloria por Calorias (com um C maiúsculo). Neste texto, entretanto, a quilocaloria é abreviada kcal. O *joule* (J) mede a energia em termos de trabalho mecânico e é a quantidade de energia necessária para acelerar com uma força de 1 newton (N) por uma distância de 1 metro (m). Essa medida é amplamente utilizada em outros países além dos EUA. Uma quilocaloria (kcal) é equivalente a 4,184 quilojoules (kJ).

Como vários métodos estão disponíveis para medir o gasto energético em humanos, é importante compreender as diferenças entre esses métodos e como eles podem ser aplicados em ambientes clínicos e de pesquisa.

Calorimetria direta

A **calorimetria direta** só é possível com equipamentos especializados e caros. Um indivíduo é monitorado em uma estrutura tipo sala (uma sala calorimétrica) que permite uma quantidade moderada de atividade. O ambiente inclui equipamentos que monitoram a quantidade de calor produzida pelo indivíduo dentro da câmara ou sala. A calorimetria direta fornece a medida da energia gasta na forma de calor, mas não fornece nenhuma informação sobre o tipo de combustível sendo oxidado. O método também é limitado pela natureza confinada das condições de teste. Portanto, a mensuração do gasto energético total usando esse método não é representativa de um indivíduo de vida normal (ou seja, envolvido em atividades diárias normais) em um ambiente normal, porque a atividade física dentro da câmara é limitada. Alto custo, engenharia complexa e escassez de instalações apropriadas em todo o mundo também limitam o uso desse método.

Calorimetria indireta

A **calorimetria indireta (CI)** é um método usado de forma mais comum para medir o gasto energético. O consumo de oxigênio de um indivíduo e a produção de dióxido de carbono são quantificados ao longo de determinado período. A equação de Weir (1949) e um valor constante de quociente respiratório de 0,85 são usados para converter o consumo de oxigênio em GER. O equipamento varia, mas geralmente envolve uma pessoa respirando em um bocal (com clipes protetores nasais), uma máscara que cobre o nariz e a boca ou um capuz ventilado que captura todo o dióxido de carbono expirado (Figura 2.3). Capuzes ventilados são úteis para mensurações de curto e longo prazo.

As medições de calorimetria indireta são obtidas usando um equipamento chamado *carrinho de medição metabólica, carrinho metabólico* ou *calorímetro indireto*. Existem vários tipos de carrinhos de medição metabólica, variando de equipamentos maiores, que medem apenas o consumo de oxigênio e a produção de dióxido de carbono, até equipamentos que também têm a capacidade de fornecer parâmetros de função pulmonar e teste de exercício. Esses carrinhos maiores têm custo mais elevado devido aos recursos expandidos, incluindo interface de medida para medições de calorimetria indireta de pacientes hospitalizados que dependem de ventilador. Os carrinhos metabólicos são usados frequentemente em hospitais para avaliar as necessidades de energia e são encontrados mais comumente em unidades de terapia intensiva (Ireton-Jones, 2010). Indivíduos e pacientes que respirem espontaneamente podem ter seu gasto energético medido com calorímetros indiretos "portáteis" menores, projetados especificamente para medir o consumo de oxigênio usando um valor estático para a produção de dióxido de carbono. Estes possuem fácil mobilidade e custo relativamente baixo (Hipskind et al., 2011).

Um protocolo rígido deve ser seguido antes de realizar a medição de calorimetria indireta. Para pessoas saudáveis, recomenda-se um jejum mínimo de 4 horas após as refeições e lanches. A cafeína deve ser evitada por pelo menos 4 horas, álcool e o tabagismo por pelo menos 2 horas. O teste não deve ocorrer antes de 2 horas após o exercício moderado e recomenda-se um período de 14 horas depois de exercícios de resistência vigorosos (Compher et al., 2006). Para obter a medição em estado estacionário, deve haver um período de descanso de 10 a 20 minutos antes de a medição ser feita. A duração de medição de calorimetria indireta de 10 minutos, com os primeiros 5 minutos excluídos e os 5 minutos restantes tendo um coeficiente de variação inferior a 10%, indica a medição em estado estacionário (Compher et al., 2006). Quando as condições de medição listadas aqui são atendidas e se alcança um estado estacionário, o gasto energético pode ser medido a qualquer momento durante o dia. Na Tabela 2.1 encontramos uma sugestão de protocolo para medições de gasto energético em repouso.

Tabela 2.1 Protocolo de mensuração do gasto energético em repouso (adultos).

Preparação da mensuração do gasto energético em repouso
- Alimentos: jejuar por 7 h ou 4 h, se ingestão < 300 kcal
- Cafeína: nenhuma por 4 h
- Nicotina: nenhuma por 2,5 h
- Exercício: nenhum por 4 h

Simplificando: Regra dos 4 – sem alimento, cafeína, nicotina, exercícios por 4 h antes da medição do gasto energético em repouso

Condições de mensuração do gasto energético em repouso
- Período de descanso pré-medida: adulto saudável 20 a 30 min
- Dispositivo de coleta de gás:
  - Cobertura/capuz ventilado, bocal e clipe nasal, máscara facial
- Temperatura ambiente da sala: 22,2 a 25°C
- Silêncio e luz fraca
- Continue por 10 min ou de acordo com o protocolo individual

Usada com permissão de Ireton-Jones, C. *Good Nutrition, Good Living* (adaptada).

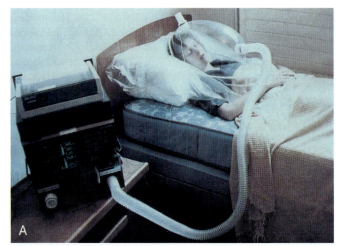
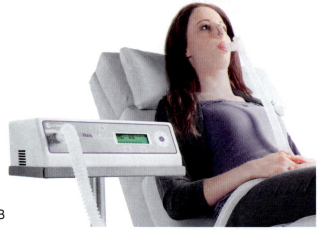

Figura 2.3 A. Medição do gasto energético em repouso usando um sistema de capuz ventilado. (Cortesia de MRC Mitochondrial Biology Unit, Cambridge, Inglaterra.) **B.** Medição do gasto energético em repouso usando um sistema portátil. (Cortesia de Korr.)

O gasto energético também pode ser medido em indivíduos doentes ou lesionados (Cooney e Frankenfield, 2012). O equipamento usado para o paciente dependente de ventilador pode ser diferente daquele usado para o paciente ambulatorial; no entanto, um protocolo especificando as condições de mensuração também deve ser usado para esses pacientes (Ireton-Jones, 2010). Quando essas condições são satisfeitas, a calorimetria indireta pode ser aplicada para medir o gasto energético de pacientes internados agudos ou criticamente doentes, de pacientes ambulatoriais ou de indivíduos saudáveis.

Quociente respiratório

Quando o consumo de oxigênio e a produção de dióxido de carbono são medidos, o **quociente respiratório (QR)** pode ser calculado conforme observado na equação a seguir. O quociente respiratório indica a mistura de combustível sendo metabolizada. O quociente respiratório para carboidratos é 1, porque o número de moléculas de dióxido de carbono produzidas é igual ao número de moléculas de oxigênio consumidas.

$$QR = \text{Volume de } CO_2 \text{ expirado/volume de } O_2 \text{ consumido}$$
$$(V_{CO_2}/V_{O_2})$$

Valores de QR:
1 = carboidratos
0,85 = dieta mista
0,82 = proteína
0,7 = lipídeos
≤ 0,65 = produção de cetona

Quocientes respiratórios maiores que 1 estão associados a síntese líquida de lipídeos, ingestão de carboidratos (glicose) ou ingestão calórica total que é excessiva, enquanto um quociente respiratório muito baixo pode ser observado em condições de ingestão inadequada de nutrientes (McClave et al., 2003). Embora o quociente respiratório tenha sido usado para determinar a eficácia dos regimes de suporte nutricional para pacientes hospitalizados, McClave descobriu que as mudanças no quociente respiratório não se correlacionaram com a porcentagem de calorias fornecidas ou requeridas, indicando baixas sensibilidade e especificidade que limitam a eficácia do quociente respiratório como um indicador de superalimentação ou subalimentação. No entanto, o uso de quociente respiratório é apropriado como um marcador de validação do teste (para confirmar que os valores de quocientes respiratórios medidos estão dentro do intervalo fisiológico) e um marcador de tolerância respiratória do regime de suporte nutricional.

Outros métodos de medição de gastos energéticos

Os métodos alternativos de mensuração do gasto energético ainda se restringem ao ambiente de pesquisa devido à necessidade de equipamentos especializados e aptidão de especialistas.

Água duplamente marcada. A técnica da água duplamente marcada (ADM) de medida do gasto energético total é considerada o padrão-ouro para determinar as necessidades energéticas e o balanço energético em pessoas. O método da água duplamente marcada se baseia no princípio de que a produção de dióxido de carbono pode ser estimada pela diferença nas taxas de eliminação do hidrogênio e oxigênio corporais. Após a administração de uma dose de carga oral de água marcada com óxido de deutério (^2H_2O) e oxigênio-18 ($H_2^{18}O$) – daí o termo *água duplamente marcada* – o deutério (^2H_2O) é eliminado do corpo como água, e o isótopo de oxigênio ($H_2^{18}O$) é eliminado como água e dióxido de carbono. As taxas de eliminação dos dois isótopos são medidas durante 10 a 14 dias por amostragem periódica da água corporal por urina, saliva ou plasma. A diferença entre as duas taxas de eliminação é a medida da produção de dióxido de carbono. A produção de dióxido de carbono, então, pode ser equiparada ao gasto energético total usando técnicas padrões de calorimetria indireta para o cálculo do gasto energético.

O valor calórico da termogênese por atividade pode ser estimado utilizando o método de água duplamente marcada em conjunto com calorimetria indireta e pode ser usado para determinar a fidelidade à ingestão recomendada e a composição corporal longitudinalmente (Wong et al., 2014). A técnica de água duplamente marcada é mais aplicável como ferramenta de pesquisa porque os isótopos estáveis são caros e é necessário um especialista para operar o espectrômetro de massa, altamente sofisticado e caro, para a análise dos enriquecimentos com os isótopos. Essas desvantagens tornam a técnica de água duplamente marcada pouco prática para o uso diário pelos clínicos.

Medida do gasto energético relacionado à atividade

Monitores triaxiais. Um monitor triaxial também tem sido utilizado para medir a energia relacionada à atividade. Ele mede o movimento multidirecional com mais eficiência, empregando três monitores uniaxiais. Em uma revisão de vários artigos, Plasqui e Westerterp (2007) descobriram que um monitor triaxial se correlacionou com o gasto energético medido usando a técnica de água duplamente marcada. A aplicação de um monitor facilmente acessível e utilizável permite a determinação dos níveis reais de atividade, reduzindo, assim, os erros relacionados à hipernotificação ou à subnotificação do gasto energético real para o controle de massa.

Questionário de atividade física

Os questionários de atividade física (QAFs) são as ferramentas mais simples e mais baratas para obter informações sobre o grau de atividade de um indivíduo. Erros de relato são comuns entre os questionários de atividade física, o que pode levar a discrepâncias entre o gasto energético calculado e aquele determinado pela técnica da água duplamente marcada (Neilson et al., 2008). Para indivíduos saudáveis, essa discrepância pode ser responsável pelo retardo em redução ou ganho de massa corporal e, como tal, pela necessidade de modificar a ingestão calórica.

ESTIMATIVA DAS NECESSIDADES ENERGÉTICAS

Equações para estimar o gasto energético em repouso

Ao longo dos anos, várias equações foram desenvolvidas para estimar o GER. Estão disponíveis equações que permitem a estimativa do gasto energético em repouso como derivado da mensuração usando a calorimetria indireta em adultos. Até recentemente, as equações de Harris-Benedict eram algumas das equações mais amplamente utilizadas para estimar o gasto energético em repouso em indivíduos normais e em pessoas doentes ou lesionadas (Harris e Benedict, 1919). As equações de Harris-Benedict superestimaram o gasto energético em repouso em indivíduos com massa corporal normal e obesos em 7 a 27% (Frankenfield et al., 2003). Um estudo comparando o gasto energético em repouso medido com o gasto energético em repouso estimado, usando tanto as equações de Mifflin-St. Jeor quanto as equações de Owen e as equações de Harris-Benedict para homens e mulheres, concluiu que as equações de Mifflin-St. Jeor apresentaram maior acurácia na estimativa do gasto energético em repouso em pessoas com massa normal e obesas (Frankenfield et al., 2003). As equações de Mifflin-St. Jeor foram desenvolvidas a partir do gasto energético em repouso medido usando calorimetria indireta em 251 homens e 247 mulheres, sendo que 47% desses indivíduos apresentavam índice de massa corporal (IMC) entre 30 e 42 kg/m² (Mifflin et al., 1990). As equações de Mifflin-St. Jeor são usadas hoje para estimar o gasto energético de indivíduos saudáveis e em alguns pacientes, e são as seguintes:

Homens: kcal/dia = (10 × peso) + (6,25 × estatura) − (5 × idade) + 5

Mulheres: kcal/dia = (10 × peso) + (6,25 × estatura) − (5 × idade) − 161

Em que peso = massa corporal atual em quilogramas; estatura = centímetros; e idade = anos

Embora as equações de Harris-Benedict tenham sido aplicadas a pessoas doentes e lesionadas, essas equações, assim como as de Mifflin, foram desenvolvidas para uso em pessoas saudáveis e sua aplicação a qualquer outra população é questionável. Além disso, o banco de dados a partir do qual as equações de Harris-Benedict foram desenvolvidas não reflete mais a população e, portanto, não se recomenda mais o uso dessas equações.

A ressonância magnética (RM), a tomografia computadorizada (TC) e a densitometria óssea por dupla emissão de raios X (DXA) foram investigadas como métodos para avaliar o gasto energético em repouso a partir da determinação da massa corporal magra (MCM) e da massa gorda no homem (Gallagher et al., 1998). Embora a massa corporal, a idade, a estatura e o sexo possam ser semelhantes entre indivíduos ou grupos, a massa celular corporal difere, e isso cria as variações no gasto energético em repouso que podem confundir perda, ganho ou manutenção de massa corporal ao prever o gasto energético em repouso. Embora o gasto energético em repouso seja geralmente estimado a partir de equações estatísticas, o uso de técnicas de imagem para estimar o gasto energético em repouso a partir dos componentes da massa do tecido ou do órgão possibilita individualizar distintamente o gasto energético em repouso (Heymsfield et al., 2018). Isso proporcionará maior acurácia na determinação do gasto energético em repouso, avaliando o gasto de energia em relação à massa celular corporal e à composição corporal.

O gasto energético de pacientes doentes ou lesionados também pode ser estimado ou medido usando calorimetria indireta. O gasto energético pode ser afetado por doenças ou lesões; entretanto, vários estudos mostraram que esse aumento pode variar de um aumento significativo a pouco ou nenhum aumento sobre o gasto energético "normal". Em pacientes em diálise estáveis não se demonstrou aumento no gasto energético em repouso em comparação com adultos saudáveis (Dombrowski e Heuberger, 2018). Em pacientes recebendo nutrição parenteral em casa, os gastos energéticos em repouso medidos foram relacionados aos gastos de energia previstos usando 20 kcal/kg ou as equações de Ireton-Jones (Ławiński et al., 2015). Portanto, as suposições de gasto energético em repouso são frequentemente imprecisas – e a mensuração do gasto energético em repouso é melhor até mesmo em cuidados ao paciente não agudo. Para as necessidades energéticas para pacientes criticamente enfermos, ver Capítulo 37.

Determinação do gasto energético total (GET)

As equações para estimar ou medir o gasto energético começam com o gasto energético em repouso. Os fatores adicionais para o ETA e a atividade devem ser adicionados. Conforme afirmado anteriormente, o efeito térmico dos alimentos pode ser considerado como um fator aditivo geral dentro da termogênese por atividade nos cálculos do gasto energético total. Uma forma simplificada de prever acréscimos de atividade física ao gasto energético em repouso é por meio do uso de estimativas do grau de atividade física, que são então multiplicadas pelo gasto energético em repouso medido ou previsto. Para estimar o gasto energético total para uma atividade mínima, aumente o GER em 10 a 20%; para atividades moderadas, aumente o GER em 25 a 40%; para atividades extenuantes, aumente o GER em 45 a 60%. Esses níveis são intervalos usados na prática e podem ser considerados "opinião de especialistas", em vez de evidências baseadas no momento.

Estimativa das necessidades energéticas a partir da ingestão de energia

Tradicionalmente, as recomendações para as necessidades energéticas têm sido fundamentadas em estimativas de registros próprios (p. ex., registros dietéticos) ou estimativas autorrelatadas (p. ex., as lembranças das últimas 24 horas, o chamado "recordatório de 24 horas") da ingestão de alimentos. No entanto, esses métodos não fornecem estimativas precisas ou não tendenciosas da ingestão de energia de um indivíduo. A porcentagem de pessoas que subestimam ou subnotificam sua ingestão alimentar varia de 10 a 45%, dependendo de idade, sexo e composição corporal da pessoa. Isso ocorre também na população de pacientes comprometidos (Ribeiro et al., 2014) (ver Capítulo 4).

Muitos programas *online* estão disponíveis nos quais um indivíduo pode inserir os alimentos e a quantidade consumida em um programa, que estima o conteúdo de macro e micronutrientes. Esses programas permitem que os usuários insiram dados e recebam um relatório resumido, geralmente com um relatório detalhado fornecido também ao profissional de saúde. Os programas amplamente disponíveis incluem o *Food Prodigy* e o *MyPlate Tracker* do United States Department of Agriculture (USDA) (ver o Capítulo 4).

Outras equações de predição

A National Academy of Sciences, o Institute of Medicine (IOM) e o Food and Nutrition Board, em parceria com a Health Canada, desenvolveram os requerimentos estimados de energia para homens, mulheres, crianças, lactentes e para mulheres gestantes e lactantes (IOM, 2005). O requerimento ou **necessidade estimada de energia (NEE)** é a ingestão energética dietética média prevista para manter o equilíbrio energético em um adulto saudável de determinada idade, sexo, massa corporal, estatura e grau de atividade física compatíveis com uma boa saúde. Em crianças, mulheres gestantes e lactantes, a necessidade estimada de energia é considerada para incluir os requerimentos energéticos associados à deposição de tecidos ou à secreção de leite em taxas compatíveis com uma boa saúde. A Tabela 2.2 relaciona os valores de ingestão dietética de referência (IDR ou DRI, do inglês *dietary reference intake*) médios para pessoas saudáveis e ativas de estatura, massa corporal e idade de referência para cada grupo etário (IOM, 2002; 2005).

Apoiadas por estudos de água duplamente marcada (ADM), as equações de predição foram desenvolvidas para estimar as necessidades energéticas para as pessoas de acordo com seu grupo etário. O Boxe 2.1 lista as equações de predição de necessidade estimada de energia (NEE) para pessoas com peso normal. As equações de predição de GET também são listadas para vários grupos com sobrepeso e obesos, bem como para manutenção do peso em meninas e meninos obesos. Todas as equações foram desenvolvidas para manter a massa corporal atual (e promover o crescimento, quando apropriado) e os graus atuais de atividade física para todos os subconjuntos da população; tais equações não pretendem promover a perda de peso (IOM, 2002; 2005).

A NEE incorpora idade, peso, estatura, sexo e grau de atividade física para pessoas a partir de 3 anos. Embora variáveis como idade, sexo e tipo de alimentação (ou seja, leite materno, fórmula) possam afetar o gasto energético total entre neonatos, lactentes e crianças pequenas, determinou-se que o peso é o único preditor das necessidades do gasto energético total (IOM, 2002; 2005). Além dos requerimentos do gasto energético total, calorias adicionais são necessárias para neonatos, lactentes, crianças pequenas e crianças de 3 a 18 anos para sustentar a deposição de tecidos necessários para o crescimento e para mulheres gestantes e lactantes. Assim, a NEE entre esses subconjuntos da população é a GET mais os requerimentos energéticos para deposição de energia.

Tabela 2.2 Valores de ingestão dietética de referência para energia para indivíduos ativos.*

Grupo etário	Critério	NEE GAF ATIVO (kcal/dia) Homem	NEE GAF ATIVO (kcal/dia) Mulher
Lactentes			
0 a 6 meses	Gasto energético + deposição de energia	570	520 (3 meses)
7 a 12 meses	Gasto energético + deposição de energia	743	676 (9 meses)
Crianças			
1 a 2 anos	Gasto energético + deposição de energia	1.046	992 (24 meses)
3 a 8 anos	Gasto energético + deposição de energia	1.742	1.642 (6 anos)
9 a 13 anos	Gasto energético + deposição de energia	2.279	2.071 (11 anos)
14 a 18 anos	Gasto energético + deposição de energia	3.152	2.368 (16 anos)
Adultos			
> 18 anos	Gasto energético	3.067†	2.403† (19 anos)
Mulheres gestantes			
14 a 18 anos	NEE de mulher adolescente + mudança em GET + deposição de energia na gestação		
Primeiro trimestre			2.368 (16 anos)
Segundo trimestre			2.708 (16 anos)
Terceiro trimestre			2.820 (16 anos)
19 a 50 anos	NEE de mulher adulta + mudança em GET + deposição de energia na gestação		
Primeiro trimestre			2.403† (19 anos)
Segundo trimestre			2.743† (19 anos)
Terceiro trimestre			2.855† (19 anos)
Mulheres lactantes			
14 a 18 anos	NEE de mulher adolescente + Produção de energia do leite − perda de peso		
Primeiro semestre			2.698 (16 anos)
Segundo semestre			2.768 (16 anos)
19 a 50 anos	NEE de mulher adulta + Produção de energia do leite − perda de peso		
Primeiro semestre			2.733† (19 anos)
Segundo semestre			2.803† (19 anos)

*Para indivíduos saudáveis e ativos dos EUA e do Canadá na estatura e massa corporal de referência.
†Subtraia 10 kcal/dia para homens e 7 kcal/dia para mulheres para cada ano de idade acima de 19 anos.
GET, gasto energético total; GAF, grau de atividade física; NEE, necessidade estimada de energia.
(De Institute of Medicine of The National Academies: *Dietary reference intakes for energy, carbohydrate, fiber, fat, fatty acids, cholesterol, protein, and amino acids*, Washington, DC, 2002/2005, The National Academies Press.)

As equações de predição incluem um coeficiente de atividade física (AF) para todos os grupos, exceto recém-nascidos, lactentes e crianças pequenas (Boxe 2.1). Os coeficientes de atividade física correspondem a quatro categorias de estilo de vida e **grau de atividade física (GAF)**: sedentário, pouco ativo, ativo e muito ativo. Como o GAF é a razão do GET para o GEB, a energia gasta durante as atividades da vida diária, a categoria de estilo de vida sedentário tem um intervalo de grau de atividade física de 1 a 1,39. As categorias do GAF além do sedentário são determinadas de acordo com a energia gasta por um adulto caminhando em um ritmo definido (Tabela 2.3). Os equivalentes de caminhada que correspondem a cada categoria do GAF para um adulto de peso médio caminhando a 4,8 a 6,4 km/h são aproximadamente 3, 11 e 27,5 km/dia, para as categorias pouco ativo, ativo e muito ativo (IOM, 2002; 2005). Todas as equações são apenas estimativas e as variações individuais podem ser amplas e inesperadas (O'Riordan et al., 2010).

Energia estimada gasta na atividade física

O gasto energético na atividade física pode ser estimado usando o método apresentado no Apêndice 10, que representa a energia gasta durante atividades comuns e incorpora a massa corporal e a duração do tempo para cada atividade como variáveis ou usando as informações da Figura 2.3, que representa a energia gasta por adultos durante intensidades diferentes de atividade física – energia que é expressa como equivalentes metabólicos (METs) (IOM, 2002; 2005).

Estimativa do gasto energético de atividades selecionadas usando-se equivalentes metabólicos

Os **equivalentes metabólicos** (**MET**, do inglês *metabolic equivalents*) são unidades de medida que correspondem à taxa metabólica de uma pessoa durante atividades físicas selecionadas de intensidades variáveis e são expressos como múltiplos do GER. Um valor de MET de 1 é o oxigênio metabolizado em repouso (3,5 mℓ de oxigênio por kg de massa corporal por minuto em adultos) e pode ser expresso como 1 kcal/kg de massa corporal por hora. Assim, o gasto energético de adultos pode ser estimado usando valores de METs (1 MET = 1 kcal/kg/h). Por exemplo, um adulto que pese 65 kg e esteja caminhando moderadamente a um ritmo de 6,4 km/h (que é um valor de MET de 4,5) gastaria 293 calorias em 1 hora (4,5 kcal × 65 kg × 1 = 293) (Tabela 2.4).

Estimar os requerimentos energéticos de uma pessoa usando as equações de NEE do Institute of Medicine, The National Academies (IOM) requer a identificação de um valor do GAF para essa pessoa. O valor desse grau para uma pessoa pode ser afetado por várias atividades realizadas ao longo do dia e denomina-se "mudança no grau de atividade física" (Δ GAF). Para determinar essa mudança, pegue a soma das mudanças no grau de atividade física (Δ GAF) para cada atividade realizada por 1 dia nas tabelas de valores de ingestão dietética de referência (IDR ou DRI, do inglês *dietary reference intake*) (IOM, 2002; 2005). Para calcular o valor do GAF para um dia, pegue a soma das atividades e adicione o GEB (1) mais 10% para contabilizar o ETA (1 + 0,1 = 1,1). Por exemplo, para calcular o GAF de mulher adulta, pegue a soma dos valores Δ GAF para as atividades do dia a dia, como passear com o cachorro (0,11) e usar o aspirador de pó (0,14) por 1 hora cada, permanecer sentada por 4 horas fazendo atividade leve (0,12) e, em seguida, realizar atividades moderadas a vigorosas, como caminhar por 1 hora a 6,4 km/h (0,20) e patinar no gelo por 30 minutos (0,13) para um total de 0,7. A esse valor, adicione o GEB ajustado para o ETA de 10% (1,1) para o cálculo final:

$$0,7 + 1,1 = 1,8$$

Para essa mulher, o valor do grau de atividade física (GAF = 1,8) está dentro de uma faixa ativa. O coeficiente de atividade física (AF) que se correlaciona com um estilo de vida ativo para essa mulher é AF = 1,27.

Boxe 2.1 Equações de predição do gasto energético estimado em quatro níveis de atividade física.

NEE para lactentes e crianças de 0 a 2 anos (dentro dos percentis 3 a 97 de peso para a estatura)
NEE = GET[‡] + deposição de energia
0 a 3 meses: (89 × Peso do neonato/lactente [kg] − 100) + 175 (kcal para a deposição de energia)
4 a 6 meses: (89 × Peso do lactente [kg] − 100) + 56 (kcal para a deposição de energia)
7 a 12 meses: (89 × Peso do lactente [kg] − 100) + 22 (kcal para a deposição de energia)
13 a 35 meses: (89 × Peso do lactente/criança [kg] − 100) + 20 (kcal para a deposição de energia)

NEE para meninos de 3 a 8 anos (dentro dos percentis 5 a 85 para o IMC)[§]
NEE = GET + deposição de energia
NEE = 88,5 − 61,9 × Idade (anos) + AF × (26,7 × Peso [kg] + 903 × Estatura [m]) + 20 (kcal para deposição de energia)

NEE para meninos de 9 a 18 anos (dentro dos percentis 5 a 85 para o IMC)
NEE = GET + deposição de energia
NEE = 88,5 − 61,9 × Idade (anos) + AF × (26,7 × Peso [kg] + 903 × Estatura [m]) + 25 (kcal para deposição de energia)
em que
AF = Coeficiente de atividade física para meninos de 3 a 18 anos:
AF = 1 se GAF[†] estima-se estar em ≥ 1 < 1,4 (Sedentário)
AF = 1,13 se GAF estima-se estar em ≥ 1,4 < 1,6 (Pouco ativo)
AF = 1,26 se GAF estima-se estar em ≥ 1,6 < 1,9 (Ativo)
AF = 1,42 se GAF estima-se estar em ≥ 1,9 < 2,5 (Muito ativo)

NEE para meninas de 3 a 8 anos (dentro dos percentis 5 a 85 para o IMC)
NEE = GET + deposição de energia
NEE = 135,3 − 30,8 × Idade (anos) + AF × (10 × Peso [kg] + 934 × Estatura [m]) + 20 (kcal para deposição de energia)

NEE para meninas de 9 a 18 anos (dentro dos percentis 5 a 85 para o IMC)
NEE = GET + deposição de energia
NEE = 135,3 − 30,8 × Idade (anos) + AF × (10 × Peso [kg] + 934 × Estatura [m]) + 25 (kcal para deposição de energia)
em que
AF = Coeficiente de atividade física para meninas de 3 a 18 anos:
AF = 1 (Sedentária)
AF = 1,16 (Pouco ativa)
AF = 1,31 (Ativa)
AF = 1,56 (Muito ativa)

NEE para homens com 19 anos ou mais (IMC 18,5 a 25 kg/m²)
NEE = GET
NEE = 662 − 9,53 × Idade (anos) + AF × (15,91 × Peso [kg] + 539,6 × Estatura [m])
em que
AF = Coeficiente de atividade física:
AF = 1 (Sedentário)
AF = 1,11 (Pouco ativo)
AF = 1,25 (Ativo)
AF = 1,48 (Muito ativo)

NEE para mulheres com 19 anos ou mais (IMC 18,5 a 25 kg/m²)
NEE = GET
NEE = 354 − 6,91 × Idade (anos) + AF × (9,36 × Peso [kg] + 726 × Estatura [m])

em que
AF = Coeficiente de atividade física:
AF = 1 (Sedentária)
AF = 1,12 (Pouco ativa)
AF = 1,27 (Ativa)
AF = 1,45 (Muito ativa)

NEE para mulheres gestantes
14 a 18 anos: NEE = NEE adolescente + deposição de energia na gravidez
Primeiro trimestre = NEE adolescente + 0 (deposição de energia na gravidez)
Segundo trimestre = NEE adolescente + 160 kcal (8 kcal/sem 1 × 20 sem) + 180 kcal
Terceiro trimestre = NEE adolescente + 272 kcal (8 kcal/sem × 34 sem) + 180 kcal
19 a 50 anos = NEE adulta + deposição de energia da gravidez
Primeiro trimestre = NEE adulta + 0 (deposição de energia na gravidez)
Segundo trimestre = NEE adulta + 160 kcal (8 kcal/sem × 20 sem) + 180 kcal
Terceiro trimestre = NEE adulta + 272 kcal (8 kcal/sem × 34 sem) + 180 kcal

NEE para mulheres lactantes
14 a 18 anos: NEE = NEE adolescente + Produção de energia do leite − Perda de peso
Primeiros 6 meses = NEE adolescente + 500 − 170 (Produção de energia do leite − Perda de peso)
6 meses seguintes = NEE adolescente + 400 − 0 (Produção de energia do leite − Perda de peso)
19 a 50 anos: NEE = NEE adulto + Produção de energia do leite − Perda de peso
Primeiros 6 meses = NEE adulto + 500 − 70 (Produção de energia do leite − Perda de peso)
6 meses seguintes = NEE adulto + 400 − 0 (Produção de energia do leite − Perda de peso)

GET de manutenção de peso para meninos de 3 a 18 anos com sobrepeso e em risco de sobrepeso (percentil > 85 para o IMC para sobrepeso)
GET = 114 − 50,9 × Idade (anos) + AF × (19,5 × Peso [kg] + 1.161,4 × Estatura [m])
em que
AF = Coeficiente de atividade física:
AF = 1 se GAF estima-se estar em ≥ 1,0 < 1,4 (Sedentário)
AF = 1,12 se GAF estima-se estar em ≥ 1,4 < 1,6 (Pouco ativo)
AF = 1,24 se GAF estima-se estar em ≥ 1,6 < 1,9 (Ativo)
AF = 1,45 se GAF estima-se estar em ≥ 1,9 < 2,5 (Muito ativo)

GET de manutenção de peso para meninas de 3 a 18 anos com sobrepeso e em risco de sobrepeso (percentil > 85 para o IMC para sobrepeso)
GET = 389 − 41,2 × Idade (anos) + AF × (15 × Peso [kg] + 701,6 × Estatura [m])
em que
AF = Coeficiente de atividade física:
AF = 1 se GAF estima-se estar em ≥ 1 < 1,4 (Sedentária)
AF = 1,18 se GAF estima-se estar em ≥ 1,4 < 1,6 (Pouco ativa)
AF = 1,35 se GAF estima-se estar em ≥ 1,6 < 1,9 (Ativa)
AF = 1,60 se GAF estima-se estar em ≥ 1,9 < 2,5 (Muito ativa)

Homens com sobrepeso e obesos com 19 anos ou mais (IMC ≥ 25 kg/m²)
GET = 1.086 − 10,1 × Idade (anos) + AF × (13,7 × Peso [kg] + 416 × Estatura [m])
em que
AF = Coeficiente de atividade física:
AF = 1 se GAF estima-se estar em ≥ 1 < 1,4 (Sedentário)
AF = 1,12 se GAF estima-se estar em ≥ 1,4 < 1,6 (Pouco ativo)
AF = 1,29 se GAF estima-se estar em ≥ 1,6 < 1,9 (Ativo)
AF = 1,59 se GAF estima-se estar em ≥ 1,9 < 2,5 (Muito ativo)

(continua)

Boxe 2.1 Equações de predição do gasto energético estimado em quatro níveis de atividade física.
(*Continuação*)

Mulheres com sobrepeso e obesas com 19 anos ou mais (IMC ≥ 25 kg/m²)
GET = 448 − 7,95 × Idade (anos) + AF × (11,4 × Peso [kg] + 619 × Estatura [m])
em que
AF = Coeficiente de atividade física:
AF = 1 se GAF estima-se estar em ≥ 1 < 1,4 (Sedentária)
AF = 1,16 se GAF estima-se estar em ≥ 1,4 < 1,6 (Pouco ativa)
AF = 1,27 se GAF estima-se estar em ≥ 1,6 < 1,9 (Ativa)
AF = 1,44 se GAF estima-se estar em ≥ 1,9 < 2,5 (Muito ativa)

Homens normais e com sobrepeso ou obesos com 19 anos ou mais (IMC ≥ 18,5 kg/m²)
GET = 864 − 9,72 × Idade (anos) + AF × (14,2 × Peso [kg] + 503 × Estatura [m])
em que
AF = Coeficiente de atividade física:
AF = 1 se GAF estima-se estar em ≥ 1 < 1,4 (Sedentário)
AF = 1,12 se GAF estima-se estar em ≥ 1,4 < 1,6 (Pouco ativo)
AF = 1,27 se GAF estima-se estar em ≥ 1,6 < 1,9 (Ativo)
AF = 1,54 se GAF estima-se estar em ≥ 1,9 < 2,5 (Muito ativo)

Mulheres normais e com sobrepeso ou obesas com 19 anos ou mais (IMC ≥ 18,5 kg/m²)
GET = 387 − 7,31 × Idade (anos) + AF × (10,9 × Peso [kg] + 660,7 × Estatura [m])
em que
AF = coeficiente de atividade física:
AF = 1 se GAF estima-se estar em ≥ 1 < 1,4 (Sedentária)
AF = 1,14 se GAF estima-se estar em ≥ 1,4 < 1,6 (Pouco ativa)
AF = 1,27 se GAF estima-se estar em ≥ 1,6 < 1,9 (Ativa)
AF = 1,45 se GAF estima-se estar em ≥ 1,9 < 2,5 (Muito ativa)

*A NEE é a ingestão energética dietética média prevista para manter o equilíbrio energético em um adulto saudável de idade, sexo, peso, estatura e grau de atividade física definidos e consistentes com uma boa saúde. Em crianças e mulheres gestantes e lactantes, a necessidade estimada de energia inclui as necessidades associadas à deposição de tecidos ou secreção de leite em índices compatíveis com uma boa saúde.
†O GAF é o grau de atividade física que é a razão entre o gasto energético total e o gasto energético basal.
‡O GET é a soma do gasto energético em repouso, da energia gasta na atividade física e do efeito térmico dos alimentos.
§O IMC é determinado dividindo-se a massa corporal (em quilogramas) pelo quadrado da estatura (em metros).
AF, atividade física; GET, gasto energético total; IMC, índice de massa corporal; GAF, grau de atividade física; NEE, necessidade estimada de energia.
(De Institute of Medicine, Food and Nutrition Board: *Dietary reference intakes for energy, carbohydrate, fiber, fat, fatty acids, cholesterol, protein, and amino acids*, Washington, DC, 2002, The National Academies Press, www.nap.edu.)

Tabela 2.3 Categorias de grau de atividade física e equivalência de caminhada.*

Categoria de GAF	Valores de GAF	Equivalência de caminhada (km/dia a 4,8 a 6,4 km/h)
Sedentário	1 a 1,39	
Pouco ativo	1,4 a 1,59	2,4; 3,5; 4,7 para GAF = 1,5
Ativo	1,6 a 1,89	4,8; 7,1; 9,3 para GAF = 1,6 8,5; 11,7; 15,9 para GAF = 1,75
Muito ativo	1,9 a 2,5	12,1; 16,6; 22,5 para GAF = 1,9 19,8; 26,9; 36,2 para GAF = 2,2 27,4; 37; 49,9 para GAF = 2,5

*Além da energia gasta para as atividades geralmente não programadas que fazem parte de uma vida diária normal. Os valores de km/dia baixo, médio e alto se aplicam a indivíduos de massa corporal relativamente pesada (120 kg), média (70 kg) e leve (44 kg), respectivamente.
GAF, grau de atividade física.
(De Institute of Medicine, The National Academies: *Dietary reference intakes for energy, carbohydrate, fiber, fat, fatty acids, cholesterol, protein, and amino acids*, Washington, DC, 2002/2005, The National Academies Press.)

Para calcular a NEE para essa mulher adulta, de 30 anos, use a equação NEE para mulheres com 19 anos ou mais (IMC 18,5 a 25 kg/m²); ver o Boxe 2.1. O cálculo a seguir estima a necessidade energética para mulher ativa de 30 anos que pesa 65 kg, tem 1,77 m de estatura com um AF = 1,27:

NEE = 354 − 6,91 × Idade (anos) + AF × (9,36 × Peso [kg] + 726 × Estatura [m])

NEE = 354 − (6,91 × 30) + 1,27 × ([9,36 × 65] + [726 × 1,77])

NEE = 2.551 kcal

ATIVIDADE FÍSICA EM CRIANÇAS

A energia gasta durante várias atividades e a intensidade e o impacto das atividades selecionadas também podem ser determinados para crianças e adolescentes (ver Boxe 2.1).

CÁLCULO DA ENERGIA DO ALIMENTO

A energia total disponível de um alimento é medida com uma bomba calorimétrica. Esse dispositivo consiste em um recipiente fechado no qual uma amostra pesada de alimento, acesa por uma faísca elétrica, é queimada em uma atmosfera oxigenada. O recipiente é imerso em um volume conhecido de água e o aumento da temperatura da água após inflamar o alimento é usado para calcular a energia térmica gerada.

Nem toda a energia dos alimentos e do álcool está disponível para as células do corpo, porque os processos de digestão e absorção não são completamente eficientes. Além disso, a porção nitrogenada dos aminoácidos não é oxidada, porém é excretada na forma de ureia. Portanto, a energia biologicamente disponível dos alimentos e do álcool é expressa em valores arredondados um pouco abaixo daqueles obtidos com o calorímetro. Esses valores para proteína, lipídeos, carboidrato e álcool (Figura 2.4) são 4, 9, 4 e 7 kcal/g, respectivamente. A fibra é um "carboidrato indisponível" que resiste à digestão e à absorção e sua contribuição energética é mínima.

Embora o valor energético de cada nutriente seja conhecido com precisão, apenas alguns alimentos, como óleos e açúcares, são compostos de um único nutriente. Mais comumente, os alimentos contêm uma mistura de proteínas, lipídeos e carboidratos. Por exemplo, o valor energético de um ovo médio (50 g) calculado em termos de peso é derivado de proteínas (13%), lipídeos (12%) e carboidratos (1%) da seguinte forma:

Proteínas: 13% × 50 g = 6,5 g × 4 kcal/g = 26 kcal
Lipídeos: 12% × 50 g = 6 g × 9 kcal/g = 54 kcal
Carboidratos: 1% × 50 g = 0,05 g × 4 kcal/g = 2 kcal
Total = 82 kcal

O valor energético das bebidas alcoólicas pode ser determinado usando a seguinte equação:

kcal de álcool = quantidade de bebida (onças) × grau × 0,8 kcal/grau/1 oz*

---

*N.T.: 1 onça norte-americana (1 oz) = 29,57 mℓ.

O grau é uma descrição usada para bebidas alcoólicas. É a proporção de álcool para água ou outros líquidos em uma bebida alcoólica. O padrão nos EUA define 100° como igual a 50% de álcool etílico por volume. Para determinar a porcentagem de álcool etílico em uma bebida, divida o valor do grau por 2. Por exemplo, o uísque de grau 86 contém 43% de álcool etílico. A última parte da equação – 0,8 kcal/grau/1 oz – é o fator que contabiliza a densidade calórica do álcool (7 kcal/g) e o fato de que nem todo o álcool na bebida alcóolica está

Tabela 2.4 Intensidade e efeito de várias atividades sobre o grau de atividade física em adultos.*

Atividade física	METs[†]	Δ GAF/10 min[‡]	Δ GAF/h[‡]	Atividade física	METs[†]	Δ GAF/10 min[‡]	Δ GAF/h[‡]
Atividades diárias				Andar de bicicleta (sem pressa)	3,5	0,024	0,14
Deitar em repouso	1	0	0	Caminhar (6,4 km/h)	4,5	0,033	0,20
Andar de carro	1	0	0	**Atividades de lazer: vigorosas**			
Atividade leve enquanto está sentado	1,5	0,005	0,03	Cortar madeira	4,9	0,037	0,22
Usar um aspirador em pó	3,5	0,024	0,14	Jogar tênis (duplas)	5	0,038	0,23
Fazer tarefas domésticas (esforço moderado)	3,5	0,024	0,14	Patinar no gelo	5,5	0,043	0,26
				Ciclismo (moderado)	5,7	0,045	0,27
Jardinagem (sem colheita)	4,4	0,032	0,19	Esqui (descida de montanha ou água)	6,8	0,055	0,33
Corte de grama (cortador elétrico)	4,5	0,033	0,20				
Atividades de lazer: leves				Natação	7	0,057	0,34
Caminhar (3,2 km/h)	2,5	0,014	0,09	Escalada de colinas (carga de 5 kg)	7,4	0,061	0,37
Remar (sem pressa)	2,5	0,014	0,09				
Golfe (com carrinho)	2,5	0,014	0,09	Caminhar (8 km/h)	8	0,067	0,40
Dançar	2,9	0,018	0,11	Corrida (1,6 km em 10 min)	10,2	0,088	0,53
Atividades de lazer: moderadas				Pular corda	12	0,105	0,63
Caminhar (4,8 km/h)	3,3	0,022	0,13				

*GAF é o grau de atividade física que é a razão entre o gasto total de energia e o gasto energético basal.
[†]MET são múltiplos dos consumos de oxigênio em repouso de um indivíduo, definidos como a taxa de consumo de oxigênio (O$_2$) de 3,5 mℓ de O$_2$/min/kg de massa corporal em adultos.
[‡]O Δ GAF é a permissão feita para incluir o efeito retardado da atividade física em causar o consumo excessivo de oxigênio pós-exercício e a dissipação de parte da energia alimentar consumida por meio do efeito térmico dos alimentos.
MET, equivalente metabólico; *GAF*, grau de atividade física.
(Modificada do Institute of Medicine, The National Academies: *Dietary reference intakes for energy, carbohydrate, fiber, fat, fatty acids, cholesterol, protein, and amino acids*, Washington, DC, 2002, The National Academies Press.)

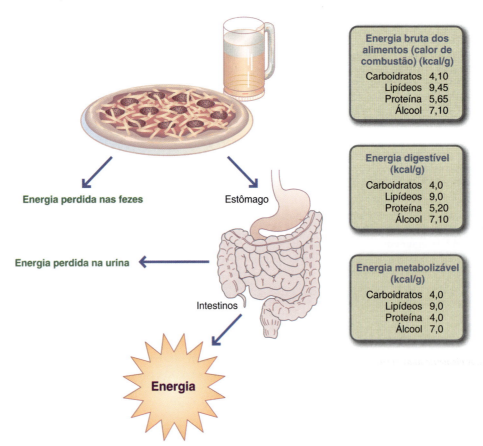

Figura 2.4 Valor energético dos alimentos.

disponível para energia. Por exemplo, o número de quilocalorias em 1½ onça (44,3 mℓ) de uísque de grau 86 seria determinado da seguinte forma:

1 ½ oz × 86% grau × 0,8 kcal/grau/1 oz = 103 kcal

Consulte o Apêndice 24 para obter o conteúdo calórico das bebidas alcoólicas.

Os valores energéticos dos alimentos com base nas análises químicas podem ser obtidos no *website* do U.S. Department of Agriculture (USDA) Nutrient Data Laboratory ou de *Bowes and Church's Food Values of Portions Commonly Used* (Pennington e Spungen, 2009).

Muitos programas de *software* de computador que usam o banco de dados de nutrientes do USDA como referência padrão também estão disponíveis e muitos *websites online* podem ser usados (ver Capítulo 4).

As recomendações para as porcentagens de macronutrientes variam de acordo com o objetivo do cliente e qualquer processo de doença subjacente ou predominante. Esse assunto é discutido em outros capítulos.

WEBSITES ÚTEIS E APLICATIVOS

The Academy of Nutrition and Dietetics: Evidence Analysis Library
American Society for Parenteral and Enteral Nutrition
Food Prodigy
myfitnesspal
MyPlate Tracker
National Academy Press – Editora do Institute of Medicine DRIs for Energy
U.S. Department of Agriculture Food Composition Tables

REFERÊNCIAS BIBLIOGRÁFICAS

Compher C, Frankenfield D, Keim N, et al: Best practice methods to apply to measurement of resting metabolic rate in adults: a systematic review, *J Am Diet Assoc* 106:881–903, 2006.

Cooney RN, Frankenfield DC: Determining energy needs in critically ill patients: equations or indirect calorimeters, *Curr Opin Crit Care* 18:174–177, 2012.

Cooper JA, Manini TM, Paton CM, et al: Longitudinal change in energy expenditure and effects on energy requirements of the elderly, *Nutr J* 12(1):73, 2013.

Dombrowski A, Heuberger R: Patients receiving dialysis do not have increased energy needs compared with healthy adults, *J Ren Care* 2018. doi:1111/jorc.12248.

Ferraro R, Lillioja S, Fontvieille AM, et al: Lower sedentary metabolic rate in women compared with men, *J Clin Invest* 90:780–784, 1992.

Frankenfield DC, Rowe WA, Smith JS, et al: Validation of several established equations for resting metabolic rate in obese and nonobese people, *J Am Diet Assoc* 103:1152–1159, 2003.

Gallagher D, Belmonte D, Deurenberg P, et al: Organ-tissue mass measurement allows modeling of REE and metabolically active tissue mass. *Am J Physiol* 275:E249–E258, 1998.

Göktepe AS, Cakir B, Yilmaz B, et al: Energy expenditure of walking with prostheses: comparison of three amputation levels, *Prosthet Orthot Int* 34(1):31–36, 2010.

Hardy JD, DuBois EF: Regulation of heat loss from the human body, *Proc Natl Acad Sci U S A* 23:624–631, 1937.

Harris JA, Benedict FG: *A biometric study of basal metabolism in man*, Pub no. 279, Washington, DC, 1919, Carnegie Institute of Washington.

Heymsfield SB, Peterson CM, Bourgeois B, et al. Human energy expenditure: advances in organ-tissue prediction models. *Obes Rev* 19(9):1177–1188, 2018.

Hipskind P, Glass C, Charlton D, et al: Do handheld calorimeters have a role in assessment of nutrition needs in hospitalized patients? A systematic review of literature, *Nutr Clin Pract* 26:426–433, 2011.

Hursel R, Westerterp-Plantenga MS: Thermogenic ingredients and body weight regulation, *Int J Obes (Lond)* 34:659–669, 2010.

Institute of Medicine, Food and Nutrition Board: *Dietary reference intakes for energy, carbohydrate, fiber, fat, fatty acids, cholesterol, protein, and amino acids*, Washington, DC, 2002, National Academies Press.

Institute of Medicine of the National Academies, Food and Nutrition Board: *Dietary reference intakes for energy, carbohydrate, fiber, fat, fatty acids, cholesterol, protein, and amino acids*, Washington, DC, 2005, National Academies Press.

Ireton-Jones C: Indirect calorimetry. In Skipper A, editor: *The dietitian's handbook of enteral and parenteral nutrition*, ed 3, Sudbury, MA, 2010, Jones and Bartlett.

Javed F, He Q, Davidson LE, et al: Brain and high metabolic rate organ mass: contributions to resting energy expenditure beyond fat-free mass, *Am J Clin Nutr* 91:907–912, 2010.

Kee AL, Isenring E, Hickman I, et al: Resting energy expenditure of morbidly obese patients using indirect calorimetry: a systematic review, *Obes Rev* 13:753–765, 2012.

Kelly B, King JA, Goerlach J, et al: The impact of high-intensity intermittent exercise on resting metabolic rate in healthy males, *Eur J Appl Physiol* 113:3039–3047, 2013.

Keys A, Taylor HL, Grande F: Basal metabolism and age of adult man, *Metabolism* 22:579–587, 1973.

Larson-Meyer DE, Ravussin E, Heilbronn L, et al: Ghrelin and peptide YY in postpartum lactating and nonlactating women, *Am J Clin Nutr* 91:366–372, 2010.

Ławiński M, Singer P, Gradowski Ł, et al: Predicted vs measured energy expenditure in patients receiving home nutrition support, *Nutrition* 31(11-12):1328–1332, 2015.

Leuck M, Levandovski R, Harb A, et al: Circadian rhythm of energy expenditure and oxygen consumption, *J Parenter Enteral Nutr* 38:263–268, 2013.

McClave SA, Lowen CC, Kleber MJ, et al: Clinical use of the respiratory quotient obtained from indirect calorimetry, *J Parenter Enteral Nutr* 27:21–26, 2003.

Mifflin MD, St. Jeor ST, Hill LA, et al: A new predictive equation for resting energy expenditure in healthy individuals, *Am J Clin Nutr* 51:241–247, 1990.

Mindell JS, Coombs N, Stamatakis E: Measuring physical activity in children and adolescents for dietary surveys: practicalities, problems and pitfalls, *Proc Nutr Soc* 73(2):218–225, 2014.

Neilson HK, Robson PJ, Friedenreich CM, et al: Estimating activity energy expenditure: how valid are physical activity questionnaires? *Am J Clin Nutr* 87:279–291, 2008.

O'Riordan CF, Metcalf BS, Perkins JM, et al: Reliability of energy expenditure prediction equations in the weight management clinic, *J Hum Nutr Diet* 23:169–175, 2010.

Pennington JA, Spungen JS: *Bowes and Church's food values of portions commonly used*, ed 19, Philadelphia, PA, 2009, Lippincott Williams & Wilkins.

Plasqui G, Westerterp KR: Physical activity assessment with accelerometers: an evaluation against doubly labeled water, *Obesity* 15:2371–2379, 2007.

Reinbach HC, Smeets A, Martinussen T, et al: Effects of capsaicin, green tea and CH-19 sweet pepper on appetite and energy intake in humans in negative and positive energy balance, *Clin Nutr* 28:260–265, 2009.

Ribeiro HS, Anastácio LR, Ferreira LG, et al: Energy expenditure and balance among long-term liver recipients, *Clin Nutr* 33:1147–1152, 2014.

Sedlet KL, Ireton-Jones CS: Energy expenditure and the abnormal eating pattern of a bulimic: a case study, *J Am Diet Assoc* 89:74–77, 1989.

Tentolouris N, Pavlatos S, Kokkinos A, et al: Diet induced thermogenesis and substrate oxidation are not different between lean and obese women after two different isocaloric meals, one rich in protein and one rich in fat, *Metabolism* 57:313–320, 2008.

Volp ACP, Esteves de Oliveira FC, Duarte Moreira Alves R, et al: Energy expenditure: components and evaluation methods, *Nutr Hosp* 26(3):430–440, 2011.

Wang Z, Ying Z, Zhang J, et al: Evaluation of specific metabolic rates of major organs and tissues: comparison between nonobese and obese women, *Obesity (Silver Spring)* 20(1):95–100, 2012.

Wang Z, Ying Z, Zhang J, et al: Specific metabolic rates of major organs and tissues across adulthood: evaluation by mechanistic model of resting energy expenditure, *Am J Clin Nutr* 92(6):1369–1377, 2010.

Wong WW, Roberts SB, Racette SB, et al: The doubly labeled water method produces highly reproducible longitudinal results in nutrition studies, *J Nutr* 144:777–783, 2014.

3

Clínico: Água, Eletrólitos e Equilíbrio Ácido-Base

Mandy L. Corrigan, MPH, RDN, CNSC, FAND, FASPEN
Lauren Kruse, MS, RDN, CNSC

TERMOS-CHAVE

- acidemia
- acidose metabólica
- acidose respiratória
- água corporal total (ACT)
- água metabólica
- alcalemia
- alcalose metabólica
- alcalose por contração
- alcalose respiratória
- bomba de sódio-potássio adenosina trifosfatase (bomba Na⁺/K⁺-ATPase)
- cálcio corrigido
- desidratação
- edema
- eletrólitos
- equilíbrio ácido-base
- hipervolemia
- hiponatremia
- hormônio antidiurético
- intervalo aniônico
- linfedema
- líquido do "terceiro espaço"
- líquido extracelular (LEC)
- líquido intersticial
- líquido intracelular (LIC)
- osmolalidade
- osmolaridade
- perda de água insensível
- perda de água sensível
- pressão hidrostática
- pressão oncótica (pressão osmótica coloidal)
- pressão osmótica
- sistema renina-angiotensina
- tampão
- vasopressina

O manejo de líquidos, eletrólitos e ácido-base é complexo e requer compreensão das funções e mecanismos homeostáticos que o corpo usa para manter um ambiente ideal para o funcionamento celular. Alterações nos equilíbrios hídrico, eletrolítico e ácido-base são comumente observadas em pacientes hospitalizados e podem afetar a homeostase tanto de forma aguda quanto crônica. Compreender a função e a regulação dos líquidos e eletrólitos contribui para a capacidade de prevenir e tratar esses desequilíbrios em pacientes em qualquer estado de doença.

O volume, a composição e a distribuição dos líquidos corporais têm efeitos profundos na função celular. Um ambiente interno estável é mantido por meio de uma rede sofisticada de mecanismos homeostáticos, que visam garantir que a ingestão e a perda de água sejam equilibradas. Doença, traumatismo e cirurgia podem interromper o equilíbrio hídrico, eletrolítico e ácido-base e alterar composição, distribuição ou quantidade dos líquidos corporais. Até mesmo pequenas mudanças no pH, nas concentrações de eletrólitos e no estado hídrico podem afetar adversamente a função celular. Se essas alterações não forem corrigidas, podem ocorrer consequências graves ou morte.

ÁGUA CORPORAL

A água é o maior componente único do corpo. Ao nascimento, a água atinge a proporção máxima que terá ao longo de toda a vida humana e corresponde a 75 a 85% do peso corporal total; essa proporção diminui com a idade e a adiposidade. A água corresponde de 60 a 70% do peso corporal total em um adulto magro, mas apenas 45 a 55% em um adulto obeso. As células metabolicamente ativas do músculo e das vísceras têm as maiores concentrações de água; as células do tecido calcificado têm as menores. A água corporal total é maior em atletas do que em não atletas, diminui com a idade e também com a redução da massa muscular. Embora a proporção do peso corporal representado pela água varie com o sexo, a idade e a gordura corporal, há pouca variação no dia a dia de um indivíduo.

Funções

A água disponibiliza os solutos para reações celulares, regula a temperatura corporal, mantém o volume sanguíneo, transporta nutrientes e está envolvida na digestão, na absorção e na excreção. A perda de 20% da água corporal (**desidratação**) pode causar a morte e a perda de apenas 10% pode causar danos aos sistemas essenciais do organismo. Mesmo uma desidratação leve (perda de 1 a 2%) pode levar à perda da função cognitiva e do estado de alerta, ao aumento na frequência cardíaca e à diminuição no desempenho nos exercícios (Murray, 2007). Adultos saudáveis podem viver até 10 dias sem água e as crianças podem viver até 5 dias, enquanto uma pessoa pode sobreviver por várias semanas sem comida.

Distribuição

A **água corporal total (ACT)** é distribuída principalmente no **líquido intracelular (LIC)** e no **líquido extracelular (LEC)**. O líquido transcelular compreende 3% da água corporal total e é a pequena quantidade de líquido que constitui o fluido cerebrospinal e os líquidos pericárdico e pleural, bem como o líquido que envolve o olho. O **LIC** está contido nas células e é responsável por dois terços da água corporal total. O LEC corresponde ao terço restante da água corporal total. O líquido extracelular é a água e as substâncias dissolvidas no plasma e na linfa, e também inclui o **líquido intersticial** (o líquido ao redor das células nos tecidos). Enquanto a distribuição da água corporal varia em diferentes circunstâncias, a quantidade total no corpo permanece

Capítulo 3 Clínico: Água, Eletrólitos e Equilíbrio Ácido-Base

VISÃO CLÍNICA
Edema

Edema é o acúmulo de volume anormal de líquido intersticial no "terceiro espaço", incluindo espaços de tecido intercelular ou cavidades corporais, que leva a um inchaço palpável e/ou visível. O líquido no "terceiro espaço" é isolado e, portanto, não contribui para as funções da água corporal dentro do corpo.

As causas do edema podem ser multifatoriais e existem quatro causas principais que impactam o equilíbrio hídrico (Figura 3.1).

1. Diminuição da **pressão oncótica** (a pressão na membrana capilar): as proteínas plasmáticas circulantes diminuem em estados como enteropatia perdedora de proteínas, síndrome nefrótica ou doença hepática. As proteínas circulantes normalmente atraem água para dentro do espaço vascular, mas com menos proteínas circulantes ocorre diminuição na pressão osmótica coloidal (a albumina é o maior contribuinte para a pressão oncótica).
2. Aumento da permeabilidade dos capilares: permite o vazamento de proteínas para o espaço intersticial, atraindo, assim, mais água para fora do espaço vascular. Isso pode ser observado na síndrome da angústia respiratória aguda, no traumatismo, em queimaduras ou na inflamação.
3. Aumento da **pressão hidrostática**: a força do aumento da pressão ou do volume sanguíneo empurra o líquido para dentro do espaço intersticial, conforme observado em doenças como cirrose, insuficiência cardíaca congestiva, insuficiência renal ou trombose venosa.
4. Disfunção linfática: o **linfedema** (edema linfático) geralmente se localiza em áreas específicas do corpo quando há obstrução dos vasos linfáticos. Ocorre quando o líquido e as proteínas não podem retornar à circulação, e a linfa "aprisionada" rica em proteínas atrai água. O linfedema pode ser observado em pacientes com câncer submetidos à cirurgia para dissecção de linfonodo.

O edema é graduado com base na gravidade (graus 1, 2, 3, 4+) e pode ser classificado como depressível ou não depressível. Se a pressão for aplicada por um dedo ou polegar em uma área com edema, este é classificado como edema depressível quando uma impressão ou "depressão" permanece após a remoção do dedo (Figura 3.2).

O edema tipicamente é denominado pela localização em que está presente (p. ex., edema pedal quando presente nos pés ou edema periférico quando encontrado nas extremidades). O edema também pode ser categorizado adicionalmente como dependente, independente ou generalizado. O edema dependente caracteriza-se pelo acúmulo de líquido nas áreas inferiores. Por exemplo, um paciente em repouso na cama com edema periférico e pernas/pés elevados pode apresentar edema dependente no sacro e nos quadris, com o líquido se deslocando para uma área inferior do corpo. O edema generalizado não está confinado a uma área; em vez disso, o líquido acumula-se por todo o corpo. Em contraste, o edema independente está isolado em uma área do corpo (Ratliff, 2015).

Ao realizar o exame físico focado na nutrição como parte da avaliação nutricional, é importante avaliar os dois lados do corpo, esquerdo e direito, quanto à presença ou ausência de edema, uma vez que o edema pode ser unilateral ou bilateral.

---

relativamente constante. A ingestão de água a partir de alimentos e bebidas é equilibrada pela perda de água pela urina, transpiração, fezes e respiração. Edema é o acúmulo anormal de líquido no **"terceiro espaço"**, incluindo espaços de tecido intercelular ou cavidades corporais. O líquido no "terceiro espaço" está isolado e, portanto, não contribui para as tarefas funcionais da água corporal dentro do corpo.

Balanço hídrico

O movimento da água é ditado pela pressão hidrostática, difusão, osmose e transporte ativo. A água se move para dentro e para fora do líquido intracelular (LIC) e do líquido extracelular (LEC) com base na **osmolaridade** (capacidade da pressão osmótica de mover o líquido entre os compartimentos), para atingir o equilíbrio. A pressão

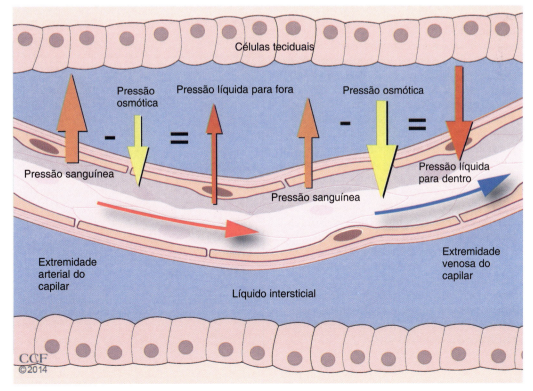

Figura 3.1 Efeitos da pressão intravascular e intersticial no movimento de líquidos.

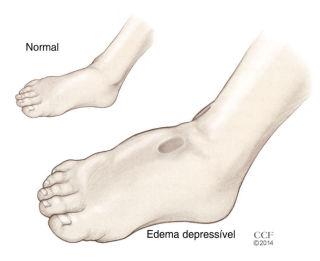

Figura 3.2 Edema depressível.

osmótica é diretamente proporcional ao número de partículas na solução e geralmente se refere à pressão na membrana celular. A **bomba de sódio-potássio adenosina trifosfatase (bomba Na+/K+-ATPase)** desempenha uma função fundamental na regulação do equilíbrio hídrico. Em termos simples, a pressão osmótica do líquido intracelular é uma função de seu teor de potássio, porque o potássio é o cátion intracelular predominante. A pressão osmótica do líquido extracelular é relativa ao teor de sódio porque o sódio é o principal cátion extracelular. Embora as variações na distribuição de íons sódio e potássio sejam as principais causas dos deslocamentos de água entre os vários compartimentos de líquido, o cloreto e o fosfato também estão envolvidos no balanço hídrico (ver seção *Eletrólitos* mais adiante neste capítulo).

Osmolalidade é a medida das partículas osmoticamente ativas por quilograma do solvente no qual as partículas estão dispersas. A soma média da concentração de todos os cátions no soro é de aproximadamente 150 mEq/ℓ. A concentração de cátions é balanceada por 150 mEq/ℓ de ânions, produzindo uma osmolalidade sérica total de aproximadamente 300 mOsm/ℓ. Osmolalidade ou tonicidade são palavras usadas alternadamente na prática clínica. A osmolalidade ou tonicidade normal é de 280 a 300 mOsms e os valores acima ou abaixo desse intervalo são denominados "hipotônicos" (normalmente um sinal de excesso de água) ou "hipertônicos" (geralmente um sinal de déficit hídrico).

Deslocamentos no equilíbrio da água podem ter consequências adversas. A água corporal é regulada pelo sistema digestório, rins e cérebro, o que mantém o conteúdo de água corporal razoavelmente constante. A pele, o maior órgão do corpo, também desempenha um papel na regulação da temperatura e da água corporal. Em geral, a quantidade de água consumida é aproximadamente equivalente à eliminação diária.

Os mecanismos para manter o equilíbrio hídrico envolvem uma série de hormônios, incluindo o **hormônio antidiurético** (também conhecido como **vasopressina**), aldosterona, angiotensina II, cortisona, norepinefrina e epinefrina (Canada et al., 2015). O aumento da osmolalidade sérica ou a diminuição do volume sanguíneo causa a liberação do hormônio antidiurético, que sinaliza aos rins para conservar água. Na presença de baixo volume de líquido extracelular, os rins liberam renina para produzir angiotensina II (**sistema renina-angiotensina**). A angiotensina II tem várias funções, incluindo a estimulação da vasoconstrição e dos centros da sede.

Ingestão de água

A sede é regulada pelo hipotálamo e controla a ingestão de água em indivíduos saudáveis. A sensibilidade à sede é diminuída em indivíduos mais velhos, pacientes com doenças crônicas ou agudas, lactentes e atletas, levando a maior potencial para déficits hídricos. As fontes de água incluem líquidos (via oral, alimentação por sonda enteral, líquidos parenterais), alimentos e metabolismo oxidativo (Tabelas 3.1 a 3.3). A oxidação dos alimentos no corpo produz **água metabólica** como um produto final. A oxidação de 100 g de gordura, carboidrato ou proteína rende 107, 55 ou 41 g de água, respectivamente, para um total de aproximadamente 200 a 300 mℓ/dia (Whitmire, 2008; Canada, 2015).

A tonicidade dos líquidos corporais pode ser medida (osmolalidade sérica) ou estimada a partir da seguinte fórmula:

Osmolalidade (mOsms) = (2 × sódio sérico [mEq/ℓ]) + (BUN [mg/dℓ]) + (glicemia mg/dℓ)

Tabela 3.1 Conteúdo dos fluidos intravenosos comuns.

Fluido	Dextrose (g/ℓ)	Sódio (mEq/ℓ)	Cloreto (mEq/ℓ)	Componentes adicionais (mEq/ℓ)
NaCl 0,45%	0	77	77	n/a
NaCl 0,9%	0	154	154	n/a
Salina 3%	0	513	513	n/a
Dextrose 5% em água	50	0	0	n/a
D₅ em NaCl 0,45%	50	77	77	n/a
D₅ em NaCl 0,9%	50	154	154	n/a
Dextrose 10%	100	0	0	n/a
Lactato de Ringer (LR)	0	130	109	Potássio 4, Cálcio 3, Lactato 28
D₅LR	50	130	109	Potássio 4, Cálcio 3, Lactato 28

D_5, dextrose 5%.

Tabela 3.2 Porcentagem de água em alimentos comuns.

Alimentos	Porcentagem	Alimentos	Porcentagem
Alface-americana	96	Ovos	75
Aipo	95	Bananas	74
Pepinos	95	Peixe hadoque assado	74
Repolho cru	92	Frango assado, peito	70
Melancia	92	Milho cozido	65
Brócolis fervido	91	Carne de filé-mignon	59
Leite sem gordura	91	Queijo suíço	38
Espinafre	91	Pão branco	37
Vagem cozida	89	Bolo nuvem	34
Cenouras cruas	88	Manteiga	16
Laranjas	87	Amêndoas descascadas	5
Cereais cozidos	85	Biscoitos água e sal	3
Maçãs cruas e sem casca	84	Açúcar branco	1
Uvas	81	Óleos	0
Batatas fervidas	77		

De U.S. Department of Agriculture – USDA, Agricultural Research Service (ARS): Nutrient database for standard reference. http://ndb.nal.usda.gov.

Tabela 3.3 Conteúdo de água das formulações de nutrição enteral.

Concentração da fórmula enteral	Porcentagem de água livre
1 kcal/mℓ	84%
1,2 kcal/mℓ	81%
1,5 kcal/mℓ	76%
2 kcal/mℓ	69%

VISÃO CLÍNICA
Forças osmóticas

A **pressão osmótica** é diretamente proporcional ao número de partículas em solução e geralmente se refere à pressão na membrana celular. A pressão osmótica do líquido intracelular é uma função de seu teor de potássio, pois o potássio é o cátion predominante. Em contraste, a pressão osmótica do líquido extracelular (LEC) pode ser considerada em relação ao seu teor de sódio, pois o sódio é o principal cátion presente no líquido extracelular. Embora as variações na distribuição de íons sódio e potássio sejam as principais causas dos deslocamentos de água entre os vários compartimentos de líquido, o cloreto e o fosfato também influenciam o equilíbrio hídrico. As proteínas não podem se difundir em decorrência de seu tamanho e, portanto, também desempenham um papel fundamental na manutenção do equilíbrio osmótico. A **pressão oncótica**, ou a **pressão osmótica coloidal**, é a pressão na membrana capilar. Ela é mantida por proteínas dissolvidas no plasma e nos líquidos intersticiais. A pressão oncótica ajuda a reter água dentro dos vasos sanguíneos, impedindo o extravasamento do plasma para os espaços intersticiais. Em pacientes com teor de proteína plasmática excepcionalmente baixo, como aqueles que estão sob estresse fisiológico ou apresentam determinadas doenças, a água extravasa para os espaços intersticiais, causando edema ou terceiro espaçamento, por conseguinte, o líquido é chamado **líquido do "terceiro espaço"**.

Osmoles e miliosmoles

As concentrações dos constituintes iônicos individuais dos líquidos extracelular ou intracelular são expressas em miliosmoles por litro (mOsm/ℓ). Um mol é igual ao peso molecular de 1 grama (g) de uma substância; quando dissolvido em 1 ℓ de água, torna-se 1 osmole (Osm). Um mOsm é igual a 1/1.000 de 1 Osm.

Osmolalidade é a medida das partículas osmoticamente ativas por quilograma do solvente no qual as partículas estão dispersas. É expressa como miliosmoles de soluto por quilograma de solvente (mOsm/kg). **Osmolaridade** é o termo usado anteriormente para descrever a concentração (em miliosmoles por litro de toda a solução), mas a osmolalidade é atualmente a medida para a maioria dos trabalhos clínicos. No entanto, em referência a certas condições, como hiperlipidemia, faz diferença se a osmolalidade é declarada em miliosmoles por quilograma de solvente ou por litro de solução.

A soma média da concentração de todos os cátions no soro é de cerca de 150 mEq/ℓ. A concentração de cátions é balanceada por 150 mEq/ℓ de ânions, produzindo uma osmolalidade sérica total de aproximadamente 300 mOsm/ℓ. Um desequilíbrio osmolar é causado por ganho ou perda de água em relação a um soluto. Uma osmolalidade inferior a 285 mOsm/ℓ geralmente indica excesso de água; uma osmolalidade superior a 300 mOsm/ℓ indica déficit de água.

Intoxicação hídrica e sobrecarga de líquido

A intoxicação hídrica ocorre como consequência da ingestão de água além da capacidade corporal de excretá-la. O aumento do volume do **líquido intracelular (LIC)** é acompanhado por diluição osmolar. O aumento do volume de líquido intracelular faz com que as células, principalmente as do cérebro, inchem, causando dor de cabeça, náuseas, vômitos, contrações musculares, cegueira e convulsões com estupor iminente. Se não for tratada, a intoxicação hídrica pode ser fatal. A intoxicação hídrica não é comumente observada em indivíduos normais e saudáveis, mas pode ser observada em atletas de provas de resistência que consomem grandes quantidades de bebidas sem eletrólitos durante eventos, indivíduos com doenças psiquiátricas ou como resultado de competições de beber água (Adetoki et al., 2013).

A sobrecarga de líquidos, ou **hipervolemia**, ocorre quando o acúmulo de líquido em excesso está presente no corpo, levando a um volume excessivo de sangue circulante. Isso pode ser uma consequência da ingestão excessiva de líquidos (por via oral, enteral ou parenteral), lesões e doenças que causem estresse ao corpo ou diagnósticos como doenças renais, cardíacas ou hepáticas. Os sintomas de sobrecarga de líquidos podem incluir edema generalizado ou localizado, ganho de peso repentino, dispneia, ortopneia, congestão pulmonar ou modificações nas pressões arteriais. O tratamento para a sobrecarga de líquidos geralmente é ditado pela causa inerente e as opções podem incluir redução na ingestão de líquidos, terapia diurética e restrição de sódio.

Eliminação de água

A perda de água normalmente ocorre pelos rins como urina e pelo sistema digestório nas fezes (**perda de água sensível**, mensurável), bem como por meio do ar expirado dos pulmões e vapor de água perdido pela pele (**perda de água insensível**, não mensurável). O rim é o principal regulador da perda sensível de água. Em condições normais, os rins têm a capacidade de se ajustar às mudanças na composição da água corporal, seja diminuindo ou aumentando a perda de água na urina. Os diuréticos naturais são substâncias da dieta que aumentam a excreção urinária, por exemplo, o álcool e a cafeína.

A perda insensível de água é contínua e geralmente inconsciente. Altitude elevada, baixa umidade e temperaturas altas podem aumentar a perda insensível de líquido pelos pulmões e pela sudorese. Os atletas podem perder de 6 a 10% do peso corporal em perda por sudorese e os líquidos precisam ser repostos. A desidratação leva ao aumento da temperatura corporal central, que sobe de 0,15 a 0,20°C para cada 1% de perda do peso corporal devido à sudorese (Casa et al., 2000). Em condições de alto risco, sugere-se que os atletas avaliem a perda de líquidos pré e pós-atividade e consumam de 1 a 1,25 ℓ de líquido para cada 1 kg de água corporal perdida durante o exercício (Binkley, 2002).

O tubo gastrintestinal pode ser uma importante fonte de perda de água (Figura 3.3). Em condições normais, a água contida nos 7 a 9 ℓ de sucos digestivos e outros líquidos extracelulares secretados diariamente no sistema digestório são reabsorvidos quase inteiramente no íleo e no cólon, exceto cerca de 100 mℓ, que são excretados nas fezes. Como esse volume de líquido reabsorvido é cerca de duas vezes maior que o volume plasmático, as perdas excessivas de líquido gastrintestinal por diarreia podem ter consequências graves, especialmente para indivíduos muito jovens e muito velhos.

A diarreia colérica, uma diarreia aguda causada por alimentos ou água contaminados com a bactéria *Vibrio cholerae*, é responsável pela perda de muitas vidas em países em desenvolvimento e a hidratação pode ser corrigida sem líquidos intravenosos. A solução de reidratação oral, um líquido isotônico, é uma mistura simples de água, açúcar e sal e é altamente eficaz na melhoria do estado de hidratação (Parrish e DiBaise, 2015). Outras perdas anormais de líquidos podem ocorrer como resultado de êmese, hemorragia, drenagem de fístula, queimaduras e exsudatos de feridas, drenagem por sonda gástrica ou cirúrgica e uso de diuréticos.

Quando a ingestão de água é insuficiente ou a perda de água é excessiva, os rins saudáveis compensam conservando a água e excretando urina mais concentrada. Os túbulos renais aumentam a reabsorção de água em resposta à ação hormonal da vasopressina. Todavia, a

Parte 1 Avaliação Nutricional

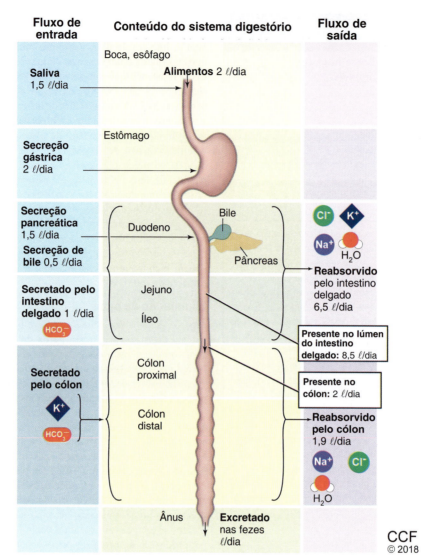

Figura 3.3 Conteúdo de secreções gastrintestinais.

concentração da urina produzida pelos rins tem um limite: aproximadamente 1.400 mOsm/ℓ. Uma vez atingido esse limite, o corpo perde a capacidade de excretar solutos. A capacidade dos rins de concentrar a urina pode estar comprometida em indivíduos mais velhos ou em crianças pequenas, resultando em aumento do risco de desenvolver desidratação ou hipernatremia, especialmente durante a doença.

Os sinais de desidratação incluem dor de cabeça, fadiga, diminuição do apetite, tontura, diminuição do turgor cutâneo (embora esse sinal possa estar presente em pessoas idosas bem hidratadas), tensão da pele no antebraço, urina concentrada, diminuição do débito urinário, olhos fundos, membranas mucosas da boca e nariz secas, alterações ortostáticas da pressão sanguínea e taquicardia. Em uma pessoa desidratada, a gravidade específica, a medida dos solutos dissolvidos na urina, aumenta acima dos níveis normais e a urina se torna notavelmente mais escura.

A alta temperatura ambiente e a desidratação afetam negativamente o desempenho nos exercícios. Líquidos de composição apropriada, em quantidades adequadas são essenciais (ver boxe *Visão clínica: Necessidades de água: quando oito copos não são suficientes*).

Avaliação clínica do estado hídrico

Uma variedade de métodos para estimar os requerimentos de líquidos é baseada em idade, ingestão energética e peso. A obesidade gerou desafios com o uso de cálculos baseados no peso para os requerimentos de líquidos, já que a água representa apenas 45 a 55% do peso corporal para pacientes com proporções inferiores de massa corporal magra. Na prática clínica, as estimativas de líquidos devem ser individualizadas para cada paciente, especialmente aqueles com insuficiência cardíaca, hepática ou renal, e na presença de perdas gastrintestinais contínuas de alto volume.

Na maioria dos casos, a ingestão diária adequada de água (líquidos e incluindo alimentos) é de aproximadamente 3,7 ℓ (15,5 xícaras) para homens adultos e 2,7 ℓ (11 xícaras) para mulheres adultas, dependendo do tamanho do corpo (Institute of Medicine of the National Academies, EUA, 2005). Como os alimentos sólidos fornecem 19% da ingestão diária total de líquidos, isso equivale a 750 mℓ de água ou aproximadamente 3 xícaras por dia. Quando isso é adicionado a 200 a 300 mℓ (cerca de 1 xícara) de água produzida pelo metabolismo oxidativo, os homens devem consumir cerca de 11,5 xícaras e as mulheres precisam de cerca de 7 xícaras de líquidos diariamente. A ingestão total de líquidos vem da água potável, outros líquidos e alimentos; a ingestão adequada (IA) de água é para a ingestão diária total de água e inclui todas as fontes de água da dieta.

Infelizmente, não existe um padrão-ouro para avaliar o estado de hidratação. Os clínicos devem avaliar cuidadosamente os dados de uma variedade de fontes, incluindo exame físico pela equipe médica, exames físicos com foco em nutrição, relatórios de imagem (p. ex., identificação de coleções anormais de líquidos nos pulmões, ascite), estudos laboratoriais (p. ex., sódio sérico), relatos subjetivos de

VISÃO CLÍNICA

Necessidades de água: quando oito copos não são suficientes

No corpo, não há forma de armazenamento de água e, portanto, as necessidades e perdas de líquido devem ser mantidas em equilíbrio. Muitas vezes, os clínicos estimam rapidamente as necessidades de líquidos com base nas necessidades de energia (1 mℓ/kcal para adultos e 1,5 mℓ/kcal para crianças na primeira infância) ou aproximadamente 35 mℓ/kg de peso corporal normal em adultos não obesos, 50 a 60 mℓ/kg em crianças e 150 mℓ/kg em lactentes.

Em certos pontos do ciclo de vida, o corpo naturalmente exigirá mais líquidos. Os lactentes precisam de mais água devido à capacidade limitada dos rins de lidar com uma grande carga renal de soluto, maior porcentagem de água corporal e uma grande área superficial por unidade de peso corporal. A necessidade de água da mulher em lactação também aumenta, cerca de 2 ½ a 3 xícaras por dia para a produção de leite.

O conhecimento de estados patológicos também ajuda a determinar quando pode existir um requisito maior de líquidos. A ingestão de líquidos deve exceder a excreção por perdas sensíveis e insensíveis para prevenir a desidratação. Em pacientes com síndrome do intestino curto (SIC), a absorção inadequada de líquidos pode levar à desidratação. Pacientes com síndrome do intestino curto com enterostomia (ou cólon não conectado ao intestino delgado) frequentemente têm necessidades aumentadas de líquidos e apresentam risco elevado de desidratação se grande quantidade de fezes for eliminada devido à má absorção. Assim como as crianças com diarreia infecciosa em países em desenvolvimento, os pacientes com SIC se beneficiam do uso de soluções de reidratação por via oral, a fim de utilizar o cotransporte ativo de moléculas de sódio e glicose na borda em escova intestinal, o que ajuda a manter a hidratação (Matarese, 2005). O uso de uma solução de reidratação oral bebericada em pequenos goles ao longo do dia e o hábito de evitar líquidos durante as refeições podem ser estratégias úteis para ajudar os pacientes com SIC a manter seu estado de hidratação. Quando apenas a ingestão oral não for suficiente para prevenir a desidratação, poderão ser necessários fluidos parenterais. O uso desses fluidos parenterais pode ser temporário (p. ex., devido a um evento agudo, como uma infecção do trato urinário em um adulto idoso) ou crônico para certas doenças (p. ex., síndrome do intestino curto ou fístula gastrintestinal).

As necessidades de fluidos de pacientes hospitalizados devem ser individualizadas e a adequação da ingestão de líquidos deve ser avaliada por exame físico pela equipe médica, exames físicos com foco em nutrição, relatórios de imagem, estudos laboratoriais (sódio, ureia, creatinina, hemoglobina/hematócrito, albumina etc.), relato subjetivo de sintomas de pacientes, mudanças repentinas de peso, medicamentos e sinais vitais.

---

sintomas dos pacientes, mudanças repentinas de peso, medicamentos e sinais vitais. Em ambientes clínicos, é importante reconhecer todas as fontes de distribuição de líquidos (oral, tubo de alimentação enteral, líquidos intravenosos, nutrição parenteral e líquidos intravenosos administrados com as medicações) e todas as fontes de perdas de líquidos, incluindo urina, medicamentos diuréticos e secreções gastrintestinais (p. ex., êmese, secreções gástricas, drenos cirúrgicos, fezes, fístulas) (Popkin et al., 2010).

É importante notar que a sede não é um indicativo eficaz para o consumo de líquidos em crianças na primeira infância, atletas que fazem exercícios intensos (Casa, 2015), indivíduos em calor extremo, indivíduos doentes e idosos que podem ter sensação de sede diminuída. Pacientes hospitalizados, independentemente do diagnóstico, apresentam risco de desequilíbrio hídrico e eletrolítico. Pessoas mais velhas são particularmente suscetíveis por causa de fatores como capacidade de concentração renal comprometida, febre, diarreia, vômitos e diminuição da capacidade de cuidar de si próprios.

ELETRÓLITOS

Eletrólitos são minerais com cargas elétricas que em uma solução se dissociam em íons com carga positiva ou negativa. Os eletrólitos podem ser sais inorgânicos simples de sódio, potássio ou magnésio, ou moléculas orgânicas complexas e desempenham um papel fundamental em uma série de funções metabólicas normais (Tabela 3.4). Um miliequivalente (mEq) de qualquer substância tem a capacidade de se combinar quimicamente com 1 mEq de uma substância com carga oposta. Para íons univalentes (p. ex., Na^+), 1 milimole (mmol) equivale a 1 mEq; para íons divalentes (p. ex., Ca^{++}), 1 mmol é igual a 2 mEq (ver Apêndice 1 para obter as diretrizes para conversão).

Os principais eletrólitos **extracelulares** são sódio, cálcio, cloreto e bicarbonato. Potássio, magnésio e fosfato são os principais eletrólitos **intracelulares.** Esses elementos, que existem nos líquidos corporais como íons, se distribuem por todos os líquidos corporais. Os eletrólitos são responsáveis pela manutenção das funções fisiológicas do corpo, metabolismo celular, função neuromuscular e equilíbrio osmótico. Embora a ingestão oral varie, os mecanismos homeostáticos regulam as concentrações de eletrólitos em todo o corpo.

Mudanças nas concentrações de eletrólitos, sejam intracelulares ou extracelulares, podem ter um impacto importante nas funções corporais. A **bomba Na^+/K^+-ATPase** regula rigorosamente a concentração de eletrólitos celulares, bombeando ativamente o sódio para fora das células na troca por potássio. Outros eletrólitos seguem os gradientes iônicos (gradiente de potencial elétrico para o movimento através de uma membrana).

Cálcio

Embora aproximadamente 99% do cálcio do organismo (Ca^{++}) estejam armazenados no esqueleto (ossos e dentes), o 1% remanescente tem funções fisiológicas importantes. O Ca^{++} ionizado dentro do compartimento vascular é um cátion com carga positiva. Aproximadamente metade do Ca^{++} encontrado no compartimento intravascular está ligado à proteína sérica albumina. Assim, quando as concentrações séricas de albumina estão baixas, os níveis de cálcio total diminuem devido à hipoalbuminemia.

A capacidade de ligação do Ca^{++} e seu conteúdo ionizado no sangue têm implicações nos mecanismos homeostáticos normais. Os exames de sangue para os níveis de Ca^{++} geralmente medem os níveis de Ca^{++} total e ionizado. O Ca^{++} ionizado (ou livre, não ligado) é a forma ativa do Ca^{++} e não é impactado pela hipoalbuminemia. Em adultos saudáveis, os níveis normais de Ca^{++} sérico total são cerca de 8,5 a 10,5 mg/dℓ, enquanto os níveis normais de Ca^{++} ionizado são 4,5 a 5,5 mEq/ℓ (ver intervalos de referência de medida para cada laboratório).

Funções

O Ca^{++} é um cátion extracelular necessário para a coagulação do sangue e também regula a transmissão nervosa, a contração muscular, o

Tabela 3.4 Classificação dos eletrólitos.

Eletrólito	Localização
Cátions	
Sódio	Cátion extracelular
Potássio	Cátion intracelular
Cálcio	Cátion extracelular
Magnésio	Cátion intracelular
Ânions	
Cloreto	Ânion extracelular
CO_2	Ânion extracelular
Fósforo (inorgânico)	Ânion intracelular

metabolismo ósseo e a regulação da pressão arterial. Ele é regulado pelo hormônio da paratireoide (PTH), calcitonina, vitamina D e fósforo. Por meio de um sistema complexo de regulação entre vários órgãos, incluindo o rim, o sistema digestório e o osso, a absorção de Ca^{++} pode ser intensificada para aumentar a reabsorção de Ca^{++} para manter a homeostase. Quando as concentrações séricas de Ca^{++} estão baixas, o hormônio da paratireoide causa liberação de Ca^{++} dos ossos e estimula o aumento da absorção no tubo gastrintestinal. A calcitonina atua na direção oposta, interrompendo a liberação de Ca^{++} do osso e diminuindo a absorção gastrintestinal. A vitamina D estimula a absorção de Ca^{++} no tubo gastrintestinal, enquanto o fósforo a inibe.

No cenário de hipoalbuminemia, as concentrações séricas de Ca^{++} não são precisas, porque quase 50% do cálcio estão ligados às proteínas. Uma concentração de Ca^{++} ionizado é o ensaio mais preciso para Ca^{++}, porque é a forma ativa e não é afetada pelos níveis de proteína. Em adultos saudáveis, os níveis normais de Ca^{++} sérico total são de aproximadamente 8,5 a 10,5 mg/dℓ, enquanto as concentrações normais de Ca^{++} ionizado são de 4,5 a 5,5 mEq/ℓ (ver intervalos de referência de medida para cada laboratório). Quando as concentrações de cálcio ionizado não estão disponíveis, uma fórmula simples pode ser usada. A fórmula do **cálcio corrigido** considera uma diminuição de 0,8 mg/dℓ no cálcio para cada diminuição de 1 g/dℓ na albumina sérica abaixo de 4 g/dℓ. A fórmula de cálcio corrigido é:

$$Ca\ corrigido = ([4 - albumina\ sérica\ (g/d\ell)] \times 0,8) + cálcio\ medido\ (mg/d\ell)$$

As concentrações de Ca^{++} ionizado são alteradas inversamente por mudanças no equilíbrio ácido-base; à medida que o pH sérico aumenta, o Ca^{++} se liga à proteína, levando à diminuição das concentrações de cálcio ionizado. À medida que o pH diminui, ocorre o oposto. Como o cálcio tem um papel importante na função cardíaca, do sistema nervoso e do músculo esquelético, a hipocalcemia e a hipercalcemia podem ser fatais.

As causas comuns de hipercalcemia são câncer com a presença de metástases ósseas ou hiperparatireoidismo, quando uma grande quantidade de cálcio se desloca para o líquido extracelular. Os sintomas de hipercalcemia incluem letargia, náuseas, vômitos, fraqueza muscular e depressão. O tratamento geralmente é direcionado ao tratamento da causa subjacente do problema, descontinuação de medicamentos que contenham Ca^{++} e aumento da excreção de cálcio pelos rins (pela administração de líquidos intravenosos seguidos de medicamentos diuréticos).

A hipocalcemia frequentemente se manifesta por dormência ou formigamento, reflexos hiperativos, tetania, letargia, fraqueza muscular, confusão e convulsões. As causas de hipocalcemia incluem concentrações séricas baixas de fósforo ou magnésio, medicamentos que causam perdas de Ca^{++}, hipoalbuminemia, deficiência de vitamina D ou hipoparatireoidismo. Suplementos orais de Ca^{++} costumam ser a terapia de primeira linha na ausência de sintomas. Como outros hormônios, eletrólitos e vitaminas estão envolvidos na regulação do Ca^{++}, eles são avaliados no contexto de hipocalcemia verdadeira. As baixas concentrações de fósforo e magnésio devem ser repostas antes que as concentrações de Ca^{++} possam ser corrigidos (Rhoda et al., 2011).

Absorção e excreção

Aproximadamente 20 a 60% do Ca^{++} da dieta são absorvidos e são rigidamente regulados devido à necessidade de manter as concentrações séricas de Ca^{++} estáveis em face da ingestão flutuante. O íleo é o local mais importante de absorção de Ca^{++}. Ele é absorvido por meio de transporte passivo e por meio de um sistema de transporte regulado pela vitamina D.

O rim é o principal local de excreção de Ca^{++}. A maior parte do Ca^{++} sérico está ligado às proteínas e não é filtrada pelos rins, apenas cerca de 100 a 200 mg/dia são excretados na urina em adultos normais. O Ca^{++} também é excretado pelo suor e pelas fezes.

Fontes

Os produtos lácteos são a principal fonte de Ca^{++} na dieta norte-americana, com alguns vegetais verdes, nozes, legumes, peixes enlatados com ossos e tofu enriquecido com Ca^{++} possuindo quantidades moderadas de Ca^{++}. Os fabricantes de alimentos fortalecem muitos alimentos com Ca^{++} adicional, como suco de laranja, que pode ter alguma biodisponibilidade (ver Apêndice 39).

Ingestão recomendada

Em adultos, a ingestão recomendada de Ca^{++} varia de 1.000 a 1.300 mg/dia, dependendo da idade e do sexo. Um limite superior para a ingestão de Ca^{++} é estimado em aproximadamente 2.500 a 3.000 mg/dia (ver Apêndice 39). A ingestão excessiva pode causar cálculos renais e efeitos colaterais gastrintestinais, como constipação intestinal.

Sódio

O sódio (Na^+) é o principal cátion do líquido extracelular, com um intervalo normal de 135 a 145 mEq/ℓ (ver intervalos de referência de medida para cada laboratório). Secreções como bile e suco pancreático contêm quantidades substanciais de Na^+. As secreções gástricas e a diarreia também contêm Na^+; no entanto, ao contrário da crença comum, o suor é hipotônico e contém uma quantidade relativamente pequena de Na^+. Aproximadamente 35 a 40% do Na^+ corporal total estão no esqueleto e o restante está nos líquidos corporais.

Funções

Como o íon predominante do líquido extracelular, o Na^+ regula o volume extracelular e plasmático. Ele também é importante na função neuromuscular e na manutenção do equilíbrio ácido-base. A manutenção das concentrações séricas de Na^+ é vital, uma vez que a **hiponatremia** grave pode causar convulsões, coma e morte.

As concentrações de Na^+ extracelular são muito mais altas que as concentrações intracelulares (a concentração de sódio sérico normal é em torno de 135 mEq/ℓ, enquanto as concentrações intracelulares estão em torno de 10 mEq/ℓ). A bomba de sódio-potássio ATPase é um sistema de transporte ativo que trabalha para manter o Na^+ fora da célula por meio da troca com o potássio. A bomba Na^+/K^+-ATPase requer transportadores para sódio e potássio em conjunto com energia para funcionar corretamente. A exportação de Na^+ da célula é a força motriz para transportadores facilitados, que importam glicose, aminoácidos e outros nutrientes para dentro das células.

Hiponatremia. A avaliação da hiponatremia ou hipernatremia leva em consideração o papel do Na^+ na regulação do balanço hídrico e requer a avaliação do estado geral de hidratação. A hiponatremia é um dos distúrbios eletrolíticos mais comuns entre os pacientes hospitalizados e ocorre em 25% dos pacientes internados. Quando a hiponatremia está abaixo de 125 mEq/ℓ, os sintomas geralmente se tornam aparentes. Os pacientes podem apresentar sinais de cefaleia, letargia, inquietação, diminuição dos reflexos, convulsões ou coma em casos extremos. Existem três causas básicas para a hiponatremia. A hiponatremia hipertônica ocorre devido ao excesso de administração de manitol ou hiperglicemia, que faz com que o Na^+ sérico aumente em 1,6 mEq para cada aumento de 100 mg/dℓ na glicose sérica. O manitol às vezes é usado para o tratamento de edema cerebral ou insuficiência renal. Ele aumenta a osmolalidade sérica, o que causa a hiponatremia dilucional devido ao movimento da água para fora das células. A hiponatremia isotônica ocorre na presença de hiperlipidemia ou hiperproteinemia, porque o componente aquoso no qual o sódio se encontra é dissolvido e resulta em um valor falsamente baixo (isso é principalmente um artefato de laboratório e não é frequentemente visto na prática clínica). O tipo final é a hiponatremia hipotônica. A avaliação depende do estado hídrico para distinguir os três subtipos.

A hiponatremia isovolêmica pode ser causada por doenças malignas, insuficiência suprarrenal ou síndrome da secreção inapropriada do hormônio antidiurético (SIHAD). Essa síndrome (ver Capítulo 30) pode resultar de distúrbios do sistema nervoso central, distúrbios pulmonares, tumores e certos medicamentos. O tratamento geralmente é a restrição hídrica. A hiponatremia hipotônica hipervolêmica caracteriza-se pelo excesso de ACT e Na+ (em geral, excesso de água maior do que o de sódio) devido à redução da excreção de água ou ao excesso de administração de água livre. Insuficiência cardíaca, renal ou hepática são as causas mais comuns e os pacientes apresentam edema ou ascite ao exame físico. O tratamento é a restrição de líquidos ou diuréticos para auxiliar na redução da água corporal total e a restrição de sódio oral também pode ser benéfica. O tipo final é a hiponatremia hipotônica hipovolêmica, caracterizada por um déficit de água corporal total e Na+ que requer tratamento com reposição de fluido. Frequentemente, as perdas de líquidos que levam à hipovolemia e à hiponatremia incluem vômitos excessivos, sudorese excessiva (atletas de maratona), diarreia, drenagem de feridas/queimaduras, secreções gastrintestinais de alto volume ou uso excessivo de diuréticos. Equações para calcular déficits de líquidos podem ser usadas para repor metade do déficit de líquidos nas primeiras 24 horas. A correção dos níveis de Na+ deve ser feita lentamente (máximo de 8 a 12 mEq em 24 horas) para prevenir a síndrome de desmielinização osmótica que é observada com a correção rápida (Rhoda et al., 2011).

Hipernatremia. A concentração sérica de Na+ maior que 145 mEq/ℓ é classificada como hipernatremia e existem vários tipos. A hipernatremia hipovolêmica é causada por perda de sódio e ACT, quando as perdas de água excedem as perdas de sódio. É importante identificar a causa das perdas de líquido para que possam ser corrigidas e prevenidas no futuro. O tratamento consiste em repor lentamente o volume de líquido com uma solução de líquido hipotônico. A hipernatremia hipervolêmica é causada pela ingestão excessiva de Na+, resultando em ganho maior de sódio do que o de água. O tratamento consiste em restringir o sódio (especialmente em líquidos intravenosos) e, possivelmente, o uso de diuréticos. A hipernatremia isovolêmica é observada em estados de doença como diabetes insípido. Os sinais de hipernatremia incluem letargia, sede, hiper-reflexia, convulsões, coma ou morte. As fórmulas para calcular o déficit hídrico são úteis para orientar a reposição de líquidos. O déficit de água livre é calculado da seguinte forma (Kingley, 2005):

$$\text{Déficit} = [0,6 \times \text{Peso (kg)}] \times 1 - [140/\text{Na (mEq/}\ell)]$$

Absorção e excreção

O Na+ é absorvido prontamente do intestino e transportado para os rins, onde é filtrado e devolvido ao sangue para manter os níveis adequados. A quantidade absorvida é proporcional à ingestão em adultos saudáveis.

Cerca de 90 a 95% da perda normal de Na+ no organismo ocorrem por meio da urina; o restante se perde nas fezes e no suor. Normalmente, a quantidade de sódio excretada diariamente é igual à ingerida. A excreção de sódio é mantida por um mecanismo que envolve a taxa de filtração glomerular, as células do aparelho justaglomerular dos rins, o sistema renina-angiotensina-aldosterona, o sistema nervoso simpático, as catecolaminas circulantes e a pressão arterial.

O equilíbrio de Na+ é regulado em parte pela aldosterona, um mineralocorticoide secretado pelo córtex suprarrenal. Quando suas concentrações aumentam no sangue, os receptores de sede no hipotálamo estimulam a sensação de sede. A ingestão de líquidos retorna as concentrações de sódio ao normal. Sob certas circunstâncias, a regulação de sódio e de líquidos pode ser interrompida, resultando em concentrações anormais de sódio no sangue. A SIHAD caracteriza-se por urina concentrada de baixo volume e hiponatremia dilucional, uma vez que a água é retida. Ela pode ser resultado de distúrbios do sistema nervoso central, distúrbios pulmonares, tumores e certos medicamentos. As classes de fármacos e medicamentos comumente envolvidos incluem antidepressivos, anticonvulsivantes, agentes antipsicóticos, agentes citotóxicos e analgésicos (Shepshelovich et al., 2017).

O estrogênio, que é fracamente semelhante à aldosterona, também causa retenção de Na+ e água. Mudanças no equilíbrio hídrico e de sódio durante o ciclo menstrual, durante a gestação e enquanto se usam anticoncepcionais orais são parcialmente atribuíveis a mudanças nas concentrações de progesterona e estrogênio.

Ingestão dietética de referência

As ingestões dietéticas de referência (IDRs) fornecem um limite superior de 2,3 g de Na+ por dia (ou 5,8 g de cloreto de sódio por dia). A ingestão média diária de sal nos EUA é de aproximadamente 6 a 12 g/dia (Institute of Medicine of the National Academies, EUA, 2005), que excede a ingestão adequada (IA) para o Na+ em 1,2 a 1,3 g por dia para homens e mulheres.

Rins saudáveis geralmente são capazes de excretar o excesso da ingestão de sódio; no entanto, a ingestão excessiva e persistente de sódio foi responsabilizada pelo desenvolvimento de hipertensão. Além de seu papel na hipertensão, a ingestão excessiva de sal foi associada ao aumento da excreção urinária de Ca++, cálculos renais e alguns casos de osteoporose. O maior consumo de sódio foi associado a maior peso e relação positiva foi observada entre a ingestão de sódio e a obesidade, independentemente da ingestão energética (Song et al., 2013; Yoon, 2013; Zhu et al., 2014). Além disso, foi identificada uma associação positiva entre a ingestão de sódio e o aumento da circulação de leptina (secretada pelas células de gordura; influencia a resposta inflamatória e a excreção de sódio) e fator de necrose tumoral alfa (desempenha um papel na inflamação) (Zhu et al., 2014).

Fontes

A principal fonte de Na+ é o cloreto de sódio, ou sal de cozinha comum, do qual o sódio constitui 40% em peso. Alimentos proteicos geralmente contêm mais sódio naturalmente existente do que vegetais e grãos, enquanto as frutas contêm pouco ou nenhum. A adição de sal de cozinha, sais aromatizados, intensificadores de sabor e conservantes durante o processamento de alimentos é responsável pelo alto teor de sódio da maioria dos produtos de conveniência e *fast-foods*.

Magnésio

O magnésio é o segundo cátion intracelular mais prevalente. Aproximadamente metade do magnésio do corpo está localizado no osso, enquanto outros 45% encontram-se nos tecidos moles; apenas 1% do teor de magnésio do organismo está no líquido extracelular. As concentrações séricas normais de magnésio são cerca de 1,6 a 2,5 mEq/ℓ; entretanto, cerca de 70% do magnésio sérico estão livres ou ionizados. O restante está ligado a proteínas e não é ativo.

Função

O magnésio (Mg^{2+}) é um cofator importante em muitas reações enzimáticas no organismo, no metabolismo ósseo e na função dos sistemas nervoso central e cardiovascular. Muitos dos sistemas enzimáticos regulados pelo magnésio estão envolvidos no metabolismo dos nutrientes e na síntese de ácidos nucleicos, levando à necessidade do corpo de regular cuidadosamente o estado do magnésio.

Como ocorre com o Ca++, a hipomagnesemia ou hipermagnesemia grave pode ter consequências fatais. Os sintomas físicos das anormalidades do Mg^{2+} são semelhantes aos observados com outras deficiências eletrolíticas, e os desafios com as medições séricas discutidos anteriormente dificultam a avaliação do estado do magnésio. Os sintomas de hipomagnesemia incluem fraqueza muscular, tetania, ataxia, nistagmo e, em casos graves, arritmia ventricular. Causas frequentes de hipomagnesemia incluem perdas excessivas pelas fezes (como visto na síndrome do intestino curto ou má absorção), magnésio inadequado na dieta (nutrição oral, enteral ou parenteral), deslocamentos intracelulares durante a síndrome de realimentação (Boxe 3.1; ver Capítulo 12), pancreatite aguda, queimaduras, alcoolismo, cetoacidose diabética e medicamentos que causam aumento das perdas de magnésio pela urina. O uso prolongado de inibidores da bomba de prótons também pode ser uma causa rara (Toh et al., 2015).

Com frequência, a hipomagnesemia é tratada com suplementação oral se nenhum sintoma físico for observado. No entanto, os nutricionistas devem monitorar cuidadosamente a diarreia com suplementos orais de Mg^{2+} se eles não forem administrados em doses divididas (como óxido de magnésio), o que muitas vezes pode aumentar as perdas de magnésio pelas fezes. O aumento das perdas pelas fezes é evitado com a suplementação de sais como gliconato de magnésio, citrato de magnésio ou lactato de Mg^{2+}. Reposição intravenosa com magnésio é necessária com evidências sintomáticas de deficiência ou se as concentrações séricas estiverem abaixo de 1 mg/dℓ.

A hipermagnesemia, um valor sérico superior a 2,5 mg/dℓ, pode ocorrer devido ao excesso de suplementação ou medicamentos contendo Mg^{2+}, acidose grave ou desidratação. As opções de tratamento incluem a suspensão de medicamentos contendo magnésio e a correção do desequilíbrio hídrico.

Absorção e excreção

Aproximadamente 30 a 50% do Mg^{2+} ingerido da dieta são absorvidos (no jejuno e íleo por meio de mecanismos de transporte passivo e ativo). Ele é regulado pelo intestino, rim e osso. Sua absorção é regulada para manter as concentrações séricas; se as concentrações caem, mais é absorvido; se as concentrações aumentam, menos é absorvido. O rim é o principal regulador da excreção de Mg^{2+}, mas parte do magnésio também é perdido pelas fezes. Como o magnésio é um cofator para a bomba Na^+/K^+-ATPase, as concentrações baixas de magnésio devem ser avaliadas e corrigidas, especialmente quando a hipopotassemia for refratária à reposição (incapaz de retornar à concentração normal apesar da administração de doses de reposição adequadas). Os rins aumentam a excreção de potássio em resposta à hipomagnesemia.

> **Boxe 3.1 Síndrome de realimentação.**
>
> A síndrome de realimentação é uma resposta metabólica que pode ser observada na reintrodução de nutrientes no corpo em pacientes que estavam sem nutrição adequada. Ela pode afetar pacientes com desnutrição ou aqueles previamente bem nutridos com estresse metabólico na presença de doença significativa.
>
> Durante a inanição, o metabolismo do corpo muda do uso de glicose para o lipídeo como principal fonte de combustível. Quando os nutrientes são fornecidos ao organismo, ocorre mudança metabólica. Um aumento da insulina leva a esse deslocamento intracelular e, portanto, as concentrações de eletrólitos no soro diminuem. Podem ser observadas baixas concentrações de fósforo, magnésio e potássio, além de haver riscos significativos de arritmia cardíaca, consequências neurológicas (convulsões, *delirium*, neuropatia) e insuficiência respiratória. Também podem ocorrer retenção de líquidos e deficiência de tiamina.
>
> Prevenção da síndrome de realimentação:
> 1. Triagem de pacientes para risco de síndrome de realimentação.
> 2. Reintrodução lenta e progressiva de calorias fornecidas pela nutrição enteral ou parenteral aos pacientes.
> 3. Monitoramento clínico (para o estado cardíaco, neurológico, respiratório, hídrico etc.).
> 4. Monitoramento laboratorial dos eletrólitos séricos e tratamento de anormalidades.

De Canada T, Tajchman SK, Tucker AM, et al., editores: *ASPEN Fluids, electrolytes and acid base disorders handbook*, Silver Spring, MD, 2015, ASPEN, pp 1–397; Skipper A: Refeeding syndrome or refeeding hypophosphatemia: a systematic review of cases, *Nutr Clin Pract* 27:34–40, 2012; Rhoda KM, Porter MJ, Quintini C: Fluid and electrolyte management: putting a plan in motion, *JPEN J Parenter Enteral Nutr* 35:675–685, 2011; Kraft MD, Btaiche IF, Sacks GS: Review of the refeeding syndrome, *Nutr Clin Pract* 20:625–633, 2005.

Fontes

O Mg^{2+} é encontrado em uma variedade de alimentos, tornando sua deficiência isolada improvável em indivíduos saudáveis. Alimentos altamente processados tendem a ter menor teor de magnésio, enquanto vegetais de folhas verdes, nozes, sementes, leguminosas e grãos integrais são boas fontes (ver Apêndice 43).

Ingestão dietética de referência

A ingestão recomendada de Mg^{2+} em adultos varia de 310 a 420 mg/dia, dependendo da idade e do sexo.

Fósforo

O fósforo é o ânion intracelular primário e seu papel no trifosfato de adenosina (ATP) é vital no metabolismo energético. Além disso, ele é importante no metabolismo ósseo. Cerca de 80% do fósforo do corpo são encontrados nos ossos. As concentrações normais de fósforo sérico estão entre 2,4 e 4,6 mg/dℓ (ver intervalos de referência de medida para cada laboratório).

Funções

Grandes quantidades de energia livre são liberadas quando as ligações de fosfato no ATP são divididas. Além desse papel, o fósforo é vital para a função celular nas reações de fosforilação e desfosforilação, como um tampão no equilíbrio ácido-base e na estrutura celular como parte da membrana fosfolipídica. Devido ao papel vital que o fósforo desempenha na produção de energia, a hipofosfatemia grave pode ser um evento com risco de morte. Isso é observado clinicamente com mais frequência na síndrome de realimentação e ocorre com o aumento do uso de fósforo para a fosforilação da glicose (Skipper, 2012; Rhoda et al., 2011; Kraft et al., 2005). Além dos deslocamentos intracelulares, a hipofosfatemia pode estar relacionada a medicamentos (insulina, epinefrina, dopamina, eritropoetina, medicamentos que se ligam ao fósforo). A hipofosfatemia grave e sintomática (< 1 mg/dℓ) pode ser crítica e inclui comprometimento da função cardíaca, contrações reduzidas do diafragma, levando a um estado respiratório enfraquecido, confusão, diminuição da distribuição de oxigênio aos tecidos, coma e até morte.

Absorção e excreção

A absorção de fósforo depende das concentrações séricas e do estado da vitamina D. Cerca de 80% da ingestão de fósforo são absorvidos no intestino delgado quando há hipofosfatemia. O rim é o principal local de excreção de fósforo e regula sua absorção com base do hormônio da paratireoide (PTH) e do estado ácido-base. A absorção de fósforo diminui quando ocorre deficiência de vitamina D ou com certos medicamentos que se ligam ao fósforo (p. ex., antiácidos ou ligantes de fosfato usados em pacientes com doença renal crônica).

Fontes

O fósforo é encontrado principalmente em produtos de origem animal, incluindo carnes e leite; feijões secos, refrigerantes, alimentos processados, alimentos panificados e frutos do mar ou carnes embebidos em soluções de fosfato são fontes dietéticas comuns na dieta norte-americana.

Ingestão dietética de referência

A ingestão recomendada de fósforo é de aproximadamente 700 mg/dia, dependendo da idade e do sexo, com um limite máximo de 3.500 a 4.000 mg.

Potássio

Com aproximadamente 98% de potássio (K^+) no espaço intracelular, o potássio é o principal cátion do líquido intracelular. A concentração sérica normal de potássio é tipicamente 3,5 a 5 mEq/ℓ (ver intervalos de referência de medida para cada laboratório).

Funções

Com o Na⁺, o K⁺ está envolvido na manutenção do equilíbrio hídrico normal, do equilíbrio osmótico e do equilíbrio ácido-base. Além do Ca⁺⁺, o K⁺ é importante na regulação da atividade neuromuscular. As concentrações de Na⁺ e K⁺ determinam os potenciais de membrana nos nervos e músculos. O K⁺ também promove o crescimento celular. Seu teor no músculo está relacionado à massa muscular e ao armazenamento de glicogênio, portanto, se o músculo estiver sendo formado, um suprimento adequado de K⁺ é essencial. O potássio tem um papel integral na bomba Na⁺/K⁺-ATPase.

A hipopotassemia e a hiperpotassemia podem ter implicações cardíacas devastadoras. Quando a hipopotassemia for inferior a 3 mEq/ℓ, os sintomas serão mais evidentes e críticos. Os sintomas de hipopotassemia incluem fraqueza muscular, câimbras nas extremidades, vômitos e fraqueza. Clinicamente, a hipopotassemia ocorre com grandes perdas de volume de líquidos gastrintestinais que contêm K⁺, administração de insulina, perdas excessivas pela urina causadas por certos medicamentos (diuréticos) e cetoacidose diabética. Existem diretrizes para o tratamento da hipopotassemia (medicamentos orais ou intravenosos) e são ajustadas quando houver comprometimento renal, pois o potássio é excretado pelos rins.

A hiperpotassemia pode ser crítica, especialmente quando as concentrações excedem 6,5 mEq/ℓ e são acompanhadas por sintomas de fraqueza muscular, paralisia, insuficiência respiratória e arritmias ou alterações no ECG. As causas de hiperpotassemia em um ambiente clínico incluem hemólise, produzindo resultados laboratoriais falsamente elevados, doença renal que prejudique a excreção de K⁺, medicamentos como diuréticos poupadores de potássio, hemorragia gastrintestinal, rabdomiólise, catabolismo, acidose metabólica ou suplementação excessiva de K⁺.

Absorção e excreção

O K⁺ é prontamente absorvido pelo intestino delgado. Aproximadamente 80 a 90% do K⁺ ingerido são excretados na urina; o restante é perdido nas fezes. Os rins mantêm concentrações séricas normais por meio de sua capacidade de filtrar, reabsorver e excretar K⁺ sob a influência da aldosterona. No cenário de hipopotassemia, as secreções de aldosterona são mais baixas e os rins se adaptam para reabsorver K⁺ e excretar Na⁺.

Fontes

As fontes de alimentos ricos em K⁺ incluem frutas, vegetais, legumes, carne fresca e laticínios. Os substitutos do sal geralmente contêm K⁺. O Boxe 3.2 categoriza alimentos selecionados de acordo com seus índices de K⁺. Ao avaliar as fontes e perdas de K⁺, os clínicos devem

---

Boxe 3.2 Classificação de alimentos selecionados pelo conteúdo de potássio.

Baixo (0 a 100 mg/porção)*	Médio (100 a 200 mg/porção)*	Alto (200 a 300 mg/porção)*	Muito alto (> 300 mg/porção)*
Frutas	**Frutas**	**Frutas**	**Frutas**
Cranberries	Abacaxi enlatado	Damascos enlatados	Abacate, ¼ pequeno
Lima, ½ média	Ameixa, 1 pequena	Kiwi, ½ médio	Banana, 1 pequena
Limão, ½ médio	Amoras	Laranja, 1 pequena	Frutas secas, ¼ de xícara
Mirtilos	Cerejas, 12 pequenas	Nectarina, 1 pequena	Manga, 1 média
Néctar de pera	Coquetel de frutas	Pera fresca, 1 média	Melão-cantalupo, 1/4 pequeno
Néctar de pêssego	Framboesas	Pêssego fresco, 1 médio	Melão, 1/8 pequeno
Peras enlatadas	Maçã, 1 pequena	Suco de laranja	Papaia, ½ médio
Purê de maçã	Melancia, 1 xícara	Suco de toranja	Suco de ameixa
Legumes	Mexericas	**Legumes**	**Legumes**
Alface-americana, 1 xícara	Morangos	Abóbora	Abóbora-menina ou abóbora-cheirosa
Alho-poró	Néctar de damasco	Aspargos frescos e cozidos, 4 unidades	Acelga, ¼ de xícara
Broto de bambu enlatado	Pêssegos enlatados	Batatas cozidas ou amassadas	Alcachofra, 1 média
Castanha-d'água enlatada	Ruibarbo	Beterraba fresca e cozida	Batata-doce, inhame
Pepino em fatias	Suco de maçã	Cogumelos cozidos	Batatas assadas, ½ porção média
Repolho cru	Suco de uva	Couve-de-bruxelas	Batatas fritas, 28 g
Vagem congelada	Tangerina, 1 pequena	Couve-nabo	Beterraba, ¼ de xícara
	Toranja, ½ pequena	Couve-rábano	Brotos de bambu frescos
	Uvas, 12 pequenas	Pastinaca	Espinafre
	Legumes	Quiabo	Feijão seco
	Abobrinha italiana	**Diversos**	Milho, 1 espiga
	Aipo, 1 talo	Chocolate em barra, 43 g	Repolho-chinês cozido
	Aspargos congelados	Granola	Tomate fresco, molho ou suco, extrato de tomate (2 colheres de sopa)
	Berinjela	Manteiga de amendoim, 2 colheres de sopa	**Diversos**
	Beterraba em conserva	Nozes e sementes, 28 g	Caldo de carne ou frango com baixo teor de sódio, 1 xícara
	Brócolis congelado		Capuccino, 1 xícara
	Cebolas		Chili, 115 g
	Cenouras		Coco, 1 xícara
	Cogumelos frescos e crus		Espaguete, 1 xícara
	Couve-flor congelada		Iogurte, 160 g
	Ervilhas		Lasanha, 230 g
	Milho congelado		Leite de soja, 1 xícara
	Nabos		Leite, leite com chocolate (1 xícara)
	Rabanetes		Melaço, 1 colher de sopa
	Repolho cozido		Milk-shake, 1 xícara
	Vagem fresca e crua		Pizza, 2 fatias
			Substitutos de sal, ¼ de colher de chá

*Uma porção é igual a ½ xícara, a menos que especificado de outra forma.

considerar outras fontes não alimentares de K⁺, como fluidos intravenosos com K⁺ adicionado, certos medicamentos contendo K⁺ e medicamentos que possam fazer com que o corpo excrete K⁺.

Ingestão dietética de referência

O nível de ingestão adequado de K⁺ para adultos é 4.700 mg/dia. Nenhum limite superior foi estabelecido. A ingestão de potássio é inadequada em um grande número de norte-americanos, chegando até a 50% dos adultos. A razão para a ingestão insuficiente é simplesmente o consumo inadequado de frutas e vegetais. A ingestão insuficiente de potássio foi associada à hipertensão e à arritmia cardíaca.

EQUILÍBRIO ÁCIDO-BASE

Um ácido é qualquer substância que tenda a liberar íons hidrogênio em solução, enquanto uma base é qualquer substância que tenda a aceitar íons hidrogênio em solução. A concentração de íons hidrogênio (H^+) determina a acidez. Como a magnitude de íons hidrogênio é pequena em comparação à de outros eletrólitos séricos, a acidez é expressa mais prontamente em termos de unidades de pH. Um baixo pH do sangue indica concentração de íons H^+ mais alta e maior acidez, ao passo que um valor de pH alto indica concentração de íons H^+ mais baixa e maior alcalinidade.

O **equilíbrio ácido-base** é o estado de equilíbrio dinâmico de íons H^+. A manutenção do nível de pH do sangue arterial dentro do intervalo normal de 7,35 a 7,45 é crucial para muitas funções fisiológicas e reações bioquímicas. Os mecanismos reguladores dos rins, pulmões e sistemas de tamponamento permitem que o corpo mantenha o nível de pH do sangue, apesar da enorme carga ácida do consumo de alimentos e do metabolismo dos tecidos. Uma interrupção do equilíbrio ácido-base ocorre quando as perdas ou ganhos de ácido ou base excedem as capacidades regulatórias do corpo ou quando os mecanismos reguladores normais se tornam ineficazes. Esses distúrbios regulatórios podem se desenvolver em associação com certas doenças, ingestão de toxinas, mudanças no estado dos líquidos e certos tratamentos clínicos e cirúrgicos (Tabela 3.5). Se um equilíbrio ácido-base interrompido não for tratado, vários efeitos prejudiciais, que variam de anormalidades eletrolíticas à morte, podem ocorrer.

GERAÇÃO DE ÁCIDOS

O corpo produz uma grande quantidade de ácidos diariamente por meio de processos de rotina, como metabolismo e oxidação dos alimentos, produção endógena de ácido do metabolismo tecidual e ingestão de precursores ácidos. O principal ácido é o dióxido de carbono (CO_2), denominado "ácido volátil", que é produzido a partir da oxidação de carboidratos, aminoácidos e gordura. Ácidos não voláteis ou fixos, incluindo os ácidos fosfórico e sulfúrico, são produzidos a partir do metabolismo de compostos contendo fosfato para formar fosfatos e ácido fosfórico e aminoácidos contendo enxofre (como o metabolismo de metionina e cisteína). Os ácidos orgânicos, como os ácidos láctico, úrico e os cetoácidos, se originam do metabolismo incompleto de carboidratos e gorduras. Esses ácidos orgânicos tipicamente se acumulam apenas durante exercícios, doenças agudas ou jejum. Em condições normais, o corpo é capaz de manter o estado ácido-base normal por meio de uma ampla variedade de ingestão de ácido dos alimentos.

Regulação

Vários mecanismos reguladores mantêm o nível de pH dentro de limites fisiológicos muito estreitos. No nível celular, os sistemas **tampões**, compostos de ácidos ou bases fracos e seus sais correspondentes, minimizam o efeito sobre o pH da adição de um ácido ou base forte. O efeito tampão envolve a formação de um ácido ou base mais fraco em uma quantidade equivalente ao ácido ou base forte que foi adicionado ao sistema.

Proteínas e fosfatos são os tampões intracelulares primários, enquanto o sistema de bicarbonato e H_2CO_3 é o tampão extracelular primário. O equilíbrio ácido-base também é mantido pelos rins e pulmões. Os rins regulam a secreção do íon hidrogênio (H^+) e a reabsorção do bicarbonato. Regulam também o pH da urina por meio da excreção de H^+ ou HCO_3^- e podem produzir bicarbonato. Os rins são o mecanismo de resposta mais lenta para manter o equilíbrio ácido-base. Os pulmões controlam os íons hidrogênio por meio da quantidade de CO_2 que é exalada. Quando mais dióxido de carbono é exalado, ele reduz a concentração de íons hidrogênio no corpo. O sistema respiratório responde rapidamente para alterar tanto a profundidade quanto a taxa de movimento do ar nos pulmões.

DESEQUILÍBRIOS ÁCIDO-BASE

Os desequilíbrios ácido-base podem ser diferenciados com base em suas causas metabólicas ou respiratórias. A avaliação do estado ácido-base requer a análise dos eletrólitos séricos e dos valores da gasometria arterial (GA) (Tabela 3.6). Existem quatro principais anormalidades ácido-base: acidose metabólica, alcalose metabólica, acidose

Tabela 3.5 Quatro principais desequilíbrios ácido-base.

Desequilíbrio ácido-base	pH	Perturbação primária	Compensação	Causas possíveis
Respiratório				
Acidose respiratória	Baixo	Aumento de PCO_2	Aumento da excreção ácida líquida renal com consequente aumento do bicarbonato sérico	Enfisema, DPOC, doença neuromuscular em que a função respiratória fique prejudicada, retenção excessiva de CO_2
Alcalose respiratória	Alto	Diminuição de PCO_2	Diminuição da excreção ácida líquida renal com consequente diminuição do bicarbonato sérico	Insuficiência cardíaca, gravidez, sepse, meningite, ansiedade, dor, expiração excessiva de CO_2
Metabólico				
Acidose metabólica	Baixo	Diminuição de HCO_3^-	Hiperventilação com consequente PCO_2 baixa	Diarreia, uremia, cetoacidose de diabetes melito não controlado, inanição, dieta rica em gordura e pobre em carboidratos, medicamentos, alcoolismo, doença renal
Alcalose metabólica	Alto	Aumento de HCO_3^-	Hipoventilação com consequente aumento de PCO_2	Uso de diuréticos, aumento da ingestão de álcali, perda de cloreto, vômito/aspiração de sonda nasogástrica

CO_2, dióxido de carbono; *DPOC*, doença pulmonar obstrutiva crônica; HCO_3^-, bicarbonato; PCO_2, pressão parcial de dióxido de carbono.

Tabela 3.6 Valores normais dos gases sanguíneos arteriais.*

Teste clínico	Valor GA
pH	7,35 a 7,45
PCO$_2$	35 a 45 mmHg
PO$_2$	80 a 100 mmHg
HCO$_3^-$ (bicarbonato)	22 a 26 mEq/ℓ
Saturação de O$_2$	> 95%

*Verifique o intervalo de referência exato no laboratório ao interpretar os resultados do paciente.
GA, gasometria arterial; HCO$_3^-$, bicarbonato; O$_2$, oxigênio; PCO$_2$, pressão parcial de dióxido de carbono; PO$_2$, pressão parcial de oxigênio.

respiratória e alcalose respiratória. É importante caracterizar o tipo de desequilíbrio ácido-base porque é o fator que ditará o tratamento e a resposta ou mecanismo de "compensação" implementado pelo organismo. Os desequilíbrios ácido-base metabólicos resultam em alterações nas concentrações de bicarbonato (ou seja, base), que são refletidos na porção total de dióxido de carbono (TCO$_2$) do perfil eletrolítico. O total de dióxido de carbono (TCO$_2$) inclui bicarbonato (HCO$_3^-$), ácido carbônico (H$_2$CO$_3$) e dióxido de carbono dissolvido; no entanto, todos, exceto 1 a 3 mEq/ℓ, estão na forma de bicarbonato. Assim, para facilitar a interpretação, o TCO$_2$ deve ser equiparado ao bicarbonato. Os desequilíbrios ácido-base respiratórios resultam em mudanças na pressão parcial de dióxido de carbono dissolvido (PCO$_2$). Isso é relatado nos valores da gasometria arterial, além do pH, que reflete o estado ácido-base total.

Acidose metabólica

A **acidose metabólica** é resultado do aumento da produção ou acúmulo de ácidos ou perda de base (i. e., HCO$_3^-$) nos líquidos extracelulares. A acidose metabólica aguda simples resulta em pH sanguíneo baixo (**ou acidemia**), bicarbonato (HCO$_3^-$) baixo e pressão parcial de dióxido de carbono (PCO$_2$) normal. Exemplos de acidose metabólica incluem cetoacidose diabética, acidose láctica, ingestão de toxinas, uremia e perda excessiva de bicarbonato por meio dos rins ou do trato intestinal. Múltiplas mortes foram atribuídas anteriormente à acidose láctica causada pela administração de nutrição parenteral sem tiamina. Em pacientes com acidose metabólica, o intervalo aniônico (*anion gap*) é calculado para ajudar a determinar a causa e o tratamento adequado. Um **intervalo aniônico** (*anion gap*) é uma medida do intervalo entre a soma dos cátions "medidos rotineiramente" menos a soma dos ânions "medidos rotineiramente" no sangue. O intervalo aniônico é:

$$\text{Intervalo aniônico} = (Na^+ + K^+) - (Cl^- + HCO_3^-)$$

em que Na$^+$ é sódio, K$^+$ é potássio, Cl$^-$ é cloreto e HCO$_3^-$ é bicarbonato. O normal é de 12 a 14 mEq/ℓ (ver intervalos de referência de medida para cada laboratório).

A acidose metabólica de intervalo aniônico ocorre quando a diminuição na concentração de HCO$_3^-$ é balanceada pelo aumento de ânions ácidos diferentes do cloreto. Isso faz com que o intervalo aniônico calculado exceda a faixa normal de 12 a 14 mEq/ℓ. Essa acidose metabólica normoclorêmica pode se desenvolver em associação com cetoacidose diabética, acidose láctica, uremia, ingestão (p. ex., metanol, para-aldeído, etilenoglicol, álcool) ou ser iatrogênica (Wilson, 2003). A acidose metabólica sem intervalo aniônico ocorre quando a diminuição na concentração de HCO$_3^-$ é balanceada pelo aumento na concentração de cloreto, resultando em um intervalo aniônico normal. Essa acidose metabólica hiperclorêmica pode desenvolver-se em associação com fístulas do intestino delgado, ingestão excessiva de cloreto (de medicamentos ou fontes parenterais), diarreia, fístulas pancreáticas, acidose tubular renal, ureterossigmoidostomia ou insuficiência suprarrenal (Canada et al., 2015).

Alcalose metabólica

A **alcalose metabólica** resulta da administração ou acúmulo de HCO$_3^-$ (i. e., base) ou seus precursores, perda excessiva de ácido (p. ex., durante a aspiração gástrica) ou perda de líquido extracelular contendo mais cloreto do que bicarbonato (p. ex., de adenoma viloso ou uso de diuréticos). A alcalose metabólica aguda simples resulta em pH sanguíneo elevado, ou **alcalemia**. Ela também pode resultar da depleção de volume, pois a diminuição do fluxo sanguíneo para os rins estimula a reabsorção de sódio e água, aumentando a reabsorção de HCO$_3^-$. Tal condição é conhecida como **alcalose por contração**. A alcalose também pode resultar de hipopotassemia grave (concentração sérica de K$^+$ < 2 mEq/ℓ). À medida que o K$^+$ se move do líquido intracelular para o extracelular, os íons hidrogênio se movem do líquido extracelular para o intracelular para manter a eletroneutralidade. Esse processo produz acidose intracelular, que aumenta a excreção de íons hidrogênio e a reabsorção de bicarbonato pelos rins.

Acidose respiratória

A **acidose respiratória** é causada pela diminuição da ventilação e consequente retenção de dióxido de carbono (CO$_2$). A acidose respiratória aguda simples resulta em pH baixo, bicarbonato normal e pressão parcial de dióxido de carbono (PCO$_2$) elevada. A acidose respiratória aguda pode ocorrer como resultado de apneia do sono, asma, aspiração de um corpo estranho ou síndrome do desconforto respiratório agudo (SDRA). A acidose respiratória crônica está associada a síndrome de hipoventilação da obesidade, doença pulmonar obstrutiva crônica (DPOC) ou enfisema, certas doenças neuromusculares e caquexia por inanição. A prevenção da superalimentação é prudente, pois pode piorar a acidose (Ayers e Dixon, 2012).

Alcalose respiratória

A **alcalose respiratória** resulta do aumento da ventilação e eliminação de CO$_2$. A condição pode ser mediada centralmente (p. ex., devido a traumatismo craniano, dor, ansiedade, acidente vascular encefálico ou tumores) ou por estimulação periférica (p. ex., consequência de pneumonia, hipoxemia, altitudes elevadas, embolia pulmonar, insuficiência cardíaca congestiva ou doença pulmonar intersticial). A alcalose respiratória aguda simples resulta em pH alto (ou alcalemia), HCO$_3^-$ normal e PCO$_2$ diminuída.

Compensação

Quando ocorre um desequilíbrio ácido-base, o corpo tenta restaurar o pH normal desenvolvendo um desequilíbrio ácido-base oposto para compensar os efeitos do distúrbio primário, uma resposta conhecida como compensação. Por exemplo, os rins de um paciente com acidose respiratória primária (diminuição do pH) compensam aumentando a reabsorção de bicarbonato, criando, assim, a alcalose metabólica. Essa resposta ajuda a aumentar o pH. Da mesma forma, em resposta à acidose metabólica primária (diminuição do pH), os pulmões compensam aumentando a ventilação e a eliminação de CO$_2$, criando a alcalose respiratória. Essa alcalose respiratória compensatória ajuda a aumentar o pH.

A compensação respiratória para desequilíbrios ácido-base metabólicos ocorre rapidamente, ou seja, em minutos. Em contraste, a compensação renal para desequilíbrios ácido-base respiratórios pode levar de 3 a 5 dias para ser eficaz ao máximo (Ayers et al., 2015). A compensação nem sempre ocorre e, quando ocorre, não é totalmente bem-sucedida (i. e., não resulta em um pH de 7,4). O nível de pH ainda reflete o distúrbio primário subjacente. Os clínicos devem distinguir entre distúrbios primários e respostas compensatórias porque o tratamento sempre é direcionado ao desequilíbrio ácido-base primário e sua causa subjacente. À medida que o distúrbio primário é tratado, a resposta compensatória se corrige. Valores preditivos para respostas compensatórias estão disponíveis para diferenciar entre desequilíbrios ácido-base primários e respostas compensatórias. Os clínicos também podem usar ferramentas como algoritmos clínicos.

Equilíbrio ácido-base: diretrizes e aplicações para a prática dietética

O equilíbrio ácido-base é um tópico complicado que requer conhecimento de alto nível de muitos processos complexos. A Tabela 3.5 mostra as alterações previstas dos gases sanguíneos arteriais e os mecanismos de compensação. Algumas regras de ouro podem ser úteis para a compreensão deste tópico. Em desequilíbrios ácido-base simples e descompensados, o pH e a pressão parcial de dióxido de carbono (PCO_2) se movem em direções opostas nos distúrbios respiratórios. Em desequilíbrios ácido-base simples e descompensados, o pH e o HCO_3^- se movem na mesma direção. Quando ocorrem desequilíbrios ácido-base mistos, a PCO_2 e o HCO_3^- geralmente se movem em direções opostas. Independentemente do desequilíbrio, a equipe médica direciona o tratamento para a causa subjacente e usa informações de apoio do histórico médico, condição clínica atual, medicamentos, valores laboratoriais, registros de ingestão e débitos e exame físico para determinar a causa. Os profissionais da dietética desempenham um papel importante na compreensão do processo fisiológico e como ele se relaciona com a regulação do equilíbrio eletrolítico e hídrico. Ajustes no plano de cuidados nutricionais relacionados ao equilíbrio ácido-base podem incluir a mudança de sais de cloreto e acetato na nutrição parenteral, manipulação de macronutrientes para evitar a superalimentação ou ajuste de líquidos e eletrólitos.

REFERÊNCIAS BIBLIOGRÁFICAS

Adetoki A, Evans R, Cassidy G: Polydipsia with water intoxication in treatment resistant schizophrenia, *Prog Neurol Psychiatry* 3:20, 2013.

Ayers P, Dixon C: Simple acid-base tutorial, *JPEN J Parenter Enteral Nutr* 36(1):18–23, 2012.

Ayers P, Dixon C, Mays A: Acid-base disorders: learning the basics, *Nutr Clin Pract* 30:14–20, 2015.

Canada T, Tajchman SK, Tucker AM, et al, editors: *ASPEN Fluids, electrolytes and acid base disorders handbook*, Silver Spring, MD, 2015, ASPEN, pp 1–397.

Casa DJ, DeMartini JK, Bergeron MF, et al: National athletic trainers' association position statement: exertional heat illness, *J Athl Train* 50(9):986–1000, 2015.

Casa DJ, Armstrong LE, Hillman SK, et al: National athletic trainers' association position statement: fluid replacement for athletes, *J Athl Train* 35(2):212–224, 2000.

Institute of Medicine of the National Academies: *Dietary reference intakes for water, potassium, sodium, chloride, and sulfate*, Washington, DC, 2005, The National Academies Press. Available at: https://www.nap.edu/read/10925/chapter/1.

Kingley J: Fluid and electrolyte management in parenteral nutrition, *Support Line* 27:13, 2005.

Kraft MD, Btaiche IF, Sacks GS: Review of the refeeding syndrome, *Nutr Clin Pract* 20:625–633, 2005.

Murray B: Hydration and physical performance, *J Am Coll Nutr* 26:542S–548S, 2007.

Parrish CR, DiBaise JK: Short bowel syndrome in adults—part 3 Hydrating the adult patient with short bowel syndrome, *Pract Gastroenterol* (138):10–18, 2015. Available at: https://med.virginia.edu/ginutrition/wp-content/uploads/sites/199/2014/06/Parrish_Feb_15.pdf.

Popkin BM, D'Anci KE, Rosenberg IH: Water hydration, and health, *Nutr Rev* 68:439–458, 2010.

Ratliff A: Assessment of fluid accumulation, *Support Line* 37(5):5–10, 2015.

Rhoda KM, Porter MJ, Quintini C: Fluid and electrolyte management: putting a plan in motion, *JPEN J Parenter Enteral Nutr* 35:675–685, 2011.

Shepshelovich D, Schechter A, Calvarysky B, et al: Medication induced SIADH: distribution and characterization according to medication class, *Br J Clin Pharmacol* 83(8):1801–1807, 2017.

Skipper A: Refeeding syndrome or refeeding hypophosphatemia: a systematic review of cases, *Nutr Clin Pract* 27:34–40, 2012.

Song HJ, Cho YG, Lee HJ: Dietary sodium intake and prevalence of overweight in adults, *Metabolism* 62:703–708, 2013.

Toh JW, Ong E, Wilson R: Hypomagnesaemia associated with long-term use of proton pump inhibitors. *Gastroenterol Rep (Oxf)* 3(3):243–253, 2015. doi:10.1093/gastro/gou054.

Whitmire SJ: Nutrition-focused evaluation and management of dysnatremias, *Nutr Clin Pract* 23:108–121, 2008.

Wilson RF: Acid-base problems. In Tintinalli JE, et al, editors: *Emergency medicine: a comprehensive study guide*, ed 6, New York, 2003, McGraw-Hill.

Yoon YS, Oh SW: Sodium density and obesity; the Korea national health and nutrition examination survey 2007–2010, *Eur J Clin Nutr* 67(2):141–146, 2013.

Zhu H, Pollock NK, Kotak I, et al: Dietary sodium, adiposity, and inflammation in healthy adolescents, *Pediatrics* 133:e635–e642, 2014.

4

Ingestão: Avaliação do Histórico Relacionado à Alimentação e à Nutrição

Cynthia Bartok, PhD, RDN, CD
L. Kathleen Mahan, RDN, MS, CD

TERMOS-CHAVE

avaliação nutricional
composto bioativo
contagem de calorias
dados sobre a ingestão dietética
declaração de problema, etiologia, sinais e sintomas (PES)
diário alimentar
estado nutricional
indicadores de cuidados nutricionais
ingestão diária aceitável (IDA)
ingestão dietética recomendada (RDA)
ingestões dietéticas de referência (IDRs, DRIs)
intervalo de distribuição aceitável de macronutrientes (AMDR)
limite superior tolerável (UL)
padrões alimentares quantitativos
processo de cuidado nutricional (PCN)
questionário de frequência alimentar (QFA)
recordatório de 24 horas
registro alimentar
triagem nutricional

ESTADO NUTRICIONAL

O **estado nutricional** é o estado fisiológico ou condição de um indivíduo com base no equilíbrio entre a ingestão e os requerimentos exclusivos de nutrientes do indivíduo (Figura 4.1). A ingestão de nutrientes representa a quantidade de um nutriente que é absorvida pelo organismo a partir de alimentos, bebidas, medicamentos e suplementos consumidos. Assim, a ingestão de nutrientes depende de:

- Quantidade de um nutriente contido na dieta
- Biodisponibilidade de um nutriente com base em sua fonte
- Capacidade do corpo de digerir e absorver os nutrientes dentro do sistema digestório.

Profissionais de nutrição, como os nutricionistas registrados e os técnicos em nutrição e dietética (TND)* registrados, atuam como especialistas em alimentação e nutrição em equipes de saúde. Eles estão em uma posição-chave para avaliar quantidade, qualidade e biodisponibilidade dos nutrientes da dieta de um paciente. Além disso, como muitas condições médicas agudas e crônicas afetam a capacidade do corpo de digerir e absorver nutrientes de fontes dietéticas, os profissionais de nutrição costumam analisar a função do sistema digestório ao avaliar o estado nutricional.

O requerimento nutricional representa a necessidade de um nutriente com base no perfil fisiológico único de um indivíduo. Dados adjuvantes, como idade, sexo, nível de atividade física e estágio do ciclo de vida auxiliam na estimativa das necessidades de nutrientes de um indivíduo em relação a padrões conhecidos, como as **ingestões dietéticas de referência** (**IDRs** ou **DRIs,** do inglês *dietary reference intakes*). Além disso, estado de doença (p. ex., deficiências de nutrientes), genética e condições médicas (p. ex., doença hepática, erros inatos do metabolismo), que impactam ainda mais as necessidades de nutrientes, devem ser cuidadosamente considerados ao se estimarem os requerimentos nutricionais.

A avaliação do estado nutricional é a base do cuidado nutricional e a função principal do profissional de nutrição na equipe de pesquisa ou assistência médica. A avaliação do estado nutricional pode detectar deficiência ou excesso de nutrientes nos estágios iniciais, permitindo que a ingestão alimentar e o estilo de vida sejam aperfeiçoados por meio de intervenção nutricional antes que uma deficiência mais significativa ou toxicidade se desenvolva. No manejo de doenças agudas e crônicas, a avaliação do estado nutricional proporciona uma oportunidade importante para o profissional de nutrição identificar os pacientes que precisam de terapia médico-nutricional (TMN), que fundamentalmente os conecta para intervenções que apoiam a melhoria da saúde e do bem-estar e reduzem os custos de cuidados médicos (Parkhurst et al., 2013).

Conforme ilustrado na Figura 4.2, desequilíbrios no estado nutricional se desenvolvem ao longo do tempo, quando a ingestão é superior ou inferior ao que o indivíduo pode se adaptar fisiologicamente. Em deficiências nutricionais menores ou iniciais, como a deficiência de ferro no estágio 1, o organismo se adapta aumentando a absorção do ferro dietético para recuperar o equilíbrio (ver Capítulo 31). Se a deficiência de ferro for detectada nos estágios iniciais por meio da avaliação detalhada do histórico alimentar e nutricional e do teste de ferritina, o impacto pode ser limitado à depleção das reservas. Se o déficit for substancial ou se o requerimento de ferro for substancialmente maior do que o normal, a capacidade de adaptação do corpo pode ser excedida e ocorrerá uma deficiência. Com o tempo, o desequilíbrio levará a mudanças na bioquímica, na anatomia e na fisiologia do corpo, como anemia evidente e fadiga crônica.

Embora seja teoricamente possível obter uma estimativa razoável da ingestão de calorias, micronutrientes e macronutrientes de um indivíduo, é improvável que os profissionais de nutrição sejam capazes de estimar os requerimentos reais de nutrientes de um indivíduo na maioria das condições. Assim, para avaliar o estado nutricional com

---
*N.T.: Nos EUA, equivale aos nutricionistas dietéticos registrados (RDN) e aos técnicos em nutrição e dietética registrados (NDTR).

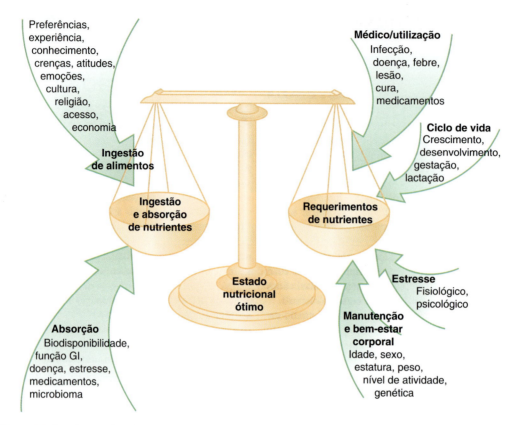

Figura 4.1 Estado nutricional ótimo: um equilíbrio entre a ingestão de nutrientes e os requerimentos nutricionais.

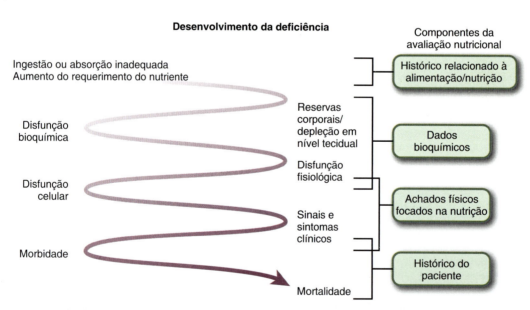

Figura 4.2 Desenvolvimento de deficiência nutricional clínica e detecção pelos dados da avaliação nutricional.

precisão (i. e., deficiência ou excesso), a avaliação da ingestão de nutrientes é combinada com dados adicionais para apoiar a conclusão de que a ingestão estimada de um paciente é muito alta ou muito baixa para favorecer sua saúde (ver Figura 4.2). Em uma deficiência nutricional "prototípica", os cinco domínios de dados de avaliação no **processo de cuidado nutricional (PCN)** mostrados no Boxe 4.1 podem fornecer os dados de suporte necessários para estabelecer e revelar a gravidade de um desequilíbrio nutricional. O Boxe 4.2 mostra exemplos de **declarações de problema, etiologia, sinais e sintomas (PES)** criadas durante o processo de cuidado nutricional que demonstram como diferentes dados de domínio de avaliação podem ser usados para descrever tipos distintos de preocupações com o estado nutricional.

TRIAGEM NUTRICIONAL

Apenas uma parte dos indivíduos ou grupos (pacientes) que se apresentam em ambientes de assistência médica, comunitários ou de pesquisa requer atenção e serviços de profissionais de nutrição. Para

Boxe 4.1 Processo de cuidado nutricional: avaliação nutricional (primeiro passo).

Fontes de dados
- Formulário de triagem ou de referência
- Entrevista do paciente ou assistência social
- Registros médicos ou de saúde
- Pesquisas baseadas na comunidade ou organização e grupos em foco
- Dados de vigilância sanitária, relatórios, estudos de pesquisa

Domínios (categorias) dos dados coletados
- Histórico relacionado à alimentação/nutrição
- Medidas antropométricas
- Dados bioquímicos, exames e procedimentos médicos
- Achados do exame físico focado na nutrição
- Histórico do paciente

Atividades
- Revisão ou coleta dos dados de avaliação que são vitais, importantes e relevantes
- Uso de padrões ou critérios apropriados, interpretação dos dados para identificar discrepâncias que afetem o estado nutricional e de saúde
- Determinar se os padrões de dados correspondem às características que definem os diagnósticos nutricionais específicos

Pensamento crítico
- Quais dados são vitais, importantes e relevantes?
- São necessários mais pontos de dados para completar a avaliação?
- Quais métodos de avaliação são válidos e confiáveis?
- Quais discrepâncias são importantes?

Adaptado de Academy of Nutrition and Dietetics. Nutrition Terminology Reference Manual (eNCPT): Dietetics Language for Nutrition Care. https://www.ncpro.org/pubs/idnt-en/?.

Boxe 4.2 Exemplo de declaração de diagnóstico nutricional (PES) para problemas de estado nutricional.

Conceito: deficiências de nutrientes podem ser decorrentes de ingestão dietética baixa
Ingestão inadequada de minerais (Ferro, NI-5.10.1.3) relacionada ao déficit conhecido relacionado a alimentos ricos em ferro, como evidenciado por consumo de 30% de RDA para o ferro e valores baixos de ferritina, hematócrito (HCT) e concentração de hemoglobina corpuscular média (MCHC).

Conceito: deficiências de nutrientes podem ser decorrentes de má absorção de nutrientes
Alteração da função gastrintestinal (GI) (NC-1.4) relacionada à gastrite induzida pela infecção por *Helicobacter pylori*, como evidenciado pela anemia por deficiência de ferro refratária, apesar de 6 semanas de terapia oral com ferro.

Conceito: deficiências de nutrientes podem ser decorrentes de requerimentos elevados de nutrientes
Aumento das necessidades de nutrientes (Ferro, NI-5.1) relacionado a grandes perdas de sangue menstrual, como evidenciado pela anemia por deficiência de ferro (valores baixos de ferritina, hematócrito e concentração de hemoglobina corpuscular média), apesar da ingestão adequada de ferro heme altamente biodisponível (120% da RDA).

NI, código de diagnóstico nutricional do processo de cuidado nutricional (em inglês, *Nutritional Care Process*, NCP) da Academy of Nutrition and Dietetics, USA, 2003; *RDA*, ingestão dietética recomendada.

---

fornecer serviços de nutrição com boa relação custo-efetividade, a primeira etapa é completar um exame ou teste de **triagem nutricional** para identificar pacientes que atualmente tenham ou estejam em risco de ter problemas nutricionais. Durante a triagem, aqueles considerados de risco entram no processo de cuidado nutricional (PCN) (Figura 4.3) e, em seguida, recebem serviços e cuidados de profissionais de nutrição. Mais especificamente, os pacientes são selecionados no processo de cuidado nutricional quando eles têm um problema nutricional identificável (diagnóstico) que possa ser abordado ou melhorado com intervenção(ões) nutricional(is) oferecida por um profissional de nutrição (AND, 2018a). Assim, a triagem é considerada tecnicamente fora do processo de cuidado nutricional.

Um aspecto ético da triagem é que ela conecta indivíduos que precisam de cuidados especializados com os serviços de um profissional de nutrição, permitindo que o paciente receba os cuidados médicos necessários para recuperar a saúde e o bem-estar. Um aspecto legal da triagem é que ela transfere legalmente uma parte dos cuidados para o profissional de nutrição. As instalações de assistência médica identificam o prazo em que cada paciente deve ser examinado e, se necessário, o prazo em que ele deve ser avaliado por um nutricionista registrado.

O Boxe 4.3 mostra as características da ferramenta de triagem ideal. Quando disponíveis, os profissionais da área de saúde devem utilizar ferramentas de triagem validadas e específicas para a população, como a Triagem de Risco Nutricional (*Nutritional Risk Screening*, NRS 2002), o Instrumento de Triagem de Desnutrição (MST; do inglês, *Malnutrition Screening Tool*), um instrumento simples, em duas partes, a Miniavaliação Nutricional (MAN) e o Instrumento Universal de Triagem de Desnutrição (MUST; do inglês, *Malnutrition Universal Screening Tool*). A revisão mais recente da equipe da Evidence Analysis Library (EAL) da Academy of Nutrition and Dietetics sobre o desempenho de ferramentas de triagem para adultos hospitalizados em unidades de tratamento intensivo e em ambientes ambulatoriais sugere que as ferramentas de triagem listadas anteriormente têm alta sensibilidade (> 90%) e alta especificidade (> 90%), mas apenas o MST apresentou tanto os dados de validade quanto os de confiabilidade para obter uma classificação de Grau I (boa evidência) (AND, 2018b). Um exemplo de formulário de triagem desenvolvido para populações idosas em tratamento ambulatorial de quadros subagudos, o formato abreviado da miniavaliação nutricional, é mostrado na Figura 4.4.

Para muitas configurações e populações de pacientes, não há ferramentas de triagem publicadas ou faltam pesquisas que apoiem sua validade e confiabilidade. Nessas situações, os nutricionistas registrados costumam desenvolver uma ferramenta de triagem feita sob medida para cada local (p. ex., unidade hospitalar, clínica) ou população de pacientes sob seus cuidados. Exemplos de dados de triagem em potencial que podem ser incorporados a uma ferramenta de triagem personalizada para grupos de pacientes, sejam pediátricos ou adultos, estão elencados no Boxe 4.4.

AVALIAÇÃO NUTRICIONAL

Conforme mostrado na Figura 4.3, os pacientes identificados como grupo de risco para problemas nutricionais durante o estágio de triagem nutricional entram formalmente na primeira etapa do processo de cuidado nutricional, a **avaliação nutricional**. Trata-se de um "método sistemático para obter, verificar e interpretar os dados necessários para identificar problemas relacionados à nutrição, suas causas e significado" (AND, 2018a). O objetivo de completar uma avaliação nutricional é determinar se há um ou mais problemas (diagnósticos) relacionados à nutrição. No processo de cuidado nutricional, os diagnósticos nutricionais são documentados na segunda etapa, em formato de declaração de problema, etiologia, sinais e sintomas (PES)

MODELO DE PROCESSO DE CUIDADO NUTRICIONAL

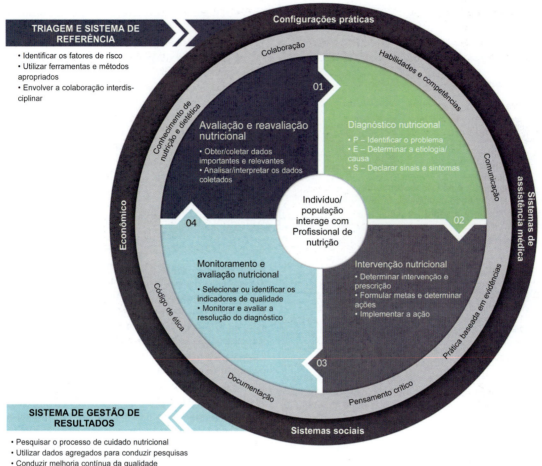

Figura 4.3 Processo de cuidado nutricional. (Copyright 2018 Academy of Nutrition and Dietetics. Reimpressa com permissão.)

Boxe 4.3 Características de uma ferramenta de triagem nutricional ideal.

Simples, rápida e fácil de utilizar por uma variedade de prestadores de assistência de saúde
Utiliza dados que estão prontamente disponíveis (prontuário médico, relato do paciente, dados de pesquisa)
Custo-efetividade para o administrador
Confiabilidade:
- Interexaminador: produz o mesmo resultado de triagem quando administrado por usuários diferentes
- Intraexaminador: produz o mesmo resultado de triagem quando administrado pelo mesmo usuário em ocasiões diferentes

Validade:
- Sensibilidade: porcentagem de pacientes com diagnósticos nutricionais identificados como "em risco"
- Especificidade: porcentagem de pacientes sem diagnósticos nutricionais identificados como "sem risco"

Adaptado de NSCR: Definitions and Criteria (2009). Academy of Nutrition and Dietetics (AND). https://www.andeal.org/topic.cfm?menu=3584&cat3958.

(ver Boxe 4.2 e Capítulo 9). Após a identificação dos diagnósticos nutricionais, o nutricionista registrado pode intervir (etapa três do processo de cuidado nutricional) para abordar o problema nutricional e, em seguida, avaliar e monitorar o progresso (quarta etapa do processo) para determinar se as intervenções foram eficazes em alcançar os principais resultados para o paciente (ver Capítulo 9).

A avaliação nutricional é uma avaliação abrangente que geralmente inclui dados dos cinco domínios do processo de cuidado nutricional (PCN) e uma variedade de fontes (ver Boxe 4.1). Em uma avaliação inicial (primeira visita), o profissional de nutrição coleta dados dentro desses cinco domínios em um "processo dinâmico e contínuo" para determinar se os padrões dos dados correspondem às características definidoras de diagnósticos nutricionais específicos (AND, 2018a). Em visitas subsequentes, ele pode limitar os dados de avaliação para **indicadores de cuidados nutricionais**, que são pontos de dados de avaliação específicos quantificadores das mudanças associadas às intervenções, o diagnóstico nutricional, a causa e a etiologia do diagnóstico e outros desfechos de cuidados de saúde definidos pela medicina baseada em evidências ou órgãos reguladores. Além disso, o profissional de nutrição pode avaliar um espectro mais amplo de

Capítulo 4 Ingestão: Avaliação do Histórico Relacionado à Alimentação e à Nutrição

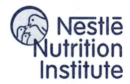

Miniavaliação Nutricional
MNA®

Sobrenome: _____ Primeiro nome: _____

Sexo: _____ Idade: _____ Peso (kg): _____ Estatura (cm): _____ Data: _____

Complete o questionário preenchendo as caixas com os números apropriados. Some os números para a pontuação final de triagem.

Triagem

A Nos últimos 3 meses houve diminuição da ingestão de alimentos devido a perda de apetite, problemas digestivos, dificuldades de mastigação ou deglutição?
0 = diminuição grave na ingestão de alimentos
1 = diminuição moderada na ingestão de alimentos
2 = sem diminuição na ingestão de alimentos ☐

B Perda de peso durante os últimos 3 meses
0 = perda de peso superior a 3 kg
1 = não sabe
2 = perda de peso entre 1 e 3 kg
3 = sem perda de peso ☐

C Mobilidade
0 = restrito ao leito ou à cadeira de rodas
1 = consegue sair do leito/cadeira de rodas, mas não sai
2 = sai ☐

D Sofreu estresse psicológico ou doença aguda nos últimos 3 meses?
0 = sim   2 = não ☐

E Problemas neuropsicológicos
0 = demência ou depressão graves
1 = demência leve
2 = sem problemas psicológicos ☐

F1 Índice de massa corporal (IMC) (peso em kg)/(estatura em m²)
0 = IMC inferior a 19 kg/m²
1 = IMC = 19 kg/m² ou inferior a 21 kg/m²
2 = IMC = 21 kg/m² ou inferior a 23 kg/m²
3 = IMC ≥ 23 kg/m² ☐

SE O IMC NÃO ESTIVER DISPONÍVEL, SUBSTITUA A QUESTÃO F1 PELA QUESTÃO F2.
NÃO RESPONDA À QUESTÃO F2 SE A QUESTÃO F1 JÁ TIVER SIDO RESPONDIDA.

F2 Circunferência da panturrilha (CP) em cm
0 = CP < 31 cm
3 = CP ≥ 31 cm ☐

Pontuação de triagem ☐☐
(máximo 14 pontos)

12 a 14 pontos: Estado nutricional normal
8 a 11 pontos: Em risco de desnutrição
0 a 7 pontos: Desnutrido

Para uma avaliação mais aprofundada, preencha o MNA® completo que está disponível em **www.mna-elderly.com**

Ref.   Vellas B, Villars H, Abellan G, et al. *Overview of the MNA® - Its History and Challenges.* J Nutr Health Aging 2006;10:456-465.
Rubenstein LZ, Harker JO, Salva A, Guigoz Y, Vellas B. *Screening for Undernutrition in Geriatric Practice: Developing the Short-Form Mini Nutritional Assessment (MNA-SF).* J. Geront 2001;56A: M366-377.
Guigoz Y. *The Mini-Nutritional Assessment (MNA®) Review of the Literature - What does it tell us?* J Nutr Health Aging 2006; 10:466-487.
® Société des Produits Nestlé, S.A., Vevey, Switzerland, Trademark Owners
© Nestlé, 1994, Revisão de 2009. N67200 12/99 10M
Para mais informações: www.mna-elderly.com

Figura 4.4 Formato abreviado da miniavaliação nutricional (MAN). (Permissão de Nestlé Healthcare Nutrition.)

dados para determinar se outros diagnósticos nutricionais podem se aplicar ao paciente. O pensamento crítico é importante no processo de coleta de dados existentes, usando métodos válidos e confiáveis para gerar novos dados, interpretando discrepâncias e encontrando padrões consistentes com diagnósticos nutricionais. Quaisquer novos dados gerados pelo profissional de nutrição devem ser coletados, interpretados e registrados no prontuário médico com integridade, experiência e validade (AND, 2018a).

HISTÓRICO RELACIONADO À NUTRIÇÃO

Os Capítulos 1 a 10 deste livro-texto concentram-se nos conhecimentos e habilidades necessárias para concluir uma avaliação nutricional abrangente, envolvendo os cinco domínios de dados de uma avaliação. Este capítulo em especial se concentrará na avaliação do domínio histórico relacionado à alimentação e nutrição, uma categoria ampla e variada de dados que inclui os subdomínios e o escopo dos dados mostrados na Tabela 4.1 (AND, 2018a). Em resumo, tal histórico inclui avaliações do tipo de dieta consumida pelo paciente atual e historicamente, como ela é consumida, características do paciente que afetam as necessidades dietéticas e fatores importantes que determinam as escolhas alimentares subjacentes e possíveis respostas a mudanças futuras da dieta.

INGESTÃO DE ALIMENTOS E NUTRIENTES

O subdomínio de ingestão de alimentos e nutrientes do histórico relacionado à alimentação e à nutrição inclui a avaliação tanto da quantidade quanto da qualidade dos alimentos e bebidas na dieta, bem como o momento e os padrões de ingestão de alimentos e bebidas (Tabela 4.1). Os **dados sobre a ingestão dietética** podem ser avaliados ou questionando-se aos pacientes o que eles consumiram no passado (dados sobre ingestão retrospectivos) ou fazendo com que registrem o que estão consumindo em tempo real (dados sobre ingestão prospectivos). Uma vez que as informações sobre a dieta sejam coletadas, o profissional de nutrição pode avaliar se calorias, macronutrientes, micronutrientes e outros componentes da dieta estão dentro dos intervalos e padrões de promoção da saúde.

Boxe 4.4 Fatores de risco nutricional.

Histórico relacionado à alimentação e à nutrição
- Energia, grupo alimentar, leite materno, ingestão de fórmula enteral ou parenteral abaixo das necessidades estimadas
- Ingestão de macro ou micronutrientes abaixo das necessidades estimadas
- Qualidade ou variedade da dieta abaixo dos padrões
- Uso excessivo de álcool ou drogas ilícitas
- Ambiente ruim para comer
- Medicamentos: polifarmácia, interações de alimentos e medicamentos
- Suplementos: ingestão excessiva, interações de alimentos e suplementos
- Crenças, atitudes, comportamentos e conhecimentos alimentares: pica, alimentação disfuncional, alimentação restritiva, alimentação exigente, incapacidade ou falta de vontade de consumir alimentos, déficit de conhecimento
- Acesso: disponibilidade limitada de alimentos/bebidas seguros e nutritivos, acesso limitado a instalações para preparo dos alimentos ou suprimentos, acesso limitado a recursos e programas
- Comprometimento cognitivo ou físico que afete a alimentação e a preparação dos alimentos
- Atividade física excessiva ou inadequada ou suprimentos

Medidas antropométricas
- Estado do peso: perda ou ganho de peso significativo, IMC baixo ou alto, medidas de crescimento inadequadas ou excessivas
- Composição corporal: depleção de gordura ou massa muscular, perímetro da cintura ou relação cintura-quadril elevados

Dados bioquímicos, testes e procedimentos médicos
- Valores laboratoriais anormais: anemia, perfil lipídico, perfil hepático, perfil gastrintestinal, função renal, proteínas circulantes
- Exames médicos: resultados de função gastrintestinal, estudo da deglutição, biopsias, ultrassom, endoscopia

Achados físicos focados na nutrição
- Global: depleção de massa muscular ou gordura, subpeso, sobrepeso, edema
- Digestivo: falta de apetite, náuseas, vômitos, diarreia, constipação intestinal, dentição deficiente, problemas de dentadura
- Pele: lesões por pressão, má cicatrização de feridas, sinais de deficiência/excesso
- Outros: deficiência visual, imobilidade, comprometimento cognitivo ou neurológico

Histórico do paciente
- Pessoal: idade de alto risco (infância, idosos), alfabetização, educação, tabagismo
- Médico: diagnóstico de doença crônica (renal, hepática, cardíaca, diabetes, gastrintestinal, câncer, AIDS), lesão aguda (traumatismo, sepse, queimadura) ou estágio do ciclo de vida com requerimentos elevados (lactância, infância, adolescência, gestação, lactação)
- Sociais: limitações socioeconômicas, habitação instável, falta de apoio social, crise, altos níveis de estresse

Tabela 4.1 Processo de cuidado nutricional: dados do histórico relacionados à alimentação e à nutrição.

Subdomínio	Escopo
Ingestão de alimentos e nutrientes	Quantidade total, momentos e padrões de ingestão de alimentos, bebidas, nutrientes e componentes alimentares
Administração de alimentos e nutrientes	Práticas dietéticas gerais, restrições alimentares, jejum ou modificações alimentares; ambiente alimentar; via de administração (oral, enteral, parenteral)
Medicação e uso de medicina complementar/alternativa	Uso atual e histórico de medicamentos controlados, medicamentos sem receita, ervas e outros produtos de medicina alternativa/complementar
Conhecimento/crenças/atitudes	Conhecimento, habilidades, crenças, emoções e atitudes relacionadas a alimentação, nutrição, práticas dietéticas ou mudança de comportamento
Comportamento	Comportamentos que afetem a capacidade de atingir as metas relacionadas à nutrição
Fatores que afetam o acesso a alimentos e suprimentos relacionados a alimentos/nutrição	Fatores que limitem ou ajudem o paciente a obter quantidades adequadas de alimentos, bebidas e nutrientes seguros e saudáveis
Função e atividade física	Nível de atividade física e indicadores de funcionamento físico do corpo relacionados ao estado nutricional
Medidas centradas no paciente relacionadas à nutrição	Percepção do paciente sobre a intervenção nutricional e seu impacto na qualidade de vida

Adaptada de Academy of Nutrition and Dietetics. Nutrition Terminology Reference Manual (eNCPT): Dietetics Language for Nutrition Care. https://www.ncpro.org/pubs/idnt-en/?.

O **registro alimentar** ou **diário alimentar** é a ferramenta sobre ingestão alimentar mais abrangente disponível para avaliar quantidade, qualidade e horário dos alimentos e bebidas consumidos por um paciente. Após o fornecimento de instruções detalhadas sobre seu uso pelo profissional de nutrição, ele (ou uma pessoa de confiança) registra prospectivamente os alimentos e bebidas consumidos ao longo de um período de vários dias ou semanas. A Figura 4.5 mostra um formulário de diário alimentar. A análise do diário alimentar (discutido a seguir) pode fornecer informações detalhadas sobre quantidade e qualidade dos alimentos, bebidas, nutrientes e componentes dos alimentos consumidos, momentos e padrões de ingestão e biodisponibilidade de nutrientes com base nas fontes alimentares (Tabela 4.2). Além disso, o formulário de diário alimentar pode ser personalizado para incluir informações que sejam mais necessárias para o *feedback* do paciente e do clínico, como escalas de fome e saciedade, respostas emocionais à alimentação, localização da alimentação ou sintomas físicos (p. ex., náuseas ou diarreia) que ocorrem após comer. Considerando que os formulários são demorados para preencher e devem ser preenchidos durante (não após) cada refeição ou alimentação para uma validade ideal, o profissional de nutrição pode reduzir a obrigação do paciente, exigindo o número mínimo de dias de registros e o mínimo de pontos de dados ou detalhes necessários para monitorar os principais resultados nutricionais. Estudos mostram que para caracterizar os padrões de ingestão típicos, o equilíbrio ideal entre a obrigação e a precisão dos dados é obtido com 3 a 4 dias completos de coleta, com pelo menos 2 dias durante os dias úteis e 1 dia de fim de semana (Thompson e Byers, 1994; National Institutes of Health [NIH], 2018a). Para alguns propósitos como o monitoramento de alergia alimentar ou sintomas de intolerância em resposta à ingestão de alimentos, os pacientes podem precisar registrar os dados por várias semanas (ver Capítulo 25 e Figura 25.5).

Um **questionário de frequência alimentar (QFA)** é uma pesquisa preenchida pelo paciente para avaliar retrospectivamente os tipos de alimentos e bebidas consumidos em um intervalo específico de tempo (p. ex., no último mês, 6 meses, 12 meses). Em um questionário de frequência alimentar tradicional, os pacientes indicam a frequência com que consomem vários itens alimentares de interesse, variando de "nunca" a várias vezes por dia (Figura 4.6). Esse método é ideal para fornecer informações sobre os alimentos típicos consumidos, a qualidade dos alimentos consumidos e a variedade da dieta ao longo de um período anterior de tempo (ver Tabela 4.2). Os QFAs semiquantitativos também incluem avaliações do tamanho das porções ou das quantidades consumidas (Figura 4.7), mas permanecem questionamentos sobre a validade dos dados quantitativos de ingestão alimentar resultantes dos questionários de frequência alimentar (Thompson e Byers, 1994; NIH, 2018a).

Os profissionais de nutrição podem selecionar uma grande variedade de QFAs validados que sejam amplos, limitados ou podem adaptar um QFA existente para coletar informações apenas sobre os alimentos, bebidas ou nutrientes que sejam mais relevantes, importantes e vitais para a situação clínica do paciente. Para atingir uma validade ótima, os alimentos listados e as habilidades de alfabetização e numeração necessárias para completar a ferramenta devem combinar com o paciente ou o grupo que esteja sendo avaliado.

Em um **recordatório de 24 horas**, o profissional de nutrição conduz o paciente por meio de um processo de entrevista estruturada para capturar informações sobre a quantidade e a qualidade dos alimentos e bebidas consumidos nas últimas 24 horas, incluindo detalhes sobre o horário, quantidades, métodos de preparação e marcas (Thompson e Byers, 1994; NIH, 2018a). Em um recordatório de 24 horas usando o método de passos múltiplos, o *Multiple Pass Method* (MPM), o profissional de nutrição primeiro gera um esboço básico dos alimentos e bebidas consumidos nas 24 horas anteriores, dividido nas refeições e lanches que o paciente definiu. Em um segundo passo, o profissional de nutrição reúne detalhes sobre os alimentos e bebidas consumidos, incluindo o método de preparação, nome da marca, tamanho da porção, principais atributos dos alimentos (grãos integrais, fortificado, enriquecido, baixo teor de sódio etc.) e atividades simultâneas (enquanto dirige, no trabalho, assistindo à TV etc.).

Para melhorar a validade, o profissional de nutrição pode usar instruções para ajudar o paciente a lembrar de todos os alimentos consumidos e fazer perguntas de forma neutra e não tendenciosa ("Qual foi a primeira vez que você comeu ou bebeu alguma coisa depois de acordar?" *versus* "O que você comeu no café da manhã?"). Recordatórios de 24 horas cuidadosamente coletados podem gerar dados de ingestão alimentar semelhantes a um registro alimentar, mas

Dieta **Alimentar**

Por favor, use os dois lados

Nome ______________________

Data	Hora	Alimentos consumidos – inclua também líquidos, vitaminas e medicamentos	Sentimentos – emoções, níveis de estresse físico	Hábitos intestinais/urinários	Principais atividades

BASTYR CENTER FOR NATURAL HEALTH

Figura 4.5 Diário alimentar. (Permissão de Bastyr University.)

Tabela 4.2 Comparação de métodos de avaliação da ingestão de alimentos e nutrientes.

Método	Vantagens	Desvantagens	Melhores usos
Registro alimentar (diário alimentar)	• Dados quantitativos e qualitativos sobre alimentos e bebidas consumidos • Pode fornecer dados sobre métodos de preparação dos alimentos, horários, ambiente, fonte etc. • Se os itens forem pesados/medidos, pode fornecer dados mais precisos sobre o tamanho das porções • Registro em tempo real/menos dependência em confiar na memória • Tempo e esforço reduzidos para o profissional de nutrição revisar	• Necessário o treinamento do paciente para precisão • Múltiplos dias necessários para caracterizar a variedade da dieta • Responsabilidade alta para o paciente • Pode não capturar itens consumidos esporadicamente • Potencial de reatividade (os pacientes mudam os padrões de alimentação em resposta ao registro) • Tempo prolongado para o profissional de nutrição analisar com programa de computador	• Visão a curto prazo da dieta atual • Paciente motivado e alfabetizado • Análise de calorias, macronutrientes, micronutrientes e componentes da dieta • Análise de métodos de preparação de alimentos, qualidade dos alimentos, ingredientes • Dados que ligam a ingestão de alimentos a outros dados (p. ex., glicemia, local para comer, distrações, emoções, sintomas de alergia)
Questionário de frequência alimentar	• Dados qualitativos sobre alimentos e bebidas consumidos • Dados sobre a variedade da dieta • Menos trabalho para o paciente do que vários registros alimentares • Baixa reatividade do paciente • O paciente pode preencher em casa em um papel ou no formato online • Tempo e esforço reduzidos para o profissional de nutrição revisar	• Limitação dos dados quantitativos possíveis • Dados limitados sobre métodos de preparação de alimentos, nenhum dado sobre ambientes ou momento de ingestão • Incompleto – nem todos os alimentos possíveis listados • São necessárias habilidades cognitivas e de memória intensivas • Demorado ou caro para analisar com programa de computador	• Visão holística a longo prazo dos tipos de alimentos consumidos no passado • Muitas ferramentas disponíveis para avaliar a dieta total ou certos grupos/tipos de alimentos • Paciente motivado e alfabetizado
Recordatório de 24 h	• Dados quantitativos e qualitativos sobre alimentos e bebidas consumidos • Pode fornecer dados sobre métodos de preparação de alimentos, horários, ambiente, fonte etc. • Rápido (20 min) e fácil de completar no ambiente de trabalho • Pouco tempo e esforço para o profissional de nutrição revisar • Baixa reatividade do paciente • Pouco trabalho do paciente	• Vários dias necessários para caracterizar a variedade da dieta • Pode não capturar itens consumidos esporadicamente • Requer habilidade e experiência do profissional de nutrição • Tempo prolongado para o profissional de nutrição analisar com programa de computador • Depende da memória do paciente, de sua honestidade, habilidade em relatar tipos e porções de alimentos	• Visão a curto prazo da dieta atual • Paciente com motivação, habilidades ou alfabetização limitadas • Análise de calorias, macronutrientes, micronutrientes e componentes da dieta • Análise de métodos de preparação de alimentos, qualidade dos alimentos, ingredientes
Contagem de calorias	• Observação real da ingestão de alimentos • Rápido (20 min) e fácil de concluir no ambiente de trabalho • Pouco tempo e esforço para o profissional de nutrição revisar • Baixa reatividade e trabalho do paciente	• Pode não representar padrões de ingestão típicos ou preferências alimentares • Tempo prolongado para o profissional de nutrição analisar com programa de computador	• Visão a curto prazo da dieta atual • Análise da ingestão de calorias e macronutrientes em relação ao estado de saúde do paciente • Paciente com motivação, habilidades ou alfabetização limitadas

Adaptada de Thompson FE, Byers T. Dietary Assessment Resource Manual. *J Nutr*. 1994 Nov;124(11 Supl):2245S-2317S. doi: 10.1093/jn/124.suppl_11.2245s e Dietary Assessment Primer. National Institutes of Health, National Cancer Institute. https://dietassessmentprimer.cancer.gov.

é possível perder dados sobre a variabilidade da dieta, a menos que vários recordatórios de 24 horas sejam feitos durante um período de tempo (ver Tabela 4.2). Os avanços na tecnologia incluem formatos de entrevista estruturada dirigida por programa de computador e ferramentas autoadministradas e automatizadas, como o instrumento de avaliação dietética de 24 horas autoadministrado e o aplicativo ASA24 do National Cancer Institute, válido tanto para adultos quanto crianças (NIH, 2018a; NIH, 2018b).

A **contagem de calorias** é um método usado principalmente em ambientes hospitalares, como hospitais, casas de repouso ou asilos (ver Tabela 4.2). Ao longo de vários dias da semana e fins de semana, um profissional de saúde analisa as bandejas de comida do paciente antes e depois de cada refeição e estima a porcentagem de cada comida e bebida consumida. Por meio de um programa de computador da instituição, que inclui informações sobre o tamanho da porção e o conteúdo nutricional de todos os alimentos e bebidas servidos na instituição, e a porcentagem de cada item consumido, o profissional de nutrição pode estimar a ingestão de alimentos e nutrientes do paciente. Frequentemente, o objetivo é determinar se a baixa ingestão de alimentos e bebidas está contribuindo para um padrão emergente de perda de peso e desnutrição, para que uma intervenção precoce possa ocorrer.

Cada método retrospectivo e prospectivo usado atualmente em ambientes clínicos e de pesquisa tem propósitos específicos, pontos fortes e fracos (ver Tabela 4.2). Em todos os métodos, exceto na contagem de calorias, há uma preocupação com a subnotificação ou supernotificação intencional de alimentos e bebidas para que a dieta pareça mais "saudável" (Thompson e Byers, 1994; NIH, 2018a). Por meio do estabelecimento de um ambiente confortável, com perguntas neutras e abstendo-se de comentários que possam ser percebidos como "julgamentos", o profissional de nutrição pode reduzir a probabilidade de os pacientes alterarem sua ingestão, consciente ou

Capítulo 4 Ingestão: Avaliação do Histórico Relacionado à Alimentação e à Nutrição

---

BASTYR CENTER *the teaching clinic*
for NATURAL HEALTH *of Bastyr University*

Nome do paciente _____ Data de nascimento _____ / _____ / _____

Por favor, marque todas as afirmações a seguir, tendo o cuidado de usar o quadro apropriado relacionado à frequência de seus hábitos pessoais.

Diariamente	3 a 5 vezes/ semana	1 a 2 vezes/ semana	1 a 2 vezes por mês	Menos que mensal	Nunca	
						Cozinhar refeições em casa
						Comer com outras pessoas
						Comer em restaurantes
						Comer em restaurantes do tipo *fast-food* ou lanchonetes
						Confeitarias, biscoitos, guloseimas, sorvetes, outros doces
						Adiciona açúcar ao café, chá, cereais ou outros alimentos
						Pão branco ou produtos com farinha branca
						Colas ou outros refrigerantes
						Adoçantes artificiais (sacarina, aspartame, sucralose)
						Alimentos enlatados
						Cereais frios para o café da manhã; listar marcas:
						Bebidas com cafeína (café, chá, cola, chocolate)
						Alimentos fritos (batatas *chips*, *nuggets* de frango, filés de peixe, batatas fritas)
						Margarina de qualquer tipo
						Carne vermelha (bovina, suína, cordeiro)
						Carnes processadas (mortadela, *bacon*, salsichas, salame etc.)
						Frango ou peru
						Peixe
						Marisco
						Leite: Tipo (circule) Vaca Cabra Soja Noz Coco Arroz Linhaça Outros: Teor de gordura (circule) Integral/gordura total 2% 1% Sem gordura
						Iogurte: Tipo (circule) Vaca Cabra Soja Coco Grego Simples Com sabor Teor de gordura (circule) Integral/gordura total 2% 1% Sem gordura
						Queijo
						Ovos
						Nozes e sementes (amêndoas, nozes, castanha de caju etc.)
						Cereais integrais quentes (aveia, trigo etc.)
						Frutas: Tipo (circule) Fresca Crua Cozida Enlatada Congelada
						Vegetais: Tipo (circule) Fresco Cru Cozido Enlatado Congelado
						Folhas verdes: Tipo (circule) Fresca Crua Cozida Enlatada Congelada
						Grãos ou pães 100% integrais
						Feijão e legumes (lentilha, feijão-carioca, grão-de-bico etc.)
						Ervas frescas, desidratadas ou especiarias
						Água: Tipo (circule) Torneira Filtrada Mineral Quantidade consumida por dia: _____ xícaras/mℓ (circule a unidade)
						Álcool
						Alimentos orgânicos

Última revisão em outubro de 2016

Figura 4.6 Questionário de frequência alimentar simplificado. (Permissão de Bastyr Center for Natural Health.)

inconscientemente, ou relatarem incorretamente os dados para impressioná-los. O objetivo final é selecionar um método que leve a um diagnóstico preciso dos problemas nutricionais ou ao monitoramento dos principais critérios de cuidados nutricionais relacionados às intervenções.

Como esses métodos tradicionais de avaliação dietética costumam exigir muito tempo e trabalho e estão sujeitos a uma variedade de fontes de erro, vem aumentando o interesse no uso de tecnologia para fornecer informações sobre a ingestão alimentar. Os novos métodos incluem imagens fotográficas ou de vídeo tanto da preparação quanto do consumo de alimentos e bebidas. Nos métodos de captura ativa, um indivíduo registra imagens dos alimentos antes e depois de comer e pode complementar as fotos com mensagens de texto ou gravações de áudio. Nos métodos de captura passiva, as imagens ou gravações são feitas continuamente ao longo do dia todo. Ambos os tipos de tecnologias podem ser usados para capturar um registro primário dos alimentos e bebidas consumidos ou para aprimorar outros métodos de avaliação dietética, como o recordatório de 24 horas ou o registro alimentar.

Uma revisão de estudos publicados sugere que os métodos fotográficos ou de vídeo para avaliação dietética são eficazes como um suplemento para as medidas autorrelatadas, revelando itens alimentares não declarados e declarados incorretamente (Gemming et al., 2015). Quando usado como único método de avaliação dietética, se as imagens forem de qualidade suficiente, estimativas razoáveis da ingestão de nutrientes são possíveis. Esses métodos costumam utilizar profissionais de nutrição para analisar as imagens dos alimentos consumidos, mas vários utilizam aplicativos ou programas de computador para automatizar essa etapa da análise. Além de estimar a ingestão alimentar, fotografias e registros em vídeo podem ser utilizados para analisar outros aspectos de uma avaliação nutricional, incluindo o ambiente no qual as refeições ocorrem, as interações na hora das refeições entre cuidadores e crianças, a capacidade de usar utensílios para comer, dificuldades de alimentação e métodos de preparo dos alimentos.

Alguns desses avanços tecnológicos chegaram na forma de aplicativos para celulares, criando uma oportunidade para coletar e analisar informações sobre a ingestão alimentar e atividade física para uso tanto pelo paciente quanto pelo clínico (Moore, 2018). Originalmente criados para o público utilizar no automonitoramento de comportamentos de saúde, vários aplicativos também oferecem opções para compartilhar dados de monitoramento com profissionais de nutrição e gerar relatórios úteis da ingestão de alimentos e nutrientes, bem como comportamentos de atividade física (Boxe 4.5). Esses aplicativos compartilham muitos dos mesmos benefícios e desvantagens dos diários alimentares e de atividades físicas tradicionais. Dessa forma, uma vez que o aplicativo conclui a análise para o clínico, essas ferramentas podem potencialmente economizar o tempo desses profissionais. O clínico deve investigar totalmente o aplicativo antes de seu uso para assegurar que os dados de nutrição e atividade física sejam precisos e para compreender os limites de sua confiabilidade e validade (Moore, 2018).

Avaliação e interpretação da ingestão de energia

Um ponto de partida para quase todos os trabalhos de análise dietética é calcular e avaliar o balanço energético da dieta. O nível de energia adequado é necessário para sustentar estrutura e função do organismo, bem como manter a saúde e o bem-estar (atividade física e cura). Além disso, as necessidades de muitos nutrientes (p. ex., macronutrientes) e as recomendações de grupo de alimentos são estabelecidas com base na ingestão ou necessidades de calorias. A estimativa e a evolução do balanço energético requerem uma ferramenta de avaliação dietética completa e detalhada que capte tanto a quantidade quanto a qualidade dos alimentos e bebidas consumidos. Normalmente, isso inclui ou um registro alimentar de vários dias ou múltiplos recordatórios de 24 horas. As informações sobre os alimentos consumidos podem então ser inseridas em programas de análise dietética para obter uma estimativa da ingestão energética (Moore, 2018; Figura 4.8). O valor da ingestão energética pode ser comparado a medições do gasto energético, tais como calorimetria direta, ou a

Questionário de bebidas (BEVQ-15)

Instruções:
No último mês, indique sua resposta para cada tipo de bebida, marcando com um X no círculo para "quantas vezes" e "quanto de cada vez".

1. Indique quantas vezes você consumiu cada bebida, por exemplo, se você bebeu copos de água 5 vezes/semana, marque 4 a 6 vezes/semana.
2. Indique a quantidade aproximada de bebida que você ingeriu de cada vez, por exemplo, se você bebeu 1 xícara/copo de água por vez, marque 1 xícara em "quanto de cada vez".
3. Não conte as bebidas usadas na culinária ou em outras preparações, como leite em cereais.
4. Contabilize o leite adicionado ao chá e café na categoria de *bebidas chá/café com creme*, **não** nas categorias de leite.

ID do participante ________

Data ________

	Com qual frequência (marque um)							Quanto em cada vez (marque um)				
Tipo de bebida	Nunca ou menos de 1 vez/semana (vá para a próxima bebida)	1 vez/semana	2 a 3 vezes/semana	4 a 6 vezes/semana	1 vez/dia	2 ou mais vezes/dia	3 ou mais vezes/dia	menos de 177,5 mℓ (3/4 de xícara)	236,5 mℓ (1 xícara)	355 mℓ (1 ½ xícara)	473 mℓ (2 xícaras)	Mais de 591 mℓ (2 ½ xícaras)
Água	o	o	o	o	o	o	o	o	o	o	o	o
Suco de frutas 100%	o	o	o	o	o	o	o	o	o	o	o	o
Suco adoçado, bebida à base de frutas (soja com frutas, limonada, ponche, laranjada)	o	o	o	o	o	o	o	o	o	o	o	o
Leite integral	o	o	o	o	o	o	o	o	o	o	o	o
Leite semidesnatado (2%)	o	o	o	o	o	o	o	o	o	o	o	o
Leite com baixo teor de gordura/sem gordura (desnatado, 1%, coalhada, leite de soja)	o	o	o	o	o	o	o	o	o	o	o	o
Refrigerantes normais	o	o	o	o	o	o	o	o	o	o	o	o
Refrigerantes *diet*/Bebidas adoçadas artificialmente (suco em pó)	o	o	o	o	o	o	o	o	o	o	o	o
Chá adoçado	o	o	o	o	o	o	o	o	o	o	o	o
Chá ou café, com creme e/ou açúcar (inclui creme não lácteo)	o	o	o	o	o	o	o	o	o	o	o	o
Chá ou café, puro, com ou sem adoçante artificial (sem creme ou açúcar)	o	o	o	o	o	o	o	o	o	o	o	o
Cerveja, chope, *coolers* de vinho, cerveja sem álcool ou *light*	o	o	o	o	o	o	o	o	o	o	o	o
Bebidas com teor alcoólico alto (uísque, rum, tequila etc.)	o	o	o	o	o	o	o	o	o	o	o	o
Vinho (tinto ou branco)	o	o	o	o	o	o	o	o	o	o	o	o
Bebidas energéticas e esportivas (Red Bull®, Gatorade®, Powerade® etc.)	o	o	o	o	o	o	o	o	o	o	o	o
Outros (liste)	o	o	o	o	o	o	o	o	o	o	o	o

Virginia Polytechnic Institute and State University, 2010.

Figura 4.7 Questionário de frequência de bebidas (BEVQ-15). (Copyright 2012 Academy of Nutrition and Dietetics. Reproduzida com permissão.) (Referência: Hedrick VE, Savla J, Comber DL, et al. Development of a Brief Questionnaire to Assess Habitual Beverage Intake [BEVQ-15]: Sugar-Sweetened Beverages and Total Beverage Energy Intake. *J Acad Nutr Diet.* 2012 Jun;112(6):840-9. doi: 10.1016/j.jand.2012.01.023.)

Boxe 4.5 Aplicativos para monitoramento da ingestão nutricional e atividade física.

YouFood Photo Food Journal	Os pacientes podem fotografar alimentos e bebidas consumidos, registrar e classificar a ingestão e obter conselhos e ideias de membros da comunidade Ideal para pessoas que desejam abordagens sem dietas, maneiras fáceis de monitorar a ingestão e apoio de pessoas na mesma situação
Recovery Record	Os pacientes registram refeições e comportamentos para tratamento de transtornos alimentares, os clínicos podem revisar os resultados e enviar comentários Ideal para pessoas que desejam usar a tecnologia para registrar dados e interagir com a equipe de saúde
Calio	A tecnologia de voz permite que se dê entrada nos dados sobre alimentação, nutrição e rastreador de atividades e que se façam solicitações de análise de dados e aconselhamento Ideal para indivíduos que desejam interface de voz
MyFitnessPal	Rastreador de alimentos e nutrição com grande banco de dados de alimentos e capacidade de escanear códigos de barras de produtos alimentares processados para acelerar a entrada de dados Ideal para indivíduos que desejam uma abordagem de perda de peso e calorias
Calorie Mama & Bitesnap	Fornece análises dietéticas baseadas apenas em fotos de alimentos e bebidas Ideal para estimativas aproximadas de consumo, diário fotográfico de ingestão alimentar
eaTracker	Rastreador de alimentos e atividade física de dietistas do Canadá Ideal para alimentos canadenses, banco de dados de alimentos com base em pesquisas
MakeMe	Rastreia e compartilha metas de saúde e dados dentro de uma equipe de indivíduos Ideal para desafios de saúde no trabalho, academias de ginástica e aulas em grupo

Capítulo 4 Ingestão: Avaliação do Histórico Relacionado à Alimentação e à Nutrição

Multicoluna: Jane Doe | Todos os dias
Multicoluna

Nutrientes	Valor	Rcmd	% Rcmd	Nutrientes	Valor	Rcmd	% Rcmd
Componentes básicos				Biotina (mcg)	18,09	30,00	60,32%
Peso em gramas (g)	4.200,55			Vitamina C (mg)	83,51	75,00	111,35%
Calorias (kcal)	2.078,88	2.141,80	97,06%	Vitamina D (UI)	305,80		
Calorias de gordura (kcal)	787,22	599,70	131,27%	Vitamina D (mcg)	7,61	15,00	50,73%
Calorias de gordura saturada (kcal)	239,28	192,76	124,13%	Vitamina E – alfatocoferol (mg)	4,13	15,00	27,55%
Proteína (g)	71,10	47,17	150,72%	Folato (mcg)	183,23	400,00	45,81%
Carboidratos (g)	277,47	294,50	94,22%	Folato EFD (mcg)	144,82	400,00	36,21%
Fibra dietética (g)	25,76	29,99	85,90%	Vitamina K (mcg)	33,27	90,00	36,96%
Fibra solúvel (g)	2,00			Ácido pantotênico (mg)	5,34	5,00	106,85%
Açúcares totais (g)	126,51			**Minerais**			
Monossacarídeos (g)	22,63			Cálcio (mg)	1.644,89	1.000,00	164,49%
Dissacarídeos (g)	57,20			Cromo (mcg)	2,93	25,00	11,71%
Outros carboidratos (g)	125,21			Cobre (mg)	0,89	0,90	99,39%
Gordura (g)	87,71	66,63	131,63%	Fluoreto (mg)	2,15	3,00	71,66%
Gordura saturada (g)	26,59	21,42	124,13%	Iodo (mcg)	114,70	150,00	76,47%
Gorduras monoinsaturadas (g)	24,84	23,80	104,39%	Ferro (mg)	9,03	18,00	50,18%
Gorduras poli-insaturadas (g)	5,57	21,42	26,01%	Magnésio (mg)	265,88	310,00	85,77%
Ácido graxo *trans* (g)	0,51			Manganês (mg)	2,16	1,80	119,87%
Colesterol (mg)	113,05	300,00	37,68%	Molibdênio (mcg)	12,96	45,00	28,80%
Água (g)	3.569,45	2.700,00	132,20%	Fósforo (mg)	1.238,33	700,00	176,90%
Vitaminas				Potássio (mg)	2.763,48	4.700,00	58,80%
Vitamina A (UI)	24.217,06			Selênio (mcg)	45,41	55,00	82,56%
Vitamina A (RAE)	1.464,24	700,00	209,18%	Sódio (mg)	2.050,67	2.300,00	89,16%
Carotenoide (RE)	2.232,18			Zinco (mg)	6,45	8,00	80,63%
Retinol (RE)	348,15			**Gorduras poli-insaturadas**			
Betacaroteno (mcg)	11.625,08			Ácido graxo ômega-3 (g)	0,49	2,14	22,90%
Vitamina B1 (mg)	0,91	1,10	82,94%	Ácido graxo ômega-6 (g)	4,89	19,04	25,66%
Vitamina B2 (mg)	2,30	1,10	209,37%	**Outros nutrientes**			
Vitamina B3 (mg)	8,85	14,00	63,19%	Álcool (g)	0		
Vitamina B3 – NE (mg)	18,33	14,00	130,90%	Cafeína (mg)	145,83		
Vitamina B6 (mg)	0,92	1,30	71,04%	Colina (mg)	173,72	425,00	40,87%
Vitamina B12 (mcg)	2,87	2,40	119,75%				

EFD, equivalente de folato dietético; *NE*, equivalentes de niacina; *RAE*, equivalente de atividade de retinol; *Rcmd*, quantidade recomendada; *% Rcmd*, porcentagem da quantidade recomendada; *RE*, equivalente de retinol; *UI*, unidades internacionais.

Figura 4.8 Relatório de análise de nutrientes. (Análise nutricional de The Food Processor® Nutrition and Fitness Software, direitos reservados de ESHA Research, Inc., versão 11.0.124, ©2015.)

estimativas das necessidades de energia a partir da calorimetria indireta ou equações baseadas nas características do paciente, como idade, estatura, peso, nível de atividade e lesões (ver Capítulo 2).

Avaliação e interpretação de quantidade e equilíbrio dos grupos de alimentos

Como os alimentos e bebidas normalmente fornecem a base da dieta, a análise do equilíbrio dos alimentos consumidos na dieta é um papel importante do profissional de nutrição. Em instalações com acesso a aplicativos ou programas de computador para analisar os registros alimentares ou recordatórios de 24 horas, o aplicativo ou programa de computador geralmente pode fornecer análises do equilíbrio alimentar da dieta (Figura 4.9). Em instalações e ambientes que não tenham esses recursos, o profissional de nutrição pode desenvolver a habilidade de traduzir rapidamente alimentos e bebidas consumidos em porções de grupos alimentares padrões ou equivalentes, adicionando pouco tempo à revisão de um recordatório de 24 horas ou de registros alimentares, tornando tal processo um início eficiente e eficaz para a avaliação nutricional. Em locais nos quais os clínicos disponham de um tempo muito limitado para análises dietéticas, estimativas rápidas de quantidade e equilíbrio dos grupos alimentares podem ser o único método de avaliação dietética realista disponível.

Os **padrões alimentares quantitativos** também podem ser usados como padrões com os quais se avalia o equilíbrio dos alimentos e bebidas consumidos. Os padrões alimentares quantitativos mostram a quantidade média de alimentos de cada grupo alimentar, que deve ser consumida para atender às metas tanto de energia quanto de nutrientes em diferentes níveis de energia. Exemplos de padrões alimentares quantitativos que podem ser usados como padrões para a quantidade de grupos alimentares e para a análise do equilíbrio incluem:

- Padrão alimentar do United States Department of Agriculture (USDA) (*USDA Food Pattern*)
- Padrão alimentar vegetariano do USDA (*USDA Vegetarian Food Pattern*)

MyPlate: Jane Doe | Todos os dias

MyPlate

Jane Doe | Todos os dias
Sexo: feminino   Idade: 28 anos   Estatura: 1,68 m   Peso: 58,967 kg   Pouco ativa   IMC: 20,98

My Plate - Ingestão *versus* recomendação

Padrão de 2.200 calorias

Grupo	Porcentagem recomendada	Comparação	Quantidade (diária)
Ingestão total de grãos	101%		Equivalente a 200 g
Total de grãos recomendado			Equivalente a 198 g
Ingestão total de grãos	26%		Equivalente a 0,78 xícaras
Total de grãos recomendado			Equivalente a 3 xícaras
Ingestão de frutas	118%		Equivalente a 2,36 xícaras
Frutas recomendadas			Equivalente a 2 xícaras
Ingestão de laticínios	101%		Equivalente a 3,03 xícaras
Laticínios recomendados			Equivalente a 3 xícaras
Ingestão total de proteína	50%		Equivalente a 85 g
Proteína total recomendada			Equivalente a 170 g

Consuma pelo menos metade dos seus grãos como grãos integrais.

Varie os vegetais que você come:
  Vegetais verde-escuros = 3 xícaras semanais
  Vegetais vermelhos e laranja = 2 xícaras semanais
  Feijão e ervilha = 3 xícaras semanais
  Vegetais com amido = 6 xícaras semanais
  Outros vegetais = 7 xícaras semanais

Figura 4.9 Relatório de análise dos alimentos. (Análise nutricional de The Food Processor® Nutrition and Fitness Software, direitos reservados de ESHA Research, Inc., versão 11.0.124, ©2015.)

- Padrão alimentar mediterrâneo do USDA (*USDA Mediterranean Food Pattern*)
- Padrão da dieta DASH (*DASH Diet Pattern*)
- Padrão alimentar de substituição para diabetes (*Diabetes Exchange Meal Pattern*).

A estrita observância dos métodos definidos é muito importante, os alimentos e bebidas devem ser classificados corretamente em grupos, os padrões de qualidade dos alimentos devem ser atingidos (p. ex., densidade energética e de nutrientes) e os tamanhos das porções devem ser convertidos corretamente para obter a quantidade exata do grupo alimentar e equilibrar as informações em relação a um padrão.

Avaliação e interpretação da qualidade alimentar

As pesquisas continuam a enfatizar a importância da qualidade dos alimentos e da dieta na prevenção de doenças crônicas, o que levou a um aumento do interesse na mensuração da qualidade da dieta, tanto em pesquisas quanto em ambientes clínicos (Gil et al., 2015). Após a coleta dos dados de ingestão alimentar de diários alimentares, múltiplos recordatórios de 24 horas ou de um questionário de frequência alimentar, um clínico pode utilizar um programa de computador ou aplicativo de avaliação dietética ou outros programas de análise de computador para avaliar a qualidade alimentar usando ferramentas como o índice de alimentação saudável (IAS), o índice de qualidade da dieta (IQD), o indicador da dieta saudável (IDS) ou o escore da dieta mediterrânea (EDM) (Gil et al., 2015). Esses métodos de qualidade da dieta frequentemente avaliam não apenas se a dieta atinge a ingestão suficiente dos grupos alimentares, como frutas, vegetais, feijões ou leguminosas, grãos integrais e laticínios, mas também se ela é consistente com os padrões de nutrientes e componentes, como sódio, açúcares adicionados, álcool e gordura saturada. Como a maioria dos clínicos não terá tempo ou recursos para analisar os dados de ingestão alimentar usando esses métodos, uma abordagem alternativa é revisar os diários alimentares e recordatórios de 24 horas com padrões de qualidade alimentar específicos em mente, como as diretrizes dietéticas (p. ex., 2015-2020 Dietary Guidelines for Americans).

Avaliação e interpretação de bebidas (água, álcool e cafeína)

A avaliação da ingestão de bebidas pode incluir o exame dos padrões típicos de ingestão de água, leite, suco de frutas, bebidas à base de frutas, refrigerantes, bebidas esportivas ou energéticas, café, chá e bebidas alcoólicas. Informações sobre a ingestão de bebidas, seja com ou sem dados alimentares adicionais, podem ser usadas para estimar a ingestão de água, álcool e cafeína. Além disso, como as bebidas contêm componentes alimentares com implicações para a saúde (p. ex., energia, água, açúcar, álcool, cafeína, cálcio, vitamina D, potássio), o tipo e a quantidade de bebidas que uma pessoa consome podem ter implicações para a saúde para condições como obesidade e ganho de peso, saúde óssea, doenças renais e doenças cardiovasculares. Em uma amostra recente e nacionalmente significativa de adultos norte-americanos, os pesquisadores descobriram que:

- As bebidas constituem cerca de 75 a 85% da ingestão diária total de água
- Água (de torneira e mineral) é o principal contribuinte (30 a 37%) para a ingestão total de água na dieta

- As bebidas contribuem com 14 a 22% da ingestão total de energia
- Álcool, refrigerantes e drinques suaves contribuem substancialmente (2 a 6%) para a ingestão total de energia, mas têm pouco valor nutricional (Drewnowski et al., 2013).

Se o profissional de nutrição precisar de informações sobre a ingestão total de água, álcool e cafeína, tanto de alimentos quanto de bebidas, será necessária a análise de vários diários alimentares ou recordatórios de 24 horas, que pode ser feita com programas de avaliação dietética (ver Figura 4.8). Se ele desejar apenas avaliar a quantidade ou qualidade das bebidas na dieta, um questionário de frequência alimentar simplificado, como o questionário de ingestão de bebidas (BEVQ-15), pode ser suficiente (Hedrick et al., 2018; ver Figura 4.7). O consumo total de água pode ser comparado a uma série de métodos para estimativa das necessidades de ingestão com o objetivo de avaliar a adequação (ver Capítulo 3 e Apêndice 14). A ingestão de cafeína e álcool podem ser comparadas aos limites sugeridos nas Diretrizes Dietéticas dos EUA ou outras diretrizes específicas de condições médicas (ver Capítulo 10).

Avaliação e interpretação de macronutrientes

Os teores de lipídeos, proteínas, carboidratos, fibras e água da dieta podem ser avaliados por meio da análise de vários dias de registros alimentares ou recordatórios de 24 horas com programas de computador para avaliação dietética disponíveis comercialmente (ver Figura 4.8). Esses programas também podem fornecer informações sobre tipos específicos de macronutrientes, como açúcar, fibra solúvel, gorduras saturadas e ácidos graxos *trans*. Alternativamente, o profissional de nutrição qualificado pode avaliar as calorias contendo macronutrientes (gordura, proteína, carboidrato) na dieta usando o sistema de substituição para diabéticos (Apêndice 18).

As IDRs podem servir como padrões para avaliar a ingestão de macronutrientes na maioria dos indivíduos saudáveis ao longo do ciclo de vida. Os valores de **ingestão diária aceitável (IDA)** são definidos quando a base de pesquisa para um nutriente específico é limitada. A IDA representa a ingestão média diária de um nutriente compatível com a saúde geral e o equilíbrio de nutrientes em estudos observacionais. Seus valores para fibra total, ácido linoleico, ácido linolênico e água existem e, dada a base de pesquisa limitada, devem ser utilizados com cautela. Os valores da **ingestão dietética recomendada (RDA**, do inglês *recommended dietary allowance*) são estabelecidos para nutrientes com uma base de pesquisa substancial o suficiente para caracterizar a distribuição das necessidades de nutrientes de um subgrupo populacional. A ingestão dietética recomendada (RDA) representa a ingestão média diária de um nutriente que possa atender às necessidades de 97 a 98% de um subgrupo populacional específico. Existem valores de ingestão dietética recomendada para carboidratos e proteínas. Esses valores de RDA são considerados o limite inferior de ingestão necessária para atender ao requerimento do nutriente (i. e., prevenir a deficiência), em vez da quantidade necessária para promover a saúde e o bem-estar ideais. O **intervalo de distribuição aceitável de macronutrientes (AMDR**, do inglês *acceptable macronutrient distribution range*) consiste em intervalos de ingestão (expressos como uma porcentagem do total de calorias) para carboidratos, proteínas e lipídeos que não apenas atendem às necessidades de nutrientes essenciais, mas também minimizam o risco de doenças crônicas. Existem valores de intervalos de distribuição aceitável de macronutrientes para carboidratos, lipídeos, ácido linoleico, ácido linolênico e proteínas. Esses AMDRs foram desenvolvidos com usos pretendidos para avaliação e prescrição nutricional.

O pensamento crítico do profissional de nutrição envolve uma consideração cuidadosa dos pontos fortes e fracos das IDRs. Os requerimentos de nutrientes de cada pessoa são únicos, assim, a comparação da ingestão de um indivíduo com uma referência, como a RDA, deve ser vista como uma tentativa de estabelecer uma "possibilidade" ou "probabilidade" de que determinado nível de ingestão seja inadequado, adequado ou excessivo. Além disso, a base de pesquisa para as ingestões dietéticas de referência inclui apenas estudos de adultos presumivelmente saudáveis. Os valores de IDR não pretendem representar as necessidades de indivíduos com problemas de saúde conhecidos, traumatismos, cirurgias, desnutrição ou qualquer condição que altere os requerimentos de nutrientes. Sempre que possível, o profissional de nutrição deve pesquisar os padrões que sejam específicos ao estado de saúde do paciente ou escrever uma prescrição nutricional no prontuário para especificar níveis ideais personalizados de ingestão de macronutrientes e horários por meio de uma prática comprovada pelas evidências que serão usadas como padrão para a avaliação e a intervenção.

Existem recomendações específicas para açúcares de adição, gorduras sólidas e ácidos graxos *trans* de uma variedade de associações governamentais e de saúde. Por exemplo, os seguintes limites foram propostos:

- Gordura saturada: < 10% do total de calorias (*U.S. Dietary Guidelines*); < 5 a 6% do total de energia (American Heart Association)
- Ácidos graxos *trans*: "o mais baixo possível" (American Heart Association, IDRs)
- Açúcares: < 25 g por dia para mulheres e < 38 g por dia para homens (American Heart Association) ou < 10% de kcal (*U.S. Dietary Guidelines*)
- Total de gorduras sólidas e açúcares de adição (SoFAS, do inglês *solid fats and added sugars*): com base no nível de energia da dieta, mas normalmente varia de 160 a 330 kcal por dia para a maioria dos adultos (padrão alimentar do USDA).

Além dessas recomendações gerais para indivíduos saudáveis, as dietas terapêuticas padrões, tais como a dieta de "abordagens dietéticas para conter a hipertensão" (DASH, do inglês *Dietary Approaches to Stop Hypertension*), incluem recomendações específicas para uma variedade de componentes dietéticos, como gordura saturada, colesterol e fibras (ver Capítulo 32 e Apêndice 17).

Avaliação e interpretação de micronutrientes

O conteúdo de micronutrientes da dieta pode ser avaliado pela análise de vários dias de registros alimentares ou recordatórios de 24 horas com a ajuda de um aplicativo ou programa de computador para avaliação dietética disponível comercialmente (ver Figura 4.8). Se o profissional de nutrição estiver interessado em micronutrientes, é essencial uma avaliação cuidadosa dos alimentos e bebidas que sejam enriquecidos, fortificados ou aditivados com vitaminas e minerais. O programa de computador para avaliação dietética pode fornecer informações sobre formas específicas de vitaminas na dieta, como folato *versus* ácido fólico, se os alimentos no banco de dados incluírem tais distinções. No entanto, como o banco de dados do programa é, em grande parte, proveniente de análises químicas dos alimentos, o profissional precisará considerar as fontes alimentares dos nutrientes para levar em conta a biodisponibilidade dos teores de nutrientes listados no relatório.

Conforme descrito anteriormente, os valores de ingestão dietética recomendada (RDA) e ingestão diária aceitável (IDA) fornecidos pelo Institute of Medicine of the National Academies podem servir como ponto de partida para estabelecer uma "possibilidade" ou "probabilidade" de que determinado nível de ingestão seja inadequado, adequado ou excessivo. No entanto, a ingestão de muitos micronutrientes no dia a dia varia muito mais do que os macronutrientes. Assim, a incerteza em torno dos julgamentos de adequação da ingestão envolve a incerteza sobre os requerimentos verdadeiros de uma pessoa e a incerteza sobre a ingestão característica de um micronutriente. Para indivíduos saudáveis, a ingestão acima da ingestão dietética recomendada provavelmente é adequada, mas a ingestão abaixo da RDA não é necessariamente inadequada. Se a ingestão estiver abaixo da recomendada, mais dados serão necessários para interpretar o estado nutricional, como valores laboratoriais ou achados de exames físicos focados na nutrição (ver Apêndices 11 e 12). Conforme discutido anteriormente, para pacientes com condições médicas, é ideal identificar as recomendações de micronutrientes particularmente relacionadas a essa condição (p. ex., dieta DASH) ou escrever uma prescrição nutricional no prontuário para especificar níveis ideais personalizados de micronutrientes específicos que sejam comprovados por evidências e terapêuticos para o paciente.

O **limite superior tolerável** (**UL**, do inglês *tolerable upper lever*) é um valor de IDR que identifica a ingestão média diária mais alta não causadora de efeitos adversos. Em combinação com a análise de um programa de computador para avaliação dietética, o valor do UL pode ajudar a determinar a segurança do consumo de alimentos enriquecidos, fortificados ou suplementados de outra forma com nutrientes. Além disso, ele pode fornecer informações sobre os riscos potenciais da suplementação de nutrientes em indivíduos saudáveis. O UL não se destina a indivíduos que estejam consumindo suplementos de micronutrientes para tratar uma deficiência de nutrientes ou com outras condições médicas que tenham requerimentos específicos de micronutrientes; essas situações também exigem recomendações individuais ou baseadas em pesquisas específicas para o paciente.

Avaliação e interpretação de outros componentes dietéticos bioativos

Os **compostos bioativos** incluem os compostos que têm "a capacidade e a habilidade de interagir com um ou mais componentes do tecido vivo, apresentando uma ampla gama de efeitos prováveis" (Guaadaoui et al., 2014). De acordo com essa definição, compostos de origem vegetal ou animal, naturais ou sintéticos, potencialmente úteis ou prejudiciais, de fontes alimentares ou não alimentares, podem ser qualificados como potencialmente ativos biologicamente no corpo humano. Nesse campo de estudo em rápido desenvolvimento, os profissionais de nutrição provavelmente verão uma lista cada vez maior de possíveis componentes bioativos e seu papel nas doenças e na saúde humana. A Tabela 4.3 apresenta os componentes dietéticos mais comuns que os profissionais de nutrição podem tentar avaliar, interpretar ou intervir em relação aos pacientes.

A avaliação da dieta possivelmente se limitará à avaliação qualitativa da frequência de alimentos consumidos que contenham o componente de interesse. Existem dados limitados para os componentes bioativos benéficos, além dos micronutrientes típicos encontrados nos alimentos (p. ex., carotenoides). Cerca de 800 componentes dietéticos prejudiciais e benéficos são monitorados no *Total Diet Study*, mas apenas em algumas centenas de alimentos no suprimento alimentar (*Total Diet Study*, 2019). Existem poucos padrões para interpretar se a ingestão está dentro de teores seguros, ótimos ou que promovam a saúde. Os profissionais de nutrição podem consultar as diretrizes de terapia médico-nutricional (*Medical Nutrition Therapy Guidelines*) baseadas em evidências para gerar uma prescrição nutricional específica a um paciente ou encaminhá-lo para avaliação com um profissional treinado em medicina integrativa e funcional (ver *website Academy of Nutrition and Dietetics Practice Group Dietitians in Integrative and Functional Medicine*, campo *Find a Pratictioner*).

ADMINISTRAÇÃO DE ALIMENTOS E NUTRIENTES

O subdomínio "administração de alimentos e nutrientes" do histórico relacionado à alimentação e à nutrição contém detalhes sobre os hábitos atuais e históricos do paciente para comer, incluindo dieta seguida atualmente, dietas selecionadas ou seguidas no passado, restrições alimentares e jejum, educação prévia sobre dietas terapêuticas e ambiente alimentar (ver Tabela 4.1). Frequentemente, essas informações são obtidas por meio da revisão de prontuários (orientações de dieta, educação nutricional prévia), por entrevista com o paciente e formulários de ingestão. Exemplos de pontos de dados desta seção do

Tabela 4.3 Componentes dietéticos e compostos bioativos de interesse.

Componente benéfico	Fontes alimentares potenciais	Implicações potenciais
Curcumina	Açafrão	Propriedades antioxidantes, anti-inflamatórias, antineoplásicas e neuroprotetoras
Flavonoides	Frutas, vegetais, chocolate, vinho, chá	Propriedades anti-inflamatórias, antitrombogênicas, antidiabéticas, antineoplásicas e neuroprotetoras
Isotiocianatos	Vegetais crucíferos	Metabolismo e eliminação de xenobióticos (p. ex., carcinógenos) do corpo, propriedades antioxidantes e anti-inflamatórias
Fitosteróis	Legumes, óleos vegetais não refinados, grãos integrais, nozes, sementes, alimentos enriquecidos	Redução do colesterol LDL
Isoflavonas de soja	Feijão e produtos de soja	Redução do câncer de mama, melhora da função vascular
Fibra viscosa (solúvel)	Legumes, grãos integrais e cereais, vegetais, frutas, nozes e sementes	Redução dos colesteróis LDL e total, redução dos níveis pós-prandiais de insulina e de glicemia
Componente prejudicial	**Fontes alimentares potenciais**	**Implicações potenciais**
Chumbo	Água de torneira – resíduos desprendidos de canos de metal	Neurotoxina, danos generalizados aos órgãos
Mercúrio	Frutos do mar, incluindo atum albacora em lata, peixe-espada	Lesões ao cérebro, rins, fígado, coração, sistema nervoso, feto em desenvolvimento
Arsênico	Água, arroz (grãos integrais, refinados, leites, xaropes), sucos de frutas	Neoplasias de pele, bexiga e pulmão
Bisfenol A (BPA)	Alimentos embalados, resíduos desprendidos de recipientes de alimentos e bebidas, revestimentos de latas de alimentos e bebidas	Lesões em órgãos, redução de QI, aborto espontâneo, interrupção hormonal

Adaptada de Phytochemicals. Linus Pauling Institute, Micronutrient Information Center: https://lpi.oregonstate.edu/mic/dietary-factors/phytochemicals; and Metals. U.S. Food and Drug Administration: https://www.fda.gov/food/chemicals-metals pesticides-food/metals.

histórico relacionado à alimentação e à nutrição incluem dietas terapêuticas implementadas em hospitalizações anteriores, educação prévia sobre uma dieta terapêutica, os tipos de dietas para perda de peso tentados no passado e seus benefícios e desvantagens, alimentos que não devem ser servidos ou recomendados ao paciente com alergia alimentar, pontos de acesso para nutrição enteral ou parenteral, frequência e duração dos jejuns por motivos religiosos ou de saúde, ou se o paciente precisa de ajuda para fazer as refeições. Esses dados são cruciais quando se trabalha com um público de diferentes faixas etárias, seja em uma clínica, seja em um ambiente domiciliar.

CONHECIMENTO NUTRICIONAL, CRENÇAS E ATITUDES

Este subdomínio inclui a avaliação do conhecimento nutricional e habilidades em nutrição, bem como crenças e atitudes importantes que possam aumentar ou diminuir a adoção de intervenções nutricionais atuais ou futuras (ver Tabela 4.1). Essas informações podem ser obtidas por meio de revisão de prontuários, entrevista com o paciente ou formulários de ingestão. Por exemplo, esse tipo de dado pode contribuir para aperfeiçoar a avaliação nutricional, mostrando se um paciente:

- Está familiarizado com alimentos que contenham nutrientes terapêuticos essenciais
- Tem as habilidades culinárias necessárias para implementar mudança dietética terapêutica
- Tem probabilidade ou não de prosseguir com uma intervenção nutricional específica devido a valores religiosos, culturais ou pessoais
- Está lutando contra alimentação emocional, sentimentos internos negativos ou alimentação disfuncional
- Está disposto a fazer mudança na dieta e se sente confiante na capacidade de realizá-la.

Os clientes que têm a capacidade (conhecimento e habilidades) para implementar uma intervenção nutricional têm maior probabilidade de serem bem-sucedidos (ver Capítulo 13). Da mesma forma, pacientes cujas crenças e atitudes são coerentes com uma intervenção nutricional têm maior probabilidade de estar dispostos a implementar a intervenção. Por outro lado, as intervenções nutricionais provavelmente não serão bem-sucedidas se o paciente não possuir habilidades ou conhecimentos para implementá-las, se entrar em conflito com a educação nutricional anterior ou houver oposição para realizar a intervenção devido a questões religiosas, pessoais, culturais, morais ou por crenças e valores éticos.

COMPORTAMENTOS NUTRICIONAIS

Este subdomínio inclui os comportamentos, atividades e ações do paciente que impactam o sucesso de intervenções nutricionais anteriores, atuais e futuras (ver Tabela 4.1). Para novos pacientes, o nutricionista registrado pode avaliar comportamentos que provavelmente são barreiras significativas para a realização de mudanças dietéticas futuras, como alimentação restritiva, compulsão alimentar, comportamentos purgativos, recusa em comer e relutância em experimentar novos alimentos ou alterar a dieta. Para aqueles que retornam, avaliações adicionais de adesão ao plano geral de nutrição podem incluir o comparecimento a visitas programadas e a adesão a intervenções ou atividades de automonitoramento desenvolvidas de forma colaborativa em visitas anteriores. Os pacientes que apresentam barreiras significativas a alterações dietéticas ou que retornam várias vezes com baixa adesão podem se beneficiar de suporte social adicional, encaminhamento para agências externas ou encaminhamento para conselheiros ou psicólogos para avaliação.

MEDICAÇÃO E MEDICINA COMPLEMENTAR OU ALTERNATIVA

Como alimentos, bebidas, medicamentos e suplementos dietéticos podem interagir uns com os outros, uma avaliação cuidadosa dessas possíveis interações faz parte do domínio histórico relacionado à alimentação e à nutrição (ver Tabela 4.1). Uma lista de medicamentos prescritos, medicamentos de venda livre, medicamentos complementares e suplementos nutricionais terapêuticos pode ser gerada a partir de uma combinação de revisão de prontuário, entrevista com paciente e formulários de ingestão. Com base no conhecimento científico atual das interações de medicamentos e alimentos, o nutricionista pode avaliar se suplementos, alimentos ou bebidas (tipos, padrões, momento) podem alterar a biodisponibilidade ou ação biológica dos medicamentos, ou se os tipos de medicamentos ou suplementos tomados podem alterar a absorção, o metabolismo e a excreção de nutrientes ou a função do sistema digestório (paladar, olfato, apetite) o suficiente para comprometer o estado nutricional (ver Apêndice 13).

ACESSO À NUTRIÇÃO

Este subdomínio inclui a avaliação de fatores que afetem a capacidade de obter uma dieta segura e nutritiva (ver Tabela 4.1). Alguns exemplos incluem:

- Acesso a alimentos e bebidas seguros e nutritivos
- Disponibilidade de estabelecimentos de compras de gêneros alimentícios
- Disponibilidade de suprimentos e instalações para preparo das refeições
- Presença de dispositivos auxiliares para preparo e consumo dos alimentos
- Elegibilidade e participação em programas governamentais e da comunidade relacionados à alimentação e à nutrição.

Pesquisas têm mostrado consistentemente que as disparidades e iniquidades em saúde são uma consequência de determinantes sociais da saúde ou das condições sociais e econômicas sob as quais as pessoas vivem (Centers for Disease Control [CDC], 2018). Abordar essas principais iniquidades em saúde não é fornecer mais cuidados, mas, sim, assegurar acesso igual aos recursos necessários para fazer escolhas mais saudáveis e evitar exposições prejudiciais à saúde (CDC, 2018). As estratégias bem-sucedidas incluem vincular pacientes e comunidades a programas comunitários e governamentais que melhorem o acesso a alimentos seguros e nutritivos, ar e água puros, oportunidades de recreação e cuidados preventivos de saúde, bem como o envolvimento em políticas públicas e trabalho de advocacia (ver Capítulo 8).

ATIVIDADE E FUNÇÃO FÍSICAS

Este subdomínio inclui a avaliação de indicadores do funcionamento do corpo em relação ao estado nutricional (ver Tabela 4.1). A variável mais comum avaliada são os padrões de atividade física, fator determinante da saúde geral e do gasto e das necessidades energéticas. A avaliação detalhada e a interpretação das dimensões da boa condição física, como força muscular, resistência muscular, resistência cardiovascular, flexibilidade e coordenação, requerem treinamento adicional ou encaminhamento a um fisiologista do exercício. Os nutricionistas podem completar esse treinamento com o material *Physical Activity Toolkit for Registered Dietitians: Utilizing Resources of Exercise is Medicine*, desenvolvido pelos grupos de prática dietética Weight Management e Sports, Cardiovascular, and Wellness Nutrition em colaboração com o American College of Sports Medicine. Esse "*kit* de ferramentas" contém informações e recursos necessários para estimar e avaliar a frequência e a duração das atividades cardiovasculares e de força básicas (Raynor e Champagne, 2016).

Outros indicadores de funcionamento físico neste subdomínio incluem a capacidade de comer de forma independente ou de alimentar outras pessoas (amamentar). Informações sobre como avaliar as habilidades físicas ou cognitivas de uma criança ou adulto para a preparação de alimentos ou para comer de forma independente podem ser encontradas nos Capítulos 43 e 19, respectivamente. O Capítulo 14 fornece uma revisão dos objetivos potenciais para início, duração e exclusividade da amamentação, bem como métodos para avaliar os comportamentos básicos da amamentação. A avaliação e a interpretação da adequação da produção de leite materno (lactante) ou da ingestão de leite materno (lactente) geralmente requerem a experiência de um consultor em lactação certificado pelo International Board Certified Lactation Consultant (IBCLC) e acesso a bombas de sucção de leite de nível profissional e balanças infantis.

NUTRIÇÃO E QUALIDADE DE VIDA

Este subdomínio está relacionado à sensação de bem-estar do paciente em resposta aos desafios de saúde que está enfrentando e às intervenções nutricionais recomendadas pelo profissional de nutrição (ver Tabela 4.1). Quase todas as intervenções propostas pela equipe de saúde vão exigir recursos que podem incluir dinheiro, tempo, esforço e perda da liberdade de escolha de comportamentos de saúde. A sensibilidade em relação ao impacto de uma intervenção no estilo de vida do paciente pode ajudar a estabelecer um relacionamento e criar um espaço seguro para que ele discuta as barreiras reais e percebidas para a implementação das recomendações nutricionais. Após a avaliação do impacto potencial das intervenções nutricionais na qualidade de vida, o clínico pode fazer recomendações mais passíveis de serem adotadas pelo paciente.

REFERÊNCIAS BIBLIOGRÁFICAS

Academy of Nutrition and Dietetics: *Nutrition terminology reference manual (eNCPT): dietetics language for nutrition care.* Available at: https://www.ncpro.org/pubs/idnt-en/?.

Academy of Nutrition and Dietetics (AND): *NSCR: definitions and criteria (2009).* Available at: https://www.andeal.org/topic.cfm?menu=3584&cat=3958.

Centers for Disease Control and Prevention: *CDC health disparities & inequalities report (CHDIR),* 2018. Available at: http://www.cdc.gov/minorityhealth/CHDIReport.html.

Drewnowski A, Rehm CD, Constant F: Water and beverage consumption among adults in the United States: cross-sectional study using data from NHANES 2005-2010, *BMC Public Health* 13:1068, 2013. doi:10.1186/1471-2458-13-1068.

Gemming L, Utter J, Ni Mhurchu C: Image-assisted dietary assessment: a systematic review of the evidence, *J Acad Nutr Diet* 115(1):64–77, 2015. doi:10.1016/j.jand.2014.09.015.

Gil Á, Martinez de Victoria E, Olza J: Indicators for the evaluation of diet quality, *Nutr Hosp* 31(Suppl 3):128–144, 2015. doi:10.3305/nh.2015.31.sup3.8761.

Guaadaoui A, Benaicha S, Elmajdoub N, et al: What is a bioactive compound? A combined definition for a preliminary consensus, *Int J Nutr Food Sci* 3(3):174–179, 2014.

Hedrick VE, Myers EA, Zoellner JM, et al: Validation of a rapid method to assess habitual beverage intake patterns, *Nutrients* 10(1):E83, 2018. doi:10.3390/nu10010083.

Hedrick VE, Savla J, Comber DL, et al: Development of a Brief Questionnaire to Assess Habitual Beverage Intake (BEVQ-15): sugar-sweetened beverages and total beverage energy intake, *J Acad Nutr Diet* 112(6):840–849, 2012. doi:10.1016/j.jand.2012.01.023.

Metals. U.S. Food and Drug Administration. Available at: https://www.fda.gov/food/chemicals-metals-pesticides-food/metals.

Moore M: *So long, super tracker,* Food and Nutrition Magazine. (July/August):17-18, 2018.

NIH: *Dietary assessment primer,* National Institutes of Health, National Cancer Institute. Available at: https://dietassessmentprimer.cancer.gov.

National Institutes of Health: *ASA24 automated self-administered 24-hour dietary assessment tool,* National Institutes of Health, National Cancer Institute. Available at: https://epi.grants.cancer.gov/asa24/.

Parkhurst L, Quatrara B, Tappenden KA, et al: Critical role of nutrition in improving quality of care: an interdisciplinary call to action to address adult hospital malnutrition, *J Acad Nutr Diet* 113(9):1219–1237, 2013. doi:10.1016/j.jand.2013.05.015.

Phytochemicals. Linus pauling institute, micronutrient information center. Available at: https://lpi.oregonstate.edu/mic/dietary-factors/phytochemicals.

Raynor HA, Champagne CM: Position of the Academy of Nutrition and Dietetics: interventions for the treatment of overweight and obesity in adults, *J Acad Nutr Diet* 116(1):129–147, 2016. doi:10.1016/j.jand.2015.10.031.

Thompson FE, Byers T: Dietary assessment resource manual, *J Nutr* 124 (Suppl 11):2245S–2317S, 1994. doi:10.1093/jn/124.suppl_11.2245s.

Total Diet Study. Food and Drug Administration, 2019. Available at: https://www.fda.gov/food/science-research-food/total-diet-study.

CASO CLÍNICO

Jessup é um homem branco de 75 anos, de ascendência inglesa e francesa. Ele é encaminhado ao seu consultório particular para avaliação de potencial desnutrição. A carta de encaminhamento da consulta médica de 2 semanas atrás mostra fragmentos dos dados de avaliação:

Histórico relacionado à alimentação e à nutrição: o paciente relatou diminuição "moderada" na ingestão de alimentos nos últimos 2 meses.

Dados antropométricos: estatura atual: 1,73 m, peso atual: 65,8 kg, peso anterior (3 meses atrás): 67,6 kg.

Dados bioquímicos, testes médicos e procedimentos: valores de hemoglobina e hematócrito baixos.

Achados físicos focado na nutrição: o paciente relata falta de apetite, constipação intestinal e afrouxamento das dentaduras.

Histórico do paciente: depressão e anemia por deficiência de ferro (diagnosticada há 2 semanas), história de hipertensão (controlada por medicamentos), perda da esposa há 7 semanas após uma doença prolongada, socialmente ativo (família, amigos, igreja, voluntariado).

Perguntas sobre cuidados com a nutrição

1. Preencher o formulário de miniavaliação nutricional (ver Figura 4.4) para Jessup. Qual é a sua pontuação numérica? Qual é a interpretação dessa pontuação?
2. Quais diagnósticos nutricionais podem se aplicar à situação?
3. Durante sua visita, quais os principais fatores de risco nutricionais (ver Boxe 4.4) e histórico relacionado à alimentação e nutrição (ver Tabela 4.1) você priorizará em sua avaliação? Quais pontos de dados apoiarão sua capacidade de restringir a lista de diagnósticos nutricionais potenciais que você listou na Pergunta 2?
4. Que tipo de ferramenta de avaliação dietética encontrada na Tabela 4.2 você acha que seja a mais adequada para esse paciente e essa situação? Qual ferramenta tem mais probabilidade de fornecer os dados de ingestão alimentar que você listou na Pergunta 3?
5. Que dados novos você pode fornecer à equipe médica por meio de sua avaliação? Quais métodos de coleta de dados de ingestão de alimentos e nutrientes podem fornecer os dados necessários? Quais são os mais confiáveis e válidos para esse paciente e essa configuração?

Clínica: Avaliações Bioquímica, Física e Funcional

Mary Demarest Litchford, PhD, RDN, LDN

TERMOS-CHAVE

- ácido metilmalônico (MMA)
- albumina
- altura para idade
- análise de impedância bioelétrica (BIA)
- analito
- anemia das doenças crônicas e inflamatórias (ADC)
- anemia macrocítica
- anemia microcítica
- antropometria
- avaliação nutricional funcional
- capacidade total de ligação do ferro (CTLF)
- composição corporal
- comprimento para idade
- contagem diferencial
- creatinina
- densitometria óssea por dupla emissão de raios X (DXA)
- desidratação
- edema
- estadiômetro
- ferritina
- ferro sérico
- hematócrito (Hct)
- hemoglobina (Hgb)
- hemoglobina glicada (Hgb A1C)
- hemograma (CBC)
- 25-hidroxivitamina D (25[OH]D$_3$)
- homocisteína
- índice de massa corporal (IMC)
- índice de Quetelet (P/A^2)
- inflamação
- medicina funcional
- osteocalcina
- painel metabólico abrangente (PMC)
- painel metabólico básico (PMB)
- perímetro da cabeça ou perímetro cefálico
- perímetro da cintura (PC)
- perímetro do braço (PB)
- peso corporal ideal (IBW)
- peso corporal usual (UBW)
- peso para comprimento
- peso para idade
- pletismografia por deslocamento de ar (PDA)
- pré-albumina (PAB)
- prega cutânea tricipital (PCT)
- proteína C reativa (PCR)
- proteína C reativa de alta sensibilidade (PCR-as)
- proteína de ligação ao retinol (RBP)
- razão cintura-estatura (RCE)
- razão cintura-quadril (RCQ)
- reagentes de fase aguda negativos
- reagentes de fase aguda positivos
- retinol
- taxa de sedimentação de eritrócitos ou velocidade de hemossedimentação (VHS)
- transferrina
- transtirretina (TTR)
- urinálise

A avaliação nutricional pode ser concluída no contexto de um modelo médico tradicional ou um modelo médico integrativo funcional. Os clínicos devem demonstrar habilidades de pensamento crítico para observar, interpretar, analisar e inferir dados para detectar novos diagnósticos nutricionais ou determinar se os problemas relacionados à nutrição foram resolvidos (Charney e Peterson, 2013). As três fontes de informação – dados bioquímicos, atributos físicos e mudanças funcionais – são vistas no contexto umas das outras, e as tendências dos dados ao longo do tempo são úteis para identificar padrões consistentes com nutrição e diagnósticos médicos (Figura 5.1).

Reformas na assistência médica estão mudando a prática da dietética específica à avaliação nutricional de várias maneiras. Em primeiro lugar, a prática de orientar dietas está mudando para permitir que nutricionistas e nutrólogos registrados tenham o privilégio de redigir recomendações dentro dos parâmetros estabelecidos pelo órgão regulador da instituição de saúde. Em segundo lugar, a prática de solicitar exames laboratoriais de rotina mudou e os profissionais de saúde devem justificar a necessidade de cada exame laboratorial solicitado. Muitos nutricionistas registrados têm autoridade para solicitar testes de laboratório com um indicador clínico ou código de Classificação Internacional de Doenças (CID) para justificar a solicitação. Os nutricionistas registrados devem ser proativos em solicitar à autoridade para redigir pedidos de dieta e solicitar exames laboratoriais e assumir as responsabilidades associadas a esses direitos. Terceiro, o uso de diretrizes médicas baseadas em evidências está remodelando os tipos e a frequência dos testes bioquímicos, avaliações físicas e testes funcionais solicitados. Essas mudanças aumentam o valor da avaliação física e funcional como componentes essenciais da avaliação nutricional. Os médicos devem avaliar os pacientes a partir de uma perspectiva global, solicitando os exames necessários, e não devem ser limitados pelo histórico de reembolso pelos exames. Além disso, muitos consumidores estão procurando serviços de assistência médica que não são cobertos atualmente pelo seguro tradicional e por programas de saúde financiados pelo governo. O profissional de nutrição pode determinar a validade e a utilidade dessas solicitações de teste. Antes de recomendar a realização de um teste bioquímico, o nutricionista deve considerar: "Como os resultados do teste mudarão minha intervenção?"

AVALIAÇÃO BIOQUÍMICA DO ESTADO NUTRICIONAL

Os exames laboratoriais são solicitados para diagnosticar doenças, apoiar diagnósticos nutricionais, monitorar a eficácia da prevenção nutricional, analisar a eficácia da medicação e avaliar intervenções no processo do cuidado nutricional (PCN) ou a terapia médico-nutricional (TMN). Doença aguda, cirurgia ou lesão podem desencadear

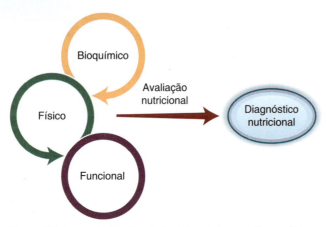

Figura 5.1 Inter-relação dos dados bioquímicos, atributos físicos e estado funcional.

mudanças dramáticas nos resultados dos exames laboratoriais, incluindo uma rápida deterioração do estado nutricional. No entanto, doenças crônicas que se desenvolvem lentamente ao longo do tempo também influenciam esses resultados, tornando-os úteis no cuidado preventivo.

Definições e aplicações dos resultados de exames laboratoriais

A avaliação laboratorial é um processo estritamente controlado. Envolve a comparação de amostras de controle com concentrações predeterminadas de substâncias ou constituintes químicos (**analitos**) com cada amostra de paciente. Os resultados obtidos devem ser comparados favoravelmente com os valores aceitáveis predeterminados antes que os dados do paciente possam ser considerados válidos. Os dados laboratoriais são os únicos *dados objetivos* usados na avaliação nutricional "controlados", ou seja, a validade do método de sua mensuração é verificada cada vez que uma amostra é analisada, ao se analisar também uma amostra com um valor conhecido.

O teste nutricional baseado em parâmetros laboratoriais, usado para estimar a concentração de nutrientes em tecidos e líquidos biológicos, é crítico para a avaliação de deficiências nutricionais clínicas e subclínicas. Conforme mostrado na Figura 5.2, o tamanho de uma reserva (*pool*) de um nutriente pode variar continuamente de um déficit evidente a insuficiente, adequado e até tóxico. A maioria desses estados pode ser avaliada em laboratório, de modo que a intervenção nutricional possa ocorrer antes que mudança clínica ou antropométrica ou deficiência inequívoca ocorra (Litchford, 2017). Os resultados de um teste individual devem ser avaliados à luz da condição médica atual do paciente, achados do exame físico com foco em nutrição, medicamentos, escolhas de estilo de vida, idade, condição de hidratação, estado de jejum no momento da coleta da amostra e padrões de referência usados pelo laboratório clínico. Os resultados de um teste simples podem ser úteis para triagem ou para confirmar uma avaliação baseada na mudança do estado clínico, antropométrico e dietético. A comparação de resultados de testes atuais com os resultados do teste da linha de base do histórico do mesmo laboratório é desejável, quando disponível. É vital monitorar as tendências nos resultados dos testes e padrões de resultados no contexto de fatores genéticos e ambientais. Alterações nos resultados dos testes de laboratório que ocorrem ao longo do tempo são frequentemente uma medida objetiva das intervenções farmacológicas ou nutricionais e de modificações de escolhas de estilo de vida.

Tipos de amostras

Idealmente, a amostra que será testada reflete o conteúdo corporal total do nutriente a ser avaliado. No entanto, a melhor amostra pode não estar prontamente disponível. As amostras mais comuns para análise de nutrientes e substâncias relacionadas aos nutrientes incluem as seguintes:

- Sangue total: coletado com um anticoagulante se todos os componentes do sangue forem avaliados; nenhum dos elementos é removido; contém hemácias (RBCs); leucócitos (WBCs) e plaquetas suspensos no plasma
- Soro: líquido obtido do sangue após ele ter sido coagulado e, em seguida, centrifugado para remover o coágulo e as células sanguíneas
- Plasma: componente líquido transparente (levemente cor de palha) do sangue, composto de água, proteínas sanguíneas, eletrólitos inorgânicos e fatores de coagulação
- Células sanguíneas: separadas do sangue total com anticoagulante para cálculo do conteúdo de analito celular
- Eritrócitos: hemácias (RBC, do inglês *red blood cell*)
- Leucócitos: leucócitos totais (WBC, do inglês *white blood cell*) e frações de leucócitos
- Manchas de sangue seco: sangue total seco do dedo ou do calcanhar que é colocado no papel-filtro e pode ser usado para testes hormonais selecionados e outros testes, como triagem de fenilcetonúria infantil
- Outros tecidos: obtidos a partir de raspados (i. e., esfregaços bucais ou amostras de biopsia)
- Urina (de amostras aleatórias ou coletas programadas): contém um concentrado de metabólitos excretados

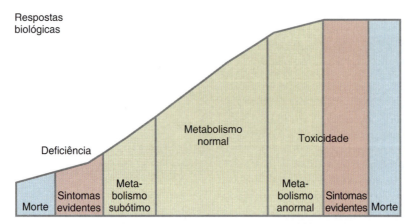

Figura 5.2 O tamanho de uma reserva ou *pool* de um nutriente pode variar continuamente de nitidamente deficiente a adequado ou tóxico.

- Fezes (de amostras aleatórias ou coletas programadas): importante em análises nutricionais quando os nutrientes não são absorvidos e, portanto, estão presentes no material fecal ou para determinar a composição da microbiota intestinal.

Amostras usadas de forma menos comum incluem as seguintes:

- Análise de ar expirado: ferramenta não invasiva para avaliar o metabolismo dos nutrientes e a má absorção, particularmente de açúcares. Tecnologias de análise de ar expirado estão sendo usadas para avaliar os requerimentos de proteína, estresse inflamatório, má absorção de frutose e crescimento excessivo de bactérias no intestino
- Cabelo e unhas: tecido fácil de coletar para determinar a exposição a metais tóxicos selecionados
- Saliva: meio não invasivo com um *turnover* (taxa de renovação) rápido; atualmente é usado para avaliar a funcionalidade das suprarrenais e outras concentrações hormonais
- Suor: teste de eletrólito usado para detectar as concentrações de cloreto no suor para determinar a presença de fibrose cística.

Amostras de cabelo e unhas têm desvantagens significativas, incluindo falta de procedimentos padronizados para processamento, análise e controle de qualidade e contaminação ambiental potencial. As concentrações de nutrientes ou índices podem ser inferiores às quantidades que podem ser medidas com acurácia. Cabelo pode ser usado para testar o ácido desoxirribonucleico (DNA) e pode ser útil no futuro como metodologia não invasiva para predizer a predisposição genética a doenças e a eficácia da terapia médica nutricional (ver Capítulo 6). Tem sido feita uma pesquisa significativa para melhorar a utilidade de amostras não invasivas e fáceis de coletar que não são solicitadas rotineiramente.

INTERPRETAÇÃO NUTRICIONAL DOS EXAMES LABORATORIAIS MÉDICOS DE ROTINA

Painéis bioquímicos

Historicamente, a maioria dos testes laboratoriais foi solicitada como painéis ou agrupamentos; entretanto, a prática atual é que o profissional deve justificar a necessidade médica de cada exame solicitado. O agrupamento dos testes de laboratório está mudando à medida que as reformas do sistema de assistência médica remodelam as práticas médicas para melhor custo-efetividade. Os grupos de testes mais comumente solicitados são o **painel metabólico básico (PMB)** e o **painel metabólico abrangente (PMC)**, que incluem grupos de testes laboratoriais definidos pelos Centros de Serviços Medicare e Medicaid para fins de reembolso.* O PMB e o PMC exigem que o paciente jejue por 10 a 12 horas antes do teste. O PMB inclui oito testes usados para rastrear a concentração de glicose no sangue, o equilíbrio hídrico e eletrolítico e a função renal. O PMC inclui todos os testes do PMB e seis testes adicionais para avaliar a função hepática. A Tabela 5.1 explica esses testes (ver Apêndice 12).

---

*N.T.: Esses painéis são utilizados nos EUA por definição do Medicare Service e do Medicaid Service. No Brasil, existem painéis semelhantes, mas cada plano de saúde ou instituição define seus painéis.

Tabela 5.1 Constituintes do painel metabólico básico e do painel metabólico abrangente.

Analitos	Intervalo de referência*	Propósito	Significado
Painel metabólico básico (PMB) (todos os testes são feitos em jejum)			
Glicose	70 a 99 mg/dℓ ou 3,9 a 5,5 mmol/ℓ (em jejum)	Usado para triagem de diabetes e monitoramento de pacientes com diabetes. Indivíduos que sofrem de estresse grave devido a lesões ou cirurgia têm hiperglicemia relacionada à liberação de catecolaminas	Glicose em jejum > 125 mg/dℓ indica diabetes melito (DM) (testes de tolerância à glicose oral não são necessários para o diagnóstico); glicose em jejum > 100 mg/dℓ é indicador de resistência à insulina Monitorar as concentrações com triglicerídeos nas pessoas que recebem nutrição parenteral para intolerância à glicose
Cálcio total	8,5 a 10,5 mg/dℓ ou 2,15 a 2,57 mmol/ℓ Normal dependente do nível de albumina	Reflete as concentrações de cálcio no organismo que não são armazenadas nos ossos. Usado para avaliar a função do hormônio da paratireoide, metabolismo do cálcio e monitorar pacientes com insuficiência renal, transplante renal e alguns tipos de câncer	A hipercalcemia está associada a distúrbios endócrinos, neoplasias malignas e hipervitaminose D A hipocalcemia está associada a deficiência de vitamina D e ativação hepática ou renal inadequada de vitamina D, hipoparatiroidismo, deficiência de magnésio, insuficiência renal e síndrome nefrótica Quando a albumina sérica está baixa, mede-se o cálcio ionizado
Na$^+$	135 a 145 mEq/ℓ ou 135 a 145 mmol/ℓ	Reflete a relação entre o sódio corporal total e o volume de líquido extracelular, bem como o equilíbrio entre a ingestão alimentar e a função excretora renal	Usado no monitoramento de vários pacientes, como aqueles que recebem nutrição parenteral ou que tenham doenças renais, DM não controlado, vários distúrbios endócrinos, sintomas de ascite e de edema ou condições de acidose ou de alcalose, com desregulação hídrica e uso de diuréticos. Aumenta com a desidratação e diminui com a hiper-hidratação
K$^+$	3,6 a 5,0 mEq/ℓ ou 3,6 a 5 mmol/ℓ	As concentrações geralmente mudam com as de sódio. À medida que o sódio aumenta, o potássio diminui e vice-versa. Reflete a função renal, as mudanças no pH sanguíneo e a função da glândula suprarrenal	Usado no monitoramento de vários pacientes, como aqueles que recebem nutrição parenteral ou que têm doenças renais, diabetes melito não controlado, vários distúrbios endócrinos, sintomas de ascite e de edema ou condições de acidose ou de alcalose; a diminuição de K$^+$ está associada a diarreia, êmese ou aspiração nasogástrica, desregulação hídrica, alguns medicamentos, ingestão de alcaçuz e diuréticos; o aumento de K$^+$ está associado a doenças renais, lesões por esmagamento, infecção e amostras de sangue hemolisadas

(continua)

Tabela 5.1 Constituintes do painel metabólico básico e do painel metabólico abrangente. (Continuação)

Analitos	Intervalo de referência*	Propósito	Significado
Cl	101 a 111 mEq/ℓ ou 101 a 111 mmol/ℓ	Reflete o equilíbrio ácido-base, o equilíbrio hídrico e a osmolalidade	Usado no monitoramento de vários pacientes, como aqueles que recebem nutrição parenteral ou que têm doenças renais, doença pulmonar obstrutiva crônica, diabetes insípido, condições de acidose ou de alcalose. Aumenta com a desidratação e diminui com a hiper-hidratação
HCO_3^- (ou CO_2 total)	21 a 31 mEq/ℓ ou 21 a 31 mmol/ℓ	Usado para avaliar o equilíbrio ácido-base e o estado eletrolítico	Usado no monitoramento de vários pacientes, como aqueles que recebem nutrição parenteral ou que têm doenças renais, doença pulmonar obstrutiva crônica, diabetes melito não controlado, vários distúrbios endócrinos, sintomas de ascite e de edema ou condições de acidose ou de alcalose
BUN ou ureia	5 a 20 mg de nitrogênio ureico/dℓ ou 1,8 a 7 mmol/ℓ	Usado para avaliar a função excretora do rim e a função metabólica do fígado	Aumentada em pessoas com doença renal; catabolismo proteico excessivo e hiper-hidratação; diminuída naqueles com insuficiência hepática, balanço de nitrogênio negativo e em mulheres que estão grávidas
Creatinina	0,6 a 1,2 mg/dℓ ou 53 a 106 µmol/ℓ (homens) 0,5 a 1,1 mg/dℓ ou 44 a 97 µmol/ℓ (mulheres)	Usado para avaliar a função excretora do rim	Aumentada em pessoas com doença renal e após traumatismo ou cirurgia; diminuída naqueles com desnutrição (ou seja, razão BUN/creatinina > 15:1)
Painel metabólico abrangente (PMC) (todos os testes retratam o estado de jejum e o painel inclui todos os testes do PMB e seis testes adicionais)			
Albumina	3,5 a 5 mg/dℓ ou 30 a 50 g/ℓ	Reflete gravidade da doença, estresse inflamatório e serve como marcador de mortalidade	Diminuída naqueles com doença hepática ou doença inflamatória aguda e hiper-hidratação. Aumenta com a desidratação. Não é um biomarcador do estado de proteína
Proteína total	6,4 a 8,3 g/dℓ ou 64 a 83 g/ℓ	Reflete a albumina e a globulina no sangue	Não é uma medida útil do estado nutricional ou de proteína
ALP	30 a 120 unidades/ℓ ou 0,5 a 2 µKat/ℓ	Reflete a função do fígado e pode ser usada para triagem de anormalidades ósseas	Aumentada naqueles com qualquer uma de várias lesões ou doenças neoplásicas malignas, musculares, ósseas, intestinais e hepáticas
ALT	4 a 36 unidades/ℓ a 37°C ou 4 a 36 unidades/ℓ	Reflete a função do fígado	Usada no monitoramento da função hepática em quem recebe nutrição parenteral
AST	0 a 35 UI/ℓ ou 0 a 0,58 µKat/ℓ	Reflete a função do fígado e pode ser usada para rastrear anormalidades cardíacas	Usada no monitoramento da função hepática em quem recebe nutrição parenteral
Bilirrubina	Bilirrubina total: 0,3 a 1,0 mg/dℓ ou 5,1 a 17 µmol/ℓ Bilirrubina indireta: 0,2 a 0,8 mg/dℓ ou 3,4 a 12 µmol/ℓ Bilirrubina direta: 0,1 a 0,3 mg/dℓ ou 1,7 a 5,1 µmol/ℓ	Reflete a função do fígado e também é usada para avaliar doenças do sangue e obstrução do sistema biliar	Aumentada em associação com fármacos, cálculos biliares e outras doenças do ducto biliar; hemólise intravascular e imaturidade hepática e diminuída com algumas anemias
Fósforo (fosfato)	3,0 a 4,5 mg/dℓ ou 0,97 a 1,45 mmol/ℓ		Hiperfosfatemia está associada ao hipoparatireoidismo e hipocalcemia; a hipofosfatemia está associada ao hiperparatireoidismo, à ingestão crônica de antiácido e à insuficiência renal
Colesterol total	< 200 mg/dℓ ou < 5,20 mmol/ℓ		Diminuído naqueles com desnutrição, má absorção, doenças hepáticas e hipertireoidismo
Triglicerídeos	< 100 mg/dℓ ou < 1,13 mmol/ℓ (dependente da idade e do sexo)		Aumentados naqueles com intolerância à glicose (p. ex., naqueles que recebam nutrição parenteral que têm hiperlipidemia associada) ou naqueles que não estejam em jejum

*Os intervalos de referência podem variar um pouco entre os laboratórios.
ALP, fosfatase alcalina; ALT, alanina aminotransferase; AST, aspartato aminotransferase; BUN, nitrogênio ureico sanguíneo; Cl⁻, cloro; CO_2, dióxido de carbono; DM, diabetes melito; HCO_3^-, bicarbonato; K⁺, potássio; MEP, má-nutrição ou desnutrição energético-proteica; Na⁺, sódio.

Hemograma completo

Um **hemograma (CBC)** fornece a contagem das células no sangue e a descrição destas células. Um hemograma completo é uma contagem das células sanguíneas com uma **contagem diferencial** de leucócitos (frequentemente chamada "diferencial"). A Tabela 5.2 fornece uma lista dos elementos básicos do hemograma e do diferencial, com intervalos de referência e comentários explicativos.

Tabela 5.2 Constituintes do hemograma: contagem de células sanguíneas e diferencial.

Analitos	Intervalo de referência*	Significado
Hemácias	4,7 a 6,1 × 10^6/μℓ (homens) ou 4,7 a 6,1 × 10^{12}/ℓ 4,2 a 5,4 × 10^6/μℓ (mulheres) ou 4,2 a 5,4 × 10^{12}/ℓ	Além dos déficits nutricionais, podem estar diminuídas em pessoas com hemorragia, hemólise, mutações genéticas, insuficiência medular ou doença renal ou que estejam tomando certos medicamentos; não são sensíveis a deficiências de ferro, vitamina B$_{12}$ ou folato
Concentração de hemoglobina	14 a 18 g/dℓ ou 8,7 a 11,2 mmol/ℓ (homens) 12 a 16 g/dℓ ou 7,4 a 9,9 mmol/ℓ (mulheres) > 11 g/dℓ ou > 6,8 mmol/ℓ (mulheres gestantes) 14 a 24 g/dℓ ou 8,7 a 14,9 mmol/ℓ (recém-nascidos)	Além dos déficits nutricionais, pode estar diminuída em pessoas com hemorragia, hemólise, mutações genéticas, insuficiência medular ou doença renal ou que estejam tomando certos medicamentos
Hematócrito	42 a 52% (homens) 35 a 47% (mulheres) 33% (gestantes) 44 a 64% (recém-nascidos)	Além dos déficits nutricionais, pode estar diminuído em pessoas com hemorragia, hemólise, mutações genéticas, insuficiência medular ou doença renal ou que estejam tomando certos medicamentos Um pouco afetado pelo estado de hidratação
VCM	80 a 99 fℓ 96 a 108 fℓ (recém-nascidos)	Diminuído (microcítico) na presença de deficiência de ferro, talassemia e insuficiência renal crônica; normal ou diminuído na anemia de doença crônica; aumentado (macrocítico) na presença de deficiência de vitamina B$_{12}$ ou de folato e defeitos genéticos na síntese de DNA; nem a microcitose nem a macrocitose são sensíveis a deficiências nutricionais marginais
HCM	27 a 31 pg/célula 23 a 34 pg/célula (recém-nascidos)	Causas de valores anormais semelhantes àquelas para o VCM
CHCM	32 a 36 g/dℓ ou 32 a 36% 32 a 33 g/dℓ ou 32 a 33% (recém-nascidos)	Diminuída naqueles com deficiência de ferro e talassemia; não é sensível a deficiências nutricionais marginais
Leucócitos	5 a 10 × 10^9/ℓ ou 5.000 a 10.000/mm^3 (2 anos a adultos) 6 a 17 × 10^9/ℓ ou 6.000 a 17.000/mm^3 (< 2 anos) 9 a 30 × 10^9/ℓ ou 9.000 a 30.000/mm^3 (recém-nascidos)	Aumentados (leucocitose) em pessoas com infecção, neoplasia; diminuídos por estresse (leucopenia) em pessoas com desnutrição, doenças autoimunes ou infecções avassaladoras ou que estejam recebendo quimioterapia ou radioterapia
Diferencial	55 a 70% de neutrófilos 20 a 40% de linfócitos 2 a 8% de monócitos 1 a 4% de eosinófilos 0,5 a 1% de basófilos	*Neutrofilia*: cetoacidose, traumatismo, estresse, infecções formadoras de pus e leucemia *Neutropenia*: desnutrição, anemia aplásica, quimioterapia e infecção avassaladora *Linfocitose*: infecção, leucemia, mieloma e mononucleose *Linfocitopenia*: leucemia, quimioterapia, sepse e AIDS *Eosinofilia*: infestação parasitária, alergia, eczema, leucemia e doença autoimune *Eosinopenia*: aumento da produção de esteroides *Basofilia*: leucemia *Basopenia*: alergia

*Os intervalos de referência podem variar um pouco entre os laboratórios.
AIDS, síndrome da imunodeficiência adquirida; *CHCM*, concentração de hemoglobina corpuscular média; *DNA*, ácido desoxirribonucleico; *HCM*, hemoglobina corpuscular média; *VCM*, volume corpuscular médio.

Exame de fezes

Problemas como diarreia e fezes sanguinolentas ou escuras, por exemplo, indicam alterações da mucosa do sistema digestório. É possível examinar uma amostra de fezes e o resultado pode revelar quantidades excessivas de gordura (um indicativo de má absorção), o estado da microbiota gastrintestinal e as quantidades e tipos de bactérias presentes no intestino. Amostras fecais podem ser testadas quanto à presença de sangue, patógenos e microbiota intestinal. O exame de sangue oculto nas fezes é solicitado rotineiramente para adultos com mais de 50 anos e adultos mais jovens com anemia inexplicada. O exame de cultura de fezes pode ser solicitado em pacientes com diarreia prolongada, especialmente se houver suspeita de doenças transmitidas por alimentos. Se bactérias patogênicas forem isoladas em uma cultura, iniciam-se intervenções farmacológicas apropriadas. Pacientes com sintomas gastrintestinais crônicos, como má digestão ou perda ou ganho de peso inexplicáveis, podem se beneficiar do exame da microbiota intestinal para identificar microbiota patológica ou um desequilíbrio da microbiota fisiológica. Além disso, os exames de fezes podem ser úteis para avaliar a microbiota intestinal e a eficácia do uso de probióticos, prebióticos e simbióticos.

Urinálise

A **urinálise** é usada como ferramenta de triagem ou diagnóstica para detectar substâncias ou material celular na urina associados a diferentes distúrbios metabólicos e renais. Alguns dados da urinálise apresentam significado médico e nutricional mais amplos (p. ex., glicosúria sugere metabolismo anormal de carboidratos e, possivelmente, diabetes). A urinálise completa inclui um registro de: (1) aparência da urina; (2) resultados de testes básicos feitos com tiras reagentes impregnadas quimicamente (muitas vezes chamadas "vareta de medida" ou "*dipsticks*") que podem ser lidas visualmente ou por um leitor automático; e (3) exame microscópico do sedimento urinário. A Tabela 5.3 mostra uma lista dos testes químicos realizados em um exame de urina e seu significado.

AVALIAÇÃO DO ESTADO DE HIDRATAÇÃO

A avaliação do estado de hidratação é vital porque a desregulação hídrica pode estar associada a outros desequilíbrios, por exemplo, o desequilíbrio eletrolítico. Os tipos de desregulação hídrica incluem depleção de volume ou contração do líquido extracelular, desidratação ou

Tabela 5.3 Testes químicos em uma urinálise.

Analito	Valor esperado	Significado
Gravidade específica	1,010 a 1,025	Pode ser usada para testar e monitorar as habilidades de concentração e diluição do rim e o estado de hidratação; é baixa em pessoas com diabetes insípido, glomerulonefrite ou pielonefrite; é alta naqueles com vômitos, diarreia, sudorese, febre, insuficiência suprarrenal, doenças hepáticas ou insuficiência cardíaca
pH	4,6 a 8 (dieta normal)	Ácido em pessoas com dieta rica em proteínas ou acidose (p. ex., DM não controlado ou inanição), durante a administração de alguns medicamentos e em associação com cálculos renais de ácido úrico, cistina e de oxalato de cálcio; alcalino em indivíduos que consomem dietas ricas em vegetais ou laticínios e naqueles com infecção do sistema urinário, imediatamente após as refeições, com alguns medicamentos e naqueles com cálculos renais de fosfato e carbonato de cálcio
Proteínas	2 a 8 mg/dℓ	Proteinúria acentuada em pessoas com síndrome nefrótica, glomerulonefrite grave ou insuficiência cardíaca congestiva; moderada naqueles com a maioria das doenças renais, pré-eclâmpsia ou inflamação do sistema urinário; mínima em pessoas com certas doenças renais ou distúrbios do sistema urinário inferior
Glicose	Não detectada (2 a 10 g/dℓ em DM)	Positivo naqueles com diabetes melito; raramente em condições benignas
Cetonas	Negativo	Positivo naqueles com DM não controlado (geralmente tipo 1); também positivo em pessoas com febre, anorexia, certos distúrbios gastrintestinais, vômitos persistentes ou caquexia ou que estejam em jejum ou em inanição
Sangue	Negativo	Indica infecção do sistema urinário, neoplasia ou traumatismo; também positivo naqueles com lesões musculares traumáticas ou anemia hemolítica
Bilirrubina	Não detectado	Índice de bilirrubina não conjugada; aumento naqueles com certas doenças hepáticas (p. ex., cálculos biliares)
Urobilinogênio	0,1 a 1 unidade/dℓ	Índice de bilirrubina conjugada; aumentado naqueles com condições hemolíticas; usado para distinguir entre doenças hepáticas
Nitrito	Negativo	Índice de bacteriúria
Esterase leucocitária	Negativo	Teste indireto de bacteriúria; detecta leucócitos

DM, diabetes melito; *GI*, gastrintestinal.

intoxicação por sódio e hiper-hidratação ou deslocamento excessivo de líquidos para dentro do compartimento de líquido intersticial (linfa). A **desidratação** frequentemente ocorre devido à perda excessiva de água e eletrólitos por vômito, diarreia, abuso de laxante em alta dose, diuréticos, fístulas, sucção gastrintestinal, poliúria, febre, suor excessivo ou diminuição da ingestão causada por anorexia, náuseas, depressão ou acesso limitado a líquidos. As características incluem rápida perda de peso, diminuição do turgor da pele, membranas mucosas secas, língua seca e enrugada, hipotensão postural, pulso fraco e rápido, preenchimento capilar lento, diminuição da temperatura corporal (35 a 36,6°C), diminuição do débito urinário, extremidades frias ou desorientação (ver Capítulo 3).

A depleção de volume é uma condição de instabilidade vascular resultante de perda de sangue, sangramento gastrintestinal, queimaduras, vômitos e diarreia. Ela pode ocorrer com concentrações séricas baixas (hiponatremia), elevadas (hipernatremia) ou normais de sódio.

O **edema** (hiper-hidratação) ocorre quando há um aumento no volume de fluido extracelular. O fluido se desloca do compartimento extracelular para o compartimento de líquido intersticial (ver Figura 3.2 no Capítulo 3). A hiper-hidratação é causada por aumento na pressão hidrostática capilar ou na permeabilidade capilar ou diminuição na pressão osmótica coloidal. Muitas vezes está associada a insuficiência renal, insuficiência cardíaca crônica, cirrose hepática, síndrome de Cushing, uso excessivo de fluidos intravenosos contendo sódio e ingestão excessiva de alimentos ou medicamentos contendo sódio. As características incluem ganho de peso rápido, edema periférico, veias do pescoço distendidas, esvaziamento lento das veias periféricas, pulso cheio e célere (latejante), estertores nos pulmões, poliúria, ascite e efusão pleural. Edema pulmonar pode ocorrer em casos graves.

As análises laboratoriais do estado de hidratação incluem sódio sérico, nitrogênio ureico sanguíneo (elevado desproporcionalmente à creatinina sérica), osmolalidade sérica e gravidade específica da urina. Apesar de os testes laboratoriais serem importantes, as decisões em relação à hidratação devem ser tomadas apenas em conjunto com outras informações do exame físico, com foco na nutrição e na condição clínica do paciente. Além disso, muitos outros parâmetros laboratoriais podem ser afetados pela hiper-hidratação ou desidratação, e a interpretação correta dos resultados laboratoriais é crítica na avaliação dos pacientes (ver Tabela 5.1).

Inflamação e avaliação bioquímica

A **inflamação** é uma resposta protetora do sistema imunológico a infecção, doença aguda, traumatismo, toxinas, muitas doenças crônicas e estresse físico. Os índices bioquímicos são afetados pela inflamação principalmente devido ao redirecionamento para a síntese de reagentes de fase aguda. As condições inflamatórias desencadeiam a resposta imunológica para liberar eicosanoides e citocinas, que mobilizam nutrientes necessários para sintetizar **reagentes de fase aguda positivos** (que aumentam em resposta à inflamação) e leucócitos. Citocinas (interleucina-1beta [IL-1β], fator de necrose tumoral alfa [TNF-α], interleucina-6 [IL-6]) e eicosanoides (prostaglandina E2 [PGE2]) influenciam o metabolismo de corpo inteiro, a composição corporal e o estado nutricional. As citocinas reorientam a síntese hepática das proteínas plasmáticas e aumentam a degradação da proteína muscular para atender à demanda de proteína e energia durante a resposta inflamatória. Além disso, há uma redistribuição da albumina para o compartimento intersticial, resultando em edema. Os valores decrescentes dos **reagentes de fase aguda negativos** (i. e., albumina sérica, pré-albumina e transferrina) também refletem os processos inflamatórios e a gravidade da lesão do tecido. No estado inflamatório agudo, os valores dos reagentes de fase aguda negativos não refletem a ingestão alimentar atual ou o estado proteico (White et al., 2012).

As citocinas prejudicam a produção de eritrócitos e reorientam os estoques de ferro da hemoglobina e do ferro sérico para a ferritina. Durante a infecção, a interleucina-1β inibe a produção e liberação de transferrina enquanto estimula a síntese de ferritina. Portanto, os resultados dos testes laboratoriais usados para prever o risco de anemias nutricionais (ver Capítulo 31) não são úteis na avaliação do paciente com uma resposta inflamatória. Ver Capítulo 7 para obter mais informações sobre os efeitos das citocinas nos sistemas orgânicos.

À medida que o corpo responde à inflamação aguda, TNF-α, IL-1β, IL-6 e PGE2 aumentam até determinado limite, quando então IL-6 e PGE2 inibem a síntese de TNF-α e a secreção de IL-1β, criando um ciclo de *feedback* negativo. A síntese hepática de reagentes de fase aguda positivos diminui e a síntese de reagentes de fase aguda negativos aumenta. A albumina se desloca do compartimento intersticial para o espaço extravascular, podendo ser medida como albumina sérica. A albumina no espaço intersticial não pode ser medida, portanto, a albumina não é um marcador confiável para o estado da proteína. Os estoques de ferro se deslocam da ferritina para a transferrina e hemoglobina.

Marcadores de inflamação

Marcadores bioquímicos de inflamação incluem os reagentes de fase aguda positivos e os reagentes de fase aguda negativos. Na presença de inflamação, a síntese hepática de reagentes de fase aguda positivos *aumenta*, enquanto a síntese de reagentes de fase aguda negativos *diminui*. Ver Tabela 5.4 para reagentes de fase aguda. Marcadores adicionais de estresse oxidativo e inflamação podem ser encontrados na Tabela 5.5.

Reagentes de fase aguda positivos
Proteína C reativa

A **proteína C reativa (PCR)** é um marcador inespecífico de inflamação que pode ajudar a estimar e monitorar a gravidade da doença. A **proteína C reativa de alta sensibilidade (PCR-as)** é medida mais sensível de inflamação crônica observada em pacientes com aterosclerose e outras doenças crônicas (Wang et al., 2017). Embora a função exata da proteína C reativa não seja clara, ela aumenta nos estágios iniciais do estresse agudo, geralmente de 4 a 6 horas após a cirurgia ou outro traumatismo. Além disso, seu nível pode aumentar até mil vezes, dependendo da intensidade da resposta ao estresse. Quando a concentração da proteína C reativa começa a diminuir, significa que o paciente entrou no período anabólico da resposta inflamatória e no início da recuperação, momento no qual uma terapia nutricional mais intensiva pode ser benéfica. Avaliação e acompanhamento contínuos são necessários para lidar com as mudanças no estado nutricional.

Ferritina

A **ferritina** é uma proteína de fase aguda positiva, o que significa que sua síntese aumenta na presença de inflamação. Ela não é um indicador confiável dos estoques de ferro em pacientes com inflamação aguda, uremia, câncer metastático ou doenças hepáticas relacionadas ao consumo de álcool. As citocinas e outros mediadores inflamatórios podem aumentar a síntese de ferritina, seu extravasamento das células ou ambos. As elevações da ferritina ocorrem de 1 a 2 dias após o início da doença aguda e atingem o pico em 3 a 5 dias. Se a deficiência de ferro também existir, ela pode não ser diagnosticada porque o nível de ferritina estaria falsamente elevado.

Taxa de sedimentação de eritrócitos

A **taxa de sedimentação de eritrócitos** ou **velocidade de hemossedimentação (VHS)** reflete a taxa na qual as hemácias se acomodam em colunas ou pilhas em uma solução salina ou plasma dentro de determinado período de tempo. Os processos inflamatórios causam aumento do peso dos eritrócitos e, dessa forma, têm uma probabilidade maior de se acomodar rapidamente, ao contrário dos eritrócitos normais. A taxa de sedimentação de eritrócitos é útil na diferenciação entre doenças e também é usada para monitorar a terapia desta doença (i. e., conforme aumenta a velocidade de hemossedimentação, a doença piora) (Litchford, 2017).

Reagentes de fase aguda negativos
Albumina

A **albumina** é responsável pelo transporte dos constituintes principais do sangue, hormônios, enzimas, medicamentos, minerais, íons, ácidos graxos, aminoácidos e metabólitos. Um de seus principais papéis é manter a pressão osmótica coloidal, fornecendo aproximadamente 80% da pressão osmótica coloidal do plasma. Quando as concentrações de albumina sérica diminuem, a água no plasma passa para o compartimento intersticial e resulta em edema. Essa perda de líquido plasmático resulta em hipovolemia, o que desencadeia a retenção renal de água e sódio.

A albumina tem meia-vida de 18 a 21 dias. As concentrações de albumina permanecem quase normais durante a inanição não complicada, conforme ocorre a redistribuição do interstício para o plasma. Por outro lado, elas caem abruptamente no estresse inflamatório e frequentemente não melhoram com o suporte nutricional agressivo. As concentrações séricas refletem a gravidade da doença, mas não refletem o estado atual da proteína ou os efeitos da nutrição suplementar densa em nutrientes. Por essas razões, um paciente bem nutrido, mas estressado, pode ter níveis baixos de albumina e proteínas de transporte hepático, enquanto um paciente que teve perda de peso significativa e subnutrição pode ter concentrações normais ou próximo ao normal. A albumina é muito sensível ao estado de hidratação e o profissional deve estar ciente e documentar a verdadeira causa de uma concentração de albumina elevada ou diminuída.

Ela é sintetizada no fígado e é medida da função hepática. Quando a doença atinge o fígado, a síntese de albumina pelos hepatócitos é comprometida. Por causa de sua meia-vida, alterações significativas na função hepática não são imediatamente aparentes.

Pré-albumina (transtirretina)

A **pré-albumina (PAB)**, oficialmente **transtirretina (TTR)**, é uma proteína hepática transportada no soro como um complexo de proteína de ligação ao retinol e vitamina A. Ela transporta os hormônios

Tabela 5.4 Reagentes de fase aguda.

Reagentes de fase aguda positivos	Proteínas de fase aguda negativas
Proteína C reativa	Albumina
α₁-antiquimotripsina	Transferrina
α₁-antitripsina	Pré-albumina (transtirretina)
Haptoglobina	Proteína de ligação ao retinol
Ceruloplasmina	
Amiloide A sérica	
Fibrinogênio	
Ferritina	
Componentes C3 e C4 do sistema complemento	
Orosomucoide	

Tabela 5.5 Vantagens e desvantagens de vários biomarcadores de estresse oxidativo.

Biomarcador	Vantagens	Desvantagens	Comentários
Isoprostanos (IsoPs)	Podem ser detectados em várias amostras (soro, urina) e mostraram-se elevados na presença de uma série de fatores de risco cardiovasculares	Os métodos atuais de quantificação são impraticáveis para triagem em grande escala	Nenhuma evidência ligando esse biomarcador aos resultados clínicos ainda. F_2-IsoPs mostram maior potencial
MDA (malondialdeído)	Tecnicamente fácil de quantificar espectrofotometricamente, usando o ensaio TBARS; os kits de ELISA também têm um bom desempenho para detectar MDA. Estudos mostram que o MDA pode prever a progressão da DAC e aterosclerose da carótida em 3 anos	O ensaio TBARS é inespecífico (pode detectar aldeídos diferentes de MDA) e a preparação da amostra pode influenciar os resultados	Mostra-se promissor como biomarcador clínico; no entanto, não tem um impacto funcional na fisiopatologia das DCV
Nitrotirosina (3-NO2-tyr)	Estudos em humanos demonstraram associação com DAC independentemente de fatores de risco tradicionais	As concentrações circulantes não são equivalentes às concentrações teciduais. Os métodos de detecção atuais são caros e pouco práticos	A formação de nitrotirosina em proteínas cardiovasculares específicas tem efeito direto na função
S-glutationilação	S-glutationilação de SERCA, eNOS e bomba de Na^+-K^+ demonstrados como biomarcadores, bem como com papel na patogênese	A detecção de S-glutationilação com tendência a artefato metodológico. O acesso ao tecido (miocárdio, vasculatura) em que ocorre a modificação apresenta um obstáculo clínico	Hemoglobina modificada atualmente sendo investigada como biomarcador
Mieloperoxidase (MPO)	Ensaios comerciais disponíveis. Enzima abundante nos grânulos das células inflamatórias. Fortes evidências de que MPO se correlaciona com o risco de DCV	Influenciada pelo armazenamento da amostra e tempo para análise	MPO é um biomarcador promissor para previsão de risco de doenças cardiovasculares
LDL-colesterol oxidado (LDL-ox)	Forma-se e ocorre nas paredes vasculares como células espumosas e estimula a produção de citocinas pró-inflamatórias pelas células endoteliais. Elevado em DAC, o aumento de LDL-ox se correlaciona com o aumento da gravidade clínica. Também é preditivo de DAC futura em população saudável. Boa reprodutibilidade a partir de amostras congeladas	A redução na gravidade da DCV não correspondeu à redução de LDL-ox pela farmacoterapia antioxidante	ELISAs para detecção de LDL-ox prontamente disponíveis
Mudanças induzidas por ROS na expressão gênica	A expressão de vários genes envolvidos na regulação do estresse oxidativo pode ser medida simultaneamente usando a tecnologia de microarray, aumentando potencialmente a capacidade desse biomarcador	A tecnologia de microarray pode ser manualmente e computacionalmente cara	Não está claro se os perfis de expressão das células em amostras biológicas refletem aqueles nos tecidos cardiovasculares
Capacidade antioxidante do soro	A atividade de enzimas antioxidantes, como a glutationa peroxidase 1 (GPx-1) e a superóxido dismutase (SOD), demonstrou ser inversamente proporcional à DAC. Kits comerciais disponíveis para mensurar a capacidade antioxidante. Reprodutibilidade quantificada, apesar do armazenamento de amostra congelada	A atividade antioxidante no soro pode não refletir a das células que são importantes para a patogênese da doença cardiovascular	A relevância clínica da quantificação de antioxidantes para o risco de DCV precisa de mais investigações

CV, cardiovascular; DAC, doença arterial coronariana; DCV, doença cardiovascular; ELISA, ensaio de imunoabsorção enzimática; eNOS, óxido nítrico sintase endotelial; GPx-1, glutationa peroxidase-1; ROS, espécies reativas de oxigênio; SERCA, Ca^{2+}-ATPase do retículo sarcoplasmático; SOD, superóxido dismutase; TBARS, substâncias reativas ao ácido tiobarbitúrico (TBA). (Adaptada de Ho E et al.: Biological markers of oxidative stress: applications to cardiovascular research and practice, Redox Biology 1:483, 2013.)

tireoidianos tri-iodotironina (T_3) e tiroxina (T_4), em conjunto com a globulina que liga a tiroxina. A PAB tem meia-vida curta (t½ = 2 dias), sendo atualmente considerada um marcador de inflamação. As concentrações de PAB caem com o estresse inflamatório e não são medidas sensíveis para avaliar a eficácia do suporte nutricional agressivo. Além disso, as concentrações séricas diminuem com neoplasias malignas e doenças perdedoras de proteínas dos intestinos ou rins. Elas não refletem o estado da proteína ou os efeitos da realimentação no indivíduo com reservas de proteína esgotadas. Também diminuem na presença de deficiência de zinco porque ele é necessário para a síntese hepática e para a secreção de PAB. Considere o estado do zinco a partir da ingestão alimentar e história clínica, além da inflamação, ao interpretar as concentrações plasmáticas baixas de PAB.

As concentrações de PAB frequentemente estão normais na desnutrição relacionada à inanição, mas diminuídas em indivíduos bem nutridos que passaram por estresse ou traumatismo recente. Durante a gestação, as mudanças nas concentrações de estrogênio estimulam a síntese de PAB e as concentrações séricas podem aumentar. Na síndrome nefrótica, as PABs também podem estar aumentadas. Proteinúria e hipoproteinemia são comuns na síndrome nefrótica e, como a PAB é sintetizada rapidamente, uma porcentagem desproporcional pode existir no sangue, enquanto outras proteínas demoram mais para serem produzidas (Litchford, 2017).

Proteína de ligação ao retinol

A proteína hepática com meia-vida mais curta (t½ = 12 h) é a **proteína de ligação ao retinol** (**RBP**, do inglês *retinol binding protein*), uma proteína plasmática pequena que não passa pelo glomérulo renal porque circula em um complexo com a PAB. Como seu nome indica, a RBP se liga ao **retinol** e o transporte desse metabólito da vitamina A parece ter função exclusiva. A proteína de ligação ao retinol é sintetizada no fígado e liberada com o retinol. Depois que ela libera retinol no tecido periférico, sua afinidade pela PAB diminui, levando à dissociação do complexo PAB, proteína de ligação ao retinol e filtração da apoproteína (apo)-RBP pelo glomérulo.

Demonstrou-se que a concentração plasmática da proteína de ligação ao retinol diminui na desnutrição relacionada à inanição. No entanto, as concentrações da proteína de ligação ao retinol também caem na presença de estresse inflamatório e podem não melhorar com a realimentação. A RBP pode não refletir o estado da proteína em pacientes com estresse agudo. Ela pode até estar elevada com insuficiência renal, pois não está sendo catabolizada pelos túbulos renais.

A proteína de ligação ao retinol 4 (RBP4) é um peptídeo da proteína de ligação ao retinol derivado de adipócitos que influencia a homeostase da glicose e o metabolismo das lipoproteínas. Ensaios clínicos em pessoas demonstraram concentrações aumentadas de RBP4 em obesidade, resistência à insulina, diabetes gestacional, retinopatia diabética proliferativa e doença renal crônica não diabética em estágio 5, acidente vascular encefálico isquêmico, sugerindo uma possível relação entre essas condições. Ensaios clínicos maiores são necessários para definir esta relação (Xun et al., 2018; Perduca et al., 2018; Klisi et al., 2017; Zhou et al., 2017).

Transferrina

A **transferrina** é uma proteína globulina que transporta ferro à medula óssea para a produção de **hemoglobina (Hgb)**. A concentração de transferrina plasmática é controlada pelo tamanho do *pool* de armazenamento de ferro. Quando os estoques de ferro se esgotam, a síntese de transferrina aumenta. Ela tem meia-vida mais curta (t½ = 8 dias) do que a albumina. As concentrações diminuem com reações inflamatórias agudas, neoplasias malignas, doenças vasculares do colágeno e doenças hepáticas. As concentrações de transferrina refletem a inflamação e não são úteis como medida do estado da proteína.

Imunocompetência

A má-nutrição relacionada à inflamação está associada ao comprometimento da imunocompetência, incluindo depressão da imunidade mediada por células, disfunção de fagócitos, diminuição das concentrações de componentes do sistema complemento, redução das respostas de anticorpos secretores na mucosa e menor afinidade de anticorpos. Avaliar a imunocompetência (i. e., eosinófilos) também é útil no paciente que está sendo tratado para alergias (ver Capítulo 25).

Não há um marcador único para a imunocompetência, exceto para o desfecho clínico de infecção ou resposta alérgica. Os marcadores laboratoriais com alto grau de sensibilidade incluem produção de anticorpos séricos específicos para vacinas, resposta de hipersensibilidade de tipo retardado, imunoglobulina A secretora total ou específica para vacinas na saliva e resposta a patógenos atenuados. Os marcadores menos sensíveis incluem citotoxicidade de células *natural killers*, explosão oxidativa dos fagócitos, proliferação de linfócitos e o padrão de citocinas produzido por células imunes ativadas. Usar uma combinação de marcadores atualmente é a melhor abordagem para avaliar a imunocompetência.

AVALIAÇÃO DAS ANEMIAS NUTRICIONAIS

A anemia é uma condição que se caracteriza por redução no número de hemácias por unidade de volume de sangue ou diminuição na concentração da hemoglobina do sangue abaixo do nível de necessidade fisiológica usual. Por convenção, a anemia é definida como uma concentração de hemoglobina abaixo do percentil 95 para populações de referência saudáveis de homens, mulheres ou crianças agrupados por idade. A anemia não é uma doença, mas um sintoma de várias condições, incluindo extensa perda de sangue, destruição excessiva de hemácias ou diminuição da formação das hemácias. Ela é observada em muitos pacientes hospitalizados, geralmente é um sintoma de um processo de doença e sua causa deve ser investigada. Os nutricionistas clínicos devem distinguir entre anemia causada por inadequações nutricionais e aquela causada por outros fatores (i. e., desidratação mascarando valores sanguíneos falsamente baixos). Ver Capítulo 31 para uma discussão sobre o manejo de anemias.

Classificação de anemia

Os déficits nutricionais são a principal causa da diminuição da produção de hemoglobina e hemácias. A classificação descritiva inicial de anemia é derivada do valor do **hematócrito (Hct)** ou contagem das células no sangue (CBC), conforme explicado na Tabela 5.2. As anemias associadas a um volume médio de hemácias de menos de 80 fℓ (fentolitros) são microcíticas; aquelas com valores de 80 a 99 fℓ são normocíticas; aqueles associados a valores de 100 fℓ ou mais são macrocíticas (ver Capítulo 32). Os dados do hemograma são úteis na identificação das causas nutricionais da anemia. A **anemia microcítica** está associada à deficiência de ferro, enquanto a **anemia macrocítica** geralmente é causada por eritropoese deficiente por deficiência de folato ou vitamina B_{12}. No entanto, devido à baixa especificidade desses índices, dados adicionais são necessários para distinguir entre as várias causas nutricionais e não nutricionais, como traço talassêmico e insuficiência renal crônica. A anemia normocítica está associada à **anemia das doenças crônicas e inflamatórias (ADC)**. Esse tipo de anemia está associado a doenças autoimunes, doenças reumáticas, insuficiência cardíaca crônica, infecção crônica, doença de Hodgkin e outros tipos de câncer, doença inflamatória intestinal, doença renal e outras condições inflamatórias crônicas, lesão tecidual grave e múltiplas fraturas. A anemia das doenças crônicas e inflamatórias não responde à suplementação com ferro.

Outras informações do hemograma que ajudam a diferenciar as causas não nutricionais da anemia incluem leucócitos, reticulócitos e contagem de plaquetas. Quando as concentrações de leucócitos, reticulócitos e a contagem de plaquetas estão baixas, o padrão de resultados sugere insuficiência medular. Concentrações elevadas de leucócitos, reticulócitos e contagem de plaquetas estão associados à anemia e provavelmente são causados por leucemia ou infecção. O teste de velocidade de hemossedimentação (VHS) é solicitado quando os sintomas são inespecíficos e se houver suspeita de doenças autoimunes inflamatórias. Os reticulócitos são eritrócitos grandes, nucleados e imaturos, que são liberados em pequenos números com células maduras. Quando as taxas de produção de hemácias aumentam, a contagem de reticulócitos também aumenta. Sempre que a anemia é acompanhada por alta contagem de reticulócitos, deve ser considerada uma atividade eritropoética elevada em resposta a sangramento. Nesses casos, amostras de fezes podem ser testadas para sangue oculto para descartar perda crônica de sangue gastrintestinal. Outras causas de alta contagem de reticulócitos incluem síndromes de hemólise intravascular e resposta eritropoética à terapia para deficiências de ferro, vitamina B_{12} ou folato.

A anemia normocítica ou microcítica pode ser causada por doenças crônicas ou perda aguda de sangue, como por cirurgia recente, lesão ou oriunda do sistema digestório, conforme indicado por um teste positivo de sangue oculto nas fezes. Em indivíduos com anemias hemolíticas e anemia por deficiência de ferro iniciais, o tamanho das hemácias ainda pode ser normal. As anemias macrocíticas incluem aquelas por deficiência de folato e deficiência de vitamina B_{12}. A presença de hemácias macrocíticas requer a avaliação do estado de folato e vitamina B_{12}. A síntese de DNA é afetada negativamente por deficiências de ácido fólico e vitamina B_{12}, resultando em síntese de hemácias prejudicada e comprometimento da maturação de hemácias.

Essas mudanças fazem com que células grandes e nucleadas sejam liberadas na circulação. Embora a anemia relacionada à vitamina B_{12} seja categorizada como anemia macrocítica normocrômica, aproximadamente 40% dos casos são normocíticos.

Marcadores de anemias por deficiência de ferro

Hematócrito ou volume globular e hemoglobina

Hematócrito e hemoglobina fazem parte de um hemograma de rotina e são usados em conjunto para avaliar a condição do ferro. O hematócrito é a medida da porcentagem de hemácias no volume total de sangue. Normalmente, a porcentagem de hematócrito é três vezes a concentração de hemoglobina em gramas por decilitro. O valor de hematócrito é afetado por uma contagem de leucócitos extremamente alta e pelo estado de hidratação. Indivíduos que vivem em grandes altitudes geralmente têm valores aumentados. É comum que os indivíduos com mais de 50 anos tenham concentrações discretamente mais baixas que os adultos mais jovens.

A concentração de hemoglobina é medida da quantidade total de hemoglobina no sangue periférico. É medida mais direta da deficiência de ferro do que o hematócrito, pois quantifica a hemoglobina total nas hemácias, em vez de uma porcentagem do volume total de sangue. Hemoglobina e hematócrito estão abaixo do normal nos quatro tipos de anemias nutricionais e sempre devem ser avaliados à luz de outros valores laboratoriais e do histórico médico recente (ver Capítulo 31).

Ferritina sérica

A ferritina é a proteína de armazenamento que sequestra o ferro normalmente acumulado no fígado (sistema reticuloendotelial), baço e medula óssea. Conforme o suprimento de ferro aumenta, a concentração intracelular de ferritina aumenta para acomodar a reserva de ferro. Uma pequena quantidade dessa ferritina é liberada na circulação. Ela pode ser medida por ensaios disponíveis na maioria dos laboratórios clínicos. Em indivíduos com um armazenamento normal de ferro, 1 ng/mℓ de ferritina sérica corresponde a aproximadamente 8 mg de ferro armazenado. Em adultos saudáveis, a análise da ferritina que foi liberada para o soro é um excelente indicador do tamanho do reservatório de armazenamento de ferro do corpo.

A anemia das doenças crônicas e inflamatórias é a condição primária em que a ferritina falha em se correlacionar com as reservas de ferro. A anemia das doenças crônicas e inflamatórias, uma forma comum de anemia em pacientes hospitalizados, ocorre em pessoas com câncer, doenças inflamatórias e/ou infecciosas. Ela ocorre durante a inflamação porque a produção de hemácias diminui como resultado da mobilização inadequada de ferro de seus locais de armazenamento. Naqueles com condições inflamatórias crônicas (i. e., artrite), a depleção do ferro armazenado se desenvolve em parte devido à absorção reduzida de ferro do intestino em razão da liberação de hepcidina. Além disso, o uso regular de anti-inflamatórios não esteroidais pode causar perda de sangue gastrintestinal oculto. A anemia das doenças crônicas e inflamatórias tem muitas formas e deve ser diferenciada da anemia por deficiência de ferro para que não se inicie uma suplementação inadequada.

Ferro sérico

O **ferro sérico** mede a quantidade de ferro circulante que está ligado à transferrina. No entanto, é um índice relativamente ruim da condição do ferro por causa das grandes mudanças do dia a dia, mesmo em indivíduos saudáveis. Variações diurnas também ocorrem, com as concentrações mais altas ocorrendo no meio da manhã (das 6 h às 10 h), e um nadir, em média 30% menor que o nível da manhã, ocorrendo no meio da tarde. O ferro sérico deve ser avaliado à luz de outros valores laboratoriais e do histórico médico recente.

Capacidade total de ligação de ferro e saturação de transferrina

A **capacidade total de ligação de ferro** (**CTLF**; ou TIBC, do inglês *total iron-binding capacity*) é medida direta de todas as proteínas disponíveis para ligar o ferro móvel e depende do número de locais de ligação livres na proteína plasmática de transporte de ferro, a transferrina. A disponibilidade de ferro intracelular regula a síntese e a secreção de transferrina (i. e., a concentração de transferrina aumenta naqueles com deficiência de ferro).

A saturação da transferrina reflete a disponibilidade de ferro para os tecidos (eritropoese da medula óssea). É determinada pela seguinte equação:

$$\text{Saturação de transferrina (\%)} = (\text{Fe sérico}/\text{CTLF}) \times 100$$

Além disso, quando a quantidade de ferro armazenada disponível para liberação para a transferrina é reduzida e a ingestão de ferro na dieta é baixa, a saturação da transferrina diminui.

Existem exceções à regra geral de que a saturação da transferrina diminui e a CTLF aumenta em pacientes com deficiência de ferro. Por exemplo, a capacidade total de ligação de ferro aumenta naqueles com hepatite. Ela também aumenta em pessoas com hipoxia, mulheres gestantes, que estejam tomando contraceptivos orais ou recebendo terapia de reposição de estrogênio. Por outro lado, a CTLF diminui naqueles com neoplasias malignas, nefrite e anemias hemolíticas. Além disso, a concentração plasmática de transferrina pode estar diminuída em pessoas com desnutrição, sobrecarga de líquidos e doença hepática. Assim, embora a CTLF e a saturação da transferrina sejam mais específicas do que os valores de hematócrito ou hemoglobina, elas não são indicadores perfeitos da condição do ferro.

Uma preocupação adicional sobre o uso de ferro sérico, CTLF e valores de saturação de transferrina é que os valores normais persistem até que uma deficiência franca realmente se desenvolva. Portanto, esses testes não podem detectar a diminuição dos estoques e insuficiências de ferro.

Testes para anemias macrocíticas decorrentes de deficiências de vitamina B

As anemias macrocíticas incluem aquelas por deficiência de folato e de vitamina B_{12}. As causas nutricionais estão relacionadas à disponibilidade de folato e vitamina B_{12} na medula óssea e requerem avaliação dos níveis de nutrientes e do ácido metilmalônico, um metabólito intermediário do metabolismo da vitamina B_{12}. Ambos os nutrientes diminuem a síntese de DNA, evitando a formação de monofosfato de timidina. O folato e a vitamina B_{12} são usados em diferentes etapas da via sintética. Ocorre síntese prejudicada de hemácias e grandes hemácias nucleadas são liberadas na circulação (ver Capítulo 31).

Avaliação da condição de folato e vitamina B_{12}

A avaliação da anemia macrocítica inclui a análise estática da deficiência de folato e vitamina B_{12} no sangue. Eles podem ser analisados com testes da capacidade da amostra de sangue do paciente para sustentar o crescimento de microrganismos que requerem ou folato ou vitamina B_{12}, ensaios de *radio-binding* ou imunoensaios.

Homocisteína sérica. Folato e vitamina B_{12} são necessários para a síntese de S-adenosilmetionina (SAM), o precursor bioquímico envolvido na transferência de grupos de um carbono (metil) durante muitas sínteses bioquímicas. A S-adenosilmetionina é sintetizada a partir do aminoácido metionina por uma reação que inclui a adição de um grupo metil e a base de purina adenina (do trifosfato de adenosina, ou ATP). Por exemplo, quando a SAM doa um grupo metil para a síntese de timidina, colina, creatina, epinefrina e proteína ou para a metilação do DNA, ela é convertida em S-adenosil-homocisteína. Depois de perder o grupo adenosil, a **homocisteína** restante pode ser convertida tanto em cisteína, pela via de transulfuração dependente da vitamina B_6, quanto de volta à metionina, em uma reação que depende de folato e vitamina B_{12} adequados.

Quando há falta seja de folato ou vitamina B_{12}, a reação de homocisteína-metionina é bloqueada, fazendo com que a homocisteína se acumule no tecido afetado e seu excesso seja liberado na circulação. A via de transulfuração dependente da vitamina B_6 pode metabolizar o excesso de homocisteína. Demonstrou-se que a homocisteína é sensível à deficiência de folato e vitamina B_{12}.

Portanto, uma concentração elevada de homocisteína indica tanto defeitos genéticos envolvidos nas enzimas que catalisam essas reações quanto uma deficiência de folato, vitamina B_{12} ou vitamina B_6. A pesquisa indica que vários polimorfismos do gene do folato que afetam a metilação do folato e vitamina B_{12} contribuem para o risco de vários distúrbios cardiovasculares e neurológicos crônicos (Kagawa et al., 2017; ver Capítulos 6 e 42).

Avaliação do folato. O folato em geral é medido simultaneamente no sangue total, com sua quantidade conjunta no plasma e hemácias, e apenas no soro. A diferença entre o folato no sangue total e suas concentrações no soro é, desse modo, usada para calcular sua concentração total nas hemácias. A concentração de folato nas hemácias é um indicador melhor da condição de folato do que o folato sérico, uma vez que o sérico é muito mais concentrado nas hemácias do que no soro. A análise do folato nas hemácias reflete mais precisamente os estoques teciduais e é considerada o indicador mais confiável da condição do folato. O folato é absorvido no jejuno e sua má absorção tem várias causas, mas um teste específico para a absorção de folato não está disponível. A presença e a extensão da deficiência devem ser avaliadas em pacientes com doença celíaca, aqueles que fizeram cirurgia bariátrica disabsortiva, aqueles com histórico de uso por tempo prolongado de medicamentos como anticonvulsivantes e sulfassalazina, aqueles com consumo crônico de álcool, aqueles com polimorfismos genéticos na metiltetra-hidrofolato redutase (MTHFR) e aqueles com artrite reumatoide tomando metotrexato (ver Capítulos 5 e 8).

Avaliação da vitamina B_{12}. A vitamina B_{12} é analisada no soro, e todas as indicações são de que a análise da concentração sérica fornece tantas informações sobre a condição da vitamina B_{12} quanto a análise da vitamina B_{12} nas hemácias. Se a condição da vitamina B_{12} estiver comprometida, os anticorpos do fator intrínseco (IFAB) e os anticorpos das células parietais são analisados, pois a presença de anticorpos sugere a principal causa da anemia macrocítica. Historicamente, o teste de Schilling foi usado para detectar déficits na absorção da vitamina B_{12}, mas hoje em dia é raramente utilizado porque ele requer que o paciente receba vitamina B_{12} radioativa (ver Capítulo 32). As concentrações de **ácido metilmalônico (MMA)** no soro ou na urina são mais úteis para avaliar a condição da vitamina B_{12}.

Vitamina B_{12} e ácido metilmalônico. Uma vez que uma causa genética ou autoimune seja descartada, o método bioquímico mais direto para diferenciar entre deficiência de folato e deficiência de vitamina B_{12} é a mensuração da concentração sérica ou urinária de ácido metilmalônico. O ácido metilmalônico é formado durante a degradação do aminoácido valina e dos ácidos graxos de cadeia ímpar. O ácido metilmalônico é o subproduto desta via metabólica que aumenta quando a conversão da metilmalonil-coenzima A (CoA) em succinil-CoA é bloqueada pela falta de vitamina B_{12}, uma coenzima para essa reação. Portanto, a deficiência leva a um aumento na reserva de ácido metilmalônico, que se reflete na concentração sérica ou urinária de ácido metilmalônico. O teste de ácido metilmalônico (MMA) urinário é mais sensível do que o teste da vitamina B_{12} sérica porque indica uma verdadeira deficiência tecidual de B_{12}. O teste de ácido metilmalônico sérico pode fornecer valores falsamente elevados em indivíduos com insuficiência renal e na depleção do volume intravascular. O teste de AMM urinário é o único ensaio que foi validado como uma ferramenta de triagem da deficiência de B_{12}. A homocisteína e o ácido metilmalônico tendem a detectar as deficiências iminentes da vitamina melhor do que os testes estáticos. Isso é especialmente importante quando se avalia o estado de certos pacientes, como veganos ou adultos mais idosos, que podem ter deficiência de vitamina B_{12} associada ao comprometimento do sistema nervoso central.

VITAMINAS LIPOSSOLÚVEIS

A má absorção de gordura frequentemente resulta em absorção deficiente de vitaminas A, E, D e K. Fatores incluindo baixo pH luminal, sais biliares abaixo da concentração micelar crítica e hidrólise inadequada de triglicerídeos podem interferir na formação normal de micelas de sais biliares, causando um prejuízo na absorção de vitaminas lipossolúveis. Indivíduos com distúrbios de má absorção de gordura, incluindo aqueles que fizeram cirurgia bariátrica, estão em maior risco de deficiência de vitaminas lipossolúveis. Ver Apêndice 12 para uma discussão mais aprofundada dos testes para avaliação da adequação de vitaminas específicas.

Vitamina A

A condição da vitamina A pode ser estimada usando retinol sérico, sendo que o nível normal em adultos é de 30 a 80 mcg/dℓ. A deficiência primária de vitamina A pode resultar de ingestão inadequada, má absorção de gordura ou distúrbios hepáticos. A deficiência secundária de vitamina A pode ser decorrente da diminuição da biodisponibilidade de carotenoides provitamina A ou da interferência com absorção, armazenamento ou transporte de vitamina A (p. ex., doença celíaca, fibrose cística, insuficiência pancreática, cirurgia para perda de peso que cause má absorção ou obstrução do ducto biliar). A deficiência de vitamina A é comum na desnutrição prolongada e relatada 1 ano ou mais após a cirurgia de *bypass* gástrico e cirurgia para perda de peso biliopancreática (Parrott et al., 2017). O estresse oxidativo associado a cirurgias de grande porte, incluindo cirurgia de *bypass* gástrico, também pode interferir na absorção e no uso da vitamina A. Em razão dos mecanismos de absorção compartilhados com a vitamina D, o retinol sérico deve sempre ser avaliado na presença de suplementação.

A toxicidade aguda ou crônica por vitamina A é definida quando as concentrações de retinol são superiores a 100 mcg/dℓ. A hipervitaminose A foi relatada em quase 50% dos pacientes que ingerem 150% da ingestão dietética recomendada (RDA) de vitamina A, na forma de retinol, entre 6 e 12 meses após a gastrectomia vertical laparoscópica (Aarts et al., 2011). As toxicidades crônicas por vitamina A estão associadas a perda de cabelo, membranas mucosas secas, pele seca e áspera e até mesmo perda de osso cortical e fraturas (ver Apêndice 12).

Vitamina D

A condição de vitamina D de um indivíduo pode ser estimada medindo-se a concentração plasmática de **25-hidroxivitamina D (25[OH]D_3)**. Os intervalos de referência na prática clínica atual foram atualizados pelo Institute of Medicine (IOM, 2011). As concentrações tradicionais que definem a suficiência de vitamina D foram fundamentadas no menor valor basal de 25-hidroxivitamina D (25[OH]D_3) plasmática (aproximadamente 80 nmol/ℓ ou 32 ng/mℓ), que previne o hiperparatireoidismo secundário, o aumento da renovação óssea, a perda mineral óssea ou variações sazonais no hormônio paratireóideo plasmático. A revisão do IOM concluiu que os indivíduos apresentam risco de deficiência com concentrações séricas de 25-hidroxivitamina D (25[OH]D_3) abaixo de 30 nmol ou 12 ng/mℓ e que praticamente todas as pessoas têm níveis séricos suficientes a 50 nmol ou 20 ng/mℓ. A American Geriatric Society (AGS) publicou uma nova declaração de consenso sobre a suplementação com vitamina D e cálcio para redução de quedas e fraturas em adultos com 65 anos ou mais e para populações de alto risco com síndromes de má absorção, aqueles que usam medicamentos que aceleram o metabolismo da vitamina D, obesos e aqueles com exposição solar mínima (AGS, 2014).

A suficiência de vitamina D é definida como 25-hidroxivitamina D a 75 nmol/ℓ, ou 30 ng/mℓ (AGS, 2014). Concentrações séricas ainda maiores de 90 a 100 nmol/ℓ (36 a 40 ng/mℓ) são recomendadas em alguns trabalhos (Bischoff-Ferrari, 2014). A U.S. Preventive Services Task Force (USPSTF) encontrou evidências adequadas de que a suplementação diária com 400 UI ou menos de vitamina D e 1.000 mg ou menos de cálcio – ou superiores a 400 UI de vitamina D ou superiores a 1.000 mg de cálcio – não teve nenhum benefício para a prevenção primária de fraturas em mulheres no pós-menopausa residentes na comunidade, sem um histórico de fraturas por osteoporose, risco aumentado de quedas ou um diagnóstico de osteoporose (USPSTF, 2018). As concentrações ideais de (25[OH]D$_3$) não foram definidas e a análise das concentrações séricas carece de padronização e calibração.

A deficiência de vitamina D pode ser decorrente de ingestão alimentar inadequada, exposição inadequada à luz solar ou má absorção. Sua deficiência também pode causar má absorção secundária de cálcio. A má absorção de cálcio ocorre na insuficiência renal crônica porque a hidroxilação renal é necessária para ativar a vitamina D, que promove a síntese de uma proteína de ligação ao cálcio nas células absortivas intestinais (ver Capítulo 34). A toxicidade por vitamina D é rara, mas foi relatada em alguns pacientes que ingerem megadoses de vitamina D. Os efeitos adversos relatados incluem hipercalcemia, hiperfosfatemia, níveis suprimidos do hormônio paratireóideo e hipercalciúria (Taylor e Davies, 2018).

Vitamina E

A condição da vitamina E pode ser estimada medindo-se o alfatocoferol sérico ou a razão de alfatocoferol sérico para lipídeos séricos totais. Uma razão baixa sugere deficiência de vitamina E. As deficiências são incomuns no mundo desenvolvido, exceto em indivíduos com síndromes de má absorção de gordura. Os principais sintomas da deficiência de vitamina E incluem anemia hemolítica leve e efeitos neurológicos inespecíficos. Em adultos, concentrações de alfatocoferol inferiores a 5 μg/mℓ (< 11,6 μmol/ℓ) estão associadas à deficiência. Em adultos com hiperlipidemia, uma razão baixa de alfatocoferol sérico para lipídeos (< 0,8 mg/g de lipídeo total) é o indicador mais preciso.

A toxicidade por vitamina E é incomum, mas ingestões inferiores a 1.000 mg/dia podem resultar em risco significativo de sangramento, especialmente se o indivíduo estiver tomando medicamentos anticoagulantes. Um estudo de metanálise da relação entre a suplementação com vitamina E e a mortalidade por todas as causas demonstrou que a suplementação parece não ter efeito sobre a mortalidade por todas as causas em doses de até 5.500 UI/dia (Abner et al., 2011).

Vitamina K

A condição da vitamina K pode ser estimada por meio do tempo de protrombina (TP). Ele é usado para avaliar a via comum de coagulação do sangue. A síntese dos fatores de coagulação II, VII, IX e X são dependentes da vitamina K. A osteocalcina ou proteína óssea Gla (BGP), marcadora da remodelação óssea, também pode ser usada para avaliar a condição da vitamina K. A produção da proteína óssea Gla é estimulada pela 25-hidroxivitamina D (25[OH]D$_3$) e depende da vitamina K. A vitamina K aumenta a carboxilação da osteocalcina ou BGP, mas não aumenta sua taxa geral de síntese. Uma concentração reduzida de vitamina K está associada à redução da proteína óssea Gla ou a concentrações séricas reduzidas de osteocalcina. Essa relação pode explicar os achados fisiopatológicos da osteoporose por deficiência de vitamina K. A função da osteocalcina é pouco clara; no entanto, ela pode existir como um local de deposição para cristais de hidroxiapatita ou também pode afetar o metabolismo energético por meio da produção e ação da insulina (Hammami, 2014).

VITAMINAS HIDROSSOLÚVEIS E OLIGOELEMENTOS

Ácido ascórbico

O ácido ascórbico ou vitamina C é uma vitamina hidrossolúvel e também um antioxidante. A condição de vitamina C pode ser determinada medindo-se os níveis de ácido ascórbico no sangue. Valores inferiores a 6 mg/dℓ (< 34 μmol/ℓ) sugerem insuficiência e valores inferiores a 2 mg/dℓ (< 11 μmol/ℓ) sugerem deficiência. As deficiências são raras em países desenvolvidos, a menos que uma ingestão alimentar autoimposta seja altamente restritiva. Os sintomas de deficiência ingerem sangramento nas gengivas, dentes soltos, má cicatrização de feridas e hemorragias perifoliculares. Toxicidades foram relatadas em indivíduos que ingerem mais de 2 g por dia por um longo período de tempo. Indivíduos que consomem mais de 1.000 mg de ácido ascórbico por dia podem aumentar seu risco de cálculos renais. O escorbuto de rebote pode ocorrer em indivíduos que param abruptamente de ingerir megadoses de ácido ascórbico (Ferraro et al., 2016).

Vitaminas do complexo B

A vitamina B$_{12}$ e o folato são as deficiências de vitaminas hidrossolúveis mais comuns relatadas em adultos. As deficiências francas de outras vitaminas hidrossolúveis e oligoelementos são incomuns em populações que consomem uma variedade de alimentos integrais e fortificados. A deficiência de tiamina foi relatada em indivíduos que consomem cronicamente níveis elevados de álcool com ingestão inadequada de tiamina, naqueles com vômitos persistentes e naqueles medicados com altas doses de diuréticos com ingestão insuficiente, naqueles com absorção prejudicada por causa de doença ou cirurgia, bem como indivíduos recebendo nutrição parenteral (NP) por período prolongado sem adição adequada da vitamina. Para avaliar a condição da tiamina, o difosfato de tiamina no sangue total é medido porque os níveis plasmáticos e séricos refletem mudanças recentes na dieta e podem ser enganosos. A deficiência de tiamina resulta em beribéri úmido, beribéri seco ou encefalopatia de Wernicke (WE). Os sintomas de beribéri úmido incluem insuficiência cardíaca, taquicardia e acidose láctica. Os sintomas de beribéri seco são principalmente achados neurológicos (p. ex., neuropatia periférica, deficiência de funções sensoriais, motoras e reflexas). Os sintomas de encefalopatia de Wernicke incluem movimento anormal dos olhos, disfunção cerebelar e confusão.

Deficiências subclínicas de vitaminas hidrossolúveis e outros oligoelementos podem estar presentes em alguns indivíduos. No entanto, as metodologias atuais de avaliação do estado nutricional desses componentes são caras e controversas. Ver Apêndice 12 para uma discussão mais aprofundada dos testes para avaliar a adequação de vitaminas e oligoelementos específicos.

Marcadores da composição corporal

Creatinina

A creatinina é formada a partir da creatina, encontrada quase exclusivamente no tecido muscular. A creatinina sérica é usada com o nitrogênio ureico sanguíneo (BUN) ou a concentração plasmática de ureia para avaliação da função renal (ver Capítulo 34). A creatinina urinária tem sido usada para avaliação do estado proteico somático (muscular). Ela é sintetizada a partir dos aminoácidos glicina e arginina, com adição de um grupo metil do ciclo metionina-S-adenosilmetionina-homocisteína, dependente de folato e cobalamina. A creatina fosfato é um reservatório de fosfato de alta energia que fornece um suprimento constante de ATP para a contração muscular. Quando a creatina é desfosforilada, parte dela é convertida espontaneamente em creatinina por uma reação não enzimática irreversível. Ela não tem uma função biológica específica, é liberada continuamente das células musculares e excretada pelos rins com pouca reabsorção.

O uso de creatinina urinária para avaliar o estado proteico somático é confundido por dietas onívoras. Como ela é armazenada nos músculos, as carnes musculares são fontes ricas. A creatinina formada a partir da creatina dietética não pode ser distinguida da creatinina produzida endogenamente. Quando uma pessoa segue uma dieta com restrição de carne, o tamanho da reserva de proteínas somáticas (musculares) é diretamente proporcional à quantidade de creatinina excretada. Portanto, os homens geralmente têm concentrações séricas mais elevadas e excretam maiores quantidades de creatinina do que as mulheres, e os indivíduos com maior desenvolvimento muscular têm concentrações séricas mais elevadas e excretam quantidades maiores do que aqueles que são menos musculares. O peso corporal total não é proporcional à excreção de creatinina, mas a massa muscular é. Sua taxa de excreção está relacionada à massa muscular e é expressa como uma porcentagem de um valor padrão, conforme ilustrado pela seguinte equação do índice creatinina-altura (ICA):

ICA = creatinina urinária de 24 horas (mg) × 100 ÷ Creatinina urinária esperada de 24 horas/estatura (cm)

Um índice creatinina-altura calculado (ICA) superior a 80% é normal, um índice de 60 a 80% sugere depleção muscular esquelética leve, 40 a 60% sugere depleção muscular moderada e um índice inferior a 40% sugere depleção grave (Blackburn et al., 1977).

A excreção diária de creatinina varia significativamente entre os indivíduos, provavelmente devido a perdas no suor. Além disso, o teste é baseado em coletas de urina de 24 horas, que são difíceis de obter. Por causa dessas limitações, a concentração de creatinina urinária como um marcador da massa muscular tem uso limitado em ambientes clínicos e é normalmente usada apenas para fins de pesquisa (Tabela 5.6).

Balanço nitrogenado

Estudos de balanço nitrogenado são usados principalmente em pesquisas para estimar se o equilíbrio entre a ingestão de nitrogênio exógeno (oral, enteral ou parenteral) e a remoção de compostos contendo nitrogênio (urinária, fecal, ferimentos) e outras fontes de nitrogênio. Esses estudos não são medida de anabolismo e catabolismo proteicos porque os verdadeiros estudos de renovação de proteínas requerem o consumo de proteína marcada radioativamente (isótopo estável) para rastrear o uso proteico. Mesmo que úteis, os estudos de balanço nitrogenado são difíceis porque coletas de urina de 24 horas válidas são tediosas, a menos que o paciente esteja com uma sonda urinária. Além disso, alterações na função renal são comuns em pacientes com metabolismo inflamatório, tornando os cálculos do balanço nitrogenado padrão imprecisos sem o cálculo da retenção de nitrogênio (Dickerson, 2016). Os clínicos que usam o balanço nitrogenado para estimar o fluxo de proteínas em pacientes criticamente enfermos devem lembrar as limitações desses estudos e que o balanço nitrogenado positivo pode não significar que o catabolismo proteico tenha diminuído, particularmente em condições inflamatórias (doenças e traumatismos).

AVALIAÇÃO DO RISCO DE DOENÇA CRÔNICA

Índices lipídicos de risco cardiovascular

Duas importantes associações médicas norte-americanas na área de cardiologia, American College of Cardiology (ACC) e American Heart Association (AHA), divulgaram diretrizes práticas para a avaliação de risco cardiovascular (Stone et al., 2014). Essas diretrizes são chamadas "Painel de Tratamento de Adultos IV" (ATP 4, do inglês *Adult Treatment Panel 4*) e substituem o Painel de Tratamento de Adultos III (ATP 3). Quatro grupos de alto risco foram identificados:

- Adultos com doença cardiovascular aterosclerótica (ASCVD)
- Adultos com diabetes, com idade entre 40 e 75 anos, com concentrações de lipoproteína de baixa densidade (LDL) de 70 a 189 mg/dℓ
- Adultos com concentrações de LDL-colesterol de pelo menos 190 mg/dℓ
- Adultos de 40 a 75 anos com concentrações de LDL-colesterol de 70 a 189 mg/dℓ e pelo menos 7,5% de risco de doença cardiovascular aterosclerótica em 10 anos.

O risco em 10 anos de doença cardiovascular aterosclerótica é determinado pelas equações de risco geral de doença cardiovascular de Framingham para 10 anos. Os fatores de risco incluem idade, sexo, colesterol total, colesterol de lipoproteína de alta densidade (HDL), tabagismo, pressão arterial sistólica e tratamento atual para hipertensão (Boxe 5.1). As diretrizes do Painel de Tratamento de Adultos IV não enfatizam o uso de quaisquer outros marcadores além do LDL-colesterol e HDL-colesterol. Marcadores de risco emergentes para doença cardiovascular aterosclerótica (ACVD) que não são recomendados no Painel de Tratamento de Adultos IV incluem a diferenciação de subpartículas de LDL por tamanho e agrupamento por padrão e fenótipo da apolipoproteína B (apoB) e apolipoproteína E (apoE). O painel de especialistas em colesterol (*Cholesterol Expert Panel*) determinou que esses marcadores não são marcadores independentes de risco e não contribuem para as equações de previsão. Outros pesquisadores propõem modelos matemáticos que preveem o risco de formação de placa para concentrações combinadas de LDL-colesterol e HDL-colesterol (Hao e Friedman, 2014). No entanto, a revisão sistemática para 2018 da American Heart Association (AHA), do American College of Cardiology (ACC) e várias organizações profissionais e sociedades publicou as Diretrizes sobre o Gerenciamento do Colesterol no Sangue (*Guideline on the Management of Blood Cholesterol*). Essas diretrizes propõem o uso de medicamentos modificadores de lipídeos que não a estatina para reduzir o risco de doença cardiovascular aterosclerótica. Os inibidores da PCSK9 e a ezetimiba foram identificados como benéficos, mas os inibidores da proteína de transferência de éster de colesterol e niacina não foram eficazes na

Tabela 5.6 Excreções esperadas de creatinina urinária para adultos com base na estatura.

HOMENS ADULTOS*		MULHERES ADULTAS†	
Estatura (cm)	Creatinina (mg)	Estatura (cm)	Creatinina (mg)
157,5	1.288	147,3	830
160,0	1.325	149,9	851
162,6	1.359	152,9	875
165,1	1.386	154,9	900
167,6	1.426	157,5	925
170,2	1.467	160,0	949
172,7	1.513	162,6	977
175,3	1.555	165,1	1.006
177,8	1.596	167,6	1.044
180,3	1.642	170,2	1.076
182,9	1.691	172,7	1.109
185,4	1.739	175,3	1.141
188,0	1.785	177,8	1.174
190,5	1.831	180,3	1.206
193,0	1.891	182,9	1.240

*Coeficiente de creatinina em homens: 23 mg/kg de peso corporal "ideal".
†Coeficiente de creatinina em mulheres: 18 mg/kg de peso corporal "ideal".

redução do risco de doença cardiovascular aterosclerótica (Grundy et al., 2018).

Ver Capítulo 32 para uma discussão mais aprofundada do perfil lipídico e risco cardiovascular.

O Painel de Especialistas da National Lipid Association (NLA) apresenta objetivos de tratamento um pouco diferentes do Painel de Tratamento de Adultos IV (ATP 4). A NLA inclui objetivos de tratamento para não HDL-colesterol, LDL-colesterol e apolipoproteína B (Jacobson et al., 2014; ver Capítulo 32).

Os pacientes submetidos a avaliações lipídicas devem estar em jejum de 12 horas no momento da coleta de sangue. O jejum é necessário principalmente porque as concentrações de triglicerídeos aumentam e diminuem dramaticamente no estado pós-prandial, e os valores de LDL-colesterol são calculados a partir das concentrações séricas de colesterol total e HDL-colesterol. Este cálculo, baseado na equação de Friedewald, é mais preciso quando as concentrações de triglicerídeos são inferiores a 400 mg/dℓ.

LDL = Colesterol total − (Triglicerídeo/5) − HDL.

A equação de Friedewald fornece uma estimativa das concentrações de LDL-colesterol em jejum que geralmente está dentro de 4 mg/dℓ do valor verdadeiro quando as concentrações de triglicerídeos são inferiores a 400 mg/dℓ (Friedewald, 1972).

Boxe 5.1 Lipídeos e lipoproteína: fatores de risco cardiovascular aterosclerótico.

Pontos de corte de testes laboratoriais usados para calcular o risco de doença cardiovascular aterosclerótica (ACVD) em 10 anos.
Colesterol total: > 200 mg/dℓ
HDL-colesterol: < 40 mg/dℓ
LDL-colesterol: > 131 mg/dℓ

Em indivíduos de alto risco selecionados, estes pontos de corte de testes laboratoriais podem ser considerados:
Pontos de corte de proteína C reativa de alta sensibilidade (PCR-as) usados para atribuir risco:
- < 1,0 mg/ℓ = baixo risco
- 1,1 a 3 mg/ℓ = risco médio
- 3,1 a 9,9 mg/ℓ = alto risco
- ≥ 10 mg/ℓ = risco muito alto
- Se o valor inicial for > 3, mas < 10 mg/ℓ, repita em 2 semanas

Fosfolipase A$_2$ associada à lipoproteína (Lp-PLA 2): usada em conjunto com PCR-as com risco intermediário ou alto.

Apolipoproteína A-1: pode ser usada além do monitoramento do LDL-colesterol como um marcador não HDL-colesterol em pacientes com triglicerídeos séricos ≥ 200 mg/dℓ; nível diminuído é aterogênico.

Razão apolipoproteína B/A: pode ser usada em adição ao monitoramento de LDL-colesterol como um marcador não HDL-colesterol em pacientes com triglicerídeos séricos ≥ 200 mg/dℓ

Outros resultados de testes laboratoriais associados ao risco cardiovascular, mas não recomendados no Painel de Tratamento de Adultos IV:

Densidade VLDL: remanescentes são aterogênicos
Lp(a): concentrações elevadas são aterogênicas
Homocisteína sérica: elevada = maior risco
RBP4: concentrações elevadas podem identificar resistência à insulina precoce e fatores de risco cardiovascular associados.

HDL, lipoproteína de alta densidade; *LDL*, lipoproteína de baixa densidade; *Lp(a)*, lipoproteína a pequena; *PCR-as*, proteína C reativa de alta sensibilidade; *RBP4*, proteína de ligação ao retinol 4; *VLDL*, lipoproteína de densidade muito baixa.
(Adaptado de Stone NJ et al.: 2013 ACC/AHA guideline on the treatment of blood cholesterol to reduce atherosclerotic cardiovascular risk in adults: a report of the American College of Cardiology/American Heart Association Task Force on practice guidelines, *Circulation* 129 [25 Suppl 2]:S1, 2014.)

Diabetes

Em adultos com controle normal da glicose, cerca de 4 a 6% da hemoglobina total são glicosilados. A porcentagem dessa glico-hemoglobina ou **hemoglobina glicada (Hgb A1C)** no sangue está diretamente relacionada às concentrações médias de glicose no sangue nos 2 a 3 meses anteriores e não reflete alterações mais recentes nas concentrações de glicose. É útil para diferenciar entre hiperglicemia a curto prazo em indivíduos sob estresse ou que tiveram um infarto agudo do miocárdio e aqueles com diabetes. A hemoglobina glicada foi agregada como um critério para o diagnóstico de diabetes melito, uma vez que o valor inicial é confirmado por uma repetição acima de 6,5%, ou glicose plasmática acima de 200 mg/dℓ (11 mmol/ℓ). Historicamente, a hemoglobina glicada não era utilizada como um critério diagnóstico para diabetes gestacional devido às mudanças na renovação (*turnover*) das hemácias (American Diabetes Association [ADA], 2018). Outros pesquisadores sugerem que ela, quando combinada com o teste oral de tolerância à glicose (OGTT), pode ser útil no diagnóstico de diabetes gestacional (Renz et al., 2015).

A hemoglobina glicada pode ser correlacionada com a glicose plasmática média diária (Boxe 5.2). Cada mudança de 1% na hemoglobina glicada representa aproximadamente uma alteração de 35 mg/dℓ na glicose plasmática média. Os resultados dos testes são úteis para fornecer um *feedback* aos pacientes sobre as mudanças que eles fizeram em sua ingestão nutricional (ADA, 2011). Ver Capítulo 29 para uma discussão mais detalhada sobre hemoglobina glicada e controle de diabetes.

Os resultados do teste de insulina refletem tanto a insulina endógena quanto a exógena. Ele também pode ser usado para diferenciar diabetes tipo 1 e tipo 2 e para diagnosticar diabetes tipo 2, em que há aumento na produção de insulina com aumento concomitante de glicose no sangue. O teste de insulina é usado para identificar a etiologia da hipoglicemia (glicose plasmática < 55 mg/dℓ), especialmente se houver falta de glicose no cérebro devido à hipoglicemia e o paciente estiver inconsciente devido à hipoglicemia. Condições associadas a concentrações elevadas de insulina são síndrome metabólica (conjunto de condições associadas ao desenvolvimento de diabetes tipo 2 e doença cardiovascular), obesidade, uso de esteroides, acromegalia (crescimento anormal de mãos, pés e rosto causado pela superprodução de hormônio do crescimento pela hipófise), síndrome de Cushing (condição hormonal complexa que se manifesta com adelgaçamento da pele, fraqueza, ganho de peso, hematomas, hipertensão, diabetes, osteopetrose, inchaço facial), diabetes tipo 2, insulinoma (tumor do pâncreas que produz uma quantidade excessiva de insulina). As condições associadas à diminuição da excreção de insulina incluem doença hepática grave, diabetes tipo 1 e insuficiência cardíaca grave (Buppajarntham, 2014).

Peptídeo C

O peptídeo C é um precursor da insulina liberado pelas células beta do pâncreas durante a quebra da insulina a partir da proinsulina. É excretado pelo rim e tem meia-vida três a quatro vezes mais longa que a da insulina. As concentrações de peptídeo C ficam elevadas com

---

Boxe 5.2 Correlação entre hemoglobina glicada e glicose plasmática média (GPM).

Hemoglobina glicada	Glicose plasmática média (mg/dℓ)
4	65
5	100
6	135
7	170
8	205

insulinomas, intoxicação por sulfonilureia, resistência à insulina e doença renal crônica. É suprimido no diabetes tipo 1 e na hipoglicemia independente da insulina. Ele deve ser analisado em combinação com a insulina e a proinsulina para diferenciar entre hipoglicemia insulinodependente e hipoglicemia insulinoindependente.

AVALIAÇÕES FÍSICAS

Antropometria

A **antropometria** envolve a obtenção de medidas físicas de um indivíduo, comparando-as a padrões que refletem seu crescimento e desenvolvimento, bem como a utilização dessas medidas para a avaliação de supernutrição, subnutrição ou os efeitos de intervenções nutricionais durante um período de tempo. Medidas precisas e consistentes requerem treinamento das técnicas apropriadas e uso de instrumentos calibrados. As medidas de precisão podem ser estabelecidas por vários clínicos, que podem fazer o mesmo cálculo e compará-los. Medidas antropométricas valiosas incluem medidas de estatura, peso e perímetro. A espessura de pregas cutâneas e medidas de perímetro são usadas em algumas configurações, mas estão associadas a uma taxa mais alta de inconsistência. O perímetro cefálico e o comprimento são usados em populações pediátricas. O peso ao nascer e fatores étnicos, familiares e ambientais afetam esses parâmetros e devem ser considerados quando medidas antropométricas são avaliadas.

Interpretação de estatura e peso em crianças e adolescentes

Atualmente, os padrões de referência são baseados em uma amostra estatística da população dos EUA. Os padrões de crescimento internacional da Organização Mundial da Saúde (OMS) são baseados em dados de vários países e múltiplas populações étnicas, tendo sido adotados para uso em vários países. Nos EUA, o painel de revisão de especialistas da OMS e os gráficos de crescimento dos Centers for Disease Control and Prevention (CDC) recomendam os padrões de crescimento da OMS para crianças com menos de 24 meses e os gráficos de crescimento dos CDC para crianças de 24 meses a 18 anos.

As medidas de estatura e peso das crianças são registradas como percentis, que refletem a porcentagem da população total de crianças do mesmo sexo com estatura ou peso iguais ou inferiores em determinada idade. O crescimento das crianças em todas as idades pode ser monitorado por meio do mapeamento de dados nas curvas de crescimento, conhecidas como curvas de **altura para idade, comprimento para idade, peso para idade** e **peso para comprimento**. O Apêndice 4 mostra gráficos de crescimento pediátrico e interpretações de percentis.

Comprimento e estatura

A metodologia utilizada para determinar o comprimento ou estatura das crianças é determinada pela idade. As medidas de comprimento recumbentes são usadas para recém-nascidos, lactentes e crianças menores de 2 ou 3 anos. Idealmente, essas crianças pequenas devem ser medidas com uma tábua de comprimento, conforme mostrado na Figura 5.3. Os comprimentos recumbentes em crianças de 2 anos ou menos devem ser registrados em gráficos de crescimento do nascimento aos 24 meses. A estatura em pé é determinada em crianças por meio de uma haste de medida, ou **estadiômetro**, e deve ser registrada nos gráficos de crescimento de 2 a 20 anos, como no Apêndice 4. A estatura na posição sentada pode ser medida em crianças que não conseguem ficar em pé (ver Figura 43.1). O registro nos gráficos de crescimento adequados fornece um histórico do ganho de estatura de uma criança ao longo do tempo e compara sua estatura com a de outras da mesma idade. A taxa de ganho de comprimento ou estatura reflete a adequação nutricional a longo prazo.

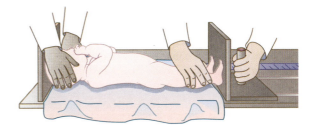

Figura 5.3 Medida do comprimento de uma criança.

Peso

O peso em crianças e adolescentes é medida mais sensível de adequação nutricional do que a estatura porque reflete a ingestão nutricional mais recente e fornece uma estimativa aproximada das reservas gerais de gordura e músculos. Para crianças com corpos maiores ou com edema, apenas o peso dificulta a avaliação do estado nutricional geral. Ele deve ser registrado no gráfico de crescimento apropriado para a idade e sexo.

O peso corporal é interpretado por vários métodos, incluindo o **índice de massa corporal (IMC)**, peso usual e peso real. O IMC é usado como ferramenta de triagem para a identificação de crianças e adolescentes em risco de sobrepeso ou abaixo do peso. Ele não distingue entre excesso de gordura, músculo e massa óssea ou distribuição de gordura e deve ser considerado no contexto de outras medições de avaliação de crescimento. Embora seu cálculo seja o mesmo para adultos e crianças, sua interpretação é diferente em crianças e adolescentes. Ele é traçado nos gráficos de crescimento de IMC para idade dos CDC, a partir dos quais uma classificação de percentil pode ser determinada. Esses percentis são o indicador mais comumente utilizado para avaliar o tamanho e os padrões de crescimento de crianças e adolescentes de 2 a 20 anos nos EUA (ver Apêndice 4). A plotagem consistente em um canal de crescimento entre 5 e 85% é considerada normal, embora existam indivíduos saudáveis fora dessa faixa. As categorias de estado de peso de IMC para idade estão indicadas no Boxe 5.3.

Interpretação de estatura e peso em adultos

Em adultos, as medidas de estatura e peso também são úteis para avaliar o estado nutricional. Ambos devem ser medidos, pois a tendência é superestimar a estatura e subestimar o peso, resultando em uma subestimação do peso relativo ou do IMC. Além disso, muitos adultos estão perdendo estatura como resultado da osteoporose, deterioração das articulações e má postura, e isso deve ser documentado.

As medições de estatura podem ser obtidas por meio de uma abordagem direta ou indireta. O método direto envolve um estadiômetro, e o adulto deve ser capaz de ficar em pé ou reclinado alinhado. Métodos indiretos, incluindo medidas de altura do joelho, envergadura do braço ou comprimento recumbente usando uma fita métrica, podem ser opções para aqueles que não conseguem ficar em pé ou ficar em pé eretos, como indivíduos com escoliose, cifose (curvatura da coluna), paralisia cerebral, distrofia muscular, contraturas, paralisia ou aqueles

---

Boxe 5.3 Interpretação do IMC para idade: percentis em crianças e adolescentes.

Faixa de percentil	Interpretação
Abaixo do 5º percentil	Subpeso
5º percentil a abaixo do 85º percentil	Peso saudável
85º percentil a abaixo do 95º percentil	Sobrepeso
Igual ou maior que o 95º percentil	Obeso

que estão acamados (ver Apêndice 6). As medidas de estatura recumbente feitas com uma fita métrica enquanto a pessoa está na cama podem ser apropriadas para indivíduos institucionalizados que estejam em coma, gravemente enfermos ou incapazes de se mover. No entanto, esse método pode ser usado apenas com pacientes que não apresentam deformidades ou contraturas musculoesqueléticas (ver Boxe 5.4).

O peso ideal para os padrões de referência de estatura, tais como os das tabelas do Metropolitan Life Insurance de 1959 a 1983 ou os percentis da National Health and Nutrition Examination Survey, não é mais utilizado. Um método comumente utilizado para se determinar o peso corporal ideal é a equação de Hamwi (Hamwi et al., 1964). Ela não se ajusta a idade, raça ou tamanho da estrutura e sua validade é questionável. Não obstante, seu uso está disseminado entre os clínicos como um método rápido para estimativa do peso ideal:

- Homens: 48 kg para os primeiros 1,52 m de estatura e 2,72 kg por cada 2,5 cm acima de 1,52 m; ou 2,72 kg subtraídos para cada 2,5 cm abaixo de 1,52 m
- Mulheres: 45 kg para os primeiros 1,52 m de estatura e 2,27 kg por cada 2,5 cm acima de 1,52 m; ou 2,27 kg subtraídos para cada 2,5 cm abaixo de 1,52 m.

Com o método de Hamwi, a mulher com 1,65 m de estatura tem um peso ideal de 57 kg.

O peso corporal real é a medida do peso obtida no momento do exame. Essa medida pode ser influenciada por mudanças no estado de líquidos do indivíduo. A perda de peso pode refletir a desidratação, mas também pode refletir um padrão de ingestão alimentar abaixo do ideal. A porcentagem de perda de peso é altamente indicativa da extensão e da gravidade da doença de um indivíduo. As características da má-nutrição definidas pelo Academy of Nutrition and Dietetics (AND) e American Society for Parenteral and Enteral Nutrition (ASPEN) servem como referência para a avaliação da perda de peso (White et al., 2012):

- Perda de peso significativa: perda de 5% em 1 mês, perda de 7,5% em 3 meses, perda de 10% em 6 meses
- Perda de peso grave: perda de peso > 5% em 1 mês, perda de > 7,5% em 3 meses, perda de peso > 10% em 6 meses.

Porcentagem de perda de peso = Peso usual – Peso real/ Peso usual × 100

- Por exemplo, se o peso usual de uma pessoa é de 90,7 kg e ela agora pesa 81,7 kg, a perda de peso é de 9 kg.

Porcentagem de perda de peso = 90,7 – 81,7/90,7 = 9 kg/90,7 kg = 0,10 ou 10%

- Se essa pessoa perdeu esses 10% em 2 meses, isso seria mais de 7,5% em 3 meses, o que é considerado uma perda de peso *grave*.

Outro método para avaliar a porcentagem de perda de peso é calcular o peso atual de um indivíduo como uma porcentagem do peso usual. O **peso corporal usual** (**UBW**, do inglês *usual body weight*) é um parâmetro mais útil do que o **peso corporal ideal** (**IBW**, do inglês *ideal body weight*) para aqueles que estão experimentando perda de peso involuntária. No entanto, um problema com o uso do peso corporal usual é que ele pode depender da memória do paciente.

Índice de massa corporal

O **índice de Quetelet** (**P/A²**) ou o **índice de massa corporal** (**IMC**) é usado para determinar se o peso de um adulto é apropriado para a estatura, podendo indicar supernutrição ou subnutrição. O IMC é responsável pelas diferenças na composição corporal, por definir o grau de adiposidade e relacioná-la à estatura, eliminando, assim, a dependência no tamanho da estrutura (Stensland e Margolis, 1990). Numerosos estudos de pesquisa demonstraram que indivíduos com um IMC mais alto são mais propensos a problemas de saúde relacionados à obesidade (Flegal et al., 2013); no entanto, não há medida única de gordura corporal que diferencie claramente entre saúde e doença ou risco de doença. O IMC é calculado da seguinte forma:

Sistema métrico (SI): IMC = Peso (kg) ÷ Estatura (m)²
Sistema inglês: IMC = Peso (lb) ÷ Estatura (pol.)² × 703

Nomogramas também estão disponíveis para calcular o IMC, assim como vários gráficos (ver Apêndice 8). O boxe *Visão clínica: Cálculo do IMC e determinação do peso corporal apropriado* nos dá um exemplo do cálculo do IMC.

VISÃO CLÍNICA

Cálculo do IMC e determinação do peso corporal apropriado

Exemplo: mulher com 1,72 m (68 polegadas) de estatura e 84 kg de peso
Etapa 1: calcule o IMC atual:
Fórmula: (métrico)   Peso (kg) 84 kg ÷ Estatura (m)² (1,72 m) × (1,72 m)
= 84 ÷ 2,96 m² = IMC = 28,4 = sobrepeso
Etapa 2: faixa de peso apropriado para ter um IMC que fique entre 18,5 e 24,9
18,5   (18,5) × (2,96) = 54,8 kg = 121 lb
24,9   (24,9) × (2,96) = 73,8 kg = 162 lb
Faixa de peso apropriada = 121 a 162 lb ou 54,8 a 73,8 kg

Fórmula (sistema inglês): Peso (lb) ÷ (Estatura [pol.] × Estatura [pol.]) × 703 = IMC
IMC, índice de massa corporal.

Os padrões classificam um IMC inferior a 18,5 para um adulto como abaixo do peso ou subpeso, um IMC entre 25 e 29,9 como sobrepeso e um IMC superior a 30 como obeso. Um IMC saudável para adultos é considerado entre 18,5 e 24,9 (CDC, 2018). Existem algumas limitações clínicas para o uso do índice de massa corporal como medida de gordura corporal. Idade, sexo, etnia e massa muscular podem influenciar a relação entre o IMC e a gordura corporal. O IMC não faz distinção entre excesso de gordura, músculo e massa óssea ou distribuição de gordura. O IMC está mais correlacionado com o peso do que com a gordura (CDC, 2018). Os valores de IMC tendem a aumentar com a idade e, assim, aumenta o risco de problemas de saúde relacionados à obesidade. No entanto, para adultos mais velhos com condições crônicas, há evidências crescentes de que existe um paradoxo da obesidade em que um IMC elevado está associado à redução da mortalidade por todas as causas e da mortalidade cardiovascular em comparação com pacientes com menor peso (Winter et al., 2014; Hainer e Aldhoon-Hainerová, 2013; ver Capítulo 19).

Composição corporal

A **composição corporal** é um componente crítico da avaliação nutricional e da condição médica. Ela é usada concomitantemente com outros fatores de avaliação para diferenciar as proporções estimadas de massa gorda, massa corporal tecidual e massa óssea. Por exemplo,

---

Boxe 5.4 Uso da estatura e peso para avaliar o estado nutricional de um paciente hospitalizado.

- Meça. Não pergunte simplesmente a estatura de uma pessoa
- Pese (na admissão e atual)
- Determine a porcentagem de mudança de peso ao longo do tempo (padrão de peso)
- Determine a porcentagem acima ou abaixo do peso corporal usual ou ideal

pessoas musculosas e atletas podem ser erroneamente classificados como com sobrepeso por causa do excesso de massa muscular, contribuindo para o aumento do peso em vez de excesso de tecido adiposo. Os adultos mais velhos tendem a ter menor densidade óssea e redução da massa corporal magra; portanto, podem pesar menos que adultos mais jovens da mesma estatura, ainda que tenham maior adiposidade. Variações na composição corporal existem entre diferentes grupos populacionais, bem como dentro do mesmo grupo. A maioria dos estudos de composição corporal que foi realizada em pessoas caucasianas pode não ser válida para outras etnias. Existem diferenças e semelhanças entre pessoas negras e brancas em relação a massa corporal livre de gordura, padrão de gordura e dimensões e proporções corporais; pessoas negras têm maior densidade mineral óssea e proteína corporal em comparação a pessoas brancas (Wagner e Heyward, 2000). Além disso, o IMC ideal para as populações asiáticas deve estar na faixa inferior do "normal" para uma saúde ótima para refletir seu maior risco de doenças cardiovasculares e diabetes (Araneta et al., 2015). Esses fatores devem ser considerados para evitar estimativas imprecisas de gordura corporal e interpretação de risco.

Técnicas de imagem, como densitometria óssea por dupla emissão de raios X (DXA) e ressonância magnética (MRI), são utilizadas em ambientes clínicos e de pesquisa para avaliar a composição corporal. O foco da pesquisa em diferentes metodologias de imagem é a quantificação de características de tecido mole magro (TMM), que prediz o risco clínico e o estado nutricional. As áreas de maior pesquisa são para avaliar sarcopenia, obesidade sarcopênica (indivíduos com obesidade, massa muscular baixa, força muscular baixa e baixo desempenho físico) e a obesidade osteossarcopênica (indivíduos com obesidade, perda óssea, baixa massa muscular, baixa força muscular e baixo desempenho físico) (Prado e Heymsfield, 2014).

Gordura subcutânea na espessura da prega cutânea

Em estudos de pesquisa e ambientes médicos selecionados, as medidas de espessura das pregas, dobras cutâneas ou das dobras de gordura podem ser usadas para estimar a gordura corporal de um indivíduo. A medida das dobras cutâneas assume que 50% da gordura corporal são subcutâneos. Devido às limitações de precisão e reprodutibilidade, essas medidas não são usadas rotineiramente em ambientes clínicos.

Medidas de perímetro

As medições de perímetro podem ser úteis em ambientes de cuidados de saúde, sendo registradas periodicamente (p. ex., mensalmente ou trimestralmente) e monitoradas ao longo do tempo para identificação das tendências e fatores de riscos potenciais de condições crônicas. No entanto, em indivíduos gravemente enfermos com mudanças e deslocamentos diários dos líquidos corporais, as medidas do perímetro do braço (PB) e da prega cutânea tricipital (PCT) geralmente não são realizadas. O uso do perímetro do pescoço (PP) foi proposto como um marcador de sobrepeso, obesidade e risco de doenças associadas em crianças e adultos. Sua medição é uma ferramenta de triagem nova e não invasiva que é fácil de fazer, sem preocupações de privacidade associadas às medidas de perímetro da cintura e do quadril. O perímetro do pescoço é medido na pele nua entre a coluna vertebral cervical média e o pescoço médio anterior, logo abaixo da proeminência laríngea (o pomo de Adão) com a cabeça no plano de Frankfurt (olhando reto para frente). A fita métrica deve estar tão próxima da horizontal quanto anatomicamente viável (i. e., a fita métrica na frente do pescoço estará na mesma estatura que a fita métrica na nuca) (Coelho et al., 2016).

Estudos com adultos e idosos relatam que o perímetro do pescoço está altamente associado com o da cintura, peso, IMC e porcentagem de gordura corporal. Medidas de perímetro do pescoço grandes (> 40,5 cm em homens; > 35,7 cm em mulheres) foram associadas a hipertensão e diabetes tipo 2 (Coelho et al., 2016). Os achados de um estudo de coorte predominantemente afro-americano inclui correlações significativas entre as concentrações séricas de insulina, triglicerídeos, LDL-colesterol e o perímetro do pescoço (Arnold et al., 2014).

Ele pode ser usado como uma ferramenta confiável para identificar adolescentes com IMC elevado (Kelishadi et al., 2016; Androutsos, 2012). A instituição Canadian Health Measures Survey publicou dados de referência para interpretação da medida do perímetro do pescoço em crianças canadenses (Katz et al., 2014).

Análise de impedância bioelétrica (BIA)

A **análise de impedância bioelétrica** (**BIA**, do inglês *bioelectrical impedance analysis*), ou análise de bioimpedância, estima a composição corporal e a atividade celular pela medida da carga da impedância elétrica no corpo. Sua técnica se baseia no princípio de que, em relação à água, o tecido magro tem uma condutividade elétrica maior e impedância inferior do que o tecido adiposo devido ao seu conteúdo eletrolítico. O teste envolve a aplicação de condutores elétricos (eletrodos) nas mãos e nos pés do paciente, enviando uma corrente elétrica de baixa voltagem pelo corpo. Cada tipo de tecido corporal apresenta uma propriedade de condutividade elétrica diferente. Um algoritmo derivado da análise estatística de medidas de impedância bioelétrica é utilizado para calcular os parâmetros medidos por essa tecnologia. Os parâmetros incluem a água corporal total, a água corporal intracelular e extracelular (i. e., o "terceiro espaço" dos líquidos corporais), a massa livre de gordura, a porcentagem de gordura corporal, o ângulo de fase e o metabolismo celular. A avaliação do metabolismo celular ocorre com base no ângulo de fase, que mede a relação entre reatância, resistência e impedância para prever a integridade das membranas celulares. Ângulos de fase altos mostram que uma célula é forte o suficiente para reter água e é um bom marcador para a saúde geral. Um ângulo de fase baixo mostra que a membrana celular está fraca e pode não ser capaz de reter água. A análise de impedância bioelétrica pode ser usada para avaliar o terceiro espaço de líquidos mesmo em uma base subclínica.

O método da BIA é seguro, não invasivo, portátil e rápido. Para obter resultados precisos, o paciente deve estar bem hidratado, não se exercitar nas 4 a 6 horas anteriores ao teste e não ter consumido álcool, cafeína ou diuréticos nas 24 horas anteriores. Se a pessoa estiver desidratada, é medida uma porcentagem maior de gordura corporal do que realmente existe. Febre, desequilíbrio eletrolítico e obesidade extrema também podem afetar a confiabilidade das medidas (Sergi et al., 2017). Atualmente, não existem normas de referência universalmente aceitas para a interpretação dos dados. Há uma quantidade limitada de pesquisas usando a análise de impedância bioelétrica em pacientes críticos em terapia intensiva. Pode ser útil monitorar a tendência em dados. A análise de impedância bioelétrica é contraindicada para mulheres que estejam grávidas devido a questões éticas, ou em indivíduos que tenham marca-passo ou desfibrilador implantado (Buch et al., 2012; Lee e Gallagher, 2008). A Figura 5.4 ilustra um teste de impedância bioelétrica.

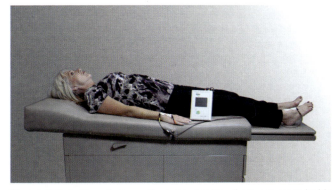

Figura 5.4 Análise de impedância bioelétrica. (Imagem reproduzida com permissão de ImpediMed Limited.)

Medidas de perímetro em crianças

As medidas do **perímetro da cabeça** ou **perímetro cefálico** são úteis em crianças com menos de 3 anos, principalmente como um indicador de anormalidades não nutricionais (p. ex., microcefalia congênita, hidrocefalia). A subnutrição deve ser muito grave para afetar o perímetro da cabeça; ver Boxe 5.5 e Capítulo 15.

Mensuração do perímetro

O **perímetro do braço (PB)** é medido em centímetros, a meio caminho entre o processo acrômio da escápula e o processo do olécrano na ponta do cotovelo. A circunferência do braço deve ser medida quando se avalia o estado nutricional de crianças e deve ser comparada aos padrões desenvolvidos pela OMS para crianças de 6 a 59 meses (de Onis et al., 1997). É uma ferramenta de avaliação antropométrica independente na determinação da desnutrição em crianças.

Medidas de perímetro em adultos

O perímetro do braço (PB) é medido da mesma forma em adultos e crianças. Ao combinar a medida da circunferência do braço com a medida da **prega cutânea tricipital (PCT)**, é possível obter a determinação indireta da área muscular do braço (AMB) e da área de gordura do braço, que pode ser localizada em relação a um padrão e usada como uma avaliação da desnutrição. Devido às limitações de precisão e reprodutibilidade, essas medidas raramente são usadas para avaliar o estado de nutrição do adulto.

Perímetro da cintura e do quadril, razão cintura-quadril e razão cintura-estatura

As medidas de perímetro selecionadas podem ser úteis na determinação do risco estimado para doenças crônicas e na avaliação de mudanças na composição corporal. O **perímetro da cintura (PC)** é obtido ao medir, com fita métrica não extensível, a distância em torno da área mais estreita da cintura, entre a última costela (abaixo da caixa torácica), a crista ilíaca e acima do umbigo (Figura 5.5). O perímetro do quadril é medido na área mais ampla dos quadris, na maior protuberância das nádegas. Como a distribuição de gordura é um indicador de risco, medidas circunferenciais ou de perímetro podem ser usadas. A presença de excesso de gordura corporal em torno do abdome fora da proporção em relação à gordura corporal total é um fator de risco para doenças crônicas associadas à obesidade e à síndrome metabólica. Um perímetro de cintura maior do que 102 cm em homens e maior do que 88 cm em mulheres é um fator de risco independente para doenças metabólicas (CDC, 2014; Stone et al., 2013). Essas medições podem não ser tão úteis para pessoas com menos de 1,52 m de estatura, com IMC de 35 kg/m² ou superior (CDC, 2014). O perímetro de cintura é considerado um preditor mais válido do risco metabólico do que o índice de massa corporal, exceto quando o IMC é maior ou igual a 35 kg/m² (CDC, 2018).

Para determinar a **razão cintura-quadril (RCQ)**, divida a medida da cintura pela medida do quadril. A OMS define as razões superiores a 9,0 em homens e superiores a 8,5 em mulheres como uma das referências decisivas para a síndrome metabólica e é consistente com os resultados de pesquisas que preveem a mortalidade por todas as causas e por doenças cardiovasculares (Srikanthan et al., 2009; Welborn e Dhaliwal, 2007).

A Figura 5.5 ilustra o local adequado para a medição do perímetro da cintura (abdominal).

A **razão cintura-estatura (RCE)** é definida como o perímetro da cintura dividido pela estatura medida. A RCE é uma medida da distribuição do tecido adiposo. De modo geral, quanto maiores seus valores, maior o risco de síndrome metabólica e de doenças cardiovasculares ateroscleróticas relacionadas à obesidade (Schneider et al., 2010). Razões desejáveis são menores do que 0,5 em adultos de 40 anos ou mais jovens, entre 0,5 e 0,6 em adultos de 40 a 50 anos, e 0,6 ou menos em adultos com mais de 50 anos. Essas metas se aplicam tanto a homens quanto mulheres e em uma variedade de grupos étnicos. Por exemplo, um IMC de 25 kg/m² é equivalente a uma razão cintura-estatura de 0,51. A Tabela 5.7 fornece um guia para interpretar a razão cintura-estatura por gênero.

Uma revisão sistemática das evidências sobre o uso da razão cintura-estatura em populações idosas mostrou que a razão cintura-estatura está associada à obesidade e é um preditor de fatores de risco associados a doenças cardiovasculares, síndrome metabólica e diabetes (Corrêa et al., 2016; Ashwell e Gibson, 2016). No entanto, ela não é identificada como um marcador de risco no Painel de Tratamento de Adultos IV do American College of Cardiology (ACC) e da American Heart Association (AHA).

Boxe 5.5 Mensuração do perímetro da cabeça (perímetro cefálico).

Indicações
- O perímetro da cabeça é medida padrão para avaliação seriada do crescimento em crianças desde o nascimento até 36 meses e em qualquer criança cujo tamanho da cabeça esteja em análise

Equipamento
- Medida com fita métrica de papel ou metal (de tecido pode esticar) marcada em décimos de centímetro porque os gráficos de crescimento são listados em incrementos de 0,5 cm

Técnica
- A cabeça é medida em seu maior perímetro
- O maior perímetro geralmente pode ser medido acima das sobrancelhas e orelhas, e em torno da proeminência occipital por trás do crânio
- Pode ser necessário mais de uma medida porque o formato da cabeça pode influenciar a localização do perímetro máximo
- Compare a medida com as curvas padrão do National Center for Health Statistics para o perímetro da cabeça (ver Apêndices 5 e 9).

Dados de Hockenberry MJ, Wilson D: *Wong's nursing care of infants and children*, ed 9, St Louis, 2015, Mosby.

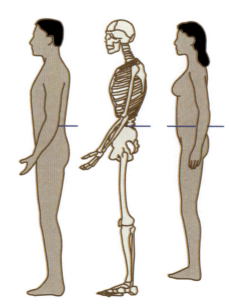

Figura 5.5 Posição da fita métrica para a medida do perímetro da cintura.

Tabela 5.7 Interpretação da razão cintura-estatura (RCE) por sexo.

Mulheres	Homens	
RCE	RCE	Interpretação
< 0,35	< 0,35	Abaixo do peso (subpeso); sem aumento do risco
0,35 a 0,42	0,35 a 0,43	Magro; sem aumento de risco
0,42 a 0,49	0,43 a 0,53	Saudável; sem aumento do risco
0,49 a 0,54	0,53 a 0,58	Sobrepeso; aumento do risco/risco alto
0,54 a 0,58	0,58 a 0,63	Obeso; aumento do risco/risco alto
> 0,58	> 0,63	Muito obeso; risco muito alto

RCE, razão cintura-estatura.
(Adaptada de Ashwell, M & Gibson, S. Waist-to-height ratio as an indicator of 'early health risk': simpler and more predictive than using a 'matrix' based on BMI and waist circumference. *BMJ Open* 2016; 6:e010159. DOI: 10.1136/bmjopen-2015-010159.)

Outros métodos de medição da composição corporal

Densitometria óssea por dupla emissão de raios X (DXA)

A **densitometria óssea por dupla emissão de raios X (DXA)**, ou absorciometria de energia dupla de raios X, mede a gordura, o osso mineral e o tecido mole sem gordura. A fonte de energia nessa técnica é um tubo de raios X que contém um feixe de energia. A quantidade de energia perdida depende do tipo de tecido por meio do qual o feixe passa; o resultado pode ser usado para medir os compartimentos de mineral, gordura e tecido magro. A densitometria óssea por dupla emissão de raios X é fácil de usar, emite baixas concentrações de radiação e está disponível em ambientes hospitalares, tornando-se uma ferramenta útil. Em geral, é considerada medida confiável para medir a porcentagem de gordura corporal; no entanto, o paciente deve permanecer imóvel por mais do que alguns minutos, o que pode ser difícil para adultos mais velhos e aqueles com dor crônica. As medições são influenciadas pela espessura dos tecidos e pelo estado de hidratação (Prado e Heymsfield, 2014). A Figura 5.6 ilustra uma varredura DXA.

Pletismografia por deslocamento de ar

A **pletismografia por deslocamento de ar (PDA)** depende das medidas de densidade corporal para estimar a gordura corporal e a massa livre de gordura. A execução de uma PDA com o dispositivo BOD-POD é uma técnica de densitometria que se mostrou um método preciso para medir a composição corporal. Ela parece ser um instrumento confiável na avaliação da composição corporal de atletas e indivíduos obesos. A técnica PDA não depende do teor de água corporal para determinar a densidade e a composição corporal, o que a torna potencialmente útil em adultos com doença renal em estágio terminal (Flakoll et al., 2004; Figura 5.7).

Calorimetria indireta

A calorimetria indireta é o método mais preciso para estimar o gasto energético medindo o oxigênio inspirado e o dióxido de carbono expirado. Os requerimentos ou gasto energético total (GET) são calculados a partir do gasto energético em repouso (GER) medido por um breve período de tempo por meio de carrinhos metabólicos ou dispositivos portáteis. Estudos em populações saudáveis comparando os dados gerados a partir dos dispositivos portáteis com os dados da calorimetria indireta obtidos pela técnica tradicional são tanto precisos quanto confiáveis. No entanto, em estudos que validam o dispositivo portátil em pacientes com doença ou lesão, os resultados não obtiveram um alto grau de precisão clínica (Zhao et al., 2014). Mais pesquisas são necessárias para ajustar a precisão e a confiabilidade dos dispositivos portáteis.

EXAME FÍSICO FOCADO NA NUTRIÇÃO

O exame físico focado na nutrição (EFFN) é um dos componentes da avaliação nutricional no modelo de processos de cuidados nutricionais (PCN). Dados coletados no EFFN são utilizados em conjunto com o histórico alimentar e nutricional, resultados de testes laboratoriais e diagnósticos, medições físicas e histórico do paciente para fazer um ou mais diagnósticos nutricionais com precisão. O manual de terminologia em nutrição, *International Dietetics & Nutrition Terminology Reference Manual* (IDNT) (AND, 2018), define o exame físico focado na nutrição como "achados de uma avaliação dos sistemas corporais, músculos e gordura subcutânea, emagrecimento, saúde bucal, capacidade de sugar, engolir, respirar, apetite e afetos". Ao contrário de um exame clínico abrangente que analisa todos os sistemas corporais, o EFFN é uma avaliação focada que aborda sinais e sintomas específicos por meio da revisão de sistemas corporais selecionados.

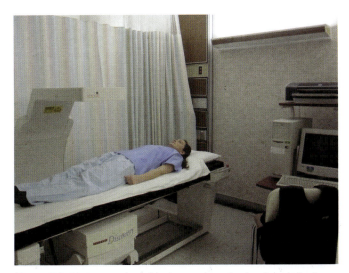

Figura 5.6 Paciente submetido à varredura de densitometria óssea por dupla emissão de raios X (DXA). (Cortesia de Division of Nutrition, University of Utah.)

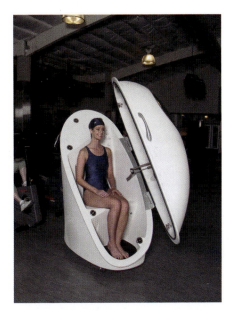

Figura 5.7 Medidas de gordura corporal e massa livre de gordura com o dispositivo BOD-POD. (Cortesia de COSMED USA, Inc., Concord, CA.)

Abordagem

Uma abordagem de sistemas é utilizada ao se realizar o EFFN, que deve ser conduzido de forma organizada e lógica para assegurar eficiência e meticulosidade (Litchford, 2013). Os sistemas corporais inclusos são:

- Aparência geral
- Sinais vitais
- Pele
- Unhas
- Cabelo
- Cabeça
- Olhos
- Nariz
- Boca
- Pescoço/tórax
- Abdome
- Musculoesquelético.

Equipamento

A extensão do EFFN determina o equipamento necessário. Qualquer um deles ou todos os equipamentos podem ser usados: luvas de exame, um estetoscópio, uma lanterna ou um foco de luz, um abaixador de língua, balanças, compassos, uma fita métrica, um aferidor de pressão arterial, um relógio com ponteiro de segundos e dinamômetro para medir a força de preensão da mão.

Técnicas de exame e achados

Quatro técnicas básicas de exame físico são usadas durante o EFFN. Essas técnicas incluem inspeção, palpação, percussão e ausculta (Tabela 5.8). O Apêndice 11 discute o EFFN em mais detalhes.

A interpretação dos dados coletados em cada componente de um EFFN requer habilidades de pensamento crítico e as seguintes etapas no raciocínio clínico:

- Identifique achados ou sintomas anormais
- Localize os achados anatomicamente
- Interprete achados em termos de processo provável
- Faça uma hipótese sobre a natureza do problema do paciente
- Teste a hipótese em colaboração com outros profissionais clínicos e estabeleça um diagnóstico nutricional de trabalho

Tabela 5.8 Técnicas de exame físico.

Técnica	Descrição
Inspeção	Observação geral que avança para uma observação mais focada usando os sentidos de visão, olfato e audição; observe a aparência, o humor, o comportamento, o movimento, as expressões faciais; é a técnica usada com mais frequência
Palpação	Exame tátil suave para sentir pulsações e vibrações; avaliação das estruturas corporais, incluindo textura, tamanho, temperatura, sensibilidade e mobilidade
Percussão	Avaliação de sons para determinar os limites, forma e posição dos órgãos do corpo; nem sempre usada em um EFFN
Ausculta	Uso apenas do ouvido ou do diafragma do estetoscópio para ouvir os sons corporais (p. ex., sons cardíacos e pulmonares, sons intestinais, vasos sanguíneos); nem sempre usado em um EFFN

Adaptada de Litchford MD: *Nutrition focused physical assessment: making clinical connections*, Greensboro, NC, 2013, CASE Software & Books.

- Desenvolva um plano agradável para o paciente, seguindo todas as etapas do Modelo de Processos de Cuidados Nutricionais (PCN) (Bickley, 2017) (ver Capítulo 9).

Diretrizes para avaliar a desnutrição em crianças

As definições e diretrizes para identificar a desnutrição em crianças estão evoluindo. A desnutrição pediátrica é definida como um desequilíbrio entre necessidades de nutrientes e ingestão alimentar que resulta em déficits de energia, proteína e reservas de micronutrientes, acarretando prejuízos ao crescimento e desenvolvimento. A desnutrição pediátrica está relacionada com uma doença, lesão ou é causada por uma circunstância ambiental ou fator comportamental (Mehta et al., 2013). Os parâmetros específicos para determinar má-nutrição e desnutrição pediátricas estão sendo padronizados (Becker et al., 2015).

Diretrizes para avaliar a desnutrição em adultos

A Declaração de Consenso ASPEN, *Consensus Statement: Characteristics Recommended for the Identification and Documentation of Adult Malnutrition*, fornece um conjunto padronizado e mensurável de critérios para todos os profissionais de saúde usarem com o objetivo de identificar a desnutrição (White et al., 2012). Ele usa uma nomenclatura baseada em causa que reflete a compreensão atual do papel da resposta inflamatória em incidência, progressão e resolução da desnutrição em adultos. Além disso, as síndromes de má-nutrição ou desnutrição são definidas pelas configurações do paciente, incluindo doença aguda ou cirurgia, doença crônica e circunstâncias ambientais ou sociais. Ainda, a presença e o grau de inflamação diferenciam mais os tipos de desnutrição em não grave e grave. A desnutrição não grave não significa que não seja urgente; significa apenas que a má-nutrição ou desnutrição é leve a moderada (Figura 5.8).

Nenhum parâmetro único define a má-nutrição ou desnutrição. As diretrizes do Consenso identificam seis características de desnutrição. Destas, o clínico deve identificar um mínimo de duas características que se relacionam com o contexto da condição médica concorrente para um diagnóstico nutricional de desnutrição. As características da desnutrição não grave e grave estão apresentadas na Tabela 5.9.

Medidas de funcionalidade

A perda de funcionalidade e mobilidade tem um efeito cascata na realização das atividades da vida diária (AVDs) e nas atividades da vida diária relacionadas à nutrição. O componente emergente do exame focado em nutrição é a avaliação da força muscular e da funcionalidade física. Os clínicos podem trabalhar em colaboração com os

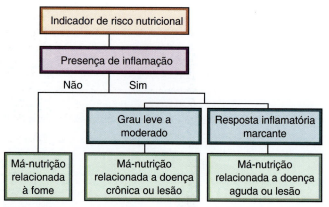

Figura 5.8 Desnutrição com base em causas. (Adaptada de White JV et al.: Consensus statement of the Academy of Nutrition and Dietetics/American Society for Parenteral and Enteral Nutrition: characteristics recommended for the identification and documentation of adult malnutrition [undernutrition], *J Acad Nutr Diet* 112[5]:730, 2012.)

Tabela 5.9 Características da desnutrição em adultos.

DOENÇA OU LESÃO AGUDA		DOENÇA CRÔNICA		CIRCUNSTÂNCIAS SOCIAIS OU AMBIENTAIS	
Não grave	**Grave**	**Não grave**	**Grave**	**Não grave**	**Grave**
Interpretação da perda de peso por desnutrição por causa de:					
1 a 2% em 1 semana	> 2% em 1 semana	5% em 1 semana	> 5% em 1 semana	> 5% em 1 semana	> 5% em 1 semana
5% em 1 mês	> 5% em 1 mês	7,5% em 3 meses	> 7,5% em 3 meses	> 7,5% em 3 meses	> 7,5% em 3 meses
7,5% em 3 meses	> 7,5% em 3 meses	10% em 6 meses 20% em 1 ano	> 10% em 6 meses > 20% em 1 ano	> 10% em 6 meses > 20% em 1 ano	> 10% em 6 meses > 20% em 1 ano
Interpretação da redução da ingestão de energia por desnutrição por causa de:					
Por > 7 dias < 75% da necessidade estimada de energia	Por > ou = a 5 dias < ou = a 50% da necessidade estimada de energia	Por > ou = a 1 mês < 75% da necessidade estimada de energia	Por > ou = a 1 mês < ou = a 75% da necessidade estimada de energia	Por > ou = a 3 meses < 75% da necessidade estimada de energia	Por > ou = a 1 mês < ou = a 50% da necessidade estimada de energia
Perda de gordura corporal					
Leve	Moderada	Leve	Grave	Leve	Grave
Perda muscular					
Leve	Moderada	Leve	Grave	Leve	Grave
Acúmulo de líquido					
Leve	Moderado a grave	Leve	Grave	Leve	Grave
Redução da força de preensão					
Nenhuma	Redução de forma mensurável	Nenhuma	Redução de forma mensurável	Nenhuma	Redução de forma mensurável

Adaptada de White JV et al.: Consensus statement of the Academy of Nutrition and Dietetics/American Society for Parenteral and Enteral Nutrition: characteristics recommended for the identification and documentation of adult malnutrition (undernutrition), *J Acad Nutr Diet* 112(5):730, 2012.

terapeutas de reabilitação na avaliação desses componentes e na identificação de estratégias para melhorar a mobilidade e a força físicas com o uso de dieta e exercícios.

Avaliação da atividade física

A inclusão de uma avaliação de atividade física faz parte de uma avaliação nutricional abrangente porque o estilo de vida e os fatores comportamentais desempenham um papel na causa e na prevenção de doenças crônicas. O rastreamento eletrônico da atividade física por meio de *smartphones* e outros dispositivos de rastreamento de dados sobre condicionamento físico e de saúde que possam ser usados durante a atividade física é útil na coleta, na compilação e na preparação de relatórios resumidos úteis para clínicos e pacientes. O Boxe 5.6 apresenta uma série de perguntas que podem ser feitas para identificar os níveis atuais e o interesse em futuros níveis de atividade para pacientes ambulatoriais e clientes.

Medidas de força

Com o envelhecimento, o ciclo equilibrado de síntese e degradação muscular se altera no sentido de haver mais degradação do que síntese de tecido muscular (ver Capítulo 19). As consequências são a atrofia da massa muscular e perda de força e potência. A dinamometria de preensão manual pode fornecer uma avaliação nutricional básica da função muscular, medindo a força de preensão e resistência, bem como sendo útil em avaliações seriadas. As medições da dinamometria de preensão manual são comparadas aos padrões de referência fornecidos pelo fabricante. A diminuição da força de preensão é um sinal importante de fragilidade e é uma das características da desnutrição grave (White et al., 2012). Uma força de preensão reduzida está associada a maior probabilidade de mortalidade prematura, desenvolvimento de incapacidades e risco aumentado de complicações ou tempo de internação prolongado após hospitalização ou cirurgia em adultos de meia-idade e idosos (McLean et al., 2014).

Os terapeutas de reabilitação usam uma série de medidas baseadas em evidências da função física das extremidades superiores e inferiores e de desempenho que incluem testes de resistência muscular, testes de caminhada, subida de escadas, levantar-se de uma cadeira e equilíbrio. Uma pontuação é determinada para cada teste e o total é somado para interpretação. O trabalho de reabilitação, em colaboração com terapeutas, permite melhor compreensão

Boxe 5.6 Questionário de avaliação da atividade física.

Para ser considerado fisicamente ativo, você deve fazer pelo menos:
- 30 min de atividade física moderada em 5 ou mais dias por semana OU
- 20 min de atividade física vigorosa em 3 ou mais dias por semana

Quão fisicamente ativo você planeja ser nos próximos 6 meses? (*Escolha a melhor resposta*).

_____ Não sou ativo no momento e não pretendo me tornar fisicamente ativo nos próximos 6 meses

_____ Estou pensando em me tornar mais ativo fisicamente

_____ Pretendo me tornar mais ativo fisicamente nos próximos 6 meses

_____ Estou tentando realizar mais atividade física

_____ Atualmente, sou fisicamente ativo e estou assim nos últimos 1 a 5 meses

_____ Estou fisicamente ativo regularmente nos últimos 6 meses ou mais

Em comparação com o quão fisicamente ativo você tem sido nos últimos 3 meses, como você descreveria os últimos 7 dias: (*Marque um*)

_____ Mais ativo_____ Menos ativo_____ Quase igual

Lembre-se de sua participação em atividades ou em comportamentos sedentários, nas últimas 24 h:
- Ler, assistir à TV ou usar o computador _____ min/dia
- Caminhada rápida ____ min/dia
- Atividade física (natação, tênis, raquetebol, similar) _____ min/dia
- Outra atividade física (descreva _____) _____ min/dia

Quais são as três razões mais importantes pelas quais você consideraria aumentar sua atividade física?

☐ Melhorar minha saúde ☐ Controlar meu peso ☐ Reduzir meu estresse

das medidas funcionais de desempenho e como elas se relacionam com o estado nutricional.

Medicina funcional

A **medicina funcional** é uma disciplina baseada em evidências em evolução que vê o corpo com seus sistemas mutuamente interativos como um todo, no lugar de vê-lo como um conjunto de sinais e sintomas isolados. O Institute of Functional Medicine (IFM) promove um processo de avaliação que reconhece a individualidade bioquímica, genética e ambiental de cada pessoa. O foco é centrado no paciente, não apenas na doença. Fatores de promoção da saúde e estilo de vida incluem nutrição, exercícios, sono adequado, relacionamentos saudáveis e um senso positivo de si mesmo.

A **avaliação nutricional funcional** reconhece a interconexão semelhante a uma rede de fatores fisiológicos internos e identifica as causas fundamentais de doenças crônicas pela integração da prática dietética tradicional com a genômica nutricional (ver Capítulo 6), a restauração da função gastrintestinal e a supressão da inflamação crônica (ver Capítulo 7) e a interpretação de biomarcadores nutricionais. O profissional de nutrição funcional organiza os dados coletados, obtidos de forma detalhada, que incluem a exploração das principais áreas de desequilíbrio: dietético, hormonal, estresse oxidativo, exposições ambientais, função imunológica, saúde psicológica e espiritual. Isso leva a uma avaliação única e personalizada da doença para cada indivíduo dentro da estrutura do processo de cuidados nutricionais. (Ver Tabela 5.10, Figura 5.9 e Capítulo 11).

Tabela 5.10 Componentes selecionados da avaliação nutricional funcional.

Ingestão	Digestão	Utilização – relações funcionais celulares e moleculares
Alimentos, fibra, água, suplementos, medicação	Microflora adequada	Antioxidantes: vitamina C hidrossolúvel, fitonutrientes
Padrões de ingestão afetados por fatores emocionais ou alimentação disfuncional	Alergias	Metilação e acetilação: dependência de concentrações adequadas de vitaminas do complexo B e minerais
Toxinas que entram no corpo por meio de alimentos, pele, inalantes, água, meio ambiente (incluindo pesticidas e produtos químicos)	Deficiências enzimáticas genéticas Hidratação Resposta à infecção/inflamatória Estilo de vida: sono, exercício, estressores	Óleos e ácidos graxos: equilíbrio de prostaglandinas, função da membrana celular, função da vitamina E Metabolismo de proteínas: tecido conjuntivo, enzimas, função imunológica etc. Vitamina D em conjunto com vitaminas A e K de nutrientes metabólicos funcionais

CASO CLÍNICO

Gia, mulher de 58 anos, deu entrada no Hospital Municipal após um acidente de trabalho. Ela tem um histórico de hipertensão, obesidade e tentativas sem sucesso de perda de peso usando dietas restritivas. Ela adora frituras, refrigerantes e doces.

Seu perfil médico atual é:

Idade: 58 anos
Estatura: 1,50 m
Peso: 90,7 kg

	Valor normal	Valor de Gia
Glicose	70 a 99 mg/dℓ; 4,1 a 5,9 mmol/ℓ	142 mg/dℓ; 7,8 mmol/ℓ
Cálcio	9,0 a 10,5 mg/dℓ; 2,25 a 2,62 mmol/ℓ	9,1 mg/dℓ; 2,27 mmol/ℓ
Sódio	136 a 145 mEq/ℓ; 136 a 145 mmol/ℓ	145 mEq/ℓ; 145 mmol/ℓ
Potássio	3,5 a 5,0 mEq/ℓ; 3,5 a 5,0 mmol/ℓ	3,6 mEq/ℓ; 3,6 mmol/ℓ
CO_2	23 a 30 mEq/ℓ; 23 a 30 mmol/ℓ	25 mEq/ℓ; 25 mmol/ℓ
Cloreto	98 a 106 mEq/ℓ; 98 a 106 mmol/ℓ	98 mEq/ℓ; 98 mmol/ℓ
BUN	10 a 20 mg/dℓ; 3,6 a 7,1 mmol/ℓ	30 mg/dℓ; 10,7 mmol/ℓ
Creatinina	M: 0,5 a 1,1 mg/dℓ; 44 a 97 μmol/ℓ H: 0,6 a 1,2 mg/dℓ; 53 a 106 μmol/ℓ	0,9 mg/dℓ; 79,6 μmol/ℓ
Albumina	3,5 a 5,0 g/dℓ; 35 a 50 g/ℓ	3,8 g/dℓ; 38 g/ℓ
Proteína total	6,4 a 8,3 g/dℓ; 64 a 83 g/ℓ	8,0 g/dℓ; 80 g/ℓ
ALP	30 a 120 U/ℓ; 0,5 a 2,0 μkat/ℓ	35 U/ℓ; 0,5 μkat/ℓ
ALT	4 a 36 unidades/ℓ; 4 a 36 unidades/ℓ	28 unidades/ℓ; 28 unidades/ℓ
AST	0 a 35 unidades/ℓ; 0 a 0,58 μkat/ℓ	23 unidades/ℓ; 0,38 μkat/ℓ
Bilirrubina total	0,3 a 1,0 mg/dℓ; 5,1 a 17 μmol/ℓ	1,5 mg/dℓ; 25,65 μmol/ℓ
RBC	M: 4,2 a 5,4 × 10^6/mℓ; 4,2 a 5,4 × 10^{12}/ℓ H: 4,7 a 6,1 × 10^6/mℓ; 4,7 a 6,1 × 10^{12}/ℓ	5,1 × 10^6/mℓ; 5,1 × 10^{12}/ℓ
Hgb	M: 12 a 16 g/dℓ; 7,4 a 9,9 mmol/ℓ H: 14 a 18 g/dℓ; 8,7 a 11,2 mmol/ℓ	11 g/dℓ; 7 mmol/ℓ
Hct	M: 37 a 47%; 0,37 a 0,47 H: 42 a 52%; 0,42 a 0,52	30%; 0,30
VCM	80 a 95 mm^3; 80 a 95 fl	108 mm^3; 108 fl
HCM	27 a 31 pg	33 pg
CHCM	32 a 36 g/dℓ; 32 a 36%	40 g/dℓ; 40%
WBC	5.000 a 10.000/mm^3; 5 a 10 × 10^9	8 × 10^9
Colesterol total	< 200 mg/dℓ; < 5,2 mmol/ℓ	245 mg/dℓ
LDL	< 130 mg/dℓ	145 mg/dℓ
HDL	M: > 55 mg/dℓ H: > 45 mg/dℓ	30 mg/dℓ
Triglicerídeos	M: 35 a 135 mg/dℓ; 0,4 a 1,52 mmol/ℓ H: 40 a 160 mg/dℓ; 0,45 a 1,81 mmol/ℓ	210 mg/dℓ

Gia é encaminhada para terapia médico-nutricional. O EFFN indica mulher no estágio de pré-debilidade, com reserva excessiva de gordura abdominal, baixo desenvolvimento muscular e nenhum acúmulo de líquido. Avalie seu estado nutricional usando os dados fornecidos.

Declaração de diagnóstico nutricional

- Valores laboratoriais alterados relacionados à dieta restritiva crônica, bem como comer alimentos altamente processados em excesso, conforme evidenciado pelos sinais de anemia nutricional e dislipidemia.

Perguntas sobre cuidados com a nutrição

1. Considerando o histórico médico de Gia, o que seu relatório de testes laboratoriais sugere quanto aos valores de hemoglobina, hematócrito e volume corpuscular médio?
2. O que seu relatório de testes laboratoriais sugere quanto aos valores de colesterol total, LDL-colesterol, HDL-colesterol e triglicerídeos?
3. O que seu relatório de testes laboratoriais sugere quanto aos valores de sódio e nitrogênio ureico sanguíneo?
4. Quais testes laboratoriais adicionais seriam úteis para uma avaliação nutricional abrangente?

ALP, fosfatase alcalina; *ALT*, alanina aminotransferase; *AST*, aspartato aminotransferase; *BUN*, nitrogênio ureico sanguíneo; *CHCM*, concentração de hemoglobina corpuscular média; *CO$_2$*, dióxido de carbono; *Hct*, hematócrito; *Hgb*, hemoglobina; *HCM*, hemoglobina corpuscular média; *RBC*, hemácias; *VCM*, volume corpuscular médio; *WBC*, leucócitos.

Capítulo 5 Clínica: Avaliações Bioquímica, Física e Funcional

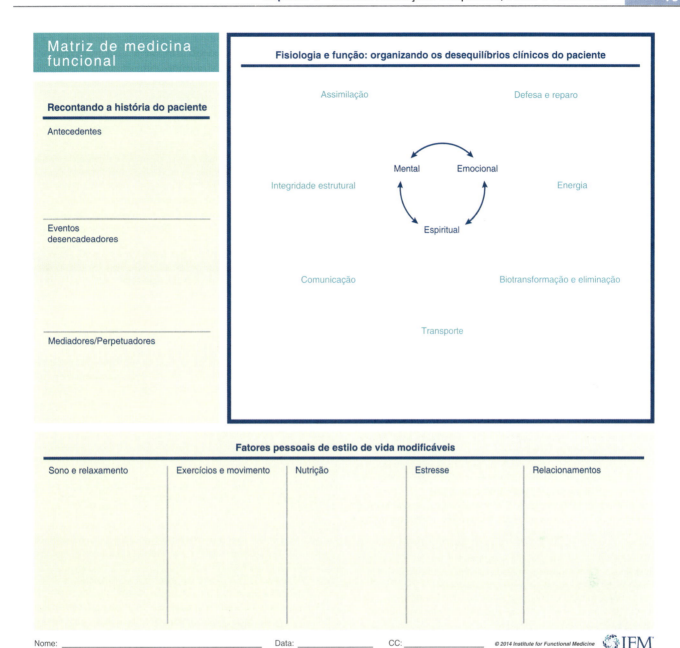

Figura 5.9 Modelo de matriz de medicina funcional.

WEBSITES ÚTEIS

Academy of Nutrition and Dietetics, Evidence Analysis Library
Assessment Tools for Weight-Related Health Risks
Body Mass Index Assessment Tool
Centers for Disease Control and Prevention–Growth Charts
Centers for Disease Control and Prevention–Weight Assessment
Dietitians in Integrative and Functional Medicine

REFERÊNCIAS BIBLIOGRÁFICAS

Aarts EO, Janssen IM, Berends FJ: The gastric sleeve: losing weight as fast as micronutrients? *Obes Surg* 21:207–211, 2011.

Abner EL, Schmitt FA, Mendiondo MS, et al: Vitamin E and all-cause mortality: a meta-analysis, *Curr Aging Sci* 4(2):158–170, 2011.

American Diabetes Association (ADA): Diagnosis and classification of diabetes mellitus, *Diabetes Care* 343:62, 2011.

American Diabetes Association: Classification and diagnosis of diabetes: standards of medical care in diabetes—2019, *Diabetes Care* 41(Suppl 1): S13–S27, 2018. doi:10.2337/dc18-S002.

American Geriatric Society Workgroup on vitamin D supplementation for older adults: Consensus statement: vitamin D for prevention of falls and the consequences in older adults, *J Am Geriatr Soc* 62:147–152, 2014.

Androutsos O, Grammatikaki E, Moschonis G, et al: Neck circumference: a useful screening tool of cardiovascular risk in children, *Pediatr Obes* 7:187–195, 2012.

Araneta MR, Kanaya AM, Hsu WC, et al: Optimum BMI cut points to screen Asian Americans for type 2 diabetes, *Diabetes Care* 38(5):814–820, 2015.

Arnold TJ, Schweitzer A, Hoffman HJ, et al: Neck and waist circumference biomarkers of cardiovascular risk in a cohort of predominantly African-American college students: a preliminary study, *J Acad Nutr Diet* 114(1):107–116, 2014.

Ashwell M, Gibson S: Waist-to-height ratio as an indicator of 'early health risk': simpler and more predictive than using a 'matrix' based on BMI and waist circumference, *BMJ Open* 6:e010159, 2016.

Becker P, Carney LN, Corkins MR, et al: Consensus statement of the Academy of Nutrition and Dietetics/American Society for Parenteral and Enteral Nutrition: indicators recommended for the identification and documentation of pediatric malnutrition (undernutrition), *Nutr Clin Prac* 30: 147–161, 2015.

Bickley LS: *Bates guide to physical assessment*, Philadelphia, PA, 2017, Wolters Kluwer.

Bischoff-Ferrari HA: Optimal serum 25-hydroxyvitamin D levels for multiple health outcomes, *Adv Exp Med Biol* 810:500–525, 2014.

Blackburn GL, Bistrian BR, Maini BS, et al: Nutritional and metabolic assessment of the hospitalized patient, *JPEN J Parenter Enteral Nutr* 1:11–22, 1977.

Buch E, Bradfield J, Larson T, et al: Effect of body composition analysis on function of implanted cardiac devices, *Pacing Clin Electrophysiol* 35(6):681–684, 2012.

Buppajarntham S, Staros EB: *Insulin,* February 14, 2014. Available at: https://emedicine.medscape.com/article/2089224-overview#a2.

Centers for Disease Control and Prevention (CDC): *Overweight and obesity.* Available at: http://www.cdc.gov/obesity/.

Charney P, Peterson SJ: Critical thinking skills in nutrition assessment and diagnosis, *J Acad Nutr Diet* 113:1545, 2013.

Coelho HJ, Sampaio RA, Gonçalvez IO, et al. Cutoffs and cardiovascular risk factors associated with neck circumference among community-dwelling elderly adults: a cross-sectional study, *Sao Paulo Med J* 134(6):519–527, 2016.

Corrêa MM, Thumé E, De Oliveira ER, et al: Performance of the waist-to-height ratio in identifying obesity and predicting non-communicable diseases in the elderly population: a systematic literature review, *Arch Gerontol Geriatr* 65:174–182, 2016.

Dickerson RN: Nitrogen balance and protein requirements for critically Ill older patients, *Nutrients* 8:226, 2016.

Ferraro PM, Curhan GC, Gambaro G, et al: Total, dietary, and supplemental vitamin c intake and risk of incident kidney stones, *Am J Kidney Dis* 67(3):400–407, 2016.

Flakoll PJ, Kent P, Neyra R, et al: Bioelectrical impedance vs air displacement plethysmography and dual-energy X-ray absorptiometry to determine body composition in patients with end-stage renal disease, *JPEN J Parenter Enteral Nutr* 28:13–21, 2004.

Flegal K, Kit BK, Orpana H, et al: Association of all-cause mortality with overweight and obesity using standard body mass index categories a systematic review and meta-analysis, *JAMA* 309(1):71–82, 2013.

Friedewald WT, Levy RI, Fredrickson DS: Estimation of the concentration of low-density lipoprotein cholesterol in plasma, without use of the preparative ultracentrifuge, *Clin Chem* 18:499–502, 1972.

Grundy SM, Stone NJ, Bailey AL, et al: Systematic Review for the 2018 AHA/ACC/AACVPR/AAPA/ABC/ACPM/ADA/AGS/APhA/ASPC/NLA/PCNA Guideline on the Management of Blood Cholesterol, *Circulation* 2018. Available at: https://www.ahajournals.org/doi/10.1161/CIR.0000000000000625. (Published online ahead of print).

Hainer V, Aldhoon-Hainerová I: Obesity paradox does exist, *Diabetes Care* 36(Suppl 2):S276–S281, 2013

Hammami MB: *Serum osteocalcin*, 2014. Available at: http://emedicine.msedscape.com/article/2093955-overview.

Hamwi GJ, Fajans SS, Sussman KE, et al: *Diabetes mellitus, diagnosis and treatment,* New York, NY, 1964, American Diabetes Association.

Hao W, Friedman A: The LDL-HDL profile determines the risk of atherosclerosis: a mathematical model, *PLoS One* 9:e90497, 2014.

Jacobson TA, Ito MK, Maki KC, et al: National Lipid Association recommendations for patient-center management of dyslipidemia, *J Clin Lipidol* 8:473–488, 2014.

Kagawa Y, Hiraoka M, Kageyama M, et al: Medical cost savings in Sakado City and worldwide achieved by preventing disease by folic acid fortification, *Congenit Anom (Kyoto)* 57(5):157–165, 2017.

Katz SL, Vaccani JP, Clarke J, et al: Creation of a reference dataset of neck sizes in children: standardizing a potential new tool for prediction of obesity-associated diseases? *BMC Pediatr* 14:159, 2014.

Kelishadi R, Djalalinia S, Motlagh ME, et al: Association of neck circumference with general and abdominal obesity in children and adolescents: the weight disorders survey of the CASPIAN-IV study, *BMJ Open* 6(9):e011794, 2016. Available at: https://bmjopen.bmj.com/content/6/9/e011794#block-system-main.

Klisić A, Kavarić N, Bjelaković B, et al: The association between retinol-binding protein 4 and cardiovascular risk score is mediated by waist circumference in overweight/obese adolescent girls, *Acta Clin Croat* 56(1):92–98, 2017.

Lee SY, Gallagher D: Assessment methods in human body composition, *Curr Opin Clin Nutr Metab Care* 11:566–572, 2008.

Litchford MD: *Laboratory assessment of nutritional status: bridging theory & practice*, Greensboro, NC, 2017, CASE Software & Books.

Litchford MD: *Nutriton-focused physical assessment: making clinical connections*, Greensboro, NC, 2013, Case Software and Books.

McLean RR, Shardell MD, Alley DE, et al: Criteria for clinically relevant weakness and low lean mass and their longitudinal association with incident mobility impairment and mortality: the foundation for the National Institutes of Health (FNIH) sarcopenia project, *J Gerontol A Biol Sci Med Sci* 69:576–583, 2014.

Mehta NM, Corkins MR, Lyman B, et al: Defining pediatric malnutrition: a paradigm shift toward etiology-related definitions, *J Parenter Enteral Nutr* 37:460–481, 2013.

Parrott J, Frank L, Rabena R, et al: American society for metabolic and bariatric surgery integrated health nutritional guidelines for the surgical weight loss patient 2016 update: micronutrients, *Surg Obes Relat Dis* 13(5):727–741, 2017.

Perduca M, Nicolis S, Mannucci B, et al: Human plasma retinol-binding protein (RBP4) is also a fatty acid-binding protein, *Biochim Biophys Acta Mol Cell Biol Lipids* 1863(4):458–466, 2018.

Prado CM, Heymsfield SB: Lean tissue imaging: a new era for nutritional assessment and intervention, *J Parenter Enteral Nutr* 38:940–953, 2014.

Renz PB, Cavagnolli G, Weinert LS, et al: HbA1c test as a tool in the diagnosis of gestational diabetes mellitus, *PLoS One* 10(8):e0135989, 2015 doi:10.1371/journal.pone.0135989.

Schneider HJ, Friedrich N, Klotsche J, et al: The predictive value of different measures of obesity for incident cardiovascular events and mortality, *J Clin Endocrinol Metab* 95:1777–1785, 2010.

Sergi G, De Rui M, Stubbs B, et al: Measurement of lean body mass using bioelectrical impedance analysis: a consideration of the pros and cons, *Aging-Clin Exp Res* 29(4):591–597, 2017.

Srikanthan P, Seeman TE, Karlamangla AS, et al: Waist-hip-ratio as a predictor of all-cause mortality in high-functioning older adults, *Ann Epidemiol* 19:724–731, 2009.

Stensland SH, Margolis S: Simplifying the calculation of body mass index for quick reference, *J Am Diet Assoc* 90:856, 1990.

Stone NJ, Robinson JG, Lichtenstein AH, et al: 2013 ACC/AHA guideline on the treatment of blood cholesterol to reduce atherosclerotic cardiovascular risk in adults: a report of the American College of Cardiology/American Heart Association Task Force on Practice Guidelines, *J Am Coll Cardiol* 63(25 Pt B):2889–2934, 2014.

Taylor PN, Davies JS: A review of the growing risk of vitamin D toxicity from inappropriate practice, *Br J Clin Pharmacol* 84:1121–1127, 2018.

US Preventive services Task Force, Grossman DC, Curry SJ, et al: Vitamin D, calcium, or combined supplementation for the primary prevention of fractures in community-dwelling adults US Preventive Services Task Force Recommendation Statement, *JAMA* 319(15):1592–1599, 2018.

Wagner DR, Heyward VH: Measures of body composition in blacks and whites: a comparative review, *Am J Clin Nutr* 71:1392–1402, 2000.

Wang A, Lui J, Li C, et al: Cumulative exposure to high sensitivity C-reactive protein predicts risk of cardiovascular disease, *J Am Heart Assoc* 6(10):e005610, 2017.

Welborn TA, Dhaliwal SS: Preferred clinical measures of central obesity for predicting mortality, *Eur J Clin Nutr* 61:1373–1379, 2007.

White JV, Guenter P, Jensen G, et al: Consensus statement of the Academy of Nutrition and Dietetics/American Society for Parenteral and Enteral Nutrition: characteristics recommended for the identification and documentation of adult malnutrition (undernutrition), *J Acad Nutr Diet* 112:730–738, 2012.

Winter JE, MacInnis RJ, Wattanapenpaiboon N, et al: BMI and all-cause mortality in older adults: a meta-analysis, *Am J Clin Nutr* 99:875–890, 2014.

Xun C, Zhao Y, Wang W, et al: Circulating RBP4 increase and its diagnosis of chronic kidney disease, *Ann Clin Lab Sci* 48(2):205–207, 2018.

Zhao D, Xian X, Terrera M, et al: A pocket-sized metabolic analyzer for assessment of resting energy expenditure, *Clin Nutr* 33(2):341–347, 2014.

Zhou Z, Chen H, Ju H, et al: Circulating retinol binding protein 4 levels in nonalcoholic fatty liver disease: a systematic review and meta-analysis, *Lipids Health Dis* 16:180, 2017.

Genômica Nutricional

Ruth DeBusk, PhD, RDN
Michael Hahn, BA

TERMOS-CHAVE

abordagem do gene candidato
ácido desoxirribonucleico (DNA)
autossomo
cariótipo
códon
componentes alimentares bioativos
cromossomo
cromossomo sexual
DNA mitocondrial (mtDNA)
dominante
elementos de resposta
ELSI
epigenética
epigenoma, epigenômica
estudo de associação de todo o genoma (GWAS)
estudos de associação de todo o genoma de expressão (eGWAS)
éxon
farmacogenômica
fatores de transcrição
fenótipo

gene, genética
genoma, genômica
genômica nutricional
genótipo
herança epigenética
herança mendeliana
herança mitocondrial (materna)
heterozigoto
histona
homozigoto
imprinting genômico
íntron
Lei de Não Discriminação de Informação Genética (GINA)
ligante
marcas epigenéticas/marcadores epigenéticos
medicina de precisão (personalizada)
metaboloma, metabolômica
microbioma, microbiômica
modificação pós-traducional
mutação

nucleotídio
número "rs"
nutrigenética
nutrigenômica
obesogênico
penetrância
polimorfismo
polimorfismo de nucleotídio único (SNP)
proteômica
recessivo
região codificadora
região promotora
região reguladora
RNA mensageiro (mRNA)
sequências intervenientes
somático
transcrição
transcriptômica
transdução de sinal
translação/tradução
variante do gene/variação genética

Imagine fazer consultas com pacientes e ter uma avaliação de suas capacidades genéticas e suscetibilidades a doenças. Adicione a essas informações seus resultados laboratoriais, bem como um entendimento sobre suas escolhas de estilo de vida: os alimentos que consomem, seus exercícios habituais, quão bem eles administram seus pensamentos e emoções, o quão encorajadores são seus relacionamentos, a quantidade e a qualidade de seu sono, e seu grau de exposições tóxicas. Além disso, como um profissional de nutrição bem treinado, você entende as interconexões complexas de seu perfil genético, escolhas de estilo de vida e doenças crônicas. É rotina para você avaliar os mecanismos fisiológicos, bioquímicos e moleculares que contribuem para o estado de saúde atual do paciente e traduzir essas informações em intervenções terapêuticas efetivas que podem restaurar a saúde ou prevenir doenças, conforme necessário. Tal cenário é o que foi imaginado para a era da saúde, ou **medicina de precisão (personalizada)**, na qual a terapia é adaptada para cada indivíduo, de modo que os profissionais de nutrição podem ajudar os clientes a otimizar sua saúde e descrever a promessa que a genômica nutricional traz para o campo da nutrição e dietética.

A pesquisa em nutrição está cada vez mais focada nos mecanismos que constituem a base dessas interações e em projetar como esse entendimento pode ser traduzido em intervenções clínicas para prevenção e manejo de doenças crônicas mais efetivas. A saúde é um *continuum* que abrange o bem-estar de um lado e a doença do outro. Genes são um componente importante para determinar em qual extremidade desse *continuum* nós nos encontramos; eles determinam nossa assinatura única de suscetibilidade ao bem-estar ou à doença. No entanto, a pesquisa sobre doenças crônicas está nos ensinando que fatores ambientais, como dieta e outras opções de estilo de vida feitas diariamente, influenciam fortemente quem entre os suscetíveis realmente desenvolverá a disfunção ou doença. Escolhas alimentares, atividade física habitual, padrões de sono, pensamentos e emoções e sistemas de significado – relacionamentos consigo mesmo e com os outros e senso de propósito na vida – afetam a função celular nos níveis molecular, bioquímico e fisiológico. A influência desses fatores ambientais é modificável por meio de escolhas diárias e, quando apropriado para a composição genética, tem o potencial de alterar a trajetória da saúde de uma qualidade de vida ruim cheia de doenças e incapacidades para uma bem-sucedida e próspera.

Essa compreensão do papel fundamental das escolhas relacionadas a esses fatores de estilo de vida modificáveis está permitindo que os clínicos avaliem a causa-base da doença crônica para identificar os mecanismos moleculares e bioquímicos subjacentes aos sintomas e para adaptar a terapia à singularidade do indivíduo. Como resultado, a promessa da era molecular não é apenas gerenciar as doenças crônicas de uma maneira mais eficaz, mas também restaurar a saúde e, em última análise, prevenir o desenvolvimento de doenças crônicas. As interações de genes, dieta e outros fatores de estilo de vida e sua influência na saúde e na doença são o foco da genômica nutricional.

FUNDAMENTOS DE GENÉTICA E GENÔMICA

Genética é a ciência da hereditariedade. É o estudo de genes individuais e suas variações, como eles dão origem a características mensuráveis e os mecanismos pelos quais as características (genes) são herdadas de uma geração para a seguinte. A **genômica** se concentra no conjunto completo dos genes de um organismo, seu **genoma** e como os genes interagem entre si e com o ambiente. A pesquisa genética se concentra na identificação dos genes de um organismo, sua localização, a função das proteínas que codificam e como os genes estão associados a várias características, algumas promotoras da saúde, outras promotoras de doenças. Ela olha para a estrutura e para as funções de todo o genoma, incluindo interações de diferentes grupos de genes ou outros elementos. A genética estava inicialmente preocupada com doenças que surgem de uma mudança em um único gene, mas a genômica ampliou o foco para incluir a interação complexa de múltiplos genes, suas variações e fatores ambientais que influenciam sua expressão. Esse enfoque situa as pesquisas relacionadas ao genoma e as aplicações clínicas, principalmente ao abordar as doenças crônicas, o que envolve a interação dos genes com os fatores ambientais. O Projeto Genoma Humano foi uma colaboração multinacional formada para identificar cada um dos aproximadamente 3 bilhões de nucleotídios, os blocos de construção do genoma humano. Ver Boxe 6.1 para obter informações básicas sobre a importância desse projeto no progresso da compreensão das interconexões de genes, meio ambiente e saúde.

A unidade básica da hereditariedade é o **gene**, que é composto de **ácido desoxirribonucleico (DNA)**. A sequência de nucleotídios de um gene codifica as instruções para produzir uma proteína ou um componente peptídico de uma proteína. Alterações na sequência de nucleotídios do DNA são traduzidas na sequência de aminoácidos da proteína e podem alterar potencialmente a capacidade dessa proteína de desempenhar seu papel. Essas alterações são transmitidas de pai para filho e são a base para a herança das características. Em organismos superiores, o DNA está alojado dentro do núcleo das células (Figura 6.1). A molécula de DNA é uma dupla-hélice que consiste em duas fitas de subunidades de **nucleotídios** mantidas juntas por ligações de hidrogênio. Cada nucleotídio contém o açúcar desoxirribose, o fósforo mineral e uma das quatro bases contendo nitrogênio: adenina (A), timina (T), guanina (G), ou citosina (C). Qualquer base pode se posicionar ao lado da outra, mas entre os fios da hélice, essas bases emparelham especificamente: adenina (A) emparelha com timina (T), guanina (G) emparelha com citosina (C) (Figura 6.2). Os nucleotídios são organizados em uma ordem linear, e essa ordem determina a informação particular codificada em um trecho de DNA, que resulta na síntese de uma proteína. A sequência de nucleotídios do DNA é única para o indivíduo e é chamada **genótipo**.

Para serem úteis às células, as informações do DNA devem primeiro ser decodificadas e traduzidas em proteínas, que realizam o trabalho do "sistema operacional" do organismo. Uma sequência de nucleotídios de DNA que codifica as informações para a síntese de uma proteína é chamada "gene". O DNA humano contém aproximadamente 20 mil genes. Cada gene tem uma localização ou "endereço" específico em um cromossomo particular. Longos trechos de nucleotídios costumam ser encontrados entre os genes ao longo do cromossomo. Essas sequências são chamadas **sequências intervenientes** e compõem a maior parte do

Boxe 6.1 Projeto Genoma Humano.

O Projeto Genoma Humano (*Human Genome Project* [HGP]) foi o impulso para a mudança fundamental na integração dos princípios genéticos aos cuidados de saúde. Esse projeto ambicioso foi um esforço internacional de 15 bilhões de dólares norte-americanos que começou em 1990, com sede nos EUA, instalado no Department of Energy nos National Institutes of Health. O objetivo inicial era identificar cada um dos 3 bilhões de nucleotídios do ácido desoxirribonucleico (DNA) humano, o material genético (genoma). Os objetivos subsequentes incluiriam (1) catalogar cada gene no genoma humano, (2) identificar cada gene e seu produto proteico, (3) detectar mudanças nos genes e sua associação com a suscetibilidade a doenças, e (4) esclarecer como desencadeadores ambientais influenciam genes e suscetibilidade a doenças. Além disso, os genomas de outros organismos seriam sequenciados para permitir o seu uso como sistemas modelo no laboratório, a fim de explorar os principais mecanismos, desde a recuperação de informações codificadas do DNA até a compreensão de interações gene-ambiente.

O HPG concluiu a fase de sequenciamento em 2003, muito antes do esperado. No entanto, identificar a sequência humana não forneceu, automaticamente, respostas a todas as questões necessárias para desenvolver aplicações clínicas que poderiam ser usadas para restaurar a saúde e prevenir doenças, especialmente para as doenças crônicas, cuja prevalência era significativa em todo o mundo. Uma série de disciplinas correspondentes às várias etapas nos processos surgiram, desde a recuperação de informações até a tradução dessa informação em proteínas para regular a expressão gênica. Este último processo inclui a epigenética, área que tem sido um pouco "elo perdido" na compreensão de como os genes dão origem a doenças crônicas, que é essencial para o desenvolvimento de aplicações clínicas eficazes e para a prevenção de doenças. Ver Boxe 6.2 para obter informações sobre as disciplinas "ômicas" primárias que surgiram. Cada uma continuou a se desenvolver como um foco de pesquisa primário e está contribuindo com uma visão valiosa sobre as conexões entre os genes, o ambiente, a saúde e a doença.

Outra grande conquista do trabalho inicial do Projeto Genoma Humano foram os avanços que ocorreram nas tecnologias genéticas, sem os quais esse trabalho não teria sido capaz de avançar tão rapidamente. Os avanços incluem a capacidade de passar do estudo de genes únicos e suas variações para o sequenciamento de todo o genoma de alto rendimento, que aumentou muito a velocidade com a qual o trabalho pode ser realizado e diminuiu o custo do sequenciamento. Além disso, os genomas de vários outros organismos foram sequenciados. Alguns desses organismos, como o do rato de laboratório, desempenharam um papel valioso como sistemas modelo para a compreensão dos processos humanos. A genética e as condições ambientais dos sistemas-modelo podem ser manipuladas e os resultados moleculares, bioquímicos e fisiológicos podem ser estudados, bem como a herdabilidade de quaisquer alterações observadas. O projeto também teve ênfase em formar cientistas e clínicos geneticistas, integrando os resultados da pesquisa genética à prática clínica, e no desenvolvimento de tecnologia computacional sofisticada (bioinformática) para dar sentido ao grande volume de dados que seria gerado. Como resultado desse esforço colaborativo em escala global, a era de saúde ou medicina de precisão, apenas sonhada em 1990, agora é um objetivo viável para os cuidados de saúde. Para uma história do Projeto Genoma Humano, ver *website* do National Human Genome Research Institute.

DNA no homem. Essas sequências não codificam proteínas, mas não são "DNA lixo", como se pensava originalmente. Em vez disso, elas desempenham funções estruturais e regulatórias, como controlar quando, onde e quanto de uma proteína é produzida.

A grande quantidade de material genético no núcleo é distribuída entre vários **cromossomos**, que são formados envolvendo o DNA firmemente em torno de proteínas específicas, chamadas **histonas**. Humanos apresentam 23 pares de cromossomos, 22 **autossomos** e 2 **cromossomos sexuais**. Uma cópia de cada membro de um par vem da mãe e a outra vem do pai. As mulheres têm dois cromossomos X e os homens têm um cromossomo X e um Y. O núcleo de cada célula humana contém todos os 46 cromossomos.

Expressão gênica: transcrição e tradução

Para iniciar o processo de decodificação do DNA, os cromossomos condensados que abrigam os genes devem primeiro abrir (descondensar) para permitir o acesso às informações na sequência de nucleotídios do DNA. Um mecanismo comum empregado é a ligação covalente de grupos acetil às proteínas histonas, associadas aos cromossomos. Essa ação relaxa o DNA e o torna acessível às enzimas envolvidas na **transcrição** (processo de decodificação). A decodificação de informações envolve a transcrição pelo ácido ribonucleico (RNA) polimerase em RNA pré-mensageiro (pré-mRNA) e a subsequente tradução do RNA mensageiro (mRNA) na sequência de aminoácidos da proteína de acordo com um código genético universal. A arquitetura de um gene normalmente inclui uma região promotora em que a RNA polimerase se liga e uma **região codificadora** (também chamada "região estrutural") que contém as informações codificadas para sintetizar aquela proteína do gene. Dentro da região codificadora estão as sequências de nucleotídios, chamados **éxons**, que correspondem à ordem dos aminoácidos no produto de proteína do gene. A região codificadora também contém **íntrons** (sequências intercaladas entre éxons e que não codificam aminoácidos necessários para a síntese de proteínas).

Antes ("região *upstream*") da região promotora está a **região reguladora**, que controla a capacidade de a polimerase se ligar ao promotor, influenciando, dessa forma, a ocorrência da transcrição. Dentro dessa região estão **elementos de resposta**, sequências de DNA que servem como sítios de ligação para proteínas regulatórias, como os **fatores de transcrição** e seus **ligantes**. A ligação dos fatores de transcrição desencadeia o recrutamento de proteínas adicionais para formar um complexo de proteínas que, por sua vez, altera a expressão desse gene por meio da mudança da conformação da região promotora, aumentando ou diminuindo a capacidade da RNA polimerase de anexar e transcrever (expressar) o gene. O arranjo de elementos de resposta dentro da região promotora pode ser complexo, permitindo a ligação de múltiplos fatores de transcrição que, por sua vez, ajustam com precisão o controle da expressão gênica. É por meio da ligação de fatores de transcrição a elementos de resposta que os fatores ambientais, como os componentes bioativos dos alimentos, essencialmente "conversam" com um gene, transmitindo informações sobre ser necessário mais ou menos de seu produto proteico.

Uma vez transcrito, o pré-RNA mensageiro (pré-mRNA) deve ser processado (processamento pós-transcricional) para formar o **RNA mensageiro (mRNA)** maduro a partir do qual os íntrons foram removidos e a sequência de nucleotídios do mRNA está pronta para ser traduzida na sequência de aminoácidos da proteína codificada. O processo de síntese de proteínas é denominado **tradução** ou **translação**. Cada conjunto de três nucleotídios constitui um **códon** que, por sua vez especifica determinado aminoácido e sua posição dentro da proteína (Figuras 6.3 e 6.4). Após a tradução ou translação, a maioria

DNA, a molécula da vida

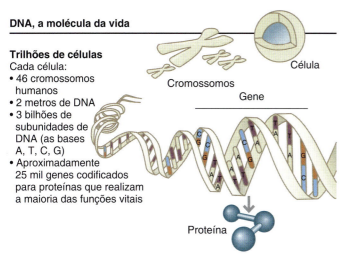

Figura 6.1 DNA, a molécula da vida. As células são as unidades de trabalho fundamentais de cada sistema vivo. Todas as instruções necessárias para direcionar suas atividades estão contidas no ácido desoxirribonucleico químico. (De U.S. Department of Energy, *Human Genome Project*: www.ornl.gov/hgmis.)

Replicação de DNA antes da divisão celular

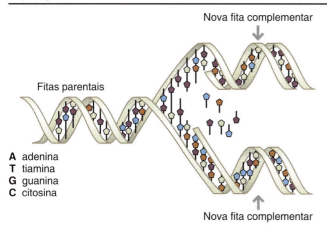

Figura 6.2 Replicação de DNA antes da divisão celular. Cada vez que uma célula se divide em duas células-filhas, seu genoma completo é duplicado; para humanos e outros organismos complexos, essa duplicação ocorre no núcleo. Durante a divisão celular, a molécula de ácido desoxirribonucleico (DNA) se desenrola e as ligações fracas entre os pares de bases se rompem, permitindo que as fitas se separem. Cada fita direciona a síntese de uma nova fita complementar, com nucleotídios livres combinando com suas bases complementares em cada uma das fitas separadas. Regras estritas de pareamento das bases são respeitadas (*i. e.*, adenina emparelha apenas com timina [um par A-T] e citosina com guanina [um par C-G]). Cada célula-filha recebe uma fita velha e uma nova fita de DNA. A adesão das células a essas regras de pareamento de bases assegura que a nova fita seja uma cópia exata da antiga. Isso minimiza a incidência de erros (mutações) que podem afetar muito o organismo resultante ou sua descendência. (De U.S. Department of Energy, *Human Genome Project*: www.ornl.gov/hgmis.)

O código genético do DNA determina a identidade e a ordem dos aminoácidos

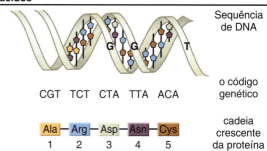

Figura 6.3 O código genético do DNA determina a identidade e a ordem dos aminoácidos. Todos os organismos vivos são compostos amplamente de proteínas. As proteínas são moléculas grandes e complexas constituídas por longas cadeias de subunidades chamadas "aminoácidos". Vinte tipos diferentes de aminoácidos podem ser encontrados nas proteínas. Dentro do gene, cada sequência específica de três bases de ácido desoxirribonucleico (códons) direciona o maquinário de síntese de proteínas das células para adicionar aminoácidos específicos. Por exemplo, a sequência de bases ATG codifica o aminoácido metionina. Como três bases codificam um aminoácido, a proteína codificada por um gene de tamanho médio (3.000 pb) contém mil aminoácidos. O código genético é, portanto, uma série de códons que especificam quais aminoácidos são necessários para compor proteínas específicas. *A*, adenina; *pb*, pares de bases; *C*, citosina; *G*, guanina; *T*, timina. (De U.S. Department of Energy, *Human Genome Project*: www.ornl.gov/hgmis.)

das proteínas precisa de processamento adicional (**modificação pós-traducional**) antes de estar ativa. Isso ocorre com proenzimas e pró-hormônios que devem ser processados enzimaticamente antes de se tornarem ativos ou outras proteínas que são fosforiladas ou glicosiladas antes de serem funcionais.

Saúde ou doença?

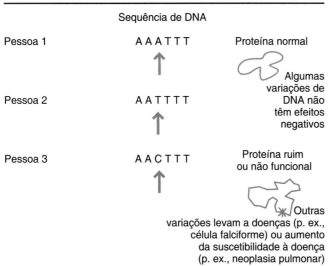

Figura 6.4 A variação da sequência de DNA em genes pode alterar a proteína produzida. Os seres humanos diferem uns dos outros apenas em uma estimativa de 0,1% da sequência total de nucleotídios que compõem o ácido desoxirribonucleico. Acredita-se que essas variações na informação genética sejam a base para as diferenças físicas e funcionais entre os indivíduos. Algumas variações no código genético de uma pessoa não terão efeito sobre a proteína produzida; outras podem levar a doenças ou a um aumento da suscetibilidade a uma doença. (De U.S. Department of Energy, *Human Genome Project*: www.ornl.gov/hgmis.)

A investigação dessas etapas *downstream* no processo de expressão gênica criou novos campos, muitas vezes chamados "ômicas" (Hasin et al., 2017). Essas disciplinas se correlacionam com as principais etapas do processo de recuperação e tradução da informação genética: transcriptômica, processamento pós-transcricional e pós-traducional, proteômica, metabolômica e epigenômica (ver Boxe 6.2).

Regulação genômica da expressão gênica

Em organismos superiores, como os seres humanos, a expressão da informação codificada nos genes é regulada no nível do cromossomo e no nível do DNA. Em ambos os casos, a estratégia é a mesma: bloquear fisicamente ou permitir o acesso aos genes para impedir ou permitir sua expressão. Conforme descrito anteriormente, a grande quantidade de DNA no genoma é condensada e não está disponível para transcrição. A região do cromossomo a ser transcrita deve primeiro ser aberta (relaxada) antes que a RNA polimerase possa acessar o promotor do gene de interesse. A ligação de acetil ou outros grupos químicos às proteínas histonas relaxa o cromossomo e permite o acesso ao DNA. Na ausência da ligação desses grupos químicos, o cromossomo permanece condensado, o promotor não é acessível e o gene não é expresso (Figura 6.5).

Um processo semelhante é usado no nível do DNA para promover ou inibir a transcrição uma vez que o cromossomo tenha relaxado, exceto se o grupo químico for um grupo metil. Lembre-se da arquitetura de um gene típico como uma região reguladora, uma região promotora e uma região codificadora. Quando os grupos metil são ligados ao DNA na região promotora, a RNA polimerase é fisicamente bloqueada de se ligar e iniciar a transcrição. Para que a transcrição ocorra em organismos superiores, os grupos metil devem ser removidos e proteínas especializadas, chamadas "fatores de transcrição", devem se ligar ao DNA na região reguladora. Os fatores de transcrição têm um local de ligação ao DNA e um local de ligação ao ligante. Este último local pode se ligar a uma molécula "sensor" de pequeno peso molecular (um **ligante**) que altera a conformação do fator de transcrição e sua capacidade de se ligar

---

Boxe 6.2 Genômica e outras disciplinas "ômicas".

Várias novas disciplinas, tecnologias e ferramentas aplicáveis aos cuidados de saúde foram desenvolvidas a partir do Projeto Genoma Humano. As principais disciplinas têm sido genômica, proteômica, metabolômica e microbiômica. A **genômica** é o estudo de organismos e seu material genético (o genoma): composição, organização e função.

O genoma (sequência total de DNA) é transcrito na RNA codificadora e não codificadora. A **transcriptômica** é o estudo das transcrições produzidas: os tipos de transcrições de todo o genoma e a quantidade produzida. O RNA codificador contém informações necessárias para a síntese de proteínas e originalmente acreditou-se que fosse o único tipo funcional de RNA. A pesquisa transcriptômica revelou que a maioria do genoma é transcrita, mas que o RNA não codificador constitui a maioria dos transcritos produzidos. Embora seus papéis fisiológicos estejam apenas começando a ser compreendidos, algumas dessas transcrições estão sendo associadas a doenças.

A **proteômica** se concentra em parte na identificação da proteína codificada por cada gene, a função da proteína e o efeito da mutação em um gene sobre a estrutura e a função da proteína codificada. A pesquisa em proteômica também inclui a identificação das modificações pós-traducionais das proteínas, como a quebra enzimática para gerar uma proteína ativa ou a adição de grupos químicos, como na glicosilação e na fosforilação.

A **metabolômica** é o estudo dos substratos e produtos do metabolismo (os metabólitos). O objetivo é identificar cada metabólito e sua função nos processos metabólicos realizados em células, líquidos biológicos, tecidos e órgãos.

A **microbiômica** diz respeito à ecologia microbiana das cavidades corporais, como o sistema digestório e a cavidade oral, outra cavidade corporal importante na prática da nutrição. Os microrganismos benéficos e patogênicos colonizam essas cavidades e influenciam a saúde. O *Human Microbiome Project* (https://hmpdacc.org) contribuiu para a identificação de quais microrganismos estão presentes na saúde e na doença e no sequenciamento dos genomas de cada um.

A **farmacogenômica**, que é conceitualmente semelhante à genômica nutricional, envolve o uso de genômica para analisar as variações genéticas nos genes que codificam as enzimas que metabolizam os fármacos e usam essas informações para prever a resposta a um fármaco. A variabilidade genética pode levar a funções diferentes nessas enzimas, o que explica por que um fármaco pode ter os efeitos pretendidos para uma pessoa, ser ineficaz para outra e prejudicial para uma terceira. Além de identificar os indivíduos para os quais a terapia medicamentosa será benéfica, é possível calcular a dosagem inicial apropriada e minimizar os eventos adversos. A varfarina, um medicamento anticoagulante comum, é um exemplo da farmacogenômica e suas aplicações clínicas (ver Boxe 6.14).

Muitas tecnologias e ferramentas genéticas foram desenvolvidas para as várias disciplinas "ômicas". A tecnologia básica de sequenciamento de DNA aplicada à microbiômica encurtou significativamente o tempo necessário para identificar microrganismos patogênicos, o que permite que a terapia antimicrobiana seja iniciada muito antes do que era possível antigamente. A tecnologia de sequenciamento de última geração permite que laboratórios de pesquisa e clínicos gerem perfis genômicos completos em uma fração do tempo e custo da tecnologia anterior. A grande quantidade de dados gerados por essas disciplinas levou a um crescimento rápido no campo da bioinformática. A habilidade de computadores sofisticados para organizar, armazenar e recuperar grandes quantidades de dados foi essencial para os rápidos avanços da era genômica.

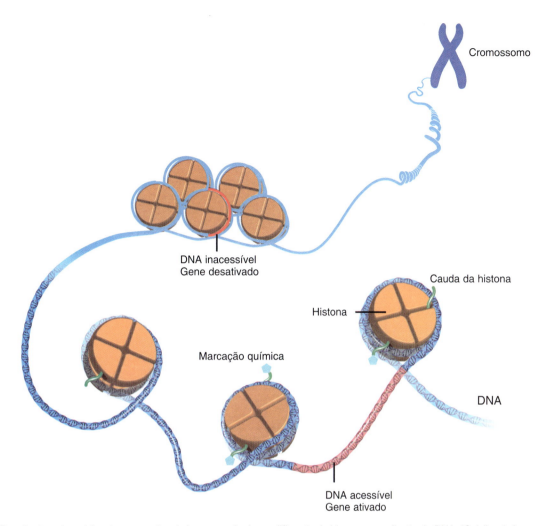

Figura 6.5 Regulação epigenética da expressão gênica por meio da modificação da histona e metilação do DNA. (Crédito da imagem: Darryl Leja, National Human Genome Research Institute, NIH.)

ao DNA. Em organismos superiores, a ligação pode envolver múltiplos fatores de transcrição, cada um ligando seu ligante específico. Dependendo do gene, vários fatores de transcrição podem se conectar com o DNA individualmente ou formar um complexo que permite a ligação ao DNA. A expressão de alguns genes é ativada pelo complexo e para outros a transcrição é silenciada.

Os alimentos desempenham papéis importantes na regulação da expressão gênica. Os grupos acetil e metil se originam de alimentos e muitos dos ligantes que se ligam aos fatores de transcrição são derivados dos alimentos. O alimento é uma fonte importante de informação para todos os organismos "sentirem" e responderem ao seu ambiente. Em organismos inferiores, a interação com o DNA é direta. Moléculas de alimentos colocadas no meio de crescimento ao redor dos organismos, como bactérias, podem ativar ou desativar genes. Os exemplos clássicos de regulação da expressão gênica em organismos inferiores por alimentos podem ser observados com o açúcar lactose e o aminoácido histidina. O dissacarídeo lactose não está tipicamente no meio de crescimento da bactéria. Os genes que codificam as proteínas necessárias para mover a lactose para a célula e para dividir o açúcar em seus componentes de glicose e galactose são silenciados até que a lactose seja detectada. Em contraste, a presença do nutriente histidina no meio de crescimento silencia os genes necessários para sua biossíntese. Uma vez que a histidina é um aminoácido essencial, esses genes são normalmente expressos constitutivamente (sempre "ativados"). Dessa forma, o organismo conserva sua energia sentindo o ambiente, detectando a histidina, silenciando a biossíntese e fazendo uso da histidina.

Em ambos os exemplos de lactose e histidina, há comunicação entre o meio ambiente e o DNA para silenciar ou ativar genes, conforme apropriado para a saúde do organismo. Os processos de sentir e responder aos ambientes externo e interno diferem em complexidade entre os organismos, mas o motivo básico é o mesmo. Genes que codificam proteínas necessárias costumam ser expressos constitutivamente e silenciados por um mecanismo de retroalimentação (*feedback*) quando a quantidade do produto final é suficiente. Conforme a concentração do produto final cai, a expressão do gene é retomada. Genes cujos produtos proteicos não são necessários rotineiramente são silenciados até que sejam necessários, ponto em que a expressão do gene é ativada até que o desencadeador ambiental (como a lactose) esteja esgotado e a expressão seja silenciada.

As pessoas têm processos semelhantes, porém mais complexos para sentir seu ambiente e alguns desses aspectos podem ser herdados. O processo nos organismos superiores é chamado **transdução de sinal** e há mais etapas e participantes envolvidos. Os alimentos contêm inúmeras moléculas bioativas de plantas e animais que desempenham funções importantes na regulação da expressão gênica, servindo como "sensores" do ambiente externo. Entre esses bioativos estão compostos conhecidos, como as isoflavonas da soja, a curcumina do tempero cúrcuma ou açafrão-da-terra, os glicosinolatos dos vegetais crucíferos e epigalocatequina-3-galato do chá-verde. Para obter informações adicionais sobre moléculas de alimentos como sensores, exemplos comuns de moléculas de alimentos bioativos e exemplos do sistema intrincado de transdução desses sinais ambientais para silenciar ou ativar os genes, ver Boxes 6.3 e 6.4.

Boxe 6.3 Como os alimentos e os genes se comunicam.

Fatores de transcrição são proteínas especializadas que se ligam ao DNA em uma região da proteína e se ligam a um ligante de pequeno peso molecular em outra região. O complexo então se liga ao DNA e influencia a expressão do gene. Dessa forma, moléculas derivadas de alimentos (muitas vezes chamadas **componentes alimentares bioativos**) e moléculas não alimentares, como substâncias químicas ambientais tóxicas, se comunicam com genes e influenciam quais estão ligados (ativados) ou desligados (desativados), conforme necessário.

Esses ligantes podem regular a transcrição de genes necessários para seu metabolismo. Como alternativa, eles podem comunicar uma mensagem mais ampla, como a presença de inflamação crônica e a necessidade de amortecer a expressão de genes que produzem citocinas pró-inflamatórias. Exemplos de componentes de alimentos bioativos incluem os ácidos graxos ômega-3 envolvidos no silenciamento da transcrição dos genes pró-inflamatórios, derivados de vitamina A e vitamina D, e numerosos ligantes de pequeno peso molecular derivados de plantas (fitonutrientes). Ver Boxe 6.4 para uma discussão mais aprofundada sobre fitonutrientes.

Em humanos, esse processo de sentir o ambiente e se comunicar com o DNA é uma versão mais complexa da capacidade dos organismos inferiores de experimentar nutrientes no meio de crescimento e ativar ou desativar a expressão dos genes necessários para o metabolismo dos nutrientes. Em organismos superiores, há mais etapas e mais participantes envolvidos no processo, mas o tema é o mesmo: proteger o organismo, respondendo adequadamente ao estado do ambiente em constante mudança. Se a molécula que desencadeia a ativação (ou desativação) de um gene for lipossolúvel (hidrofóbica) e de pequeno peso molecular, ela normalmente pode passar pelas membranas celulares e nucleares e se ligar ao DNA por meio de fatores de transcrição de ligação ao DNA. Os exemplos incluem os hormônios esteroidais, vitamina A, vitamina D e hormônios da tireoide. Se a molécula for grande ou hidrossolúvel (hidrofílica), ela não passará facilmente pelas membranas. Em vez disso, ela se encaixará em receptores na membrana celular externa. O encaixe desencadeia o processo de **transdução de sinal**, uma cascata de várias etapas que amplifica o sinal inicial e, por fim, resulta em uma molécula ativadora se ligando a um fator de transcrição, que por sua vez se liga ao DNA e ativa ou inibe a expressão do gene-alvo. Numerosas moléculas derivadas de alimentos estão envolvidas na transdução de sinal.

A família do fator-κB nuclear (NF-κB) de fatores de transcrição fornece um exemplo de tal modelo de transdução de sinal de regulação gênica em organismos superiores. Esses fatores de transcrição regulam vários genes envolvidos com inflamação, imunidade, proliferação e diferenciação celular e apoptose (morte celular programada). Os fatores NF-κB residem no citoplasma e são mantidos inativos pela ligação de inibidores. Quando uma molécula de sinalização do ambiente se conecta a receptores na superfície da célula, uma cascata gradual que ativa os fatores de transcrição NF-κB é iniciada. Os fatores ativos, dessa forma, se translocam para o núcleo para se ligar a genes cuja expressão esteja sob sua regulação.

Os ativadores dessa família de fatores de transcrição são moléculas que dão o alarme de que o organismo está sob ataque, como o fator de necrose tecidual alfa (TNFα), a interleucina-1 (IL-1) e espécies reativas de oxigênio (radicais livres). Em contraste, vários fitonutrientes alimentares demonstraram ajudar a manter o estado inativo do fator NF-κB e proteger contra a inflamação. Essas moléculas foram encontradas nos vegetais crucíferos (indol-3-carbinol, 3,3-diindolilmetano), na soja (genisteína e outras isoflavonas) e na curcumina, da especiaria açafrão-da-terra ou cúrcuma.

Boxe 6.4 Componentes alimentares bioativos: fitonutrientes.

Os alimentos contêm muitos milhares de moléculas biologicamente ativas (conhecidas como "componentes alimentares bioativos") que estão sendo investigados por seus benefícios à saúde. Os bioativos derivados de plantas são chamados "fitonutrientes" (*fito*, em grego, significa "plantas"). O termo original para esses bioativos era "fitoquímicos", mas foi alterado para fitonutrientes porque o termo "químicos" causava estranhamento. Embora não sejam tecnicamente nutrientes, os fitonutrientes estão emergindo como componentes metabólicos importantes.

Do ponto de vista alimentar, os fitonutrientes mais comumente estudados têm sido aqueles de frutas, vegetais, legumes, grãos de cereais, nozes, sementes, chás, azeite, vinho, ervas, especiarias e chocolate amargo (Upadhyay e Dixit, 2015; Andreesu et al., 2018). Os fitonutrientes regulam inúmeras vias celulares e moleculares, como a prevenção da proliferação e agregação celular, protegendo contra a inflamação e o estresse oxidativo, potencializando sinais do meio ambiente e regulando a expressão gênica em resposta a desencadeadores ambientais. Os benefícios desses compostos estão sendo investigados em muitas doenças crônicas prevalentes, como câncer, doenças vasculares (hipertensão, dislipidemia, proliferação da musculatura lisa levando ao espessamento da íntima), diabetes (intolerância à glicose, resistência à insulina) e neurodegeneração.

Os polifenóis são a maior categoria de fitonutrientes e incluem os ácidos fenólicos simples, estilbenos, curcuminoides, chalconas, lignanas, flavonoides e isoflavonas. Fontes alimentares comuns de polifenóis incluem genisteína e daidzeína (soja), resveratrol (cascas de uva roxas, vinho tinto), quercetina (cebolas), catequinas e epicatequinas (feijão, chá-verde, chá-preto, damasco, chocolate), proantocianidinas (maçãs, cacau, frutas vermelhas do tipo *berry*) e curcumina (cúrcuma, mostarda, *curry*). A curcumina também é anti-inflamatória e, como tal, é potencialmente útil em praticamente todas as doenças crônicas, uma vez que a inflamação crônica de baixo grau é um mecanismo subjacente. Os glicosinolatos são compostos ricos em enxofre que ocorrem em vegetais crucíferos, como brócolis, couve-flor, couve-de-bruxelas e couve. O metabolismo de glicosinolatos produz isotiocianatos (p. ex., sulforafano) e indóis (p. ex., indol-3-carbinol), que se descobriu terem propriedades anticarcinogênicas (Lampe e Peterson, 2002; Peterson et al., 2002). Os vegetais crucíferos e seus componentes de glicosinolato também desempenham um papel importante na biotransformação, que é um mecanismo-chave para proteger o corpo contra o câncer.

Dos polifenóis, as isoflavonas, a curcumina, os glicosinolatos, o resveratrol e a epigalocatequina-3-galato (EGCG) do chá-verde têm sido de particular interesse porque são conhecidos por influenciar a expressão gênica por meio de mecanismos epigenéticos (Vanden Berghe, 2012). As isoflavonas, a curcumina e a EGCG são inibidores importantes da cascata de sinalização pró-inflamatória do fator NF-κB. O resveratrol e a curcumina são exemplos de polifenóis que podem ativar a SIRT1, uma histona desacetilase envolvida nas vias inflamatórias, incluindo o fator NF-κB. Existem numerosos mecanismos de sinalização celular envolvidos na regulação epigenética da expressão gênica; o fator NF-κB é um exemplo importante porque regula vários processos pró-inflamatórios que contribuem para a inflamação crônica subjacente a distúrbios crônicos. A pesquisa científica continua a apoiar a recomendação de uma dieta baseada principalmente em vegetais que inclua uma grande variedade de alimentos como essencial para a saúde a longo prazo. Várias visões gerais de fitonutrientes, seus benefícios para a saúde e seus mecanismos podem ser encontradas em Rescigno et al., 2018; Lee et al., 2018; Rescigno et al., 2017; Upadhyay e Dixit, 2015; e Gupta e Prakash, 2014.

Além desses mecanismos, os RNAs não codificadores também estão envolvidos na regulação da expressão gênica. Esses RNAs são produzidos durante a transcrição, mas não são RNA mensageiros (mRNA) e, portanto, não direcionam a síntese proteica. Existem RNAs não codificadores longos (lncRNA, do inglês *long noncoding RNA*) e RNAs não codificadores curtos (sncRNA, do inglês *short noncoding RNA*), que incluem os microRNAs (miRNA) e os RNAs de nucleotídios pequenos (snRNA). A descoberta de que esses RNAs não são simplesmente nucleotídios extras que foram removidos durante a maturação do pré-mRNA em mRNA é bastante recente. Seus papéis estão sendo investigados e incluem o silenciamento de genes como um alvo principal (Mattick, 2018). Vários estudos em estágio inicial com modelos de camundongos e tecidos humanos foram relatados. Tanto os RNAs longos quanto os curtos têm sido associados a vários distúrbios metabólicos: diabetes, obesidade, doenças cardiovasculares, síndrome cardiometabólica, distúrbios neurológicos, doença hepática gordurosa não alcoólica e vários tipos de câncer.

Epigenômica e expressão gênica

A regulação da expressão gênica ocorre em dois níveis: genômico e epigenômico. *Epi*, em grego, significa "acima", como se estivesse "por cima" do código genético. O controle genômico ocorre dentro da região regulatória dos genes, a região *upstream* dos promotores. A **epigenética** e a **epigenômica** estão relacionadas a processos que alteram a expressão gênica por meio da modificação de proteínas histonas ou DNA sem alterar a sequência do DNA, mantendo, assim, as informações no DNA intactas. Esse ponto é importante, uma vez que o DNA codifica as informações para a produção de RNAs e proteínas, que são críticas para a tradução dessa informação em um sistema operacional que gera a função humana. A **epigenética** está preocupada com os processos envolvidos na regulação da expressão gênica, como os genes são ativados ou desativados e os mecanismos envolvidos. Esses processos são particularmente críticos durante os vários estágios do crescimento e desenvolvimento humano normais. A **epigenômica**, em contraste, é o conjunto coletivo de marcas epigenéticas em um genoma. Embora a sequência de DNA seja a mesma de célula para célula, o padrão de expressão do gene é diferente entre os diferentes tipos de células e eles podem ser herdados. O padrão de **marcas epigenéticas** (ou "marcadores"), que são características de cada tipo celular, determina o padrão de expressão do gene (*i. e.*, quais genes são ativos ou silenciosos em qualquer ponto). As marcas epigenéticas representam um conjunto adicional de instruções que vão além do **código genético** do DNA que governa o processo de decodificação do DNA em RNA e proteína. A pesquisa epigenômica se concentra em compreender quais marcas epigenéticas estão dentro de um genoma, como as alterações surgem, a influência dos padrões epigenéticos na função fisiológica e como as marcas são herdadas.

A regulação gênica epigenética é alcançada por meio da adição ou deleção de grupos químicos nas proteínas histonas ou grupos metil no DNA. Até o momento, as marcas mais comuns são grupos acetil adicionados a proteínas histonas e grupos metil adicionados ao DNA, mas fosforilação, ubiquitinação e sumoilação (ligação de grupos SUMO – pequenos modificadores semelhantes à ubiquitina) também são usados. Durante o desenvolvimento do embrião fertilizado, a maioria das marcas epigenéticas é apagada (reprogramação genômica), mas algumas permanecem e são passadas de pai para filho. Dessa forma, a criança herda algumas das experiências de vida dos pais que levaram aos padrões epigenéticos no óvulo e no esperma. A pesquisa e os avanços na tecnologia provavelmente irão expandir a biblioteca de marcadores epigenéticos potenciais, bem como nossa compreensão da herança epigenética.

Gêmeos idênticos (monozigóticos) são um exemplo natural da influência da epigenética no homem. Os gêmeos não são idênticos fenotipicamente, apesar de terem genótipos idênticos. A regulação epigenética da expressão gênica contribui para esse fenômeno, que é denominado "discordância monozigótica" (também deriva epigenética). Ver Boxe 6.5 para uma explicação adicional sobre o papel da epigenética nas diferenças nas características antropomórficas e na suscetibilidade a doenças, como o envelhecimento de gêmeos monozigóticos.

As marcas epigenéticas fornecem as instruções para o desenvolvimento e a diferenciação de cada tipo de célula e direcionam sua agregação em tecidos e órgãos. Com a exceção das hemácias, que não possuem núcleo, cada uma das células em organismos superiores contém o conjunto completo de DNA no núcleo. Durante o desenvolvimento, essas células se diferenciam em vários tipos necessários para operar o organismo, como células oculares, ósseas, hepáticas, cardíacas e assim por diante. Cada tipo celular é especializado para tarefas particulares, o que requer que alguns de seus genes sejam transcritos e outros sejam silenciados. A importância da nutrição durante os períodos de desenvolvimento pré-natal e pós-natal não pode ser enfatizada o suficiente porque a dieta não é apenas a fonte dos nutrientes necessários para o crescimento, mas para as marcas epigenéticas que direcionam o crescimento, o desenvolvimento e a diferenciação. Pesquisas sugerem que muitos outros estressores, além da insuficiência alimentar, têm efeito epigenético, como pobreza, estresse e exposição tóxica. Uma nova disciplina social, a epigenômica, surgiu e se concentra em experiências sociais ao longo da vida e na investigação dos principais gatilhos ambientais e seus efeitos epigenéticos. Ver Boxe 6.6 para obter informações adicionais.

MODOS DE HERANÇA

Três processos influenciam como as características são transmitidas de uma geração para outra: herança mendeliana, herança mitocondrial e herança epigenética.

Herança mendeliana

O núcleo de cada célula contém um conjunto completo de material genético (genoma), dividido entre 22 pares de cromossomos

---

Boxe 6.5 Epigenética e gêmeos idênticos.

Você já se perguntou por que a maioria dos gêmeos idênticos e outros múltiplos monozigóticos apresentam diferenças fenotípicas cada vez mais óbvias à medida que envelhecem, apesar de terem o mesmo DNA? As diferenças comumente encontradas incluem características físicas, suscetibilidade a doenças e personalidade. Gêmeos criados separados tendem a exibir maiores diferenças observáveis. No entanto, nem todos os gêmeos monozigóticos exibem esse padrão. A base para essas diferenças reside, pelo menos em parte, em diferentes assinaturas epigenéticas, o que leva à regulação diferencial da expressão gênica e o fenômeno de "discordância monozigótica", também chamado "deriva epigenética". As primeiras investigações de Fraga et al. (Fraga et al., 2005; Poulsen et al., 2007) descobriram que gêmeos monozigóticos (MZ) eram idênticos em seus padrões epigenéticos no início da vida, mas que os padrões epigenéticos de metilação do DNA e acetilação da histona em gêmeos monozigóticos mais velhos eram consideravelmente diferentes. Esses estudos foram significativos para explicar como diferentes fenótipos podem surgir de genótipos aparentemente idênticos.

Recentemente, a situação tornou-se ainda mais complexa. Waterland et al. descobriram que o momento da restauração das marcas epigenéticas em gêmeos monozigóticos determina o quão semelhantes as marcas são (Van Baak et al., 2018). Essas marcas são apagadas durante a fertilização e restauradas durante o desenvolvimento embrionário muito inicial. Irmãos monozigóticos se formam quando o embrião muito precoce se divide em dois e cada embrião se desenvolve em um indivíduo. Se as marcas epigenéticas forem redefinidas antes da divisão do embrião, o padrão epigenético será o mesmo para ambos os gêmeos, denominado "supersimilaridade epigenética". Se as marcas forem redefinidas após a divisão do embrião, haverá diferenças nos padrões epigenéticos entre os gêmeos. Em ambos os casos, a sequência de DNA é idêntica, mas o padrão epigenético é idêntico ou diferente, dependendo do tempo de redefinição das marcas epigenéticas.

Duas descobertas desse estudo são intrigantes e ainda estão em estudo. Uma é a conexão entre os genes envolvidos na supersimilaridade epigenética e o desenvolvimento de câncer. A outra é repensar o uso de gêmeos monozigóticos como um sistema-modelo para estimar o risco de doenças contribuídas pelos genes *versus* ambiente. A falta de estratificação dos gêmeos em tais estudos com base em seu padrão epigenético no nascimento pode ter levado a uma superestimativa da contribuição genética para a doença.

> **Boxe 6.6** Epigenômica social.
>
> A epigenômica social está preocupada com as influências negativas e positivas das experiências sociais ao longo da vida. Essas experiências não alteram a sequência de DNA, apenas as marcas epigenéticas anexadas ao DNA e às proteínas histonas. O padrão epigenético (epigenoma), por sua vez, altera a expressão gênica. Esse recurso é importante porque os genes que normalmente poderiam proteger contra uma doença (como os genes supressores tumorais em relação ao câncer) podem ser desativados, e os genes que promovem as doenças (como os oncogenes cancerígenos) podem ser ativados.
>
> O foco da pesquisa nessa área é investigar os principais fatores ambientais que alteram o padrão epigenético e suas influências na função. Vários fatores que causam alterações no padrão epigenético estão sendo encontrados, desde alimentos a estresse e também produtos químicos tóxicos e o envelhecimento. O aspecto encorajador desse trabalho é que esses influenciadores dos padrões epigenéticos são potencialmente modificáveis. A pesquisa está identificando quais são os desencadeadores ambientais e os mecanismos pelos quais eles influenciam a expressão gênica.
>
> Desde 2008, o National Institutes on Minority Health and Health Disparities estabeleceu um programa para financiar pesquisas, destacando a epigenômica social, particularmente porque ela inclui a saúde das minorias e as disparidades de saúde na população dos EUA, especialmente como resultado de racismo e discriminação. A expectativa é que, ao identificar modificações epigenéticas, seja possível detectar a suscetibilidade a doenças precocemente e adaptar intervenções que possam prevenir a manifestação de condições crônicas. Ver *website* do National Institutes of Health para saber sobre pesquisas em epigenômica social na abordagem das disparidades de saúde e para obter informações sobre os tipos de estudos de pesquisa que estão sendo conduzidos.

(autossomos) e 2 cromossomos sexuais, totalizando 46 cromossomos. Durante a divisão celular (mitose), todos os 46 cromossomos são duplicados e distribuídos para cada nova célula. Durante a meiose, um membro de cada um dos pares de autossomos e de cromossomos sexuais são distribuídos para um óvulo ou esperma. Após a fertilização, o conjunto completo de 46 cromossomos é restaurado.

Como os genes são transportados nos cromossomos, as regras que governam sua distribuição durante a mitose e a meiose governam a distribuição dos genes e quaisquer mudanças (mutações, variantes dos genes) que podem ocorrer. Essas regras descrevem a **herança mendeliana** de um gene, em homenagem a Gregor Mendel, que primeiro deduziu que a herança de características era governada por um conjunto previsível de regras. Dessa forma, é possível rastrear uma mutação ao longo de múltiplas gerações conhecendo essas regras de herança. Essa transmissão é descrita normalmente como uma genealogia (*pedigree*) e pode ser usada para prever a probabilidade de uma mudança genética ser herdada por determinado membro da família. Quando a mudança causa uma doença, a genealogia pode ser útil para prever a probabilidade de outro membro da família herdá-la. A *Family History Initiative*, por meio dos Centers for Disease Control and Prevention (CDC) nos EUA, oferece ferramentas *online* úteis para organizar informações sobre a história familiar de uma pessoa.

A transmissão mendeliana pode ser autossômica ou ligada ao sexo, dominante ou recessiva. Existem cinco modos clássicos de herança mendeliana: autossômica dominante, autossômica recessiva, dominante ligada ao cromossomo X, recessiva ligada ao cromossomo X e ligada ao cromossomo Y. O genótipo de um indivíduo obedece às leis de herança, mas o **fenótipo** (a expressão do genótipo que é observável ou mensurável) pode não obedecer. Cada gene em um indivíduo está presente em duas cópias (alelos), uma em cada cromossomo (com a exceção das características transportadas no cromossomo X ou Y no indivíduo do sexo masculino). Quando os alelos são iguais (ambos são a versão comum ou usual ou ambos são a forma mutante ou variante), diz-se que o indivíduo é **homozigoto**. Se os alelos são diferentes, o indivíduo é **heterozigoto** (também chamado "portador").

Um gene ser **dominante** ou **recessivo** depende de uma característica (ou traço) ser expressa (pode ser medida, observada) em um indivíduo heterozigoto que tem um alelo comum e um alelo variante. Se uma característica é expressa quando apenas uma única cópia de um alelo variante está presente, o alelo é dominante (*i. e.*, o alelo variante determina o fenótipo). Alelos que não dominam o genótipo quando apenas uma única cópia está presente são chamados "recessivos". O alelo variante está presente no genoma, mas a característica não é expressa, a menos que duas cópias desses alelos sejam expressas. Para confundir ainda mais a nomenclatura, há o conceito de **penetrância**. Mesmo quando uma genealogia sugere que um gene presente deva levar o indivíduo a exibir um certo fenótipo, ele (muitas vezes uma doença) pode não ser evidente. Diz-se que tal gene tem uma penetrância reduzida, o que significa que nem todos que o têm expressam-no de forma facilmente mensurável. A "forma mensurável" depende muito do que pode ser medido com a tecnologia atual. Muitos alelos considerados recessivos há 50 anos podem ser detectados hoje como resultado de tecnologias mais novas e mais sensíveis. A penetração é um assunto de interesse dos profissionais de nutrição porque também pode refletir a incapacidade de uma variação genética de prejudicar a função e causar doenças, a menos que o indivíduo seja exposto a desencadeadores ambientais, como fatores de dieta e estilo de vida. A modificação desses fatores pode melhorar potencialmente os desfechos para aqueles com tais variantes. Espera-se que a terminologia continue a ser atualizada à medida que avança o conhecimento sobre as associações entre genes, estilo de vida e resultados funcionais.

Herança mitocondrial

As mitocôndrias são organelas subcelulares essenciais para a produção de energia e acredita-se que tenham se originado de bactérias (portanto, sem cromossomos). Além do material genético no núcleo, as mitocôndrias em cada célula também contêm DNA. O **DNA mitocondrial (mtDNA)** humano codifica 14 proteínas essenciais para a fosforilação oxidativa e para produção de energia, 2 RNAs ribossômicos e 22 RNAs transportadores necessários para a síntese de proteínas mitocondriais. As demais proteínas são codificadas pelo DNA nuclear. Em contraste com o DNA nuclear, o DNA mitocondrial (mtDNA) é pequeno (16.569 pares de bases), circular e existe em várias cópias dentro de cada mitocôndria, sendo que o número varia entre os tipos de células. Tal como acontece com o DNA nuclear, as mudanças no DNA mitocondrial podem levar à doença.

Traços resultantes dos genes mitocondriais têm um padrão de herança característico; eles são não mendelianos porque as mitocôndrias e seu material genético normalmente passam de mãe para filho, a chamada **herança mitocondrial ou materna**. Esse princípio biológico se tornou a base para estudos antropológicos que traçam a linhagem e padrões de migração populacional ao longo dos séculos. Ele também forneceu uma maneira de rastrear doenças familiares causadas por alterações no DNA mitocondrial.

Herança epigenética

A **herança epigenética** ilustra outro mecanismo pelo qual a informação genética é transmitida entre gerações. A herança ocorre quando o genoma é passado pelos pais por meio das **células germinativas** (óvulo e esperma) para seus descendentes. As células **somáticas** (do corpo) também transmitem suas marcas epigenéticas cada vez que se dividem, o que é essencial para as células manterem sua especialização (como células cardíacas, células renais etc.).

Um ponto importante é que as marcas epigenéticas parecem não ser permanentes (vitalícias) no momento da fertilização. Escolhas de estilo de vida ao longo da vida podem alterar essas marcas (o **epigenoma**) como uma consequência da resposta do organismo às informações comunicadas pelo ambiente em constante mudança. Os desencadeadores podem ser nutrientes tradicionais, fitonutrientes, exercícios, estresse, sono suficiente, citocinas, toxinas, hormônios e fármacos. O fato de as marcas epigenéticas serem transmitidas às células-filhas, sejam gametas ou células somáticas, significa que quaisquer alterações nas marcas podem ser herdadas e podem influenciar a expressão gênica nas gerações subsequentes. A qualidade de nossas escolhas de estilo de vida e sua adequação para nossa composição genética particular são importantes.

Considera-se cada vez mais a epigenética como um fator importante para descobrir porque a presença, no genoma, de **polimorfismos de nucleotídio único** (**SNPs**, do inglês *single nucleotide polymorphisms*) que parecem estar fortemente associados a determinado distúrbio crônico normalmente não é suficiente para levar a uma doença crônica. A presença dessas variantes do gene, a mudança em um nucleotídio de uma sequência genética, pode causar uma aberração na codificação de proteínas e pode aumentar a suscetibilidade para o desenvolvimento de uma doença crônica – mas isso não é uma garantia. Alimentos e outras opções de estilo de vida parecem ser desencadeadores essenciais para ativar a suscetibilidade à doença crônica e a marcas epigenéticas. Com sua capacidade de regular a expressão gênica, escolhas alimentares e de estilo de vida parecem ser, no mínimo, alguns dos mecanismos subjacentes.

Pesquisas inovadoras que demonstram a influência da dieta nos resultados fisiológicos e a conexão com a epigenética foram conduzidas por Waterland e Jirtle (2003), mostrando o efeito de nutrientes específicos no fenótipo. Ver Boxe 6.7 para obter mais informações sobre esses experimentos. A aplicabilidade desses tipos de achados para o homem pode ser encontrada em estudos como o *Dutch Hunger Winter Families Study* (Roseboom et al., 2006; Rooji et al., 2010; Bygren, 2013). Esse estudo holandês é um estudo de coorte retrospectiva que apoia a possibilidade de herança epigenética transgeracional no homem, bem como a importância da nutrição pré-natal. Ele investigou a descendência de mães que estavam grávidas durante a fome do inverno holandês que se seguiu à Segunda Guerra Mundial. A subnutrição durante o desenvolvimento fetal pode trazer consequências para a saúde das crianças posteriormente, ao longo da vida. Ver Boxe 6.8 para mais detalhes.

Neste momento, a herança epigenética é a menos compreendida dos mecanismos de herança, mas está sob estudo ativo com envolvimento de vários laboratórios ao redor do mundo. Pelo menos três mecanismos estão envolvidos: modificação nas histonas, modificação de DNA e RNAs não codificadores. Como discutido anteriormente, as marcas epigenéticas resultantes de modificações nas histonas e no DNA podem ser transmitidas de geração a geração. Quão longe esse alcance se estende ainda não é conhecido, mas há um padrão claro de, pelo menos, avós a filhos e a netos. A importância para os profissionais de nutrição é que alimentos e outras opções de estilo de vida importam – o que os avós comeram tem o potencial de influenciar as gerações subsequentes. Os detalhes desses processos estão além do âmbito deste capítulo, mas os leitores devem estar cientes de que a dieta e outros fatores de estilo de vida são alavancas poderosas para mudar a trajetória de saúde de uma pessoa. Como tal, são ferramentas poderosas para melhorar a saúde dos pacientes.

Espera-se, com o tempo, que a compreensão dos mecanismos epigenéticos seja essencial para o desenvolvimento de uma terapia nutricional eficaz. Revisões atuais exploram a herança epigenética em mamíferos, bem como outros animais e plantas e em distúrbios do neurodesenvolvimento, incluindo aplicações atuais para o autismo (Radford, 2018; Dall'Aglio et al., 2018).

Imprinting genômico

Normalmente, o genoma humano contém duas cópias ativas (alelos) de cada gene: um alelo da mãe e um do pai. Para alguns genes, no entanto, apenas uma cópia é ativada e transcrita. A outra cópia é epigeneticamente silenciada pela adição de grupos químicos. Em outras palavras, os genes são silenciados de maneira específica, com origem em um dos pais. As marcas epigenéticas, normalmente grupos metil, são adicionadas a fim de silenciar genes específicos no óvulo e outros genes no esperma. Esse processo é chamado *imprinting* genômico (impressão genômica).

As sequências de nucleotídios do mesmo gene no pai e na mãe são quase iguais, mas não idênticas devido às variações que ocorrem ao

---

Boxe 6.7 Herança epigenética: influência da nutrição.

A pesquisa da base genética e metabólica subjacente para uma característica ou doença requer a habilidade de controlar uma série de variáveis, como acasalamento, dieta e outras escolhas de estilo de vida.

Por essa razão, os sistemas-modelo evoluíram, nos quais os pesquisadores podem obter uma compreensão dos mecanismos genéticos, bioquímicos e fisiológicos antes de elaborar estudos no homem. O camundongo de laboratório tem um valor particular porque tem um sistema operacional suficientemente semelhante ao humanos. Essa característica permitiu aos pesquisadores prever, a partir de estudos em camundongos, o que provavelmente está ocorrendo em humanos. Foi por meio do uso de camundongos, cuja cor da pelagem pode ser controlada pela manipulação genética e dietética, que Waterland e Jirtle (2003) foram capazes de fornecer uma visão sobre a complexidade da epigenética e sua herdabilidade.

Os pesquisadores selecionaram uma linhagem de camundongos com uma mutação no gene *Asip*, mais comumente referido como o gene *agouti*. A mutação envolveu a inserção de um fragmento de DNA na região promotora do gene *agouti*. A mutação é designada A^{vy} (alelo amarelo viável *agouti*) e é dominante. Camundongos A^{vy}/A^{vy} geneticamente idênticos com pelagem amarela foram criados com os camundongos do tipo selvagem ("normais") com pelagem marrom-escura (*a/a*) e alimentados com ração padrão para camundongos de laboratório. A descendência (geração F1) era geneticamente A^{vy}/a. Como o alelo A^{vy} é dominante, esperava-se que todos os descendentes tivessem pelagem amarela. Em vez disso, havia uma gama de cores de pelagem variando entre amarelo, marrom-amarelado ("mosqueado") e marrom, e essas cores persistiram na idade adulta. A hipótese perspicaz de Waterland e Jirtle era que a epigenética era responsável pelos resultados da cor da pelagem, potencialmente causada pela metilação do alelo A^{vy}, e que esse efeito poderia ser herdado.

Os pesquisadores testaram se a metilação estava envolvida. Eles planejaram um estudo no qual fêmeas *a/a* com pelagem escura foram cruzadas com machos amarelos A^{vy}/A^{vy}. As fêmeas foram divididas em dois grupos. Ambos os grupos receberam a ração de laboratório padrão, mas metade das mães recebeu um suplemento de folato, vitamina B_{12}, colina e betaína, que fornecia uma dieta rica em doadores de metila. O suplemento foi iniciado 2 semanas antes do acasalamento e continuou durante a gestação e a lactação. Todos os descendentes eram A^{vy}/a. As mães não suplementadas tiveram filhos com pelagem amarela ou marrom-amarelada, como esperado. A maioria dos filhos das mães com dieta rica em metila, entretanto, tinha uma pelagem manchada, com uma mistura de marrom e amarelo (chamada *pseudoagouti*). Claramente, a dieta da mãe afetou a cor da pelagem da descendência e esses efeitos persistiram na idade adulta. Uma investigação sobre o que podia estar causando a diferença no fenótipo entre irmãos genotipicamente idênticos detectou uma correlação entre a pelagem mosqueada e o grau de metilação do gene *agouti*, o que sugeriu que a dieta rica em metila levou ao silenciamento epigenético do alelo A^{vy}.

Além disso, esse efeito da dieta era claramente hereditário. Em experimentos subsequentes (Cropley et al., 2006), descobriu-se que alimentar as fêmeas da geração da "avó" com uma dieta rica em metila, mas não enriquecendo a dieta da ninhada da filha, ainda produzia uma série de descendentes de segunda geração com pelagem marrom mosqueada, o que sugeria que o efeito que a dieta tinha sobre a cor da pelagem podia ser transmitido às gerações seguintes. Esses estudos estabeleceram as bases para pesquisas que investigam a dieta e outros fatores de estilo de vida em efeitos transgeracionais potenciais.

> **Boxe 6.8** Herança epigenética: o estudo holandês da fome.
>
> Um estudo de coorte retrospectivo sugere que a existência de herança epigenética transgeracional que foi observada nos estudos em camundongos (ver Boxe 6.7) também ocorre em humanos. O *Dutch Hunger Winter Families Study* investigou mais de 2.414 filhos de mães que estavam grávidas durante a fome extrema na Holanda, no inverno rigoroso de 1944 a 1945. O estudo de Rooij et al. (2010) fornece uma visão geral da história da fome, que resultou da coalescência do embargo alimentar durante a Segunda Guerra Mundial e um inverno particularmente rigoroso que dizimou as safras de alimentos. Todas as classes sociais foram afetadas. A ingestão energética diária no pico da fome era extremamente baixa para a população adulta (estimada em 400 a 800 calorias por dia). Embora as gestantes recebessem alimento extra, não havia alimento suficiente para atender às necessidades. Esse período de fome foi seguido por alimentação abundante, conforme essas crianças foram crescendo até a idade adulta. Estudos com filhos adultos dessas mães encontraram taxas elevadas de doenças cardiovasculares e perfis lipídicos alterados, obesidade, diabetes tipo 2 e declínio cognitivo associado à idade (Roseboom et al., 2006; de Rooij et al., 2010; Bygren, 2013).
>
> Por mais lamentável em termos de sofrimento humano que tenha sido a fome, ela gerou uma compreensão valiosa sobre as origens do desenvolvimento da saúde e da doença e aumentou a consciência da natureza crítica da dieta e do estilo de vida durante o período pré-natal. Além disso, os pesquisadores foram capazes de correlacionar a inanição durante os estágios de gestação com os efeitos da fome na descendência (de Rooij et al., 2010). As crianças expostas à fome no último terço da gestação eram pequenas ao nascer e permaneceram pequenas ao longo da vida. O comprometimento da função renal foi correlacionado com aqueles expostos à fome durante o meio da gestação (Roseboom et al., 2006). Aqueles expostos nos estágios iniciais da gestação tenderam a ter taxas elevadas de doenças cardiovasculares, obesidade e declínio cognitivo na idade adulta (de Rooij et al., 2010). Mais recentemente, Franke et al. (2018) usaram imagens neurológicas desses descendentes em comparação a indivíduos saudáveis da mesma idade e descobriram que a desnutrição durante o início da gestação resultou em diferenças distintas na estrutura do cérebro, bem como no envelhecimento precoce do cérebro.
>
> Suspeita-se que as alterações nas marcas epigenéticas contribuam para os resultados de saúde observados com a desnutrição na vida pré-natal. Os pesquisadores estão examinando assinaturas epigenéticas pré-natais e adultas em humanos e em sistemas-modelos animais para obter melhor compreensão da influência de vários tipos de estresse durante esse período. Uma revisão recente de Cao-Lei et al. (2017) resume o entendimento atual dessa associação.

longo do tempo. Um dos pais pode ter uma sequência que produz uma proteína funcional desse gene. O outro pai pode ter uma alteração em seu DNA, produzindo uma proteína alterada que leva a uma função prejudicada. Se a cópia do pai (paterna) do gene for aquela com a mutação e a cópia da mãe (materna) for normal, o gene normal geralmente pode compensar a influência do gene mutado (e vice-versa se a cópia materna estiver alterada e a cópia paterna for normal). No entanto, se o gene envolvido for aquele marcado epigeneticamente e for a cópia normal que estiver silenciada, haverá proteína normal insuficiente para compensar, o que tipicamente resulta em disfunção e doença. O que é crítico é qual cópia, paterna ou materna, está ativada e qual está silenciada.

Genes com *imprinting* são particularmente importantes no controle de crescimento e desenvolvimento normais, incluindo o desenvolvimento pré-natal, o desenvolvimento cerebral e o metabolismo pós-natal (Girardot et al., 2013; Perez et al., 2016; Nilsson et al., 2018). Apenas um pequeno número de anormalidades de *imprinting* genômico foi relatado até o momento. O motivo provável é que a base para tais anormalidades pode ser difícil de detectar e confirmar. Ver Boxe 6.9 para exemplos de dois distúrbios no homem bem conhecidos envolvendo *imprinting* genômico e a importância das contribuições genéticas materna e paterna. Para exemplos adicionais de *imprinting* genômico e doença no homem, Kalish et al. (2014) explora o papel do *imprinting* genômico nas síndromes de Beckwith-Wiedemann e Russell-Silver. Estima-se que 50% dos indivíduos com a síndrome Beckwith-Wiedemann tenham defeitos de metilação, o que sugere um papel para a terapia nutricional no tratamento do estado de folato (Dagar et al., 2018).

Os esforços de pesquisa atuais vão além dos distúrbios cromossômicos. O papel potencial do *imprinting* genômico está sendo investigado em várias doenças que afetam o crescimento, o desenvolvimento e a diferenciação. Alguns exemplos incluem câncer, transtornos do espectro do autismo, desenvolvimento do cérebro e distúrbios cerebrais, alergia alimentar e tecnologia de reprodução assistida (Liu et al., 2018).

Inativação do cromossomo X

Outro exemplo epigenético é a inativação do cromossomo X, que pode parecer um exemplo de *imprinting* genômico, mas não é. O *imprinting* envolve a inativação de genes ativos e a inativação do cromossomo X envolve a inativação de um cromossomo inteiro. Além disso, os dois mecanismos são bastante diferentes. A necessidade da inativação do cromossomo X origina-se do fato que os homens normalmente têm um cromossomo X e as mulheres têm dois cromossomos

> **Boxe 6.9** *Imprinting* genômico: síndromes de Angelman e Prader-Willi.
>
> Dois exemplos de distúrbios de desenvolvimento conhecidos decorrentes de anormalidades de *imprinting* genômico são as síndromes de Angelman e Prader-Willi. Ambas envolvem uma microdeleção do cromossomo 15. No entanto, por causa do fenômeno do *imprinting* genômico, a forma como ambas as síndromes se desenvolve depende se a deleção foi passada do pai para o filho ou da mãe para o filho.
>
> A síndrome de Angelman é um distúrbio neurológico com deficiências de desenvolvimento, dificuldades da fala, marcha espasmódica e um comportamento sorridente e risonho. Nessa síndrome está envolvido o *imprinting* genômico do gene *UBE3A*, associado à via da ubiquitina. Na síndrome de Angelman, a cópia paterna desse gene é silenciada e a cópia-materna é expressa.
>
> Se a cópia-materna tiver mutação no gene impresso ou, como no caso da microdeleção, o gene for perdido, o gene não estará presente e não poderá produzir a proteína normal necessária. A síndrome de Angelman se desenvolve.
>
> Da mesma forma, o gene *SNRPN* (que desempenha um papel no *splicing* do mRNA) está na mesma região da microdeleção do cromossomo 15 que o gene *UBE3A*, mas está associado a uma deficiência de desenvolvimento diferente, a síndrome de Prader-Willi. Nesse caso, a cópia materna do gene é silenciada e a cópia paterna é expressa. Quando a microdeleção está na contribuição paterna, o gene *SNRPN* é perdido por deleção e o gene materno não é expresso.
>
> A síndrome de Prader-Willi também se caracteriza por deficiências de desenvolvimento, diminuição do tônus muscular e um impulso extremo por comida (ver Capítulo 43).
>
> É bem possível que esses dois exemplos sejam apenas a ponta do *iceberg* em termos de deficiências de desenvolvimento que provavelmente envolvem o *imprinting* genômico.

X. A suposição é que ter duas vezes a quantidade de expressão gênica do cromossomo X seria uma sobrecarga de informação devido ao grande número de genes (mais de mil). Em vez disso, um dos cromossomos X nas mulheres é inativado no início do desenvolvimento por meio de uma combinação de marcas epigenéticas: hipermetilação do DNA e condensação do cromossomo. A escolha se é o cromossomo X da mãe ou do pai que será inativado parece ser aleatória e varia de célula para célula. A seleção ocorre durante o desenvolvimento fetal inicial e continua por meio das numerosas divisões celulares necessárias. As mulheres, portanto, são mosaicos. Se o cromossomo X ativo transporta um ou mais genes associados a uma doença e há um número suficiente de células expressando esse gene, sintomas característicos dessa doença podem ser observados. Ver Balaton et al. (2018) para uma revisão do processo de inativação do cromossomo X.

VARIAÇÃO GENÉTICA, HERANÇA E DOENÇA

Historicamente, a pesquisa genética no homem se concentrava em identificar os mecanismos pelos quais as características eram transmitidas de pais para filhos, como características físicas ou certas doenças raras que aparecem em famílias extensas. As doenças genéticas foram consideradas uma categoria separada de doença, limitada àqueles distúrbios hereditários raros que resultaram de alterações em um único gene ou alterações em nível cromossômico. Qualquer tipo de mudança pode ter um efeito devastador na capacidade metabólica e funcional do indivíduo.

Hoje em dia, sabe-se que a maioria das doenças é de origem genética, seja de erros na sequência de nucleotídeos do DNA e na informação que codifica, seja de alterações na expressão dessas informações e sua conversão em nossas habilidades funcionais. Mudanças no material genético, seja para o DNA cromossômico, o DNA mitocondrial ou mesmo um único nucleotídeo, têm o potencial de alterar uma ou mais proteínas que podem ser críticas para o funcionamento das células, tecidos e órgãos do corpo. Mudanças no material genético em cada um desses níveis podem ter consequências importantes para nossas habilidades metabólicas e funcionais.

Embora o DNA seja fisicamente bastante estável, mudanças na sequência de nucleotídeos ocorrem. Cada vez que uma célula se divide, ou um óvulo ou espermatozoide se forma, há o potencial de erros na duplicação do DNA ou na distribuição dos cromossomos no óvulo ou esperma. Exposições ambientais, como luz ultravioleta e produtos químicos tóxicos, podem causar rupturas no DNA e alterações podem ser introduzidas durante o reparo. Mudanças no DNA são comumente chamadas **mutações**, mas também são denominadas **variações genéticas**, variantes de genes ou apenas "variantes". Elas podem envolver um único nucleotídeo, um segmento de um cromossomo ou um cromossomo inteiro. Embora a mudança possa ser prejudicial ao organismo, ela também pode ter um efeito neutro ou benéfico. A mutação é a base da evolução. Quando ocorre uma mudança que proporciona um benefício de sobrevivência do organismo, ele é capaz de crescer até a maturidade e se reproduzir, e seus descendentes continuarão a se reproduzir e contribuir com a mutação para a reserva genética que caracteriza aquela população.

A ordem dos nucleotídeos na sequência de DNA determina a sequência de aminoácidos da proteína produzida. O aminoácido alterado determina a conformação física (forma) da proteína, que influencia o quão funcional ela é (Figura 6.5). Enquanto mudanças específicas (mutações) em alguns genes têm um efeito devastador na função e levam a uma doença, mudanças em outros genes podem ter um impacto funcional muito menos drástico ou nenhum efeito aparente. Algumas mudanças realmente melhoram a função, e muitas mutações silenciosas não têm efeito. Onde no espectro da capacidade funcional do indivíduo cai depende de (1) quão crítico é um gene para a função geral do organismo, (2) se um gene é expresso no nível e no momento necessários e (3) onde ocorre a mudança no gene.

A mudança na sequência de DNA pode afetar a produção ou a função da proteína codificada e influenciar a capacidade dessa proteína de cumprir seu papel fisiológico. Qualquer um dos resultados pode influenciar a extensão da disfunção que ocorre. Um exemplo clássico é o gene *HBB*, que codifica a subunidade beta da hemoglobina. Uma mudança nesse gene envolvendo um único nucleotídeo causa uma doença debilitante, a anemia falciforme. A molécula de beta-hemoglobina variante está prejudicada em sua capacidade de se ligar e distribuir oxigênio às células. Além disso, sob condições de baixo oxigênio, as hemácias portadoras de hemoglobina assumem uma forma falciforme rígida, que pode causar o bloqueio de pequenos vasos sanguíneos, mais comumente levando a fortes crises de dor, mas às vezes causa danos a órgãos, acidente vascular encefálico e até morte. Conforme o conhecimento e a tecnologia relacionados às conexões entre os genes, mutação e doença progrediram, tornou-se claro que existe um espectro de gravidade da doença, a depender da localização do nucleotídeo alterado dentro do gene *HBB*.

Clinicamente, esse tipo de conhecimento tem sido útil para explicar por que indivíduos com uma mutação no mesmo gene podem ter sintomas bastante diferentes. Como exemplo, mais de mil mutações foram identificadas na sequência de DNA do gene regulador da condutância transmembrana da fibrose cística (CFTR, do inglês *cystic fibrosis transmembrane conductance regulator*). O que é observado clinicamente (o fenótipo) é um espectro de resultados funcionais variando de fibrose cística grave a uma doença muito mais branda (ver Capítulo 33). Os clínicos precisarão examinar mais detalhadamente a composição genética de um indivíduo para determinar onde as mutações se enquadram no espectro funcional. De particular interesse são as consequências funcionais das mudanças na estrutura das proteínas codificadas por genes que fornecem a maquinaria metabólica para as células, como enzimas, receptores, transportadores, anticorpos, hormônios, neurotransmissores e comunicadores.

Assim, um gene pode existir em formas ligeiramente diferentes como resultado de mudança aparentemente menor, como um nucleotídeo substituindo outro. O termo para as diferentes formas de um gene é alelo (ou **polimorfismo** se vários alelos forem detectados para um gene). Como resultado, os genes têm produtos proteicos com diferentes sequências de aminoácidos (isoformas) e, muitas vezes, funções diferentes. O polimorfismo é um conceito importante, pois explica por que os seres humanos, embora 99,9% geneticamente semelhantes, são distintamente diferentes. A diferença de 0,1% é suficiente para explicar as variações físicas óbvias entre as pessoas. É também a base para diferenças mais sutis que podem não ser prontamente observáveis, como a capacidade funcional de uma enzima metabólica-chave de catalisar sua reação. Essas variações provavelmente estão na base de muitas das inconsistências observadas nos resultados terapêuticos e na pesquisa de intervenção nutricional. Pesquisadores em todo o mundo estão trabalhando para fazer as conexões entre variantes de genes, desfechos de saúde, doenças e intervenções terapêuticas eficazes com o objetivo de melhorar os resultados de saúde. Editar diretamente o genoma é uma estratégia para melhorar a saúde. Ver Boxe 6.10 para conhecer como essa tecnologia está sendo aplicada em pesquisa e na medicina.

A taxa de progresso da aplicação da genômica em aplicações clínicas está fortemente associada ao avanço na identificação de associações entre doenças e **polimorfismos de nucleotídeo único** (SNP). Uma vez que uma forte associação tenha sido determinada, os testes diagnósticos e intervenções apropriadas na dieta e no estilo de vida podem ser desenvolvidos e testados quanto à eficácia. Como o nome para essa variação genética sugere, a mudança envolve um único nucleotídeo. A abordagem molecular inicial para associar mutações com a suscetibilidade à doença era procurar por SNPs (alterações) em genes que codificam proteínas metabólicas importantes. Essa abordagem tem tido algum sucesso, mas não é bem-sucedida o suficiente na compreensão da complexidade genética e ambiental dos distúrbios crônicos. Como consequência, mais recentemente a velocidade do sequenciamento do genoma todo aumentou substancialmente e o custo diminuiu, o que permitiu a mudança para **estudos de associação de todo o genoma** (GWAS, do inglês *genome-wide association studies*) como a ferramenta genômica preferida para detectar os SNPs. Os GWAS permitem a detecção de padrões de múltiplos SNPs associados a uma doença e são particularmente úteis para distúrbios complexos. Ver Boxe 6.11 para informações adicionais.

Além dos SNPs, outros tipos de variações também podem desempenhar um papel importante na variação genotípica e fenotípica entre as pessoas. A perda ou ganho de mais de um nucleotídio (deleções e inserções, respectivamente), a duplicação de sequências de nucleotídios, variantes dos números de cópias e reestruturação de regiões dentro de um cromossomo (inversões e translocações) também têm consequências importantes para a função. A catalogação mais recente da variação genética humana é o *1.000 Genomes Project* (www.internationalgenome.org) (ver Boxe 6.12). A catalogação anterior dos SNPs era predominantemente de indivíduos de ascendência europeia com alguma representação afro-americana e asiática e agora está passando por uma expansão para vários grupos étnicos.

Doença no nível cromossômico

A mudança no número de cromossomos ou no arranjo do DNA dentro de um cromossomo quase sempre é prejudicial e muitas vezes fatal para o indivíduo. Distúrbios cromossômicos são detectados por meio de um **cariótipo**, a visualização de todos os cromossomos em forma de imagem. Mutações que envolvem uma alteração no número ou na estrutura de um cromossomo são, na maioria das vezes, eventos letais porque os cromossomos contêm vários genes e o caos resultante de ter

---

Boxe 6.10 Edição do genoma: sistema CRISPR.

A edição do genoma tem sido a base da ficção científica por muitos anos. Na realidade, a edição de genes tem sido uma ferramenta dos cientistas para introduzir mudanças no DNA de organismos-modelo, desde bactérias a moscas-das-frutas e até grandes mamíferos, de modo que os efeitos das mutações (variantes) na saúde possam ser estudados. A edição do genoma também tem sido feita em uma variedade de alimentos, incluindo milho, soja, abobrinha e beterraba sacarina. Os métodos para introduzir essas mutações têm sido lentos, caros e imprecisos, criando eventualmente variantes aleatórias (com radiação) ou exigindo várias gerações para atingir o resultado desejado.

Uma nova tecnologia chamada CRISPR (do inglês *clusters of regularly interspaced short palindromic repeats*, que significa repetições palindrômicas curtas agrupadas e regularmente interespaçadas) deu aos cientistas a maneira de editar o genoma de forma rápida, precisa e econômica. Adaptado do sistema de defesa antiviral natural em bactérias, o CRISPR permite que áreas específicas do genoma sejam adicionadas, removidas ou alteradas. O sistema usa pequenos pedaços de RNA para se ligar a uma localização específica no DNA-alvo, que permite que uma proteína (Cas) associada ao CRISPR corte o DNA. A proteína Cas9 é a mais frequentemente usada, mas outras enzimas também podem ser combinadas com CRISPR, como Cas11 e Cpf1. O mecanismo de reparo do DNA da célula, dessa forma, conserta a quebra, introduzindo as mudanças também codificadas no RNA-guia.

Como o CRISPR é muito mais preciso e eficiente do que as tecnologias anteriores de edição de genoma, os pesquisadores estão explorando a possibilidade de usá-lo para corrigir doenças genéticas no homem. Distúrbios de um único gene, como a anemia falciforme, fibrose cística e outros distúrbios mendelianos, são provavelmente os primeiros candidatos a esse tratamento. No entanto, relatos de mudanças em partes do genoma que não eram o alvo (chamadas "efeitos fora do alvo") aumentam a possibilidade de consequências indesejadas, como câncer ou outras doenças. As falhas iniciais da terapia genética e a disponibilidade das atuais terapias de gerenciamento de doenças levaram os pesquisadores da saúde a proceder com cautela. A aplicabilidade dessa tecnologia para doenças complexas e a linha entre o combate a doenças e o aprimoramento desnecessário também permanecem como tópicos polêmicos.

A tecnologia também abre o debate sobre formas responsáveis de editar o genoma humano. Editar as próprias células de uma pessoa, conhecido como edição somática, afeta apenas o indivíduo; a edição de células germinativas (espermatozoides e óvulos) ou de embriões tem o potencial de afetar as gerações futuras. Experimentos não regulamentados em embriões humanos já ocorreram, estimulando a necessidade de pesquisadores, legisladores e o público discutirem a ética, os limites e o potencial dessa poderosa tecnologia.

Boxe 6.11 Como detectar variantes do gene: gene candidato *versus* estudo de associação de todo o genoma (GWAS).

Para que uma variante do gene seja clinicamente útil, ela deve ser bem caracterizada em termos de sua associação com um estado de doença, ocorrer frequentemente na população sendo estudada (de preferência, em várias populações) e ter uma intervenção terapêutica efetiva e bem documentada. Existem duas abordagens principais para identificar variantes de genes que estejam associadas a maior risco de desenvolver doenças comuns: os estudos de genes candidatos e os estudos de associação de todo o genoma (GWAS). A **abordagem do gene candidato** foi o instrumento original. Ela se concentra em variantes funcionais e variantes posicionais. Variantes funcionais resultam de mutações em genes cujos produtos são conhecidos por estarem envolvidos nos mecanismos subjacentes à doença de interesse. A abordagem posicional é semelhante, mas procura por variantes que estejam fisicamente próximas de genes conhecidos por estarem envolvidos nos mecanismos subjacentes. Estudos de genes candidatos têm a limitação de dependerem do conhecimento dos mecanismos subjacentes à doença de interesse. Se os mecanismos não foram completamente definidos, é provável que novos genes não sejam detectados. Além disso, um grande estudo coorte é frequentemente necessário para incluir indivíduos homozigotos suficientes para o alelo de risco. Os genes candidatos têm sido bem-sucedidos principalmente em distúrbios de um único gene.

Doenças crônicas relacionadas ao estilo de vida, no entanto, tendem a ser características complexas e essa complexidade ainda é agravada pelo componente epigenético. O desenvolvimento dessas doenças normalmente requer a interação da suscetibilidade genética criada por uma variante do gene com fatores ambientais. Esses fatores normalmente são modificáveis e envolvem escolhas de estilo de vida, como a comida que comemos, se nos exercitamos regularmente, como lidamos com nossos pensamentos e emoções, a qualidade dos relacionamentos e os sistemas de significado, a qualidade e a quantidade de nosso sono, e nossa exposição a toxinas, como fumaça de tabaco e outras poluições do ar, produtos químicos tóxicos de origem alimentar e álcool.

Com os rápidos avanços da tecnologia genética, foi possível e economicamente viável fazer a varredura de todo o genoma em busca de variações genéticas comuns. Por exemplo, uma varredura GWAS pode envolver um conjunto de indivíduos com o mesmo diagnóstico e buscar por variações genéticas comuns entre esses indivíduos ou entre populações. Não há genes-alvo predeterminados e milhares de variantes e milhares de indivíduos podem ser investigados, o que aumentou bastante a velocidade com que as variantes genéticas foram detectadas. O *Catalog of Published Genome-Wide Association Studies* pode ser pesquisado para doenças de interesse (*diseases of interest*) para saber quais variantes de genes foram identificadas até o momento. A grande quantidade de dados gerados por qualquer uma das abordagens, mas particularmente pela abordagem de estudos de associação de todo o genoma (GWAS), se beneficia muito do desenvolvimento da bioinformática e de sua organização e análise por computadores de alta capacidade.

Capítulo 6 Genômica Nutricional

Boxe 6.12 *1.000 Genomes Project.*

Como o *Projeto Genoma Humano*, o *1.000 Genomes Project* é um passo significativo no objetivo de personalizar a terapia. Avanços na tecnologia de DNA e a redução de custos subsequentes permitiram aos pesquisadores expandir o número de genomas e populações representadas no banco de dados do genoma humano, além do conjunto de dados eurocêntrico original. Genomas de 2.504 indivíduos de 26 populações representando cinco regiões continentais foram sequenciados. As populações incluem uma amostra diversa da população humana: africanos, americanos (norte, centro e sul-americanos, incluindo os nativos americanos), europeus e asiáticos, tanto do Leste Asiático quanto do Sul.

O objetivo do projeto era identificar variações genéticas que ocorreram em 1% ou mais das populações estudadas. Mais de 84,7 milhões de polimorfismos de nucleotídio único (SNPs), 3,6 milhões de variantes estruturais de inserção/deleção curtas e 60 mil outras variantes estruturais foram detectadas nesses indivíduos, muitas agrupadas em haplótipos. Os pesquisadores estimam que mais de 99% dos SNPs que se supõem que estejam no genoma humano com uma frequência igual ou superior a 1% tenham sido identificados. Esse projeto é um grande passo em direção ao atendimento personalizado de saúde. Pesquisas futuras provavelmente se concentrarão na detecção de fortes associações entre regiões genéticas específicas e determinadas doenças e, em seguida, no desenvolvimento de abordagens terapêuticas eficazes. A bioinformática desempenhou um papel significativo na análise de conjuntos de dados extremamente grandes que foram gerados e continuará a ser essencial para pesquisas subsequentes. O progresso constante em conhecimento, tecnologia e mão de obra treinada com foco na variação genética está revolucionando a maneira como os clínicos pensam sobre os aspectos clínicos da medicina, farmacologia e nutrição. Dada a magnitude da variação entre os indivíduos, as abordagens clínicas irão acomodar cada vez mais a mudança de uma abordagem que se encaixava para todos para abordagens personalizadas (1.000 Genomes Project Consortium, 2015).

tão pouca ou muita informação, ou informação sendo expressa no momento errado, é prejudicial ao organismo. No entanto, é possível que partes dos cromossomos se separem e se liguem a outro cromossomo ou que uma região de um cromossomo seja duplicada. Esses eventos nem sempre são letais, mas costumam causar sintomas anormais. Existem numerosas aberrações cromossômicas que foram definidas, muitas das quais têm implicações nutricionais, como a necessidade de assistência na alimentação. As descrições das mudanças e suas consequências podem ser encontradas em livros didáticos de genética clínica, bem como *online*, em fontes como o *Genetic and Rare Diseases Information Center* e o Compêndio *Mendelian Inheritance in Man*.

Um exemplo de anormalidade cromossômica não fatal é a trissomia do cromossomo 21 (síndrome de Down). Caracteristicamente, observa-se uma cópia extra de todo o cromossomo decorrente de um erro na distribuição dos cromossomos durante a formação de espermatozoides ou óvulos. No entanto, as características da síndrome de Down existem devido a uma pequena região do cromossomo 21, de modo que mesmo se apenas aquele minúsculo pedaço de DNA estiver presente em triplicata, ocorrerá a síndrome. Outras síndromes de desenvolvimento são causadas pela perda de uma parte de um cromossomo (uma deleção parcial). Na síndrome de Beckwith-Wiedemann (uma deleção do cromossomo 11), as alterações se caracterizam por supercrescimento de órgãos, incluindo a língua de grandes dimensões, o que leva a dificuldades alimentares e desnutrição.

Profissionais de nutrição desempenham uma função importante na terapia daqueles com distúrbios cromossômicos, pois esses indivíduos muitas vezes têm problemas motores orais que afetam seu estado nutricional e causam problemas de crescimento no início da vida. Mais tarde, no desenvolvimento, o peso corporal pode se tornar um problema e a terapia nutricional é útil para controlar peso, diabetes e complicações cardiovasculares. Vários graus de insuficiência mental frequentemente complicam a terapia. Profissionais de nutrição podem ajudar a mitigar os efeitos prejudiciais desses distúrbios no estado nutricional (ver Capítulo 43).

Doença no nível mitocondrial

Devido à importante função que as mitocôndrias desempenham na produção de energia, alterações no DNA mitocondrial (mtDNA) frequentemente são degenerativas e variam quanto às manifestações clínicas por causa das múltiplas cópias do DNA mitocondrial, pois nem todas podem conter a alteração genética. Mutações no DNA mitocondrial podem se manifestar em qualquer idade e incluir doenças neurológicas, cardiomiopatias e miopatias esqueléticas. Um número crescente de doenças está sendo ligado a mutações no DNA mitocondrial. Um dos distúrbios mais antigos a serem rastreados até o mtDNA é a síndrome de Wolfram, uma forma de diabetes com surdez associada. Posteriormente, foram encontradas variantes gênicas que se relacionam com cada um dos componentes da via de fosforilação oxidativa. As consequências fisiológicas dessas mutações geralmente envolvem órgãos com alta demanda energética, como coração, rins, cérebro e músculos. Ver *website Genetics Home Reference* do National Institutes of Health para informações sobre distúrbios baseados no DNA mitocondrial e o banco de dados do MITOMAP, um banco de dados do genoma mitocondrial humano para especificações sobre variantes do DNA mitocondrial humano.

Doença no nível molecular

A maioria das doenças associadas à genômica envolve mudanças no nível molecular. Alterações no DNA normalmente envolvem mudança de nucleotídio único ou vários nucleotídios dentro de um gene único por meio de substituições, adições ou deleções nas regiões reguladora, promotora ou codificadora. As alterações na região reguladora ou promotora podem aumentar ou diminuir a quantidade de proteína produzida ou alterar a capacidade do gene de responder aos sinais ambientais. Alterações na região codificadora podem afetar a sequência de aminoácidos da proteína, que por sua vez pode afetar a conformação e função da proteína e, portanto, o funcionamento do organismo. Como a maioria dos genes humanos reside nos cromossomos, as variações gênicas são transmitidas de acordo com a **herança mendeliana** e estão sujeitas a modificações de marcadores epigenéticos.

Os distúrbios autossômicos dominantes de gene único com implicações nutricionais incluem vários que podem resultar em deficiências de desenvolvimento, problemas motores orais, suscetibilidade ao ganho de peso e dificuldades como constipação intestinal. Os exemplos incluem a osteodistrofia hereditária de Albright, que comumente resulta em problemas dentários, obesidade, hipocalcemia e hiperfosfatemia; as condrodisplasias, que muitas vezes resultam em problemas motores orais e obesidade; e a síndrome de Marfan, que envolve doença cardíaca, crescimento excessivo e aumento das necessidades nutricionais. A hipercolesterolemia familiar (dislipidemia familiar tipo 2) resulta de um receptor de lipoproteína de baixa densidade (gene *LDLR*) defeituoso, transmitido como um traço autossômico dominante. Os sintomas incluem níveis elevados de colesterol total, níveis elevados de LDL-colesterol e aumento do risco de aterosclerose.

Os distúrbios recessivos autossômicos são mais comuns. Eles foram tradicionalmente detectados porque uma mutação teve um efeito prejudicial sobre recém-nascidos que levou a sérias consequências de desenvolvimento ou morte. A anemia falciforme é um exemplo de doença autossômica recessiva, causada pela herança de duas cópias do gene *HBB* variante. Os distúrbios metabólicos do metabolismo de aminoácidos, carboidratos e lipídeos, designados como erros inatos do metabolismo (EIM), são herdados de forma semelhante e associados a uma mutação particular. Os erros inatos do metabolismo são os primeiros exemplos conhecidos da genômica nutricional e a modificação dietética continua sendo o tratamento primário (ver

Capítulo 42). Uma breve visão geral dos erros inatos do metabolismo de uma perspectiva genética está incluída aqui para enfatizar o importante papel do profissional de nutrição na restauração da saúde para esses indivíduos e contrastar os erros inatos do metabolismo com distúrbios crônicos que resultam do mesmo tipo de alteração genética, mas afetam a função menos gravemente. Um exemplo clássico de um erro inato do metabolismo de aminoácido é a fenilcetonúria, doença autossômica recessiva. Ela resulta de mutação na codificação do gene para a enzima fenilalanina hidroxilase, levando a uma incapacidade de converter fenilalanina em tirosina. A restrição alimentar vitalícia de fenilalanina permite que indivíduos com fenilcetonúria vivam até a idade adulta e desfrutem de uma vida com qualidade.

A intolerância hereditária à frutose (IHF, do inglês *hereditary fructose intolerance*) é outro exemplo de um erro inato do metabolismo autossômico recessivo do metabolismo de carboidratos. Uma mutação no gene *ALDOB*, que codifica a aldolase B (frutose-1,6-bifosfato aldolase), prejudica a atividade catalítica da enzima e impede que a frutose seja convertida em glicose. Recém-nascidos e lactentes tipicamente são assintomáticos até que frutas sejam adicionadas à dieta. A terapia nutricional envolve a eliminação de frutose, sorbitol e sacarose de dissacarídeo contendo frutose. Na ausência de entendimento da presença dessa lesão genética e da necessidade de eliminar esses adoçantes da dieta, o indivíduo normalmente passa a desenvolver hipoglicemia, vômito e, em última instância, insuficiência renal, levando à morte.

Esses distúrbios enfatizam o poder de compreender a mutação genética subjacente ao desenvolver abordagens terapêuticas nutricionais. Primeiro, o histórico da família pode sugerir que a mutação genética esteja presente. Embora a mutação genética (**genótipo**) seja permanente, o **fenótipo** não é. Apesar de um indivíduo ter mutações que predispõem a doenças, a eliminação de alimentos específicos e ingredientes alimentares essencialmente mantêm silenciosa a suscetibilidade a doenças, e a criança desfrutará de um desenvolvimento normal. Os profissionais de nutrição são inestimáveis por serem capazes de detectar o problema e recomendar a terapia apropriada com antecedência suficiente para prevenir que os sintomas da doença se manifestem e causem sérios problemas de desenvolvimento.

A síndrome do X frágil, que é dominante e está ligada ao cromossomo X, também afeta o estado nutricional. Ela é caracterizada por atrasos no desenvolvimento, deficiência mental e problemas comportamentais. A lesão ocorre dentro do gene *FMR1*, no cromossomo X, no qual um segmento de trinucleotídio citosina-guanina-guanina é repetido mais vezes do que o número normal para seres humanos. As múltiplas repetições desse trinucleotídio tornam o cromossomo X suscetível à quebra. Outro distúrbio dominante ligado ao cromossomo X é uma forma de raquitismo hipofosfatêmico. Esse distúrbio é encontrado em homens e mulheres, é resistente à terapia com vitamina D e caracteriza-se por anomalias ósseas, que incluem malformações dentárias e problemas alimentares resultantes.

As condições recessivas ligadas ao cromossomo X incluem o diabetes insípido nefrogênico, a adrenoleucodistrofia e a distrofia muscular de Duchenne (DMD). Indivíduos com diabetes insípido nefrogênico recessivo ligado ao cromossomo X são incapazes de concentrar urina e apresentam poliúria e polidipsia. Esse distúrbio geralmente é detectado na infância e pode manifestar-se como desidratação, má alimentação, vômitos e deficiência de crescimento. A adrenoleucodistrofia recessiva ligada ao cromossomo X resulta de um defeito na enzima que degrada os ácidos graxos de cadeia longa. Essas gorduras se acumulam e levam à disfunção cerebral e suprarrenal e, em última instância, à disfunção motora. A distrofia muscular de Duchenne recessiva ligada ao cromossomo X caracteriza-se por infiltração gordurosa de músculos e perda muscular extrema. Crianças normalmente são confinadas a uma cadeira de rodas quando atingem a adolescência e precisam de assistência na alimentação.

Os distúrbios de herança ligada ao cromossomo Y envolvem principalmente a determinação do sexo masculino. Até o momento, nenhum distúrbio relacionado à nutrição foi atribuído de forma conclusiva ao cromossomo Y.

Em resumo, qualquer gene pode potencialmente sofrer mutação, o que pode afetar a função de suas proteínas e a saúde do indivíduo. Sua localização dentro do DNA nuclear ou DNA mitocondrial determina seu modo de herança. Ver Capítulo 42 para obter mais informações sobre genética e distúrbios metabólicos.

Doença no nível epigenético

Embora os mecanismos epigenéticos sejam os principais contribuintes para doenças crônicas por meio das interações dos genes com o ambiente, muito resta para ser descoberto em relação aos padrões epigenômicos usuais de cada gene envolvido e os mecanismos pelos quais esse padrão é alterado em resposta aos desencadeadores ambientais. Os detalhes devem aguardar os resultados dos estudos em andamento. Em vez disso, é preciso pausar esse assunto para reconhecer as valiosas contribuições dos pioneiros da nutrição que alertaram esse campo para a importância da epigenética relacionada à nutrição para a saúde. Ornish demonstrou o poder da terapia nutricional e do estilo de vida para alterar os desfechos da doença cardiovascular e do câncer de próstata e vinculou seu último trabalho à regulação da expressão do gene da próstata (Ornish et al., 2008). Kallio et al. (2007) demonstraram que alterar a composição de carboidratos da dieta afeta a expressão gênica, que inclui genes que regulam a sinalização da insulina. Stover estudou por muito tempo a base para diferenças individuais em doenças relacionadas à dieta de um ponto de vista epigenético e alertou sobre a necessidade de ter cuidado na concentração de folato usado em produtos farináceos enriquecidos, suplementos dietéticos e medicamentos por causa do papel do folato como a principal fonte de grupos metil usados para silenciar a expressão gênica (Stover et al., 2018). Sua visão contribuiu substancialmente para a compreensão de que a nutrição é extremamente importante no nível molecular, bem como nos níveis bioquímico, metabólico e fisiológico.

GENÔMICA NUTRICIONAL E DOENÇA CRÔNICA

Profissionais da saúde estão gradualmente incorporando as várias disciplinas "ômicas" de avaliação, diagnóstico, intervenção e monitoramento/avaliação. Para isso, é necessária uma base profunda de conhecimento que conecte assinaturas genéticas e epigenéticas a determinadas condições de doença para que um alvo apropriado para a terapia seja identificado. Além disso, a avaliação e o diagnóstico devem ser seguidos por intervenções conhecidas para restaurar a saúde daqueles com doenças existentes ou para prevenir doenças futuras naqueles suscetíveis que ainda não manifestam sintomas. Essa abordagem está bem encaminhada para os distúrbios de um único gene para os quais as variantes do gene foram identificadas e conectadas às consequências bioquímicas e fisiológicas e para os quais intervenções eficazes foram desenvolvidas, testadas e aplicadas.

Em contraste, a maioria das visitas clínicas é feita por pacientes com uma ou mais doenças crônicas complexas. Restaurar a saúde ou prevenir doenças no caso de doenças crônicas é um empreendimento ambicioso que provavelmente exigirá décadas de pesquisa básica e clínica antes que o potencial seja plenamente realizado. Mesmo quando ainda não existem protocolos de genômica nutricional bem definidos para distúrbios específicos, a terapia de dieta e estilo de vida muitas vezes pode ser útil.

De particular interesse para profissionais de nutrição é a disciplina emergente de genômica nutricional e seu papel na nutrição de precisão ou personalizada. A **genômica nutricional** é um campo de estudo focado na interação de genes, dieta, fatores de estilo de vida e saúde humana. Incluídos na genômica nutricional estão **nutrigenética**,

nutrigenômica e aspectos relacionados à nutrição da **epigenética** e **epigenômica**, que fornecem uma visão sobre como os fatores ambientais regulam a expressão gênica. A genômica nutricional e suas subdisciplinas abrangem inúmeras outras disciplinas: biologia molecular, bioquímica, metabolismo intermediário, transcriptômica, proteômica, metabolômica, microbioma, neurociência e mudança comportamental. Ver revisão da Academy of Nutrition and Dietetics sobre genômica nutricional para uma visão geral do progresso atual no campo (Rozga e Handu, 2018). À medida que essas disciplinas evoluem, os profissionais serão cada vez mais capazes de adaptar a dieta e as opções de estilo de vida à composição genética de cada paciente.

A nutrigenética diz respeito ao efeito da variação genética na resposta aos nutrientes e a outros insumos dietéticos. Por exemplo, um quadro de nutrigenética frequentemente citado envolve uma variante no gene da 5,10-metilenotetra-hidrofolato redutase (*MTHFR*). Mutações nesse gene podem resultar em diminuição substancial na atividade enzimática que é responsável pela conversão de folato ou ácido fólico dietético em 5-metil folato, a forma ativa. Indivíduos com essa mutação precisariam de folato adicional na dieta para uma saúde ótima.

A genômica nutricional está avançando para aplicações clínicas a doenças crônicas comuns, como câncer, diabetes tipo 2, obesidade e doenças vasculares, bem como processos fisiológicos importantes, como inflamação e biotransformação. No momento, os estudos clínicos em seres humanos são limitados e o campo está concentrado no desenvolvimento do fundamento da pesquisa para ser capaz de fazer as conexões entre variantes de genes, doenças, impacto funcional e intervenções eficazes. Os primeiros usuários estão desenvolvendo painéis de testes nutrigenéticos destinados a orientar os médicos e seus pacientes na identificação de suscetibilidades e oferecer recomendações para a promoção da saúde. Os pacientes estão trazendo os resultados dos seus testes aos profissionais de nutrição, buscando obter ajuda na implementação dessas recomendações. Onde existem variantes comuns entre os painéis nutrigenéticos, estas serão discutidas brevemente a fim de conscientizar os leitores do que eles podem encontrar na prática. Espera-se que mais variantes sejam identificadas e intervenções cada vez mais direcionadas sejam desenvolvidas nos próximos anos.

Teste genético e processo de cuidados nutricionais

A promessa a longo prazo da genômica nutricional é a capacidade de identificar interações da dieta com os genes e traduzir essas informações em abordagens de dieta e estilo de vida personalizadas para o indivíduo. Em um prazo mais curto, a expectativa é que as informações possam ser utilizadas para abandonar a abordagem padronizada para identificar categorias de indivíduos com doenças crônicas que se beneficiariam de uma abordagem terapêutica semelhante, com base em sua composição genética e modificada para seus desafios ambientais específicos. A genômica será fundamental nesse esforço, uma vez que as variantes gênicas serão a base para a identificação da suscetibilidade. A epigenética será igualmente importante porque é a chave para os padrões de expressão gênica em resposta às escolhas de estilo de vida.

A primeira etapa do teste nutrigenético é a avaliação. O sequenciamento do genoma é utilizado para consultar o genoma do cliente para identificar as variantes presentes. A epigenômica será potencialmente acrescentada em um futuro não muito distante para identificar assinaturas epigenéticas e sua influência na expressão gênica. A análise genômica é realizada ou por tecnologia genética que detecta variantes específicas (normalmente denominados *biochips* de DNA ou sistema *microarray*), por meio do sequenciamento de partes do genoma relacionadas ao gene (sequenciamento do exoma completo), ou pelo sequenciamento do genoma completo. A evolução da tecnologia de sequenciamento de DNA para o atual sequenciamento de próxima geração diminuiu muito o custo e o tempo necessários para o sequenciamento e está rapidamente se tornando a tecnologia preferida para pesquisas de doenças crônicas. Uma vez que a sequência seja obtida, existem vários algoritmos de computador que podem detectar variantes genéticas específicas que interessam. Alguns filtros estão facilmente disponíveis, outros são propriedade de empresas no ramo de conversão da presença de variantes de genes em recomendações para melhorar a saúde e diminuir a suscetibilidade a doenças.

Os seguintes pontos devem ser considerados antes de realizar um teste nutrigenético ou ao ajudar seus pacientes a entender os resultados do teste que eles ou seus médicos solicitaram.

- Avaliar as credenciais da empresa/laboratório que realizará o teste. O teste está sendo conduzido em um laboratório adequadamente credenciado (pelo menos certificado, por exemplo, a certificação de Emenda para Melhoria de Laboratórios Clínicos [CLIA; do inglês, *Clinical Laboratory Improvement Act/Amendment*])?
- Como a privacidade do cliente será protegida?
- Qual é o custo do teste?
- Para quem os resultados do teste serão enviados?
- Quanto tempo demora para que os resultados estejam disponíveis?
- A amostra de DNA é destruída após a análise? Se for armazenada, como será usada no futuro? O consumidor precisará assinar um termo de consentimento para que sua amostra seja retida e usada para análises futuras
- O que será incluído no relatório de resultados do teste?
- Quais variantes serão examinadas? Os *números rs* são relatados com o SNPs?
- Qual é a associação de cada variante com uma doença? A empresa disponibiliza os estudos que vinculam as variantes (SNPs) com as doenças?
- Quais escolhas de estilo de vida são particularmente importantes na promoção da doença quando essa variante estiver presente?

Vários pesquisadores notáveis de genômica nutricional propuseram diretrizes para avaliar a validade dos testes nutrigenéticos e seu uso para aconselhamento dietético (Grimaldi et al., 2017). Além disso, o documento de posicionamento da genômica nutricional de 2014 da Academy of Nutrition and Dietetics descreve as várias agências governamentais que têm, pelo menos, alguma supervisão da genômica nutricional, particularmente o teste direto ao consumidor (Camp e Trujillo, 2014).

As informações geradas por testes genéticos podem fornecer uma visão sobre o estado de saúde atual de um indivíduo e suscetibilidades a doenças futuras em um grau muito maior do que foi possível até agora. Os clientes vão querer saber se suas informações serão mantidas em sigilo como quaisquer outros dados médicos e que não poderão ser usadas para discriminá-los na obtenção de emprego ou seguro. As consequências não intencionais dos testes genéticos costumam ser motivo de preocupação e seu aumento nos cuidados de saúde torna a compreensão dessas consequências especialmente importante para os profissionais de nutrição. Ver Boxe 6.13 para mais informações sobre este tópico.

Trabalhar com relatórios de testes nutrigenéticos requer familiaridade com a nomenclatura utilizada. As variantes são nomeadas pelo gene que representam, normalmente com três a cinco letras e escritas em itálico. Para o grande número de genes, humanos apresentam duas cópias. Portanto, ao descrever o gene e os nucleotídios presentes (seja do tipo selvagem ou usual, bem como do tipo variante ou mutante), certas convenções são usadas. Se os dois nucleotídios forem do tipo selvagem, o indivíduo é descrito como sendo do tipo selvagem homozigoto. Se um tipo selvagem e uma variante estiverem presentes, o indivíduo é heterozigoto, também chamado "portador". Se ambos os nucleotídios forem o nucleotídio variante, o indivíduo é uma variante homozigota. As condições de tipo selvagem e variante podem ser denominadas como "alelo de tipo selvagem" e "alelo variante ou de

> **Boxe 6.13 ELSI: implicações éticas, legais e sociais da genômica.**
>
> Para que as várias tecnologias "ômicas" sejam úteis na clínica, os pacientes devem estar confortáveis com seu uso. Uma preocupação especial é se a informação genética nas mãos das seguradoras ou empregadores pode levar à discriminação contra os requerentes. Essas e outras questões são objeto de debate e pesquisa nas implicações éticas, legais e sociais (ELSI, do inglês *ethical, legal, and social implications*) da pesquisa e tecnologias genéticas.
>
> Desde o início do Projeto Genoma Humano, cientistas, legisladores e público geral trabalharam para abordar as questões de **ELSI** em pesquisa e tecnologias genéticas com o objetivo de informar e proteger os indivíduos. Alguns danos potenciais foram tratados pela legislação. As informações genéticas são definidas como informações de saúde protegidas pela legislação *Health Insurance Portability and Accountability Act* (HIPAA) nos EUA. A aprovação da **Lei de Não Discriminação de informação genética (GINA,** do inglês *Genetic Information Nondiscrimination Act*) nos EUA em 2008 é outro marco importante para garantir que a informação genética não seja usada para discriminar norte-americanos com relação a emprego ou seguro-saúde. A legislação proíbe especificamente o uso de informações genéticas por seguradoras de saúde para negar cobertura a indivíduos saudáveis ou cobrar prêmios mais altos do que o normal porque esse indivíduo pode desenvolver uma doença no futuro. Também proíbe os empregadores de tomar decisões sobre contratação, demissão, promoção ou de colocação no emprego com base em informações genéticas.*
>
> No entanto, com o aumento da popularidade dos testes genéticos diretos ao consumidor, a questão da privacidade e da não discriminação continua a preocupar os consumidores e várias agências governamentais. A Federal Trade Commission começou a examinar cuidadosamente como as empresas que fornecem esses testes protegem a privacidade dos indivíduos. O profissional de nutrição deve estar ciente dessa preocupação e estar pronto para educar os pacientes que estejam considerando o teste genético.
>
> A pesquisa em tópicos de ELSI (implicações éticas, legais e sociais) está em andamento e emergindo como um campo de pesquisa por direito próprio. O programa de pesquisa do National Human Genome Research Institute, estabelecido em 1990, continua a conduzir pesquisas em questões de ELSI. Uma lista dos tipos de pesquisa que estão sendo conduzidas pode ser encontrada no *website* do National Human Genome Research Institute ao se buscar o termo "ELSI". O programa de pesquisa e inovação *Horizon 2020*, da União Europeia, está desenvolvendo outro conjunto de normas, o *ELSI Knowledge Desk*, que também está disponível em seu *website*. Também estão disponíveis bancos de dados *online* que podem ser úteis para pesquisadores e pacientes, como o *ELSI Helpdesk* e o *ELSI Knowledge Database*, financiados pelo programa de pesquisa e inovação *Horizon 2020* da União Europeia.

*N.T.: No Brasil, ainda não existe uma legislação específica sobre o tema, embora o sigilo e o não compartilhamento de informações médicas sejam garantidos por outras leis brasileiras.

risco", em referência ao fato de que ou a sequência de tipo selvagem está presente ou a sequência de variante está presente ou, no caso de um portador, um de cada está presente.

O gene *MTHFR* é atualmente um exemplo clássico de biomarcador nutrigenético. Uma variante desse gene, o *MTHFR* C677T (também escrito como 677C>T), envolve a substituição do nucleotídio C normal (para citidina) por um nucleotídio T (timidina) na posição 677 da sequência do gene *MTHFR*. Os indivíduos homozigotos do tipo selvagem têm um C nessa posição em ambas as cópias desse gene. Os heterozigotos têm um C e um T e aqueles homozigotos para a variante têm um T nessa posição em ambas as cópias do gene.

Além disso, cada variante recebe um **número rs** (identificação do *cluster* SNP de referência). A variante *MTHFR* anterior é rs1801133. Uma variante diferente dentro do mesmo gene é o *MTHFR* A1298C, rotulado como rs1801131. Trata-se de um número crítico porque denota uma localização específica dentro do DNA e diferentes mutações costumam criar resultados funcionais distintos. A falta deles na literatura genômica mais antiga muitas vezes dificulta discernir qual mutação está sendo analisada por suas interações gene-ambiente. Pesquisadores e empresas comerciais costumam fornecer o número rs com o gene da variante e a mutação atualmente. Os SNPs, como o *MTHFR*, são o tipo mais comum de mutação encontrada em testes nutrigenéticos, mas esteja ciente de que outros tipos de mutações são possíveis, como deleções, inserções e variantes de número de cópia e que cada variante tem um número rs.

A próxima etapa é pegar as variantes identificadas e fazer previsões sobre quais aumentam a suscetibilidade da pessoa a doenças específicas e, em seguida, selecionar intervenções promotoras da saúde adequadas para essas suscetibilidades. Muitos pesquisadores de genômica e profissionais de saúde questionam a confiabilidade do teste e sua utilidade clínica atual. O ponto fraco parece não ser a tecnologia em si, que existe há décadas e é um pilar em laboratórios de pesquisa e, mais recentemente, em laboratórios clínicos. A fraqueza consiste na ligação entre uma variante particular e a força de sua associação com a promoção da doença e na eficácia da intervenção terapêutica recomendada. Esteja ciente de que a pesquisa sobre quais variantes estão fortemente associadas a quais doenças está em um estágio inicial. Muitas variantes foram identificadas, mas poucas exibem tanto uma forte associação quanto prevalência em múltiplas populações. Na maioria dos casos, múltiplas variantes de genes, não apenas um SNP, bem como exposições ambientais específicas, são necessárias para que uma doença se desenvolva. O profissional de nutrição precisará ser capaz de traduzir as implicações das variantes no relatório do teste nutrigenético, bem como as suscetibilidades potenciais a doenças, e vinculá-las a um plano terapêutico sobre o qual se espera melhorar razoavelmente a saúde do paciente. O relatório que acompanha os resultados do teste deve ser útil nesse quesito, associado ao conhecimento do profissional de nutrição das abordagens nutricionais e das mudanças de estilo de vida que serão necessárias para a restauração da saúde e promoção sustentada da saúde.

Inflamação

A inflamação crônica é um mecanismo subjacente para praticamente todas as doenças crônicas. As intervenções de dieta e estilo de vida são tipicamente de natureza anti-inflamatória em todas as áreas para cada uma das recomendações primárias de estilo de vida: nutrição, atividade física, controle de pensamentos e emoções, desenvolvimento de relacionamentos de apoio, obtenção de quantidade e qualidade de sono suficientes e minimização da exposição a toxinas. As intervenções se concentram na prevenção da inflamação e nas abordagens anti-inflamatórias para a inflamação existente. Ver Capítulo 7 para uma discussão abrangente sobre inflamação, biomarcadores e terapia anti-inflamatória.

Variantes de genes comumente usados, considerados como elevadores da suscetibilidade a um estado inflamatório, são aqueles associados a biomarcadores inflamatórios: proteína C reativa (CRP), interleucina-1beta (*IL1β*), interleucina-6 (*IL6*) e fator de necrose tumoral alfa (*TNF*). A proteína C reativa (PCR) é produzida pelo fígado em resposta à inflamação. As proteínas interleucina-1 e interleucina-6 são citocinas produzidas como parte do processo inflamatório. Elas funcionam como moléculas de sinalização celular ativadoras do sistema imunológico, que envolve processos inflamatórios. A inflamação normalmente é autolimitada e diminui quando a infecção ou a lesão está sob controle. No caso de doenças crônicas, no entanto, a resposta inflamatória está essencialmente presa na posição "ligada".

Biotransformação (destoxificação)

Um paralelo entre a farmacogenômica e a genômica nutricional pode ser observado com as vias de biotransformação ou destoxificação das fases I e II que são ativas no sistema digestório e no fígado. Em um processo de duas fases, esse sistema metabólico converte fármacos e outras moléculas potencialmente tóxicas em formas químicas que possam ser excretadas. A fase I ativa a molécula tóxica para formar uma espécie reativa de oxigênio (radical livre) por meio da atividade de várias enzimas do citocromo P450 (CYP). Posteriormente, na fase II, a glutationa-S-transferase (GST) e outras enzimas adicionam grupos químicos à molécula ativada para torná-la mais solúvel e menos tóxica. O conhecimento do estado genômico dos genes que codificam essas várias enzimas pode ser útil para prever quais abordagens nutricionais podem ser benéficas para apoiar o processo de biotransformação e quando medicamentos específicos podem ser usados (ver Boxe 6.14).

As variantes genéticas comumente encontradas em painéis de testes genéticos que incluem biotransformação são da família de genes do citocromo *P450* (CYP), genes da glutationa-S-transferase (GST) e dois genes de superóxido dismutase (SOD). Um ou mais dos genes do citocromo *P450* normalmente incluem: *CYP2D6*, *CYP2C19*, *CYP3A4*, *CYP1A2*, *CYP29*, *CYP2B6* e *CYP2E1*. Existem três variantes comuns da glutationa-S-transferase: *GSTM*, *GSTP1* e *GSTT1*. Os genes *SOD* representados são *SOD1* (SOD cobre-zinco) e *SOD2* (SOD dependente de manganês), que protegem contra os radicais livres gerados durante a biotransformação. Variantes de genes em qualquer uma das proteínas envolvidas na biotransformação podem potencialmente alterar a eficácia do processo.

Câncer

As pesquisas clínicas e aplicações "ômicas" atualmente estão mais avançadas para o câncer em comparação a outras doenças crônicas. A influência das marcas epigenéticas na expressão gênica está diretamente associada ao desenvolvimento do câncer e ao seu crescimento desregulado característico. A expressão de oncogenes (genes promotores de tumor) e de genes supressores de tumor deve ser cuidadosamente orquestrada para manter crescimento e desenvolvimento normais. Em geral, os oncogenes estão silenciados epigeneticamente e genes supressores de tumor estão ativados. Se algum desses sistemas funcionar mal, o risco de câncer pode aumentar. Um exemplo pode ser visto quando um grupo metil se liga a um gene supressor de tumor por engano e desliga sua expressão. Além disso, se alguém não tiver folato suficiente na dieta, um oncogene pode não ser desativado o suficiente.

Embora a personalização total da terapia do câncer, ou qualquer outra terapia médica, para um indivíduo esteja no primeiro plano da descoberta, um número de etapas iniciais usando tecnologias "ômicas" já foi bem-sucedido em ajudar na terapia personalizada e na detecção precoce de falha de tratamento. A quimioterapia citotóxica tem sido a terapia antineoplásica que prevalece até o momento. Embora bem-sucedida em muitos aspectos, essa abordagem é relativamente inespecífica, pois tem como alvo células cancerosas e não cancerosas. Um dos objetivos da saúde de precisão é canalizar as disciplinas "ômicas" para uma terapia personalizada apropriada para os indivíduos e seu tipo particular de câncer. Essa abordagem requer conhecimento do panorama molecular na qual o câncer existe (*i. e.*, a composição genômica e epigenômica da pessoa e as características moleculares do próprio câncer). Defeitos moleculares no genoma e epigenoma do indivíduo, assim como no próprio câncer, podem fornecer informações valiosas sobre potenciais alvos terapêuticos. Ver Luoh e Flaherty (2018) para uma visão geral dos tipos de cânceres estudados e tratados por meio dessa abordagem.

Variantes de genes e câncer

Exemplos bem conhecidos de aplicação de genômica ao câncer incluem a detecção dos genes *BRCA1* e *BRCA2* no diagnóstico de câncer de mama e os genes *hMLH1* e *hMSH2* no diagnóstico de câncer colorretal hereditário não polipoide (HNPCC). Testes genéticos também estão disponíveis para detectar a suscetibilidade a esses tipos. O teste genômico também está sendo usado para distinguir características tumorais específicas, com o objetivo de ajudar a diferenciar um câncer do outro. O diagnóstico genético ajuda a determinar qual abordagem terapêutica provavelmente terá sucesso e, durante a terapia, ajuda a detectar precocemente uma falha do tratamento. Conforme surgem opções para detecção e prevenção precoces, opções personalizadas de dieta e estilo de vida se tornarão comuns no tratamento do câncer.

Epigenética e câncer

Os nutrientes dietéticos e os componentes dos alimentos bioativos podem afetar os processos epigenéticos de várias maneiras, desde o fornecimento de nutrientes necessários para proteger contra o câncer até a supressão da expressão gênica de componentes-chave nas

---

Boxe 6.14 Aplicação da farmacogenômica: varfarina

Uma das primeiras aplicações clínicas das disciplinas "ômicas" foi na farmacogenômica, que é semelhante em conceito à genômica nutricional. A farmacogenômica envolve o uso da genômica para analisar as variações genéticas nos genes que codificam as enzimas metabolizadoras de fármacos e prever os resultados quando as variantes interagem com fármacos específicos. A variabilidade genética pode levar a funções diferentes nessas enzimas, o que explica por que um fármaco pode ter os efeitos pretendidos em uma pessoa, ser ineficaz para outra e ser prejudicial para uma terceira. Ao identificar mutações conhecidas nas vias bioquímicas envolvidas no metabolismo do fármaco, torna-se possível identificar os indivíduos para os quais a terapia com o fármaco será benéfica, mas também auxiliar no cálculo da dose apropriada desde o início da terapia. Para medicamentos com janelas de eficácia terapêutica estreitas, a prescrição da dosagem correta desde o início da terapia melhora a eficácia e reduz o potencial para eventos adversos. Vários medicamentos têm sido associados a variantes genéticas atualmente, e o teste genético está disponível antes do início da terapia.

O medicamento anticoagulante varfarina tem uma janela terapêutica estreita e é amplamente utilizado. Associada a eventos adversos frequentes, a varfarina foi um dos primeiros medicamentos aos quais a farmacogenômica foi aplicada. Variações nos genes *CYP2C9*, *VKORC1* ou *CYP4F2* influenciam seu uso seguro. O estudo abrangente mais recente para testar a utilidade clínica da farmacogenética da varfarina é o estudo *Clarification of Optimal Anticoagulation Through Genetics* (COAG) (Gage et al., 2017). Os dados demonstraram que a dosagem de varfarina guiada pelo genótipo foi superior ao tratamento padrão de duas maneiras: (1) eficácia ao aumentar a quantidade do medicamento no intervalo terapêutico durante o período do ensaio e (2) segurança por reduzir eventos adversos até 30 dias após o término da avaliação.

Um aspecto interessante desse estudo aponta uma grande limitação da genômica até o momento: o banco de dados de variantes genéticas foi desenvolvido principalmente a partir de indivíduos de ascendência europeia. Os *pools* de genes variam entre as diferentes populações ancestrais e, para serem eficazes, as recomendações devem estar baseadas nas variantes gênicas apropriadas a cada população. O ensaio COAG não testou a variante *CYP2C9*8*, que é um importante preditor da dose de varfarina em afro-americanos (Nagai et al., 2015). Esses indivíduos passaram menos tempo dentro da janela terapêutica e não receberam todo o efeito do fármaco. Como a população do estudo era 91% branca, a eficácia geral do medicamento para a ramificação genotipada não foi afetada. No entanto, a genotipagem da varfarina provavelmente não será recomendada para afro-americanos até que novas pesquisas esclareçam o conjunto de variantes do gene que melhor forneça segurança e eficácia para essa população. Essa limitação no banco de dados de variantes genéticas é bem reconhecida pelos pesquisadores e um esforço global está em andamento para expandir o banco de dados. Ver Boxe 6.12 para obter informações adicionais. Esse projeto está expandindo as populações incluídas e ajudando a identificar mutações comuns associadas a grupos étnicos específicos. Além disso, vários países estão estabelecendo bancos de dados que representam suas populações específicas.

cascatas sinalizadoras que levam à promoção do câncer (ou as enzimas necessárias para a metilação do DNA ou acetilação das histonas) e até alterar a disponibilidade de substratos necessários para as várias reações enzimáticas envolvidas. A pesquisa orientada para a epigenômica/genômica nutricional que está sendo conduzida concentra-se nos nutrientes dietéticos e nos componentes alimentares bioativos que alteram a expressão do gene por meio de mecanismos epigenéticos (Andreescu et al., 2018).

Com os nutrientes tradicionais, o foco principal é o metabolismo de um carbono, que fornece os grupos metil para metilação do DNA e acetilação das histonas, além de vários outros processos importantes como o reparo de DNA. Esses nutrientes incluem folato e ácido fólico, riboflavina, piridoxina, vitamina B_{12}, colina e metionina. Outros componentes dietéticos comuns sendo estudados por suas propriedades de proteção contra o câncer incluem fibra dietética, vitamina C, vitamina E e selênio. Além de servir como ligantes para fatores de transcrição, as gorduras poli-insaturadas são essenciais para a regulação negativa da expressão dos fatores de transcrição envolvidos na ativação de genes pró-inflamatórios. Os exemplos incluem fatores de transcrição usados para o metabolismo hepático de carboidratos, lipídeos e ácidos biliares (Jump et al., 2013).

Para os componentes alimentares bioativos, a identificação de bioativos de origem vegetal é uma área de pesquisa particularmente ativa porque um número substancial de benefícios à saúde foi relatado para esses compostos. As categorias de polifenol e glicosinolato dos fitonutrientes são as mais estudadas para o tratamento e prevenção do câncer. Mudanças epigenéticas nos genes supressores de tumor podem silenciar esses genes e aumentar o risco de desenvolvimento de tumor.

Diabetes tipo 2

O diabetes melito tipo 2 (DM2) é uma doença crônica que corresponde à maioria dos indivíduos com diabetes (ver Capítulo 29). Ele é complexo e resulta de variantes gênicas que interagem com componentes alimentares bioativos e outros gatilhos de estilo de vida que resultam em modificações epigenéticas do genoma. As características distintas desse tipo de diabetes são resistência à insulina e insuficiência das células beta produtoras de insulina no pâncreas. Numerosos estudos relataram a eficácia das abordagens de dieta e estilo de vida para controlar e prevenir o diabetes melito tipo 2. A genômica nutricional contribuirá para a compreensão dessa doença complexa pela identificação de variantes de genes que aumentam significativamente o risco de desenvolvê-la. Além disso, a pesquisa em genômica nutricional identificará as interações dos genes com a dieta e o estilo de vida e os mecanismos pelos quais essas interações influenciam epigeneticamente a expressão gênica, o que ajudará no desenvolvimento de intervenções novas e eficazes.

Variantes de genes e diabetes melito tipo 2

Algumas mutações raras que predispõem ao diabetes melito tipo 2 foram encontradas, mas não explicam a alta prevalência da doença. Em vez de resultar de mutação de um único gene, o diabetes melito tipo 2 parece se manifestar devido às contribuições de uma série de variantes que interagem com os desencadeadores de dieta e estilo de vida. Algumas variantes estão em genes que têm conexões evidentes com a homeostase da glicose, mas muitas não. As seguintes variantes estão entre as mais promissoras em termos da força de sua associação com o risco de desenvolver diabetes tipo 2: gene do fator de transcrição 7-semelhante ao 2 (*TCF7L2*), membro 8 da família 30 de carreadores de soluto (*SLC30A8*), receptor gama ativado por proliferadores de peroxissoma (*PPARG*), adiponectina (*ADIPOQ*), proteína associada à massa de gordura e obesidade ou dioxigenase dependente da alfacetoglutarato (*FTO*), gene regulador do ciclo circadiano (*CLOCK*) e receptor da melanocortina 4 (*MC4R*). O gene *SLC30A8* é um transportador de zinco necessário para a síntese e secreção de insulina.

As variantes *ADIPOQ, CLOCK, FTO* e *MC4R* estão associadas à obesidade e ao aumento do risco de desenvolver diabetes melito tipo 2. O *PPARG* é um fator de transcrição envolvido com o metabolismo lipídico e a diferenciação de adipócitos que regula a expressão de múltiplos genes. Ele tem sido implicado em diabetes, obesidade, câncer e aterosclerose. Para obter mais detalhes sobre qualquer uma dessas variantes, visite os *websites Gene* do National Center for Biotechnology Information e *Genetics Home Reference* do National Institutes of Health.

O gene *TCF7L2* está envolvido com a secreção de insulina e exibe a associação mais forte com a suscetibilidade ao diabetes melito tipo 2. Ele codifica um fator de transcrição que desempenha um papel fundamental na via de transdução do sinal WNT. Além disso, o *TCF7L2* foi detectado em várias populações. Em estudos com populações de indianos (Chandak et al., 2007), chineses Han (Dou et al., 2013), japoneses (Horikoshi et al., 2007), mexicano-americanos (Lehman et al., 2007), africanos (Yako et al., 2016) e europeus caucasianos (Groves et al., 2006), a variante ocorreu com frequência e aumentou o risco de diabetes melito tipo 2 em 30 a 50%. Também se descobriu que o gene *TCF7L2* predispõe indivíduos com síndrome metabólica ao desenvolvimento do diabetes melito tipo 2 (Katsoulis et al., 2018).

Epigenética e diabetes melito tipo 2

Estudos têm sugerido há muito tempo que o diabetes melito tipo 2 está fortemente associado a escolhas de dieta e estilo de vida, mais notavelmente escolhas alimentares (especialmente gordura na dieta) e hábitos de exercício. Supõe-se que ele seja de origem genética, todavia, com exceção da variante *TCF7L2*, o grande número de variantes do gene que foram identificadas parece contribuir fracamente para a suscetibilidade ao diabetes. As respostas parecem ser (1) há múltiplos genes envolvidos e (2) mecanismos epigenéticos envolvendo gatilhos de dieta e estilo de vida são contribuintes importantes. As pesquisas para detectar alterações epigenéticas em resposta a nutrientes e componentes alimentares bioativos estão em andamento.

Uma dieta anti-inflamatória com nutrientes suficientes na qual o consumo carboidratos e de gorduras seja controlado em relação à quantidade e à qualidade continua a ser a pedra angular dos cuidados do diabetes melito tipo 2. Cada vez mais, o foco está sendo colocado na incorporação de uma variedade de fitonutrientes na dieta. Os resultados do *Nurses' Health Study* (NHS) e seu acompanhamento (NHS II) (Sun et al., 2015), bem como do *Health Professionals Follow-Up Study* (Wedick et al., 2012), sugerem que o consumo regular de alimentos vegetais ricos em fitonutrientes ajudaram a diminuir o risco de desenvolver diabetes melito tipo 2.

Além da dieta e dos exercícios, outras escolhas de estilo de vida influenciam os desequilíbrios fisiológicos que levam à inflamação crônica e devem ser incorporadas em programas de mudança de estilo de vida se as mudanças positivas forem mantidas a longo prazo. Os exemplos incluem estresse psicológico e fisiológico crônico e exposição a produtos químicos e toxinas. Esperançosamente, os cuidados de saúde se moverão em direção a abordagens para diabetes melito tipo 2 e para doenças crônicas que tenham como alvo a inflamação crônica subjacente com programas contemporâneos de mudança comportamental baseados em neurociência que permitam que aqueles em risco abordem suas barreiras para fazer escolhas de estilo de vida saudáveis.

Para obter informações mais detalhadas sobre os aspectos genômicos e epigenéticos do diabetes melito tipo 2, ver revisões recentes de Silveira et al. (2019), Xue et al. (2018) e Ortega et al. (2017).

Obesidade

A obesidade geralmente é indicada pelo índice de massa corporal (IMC), que é medido em kg/m^2. É importante avaliar cada pessoa individualmente, incluindo o histórico de peso, o perímetro da cintura e a composição corporal, pois pessoas com corpos maiores podem ser metabolicamente saudáveis em alguns casos. Diferentes países usam pontuações de IMC um pouco distintas para definir a obesidade, mas um padrão global comum é o estabelecido pela Organização Mundial da Saúde (OMS), que classifica um IMC de ≥ 25 kg/m^2 em adultos como sobrepeso/pré-obesidade, um IMC ≥ 30 kg/m^2 como obeso e um IMC ≥ 40 kg/m^2 como extremamente obeso. A OMS também definiu padrões de IMC para crianças de até 5 anos e de 5 a 19 anos. A prevalência da obesidade está aumentando constantemente. Nos EUA, uma pesquisa nacional de saúde e nutrição entre 2015 e 2016 revelou que 39,8% dos adultos e 18,5% dos jovens eram obesos (Hales et al., 2017).

Além de ser um órgão de armazenamento pronto para atender as necessidades de energia futura, o tecido adiposo é um tecido metabólico ativo importante para o equilíbrio energético de todo o corpo. O tecido adiposo secreta adipocinas, que são proteínas de sinalização celular. Os exemplos de adipocinas incluem leptina, adiponectina e adipocinas pró-inflamatórias, como as interleucinas e citocinas alfa de necrose tumoral discutidas na seção de diabetes tipo 2. Quando a leptina (*LEP*) se liga aos receptores de leptina (*LEPR*) no hipotálamo, a ligação envia um sinal de saciedade, seguido por redução no desejo de comer e termogênese estimulada. O trabalho fundamental foi realizado em sistemas de modelos de camundongos e, subsequentemente, considerado eficaz no homem (Ghilardi et al., 1996; Dulloo et al., 2002). A adiponectina é uma proteína adipocina com ação hormonal codificada pelo gene *ADIPOQ* e produzida pelos adipócitos. Parece ser importante para o equilíbrio metabólico, particularmente no que se refere à resistência à insulina, ao estresse oxidativo e à inflamação crônica, características da síndrome metabólica (Achari e Jain, 2017). Em particular, o equilíbrio entre adiponectina e leptina foi correlacionado com o componente de obesidade da síndrome metabólica. A diminuição na razão adiponectina/leptina aumenta o risco de obesidade, inflamação e desenvolvimento da síndrome metabólica (Frühbeck et al., 2017).

ADIPOQ é um gene de interesse por causa de sua associação com a obesidade, mas também potencialmente para diabetes tipo 2 e síndrome metabólica. Um dos SNPs nesse gene (-11391G>A, rs17300539) parece ligar o aumento dos níveis de adiponectina com a diminuição do risco de obesidade. Em norte-americanos caucasianos, aqueles com uma ou mais cópias do alelo variante (A) tinham níveis elevados de adiponectina e diminuição do peso, do perímetro da cintura e do perímetro do quadril e do IMC (Warodomwichit et al., 2009). Esses pesquisadores detectaram também uma interação gene-dieta entre o alelo variante (A) e a gordura monoinsaturada. Quando a ingestão de ácidos graxos monoinsaturados era igual ou superior a 13% da energia total, aqueles com uma ou mais cópias do alelo A (genótipo AA ou AG) tinham um IMC mais baixo em comparação aos indivíduos com o genótipo GG (duas cópias do alelo não variante G). Nenhum efeito do alelo A foi observado na circunferência da cintura, na resistência à insulina ou na gordura saturada ou gorduras poli-insaturadas. Outros pesquisadores relataram um risco aumentado de obesidade na presença de SNPs no gene *ADIPOQ* na população Punjabi do norte da Índia (Kaur et al., 2018) e na população tunisiana (Zayani et al., 2018). Essas descobertas interessantes com o gene *ADIPOQ* provavelmente continuarão a ser estudadas em várias populações e em condições dietéticas variadas.

Tal como acontece com a leptina, grande parte do trabalho inicial com a adiponectina foi realizado usando sistemas-modelo de camundongo, com pesquisas no ser humano sendo desenvolvidas mais recentemente. Dada a aparente importância desses genes no metabolismo energético, a falta de consistência ocorre provavelmente devido a um grande volume de pesquisas, mas muito poucos polimorfismos estão ligados ao aumento do risco de desenvolver obesidade em múltiplas populações. Além disso, a complexidade da obesidade e a multiplicidade de moléculas envolvidas tornou o desvendar das múltiplas interações que aumentam ou diminuem o risco de desenvolver obesidade um desafio (Jagannadham et al., 2016). Uma revisão recente de Unamuno et al. (2018) traz uma análise sobre a complexidade do tecido adiposo disfuncional e a desregulação subsequente da secreção de adipocina, que leva à inflamação crônica e ao aumento do risco de doenças crônicas, como resistência à insulina, diabetes tipo 2, aterosclerose, câncer e, mais provavelmente, obesidade.

O foco dos estudos é bastante variado e explora desde a identificação de genes que aumentam o risco de obesidade até a identificação de sinais ambientais que desencadeiam a alimentação excessiva e mudanças epigenéticas no cérebro, tecido adiposo e fígado; desde a contabilização da composição do suprimento alimentar com seu aumento da carga de toxinas e abundância de alimentos processados de alto teor calórico, até a compreensão dos complexos aspectos comportamentais que nos levam a fazer as escolhas alimentares que fazemos. Os mecanismos epigenéticos que ligam a obesidade ao aumento do risco de diabetes melito do tipo 2 e doenças cardiovasculares adicionam ainda mais complexidade ao assunto. Claramente, por que e como as pessoas se tornam obesas exige uma resposta multifacetada e várias disciplinas estarão envolvidas na definição dos mecanismos e na busca de soluções eficazes. O acréscimo da neurociência contemporânea e da pesquisa comportamental à busca de respostas sobre por que e como nos tornamos obesos está expandindo nossa visão sobre esse dilema desafiador (ver Capítulo 20).

As seções a seguir destacam genes e variantes de genes que estão entre aqueles com uma associação mais forte à obesidade do que a maioria das variantes, junto a uma discussão sobre o papel da epigenética nesse quesito. O fato de os fatores ambientais desempenharem um papel importante no desencadeamento do desenvolvimento da obesidade nos lembra das dificuldades de identificar até mesmo os fatores primários no ambiente obesogênico de hoje. Também gera motivação para que a atenção aos aspectos comportamentais de fazer escolhas que promovam a saúde no dia a dia ao longo da vida possa ter uma influência positiva na mudança da trajetória de saúde de uma pessoa no que diz respeito à suscetibilidade a doenças.

Variantes de genes e obesidade

Em termos de sua base genética, a obesidade foi categorizada tanto como monogênica quanto poligênica. A obesidade monogênica (gene único) historicamente se refere aos genes que, quando mutados, levam à obesidade grave. Exemplos de variantes de genes bem estudados associados à obesidade monogênica incluem mutações em *MC4R* (receptor de melanocortina-4), na leptina e nos receptores da leptina. Em contraste, a obesidade **poligênica** (multigênica) tem sido denominada "obesidade comum", na qual vários genes e gatilhos ambientais estão envolvidos. Essa base para a obesidade ocorre com frequência. Na obesidade comum, a mutação em um único gene contribui apenas com um pequeno grau de risco e o desenvolvimento da suscetibilidade de se tornar obeso depende fortemente da interação com gatilhos ambientais. No entanto, a recente descoberta de Fairbrother et al. (2018), sobre quais mutações no gene *MC4R* são encontradas frequentemente em indivíduos obesos na população geral, torna questionável esse tipo de categorização de tudo ou nada. Essa revelação não é surpreendente, dado que se tem encontrado que a maioria, senão todas, as associações entre gene, função e doença constituem um *continuum* de fenótipos que variam de silenciosos a efeitos leves a graves na função. Porém, fique atento, pois esse tipo de classificação está na literatura e pode causar confusão. Nesta seção, o foco será no que tem sido, até agora, denominado "obesidade comum", envolvendo múltiplos genes e vários gatilhos ambientais.

Também não é surpreendente o grande número de genes identificados como contribuintes para a predisposição à obesidade, particularmente desde que os GWAS passaram a ser usados rotineiramente na busca de genes de interesse e seus polimorfismos. Um gene que se descobriu há vários anos que tem uma forte associação com a obesidade comum e ocorre com frequência em várias populações é o *FTO* (Loos e Yeo, 2014). Esse gene codifica a proteína de massa gorda e obesidade (uma dioxigenase dependente de alfacetoglutarato). Seu mecanismo de ação parece estar relacionado à regulação do desenvolvimento do tecido adiposo, o que sugere que a composição corporal é afetada (Yang et al., 2017). Variações no gene *FTO* foram encontradas em várias populações. Seu efeito é maior em descendentes de europeus do que em populações africanas ou asiáticas (Loos e Yeo, 2014; Merritt et al., 2018).

As interações gene-dieta foram relatadas para SNPs no gene *FTO*. Dados de um estudo transversal indicaram que aqueles com o alelo A do gene *FTO* que relataram altos níveis de gordura na dieta e baixos níveis de atividade física tiveram valores de IMC mais elevados do que aqueles com o alelo A que relataram dieta com baixo teor de gordura (Sonestedt et al., 2009). Uma dieta pobre em carboidratos pareceu atenuar o efeito da dieta rica em gordura naqueles com o alelo de risco. Lappalainen et al. (2012) investigaram o efeito desse mesmo SNP no IMC em indivíduos no Estudo Finlandês de Prevenção de Diabetes (*Finnish Diabetes Prevention Study*). Esse grupo também encontrou valores elevados de IMC em pessoas que consumiam uma dieta rica em gordura. Mais recentemente, Vimaleswaran et al. (2016) relataram interação gene-dieta em um segundo SNP do gene *FTO* em uma população indiana asiática. Indivíduos com o polimorfismo que também consumiram uma dieta rica em carboidratos tiveram aumento do risco de serem obesos. A inatividade física também parece influenciar o risco de obesidade nesses indivíduos.

Dois outros genes que influenciam não apenas a obesidade, como também a sensibilidade ou resistência à insulina, são o gene supressor de sinalização de citocinas 3 (*SOCS3*) e o gene do receptor gama ativado pelo proliferador do peroxissomo (*PPARG2*). O gene *SOCS3* inibe a transdução do sinal de citocinas (parte da resposta inflamatória) por intermédio da via de sinalização Janus quinase/transdutor de sinal e ativador da transcrição (JAK/STAT). O gene *SOCS3* é frequentemente superexpresso em obesidade e diabetes (Galic et al., 2014). Em um **estudo de associação de todo o genoma de expressão** (eGWAS, do inglês *expression genome-wide association study*), Xu et al. (2018) descobriram que o promotor *SOCS3* estava hipometilado em indivíduos obesos. Dentro desse grupo com *SOCS3* com baixo teor de metilação, aqueles que tiveram cinco ou mais eventos de vida estressantes estavam em maior risco de obesidade.

O gene *PPARG* (gene do receptor gama ativado pelo proliferador do peroxissomo) é um receptor nuclear que funciona como um fator de transcrição e é um contribuinte fundamental para a formação das células de gordura. É frequentemente citado como o "regulador mestre" da adipogênese e diferenciação (Mukherjee et al., 1997). As interações gene-dieta para o gene *PPARG* foram relatadas originalmente por Memisoglu et al. (2003) e, mais recentemente, por Rodrigues et al. (2017). Em um subgrupo do *Nurses' Health Study*, Memisoglu et al. investigaram a interação do SNP *PPARG2* Pro12Ala (o alelo Pro é o alelo de tipo selvagem e o alelo Ala é o alelo variante) com a ingestão de gordura dietética. Aqueles com o genótipo Pro/Pro e maior ingestão de gordura na dieta obtiveram valores de IMC significativamente maiores do que aqueles que tiveram a menor ingestão de gordura na dieta. Não parece haver uma interação gene-dieta com o alelo Ala com relação ao IMC. Rodrigues et al. (2018) trabalharam com indivíduos gravemente obesos e descobriram que aqueles com uma ou mais cópias do alelo Ala tinham maiores valores de IMC e maior ingestão de gordura poli-insaturada. Não é incomum encontrar esses tipos de inconsistências enquanto os pesquisadores tentam identificar os SNPs que influenciam os processos fisiológicos em resposta às escolhas de estilo de vida. Normalmente, o padrão ficará mais claro à medida que o volume de estudos aumentar.

Espera-se que a pesquisa continue devido ao grande número de variantes que foram relatadas desde que o GWAS se tornou a principal ferramenta para identificar variantes relacionadas à obesidade e a necessidade de triagem de múltiplas populações para detectar variantes que ocorrem com frequência em várias populações.

Além disso, as variantes precisarão estar fortemente associadas a determinados desencadeadores ambientais. Ambientes obesogênicos são altamente variáveis entre os indivíduos, mesmo dentro da mesma população, o que aumenta ainda mais a quantidade de trabalho à frente para vincular claramente variantes com intervenções clínicas eficazes.

Epigenética e obesidade

Além dos estudos de metilação, acetilação e microRNA (miRNA) sendo conduzidos com as múltiplas variantes do gene, os gatilhos ambientais que promovem modificações epigenéticas estão sendo estudados para esclarecer como eles promovem a transformação da suscetibilidade à obesidade em doença manifesta. O ambiente de hoje é frequentemente referido como obesogênico. Dois aspectos do meio ambiente que estão em estudo são os poluentes ambientais e seu papel na promoção da obesidade e a composição da microbiota intestinal. O termo **"obesogênico"** refere-se a poluentes ambientais que promovem a obesidade, mas ele se expandiu ao longo do tempo, pois se tornou aparente que uma grande variedade de poluentes leva ao estresse oxidativo e à inflamação, que promovem não apenas a obesidade, como também diabetes, doenças vasculares, câncer e vários outros distúrbios inflamatórios (Grün e Blumberg, 2006). As categorias de poluentes comuns incluem os poluentes orgânicos persistentes (POPs), metais pesados e poluição do ar. Os poluentes orgânicos persistentes incluem os bifenilos policlorados (PCB), pesticidas organoclorados e desreguladores endócrinos, compostos semelhantes a hormônios que imitam os hormônios naturais e interrompem o funcionamento normal do sistema endócrino, o que inclui a alteração dos padrões normais de expressão gênica. Ver revisões de Muscogiuri et al. (2017) e de Darbre (2017) para obter informações adicionais.

A microbiota intestinal refere-se à comunidade de diferentes microrganismos (bactérias, leveduras, vírus) que vivem dentro do sistema digestório. O **"microbioma"** intestinal, que muitas vezes é citado no contexto técnico, refere-se aos genomas desses vários microrganismos, mas frequentemente é usado como sinônimo dos próprios organismos (a "microbiota"). Esses organismos podem ser benéficos ou patogênicos. Os benefícios incluem a manutenção da integridade do sistema digestório, que promove as funções digestivas e a integridade da função de barreira da mucosa intestinal saudável. A microbiota também contribui nutricionalmente ao sintetizar folato, biotina e vitamina K e digerir fibras insolúveis para produzir ácidos graxos de cadeia curta que servem como combustível para enterócitos. No início deste capítulo, foi observado que a tecnologia genômica foi aplicada com sucesso para identificar os microrganismos, o que tem sido útil para fins de pesquisa, mas também para testes de laboratório, para que os microrganismos patogênicos possam ser rapidamente identificados e a terapia antimicrobiana seja iniciada.

A presença de patógenos na microbiota pode causar desequilíbrios leves a graves do sistema digestório e pode levar a infecção e erosão da barreira intestinal, ativação crônica do sistema imunológico e inflamação crônica. Um dos efeitos colaterais da presença de bactérias gram-negativas é que, conforme morrem, elas liberam moléculas de lipopolissacarídeo (LPS) de suas paredes celulares. O lipopolissacarídeo é um potente ativador do sistema imunológico inato, bem como de vários sistemas pró-inflamatórios, que promove ainda mais e mantém a inflamação crônica.

A composição da microbiota também parece ser importante no controle de peso. Quando as microbiotas intestinais de pessoas com menor peso e obesas são comparadas, os indivíduos com sobrepeso ou obesos têm menor diversidade bacteriana fecal, regulação da glicose prejudicada, dislipidemia e maior inflamação de baixo grau (Le Chatelier et al., 2013; Mathur e Barlow, 2015). Estudos sugerem que uma das diferenças potencialmente importantes na obesidade é que a proporção *Firmicutes*:*Bacteroidetes* muda substancialmente e que uma dieta ocidental rica em carboidratos refinados e gordura influencia a quantidade e composição da microbiota associada ao ganho de peso (Ley et al., 2005; Jumpertz et al., 2011). Ver revisões de Duranti et al. (2017), Selber-Hnatiw et al. (2017), Davis (2016) e Castaner et al. (2018) para obter detalhes sobre o papel da microbiota na saúde e na doença.

A nutrição pode exacerbar ou proteger contra os efeitos das toxinas ambientais e da microbiota intestinal (Hoffman et al., 2017). As gorduras dietéticas, como as saturadas, podem aumentar os efeitos pró-inflamatórios dos poluentes, enquanto o ômega-3 pode interferir no processo de sinalização e regular negativamente a inflamação. Dietas ricas em componentes bioativos que atuam como antioxidantes ou agentes anti-inflamatórios podem diminuir o impacto negativo dos obesogênicos (ver Boxe 6.4). Da mesma forma, a nutrição pode alterar a microbiota e promover saúde ou doença.

Finalmente, identificar os mecanismos pelos quais as pistas ambientais levam a alterações na expressão gênica é o principal foco da pesquisa. Uma das associações epigenéticas que foi identificada está relacionada à distinção entre a inflamação induzida pela obesidade em comparação com a inflamação induzida por infecção ou traumatismo tecidual. A inflamação induzida pela obesidade é sistêmica em vez de localizada e é uma reação crônica, mas de baixa intensidade, ao passo que o processo inflamatório clássico é autolimitante. A via de sinalização do receptor do tipo *toll* (TLR) envolve uma família de proteínas. O receptor TLR4 é o principal componente da inflamação induzida pela obesidade. A ativação desse sistema de sinalização promove a expressão gênica de citocinas inflamatórias e genes pró-inflamatórios regulados pelo fator-κB nuclear (NF-κB) (Rocha et al., 2016; Rogero e Calder, 2018).

A ativação da via do receptor TLR4 ocorre por meio da presença de gatilhos ambientais, como ácidos graxos saturados (fornecidos pela dieta ou de triglicerídeos armazenados no tecido adiposo) e lipopolissacarídeos (produzido por bactérias que povoam o microbioma). Rocha et al. (2018) sugerem que os ácidos graxos saturados alteram a ecologia microbiana do intestino, o que resulta no aumento da produção bacteriana de lipopolissacarídeo, ativador da via de sinalização TLR4. Além disso, esse aumento no lipopolissacarídeo leva ao estresse oxidativo que, por sua vez, desencadeia a produção de lipídeos aterogênicos, como LDL oxidado e fosfolipídeos oxidados, que também são desencadeadores conhecidos do sistema TLR4. Os níveis elevados de ácidos graxos saturados exacerbam ainda mais a situação ao contribuir com o LDL-colesterol adicional na presença de estresse oxidativo, aumentando a quantidade de LDL oxidado e promovendo ainda mais a aterogênese. A via de sinalização do TLR4 também está conectada à ativação de fatores de transcrição como o NF-κB (ver Boxe 6.3), que regula a expressão de vários genes pró-inflamatórios que produzem citocinas e outros mediadores inflamatórios. É fácil ver como a resposta inflamatória induzida pela obesidade, uma vez iniciada, se autoperpetuaria na presença de tais condições ambientais. Os ácidos graxos poli-insaturados ômega-3, ácido eicosapentaenoico (EPA) e ácido docosaexaenoico (DHA), fornecidos por meio de alimentos ou suplementos dietéticos, são capazes de interferir nas cascatas de sinalização e têm um efeito anti-inflamatório, impedindo a ativação pelas gorduras saturadas ou lipopolissacarídeos. As revisões de Lopomo et al. (2016) e Hoffman e Hennig (2017) examinam vários tópicos relacionando o modo como as modificações epigenéticas estão associadas à obesidade, incluindo os efeitos transgeracionais dessas mudanças e o que isso significa para as gerações futuras.

Doença vascular

A complexidade da doença vascular oferece inúmeras oportunidades para análise genômica para ajudar a distinguir entre os vários subtipos, bem como para aplicar testes farmacogenômicos. Duas aplicações já em uso dizem respeito a medicamentos relacionados à coagulação do sangue (varfarina) e à agregação plaquetária (clopidogrel). O Boxe 6.14 oferece uma visão geral da utilidade clínica desse tipo de teste.

Uma grande proporção dos distúrbios vasculares comumente observados na área clínica são aqueles com fortes associações à dieta e ao estilo de vida: hipertensão e dislipidemia (doenças cardiovasculares, cerebrovasculares e vasculares periféricas; LDL-colesterol elevado, HDL-colesterol reduzido e hipertrigliceridemia). Cada uma dessas doenças crônicas diminui a qualidade de vida, aumenta os custos médicos e eleva o risco de morte prematura. Tal como acontece com outras doenças crônicas, assume-se que a inflamação de baixo grau e o estresse oxidativo tenham uma função importante na conversão da suscetibilidade a doenças em desenvolvimento da doença. Felizmente, os principais fatores ambientais que promovem doenças vasculares são escolhas de estilo de vida: dieta, exercícios e tabagismo, cada um dos quais é modificável.

Variantes do gene e doença vascular

As primeiras variantes genéticas incorporadas aos testes de avaliação são genes candidatos que codificam proteínas conhecidas por estarem associadas à doença vascular: aquelas que sugerem predisposição para inflamação crônica e estresse oxidativo, formação de coágulos sanguíneos, predisposição para hipertensão ou desenvolvimento de dislipidemia (Curti et al., 2011). As variantes pró-inflamatórias incluem *CRP*, *IL1β*, *IL6* e *TNF* discutidas na seção sobre inflamação deste capítulo. A predisposição ao estresse oxidativo foi associada aos genes da glutationa-S-transferase *GSTM1*, *GSTP1*, *GSTT1* e das enzimas superóxido dismutase *SOD2* e *SOD3*. Para a formação de coágulos sanguíneos e suscetibilidade à trombose venosa, a variante mais comumente incluída é o fator V Leiden (F5). A variante associada à hipertensão é o *ACE*, o gene que codifica a enzima conversora de angiotensina. As variantes da dislipidemia são os genes que codificam as proteínas envolvidas nas várias lipoproteínas, como a apolipoproteína A-1 (*APOA1*), apolipoproteína A-2 (*APOA2*), apolipoproteína A-5 (*APOA5*) e apolipoproteína E (*APOE*).

Considerando os múltiplos aspectos tanto das doenças cardiovasculares quanto das doenças cerebrovasculares, provavelmente haverá muito mais variantes identificadas antes que um painel genético vascular abrangente seja construído. Dito isso, as informações das variantes atualmente disponíveis podem fornecer uma visão sobre as suscetibilidades potenciais ao desenvolvimento de doenças vasculares, mas espera-se que associações mais fortes sejam identificadas à medida que a pesquisa continua. Além do objetivo de rastrear várias populações para encontrar variantes que ocorram com frequência e tenham uma forte associação à doença vascular, também é necessário identificar variantes que predizem a suscetibilidade entre as populações específicas. Por exemplo, o tromboembolismo venoso (TEV) é mais prevalente em afro-americanos do que em outras populações, mas é frequentemente esquecido por painéis de genes derivados de populações europeias. Uma pista promissora veio de um GWAS que encontrou três variantes no gene da trombomodulina (THBD), que diminui a expressão e aumenta o risco de tromboembolismo venoso em afro-americanos (Hernandez et al., 2016).

Neste ponto, uma combinação de gene candidato e GWAS identificou mais de 400 variantes que influenciam apenas a suscetibilidade à hipertensão. De modo semelhante aos desafios de categorizar o câncer como uma doença única, a complexidade da doença vascular desafia a identificação de variantes de genes que tenham uma forte associação com um aspecto específico de suscetibilidade ao desenvolvimento de doenças vasculares. Como resultado, cada aspecto dessa doença complexa continuará a ser investigado para encontrar variantes que tenham uma forte associação com subcategorias distintas de doença vascular.

Epigenética e doença vascular

Como se tornou óbvio que vários fatores ambientais aumentam a suscetibilidade ao desenvolvimento de doenças vasculares, mecanismos epigenéticos tornaram-se um foco adicional da pesquisa de genômica nutricional em doenças vasculares. A pesquisa epigenética ajudará a definir os mecanismos pelos quais as escolhas de estilo de vida influenciam a expressão gênica. Ela também ajuda no entendimento sobre as opções terapêuticas orientadas para o estilo de vida para o controle de doenças existentes e prevenção de doenças futuras.

Dada a complexidade da doença vascular, o grande número de genes candidatos associados e *loci* encontrados no GWAS tendo uma associação com esses distúrbios, a abordagem de promoção da saúde mais eficaz para profissionais de nutrição é falar sobre as opções de estilo de vida modificáveis disponíveis para os pacientes. Com a crescente prevalência global de doenças vasculares, bem como da obesidade e do diabetes melito tipo 2, que aumentam a suscetibilidade vascular, será necessário expandir a abordagem terapêutica para incluir fatores de estilo de vida modificáveis além das escolhas alimentares. Essas mudanças comportamentais envolvem a eliminação do tabagismo, a redução da ingestão de álcool, a tentativa de evitar toxinas transmitidas pelos alimentos e pelo ar, a adoção de uma dieta anti-inflamatória, exercícios, controle do estresse, desenvolvimento de relacionamentos de apoio e obtenção de quantidade e qualidade de sono suficientes. O componente epigenético do desenvolvimento de doenças crônicas parece ser forte, o que sugere que todos nós temos pelo menos algum nível de suscetibilidade que, se continuamente desafiado com escolhas inadequadas de estilo de vida, levará à manifestação de qualquer número de doenças crônicas baseadas na inflamação.

A prática nutricional do futuro incorporará aspectos não apenas da genômica e epigenômica, mas também de mudanças comportamentais e da neurociência contemporânea. Profissionais de nutrição são ideais para compartilhar essas informações, mas também para aconselhar pacientes à medida que abordam mudanças comportamentais muitas vezes desafiadoras que são necessárias para restaurar sua saúde a partir de doenças vasculares e outras doenças crônicas e prevenir que a suscetibilidade a doenças se torne inevitavelmente uma doença.

RESUMO

Genômica, epigenética e as várias disciplinas "ômicas" que emergiram estão adicionando uma nova dimensão à ciência da nutrição e à terapia médico-nutricional. Elas inauguraram uma nova maneira de pensar sobre como os alimentos influenciam a expressão gênica e, em última análise, nossa suscetibilidade às doenças e à saúde. Conforme a nutrição entra em uma era de saúde de precisão, os aspectos moleculares e bioquímicos se tornarão ferramentas cada vez mais importantes para os profissionais. Como um ser humano, cada paciente será, de modo geral, como outros de nossa espécie, embora haja heterogeneidade genética suficiente para dar a cada um diferenças distintas. A visão para o futuro é estar cada vez mais perto de ser capaz de avaliar, diagnosticar, intervir, monitorar e reavaliar a situação única de cada cliente. Essa profundidade de informações será útil no desenvolvimento de intervenções que gerenciarão com mais eficácia as doenças existentes e restaurarão a saúde, bem como identificarão as suscetibilidades genéticas precoces e evitarão que se tornem doenças.

Durante os últimos 50 anos, o foco dos cuidados de saúde tem sido o tratamento de doenças, e os médicos têm cada vez mais medicamentos, cirurgias e tecnologias sofisticadas disponíveis para enfrentar esse desafio. No entanto, com o entendimento de que as doenças crônicas têm base genética, mas são influenciadas pelo ambiente, o foco agora está em intervenção e prevenção direcionadas. Embora as primeiras aplicações desse novo foco na assistência à saúde envolvam os aspectos médicos e farmacêuticos do cuidado agudo, espera-se que a terapia nutricional ocupe um lugar de alicerce do cuidado na prevenção e no controle de doenças crônicas relacionadas à dieta e ao estilo de vida.

Embora nossa composição genética defina o panorama, fatores ambientais como nutrição e outras escolhas de estilo de vida determinam quem, entre os suscetíveis, realmente desenvolve doenças crônicas (Henning et al., 2018). Além de nossas escolhas alimentares, outras escolhas de estilo de vida também influenciam epigeneticamente a função e são tão importantes quanto a comida para que nossos clientes tenham uma saúde robusta. Uma visão abrangente de Abdul et al. (2018) sobre a influência das escolhas de estilo de vida nos mecanismos epigenéticos e na saúde sugere que o papel dos profissionais de nutrição será expandido nos próximos anos. Da mesma forma, a epigenômica social é um campo em desenvolvimento que atrairá profissionais de nutrição devido ao nosso histórico de preocupação com a saúde dos indivíduos carentes em nossa sociedade. Os profissionais de nutrição estão bem posicionados para desempenhar um papel importante nessa nova era de cuidados de saúde personalizados. Você pode se preparar para enfrentar esse desafio desenvolvendo uma base sólida nas várias ciências necessárias para uma terapia de estilo de vida eficaz, desde nutrição molecular até disciplinas relacionadas à genômica e à epigenética nutricional, à neurociência e aos programas contemporâneos de mudança comportamental.

CASO CLÍNICO

Amália é uma mulher hispânica de 32 anos que foi diagnosticada por seu médico com depressão há 3 anos e foi encaminhada para o psicólogo da clínica. Outros membros de sua família também sofrem de depressão. Amália tem frequentado fielmente suas sessões mensais de aconselhamento desde aquela época e, embora suas emoções estejam um pouco mais positivas, ela sente que não está melhorando. Na verdade, ela tem piorado recentemente. Sua principal queixa é o cansaço, a ponto de perder o interesse pelo trabalho na igreja e pelas atividades sociais que no passado lhe traziam prazer. Cada vez mais ela se sente cansada e sem vontade de realizar atividades de autocuidado, como cozinhar. Ela tem consumido lanches e *fast-food* que são entregues em sua casa e lanchado alimentos processados prontos para comer. Seu médico receitou um antidepressivo, mas ela parou de tomá-lo há algum tempo porque diz que não quer tomar remédio para se sentir melhor. Seu painel metabólico completo está normal, no entanto, um painel genético revela que ela tem mutação homozigótica no gene *MTHFR* C677T. O psicólogo a encaminhou para aconselhamento nutricional e genético.

Constatações do diagnóstico nutricional

- Escolhas alimentares indesejáveis relacionadas à fadiga e à depressão, conforme evidenciado pelo consumo de lanches e alimentos altamente processados e pobres em nutrientes
- Exames laboratoriais de nutrição com alterações relacionadas à variação genética pessoal, conforme evidenciado por mutação no gene *MTHFR C677T* e aumento potencial da necessidade de vitaminas do complexo B, especialmente folato.

Perguntas sobre cuidados com a nutrição

1. Qual é a diferença entre mutação heterozigota e homozigota em um gene?
2. Quais são seus pensamentos sobre o que pode estar causando os sintomas de Amália de depressão e fadiga?
3. Qual é o significado de ter mutação *MTHFR* C677T?
4. Que alimentos podem ajudar a melhorar o estado nutricional de Amália, especialmente alimentos que melhorariam sua aberração genética?

WEBSITES ÚTEIS

CDC Genomics (materiais educacionais, *blogs*, atualizações semanais da literatura)
The ELSI Knowledge
Desk Epigenetics and Epigenomics, the Future of Nutritional Science
Epigenomics. National Institutes of Health
Family History Initiative
Gene (National Center for Biotechnology Information)
Genetic and Rare Diseases Information Center
Genetic Information and Nondiscrimination Act of 2008
Genetics Home Reference
Human Genome Project
The International Genome Sample Resource
National Center for Advancing Translational Sciences (National Institutes of Health)
National Human Genome Research Institute (materiais educacionais, inclusive relacionados a ELSI)
National Institutes of Health dbSNP (informação abrangente sobre cada SNP)
NIMHD Social Epigenomics Research
Scitable by Nature Education

REFERÊNCIAS BIBLIOGRÁFICAS

Abdul QA, Yu BP, Chung HY, et al: Epigenetic modifications of gene expression by lifestyle and environment, *Arch Pharm Res* 40:1219–1237, 2018.
Achari AE, Jain SK: Adiponectin, a therapeutic target for obesity, diabetes, and endothelial dysfunction, *Int J Mol Sci* 18:E1321, 2017.
Andreescu N, Puiu M, Niculescu M: Effects of dietary nutrients on epigenetic changes in cancer, *Methods Mol Biol* 1856:121–139, 2018.
Balaton BP, Dixon-McDougall T, Peeters SB, et al: The eXceptional nature of the X chromosome, *Hum Mol Genet* 27(R2):R242–R249, 2018.
Bygren LO: Intergenerational health responses to adverse and enriched environments, *Annu Rev Public Health* 34:49–60, 2013.
Camp KM, Trujillo E: Position of the academy of nutrition and dietetics: nutritional genomics, *J Acad Nutr Diet* 114(2):299–312, 2014.
Cao-Lei L, de Rooij SR, King S, et al: Prenatal stress and epigenetics, *Neurosci Biobehav Rev* S0149-7634(16)30726-6, 2017.
Castaner O, Goday A, Park YM, et al: The gut microbiome profile in obesity: a systematic review, *Int J Endocrinol* 2018:4095789, 2018.
Chandak GR, Janipalli CS, Bhaskar S, et al: Common variants in the TCF7L2 gene are strongly associated with type 2 diabetes mellitus in the Indian population, *Diabetologia* 50:63–67, 2007.
Cropley JE, Suter CM, Beckman KB, et al: Germ-line epigenetic modification of the murine A^{vy} allele by nutritional supplementation, *Proc Natl Acad Sci USA* 103:17308–17312, 2006.
Curti ML, Jacob P, Borges MC, et al: Studies of gene variants related to inflammation, oxidative stress, dyslipidemia, and obesity: implications for a nutrigenetic approach, *J Obes* 2011:497401, 2011.
Dagar V, Hutchison W, Muscat A, et al: Genetic variation affecting DNA methylation and the human imprinting Beckwith-Wiedemann syndrome, *Clin Epigenetics* 10:114, 2018.
Dall'Aglio L, Muka T, Cecil CAM, et al: The role of epigenetic modifications in neurodevelopmental disorders: a systematic review, *Neurosci Biobehav Rev* 94:17–30, 2018.
Darbre PD: Endocrine disruptors and obesity, *Curr Obes Rep* 6:18–27, 2017.
Davis CD: The gut microbiome and its role in obesity, *Nutr Today* 51:167–174, 2016.
de Rooij SR, Wouters H, Yonker JE, et al: Prenatal undernutrition and cognitive function in late adulthood, *Proc Natl Acad Sci U S A* 107:16881–16886, 2010.
Dou H, Ma E, Yin L, et al: The association between gene polymorphism of TCF7L2 and type 2 diabetes in Chinese Han population: a meta-analysis, *PLOS One* 8:e59495, 2013.
Dulloo AG, Stock MJ, Solinas G, et al: Leptin directly stimulates thermogenesis in skeletal muscle, *FEBS Lett* 515:109–113, 2002.
Duranti S, Ferrario C, van Sinderen D, et al: Obesity and microbiota: an example of an intricate relationship, *Genes Nutr* 12:18, 2017.
Fairbrother U, Kidd E, Malagamuwa T, et al: Genetics of severe obesity, *Curr Diab Rep* 18:85, 2018.
Fraga MF, Ballestar E, Paz MF, et al: Epigenetic differences arise during the lifetime of monozygotic twins, *Proc Natl Acad Sci U S A* 102:10604–10609, 2005.
Franke K, Gaser C, Roseboom TJ, et al: Premature brain aging in humans exposed to maternal nutrient restriction during early gestation, *Neuroimage* 173:460–471, 2018.
Frühbeck G, Catalán V, Rodríguez A, et al: Involvement of the leptin-adiponectin axis in inflammation and oxidative stress in the metabolic syndrome, *Sci Rep* 7:6619, 2017.
Gage BF, Bass AR, Lin H, et al: Effect of genotype-guided warfarin dosing on clinical events and anticoagulation control among patients undergoing hip or knee arthroplasty: The GIFT randomized clinical trial, *JAMA* 318:1115, 2017. (Erratum in: *JAMA* 319, 1281, 2018.)
Galic S, Sachithanandan N, Kay TW, et al: Suppressor of cytokine signaling (SOCS) proteins as guardians of inflammatory responses critical for regulating insulin sensitivity, *Biochem J* 461:177–188, 2014.
Ghilardi N, Ziegler S, Wiestner A, et al: Defective STAT signaling by the leptin receptor in diabetic mice, *Proc Natl Acad Sci U S A* 93:6231–6235, 1996.
Girardot M, Feil R, Llères D: Epigenetic deregulation of genomic imprinting in humans: causal mechanisms and clinical implication, *Epigenomics* 5:715–728, 2013.
Grimaldi KA, van Ommen B, Ordovas JM, et al: Proposed guidelines to evaluate scientific validity and evidence for genotype-based dietary advice, *Genes Nutr* 12:35, 2017.
Grün F, Blumberg B: Environmental obesogens: organotins and endocrine disruption via nuclear receptor signaling, *Endocrinology* 147:S50–S55, 2006.
Gupta C, Prakash D: Phytonutrients as therapeutic agents, *J Complement Integr Med* 11:151–169, 2014.
Hales CM, Carroll MD, Fryar CD, et al: *Prevalence of obesity among adults and youth: United States, 2015-2016*. NCHS Data Brief No. 288, October 2017, U.S. Department of Health and Human Services, Centers for Disease Control and Prevention, National Center for Health Statistics.
Hasin Y, Seldin M, Lusis A: Multi-omics approaches to disease, *Genome Biol* 18:83, 2017.
Hennig B, Petriello MC, Gamble MV, et al: The role of nutrition in influencing mechanisms involved in environmentally mediated diseases, *Rev Environ Health* 33:87–97, 2018.
Hernandez W, Gamazon ER, Smithberger E, et al: Novel genetic predictors of venous thromboembolism risk in African Americans, *Blood* 127:1923–1929, 2016.
Hoffman JB, Petriello MC, Hennig B: Impact of nutrition on pollutant toxicity: an update with new insights into epigenetic regulation, *Rev Environ Health* 32:65–72, 2017.
Horikoshi M, Hara K, Ito C, et al: A genetic variation of the transcription factor 7-like 2 gene is associated with risk of type 2 diabetes in the Japanese population, *Diabetologia* 50:747–751, 2007.
Jagannadham J, Jaiswal HK, Agrawal S, et al: Comprehensive map of molecules implicated in obesity, *PLoS One* 11:e0146759, 2016.
Jump DB, Tripathy S, Depner CM: Fatty acid-regulated transcription factors in the liver, *Annu Rev Nutr* 33:249–269, 2013.
Jumpertz R, Le DS, Turnbaugh PJ, et al: Energy-balance studies reveal associations between gut microbes, caloric load, and nutrient absorption in humans, *Am J Clin Nutr* 94:58–65, 2011.
Kallio P, Kolehmainen M, Laaksonen DE, et al: Dietary carbohydrate modification induces alterations in gene expression in abdominal subcutaneous adipose tissue in persons with the metabolic syndrome: the FUNGENUT study, *Am J Clin Nutr* 85:1417–1427, 2007.
Kalliomäki M, Collado MC, Salminen S, et al: Early differences in fecal microbiota composition in children may predict overweight, *Am J Clin Nutr* 87:534–538, 2008.
Kalish JM, Jiang C, Bartolomei MS: Epigenetics and imprinting in human disease, *Int J Dev Biol* 58:291–298, 2014.
Katsoulis K, Paschou SA, Hatzi E, et al: TCF7L2 gene variants predispose to the development of type 2 diabetes mellitus among individuals with metabolic syndrome, *Hormones (Athens)* 17:359–365, 2018.

Kaur H, Badaruddoza B, Bains V, et al: Genetic association of ADIPOQ gene variants (-3971A>G and +276G>T) with obesity and metabolic syndrome in North Indian Punjabi population, *PLoS One* 13:e0204502, 2018.

Lampe JW, Peterson S: Brassica, biotransformation and cancer risk: genetic polymorphisms alter the preventive effects of cruciferous vegetables, *J Nutr* 132:2991–2994, 2002.

Lappalainen T, Lindström J, Paananen J, et al: Association of the fat mass and obesity-associated (FTO) gene variant (rs9939609) with dietary intake in the Finnish Diabetes Prevention Study, *Br J Nutr* 108:1859–1865, 2012.

Le Chatelier E, Nielsen T, Qin J, et al: Richness of human gut microbiome correlates with metabolic markers, *Nature* 500:541–546, 2013.

Lee YH, Song NY, Suh J, et al: Curcumin suppresses oncogenicity of human colon cancer cells by covalently modifying the cysteine 67 residue of SIRT1, *Cancer Lett* 431:219–229, 2018.

Lehman DM, Hunt KJ, Leach RJ, et al: Haplotypes of transcription factor 7-like 2 (TCF7L2) gene and its upstream region are associated with type 2 diabetes and age of onset in Mexican Americans, *Diabetes* 56:389–393, 2007.

Ley RE, Bäckhed F, Turnbaugh P, et al: Obesity alters gut microbial ecology, *Proc Natl Acad Sci USA* 102:11070–11075, 2005.

Loos RJ, Yeo GS: The bigger picture of FTO: the first GWAS-identified obesity gene, *Endocrinology* 10:51–61, 2014.

Lopomo A, Burgio E, Migliore L, et al: Epigenetics of obesity, *Mol Biol Transl Sci* 140:151–184, 2016.

Luoh SW, Flaherty KT: When tissue is no longer the issue: tissue-agnostic cancer therapy comes of age, *Ann Intern Med* 169:233–239, 2018.

Mattick JS: The state of long non-coding RNA biology, *Noncoding RNA* 4:E17, 2018.

Mathur R, Barlow GM: Obesity and the microbiome, *Expert Rev Gastroenterol Hepatol* 9:1087–1099, 2015.

Memisoglu A, Hu FB, Hankinson SE, et al: Interaction between a peroxisome proliferator-activated receptor gamma gene polymorphism and dietary fat intake in relation to body mass, *Hum Mol Gene* 12:2923–2929, 2003.

Merritt DC, Jamnik J, El-Sohemy A: FTO genotype, dietary protein intake, and body weight in a multiethnic population of young adults: a cross-sectional study, *Genes Nutr* 13:4, 2018.

Mutch DM, Zulyniak MA, Rudkowska I, et al: Lifestyle genomics: addressing the multifactorial nature of personalized health, *Lifestyle Genom* 11(1):1–8, 2018.

Mukherjee R, Jow L, Croston GE, et al: Identification, characterization, and tissue distribution of human peroxisome proliferator-activated receptor (PPAR) isoforms PPARgamma2 versus PPARgamma1 and activation with retinoid X receptor agonists and antagonists, *J Biol Chem* 272:8071–8076, 1997.

Muscogiuri G, Barrea L, Laudisio D, et al: Obesogenic endocrine disruptors and obesity: myths and truths, *Arch Toxicol* 91:3469–3475, 2017.

Nagai R, Ohara M, Cavallari LH, et al: Factors influencing pharmacokinetics of warfarin in African-Americans: implications for pharmacogenetic dosing algorithms, *Pharmacogenomics* 16, 217–225, 2015.

Naj AC, Schellenberg GD, Alzheimer's Disease Genetics Consortium: Genomic variants, genes, and pathways of Alzheimer's disease: an overview, *Am J Med Genet B Neuropsychiatr Genet* 174(1):5–26, 2017.

Nilsson EE, Sadler-Riggleman I, Skinner MK: Environmentally induced epigenetic transgenerational inheritance of disease, *Environ Epigenet* 4:dvy016, 2018.

Ornish D, Magbanua MJ, Weidner G, et al: Changes in prostate gene expression in men undergoing an intensive nutrition and lifestyle intervention, *Proc Natl Acad Sci U S A* 105:8369–8374, 2008.

Ortega Á, Berná G, Rojas A, et al: Gene-diet interactions in type 2 diabetes: the chicken and egg debate, *Int J Mol Sci* 18:E1188, 2017.

Perez JD, Rubinstein ND, Dulac C: New perspectives on genomic imprinting, an essential and multifaceted mode of epigenetic control in the developing and adult brain, *Annu Rev Neurosci* 39:347–384, 2016.

Peterson S, Schwarz Y, Li SS, et al: CYP1A2, GSTM1, and GSTT1 polymorphisms and diet effects on CYP1A2 activity in a crossover feeding trial, *Cancer Epidemiol Biomarkers Prev* 18:3118–3125, 2009.

Poulsen P, Esteller M, Vaag A, et al: The epigenetic basis of twin discordance in age-related diseases, *Pediatr Res* 61:38R–42R, 2007.

Radford EJ: Exploring the extent and scope of epigenetic inheritance, *Nat Rev Endocrinol* 14:345–355, 2018.

Rescigno T, Micolucci L, Tecce MF, et al: Bioactive nutrients and nutrigenomics in age-related diseases, *Molecules* 22:E105, 2017.

Rescigno T, Tecce MF, Capasso A: Protective and restorative effects of nutrients and phytochemicals, *Open Biochem J* 12:46–64, 2018.

Rocha DM, Caldas AP, Oliveira LL, et al: Saturated fatty acids trigger TLR4-mediated inflammatory response, *Atherosclerosis* 244:211–215, 2016.

Rodrigues APDS, Rosa LPS, da Silva HD, et al: The single nucleotide polymorphism PPARG2 Pro12Ala affects body mass index, fat mass, and blood pressure in severely obese patients, *J Obes* 12;2743081, 2018.

Rogero MM, Calder PC: Obesity, inflammation, toll-like receptor 4 and fatty acids, *Nutrients* 10:E432, 2018.

Roseboom T, de Rooij S, Painter R: The Dutch famine and its long-term consequences for adult health, *Early Hum Dev* 82:485–491, 2006.

Rozga M, Handu D: Nutritional genomics in precision nutrition: an evidence analysis library scoping review, *J Acad Nutr Diet* S2212–2672(18):30744, 2018. [Epub ahead of print]

Selber-Hnatiw S, Rukundo B, Ahmadi M, et al: Human gut microbiota: toward an ecology of disease, *Front Microbiol* 8:1265, 2017.

Silveira AC, Dias JP, Santos VM, et al: The action of polyphenols in diabetes mellitus and Alzheimer's disease: a common agent for overlapping pathologies, *Curr Neuropharmacol* 17(7):590–613, 2019.

Sonestedt E, Roos C, Gullberg B, et al: Fat nd carbohydrate intake modify the association between genetic variation in the FTO genotype and obesity, *Am J Clin Nutr* 90:1418–1425, 2009.

Stover PJ, James WPT, Krook A, et al: Emerging concepts on the role of epigenetics in the relationships between nutrition and health, *J Intern Med* 284:37–39, 2018.

Sun Q, Wedick NM, Tworoger SS, et al: Urinary excretion of select dietary polyphenol metabolites is associated with lower risk of type 2 diabetes in proximate but not remote follow-up in a prospective investigation in 2 cohorts of US women, *J Nutr* 145:1280–1288, 2015.

Unamuno X, Gómez-Ambrosi J, Rodríguez A, et al: Adipokine dysregulation and adipose tissue inflammation in human obesity, *Eur J Clin Invest* 48:e12997, 2018.

Upadhyay S, Dixit M: Role of polyphenols and other phytochemicals on molecular signaling, *Oxid Med Cell Longev* 2015:504253, 2015.

Van Baak TE, Coarfa C, Dugué PA, et al: Epigenetic supersimilarity of monozygotic twin pairs, *Genome Biol* 19:2, 2018.

Vanden Berghe W: Epigenetic impact of dietary polyphenols in cancer chemoprevention: lifelong remodeling of our epigenomes, *Pharmacol Res* 65:565–576, 2012.

Vimaleswaran KS, Bodhini D, Lakshmipriya N, et al: Interaction between FTO gene variants and lifestyle factors on metabolic traits in an Asian Indian population, *Nutr Metab (Lond)* 13:39, 2016.

Warodomwichit D, Shen J, Arnett DK, et al: ADIPOQ polymorphisms, monounsaturated fatty acids, and obesity risk: the GOLDN study, *Obesity (Silver Spring)* 17:510–517, 2009.

Waterland RA, Jirtle RL: Transposable elements: targets for early nutritional effects on epigenetic gene regulation, *Mol Cell Biol* 23:5293–5300, 2003.

Wedick NM, Pan A, Cassidy A, et al: Dietary flavonoid intakes and risk of type 2 diabetes in US men and women, *Am J Clin Nutr* 95:925–933, 2012.

Xue A, Wu Y, Zhu Z, et al: Genome-wide association analyses identify 143 risk variants and putative regulatory mechanisms for type 2 diabetes, *Nat Commun* 9:2941, 2018.

Yako YY, Guewo-Fokeng M, Balti EV, et al: Genetic risk of type 2 diabetes in populations of the African continent: a systematic review and meta-analyses, *Diabetes Res Clin Pract* 114:136–150, 2016.

Yang Q, Xiao T, Guo J, et al: Complex relationship between obesity and the fat mass and obesity locus, *Int J Biol Sci* 13:615–629, 2017.

Zayani N, Hamdouni H, Boumaiza I, et al: Association of ADIPOQ, leptin, LEPR, and resistin polymorphisms with obesity parameters in Hammam Sousse Sahloul Heart Study, *J Clin Lab Anal* 32:e22227, 2018.

1000 Genomes Project Consortium, Auton A, Brooks LD, et al: A global reference for human genetic variation, *Nature* 526(7571):68–74, 2015.

7

Inflamação e Fisiopatologia das Doenças Crônicas

Diana Noland, MPH, RDN, CCN, IFMCP, LD

TERMOS-CHAVE

ácido lipoico
adipocinas
alostase
antecedentes
autofagia
autoimune
biologia sistêmica
carga inflamatória total
cascata de eicosanoides
ciclo-oxigenases (COX)
citocinas
coenzima Q_{10}
condicionalmente essencial
continuum de saúde
curcumina
delta-6-dessaturase
enteroimunologia
enzimas do citocromo P450

espécies reativas de oxigênio (ROS)
fator de necrose tumoral alfa (TNF-α)
gatilhos
gênese da doença
glutationa
hiperinsulinemia
individualidade bioquímica
inflamação
inflamação prolongada
insuficiências nutricionais de longa latência
interleucina-6 (IL-6)
leucotrienos
lipo-oxigenases (LOX)
lipoxinas
maresinas
mediadores
mediadores pró-resolução especializados (MPE)

moléculas "novas na natureza"
nervo vago
obesidade sarcopênica
princípio do nutriente parceiro
prostaglandinas
protectinas
proteína C reativa ultrassensível (PCR-us)
quercetina
resolvinas
sarcopenia
síndrome metabólica
taxa de sedimentação
tecido adiposo visceral (TAV)
teoria da triagem
transição nutricional
viscosidade do líquido corporal
xenobióticos

EPIDEMIA DA DOENÇA CRÔNICA

A doença crônica no século XXI é um fenômeno recente na história da humanidade. Seu reconhecimento começou após a Segunda Guerra Mundial, ao mesmo tempo que começou a ocorrer uma **transição nutricional** muito significativa – primeiro nos países industrializados, depois globalmente (ver no Capítulo 10, *Em foco: Transição nutricional*). A transição nutricional inclui tecnologia que permite a síntese de **moléculas "novas na natureza"** (Bland, 2007), aumentos rápidos na exposição a toxinas ambientais e diminuição da atividade física. Novos padrões de comportamento promoveram uma diminuição na comida caseira, com aumentos no consumo de alimentos de conveniência e no hábito de comer fora de casa. Todas essas mudanças são acompanhadas pelo aumento do uso de alimentos processados e menos densos em nutrientes, pela diminuição da ingestão de frutas e vegetais inteiros, bem como pelo crescimento do consumo de açúcar e de alimentos com alto teor de açúcar. Esses componentes da transição nutricional não parecem ter sido benéficos ao ser humano, pois os efeitos estão aumentando de modo rápido e global o risco de sobrepeso e obesidade, com a ocorrência de níveis epidêmicos de doenças crônicas em indivíduos mais jovens (Hruby e Hu, 2015) (ver boxe *Visão clínica: A doença crônica é uma epidemia?*).

Apesar do fato de os EUA gastarem mais dinheiro com saúde do que qualquer outro país, de acordo com um relatório dos Centers for Disease Control and Prevention (CDC), 90% do gasto com saúde nos EUA destinam-se ao controle de doenças crônicas (CCPD, 2018). Como as pessoas estão vivendo mais, o número de anos passados vivendo com incapacidades aumentou. A crescente incidência de doenças crônicas levou os sistemas globais de saúde civis e governamentais a buscar novas respostas a esse desafio quase universal.

VISÃO CLÍNICA

A doença crônica é uma epidemia?

De acordo com os Centers for Disease Control and Prevention (CDC, 2018) e a Organização Mundial da Saúde (WHO, 2018):

- Um em cada três adultos, nos EUA, terá diabetes em 2050
- 70% das mortes nos EUA serão por doenças crônicas
- As taxas globais de câncer podem aumentar em 70% de 2015 a 2035
- Dois em cada três adultos norte-americanos terão sobrepeso ou obesidade
- Um terço das mortes por câncer será decorrente dos cinco principais riscos comportamentais e dietéticos (IMC elevado, baixo consumo de frutas e vegetais, falta de atividade física, tabagismo e uso de álcool)
- Os americanos mais jovens provavelmente enfrentarão um risco maior de mortalidade ao longo da vida do que as gerações anteriores (relacionado à obesidade)
- Os três fatores de risco mais preveníveis são dieta não saudável, tabagismo e sedentarismo

O esforço global para melhorar a compreensão desse fenômeno da doença crônica está trazendo a percepção de que essas doenças crônicas têm longos períodos de incubação (anos a décadas); desse modo, elas podem não ser observáveis durante seus estágios iniciais, assim como estar presentes em uma pessoa de aparência saudável. Concentrar-se no cuidado preventivo – com detecção precoce de sinais, sintomas e biomarcadores que antes eram considerados insignificantes – permite uma chance de reverter o processo da doença antes que se torne uma aflição grave. O novo fenótipo de "obeso, fatigado e com dor" em combinação com condições associadas é descritivo de muitos estados de doenças crônicas consideradas doenças de "estilo de vida" evitáveis. O genótipo – ou composição genética – de uma pessoa pode aumentar a propensão a uma doença crônica, mas o estilo de vida – o que se come, se pensa e onde se vive – pode ser a causa mais poderosa dessas doenças crônicas do "estilo de vida" (CDC, 2018; Elwood et al., 2013).

CONCEITOS FISIOPATOLÓGICOS DAS DOENÇAS CRÔNICAS

Uma compreensão dos seguintes conceitos básicos é essencial ao abordar as características recentemente identificadas da fisiopatologia de doenças crônicas: **biologia sistêmica, alostase, autofagia,** *continuum* **de saúde, gênese da doença, insuficiências nutricionais de longa latência** e **princípio do nutriente parceiro.**

Biologia sistêmica

O novo paradigma emergente da biologia sistêmica é a base para uma compreensão mais ampla das doenças crônicas. A biologia sistêmica se baseia no entendimento de que todos os sistemas do organismo funcionam juntos e de forma interdependente. É um campo interdisciplinar que se concentra em interações complexas dentro de sistemas biológicos e inclui a interseção de biologia, informática, ciência da computação, física e engenharia. Usando essa abordagem colaborativa, os cientistas podem identificar biomarcadores e influências genéticas, dietéticas e de estilo de vida na saúde, além de construir modelos inovadores para prevenção e tratamento de doenças (Trachana et al., 2018).

O movimento global na área de saúde em direção à biologia sistêmica e à abordagem holística e personalizada da medicina está se expandindo. O nutricionista registrado, como membro da equipe de saúde, tem um papel maior de melhorar o estado nutricional de cada indivíduo com modificações dietéticas e de estilo de vida como um componente fundamental na abordagem de doenças crônicas.

Alostase

Trata-se de uma condição de estabilidade metabólica com ajustes para influências e estresses ambientais por meio de mudanças fisiológicas. A alostase será estabelecida mesmo em condições inflamatórias, mas nem sempre para uma função ideal. A manutenção dessas mudanças por um longo período de tempo pode levar ao desgaste do corpo. A **inflamação** pode ser iniciada para adaptação do tecido, ainda assim pode envolver danos colaterais. A inflamação é particularmente relevante para a obesidade e suas condições adversas de saúde associadas, como diabetes tipo 2, doenças cardiovasculares, condições autoimunes e câncer. A inflamação sistêmica de baixo grau subsequente promove uma infinidade de eventos patológicos e autoperpetuadores, como resistência à insulina (Mather et al., 2013), disfunção endotelial e ativação de vias oncogênicas (Baffy e Loscalzo, 2014).

Para o nutricionista na prática clínica, o desafio é avaliar o metabolismo e os níveis de inflamação em níveis celular e molecular – disponíveis indiretamente – por meio do uso de tecnologia aprimorada de testes laboratoriais e da descoberta científica de marcadores bioquímicos. Por exemplo, o biomarcador de **proteína C reativa ultrassensível** ou de alta sensibilidade (**PCR-us**) demonstrou ser o preditor univariado mais forte do risco de eventos cardiovasculares. Ele é um marcador sistêmico de inflamação no meio interno relacionado mais frequentemente à infecção bacteriana, ao traumatismo e à atividade neoplásica, com expressão aguda e crônica. Alguns estudos indicam que o ácido eicosapentaenoico da gordura ômega-3 (EPA) do peixe e do óleo de peixe tem um efeito anti-inflamatório, assim como suprime a proteína C reativa ultrassensível. Ver Capítulo 5 para obter informações adicionais sobre a proteína C reativa ultrassensível.

Autofagia

A **autofagia** – ou "autoalimentação" – é um importante mecanismo celular regulatório, que proporciona às células a capacidade de limpar "resíduos celulares" que ocorrem na atividade metabólica normal. Esse é um mecanismo de sobrevivência necessário para manter a homeostase celular após infecção, dano mitocondrial ou estresse no retículo endotelial. A autofagia resulta na degradação lisossomal de organelas, proteínas não dobradas ou material extracelular estranho que fornece um microambiente de suporte do tecido saudável. Demonstrou-se que os defeitos na autofagia resultam em inflamação patológica, a qual influencia a saúde e a doença (Abraham e Medzhitov, 2011; Moloudizargari et al., 2017; Prado et al., 2014).

Continuum de saúde

A saúde é medida em um *continuum*, do nascimento à morte. "A saúde é o ajuste perfeito e contínuo de um organismo ao seu ambiente" (Wyle, 1970). O manejo das doenças crônicas em um indivíduo deve levar em consideração todo o histórico do ***continuum*** **de saúde** para determinar quais fatores ao longo do caminho se relacionam à condição de saúde atual. Ao coletar o histórico do paciente durante a avaliação, pode ser útil traçar os marcos de saúde da pessoa, conforme se relacionam aos principais eventos da vida. Isso geralmente é chamado "linha do tempo da saúde".

Gênese da doença

Gatilhos, antecedentes e **mediadores** são termos críticos que fazem parte da gênese da doença que fundamenta os sinais e sintomas do paciente, bem como os comportamentos de doença e patologia demonstrável. Gatilhos ou desencadeadores são entidades ou eventos distintos que provocam doenças ou seus sintomas. Geralmente, eles são insuficientes para a formação de doenças; a resposta do hospedeiro é um componente essencial. Antecedentes são aspectos congênitos ou de desenvolvimento do indivíduo que podem incluir sexo, histórico familiar e genômica. Eles atuam na preparação do cenário para a resposta do corpo ao gatilho. Os mediadores são intermediários – os principais condutores da doença. Eles são bioquímicos (Di Gennaro e Haeggström, 2012), mas podem ser influenciados por fatores psicossociais, como tabagismo ou estresse (Avitsur et al., 2015; ver Figura 5.9, no Capítulo 5).

Insuficiências nutricionais de longa latência

Insuficiências nutricionais de longa latência – isto é, reservas (*pool*) de nutrientes subclínicas (abaixo do ótimo) ou deficientes por baixa ingestão crônica e genótipo – contribuem, ao longo do tempo, para o desenvolvimento de doenças crônicas. Novas ferramentas devem ser incluídas na prática nutricional a fim de expandir a avaliação para além da simples detecção de deficiências clínicas evidentes (Heaney, 2012). Deve haver maior identificação de biomarcadores, geralmente bioquímicos e fenotípicos, que sejam indicativos de doença crônica inicial e se baseiem em evidências.

No início dos anos 1900, as deficiências de nutrientes definidas são o estágio final e o resultado de doenças expoentes específicas. Um exemplo disso é a descoberta de que a deficiência de vitamina C causou escorbuto em marinheiros britânicos. O escorbuto produz sintomas clínicos óbvios e morte meses após a ausência de ingestão de vitamina C. Em contraste, uma descoberta mais recente é de que anos de deficiência subclínica de vitamina C – sem sintomas clássicos de escorbuto – podem causar uma forma menos reconhecível de progressão escorbútica na forma de doença periodontal da gengiva (periodontite) (Alagl e Bhat, 2015; Japatti et al., 2013). Muitas outras funções da vitamina C estão comprometidas por causa dessa deficiência "subclínica". O bioquímico pioneiro Bruce Ames propôs que deveria haver duas categorias de nutrientes de acordo com sua essencialidade para reprodução e sobrevivência imediata (nutrientes de sobrevivência), bem como nutrientes que funcionam na saúde a longo prazo (nutrientes de longevidade) (Ames, 2018).

Princípio do nutriente parceiro

O equilíbrio de nutrientes é a base da ciência da nutrição, e esse conceito está se expandindo para apreciar o princípio de que, além dos macronutrientes que requerem equilíbrio, existem nutrientes parceiros conhecidos envolvidos no estado nutricional e no estado inflamatório de um indivíduo. Um exemplo de aplicação do **princípio do nutriente parceiro** é a recomendação comum para que adultos tomem suplementos de cálcio com vitamina D; outro exemplo é o cálcio e o magnésio. Durante anos, nenhuma tentativa foi feita para avaliar rotineiramente a ingestão de magnésio de um indivíduo – embora os estudos da *National Health and Nutrition Examination Survey* (NHANES) demonstrassem que 70 a 80% da população dos EUA ingeria magnésio abaixo da dose diária recomendada (RDA). Com o recente reconhecimento dessa parceria entre cálcio e magnésio, muitos suplementos de cálcio, agora, contêm magnésio em uma proporção de Ca:Mg de 2:1 ou 1:1, e as diretrizes nutricionais incluem o consumo de mais vegetais e verduras contendo magnésio e cálcio. O princípio de que os nutrientes e os sistemas metabólicos têm relações sinérgicas é apresentado no Boxe 7.1.

Teoria da triagem

O conceito de **teoria da triagem** de nutrientes afirma que "durante o fornecimento deficiente da dieta, os nutrientes são utilizados preferencialmente para funções que sejam importantes para a sobrevivência". Como consequência, alguns tecidos podem ser privados de nutrientes durante os períodos de insuficiência. Conforme proposto pela teoria da triagem, uma deficiência modesta de nutrientes/cofatores desencadeia um mecanismo de racionamento embutido, que favorece as proteínas necessárias para sobrevivência e reprodução imediata (proteínas de sobrevivência), enquanto sacrifica aquelas essenciais para proteção contra danos futuros (proteínas de longevidade). O comprometimento da função das proteínas de longevidade resulta na aceleração insidiosa do risco de doenças associadas ao envelhecimento. Isso pode resultar em deficiência crônica na pessoa com ingestão inadequada de nutrientes, que ocorre por anos e, muitas vezes, por décadas (Ames, 2006; Ames, 2010; McCann e Ames, 2011).

Para resumir (Ames, 2018; Maggio et al., 2014):

- A maioria dos tecidos precisa da maioria dos nutrientes
- A ingestão inadequada da maioria dos nutrientes prejudica o funcionamento da maioria dos sistemas
- As doenças de deficiência clássicas ocorrem apenas nos extremos de "inadequação" (ver Figura 5.2, no Capítulo 5)
- O papel do estado nutricional como fator-chave para o envelhecimento bem-sucedido é muito bem reconhecido (McCann e Ames, 2011)
- A nutrição "adequada" de adultos pode ser melhor conceitualizada como manutenção preventiva.

INFLAMAÇÃO: DENOMINADOR COMUM DA DOENÇA CRÔNICA

A inflamação é a reação natural de um sistema imunológico saudável à medida que responde a uma lesão ou infecção ou a cenários de fuga ou medo. Ver Boxe 7.2 para uma descrição clássica da inflamação.

A resposta do sistema imunológico ao estresse fisiológico e metabólico é a produção de moléculas pró-inflamatórias, como **adipocinas** e **citocinas**. Essas moléculas de sinalização celular auxiliam a comunicação célula a célula, bem como estimulam o movimento das células em direção aos locais de inflamação em condições de infecção e lesão. Assim, o sistema imunológico responde e a inflamação resultante está intimamente conectada.

De acordo com o Dr. Undurti N. Das, endocrinologista e imunologista, na publicação *Molecular Basis of Health and Disease*:

> *A inflamação é a resposta biológica complexa do tecido vascular a estímulos nocivos, como patógenos, células danificadas ou irritantes, que consiste tanto em respostas vasculares quanto celulares. A inflamação é uma tentativa de proteção do organismo para remover os estímulos prejudiciais e iniciar o processo de cura e para restaurar tanto a estrutura quanto a função. A inflamação pode ser local ou sistêmica. Pode ser aguda ou crônica*

Idealmente, a função do sistema imunológico é manter o corpo saudável, reagindo, de forma apropriada, com uma resposta inflamatória às influências ambientais – como infecção e lesão de curta duração – e, em seguida, retornando o organismo a um sistema de alerta de defesa. Essa função depende da capacidade de o corpo reconhecer "o próprio (eu)" e o "não próprio". Quando a resposta imune é bem-sucedida, o tecido retorna a um estado de bem-estar ou estabilidade metabólica descrito como alostase. Se muitas áreas do sistema de

---

Boxe 7.1 Nutrientes e princípios do sistema parceiro.

Nutrientes parceiros
- Cálcio – Zinco – Cobre
- Ômega-6-GLA/DGLA – Ácido Araquidônico – Ômega-3 EPA/DHA
- Cloreto de sódio – potássio – cálcio
- Complexo B (B_1-B_2-B_3-B_5-B_6-B_9 (folato)-B_{12}-Biotina-Colina)
- Antioxidantes – espécies reativas de oxigênio (ROS)
- Albumina – globulina

Sistemas parceiros e ciclos de ritmo
- Sistema nervoso autônomo: simpático – parassimpático
- Ritmo circadiano: ritmo balanceado de 24 h
- Equilíbrio ácido-base
- Microbioma: oral, nasal, pele, pulmão, vaginal, gastrintestinal
- Bioquímica hormonal:
  - Cortisol – insulina – glicose
  - Estrogênio – progesterona – testosterona
  - T4-T3 (formas total e livre)
  - Eixo HHTSR – Hipocampo – Hipófise – Tireoide – Suprarrenal

---

Boxe 7.2 Os cinco sinais clássicos de inflamação, descritos e documentados pela primeira vez por Aulus Cornelius Celsus (cerca de 25 a.C. a cerca de 50 d.C.), médico e enciclopedista romano.

- *Dolor*: "dor"
- *Calor*: "calor"
- *Rubor*: "vermelhidão"
- *Tumor*: "edema"
- *Functio laesa*: "função lesada" ou "perda de função"

defesa do corpo, como a barreira gastrintestinal, a acidez do estômago, a pele ou vários orifícios (p. ex., olhos, ouvidos, nariz, pulmão, vagina, útero), estiverem comprometidas, há diminuição do reconhecimento do "próprio" e "não próprio" até que o corpo seja recuperado. Quanto mais tempo a lesão fisiológica persistir, maior será a perda da capacidade de reconhecer "próprio" e "não próprio" (Fasano, 2012; Wu et al., 2014).

Se a causa subjacente não for resolvida, a resposta imune pode ficar "presa" em um estado de inflamação prolongada. Preso nesse estado por um tempo, o sistema imunológico perde sua capacidade de reconhecer "próprio" e "não próprio" – uma habilidade crítica de sobrevivência e o núcleo da imunologia (Gonzalez et al., 2011; Paul, 2010).

Inflamação prolongada

A **inflamação prolongada,** conhecida como inflamação crônica, inflamação sustentada ou inflamação não resolvida, leva à mudança progressiva no tipo de células presentes no local da inflamação e se caracteriza pela destruição e cicatrização simultâneas do tecido por meio do processo inflamatório. Vários estudos sugeriram que a inflamação prolongada desempenha um papel principal na patogênese de doenças crônicas (p. ex., doença cardiovascular, câncer, diabetes) quando a resposta imune é aumentar a proporção de citocinas pró-inflamatórias para anti-inflamatórias (Bauer et al., 2014; Franceschi e Campisi, 2014).

Na cronologia da progressão da doença crônica, a inflamação é inicialmente subclínica, muitas vezes referida como "inflamação silenciosa". Essa inflamação insidiosa permanece abaixo do limiar do diagnóstico clínico. Danos celulares e teciduais podem ocorrer no organismo por anos antes de serem notados. É como um fogo "latente" com um pequeno sopro de fumaça e calor sendo evidente antes de finalmente explodir em chamas. Alguns se referem à doença crônica inicial como uma "doença latente" (Noland, 2013). A inflamação na doença crônica é descrita como:

> *A inflamação sistêmica crônica de baixo grau pode ser definida como uma elevação de duas a três vezes dos mediadores inflamatórios circulantes, geralmente associados ao ramo inato do sistema imunológico. É um estado que se desenvolve lentamente (em contraste com as respostas inflamatórias agudas patológicas, como a sepse, por exemplo), e sua origem não pode ser facilmente identificada (em contraste com doenças inflamatórias crônicas, como artrite reumatoide e doença inflamatória intestinal, nas quais sintomas adicionais identificam a inflamação desregulada local). Isso dificulta o desenvolvimento de estratégias terapêuticas adequadas que visem tanto à causa quanto ao sintoma (inflamação) de forma combinada"* (Calçada et al., 2014).

É preocupante o início de inflamação prolongada no útero a partir do ambiente inflamatório materno, programando, assim, o feto para uma vida inteira de doença crônica (European Foundation for the Care of Newborn Infants [EFCNI], 2015; Lane, 2014; Fisher et al., 2012; Fleisch et al., 2012; ver Capítulo 14).

A inflamação é uma condição muito complexa e existem muitos biomarcadores de proteínas reagentes de fase aguda. As elevações clínicas de biomarcadores inflamatórios, como PCR-us (plasma), **taxa de sedimentação, interleucina-6 (IL-6)** e **fator de necrose tumoral alfa (TNF-α)**, representam marcadores sistêmicos de inflamação exacerbados por resistência à insulina (RI) e **hiperinsulinemia** (Das, 2010, 2011; ver Tabela 7.1). Doenças associadas a níveis aumentados de marcadores inflamatórios incluem doenças cardíacas, diabetes, condições **autoimunes** e, possivelmente, câncer e doença de Alzheimer (Birch et al., 2014; Luevano-Contreras et al., 2017; Wu, 2013). Ver Tabelas 7.2 e 7.4 e Boxes 7.3 e 7.4 para obter mais exemplos de biomarcadores específicos de doenças comuns.

Outras alterações fisiológicas comuns compartilhadas por essas condições inflamatórias incluem alterações nas reservas teciduais de nutrientes, alteração dos ácidos graxos poli-insaturados no plasma e na composição da membrana das hemácias (glóbulos vermelhos) e dos antioxidantes. Essa síndrome multifatorial (conhecida como **síndrome metabólica**) está relacionada à obesidade e, mais importante, à resistência à insulina e ao **tecido adiposo visceral (TAV)**, conforme evidenciado pela adiposidade central (ver Capítulo 29 para uma discussão sobre a síndrome metabólica). No entanto, a expressão da inflamação prolongada é individual e não se manifesta necessariamente em todas as características descritas anteriormente.

Para que o nutricionista dietético incorpore os fatores relacionados à inflamação prolongada na avaliação nutricional, é útil conceituar uma visão geral da **carga inflamatória total** de uma pessoa (Figura 7.1). É uma compilação de cada fator no relato ou histórico do paciente que contribui para a inflamação que uma pessoa carrega.

Como vários fatores são identificados na dieta, no estilo de vida, no ambiente e na genética, o padrão de onde o maior risco inflamatório está sendo gerado se torna claro, bem como fornece uma base de como intervir com um plano de terapia médica nutricional (TMN).

Antígenos

Os antígenos são uma fonte de inflamação que se amplifica com a exposição crônica (ver Capítulo 25). Durante a avaliação da carga inflamatória total de um indivíduo, a "carga antigênica" é importante. Em geral, acredita-se que os antígenos provenham de alimentos aos quais a pessoa seja alérgica ou sensível, mas também podem ser derivados de cosméticos, roupas, inalantes, móveis, materiais de construção residenciais e outras substâncias do meio ambiente. Os antígenos de alimentos são muito mais prováveis de ser significativos quando uma pessoa tiver perdido a integridade da barreira intestinal e houver uma situação de permeabilidade intestinal, às vezes referida como "intestino solto" (Fasano, 2012). Essa condição favorece o acesso para que moléculas maiores entrem no microambiente interno, desencadeando uma cascata de respostas imunológicas (ver Capítulos 25 e 27).

Genômica

Testes genômicos preditivos, histórico familiar e histórico pessoal são reunidos à medida que o clínico ouve a história do paciente durante uma avaliação. Essas informações ajudam a traçar um quadro da **individualidade bioquímica**, uma vez que cada pessoa possui singularidade genética e química, o que influencia a resposta à inflamação. Desde a conclusão do Projeto Genoma Humano (2003), o rápido desenvolvimento de testes genômicos para aplicação clínica aprimorou muito os recursos do profissional de nutrição. Nutrigenômica, nutrigenética e epigenética são novos campos de estudo sobre a maneira como o indivíduo interage metabolicamente com seu ambiente (Dick, 2015; ver Capítulo 6).

Composição corporal

As doenças crônicas estão diretamente relacionadas ao aumento da gordura corporal exacerbada pela inatividade física, pela dieta inadequada, pela falta de sono restaurador e pelo estresse imunológico, que levam ao aumento da inflamação. De igual importância ao aumento da porcentagem de gordura corporal é a distribuição da gordura. A adiposidade central em todas as idades é o problema de saúde mais sério. Descobriu-se que o tecido adiposo visceral tem funções endócrinas com a secreção de várias adipocinas inflamatórias conhecidas, como resistina, leptina, adiponectina e TNF-α – todas elas contribuindo para a carga inflamatória total sistêmica (Hughes-Austin et al., 2014). A **sarcopenia** resulta de perda de massa corporal magra e força muscular devido à carga inflamatória contínua e é exacerbada pela diminuição da atividade física (Silva et al., 2019). A **obesidade**

Tabela 7.1 Biomarcadores de inflamação prolongada.

Teste	Referência	Associação
Amostra de sangue		
Ácido úrico	2 a 7 mg/dℓ	Antioxidante, elevado no ciclo anormal de urato exacerbado por proteínas na dieta, gota, outros
Albumina	35 a 50 g/ℓ (3,5 a 5,0 g/dℓ) (meia-vida cerca de 20 dias)	Reagente de fase aguda
Antígeno prostático específico (PSA)	PSA total ≤ 4,0 ng/mℓ % PSA livre > 0,25% (calc)	Inflamação da próstata Câncer de próstata
CA-125	0 a 35 U/mℓ	Inflamação no abdome Câncer de ovário Miomas uterinos
CA 15-3/CA 27-29	< 32 U/mℓ	Câncer de mama avançado
CA-19-9 Carboidrato Ag 19-9 (teste de triagem)	< 55 U/mℓ Até 20% dos indivíduos não expressam CA 19-9	Câncer de pâncreas Infecções no fígado, vesícula biliar e pâncreas
CEA (outras amostras também)	12 a 100 anos: 0 a 5,0 ng/mℓ	Câncer
Ceruloplasmina (cobre ligado/reagente de fase aguda)	18 a 46 mg/dℓ	Reagente de fase aguda Câncer (elevado) Doença de Wilson (baixo) Síndrome de Menkes (baixa)
Contagem de CD8		Infecções Linfoma
Contagem de leucócitos	4,5 a 11 × 10³/μℓ	(Elevada) Leucocitose, infecções bacterianas, anemia, tabagismo (Baixa) Câncer, radiação, infecção grave
Dimetilarginina assimétrica (DMAA)	< 18 anos: não estabelecido ≤ 18 anos: 63 a 137 ng/mℓ	Inibidor de óxido nítrico derivado de L-arginina (Arg) (NO)
Enzima hepática: ALT	0 a 35 U/ℓ	Elevação inflamatória na doença hepática
Enzima hepática: AST	0 a 35 U/ℓ	Elevação inflamatória com infecção ou lesão hepática, renal, muscular
Enzima hepática: GGT	0 a 30 U/ℓ	Marcador inflamatório elevado de doença hepática, neoplasias, toxicidade
Enzima hepática: LDH	50 a 150 U/ℓ	
Enzimas hepáticas: fosfatase alcalina	30 a 120 U/ℓ	Elevação inflamatória relacionada ao fígado, ao osso, à placenta
Eosinófilos	1 a 4%	Marcador inflamatório elevado de alergias/sensibilidades, presença de helmintos, parasitismo, condições autoimunes, neoplasias
Fator reumatoide (FR)	Menos de 40 a 60 U/mℓ Título inferior a 1:80 (1 a 80)	Artrite reumatoide Síndrome autoimune de Sjögren
Ferritina (ferro de armazenamento)	Homens ≥ 5 anos: 24 a 150 ng/mℓ Mulheres ≥ 5 anos: 12 a 150 ng/mℓ	Reagente de fase aguda Hemocromatose (genética) Toxicidade por ferro
Fibrinogênio/plaquetas	150 a 450 mg/dℓ/150 a 450 bilhões/ℓ	Coagulação intravascular disseminada (CID) Doença hepática
Globulina	2,6 a 4,6 g/dℓ	Inflamação crônica, níveis baixos de albumina e outros distúrbios
8-hidroxi-2-desoxiguanosina	< 7,6 ng/mℓ	O DNA aumentou ROS e proliferação celular*
Homocisteína (Hci)	0 a 15 μmol/ℓ	Bloqueio no metabolismo da homocisteína em cistationina relacionado aos cofatores B_6, B_{12}, folato, betaína
IgA total ou IgA específica	50 a 350 mg/dℓ	Elevado em doenças linfoproliferativas; infecções crônicas; condições autoimunes; doença celíaca
IgE total ou IgE específica	800 a 1.500 mg/dℓ	Distúrbios alérgicos inflamatórios de resposta imediata elevados; infecções parasitárias
IgG total ou IgG específica	800 a 1.500 mg/dℓ	Marcador de inflamação de sensibilidades retardadas elevado; infecções crônicas

(continua)

Tabela 7.1 Biomarcadores de inflamação prolongada. (*Continuação*)

Teste	Referência	Associação
Interleucina-1 (IL-1)	< 3,9 pg/mℓ	Formação óssea, secreção de insulina, regulação do apetite, redução da febre, desenvolvimento neuronal
Interleucina-8 (IL-8)	< 17,4 pg/mℓ ≤ ou = 5 pg/mℓ (2014)	Neoplasias/promove angiogênese Obesidade Estresse oxidativo
Insulina (Korkmaz, 2014)	2,0 a 12,0 μUI/mℓ	Resistência inflamatória à insulina elevada
Linfócito CD4 CD4%		Infecções pelo HIV, autoimunes
Peróxidos lipídicos	< 2,60 nmol/mℓ	Elevação inflamatória quando há risco de estresse oxidativo/triglicerídeos elevados
Proteína total	60 a 80 g/ℓ (6,0 a 8,0 g/dℓ)	Proteína total no soro
Sensibilidade à proteína C reativa	≤ 3,0 mg/ℓ	Inflamação sistêmica relacionada a infecção bacteriana, traumatismo, TAV, atividade neoplásica
Taxa de sedimentação de Westergren ou velocidade de hemossedimentação (VHS)	Homens < 50 anos: < 15 mm/h Homens > 50 anos: < 20 mm/h Mulheres < 50 anos: < 20 mm/h Mulheres > 50 anos: < 30 mm/h	Marcador de inflamação sistêmica relacionado à doença autoimune; infecções virais; *rouleaux*; influência carcinoide
TH17 Interleucina 17 (IL-17)	0,0 a 1,9 pg/mℓ	Infecções fúngicas, bacterianas, virais, condições autoimunes
TNF-α	1,2 a 15,3 pg/mℓ	Inflamação sistêmica Reagente de fase aguda, doença de Alzheimer, infecção, depressão, DII, câncer
VEGF (fator de crescimento endotelial vascular)	31 a 86 pg/mℓ	Câncer, angiogênese
Amostra de fezes		
Calprotectina	2 a 9 anos 166 μg/g de fezes 10 a 59 anos 51 μg/g de fezes ≥ 60 anos 112 μg/g de fezes	Doença inflamatória intestinal Inflamação intestinal Neoplasias
Elastase pancreática I	> 200 μg/g	Função pancreática exócrina
Lactoferrina	Negativa	Inflamação intestinal
Urina		
5-hidroxi-indolacético (5-HIAA)	1,6 a 10,9 μg/mℓ de creatinina	Elevado com degradação inflamatória da serotonina
p-hidroxifenilactato (HPLA)	< 1,45 μg/mℓ de creatinina	Relação inversa com a depleção de ácido ascórbico

*Os intervalos de valores normais podem variar discretamente entre os diferentes laboratórios.

sarcopênica é acompanhada pelo aumento da porcentagem de gordura corporal – especialmente o depósito de tecido adiposo visceral com o aumento da circunferência da cintura; todavia, para alguns indivíduos, a perda de músculo e o aumento da porcentagem de massa gorda podem existir para qualquer faixa de índice de massa corporal (IMC) – abaixo do peso (subpeso), em peso normal ou sobrepeso e obesidade. Essa pontuação subestimada ressalta a importância de avaliar mais detalhadamente do que apenas o IMC (Gonzalez et al., 2017; Norman e Matthews, 2008). O IMC isoladamente não caracteriza de forma adequada a distribuição do tecido adiposo e existem recomendações para medidas mais específicas com melhor valor preditivo (Gonzalez et al., 2017). As ferramentas do nutricionista para avaliar a sarcopenia variam no uso: razão cintura-quadril, razão cintura-estatura, análise de impedância bioelétrica (BIA), força de preensão manual (dinamômetro) ou absorciometria de raios X de energia dupla ou densitometria óssea por dupla emissão de raios X (DXA) – quando disponíveis (Springstroh et al., 2016) (ver Capítulo 5 e boxe *Visão clínica: Obesidade sarcopênica*).

A composição corporal pode ser avaliada e, se considerada anormal com base na massa corporal magra (MCM) e na massa gorda (MG) de um indivíduo, ela deve ser considerada um marcador primário para monitorar a inflamação prolongada (Biolo et al., 2015; Juby, 2014).

De acordo com Khan, S et al. (2014):

A obesidade hoje está na interseção entre inflamação e desordens metabólicas, causando uma aberração da atividade imunológica e resultando no aumento do risco de diabetes, aterosclerose, fígado gorduroso e inflamação pulmonar, para citar alguns.

Desregulação de energia

Outro sistema fisiológico subjacente envolvido na inflamação é o comprometimento da produção mitocondrial de trifosfato de adenosina (ATP) (Cherry e Piantadosi, 2015). A avaliação da função mitocondrial se concentra na estrutura e na função, levando em consideração os conutrientes, como a **coenzima Q$_{10}$** e o **ácido** (alfa)**lipoico**, assim como o ácido gamalinolênico (GLA) – já produzidos pelo corpo

Tabela 7.2 Marcadores inflamatórios específicos autoimunes.

Teste de biomarcador	Intervalo de referência	Amostra	Associação
Taxa de sedimentação ou velocidade de hemossedimentação (VHS)	Homens: 0 a 15 mm/h Mulheres: 0 a 20 mm/h	Soro sanguíneo	Doenças do colágeno Doenças inflamatórias Infecções Toxicidade, metais pesados
Proteína C reativa ultrassensível (PCR-us)	< 1,0 mg/dℓ	Sangue	Inflamação sistêmica Síndrome metabólica
Fator reumatoide (FR)	0 a 39 UI/mℓ (não reativo) 40 a 79 UI/mℓ (fracamente reativo) > 80 (reativo)	Sangue	Artrite reumatoide Síndrome de Sjögren Dor articular Condições reumatoides
Anticorpo antigliadina Anticorpo de gliadina desamidada, IgA, IgG	0 a 19 (negativo) 20 a 30 (fraco positivo) > 30 (moderado a forte positivo)	Soro sanguíneo	Doença celíaca Dermatite herpetiforme Sensibilidade não celíaca ao glúten
Teste de anticorpo antiendomísio (IgA-EMA)	Indivíduos normais negativos Dieta sem glúten negativo	–	Dermatite herpetiforme, doença celíaca
Transglutaminase tecidual IgA/IgG (tTG-IgA)	< 4,0 U/mℓ (negativo) 4,0 a 10,0 U/mℓ (positivo fraco) > 10 U/mℓ (positivo) Os valores de referência se aplicam a todas as idades	Soro sanguíneo	Doença celíaca (indica biopsia diagnóstica, gene HLA_DQ2/DQ8) Dermatite herpetiforme Atrofia das vilosidades
SS-A de Sjögren/Ro IgG	< 1,0 U (negativo) ≥ 1,0 U (positivo) Os valores de referência se aplicam a todas as idades	Sangue	Doença do tecido conjuntivo (lúpus eritematoso sistêmico, síndrome de Sjögren, artrite reumatoide)
SS-B de Sjögren	< 1,0 U (negativo) ≥ 1,0 U (positivo) Os valores de referência se aplicam a todas as idades	Sangue	Doença do tecido conjuntivo, incluindo síndrome de Sjögren, lúpus eritematoso sistêmico (LES)
Título de anticorpo ANA	< 1:40 normal (ou < 1/0 UI) = negativo	Soro sanguíneo	Múltiplas condições autoimunes, lúpus eritematoso sistêmico (LES)
Teste de anti-dsDNA IgG	< 30,0 UI/mℓ (negativo) 30,0 a 75,0 UI/mℓ (limite) > 75,0 UI/mℓ (positivo) Negativo é considerado normal Os valores de referência se aplicam a todas as idades	Sangue	–
Anticorpo contra peptídeo citrulinado cíclico (anti-CCP)	< 20,0 U (negativo) 20,0 a 39,9 U (positivo fraco) 40,0 a 59,9 U (positivo) ≥ 60,0 U (forte positivo) Os valores de referência se aplicam a todas as idades	Sangue	Artrite reumatoide Artrite
Anticorpo IgG antidesmogleína 1/3 Biopsia com blister	Negativo	Sangue Tecido cutâneo	Pênfigo vulgar Pênfigo foliáceo Epidermólise bolhosa adquirida

– e seus efeitos protetores contra a inflamação e o estresse oxidativo. A eliminação da inflamação prolongada sistêmica promove um microambiente mais saudável para melhorar a função mitocondrial e a produção de energia.

A doença ou a disfunção mitocondrial é um problema de produção de energia. Quase todas as células do organismo têm mitocôndrias que produzem a energia essencial do corpo, o trifosfato de adenosina (ATP). As doenças mitocondriais perturbam a função celular e reduzem a produção de energia mitocondrial. Quando isso acontece, alguns sistemas do organismo podem ser prejudicados, causando fraqueza muscular, disfunção orgânica, desequilíbrio hormonal, prejuízos à cognição e imunidade reduzida (Miller et al., 2018). A queixa de fadiga é a expressão fenotípica mais comum de disfunção mitocondrial (ver boxe *Visão clínica: Inflammaging*).

As proporções de carboidratos, gorduras e proteínas influenciam a função mitocondrial, afetando principalmente a regulação de glicose e insulina. Durante cada avaliação, a determinação das proporções de macronutrientes mais favoráveis e dos requerimentos individuais de nutrientes fornece a base para as intervenções mais eficazes a fim de restaurar a saúde mitocondrial e o bem-estar geral. Há crescentes popularidade e base de evidências para dietas pobres em carboidratos, dieta paleo (paleolítica) e dieta cetogênica para suporte mitocondrial para algumas condições, como epilepsia, doenças neurodegenerativas e oncologia (Allen et al., 2014). É importante ressaltar que a avaliação nutricional de um indivíduo deve incluir um histórico alimentar para avaliar os macronutrientes consumidos. Por causa da tendência comum para alta ingestão de proteínas como parte de uma dieta pobre em carboidratos, o excesso de proteína pode potencialmente

Tabela 7.3 Marcadores inflamatórios específicos neurológicos.

Teste de biomarcador	Referência	Amostra	Associação
Análise de ácidos graxos RBC	Média +/– DP	Sangue	Integridade da membrana
Painel lipídico	170 a 200 mg/dℓ	Sangue	Risco de doença arterial coronariana
Triglicerídeos	50 a 80 mg/dℓ	Sangue	Risco de doença arterial coronariana
Colesterol total	Homens: 37 a 40 mg/dℓ	Sangue	Adulto: risco de doença arterial coronariana
HDL-colesterol	Mulheres: 40 a 85 mg/dℓ		Criança: metabolismo anormal do colesterol
LDL-colesterol	Adulto < 130 mg/dℓ ou < 3,4 mmol/ℓ		
	Criança < 110 mg/dℓ ou < 2,8 mmol/ℓ		
CREATINOQUINASE			
Creatinina	0,76 a 1,27 mg/dℓ	Sangue	Função renal
BUN	8 a 27 mg/dℓ		
TFG	> 60 mℓ/min/BSA		
Glicose em jejum	65 a 99 mg/dℓ	Sangue, urina	Estado de glicose
Insulina em jejum	2,0 a 19,6 μUI/mℓ	Sangue	Estado de insulina
HgbA1C	4,8 a 6,4%	Sangue	Média de açúcar sanguíneo em 120 dias
25OH-vit D	30 a 150 ng/mℓ	Sangue, saliva	Estado de vitamina D

Tabela 7.4 Marcadores inflamatórios endócrinos (não cancerosos) específicos.

Teste de biomarcador (mãe)	Referência	Amostra	Associação
Análise de ácidos graxos RBC	Média +/– DP	Sangue	Integridade da membrana
Painel lipídico	170 a 200 mg/dℓ	Sangue	Doença arterial coronariana
Colesterol total	Homens: 37 a 40 mg/dℓ		Metabolismo de colesterol/lipídeos
HDL-colesterol	Mulheres: 40 a 85 mg/dℓ		Estresse hepático
LDL-colesterol	Adulto < 130 mg/dℓ ou < 3,4 mmol/ℓ		Risco de doença arterial coronariana
Triglicerídeos	Criança < 110 mg/dℓ ou < 2,8 mmol/ℓ		Colesterol anormal
	< 150 mg/dℓ		Síndrome metabólica
			Insuficiência de carnitina
			Dieta com alto teor de açúcar simples/álcool
			Risco de doença arterial coronariana
Painel celíaco	< 4 U/mℓ nenhum anticorpo detectado		Atrofia de vilosidades do intestino delgado
tTG IgG/IgA	< 20 unidades de anticorpo não detectado		Sensibilidade ao glúten
Anticorpo antigliadina			Dieta livre de glúten
Transglutaminase tecidual IgG/IgA			
Antígeno (alimentos IgG/IgE)	Por laboratório		
Insulina em jejum	2,0 a 19,6 μUI/mℓ	Sangue	Estado da insulina
HgbA1C	4,8 a 6,4%	Sangue	Média de açúcar sanguíneo em 120 dias
TSH	Sangue adulto 0,2 a 5,4 mU/ℓ	Sangue	Função da tireoide
Vitamina D25-OH	30 a 150 ng/mℓ	Sangue, saliva	Estado de vitamina D

aumentar a gliconeogênese – contrariando, assim, o benefício do baixo teor de carboidratos – ao aumentar a glicose metabólica disponível. O princípio da dieta cetogênica (DC) substitui todos os carboidratos, exceto os carboidratos vegetais pobres em amido e sem amido (20 a 100 g de colesterol [CHO]), por quantidades baixas a moderadas de proteínas (0,8 a 1,0 g de proteína/kg de peso corporal ideal) e altas quantidades de gorduras de cadeia curta, cadeia média e monoinsaturadas e poli-insaturadas – de preferência de alimentos integrais e não processados (Miller et al., 2018; ver Apêndice 19).

Microbioma

Após o Projeto Genoma Humano, o National Institutes of Health (NIH) lançou estudos para identificação genômica e caracterização de microrganismos associados a pessoas saudáveis e doentes. As emocionantes descobertas se concentram em cinco locais do corpo (boca, pele, vagina, nariz/pulmão e sistema digestório). O número total de genes no microbioma humano é 10 vezes maior do que o genoma humano. Quando a delicada comunidade do microbioma – dentro e fora do corpo – é perturbada e alterada a partir de uma linha base saudável, ela se torna um fator na promoção da inflamação prolongada e afeta a maneira como os alimentos são metabolizados no corpo. A perda da diversidade do microbioma e a presença de bactérias indesejáveis ou virulentas específicas parece ser um achado comum relacionado a várias doenças (Fasano, 2012; Viladomiu et al., 2013).

A causa dessas mudanças nos padrões do microbioma de "saudável" para disfuncional parece ser influenciada pela genética, pela dieta, pela exposição a toxinas ambientais e pelo uso de antibióticos

Boxe 7.3 Marcadores inflamatórios cardiometabólicos específicos.

- Aumento da porcentagem de gordura corporal, mais frequentemente com IMC e TAV elevados
  - IMC
  - Perímetro da cintura
  - Razão cintura-estatura
  - Razão cintura-quadril
  - Porcentagem de gordura corporal (impedância bioelétrica, pletismografia por deslocamento de ar ou água, densitometria óssea (DXA), compassos de calibre)
- Biomarcadores sanguíneos de inflamação prolongada em DCV/síndrome cardiometabólica com diabetes
  - Hiperlipidemia/hipertrigliceridemia
  - Relação colesterol total/HDL
  - Jejum de glicose/insulina de jejum
  - HgbA1C
  - Proteína C reativa ultrassensível (PCR-us ou PCR-cardio)
  - Homocisteína
- Imagem: varredura de cálcio coronariano
- Mieloperoxidase (sangue)
- Outras associações para doenças cardiovasculares/síndrome cardiometabólica/diabetes:
  - Metabolismo dominante simpático (estresse metabólico)
  - Estresse (bioquímico, glandular, emocional, ambiental, tabagismo)
  - Sono ruim
  - Apneia

Boxe 7.4 Marcadores inflamatórios específicos para câncer.

- Vários marcadores metabólicos medindo as marcas inflamatórias do câncer
  - Adesão: fibrinogênio e plaquetas (sangue)
  - Promotores de metástase:
  - Razão cobre (Cu): zinco de 1,0 ou inferior (limitação de taxa para enzimas metastáticas)
  - Ceruloplasmina (contribui para a carga total de Cu)
  - Promotores de angiogênese (Dai et al., 2014): VEGF, fatores de adesão
- Inflamação promotora de tumor: tipos específicos de marcadores de câncer (exemplos: câncer de ovário CA 125, câncer de mama CA 15-3, câncer de próstata PSA). Várias citocinas e quimiocinas pró-inflamatórias: TNF-α, IL-8, IL-6 etc.
  - Glicólise (efeito Warburg: o açúcar é o combustível primário das células neoplásicas)
  - Fatores de crescimento
  - Instabilidade do genoma/DNA mitocondrial
  - Perda de apoptose/imortalidade celular

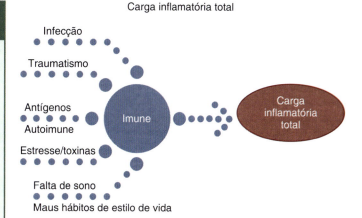

Figura 7.1 Carga inflamatória total.

VISÃO CLÍNICA
Obesidade sarcopênica

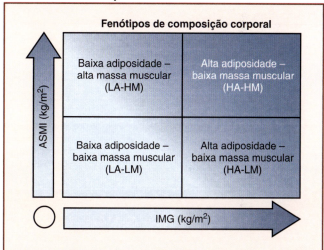

Na figura, a composição corporal é representada por um espectro de ASMI e IMG (índice de massa gorda) ou FMI (do inglês *fat mass index*) (baixo a alto). Com base no modelo de Baumgartner (Waters e Baumgartner, 2011), esses fenótipos podem ser representados da seguinte forma:

LA-HM = baixa adiposidade com alta massa muscular (indivíduos com baixo IMG e alto ASMI)

HA-HM = alta adiposidade com alta massa muscular (indivíduos com alto IMG e alto ASMI)

LA-LM = baixa adiposidade com baixa massa muscular (indivíduos com baixo IMG e baixo ASMI)

HA-LM = alta adiposidade com baixa massa muscular (indivíduos com alto IMG e baixo ASMI)

Aqueles com **LA-HM seriam os menos saudáveis**.
Os cortes foram definidos de acordo com os seguintes decis:
LA-HM (ASMI: 50 a 100; FMI: 0 a 49,99)
HA-HM (ASMI: 50 a 100; FMI: 50 a 100)
LA-LM (ASMI: 0 a 49,99; FMI: 0 a 49,99)
HA-LM (ASMI: 0 a 49,99; FMI: 50 a 100)

ASMI, índice de massa muscular esquelética apendicular; *IMG*, índice de massa gorda. (Carla MM Prado et al.: A population-based approach to define body-composition phenotypes, *Am J Clin Nutr*, 99:1369, 2014.)

(National Institutes of Health [NIH], 2014). Depois que uma patologia tiver sido determinada, o médico que se baseia na biologia sistêmica frequentemente usa o exame de fezes para obter mais informações quantitativas e funcionais específicas sobre a condição do ambiente intestinal e da microbiologia. Os exames laboratoriais para marcadores inflamatórios, como calprotectina, lactoferrina e elastase pancreática 1 no intestino, bem como a taxa de hemossedimentação ou PCR-us e imunoglobulina A (IgA) são marcadores de inflamação no sangue (Gommerman, 2014). Como o sistema digestório contém cerca de 70% do sistema imunológico, é importante avaliar sua condição – da boca ao ânus – como parte da carga inflamatória total de um indivíduo (Underwood, 2014). Um novo campo de estudo sobre doenças relacionadas a distúrbios no ambiente intestinal e no sistema imunológico é denominado **enteroimunologia** (Lewis, 2014; Tsai, 2018; ver Figura 7.2).

Hipercoagulação

Com a inflamação, surge um grau de coagulação, cada vez menos saudável, dos líquidos corporais. Em algum momento, o microambiente fica muito congestionado (viscoso), facilitando o desenvolvimento de doenças crônicas como câncer, doenças cardiovasculares, doenças autoimunes e doenças infecciosas (Karabudak et al., 2008).

VISÃO CLÍNICA
Inflammaging

O envelhecimento é um fenômeno complexo onipresente que resulta de eventos ambientais, genéticos e epigenéticos em diferentes tipos de células, tecidos e suas interações ao longo da vida. Uma característica generalizada dos tecidos que envelhecem e da maioria – ou de todas as doenças relacionadas à idade – é a inflamação crônica. "*Inflammaging*" – uma associação do termo *inflamation* (inflamação) e *aging* (envelhecimento), ou seja, inflamação do envelhecimento – descreve a inflamação sistêmica crônica de baixo grau no envelhecimento, na ausência de infecção evidente (inflamação "estéril"), bem como é um fator de risco altamente significativo para morbidade e mortalidade em idosos (Franceschi e Campisi, 2014).

Esse aumento na **viscosidade do líquido corporal** promove a secreção de mais citocinas e quimiocinas pró-inflamatórias que podem preparar o cenário para doenças crônicas. A **autofagia** é a resposta normal para aumentar o nível de enzimas proteolíticas para "limpar" os *debris* celulares e prepará-los para reciclagem ou eliminação (Gottleib e Mentzer, 2010; Gurkar et al., 2013; Rahman e Rhim, 2017; Wallace et al., 2014).

Os fatores dietéticos que ajudam a manter a viscosidade adequada do líquido são hidratação, dietas baseadas em vegetais, ácidos graxos poli-insaturados (AGPIs) e gorduras monoinsaturadas (AGMIs) (Naghedi-Baghdar et al., 2018). Os biomarcadores comuns de aumento da viscosidade do líquido corporal são o fibrinogênio sanguíneo com plaquetas e a medida da gravidade específica urinária, bem como a presença de "turvação" ou muco na urinálise.

Infecção

As infecções agudas são facilmente reconhecidas e diagnosticadas por causa de seus sinais e sintomas flagrantes, como febre, leucocitose, pus e taquicardia. Por sua vez, os processos de infecção subclínica podem passar despercebidos por anos ou décadas, ao mesmo tempo que promovem uma condição inflamatória "latente" de detecção difícil, que desgasta a integridade das células e dos tecidos do corpo. Bons exemplos são o vírus da hepatite C (HCV), que começa como uma infecção aguda, mas persiste como uma infecção crônica no fígado (Vescovo et al., 2014), e o papilomavírus humano (HPV), que se torna crônico no tecido cervical e pode levar ao câncer de útero.

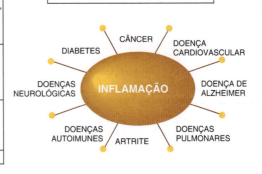

Figura 7.2 Enteroimunologia.

Todas as infecções crônicas aumentam o nível de resposta imunológica para produzir mediadores inflamatórios e são exacerbadas por insuficiências e deficiências nutricionais e desequilíbrios entre as condições pró-oxidantes e antioxidantes (Cokluk et al., 2015). Outros nutrientes que, quando insuficientes para uma função ideal, favorecem que infecções crônicas persistam por décadas incluem vitamina D, vitamina C e nutrientes de metilação, como folato, B_{12}, B_6 e B_2 – os quais agem como conutrientes na inflamação e nos mecanismos do controle imunológico (Ames, 2010). Além disso, a saúde do microbioma no sistema digestório, na pele e em outros orifícios corporais desempenha um papel crítico na inflamação e na força ou fraqueza imunológica.

Estresse

O estresse é pró-inflamatório. As fontes de estresse metabólico podem incluir lesões, infecções, desalinhamento musculoesquelético, falta de sono, emoções fortes, dieta pouco saudável, tabagismo, desafios de qualidade de vida, falta ou excesso de atividade física. Seja qual for a fonte, o estresse pode aumentar as necessidades de nutrientes, contribuindo para o esgotamento, e o nível de estresse oxidativo pode causar danos às células e aos tecidos do corpo.

NUTRIENTES MODULADORES DE INFLAMAÇÃO

Para as três prostaglandinas e seus metabólitos formados a partir da cascata de eicosanoides, existem vitaminas, minerais, hormônios e nutrientes antioxidantes que atuam como cofatores de limitação de taxa limitantes para as enzimas compartilhadas delta-5 e delta-6 dessaturase e elongase. Essas enzimas são necessárias para a conversão dos ácidos graxos essenciais (AGE) e dos AGPIs em prostaglandinas. Esses conutrientes, listados nas Figuras 7.3 e 7.4, têm a importante capacidade de modular os ácidos graxos e seus produtos anti-inflamatórios, os quais desempenham funções importantes na fisiopatologia das doenças crônicas e da inflamação sistêmica que contribui para sua progressão.

Além de cofatores nutricionais e hormônios – como a insulina – influenciando a bioquímica do metabolismo de eicosanoides e ácidos graxos de um indivíduo, há evidências emergentes de efeitos do genótipo e epigenéticos de desencadeadores ambientais que afetam a expressão genética. Os genes-chave que modulam as enzimas de conversão são FAD1, FAD2 e ELOVL5 (ver Capítulo 6). Os eicosanoides ômega-6 e ômega-3 também compartilham os três genes que podem influenciar a atividade de um indivíduo e a eficiência das enzimas dessaturase e elongase usadas na conversão das moléculas de eicosanoides (ver Figura 7.3).

Se dados do teste genômico estiverem disponíveis para o nutricionista no desenvolvimento de uma intervenção nutricional, o conhecimento da influência de FAD1, FAD2 e ELOVL5 nas enzimas dessaturases e elongase da cascata dos eicosanoides pode ajudar a orientar uma intervenção (Chisaguano et al., 2013). Chisaguano et al., em 2013, descreveram os achados de que crianças com polimorfismos de nucleotídio único heterozigotos ou homozigotos dos genes FAD2 e ELOVL5 corriam um risco muito maior de desenvolver eczema atópico, uma condição inflamatória. Após exames de ácidos graxos, descobriu-se que essas crianças tinham uma concentração inferior de ácido ômega-6 di-homo-gamalinolênico (DGLA) e ácido araquidônico (AA) (Chisaguano et al., 2013). A aplicação clínica dessa informação, bem como a avaliação completa da ingestão alimentar e do estado de ácidos graxos de um indivíduo, podem ser usadas ao se desenvolver um plano de nutrição para manter a ingestão adequada de AGEs (ver Figuras 7.3 e 7.4).

As insuficiências e os desequilíbrios de nutrientes que acompanham inicialmente a inflamação prolongada podem passar despercebidos. Além da possível ingestão insuficiente de nutrientes na dieta, pode haver potencialmente desequilíbrios nos reservatórios de nutrientes do corpo. Vários estressores ou polimorfismos de nucleotídio único (SNPs) genômicos (ver Capítulo 6) também podem causar aumento do requerimento de nutrientes para atender às necessidades metabólicas e esses nutrientes depletados se tornam "**condicionalmente essenciais**" para um indivíduo. O Dr. Robert P. Heaney elaborou um diagrama conceitual simplificado, denominado "curva sigmoide" para ilustrar os conceitos de necessidades nutricionais variadas dinâmicas do "espectro de necessidades nutricionais" fisiológico (Figura 7.5).

Condição nutricional é um termo que se refere ao estado nutricional. A habilidade de avaliar o estado nutricional dos tecidos do organismo requer conhecimento sobre as interações de nutrientes com outros compostos moleculares (p. ex., hormônios, nutrientes, **espécies reativas de oxigênio [ROS]**). A manipulação da função biológica com nutrição deve incluir a consideração das restrições de "limitação da taxa" em um sistema bioquímico. Como em uma receita culinária, se algum ingrediente for inadequado ou faltar, o produto final será ruim.

Exemplos de alguns equilíbrios críticos de nutriente parceiro são os ácidos graxos ômega-6 e ômega-3, a vitamina D e a vitamina A, o magnésio, o cálcio e o folato, a vitamina B_6, a vitamina B_2 e a vitamina B_{12}. Em alimentos integrais ou não processados, esses nutrientes existem naturalmente em equilíbrio, como as vitaminas A e D no óleo de fígado de bacalhau, no fígado e nos ovos (ver Boxe 7.1).

Os nutrientes parceiros com maior associação à inflamação prolongada são discutidos a seguir.

Ácido linoleico ômega-6 e ácido alfalinolênico ômega-3 (ácidos graxos essenciais)

A ingestão de peixes várias vezes por semana tem sido associada à redução do risco de doenças crônicas, especialmente doenças cardíacas. É uma característica da Dieta Mediterrânea (Pallauf et al., 2013), da Dieta Asiática (Kruk, 2014) e da dieta mais recentemente estudada, a Dieta Nórdica ou *Viking*, estudada em Biologia sistêmica em Intervenções Dietéticas Controladas e Estudos Coorte (*Systems Biology in Controlled Dietary Interventions and Cohort Studies* [SYSDIET]) (Kolehmainen et al., 2015; Uusitupa et al., 2013). O metabolismo humano dos óleos de peixes e seus mediadores bioativos fornecem fatores importantes nos processos inflamatórios. A relação da dieta com a bioquímica inflamatória apoia o forte posicionamento do nutricionista no desenvolvimento de intervenções individualizadas para garantir o equilíbrio adequado dos alimentos produtores de eicosanoides, os quais diminuem a inflamação.

Três grupos principais de metabólitos de prostaglandinas são formados a partir dos dois ácidos graxos essenciais iniciais na cascata de eicosanoides (ácido linoleico [LA] e ácido alfalinolênico [ALA]): prostaglandina E1 (PGE1) (anti-inflamatório derivado do ômega-6 DGLA), prostaglandina E2 (PGE2) (pró-inflamatório derivado do ômega-6 araquidônico) e prostaglandina E3 (PGE3) (anti-inflamatório derivado de ômega-3). Esses metabólitos são precursores de uma ampla gama de mediadores lipídicos bioativos, que influenciam a inflamação. O nutricionista pode avaliar e, em seguida, desenvolver uma intervenção individualizada para o retorno ao equilíbrio metabólico do indivíduo nesses três grupos de metabólitos do grupo dos eicosanoides. A maneira mais precisa para avaliar a condição dos ácidos graxos é analisar ingestão de gordura na dieta (Tabela 7.5), a capacidade de absorção (adequação da bile, função pancreática) e os ácidos graxos das hemácias (Kelley et al., 2009). A coleta desses dados nutricionais de um indivíduo durante a avaliação nutricional pode revelar importantes desequilíbrios fisiológicos subjacentes.

O equilíbrio entre as duas vias de sinalização das moléculas de eicosanoides (derivadas dos AGPIs essenciais, ômega-3 ALA e ômega-6 LA ou da ingestão alimentar) exerce um controle inflamatório em resposta ao ambiente metabólico (Gil et al., 2015; Patton,

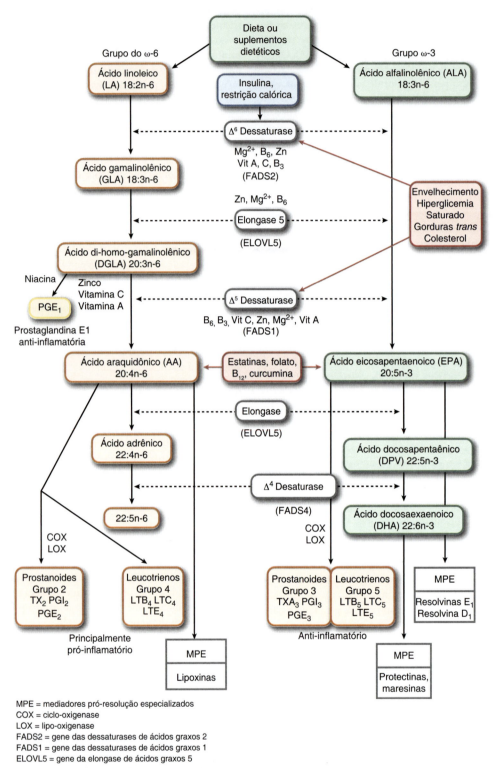

Figura 7.3 Mecanismos de ácidos graxos essenciais e metabólitos eicosanoides na modulação da inflamação. As respostas biológicas inflamatórias são impulsionadas por um equilíbrio entre os ciclos de retroalimentação – muito parecido com um interruptor de "liga e desliga" –, influenciado por mensagens de hormônios, estilo de vida e cofatores nutricionais (ver cofatores nutricionais enzimáticos primários listados no diagrama). A cascata de respostas biológicas dos eicosanoides recebem mensagens ambientais da dieta, do estilo de vida, da infecção e do traumatismo. A partir dos ácidos graxos essenciais (LA, ALA), os metabólitos *downstream* são produzidos, dependendo das mensagens hormonais, do genótipo e dos cofatores nutricionais adequados da atividade de conversão enzimática. Os gatilhos inflamatórios agudos para iniciar uma resposta de cicatrização de infecção ou traumatismo, então, retornam à homeostase por mediadores pró-resolução especializados (MPE) em indivíduos saudáveis. Essa dança complexa de atividade bioquímica é prejudicada por condições de interferência (ver atividade em RED) observadas no diagrama. O estado nutricional advindo da ingestão regular – ao longo de toda a vida – de ácidos graxos essenciais e alimentos integrais ricos em nutrientes constrói a base para o controle saudável de eicosanoides da inflamação aguda e prolongada.

Capítulo 7 Inflamação e Fisiopatologia das Doenças Crônicas

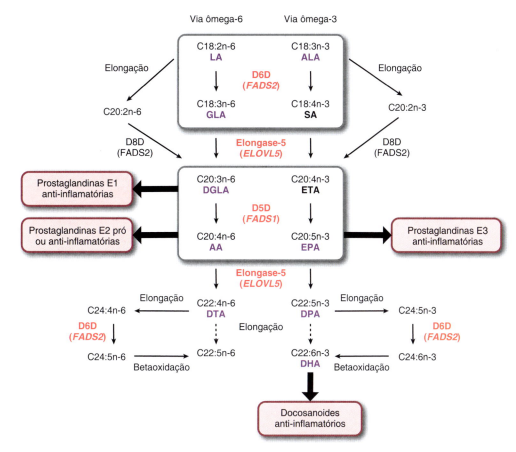

Figura 7.4 Resumo dos principais metabólitos eicosanoides e dos genes responsáveis pela conversão em metabólitos *downstream* na cadeia. (Chisaguano M, Montes R, Pérez Berezo T et al. Gene expression of desaturase [FADS1 and FADS2] and elongase [ELOVL5] enzymes in peripheral blood: association with polyunsaturated fatty acid levels and atopic eczema in 4-year-old children. *PloS* One 2013; 8, e78245.)

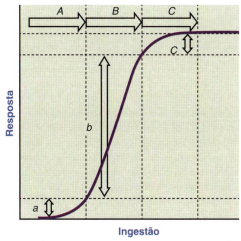

Curva sigmoide típica mostrando a resposta fisiológica como uma função da ingestão de nutrientes. São representadas as respostas esperadas de incrementos iguais na ingestão, começando com uma ingestão basal baixa e passando para teores iniciais progressivamente mais altos. Os incrementos de ingestão A, B e C produzem respostas, a, b e c, respectivamente. Apenas as ingestões na região B produzem respostas suficientemente grandes para testar a hipótese de que o nutriente em questão provoca a resposta em questão. (Copyright Robert P. Heaney, MD., 2010. Todos os direitos reservados. Usada com permissão.)

Figura 7.5 Curva sigmoide (Heaney, 2010). (Permissão de Robert Heaney. Heaney RP: The Nutrient Problem, *Nutr Rev* 70:165, 2012.)

2014, Zreik e Behrman, 2018). As prostaglandinas contribuem para regulação do tônus vascular, função plaquetária e fertilidade (Ricciotti e FitzGerald, 2011; Stipanuk e Caudill, 2013; Kemiläinen et al., 2016). Elas também desempenham papéis importantes como mediadores inflamatórios e moduladores da biologia tumoral, bem como são os principais reguladores do crescimento e do transporte nas células epiteliais (Varga et al., 2014). O metabolismo dessas moléculas semelhantes a hormônios é modulado pela ingestão alimentar e são de importância primária para o nutricionista quando se considera a fonte de inflamação crônica. As prostaglandinas semelhantes a hormônios formadas como metabólitos *downstream* são o controle metabólico primário para a inflamação aguda e crônica. A observação fundamental de que o ômega-3 EPA poderia modular a biossíntese de eicosanoides para suprimir a biossíntese do AA, um ácido graxo ômega-6, foi feita pela primeira vez em 1962 (Machlin) e em 1963 (Mohrhauer e Holman), assim como iniciou a pesquisa sobre o uso de peixes e suplementos de óleo de peixes para reduzir a inflamação, suprimindo o AA pró-inflamatório. O ômega-3 DHA (C22) – molécula formada a partir da cascata de eicosanoides de 20 carbonos – é uma molécula interessante com efeitos anti-inflamatórios, formada a partir da cascata de eicosanoide (Shichiri et al., 2014; Kemiläinen et al., 2016). O EPA e o DHA são encontrados no óleo de peixe e o DHA, nas algas. DHA e EPA são bioquimicamente reversíveis, o que significa que podem ser metabolizados de uma molécula para outra. O DHA é um componente crítico de muitos tecidos corporais, como o olho e o cérebro, e contribui para a modulação da inflamação metabólica. O EPA, o DHA e o AA podem produzir os **mediadores pró-resolução especializados** (**MPE**) mais recentemente reconhecidos, incluindo **resolvinas**, **protectinas**, **maresinas** e **lipoxinas**, que reduzem

Tabela 7.5 Pesquisa de ingestão dietética de gorduras e óleos.

Gorduras e óleos
Por favor, indique quantas vezes/semana você consome as seguintes gorduras/óleos.

Ômega-9 (*estabilizador*) Ácido graxo oleico *Cerca de 50% das calorias diárias oriundas de lipídeos*	__ Óleo de amêndoa __ Amêndoas __ Manteiga de amêndoa __ Abacates __ Amendoim __ Manteiga de amendoim (natural/mole)	__ Azeitonas/Azeite __ Castanha de caju __ Sementes de gergelim/*tahine* __ Húmus (óleo de *tahine*) __ Nozes de macadâmia __ Pinhões
Ômega-6 (*controladores*) Família de ácidos graxos essenciais *Cerca de 30% das calorias diárias oriundas de lipídeos* LA → GLA → DGLA → AA	__ Ovos (inteiros), orgânicos (AA) __ Carnes (comerciais) (AA) __ Carnes (animais alimentados com gramíneas, orgânicos) (AA) __ Castanhas-do-pará (cruas) __ Pecãs (cruas) __ Avelãs (cruas) __ Óleos de semente (prensagem a frio)	__ Óleo de prímula (GLA) __ Óleo de groselha-negra (GLA) __ Óleo de borragem (GLA) __ Óleo de cânhamo/sementes __ Óleo de semente de uva __ Sementes de girassol (cruas) __ Sementes de abóbora (cruas)
Ômega (*fluidificantes/comunicantes*) Família de ácidos graxos essenciais *Cerca de 10% das calorias diárias oriundas de lipídeos* ALA → EPA → DHA	__ Cápsula de óleo de peixe: ↑ DHA __ Cápsula de óleo de peixe: ↑ TEPA __ Peixe (salmão/peixe de barbatana) __ Peixe (crustáceos) __ Sementes/farinha de linhaça	__ Óleo de linhaça (prensagem a frio) __ Óleo DHA de UDO® __ Algas __ Suplemento Green Powder® com algas __ Sementes de chia
Saturado benéfico (*estrutura*) Triglicerídeos de cadeia curta/cadeia média *Cerca de 10% da energia diária oriunda de lipídeos*	__ Óleo de coco __ Manteiga, orgânica __ Ghee (manteiga clarificada) __ Laticínios, crus e orgânicos	__ Carne de animais alimentados com gramíneas __ Carnes de caça __ Aves, orgânicas __ Ovos, inteiros e orgânicos
Gorduras/óleos deteriorados (*promovem estresse em células e tecidos*) Deve ser < 5% (tente evitar) Gorduras *trans* Acrilamidas Ácidos graxos de cadeia ímpar Ácidos graxos de cadeia muito longa (VLCFA)/danificados	__ Margarina __ Óleos vegetais (milho, girassol, canola) reutilizados __ Maionese (comercial) __ Óleo hidrogenado (como ingrediente) __ Queijos de "imitação" __ Tempurá	__ *Donuts* (fritos) __ Alimentos fritos __ Batatas fritas em óleo __ Molho de salada normal __ Manteiga de amendoim (JIF® etc.) __ Nozes/sementes torradas __ Produtos com gorduras hidrogenadas

©2004, Diana Noland MPH, RDN, CCN, IFMCP, LD

a inflamação durante eventos como lesão, infecção e exposição ao antígeno. O organismo tem sistemas redundantes para fornecer moléculas essenciais ao metabolismo.

As principais interseções metabólicas na **cascata de eicosanoides** são o ômega-6 GLA, o DGLA e o AA, promovendo os grupos da PGE1 anti-inflamatória e PGE2 pró-inflamatória, enquanto coexistem com ômega-3 EPA e DHA, promovendo o grupo PGE3 anti-inflamatória. À medida que o conhecimento das funções desses metabólitos eicosanoides amadureceu nos últimos 50 anos, suas relações sinérgicas e a necessidade de mantê-los em equilíbrio homeostático são, agora, apreciadas (Das, 2011). Os eicosanoides ômega-6 e ômega-3 compartilham as mesmas enzimas dessaturase e elongase, então há uma competição entre os dois, em que a produção de EPA e DHA biologicamente ativos depende da disponibilidade de cofatores nutricionais (Reed et al., 2014).

Sabe-se, agora, que a ingestão de ácidos graxos pode influenciar e alterar as respostas fisiológicas à inflamação por meio da modificação do metabolismo dos eicosanoides para favorecer a síntese de prostaglandinas e **leucotrienos** anti-inflamatórios (produzidos pela oxidação de AA). A avaliação da ingestão de gorduras na dieta e do estado do tecido fornece informações mais direcionadas, que podem ajudar a controlar a inflamação crônica (Arm et al., 2013; Dahlin e Weiss, 2016). Como mais estudos randomizados controlados estão disponíveis, espera-se que isso resulte em um modelo aprimorado para o estudo das influências sinérgicas dos nutrientes no metabolismo.

Wergeland et al. desenvolveram um estudo multivariável de uma combinação de terapias com ácidos graxos que mostrou supressão da inflamação na esclerose múltipla, descrita como um "efeito benéfico modificador da doença pelo aumento da ingestão de ácidos graxos poli-insaturados (AGPIs)" (Wergeland et al., 2012). Mesmo já em 1993, Berth-Jones e Graham-Brown levantaram a hipótese de que "uma vez que os ácidos graxos essenciais ômega-6 e ômega-3 podem ter propriedades anti-inflamatórias, é possível que sua administração simultânea tenha um efeito sinérgico" (1993). Há um número crescente de estudos direcionados aos principais eicosanoides e mediadores lipídicos ao longo da cadeia com a capacidade de modular processos fisiológicos envolvendo imunidade, equilíbrio hormonal, mediadores inflamatórios e integridade da membrana celular, incluindo o GLA (Horrobin et al., 2002), o DGLA (Chisaguano et al., 2013), o AA (Carlson et al., 2018; Amézaga et al., 2018), o EPA e o DHA (Harris et al., 2017).

Metabolicamente, os cinco eicosanoides primários (GLA, DGLA, AA, EPA, DHA) colaboram e competem por enzimas compartilhadas na formação dos grupos de prostaglandinas: PGE1, PGE2 e PGE3 (ver Figuras 7.3 e 7.4). Cada um desempenha um papel crítico no controle de condições inflamatórias. Até o interesse na pesquisa, despertado na década de 1990, sobre a influência dinâmica que o ômega-3 EPA tem sobre o nível elevado do ômega-6 AA, a ingestão alimentar de AGE era o principal determinante das concentrações desses ácidos graxos na composição tecidual.

No entanto, com o aumento da conscientização sobre o ômega-3 e sua função, uma grande parte da população dos EUA está, atualmente, adicionando ácidos graxos ômega-3 à sua ingestão regular de nutracêuticos. Em alguns indivíduos que tomam mais de 500 mg de EPA e/ou DHA diariamente, isso pode fazer com que a biossíntese de AA e GLA seja suprimida com o potencial de desequilibrar as concentrações dessas duas moléculas (Horrobin et al., 2002). "Nutrientes parceiros" requerem equilíbrio para uma função metabólica ótima. Uma avaliação nutricional deve considerar os suplementos de ácidos graxos que um cliente está tomando e por quanto tempo, além da quantidade na dieta, para uma avaliação do potencial de desequilíbrio de eicosanoides e outros componentes celulares de lipídeos. Se testes laboratoriais de parâmetros de ácidos graxos estiverem disponíveis, uma avaliação quantitativa dos ácidos graxos plasmáticos ou de hemácias pode ser adicionada à avaliação nutricional (Djoussé et al., 2012; Guo et al., 2010).

Grupo da prostaglandina E1 (PGE1): anti-inflamatório

Os metabólitos da PGE1 fazem parte do equilíbrio entre os grupos de prostaglandinas para o controle da inflamação, com um efeito anti-inflamatório primário no microambiente tecidual. A PGE1 é particularmente importante para os efeitos do GLA e sua conversão em DGLA no controle da inflamação. O GLA não apenas atenua a inflamação intracelular pela conversão em DGLA (Arm et al., 2013), mas também reduz a inflamação na matriz extracelular – como está presente na nefropatia diabética (Kim et al., 2012). As evidências sugerem que a integridade da pele envolvida com doenças autoimunes e outras condições inflamatórias têm uma necessidade "condicionalmente essencial" (DiSilvestro et al., 2017) de GLA (Chung et al., 2018; Andersson-Hall et al., 2018).

Outra função fisiológica dos ácidos graxos é de que GLA, DGLA, EPA e DHA, se mantidos em equilíbrio, podem funcionar como inibidores da proliferação e da migração de células tumorais em condições *in vitro* e *in vivo* (Rahman et al., 2013; Wang et al., 2012; Yao et al., 2014).

Grupo da prostaglandina E2 (PGE2): pró-inflamatória quando em excesso

A capacidade da PGE2 de aumentar a inflamação tecidual quando em excesso é parte da causa da inflamação com dor, inchaço, febre, vermelhidão e constrição dos vasos sanguíneos que levam à perda de função. O AA aumenta com lesão aguda, o que desencadeia a inflamação e aumenta o fluxo sanguíneo para a cicatrização do tecido; no entanto, com o caráter prolongado da doença crônica, o AA pode ficar "preso" em um estado elevado e continuar a danificar o tecido e a estimular a degeneração. A doença neoplásica pode produzir PGE2 em excesso no ambiente tumoral; ademais, descobriu-se que ela simula o crescimento e a formação de um número substancial de carcinomas (Goodwin, 2010).

O AA pode se tornar perigosamente elevado, especialmente quando a ingestão alimentar tem concentrações deficientes em ômega-3 (ALA, EPA e DHA) para contrabalançar a concentração de AA. Nos EUA e na maioria dos países industrializados, algumas populações têm altas concentrações de AA devido à baixa ingestão de óleos ômega-3, bem como à grande ingestão de AGPIs e gorduras *trans* altamente processados.

A preponderância de informações sobre o AA é que ele aumenta a inflamação. É importante reconhecer que, em indivíduos saudáveis, ele também pode ajudar a estabilizar as membranas celulares e a reduzir a inflamação. O AA tem funções essenciais na agregação plaquetária e vasoconstrição, por exemplo. A terapia nutricional direcionada deve ter um objetivo de homeostase saudável, o que exige o monitoramento para garantir que a suplementação de ômega-3 não faça com que as concentrações de AA diminuam para concentrações muito baixas (Khan, S et al., 2014).

Grupo da prostaglandina E3 (PGE3): anti-inflamatório

Outro aspecto da ação anti-inflamatória reside no grupo das PGE3 e em seus metabólitos, o grupo do leucotrieno-5 e outros, que promovem a supressão de AA, GLA e DGLA. Eles têm sido mais estudados em relação a doenças cardiovasculares, como a saúde vascular e o estado de coagulação; entretanto, muitas vezes, a supressão de GLA passa despercebida e é pouco reconhecida a produção potencialmente supressora das PGE1 anti-inflamatórias derivadas de DGLA.

Lipo-oxigenases (LOX)

As **lipo-oxigenases (LOX)** são AAs intermediários *downstream* na cadeia que produzem leucotrienos-4 inflamatórios (PGE2) ou leucotrienos-5 anti-inflamatórios (PGE3). As moléculas lipo-oxigenase-4 e lipo-oxigenase-5 podem modular a inflamação, principalmente como mediadores da sinalização celular e como modificadores das estruturas da membrana celular. Exemplos práticos de mudanças estruturais são a maturação das hemácias, a modificação da função de barreira pulmonar para melhorar a função brônquica em condições asmáticas e outros. As moléculas de lipo-oxigenases também atuam como substrato na mobilização de ácidos graxos em membranas envolvendo o metabolismo de betaoxidação dos ácidos graxos. As lipo-oxigenases são expressas de forma mais intensa sob estresse fisiológico (Allaj et al., 2013).

Ciclo-oxigenase (COX)

Outro grupo de metabólitos eicosanoides – os produtos da **ciclo-oxigenase (COX)** – tem um papel importante na reprodução e na resposta inflamatória com moléculas ciclo-oxigenases inflamatórias (PGE2) e ciclo-oxigenases anti-inflamatórias (PGE1 e PGE3).

Mediadores pró-resolução especializados

Mais recentemente foram reconhecidos outros metabólitos *downstream* na cadeia de uma classe diferente e que são chamados "mediadores pró-resolução especializados" (MPE) derivados de AGPIs ômega-3 e ômega-6. Essas moléculas de lipídeos mediadores pró-resolução especializados são capazes de iniciar uma fase de resolução da inflamação para o retorno do metabolismo à homeostase tecidual. Esses mediadores pró-resolução especializados são lipoxinas, resolvinas, protectinas e maresinas (ver Figura 7.3). Esses mediadores parecem explicar alguns dos efeitos anti-inflamatórios dos metabólitos de PGE1, PGE2 e PGE3 (Chiang e Serhan, 2017).

REDUÇÃO DA INFLAMAÇÃO NO ORGANISMO

A pesquisa moderna sobre AGE e seus metabólitos tem se preocupado principalmente com o impacto terapêutico no processo inflamatório. No entanto, assim como acontece com todos os sistemas do corpo, existem mediadores opostos na regulação corporal desses sistemas para que se atinja homeostase ou alostasia que promova a sobrevivência. Entre os mediadores primários da inflamação estão as aminas biogênicas – como histamina e serotonina, citocinas, prostaglandinas, tromboxanos e leucotrienos. A ação anti-inflamatória das PGE1 e PGE3 se opõe e equilibra os sistemas inflamatórios da PGE2; ambas são necessárias para um metabolismo saudável. Por exemplo, os derivados dos ácidos ômega-6 GLA e DGLA regulam o processo inflamatório por meio de sua atividade oposta e do sinergismo com o EPA – ao direcionar, no cruzamento das vias, a formação de moléculas anti-inflamatórias de PGE1 ou de moléculas inflamatórias de PGE2. No metabolismo paralelo, os derivados do ômega-3 – ALA, EPA, DHA e outros – formam os metabólitos anti-inflamatórios PGE3, ao mesmo tempo que inibem a transformação de AA em leucotrienos e a conversão de DGLA em moléculas de PGE1. Essa ação anti-inflamatória dos eicosanoides ômega-3 é mais pesquisada por causa de sua poderosa supressão de AA associada a doenças cardiovasculares (Tousoulis et al., 2014).

É importante compreender as enzimas responsáveis pelas conversões metabólicas saudáveis dos AGE, do LA e do ALA, além de como influenciá-las com alimentos e nutrientes. Essas enzimas são ilustradas na cascata de eicosanoides (ver Figura 7.3). As enzimas dessaturase (delta-5 e delta-6) e as enzimas elongase são compartilhadas, bem como estão em competição entre as vias ômega-6 e ômega-3. A **delta-6-dessaturase** transforma o ácido linoleico (LA) em ácido gamalinolênico (GLA) e o ácido alfalinolênico (ALA) em ácido eicosapentaenoico (EPA), adicionando ligações duplas adicionais. De todas as etapas de conversão endógena na cascata de eicosanoides, aquela conduzida pela delta-6-dessaturase é a menos eficiente. A enzima não é bioquimicamente equipada para lidar com a conversão de LA nas concentrações elevadas da ingestão dietética encontrada na dieta americana padrão (Kurotani et al., 2012). A delta-6-dessaturase também pode ser menos eficiente na presença de hiperinsulinemia, associada à obesidade e à síndrome metabólica (Simopoulos, 2017). Na competição pela enzima entre os metabólitos de ômega-6 e ômega-3, foi demonstrada preferência pelos ômega-3. No entanto, esses sistemas enzimáticos são afetados pela adequação de cofatores nutricionais – como zinco, vitamina B_6 e magnésio – e outros fatores fisiológicos e patológicos – como hiperglicemia –, os quais podem levar à deficiência de GLA.

A proporção de ácidos graxos ômega-6 para ômega-3 na dieta ocidental está entre 10:1 e 21:1, enquanto a dieta dos humanos ancestrais tinha uma proporção mais próxima de 1:1; essa proporção na dieta ocidental tem sido relacionada a doenças crônicas (Simopoulos, 2016). A fraca função enzimática relacionada aos eicosanoides é observada frequentemente no diabetes tipo 2, relacionada à hiperglicemia nos estágios iniciais daquela doença (Forouhi et al., 2016). Demonstrou-se que a suplementação de GLA contorna a limitação da taxa ineficiente do sistema delta-6-dessaturase na formação de LA em GLA e, em seguida, para ácido DGLA, bem como determina qual via metabólica seguirá – PGE1 anti-inflamatória ou AA e PGE2 inflamatórios e seus derivados. Foi demonstrado que o EPA na via ômega-3 desvia a conversão da delta-6-dessaturase de ALA em EPA (Innis, 2014; ver Figura 7.3). Um equilíbrio de AGE é importante para suprimir a inflamação prolongada excessiva.

Uma abordagem direcionada com o uso de lipídeos dietéticos, nutracêuticos e/ou entéricos e parenterais direciona os AGPIs para o deslocamento do metabolismo dos eicosanoides em direção à homeostase, atribuindo, dessa maneira, efeitos anti-inflamatórios potentes (Triana Junco et al., 2014; Waitzberg e Torrinhas, 2015; ver Capítulo 12). Existem dados de pesquisa promissores na Europa, onde lipídeos intravenosos à base de azeite de oliva foram usados por uma década, indicando que a inflamação pode ser reduzida pelo uso de diferentes fontes de gordura intravenosas apropriadas.

A estimulação inflamatória de curto e longo prazo influencia as vias das COX, mudando-as para COX "menos inflamatórias" (PGE3 e tromboxano [TX]-3) e as **resolvinas** derivadas de ácidos graxos poli-insaturados (LC AGPIs) EPA e DHA por meio da epoxidação enzimática da COX-2 (5-lipo-oxigenase) – que, desse modo, oferece proteção contra a inflamação (Khan, S et al., 2014; Uddin, 2011).

As terapias dietéticas para melhora do equilíbrio e promoção da conversão adequada de GLA em DGLA, que direciona o DGLA para conversão em prostanoides PGE1, incluem controle de peso, aumento da sensibilidade à insulina e estoques nutricionais adequados de vitamina D, AGE, zinco, magnésio, vitamina B_6 e outros, além de aumento da ingestão de óleos ricos em GLA (prímula, groselha-preta, borragem). Nutracêuticos e fontes de alimentos estudados incluem óleos vegetais ricos em GLA de prímula, groselha-preta e borragem (Pickens et al., 2015).

O nutricionista experiente na avaliação do equilíbrio de ácidos graxos de um indivíduo, realizando primeiro uma pesquisa de ingestão alimentar (ver Tabela 7.5) e, mais especificamente, obtendo uma análise de ácidos graxos em hemácias, pode direcionar intervenções de maneira mais precisa, bem como observar melhores resultados no controle da inflamação. Com as informações de uma análise de ácidos graxos em hemácias, pode-se calcular um índice de ômega-3, um indicador prognóstico do equilíbrio de eicosanoides e AGE, especialmente relacionado a doenças cardiovasculares (Harris et al., 2012; von Schacky, 2014; ver Figura 7.6).

Esses parâmetros de avaliação fornecem um roteiro capaz de orientar as intervenções lipídicas individualizadas. Com essas informações, as concentrações de lipídeos no organismo podem ser manipuladas em direção a uma composição saudável, restaurando um grau ótimo de resposta imunológica à inflamação em todos os sistemas do corpo. A terapia nutricional direcionada usa alimentos, suplementos dietéticos e alimentos funcionais que podem ser mediadores desses sistemas enzimáticos metabólicos, assim como ajudam a tirar vantagem da maleabilidade das membranas e dos tecidos afetados pelas mudanças na dieta e no estilo de vida. De um modo geral, são necessários de 2 a 12 meses de terapia nutricional para alcançar resultados bem-sucedidos.

Enzimas do citocromo P450

As **enzimas do citocromo P450** (**CYP450**) são essenciais para a produção de colesterol, esteroides, prostaciclinas e tromboxano A_2. Elas também estão envolvidas na hidroxilação de primeira passagem de moléculas tóxicas endógenas e exógenas na biotransformação e no transporte de toxinas para eliminação por meio de fezes e bile, urina e suor. Se a função enzimática for suprimida por falta de integridade da estrutura da enzima, pH anormal do microambiente, inflamação hepática, disponibilidade alterada de cofatores nutricionais ou genótipos das enzimas do citocromo P450, então há acúmulo de toxinas e aumento na carga tóxica de um indivíduo. Essas enzimas do citocromo P450 são expressas principalmente no fígado, mas também ocorrem no intestino delgado, nos rins, nos pulmões e na placenta.

Estão se tornando disponíveis mais ferramentas para avaliação de todos os sistemas do metabolismo do corpo. O teste para SNP em enzimas do citocromo P450, por exemplo, permite o reconhecimento dos pontos fortes e fracos metabólicos de uma pessoa, que podem influenciar as intervenções nutricionais (ver Capítulo 6). Embora a ciência ainda esteja evoluindo e sendo validada, os testes nutrigenômicos podem ser úteis aos profissionais – incluindo nutricionistas – para personalizar as recomendações alimentares e nutricionais.

Vitamina D

A vitamina D (colecalciferol), na realidade, funciona como um pró-hormônio com múltiplas funções, incluindo a modulação hormonal e imunológica, efeitos anti-inflamatórios e antitumorais e suporte à apoptose (Pfotenhauer e Shubrook, 2017). Isso sugere que a vitamina D seja capaz de contribuir fisiologicamente para a regulação de todas as respostas imunes por meio do receptor de vitamina D (RVD), expresso no núcleo dessas células. Estudos básicos, epidemiológicos e

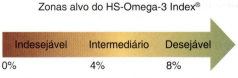

Figura 7.6 Zonas alvo do HS-Omega-3 Index®.

genéticos indicam uma função potencial da vitamina D na patogênese de certas doenças autoimunes sistêmicas e específicas de órgãos (Agmon-Levin et al., 2013).

A vitamina D é ativada na pele mediante exposição à radiação ultravioleta (UV) proveniente da luz solar ou à radiação artificial – usada terapeuticamente nas latitudes extremas ao norte e ao sul – e obtida por fontes dietéticas (peixes gordurosos, ovos de peixe ou caviar, carnes orgânicas, gema de ovo e cogumelos; ver Apêndice 38). Na última década, chamou a atenção uma aparente epidemia global de baixa condição de vitamina D. Muitas doenças crônicas estão associadas ao aumento da prevalência de concentrações reduzidas de vitamina D à medida que as concentrações na forma de hidroxivitamina D (25 (OH)-vit D) caem para menos de 30 ng/mℓ (75 nmol/ℓ) (ver Capítulo 5). As recomendações para que se analise a concentração de hidroxivitamina D e suplemente a vitamina D são comuns para aumentar as concentrações sanguíneas até atingir a meta de, pelo menos, 30 ng/mℓ (75 nmol/ℓ), mas alguns recomendam concentrações mais altas. As concentrações séricas ideais de vitamina D não foram definidas (ver Capítulo 5). Uma estimativa é de que, para cada 1.000 UI adicionais na ingestão diária de vitamina D, a concentração sérica de hidroxivitamina D possa aumentar em 4 a 5 ng/mℓ (10 a 20 nmol/ℓ) (Stipanuk e Caudill, 2013).

A vitamina D exibe efeitos anti-inflamatórios (Khan, M et al., 2014; Krishnan et al., 2012; Krishnan et al., 2013). Além disso, como nutriente parceiro, a vitamina A (retinol/retinil palmitato) tem relação com a vitamina D devido ao compartilhamento do receptor retinoide X (RXR) com o receptor de vitamina D (RVD), estabelecendo um efeito sinérgico entre os dois. Na natureza, as vitaminas A e D são sempre encontradas juntas (p. ex., fígado, gema de ovo; ver Apêndice 38). Devido à proximidade estreita com esse receptor nuclear retinoide X em todas as células, existe uma relação sinérgica. Se um for muito alto ou muito baixo, um pode afetar a função do outro. Para a saúde ideal, é importante ter uma ingestão adequada de vitamina A e uma condição ótima de vitamina D (Schmutz et al., 2016).

Minerais
Magnésio

O magnésio está envolvido com mais de 300 sistemas enzimáticos identificados no metabolismo e as concentrações sanguíneas são inversamente correlacionadas com os valores da proteína C reativa no sangue (Dibaba et al., 2015). Os dados da NHANES envolvendo mais de 14 mil pessoas entre 1971 e 2006 revelaram que 60 a 80% da população apresentavam concentrações séricas baixas (Zhang et al., 2018b). O efeito benéfico potencial da ingestão de magnésio nas doenças crônicas pode ser, pelo menos em parte, explicado por sua inibição da inflamação (Dibaba et al., 2015).

O estudo NHANES de 1999 a 2000 revelou que 60% da população dos EUA consumiam teores dietéticos inadequados de magnésio devido à baixa ingestão de vegetais e grãos integrais. A baixa ingestão de magnésio na dieta tem sido relacionada a vários problemas de saúde, incluindo aqueles relacionados a processos metabólicos e inflamatórios, como hipertensão, síndrome metabólica (DiNicolantonio et al., 2017), diabetes tipo 2 (Hruby et al., 2017), doenças cardiovasculares (Liu e Chacko, 2013; Stevanovic et al., 2011), osteoporose e alguns tipos de câncer (p. ex., cólon, mama) (Nielsen, 2010).

O magnésio requer o microambiente de outros nutrientes essenciais, especialmente seus nutrientes parceiros, cálcio e zinco. A ingestão dietética de vegetais ricos em clorofila, nozes, sementes e grãos integrais fornece magnésio adequado se a digestão e a absorção estiverem funcionando bem (ver Apêndice 43). Recentemente, López-Alarcón et al., em seu estudo ligando a inflamação de baixo grau à obesidade em crianças, analisaram vários biomarcadores relacionados à inflamação, bem como concluíram que os determinantes mais significativos da inflamação eram dieta deficiente em magnésio e obesidade central (López-Alarcón et al., 2014).

Zinco

O zinco é um cofator primário para mais de 300 enzimas, muitas das quais estão envolvidas em processos inflamatórios. Ver Apêndice 47 para fontes alimentares de zinco. O zinco intracelular é necessário para a sinalização celular no tecido intestinal desencadeada pela citocina inflamatória do TNF-α (Ranaldi et al., 2013). A deficiência de zinco leva à atrofia e à diminuição da função do timo. A glândula timo é responsável pela produção de linfócitos T, uma parte crítica da imunidade.

O zinco é o nutriente parceiro do cobre; portanto, ao se avaliar a condição do zinco, o cobre também deve ser considerado. Gibson et al. (2008) descreveram a perda do paladar – especialmente em idosos – com a deficiência de zinco, e isso deve ser observado ao se investigar o histórico de um indivíduo. Como a fosfatase alcalina (ALP) é uma enzima sensível ao zinco/dependente de zinco, a medição baixa pode sugerir que seja necessária uma investigação mais aprofundada quanto a uma possível deficiência de zinco. As concentrações séricas de zinco fornecem informações apenas sobre a deficiência franca de zinco e não são confiáveis para avaliar o estado marginal. Atualmente, a avaliação da ingestão alimentar é a forma mais eficiente de estimar a adequação do zinco.

Metilação

A metilação é universal em todo o metabolismo, e os doadores de metila são os principais promotores da metilação saudável. As vitaminas do complexo B atuam sinergicamente e são essenciais para o processo de metilação. Folato e as vitaminas B_6, B_2 e B_{12} mostraram ser os fatores de limitação de taxa quando insuficientes. Embora os resultados sejam preliminares, pode haver vantagens metabólicas na suplementação com formas metiladas de vitaminas B. Isso é verdade, por exemplo, com o defeito de metilação dos SNPs MTHFR 677C ou MTHFR 1298C – quando é usada a forma 5-MTHF do folato em vez do ácido fólico sintético (Bailey et al., 2010; Manshadi et al., 2014; Miller, 2010; Vollset, 2013 (ver boxe *Visão clínica: Vitaminas do complexo B sintéticas e bioativas*).

Até o momento, o sistema de metilação mais associado à inflamação de doenças crônicas é a metilação do DNA, que é especialmente sensível. As doenças crônicas relacionadas à metilação por influências epigenéticas do ambiente estão relacionadas ao desenvolvimento potencial e à promoção do câncer (Ehrlich, 2002), de doenças inflamatórias intestinais – como a doença de Crohn (Karatzas et al., 2014) – disfunção cognitiva, transtornos do humor (Hing et al., 2014) e doenças cardiovasculares (Delbridge et al., 2015).

Os mecanismos que suportam a metilação têm implicações importantes na inflamação e na resposta imune (Kominsky et al., 2010). Esses mecanismos dependem dos cofatores da vitamina B e do papel que desempenham no metabolismo da homocisteína, bem como na cascata de eicosanoides, que produz as prostaglandinas redutoras da inflamação (Nazki et al., 2014). Esses fatores metil estão envolvidos na ativação da expressão gênica associada a neurotransmissores, óxido nítrico (NO) e metabolismo da metionina, precursores de compostos anti-inflamatórios que protegem contra o estresse oxidativo.

Os genes de metilação são atualmente os mais estudados dos SNPs e capazes de fornecer dados para aplicação clínica. A maioria dos laboratórios nos EUA oferece testes para os genes *MTHFR C667T*, *MTHFR 1298C* e *COMT*. Outros estão disponíveis em laboratórios especializados (ver Capítulo 6 e Figura 7.7).

VISÃO CLÍNICA
Vitaminas do complexo B sintéticas e bioativas

Vitaminas do complexo B	Forma sintética/ nome comum	Forma natural bioativa em alimentos
B₁	Mononitrato de tiamina Cloridrato de tiamina	Tiamina (benfotiamina)
B₂	Riboflavina	Riboflavina-5-fosfato
B₃	Ácido nicotínico Niacina (termo genérico)	Nicotinamida adenina dinucleotídio (NAD) Nicotinamida adenina dinucleotídio fosfato (NADP) Niacinamida
B₅	Ácido pantotênico D-pantotenato Pantenol	Pantotenato
B₆	Piridoxina-HCl	Piridoxina-5-fosfato (P5 P)
B₁₂	Cianocobalamina	Metilcobalamina Hidroxicobalamina Adenosilcobalamina
B₉	Ácido fólico	Ácido folínico 5-Metiltetraidrofolato 5-Formiltetraidrofolato
B₇	Biotina	Biotina (Biocitina)

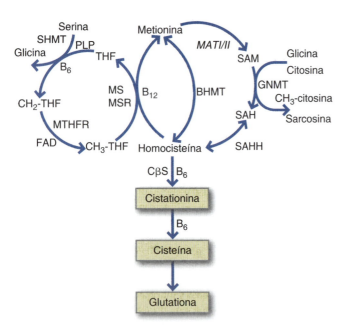

Figura 7.7 Mecanismo de metilação.

Flavonoides e nutrientes antioxidantes

Flavonoides ou bioflavonoides são fitonutrientes associados às variadas cores encontradas em frutas e vegetais. Esses fitonutrientes desempenham funções antioxidantes anti-inflamatórias ao transmitir mensagens benéficas ao sistema imunológico (Islam et al., 2016; Jeena et al., 2013). Eles providenciam proteção contra a atividade dos radicais livres e das espécies reativas de oxigênio (ROS), que causam inflamação e modulam os efeitos epigenéticos ao interagir com o ácido graxo e a condição de prostaglandina de uma pessoa.

Quando o estado antioxidante e flavonoide é inadequado para proteger células e tecidos, ocorrem aceleração dos danos, promoção da degeneração e depleção da saúde do indivíduo. O composto flavonoide mais estudado até o momento é a **curcumina**, um componente do tempero cúrcuma ou açafrão-da-terra (Agrawal et al., 2015; Tuorkey, 2014). Outro exemplo é a **quercetina**, um componente das polpas cítricas, da maçã e da cebola – um flavonoide amarelo com ação anti-inflamatória contra os mastócitos. Alimentos ricos em quercetina são úteis para reprimir reações alérgicas ou de sensibilidade (Kim et al., 2014; Lee et al., 2013). Ambos os compostos flavonoides, assim como outros, também estão disponíveis na forma suplementar para terapia nutricional direcionada, quando indicado (Boxe 7.5).

Vários sistemas antioxidantes estão envolvidos na proteção contra essas ROS – especialmente no sistema de transporte de elétrons na mitocôndria. Entre os 80 ou mais antioxidantes conhecidos, o ácido ascórbico (vitamina C) demonstrou reagir com outros antioxidantes biológicos denominados "rede antioxidante". O ácido ascórbico atua como um agente redutor central pela regeneração de outros antioxidantes biológicos (Stipanuk e Caudill, 2013); ele também interage com o complexo de vitamina E para fornecer proteção às superfícies hidrossolúveis e lipossolúveis nas membranas. Outros membros importantes da rede antioxidante são a **glutationa**, outro antioxidante hidrossolúvel sintetizado em todas as células o qual sustenta o papel central do ácido ascórbico e da vitamina E; o **ácido lipoico** com seus componentes moleculares de água e lipídeos – às vezes considerado o "antioxidante universal" – e a **coenzima Q₁₀**, que atua na proteção de estruturas lipídicas – principalmente no músculo cardíaco e nas membranas mitocondriais. Os antioxidantes atuam sinergicamente para suprimir a atividade das ROS. Esses nutrientes são metabólitos naturais em indivíduos saudáveis e podem ser usados como suplementos para indivíduos com saúde comprometida, se indicado.

Ecologia intestinal e microbioma

O sistema digestório tem muitas funções na saúde de um indivíduo, e uma delas é a integridade imune. Isso ocorre porque o maior órgão imunológico está localizado dentro do sistema digestório, como tecido linfoide associado ao intestino (GALT, do inglês *gut-associated lymphoid tissue*) e tecido linfoide associado à mucosa (MALT, do inglês *mucosa-associated lymphoid tissue*), contendo sistemas imunológicos inatos e adquiridos, bem como cerca de 1,5 kg de organismos microbianos simbióticos. A condição do tecido linfoide intestinal e a ecologia microbiana têm uma grande influência no estado inflamatório do corpo (Lewis, 2014). A relação inversa da ecologia e da integridade da barreira intestinal com a inflamação sistêmica ou de um órgão específico está bem documentada (Goldman e Schafer, 2012; Hold et al., 2014; Kinnebrew e Pamer, 2012; Pastorelli et al., 2013; Ruth e Field, 2013).

As recomendações da terapia médica nutricional para sustentar a ecologia microbiana incluem o aumento da ingestão de alimentos fermentados e fibras, a diminuição dos alimentos altamente processados e o evitamento dos antígenos inflamatórios, especialmente aqueles que

Boxe 7.5 Antioxidantes flavonoides selecionados.

Ácido alfalipoico	Glutationa
Astaxantina	Licopeno
Bioflavonoides cítricos	Luteína
CoQ10	Quercetina
Curcumina	Resveratrol
Epigalocatequina 3 galato (EGCG)	Zeaxantina

afetam o sistema digestório (como alergênios alimentares). O uso terapêutico de alimentos funcionais (Abuajah, 2015), prebióticos e probióticos (Isolauri e Salminen, 2015), bem como suplementos de fibra podem, às vezes, ser utilizados para restaurar a função intestinal ideal e reduzir a inflamação (Luoto et al., 2013; ver Capítulos 25 e 27).

Estilo de vida

Fatores de estilo de vida, como privação de sono, sedentarismo e tabagismo contribuem para a inflamação e doenças crônicas. Exposições ambientais tóxicas, estresse, isolamento social e relacionamentos interpessoais ruins ou ausentes também foram identificados como fatores de influência (Tay et al., 2013; Umberson e Montez, 2010).

Sono: ritmo circadiano

Os CDC tratam a insuficiência de sono como um importante desafio de saúde pública, com 50 a 70 milhões de adultos norte-americanos diagnosticados com transtornos do sono (CDC, 2018; CDC, 2014a). A qualidade e a duração do sono, "sentir-se revigorado" ao acordar, bem como ter boas energias ao longo do dia até a hora de dormir são sinais de um sono adequado. Um sono de boa qualidade ajuda a reduzir os marcadores sanguíneos de inflamação, incluindo a PCR-us (Irwin et al., 2016). Os hábitos comuns que perturbam o sono incluem assistir à TV ou atividades em computadores e telefones celulares. Dispositivos eletrônicos produzem luz penetrante, a qual reduz a produção de melatonina pelo organismo (o hormônio natural do sono que responde à escuridão). A apneia do sono, o ronco e, para alguns, o consumo de alimentos e bebidas com cafeína também contribuem para a má qualidade do sono. Os efeitos cumulativos da falta de sono afetam as atividades metabólicas que podem levar ao ganho de peso, aos transtornos de humor e à sensação de estresse (Heaney, 2012). Problemas de sono podem contribuir para doenças como hipertensão, doenças cardíacas, depressão e diabetes.

Atividade física

Na literatura médica, a atividade física costuma estar associada à melhora dos marcadores inflamatórios. Os participantes do Estudo Multiétnico de Aterosclerose (*Multi Ethnic Study of Atherosclerosis*) – idade média de 64 anos – que se exercitaram de um nível moderado a vigoroso tiveram níveis sanguíneos reduzidos de múltiplos marcadores inflamatórios, incluindo interleucina-6, leptina e resistina – um hormônio específico de adipócitos associado à resistência à insulina. Esses resultados foram encontrados em todas as etnias e não foram diminuídos pela presença de obesidade ou de outros fatores de risco cardiometabólico (Vella et al., 2016). Vários estudos têm mostrado uma relação inversa entre a atividade física e os marcadores inflamatórios – como a PCR-us e o TNF-α (Woods et al., 2012). Em adultos jovens sedentários, a realização de 12 semanas de treinamento aeróbico melhorou a capacidade aeróbica, mas não reduziu os marcadores inflamatórios. Em alguns casos, os marcadores inflamatórios aumentaram, o que fez com que os autores concluíssem que o potencial anti-inflamatório da atividade física pode ser específico da população e da situação (Sloan et al., 2018). Embora os estudos sobre o efeito na inflamação sejam mistos, o benefício geral da atividade física para a saúde na maioria das pessoas não pode ser contestado.

Estresse da vida

Alguns profissionais de saúde e pesquisadores teorizaram que o estresse prolongado não resolvido no organismo é um dos principais promotores do envelhecimento precoce e das doenças crônicas. O estado de estresse não resolvido, seja emocional, físico ou percebido – ou decorrente de infecção ou lesão – desencadeia, no sistema imunológico,

> **VISÃO CLÍNICA**
>
> **Papel do nervo vago na inflamação**
>
> O estado do nervo vago de uma pessoa, muitas vezes, não é considerado na avaliação da inflamação crônica. O nervo vago é o nervo craniano mais longo que conecta o cérebro ao corpo, bem como regula muitos sistemas, especialmente a função e a inflamação gastrintestinal. O tônus vagal fraco inibe a capacidade de atingir a função parassimpática, influenciando a digestão ideal (Yuen et al., 2017; Gerritsen et al., 2018). Durante um exame físico, uma triagem simples para o tônus vagal consiste em fazer com que o paciente realize uma indução do reflexo de engasgo usando um depressor de língua empurrando a língua para baixo, começando na ponta e prosseguindo gradativamente em direção à parte de trás da língua até sentir uma resposta inicial de engasgo. O tônus vagal saudável deve produzir uma resposta de engasgo dentro de 1 a 2 cm após a depressão da ponta da língua. Um papel importante do **nervo vago** é controlar a promoção de mediadores pró-resolução especializados (MPE) e a resolução da inflamação. Isso seria importante se o histórico do paciente incluísse uma vagotomia (Mirakaj et al., 2014). Intervenções de estilo de vida podem ser recomendadas com fortes evidências para melhorar o tônus vagal e a função do nervo, efetuando o controle da inflamação (p. ex., meditação, ioga, risos, gargarejos) (Gerritsen et al., 2018; Loizzo, 2016).

uma resposta com mais citocinas inflamatórias. A analogia usada para descrever o estresse implacável é se preparar para a resposta de "lutar ou fugir", sem ter para onde correr. Sob a influência de um estressor a curto prazo, o organismo é capaz de limpar os sinais inflamatórios e de estresse. Isso não pode acontecer com estresse crônico implacável (Liu et al., 2017)

Carga de toxinas

As toxinas são **xenobióticos** endógenos e exógenos, substâncias tóxicas dentro de um organismo biológico, que prejudicam o metabolismo.

No mundo moderno, desde a Segunda Guerra Mundial, houve 80 mil ou mais produtos químicos sintéticos e muitos metais tóxicos liberados no meio ambiente, aumentando a exposição da vida vegetal e animal a um nível sem precedentes (NRDC, 2019). Embora muitos compostos conhecidos há longa data, como o tabaco, sejam tóxicos (Adams et al., 2015), muitos compostos tóxicos são moléculas "novas na natureza" que antes não estavam presentes no ambiente (Aris e Leblanc, 2011; Bland, 2007). Um exemplo são os ácidos graxos *trans* (Ganguly e Pierce, 2015).

O metabolismo de plantas e animais costuma ter dificuldade com sistemas para processar e eliminar essas toxinas quando incorporadas ao organismo. As pressões da indústria, em geral, e da indústria alimentícia desafiaram as tentativas de regulamentação governamental desses compostos tóxicos. O resultado tem sido um aumento das concentrações teciduais de algumas dessas toxinas quando a análise do tecido é realizada. Exemplos dessas concentrações aumentadas são demonstrados em estudos de sangue do cordão umbilical de recém-nascidos, no qual se encontraram vários produtos químicos ambientais em uma população de recém-nascidos de áreas urbanas nos EUA (Morello-Frosch et al., 2016).

Outro exemplo são os estudos de metais tóxicos – como cádmio e chumbo – em populações coreanas que residem perto de minas de metal abandonadas. Um estudo com mais de 5 mil coreanos encontrou concentrações notavelmente mais altas de metais tóxicos naqueles que residiam em um raio de 2 km das minas do que na população em geral, na Coreia e em outros países (Park et al., 2014). O cádmio e o chumbo são cancerígenos conhecidos e estão relacionados a distúrbios do sistema nervoso central (SNC) e doenças cardiovasculares e renais acompanhadas por inflamação prolongada.

Um estudo sobre a exposição hermética (baixa concentração) ao cádmio e ao arsênico relacionada a sintomas clínicos descobriu que a baixa ingestão de proteínas na dieta afetou a atividade enzimática, o que causou a depressão dos sistemas biológicos e afetou as adaptações a longo prazo, que foram inadequadas (Dudka et al., 2014). Foi demonstrado repetidamente que a falta de micronutrientes vegetais na dieta e de ingestão de fitonutrientes aumenta os efeitos inflamatórios de toxinas – como metais tóxicos, produtos químicos e pesticidas (Bakırcı et al., 2014, Jeena et al., 2013). A ingestão adequada de macro e micronutrientes pode fornecer proteção contra as exposições a toxinas – como alta ingestão de vegetais e proteína adequada.

Avaliação e redução da inflamação prolongada em doenças crônicas

Histórico do paciente

A avaliação nutricional inclui a coleta de informações sobre a pessoa como um todo e começa ouvindo a história do paciente e formando a relação terapêutica, que é fundamental para os resultados mais eficazes. É um tipo de trabalho de detetive, em parceria com o cliente, para descobrir as causas dos desequilíbrios fisiológicos subjacentes, incluindo a inflamação que estrutura a intervenção.

O **histórico do paciente** é um termo que inclui toda a história do paciente e o estado atual de saúde; é uma coleção de todos os dados que podem contribuir potencialmente para a saúde do indivíduo. No encontro terapêutico, os dados são coletados por meio de entrevista pessoal, estudo de prontuários médicos, histórico familiar de várias gerações – se possível –, observação clínica e registros laboratoriais atuais. Na maioria das vezes, um padrão sugerindo genótipos metabólicos pode ser reconhecido. Exemplos como eventos cardiovasculares, autoimunes ou neurológicos repetidos em membros da família, especialmente em idades jovens ou em vários parentes, devem levar o nutricionista a investigar possíveis mecanismos metabólicos e SNPs. A confirmação clínica ou laboratorial quantitativa de um metabolismo alterado pode ser apropriada antes do planejamento de uma intervenção.

O histórico pessoal de saúde, desde a gestação até o presente, pode ser obtido por meio da criação de uma linha do tempo dos principais eventos da vida e dos desafios de saúde. Isso pode fornecer informações sobre os padrões que contribuíram para o estado atual de saúde ou doença de uma pessoa. Por exemplo, descobriu-se que recém-nascidos e crianças em fase de lactação não amamentados com leite materno têm mais dificuldade em manter a microbiota intestinal saudável, assim como maior incidência de alergias e asma. Essas crianças podem se beneficiar da suplementação com probióticos (Prescott e Nowak-Wegrzyn, 2011).

Histórico e dados médicos

A inflamação é um denominador comum em quase todas as doenças crônicas. A maioria das evidências desse fenótipo entre indivíduos gira em torno de vários aspectos da **síndrome metabólica**, descrita como apresentando um grupo de fatores de risco, incluindo resistência à insulina (RI)/**hiperinsulinemia**, o aumento do tecido adiposo visceral – aumento da porcentagem de gordura corporal e perímetro da cintura –, elevação de triglicerídeos sanguíneos/redução do colesterol de alta densidade (HDL-colesterol), hipertensão e glicemia de jejum elevada (disglicemia) (Watson, 2014). Um biomarcador adicional é comumente observado como valores sanguíneos elevados de PCR-us maiores do que 1,0. O aumento da compreensão da desregulação do metabolismo da glicose e de suas várias causas ajuda a definir a condição complexa de inflamação prolongada (Patel e Patel, 2015).

Os marcadores bioquímicos também podem ser fatores importantes na personalização da "carga inflamatória total" de um indivíduo. Os marcadores inflamatórios, como a taxa de sedimentação (sangue) – são significativos no monitoramento da progressão dos processos inflamatórios crônicos (ver Capítulo 5).

O teste genômico preditivo forneceu novas ferramentas para personalizar a avaliação do metabolismo individual. O uso de testes de SNP está crescendo em um ritmo rápido. É importante apreciá-lo como um valor "preditivo", não como uma ferramenta de "diagnóstico". Um exemplo é a identificação de associação entre um SNP do receptor da vitamina D com os genes do câncer de mama (genes do receptor de vitamina D, como CDX2 e BGL) (Khan, M et al., 2014). O gene receptor de vitamina D (RVD) pode influenciar os riscos de alguns tipos de câncer e seu prognóstico. Isso incentiva o monitoramento mais rigoroso do estado de vitamina D em pacientes com câncer (Huss et al., 2019).

A vitamina D está envolvida no aprimoramento do controle da inflamação metabólica por causa de seu "pró-hormônio" e dos efeitos imunomoduladores. Essa análise abrangente do gene candidato demonstra que o risco de múltiplos polimorfismos do receptor de vitamina D resulta em concentrações mais baixas do ácido ribonucleico (RNA) mensageiro (mRNA) de receptor de vitamina D. Foi demonstrado que polimorfismos do gene do receptor da vitamina D estão associados a várias doenças complexas, incluindo a osteoporose. Isso pode afetar a eficiência de sinalização da vitamina D, além de contribuir para o aumento do risco de fratura em algumas populações (Zhang et al., 2018a).

Reunir a história do paciente e combiná-la com outros dados, como antropometria, histórico médico e exame físico focado na nutrição (ver Apêndice 11), permite que surja um padrão de prioridades nutricionais e metabólicas. Isso fornece ao clínico informações importantes para desenvolver uma intervenção nutricional a fim de promover a saúde e o bem-estar ideais.

Condições do desenvolvimento relacionadas à inflamação

As condições do desenvolvimento relacionadas à inflamação trazem um foco para o ambiente uterino, em que há o reconhecimento da importância da pré-programação do feto. Mensagens epigenéticas para o feto podem impactar a saúde a longo prazo e o risco de doenças. Em lactentes e crianças pequenas, exposições físicas e psicossociais negativas – incluindo violência, abuso, *bullying* e racismo – também podem influenciar a saúde na idade adulta. Se o feto e a criança pequena não crescerem em um ambiente saudável, os processos inflamatórios da doença crônica se enraizarão e desafiarão o indivíduo ao longo de sua vida (Claycomb et al., 2015; EFCNI, 2015; Lane, 2014; ver Capítulos 15 e 16).

RESUMO

A doença crônica é uma epidemia que é afetada pela dieta e pelo estilo de vida, e a fisiopatologia da doença crônica é o resultado de influências genéticas e epigenéticas. A inflamação sustentada é o denominador comum na maioria das doenças crônicas. Nutrição e estilo de vida são moduladores da inflamação sustentada (Boxe 7.6).

O nutricionista tem papel importante no manejo interdisciplinar das doenças crônicas. Ter as habilidades para reconhecer os primeiros sinais e sintomas de inflamação permite ao nutricionista identificar as prioridades nutricionais e estratégias individuais para reduzir a inflamação e restaurar a saúde e o bem-estar.

Alimentos integrais, "alimentos funcionais", suplementos dietéticos direcionados, quando indicados, e mudanças no estilo de vida podem ser fundamentais para alcançar o bem-estar. Nutricionistas com conhecimento da resposta imune e inflamatória, bem como sua relação com doenças crônicas terão capacidade para avaliações e intervenções nutricionais mais eficazes.

> **Boxe 7.6** Alimentos, nutracêuticos e estilo de vida como remédios para controlar a inflamação.
>
> **Alimentos**
> Dieta com alimentos integrais
> Dieta mediterrânea
> Dieta medicinal asiática
> Dieta nórdica
> Frutas e vegetais
> Gorduras benéficas
> Água pura
> Nutrientes-alvo
> Alimentos com baixo teor de antígenos para o indivíduo
> Alimentos com baixo teor de toxinas
> Alimentos e utensílios culinários livres de toxinas (livres de alumínio, bisfenol A [BPA], ácido perfluoroctanoico [PFOA])
>
> **Nutracêuticos**
> Quercetina
> Rutina
> Curcumina
> Enzimas proteolíticas
> Terapia enzimática
> Terapia nutricional
> Orientação para suplementos dietéticos
>
> **Estilo de vida**
> Sono
> Atividade física
> Crenças
> Comunidade

WEBSITES ÚTEIS

American Academy of Sleep Medicine
Angiogenesis Foundation
Dietitians in Integrative and Functional Medicine
Inflammation Research Foundation
National Institutes of Health: Tox Town

REFERÊNCIAS BIBLIOGRÁFICAS

Abraham C, Medzhitov R: Interactions between the host innate immune system and microbes in inflammatory bowel disease, *Gastroenterology* 140:1729–1737, 2011.

Abuajah CI: Functional components and medicinal properties of food: a review, *J Food Sci Technol* 52:2522–2522, 2015.

Adams T, Wan E, Wei Y, et al: Secondhand smoking is associated with vascular inflammation, *Chest* 148(1):112–119, 2015.

Agmon-Levin N, Theodor E, Segal RM, et al: Vitamin D in systemic and organ-specific autoimmune diseases, *Clin Rev Allergy Immunol* 45:256–266, 2013.

Agrawal R, Sandhu SK, Sharma I, et al: Development and evaluation of curcumin-loaded elastic vesicles as an effective topical anti-inflammatory formulation, *AAPS PharmSciTech* 16:364–374, 2015.

Alagl AS, Bhat SG: Ascorbic acid: new role of an age-old micronutrient in the management of periodontal disease in older adults, *Geriatr Gerontol Int* 15:241–254, 2015.

Allaj V, Guo C, Nie D: Non-steroid anti-inflammatory drugs, prostaglandins, and cancer, *Cell Biosci* 3:8, 2013.

Allen BG, Bhatia SK, Anderson CM, et al: Ketogenic diets as an adjuvant cancer therapy: history and potential mechanism, *Redox Biol* 2:963–970, 2014.

Ames BN: Low micronutrient intake may accelerate the degenerative diseases of aging through allocation of scarce micronutrients by triage, *Proc Natl Acad Sci U S A* 103(47):17589–17594, 2006.

Ames BN: Prevention of mutation, cancer, and other age-associated diseases by optimizing micronutrient intake, *J Nucleic Acids* 2010:725071, 2010. doi:10.4061/2010/725071.

Ames BN: Prolonging healthy aging: longevity vitamins and proteins, *Proc Natl Acad Sci U S A* 115(43):10836–10844, 2018.

Amézaga J, Arranz S, Urruticoechea A, et al: Altered red blood cell membrane fatty acid profile in cancer patients, *Nutrients* 10(12):E1853, 2018.

Andersson-Hall U, Carlsson NG, Sandberg AS, et al: Circulating linoleic acid is associated with improved glucose tolerance in women after gestational diabetes, *Nutrients* 10(11):E1629, 2018.

Aris A, Leblanc S: Maternal and fetal exposure to pesticides associated to genetically modified foods in Eastern Townships of Quebec, Canada, *Reprod Toxicol* 31:528–533, 2011.

Arm JP, Boyce JA, Wang L, et al: Impact of botanical oils on polyunsaturated fatty acid metabolism and leukotriene generation in mild asthmatics, *Lipids Health Dis* 12:141, 2013.

Avitsur R, Levy S, Goren N, et al: Early adversity, immunity and infectious disease, *Stress* 18(3):289–296, 2015.

Baffy G, Loscalzo J: Complexity and network dynamics in physiological adaptation: an integrated view, *Physiol Behav* 131:49–56, 2014.

Bailey RL, Mills JL, Yetley EA, et al: Unmetabolized serum folic acid and its relation to folic acid intake from diet and supplements in a nationally representative sample of adults aged ≥60 y in the United States, *Am J Clin Nutr* 92:383–389, 2010.

Bakırcı GT, Yaman Acay DB, Bakırcı F, et al: Pesticide residues in fruits and vegetables from the Aegean region, Turkey, *Food Chem* 160:379–392, 2014.

Bauer UE, Briss PA, Goodman RA, et al: The Health of Americans 1 Prevention of chronic disease in the 21st century: elimination of the leading preventable causes of premature death and disability in the USA, *Lancet* 384:45–52, 2014.

Berth-Jones J, Graham-Brown RA: Placebo-controlled trial of essential fatty acid supplementation in atopic dermatitis, *Lancet* 341:1557–1560, 1993.

Biolo G, Di Girolamo FG, Breglia A, et al: Inverse relationship between "a body shape index" (ABSI) and fat-free mass in women and men: insights into mechanisms of sarcopenic obesity, *Clin Nutr* 34:323–327, 2015.

Birch AM, Katsouri L, Sastre M: Modulation of inflammation in transgenic models of Alzheimer's disease, *J Neuroinflammation* 11:25, 2014.

Bland J: The correct therapy for diagnosis: new-to-nature molecules vs natural, *Integr Med* 6:20–23, 2007.

Calçada D, Vianello D, Giampieri E, et al: The role of low-grade inflammation and metabolic flexibility in aging and nutritional modulation thereof: a systems biology approach, *Mech Ageing Dev* 136–137:138–147, 2014.

Carlson SE, Gajewski BJ, Alhayek S, et al: Dose–response relationship between docosahexaenoic acid (DHA) intake and lower rates of early preterm birth, low birth weight and very low birth weight, *Prostaglandins Leukot Essent Fatty Acids* 138:1–5, 2018.

Centers for Disease Control and Prevention: *Chronic disease prevention and health promotion*, 2018. Available at: http://www.cdc.gov/chronicdisease/about/index.htm. Accessed January 5, 2019.

Centers for Disease Control and Prevention: *Insufficient sleep is a public health epidemic*, 2014a. Available at: https://www.cdc.gov/sleep/index.html. Accessed January 30, 2019.

Centers for Disease Control and Prevention: *R2-p: research to practice at NIOSH*, 2018. Available at: http://www.cdc.gov/niosh/r2p/. Accessed January 31, 2019.

Cherry AD, Piantadosi CA: Regulation of mitochondrial biogenesis and its intersection with inflammatory responses, *Antioxid Redox Signal* 22(12):965–976, 2015.

Chiang N, Serhan CN: Structural elucidation and physiologic functions of specialized pro-resolving mediators and their receptors, *Mol Aspects Med* 58:114–129, 2017.

Chisaguano AM, Montes R, Pérez-Berezo T, et al: Gene expression of desaturase (FADS1 and FADS2) and elongase (ELOVL5) enzymes in peripheral blood: association with polyunsaturated fatty acid levels and atopic eczema in 4-year-old children, *PloS One* 8:e78245, 2013.

Chung BY, Park SY, Jung MJ, et al: Effect of evening primrose oil on Korean patients with mild atopic dermatitis: a randomized, double-blinded, placebo-controlled clinical study, *Ann Dermatol* 30(4):409–416, 2018.

Claycomb KJ, Brissette CA, Ghribi O: Epigenetics of inflammation, maternal infection and nutrition, *J Nutr* 145(5):1109S–1115S, 2015.

Cokluk E, Sekeroglu MR, Aslan M, et al: Determining oxidant and antioxidant status in patients with genital warts, *Redox Rep* 20(5):210–214, 2015.

Dahlin A, Weiss ST: Genetic and epigenetic components of aspirin-exacerbated respiratory disease, *Immunol Allergy Clin North Am* 36(4):765–789, 2016.

Dai B, Zhang Y, Zhan Y, et al: A novel tissue model for angiogenesis: evaluation of inhibitors or promoters in tissue level, *Sci Rep* 4:3693, 2014. doi:10.1038/srep03693.

Das UN: *Metabolic syndrome pathophysiology: the role of essential fatty acids*, 2010, Wiley-Blackwell.

Das UN: *Molecular basis of health and disease*, Netherlands, 2011, Springer.

da Silva JR, Wiegert EVM, Oliveira L, et al: Different methods for diagnosis of sarcopenia and its association with nutritional status and survival in patients with advanced cancer in palliative care, *Nutrition* 60:48–52, 2019.

Delbridge LM, Mellor KM, Wold LE: Epigenetics and cardiovascular disease, *Life Sci* 129:1–2, 2015.

Dibaba DT, Xun P, He K: Dietary magnesium intake is inversely associated with serum C-reactive protein levels: meta-analysis and systematic review, *Eur J Clin Nutr* 69:409, 2015.

Dick DM, Agrawal A, Keller MC, et al: Candidate gene-environment interaction research: reflections and recommendations, *Perspect Psychol Sci* 10:37–59, 2015.

Di Gennaro A, Haeggström JZ: The leukotrienes: immune-modulating lipid mediators of disease, *Adv Immunol* 116:51–92, 2012.

DiNicolantonio JJ, O'Keefe JH, Wilson W: Subclinical magnesium deficiency: a principle driver of cardiovascular disease and a public health crisis, *Open Heart* 5:1–16, 2017.

DiSilvestro RA, Hart S, Marshall T, et al: Enhanced aerobic exercise performance in women by a combination of three mineral Chelates plus two conditionally essential nutrients, *J Int Soc Sports Nutr* 14:42, 2017.

Djoussé L, Matthan NR, Lichtenstein AH, et al: Red blood cell membrane concentration of cis-palmitoleic and cis-vaccenic acids and risk of coronary heart disease, *Am J Cardiol* 110:539–544, 2012.

Dudka I, Kossowska B, Senhadri H, et al: Metabonomic analysis of serum of workers occupationally exposed to arsenic, cadmium and lead for biomarker research: a preliminary study, *Environ Int* 68:71–81, 2014.

Ehrlich M: DNA methylation in cancer: too much, but also too little, *Oncogene* 21:5400–5413, 2002.

Elwood P, Galante J, Pickering J, et al: Healthy lifestyles reduce the incidence of chronic diseases and dementia: evidence from the caerphilly cohort study, *PLoS One* 8:e81877, 2013.

European Foundation for the Care of Newborn Infants: *Healthy pregnancy: fetal programming and chronic diseases in later life*, 2015. Available at: https://www.efcni.org/wp-content/uploads/2018/03/Factsheet_Healthy_pregnancy__Fetal_programming.pdf. Accessed January 30, 2019.

Fasano A: Leaky gut and autoimmune diseases, *Clin Rev Allergy Immunol* 42:71–78, 2012.

Feldman D, Pike JW, Adams J: *Vitamin D*, ed 3, San Diego, CA, 2011, Academic Press.

Fisher RE, Steele M, Karrow NA: Fetal programming of the neuroendocrine-immune system and metabolic disease, *J Pregnancy* 2012:792934, 2012.

Fleisch AF, Wright RO, Baccarelli AA: Environmental epigenetics: a role in endocrine disease, *J Mol Endocrinol* 49:R61–R67, 2012.

Forouhi NG, Imamura F, Sharp SJ, et al: Association of plasma phospholipid n-3 and n-6 polyunsaturated fatty acids with type 2 diabetes: the EPIC-InterAct Case-Cohort Study, *PLoS Med* 13(7):e1002094, 2016.

Franceschi C, Campisi J: Chronic inflammation (inflammaging) and its potential contribution to age-associated diseases, *J Gerontol A Biol Sci Med Sci* 69(Suppl 1):S4–S9, 2014.

Ganguly R, Pierce GN: The toxicity of dietary trans fats, *Food Chem Toxicol* 78:170–176, 2015.

Gerritsen RJS, Band GPH: Breath of life: the respiratory vagal stimulation model of contemplative activity, *Front Hum Neurosci* 12:397, 2018.

Gibson RS, Hess SY, Hotz C, et al: Indicators of zinc status at the population level: a review of the evidence, *Br J Nutr* 99(Suppl 3):S14–S23, 2008.

Gil Á, Martinez de Victoria E, Olza J: Indicators for the evaluation of diet quality, *Nutr Hosp* 31:128–144, 2015.

Goldman L, Schafer A: *Goldman's cecil medicine*, ed 24, Philadelphia, 2012, Elsevier.

Gonzalez S, Gonzalez-Rodriguez AP, Suarez-Alvarez B, et al: Conceptual aspects of self and non self discrimination, *Self Nonself* 2(1):19–25, 2011.

Gommerman JL, Rojas OL, Fritz JH: Re-thinking the functions of IgA(+) plasma cells, *Gut Microbes* 5:652–662, 2014.

Gonzalez MC, Isabel M, Correia TD, Heymsfield SB. A requiem for BMI in the clinical setting, *Curr Opin Clin Nutr Metab Care* 20(5):314–321, 2017.

Goodwin GM: *Prostaglandins: biochemistry, functions, types and roles (cell biology research progress)*, ed 1, 2010, Nova Science Publishers, Inc.

Gottlieb RA, Mentzer RM: Autophagy during cardiac stress: joys and frustrations of autophagy, *Annu Rev Physiol* 72:45–59, 2010.

Guo Z, Miura K, Turin TC, et al: Relationship of the polyunsaturated to saturated fatty acid ratio to cardiovascular risk factors and metabolic syndrome in Japanese: the INTERLIPID study, *J Atheroscler Thromb* 17:777–784, 2010.

Gurkar AU, Chu K, Raj L, et al: Identification of ROCK1 kinase as a critical regulator of Beclin1-mediated autophagy during metabolic stress, *Nat Commun* 4:2189, 2013.

Harris C, Buyken A, Koletzko S, et al: Dietary fatty acids and changes in blood lipids during adolescence: the role of substituting nutrient intakes, *Nutrients* 9(2):E127, 2017.

Harris WS, Pottala JV, Lacey SM, et al: Clinical correlates and heritability of erythrocyte eicosapentaenoic and docosahexaenoic acid content in the Framingham Heart Study, *Atherosclerosis* 225:425–431, 2012.

Heaney RP: The nutrient problem, *Nutr Rev* 70:165–169, 2012.

Hing B, Gardner C, Potash JB: Effects of negative stressors on DNA methylation in the brain: implications for mood and anxiety disorders, *Am J Med Genet B Neuropsychiatr Genet* 165B:541–554, 2014.

Hold GL, Smith M, Grange C, et al: Role of the gut microbiota in inflammatory bowel disease pathogenesis: what have we learnt in the past 10 years, *World J Gastroenterol* 20:1192–1210, 2014.

Horrobin DF, Jenkins K, Bennett CN, et al: Eicosapentaenoic acid and arachidonic acid: collaboration and not antagonism is the key to biological understanding, *Prostaglandins Leukot Essent Fatty Acids* 66(1):83–90, 2002.

Hruby A, Gausch-Ferré M, Bhupathiraju SN, et al: Magnesium intake, quality of carbohydrates, and risk of type 2 diabetes: results from three U.S. cohorts, *diabetes care* 40(12):1695–1702, 2017.

Hruby A, Hu FB: The epidemiology of obesity: a big picture, *Pharmacoeconomics* 33(7):673–689, 2015.

Hughes-Austin JM, Wassel CL, Jiménez J, et al: The relationship between adiposity associated inflammation and coronary artery and abdominal aortic calcium differs by strata of central adiposity: the Multi-Ethnic Study of Atherosclerosis (MESA), *Vasc Med* 19:264–271, 2014.

Huss L, Butt ST, Borgquist S, et al: Vitamin D receptor expression in invasive breast tumors and breast cancer survival, *Breast Cancer Res* 21(1):84, 2019. doi:10.1186/s13058-019-1169-1.

Innis SM: Omega-3 fatty acid biochemistry: perspectives from human nutrition, *Mil Med* 179(Suppl 11):S82–S87, 2014.

Irwin MR, Olmstead R, Carroll JE: Sleep disturbance, sleep duration, and inflammation: a systematic review and meta-analysis of cohort studies and experimental sleep deprivation, *Biol Psychiatry* 80(1):40–52, 2016.

Islam MA, Alam F, Solayman M, et al: Dietary phytochemicals: natural swords combating inflammation and oxidation-mediated degenerative diseases, *Oxid Med Cell Longev* 2016:5137431, 2016.

Isolauri E, Salminen S: The impact of early gut microbiota modulation on the risk of child disease: alert to accuracy in probiotic studies, *Benef Microbes* 6(2):167–171, 2015.

Japatti SR, Bhatsange A, Reddy M, et al: Scurvy-scorbutic siderosis of gingiva: a diagnostic challenge—a rare case report, *Dent Res J* (Isfahan) 10:394–400, 2013.

Jeena K, Liju VB, Kuttan R: Antioxidant, anti-inflammatory and antinociceptive activities of essential oil from ginger, *Indian J Physiol Pharmacol* 57:51–62, 2013.

Juby AG: A healthy body habitus is more than just a normal BMI: implications of sarcopenia and sarcopenic obesity, *Maturitas* 78:243–244, 2014.

Karabudak O, Ulusoy RE, Erikci AA, et al: Inflammation and hypercoagulable state in adult psoriatic men, *Acta Derm Venereol* 88:337–340, 2008.

Karatzas PS, Mantzaris GJ, Safioleas M, et al: DNA methylation profile of genes involved in inflammation and autoimmunity in inflammatory bowel disease, *Medicine (Baltimore)* 93:e309, 2014.

Kelley DS, Siegel D, Fedor DM, et al: DHA supplementation decreases serum C-reactive protein and other markers of inflammation in hypertriglyceridemic men, *J Nutr* 139:495–501, 2009.

Kemiläinen H, Adam M, Mäki-Jouppila J, et al: The hydroxysteroid (17β) dehydrogenase family gene HSD17B12 is involved in the prostaglandin synthesis pathway, the ovarian function, and regulation of fertility, *Endocrinology* 157(10):3719–3730, 2016.

Khan MI, Bielecka ZF, Najm MZ, et al: Vitamin D receptor gene polymorphisms in breast and renal cancer: current state and future approaches (review), *Int J Oncol* 44:349–363, 2014.

Khan SA, Ali A, Khan SA, et al: Unraveling the complex relationship triad between lipids, obesity, and inflammation, *Mediators Inflamm* 2014:502749, 2014a.

Kim B, Choi YE, Kim HS, et al: Eruca sativa and its flavonoid components, quercetin and isorhamnetin, improve skin barrier function by activation of peroxisome proliferator-activated receptor (PPAR)-α and suppression of inflammatory cytokines, *Phytother Res* 28:1359–1366, 2014.

Kim DH, Yoo TH, Lee SH, et al: Gamma linolenic acid exerts anti-inflammatory and anti-fibrotic effects in diabetic nephropathy, *Yonsei Med J* 53: 1165–1175, 2012.

Kinnebrew MA, Pamer EG: Innate immune signaling in defense against intestinal microbes, *Immunol Rev* 245:113–131, 2012.

Kolehmainen M, Ulven SM, Paananen J, et al: Healthy Nordic diet downregulates the expression of genes involved in inflammation in subcutaneous adipose tissue in individuals with features of the metabolic syndrome, *Am J Clin Nutr* 101:228–239, 2015.

Kominsky DJ, Campbell EL, Colgan SP: Metabolic shifts in immunity and inflammation, *J Immunol* 184:4062–4068, 2010.

Krishnan AV, Swami S, Feldman D: Equivalent anticancer activities of dietary vitamin D and calcitriol in an animal model of breast cancer: importance of mammary CYP27B1 for treatment and prevention, *J Steroid Biochem Mol Biol* 136:289–295, 2013.

Krishnan AV, Swami S, Feldman D: The potential therapeutic benefits of vitamin D in the treatment of estrogen receptor positive breast cancer, *Steroids* 77:1107–1112, 2012.

Kruk J: Lifestyle components and primary breast cancer prevention, *Asian Pac J Cancer Prev* 15:10543–10555, 2014.

Kurotani K, Sato M, Ejima Y, et al: High levels of stearic acid, palmitoleic acid, and dihomo-γ-linolenic acid and low levels of linoleic acid in serum cholesterol ester are associated with high insulin resistance, *Nutr Res* 32:669–675, 2012.

Lane RH: Fetal programming, epigenetics, and adult onset disease, *Clin Perinatol* 41(4):815–831, 2014.

Lee CC, Shen SR, Lai YJ, et al: Rutin and quercetin, bioactive compounds from tartary buckwheat, prevent liver inflammatory injury, *Food Funct* 4:794–802, 2013.

Lewis CA: *Enteroimmunology: a guide to the prevention and treatment of chronic inflammatory disease*, ed 3, Carrabelle, FL, 2014, Psy Press.

Liu S, Chacko S: Dietary Mg intake and biomarkers of inflammation and endothelial dysfunction. *Magnesium in human health and disease*, New York, 2013, Humana Press.

Liu YZ, Wang YX, Jiang CL: Inflammation: the common pathway of stress-related diseases, *Front Hum Neurosci* 11:316, 2017.

Loizzo JJ: The subtle body: an interoceptive map of central nervous system function and meditative mind–brain–body integration, *Ann N Y Acad Sci* 1373(1):78–95, 2016.

López-Alarcón M, Perichart-Perera O, Flores-Huerta S, et al: Excessive refined carbohydrates and scarce micronutrients intakes increase inflammatory mediators and insulin resistance in prepubertal and pubertal obese children independently of obesity, *Mediators Inflamm* 2014:849031, 2014.

Luevano-Contreras C, Gomez-Ojeda A, Macias-Cervantes MH, et al. Dietary advanced glycation end products and cardiometabolic risk, *Curr Diab Rep* 17:63, 2017.

Luoto R, Collado MC, Salminen S, et al: Reshaping the gut microbiota at an early age: functional impact on obesity risk, *Ann Nutr Metab* 63 (Suppl 2):17–26, 2013.

Machlin LJ: Effect of dietary linolenate on the proportion of linoleate and arachidonate in liver fat, *Nature* 194:868–869, 1962.

Maggio R, Viscomi C, Andreozzi P, et al: Normocaloric low cholesterol diet modulates Th17/Treg balance in patients with chronic hepatitis C virus infection, *PLoS One* 9(12):e112346, 2014.

Manshadi D, Ishiguro L, Sohn KJ, et al: Folic acid supplementation promotes mammary tumor progression in a rat model, *PLoS ONE* 9:e84635, 2014.

Mather KJ, Steinberg HO, Baron AD: Insulin resistance in the vasculature, *J Clin Invest* 123(3):1003–1004, 2013. doi:10.1172/JC167166.

McCann JC, Ames BN: Adaptive dysfunction of selenoproteins from the perspective of the triage theory: why modest selenium deficiency may increase risk of diseases of aging, *FASEB J* 25:1793–1814, 2011.

Miller ER, Juraschek S, Pastor-Barriuso R, et al: Meta-analysis of folic acid supplementation trials on risk of cardiovascular disease and risk interaction with baseline homocysteine levels, *Am J Cardiol* 106:517–527, 2010.

Miller VJ, Villamena FA, Volek JS: Nutritional ketosis and mitohormesis: potential implications for mitochondrial function and human health, *J Nutr Metab* 2018:5157645, 2018. doi:10.1155/2018/5157645.

Mirakaj V, Dalli J, Granja T, et al: Vagus nerve controls resolution and proresolving mediators of inflammation, *J Exp Med* 211(6):1037–1048, 2014.

Mohrhauer H, Holman RT: The effect of dose level of essential fatty acids upon fatty acid composition of the rat liver, *J Lipid Res* 4:151–159, 1963.

Moloudizargari M, Asghari MH, Ghobadi E, et al: Autophagy, its mechanisms and regulation: implications in neurodegenerative diseases, *Ageing Res Rev* 40:64–74, 2017.

Morello-Frosch R, Cushing LJ, Jesdale BM, et al: Environmental chemicals in an urban population of pregnant women and their newborns from San Francisco, *Environ Sci Technol* 50(22):12464–12472, 2016.

Naghedi-Baghdar H, Nazari Sm, Taghipour A, et al: Effect of diet on blood viscosity in healthy humans: a systematic review, *Electron Physician* 10(3):6563–6570, 2018.

National Institutes of Health: *National human genome research institute*: skin microbiome, 2014. Available at: https://www.genome.gov/27559614/2014-news-feature-the-skin-microbiome-more-than-skin-deep/. Accessed January 30, 2019.

National Resources Defense Council: *Take out toxics*, 2019. Available at: http://www.nrdc.org/health/toxics.asp. Accessed January 30, 2019.

Nazki FH, Sameer AS, Ganaie BA: Folate: metabolism, genes, polymorphisms and the associated diseases, *Gene* 533:11–20, 2014.

Nielsen FH: Magnesium, inflammation, and obesity in chronic disease, *Nutr Rev* 68:333–340, 2010.

Noland D: DN 881 *Introduction to dietetics and integrative medicine*, Kansas City, MO, 2013, University of Kansas Medical Center.

Norman K, Matthews DE: Old tools, new insights' assessment of nutritional and metabolic status, *Curr Opin Clin Nutr Metab Care* 11(6):693–700, 2008.

Pallauf K, Giller K, Huebbe P, et al: Nutrition and healthy ageing: calorie restriction or polyphenol-rich "MediterrAsian" diet, *Oxid Med Cell Longev* 2013:707421, 2013.

Park DU, Kim DS, Yu SD, et al: Blood levels of cadmium and lead in residents near abandoned metal mine areas in Korea, *Environ Monit Assess* 186:5209–5220, 2014.

Pastorelli L, De Salvo C, Mercado JR, et al: Central role of the gut epithelial barrier in the pathogenesis of chronic intestinal inflammation: lessons learned from animal models and human genetics, *Front Immunol* 4:280, 2013.

Patel H, Patel VH: Inflammation and metabolic syndrome—an overview, *Curr Res Nutr Food Sci* 3(3):263–268 , 2015.

Pfotenhauer KM, Shubrook JH: Vitamin D deficiency, its role in health and disease and current supplement recommendations, *J Am Osteopath Assoc* 117:301–305, 2017.

Paul WE: Self/nonself—immune recognition and signaling: a new journal tackles a problem at the center of immunological science, *Self Nonself* 1: 2–3, 2010.

Pickens CA, Sordillo LM, Comstock SS, et al: Plasma phospholipids, non-esterified plasma polyunsaturated fatty acids and oxylipids are associated with BMI, *Prostaglandins Leukot Essent Fatty Acids* 95:31–40, 2015.

Prado CM, Siervo M, Mire E, et al: A population-based approach to define body-composition phenotypes, *Am J Clin Nutr* 99:1369–1377, 2014.

Prescott S, Nowak-Węgrzyn A: Strategies to prevent or reduce allergic disease, *Ann Nutr Metab* 59(Suppl 1):S28–S42, 2011.

Rahman MA, Rhim H: Therapeutic implication of autophagy in neurodegenerative diseases, *BMB Rep* 50(7):345–354, 2017.

Rahman MM, Veigas JM, Williams PJ, et al: DHA is a more potent inhibitor of breast cancer metastasis to bone and related osteolysis than EPA, *Breast Cancer Res Treat* 141:341–352, 2013.

Ranaldi G, Ferruzza S, Canali R, et al: Intracellular zinc is required for intestinal cell survival signals triggered by the inflammatory cytokine TNFα, *J Nutr Biochem* 24:967–976, 2013.

Reed S, Qin X, Ran-Ressler R, et al: Dietary zinc deficiency affects blood linoleic acid: dihomo-γ-linolenic acid (LA:DGLA) ratio; a sensitive physiological marker of zinc status in vivo (Gallus gallus), *Nutrients* 6:1164–1180, 2014.

Ricciotti E, FitzGerald GA: Prostaglandins and inflammation, *Arterioscler Thromb Vasc Biol* 31:986–1000, 2011.

Ruth MR, Field CJ: The immune modifying effects of amino acids on gut-associated lymphoid tissue, *J Anim Sci Biotechnol* 4:27, 2013.

Schmutz EA, Zimmermann MB, Rohrmann S: The inverse association between serum 25-hydroxyvitamin D and mortality may be modified by vitamin A status and use of vitamin A supplements, *Eur J Nutr* 55(1):393–402, 2016.

Shichiri M, Adkins Y, Ishida N, et al: DHA concentration of red blood cells is inversely associated with markers of lipid peroxidation in men taking DHA supplement, *J Clin Biochem Nutr* 55:196–202, 2014.

Simopoulos AP: An increase in the Omega-6/ Omega-3 fatty acid ratio increases the risk for obesity, *Nutrients* 8(3):128, 2016.

Simopoulos AP, Di Nicolantonio JJ. Mediterranean Diet: W-6 and w-3 fatty acids and diabetes, *Am Jour Clin Nutr* 106(3):953–954, 2017

Sloan RP, Shapiro PA, McKinley PS, et al: Aerobic exercise training and inducible inflammation: results of a randomized controlled trial in healthy, young adults, *J Am Heart Assoc* 4(17):e010201, 2018.

Springstroh KA, Gal NJ, Ford AL, et al: Evaluation of handgrip strength and nutritional risk of congregate nutrition program participants in Florida, *J Nutr Gerontol Geriatr* 35(3):193–208, 2016.

Stevanovic S, Nikolic M, Stankovic A, et al: Dietary magnesium intake and coronary heart disease risk: a study from Serbia, *Med Glas* 8:203–208, 2011.

Stipanuk MH, Caudill MA, editors: *Biochemical, physiological, and molecular aspects of human nutrition*, ed 3, St Louis, MO, 2013, Elsevier.

Tay L, Tan K, Diener E, et al: Social relations, health behaviors, and health outcomes: a survey and synthesis, *Appl Psychol Health Well Being* 5:28–78, 2013.

Tousoulis D, Plastiras A, Siasos G, et al: Omega-3 PUFAs improved endothelial function and arterial stiffness with a parallel antiinflammatory effect in adults with metabolic syndrome, *Atherosclerosis* 232:10–16, 2014.

Trachana K, Bargaje R, Glusman G, et al: Taking systems medicine to heart, *Circ Res* 122(9):1276–1289, 2018.

Triana Junco M, García Vázquez N, Zozaya C, et al: An exclusively based parenteral fish-oil emulsion reverses cholestasis, *Nutr Hosp* 31:514–516, 2014.

Tsai CY, Tang CY, Tan TS, et al: Subgingival microbiota in individuals with severe chronic periodontitis, *J Microbiol Immunol Infect* 51(2):226–234, 2018.

Tuorkey MJ: Curcumin a potent cancer preventive agent: mechanisms of cancer cell killing, *Interv Med Appl Sci* 6:139–146, 2014.

Uddin M, Levy BD: Resolvins: natural agonists for resolution of pulmonary inflammation, *Prog Lipid Res* 50(1):75–88, 2011.

Umberson D, Montez JK: Social relationships and health: a flashpoint for health policy, *J Health Soc Behav* 51:S54–S66, 2010.

Underwood MA: Intestinal dysbiosis: novel mechanisms by which gut microbes trigger and prevent disease, *Prev Med* 65:133–137, 2014.

United Nations General Assembly: *Political declaration of the high-level meeting of the general assembly on the prevention and control of non-communicable diseases*, 2011. Available at: http://www.who.int/entity/nmh/events/un_ncd_summit2011/en/. Accessed January 31, 2019.

Uusitupa M, Hermansen K, Savolainen MJ, et al: Effects of an isocaloric healthy Nordic diet on insulin sensitivity, lipid profile and inflammation markers in metabolic syndrome—a randomized study (SYSDIET), *J Intern Med* 274:52–66, 2013.

Varga J, De Oliveira T, Greten FR: The architect who never sleeps: tumor-induced plasticity, *FEBS Lett* 588:2422–2427, 2014.

Vella CA, Allison MA, Cushman M, et al: Physical activity and adiposity-related inflammation: the MESA, *Med Sci Sports Exerc* 49(5):915–921, 2016.

Vescovo T, Refolo G, Romagnoli A, et al: Autophagy in HCV infection: keeping fat and inflammation at bay, *Biomed Res Int* 2014:265353, 2014.

Viladomiu M, Hontecillas R, Yuan L, et al: Nutritional protective mechanisms against gut inflammation, *J Nutr Biochem* 24:929–393, 2013.

Vollset SE, Clarke R, Lewington S, et al: Effects of folic acid supplementation on overall and site-specific cancer incidence during the randomised trials: meta-analyses of data on 50,000 individuals, *Lancet* 381:1029–1036, 2013.

von Schacky C: Omega-3 index and cardiovascular health, *Nutrients* 6:799–814, 2014.

Waitzberg DL, Torrinhas RS: The complexity of prescribing intravenous lipid emulsions, *World Rev Nutr Diet* 112:150–162, 2015.

Wallace KL, Zheng LB, Kanazawa Y, et al: Immunopathology of inflammatory bowel disease, *World J Gastroenterol* 20:6–21, 2014.

Wang X, Lin H, Gu Y: Multiple roles of dihomo-g-linolenic acid against proliferation diseases, *Lipids Health Dis* 11:25, 2012.

Waters DL, Baumgartner RN: Sarcopenia and obesity, *Clin Geriatr Med* 27(3):401–21, 2011.

Watson RR, editor: *Nutrition in the prevention and treatment of abdominal obesity*, Waltham, MA, 2014, Elsevier.

Wergeland S, Torkildsen Ø, Bø L, et al: Polyunsaturated fatty acids in multiple sclerosis therapy, *Acta Neurol Scand Suppl* 195:70–75, 2012.

Woods JA, Wilund KR, Martin SA, Kistler BM. Exercise, inflammation and aging, *Aging Dis* 3:130–140, 2012.

World Health Organization: *Cancer*, 2018. Available at: http://www.who.int/mediacentre/factsheets/fs297/en/. Accessed January 5, 2019.

Wu C, Li F, Niu G, et al: PET imaging of inflammation biomarkers, *Theranostics* 3:448–466, 2013.

Wu Y, Lach B, Provias JP, et al: Statin-associated autoimmune myopathies: a pathophysiologic spectrum, *Can J Neurol Sci* 41:638–647, 2014.

Wylie CM: The definition and measurement of health and disease, *Public Health Rep* 85:100–104, 1970.

Yao QH, Zhang XC, Fu T, et al: ω-3 polyunsaturated fatty acids inhibit the proliferation of the lung adenocarcinoma cell line A549 in vitro, *Mol Med Rep* 9:401–406, 2014.

Yuen AW, Sander JW: Can natural ways to stimulate the vagus nerve improve seizure control? *Epilepsy Behav* 67:105–110, 2017.

Zhang L, Yin X, Wang J, et al: Associations between VDR gene polymorphisms and osteoporosis risk and bone mineral density in postmenopausal women: a systematic review and meta-analysis, *Sci Rep* 8(1):981, 2018a.

Zhang X, Xia J, Del Gobo LC, et al: Serum magnesium and mortality in the general US population: results from the NHANES I epidemiologic follow-up study, *Circulation* 133:AP146, 2018b.

Zreik T, Behrman H: *Glob. libr. women's med. (ISSN: 1756-2228)* 2008; doi:10.3843/GLOWM.10313 Under review—Update due 2018. The Prostaglandins: Basic Chemistry and Action.

8

Comportamento Ambiental: o Indivíduo na Comunidade

Judith L. Dodd, MS, RDN, LDN, FAND

TERMOS-CHAVE

avaliação das necessidades da comunidade
avaliação de riscos
biossegurança
bioterrorismo
defesa alimentar
Department of Homeland Security (DHS)
desenvolvimento de políticas
deserto de alimentos
determinantes sociais da saúde
doenças transmitidas por alimentos
Federal Emergency Management Agency (FEMA)
Food Safety and Inspection Service (FSIS)
garantia de saúde pública

gestão de riscos
Hazard Analysis Critical Control Points (HACCP)
Hunger-Free Kids Act
National Food and Nutrition Survey (NFNS)
National Health and Nutrition Examination Survey (NHANES)
National Nutrient Databank (NND)
National Nutrition Monitoring and Related Research Act (NNMRR)
organismos geneticamente modificados (OGMs)
pandemia

política nutricional
prevenção primária
prevenção secundária
prevenção terciária
segurança alimentar
Special Supplemental Nutrition Program for Women, Infants and Children (WIC)
Supplemental Nutrition Assistance Program (SNAP; antigo *food stamp program*)
Sustainable Development Goals (SDGs)
U.S. Department of Health and Human Services (USDHHS)
What We Eat in America

A nutrição comunitária é uma área em constante evolução e crescimento de prática com amplo foco em servir à população de diferentes culturas, gêneros, localizações geográficas e condições socioeconômicas. Embora essa área de prática englobe os objetivos da saúde pública, nos EUA, o modelo atual foi formado e expandido por iniciativas de prevenção e bem-estar evoluídas na década de 1960. Como o impulso da nutrição comunitária é ser proativo e responsivo às necessidades da comunidade, as áreas de ênfase atuais incluem acesso a um abastecimento alimentar nutricionalmente adequado e seguro, com o controle de desastres e **pandemia**, segurança alimentar e hídrica, bem como controle dos fatores de riscos ambientais relacionados à obesidade e de outros riscos à saúde. A segurança alimentar continua no panorama da saúde pública. Ainda que as preocupações tradicionais de segurança continuem a existir, questões potenciais de segurança – como a modificação genética do suprimento de alimentos – são uma preocupação nova e crescente e devem ser reconhecidas como parte da nutrição da comunidade. Além disso, a dependência de comer alimentos fora de casa e alimentos previamente processados aumenta o risco de doenças transmitidas por alimentos.

Historicamente, a saúde pública foi definida como "a ciência e a arte de prevenir doenças, prolongar a vida, promover saúde e eficiência por meio do esforço comunitário organizado." A abordagem de saúde pública, também conhecida como abordagem de base populacional ou epidemiológica, difere do modelo clínico ou do atendimento ao paciente – geralmente observado em hospitais e outros ambientes clínicos. No modelo de saúde pública, o cliente é a comunidade, uma entidade geopolítica. O foco da abordagem tradicional de saúde pública é a **prevenção primária** com promoção da saúde – em oposição à **prevenção secundária** com o objetivo de redução de risco – ou a **prevenção terciária** com esforços de reabilitação. Mudanças no sistema de saúde, tecnologia e atitudes do consumidor têm influenciado a expansão das responsabilidades dos provedores de nutrição da comunidade. O crescente envolvimento e o acesso à tecnologia, especialmente às mídias sociais, criou novas oportunidades e desafios na saúde pública e na nutrição da comunidade.

Em 1988, o Institute of Medicine, dos EUA, publicou um relatório marcante que promoveu o conceito de que o escopo da nutrição comunitária é um trabalho em andamento. Esse relatório definiu uma missão, os papéis delineados e as responsabilidades que permanecem como a base para a prática nutricional da comunidade. O escopo da nutrição de base comunitária abrange esforços para prevenir doenças, bem como promover saúde e estado nutricional positivos para indivíduos e grupos em ambientes nos quais vivem e trabalham. O foco está no bem-estar e na qualidade de vida. "Bem-estar" vai além das restrições usuais de saúde física e mental e inclui outros fatores que afetam a qualidade de vida na comunidade. A terminologia de hoje promove o "bem-estar" e, segundo a definição do termo, esse estado excede a ausência de doença para um processo dinâmico. Os membros da comunidade precisam de um ambiente seguro e de acesso a moradia, alimentação segura e nutritiva, renda, emprego e educação. A missão da nutrição comunitária é promover padrões e condições em que todas as pessoas possam ser saudáveis e alcançar um estado de bem-estar.

DETERMINANTES SOCIAIS DA SAÚDE

Os **determinantes sociais da saúde** são as condições em que as pessoas nascem, crescem, vivem, trabalham e envelhecem. Essas circunstâncias são moldadas pela distribuição de renda, poder e outros

---

Partes deste capítulo foram escritas por Cynthia Taft Bayerl e Lisa Mays.

recursos em níveis globais, nacional e local. Um relatório resumido das condições em todo o mundo – incluindo os EUA – pela Organização Mundial da Saúde (OMS) descreve como estresse, exclusão social, discriminação, condições de trabalho, desemprego, falta de apoio social, dependência química, qualidade da alimentação e acesso ao transporte afetam as oportunidades na vida e na saúde em geral (WHO, 2011). O relatório descreveu como as pessoas com menos recursos econômicos sofrem de doenças mais agudas e crônicas e, finalmente, têm vidas mais curtas do que suas contrapartes mais ricas. Essa disparidade chamou a atenção para a notável sensibilidade da saúde ao ambiente social, incluindo influências psicológicas e sociais e como esses fatores afetam a saúde física e a longevidade. O relatório propôs que as políticas públicas podem moldar um ambiente social, tornando-o mais propício a uma saúde melhor para todos. Embora tal ação tenha sido descrita como uma tarefa desafiadora, a liderança da Organização Mundial da Saúde observou que – se os formuladores de políticas e defensores focassem políticas e ações para atender às necessidades de saúde, bem como abordar os determinantes sociais da saúde – o cenário poderia ser organizado para tratar das causas dos problemas de saúde antes que elas levassem a problemas (WHO, 2011; Wilkinson e Marmot, 2011). Em 2015, os países filiados à Organização Mundial da Saúde adotaram os *Sustainable Development Goals* (**SDGs**) (Objetivos do Desenvolvimento Sustentável), com a finalidade de fornecer metas específicas a serem alcançadas ao longo de 15 anos. Desde 2005, as estatísticas mundiais de saúde continuam sendo publicadas. Em 2016, o foco da série foi o monitoramento do progresso dos SDGs. A série de 2018 fornece informações sobre 36 indicadores relacionados à saúde (WHO, *World Health Statistics 2018: Monitoring Health for the SDGs*, 2018).

A elaboração de programas e os serviços podem destinar-se a qualquer segmento da população. O programa ou o serviço deve refletir a diversidade da comunidade designada – como política, geografia, cultura, etnia, idade, gênero, questões socioeconômicas e estado geral de saúde. Além da prevenção primária, a nutrição da comunidade fornece conexões para programas e serviços com objetivos de redução do risco de doenças e reabilitação.

No modelo tradicional, as fontes de financiamento para esforços de saúde pública foram verbas alocadas de fontes oficiais (governo) em nível local, estadual ou federal. Atualmente, os programas e serviços de nutrição são financiados isoladamente ou por parceria entre uma ampla gama de fontes, incluindo os setores de saúde pública (governo), privados e voluntários. À medida que o financiamento de fontes públicas diminuiu, a necessidade de financiamento privado se tornou mais crucial. O tamanho e a diversidade potenciais de uma "comunidade" designada tornam a colaboração e as parcerias críticas, na medida em que uma única agência pode ser incapaz de financiar ou fornecer um conjunto completo de serviços. Ademais, é provável que o financiamento seja para serviços ou produtos (em espécie), não em dinheiro. Financiamento criativo e habilidades de gerenciamento são cruciais para um profissional de nutrição comunitária.

PRATICA DE NUTRIÇÃO NA COMUNIDADE

Os profissionais de nutrição reconhecem que a entrega bem-sucedida de alimentos e os serviços de nutrição envolvem o engajamento ativo das pessoas em sua própria comunidade. O grupo de profissionais de nutrição que oferece terapia médica nutricional (TMN) e educação nutricional em ambientes comunitários ou de saúde pública continua a se expandir. A telemedicina se tornou uma área de crescimento tanto pela prática privada quanto pelos serviços de saúde organizados. Além disso, o alcance da comunidade é evidenciado por meio da presença de nutricionistas registrados e de outros profissionais de saúde em estabelecimentos com fins lucrativos ou de varejo – como supermercados, grandes lojas ou farmácias, bem como em academias e clubes voltados para atividades esportivas ou condicionamento físico.

Os objetivos do programa *Health People 2020* (Pessoas Saudáveis 2020) oferecem uma estrutura de resultados de saúde pública mensuráveis que podem ser usados para avaliar a saúde geral de uma comunidade. Embora as configurações possam variar, existem três funções principais na prática de nutrição comunitária: (1) avaliação das necessidades da comunidade, (2) desenvolvimento de políticas e (3) garantia de saúde pública. Essas áreas também são os componentes da prática de nutrição comunitária, especialmente a avaliação das necessidades da comunidade no que se refere à nutrição. As descobertas dessas avaliações de necessidades moldam o desenvolvimento de políticas e protegem a saúde nutricional do público.

Mesmo que haja uma responsabilidade compartilhada para a conclusão das funções essenciais da saúde pública, os órgãos oficiais de saúde do estado são os principais responsáveis por essa tarefa. De acordo com esse modelo, as agências estaduais de saúde pública, organizações comunitárias e líderes têm a responsabilidade de avaliar a capacidade de seu estado para desempenhar as funções essenciais e atingir ou monitorar as metas e os objetivos do programa *Health People 2020*. Com o monitoramento e a avaliação, dá-se continuidade ao trabalho sobre o que será a edição 2030 do *Health People*. Isso, em conjunto com o trabalho sobre as *Dietary Guidelines* (Diretrizes Dietéticas) para 2025, oferece uma oportunidade para o envolvimento local, bem como para a elaboração de iniciativas nacionais.

Uma estrutura para ação de saúde pública: pirâmide de Frieden

As agências de saúde locais são encarregadas de proteger a saúde de seus grupos populacionais, garantindo a existência de sistemas eficazes de prestação de serviços atuando na região. Em 2010, o Dr. Thomas Frieden, dos Centers for Disease Control and Prevention (CDC), publicou um artigo no qual descreveu uma nova maneira de pensar sobre os serviços de saúde baseados na comunidade (Frieden, 2010). Em seu artigo "*A framework for public health action: the health impact pyramid*" ("Uma estrutura para ação de saúde pública: a pirâmide de impacto na saúde"), Frieden descreve uma pirâmide de cinco níveis, derivada de pesquisas baseadas em evidências (Figura 8.1). A pirâmide descreve o impacto potencial de vários tipos de intervenções de saúde pública, bem como fornece uma estrutura para melhorar a saúde. Cada camada descreve as esferas que influenciam o envolvimento da comunidade nos serviços de saúde, incluindo a nutrição. A base dessa pirâmide (ver Figura 8.1) descreve o envolvimento maior e mais amplo de parceiros e comunidades, que Frieden descreve como a influência mais poderosa nos resultados positivos para a saúde em comparação ao modelo mais tradicional de intervenção individual (representado no topo da figura).

A pirâmide de Frieden ilustra, em ordem crescente, as intervenções que podem mudar o contexto para tornar saudáveis as decisões padrão de um indivíduo (Frieden, 2010). Ademais, a pirâmide inclui intervenções clínicas que requerem contato limitado, mas conferem proteção a longo prazo, cuidados clínicos diretos e contínuos, educação em saúde e aconselhamento. O ponto de Frieden é que as intervenções com foco nos níveis mais baixos da pirâmide tendem a ser mais eficazes porque atingem segmentos mais amplos da sociedade, assim como exigem menos esforço individual. A implementação de intervenções em cada um dos níveis pode alcançar o máximo possível de saúde pública sustentável.

Papel do governo na saúde pública

O governo federal estadunidense pode apoiar o desenvolvimento e disseminação de conhecimentos de saúde pública e financiamento.

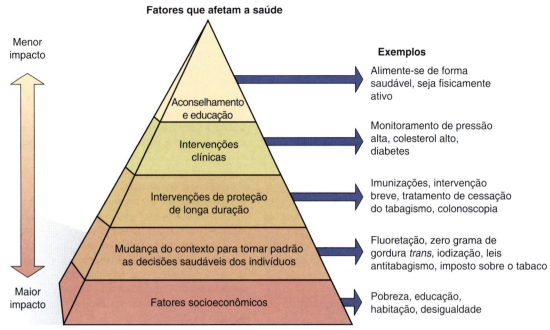

Figura 8.1 A pirâmide de impacto na saúde.

O Boxe 8.1 apresenta uma lista de agências governamentais relacionadas à alimentação e à nutrição. Os cenários típicos para nutrição comunitária incluem agências de saúde pública (estaduais e locais), incluindo o *Special Supplemental Nutrition Program for Women, Infants and Children* (WIC) (Programa de Nutrição Suplementar Especial para Mulheres, Lactentes e Crianças). Esse é um programa federal que aloca fundos para estados e territórios para alimentos específicos, encaminhamentos de cuidados de saúde e educação nutricional para gestantes de baixa renda, nutricionalmente em situação de risco, lactantes e puérperas que não amamentam, para lactentes, neonatos e lactentes e crianças de até 5 anos. O programa é um pacote alimentar específico baseado em nutrição que tem evoluído ao longo dos anos para atender às necessidades individuais do cliente, bem como se adaptou às mudanças na sociedade e às necessidades de saúde. A inclusão de frutas e vegetais frescos – alimentos que atendem às especificidades de uma base de clientes diversificada e de intolerâncias ou alergias alimentares – são exemplos de como esse programa é adaptado e está em evolução.

A expansão da prática baseada na comunidade para além do contexto da saúde pública tradicional abriu novos empregos e oportunidades de divulgação para profissionais de nutrição – os quais geralmente atuam como consultores ou podem estabelecer práticas embasadas na comunidade. Os serviços de nutrição estão frequentemente disponíveis em programas para adultos idosos, em centros de saúde comunitários, programas de intervenção precoce, organizações de manutenção da saúde, bancos de alimentos e abrigos, escolas – incluindo programas na educação maternal e creches, como o *Head Start* –, bem como consultórios médicos ou clínicas por meio de contato direto e modelos de telemedicina.

A prática eficaz na comunidade requer um profissional de nutrição que entenda o efeito das questões econômicas, sociais e políticas na saúde. Muitos esforços comunitários são financiados ou orientados pela legislação, o que resulta em regulamentos e políticas. A prática em comunidades requer a compreensão do processo legislativo e a capacidade de traduzir as políticas propostas em ações. Ademais, o profissional que trabalha na comunidade precisa de um conhecimento prático de fontes de financiamento e recursos nos níveis federal, estadual, regional e local, nos setores oficial de organizações sem fins lucrativos e privado.

AVALIAÇÃO DE NECESSIDADES PARA SERVIÇOS DE NUTRIÇÃO COMUNITÁRIOS

Os serviços de nutrição devem ser organizados para atender às necessidades de uma "comunidade". Uma vez que a comunidade tenha sido definida, uma **avaliação das necessidades da comunidade** é desenvolvida para elaborar o planejamento, a implementação e a avaliação dos serviços de nutrição. As ferramentas de avaliação baseadas em evidências estão disponíveis para auxiliar nesse processo. O material do *Community Guide* dos CDC é uma fonte de ferramentas que está em andamento. Essa fonte fornece informações sobre vários tópicos relacionados a fatores de risco à saúde, como nutrição, obesidade, atividade física, tabagismo e diabetes. Estão inclusas informações sobre políticas, programas ou serviços, financiamento, pesquisa e educação. As necessidades da comunidade estão sempre mudando e esse *website* oferece uma oportunidade de ser atualizado conforme novas informações são compartilhadas (CDC, 2018).

O Boxe 8.2 relaciona outras organizações e centros envolvidos na política de saúde. Os recursos estão disponíveis às comunidades para uso em políticas de saúde e **políticas nutricionais** – curso de ação adotado pelo governo, pela agência comunitária ou pela empresa – que incluem assistência técnica para apoiar as comunidades no processo de desenvolvimento de políticas e na realização de avaliações. Essas ferramentas e assistências podem resultar em estratégias e programação significativas.

Avaliação das necessidades da comunidade

Uma avaliação das necessidades da comunidade é um instantâneo atual de uma comunidade definida, com o objetivo de identificar os riscos à saúde ou as áreas de maior preocupação para o bem-estar da comunidade. Para ser eficaz, a avaliação das necessidades deve ser um documento dinâmico que responda às mudanças na comunidade. Um plano é tão bom quanto a pesquisa usada para elaborar as decisões; assim, um mecanismo de revisões e correções contínuas deve ser incorporado ao planejamento.

A avaliação das necessidades é baseada em dados objetivos, incluindo informações demográficas e estatísticas de saúde. As informações devem representar a diversidade da comunidade e ser segmentadas por fatores, como idade, gênero, condição socioeconômica,

Boxe 8.1 Agências governamentais norte-americanas relacionadas à alimentação e à nutrição.

Centers for Disease Control and Prevention (Department of Health and Human Services)
http://www.cdc.gov/
Website central para acesso a todas as informações do governo dos EUA sobre nutrição
http://www.nutrition.gov
Environmental Protection Agency (Agência de Proteção Ambiental)
http://www.epa.gov/
Federal Trade Commission (Comissão Federal de Comércio)
http://www.ftc.gov
Food and Agriculture Organization of the United Nations (Organização das Nações Unidas para Alimentação e Agricultura)
http://www.fao.org
Food and Drug Administration (FDA; Administração de Alimentos e Medicamentos)
http://www.fda.gov
Food and Drug Administration Center for Food Safety and Applied Nutrition (Centro de Segurança Alimentar e Nutrição Aplicada da FDA)
https://www.fda.gov/AboutFDA/CentersOffices/OfficeofFoods/CFSAN/default.htm
Food and Nutrition Service – Assistance Programs (Serviço de Alimentação e Nutrição – Programas de Assistência)
http://www.fns.usda.gov/programs-and-services
National Cancer Institute (Department of Health and Human Services) (Instituto Nacional do Câncer [Departamento de Saúde e Serviços Humanos])
http://www.nci.nih.gov
National Health Information Center (Centro Nacional de Informações de Saúde)
http://www.health.gov/nhic
National Institutes of Health (Department of Health and Human Services) (Institutos Nacionais de Saúde [Departamento de Saúde e Serviços Humanos])
http://www.nih.gov
National Institutes of Health – Office of Dietary Supplements (Instituto Nacional de Saúde – Escritório de Suplementos Dietéticos)
http://ods.od.nih.gov
National Marine Fisheries Service (Serviço Nacional de Pesca Marinha)
http://www.nmfs.noaa.gov/
USDA Center for Nutrition Policy and Promotion (Centro para Política e Promoção Nutricional)
http://www.usda.gov/cnpp
USDA Food and Nutrition Service (Serviço de Alimentação e Nutrição do Departamento de Agricultura dos EUA)
http://www.fns.usda.gov/fns
USDA Food Safety and Inspection Service (Serviço de Inspeção e Segurança Alimentar do Departamento de Agricultura dos EUA)
http://www.fsis.usda.gov
USDA National Agriculture Library (Biblioteca Nacional de Agricultura do Departamento de Agricultura dos EUA)
http://www.nal.usda.gov/fnic

Boxe 8.2 Conselhos de política de saúde.

Alliance for Health Reform
Center for Health Policy at Brookings Institution
Center for American Progress – Healthcare Economic
Policy Institute Health and Medicine Division (anteriormente Institute of Medicine)
Kaiser Family Foundation
Urban Institute
Robert Wood Johnson Foundation

---

deficiências e etnia. Exemplos de informações a serem coletadas incluem estatísticas atuais de morbidade e mortalidade, número de lactentes com baixo peso ao nascer, mortes atribuídas a doenças crônicas relacionadas à nutrição, assim como indicadores de risco à saúde – como incidência de tabagismo ou obesidade. O programa *Health People* 2020 descreve os principais indicadores de saúde que podem ser usados para criar objetivos-alvo. A avaliação contínua do progresso desses indicadores se baseia nos objetivos e adiciona uma nova direção. Informações subjetivas – como contribuições de membros da comunidade, líderes e profissionais de saúde e nutrição – podem ser úteis para apoiar os dados objetivos ou enfatizar perguntas ou preocupações. O processo reflete o que o mundo dos negócios conhece como pesquisa de mercado.

Outra etapa deve ser catalogar os recursos acessíveis da comunidade e os serviços. Como exemplo, considere como as mudanças ambientais, políticas e sociais contribuíram para o rápido aumento da obesidade nas últimas décadas. Os recursos a serem considerados são condições de acesso a vizinhanças onde se possa caminhar, habitações, instalações recreativas e alimentos que promovam a saúde (CDC, 2014).

No planejamento nutricional, o objetivo é determinar quem e quais recursos estão disponíveis aos membros da comunidade quando eles precisam de alimentos, produtos ou serviços relacionados à nutrição. Por exemplo, quais serviços estão disponíveis para TMN, nutrição e educação alimentar, assistência domiciliar, assistência infantil ou treinamento de habilidades relacionadas ao trabalho ou ao lar? Existem áreas seguras para exercícios ou recreação; acesso a meios de transporte acessíveis financeiramente; conformidade com a legislação sobre deficiência; mecanismos no local para emergências que possam afetar o acesso a alimentos e água adequados e seguros?

À primeira vista, alguns dos dados coletados nesse processo podem não parecer estar diretamente relacionados à nutrição, mas um experiente nutricionista comunitário ou um grupo consultivo baseado na comunidade com profissionais de saúde pública pode ajudar a conectar essas informações a questões relacionadas à nutrição e à alimentação. Frequentemente, os problemas nutricionais identificados em uma revisão dos indicadores de nutrição estão associados a inadequações, excessos ou desequilíbrios dietéticos, os quais podem desencadear o risco de doenças (Boxe 8.3). Atenção especial deve ser dada às necessidades especiais de adultos e crianças com deficiência ou outras condições que limitem o estilo de vida. Depois de avaliadas, as informações são usadas para propor os serviços necessários, incluindo a TMN – conforme discutido em outros capítulos – como parte da estratégia para melhorar a saúde geral da comunidade.

Boxe 8.3 Possíveis fatores de desencadeamento de problemas nutricionais em uma avaliação das necessidades da comunidade.

- Presença de fatores de risco para doenças cardiovasculares, diabetes e acidente vascular encefálico
  - Concentrações elevadas de colesterol e lipídeos no sangue
  - Inatividade
  - Tabagismo
  - Concentrações elevadas de glicose no sangue
  - Alto índice de massa corporal (IMC)
  - Hipertensão
- Presença de fatores de risco para osteoporose
- Evidência de transtornos alimentares
- Alta incidência de gestação na adolescência
- Evidência de fome e insegurança alimentar
- Grupos de doenças

Fontes de informações para avaliação

Os profissionais da comunidade devem saber como localizar recursos relevantes e avaliar as informações quanto à validade e à confiabilidade. O conhecimento do histórico e a intenção de qualquer fonte de dados, assim como a identificação das limitações e as datas em que as informações foram coletadas, são pontos críticos a serem considerados antes de selecionar e usar essas fontes. As informações do censo são um ponto de partida para iniciar a avaliação das necessidades. Morbidade e mortalidade, outros dados de saúde coletados pelo estado e por agências locais de saúde pública, como os CDC e o National Center for Health Statistics (NCHS), são úteis. Agências federais e suas contrapartes de administração de programa estadual são fontes de dados; nos EUA, essas agências incluem o **U.S. Department of Health and Human Services (USDHHS)**; o Department of Agriculture (USDA); e a Administration on Aging. Provedores locais, como hospitais e agências comunitários, o WIC, agências de cuidados infantis, centros de saúde e universidades com um departamento de saúde pública ou nutrição são fontes adicionais de informação. Organizações sem fins lucrativos, como a March of Dimes, a American Heart Association (AHA), a American Diabetes Association (ADA) e a American Cancer Society (ACS) também mantêm estatísticas populacionais. As seguradoras de saúde são uma fonte de informações relacionadas aos consumidores de saúde e à área geográfica. Os bancos de alimentos e as agências relacionadas podem fornecer informações sobre o acesso e a segurança dos alimentos (ver Boxe 8.3).

PESQUISAS NACIONAIS DE NUTRIÇÃO

Pesquisas de nutrição e saúde em níveis federal e estadual fornecem informações sobre o estado alimentar de uma população, a adequação nutricional do suprimento alimentar, a economia do consumo de alimentos, assim como os efeitos da assistência alimentar e dos programas regulatórios (Boxe 8.4). As diretrizes públicas para seleção de alimentos geralmente são baseadas em dados de pesquisas. Os dados também são usados nas configurações de política, desenvolvimento de programas e financiamentos nos níveis nacional, estadual e local. Até o fim da década de 1960, o USDA era a principal fonte de dados de consumo de alimentos e nutrientes nos EUA. Embora grande parte da coleta de dados ainda seja em nível federal, outras agências e outros estados estão, agora, gerando informações que podem construir um quadro abrangente da saúde e nutrição do público.

National Health and Nutrition Examination Survey

A *National Health and Nutrition Examination Survey* **(NHANES)**, Pesquisa Nacional de Exames de Saúde e Nutrição, em tradução livre, dos EUA, fornece uma estrutura para descrever o estado de saúde da nação. Por meio da amostragem da população não institucionalizada, o estudo inicial começou no início dos anos 1960, com estudos subsequentes em uma base periódica de 1971 a 1994. A NHANES tem sido realizada continuamente desde 1999. Cientistas e técnicos dessa pesquisa percorrem o país em ônibus especializados e equipados com salas de exame móveis. O processo inclui entrevistar aproximadamente 6 mil indivíduos a cada ano, em suas casas, além de acompanhar aproximadamente 5 mil indivíduos com um exame de saúde completo. Desde seu início, cada pesquisa sucessiva incluiu mudanças ou acréscimos que a tornaram mais responsiva como medida do estado de saúde da população. As pesquisas NHANES I a III incluíram histórico médico, medidas físicas, avaliação bioquímica, sinais e sintomas físicos e informações sobre dieta, usando questionários de frequência alimentar e um recordatório de 24 horas. Mudanças no projeto adicionaram estudos populacionais especiais para aumentar as informações sobre grupos sub-representados. A pesquisa NHANES III (1988 a 1994) incluiu uma grande proporção de pessoas com 65 anos ou mais. Essas informações aumentaram a compreensão do crescimento e da mudança da população de idosos. Atualmente, os relatórios são lançados em ciclos de 2 anos. A metodologia de amostragem é planejada para representar mais grupos de alto risco não cobertos de maneira adequada anteriormente – baixa renda, pessoas com mais de 60 anos, afro-americanos e hispano-americanos. As informações sobre a pesquisa NHANES – incluindo os materiais atualmente analisados – estão catalogadas no *website* dos CDC.

Continuing Survey of Food Intake of Individuals: Diet and Health Knowledge Survey

A *Continuing Survey of Food Intake of Individuals* (CSFII), Pesquisa Contínua sobre a Ingestão Alimentar de Indivíduos, em tradução livre, foi a pesquisa dietética nacional instituída, em 1985, pelo USDA. Em 1990, a pesquisa CSFII se tornou parte do *USDA National Nutrition Monitoring System* (Sistema Nacional de Monitoramento Nutricional, em tradução livre). Informações de pesquisas anteriores estão disponíveis desde as décadas de 1980 e 1990. A *Diet and Health Knowledge Survey* (DHKS), Pesquisa sobre Conhecimento de Dieta e Saúde, em tradução livre – um acompanhamento telefônico da CSFII – começou em 1989. A pesquisa DHKS foi elaborada como um questionário de entrevista pessoal, que permitia que atitudes e conhecimentos individuais sobre alimentação saudável fossem associados às escolhas alimentares e à ingestão de nutrientes relatadas. Os primeiros estudos se concentraram na história alimentar e em um recordatório de 24 horas da ingestão alimentar referente a mulheres e homens adultos, entre 19 e 50 anos. As pesquisas de 1989 e 1994 questionaram homens, mulheres e crianças de todas as idades, bem como incluíram um recordatório de 24 horas – entrevista pessoal – e um diário alimentar de 2 dias. Os dados domiciliares para esses estudos foram determinados pelo cálculo dos teores de nutrientes dos alimentos relatados, usados em casa durante a pesquisa. Esses resultados foram comparados às recomendações nutricionais para pessoas de mesmos idade e sexo. As informações derivadas da CSFII e da DHKS ainda são úteis aos responsáveis por decisões e aos pesquisadores no monitoramento da adequação nutricional das dietas norte-americanas, medindo o efeito da fortificação de alimentos na ingestão de nutrientes, rastreando tendências e desenvolvendo orientações dietéticas e programas relacionados. Em 2002, ambas as pesquisas se fundiram com a NHANES e se tornaram a *National Food and Nutrition Survey* (NFNS), Pesquisa Nacional de Alimentos e Nutrição, em tradução livre; ou *What We Eat in America* (O que comemos na América).

Pesquisa nacional de alimentos e nutrição: What We Eat in America

A pesquisa integrada *What We Eat in America* é coletada como parte da NHANES. Os dados de ingestão alimentar estão ligados ao estado de saúde de outros componentes da NHANES, permitindo a exploração das relações entre os indicadores dietéticos e o estado de saúde. O USDHHS é responsável pelo projeto e pelos dados da amostra, enquanto o USDA, pela coleta da pesquisa e pela manutenção dos dados dietéticos. Os dados são divulgados em intervalos de 2 anos e podem ser acessados no *website* da NHANES (USDA, Agricultural Research Service, 2014).

Boxe 8.4 Fontes norte-americanas de avaliação nutricional da comunidade.

NHANES, Pesquisa Nacional de Exames de Saúde e Nutrição
NFNS, Pesquisa Nacional de Alimentos e Nutrição
CSFII, Pesquisa Contínua sobre a Ingestão Alimentar dos Indivíduos

National Nutrition Monitoring and Related Research Act

Em 1990, o congresso norte-americano aprovou a Lei Pública 101-445, a *National Nutrition Monitoring and Related Research (NNMRR) Act*, Lei Nacional de Monitoramento Nutricional e Pesquisas Relacionadas, em tradução livre. O objetivo dessa lei é organizar, dar consistência e unificar os métodos de pesquisa que monitoram os hábitos alimentares e a nutrição da população dos EUA, bem como coordenar os esforços das 22 agências federais que implementam ou revisam serviços ou pesquisas de nutrição. Os dados obtidos por meio da NNMRR são usados para direcionar atividades de pesquisa, desenvolver programas e serviços, além de tomar decisões políticas relacionadas a programas de nutrição – como rotulagem de alimentos, assistência alimentar e nutricional, segurança alimentar e educação nutricional. Os relatórios das várias atividades são emitidos aproximadamente a cada 5 anos, assim como fornecem informações sobre tendências, conhecimentos, atitudes e comportamentos, composição dos alimentos e determinantes do abastecimento alimentar. Eles estão disponíveis no banco de dados da National Agricultural Library.

National Nutrient Databank

O *National Nutrient Databank* (NND), Banco de Dados Nacional de Nutrientes, em tradução livre, mantido pelo USDA, é o principal recurso de informações da indústria privada, das instituições acadêmicas e dos laboratórios governamentais do país sobre o conteúdo nutricional dos alimentos. Historicamente, a informação foi publicada na série *Agriculture Handbook 8*. Atualmente, as bases de dados estão disponíveis ao público em gravações e na *web*. Esse banco de dados, que é atualizado com frequência, está disponível no *website* do USDA; tal banco é uma fonte padrão de informações sobre nutrientes para referências comerciais e sistemas de dados sobre ingredientes, produtos crus e cozidos. Ao usar fontes diferentes do *site* do USDA, os médicos devem verificar as fontes e as datas das atualizações em busca de evidências de que essas fontes sejam confiáveis e atualizadas.

Centers for Disease Control and Prevention

Os CDC, além de um componente do USDHHS, também são fonte de informações sobre saúde para viagens internacionais. O órgão monitora a saúde da nação, detecta e investiga problemas de saúde e conduz pesquisas para melhorar a prevenção. Alojado nos CDC está o National Center for Health Statistics (NCHS), o qual é a agência líder de pesquisa de NHANES, morbidade e mortalidade, IMC e outras medidas relacionadas à saúde. Ameaças à saúde pública também são monitoradas pelos CDC.

DIRETRIZES E OBJETIVOS NACIONAIS DE NUTRIÇÃO

O **desenvolvimento de políticas** descreve o processo pelo qual a sociedade toma decisões sobre problemas, determina objetivos e prepara os meios para alcançá-los. Essas políticas podem incluir prioridades de saúde e orientação dietética.

A orientação dietética inicial tinha uma abordagem específica para a doença. O relatório de referência do National Cancer Institute (NCI) de 1982, denominado *Diet, Nutrition and Cancer* (Dieta, Nutrição e Câncer), evoluiu para as *Dietary Guidelines for Cancer Prevention* (Diretrizes Dietéticas para a Prevenção do Câncer) – as quais foram atualizadas e ampliadas, em 2004, combinando recomendações sobre balanço energético, nutrição e atividade física. A ACS e o American Institute for Cancer Research (AICR) são recursos excelentes, com materiais do NCI. Outra agência federal, o National Heart, Lung, and Blood Institute, forneceu três conjuntos de diretrizes importantes para a identificação e o tratamento de distúrbios lipídicos entre 1987 e 2010.

As diretrizes da AHA continuam a se concentrar na redução dos riscos de hipertensão e doença arterial coronariana (ver Capítulo 32). Agora, as diretrizes têm um foco comum no aumento da ingestão de frutas, vegetais, legumes e nozes, assim como recomendam um padrão de dieta mediterrânea (ver Apêndice 24) ou dieta DASH (ver Apêndice 18).

Com base em outra diretriz de saúde única e amigável ao consumidor, *5-a-Day for Better Health* (Cinco ao dia para uma saúde melhor), o NCI, os National Institutes of Health (NIH) e a Produce for Better Health Foundation enfatizam a alimentação com frutas e vegetais em todas as formas – fresco, congelado, enlatado ou seco. Essa orientação foi elaborada em torno da mensagem de que frutas e vegetais são naturalmente pobres em gordura e boas fontes de fibras, vitaminas, minerais e fitonutrientes. De acordo com as mensagens baseadas em evidências, cinco a nove porções de frutas e vegetais por dia são recomendadas para promover a boa saúde sob o nome de "*Fruits and Veggies: More Matters*" ("Frutas e Vegetais: Mais Questões") (Produce for Better Health Foundation, 2019). A compreensão dos tamanhos das porções que atendem às necessidades pessoais se tornou outra mensagem importante. O *banner More Matters* continua como a marca para as diretrizes de saúde e é uma mensagem contínua para *My Plate* (Meu Prato) e as *U.S. Dietary Guidelines for Americans* (DGA), Diretrizes Dietéticas para Norte-Americanos, em tradução livre. Além disso, ele fornece mais suporte para incorporação de um foco baseado em plantas na alimentação de apoio à saúde (Produce for Better Health Foundation, 2018).

O lançamento do guia *My Plate* após a atualização das diretrizes dietéticas para norte-americanos, em 2010, fez dele uma fonte de mensagem de saúde pública forte e contínua, com materiais focados em todo o ciclo de vida, atualizações profissionais e do consumidor, bem como presença robusta na mídia social (ver Capítulo 10).

Dietary Guidelines for Americans

O senador George McGovern e o Senate Select Committee on Nutrition and Human Needs (Comitê Selecionado do Senado para Nutrição e Necessidades Humanas) apresentaram as primeiras *Dietary Goals* (Metas Dietéticas) para os EUA em 1977. Em 1980, as metas foram modificadas e emitidas – em conjunto com o USDHHS e o USDA – como *Dietary Guidelines for Americans* (DGA; Diretrizes Dietéticas para Norte-americanos). As diretrizes originais foram uma resposta a uma crescente preocupação nacional com o aumento do sobrepeso, da obesidade e de doenças crônicas – como diabetes, doença arterial coronariana, hipertensão e certos tipos de câncer. A abordagem continua a ser de promoção da saúde e da prevenção de doenças, com atenção especial dada a grupos populacionais específicos e frequentemente mal atendidos (ver Capítulo 10).

O lançamento das DGA abriu caminho para uma mensagem sincronizada à comunidade. O tema comum tem sido o foco em uma dieta com baixo teor de sódio e gordura saturada, com ênfase em alimentos que sejam fontes de fibra, carboidratos complexos e proteínas magras ou vegetais. A mensagem é baseada em escolhas de alimentos para uma saúde ideal, usando tamanhos de porções adequados e escolhas de calorias relacionadas às necessidades fisiológicas de uma pessoa. Orientação sobre exercícios, atividades e segurança alimentar são partes padrão dessa orientação alimentar. As DGA atuais são baseadas em evidências. O relatório do comitê de especialistas fornece documentação científica amplamente utilizada na prática da saúde. O trabalho em andamento para a próxima edição continua a apoiar a necessidade de aconselhamento baseado em evidências por especialistas validados. As DGA se tornaram um tema central na avaliação da nutrição da comunidade, no planejamento do programa e na avaliação; elas são incorporadas a programas como *School Meals* (Refeições Escolares) e *Congregate Meals* (Refeições para Idosos). Atualizadas a cada 5 anos, a revisão 2010 a 2015, lançada em 2015, esteve em discussão para a formulação dos próximos passos. Estão inclusos os seminários e as reuniões *online*, abertas tanto a profissionais quanto ao público para a solicitação de sugestões.

As DGA de 2010 criou o caminho para nosso guia alimentar atual, *My Plate*, bem como preparou o terreno para a evolução de programas como o *More Matters* (Mais Questões). As DGA de 2015 a 2020 prepararam o terreno para o que foi lançado em 2020. As diretrizes continuam a avançar em direção a uma ênfase nas escolhas baseadas em plantas com foco na inclusão de ômega-3, gorduras monoinsaturadas, assim como na redução de açúcares adicionados e sódio (*Dietary Guidelines 2015–2020*). Uma vez que as discussões são abertas ao público, os profissionais de nutrição devem monitorar e fornecer informações para formulação dessas diretrizes. Para acessar o portal de entrada, entre em contato com o *website* das *U.S. Dietary Guidelines*.

Guias alimentares

Em 1916, o USDA iniciou a ideia de agrupamento de alimentos no panfleto *Food for Young Children* (Alimentos para a Primeira Infância). Os sistemas de agrupamento de alimentos mudaram na forma – rodas, caixas, pirâmides e pratos – bem como no número de agrupamentos – quatro, cinco e sete grupos –, mas a intenção permanece consistente: apresentar um guia fácil para a alimentação saudável. Em 2005, uma ferramenta baseada na *web* chamada *MyPyramid.gov: Steps to a Healthier You* (Passos para um Você Mais Saudável) foi lançada. Em 2011, o MyPyramid.gov foi substituído pelo *My Plate* (chooseMyPlate.gov.) com uma versão para crianças, chamada *chooseMyPlate.gov/kids*. Esses sistemas de orientação alimentar enfatizam a promoção da saúde e a prevenção de doenças, assim como são atualizados sempre que as orientações das DGA são alteradas. Esse programa se tornou um importante recurso de educação pública. Os recursos disponíveis incluem folhas de dicas para *download* e uma variedade de recursos tanto para o público quanto para o educador.

Healthy People e *Surgeon General's Report on Nutrition and Health*

O relatório de 1979 do Surgeon General (equivalente ao Ministério da Saúde no Brasil), *Promoting Health/Preventing Disease: Objectives for the Nation* (Promovendo a Saúde/Evitando Doenças: Objetivos para a Nação), delineou a agenda de prevenção para a nação com uma série de objetivos de saúde a serem cumpridos até 1990. Em 1988, *The Surgeon General's Report on Nutrition and Health* (Relatório do Ministério da Saúde sobre Nutrição e Saúde) estimulou ainda mais a promoção da saúde e a prevenção de doenças, destacando informações sobre práticas dietéticas e estado de saúde. Com recomendações de saúde específicas, foi fornecida a documentação da base científica. Como o foco incluiu implicações para o indivíduo e também para futuras decisões de políticas de saúde pública, esse relatório continua sendo uma referência e uma ferramenta útil. O *Healthy People 2000: National Health Promotion and Disease Prevention Objectives* (Pessoas Saudáveis 2000: Objetivos Nacionais de Promoção da Saúde e Prevenção de Doenças) e o *Healthy People 2010* foram as gerações seguintes desses esforços de saúde pública marcantes. Ambos os relatórios delinearam o progresso feito em relação aos objetivos anteriores e estabeleceram novos objetivos para a próxima década.

Durante a fase de avaliação para definir os objetivos de 2010, determinou-se que os EUA progrediram na redução do número de mortes por doenças cardiovasculares, acidente vascular encefálico (AVE) e certos tipos de câncer. A avaliação dietética indicou uma ligeira diminuição na ingestão total de gordura na dieta. No entanto, durante a década anterior, houve um aumento no número de pessoas com sobrepeso ou obesas, um fator de risco para doenças cardiovasculares, AVE, bem como outras doenças crônicas importantes e causas de morte.

O objetivo para o *Healthy People 2020* são metas específicas que tratam de nutrição e peso, doenças cardíacas e AVE, diabetes, saúde bucal, câncer e saúde para idosos. Essas metas são importantes para consumidores e profissionais de saúde. O *website* do *Healthy People 2020* oferece uma oportunidade de monitorar o progresso em objetivos anteriores, bem como na formulação de futuras iniciativas de saúde.

National School Lunch Program e *School Breakfast Program*

O *National School Lunch Program* (NSLP; Programa Nacional de Merenda Escolar) e o *School Breakfast Program* (SBP; Programa de Café da Manhã na Escola) são programas de assistência federal que oferecem refeições gratuitas ou a custo reduzido a alunos de baixa renda, em escolas públicas e em instituições residenciais privadas sem fins lucrativos. Esses programas são administrados em nível estadual por meio de agências de educação, que geralmente empregam nutricionistas e técnicos dietéticos registrados. Em 1998, o programa foi expandido para incluir merendas após as aulas, em escolas com atendimento depois da jornada escolar. Esse programa, com os *backpack* ou de fim de semana e verão, continuou a ser expandido. Os grupos da comunidade local estão frequentemente envolvidos na expansão do alcance às populações carentes.

Atualmente, as diretrizes para calorias, porcentagem de energia proveniente de gordura, porcentagem de gordura saturada e quantidade de proteínas, vitaminas e minerais essenciais devem atender às diretrizes dietéticas para norte-americanos, mas há as avaliações e interpretações contínuas para ficar de acordo com as necessidades da população. Esforços foram feitos para atender às diretrizes do *My Plate* para grãos integrais, mais frutas e vegetais, bem como leite desnatado. Ademais, as questões de educação dos destinatários para aceitar esses alimentos, além do uso de alimentos locais e hortas comunitárias são processos em evolução, que estão acontecendo nas comunidades.

Um requisito para políticas de bem-estar em escolas que participam do NSLP e do SBP está em vigor (USDA, *Local School Wellness*). O *School Nutrition Dietary Assessment Study IV* (Estudo de Avaliação Dietética de Nutrição Escolar IV), um estudo nacionalmente representativo, realizado durante o ano letivo de 2009-2010 para avaliar a qualidade nutricional das dietas das crianças, identificou que a maioria das escolas que oferecia e servia almoços do NSLP e SBP atendia aos níveis mínimos de nutrientes-alvo da *School Meal Initiative* (SMI; Iniciativa de Refeição Escolar) e às DGA. Houve progresso no cumprimento do padrão da iniciativa de refeição escolar para redução de gordura. No entanto, poucas escolas ofereciam ou serviam refeições que atendessem a todos os padrões. Os esforços continuam no sentido de aumentar os grãos integrais, as frutas frescas e maior variedade de vegetais, bem como reduzir o teor de gordura e açúcares adicionados.

Em 14 de dezembro de 2010, a *Hunger-Free Kids Act* (Lei Crianças Livres da Fome) foi aprovada. Essa lei expandiu o programa de alimentação após a escola; criou um processo para um programa de alimentação universal – que permite que escolas com um alto percentual de crianças de baixa renda recebam refeições gratuitas; permitiu que os estados aumentassem a cobertura do WIC, passando de 6 meses para 1 ano, e determinou que esse programa adotasse benefícios eletrônicos até 2020; bem como melhorou a qualidade nutricional dos alimentos servidos em escolas e pré-escolas por meio do desenvolvimento de novos padrões de nutrição.

Doses dietéticas recomendadas e ingestão dietética de referência

As doses dietéticas recomendadas (RDAs, do inglês *recommended dietary allowances*) foram desenvolvidas em 1943 pelo Food and Nutrition Board do National Research Council of the National Academy of Sciences. As primeiras tabelas foram desenvolvidas em um momento em que a população dos EUA estava se recuperando de uma grande depressão econômica e da Segunda Guerra Mundial; além disso, as deficiências de nutrientes eram uma preocupação. A intenção era desenvolver diretrizes de ingestão que promovessem a saúde ideal e diminuíssem o risco de deficiências de nutrientes. À medida que o abastecimento de alimentos e as necessidades nutricionais da população mudavam, a intenção das RDAs foi adaptada à prevenção de doenças relacionadas à nutrição e, até 1989, elas eram revisadas aproximadamente a cada 10 anos.

Essas diretrizes sempre refletiram diferenças de sexo, idade e fase da vida: houve acréscimos de nutrientes e revisões dos grupos etários. No entanto, revisões recentes são um grande afastamento da lista única que alguns profissionais ainda veem como as diretrizes dietéticas. A partir de 1998, foi introduzido um leque de diretrizes nutricionais, conhecido como ingestão dietética de referência (DRIs, do inglês *dietary reference intakes*). Nela estão as RDAs, bem como novas designações – incluindo orientações sobre limites superiores (ULs, do inglês *upper limits*) de segurança de certos nutrientes. Como um grupo, as DRIs são avaliadas e revisadas em intervalos, tornando essas ferramentas um reflexo da pesquisa atual e das necessidades de base populacional (ver Capítulo 10).

PROGRAMAS DE ASSISTÊNCIA ALIMENTAR E NUTRIÇÃO

A **garantia de saúde pública** aborda a implementação de mandatos legislativos, a manutenção de responsabilidades estatutárias, o apoio a serviços críticos, a regulação de serviços e produtos prestados pelos setores público e privado, assim como a manutenção da prestação de contas. Isso inclui providenciar a **segurança alimentar**, que se traduz em ter acesso a uma quantidade adequada de alimentos saudáveis e seguros.

A segurança alimentar – ou acesso de indivíduos a programas prontamente disponíveis de suprimento de alimentos nutricionalmente adequados e seguros – é um desafio constante. O *Supplemental Nutrition Assistance Program* (**SNAP**), Programa de Assistência Nutricional Suplementar, em tradução livre – anteriormente conhecido como vale-alimentação (*food stamps*) – assim como bancos de alimentos e despensas, refeições entregues em domicílio, programas de nutrição infantil, supermercados e outras fontes de alimentos foram destacados para enfocar questões de qualidade, acesso e uso. Por exemplo, pesquisas sobre acesso a alimentos na vizinhança indicam que a baixa disponibilidade de alimentos promotores da saúde nas lojas da região está associada a dietas de baixa qualidade dos residentes da área (Rose et al., 2010). Ver Tabela 8.1 para obter uma lista de programas de assistência alimentar e nutricional. O boxe *Visão clínica: A história do Supplemental Nutrition Assistance Program (SNAP)* fornece informações adicionais sobre esse programa.

Há um movimento contínuo para encorajar as metas enfatizadas no programa *My Plate*, a fim de adicionar mais vegetais e frutas, aumentar os alimentos minimamente processados e elevar a educação para os destinatários do SNAP, bem como de outros programas de assistência alimentar e nutricional. A presença de **desertos de alimentos** é um conceito que se tornou um foco de pesquisa e planejamento comunitário. Os **desertos de alimentos** são descritos como bairros e áreas rurais com acesso limitado a alimentos frescos, saudáveis e acessíveis. Essa é uma definição que continua a ser contestada e atualizada (USDA Food Desert Locator). O USDA descreveu esse deserto como um bairro onde o supermercado ou mercearia mais próximo fica de 1,5 a 5 km de distância para residentes urbanos e a 15 km de ambientes rurais. Um dos fatores complicadores de uma descrição é que lojas de conveniência, postos de gasolina, áreas de compras para todos os fins, farmácias, bem como locais de entrega em domicílio incluíram alimentos em suas ofertas. O que é real é o potencial de insegurança alimentar e que as seleções de alimentos promotores da saúde podem ser limitadas. A *Economic Research Service* (ERS; Estimativa do Serviço de Pesquisa Econômica) do USDA é que, em 2016, 12,3% das famílias dos EUA – cerca de 15,6 milhões de famílias, atingindo mais de 41 milhões de pessoas – experimentaram insegurança alimentar em algum momento durante o ano. A insegurança alimentar ocorre quando a falta de recursos limita o acesso a alimentos adequados para todos os membros da família. O SNAP, o WIC, o *School Meals* e o *Senior Meals* foram o recurso para cerca de 59% das famílias com insegurança alimentar em 2016 (Oliveira, 2018). É fundamental para o nutricionista baseado na comunidade ter um conhecimento preciso e atualizado sobre a comunidade específica que atende.

DOENÇAS TRANSMITIDAS POR ALIMENTOS

Os CDC estimaram que, a cada ano, pelo menos um em cada seis norte-americanos – ou 48 milhões de pessoas – fique doente, 128 mil sejam hospitalizados e 3 mil morram de doenças transmitidas por alimentos (Tabela 8.2). A maioria dos surtos de **doenças transmitidas por alimentos** relatados aos CDC decorre de bactérias, seguidos por surtos virais, causas químicas e parasitárias. Segmentos da população são particularmente suscetíveis a doenças transmitidas por alimentos; indivíduos vulneráveis – como mulheres gestantes e idosos – têm maior probabilidade de adoecer e ter complicações. A disponibilidade de acesso seguro aos alimentos, bem como armazenamento e habilidades de preparo desses alimentos, variam nas populações e podem não ser previsíveis por orientação nacional ou mesmo local.

A edição de 2000 das diretrizes dietéticas para norte-americanos (DGA) foi a primeira a incluir a segurança alimentar – importante por vincular a segurança do abastecimento de alimentos e água à promoção da saúde e à prevenção de doenças. Isso reconhece o potencial das doenças transmitidas por alimentos para causar doenças agudas e complicações crônicas a longo prazo. Desde 2000, todas as revisões das diretrizes dietéticas para norte-americanos tornaram a segurança alimentar uma prioridade. Pessoas com maior risco de doenças transmitidas por alimentos incluem crianças pequenas, gestantes, adultos mais velhos; pessoas que estejam imunocomprometidas por causa do vírus da imunodeficiência humana ou síndrome da imunodeficiência adquirida, uso de esteroides, quimioterapia, diabetes melito ou câncer; alcoólatras; pessoas com doença hepática, diminuição da acidez do estômago, doenças autoimunes ou desnutrição; pessoas que tomem antibióticos; e pessoas que vivam em ambientes institucionalizados. Esses últimos incluem aqueles que vivem em ambientes de cuidados domiciliares – asilos, casas de repouso – comunitários. Os custos associados a doenças transmitidas por alimentos incluem aqueles relacionados a investigação de surtos de origem alimentar e tratamento de vítimas, custos do empregador relacionados à perda de produtividade, bem como perdas da indústria de alimentos com relação à redução de vendas e preços mais baixos das ações. A Tabela 8.2 descreve doenças comuns transmitidas por alimentos e seus sinais e sintomas, tempo de início, duração, causas e prevenção.

Todos os grupos de alimentos têm ingredientes associados a questões de segurança alimentar. Existem preocupações sobre a contaminação microbiana de frutas e vegetais, especialmente os importados de outros países. Um aumento na incidência de doenças de origem alimentar ocorre com novos métodos de produção ou distribuição de alimentos, assim como com maior dependência de fontes de alimentos comerciais (AND, 2014). Carnes malcozidas podem abrigar organismos que desencadeiam uma doença de origem alimentar. Mesmo carnes devidamente cozidas têm o potencial de causar doenças transmitidas por alimentos se o manipulador de alimentos

Tabela 8.1 Programas de assistência alimentar e nutrição dos EUA.

Nome do programa	Objetivo/Propósito	Serviços prestados	Público-alvo	Elegibilidade	Financiamento	Nível de prevenção*
After-School Snack Program (Programa de Merenda após a Escola)	Fornecer reembolso por merendas servidas aos alunos após as aulas	Fornecer reembolso em dinheiro para escolas por merendas servidas aos alunos após o horário de aulas. As merendas devem conter dois dos quatro componentes: leite líquido, carne/alternativa à carne, vegetais ou frutas ou suco natural não diluído, pão integral ou enriquecido	Crianças menores de 18 anos cuja escola patrocine um programa estruturado de enriquecimento pós-aulas supervisionado e forneça almoço por meio do NSLP	Os programas escolares localizados dentro dos limites das áreas elegíveis de baixa renda podem ser reembolsados por merendas servidas gratuitamente aos alunos	USDA	Primário, secundário
Child and Adult Care Food Program (Programa de Assistência Alimentar para Crianças e Adultos)	Fornecer refeições nutritivas e merendas para lactentes, crianças pequenas e adultos que recebam cuidados em asilos, bem como lactentes e crianças que vivam em abrigos de emergência	Fornecer mercadorias, benefícios ou dinheiro para ajudar os centros a servir refeições nutritivas que atendam às diretrizes federais	Lactentes, crianças e adultos recebendo assistência em creches, centros de assistência à família e abrigos para sem-teto		USDA FNS	Primário, secundário
Commodity Supplemental Food Program (Programa de Alimentos Suplementares Não Preparados)	Fornecer pacotes de alimentos suplementares mensais gratuitos compostos de alimentos básicos não preparados para populações consideradas em risco nutricional	Fornecer pacotes de alimentos; os serviços de educação nutricional geralmente estão disponíveis por meio de programas de serviços e extensão; encaminha para esses programas	Geralmente crianças de 5 a 6 anos, mães pós-parto que não amamentem de 6 a 12 meses pós-parto, idosos	Entre 130 e 185% da diretriz de pobreza	USDA FNS	Primário, secundário
Disaster Feeding Program (Programa de Alimentação em Catástrofes)	Disponibilizar mercadorias para distribuição a agências de ajuda humanitária	As mercadorias básicas são fornecidas para as vítimas de catástrofes por meio de ambientes comunitários de alimentação e distribuição direta às famílias	Aqueles que estejam passando por uma catástrofe natural	Aqueles que estejam passando por uma catástrofe natural	USDA FNS	Primário
TEFAP	As mercadorias são disponibilizadas para fornecedores locais de alimentos de emergência para o preparo de refeições para os necessitados ou para distribuição de pacotes de alimentos	Os alimentos básicos não preparados extras são fornecidos para distribuição	Famílias de baixa renda	Famílias de baixa renda em 150% da diretriz federal de renda de pobreza	USDA FNS	Primário
EFSP	Os fundos são usados para comprar comida e abrigo para complementar e estender os serviços locais	EFSP fornece financiamento para a compra de produtos alimentícios, custos operacionais associados a alimentação em massa e abrigo, aluguel limitado ou assistência hipotecária, fornecendo assistência para o aluguel do primeiro mês, hospedagem de emergência fora do local limitada e assistência limitada de serviços de utilidade pública	Aqueles que precisem de serviços de emergência	Primário	FEMA	Primário

(*continua*)

Tabela 8.1 Programas de assistência alimentar e nutrição dos EUA. *(Continuação)*

Nome do programa	Objetivo/Propósito	Serviços prestados	Público-alvo	Elegibilidade	Financiamento	Nível de prevenção*
Head Start (Começar na Frente)	Fornecer a agências e escolas apoio e orientação para programas de desenvolvimento infantil de meio período e período integral para crianças de baixa renda	Os programas recebem reembolso por refeições e merendas nutritivas e alimentos não processados doados pelo USDA, apoio para currículo, serviços sociais e exames de saúde	Crianças de baixa renda com 3 a 5 anos; os pais são incentivados a se voluntariar e a se envolver	Igual ao NSLP	USDA (alimentação) USDHHS (saúde)	Primário, secundário
National School Breakfast Program (Programa Nacional de Café da Manhã na Escola)	Oferecer café da manhã nutricionalmente balanceado, de baixo custo ou gratuito para crianças matriculadas nas escolas participantes	As escolas participantes recebem subsídios em dinheiro e mercadorias doadas pelo USDA em troca de oferecer cafés da manhã que atendam aos mesmos critérios da merenda escolar e oferecer refeições gratuitas e a preço reduzido para crianças qualificadas	Crianças em idade pré-escolar até a 12ª série nas escolas (norte-americanas); crianças e adolescentes de 20 anos ou menos em creches residenciais e instituições correcionais juvenis	Igual ao NSLP	USDA FNS	Primário, secundário
NSLP	Oferecer almoços nutricionalmente balanceados, de baixo custo ou gratuitos para crianças matriculadas nas escolas participantes	As escolas participantes recebem subsídios em dinheiro e mercadorias doadas pelo USDA em troca de oferecer almoços que atendam às diretrizes dietéticas e a 1/3 da RDA para proteínas, ferro, cálcio, vitaminas A e C e energia, bem como por oferecer refeições gratuitas e a preço reduzido para crianças elegíveis	Crianças em idade pré-escolar até a 12ª série nas escolas (norte-americanas); crianças e adolescentes de 20 anos ou menos em creches residenciais e instituições correcionais juvenis	185% da diretriz federal de renda de pobreza para almoços a preço reduzido; 130% para almoços grátis	USDA FNS	Primário, secundário
Nutrition Program for the Elderly/Area Agencies on Aging (Programa de Nutrição para Idosos/Agências Locais de Assistência à Terceira Idade)	Fornecer mercadorias e assistência em dinheiro para programas de serviços de refeições para idosos	Oferecer refeições nutritivas aos idosos por meio de refeições em ambientes comunitários ou refeições entregues em casa	Pessoas idosas	Nenhum padrão de renda aplicado	O USDHHS administra por meio de agências estaduais e locais; dinheiro do USDA e assistência em mercadorias	Primário
Seniors Farmers Market Nutrition Program (Programa de Nutrição do Mercado de Agricultores para Idosos)	Fornecer frutas, vegetais e ervas frescas, nutritivas, não preparadas e cultivadas localmente em mercados de agricultores, barracas de beira de estrada e programas de agricultura com apoio comunitário para idosos de baixa renda	Cupons para uso em mercados de agricultores autorizados, barracas de beira de estrada e programas de agricultura apoiados pela comunidade (alimentos que não sejam elegíveis para compra com cupons por idosos são frutas ou vegetais secos, plantas e ervas em conserva, arroz selvagem, nozes, mel, xarope de bordo, cidra e melaço)	Adultos de baixa renda com mais de 60 anos	Idosos de baixa renda com renda familiar não superior a 195% da diretriz federal de renda de pobreza	USDA FNS	Primário, secundário

Capítulo 8 Comportamento Ambiental: o Indivíduo na Comunidade

SNAP	Oferecer benefícios às pessoas de baixa renda que podem usá-los para comprar alimentos para melhorar suas dietas	Oferecer assistência, como vale-refeição	Qualquer idade	Famílias nos 48 estados contíguos e no Distrito de Columbia. Para obter benefícios do SNAP, as famílias devem cumprir certos requisitos, incluindo requisitos de recursos e renda	USDA FNS	Primário, secundário
Special Milk Program (Programa Especial de Leite)	Fornecer leite para crianças nas escolas participantes que não tenham acesso a outros programas de alimentação	Fornecer reembolso em dinheiro para leite com vitaminas A e D em teores que atendam à RDA servidos a baixo ou nenhum custo para crianças; os programas de leite devem ser executados sem fins lucrativos	Mesmo público-alvo dos programas de merenda escolar e café da manhã na escola	As crianças elegíveis não têm acesso a outros programas de suplementação alimentar	USDA FNS	Primário, secundário
Summer Food Service Program (Programa de Serviço de Alimentação nas Férias de Verão)	Fornecer refeições saudáveis (de acordo com as diretrizes federais) e merendas para crianças elegíveis quando o ano escolar termina, usando alimentos básicos não processados agrícolas	Reembolsos para até duas ou três refeições e merendas servidos gratuita e diariamente para crianças qualificadas no período não letivo da escola; dinheiro com base no nível de renda da área geográfica local ou das crianças matriculadas	Lactentes e crianças de 18 anos ou menos servidos em diversos locais de alimentação		USDA FNS	Primário, secundário
WIC	Fornecer alimentos suplementares para melhorar o estado de saúde dos participantes	Educação nutricional, alimentos nutritivos gratuitos (proteínas, ferro, cálcio, vitaminas A e C), encaminhamentos, promoção do aleitamento materno	Mulheres gestantes, lactantes e puérperas até 1 ano após o parto; lactentes, neonatos, crianças de até 5 anos	185% do risco nutricional da diretriz de renda de pobreza federal	USDA FNS, suporte do estado de origem	Primário, secundário, terciário
WIC FMNP	Fornecer frutas e vegetais frescos, não preparados e cultivados localmente aos destinatários do WIC e para expandir a conscientização do uso desses produtos e as vendas nos mercados de produtores	Cupons de alimentação FMNP para uso nos estandes dos mercados de agricultores participantes; educação nutricional por meio de convênios com órgãos estaduais	Igual aos destinatários WIC	Igual aos destinatários WIC	USDA FNS	Primário

*Nível de prevenção racional: programas que fornecem apenas alimentos são considerados primários; programas que fornecem alimentos, nutrientes em um nível determinado das doses dietéticas recomendadas ou um componente educacional são considerados secundários; e os programas que usaram medidas de rastreio de saúde para a inscrição foram considerados terciários.
EFSP, *Emergency Food and Shelter Program* (Programa Emergencial de Alimentação e Abrigo); FEMA, *Federal Emergency Management Agency* (Agência Federal para Gestão de Emergências); FMNP, *Farmers Market Nutrition Program* (Programa de Nutrição do Mercado de Agricultores); FNS, *Food and Nutrition Service* (Serviço de Alimentação e Nutrição); NSLP, *National School Lunch Program* (Programa Nacional de Merenda Escolar); RDA, dose diária recomendada (*recommended daily allowance*); SNAP, *Supplemental Nutrition Assistance Program* (Programa de Assistência Nutricional Suplementar); USDA, United States Department of Agriculture (Departamento de Agricultura dos EUA); USDHHS, United States Department of Health and Human Services (Departamento de Saúde e Serviços Humanos dos EUA); WIC, *Special Supplemental Nutrition Program for Women, Infants and Children* [Programa de Nutrição Suplementar Especial para Mulheres, Lactentes e Crianças]).

VISÃO CLÍNICA

A história do *Supplemental Nutrition Assistance Program* (SNAP)

Nos anos após a Segunda Guerra Mundial, a fome e a desnutrição extrema eram um problema sério e generalizado nos EUA. Em meados da década de 1960, 1/5 das famílias norte-americanas tinha dietas pobres. Entre as famílias de baixa renda, essa taxa quase dobrou para 36% (USDA e Agricultural Research Service [ARS], 1969). Segundo estudos da época, esses índices de fome – especialmente nas áreas de baixa renda do Sul – afetavam seriamente o público, na época, por causa da desnutrição e da deficiência de vitaminas (Wheeler, 1967). Muitos norte-americanos tomaram conhecimento da gravidade do problema em suas salas de estar quando a CBS News exibiu um documentário histórico, *Hunger in America* (Fome na América), em 1968. O documentário mostrava crianças desnutridas com barrigas dilatadas e histórias de pessoas comuns contando sobre como a fome afetou suas vidas – algo que outros norte-americanos não podiam acreditar que estava acontecendo em sua vizinhança (Center on Budget and Policy Priorities, novembro de 2008). Um clamor público resultou no moderno sistema de assistência nutricional do governo federal, que começou, no início dos anos 1960, como o programa *Food Stamp* (vale-alimentação). Originalmente criado como um pequeno programa durante a Segunda Guerra Mundial para ajudar a preencher a lacuna entre os abundantes excedentes agrícolas e a fome urbana, ele foi descontinuado, na década de 1950, por causa da economia próspera. O presidente John F. Kennedy o reintroduziu por meio de uma ordem executiva, em 1961, como um programa piloto mais amplo. Como parte da iniciativa Guerra contra a Pobreza, do presidente Lyndon B. Johnson, o Congresso finalmente o tornou permanente. Desde então, foi reautorizado e reforçado várias vezes e, hoje, é conhecido como SNAP (USDA Food and Nutrition Service [FNS], 2010). Outro importante programa de alimentação suplementar é o para mulheres, lactentes e crianças (WIC) – desenvolvido, na década de 1970, para fornecer assistência nutricional especializada e apoio a mulheres gestantes de baixa renda, lactentes e crianças de até 5 anos (USDA and Economic Research Service [ERS], 2009).

Em 2013, o SNAP ajudou mais de 47 milhões de norte-americanos a ter uma dieta nutricionalmente adequada em um mês típico; também manteve cerca de 4,9 milhões de pessoas fora da pobreza em 2012 – incluindo 1,3 milhão de crianças (Center on Budget and Policy Priorities, 2015). Um estudo recente mostrou que, após essas expansões nas décadas de 1960 e 1970, crianças desfavorecidas com acesso à assistência nutricional na primeira infância e cujas mães receberam assistência durante a gestação tiveram melhores resultados de saúde e educação, melhores curvas de crescimento, bem como menos diagnósticos de doenças cardíacas e obesidade (Hoynes et al., 2012). Atualmente, as agências estaduais que administram o programa têm a opção de fornecer educação nutricional aos participantes do programa por meio de subsídios federais e programas de fundos de contrapartida (USDA, 2017).

Erik R. Stegman, MA, JD

Tabela 8.2 Doenças comuns de origem alimentar.

Doença	Sinais e sintomas	Início e duração	Causas e prevenção	Comentários
Bacillus cereus	Diarreia aquosa, cólicas abdominais e êmese	6 a 15 h após o consumo de alimentos contaminados; duração de 24 h na maioria dos casos	Carnes, leite, vegetais e peixes têm sido associados ao tipo de diarreia; surtos do tipo emético geralmente têm sido associados a produtos de arroz; batata, macarrão e produtos de queijo; misturas de alimentos como molhos, pudins, sopas, caçarolas, doces e saladas também podem ser uma fonte	*B. cereus* é uma bactéria aeróbica gram-positiva formadora de esporos
Campylobacter jejuni	Diarreia (frequentemente com sangue), hipertermia e cólicas abdominais	2 a 5 dias após a exposição; duração de 2 a 10 dias	Beber leite cru ou comer carne, marisco ou aves crus ou malpassados; para prevenir a exposição, evite leite cru e cozinhe bem todas as carnes e aves; é mais seguro beber apenas leite pasteurizado; a bactéria também pode ser encontrada no tofu ou em vegetais crus Lavar as mãos é importante para a prevenção; lavar as mãos com sabão antes de manusear alimentos crus de origem animal, depois de manusear alimentos crus de origem animal e antes de tocar em qualquer outra coisa; evitar a contaminação cruzada na cozinha; refrigeração e saneamento adequados também são essenciais	Principal fonte de doenças transmitidas por alimentos; algumas pessoas desenvolvem anticorpos a ele, mas outras não Em pessoas com sistema imunológico comprometido, pode se espalhar para a corrente sanguínea e causar sepse; pode causar artrite ou SGB; 40% dos casos de SGB, nos EUA, são causados por campilobacteriose; afeta os nervos do corpo, começando várias semanas após a doença diarreica; pode levar à paralisia que dura várias semanas e geralmente requer cuidados intensivos
Clostridium botulinum	Paralisia muscular causada pela toxina bacteriana: visão dupla ou turva, pálpebras caídas, fala arrastada, dificuldade na deglutição, boca seca e fraqueza muscular; lactentes com botulismo parecem letárgicos, mal se alimentam, têm prisão de ventre, choro fraco e tônus muscular insuficiente	No botulismo de origem alimentar, os sintomas geralmente começam 18 a 36 h após a ingestão de alimentos contaminados; pode também ocorrer precocemente (6 h) ou tardiamente (10 dias); duração de dias ou meses	Alimentos enlatados caseiros com baixo teor de ácido, como aspargos, vagem, beterraba e milho; surtos ocorreram de fontes mais incomuns, como alho picado em óleo, pimenta, tomate, batatas assadas mal manuseadas envoltas em papel-alumínio e peixe enlatado ou fermentado em casa Pessoas que podem preparam suas conservas de forma caseira devem seguir procedimentos higiênicos estritos para reduzir a contaminação de alimentos; óleos infundidos com alho ou ervas devem ser refrigerados; batatas assadas embrulhadas em papel-alumínio devem ser mantidas quentes até serem servidas ou refrigeradas; como as altas temperaturas destroem a toxina do botulismo, as pessoas que consomem comida enlatada em casa devem ferver a comida por 10 min antes de comer	Se não forem tratados, esses sintomas podem progredir para causar paralisia dos braços, pernas, tronco e músculos respiratórios; pode ser necessário suporte de ventilação a longo prazo. Jogue fora latas "estufadas", vazando ou amassadas e potes que estejam vazando; instruções de conservas caseiras seguras podem ser obtidas nos serviços de extensão locais ou no USDA; o mel pode conter esporos de *C. botulinum* e tem sido uma fonte de infecção para crianças; lactentes ou neonatos menores de 12 meses não devem ser alimentados com mel

(continua)

Tabela 8.2 Doenças comuns de origem alimentar. (*Continuação*)

Doença	Sinais e sintomas	Início e duração	Causas e prevenção	Comentários
Clostridium perfringens	Náuseas com êmese, diarreia e sinais de gastrenterite aguda com duração de 1 dia	Dentro de 6 a 24 h a partir da ingestão	Ingestão de carnes enlatadas ou misturas secas contaminadas, molhos, ensopados, feijões fritos, produtos à base de carne e vegetais não lavados. Cozinhe bem os alimentos; as sobras devem ser reaquecidas adequadamente ou descartadas	
Cryptosporidium parvum	Fezes aquosas, diarreia, náuseas, êmese, hipertermia e dores de estômago	2 a 10 dias após ser infectado	Alimentos contaminados devido ao manuseio incorreto. Lavar as mãos é importante	Os protozoários causam diarreia em pacientes imunocomprometidos
Escherichia coli enterotoxigênica (ETEC)	Diarreia aquosa, cólicas abdominais, hipertermia, náuseas e mal-estar	Com altas doses infecciosas, a diarreia pode ser induzida em 24 h	A contaminação da água com esgoto humano pode levar à contaminação de alimentos; manipuladores de alimentos infectados também podem contaminar os alimentos; produtos lácteos, como queijos semimacios, podem causar problemas, mas isso é raro	Mais comum em viagens para outros países; em lactentes ou idosos debilitados, a terapia de reposição eletrolítica pode ser necessária
Escherichia coli O157:H7 *E. coli* ênterohemorrágica (EHEC)	Colite hemorrágica (diarreia dolorosa com sangue)	O início é lento, geralmente cerca de 3 a 8 dias após a ingestão; duração de 5 a 10 dias	Carne e carnes moídas malcozidas, sidra de maçã não processada ou frutas e vegetais não lavados; às vezes, fontes de água; brotos de alfafa, sucos de frutas não pasteurizados, salame curado a seco, alface, espinafre, carne de caça e coalhada de queijo. Cozinhe bem as carnes, use apenas leite pasteurizado e lave bem todos os produtos	Os antibióticos não são usados porque espalham ainda mais a toxina; a condição pode progredir para anemia hemolítica, trombocitopenia e insuficiência renal aguda, exigindo diálise e transfusões; SHU pode ser fatal, especialmente em crianças pequenas; existem vários surtos a cada ano, especialmente em serviços de *buffet*, eventos de igrejas e piqueniques familiares; *E. coli* O157:H7 pode sobreviver em alimentos ácidos refrigerados por semanas
Listeria monocytogenes (LM)	Hipertermia, cefaleia, êmese e doenças graves na gestação; sepse em paciente imunocomprometido; meningoencefalite em neonatos; gastrenterite febril em adultos	Início em 2 a 30 dias; variável em duração	Produtos processados prontos para comer, como cachorros-quentes malpassados, carnes, serviços de *buffet* e produtos lácteos não pasteurizados; contaminação pós-pasteurização de queijos macios, como feta ou *brie*, leite e salada de repolho comercial; a contaminação cruzada entre superfícies de alimentos também tem sido um problema. Use leite e queijos pasteurizados; lave os produtos antes de usar; reaqueça os alimentos a temperaturas adequadas; lave as mãos com água quente com sabão após manusear esses alimentos prontos para consumo; descartar os alimentos dentro do prazo de validade	Pode ser fatal. Deve-se ter cautela em mulheres gestantes, que podem transmitir a infecção para o feto
Norovírus	Gastrenterite com náuseas, êmese e/ou diarreia acompanhada por cólicas abdominais; cefaleia, hipertermia/calafrios e dores musculares também podem estar presentes	24 a 48 h após a ingestão do vírus, mas pode aparecer até 12 h após a exposição	Os alimentos podem ser contaminados seja por contato direto com as mãos contaminadas, seja por superfícies de trabalho contaminadas com fezes ou êmese, por gotículas de êmese próximas, que podem viajar pelo ar e atingir os alimentos; embora o vírus não possa se multiplicar fora do corpo humano, uma vez no alimento ou na água, pode causar doenças; a maioria dos casos ocorre em navios de cruzeiro	Os sintomas geralmente são breves e duram apenas 1 ou 2 dias; no entanto, durante esse breve período, as pessoas podem se sentir muito mal e apresentar êmese, muitas vezes, de forma violenta e sem aviso, diversas vezes/dia; beba líquidos para prevenir a desidratação
Salmonella spp.	Diarreia, hipertermia e cólicas abdominais	12 a 72 h após a infecção; duração geralmente de 4 a 7 dias	Ingestão de carnes, aves, peixes, ovos, produtos lácteos não pasteurizados, crus ou malpassados; frutas não lavadas e vegetais crus (melões e brotos). Previna cozinhando bem os alimentos, com saneamento adequado e higiene	Existem muitos tipos diferentes de bactérias *Salmonella* sp.; *S. typhimurium* e *S. enteritidis* são os mais comuns nos EUA. A maioria das pessoas se recupera sem tratamento, mas algumas têm diarreia tão grave que precisam ser hospitalizadas; esses pacientes devem ser tratados imediatamente com antibióticos; idosos, crianças e pessoas imunocomprometidas têm maior probabilidade de ter uma doença grave

(*continua*)

Tabela 8.2 Doenças comuns de origem alimentar. (Continuação)

Doença	Sinais e sintomas	Início e duração	Causas e prevenção	Comentários
Shigelose	Hematoquezia, hipertermia e cólicas estomacais	24 a 48 h após a exposição; duração de 4 a 7 dias	Leite e laticínios; saladas mistas frias, como saladas de ovo, atum, frango, batata e carne. Cozimento, reaquecimento e manutenção das temperaturas adequadas devem ajudar a prevenção; a lavagem cuidadosa das mãos é essencial	Doença causada por um grupo de bactérias chamadas *Shigella* sp.; pode ser grave em crianças pequenas e idosos; infecção grave com febre alta pode estar associada a convulsões em crianças menores de 2 anos
Staphylococcus aureus	Náuseas, êmese, ânsia de vômito, cólicas abdominais e prostração	Dentro de 1 a 6 h; raramente fatal; duração de 1 a 2 dias	Carne, porco, ovos, aves, salada de atum, saladas preparadas, molhos, recheios, pastéis com recheio cremoso. O cozimento não destrói a toxina; o manuseio e a higiene adequados são cruciais para a prevenção	Refrigere os alimentos imediatamente durante a preparação e após servir a refeição
Streptococcus pyogenes	Garganta inflamada e vermelha, dor na deglutição; amigdalite, hipertermia, cefaleia, náuseas, êmese, mal-estar, rinorreia; ocasionalmente ocorre uma erupção	Início em 1 a 3 dias	Leite, sorvete, ovos, lagosta no vapor, presunto moído, salada de batata, salada de ovo, creme, arroz papa e salada de camarão; em quase todos os casos, os alimentos foram deixados à temperatura ambiente por várias horas entre a preparação e o consumo	O ingresso no alimento é o resultado de falta de higiene, manipulação de alimentos de forma inadequada ou uso de leite não pasteurizado. As complicações são raras; tratado com antibióticos
Vibrio vulnificus	Êmese, diarreia ou ambos; doença leve	A gastrenterite ocorre cerca de 16 h após a ingestão de alimentos contaminados; duração cerca de 48 h	Frutos do mar, especialmente mexilhões e ostras crus, que foram contaminados com patógenos humanos; embora ostras só possam ser colhidas legalmente de águas livres de contaminação fecal, mesmo essas podem estar contaminadas com *V. vulnificus* porque a bactéria está naturalmente presente	Essa é uma bactéria da mesma família das causadoras da cólera; carreia um norovírus; pode ser fatal em indivíduos imunocomprometidos
Yersinia enterocolitica	Os sintomas comuns em crianças são febre, dor abdominal e diarreia, que geralmente é sanguinolenta; em crianças mais velhas e adultos, dor abdominal do lado direito e hipertermia podem ser os sintomas predominantes, bem como podem ser confundidas com apendicite	1 a 2 dias após a exposição; duração de 1 a 3 semanas ou mais	Alimentos contaminados, especialmente derivados de porco crus ou malcozidos; a contaminação pós-pasteurização de leite achocolatado, leite em pó reconstituído, leite pasteurizado e tofu também os torna alimentos de alto risco; o armazenamento a frio não mata as bactérias. Cozinhe bem as carnes; use apenas leite pasteurizado; a lavagem adequada das mãos também é importante	Doença infecciosa causada pela bactéria *Yersinia* sp.; nos EUA, a maioria das doenças humanas é causada por *Y. enterocolitica*; ocorre com mais frequência em crianças pequenas. Em uma pequena proporção dos casos, podem ocorrer complicações como erupções cutâneas, dores nas articulações ou disseminação de bactérias para a corrente sanguínea

SGB, síndrome de Guillain-Barré; *SHU*, síndrome hemolítico-urêmica
(Adaptada com permissão de Escott-Stump S: *Nutrition and diagnosis-related care*, ed. 7, Baltimore, 2011, Lippincott Williams & Wilkins. Outras fontes: http://www.cdc.gov/health/diseases.)

permitir que sucos de carne crua contaminem outros alimentos durante sua preparação. As fontes de um surto de doenças transmitidas por alimentos variam, dependendo de fatores – como o tipo de organismo envolvido, o ponto de contaminação, a duração e a temperatura dos alimentos durante a armazenagem.

Campanhas de educação pública direcionadas à segurança alimentar são importantes. No entanto, o modelo de segurança alimentar se expandiu para além do consumidor individual e, agora, inclui o governo, a indústria de alimentos, os produtores de alimentos e o público em geral. Diversas agências governamentais fornecem informações por meio de *websites* com *links* para os CDC, o USDA Food Safety and Inspection Service (FSIS), a Environmental Protection Agency (EPA), o National Institute of Allergy and Infectious Diseases (NIAID) e a Food and Drug Administration (FDA). Um programa de destaque na indústria, o *ServSafe*®, fornece certificação de treinamento em segurança alimentar e foi desenvolvido e administrado pela National Restaurant Association. Como o abastecimento de alimentos dos EUA provém de um mercado global, as preocupações com a segurança alimentar são mundiais. A *Country of Origin Labeling* (Legislação de Rotulagem do País de Origem) (COOL), de 2009, exige que os varejistas forneçam aos clientes a origem dos alimentos – como carnes, peixes, frutos do mar, frutas e vegetais frescos e congelados, além de certas nozes e ervas (USDA, 2013). O USDA Agricultural Marketing Service é responsável pela implementação da COOL. A prática futura deve incluir a conscientização sobre as questões globais de segurança alimentar (ver boxe *Em foco: Segurança alimentar global*).

Hazard Analysis Critical Control Points

Uma estratégia integral para redução das doenças transmitidas por alimentos é a avaliação e a gestão de riscos. A **avaliação de riscos** envolve identificação, caracterização e exposição de perigos. A **gestão de** riscos cobre a avaliação de riscos, a avaliação e a implementação de opções, bem como o monitoramento e a revisão do progresso. Um programa formal, organizado em 1996, é a *Hazard Analysis Critical Control Points* (HACCP), Análise de Perigos e Pontos Críticos de Controle, em tradução livre – uma abordagem sistemática para identificação, avaliação e controle de riscos à segurança alimentar. A análise de perigos e pontos críticos de controle envolve a identificação de qualquer agente biológico, químico ou físico, que seja provável que cause doença ou lesão na ausência de seu controle. Além disso, ela abrange a identificação de pontos nos quais o controle pode ser aplicado, prevenindo ou eliminando, dessa maneira, o risco de segurança alimentar ou reduzindo-o a um nível aceitável. Restaurantes e centros de saúde são obrigados a usar procedimentos de análise de perigos e pontos críticos de controle em suas práticas de manipulação de alimentos.

Aqueles que atendem populações com maior risco de doenças de origem alimentar têm uma necessidade especial de se envolver na rede de educação em segurança alimentar e de comunicar essas informações aos seus clientes (Figura 8.2). A adoção de regulamentos de análise de perigos e pontos críticos de controle, programas de garantia de qualidade de alimentos, diretrizes de manuseio de produtos frescos, avanços tecnológicos projetados para reduzir a contaminação, aumento dos regulamentos de abastecimento de alimentos e maior ênfase na educação em segurança alimentar contribuíram para um declínio substancial nas doenças transmitidas por alimentos.

EM FOCO
Segurança alimentar global

Os EUA importam produtos, carne e frutos do mar de outros países para atender às demandas dos consumidores por alimentos que não estão prontamente disponíveis no país. A importação global cria um perigo potencial para o público. O abastecimento atual de alimentos está se tornando muito mais difícil de rastrear até uma única fonte. Por causa disso, as questões de segurança devem ser tratadas globalmente, bem como nos EUA. A liderança de agricultores, produtores de alimentos, distribuidores e pessoas envolvidas na preparação de alimentos é essencial para garantir um abastecimento alimentar seguro. A proteção da cadeia de abastecimento alimentar requer vários sistemas de gestão de segurança – como análise de risco, pontos críticos de controle, boas práticas de fabricação e boas práticas de higiene. A segurança alimentar também inclui a atenção a questões – como o uso de toxinas e pesticidas em países onde os padrões e a legislação podem ser variáveis –, bem como a importância da água limpa. Finalmente, o efeito do aquecimento global na produção de alimentos é uma preocupação crescente.

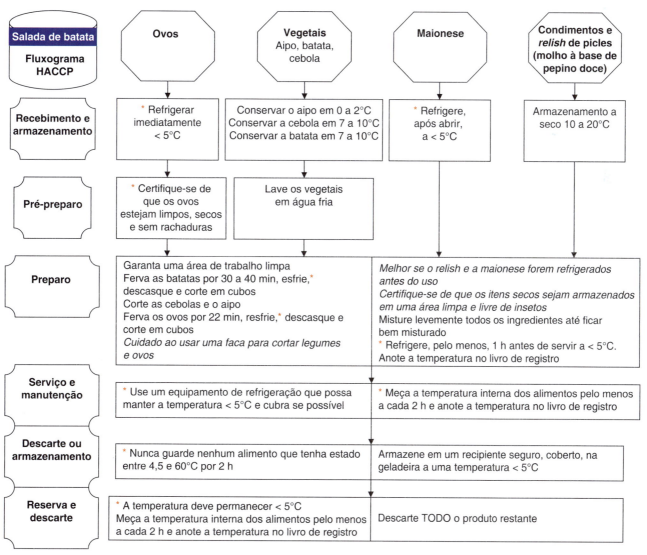

Figura 8.2 As seis etapas da HACCP e um fluxograma de amostra.

SEGURANÇA DOS ALIMENTOS E DA ÁGUA

Embora os esforços educacionais individuais sejam eficazes para aumentar a conscientização sobre as questões de segurança alimentar, a segurança da água e dos alimentos deve ser examinada em nível nacional, bem como baseada em sistemas (AND, 2014). Várias iniciativas federais de saúde incluem objetivos relacionados à segurança dos alimentos e da água, exposição a pesticidas e alergênios, práticas de manipulação de alimentos, redução da incidência de doenças associadas à água, assim como diminuição da exposição de alimentos e água a poluentes ambientais. As agências relacionadas podem ser encontradas na Tabela 8.3.

Contaminação

Os controles e as precauções relativas à limitação de contaminantes potenciais no abastecimento de água são de importância contínua. A contaminação da água com arsênico, chumbo, cobre, pesticidas e herbicidas, mercúrio, dioxina, bifenilas policloradas (PCBs), cloro e *Escherichia coli* continua a ser destacada pelos meios de comunicação. O chumbo se tornou uma grande preocupação em algumas áreas devido a pinturas com chumbo e encanamentos de água antigos. Estimou-se que muitos sistemas públicos de água – construídos com a tecnologia do início do século XX – precisarão investir mais de US$138 bilhões ao longo dos próximos 20 anos para garantir um

Tabela 8.3 Recursos de segurança dos alimentos e da água.

Academy of Nutrition and Dietetics (Academia de Nutrição e Dietética)	http://www.eatright.org/
Agricultural Marketing Services, USDA (Serviços de marketing agrícola)	http://www.ams.usda.gov/AMSv1.0/
American Egg Board (Produtores de Ovos da América)	http://www.aeb.org
North American Meat Institute (Instituto Norte Americano de Carnes)	https://www.meatinstitute.org/
CFSAN – Center for Food Safety and Applied Nutrition (Centro de Segurança Alimentar e Nutrição Aplicada)	http://www.fda.gov/Food/
CFSAN – Food and Water Safety – Recalls, Outbreaks & Emergencies (Segurança Alimentar e da Água – Convocações, Surtos & Emergências)	http://www.fda.gov/Food/RecallsOutbreaksEmergencies/default.htm
CDC	http://www.cdc.gov/
CDC – Desastres	https://emergency.cdc.gov/bioterrorism/ https://www.cdc.gov/disasters/index.html
FEMA, Federal Emergency Management Agency (Agência Federal de Gestão de Emergências)	http://www.fema.gov
Food Chemical News (Notícias em Química dos Alimentos)	http://www.foodchemicalnews.com
Food Marketing Institute-retail (Instituto de Marketing de Alimento-varejo)	http://www.fmi.org
Food Marketing Institute – Food Safety (Instituto de *Marketing* de Alimentos – Segurança Alimentar)	http://www.fmi.org/docs/factsfigures/foodsafety.pdf?sfvrsn2
FoodNet	http://www.cdc.gov/foodnet/
Food Safety, Iowa State University (Segurança Alimentar, Iowa State University)	http://www.extension.iastate.edu/foodsafety/
Grocery Manufacturers of America (Fabricantes de Alimentos da América)	http://www.gmabrands.org
International Food Information Council (Conselho Internacional de Informação Alimentar)	http://www.foodinsight.org/
Fruits and Veggies: More Matters (Frutas e Vegetais: Mais Questões)	http://www.fruitsandveggiesmorematters.org/
National Broiler Council (Conselho Nacional de Frangos de Corte)	http://www.eatchicken.com
National Cattleman's Beef Association (Associação Nacional de Pecuaristas de Carne Bovina)	http://www.beef.org/
National Institutes of Health (Instituto Nacional de Saúde)	http://www.nih.gov
National Food Safety Database (Banco de Dados Nacional de Segurança Alimentar)	http://www.foodsafety.gov
National Restaurant Association Educational Foundation (Fundação Educacional da Associação Nacional de Restaurantes)	http://www.nraef.org/
The Partnership for Food Safety Education (Parceria para Educação em Segurança Alimentar)	http://www.fightbac.org
Produce Marketing Association (Associação de *Marketing* do Agronegócio)	http://www.pma.com
PulseNet	http://www.cdc.gov/pulsenet/
U.S. Department of Agriculture (Departamento de Agricultura dos EUA)	http://www.usda.gov
U.S. Department of Agriculture Food Safety and Inspection Service (Serviço de Inspeção e Segurança Alimentar do Departamento de Agricultura dos EUA)	http://www.fsis.usda.gov
U.S. Department of Education (Departamento de Educação dos EUA)	http://www.ed.gov
U.S. Department of Health and Human Services (Departamento de Saúde e Serviços Humanos dos EUA)	http://www.hhs.gov/
U.S. EPA – Office of Ground and Drinking Water (Escritório de Solo e Água Potável da Agência de Proteção Ambiental dos EUA)	http://www.epa.gov/safewater
U.S. EPA Seafood Safety (Segurança de Frutos do Mar da Agência de Proteção Ambiental dos EUA)	http://www.epa.gov/ost/fish
U.S. Food and Drug Administration (Administração de Alimentos e Medicamentos)	http://www.fda.gov
U.S. Poultry and Egg Association (Associação de Aves e Ovos)	http://www.uspoultry.org/

Nota: os *sites* são atualizados com frequência. Acesse a página inicial e faça uma busca para encontrar os recursos desejados.

consumo seguro e contínuo de água (AND, 2014). A infraestrutura envelhecida se tornou uma preocupação constante em áreas urbanas mais antigas. O efeito sobre a segurança potencial de alimentos e bebidas – incluindo fórmulas para lactentes e neonatos que exijam adição de água – que tenham contato com esses contaminantes é um problema constante, sendo monitorado por grupos profissionais e de defesa e agências governamentais.

De interesse para muitos é a questão dos perigos potenciais da ingestão de frutos do mar que entraram em contato com o metilmercúrio, presente naturalmente no meio ambiente e liberado no ar pela poluição industrial. O mercúrio se acumulou em leitos d'água – ou seja, riachos, rios, lagos e oceanos – e na carne de frutos do mar nessas águas (USDA, EPA, várias publicações). O corpo de conhecimento sobre questões como essas está sendo atualizado constantemente e as recomendações atuais são para restringir o consumo de certos peixes – como tubarão, cavala, peixe-espada, atum e espadarte por gestantes – (FDA, 2013; Centers for Food Safety and Applied Nutrition et al., 2013). (Ver Capítulo 14 para uma discussão mais detalhada.) Outros contaminantes em peixes – como bifenilas policloradas e dioxinas – também são motivo de preocupação (California Office of Environmental Health Hazard Assessment [OEHHA], 2014). O descarte de embalagens plásticas e garrafas d'água é outra questão em andamento que merece ser pesquisada quanto ao efeito para a indústria pesqueira, o consumidor, bem como as providências que estão sendo tomadas.

Precauções estão em vigor nos níveis federal, estadual e local, as quais devem ser abordadas por profissionais de nutrição e dietética cujas funções incluem defesa, comunicação e educação. Membros do público e funcionários de saúde locais devem compreender os riscos e a importância da adoção de medidas de segurança e proteção dos alimentos e da água. A EPA e o Center for Food Safety and Applied Nutrition (CFSAN) fornecem monitoramento e orientação contínuos. Além disso, questões de segurança de alimentos e da água, bem como de doenças transmitidas por alimentos, são monitoradas pelos departamentos de saúde estaduais e locais.

Alimentos orgânicos e uso de pesticidas

O uso de agrotóxicos e contaminantes do abastecimento de água afetam a qualidade dos produtos. O debate continua sobre se os alimentos orgânicos valem o custo extra. No entanto, os efeitos benéficos da agricultura orgânica também devem ser considerados (ver boxe *Em foco: É realmente orgânico e é mais saudável?*).

EM FOCO
É realmente orgânico e é mais saudável?

Existem várias razões pelas quais os alimentos orgânicos podem ser considerados facilitadores da criação de um sistema alimentar saudável e sustentável (McCullum-Gómez e Scott, 2009; Scialabba, 2013). Em primeiro lugar, algumas frutas, vegetais e sucos orgânicos podem conter mais antioxidantes e polifenóis em comparação a suas contrapartes cultivadas convencionalmente (Barański et al., 2014) – embora haja um debate em curso sobre as vantagens nutricionais em potencial do consumo de frutas e vegetais, bem como outros produtos vegetais orgânicos *versus* convencionais (Barański et al., 2014; Smith-Spangler et al., 2012). Outros pesquisadores relataram que a soja orgânica contém significativamente mais proteína total e zinco, além de menos gordura saturada e ácidos graxos ômega-6 totais em comparação à soja convencional e geneticamente modificada (Bøhn et al., 2014). Em segundo lugar, a carne criada organicamente pode reduzir o desenvolvimento da resistência humana aos antibióticos e diminuir a poluição do ar e da água (American Medical Association, 2009). Os pesquisadores encontraram uma prevalência mais baixa de *Salmonella* sp. (Sapkota et al., 2014) e *Enterococcus* spp. resistentes a antibióticos (Sapkota et al., 2011) em granjas avícolas convencionais dos EUA que fizeram a transição para práticas orgânicas. Em terceiro lugar, metanálise publicada (Palupi et al., 2012) descobriu que os produtos lácteos orgânicos continham proteínas significativamente mais altas, ácidos graxos ômega-3 totais e ácido linoleico conjugado mais altos em comparação àqueles dos tipos convencionais. Outro estudo relatou que as concentrações individuais de ácidos graxos ômega-3 e a concentração de ácido linoleico conjugado eram maiores no leite orgânico (Benbrook et al., 2013). Em estudo de coorte em andamento, o consumo de laticínios orgânicos foi associado a menor risco de eczema durante os primeiros 2 anos de vida. Esses autores levantam a hipótese de que "uma alta ingestão de ácidos graxos ômega-3 e/ou ácidos linoleicos conjugados de produtos lácteos orgânicos pela criança é protetora contra o eczema – independentemente da atopia – e que a ingestão desses ácidos graxos pela mãe, durante a gestação e a lactação, contribui para essa proteção" (Kummeling et al., 2008). Pesquisas mais recentes descobriram que vacas alimentadas com uma dieta 100% orgânica à base de grama e leguminosas produzem leite com teores elevados de ácidos graxos ômega-3 e ácido linoleico conjugado, proporcionando, assim, um equilíbrio mais saudável de ácidos graxos (Benbrook et al., 2018).

Felizmente, os alimentos orgânicos estão aumentando sua presença no mercado. As vendas orgânicas representam mais de 4% das vendas totais de alimentos nos EUA – embora os produtos orgânicos representem uma participação muito maior em algumas categorias de produtos alimentícios. A área de cultivo orgânico certificada e a pecuária orgânica vêm se expandindo nos EUA – principalmente para frutas, vegetais, laticínios e aves (Greene, 2014). Em 2017, as vendas orgânicas totalizaram 49,4 bilhões de dólares, com frutas e vegetais respondendo por 16,5 bilhões de dólares (McNeil, 2018). Esses alimentos são produzidos seguindo as práticas descritas no USDA National Organic Program (NOP) – um programa de *marketing* com um processo de certificação em toda a cadeia de produção e manufatura – que descreve as práticas necessárias para rotular um produto como "orgânico" (USDA, s.d). Os alimentos orgânicos certificados pelo USDA NOP também devem atender aos mesmos requisitos tanto estaduais e federais de segurança alimentar quanto dos alimentos não orgânicos (Riddle e Markhart, 2010).

Na agricultura orgânica, o estrume animal bruto deve ser compostado (§205.203), "a menos que seja: I) aplicado em terras utilizadas para uma cultura não destinada ao consumo humano; II) incorporados ao solo pelo menos 120 dias antes da colheita de um produto cuja porção comestível esteja em contato direto com a superfície do solo ou partículas do solo; ou III) incorporados ao solo pelo menos 90 dias antes da colheita de um produto cuja porção comestível não tenha contato direto com a superfície do solo ou partículas do solo" (Electronic Code of Federal Regulations, Title 7: Agriculture, Part 205 – National Organic Program, 2017).

A agricultura orgânica oferece inúmeras oportunidades para reduzir a exposição a pesticidas agrícolas por meio do abastecimento de água e alimentos da comunidade – o que pode ser prejudicial à saúde humana, especialmente para grupos de alto risco, incluindo gestantes, lactentes, neonatos, crianças pequenas, agricultores e trabalhadores rurais (American College of Obstetricians and Gynecologists Committee Opinion, 2013; Costa et al., 2014; Misiewicz e Shade, 2018). A exposição a longo prazo à baixa dose de pesticidas também foi associada a doenças neurodegenerativas – como a doença de Parkinson e a doença de Alzheimer (Baltazar et al., 2014). Estudos com crianças revelam que há reduções dramáticas na exposição a pesticidas organofosforados com o consumo de alimentos orgânicos (Lu et al., 2008). Pesquisas com adultos descobriram que o consumo de uma dieta orgânica por 1 semana reduziu significativamente a exposição a pesticidas organofosforados. Esses autores recomendam o consumo de alimentos orgânicos como uma abordagem preventiva para

(continua)

> **EM FOCO**
>
> **É realmente orgânico e é mais saudável?** (*Continuação*)
>
> reduzir a exposição a pesticidas (Oates et al., 2014). Mais recentemente, os pesquisadores compararam adultos franceses que frequentemente consumiam alimentos orgânicos àqueles que nunca consumiram alimentos orgânicos, e encontraram uma redução de 25% no risco geral de câncer. Mais especificamente, consumir uma dieta orgânica reduz significativamente o risco do desenvolvimento de linfoma não Hodgkin (86%), todos os linfomas (76%) e câncer de mama pós-menopausa (34%) (Baudry et al., 2018).
>
> Alimentos cultivados organicamente também promovem um sistema alimentar mais sustentável, reduzindo as necessidades de energia para a produção, impactando o desenvolvimento econômico local, reduzindo a erosão do solo, reabilitando os solos pobres e sequestrando carbono no solo – o que pode reduzir os níveis de carbono na atmosfera (Gattinger et al., 2012; Jaenicke, 2016; Scialabba, 2013; Williams et al., 2017). Além disso, a biodiversidade é aprimorada em sistemas agrícolas orgânicos (Tuck et al., 2014) – o que torna essas fazendas mais resistentes a padrões climáticos imprevisíveis e surtos de pragas. A agricultura orgânica também favorece a riqueza de espécies polinizadas por insetos e a cobertura de flores, presumivelmente devido à falta de uso de herbicidas (Happe et al., 2018). Finalmente, o investimento público na agricultura orgânica facilita um acesso mais amplo aos alimentos orgânicos para os consumidores, ajuda os agricultores a capturar mercados de alto valor e conserva os recursos naturais, incluindo o solo e a água.
>
> **De Christine McCullum-Gomez, PhD, RDN**

Modificação genética/engenharia genética

Uma questão de segurança emergente é a dos **organismos geneticamente modificados (OGMs)**. Um organismo geneticamente modificado é uma planta ou animal cujo material genético foi alterado de uma forma que não ocorra naturalmente. O processo de fabricação de um organismo geneticamente modificado é denominado engenharia genética. Os dados mais recentes do International Service for the Acquisition of Agri-biotech Applications mostram que mais de 18 milhões de agricultores, em 26 países – incluindo 19 nações em desenvolvimento –, plantaram mais de 185 milhões de hectares (457 milhões de acres) de culturas com organismos geneticamente modificados em 2016. Esse é um aumento de 3% em relação a 2015. Mais de 26 países têm proibições totais ou parciais do uso de culturas de organismos geneticamente modificados e permanecem controversos nos EUA. Atualmente, a rotulagem de alimentos geneticamente modificados é voluntária, mas continua a existir demanda pública para exigir que eles sejam rotulados. A FDA está estudando o assunto. Mais uma vez, esse é um problema que deveria estar na lista de monitoramento de profissionais de nutrição para que estejam alertas a pesquisas válidas e atuais.

Bioterrorismo e segurança dos alimentos e da água

O **bioterrorismo** é o uso deliberado de microrganismos ou toxinas de organismos vivos para induzir morte ou doença. Ameaças aos suprimentos de água e alimentos do país tornaram a **biossegurança** alimentar – ou precauções para minimizar o risco – um problema ao se abordar o planejamento de prevenção. Os CDC identificaram sete patógenos de origem alimentar como tendo o potencial para serem usados por bioterroristas para atacar o abastecimento alimentar: tularemia, brucelose, toxina de *Clostridium botulinum*, toxina épsilon de *Clostridium perfringens*, *Salmonella* spp., *Escherichia coli* e *Shigella* spp. Esses patógenos, com potenciais contaminantes da água – como micobactérias, *Legionella* sp., *Giardia* sp., vírus, arsênico, chumbo, cobre, metil-butil éter, urânio e radônio – são os alvos de sistemas federais implantados para monitorar a segurança dos alimentos e dos suprimentos de água. Os sistemas de vigilância atuais são projetados para detectar surtos de doenças transmitidas por alimentos resultantes da deterioração dos alimentos, práticas inadequadas de manuseio de alimentos ou outras fontes não intencionais; no entanto, eles não foram projetados para identificar um ataque intencional.

As consequências do comprometimento do abastecimento de água e alimentos são físicas, psicológicas, políticas e econômicas. O comprometimento pode ocorrer com o alimento sendo o agente primário – como um vetor para entregar uma arma biológica ou química ou com o alimento sendo um alvo secundário – deixando um suprimento alimentar inadequado para alimentar uma região ou nação.

O uso intencional de um patógeno de origem alimentar como agente primário pode ser confundido com um surto de rotina de doenças transmitidas por alimentos. A distinção da flutuação normal da doença de um ataque intencional depende da implementação de um sistema de identificação, do planejamento de prevenção, da comunicação rápida e da análise central. A FDA organizou informações para **defesa alimentar** ou proteção de alimentos e água contra ataques deliberados (FDA, 2018).

A experiência com a série de furacões, em 2005, enfatizou a necessidade de fornecer acesso a água e alimentos seguros após situações de emergências e desastres. O acesso à comida e à água pode ser limitado, o que resulta em ruptura social e quarentena autoimposta. Essas situações exigem uma resposta diferente da abordagem tradicional de socorro em caso de desastre – durante a qual se presume que as pessoas com fome buscarão ajuda e terão confiança na segurança dos alimentos oferecidos. No caso de uma catástrofe, os profissionais da nutrição podem desempenhar um papel fundamental, estando atentos ao seu ambiente, conhecendo os recursos alimentares e nutricionais disponíveis na comunidade e no estado, bem como participando na coordenação e na entrega de socorro às vítimas de catástrofes.

PLANEJAMENTO DE DESASTRES

Espera-se que nutricionistas e profissionais de saúde que trabalhem em serviços de alimentação planejem a distribuição de água e alimentos seguros em qualquer situação de emergência. Isso pode incluir a criação e a escolha de locais de preparação e distribuição de alimentos, o estabelecimento de cozinhas temporárias, a preparação de alimentos com recursos limitados, além da manutenção de alimentos preparados e seguros para consumo por meio de procedimentos de análise de perigos e pontos críticos de controle. Os grupos mais vulneráveis são os lactentes e neonatos. A American Academy of Pediatrics (AAP) tem diretrizes para alimentação infantil durante desastres (https://www.aap.org/en-us/advocacy-and-policy/aap-health-initiatives/Breastfeeding/Documents/InfantNutritionDisaster.pdf).

Planejamento, vigilância, detecção, resposta e recuperação são os componentes-chave da preparação para desastres de saúde pública. As principais agências são o USDA; o **Department of Homeland Security (DHS)**; a **Federal Emergency Management Agency (FEMA)**; os CDC; e a FDA. Em conjunto com o DHS, o USDA opera a *Protection of the Food Supply and Agricultural Production* (PFSAP; Proteção do Suprimento dos Alimentos e da Produção Agrícola. A PFSAP trata de questões relacionadas à produção, ao processamento, ao armazenamento e à distribuição de alimentos, bem como aborda as ameaças contra o setor agrícola e a vigilância das fronteiras. A PFSAP conduz atividades de segurança alimentar relativas à inspeção de carnes, aves e ovos, assim como fornece apoio laboratorial, pesquisa e educação sobre surtos de doenças transmitidas por alimentos.

Ready.gov do DHS dos EUA é um conjunto de ferramentas educacionais sobre como se preparar para uma emergência nacional, incluindo possíveis ataques terroristas. Além disso, o *Food Safety and Inspection Service (FSIS)* do USDA, opera a *Food Threat Preparedness Network* (PrepNet; Rede de Preparação contra Ameaças Alimentares) e a *Food Biosecurity Action Team* (F-Bat; Equipe de Ações de Biossegurança Alimentar). A rede PrepNet garante uma coordenação eficaz dos esforços de segurança alimentar, com foco em atividades preventivas para proteger o abastecimento alimentar. A equipe de ações de biossegurança alimentar avalia as vulnerabilidades potenciais ao longo do *continuum* da fazenda à mesa, fornece diretrizes para a indústria sobre a segurança alimentar e o aumento da segurança das plantas, fortalece a coordenação e a cooperação do FSIS com as agências de aplicação da lei, bem como aprimora os recursos de segurança dos laboratórios do FSIS (Bruemmer, 2003).

Os CDC têm três operações relacionadas à segurança alimentar e ao planejamento de desastres: PulseNet, FoodNet e os Centers for Public Health Preparedness. PulseNet é uma rede nacional de laboratórios de saúde pública, que identifica impressões digitais de ácido desoxirribonucleico em bactérias transmitidas por alimentos, auxilia a detecção de surtos de doenças transmitidas por alimentos e os rastreia até sua origem, assim como fornece ligações entre casos esporádicos. FoodNet é a *Foodborne Diseases Active Surveillance Network* (Rede de Vigilância Ativa de Doenças Transmitidas por Alimentos), que funciona como o principal componente de doenças transmitidas por alimentos do *Emerging Infections Program* (Programa de Infecções Emergentes) dos CDC, fornecendo vigilância baseada em laboratório. Os Centers for Public Health Preparedness financiam centros acadêmicos que conectam as escolas de saúde pública com a preparação para o bioterrorismo estadual, local e regional e as necessidades de infraestrutura de saúde pública.

O CFSAN na FDA está preocupado com questões regulatórias – como HACCP em frutos do mar, segurança de alimentos e aditivos de cor, segurança de alimentos desenvolvidos por meio de biotecnologia, rotulagem de alimentos, suplementos dietéticos, conformidade da indústria de alimentos e programas regulatórios para abordar os riscos à saúde associados a produtos químicos de origem alimentar e contaminantes biológicos. O CFSAN também executa programas de cooperação com governos estaduais e locais.

A FEMA, sob a coordenação do DHS, fornece apoio emergencial após um desastre ou uma emergência. A FEMA identifica as necessidades de alimentos e água, organiza a entrega e fornece assistência com alojamento temporário e outros serviços de emergência. As agências que auxiliam a FEMA incluem o USDA, o Department of Defense, o USDHHS, a EPA e a General Services Administration. Os principais participantes incluem agências voluntárias sem fins lucrativos – como a Cruz Vermelha Norte-Americana, o Exército de Salvação e agências e organizações comunitárias. O gerenciamento de desastres está evoluindo à medida que é testado por catástrofes produzidas e naturais.

ALIMENTOS E SISTEMAS DE ÁGUA SAUDÁVEIS E SUSTENTABILIDADE

Este capítulo começou com uma observação de que a nutrição comunitária é uma área de prática em constante evolução e crescimento com o amplo foco de serviço à população em geral, com o objetivo de ser proativa e sensível às necessidades da comunidade. As comunidades de hoje e as necessidades da comunidade diferem, todavia, independentemente das variações ambientais, sociais e geográficas. A meta de todos os profissionais de nutrição e dietética é promover e manter o acesso a fontes de alimentos seguros, acessíveis e promotores da saúde.

Em 2014, a Academy of Nutrition and Dietetics emitiu os *Standards of Professional Performance* (Padrões de Desempenho Profissional), que abordaram a construção e o apoio a sistemas de água e alimentos sustentáveis, resilientes e saudáveis. Esses padrões têm o objetivo de fornecer orientação para cada profissional de nutrição e dietética, além dos padrões de segurança usuais. Esse artigo identifica a sustentabilidade como a capacidade de manter o sistema por um longo prazo. Resiliência significa que um sistema pode resistir às interrupções que ocorrem. Do ponto de vista da nutrição da comunidade, um exemplo prático de resiliência é que existem padrões para o acesso a água e alimentos seguros para a saúde – mesmo após uma enchente, um desastre natural ou uma interrupção do financiamento. A sustentabilidade está enraizada em como o sistema é construído, orientado e nutrido. Programas e recursos públicos e privados são componentes críticos e devem atender aos testes de resiliência para serem sustentáveis e, desse modo, atender aos requisitos de financiamento.

A segurança, a adequação, a qualidade do abastecimento de alimentos e água, assim como as fontes de energia, são componentes que constroem sustentabilidade e resiliência. O profissional de nutrição e dietética pode ser um participante importante, mas deve ter o conhecimento, a competência e a iniciativa para construir e promover padrões e condições nas quais as pessoas possam alcançar o objetivo de serem saudáveis.

RESUMO: UM TRABALHO EM ANDAMENTO

Este capítulo é um trabalho em andamento – um instantâneo do mundo em evolução da nutrição comunitária – que está mudando ainda mais rápido com o acesso à internet. As mudanças são inerentes à alimentação, saúde, acesso e segurança alimentar e nosso ambiente global. O profissional de nutrição e dietética é um participante importante, mas precisa estar atualizado, engajado e alerta quanto a legitimidade, ciência e atualidade das fontes. A rede com outros profissionais da comunidade, das agências, das escolas, das universidades e das organizações pode fornecer tanto acesso quanto recursos. No entanto, como profissionais de nutrição e dietética, as decisões e ações precisam ser defensáveis de acordo com os padrões éticos e científicos que devem ser atendidos. Isso significa buscar fontes e recursos atualizados e com base científica.

A seguir, estão listados *websites* úteis – muitos com acesso a atualizações regulares sobre problemas, questões e soluções.

WEBSITES ÚTEIS

Academy of Nutrition and Dietetics
American Heart Association
Centers for Disease Control
Centers for Science in the Public Interest (CSPI)
ChangeLab Solutions
Dietary Guidance and Dietary Guidelines for Americans
Environmental Protection Agency
Federal Emergency Management Agency
Feeding America
Food Safety
Fruits and Vegetables: More Matters
Hazard Analysis Critical Control Points
Head Start
Healthy People 2010 e Healthy People 2020
Homeland Security
National Academies Press–Dietary Reference Intakes
National Center for Health Statistics

National Health and Nutrition Examination Study
Robert Wood Johnson Foundation
U.S. Department of Agriculture Farm to School Initiative
U.S. Department of Agriculture Food Safety Resources
U.S Department of Agriculture MyPlate
U.S. Department of Agriculture Nutrition Assistance Programs
U.S. Department of Agriculture SNAP-Ed Connection
Yale Rudd Center for Food Policy & Obesity

REFERÊNCIAS BIBLIOGRÁFICAS

Academy of Nutrition and Dietetics, Cody MM, Stretch T: Position of the Academy of Nutrition and Dietetics: food and water safety, *J Acad Nutr Diet* 114:1819–1829, 2014.

American College of Obstetricians and Gynecologists, Committee on Health Care for Underserved Women, American Society for Reproductive Medicine Practice Committee, et al: Exposure to toxic environmental agents, *Fertil Steril* 100:931–934, 2013.

American Medical Association. *Report of the Council on Science and Public Health*. (CSAPH). *CSAPH Report 8-A-09*. Sustainable Food AMA House of Delegates Annual Meeting, Chicago, IL, 2009. Available at: https://www.ama-assn.org/sites/ama-assn.org/files/corp/media-browser/public/about-ama/councils/Council%20Reports/council-on-science-public-health/a09-csaph-sustainable-food.pdf.

Baltazar MT, Dinis-Oliveira RJ, de Lourdes Bastos M, et al. Pesticides exposure as etiological factors of Parkinson's disease and other neurodegenerative diseases—a mechanistic approach, *Toxicol Lett* 230(2):85–103, 2014.

Barański M, Srednicka-Tober D, Volakakis N, et al: Higher antioxidant and lower cadmium concentrations and lower incidence of pesticide residues in organically grown crops: a systematic literature review and meta-analyses, *Br J Nutr* 112:794–811, 2014.

Baudry J, Assmann KE, Touvier M, et al. Association of frequency of organic food consumption with cancer risk: findings from the NutriNet-Santé Prospective Cohort Study, *JAMA Intern Med* 178(12):1597–1606, 2018. doi:10.1001/jamainternmed.2018.4357.

Benbrook CM, Butler G, Latif MA, et al: Organic production enhances milk nutritional quality by shifting fatty acid composition: a United States-wide, 18-month study, *PLoS One* 8:e82429, 2013, doi:10.1371/journal.pone.0082429.

Benbrook CM, Davis DR, Heins BJ, et al. Enhancing the fatty acid profile of milk through forage-based rations, with nutrition modeling of diet outcomes, *Food Sci Nutr* 6(3):681–700, 2018. doi:10.1002/fsn3.610.

Bøhn T, Cuhra M, Traavik T, et al. Compositional differences in soybeans on the market: glyphosate accumulates in Roundup Ready GM soybeans, *Food Chem* 153:207–215, 2014.

Bruemmer B: Food biosecurity, *J Am Diet Assoc* 103:687–691, 2003.

California Office of Environmental Health Hazard Assessment: *Chemicals in fish*, 2014. Available at: https://oehha.ca.gov/fish/advisories.

Center for Food Safety and Applied Nutrition, U.S. Department of Health and Human Services, U.S. Food and Drug Administration: *Food*, 2013. Available at: https://www.fda.gov/Food/default.htm.

Center on Budget and Policy Priorities: *Making America stronger: The U.S. Food Stamp Program*, November 3, 2008. Available at: https://www.youtube.com/watch?v=aqOV-hK0sP4; https://www.fns.usda.gov/school-meals/child-nutrition-programs; https://www.fns.usda.gov/tn/local-school-wellness-policy.

Center on Budget and Policy Priorities: *Supplemental Nutrition Assistance Program (SNAP)*, 2015. Available at: http://www.thisissnap.org/.

Centers for Disease Control and Prevention: *Healthy People 2020 and National Center for Health Statistics*, 2014. Available at: https://www.cdc.gov/nchs/healthy_people/hp2020.htm; https://www.cdc.gov/nchs/fastats/default.htm.

Centers for Disease Control and Prevention: *The community guide*, 2018. Available at: http://www.thecommunityguide.org/.

Costa C, García-Lestón J, Costa S, et al: Is organic farming safer to farmers' health? A comparison between organic and traditional farming, *Toxicol Lett* 230(2):166–176, 2014. Available at: http://dx.doi.org/10.1016/j.toxlet.2014.02.011.

Electronic Code of Federal Regulations (e-CRF), Title 7: Agriculture. Part 205 – National Organic Program, January 1, 2017. Available at: https://www.gpo.gov/fdsys/pkg/CFR-2017-title7-vol3/xml/CFR-2017-title7-vol3-part205.xml.

Food and Drug Administration: *Food defense*, 2018. Available at: https://www.fda.gov/Food/FoodDefense/default.htm.

Frieden TR: A framework for public health action: the health impact pyramid, *Am J Public Health* 100:590–595, 2010.

Gattinger A, Muller A, Haeni M, et al: Enhanced top soil carbon stocks under organic farming, *Proc Natl Acad Sci U S A* 109:18226–18231, 2012.

Greene C: *Overview—Organic agriculture*. Washington, DC, April 7, 2014, United States Department of Agriculture, Economic Research Service. Available at: http://www.ers.usda.gov/topics/natural-resources-environment/organic-agriculture.aspx.

Happe AK, Riesch F, Rösch V, et al. Small-scale agricultural landscapes and organic management support wild bee communities of cereal field boundaries, *Agric Ecosyst Environ* 254:92–98, 2018.

Healthy People 2010: *National health promotion and disease prevention objectives*, Washington, DC, 2000, U.S. Department of Health and Human Services.

Healthy People 2020: *National health promotion and disease prevention objectives*, Washington, DC, 2010, U.S. Department of Health and Human Services. Available at: http://www.healthypeople.gov/2020/default.aspx.

Hoynes H, Schanzenbach DW, Almond D: *Long run impacts of childhood access to the safety net* [White paper], 2012. Available at: http://www.nber.org/papers/w18535.

Jaenicke EC: *U.S. organic hotspots and their benefit to local economies. Hotspot identification, formation, impacts, and policy recommendations*, Washington, DC, May 2016, Organic Trade Association. Available at: https://ota.com/sites/default/files/indexed_files/OTA-HotSpotsWhitePaper-OnlineVersion.pdf.

Kummeling I, Thijs C, Huber M, et al: Consumption of organic foods and risk of atopic disease during the first 2 years of life in the Netherlands, *Br J Nutr* 99:598–605, 2008.

Lu C, Barr DB, Pearson MA, et al: Dietary intake and its contribution to longitudinal organophosphorus pesticide exposure in urban/suburban children, *Environ Health Perspect* 116:537–542, 2008.

McCullum-Gómez C, Scott AM: *Hot topic: perspective on the benefits of organic foods*, September 2009. Available at: http://www.hendpg.org/docs/Resources%20-%20public/Hot-Topic-Perspective-Benefits-Organic-Foods-2009.pdf.

McNeil M: *Maturing U.S. organic sector sees steady growth of 6.4 percent in 2017*. Press Release, Washington, DC, May 18, 2018, Organic Trade Association. Available at: https://ota.com/news/press-releases/20236. Accessed October 19, 2018.

Misiewicz T, Shade J: *Organic agriculture: critical issue report: occupational pesticide exposure. Reducing occupational pesticide exposure in farmers and farmworkers*, Boulder, CO, September 2018, The Organic Center. Available at: https://www.organic-center.org/wp-content/uploads/2018/09/Reducing-Occupational-Pesticide-Exposure.pdf.

Oates L, Cohen M, Braun L, et al: Reduction in urinary organophosphate pesticide metabolites in adults after a week-long organic diet, *Environ Res* 132:105–111, 2014.

Oliveira V, United States Department of Agriculture, Economic Research Service: *The food assistance landscape: FY 2017 Annual Report*, 2018. Available at: https://www.ers.usda.gov/webdocs/publications/88074/eib-190_summary.pdf?v=43174.

Palupi E, Jayanegara A, Ploeger A, et al: Comparison of nutritional quality between conventional and organic dairy products: a meta-analysis, *J Sci Food Agric* 92:2774–2781, 2012.

Produce for Better Health Foundation: *Guidelines*, 2018. Available at: https://fruitsandveggies.org/about/

Produce for Better Health Foundation: *Fruit and Veggies More Matters*, 2019. Available at: http://www.fruitsandveggiesmorematters.org.

Riddle J, Markhart B: *What is organic food and why should I care?* Lamberton, MN, 2010, University of Minnesota, Organic Ecology Research and Outreach Program, Southwest Research and Outreach Center. Available at: https://www.scribd.com/document/199266366/University-of-Minnesota-Organic-Food-Report.

Rose D, Bodor JN, Hutchinson PL, et al: The importance of a multi-dimensional approach for studying the links between food access and consumption, *J Nutr* 140:1170–1174, 2010.

Sapkota AR, Hulet RM, Zhang G, et al: Lower prevalence of antibiotic-resistant Enterococci on U.S. conventional poultry farms that transitioned to organic practices, *Environ Health Perspect* 119:1622–1628, 2011.

Sapkota AR, Kinney EL, George A, et al: Lower prevalence of antibiotic-resistant Salmonella on large-scale U.S. conventional poultry farms that transitioned to organic practices, *Sci Total Environ* 476:387–392, 2014.

Scialabba N: Organic agriculture's contribution to sustainability, *Crop Manag* 12, 2013. doi:10.1094/CM-2013-0429-09-PS.

Smith-Spangler C, Brandeau ML, Hunter GE, et al: Are organic foods safer or healthier than conventional alternatives?: a systematic review, *Ann Intern Med* 157:348–366, 2012.

Tuck SL, Winqvist C, Mota F, et al: Land-use intensity and the effects of organic farming on biodiversity: a hierarchical meta-analysis, *J Appl Ecol* 51:746–755, 2014, doi:10.1111/1365-2664.12219.

U.S. Department of Agriculture: *Food desert locator.* Available at: https://www.fns.usda.gov/tags/food-desert-locator.

U.S. Department of Agriculture: *Organic standards*, n.d. Available at: https://www.ams.usda.gov/grades-standards/organic-standards

U.S. Department of Agriculture: *State SNAP-Ed contacts*, 2017. Available at: https://snaped.fns.usda.gov/state-contacts.

U.S. Department of Agriculture, Agricultural Marketing Service: *Country of origin labeling*, 2013. Available at: http://www.ams.usda.gov/AMSv1.0/cool.

U.S. Department of Agriculture, Agricultural Research Service: *Dietary levels of households in the United States, Spring 1965*, 1969. Available at: http://www.ars.usda.gov/SP2UserFiles/Place/80400530/pdf/6566/hfcs6566_rep_6.pdf.

U.S. Department of Agriculture, Agricultural Research Service: *What we eat in America (WWEIA), NHANES*, 2014. Available at: https://www.cdc.gov/nchs/nhanes/wweia.htm.

U.S. Department of Agriculture, Economic Research Service: *The WIC program*, 2009. Available at: https://www.fns.usda.gov/wic/women-infants-and-children-wic.

U.S. Department of Agriculture, Food and Nutrition Service: *From food stamps to the supplemental nutrition assistance program: legislative timeline.* Available at: http://www.fns.usda.gov/sites/default/files/timeline.pdf.

U.S. Department of Health and Human Services: *Dietary guidelines*, 2015. Available at: http://www.health.gov/dietaryguidelines/.

U.S. Dietary Guidelines for Americans. Available at: https://health.gov/DietaryGuidelines/; https://www.usda.gov/media/blog/2018/03/01/2020-2025-dietary-guidelines-americans-we-want-hear-you.

U.S. Food and Drug Administration (SDA) and Environmental Protection Agency (EPA): *Mercury and fish*, n.d. Available at: https://www.epa.gov/mercury/guidelines-eating-fish-contain-mercury.

Wheeler R: Hungry children: special report, *J South Reg Counc* 6:15, 1967.

WHO is in Geneva, Switzerland. That's the only location listed on the site.

Wilkinson RG, Marmot MG, editors: *Social determinants of health: the solid facts*, ed 2, Denmark, 2003, World Health Organization.

Williams DM and Francis CA, et al. Organic farming and soil properties: an assessment after 40 years, Agronomy 109(2), 2017.

World Health Organization: *Closing the gap: policy into practice on social determinants of health*, World Health Organization.

World Health Organization: *World Health Statistics 2018: Monitoring health for the SDGs Sustainable Development Goals*, 2018, World Health Organization.

PARTE 2

Diagnóstico e Intervenção Nutricionais

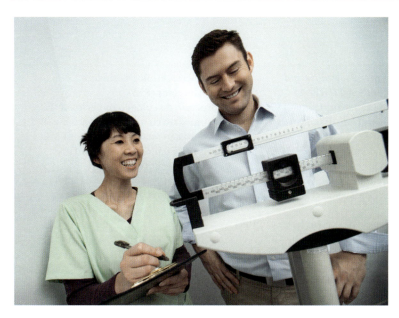

O tipo de cuidado nutricional prestado a um indivíduo ou a uma população varia de acordo com os achados do processo de avaliação – etapa um do processo de cuidado nutricional. O meio ambiente, a cirurgia ou o traumatismo, as alergias alimentares, o acesso inadequado a alimentos seguros ou suficientes, o estágio de crescimento e desenvolvimento, as crenças prejudiciais, a falta de conhecimento e as questões socioeconômicas podem afetar se um indivíduo ou uma população mantém um estado nutricional adequado. No indivíduo ou na população saudável, a omissão de um grupo alimentar específico ou a ingestão de alimentos ricos em energia e pobres em nutrientes não leva a um estado nutricional deficiente da noite para o dia; é a ingestão desequilibrada prolongada que leva à doença crônica. A insuficiência dramática e aguda, combinada com a doença aguda, também leva a consequências nutricionais indesejáveis. Na verdade, a inadequação dos tipos ou das quantidades de macro ou micronutrientes, líquidos ou mesmo da atividade física pode causar um declínio no estado de saúde ou na imunidade, além de disfunção e doença.

O estabelecimento de diagnósticos nutricionais auxilia a definição e a promoção de cuidados eficazes de acordo com problemas nutricionais específicos. Esses problemas podem ser encontrados em um indivíduo, um grupo – como pessoas com diabetes ou doença celíaca – ou até mesmo uma comunidade – como locais onde a produção local é cultivada em solo pobre em minerais.

A segunda etapa do processo do cuidado nutricional envolve uma análise dos fatores que afetam a adequação da ingestão nutricional atual e do estado nutricional geral. Na maioria dos casos, as instituições usam padrões de atendimento, diretrizes de práticas baseadas em evidências nacionais ou específicas da doença que descrevem as ações recomendadas no **processo do cuidado nutricional** (**PCN**). Esses padrões comparativos servem como base para avaliar a qualidade do atendimento prestado.

A terceira etapa do processo do cuidado nutricional é a intervenção, que envolve planejamento e implementação. Isso inclui a seleção e a execução de intervenções que resolvam, diminuam ou gerenciem a causa do problema nutricional. Por exemplo, a educação nutricional é uma intervenção apropriada para a pessoa com pouco conhecimento de como administrar uma dieta sem glúten – o que requer uma abordagem de aconselhamento que leve em consideração o nível de prontidão do paciente para a mudança. Pode ser útil sugerir à pessoa livros de receitas ou encaminhá-la para serviços de saúde e grupos de apoio disponíveis. A manipulação de componentes dietéticos, o fornecimento de nutrição enteral ou parenteral ou o aconselhamento nutricional aprofundado também podem ser necessários. A coordenação de cuidados entre o hospital, a casa e a comunidade é importante para o manejo da nutrição e das doenças crônicas ao longo da vida.

A etapa final do processo do cuidado nutricional é específica para monitoramento e avaliação do paciente – individual ou populacional – e se concentra nos sinais e sintomas relevantes identificados na avaliação. As descobertas do monitoramento e da avaliação se tornam a base para reavaliação à medida que o ciclo do processo do cuidado nutricional se repete com interações subsequentes – encontros ou visitas – com o paciente.

9

Visão Geral do Diagnóstico e da Intervenção Nutricional

Constantina Papoutsakis, PhD, RDN

TERMOS-CHAVE

Affordable Care Act (ACA)
caminhos críticos
Centers for Medicare and Medicaid Services (CMS)
cuidado centrado no paciente (CCP)
cuidado paliativo
diagnóstico nutricional
diretrizes antecipadas
etiologia
eventos sentinela
formato de análise, diagnóstico, intervenções, monitoramento, avaliação (*evaluation*) (ADIME)
formato de nota subjetiva, objetiva, avaliação, planejamento (SOAP)
gerenciamento da utilização
gerenciamento de casos
gerenciamento de doenças

Health Insurance Portability and Accountability Act (HIPAA)
informação de saúde protegida (ISP)
matriz de etiologia do diagnóstico nutricional
modelo de cuidados crônicos (MCC)
national provider identifier (NPI)
nutrition care process model (NCPM)
organizações de assistência gerenciada (OAG)
organizações provedoras preferidas (OPPs)
padrões comparativos
padrões de cuidado
Patient Reported Outcome Measures (PROMs)
planejamento de alta
prescrição nutricional
privilégios para redigir prescrições

problema, etiologia, sinais e sintomas (PES)
processo do cuidado nutricional (PCN)
prontuário eletrônico do paciente (PEP)
prontuário médico eletrônico (PME)
prontuário médico orientado por problemas (PMOP)
prontuário pessoal de saúde (PPS)
serviço de quarto
Standards of Professional Performance (SOPP)
terminologia do processo do cuidado nutricional (TPCN)
The Joint Comission (TJC)
tratamento médico domiciliar do paciente (TMDP)
triagem nutricional

O cuidado nutricional é um grupo sistemático de atividades profissionais que possibilitam a identificação das necessidades nutricionais, assim como a prestação de cuidados para atender a essas necessidades. Ele pode ocorrer em uma variedade de ambientes e populações, envolvendo membros da equipe multiprofissional – conforme apropriado. Por exemplo, os cuidados nutricionais ocorrem em escolas com crianças, com a colaboração de uma enfermeira escolar e do pessoal da educação, bem como em departamentos de saúde pública, com uma variedade de populações e a colaboração de funcionários da área de saúde pública. Os cuidados nutricionais também ocorrem em ambientes clínicos (p. ex., instalações de enfermagem qualificadas, clínicas de diálise e ambientes hospitalares), em populações com doenças agudas ou crônicas e em colaboração com a equipe médica (p. ex., enfermeiros, médicos, farmacêuticos, fisioterapeutas). O cuidado abrangente pode envolver diferentes profissionais da área de saúde (p. ex., médico, nutricionista, técnico em nutrição e dietética, enfermeiro, farmacêutico, fisioterapeuta, assistente social, fonoaudiólogo e gerenciador do caso), os quais são essenciais para alcançar os resultados desejados, independentemente do ambiente de cuidado. O paciente é um membro essencial da equipe que participa ativamente de todas as decisões importantes ao longo do processo de atendimento, sempre que possível. No geral, o *nutrition care process model* (NCPM)

– modelo de processo do cuidado nutricional, em tradução livre –, que é a representação gráfica do processo de cuidado nutricional, define o termo paciente como o indivíduo e/ou as populações, e tal definição abrange membros que dão apoio, como família, cuidadores e estruturas, incluindo agências de assistência social e organizações religiosas (Swan et al., 2017). Por consistência, a mesma definição do termo paciente será usada ao longo deste capítulo.

Uma abordagem colaborativa ajuda a garantir que o atendimento seja coordenado e os membros da equipe e o paciente estejam cientes de todas as metas e prioridades. As reuniões entre os membros da equipe, formais ou informais, são úteis em todos os ambientes, como em: uma clínica, um hospital, uma residência, uma comunidade, uma instituição de cuidados a longo prazo ou qualquer outro local onde problemas nutricionais possam ser identificados. A coordenação das atividades dos profissionais de saúde também exige documentação do processo e discussões regulares para oferecer atendimento nutricional completo. A padronização do processo de atendimento (processo do cuidado nutricional) melhora a consistência e a qualidade do atendimento, assim como permite a coleta e a avaliação de medidas de resultados relacionados à nutrição.

PROCESSO DO CUIDADO NUTRICIONAL

O **processo do cuidado nutricional (PCN)** é uma estrutura padronizada de atividades profissionais para prestação de cuidados nutricionais, estabelecida pela Academy of Nutrition and Dietetics (AND),

---

Partes deste capítulo foram escritas por Pamela Charney, PhD, RDN, CHTS-CP e Alison Steiber, PhD, RDN. Seções deste capítulo foram escritas por Sylvia Escott-Stump, MA, RDN, LDN para edições anteriores deste texto.

também conhecida como Academy, anteriormente chamada de American Dietetic Association (ADA). O modelo de PCN foi adotado por profissionais de nutrição e dietética ao redor do mundo. Mais importante ainda, a contribuição internacional tem sido uma influência significativa na melhoria contínua do modelo (Swan et al., 2017). De acordo com a AND, o PCN consiste na identificação, no atendimento e no planejamento das necessidades nutricionais; as quais – citadas nessa definição – podem ser de um indivíduo, um grupo específico ou uma população. Ademais, o PCN dá ao profissional uma estrutura para pensamento crítico e tomada de decisão, o que pode auxiliar a definição das funções e responsabilidades de nutricionistas dietistas registrados e técnicos de nutrição e dietética[a] registrados em todos os ambientes de prática e níveis profissionais (AND, 2018).

A atualização do modelo atual destaca os seguintes temas: suporte para cuidados centrados no paciente (CCP), no qual o indivíduo ou a população está no centro (ver Figura 4.3); bem como uso de linguagem concisa e responsabilidade dos profissionais pela gestão de resultados (Swan et al., 2017). O PCN inclui quatro etapas que são de responsabilidade dos nutricionistas: (1) avaliação nutricional, (2) **diagnóstico nutricional**, (3) intervenção nutricional, assim como (4) monitoramento e avaliação (Swan et al., 2017). A triagem nutricional e o gerenciamento de resultados são vitais para um cuidado nutricional seguro e de alta qualidade; todavia, eles não são incluídos como etapas separadas no PCN, uma vez que não são exclusivos da nutrição e dietética e podem ser realizados por outros profissionais qualificados.

Cada etapa do processo tem uma terminologia correspondente que permite a documentação padronizada. Essa terminologia é chamada **terminologia do processo do cuidado nutricional (TPCN)** – anteriormente denominada "terminologia internacional de nutrição e dietética" (IDNT, do inglês *international dietetics and nutrition terminology*) (Swan et al., 2019). Originalmente, a terminologia estava disponível em formato impresso. Atualmente, a terminologia completa, de aproximadamente 1.700 termos, só pode ser acessada em um formato baseado na *web* – conhecido como "terminologia eletrônica do processo do cuidado nutricional" (em inglês, *eletronic nutrition care process terminology* [eNCPT]) e por um custo nominal (AND, 2018a). Além disso, um subconjunto selecionado da terminologia do processo do cuidado nutricional atual é encontrado na forma impressa (AND, 2017). O uso de terminologia padronizada no processo de documentação é fundamental; ademais, a coleta sistemática e precisa de dados de resultados permite aos cuidadores um processo para determinar se as intervenções são eficazes para melhora ou resolução do diagnóstico nutricional. Para facilitar a agregação coletiva de dados dos cuidados nutricionais usando a terminologia do processo do cuidado nutricional, a AND desenvolveu uma ferramenta baseada na *internet*: a *Academy of Nutrition and Dietetics Health Informatics Infrastructure* (ANDHII – infraestrutura de informática em saúde da AND, em tradução livre) (Murphy e Steiber, 2015). Além disso, um método de avaliação para verificar se o PCN é usado adequadamente foi aplicado em diferentes configurações. Tal método é conhecido como cadeias de PCN (Hakel-Smith et al., 2005; Murphy et al., 2018). Essa é uma metodologia importante para todos os alunos, educadores e profissionais de nutrição e dietética com interesse em verificar a qualidade da aplicação do processo de cuidado nutricional. Se um nutricionista trabalha em um departamento de saúde pública e implementou um programa para reduzir a obesidade em uma população do centro da cidade, ele teria de ser capaz de coletar parâmetros padronizados de pré-intervenção (análise ou avaliação) e pós-intervenção (monitoramento), bem como compará-los quanto à mudança (avaliação) para determinar se a intervenção foi eficaz. Sem uma linguagem padronizada e definições correspondentes, diferentes termos são usados para a mesma condição e, portanto, reduzem a capacidade de mostrar a eficácia das intervenções. Recentemente, a terminologia eletrônica do processo do cuidado nutricional adicionou uma nova coleção de termos focados em intervenções de saúde pública. A terminologia eletrônica do processo do cuidado nutricional continua a acrescentar termos para atender às necessidades em evolução da profissão de nutrição e dietética, usando um processo rigoroso de submissão de terminologia (AND, 2018b).

Triagem nutricional

O objetivo da **triagem nutricional** é identificar pacientes que estejam em risco nutricional e devam ser encaminhados aos nutricionistas dietistas registrados para avaliação do estado nutricional. Essa triagem pode ser realizada em todos os ambientes: hospitais, clínicas, instituições de longa permanência, escolas e bancos de alimentos. Quando disponíveis, ferramentas validadas e específicas para a população devem ser usadas para triagem (ver Capítulo 4). Agências reguladoras, incluindo The Joint Comission (TJC), incluem a triagem nutricional em seus padrões. A maioria das unidades de saúde desenvolveu um processo de triagem de admissão multidisciplinar, realizado pela equipe de enfermagem durante a admissão na unidade. A triagem nutricional pode ser incorporada a essa avaliação de admissão. As instalações que usam um **prontuário eletrônico do paciente (PEP)** devem criar um encaminhamento automático para o nutricionista quando os critérios de triagem forem atendidos. A triagem de risco nutricional deve ser rápida, de fácil administração e custo-efetiva. A Tabela 9.1 lista as informações frequentemente incluídas em uma triagem nutricional. Ver também Boxe 4.3 e Figura 4.4, no Capítulo 4, para exemplos adicionais.

Quando a equipe da Evidence Analysis Library (EAL) conduziu uma revisão sistemática das ferramentas de triagem de cuidados agudos, eles determinaram que o *Malnutrition Screening Tool* (MST – instrumento de triagem de desnutrição, em tradução livre), o *Mini-Nutrition Assessment-short form* (MAN – formulário resumido de miniavaliação nutricional, em tradução livre) e a *Nutritional Risk Screening-2002* (NRS – triagem de risco nutricional-2002, em tradução livre) tiveram confiabilidade e validade aceitáveis em vários ambientes hospitalares (AND, 2010). Ver Capítulo 4 para obter uma descrição dessas ferramentas de triagem. Quando usada em um

Tabela 9.1 Triagem de risco nutricional.

Responsável	Ação	Documentação
Profissional de saúde na admissão	Avalie o estado da massa corporal – o paciente perdeu massa corporal inadvertidamente antes da internação?	Marque *sim* ou *não* na tela de admissão
Profissional de saúde na admissão	Avalie os sintomas gastrintestinais: o paciente apresentou sintomas gastrintestinais que impediram a ingestão usual nas últimas 2 semanas?	Marque *sim* ou *não* na tela de admissão
Profissional de saúde na admissão	Determine a necessidade de consultar o nutricionista	Se qualquer um dos critérios de triagem for *sim*, consulte o nutricionista para avaliação nutricional

---

[a] N.T.: No Brasil, o Conselho Federal de Nutrição reconhece a profissão de nutricionista e de técnico em nutrição e dietética.

ambiente hospitalar, a nova avaliação deve ocorrer em intervalos regulares durante o período de internação. As políticas para reanálise nutricional devem levar em consideração o tempo médio de permanência do paciente no estabelecimento.

Avaliação e reavaliação nutricional

O objetivo da avaliação nutricional é a obtenção, a verificação e a interpretação dos dados necessários para identificação de problemas relacionados a nutrição e suas causas, importância e relevância. Os dados de avaliação nutricional usados para justificar o diagnóstico nutricional – a etapa que segue a avaliação nutricional – são normalmente registrados como "sinais e sintomas" na declaração de diagnóstico nutricional e também são chamados "evidências". A avaliação nutricional é necessária quando a ferramenta de triagem identifica o paciente como estando em risco nutricional (ver Capítulos 4 a 7 para discussões detalhadas sobre a avaliação nutricional). O gráfico radial de *Integrative and Functional Medicine* (medicina integrativa e funcional, em tradução livre) da Figura 9.1 apresenta um resumo de todos os aspectos do estilo de vida do paciente que passa por uma avaliação funcional conforme designado no centro com o formato ADIME – análise, diagnóstico, intervenções, monitoramento, avaliação (em inglês, *evaluation*) –, assim como o cuidado nutricional personalizado. Os parâmetros de avaliação nutricional têm termos correspondentes específicos, os quais devem ser usados durante a documentação. Esses termos são classificados em cinco domínios – história relacionada à alimentação e à nutrição, antropometria, bioquímica, achados do exame físico focado na nutrição e histórico do paciente (AND, 2017a). A terminologia do PCN também fornece padrões comparativos. Os **padrões comparativos** são critérios ou normas e padrões relevantes contra os quais os dados de avaliação nutricional são comparados para identificar problemas de nutrição (ver Capítulo 4 e Apêndices 12 e 13).

Diagnóstico nutricional

Os nutricionistas registrados avaliam todas as informações da avaliação nutricional para determinar um diagnóstico nutricional. O diagnóstico preciso de problemas nutricionais é orientado pela avaliação crítica dos dados de avaliação combinados com um bom julgamento e habilidades de tomada de decisão. O objetivo de identificar a presença de um diagnóstico nutricional é identificar e descrever um problema ou problemas específicos que possam ser resolvidos ou melhorados por meio de intervenção nutricional por um profissional de nutrição (Swan et al., 2017). Os pacientes com diagnósticos nutricionais podem ter maior risco de complicações relacionadas à nutrição – como aumento da morbidade e do tempo de internação hospitalar, além de infecção com ou sem complicações. As complicações relacionadas à nutrição podem levar a um aumento significativo dos custos associados à hospitalização, dando suporte ao diagnóstico precoce de problemas nutricionais, seguido de intervenção imediata (AND, 2015).

O processo de agregar dados de avaliação e usar o pensamento crítico para determinar diagnósticos nutricionais importantes e relevantes também deve levar à identificação da "causa" ou à **etiologia** do problema. Por exemplo, ao avaliar um paciente com perda de massa

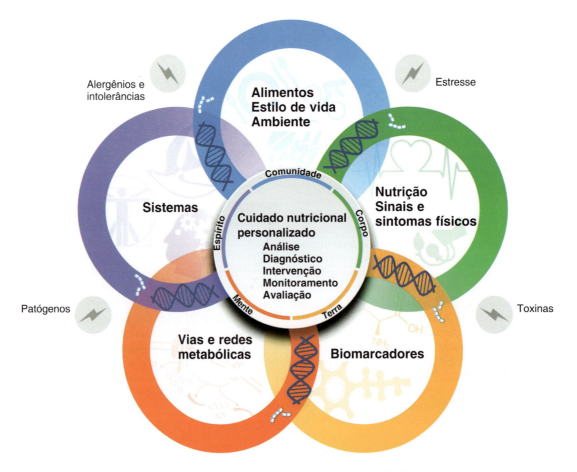

Figura 9.1 Gráfico radial de medicina integrativa e funcional. (Copyright 2010. 2018. KM Swift, D Noland e E Redmond.)

corporal recente significativa, o nutricionista pode descobrir que a pessoa está com insegurança alimentar por falta de dinheiro ou assistência alimentar. Embora o nutricionista possa diagnosticar "perda de massa corporal não intencional" e começar a fornecer uma dieta hipercalórica ao paciente durante a internação, esse tratamento não resolverá a causa raiz do diagnóstico: falta de comida em casa. Por outro lado, ao fornecer educação nutricional ao paciente enquanto está no hospital e inscrevê-lo em um programa de assistência alimentar, como *Meals on Wheels* (refeições entregues em casa, em tradução livre), o nutricionista, depois que o paciente for para casa, pode impedir a recorrência do diagnóstico. A identificação da etiologia nem sempre é possível, porém, quando é, permite maior compreensão das condições em que o diagnóstico ocorreu, bem como uma intervenção individualizada. Além disso, quando a etiologia não pode ser alterada, o foco das intervenções deve ser direcionado para o manejo ou a diminuição dos sinais e sintomas do problema nutricional.

Muitas instalações usam formatos padronizados para facilitar a comunicação de diagnósticos nutricionais. O diagnóstico nutricional é documentado usando a declaração de **problema, etiologia, sinais e sintomas** (**PES**), simples e clara. Uma regra básica da terminologia do PCN é que o problema deve ser um termo de diagnóstico nutricional da terminologia do PCN sem alterações ou desvios (literalmente). A aplicação correta da terminologia do processo de cuidado nutricional é o que dá sustentação a uma documentação padronizada e uma consequente agregação de dados relacionados para pesquisa, relatórios e análises. Por exemplo, "ingestão inadequada de energia" – um termo diagnóstico oficial da terminologia do PCN – terá de ser documentada, não uma variação semelhante, como "falta de consumo calórico suficiente". Em alguns casos, existem sinônimos formalmente aceitos e podem ser usados alternadamente. Por exemplo, "déficit de conhecimento relacionado à alimentação e à nutrição" pode ser substituído por "conhecimento limitado relacionado à alimentação e à nutrição". O componente de etiologia pode ser um termo do PCN ou uma explicação em texto livre da causa raiz do problema. Ao construir uma declaração de "problema, etiologia, sinais e sintomas", é aconselhável usar a matriz de etiologia do diagnóstico nutricional (disponível na terminologia do PCN) para identificar se o problema nutricional selecionado corresponde à categoria de etiologia selecionada (AND, 2017a). A **matriz de etiologia do diagnóstico nutricional** é uma tabela que categoriza todos os termos de diagnóstico nutricional por todas as categorias de etiologia descritas – há 10 categorias de etiologia. Também é importante revisar cuidadosamente a folha de referência (um perfil abrangente de um termo do processo de cuidado nutricional) do termo do diagnóstico nutricional selecionado para compreender a definição daquele termo, as várias etiologias listadas, assim como os sinais e sintomas comuns associados ao problema nutricional (AND, 2017a). Esses são apenas alguns dos benefícios fundamentais da revisão das folhas de referência. Os sinais e sintomas devem ser documentados da maneira mais específica e quantificável possível. Por exemplo, é uma prática recomendada escrever que um paciente "perdeu 7 kg nos últimos 3 meses" em vez de escrever que ele teve "perda de massa corporal recente". Os métodos usados para documentar os cuidados nutricionais no registro de saúde são determinados nas unidades de saúde. Os nutricionistas na prática privada também devem desenvolver um método sistemático para documentar os cuidados prestados. Os sinais e sintomas listados na declaração de problema, etiologia, sinais e sintomas precisam ser dados já documentados na etapa de avaliação. Os dados de avaliação selecionados como sinais e sintomas e que justificam e apoiam o problema nutricional constituem o componente de "evidência" ao avaliar a integridade da aplicação do PCN (Murphy et al., 2018).

Intervenção nutricional

As intervenções nutricionais são as ações realizadas para tratar problemas nutricionais, resolvendo a etiologia e/ou reduzindo ou controlando os sinais e sintomas relacionados. A intervenção nutricional envolve duas etapas: planejamento e implementação. Sempre que possível, ela deve ter como alvo a etiologia identificada durante a etapa de avaliação do PCN. Assim, se o diagnóstico nutricional for *carboidrato excessivo* e a etiologia for *falta de conhecimento sobre alimentos ricos em carboidratos*, a intervenção apropriada poderia ser *educação nutricional, modificações prioritárias – educação focada em quais alimentos são ricos em carboidratos.*

Como afirmado anteriormente, a intervenção direcionada à etiologia nem sempre é possível. Quando o nutricionista não pode tratar diretamente a etiologia do diagnóstico nutricional, o tratamento deve se concentrar em melhorar e/ou controlar os sinais e sintomas do diagnóstico. Por exemplo, uma etiologia frequente de desnutrição em pacientes adultos hospitalizados é a inflamação. O nutricionista pode não ser capaz de intervir diretamente no processo inflamatório, porém a inflamação pode aumentar as necessidades nutricionais do paciente. Portanto, embora o nutricionista possa não ser capaz de reduzir a inflamação, ele pode aumentar a quantidade de nutrientes fornecidos ao paciente por meio de alimentos com alto teor calórico, suplementos nutricionais ou outras terapias de suporte nutricional.

Durante a fase de planejamento da intervenção nutricional, o nutricionista, o paciente e outros – conforme necessário – colaboram para identificar as metas que significarão o sucesso da intervenção. Seja em um ambiente clínico hospitalar ou ambulatorial, um componente significativo do plano pode ser a prescrição nutricional. Uma **prescrição nutricional** é uma descrição detalhada das necessidades nutricionais desse paciente em particular. Normalmente, ela pode incluir necessidades recomendadas de energia, proteína e líquidos, mas também pode incluir nutrientes pertinentes à condição do paciente – como necessidades de carboidratos no diabetes, de potássio na doença renal, ou de sódio na hipertensão.

Metas centradas no paciente são definidas primeiro e, em seguida, a implementação começa. As intervenções podem incluir terapias alimentares e nutricionais, educação nutricional, aconselhamento ou coordenação de cuidados – como providenciar o encaminhamento para recursos financeiros ou alimentares. Como o processo de cuidado é contínuo, o plano inicial pode mudar à medida que a condição do paciente se altera, as novas necessidades são identificadas ou caso as intervenções não sejam bem-sucedidas.

As intervenções devem ser específicas, pois elas são o "o quê, onde, quando e como" do cuidado do paciente. Por exemplo, em um paciente com "ingestão oral inadequada de comida ou bebida", a meta pode ser aumentar o tamanho das porções em duas refeições por dia. Isso poderia ser implementado pelo fornecimento de porções inicialmente 5% maiores, com um aumento gradual para tamanhos de porções 25% maiores. As intervenções devem ser comunicadas à equipe de saúde e discutidas com o paciente a fim de garantir a compreensão da intervenção e sua justificativa, sempre que possível. A comunicação completa pelo nutricionista aumenta a probabilidade de adesão à intervenção. O Boxe 9.1 apresenta o PCN aplicado a um paciente, JW.

A terminologia da intervenção nutricional é organizada em cinco categorias (domínios) dentro da terminologia do PCN: (1) fornecimento de alimentos e/ou nutrientes, (2) educação nutricional, (3) aconselhamento nutricional, (4) coordenação de cuidados nutricionais por um profissional e (5) ação nutricional de base populacional. As intervenções podem ocorrer em todos os ambientes. Por exemplo, a mulher com pouco conhecimento sobre alimentos saudáveis para o coração pode precisar de uma aula em grupo sobre culinária ou de uma sessão educacional sobre como mudar o tipo de gordura em sua

Boxe 9.1 Aplicação do processo do cuidado nutricional ao paciente JW.

JW é um homem de 70 anos, que deu entrada no hospital para uma cirurgia de substituição da valva mitral. Ele mora sozinho em sua própria casa, é viúvo e afirma não ter conseguido preparar refeições nos últimos 6 meses. A triagem de risco nutricional revela que ele perdeu massa corporal involuntariamente e vem se alimentando mal por várias semanas antes da internação, o que o levou ao encaminhamento para o nutricionista. O paciente relata perda de massa corporal de 7 kg nos últimos 3 meses.

Avaliação (Etapa 1)
A análise do gráfico, a entrevista com o paciente e o exame físico focado na nutrição revelam o seguinte:

Dados biomédicos, exames médicos e procedimentos
Glicose e eletrólitos: DLN
Albumina: 3,8 g/dℓ
Colesterol/triglicerídeos: DLN

Aferições antropométricas
Altura: 1,78 m
Massa corporal de admissão: 59 kg (7 kg de perda de massa corporal em 3 meses)
Massa corporal usual: 66 kg
IMC: 18,3 < 18,5 kg/m²

Histórico relacionado à alimentação/nutrição
Ingestão alimentar: os relatórios do paciente indicam ingestão estimada de 1.200 kcal/dia, refeições irregulares, bem como de 4 a 6 xícaras de café por dia.

Histórico do paciente
Histórico de hipertensão, disfunção tireoidiana, asma, cirurgia de próstata
Medicamentos: propranolol, atorvastatina e levotiroxina
Viuvez recente, relata depressão e solidão sem sua esposa
Tem algum apoio social de vizinhos e centro comunitário, mas afirma que não gosta de pedir ajuda
Padrão comparativo: 1.600 kcal (com base em 25 a 30 kcal/kg de massa corporal atual)

Diagnóstico nutricional (Etapa 2)
Pensamento crítico básico: JW tem consumido menos energia do que o necessário e tem pouco interesse em comer. Há suporte disponível na comunidade, mas ele não gosta de se "impor" aos outros.

O nutricionista diagnostica problemas de nutrição e estabelece objetivos para seu cuidado.

Declarações PES
- Perda de massa corporal não intencional *relacionada* à depressão autorrelatada, *evidenciada* por 10% de perda de massa corporal em 3 meses e ingestão relatada de menos de 75% das necessidades estimadas
- Ingestão oral inadequada *relacionada* à depressão autorrelatada, *evidenciada* por ingestão inadequada de energia estimada, ingestão relatada inferior a 75% das necessidades estimadas, perda de massa corporal de 7 kg em 3 meses
- Acesso limitado aos alimentos *relacionado* à falta de planejamento alimentar e habilidades de compra, conforme *evidenciado* pela ingestão inadequada de energia estimada – menos de 75% das necessidades estimadas –, perda de massa corporal de 7 kg em 3 meses e IMC atual de 18,3 kg/m²

Método para progredir para intervenção nutricional
A identificação dos diagnósticos nutricionais permite ao nutricionista focar a intervenção nutricional no tratamento da causa do problema – nesse caso, as refeições em falta. Como um lembrete, a intervenção nutricional consiste em duas partes: planejamento e implementação. Uma prescrição nutricional e uma coleção de metas de apoio podem incluir a parte de planejamento da intervenção (Etapa 3). A definição de metas para estabelecer planos de curto e longo prazo é frequentemente necessária. No processo de educação, o paciente e a nutricionista devem estabelecer conjuntamente metas alcançáveis. As metas devem ser expressas em termos comportamentais e declaradas em termos do que o paciente fará ou alcançará quando as metas forem cumpridas. Elas devem refletir o nível educacional e os recursos econômicos e sociais disponíveis para o paciente e a família.

Intervenção nutricional (Etapa 3)
Planejamento
Prescrição nutricional: dieta regular de 1.800 kcal

Objetivos gerais
Fornecer dieta para atender às necessidades de JW durante a hospitalização
Monitorar a massa corporal
Encaminhar para o serviço social após a alta

Objetivo a curto prazo
Durante a internação, JW manterá seu peso atual; após a alta, ele começará a ganhar massa corporal lentamente até a massa corporal-alvo de 66 kg.

Implementação:
Enquanto estiver no hospital, JW incluirá alimentos ricos em nutrientes em sua dieta, especialmente se seu apetite for limitado.

Coordenação de cuidados de nutrição por um profissional de nutrição:
Enfermagem para pesar o paciente diariamente.

Educação nutricional – conteúdo: modificações prioritárias:
Educar o paciente sobre a importância da ingestão adequada de energia para atender às necessidades de nutrientes e evitar mais perda de massa corporal até que ele seja capaz de retornar à ingestão oral adequada.

Verbalizar a compreensão da educação nutricional – conteúdo: modificações prioritárias para o curso atual de ingestão alimentar para evitar mais perda de massa corporal.

Objetivo a longo prazo
JW modificará a dieta para incluir calorias adequadas por meio do uso de alimentos ricos em nutrientes para evitar mais perda de massa corporal e, por fim, promover o ganho de massa corporal.

Implementação:
Após a alta, JW comparecerá a um centro local para idosos para almoçar diariamente a fim de ajudar a melhorar sua socialização e ingestão energética.

Coordenação de cuidados de nutrição por um profissional de nutrição:
Assistente social para coordenar o encaminhamento para o centro de idosos local.

Método para monitorar o progresso e avaliação
É importante escolher os meios para monitorar se as intervenções e atividades de cuidado nutricional atingiram os objetivos. A avaliação dos critérios de monitoramento fornecerá ao nutricionista informações sobre os resultados, o que deve ocorrer ao longo do tempo. Finalmente, a documentação é importante para cada etapa do processo para garantir a comunicação entre todas as partes.

Para JW, medições semanais de massa corporal e análises de ingestão de nutrientes são necessárias enquanto ele estiver no hospital, assim como medições de massa corporal quinzenais serão feitas no centro de idosos ou na clínica quando ele estiver de volta em casa. Se o estado nutricional não estiver melhorando – o que, nesse caso, seria evidenciado pelos registros de massa corporal de JW – e as metas não estiverem sendo cumpridas, é importante reavaliar JW e, talvez, desenvolver novos objetivos para novas abordagens de implementação.

Monitoramento e avaliação (Etapa 4)
Indicador: ingestão de energia
Critérios: 1.800 kcal/dia, monitorará o consumo de energia semanalmente
Indicador: massa corporal corporal
Critérios: massa corporal-alvo: 66 kg, monitorará a massa corporal semanalmente durante a internação hospitalar

PES, problema, etiologia, sinais e sintomas; *DLN*, dentro dos limites normais.

dieta (educação nutricional). Um nutricionista trabalhando para a clínica do programa Women Infant and Children (WIC) (programa de nutrição suplementar especial) pode aconselhar uma gestante sobre o início da amamentação como uma intervenção (aconselhamento nutricional). Um nutricionista clínico pode redigir prescrições para início e progressão da alimentação enteral para uma criança com fibrose cística (entrega de alimentos e/ou nutrientes). O nutricionista pode comunicar ao assistente social as necessidades nutricionais de um paciente após a alta a fim de garantir que o paciente continue seu processo de melhora (coordenação dos cuidados nutricionais). Como exemplo de ação nutricional de base populacional, um nutricionista trabalhando no nível de autoridade como lobista pode ter como objetivo alcançar uma ação legislativa para facilitar a infraestrutura de apoio, diretrizes e regulamentos para iniciativas da produção agrícola.

Todos esses exemplos são tipos de intervenções que os nutricionistas podem planejar e implementar.

Monitoramento e avaliação dos cuidados nutricionais

A quarta etapa do PCN envolve o monitoramento e a avaliação do efeito das intervenções nutricionais. Isso esclarece o efeito que o nutricionista tem no ambiente específico, seja na área de saúde, educação, consultoria, serviços de alimentação ou pesquisa. Durante essa etapa, o nutricionista primeiro determina os indicadores que devem ser monitorados, os quais precisam corresponder aos sinais e sintomas identificados durante o processo de avaliação. Por exemplo, se a ingestão excessiva de sódio foi identificada durante a avaliação, então uma avaliação da ingestão de sódio em relação aos critérios – um padrão comparativo ou um nível de meta mutuamente acordado – é necessária em um momento designado para acompanhamento.

No ambiente clínico, o objetivo do cuidado nutricional é alcançar e manter o estado nutricional ideal para a população ou o paciente sendo atendido; portanto, as intervenções devem ser monitoradas e o progresso em direção às metas ou aos critérios, avaliado com frequência. Isso garante que as metas não atendidas sejam analisadas e o cuidado, avaliado e modificado em tempo hábil. A avaliação dos indicadores monitorados fornece dados objetivos para demonstrar a eficácia das intervenções nutricionais, independentemente do cenário ou foco. Se as metas forem redigidas em termos mensuráveis, a avaliação é relativamente fácil porque a mudança no indicador é comparada à condição do indicador antes da implementação da intervenção nutricional.

Um exemplo na prática clínica é o caso apresentado no Boxe 9.1. O monitoramento e a avaliação incluem revisões semanais da ingestão nutricional, incluindo uma estimativa da ingestão de energia. Se a ingestão fosse menor do que a meta de 1.800 kcal, a avaliação pode ser: "JW não foi capaz de aumentar sua ingestão de energia para 1.800 kcal por causa de sua incapacidade de cozinhar e preparar refeições para si mesmo." Isso também aponta para um diagnóstico nutricional não alcançado: JW não tem acesso a ferramentas e suprimentos necessários para cozinhar para si mesmo. Uma revisão no plano de cuidados e implementação nesse ponto pode incluir o seguinte: "JW receberá um encaminhamento para agências locais – *Meals on Wheels* – que podem fornecer as refeições necessárias em sua casa." Os novos diagnóstico e intervenção são, portanto, implementados com avaliação e monitoramento contínuos para determinar se a nova meta pode ser alcançada.

Quando a avaliação revela que as metas não estão sendo cumpridas ou que novas necessidades surgiram, o processo é reiniciado com reavaliação, identificação de novos diagnósticos nutricionais e formulação de um novo ciclo de processo de cuidado nutricional. Por exemplo, no caso de JW, durante sua hospitalização, lanches com alto teor energético foram fornecidos. No entanto, o monitoramento revela que o padrão habitual de alimentação de JW não inclui lanches e, por isso, ele não os consumia quando estava no hospital. A avaliação mostrou que esses lanches são uma intervenção ineficaz. JW concorda com uma nova intervenção: acrescentar mais um alimento às suas refeições. Monitoramento e avaliação adicionais serão necessários para verificar se essa nova intervenção melhorará sua ingestão. A etapa de monitoramento e avaliação pode funcionar como um trampolim para reavaliação. Dessa forma, o PCN não é estático, mas continua para um próximo ciclo de etapas usando informações anteriores e relevantes, além de novas informações que foram identificadas e informam as próximas etapas do PCN.

Diretrizes baseadas em evidências

Na assistência à saúde, os profissionais devem usar as melhores evidências disponíveis para cuidar dos pacientes. O Center for Evidence Based Medicine define a prática baseada em evidências como "o uso consciente, explícito e criterioso das melhores evidências atuais na tomada de decisões sobre o cuidado de pacientes individuais". A melhor evidência inclui estudos prospectivos randomizados controlados (EPROC) – elaborados e executados de maneira apropriada –, revisões sistemáticas da literatura e metanálises para apoiar as decisões tomadas na prática (CEBM, 2014; Sackett et al., 1996). As *evidence-based guidelines* (EBGs) – diretrizes baseadas em evidências, em tradução livre – são desenvolvidas primeiro conduzindo uma revisão sistemática e, em seguida, usando a conclusão da revisão para desenvolver diretrizes baseadas na prática. Um grupo de trabalho de especialistas no assunto e analistas especialmente treinados trabalham juntos para avaliar a pesquisa, bem como desenvolver recomendações para o atendimento ao paciente. Essas diretrizes fornecem aos profissionais um resumo das melhores evidências disponíveis para conduzir sua prática.

O uso apropriado das diretrizes baseadas em evidências pode levar à melhoria da qualidade do atendimento. Os nutricionistas devem ser capazes de avaliar a diretriz baseada em evidências, além de determinar se ela é apropriada para determinada situação e determinado paciente. Muitas organizações profissionais de saúde e especialidades de prática desenvolveram diretrizes baseadas em evidências. Devido a potenciais diferenças significativas na qualidade e na aplicabilidade, os nutricionistas devem ser capazes de avaliar essas diretrizes.

Na década de 1990, a AND começou a desenvolver diretrizes para a prática de nutrição e a avaliação de como o uso das diretrizes afetava os resultados clínicos; o manejo do diabetes foi uma das primeiras situações clínicas examinadas. Essas *evidence-based nutrition practice guidelines* (EBNPGs) – diretrizes de práticas nutricionais baseadas em evidências, em tradução livre – são recomendações específicas para doenças e condições com o "*kit* de ferramentas" correspondentes. As diretrizes de práticas nutricionais baseadas em evidências incluem as principais recomendações, as informações básicas e uma lista de referência. Para auxiliar o nutricionista na implementação das diretrizes em seus cuidados de rotina, elas são organizadas pelas etapas do PCN conforme apropriado, bem como a terminologia do processo do cuidado nutricional é usada nas diretrizes e no "*kit* de ferramentas" (Papoutsakis et al., 2017).

As diretrizes de práticas nutricionais baseadas em evidências e o "*kit* de ferramentas" associadas auxiliam os profissionais de nutrição a fornecer cuidados nutricionais eficazes, especialmente para pacientes com diabetes e estágios iniciais de doença renal crônica (DRC). A dietoterapia fornecida por um profissional licenciado do sistema Medicare Parte B – um sistema de seguro de saúde nos EUA – pode ser reembolsada quando as diretrizes de práticas nutricionais são usadas e todos os formulários de procedimento são devidamente documentados e codificados (Parrott et al., 2014). Os benefícios da dietoterapia podem ser comunicados aos médicos, às seguradoras, aos administradores ou aos outros profissionais de saúde usando as evidências fornecidas por essas diretrizes.

Para definir a prática profissional pelo nutricionista, a AND publicou uma estrutura de prática dietética (*Scope of Dietetics Practice Framework*), um código de ética e os padrões de desempenho profissional (SOPP, do inglês *Standards of Professional Performance*) (AND, 2018). Os padrões especializados para conhecimento, as habilidades e as competências necessárias para fornecer atendimento em nível de prática geral, especialista e avançado a uma variedade de populações agora estão completos para muitas áreas de prática.

A EAL da AND é um recurso confiável e atual para responder a perguntas que surgem durante a prestação de cuidados nutricionais. O uso da EAL pode proteger o profissional e o público das consequências de cuidados ineficazes. Essas diretrizes são extremamente valiosas para educação dos alunos, orientação da equipe, verificação de competência e treinamento dos nutricionistas.

Credenciamento e pesquisas

A acreditação por **The Joint Comission (TJC)** e por outras agências de acreditação envolve a revisão dos sistemas e processos usados para fornecer cuidados de saúde, com a avaliação dos processos reais de cuidados. As equipes de pesquisa de TJC avaliam as instituições de saúde para determinar o nível de conformidade com os padrões mínimos estabelecidos. Por exemplo, a TJC exige que a triagem nutricional seja concluída dentro de 24 horas da admissão ao tratamento intensivo, mas não exige um método para realização a triagem. No entanto, as políticas devem ser aplicadas de forma consistente, bem como devem refletir o compromisso de fornecer serviços de nutrição de alta qualidade e oportunos a todos os pacientes.

A seção *Care of the Patient* ("Cuidados do Paciente") do *TJC Accreditation Manual for Hospitals* (Manual de Acreditação da Comissão Conjunta para Hospitais) contém padrões que se aplicam especificamente ao uso de medicamentos, à reabilitação, à anestesia, aos procedimentos cirúrgicos e a outros procedimentos invasivos e tratamentos especiais, bem como padrões de cuidados nutricionais. O foco dos **padrões de cuidados** nutricionais é a prestação de cuidados nutricionais adequados de maneira oportuna e eficaz, usando uma abordagem interdisciplinar. O cuidado adequado requer triagem das necessidades nutricionais, avaliação e reavaliação das necessidades dos pacientes, desenvolvimento de um planejamento de cuidados nutricionais, elaboração, comunicação, preparação e distribuição do pedido de dieta, monitoramento do processo e reavaliação contínua, além de melhoria do plano de cuidados nutricionais. Uma instituição de saúde pode definir por quem, quando, onde e como o processo é executado; todavia, TJC especifica que um nutricionista qualificado deve estar envolvido no estabelecimento desse processo. Um plano para prestação de cuidados nutricionais pode ser tão simples como fornecer uma dieta regular a um paciente que não esteja em risco nutricional ou tão complexo como um gerenciamento de alimentação enteral de um paciente dependente de ventilador, o que envolve a colaboração de várias disciplinas.

Os nutricionistas estão envolvidos ativamente no processo de pesquisa; ademais, os padrões estabelecidos por TJC desempenham um grande papel em influenciar os padrões de atendimento prestados aos pacientes em todas as disciplinas de saúde. Para mais informações, consulte o *website* de TJC.

Os nutricionistas também estão envolvidos em pesquisas de outros órgãos reguladores – como um departamento de saúde estadual ou local, um departamento de serviços sociais ou organizações de licenciamento. A introdução de grupos relacionados ao diagnóstico, em meados da década de 1980, levou à diminuição do tempo de internação em cuidados agudos. No entanto, alguns pacientes que não precisam mais de cuidados hospitalares agudos – mas não estão prontos para cuidar de si mesmos em casa – são admitidos em unidades "subagudas" – muitas vezes, chamadas de unidades de reabilitação – regulamentadas pelos **Centers for Medicare and Medicaid Services (CMS)**. As unidades subagudas também passam por uma revisão anual desses CMS (ver Capítulo 19 para obter mais informações).

Os **eventos sentinela** são eventos não antecipados que envolvem morte, lesões físicas ou psicológicas graves ou seu risco (TJC, 2017). Quando há um evento sentinela, os resultados devem ser documentados em prontuário, bem como deve haver acompanhamento clínico e administrativo para documentar as medidas tomadas para prevenir a recorrência do evento. Independentemente da fonte da pesquisa, os clínicos devem seguir todas as regulamentações e diretrizes em todos os momentos, não apenas quando uma pesquisa ocorrer.

DOCUMENTAÇÃO NO PRONTUÁRIO DE CUIDADO NUTRICIONAL

A dietoterapia e outros cuidados nutricionais fornecidos devem ser documentados no prontuário médico ou de saúde. O prontuário de saúde é um documento legal – se as intervenções não forem registradas, presume-se que elas não ocorreram. A documentação oferece as seguintes vantagens:

- Garante que o cuidado nutricional seja relevante, completo e eficaz, fornecendo um registro que identifica os problemas, assim como define critérios para avaliação do cuidado
- Permite que toda a equipe de saúde compreenda o porquê do cuidado nutricional, os meios pelos quais ele será fornecido e o papel que cada membro da equipe deve desempenhar para reforçar o plano e garantir seu sucesso.

O prontuário é uma ferramenta de comunicação entre os membros da equipe de saúde. A maioria das unidades de saúde está usando – ou em processo de implementação – o prontuário eletrônico do paciente (PEP) para documentar o atendimento ao paciente, armazenar e analisar resultados de exames e testes laboratoriais, comunicar-se com outras instituições e manter informações relacionadas à saúde de um indivíduo. Durante a transição para os PEP, aqueles que usam documentação em papel mantêm gráficos – em papel –, que normalmente incluem seções ou pedidos médicos, histórico médico e exames físicos, resultados de testes de laboratório, consultas e notas de progresso. Embora o formato do registro de saúde varie de acordo com as políticas e os procedimentos das instituições, na maioria dos ambientes, todos os profissionais documentam os cuidados no prontuário médico. O nutricionista deve garantir que todos os aspectos dos cuidados nutricionais sejam resumidos sucintamente no prontuário médico. A terminologia do processo do cuidado nutricional desenvolvida pela AND é utilizada para documentar o PCN em vários países ao redor do mundo – incluindo Austrália, Canadá, China, Dinamarca, Suécia, Nova Zelândia, Noruega e Taiwan (AND, 2017a).

Gráficos de prontuários médicos

Os **prontuários médicos orientados por problemas (PMOP)** são usados em muitas instalações. O prontuário médico é organizado de acordo com os principais problemas do paciente. No prontuário médico, as inscrições podem ser feitas em vários estilos. Uma forma comum é o **formato de nota subjetiva, objetiva, avaliação, planejamento (SOAP)** (Tabela 9.2).

O **formato de análise, diagnóstico, intervenções, monitoramento, avaliação (*evaluation*) (ADIME)** (do inglês *assessment, diagnosis, interventions, monitoring, evaluation*) reflete as etapas do PCN (Boxe 9.2 e Tabela 9.3). Ver Tabela 9.4 para exemplos de declarações de diagnóstico nutricional PES (problema, etiologia, sinais e

Tabela 9.2 Avaliação de uma nota em formato SOAP.

	Excelente 2 pontos	Acima das expectativas 1 ponto	Abaixo das expectativas 0 ponto	Pontuação
DATA E HORA		Presente	Não presente	
S (SUBJETIVO) Tolerância da dieta atual Relatórios de perda de massa corporal ou diminuição do apetite Dificuldades de mastigação ou deglutição Alergias alimentares não relatadas anteriormente Informações pertinentes ao histórico da dieta	Componentes pertinentes documentados Captura da essência da percepção do pc do problema médico	Resume com precisão a maioria das informações pertinentes	Um ou mais elementos pertinentes ausentes	
O (OBJETIVO) Pedido da dieta/dx do paciente Estatura, wt, DBW, %DBW/UBW, %UBW Valores laboratoriais pertinentes/Medicamentos relacionados à dieta Necessidades estimadas de nutrientes (NEE e proteína)	Todos os elementos necessários documentados com precisão	Elementos necessários documentados Não mais do que um item ausente ou dados irrelevantes documentados	Um ou mais elementos pertinentes omitidos e dados irrelevantes documentados	
A (AVALIAÇÃO) S + O = A Avaliação do estado nutricional Adequação do pedido de dieta atual observada Interpretação de valores laboratoriais anormais (para avaliar o estado nutricional) Comentários sobre o histórico da dieta (se apropriado) Comentários sobre a tolerância da dieta (se apropriado) Justificativa para mudanças sugeridas (se apropriado)	Avaliação sofisticada extraída de itens documentados em S & O Conclusões apropriadas esboçadas	Avaliação apropriada e eficaz, mas não baseada na documentação em S & O	Avaliação inaceitável ou nenhuma avaliação Achados fisiopatológicos da doença documentados como avaliação do estado nutricional	
DATA, ASSINATURA E CREDENCIAIS		Presente	Não presente	

DBW, massa corporal desejada; *dx*, diagnóstico; *NEE*, necessidades estimadas de energia; *pc*, paciente; *Px*, prescrição; *SOAP*, formato de nota subjetiva, objetiva, avaliação, planejamento; *UBW*, massa corporal corporal usual; *wt*, massa corporal.
(Cortesia de Sara Long, PhD, RDN.)

sintomas). No entanto, cada paciente e situação são diferentes e o PCN deve ser individualizado de forma adequada.

A documentação deve ser precisa, clara e concisa, além de ser capaz de transmitir informações importantes ao médico e a outros membros da equipe de saúde. Todas as inserções feitas pelo nutricionista devem abordar as questões de estado nutricional e as necessidades nutricionais. Aqueles que usam PEP precisam ter muito cuidado ao usar as funções de "copiar e colar" no documento.

Boxe 9.2 Nota de gráfico usando o formato ADIME.

Avaliação nutricional
- Paciente é mulher de 66 anos, admitida com insuficiência cardíaca
- Altura: 162 cm; massa corporal: 56 kg; IBW: 52 a 58 kg
- Valores de laboratório dentro dos limites normais
- Necessidades estimadas de energia: 1.570 a 1.680 kcal (28 a 30 kcal/kg/dia)
- Necessidades estimadas de proteína: 56 a 73 g de proteína (1 a 1,3 g/kg/dia)
- O pedido atual da dieta é "regular – sem adição de sal", com paciente consumindo 95% das refeições registradas
- Consulta para educação nutricional recebida

Diagnóstico nutricional
- Déficit de conhecimento relacionado à alimentação e à nutrição relacionado à falta de educação prévia sobre nutrição de dieta com baixo teor de sódio, conforme evidenciado por relatos da paciente sem educação prévia fornecida, novo diagnóstico clínico de insuficiência cardíaca

Intervenção nutricional
Planejamento:
- Prescrição nutricional: 1.600 kcal/dia de dieta sem adição de sal (3 g Na)

Implementação:
Educação nutricional – conteúdo: modificações prioritárias:
- Forneceu à paciente instruções por escrito e verbais sobre uma dieta sem adição de sal (3 g)
- Compreensão verbalizada da paciente sobre o conteúdo de educação nutricional: modificações prioritárias para restrição atual de sal (3 g/Na) para controle da insuficiência cardíaca
- Desenvolvimento e fornecimento de cardápio de 1 dia à paciente usando restrições alimentares

Coordenação de cuidado nutricional por um profissional de nutrição:
- Forneceu informações de contato para a clínica ambulatorial

Monitoramento e avaliação
- Indicador: ingestão dietética de Na
- Critérios: 3 g Na/dia durante meio de recordatório alimentar de 24 h

J Wilson, MS, Nutricionista e dietista registrado (RDN) 2/1/18

IBW, massa corporal ideal (*ideal body weight*).

Tabela 9.3 Avaliação de uma nota no formato ADIME.

	Excelente 2 pontos	Acima das expectativas 1 ponto	Abaixo das expectativas 0 ponto	Pontuação
DATA E HORA		Presente	Não presente	
A (AVALIAÇÃO) Relatórios de perda de massa corporal ou diminuição do apetite Dificuldades de mastigação ou deglutição Alergias alimentares não relatadas anteriormente Informações pertinentes ao histórico da dieta Necessidades estimadas de nutrientes (NEE e proteína) Pedido da dieta/dx do paciente Estatura, wt, DBW, %DBW/UBW, %UBW se apropriado Valores laboratoriais pertinentes/medicamentos relacionados à dieta	Componentes pertinentes documentados Captura da essência da percepção do pc sobre o problema médico	Resume com precisão a maioria das informações pertinentes	Um ou mais elementos pertinentes ausentes ou dados irrelevantes documentados	
D (DIAGNÓSTICO NUTRICIONAL) Escrito na(s) declaração(ões) PES usando linguagem padronizada para o processo de cuidado nutricional	Declaração(ões) de PES necessária(s) estabelecida(s) com precisão e priorizada(s)	Não falta mais do que um item	Não escrito em formato de declaração PES ou linguagem padronizada Não usado dx clínico listado como dx nutricional	
I (INTERVENÇÃO) Destinado à etiologia (causa) de dx nutr; pode ser direcionado para reduzir os efeitos dos sinais e sintomas Planejamento: priorizar dx nutr, estabelecer conjuntamente metas com pc, definir Rx nutricional, identificar intervenções nutricionais específicas Implementação: fase de ação, inclui a execução e a comunicação do plano de cuidados, coleta contínua de dados e revisão da intervenção nutricional conforme garantido com base na resposta do pc	Planejamento(s) apropriado(s) e específico(s) e implementação para remediar os dx nutr documentados	Planejamentos ou implementação faltando Planos ou intervenção documentados de forma vaga	Pedidos MD documentados como intervenção ou planejamento ou intervenção documentada de forma inadequada	

M (MONITORAMENTO) & E (AVALIAÇÃO [*EVALUATION*])
Determina o progresso feito pelo pc e se as metas estão sendo cumpridas
Rastreia resultados de pc relevantes para dx nutr
Pode ser organizado em um ou mais dos seguintes:
  Resultados comportamentais e ambientais relacionados à nutrição
  Resultados da ingestão de alimentos e nutrientes
  Resultado de sinais e sintomas físicos relacionados à nutrição
  Resultado centrado em pc relacionado à nutrição
	Resultados de cuidados nutricionais apropriados relevantes para o planejamento e os objetivos de intervenção nutricional e documentados.
	Resultados de cuidados nutricionais definidos, indicadores específicos (podem ser medidos e comparados aos critérios estabelecidos) identificados
		Não falta mais do que um item	O resultado do cuidado nutricional não é relevante para dados nutricionais, intervenção ou planejamento/objetivos. Os resultados do cuidado nutricional não podem ser medidos ou comparados aos critérios estabelecidos	

DATA, ASSINATURA E CREDENCIAIS		Presente	Não presente	

ADIME, avaliação, diagnóstico, intervenção, monitoramento, avaliação (*evaluation*); *DBW*, massa corporal desejável; *dx*, diagnóstico; *MD*, médico; *NEE*, necessidade estimada de energia; *nutr*, nutrição; *pc*, paciente; *PES*, problema, etiologia, sinais e sintomas; *Rx*, prescrição; *UBW*, massa corporal usual.
(Cortesia de Sara Long, PhD, RDN.)

Prontuários eletrônicos do paciente e informática nutricional

A partir da década de 1990, os custos com memória de computador diminuíram, o *hardware* se tornou mais portátil e a ciência da computação avançou para tornar os computadores e a tecnologia acessórios permanentes na área de saúde. Um impulso adicional para mudar a prática padrão veio com a publicação de vários relatórios do Institute of Medicine – que trouxeram à luz uma alta taxa de erros médicos evitáveis, com a recomendação do uso da tecnologia como uma ferramenta para melhorar a qualidade e a segurança dos cuidados de saúde (Institute of Medicine, 2000).

Os sistemas de informação clínica usados nos cuidados de saúde são conhecidos por nomes diferentes. Embora alguns usem **prontuário médico eletrônico (PME)**, **prontuário eletrônico do paciente (PEP)** e **prontuário pessoal de saúde (PPS)** de forma intercambiável, há diferenças importantes. Um PEP descreve sistemas de informação que contêm todas as informações de saúde de um indivíduo ao longo do tempo – independentemente do ambiente de atendimento. Um PME é um sistema de informação clínica, usado por uma instituição de saúde para documentar o atendimento ao paciente durante um episódio de atendimento ou admissão. PEP e PME são mantidos por profissionais de cuidados de saúde ou organizações. Em contraste, o PPS

Tabela 9.4 Amostra de declarações PES com base em diagnóstico médico.*

Diagnóstico médico	Diagnóstico nutricional** (problema)	Etiologia (E)	Sinais/Sintomas (S)
Obesidade	Obesidade	Ingestão excessiva de energia e inatividade física	Massa corporal atual: 175% de massa corporal desejada, IMC 38 kg/m², consumo excessivo de alimentos com alta densidade energética e grande quantidade de uso de computador, bem como outras atividades sedentárias
	Ingestão excessiva de energia	Déficit de conhecimento relacionado à alimentação e à nutrição sobre ingestão de energia	História dietética; ingestão de aproximadamente 150% das necessidades estimadas e IMC de 38 kg/m²
	Inatividade física	Limitações de tempo	Relatos de 8 a 10 h diárias em frente ao computador e televisão), IMC > 30 kg/m²
Câncer	Perda de massa corporal não intencional	Diminuição da capacidade de consumir energia o suficiente	Quimioterapia contra o câncer, relatos de náuseas e ingestão insuficiente (< 50% das necessidades estimadas), perda de 10% de massa corporal normal em 30 dias
	Ingestão oral inadequada	Diminuição da capacidade de consumir energia o suficiente	Náuseas de quimioterapia, perda de 10% de massa corporal normal em 30 dias, relatos de ingestão insuficiente de energia da dieta (< 50% das necessidades estimadas)
Diabetes tipo 2 recentemente diagnosticado	Déficit de conhecimento relacionado à alimentação e à nutrição	Falta de educação anterior relacionada à nutrição	Novo diagnóstico clínico de diabetes melito tipo 2 e glicose em jejum medida de 230 mg/dℓ
Grande traumatismo Cirurgia gastrintestinal com complicações	Função gastrintestinal alterada	Diminuição da capacidade de consumir energia suficiente	Intubação após cirurgia gastrintestinal, alimentação parenteral × 48 h
Anorexia nervosa	Padrão alimentar disfuncional	Transtorno obsessivo de ser magro relacionado ao ambiente	IMC < 17,5 kg/m², ingestão energética estimada de < 25% das necessidades estimadas pelo menos 7 dias antes da admissão e anorexia nervosa
Insuficiência cardíaca	Ingestão excessiva de líquidos	Disfunção cardíaca	Insuficiência cardíaca, relatou ingestão estimada de líquidos 150% a mais do que a restrição prescrita pelo médico
	Incapacidade de gerenciar o autocuidado	Déficit de conhecimento relacionado a alimentação e nutrição sobre autocuidado	Três internações por sobrecarga de fluidos nos últimos 2 meses, insuficiência cardíaca congestiva
Disfagia	Aceitação limitada de comida	Diminuição da capacidade de consumir energia suficiente	Relatos de ingestão inadequada (< 75% das necessidades estimadas), incapacidade de consumir a maioria dos alimentos servidos
	Dificuldade de deglutição	Acidente vascular encefálico	Disfagia, estudo da deglutição anormal, diminuição da ingestão estimada de alimentos (< 75% das necessidades estimadas)
Encaminhamento para serviços sociais	Acesso limitado aos alimentos	Falta de recursos financeiros	Falta de recursos para alimentos, relatos do paciente desqualificados pelo programa de assistência à nutrição suplementar

*Esses são apenas exemplos. Cada paciente é diferente e cada problema nutricional diagnosticado pelo nutricionista tem uma etiologia, bem como os sinais/sintomas são exclusivos daquele paciente.
**Cada paciente pode ter mais de um diagnóstico nutricional.

é um sistema usado por indivíduos para manter informações de saúde, o qual pode ser baseado na internet, em papel ou integrado ao PME de uma instituição de saúde. As informações no PPS são controladas pela pessoa, não pelo profissional ou instituição de saúde.

Os PEP incluem todas as informações normalmente encontradas em um sistema de documentação em papel, com ferramentas – como suporte a decisões clínicas, registros eletrônicos de medicamentos, entrada computadorizada de pedidos de fornecedores e sistemas de alerta que auxiliam os clínicos na tomada de decisões sobre o atendimento ao paciente. Os regulamentos governamentais atuais incluem requisitos para implementar e "usar de forma significativa" os PEP para inserção, armazenamento, recuperação e gerenciamento de informações relacionadas ao atendimento ao paciente. Os nutricionistas devem ter pelo menos um conhecimento básico de tecnologia e gerenciamento de informações de saúde para garantir uma transição tranquila do papel para o PEP, além de usar com eficácia as ferramentas poderosas fornecidas por um prontuário eletrônico bem projetado do paciente. Essas transições incluem o desenvolvimento de triagens nutricionais para admissão do paciente, documentação, compartilhamento de informações, ferramentas de suporte à decisão e aos protocolos de entrada de pedidos. Os recursos de personalização variam de acordo com os contratos do fornecedor e os requisitos das instalações. Como a implementação do PEP pode levar vários anos, os nutricionistas que gerenciam os serviços de nutrição devem estar envolvidos nas decisões desse sistema desde o início. O "*kit* de ferramentas" da AND – disponível no *website* da terminologia do processo do cuidado nutricional – é um recurso importante para ajudar os nutricionistas a comunicar, de forma eficaz, suas necessidades específicas de PEP

(AND, 2017a). Além disso, existem padrões que foram desenvolvidos para "explicitar" o que os nutricionistas precisam incluir no PEP para aplicar o PCN. A AND desenvolveu esse padrão com o nome de *Electronic Nutrition Care Process Record System* (ENCPRS – sistema eletrônico de prontuário do processo do cuidado nutricional, em tradução livre) – (Health Level Seven International, 2010). Em papel e formato eletrônico, os prontuários de saúde e as informações contidas são canais vitais para comunicar o atendimento do paciente a terceiros, fornecendo informações para avaliação e melhoria da qualidade, bem como servindo como um documento legal. A documentação do nutricionista inclui informações relacionadas ao PCN; ademais, ela deve seguir a política da instalação, ser breve e concisa – ao mesmo tempo que descreve com precisão as ações tomadas para aqueles autorizados a visualizar o prontuário. A Figura 9.2 mostra a aparência de um prontuário de saúde computadorizado ao usar o método ADIME.

Os esforços atuais estão focados em garantir que as informações de saúde armazenadas nos sistemas de informações clínicas possam ser trocadas com segurança e proteção entre os provedores e as instalações. Os sistemas capazes de compartilhar informações perfeitamente são "interoperáveis". Embora esse conceito pareça simples na superfície, os problemas com a interoperabilidade podem ser difíceis e caros de superar. Na prática privada e no atendimento ambulatorial, os nutricionistas devem garantir que os sistemas que estão usando tenham a capacidade de compartilhar informações de saúde.

A transição de prontuários de saúde em papel para os eletrônicos é facilitada por planejamento completo, treinamento e suporte. Muitos profissionais de saúde não têm experiência o suficiente com tecnologia de saúde para compreender a melhoria da prática que pode ser alcançada com sua implementação e seu uso adequado. Outros podem resistir a qualquer mudança, no local de trabalho, que interrompa seu fluxo de atividades atual. Esses clínicos não estão resistindo à mudança porque eles têm medo da tecnologia, em vez disso, a resistência é baseada em medos reais ou imaginários de que ela impedirá seu fluxo de trabalho ou prejudicará o atendimento ao paciente.

INFLUÊNCIAS NA NUTRIÇÃO E CUIDADOS DE SAÚDE

O ambiente de saúde passou por mudanças consideráveis relacionadas à prestação de cuidados e reembolso na última década. Influências governamentais, questões de contenção de custos, mudanças demográficas e mudança do papel do paciente como "consumidor" influenciaram a área da saúde. Os EUA atualmente gastam mais com saúde do que qualquer outra nação, mas os resultados dos cuidados de saúde estão muito aquém dos observados em outras nações desenvolvidas. Nos EUA, os aumentos exponenciais nos custos de saúde têm sido um grande impulso para as iniciativas de reforma do modo como a saúde é fornecida e paga nos EUA.

Confidencialidade e Health Insurance Portability and Accountability Act

A privacidade e a segurança das informações pessoais são uma preocupação em todos os ambientes de saúde. Em 1996, o Congresso norte-americano aprovou a *Health Insurance Portability and Accountability Act* (HIPAA) – lei de portabilidade e responsabilidade do seguro-saúde, em tradução livre – (Centers for Medicare and Medicaid Services, 2018). A intenção inicial da lei era garantir que a elegibilidade ao seguro-saúde fosse mantida quando as pessoas mudassem de emprego ou perdessem o emprego. As disposições da simplificação administrativa dessa lei exigem o desenvolvimento de padrões nacionais que mantenham a privacidade das **informações de saúde protegidas (ISPs)** transmitidas eletronicamente. Em 2013, a regra geral da

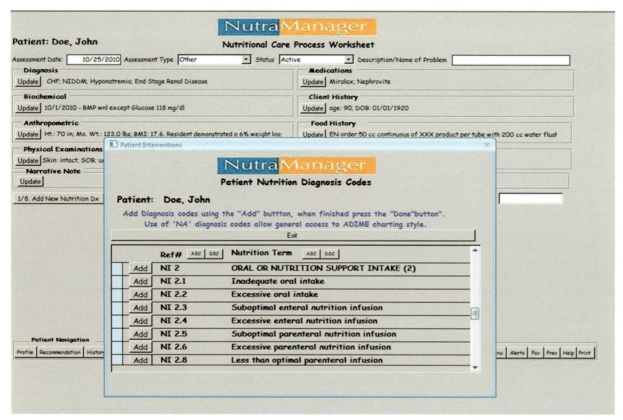

Figura 9.2 Exemplo de gráfico de registro eletrônico usando menus suspensos no computador. (Cortesia de Maggie Gilligan, RDN, proprietária da NUTRA-MANAGER®, 2010.)

HIPAA expandiu os direitos do paciente às suas próprias informações de saúde, reforçou as regras em torno da privacidade e da confidencialidade das informações de saúde protegidas, assim como aumentou as penalidades por compartilhamento não autorizado ou perda de informações de saúde protegidas (U.S. Department of Health and Human Services, 2015).

A HIPAA exige que os estabelecimentos e profissionais de cuidados de saúde (entidades cobertas) adotem medidas para salvaguardar as informações. Ainda que a lei não impeça o compartilhamento de dados do paciente necessários para o atendimento, os pacientes devem ser notificados se suas informações médicas forem compartilhadas fora do processo de atendimento ou se as informações protegidas – por exemplo, endereço, *e-mail*, renda – forem compartilhadas. As violações das regras da HIPAA resultaram em multas pesadas, perdas de empregos e processos criminais. Em um esforço para evitar as graves repercussões das violações dessa lei, as instituições de saúde implementaram a educação anual obrigatória sobre a lei HIPPA para cada funcionário.

Sistemas de pagamento

Uma das maiores influências na prestação de cuidados de saúde na última década foram as mudanças nos métodos de pagamento de cuidados de saúde. Existem vários métodos comuns de reembolso: seguro privado, reembolso baseado nos custos, licitações negociadas e grupos de diagnósticos relacionados. Códigos de grupos de diagnósticos relacionados são uma coleção de códigos que determinam quanto o Medicare e algumas agências de seguro-saúde pagarão pela internação de um paciente no hospital. No sistema de grupos de diagnósticos relacionados, uma instituição de saúde recebe o pagamento pela admissão de um paciente com base no diagnóstico principal, no diagnóstico secundário (comorbidades), no procedimento cirúrgico (se apropriado), na idade e no sexo do paciente. Aproximadamente 500 grupos de diagnósticos relacionados cobrem todo o espectro de diagnósticos clínicos e tratamentos cirúrgicos. **Organizações provedoras preferidas (OPPs)** e **organizações de assistência gerenciada (OAGs)** também estão mudando a assistência médica. As OAGs financiam e prestam cuidados por meio de uma rede contratada de profissionais em troca de um prêmio mensal, alterando o reembolso de um sistema de taxa por serviço para um cujo risco fiscal é responsabilidade das organizações de saúde e dos médicos.

Em 23 de março de 2010, a *Patient Protection and Affordable Care Act* (PPACA) – Lei de Proteção ao Paciente e Tratamento Acessível – foi sancionada pelo ex-presidente Obama. Essa lei é a mudança mais significativa no sistema de saúde dos EUA desde a aprovação da legislação, em 1965, que criou o Medicare e o Medicaid. O objetivo da PPAC ou da *Affordable Care Act* (**ACA**) – Lei de Tratamento Acessível – é garantir que seguro-saúde acessível esteja disponível para todos os norte-americanos. A ACA usa vários métodos para melhorar o acesso ao seguro-saúde, incluindo subsídios, trocas de seguros estaduais e garantia de cobertura para doenças preexistentes (U.S. Government Publishing Office, 2010) (ver boxe *Visão clínica*: Women Infant and Children (WIC).

Gerenciamento de qualidade

Para conter os custos de saúde e, ao mesmo tempo, fornecer atendimento eficiente e eficaz – consistentemente de alta qualidade –, diretrizes de prática ou **padrões de cuidado** são utilizados. Esses conjuntos de recomendações servem como um guia para definir o cuidado

VISÃO CLÍNICA
ACA: como a nutrição se encaixa?

Para serem pagos por seus serviços de aconselhamento nutricional sob a *Affordable Care Act* (ACA), nutricionistas devem compreender a linguagem e as etapas envolvidas no reembolso, bem como se tornar provedores. De acordo com os padrões do Medicare, um provedor de dietoterapia deve ter concluído a experiência educacional e clínica exigida para um nutricionista (AND, 2018). Em seguida, o profissional deve obter o **National Provider Identifier (NPI)** – identificador de provedor nacional – de 10 dígitos, necessário para faturamento e credenciamento (um termo usado pelas seguradoras – os pagadores – para inscrever prestadores de serviços). O credenciamento é um contrato vinculativo de serviços, condições e doenças para os quais será pago aconselhamento nutricional, códigos a serem usados e tabela de taxas. O código de diagnóstico (CID-10) e a terminologia de procedimento comum (TPC) são necessários para fins de faturamento. O código de diagnóstico descreve a condição médica da pessoa – obtida do médico – e a terminologia de procedimento comum documenta o procedimento realizado pelo nutricionista. A dietoterapia foi designada como 97802 (visita inicial), 97803 (acompanhamento), 97804 (grupo [2 ou mais indivíduos]), códigos de procedimentos aplicáveis ao aconselhamento nutricional para a ACA.

Ao pesquisar as companhias seguradoras, os nutricionistas podem descobrir se a dietoterapia é coberta – se eles são aceitos na rede –, o diagnóstico coberto e os códigos de procedimento, os limites da dietoterapia e as tabelas de preços. A tabela de preços é o pagamento por unidade de faturamento – blocos de 15 minutos ou por visita. Os planos são diferentes, mesmo que sejam oferecidos pela mesma seguradora.

A partir das mudanças estimuladas pela aprovação da ACA, fica evidente que o modelo de cuidados crônicos está substituindo o modelo de cuidados agudos.

Um **modelo de cuidados crônicos (MCC)** é uma abordagem multidisciplinar e multifacetada para manejo e prevenção de doenças crônicas – cuja premissa é o desenvolvimento de habilidades de autogerenciamento –, enquanto melhora as relações dos pacientes com seus cuidados e a equipe que os presta (Coleman et al., 2009). Com esse modelo de cuidados crônicos vem o desenvolvimento do tratamento médico domiciliar do paciente, de organizações de atendimento responsável e projetos de iniciativa de atenção primária abrangente – que combinam tratamento médico domiciliar do paciente e organizações de atendimento responsável. O foco de um tratamento médico domiciliar do paciente está na relação paciente-profissional, incorporando a abordagem de equipe (Boyce, 2012).

Após a aprovação da ACA, as organizações de atendimento responsável foram formadas para oferecer uma abordagem de equipe para coordenar os cuidados prestados por médicos, hospitais e outros provedores de saúde aliados aos pacientes do Medicare. Sete estados e regiões participam da iniciativa de atenção primária abrangente, mas espera-se que cresça, exigindo que o nutricionista pense além do modelo de dietoterapia tradicional de taxa por serviço para atendimento integral e novas áreas de prática, como ambientes de atenção primária em vez de hospitais (AND, 2018). Uma pesquisa realizada em 2014 demonstrou que os nutricionistas têm consciência inadequada (cerca de 40%) e pouca participação (20%) no tratamento médico domiciliar do paciente, o que aumenta a urgência de os nutricionistas se tornarem educados sobre a ACA e sua atividade na implementação da lei (AND, 2014).

Patricia Davidson DCN, MS, RDN, CDE

Academy of Nutrition and Dietetics: Payment (*website*): https://www.eatrightpro.org/payment.
Academy of Nutrition and Dietetics: PCMH/ACO Workgroup report, June 2014 (*website* https://www.eatrightpro.org/-/media/eatrightpro-fi les/practice/patient-care/pcmhaco_workgroup_report_final.pdf?la=en&hash=3FF564E9CA95ADBEE19293B7F7D2D464C4AA27BD.
Boyce B: Paradigm shift in health care reimbursement: a look at ACOs and bundled service payments, *J Acad Nutr Diet* 112:974, 2012.
Coleman K et al.: Evidence on the Chronic Care Model in the new millennium, *Health Aff* 28:75, 2009.

apropriado para um paciente com um diagnóstico ou problema médico específico. Eles ajudam a garantir a consistência e a qualidade para provedores e pacientes em um sistema de saúde, por isso são específicos para uma instituição ou organização de saúde. **Caminhos críticos**, ou mapas de cuidados, identificam os elementos essenciais que devem ocorrer no atendimento do paciente, bem como definem um período de tempo em que cada atividade deve acontecer para maximizar os resultados do paciente. Eles costumam usar um algoritmo ou fluxograma para indicar as etapas necessárias para atingir os resultados desejados. O **gerenciamento de doenças** é projetado para prevenir a progressão ou a exacerbação de uma doença específica, além de reduzir a frequência e a gravidade dos sintomas e complicações. A educação e outras estratégias maximizam a adesão ao tratamento da doença. Educar um paciente com diabetes tipo 1 sobre o controle das concentrações de glicose no sangue seria um exemplo de uma estratégia de gerenciamento de doenças destinada à diminuição de complicações – nefropatia, neuropatia e retinopatia – e da frequência com que o paciente precisa acessar o prestador de atendimento. A redução do número de visitas ao pronto-socorro relacionadas a episódios de hipoglicemia é exemplo de meta.

Cuidado centrado no paciente e gerenciamento de casos

O processo de **gerenciamento de casos** visa atingir as metas de atendimento ao paciente de maneira econômica e eficiente. Ele é um componente essencial na prestação de cuidados que fornece experiência positiva ao paciente, garante resultados clínicos ideais e usa recursos com sabedoria. O gerenciamento de casos envolve avaliação, evolução, planejamento, implementação, coordenação e monitoramento dos cuidados – especialmente em pacientes com doenças crônicas ou aqueles em alto risco. Em algumas áreas, os nutricionistas adicionaram conjuntos de habilidades que permitem a eles atuar como gerentes de caso. O **cuidado centrado no paciente (CCP)** se tornou um movimento nos EUA, que coloca mais tomada de decisão nas mãos do consumidor – o que agrega mais ênfase nos resultados, às vezes, em detrimento da autonomia do médico (Bardes, 2012). No cuidado a longo prazo, o objetivo se concentra em garantir a dignidade e a escolha (ver Capítulo 19).

O **gerenciamento de utilização** é um sistema que busca a eficiência de custos, eliminando ou reduzindo exames, procedimentos e serviços desnecessários. Aqui, um gerente normalmente é atribuído a um grupo de pacientes, bem como é responsável por garantir o cumprimento dos critérios preestabelecidos.

O **tratamento médico domiciliar do paciente (TMDP)** é um novo desenvolvimento que se concentra no relacionamento entre o paciente e o médico pessoal. O médico pessoal assume a responsabilidade de coordenar os cuidados de saúde do paciente, assim como se comunica com outros profissionais conforme necessário. Outros profissionais – como enfermeiros, nutricionistas, educadores de saúde e profissionais de saúde afins – podem ser chamados pelo paciente ou pelo médico pessoal para serviços de prevenção e tratamento. Quando o atendimento especializado é necessário, o médico pessoal se torna responsável por garantir que o atendimento seja contínuo e as transições entre os locais de atendimento ocorram sem problemas. O nutricionista deve ser considerado parte do plano de tratamento médico domiciliar.

Independentemente do modelo, o estabelecimento deve gerenciar o atendimento ao paciente com prudência. A triagem nutricional pode ser importante para identificar pacientes em risco nutricional. A identificação precoce desses fatores permite uma intervenção oportuna, bem como ajuda a prevenir as comorbidades frequentemente observadas com a desnutrição – que podem causar o aumento do tempo de internação e dos custos. Os CMS identificaram condições – como insuficiência cardíaca, ataque cardíaco e pneumonia – para as quais nenhum reembolso adicional será recebido se um paciente for readmitido para cuidados intensivos dentro de 30 dias desde a admissão anterior. Embora muitos vejam essa regra como punitiva, ela oferece uma oportunidade para os nutricionistas demonstrarem como os serviços de nutrição – incluindo a educação do paciente – podem economizar dinheiro por meio da diminuição das readmissões.

Outros desenvolvimentos recentes incluem os eventos inadmissíveis ou "eventos nunca". Os eventos inadmissíveis consistem em ocorrências que nunca deveriam acontecer em uma instituição de saúde que oferece **cuidados e centrados no paciente (CCP)** de qualidade. Os CMS não reembolsarão as instalações dos custos adicionais de cuidados relacionados a "eventos inadmissíveis". Os nutricionistas devem prestar atenção a lesões por pressão novas ou agravadas, além de infecções de acesso venoso central como potenciais "eventos inadmissíveis".

Formação de equipe

A formação da equipe também afeta o sucesso dos cuidados nutricionais. Os nutricionistas clínicos podem ser centralizados (todos fazem parte de um núcleo de nutrição) ou descentralizados (o nutricionista faz parte de uma unidade ou serviço de atendimento ao paciente) – dependendo do modelo adotado por uma instituição de saúde específica. Certos departamentos, como serviço de alimentação, contabilidade e recursos humanos, permanecem centralizados na maioria dos modelos, na medida em que algumas das funções pelas quais esses departamentos são responsáveis não estão diretamente relacionadas ao atendimento ao paciente. Os nutricionistas devem estar envolvidos no planejamento de qualquer reformulação do atendimento ao paciente (consulte *Em foco*: linguagem nutricional padronizada e práticas de codificação). Os métodos descritos na publicação *Registered Dietitian Staffing and Productivity Benchmarking Study* (Estudo comparativo de produtividade e formação de equipe de dietistas registrados) é um recurso importante sobre como um modelo de recursos humanos pode ser aplicado para determinar os requisitos para a formação de equipe de nutricionistas (Hand et al., 2015).

INTERVENÇÕES NUTRICIONAIS

O nutricionista é responsável pela prestação de serviços de alimentação e nutrição confiáveis e altamente individualizados. Os nutricionistas são responsáveis pelo uso de práticas baseadas em evidências que não sejam comprometidas pelas forças de mercado.

A avaliação de dietas gerais e modificadas requer um conhecimento profundo do conteúdo nutricional dos alimentos. Em particular, é essencial estar ciente dos alimentos ricos em nutrientes que contribuem para a adequação da dieta e ser capaz de recomendar como os alimentos podem ser fortificados para aumentar seu valor nutricional (ver boxe *Em foco*: Women Infant and Children (WIC), no Capítulo 19). É essencial o conhecimento dos alimentos ricos em proteínas e necessários para a cicatrização. Conforme descrito nos capítulos posteriores focados na doença, equilíbrio e julgamento profissional são necessários. Por exemplo, às vezes uma pessoa com necessidades de cicatrização também tem disfunção renal, então a quantidade de proteína e o tipo de proteína recomendada são mais complexos.

Intervenções: prescrição de alimentos e nutrientes

A **prescrição nutricional** redigida pelo nutricionista designa o tipo, a quantidade e a frequência da nutrição com base no processo de doença do indivíduo e nos objetivos de gerenciamento de doença. A prescrição pode especificar um nível energético ou outra restrição a ser implementada. Também pode limitar ou aumentar vários componentes da dieta, como carboidratos, proteínas, lipídeos, álcool, fibras,

EM FOCO
Linguagem nutricional padronizada e práticas de codificação

A história da Classificação Internacional de Doenças (CID) pode ser rastreada até meados dos anos 1600 e o London Bills of Mortality. Somente no fim do século XIX é que os códigos de classificação internacional de doenças foram introduzidos na área da saúde. O sistema de codificação foi revisado e atualizado várias vezes, bem como é usado pela maioria dos países. Como a classificação internacional de doenças foi desenvolvida inicialmente como um sistema para rastrear as causas de morte, seu uso para codificar diagnósticos clínicos foi criticado. Os EUA usam a CID-10 desde outubro de 2015.

Os departamentos de registros médicos revisam os prontuários médicos e atribuem códigos aos diagnósticos clínicos com base em descobertas específicas documentadas por profissionais da área de saúde, bem como fatores complicadores ("comorbidades") para determinar as taxas de reembolso. Comumente, distúrbios pulmonares, gastrintestinais, endócrinos, mentais e câncer podem levar à desnutrição como um fator de comorbidade. Assim, os cuidados nutricionais coordenados e a codificação da desnutrição são elementos importantes nos serviços para os pacientes.

Um estudo realizado por Parrott et al. (2014) descobriu que os nutricionistas autônomos são mais propensos a ser reembolsados por pagadores privados ou comerciais e os nutricionistas que trabalham em ambientes clínicos, pelo Medicare. Esses profissionais devem conhecer e ser responsáveis pelo lado comercial e clínico de suas práticas de nutrição (Parrott et al., 2014).

Na prática privada, o uso de códigos corretos e o cumprimento das políticas, bem como dos procedimentos de processamento de reivindicações dos pagadores são essenciais. Por exemplo, um identificador de fornecedor nacional é um número de 10 dígitos, exigido nos sinistros. Para se inscrever em um NPI, os nutricionistas podem preencher o formulário *online* no *website* do NPPES.

NPI, identificador de provedor nacional; *NPPES*, National Plan and Provider Enumeration System.

água, vitaminas ou minerais específicos, além de substâncias bioativas, como fitonutrientes ou probióticos. Os nutricionistas redigem a prescrição nutricional após o diagnóstico dos problemas nutricionais.

Os CMS emitiram uma regra, em 2014, que permite que os nutricionistas empregados em hospitais registrem pedidos de dieta – de forma independente, no prontuário de saúde de um paciente – sem exigir a supervisão ou a aprovação de um médico ou outro profissional (Centers for Medicare and Medicaid Services, 2014). Especificamente, os nutricionistas podem receber privilégios da equipe médica do hospital para inserção de pedidos de dieta independente – e, opcionalmente, solicitar exames laboratoriais para monitorar a eficácia do planejamento e dos pedidos dietéticos – sujeitos às leis estaduais que regem o licenciamento e o escopo da prática. O processo de obtenção de privilégios de prescrição requer que uma equipe médica ou o conselho de revisão avalie as qualificações de cada profissional e a competência demonstrada para executar essas tarefas. Informações recentes mostram que fornecer aos nutricionistas os **privilégios para redigir prescrições** relacionadas à nutrição aumenta a qualidade do atendimento ao paciente, melhora os resultados relacionados, assim como controla os custos associados ao atendimento prestado (Phillips e Doley, 2017). Em estados onde as leis de licenciamento ou outros regulamentos impedem os nutricionistas de prescrever dietas diretamente, a prescrição nutricional deve ser transmitida ao profissional de saúde licenciado responsável (p. ex., médicos, assistentes médicos e enfermeiros de prática avançada), a fim de aprovar e realizar prescrições apropriadas de dieta, suplementos nutricionais orais e nutrição enteral ou parenteral. A capacidade de fazer prescrições não isenta o nutricionista da necessidade de coordenar o atendimento e se comunicar com o médico, que é o responsável final por todos os aspectos do atendimento ao paciente.

As dietas terapêuticas ou modificadas são baseadas em uma dieta geral adequada e alterada para atender às necessidades individuais – como capacidade digestiva e de absorção, alívio ou interrupção do processo de uma doença e fatores psicossociais. Em geral, a dieta terapêutica deve variar o menos possível da dieta normal do indivíduo. Os padrões pessoais de alimentação e as preferências alimentares devem ser reconhecidos, com condições socioeconômicas, práticas religiosas e quaisquer fatores ambientais que influenciem a ingestão de alimentos, como onde as refeições são feitas e quem as prepara (ver *Aspectos culturais do planejamento alimentar*, no Capítulo 10).

Uma dieta nutritiva e adequada pode ser planejada de várias maneiras. Uma base dessa dieta é escolher o sistema de orientação alimentar *chooseMyPlate Food Guidance System*, descrito no Capítulo 10.

Esse é um plano básico, bem como alimentos adicionais ou mais quantidade dos alimentos listados são incluídos para fornecimento adicional de energia e aumento da ingestão de nutrientes necessários para o indivíduo. As diretrizes dietéticas (p. ex., *Dietary Guidelines for Americans*) também são usadas no planejamento de refeições e na promoção do bem-estar. As ingestões dietéticas de referência (IDR) e as doses dietéticas recomendadas (RDA) de nutrientes específicos são formuladas para pessoas saudáveis, mas também são usadas como base para avaliar a adequação de dietas terapêuticas. As necessidades nutricionais específicas para composição genética de determinada pessoa, bem como o estado de doença ou distúrbios sempre devem ser levados em consideração durante o planejamento da dieta.

Modificações da dieta normal

A nutrição normal é a base sobre a qual se baseiam as modificações terapêuticas na dieta. Independentemente do tipo de dieta prescrita, o propósito da dieta é fornecer os nutrientes necessários ao corpo de maneira que ele possa controlá-los. O ajuste da dieta pode assumir qualquer uma das seguintes formas:

- Mudança na consistência dos alimentos (dieta líquida ou pastosa)
- Aumento ou diminuição do valor energético da dieta (dieta rica em energia ou para redução de massa corporal)
- Aumento ou diminuição do tipo de alimento ou nutriente consumido (dieta com restrição de sódio, de lactose, com alto teor de fibras ou de potássio)
- Eliminação de alimentos específicos (dieta sem glúten e sem glutamato monossódico [GM])
- Ajuste no nível, na proporção ou no equilíbrio de proteínas, lipídeos e carboidratos (dieta cetogênica, renal, rica em proteínas ou para controle de glicose no sangue)
- Reorganização de número e frequência das refeições (dieta para idosos ou pós-gastrectomia)
- Alteração da rota de entrega de nutrientes (nutrição enteral ou parenteral).

Modificações na dieta de pacientes hospitalizados

O alimento é uma parte importante do cuidado nutricional. Devem ser feitas tentativas para respeitar as preferências do paciente durante a doença e a recuperação da cirurgia. Isso significa que o paciente deve ser envolvido na decisão de seguir uma dieta terapêutica. Imaginação e engenhosidade no planejamento do menu são essenciais ao se planejarem refeições aceitáveis para uma população de pacientes variada. Atenção a cor, textura, composição e temperatura dos alimentos, bem como um conhecimento sólido de dietas terapêuticas são necessários para o planejamento do cardápio. Porém, para o paciente, o bom gosto e a apresentação atrativa são os mais importantes. Quando possível, as escolhas de alimentos do paciente são mais prováveis de ser consumidas. A capacidade de fazer seleções de alimentos dá ao paciente uma opção, em um ambiente, de outra forma limitante.

Hospitais e instituições de longa permanência devem adotar um manual de cuidados nutricionais que sirva de referência para as dietas servidas na instituição. Para isso, a AND desenvolveu manuais *online* de cuidados nutricionais (AND, 2018c). Todos os hospitais ou as instituições de saúde têm dietas básicas de rotina projetadas para uniformidade e conveniência de serviço. Essas dietas padrão são baseadas no fundamento de um modelo de dieta adequado, com teores de nutrientes derivados das ingestões dietéticas de referência. Os tipos de dietas padrão variam, mas geralmente podem ser classificados como gerais, regulares ou de consistência modificada. As dietas devem ser realistas e atender às necessidades nutricionais dos pacientes. A consideração mais importante do tipo de dieta oferecida é fornecer alimentos que o paciente esteja disposto e seja capaz de comer, bem como acomodem quaisquer modificações dietéticas necessárias. A redução do tempo de permanência em muitos estabelecimentos de saúde resulta na necessidade de otimizar a ingestão de energia e proteínas, o que geralmente se traduz em uma abordagem liberal para dietas terapêuticas. Isso é especialmente verdadeiro quando as restrições terapêuticas podem comprometer a ingestão e a subsequente recuperação da cirurgia, do estresse ou da doença.

Dieta regular ou geral

Dietas "regulares" ou "gerais" são usadas rotineiramente e servem como base para dietas terapêuticas mais diversificadas. Em algumas instituições, uma dieta que não tenha restrições é chamada de dieta normal ou geral; ademais, ela é utilizada quando a condição médica do paciente não garante nenhuma limitação. Essa é uma dieta geral básica adequada de aproximadamente 1.600 a 2.200 kcal, geralmente contém 60 a 80 g de proteínas, 80 a 100 g de lipídeos e 180 a 300 g de carboidratos. Embora não haja restrições alimentares específicas, algumas instituições de saúde instituíram dietas regulares com baixo teor de gordura saturada, açúcar e sal, a fim de seguir as recomendações dietéticas para a população em geral. Em outras instituições de saúde, a dieta se concentra em fornecer alimentos que o paciente esteja disposto e seja capaz de comer – com menos foco na restrição de nutrientes. Muitas instituições de saúde têm um menu seletivo, que permite ao paciente certas escolhas, e a adequação da dieta varia de acordo com as seleções do paciente. Desenvolvimentos mais recentes no serviço de alimentação de saúde incluem o uso de "**serviço de quarto**" semelhante ao modelo utilizado em hotéis; além disso, os pacientes têm total liberdade para escolher o que e quando comer.

Modificações na consistência

As modificações na consistência podem ser necessárias para pacientes com capacidade limitada de mastigação ou deglutição. Ver Capítulo 39 e Apêndice 20 para obter mais informações sobre modificações de consistência e pacientes com alterações neurológicas que requeiram tais dietas.

As dietas de líquidos claros incluem alguns eletrólitos e pequenas quantidades de energia de chá, caldo, bebidas carbonatadas, sucos de frutas coados e gelatina. O leite e os líquidos preparados com leite são omitidos, assim como os sucos de frutas que contenham polpa. Líquidos e eletrólitos geralmente são repostos por via intravenosa até que a dieta possa ser avançada para duma nutrição mais adequada.

Poucas evidências científicas apoiam o uso de dietas de líquidos claros como dietas de transição pós-cirúrgica. A dieta média de líquidos claros contém apenas 500 a 600 kcal, 5 a 10 g de proteínas, lipídeos mínimos, 120 a 130 g de carboidratos, além de pequenas quantidades de sódio e potássio; ela é inadequada em energia, fibras e todos os outros nutrientes essenciais, devendo ser usada apenas por curtos períodos. Ademais, dietas líquidas completas também não são recomendadas por um período prolongado. Se necessário, suplementos orais podem ser usados para fornecer mais proteínas e energia, bem como podem ser oferecidos como líquidos para tomar medicamentos, se apropriado.

Ingestão de alimentos

A refeição servida não representa necessariamente a ingestão real do paciente. A prevenção da desnutrição no ambiente de saúde requer observação e monitoramento da adequação da ingestão do paciente. Essa análise da ingestão de nutrientes é descrita no Capítulo 4. Se a ingestão alimentar for inadequada, medidas devem ser tomadas para fornecer alimentos ou suplementos que possam ser mais bem aceitos ou tolerados. Independentemente do tipo de dieta prescrita, a refeição servida e a quantidade realmente ingerida devem ser consideradas para se obter uma determinação precisa da ingestão de energia e nutrientes do paciente. Lanches e bebidas que contenham energia, consumidos entre as refeições, também são considerados na ingestão geral. O nutricionista deve manter a comunicação com o pessoal de enfermagem e do serviço de alimentação para determinar a adequação da ingestão.

Aceitação e fatores psicológicos

Os alimentos e os lanches entre as refeições costumam ser os destaques do dia e esperados com prazer pelo paciente. A hora das refeições deve ser uma experiência o mais positiva possível. O ambiente no qual o paciente esteja comendo deve ser confortável; ademais, a ingestão de alimentos é incentivada em um ambiente agradável, com o paciente em uma posição confortável para comer na cama ou sentado em uma cadeira longe de visões ou odores desagradáveis. Comer com outras pessoas geralmente promove melhor ingestão.

A disposição da bandeja deve refletir a consideração das necessidades do paciente. Os pratos e utensílios devem estar em um local conveniente. A independência deve ser encorajada para aqueles que precisam de ajuda para comer. O cuidador pode fazer isso pedindo aos pacientes que especifiquem a sequência de alimentos a serem ingeridos, assim como fazendo com que participem da alimentação. Mesmo os deficientes visuais podem comer sem ajuda se lhes for dito onde encontrar os alimentos na bandeja. Para pacientes que precisam de assistência alimentar, é importante que a refeição seja servida quando um cuidador estiver pronto para ajudá-los, de forma que os alimentos estejam em uma temperatura ideal. Os terapeutas ocupacionais são úteis para recomendar utensílios especiais – como colheres de peso – e desenvolver um plano para a independência alimentar.

A má aceitação de alimentos e refeições pode ser causada por alimentos desconhecidos, mudanças na programação alimentar, temperaturas inadequadas dos alimentos, condições clínicas do paciente ou efeitos da dietoterapia. A aceitação dos alimentos é melhorada quando a seleção pessoal dos menus é incentivada.

Os pacientes devem ter a oportunidade de compartilhar suas preocupações com relação às refeições, o que pode melhorar a aceitação e a ingestão. A atitude do cuidador é importante para estimular a aceitação de uma dieta terapêutica. O enfermeiro que entende que a dieta contribui para a restauração da saúde do paciente comunica essa convicção por meio de ações, expressões faciais e conversas. Pacientes que entendem que a dieta é importante para o sucesso de sua recuperação geralmente a aceitam com mais disposição. Quando o paciente deve aderir a um programa dietético terapêutico indefinidamente, uma abordagem de aconselhamento o ajuda a atingir seus objetivos nutricionais (ver Capítulo 13). Por terem contato frequente com os pacientes, enfermeiros e auxiliares de enfermagem desempenham um papel importante na aceitação dos cuidados nutricionais por parte do paciente. Garantir que a equipe de enfermagem esteja ciente do plano de cuidados nutricionais do paciente pode melhorar muito a probabilidade de sucesso.

Intervenções: orientação e aconselhamento nutricional

A educação nutricional é uma parte importante dos cuidados nutricionais prestados a indivíduos e populações. O objetivo da educação nutricional é ajudar o paciente a adquirir o conhecimento e as habilidades necessárias para fazer mudanças, incluindo a modificação do comportamento para facilitar a mudança sustentada. A educação nutricional e as mudanças na dieta podem resultar em muitos benefícios, incluindo gerenciamento da doença ou controle dos sintomas, melhora do estado de saúde, aprimoramento da qualidade de vida e redução dos custos com cuidados de saúde.

Como o tempo médio de permanência no hospital diminuiu, o papel do nutricionista envolvido na educação de pacientes internados mudou para fornecer educação breve ou "habilidades de sobrevivência". Essa educação inclui os tipos de alimentos a serem limitados, o horário das refeições e o tamanho das porções. Muitos pacientes, agora, são transferidos para um centro de reabilitação para completar sua recuperação e reduzir o custo do atendimento. Os nutricionistas podem acompanhá-los por períodos mais longos e continuar o aconselhamento nutricional iniciado no hospital. O aconselhamento ambulatorial de acompanhamento deve ser incentivado na alta. Ver Capítulo 12 para gerenciamento da terapia nutricional e Capítulo 13 para aconselhamento.

Intervenção: coordenação do atendimento

Os cuidados nutricionais fazem parte do **planejamento de alta**. Educação, aconselhamento e mobilização de recursos para fornecer atendimento domiciliar e apoio nutricional estão incluídos nos procedimentos de alta. O preenchimento de um resumo nutricional de alta para o próximo cuidador é fundamental para um tratamento ideal. A documentação de alta apropriada inclui o resumo das terapias nutricionais e dos resultados; informações pertinentes, como massa corporal, valores laboratoriais e ingestão alimentar; interações fármaco-nutriente relevantes; progresso ou prognóstico esperado; e recomendações para serviços de acompanhamento. Os tipos de terapia tentados e sem sucesso podem ser informações muito úteis. A quantidade e o tipo de instrução dada, a compreensão do paciente e o grau esperado de adesão à dieta prescrita estão incluídos. Um plano de alta eficaz aumenta a probabilidade de um resultado positivo para o paciente.

Independentemente do ambiente no qual o paciente recebe alta, a coordenação eficaz do cuidado começa no primeiro dia de internação em um hospital ou uma casa de repouso e continua durante toda a institucionalização. O paciente deve ser incluído em todas as etapas do processo de planejamento – sempre que possível – para garantir que as decisões tomadas pela equipe de saúde reflitam os desejos do paciente.

Quando necessário, o nutricionista dietista encaminha o paciente para outros cuidadores, agências ou programas para atendimento ou serviços de acompanhamento. Por exemplo, o uso do programa de refeições entregues em casa por programas de nutrição para idosos (p. ex., *Older Americans Act Nutrition Program*), tradicionalmente tem atendido idosos frágeis, confinados em casa; todavia, estudos mostram que os idosos que tiveram alta recentemente do hospital podiam estar em alto risco nutricional, mas não foram encaminhados para esse serviço (Sahyoun et al., 2010; ver Capítulo 19). Assim, o nutricionista desempenha um papel fundamental na realização do encaminhamento e na coordenação do acompanhamento necessário.

NUTRIÇÃO PARA O PACIENTE TERMINAL OU EM CUIDADOS PALIATIVOS

A manutenção do conforto e da qualidade de vida são os objetivos mais típicos dos cuidados nutricionais para o paciente com doença terminal. As restrições dietéticas raramente são apropriadas, bem como os cuidados nutricionais devem estar atentos às estratégias que facilitem o controle dos sintomas e da dor. O reconhecimento das várias fases da morte – negação, raiva, barganha, depressão e aceitação – ajudará o profissional de saúde a entender a resposta do paciente à terapia alimentar e nutricional.

A decisão sobre quando o suporte de vida deve ser encerrado frequentemente envolve a questão de continuar a nutrição enteral ou parenteral. Com **diretrizes antecipadas**, o paciente pode aconselhar familiares e membros da equipe de saúde sobre as preferências individuais em relação às questões do fim da vida. Questões de alimentação e hidratação podem ser discutidas – por exemplo, se a alimentação por sonda deve ser iniciada ou interrompida e em quais circunstâncias. O suporte nutricional deve ser continuado enquanto o paciente for competente para fazer essa escolha – ou conforme especificado nas diretrizes antecipadas do paciente.

Na demência avançada, a incapacidade de consumir alimentos por via oral pode levar à perda de massa corporal (ver Capítulo 19). Uma alternativa clara para a alimentação por sonda orientada para um objetivo pode ser o pedido de "conforto alimentar", a fim de garantir um plano alimentar individualizado (Palecek et al., 2010). Os

---

CASO CLÍNICO

O Sr. B, um homem branco de 47 anos, 1,83 m de estatura, pesando 90 kg, foi admitido no hospital com dores no peito. Três dias após a admissão, nas sessões de atendimento ao paciente, é descoberto que o Sr. B ganhou 13 kg nos últimos 2 anos. A revisão do registro de saúde revela os seguintes dados laboratoriais: LDL-colesterol é 240 mg/dℓ (desejável 130 mg/dℓ), HDL-colesterol é 30 mg/dℓ (desejável 50 mg/dℓ), triglicerídeo é 350 mg/dℓ (desejável < 200 mg/dℓ). A pressão arterial é 120/85 mmHg. Medicamentos atuais: multivitamínico/mineral diariamente. O cateterismo cardíaco está agendado para o dia seguinte. A história dietética revela consumo frequente de alimentos ricos em gordura. Recordatório de 24 horas: 3.200 kcal e 150 g de gordura.

Declarações de diagnóstico nutricional

- Valores laboratoriais alterados relacionados à nutrição com relação a escolhas alimentares indesejáveis, conforme evidenciado por LDL-colesterol elevado e HDL-colesterol baixo, bem como histórico dietético de consumo frequente de alimentos ricos em gordura
- Ingestão excessiva de gordura e energia relacionada ao consumo de alimentos com alto teor de gordura em todas as refeições, conforme evidenciado por recordatório de 24 horas de 3.200 kcal e 150 g de gordura.

Perguntas sobre cuidados com a nutrição

1. De quais outras informações você precisa para desenvolver um plano de cuidados nutricionais?
2. A triagem nutricional foi concluída em tempo hábil? Discuta as implicações do momento da triagem *versus* implementação do cuidado.
3. Desenvolva um gráfico de nota, usando o formato ADIME (análise, diagnóstico, intervenções, monitoramento, avaliação [*evaluation*]) com base nessas informações e na entrevista que você conduziu com o paciente.
4. Quais objetivos de cuidados com a nutrição você desenvolveria para esse paciente durante sua internação?
5. Quais objetivos você desenvolveria para esse paciente após a alta? Discuta como o tipo de cobertura de seguro-saúde que o paciente tem pode influenciar esse plano.

HDL, lipoproteína de alta densidade; *LDL*, lipoproteína de baixa densidade.

cuidados paliativos estimulam o alívio dos sintomas físicos, da ansiedade e do medo ao tentar manter a capacidade do paciente de funcionar de forma independente.

Os programas de cuidados domiciliares paliativos permitem que pacientes com doenças terminais fiquem em casa e adiem ou evitem a internação. A qualidade de vida é o componente crítico. Na verdade, os indivíduos têm o direito de solicitar ou recusar nutrição e hidratação como tratamento clínico. A intervenção do nutricionista pode beneficiar o paciente e a família à medida que se ajusta às questões relacionadas à morte, que se aproxima. As famílias que podem estar acostumadas a uma dieta modificada devem ser tranquilizadas caso se sintam desconfortáveis em diminuir as restrições alimentares. A comunicação contínua e as explicações para a família são importantes e úteis. Os nutricionistas devem trabalhar em colaboração para fazer recomendações sobre fornecimento, suspensão ou retenção de nutrição e hidratação em casos individuais, além de servir como membros ativos dos comitês de ética institucionais. O nutricionista como membro da equipe de saúde tem a responsabilidade de promover o uso das diretrizes antecipadas do paciente individual e identificar suas necessidades nutricionais e de hidratação. A qualidade de vida e outras *Patient Reported Outcome Measures* (PROM) – medidas de resultados relatados pelo paciente, em tradução livre – estão se tornando cada vez mais importantes como uma abordagem concreta para monitorar o cuidado centrado nas pessoas.

WEBSITES ÚTEIS

Academy of Nutrition and Dietetics
Academy of Nutrition and Dietetics Health Informatics Infrastructure
Centers for Medicare and Medicaid Services
electronic Nutrition Care Process Terminology (eNCPT)
Nutrition Care Manual
The Joint Commission

REFERÊNCIAS BIBLIOGRÁFICAS

Academy of Nutrition and Dietetics: *About eNCPT*, 2018a. Available at: www.ncpro.org.

Academy of Nutrition and Dietetics: *Abridged Nutrition Cate Process Terminology* (NCPT), *reference manual*, ed 2017, Chicago, 2017, Academy of Nutrition and Dietetics.

Academy of Nutrition and Dietetics: *Terminology submission instructions*, 2018b. Available at: www.ncpro.org/terminology-submission-process.

Academy of Nutrition and Dietetics, Evidence Analysis Library: NSCR: *adult nutrition screening tool comparison (2009)*, 2010. Available at: www.andeal.org/topic.cfm?menu=3584.

Academy of Nutrition and Dietetics, Evidence Analysis Library: *Medical nutrition therapy effectiveness systematic review* (2013–15), 2015. Available at: www.andeal.org/topic.cfm?menu=5284&cat=3676.

Academy of Nutrition and Dietetics: *Nutrition care manual*, 2018c. Available at: www.nutritioncaremanual.org.

Academy of Nutrition and Dietetics Quality Management Committee: Academy of Nutrition and Dietetics: revised 2017 standards of practice in nutrition care and standards of professional performance for registered dietitians, *J Acad Nutr Diet* 118:132–140.e15, 2018.

Bardes CL: Defining "patient-centered medicine", *N Engl J Med* 366:782–783, 2012.

Centers for Medicare and Medicaid Services: *HIPAA general information*, 2018. Available at: www.cms.gov/Regulations-and-Guidance/Administrative-Simplification/HIPAA-ACA/index.html.

Centre for Evidence-Based Medicine: *What is evidence based medicine*, 2014. Available at: http://www.cebm.net/.

Centers for Medicare & Medicaid Services: *Rules and regulations – medicare and medicaid programs; regulatory provisions to promote program efficiency, transparency, and burden reduction; part II – final rule - pages 27105-27157 (FR DOC # 2014-10687)*, 2014. Available at: https://www.gpo.gov/fdsys/pkg/FR-2014-05-12/pdf/2014-10687.pdf.

Hakel-Smith N, Lewis NM, Eskridge KM: Orientation to nutrition care process standards improves nutrition care documentation by nutrition practitioners, *J Am Diet Assoc* 105:1582–1589, 2005.

Hand RK, Jordan B, DeHoog S, et al: Inpatient staffing needs for registered dietitian nutritionists in 21st century acute care facilities, *J Acad Nutr Diet* 115:985–1000, 2015.

Health Level Seven International: *Electronic Nutrition Care Process Record System (ENCPRS) functional profile*, 2010. Available at: http://www.hl7.org/special/committees/projman/searchableprojectindex.cfm?action=edit&ProjectNumber=706.

Institute of Medicine Committee on Quality of Health Care in America: *To err is human: building a safer health system*, Washington, DC, 2000, National Academies Press.

Joint Commission: *Sentinel event policy and procedures*, 2017. Available at: http://www.jointcommission.org/Sentinel_Event_Policy_and_Procedures/.

Murphy WJ, Steiber AL: A new breed of evidence and the tools to generate it: introducing ANDHII, *J Acad Nutr Diet* 115:19–22, 2015.

Murphy WJ, Yadrick MM, Steiber AL, et al: Academy of Nutrition and Dietetics Health Informatics Infrastructure (ANDHII): a pilot study on the documentation of the nutrition care process and the usability of ANDHII by registered dietitian nutritionists, *J Acad Nutr Diet*, 118:1966–1974, 2018.

Palecek EJ, Teno JM, Casarett DJ, et al: Comfort feeding only: a proposal to bring clarity to decision-making regarding difficulty with eating for persons with advanced dementia, *J Am Geriatr Soc* 58:580–584, 2010.

Papoutsakis C, Moloney L, Sinley RC, et al: Academy of Nutrition and Dietetics methodology for developing evidence-based nutrition practice guidelines, *J Acad Nutr Diet* 117:794–804, 2017.

Parrott JS, White JV, Schofield M, et al: Current coding practices and patterns of code use of registered dietitian nutritionists: the Academy of Nutrition and Dietetics 2013 coding survey, *J Acad Nutr Diet* 114:1619-1629.e5, 2014.

Phillips W, Doley J: Granting order-writing privileges to registered dietitian nutritionists can decrease costs in acute care hospitals, *J Acad Nutr Diet* 117:840–847, 2017.

Sackett DL, Rosenberg WM, Gray JA, et al: Evidence based medicine: what it is and what it isn't, *BMJ* 312:71–72, 1996.

Sahyoun NR, Anyanwu UO, Sharkey JR, et al: Recently hospital-discharged older adults are vulnerable and may be underserved by the Older Americans Act nutrition program, *J Nutr Elder* 29:227–240, 2010.

Swan WI, Vivanti A, Hakel-Smith NA, et al: Nutrition care process and model update: toward realizing people-centered care and outcomes management, *J Acad Nutr Diet* 117:2003–2014, 2017.

Swan WI, Pertel DG, Hotson B, et al: Nutrition Care Process (NCP) update part 2: developing and using the NCP terminology to demonstrate efficacy of nutrition care and related outcomes, *J Acad Nutr Diet* 119(5):840–855, 2019. doi:10.1016/j.jand.2018.10.025.

U.S. Department of Health and Human Services: *Omnibus HIPAA rulemaking*, 2015. Available at: www.hhs.gov/hipaa/for-professionals/privacy/laws-regulations/combined-regulation-text/omnibus-hipaa-rulemaking/index.html.

U.S. Government Publishing Office: *Public law 111 – 148 - patient protection and affordable care act*, 2010. Available at: www.gpo.gov/fdsys/granule/PLAW-111publ148/PLAW-111publ148/content-detail.html.

Distribuição de Alimentos e Nutrientes: Planejamento da Dieta com Competência Cultural

Lorena Drago, MS, RDN, CDN, CDE
Martin M. Yadrick, MBI, MS, RDN, FAND

TERMOS-CHAVE

alimento funcional
declaração de saúde
deserto de alimentos
Dietary Guidelines for Americans (DGA)
fitoquímicos
flexitariano
Healthy Eating Index (HEI)
ingestão adequada (IA)

ingestão diária de referência (RDI)
ingestão dietética de referência (IDR)
ingestão dietética recomendada (RDA)
insegurança alimentar
lactovegetariano
limite superior de ingestão tolerável (UL)
necessidade média estimada (NME)
ovolactovegetariano

rótulo de informações nutricionais
semivegetariano
My Plate Food Guidance System
valor diário de referência (VDR)
valor diário (VD)
vegano
vegetariano

Uma dieta apropriada é adequada, balanceada e considera as características do indivíduo – como idade e estágio de desenvolvimento, preferências de sabor e hábitos alimentares –, bem como reflete disponibilidade de alimentos, instalações de armazenamento e preparação, condições socioeconômicas, práticas culturais, tradições familiares e habilidades culinárias. Uma dieta adequada e balanceada atende a todas as necessidades nutricionais de um indivíduo para manutenção, reparo, processos vitais, crescimento e desenvolvimento; ademais, ela inclui energia e todos os nutrientes em quantidades adequadas e proporcionais uns aos outros. A presença ou a ausência de um nutriente essencial pode afetar a disponibilidade, a absorção, o metabolismo ou a necessidade alimentar de outros nutrientes. O reconhecimento das inter-relações de nutrientes proporciona um suporte adicional para o princípio de manter a variedade dos alimentos para fornecer a dieta mais completa.

Nutricionistas registrados e técnicos de nutrição e dietética traduzem informações sobre alimentos, nutrição e saúde em escolhas alimentares, bem como padrões de dieta para grupos e indivíduos. Com o aumento do conhecimento da relação entre dieta e incidência de doenças crônicas entre os norte-americanos, a importância de uma dieta adequada não pode ser subestimada. Nesta era de conhecimento científico em grande expansão, as mensagens sobre a ingestão de alimentos para promoção da saúde e prevenção de doenças mudam com frequência.

DETERMINAÇÃO DAS NECESSIDADES NUTRICIONAIS

De acordo com o Food and Nutrition Board (FNB) das National Academies of Sciences, Engineering, and Medicine, a escolha de uma variedade de alimentos deve providenciar quantidades adequadas de nutrientes. Uma dieta variada também pode garantir que uma pessoa consuma quantidades suficientes de constituintes de **alimentos funcionais** que, embora não sejam definidos como nutrientes, têm efeitos biológicos e podem influenciar a saúde e a suscetibilidade a doenças. Os exemplos incluem alimentos que contêm fibras dietéticas e carotenoides, assim como **fitoquímicos** menos conhecidos – componentes de plantas que têm propriedades protetoras ou preventivas de doenças –, como o isotiocianato na couve-de-bruxelas ou em outros vegetais crucíferos e o licopeno em produtos à base de tomate.

DIRETRIZES MUNDIAIS

Numerosos padrões servem como guias para planejar, bem como avaliar dietas e suprimentos alimentares para indivíduos e grupos populacionais. A Food and Agriculture Organization (FAO) e a Organização Mundial da Saúde (OMS) das Nações Unidas estabeleceram padrões internacionais em muitas áreas de qualidade e segurança alimentar, além de recomendações dietéticas e nutricionais. Nos EUA, o FNB lidera o desenvolvimento de recomendações de nutrientes desde a década de 1940. Desde meados da década de 1990, as recomendações de nutrientes desenvolvidas pelo FNB têm sido usadas pelos EUA e pelo Canadá.

O U.S. Department of Agriculture (USDA) e o U.S. Department of Health and Human Services (USDHHS) têm a responsabilidade compartilhada de emitir recomendações dietéticas, coletar e analisar dados de composição de alimentos, bem como formular regulamentações para informações nutricionais em produtos alimentícios. A Health Canada é a agência responsável por recomendações dietéticas canadenses, saúde nutricional e bem-estar de sua população, assim como políticas e padrões de nutrição baseados em evidências. O *Eating Well with Canada's Food Guide* (Programa Comendo Bem com o Guia Alimentar do Canadá) visa melhorar a saúde, atender às necessidades de nutrientes, além de reduzir o risco de doenças e condições relacionadas aos nutrientes. Na América do Sul, vários países – como Argentina, Brasil, Chile, Uruguai e Venezuela – divulgaram diretrizes dietéticas no fim dos anos 1990 ou no início dos anos 2000. Entre os 27 países da América Latina e do Caribe, 24 estabeleceram diretrizes dietéticas baseadas em alimentos. Na América Latina e no Caribe, as diretrizes dietéticas e os guias alimentares estão mudando de um enfoque apenas na desnutrição para, agora, incluir a obesidade. As diretrizes dietéticas mexicanas foram desenvolvidas por um grupo de especialistas interdisciplinares nos campos de nutrição – incluindo dietética –, segurança alimentar e saúde pública – convocados pela Academia Nacional de Medicina de México e pelo Instituto Nacional de Salud Pública de México – para prevenir o duplo fardo da desnutrição e da obesidade, bem como de outras doenças crônicas relacionadas à alimentação. As diretrizes mexicanas de dieta e atividade física para a população, em geral, enfatizam o prazer de comer, em um ambiente familiar, grãos integrais, beber água potável e *águas frescas* – espécie de refresco preparado misturando-se frutas com água ou infundindo frutas, sementes, grãos ou pétalas de flores na água – sem açúcar, além de evitar alimentos altamente processados, bebidas adoçadas e sobremesas com grãos. Em El Salvador, a División de Nutrición y Salud desenvolveu as *Guías alimentarias para las familias salvadoreñas* (Diretrizes alimentares para famílias em El Salvador). As diretrizes dietéticas recomendam consumir uma variedade de alimentos frescos, frutas, vegetais e evitar lanches do tipo *fast-food*, alimentos fritos ou enlatados, sobremesas e bebidas adoçadas.

O Ministerio de Salud Pública y Asistencia Social de Guatemala (MSPAS), em coordenação com o Programa Nacional para la Prevención de Enfermedades Crónicas no Transmisibles del MSPAS, com o apoio da Organização Pan-Americana da Saúde (OPAS) e da Organização Mundial da Saúde (OMS) e o Instituto de Nutrición de Centro América y Panamá (INCAP), bem como outras instituições desenvolveram as *Guías alimentarias para Guatemala* (Diretrizes alimentares para a Guatemala). As diretrizes promovem uma "dieta protetora", que permite à população tomar melhores decisões a fim de evitar a desnutrição e, ao mesmo tempo, prevenir a obesidade e doenças crônicas – como hipertensão e diabetes, entre outras. As recomendações diárias incluem atividade física e consumo de frutas, verduras e legumes e duas colheres de sopa de feijão com cada tortilla – por serem alimentos econômicos e saudáveis. Para combater a desnutrição e a anemia, o consumo de carne bovina, frango, fígado ou peixe é recomendado pelo menos duas vezes por semana. Em 2011, a Secretaría de Salud de Honduras publicou *Guía alimentaria basada en alimentos para Honduras* (Diretrizes alimentares baseadas em alimentos para Honduras) e as revisou em 2013. As principais mensagens incluem comer uma variedade de alimentos – como frutas e vegetais diariamente, carne, peixe ou vísceras pelo menos duas vezes por semana – para promover o crescimento e fortalecer o corpo. O Ministerio de Salud Pública de República Dominicana, com outros colaboradores da saúde pública, desenvolveu as diretrizes dietéticas. Os objetivos das orientações alimentares são promover uma alimentação saudável baseada em sete grupos de alimentos para prevenir doenças por déficit ou excesso no consumo de alimentos, melhorar os hábitos alimentares da população dominicana por meio da promoção de uma alimentação saudável e balanceada, bem como estimular um estilo de vida saudável por meio da prática rotineira de atividade física e hábitos saudáveis. O Instituto Colombiano de Bienestar Familiar desenvolveu as *Guías alimentarias basadas en alimentos para la población Colombiana* (Diretrizes alimentares baseadas em alimentos para a população colombiana), enfatizando o consumo de uma variedade de fontes alimentares, ingestão diária de frutas, vegetais e laticínios, assim como atividade física; ademais, para prevenir a anemia, é incentivado o consumo de legumes duas vezes por semana e de carnes de vísceras, uma vez por semana. Bebidas adoçadas, "*junk-food*", alimentos processados e com alto teor de sódio, bem como alimentos de origem animal são desencorajados. A Fundación José María Bengoa para la Alimentación y Nutrición publicou as *Guías de alimentación para Venezuela* (Diretrizes alimentares da Venezuela). As mensagens principais se concentram em ingerir uma variedade de alimentos em quantidades adequadas em um ambiente familiar, com boa alimentação e boas práticas de higiene.

Na Austrália, as diretrizes estão disponíveis por meio do National Health and Medical Research Council of the Department of Health. Em 1996, a OMS e a FAO publicaram diretrizes para desenvolvimento e uso de diretrizes dietéticas baseadas em alimentos (FAO/WHO, 1996). No continente africano, as diretrizes dietéticas foram desenvolvidas em vários países, entre eles: Benin, Quênia, Namíbia, Nigéria, Seychelles, Serra Leoa e África do Sul. Os países asiáticos – incluindo Bangladesh, Índia, Indonésia, Malásia, Nepal, Filipinas, Cingapura e Tailândia – divulgaram diretrizes dietéticas no final da década de 1990 e no início de 2000.

Vários países desenvolveram diretrizes dietéticas baseadas em alimentos, que são ilustradas com imagens – incluindo uma pirâmide, um templo, uma escada ou uma palmeira. Nos EUA, o *MyPlate Food Guidance System* (Sistema de Orientação Alimentar Meu Prato), mostrado na Figura 10.1, substituiu o diagrama de pirâmide anterior. Para comparação, consulte o *Eating Well with Canada's Food Guide* (Comendo Bem com o Guia Alimentar do Canadá), conforme mostrado no boxe *Visão clínica: Recomendações nutricionais para canadenses* e na Figura 10.2. O *El Plato del Bien Comer* do México (O Prato de Comer Bem), com suas cinco seções do prato – incluindo uma para legumes – é ilustrado na Figura 10.3. O *Plato Saludable de la Familia Colombiana* (Prato da Família Colombiana Saudável) (Figura 10.4) tem um prato de seis seções, que incluem proteína animal e vegetal, frutas e vegetais, grãos e vegetais ricos em amido, alimentos açucarados e lanches do tipo *fast-food*, gorduras, óleos e laticínios. Há um ícone de exercício para incentivar a atividade física regular. A República Dominicana utiliza o pilão, um utensílio de cozinha básico na culinária dominicana. Guatemala e Honduras usam uma panela contendo os grupos de alimentos recomendados na proporção de quanto eles devem ser consumidos. O *Australian Guide for Healthy Eating*

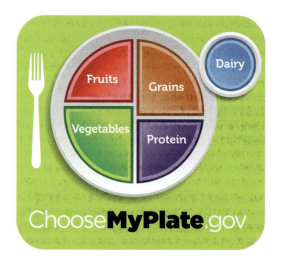

Mensagens do MyPlate

- Encontre seu estilo de alimentação saudável e mantenha-o por toda a vida
- Prepare metade do seu prato com as frutas e vegetais: varie seus vegetais e concentre-se em frutas inteiras
- Faça com que metade dos seus grãos sejam integrais
- Mude para leite ou iogurte semidesnatado ou desnatado
- Varie sua rotina de proteína
- Faça pequenas mudanças

Figura 10.1 O *My Plate* mostrando os cinco grupos de alimentos essenciais. (Cortesia de United States Department of Agriculture. Obtida em http://www.choosemyplate.gov/.)

Capítulo 10 Distribuição de Alimentos e Nutrientes: Planejamento da Dieta com Competência Cultural

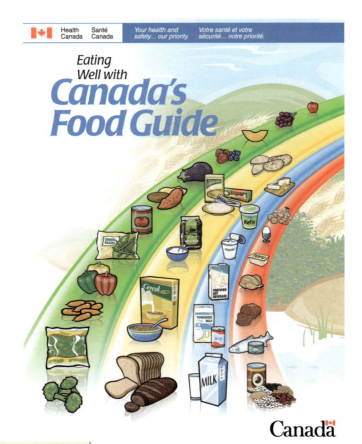

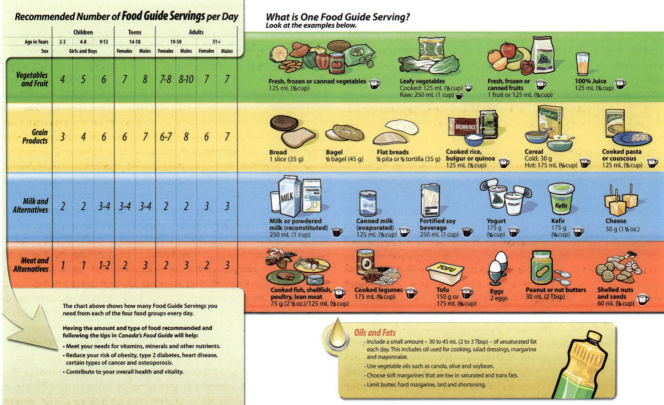

Figura 10.2 *Eating Well with Canada's Food Guide.* (Cortesia de Health Canada. Dados de Health Canada: Eating well with Canada's food guide, Her Majesty the Queen in Right of Canada, represented by the Minister of Health Canada, 2011. Retirada de https://www.canada.ca/content/dam/hc-sc/migration/hc-sc/fn-an/alt_ formats/hpfb-dgpsa/pdf/food-guide-aliment/view_eatwell_vue_bienmang-eng.pdf.) (*continua*)

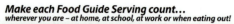
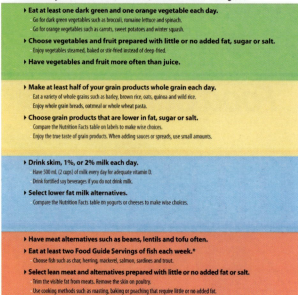
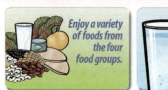
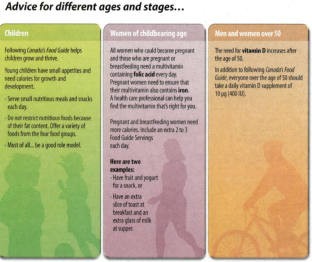
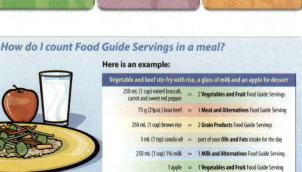
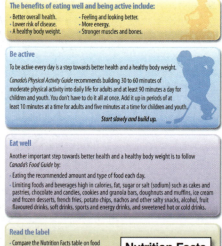
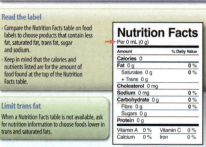

Figura 10.2 (*continuação*).

Capítulo 10   Distribuição de Alimentos e Nutrientes: Planejamento da Dieta com Competência Cultural

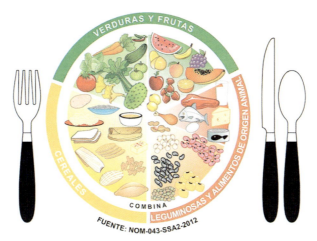

Figura 10.3 *El Plato del Bien Comer.* (Cortesia de Secretaría de Salud de México. Reproduzida de https://www.ciad.mx/notas/item/1409-conozca-el-plato-del-buen-comer.)

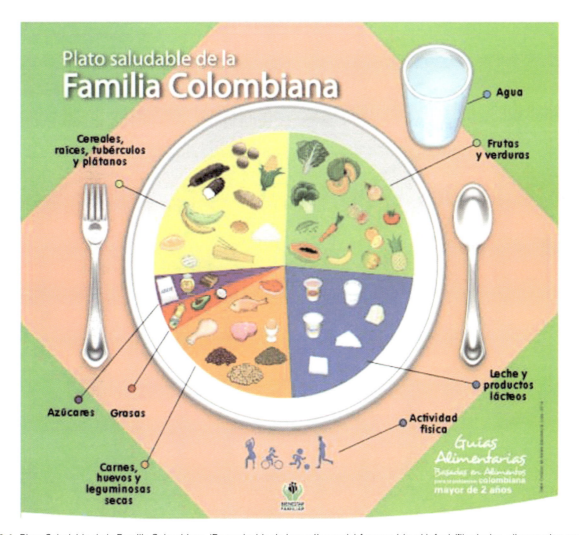

Figura 10.4 *Plato Saludable de la Familia Colombiana.* (Reproduzida de https://www.icbf.gov.co/sites/default/files/guias_alimentarias_para_poblacion_colombiana_mayor_de_2_anos_0.pdf.)

(Guia Australiano para uma Alimentação Saudável) usa uma imagem em forma de torta, com os cinco grupos de alimentos representados proporcionalmente em termos de ingestão recomendada (Figura 10.5). Existe o *Australian Guide to Health Eating for Aboriginal and Torres Strait Islanders* (Guia Australiano para Alimentação Saudável para Aborígenes e Habitantes das Ilhas do Estreito de Torres) (Figura 10.6). No Japão, o Ministério da Saúde, do Trabalho e do Bem-estar e o Ministério da Agricultura, da Silvicultura e da Pesca desenvolveram em conjunto suas diretrizes alimentares em 2000 e, em 2005, publicaram o *Guia Alimentar Japonês Spinning Top* (um tipo de pião japonês), com revisões em 2010 – para encorajar uma dieta bem balanceada (Figura 10.7). A Sociedade Chinesa de Nutrição lançou a última atualização de seu pagode dietético em 2016; o pagode é um tipo de construção em forma de torre, típico da China e países asiáticos, comumente usado como templo. O pagode dietético de 2016 é uma revisão do pagode dietético de 2007. Em comparação à versão de 2007, o número de diretrizes foi reduzido de dez para seis (Figura 10.8). Vários outros países usam imagens para ilustrar suas diretrizes dietéticas baseadas em alimentos – incluindo Holanda (Figura 10.9), França (Figura 10.10), Grécia (Figura 10.11), Hungria (Figura 10.12), Irlanda (Figura 10.13), Arábia Saudita (Figura 10.14), Eslovênia (Figura 10.15), Coreia do Sul (Figura 10.16) e Reino Unido (Figura 10.17). As diretrizes dietéticas do Brasil e da Venezuela incluem a menção ao ambiente em que se come, ao tempo gasto para consumir uma refeição e à importância de comer em um ambiente familiar (Guia Alimentar para a População Brasileira, 2015). As diretrizes brasileiras também oferecem orientações sobre a escolha de alimentos frescos ou preparados na hora em supermercados e restaurantes, bem como sugerem que o consumidor analise com objetividade as propagandas de produtos alimentícios.

Ingestão dietética de referência

Os padrões norte-americanos para os requerimentos de nutrientes têm sido as **ingestões dietéticas recomendadas** (**RDAs**, do inglês *recommended dietary allowances*) estabelecidas pelo FNB do antigo Institute of Medicine (IOM), agora National Academy of Medicine.

Elas foram publicadas pela primeira vez em 1941 e, mais recentemente, foram revisadas para certos nutrientes, em 2019. Cada revisão incorpora as descobertas de pesquisas mais recentes. Em 1993, o FNB desenvolveu uma estrutura para o desenvolvimento de recomendações de nutrientes – chamada de **ingestões dietéticas de referência** (**IDRs**). Os profissionais de nutrição e saúde sempre devem usar os bancos de dados e as tabelas de composição de alimentos atualizados, bem como indagar se os dados usados em programas computadorizados de análise de nutrientes foram revisados para incluir as informações mais atualizadas. Uma calculadora de ingestões dietéticas de referência interativa está disponível no *website* do USDA. Ela pode ser usada para determinar as recomendações diárias de nutrientes de um indivíduo com base nas ingestões dietéticas de referência – incluindo energia, macronutrientes, vitaminas e minerais – e calcular o índice de massa corporal (IMC).

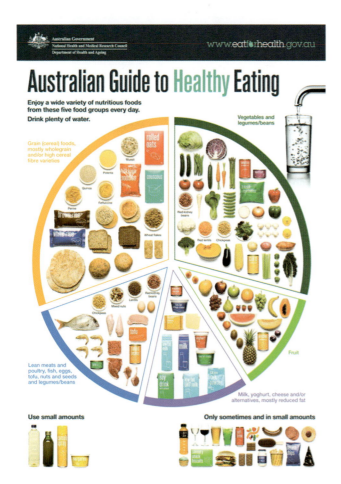

Figura 10.5 *Australian Guide to Healthy Eating*. (Cortesia de Australian Government, National Health and Medical Research Council, Department of Health and Ageing. Reproduzida de https://www.eatforhealth.gov.au/sites/default/files/content/The%20Guidelines/n55_agthe_large.pdf.)

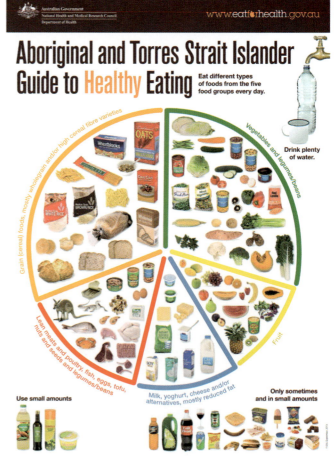

Figura 10.6 *Australian Guide to Health Eating for Aboriginal and Torres Strait Islanders*. (Reproduzida de https://www.eatforhealth.gov.au/sites/default/files/content/The%20Guidelines/final_igthe_a3_poster_-_lr.pdf.)

Capítulo 10 Distribuição de Alimentos e Nutrientes: Planejamento da Dieta com Competência Cultural

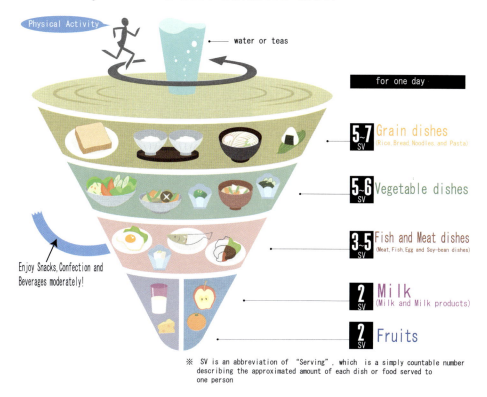

Figura 10.7 Guia Alimentar Japonês *Spinning Top* (pião). (Cortesia de Ministry of Health, Labour and Welfare and the Ministry of Agriculture, Forestry and Fisheries. Reproduzida de http://www.mhlw.go.jp/bunya/kenkou/pdf/eiyou-syokuji5.pdf.)

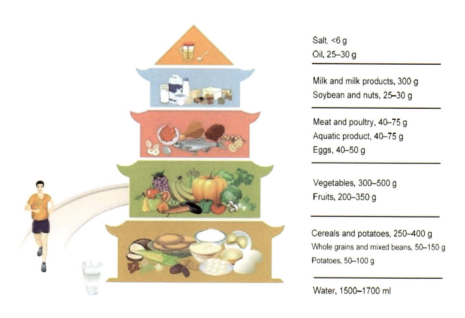

Figura 10.8 Guia Alimentar Pagode para a População Chinesa. (Cortesia de Chinese Nutrition Society. Reproduzida de https://www.ncbi.nlm.nih.gov/pmc/articles/PMC5018612/.)

176 Parte 2 Diagnóstico e Intervenção Nutricionais

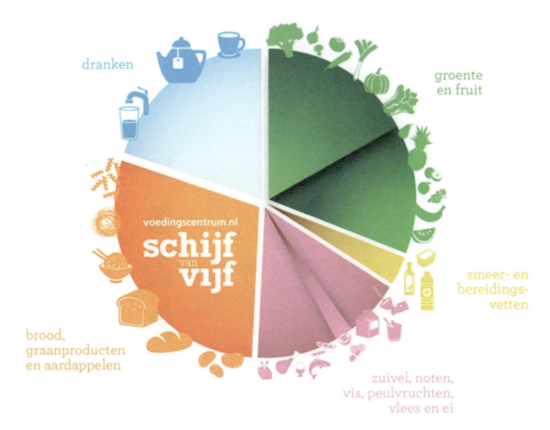

Figura 10.9 A Roda dos Cinco (Holanda). (Cortesia de Voedingscentrum – Centro de Nutrição da Holanda. Reproduzida de http://www.afvallenkanwel.nl/wp-content/uploads/2010/12/schijfvanvijf.jpg.)

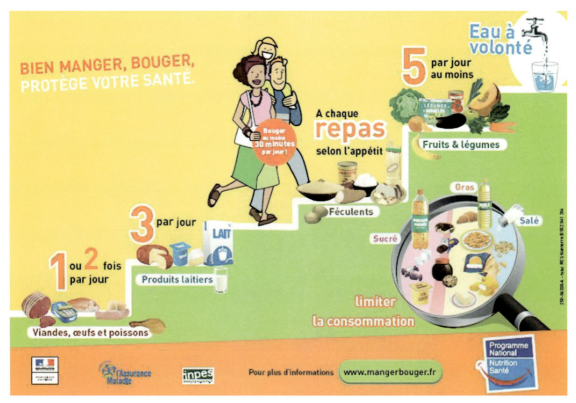

Figura 10.10 Escada Francesa. (Cortesia de Institut national de prévention et d'éducation pour la santé. Reproduzida de https://www.eufic.org/en/healthy-living/article/food-based-dietary-guidelines-in-europe.)

Capítulo 10   Distribuição de Alimentos e Nutrientes: Planejamento da Dieta com Competência Cultural

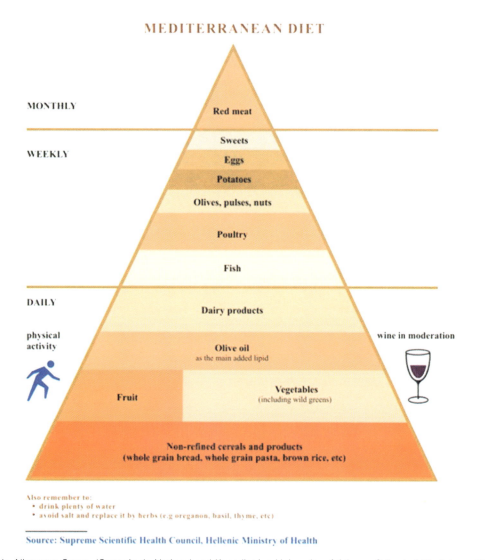

Figura 10.11 Pirâmide Alimentar Grega. (Cortesia de National and Kapodistrian University of Athens, School of Medicine – WHO Collaborating Center for Food and Nutrition Policies. *Archives of Hellenic Medicine*, 1999,16:516.)

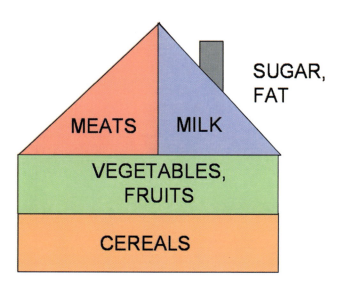

Figura 10.12 *House of Healthy Nutrition* (Casa da Nutrição Saudável) – Hungria. (Cortesia de National Institute for Food and Nutrition Science. Obtida em https://www.eufic.org/en/healthy-living/article/food-based-dietary-guidelines-in-europe.)

178   Parte 2   Diagnóstico e Intervenção Nutricionais

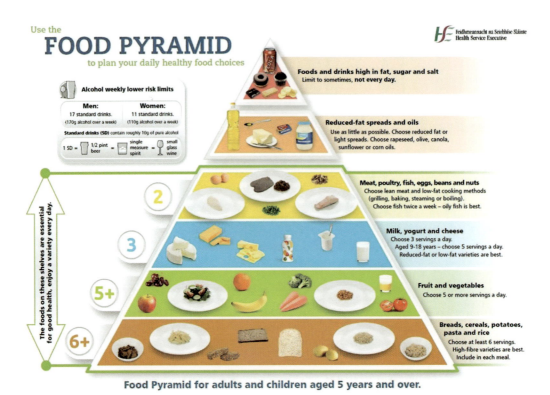

Figura 10.13 Pirâmide Alimentar – Irlanda. (Cortesia de Ireland Department of Health. Reproduzida de https://www.healthpromotion.ie/hp-files/docs/HPM00833.pdf.)

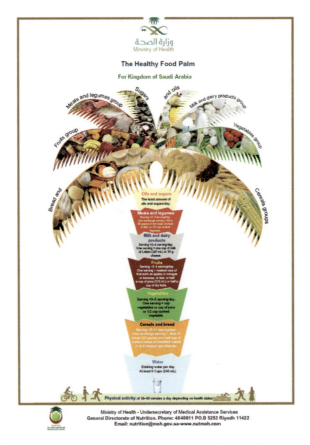

Figura 10.14 *The Healthy Food Palm* (A Palmeira dos Alimentos Saudáveis) – Arábia Saudita. (Cortesia do Ministério da Saúde da Arábia Saudita. Reproduzida de https://www.moh.gov.sa/en/Ministry/MediaCenter/Publications/Documents/.)

Capítulo 10 Distribuição de Alimentos e Nutrientes: Planejamento da Dieta com Competência Cultural

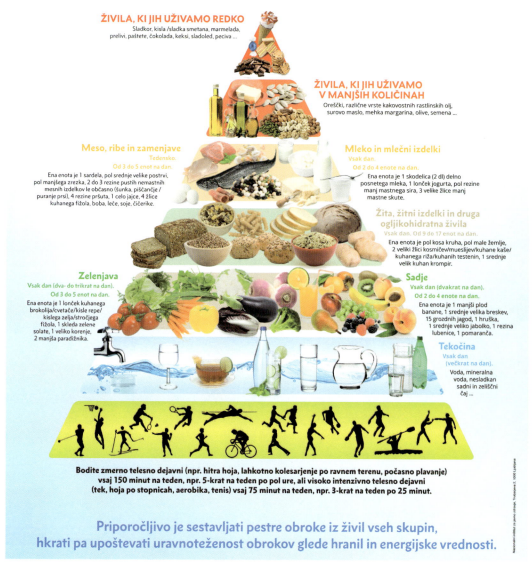

Figura 10.15 Pirâmide Alimentar – Eslovênia. (Cortesia de National Institute of Public Health. Food Pyramid – Slovenia. Reproduzida de http://www.fao.org/nutrition/education/food-based-dietary-guidelines/regions/countries/slovenia/en/.)

180 Parte 2 Diagnóstico e Intervenção Nutricionais

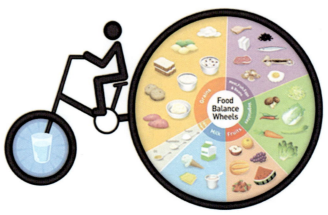

Figura 10.16 *The Food Balance Wheels* (A Roda do Equilíbrio Alimentar) – República da Coreia. (Cortesia de Ministry of Health and Welfare, Republic of Korea and the Korean Nutrition Society. Reproduzida de http://www.fao.org/nutrition/education/food-based-dietary-guidelines/regions/countries/republic-of-korea/en/.)

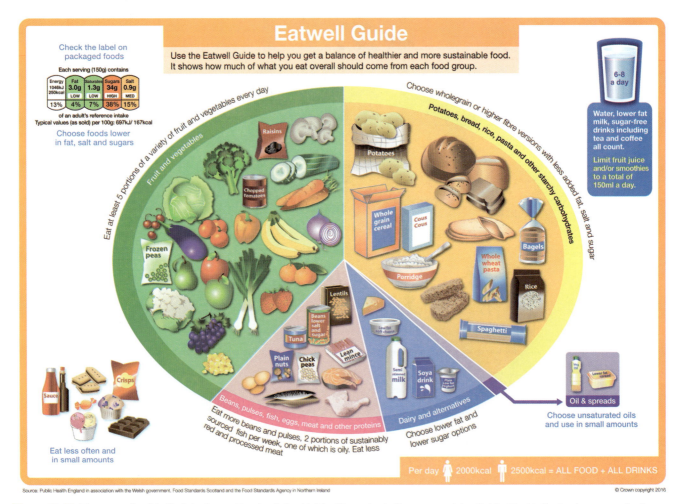

Figura 10.17 *The eatwell guide* (O Guia Comer Bem) – Reino Unido. (Cortesia de Crown copyright. Public Health England em associação com o governo galês, Food Standards Scotland e Food Standards Agency na Irlanda do Norte. Obtida em https://www.nhs.uk/Livewell/Goodfood/Documents/The-Eatwell-Guide-2016.pdf.)

> ### VISÃO CLÍNICA
> #### Recomendações nutricionais para canadenses
>
> A revisão do *Canada's Food Guide to Healthy Eating* (Guia Alimentar para Alimentação Saudável do Canadá), lançado em 2007, desenvolveu padrões de ingestão alimentar específicos para idade e sexo. Esses padrões sugeridos incluem de 4 a 7 porções de vegetais e frutas, de 3 a 7 porções de produtos de grãos, de 2 a 3 porções de leite ou alternativas ao leite e de 1 a 3 porções de carne ou alternativas à carne. O *Eating Well with Canada's Food Guide* (Programa Comendo Bem com o Guia Alimentar do Canadá) contém quatro grupos principais de alimentos apresentados em forma de arco-íris.
>
> As dicas incluem as seguintes:
> - Consuma pelo menos um vegetal verde-escuro e um laranja por dia
> - Prepare pelo menos metade de seus produtos de grãos como grãos integrais todos os dias
> - Compare a tabela de informações nutricionais nos rótulos dos alimentos para escolher produtos que contenham menos gordura, gordura saturada, gordura *trans*, açúcar e sódio
> - Beba leite desnatado ou semidesnatado a 1 ou 2% ou bebidas de soja fortificadas todos os dias
> - Inclua uma pequena quantidade – de 30 a 45 mℓ (2 a 3 colheres de sopa) de gordura insaturada a cada dia
> - Coma pelo menos duas porções do Guia Alimentar de peixe por semana.
>
> Recomenda-se que os adultos acumulem pelo menos 2 horas e meia de atividade física moderada a vigorosa por cada semana e que as crianças e os jovens acumulem pelo menos 60 minutos por dia. O *Canadian Food Guide* (Guia Alimentar Canadense) reconhece a importância cultural, espiritual e física dos alimentos aborígenes tradicionais, bem como o papel dos alimentos não tradicionais nas dietas contemporâneas – com um *First Nations, Inuit, and Métis Guide* (Guia das Primeiras Nações, Inuit e Métis) disponível. O guia está disponível em 12 idiomas.

Dados da Health Canada: *Eating Well with Canada's Food Guide, Her Majesty the Queen in Right of Canada, represented by the Minister of Health Canada, 2011* (website): de http://www.hc-sc.gc.ca/fn-an/food-guide-aliment/index-eng.php.
Eating Well with Canada's Food Guide – First Nations, Inuit, and Métis: de http://hc-sc.gc.ca/fn-an/pubs/fnim-pnim/index-eng.php.

Componentes da ingestão dietética de referência

O modelo de ingestão dietética de referência expande a ingestão dietética recomendada anterior e a ingestão recomendada de nutrientes do Canadá (RNI), que se concentravam apenas nos níveis de nutrientes para populações saudáveis a fim de prevenir doenças por deficiência. Para responder aos avanços científicos em dieta e saúde ao longo de todo o ciclo de vida, o modelo de ingestão dietética de referência, agora, inclui quatro pontos de referência: a **ingestão adequada (IA)**, a necessidade média estimada (NME), a ingestão dietética recomendada (RDA) e o limite superior de ingestão tolerável (UL), como também do intervalo de distribuição aceitável de macronutrientes (AMDR, do inglês *acceptable macronutrient distribution ranges*).

A **IA** é um nível de ingestão diária média que se baseia em aproximações observadas ou determinadas experimentalmente da ingestão de nutrientes por um grupo – ou grupos – de pessoas saudáveis quando evidências científicas suficientes não estão disponíveis para calcular a RDA. Alguns nutrientes essenciais são expressos como uma ingestão aceitável, incluindo potássio (ver Capítulo 3). A **necessidade média estimada (NME)** é a necessidade média diária de um nutriente para indivíduos saudáveis com base no sexo e no estágio de vida. É a quantidade de um nutriente com o qual aproximadamente metade dos indivíduos teria suas necessidades atendidas e a outra metade não teria. A necessidade média estimada deve ser usada para avaliar a adequação de nutrientes das populações, mas não para os indivíduos.

A RDA apresenta a quantidade de um nutriente necessária para atender aos requisitos de quase todos os indivíduos (97 a 98%) da população saudável de indivíduos para os quais ela foi desenvolvida. A RDA para um nutriente deve servir como meta de ingestão para os indivíduos, não como uma referência para a adequação das dietas das populações. Finalmente, o **limite superior de ingestão tolerável (UL**, do inglês *tolerable upper intake level*) foi estabelecido para muitos nutrientes para reduzir o risco de efeitos adversos ou tóxicos do consumo de nutrientes em formas concentradas, isoladas ou combinados com outros – não em alimentos – ou de enriquecimento e fortificação. O UL é o nível mais alto de ingestão diária de nutrientes, que provavelmente não terá quaisquer efeitos adversos à saúde em quase todos os indivíduos da população em geral. As IDRs para macronutrientes, vitaminas e minerais – incluindo os ULs – são apresentadas neste livro (ver Apêndices). Os intervalos de distribuição aceitável de macronutrientes são intervalos de ingestão de macronutrientes associados à redução do risco de doenças crônicas. Os intervalos de distribuição aceitável de macronutrientes para gordura, carboidrato e proteína são baseados na ingestão de energia por faixa etária. Ver Tabela 10.1 e as tabelas IDR nos Apêndices.

População-alvo

Cada uma das categorias de recomendação de nutrientes no sistema de IDR é usada para fins específicos entre indivíduos ou populações. Conforme observado anteriormente, a NME é usada para avaliar a ingestão de nutrientes pelas populações. A IA e a RDA podem ser usadas para indivíduos. A ingestão de nutrientes entre a IDR e o UL pode definir ainda mais a ingestão que pode promover a saúde ou prevenir doenças no indivíduo.

Grupos por idade e sexo

Como as necessidades de nutrientes são altamente individualizadas – dependendo da idade, do sexo e do estado reprodutivo das mulheres –, a estrutura de IDR tem 10 grupos de idade, incluindo categorias de faixa etária para crianças, adolescentes, homens e mulheres de 51 a 70 anos, bem como aqueles com mais de 70 anos. Ela separa três categorias de grupos etários – cada uma para gestação e lactação de 14 a 18 anos, 19 a 30 anos e 31 a 50 anos.

Referência de homens e mulheres

A necessidade de muitos nutrientes é baseada no peso corporal, de acordo com estaturas e pesos de referência, que são específicos para o sexo e a fase da vida. As informações de estatura e peso usadas na determinação das IDRs foram obtidas nos gráficos de crescimento dos CDC e do National Center for Health Statistics (NCHS). Embora isso não implique necessariamente que esses valores de peso para estatura sejam ideais, pelo menos eles permitem definir os requerimentos recomendados apropriados para maior número de pessoas.

ESTADO NUTRICIONAL DOS NORTE-AMERICANOS

Dados da ingestão de alimentos e nutrientes

As informações sobre a dieta e o estado nutricional dos norte-americanos, assim como a relação entre dieta e saúde, são coletadas principalmente pelos CDC por meio do NCHS e da *National Health and Nutrition Examination Survey* (NHANES – Pesquisa Nacional de Exames de Saúde e Nutrição).

Infelizmente, ainda existem lacunas entre o consumo real e as recomendações do governo em certos subgrupos da população. Medidas de saúde relacionadas à nutrição indicam que o sobrepeso e a obesidade estão aumentando devido à falta de atividade física. Dados combinados da NHANES e da *NHANES National Youth Fitness Survey* (Pesquisa Nacional de Condição Física Juvenil) mostraram que

Parte 2 Diagnóstico e Intervenção Nutricionais

Tabela 10.1 Intervalos de distribuição aceitável de macronutrientes (AMDR).

NUTRIENTE	AMDR (PORCENTAGEM DA INGESTÃO DIÁRIA DE ENERGIA)			AMDR DE AMOSTRA DE DIETA PARA ADULTOS, DIETA DE 2.000 KCAL/DIA	
	1 a 3 anos	4 a 18 anos	> 19 anos	% Referência*	g/dia
Proteína[†]	5 a 20	10,30	10,35	10	50
Carboidrato	45 a 65	45 a 65	45 a 65	60	300
Lipídeos	30 a 40	25 a 35	20 a 35	30	67
Ácido alfalinolênico (*ômega-3)[‡]	0,6 a 1,2	0,6 a 1,2	0,6 a 1,2	0,8	1,8
Ácido linoleico (ômega-6)	5 a 10	5 a 10	5 a 10	7	16
Açúcares adicionados[§]	≤ 25% do total de calorias			500	125

*Máximo sugerido.
[†]Um número mais alto no intervalo de distribuição aceitável de macronutrientes (AMDR) para proteína é definido para complementar o AMDR para carboidratos e lipídeos – não porque seja um limite superior recomendado no intervalo de calorias da proteína.
[‡]Até 10% do intervalo de distribuição aceitável de macronutrientes para ácido linolênico podem ser consumidos como EPA, DHA ou ambos (0,06 a 0,12% das calorias).
[§]Percentuais de referência escolhidos com base na ingestão dietética de referência média para proteína para homens e mulheres adultos e, então, calculados de volta para o percentual de calorias.
Porcentagens de carboidratos e lipídeos escolhidas com base na diferença da proteína e balanceadas com outras recomendações dietéticas federais.
AMDR, intervalo de distribuição aceitável de macronutrientes; *DHA*, ácido docosaexaenoico; *EPA*, ácido eicosapentaenoico; *IDR*, ingestões dietéticas de referência.
(Modificada de Food and Nutrition Board, Institute of Medicine: *Dietary reference intakes for energy, carbohydrate, fiber, fat, fatty acids, cholesterol, protein, and amino acids*, Washington, DC, 2002/2005: National Academies Press.)

apenas cerca de 25% dos jovens de 12 a 15 anos se envolvem em atividades físicas moderadas a vigorosas por mais de 60 minutos diários. No sexo masculino, esse número diminuiu com o aumento do peso (NHANES, 2012). A hipertensão continua sendo um grande problema de saúde pública em adultos de meia-idade e idosos, bem como em negros não hispânicos, nos quais aumenta o risco de acidente vascular encefálico (AVE) e doença coronariana (ver Capítulo 32). A osteoporose se desenvolve com mais frequência em brancos não hispânicos do que em negros não hispânicos (ver Capítulo 23). A preocupação com as condições evitáveis, com maior ênfase na sustentabilidade, levou muitos hospitais a aceitar o desafio de ingestão de alimentos mais saudáveis (ver boxe *Em foco: Compromisso "alimentação saudável nos serviços de saúde e assistência médica"*).

Finalmente, apesar das opções disponíveis, muitos norte-americanos sofrem de **insegurança alimentar**, o que significa que eles não têm acesso a alimentos adequados e seguros para uma vida ativa e saudável. Mais de um em cada sete lares norte-americanos – incluindo 12 milhões de crianças – lutam para ter o suficiente para comer. Em muitos bairros com condições socioeconômicas inferiores, existem os **desertos de alimentos**, onde alimentos como frutas e vegetais frescos não estão disponíveis a preços acessíveis. Isso geralmente é acompanhado por opções ruins de transporte público. A Academy of Nutrition and Dietetics publicou um documento de posição sobre a insegurança alimentar nos EUA em 2017.

Índice de alimentação saudável

O Center for Nutrition Policy and Promotion do USDA lançou o **Healthy Eating Index (HEI)** – Índice de Alimentação Saudável – para medir o quão bem as dietas das pessoas estão em conformidade com os padrões recomendados de alimentação saudável. O índice fornece um panorama dos alimentos que as pessoas estão consumindo, a quantidade de variedade em suas dietas e a conformidade com as recomendações específicas das ***Dietary Guidelines for Americans* (DGA)** – Diretrizes Dietéticas para Americanos (USDHS, 2015). O HEI foi elaborado para avaliar e monitorar o estado alimentar dos norte-americanos, avaliando 12 componentes – cada um representando diferentes aspectos de uma dieta saudável. O HEI foi atualizado pela última vez após o lançamento das DGA 2015-2020. Os componentes dietéticos usados no HEI-2015 incluem nove relacionados à adequação: frutas inteiras, frutas totais, grãos integrais, laticínios, alimentos com proteínas totais, frutos do mar e proteínas vegetais, verduras e feijões, vegetais totais, ácidos graxos; e quatro componentes para os quais a moderação é recomendada: grãos refinados, sódio, gordura saturada e açúcares adicionados (Krebs-Smith et al., 2018). Uma mudança desde o HEI-2010 está no algoritmo usado para contar os legumes na dieta – que agora é alocado tanto para os componentes vegetais quanto proteicos.

DIRETRIZES NACIONAIS PARA PLANEJAMENTO DE DIETA

Comer pode ser um dos maiores prazeres da vida. As pessoas comem por prazer, bem como para obter energia e nutrientes. Embora muitos fatores genéticos, ambientais, comportamentais e culturais afetem a saúde, a dieta é igualmente importante para promover a saúde e prevenir doenças. Nas últimas décadas, a atenção tem se concentrado cada vez mais na relação entre nutrição, doenças e condições crônicas. Embora esse interesse decorra um pouco do aumento da porcentagem de idosos na população, bem como de sua longevidade, também é motivado pelo desejo de prevenir mortes prematuras por doenças – como a doença cardíaca coronariana, diabetes melito e câncer. Aproximadamente 2/3 das mortes nos EUA são causadas por doenças crônicas.

Diretriz dietética atual

Em 1969, o presidente Nixon convocou a White House Conference on Nutrition and Health (Conferência da Casa Branca sobre Nutrição e Saúde) (White House conference on food, nutrition and health, 1969). Cada vez mais atenção estava sendo dada à prevenção da fome e de doenças. O desenvolvimento de diretrizes dietéticas nos EUA é discutido no Capítulo 8. Diretrizes direcionadas à prevenção de uma doença específica – como as do National Cancer Institute; da American Diabetes Association; da American Heart Association; além das diretrizes de educação sobre colesterol do National Heart, Lung, and Blood Institute – contêm recomendações exclusivas para condições específicas.

Implementação das diretrizes

A tarefa de planejar refeições nutritivas se concentra em incluir os nutrientes essenciais em quantidades suficientes – conforme descrito

EM FOCO

Compromisso "alimentação saudável nos serviços de saúde e assistência médica"

Instalações de saúde em todo o país reconheceram que seus sistemas de compra, produção e distribuição de alimentos podem estar desalinhados com as diretrizes dietéticas dos EUA, bem como aderiram a um movimento para mudar suas práticas. Uma organização que promove esse plano é chamada "Health Care Without Harm" ("Cuidados de Saúde sem Danos"). Em 2009, a American Medical Association (AMA) aprovou uma nova resolução política em apoio às práticas e às políticas dentro dos sistemas de assistência médica que promovem, assim como modelam um sistema alimentar saudável e ecologicamente sustentável. A resolução também apela à AMA para trabalhar com organizações de assistência médica e organizações de saúde pública a fim de educar a comunidade de saúde e o público sobre a importância de sistemas alimentares saudáveis e ecologicamente sustentáveis. Os hospitais estão usando o formulário de compromisso *online* para se comprometer com estas nove etapas:

1. Trabalhar com agricultores locais, organizações comunitárias e fornecedores de alimentos para aumentar a disponibilidade de alimentos de origem local.
2. Incentivar os vendedores e/ou empresas de gestão de alimentos a fornecer alimentos que sejam – entre outros atributos – produzidos sem pesticidas sintéticos e hormônios ou antibióticos administrados aos animais na ausência de doenças diagnosticadas e alimentos que apoiem a saúde e o bem-estar do agricultor, bem como sejam ecologicamente protetores e restauradores agricultura.
3. Aumentar a oferta de frutas e vegetais, alimentos nutricionalmente densos e minimamente processados, além de alimentos não refinados e reduzir gorduras não saudáveis (*trans* e saturadas) e alimentos adoçados.
4. Implementar um programa gradual para a identificação e adoção de compras sustentáveis de alimentos. Comece onde existirem menos barreiras e medidas imediatas podem ser tomadas. Por exemplo, a adoção de leite sem hormônio de crescimento bovino recombinante (rBGH), café de comércio justo ou produtos orgânicos frescos no refeitório.
5. Comunicar às organizações de compra do grupo o interesse em alimentos identificados como locais e/ou certificados por terceiros.
6. Educar os pacientes e membros da comunidade sobre práticas e procedimentos alimentares saudáveis, nutritivos, socialmente justos e ecologicamente sustentáveis.
7. Minimizar o desperdício de alimentos ou reutilizá-los de forma benéfica e apoiar o uso de embalagens de alimentos e produtos que sejam ecologicamente protetores.
8. Desenvolver um programa de fomento e abastecimento de produtores e processadores que defenda a dignidade da família, dos agricultores, dos trabalhadores, além de suas comunidades e apoie sistemas agrícolas sustentáveis e humanos.
9. Elaborar anualmente um relatório sobre a implementação desse compromisso.

Modificado de *Health Care without Harm* (*website*): https://noharm-uscanada.org/content/us-canada/healthy-food-health-care-pledge.

---

nas ingestões dietéticas de referência mais recentes –, além de quantidades adequadas de energia, proteína, carboidratos (incluindo fibras e açúcares), gordura (especialmente gorduras saturadas e *trans*), colesterol e sódio. São incluídas sugestões para ajudar as pessoas a atender às especificações das recomendações. Quando as recomendações numéricas específicas diferem, elas são apresentadas como intervalos.

Para ajudar as pessoas a selecionar um padrão alimentar que atinja objetivos específicos de promoção da saúde ou prevenção de doenças, os nutricionistas devem auxiliar os indivíduos a fazer escolhas alimentares (p. ex., para reduzir a gordura saturada, para aumentar as fibras). Embora várias agências federais estejam envolvidas na publicação de orientações dietéticas, o USDA e o USDHHS lideram os esforços. As DGA foram publicadas pela primeira vez em 1980 e são revisadas a cada 5 anos; as diretrizes de 2015-2020 vigentes são apresentadas no Boxe 10.1. As DGA foram projetadas para fornecer informações nutricionais baseadas em evidências para pessoas com 2 anos ou mais, a fim de ajudá-las a fazer escolhas saudáveis em sua dieta diária. As informações das DGA são usadas pelo governo federal para criar materiais educacionais para os consumidores e ajudam a orientar o desenvolvimento de programas federais de educação alimentar e nutricional (Dietary Guidelines 2015-2020: Introduction: https://health.gov/dietaryguidelines/2015/guidelines/introduction/dietary-guidelines-for-americans/).

Boxe 10.1 As *Dietary Guidelines for Americans* de 2015-2020.

1. Siga um padrão de alimentação saudável ao longo da vida.
2. Concentre-se na variedade, na densidade de nutrientes e na quantidade.
3. Limite calorias provenientes de açúcares adicionados e gorduras saturadas, bem como reduza a ingestão de sódio.
4. Mude para opções de alimentos e bebidas mais saudáveis.
5. Apoie padrões de alimentação saudáveis para todos.

Retirado de http://www.health.gov/dietaryguidelines/2015/guidelines/.

ROTULAGEM DE ALIMENTOS E NUTRIENTES

Para ajudar os consumidores a fazer escolhas entre tipos semelhantes de produtos alimentícios que possam ser incorporados a uma dieta saudável, a FDA estabeleceu um sistema voluntário de fornecimento de informações nutricionais selecionadas nos rótulos dos alimentos. A estrutura regulatória para as informações nutricionais em rótulos de alimentos foi revisada e atualizada pelo USDA – que regula carnes, produtos avícolas e ovos – e pela FDA – que regula todos os outros alimentos – com a promulgação da *Nutrition Labeling and Education Act* (NLEA) – Lei de Rotulagem e Educação Nutricional – em 1990. Os rótulos se tornaram obrigatórios em 1994. Em 2016, a FDA anunciou o novo *layout* do rótulo de informações nutricionais, projetado para educar melhor os consumidores sobre a relação entre dieta e doenças crônicas. Algumas das alterações incluem um tamanho maior de caracteres para exibição das calorias, incluindo a declaração das quantidades reais de vitamina D, cálcio, ferro e potássio – além de seu valor percentual diário – e uma explicação melhor do significado do valor diário. Os novos rótulos também incluem uma linha separada para açúcares adicionados porque muitos especialistas em saúde recomendam diminuir a ingestão de açúcares em favor de alimentos mais densos em nutrientes, bem como para ajudar a diminuir a ingestão energética geral (Figura 10.18). A conformidade foi definida para 1º de janeiro de 2020 para fabricantes com US$ 10 milhões ou mais em vendas de alimentos, e 1º de janeiro de 2021, para aqueles com menos de US$ 10 milhões em vendas de alimentos.

Rotulagem nutricional obrigatória

Como resultado da NLEA, os rótulos nutricionais devem aparecer na maioria dos alimentos, exceto produtos que forneçam poucos nutrientes (como café e especiarias), os de restaurantes e os prontos para consumo preparados no local, como padarias de supermercados e itens de *delicatessen*. O fornecimento de informações nutricionais sobre muitos alimentos crus é voluntário. No entanto, a FDA e o USDA solicitaram um programa voluntário de ponto de venda no qual

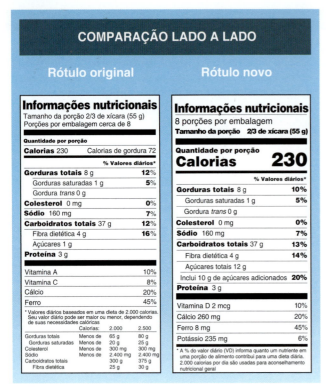

Figura 10.18 Comparação lado a lado: rótulo de alimento original e novo rótulo.

informações nutricionais estejam disponíveis na maioria dos supermercados. As informações nutricionais são fornecidas por meio de brochuras ou pôsteres em pontos de venda de 20 frutas, vegetais e peixes frescos mais populares, bem como dos 45 principais cortes de carnes frescas e aves. Vários processadores de alimentos, nos EUA e em outros lugares, tentaram implementar a rotulagem na frente da embalagem – que empregava uma pontuação, símbolos ou códigos de cores para refletir o teor geral de nutrientes de um produto. Alguns desses sistemas, no entanto, eram confusos para os consumidores e, desde então, foram descontinuados.

As informações nutricionais para alimentos adquiridos em restaurantes estão amplamente disponíveis no ponto de venda ou em *websites*. Os regulamentos da FDA exigem que cadeias de restaurantes, estabelecimentos de varejo de alimentos e máquinas de venda automática com 20 ou mais pontos de venda divulguem informações sobre calorias em seus cardápios ou quadros de cardápio (ou em uma placa, ou em um adesivo adjacente, ou na máquina de venda automática). As informações nutricionais adicionais que devem ser disponibilizadas mediante solicitação incluem calorias totais, gorduras totais, gorduras saturadas, gorduras *trans*, colesterol, sódio, carboidratos totais, fibras, açúcares e proteínas.

Os novos regulamentos também abrangem alimentos não embalados prontos para consumo em *delicatessens* ou supermercados que atendam aos requisitos anteriores. Se um alimento declara ser orgânico, ele também deve atender a certos critérios e requisitos de rotulagem. O uso do termo *orgânico* é regido pelo USDA, não pela FDA.

Tamanhos de porções padronizadas em rótulos de alimentos

Os tamanhos de porção de produtos são definidos pelo governo dos EUA com base em quantidades de referência comumente consumidas pelos norte-americanos. Por exemplo, uma porção de leite tem 8 onças líquidas (oz), ou seja, 240 mℓ, e uma porção de molho para salada tem 2 colheres de sopa. Os tamanhos de porção padronizados tornam mais fácil para os consumidores comparar os teores de nutrientes de produtos semelhantes (Figura 10.18).

Rótulo de informações nutricionais

O **rótulo de informações nutricionais** em um produto alimentício fornece informações sobre suas calorias por porção e calorias provenientes da gordura. O rótulo deve listar a quantidade (em gramas) de gordura total, gordura saturada, gordura *trans*, colesterol, sódio, carboidrato total, fibra alimentar, açúcar e proteína. Para a maioria desses nutrientes, o rótulo também mostra a porcentagem do **valor diário (VD)** fornecido por uma porção, mostrando como um produto se encaixa em uma dieta geral, comparando seu conteúdo de nutrientes à ingestão recomendada desses nutrientes (Tabela 10.2). Valores diários não são consumos recomendados para indivíduos, eles são simplesmente pontos de referência para fornecer alguma perspectiva sobre as necessidades diárias de nutrientes, assim como são baseados em uma dieta de 2.000 kcal. Por exemplo, indivíduos que consomem dietas que fornecem mais ou menos calorias ainda podem usar os valores diários como um guia aproximado a fim de garantir que estejam recebendo quantidades adequadas de vitamina C, mas não muita gordura saturada.

Os valores diários são listados para nutrientes para os quais já existem RDAs (nesse caso, são conhecidos como **ingestões diárias de referência [RDIs]**) (Tabela 10.3) e para os quais não existam RDAs (nesse caso, são conhecidos como **valores diários de referência [VDRs]** [Tabela 10.4]). No entanto, os rótulos dos alimentos usam apenas o termo *valor diário*. Ingestões RDIs fornecem uma grande margem de segurança; em geral, a RDI de um nutriente é maior do que a RDA de uma faixa etária específica. À medida que novas RDIs são desenvolvidas em várias categorias, as leis de rotulagem são atualizadas. O Boxe 10.2 fornece dicas para ler e compreender os rótulos dos alimentos.

Declarações de conteúdo de nutrientes

Termos de conteúdo de nutrientes, como *sódio reduzido*, *livre de gordura*, *baixo teor de calorias* e *saudável*, devem atender às definições do governo que se aplicam a todos os alimentos (Boxe 10.3). Por exemplo, *magra* se refere a uma porção de carne, frango, frutos do mar ou carne de caça com menos de 10 g de gordura, menos de 4 g de gordura saturada e menos de 95 mg de colesterol por porção ou por 100 g. Carne ou ave extramagra contém menos de 5 g de gordura, menos de 2 g de gordura saturada e o mesmo teor de colesterol que a carne magra, por porção ou por 100 g de produto.

Declarações de saúde

Uma **declaração de saúde** é permitida apenas em produtos alimentícios apropriados, que atendam aos padrões especificados. O governo exige que as declarações de saúde sejam formuladas de maneiras que não sejam enganosas (p. ex., a declaração não pode implicar que o produto alimentar em si ajude a prevenir doenças). As declarações de saúde não podem aparecer em alimentos que forneçam mais de 20% do valor diário de gordura, gordura saturada, colesterol e sódio. A seguir, está um exemplo de uma declaração de saúde para fibras alimentares e câncer. "Dietas com baixo teor de gordura, ricas em fibras contendo grãos, frutas e vegetais podem reduzir o risco de alguns tipos de câncer – uma doença associada a muitos fatores." O Boxe 10.4 lista as declarações de saúde que os fabricantes podem usar para descrever as relações entre doenças e alimentos. Em 2013, a FDA adicionou um regulamento que define "livre de glúten" – para esclarecer seu uso voluntário na rotulagem de alimentos, bem como ajudar os consumidores com doença celíaca a evitar alimentos que contenham glúten (ver Capítulos 25 e 27).

Tabela 10.2 Valores diários (com base em uma dieta de 2.000 kcal).

Nutriente	Quantidade
Gordura total	78 gramas (g)
Gordura saturada	20 g
Colesterol	300 miligramas (mg)
Sódio	2.300 mg
Potássio	4.700 mg
Carboidrato total	275 g
Açúcares adicionados	50 g
Fibra dietética	28 g
Proteína	50 g
Vitamina A	900 microgramas (mcg) equivalentes de atividade de retinol (EAR)
Vitamina C	90 mg
Cálcio	1.300 mg
Ferro	18 mg
Vitamina D	20 mcg
Vitamina E	15 mg de alfatocoferol
Vitamina K	120 mcg
Tiamina	1,2 mg
Riboflavina	1,3 mg
Niacina	16 mg equivalentes de niacina (EN)
Vitamina B_6	1,7 mg
Folato	400 mcg equivalentes de folato na dieta (EFD)
Vitamina B_{12}	2,4 mcg
Biotina	30 mcg
Ácido pantotênico	5 mg
Colina	550 mg
Fósforo	1.250 mg
Iodo	150 mcg
Magnésio	420 mg
Zinco	11 mg
Selênio	55 mcg
Cobre	0,9 mg
Manganês	2,3 mg
Cromo	35 mcg
Molibdênio	45 mcg
Cloreto	2.300 mg

De National Institutes of Health *Dietary Supplement Label Database: Labeling Daily Values*, reproduzida de https://www.dsld.nlm.nih.gov/dsld/dailyvalue.jsp.

Tabela 10.3 Ingestão diária de referência.

Nutriente	Quantidade
Vitamina A	900 mcg EAR
Vitamina C	90 mg
Tiamina	1,2 mg
Riboflavina	1,3 mg
Niacina	16 mg EN
Cálcio	1.300 mg
Ferro	18 mg
Vitamina D	20 mcg
Vitamina E	15 mg alfatocoferol
Vitamina B_6	1,7 mg
Ácido fólico	400 mcg EFD
Vitamina B_{12}	400 mcg EFD
Fósforo	1.250 mg
Iodo	150 mcg
Magnésio	420 mg
Zinco	11 mg
Cobre	0,9 mg
Biotina	30 mcg
Ácido pantotênico	5 mg
Selênio	55 mcg

De Food Labeling: Revision of the Nutrition and Supplement Facts Labels. Reproduzida de: https://s3.amazonaws.com/public-inspection.federalregister.gov/2016-11867.pdf.

Tabela 10.4 Valores diários de referência.

Componente alimentar	Valor diário de referência (VDR)	Cálculo
Gordura	78 g	35% de kcal
Gordura saturada	20 g	10% de kcal
Colesterol	300 mg	O mesmo independentemente da kcal
Carboidratos (total)	275 g	55% das calorias
Açúcares adicionados	50 g	
Fibra	28 g	14 g por 1.000 kcal
Proteína	50 g	10% de kcal
Sódio	2.300 mg	O mesmo independentemente da kcal
Potássio	3.500 mg	O mesmo independentemente da kcal

VDR, valor diário de referência.
NOTA: os valores diários de referência foram estabelecidos para adultos e crianças com mais de 4 anos. Os valores para nutrientes produtores de energia são baseados em 2.000 calorias por dia.

PADRÕES ALIMENTARES E DICAS DE ACONSELHAMENTO

Padrões de dieta vegetariana

As dietas vegetarianas são populares. Aqueles que as escolhem podem ser motivados por preocupações filosóficas, religiosas, ecológicas ou pelo desejo de ter um estilo de vida mais saudável. Evidências consideráveis atestam os benefícios para a saúde de uma dieta vegetariana. Por exemplo, estudos de adventistas do sétimo dia indicam que a dieta ajuda a reduzir as taxas de síndrome metabólica e doenças cardiovasculares (Rizzo et al., 2011).

Dos milhões de norte-americanos que se dizem **vegetarianos**, muitos eliminam carnes "vermelhas", mas comem peixes, aves e laticínios. Um **lactovegetariano** não consome carne, peixe, aves ou ovos, mas consome leite, queijo e outros laticínios. Um **ovolactovegetariano** também consome ovos. Um **vegano** não consome nenhum alimento de origem animal. A dieta vegana é a única dieta vegetariana que tem algum risco real de fornecer nutrição inadequada, mas esse risco pode ser evitado por um planejamento cuidadoso (ver Apêndice 30).

> **Boxe 10.2** Dicas para ler e entender os rótulos de alimentos.
>
> Interprete a porcentagem do valor diário (% valor diário)
> - Nutrientes com % de valor diário de 5 ou menos são fontes baixas ou pobres
> - Nutrientes com % de valor diário de 10 a 19 ou menos são considerados fontes moderadas ou "boas fontes"
> - Nutrientes com % de valor diário de 20 ou mais são considerados fontes altas ou "ricas".
>
> Priorize as necessidades de nutrientes e compare os níveis de porcentagem de valor diário de acordo. Por exemplo, se um consumidor deseja reduzir o risco de osteoporose *versus* limitar o sódio, um alimento embalado contendo 25% VD de cálcio e 15% VD de sódio pode ser considerado uma seleção alimentar sensata.
>
> Observe as calorias por porção e porções por embalagem. Considere como o valor energético de um alimento específico se encaixa na "equação" do consumo total de energia.
>
> Esteja ciente do tamanho da porção que é consumida e "faça as contas", como a quantas porções por embalagem essa porção corresponderia.
>
> Esteja ciente das declarações de conteúdos de nutrientes específicos. Conforme definido no Boxe 10.3, há muitas declarações de teor de nutrientes, mas apenas as específicas podem estar relacionadas às prioridades de saúde pessoal. Por exemplo, se houver um histórico familiar positivo para doenças cardíacas, a declaração de nutrientes com "baixo teor de gordura" de 3 g ou menos por porção pode servir como um guia útil durante a seleção dos alimentos.
>
> Revise a lista de ingredientes. Os ingredientes são listados em ordem de destaque. Preste atenção especial aos cinco itens principais listados. Ingredientes que contêm açúcar geralmente terminam em -ose. O termo *hidrogenado* sinaliza que gorduras *trans* podem estar presentes. Os aditivos contendo sódio também podem estar presentes em formas múltiplas.

> **Boxe 10.3** Declarações de conteúdo de nutrientes.
>
> **Livre**: *livre* significa que um produto não contém nenhuma quantidade ou apenas quantidades triviais ou "fisiologicamente inconsequentes" de um ou mais desses componentes: gordura, gordura saturada, colesterol, sódio, açúcar ou calorias. Por exemplo, *livre de calorias* significa que o produto contém menos de 5 calorias por porção. *Livre de açúcar* e *livre de gordura* significa que o produto contém menos de 0,5 g por porção. Os sinônimos de *livres* incluem *sem, não* e *zero*. Um sinônimo para leite livre de gordura é *desnatado*.
>
> **Baixo**: *baixo* pode ser usado em alimentos que podem ser ingeridos com frequência, sem exceder as diretrizes dietéticas para um ou mais destes componentes: gordura, gordura saturada, colesterol, sódio e calorias. Os sinônimos de *baixo* incluem *pouco, poucos, fonte baixa de* e *contém uma pequena quantidade de*
> - **Baixo teor de gordura**: 3 g ou menos por porção
> - **Baixo teor de gordura saturada**: 1 g ou menos por porção
> - **Baixo teor de sódio**: 140 mg ou menos por porção
> - **Sódio muito baixo**: 35 mg ou menos por porção
> - **Colesterol baixo**: 20 mg ou menos e 2 g ou menos de gordura saturada por porção
> - **Baixa caloria**: 40 calorias ou menos por porção
>
> **Magra e extramagra**: *magra* e *extramagra* podem ser usadas para descrever o teor de gordura de carnes, aves, frutos do mar e carnes de caça
> - **Magra**: menos de 10 g de gordura, 4,5 g ou menos de gordura saturada e menos de 95 mg de colesterol por porção e por 100 g
> - **Extramagra**: menos de 5 g de gordura, menos de 2 g de gordura saturada e menos de 95 mg de colesterol por porção e por 100 g
>
> **Reduzido**: *reduzido* significa que um produto alterado nutricionalmente contém pelo menos 25% menos de um nutriente ou de calorias do que o produto normal ou de referência. No entanto, uma declaração de *reduzido* não pode ser feita em um produto se seu alimento de referência já atender ao requisito de uma declaração "baixa".
>
> **Menos**: *menos* significa que um alimento, alterado ou não, contém 25% menos de um nutriente ou de calorias do que o alimento de referência. Por exemplo, biscoitos que têm 25% menos gordura do que batata frita podem carregar uma declaração de *menos*. *Pouco* é um sinônimo aceitável.
>
> **Light**: *light* pode significar duas coisas:
> - Primeiro, que um produto nutricionalmente alterado contém um terço a menos de calorias ou metade da gordura do alimento de referência. Se o alimento deriva 50% ou mais de suas calorias da gordura, a redução deve ser de 50% da gordura
> - Em segundo lugar, que o teor de sódio de um alimento de baixa caloria e baixo teor de gordura foi reduzido em 50%. Além disso, *light em sódio* pode ser usado em alimentos em que o teor de sódio tenha sido reduzido em pelo menos 50%
> - O termo *light* ainda pode ser usado para descrever propriedades, como textura e cor, desde que o rótulo explique a intenção (p. ex., *açúcar mascavo marrom-claro*.
>
> **Alto**: *alto* pode ser usado se o alimento contiver 20% ou mais do valor diário de um nutriente específico em uma porção
>
> **Boa fonte**: *boa fonte* significa que uma porção de um alimento contém de 10 a 19% do valor diário de determinado nutriente
>
> **Mais**: *mais* significa que uma porção de alimento, alterado ou não, contém um nutriente que é pelo menos 10% do valor diário a mais do que o alimento de referência. Os 10% do valor diário também se aplicam às declarações *fortificado, enriquecido, adicionado, extra* e *plus*, mas, nesses casos, o alimento deve ser alterado.
>
> Dados adaptados de Food and Drug Administration. Retirado de: https://www.accessdata.fda.gov/scripts/cdrh/cfdocs/cfcfr/CFRSearch.cfm?fr=101.54 e https://www.fda.gov/downloads/food/guidanceregulation/guidancedocumentsregulatoryinformation/ucm535370.pdf.

Um tipo de **semivegetariano** é conhecido como **flexitariano**. Os flexitarianos geralmente aderem a uma dieta vegetariana com o propósito de boa saúde, bem como não seguem uma ideologia específica. Eles consideram aceitável uma refeição ocasional de carne. Uma campanha de conscientização de saúde pública chamada *Meatless Monday* (segunda sem carne) defende que os norte-americanos façam uma refeição vegetariana pelo menos 1 dia por semana para ajudar a reduzir a incidência de doenças crônicas evitáveis – como diabetes, obesidade e doenças cardiovasculares.

As dietas vegetarianas tendem a apresentar um nível inferior de ferro em comparação às dietas onívoras, embora o ferro não heme em frutas, vegetais e cereais não refinados geralmente seja acompanhado, ou no alimento ou na refeição, por grandes quantidades de ácido ascórbico, que ajuda na assimilação do ferro. Os vegetarianos que não consomem laticínios podem ter baixa ingestão de cálcio e a ingestão de vitamina D pode ser inadequada entre aqueles que residem em latitudes ao norte – onde há menos exposição ao sol. O cálcio em alguns vegetais se torna indisponível para absorção pela presença de oxalatos. Ainda que os fitatos nos cereais não refinados também possam tornar o cálcio indisponível, isso não é um problema para os vegetarianos ocidentais – cujas dietas tendem a se basear mais em frutas e vegetais do que nos cereais não refinados das culturas do Oriente Médio.

Os veganos a longo prazo podem desenvolver anemia megaloblástica devido à deficiência de vitamina B_{12}, encontrada apenas em alimentos de origem animal. Os altos níveis de folato nas dietas veganas podem mascarar os danos neurológicos da deficiência de vitamina B_{12}. Os veganos devem ter uma fonte confiável de vitamina B_{12} – como cereais matinais fortificados, bebidas fortificadas de soja ou um suplemento. Embora a maioria dos vegetarianos atenda ou exceda as necessidades de proteína, suas dietas tendem a ser mais baixas em proteínas do que as dos onívoros. A ingestão inferior de proteína geralmente

Boxe 10.4 Declarações de saúde para relações dieta-doença.

Cálcio e osteoporose
- "Cálcio adequado ao longo da vida, como parte de uma dieta bem balanceada, pode reduzir o risco de osteoporose."

Cálcio, vitamina D e osteoporose
- "Cálcio e vitamina D adequados, como parte de uma dieta bem balanceada, junto à atividade física, podem reduzir o risco de osteoporose."

Sódio e hipertensão
- "Dietas com baixo teor de sódio podem reduzir o risco de hipertensão – uma doença associada a muitos fatores."

Gordura dietética e câncer
- "O desenvolvimento do câncer depende de muitos fatores. Uma dieta pobre em gordura total pode reduzir o risco de alguns tipos de câncer."

Gordura saturada da dieta, colesterol e risco de doença coronariana
- "Embora muitos fatores afetem as doenças cardíacas, as dietas com baixo teor de gordura saturada e colesterol podem reduzir o risco dessa doença."

Produtos de grãos que contenham fibras, frutas e vegetais e câncer
- "Dietas com baixo teor de gordura, ricas em produtos de grãos contendo fibras, frutas e vegetais podem reduzir o risco de alguns tipos de câncer – uma doença associada a muitos fatores."

Frutas, vegetais e grãos que contenham fibras, fibras particularmente solúveis e risco de doença coronariana
- "Dietas com baixo teor de gordura saturada e colesterol e ricas em frutas, vegetais e grãos que contenham alguns tipos de fibra alimentar – particularmente fibra solúvel – podem reduzir o risco de doenças cardíacas, uma doença associada a muitos fatores."

Frutas, verduras e câncer
- "Dietas com baixo teor de gordura, ricas em frutas e vegetais [alimentos com baixo teor de gordura e que podem conter fibra dietética, vitamina A ou vitamina C] podem reduzir o risco de alguns tipos de câncer, uma doença associada a muitos fatores. Os brócolis são ricos em vitaminas A e C, bem como são uma boa fonte de fibra dietética."

Folato e defeitos do tubo neural
- "Dietas saudáveis com folato adequado podem reduzir o risco de a mulher ter um filho com defeito no cérebro ou na medula espinal."

Adoçantes dietéticos de carboidratos não cariogênicos e cárie dentária
- Declaração completa: "O consumo frequente entre as refeições de alimentos ricos em açúcares e amidos promove a cárie dentária. Os alcoóis de açúcar em [nome do alimento] não causam cáries"; declaração abreviada apenas em embalagens pequenas: "não promove cáries."

Fibra solúvel de certos alimentos e risco de doença coronariana
- "A fibra solúvel de alimentos como [nome da fonte de fibra solúvel e, se desejado, nome do produto alimentício], como parte de uma dieta pobre em gordura saturada e colesterol, pode reduzir o risco de doenças cardíacas. Uma porção de [nome do produto alimentício] fornece __ gramas de [ingestão dietética diária necessária para o benefício] fibra solúvel de [nome da fonte de fibra solúvel] necessária por dia para ter esse efeito."

Proteína de soja e risco de doença coronariana
- "25 g de proteína de soja por dia, como parte de uma dieta pobre em gordura saturada e colesterol, podem reduzir o risco de doenças cardíacas. Uma porção de [nome do alimento] fornece __ gramas de proteína de soja."
- "Dietas com baixo teor de gordura saturada e colesterol, que incluem 25 g de proteína de soja por dia, podem reduzir o risco de doenças cardíacas. Uma porção de [nome do alimento] fornece __ gramas de proteína de soja."

Ésteres de esterol/estanol vegetal e risco de doença coronariana
- "Alimentos contendo pelo menos 0,65 g de ésteres de esterol do óleo vegetal – consumidos 2 vezes/dia com as refeições para uma ingestão total diária de pelo menos 1,3 g, como parte de uma dieta baixa em gordura saturada e colesterol – podem reduzir o risco de doenças cardíacas. Uma porção de [nome do alimento] fornece __ gramas de ésteres de esterol de óleo vegetal."
- "Dietas com baixo teor de gordura saturada e colesterol que incluam duas porções de alimentos que forneçam um total diário de pelo menos 3,4 g de ésteres de estanol vegetal em duas refeições podem reduzir o risco de doenças cardíacas. Uma porção de [nome do alimento] fornece __ gramas de ésteres de estanol vegetal."

Declarações de saúde da *FDA Modernization Act* (Lei de Modernização da FDA)

Alimentos integrais e risco de doenças cardíacas e certos tipos de câncer
- "Dietas ricas em alimentos integrais, bem como outros alimentos vegetais e com baixo teor de gordura total, gordura saturada e colesterol podem reduzir o risco de doenças cardíacas e alguns tipos de câncer."

Potássio e o risco de hipertensão e acidente vascular encefálico
- "Dietas contendo alimentos que sejam uma boa fonte de potássio e pobres em sódio podem reduzir o risco de hipertensão e acidente vascular encefálico."

Água fluoretada e risco reduzido de cáries dentárias
- "Beber água fluoretada pode reduzir o risco de cárie dentária."

Gordura saturada, colesterol e gordura *trans* e risco reduzido de doenças cardíacas
- "Dietas com baixo teor de gordura saturada e colesterol – e o mais baixo possível em gordura *trans* – podem reduzir o risco de doenças cardíacas."

Substituição de gordura saturada na dieta por ácidos graxos insaturados e redução do risco de doenças cardíacas
- "A substituição da gordura saturada por quantidades semelhantes de ácidos graxos insaturados pode reduzir o risco de doenças cardíacas. Para alcançar esse benefício, o total de calorias diárias não deve aumentar."

Dados de Food and Drug Administration (*website*): https://www.fda.gov/downloads/Food/GuidanceRegulation/GuidanceDocumentsRegulatoryInformation/UCM265446.pdf.

resulta em menor ingestão de gordura saturada porque muitos produtos animais com alto teor de proteína também são ricos em gordura saturada (Academy of Nutrition and Dietetics, 2016).

Dietas vegetarianas bem planejadas são seguras para lactentes, crianças e adolescentes, bem como podem atender a todas as suas necessidades nutricionais para o crescimento. Elas também são adequadas para mulheres grávidas e lactantes. O fundamental é que as dietas sejam bem planejadas. Os vegetarianos devem prestar atenção especial para garantir que estejam recebendo cálcio, ferro, zinco e vitaminas B_{12} e D em níveis adequados. Combinações calculadas de fontes de proteína complementares não são necessárias – especialmente se as fontes de proteína forem razoavelmente variadas. Informações úteis sobre o planejamento de refeições vegetarianas estão disponíveis no *website* da Academy of Nutrition and Dietetics.

ASPECTOS CULTURAIS DO PLANEJAMENTO ALIMENTAR

Para planejar dietas – para indivíduos ou grupos – que sejam apropriadas de uma perspectiva de saúde e nutrição, nutricionistas e provedores de saúde devem usar recursos direcionados para o cliente ou um grupo específico.

Numerosos subgrupos populacionais, nos EUA e em todo o mundo, têm crenças e práticas culturais, étnicas ou religiosas específicas a serem consideradas. Esses grupos têm seu próprio conjunto de práticas alimentares, que são importantes quando se considera o planejamento alimentar (Diabetes Care and Education Dietetic Practice Group, 2010). O relatório do IOM, intitulado *Unequal Treatment* ("Tratamento Desigual"), recomendou que todos os profissionais de saúde recebam treinamento em comunicação intercultural para ajudar a redução das disparidades étnicas e raciais nos cuidados de saúde. O treinamento de competência cultural melhora as habilidades e atitudes do clínico, bem como pode facilitar um diálogo que incentive o cliente a compartilhar mais informações durante uma sessão (Betancourt e Green, 2010).

Atitudes, rituais e práticas em torno dos alimentos fazem parte de todas as culturas do mundo, assim como existem tantas culturas, o que desafia a enumeração. Muitas culturas mundiais influenciaram as culturas norte-americanas como resultado da imigração e dos casamentos mistos. Isso torna o planejamento de um cardápio – que englobe a diversidade cultural e seja sensível às necessidades de um grupo específico de pessoas – um grande desafio. É tentador simplificar o papel da cultura tentando categorizar os padrões alimentares por raça, etnia ou religião. No entanto, esse tipo de generalização pode levar a estereótipos inapropriados e mal-entendidos.

Para ilustrar esse ponto, considere o caso dos nativos norte-americanos. Existem mais de 560 tribos diferentes reconhecidas federalmente em 35 estados. A comida e os costumes das tribos do sudoeste são diferentes dos das tribos do noroeste. Com os alimentos tradicionais entre os nativos norte-americanos, a situação é ainda mais complicada pelo fato de que muitas tribos foram removidas de suas terras tradicionais no século XIX pelo governo e forçadas a aceitar os alimentos fornecidos pelo governo federal. Outro exemplo da complexidade da dieta e da cultura nos EUA são os afro-americanos. "Comida da alma" é comumente identificada com os afro-americanos do sul. As escolhas alimentares tradicionais – provavelmente nascidas de tempos difíceis, escolhas limitadas e criatividade – podem incluir verduras, como couve, mostarda e couve preparada com carne de porco, feijões, ervilhas do campo, inhame, carnes fritas, grãos e pão de milho. No entanto, isso, de forma alguma, representa a dieta de todos os afro-americanos. Da mesma forma, a dieta dos mexicano-americanos não é necessariamente igual à dos imigrantes da América do Sul e Central. A culinária mexicana não é homogênea. Existem sete regiões da culinária mexicana, cada uma com suas variações culinárias distintas. O cabrito é comumente consumido no norte, que também produz uma grande variedade de queijos e tortilhas de trigo. A costa do Pacífico Sul do México inclui Oaxaca, Guerrero e Chiapas. Oaxaca é conhecida por suas sete variedades de toupeiras – e as tortilhas de milho são o alimento básico da região.

Ao se deparar com o planejamento de uma dieta para atender às necessidades de uma cultura desconhecida, é importante evitar formar opiniões baseadas em informações imprecisas ou estereótipos (ver Capítulo 13). Alguns guias culturais de alimentaçao foram desenvolvidos para populações específicas, a fim de ajudar a controlar as doenças.

Religião e alimentação

As práticas dietéticas têm sido um componente da prática religiosa em toda a história registrada. Algumas religiões proíbem comer certos alimentos e bebidas; outras restringem alimentos e bebidas durante os dias sagrados. Rituais dietéticos específicos podem ser atribuídos a membros com autoridade designada ou com poder espiritual especial – por exemplo, um *shohet*, certificado para abate de animais de acordo com a lei judaica. Às vezes, restrições alimentares ou rituais são observados com base no sexo. As práticas dietéticas e de preparação de alimentos – por exemplo, preparação de carne *halal* e *kosher* – podem ser associadas a rituais de fé.

O jejum é praticado por muitas religiões; ademais, ele foi identificado como um mecanismo que permite melhorar o próprio corpo, obter aprovação ou compreender e valorizar o sofrimento dos outros. A atenção a comportamentos alimentares específicos – como alimentação em excesso, uso de bebidas alcoólicas ou contendo estimulantes e vegetarianismo – também são considerados por algumas religiões. Antes de planejar cardápios para membros de qualquer grupo religioso, os nutricionistas devem obter uma compreensão das tradições ou práticas dietéticas (Tabela 10.5). Em todos os casos, discutir as preferências alimentares pessoais de um indivíduo é imperativo (Kittler et al., 2017).

Letramento em saúde

O letramento em saúde é definido como o grau em que os indivíduos têm a capacidade de obter, processar e compreender informações e serviços básicos de saúde necessários para tomar decisões de saúde adequadas (*Healthy People 2010*, USDHHS). Aproximadamente 80 milhões de norte-americanos têm conhecimento limitado sobre saúde (Kutner, 2006). O baixo nível de letramento em saúde está associado a piores resultados de saúde e menor uso dos serviços de saúde. A falta de letramento em saúde afeta todos os níveis da experiência de saúde; ademais, obstrui as comunicações entre o profissional e o paciente, bem como afeta o resultado da saúde e a autogestão do paciente. Grupos minoritários, idosos, pessoas pobres, pessoas que falem idioma diferente daquele do profissional de saúde e aqueles com nível de instrução inferior ao ensino médio apresentam altas taxas de letramento restrito em saúde.

Os componentes do letramento em saúde incluem (AHRQ):
1. Conhecimento cultural e conceitual
   a. Crenças, atitudes e práticas de saúde, bem como percepções de doenças, riscos e benefícios para a saúde.
2. Letramento oral
   a. Escuta e fala
3. Letramento impresso
   a. Leitura e escrita
4. Numeramento
   a. Uso de números e habilidades matemáticas nas atividades diárias (Strategies to Enhance Numeracy Skills, 2015).

Há evidências que apoiam a importância do letramento em saúde para o manejo e o tratamento de doenças relacionadas à dieta, como hipertensão, diabetes e doenças cardiovasculares. O letramento em saúde está associado ao controle glicêmico.

O objetivo da educação e do aconselhamento nutricionais é promover comportamentos alimentares, além de fornecer aos indivíduos conhecimentos e habilidades para tomar decisões sólidas que conduzam à saúde e ao bem-estar. Os nutricionistas fornecem informações verbais e visuais durante as sessões de educação nutricional e aconselhamento para aumentar a compreensão, assim como ajudar os clientes a implementar metas viáveis. O letramento restrito em saúde é uma barreira para a mudança de comportamento de saúde (Academy of Nutrition and Dietetics).

Capítulo 10 Distribuição de Alimentos e Nutrientes: Planejamento da Dieta com Competência Cultural

Tabela 10.5 Algumas práticas dietéticas religiosas.

	Budista	Hindu	Judaica (ortodoxa)	Muçulmana	Católica Romana	Cristã Ortodoxa Oriental	Cristã Mórmon	Cristã Adventista do Sétimo Dia
Carne de boi	E	X						E
Carne de porco	E	E	X	X				X
Carnes, todas	E	E	R	R	R	R		E
Ovos/laticínios	O	O	R			R		O
Peixe	E	R	R			R		E
Marisco	E	R	X			O		X
Álcool		E		X			X	X
Café/chá				E			X	X
Carne/laticínios na mesma refeição			X					
Alimentos fermentados			R					
Abate ritual de carnes			+	+				
Moderação	+			+				+
Jejum*	+	+	+	+	+	+	+	+

*O jejum varia de parcial (abstenção de certos alimentos ou refeições) a completo (sem comida ou bebida).
+, praticado; E, evitado pelos mais devotos; O, permitido, mas ocasionalmente pode ser evitado em algumas observâncias; R, algumas restrições quanto aos tipos de alimentos ou a quando um alimento pode ser ingerido; X, proibido ou fortemente desencorajado.
(Modificada de Kittler PG et al.: *Food and culture*, ed 7, Belmont, Calif, 2017, Wadsworth/Cengage Learning; Escott-Stump S: *Nutrition and diagnosis-related care*, ed 8, Baltimore, MD, 2015, Lippincott Williams & Wilkins.)

Contexto cultural

As diferenças nas origens culturais das pessoas influenciam a definição de saúde, o reconhecimento de doenças, a busca de tratamento médico, bem como a relação com os profissionais de saúde. O modelo explicativo da doença sugere que os indivíduos desenvolvam modelos conceituais para explicar a doença, o que inclui crenças sobre por que a condição começou, quanto tempo vai durar e como deve ser tratada. Em um estudo de Lemley e Spies (2015), os mexicano-americanos acreditavam que o *susto* – uma doença folclórica em que uma pessoa passa por um episódio de susto – causa diabetes. *Aloe vera* (babosa) e *Nopalea cochenillifera* (palma) são alguns dos remédios à base de plantas usados para tratar o diabetes. Os provedores desempenham um papel importante e devem desenvolver a conscientização, além de utilizar as ferramentas disponíveis para fornecer aconselhamento intercultural.

Modelos de competência cultural

O modelo Campinha-Bacote (1999) de competência cultural tem cinco pilares que podem ser utilizados por profissionais de dietética para alavancar seu conhecimento, bem como adquirir habilidades de comunicação intercultural para melhorar a satisfação do paciente e melhorar os resultados de saúde. Eles são os seguintes.

1. **Conscientização:**
   - Examine sua própria formação cultural e suas próprias crenças e práticas pessoais. Como suas próprias percepções melhoram ou atrapalham o relacionamento com os pacientes/clientes?
   - Pergunte ao seu cliente: Quais são algumas das suas crenças e práticas alimentares e de saúde?
2. **Conhecimento:**
   - Obtenha informações sobre o modelo explicativo de doenças e práticas dietéticas do cliente. Mesmo quando um grupo cultural compartilha traços culturais comuns, nenhum grupo é homogêneo e há mais variações dentro dos grupos culturais do que entre os grupos culturais
   - **Pergunte ao seu cliente:**
     - O que você acha que causou seu problema de saúde? (Ou seja, diabetes, hipertensão)
     - Você acha que o diabetes é causado pela ingestão de muitos alimentos processados?
3. **Habilidade:**
   - Colete dados culturais relevantes para realizar a avaliação e o aconselhamento. Avalie os usos terapêuticos dos alimentos pelo cliente
   - **Pergunte ao seu cliente:**
     - Qual é seu idioma preferido?
     - Há algo que devo aprender sobre sua cultura, suas crenças ou práticas religiosas que me ajudaria a cuidar melhor de você?
     - Como você chama sua doença e o que você acha que a causou?
     - Você recebe conselhos de curandeiros tradicionais ou outros?
     - Que tipo de alimentos você come para se manter saudável?
     - Que tipo de comida você evita quando está doente?
     - Você evita alimentos por motivos culturais ou religiosos?
     - Como você acha que deve controlar ou tratar sua condição? (ou seja, colesterol alto, hipertensão, artrite, fígado gorduroso etc.)
4. **Encontro:**
   - Quantos encontros cara a cara você já teve com o grupo cultural? De quais habilidades, conhecimentos e ferramentas você precisa para melhorar o resultado deste encontro? Familiarize-se com os alimentos tradicionais e as práticas dietéticas de seus clientes. Avalie a aculturação das práticas alimentares
   - **Pergunte aos clientes:**
     - Quais são suas comidas favoritas?
     - De quais alimentos você não gosta?
     - Quais alimentos você costuma comer?
     - Com que frequência você os come?

- Quais alimentos você come em ocasiões especiais e feriados?
- Quais novos alimentos você experimentou?
- Quais alimentos tradicionais você não come mais ou come com pouca frequência?

5. **Desejo**: Os profissionais dietistas que buscam se tornar culturalmente competentes devem saber que a competência cultural é um processo em evolução contínua e a capacidade de trabalhar efetivamente com um indivíduo, família ou comunidade requer conhecimento, adaptação e flexibilidade para toda a vida.

Ferramentas de educação culturalmente específicas

- Desenvolva um plano alimentar que seja linguística e culturalmente apropriado, que incorpore as escolhas alimentares tradicionais e recém-adquiridas
- Forneça listas de alimentos que incluam alimentos da cultura do paciente
- Considere a experiência de vida de grupos culturais antes de migrar para os EUA, onde pode ter havido exposição a outras culturas e influências alimentares
- Considere a insegurança alimentar do cliente e a disponibilidade de alimentos que possam dificultar o acesso às orientações de nutrição recomendadas
- Traduza materiais educacionais para o idioma preferido do cliente
    - A tradução de materiais educacionais para o idioma preferido do cliente deve levar em consideração a alfabetização do cliente em seu idioma nativo
    - Considere as variações de idioma do cliente. Por exemplo, o espanhol tem diferentes variações na América Latina. Ao desenvolver materiais educacionais, a melhor prática é testar o material para incluir o dialeto do público-alvo.

Letramento oral

Para ter um encontro bem-sucedido entre o paciente e o profissional de saúde, os clientes precisam articular questões de saúde, verbalizar sintomas, explicar seu histórico médico e fazer perguntas apropriadas.

Os pacientes precisam entender o diagnóstico médico e as instruções de tratamento para poder tomar decisões de saúde adequadas. Uma pessoa que não compreenda totalmente o diagnóstico e o tratamento pode correr o risco de eventos adversos. Pacientes com conhecimento limitado sobre saúde têm menor probabilidade de entender a terminologia médica, bem como fazer perguntas durante uma consulta de saúde.

Ferramentas de comunicação oral

- Use linguagem não clínica, coloquial. Use palavras que você usaria para explicar àqueles que não são profissionais de saúde. A seguir, estão alguns termos de saúde e nutrição e algumas alternativas sugeridas
    - **Condições médicas**
        - Problemas cardíacos — Problemas no coração
        - Diabetes — Muito açúcar no sangue
        - Insuficiência cardíaca — O coração não está bombeando bem
        - Hiperlipidemia — Muita gordura no sangue
        - Hipertensão — Pressão alta do sangue
        - Osteoporose — Ossos frágeis e quebradiços
    - **Conceitos de nutrição**
        - Caloria — Quantidade de energia que o corpo obtém dos alimentos
        - Carboidrato — Fornece energia/combustível para o corpo, como o combustível para um carro
        - Carboidratos e diabetes — A parte dos alimentos que se transforma em açúcar
        - Proteína — Blocos de construção necessários para o crescimento e o reparo
        - Gordura — Fornece energia ao corpo e ajuda a usar vitaminas
- **Use as palavras do paciente**: se o paciente disser "barriga" ou "ventre", você pode usar abdome e explicar que abdome é outra palavra para barriga ou ventre
- **Limite e repita as informações**: atenha-se a três pontos-chave e repita-os
- **Use gráficos**: use imagens ou modelos de alimentos para demonstrar conceitos importantes
- **Use o reensino** (**ensino de volta**): confirme a compreensão do cliente, pedindo-lhe que lhe diga ou mostre. Por exemplo, "Diga-me, o que você vai fazer em casa?" ou "Mostre-me como você vai usar o rótulo de informações nutricionais." Lembre-se: você não está testando o conhecimento do paciente, você está testando o quão bem você explicou as informações.

Letramento impresso

A incapacidade dos clientes de completar avaliações nutricionais e questionários pode afetar a precisão de seu histórico médico e nutricional. Profissionais da área de nutrição confiam em materiais impressos para educar e reforçar conceitos-chave, como planejamento de cardápio, rótulos de informações nutricionais, composição de nutrientes dos alimentos e listas de alimentos. Vários estudos mostraram evidências moderadas de que os pacientes com baixo nível de letramento em saúde têm dificuldade em tomar os medicamentos prescritos, além de má compreensão e má interpretação do rótulo de informações nutricionais (Berkman, 2011). A leitura dos rótulos dos alimentos não é um bom indicador de interpretação correta das informações. Em um estudo que examinou o uso do rótulo do alimento, apenas 60% dos participantes responderam corretamente quando questionados sobre quantos carboidratos havia em meio *bagel* (Rothman, 2006).

Ferramentas de comunicação escrita

Use as seguintes dicas ao escrever materiais de educação nutricional (Goody e Drago, 2009):

- Escreva primeiro as informações mais importantes, pois os pacientes com letramento restrito em saúde podem ler apenas as primeiras frases
- Mantenha parágrafos e frases curtos, pois os leitores tendem a pular informações que pareçam difíceis de ler
- Divida as informações complexas em blocos para aprimorar a compreensão e a retenção
- Use uma linguagem simples e defina termos clínicos. Por exemplo, um endocrinologista é um médico que trata pessoas com diabetes e a hemoglobina glicada é a média dos níveis de açúcar no sangue
- Use uma linguagem definitiva. Por exemplo: um diário alimentar *pode* ajudá-lo identificar os alimentos que você come (passivo). Você *irá* se beneficiar em manter um diário alimentar (ativo)
- Escreva conteúdo que se transforme em ações. Indique quais ações devem ser executadas e as divida em etapas. Por exemplo:
    - Coma grãos inteiros – como trigo integral e arroz integral
    - Selecione cereais que tenham trigo integral e arroz integral listados como primeiros ingredientes no rótulo dos alimentos
- Forneça benefícios que o paciente obterá ao fazer alterações. Por exemplo:
    - Ao baixar o açúcar no sangue, você sentirá menos sede e conseguirá dormir melhor sem precisar ir ao banheiro muitas vezes
- Forneça dicas para superar barreiras. Por exemplo:
    - Lembre-se de que pequenas mudanças contam: mesmo 10 minutos de atividade são melhores do que nada. Caminhe 10 minutos por dia, três vezes por semana, durante o horário de almoço

- Adicione conteúdo interativo para aumentar a retenção
- Faça com que os profissionais de saúde verifiquem a precisão e o público-alvo verifique a compreensão
- Use o espaço em branco criteriosamente
- Visite https://healthfinder.gov para obter exemplos de como escrever e formatar materiais de educação sobre saúde e nutrição que sejam fáceis de ler e compreender e possam ser transformados em ações.

Use as seguintes dicas ao selecionar materiais educacionais escritos:

- Selecione o material que seja linguisticamente apropriado para o grupo que se pretende atingir. Os subgrupos hispânicos falam diferentes versões do espanhol. Por exemplo, a palavra *bocadillo* significa "lanche" em alguns países de língua espanhola, mas significa pasta de goiaba na Colômbia. Se você estiver escrevendo um cardápio que incentive um lanche e usar a palavra *bocadillo*, os resultados podem ser muito diferentes. Teste os materiais primeiro com o público-alvo
- Selecione o material que seja culturalmente apropriado. Uma lista de substituição de alimentos traduzida para o idioma preferido do paciente pode não ter muitos alimentos tradicionais
- Certifique-se de que os materiais impressos sejam fáceis de entender. Existem três fórmulas de legibilidade comumente usadas: Fórmula de Fry, SMOG e Flesch Reading Ease. Pesquise na internet por "fórmulas de legibilidade"
- Selecione os materiais escritos em um nível de quinta ou sexta série
- Selecione materiais que seus pacientes entendam: a escolha das palavras, a organização das informações e a formatação afetam a compreensão.

    Esses métodos estão disponíveis para testar a compreensão:
    - *Agency for Healthcare Research and Quality's Patient Education Materials Assessment Tool* (PEMAT) – Ferramenta de Avaliação de Materiais de Educação de Pacientes da Agência de Pesquisa e Qualidade em Saúde – usada para avaliar materiais escritos e audiovisuais
    - *CDC Clear Communications Index* (Índice de Comunicação com Clareza dos CDC) para avaliar seus materiais de comunicação de saúde, incluindo recomendações comportamentais e informações de risco (http://www.cdc.gov/ccindex)
    - *Suitability Assessment of Materials* (SAM) – Avaliação de Adequação de Materiais – avalia a adequação cultural e como os materiais estimulam a aprendizagem.

Inclusão de conteúdo envolvente em seus materiais de leitura

Escreva ou selecione materiais com o conteúdo envolvente. O material interativo ajuda a reafirmar as informações, além de aumentar a retenção. Considere adicionar ferramentas interativas, como as seguintes:

- Preenchimento de espaços em branco
- Múltipla escolha
- Perguntas verdadeiro e falso
- Testes curtos.

Explique os motivos pelos quais as respostas estavam certas ou erradas.

Numeramento em saúde e nutrição

Numeramento é "a capacidade de acessar, usar, interpretar e comunicar informações e ideias matemáticas para se envolver e gerenciar as demandas matemáticas de uma variedade de situações na vida adulta" (PIAAC, 2009). Habilidades numéricas são um componente importante do letramento em saúde. Tarefas relacionadas à matemática são onipresentes na área de saúde e gestão de autocuidados. Habilidades numéricas são necessárias para:

- Interpretação dos resultados do teste (ser capaz de identificar a glicose no sangue dentro dos limites normais)
- Ingestão dos medicamentos de forma adequada e cálculo das dosagens
- Leitura e interpretação do rótulo nutricional.

O autocuidado com o diabetes envolve tarefas que requerem habilidades matemáticas. São elas:

Monitoramento

- Tomar medicamentos, incluindo orais e injetáveis
- Interpretar o rótulo nutricional dos alimentos
    - Usar frações, decimais, porcentagens e proporções
- Resolução de problemas em várias etapas
    - Interpretação das leituras de glicose no sangue
    - Cálculo da ingestão de carboidratos
- Aproximadamente 25% dos pacientes não conseguiram determinar quais valores de glicose estavam dentro da faixa normal de 80 a 120 mg/dℓ
- Aproximadamente 56% dos pacientes não conseguiam contar carboidratos em lanches pré-embalados
- Aproximadamente 59% dos pacientes não conseguiram calcular a dose de insulina com base na leitura de glicose no sangue e na ingestão de carboidratos.

Medição de habilidades numéricas

Existem vários testes para avaliar habilidades matemáticas que medem habilidades aritméticas e cálculos sem foco na saúde (Rothman, 2008):

- *Wide Range Achievement Test* (WRAT 3) (Teste de desempenho de ampla faixa)
- *Kauffman Test of Educational Achievement* (K-TEA) (Teste Kauffman de Desempenho Educacional)
- *Key Math* (Matemática-Chave)
- *Woodcock Johnson.*

O *Diabetes Numeracy Test* (TND) – Teste de Numeração para Diabetes – é uma escala para medir os déficits de matemática relacionados ao diabetes. Existem versões curtas e longas.

Ferramentas de habilidades numéricas

- Use palavras e números para reduzir a interpretação incorreta. Por exemplo, em vez de usar apenas palavras como "raro" ou "comum", inclua termos numéricos. Por exemplo, essa condição é rara, afeta 1 em 10 mil pessoas
- Faça as contas para seus pacientes. Por exemplo, em vez de dizer "a perda de 5 a 7% do peso mostrou reduzir os níveis de açúcar no sangue", diga "A perda de 5 a 7% do peso – cerca de 4,5 a 6,5 kg para uma pessoa que pesa 91 kg – mostrou diminuir níveis de açúcar no sangue"
- Utilize recursos visuais para explicar os conceitos de nutrição que requeiram cálculos aritméticos. Forneça um gráfico de conversão para ajudar os pacientes a calcular os conceitos aritméticos básicos
- Ao ajudar os clientes a usar copos de medida:
    - 1 xícara = ½ xícara + ½ xícara
    - 1 xícara = 1/3 xícara + 1/3 xícara + 1/3 xícara
    - 1 xícara = ¼ xícara + ¼ xícara + ¼ xícara + ¼ xícara
- Ao ajudar os clientes a interpretar os rótulos nutricionais:
    - Se uma porção for ¾ de xícara, use: ½ xícara + ¼ de xícara
    - Se uma porção for ½ xícara, use: ¼ de xícara + ¼ de xícara

EM FOCO

Transição nutricional

O termo *transição nutricional*, cunhado no início da década de 1990, descreve alterações na dieta, na composição corporal e nos padrões de atividade física em pessoas em países em desenvolvimento que estejam passando por rápida urbanização e mudanças demográficas, socioeconômicas e aculturativas (Popkin, 2001; Shetty, 2013). As mudanças nas formas tradicionais, nos sistemas de valores e comportamentos experimentados em economias emergentes – como Índia, China, Oriente Médio, norte da África e América Latina – estão associadas a aumentos notáveis em doenças crônicas relacionadas à nutrição, enquanto doenças infecciosas e deficitárias relacionadas à nutrição persistem. Consequentemente, essas populações enfrentam uma carga dupla de doenças – as lutas da desnutrição coexistem com as doenças da supernutrição no mesmo indivíduo, na mesma família ou na mesma comunidade (Schmidhuber e Shetty, 2005).

Avanços rápidos na medicina, na produção de alimentos e tecnologias agrícolas – com a liberalização dos mercados que levam a mudanças na distribuição e no varejo de alimentos – provaram ser uma faca de dois gumes nesses países. Por um lado, enormes desenvolvimentos econômicos e benefícios para a saúde se acumularam, por outro lado, aumentaram uma miríade de desafios marcados por desequilíbrios nutricionais e trajetórias de doenças crônicas (OMS/FAO, 2013). Existem desigualdades de renda e de acesso a alimentos de qualidade e cuidados de saúde. Estilos de vida sedentários e maior exposição à carga tóxica e ao consumo de alimentos processados em detrimento dos alimentos indígenas são determinantes importantes da transição nutricional. Além disso, há um aumento da vulnerabilidade dos indivíduos devido às mudanças na programação fetal epigenética (Barker, 2006).

Diversas abordagens de intervenção nutricional sustentável e holística com foco em alimentos e envolvimento da comunidade estão atualmente em andamento para abordar a transição nutricional em todo o mundo (Sunguya et al., 2014; Vorster et al., 2011). Essas iniciativas são direcionadas para alcançar uma nutrição ideal e equilibrada para todos, usando intervenções baseadas em evidências e políticas oportunas (Garmendia et al., 2013).

Sudha Raj, PhD, RDN, FAND

NOVOS RUMOS

Movimento da soberania alimentar indígena

Um novo movimento para melhorar a saúde e o acesso aos alimentos decolou nas comunidades indígenas em todo o mundo: "soberania alimentar". Esse movimento é fundado na crença de que essas comunidades têm o direito de definir seus próprios sistemas de política alimentar – incluindo agricultura, trabalho, pesca e terra – de acordo com sua compreensão tradicional e cultural de seu meio ambiente e suas necessidades únicas.

A necessidade de redefinir os sistemas alimentares nessas comunidades é séria. Nos EUA, comunidades de American Indian and Alaska Native (AI/AN) – Nativos Americanos e do Alasca – sofrem de algumas das disparidades de saúde mais graves do país. As taxas de obesidade infantil nessas comunidades costumam ultrapassar 50%, bem como houve um aumento de 110% nos casos de diabetes diagnosticados, de 1990 a 2009, em jovens nativos norte-americanos e do Alasca, com idades entre 15 e 19 anos. Pessoas AI/AN também têm duas vezes mais probabilidade do que a população geral dos EUA de experimentar algum tipo de problema de saúde relacionado à nutrição.

Gerações de políticas alimentares federais fracassadas, falta de acesso a alimentos saudáveis, assim como a necessidade de melhor educação contribuem significativamente para esse desafio nas comunidades tribais. Programas federais – como aqueles que distribuíam excedentes de alimentos básicos em reservas – alinhados com outras políticas destinadas a assimilar AI/AN ajudaram a tornar muitas dessas comunidades dependentes de alimentos com muito pouco valor nutricional. Alimentos como pão frito têm suas raízes nesses programas. O acesso a mercados com alimentos frescos é outro sério desafio. A maioria das áreas de reserva no país reside em "desertos de alimentos" de acordo com o USDA – o que significa que eles não têm acesso a um supermercado a cada 16 quilômetros dentro da comunidade. A nação Navajo sozinha, que se estende por 70 mil quilômetros quadrados, tem apenas 10 mercearias em tempo integral.

Os líderes jovens da comunidade de AI/AN – como Mariah Gladstone, da Blackfeet Nation – estão liderando muitos desses movimentos populares. Reconhecendo a necessidade de educação culinária, Mariah criou o *Indigikitchen*, um programa de culinária *online* que visa ensinar métodos de culinária indígena com ingredientes tradicionais aos telespectadores. Os líderes jovens também estão trabalhando em coalizões de soberania alimentar em todo o país para defender a flexibilidade nos programas federais de alimentos a fim de investir em hortas indígenas e na agricultura, bem como de promover o conhecimento da culinária indígena e ingredientes em programas como o *Supplemental Nutrition Assistance Program Education* (SNAP-Ed) – Programa de Educação de Assistência Nutricional Suplementar. Para obter mais informações sobre *Indigikitchen*, visite https://indigikitchen.com. Para obter mais informações sobre o movimento pela soberania alimentar e recomendações de políticas, visite a *Indigenous Food and Agriculture Initiative*, da University of Arkansas School of Law (Iniciativa Indígena para Alimentos e Agricultura, da Escola de Direito da Universidade de Arkansas) em http://indndiafoodandag.com.

Erik Stegman, da Carry the Kettle First Nation (Nakoda), JD, MA, é o diretor executivo do Center for Native American Youth no Aspen Institute.

Referências

Center for Native American Youth: "*Our Identities as Civic Power: The State of Native Youth 2017*". *State of Native Youth Report*, Washington, DC, 2017, Center for Native American Youth at The Aspen Institute.

Echo Hawk Consulting: *Feeding Ourselves: Food access, health disparities, and the pathways to healthy Native American communities*, Longmont, CO, 2015, Echo Hawk Consulting.

University of Arkansas: *School of law indigenous food and agriculture initiative*. Disponível em: http://indigenousfoodandag.com/.

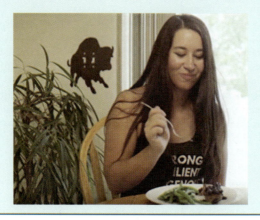

Capítulo 10 Distribuição de Alimentos e Nutrientes: Planejamento da Dieta com Competência Cultural

CASO CLÍNICO

George é um homem Navajo (Dine) de 65 anos, que vive em um *hogan* (habitação) tradicional. Inglês é sua segunda língua. Ele vive em um deserto de alimentos e consome muitos alimentos enlatados e processados, bem como alimentos que sua esposa e outros familiares cultivam e conservam. Ele não bebe leite, mas consome outros laticínios. Ele tem índice de massa corporal de 32 e histórico familiar de doenças cardíacas. Ele veio a você para pedir conselhos sobre como aumentar a ingestão de cálcio e diminuir a ingestão de sódio, pois ele acha que isso o ajudará na pressão arterial.

Declaração de diagnóstico nutricional
- O déficit de conhecimento sobre alimentação e nutrição com relação às necessidades do paciente de informações adicionais a respeito da relação entre cálcio, sódio e pressão arterial, conforme evidenciado pela ingestão diária típica contendo alimentos altamente processados.

Perguntas sobre cuidados com a nutrição
1. Que tipo de orientação alimentar você daria a George?
2. Que tipo de planejamento alimentar é realista para ele?
3. Quais são as considerações culturais para educar George sobre sua dieta?
4. Como as informações dos rótulos dos alimentos podem ser usadas para ajudar George a atender às suas metas nutricionais?

WEBSITES ÚTEIS

Academy of Nutrition and Dietetics
Center for Nutrition Policy and Promotion, U.S. Department of Agriculture
Centers for Disease Control – Health Literacy
Cost of Food at Home
Dietary Guidelines for Americans
Ethnic Food Guides
European Food and Information Council
Food and Drug Administration, Center for Food Safety and Applied Nutrition
Food and Nutrition Information Center, National Agricultural Library, U.S. Department of Agriculture
Health Canada
Healthy Eating Index
International Food Information Council Foundation
MyPlate Food Guidance System
National Academy of Medicine
National Center for Health Statistics – National Health and Nutrition Examination Survey
Nutrition.gov (*website* sobre nutrição do governo dos EUA)
U.S. Department of Agriculture

REFERÊNCIAS BIBLIOGRÁFICAS

Academy of Nutrition and Dietetics: *How to explain basic nutrition concepts*. Available at: https://www.eatrightpro.org/practice/practice-resources/international-nutrition-pilot-project/how-to-explain-basic-nutrition-concepts.

Academy of Nutrition and Dietetics: Position of the Academy of Nutrition and Dietetics: vegetarian diets, *J Acad Nutr Diet* 116:1970–1980, 2016.

AHRQ: *Health literacy universal precautions toolkit*, ed 2, Available at: https://www.ahrq.gov/sites/default/files/publications/files/healthlittoolkit2_3.pdf.

Barker D: Commentary: birthweight and coronary heart disease in a historical cohort, *Int J Epidemiol* 35:886–887, 2006.

Berkman ND, Sheridan SL, Donahue KE, et al: Low health literacy and health outcomes: an updated systematic review, *Ann Intern Med* 155:97–107, 2011.

Betancourt JR, Green AR: Commentary: linking cultural competence training to improved health outcomes: perspectives from the field, *Acad Med* 85:583–585, 2010.

Campinha-Bacote J: A model and instrument of addressing cultural competence in health care, *J Nurs Educ* 38:203–207, 1999.

Cavanaugh K, Huizinga MM, Wallston KA, et al: Association of numeracy and diabetes control, *Am Intern Medicine* 148:737–746, 2008.

Diabetes Care and Education Dietetic Practice Group, Goody CM, Drago L, editors: *Cultural food practices*, Chicago, 2010, American Dietetic Association.

FAO/WHO: *Preparation and use of Food-Based Dietary Guidelines. Report of a joint FAO/WHO consultation*, Nicosia, Cyprus, 1996, WHO. Available at: www.fao.org/docrep/X0243E/x0243e00.htm.

Garmendia ML, Corvalan C, Uauy R: Addressing malnutrition while avoiding obesity: minding the balance, *Eur J Clin Nutr* 67:513–517, 2013.

Goody CM, Drago L: Using cultural competence constructs to understand food practices and provide diabetes care and education, *Diabetes Spectrum* 22(1):43–47, 2009.

Guia alimentar para a população Brasileira: *Dietary guidelines for Brazilians*, 2015. Available at: http://bvsms.saude.gov.br/bvs/publicacoes/dietary_guidelines_brazilian_population.pdf.

Katz MG, Jacobson TA, Veledar E, et al: Patient literacy and question-asking behavior during the medical encounter: a mixed-methods analysis, *J Gen Intern Med* 22(6):782–786, 2007.

Kittler PG, Sucher KP, Nelms M: *Food and culture*, ed 7, Belmont, CA, 2017, Wadsworth/Cengage Learning.

Krebs-Smith SM, Pannucci TE, Subar AF, et al: Update of the Healthy Eating Index: HEI-2015. *J Acad Nutr Diet* 118(9):1591–1602, 2018.

Kutner MG, Greenberg E, Jin Y, et al: *The health literacy of America's adults: results from the 2003 National Assessment of Adult Literacy (NCES2006-483)*, Washington, DC, 2006, U.S. Department of Education, National Center for Education Statistics.

Lemley M, Spies LA: Traditional beliefs and practices among Mexican American immigrants with type II diabetes: a case study, *J Am Assoc Nurse Pract* 27(4):185–189, 2015.

NHANES: *National youth fitness survey, centers for disease control and prevention*, 2012. Available at: http://www.cdc.gov/nchs/nnyfs.htm.

PIAAC Numeracy Expert Group: "PIAAC Numeracy: a conceptual framework", *OECD Education Working Papers, No. 35*, Paris, France, 2009, OECD Publishing. Available at: https://doi.org/10.1787/220337421165.

Popkin BM: The nutrition transition and obesity in the developing world, *J Nutr* 131:871S–873S, 2001.

Rizzo NS, Sabaté J, Jaceldo-Siegl K, et al: Vegetarian dietary patterns are associated with a lower risk of metabolic syndrome: the adventist health study 2, *Diabetes Care* 34:1225–1227, 2011.

Rothman RL, Montori VM, Cherrington A, et al: Perspective: the role of numeracy in health care, *J Health Commun* 13(6):583–595, 2008.

Rothman, RL, Housam R, Weiss H, et al: Patient understanding of food labels, *Am J Prev Med* 31(5):391–398, 2006.

Schmidhuber J, Shetty P: The nutrition transition to 2030. Why developing countries are likely to bear the major burden, *Acta Agr Scand* 2:150–166, 2005.

Shetty P: Nutrition transition and its health outcomes, *Indian J Pediatr* 80(Suppl 1):S21–S27, 2013.

Strategies to Enhance Numeracy Skills: 2016. Available at: https://nam.edu/wp-content/uploads/2016/05/Strategies-to-Enhance-Numeracy-Skills.pdf.

U.S. Department of Health and Human Services, U.S. Department of Agriculture: *2015 – 2020 Dietary Guidelines for Americans*, ed 8, 2015. Available at: http://health.gov/dietaryguidelines/2015/guidelines/.

Vorster HH, Kruger A, Margetts BM: The nutrition transition in Africa: can it be steered into a more positive direction? *Nutrients* 3:429–441, 2011.

White House conference on food, nutrition and health, *Am J Clin Nutr* 11:1543, 1969.

WHO/FAO: *Diet, nutrition and the prevention of chronic diseases, Report of Joint WHO/FAO Expert Consultation*, Geneva, 2013, World Health Organization.

11

Fornecimento de Alimentos e Nutrientes: Substâncias Bioativas e Cuidados Integrativos

Kelly Morrow, MS, RDN, FAND

TERMOS-CHAVE

acupuntura
American Botanical Council
American Herbalists Guild
certificação de terceiros
chi (*Qi*)
Codex Alimentarius Commission (Codex)
Commission E monographs
composto bioativo
declaração de estrutura e função
declarações de saúde
Dietary Supplement Health and Education Act de 1994 (DSHEA)
Dietary Supplement Label Database
evento adverso (EA)
excipientes
farmacognosia
fitoquímico
fitoterapia
geralmente reconhecido como seguro (GRS)
homeopatia
interação fármaco-nutriente (IFN)
limite superior tolerável (UL)
medicamento fitoterápico
medicina alternativa
medicina *ayurveda*
medicina complementar
medicina complementar e alternativa (MCA)
medicina complementar e integrativa (MCI)
medicina do Leste Asiático
medicina funcional
medicina holística
medicina integrativa
megadose
meridianos
moxabustão
National Center for Complementary and Integrative Health (NCCIH)
naturopatia
novo ingrediente dietético (NID)
quiropraxia
subluxação
suplementos dietéticos
vis medicatrix naturae

MEDICINA COMPLEMENTAR E INTEGRATIVA

Algumas pessoas podem se confundir com os vários nomes usados para descrever as abordagens da medicina natural. **Medicina holística**, da palavra grega *holos*, significa "todo". As terapias holísticas são baseadas na teoria de que a saúde é um estado dinâmico vital determinado pelo equilíbrio entre os parâmetros físicos, mentais e espirituais. **Vis medicatrix naturae**, a força curativa da natureza, é o preceito fundamental da medicina holística. A filosofia afirma que, quando uma pessoa vive de acordo com as leis da natureza, o corpo tem a capacidade de autocura ou a saúde geral do indivíduo melhora. Os exemplos incluem a adoção de alimentos integrais – principalmente dieta não refinada –, a manutenção de um bom nível de atividade física, o uso de medicamentos e suplementos dietéticos à base de plantas (ervas), bem como a meditação para reduzir o estresse. Essa teoria é aplicada principalmente a condições em que a dieta e o estilo de vida influenciam em grande medida a saúde, como doenças cardiovasculares, diabetes e muitas condições inflamatórias. **Medicina alternativa** se refere a terapias não convencionais usadas *no lugar* da medicina convencional, por exemplo, o uso de uma preparação à base de plantas em vez de um medicamento. A **medicina integrativa** e a **medicina complementar** se referem às terapias holísticas utilizadas *em combinação com* a medicina convencional. A maioria das pessoas que usa terapias holísticas ou não convencionais também usa medicina convencional (National Center for Complementary and Integrative Health [NCCIH]), 2018; ver Tabelas 11.1 e 11.2).

A **medicina funcional** é outra interação da medicina holística que ganhou apreço nos últimos anos. Ela muda o foco centrado na doença da prática médica convencional para uma abordagem mais individualizada e centrada no paciente (IFM, 2018). O objetivo é avaliar a pessoa como um todo – e não os sintomas ou órgãos individuais – e considerar os cuidados em relação à prevenção e ao tratamento de doenças crônicas. Profissionais atuantes na área da medicina funcional – incluindo médicos da medicina convencional, naturopatas, quiropráticos, da área de enfermagem e nutricionistas – reconhecem uma interconexão semelhante a uma teia de fatores fisiológicos internos dentro do corpo. Atuando dentro de seu escopo de prática, eles usam tratamento nutricional, suplementos dietéticos, modificações no estilo de vida e manipulações físicas como a base do atendimento médico. Os profissionais de medicina funcional avaliam os desequilíbrios essenciais, incluindo ingestão alimentar, hormônios e neurotransmissores, marcadores de tensão oxidativa, exposições ambientais, função imunológica, bem como saúde psicológica e espiritual.

O grupo prático da Academy of Nutrition and Dietetics (AND), Dietitians in Integrative and Functional Medicine (DIFM) – desenvolveu um gráfico radial de medicina funcional orientada para a nutrição para que profissionais de dietética o utilizem na avaliação dos seus clientes por meio da Integrative and Functional Medical Nutrition Therapy (IFMNT) (Noland, 2019). Uma avaliação nutricional funcional

---

Partes deste capítulo foram escritas por Cynthia A. Thomson, PhD, RDN, para a edição anterior deste texto.

Tabela 11.1 Terapias holísticas comuns de acordo com o National Center for Complementary and Integrative Health (NCCIH).

Sistemas médicos complementares e integrativos	Naturopatia, medicina tradicional chinesa (também conhecida como medicina do Leste Asiático), medicina *ayurveda* e homeopatia
Terapias de corpo e mente	Meditação, oração, arte ou musicoterapia e terapia de comportamento cognitivo
Terapias de base biológica	Ervas, dietas com alimentos integrais e suplementação de nutrientes
Terapias manipulativas	Massagem, medicina quiroprática, osteopatia e ioga
Terapias energéticas	*Qi gong*, terapia magnética ou *reiki*

National Center for Complementary and Integrative Health (NCCIH). Complementary, Alternative or Integrative Health: What's In a Name? http://nccam.nih.gov/health/whatiscam.

Tabela 11.2 Descrição das terapias complementares e integrativas comumente usadas.

Naturopatia (Medicina naturopática)	A naturopatia é uma forma de medicina de cuidados primários que usa o poder curativo da natureza, *vis medicatrix naturae*, para restaurar e manter a saúde ideal Os princípios orientadores incluem os seguintes: *Primum non nocere* – Primeiro, não faça mal *Tolle causam* – Trate a causa raiz da doença *Docere* – Doutor como professor Métodos e substâncias terapêuticos usados procuram funcionar em harmonia com o processo de autocura de uma pessoa, incluindo dieta e tratamento nutricional, medicina botânica, psicoterapia, terapia física e manipulativa, pequenas cirurgias, prescrição de medicamentos, obstetrícia naturopática (parto natural), homeopatia e acupuntura Licenciada nos EUA para a prática em 23 estados e 2 territórios O treinamento inclui patologia, microbiologia, histologia, diagnóstico físico e clínico, **farmacognosia** – treinamento clínico em medicina botânica –, hidroterapia, fisioterapia, nutrição clínica e homeopatia
Quiropraxia	A quiropraxia adota muitos dos mesmos princípios da naturopatia, particularmente a crença de que o corpo tem a capacidade de se curar e o papel do terapeuta é auxiliar nesse processo. Como a naturopatia, o tratamento quiroprático se concentra no bem-estar e na prevenção, assim como favorece tratamentos não invasivos Os quiropráticos não prescrevem medicamentos nem realizam cirurgias O foco é localizar e remover interferências na capacidade natural do corpo de manter a saúde – chamadas **subluxações** (especificamente problemas musculoesqueléticos que levam a interferências no funcionamento adequado dos sistemas nervoso e musculoesquelético) A abordagem terapêutica é a manipulação manual do corpo, como ajuste da coluna vertebral e recomendações de massagem, bem como estilo de vida, incluindo exercícios físicos e alongamento Dois preceitos fundamentais: (1) a estrutura e a condição do corpo influenciam o bom funcionamento do corpo e (2) o relacionamento mente/corpo é importante para manter a saúde, além de promover a cura Licenciada e regulamentada em todos os 50 estados e em 30 países Deve concluir um programa de 4 anos de uma faculdade de quiropraxia credenciada federalmente e, como outros profissionais licenciados, passar com sucesso em um exame administrado por um órgão de certificação nacional
Homeopatia	As raízes da palavra *homeopatia* são derivadas do grego *homios*, que significa semelhante, e *pathos*, que significa sofrimento. A homeopatia é uma teoria e prática médica avançada para se opor às práticas médicas convencionais de 200 anos atrás. Ela se esforça para ajudar o corpo a se curar tratando de igual para igual – comumente conhecida como a "lei dos semelhantes". A lei dos semelhantes é baseada na teoria de que, se uma grande quantidade de substância causa sintomas em uma pessoa saudável, uma quantidade menor da mesma substância pode ser usada para tratar uma pessoa doente Samuel Hahnemann, um médico alemão do século XVIII, é creditado como o fundador da homeopatia As quantidades dos remédios usados nos medicamentos homeopáticos são extremamente diluídas. De acordo com os princípios homeopáticos, os remédios são potencializados e se tornam mais poderosos por meio de um processo de agitação denominado sucussão As tinturas homeopáticas são feitas de uma variedade de materiais básicos, incluindo vegetais, minerais e tecidos animais. As dosagens são baseadas nas diluições seguintes. Um remédio se torna mais forte quanto mais é diluído X: 1 gota de tintura em 10 gotas de água C: 1 gota de tintura em 100 gotas de água M: 1 gota de tintura em 1.000 gotas de água O princípio da dose mínima significa que muitos remédios homeopáticos são tão diluídos que nenhuma molécula real da substância curativa pode ser detectada por testes químicos O objetivo da homeopatia é selecionar um remédio que proporcione uma sensação de bem-estar em todos os níveis – físico, mental e emocional – e alivie os sintomas físicos, assim como devolva ao paciente um estado de bem-estar e energia criativa Embora essa forma de medicamento tenha uma longa história de uso, as evidências clínicas sobre a eficácia da homeopatia são altamente contraditórias. Em 2017, a FDA propôs novos regulamentos de segurança para medicamentos homeopáticos – especificamente para aqueles que contêm substâncias potencialmente tóxicas ou são usados para condições de risco de morte. Isso é especialmente significativo para aqueles que são vulneráveis (neonatos e lactentes, crianças, idosos e imunocomprometidos). Os tratamentos homeopáticos são altamente individualizados usando milhares de combinações de remédios, o que torna a prática difícil de estudar usando ensaios clínicos randomizados e cegos. Isso representa um desafio de pesquisa que não será superado em breve

(continua)

Tabela 11.2 Descrição das terapias complementares e integrativas comumente usadas. (*Continuação*)

Medicina do Leste Asiático	Baseia-se no conceito de que a energia – também chamada *chi* (*Qi*) ou energia da força vital – é fundamental para o funcionamento do corpo; *chi* é a força intangível que anima a vida e todas as atividades. O bem-estar é uma função do fluxo equilibrado e harmonioso do *chi* – ao passo que a doença ou a enfermidade resulta de distúrbios em seu fluxo. Ele também requer a preservação do equilíbrio entre os estados contrastantes de *yin* e *yang* – a natureza dual de todas as coisas. O princípio subjacente é de natureza preventiva e o corpo é visto como um reflexo do mundo natural
	Quatro substâncias – sangue, *jing* (essência, substância de toda a vida), *shen* (espírito) e fluidos (fluidos corporais que não sejam sangue) – constituem os fundamentos
	A modalidade nutricional tem vários componentes: a alimentação como meio de obtenção da nutrição, a alimentação como tônico ou medicamento, bem como a abstenção de alimentos (jejum). Os alimentos são classificados de acordo com o sabor (azedo, amargo, doce, picante e salgado) e propriedades (fresco, frio, quente e simples) para regular *yin*, *yang*, *chi* e sangue
	Os **meridianos** são canais que transportam o *chi* e o sangue por todo o corpo. Esses não são canais em si, mas sim redes invisíveis que atuam como circuitos de energia, unificando todas as partes do corpo e conectando o corpo interno e o externo; os órgãos não são vistos como conceitos anatômicos, mas como campos energéticos
Acupuntura	A acupuntura é o uso de agulhas finas – inseridas em pontos nos meridianos – para estimular o *chi* do corpo ou a energia vital. A **moxabustão**, a aplicação de calor com moxa – folhas secas de artemísia – ao longo dos pontos de acupuntura dos meridianos com o objetivo de afetar o *chi* e o sangue, de modo a equilibrar substâncias e órgãos, está relacionada à acupuntura. Essa terapia é usada para tratar a desarmonia no corpo, que leva à doença. A desarmonia ou a perda de equilíbrio é causada pelo enfraquecimento da força *yin* no corpo, que preserva e nutre a vida, ou pelo enfraquecimento da força *yang*, que gera e ativa a vida. O conceito de *yin* e *yang* expressa a natureza dual de todas as coisas, as forças opostas, mas complementares, que são interdependentes uma da outra e devem existir em equilíbrio
	De acordo com a National Certification Commission for Acupuncture and Oriental Medicine (NCCAOM), os acupunturistas são licenciados para prática em 46 estados e no Distrito de Colúmbia
Medicina ayurveda	*Ayurveda* é um sistema de cura natural de 5 mil anos, que se originou na Índia
	Ayur significa vida e *Veda* significa ciência do conhecimento
	A avaliação e o tratamento são baseados em três forças fundamentais que governam os ambientes interno e externo, bem como determinam a constituição e a saúde geral de um indivíduo:
	Vata (vento): enérgico, criativo e adaptável. Se desequilibrado, o indivíduo pode ficar ansioso, seco, magro e ter pouca concentração
	Pitta (fogo): intenso, concentrado e forte. Se desequilibrado, o indivíduo pode ser compulsivo, irritável, inflamado e ter má digestão
	Kapha (terra): nutridor, metódico e estável. Se desequilibrado, o indivíduo pode ser lento, fleumático e ganhar peso com facilidade
	A saúde mental e física é alcançada quando essas forças estão em equilíbrio
	As modalidades terapêuticas incluem dieta, recomendações de ervas e estilo de vida, massagem e aromaterapia
Massagem terapêutica/ trabalho corporal	A filosofia por trás da massagem terapêutica e do trabalho corporal é que existe uma cura que ocorre por meio da ação do toque. Na década de 1940, a massoterapia se tornou uma profissão nos EUA e seu uso cresceu nas últimas décadas. Os princípios-chave do trabalho corporal são a importância de aumentar a circulação sanguínea, mover o tecido linfático para remover resíduos e liberar toxinas, acalmar o espírito, melhorar as funções fisiológicas dos sistemas do corpo e aprimorar a função musculoesquelética. Essa terapia também tem sido amplamente utilizada para reduzir o estresse e aumentar a energia

pode se sobrepor ao processo do cuidado nutricional (PCN), assim como inclui categorias expandidas nos domínios clínico, bioquímico e físico (ver Capítulo 5 e Figura 5.9).

USO DE TERAPIAS COMPLEMENTARES E INTEGRATIVAS

De acordo com o National Center for Complementary and Integrative Health (NCCIH), quase 53% dos adultos e 12% das crianças nos EUA usam abordagens de saúde não convencionais. Em todo o mundo, a prevalência é de 12% da população adulta no Canadá, 26% no Reino Unido, 56% na Malásia e 76% no Japão (Harris et al., 2012). As preferências por cuidados médicos são influenciadas por fatores econômicos e socioculturais. Em países pobres, onde o acesso à medicina moderna é limitado, existe uma forte dependência de fitoterapeutas e curandeiros tradicionais. Em países ricos, a decisão de usar terapias naturais geralmente se alinha com as crenças e preferências pessoais, bem como é comumente usada em adição à medicina ocidental (Harris et al., 2012).

O uso das terapias integrativas foi avaliado quatro vezes nos EUA, na *National Health Interview Survey* (NHIS) – Pesquisa Nacional de Entrevista Domiciliar sobre Saúde –, em 2002, 2007, 2012 e, mais recentemente, em 2017, com um conjunto de dados limitado a ioga, meditação e manipulação quiroprática. Em adultos, nos EUA, as modalidades integrativas mais populares incluem uso de suplementos não vitamínicos e não minerais – como o óleo de peixe, glucosaminas, probióticos e melatonina (52%) –, manipulação osteopática ou quiroprática (10,3%), ioga (14,3%) e meditação (14,2%) (Peregoy et al., 2014; Falci et al., 2016). O Council for Responsible Nutrition (CRN) conduz uma pesquisa anual com mais de 2 mil adultos nos EUA e relata o uso de suplementos dietéticos. O uso de suplementos dietéticos foi declarado por 76% da população adulta. Existem discrepâncias em números exatos entre a NHIS e o CRN, porém a prevalência de uso é significativa (CRN, 2017). Em crianças, a prevalência do uso de abordagens de medicina integrativa não mudou significativamente desde 2007, exceto por aumento no uso de ioga e diminuição no uso de curandeiros não tradicionais. Suplementos dietéticos não vitamínicos e não minerais, manipulações osteopáticas e quiropráticas e ioga foram as modalidades mais utilizadas. Os motivos mais citados foram: dor nas costas, no pescoço e musculoesquelética; resfriados; ansiedade e estresse.

A Figura 11.1 destaca as formas mais comuns de medicina integrativa usadas por adultos nos EUA.

Um número significativo de norte-americanos usa alguma forma de medicina integrativa, com aumentos observados em ioga, meditação, tratamentos homeopáticos, acupuntura e naturopatia. O uso

Capítulo 11 Fornecimento de Alimentos e Nutrientes: Substâncias Bioativas e Cuidados Integrativos

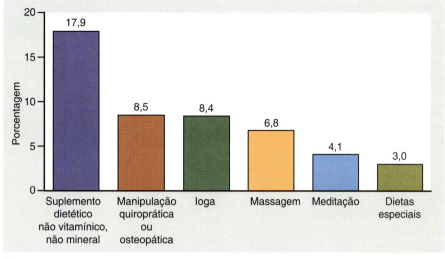

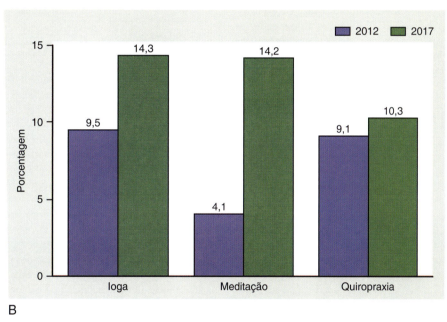

Figura 11.1 A. Porcentagem de adultos que usaram abordagens de saúde complementar nos últimos 12 meses – por tipo de abordagem: EUA, 2012. (Obtida em http://www.cdc.gov/nchs/data/databriefs/db146.pdf). **B.** Aumento da porcentagem de adultos que usaram abordagens complementares, incluindo ioga, meditação e tratamento quiroprático, entre 2012 e 2017, nos EUA, 2018. (Obtida em: https://www.cdc.gov/nchs/data/databriefs/db325-h.pdf.)

demonstrou ser maior entre pessoas com 55 anos ou mais, que vivem no oeste e no nordeste dos EUA, do sexo feminino, nível socioeconômico e escolaridade mais elevados (CRN, 2017). Por etnia, a adesão às abordagens integrativas varia, com adultos caucasianos (37,9%) e outras etnias não hispânicas (37,3%) tendo o maior uso e hispânicos (22%) e adultos negros (19,3%) relatando taxas mais baixas de adesão (Clark et al., 2015). Em uma pesquisa com 5.057 nutricionistas registrados na AND, o uso mais comum de abordagens integrativas inclui vitaminas, minerais e outros suplementos dietéticos, como probióticos e ácidos graxos (55 a 75%), terapias mente/corpo (32%), fitoterapia (22%) e desintoxicação (7%) (Augustine et al., 2016).

As terapias integrativas são frequentemente consideradas quando a medicina convencional não é percebida como eficaz pelo paciente. Os exemplos incluem quiropraxia para dor nas costas, acupuntura, para alívio da dor, bem como suplementação dietética selecionada, para condições como degeneração macular, depressão e problemas digestivos. Abordagens integrativas também são comumente usadas quando apoiadas por evidências significativas de eficácia. A pesquisa NHIS também sugeriu que o uso da medicina integrativa aumentou quando os tratamentos convencionais eram muito caros.

Como uma consequência do aumento do interesse em terapias integrativas, o Office of Alternative Medicine do National Institutes of Health (NIH) foi criado, em 1992, para avaliar sua eficácia. Essa agência se tornou o 27º instituto ou centro dentro do NIH, em 1998, quando foi renomeado como National Center for Complementary and Alternative Medicine (NCCAM). Em 2015, o nome foi alterado novamente para **National Center for Complementary and Integrative Health (NCCIH)**, porque o uso de medicina complementar e integrativa nos EUA é tão comum que não justifica mais o termo "alternativa". A **medicina complementar e alternativa (MCA)** foi o termo mais comum usado para descrever o uso da medicina holística – embora esse termo possa estar caindo em desuso e sendo substituído por **medicina complementar e integrativa (MCI)**. O NCCIH explora práticas de cura complementares e integrativas cientificamente usando pesquisa, treinamento, divulgação e integração (NCCIH, 2018). Continua a haver uma expansão de oportunidades de treinamento e reembolso médico para terapias integrativas no sistema médico convencional, incluindo o U.S. Department of Veterans Affairs (VA); além disso, muitas grades curriculares de cursos de enfermagem e medicina incluem treinamento em medicina integrativa.

Em 2011, a Bravewell Collaborative – uma organização filantrópica que trabalha para a melhora dos cuidados de saúde – publicou os resultados de uma pesquisa nacional sobre o uso da medicina integrativa entre os 29 principais centros e programas médicos integrativos dos EUA. As principais condições para as quais os centros relataram uma taxa maior de sucesso no tratamento incluem dor crônica, distúrbios gastrintestinais, depressão, ansiedade e estresse. As intervenções mais comuns incluíram nutrição, suplementação alimentar, ioga, meditação, acupuntura, massagem e produtos farmacêuticos (Horrigan et al., 2012). O Academic Consortium for Integrative Medicine and Health foi formado, em 1999, com o objetivo de "transformar o sistema de saúde e promover a medicina integrativa e saúde para todos". Seus membros incluem mais de 70 centros de saúde acadêmicos nos EUA, incluindo Cleveland Clinic, Stanford, Duke, Georgetown, Harvard, Johns Hopkins, Tufts, Yale, UCLA e várias universidades estaduais. O Consórcio fornece orientação e treinamento, assim como dissemina informações sobre abordagens integrativas com base em pesquisa científica rigorosa (Academic Consortium for Integrative Medicine and Health, 2018).

SUPLEMENTAÇÃO DIETÉTICA

Mais da metade de todos os norte-americanos estão tomando algum tipo de suplemento dietético, e muitos deles podem não estar bem informados sobre o que estão tomando (Gahche et al., 2014). Historicamente, os profissionais de nutrição e dietética focavam sua avaliação bem como seus planos de cuidados e aconselhamento em dieta ou recomendações relacionadas à alimentação. A demanda por informações sobre suplementos dietéticos por parte dos profissionais da área nutricional é alta. A publicação *2018 Position Paper* da AND sobre a suplementação de micronutrientes convoca os nutricionistas e técnicos dietistas registrados para que sejam especialistas confiáveis com informações sobre a suplementação de nutrientes, mantendo-os atualizados sobre questões associadas a regulamentação, segurança e eficácia dos suplementos dietéticos (AND, 2018).

Definição dos suplementos dietéticos

De acordo com a Food and Drug Administration (FDA), um suplemento dietético é uma substância administrada por via oral e tem como objetivo agregar valor nutricional à dieta alimentar (Food and Drug Administration, 2015). Os suplementos dietéticos podem vir em várias formas, incluindo chás, comprimidos, cápsulas, pós e líquidos. Uma descrição completa pode ser encontrada no Boxe 11.1.

Fitoterapia

A fitoterapia tem sido usada desde o início dos tempos e tem uma história escrita de mais de 5 mil anos; em muitas partes do mundo, ela é a principal fonte de medicamentos (American Herbalists Guild [AHG], 2019). Ervas e plantas fornecem uma grande variedade de **fitoquímicos** e **compostos bioativos** – produtos químicos e compostos vegetais – que têm atividade biológica no organismo humano. Embora alguns dos fitoquímicos tenham sido identificados e caracterizados, muitos deles têm ações desconhecidas e podem interagir com fármacos (Gurley, 2012). Quando as ervas são usadas em combinação umas com as outras ou em formas concentradas – como em uma cápsula ou tintura –, a probabilidade de interação fármaco-nutriente (IFN) ou efeito colateral aumenta.

Boxe 11.1 Definição da FDA de um suplemento dietético.

Destina-se a ser um suplemento à dieta
Destinado a ser tomado por via oral, isso exclui outras vias de administração, como intranasal, transdérmica e supositório
Contém um ou mais ingredientes dietéticos, incluindo os seguintes:
- Macronutrientes (proteínas, carboidratos, lipídeos)
- Vitaminas e minerais
- Ervas e produtos fitoterápicos

"Outras" substâncias dietéticas que são adquiridas ou aprovadas como novos ingredientes dietéticos (NID), por exemplo:
- Fitoquímicos (como a curcumina de cúrcuma/açafrão-da-terra)
- Própolis de abelha
- Probióticos
- Glandulares (produtos feitos de glândulas animais dessecadas)
- Alguns hormônios, incluindo melatonina e desidroepiandrosterona (DHEA)

Não contém ingredientes não aprovados, como:
- Hormônio tireoidiano, cortisol, estrogênio, progesterona ou testosterona
- Bactéria patogênica
- Tecido humano

Os **medicamentos fitoterápicos** são compostos por uma variedade de partes das plantas, incluindo folhas, flores, caules, cascas, rizomas e raízes; ademais, eles são produzidos em uma variedade de formas, bem como são usados por via oral e tópica – incluindo chás, infusões, decocções, extratos e pílulas –, conforme mostrado no Boxe 11.2. A aplicação tópica de fitoterápicos ou nutrientes, como bálsamos e aromaterapia, não é classificada como **suplemento dietético** sob a definição regulatória atual, porque não é ingerida. As *Commission E Monographs* (Monografias da Comissão E) sobre fitoterápicos foram desenvolvidas na Alemanha, em 1998, por uma comissão de especialistas formada por cientistas e profissionais da área da saúde, bem como são consideradas referências para a prática da **fitoterapia** – a ciência do uso de medicamentos à base de plantas em uma forma baseada em evidências para prevenir ou tratar doenças. Outras referências úteis sobre fitoterapia, incluindo o **American Botanical Council** e a **American Herbalists Guild**, estão listadas no fim do capítulo.

Tendências na indústria de suplementos dietéticos

De acordo com a *National Health and Nutrition Examination Survey* (NHANES) – Pesquisa Nacional de Exames de Saúde e Nutrição –, de 1999-2010, os motivos mais comuns pelos quais as pessoas usam suplementos dietéticos são para melhorar ou manter a saúde, suplementar a dieta, aumentar a saúde óssea (em mulheres), diminuir o colesterol e melhorar a imunidade (Bailey et al., 2013; Gahche et al., 2014).

A indústria tem crescido continuamente nos últimos 30 anos. As vendas da indústria foram de mais de US$ 43,5 bilhões, em 2017, e espera-se que as vendas continuem a aumentar (Morton, 2018). Os suplementos mais populares, de acordo com NHANES e CRN, incluem polivitamínicos e minerais, vitamina D, vitamina C, ácidos graxos ômega-3, luteína, probióticos e proteínas em pó. Entre as crianças, os suplementos dietéticos mais comuns incluem multivitamínicos, suplementos de suporte imunológico, como vitamina C, ácidos graxos ômega-3, antiácidos, vitamina D e melatonina (Quato et al., 2018). As vendas de suplementos fitoterápicos aumentaram 8,5% em 2017. As ervas que tiveram o maior crescimento nas vendas incluem curcumina (*Curcuma longa*), gramínea de trigo (*Triticum aestivum*), gramínea de cevada (*Hordeum vulgare*), sabugueiro (*Sambucus nigra*), feno-grego (*Trigonella foenum-graecum*), equinácea (*Echinacea* spp.) e cranberry (*Vaccinium macrocarpon*) (Smith et al., 2018).

Boxe 11.2 Formulações fitoterápicas.

Tipo	Forma
Ervas a granel	Vendidas a granel para ser usadas como chás, na culinária e em cápsulas; perdem rapidamente a potência; devem ser armazenadas em recipientes opacos, longe do calor e da luz
Bebidas	
Chás	Bebida fraca em concentração; ervas frescas ou secas são mergulhadas em água quente e coadas antes de beber
Infusões	Mais concentradas do que chás; infundir ervas frescas ou secas por aproximadamente 15 min para permitir que mais ingredientes ativos sejam extraídos do que os chás. Uma infusão fria é feita embebendo uma erva ao longo do tempo em um líquido frio
Decocção	A mais concentrada das bebidas, feita fervendo raiz, rizoma, casca ou bagas por 30 a 60 min para extrair os ingredientes ativos
Extratos	As ervas são extraídas com um solvente orgânico para dissolver os componentes ativos; cria-se uma forma concentrada dos ingredientes ativos. Os extratos padronizados concentram um ou mais constituintes específicos de uma erva. A remoção do solvente cria um extrato sólido
Tinturas	Extrato no qual o solvente é álcool, glicerina, mel ou ocasionalmente vinagre. As proporções são listadas como erva: quantidade de solvente. Uma tintura 1:1 é composta por partes iguais de erva e solvente
Gliceritas	Extrato em que o solvente é glicerol ou mistura de glicerol e água; mais apropriado para crianças do que uma tintura à base de álcool
Bálsamo ou pomada	Uma infusão de ervas em óleo e cera de abelha, que é usada topicamente. Essa preparação não é considerada um suplemento dietético segundo a *Dietary Supplement Health and Education Act* (DSHEA) – Lei de Saúde e Educação sobre Suplementos Dietéticos – de 1994
Formulados em pílula	As pílulas devem ser tomadas com pelo menos 240 mℓ de água para evitar deixar resíduos no esôfago
Cápsulas	O material à base de plantas é envolto em uma casca dura feita de gelatina de origem animal ou celulose de origem vegetal (cápsulas vegetarianas)
Tabletes	O material à base de plantas é misturado com material de enchimento (excipientes) para formar o comprimido duro; pode ser não revestido ou revestido com amidos e polímeros
Pastilhas	Também chamadas de trociscos; o método de preparação permite que os componentes ativos sejam prontamente liberados na boca quando mastigados ou chupados
Géis macios	Cápsula mole usada para envolver extratos líquidos, como ácidos graxos ou vitamina E
Óleos essenciais	Óleos vegetais perfumados e voláteis; usados para aromaterapia, banho; forma concentrada e não deve ser usada internamente, a menos que seja especificamente orientado – como cápsulas de óleo de hortelã-pimenta com revestimento entérico

Eficácia multivitamínica

A maioria das pessoas toma multivitamínicos com minerais para aumentar os teores de nutrientes na dieta ou preencher lacunas percebidas na nutrição. Os dados de vigilância dietética do National Center for Health Statistics (NCHS) e a pesquisa NHANES revelam que a maioria dos adultos e das crianças nos EUA não estão atendendo às diretrizes dietéticas, bem como consomem quantidades inferiores às recomendadas de verduras verde-escuras, vegetais de cor laranja, legumes e grãos integrais (Bowman et al., 2018). A ingestão total de nutrientes para vitamina D, vitamina E, cálcio, vitamina A, vitamina C e magnésio foi considerada significativamente abaixo da necessidade média estimada (NME), assim como menos de 3% da população está atingindo a ingestão dietética aceitável (IDA) para potássio (Drake e Frei, 2018).

O uso de multivitamínicos com minerais demonstrou melhorar o estado de micronutrientes entre adultos e crianças (Bailey et al., 2012; Blumberg et al., 2017). Infelizmente, o aumento da ingestão de nutrientes não se traduziu em redução do risco de doenças crônicas em pessoas sem deficiências evidentes de nutrientes. As análises de pesquisa do NIH State of Science Panel e de U.S. Preventive Services Task Force avaliaram estudos prospectivos randomizados controlados de mais de 400 mil pessoas usando vitaminas únicas emparelhadas ou multivitamínicos com minerais, e não encontraram evidências de que eles reduzam as doenças crônicas ou previnam morte precoce, com a exceção de algumas formas de câncer e doenças cardiovasculares potencialmente – especialmente para usuários a longo prazo de multivitamínicos com minerais (Fortmann et al., 2013; Blumberg et al., 2018). Dois estudos, o *Supplementation in Vitamins and Mineral Antioxidants Study* (SU.VI.MAX) – Estudo de Suplementação de Vitaminas e Antioxidantes Minerais – e o *Physicians' Health Study II* (PHS-II) – Estudo de Saúde dos Médicos II –, encontraram uma pequena redução na incidência de câncer em homens somente após 12 anos e meio (SU.VI.MAX) e após 8 anos (PHS-II) de suplementação (Fortmann et al., 2013; Gaziano et al., 2012). Mais recentemente, a análise de médicos do sexo masculino na coorte do PHS-I que relataram tomar um multivitamínico com minerais por mais de 20 anos mostrou um menor risco de eventos cardiovasculares. Em uma amostra nacionalmente representativa de mulheres da NHANES, aquelas que fizeram uso de multivitamínicos com minerais por mais de 3 anos tiveram mortalidade cardiovascular mais baixa – embora os resultados tenham sido considerados não significativos – quando os resultados foram totalmente ajustados para variáveis de conformidade (Rautiainen et al., 2016; Bailey et al., 2015). Ensaios que analisam o declínio cognitivo e a mortalidade por todas as causas não mostraram incidência estatisticamente significativa de prejuízo ou benefício (Fortmann et al., 2013). As doenças crônicas são complexas e geralmente têm causas multifatoriais. Estudar o efeito de multivitamínicos com minerais na ingestão de nutrientes e na saúde geral é uma tarefa difícil. Quase todos os norte-mericanos estão ingerindo formas suplementares de nutrientes por meio de alimentos fortificados, o que complica os esforços para quantificar o impacto de tomar um suplemento de multivitamínicos com minerais. Em estudos de observação, as pessoas tomam uma variedade de multivitamínicos e minerais com diferentes composições e potências. Pessoas que se automedicam para fazer uso de multivitamínicos com minerais geralmente são mais saudáveis e têm dietas melhores, o que sugere que os multivitamínicos com minerais podem não ser úteis para a maioria das pessoas bem nutridas. Alguns estudos prospectivos randomizados controlados a longo prazo avaliaram os méritos dos multivitamínicos com minerais e os resultados foram específicos para a população ou o sexo, não generalizáveis para toda a população dos EUA (Fortmann et al., 2013). Os multivitamínicos com minerais podem ter eficácia com base na avaliação das necessidades individuais – especialmente com o advento da nutrigenômica e da nutrição personalizada –; todavia, geralmente não são úteis para todas as pessoas. Naqueles que fazem a suplementação com multivitamínicos com minerais, há pouca evidência de prejuízo; no entanto, a avaliação deve incluir o risco de exceder os limites superiores de nutrientes – principalmente quando vários suplementos são tomados ao mesmo tempo (Blumberg et al., 2018).

Suplementos antioxidantes

O estresse oxidativo está implicado em uma variedade de estados das doenças, bem como muitos norte-americanos tomam suplementos antioxidantes. Uma revisão da Cochrane Library, de 78 ensaios clínicos randomizados com 296.707 participantes, descobriu que a mortalidade por todas as causas aumentou ligeiramente com o uso regular de antioxidantes. O efeito foi mais forte com betacaroteno em fumantes e com altos teores de vitamina E e vitamina A. A vitamina C e o selênio não aumentaram a mortalidade, mas também não melhoraram a longevidade (Bjelakovic et al., 2012). Suplementos antioxidantes podem ser benéficos, entretanto, para a prevenção da degeneração macular relacionada à idade (DMRI). No *Age-Related Eye Disease Study* (AREDS) – Estudo de Doenças Oculares Relacionadas à Idade –, altas doses de vitamina C (500 mg), vitamina E (400 UI), betacaroteno (15 mg) e zinco (80 mg) causaram uma redução significativa no risco de desenvolver a DMRI em indivíduos após tomar suplementos antioxidantes por 6,3 anos. Os efeitos ainda estavam presentes após um acompanhamento de 10 anos (Chew et al., 2013). Para a maioria das pessoas, é provavelmente melhor obter antioxidantes e fitonutrientes comendo uma variedade de alimentos vegetais, incluindo frutas, vegetais, ervas, especiarias, nozes, sementes, legumes e grãos integrais.

Populações potencialmente em risco

Embora o uso de suplementos dietéticos seja mais comum entre pessoas com menor probabilidade de ter deficiência de nutrientes, a AND identificou várias populações e estágios do ciclo de vida que poderiam se beneficiar dos suplementos dietéticos (AND, 2018). A Tabela 11.3 descreve as populações potencialmente em risco. Se o estado nutricional não puder ser melhorado apenas por mudanças na dieta, os médicos devem estar cientes desses subgrupos de risco, bem como concluir uma avaliação nutricional para determinar a necessidade de suplementação em uma base individual.

REGULAMENTAÇÃO DOS SUPLEMENTOS DIETÉTICOS

Os suplementos dietéticos são regulamentados por duas agências governamentais, a FDA, que supervisiona as questões de segurança, e a Federal Trade Commission (FTC), que supervisiona a publicidade, os rótulos e as declarações de saúde. Antes de 1994, os suplementos dietéticos existiam no limbo sob o regulamento geral, mas não especificado, da FDA. A **Dietary Supplement Health and Education Act (DSHEA)** – Lei de Saúde e Educação sobre Suplementos Dietéticos –, de 1994, definiu os suplementos dietéticos na categoria de alimentos e os removeu explicitamente de consideração como fármacos ou aditivos dietéticos. Isso foi visto como uma vitória para a indústria de suplementos dietéticos e os consumidores; eles se acostumaram a ter acesso livre à capacidade de fabricar e comprar suplementos dietéticos sem muitas restrições.

A regulamentação de suplementos dietéticos estabelecida pela DSHEA inclui o seguinte (NIH, 1994):

- Estado **geralmente reconhecido como seguro (GRS)** – do inglês *generally recognized as safe* – para todos os suplementos produzidos antes de 15 de outubro de 1994. Isso permite que os fabricantes continuem a vender todos os produtos que estavam no mercado no momento em que a Lei DSHEA foi aprovada. Qualquer empresa que lançar um novo suplemento dietético deve enviar notificação e informações de segurança para a FDA – 75 dias antes de vender o suplemento
- Um painel de fatos do suplemento que define como os ingredientes devem ser listados no rótulo. Ver Figura 11.2 para um exemplo de rótulo de suplemento dietético
- Declarações de estrutura e função *versus* declarações de saúde: as empresas de suplementos não têm mais permissão para listar estados de doenças ou fazer declarações de saúde específicas no rótulo de um suplemento dietético. Uma **declaração de estrutura e função** permite uma descrição que inclui uma estrutura, uma função do corpo ou um estágio da vida. "Favorece ossos fortes" é uma declaração de estrutura e função permitida; "Previne a osteoporose", não. O rótulo também deve incluir a isenção de responsabilidade, "Esta declaração não foi avaliada pela FDA. Este produto não se destina a diagnosticar, tratar, curar ou prevenir qualquer doença." Os oponentes da DSHEA acham que as declarações de estrutura e função são muito semelhantes às declarações de medicamentos, bem como encorajam que suplementos dietéticos sejam usados como medicamentos. Por outro lado, uma **declaração de saúde** pode mencionar um estado de doença, desde que atenda ao

Tabela 11.3 Populações potencialmente em risco de deficiências nutricionais.

População em risco ou estágio do ciclo de vida	Nutrientes preocupantes que podem ser potencialmente corrigidos pela suplementação
Pessoas que vivem na pobreza (especialmente crianças)	Ferro, cálcio, magnésio, ácido fólico, vitaminas A, B_6, C, D e E
Pessoas que fazem uso de anticoncepcionais orais	Zinco, ácido fólico, vitaminas B_6 e B_{12}
Adolescentes do sexo feminino	Ferro e cálcio
Gestantes	Ferro e ácido fólico
Adultos idosos	Vitaminas B_{12} e D, micronutrientes múltiplos
Pessoas que seguem dietas de perda de peso com restrição energética	Múltiplos nutrientes
Pessoas com pele de pigmentação escura	Vitamina D
Pessoas com má absorção (doença inflamatória intestinal, *bypass* gástrico)	Múltiplos nutrientes
Pessoas que evitam grupos alimentares devido à alergia ou à preferência, incluindo vegetarianos restritos e veganos	Múltiplos nutrientes, ferro, zinco, cálcio, vitamina B_{12}
Pessoas com predisposição genética para deficiências nutricionais (p. ex., mutação da enzima MTHFR ou do receptor de vitamina D)	Folato, vitaminas B_{12} e D. O uso de testes nutrigenômicos ainda é uma ciência emergente
Pessoas com degeneração macular avançada (DMRI)	Vitamina C, vitamina E, zinco, cobre, luteína e zeaxantina
Fumantes	Vitamina C
Alcoólatras	Folato e tiamina
Pessoas tomando medicamentos que depletam nutrientes	Múltiplos nutrientes

Adaptada de Academy of Nutrition and Dietetics. Position of the Academy of Nutrition and Dietetics: Micronutrient Supplementation. *J Acad Nut Diet* 118(11):2162-2173, 2018.

Fatos do Suplemento

Tamanho da porção 1 cápsula

Quantidade por Cápsula	% Valor diário
Calorias 20	
Calorias provenientes de gordura 20	
Gorduras totais 2 g	3%*
Gordura saturada 0,5 g	3%*
Gordura poli-insaturada 1 g	†
Gordura monoinsaturada 0,5 g	†
Vitamina A 4.250 IU	85%
Vitamina D 425 IU	106%
Ácidos graxos ômega-3 0,5 g	†

* Os percentuais dos valores diários baseiam-se em dieta de 2.000 calorias.
† Valor diário não estabelecido.

Ingredientes: óleo de fígado de bacalhau, gelatina, água e glicerina.

Figura 11.2 A Food and Drug administration definiu o conteúdo dos rótulos de fatos relacionados com os suplementos dietéticos, de acordo com a *Dietary Supplement Health Education Act*. (De http://www.fda.gov/ucm/groups/fdagov-public/documents/image/ucm070717.gif.)

padrão de acordo científico significativo da FDA, assim como possa existir em alimentos e suplementos dietéticos. Por exemplo, "fibra solúvel de alimentos como farelo de aveia, como parte de uma dieta pobre em gordura saturada e colesterol, pode reduzir o risco de doenças cardíacas". A FDA aprovou apenas um número limitado de declarações de saúde
- Divulgação da literatura do produto: os fabricantes e varejistas de suplementos dietéticos não podem mais exibir informações sobre os produtos ou as fichas técnicas ao lado dos produtos, pois podem enganar os consumidores e fazer com que os suplementos dietéticos pareçam ser medicamentos
- Como uma grande variedade de suplementos dietéticos está disponível, incluindo alguns hormônios e vitaminas em megadoses, cabe aos consumidores ser educados sobre o suplemento dietético que eles escolhem consumir. Em 1994, o NIH fundou o Office of Dietary Supplements (ODS) para financiar pesquisas, além de disseminar informações confiáveis sobre suplementos dietéticos aos consumidores. Nesse *website* do governo, os consumidores podem encontrar informações básicas destinadas ao consumidor, materiais com dados técnicos sobre suplementos dietéticos assim como ervas medicinais, e alertas da FDA
- Boas práticas de fabricação (BPFs) foram adotadas em 2007, bem como entraram em plena aplicação em 2010. Segundo elas, os fabricantes de suplementos dietéticos devem atender aos padrões mínimos de produção e estão sujeitos a auditorias aleatórias. Tais práticas regulam o projeto e a construção de instalações de fabricação, assim como procedimentos de manutenção e limpeza, fabricação, controle de qualidade, testes de materiais, tratamento de reclamações de consumidores e manutenção de registros (FDA, 2010).

De acordo com a DSHEA, os suplementos dietéticos são regulamentados apenas por segurança, e não por eficácia. Os fabricantes são obrigados a seguir as leis regulatórias que regem os suplementos dietéticos; no entanto, eles não precisam enviar nenhuma notificação anterior à comercialização à FDA, exceto para declarações de estrutura e função, bem como documentação de segurança para **novos** **ingredientes dietéticos (NIDs)** que não foram usados antes de 1994. A FDA inspeciona aleatoriamente mais de 300 fabricantes de suplementos dietéticos por ano. Segundo a agência Natural Products Insider – por meio de informações obtidas pela *Freedom of Information Act* (FOIA, Lei de Liberdade de Informação) –, no ano fiscal de 2018, 75 inspeções (aproximadamente 24% das inspeções) resultaram em violações das boas práticas de fabricação e as empresas foram citadas pela FDA. Os problemas de não conformidade mais comuns foram a falha em testar identidade, potência e pureza dos produtos (Long, 2018). A FDA está expandindo seu programa de auditoria a cada ano. Com auditorias repetidas, muitas das empresas não conformes serão forçadas a cumprir as regulamentações ou fecharão, o que ajudará a garantir maior segurança no setor. Por enquanto, os profissionais de saúde devem recomendar suplementos dietéticos apenas de empresas conceituadas. A FDA não publica dados sobre quais empresas são aprovadas ou não nas inspeções; essas informações só podem ser obtidas por meio da lei de liberdade de informação ou consultando o banco de dados de cartas de advertência da FDA sob o nome da empresa.

Garantia da segurança do suplemento dietético

De acordo com a DSHEA, a FDA arca com o ônus de provar que um suplemento não é seguro, o que pode ser uma tarefa desafiadora quando um produto é lançado no mercado. Até o momento, apenas dois suplementos dietéticos foram proibidos por questões de segurança: *Ephedra sinica*, em 2004, e dimetilamilamina (DMAA), em 2013. Ambos foram associados à toxicidade cardiovascular e à morte. Os suplementos mais comuns com questões de saúde e segurança são aqueles usados para perda de peso, aumento de desempenho (auxiliares ergogênicos) e disfunção sexual (FDA, 2018). Esses suplementos apresentam o maior risco de contaminação e adulteração com ingredientes alimentares e medicamentos farmacêuticos não aprovados, especialmente quando comprados de varejistas desconhecidos e na internet. As vendas de suplementos dietéticos pela internet é um dos mercados de varejo de crescimento mais rápido, e também o mais difícil de regular. Os consumidores podem encontrar facilmente suplementos proibidos na internet. Em um estudo de 2014, os pesquisadores descobriram que quando os produtos são recolhidos ou proibidos pela FDA, um número significativo deles ainda está disponível *online*. Dos 274 suplementos recolhidos entre 2009 e 2012, 85% dos suplementos esportivos, 67% dos produtos para perda de peso e 20% dos produtos para aumentar a potência sexual ainda estavam disponíveis, bem como continham o ingrediente proibido (Cohen et al., 2014).

Em dezembro de 2006, a *Dietary Supplement and Nonprescription Drug Consumer Protection Act* (Lei de Proteção ao Consumidor sobre Suplementos Dietéticos e Medicamentos sem Prescrição) foi aprovada, exigindo a notificação obrigatória por fabricantes e varejistas de graves **eventos adversos (EA)** conhecidos e relacionados aos suplementos dietéticos sem receita; entre eles, estão os eventos com risco de morte, incapacitação, hospitalização, defeitos congênitos ou óbito. Eles devem ser relatados ao *website MedWatch* da FDA, assim como um formulário específico pode ser preenchido por um indivíduo, um provedor de serviços de saúde ou um representante da indústria. Ademais, os fabricantes de suplementos são obrigados por lei a ter informações de contato nos frascos de suplementos. Os relatórios de eventos adversos são encaminhados ao Center for Food Safety and Applied Nutrition, em que são avaliados por revisores qualificados (FDA, 2013). Prestadores de serviços de saúde e consumidores não são relatores obrigatórios de acordo com a lei, mas são fortemente encorajados a relatar eventos adversos.

Entre 2008 e 2011, a FDA e os centros de controle de intoxicações receberam quase 13 mil relatórios de eventos adversos relacionados a suplementos dietéticos. Desses, 71% foram considerados eventos adversos graves. Durante esse mesmo tempo, a FDA registrou 2,7 milhões de eventos adversos a medicamentos, dos quais, 63% foram considerados graves (Government Accountability Office, 2013). O *2013 Annual report* (relatório anual) de 2013 dos American Poison Control Centers revelou 1.692 mortes devido a fármacos e zero morte devido a suplementos dietéticos. Menos de 1% dos norte-americanos experimentam eventos adversos relacionados a suplementos dietéticos e a maioria é classificada como de menor importância (Brown, 2017). Estima-se que muitos eventos adversos não estão sendo relatados ou não estão sendo feitos corretamente. As barreiras comuns dos consumidores incluem minimizar o significado, não saber onde ou como denunciar, bem como constrangimento. Após 9 anos de rastreamento (2004 a 2013), os Centers for Disease Control and Prevention (CDC) divulgaram um relatório indicando que cerca de 23 mil visitas ao departamento de emergência por ano podem ser atribuídas a suplementos dietéticos. Entre os jovens adultos de 20 a 34 anos, os suplementos mais comuns que causam eventos adversos foram para perda de peso e energéticos (auxiliares ergogênicos) e os sintomas mais comuns foram taquicardia, dores no tórax e palpitações. Para adultos com 65 anos ou mais, os eventos adversos foram atribuídos principalmente ao engasgo com pílulas de micronutrientes. Vinte por cento das visitas de emergência relacionadas a suplementos dietéticos foram para crianças não supervisionadas, que ingeriram suplementos dietéticos (Geller et al., 2015). Os profissionais de serviços de saúde que desejem ficar a par dos alertas da FDA podem se inscrever na lista de *e-mail* do *MedWatch*, no *site* da FDA. O *website* do ODS é outro recurso para se obter informações sobre advertências e relatórios atuais, bem como dicas ao consumidor para comprar e tomar suplementos dietéticos com segurança.

Os suplementos fitoterápicos estão aumentando em popularidade e alguns têm a probabilidade de produzir eventos adversos, especialmente quando tomados em combinação e na forma concentrada. A maioria das ervas comuns usadas nos EUA não representa um grande risco para **interação fármaco-nutriente (IFN)**. Das ervas mais comumente usadas, a erva-de-são-joão é a mais problemática, bem como demonstrou reduzir a eficácia de muitos medicamentos – incluindo antirretrovirais para HIV, antirretrovirais para transplantes de órgãos, anticoncepcionais orais, quimioterápicos, assim como medicamentos cardíacos e para colesterol. Duas outras ervas mostraram um alto risco de IFN, incluindo o hidraste (*Hydrastis canadensis*) e a pimenta-do-reino (*Piper nigrum*) – embora a pimenta-do-reino seja um problema apenas na forma suplementar, não em quantidades comumente encontradas nos alimentos (Gurley et al., 2012).

Nos últimos anos, o ODS tem trabalhado em colaboração com várias organizações e especialistas para desenvolver um ***Dietary Supplement Label Database*** (Banco de Dados de Rótulos de Suplementos Dietéticos usados nos EUA). Como o banco de dados fornece informações específicas sobre o nutriente, ervas ou outros constituintes contidos em um suplemento, ele permite que os médicos avaliem com mais precisão o uso apropriado de suplementos selecionados por seus pacientes (Figura 11.3). O banco de dados inclui informações de rótulos de suplementos dietéticos para mais de 76 mil produtos de suplementos dietéticos, incluindo ingredientes, valores diários e declarações de estrutura e função. O ODS oferece fichas técnicas dos dados dos suplementos contendo informações sobre suplementos dietéticos vinculadas à base de dados PubMed, permitindo que médicos e consumidores tenham acesso a informações revisadas por cientistas sobre o uso em testes em humanos, os eventos adversos associados ao uso, além de informações sobre o mecanismo de ação. Os bancos de dados Natural Medicines Comprehensive Database e do Consumer Lab® (assinaturas necessárias) oferecem informações semelhantes.

Certificação de terceiros

A FDA e a FTC têm jurisdição primária na garantia de que os suplementos dietéticos sejam seguros e não façam publicidade enganosa. Com aproximadamente 85 mil produtos no mercado, essa é uma tarefa difícil. Como os fabricantes de suplementos são auditados aleatoriamente, não é fácil para os consumidores saber se uma empresa está realmente seguindo as boas práticas de fabricação e se seus produtos estão livres de adulteração. Várias empresas privadas oferecem **certificação de terceiros** na indústria de suplementos. O Consumer Lab® é uma empresa bastante conhecida e com assinaturas acessíveis que extrai suplementos aleatoriamente das prateleiras das lojas para testá-los quanto a potência, identidade e pureza; além disso, os assinantes de seu *website* podem acessar relatórios que fazem referência a marcas específicas. A U.S. Pharmacopeia (USP, Farmacopeia dos EUA), a National Sanitation Foundation (NSF) e a Therapeutic Goods Association (FEU) certificam empresas de suplementos quanto à conformidade com as boas práticas de fabricação federais. Depois de verificadas, as empresas podem exibir um selo em seus rótulos de suplementos, o qual significa que os produtos foram certificados por terceiros. Ademais, a NSF oferece uma certificação, "*Certified for Sport*" ("Certificado para esportes"), para suplementos usados por atletas de competição, a fim de garantir que não estejam contaminados com substâncias ilegais.

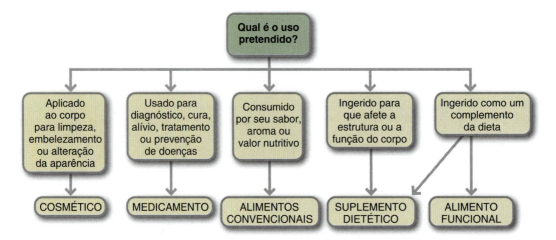

Figura 11.3 Uso de suplementação alimentar na prática clínica requer o uso de um recurso confiável para avaliação e aplicação. (De Thomson CA, Newton T: Dietary supplements: evaluation and application in clinical practice. *Topics Clin Nutr* 20(1):32, 2005. Reproduzida com permissão.)

A **Codex Alimentarius Commission (Codex)** é uma agência de significância internacional; foi criada em 1963 por duas organizações da ONU, a Food and Agriculture Organization (FAO) e a Organização Mundial da Saúde (OMS), para proteger a saúde dos consumidores, bem como garantir práticas justas no comércio internacional de alimentos. Os participantes da Codex trabalham no desenvolvimento de padrões alimentares, códigos de prática e diretrizes para produtos como suplementos dietéticos. Seus padrões são desenvolvidos por comitês de 180 países-membros, os quais voluntariamente revisam e fornecem comentários sobre os padrões em vários estágios do processo de desenvolvimento.

Problemas de qualidade em suplementos dietéticos

Nem todos os suplementos dietéticos são de alta qualidade. Conforme discutido anteriormente, muitos fabricantes não estão em total conformidade com a DSHEA, o que significa que muitos produtos abaixo do padrão, contaminados e adulterados estão no mercado. Muitas das marcas populares em lojas de alimentos naturais e grandes varejistas provavelmente são seguras. Produtos comprados na internet e de varejistas desconhecidos podem ser adulterados e/ou não atender às declarações do rótulo. O que determina a qualidade de um suplemento deve ir além das questões de segurança para também abordar a quantidade, as formulações e a qualidade de todos os ingredientes usados.

Quantidade de ingredientes

Muitos multivitamínicos com minerais contêm **megadoses** de nutrientes, que excedem muito a dieta recomendada e podem ou não ser apropriados para cada consumidor individual. Alguns indivíduos podem se beneficiar de altas doses de certos nutrientes por causa de variações genéticas na função enzimática ou outros efeitos farmacológicos das megadoses. Os exemplos incluem aumento da necessidade de folato com uma variante do gene de mutação da enzima metilenotetra-hidrofolato redutase (MTHFR) ou redução dos triglicerídeos com megadoses de niacina (Ames et al., 2002; Boden et al., 2014).

É importante avaliar os limites superiores, especialmente quando os pacientes estão ingerindo várias fontes de nutrientes. A maioria das vitaminas hidrossolúveis não apresenta toxicidade evidente em altas doses, com exceção da niacina (rubor, prurido, erupções e inflamação hepática em algumas pessoas) e piridoxina (neuropatia reversível). As vitaminas lipossolúveis podem se tornar tóxicas mais rapidamente, como a vitamina A (hepatotoxicidade e teratogenicidade) e a vitamina D (nefrolitíase, calcificação de tecidos moles). Frequentemente, a vitamina A é listada em sua forma provitamina: o betacaroteno, que não apresenta os mesmos riscos à saúde que o retinol em altas doses.

Os minerais podem se tornar tóxicos com mais facilidade do que as vitaminas, por isso geralmente não são formulados com megadoses. Em alguns casos, as pessoas podem tomar uma megadose de um mineral por um tempo limitado, como o zinco para o resfriado comum. Para garantir a segurança do paciente, é importante coordenar o atendimento com um médico quando se está tomando uma megadose de um mineral. Embora não seja uma megadose, a FDA limita o conteúdo de potássio em suplementos dietéticos a 99 mg, por causa da prevalência de doença renal crônica. Em pacientes com doença renal em estágio terminal, concentrações elevadas de potássio podem causar arritmia ou parada cardíaca.

Formulações

Os suplementos dietéticos vêm em muitas formulações, incluindo cápsulas, comprimidos, géis, formulações mastigáveis, líquidos e pós. A forma que um consumidor escolhe tem a ver com conveniência, preferência e acessibilidade. Suplementos em pó podem ser adicionados facilmente a alimentos e bebidas, mas a maioria tem adição de açúcares para aumentar a palatabilidade. Suplementos mastigáveis e líquidos muitas vezes carecem de vários nutrientes para aumentar o apelo do paladar; desse modo, é importante avaliar o rótulo para garantir que ele atenda às necessidades do paciente.

Os comprimidos tendem a ser mais concentrados do que as cápsulas, bem como requerem um número menor de comprimidos para atingir a dosagem ideal. As cápsulas tendem a ser mais fáceis de engolir, todavia menos concentradas do que os comprimidos. As cápsulas de gelatina podem não ser adequadas para vegetarianos. Algumas empresas fabricam cápsulas de celulose vegetal para atender os consumidores vegetarianos. Outras formas de nutrientes que podem não ser adequadas para clientes vegetarianos incluem colecalciferol (geralmente de óleo de peixe ou lã de carneiro) e vitamina A/retinol (também geralmente de óleo de peixe). As formulações vegetarianas geralmente contêm ergocalciferol e betacaroteno como alternativas. Alguns fabricantes produzem colecalciferol a partir de líquen e cogumelos, que são fontes vegetarianas.

Excipientes

Excipientes são ingredientes extras adicionados aos suplementos dietéticos para aumentar o volume, mascarar "sabores", adicionar cor e melhorar a compressibilidade e o fluxo pelo maquinário. Para avaliar se um suplemento dietético é adequado para um indivíduo, é importante considerar a qualidade dos excipientes usados. Alguns contêm alergênios e/ou ingredientes potencialmente desfavoráveis, como amido de trigo, lactose, óleos hidrogenados e corantes artificiais. Ao escolher um suplemento dietético, é importante ler o rótulo para verificar a quantidade e a qualidade dos ingredientes ativos e excipientes.

Vitaminas

A maioria das vitaminas em suplementos dietéticos é semelhante entre as marcas, com exceção de B_6 (piridoxina), B_{12} (cianocobalamina), folato (ácido fólico) e vitamina E. Algumas formulações contêm formas ativas, metiladas ou fosforiladas desses nutrientes, como em B_6 ativa: piridoxal 5-fosfato; B_{12} ativo: metilcobalamina ou adenosilcobalamina; e folato ativo: metiltetra-hidrofolato. Indivíduos com polimorfismos genéticos, distúrbios do sistema nervoso, aumento do estresse oxidativo ou digestão prejudicada podem se beneficiar do aumento da biodisponibilidade desses nutrientes; entretanto, a pesquisa é limitada em sua ampla necessidade e eficácia. Ademais, as formas ativas tendem a ser mais caras (Head, 2006; Hendren, 2013). Uma revisão publicada em 2015 refuta a necessidade de formas coenzimáticas de cobalamina, descobrindo que todas as formas, incluindo a cianocobalamina, são igualmente eficazes no tratamento da deficiência de vitamina B_{12} (Obeid et al., 2015).

A vitamina E pode ser produzida sinteticamente ou extraída naturalmente do óleo de soja, óleo de girassol ou outros óleos vegetais. A vitamina E natural (d-alfatocoferol) é mais cara, porém tem maior biodisponibilidade do que a vitamina E sintética (dl-alfatocoferol) (Landvik, 2004; AND, 2018). Produtos de vitamina E de alta qualidade geralmente contêm tocoferóis e tocotrienóis mistos, além do d-alfatocoferol, o qual acredita-se que mimetize mais de perto o que se obteria comendo uma fonte alimentar de vitamina E. Foi demonstrado que os tocotrienóis têm potentes antioxidantes e qualidades anti-inflamatórias, embora fontes dietéticas como nozes, sementes e óleos vegetais possam ser superiores aos suplementos dietéticos (Peh et al., 2016).

Minerais

Minerais quelados ligados a um aminoácido ou a um intermediário do ciclo de Krebs são considerados a forma mais facilmente absorvida de um suplemento mineral, especialmente em populações específicas, como adultos mais velhos, neonatos prematuros, pessoas com baixa acidez estomacal e aqueles com digestão comprometida, incluindo doença inflamatória intestinal (DII) e doença celíaca; entretanto, pode não ser melhor do que outras formas em jovens saudáveis (Chermesh et al., 2006). Exemplos de minerais quelados incluem citrato, malato, bisglicinato, succinato, aspartato e picolinato. Os minerais quelados são menos concentrados do que os minerais iônicos e, portanto, muitas vezes serão necessários mais comprimidos para se obter a mesma dose; além disso, eles podem ser mais caros. Preparações minerais iônicas – como carbonatos e óxidos – devem ser ingeridas com alimentos, especialmente proteínas, para aumentar a absorção (Straub, 2007).

AVALIAÇÃO DO USO DE SUPLEMENTOS DIETÉTICOS EM PACIENTES

Os profissionais de saúde devem estar cientes de que os pacientes frequentemente não relatam o uso de fitoterápicos ou outros suplementos dietéticos. Assim, os médicos devem perguntar especificamente sobre o uso de suplementos por seus pacientes. Para facilitar a divulgação, os profissionais da área de saúde, incluindo os nutricionistas, devem abordar os pacientes de forma aberta e sem julgamentos. As principais perguntas a serem feitas estão resumidas no Boxe 11.3. Idealmente, os pacientes devem ser encorajados a trazer todos os seus suplementos dietéticos e medicamentos para a clínica para ser avaliados. Dessa forma, os profissionais da área de saúde podem revisar as doses – incluindo aquelas acima do limite superior tolerável [UL]), formas, frequência de uso, justificativa de uso, efeitos colaterais e eficácia percebida pelo paciente de cada suplemento (AND, 2018). Isso deve ser feito regularmente. É particularmente importante que o uso de suplementos dietéticos seja revisto antes de cirurgias porque alguns suplementos dietéticos e fitoterápicos alteram a taxa de coagulação do sangue. O Boxe 11.4 fornece recomendações específicas sobre a descontinuação de suplementos dietéticos antes de cirurgias, a fim de evitar complicações associadas ao tempo de sangramento prolongado. Além disso, os pacientes que tomam medicamentos anticoagulantes podem ter que ser monitorados para uma potencial interação com esses suplementos (American College of Surgeons, 2012).

Para avaliar os pacientes quanto ao uso de suplementos dietéticos usando o processo do cuidado nutricional, os potenciais diagnósticos e os códigos de intervenção são mostrados no Boxe 11.5.

Recomendação e venda de suplementos dietéticos

Muitos profissionais de saúde não se sentem confortáveis ao recomendar suplementos dietéticos. As diretrizes clínicas para recomendação e venda de suplementos dietéticos foram publicadas anteriormente pela AND (Thompson et al., 2002). Nutricionistas e dietistas que recomendam suplementos dietéticos devem tomar a iniciativa de desenvolver seus conhecimentos, habilidades e recursos a fim de fornecer recomendações precisas e seguras. A AND desenvolveu *The Academy Scope of Practice Decision Tool: A Self-Assessment Guide* ("Ferramenta de decisão do escopo da prática da Academia: um guia de autoavaliação") para profissionais da área de nutrição – que está disponível por meio do *website* da AND. Essa ferramenta pode ser usada para avaliar a competência e o contexto da prática, conforme definido pelo treinamento, pelo local de trabalho e pelo estado de residência. É aconselhável usar tal ferramenta antes de iniciar qualquer nova prática, incluindo a recomendação ou a venda de suplementos dietéticos.

Ao recomendar suplementos dietéticos aos clientes, os médicos devem usar uma abordagem baseada em evidências ou ciência, além de documentar completamente no prontuário do paciente. A documentação deve incluir nome do suplemento, dosagem, forma, duração do uso e breve descrição das evidências de apoio. Cada profissional é responsável por verificar contraindicações e potenciais IFNs, assim como documentar quaisquer riscos no prontuário do paciente. Ver Boxe 11.6 para obter as diretrizes para a escolha

---

Boxe 11.3 Avaliação do uso de suplementos dietéticos: intercâmbio de informações entre pacientes e profissionais de saúde.

Pergunte
- Quais suplementos dietéticos você está tomando (p. ex., vitamina, mineral, fitoterápico, aminoácido, fibra, incluindo marca e dose)?
- Por que você está tomando esses suplementos dietéticos? Inclua uma revisão do diagnóstico médico do paciente e dos sintomas para as razões pelas quais ele possa estar tomando suplementos (p. ex., osteoartrite, doença cardíaca, hipertensão, síndrome pré-menstrual [TPM], fadiga)
- Há quanto tempo você toma esses suplementos dietéticos?
- Que dose ou quanto você está tomando? Para cada um, inclua a forma do suplemento e o fabricante
- Com que frequência você toma cada suplemento?
- Onde os suplementos foram comprados (p. ex., loja de alimentos naturais, internet, instituição de serviços de saúde)?
- Quem recomendou o suplemento (p. ex., mídia, médico, enfermeiro, nutricionista, praticante de medicina integrativa, amigo, família)?

Avalie
- Ingestão dietética (incluindo a ingestão de alimentos e bebidas fortificadas, bem como barras nutricionais e esportivas)
- Estado de saúde e histórico de saúde, incluindo hábitos de estilo de vida (p. ex., tabagismo, consumo de álcool, nível de atividade física)
- Perfil bioquímico, dados laboratoriais
- Medicamentos prescritos e usados sem receita
- Resposta clínica a suplementos
- Eventos adversos, sintomas

Eduque
- Evidência científica de benefício e eficácia
- Potencial interação com alimentos, nutrientes e medicamentos ou outros suplementos dietéticos
- Dose, marca e forma química adequadas; duração da suplementação; acompanhamento apropriado
- Qualidade dos produtos, fabricantes, boas práticas de fabricação (U.S. Pharmacopeia [USP], Consumer Lab®)
- Mecanismo de ação do ingrediente ativo primário
- Armazenamento adequado do suplemento dietético
- Instruções de administração: com ou sem alimento? Potenciais interações com suplementos alimentares?
- Conscientização e relato de quaisquer efeitos colaterais ou eventos adversos, sintomas
- Recomendação das mudanças dietéticas necessárias para atender às necessidades. O alimento deve vir primeiro

Documente
- Liste os suplementos específicos e as marcas de cada suplemento que esteja sendo usado
- Registre o número do lote do frasco em caso de um evento adverso
- Registre a percepção do paciente e o nível esperado de conformidade
- Monitore a eficácia e a segurança, incluindo resultados de saúde e efeitos adversos
- Registre as interações de medicamentos com suplementos ou entre um suplemento e outro
- Planejamento de um acompanhamento

De Practice Paper of the American Dietetic Association: Dietary supplements, *J Am Diet Assoc* 105(3):466, 2005. Reimpresso com permissão.

Boxe 11.4 Suplementos dietéticos que afetam a coagulação do sangue e devem ser interrompidos 10 a 14 dias antes da cirurgia ou de certos exames médicos.

Ajoeno (extrato de alho), casca de bétula, pimenta-de-caiena, fungo negro (*Auricularia polytricha*), cominho, óleo de prímula, matricária, alho, gengibre, *Ginkgo biloba*, ginseng, extrato de semente de uva, cardo-mariano, ácidos graxos ômega-3, extrato de cebola, erva-de-são-joão, cúrcuma, vitaminas C e E.

Referência: American College of Surgeons. College of Education: Medication and Surgery Before Your Operation (*website*): http://www.facs.org/patienteducation/medications.htm.

Boxe 11.5 Terminologia Internacional de Dietética e Nutrição que se aplica à documentação do uso de suplementos dietéticos entre pacientes.

Terminologia de avaliação: Consumo de Alimentos e Nutrientes; Uso e Conhecimento de Medicina Complementar e Alternativa e Medicamentos; Crenças e Atitudes

Terminologia de diagnóstico: Ingestão inadequada de substância bioativa (NI-4.1), Ingestão excessiva de substância bioativa (NI-4.2), Aumento das necessidades de nutrientes (NI-5.1), Diminuição das necessidades de nutrientes (NI-5.4), Desequilíbrio de nutrientes (NI-5.5), Ingestão abaixo do ideal de tipos de gorduras (NI-5.6.3), Ingestão abaixo do ideal de tipos de proteínas ou aminoácidos (NI-5.7.3), Ingestão inadequada de fibra (NI-5.8.6), Ingestão inadequada de vitaminas (especifique) (NI-5.9.1), Ingestão excessiva de vitamina (especifique) (NI-5.9.2), Ingestão inadequada de minerais (especifique) (NI-5.10.1), Ingestão excessiva de minerais (especifique) (NI-5.10.2), Ingestão subótima prevista de nutrientes (especifique) (NI-5.11.1), Ingestão excessiva prevista de nutrientes (especifique) (NI-5.11.2), Utilização prejudicada de nutrientes (NC-2.1), Valores laboratoriais relacionados à nutrição alterados (especifique) (NC-2.2), Interação alimento-medicamento (NC-2.3), interação alimento-medicamento prevista (NC-2.4), Déficit de conhecimento relacionado à alimentação e à nutrição (NB-1.1), Crenças e atitudes não sustentadas sobre tópicos relacionados à alimentação ou à nutrição (NB-1.2), Adesão limitada às recomendações relacionadas à nutrição (NB-1.6)

Terminologia de intervenção: Suplementos vitamínicos e minerais (especifique) (ND-3.2), Gerenciamento de substâncias bioativas (especifique) (ND-3.3), Gerenciamento de medicamentos relacionados à nutrição: Medicina complementar/alternativa relacionada à nutrição (ND-6.3), Educação nutricional (especifique) (E-1), Aconselhamento nutricional (especifique) (C-1), Colaboração e encaminhamento de cuidados nutricionais (RC-1)

de suplementos dietéticos e produtos fitoterápicos e Boxe 11.7 para obter informações sobre uso, dosagem e segurança de alguns dos suplementos dietéticos mais comumente usados.

Recursos para profissionais de saúde

À medida que a conscientização sobre o uso de suplementos dietéticos se expande na comunidade de saúde, também está crescendo consideravelmente o número de recursos baseados em evidências disponíveis para os profissionais, que devem ter acesso a recursos *online* e

Boxe 11.6 Diretrizes para a escolha de suplementos dietéticos e produtos fitoterápicos.

- Certifique-se de que o suplemento seja apropriado para o paciente individualmente com base em estado de saúde, deficiência alimentar e evidências científicas
- Considere várias fontes de suplementos dietéticos, incluindo alimentos fortificados, barras de cereais e bebidas para garantir que os pacientes não excedam os limites seguros de ingestão
- Verifique as possíveis interações fármaco-nutriente e esteja ciente dos efeitos colaterais e contraindicações. Por exemplo, o óleo de peixe pode reduzir a coagulação do sangue em altas doses e os suplementos antioxidantes, inibir os efeitos de alguns medicamentos quimioterápicos
- Investigue a qualidade do fabricante para garantir um produto de qualidade. Procure empresas que tenham certificação de terceiros (National Sanitation Foundation [NSF], U.S. Pharmacopeia [USP]) ou empresas bem conhecidas com uma longa reputação de qualidade. Verifique cartas de advertência nos *websites* do Consumer Lab® e da Food and Drug Administration (FDA) para problemas documentados
- Use o rótulo do suplemento dietético para obter informações importantes, incluindo as seguintes:
  - Identidade do produto (incluindo nomes científicos ou botânicos), forma e dosagem
  - Informações sobre alergias caso o paciente tenha restrição alimentar. Excipientes (ingredientes inativos) são frequentemente a fonte de alergênios ou ingredientes indesejados
  - Um número de lote, o que é útil se surgirem problemas, pois permite que o produto seja rastreado em cada estágio do processo de fabricação
  - Uma data de expiração
- Depois de determinar se um fabricante e seu produto atendem a esses padrões, compare os preços entre produtos de qualidade semelhante. Os preços podem variar amplamente

National Institutes of Health, Office of Dietary Supplements. Dietary Supplements: What You Need to Know. (Obtido em: http://ods.od.nih.gov/HealthInformation/DS_WhatYouNeedToKnow.aspx. Academy of Nutrition and Dietetics. Position of the Academy of Nutrition and Dietetics: Micronutrient Supplementation. *J Acad Nut Diet* 118(11):2162–2173, 2018.)

Boxe 11.7 Suplementos dietéticos populares e sua eficácia.

Suplemento	Benefícios	Dosagem	Contraindicações potenciais	Considerações de qualidade
Vitaminas				
Vitamina B_6	Eficaz para anemia sideroblástica hereditária, convulsões dependentes de piridoxina; provavelmente eficaz para hiper-homocisteinemia, degeneração macular relacionada à idade, hipertensão, cálculos renais de oxalato de cálcio, náuseas e vômitos induzidos pela gestação	A maioria das doses suplementares é de 5 a 50 mg/dia; 25 mg a cada 8 h para náuseas e vômitos induzidos pela gestação. Doses de até 200 mg/dia têm sido usadas para o túnel do carpo, mas um monitoramento cuidadoso é recomendado	Doses de até 200 mg/dia parecem ser toleradas pela maioria das pessoas, embora altas doses possam causar hipotensão e neuropatia reversível	Disponível como piridoxina e piridoxal 5'-fosfato de (forma de coenzima)

(*continua*)

Boxe 11.7 Suplementos dietéticos populares e sua eficácia. (Continuação)

Suplemento	Benefícios	Dosagem	Contraindicações potenciais	Considerações de qualidade
Vitamina B$_{12}$	Eficaz para anemia perniciosa e deficiência de B$_{12}$; provavelmente eficaz para hiper-homocisteinemia; possivelmente eficaz para degeneração macular relacionada à idade	As doses em suplementos geralmente são em megadoses devido à falta de toxicidade; pode ser tomada por vias oral e injetável. O intervalo de dosagem comum é 2,4 a 1.000 mcg/dia	O maior risco está associado às formas intravenosas, não às orais. Pessoas com anemia perniciosa não se beneficiarão com a dosagem oral	Disponível como cianocobalamina, metilcobalamina e adenosilcobalamina (formas de coenzima). A forma ativa pode ser benéfica para aqueles com polimorfismos genéticos; no entanto, todas as formas de B$_{12}$ foram consideradas eficazes para a correção da deficiência de B$_{12}$
Vitamina C	Eficaz para o escorbuto; provavelmente eficaz para aumento da absorção de ferro; possivelmente eficaz para degeneração macular relacionada à idade, prevenção do câncer, prevenção e tratamento do resfriado comum, síndrome de dor regional complexa, hipertensão, osteoartrite, queimaduras solares	As doses variam amplamente, mas geralmente variam de 100 a 2.000 mg/dia. Use doses divididas para maior absorção	Segura em doses mais baixas e em quantidades encontradas nos alimentos. Doses mais altas podem causar diarreia e cólicas gastrintestinais. Contraindica-se mais de 500 mg para quem tem histórico de cálculos renais de oxalato de cálcio	Ascorbatos minerais (vitamina C tamponada) ou Ester C® podem ser melhor tolerados (menos desconforto gastrintestinal) do que o ácido ascórbico para algumas pessoas
Vitamina D	Eficaz para hipofosfatemia familiar, hipoparatireoidismo, osteomalacia, psoríase, osteodistrofia renal e raquitismo. Provavelmente eficaz para osteoporose induzida por corticosteroides, prevenção de quedas em idosos, osteoporose. Possivelmente eficaz para a prevenção de câncer, cárie dentária, esclerose múltipla, infecções do trato respiratório, artrite reumatoide e obesidade	A dose geralmente é baseada nas concentrações séricas individuais e pode variar de pessoa para pessoa. A concentração sérica ideal é considerada 30 a 50 nmol/ℓ. Em pesquisas, as doses variam de 400 a 50.000 UI/dia. O UL é 4.000 UI (100 mcg)/dia	Exceder o UL e as concentrações séricas elevadas estão associadas à calcificação dos tecidos moles (danos ao coração, vasos sanguíneos e rins) e ao aumento do risco de cálculos renais. O risco pode aumentar em mulheres na pós-menopausa e que também tomam suplementos de cálcio. Melhor coordenar o atendimento com o profissional de cuidados primários e monitorar as concentrações sanguíneas	O colecalciferol (D$_3$) é o suplemento mais comum e geralmente é obtido a partir de peixes ou ovelhas (lanolina), líquen ou cogumelos. O ergocalciferol (D$_2$) é adequado para vegetarianos e veganos
Vitamina E	Eficaz para a deficiência de vitamina E; possivelmente eficaz para retardar o declínio cognitivo na doença de Alzheimer, melhora da resposta à eritropoetina na hemodiálise, redução da neurotoxicidade induzida pela cisplatina e da dor na artrite reumatoide, prevenção da demência, dismenorreia, síndrome pré-menstrual (TPM), doença de Parkinson e fibrose induzida por radiação e aumento da força muscular em idosos	A maioria dos suplementos tem entre 50 e 2.000 UI. A dose mais comum é de 200 a 400 UI/dia	Doses acima de 400 UI/dia podem aumentar o risco de sangramento, câncer de próstata e ter efeitos pró-oxidantes	d-alfatocoferol é a forma natural da vitamina E e dl-alfatocoferol é a forma sintética. Formas naturais com tocoferóis mistos, especificamente gamatocoferol, podem ter efeitos cardioprotetores. A vitamina E suplementar foi associada ao câncer de próstata no estudo SELECT. Esse resultado não foi encontrado em outros estudos (*Physicians' Health Study II* [PHS II] e *Women's Health Study* [WHS])
Ácido fólico/ folato	Eficaz para a deficiência de folato; provavelmente eficaz para hiper-homocisteinemia, toxicidade por metotrexato e defeitos do tubo neural. Possivelmente eficaz para degeneração macular relacionada à idade, depressão, hipertensão	O nível da RDA é indicado para a maioria das pessoas, embora aquelas com a variante MTHFR ou condições crônicas possam precisar de concentrações mais elevadas (200 mcg a 5 mg/dia foram usados, embora 800 mcg a 1.000 mg sejam mais comuns). Coordene os cuidados com o médico para quantidades em megadose. O Institute of Medicine (IOM) recomenda que os adultos limitem a ingestão de suplementos e fortificações a 1.000 mg/dia	O excesso de ácido fólico (5 mg e acima) pode causar deficiência de B$_{12}$. Os suplementos de ácido fólico também podem mascarar a deficiência de B$_{12}$. Cuidado com a suplementação de ácido fólico em pessoas com risco de câncer de cólon	As fontes suplementares têm maior biodisponibilidade do que o folato nos alimentos. Pessoas com uma variante MTHFR podem ter necessidade aumentada de folato. A forma metilada, metilenotetra-hidrofolato, também é usada

(continua)

Boxe 11.7 Suplementos dietéticos populares e sua eficácia. (Continuação)

Suplemento	Benefícios	Dosagem	Contraindicações potenciais	Considerações de qualidade
Minerais				
Cálcio	Eficaz para dispepsia, hiperpotassemia e insuficiência renal (como aglutinante de fosfato); provavelmente eficaz para osteoporose, osteoporose induzida por corticosteroides, hiperparatireoidismo e síndrome pré-menstrual. Possivelmente eficaz para reduzir o risco de câncer colorretal, hipercolesterolemia, hipertensão e prevenção de ganho de peso	500 a 1.000 mg/dia é uma dose típica. Não exceda o limite superior tolerável	Doses altas podem aumentar o risco de cálculos renais, doenças cardiovasculares (DCVs) e constipação intestinal. O risco de doenças cardiovasculares é maior em mulheres na pós-menopausa e que tomam suplementos de cálcio. Cuidado em pacientes com hiperparatireoidismo	Formas quelatadas, como citrato e malato, são melhor absorvidas do que carbonato, a menos que sejam ingeridas com uma refeição. A coadministração com vitamina K pode ser útil para reduzir o risco de hipercalcemia, exceto em pessoas que tomam medicamentos anticoagulantes
Cromo	Eficaz para deficiência de cromo; possivelmente eficaz para redução de glicose no sangue em diabetes, diminuição do colesterol de lipoproteína de baixa densidade (LDL-colesterol) e triglicerídeos	Os estudos usaram 150 a 1.000 mcg/dia. Estima-se que a ingestão adequada seja de 25 a 35 mcg/dia para adultos. Nenhum UL foi estabelecido	O cromo trivalente é encontrado em suplementos dietéticos apropriados. Marcas de baixa qualidade podem conter cromo hexavalente, que é tóxico e está relacionado ao câncer. Cuidado com pessoas com diabetes, insuficiência renal. Doses mais altas podem causar dermatite e/ou irritação gastrintestinal	O picolinato de cromo é a forma mais comum e acredita-se que seja bem absorvida
Ferro	Eficaz para anemia por deficiência de ferro e anemia induzida pela gestante; possivelmente eficaz para tosse induzida por inibidor da ECA, função cognitiva, síndrome das pernas inquietas e insuficiência cardíaca	A RDA é indicada, a menos que o exame de sangue indique um aumento da necessidade. Precisa aumentar para gestante. Os vegetarianos podem precisar de teores mais elevados por causa da diminuição da biodisponibilidade dos alimentos vegetais. De 4 a 6 mg/kg/dia ou 60 a 120 mg/dia para aqueles com anemia. Algumas pesquisas mostram que doses intermitentes (várias vezes por semana ou semanalmente) podem ser eficazes para a prevenção da anemia em várias populações	Certifique-se da presença de anemia por deficiência de ferro antes de suplementar com ferro (verifique também a concentração de ferritina). Não exceda o UL, exceto com a coordenação de cuidados com um médico. A ingestão excessiva de ferro pode causar náuseas, constipação intestinal e fezes pretas, além de aumentar o risco de doenças cardíacas	Ferro quelado (citrato, bisglicinato) e Feosol® (ferro carbonil) podem ser mais bem tolerados e causar menos efeitos colaterais gastrintestinais
Magnésio	Eficaz para constipação intestinal, dispepsia, pré-eclâmpsia e eclâmpsia; possivelmente eficaz para prevenção de asma, dor neuropática associada ao câncer, síndrome da fadiga crônica, doença pulmonar obstrutiva crônica (DPOC), cefaleia em salvas, osteoporose, diabetes (melhor controle da glicose no sangue) e angina vasospástica. As formas intravenosas são eficazes para arritmia cardíaca, parto prematuro agudo e ataques agudos de asma. O magnésio é frequentemente usado em fibromialgia e enxaqueca, mas os resultados são mistos	A dose típica é de 100 a 500 mg/dia. Exceder o UL com suplementos (350 mg/dia) não é recomendado devido ao potencial de diarreia	Os efeitos colaterais mais comuns com altas doses são diarreia, distensão abdominal e redução da pressão arterial. Os efeitos colaterais graves são um risco com magnésio intravenoso, incluindo hipotensão, náuseas e ataxia	As formas queladas, como citrato, bisglicinato e quelato de aminoácido, podem ser melhor absorvidas e toleradas (menos efeitos colaterais gastrintestinais) do que a forma óxido

(continua)

Boxe 11.7 Suplementos dietéticos populares e sua eficácia. (Continuação)

Suplemento	Benefícios	Dosagem	Contraindicações potenciais	Considerações de qualidade
Selênio	Possivelmente eficaz para tireoidite autoimune, dislipidemia, prevenção da replicação do vírus HIV e aumento da contagem de células do sistema imunológico, risco reduzido de câncer e mortalidade por câncer, com bom estado de selênio. Usado como suplemento antioxidante como cofator para a produção de selenocisteína e glutationa	A ingestão diária recomendada é de 55 a 70 mcg/dia – embora a maioria das doses suplementares esteja na faixa de 100 a 200 mcg. Exceder o UL de 400 mcg/dia não é recomendado	Sintomas gastrintestinais, náuseas e vômitos são mais comuns com altas doses. A toxicidade aguda pode prejudicar a função hepática, renal e cardíaca	A castanha-do-pará é uma excelente fonte de selênio. O selênio e a vitamina E têm um efeito sinérgico e devem ser tomados juntos
Zinco	Provavelmente eficaz para diarreia e doença de Wilson; possivelmente eficaz para acne, degeneração macular relacionada à idade, anemia, anorexia nervosa, transtorno de déficit de atenção e hiperatividade, queimaduras, resfriado comum, caspa, depressão, úlceras de pé diabético, assaduras de fralda, halitose, gengivite, herpes-vírus simples, cãibras musculares, mucosite por radiação, osteoporose, úlceras pépticas, lesões por pressão, anemia falciforme, deficiência de vitamina A, verrugas	As doses variam dependendo da condição. Intervalo de 15 a 45 mg/dia é comum. Doses muito mais altas às vezes são administradas para curar feridas a curto prazo. Recomenda-se a coordenação de cuidados	Principalmente não tóxico abaixo do UL de 40 mg/dia em adultos. A alta ingestão de zinco pode depletar o cobre e causar náuseas, dermatite e anemia por deficiência de cobre	Tome suplementos de zinco com cobre para prevenir a depleção do cobre. Pastilhas de zinco têm sido usadas para prevenir e tratar o resfriado comum
Outros suplementos				
Arginina	Possivelmente eficaz para angina, disfunção erétil, hipertensão, enterocolite necrosante (ENC), doença arterial periférica, recuperação pós-cirúrgica e pré-eclâmpsia	Acredita-se que o intervalo da dose terapêutica seja de 400 a 6.000 mg/dia. Não há UL e doses mais altas (até 30 g/dia) têm sido usadas. Recomenda-se a coordenação de atendimento	Doses altas podem aumentar o sangramento em pessoas que tomam varfarina, podem reduzir a glicose no sangue e a pressão arterial. Cuidado com pessoas com histórico de infarto do miocárdio ou câncer	Nenhum problema especial de produção ou de controle de qualidade com arginina. L-arginina é a forma ativa
Betaglucanos	Provavelmente eficaz para hiperlipidemia; possivelmente eficaz para rinite alérgica (febre do feno), sobrevivência ao câncer e infecção pós-operatória. Os betaglucanos podem estimular a resposta imunológica, incluindo a regulação positiva das células *natural killer* e o fator de necrose tumoral	3 g de betaglucano/dia (de aveia), segundo a FDA, como um alimento para baixar o colesterol. Em suplementos, 2 a 16 g/dia são a dosagem comum para hiperlipidemia	Geralmente bem tolerados com poucos efeitos colaterais. Podem causar sintomas gastrintestinais leves em alguns. Podem reduzir a pressão arterial e a glicose no sangue	Encontrados amplamente em alimentos à base de plantas, especialmente aveia e cogumelos
Coenzima Q$_{10}$ (Ubiquinona)	Possivelmente eficaz para encefalomiopatias mitocondriais, degeneração macular relacionada à idade, mortalidade cardiovascular, insuficiência cardíaca congestiva, neuropatia diabética, HIV/AIDS, hipertensão, lesão de reperfusão isquêmica, enxaqueca e doença de Parkinson	As doses variam de 30 a 600 mg/dia. A dosagem mais comum é de 100 a 200 mg/dia em doses divididas	Muito poucos efeitos colaterais relatados, além de náuseas leves, dor de cabeça e coceira na pele. Pode diminuir a pressão arterial. Cuidado com pessoas que tomam medicamentos anticoagulantes	As preparações à base de óleo podem ser melhor absorvidas. Ubiquinol é a forma ativa e pode ser mais biologicamente ativa, embora a maioria das pessoas seja capaz de converter a ubiquinona em ubiquinol sem problemas
Creatina	Possivelmente eficaz para melhorar o desempenho atlético (massa muscular e força muscular) e a perda muscular relacionada à idade	Normalmente tomada como uma dose de ataque de 20 g/dia durante 4 a 7 dias, seguida por uma dose de manutenção de 2 a 10 g/dia durante até 14 semanas em conjunto com o treinamento de força. Doses de até 30 g foram tomadas com segurança a curto prazo	Considerada segura para pessoas saudáveis. Aumento da necessidade de líquidos ao tomar creatina. Cuidado com a doença renal, especialmente se estiver tomando anti-inflamatórios não esteroidais (AINEs). Aumento dos sintomas de ansiedade e depressão foram observados	Normalmente vendida como mono-hidrato de creatina

(continua)

Boxe 11.7 Suplementos dietéticos populares e sua eficácia. (Continuação)

Suplemento	Benefícios	Dosagem	Contraindicações potenciais	Considerações de qualidade
Desidroepian-drosterona (DHEA)	Possivelmente eficaz no envelhecimento da pele e na depressão. Resultados mistos em estudos sobre o uso em insuficiência da suprarrenal, depressão, síndrome da fadiga crônica, fibromialgia, HIV/AIDS, osteoporose, desempenho físico, disfunção sexual, perda de peso. A maioria dos médicos trata com DHEA com base em valores laboratoriais individuais	A dose deve ser recomendada por um médico e com base nos resultados laboratoriais. As doses variam de 5 a 450 mg/dia	Pode aumentar o estrogênio e a testosterona, assim como o risco de desequilíbrio hormonal e câncer. Pode aumentar a acne, o crescimento dos pelos faciais e causar outros efeitos colaterais hormonais. Evite com bloqueadores hormonais, como o tamoxifeno. Várias contraindicações	7-cetodesidroepiandrosterona (7-ceto-DHEA) é um metabólito da DHEA que não é convertido em estrogênio ou testosterona, bem como é considerada uma alternativa mais segura ao DHEA
Glucosamina	Possivelmente eficaz para osteoartrite leve a moderada; evidências conflitantes ou insuficientes para avaliar a eficácia para cistite intersticial e distúrbios temporomandibulares (ATM) e recuperação pós-operatória	A dose típica para condições articulares é de 1.500 mg/dia, administrada em 2 a 3 doses divididas. Doses mais baixas de 400 a 1.000 mg/dia têm sido usadas para outras condições	Considerada um suplemento seguro para a maioria das pessoas. A principal fonte são os mariscos; portanto, pode ser um alergênio em algumas pessoas. Doses altas podem interromper o metabolismo da glicose no sangue em pessoas com diabetes. Cuidado com indivíduos com disfunção renal ou em uso de varfarina	A maioria das pesquisas foi feita sobre a forma de sulfato de glucosamina, embora o cloridrato de glucosamina também tenha sido usado com sucesso. A glucosamina é frequentemente vendida em combinação com a condroitina para um benefício adicional
Glutamina	Possivelmente eficaz para uso em pacientes com queimaduras, transplantes de medula óssea, doenças críticas (traumatismo), perda da condição física por AIDS e para melhorar o equilíbrio nitrogenado após a cirurgia. Evidências conflitantes para uso em diarreia (especialmente devido à quimioterapia), mucosite oral, doença inflamatória intestinal e síndrome do intestino curto	5 a 30 g/dia VO é uma dose típica. As doses em nutrição parenteral total ou intravenosa em pacientes em estado crítico podem ser maiores	Considerada segura. Muitos medicamentos depletam os estoques corporais de glutamina. Cuidado com doses mais altas em pessoas com insuficiência renal ou hepática devido ao conteúdo de nitrogênio	Tome separadamente do alimento (especialmente proteína) para absorção máxima
Melatonina	Provavelmente eficaz para síndrome de fase do sono retardada e distúrbios do sono, especialmente em cegos; possivelmente eficaz para insônia, abstinência de benzodiazepínicos, alteração de fuso horário. Altas doses têm sido usadas para promover a regressão do tumor em algumas formas de câncer	500 mcg a 5 mg/dia foram usados na pesquisa, 3 a 5 mg/dia é a dose mais comum. De 10 a 40 mg têm sido usados para a regressão do tumor. A coordenação dos cuidados com um oncologista é essencial	Geralmente considerada segura para uso por até 3 meses e é tolerada até em neonatos. Os efeitos colaterais mais comuns são dor de cabeça, náuseas e sonolência. Pode reduzir a pressão arterial e perturbar o equilíbrio hormonal	Normalmente tomada 30 min antes de dormir para distúrbios do sono
Óleo de peixe	Eficaz para hipertrigliceridemia; provavelmente eficaz para doenças cardiovasculares. Prevenção possivelmente eficaz de reestenose após angioplastia e enxertos de artéria coronária, transtorno de déficit de atenção e hiperatividade, transtorno bipolar, caquexia, dismenorreia, insuficiência cardíaca, hipertensão, psoríase, síndrome de Raynaud, artrite reumatoide, acidente vascular encefálico. Evidências conflitantes para depressão, eczema, doença inflamatória intestinal, autismo	1 a 4 g/dia de ácido eicosapentaenoico (EPA) e ácido docosaexaenoico (DHA) combinados. Até 3 g/dia são geralmente reconhecidos como seguros (GRS) e a FDA recomenda não exceder 2 g/d de EPA/DHA de suplementos dietéticos	Mais de 3 g/dia de EPA/DHA podem aumentar o risco de sangramento, hematomas e elevação da glicose no sangue. Cuidado com pessoas que tomam medicamentos anticoagulantes e com diabetes (pode aumentar a glicose no sangue acima de 3 g de EPA/DHA)	O óleo de peixe destilado molecular é considerado de melhor qualidade. Para vegetarianos, o óleo de linhaça também pode ser benéfico. Use óleo prensado a frio em garrafas escuras ou leve à geladeira. O *website* International Fish Oil Standards (IFOS) lista marcas que passaram por padrões internacionais estritos de pureza

(continua)

Boxe 11.7 Suplementos dietéticos populares e sua eficácia. (*Continuação*)

Suplemento	Benefícios	Dosagem	Contraindicações potenciais	Considerações de qualidade
Probióticos (lactobacilos acidófilos e bifidobactérias)	Provavelmente eficaz para diarreia rotaviral; possivelmente eficaz para diarreia associada a antibióticos, dermatite atópica (eczema), diarreia por *Clostridium difficile*, diarreia induzida por quimioterapia, constipação intestinal, inflamação por *Helicobacter pylori*, cólica infantil, síndrome do intestino irritável, bolsite, infecções do trato respiratório, diarreia dos viajantes, colite ulcerativa	A dosagem varia e é medida em unidades formadoras de colônias (UFC). O intervalo é de 1 a 450 bilhões de UFC, dependendo da condição da doença e do objetivo terapêutico	Podem ser contraindicados em imunodeprimidos, aqueles com colocação de cateter central (especialmente *Saccharomyces boulardii*) e aqueles em hemodiálise devido ao risco de sepse. Pode causar diarreia em altas doses, especialmente se o suplemento contiver prebióticos como inulina. Pode ser contraindicado em neonatos prematuros com risco de bacteriemia	A refrigeração é importante para preservar a qualidade da maioria dos produtos; no entanto, alguns produtos são estáveis na prateleira. Probióticos à base de levedura (*Saccharomyces boulardii*) são estáveis em armazenamento

Ervas

Suplemento	Benefícios	Dosagem	Contraindicações potenciais	Considerações de qualidade
Açafrão (*Curcuma longa*)	Possivelmente eficaz para rinite alérgica, depressão, hiperlipidemia, doença hepática gordurosa não alcoólica, colite ulcerativa e osteoartrite. Evidências conflitantes para a doença de Alzheimer, câncer colorretal, doença de Crohn, síndrome do intestino irritável, artrite reumatoide e colite ulcerativa	500 mg a 2 g de curcumina por dia, dependendo da condição da doença. Doses mais altas administradas em doses divididas	Seguro nas quantidades ingeridas nos alimentos. Doses mais altas podem reduzir a pressão arterial e a glicose no sangue e aumentar o risco de sangramento. Cuidado com pessoas com doenças do fígado e da vesícula biliar e com medicamentos anticoagulantes	Pode ser melhor absorvido quando ingerido com alimentos, especialmente em refeições que contenham gordura. Os suplementos de curcumina ligados à fosfatidilcolina (Meriva®) podem ser melhor absorvidos
Alho (*Allium sativum*)	Possivelmente eficaz para aterosclerose, redução da glicose no sangue no diabetes, redução dos lipídeos do sangue na hiperlipidemia, hipertensão. Evidências conflitantes para a prevenção do resfriado comum e do câncer	2 a 5 g de alho fresco, 0,4 a 1,2 g de pó seco, 2 a 5 mg de óleo ou extrato de 300 a 1.000 mg para fornecer 2 a 5 mg de alicina (constituinte ativo) por dia. Um dente de alho fresco também tem sido usado	Geralmente bem tolerado. Doses mais altas podem causar irritação gástrica, odor corporal e diminuição da pressão arterial. Cuidado com quem esteja tomando anticoagulantes e medicamentos hipoglicemiantes	Vem em muitas formas em suplementos. Aqueles que preservam o conteúdo de alicina podem ser mais eficazes. Extratos envelhecidos também mostraram benefícios devido à grande quantidade de compostos de enxofre presentes
Camomila (*Matricaria recutita*; camomila-dos-alemães)	Possivelmente eficaz para ansiedade, cólicas, diarreia, dispepsia e mucosite oral	250 a 1.100 mg/dia em cápsulas ou 1 a 4 xícaras/dia como chá	Geralmente reconhecida como segura. Cuidado para quem tem alergia à ambrósia ou à família Asteraceae	Certifique-se de que a planta correta seja usada. A camomila-dos-alemães (não a camomila-romana) é a mais comum
Canela-da-china (*Cinnamomum cassia*)	Possivelmente eficaz para reduzir a glicose em jejum no diabetes	A dose típica é de 120 mg a 6 g/dia em cápsulas ou 1 colher de chá/dia em alimentos	Geralmente segura. Cuidado com pessoas com diabetes ou desregulação da glicose no sangue ou com insuficiência hepática. Pode potencializar os efeitos anticoagulantes da varfarina	A canela-da-china (*Cinnamomum cassia*) é mais biologicamente ativa do que a canela-da-índia para regular a glicose no sangue
Cardo-mariano (*Silybum marianum*)	Embora seja comumente usado para reduzir inflamação e fibrose em doenças hepáticas, é possivelmente eficaz para reduzir a glicose de jejum no diabetes e para dispepsia. São conflitantes e insuficientes as evidências para doença hepática relacionada ao álcool, ao envenenamento por cogumelo amanita, à cirrose e à lesão hepática induzida por hepatite	160 a 1.200 mg/dia com base na condição tratada. Tome em doses divididas. Uma dose comum é 140 mg de extrato padronizado tomado 3 vezes/dia	Baixo risco de toxicidade. Pode causar um leve efeito laxante se tomado em grandes quantidades. Risco raro de reação alérgica. Pode reduzir a glicose no sangue. Pode inibir levemente as enzimas do citocromo CYP 34A, 2C19 e 2D6	Frequentemente padronizado para conter 70 a 80% de silimarina. A preparação de chá não é recomendada devido à baixa solubilidade em água. Sementes de cardo-mariano inteiras moídas podem ser adicionadas aos alimentos

(continua)

Boxe 11.7 Suplementos dietéticos populares e sua eficácia. (*Continuação*)

Suplemento	Benefícios	Dosagem	Contraindicações potenciais	Considerações de qualidade
Chá-verde (*Camellia sinensis*)	Provavelmente eficaz para hiperlipidemia; possivelmente eficaz para doença arterial coronariana, hipotensão, doença de Parkinson. Evidências conflitantes para a prevenção do câncer, doenças cardiovasculares e perda de peso	As concentrações de epigalocatequina galato (EGCG) e de epicatequina variam quando tomados como chá. Três xícaras por dia são uma dosagem comum. Extratos padronizados (polifenóis 60 a 97%) de 200 a 500 mg/dia são comuns para uma variedade de condições. Creme tópico a 10% para o envelhecimento da pele e acne	Bem tolerado pela maioria das pessoas. A maioria dos efeitos colaterais vem do conteúdo de cafeína (nervosismo, ansiedade, insônia e aumento da pressão arterial). Use com cuidado em pacientes com doenças psiquiátricas ou cardiovasculares	Versões descafeinadas estão disponíveis para eliminar os efeitos colaterais da cafeína
Cranberry (*Vaccinium macrocarpon*)	Possivelmente eficaz para infecções do trato urinário (prevenção e tratamento). Evidência preliminar indica a redução do odor urinário e melhora dos sintomas da hiperplasia prostática benigna (HPB)	Como suco: 28 g de concentrado de *cranberry* ou 10 a 280 g de coquetel de *cranberry* (adoçado). Em cápsulas: 300 a 500 mg 2 vezes/dia ou 200 mg 2 vezes/dia com 25% de padronização de proantocianidinas (PACs)	Geralmente segura. Cuidado com os diabéticos por causa da glicose no suco; pode aumentar os cálculos de oxalato de cálcio nos rins	Os mirtilos têm constituintes semelhantes e podem ser igualmente benéficos. Muitos suplementos são padronizados para conter uma quantidade específica de proantocianidinas. Essa preparação pode ter um efeito mais forte
Equinácea (*Echinacea angustifolia*, *pallida* e *purpurea*)	Possivelmente eficaz para o resfriado comum. Evidência insuficiente para influenza, herpes-vírus simples, vírus do papiloma humano e otite média	Pode ser tomada na forma de cápsula, comprimido, chá ou tintura. As doses variam e dependem da variedade usada e da preparação. 5 mℓ de suco fresco ou 20 gotas de água a cada 2 h, 4 mℓ 10 vezes/dia durante o primeiro dia de um resfriado e, em seguida, 3 vezes/dia enquanto durarem os sintomas	Cuidado com pessoas com alergia à família Asteraceae (margarida, girassol) e pessoas que tomam medicamentos imunossupressores	Às vezes padronizada para conter uma quantidade específica de equinacósido ou ácido cicórico
Erva-de-são-joão (*Hypericum perforatum*)	Provavelmente eficaz para depressão leve a moderada; possivelmente eficaz para os sintomas da menopausa, transtorno de somatização. Evidência conflitante ou insuficiente para ansiedade, transtorno obsessivo-compulsivo, síndrome pré-menstrual, transtorno afetivo sazonal. Pode ser usado topicamente para cicatrização de feridas	A dose típica é de 300 a 450 mg 3 vezes/dia. A coordenação dos cuidados com um médico é importante	**Apresenta o maior número de interações fármaco-nutrientes de qualquer erva comum**. Inibe as enzimas do citocromo CYP 34A, 2C19 e 2C9 e o transportador da glicoproteína P (P-gp). Reduz a eficácia de medicamentos imunossupressores, antirretrovirais, cardiovasculares e anticoncepcionais orais, entre outros. Pode causar fotossensibilidade	Normalmente padronizado em 0,3% de hipericina
Feno-grego (*Trigonella foenum-graecum*)	Possivelmente eficaz para melhorar o controle da glicose no sangue em diabetes e dismenorreia. Evidências conflitantes para a promoção da lactação, síndrome do ovário policístico (SOP) e hiperlipidemia	Altamente variável. 5 a 100 g de sementes moídas adicionadas ao alimento, embora 2 a 5 g 2 a 3 vezes/dia sejam mais comuns	Faltam estudos a longo prazo, embora as sementes sejam um alimento básico em algumas culinárias asiáticas. Doses terapêuticas em crianças podem ser inseguras e não são recomendadas para uso durante a gestação (estimulante uterino). Alguns efeitos colaterais observados. Mais de 100 g podem causar hipoglicemia. Evite o uso com medicamentos para diabetes	Garanta uma marca de qualidade. Em um caso, as sementes foram contaminadas com *E. coli* e causaram a morte. Geralmente reconhecido como seguro (GRS) como alimento

(continua)

Boxe 11.7 Suplementos dietéticos populares e sua eficácia. (*Continuação*)

Suplemento	Benefícios	Dosagem	Contraindicações potenciais	Considerações de qualidade
Kava-kava (*Piper methysticum*)	Possivelmente eficaz para ansiedade; evidências insuficientes para abstinência de benzodiazepínicos, redução do estresse, insônia e ansiedade da menopausa	60 a 400 mg de extrato padronizado por dia	Doses terapêuticas típicas são toleradas pela maioria. Evidência significativa de lesão hepática. Cuidado com pessoas com doença hepática. O uso crônico pode causar pele seca e escamosa e fotossensibilidade	Frequentemente padronizado para conter 30 a 70% de kavalactonas. Pode ser melhor começar com doses mais baixas e titular o aumento
Levedura de arroz-vermelho (*Monascus purpureus*)	Provavelmente eficaz para hiperlipidemia. Possivelmente eficaz para DCV, diabetes e dislipidemia relacionada ao HIV/AIDS. Evidência preliminar para uso na doença hepática gordurosa não alcoólica (DHGNA)	A dose mais comum é de 600 a 2.400 mg/dia. Estima-se que a ingestão média de levedura de arroz-vermelho, que ocorre naturalmente na Ásia, seja de 14 a 55 g/dia	Dados limitados sobre eventos adversos. Os efeitos colaterais parecem ser semelhantes aos de medicamentos com estatina em baixas doses (dor de cabeça, desconforto gastrintestinal e dores musculares). Pode aumentar as enzimas hepáticas	Contém lovastatina natural (monacolina K). A dosagem é difícil devido às variações naturais dos produtos. Nos EUA, é ilegal padronizar os teores de monacolina K em suplementos

Natural Medicines Comprehensive Database (Banco de dados abrangente de medicamentos naturais) https://naturalmedicines.therapeuticresearch.com/.
Instituto Linus Pauling. https://lpi.oregonstate.edu/mic.
Consumer Lab®. https://www.consumerlab.com/.

CASO CLÍNICO

Ellen é mulher branca, de 60 anos, encaminhada por seu médico de cuidados primários para avaliação de seus suplementos dietéticos. O histórico clínico inclui hipertensão, hipercolesterolemia, osteopenia, depressão leve e problemas de memória. Há 2 anos, ela fez angioplastia (PTCA) com colocação de *stent* em sua artéria coronária. Ellen é professora aposentada, casada e tem dois filhos adultos. Seu vizinho trabalha em uma loja de suplementos e recomendou algumas ervas e suplementos para resolver os problemas de saúde de Ellen.

Na consulta inicial, Ellen relata que está tomando os seguintes suplementos: carbonato de cálcio 1.200 mg/dia, alho (*Allium sativum*) 500 mg/dia, *Ginkgo biloba* 240 mg/dia e erva-de-são-joão (*Hypericum perforatum*) 900 mg/dia. Seus medicamentos prescritos incluem varfarina, sinvastatina, sertralina e atenolol.

Altura: 1,63 m
Peso: 75 kg
IMC: 28,4
Leituras de pressão arterial: 134/92 mmHg, 140/95 mmHg. "Isso é mais alto do que normalmente é", relata Ellen.
Valores laboratoriais recentes:
Colesterol total: 284 mg/dℓ
Lipoproteína de alta densidade (HDL-colesterol): 36 mg/dℓ
Lipoproteína de baixa densidade (LDL-colesterol): 140 mg/dℓ
Os tempos de protrombina (TP) têm sido inconsistentes recentemente.
A ingestão alimentar típica inclui o seguinte:
Café da manhã: cereal total com leite e suco de laranja fortificado com cálcio
Almoço: prato congelado – carne e brócolis com arroz e uma Coca *diet*
Lanche: iogurte de morango e *pretzels*, café com leite
Jantar: bolo de carne, purê de batata com molho e cenoura. Taça de vinho tinto
Sobremesa: sorvete de chocolate, café com leite

Declarações de diagnóstico nutricional
- Interação medicamento-alimento prevista (NC-2.4) relacionada a um déficit de conhecimento alimentar e nutricional sobre interação medicamento-alimento, conforme evidenciado ao tomar erva-de-são-joão com sertralina e o potencial para síndrome serotoninérgica
- Valor laboratorial relacionado à nutrição alterado (NC-2.2) relacionado ao déficit de conhecimento sobre interação medicamento-nutriente, conforme evidenciado por tomar *ginkgo* e alho com varfarina e tempos de protrombina inconsistentes.

Perguntas sobre cuidados com a nutrição
1. Usando as *Office of Dietary Supplements Fact Sheets* (Folhas de Dados do ODS), disponíveis no *website* da instituição), identifique para que cada suplemento dietético tomado por Ellen é usado e se há boas evidências para apoiar o uso.
2. Liste quaisquer potenciais interações fármaco-nutriente (IFN) que Ellen possa ter com seu uso concomitante atual de medicamentos e suplementos dietéticos.
3. Olhando para os testes de laboratório de Ellen, há alguma evidência de que ela possa ter uma interação fármaco-nutriente?
4. Ellen precisa tomar suplemento de cálcio? Há algum risco potencial em tomar 1.200 mg/dia com uma história positiva de doença cardiovascular (DCV)?

impressos atualizados em intervalos regulares. Recursos que forneçam referências à pesquisa original são preferíveis. Uma lista de recursos baseados em evidências pode ser encontrada no fim do capítulo. Ademais, é aconselhável acessar a literatura médica disponível, visto que há um número crescente de estudos publicados na literatura revisada por pares.

WEBSITES ÚTEIS

Sites gratuitos
FDA MedWatch
Linus Pauling Micronutrient Information Center
Medscape Drug Interaction Checker

National Center for Complementary and Integrative Health
Natural Products Association
Office of Dietary Supplements
Operation Supplement Safety (U.S. Department of Defense)

Sites com subscrição/assinatura

Cochrane Database Review
Consumer Lab
Dietitians in Integrative and Functional Medicine (DIFM) practice group da Academy of Nutrition and Dietetics
Institute for Functional Medicine
Natural Medicines Database

Texto/Impresso

Moyad M. *The Supplement Handbook*, New York, 2014, Rodale.

Recursos para fitoterapia

American Botanical Council (ABC)
American Herbal Products Association (AHPA)
American Herbalists Guild (AHG)
Dr. Duke's Phytochemical and Ethnobotanical Database

REFERÊNCIAS BIBLIOGRÁFICAS

Academic Consortium for Integrative Medicine and Health: *Introduction*, 2018. Available at: https://imconsortium.org/.
Academy of Nutrition and Dietetics: Position of the Academy of Nutrition and Dietetics: micronutrient supplementation, *J Acad Nut Diet* 118(11):2162–2173, 2018.
American College of Surgeons, College of Education: *Medication and surgery before your operation*, 2014. Available at: http://www.facs.org/patienteducation/medications.html.
American Herbalists Guild: *Herbal medicine fundamentals*, 2019. Available at: http://www.americanherbalistsguild.com/herbal-medicine-fundamentals.
Ames BN, Elson-Schwab I, Silver EA: High dose vitamin therapy stimulates variant enzymes with decreased coenzyme binding affinity (increased K(m)): relevance to genetic disease and polymorphisms, *Am J Clin Nutr* 75:616–658, 2002.
Augustine MB, Swift KM, Harris SR, et al: Integrative medicine: Education, Perceived knowledge, attitudes and practice among Academy of Nutrition and Dietetics Members, *J Acad Nutr Diet* 116(2):319–329, 2016.
Bailey RL, Fakhouri TH, Park Y, et al: Multivitamin-mineral use is associated with reduced risk of cardiovascular disease mortality among women in the United States, *J Nutr* 145:572–578, 2015.
Bailey RL, Fulgoni VL III, Keast DR, et al: Do dietary supplements improve micronutrient sufficiency in children and adolescents? *J Pediatr* 161: 837–842, 2012.
Bailey RL, Gahche JJ, Miller PE, et al: Why US adults use dietary supplements, *JAMA Intern Med* 173(5):355–361, 2013.
Bjelakovic G, Nikolova D, Gluud LL, et al: Antioxidant supplements for prevention of mortality in healthy participants and patients with various diseases, *Cochrane Database Syst Rev* 3:CD007176, 2012. doi:10.1002/14651858.CD007176.pub2.
Blumberg JB, Bailey RL, Sesso HD, et al: The evolving role of multivitamin/multi-mineral supplement use among adults in the age of personalized nutrition, *Nutrients* 10:E248–E265, 2018.
Blumberg JB, Frei BB, Fulgoni VL, et al: Impact of frequency of multivitamin/multi-mineral supplement intake on nutritional adequacy and nutrient deficiencies in U.S. adults, *Nutrients* 9:849–864, 2017.
Boden WE, Sidhu MS, Toth PP: The therapeutic role of niacin in dyslipidemia management, *J Cardiovasc Pharmacol Ther* 19(2):141–158, 2014.
Bowman SA, Clemens JC, Friday JE, et al: *Food patterns equivalents intakes by Americans: what we eat in America, NHANES 2003-2004 and 2015-2016*. Food Surveys Research Group. Dietary Data Brief No. 20, November 2018.
Brown AC: An overview of herb and dietary supplement efficacy, safety and government regulations in the United States with suggested improvements. Part 1 of 5 series, *Food Chem Toxicol* 107:449–471, 2017.
Chermesh I, Tamir A, Suissa A, et al: Ferrus calcium citrate is absorbed better than iron bisglycinate in patients with Crohn's disease, but not in healthy controls, *Dig Dis Sci* 51(5):942–945, 2006.
Chew EY, Clemons TE, Agrón E, et al: Long-term effects of vitamins C and E, β-carotene, and zinc on age-related macular degeneration: AREDS report no. 35, *Ophthalmology* 120(8):1604–1611.e4, 2013.
Cohen PA, Maller G, DeSouza R, et al: Presence of banned drugs and dietary supplements following FDA recalls. *JAMA* 312(16):1691–1693, 2014.
Council for Responsible Nutrition: *2017 CRN Consumer survey on dietary supplements*, 2017. Available at: http://crnusa.org/resources/2017-crn-consumer-survey-dietary-supplements.
Drake VJ and Frei B: *Micronutrient inadequacies in the US population: an overview*, 2018. Available at: https://lpi.oregonstate.edu/mic/micronutrient-inadequacies/overview#references.
Falci L, Shi Z, Greenlee H: Multiple chronic conditions and use of complementary and alternative medicine among US adults: results from the 2012 National Health Interview Survey, *Prev Chronic Dis* 13:E61, 2016.
Food and Drug Administration: *Guidance for industry: current good manufacturing practice in manufacturing, packaging, labeling, or holding operations for dietary supplements; small entity compliance guide*, 2010. Available at: http://www.fda.gov/food/guidanceregulation/guidancedocumentsregulatoryinformation/dietarysupplements/ucm238182.htm.
Food and Drug Administration: *Reports received and reports entered into FAERS by year*, 2012. Available at: http://www.fda.gov/Drugs/GuidanceComplianceRegulatoryInformation/Surveillance/AdverseDrugEffects/ucm070434.htm.
Food and Drug Administration: *Guidance for industry: questions and answers regarding adverse event reporting and recordkeeping for dietary supplements as required by the dietary supplement and Nonprescription Drug Consumer Protection Act*, 2013. Available at: https://www.fda.gov/regulatory-information/search-fda-guidance-documents/guidance-industry-questions-and-answers-regarding-labeling-dietary-supplements-required-dietary.
Food and Drug Administration: *Q and A on dietary supplements: what is a dietary supplement?* 2015. Available at: http://www.fda.gov/Food/DietarySupplements/QADietarySupplements/default.htm#what_is.
Food and Drug Administration: *Tainted products marketed as dietary supplements potentially dangerous*, 2018. Available at: https://www.accessdata.fda.gov/scripts/sda/sdNavigation.cfm?sd=tainted_supplements_cder.
Fortmann SP, Burda BU, Senger CA, et al: *Vitamin, mineral and multivitamin supplements for the primary prevention of cardiovascular disease and cancer: a systematic evidence review for the U.S. preventive services task force*, Report No.: 14-05199-EF-1. Rockville, MD, 2013, Agency for Healthcare Research and Quality.
Gahche J, Bailey R, Burt V, et al: *Centers for disease control and prevention. Dietary supplement use among US adults and children has increased since NHANESIII 2014*. Available at: http://www.cdc.gov/nchs/data/databriefs/db61.pdf.
Geller AI, Shehab N, Weidle NJ, et al: Emergency department visits for adverse events related to dietary supplements, *N Engl J Med* 373(16):1531–1540, 2015.
Gaziano JM, Sesso HD, Christen WG, et al: Multivitamins in the Prevention of Cancer in Men: The Physicians' Health Study II Randomized Controlled Trial. *JAMA* 308(18):1871–1880, 2012.
Government Accountability Office: *Dietary supplements: FDA may have opportunities to expand its use of reported health problems to oversee products*, 2013. Available at: http://www.gao.gov/assets/660/653113.pdf.
Gurley BJ: Pharmacokinetic herb-drug interactions (Part 1): origins, mechanisms, and the impact of botanical dietary supplements, *Planta Med* 78:1478–1489, 2012.
Gurley BJ, Fifer EK, Gardner Z: Pharmacokinetic herb-drug interactions (Part 2): drug interactions involving popular botanical dietary supplements and their clinical relevance, *Planta Med* 78:1490–1514, 2012.
Harris PE, Cooper KL, Relton C, et al: Prevalence of complementary and alternative medicine (CAM) use by the general population: a systematic review, *Int J Clin Prac* 66(10):924–939, 2012.
Head KA: Peripheral neuropathy: pathogenic mechanisms and alternative therapies, *Altern Med Rev* 11(14):294–329, 2006.

Hendren RL: Autism: biomedical complementary treatment approaches, *Child Adolesc Psychiatr Clin N Am* 22:443–456, 2013.

Horrigan B, Lewis S, Abrams D, et al: *Integrative medicine in America. How integrative medicine is being practiced in clinical centers across the United States*, 2012, The Bravewell Collaborative. Available at: http://www.bravewell.org/current_projects/mapping_field/.

Institute for Functional Medicine: *What is functional medicine? 2018.* Available at: http://www.functionalmedicine.org/about/whatisfm.

Landvik S: Vitamin E from supplements has good bioavailability, *Am J Clin Nutr* 80(3):784–785, 2004.

Long J: *FDA still finding same cGMP deficiencies at dietary supplement facilities*, 2018, Natural Products Insider. Available at: https://www.naturalproductsinsider.com/regulatory/fda-still-finding-same-cgmp-deficiencies-dietary-supplement-facilities.

Morton C: *State of the supplements industry. Nutrition business journal (Data brief online)*, 2018. Available at: https://www.newhope.com/sites/newhope360.com/files/state-of-the-supplement-industry-2018.pdf.

National Center for Complementary and Integrative Health: *Complementary, alternative, or integrative health: what's in a name?* 2018. Available at: http://nccam.nih.gov/health/whatiscam.

National Institutes of Health: *Dietary supplement Health and Education Act of 1994* Public law 103-417 103rd Congress, 1994. Available at: https://ods.od.nih.gov/About/DSHEA_Wording.aspx.

Noland and Raj: Academy of Nutrition and Dietetics: Revised 2019 Standards of Practice and Standards of Professional Performance for Registered Dietitian Nutritionists (Competent, Proficient, and Expert) in Nutrition in Integrative and Functional Medicine. *Jour of the Acad of Nut and Diet* 119(6):1019–1036.e47, 2019

Obeid R, Fedosov SN, Nexo E, et al: Cobalamin coenzyme forms are not likely to be superior to cyano- and hydroxyl-cobalamin in prevention or treatment of cobalamin deficiency, *Mol Nutr Food Res* 59(7):1364–1372, 2015.

Peh HY, Tan WS, Liao W, et al: Vitamin E therapy beyond cancer: tocopherol vs. tocotrienol, *Pharmacol Ther* 162:152–169, 2016.

Peregoy JA, Clarke TC, Jones LI, et al: Regional variation in use of complementary health approaches by US adults, *NCHS Data Brief* (146):1–8, 2014.

Quato DM, Alexander GC, Guadamuz JS, et al: Prevalence of dietary supplement use in US children and adolescents, 2003-2014, *JAMA Pediatr* 172(8):780–782, 2018.

Rautiainen S, Rist PM, Glynn R, et al: Multivitamin use and the risk of cardiovascular disease in men, *J Nutr* 146:1235–1240, 2016.

Smith T, Kawa K, Eckl V, et al: Herbal Supplement Sales in US Increased 8.5% in 2017, Topping $8 Billion, *Herbal Gram* 119:62–71, 2018.

Straub DA: Calcium supplementation in clinical practice: a review of forms, doses, and indications, *Nutr Clin Pract* 22(3):286–296, 2007.

Thompson C, Diekman C, Fragakis AS, et al: Guidelines regarding the recommendation and sale of dietary supplements, *J Am Diet Assoc* 102(8):1158–1164, 2002.

12

Fornecimento de Alimentos e Nutrientes: Métodos de Tratamento Nutricional

Carol S. Ireton-Jones, PhD, RDN, LD, CNSC, FASPEN, FAND
Mary Russell, MS, RDN, LDN, FAND

TERMOS-CHAVE

alimentação de transição
alimentação enteral em *bolus*
alimentação enteral intermitente
cateter
cateter central de inserção periférica (CCIP)
deficiência de ácidos graxos essenciais (DAGE)
descompressão gastrintestinal
diretrizes antecipadas
emulsão lipídica intravenosa (ELI)
escala francesa
estabilidade hemodinâmica
evento sentinela

fórmula enteral polimérica
fornecedor de equipamentos médicos duráveis (EMD)
gastrojejunostomia
gastrostomia endoscópica percutânea (GEP)
hipoglicemia de rebote
jejunostomia endoscópica percutânea (JEP)
mistura de nutrientes totais (solução 3 em 1)
nutrição enteral (NE)
nutrição enteral domiciliar (NED)
nutrição parenteral (NP)
nutrição parenteral central (NPC)

nutrição parenteral domiciliar (NPD)
nutrição parenteral periférica (NPP)
osmolalidade
osmolaridade
prescrição eletrônica do provedor (PEP)
síndrome de realimentação
sistema enteral aberto
sistema enteral fechado
sonda com múltiplos lumens
sonda nasoduodenal (SND)
sonda nasogástrica (SNG)
sonda nasojejunal (SNJ)
tempo de infusão
volume residual gástrico (VRG)

O tratamento nutricional é o fornecimento de nutrientes entéricos ou parenterais formulados com o objetivo de manter ou restaurar o estado nutricional. **Nutrição enteral (NE)** se refere à nutrição fornecida por meio do sistema digestório (TGI) por um **cateter**, sonda ou estoma que fornece nutrientes distais à cavidade oral. A **nutrição parenteral (NP)** é o fornecimento de nutrientes pela via intravenosa.

JUSTIFICATIVAS E CRITÉRIOS PARA O TRATAMENTO NUTRICIONAL ADEQUADO

Quando os pacientes não podem ou não querem comer o suficiente para atender às suas necessidades nutricionais por mais de alguns dias, o tratamento nutricional deve ser considerado como parte do plano de cuidados integrados. O uso do sistema digestório – NE *versus* uso de apenas NP – ajuda a preservar a função e a integridade da barreira mucosa intestinal. Em pacientes gravemente enfermos, a alimentação pelo sistema digestório demonstrou atenuar a resposta catabólica, bem como preservar a função imunológica (McClave et al., 2016). A pesquisa mostra menor morbidade séptica, menos complicações infecciosas, assim como significativa economia de custos em pacientes adultos em estado crítico e que receberam NE em vez de NP. Há evidências limitadas de que a NE comparada à NP afeta o tempo de internação em cuidados agudos; todavia, um impacto na mortalidade não foi demonstrado (Academy of Nutrition and Dietetics [AND] e Evidence Analysis Library [EAL], 2012). Um estudo de 2014 não encontrou diferença significativa na mortalidade em 30 dias em adultos gravemente enfermos que receberam tratamento nutricional por via parenteral ou enteral (Harvey et al., 2014). Outro estudo mais recente de adultos em terapia ventilatória em choque observou que a NE isoenergética precoce não reduziu a mortalidade ou o risco de infecções secundárias; no entanto, ela foi associada a maior risco de complicações digestivas em comparação à NP isoenergética precoce (Reignier et al., 2018). Por outro lado, uma recente revisão sistemática e um estudo de metanálise observaram que a NE em comparação à NP não teve efeito geral sobre a mortalidade; entretanto, resultou em taxa inferior de complicações infecciosas e menor permanência na unidade de terapia intensiva (Elke et al., 2016).

Uma variedade de doenças e condições pode resultar na necessidade de tratamento nutricional (Tabela 12.1). A NP deve ser usada em pacientes que estejam ou ficarão desnutridos e com função gastrintestinal insuficiente para restaurar ou manter o estado nutricional ideal (McClave et al., 2016). A NE deve ser considerada quando um indivíduo tem um sistema digestório funcional, bem como é incapaz ou não deseja consumir nutrientes suficientes para atender às necessidades nutricionais estimadas. A Figura 12.1 apresenta um algoritmo a fim de selecionar as rotas apropriadas para a NE e a NP. Embora essas diretrizes forneçam ideias, a escolha do método ideal de tratamento nutricional pode ser um desafio. Por exemplo, o acesso à alimentação pelo intestino delgado para a NE pode não estar disponível em todos os serviços de saúde. Nesse caso, a NP pode ser a única opção realista para o fornecimento de tratamento

---

Partes deste capítulo foram escritas por Janice L. Raymond, MS, RDN, CSG para a edição anterior deste texto.

Tabela 12.1 Condições que podem exigir tratamento nutricional.

Via recomendada para a alimentação	Condição	Distúrbios típicos
Nutrição enteral	Incapacidade de comer	Distúrbios neurológicos (disfagia) Traumatismo facial Traumatismo oral ou esofágico Anomalias congênitas Insuficiência respiratória (em um ventilador) Traumatismo craniano Estado comatoso Cirurgia no sistema digestório (p. ex., esofagectomia)
	Incapacidade de comer o suficiente	Estados hipermetabólicos, como com queimaduras Câncer Insuficiência cardíaca Doença cardíaca congênita Ingestão prejudicada após cirurgia ou lesão orofacial Anorexia nervosa Insuficiência ou atraso no desenvolvimento Fibrose cística
	Digestão, absorção e metabolismo prejudicados	Gastroparesia grave Erros inatos do metabolismo Doença de Crohn Síndrome do intestino curto com ressecção mínima Pancreatite
Nutrição parenteral	Incompetência gastrintestinal	Síndrome do intestino curto – ressecção intestinal importante Pancreatite aguda grave com intolerância à alimentação enteral Doença inflamatória intestinal grave Isquemia do intestino delgado Atresia intestinal Insuficiência hepática grave Íleo paralítico pós-operatório persistente Vômito/diarreia intratável refratário ao tratamento médico Fístulas distais de alto débito Grave hemorragia gastrintestinal
	Doença crítica com baixa acessibilidade ou tolerância enteral	Insuficiência múltipla de órgãos Traumatismos ou queimaduras graves Transplante de medula óssea Insuficiência respiratória aguda com dependência de ventilação e mau funcionamento do sistema digestório Perda muscular grave na insuficiência renal com diálise Transplante de intestino delgado, imediatamente após a cirurgia

McClave SA et al.: Guidelines for the provision and assessment of nutrition support therapy in the adult critically ill patient, *J Parenter Enteral Nutr, 40*:159-211, 2016.

nutricional. Ela pode ser usada temporariamente até que a função gastrintestinal se torne adequada para manter a NE ou a ingestão oral – ou a NP pode ser usada para suplementar a NE ou a ingestão oral para atender às necessidades de energia, proteínas e outros nutrientes essenciais. A "alimentação de transição", descrita posteriormente neste capítulo, refere-se ao fornecimento de tratamento nutricional por meio de dois ou mais métodos até que a adequação nutricional seja alcançada apenas pela via oral.

Ainda que esquemas de tratamento nutricional específicos possam ser padronizados para estados de doença ou cursos de terapia específicos, cada paciente representa um desafio único. O tratamento nutricional frequentemente deve ser adaptado para lidar com desenvolvimentos imprevistos ou complicações. Um planejamento de tratamento ideal requer uma colaboração interdisciplinar estreitamente alinhada ao plano abrangente de atendimento ao paciente. Em casos raros, o tratamento nutricional pode estar justificado, mas fisicamente impossível de implementar. Em outras situações, o tratamento nutricional pode ser possível, mas não justificado, pois apresenta um risco inaceitável ou não é indicado devido ao prognóstico ou ao direito do paciente à autodeterminação.

Em todos os casos, é importante evitar erros na prescrição, na administração e no monitoramento do tratamento nutricional a fim de evitar riscos ou resultados indesejáveis (**eventos sentinela**), como morte inesperada, lesão física grave com perda de membro ou função ou lesão psicológica (Joint Commission, 2017). Um sistema de **prescrição eletrônica do provedor** (**PEP**) permite que os prescritores insiram um pedido diretamente em um computador – muitas vezes auxiliado por tecnologia de suporte à decisão para ajudar a facilitar a precisão e a eficácia clínicas.

NUTRIÇÃO ENTERAL

Enteral implica o uso do sistema digestório, geralmente por meio de uma sonda de alimentação com a extremidade no estômago ou no intestino delgado. O local da administração de nutrientes e o tipo de dispositivo de acesso enteral são selecionados depois que o paciente é determinado como candidato à NE. (O processo para determinar se um indivíduo é um candidato à NE é descrito posteriormente). A seleção do acesso enteral depende do (1) período previsto em que a alimentação enteral será necessária, (2) do grau de risco de aspiração ou deslocamento da sonda, (3) do estado clínico do paciente, (4) da adequação da digestão e da absorção, (5) da anatomia do paciente (p. ex., após ressecção cirúrgica anterior ou em obesidade extrema) e (6) se está planejada uma futura intervenção cirúrgica.

As sondas de alimentação podem ser referidas por seu tamanho na **escala francesa** – a medida do diâmetro externo da sonda ou dos tubos. Uma unidade francesa (um French) tem 0,33 mm. Na escala francesa, um tamanho de 5 a 12 normalmente é considerado um "diâmetro pequeno" e acima de 14, um "diâmetro grande".

ACESSO À NUTRIÇÃO ENTERAL

Terapia de nutrição enteral de curta duração
Acesso nasogástrico

As **sondas nasogástricas** (**SNG**) são usadas mais comumente para acesso ao tubo gastrintestinal, descompressão gástrica – ou seja, drenar o líquido normalmente secretado pelo estômago quando o processo de esvaziamento normal é retardado – e administração de medicamentos e/ou alimentação. Elas são apropriadas apenas para pacientes que requeiram NE de curta duração – por não mais do

Capítulo 12 Fornecimento de Alimentos e Nutrientes: Métodos de Tratamento Nutricional

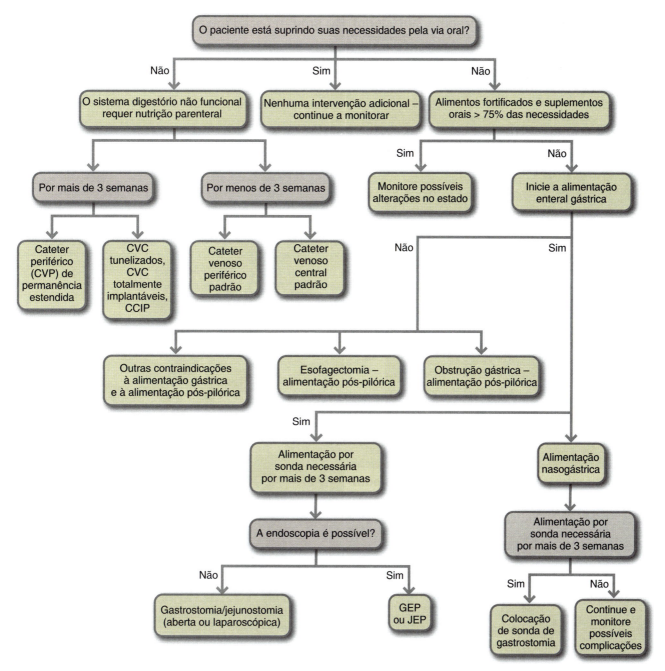

Figura 12.1 Algoritmo para seleção da via para o tratamento nutricional. *CCIP*, cateter central de inserção periférica; *CVC*, cateter venoso central; *CVP*, cateter venoso periférico; *GEP*, gastrostomia endoscópica percutânea; *JEP*, jejunostomia endoscópica percutânea.

que 3 a 4 semanas. Geralmente, a sonda é instalada junto ao leito por um enfermeiro ou um médico – ou um nutricionista registrado com privilégios clínicos apropriados – e passada pelo nariz até o estômago do paciente (Figura 12.2). Sondas de poliuretano ou silicone de vários diâmetros, comprimentos e características de *design* podem ser usadas, dependendo das características da fórmula e dos requisitos de alimentação. Essas sondas são macias, flexíveis e normalmente bem toleradas pelos pacientes; sua colocação é verificada pela aspiração do conteúdo gástrico em combinação com a ausculta de insuflação de ar no estômago ou pela confirmação radiográfica da localização da extremidade da sonda. As Recomendações de Práticas de Nutrição Enteral (*Enteral Nutrition Practice Recommendations*) da American Society for Parenteral and Enteral Nutrition (ASPEN) oferecem informações detalhadas sobre esse processo (Bankhead et al., 2009).

As alimentações pela sonda nasogástrica são fornecidas por administração em *bolus* ou infusões intermitentes ou contínuas (ver o tópico *Administração* posteriormente neste capítulo). Pacientes com função gastrintestinal normal geralmente são alimentados por essa via – que aproveita os processos digestivos, hormonais e bactericidas normais do estômago. Raramente ocorrem complicações (Boxe 12.1).

Acesso gástrico *versus* acesso pelo intestino delgado

A colocação de uma sonda de alimentação no estômago pode ser mais simples e menos demorada do que a colocação de uma sonda no intestino delgado. No entanto, a facilidade de acesso é apenas uma consideração; pacientes criticamente enfermos – incluindo aqueles que foram submetidos a cirurgia ou sofreram traumatismo craniano ou intra-abdominal importante – podem não tolerar alimentação gástrica (ver Capítulo 37).

Os sinais e sintomas de intolerância à alimentação gástrica incluem, mas não estão limitados a:

- Distensão e desconforto abdominal
- Vômito
- Diarreia persistente.

Alguns médicos acreditam que a alimentação intragástrica aumente o risco de pneumonia por aspiração; os dados sobre esse assunto não são totalmente claros (Bankhead et al., 2009; McClave et al., 2016).

Acesso nasoduodenal ou nasojejunal

Pacientes que não toleram alimentação gástrica e requerem terapia de nutrição enteral de duração relativamente curta podem se beneficiar da colocação de uma **sonda nasoduodenal (SND)** ou uma **sonda nasojejunal (SNJ)**, descritas pelo ponto em que a extremidade da sonda termina. Essas sondas podem ser instaladas com orientação endoscópica ou fluoroscópica (Figura 12.3 A) – usando um sistema de orientação por computador (Figura 12.3 B) – ou intraoperatoriamente, como parte de um procedimento cirúrgico.

Alguns profissionais de saúde podem instalar uma sonda de alimentação pela via intragástrica, com o objetivo de migração para o duodeno por peristaltismo; é improvável que esse processo resulte na localização

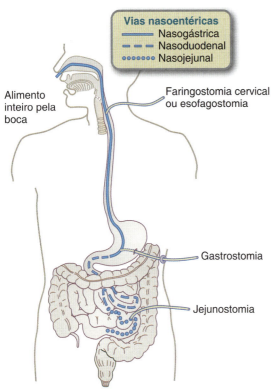

Figura 12.2 Diagrama de colocação de uma sonda enteral.

Boxe 12.1 Complicações potenciais das sondas nasoentéricas.

Estenoses esofágicas
Refluxo gastresofágico resultando em pneumonia por aspiração
Fístula traqueoesofágica
Posição incorreta da sonda levando a lesão pulmonar
Danos na mucosa no local de inserção
Irritação e erosão nasal
Paralisia faríngea ou das cordas vocais
Rinorreia, sinusite, otite média
Rupturas de varizes gastresofágicas na doença hepática
Ulcerações ou perfurações do sistema digestório superior e das vias respiratórias

Adaptado de McClave SA et al.: Guidelines for the provision and assessment of nutrition support therapy in the adult critically ill patient. *J Parenter Enteral Nutr* 40:159-211, 2016; Cresci G: Enteral access. In Charney P, Malone A: *Pocket guide to enteral nutrition*, ed 2, Chicago, 2013, Academy of Nutrition and Dietetics, p 62.

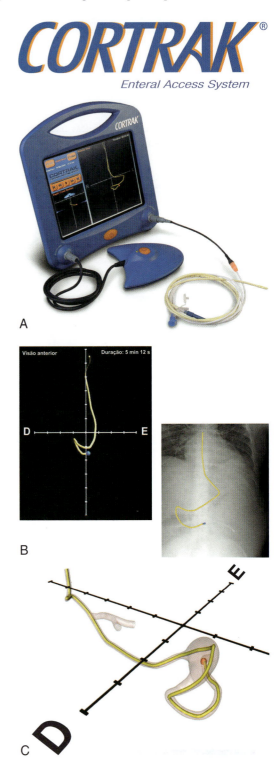

Figura 12.3 Sistema computadorizado CORTRAK® para instalação de sonda de alimentação. **A.** Sistema CORTRAK®. **B.** Visão anterior do sistema CORTRAK® comparada à radiografia abdominal. **C.** Representação gráfica tridimensional de uma sonda de alimentação CORTRAK® em posição pós-pilórica. (Usada com permissão da MedSystems CORPAK®.)

desejada da extremidade da sonda de alimentação e inevitavelmente atrasa o início da NE apropriada. A migração espontânea nunca atinge o posicionamento da extremidade no jejuno.

Acesso enteral de longa duração
Gastrostomia ou jejunostomia

Quando a NE é necessária por mais de 3 a 4 semanas, a colocação de uma sonda de alimentação por gastrostomia ou jejunostomia guiada – cirúrgica ou endoscopicamente – deve ser considerada a fim de maximizar o conforto do paciente (Figura 12.4) e minimizar a irritação nasal e da porção superior do sistema digestório (ver Boxe 12.1). Essa sonda pode ser colocada durante um procedimento cirúrgico ou endoscópico necessário para maximizar a eficiência e o custo-efetividade.

A **gastrostomia endoscópica percutânea (GEP)** ou a **jejunostomia endoscópica percutânea (JEP)** são técnicas não cirúrgicas para colocação de uma sonda diretamente no estômago através da parede abdominal, usando endoscópio e anestesia local. A sonda é conduzida da boca ao estômago ou jejuno e levada para fora através da parede abdominal. O curto tempo de procedimento e as necessidades limitadas de anestesia contribuíram para torná-la um método muito comum para instalação de sonda para alimentação de longa duração.

As sondas instaladas por GEP – observe que o termo GEP é o procedimento, não a sonda, embora os profissionais de saúde comumente se refiram à "gastrostomia endoscópica percutânea" como a sonda – são geralmente de grande calibre (tamanho na escala francesa), facilitando a administração de medicamentos e reduzindo a incidência de entupimento. Essas sondas podem ser conectadas a um pequeno pedaço de equipo, usado para infundir a alimentação em *bolus*, ou uma bolsa de alimentação. Algumas sondas instaladas por gastrostomia endoscópica percutânea permanecem rentes à pele, de forma discreta ou "de baixo perfil". Também conhecidas como "botões", elas são uma boa escolha para crianças e adultos com demência, pois ambos podem arrancar uma sonda que se projete da pele. Indivíduos ativos, e aqueles que preferem um perfil mais elegante sob as roupas, podem optar por esse tipo de sonda. A Figura 12.5 mostra um componente de um conjunto de sonda G com balão no nível da pele, projetado para melhorar o conforto do paciente, além de aumentar o período de tempo em que a sonda G pode permanecer no lugar. A fim de evitar a infusão parenteral acidental (no sangue) da fórmula enteral, foi desenvolvido um conector universal que é incompatível com dispositivos para infusão intravenosa. A Figura 12.5 mostra uma sonda G de silicone com um conector azul, que é incompatível com uma seringa *Luer lock* ou um conector intravenoso. Essa inovação, recentemente transformada em um padrão da indústria, foi projetada para reduzir o risco de conexão ou infusão acidental.

Uma sonda instalada por GEP pode ser convertida em **gastrojejunostomia** usando fluoroscopia ou endoscopia, passando uma sonda de pequeno calibre através da sonda maior até o jejuno.

Outras técnicas minimamente invasivas

Para pacientes nos quais os procedimentos endoscópicos são contraindicados, as câmeras de vídeo de alta resolução tornaram o acesso enteral por gastrostomia e jejunostomia pelas vias laparoscópica percutânea e radiológica percutânea uma opção. Por meio do uso da fluoroscopia – uma técnica radiológica –, uma sonda de alimentação pode ser guiada até o estômago ou o jejuno e, em seguida, levada através da parede abdominal para fornecer acesso para alimentação enteral. As técnicas laparoscópicas ou fluoroscópicas oferecem opções alternativas para o acesso enteral.

Sondas gastrojejunais duplas – usadas para alimentação pós-operatória precoce – estão disponíveis para instalação endoscópica ou cirúrgica. Elas são projetadas para pacientes que podem necessitar de **descompressão gastrintestinal** prolongada (remoção do conteúdo do estômago por uma sonda nasogástrica). A **sonda com múltiplos lumens** inclui um lúmen para descompressão e outro para alimentação no intestino delgado.

Conteúdo e seleção da fórmula

Muitas formulações entéricas, comercializadas para uma ampla variedade de condições clínicas e indicações, estão disponíveis atualmente (Escuro e Hummell, 2016):

- As fórmulas enterais são classificadas como (1) padrão, (2) elementar ou semielementar, (3) especializadas ou para doença específicas, (4) liquidificadas e (5) modulares. Uma variedade de

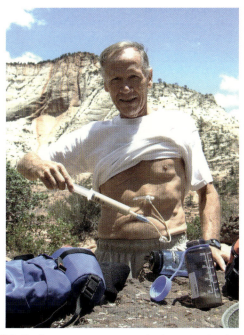

Figura 12.4 Um homem com uma sonda de gastrostomia praticando trilha (*hiking*). (De Oley Foundation, Albany, NY: www.oley.org.)

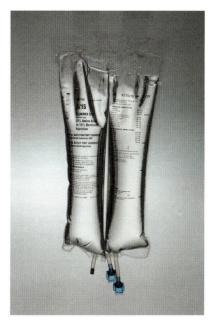

Figura 12.5 Sistema de composição de alimentação enteral Baxter Clinimix®. (Imagem fornecida pela Baxter Healthcare Corporation. CLINIMIX® é marca comercial da Baxter International Inc.)

fórmulas está disponível em cada uma dessas categorias. Organizações de atendimento da área da saúde, incluindo hospitais e organizações de cuidados de longa duração, normalmente desenvolvem uma formulação de produtos para serem usados dentro das instituições. A seleção de uma fórmula enteral para um paciente específico deve levar em consideração as necessidades de nutrientes do paciente, a função do sistema digestório e o estado clínico.

No passado, a **osmolalidade** era considerada a chave para a tolerância à NE e era difundida a crença de que as fórmulas de NE deveriam ter a mesma osmolalidade que os líquidos corporais (290 mOsm/kg). Contudo, em meados da década de 1980, estudos mostraram que os pacientes toleram alimentações em uma ampla gama de osmolalidades e a experiência clínica de muitos profissionais de saúde reforçou os resultados do estudo.

O custo de uma fórmula e sua disponibilidade após a alta hospitalar ou de outras instituições podem ser barreiras a profissionais de saúde, pacientes, familiares e administradores de instituições de saúde.

As fórmulas podem ser classificadas com base na proteína ou na composição geral de macronutrientes. As necessidades nutricionais da maioria dos pacientes podem ser atendidas com uma **fórmula enteral polimérica** ou padrão (McClave et al., 2016). Essas fórmulas contêm macronutrientes intactos (1 a 2 kcal/mℓ), são isentas de lactose e frequentemente podem ser usadas como um suplemento oral e alimentação enteral. As fórmulas com maior densidade de nutrientes (1,5 a 2 kcal/mℓ) são úteis quando é necessária a restrição de líquidos (disfunção cardiopulmonar, renal e/ou hepática), bem como para pacientes com intolerância a um volume maior de alimentação. Produtos destinados a suplementar dietas orais podem ser usados para NE em alguns casos; esses produtos são aromatizados e podem conter açúcares simples para aumentar a palatabilidade (ver Apêndice 15).

A fabricação e a rotulagem de fórmulas enterais são regulamentadas pela Food and Drug Administration (FDA), que classifica as fórmulas enterais como alimentos medicinais – uma subclassificação de alimentos para uso dietético especial. Como tal, esses produtos estão isentos dos requisitos específicos da rotulagem nutricional no *Code of Federal Regulations* (Código de Regulamentações Federais) dos EUA. Os produtos devem ser rotulados como "destinados ao uso sob supervisão médica" (FDA, 2014).

Os fabricantes não são obrigados a registrar produtos enterais ou obter a aprovação antes de colocá-los no mercado. Muitas fórmulas de NE carecem de evidências científicas rigorosas para apoiar sua composição específica, assim como seus materiais de publicidade não estão sujeitos aos rigorosos padrões usados para medicamentos prescritos. A avaliação tanto da eficácia dos produtos de NE quanto das declarações feitas em materiais publicitários e por representantes das empresas requer a atenção dos nutricionistas. Os nutricionistas devem avaliar as declarações de efeitos farmacológicos e outros benefícios específicos usando evidências clínicas antes de escolher determinado produto para uma formulação ou um paciente (Boxe 12.2).

Alimentações liquidificadas (caseiras) por sonda

A alimentação por sonda elaborada a partir de ingredientes comuns – como ovos, açúcar e vinho – tem sido usada desde o século 16. As alimentações liquidificadas por sonda (BTF; do inglês, *blenderized tube feedings*) eram comumente utilizadas, nos EUA, durante a primeira metade do século 20 (Vassilyadi et al., 2013). Muitas vezes, os profissionais de saúde se preocupam com a adequação nutricional, a segurança alimentar e a sobrecarga adicional da preparação da alimentação liquidificada por sonda para os cuidadores. As vantagens dessa alimentação podem incluir a relação custo-efetividade (porque as fórmulas comerciais podem não ser cobertas pelo seguro), os benefícios para a saúde do uso de alimentos integrais, bem como a capacidade de adaptar a fórmula exatamente às necessidades do paciente.

Boxe 12.2 Fatores a serem considerados ao se escolher uma fórmula enteral.

Capacidade da fórmula de atender aos requerimentos de nutrientes do paciente

Densidade energética e proteica da fórmula (ou seja, kcal/mℓ, g de proteína/mℓ, mℓ de líquido/ℓ)

Função gastrintestinal

Conteúdos de sódio, potássio, magnésio e fósforo da fórmula – especialmente para pacientes com insuficiência cardiopulmonar, renal ou hepática

Forma e quantidade de proteínas, lipídeos, carboidratos e fibras na fórmula em relação à capacidade digestiva e de absorção do paciente

Custo-efetividade da fórmula

Complacência do paciente

Relação custo-benefício

O vínculo social entre o cuidador que prepara a alimentação – possivelmente a partir de alimentos servidos ao restante da família – e o paciente também é citado como forte motivador para o uso da alimentação liquidificada por sonda. Hurt et al. descobriram que mais de 80% de uma pequena amostra de pacientes da Mayo Clinic em Rochester, Minnesota, que estavam recebendo NE domiciliar, queriam usar alimentação liquidificada por sonda (Hurt et al., 2015). Nos últimos anos, diversas alimentações liquidificadas para sonda preparadas comercialmente surgiram no mercado, como Liquid Hope™ e Real Food Blends™. O Compleat® é comercializado pela Nestlé há vários anos e a Abbott Nutrition em breve comercializará uma alimentação liquidificada para sonda.

As alimentações liquidificadas por sonda caseiras são contraindicadas para pacientes imunocomprometidos, assim como devem ser infundidas por no máximo 2 horas. Todas as alimentações liquidificadas por sonda podem ser contraindicadas para infusão através de tubos menores do que 10 French – alimentação contínua (a menos que o tempo de infusão da fórmula recomendado seja seguido) – se uma restrição de líquidos de menos de 900 mℓ por dia for necessária, em casos de alergias alimentares múltiplas, bem como se uma sonda de jejunostomia (JT) for usada (Novak et al., 2009). Alguns regulamentos estaduais proíbem o uso de alimentações liquidificadas por sonda em instituições de tratamento de longa duração (ver boxe *Novos rumos: Purê pela sonda de gastrostomia – a dieta PBGT*).

Proteínas

A quantidade de proteína nas fórmulas enterais comerciais disponíveis varia de 6 a 37% das quilocalorias totais. A proteína normalmente é derivada de caseína, soro de leite ou isolado de proteína de soja. As fórmulas padrão fornecem proteína intacta; as fórmulas oligoméricas contêm dipeptídeos, tripeptídeos e aminoácidos, que são absorvidos mais facilmente. Fórmulas especializadas – que são comercializadas para insuficiência hepática ou renal grave ou para casos de alergias múltiplas e graves – geralmente incluem aminoácidos cristalinos.

Aminoácidos específicos podem ser adicionados a algumas fórmulas entéricas. Os aminoácidos de cadeia ramificada têm sido usados em fórmulas para pacientes com doença hepática grave; ademais, a arginina foi adicionada às fórmulas comercializadas para pacientes criticamente enfermos. Não há evidências fortes para apoiar esses acréscimos (ver Capítulo 37 para uma discussão mais detalhada).

Carboidratos

O conteúdo de carboidratos nas fórmulas enterais varia de 30 a 85% das quilocalorias; os sólidos do xarope de milho normalmente são usados nas fórmulas padrão, e a sacarose é adicionada a fórmulas aromatizadas destinadas ao consumo oral. As fórmulas hidrolisadas contêm carboidratos de amido de milho ou maltodextrina.

> ### NOVOS RUMOS
>
> **Purê pela sonda de gastrostomia – a dieta PBGT**
>
> A dieta com alimentos na consistência de purê (pastosos) pela sonda de gastrostomia (PBGT, do inglês *Pureed by Gastrostomy Tube*) é uma dieta alimentar combinada especializada e nutricionalmente balanceada fornecida por sonda de gastrostomia. Ela foi originalmente projetada para diminuir ou eliminar os sintomas de náuseas e engasgo, que podem ser uma complicação da cirurgia de fundoplicatura de Nissen. Além de melhorar a tolerância das alimentações em *bolus* para indivíduos sensíveis ao volume, a dieta na consistência de purê pela sonda de gastrostomia também é usada por famílias que buscam uma alternativa às fórmulas comerciais.
>
> Os objetivos da dieta na consistência de purê pela sonda de gastrostomia são:
> - Diminuir a frequência de alimentações por sonda de gastrostomia e a transição a partir de alimentações por gotejamento
> - Atender a todos os requisitos nutricionais e de líquidos
> - Melhorar o ganho de massa corporal, o crescimento e o estado nutricional geral
> - Incentivar o aumento de oportunidades para ingestão oral
> - Melhorar e manter a qualidade de vida dos indivíduos e suas famílias
>
> A dieta PBGT é diferente da alimentação por sonda combinada usual, pois é calculada e formulada por um nutricionista para fornecer a um indivíduo uma nutrição completa por meio de *bolus* pequenos com alto teor energético pela sonda de gastrostomia, eliminando, assim, a necessidade e o custo de uma bomba de alimentação. Além da preparação mais fácil da dieta PBGT, atenção especial também é dada à variedade de alimentos, ao conteúdo de nutrientes, ao custo e à facilidade de administração em *bolus* de 5 a 10 minutos (Pentiuk et al., 2011).
>
> O uso de alimentos infantis no estágio 2 promove consistência na viscosidade da dieta, proporciona disponibilidade e acessibilidade, bem como elimina a necessidade de um misturador ou liquidificador caro. Eles podem ser medidos previamente e selados individualmente em recipientes que podem ser facilmente usados em salas de formulação em hospitais – se permitido pela política do hospital. As famílias podem ser educadas sobre o método de preparação fácil e armazenamento adequado, com diretrizes de adição de líquidos e de suplementação de vitaminas e minerais (O'Flaherty et al., 2011; O'Flaherty, 2015).
>
> Therese O'Flaherty MS, RDN, CSP, LD

Carboidratos ou fibras que não podem ser processados por enzimas digestivas humanas são frequentemente adicionados às fórmulas enterais. As fibras são classificadas em hidrossolúveis (pectinas e gomas) ou insolúveis (celulose ou hemicelulose). A eficácia das diferentes fibras adicionadas às fórmulas enterais para o tratamento de sintomas gastrintestinais de pacientes criticamente enfermos é controversa. As diretrizes *Adult Critical Illness*, na Evidence Analysis Library da Academy of Nutrition and Dietetics (AND, 2012; ELA, 2012), sugerem que o nutricionista "considere o uso de fibra solúvel para prevenir e/ou controlar a diarreia".

Os fruto-oligossacarídeos (FOS), que são prebióticos, têm sido adicionados às fórmulas enterais, muitas vezes em combinação com uma fonte de fibra alimentar, há mais de 15 anos. Mais recentemente, a inulina, outro oligossacarídeo fermentável, foi adicionada a algumas fórmulas entéricas. Tanto os fruto-oligossacarídeos quanto a inulina estão associados a oligossacarídeos, dissacarídeos, monossacarídeos e polióis fermentáveis (FODMAPs, do inglês *fermentable oligosaccharides, disaccharides, monosaccharides, and polyols*), que são carboidratos de cadeia curta mal absorvidos (Escuro e Hummell, 2016).

Foi demonstrado que os fruto-oligossacarídeos estimulam a produção de bifidobactérias benéficas e, quando combinados com a fibra alimentar, podem produzir alterações benéficas no pH do cólon, na microbiota fecal e nas concentrações de ácidos graxos de cadeia curta.

Os modelos animais fornecem evidências de que os fruto-oligossacarídeos podem ajudar a atingir a resistência à colonização contra *Clostridium difficile*. O uso de fórmulas com alto teor de oligossacarídeos, dissacarídeos, monossacarídeos e polióis fermentáveis pode exacerbar e desempenhar um papel na diarreia, especialmente em indivíduos que recebem antibióticos que afetam o microbioma intestinal (Escuro e Hummell, 2016).

As diretrizes da Society of Critical Care Medicine (SCCM) e da ASPEN sugerem que as "fórmulas de fibra mista não sejam usadas rotineiramente" em pacientes adultos em estado crítico "para promover a regularidade ou prevenir diarreia", bem como "para considerar um aditivo de fibra solúvel fermentável (fruto-oligossacarídeos, insulina) para o uso de rotina em todos os pacientes estáveis das unidades de terapia intensiva – tanto clínicas quanto cirúrgicas – colocados em formulações entéricas padrão caso haja evidência de diarreia" (McClave et al., 2016).

Todas as fórmulas enterais disponíveis comercialmente são isentas de lactose, uma vez que a insuficiência de lactase pode ser encontrada em pacientes com doenças agudas (Atkinson e Worthley, 2003).

Lipídeos

O conteúdo lipídico das fórmulas enterais varia de 1,5 a 55% das quilocalorias totais. Nas fórmulas padrão, lipídeos como (tipicamente) canola, soja e/ou óleo de cártamo fornecem entre 15 e 30% do total de quilocalorias. As fórmulas elementares contêm quantidades mínimas de lipídeos – normalmente na forma de triglicerídeos de cadeia média (TCM) em vez de triglicerídeos de cadeia longa (TCL).

A maior parte dos lipídeos nas fórmulas enterais padrão está na forma de triglicerídeos de cadeia longa e triglicerídeos de cadeia média. Algumas fórmulas têm "lipídeos estruturados" – que são mistura de triglicerídeos de cadeia longa e triglicerídeos de cadeia média, bem como propriedades de ambos. A maioria dos triglicerídeos de cadeia longa encontrados em lipídeos estruturados são ácidos graxos ômega-3 (como o ácido eicosapentaenoico e o ácido docosaexanoico); esses ácidos graxos ômega-3 podem ter efeitos anti-inflamatórios (ver Capítulo 7).

Os triglicerídeos de cadeia média não requerem sais biliares ou lipase pancreática para digestão e são absorvidos diretamente na circulação portal. A porcentagem de lipídeos como triglicerídeos de cadeia média nas fórmulas enterais varia de 0 a 85%. Cerca de 2 a 4% de ingestão energética diária oriunda de ácidos linoleico e linolênico são necessários para prevenir a **deficiência de ácidos graxos essenciais (DAGE)**. Os triglicerídeos de cadeia média não fornecem ácidos linoleico ou linolênico; portanto, o profissional de saúde deve garantir que os pacientes que recebem fórmulas enterais de triglicerídeos de cadeia média alta obtenham ácidos linoleico e linolênico de outras fontes.

Vitaminas, minerais e eletrólitos

Grande parte – mas não todas – das fórmulas disponíveis fornece as ingestões dietéticas de referência (IDR) para vitaminas e minerais em um volume que pode ser administrado na maioria dos pacientes. Como as IDR são destinadas a populações saudáveis – não especificamente a indivíduos (sejam saudáveis ou com doenças agudas ou crônicas) –, é difícil saber, com certeza, se o fornecimento de vitaminas e minerais dessas fórmulas é adequado. As fórmulas destinadas a pacientes com insuficiência renal ou hepática são intencionalmente baixas em vitaminas A, D e E, sódio e potássio. Por outro lado, as fórmulas específicas para doenças geralmente são suplementadas com vitaminas e minerais antioxidantes e comercializadas para sugerir que essas adições melhoram a função imunológica ou aceleram a cicatrização de feridas. Não há estudos definitivos que demonstrem esses efeitos.

O conteúdo eletrolítico das fórmulas enterais é geralmente modesto em comparação à dieta oral. Pacientes que apresentam grandes perdas de eletrólitos – por exemplo, por causa de diarreia, fístula, vômitos – provavelmente necessitarão de suplementação de eletrólitos. A fim de fornecer uma ingestão adequada de sódio, o sal deve ser adicionado às alimentações liquidificadas para sonda preparadas em casa.

Líquidos

As necessidades de líquidos em adultos geralmente são estimadas em 1 mℓ de água por quilocaloria consumida, ou 30 a 35 mℓ/kg de massa corporal normal. Pacientes alimentados exclusivamente com NE, principalmente se for uma fórmula concentrada, podem receber líquido (água) insuficiente para atender às suas necessidades. A ingestão insuficiente de líquidos e a administração de um produto com alto teor de fibras podem levar a consequências indesejáveis, incluindo produção inadequada de urina, constipação intestinal e formação de um fibrobezoar (uma bola endurecida de fibras que pode se desenvolver no estômago humano). Todas as fontes de líquidos, incluindo lavagens (*flush*) de sondas de alimentação, medicamentos e fluidos intravenosos, devem ser consideradas ao avaliar a ingestão de líquidos do paciente em relação às necessidades individuais.

As fórmulas padrão (1 kcal/mℓ) contêm cerca de 85% de água por volume e as fórmulas concentradas (2 kcal/mℓ), apenas cerca de 70% de água por volume. Água adicional – como para a lavagem [*flush*] das sondas e para hidratação adicional – normalmente é necessária para atender às necessidades de líquidos, além de ajudar a garantir a patência (desobstrução) da sonda.

Administração

A NE pode ser administrada em *bolus*, como alimentação intermitente ou contínua. A seleção do método de administração deve acomodar o estado clínico do paciente, a situação de vida e as considerações de qualidade de vida. Um método pode servir como uma transição para outro método à medida que o estado do paciente muda.

Em um **sistema enteral fechado**, a bolsa ou o recipiente é preenchido com fórmula líquida estéril pelo fabricante e está "pronto para a alimentação" após se conectar ao acesso de alimentação do paciente. Em um **sistema enteral aberto**, o conteúdo das latas ou pacotes de fórmula é derramado em uma bolsa ou um recipiente vazio separado e, em seguida, conectado ao acesso de alimentação.

O **tempo de infusão** é o tempo durante o qual uma fórmula enteral em infusão, em temperatura ambiente, é considerada segura para administração no paciente. A maioria das instalações permite um tempo de infusão de 4 horas para um produto em sistema aberto e 24 a 48 horas, para produtos em sistema fechado (as instruções do fabricante devem sempre ser seguidas).

Bolus

A **alimentação enteral em *bolus*** com seringa pode ser adequada para pacientes com esvaziamento gástrico apropriado e clinicamente estáveis (ver Figura 12.4). Administradas ao longo de 5 a 20 minutos, essas alimentações são mais convenientes e menos caras do que as alimentações com bomba ou *bolus* por gravidade, assim como devem ser incentivadas quando toleradas. Uma seringa de 60 mℓ pode ser usada para infundir a fórmula. Se ocorrer inchaço ou desconforto abdominal, o paciente deve esperar de 10 a 15 minutos antes de infundir o restante da fórmula alocada para essa alimentação. Pacientes com função gástrica normal geralmente toleram 500 mℓ ou mais de fórmula por alimentação, portanto três ou quatro alimentações em *bolus* por dia normalmente fornecem suas necessidades nutricionais diárias. Alguns indivíduos – especialmente os idosos – podem não tolerar *bolus* maiores, bem como requerem alimentações menores e mais frequentes. A fórmula em temperatura ambiente é mais bem tolerada do que a fórmula fria, porém a segurança alimentar deve ser a principal consideração. Siga as instruções do rótulo para armazenar embalagens de fórmula parcialmente usadas.

Intermitente e cíclicas

Problemas de qualidade de vida costumam ser a razão para o início da **alimentação enteral intermitente**. Os esquemas cíclicos permitem aos pacientes com mobilidade melhor qualidade de vida, oferecendo um tempo "fora da bomba" e mais autonomia. Esse tipo de alimentação é iniciado para dar tempo para tratamentos, terapias e atividades e a alimentação intermitente pode ser feita por bomba ou gotejamento por gravidade. A alimentação por gravidade é realizada despejando a fórmula em um bolsa de alimentação equipada com uma pinça rolete. A pinça é ajustada para os gotejamentos desejados por minuto. Uma programação diária típica de alimentação é de quatro a seis refeições – cada uma administrada durante 20 a 60 minutos. A administração da fórmula é iniciada com 100 a 150 mℓ por alimentação e aumentada gradativamente conforme tolerado. Os pacientes que costumam ter sucesso com esse esquema são motivados, organizados, alertas e têm mobilidade. A alimentação cíclica também permite um tempo longe da alimentação por sonda. Esse esquema de alimentação é uma boa escolha para pacientes recebendo fisioterapia ou participando de outras atividades que requeiram mobilidade. Uma programação diária típica de alimentação é de 90 a 150 mℓ por hora de fórmula administrada durante 18 a 20 horas. Esse esquema, geralmente iniciado à noite, pode ser usado na transição para uma dieta oral.

Contínua

A infusão contínua de NE requer uma bomba. Esse método é apropriado para pacientes que não toleram o volume de infusão usado com os métodos em *bolus*, cíclico ou intermitente. Pacientes com função gastrintestinal comprometida por causa de doença, cirurgia, terapia de câncer ou outros impedimentos fisiológicos são candidatos à alimentação contínua. Pacientes com a extremidade da sonda de alimentação no intestino delgado devem ser alimentados apenas por infusão contínua ou cíclica. (O uso de alimentação em *bolus* ou alimentação por gravidade nesses pacientes é fortemente desencorajado, embora relatos verbais anedóticos do uso de ambos tenham sido compartilhados por alguns profissionais.) A meta de taxa de alimentação – em mililitros por hora – é definida pela divisão do volume diário total pelo número de horas por dia de administração. A alimentação com força total é iniciada em 1/4 a 1/2 da taxa de meta por hora e avançada a cada 8 a 12 horas até o volume final. A diluição das fórmulas não é necessária e pode levar à subalimentação. As fórmulas de alta osmolalidade podem exigir mais tempo para atingir a tolerância e devem ser avançadas de forma conservadora.

Uma possível desvantagem da alimentação contínua ocorre se o paciente precisar de medicamentos que devam ser administrados com o estômago vazio. Por exemplo, ao administrar fenitoína, é recomendado que a alimentação por sonda seja interrompida antes e após a administração. Os tempos variam conforme a situação e a medicação.

As bombas entéricas para uso doméstico são pequenas e fáceis de manusear. Muitas bombas funcionam por até 8 horas com energia da bateria, com uma opção de funcionar ligada à rede elétrica, permitindo flexibilidade e mobilidade ao paciente. Os conjuntos de bombas geralmente incluem bolsas e equipos compatíveis com a operação adequada da bomba. As bolsas de alimentação devem ser rotuladas de acordo com as *Enteral Nutrition Practice Guidelines* da ASPEN, bem como devem incluir o nome da fórmula e sua concentração, a data e a hora em que a bolsa foi preenchida, além das iniciais do profissional de saúde que iniciou a infusão da alimentação.

Monitoramento e avaliação
Monitoramento de complicações

O Boxe 12.3 fornece uma lista abrangente de complicações associadas à NE. Muitas complicações podem ser evitadas ou tratadas com monitoramento cuidadoso do paciente.

A aspiração, uma preocupação comum em pacientes que recebem NE, é um tópico controverso. Muitos especialistas acreditam que a aspiração do conteúdo da garganta e da saliva seja tão ou mais importante do que a aspiração da fórmula. Para minimizar o risco de aspiração, os pacientes devem ser posicionados com a cabeça e os ombros acima do peito durante e imediatamente após a alimentação (Bankhead et al., 2009; McClave et al., 2016).

Existe uma discordância significativa sobre o valor do **volume residual gástrico (VRG)** como um indicador de tolerância à NE. Os procedimentos de cálculo de volumes residuais gástricos não são padronizados e a verificação do volume residual não protege os pacientes da aspiração. O volume residual gástrico não precisa ser verificado regularmente em pacientes estáveis em um esquema de alimentação e naqueles que têm uma longa história de alimentação por sonda. Em pacientes criticamente doentes alimentados por sonda, os melhores métodos para reduzir o risco de aspiração incluem elevação da cabeceira da cama, sucção subglótica contínua e descontaminação oral (Bankhead et al., 2009; McClave et al., 2016).

Na presença de gastroparesia, doses de um fármaco com ação pró-motilidade – como metoclopramida – podem aumentar o trânsito gastrintestinal, assim como melhorar a administração de NE e a tolerância à alimentação (McClave et al., 2016).

A diarreia é uma complicação comum da NE, frequentemente relacionada à terapia antibiótica, ao crescimento excessivo de bactérias do cólon e aos distúrbios da motilidade gastrintestinal associados a doenças agudas e críticas. Medicamentos hiperosmolares, como antiácidos contendo magnésio, elixires contendo sorbitol e suplementos eletrolíticos, também contribuem para a diarreia. O ajuste de medicamentos ou métodos de administração pode reduzir ou eliminar a diarreia; fruto-oligossacarídeos, pectina, goma ágar, agentes de volume e medicamentos antidiarreicos também podem ser benéficos. Recomenda-se o uso cuidadoso para evitar a obstrução da sonda de alimentação quando se usam agentes de volume ou pectina. Uma fórmula pré-digerida raramente é a melhor opção de "primeira linha", uma vez que a fórmula geralmente não é a causa da diarreia.

A constipação intestinal é uma preocupação com NE – particularmente entre pacientes acamados que recebem alimentação por longa duração. Fórmulas contendo fibras ou medicamentos para aumentar o volume das fezes podem ser úteis e o fornecimento diário de líquidos adequados é importante. Os analgésicos narcóticos reduzem a atividade do sistema gastrintestinal, e os suplementos de ferro podem causar constipação intestinal. A diarreia pode coexistir com a constipação intestinal porque as fezes líquidas podem causar impactação fecal.

Monitoramento de tolerância e metas da ingestão de nutrientes

Monitorar a ingestão *real* (não prescrita) e a tolerância do paciente é necessário para garantir que todos os objetivos nutricionais sejam alcançados e mantidos. O monitoramento da tolerância metabólica e gastrintestinal, do estado de hidratação, do peso e da massa corporal magra é extremamente importante (Boxe 12.4). Diretrizes práticas, protocolos institucionais e procedimentos de

---

Boxe 12.3 Complicações da nutrição enteral.

Acesso
- Vazamento do local da ostomia ou estoma
- Necrose por pressão, ulceração, estenose
- Erosão tecidual
- Deslocamento ou migração da sonda
- Obstrução ou oclusão da sonda

Administração
- Contaminação microbiana
- Conexão incorreta da alimentação enteral ou posicionamento incorreto da sonda, causando infecção, pneumonia por aspiração, peritonite, infusão pulmonar ou venosa
- Regurgitação
- Administração inadequada por um ou mais motivos

Gastrintestinal
- Constipação intestinal
- Esvaziamento gástrico retardado ou volume residual gástrico elevado
- Diarreia
  - Diarreia osmótica, especialmente se o sorbitol estiver presente em preparações farmacológicas líquidas
  - Diarreia secretória
- Distensão, inchaço, cólicas
- Escolha inadequada da fórmula ou taxa de administração
- Intolerância aos componentes nutritivos
- Má digestão ou má absorção
- Náuseas ou vômito

Metabólico
- Interações fármaco-nutriente
- Intolerância a glicose, hiperglicemia ou hipoglicemia
- Desidratação ou hiperidratação
- Hipernatremia ou hiponatremia
- Hiperpotassemia ou hipopotassemia
- Hiperfosfatemia ou hipofosfatemia
- Deficiências de micronutrientes (notavelmente tiamina)
- Síndrome de realimentação

Dados de Russell M: Complications of enteral feedings. In Charney P, Malone A (eds): *Pocket guide to enteral nutrition*, ed 2, Chicago, 2013, Academy of Nutrition and Dietetics, p 170.

Boxe 12.4 Monitoramento do paciente que está recebendo nutrição enteral.

- Distensão e desconforto abdominais
- Confirme a colocação adequada da sonda e mantenha a cabeceira da cama > 30° (diariamente)
- Troque o recipiente de administração da alimentação e o equipo (diariamente)
- Ingestão e saída/débitos de líquidos (diariamente)
- Volume residual gástrico, se apropriado (não para sondas jejunais)
- Sinais e sintomas de edema ou desidratação (diariamente)
- Frequência, volume e consistência das fezes (diariamente)
- Massa corporal (pelo menos 3 vezes/semana)
- Adequação da ingestão nutricional (diariamente)
- Estado clínico (diariamente)
- Exame físico focado em nutrição (diariamente)
- Eletrólitos séricos, nitrogênio ureico sanguíneo, creatinina (diariamente até a estabilidade, então 2 a 3 vezes/semana)
- Glicemia, cálcio, magnésio, fósforo séricos (diariamente até a estabilidade, depois semanalmente)

Dados de McClave SA et al.: Guidelines for the provision and assessment of nutrition support therapy in the adult critically ill patient, *J Parenter Enteral Nutr* 40:159-211, 2016. Shelton M: Monitoring and evaluation of enteral feedings. In Charney P, Malone A: *Pocket guide to enteral nutrition*, ed 2, Chicago, 2013, AND, p. 153.

prescrição de dieta padronizados devem ser desenvolvidos e usados para garantir o monitoramento ideal e seguro da NE (McClave et al., 2016).

Frequentemente, perde-se tempo com o cronograma de alimentação prescrito por causa de questões como a condição "nada por via oral" (NVO) para procedimentos clínicos, sondas obstruídas, sondas deslocadas ou mal colocadas e intolerância gastrintestinal real ou percebida. O resultado das refeições "retidas" é sempre uma nutrição inadequada com o risco de aparecimento ou agravamento da desnutrição. Deve ser feito um ajuste no esquema de alimentação por sonda. Por exemplo, se a alimentação por sonda estiver sendo desligada por 2 horas todas as tardes para fisioterapia, a taxa de alimentação durante o período de fato da alimentação deve ser aumentada e o tempo de alimentação, diminuído para acomodar o esquema de terapia.

NUTRIÇÃO PARENTERAL

A NP fornece nutrientes diretamente na corrente sanguínea por via intravenosa. A NP é indicada quando o paciente ou indivíduo não consegue ingerir nutrientes adequados por via oral ou enteral. A NP pode ser usada como um complemento à nutrição oral ou enteral para atender às necessidades de nutrientes (Mundi et al., 2017; Derenski et al., 2016). Alternativamente, a NP pode ser a única fonte de nutrição durante a recuperação de uma doença ou lesão ou pode ser uma terapia vital para pacientes que perderam a função intestinal de absorção de nutrientes. Como qualquer tipo de tratamento nutricional diferente da oral é invasivo, é importante avaliar questões éticas – se o paciente é terminal ou se tem uma expectativa de vida curta (Schwartz et al., 2016).

Inicialização da nutrição parenteral

Depois que for considerado que o paciente precisa de tratamento nutricional por via parenteral, o médico deve escolher entre o acesso central e o periférico. O *acesso central* se refere à colocação da ponta do cateter em uma grande veia de alto fluxo sanguíneo, como a veia cava superior; essa é a **nutrição parenteral central (NPC)**. A **nutrição parenteral periférica (NPP)** se refere à colocação da ponta do cateter em uma veia pequena, geralmente na mão ou no antebraço.

A osmolaridade da solução de NP determina a localização do cateter; a colocação do cateter central permite a formulação de NP de maior valor energético e, portanto, maior osmolaridade (Tabela 12.2). O uso de NPP é limitado: é uma terapia de curta duração e, por isso, tem um efeito mínimo sobre o estado nutricional, pois o tipo e a quantidade de líquidos que podem ser fornecidos perifericamente são limitados e, na maioria das vezes, não atendem totalmente às necessidades nutricionais. Pacientes sensíveis ao volume, como aqueles com insuficiência cardiopulmonar, renal ou hepática, não são bons candidatos à NPP. Ela pode ser apropriada quando usada como alimentação suplementar ou na transição para a alimentação enteral ou oral, além de como um método temporário para iniciar a alimentação quando o acesso central não foi instalado. O cálculo da osmolaridade de uma solução parenteral é importante para garantir a tolerância venosa. A **osmolaridade**, em mOsm/mℓ, é usada para calcular os líquidos administrados por via intravenosa em vez da osmolalidade, que é usada para os líquidos corporais.

Acesso

Acesso periférico

As soluções de NPP devem ser hiposmolares, ou seja, não mais do que 800 a 900 mOsm/kg para permitir a infusão por meio de um cateter intravenoso periférico, de linha média ou hemiclavicular. Devem ser identificados critérios claros para a determinação de quando é

Tabela 12.2 Osmolaridade de nutrientes em soluções de nutrição parenteral.

Nutriente	Osmolaridade (mOsm/mℓ)	Amostra de cálculos
Dextrose 5%	0,25	500 mℓ = 125 mOsm
Dextrose 10%	0,505	500 mℓ = 252 mOsm
Dextrose 50%	2,52	500 mℓ = 1.260 mOsm
Dextrose 70%	3,53	500 mℓ = 1.765 mOsm
Aminoácidos 8,5%	0,81	1.000 mℓ = 810 mOsm
Aminoácidos 10%	0,998	1.000 mℓ = 998 mOsm
Lipídeos 10%	0,6	500 mℓ = 300 mOsm
Lipídeos 20%	0,7	500 mℓ = 350 mOsm
Eletrólitos	Varia por aditivo	
Oligoelementos	0,36	5 mℓ = 1,8 mOsm
Concentrado multivitamínico	4,11	10 mℓ = 41 mOsm

Dados da RxKinetics: *Calculating Osmolarity of an IV Admixture* (website): http://www.rxkinetics.com/iv_osmolarity.html.

apropriada a utilização da NPP, uma vez que a flebite é uma complicação comum (Sugrue et al., 2018). Na maioria das vezes, a NPP é usada como uma "ponte" para retornar à NE ou à NPC.

Acesso central de curta duração

Os cateteres usados para a NPC consistem idealmente em um único lúmen. Se o acesso central for necessário por outros motivos, como monitoramento hemodinâmico, coleta de amostras de sangue ou administração de medicamentos, cateteres com múltiplos lumens estão disponíveis (Derenski et al., 2016). Para reduzir o risco de infecção, o lúmen do cateter usado para infundir a NPC deve ser reservado apenas para esse fim. Os cateteres são inseridos mais comumente na veia subclávia e avançados até que a ponta do cateter esteja na veia cava superior, usando uma técnica asséptica estrita. Alternativamente, um cateter da veia jugular interna ou externa pode ser usado com a mesma colocação da ponta do cateter. Entretanto, o movimento do pescoço torna esse local muito mais difícil para manter a esterilidade de um curativo e a verificação radiológica do local da ponta é necessária antes que a infusão de nutrientes possa começar. Protocolos rígidos de controle de infecção devem ser usados para colocação e manutenção do cateter. A Figura 12.6 mostra locais alternativos de acesso venoso para NPC; a colocação femoral também é possível.

Um **cateter central de inserção periférica (CCIP)** pode ser usado para infusões de duração curta ou moderada, no hospital ou em casa. Esse cateter é inserido em uma veia na área antecubital do braço e avançado com o auxílio do fio-guia para dentro da veia subclávia com a ponta do cateter colocada na veia cava superior. Profissionais da área de saúde treinados – embora não sejam médicos – podem inserir um CCIP, enquanto a colocação de um cateter tunelizado é um procedimento cirúrgico. Todos os cateteres devem ter confirmação radiológica da colocação da ponta do cateter antes de iniciar qualquer infusão.

Acesso central de longa duração

Um cateter de longa duração comumente utilizado é um cateter "tunelizado". Esse cateter de lúmen único ou múltiplo é colocado na veia cefálica, subclávia ou jugular interna e desemboca na veia cava

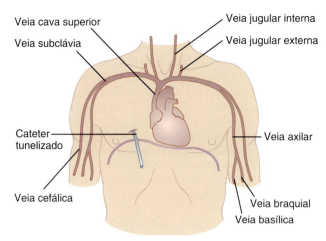

Figura 12.6 Locais venosos pelos quais a veia cava superior pode ser acessada.

superior (Opilla, 2016). Um túnel subcutâneo é criado para que o cateter saia da pele a vários centímetros de seu local de entrada venosa, o que permite que o paciente cuide do cateter mais facilmente – conforme é necessário para a infusão de longa duração. Outro tipo de cateter de longa duração é o cateter totalmente implantável com reservatório (denominado *port*, em inglês) cujo reservatório é implantado cirurgicamente sob a pele, em que o cateter normalmente sairia no fim do túnel subcutâneo; uma agulha especial deve acessar a entrada do reservatório. Os reservatórios (*port*) podem ser simples ou duplos; um reservatório individual é equivalente a um lúmen. Tanto os cateteres tunelizados quanto os centrais de inserção periférica podem ser utilizados para terapia estendida no hospital ou terapia de infusão em casa. O cuidado com cateteres de longa duração requer manuseio especializado e ampla educação do paciente.

Soluções parenterais

Proteína

As soluções padrões de NP comercialmente disponíveis contêm todos os aminoácidos essenciais e apenas alguns dos aminoácidos não essenciais. O nitrogênio não essencial é fornecido principalmente pelos aminoácidos alanina e glicina – geralmente sem aspartato, glutamato, cisteína e taurina. Soluções especializadas com conteúdo ajustado de aminoácidos que contêm taurina estão disponíveis para neonatos, para os quais a taurina é considerada condicionalmente essencial.

A concentração de aminoácidos em soluções de NP varia de 3 a 20% por volume. Assim, uma solução de 10% de aminoácidos fornece 100 g de proteína por litro (1.000 mℓ). A porcentagem de uma solução geralmente é expressa como sua concentração final após a diluição com outras soluções nutritivas. O conteúdo energético das soluções de aminoácidos é de aproximadamente 4 kcal/g de proteína fornecida. As necessidades de proteína são calculadas com base nos dados de avaliação nutricional relacionados a doenças, lesões ou estado clínico e nutricional, assim como variam entre 15 e 20% da ingestão total de energia (Mueller et al., 2011).

Carboidratos

Os carboidratos são fornecidos como monoidrato de dextrose em concentrações que variam de 5 a 70% por volume. O monoidrato de dextrose rende 3,4 calorias por grama; tal como acontece com os aminoácidos, uma solução a 10% rende 100 g de carboidratos por litro de solução.

As taxas máximas de administração de carboidratos não devem exceder 5 a 6 mg/kg/min, calculadas ao longo de um período de infusão de 24 horas, em pacientes críticos. Quando as soluções de NP fornecem 15 a 20% do total de calorias como proteína, 20 a 30% do total de calorias como lipídeos e saldo de carboidratos (dextrose), a infusão de dextrose não deve exceder essa quantidade. A administração excessiva pode causar hiperglicemia, anormalidades hepáticas ou aumento do impulso ventilatório (ver Capítulo 33).

Lipídeos

Emulsões lipídicas intravenosas (ELI) fornecem energia e ácidos graxos essenciais (AGE), ácido linoleico (LA) e ácido alfalinolênico (ALA) em NP para evitar a deficiência de AGE (Derenski et al., 2016; Mundi et al., 2017).

Aproximadamente 2 a 4% da energia do AL e 0,25% da energia do ALA são necessários para prevenir a deficiência de AGE (Derenski et al., 2016; Gramlich et al., 2015). A administração não deve exceder 2 gramas de emulsão lipídica intravenosa por quilograma de massa corporal por dia – embora recomendações de 1 a 1,5 g/kg sejam comuns. As concentrações de triglicerídeos devem ser monitoradas e, quando excedem 400 mg/dℓ, a ELI deve ser descontinuada. Todos as emulsões devem ser administradas por meio de um filtro de 1,2 mícron.

A ELI de 10% contém 1,1 kcal/mℓ, enquanto a ELI de 20% contém 2 kcal/mℓ. O fornecimento de 20 a 30% do total de energia como emulsão lipídica deve resultar em uma dosagem diária de aproximadamente 1 grama de lipídeos por quilograma de massa corporal. Para pacientes gravemente enfermos e que recebem sedação em uma ELI, essa energia deve ser incluída nos cálculos de ingestão de nutrientes para evitar a superalimentação ou subalimentação (Drover et al., 2010). Propofol é um exemplo de agente de sedação ou anestesia administrado como infusão injetável em uma ELI à base de óleo de soja – que fornece aproximadamente 1,1 kcal/mℓ infundido. No hospital, os lipídeos são infundidos ao longo de 24 horas quando misturados à dextrose e aos aminoácidos. Alternativamente, os lipídeos podem ser fornecidos separadamente por meio de uma bomba de infusão. Para pacientes adultos que recebem **nutrição parenteral domiciliar (NPD)**, a NP geralmente é infundida durante 10 a 12 horas por dia com o lipídeo como parte da solução de nutrição parenteral. Pode ser infundido como componente diário da nutrição parenteral domiciliar ou algumas vezes por semana (Kirby et al., 2017).

A seleção da ELI deve ser baseada nas necessidades individuais do paciente e no conteúdo de lipídeos da emulsão intravenosa. As emulsões lipídicas atualmente disponíveis nos EUA são compostas de suspensões aquosas de óleo de soja com fosfolipídeo de gema de ovo – como o emulsificador (Intralipid®, Fresenius Kabi [comercializado pela Baxter Healthcare nos EUA] e Nutrilipid® B. Braun) – ou uma mistura de soja, ácido graxo de cadeia média, azeite e óleo de peixe (Smoflipid®, Fresenius Kabi ou apenas óleo de peixe (Omegaven®, Fresenius Kabi). A emulsão lipídica intravenosa contendo fosfolipídeos de ovo não deve ser usada quando o paciente tiver alergia a ovo.

Essas emulsões lipídicas contêm teores variáveis de ácidos graxos poli-insaturados ômega-6, ácidos graxos ômega-3 e gordura monoinsaturada. Até 2016, a ELI 100% à base de óleo de soja estava disponível nos EUA. Uma ELI com multióleos, Smoflipid® (Fresenius Kabi), tem sido usada na Europa por muitos anos com estudos clínicos em cuidados intensivos, bem como pacientes em NPD de longa duração indicando que é segura e bem tolerada (Antébi et al., 2004; Klek et al., 2013); e agora ela é usada nos EUA. Por causa dos vários tipos de lipídeos na emulsão, o padrão de ácidos graxos plasmáticos demonstrou um aumento nos mediadores lipídicos derivados de ácido eicosapentaenoico (EPA) e ácido docosaexanoico (DHA), além da manutenção de um estado adequado de vitamina E (Puiggròs et al., 2009; Gramlich et al., 2015).

Omegaven® (Fresenius Kabi) é uma ELI baseada em óleo de peixe agora disponível nos EUA. Os benefícios propostos da emulsão lipídica de óleo de peixe, bem como aqueles que contêm triglicerídeos de cadeia média, incluem diminuição dos efeitos inflamatórios e menos imunossupressão (Manzanares et al., 2014; Driscoll, 2017).

Uma atenção cuidadosa à carga energética e à adequação dos AGE é importante quando eles são usados.

Para o médico, a escolha da ELI deve incluir os riscos e benefícios de cada formulação. Como o óleo de soja é constituído principalmente de ácidos graxos ômega-6 pró-inflamatórios, essa é uma consideração quando quantidades maiores são administradas em um paciente, especialmente em NPD de longa duração ou criticamente doente. Ademais, quando a ELI é limitada – como ocorre com as técnicas de redução de lipídeos para prevenir a insuficiência intestinal associada à doença hepática –, a dextrose deve ser aumentada a fim de garantir o fornecimento de energia adequada. Isso pode causar hiperglicemia. Logo, o uso de uma ELI com teores reduzidos de óleo de soja e teores aumentados de óleo de peixe pode ser vantajoso (Gramlich et al., 2015; Klek et al., 2013).

Eletrólitos, vitaminas, oligoelementos

Diretrizes gerais para os requerimentos diários de eletrólitos são fornecidas na Tabela 12.3, para vitaminas, na Tabela 12.4, e para oligoelementos, na Tabela 12.5. As soluções parenterais também representam uma porção significativa da ingestão diária total de líquidos e eletrólitos. Uma vez que a solução seja prescrita e iniciada, ajustes para o equilíbrio adequado de líquidos e eletrólitos podem ser necessários, dependendo da estabilidade do paciente. A escolha da forma de sal dos eletrólitos – por exemplo, cloreto, acetato – afeta o equilíbrio ácido-base (Derenski et al., 2016).

As preparações multivitamínicas e minerais administradas por via parenteral são projetadas para atender às necessidades da maioria dos pacientes. Esses teores podem ser inadequados em algumas situações, quando a suplementação individual adicional é necessária (Vanek et al., 2012). Os pacientes que recebem NP como única fonte de nutrição devem receber multivitaminas e oligoelementos diariamente, além de ser monitorados de perto – especialmente aqueles que estão gravemente enfermos. Pacientes que recebem NP de curta duração ou perifericamente também devem receber multivitaminas e oligoelementos diariamente. Se NP for fornecida, não há razão para omitir esses aditivos importantes. O monitoramento do manganês e do cromo é recomendado para pacientes recebendo NP por mais de 6 meses (Buchman et al., 2009). Na maioria dos casos, o manganês não é necessário em infusão diária, pois é fornecido em quantidades adequadas como contaminante em frascos de vidro. Da mesma forma, o cromo geralmente não é necessário diariamente.

Em certos casos, multivitamínicos adicionais podem ser necessários para tratar uma deficiência específica, como infusão de tiamina em pacientes com síndrome de realimentação ou uma deficiência devido à ingestão insuficiente. O reconhecimento da importância de fornecer nutrientes específicos pode evitar o desenvolvimento de um problema mais complexo.

O ferro normalmente não faz parte das infusões parenterais porque não é compatível com lipídeos, assim como pode aumentar o crescimento bacteriano. Além disso, deve-se ter cuidado para garantir que o paciente possa tolerar a infusão separada de ferro. Quando os pacientes recebem ferro em esquema ambulatorial, a primeira dose

Tabela 12.3 Requerimentos diários de eletrólitos durante a nutrição parenteral total de adultos.

Eletrólito	Ingestão padrão por dia
Cálcio	10 a 15 mEq
Magnésio	8 a 20 mEq
Fosfato	20 a 40 mmol
Sódio	1 a 2 mEq/kg + reposição
Potássio	1 a 2 mEq/kg
Acetato	Conforme necessário para manter o equilíbrio ácido-base
Cloreto	Conforme necessário para manter o equilíbrio ácido-base

De McClave SA et al.: Guidelines for the provision and assessment of nutrition support therapy in the adult critically ill patient, *J Parenter Enteral Nutr* 33:277, 2009.

Tabela 12.4 Multivitaminas parenterais em adultos: comparação de diretrizes e produtos.

Vitamina	Diretrizes NAG-AMA	Requerimentos FDA	MVI-12	MVI-13 (Infuvite®) Baxter
A (retinol)	3.300 unidades (1 mg)	3.300 unidades (1 mg)	3.300 unidades (1 mg)	3.300 unidades (1 mg)
D (ergocalciferol, colecalciferol)	200 unidades (5 mcg)	200 unidades (5 mcg)	200 unidades (5 mcg)	200 unidades (5 mcg)
E (mcg-tocoferol)	10 unidades (10 mg)	10 unidades (10 mg)	10 unidades (10 mg)	10 unidades (10 mg)
B$_1$ (tiamina)	3 mg	6 mg	3 mg	6 mg
B$_2$ (riboflavina)	3,6 mg	3,6 mg	3,6 mg	3,6 mg
B$_3$ (niacinamida)	40 mg	40 mg	40 mg	40 mg
B$_5$ (dexpantenol)	15 mg	15 mg	15 mg	15 mg
B$_6$ (piridoxina)	4 mg	6 mg	4 mg	6 mg
B$_{12}$ (cianocobalamina)	5 mcg	5 mcg	5 mcg	5 mcg
C (ácido ascórbico)	100 mg	200 mg	100 mg	200 mg
Biotina	60 mcg	60 mcg	60 mcg	60 mcg
Ácido fólico	400 mcg	600 mcg	400 mcg	600 mcg
K		150 mcg	0	150 mcg

AMA, American Medical Association; *FDA*, Food and Drug Administration; *MVI-12* e *MVI-13*, suplementos multivitamínicos; *NAG*, National Advisory Group.
(Vanek V et al.: A.S.P.E.N. position paper: recommendations for changes in commercially available parenteral multivitamin and multitrace element products, *Nutr Clin Prac* 27:440, 2012.)

Tabela 12.5 Suplementação diária de oligoelementos para formulações parenterais de adultos.

Oligoelemento	Ingestão
Cromo	10 a 15 mcg
Cobre	0,3 a 0,5 mg
Manganês	60 a 100 mcg
Zinco	2,5 a 5,0 mg
Selênio	20 a 60 mcg

deve ser administrada em um ambiente controlado – como uma sala de infusão ambulatorial – para observar quaisquer reações que o paciente possa experimentar.

Um dos desafios da NP nos últimos 5 anos tem sido a ocorrência de escassez de medicamentos que afetou micro e macronutrientes – incluindo ELI, multivitaminas, oligoelementos, eletrólitos e fósforo. Foram afetados os pacientes no hospital, em casa e em instituições de cuidados de longa duração e que recebem não apenas NP, mas também outras terapias intravenosas e injetáveis. Estima-se que esse problema continue e, desse modo, os profissionais de saúde devem estar cientes dos produtos alternativos, assim como dos métodos para distribuir com segurança os produtos em falta.

Líquidos

As necessidades de líquidos para NP ou NE são calculadas de forma semelhante. Os volumes máximos de NPC raramente excedem 3 ℓ, com prescrições típicas de 1,5 a 3 ℓ por dia. Em pacientes gravemente enfermos, os volumes de NPC prescritos devem ser coordenados estreitamente com o planejamento geral de tratamento (Mundi et al., 2017). A administração de outras terapias médicas que requerem a administração de líquidos – por exemplo, medicamentos intravenosos e hemoderivados – requer um monitoramento cuidadoso. Pacientes com insuficiência cardiopulmonar, renal e hepática são especialmente sensíveis à administração de líquidos. Para a NPD, volumes maiores podem ser fornecidos em infusões separadas. Por exemplo, se líquidos adicionais forem necessários devido ao alto débito do paciente, uma bolsa de 1 ℓ de líquido intravenoso contendo o mínimo de eletrólitos pode ser infundida durante um curto período no decorrer do dia – caso a NP seja infundida durante a noite. Ver Apêndice 16 sobre o cálculo das prescrições de NP.

Métodos de preparação

As prescrições de NP historicamente exigem preparação ou manipulação por profissionais de farmácia competentes em cabines de fluxo de ar laminar e usando técnicas assépticas. Os hospitais podem ter sua própria farmácia de manipulação ou comprar soluções de NP que tenham sido manipuladas fora do hospital em um local central e depois devolvidas ao hospital para administração em pacientes individuais. Um terceiro método de fornecer soluções de NP é usar a tecnologia de bolsa multicompartimentada, na qual as soluções são fabricadas em um ambiente de qualidade controlada utilizando boas práticas de fabricação. As soluções de NP com bolsas de duas câmaras contêm aminoácidos (com ou sem eletrólitos) e dextrose, bem como estão disponíveis em várias fórmulas com quantidades variáveis de dextrose e aminoácidos, tornando-as adequadas para infusão de NPC ou NPP. Algumas fórmulas de bolsas com múltiplas câmaras podem conter lipídeos em uma terceira câmara; todavia, elas não estão disponíveis atualmente nos EUA, mas estão disponíveis na Europa e no Canadá. Elas contêm quantidades conservadoras de eletrólitos ou podem ser livres de eletrólitos. Esses produtos têm vida útil de 2 anos e não precisam ser refrigerados, a menos que a tampa do produto tenha sido aberta para revelar a bolsa de infusão. Eles não contêm vitaminas ou oligoelementos, que podem ser adicionados às soluções; portanto, o profissional de saúde deve adicionar vitaminas e minerais ao plano de tratamento do paciente para evitar quaisquer deficiências. As instituições de saúde frequentemente usam soluções padronizadas, que são compostas em lotes, economizando mão de obra e reduzindo custos, porém a flexibilidade para manipulação individualizada deve estar disponível quando justificado (Ayers et al., 2014).

As prescrições de NP são compostas de duas maneiras gerais. Um método combina todos os componentes – exceto a emulsão lipídica, que é infundida separadamente. O segundo método combina a emulsão lipídica com a solução de dextrose e aminoácidos e é referido como uma **mistura de nutrientes totais** ou **solução 3 em 1**. As diretrizes de práticas seguras de NP fornecem aos profissionais de saúde informações sobre muitas técnicas e procedimentos que aumentam a segurança, bem como evitam erros na preparação de NP (Boullata et al., 2014).

Vários medicamentos, incluindo antibióticos, vasopressores, narcóticos, diuréticos e muitos outros medicamentos comumente administrados, podem ser combinados com soluções de NP. Na prática, isso ocorre raramente porque requer conhecimento especializado da compatibilidade ou incompatibilidade física do conteúdo da solução. Os aditivos medicamentosos mais comuns são a insulina para hiperglicemia persistente e os antagonistas da histamina-2 para evitar a ulceração por estresse gastroduodenal. Outra consideração é que a NP geralmente é solicitada 24 horas antes de sua administração e o estado do paciente pode ter mudado.

Administração

Os métodos usados para administrar NP são analisados após o estabelecimento da taxa de infusão desejada. Para pacientes gravemente enfermos e hospitalizados, é usada uma taxa de infusão de 24 horas. Contudo, para pacientes em transição para uma NP de longa duração ou para toda a vida recebendo NP, a taxa de infusão deve ser reduzida para um ciclo de 10 a 12 horas por dia para possibilitar a realização das atividades da vida diária e melhorar a qualidade de vida (Kirby et al., 2017). No entanto, as considerações gerais listadas no Boxe 12.5 podem ser aplicadas a quase todos os protocolos.

Infusão contínua

As soluções parenterais geralmente são iniciadas abaixo da taxa de infusão desejada por meio de uma bomba volumétrica e, na sequência, aumentadas gradualmente ao longo de um período de 2 ou 3 dias para atingir a taxa de infusão desejada. Alguns profissionais de saúde iniciam a NP com base na quantidade de dextrose, com prescrições iniciais contendo 100 a 200 g por dia e avançando em um período de 2 ou 3 dias até a meta final. Com altas concentrações de dextrose, a interrupção abrupta da NPC deve ser evitada, particularmente se a tolerância à glicose do paciente for anormal. Caso a NPC tenha de ser interrompida, é prudente reduzir gradualmente a taxa de infusão em um paciente instável a fim de evitar a **hipoglicemia de rebote** – níveis baixos de açúcar no sangue resultantes de interrupção abrupta. Para a maioria dos pacientes estáveis, isso não é necessário.

Infusão cíclica

Indivíduos que necessitam de NP em casa se beneficiam de uma infusão cíclica, que envolve a infusão de NP por períodos de 8 a 12 horas, geralmente à noite. Ela permite que a pessoa tenha um período livre de 12 a 16 horas por dia, o que pode melhorar sua qualidade de vida. O ciclo objetivo para o tempo de infusão é estabelecido de forma incremental quando uma taxa maior de infusão ou uma solução mais concentrada é necessária. As infusões em ciclos não devem ser tentadas se a intolerância à glicose ou a tolerância a

> **Boxe 12.5** Processo do cuidado nutricional para nutrição enteral e parenteral.
>
> **Avaliação**
> 1. Estado clínico, incluindo medicamentos
> 2. Necessidade de líquidos
> 3. Via de administração
> 4. Requerimento energético (kcal)
> 5. Requerimento de proteínas
> 6. Considerações sobre carboidratos e lipídeos
> 7. Considerações sobre micronutrientes
> 8. Seleção de fórmula ou considerações sobre a solução de nutrição parenteral
>   A. Concentração (osmolaridade)
>   B. Conteúdo de proteínas
>   C. Conteúdo de carboidratos e lipídeos
>   D. Conteúdo de micronutrientes
>   E. Considerações de fórmulas especiais
> 9. Cálculos
>   A. Energia: use a fórmula kcal/mℓ
>   B. Proteínas: use gramas/1.000 mℓ
>   C. Considerações sobre lipídeos e micronutrientes: unidades/1.000 mℓ
>   D. Considerações sobre líquidos: água extra, líquidos intravenosos (incluindo medicamentos)
>
> **Diagnóstico nutricional**
> 1. Identifique os problemas que afetam a ingestão nutricional oral
> 2. Identifique os problemas relacionados ao acesso ou à administração de alimentação por sonda
> 3. Escreva declarações PES (problema, etiologia e sinais e sintomas). Essas podem incluir infusão inadequada ou excessiva de nutrição enteral ou parenteral ou outros diagnósticos nutricionais
>
> **Intervenção**
> 1. Cada problema deve ter uma intervenção e uma forma de avaliá-la
> 2. Recomende o método e como iniciar a alimentação
> 3. Recomende como avançar com as alimentações
> 4. Determine como os líquidos serão administrados em quantidades adequadas
> 5. Calcule a prescrição final de alimentação
>
> **Monitoramento e avaliação**
> 1. Descreva os sinais e sintomas clínicos para monitorar a tolerância à alimentação
> 2. Liste os valores laboratoriais e outras medições a serem monitoradas
> 3. Determine como os resultados/desfechos da alimentação serão avaliados

IV, intravenosa; *NP*, nutrição parenteral; *PES*, problema, etiologia e sinais e sintomas.

líquidos for um problema. As bombas usadas para infusão domiciliar de NP são pequenas e convenientes, permitindo mobilidade durante as infusões diurnas. O tempo de administração pode ser reduzido devido a deambulação e banho do paciente, testes ou outros tratamentos, administração intravenosa de medicamentos ou outras terapias.

Monitoramento e avaliação

Assim como acontece com a alimentação enteral, o monitoramento de rotina da NP é necessário com mais frequência para o paciente que recebe NP no hospital (Mundi et al., 2017). Para pacientes que recebem NPD, o monitoramento inicial é feito semanalmente ou com menos frequência, conforme o paciente se torna mais estável na NP, e é feito não apenas para avaliar a resposta à terapia, mas também para garantir a conformidade com o plano de tratamento (Kirby et al., 2017).

COMPLICAÇÕES

Infecção

A principal complicação associada à NP é a infecção (Boxe 12.6). Assim, são necessários o cumprimento estrito dos protocolos e o monitoramento de sinais de infecção, como calafrios, febre, taquicardia, hiperglicemia súbita ou contagem elevada de leucócitos; o monitoramento da tolerância metabólica também é crítico. Eletrólitos, equilíbrio ácido-base, tolerância à glicose, função renal, **estabilidade hemodinâmica** – manutenção da pressão arterial adequada – e estabilidade cardiopulmonar podem ser afetados pela NP e devem ser monitorados cuidadosamente. A Tabela 12.6 lista os parâmetros que devem ser monitorados rotineiramente.

O local do cateter para a NPC é uma fonte potencial para a introdução de microrganismos em uma veia principal. Os protocolos para prevenir a infecção variam, assim como devem seguir as diretrizes dos Centers for Disease Control and Prevention (CDC) (O'Grady et al., 2011). O cuidado com o cateter e a prevenção de infecções na corrente sanguínea relacionadas ao cateter são de extrema importância no hospital e em ambientes alternativos. Essas infecções não são apenas caras, mas também podem ser fatais. Os cuidados com o cateter são ditados pelo seu local e pelo ambiente em que o paciente recebe os cuidados.

SÍNDROME DE REALIMENTAÇÃO

Os pacientes que requerem terapias enterais ou NP podem ter se alimentado mal antes de iniciar a terapia e, por causa do processo da doença, podem estar moderada a gravemente desnutridos. A administração agressiva de nutrição, particularmente por via intravenosa, pode precipitar a **síndrome de realimentação** com flutuações eletrolíticas graves e potencialmente letais envolvendo problemas metabólicos, hemodinâmicos e neuromusculares. Ela ocorre quando substratos de energia – principalmente carboidratos – são introduzidos no plasma de pacientes anabólicos.

A proliferação de novos tecidos requer maiores quantidades de glicose, potássio, fósforo, magnésio e outros nutrientes essenciais para o crescimento do tecido. Se eletrólitos intracelulares não forem fornecidos em quantidade suficiente para acompanhar o crescimento do tecido, baixas concentrações séricas de potássio, fósforo e magnésio serão desenvolvidas. As baixas concentrações desses eletrólitos são a marca registrada da síndrome de realimentação – especialmente a hipofosfatemia (Skipper, 2012). À medida que a glicose entra nas células para a oxidação, o metabolismo dos carboidratos pelas células também causa um deslocamento de eletrólitos para o espaço intracelular. A infusão rápida de carboidratos estimula a liberação de insulina, o que reduz a excreção de sal e água, bem como aumenta a chance de complicações cardíacas e pulmonares por sobrecarga de líquidos.

Pacientes iniciando NP que receberam nutrição mínima por um período significativo devem ser monitorados de perto quanto à flutuação eletrolítica e à sobrecarga de líquidos. Uma revisão dos valores laboratoriais de base – incluindo glicose, magnésio, potássio e fósforo – deve ser concluída e todas as anormalidades corrigidas antes de iniciar o tratamento nutricional, particularmente a NP. Devem ser fornecidas quantidades conservadoras de carboidratos e quantidades adequadas de eletrólitos intracelulares. A formulação inicial de NP geralmente deve conter de 25 a 50% da concentração de dextrose desejada, além de ser aumentada lentamente para evitar as consequências de hipofosfatemia, hipopotassemia e hipomagnesemia. As compatibilidades de NP devem ser avaliadas quando teores muito baixos de dextrose forem fornecidos com teores mais elevados de aminoácidos e eletrólitos. A síndrome também ocorre em pacientes alimentados com NE; todavia, com menos frequência devido aos efeitos do processo digestivo.

Boxe 12.6 Complicações da nutrição parenteral.

Complicações mecânicas
Colocação incorreta do cateter
Embolia de fragmento do cateter
Embolia gasosa
Endocardite
Enfisema subcutâneo
Fístula arteriovenosa
Hematoma subclávio
Hemotórax
Hidromediastino
Hidrotórax
Lesão da artéria subclávia
Lesão do ducto torácico
Lesão do plexo braquial
Perfuração cardíaca
Pneumotórax ou pneumotórax hipertensivo
Tromboflebite de veia central

Infecção e sepse
Colocação de cateter de longa duração
Contaminação da solução
Contaminação durante a inserção
Local de entrada do cateter
Semeadura do cateter de infecção transmitida pelo sangue ou distante

Complicações metabólicas
Acidose metabólica hiperclorêmica
Coma hiperosmolar, não cetônico, hiperglicêmico
Deficiência de ácidos graxos essenciais
Deficiências de oligoelementos
Desequilíbrio eletrolítico
Desidratação por diurese osmótica
Hiperamonemia
Hipercalcemia
Hiperfosfatemia
Hiperlipidemia
Hipocalcemia
Hipofosfatemia
Hipoglicemia de rebote na interrupção repentina da nutrição parenteral em paciente com níveis de glicose instáveis
Hipomagnesemia
Uremia

Complicações gastrintestinais ou do sistema digestório
Anormalidades hepáticas
Atrofia de vilosidades da mucosa gastrintestinal
Colestase

Adaptado de McClave SA et al.: Guidelines for the provision and assessment of nutrition support therapy in the adult critically ill patient, *J Parenter Enteral Nutr* 33:277, 2009.

Tabela 12.6 Monitoramento da nutrição parenteral em pacientes internados (cuidados críticos/agudos).

Variável a ser monitorada	Período inicial*	Período posterior*
Massa corporal	Diariamente	Semanalmente
Eletrólitos séricos	Diariamente	1 a 2×/semana
Nitrogênio ureico sanguíneo	3×/semana	Semanalmente
Cálcio total sérico ou Ca+ ionizado, fósforo inorgânico, magnésio	3×/semana	Semanalmente
Glicose sérica	Diariamente	3×/semana
Triglicerídeos séricos	Semanalmente	Semanalmente
Enzimas da função hepática	3×/semana	Semanalmente
Hemoglobina, hematócrito	Semanalmente	Semanalmente
Plaquetas	Semanalmente	Semanalmente
Contagem de leucócitos (WBC)	Conforme indicado	Conforme indicado
Estado clínico	Diariamente	Diariamente
Local do cateter	Diariamente	Diariamente
Temperatura	Diariamente	Diariamente
Ingestão e débito (I&O)	Diariamente	Diariamente

*O *período inicial* é aquele em que uma ingestão total de glicose está sendo alcançada. O *período posterior* indica que o paciente atingiu um estado metabólico estável. Na presença de instabilidade metabólica, o monitoramento mais intensivo descrito no período inicial deve ser seguido.
I&O, ingestão/entrada *(intake)* e débitos/saída *(output)*.
I&O se refere a todos os líquidos que entram no paciente: orais, intravenosos, medicamentos; e todos líquidos expelidos: urina, drenos cirúrgicos, exsudatos.
(McClave SA et al.: Guidelines for the provision and assessment of nutrition support therapy in the adult critically ill patient, *J Parenter Enteral Nutr* 33:277, 2009.)

ALIMENTAÇÃO DE TRANSIÇÃO

Todos os planos de cuidados de tratamento nutricional se esforçam para usar o sistema digestório quando possível, seja com NE ou por um retorno total ou parcial à ingestão oral. Portanto, os planos de assistência ao paciente frequentemente envolvem uma **alimentação de transição**, passando de um tipo de alimentação para outro, com vários métodos de alimentação usados simultaneamente, ao mesmo tempo que ocorre continuamente a administração das necessidades nutricionais estimadas. Isso requer monitoramento cuidadoso da tolerância do paciente e quantificação da ingestão de nutrientes pelas vias parenteral, enteral e oral. A maioria dos especialistas recomenda que as dietas orais iniciais sejam pobres em carboidratos simples e lipídeos, bem como sem lactose. Essas recomendações facilitam a digestão e minimizam a possibilidade de diarreia osmótica. A atenção à tolerância individual e às preferências alimentares também ajuda a maximizar a ingestão. Durante o estágio de transição de NPD para **nutrição enteral domiciliar (NED)** ou dieta oral, deve-se prestar muita atenção para garantir a adequação de vitaminas e minerais. Isso pode exigir avaliação laboratorial de micronutrientes se houver suspeita de deficiência.

Da alimentação parenteral para a alimentação enteral

Para iniciar a transição da NP para NE, introduza uma quantidade mínima de alimentação enteral a uma taxa baixa de 30 a 40 mℓ/h a fim de estabelecer a tolerância gastrintestinal. Quando houver comprometimento gastrintestinal grave, a fórmula pré-digerida para iniciar a alimentação enteral pode ser mais bem tolerada. Uma vez que a

No gerenciamento do processo do cuidado nutricional, a síndrome de realimentação é um desfecho indesejável e que requer monitoramento e avaliação. Na maioria das vezes, o diagnóstico nutricional pode ser "ingestão excessiva de carboidratos" ou "infusão excessiva de nutrição enteral ou parenteral" no paciente desnutrido. Logo, na fase inicial da realimentação, as prescrições de nutrientes devem ser moderadas em carboidratos e suplementadas com fósforo, potássio e magnésio.

fórmula tenha sido administrada por um período de horas, a taxa parenteral pode ser diminuída para manter os níveis de nutrientes na mesma quantidade prescrita. À medida que a taxa enteral é aumentada em incrementos de 25 a 30 mℓ/h a cada 8 a 24 horas, a prescrição parenteral é reduzida de acordo. Conforme o paciente estiver tolerando cerca de 75% das necessidades de nutrientes por via enteral, a solução de NP pode ser descontinuada. De modo ideal, esse processo leva de 2 a 3 dias, porém pode se tornar mais complicado dependendo do grau da função gastrintestinal. Às vezes, o processo de desmame (ou redução gradativa) pode não ser prático e a NP pode ser interrompida mais cedo, dependendo das decisões gerais de tratamento e da probabilidade de tolerância à alimentação enteral.

Da alimentação parenteral para a alimentação oral

Idealmente, a transição da alimentação parenteral para a oral é realizada monitorando a ingestão oral, assim como diminuindo concomitantemente a NP a fim de manter uma ingestão estável de nutrientes. Aproximadamente 75% das necessidades de nutrientes devem ser satisfeitas de forma consistente pela ingestão oral antes de a NP ser interrompida. O processo é menos previsível do que a transição para alimentação enteral. As variações incluem apetite, motivação e bem-estar geral do paciente. É importante continuar monitorando o paciente quanto à ingestão oral adequada após a interrupção da NP e iniciar o tratamento nutricional alternativo, se necessário. Geralmente, os pacientes passam de uma dieta de líquidos claros para uma dieta pobre em fibras e lipídeos e sem lactose. São necessários vários dias para o sistema gastrintestinal recuperar sua função; durante esse tempo, a dieta deve ser composta de alimentos de fácil digestão.

Necessidades especiais de nutrientes podem ser empregadas, especialmente durante a transição de um paciente com distúrbios gastrintestinais, como a síndrome do intestino curto. Nutrientes especializados, terapia medicamentosa otimizada e aconselhamento nutricional devem ser abrangentes para melhorar o resultado. Alguns pacientes com NP podem não ser capazes de interromper completamente a NP, mas podem usar a NP por menos de 7 dias por semana, necessitando de atenção cuidadosa à ingestão de nutrientes. Um nutricionista qualificado pode coordenar a dieta e as necessidades de NP para esse tipo de paciente.

Da alimentação enteral para a alimentação oral

Uma redução gradativa também é usada para fazer a transição de nutrição enteral para alimentação oral. É eficaz passar da alimentação contínua para uma alimentação cíclica com a administração da fórmula a cada 12 horas e, então, a cada 8 horas durante a noite; isso restabelece sinais de fome e saciedade para ingestão oral durante o dia. Na prática, as dietas orais costumam ser tentadas após a remoção inadvertida ou deliberada de uma sonda nasoentérica. Esse tipo de transição interrompida deve ser monitorado de perto quanto à ingestão oral adequada; pacientes recebendo NE que desejam comer – e para os quais não seja contraindicado – podem ser encorajados a fazê-lo. A transição de líquidos para alimentos fáceis de digerir pode ser necessária durante alguns dias. Os pacientes que não conseguem atender às suas necessidades por via oral podem ser mantidos com uma combinação de NE e ingestão oral.

Suplementos orais

Os tipos mais comuns de suplementos orais são fórmulas comerciais destinadas principalmente a aumentar a ingestão de alimentos sólidos. Elas normalmente fornecem 250 a 360 kcal por 230 g ou porção de 240 mℓ e aproximadamente 8 a 14 g de proteína intacta. Alguns produtos têm 360 ou 500 kcal ou até mesmo 575 kcal em uma lata. Existem distintos tipos de produtos para distintos estados de doença, mas muitos deles são trazidos ao mercado com pouca ou nenhuma evidência científica para apoiar sua eficácia.

Ainda que alguns suplementos contenham triglicerídeos de cadeia média, as fontes de lipídeos são frequentemente triglicerídeos de cadeia longa. Fórmulas mais concentradas e, portanto, mais densas em nutrientes também estão disponíveis; uma variedade de sabores, consistências e modificações de nutrientes são apropriados para vários estados de doença. Alguns suplementos orais fornecem uma dieta nutricionalmente completa se ingeridos em volume suficiente.

A forma de carboidrato é um fator-chave para aceitação e tolerância do paciente. Suplementos com quantidades apreciáveis de carboidratos simples têm sabor mais doce e osmolalidades maiores, o que pode contribuir para intolerância gastrintestinal. As preferências de paladar individuais variam amplamente e o paladar normal é alterado por certas terapias medicamentosas, especialmente a quimioterapia. Fórmulas concentradas ou grandes volumes podem contribuir para fadiga do paladar e saciedade precoce. Assim, a ingestão oral de nutrientes e a ingestão de suplementos prescritos devem ser monitoradas.

Suplementos orais que contêm proteína hidrolisada e aminoácidos livres, como aqueles desenvolvidos para pacientes com doenças renais, hepáticas e de má absorção, tendem a ser de leve a marcadamente intragáveis e a aceitação pelo paciente depende da motivação. As fórmulas para doenças renais e hepáticas podem não ter vitaminas e minerais suficientes, bem como não são nutricionalmente completas e, por isso, úteis apenas para uma população específica.

Embora os suplementos modulares comercialmente disponíveis sejam usados mais comumente por conveniência, módulos de proteínas, carboidratos ou lipídeos ou itens alimentares comumente disponíveis podem produzir acréscimos altamente palatáveis à dieta. Como exemplos, leite líquido ou em pó, iogurte, tofu ou proteínas em pó podem ser usados para enriquecer cereais, ensopados, sopas ou *milkshakes*. Agentes espessantes agora são usados para adicionar variedade, textura e estética aos alimentos pastosos, usados quando a capacidade de engolir é limitada (ver Capítulo 39). A imaginação e a adaptação individual podem aumentar a ingestão oral, evitando a necessidade de formas mais complexas de tratamento nutricional.

TRATAMENTO NUTRICIONAL NA ASSISTÊNCIA DE LONGA DURAÇÃO E DOMICILIAR

Assistência de longa duração

A *assistência de longa duração* (ALD) geralmente se refere a uma instalação de enfermagem qualificada; todavia, inclui a assistência subaguda para reabilitação. Os cuidados de saúde prestados nesses ambientes se concentram na qualidade de vida, na autodeterminação e na gestão de doenças agudas e crônicas. As indicações para NP e NE são geralmente as mesmas tanto para pacientes idosos quanto para adultos mais jovens, bem como variam de acordo com idade, sexo, estado da doença e – o mais importante – os objetivos dos cuidados do indivíduo. A NP costuma ser fornecida a essas instalações por farmácias externas especializadas em assistência de longa duração. Esses provedores podem empregar nutricionistas e enfermeiros especialmente treinados para auxiliar as instalações com educação e treinamento.

Os suplementos orais ganharam amplo uso na assistência de longa duração nas últimas duas décadas, novamente por conveniência. No entanto, eles parecem ter efeitos prejudiciais; e comida de verdade sempre deve ser experimentada primeiro. Um dos principais objetivos da assistência de longa duração é a eliminação de suplementos nutricionais enlatados, pois eles são vistos como um prejuízo em comparação a comer comida de verdade. (Ver Capítulo 19 para uma discussão sobre os padrões de jantar para a assistência de longa duração.)

As **diretrizes antecipadas** são documentos legais que os residentes usam para declarar suas preferências sobre aspectos do cuidado, incluindo aqueles relacionados ao uso de tratamento nutricional. Essas diretrizes podem ser elaboradas em qualquer ambiente – incluindo cuidados intensivos ou domiciliares –, porém são especialmente úteis na assistência de longa duração para orientar intervenções em nome de residentes na assistência de longa duração quando eles não são mais capazes de tomar decisões (Schwartz et al., 2016).

A diferenciação entre os efeitos da idade avançada e da desnutrição é um desafio de avaliação para os nutricionistas que trabalham na assistência de longa duração (ver Capítulo 19). Essa é uma área de pesquisa ativa, assim como a influência do tratamento nutricional na qualidade de vida dos residentes na assistência de longa duração. Os estudos geralmente mostram que o uso de tratamento nutricional em idosos é benéfico apenas em situações específicas e, especialmente, quando em conjunto com a atividade física. Os pacientes que buscam ativamente a fisioterapia são bons candidatos ao tratamento nutricional. No entanto, quando há uma doença ou uma condição terminal, iniciar o tratamento nutricional pode não ter nenhuma vantagem e pode prolongar o sofrimento. A alimentação por sonda não se mostrou benéfica em pessoas com demência, cuja ingestão reduzida faz parte do processo da doença. Os nutricionistas devem ser fortes defensores dos pacientes nas decisões sobre o fim da vida. Os nutricionistas devem estar envolvidos na redação e na implementação de políticas em suas instituições.

Assistência domiciliar

A terapia de nutrição enteral domiciliar (NED) ou a nutrição parenteral domiciliar (NPD) geralmente envolve a provisão de nutrientes ou fórmulas, suprimentos, equipamentos e serviços clínicos profissionais. Recursos e tecnologia para gerenciamento seguro e eficaz da terapia enteral ou parenteral de longa duração estão amplamente disponíveis para o ambiente de assistência domiciliar. Mesmo que o apoio nutricional domiciliar esteja disponível há mais de 30 anos, poucos dados sobre os resultados foram gerados. Nos EUA, como os requisitos de relatórios obrigatórios não existem para pacientes que recebem tratamento nutricional em casa, o número exato de pacientes que obtém esse suporte é desconhecido.

Os elementos necessários para implementar a nutrição domiciliar com sucesso incluem: a identificação de candidatos adequados e um ambiente doméstico viável com cuidadores responsivos, a escolha de um esquema de tratamento nutricional adequado, o treinamento do paciente e da família, assim como um plano de acompanhamento médico e nutricional pelo profissional de saúde e pelo provedor de infusão domiciliar (Boxe 12.7). Esses objetivos são melhor alcançados por meio dos esforços coordenados de uma equipe interdisciplinar (ver boxe *Visão clínica: Alimentação por sonda em domicílio – considerações importantes*).

Os pacientes que recebem NED podem receber apenas suprimentos ou fórmula e suprimentos com ou sem supervisão clínica do provedor. Muitos pacientes de NE recebem serviços de um **fornecedor de equipamentos médicos duráveis (EMD)**, que pode ou não fornecer serviços clínicos. Um fornecedor de infusão domiciliar fornece terapias intravenosas, incluindo NPD, antibióticos intravenosos e outras terapias. Agências de enfermagem domiciliar podem estar associadas a uma empresa de equipamentos médicos duráveis ou a uma agência de infusão domiciliar para fornecer serviços de enfermagem a pacientes domiciliares de NE ou NP. Frequentemente, a fonte de reembolso do paciente para terapia em casa desempenha um papel importante na determinação do tipo de provedor de infusão em domicílio. Na verdade, o reembolso é um componente-chave da capacidade de um paciente de receber terapia em casa e de qualquer tipo, assim como deve ser avaliado no início do plano de cuidados para que as decisões adequadas possam ser tomadas antes da alta ou do início de uma terapia.

As empresas que oferecem serviços de infusão domiciliar para NE ou NP podem ser privadas ou afiliadas a instituições de

---

Boxe 12.7 Considerações relativas à decisão sobre o tratamento nutricional domiciliar.

Higienização do ambiente doméstico para preservar a saúde do paciente e reduzir o risco de infecção

Potencial de melhoria na qualidade de vida e no estado nutricional

Compromisso financeiro e de tempo necessário para o paciente ou a família; perda potencial de renda fora de casa em alguns casos

Capacidade de compreender as técnicas de administração do produto e de uso seguro de todos os equipamentos e suprimentos

Quaisquer limitações físicas que impeçam a implementação da nutrição enteral domiciliar (NED) ou nutrição parenteral domiciliar (NPD)

Capacidade para o paciente ou o cuidador entrar em contato com os serviços médicos quando necessário

---

VISÃO CLÍNICA

Alimentação por sonda em domicílio – considerações importantes

Qual é o melhor tipo de sonda?

Em geral, as sondas nasais devem ser evitadas porque são mais difíceis de manusear, entopem facilmente, são facilmente deslocadas e, com o tempo, podem causar irritação tecidual e até erosão. As sondas de gastrostomia endoscópica percutânea (GEP) são agora o método mais comum e preferido para alimentação por sonda em domicílio. Elas podem ser de baixo perfil (rente ao abdome) – sondas do tipo botão – ou podem ter um pequeno pedaço de tubo conectado através do abdome para dentro do estômago. As sondas de botão requerem alguma destreza manual para serem acessadas e podem ser difíceis de usar em pacientes muito obesos. As sondas de jejunostomia endoscópica percutânea (JEP) são melhores para pacientes que requeiram alimentação pós-pilórica como resultado da intolerância à alimentação gástrica; todavia, a alimentação com jejunostomia endoscópica percutânea requer uma bomba, o que limita gravemente a mobilidade do paciente.

Qual é o melhor método de administração?

A alimentação em *bolus* é o método de administração mais fácil e geralmente deve ser tentado primeiro. Deve ser iniciado lentamente, com metade de uma lata de 230 gramas, quatro a seis vezes ao dia. Se a alimentação em *bolus* não for tolerada, a alimentação por gravidade é uma segunda opção; ela requer uma bolsa e uma haste de soro, mas pode ser realizada com bastante rapidez e demanda menos destreza manual do que a alimentação em *bolus*.

Às vezes, a alimentação por bomba é necessária quando um paciente requer pequenas quantidades de fórmula administradas lentamente. Embora seja bem tolerada, ela tem implicações importantes para o paciente em casa, pois mesmo a bomba mais simples é frequentemente vista como "de alta tecnologia". Seu uso limita muito a mobilidade e, como qualquer equipamento, pode quebrar e interromper os horários de alimentação.

Qual é a melhor maneira de educar o paciente e o cuidador?

- As instruções devem ser escritas em medidas comuns, como xícaras, colheres de sopa e latas, em vez de mililitros
- O esquema de nutrição enteral deve ser o mais simples possível; use latas inteiras de fórmula em vez de latas parciais
- Os aditivos para as refeições devem ser minimizados para evitar confusão e entupimento das sondas de alimentação
- Forneça instruções claras para aumentar gradualmente a taxa de alimentação desejada
- Forneça instruções claras para a lavagem (*flushing*) da sonda com água e para requerimentos adicionais de água para prevenir a desidratação
- Discuta os problemas comuns que podem surgir e forneça orientação para resolvê-los
- Certifique-se de que o paciente ou o cuidador possa demonstrar compreensão do processo de alimentação, explicando-o ou executando-o

cuidados intensivos. Os critérios para seleção de uma empresa de assistência domiciliar para fornecer tratamento nutricional devem ser baseados na capacidade da empresa de fornecer monitoramento contínuo, educação do paciente e coordenação de cuidados. Entretanto, no mundo atual, os contratos do hospital ou de seguro dos pacientes muitas vezes ditam o provedor de NE e/ou NP. Quando um paciente está recebendo NED ou NPD, é importante determinar se o provedor tem um nutricionista na equipe ou acesso aos serviços de um. O nutricionista é exclusivamente qualificado não apenas para fornecer supervisão e monitoramento ao paciente enquanto recebe NE ou NP, mas também aconselhamento nutricional adequado e sugestões alimentares quando o paciente faz a transição entre as terapias.

Questões éticas

Oferecer ou suspender o apoio nutricional costuma ser uma questão central na tomada de decisões sobre o fim da vida. Para pacientes em estado terminal ou em estado vegetativo persistente, o tratamento nutricional pode estender a vida até o ponto em que questões de qualidade de vida e o direito do paciente à autodeterminação entrem em jogo. Frequentemente, pessoas substitutas estão envolvidas nas decisões sobre o tratamento. O profissional de tratamento nutricional tem a responsabilidade de saber se a documentação, como um testamento em vida sobre os desejos do paciente quanto ao tratamento nutricional, consta no prontuário médico, bem como se aconselhamento e assistência para aspectos legais e éticos do atendimento ao paciente estão disponíveis para os pacientes e seus entes queridos.

CASO CLÍNICO

Uma jovem de 24 anos, recentemente diagnosticada com diabetes melito tipo 1 e doença de Crohn, passou por uma cirurgia para remoção de 1/3 do íleo. Ela tem 75% de sua massa corporal normal, que é 57 kg. Ela tem 1,65 m de estatura e requer tratamento nutricional especializado por vários meses até que seu corpo se adapte ao intestino encurtado

Declarações de diagnóstico nutricional

- Perda de massa corporal involuntária relacionada a má ingestão, cirurgia e dor durante o surto da doença de Crohn, conforme evidenciado pela perda de massa corporal de 25%
- Ingestão oral inadequada de alimentos e bebidas relacionada à ressecção do íleo recente, conforme evidenciado por ter 75% da massa corporal normal e necessidade de nutrição artificial.

Perguntas sobre cuidado nutricional

1. Qual método de tratamento nutricional imediato seria recomendado?
2. Qual plano de apoio nutricional de longa duração provavelmente será elaborado?
3. Quais produtos especiais, se houver, podem ser benéficos?
4. Quais parâmetros você monitoraria para determinar a tolerância e a resposta ao plano de nutrição?

WEBSITES ÚTEIS

Academy of Nutrition and Dietetics – Evidence Analysis Library (acesso apenas a membros/subscrição necessária)
American Society for Parenteral and Enteral Nutrition
European Society for Parenteral and Enteral Nutrition
Infusion Nurses Society
Medscape – Integrated Med Information
Oley Foundation

REFERÊNCIAS BIBLIOGRÁFICAS

Academy of Nutrition and Dietetics, Evidence Analysis Library: *Critical illness guidelines*, 2012. Available at: http://andevidencelibrary.com/topic.cfm?cat54800.

Antébi H, Mansoor O, Ferrier C, et al: Liver function and plasma antioxidant status in intensive care unit patients requiring total parenteral nutrition: comparison of 2 fat emulsions, *J Parenter Enteral Nutr* 28(3):142–148, 2004.

Atkinson M, Worthley LI: Nutrition in the critically ill patient: part III: Enteral nutrition. *Crit Care Resusc* 5(3):207–215, 2003.

Ayers P, Adams S, Boullata J, et al: A.S.P.E.N. parenteral nutrition safety consensus recommendations, *J Parenter Enteral Nutr* 38:296–333, 2014.

Bankhead R, Boullata J, Brantley S, et al: Enteral nutrition practice recommendations, *J Parenter Enteral Nutr* 33:122–167, 2009.

Boullata JI, Gilbert K, Sacks G, et al: A.S.P.E.N. clinical guidelines: parenteral nutrition ordering, order review, compounding, labeling, and dispensing, *JPEN J Parenter Enteral Nutr* 38:334–377, 2014.

Buchman AL, Howard LJ, Guenter P, et al: Micronutrients in parenteral nutrition: too little or too much? The past, present, and recommendations for the future, *Gastroenterology* 137(Suppl 5):S1–S6, 2009.

Derenski K, Catlin J, Allen L: Parenteral nutrition basics for the clinician caring for the adult patient, *Nutr Clin Prac* 31(5):578–595, 2016.

Driscoll, DF: Pharmaceutical and clinical aspects of lipid injectable emulsions, *J Parenter Enteral Nutr* 41(1):125–134, 2017.

Drover JW, Cahill NE, Kutsogiannis J, et al: Nutrition therapy for the critically ill surgical patient: we need to do better! *J Parenter Enteral Nutr* 34:644–652, 2010.

Elke G, van Zanten AR, Lemieux M, et al: Enteral versus parenteral nutrition in critically ill patients: an updated systematic review and meta-analysis of randomized controlled trials, *Crit Care* 20:117, 2016.

Escuro AA, Hummell AC: Enteral formulas in nutrition support practice: Is there a better choice for your patient? *Nutr Clin Pract* 31:709–722, 2016.

Food and Drug Administration: *Medical foods guidance documents & regulatory information*, 2014. Available at: http://www.fda.gov/Food/GuidanceRegulation/GuidanceDocumentsRegulatoryInformation/MedicalFoods/.

Gramlich L, Meddings L, Alberda C, et al: Essential fatty acid deficiency in 2015: the impact of novel intravenous lipid emulsions, *J Parenter Enteral Nutr* 39(Suppl 1):61S–66S, 2015.

Harvey SE, Parrott F, Harrison DA, et al: Trial of the route of early nutritional support in critically ill adults, *N Engl J Med* 371:1673–1684, 2014.

Hurt RT, Edakkanambeth Varayil J, Epp LM, et al: Blenderized tube feeding use in home enteral nutrition patients: a cross-sectional study, *Nutr Clin Pract* 30:824–829, 2015.

Joint Commission: *Sentinel event policy and procedures*, 2017. Available at: http://www.jointcommission.org/Sentinel_Event_Policy_and_Procedures/.

Kirby DF, Corrigan ML, Hendrickson E, et al: Overview of home parenteral nutrition: an update, *Nutr Clin Prac* 32(6):739–727, 2017.

Klek S, Chambrier C, Singer P, et al: Four-week parenteral nutrition using a third generation lipid emulsion (SMOFlipid) – a double-blind, randomised, multicenter study in adults, *Clinical Nutrition* 32:224–231, 2013.

Manzanares W, Dhaliwal R, Jurewitsch B, et al: Parenteral fish oil lipid emulsion in the critically ill: a systematic review and meta-analysis, *J Parenter Enteral Nutr* 38:20–28, 2014.

McClave SA, Taylor BE, Martindale RG, et al: Guidelines for the provision and assessment of nutrition support therapy in the adult critically ill patient: Society of Critical Care Medicine (SCCM) and American Society for Parenteral and Enteral Nutrition (A.S.P.E.N.), *J Parenter Enteral Nutr* 40:159–211, 2016. Available at: https://www.ncbi.nlm.nih.gov/pubmed/26773077.

Mueller C, Compher C, Ellen DM, et al: A.S.P.E.N. clinical guidelines: nutrition screening, assessment, and intervention in adults, *J Parenter Enteral Nutr* 35:16–24, 2011.

Mundi MS, Nystrom EM, Hurley DL, et al: Management of parenteral nutrition in hospitalized adult patient, *J Parenter Enteral Nutr* 41(4):535–549, 2017.

Novak P, Wilson KE, Ausderau K, et al: The use of blenderized tube feedings, *Infant Child Adolesc Nutr* 1:21–23, 2009.

O'Flaherty T, Santoro K, Pentiuk S: Calculating and preparing a pureed-gastrostomy tube (PBGT) diet for pediatric patients with retching and gagging post-fundoplication, *Infant Child Adolesc Nutr* 3:361–364, 2011.

O'Flaherty T: Use of a pureed by gastrostomy tube diet (PBGT) to promote oral intake: Review and case study, *Support Line* 37:21, 2015.

O'Grady NP, Alexander M, Burns, LA, et al. Guidelines for the prevention of intravascular catheter-related infections. Clin Infect Dis, 52(9):e162-1193, 2011.

Opilla M: Parenteral nutrition access. In Ireton-Jones C, editor: *Out-patient nutrition care and home nutrition support,* Boca Raton, FL, 2016, CRC Press, p 164.

Pentiuk S, O'Flaherty T, Santoro K, et al: Pureed by gastrostomy tube diet improves gagging and retching in children with fundoplication, *JPEN J Parenter Enteral Nutr* 35:375–379, 2011.

Puiggròs C, Sánchez J, Chacón P, et al: Evolution of lipid profile, liver function, and pattern of plasma fatty acids according to the type of lipid emulsion administered in parenteral nutrition in the early postoperative period after digestive surgery, *J Parenter Enteral Nutr* 33:501–512, 2009.

Reignier J, Boisramé-Helms J, Brisard L, et al: Enteral versus parenteral early nutrition in ventilated adults with chock: a randomised, controlled, multicenter, open-label, parallel-group study (NUTRIREA-2), *Lancet* 391:133–143, 2018.

Schwartz DB, Olfson K, Goldman B, et al: Incorporating palliative care concepts into nutrition practice, *Nutr Clin Prac* 31(3):305–315, 2016.

Skipper A: Refeeding syndrome or refeeding hypophosphatemia: a systematic review of cases, *Nutr Clin Pract* 27(1):33–40, 2012.

Sugrue D, Jarrell AS, Kruer R, et al: Appropriateness of peripheral parenteral nutrition use in adult patients at an academic center, *Clin Nutr ESPEN* 23:117–121, 2018.

Vanek VW, Borum P, Buchman A, et al: A.S.P.E.N. position paper: recommendations for changes in commercially available parenteral multivitamin and multi-trace element products, *Nutr Clin Prac* 27:440–491, 2012.

Vassilyadi F, Panteliadou AK, Panteliadis C: Hallmarks in the history of enteral and parenteral nutrition: from antiquity to the 20th century, *Nutr Clin Prac* 28:209–217, 2013.

13

Educação e Aconselhamento: Mudança Comportamental

Karen Chapman-Novakofski, PhD, RDN, LDN
L. Karina Díaz Rios, PhD, RDN

TERMOS-CHAVE

aconselhamento nutricional
alinhamento
autoeficácia
autogestão
beneficência
competência cultural
discrepância
dissonância cognitiva
educação nutricional
educador de pares
empatia
entrevista motivacional (EM)
escuta reflexiva
estágios de mudança
estrutura profunda
estrutura superficial
letramento em saúde
maleficência
modelo de crenças em saúde (MCS)
modelo PRECEDE-PROCEED
modelo socioecológico
modelo transteórico (MTT)
modificação comportamental
mudança comportamental
negociação
normalização
reestruturação
reflexão dupla
teoria cognitiva social (TCS)
teoria do comportamento planejado (TCP)
terapia cognitivo-comportamental (TCC)
terapia de aceitação e compromisso (TAC)

Os principais fatores na mudança de comportamentos alimentares são a consciência da pessoa de que a mudança é necessária e a motivação para mudar. Dentro do processo do cuidado nutricional, a educação e o aconselhamento nutricionais fornecem informações e motivação, mas são diferentes. A **educação nutricional** pode ser individualizada ou fornecida em um ambiente em grupo; geralmente é mais preventiva do que terapêutica, bem como há transmissão de conhecimento. O **aconselhamento nutricional** é mais frequentemente usado durante a dietoterapia e de forma individual. No ambiente individual, o nutricionista estabelece um sistema de suporte temporário para preparar o cliente para lidar com as demandas sociais e pessoais de forma mais eficaz – ao mesmo tempo que identifica condições favoráveis para mudança. O objetivo da educação nutricional e do aconselhamento nutricional é ajudar os indivíduos a fazer mudanças significativas em seus comportamentos alimentares.

MUDANÇA COMPORTAMENTAL

Embora existam diferenças entre educação e aconselhamento como técnicas de intervenção, as distinções não são tão importantes quanto o resultado compartilhado e desejado – a mudança de comportamento. A **mudança comportamental** requer um foco na ampla gama de atividades e abordagens que afetam a escolha individual de alimentos e bebidas em sua comunidade e seu ambiente doméstico. A **modificação comportamental** implica o uso de técnicas para alterar a resposta de uma pessoa aos indícios ambientais por meio dos reforços positivo e negativo, assim como da redução de comportamentos desajustados. No contexto da nutrição, tanto a educação quanto o aconselhamento podem ajudar o indivíduo a alcançar objetivos comportamentais de curto ou longo prazo para melhorar os resultados de saúde.

Fatores que afetam a capacidade de mudança

Vários fatores afetam a capacidade ou o desejo de uma pessoa de mudar, a capacidade do educador para ensinar novas informações, além das habilidades e da capacidade do conselheiro de estimular e apoiar mudanças progressivas.

O *Social-Ecological Model* (**modelo socioecológico**) (McLeroy et al., 1988; Figura 13.1) ilustra os diferentes níveis de influência que afetam a mudança: níveis pessoal, interpessoal, institucional, comunitário e de políticas. Esse modelo abrangente de vários níveis é frequentemente utilizado para orientar programas de promoção da saúde e prevenção de doenças. As *2015-2020 Dietary Guidelines for Americans* (Diretrizes Dietéticas para Norte-americanos de 2015-2020) apoiam o uso do modelo socioecológico para buscar mudanças na dieta e nos comportamentos de atividade física (U.S. Department of Health and Human Services e U.S. Department of Agriculture, 2015).

Restrições financeiras, percepção de falta de tempo, expectativas situacionais, falta de preparação, conhecimento e habilidades, baixa motivação e suporte familiar ou social inadequado são alguns dos fatores pessoais e interpessoais que podem ser barreiras à obtenção e à manutenção de uma alimentação adequada (Munt et al., 2017). Com uma população culturalmente diversa, é imperativa a avaliação das diferenças de compreensão, crenças e valores que podem influenciar a capacidade de mudança.

Fatores físicos e emocionais também podem dificultar a mudança, especialmente para algumas populações. Os adultos mais velhos precisam de programas de educação e aconselhamento que abordem suas

---

As seções deste capítulo foram escritas por Linda Snetselaar, PhD, RDN para a edição anterior deste texto.

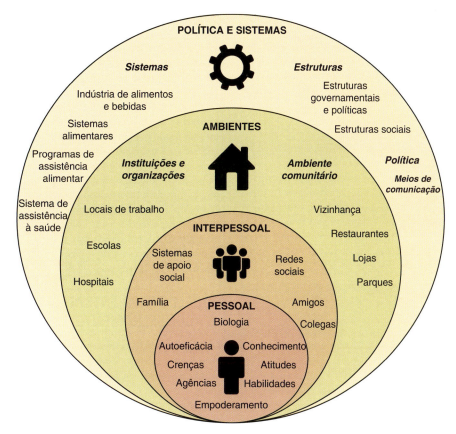

Figura 13.1 O modelo socioecológico. A mudança de comportamento pode ser influenciada nos níveis pessoal, interpessoal, institucional, comunitário e político. (Adaptada de Conducting Effective SNAP-Ed Evaluations: A Step-by-Step Guide. In Contento IR. Nutrition Education: Linking research, theory, and practice [2nd ed.], 2011.)

experiências anteriores positivas ou negativas com alimentos, assim como comportamentos alimentares, suas situações financeiras e de segurança alimentar – com a sua vontade de usar programas de assistência alimentar, questões de transporte, mudanças físicas que afetam o acesso e a ingestão de alimentos e influências sociais (Oemichen et al., 2016). Para as famílias, restrições de tempo, interação de pais e filhos, dinâmica entre irmãos, vida cotidiana estressante e baixa prioridade para a dieta dentro da esfera de preocupações dos pais também podem impedir mudanças na ingestão de alimentos (Norman et al., 2015). Para as crianças, as barreiras para escolhas alimentares sadias incluem publicidade de alimentos, preferências de paladar, insegurança alimentar e disponibilidade de alimentos concorrentes de baixa qualidade nutricional (Ogle et al., 2017; Nicklas et al., 2013). Em todas as idades, a cultura afeta não apenas como e quais alimentos são consumidos, mas também as percepções sobre educação, aconselhamento, saúde e cuidados de saúde.

MODELOS PARA MUDANÇA COMPORTAMENTAL

Mudar o comportamento é o objetivo final do aconselhamento e da educação nutricionais. O fornecimento de um panfleto ou uma lista de alimentos pode reforçar as informações, mas geralmente não é o suficiente para mudar o comportamento alimentar. A ciência do comportamento forneceu informações valiosas sobre os muitos fatores diferentes que influenciam o que alguém come, bem como ajudou a identificar vários mediadores do comportamento alimentar das pessoas, nos quais é possível uma intervenção. Os profissionais de saúde, incluindo nutricionistas, podem ajudar os indivíduos a decidir o que e quando mudar, usando uma variedade de teorias de comportamento de saúde. Algumas das teorias para as mudanças comportamentais mais comumente utilizadas estão listadas na Tabela 13.1, com exemplos descritos nos parágrafos a seguir.

Modelo de crenças na saúde

O **modelo de crenças em saúde (MCS)** enfoca uma doença ou condição e fatores que podem influenciar o comportamento relacionado a essa doença (Rosenstock, 1974; James et al., 2012). Esses fatores incluem ameaça percebida e gravidade da doença, bem como em indícios para ação a partir do meio ambiente e dos benefícios percebidos, das barreiras e da autoeficácia relacionados ao engajamento em comportamentos preventivos ou de gestão de doenças. O modelo de crenças em saúde tem sido mais usado com comportamentos relacionados ao diabetes e à osteoporose, com foco nas barreiras e nos benefícios da mudança de comportamentos (Babatunde et al., 2011; Plawecki e Chapman-Novakofski, 2013). O clínico pode perguntar a eles qual poderia ser o desfecho caso tivessem osteoporose, já que essa informação pode fazer parte do equilíbrio decisório para alterar um comportamento alimentar.

Teoria cognitiva social

A **teoria cognitiva social (TCS)** explica a interação recíproca entre fatores pessoais, comportamentais e ambientais (Bandura, 1977; Bandura, 1986). Isso significa que o comportamento de uma pessoa é modelado pelo ambiente e, inversamente, a pessoa tem a capacidade de moldar seu ambiente para atingir objetivos comportamentais. Por ser uma das teorias mais abrangentes, a TCS é particularmente útil para compreender comportamentos complexos, como comer. Alguns dos conceitos mais relevantes da TCS para o aconselhamento incluem autoeficácia, autorregulação por meio do estabelecimento de metas e prevenção de recaídas por meio do reforço positivo (Matwiejczyk et al., 2018; Vilaro et al., 2016). A modelagem de comportamento é especialmente importante de se enfatizar quando se aconselham pais com crianças pequenas (Yee et al., 2017). O conselheiro nutricional pode avaliar a autoeficácia do cliente, bem como orientá-lo para definir metas realistas e desenvolver as habilidades necessárias para mudar seu comportamento alimentar.

Teoria do comportamento planejado

A **teoria do comportamento planejado (TCP)** é uma extensão da teoria da ação racional, concebida, na década de 1960, para descrever as intenções como precursoras do comportamento em determinado tempo e lugar. A teoria original foi expandida para dar conta da capacidade das pessoas de exercer controle sobre seu comportamento. A teoria pretendia explicar todos os comportamentos sobre os quais as pessoas têm a capacidade de exercer autocontrole (Ajzen, 1991; Fishbein e Ajzen, 2010). As intenções são previstas por atitudes, normas subjetivas (pessoas importantes) e controle percebido (autoeficácia). Essa teoria é mais bem-sucedida quando um comportamento específico é o alvo – por exemplo, ingestão de vegetais –, mas também tem sido usada para o consumo de dieta saudável (Sheats et al., 2013).

Modelo transteórico de mudança

O **modelo transteórico (MTT)**, ou modelo de **estágios de mudança**, tem sido usado por muitos anos para alterar comportamentos de dependência e é frequentemente descrito como "educação sob medida". O modelo transteórico descreve a mudança de comportamento como um processo no qual os indivíduos progridem por uma série de seis estágios distintos de mudança, conforme mostrado na Figura 13.2 (Prochaska e Norcross, 2001), pelos quais eles passam de processos de mudança experiencial para comportamental. O valor do modelo transteórico está em determinar o estágio atual do indivíduo e, em seguida, usar processos de mudança correspondentes a esse estágio (Mochari-Greenberger et al., 2010).

MODELOS PARA ESTRATÉGIAS DE ACONSELHAMENTO

A **terapia cognitivo-comportamental (TCC)** se concentra na identificação e na mudança de percepções errôneas sobre si mesmo, o ambiente e as consequências comportamentais. Ela geralmente identifica comportamentos e pensamentos que têm um impacto negativo nas metas comportamentais desejadas, assim como aplica estratégias para mudar esses comportamentos e pensamentos (Beck, 2005). Os conselheiros da TCC podem ajudar os clientes na exploração de temas problemáticos, no fortalecimento de suas habilidades de enfrentamento e no foco em seu bem-estar (Dobson e Dobson, 2017).

A TCC é frequentemente usada para intervenções de obesidade, transtornos alimentares e gerenciamento de doenças crônicas

Tabela 13.1 Visão geral das teorias comportamentais usadas na educação e no aconselhamento nutricionais.

Modelo de Crenças de Saúde (MCS) (*Health Belief Model*)	Suscetibilidade percebida: crenças dos clientes sobre a chance de que eles possam adquirir uma condição ou doença Gravidade percebida: a crença de um indivíduo sobre a gravidade de uma condição e suas consequências Benefícios percebidos: a crença de um indivíduo nos efeitos positivos da ação aconselhada na redução do risco ou da gravidade de uma condição Barreiras percebidas: a crença de um indivíduo sobre os custos tangíveis e psicológicos da ação aconselhada Autoeficácia: os clientes acreditam que são capazes de realizar a ação desejada Indícios para ação: estratégias para ativar a prontidão de alguém para mudar um comportamento
Teoria Cognitiva Social (TCS) (*Social Cognitive Theory*)	Fatores pessoais: expectativas de resultado, autoeficácia, reforços, impedimentos, objetivos e intenções, prevenção de recaídas Fatores comportamentais: conhecimento e habilidades, autorregulação e controle e definição de metas Fatores ambientais: incluem ambientes impostos, selecionados e criados
Teoria do Comportamento Planejado (TCP) (*Theory of Planned Behavior*)	Normas subjetivas: as pessoas que podem influenciar o paciente Atitudes: o que o paciente pensa sobre o comportamento Controle percebido: quanto controle o paciente tem para alterar coisas que afetam o comportamento Intenção comportamental: se o paciente planeja realizar o comportamento
Modelo Transteórico (MTT) (*Transtheoretical Model*) ou Modelo de Estágios de Mudança (*Stages of Change Model*)	Pré-contemplação: o indivíduo não pensou em fazer a mudança Contemplação: o indivíduo pensou em fazer a mudança, mas não fez mais do que pensar nisso Preparação: o indivíduo deu alguns passos para começar a fazer a mudança desejada Ação: o indivíduo fez a mudança e continua por menos de 6 meses Manutenção: o indivíduo manteve o comportamento por mais de 6 meses Terminação: o indivíduo não pensa mais na mudança; tornou-se um hábito

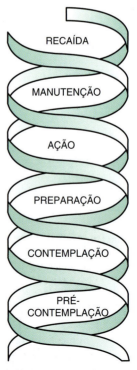

Figura 13.2 Um modelo dos estágios de mudança. No processo de mudança, a pessoa sobe essas etapas até a manutenção. Se ocorrer uma recaída, o cliente volta às etapas, até algum ponto, e as executa novamente.

quando a depressão também existe, como em insuficiência cardíaca e diabetes. Ela também é usada em uma variedade de transtornos psicológicos e psiquiátricos (Freedland et al., 2015; Tovote et al., 2015).

A **terapia de aceitação e compromisso (TAC)** ajuda no aumento da atenção plena, concentrando-se nos pensamentos e sentimentos relacionados ao comportamento valorizado. Em vez de tentar mudar pensamentos ou sentimentos – como na TCC –, a terapia de aceitação e compromisso se esforça para criação de uma nova rede interna que seja flexível, compassiva, receptiva e reflexiva de seus valores de vida (Hayes et al., 1999). Ela tem sido usada no aconselhamento para sobrepeso e obesidade (Järvelä-Reijonen et al., 2018) e autogestão do diabetes (Shayeghian, 2016), bem como programas que abordam a dor crônica (Graham et al., 2016).

Entrevista motivacional (EM) é um estilo de aconselhamento que permite ao cliente a identificação de objetivos comportamentais, incentivando uma conversa sobre ambivalência à mudança (Miller e Rollnick, 2012). Ela tem sido usada em uma variedade de condições para orientação dos clientes na identificação de discrepâncias entre como eles gostariam de se comportar e como estão se comportando e, em última análise, promoção de sua motivação para mudança para a melhora dos resultados dietéticos (Spahn et al., 2010). A seguir, estão os princípios-chave da EM (Miller e Rollnick, 2012).

Parceria

Na EM, as informações são transmitidas de um especialista para outro, o que implica uma mudança de paradigma do aconselhamento tradicional, em que o cliente é o destinatário das informações prescritas por um especialista. O conselheiro nutricional que pratica a entrevista motivacional assume o papel de um aluno, ouvindo ativamente a linguagem do cliente sobre a mudança e permitindo que ele compartilhe de forma aberta e segura as crenças, os valores e as expectativas que afetam sua capacidade de mudança. O reconhecimento da autonomia do cliente e o conhecimento inerente de si mesmo estão no centro da dinâmica interpessoal da EM.

Aceitação

A prática da EM requer a aceitação incondicional da humanidade do cliente. Isso é alcançado reconhecendo o valor inerente do cliente, transmitindo **empatia**, oferecendo afirmação e fornecendo suporte de autonomia. O conselheiro nutricional demonstra empatia ao exibir uma compreensão da perspectiva do cliente em vez de uma atitude de julgamento, afirmar os esforços e recursos do cliente e apoiar o caminho escolhido pelo cliente para a mudança.

> Cliente: Eu quero perder peso, mas com três filhos, dois empregos e uma faculdade para terminar, simplesmente não tenho tempo.
> Conselheiro de nutrição: Isso é muita coisa para lidar. Se este não for o melhor momento, eu entendo. Se e quando você quiser minha ajuda, estou pronto para ouvi-lo e ajudá-lo como puder.

Compaixão

O conselheiro nutricional que pratica a EM se concentra deliberadamente em promover o bem-estar do cliente e os melhores interesses em relação às suas escolhas alimentares, o que significa priorizar as necessidades e os valores expressos do cliente acima do fornecimento de orientação autoritária.

> Cliente: Eu preciso fazer uma refeição rápida para minha família ou eles sairão de casa antes de eu terminá-la.
> Conselheiro de nutrição: É difícil preparar uma refeição rapidamente e torná-la saudável. Podemos buscar algumas refeições rápidas que também sejam saudáveis?

Evocação

Praticar as EMs significa convidar novas perspectivas sem impô-las. As percepções podem ser alteradas e o cliente é o recurso mais valioso para encontrar soluções para os problemas. O papel do conselheiro nutricional é ajudar, nesse processo, incentivando a evocação de experiências dietéticas e os recursos desenvolvidos como resultado delas. À medida que o cliente analisa as situações em suas vidas e as barreiras às mudanças dietéticas, o conselheiro nutricional ouvirá ambivalência porque, por um lado, o cliente deseja fazer mudanças, mas, por outro lado, questiona a viabilidade ou a importância da mudança. A identificação das vantagens e desvantagens de modificar um comportamento – ou o desenvolvimento de **discrepâncias** – é um processo crucial para fazer mudanças.

> Cliente: Eu quero seguir o novo padrão alimentar, mas simplesmente não tenho dinheiro para isso.
> Conselheiro de nutrição: Vamos olhar seu histórico de dieta e encontrar algumas opções saudáveis e de baixo custo.

Quando uma atmosfera de aceitação é estabelecida, esse processo de ponderação representa uma oportunidade de expressar empatia e afirmar a motivação internalizada para a mudança. Por exemplo, clientes que têm medo de descrever por que não estão prontos para mudar podem se tornar muito mais abertos a mudanças se perceberem abertura para seus comportamentos de resistência. Quando se torna normal discutir a resistência, a justificativa para sua existência original pode parecer menos relevante.

> Cliente: Sinto que meu nível de entusiasmo para fazer essas mudanças é baixo. Tudo parece muito esforço.
> Conselheiro de nutrição: Entendo suas preocupações. Muitas pessoas se sentem frustradas quando tentam fazer mudanças na dieta alimentar. Conte-me mais sobre suas preocupações e seus sentimentos.

A crença na própria capacidade de mudar – ou **autoeficácia** – é um motivador importante. O cliente é responsável pelas escolhas e pela realização da mudança pessoal. O conselheiro de nutrição pode respeitar a autonomia do cliente e apoiar a autoeficácia, oferecendo a prática de comportamentos ou atividades para desenvolver habilidades enquanto o conselheiro estiver disponível para ajudar.

> Cliente: Só não sei o que comprar quando chego ao supermercado. Acabo com hambúrgueres e batatas fritas.
> Conselheiro de nutrição: Agora, vamos pensar nas refeições de um dia. Então, podemos fazer uma lista de compras a partir disso.

MODELOS DE DESENVOLVIMENTO DE PROGRAMAS EDUCACIONAIS

O **modelo PRECEDE-PROCEED** é um modelo de planejamento de programa de saúde participativo, que tem sido usado em uma variedade de tópicos de saúde e comunidades para planejar, além de avaliar sistematicamente programas de mudança de comportamento. O PRECEDE consiste em quatro fases de planejamento representadas pelo acrônimo em inglês: *Predisposing, Reinforcing, Enabling, Constructs in Education/Ecological Diagnosis and Evaluation* (**P**redisposição, **R**eforço, **C**apacitação, **C**onstrutos na **E**ducação/**D**iagnóstico ecológico e **A**valiação). Isso reflete a avaliação das necessidades e o planejamento participativo do programa educacional. O acrônimo PROCEED, dos termos em inglês *Policy, Regulatory, and Organizational Constructs in Educational and Environmental Development* (**P**olítica, **R**egulamentações e **C**onstrutos **O**rganizacionais em **D**esenvolvimento **E**ducacional e **A**mbiental), fornece uma estrutura para implementação e avaliação do programa (Green et al., 1980). Esse modelo foi aplicado para desenvolver uma série de programas de educação nutricional (Walsh et al., 2014; Kattelmann et al., 2014).

A Behavior Change Wheel (BCW) – Roda de Mudança Comportamental – é um novo método para desenvolver intervenções para mudar o comportamento alimentar, que consiste em três etapas que definem o comportamento e compreendem seus determinantes (ou seja, habilidade, oportunidade e motivação), identificam opções de intervenção adequadas para a abordagem de determinantes comportamentais – por exemplo, educação, persuasão, construção de habilidades, modelagem –, assim como concebem conteúdo e estratégia de implementação – técnicas educacionais e modo de entrega. Ela também considera categorias de políticas a serem alavancadas para a implementação do programa (Atkins e Michie, 2015).

HABILIDADES E ATRIBUTOS DO EDUCADOR OU CONSELHEIRO NUTRICIONAL

Competência cultural

A capacidade de envolver de forma produtiva clientes de diferentes origens culturais é marca distintiva de educadores e conselheiros nutricionais eficazes (Bruening et al., 2015). Cultura é a estrutura pela qual as pessoas percebem e interagem com o mundo. Assim, compreender as expressões culturais sobre as escolhas alimentares é fundamental para fornecer orientações significativas. A identidade cultural compreende uma combinação de fatores (permanentes: idade, etnia/raça, idioma, orientação sexual; modificáveis: condição educacional, condição socioeconômica, ocupação, religião, residência geográfica, escolhas alimentares; contextuais: histórico, forças sociais, políticas). Consulte o Capítulo 10.

A educação ou o aconselhamento com **competência cultural** requer o reconhecimento tanto dos fatores estruturais superficiais quanto dos profundos que afetam as escolhas alimentares. A **estrutura superficial** se refere a atributos facilmente observáveis – como preferências alimentares, tradições e idioma. As estruturas superficiais permitem o contato direto; no entanto, muitas vezes, são fontes de estereótipos e podem criar interferência na comunicação. Por exemplo, a linguagem é frequentemente o principal problema de estrutura superficial que é avaliado. Embora saber vários idiomas seja uma vantagem, muitos dependem de intérpretes. Contar com intérpretes não oficiais, como familiares ou amigos, raramente é uma boa escolha devido à falta de familiaridade com os conceitos de nutrição e saúde. O uso de intérpretes profissionais também tem limitações, pois o educador precisa entender não apenas o cliente, mas também o intérprete. O educador deve manter contato com o cliente, além de explicar o papel do intérprete (Boxe 13.1). Utilizar termos comuns e evitar gírias e palavras com vários significados é uma prática recomendada ao se trabalhar com clientes que tenham habilidades linguísticas limitadas. Sempre fale diretamente com o cliente, mesmo quando estiver usando um intérprete, e observe o cliente para respostas não verbais durante a tradução. Movimentos como gestos, expressões faciais e posturas costumam ser a causa de confusão e interpretações errôneas na comunicação intercultural. As regras relativas ao contato visual são geralmente complexas e variam de acordo com atributos – como sexo, distância física e condição social (ver boxe *Visão clínica: Linguagem corporal e habilidades de comunicação*).

A cultura de **estrutura profunda** inclui fatores psicossociais que não são imediatamente aparentes, como crenças, valores, atitudes, normas e fatores de estresse que afetam as escolhas alimentares, bem como o contexto pessoal e interpessoal da intervenção. Como a cultura é complexa, muda de forma e, em última análise, é inseparável de seu contexto social e econômico, é impossível considerá-la um fenômeno isolado ou estático. Qualquer compreensão de determinado contexto cultural é sempre incompletamente verdadeira e sempre um tanto desatualizada e parcial (Gregg et al., 2006).

Boxe 13.1 Regulamentações federais dos EUA para tradução e uso de intérpretes em ambientes médicos.

Como parte das regulamentações de não discriminação administradas pelo Department of Health and Human Services, disposições adicionais foram adicionadas à Seção 1557, da *Affordable Care Act* (Lei de Proteção ao Paciente e Cuidados Acessíveis), em 2016, sobre suporte para pessoas com proficiência limitada em inglês. É necessária assistência linguística razoável na forma de intérprete ou tradutor. Entretanto, a interpretação remota de vídeo pode ser permitida; além disso, não é necessária a aceitação da assistência linguística pelo cliente.

VISÃO CLÍNICA

Linguagem corporal e habilidades de comunicação

A escuta ativa é a base para um aconselhamento nutricional eficaz. Existem dois aspectos para uma escuta eficaz: não verbal e verbal. As habilidades de escuta não verbais consistem em contato visual variado, linguagem corporal atenta, espaço respeitoso, mas fechado, silêncio adequado e encorajamento. O contato visual é direto, mas variado. A falta de contato visual implica que o conselheiro está muito ocupado para ficar com o cliente. Quando o conselheiro se inclina ligeiramente para a frente e tem uma postura relaxada, bem como evita ficar inquieto e gesticular, o cliente fica mais à vontade.

O silêncio pode dar ao cliente tempo para pensar e proporciona tempo para que o conselheiro pondere o que o cliente disse. Balançar a cabeça em concordância pode ser um encorajador positivo, estimulando mais conversa. Avançar ligeiramente em direção ao cliente é um encorajador que permite uma interação mais positiva.

O nutricionista culturalmente competente facilita a consideração de fatores de estrutura profunda específicos de um indivíduo ou grupo em todas as etapas do processo do cuidado nutricional. A seguir, estão os princípios comuns aos vários modelos de competência cultural propostos.

Consciência cultural

Profissionais de nutrição culturalmente competentes avaliam suas próprias estruturas culturais superficial e profunda para identificar suposições, crenças e atitudes pessoais, além de profissionais que possam afetar sua capacidade de se conectar efetivamente com o cliente (Campinha-Bacote, 2002; Jongen et al., 2018; Wright e Lundy, 2014). Aumentar a consciência dos preconceitos pessoais e ficar à vontade com as diferenças culturais (ver boxe *Visão clínica: O conselheiro olha para dentro de si*) permitem que o conselheiro seja mais eficaz na compreensão do que o cliente pode precisar para seguir em frente.

Perspectiva do cliente

A comunicação culturalmente competente considera questões estruturais profundas, como o papel do indivíduo dentro de um grupo e por que certos alimentos são preparados e preferidos (Broyles et al., 2011). O nutricionista culturalmente competente explora como os clientes percebem seu próprio estado nutricional, incluindo sua compreensão das causas e consequências, uso prévio de remédios, cuidados e fontes de informação integrativos, nível de apego cognitivo ou emocional a tratamentos integrativos e as expectativas em torno do tratamento dietético iminente. Também é importante que os clientes descrevam como seu problema nutricional afeta e é afetado por seu ambiente social, como potenciais barreiras ou facilitadores para mudanças.

> **VISÃO CLÍNICA**
> **O conselheiro olha para dentro de si**
>
> Antes de iniciar uma relação de aconselhamento e depois de refletir sobre a sessão, os nutricionistas devem olhar para dentro de si e considerar todos os fatores que afetam seu próprio pensamento e como eles podem afetar o cliente. O nutricionista deve refletir sobre questões éticas – como a autonomia do cliente e a **beneficência** (bom) *versus* a **maleficência** (dano). Um exemplo pode ser quando um cliente decide não estabelecer metas para as concentrações de glicose no sangue e não aprender a quantidade de carboidratos nos alimentos (autonomia). Essas escolhas servem como barreiras ao benefício que o conselheiro teria ao ensinar essas ferramentas de **autogestão** (beneficência) e a necessidade de não maleficência (não causar dano). Sempre que os clientes decidem que a mudança de comportamento não é certa para eles, o papel do conselheiro não é forçar a questão, mas encorajar sua consideração futura.

Negociação informada

O desenvolvimento de um plano de intervenção culturalmente relevante é um esforço colaborativo entre o cliente e o clínico; requer resumir os atributos de estrutura profunda que influenciam as escolhas alimentares do cliente, comunicando a razão por trás das prescrições nutricionais propostas com base em evidências e chegando a um consenso para uma integração significativa de ambos. A **dissonância cognitiva** pode surgir quando o cliente expressa opiniões, visões de mundo ou valores diferentes daqueles defendidos pelo educador ou pelo conselheiro nutricional. Reconhecer pontos de vista opostos, em vez de debatê-los, pode ajudar a manter uma comunicação aberta e produtiva. O cliente pode mostrar hesitação ou falta de confiança em adotar certas prescrições dietéticas ou expressar o desejo de manter práticas tradicionais ou não baseadas em evidências. Permitir que o cliente participe ativamente na definição de seus próprios objetivos nutricionais pode aumentar a propriedade e a responsabilidade, transmitir respeito pelos valores do cliente e elevar o nível de confiança.

Empatia e relacionamento

A consciência cultural e a compreensão das perspectivas do cliente sobre seu estado nutricional são necessárias para que o profissional de nutrição conquiste empatia, bem como estabeleça um relacionamento com o cliente. Por sua vez, isso pode melhorar a qualidade da comunicação, estabelecendo condições para a negociação de um plano de ação sólido (Diaz Rios e Chapman-Novakofski, 2018).

O aprendizado das habilidades para a dedução das crenças e interpretações individuais do cliente, assim como para negociação de crenças conflitantes é importante para o cuidado adequado, independentemente das origens sociais ou culturais do cliente (Constantinou et al., 2018). Ao desenvolver intervenções culturalmente sensíveis, o modelo PRECEDE-PROCEED pode fornecer a estrutura para orientar a apreciação das estruturas culturais superficiais e profundas do público-alvo (Cuy Castellanos et al., 2013; DePue et al., 2010).

Fazer perguntas

A coleta de informações é uma qualidade instrumental de conselheiros e educadores eficazes, pois eles fazem perguntas abertas que geram discussões frutíferas de maneira consistente. As perguntas de dados podem fornecer informações valiosas, mas raramente levam a uma discussão eficaz (p. ex., "O que você comeu?"), e as perguntas de conhecimento, às vezes, podem gerar uma resposta defensiva, dependendo do contexto em que são feitas (p. ex., "Você pode me dizer o que você sabe sobre o sódio?").

As perguntas abertas permitem que o cliente expresse uma gama mais ampla de ideias, enquanto as perguntas fechadas (p. ex., perguntas de dados ou perguntas de resposta sim ou não) podem ajudar o direcionamento de conceitos e a eliminação de discussões tangenciais. Para a pessoa que não está pronta para mudar, discussões direcionadas sobre tópicos difíceis podem ajudar a manter o foco da sessão. O nutricionista faz perguntas que devem ser respondidas explicando e discutindo, não por respostas de uma palavra. Isso é particularmente importante para quem não está pronto para mudar, uma vez que abre a discussão para descobrir áreas problemáticas que impeçam o cliente de estar pronto. As seguintes declarações e perguntas são exemplos que criam uma atmosfera para discussão:

- "Estamos aqui para falar sobre suas experiências de mudança alimentar até este ponto. Você poderia começar do início e me dizer como tem sido para você?"
- "Quais são algumas coisas que você gostaria de discutir sobre suas mudanças na dieta até agora? O que você gosta sobre elas? O que você não gosta sobre elas?"

A formulação da pergunta ideal para discussão não é fácil, bem como requer que o conselheiro reflita sobre quais perguntas foram bem-sucedidas. O ensino de habilidades de aconselhamento incluiu cenários simulados de paciente e conselheiro com um paciente padronizado (Tada et al., 2018); uma ferramenta foi desenvolvida para avaliar essas habilidades, chamada *Feedback on Counseling Using Simulation* (FOCUS) – Retorno sobre Aconselhamento Usando Simulação (Henry e Smith, 2010). As comunicações verbal e não verbal são importantes; para esta última, é importante ter a manutenção de uma expressão facial adequada e o uso de gestos afirmativos (Collins et al., 2011).

Construção da conexão emocional

A capacidade de construir harmonia é uma das habilidades mais úteis em aconselhamento e educação. No entanto, também pode ser uma habilidade desafiadora para desenvolver. Um cliente que parece hostil, incomumente quieto ou desdenhoso pode ter mais sucesso com alguém com histórico ou experiência semelhante. Nesses casos, trabalhar com um educador de pares pode ser mais eficaz. O educador de pares deve, idealmente, compartilhar semelhanças com a clientela-alvo em termos de idade ou etnia, além de ter experiência primária no tópico de nutrição (p. ex., amamentação) (Jain, 2014; Perez-Escamilla et al., 2008). Os **educadores de pares** são geralmente agentes comunitários de saúde ou paraprofissionais. O *Expanded Food and Nutrition Education Program* (PEEAN) – Programa Expandido de Educação Alimentar e Nutricional – demonstrou a eficácia e a eficiência de custo dos educadores de pares (Baral et al., 013). Nas clínicas perinatais e do *Special Supplemental Nutrition Program for Women, Infants and Children* (WIC) – Programa de Nutrição Suplementar Especial para Mulheres, Lactentes e Crianças –, os educadores de pares em amamentação costumam ser altamente eficazes em ajudar as novas mães com suas dúvidas e preocupações (Bartholomew et al., 2017).

Escuta reflexiva

Os conselheiros nutricionais não apenas ouvem, mas também tentam identificar os sentimentos que vêm à tona enquanto o cliente descreve suas dificuldades com um padrão alimentar. Escutar não é simplesmente ouvir as palavras ditas pelo cliente e parafraseá-las de volta. A Figura 13.3 mostra um conselheiro nutricional ouvindo reflexivamente um cliente.

A **escuta reflexiva** envolve um palpite sobre o que a pessoa sente e é formulada como uma declaração, não uma pergunta. Ao expressar um sentimento, o conselheiro nutricional comunica compreensão. A seguir, estão três exemplos de escuta reflexiva:

Cliente: Eu realmente tento, mas sou aposentada e meu marido sempre quer comer fora. Como posso permanecer no caminho certo quando isso acontecer?

Conselheiro de nutrição: Você se sente frustrada porque deseja fazer mudanças na dieta, mas ao mesmo tempo deseja ser

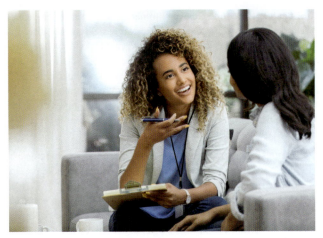

Figura 13.3 Esse conselheiro nutricional está usando efetivamente habilidades de comunicação verbais e não verbais, incluindo o contato visual e a atitude de se inclinar para construir relacionamento com um cliente. (De www.istockphoto.com.)

espontânea com seu marido. Isso está correto? (*escuta reflexiva*; *teoria do comportamento planejado, normas subjetivas*; *modelo de crenças em saúde, barreiras*; *teoria social cognitiva, fatores pessoais*)

Cliente: Sinto que desaponto você toda vez que entro para vê-la. Sempre discutimos planos e eu nunca os sigo. Quase odeio entrar.

Conselheiro de nutrição: Você está com vontade de desistir. Você não foi capaz de modificar sua dieta e é difícil para você comparecer às nossas visitas sem cumprir as metas que estabelecemos. É assim que você está se sentindo? (*escuta reflexiva*) Você consegue pensar em um momento específico no qual sentiu que teve a oportunidade de alcançar seu plano, mas não o fez? (*modelo de crenças em saúde, barreiras*)

Cliente: Alguns dias eu simplesmente desisto. Nesses dias, eu como o que quero e não consigo tomar boas decisões sobre o que comer.

Conselheiro de nutrição: Você acaba perdendo a vontade de tentar se alimentar bem em alguns dias e isso é muito deprimente para você. Eu entendi direito? (*reformulando*) São aqueles dias em que algo em particular aconteceu? (*modelo de crenças em saúde, barreiras*)

Afirmação

Muitas vezes, os conselheiros entendem a ideia de apoiar os esforços de um cliente para seguir um novo estilo de alimentação, mas não colocam esses pensamentos em palavras. Quando o conselheiro afirma alguém, há alinhamento e normalização dos problemas do cliente. Em **alinhamento**, o conselheiro expressa compreensão sobre os tempos difíceis. **Normalização** significa dizer aos clientes que eles estão dentro do razoável e é normal ter tais reações e sentimentos. As seguintes declarações indicam afirmação:

- "Eu sei que é difícil para você me dizer isso, mas obrigado."
- "Você teve prioridades concorrentes incríveis. Eu sinto que você tem se saído extremamente bem, dadas as suas circunstâncias."
- "Muitas pessoas com quem converso expressam os mesmos problemas. Posso entender por que você está tendo dificuldades."

Resumo

O conselheiro nutricional periodicamente resume o conteúdo do que o cliente disse, cobrindo todos os pontos-chave. Declarações simples e diretas são mais eficazes, mesmo que envolvam sentimentos negativos.

Se surgirem ideias conflitantes, o conselheiro pode usar a estratégia exemplificada pela afirmação: "Por um lado, você quer mudar, mas ainda se sente apegado à maneira como tem se alimentado." Isso ajuda o cliente a reconhecer a ambivalência de pensamento, que muitas vezes impede a mudança de comportamento.

RESULTADOS DA AVALIAÇÃO: ESCOLHA DAS ÁREAS DE FOCO

Letramento em saúde e nutrição

O baixo nível de **letramento em saúde** é comum entre adultos mais velhos, minorias e pessoas que não recebem assistência médica ou têm uma condição socioeconômica baixa (Health Resources and Services Administration, 2017). Letramento em saúde é o grau em que um indivíduo tem a capacidade de obter, comunicar, processar e compreender informações e serviços básicos de saúde necessários para tomar decisões de saúde apropriadas (Patient Protection and Affordable Care Act of 2010, Title V). O problema do baixo letramento em saúde pode levar à má gestão das condições crônicas de saúde, bem como à baixa adesão às recomendações. Recursos úteis disponíveis na Agency on Healthcare Research and Quality (AHRQ) são *Rapid Estimate of Adult Health Literacy in Medicine* (REALM) – Estimativa Rápida de Letramento em Saúde de Adultos em Medicina – e *Short Assessment of Health Literacy for Spanish Adults* (SAHLSA-50) – Avaliação Curta de Letramento em Saúde para Adultos Hispânicos (AHQR, 2016). As medidas adicionais de avaliação direcionada à nutrição incluem o *Newest Vital Sign* (Mais Novo Sinal Vital), que se concentra em rótulos com informações nutricionais (Rowlands et al., 2013), e o *Nutrition Literacy Assessment Instrument* (Instrumento de Avaliação de Instrução Nutricional), que avalia vários componentes, incluindo a compreensão de nutrição e saúde, os macronutrientes, a mensuração de alimentos caseiros, rótulos de alimentos, e a instrução matemática e os grupos de alimentos (Gibbs e Chapman-Novakofski, 2013). Embora haja algumas áreas que se sobreponham na discussão da instrução nutricional e da instrução alimentar, faltam diretrizes ou definições específicas (Velardo, 2015). Muitas vezes, a confiança na capacidade educacional do cliente fornece alguma orientação sobre a capacidade de entender instruções, informações ou habilidades, mas pedir aos clientes para repetir as explicações em suas próprias palavras também pode ajudar o educador nutricional a avaliar o nível de compreensão do cliente.

Avaliação da prontidão para a mudança

Um dos objetivos da avaliação é identificar o estágio de mudança do cliente, bem como fornecer ajuda adequada para facilitar a mudança. A avaliação deve ser concluída na primeira visita, se possível. Se a conversa se estender além do tempo designado para a sessão, as etapas de avaliação devem ser concluídas na próxima sessão. A avaliação nutricional requer a coleta de dados antropométricos, bioquímicos, clínicos, dietéticos e socioeconômicos adequados relacionados à condição do cliente. O diagnóstico nutricional, então, concentra-se em quaisquer problemas relacionados à ingestão de alimentos ou nutrientes.

A determinação dos hábitos alimentares atuais fornece ideias sobre como mudar no futuro. Uma revisão reflexiva do comportamento alimentar do cliente identificará as áreas que precisam de mudança, assim como ajudará o cliente a criar metas que terão o efeito mais positivo sobre a saúde. Por exemplo, se os diagnósticos nutricionais incluem ingestão excessiva de gordura (ingestão de nutrientes), ingestão inadequada de gorduras dietéticas, ingestão excessiva de energia, ingestão inadequada de potássio, déficit de conhecimento relacionado à alimentação e à nutrição (comportamento nutricional), bem como capacidade prejudicada de preparar alimentos ou refeições, o conselheiro pode precisar se concentrar no último diagnóstico antes dos outros. Se todos os outros diagnósticos estiverem presentes – exceto a capacidade prejudicada de preparar alimentos ou refeições –, o nutricionista pode querer discutir se a ingestão excessiva de gordura, a ingestão inadequada de tipos de gorduras dietéticas ou a ingestão excessiva de energia está relacionada ao déficit de conhecimento e qual deles é mais atraente ou possível para o cliente se concentrar primeiro.

Assim que o diagnóstico nutricional for selecionado para intervenção, é importante avaliar a prontidão para a mudança. Usar uma escala que permita ao cliente selecionar seu nível de intenção de mudança é um método de permitir a participação do cliente na discussão. O conselheiro pergunta ao cliente: "Em uma escala de 1 a 10, o quão pronto você está agora para fazer novas mudanças para comer menos gordura? (1 = não está pronto para mudar, 10 = muito pronto para mudar)." O nutricionista pode usar esse método com cada diagnóstico nutricional para ajudar o cliente a decidir o que focar primeiro.

Existem três possibilidades de prontidão: (1) não está pronto para mudar, (2) inseguro quanto à mudança e (3) pronto para mudar. Esses três conceitos de prontidão condensaram os seis estágios distintos de mudança descritos neste capítulo para ajudar o conselheiro a determinar o nível de prontidão do cliente. Há muitos conceitos a serem lembrados e a prontidão para mudar pode oscilar no decorrer da discussão. O conselheiro deve estar pronto para transitar entre as estratégias específicas da fase. Se o cliente parecer confuso, indiferente ou resistente durante a discussão, o conselheiro deve retornar e perguntar se está pronto para mudar. Se a prontidão diminuiu, é necessário adaptar a intervenção. Nem toda sessão de aconselhamento precisa terminar com o consentimento do cliente para a mudança; até mesmo a decisão de pensar sobre a mudança pode ser uma conclusão útil.

ABORDAGENS DE ACONSELHAMENTO APÓS A AVALIAÇÃO

Sessões de aconselhamento aos que não estão prontos para a mudança

Ao abordar o estágio de intervenção "não pronto para a mudança", existem três objetivos: (1) facilitar a capacidade do cliente de considerar a mudança, (2) identificar e reduzir a resistência do cliente e as barreiras à mudança e (3) identificar etapas comportamentais em direção à mudança, que são feitas sob medida para as necessidades de cada cliente. Nesse estágio, podem ser úteis a identificação de barreiras em modelo de crenças em saúde, a influência de normas e atitudes subjetivas em teoria do comportamento planejado ou fatores pessoais e ambientais em TCS, que podem ter influências negativas sobre a intenção de mudança. Para atingir esses objetivos, várias habilidades de comunicação são importantes para dominar: fazer perguntas abertas, ouvir reflexivamente, afirmar as declarações do paciente, resumir as declarações do paciente, além de extrair declarações automotivadoras.

As quatro estratégias de comunicação – fazer perguntas abertas, ouvir reflexivamente, afirmar e resumir – são importantes para obter declarações de automotivação. Os objetivos são que o cliente perceba que existe um problema, desenvolva preocupação e reconheça as medidas positivas que podem ser tomadas no futuro para corrigir o problema. Essas constatações prepararam o terreno para esforços posteriores de mudança alimentar, bem como seguem exemplos de perguntas a serem usadas na extração de declarações de sentimento de automotivação.

Reconhecimento de problemas

- "O que te faz pensar que comer fora é um problema?"
- "De que forma seguir esse padrão alimentar tem sido um problema?"

Interesse

- "Como você se sente quando não consegue seguir suas recomendações dietéticas?"
- "De que maneira não ser capaz de seguir suas recomendações dietéticas preocupa você?"
- "O que você acha que acontecerá se não fizer uma mudança?"

Intenção de mudança

- "O fato de você estar aqui indica que pelo menos uma parte de você acha que é hora de fazer algo. Quais são as razões que você vê para fazer uma mudança?"
- "Se você fosse 100% bem-sucedido e as coisas funcionassem exatamente como você gostaria, o que seria diferente?"
- "O que te faz pensar que deve continuar comendo do jeito que tem feito?" E na direção oposta, "O que te faz pensar que é hora de mudar?"

Otimismo

- "O que te incentiva a mudar, se quiser?"
- "O que você acha que funcionaria para você se decidisse mudar?"

Os clientes na categoria "não estão prontos para a mudança" já disseram ao conselheiro que eles não estão considerando fazer mudanças. Normalmente, se for usada uma abordagem provisória que pede permissão para discutir o problema, o cliente não se recusará. Alguém pede permissão, dizendo: "Você estaria disposto a continuar nossa discussão e falar sobre a possibilidade de mudança?" Nesse ponto, é útil discutir pensamentos e sentimentos sobre o estado atual de mudança na dieta, fazendo perguntas abertas:

- "Diga-me por que você escolheu _____ na régua". (Ver a discussão anterior sobre o uso de uma régua.)
- "O que teria de acontecer para você passar de _____ para _____ (referindo-se a um número na régua)? Como eu poderia ajudar para levá-lo até lá?"
- "Se você começasse a pensar em mudar, qual seria sua principal preocupação?"

Para mostrar uma compreensão real sobre o que os clientes estão dizendo, é útil resumir as afirmações sobre seu progresso, suas dificuldades, seus possíveis motivos para a mudança e o que precisa ser diferente para seguir em frente. Essa paráfrase permite que os clientes repensem seu raciocínio sobre a prontidão para mudar. O processamento mental fornece novas ideias que podem promover uma mudança real.

Encerramento da sessão

Os conselheiros geralmente esperam que o cliente esteja pronto para decidir fazer mudanças e definir metas. No entanto, é importante, nesse estágio, perceber que o estabelecimento de metas tradicionais resultará em sentimentos de fracasso tanto por parte do cliente quanto do nutricionista. Se o cliente não estiver pronto para a mudança, o reconhecimento respeitoso dessa decisão é importante. O conselheiro pode dizer: "Posso entender por que fazer uma mudança agora seria muito difícil para você. O fato de você conseguir indicar isso como um problema é muito importante e eu respeito sua decisão. Nossas vidas mudam e, se você se sentir diferente mais tarde, estarei sempre disponível para conversar com você. Eu sei que, quando chegar a hora certa para você fazer a mudança, você encontrará uma maneira de realizá-la." Quando a sessão terminar, o conselheiro informará aos clientes que os problemas serão revisados depois que eles tiverem tempo para pensar. A expressão de esperança e confiança na capacidade do cliente de fazer mudanças no futuro – quando chegar a hora certa – será benéfica. As providências para contato de acompanhamento podem ser feitas nesse momento.

Com um cliente que não esteja pronto para a mudança, é fácil ficar na defensiva e autoritário. Nesse ponto, é importante evitar forçar, induzir, confrontar, persuadir ou dizer ao cliente o que fazer. É reconfortante para o nutricionista saber que a mudança nesse nível geralmente ocorre fora do consultório. Não se espera que o cliente esteja pronto para fazer algo durante a visita.

Sessões de aconselhamento quanto à insegurança sobre a mudança

O único objetivo da sessão "inseguro sobre a mudança" é criar prontidão para a mudança. Esse é o ponto em que as mudanças no comportamento alimentar podem aumentar. O estágio "inseguro" é uma transição de não estar pronto para lidar com um problema de comportamento alimentar para se preparar para continuar a mudança; ademais, envolve resumir as percepções do cliente sobre as barreiras para um estilo de alimentação saudável e como elas podem ser eliminadas ou contornadas para conseguir mudanças. A autoeficácia aumentada pode fornecer confiança de que os objetivos podem ser alcançados, assim como uma reafirmação das declarações automotivadoras do cliente ajuda a preparar o terreno para o sucesso. A ambivalência do cliente é discutida, listando os aspectos positivos e negativos da mudança; além disso, o nutricionista pode reafirmar quaisquer afirmações que o cliente tenha feito sobre as intenções ou os planos de mudança ou de melhora no futuro.

Um aspecto crucial desse estágio é o processo de discussão de pensamentos e sentimentos sobre o estado atual. O uso de perguntas abertas incentiva o cliente a discutir o progresso e as dificuldades da mudança alimentar. A mudança é promovida por meio de discussões focadas nas possíveis razões da mudança. O conselheiro pode fazer a pergunta: "O que precisa ser diferente para seguir em frente?"

Esse estágio é caracterizado por sentimentos de ambivalência. O conselheiro incentiva o cliente a explorar a ambivalência para mudar pensando em "prós" e "contras". Algumas perguntas a serem feitas são:

- "Quais são algumas das coisas que você gosta em seus hábitos alimentares atuais?"
- "Quais são algumas das coisas boas em fazer uma mudança nova ou adicional?"
- "Quais são algumas das coisas que não são tão boas em fazer uma mudança nova ou adicional?"

Ao tentar olhar para o futuro, o conselheiro nutricional pode ajudar o cliente a ver cenários novos e muitas vezes positivos. Como um facilitador de mudança, o conselheiro ajuda a desviar a balança de ser ambivalente sobre a mudança em relação a considerá-la, orientando o cliente a falar sobre como a vida pode ser depois de uma mudança, antecipando as dificuldades e também as vantagens. Um exemplo de uma abertura para gerar discussão com o cliente pode ser: "Posso ver por que você está inseguro sobre fazer mudanças novas ou adicionais em seus hábitos alimentares. Imagine que você decidiu mudar. Como seria isso? O que você gostaria de fazer?" O conselheiro, então, resume as declarações do cliente sobre os "prós" e "contras" de fazer uma mudança, bem como inclui todas as declarações sobre o desejo, a intenção ou o planejamento da mudança.

A próxima etapa é negociar a mudança. O processo de **negociação** tem três partes. O primeiro é estabelecer metas. Estabeleça objetivos gerais no início e mantenha objetivos nutricionais mais específicos até o futuro. "Você gostaria que as coisas fossem diferentes do que são?" e "O que você gostaria de mudar?"

A segunda etapa da negociação é considerar as opções. O conselheiro pergunta sobre estratégias e opções internativas e, em seguida, pede ao cliente para escolher entre elas. Isso é eficaz porque, se a primeira estratégia não funcionar, o cliente tem outras opções. A terceira etapa é chegar a um plano, que foi elaborado pelo cliente. O conselheiro toca nos pontos-chave e nos problemas e depois pede ao cliente para escrever o plano.

Para encerrar a sessão, o conselheiro pergunta sobre a próxima etapa, permitindo que o cliente descreva o que pode ocorrer em seguida, no processo de mudança. As perguntas a seguir fornecem algumas ideias que podem promover a discussão:

- "Aonde você acha que irá a partir daqui?"
- "O que você planeja fazer entre agora e a próxima visita?"

Comportamentos de resistência e estratégias para modificá-los

A resistência à mudança é a emoção ou estado mais consistente ao lidar com clientes que têm dificuldade para mudar a dieta alimentar. Exemplos de comportamentos de resistência por parte do cliente incluem contestar a precisão, a experiência ou a integridade do conselheiro de nutrição ou desafiar diretamente a precisão das informações fornecidas (p. ex., a precisão do conteúdo nutricional). O conselheiro nutricional pode até ser confrontado por um cliente hostil. A resistência também pode surgir como uma interrupção – quando o cliente interrompe uma conversa de maneira defensiva. Nesse caso, o cliente pode falar enquanto o conselheiro nutricional ainda está falando, sem esperar por uma pausa ou um silêncio apropriado. De outra maneira, mais óbvia, o cliente pode interromper com palavras destinadas a finalizar a discussão do conselheiro de nutrição.

Quando os clientes expressam relutância em reconhecer problemas, cooperar, aceitar responsabilidades ou seguir conselhos, eles podem estar negando um problema. Alguns clientes culpam outras pessoas por seus problemas (p. ex., cônjuges ou parceiros podem culpar um ao outro por sua incapacidade de fazer mudanças na dieta). Outros clientes podem discordar do conselheiro nutricional quando uma sugestão é oferecida, mas frequentemente eles não oferecem nenhuma alternativa construtiva. O familiar "Sim, mas..." explica o que há de errado com a sugestão, mas não oferece uma solução alternativa.

Os clientes tentam desculpar seu comportamento. Um cliente pode dizer: "Quero fazer melhor, mas minha vida está caótica desde que meu marido morreu, há 3 anos". Uma desculpa que antes era aceitável é reutilizada mesmo quando não é mais um fator na vida do cliente.

Alguns clientes fazem declarações pessimistas sobre si mesmos ou outras pessoas. Isso é feito para descartar a incapacidade de seguir um padrão alimentar, justificando a má adesão como apenas um dado resultante de comportamentos anteriores. Os exemplos são "Meu parceiro nunca vai me ajudar" ou "Nunca fui bom em seguir uma meta. Tenho certeza de que não vou me sair bem com isso agora."

Em alguns casos, os clientes relutam em aceitar opções que podem ter funcionado para outras pessoas no passado. Eles expressam reservas sobre informações ou conselhos dados. "Só não acho que isso funcionará para mim." Alguns clientes expressarão falta de vontade de mudar ou intenção de não mudar. Eles deixam bem claro que desejam interromper o regime alimentar.

Muitas vezes, os clientes mostram evidências de que não estão seguindo os conselhos do conselheiro nutricional. As pistas de que isso está acontecendo incluem o uso de uma resposta que não responde à pergunta, o não fornecimento de resposta a uma pergunta ou a mudança de direção da conversa.

Esses tipos de comportamento podem ocorrer durante uma sessão de aconselhamento à medida que os clientes passam de um estágio para outro. Eles não são necessariamente específicos ao estágio, embora a maioria esteja conectada aos estágios "não está pronto" ou "não tem certeza sobre a mudança". Uma variedade de estratégias está disponível para ajudar o conselheiro nutricional a lidar com essas situações difíceis de aconselhamento. Essas estratégias incluem reflexão, reflexão dupla, mudança de foco, concordar com uma reviravolta, enfatizar a escolha pessoal e reestruturação. Cada uma dessas opções é descrita nos parágrafos a seguir.

Reflexão. Ao refletir, o conselheiro identifica a emoção ou o sentimento do cliente e o reflete de volta. Isso permite que o cliente pare e reflita sobre o que foi dito. Um exemplo desse tipo de aconselhamento é: "Você parece estar muito frustrado com o que sua esposa diz sobre suas escolhas alimentares."

Reflexão dupla. Na reflexão dupla, o conselheiro usa ideias que o cliente expressou anteriormente para mostrar a discrepância entre as palavras atuais do cliente e as anteriores. Por exemplo:

Cliente: Estou fazendo o melhor que posso. (Anteriormente, essa cliente afirmou que ela, às vezes, simplesmente desiste e não se importa em fazer modificações na dieta.)

Conselheiro de nutrição: Por um lado, você diz que está fazendo o melhor, mas por outro lado, lembro que você disse que só queria desistir e não se importava em fazer mudanças na dieta. Você se lembra? Como aquele momento era diferente de agora?

Mudança de foco. Os clientes podem se agarrar a uma ideia que eles acham estar atrapalhando seu progresso. O conselheiro pode questionar a viabilidade de continuar com o foco nessa barreira à mudança quando outras barreiras podem ser alvos mais apropriados. Por exemplo:

Cliente: Nunca poderei reduzir minha ingestão de gordura saturada enquanto meus netos vierem à minha casa e quiserem lanches.

Conselheiro de nutrição: Tem certeza de que este é realmente o problema? Parte do problema não seria que você gosta desses mesmos petiscos?

Cliente: Oh, você está certo. Adoro!

Conselheiro de nutrição: Você poderia se comprometer? Você poderia perguntar aos seus netos de qual dessa longa lista de lanches com baixo teor de gordura saturada eles gostam e depois comprá-los?

Em concordância com um ajuste. Essa estratégia envolve oferecer um acordo e, em seguida, mover a discussão em uma direção diferente. O conselheiro concorda com parte do que o cliente diz, mas oferece outra perspectiva sobre o problema. Isso permite a oportunidade de concordar com a afirmação e o sentimento, mas depois redirecionar a conversa para um tópico-chave. Por exemplo:

Cliente: Gosto muito de comer fora, mas sempre como muito e meu açúcar no sangue sobe às alturas.

Conselheiro de nutrição: A maioria das pessoas gosta de comer fora. Agora que você está aposentado, é mais fácil comer fora do que cozinhar. Eu posso entender isso. O que podemos fazer para que você se sinta bem ao comer fora, de modo que ainda possa seguir seu plano alimentar e manter os valores de glicose no sangue na faixa normal?

Reestruturação. Com a reestruturação, o conselheiro muda a interpretação do cliente dos dados básicos, oferecendo uma nova perspectiva. O conselheiro repete a observação básica que o cliente fez e, na sequência, oferece uma nova hipótese para a interpretação dos dados. Por exemplo:

Cliente: Desisti de tentar cumprir minhas metas dietéticas porque estava tendo algumas dificuldades quando meu parceiro morreu e, agora, decidi que simplesmente não posso cumprir essas metas rígidas.

Conselheiro de nutrição: Lembro-me de como você ficou arrasada quando ele morreu e como era difícil preparar as refeições. Você acha que isso aconteceu como uma espécie de resposta imediata à morte dele e que pode ter acabado decidindo que todos os objetivos eram muito rígidos naquela época? (*Pausa*)

Cliente: Bem, provavelmente você está certo.

Conselheiro de nutrição: Podemos ver onde você está neste momento e tentar encontrar coisas que funcionem para você agora e a ajude a seguir as metas que estabelecemos?

Essas estratégias ajudam, oferecendo ferramentas para garantir que o aconselhamento nutricional não termine sem as tentativas apropriadas de transformar situações difíceis de aconselhamento em uma direção mais positiva.

Encerramento da sessão. Os conselheiros devem enfatizar que qualquer ação futura pertence ao cliente, que o conselho pode ser seguido ou desconsiderado. Essa ênfase na escolha pessoal (autonomia) ajuda os clientes a evitar se sentir presos ou confinados pela discussão. Um senso de autoeficácia reflete a crença de ser capaz de influenciar eventos e escolhas na vida. Essas crenças determinam como os indivíduos pensam, sentem e se comportam. Se as pessoas duvidarem de suas capacidades, elas terão um comprometimento fraco com seus objetivos. O sucesso gera sucesso e o fracasso, uma sensação de fracasso. Ter resiliência, modelos positivos e treinamento eficaz pode fazer uma diferença significativa.

Sessões de aconselhamento: pronto para a mudança

Estabelecimento de objetivos. O principal objetivo da sessão "pronto para a mudança" é colaborar com o cliente para definir metas que incluam um plano de ação. O conselheiro nutricional fornece ao cliente ferramentas para usar no cumprimento das metas nutricionais. Esse é o estágio de mudança mais frequentemente assumido quando uma sessão de aconselhamento começa. Assumir erroneamente esse estágio significa que estratégias de aconselhamento inadequadas preparam o cenário para o fracasso. Suposições desalinhadas muitas vezes resultam em falta de adesão por parte do cliente e desânimo por parte do nutricionista. Portanto, é importante discutir os pensamentos e sentimentos do cliente sobre sua posição em relação ao estado de mudança atual. O uso de perguntas abertas ajuda o cliente a confirmar e justificar a decisão de fazer uma mudança e em qual área. As seguintes perguntas podem suscitar informações sobre sentimentos em relação à mudança:

- "Diga-me por que você escolheu _____ na régua."
- "Por que você escolheu (diagnóstico nutricional 1) em vez de (outros diagnósticos nutricionais)?"

Nessa fase, o estabelecimento de metas é extremamente importante. Aqui, o conselheiro ajuda o cliente a definir a meta realista e alcançável a curto prazo: "Vamos fazer as coisas gradualmente. Qual é o primeiro passo razoável? Qual pode ser seu primeiro objetivo?"

Plano de ação. Após o estabelecimento de metas, um plano de ação é definido para auxiliar o cliente no mapeamento das especificações do cumprimento das metas. Identificar uma rede de apoio à mudança alimentar é importante. O que outras pessoas podem fazer para ajudar?

A identificação precoce de barreiras à adesão também é importante. Se barreiras forem identificadas, planos podem ser formados para ajudar a eliminar esses obstáculos à adesão.

Muitos clientes não percebem quando seu plano está funcionando. Os clientes podem ser solicitados a resumir seus planos e identificar marcadores de sucesso; além disso, o conselheiro, desse modo, documenta o plano para discussão em sessões futuras e garante que os clientes também tenham seus planos por escrito. A sessão deve ser encerrada com uma declaração encorajadora e uma reflexão sobre como o cliente identificou esse plano pessoalmente. Os clientes são especialistas no que influencia seu comportamento. Elogie o cliente pela execução do plano. Maneiras de expressar essas ideias aos clientes:

- "Você está trabalhando muito nisso e está claro que você é o especialista sobre o que é melhor para você. Você consegue fazer isso!"
- "Lembre-se de que a mudança é gradual e leva tempo. Se esse plano não funcionar, haverá outros planos para tentar."

O ponto-chave para essa fase é evitar dizer ao cliente o que fazer. Os clínicos frequentemente desejam fornecer conselhos; no entanto, é fundamental que o cliente expresse ideias sobre o que funcionará melhor: "Há uma série de coisas que você poderia fazer, mas o que você acha que funcionará melhor para você?" O próximo contato pode ser pessoalmente, *online* ou por telefone. Acompanhar os clientes por telefone ou portal de telemedicina se tornou um método de aconselhamento popular para muitos nutricionistas. O profissional que utiliza serviços de telemedicina em sua prática deve seguir certas regulamentações. A Academy of Nutrition and Dietetics (AND) desenvolveu dicas práticas para a utilização desses serviços (AND, 2018). Quando as teorias de comportamento e aconselhamento são combinadas com aconselhamento por telefone, os resultados têm sido eficazes no controle de peso, diabetes tipo 2 e síndrome metabólica (Muñoz Obino et al., 2017). O aconselhamento por telefone por si só foi relatado como eficaz para alcançar a redução de massa corporal (Schmittdiel et al., 2017), bem como programas *online* e intervenções de telemedicina também foram bem-sucedidos (Muñoz Obino et al., 2017; Kelly et al., 2016).

AVALIAÇÃO DE EFICÁCIA

Aconselhamento

Profissionais de saúde e educadores precisam avaliar seus serviços. Apenas concluir o processo não significa que os resultados corresponderão aos objetivos. Quando o AND Evidence Analysis Library Nutrition Counseling Workgroup (Grupo de Trabalho de Aconselhamento em Nutrição da Biblioteca de Análise de Evidências da Academia de Nutrição e Dietética) conduziu uma revisão da literatura relacionada a teorias e estratégias de mudança de comportamento usadas em aconselhamento nutricional, eles encontraram o seguinte (Spahn et al., 2010):

1. Fortes evidências apoiam o uso da TCC para facilitar a modificação de hábitos alimentares direcionados, massa corporal e fatores de risco cardiovascular e diabetes.
2. A EM é uma estratégia de aconselhamento altamente eficaz, especialmente quando combinada com a TCC.
3. Poucos estudos avaliaram a aplicação do MTT ou da TSC na mudança de comportamentos relacionados à nutrição.
4. O automonitoramento, os substitutos das refeições e os planos estruturados de alimentação são eficazes, mas não as estratégias de recompensa financeira.
5. Definição de metas, resolução de problemas e apoio social são estratégias eficazes.
6. A pesquisa é necessária em populações mais diversas para determinar as técnicas e estratégias de aconselhamento mais eficazes.

Uma revisão sistemática da terapia nutricional por um nutricionista em comparação ao aconselhamento dietético concluiu que a terapia nutricional individualizada por um nutricionista levou a maiores efeitos nos desfechos clínicos, como hemoglobina glicada, peso corporal e lipídeos no sangue (Møller et al., 2017). Por outro lado, uma revisão sistemática comparando os efeitos do aconselhamento dietético ou dos suplementos de alta energia sobre a ingestão alimentar constatou que o aconselhamento dietético por si só é menos eficaz. Muitos outros tópicos e populações podem ser encontrados na literatura. A busca por revisões sistemáticas e metanálises ajudará a manter-se atualizado sobre o que está funcionando melhor.

✦ NOVOS RUMOS

Aconselhamento e educação *online*

Mais conselheiros e educadores estão se voltando para conexões *online* com seus clientes e públicos-alvo. Embora os princípios básicos de aconselhamento e educação permaneçam os mesmos, há questões adicionais a serem consideradas. Se os clientes estiverem registrando a ingestão de alimentos e atividade física por meio de tecnologia móvel ou telemedicina, é importante considerar com que frequência monitorar e fornecer *feedback*. Ainda que muitas das melhores práticas em educação nutricional incluam o uso de tecnologia móvel, deve-se considerar se uma empresa desenvolverá o *website* ou aplicativo, bem como se os *websites* serão mantidos em um mundo tecnológico em constante mudança.

A telenutrição é definida pela Academy of Nutrition and Dietetics como "o uso interativo, por um nutricionista dietético registrado (RDN, do inglês *registered dietitian nutritionist*), de informações eletrônicas e tecnologias de telecomunicações para implementar o *Nutrition Care Process* (Processo do Cuidado Nutricional)..." (AND, 2018). Uma revisão sistemática de aplicativos para melhorias no estilo de vida concluiu que em oito dos nove estudos incluídos, os aplicativos foram eficazes para melhorar o estilo de vida (Lunde et al., 2018). As barreiras para o uso bem-sucedido de aplicativos incluem o custo dos aplicativos, a carga de entrada de dados, a perda de interesse e o uso descontinuado de aplicativos (Sun et al., 2017). Os profissionais de saúde devem estar cientes dos aspectos de privacidade e segurança da telenutrição. Os dados pessoais devem ser criptografados e todas as políticas de privacidade do paciente mantidas (Boulos et al., 2014). Mesmo que a Food and Drug Administration (FDA) regule os aplicativos destinados ao uso como um acessório para um dispositivo médico regulamentado (glicosímetros), ela não regulamenta os aplicativos que funcionam como um sistema de registro de saúde eletrônico ou pessoal (U.S. Department of Health and Human Services [USDHHS], 2018 e FDA, 2018).

Programas educacionais

Modelos lógicos (p. ex., *LOGIC Models in Program Planning and Evaluation*) são frequentemente usados para avaliar a eficácia de um programa. A versão mais simples inclui entradas (recursos ou investimentos em um programa), saídas (atividades, serviços e eventos) e resultados (mudança de comportamento de indivíduos, grupos ou comunidades), embora alguns incluam vários níveis dentro dessas três categorias amplas (McLaughlin e Jordan, 1999). Modelos lógicos (LOGIC) orientaram a avaliação de programas nacionais de nutrição (Levine et al., 2012), bem como programas educacionais em nível individual – como um programa de vídeo para melhorar os hábitos alimentares das crianças (Beasley et al., 2012).

As três fases de avaliação no modelo PRECEDE-PROCEED são comumente aplicadas para determinar (1) a viabilidade do programa e se ele foi implementado conforme pretendido (avaliação do processo), (2) a eficácia do programa em provocar a mudança desejada nos comportamentos-alvo (avaliação de resultados) e (3) a contribuição do programa para mudanças nos determinantes ecológicos e estruturais do comportamento (avaliação de impacto).

RESUMO

A educação nutricional e o aconselhamento eficazes requerem o desenvolvimento de habilidades e prática. É importante ter compreensão das necessidades individuais e culturais do cliente, bem como conhecimento da variedade de teorias de mudança de comportamento que podem ajudar a esclarecer o processo de mudança de comportamento do cliente. O monitoramento e a avaliação dos resultados garantirão a eficácia das intervenções oferecidas.

CASO CLÍNICO

A Sra. Lee é originária da China continental, fala e lê principalmente em mandarim. Ela mora em Chicago há vários anos com o marido e a filha e tem vários problemas de saúde, incluindo hipertensão, diabetes e glaucoma. Você foi convidado a aconselhá-la sobre como fazer mudanças em sua dieta. Usando um intérprete, você descobre que ela também tem dificuldade para comprar e preparar alimentos e depende da ajuda da filha. Como a visão dela é ruim, ela não poderá usar os materiais impressos que você tem em seu escritório e que foram traduzidos para o chinês.

Declaração de diagnóstico nutricional
- Capacidade prejudicada de preparar alimentos e refeições (NB-2.4) relacionada à incapacidade de ver, conforme evidenciado pelo relatório da cliente e pelo histórico de glaucoma.

Perguntas sobre cuidados com a nutrição
1. Que passos você deve seguir para deixá-la confortável com essa sessão?
2. Você deve convidar membros da família para participar da sessão de aconselhamento? Por que sim ou por que não?
3. Que ferramentas podem ser úteis para ajudar a Sra. Lee a entender porções ou tipos de alimentos que ela deve escolher?
4. Seria útil fazer um passeio ao supermercado? Por que sim ou por que não?
5. Que outros tipos de informação serão necessários para ajudar a Sra. Lee?

WEBSITES ÚTEIS

American Counseling Association
Behavioral Health Dietetic Practice Group (DPG) Academy of Nutrition and Dietetics
MINT: Excellence in Motivational Interviewing
Society for Nutrition Education and Behavior
Think Cultural Health
University of Wisconsin LOGIC Model in Program Planning and Evaluation

REFERÊNCIAS BIBLIOGRÁFICAS

Academy of Nutrition and Dietetics: *Practice tips: telehealth challenges and opportunities*, 2018. Available at: https://www.eatrightstore.org/product-type/case-studies-and-practice-tips/practice-tips-telehealth-challenges-and-opportunities.

Agency on Healthcare Research and Quality: *Health literacy measurement tools*, 2016. Available at: https://www.ahrq.gov/topics/health-literacy.html.

Ajzen I: The theory of planned behavior, *Organ Behav Hum Decis Process* 50:179–211, 1991.

Atkins L, Michie S: Designing interventions to change eating behaviours, *Proc Nutr Soc* 74(2):164–170, 2015.

Babatunde OT, Himburg SP, Newman FL, et al: Theory-driven intervention improves calcium intake, osteoporosis knowledge, and self-efficacy in community-dwelling older Black adults, *J Nutr Educ Behav* 43(6):434–440, 2011.

Bandura A: *Social foundations of thought and action*, Englewood Cliffs, NJ, 1986, Prentice-Hall.

Bandura A: *Social learning theory*, New York, 1977, General Learning Press.

Baral R, Davis GC, Blake S, et al: Using national data to estimate average cost effectiveness of EFNEP outcomes by state/territory, *J Nutr Educ Behav* 45(2):183–187, 2013.

Bartholomew A, Adedze P, Soto V, et al: Historical perspective of the WIC program and its breastfeeding promotion and support efforts, *J Nutr Educ Behav* 49(7):S139–S143.e1, 2017.

Beasley N, Sharma S, Shegog R, et al: The Quest to Lava Mountain: using video games for dietary change in children, *J Acad Nutri Diet* 112(9):1334–1336, 2012.

Beck AT: The current state of cognitive therapy: a 40-year perspective, *Arch Gen Psychiatry* 62:953–959, 2005.

Boulos MN, Brewer AC, Karimkhani C, et al: Mobile medical and health apps: state of the art, concerns, regulatory control and certification, *Online J Public Health Inform* 5(3):229–229, 2014.

Broyles SL, Brennan JJ, Burke KH, et al: Cultural adaptation of a nutrition education curriculum for Latino families to promote acceptance, *J Nutr Educ Behav* 43(4 Suppl 2):S158–S161, 2011.

Bruening M, Udarbe AZ, Yakes Jimenez E, et al: Standards of Practice and Standards of Professional Performance for Registered Dietitian Nutritionists (Competent, Proficient, and Expert) in Public Health and Community Nutrition, *J Acad Nutr Diet* 115(10):1699–1709.e39, 2015.

Campinha-Bacote J: The process of cultural competence in the delivery of healthcare services: a model of care, *J Transcult Nurs* 13(3):181–184, 2002.

Cuy Castellanos D, Downey L, Graham-Kresge S, et al: Examining the diet of post-migrant Hispanic males using the precede-proceed model: predisposing, reinforcing, and enabling dietary factors, *J Nutr Educ Behav* 45(2):109–118, 2013.

Collins LG, Schrimmer A, Diamond J, et al: Evaluating verbal and non-verbal communication skills, in an ethnogeriatric OSCE, *Patient Educ Couns* 83(2):158–162, 2011.

Constantinou CS, Papageorgiou A, Samoutis G, et al: Acquire, apply, and activate knowledge: a pyramid model for teaching and integrating cultural competence in medical curricula, *Patient Educ Couns* 101(6):1147–1151, 2018.

DePue JD, Rosen RK, Batts-Turner M, et al: Cultural translation of interventions: diabetes care in American Samoa, *Am J Public Health* 100(11):2085–2093, 2010.

Diaz Rios LK, Chapman-Novakofski K: Latino/Hispanic participation in community nutrition research: An interplay of decisional balance, cultural competency, and formative work, *J Acad Nutr Diet* 118(9):1687–1699, 2018.

Dobson D, Dobson K: *Evidence-based practice of cognitive-behavioral therapy*, ed 2, New York, 2017, Guilford Press.

Fishbein M, Ajzen I: *Predicting and changing behavior: the reasoned action approach*, New York, 2010, Psychology Press (Taylor & Francis).

Freedland KE, Carney RM, Rich MW, et al: Cognitive Behavior Therapy for depression and self-care in heart failure patients. A randomized clinical trial, *JAMA Intern Med* 175(11):1773–1782, 2015.

Gibbs H, Chapman-Novakofski K: Establishing content validity for the Nutrition Literacy Assessment Instrument (NLAI), *Prev Chronic Dis* 10:E109, 2013.

Graham CD, Gouick J, Krahé C, et al: A systematic review of the use of Acceptance and Commitment Therapy (ACT) in chronic disease and long-term conditions, *Clin Psychol Rev* 46:46–58, 2016.

Green LW and Kreuter MW: *Health education planning: a diagnostic approach*, Mountain View, California, 1980, Mayfield.

Gregg J, Saha S: Losing culture on the way to competence: the use and misuse of culture in medical curriculum, *Acad Med* 81:542–547, 2006.

Hayes SC, Strosahl KD, Wilson KG: *Acceptance and commitment therapy: an experiential approach to behavior change*, New York, NY, US, 1999, Guilford Press.

Health Resources and Services Administration, Office of Health Equity: *Health literacy*, 2017. Available at: https://www.hrsa.gov/about/organization/bureaus/ohe/health-literacy/index.html#.

Henry BW, Smith TJ: Evaluation of the FOCUS (Feedback on Counseling Using Simulation) instrument for assessment of client-centered nutrition counseling behaviors, *J Nutr Educ Behav* 42(1):57–62, 2010.

Jain N: Increasing black, asian and minority ethnic (Bame) patient & community awareness – using the peer educator model, *J Ren Care* 40(Suppl 1):36–40, 2014.

James DC, Pobee JW, Oxidine D, et al: Using the health belief model to develop culturally appropriate weight-management materials for African-American women, *J Acad Nutr Diet* 112(5):664–670, 2012.

Järvelä-Reijonen E, Karhunen L, Sairanen E, et al: The effects of acceptance and commitment therapy on eating behavior and diet delivered through face-to-face contact and a mobile app: a randomized controlled trial, *Int J Behav Nutr Phys Act* 15:22, 2018.

Jongen C, McCalman J, Bainbridge R: Health workforce cultural competency interventions: a systematic scoping review, *BMC Health Serv Res* 18:232, 2018.

Kattelmann KK, White AA, Greene GW, et al: Development of young adults eating and active for health (YEAH) internet-based intervention via a community-based participatory research model, *J Nutr Educ Behav* 46(2):S10–S25, 2014.

Kelly JT, Reidlinger DP, Hoffmann TC, et al: Telehealth methods to deliver dietary interventions in adults with chronic disease: a systematic review and meta-analysis, *Am J Clin Nutr* 104(6):1693–1702, 2016.

Levine E, Abbatangelo-Gray J, Mobley AR, et al: Evaluating MyPlate: an expanded framework using traditional and nontraditional metrics for assessing health communication campaigns, *J Nutr Educ Behav* 44(4):S2–S12, 2012.

Lunde P, Nilsson BB, Bergland A, et al: The effectiveness of smartphone apps for lifestyle improvement in noncommunicable diseases: systematic review and meta-analyses, *J Med Internet Res* 20(5):e162, 2018.

Matwiejczyk L, Mehta K, Scott J, et al: Characteristics of effective interventions promoting healthy eating for pre-schoolers in childcare settings: an umbrella review, *Nutrients* 10(3):293, 2018.

McLaughlin JA, Jordan GB: Logic models: a tool for telling your programs performance story, *Eval Program Plann* 22(1):65–72, 1999.

McLeroy KR, Bibeau D, Steckler A, et al: An ecological perspective on health promotion programs, *Health Educ Q* 15(4):351–377, 1988.

Miller WR, Rollnick S: *Motivational interviewing: helping people change*, New York, 2012, Guilford Press.

Mochari-Greenberger H, Terry MB, Mosca L: Does stage of change modify the effectiveness of an educational intervention to improve diet among family members of hospitalized cardiovascular disease patients? *J Am Diet Assoc* 110(7):1027–1035, 2010.

Møller G, Andersen HK, Snorgaard O: A systematic review and meta-analysis of nutrition therapy compared with dietary advice in patients with type 2 diabetes, *Am J Clin Nutr* 106(6):1394–1400, 2017.

Muñoz Obino KF, Aguiar Pereira C, Caron-Lienert RS: Coaching and barriers to weight loss: an integrative review, *Diabetes Metab Syndr Obes* 10:1–11, 2016.

Munt AE, Partridge SR, Allman-Farinelli M: The barriers and enablers of healthy eating among young adults: a missing piece of the obesity puzzle: a scoping review, *Obes Rev* 18:1–17, 2017.

Nicklas TA, Jahns L, Bogle ML, et al: Barriers and facilitators for consumer adherence to the dietary guidelines for Americans: the health study, *J Acad Nutr Diet* 113(10):1317–1331, 2013.

Norman A, Berlin A, Sundblom E, et al: Stuck in a vicious circle of stress. Parental concerns and barriers to changing children's dietary and physical activity habits, *Appetite* 87(1):137–142, 2015.

Oemichen M, Smith C: Investigation of the food choice, promoters and barriers to food access issues, and food insecurity among low-income, free-living Minnesotan seniors, *J Nutr Educ Behav* 48(6):397–404, 2016.

Ogle AD, Graham DJ, Lucas-Thompson RG, et al: Influence of cartoon media characters on children's attention to and preference for food and beverage products, *J Acad Nutr Diet* 117(2):265–270, 2017.

Pérez-Escamilla R, Hromi-Fiedler A, Vega-López S, et al: Impact of peer nutrition education on dietary behaviors and health outcomes among Latinos: a systematic literature review, *J Nutr Educ Behav* 40:208–225, 2008.

Plawecki K, Chapman-Novakofski K: Effectiveness of community intervention in improving bone health behaviors in older adults, *J Nutr Gerontol Geriatr* 32(2):145–160, 2013.

Prochaska JO, Norcross JC: Psychotherapy: theory, research, practice, *Training* 38(4):443–448, 2001.

Rosenstock IM: The health belief model and preventive health behavior, *Health Educ Behav* 2(4):354–386, 1974.

Rowlands G, Khazaezadeh N, Oteng-Ntim E, et al: Development and validation of a measure of health literacy in the UK: the newest vital sign, *BMC Pub Health* 13(1):116, 2013.

Schmittdiel JA, Adams SR, Goler N, et al: The impact of telephonic wellness coaching on weight loss: a "Natural Experiments for Translation in Diabetes (NEXT-D)" Study, *Obesity (Silver Spring)* 25(2):352–356, 2017.

Shayeghian Z, Hassanabadi H, Aguilar-Vafaie ME, et al: A randomized controlled trial of acceptance and commitment therapy for type 2 diabetes management: the moderating role of coping styles, *PLoS One* 11(12):e0166599, 2016.

Sheats JL, Middlestadt SE, Ona FF, et al: Understanding African American women's decisions to buy and eat dark green leafy vegetables: an application of the reasoned action approach, *J Nutr Educ Behav* 45(6):676–682, 2013.

Spahn JM, Reeves RS, Keim KS, et al: State of the evidence regarding behavior change theories and strategies in nutrition counseling to facilitate health and food behavior change, *J Am Diet Assoc* 110:879–891, 2010.

Sun L, Wang Y, Greene B, et al: Facilitators and barriers to using physical activity smartphone apps among Chinese patients with chronic diseases, *BMC Med Inform Decis Mak* 17:44, 2017.

Tada T, Moritoshi P, Sato K, et al: Effect of simulated patient practice on the self-efficacy of Japanese undergraduate dietitians in Nutrition Care Process Skills, *J Nutr Educ Behav* 50(6):610–619, 2018.

Tovote KA, Schroevers MJ, Snippe E, et al: Long-term effects of individual mindfulness-based cognitive therapy and cognitive behavior therapy for depressive symptoms in patients with diabetes: a randomized trial, *Psychother Psychosom* 84(3):186–187, 2015.

U.S. Department of Health and Human Services, Food and Drug Administration: *Mobile medical applications*, 2018. Available at: https://www.fda.gov/MedicalDevices/DigitalHealth/MobileMedicalApplications/default.htm.

U.S. Department of Health and Human Services and U.S. Department of Agriculture: *2015 – 2020 Dietary Guidelines for Americans*, ed 8, 2015. Available at: https://health.gov/dietaryguidelines/2015/guidelines/.

Velardo S: The nuances of health literacy, nutrition literacy, and food literacy, *J Nutr Educ Behav* 47(4):385–389, 2015.

Vilaro MJ, Staub D, Xu C, et al: Theory-Based Interventions for Long-Term Adherence to improvements in diet quality: an in-depth review, *Am J Lifestyle Med* 10(6):369–376, 2016.

Walsh J, White AA, Kattelmann KK: Using PRECEDE to Develop a weight management program for disadvantaged young adults, *J Nutr Educ Behav* 46(2):S1–S9, 2014.

Weiss BD, Mays MZ, Martz W, et al: Quick assessment of literacy in primary care: the newest vital sign, *Ann Fam Med* 3(6):514–522, 2005.

Wright L, Lundy M: Perspectives of cultural competency from an international service learning project, *J Acad Nutr Diet* 114(7):996–1000, 2014.

Yee AZH, Lwin MO, Ho SS: The influence of parental practices on child promotive and preventive food consumption behaviors: a systematic review and meta-analysis, *Int J Behav Nutr Phys Act* 14:47, 2017.

PARTE 3

Nutrição nas Fases da Vida

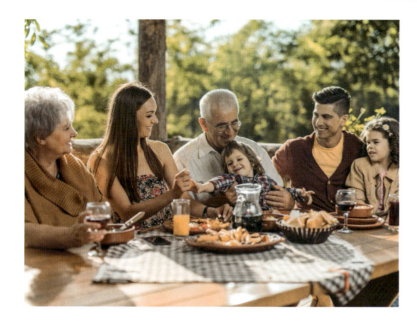

A importância da nutrição ao longo de todas as fases da vida não pode ser refutada. No entanto, o significado da nutrição durante períodos específicos do crescimento, desenvolvimento e envelhecimento está se tornando cada vez mais valorizado.

Há muito tempo os profissionais de saúde reconhecem os efeitos da alimentação adequada durante a gestação sobre a saúde do neonato e da mãe, mesmo após a idade reprodutiva. No entanto, olhar para "nutrição no útero" abrange não apenas o histórico de saúde e nutrição materna, mas também a nutrição paterna e a saúde do esperma antes da concepção. As "origens fetais" têm muito mais efeitos ao longo da vida na nova vida do que se pensava originalmente.

O estabelecimento de bons hábitos alimentares durante a infância diminui a possibilidade de comportamentos alimentares inapropriados futuros. Embora a influência da nutrição adequada na morbidade e na mortalidade geralmente permaneça desconhecida até a idade adulta, as práticas alimentares destinadas a prevenir as doenças degenerativas que se desenvolvem ao longo da vida devem ser instituídas na infância.

Durante o início da idade adulta, muitas mudanças começam e levam ao desenvolvimento de doenças crônicas, as chamadas doenças do envelhecimento, anos depois. Muitas dessas mudanças podem ser aceleradas ou retardadas ao longo dos anos, dependendo da composição genética do indivíduo, da qualidade da ingestão nutricional, da saúde intestinal e da função do sistema imunológico.

Com o rápido crescimento da população de idosos, surgiu a necessidade de expandir os limitados dados nutricionais atualmente disponíveis para esses indivíduos. Embora reconheça-se que as necessidades energéticas diminuem com o envelhecimento, pouco se sabe se os requerimentos de nutrientes específicos aumentam ou diminuem. A identificação das diferenças nutricionais exclusivas entre os vários estágios do envelhecimento está se tornando ainda mais importante.

14
Nutrição Durante a Gestação e a Lactação

Jean T. Cox, MS, RDN, LN
Catherine S. Sullivan, MPH, RDN, LDN, IBCLC, RLC, FAND

TERMOS-CHAVE

amilofagia
anomalias congênitas
apojadura
baixo peso ao nascer (BPN)
colostro
concepção
defeitos do tubo neural (DTN)
depressão pós-parto (DPP)
desmame liderado pelo lactente
desmame liderado pela mãe
diabetes melito gestacional (DMG)
galactagogo
geofagia
glândulas de Montgomery
grande para a idade gestacional (GIG)
grávida

hiperêmese gravídica (HG)
hipertensão gestacional
lactogênese I
lactogênese II
leite anterior (*foremilk*)
leite de transição
leite maduro
leite posterior (*hindmilk*)
macrossomia
mortalidade perinatal
morte fetal intrauterina (MFIU)
náuseas e vômitos na gestação (NVG)
ocitocina
origens desenvolvimentistas da saúde e da doença (DOHaD)
origens fetais da doença

pagofagia
pequeno para a idade gestacional (PIG)
pica
pré-eclâmpsia
prolactina
ptialismo gravídico
restrição de crescimento intrauterino (RCIU)
síndrome do alcoolismo fetal ou síndrome alcóolica fetal (SAF)
síndrome HELLP
tecnologia de reprodução assistida (TRA)
teratogênico

A nutrição ideal durante a gestação, na realidade, começa antes da concepção. A placenta e o feto em desenvolvimento devem receber da mãe todos os nutrientes necessários para o crescimento e desenvolvimento. O velho clichê de que o "feto é o parasita perfeito" implica o fato que os fetos obtêm totalmente o que precisam à custa do hospedeiro. No entanto, em algum momento da deficiência nutricional, pode ocorrer o parto prematuro. Após o nascimento, a nutrição de qualidade durante a lactação continua fornecendo os elementos de construção nutricionais para o desenvolvimento cerebral normal e o crescimento de todos os órgãos do corpo do neonato.

Esse período – o desenvolvimento de um novo ser humano – prepara o terreno para a saúde das gerações futuras. A qualidade e a quantidade de nutrição para o zigoto, depois para o feto, em seguida para o neonato e, então, para o adulto, emergem como uma explicação para as doenças que se manifestam na idade adulta. Este conceito é conhecido como **origens fetais da doença** ou **origens desenvolvimentistas da saúde e da doença** (**DOHaD**, do inglês *developmental origins of health and disease*) (Guéant et al., 2013).

PRECONCEPÇÃO E FERTILIDADE

O foco na nutrição e saúde no período preconcepção é importante tanto para mulheres quanto para homens. A infertilidade afeta de 10 a 12% dos casais norte-americanos em idade reprodutiva e extremos no índice de massa corporal (IMC) em qualquer um dos parceiros podem ser uma das causas. Mulheres com índice de massa corporal inferior a 20 kg/m² apresentam risco aumentado de anovulação.

Homens e mulheres têm taxas aumentadas de subfertilidade quando estão com sobrepeso ou obesos, e os padrões de distribuição de gordura podem ser importantes. A obesidade parece afetar negativamente os espermatozoides (tanto em concentração quanto em motilidade), o oócito (desenvolvimento, qualidade e ovulação), o embrião e o endométrio, incluindo a receptividade uterina (Catalano e Shankar, 2017). O índice de massa corporal elevado afeta negativamente a fertilidade tanto de homens quanto mulheres, de maneira dependente da dose. Os mecanismos potenciais pelos quais a fertilidade é negativamente afetada são muitos e provavelmente incluem efeitos diretos e comorbidades, mas também fatores endócrinos, genéticos, epigenéticos, hormonais e inflamatórios (Craig et al., 2017; Broughton e Moley, 2017). Concentrações elevadas de colesterol sérico em ambos os parceiros estão associadas a um aumento do tempo até a gestação (Schisterman et al., 2014). O controle preconcepção do diabetes de ambos os pais melhora os desfechos do nascimento (Kotelchuck e Lu, 2017). A perda de massa corporal (pela redução da energia de lipídeos e dos carboidratos) e o aumento da atividade física podem ser úteis, mas isso fica mais explícito para as mulheres do que para os homens. No entanto, o benefício da perda de massa corporal preconcepção ainda não foi estabelecido com os ensaios clínicos (Stephenson et al., 2018) e os resultados do tratamento nem sempre correspondem às expectativas. Embora a perda de 5% de massa corporal seja frequentemente citada para melhorar a fertilidade, não há uma relação clara de dose-resposta e o grau de perda de massa corporal não é um bom substituto para o benefício perinatal (Legro, 2017). A concepção durante a perda massa corporal ativa pode ser prejudicial. Ver seção *Após cirurgia bariátrica* posteriormente neste capítulo. O uso de medicamentos para emagrecer não é recomendado. Embora a perda de massa corporal deva teoricamente ser a primeira linha de terapia, a eliminação do tabagismo e do consumo de álcool, o aumento da atividade física e o controle do estresse podem ser mais produtivos para melhorar a concepção (Luke, 2017).

Até o momento, não há uma dieta ideal documentada para aumento da fertilidade, mas ela pode incluir componentes dos padrões da dieta saudável para o coração (Chavarro e Schlaff, 2018) e da dieta mediterrânea (Broughton e Moley, 2017), bem como o padrão da Nova Dieta Nórdica (*New Nordic diet*). Mudanças específicas na dieta diminuem os distúrbios ovulatórios e melhoram a fertilidade e a trajetória de crescimento embrionário (Berti et al., 2017). A deficiência de zinco afeta negativamente o desenvolvimento do oócito em modelos animais (Hester et al., 2017). A deficiência de iodo foi associada à diminuição da fertilidade em mulheres (Pearce, 2018). A deficiência de vitamina D em homens e mulheres pode estar associada à infertilidade (Pludowski et al., 2013). Para as mulheres, a deficiência de vitamina D pode estar associada à resistência à insulina e à síndrome metabólica na síndrome dos ovários policísticos (SOP), bem como ao desenvolvimento folicular. Para os homens, a deficiência de vitamina D está associada a concentrações mais baixas de testosterona e menor qualidade do esperma. No entanto, em ambos os casos, nem causalidade nem capacidade de tratamento foram demonstradas e há poucas evidências de que a suplementação seja benéfica sem evidências de deficiência (Chavarro e Schlaff, 2018). O cálcio demonstrou ser importante em homens para a espermatogênese, a motilidade espermática, a hiperativação e reações do acrossomo (área do espermatozoide que contém enzimas digestivas para quebrar as camadas externas do óvulo). Contagens de espermatozoides mais saudáveis estão associadas a teores dietéticos ótimos de zinco, ácido fólico e antioxidantes, assim como a evitar o tabagismo e o uso de álcool (Gaur et al., 2010). As recomendações para melhorar a fertilidade masculina incluem a alimentação com uma dieta rica em fibras, com um índice glicêmico mais baixo (incluindo laticínios com teor elevado de gordura e gorduras monoinsaturadas, mas com redução das gorduras *trans*) e baixo teor de proteína animal. Eles também podem observar melhorias consumindo um multivitamínico diariamente, sendo moderadamente ativos fisicamente e obtendo ferro de fontes vegetais. No entanto, também há evidências muito preliminares de diminuição da qualidade do esperma entre aqueles que consomem uma dieta autodescrita como vegana (Orzylowska et al., 2016). Ainda não está esclarecido se o efeito pode ser atribuído a baixa ingestão energética, baixa ingestão de vitamina B$_{12}$ ou zinco, aumento da ingestão de isoflavonas com a ingestão elevada de soja, aumento da ingestão de pesticidas ou outros fatores não identificados, e não foram realizados ensaios de intervenção. O estresse oxidativo está associado à espermatogênese prejudicada. No entanto, a evidência para o uso de antioxidantes suplementares parece fraca e inconsistente. Os tipos e dosagens ideais dos antioxidantes específicos ainda não são conhecidos e os indivíduos também podem exibir respostas variáveis (Mora-Esteves e Shin, 2013). Por outro lado, não é provável que a suplementação seja prejudicial, presumindo-se que esteja em teores correspondentes às ingestões dietéticas recomendadas (RDA) ou inferiores. Não se sabe se os suplementos são tão eficazes quanto uma dieta rica em antioxidantes. Embora existam estudos em contrário, a American Society for Reproductive Medicine afirma que há poucas evidências de que os suplementos fitoterápicos melhorem a fertilidade ou afetem o sexo do feto (Practice Committee, 2017).

A orientação preconcepção está baseada em achados nos quais muitas mulheres iniciam a gestação com um estado nutricional abaixo do ideal, incluindo obesidade e com baixa ingestão de fibras, ácidos graxos poli-insaturados de cadeia longa AGPICL, proteínas, zinco, ferro, fósforo, potássio, cálcio, magnésio, vitaminas A e D, folato, riboflavina e colina (Monk et al., 2013; Rai et al., 2015). Mesmo mulheres com sobrepeso e obesas podem ter baixa ingestão de nutrientes e, em alguns estudos, foram consideradas mais vulneráveis nutricionalmente do que outras mulheres gestantes (Dubois et al., 2018). Embora as recomendações atuais de saúde pública promovam principalmente a suplementação com ácido fólico, muitos outros nutrientes também são importantes no período preconcepção. A suplementação com micronutrientes pode melhorar o estado materno, mas pode não melhorar os desfechos da saúde infantil se iniciada após a concepção (Stephenson et al., 2018). Não se sabe quanto antes da concepção essa suplementação é necessária e provavelmente varia de acordo com o estado nutricional materno. A ingestão otimizada de nutrientes está associada a menor risco de neonatos com restrição de crescimento (**baixo peso ao nascer [BPN], pequenos para a idade gestacional [PIG]**) ou nascimentos prematuros (Tabela 14.1). Assim, um suplemento multivitamínico e multimineral no período antes da concepção pode conferir mais benefícios do que suplementos isolados para a mulher gestante, ou **grávida**, especialmente no contexto de um histórico de baixa ingestão alimentar.

Programas educacionais preconcepção para ambos os pais são promovidos, mas as evidências de efetividade e benefícios são inconsistentes. Também há poucas evidências de quais intervenções sejam mais efetivas (Goldstein et al., 2016). No entanto, parece que as intervenções nutricionais podem ser mais efetivas na promoção de mudanças do que aquelas voltadas para a interrupção do tabagismo e do consumo de álcool (Temel et al., 2014). Além disso, esses programas são direcionados àquelas que planejam engravidar, não ao público em geral, e provavelmente não terão repercussão em muitas pessoas. Mesmo se esses programas pudessem abordar os pais de cerca de 50% das gestações não planejadas, os problemas que podem ser resolvidos rapidamente (tabagismo, uso de álcool, suplementação de vitaminas, cafeína etc.) são limitados. Como algumas questões preconcepção, incluindo obesidade e padrões dietéticos prejudiciais, requerem intervenções a longo prazo, há clamores para uma abordagem de saúde pública mais intensa ou maior de *marketing* para a melhora do estado de saúde de pais em potencial (Stephenson et al., 2018).

Toxinas

A triagem de mulheres quanto ao uso de álcool, tabaco (incluindo cigarros eletrônicos, vapores) e drogas recreativas é crítica e também pode ser importante para a exposição ocupacional a toxinas. O uso de

Tabela 14.1 Exemplos de nutrientes importantes no período periconcepção: preconcepção por meio da organogênese.

Sistemas ou função	Nutrientes
Cérebro e sistema nervoso	Ferro, zinco, iodo, AGPICL, vitaminas A, B$_6$, B$_{12}$, ácido fólico, cobre, proteínas, selênio
Função e estrutura da placenta	Ferro, AGPICL, vitaminas E, C, B$_{12}$, zinco, selênio, cobre, AGPI ômega-3, folato
Inflamação e função imunológica	Vitaminas A, D, zinco, ácidos graxos
Estresse oxidativo	Vitaminas C, E, B$_6$, B$_{12}$, ácido fólico
Embriogênese	Vitaminas A, B$_6$, B$_{12}$, ácido fólico, zinco

AGPICL, ácidos graxos poli-insaturados de cadeia longa; *AGPI*, ácidos graxos poli-insaturados. (Adaptada de Cetin I et al.: Role of micronutrients in the periconceptional period, *Hum Reprod Update* 16:80, 2010; Monk C et al.: Research review: maternal prenatal distress and poor nutrition – mutually influencing risk factors affecting infant neurocognitive development, *J Child Psychol Psychiatry* 54:115, 2013; Ramakrishnan U et al.: Effect of women's nutrition before and during early pregnancy on maternal and infant outcomes: a systematic review, *Paediatr Perinat Epidemiol* 26:285, 2012.)

maconha (*Cannabis sativa*) já está legalizado em alguns estados dos EUA. O uso não parece afetar os parâmetros do sêmen, mas a prevalência de infertilidade aumenta entre as mulheres que relatam o uso de maconha (Practice Committee, 2017). Os modelos animais demonstraram aumento nos defeitos congênitos (Hennessy, 2018), mas os estudos no homem são confundidos pelo abuso de múltiplas substâncias e frequentemente ignoram o momento da exposição (American College of Obstetricians and Gynecologists [ACOG], 2017a). Além disso, a potência tem aumentado com o tempo. As substâncias químicas atravessam a placenta e os receptores canabinoides fetais já estão ativos com apenas 14 semanas. O uso de maconha afeta o sistema nervoso central e modelos animais mostram que ela afeta negativamente o desenvolvimento do cérebro do feto. A prevalência tanto de neonatos PIG quanto de natimortos aumenta entre aquelas que usam maconha e, se associada ao tabagismo, pode aumentar o risco de parto prematuro (ACOG, 2017a; ACOG, 2018d). Os estudos *in vitro* com células da vilosidade coriônica da placenta do primeiro trimestre de gestações interrompidas e transplantadas para um meio nutriente demonstram crescimento deficiente da placenta e prejuízo de sua função, incluindo menor transporte de taurina para o feto quando este é exposto a grandes quantidades de álcool no início da gestação (Lui et al., 2014). As mulheres podem correr o risco de engravidar com níveis tóxicos de mercúrio e os tipos de peixes consumidos devem ser discutidos (ver boxe *Em foco: Ácidos graxos ômega-3 na gestação e na lactação*). O efeito da ingestão materna de cafeína sobre a infertilidade é frequentemente debatido. Nenhum risco aumentado de aborto espontâneo foi observado com o consumo de cafeína inferior a 200 mg/dia, mas o consumo de mais de 500 mg/dia está associado à diminuição da fertilidade (Practice Committee, 2017). A cafeína não é um **teratogênico** (uma substância que causa malformações em um embrião ou feto) e não afeta os parâmetros do sêmen (ver Apêndice 25).

A exposição de homens e mulheres a produtos químicos ambientais, incluindo pesticidas, metais pesados e solventes orgânicos, está associada a aumento do tempo de gestação. No entanto, a maioria dos estudos é prejudicada por fatores de confusão importantes (idade, tabagismo, uso de álcool, paridade, uso de anticoncepcionais, doença subjacente) e a causalidade não pode ser determinada. Também não se sabe se homens e mulheres têm suscetibilidade diferente aos efeitos das toxinas ambientais. A evidência mais forte de efeitos adversos é com a exposição a pesticidas e ao chumbo. A exposição a pesticidas afeta a qualidade do sêmen e aumenta o risco de esterilidade (ACOG, 2013b; Tabela 14.2).

O tabagismo regular do pai antes da concepção está associado a danos no DNA do espermatozoide, mas não está claro se a fertilidade masculina é reduzida (Practice Committee, 2017). O tabagismo também aumenta o risco de seu filho ou filha ter leucemia linfoblástica aguda, mas o risco absoluto ainda é muito pequeno, aumentando de 27 por milhão de nascimentos para 34 por milhão de nascimentos (Van der Zee et al., 2013). O tabagismo materno está associado ao aumento da taxa de aborto espontâneo (Practice Committee, 2017). O consumo habitual de álcool pode estar associado à redução da qualidade do sêmen e às alterações nas concentrações de testosterona e da globulina ligadora dos hormônios sexuais (SHBG). Embora maiores ingestões sejam mais preocupantes, até mesmo cinco drinques por semana foram associados à redução na contagem e na concentração de espermatozoides, bem como à redução na porcentagem de espermatozoides com morfologia normal (Jensen et al., 2014).

Obesidade e condições endócrinas

A obesidade no período preconcepção aumenta o risco para homens e mulheres. Nos homens, o IMC elevado está associado a menor sucesso com a fertilização *in vitro* (FIV). A obesidade materna antes da gestação está correlacionada com taxas mais baixas de concepção, taxas mais altas de anomalias congênitas e taxas mais baixas de nascidos vivos (Merhi et al., 2013). Ela afeta o desenvolvimento do oócito, a ovulação, o desenvolvimento do embrião, o desenvolvimento do endométrio, a implantação e a perda da gestação. A obesidade na gestação e no período pós-parto está correlacionada com o fracasso da lactação (Garcia et al., 2016). Pessoas com diabetes e hipotireoidismo conhecidos, bem como hipertensão, devem estar sob bom controle antes da concepção. Embora a perda de massa corporal melhore a fertilidade para as mulheres, ela tem menos efeito sobre a fertilidade dos homens (ver boxe *Em foco: Caso especial de obesidade*).

A síndrome do ovário policístico (SOP) afeta até 10% das mulheres em idade reprodutiva, mas a prevalência varia amplamente entre as populações (Bellver et al., 2018). Não se sabe se a síndrome afeta a qualidade do oócito. O equilíbrio testosterona-estrogênio é alterado, resultando em resistência à insulina e infertilidade. Algumas pesquisas sugerem que a perda de massa corporal de 5 a 10% é preferível ao uso de metformina para indução da ovulação em pacientes com essa síndrome (Usadi e Legro, 2012; ver Capítulo 30). Tanto a síndrome metabólica quanto a SOP estão associadas a menores taxas de fertilidade, em conjunto com maiores riscos na gestação e neonatais, mesmo com o controle da obesidade. Esses problemas provavelmente são o resultado de vários mecanismos, incluindo inflamação, alguns dos quais podem se sobrepor às duas condições e com parte deles ainda sem identificação. A obesidade costuma ser uma comorbidade que pode amplificar os efeitos da síndrome do ovário policístico, mas não é um critério diagnóstico (ACOG, 2018a). A perda de massa corporal no caso tanto da síndrome metabólica quanto da SOP é recomendada como primeiro curso de tratamento, uma vez que a obesidade está, por si só, associada à diminuição da fertilidade. No entanto, no caso do ovário policístico, a perda de massa corporal não resolverá a hiperandrogenemia subjacente e provavelmente não será útil se a paciente não estiver com sobrepeso ou obesa. Como 50 a 70% das mulheres com essa síndrome apresentam resistência à insulina independentemente do IMC, a otimização do controle da glicose pode ser benéfica (Bellver et al., 2018). Um equivalente masculino da síndrome do ovário policístico também pode existir, mas o impacto na função reprodutiva ainda precisa de investigação (Cannarella et al., 2018).

Os antioxidantes ideais parecem úteis, bem como a vitamina D e os AGPI ômega-3 dos peixes, mas a importância relativa dos suplementos *versus* dietas ricas nesses componentes não está clara. Suplementos fitoterápicos e dietéticos são promovidos para o tratamento da síndrome do ovário policístico (ver boxe *Em foco: Suplementos fitoterápicos e dietéticos*).

Uma dieta saudável e um programa de exercícios ajudam os pais no preparo para uma gestação plena, com o objetivo de atingir a massa corporal adequada antes da concepção. No entanto, embora a intervenção no período preconcepção seja recomendada, ela raramente é alcançada, porque metade das gestações nos EUA não é planejada. Além disso, os avanços na **tecnologia de reprodução assistida (TRA)** significam que os "pais" podem ser doadores de óvulos, espermatozoides ou mães de aluguel. A saúde preconcepção desses "pais" provavelmente também é importante, mas o impacto é desconhecido.

CONCEPÇÃO

A **concepção** envolve uma série complexa de eventos endócrinos nos quais um espermatozoide saudável fertiliza um ovo (óvulo) saudável dentro de 24 horas após a ovulação. Ela não garante um resultado bem-sucedido de gestação. As taxas de perda oculta são estimadas em 41 a 70%, dependendo do momento e da sensibilidade do teste de gestação (Kwak-Kim et al., 2010). Entre as gestações clinicamente reconhecidas, a taxa geral de perda gestacional precoce é de 10%, mas varia amplamente de acordo com a idade da mãe (ACOG, 2015e).

EM FOCO
Ácidos graxos ômega-3 na gestação e na lactação

Nossos ancestrais provavelmente consumiam uma dieta com quantidades iguais de ácidos graxos ômega-3 e ômega-6. Estima-se que atualmente as dietas norte-americanas contenham teores muito mais elevados de ácidos graxos ômega-6 do que de ômega-3. Acredita-se que essa mudança dramática na proporção afete a prevalência geral da doença, bem como o resultado da gestação. No entanto, não há evidências de que as quantidades absolutas de ácidos graxos essenciais (AGE) fornecidas por qualquer cultura sejam inadequadas para a placenta, o feto ou o crescimento infantil (Lauritzen e Carlson, 2011). A adequação da ingestão de AGE é altamente individual com base na ingestão alimentar, no acesso aos alimentos e nas preferências alimentares.

Os ácidos graxos são encontrados em todas as membranas celulares. O cérebro fetal contém quantidades iguais de ômega-6 (ácido araquidônico) e ômega-3 (ácido docosa-hexaenoico [DHA]). A ingestão de ácido araquidônico raramente é limitada. Os ômega-3, principalmente o ácido eicosapentaenoico (EPA) e o DHA, são importantes para o neurodesenvolvimento fetal, a vasodilatação, a redução da inflamação e a inibição da trombose. Embora se acredite que o EPA seja benéfico, seus efeitos independentes ainda não foram testados porque os suplementos de EPA purificados estão disponíveis apenas recentemente.

O DHA é importante para o crescimento e desenvolvimento do sistema nervoso central fetal e da retina. Ele pode desempenhar um papel benéfico na função imunológica fetal e pode ajudar a diminuir o risco de alergia alimentar (Larqué et al., 2012). Ele também pode ser útil em relação ao peso ao nascer, bem como à depressão materna. Há algumas evidências de que suplementar todas as mulheres gestantes pode ser favorável para reduzir o risco de parto prematuro precoce (Shireman et al., 2016). Uma revisão recente de Cochrane descobriu que o aumento da ingestão geral de ácidos graxos poli-insaturados de cadeia longa ômega-3 (AGPICLs, de alimentos ou suplementos) reduziu o risco de nascimento tanto de pré-termos tardios (menos de 37 semanas) quanto de pré-termos precoces ou muito prematuros (menos de 34 semanas) (Middleton et al., 2018). A revisão Cochrane também concluiu que mais pesquisas são necessárias para determinar os efeitos a longo prazo na mãe e no filho para determinar as vias metabólicas e de neurodesenvolvimento, além de determinar se e como os resultados variam de acordo com os diferentes tipos de ácidos graxos ômega-3, bem como os efeitos do momento, da dosagem e das características das mulheres.

O DHA é seletiva e preferencialmente transferido pela placenta (Lauritzen e Carlson, 2011). O acúmulo fetal de DHA é maior na última metade da gestação, atingindo 30 a 45 mg/dia no último trimestre (Koletzko et al., 2007), principalmente para o cérebro e tecido adiposo, e nos primeiros meses de vida. Ele deve ser mobilizado dos estoques maternos ou a dieta pré-natal deve incluir quantidades adequadas do ácido pré-formado. As taxas de transferência são altamente variáveis e são mais baixas entre mulheres com obesidade, pré-eclâmpsia, hipertensão e diabetes (tipo 1, tipo 2 e diabetes gestacional) (Lauritzen e Carlson, 2011). Mulheres que fumam e que tenham fetos com restrição de crescimento também apresentam taxas de transferência mais baixas. Acredita-se que períodos curtos entre concepções podem fazer com que a mãe entre em uma gestação subsequente com o estoque depletado. A quantidade de DHA no sangue que otimiza os resultados maternos e infantis, bem como os níveis de ingestão para atingir esses teores, ainda são desconhecidos. Uma ingestão média diária de 200 mg durante a gestação e a lactação é atualmente recomendada, mas estudos estão em andamento testando o benefício de quantidades maiores (Carlson et al., 2017). As ingestões atuais costumam ser bem mais baixas. As ingestões de até 1 g/dia de DHA ou 2,7 g/dia de AGPIs ômega-3 totais parecem seguras (Koletzko et al., 2007). A principal fonte alimentar de DHA são peixes gordurosos de água fria e algumas refeições por semana com peixes com baixo teor de mercúrio durante a gestação fornecem quantidades adequadas do ácido. Os peixes com baixo teor de metilmercúrio mas com alto teor de DHA incluem salmão, sardinha, truta, arenque, anchova e cavalinha (não a cavala-verdadeira). Caviar e miolos (não consuma aqueles oriundos de regiões cuja contaminação por príons seja motivo de preocupação) também são particularmente ricos. Outros alimentos também podem ser usados, dependendo da disponibilidade local e aceitação de fontes seguras. Verifique as tabelas de composição de alimentos locais para opções.

Fontes vegetais de ácidos graxos ômega-3 (ácido alfalinolênico [ALA]) incluem sementes de linhaça e nozes em geral, especialmente nozes de nogueira. A taxa de conversão para DHA geralmente é muito baixa, mas melhora durante a gestação (Burdge et al., 2017). No entanto, a biomagnificação pela placenta não parece compensar a ausência de EPA ou DHA pré-formado. Ovos fortificados com DHA podem ser úteis, mas outros alimentos fortificados contêm pouco DHA. Alimentos rotulados como fortificados com ômega-3 provavelmente contêm ALA. Em suplementos dietéticos, a fonte de EPA e DHA de algas é outra opção vegetariana útil.

Qualquer mulher gestante alérgica a peixes deve procurar uma fonte de DHA suplementar de algas. Atualmente, não se sabe se o EPA ou outros componentes (p. ex., outros ácidos graxos, vitamina D, iodo e selênio) também são importantes (Oken et al., 2013). Suplementos de óleo de peixe contêm EPA e DHA, embora melhores resultados a longo prazo sejam vistos com o consumo de peixe em vez de suplementos. Aconselha-se cautela, todavia, com os óleos de fígado de peixe (como o óleo de fígado de bacalhau) devido aos altos teores de vitamina A pré-formada.

O neonato amamentado obtém DHA por meio do leite materno quando a mãe ingere quantidades suficientes de alimentos que contenham o ácido. Se a mãe que amamenta exclusivamente não estiver consumindo peixe ou suplementos de DHA, um suplemento pode ser administrado ao lactente. Para as mulheres que não podem ou optam por não amamentar, a maioria das fórmulas infantis nos EUA é fortificada com DHA.

Não há ingestão dietética de referência (IDR/DRI), seja para EPA ou DHA, nos EUA. O benefício da suplementação materna ainda não foi comprovado e existem potenciais efeitos epigenéticos que também devem ser considerados. O consumo materno de peixes está associado a melhor neurodesenvolvimento infantil, pelo menos em estudos observacionais sujeitos a elementos de confusão. Talvez a suplementação seja necessária apenas para aquelas mulheres com ingestão muito baixa de AGPICL e/ou para neonatos prematuros que não tiveram tempo suficiente para acumular uma quantidade satisfatória.

É preferível promover uma variedade de opções seguras de frutos do mar. As mulheres passaram a consumir menos peixe desde que as advertências sobre o mercúrio foram publicadas (McGuire et al., 2016). Elas devem ter certeza de que o peixe pode ser consumido com segurança como uma boa fonte de proteínas, desde que seja tomado cuidado ao escolher e preparar o peixe (ver Boxe 14.7). Se pelo menos algumas das fontes com alto teor de DHA forem escolhidas, os resultados da gestação, bem como o neurodesenvolvimento infantil e a acuidade visual, podem melhorar. Além disso, se as mulheres consumirem esses peixes durante a gestação, também é provável que continuem a consumi-los no pós-parto, melhorando a reposição materna e o acúmulo contínuo após o nascimento de DHA da criança.

O sistema Carnegie de estadiamento de embriões é utilizado para descrever as mudanças embrionárias previsíveis e marcos de desenvolvimento. Conforme observado na Tabela 14.3, bem como na Tabela 14.1 e no Boxe 14.1, as condições ideais, incluindo a ausência de fatores hostis e o estado ótimo de muitos nutrientes, são consideradas críticas no período preconcepção e durante a organogênese fetal.

GESTAÇÃO

Mudanças fisiológicas da gestação
Composição e volume sanguíneo

O volume sanguíneo aumenta em quase 50% até o fim da gestação, com grande variabilidade entre as mulheres. Esse volume sanguíneo aumentado resulta em concentrações diminuídas de hemoglobina,

Tabela 14.2 Exemplos de efeitos na saúde reprodutiva da exposição pré-natal a contaminantes ambientais.

Produtos químicos	Fontes e vias de exposição	Efeitos na saúde reprodutiva ou no desenvolvimento
Pesticidas	Os pesticidas são aplicados em grandes quantidades nos ambientes agrícolas, comunitários e domésticos. Em 2001, mais de meio bilhão de quilos (ou 500 mil toneladas) de pesticidas foram usados nos EUA. Os pesticidas podem ser ingeridos, inalados e absorvidos pela pele. As vias de exposição aos pesticidas incluem alimentos, água, ar, poeira e solo	Desenvolvimento cognitivo prejudicado Neurodesenvolvimento prejudicado Crescimento fetal comprometido Aumento da suscetibilidade à neoplasia testicular Câncer infantil
Solventes	Os exemplos incluem benzeno, tolueno, xileno, estireno, 1-bromopropano, 2-bromopropano, percloroetileno e tricloroetileno. Os solventes incluem alguns dos produtos químicos de maior volume de produção nos EUA Eles são usados em plásticos, resinas, náilon, fibras sintéticas, borracha, lubrificantes, corantes, detergentes, medicamentos, pesticidas, colas, tintas, diluentes de tinta, esmaltes, lacas, sabões, processos de impressão e curtimento de couro, isolamento, fibra de vidro, recipientes para alimentos, revestimento de carpetes e produtos de limpeza. Os solventes são um componente da fumaça do cigarro. A exposição ocorre principalmente por meio da inalação de ar contaminado	Perda fetal Aborto espontâneo
Tolueno	A exposição ocorre ao respirar ar contaminado no local de trabalho, no escapamento de automóveis e em alguns produtos de consumo, tintas, diluentes de tintas, esmaltes, lacas e adesivos	Diminuição do peso do feto e do peso ao nascer Malformações congênitas
Ftalatos	Os ftalatos são derivados sinteticamente. Eles são usados em uma variedade de bens de consumo, como dispositivos médicos, materiais de limpeza e de construção, produtos de higiene pessoal, cosméticos, produtos farmacêuticos, processamento de alimentos e brinquedos. A exposição ocorre por meio da ingestão, inalação e absorção cutânea	Redução do padrão masculino de brincadeiras em meninos, ou seja, de comportamentos tipicamente masculinos Redução da distância anogenital Encurtamento da idade gestacional Neurodesenvolvimento prejudicado em meninas
Chumbo	A exposição ocupacional ocorre na fabricação e reciclagem de baterias, fundição, conserto de automóveis, caldeamento, soldagem, limpeza e disparo de armas de fogo e produção de ornamentos de vitral e joias. A exposição não ocupacional ocorre em casas antigas, em que tintas à base de chumbo eram usadas, canos de água, cerâmicas importadas, remédios fitoterápicos, cosméticos tradicionais, tinturas de cabelo, solo contaminado, brinquedos e bijuterias	Alterações na metilação genômica Deficiência intelectual Aumento da probabilidade de alergias
Mercúrio	O mercúrio das usinas elétricas a carvão é a maior fonte de poluição por mercúrio produzida pelo homem nos EUA. A exposição humana primária ocorre pelo consumo de frutos do mar contaminados	Diminuição do desempenho cognitivo Neurodesenvolvimento prejudicado
Bifenilas policloradas	As bifenilas policloradas eram usadas como isolantes e lubrificantes industriais. Elas foram proibidas na década de 1970, mas são persistentes nas cadeias alimentares aquáticas e terrestres, resultando em exposição por ingestão	Desenvolvimento de comportamentos associados ao transtorno de déficit de atenção e de hiperatividade Aumento do índice de massa corporal QI reduzido
Poluentes do ar	Poluentes atmosféricos comuns incluem monóxido de carbono, chumbo, ozônio no nível do solo, matéria particulada, dióxido de nitrogênio e dióxido de enxofre. A poluição do ar surge de uma variedade de fontes, incluindo veículos motorizados, produção industrial, produção de energia (carvão), queima de madeira e pequenas fontes locais, como lavanderias	Baixo peso ao nascer Defeitos congênitos
Fumaça de cigarro	A exposição à fumaça do cigarro inclui fumo ativo, fumo passivo ou ambos	Aborto espontâneo Restrição de crescimento intrauterino Baixo peso ao nascer Parto prematuro Diminuição da qualidade do sêmen
Perclorato	O perclorato é usado para produzir combustível para foguetes, fogos de artifício, sinalizadores e explosivos e também pode estar presente em alvejantes e alguns fertilizantes. As fontes de exposição são água potável contaminada, alimentos e outras bebidas que não água. Os neonatos também podem ser expostos pelo leite materno	Alterações da função da tireoide
Perfluoroquímicos	Perfluoroquímicos são compostos organofluorados artificiais amplamente utilizados, com muitas aplicações industriais e de produtos de consumo. Exemplos podem sem vistos no sulfonato de perfluoro-octano e perfluoro-octanato, que são usados em utensílios de cozinha e panelas com superfícies antiaderentes e em embalagens para fornecer graxa, óleo e resistência à água para pratos, recipientes de alimentos, sacos e embalagens que entram em contato com os alimentos. Eles persistem no meio ambiente. A exposição ocupacional e a exposição da população em geral ocorrem por inalação, ingestão e contato dérmico	Redução do peso ao nascer

(continua)

Tabela 14.2 Exemplos de efeitos na saúde reprodutiva da exposição pré-natal a contaminantes ambientais. (*Continuação*)

Produtos químicos	Fontes e vias de exposição	Efeitos na saúde reprodutiva ou no desenvolvimento
Éteres difenílicos polibromados (PBDE)	Incluem materiais retardadores de chamas que persistem e se acumulam no meio ambiente. Eles são encontrados em móveis, tecidos, carpetes, eletrônicos e plásticos que são misturados, mas não ligados, a espuma ou plástico	Neurodesenvolvimento prejudicado Nascimento prematuro Baixo peso ao nascer Natimorto
Bisfenol A	O bisfenol A é um intermediário químico para plásticos e resinas de policarbonato. É encontrado em alimentos, produtos de consumo e embalagens. A exposição ocorre por inalação, ingestão e absorção cutânea	Aborto espontâneo recorrente Agressão e hiperatividade em crianças do sexo feminino
Formaldeído	O formaldeído é usado na produção de adesivos para madeira, materiais abrasivos, outros produtos industriais, em laboratórios clínicos e embalsamamento. Pode ser encontrado em alguns germicidas, fungicidas, inseticidas e produtos de higiene pessoal. As vias de exposição são oral, dérmica e inalada	Aborto espontâneo Baixo peso ao nascer
Fármacos antineoplásicos	Esta classe de fármacos quimioterápicos apresenta exposição ocupacional para enfermeiros e outros profissionais de saúde	Aborto espontâneo Baixo peso ao nascer
Gases anestésicos	Os gases anestésicos são administrados por inalação em estabelecimentos de saúde e veterinários. A exposição ocupacional é um risco para enfermeiros, médicos, dentistas, veterinários e outros profissionais de saúde que trabalham em ambientes nos quais são usados gases anestésicos	Anomalias congênitas Aborto espontâneo
Óxido de etileno	O óxido de etileno é usado para esterilizar itens médicos sensíveis ao calor, instrumentos cirúrgicos e outros objetos que entram em contato com tecidos biológicos. A exposição ocupacional é um risco em alguns estabelecimentos de saúde, principalmente em unidades de esterilização. A exposição ocorre por inalação	Aborto espontâneo e perda da gestação Nascimento prematuro e pós-termo

Reproduzida com permissão do American College of Obstetricians and Gynecologists: Exposure to toxic environmental agents, companion document. Retirado de: https://www.acog.org/-/media/Committee-Opinions/Committee-on-Health-Care-for-Underserved-Women/ExposuretoToxic.pdf, 2013d.

albumina sérica, outras proteínas séricas e vitaminas hidrossolúveis, principalmente após o fim do primeiro trimestre. Em contraste, as concentrações séricas de vitaminas lipossolúveis e outras frações lipídicas, como triglicerídeos, colesterol e ácidos graxos livres, aumentam para garantir o transporte suficiente para o feto. Uma compilação dos valores laboratoriais por trimestre está disponível e os valores selecionados estão listados na Tabela 14.4. No entanto, a ampla variabilidade individual dificulta a determinação da ingestão inadequada ou do estado nutricional deficiente. Os valores normais de hematócrito e hemoglobina mudam por trimestre e os pontos de corte aumentam com a altitude e a condição de fumante, conforme mostrado na Tabela 14.5.

Funções cardiovascular e pulmonar

O aumento do débito cardíaco acompanha a gestação e o tamanho do coração aumenta em 12%. A pressão arterial, principalmente diastólica, diminui durante os dois primeiros trimestres devido à vasodilatação periférica, mas pode retornar aos valores pré-gestacionais no terceiro trimestre. O edema leve dos membros inferiores é normal, resultante da pressão do útero em expansão sobre a veia cava inferior.

As necessidades maternas de oxigênio aumentam e o limiar para dióxido de carbono diminui, o que pode fazer com que a gestante se sinta dispneica. A compensação resulta da troca gasosa pulmonar mais eficiente e do maior diâmetro de expansão do tórax. No terceiro trimestre, o diafragma é empurrado para cima pelo útero em crescimento, o que também pode contribuir para a dispneia materna.

Função gastrintestinal

Durante a gestação, a função do sistema digestório muda de várias maneiras que afetam o estado nutricional. As gengivas podem sangrar mais facilmente devido ao aumento do fluxo sanguíneo. No primeiro trimestre, podem ocorrer náuseas e vômitos, seguidos de retorno do apetite, que pode ser voraz (ver seção *Náuseas e vômito, hiperêmese gravídica e ptialismo*, adiante neste capítulo). Desejos por alimentos e aversão a outros são comuns (ver seção *Desejos, aversões e pica*, adiante neste capítulo). O aumento da concentração de progesterona relaxa a musculatura uterina para possibilitar o crescimento fetal, ao mesmo tempo que diminui a motilidade gastrintestinal com aumento da reabsorção de água. Isso geralmente resulta em constipação intestinal. No entanto, alterações hormonais precoces também podem causar diarreia (ver seção *Constipação intestinal, hemorroidas e diarreia*, adiante neste capítulo). Um esfíncter esofágico inferior relaxado e a pressão do útero em crescimento sobre o estômago podem causar regurgitação e refluxo gástrico (ver seção *Azia*, adiante neste capítulo).

O esvaziamento da vesícula biliar torna-se menos eficiente devido ao efeito da progesterona na contratilidade muscular. Constipação intestinal, desidratação e uma dieta hipoenergética são fatores de risco para o desenvolvimento de cálculos biliares. Durante o segundo e o terceiro trimestres da gestação, o volume da vesícula biliar dobra e sua capacidade de esvaziar com eficiência é reduzida. A composição da bile também muda, tornando-se mais semelhante à lama biliar, aumentando o risco intrínseco de cálculos biliares.

Função imune

A gestação é considerada um período de imunossupressão geral, mas há poucas evidências para sustentar essa ideia. Em vez disso, parece ser um momento de transformação imunológica. É hipotetizado que a liberação lenta e gradual de antígenos paternos e fetais pode, de alguma forma, induzir tolerância no lugar de rejeição, não requerendo, dessa maneira, a mesma imunossupressão necessária para receptores de transplante. Algumas funções imunológicas humorais e mediadas por células parecem estar suprimidas, provavelmente para auxiliar na

EM FOCO
Caso especial de obesidade

As taxas de obesidade aumentaram dramaticamente nos países industrializados e, em menor grau, nos países em desenvolvimento (ver Capítulo 20). Entre as mulheres com obesidade, as taxas de concepção são mais baixas e **anomalias congênitas** (defeitos do tubo neural [DTN], anomalias cardiovasculares, fendas orais, atresia anorretal, hidrocefalia, reduções de membros, espinha bífida) ocorrem com mais frequência e são detectadas com menos frequência no período pré-natal do que no população geral. As taxas de defeitos do tubo neural aumentam com o grau de obesidade. Para mulheres com obesidade grave, as taxas são mais do que o triplo das mulheres com massa corporal adequada. A suplementação com ácido fólico não é tão protetora para essas mulheres, mas o benefício da suplementação com mais de 400 mcg de ácido fólico por dia não foi estudado.

Mulheres com obesidade têm uma resposta exagerada às mudanças fisiológicas normais da gestação. Elas têm risco aumentado de disfunção cardíaca, proteinúria, apneia do sono, doença hepática não alcoólica, diabetes gestacional e pré-eclâmpsia (American College of Obstetricians and Gynecologists [ACOG], 2015d). Ambientes genéticos, hormonais e bioquímicos são alterados, influenciando o crescimento fetal e o desenvolvimento dos órgãos. Mulheres que iniciam a gestação com IMC maior que 30 kg/m^2 têm maior risco de aborto espontâneo (AES), **morte fetal intrauterina (MFIU)** ou natimorto, com o risco de muitas complicações aumentando linearmente (Nelson et al., 2010). Essas mulheres são mais propensas a ter complicações intraparto, operatórias e pós-operatórias, incluindo anemia e depressão pós-parto. Os riscos aumentados de morbidade e mortalidade materna estão associados a graus crescentes de obesidade (Lisonkova et al., 2017). Mulheres com obesidade têm menos probabilidade de iniciar o aleitamento materno e maior probabilidade de apresentar falha na lactação.

Os padrões normais de crescimento fetal são interrompidos. O risco aumenta para macrossomia, lesões no nascimento (distocia do ombro, lesão do plexo braquial, hipoxia fetal) e obesidade infantil, mas também há taxas significativas de neonatos com restrição de crescimento e partos prematuros. Neonatos de mulheres com obesidade têm maior probabilidade de requerer internação na unidade de terapia intensiva neonatal (UTIN). Há uma associação linear entre o índice de massa corporal materno, a morte neonatal e tanto a morbidade neonatal quanto as complicações maternas são significativamente maiores quando o IMC materno é de pelo menos 60 kg/m^2 (Kim et al., 2017).

Embora o ganho de massa corporal gestacional excessivo seja comum entre mulheres com sobrepeso ou obesas e esteja associado a riscos aumentados semelhantes, o índice de massa corporal pré-gestacional costuma ser considerado o fator mais importante. A perda de massa corporal antes da gestação é recomendada e as mulheres que se submeteram à cirurgia bariátrica têm menos probabilidade de desenvolver diabetes gestacional, hipertensão, pré-eclâmpsia ou ter um recém-nascido macrossômico. Os medicamentos para perda de massa corporal não são recomendados devido a questões de segurança na concepção (ACOG, 2015d). O momento ideal e a extensão dessa perda de massa corporal estão sendo examinados.

Não está claro como a obesidade materna medeia resultados maternos e fetais ruins (Catalano e Shankar, 2017). Provavelmente há interações genéticas e materno-fetais. Acreditava-se que a exposição à hiperglicemia fosse o principal indicador, mas agora é reconhecido que outros fatores também são importantes, incluindo hipertrigliceridemia, insulina e resistência à insulina, andrógenos, leptina, aumento da pressão arterial, inflamação e estresse oxidativo. Tanto o funcionamento da placenta quanto o fetal são afetados. A obesidade e a inflamação estão casualmente associadas à resistência à insulina. Não se sabe como a inflamação materna afeta a programação do desenvolvimento, levando ao aumento da adiposidade infantil, mas há algumas evidências de que também exista inflamação fetal. A obesidade, com baixas concentrações de adiponectina, está associada ao aumento do crescimento fetal. O aumento normal de duas a três vezes no colesterol sérico e nas concentrações de ácidos graxos livres durante a gestação é exagerado em mulheres com obesidade. As placentas dessas mulheres têm marcadores de inflamação elevados e as concentrações de hormônio esteroidais mais baixas, possivelmente em resposta à hiperinsulinemia materna. Essas placentas contêm concentrações lipídicas mais elevadas, mas captação modificada dos ácidos graxos poli-insaturados de cadeia longa. Os triglicerídeos não passam pela placenta facilmente, mas há aumento na transferência placentária de metabólitos e aumento nos depósitos de gordura fetal com a obesidade. A alteração do desenvolvimento ou função da placenta, que por sua vez leva à alteração da transferência de aminoácidos, contribui para um estado hiperinsulinêmico fetal. Além disso, a obesidade está associada a alterações específicas do tecido na função mitocondrial e elevado estresse oxidativo. Concentrações elevadas de lipídeos também podem causar alterações epigenéticas nos genes de detecção e metabolismo de lipídeos. Também podem alterar regulação do apetite, saciedade e maturação dos adipócitos do feto. O estado do ferro no contexto da obesidade é pouco estudado (Vricella, 2017). Essas mulheres podem ter menos expansão do volume plasmático, resultando em valores mais altos de hemoglobina. Por outro lado, devido ao aumento da inflamação associada à obesidade, potencialmente apresentam concentrações mais elevadas de hepcidina, que diminui as concentrações de hemoglobina.

Os lactentes que são amamentados exclusivamente com leite materno têm menos probabilidade de serem obesos mais tarde na vida (Uwaezuoke et al., 2017). Tanto o conteúdo nutricional quanto o hormonal do leite materno são alterados com a obesidade materna. Além disso, a microbiota infantil também é alterada devido às mudanças nos oligossacarídeos do leite humano. A programação de desenvolvimento e as interações com a dieta precoce são provavelmente importantes (Catalano e Shankar, 2017).

Neonatos nascidos de mães obesas têm mecanismos reguladores da massa corporal permanentemente alterados, incluindo resposta hipotalâmica à leptina, regulação do apetite e fisiologia das células beta pancreáticas. Também ocorrem alterações no tecido adiposo. Eles são mais propensos a ter obesidade, hipertensão e diabetes na idade adulta. Além disso, esses lactentes apresentam risco aumentado de alergia e atopia, possivelmente por meio da disbiose intestinal e redução da diversidade microbiana. A obesidade materna também afeta negativamente a maturação e o desenvolvimento do sistema imunológico do neonato, mas os papéis da nutrição materna e da exposição a infecções e/ou seus tratamentos ainda não estão claros (Godfrey et al., 2017b). O papel do microbioma intestinal tanto materno quanto do neonato na programação fetal é desconhecido, mas pode ser importante (Zhou e Xiao, 2018). A obesidade materna está associada a aumento do risco de transtornos do espectro do autismo, atraso no desenvolvimento e transtorno de déficit de atenção e hiperatividade (ACOG, 2015d). A pesquisa em animais identificou mecanismos potenciais, incluindo concentrações de ácidos graxos e glicose, altas concentrações de leptina e insulina e os mediadores inflamatórios interleucinas e fator de necrose tumoral que atravessam a placenta e influenciam o desenvolvimento neuroendócrino, a proliferação neuronal e o desenvolvimento cerebral (Godfrey et al., 2017b). As interações com o meio ambiente e os efeitos epigenéticos também são provavelmente importantes. No entanto, o impacto relativo da obesidade materna, ganho de massa corporal gestacional e padrões alimentares ainda não está claro (Catalano e Shankar, 2017).

Parece que tanto os períodos preconcepção quanto periconcepção são críticos. A melhora da função metabólica preconcepção melhora os desfechos perinatais. A intervenção durante a gestação para reduzir a massa corporal melhora a função placentária e o desenvolvimento fetal.

EM FOCO

Suplementos fitoterápicos e dietéticos

Alguns suplementos fitoterápicos e dietéticos são promovidos para o tratamento da síndrome do ovário policístico (SOP) e/ou síndrome metabólica. No entanto, para muitos, a evidência de apoio é insuficientemente confiável para avaliar sua eficácia. Para outros, existe uma preocupação, mesmo que os suplementos fitoterápicos sejam considerados eficazes, devido ao potencial efeito negativo na gestação. Especificamente, a berberina não é segura na gestação porque atravessa a placenta e pode prejudicar o feto. Também pode estimular as contrações uterinas. A N-acetilcisteína também é mencionada como útil no tratamento da síndrome do ovário policístico. No entanto, também atravessa a placenta. A melatonina pode inibir a ovulação, mas a dose crítica é desconhecida e não é recomendada. O inositol (mioinositol, D-quiroinositol) parece ser seguro para uso na gestação. Seu uso com ácido fólico parece diminuir os triglicerídeos e/ou testosterona e melhorar a função ovariana, incluindo as taxas de ovulação em mulheres com sobrepeso e com síndrome do ovário policístico, funcionando tão bem quanto a metformina (Jellin e Gregory, 2018). Uma combinação das duas formas de inositol pode ser mais eficaz do que uma única forma. No entanto, uma revisão sistemática de Cochrane não encontrou diferenças entre inositol e placebo no IMC, razão cintura-quadril, número de pessoas que ovularam, testosterona sérica, triglicerídeos, colesterol, glicose em jejum ou insulina em jejum (Monash University, 2018). Os dados ainda são limitados e o uso de inositol deve ser considerado experimental. A dosagem parece crítica e há potenciais efeitos adversos entre mulheres não obesas; portanto, recomenda-se cautela (Noventa et al., 2016).

Como na população em geral, o uso de suplementos fitoterápicos e dietéticos para muitas condições é comum durante a gestação. Para muitas ervas, a evidência de apoio não é suficientemente confiável para avaliar sua eficácia ou segurança, especialmente no primeiro trimestre. As ervas locais comuns devem ser investigadas cuidadosamente para sua segurança durante a gestação. Mesmo aquelas com os mesmos nomes podem ter efeitos diferentes. Por exemplo, a camomila-dos-alemães parece ser de pouca preocupação durante a gestação, enquanto a camomila-romana parece aumentar o risco de parto prematuro e baixo peso ao nascer (Trabace et al., 2015), além de poder ser um abortivo (Jellin e Gregory, 2018). Muitas ervas podem causar contrações uterinas e/ou sangramento e são contraindicadas na gestação, incluindo látex de *Aloe vera* ingerido, unha-de-gato, óleo volátil de canela, chá de orégano, chá de folha de abacate, arruda, chá de sálvia, damiana e grandes quantidades de semente de salsa ou aipo (Kennedy et al., 2016; Rivera et al., 2006).

Aconselha-se cautela com o uso de todos os suplementos fitoterápicos e dietéticos porque segurança, pureza e eficácia nem sempre podem ser garantidas devido à forma como são regulamentados pela Food and Drug Administration (FDA). Podem ocorrer interações com medicamentos prescritos, afetando as decisões de tratamento (Kennedy et al., 2016). Mesmo algumas ervas consideradas úteis durante a gestação podem trazer consequências inesperadas. Por exemplo, folhas de framboesa e chá de folhas de amora podem causar hipoglicemia em pacientes com diabetes gestacional (Cheang et al., 2016). As mulheres devem notificar seu médico sobre o uso de qualquer medicamento, incluindo suplementos dietéticos, fitoterápicos e o risco *versus* benefício deve ser cuidadosamente considerado. Ver *Natural Medicines Comprehensive Database* (Banco de Dados Abrangente de Medicamentos Naturais) para obter informações detalhadas específicas. Ver também Capítulo 11.

Tabela 14.3 Estágios de Carnegie da gestação humana até 16 semanas após a ovulação.

Estágio de Carnegie (tempo pós-ovulação)	Tamanho da estrutura	Eventos de desenvolvimento destacados com implicações nutricionais potenciais selecionadas
Estágio 1 Fertilização (1 dia)	0,1 a 0,15 milímetro (mm); menor do que o tamanho de uma ponta de lápis	A fertilização começa quando o espermatozoide penetra no oócito. Isso requer que o espermatozoide, que pode sobreviver até 48 h, viaje 10 h pelo trato reprodutivo feminino. Em seguida, o espermatozoide deve penetrar com sucesso na zona pelúcida, uma membrana dura que envolve o óvulo, um processo que leva aproximadamente 20 min. Uma vez que a fertilização seja bem-sucedida, a estrutura se torna um zigoto. Este é o fim do processo de fertilização **Quantidades adequadas de folato** são necessárias para a divisão celular e a formação de DNA
Estágio 2 Primeira clivagem celular (1,5 a 3 dias)	0,1 a 0,2 mm	O zigoto começa a se dividir. A divisão começa a ocorrer aproximadamente a cada 20 h. Quando a divisão celular gera massa de aproximadamente 16 células, o zigoto se torna uma mórula, uma estrutura em forma de amora. A mórula recém-criada deixa a tuba uterina e entra na cavidade uterina entre 3 e 4 dias após a fertilização
Estágio 3 Blastocisto inicial (4 dias)	0,1 a 0,2 mm	A mórula entra no útero e a divisão celular continua. Uma cavidade (orifício), conhecida como blastocele, se forma no meio da mórula. As células estão se achatando e se compactando dentro dessa cavidade. A zona pelúcida permanece com o mesmo tamanho que tinha após a fertilização, com a cavidade no centro. A estrutura inteira passa a ser chamada de blastocisto. Dois tipos de células estão se formando: embrioblastos, na parte interna da blastocele, e trofoblastos, na porção externa da blastocele
Estágio 4 Início da implantação (5 a 6 dias)	0,1 a 0,2 mm	A pressão da blastocele que se expande no meio do blastocisto contra a parede rígida da zona pelúcida cria uma "eclosão" do blastocisto dessa zona pelúcida. A separação dos embrioblastos e trofoblastos está completa A camada externa das células trofoblásticas secreta uma enzima que corrói o revestimento epitelial do útero para que o blastocisto possa se implantar. As células trofoblásticas também secretam hCG, que estimula o corpo-lúteo (a massa glandular amarela no ovário formada por um folículo ovariano que amadureceu e liberou seu óvulo) para continuar a produção de progesterona, importante para a manutenção do revestimento uterino rico em sangue. A progesterona também é produzida posteriormente pela placenta. Cinco dias é o último período em que um embrião de fertilização *in vitro* pode ser transferido **Considerar vitamina D**
Estágio 5 Implantação completa (7 a 12 dias)	0,1 a 0,2 mm	As células trofoblásticas continuam a destruir as células do revestimento uterino, criando reservatórios de sangue e estimulando o crescimento de novos capilares. Isso inicia o crescimento da placenta A massa celular interna de blastocistos se diferencia em epiblasto (camada superior das células, tornando-se o embrião e a cavidade amniótica) e hipoblasto (camada inferior de células, tornando-se o saco vitelino) Gestações ectópicas são aquelas que não se implantam no útero nesse momento, podendo se tornar um problema com risco de morte

(continua)

Tabela 14.3 Estágios de Carnegie da gestação humana até 16 semanas após a ovulação. (Continuação)

Estágio de Carnegie (tempo pós-ovulação)	Tamanho da estrutura	Eventos de desenvolvimento destacados com implicações nutricionais potenciais selecionadas
Estágio 6 Linha primitiva (13 dias)	0,2 mm	Formação da placenta: formam-se "dedos" de vilosidades coriônicas, ancorando o embrião ao útero. Os vasos sanguíneos começam a aparecer Formação do pedúnculo: o embrião é preso à placenta em desenvolvimento por um pedúnculo, que mais tarde se torna parte do cordão umbilical Gastrulação: uma linha estreita de células, chamada de linha primitiva, aparece na superfície do disco embrionário de duas camadas. As células migram, com simetria bilateral, das bordas externas do disco para a linha primitiva e começam a formar três camadas: o ectoderma (camada superior do disco embrionário que mais tarde formará pele, cabelo, lentes do olho, revestimento das orelhas interna e externa, nariz, seios da face, boca, ânus, esmalte dentário, hipófise e glândula mamária e todas as partes do sistema nervoso), o mesoderma (camada de células intermediárias que mais tarde formará músculos, ossos, tecido linfático, baço, células sanguíneas, coração, pulmões e sistemas reprodutivo e excretor) e o endoderma (camada celular interna que mais tarde formará o revestimento dos pulmões, a língua, as tonsilas, a uretra e glândulas associadas, a bexiga e o tubo digestivo) **Considerar vitaminas A, E, C, cobre e DHA**
Estágio 7 Neurulação (16 dias)	0,4 mm	A gastrulação continua, formando o disco embrionário de três camadas As células da crista neural se originam na parte superior do tubo neural e migram extensivamente por todo o embrião, diferenciando-se em muitos tipos de células, incluindo neurônios, células gliais, células pigmentadas da epiderme, células produtoras de epinefrina das glândulas suprarrenais e de vários tecidos esqueléticos e conjuntivos da cabeça A síndrome do alcoolismo fetal resulta da interrupção da migração das células da crista neural **Considerar vitaminas A, E, ácido fólico, colina, zinco, selênio, DHA e antioxidantes**
Estágio 8 (17 a 19 dias)	1 a 1,5 mm	A área embrionária agora tem o formato de uma pera, com a região da cabeça mais larga do que a cauda. O ectoderma engrossou para formar a placa neural. As bordas surgem, formando o sulco neural côncavo. Este sulco é o precursor do sistema nervoso do embrião, um dos primeiros órgãos a se desenvolver As células sanguíneas já estão desenvolvidas e começam a formar canais ao lado das células epiteliais, que também estão se formando *Sonic hedgehog* (Shh) é um dos três genes que agora são secretados da notocorda (corpo em forma de bastão composto de células do mesoderma). Esses genes codificam moléculas de sinalização envolvidas em processos de padronização durante a embriogênese, incluindo o desenvolvimento de neurônios cerebrais, a separação de um único campo óptico em dois campos bilaterais, crescimento de cabelo e desenvolvimento de membros. A repressão de Shh pela notocorda inicia o desenvolvimento pancreático **Considerar vitamina B$_{12}$, ácidos graxos ômega-3, ácido fólico, colesterol e colina**
Estágio 9 Aparecimento de somitos (19 a 21 dias)	1,5 a 2,5 mm	O embrião se parece com um amendoim com a extremidade da cabeça maior em comparação com a extremidade da cauda Um a três pares de somitos (tecido do mesoderma que se parece com "saliências") estão agora presentes, com cada crista, saliência e recesso indicando diferenciação celular A dobra da cabeça aumenta em ambos os lados da linha primitiva. As células endocardiais (musculares) começam a se fundir e formar os dois tubos cardíacos do embrião inicial Os vasos sanguíneos secundários agora aparecem no córion/placenta. As células hematopoéticas (formando células sanguíneas) e células endoteliais (formando vasos sanguíneos) aparecem no saco vitelino simultaneamente **Considerar ácido fólico, cobre e ferro**
Estágio 10 (21 a 23 dias)	1,5 a 3,0 mm	Nesse momento, o embrião parece uma fechadura antiga com uma grande parte superior oval, com uma espiga de milho nos dois terços inferiores da estrutura O rápido crescimento celular alonga o embrião e expande o saco vitelino. Ao fim desse estágio, podem existir de 4 a 12 pares de somitos. Aparecem as células que se tornarão os olhos e as orelhas As pregas neurais começam a surgir e se fundir, fechando o tubo neural como um "zíper". A falha desse fechamento resulta em um defeito do tubo neural, incluindo anencefalia e espinha bífida, que varia em gravidade dependendo da localização e extensão da área deixada aberta Os dois tubos endocardiais se fundem em um. Este tubo cardíaco assume a forma de um S e a contração do músculo cardíaco começa **Considerar folato, B$_6$, B$_{12}$, colina, vitamina A, zinco, cobre e metionina**
Estágio 11 (23 a 25 dias)	2,5 a 3,0 mm	O embrião tem forma de curva em S modificada com cauda semelhante a um bulbo e pedúnculo conectando à placenta em desenvolvimento Os somitos aumentam para 20 pares, ponto em que o prosencéfalo está completamente fechado. O coração tubular primitivo está batendo e o peristaltismo começa **Considerar vitamina A**

(continua)

Tabela 14.3 Estágios de Carnegie da gestação humana até 16 semanas após a ovulação. (*Continuação*)

Estágio de Carnegie (tempo pós-ovulação)	Tamanho da estrutura	Eventos de desenvolvimento destacados com implicações nutricionais potenciais selecionadas
Estágio 12 (25 a 27 dias)	3 a 5 mm	O embrião agora tem a forma de C. O cérebro e a medula espinal são os maiores tecidos do embrião O rosto está se tornando aparente, olhos e orelhas estão começando a se formar. As valvas e os septos cardíacos podem se tornar aparentes. O sistema sanguíneo está se desenvolvendo. As células sanguíneas seguem a superfície do saco vitelino (de onde se originaram) e depois se movem ao longo do sistema nervoso central até as vilosidades coriônicas, parte do sistema sanguíneo materno. As células do fígado estão começando a se formar, antes do resto do sistema digestório. Os brotos dos membros superiores aparecem **Considerar vitamina A, ácido fólico, colina, metionina e zinco**
Estágio 13 (26 a 30 dias)	4 a 6 mm, tamanho da cabeça de uma borracha de lápis	Mais de 30 pares de somitos ficam evidentes, precursores de múltiplos sistemas de órgãos A primeira camada superficial fina de pele aparece para cobrir o embrião. Os músculos das costas e as costelas começam a se formar. A camada do epitélio digestivo começa a se diferenciar, eventualmente desenvolvendo-se em fígado, pulmão, estômago e pâncreas
Estágio 14 (31 a 35 dias)	5 a 7 mm	O cérebro e a cabeça estão crescendo rapidamente, seções do cérebro e da parede da medula espinal estão se tornando diferenciadas. O olho está se desenvolvendo e a placa nasal pode ser detectada. A bolsa adeno-hipofisária, que posteriormente se desenvolve na hipófise anterior, é definida. O esôfago está se formando e os sacos pulmonares aparecem. Aparecem os brotos uretéricos e os metanefros, que mais tarde se desenvolvem nos rins. Os membros superiores se alongam e a inervação começa **Considerar AGPICL (especialmente DHA e AA), proteína, zinco, ferro, colina, cobre, iodo, vitamina A e folato**
Estágio 15 (35 a 38 dias)	7 a 9 mm	O cérebro ainda é maior do que o tronco Os arcos maxilares e mandibulares são mais proeminentes. O estomodeu, a depressão no ectoderma que se desenvolverá na boca e na cavidade oral, aparece. O pigmento retiniano pode aparecer no cálice óptico. As fossetas nasais simétricas e separadas aparecem como depressões no disco nasal. Os hemisférios cerebrais futuros são distinguidos O sangue que flui pelo canal atrioventricular é dividido em fluxos esquerdo e direito As placas de mão, antebraços, braços e ombros agora podem ser distinguidas nos brotos do membro superior. Os brotos dos membros inferiores começam a se desenvolver e a inervação começa
Estágio 16 (37 a 42 dias)	9 a 11 mm	O rombencéfalo, responsável pela regulação cardíaca, respiração e movimentos musculares, começa a se desenvolver. A futura mandíbula inferior agora está visível. As fossetas nasais giram para o rosto ventralmente à medida que a cabeça se alarga O tubo cardíaco começa a se desenvolver. O tecido da glândula mamária começa a amadurecer. O mesentério, o tecido que liga os intestinos à parede abdominal posterior e os supre com sangue, nervos e vasos linfáticos, está agora definido As mãos começam a se desenvolver. As áreas de coxas, pernas e pés agora podem ser distinguidas **Considerar vitamina A**
Estágio 17 (42 a 44 dias)	10 a 13 mm	A mandíbula e os músculos faciais estão se desenvolvendo. O sulco nasofrontal se torna distinto. Um bulbo olfatório (sentido do olfato) se forma no cérebro. Os brotos dos dentes (sem um arranjo de células claras) começam a se formar O coração se divide em quatro câmaras distintas. O diafragma se forma e hipófise, traqueia, laringe e brônquios começam a se formar. Os intestinos começam a se desenvolver dentro do cordão umbilical, posteriormente migrando para o abdome quando há espaço. As células germinativas primitivas chegam à área genital, respondendo a instruções genéticas sobre se elas se desenvolvem em genitais femininos ou masculinos. Os raios digitais são visíveis nos pés e nas mãos **Considerar vitamina K**
Estágio 18 (44 a 48 dias)	11 a 14 mm	O corpo parece mais um cubo As pálpebras começam a se desenvolver, os olhos ficam pigmentados. Os mamilos aparecem no peito. Os rins começam a produzir urina A ossificação do esqueleto começa **Considerar cálcio, fósforo, magnésio, vitaminas A, D e K.** Ver Capítulo 23
Estágio 19 (48 a 51 dias)	13 a 18 mm	Canais semicirculares estão se formando na orelha interna, permitindo as sensações de equilíbrio e posição corporal. As gônadas estão se formando. A localização do joelho e do tornozelo agora é aparente, as articulações são mais distintas. Os dedos dos pés estão quase completamente entalhados e as unhas dos pés começam a aparecer A cartilagem óssea começa a formar uma estrutura mais sólida. Os músculos se desenvolvem e se fortalecem

(*continua*)

Tabela 14.3 Estágios de Carnegie da gestação humana até 16 semanas após a ovulação. (Continuação)

Estágio de Carnegie (tempo pós-ovulação)	Tamanho da estrutura	Eventos de desenvolvimento destacados com implicações nutricionais potenciais selecionadas
Estágio 20 (51 a 53 dias)	15 a 20 mm	O movimento espontâneo começa O nariz está totalmente formado. A membrana anal é perfurada. Testículos ou ovários, assim como dedos dos pés, são distinguíveis
Estágio 21 (53 a 54 dias)	17 a 22 mm	Os olhos são bem desenvolvidos, mas ainda não migraram da lateral para a frente da cabeça. As orelhas externas ainda não migraram para cima. A língua está se desenvolvendo Os intestinos começam a recuar para a cavidade abdominal. A falha em retroceder pode resultar em *gastrósquise* ou *onfalocele*
Estágio 22 (54 a 56 dias)	19 a 24 mm	O desenvolvimento de múltiplos órgãos continua. O lábio superior agora está totalmente formado O cérebro pode sinalizar o movimento muscular Os membros começam a ossificar (substituindo cartilagem por osso), começando nos membros superiores **Considerar nutrientes ósseos.** Ver Capítulo 23
Estágio 23 Fim do período embrionário (56 a 60 dias)	23 a 26 mm	A cabeça está ereta e redonda. A orelha externa está totalmente desenvolvida. A retina é totalmente pigmentada. As pálpebras começam a se unir e ficam semicerradas. As papilas gustativas começam a se formar. Os ossos do palato começam a se fundir. Os dentes decíduos estão na fase de revestimento (as células agora estão organizadas e parecem uma cobertura). Os membros superiores e inferiores estão bem formados, dedos das mãos e dos pés não mais agrupados e estão separados e distintos Os intestinos continuam a migrar do cordão umbilical para a cavidade corporal Camadas de células bastante achatadas (precursoras da camada superficial da pele) substituem o ectoderma delgado **Considerar vitaminas A, D e K, cálcio, fósforo, magnésio, proteínas e ácidos graxos ômega-3**
(61 a 68 dias, aproximadamente 10 semanas)	31 a 42 mm	A estrutura básica do cérebro está completa e a massa cerebral está crescendo rapidamente. Encaixes para todos os 20 dentes são formados na linha da gengiva. O rosto tem aparência humana. As cordas vocais se formam e o feto pode emitir sons. O feto desenvolve reflexos Os músculos do aparelho digestório podem funcionar e iniciam a contração. As vilosidades que extraem nutrientes revestem os intestinos dobrados. O fígado começa a secretar bile (líquido espesso, marrom-esverdeado, contendo sais biliares, pigmentos biliares, colesterol e sais inorgânicos), que é armazenada na vesícula biliar A tireoide e o pâncreas estão totalmente desenvolvidos. O pâncreas produz insulina. A genitália ainda não está totalmente formada. As unhas começam a crescer. A pele é muito sensível **Considerar folato, ácidos graxos ômega-3, vitaminas D, A, colina, vitaminas do complexo B, proteínas, zinco, ferro, cobre, magnésio e iodo**
(12 semanas)	Comprimento cabeça/nádega: 61 mm Peso: 8 a 14 g	O feto começa a se mover conforme o sistema nervoso e o sistema muscular continuam a se desenvolver O batimento cardíaco pode ser detectado. Os músculos de sucção se desenvolvem, as glândulas salivares começam a funcionar. As glândulas sudoríparas e os pelos do corpo começam a crescer. O padrão do cabelo do couro cabeludo é perceptível. O feto inspira e expira líquido amniótico, essencial para o desenvolvimento dos sacos aéreos nos pulmões O baço está totalmente funcional, removendo hemácias velhas e produzindo anticorpos
(Aproximadamente 14 semanas)	Comprimento: 80 a 104 mm Peso: 25 g	Os ossos continuam a se formar, os músculos se fortalecem. Os olhos estão voltados para a frente e as orelhas estão próximas de sua posição final. O tronco está crescendo rapidamente, aumentando sua proporção em relação à cabeça. Os membros estão bem desenvolvidos. As unhas dos pés começam a crescer O coração bombeia cerca de 25 ℓ de sangue por dia (no momento do parto serão 300 ℓ/dia). A respiração, a deglutição e a sucção estão se tornando mais desenvolvidas **Considerar vitamina A, proteínas e nutrientes para os ossos.** Ver Capítulo 23
(16 semanas)	Comprimento: 109 a 117 mm Peso: 80 g	A placenta agora tem o tamanho do feto. O sistema do cordão umbilical cresce e engrossa, com o sangue fornecendo nutrição ao feto por meio de considerável força. Aproximadamente 250 mℓ de líquido amniótico circundam o concepto Olhos e orelhas estão nas posições corretas. O feto pode piscar, as orelhas sobressaem da cabeça. Revelam-se impressões digitais nos dedos da mão e dos pés A circulação é completamente funcional. O mecônio, produto da perda de células, secreções digestivas e líquido amniótico deglutido, começa a se acumular nos intestinos. Os nervos estão sendo revestidos com mielina, uma substância gordurosa que acelera a transmissão das células nervosas e as isola para impulsos ininterruptos **Considerar ácidos graxos ômega-3, ferro, vitamina A e colesterol**

AA, ácido araquidônico; *DHA*, ácido docosaexaenoico; *DNA*, ácido desoxirribonucleico; *hCG*, gonadotrofina coriônica humana; *AGPICL*, ácidos graxos poli-insaturados de cadeia longa. (Adaptada de *The Visible Embryo* (*website*): http://www.visembryo.com/.)

Boxe 14.1 Fatores de risco potenciais para o desenvolvimento de defeitos congênitos.

Tecnologias de reprodução assistida (TRA)
Alterações genéticas
Interações gene-ambiente, como tabagismo materno
Hipoxia durante a gestação
Infecção durante a gestação (bacteriana, parasitária, viral)
Exposição no útero a toxinas ou metais pesados (produtos químicos para gramado, formaldeído, disruptores endócrinos, produtos agrícolas, pesticidas, monóxido de carbono, radiação, mercúrio, chumbo)
Condições médicas maternas (diabetes, hipotireoidismo, fenilcetonúria)
Exposição materna a medicamentos ou substâncias (incluindo, mas não se restringindo a isotretinoína, fenitoína, carbamazepina, triantereno, trimetoprima, varfarina e iodo radioativo), substâncias recreativas ilícitas, álcool
Déficits de nutrientes durante o início da gestação (iodo, vitamina B_{12}, vitamina D, vitamina A [também em excesso], vitamina K, cobre, zinco, ácido fólico, colina)
Obesidade
Mãe ou pai mais velhos

Tabela 14.4 Intervalos de referência selecionados para as concentrações de nutrientes em mulheres não gestantes e gestantes, por trimestre.

Componente	Adulta não gestante	Primeiro trimestre	Segundo trimestre	Terceiro trimestre
Albumina, g/dℓ	4,1 a 5,3	3,1 a 5,1	2,6 a 4,5	2,3 a 4,2
Proteína total, g/dℓ	6,7 a 8,6	6,2 a 7,6	5,7 a 6,9	5,6 a 6,7
Colesterol total, mg/dℓ	< 200	141 a 210	176 a 299	219 a 349
Triglicerídeos, mg/dℓ	< 150	40 a 159	75 a 382	131 a 453
Vitamina A (retinol), mcg/dℓ	20 a 100	32 a 47	35 a 44	29 a 42
Vitamina B_{12}, pg/mℓ	279 a 966	118 a 438	130 a 656	99 a 526
Vitamina C, mg/dℓ	0,4 a 1,0	Não informado	Não informado	0,9 a 1,3
Vitamina D, 25-hidroxi, ng/mℓ	14 a 80	18 a 27	10 a 22	10 a 18
Vitamina E, mcg/mℓ	5 a 18	7 a 13	10 a 16	13 a 23
Folato, hemácia, ng/mℓ	150 a 450	137 a 589	94 a 828	109 a 633
Cálcio total, mg/dℓ	8,7 a 10,2	8,8 a 10,6	8,2 a 9,0	8,2 a 9,7
Cobre, mcg/dℓ	70 a 140	112 a 199	165 a 221	130 a 240
Ferritina, ng/mℓ	10 a 150	6 a 130	2 a 230	0 a 116
Hemoglobina, g/dℓ	12 a 15,8	11,6 a 13,9	9,7 a 14,8	9,5 a 15,0
Hematócrito, %	35,4 a 44,4	31,0 a 41,0	30,0 a 39,0	28,0 a 40,0
Magnésio, mg/dℓ	1,5 a 2,3	1,6 a 2,2	1,5 a 2,2	1,1 a 2,2
Selênio, mcg/ℓ	63 a 160	114 a 146	75 a 145	71 a 133
Zinco, mcg/dℓ	75 a 120	57 a 88	51 a 80	50 a 77

Adaptada de Abbassi-Ghanavati M et al.: Pregnancy and laboratory studies: a reference table for clinicians, *Obstet Gynecol* 114:1326, 2009.

aceitação do feto "estranho". No entanto, outras células imunológicas parecem ser suprarreguladas positivamente. O sistema imunológico fetal parece afetar a resposta materna (Mor et al., 2011). A placenta é uma barreira eficaz para muitos patógenos, mas também produz sinais e regula a resposta imune tanto no local de implantação quanto sistemicamente (Silasi et al., 2015) e, pelo menos no modelo murino, as medidas no sangue periférico da função imune podem não ser janelas apropriadas na interface materno-fetal (Lewis et al., 2018).

A gestação tem períodos tanto pró-inflamatórios quanto anti-inflamatórios (Mor et al., 2011). Sabe-se agora que o primeiro trimestre, assim como imediatamente antes do parto, são pró-inflamatórios. A resposta pró-inflamatória inicial é necessária para a vascularização endometrial ideal e está, portanto, associada a uma gestação bem-sucedida. O segundo e a maior parte do terceiro trimestre são estados anti-inflamatórios, quando a mãe e o feto estão em relativo equilíbrio. A exposição a infecções, toxinas e poluição ambiental, assim como o estresse psicológico materno, afetam a função imunológica materna e a inflamação no útero (Claycombe et al., 2015). Quando a resposta inflamatória é exagerada, como no caso da obesidade, aumenta o risco de consequências negativas, incluindo o risco tanto de trabalho de parto prematuro quanto de pré-eclâmpsia. A resposta inflamatória exagerada também pode afetar negativamente o desenvolvimento do cérebro do feto (ver boxe *Novos rumos: Função imune e desenvolvimento cerebral*). Existem também prováveis efeitos epigenéticos negativos (Claycombe et al., 2015).

Ainda não está totalmente esclarecido como o sistema imunológico e a gestação afetam um ao outro, mas a interação é crítica para a sobrevivência dessa mãe e desse filho e, possivelmente, também para futuras gestações. Embora a nutrição provavelmente seja importante porque afeta a resposta inflamatória durante a gestação, a extensão da influência dietética (Vannuccini et al., 2016), os padrões e componentes dietéticos específicos (Claycombe et al., 2015) e a importância das diferenças individuais (Bjørke-Monsen et al., 2016) ainda são desconhecidos, mas estão atualmente sob investigação (ver Capítulo 7).

Respostas metabólicas

O metabolismo dos macronutrientes muda durante a gestação. Essa resposta varia entre mulheres com massa corporal normal e mulheres com obesidade (Tabela 14.6).

Tabela 14.5 Valores máximos de hemoglobina e hematócrito para diagnóstico de anemia pré-natal.

Trimestre	Pontos de corte de hemoglobina ao nível do mar (g/dℓ)	Pontos de corte do hematócrito ao nível do mar (%)
Primeiro	< 11	< 33
Segundo	< 10,5	< 32
Terceiro	< 11	< 33
Ajustes de altitude: devem ser adicionados aos pontos de corte acima para um diagnóstico preciso		
915 a 1.219 m acima do nível do mar	+ 0,2	+ 0,5
1.220 a 1.519 m	+ 0,3	+ 1,0
1.520 a 1.819 m	+ 0,5	+ 1,5
1.820 a 2.129 m	+ 0,7 a + 0,8	+ 2,0
2.130 a 2.499 m	+ 1,0	+ 3,0
2.500 a 2.749 m	+ 1,3	+ 4,0
2.750 a 3.099 m	+ 1,6 a + 1,9	+ 5,0
3.100 a 3.499 m	+ 2,0	+ 6,0
3.500 a 3.999 m	+ 2,7	+ 8,0
4.000 a 4.499 m	+ 3,5	+ 10,5
Mais de 4.500 m	+ 4,5	+ 13,5
Tabagismo (cigarros): pode ser adicionado aos pontos de corte acima para um diagnóstico preciso		
0,5 a < 1,0 maço por dia	+ 0,3	+ 1,0
1,0 a < 2,0 maços por dia	+ 0,5	+ 1,5
≥ 2,0 maços por dia	+ 0,7	+ 2,0
Todos os fumantes	+ 0,3	+ 1,0

Adaptada de Centers for Disease Control and Prevention: Recommendations to prevent and control iron deficiency in the United States, *MMWR Recomm Rep* 47:1, 1998; World Health Organization (WHO): *Haemoglobin concentrations for the diagnosis of anaemia and assessment of severity*. Vitamin and Mineral Nutrition Information System. WHO/NMH/NHD/MNM/11.1, 2011. http://www.who.int/vmnis/indicators/haemoglobin.pdf.

NOVOS RUMOS

Função imune e desenvolvimento cerebral

A inflamação crônica materna de baixo grau, que causa inflamação no feto, parece afetar o desenvolvimento da estrutura cerebral do feto, impactando negativamente o neurodesenvolvimento (Miller e Georgieff, 2017). Essa inflamação pode ser causada por super ou subnutrição, mas também por estresse ou ansiedade materna. A inflamação fetal é diretamente tóxica para o cérebro em desenvolvimento, mas também reduz a disponibilidade de nutrientes essenciais para a migração neural, crescimento e diferenciação neuronal.

Além disso, acredita-se agora que as moléculas imunológicas são importantes na regulação do desenvolvimento do cérebro (Bilbo et al., 2018). A pesquisa atual tem sido guiada pela hipótese de trabalho de que eventos inflamatórios pré-natais, incluindo uma resposta à infecção, mas também a exposição a toxinas ambientais, podem interromper a expressão normal de moléculas imunes no cérebro, as chamadas micróglias, durante períodos críticos de desenvolvimento, aumentando o risco de distúrbios do neurodesenvolvimento, incluindo transtorno do espectro do autismo. A causalidade ainda não foi determinada e a maior parte das pesquisas atuais ainda é conduzida com base em modelos animais. Se e como as mudanças dietéticas afetariam esse processo também é desconhecido.

Tabela 14.6 Alterações metabólicas durante a gestação para mulheres de massa corporal adequada e obesas.

Componente	Massa corporal adequada	Obesa
Deposição de gordura com ganho de massa corporal gestacional	O ganho de gordura gestacional é acumulado centralmente, tanto a gordura subcutânea quanto a visceral. O acúmulo visceral pode aumentar à medida que a gestação avança	Os locais são semelhantes, a quantidade pode ser menor
Metabolismo lipídico	Aumento de 50 a 80% na oxidação da gordura basal e em resposta à glicose, hiperlipidemia acentuada	A hiperlipidemia é exagerada
Metabolismo de aminoácidos	A síntese de proteínas aumenta no segundo (15%) e terceiro (25%) trimestres	Desconhecido, mas a evidência limitada sugere que a resposta anabólica pode ser prejudicada
Metabolismo da glicose, resistência à insulina	Melhores concentrações de glicose em jejum, tolerância à glicose e sensibilidade à insulina no início da gestação, mas a sensibilidade à insulina diminui de 50 a 70% no terceiro trimestre	A glicose em jejum no início melhora menos, se chega a melhorar, mais resistência à insulina, o que aumenta as concentrações séricas de todos os macronutrientes

Adaptada de Nelson SM et al.: Maternal metabolism and obesity: modifiable determinants of pregnancy outcome, *Human Reprod Update* 16:255, 2010.

Função renal

A taxa de filtração glomerular (TFG) aumenta em 50% durante a gestação, embora o volume de urina excretado a cada dia não aumente. O fluxo plasmático renal aumenta devido à elevação da taxa de filtração glomerular com menores concentrações de creatinina sérica e nitrogênio ureico sanguíneo. A reabsorção tubular renal é menos eficiente do que no estado não gravídico e a glicosúria, devido ao aumento da taxa de filtração glomerular, pode ocorrer com o aumento da excreção de vitaminas hidrossolúveis e aminoácidos. Pequenas quantidades de glicosúria aumentam o risco de infecções do sistema urinário.

Placenta e ambiente uterino

O feto não recebe nutrientes e oxigênio pela placenta até que o fluxo sanguíneo seja estabelecido para a placenta pelas artérias espiraladas uterinas, por volta de 10 semanas de gestação. Antes disso, a nutrição se dá por meio de secreções tanto das tubas uterinas quanto das glândulas endometriais, também conhecidas como glândulas uterinas. As secreções das tubas uterinas são inicialmente ricas em carboidratos simples, mas se tornam mais complexas na parte inferior das tubas uterinas (Burton, 2018). Essas secreções são modificadas em resposta à presença de gametas (Avilés et al., 2010) e também após a fertilização (Leese et al., 2008). Elas incluem muitos fatores de crescimento, citocinas e antioxidantes (Ménézo et al., 2015). Estudos em animais mostraram que muitos nutrientes, incluindo aminoácidos, potássio e lactato, estão presentes em concentrações mais altas do que no plasma materno, enquanto as concentrações de glicose, piruvato e proteína total são mais baixas. Os nutrientes entram no ovo por endocitose e em camundongos e ratos, uma dieta materna pobre em proteínas afeta negativamente o crescimento e o desenvolvimento do embrião, incluindo o fenótipo cardiovascular (Leese et al., 2008). O conteúdo das secreções endometriais, denominado "leite uterino", também não é completamente compreendido, mas é rico em glicose, lipídeos, glicoproteínas e fatores de crescimento (Burton, 2018). Essas secreções entram pelos espaços intervilosos da placenta, indo para o saco vitelino e alimentando o feto em desenvolvimento. Não se sabe se a dieta materna ou a obesidade afetam o conteúdo dessas secreções (Burton et al., 2016), mas pelo menos o glicogênio é armazenado nessas glândulas (Jones et al., 2015). As secreções das glândulas uterinas afetam a receptividade uterina e a implantação do blastocisto (Kelleher et al., 2016). Os fatores de crescimento nas secreções que estimulam o crescimento da placenta podem ser desencadeados pelo próprio trofoblasto (Burton, 2018).

O estado nutricional materno afeta desenvolvimento, crescimento, transporte de nutrientes e capacidades endócrinas da placenta (Burton et al., 2016). Alguns nutrientes, incluindo ferro, iodo, zinco, folato, selênio e vitamina A, são conhecidos por serem criticamente importantes no período preconcepção. O estado materno ideal melhora os desfechos da gestação e reduz o risco de pré-eclâmpsia, diabetes melito gestacional (DMG) e de parto prematuro, possivelmente porque melhora o funcionamento da placenta, pela redução do estresse oxidativo e de sua inflamação (Richard et al., 2017). Outros nutrientes, incluindo magnésio, parecem afetar diretamente o desenvolvimento da placenta. No entanto, pouco se sabe sobre os efeitos do estado nutricional de seu desenvolvimento. O IMC materno (tanto alto quanto baixo), a composição corporal, o estado nutricional anterior, a dieta atual, as reservas de combustível e a epigenética são provavelmente importantes (Burton, 2018).

O peso da placenta não é medida indireta útil para a função placentária (Burton et al., 2016). A placenta cresce durante toda a gestação, inclusive exponencialmente no terceiro trimestre, mas esse crescimento parece ser rigidamente regulado (Myatt e Thornburg, 2018). Placentas pequenas podem se adaptar para aumentar os transportadores de nutrientes. No entanto, quando, como e o quanto a placenta se adapta não estiver completamente claro, nem a capacidade de reserva. Quando sua capacidade de adaptação é limitada ou se a função placentária está prejudicada, o desenvolvimento fetal pode ser prejudicado, afetando a saúde a longo prazo (Burton et al., 2016). Por exemplo, o efeito do diabetes melito gestacional na anatomia da placenta não é totalmente compreendido, mas é evidente que alterações sexo-específicas podem afetar o transporte de nutrientes (Castillo-Castrejon e Powell, 2017), incluindo o ácido docosaexaenoico (DHA) (Léveillé et al., 2018). Ainda não está claro se existem efeitos independentes do diabetes melito gestacional e da obesidade. Esta última parece afetar a função placentária de forma sexo-específica, em que os fetos do sexo masculino continuam a crescer e os do sexo feminino adaptam uma estratégia mais conservadora, garantindo a sobrevivência (Myatt e Thornburg, 2018). A altitude elevada também afeta o desenvolvimento e a função da placenta (Burton et al., 2016) (Figura 14.1).

Os nutrientes passam pela placenta por vários mecanismos. O estado nutricional materno afetaria diretamente aqueles transferidos por difusão ou endocitose/exocitose. No entanto, o transporte de outros nutrientes pode ser suprarregulado por meio de transporte facilitado, transporte de troca e transporte ativo (Figura 14.2). Os mecanismos de transporte para todos os nutrientes ainda não foram identificados. Além disso, a placenta pode sintetizar proteínas de transporte para o feto e também pode ser uma fonte de glicose, colina e ácidos graxos (Burton et al., 2016; Nugent e Bale, 2015; Myatt e Thornburg, 2018).

A placenta é muito ativa metabolicamente, consumindo 80% do oxigênio que retira da circulação materna no meio da gestação e 40 a 60% no período final da gestação (Zhang et al., 2015). Ela desempenha um papel dinâmico na otimização da alocação de recursos entre

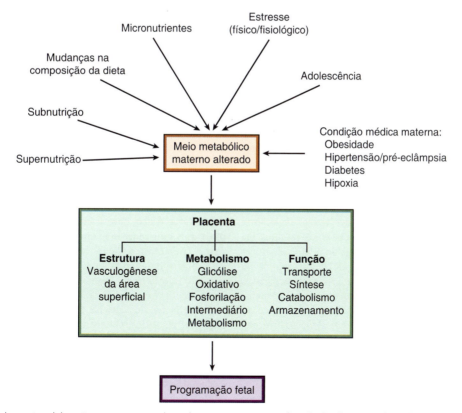

Figura 14.1 Resumo dos potenciais estressores que podem alterar a estrutura e a função da placenta, afetando a disponibilidade de nutrientes e, portanto, a programação do feto. (Adaptada de Myatt L, Thornburg KL: Myatt L, Thornburg KL: Effects of Prenatal Nutrition and the Role of the Placenta in Health and Disease, *Methods Mol Biol* 1735: 19, 2018.)

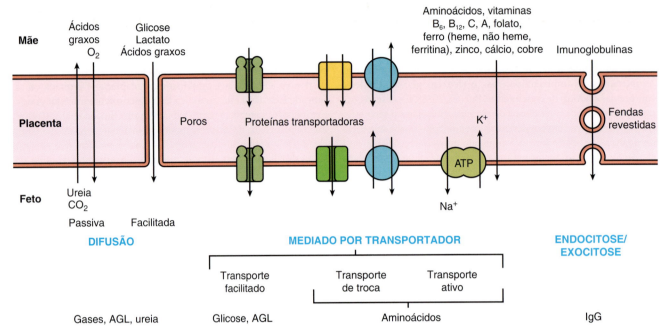

Figura 14.2 Representação dos processos conhecidos pelos quais os materiais atravessam a membrana placentária. (Adaptada de Burton GJ, Fowden AL, Thornburg KL: Placental Origins of Chronic Disease, *Physiol Rev* 96:1509,2016; Cao C, Fleming MD: The placenta: the forgotten essential organ of iron transport, *Nutr Rev* 74:421,2016; Grieger JA, Clifton VL: A review of the impact of dietary intakes in human pregnancy on infant birthweight, *Nutrients* 7:153,2014; Myatt L, Thornburg KL: Effects of Prenatal Nutrition and the Role of the Placenta in Health and Disease, *Methods Mol Biol* 1735: 19,2018; Nugent BM, Bale TL: The omniscient placenta: Metabolic and epigenetic regulation of fetal programming, *Front Neuroendocrinol* 39:28,2015; Richard K, Holland O, Landers K et al.: Review: Effects of maternal micronutrient supplementation on placental function, *Placenta* 54:38, 2017.)

a mãe e o feto. Ela responde à disponibilidade materna de nutrientes, mas os genes paternos também desempenham uma função, promovendo o crescimento dos tecidos placentários. Não está claro se a obesidade altera os transportadores de nutrientes específicos. O sexo do feto/placenta também é crítico e, em geral, a adaptação placentária é maior com fetos do sexo feminino (Brett et al., 2014). Como ocorre a sinalização entre a mãe e o feto ainda não está claro. No entanto, sabe-se que ele não é apenas um receptor passivo de nutrientes maternos, mas em vez disso direciona o quanto é transferido pela placenta, inclusive tentando igualar a disponibilidade nutricional percebida. Por exemplo, há uma infrarregulação negativa da transferência de proteínas no caso de **restrição de crescimento intrauterino (RCIU)**. Quando uma situação anormal é identificada e intervenções são implementadas, não se sabe se esses mecanismos de transporte se adaptam ao novo ambiente ou, uma vez definidos, são relativamente permanentes.

A placenta produz vários hormônios responsáveis pela regulação do crescimento fetal e do desenvolvimento dos tecidos de suporte maternos. É o canal para a troca de nutrientes, oxigênio e resíduos. Ela também fornece uma barreira seletiva, protegendo o feto de patógenos, teratogênicos e outras toxinas (ver boxe *Visão clínica: Consumo da placenta humana*), mas suas defesas podem ficar sobrecarregadas. Além disso, agora se acredita que a placenta pode conter uma microbiota única, que se supõe como importante no desenvolvimento do sistema imunológico fetal, diminuindo o risco de alergias (Prince et al., 2015). Também se sabe agora que o trofoblasto invade o sistema linfático (assim como as artérias espiraladas e as veias uterinas), mas não se sabe se o acesso à circulação linfática desencadeia a tolerância imunológica materna (Moser et al., 2018).

Os insultos placentários comprometem a capacidade de nutrição do feto, independentemente de quão bem nutrida a mãe esteja. Esses insultos podem ser o resultado de má placentação no início da gestação ou de pequenos infartos associados à pré-eclâmpsia e outros distúrbios hipertensivos. Quando a placenta tem capacidade funcional reduzida por qualquer motivo, a consequência normalmente é a RCIU. No entanto, como mencionado antes, a placenta também tem a capacidade de responder a um ambiente ruim. Por exemplo, as mulheres afetadas pela fome holandesa da Segunda Guerra Mundial em seus primeiros trimestres de gestação tiveram placentas maiores, resultando em neonatos com massa corporal adequada (Belkacemi et al., 2010).

Um ambiente inferior ao ideal no útero pode levar a uma incompatibilidade entre os nutrientes disponíveis e o impulso fetal determinado geneticamente para o crescimento. O objetivo é apoiar um ambiente saudável por meio de um equilíbrio nutricional adequado e evitando os teratogênicos (ver boxe *Visão clínica: Gestações de alto risco com componentes nutricionais*).

Todos os nutrientes são considerados importantes, embora alguns sejam mais bem estudados do que outros. A Tabela 14.1 lista algumas funções potenciais. No entanto, interações mais complexas envolvendo várias funções provavelmente também são críticas. Por exemplo, vários nutrientes estão envolvidos na criação do osso (ver Capítulo 23) e do cérebro (Tabela 14.7). Quando os macronutrientes ou os micronutrientes estão faltando, o momento do déficit é importante para prever o impacto desse insulto (Monk et al., 2013). Quando os períodos críticos forem perdidos, o dano será irreversível, até mesmo se o suprimento do nutriente parecer adequado posteriormente (Georgieff et al., 2015). Os nutrientes conhecidos por terem períodos críticos ou sensíveis incluem proteínas, AGPICL, glicose, ferro, zinco, cobre, iodo, selênio e vitaminas B_6, B_{12}, A, K, folato e colina. No caso do neurodesenvolvimento fetal, quanto mais jovem o cérebro, mais ele é capaz de se recuperar de um insulto. No entanto, o cérebro não é um órgão homogêneo e não se desenvolve em uma única trajetória, de modo que os riscos específicos dependem da região do cérebro, bem como do momento, da dose e da duração da perturbação (Georgieff et al., 2015; Georgieff, 2017).

VISÃO CLÍNICA
Consumo da placenta humana

Em muitas áreas, as mulheres estão recebendo sua placenta após o parto. Embora algumas pessoas queiram guardá-la por razões culturais, muitas estão optando por comer suas placentas devido a muitos benefícios autodeclarados. A placentofagia é promovida como uma forma potencial de diminuir o risco de depressão pós-parto e melhorar o vínculo com o neonato, bem como repor o ferro e outros nutrientes perdidos durante a gestação e o parto. Também é promovida como fonte energética, da lactação, impulsionadora do sistema imunológico e uma forma de diminuir a dor e o sangramento após o parto (Farr et al., 2018).

As placentas contêm hormônios que podem ser benéficos, mas o efeito terapêutico não foi demonstrado (Young et al., 2016b; Young et al., 2018a; Young et al., 2018b). É uma fonte significativa de ferro, mas é improvável que as quantidades normais de consumo façam diferença no estado de ferro pós-parto (Gryder et al., 2017). A placenta também é fonte de outros nutrientes, incluindo selênio, proteína e colesterol (Chang et al., 2017). No entanto, existe uma grande variabilidade entre as mulheres (Young et al., 2016a).

A placenta também é uma fonte potencial de patógenos, toxinas e metais pesados, dependendo da exposição pré-natal. Teoricamente, o consumo materno poderia desencadear a aloimunização, expondo-a a células ou a tecidos geneticamente diferentes, desencadeando uma resposta imunológica e, portanto, prejudicando futuras gestações (Farr et al., 2018). Um relato atual de caso citou a ingestão materna de placenta seca como uma provável fonte de infecção estreptocócica do grupo B em um neonato, possivelmente aumentando a colonização intestinal e cutânea materna, facilitando a transferência para o neonato. O pó da placenta desidratada não é estéril e, quando armazenado por mais de 6 meses, tem sido fonte de *Paenibacillus macerans*, bactéria que produz histamina em alimentos conservados, podendo causar intoxicação química de origem alimentar (Johnson et al., 2018).

O processamento não é regulamentado pela FDA e não é padronizado. A placenta deve ser manuseada com cuidado, devendo inclusive, ser refrigerada logo após o parto. O consumo de placenta deve ser desencorajado se a mãe ou neonato tiver uma infecção viral (Johnson et al., 2018) ou se a mãe tiver sido exposta a metais pesados durante a gestação. Não deve ser comida crua, inclusive em *shakes*. Se desidratada e encapsulada, deve ser primeiro cozida no vapor para diminuir o risco de transmissão de patógenos.

VISÃO CLÍNICA
Gestações de alto risco com componentes nutricionais

Aproximadamente 10% de todas as gestações são consideradas de "alto risco", o que significa que há uma complicação materna preexistente ou uma situação que antecede a gestação ou se apresenta na gestação atual que coloca a mãe ou o feto em risco de um desfecho ruim. Muitos fatores de risco também podem incluir questões nutricionais. As mulheres que apresentam os seguintes problemas precisam de maior vigilância médica e avaliação nutricional para garantir os resultados mais favoráveis, custos médicos controlados e o mínimo de complicações

- Anemias: microcíticas ou macrocíticas
- Questões cardiovasculares: defeitos estruturais cardíacos maternos, doença cardiovascular preexistente
- Problemas endócrinos: síndrome dos ovários policísticos, doenças da tireoide, diabetes gestacional, diabetes tipo 1 ou 2
- Alterações funcionais: surdez, cegueira, paralisia, paraplegia, tetraplegia
- Problemas gastrintestinais: alergias alimentares, doença celíaca, doença de Crohn, colite ulcerosa, pós-operatório de cirurgia bariátrica, cálculos biliares
- Hiperêmese gravídica
- Hipertensão: preexistente, induzida pela gestação, pré-eclâmpsia
- Infecções: HIV e AIDS, malária, doenças dentárias, parasitas intestinais
- Doenças genéticas maternas ou deficiência intelectual de desenvolvimento
- Problemas médicos: lúpus, miastenia *gravis*, fibrose cística, pancreatite, fenilcetonúria, câncer, doença falciforme
- Múltiplos fetos
- Obesidade: IMC $\geq$ 30 kg/m^2
- Pica
- Psiquiátricos: transtornos alimentares, depressão, transtornos bipolares, síndrome de Munchausen, ideação suicida, abuso de substâncias
- Problemas respiratórios: asma, tuberculose, distúrbio da angústia respiratória do adulto
- Cirurgias: câncer, da vesícula biliar, apendicectomia, traumatismo
- Idade muito jovem – adolescentes

AIDS, síndrome da imunodeficiência adquirida; *HIV*, vírus da imunodeficiência humana.

Efeitos do estado nutricional no desfecho da gestação
Crescimento e desenvolvimento fetais

No início dos anos 1900, as mulheres norte-americanas com baixo estado nutricional tiveram desfechos adversos na gestação, com hemorragia no parto, trabalho de parto prolongado e neonatos com baixo peso ao nascer, condições ainda hoje preocupantes em muitos países em desenvolvimento. Por causa dos bloqueios durante a Segunda Guerra Mundial, populações holandesas anteriormente bem nutridas foram expostas a graves restrições alimentares por 6 meses, com alimentações disponíveis tão baixas em energia quanto 500 kcal/dia (Lumey et al., 2007). Taxas mais altas de aborto espontâneo, natimortos, mortes neonatais e malformações congênitas foram observadas em descendentes nascidos de mulheres que conceberam durante a fome. Os neonatos sobreviventes eram menores se expostos à fome no fim da gestação (Roseboom et al., 2011). Achados semelhantes também foram encontrados em outros países. Além disso, os indivíduos podem estar em maior risco de desnutrição por causa de condições médicas preexistentes ou por causa de limitações, sejam físicas ou culturais, na disponibilidade de alimentos.

Mesmo que a mãe não esteja morrendo de fome, o feto em desenvolvimento pode ser incapaz de obter os nutrientes em condições ótimas de alguém que esteja nutricionalmente comprometido, resultando em restrição de crescimento. As causas da RCIU são muitas e incluem fatores maternos, fetais e placentários (Boxe 14.2). Os neonatos nascidos com baixo peso (< 2.500 g), especialmente aqueles com muito baixo peso ao nascer (< 1.500 g), apresentam maior risco de **mortalidade perinatal** (morte infantil ocorrendo entre 28 semanas de gestação e 4 semanas após o parto). Os neonatos que nascem com baixo peso podem sofrer de enterocolite necrosante, síndrome da angústia respiratória, hemorragia intraventricular, paralisia cerebral ou retinopatia da prematuridade (ver Capítulo 41).

Além da restrição do crescimento fetal, qualquer condição materna adversa, incluindo mau estado nutricional, coloca o feto em risco de parto prematuro. A prematuridade aumenta o risco de morbidade e mortalidade neonatal, especialmente se o crescimento do neonato também for restrito. As taxas de partos prematuros estão aumentando nos países desenvolvidos e são mais altas nos EUA do que na Europa (Bloomfield, 2011). Nos EUA, as taxas são mais altas entre mulheres negras não hispânicas e não está claro se a

Tabela 14.7 Nutrientes essenciais para o desenvolvimento cerebral fetal e neonatal.

Nutriente	Função no desenvolvimento cerebral	Efeito negativo da deficiência
Ácidos graxos poli-insaturados de cadeia longa, principalmente DHA e AA	Formação de membrana celular, mielina, sinaptossomas, comunicação intracelular, transdução de sinal	Neurodesenvolvimento, desenvolvimento visual
Proteínas	Proteínas estruturais neuronais e gliais, número e estruturas sinápticas, produção de peptídeos neurotransmissores, especialmente no cerebelo, hipocampo e córtex cerebral	Crescimento geral do sistema nervoso central, neurodesenvolvimento
Zinco	Cofator em enzimas que medeiam proteínas e bioquímica nucleica, crescimento, expressão gênica, neurotransmissores, afetando especialmente cerebelo, sistema límbico, córtex cerebral, lobo temporal, lobo frontal	Atenção, atrasos no desenvolvimento motor, memória a curto prazo, crescimento do cérebro
Ferro	Mielinização, dendritogênese, sinaptogênese, neurotransmissão, especialmente no hipocampo, corpo estriado, córtex frontal	Inteligência global, desenvolvimento motor geral, neurodesenvolvimento, atenção, memória, linguagem, reconhecimento auditivo
Colina	Metilação, mielina, neurotransmissores, afetando especialmente hipocampo, septo, corpo estriado, neocórtex anterior, neocórtex posterior médio	Memória visual espacial e auditiva em roedores (nenhuma informação ainda disponível para o homem)
Cobre	Transporte de ferro, atividade antioxidante, síntese de neurotransmissores, metabolismo energético neuronal e glial, afetando especialmente o cerebelo	Controle motor, função cognitiva
Iodo	Síntese tireoidiana, síntese neuronal, mielinização	Função cognitiva
Vitamina A	Desenvolvimento estrutural, antioxidante	Função visual
Folato	Metabolismo de um carbono	Desenvolvimento do tubo neural

AA, ácido araquidônico; DHA, ácido docosaexaenoico.
(Adaptada de Monk C et al.: Research review: maternal prenatal distress and poor nutrition–mutually influencing risk factors affecting infant neurocognitive development, *J Child Psychol Psychiatry* 54:115, 2013.)

Boxe 14.2 Causas potenciais de restrição de crescimento intrauterino (RCIU).

Fatores maternos
- Condições médicas: hipertensão crônica, pré-eclâmpsia (no início da gestação), diabetes, lúpus eritematoso sistêmico, doença renal crônica, doença inflamatória intestinal, doença pulmonar grave, câncer, hiperêmese gravídica
- Infecções: sífilis, toxoplasmose, citomegalovírus, rubéola, hepatite B, herpes-vírus simples 1 ou 2, HIV-1, *Helicobacter pylori*, malária
- Má-nutrição: baixo peso pré-gestacional, pequeno tamanho materno, baixo ganho de peso (especialmente na última metade da gestação), obesidade (especialmente se combinada com perda de peso), deficiências de nutrientes, incluindo proteínas, vitaminas A, do complexo B, C, ácido fólico, zinco, cálcio, ferro, história recente de gestação, alta paridade, gestação múltipla, história de RCIU, transtornos alimentares ativos
- Condições sociais: muito jovem, pobreza, falta de alimentos por causa de guerra, fome, desastres naturais (terremoto, tsunami), abuso físico ou mental, abuso de substâncias (cigarros, álcool, heroína, cocaína), exposição a teratogênicos, exposição a medicamentos terapêuticos (antimetabólitos, varfarina, fenitoína).

Fatores fetais
- Genética: raça, etnia, sexo, distúrbios genéticos
- Paridade: o primeiro neonato costuma pesar menos do que os irmãos subsequentes
- Anomalias cromossômicas: deleções cromossômicas, trissomia 13, 18, 21
- Malformações congênitas: anencefalia, atresia gastrintestinal, síndrome de Potter, agenesia pancreática.

Fatores da placenta
- Insuficiência placentária: fluxo sanguíneo reduzido, transferência nutricional prejudicada
- Problemas anatômicos: infartos múltiplos, inserções anormais do cordão umbilical, trombose vascular umbilical e hemangiomas, separação prematura da placenta, placenta pequena.

Adaptada de Alisi A et al.: Intrauterine growth retardation and nonalcoholic fatty liver disease in children, *Int J Endocrinol* 2011:269853, 2011; Wu G et al.: Biological mechanisms for nutritional regulation of maternal health and fetal development, *Paediatr Perinat Epidemiol* 26:4, 2012a.

---

programação do desenvolvimento fetal inicial tem um papel importante nisso. As taxas de partos prematuros são mais altas com a tecnologia de reprodução assistida, tanto entre filhos únicos quanto entre filhos múltiplos, possivelmente explicado em parte pelas condições clínicas subjacentes que também aumentam a infertilidade (ACOG, 2016a).

Embora a obesidade não preveja uma nutrição ideal, ela é de alguma forma protetora para partos prematuros. No entanto, o baixo peso antes da gestação, combinado com o baixo ganho de massa corporal durante a gestação, tem um efeito aditivo no parto prematuro e no risco de baixo peso ao nascer. Mesmo para aquelas mulheres com peso normal, o baixo ganho de peso dobra o risco de parto prematuro, enquanto a perda de peso triplica o risco (Bloomfield, 2011). Períodos curtos entre concepções estão associados a taxas aumentadas de nascimentos prematuros. Em um estudo recente, aquelas mulheres que estavam abaixo do peso, com um período entre concepções de menos de 6 meses e que tiveram ganho de peso inadequado, apresentaram um risco aumentado de quase 3,5 vezes, resultando em taxa de parto prematuro de mais de 25% (Lengyel et al., 2017).

O estresse oxidativo, o estresse metabólico e a inflamação podem ser todos fatores importantes no aumento do risco de parto prematuro e parece que a desnutrição no período periconcepção é mais importante do que a nutrição na fase posterior da gestação. As mulheres que ainda estão crescendo ou que apresentam transtornos alimentares podem ter competição por nutrientes. A suplementação com macronutrientes pode ser útil, mas não existem estudos no período preconcepção. A suplementação com AGPICL, proteínas e vitaminas E e C não são eficazes (ACOG, 2012). Embora nenhuma dieta ideal tenha sido identificada, observou-se que uma dieta contendo frutas, vegetais, grãos integrais e peixe está associada a menor risco de parto prematuro. Os probióticos podem ser úteis (Englund-Ögge et al., 2014) e a cessação do tabagismo é importante (ACOG, 2012). Toxinas específicas podem aumentar o risco de prematuridade. Um estudo descobriu quase o dobro do risco de parto prematuro se as mulheres consumissem mais de quatro porções de refrigerante *diet* por dia (Bloomfield, 2011), embora esse achado tenha sido contestado (La Vecchia, 2013). O alcaçuz (raiz de *Glycyrrhiza glabra*) bloqueia a enzima que inativa o cortisol e o efeito sobre o risco de parto prematuro está relacionado à dose. Resultados semelhantes são observados quando a mãe é exposta a estresse psicológico (ver boxe *Visão clínica: Estresse durante a gestação*). O papel da nutrição paterna no risco de parto prematuro é inexplorado (Bloomfield, 2011).

O efeito da má-nutrição materna ou da exposição a toxinas pode acompanhar a criança por décadas. Um neonato muito prematuro com restrição de crescimento pode sofrer danos cerebrais permanentes. **Defeitos do tubo neural (DTN)** podem causar problemas permanentes de mobilidade e funções corporais. A síndrome alcoólica fetal, ou síndrome do alcoolismo fetal (SAF), é uma das principais causas de deficiência intelectual de desenvolvimento. No entanto, mesmo os neonatos que nascem sem defeitos aparentes podem sofrer aumento do risco de doenças crônicas devido a um ambiente pré-natal inferior ao ideal. Ver Figura 14.3 para um resumo dos efeitos da desnutrição materna.

Efeitos epigenéticos

Comprometimentos no potencial estrutural ou cognitivo podem não ser evidentes ao nascimento, mas podem se manifestar posteriormente na vida. Uma criança com restrição de crescimento intrauterino, frequentemente decorrente de hipertensão materna ou de condições graves de desnutrição ou anemia da mãe, pode ter anormalidades

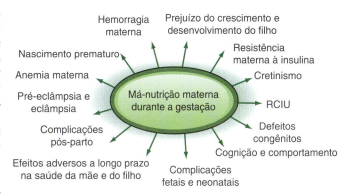

Figura 14.3 Principais efeitos negativos da má-nutrição materna (tanto desnutrição quanto supernutrição) na mãe e no lactente. *RCIU*, restrição de crescimento intrauterino.

VISÃO CLÍNICA

Estresse durante a gestação

O estresse psicológico pré-natal está associado a gestações mais curtas e menores pesos ao nascer. Ele também parece interagir com a má-nutrição para afetar negativamente o desenvolvimento neurocognitivo fetal, especialmente o hipocampo e o funcionamento da memória, usando os mesmos mecanismos do estresse infeccioso (Monk et al., 2013).

Todos os nutrientes são importantes para o crescimento e o desenvolvimento das células neuronais e gliais. O estresse parece alterar o metabolismo de muitos nutrientes (proteína, glicose, zinco, ferro, cromo, colina, folato, vitamina D, vitaminas B), mas não outros (ácidos graxos poli-insaturados de cadeia longa [AGPICL], cobre, iodo, vitamina A) e alguns nutrientes (AGPICL, proteína, zinco, ferro, colina) podem ter um papel na resposta ao estresse (Monk et al., 2013; McCabe et al., 2017; Lindsay et al., 2019).

A angústia pode induzir resistência à insulina e citocinas pró-inflamatórias, desviando aminoácidos para a gliconeogênese e para produção energética em vez da produção proteica (Monk et al., 2013). O estresse também aumenta o risco de hipertensão, aumentando a resistência da artéria uterina e diminuindo a entrega de nutrientes ao feto. O risco de autismo e esquizofrenia pode aumentar, mas o momento do insulto pode afetar a resposta (Marques et al., 2013). O estresse pré-natal também afeta o desenvolvimento da placenta e sua resposta ao desenvolvimento fetal de maneira sexo-específica (Cao-Lei et al., 2017), bem como a programação fetal, incluindo a produção de genes que afetam a capacidade de regular o estresse na idade adulta (Georgieff et al., 2015).

Os sistemas imunológicos materno e fetal comunicam-se bidirecionalmente, e o sistema imunológico fetal (inato e adaptativo) pode ser interrompido pelo estresse materno, bem como pela exposição a toxinas e à desnutrição. Essa perturbação pode ser suficiente para afetar a resposta de uma criança às vacinas, mas não há consenso sobre o período de vulnerabilidade ou sobre os mecanismos (Marques et al., 2013).

Ao estudar o desenvolvimento neurocognitivo infantil, o estresse psicológico e o estado nutricional devem ser estudados juntos para examinar seus efeitos bidirecionais e sinérgicos, mas os efeitos parecem diferir com a raça e o sexo do descendente (Lindsay et al., 2019). A depressão e a ansiedade maternas, assim como a má-nutrição materna, estão associadas a alterações na anatomia do cérebro do filho, deficiências cognitivas e distúrbios do desenvolvimento neurológico.

Ao estudar estratégias de intervenção, estresse e nutrição também precisam ser estudados juntos (Lindsay et al., 2019). As dietas ricas em gordura parecem ser neuroprotetoras no contexto da exposição materna ao estresse. O tipo de gordura, especificamente uma relação n3:n6 baixa, pode ser preocupante, mas o efeito parece variar de acordo com a raça e a etnia. A suplementação pré-natal com antioxidantes ou nutrientes de um carbono pode diminuir os efeitos ansiogênicos do estresse perinatal na prole adulta, pelo menos no modelo de roedor. Muitos nutrientes, incluindo colina, luteína, B_6, B_{12}, folato, metionina e betaína, estão sendo estudados, mas os efeitos benéficos parecem ser sexo-específicos. As evidências atuais são insuficientes para recomendar qualquer dieta específica ou componentes nutricionais para mitigar o efeito do estresse pré-natal nos resultados do neurodesenvolvimento dos filhos.

Frequentemente surgem questões de estresse psicológico durante a discussão da ingestão de alimentos e do ganho de peso. Elas podem incluir, mas não estão limitadas a eventos catastróficos da vida, abuso verbal ou físico, desemprego e insegurança alimentar, bem como ansiedade em relação à própria gestação. Além disso, uma história de experiências adversas na infância também está associada a menor peso ao nascer e menor idade gestacional (Smith et al., 2016), bem como ao aumento do risco nos períodos perinatal e pós-natal (Madigan et al., 2017). O estresse e o trauma paterno parecem afetar o desenvolvimento do espermatozoide, afetando negativamente o neurodesenvolvimento da prole (Chan et al., 2018). Não se sabe se alguma dessas exposições históricas ao estresse é mediada ou pode ser alterada por intervenções nutricionais. O encaminhamento a um profissional de saúde mental para avaliação e tratamento é justificado e bons sistemas de suporte parecem ser úteis (Madigan et al., 2017). Ver Capítulo 30 para obter mais informações.

cognitivas de neurodesenvolvimento leves permanentes. Neonatos nascidos prematuros ou com restrição de crescimento têm maior probabilidade de apresentar risco maior de obesidade, diabetes tipo 2, hipertensão e doença cardiovascular (DCV) mais tarde na vida (Simeoni et al., 2018). Aqueles fetos expostos à fome holandesa no início da gestação estavam em maior risco de doença cardiovascular e tinham o dobro do risco de esquizofrenia, bem como um risco aumentado de sensibilidade ao estresse e câncer de mama. Aqueles expostos no meio da gestação tinham três vezes mais probabilidade de desenvolver microalbuminúria e diminuição da depuração da creatinina, além de apresentar risco aumentado de doença obstrutiva das vias respiratórias, e a restrição de crescimento era comum entre aqueles afetados no último trimestre (Roseboom et al., 2011; Matusiak et al., 2014).

Meninas nascidas prematuras têm maior probabilidade de ter parto prematuro com suas próprias gestações e maior probabilidade de desenvolver anorexia nervosa (Bloomfield, 2011). Função imunológica, capacidade de aprendizado, saúde mental, câncer e envelhecimento provavelmente são afetados pelo baixo peso ao nascer. As vias neurais funcionais que controlam o apetite e a saciedade provavelmente se desenvolvem no terceiro trimestre; portanto, neonatos prematuros podem apresentar interrupções em seu desenvolvimento.

Aqueles nascidos **grandes para a idade gestacional (GIG)** ou expostos à hiperglicemia materna ou obesidade materna apresentam risco aumentado de doenças crônicas, provavelmente por meio de múltiplos mecanismos (ver boxe *Em foco*: *Caso especial de obesidade*).

O peso ao nascer pode não ser o único preditor da propensão para doenças no adulto. A exposição a alto teor de folato durante a gestação está associada à resistência à insulina e à obesidade na vida adulta se combinada com baixas concentrações de vitamina B_{12}, e as taxas aumentadas de câncer estão associadas a ingestões suprafisiológicas de doadores de metila (Milagro et al., 2013; ver Capítulo 6). Os desequilíbrios nutricionais maternos e paternos provavelmente aumentam o risco de síndrome metabólica (DelCurto et al., 2013).

A exposição a produtos químicos disruptores endócrinos (substâncias encontradas no ambiente que interferem na síntese, no metabolismo ou na ação dos hormônios do corpo) pode modificar a expressão gênica e seus efeitos, incluindo aumento do risco de obesidade, resistência à insulina e diabetes tipo 2, que podem ser não lineares (i. e., baixas doses podem ser mais prejudiciais do que altas doses) (Barouki et al., 2012). Em um estudo, mães que consumiram uma dieta rica em proteínas não balanceada (450 g de carne vermelha por dia, sem carboidratos) durante o fim da gestação produziram filhos que experimentaram concentrações mais elevadas de cortisol quando expostos ao estresse na idade adulta (Bloomfield, 2011).

Essa plasticidade durante o desenvolvimento pode ser útil. No entanto, quando há uma incompatibilidade entre a programação *in utero* e o ambiente posterior, o risco de doenças crônicas aumenta. Um feto pode desenvolver um "fenótipo econômico", adaptando-se às más condições nutricionais por ser mais eficiente na aquisição e conservação energética. No entanto, quando exposto a um ambiente de maior disponibilidade, essa adaptação "econômica" pode predispor os filhos às doenças de afluência, incluindo obesidade e diabetes tipo 2. Além disso, o dano também pode ser causado pela supercompensação posterior com recuperação do crescimento (*catch-up growth*) excessiva. Estrutura alterada de órgãos, número de células e funcionamento metabólico, incluindo envelhecimento prematuro dos tecidos, todos parecem importantes (Burton et al., 2016).

A exposição do embrião ou feto a nutrientes maternos específicos, bem como a contaminantes ambientais, pode ativar ou desativar os genes de impressão genômica (*imprinting*) que controlam o crescimento e o desenvolvimento, mas as quantidades, o momento e os efeitos ainda estão sendo investigados. O desequilíbrio nutricional paterno e as interações gene-ambiente provavelmente também são importantes (Barouki et al., 2012; DelCurto et al., 2013). Embora o conceito de DOHaD tenha originalmente focado na desnutrição, a supernutrição também está sendo estudada. Efeitos de macro e micronutrientes, bem como fitonutrientes e hipoxia, estão sendo examinados, principalmente por meio de estudos em animais até o momento, e a dieta materna e paterna ideais para efeitos epigenéticos ainda não foi estabelecida (Vanhees et al., 2014). Parece que o efeito epigenético da obesidade preconcepção é mais forte para a obesidade materna do que paterna (Godfrey et al., 2017b). No entanto, a dieta paterna antes da concepção parece afetar a prole epigeneticamente e há evidências de que o epigenoma do espermatozoide seja rapidamente remodelado após a perda de massa corporal decorrente de cirurgia bariátrica (Block e El-Osta, 2017). A dieta dos pais, a composição corporal, o metabolismo e a exposição ao estresse parecem todos importantes, mas os efeitos são específicos quanto ao sexo. Os mecanismos incluem alterações epigenéticas, celulares, fisiológicas e metabólicas (Fleming et al., 2018).

Uma nova pesquisa também está focando nos netos de pessoas afetadas pela fome holandesa da Segunda Guerra Mundial (Roseboom et al., 2011) para documentar os efeitos epigenéticos a longo prazo (Figura 14.4). Os resultados preliminares mostram que a subnutrição e a supernutrição são questões importantes, mas há diferenças na resposta por sexo e o momento do insulto é importante (Vanhees et al., 2014; Preston et al., 2018).

O papel da nutrição antes da concepção na alteração do epigenoma ainda está sendo explorado ativamente. Pesquisas com animais

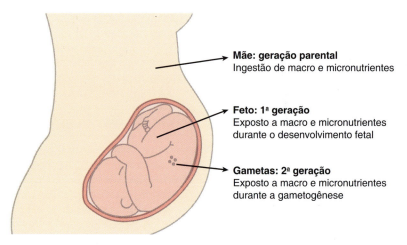

Figura 14.4 Herança transgeracional de modificações epigenéticas induzidas pela exposição a macro e micronutrientes. (Adaptada de Vanhees K, Vonhögen IG, van Schooten FJ et al.: You are what you eat, and so are your children: the impact of micronutrients on the epigenetic programming of offspring, *Cell Mol Life Sci* 71:271, 2014.)

mostram que componentes de uma dieta preconcepção podem resolver mudanças epigenéticas tóxicas (Owen et al., 2013). O peso materno e paterno e o estado nutricional, bem como o das gerações anteriores, são provavelmente importantes para afetar variações genéticas, além de serem afetados por variações genéticas. Por causa da maior valorização dos efeitos no período periconcepção sobre a saúde ao longo da vida dos descendentes, há demandas por uma orientação muito melhor e preparação dos pais antes da concepção (Fleming et al., 2018) (ver Capítulo 6).

Requerimentos nutricionais durante a gestação

A nutrição durante a gestação geralmente é equiparada ao ganho de massa corporal, porque ela é medida de maneira mais fácil e consistente. No entanto, o ganho de massa corporal materno não é necessariamente preditivo de resultados de saúde, especialmente para mulheres naturalmente mais pesadas. Em geral, embora a mãe precise consumir um pouco mais de alimentos quando está gestante ou amamentando, ela precisa comer com mais cuidado porque a maioria dos requerimentos de nutrientes aumenta mais durante a gestação e a lactação do que as necessidades energéticas (Figura 14.5). As ingestões dietéticas de referência (IDR ou DRI) dos EUA são encontradas nos Apêndices. As necessidades estimadas durante a gestação e a lactação variam entre os países (ver informações adicionais no *website* Evolve para recomendações da Organização Mundial da Saúde e de 16 governos ou regiões em todo o mundo), mas há um clamor para melhora na consistência no desenvolvimento desses valores entre as culturas (National Academies of Sciences, Engineering, and Medicine, 2018). Para a maioria dos nutrientes, há pouca orientação por trimestre ou para gestações com mais de um feto.

Energia

É necessária energia adicional durante a gestação para suportar as demandas metabólicas da gestação e do crescimento fetal. O metabolismo aumenta em média 15% na gestação de um único feto, mas com grande variabilidade, especialmente no terceiro trimestre. A IDR para a energia aumenta em apenas 340 kcal/dia durante o segundo trimestre e em 452 kcal/dia no terceiro trimestre. Se o ganho de massa corporal materno estiver dentro dos limites desejáveis, o intervalo de ingestão energética aceitável varia amplamente, dadas as grandes diferenças individuais na produção energética e na taxa metabólica basal. A modificação da ingestão para atingir o ganho de massa corporal recomendado (ver seção *Recomendações para ganho de massa corporal na gestação*, adiante neste capítulo) é mais útil do que calcular as necessidades energéticas.

Exercício. A energia gasta na atividade física voluntária é a maior variável no gasto energético geral. A atividade física aumenta o gasto energético proporcionalmente ao peso corporal. No entanto, a maioria das mulheres gestantes compensa o aumento do ganho de massa corporal, diminuindo o trabalho e o ritmo do movimento. Portanto, o gasto energético diário total pode não ser substancialmente maior do que antes da gestação.

O ACOG recomenda pelo menos 20 a 30 minutos de exercícios de intensidade moderada na maioria, senão todos, dos dias para mulheres gestantes sem contraindicações (ACOG, 2015a). Os exercícios extenuantes de curta duração parecem não causar preocupação, mas o impacto dos exercícios extenuantes de longa duração sobre o feto é desconhecido (Szymanski e Satin, 2012). Atletas de elite podem precisar modificar suas rotinas de exercícios (Bø et al., 2018). O exercício excessivo, combinado com a ingestão energética inadequada, pode levar ao ganho de massa corporal materno abaixo do ideal e ao baixo crescimento fetal. Portanto, uma mulher gestante deve sempre discutir sua rotina de exercícios com seu médico. Embora haja evidência limitada de que o exercício ajude a modificar o ganho de massa corporal gestacional, também não há evidência de prejuízos e em estudos observacionais o exercício foi associado a um menor risco de diabetes gestacional, hipertensão induzida pela gestação e pré-eclâmpsia (Seneviratne et al., 2015). O efeito do exercício materno na suscetibilidade da prole a doenças crônicas está sendo explorado em pesquisas com animais, mas os resultados são mistos e o tipo, momento, intensidade e dose de exercício ideal são todos desconhecidos (Blaize et al., 2015). No entanto, nem todos os efeitos epigenéticos podem ser positivos. Há evidências limitadas de que o exercício paterno excessivo está associado ao fenótipo econômico de um filho (Dhasarathy et al., 2017).

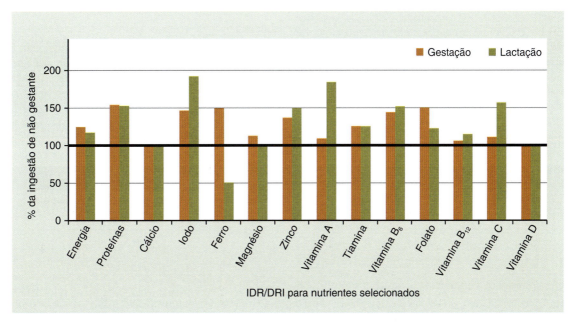

Figura 14.5 Porcentagem de ingestões dietéticas de referência (IDR/DRI) para mulheres não gestantes de nutrientes selecionados para a gestação e lactação. Os cálculos são baseados em mulher de 25 anos (1,65 metro, 57,2 kg de peso pré-gestacional), gestante de um único filho, no terceiro trimestre e lactação nos primeiros 6 meses.

Proteínas

Proteínas adicionais são necessárias para apoiar a síntese dos tecidos maternos e fetais. Essa demanda aumenta durante a gestação e é maximizada durante o terceiro trimestre. Recomenda-se cuidado na leitura das tabelas de IDR/DRI. A ingestão dietética recomendada (RDA) de proteínas basais de 0,8 g/kg de peso corporal atual por dia para mulheres gestantes é de 46 g apenas para alguém com massa corporal pré-gestacional de 57,2 kg. O cálculo de proteínas na primeira metade da gestação é igual ao das mulheres não gestantes, mas a ingestão necessária aumenta à medida que o peso aumenta. O cálculo da RDA aumenta na segunda metade da gestante para 1,1 g/kg de peso corporal atual por dia. Isso seria 71 g/dia apenas para aquela mesma mulher de referência, que também está ganhando massa corporal de forma apropriada. Para muitas mulheres, o requerimento de proteínas é ainda maior. Para cada feto adicional, o Institute of Medicine (IOM) recomenda um adicional de 50 g/dia a partir do segundo trimestre (Otten et al., 2006), mas como as proteínas também são usadas como fonte energética, o total pode chegar a 175 g/dia para a mulher de massa corporal adequada com gestação gemelar que consome 3.500 kcal/dia (Goodnight and Newman, 2009).

A OMS usa cálculos discretamente diferentes. Eles também consideram um requisito basal com a massa corporal atual. No entanto, as estimativas de aumento das necessidades são apresentadas como quantidades padrão/dia para todos. As recomendações de 2007 foram elaboradas para suportar um ganho de massa corporal total de 13,8 kg. No entanto, alguns pesquisadores recomendam as diretrizes mais antigas (1985) e mais conservadoras (Millward, 2012) (Tabela 14.8).

Existe a preocupação de que os estudos de balanço de nitrogênio possam subestimar as necessidades proteicas, especialmente quando se considera que os requerimentos aumentados de aminoácidos específicos podem ser desproporcionalmente maiores, de acordo com pesquisas em animais (Elango e Ball, 2016). Há alguma necessidade de aumentar os requerimentos proteicos, incluindo aumentar a ingestão de proteínas no início da gestação. Pesquisas recentes descobriram que a ingestão ideal foi de 1,2 g/kg/dia com 16 semanas de gestação para 1,52 g/kg/dia com 36 semanas, quando estimado pela técnica de oxidação de aminoácido indicador. No entanto, o método não é universalmente aceito e mais pesquisas são necessárias. A deficiência de proteínas durante a gestação tem consequências adversas, incluindo baixo crescimento fetal. A proteína também está envolvida na síntese de hormônios e de neurotransmissores. A ingestão energética e proteica limitada geralmente ocorre em conjunto, tornando difícil separar os efeitos da deficiência energética dos da deficiência proteica. Embora a maioria das mulheres nos EUA provavelmente consuma uma quantidade mais do que suficiente de proteínas, há algumas a quem deve ser dada atenção especial, incluindo aquelas que consomem uma dieta vegetariana, aquelas que ainda estão em fase de crescimento ou as gestantes de múltiplos. O equilíbrio ideal entre proteínas e energia total ainda não foi determinado e as recomendações, bem como as ingestões, variam entre as culturas (Blumfield e Collins, 2014). Aconselha-se cautela ao se considerarem suplementos com teores muito elevados de proteínas. Ingestões na extremidade superior do intervalo de distribuição aceitável de macronutrientes (AMDR, do inglês *acceptable macronutrient distribution ranges*), ou seja, 30 a 35% da energia provenientes de proteínas, foram associadas a risco aumentado de crescimento fetal deficiente em alguns estudos, embora o mecanismo não seja claro. A prática norte-americana atual muitas vezes visa à ingestão de proteínas em 20% da energia total, possivelmente mais alta para gestações de múltiplos. A OMS recomenda que 23% da energia sejam provenientes de proteínas (Millward, 2012). A suplementação, se necessária, deve ser feita com alimentos em vez de suplementos proteicos. Por exemplo, alguém que consome 2.240 kcal provenientes de 6 xícaras por dia de leite semidesnatado com teor de 2% de lipídeos, cerca de 227 gramas de carne, seis porções de amido, três porções de vegetais, duas porções de frutas e seis porções de gordura, obtém 23% da energia proveniente de proteínas (128 g). Se usar leite desnatado, o total é de 1.970 kcal, com 26% de proteínas.

Carboidratos

A RDA para carboidratos aumenta discretamente, ajudando a manter a glicose sanguínea adequada e a prevenir a cetose. A ingestão pode ser maior em mulheres que consomem mais energia, mas são necessárias escolhas cuidadosas de carboidratos para incluir todos os nutrientes diários para a gestação. Deve-se dar prioridade aos carboidratos complexos de grãos integrais, frutas e vegetais, em vez de apenas açúcares simples, incluindo açúcares líquidos refinados, sejam naturais (sucos) ou produzidos industrialmente (refrigerante).

Fibras

O consumo diário de pães e cereais integrais, vegetais, folhas verdes e amarelas e frutas frescas e secas deve ser incentivado para fornecer minerais, vitaminas e fibras adicionais. A IDR/DRI para fibras durante a gestação é de 14 g/dia por 1.000 kcal e, se atendida, ajudará muito no controle da constipação intestinal, que muitas vezes acompanha a gestação.

Lipídeos

Tal como acontece com mulheres não gestantes, não há IDR/DRI para lipídeos totais durante a gestação. A quantidade de gordura na dieta deve depender das necessidades energéticas para um ganho de massa corporal adequado. No entanto, as recomendações para AGPI do tipo ômega-6 (ácido linoleico) e ômega-3 (ácido alfalinolênico) aumentam ligeiramente. Embora não seja uma recomendação como a IDR/DRI, a ingestão recomendada de DHA é de 200 mg/dia e pode

Tabela 14.8 Recomendações de ingestão de proteínas.

	Pré-gestação	Primeiro trimestre	Segundo trimestre	Terceiro trimestre	Notas
IDR/DRI	0,8 g/kg de massa corporal atual/dia	0,8 g/kg de massa corporal atual/dia	1,1 g/kg de massa atual/dia a partir da segunda metade da gestação	1,1 g/kg de massa atual/dia	
OMS, 2007	0,83 g/kg de massa corporal atual/dia	Valor basal + 0,7 g/dia	Valor basal + 9,6 g/dia	Valor basal + 31,2 g/dia	
OMS, 1985	0,83 g/kg de massa corporal atual/dia	Valor basal + 1,2 g/dia	Valor basal + 6,1 g/dia	Valor basal + 10,7 g/dia	Aumento médio de 6 g/dia acima dos requerimentos basais

IDR/DRI, ingestões dietéticas de referência dos EUA; *OMS*, Organização Mundial da Saúde.
(Adaptada de Millward DJ: Identifying recommended dietary allowances for protein and amino acids: a critique of the 2007 WHO/FAO/UNU report, *Br J Nutr* 108 (Suppl 2):S3, 2012.)

ser satisfeita com uma a duas porções de peixe por semana (Carlson et al., 2017) (ver boxe *Em foco: Ácidos graxos ômega-3 na gestação e na lactação*).

Vitaminas

Todas as vitaminas e minerais são necessários para otimizar o desfecho da gestação. Em alguns casos, os requerimentos podem ser atendidos por meio da dieta. Para outros, muitas vezes é necessário um suplemento, iniciado antes da concepção. Muitas, mas não todas, as recomendações de vitaminas e minerais aumentam com a gestação, mas a magnitude do aumento varia de acordo com o nutriente (ver tabelas de IDR/DRI no fim do livro e Figura 14.5).

Folato. A RDA para equivalentes de folato na dieta aumenta para sustentar a eritropoese materna, a síntese de DNA e o crescimento fetal e placentário. Baixas concentrações de folato estão associadas a abortos espontâneos, baixo peso ao nascer e nascimento prematuro. A deficiência materna de folato no início da gestação está associada a um aumento da incidência de malformações congênitas, incluindo defeitos do tubo neural (DTN), fendas orofaciais e defeitos cardíacos congênitos (Obeid et al., 2013). Aproximadamente 3 mil novos casos de defeitos do tubo neural ocorrem nos EUA anualmente e mais de 300 mil neonatos nascem em todo o mundo com defeitos do tubo neural (CDC, 2018a), mas a prevalência varia amplamente, de 6,9 a cada 10 mil nascimentos no Pacífico Ocidental a 21,9 a cada 10 mil nascimentos no Oriente Médio (ACOG, 2017b). Embora a espinha bífida e a anencefalia sejam as mais comuns, outros defeitos do tubo neural também podem ocorrer (Tabela 14.9). O tubo neural se fecha aos 28 dias de gestação, antes que a maioria das mulheres perceba que está gestante. Além disso, mais da metade de todas as gestações nos EUA não são planejadas. Portanto, os CDC recomendam que todas as mulheres em idade fértil, em antecipação a uma possível gestação, aumentem sua ingestão de ácido fólico em 400 mcg/dia, a versão sintética que está disponível em suplementos e alimentos fortificados, especialmente alguns cereais matinais (CDC, 2018a). A U.S. Preventive Services Task Force (USPSTF) recomenda 400 a 800 mcg/dia de ácido fólico no período preconcepção. Mulheres que tiveram uma gestação anterior afetada por defeitos do tubo neural devem consumir 400 mcg/dia quando não planejam engravidar e aquelas que planejam engravidar devem considerar 4.000 mcg/dia (4 mg/dia) de 3 meses antes a 3 meses após a concepção (ACOG, 2017b). Outras situações que podem merecer os teores de suplementação mais elevados incluem mulheres que também tenham ou cujo parceiro tenha defeito do tubo neural ou um filho previamente afetado. Essas doses mais elevadas devem ser tomadas como um suplemento separado, não como parte de um suplemento multivitamínico, para evitar a ingestão excessiva de outros nutrientes. Embora esse nível seja recomendado por muitos provedores médicos, há clamores para reavaliar essas recomendações mais altas devido à evidência de que as doses mais baixas podem ser igualmente eficazes na prevenção de defeitos do tubo neural recorrentes (Dolin et al., 2018). As recomendações de suplementação variam de acordo com o país (Moussa et al., 2016) e podem levar em consideração a suscetibilidade genética à baixa concentração de folato (Colson et al., 2017); portanto, as diretrizes locais devem ser seguidas. Embora a dose de 800 mcg atinja as concentrações sanguíneas recomendadas em 4 semanas, a dose de 400 mcg requer de 8 a 12 semanas para atingir essas concentrações (Berti et al., 2011). Também está disponível o 5-metiltetraidrofolato, a forma circulante primária de folato. É proposta uma utilização mais eficaz, especialmente por aqueles com polimorfismos (ver Capítulo 6) e sem o aumento prejudicial do ácido fólico não metabolizado. No entanto, seu papel na prevenção de defeitos do tubo neural ou outros defeitos congênitos não foi testado em ensaios clínicos (Obeid et al., 2013). Além disso, a preocupação com o ácido fólico não metabolizado pode ser injustificada

Tabela 14.9 Defeitos do tubo neural.

Defeito do tubo neural	Malformação
Craniano	
Anencefalia	Falha de fusão da porção cefálica das pregas neurais, ausência de todo ou parte do cérebro, crânio e pele
Encefalocele	Falha na formação completa do crânio, extrusão de tecido cerebral em saco membranoso
Exencefalia	Falha na formação do couro cabeludo e do crânio, exteriorização de cérebro anormalmente formado
Iniencefalia	Defeito das vértebras cervicais e torácicas superiores, tecido cerebral anormalmente formado e retroflexão extrema da parte superior da coluna
Espinal	
Craniorraquísquise	Anencefalia coexistente e defeito aberto do tubo neural, geralmente na região cervicotorácica
Holorraquísquise	Falha de fusão dos arcos vertebrais, medula espinal inteira exposta
Meningocele	Falha de fusão da porção caudal do tubo neural, meninges expostas
Mielomeningocele	Falha de fusão da porção caudal do tubo neural, meninges e tecido neural exposto
Mielósquise	Falha de fusão da porção caudal do tubo neural, massa achatada de tecido neural exposta
Espinha bífida	Falha de fusão da porção caudal do tubo neural, geralmente de 3 a 5 vértebras contíguas, medula espinal, meninges ou ambas, expostas ao líquido amniótico

Adaptada de American College of Obstetricians and Gynecologists Committee on Practice Bulletins-Obstetrics: Practice Bulletin No. 187: Neural Tube Defects, *Obstet Gynecol* 130:e279, 2017b.

em alguns casos, já que foi considerado indetectável se as mulheres gestantes tomarem 400 mcg/dia durante toda a gestação, além de consumir 100 mcg/dia de grãos fortificados, mesmo entre aquelas com o polimorfismo do gene *C677T* (Pentieva et al., 2016). O impacto de doses mais altas de ácido fólico, causando concentrações mais elevadas e preocupantes de ácido fólico não metabolizado, não está bem estabelecido, mas está sendo estudado (Plumptre et al., 2015).

Concentrações de folato em hemácias superiores a 906 nmol/ℓ (400 ng/mℓ) foram associadas a menores defeitos do tubo neural (Obeid et al., 2013), embora o mecanismo de ação do ácido fólico ainda seja desconhecido (ACOG, 2017b). O folato natural é menos biodisponível e não demonstrou aumentar as concentrações sanguíneas tão bem quanto o ácido fólico sintético nem diminuir o risco desses defeitos. Embora o folato teoricamente natural possa ser eficaz, 6 a 12 xícaras de espinafre cru (mais de 2 xícaras de espinafre cozido) diariamente são o teor bioequivalente de folato natural encontrado em uma tigela de cereal matinal fortificado. Imagine 100% do valor diário por porção.

Mulheres obesas ou que fumam, consomem álcool de forma moderada ou pesada, ou que usam drogas recreativas estão em risco de estado marginal de folato, assim como aquelas com síndromes de má absorção ou diferenças genéticas relacionadas à metilação e ao uso metabólico de folato alimentar, incluindo os 11% da população dos EUA com a variação do gene *MTHFR 677C* para *MTHFR 677T* (Caudill, 2010). A prevalência europeia é estimada em 10 a 22% (Obeid et al., 2013), mas nem todas as populações com o polimorfismo *C677T* apresentam taxas mais altas de defeitos do tubo neural (ACOG, 2017b). Outros polimorfismos também estão sendo investigados por aumentar o risco desses defeitos. Embora o aumento da ingestão de folato possa ser útil em algumas situações, a adição de riboflavina também pode ser benéfica (ver Capítulos 5 e 6). Mulheres que usam medicamentos anticonvulsivantes devem ser monitoradas de perto ao iniciar o ácido fólico, pois ele pode reduzir o controle das convulsões.

Produtos de grãos enriquecidos nos EUA são fortificados com ácido fólico e estima-se que forneçam em média 200 mcg/dia, resultando em concentrações mais elevadas de folato no sangue e taxas reduzidas (19 a 54%) de defeitos do tubo neural (Caudill, 2010). No entanto, com o aumento da popularidade das dietas de baixo teor de carboidratos, a ingestão estimada foi reduzida recentemente e está associada ao aumento dos DTN (Desrosiers et al., 2018). Como as taxas desses defeitos permanecem mais altas entre a população hispânica nos EUA, a fortificação da farinha de milho foi recentemente aprovada pela FDA, mas a implementação é voluntária e não generalizada.

Mais de 70 países fortificam produtos de grãos atualmente, mas essa fortificação não é praticada de maneira universal devido a preocupações com a exposição de toda a população ao ácido fólico extra. Os possíveis efeitos adversos do aumento da ingestão de ácido fólico incluem mascaramento da deficiência de vitamina B_{12}, promoção de tumores, hipermetilação epigenética, interferência com tratamentos antifolatos e aumento de abortos espontâneos e partos múltiplos. Problemas generalizados não foram observados. No entanto, altas ingestões de ácido fólico também têm efeitos epigenéticos potenciais, mas os dados são fragmentários e, às vezes, conflitantes. Recomenda-se cautela com o uso de doses farmacológicas. Por exemplo, embora alguns estudos não tenham observado efeitos negativos na metilação do DNA em doses de até 4.000 mcg/dia (Crider et al., 2011), outros estudos descobriram que, no contexto de baixo estado de vitamina B_{12}, a suplementação de mulheres gestantes com apenas 500 mcg/dia foi associada a um risco aumentado de diabetes (Paul e Selhub, 2017), de adiposidade dos filhos e resistência à insulina aos 6 anos (Yajnik et al., 2008).

Por outro lado, ácido fólico adequado no segundo trimestre pode diminuir a inflamação e o estado de folato está inversamente associado à gravidade da vaginose bacteriana, um fator de risco documentado para parto prematuro (Dunlop et al., 2011). Estudos em murinos descobriram que o efeito negativo da exposição materna ao bisfenol-A é efetivamente neutralizado pela suplementação materna com ácido fólico, betaína e colina (Guéant et al., 2013). A suplementação com doadores de metila, como ácido fólico, também pode reduzir os efeitos nocivos da contaminação por fumonisina (uma micotoxina produzida por fungos *Fusarium* que crescem em *commodities* agrícolas, especialmente o milho, que tem sido associada a um risco aumentado de DTN). A deficiência de folato do espermatozoide entre homens expostos a dioxinas pode aumentar o risco de espinha bífida em seus filhos. A suplementação durante o início da gestação (pelo menos 800 mcg/dia) pode reduzir o risco de transtornos do espectro do autismo após a exposição pré-natal a pesticidas (Schmidt et al., 2017).

Embora a suplementação de ácido fólico não elimine completamente o risco de defeitos do tubo neural, até 70% destes poderiam ser evitados com o uso, durante a periconcepção, de 400 mcg de ácido fólico/dia (ACOG, 2017b). As concentrações ideais de outros doadores de metila (B_2, B_6, B_{12} e colina) e inositol também podem diminuir o risco de defeitos do tubo neural e melhorar o peso ao nascer. Especula-se que a deficiência paterna de folato também poderia explicar parte do risco residual dos defeitos do tubo neural (Guéant et al., 2013).

Vitamina B_6. A piridoxina funciona como um cofator para muitas enzimas descarboxilase e transaminase, especialmente aquelas envolvidas no metabolismo de aminoácidos. Embora essa vitamina catalise uma série de reações que envolvem a produção de neurotransmissores, não se sabe se essa função está envolvida no alívio de náuseas e vômitos. Como a carne, o peixe e as aves são boas fontes dietéticas, a deficiência não é comum e as vitaminas pré-natais de rotina contêm quantidades suficientes (Hovdenak e Haram, 2012). Com relação a náuseas e vômitos, doses padrão de 10 a 25 mg, três a quatro vezes por dia (ACOG, 2018b), têm eficácia questionável, mas não parecem ser perigosas.

Vitamina B_{12}. A cobalamina é necessária para as reações enzimáticas e para a geração de metionina e tetraidrofolato. É importante no crescimento e no desenvolvimento, incluindo a função imunológica (Wu et al., 2012a). A vitamina B_{12} é naturalmente encontrada exclusivamente em alimentos de origem animal; portanto, vegetarianos, especialmente veganos, correm o risco de deficiência de vitamina B_{12} na dieta e devem consumir alimentos fortificados ou suplementos. Também estão em risco aquelas pessoas com má absorção, incluindo aquelas com doença de Crohn envolvendo o íleo terminal, mulheres que fizeram cirurgia de *bypass* (desvio) gástrico e aquelas que usam medicamentos inibidores da bomba de prótons (ver Capítulos 26 e 27). Pessoas que tomam metformina também podem estar em risco. As deficiências de folato e vitamina B_{12} foram relacionadas à depressão em adultos. Quantidades inadequadas de folato e B_{12} podem afetar negativamente o desenvolvimento cognitivo e motor do lactente, bem como aumentar o risco de defeitos do tubo neural e crescimento fetal inadequado.

Colina. A colina é necessária para a integridade estrutural das membranas celulares, sinalização celular e transmissão do impulso nervoso e é uma importante fonte de grupos metil. A colina e o folato estão metabolicamente inter-relacionados. Ambos apoiam o desenvolvimento do cérebro fetal e reduzem o risco de defeitos do tubo neural e fissuras orofaciais (Zeisel, 2013). Estudos em animais mostram que a colina é neuroprotetora após a exposição pré-natal ao álcool (Blusztajn et al., 2017). A suplementação materna durante o terceiro trimestre foi observada recentemente em um pequeno estudo para melhorar a velocidade de processamento de informações da prole (Caudill et al., 2018). Enquanto 480 mg/dia foram úteis, 930 mg/dia produziram efeitos maiores. Dados preliminares com animais mostram que a suplementação pré-natal com colina pode ser útil para minimizar os prejuízos causados pela deficiência de ferro, ajudando a restaurar parte da plasticidade neural (Georgieff et al., 2015). A colina também parece ser importante no funcionamento da placenta, incluindo um papel na remodelação das artérias espiraladas, e pode afetar as respostas maternas e fetais ao estresse. A IDR/DRI para colina aumenta discretamente durante a gestação e há clamores para que seja reexaminada e possivelmente aumentada (Caudill et al., 2018). Variações genéticas e a ingestão simultânea de folato e metionina podem afetar os requerimentos e a síntese *de novo* pode não atender às necessidades fetais e maternas (Zeisel, 2013). Alimentos ricos em colina incluem leite, carne e gema de ovo e as mulheres que não consomem esses alimentos podem precisar de suplementação (ver Apêndice 32). Muitos suplementos pré-natais populares não contêm colina ou contêm pouco da substância (25 a 50 mg) (Zeisel et al., 2018). Grandes doses suplementares podem causar desconforto gastrintestinal, mas um pequeno estudo usando 750 mg durante a gestação não identificou efeitos adversos (Zeisel, 2013).

Vitamina C. A IDR/DRI para vitamina C aumenta durante a gestação e pode ser ainda maior para quem fuma, faz uso abusivo de álcool ou drogas ilícitas ou toma ácido acetilsalicílico regularmente. O consumo diário de boas fontes alimentares deve ser incentivado. As baixas concentrações plasmáticas estão associadas ao trabalho de parto prematuro (Dror e Allen, 2012), possivelmente devido à sua função antioxidante ou ao seu papel na síntese do colágeno. No entanto, a suplementação com vitamina C não é recomendada para a prevenção da ruptura prematura das membranas (RPM). Anteriormente, a suplementação com vitamina C (1.000 mg), em conjunto com vitamina E (400 UI), era promovida para a possível prevenção da pré-eclâmpsia. No entanto, atualmente não é recomendada (ACOG, 2013c) e, na verdade, pode aumentar o risco de hipertensão gestacional e ruptura prematura das membranas. A vitamina C é ativamente transportada pela placenta; portanto, também há potencial para concentrações excessivas no feto (Dror e Allen, 2012).

Vitamina A. A vitamina A é crítica durante os períodos de crescimento rápido e importante na diferenciação celular, desenvolvimento ocular, função imunológica e desenvolvimento e maturidade pulmonar, bem como na expressão gênica (Wu et al., 2012a). Baixas concentrações de vitamina A estão associadas à restrição de crescimento intrauterino e ao aumento do risco de mortalidade materna e neonatal, possivelmente devido ao papel protetor dos carotenoides contra o estresse oxidativo (Zielińska et al., 2017). Malformações são observadas em animais expostos a deficiências, mas a confirmação de malformações humanas não foi bem estabelecida. No entanto, um relato de caso recente demonstrou que a deficiência de vitamina A após a cirurgia bariátrica resultou em perdas fetais e neonatais recorrentes, com parto prematuro, hipoplasia pulmonar e microftalmia nos fetos sobreviventes (Mackie et al., 2018). Entre as mulheres positivas para o vírus da imunodeficiência humana (HIV), a melhora do estado da vitamina A está associada à melhora do peso ao nascer, possivelmente pela melhora da imunidade (Hovdenak e Haram, 2012).

O excesso de vitamina A pré-formada é teratogênico; portanto, a ingestão elevada é a maior preocupação no primeiro trimestre. A suplementação geralmente não é necessária e muitas vezes é limitada a 5.000 UI/dia, embora doses de até 10.000 UI/dia não estejam associadas a risco aumentado de malformações (Hovdenak e Haram, 2012). O medicamento isotretinoína para acne é um análogo da vitamina A e os fetos expostos correm um risco extremamente alto de anomalias fetais e abortos espontâneos. As mulheres devem interromper seu uso pelo menos 1 mês antes da concepção. Outros retinoides (etretinato, acitretina) também seriam motivo de preocupação (Harris et al., 2017). O betacaroteno não está associado a defeitos congênitos.

Embora nenhum caso tenha sido observado, teoricamente alguém que consome fígado poderia consumir tanta vitamina A pré-formada quanto o nível associado a anomalias fetais; portanto, grandes quantidades de fígado, patê de fígado e linguiça de fígado não são recomendadas no primeiro trimestre. Embora a orientação de alguns países recomende evitar o fígado durante a gestação por causa de seu conteúdo de vitamina A, o ACOG não faz essa recomendação. O conteúdo de vitamina A nos fígados de diferentes animais varia consideravelmente. O envenenamento agudo por vitamina A foi documentado com fígados de focas, baleias, ursos-polares e várias espécies de peixes de água salgada, especialmente dos trópicos (Dewailly et al., 2011). Todos esses fígados devem ser evitados. Os óleos de fígado de peixe (halibute, tubarão e bacalhau) também são muito ricos em vitamina A e devem ser evitados (McLaren e Kraemer, 2012). Os fígados de ovelhas e bois contêm teores muito altos, assim como todos os fígados de animais alimentados com rações fortificadas com vitamina A, e todos devem ser evitados (Scotter et al., 1992). Usando dados das tabelas atuais de composição de alimentos do U.S. Department of Agriculture (USDA), tanto o fígado de vitela quanto de alce devem ser evitados. Os fígados de foca-anelada e de peru devem ser muito limitados. Os fígados de outros animais geralmente têm baixo teor de vitamina A. As quantidades ingeridas devem ser limitadas. O profissional deve verificar os bancos de dados locais de composição de alimentos para obter detalhes sobre os fígados mais comumente consumidos em sua área.

Vitamina D. De acordo com o IOM, os requerimentos de vitamina D não aumentam durante a gestação e a ingestão de 600 UI/dia (15 mcg/dia) é suficiente quando se considera a saúde óssea. As poucas fontes dietéticas de vitamina D são o salmão e outros peixes gordurosos, bem como alguns cereais matinais fortificados e cogumelos expostos à luz ultravioleta, gordura de foca, de baleia e fígado de urso-polar (Holick, 2017). Nem todos os laticínios são fortificados, mas o leite líquido é uma boa fonte, e geralmente contém 100 UI/237 mℓ (ver Apêndice 38).

A deficiência de vitamina D é cada vez mais reconhecida em mulheres de pele escura, que usam burcas e que vivem em latitudes nas quais a exposição ao sol é baixa. Mulheres que correm o risco de engravidar com baixas concentrações de vitamina D também incluem aquelas com IMC acima de 30 kg/m^2, aquelas com má absorção de lipídeos e aquelas com uso de protetor solar de fator elevado, em conjunto com uma ingestão alimentar inadequada. A triagem da concentração de vitamina D é recomendada para essas mulheres (ACOG, 2011).

A deficiência grave de vitamina D está associada ao raquitismo congênito e a fraturas de recém-nascidos, além de se manifestar como convulsões, embora não se saiba se a insuficiência de cálcio também desempenhe um papel nisso (Brannon e Picciano, 2011). Existe a preocupação de que a baixa concentração de vitamina D materna possa afetar negativamente o acúmulo ósseo fetal. No entanto, pequenos estudos mostraram que, embora a suplementação materna possa aumentar as concentrações no sangue do cordão umbilical, não há efeito nas concentrações sanguíneas de cálcio do feto, assim como fósforo, hormônio da paratireoide (PTH) ou parâmetros esqueléticos (Kovacs, 2012). Um estudo recente não encontrou associação entre o estado de vitamina D materno e o conteúdo mineral ósseo de seus filhos com idades entre 9 e 10 anos (Lawlor et al., 2013).

O metabolismo da vitamina D muda durante a gestação, com a conversão de 25-(OH)-vitamina D em 1,25-(OH)$_2$-vitamina D drasticamente aumentada (Hollis e Wagner, 2017). As concentrações de 1,25-(OH)$_2$-vitamina D em mulheres com 12 semanas de gestação são duas a três vezes maiores do que as de mulheres não gestantes; além disso, os níveis continuam aumentando durante a gestação dependendo da disponibilidade de 25-(OH)-vitamina D. Essas concentrações não estão associadas à hipercalciúria ou à hipercalcemia e parecem ser motivadas pela própria gestação, não pelo aumento das concentrações de proteína ligadora de vitamina D. Os mecanismos ainda são desconhecidos, mas provavelmente incluem o desacoplamento da 1-alfa-hidroxilase renal do controle de retroalimentação (*feedback*) e a suprarregulação positiva de duas a cinco vezes por razões diferentes da homeostase do cálcio (Kovacs, 2012). Presume-se que valores elevados de 1,25-(OH)$_2$-vitamina D aumentem a distribuição de vitamina D aos tecidos maternos e possam modular a imunidade inata e adaptativa, incluindo possivelmente um papel imunomodulador na prevenção da rejeição fetal. A vitamina D pode ser importante na regulação da expressão gênica e na promoção da implantação bem-sucedida; portanto, concentrações preconcepção e a suplementação podem ser importantes (Hollis e Wagner, 2017). Também pode ter um papel na prevenção de pré-eclâmpsia, parto prematuro, diabetes gestacional, vaginose bacteriana e necessidade de parto por cesariana. Além disso, pode estar envolvida no desenvolvimento da função imunológica do neonato e no desenvolvimento de alergias, bem como em outras programações do desenvolvimento (Brannon e Picciano, 2011), incluindo risco de diabetes tipo 1 (Kovacs, 2012). No entanto, as associações são inconclusivas, frequentemente contraditórias e confusas e carecem de causalidade. Embora a suplementação aumente as concentrações maternas de vitamina D, ela não foi consistentemente associada a melhores resultados obstétricos (Roth et al., 2017). Um estudo recente descobriu que as mulheres que atingiram concentrações sanguíneas de pelo menos 40 ng/mℓ tiveram um risco pelo menos 60% inferior de parto prematuro e que a redução do risco foi de 78% entre as mulheres não brancas (McDonnell et al., 2017). As concentrações séricas ideais de 25-(OH)-vitamina D durante a gestação ainda não são conhecidas, mas devem ser de pelo menos 20 ng/mℓ (50 nmol/ℓ) para a saúde óssea (ACOG, 2011). Outros especialistas sugerem que concentrações séricas de pelo menos 32 ng/mℓ (80 nmol/ℓ) são melhores para a gestação e foi proposto que concentrações ótimas de 1,25-(OH)$_2$-vitamina D e, portanto, resultados fetais ideais podem ser alcançados apenas com concentrações sanguíneas de

40 ng/mℓ (100 nmol/ℓ) (Hollis e Wagner, 2017). Outros propõem concentrações ainda mais altas (Heyden e Wimalawansa, 2018). Por outro lado, também foram relatados riscos aumentados de restrição de crescimento em concentrações superiores a 70 nmol/ℓ e eczema infantil em concentrações superiores a 75 nmol/ℓ (Brannon e Picciano, 2011). A pesquisa é ativa e contínua e o debate é vigoroso. A suplementação de vitamina D pode ser necessária para atingir as concentrações séricas desejadas, embora haja evidências insuficientes para recomendar a suplementação de rotina e a recomendação da OMS seja contra (Roth et al., 2017). Uma dose de 1.000 a 2.000 UI/dia de vitamina D parece segura (ACOG, 2011). Embora alguns pesquisadores não tenham encontrado hipercalciúria com 4.000 UI/dia (o limite superior de ingestão tolerável [UL]), recomenda-se cautela. Nesses estudos, apenas verificações pontuais de urina foram feitas, em vez de coletas de 24 horas, e não houve acompanhamento a longo prazo nas taxas de formação de cálculos renais (Kovacs, 2012). Suplementação muito alta (≥ 1.000 mcg = 40.000 UI/dia) foi associada à hipercalcemia e, embora a vitamina D não pareça ser teratogênica nas doses normalmente administradas, alguns dados em animais sugerem a necessidade de preocupação (Roth, 2011). A potência dos suplementos de vitamina D é variável e muitos contêm menos do que as quantidades rotuladas (LeBlanc et al., 2013).

Os dados atuais são inconsistentes, com estudos pequenos e de baixa qualidade. Na tentativa de responder a perguntas críticas, muitos ensaios estão planejados ou em andamento. Além de determinar as concentrações ideais, o momento ideal de suplementação e o efeito de diferentes estilos de vida, tipos corporais, estado basal, o papel da placenta e genótipos (tanto materno quanto fetal) são atualmente desconhecidos (Hollis e Wagner, 2017; Størdal et al., 2017).

Vitamina E. Os requerimentos de vitamina E não aumentam. Embora se especule que a deficiência cause aborto espontâneo, parto prematuro, pré-eclâmpsia e RCIU, a deficiência de vitamina E, especificamente, ainda não foi relatada na gestação humana. A vitamina E é um importante antioxidante lipofílico, mas sua suplementação (com a vitamina C) não é uma estratégia eficaz para prevenir a pré-eclâmpsia, nem reduz o risco de perda fetal ou neonatal, de neonatos pequenos para idade gestacional ou de parto prematuro. A suplementação, na verdade, pode ser pró-inflamatória, evitando a mudança de citocinas Th1 (pró-inflamatórias) para citocinas Th2 (anti-inflamatórias), que é normal durante a gestação (Hovdenak e Haram, 2012; ver Apêndice 36 para fontes alimentares de vitamina E).

Vitamina K. Embora as necessidades de vitamina K não aumentem durante a gestação, as dietas normais muitas vezes não fornecem quantidade suficiente, pois a maioria das fontes alimentares (p. ex., vegetais de folhas verde-escuras) não são consumidos nas quantidades recomendadas. A vitamina K tem um papel importante na saúde óssea, bem como na homeostase da coagulação; portanto, quantidades adequadas durante a gestação são vitais (ver Capítulo 23). A deficiência de vitamina K foi relatada em mulheres que tiveram hiperêmese gravídica, doença de Crohn ou *bypass* gástrico e um relato de caso descreve deficiência associada à colestase intra-hepática da gestação (Maldonado et al., 2017). Ver Apêndice 37 para fontes de vitamina K.

Minerais

Cálcio. Fatores hormonais influenciam fortemente o metabolismo do cálcio na gestação. O lactogênio da placenta humana aumenta modestamente a taxa de renovação (*turnover*) óssea materna. Embora o estrogênio iniba a reabsorção óssea, a acreção e a reabsorção aumentam. A absorção materna de cálcio pelo intestino dobra durante a gestação (Kovacs, 2016). O PTH frequentemente cai em mulheres norte-americanas e europeias que consomem cálcio adequado. Em áreas com dietas com baixo teor de cálcio que também são ricas em fitatos, as concentrações de PTH permanecem as mesmas ou aumentam e mais pesquisas são necessárias sobre as limitações da resposta materna quando a ingestão é marginal ou baixa (Olausson et al., 2012). Essas alterações mantêm as concentrações de cálcio sérico materno e promovem a retenção de cálcio para atender às demandas esqueléticas fetais crescentes de mineralização. A hipercalcemia fetal e os ajustes endócrinos subsequentes acabam por estimular o processo de mineralização. A placenta parece proteger o feto em desenvolvimento, a menos que haja hipocalcemia materna com hipoparatireoidismo grave (Kovacs, 2015).

Os efeitos líquidos da gestação e da lactação no esqueleto materno ainda não estão claros. O mineral ósseo é mobilizado durante a gestação e reabastecido a partir do fim da lactação. O grau de alterações ósseas varia consideravelmente por local e também entre indivíduos. Parece que a genética, as respostas endócrinas e os fatores nutricionais são todos importantes. Nenhum estudo prospectivo examinou se há aumento do risco de osteoporose mais tarde na vida atribuído à gestação ou à lactação e os estudos retrospectivos são inconsistentes. Maiores ingestões estão associadas a melhor equilíbrio de cálcio quando as ingestões são baixas, mas algumas evidências sugerem que a suplementação pode interromper temporariamente o processo de adaptação a consumos habitualmente baixos (Olausson et al., 2012).

Aproximadamente 30 g de cálcio são acumulados durante a gestação, principalmente no esqueleto fetal (25 g), mas há grande variação. O restante é armazenado no esqueleto materno, mantido em reserva para as demandas de cálcio da lactação. A maior parte do acúmulo fetal ocorre durante a última metade da gestação, aumentando de 50 mg/dia na 20ª semana de gestação para 330 mg/dia na 35ª semana (Olausson et al., 2012). Há evidências conflitantes sobre a ingestão materna de cálcio afetar o acúmulo a longo prazo de uma criança.

Além de seu papel na formação óssea, a baixa ingestão de cálcio está associada ao aumento do risco de RCIU e pré-eclâmpsia (Hovdenak e Haram, 2012). O cálcio também está envolvido em muitos outros processos, incluindo coagulação sanguínea, proteólise intracelular e síntese de óxido nítrico, e tem um papel na regulação das contrações uterinas (Wu et al., 2012a).

O requerimento de cálcio durante a gestação não aumenta. No entanto, muitas mulheres engravidam com baixa ingestão e frequentemente precisam de incentivo para aumentar o consumo de alimentos ricos em cálcio. Os produtos lácteos são as fontes mais comuns de cálcio na dieta.

O leite, incluindo o leite em pó extrasseco, pode ser incorporado aos alimentos. Um terço da xícara de leite desnatado em pó equivale a uma xícara de leite líquido. Pequenas quantidades podem ser adicionadas ao leite líquido, enquanto muito mais pode ser adicionado a alimentos com sabores mais fortes. Embora a maior parte do leite em pó vendido nos EUA seja desnatado, o leite em pó integral também está disponível nas seções de alimentos dos supermercados. O iogurte geralmente é bem aceito e o uso de iogurte desnatado simples com frutas, com o mínimo de açúcar adicionado, pode maximizar os nutrientes sem fornecer tantas calorias extras. O iogurte grego, embora seja rico em proteínas, pode conter menos cálcio do que o iogurte normal. Embora o queijo possa ser usado, muitas vezes as calorias mais altas da gordura se tornam um fator limitante. A intolerância à lactose pode ser controlada (ver Capítulo 25).

Leites de soja são fortificados com cálcio, mas isso geralmente precipita para o fundo do recipiente. É difícil reincorporar o lodo, com o leite contendo apenas 31% da quantidade rotulada sem agitação, 59% com agitação (Heaney e Rafferty, 2006). O fortificante deve ser carbonato de cálcio para melhor absorção. Outras bebidas, incluindo arroz enriquecido, coco e leites de nozes, costumam ter baixo teor de proteínas e recomenda-se cautela. Com relação às fontes vegetais de cálcio, a preocupação é com a quantidade e a biodisponibilidade (Tabela 14.10; ver também Apêndice 39).

Tabela 14.10 Comparação de cálcio absorvível com uma xícara de leite.

Alimento	Teor de cálcio (mg)	Fração de absorção (%)	Cálcio absorvido estimado (mg)	Quantidade necessária para igualar 1 xícara de leite
Leite	300 (1 xícara)	32,1	96,3	1 xícara
Feijão-carioca	44,7 (1/2 xícara)*	26,7	11,9	4,05 xícaras, cozido*
Feijão-vermelho	40,5 (1/2 xícara)	24,4	9,9	4,85 xícaras
Feijão-branco	113 (1/2 xícara)	21,8	24,7	1,95 xícara
Acelga-chinesa (repolho-chinês)	79 (1/2 xícara)	53,8	42,5	1,15 xícara
Brócolis	35 (1/2 xícara)	61,3	21,5	2,25 xícaras
Queijo *cheddar*	303 (42,5 g)	32,1	97,2	42,5 g (1,5 fatia)
Mostarda-da-china	212 (1/2 xícara)	40,2	85,3	0,55 xícara
Espinafre-da-china	347 (1/2 xícara)	8,36	29,0	1,65 xícara
Couve	61 (1/2 xícara)	49,3	30,1	1,6 xícara
Espinafre	115 (1/2 xícara)	5,1	5,9	8,15 xícaras
Batatas-doces	44 (1/2 xícara)	22,2	9,8	4,9 xícaras
Tofu com cálcio	258 (1/2 xícara)	31,0	80,0	0,6 xícara
Iogurte, normal	300 (1 xícara)	32,1	96,3	1 xícara

*Todos os vegetais são porções cozidas.
(Adaptada de Weaver CM et al.: Choices for achieving adequate dietary calcium with a vegetarian diet, *Am J Clin Nutr* 70:543s, 1999.)

Deve-se ter cuidado ao se considerar o uso de suplementos de cálcio. Entre mulheres adultas não gestantes, a construção óssea é melhor com cálcio dietético do que com suplementos (Booth e Camacho, 2013). O consumo excessivo de cálcio por meio dos alimentos não é comum. No entanto, concentrações elevadas de cálcio sérico podem resultar na ingestão excessiva de antiácido se o UL for excedido (ver seção *Azia* adiante neste capítulo).

Cobre. As dietas de mulheres gestantes costumam ser marginais em cobre e as necessidades aumentam discretamente durante a gestação. Além da deficiência primária por mutação genética (doença de Menkes), deficiência secundária (por aumento da ingestão de zinco ou ferro, uso de certos medicamentos ou histórico de cirurgia de *bypass* gástrico) também são preocupantes. A deficiência de cobre altera o desenvolvimento embrionário e a deficiência induzida de cobre tem se mostrado teratogênica. Há diminuição da atividade das cuproenzimas, aumento do estresse oxidativo, alteração do metabolismo do ferro, ligações cruzadas anormais de proteínas, diminuição da angiogênese e alteração da sinalização celular (UriuAdams et al., 2010). O cobre interage com o ferro, afetando o desenvolvimento neurocognitivo e neurocomportamental. Embora não seja comumente incluído em suplementos pré-natais, recomenda-se que o cobre seja suplementado quando o zinco e o ferro forem administrados durante a gestação. Boas fontes de cobre incluem carnes de vísceras, frutos do mar, nozes, sementes e produtos de grãos integrais. Devido às quantidades relativamente grandes consumidas, chá, leite, batata e frango também são fontes importantes (Otten et al., 2006).

Fluoreto. O papel do fluoreto no desenvolvimento pré-natal é controverso e os requerimentos de fluoreto não aumentam durante a gestação. O desenvolvimento da dentição decídua começa com 10 a 12 semanas de gestação e os primeiros quatro molares e oito dos incisivos permanentes estão se formando durante o último trimestre. Assim, 32 dentes estão se desenvolvendo durante a gestação. A controvérsia envolve até que ponto o fluoreto é transportado pela placenta e seu valor no útero no desenvolvimento de dentes permanentes resistentes à cárie (ver Capítulo 24).

A maior parte da água mineral engarrafada não contém fluoreto. O fluoreto é frequentemente adicionado ao abastecimento de água municipal nos EUA para atingir o teor de ingestão recomendado pelos CDC. Em outros países, o sal e o leite são veículos comuns para a fortificação. Os teores de fluoreto que excedem o teor máximo de contaminação do abastecimento de água municipal são problemáticos para ossos e dentes. Essas concentrações elevadas também parecem ser neurotóxicas para o feto em desenvolvimento (Barrett, 2017).

Iodo. O iodo faz parte da molécula de tiroxina, com um papel crítico no metabolismo dos macronutrientes, bem como na mielinização neuronal fetal e na expressão gênica (Wu et al., 2012a). Como a síntese do hormônio tireoidiano aumenta 50% durante a gestação, os requerimentos de iodo também aumentam (Stagnaro-Green e Pearce, 2012). A deficiência grave de iodo está associada a aumento do risco de aborto espontâneo, anomalias congênitas, bócio fetal e natimortos, bem como prematuridade, baixo crescimento fetal e diminuição do QI. O cretinismo infantil, embora raro nos EUA, é um problema significativo de saúde pública. A deficiência de iodo é a causa mais comum de deficiência de desenvolvimento intelectual evitável no mundo (Leung et al., 2013).

Em todo o mundo, muitas pessoas correm o risco de deficiência de iodo causada pela baixa ingestão de leite ou pelo consumo de produtos cultivados em solos com deficiência de iodo, especialmente se ingerirem alimentos produzidos na própria região, consumirem alimentos bociogênicos ou forem expostas à contaminação por perclorato. Peixes e frutos do mar são boas fontes. O conteúdo de iodo varia entre as espécies e dentro delas. É mais alto em peixes brancos do que em peixes oleosos e os teores são mais elevados na pele e logo abaixo dela. Os peixes marinhos contêm seis vezes a quantidade encontrada nos peixes de água doce. Outros frutos do mar também são uma boa fonte. As perdas por cozimento são muito maiores com fervura do que com fritura ou grelha (Bouga et al., 2018).

Estima-se que 70% da população mundial tenha acesso ao sal iodado (Pearce et al., 2013). A iodação do sal é voluntária nos EUA e Canadá. O sal iodado raramente é usado em alimentos processados, a principal fonte de sódio na dieta, e deve constar no rótulo quando utilizado. O sal *kosher* e o sal marinho não contêm iodo naturalmente. As mulheres devem ser incentivadas a usar sal iodado quando cozinham em casa e a limitar a ingestão de alimentos processados feitos com sal não iodado.

Os valores médios de iodo urinário nos EUA diminuíram, principalmente por causa da redução de iodo em laticínios e produtos de panificação, de modo que 35% das mulheres norte-americanas em idade fértil agora têm valores de iodo urinário, sugerindo deficiência ou insuficiência leve de iodo (Leung et al., 2013). Reduções semelhantes também foram observadas em mulheres de outros países desenvolvidos (Pearce et al., 2013). Um estudo recente, usando uma nova ferramenta de modelagem quantitativa, estimou que 21 a 44% das mulheres gestantes nos EUA no terceiro trimestre podem ter níveis inadequados de iodo (Lumen e George, 2017). Embora os efeitos da deficiência grave de iodo no desenvolvimento do cérebro fetal estejam bem estabelecidos, os efeitos dos déficits mais leves não são tão evidentes. Os resultados dos estudos de suplementação são mistos em relação à função da tireoide e ao neurodesenvolvimento das crianças, mas os filhos de mulheres com deficiências leve a moderada demonstram melhores escores neurocognitivos se as mães foram suplementadas desde o início da gestação, ou seja, por volta de 4 a 6 semanas (Leung et al., 2013). A pesquisa atual está estudando o efeito da suplementação de iodo nos resultados obstétricos e no desenvolvimento infantil a longo prazo. Devido à preocupação de que um subconjunto da população possa estar em risco de deficiência leve, a American Thyroid Association recomenda que as mulheres recebam 150 mcg/dia durante a gestação e a lactação na forma de iodeto de potássio, dada a variabilidade do conteúdo de iodo no *kelp* e em outras algas marinhas (Leung et al., 2013; ACOG, 2015b). Um estudo recente nos EUA descobriu que 61% das vitaminas pré-natais contêm iodo e que aquelas que estavam disponíveis sem receita eram mais propensas a contê-lo (71%) do que aquelas disponíveis por prescrição (46%) (Lee et al., 2017). O conteúdo de iodo variou de 10 a 450 mcg, de acordo com os rótulos do produto, mas a maioria (89%) continha pelo menos 150 mcg. Outro estudo norte-americano descobriu que complexos multivitamínicos adultos eram mais propensos a conter iodo (74,2%) do que aquelas vitaminas pré-natais rotuladas (57,6%) (Patel et al., 2018). Embora os multivitamínicos adultos usassem consistentemente iodeto de potássio, isso era verdadeiro apenas para 73,5% dos rotulados como vitaminas pré-natais. Além disso, a precisão do conteúdo rotulado dos multivitamínicos vendidos nos EUA também é motivo de preocupação.

As concentrações elevadas de iodo também são motivo de preocupação, podendo causar os mesmos sintomas que as concentrações baixas. Há preocupação com a segurança da suplementação de iodo em áreas de suficiência, mas os problemas parecem ser temporários (Pearce et al., 2013). Existem diferenças individuais na capacidade de lidar com a ingestão elevada de iodo, mas a maioria das pessoas saudáveis se adapta em poucos dias e produz concentrações normais de hormônios tireoidianos (Hamby et al., 2018). No entanto, o feto e o neonato são particularmente sensíveis a altas concentrações, especialmente o prematuro, porque os mecanismos homeostáticos não amadurecem até 36 semanas de gestação (Pearce, 2018).

Problemas foram observados com a alta ingestão de algas marinhas. O conteúdo de iodo delas é variável e depende principalmente das espécies, mas também das partes da planta consumidas, das condições de crescimento e dos métodos de preparação (Roleda et al., 2018). Mais preocupantes são as algas marrons, incluindo *kombu* e *kelp*, porque são conhecidas por serem as acumuladoras mais eficientes de iodo, seguidas pelas algas vermelhas (Teas et al., 2004). O consumo frequente dessas algas pode exceder em muito o UL (Desideri et al., 2016), mesmo quando os métodos de cozimento (o iodo é hidrossolúvel) e os problemas de biodisponibilidade são levados em consideração (Roleda et al., 2018; Domínguez-González et al., 2017). O hipotireoidismo congênito resultante da alta ingestão pré-natal de algas marinhas foi documentado (Nishiyama et al., 2004). Teores muito altos de iodo no leite materno também foram observados entre mulheres coreanas que ingeriram a sopa de algas marinhas marrom habitual no pós-parto, utilizada por seu conteúdo nutricional, mas também porque se acredita que facilite a perda de massa corporal materna e aumente a produção de leite materno (Hamby et al., 2018).

Como um lembrete, a tireoidite pós-parto afeta cerca de 5,4% de todas as mulheres (Stagnaro-Green e Pearce, 2012). A tireoidite pode se manifestar como hiper ou hipotireoidismo, e ambos podem afetar a produção de leite materno.

Ferro. A RDA para o ferro aumenta significativamente na gestação. Estima-se que 42% das mulheres gestantes em todo o mundo tenham anemia por deficiência de ferro, com ampla variabilidade regional. Embora a prevalência seja mais alta nos países em desenvolvimento, estima-se que 33% das mulheres gestantes de baixa renda nos EUA estejam anêmicas no terceiro trimestre (Murray-Kolb, 2011).

O consumo inadequado de ferro pode levar a uma produção prejudicada de hemoglobina, seguida por fornecimento comprometido de oxigênio, bem como ferro, ao útero, placenta e feto em desenvolvimento. A placenta contém várias proteínas transportadoras de ferro, tanto para o ferro heme quanto o não heme, mas elas ainda não estão totalmente descritas, especialmente para o ferro heme (Fisher e Nemeth, 2017). Existem algumas evidências de que a ferritina também possa ser transportada, bem como evidências preliminares de que o ferro heme da dieta seja preferencialmente transportado para o feto (O'Brien e Ru, 2017). O transporte de ferro é regulado, equilibrando as necessidades maternas e fetais (Cao e Fleming, 2016). O feto parece dirigir o transporte de ferro pela placenta, embora não esteja claro como a placenta detecta a demanda fetal. A hepcidina fetal, como a conhecemos atualmente, geralmente permanece baixa, permitindo altas taxas de transferência de ferro da placenta para o feto. No entanto, há a especulação de que concentrações elevadas de hepcidina fetal, como as que podem ser encontradas na inflamação fetal (p. ex., corioamnionite), podem inibir a transferência de ferro da placenta para o feto (Fisher e Nemeth, 2017). A suplementação pode melhorar o estado materno, mas não necessariamente melhora as concentrações do cordão porque a transferência fetal pode ser mantida até que a anemia materna se torne muito grave (hemoglobina < 9 g/dℓ ou ferritina sérica < 13,6 mcg/ℓ) (Georgieff, 2017).

A anemia por deficiência de ferro ou ferropriva (ADF) está associada a restrição de crescimento intrauterino (aumento de três vezes no baixo peso ao nascer), parto prematuro (incidência duas vezes aumentada), aumento da mortalidade fetal e neonatal e, se grave (hemoglobina < 9 g/dℓ), está também associada a complicações durante o parto (Auerbach, 2018). A ADF também está associada ao aumento da produção de cortisol fetal e dano oxidativo às hemácias fetais (Hovdenak e Haram, 2012). A deficiência de ferro precoce afeta o desenvolvimento do cérebro fetal e a regulação da função cerebral de várias maneiras (ver Tabela 14.7). Como a eritropoese tem prioridade sobre o cérebro e outros órgãos, a deficiência de ferro do cérebro fetal pode ocorrer antes que a anemia ferropriva materna seja identificada e melhores medidas funcionais sejam necessárias (Georgieff, 2017). A deficiência de ferro neonatal pode ocorrer se a mãe for extremamente deficiente em ferro, mas a hipertensão materna e, portanto, o fluxo sanguíneo restrito, bem como o tabagismo materno e a prematuridade, também aumentam o risco. Fetos de mães com diabetes também são mais propensos a desenvolver deficiência de ferro, devido ao aumento da demanda fetal com macrossomia e hiperglicemia e hiperinsulinemia fetais, o que aumenta o consumo de oxigênio, mas também com hiperglicosilação dos receptores de transferrina da placenta que restringem o transporte de ferro para o feto (Rao e Georgieff, 2012), todos resultando em uma redução de 40% na concentração de ferro no cérebro. Essas alterações resultam em deficiências neurocomportamentais a longo prazo que afetam o temperamento, as interações com outras pessoas, o aprendizado, a memória e também podem resultar em alterações genômicas.

Os efeitos maternos da anemia por deficiência de ferro incluem fadiga, dispneia, tontura e baixa tolerância ao exercício. É provável que o ganho de peso pré-natal seja baixo. A mãe corre o risco de aumentar a perda de sangue com atonia uterina durante o parto, elevando, assim, o risco de precisar de uma transfusão de sangue. A cicatrização de feridas e a função imunológica são prejudicadas. É mais provável que ela sofra de depressão pós-parto, má interação com o neonato e lactação prejudicada. Há algumas evidências de que alterações negativas em cognição, emoções, qualidade de vida e comportamento podem ocorrer antes que a anemia ferropriva manifesta seja alcançada, mas o grau de deficiência de ferro associado a consequências negativas permanece desconhecido. O tratamento durante a gestação melhora a concentração de ferro materno no pós-parto e também está associado à melhoria do desenvolvimento infantil (Murray-Kolb, 2011).

O volume plasmático aumenta 50% em relação ao valor basal e o volume normal de hemácias aumenta em 20 a 30% na gestação. Esse aumento acentuado no suprimento de sangue materno durante a gestação, bem como nas necessidades fetais, eleva em muito a demanda de ferro. O requerimento total estimado para gestação é de 1.190 mg, mas com a cessação da menstruação, o déficit líquido médio é de 580 mg. Somado aos seus requerimentos normais, a mulher gestante geralmente necessita absorver 17 mg/dia no terceiro trimestre. A absorção normal é geralmente de 1 a 2 mg/dia de uma dieta normal e de 3 a 5 mg/dia se a dieta contiver alimentos ricos em ferro (Lee e Okam, 2011). A absorção de ferro heme e não heme aumenta durante a gestação. As concentrações de hepcidina diminuem nos segundo e terceiro trimestres, aumentando, assim, o ferro disponível para a placenta e, portanto, para o feto (Fisher e Nemeth, 2017). No entanto, o mecanismo que causa essa diminuição na hepcidina materna ainda não é conhecido e também não se sabe como a suplementação de ferro afeta os níveis de hepcidina durante a gestação. Embora a hepcidina certamente afete a disponibilidade de ferro não heme, também há algumas evidências de que ela afete a disponibilidade de ferro heme. Concentrações elevadas de hepcidina materna, causando transferência de ferro para a placenta abaixo do ideal, seriam importantes no caso de inflamação. No entanto, a inflamação normal de gestações saudáveis não parece aumentar a hepcidina. Gestações com inflamação mais intensa podem, entretanto, fazer com que os níveis de hepcidina aumentem e, dessa forma, a disponibilidade de ferro diminua. Até que ponto isso é importante no caso da inflamação associada à obesidade materna ou ao ganho excessivo de massa corporal ainda não está esclarecido. O efeito da suplementação na absorção intestinal também não é claro, como também não é o possível aumento do risco de maior exposição com o aumento da ingestão (Brannon et al., 2017), bem como o papel do ferro não absorvido na microbiota. A maior parte da acreção ocorre após a 20ª semana de gestação, quando as demandas maternas e fetais são maiores. Aqueles com maior risco de anemia ferropriva são mulheres com estoques inadequados de ferro, incluindo aquelas com curtos períodos entre concepções, aquelas com ingestão habitual ruim, aquelas com absorção prejudicada, incluindo uma história de cirurgia bariátrica ou uso crônico de antiácidos e aquelas que sofreram destruição de hemácias por malária ou perda excessiva de sangue devido a um forte fluxo menstrual ou infecções anteriores por ancilóstomos.

A concentração de ferritina sérica no primeiro trimestre pode ser avaliada e, se for inferior a 20 mcg/ℓ, a suplementação pode ser necessária (Lee e Okam, 2011). No entanto, a verificação dos índices de hemácias no hemograma completo (CBC) (ver Capítulo 5) costuma ser adequada. Os valores de hemoglobina e hematócrito normalmente diminuem no segundo trimestre (ver Tabela 14.5). A não diminuição pode ser um sinal de expansão insuficiente do volume sanguíneo, que está associada ao aumento do risco de um neonato com restrição de crescimento, parto prematuro e natimorto (Luke, 2015). Os valores séricos devem aumentar novamente no terceiro trimestre para melhores resultados, mas muitas vezes esse aumento não é observado e a intervenção é justificada. Se a anemia não melhorar com a terapia com ferro (i. e., um aumento de 1 g de hemoglobina ou 3% no hematócrito em 4 semanas [CDC, 1998]), é aconselhável verificar o estado das vitaminas B_6, B_{12} e folato, embora muitos outros nutrientes, incluindo proteína, cobalto, magnésio, selênio, zinco, cobre, vitaminas A e C, lipídeos e carboidratos também possam desempenhar um papel nisso (Lee e Okam, 2011; Mechanick et al., 2013; Wu et al., 2012a).

A concentração elevada de ferro também está associada a baixo crescimento fetal, parto prematuro, pré-eclâmpsia, diabetes gestacional e natimorto. O(s) mecanismo(s) não são claros, mas podem incluir o estado real de ferro (aumento da viscosidade e, com isso, fluxo sanguíneo comprometido e/ou má perfusão placentária), deficiências relativas de zinco e cobre, estresse oxidativo com suplementação, microbiota intestinal alterada e/ou a própria expansão inadequada do volume plasmático (Brannon e Taylor, 2017; Fisher e Nemeth, 2017). A ferritina sérica também pode ser apenas medida indireta para a inflamação, especialmente no contexto da obesidade materna (Vricella, 2017). Não existem boas medidas funcionais do estado de ferro adequado *versus* em excesso (Brannon e Taylor, 2017), nem há uma boa maneira de ajustar a ferritina sérica ou a hepcidina para a inflamação, mas há evidências de que a inflamação associada à obesidade não se sobreponha à influência do estado inadequado de ferro na sinalização da hepcidina (O'Brien e Ru, 2017).

Como muitas mulheres não engravidam com estoques de ferro suficientes para cobrir as necessidades fisiológicas da gestação, a suplementação de ferro (geralmente como um sal ferroso) é frequentemente prescrita, mas a quantidade de ferro elementar contido varia de acordo com a preparação (Office of Dietary Supplements [ODS], 2018). O ferro no suplemento já está reduzido (i. e., ferroso em vez de férrico); portanto, tomar o suplemento com água é eficaz e não é necessário consumi-lo com suco. Como acontece com todas as fontes não heme, os suplementos não devem ser tomados com café, chá ou leite para otimizar a absorção. Os suplementos de ferro devem ser tomados separadamente das vitaminas pré-natais para minimizar a competição com outros minerais. A absorção melhora se tomado com o estômago vazio, mas a tolerância geralmente é pior. Suplementos múltiplos devem ser tomados separadamente um do outro para maximizar a absorção, mas a diminuição da absorção é observada com o aumento da dosagem; portanto, a tolerância aos efeitos colaterais deve ser equilibrada com a necessidade. As preparações com revestimento entérico e de liberação retardada produzem menos efeitos colaterais, mas como não são bem absorvidas, não são recomendadas. O ferro intravenoso pode ser usado durante a gestação, mesmo como tratamento de primeira linha, nos segundo e terceiro trimestres (Auerbach, 2018).

A suplementação com ferro é controversa. Os CDC e a OMS recomendam a suplementação precoce de ferro de rotina para a redução do risco de anemia materna, baixo peso ao nascer e parto prematuro (WHO, 2016b). A USPSTF afirma que, embora a suplementação possa melhorar o estado de ferro materno, a evidência que apoia a suplementação de rotina para a melhora dos resultados clínicos maternos ou infantis é inconclusiva (Cantor et al., 2015). O ACOG recomenda rastrear todas as mulheres e complementar aquelas com anemia por deficiência de ferro documentada. No entanto, para aquelas com risco de sobrecarga crônica de ferro, incluindo aquelas com hemocromatose e talassemia beta, a suplementação pode não ser recomendada. Os suplementos podem causar danos oxidativos e podem exacerbar a inflamação. Consequentemente, acredita-se que o tratamento excessivo da anemia por deficiência de ferro esteja agora associado ao parto prematuro, à restrição de crescimento intrauterino e ao diabetes melito gestacional (Hovdenak e Haram, 2012; ver Capítulo 7 para outros exemplos de danos oxidativos). A suplementação intermitente (1 a 2 vezes/semana) pode ser eficaz (Kaiser e Campbell, 2014), possivelmente por minimizar o aumento nas concentrações de hepcidina (Auerbach, 2018). A ingestão não fisiológica de ferro, forma como seria obtida com a suplementação, pode aumentar o risco de infecções, especialmente relevante para pessoas que vivem em ambientes não higiênicos (Prentice et al., 2017). Em áreas nas quais as infecções bacterianas e por protozoários, especialmente a malária, são motivo de preocupação, a fortificação de alimentos com doses menores por vez pode ser mais segura do que a suplementação. Além disso, os suplementos de ferro são extremamente perigosos para crianças pequenas. Doses de apenas 36 mg de ferro elementar por quilo de massa corporal foram letais (ODS, 2018); portanto, as mães devem ser lembradas de manter os suplementos fora do alcance das crianças.

Devido às preocupações com a suplementação, incluindo conformidade, segurança e eficácia, é necessário enfatizar as fontes dietéticas de ferro. As melhores fontes de ferro são as carnes vermelhas, incluindo carnes silvestres (ver Apêndice 43), devido ao seu conteúdo de ferro heme, e muitas carnes orgânicas podem conter concentrações ainda mais elevadas de ferro. É importante limitar a quantidade de fígado e produtos derivados do fígado (patê, linguiça de fígado) no primeiro trimestre devido ao seu alto teor de vitamina A.

Fontes vegetais contendo apenas ferro não heme não são tão bem absorvidas e o volume pode se tornar o fator limitante, especialmente no fim da gestação. A absorção pode ser aumentada ao ingeri-las com ácido ascórbico ou um pouco de carne.

Mulheres que seguem dietas vegetarianas devem prestar especial atenção ao ferro e tentar evitar que o hematócrito caia a ponto de não ser possível recuperar o suficiente. As seguidoras das testemunhas de Jeová também devem prestar muita atenção às suas concentrações de ferro. Por escolherem não receber transfusões de sangue, essas mulheres devem receber aconselhamento nutricional sobre alimentos ricos em ferro no início da gestação, com reforço conforme a gestação prossegue.

Magnésio. O magnésio funciona como um cofator e ativador enzimático. O feto a termo acumula 1 g de magnésio durante a gestação e a deficiência materna pode interferir no crescimento e desenvolvimento fetais, incluindo possível teratogênese (Hovdenak e Haram, 2012). As recomendações para magnésio aumentam discretamente durante a gestação, mas seu papel no trabalho de parto prematuro, pré-eclâmpsia, diabetes gestacional e baixo crescimento fetal não é bem compreendido (Dalton et al., 2016). O sulfato de magnésio às vezes é usado para o tratamento de mulheres com pré-eclâmpsia, mas não se sabe se a suplementação de magnésio para qualquer uma dessas condições é útil quando a mulher não tem deficiência de magnésio. Especula-se que a deficiência materna de magnésio desempenhe um papel no aumento do risco de síndrome da morte súbita infantil (SMSL), mas não foram realizados estudos prospectivos de suplementação. A deficiência moderada está associada a déficits renais sutis nos filhos (Richard et al., 2017). Concentrações ideais de magnésio podem ser benéficas para ajudar a prevenir cãibras nas pernas (ver seção *Edema e cãibras nas pernas*, adiante neste capítulo). No entanto, poucos dados estão disponíveis para fornecer recomendações de suplementação (Hovdenak e Haram, 2012). Ver Apêndice 43 para obter boas fontes dietéticas. Doses altas e prolongadas de suplementos de magnésio devem ser evitadas (ver seção *Azia*, adiante neste capítulo).

Fósforo. O fósforo é encontrado em uma variedade de alimentos, e a deficiência é rara quando se consegue comer normalmente. As necessidades não aumentam com a gestação. No entanto, concentrações baixas de fósforo, indicativas de "síndrome de realimentação", foram encontradas em mulheres com vômitos intensos ou outras situações que resultaram em inanição. A hipofosfatemia pode ser fatal porque o fósforo é importante no metabolismo energético como um componente do trifosfato de adenosina (ATP) e deve ser reposto imediatamente (ver Capítulo 12 para a síndrome de realimentação e Capítulo 22 para o papel do fósforo na produção de energia).

Selênio. O selênio funciona como antioxidante e é importante para a reprodução. Sua baixa concentração está associada a abortos espontâneos recorrentes, pré-eclâmpsia e restrição de crescimento intrauterino. A IDR/DRI aumenta discretamente durante a gestação, mas não há recomendações baseadas em evidências para a suplementação (Hovdenak e Haram, 2012). O consumo excessivo também é motivo de preocupação, especialmente se as mulheres consumirem alimentos produzidos localmente em áreas nas quais o conteúdo de selênio no solo seja alto. Não há áreas conhecidas nos EUA ou no Canadá com casos reconhecidos de selenose. Ver Apêndice 45.

Sódio. O ambiente hormonal da gestação afeta o metabolismo do sódio. O aumento do volume sanguíneo materno leva ao aumento da filtração glomerular de sódio. Os mecanismos compensatórios mantêm o equilíbrio de líquidos e eletrólitos.

A restrição rigorosa de sódio estressa o sistema renina-angiotensina-aldosterona. Embora a moderação no uso de sal e outros alimentos ricos em sódio seja apropriada para a maioria das pessoas, a restrição agressiva geralmente é injustificada na gestação. Para mulheres gestantes com edema, o uso de diuréticos não é recomendado, mas é justificada a correção da ingestão elevada de sódio na dieta. A ingestão normal costuma ser muito maior do que a IDR/DRI, que não aumenta durante a gestação. O ACOG recomendou previamente que a ingestão de sódio não fique abaixo de 2.300 mg/dia, que é maior do que a IDR/DRI corrente (ACOG, 2013c). O uso de sal iodado deve ser incentivado, mas o consumo de alimentos processados, fonte de mais de 75% do sódio dietético nos EUA, deve ser limitado devido ao conteúdo de sal não iodado.

Zinco. O zinco é essencial para o crescimento, para o desenvolvimento e os requerimentos aumentam durante a gestação. Uma dieta deficiente em zinco não resulta na mobilização efetiva do elemento armazenado no músculo esquelético e ossos maternos. Portanto, um estado de zinco comprometido se desenvolve rapidamente. O zinco faz parte de 100 enzimas relacionadas ao metabolismo dos macronutrientes (Hovdenak e Haram, 2012). Ele desempenha uma função estrutural em muitos tecidos, incluindo algumas proteínas envolvidas na expressão gênica. A deficiência é altamente teratogênica, levando a malformações congênitas, incluindo anencefalia e, possivelmente, a fissuras orais. Mesmo uma deficiência leve pode levar ao comprometimento do crescimento fetal e do desenvolvimento do cérebro, bem como ao comprometimento da função imunológica. Mulheres com baixas concentrações não tratadas associadas à acrodermatite enteropática apresentam risco aumentado de aborto espontâneo, restrição do crescimento fetal, hipertensão, pré-eclâmpsia, parto prematuro e hemorragia intraparto.

O zinco está amplamente disponível e boas fontes incluem carne vermelha, frutos do mar, grãos integrais e alguns cereais matinais fortificados (ver Apêndice 47). A suplementação superior à encontrada nas vitaminas pré-natais geralmente não é exigida, mas pode ser necessária para mulheres com distúrbios gastrintestinais que afetam a absorção. A deficiência evidente é rara nos EUA, mas as taxas são mais altas nos locais em que os principais alimentos básicos são ricos em fitatos (i. e., cereais não refinados), e as mulheres que seguem uma dieta vegetariana podem ter baixa biodisponibilidade de zinco. Altos teores de suplementação com ferro podem inibir a absorção de zinco se ambos forem ingeridos sem alimentos (Kaiser e Campbell, 2014).

Recomendações para ganho de massa corporal na gestação
Recomendações gerais de ganho de massa corporal

Com uma gestação única, menos da metade do ganho de massa corporal total de uma gestante com massa corporal adequada reside no feto, na placenta e no líquido amniótico. O restante está nos tecidos reprodutivos maternos (tecidos mamários e útero), líquido intersticial, volume de sangue e tecido adiposo materno. O aumento da gordura subcutânea no abdome, nas costas e na parte superior da coxa serve como reserva de energia para a gestação e a lactação. A distribuição normal de massa corporal é ilustrada na Figura 14.6.

Os ganhos de massa corporal recomendados para sustentar uma gestação saudável variam de acordo com o IMC da gestante da época anterior à gestação e estão resumidos na Tabela 14.11. Elaboradas para mulheres que vivem em ambientes saudáveis, as diretrizes de ganho de massa corporal do IOM equilibram o risco de resultados adversos do parto com o risco da mãe de retenção de massa corporal pós-parto. Ganho insuficiente, especialmente se também associado à baixa massa corporal na gestante, está relacionado ao aumento do risco de neonatos PIG e partos prematuros espontâneos. Ganho de massa corporal excessivo geralmente resulta em neonatos GIG, com risco aumentado durante o parto. O ganho excessivo também é o indicador mais forte de obesidade materna posterior. Os resultados são melhores quando as mulheres ganham massa corporal dentro dos intervalos recomendados. No entanto, menos de um terço das mulheres gestantes atinge esse resultado, e a maioria (especialmente aquelas com sobrepeso ou obesas) ganha muito peso, embora uma proporção significativa de mulheres abaixo da massa corporal ganhe pouco (Siega-Riz e Gray, 2013). As mulheres querem conselhos sobre quanta massa corporal devem ganhar, mas um estudo recente descobriu que 26% não receberam orientação de seu profissional de saúde (Deputy et al., 2018). Aquelas que receberam orientação tentaram segui-la, mesmo que inadequada, resultando em ganhos tanto inadequados quanto excessivos entre as gestantes estudadas.

A estatura e, idealmente, o peso antes da gestação devem ser medidos, não questionados, para determinar o IMC anterior à gestação. O peso pré-gestacional autorrelatado pode ser usado se necessário, mas está sujeito a erros e geralmente é subnotificado (Headen et al., 2017). Se a massa corporal da gestante anterior à gestação for desconhecida ou não confiável, usar a massa corporal medida na primeira consulta, presumindo que ela esteja no início da gestação, como uma boa estimativa da massa corporal pré-gestacional da gestante. Se ela iniciar o pré-natal tardiamente e não tiver ideia da massa corporal pré-gestacional, estimar que ela teve um ganho de massa corporal apropriado até esse ponto. Mais adiante, na gestação, o IMC não é uma estimativa robusta da gordura corporal devido ao aumento da água corporal total (Catalano e Shankar, 2017).

As mulheres precisam de orientação sobre a meta de ganho de massa corporal. Um terço das mulheres tenta manter ou até mesmo perder massa corporal durante a gestação (Rasmussen e Yaktine, 2009). O ganho de massa corporal deve ser monitorado como forma de avaliar o progresso e intervir quando necessário. O padrão de ganho de massa corporal também é importante. Em uma coorte observacional, o ganho de massa corporal excessivo no primeiro trimestre foi um preditor mais forte de retenção de massa corporal materna, maior circunferência da cintura e pressão arterial mais alta do que o ganho de massa corporal mais tarde na gestação (Walter et al., 2015). O padrão de ganho de massa corporal também está associado à obesidade infantil, apesar de não ter efeito sobre o peso ao nascer (Karachaliou et al., 2015). Taxas mais altas de ganho de massa corporal no segundo trimestre estão associadas a maior peso ao nascer, especialmente entre mulheres cujo IMC pré-gestacional é inferior a 26 kg/m² (Rasmussen e Yaktine, 2009). O ganho de massa corporal materno plotado no gráfico apropriado é uma ferramenta de ensino eficaz. Ver Apêndice 3 para todos os gráficos de ganho de massa corporal da gestação, bem como tabelas (usando libras/polegadas e quilogramas/centímetros) para escolher rapidamente o gráfico correto sem a necessidade de calcular o IMC pré-gestacional.

A perda de massa corporal durante a gestação deve ser desencorajada. Não há estudos de intervenção documentando seu benefício (Furber et al., 2013). À medida que o tecido adiposo é mobilizado, compostos orgânicos semivoláteis podem ser liberados (ver boxe *Visão clínica*: *O que há naquela gordura quando você a perde?*, no Capítulo 20). Por causa da característica de fome acelerada da gestação, as mulheres são mais propensas a desenvolver cetonemia e cetonúria após um jejum de 12 a 18 horas, com concentrações de cetona mais altas do que em mulheres não gestantes. Embora o feto tenha uma capacidade limitada de metabolizar cetonas, esses compostos podem

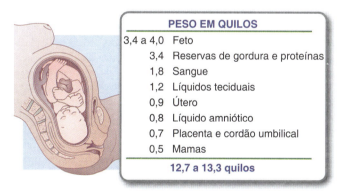

Figura 14.6 Distribuição do ganho de massa corporal durante a gestação.

PESO EM QUILOS
- 3,4 a 4,0 Feto
- 3,4 Reservas de gordura e proteínas
- 1,8 Sangue
- 1,2 Líquidos teciduais
- 0,9 Útero
- 0,8 Líquido amniótico
- 0,7 Placenta e cordão umbilical
- 0,5 Mamas

12,7 a 13,3 quilos

Tabela 14.11 Metas de ganho de massa corporal pré-natal do U.S. Institute of Medicine (IOM).

Categoria de massa corporal pré-gestacional	Ganho de massa corporal total em gestação de feto único (kg)	Taxas de ganho no 2º e 3º trimestres para gestação de feto único* Média/semana (intervalo) (kg)	Ganho de massa corporal total para gestação de gêmeos (diretrizes provisórias) (kg)
Abaixo do peso IMC < 18,5 kg/m²	12,5 a 18	0,51 (0,44 a 0,58)	Informações disponíveis insuficientes para orientação
Massa corporal adequada IMC: 18,5 a 24,9 kg/m²	11,5 a 16	0,42 (0,35 a 0,50)	17 a 25
Sobrepeso IMC: 25,0 a 29,9 kg/m²	7 a 11,5	0,28 (0,23 a 0,33)	14 a 23
Obeso IMC ≥ 30,0 kg/m²	5 a 9	0,22 (0,17 a 0,27)	11 a 19

Os cálculos pressupõem um ganho no primeiro trimestre para a gestação de feto único de 1 a 3 kg para mulheres que estejam abaixo da massa corporal, com massa corporal adequada ou com sobrepeso e 0,5 a 2 kg para aquelas que estejam na categoria de obesas.
(Adaptada de Rasmussen KM et al.: Recommendations for weight gain during pregnancy in the context of the obesity epidemic, *Obstet Gynecol* 116:1191, 2010; Rasmussen KM, Yaktine AL: *Weight gain during pregnancy: reexamining the guidelines*, Washington, DC, 2009, IOM, NRC.)

afetar adversamente o desenvolvimento de seu cérebro (Rasmussen e Yaktine, 2009). Além disso, foram observados a mobilização dos estoques de proteínas, o aumento de ácidos graxos livres, a excreção urinária de nitrogênio e a diminuição das concentrações plasmáticas de glicose, insulina e aminoácidos gliconeogênicos, resultando em aumento do risco de RCIU e parto prematuro (Furber et al., 2013).

As diretrizes de ganho de massa corporal pré-natal variam um pouco em todo o mundo (Scott et al., 2014). A OMS discutiu, mas não implementou, diferentes diretrizes de ganho de massa corporal com base em diferenças étnicas na composição corporal e, portanto, diferentes riscos (Ma et al., 2016). As diretrizes do IOM são baseadas em dados observacionais, não de intervenção. Assim, alguns países não defendem um ganho de massa corporal específico ou até mesmo uma pesagem de rotina após determinar o estado do IMC pré-gestacional. Embora existam muitos estudos de intervenção pequenos, grandes ensaios ainda não estão disponíveis. Também deve ser observado que não está esclarecido se o ganho de massa corporal materno em si é uma variável crítica ou se é um marcador do estado nutricional. Mesmo assim, monitorar o ganho de massa corporal é útil e, quando a variação dos padrões normais for observada, mais perguntas devem ser feitas. Embora ver o gráfico ou escutar a massa corporal real possa ser estressante para algumas mulheres, muitas consideram o rastreamento visual de seu ganho de massa corporal em relação ao gráfico apropriado tanto eficaz quanto reconfortante. Apenas acompanhar o ganho de massa corporal sem orientação ou apoio não é benéfico.

Recomendações de ganho de massa corporal na obesidade

A obesidade pré-gestacional é descrita como classe I (IMC de 30 a 34,9 kg/m²), classe II (IMC de 35 a 39,9 kg/m²) e classe III (IMC de pelo menos 40 kg/m²). A recomendação de ganho de massa corporal do IOM de 5 a 9 quilos não faz distinção entre essas classes (Rasmussen e Yaktine, 2009). Os ganhos de massa corporal gestacional ideais para esses grupos ainda não são conhecidos e as pesquisas continuam, com algumas evidências de que ganhos menores, ou até mesmo perdas podem ser controlados com sucesso, pois os indivíduos podem equilibrar a ingestão bem o suficiente para evitar cetonemia. O sobrepeso e, portanto, a supernutrição não é o mesmo que uma nutrição de boa qualidade e, de fato, a obesidade está associada a concentrações séricas mais baixas de carotenoides, vitaminas C, D, B$_6$, K, folato, ferro e selênio (Saltzman e Karl, 2013; ver também Capítulo 20). Orientação individual e julgamento clínico, incluindo otimização da ingestão de nutrientes e incentivo ao exercício, são necessários e o crescimento fetal deve ser monitorado. Embora as metas de ganho de massa corporal possam ser muito altas para algumas mulheres, as evidências sugerem que risco de parto prematuro, RCIU e mortalidade perinatal aumentam se o ganho de massa corporal for muito restritivo. Os efeitos epigenéticos também devem ser considerados. O ganho e a perda de massa corporal inadequados não devem ser encorajados (ACOG, 2015d). EUA, Canadá, Austrália, Nova Zelândia e Grã-Bretanha têm diretrizes semelhantes, mas não idênticas, relacionadas ao manejo da obesidade na gestação, mas todos recomendam que uma consulta nutricional deve ser oferecida a todas as mulheres com sobrepeso ou obesas antes da gestação (Vitner et al., 2019). Nenhum estudo ainda examinou os resultados da gestação de baixo ganho de massa corporal ou perda de massa corporal decorrente da ingestão insuficiente de alimentos versus aquela resultante da substituição de alimentos que contêm gorduras e doces excessivos por aqueles de maior valor nutricional, porém menor conteúdo energético.

Após cirurgia bariátrica. A alta prevalência de obesidade tem resultado no aumento das cirurgias bariátricas. Embora a perda de massa corporal antes da gestação possa melhorar a fertilidade, ela tem o potencial de fornecer um ambiente uterino abaixo do ideal para o feto em desenvolvimento e a suplementação adequada de nutrientes é essencial. Quais nutrientes apresentam maior probabilidade de serem deficientes serão determinados pelo tipo de cirurgia e pelo estado nutricional desde a cirurgia (ver Capítulo 20), mas geralmente incluem proteínas, bem como vitaminas (D, folato, B$_{12}$, B$_1$ e A), ferro, cálcio, magnésio, cobre e zinco. Outras deficiências, embora potencialmente graves, são mais esporádicas (Saltzman e Karl, 2013), mas podem incluir vitaminas C, B$_6$, B$_2$, niacina, E e K, selênio e ácidos graxos essenciais (com derivação biliopancreática). Se a anemia não responder ao tratamento, devem ser avaliados os índices de vitamina B$_{12}$, folato, proteínas, cobre, selênio e zinco (Mechanick et al., 2013). O ACOG recomenda que as mulheres sejam avaliadas quanto a deficiências nutricionais e suplementadas conforme necessário (ACOG, 2015d).

O momento ideal de gestação após a cirurgia bariátrica ainda não está definido. Embora 1 ano seja comumente citado, atualmente o ACOG recomenda atrasar a gestação por 18 meses para evitar o período de rápida perda de massa corporal. No entanto, há um estudo recente mais conservador (Parent et al., 2017), no qual descobriram que, se a gestação ocorresse dentro de 2 anos após a cirurgia, o risco de prematuridade aumentaria (14% versus 8,6%), assim como as taxas de internação em unidade de terapia intensiva neonatal (UTIN) (15,2% versus 11,3%), prevalência de neonatos pequenos para idade gestacional (13% versus 8,9%) e pontuações Apgar baixas (17,5% versus 14,8%), em comparação com uma coorte correspondente. Os autores sugerem que as mulheres esperem pelo menos 3 anos para conceber. Uma abordagem individualizada também foi sugerida, atrasando a gestação até que a massa corporal tenha ficado estável por 2 anos e com todas as deficiências de nutrientes tratadas antes da concepção. No entanto, muitas mulheres não seguem essa recomendação e provavelmente estão entrando na gestação com um estado nutricional inferior ao ideal.

A prescrição de nutrientes e as necessidades energéticas ideais para mulheres gestantes após a cirurgia bariátrica não foram determinadas e devem ser individualizadas. As recomendações de ingestão de proteínas após a cirurgia são maiores do que o normal (1,0 a 2,1 g/kg de massa corporal ideal), mas não se sabe que aumento adicional é necessário para a gestação. Recomendações específicas de vitaminas e minerais também são desconhecidas. Essas mulheres podem ter mais dificuldade para comer o suficiente se tiverem passado por um procedimento restritivo e a banda gástrica pode precisar ser ajustada. Aquelas com procedimentos de *bypass* podem ter problemas de má absorção e muitas mulheres podem desenvolver intolerâncias alimentares. Além disso, mulheres com histórico de cirurgia bariátrica podem estar menos dispostas a ganhar massa corporal suficiente depois de ter investido tanto para perdê-la; portanto, pode ser necessária uma orientação com reafirmação e apoio (ver Capítulo 20). Embora as diretrizes de ganho de massa corporal sejam baseadas no IMC de antes da gestação e sejam as mesmas para aquelas sem cirurgia, elas são difíceis de serem alcançadas para essas mulheres. Deve-se concentrar em alimentos com alto teor de nutrientes, baixo volume e minimizar a ingestão de alimentos que não ajudam o crescimento ou desenvolvimento fetal.

Essas mulheres precisam ser monitoradas cuidadosamente durante a gestação e seus cuidados pré-natais podem necessitar modificações. Os profissionais devem ter um alto grau de suspeita ao ouvirem sobre desconfortos. A banda gástrica pode deslizar, causando uma obstrução que pode mimetizar hiperêmese, mas pode resultar em morte fetal (Jacquemyn e Meesters, 2014). Essa migração da banda pode ocorrer anos após a cirurgia, após uma gestação sem intercorrências e também após o parto. A cirurgia em *Y-de-Roux* demonstrou aumentar o risco de obstrução intestinal. Hemorragia gastrintestinal, vazamentos anastomóticos, hérnias internas ou ventrais, ruptura gástrica, úlceras pépticas, colelitíase e erosão da banda foram observados.

Aquelas que experimentam a síndrome de *dumping* (principalmente após a cirurgia em *Y-de-Roux*) podem exigir monitoramento de glicose em vez de tentar usar o teste de tolerância à glicose oral (*glucola test*) para diagnosticar diabetes gestacional. O monitoramento da glicose também pode precisar de modificações. Como essas mulheres apresentam picos de glicose mais altos, mais curtos e mais baixos, a identificação de um problema pode ser perdida se a janela comum de 2 horas for usada (Bonis et al., 2016; Feichtinger et al., 2017).

Pesquisas anteriores encontraram pouca ou nenhuma diferença nos resultados da gestação após a cirurgia bariátrica, mas os estudos eram pequenos, a curto prazo e tinham resultados inconsistentes. Os mais recentes são maiores e têm controles semelhantes, permitindo aos pesquisadores caracterizar melhor o risco adicional de gestação após a cirurgia bariátrica, levando em consideração o risco elevado de obesidade contínua. Mulheres que passaram por cirurgia bariátrica muitas vezes têm resultados de gestação bem-sucedidos, com taxas mais baixas de diabetes gestacional, hipertensão, pré-eclâmpsia, macrossomia e obesidade infantil do que as observadas entre mulheres com obesidade que não se submeteram à cirurgia bariátrica (Kassir et al., 2016). No entanto, elas também têm maior risco de RCIU e partos prematuros (Kwong et al., 2018), incluindo maior aborto e taxas de mortalidade neonatal após a cirurgia (Kassir et al., 2016). Se as mulheres tiverem passado por cirurgia de *bypass* gástrico em *Y-de-Roux* ou cirurgia de derivação biliopancreática, com ou sem desvio (*switch*) duodenal, elas também podem ter maior risco de malformações fetais (Pelizzo et al., 2014), mas parece não haver aumento consistente no risco de malformações. Alguns descobriram um risco aumentado de defeitos de tubo neural e relatos de casos descrevem as consequências de deficiências nutricionais específicas, incluindo vitaminas K, B_{12} e A.

A estimativa do risco nutricional da cirurgia bariátrica tem aumentado ao longo do tempo, conforme evidenciado pelo aumento do número de nutrientes sendo monitorados, a frequência dos testes e o nível de suplementação de rotina recomendado. As diretrizes atuais (Parrott et al., 2017) não são específicas para a gestação (ver Capítulo 20). Estudos relacionados à gestação após a cirurgia bariátrica estão em andamento (Jans et al., 2016), incluindo o exame do efeito da cirurgia bariátrica na composição do leite materno, e melhor orientação é esperada no futuro. Tal como acontece com outros suplementos dietéticos, os suplementos multivitamínicos e multiminerais bariátricos não são padronizados e alguns se encaixam no perfil das recomendações de nutrientes pré-natais melhor do que outros.

Nascimentos múltiplos

A incidência de nascimentos múltiplos nos EUA está aumentando devido ao incremento do uso de medicamentos para fertilidade e tecnologias de reprodução assistida (TRA), idade na concepção e taxas de obesidade entre mulheres gestantes (ACOG, 2016b). Gestações multifetais causam adaptações fisiológicas maternas significativas além das alterações usuais da gestação, incluindo aumento do volume plasmático, taxa metabólica e aumento da resistência à insulina (Goodnight e Newman, 2009).

Esses neonatos têm um risco maior de parto prematuro com RCIU ou BPN associados em relação aos fetos únicos. O ganho de massa corporal materno adequado, especialmente no início da gestação (antes das 20 semanas), demonstrou ser particularmente importante para o crescimento ideal e o tempo intrauterino (Greenan et al., 2017). Uma regra prática comum é ter como meta um ganho de aproximadamente 10,9 kg por 24 semanas de gestação para gêmeos (Goodnight and Newman, 2009), mas a intervenção deve começar no primeiro trimestre. As diretrizes de ganho de massa corporal do IOM para gêmeos são provisórias (ver Tabela 14.11 e Apêndice 3), mas são apoiadas por pesquisas mais recentes (Hutcheon et al., 2018). O efeito da corionicidade no ganho de massa corporal ideal é desconhecido. Para as gestantes de trigêmeos ou outros múltiplos de ordem superior, as informações disponíveis são limitadas, mas existem conselhos sobre as melhores práticas. Deve-se almejar um ganho de pelo menos 16,3 kg em 24 semanas de gestação para trigêmeos (Stone e Kohari, 2015). O ganho de massa corporal gestacional médio para trigêmeos é de 20,5 a 23 kg em 32 a 34 semanas. Para quadrigêmeos, é de 20,8 a 31 kg em 31 a 32 semanas (Rasmussen e Yaktine, 2009), mas resultados melhores foram observados com ganhos maiores (Luke et al., 2017; Luke, 2015).

Os requerimentos nutricionais ideais para gêmeos e múltiplos de ordem superior ainda não são conhecidos, mas certamente são maiores do que para gestações únicas. Existem mais fetos e mais placentas necessitando de nutrição. Além disso, o aumento da massa corporal materno pode aumentar a inflamação e, portanto, afetar negativamente o transporte de nutrientes (Cao e O'Brien, 2013). Supõe-se que pelo menos os grupos de alimentos com leite e carne precisam ser duplicados para gêmeos, aumentando conforme necessário para o crescimento fetal ideal, com porções ainda maiores para os múltiplos de ordem superior (Luke et al., 2017).

Um resumo dos planos nutricionais atuais para gêmeos está resumido na Tabela 14.12, mas pode ser necessário incluir iodo e colina também. Evidências mais recentes advertem contra altas doses de vitaminas C e E (ver seção *Hipertensão*, adiante neste capítulo, e seções sobre nutrientes) (ACOG, 2013c). Por causa da maior necessidade de densidade nutricional na dieta, recomenda-se que apenas 40% da energia sejam provenientes de carboidratos, sendo 20% de proteínas e 40% de lipídeos (Goodnight e Newman, 2009). A mulher gestante de múltiplos tem necessidades maiores de nutrientes, mas com espaço diminuído. O aconselhamento deve se concentrar no consumo de alimentos com um teor muito alto de nutrientes. Ela deve comer com muita frequência, possivelmente a cada hora, e deve se concentrar em alimentos que auxiliem no crescimento fetal cada vez que ela se alimentar. O uso de frutas e vegetais como sobremesas em vez de lanches geralmente ajuda, assim como a sugestão de que ela coma antes de beber líquidos. O consumo de qualquer alimento que não ajude em crescimento e desenvolvimento fetais deve ser desencorajado.

Gestação na adolescência

Iniciativas de saúde pública ajudaram a reduzir a incidência de gestação na adolescência em geral, mas permanece como um grande problema nos EUA entre alguns grupos minoritários (CDC, 2018c). Os fatores de risco para resultados ruins em adolescentes gestantes estão listados no Boxe 14.3.

Taxas aumentadas de baixo peso ao nascer e de partos prematuros são especialmente comuns entre aquelas que são muito jovens e com baixo peso, para as quais pode haver competição por nutrientes entre a mãe e o feto (ver Capítulo 17). Resultados ruins também são comuns em adolescentes obesas que engravidam. Muitas adolescentes engravidam com um estado nutricional abaixo do ideal, especialmente para ferro, cálcio e ácido fólico. Em um estudo, mulheres nos EUA que deram à luz na adolescência eram mais propensas a ter sobrepeso ou obesidade na idade adulta (Chang et al., 2013).

Melhores práticas alimentares podem ser um dos fatores mais importantes para a adolescente gestante. Ao aconselhar mães jovens, o profissional de nutrição deve estar ciente dos níveis psicossociais e de alfabetização da adolescente, sua situação econômica e nível de independência, bem como seu ambiente cultural, que podem influenciar suas escolhas alimentares.

Complicações e implicações nutricionais

Muitas complicações a seguir decorrem das alterações hormonais durante a gestação. Essas mudanças fazem com que o trânsito

Tabela 14.12 Recomendações de nutrientes para mulheres gestantes de gêmeos.

Nutriente	Gêmeos	Comentários
Energia	Abaixo do peso: 4.000 kcal Normal: 3.000 a 3.500 kcal Sobrepeso: 3.250 kcal Obesa: 2.700 a 3.000 kcal	As necessidades estimadas são de 40 a 45 kcal/kg. Monitore o ganho de massa corporal e modifique a energia para atingir as metas de massa corporal almejadas
Proteínas	Abaixo do peso: 200 g Normal: 175 g Sobrepeso: 163 g Obesa: 150 g	Almeje 20% da energia de proteínas. Escolha fontes concentradas conforme o espaço se torne limitante
Carboidratos	Abaixo do peso: 400 g Normal: 350 g Sobrepeso: 325 g Obesa: 300 g	Incentive escolhas de baixo índice glicêmico
Gorduras	Abaixo do peso: 178 g Normal: 156 g Sobrepeso: 144 g Obesa: 133 g	Incentive as gorduras saudáveis
Vitamina D	1.000 UI/dia ou mais, conforme necessário (1.000 UI/dia aumentam 5 mg/dℓ no sangue)	A avaliação das concentrações maternas deve ser considerada no primeiro e no início do terceiro trimestre para permitir alterações na dose suplementar, especialmente importante se a mãe estiver em repouso no leito
Vitamina C	500 a 1.000 mg/dia	Isso é metade do UL de 1.800 a 2.000 mg/dia. Ver alertas mais recentes
Vitamina E	400 mg/dia	Isso é metade do UL de 800 a 1.000 mg/dia. Ver alertas mais recentes
Zinco	15 mg/dia (T1); 30 a 45 mg/dia (T2 a T3)	A dieta por si só pode não ser suficiente. A suplementação pode ser necessária
Ferro	30 mg/dia como parte de 1 multivitamínico por dia (T1), 2 multivitamínicos por dia (T2 e T3)	O requerimento de gestação de gêmeos é provavelmente o dobro de filhos únicos. Maiores doses podem ser necessárias para o tratamento da anemia
Ácido fólico	800 a 1.000 mcg/dia, 4 mg se com histórico de DTN	
Cálcio	1.500 mg/dia (T1); 2.500 a 3.000 mg (T2 a T3)	UL: 2.500 mg/dia, considere limitar se houver histórico de cálculos renais
Magnésio	400 mg/dia (T1); 800 a 1.200 mg/dia (T2 a T3)	
DHA + EPA	300 a 1.000 mg/dia	

DHA, ácido docosaexaenoico; *DTN*, defeitos do tubo neural; *EPA*, ácido eicosapentaenoico; *T*, trimestre; *UL*, limite superior tolerável.
(Adaptada de Goodnight W, Newman R: Optimal nutrition for improved twin pregnancy outcome, *Obstet Gynecol* 114:1121, 2009; Luke B: Nutrition for multiples, *Clin Obstet Gynecol* 58: 585, 2015; Luke B, Eberlein T, Newman R: *When you're expecting twins, triplets, or quads*, ed 4, New York, 2017, Harper.)

Boxe 14.3 Fatores de risco para desfechos insatisfatórios da gestação em adolescentes.

- Idade materna jovem
- Gestação menos de 2 anos após o início da menarca
- Má-nutrição e baixo peso pré-gestacional
- Anemia preexistente
- Ganho de massa corporal inadequado (muito baixo e muito alto)
- Obesidade
- Doença ou infecção sexualmente transmissível
- Abuso de substâncias: tabagismo, álcool e drogas
- Pobreza
- Falta de apoio social
- Baixo nível educacional
- Gestação repetida muito rapidamente
- Falta de acesso a cuidados pré-natais adequados à idade
- Entrada tardia no sistema de saúde
- Estado civil: solteira
- Moradia instável, moradia em abrigo, condição de sem-teto

gastrintestinal diminua, de forma que mais nutrientes fiquem disponíveis para o feto. No entanto, isso causa mais náuseas e vômitos, constipação intestinal e azia. Embora normais, essas complicações podem ser desconfortáveis e potencialmente perigosas, mas podem ser manejadas ou tratadas.

Constipação intestinal, hemorroidas e diarreia

Com as mudanças hormonais da gestação, as mulheres ficam constipadas se não conseguirem consumir água e fibras de forma adequada. As mulheres que recebem suplementos de ferro frequentemente se queixam de constipação intestinal. Aquelas que são tratadas com ondansetrona para náuseas e vômitos geralmente apresentam constipação intestinal intensa. A compressão do assoalho pélvico pelo feto, bem como o esforço durante a defecação (manobra de Valsalva), aumentam o risco de hemorroidas. O aumento do consumo de líquidos e alimentos ricos em fibras (ver Apêndice 27), incluindo frutas secas (especialmente ameixas), geralmente controla esses problemas. Algumas mulheres também podem precisar de um agente de volume e emoliente fecal, mas laxantes contendo estimulantes não são recomendados. A adição de farelo de trigo não processado aos alimentos é segura e eficaz.

A diarreia também pode ser causada por uma alteração hormonal no início da gestação. Também pode ocorrer quando a mãe está iniciando o trabalho de parto. Causas infecciosas e outras causas médicas devem ser excluídas. Ver Capítulo 27 para obter as opções de tratamento. A prevenção da desidratação é importante.

Desejos, aversões e pica

A maioria das mulheres muda sua dieta durante a gestação como resultado de conselhos médicos, crenças culturais ou mudanças na preferência alimentar e no apetite. A ingestão de alimentos durante a gestação pode ser afetada, tanto positiva quanto negativamente, devido a mudanças nas concentrações hormonais. As pesquisas sobre o efeito da gestação em função dos vários hormônios relacionados ao controle do apetite são limitadas. As preferências de paladar frequentemente mudam durante a gestação, provavelmente devido aos hormônios que afetam tanto as papilas gustativas quanto o sistema nervoso central (Faas et al., 2010). Evitar alimentos pode não refletir a escolha consciente da mãe, mas pode incluir uma resposta adversa ao cheiro causada por uma percepção aprimorada de aromas, reflexo de vômito intensificado, passar mal ao comer ou cheirar um alimento específico ou uma alteração de conforto gástrico.

Desejos e aversões. Os desejos e as aversões são impulsos poderosos para consumir ou evitar alimentos, incluindo aqueles sobre os quais as mulheres não experimentam atitudes incomuns quando não estão grávidas. Nos EUA, os alimentos mais desejados são doces, frutas e laticínios ou alimentos que podem ser consumidos rapidamente. As aversões mais comuns relatadas são a álcool, café, carnes e cheiro de fritura. No entanto, os desejos e as aversões não se limitam a nenhum alimento ou grupo de alimentos em particular; eles geralmente se sobrepõem e existem diferenças culturais. Para exemplos, ver Tabela 14.13.

Pica. O consumo de substâncias não alimentares ou itens alimentares em quantidades não fisiológicas (**pica**) durante a gestação geralmente envolve **geofagia** (consumo de sujeira ou argila), **amilofagia** (amido de lavanderia, amido de milho ou arroz cru) ou **pagofagia** (gelo). Outras substâncias incluem papel, fósforos queimados, pedras ou cascalho, carvão, halita ou pedra de sal, alvejante, cinzas de cigarro, talco, bicarbonato de sódio, sabão, pneus e borra de café. Embora algumas das substâncias comuns sejam pouco preocupantes, outras são perigosas para a mãe. O centro de controle de venenos local pode fornecer orientações sobre quais requerem intervenção imediata.

A pica é comum na gestação e a incidência nos EUA é estimada em 14 a 44%, com grande variabilidade entre os grupos (Scolari Childress e Myles, 2013). Ela não se limita a nenhuma área geográfica, raça, cultura ou condição social, mas existem componentes culturais relacionados às substâncias escolhidas e à aceitabilidade de divulgação. As substâncias preferidas frequentemente são importadas de países de origem, incluindo solo ou argila e blocos de carbonato de magnésio.

Sua causa é mal compreendida. Uma teoria sugere que ela alivia as náuseas e o vômito, embora muitas vezes apareça mais tarde na gestação, quando tais sensações não são tão prevalentes. Uma hipótese é que seja devido à deficiência de um nutriente essencial, na maioria das vezes ferro, mas também foram mencionados zinco, cálcio e potássio (Cardwell, 2013). Embora haja a hipótese de que o desejo faz com que a pessoa ingira a substância não alimentar que contém os nutrientes em falta, raramente é o caso. Ela também pode ser um desejo por cheiro ou textura, assim como pelo sabor. A anemia por deficiência de ferro foi associada ao desejo olfatório no transtorno (Hansen et al., 2017) e mastigar gelo demonstrou melhorar o estado de alerta e os tempos de resposta em um teste neuropsicológico para pessoas anêmicas, mas não para outras (Hunt et al., 2014). A percepção do paladar frequentemente muda, mas não se sabe se isso está associado a concentrações mais baixas de zinco.

A desnutrição pode ser uma consequência da pica, quando as substâncias não alimentares deslocam os nutrientes essenciais da dieta. O amido em quantidades excessivas contribui para a obesidade e pode afetar negativamente o controle da glicose. A grande ingestão de bicarbonato de sódio pode aumentar a pressão arterial e doses extremas (1 caixa por dia) causaram rabdomiólise e cardiomiopatia (Scolari Childress e Myles, 2013). A ingestão excessiva de fermento em pó pode simular a pré-eclâmpsia. As substâncias podem conter compostos tóxicos ou metais pesados, parasitas ou outros patógenos. A absorção de ferro ou outros minerais pode ser interrompida. A geofagia excessiva pode resultar em obstrução ou perfuração intestinal (Young, 2011).

A recomendação de interromper a pica geralmente falha, seja por causa do forte impulso fisiológico, seja pela percepção cultural de que não obedecer ao desejo causará danos ao feto. Em vez de insistir na cessação, resultando apenas em menos vontade de admitir o distúrbio, uma abordagem mais produtiva é oferecer uma alternativa melhor. Por exemplo, permitir que a mãe continue a sentir o cheiro da terra úmida, mas trocar seu consumo por uma tortilla tostada, torrada ou nabo geralmente dá certo. A pica geralmente está associada à anemia ferropriva, mas não se sabe se ela é uma consequência, uma causa ou um marcador de outras deficiências simultâneas. No entanto, o tratamento com alimentos com alto teor de ferro muitas vezes diminui os desejos e as infusões de ferro resultaram na cessação da pagofagia, bem como da síndrome das pernas inquietas (Auerbach e Adamson, 2016).

Diabetes melito

O **diabetes melito gestacional (DMG)**, intolerância a carboidratos com início ou reconhecimento durante a gestação, abrange dois grupos distintos – aquelas que têm diabetes preexistente não

Tabela 14.13 Aversões e desejos relatados por pelo menos 10% das mulheres gestantes em estudos publicados.

País	Desejos	Aversões
Etiópia	Molho de carne, queijo, leite	Trigo, café, pão de trigo, molho de carne
Tanzânia	Carne, manga, iogurte, laranja	Arroz, carne, peixe, ovos
Nigéria	Cereais, vegetais, feijão, inhame, mandioca, banana, bebidas não alcoólicas, frutas, carnes, leite, peixe	Álcool, banana, mandioca, inhame, peixe, carne, leite, bebidas não alcoólicas, feijão, frutas, cereais
África do Sul	Frutas, alimentos ácidos, doces, bebidas frias	Carne
Iraque	Carne, frango, leite, ovos, frutas, leite	Melões, cebolas, alho-poró, rabanetes, especiarias
Arábia Saudita	Alimentos salgados, alimentos ácidos, leite	Chá, café, refrigerante de cola, carne, alimentos picantes
Itália	Frutas, macarrão	Carne, fumo, perfumes, café (sabor, cheiro), vinho branco
Inglaterra	Frutas e sucos de frutas, incluindo frutas cítricas, doces, chocolate, biscoitos, sorvete, leite e produtos lácteos, vegetais, carnes doces, líquidos, carnes	Chá, café, alimentos com sabor forte ou muito picantes, incluindo caril (*curry*), carnes, peixes, ovos, cheiro de fritura ou alimentos gordurosos, fumaça de cigarro/tabaco, cacau, vegetais
Equador	Frutas e sucos de frutas, carnes, aves, peixes e frutos do mar, ovos	Carne, frango, peixe, frutos do mar, frango e ovos de codorna, vegetais, arroz branco, macarrão de trigo, milho, cevada
Jamaica	Água, gelo, leite e bebidas lácteas, frutas e sucos de frutas, vegetais, bebidas doces, carnes, peixes	Carne, arroz, bolinhos de trigo, inhame, leite, frutas e sucos de frutas, bebidas doces, peixe
EUA	Doces, chocolate, frutas e sucos de frutas, frutas cítricas, picles, sorvete, leite gelado, *pizza*, carne, batatas fritas, alimentos picantes, vegetais crus, leite e outros laticínios, peixes, alimentos étnicos, carnes, grãos, nozes e manteigas de nozes, alimentos salgados, biscoitos, molho italiano, pães/cereais	Carne, peixe, ovos, vegetais, alimentos étnicos, alimentos gordurosos, café, chá, leguminosas, álcool, grãos, doces, frutas, cigarros, molho italiano, alimentos picantes

Adaptada de Patil CL, Abrams ET, Steinmetz AR, et al.: Appetite sensations and nausea and vomiting in pregnancy: an overview of the explanations, *Ecol Food Nutr* 51:394, 2012.

reconhecido e aquelas para os quais a gestação precipita a intolerância a carboidratos.

Mulheres com fatores de risco para diabetes tipo 2 (incluindo, mas não se limitando a, história de DMG, comprometimento conhecido do metabolismo da glicose e IMC ≥ 30 kg/m^2) devem ser rastreadas no início da gestação por meio de critérios de diagnóstico padrão (ACOG, 2018c; American Diabetes Association [ADA], 2019; ver Capítulo 29). De acordo com a ADA, as mulheres identificadas com diabetes no primeiro trimestre devem receber um diagnóstico de diabetes evidente, em vez de DMG. A triagem universal com hemoglobina glicada (Hgb A1C) na primeira consulta pré-natal é comum e costuma identificar essas pessoas.

Mulheres identificadas por rastreamento precoce, bem como aquelas com diabetes preexistente conhecido (tipo 1 ou 2), devem ser encaminhadas a um educador certificado em Diabetes e/ou uma equipe de gerenciamento de diabetes. Os fetos de mães com diabetes mal controlado na concepção correm o risco de desenvolver anomalias congênitas múltiplas. Ver Capítulo 29 para obter as diretrizes de manejo.

À medida que a gestação progride e aumenta a resistência à insulina, pode se desenvolver DMG, ou seja, resultante da gestação. As taxas de DMG nos EUA são de 5 a 6% da população pré-natal (National Institutes of Health [NIH], 2013), mas a prevalência pode ser muito maior em grupos de alto risco, incluindo mulheres com IMC elevado, idade materna avançada e histórico pessoal e familiar (parente de primeiro grau com diabetes). As taxas são mais altas entre mulheres afro-americanas, asiáticas, hispânicas, americanas nativas e das ilhas do Pacífico em comparação a mulheres brancas não hispânicas (ACOG, 2018c).

O diagnóstico de DMG está associado ao aumento do risco de hipertensão gestacional e de pré-eclâmpsia, bem como ao aumento do risco de diabetes tipo 2 e doença cardiovascular mais tarde na vida. As implicações fetais incluem hiperinsulinemia, **macrossomia** (geralmente definida como um neonato com peso superior a 4.000 g) e, portanto, aumento do risco de complicações no parto, incluindo distocia de ombro e parto por cesariana. O neonato tem maior probabilidade de requerer internação na UTIN e de apresentar síndrome de angústia respiratória e complicações metabólicas, incluindo hiperbilirrubinemia e hipoglicemia. As concentrações de ferro do neonato podem ser mais baixas devido ao crescimento excessivo e, portanto, ao aumento da demanda (Monk et al., 2013). Outros nutrientes também podem estar baixos. A programação fetal, com risco aumentado de obesidade e diabetes tipo 2 a longo prazo, também é motivo de preocupação.

Embora alguns médicos acreditem que o DMG possa representar os estágios iniciais do diabetes tipo 2, outros acham que as mulheres não devem ser rotuladas de forma alguma com esse diagnóstico. No entanto, o tratamento é justificado porque reduz o risco em 40% para distúrbios hipertensivos gestacionais, reduz o risco de macrossomia e, portanto, reduz o risco de distocia de ombro de 3,5 para 1,5% (NIH, 2013).

Os critérios diagnósticos para DMG são controversos. Historicamente, os EUA e outros países usaram um processo de duas etapas, enquanto a OMS defendeu uma abordagem de uma etapa. A Tabela 14.14 resume as diretrizes atuais selecionadas, mas também existem outros pontos de corte e protocolos de teste (Agarwal, 2015). Recentemente, a International Association of the Diabetes and Pregnancy Study Groups (IADPSG) defendeu uma abordagem universal em uma etapa desenvolvida a partir dos ensaios *Hyperglycemia and Adverse Pregnancy Outcomes* (*HAPO*) – Hiperglicemia e Resultados Adversos na Gestação. Todos os protocolos anteriores foram elaborados para identificar mulheres em risco de desenvolver diabetes tipo 2 mais tarde na vida, enquanto o estudo HAPO foi o primeiro a correlacionar os valores de glicose com os resultados da gestação. Como apenas um valor elevado é diagnóstico, usar os critérios mais liberais da IADPSG resulta em aumento de duas a três vezes no número de pessoas com o diagnóstico de DMG, chegando a uma prevalência nacional de 15 a 20% (NIH, 2013).

Tabela 14.14 Triagem e diagnóstico de diabetes melito gestacional (DMG) em 24 a 28 semanas de gestação: limiares de glicose no sangue (glicemia) e protocolos de teste.

Abordagem	Jejum mg/dℓ	1 h mg/dℓ	2 h mg/dℓ	3 h mg/dℓ	Fonte
EM DUAS ETAPAS: triagem universal; apenas aquelas ≥ pontos de corte precisam de teste de diagnóstico					
Triagem: (sem jejum) carga de glicose de 50 g, valor ≥		130, 135 ou 140			
Diagnóstico: (jejum) carga de 100 g, 2 valores ≥	95	180	155	140	Carpenter e Coustan
carga de 100 g, 2 valores ≥	105	190	165	145	National Diabetes Data Group
EM UMA ETAPA: teste universal					
Diagnóstico: (jejum)					
75 g de carga, 1 valor ≥	92 a 125*	180	153 a 199*		Organização Mundial da Saúde (OMS)**
75 g de carga, 1 valor ≥	92	180	153		International Association of the Diabetes and Pregnancy Study Groups

*Valores acima desses pontos de corte são considerados diagnósticos de diabetes melito na gestação, em vez de DMG, pois é um valor plasmático aleatório de 200 mg/dℓ com sintomas de diabetes.
**Considerado diagnóstico de DMG quando encontrado em qualquer momento da gestação.
(Adaptada de National Institutes of Health consensus development conference statement: diagnosing gestational diabetes mellitus, March 4-6, 2013, *Obstet Gynecol* 122:358, 2013; World Health Organization. WHO recommendation on the diagnosis of gestational diabetes in pregnancy, March 8, 2018 (*website*): https://extranet.who.int/rhl/topics/preconception-pregnancy-childbirth-and-postpartum-care/antenatal-care/who-recommendation-diagnosis-gestational-diabetes-pregnancy-0.)

Por causa do aumento do custo para o sistema médico e para a paciente, aumento do estresse da paciente com o provável aumento de intervenções, combinado com a preocupação de que o tratamento pode não ser tão benéfico para aquelas com concentrações de glicose mais baixas, um comitê de consenso do National Institutes of Health (NIH) concluiu que atualmente há evidências insuficientes para recomendar a mudança para a abordagem da IADPSG (NIH, 2013). Essas preocupações têm sido estudadas no momento e alguns profissionais voltaram a usar a abordagem em duas etapas após não encontrar nenhuma melhora nos desfechos maternos ou neonatais, apesar do aumento dos diagnósticos e intervenções (Pocobelli et al., 2018).

A ADA e o ACOG recomendam a triagem de todas as mulheres gestantes para DMG (a menos que já tenham sido identificadas com diabetes) entre 24 e 28 semanas de gestação (ACOG, 2018c; ADA, 2019). Apenas aquelas com um resultado anormal na triagem de 1 hora recebem o teste de diagnóstico de 3 horas. O ACOG recomenda que a escolha de um ponto de corte de triagem e a escolha de testes de diagnóstico (usando os critérios de Carpenter e Coustan se for testar soro ou plasma, ou os critérios do National Diabetes Data Group se for testar plasma) sejam guiadas pelas taxas de prevalência de DMG da comunidade local (ACOG, 2018c). Embora a prática atual exija dois valores anormais para um diagnóstico de DMG, estudos adicionais são recomendados para ver se aquelas com apenas um valor elevado também se beneficiam do tratamento.

Tal como acontece com o diabetes preexistente, as mulheres com diabetes melito devem ser acompanhadas cuidadosamente durante a gestação e tratadas por uma equipe, que inclua um educador certificado em diabetes. Ver Capítulo 29 para recomendações de dieta e exercícios, incluindo valores-alvo de glicose. Podem ser necessários medicamentos para controlar a glicemia. A insulina e alguns agentes hipoglicêmicos orais (p. ex., metformina e gliburida) podem ser usados. O uso de metformina a longo prazo está associado à diminuição das concentrações de vitamina B_{12}, mas seu uso apenas no fim da gestação não se mostrou problemático para a manutenção das concentrações normais de B_{12} (Gatford et al., 2013). Há evidências preliminares intrigantes de que o mioinositol possa ser útil na prevenção ou tratamento do DMG e seu uso parece ser seguro (Werner e Froehlich, 2016). No entanto, seu uso no tratamento de DMG não é endossado pela Revisão Cochrane devido à limitação dos dados disponíveis (Brown et al., 2016). O inositol não parece diminuir o risco de um neonato grande para idade gestacional e outros resultados clinicamente significativos não foram relatados. A dose ideal, a frequência e o momento da suplementação são desconhecidos atualmente, assim como os efeitos a longo prazo. Seu uso antes da concepção, com outros micronutrientes e probióticos, para ajudar a melhorar a sensibilidade à insulina está sendo estudado atualmente (Godfrey et al., 2017a).

Mulheres com DMG devem ser rastreadas para diabetes persistente de 4 a 12 semanas após o parto, geralmente com glicemias em jejum e de 2 horas (após uma carga de glicose de 75 g) e pelo menos a cada 3 anos para diabetes ou pré-diabetes, usando critérios de diagnóstico de não gestação (ADA, 2019; ver Capítulo 29).

Transtornos alimentares

As taxas de transtornos alimentares durante a gestação são de 1% para anorexia nervosa e um pouco mais para bulimia, com a prevalência provavelmente subestimada (Cardwell, 2013) devido à não divulgação voluntária ou porque o médico não está avaliando o risco (Leddy et al., 2009). A anorexia e a bulimia estão associadas a aumento do risco de aborto espontâneo, defeitos congênitos, hiperêmese, RCIU e deficiências de micronutrientes, bem como depressão pós-parto e comprometimento do vínculo com o neonato. Para aquelas com compulsão alimentar, pode-se observar ganho excessivo de massa corporal, macrossomia e aumento nas taxas de cesárea. Aquelas com transtornos de purgação podem ter cáries ou dentes fraturados graves o suficiente para que não consigam mastigar carne.

O efeito da gestação na mulher com transtorno alimentar varia, mas 70% podem apresentar melhora, especialmente dos comportamentos purgativos (Harris, 2010). No entanto, a gestação não cura o transtorno alimentar e os sintomas geralmente são exacerbados após o parto. Na verdade, em alguns casos, o recém-nascido é visto como "muito gordo", a ponto de restringir a alimentação, administrar supositórios, enemas ou induzir vômito. Uma abordagem de equipe para tratar a mãe é útil nesses casos.

Para a mulher com um transtorno alimentar, a gestação pode ser particularmente assustadora devido à perda de controle e à imagem corporal distorcida. A anorexia pode ser diagnosticada durante a gestação. O abuso de substâncias, bem como o uso de laxantes ou pílulas dietéticas, podem ser mecanismos de enfrentamento. A insulina tem sido usada como um mecanismo de purgação. As mulheres podem temer ser pesadas e podem precisar da reafirmação de que as náuseas e vômitos da gestação não são necessariamente o ressurgimento da purgação. Fadiga, irritabilidade e depressão podem ser decorrentes de fome. Essas mulheres gestantes devem ser tratadas com cuidado especial, incluindo o enfoque na alimentação saudável para crescimento e desenvolvimento fetais ideais (ver Capítulo 21).

Edema e cãibras nas pernas

O edema fisiológico leve geralmente está presente no terceiro trimestre e não deve ser confundido com o edema patológico generalizado, associado à pré-eclâmpsia. O edema normal nas extremidades inferiores é causado pela pressão do útero dilatado sobre a veia cava, obstruindo o retorno do fluxo sanguíneo para o coração. Quando a mulher fica em decúbito lateral, o efeito mecânico é removido e o líquido extravascular é mobilizado e eventualmente eliminado pelo aumento da produção de urina. Nenhuma intervenção dietética é necessária, presumindo-se que a ingestão de proteínas seja adequada. Se, no entanto, sua urina estiver escura e/ou ela tiver inchaço nas mãos, recomenda-se o aumento da ingestão de líquidos e o consumo excessivo de sal deve ser reduzido.

O aumento da ingestão de líquidos também é recomendado para cãibras nas pernas. As mulheres devem ser aconselhadas a se alongar, com os dedos dos pés apontando para trás em direção ao corpo, em vez de se afastando dele. A massagem e a aplicação de calor podem ajudar a tratar a cãibra. A ingestão ideal de cálcio pode reduzir a prevalência de cãibras nas pernas. A literatura é conflitante sobre o benefício da suplementação de magnésio para prevenção ou tratamento de cãibras nas pernas relacionadas à gestação (Zhou et al., 2015). Recomenda-se cautela contra a ingestão excessiva de suplementos.

Azia

O refluxo gastresofágico é comum durante a última parte da gestação e geralmente ocorre à noite. A pressão do útero dilatado sobre os intestinos e o estômago, com o relaxamento do esfíncter esofágico devido a alterações hormonais, pode resultar em regurgitação do conteúdo do estômago para o esôfago. As medidas de alívio podem incluir alimentação com porções menores, limitação dos líquidos com as refeições, limitação de cafeína, chocolate, menta, bebidas carbonatadas, tomates, frutas cítricas, gorduras e alimentos picantes, bem como goma de mascar, caminhadas e permanência em uma posição ereta por pelo menos 3 horas após uma refeição, mas as intervenções não foram avaliadas quanto à eficácia (Kaiser e Campbell, 2014). O uso de mais travesseiros à noite também pode ajudar (ver Capítulo 26).

Embora remédios para azia possam ser usados, eles não são benignos e o uso deve ser limitado. A ingestão excessiva de carbonato de cálcio pode causar a síndrome do leite-álcali, com risco de morte (hipercalcemia, insuficiência renal e alcalose metabólica). Pancreatite induzida por hipercalcemia também foi documentada (Trezevant et al., 2017). O UL de 2.500 mg de cálcio elementar (alimentos mais suplementos) deve ser observado. Se dois comprimidos de carbonato de cálcio (dois comprimidos de carbonato de cálcio normais contêm 400 mg de cálcio, dois comprimidos ultrafortes fornecem 800 mg) não resolverem a azia, pode ser benéfico mudar para aqueles contendo magnésio. No entanto, o uso prolongado de antiácidos contendo altas doses de magnésio está associado a cálculos renais nos filhos, hipotonia e dificuldade respiratória (Bustos et al., 2017). Os antiácidos contendo bicarbonato podem causar acidose metabólica materna e fetal, bem como sobrecarga de líquidos, e não são recomendados na gestação. Os inibidores da bomba de prótons podem reduzir a biodisponibilidade de muitos nutrientes, incluindo vitaminas C, B_{12}, cálcio, magnésio e ferro não heme. O uso de antiácidos também pode aumentar potencialmente o risco de alergias alimentares ao impedir a digestão da proteína gástrica, mas não está claro se isso se traduz em um risco maior de alergia alimentar ou asma para a criança. Alguns medicamentos fitoterápicos, incluindo suco de *Aloe vera*, são promovidos para o tratamento de azia. No entanto, recomenda-se cautela porque a pesquisa em animais demonstra que algumas preparações de aloé contêm látex, que pode induzir o aborto e/ou estimular a menstruação (Zielinski et al., 2015).

Hipertensão

A hipertensão observada durante a gestação pode ser preexistente ou observada pela primeira vez. A pressão arterial elevada diagnosticada pela primeira vez na gestação pode ser relativamente benigna. No entanto, um aumento na pressão arterial, acompanhado por outras alterações listadas neste capítulo, pode ser um sinal de **pré-eclâmpsia**, um problema sistêmico progressivo que afeta 3 a 8% das gestações em todo o mundo e é a principal causa de morbidade e mortalidade materna e neonatal (Myers, 2017). Embora o parto resolva o problema para a maioria, algumas mulheres desenvolvem hipertensão após o parto.

A hipertensão crônica é anterior à gestação e está associada à restrição do crescimento fetal. Evitar hipertensão grave é a meta, mas a pressão arterial ideal durante a gestação para alguém com hipertensão preexistente não está muito bem definida (ver Capítulo 32). Recomendam-se o ganho de massa corporal adequado, a dieta DASH, do inglês *Dietary Approaches to Stop Hypertension* (Abordagens Dietéticas para Interromper a Hipertensão) (ver Apêndice 17), e exercícios aeróbicos regulares para aquelas sem complicações. Embora o sódio excessivo deva ser reduzido, o ACOG recomendou que a ingestão não deva ser inferior a 2.300 mg/dia (ACOG, 2013c). A suplementação de cálcio para aquelas com baixa ingestão de cálcio pode ser útil. Alguns medicamentos anti-hipertensivos podem ser usados durante a gestação, mas podem precisar de modificações durante a amamentação.

A **hipertensão gestacional** é definida como pressão arterial elevada que aparece após 20 semanas de gestação, mas sem proteinúria ou outros achados. Algumas mulheres (até 50%) evoluem para o desenvolvimento de pré-eclâmpsia, enquanto outras podem não ter nenhum risco, exceto a pressão arterial elevada (ACOG, 2019). Elas são tratadas da mesma forma que aquelas com hipertensão crônica e monitoradas quanto ao agravamento dos sintomas. A hipertensão gestacional pode predizer aumento do risco de hipertensão futura. A nutrição periconcepção ideal é importante, incluindo o foco na ingestão de folato, sódio, cálcio, potássio, ferro, cobre e zinco (Tande et al., 2013).

Algumas mulheres que desenvolvem hipertensão durante a gestação evoluem para o desenvolvimento de pré-eclâmpsia. Os fatores de risco incluem mulheres primíparas e obesas, mas outros fatores de risco incluem histórico pessoal ou familiar de pré-eclâmpsia, hipertensão crônica, diabetes (tipo 1, tipo 2 ou gestacional), doença renal crônica, histórico de trombofilia, lúpus eritematoso sistêmico, síndrome do anticorpo antifosfolipídeo, apneia obstrutiva do sono, gestação multifetal, fertilização *in vitro* (especialmente após doação de oócitos [Myers, 2017]) e idade materna de pelo menos 35 anos (ACOG, 2019). No entanto, a presença desses fatores de risco não garante necessariamente que a mulher desenvolverá pré-eclâmpsia. Por exemplo, enquanto as mulheres obesas têm duas vezes mais chances de desenvolver pré-eclâmpsia em comparação com mulheres com índice de massa corporal mais baixo, apenas uma em dez mulheres com obesidade desenvolve pré-eclâmpsia (Myers, 2017). Além disso, a maioria dos casos de pré-eclâmpsia ocorre em mulheres nulíparas saudáveis, sem fatores de risco aparentes (ACOG, 2019). Fatores paternos provavelmente também desempenham um papel. O risco aumenta com a idade paterna avançada, obesidade paterna e histórico familiar de doença cardiovascular de início precoce. Os genes paternos também podem ser importantes – o risco aumentado de pré-eclâmpsia é observado se o homem foi pai de uma criança cuja gestação foi acompanhada de pré-eclâmpsia ou se o pai nasceu de uma gestação com pré-eclâmpsia (Dekker et al., 2011). O tabagismo materno reduz o risco em 35% (ACOG, 2013c), mas se ocorrer pré-eclâmpsia, a gravidade aumenta (Trogstad et al., 2011). O risco de recorrência em uma gestação subsequente é de 25% (Myers, 2017). O risco de pré-eclâmpsia é menos provável em gestações subsequentes com o mesmo parceiro do que quando a mãe está grávida de um novo parceiro.

A pré-eclâmpsia envolve disfunção de vários sistemas orgânicos. É dinâmica, progressiva e, uma vez evidente, não é reversível. O parto é necessário porque a condição é potencialmente fatal para a mãe e para o feto. A restrição do crescimento é comum e os neonatos são frequentemente prematuros em um esforço para evitar que a mãe progrida para pré-eclâmpsia grave, eclâmpsia (novos ataques de convulsões do grande mal) ou **síndrome HELLP**, do acrônimo em inglês *hemolysis, elevated liver enzymes, and low platelets* (hemólise, enzimas hepáticas elevadas e plaquetas baixas), todas as quais têm altas taxas de morbidade e mortalidade materna (ACOG, 2019). Mulheres com pré-eclâmpsia sobreposta à hipertensão crônica (13 a 40% das mulheres) têm consequências muito piores (ACOG, 2013c). Mulheres com pré-eclâmpsia que se desenvolve próximo do parto têm o dobro do risco de doença cardiovascular mais tarde na vida, mas o risco cardiovascular aumenta em quase 10 vezes para aquelas que precisam antecipar o parto com menos de 34 semanas de gestação por causa da pré-eclâmpsia (Roberts e Bell, 2013).

A pré-eclâmpsia tem sido historicamente definida por pressão arterial elevada e proteinúria, mas as diretrizes agora recomendam não esperar que a proteinúria apareça. O Boxe 14.4 resume os critérios diagnósticos elaborados para facilitar o diagnóstico precoce e, portanto, o tratamento precoce.

As causas da pré-eclâmpsia estão sob intensa investigação. Parece ser um processo de dois estágios, com a placenta mal perfundida (decorrente da falha na remodelação das artérias espiraladas maternas), sendo a causa-raiz (ACOG, 2013c). A redução da perfusão e o aumento da velocidade da perfusão sanguínea nos espaços intervilosos alteram a função placentária e levam à doença materna por meio do estresse oxidativo, do retículo endoplasmático e da inflamação, bem como pela modificação da função endotelial e angiogênese. O segundo estágio, denominado *síndrome materna*, é uma cascata de eventos, mas não está claro o que liga a placenta hipóxica e a síndrome materna e possivelmente envolve estresse oxidativo. A hipertensão e a proteinúria são apenas uma pequena parte da síndrome e a redução da perfusão de qualquer órgão do corpo pode levar a hemorragia e necrose. Nem todas as mulheres com perfusão placentária inadequada desenvolvem pré-eclâmpsia. A doença subjacente da mulher (p. ex., diabetes, hipertensão), o estilo de vida (p. ex., obesidade, atividade, sono), a genética e as condições ambientais (p. ex., poluição do ar) podem afetar a resposta materna (Roberts e Bell, 2013). A resposta

> **Boxe 14.4** Critérios de diagnóstico de pré-eclâmpsia.
>
> Pressão arterial elevada
> Confirmado ≥ 160 ou ≥ 110 mmHg para qualquer mulher (confirmado ao longo de alguns minutos) ou ≥ 140 ou ≥ 90 mmHg após 20 semanas de gestação (confirmado ao longo de 4 h), se anteriormente normal
>
> E
>
> Proteinúria
> ≥ 300 mg/coleta de urina 24 h, uma quantidade extrapolada de uma coleta cronometrada, relação proteína/creatinina urinária ≥ 0,3 ou leitura por fita de teste de 2+ se nenhum outro método quantitativo estiver disponível
>
> OU
>
> Pressão arterial elevada
> Confirmado ≥ 160 ou ≥ 110 mmHg para qualquer mulher (confirmado ao longo de alguns minutos) ou ≥ 140 ou ≥ 90 mmHg após 20 semanas de gestação (confirmado ao longo de 4 h) se anteriormente normal
>
> E
>
> Novo início de qualquer um dos seguintes:
> Trombocitopenia: plaquetas < 100.000/microlitro
> Insuficiência renal: creatinina sérica > 1,1 mg/dℓ ou duplicação da concentração de creatinina sérica na ausência de outra doença renal
> Função hepática comprometida: transaminases hepáticas elevadas em duas vezes o valor das concentrações sanguíneas normais
> Edema pulmonar
> Sintomas cerebrais ou visuais

Adaptado de American College of Obstetricians and Gynecologists (ACOG): ACOG Practice Bulletin No. 202: Gestational Hypertension and Preeclampsia, *Obstet Gynecol* 133:e1, 2019.

inflamatória é acentuada na pré-eclâmpsia. Os testes preditivos estão sendo estudados, mas não estão prontos para uso clínico (ACOG, 2019). Atualmente, acredita-se que ela seja, na verdade, uma síndrome de muitas doenças com subconjuntos de fisiopatologia e contribuições variadas de fatores maternos e placentários (Roberts e Bell, 2013).

Ainda não se encontrou uma maneira efetiva de prevenir a pré-eclâmpsia, embora o ácido acetilsalicílico em baixas doses diárias possa ser benéfico (ACOG, 2019). Embora recomendados anteriormente, os suplementos com vitaminas C e E não evitam sua ocorrência ou resultados adversos e podem estar associados ao aumento do risco de hipertensão gestacional e BPN. A suplementação com cálcio pode ajudar a reduzir a gravidade dos sintomas se a ingestão de cálcio basal da mãe estiver inferior a 600 mg/dia (ACOG, 2013c). Não há evidências suficientes para demonstrar a eficácia de óleo de peixe, alho, da suplementação com vitamina D ou ácido fólico, nem da restrição de sódio (ACOG, 2019). Evitar o ganho excessivo de massa corporal e controlar rigidamente o diabetes pode ajudar. A restrição proteica e calórica para mulheres com obesidade não reduz o risco de hipertensão gestacional ou pré-eclâmpsia e pode aumentar o risco de RCIU. O repouso na cama não parece reduzir o risco. Diuréticos não são recomendados. O exercício moderado (30 minutos por dia) é recomendado durante a gestação normal, mas não está claro se pode ajudar a reverter a disfunção endotelial e prevenir resultados adversos. Obesidade, leptina, insulina e ácidos graxos livres parecem afetar vários estágios da pré-eclâmpsia. O distúrbio das células endoteliais decorrente da isquemia placentária e hipoxia parece importante. Um desequilíbrio de fatores angiogênicos, fatores imunológicos, inflamação, endotelina (uma proteína que contrai os vasos sanguíneos), óxido nítrico, estresse oxidativo e do retículo endoplasmático, o gene de resposta ao estresse heme oxigenase e seu produto catalítico monóxido de carbono e o efeito das estatinas estão sendo estudados.

Para aquelas mulheres com histórico de pré-eclâmpsia, recomendam-se perda de massa corporal, aumento da atividade física, cessação do tabagismo e otimização dos níveis de glicose no sangue e da ingestão de nutrientes no período preconcepção. Durante a gestação, ajudar as mulheres a manterem uma taxa normal de ganho de massa corporal, com ingestão ideal de cálcio e frutas e vegetais (antioxidantes), pode ser benéfico. Deve-se incentivar a notificação ao médico imediatamente se houver início súbito de inchaço no rosto ou nas mãos, cefaleias persistentes, visualização de manchas pontuais ou alterações na visão, dor no quadrante superior direito ou estômago, náuseas e vômitos na segunda metade da gestação, ganho de massa corporal rápido ou dificuldade respiratória.

Embora o parto resolva a pré-eclâmpsia para a maioria, um subgrupo de mulheres tem piora após o parto e outras podem desenvolver a doença pela primeira vez no pós-parto, incluindo a síndrome HELLP. Pode ser necessário modificar os medicamentos para a dor. A pressão arterial pode ser instável por meses, mas geralmente se normaliza em 1 ano após o parto. A hipertensão pós-parto pode predizer hipertensão crônica futura (ACOG, 2013c).

Náuseas e vômito, hiperêmese gravídica e ptialismo

Enjoos matinais, **náuseas e vômitos na gestação (NVG)** afetam 50 a 90% de todas as mulheres gestantes durante o primeiro trimestre e geralmente desaparecem com 20 a 22 semanas de gestação, embora até 10% das mulheres sofram com isso até o parto (Bustos et al., 2017). A causa de NVG não está clara, mas provavelmente inclui uma predisposição genética, combinada com alterações nas concentrações de gonadotrofina coriônica humana (hCG), estrogênio e progesterona. Recentemente, o aumento na meia-vida da endocinina B, uma taquicinina produzida pela placenta para aumentar o fluxo sanguíneo, também foi proposto como uma causa (Lowry e Woods, 2018) porque também estimula o receptor NK1R no cérebro, causando náuseas e vômitos em algumas mulheres. NVG podem ser mediados pela via do reflexo vestíbulo-ocular, e aquelas com história de cinetose ou enxaqueca apresentam risco aumentado. As gestantes de um feto feminino, vários fetos ou uma gestação molar (o espermatozoide fertiliza um óvulo vazio, resultando em nenhum embrião, mas a placenta que se desenvolve em massa anormal de células) são mais propensas a sofrer, seja com NVG, seja com a hiperêmese gravídica, a exemplo daquelas com distúrbios hipertireoidianos, gastrintestinais, diabetes preexistente ou uma doença psiquiátrica. A idade materna superior a 30 anos e o tabagismo são protetores, mas o tabagismo paterno aumenta o risco (Fejzo et al., 2012). NVG estão associados a resultados de gestação mais favoráveis, incluindo menos defeitos congênitos, risco reduzido de aborto espontâneo, parto prematuro ou natimorto e maior peso ao nascer.

O tratamento envolve o controle dos sintomas. Movimento, odores específicos, ruídos altos, luzes brilhantes ou tremeluzentes e condições climáticas adversas podem desencadear as náuseas. Felizmente, a maioria das mulheres com NVG são funcionais, capazes de trabalhar, não perdem massa corporal e são ajudadas por medidas dietéticas simples. Muitas recomendações dietéticas e de estilo de vida não foram avaliadas na literatura (Kaiser e Campbell, 2014). Embora a qualidade da evidência seja baixa, parece que as preparações de gengibre (comprimidos, xarope, cápsulas ou biscoitos) são mais eficazes do que os placebos na redução da gravidade dos sintomas (O'Donnell et al., 2016), possivelmente por múltiplos mecanismos (Marx et al., 2017). No entanto, embora o gengibre reduza as náuseas, ele pode não reduzir os episódios de vômito e não funciona para muitas pessoas, especialmente aquelas com hiperêmese (Dean e O'Hara, 2015). Suplementos com gengibre podem ser oferecidos como terapia de primeira linha, em cápsulas de 250 mg, 4 vezes ao dia (ACOG, 2018b), mas não devem ser usados para mulheres em terapia anticoagulante devido ao risco aumentado de sangramento com a inibição da função plaquetária (Bustos et al., 2017). Também foi relatado que o gengibre aumenta os sintomas para algumas mulheres, incluindo azia e ardor na garganta durante o vômito (Dean e O'Hara, 2015). Se os sintomas já forem graves, é improvável que o gengibre seja útil e, portanto, acaba por atrasar um tratamento mais eficaz.

A acupressão do ponto P6 do punho pode ter benefício limitado, mas nem a acupuntura nem a estimulação elétrica do nervo parecem ser eficazes (ACOG, 2018b). A redução de ruído e a hipnose também podem ser úteis. Se não forem toleradas, a interrupção das vitaminas pré-natais pode ajudar, mas as mulheres devem continuar com o ácido fólico suplementar, se possível, e muitas vezes a ingestão das vitaminas pré-natais antes de dormir ou com comida durante a maior refeição do dia é tolerada. Outros recomendam a adição de tiamina suplementar (pelo menos 5 mg/dia) para diminuir o risco de encefalopatia de Wernicke (Fejzo et al., 2016). Vários medicamentos antinauseantes também estão disponíveis, com diferentes modos de ação e níveis de risco. A vitamina B_6, em combinação com a doxilamina, é frequentemente usada (ACOG, 2018b). Se a vitamina B_6 por si é eficaz, bem como qual forma de B_6 é a melhor, não está esclarecido, mas parece que os metabólitos piridoxina e piridoxal podem funcionar como profármacos (Matok et al., 2014). A maconha, embora seja promovida por alguns para ajudar com NVG, não é recomendada (ACOG, 2018b). Na verdade, a síndrome de hiperêmese canabinoide, potencialmente fatal, foi documentada (Nourbakhsh et al., 2018).

Lanches pequenos e frequentes de alimentos ricos em carboidratos, incluindo biscoitos ou cereais secos, reduzem as náuseas em algumas mulheres, enquanto alimentos proteicos podem ajudar outras (Erick, 2014). Algumas mulheres desejam batatas fritas. Algumas não toleram odores e se incomodam com alimentos quentes, preferindo alimentos frios ou em temperatura ambiente. Cheirar limões pode ajudar a bloquear odores nocivos. Evitar a fome e comer com mais frequência ajuda, assim como separar alimentos secos de líquidos. Evitar alimentos muito condimentados ou amargos é útil para algumas, mas para outras a sensibilidade do paladar diminui e os sabores fortes são desejados. As mulheres devem evitar odores ou situações que desencadeiem os sintomas e devem comer qualquer coisa que reduza a sensação de náuseas. Infelizmente, não existe cura para tudo. No entanto, lembrar à gestante que esse é um bom sinal para a gestação (i. e., o corpo está respondendo como deveria) e que isso *vai* acabar muitas vezes a tranquiliza e diminui a preocupação e o estresse, ajudando, assim, com as náuseas.

Quando a gestação inicial é caracterizada por vômito excessivo (a gravidade é frequentemente estimada pelo escore PUQE [acrônimo do inglês *pregnancy-unique quantification of emesis*, que significa a quantificação única da êmese na gestação]) e perda de massa corporal (geralmente pelo menos 5% da massa corporal pré-gestacional), normalmente com desidratação, podem ocorrer desequilíbrios eletrolíticos. Aqui, o "enjoo matinal" torna-se **hiperêmese gravídica (HG)**. A prevalência de HG é de 0,3 a 3% das gestações (ACOG, 2018b) e é a causa mais frequente de internações hospitalares no início da gestação, aumentando tanto a preocupação quanto os custos financeiros. Os fatores de risco são iguais aos de NVG. A taxa de recorrência em uma gestação subsequente é de 15 a 81% (Grooten et al., 2016), com estimativas mais altas em pesquisas nas quais os sintomas foram relatados, em vez de apenas procurar os dados em fichas de admissões hospitalares. Acredita-se que o tratamento precoce das náuseas e dos vômitos, incluindo até mesmo o preventivo, ajude a evitar a progressão para a HG (ACOG, 2018b).

As complicações fetais da HG variam, mas incluem baixo crescimento fetal e parto prematuro. Há um risco aumentado de perda fetal com desnutrição gestacional, chegando a 37% de taxa de perda fetal espontânea entre mulheres com perda de massa corporal significativa e encefalopatia de Wernicke (Chiossi et al., 2006). Embora as anomalias congênitas documentadas sejam raras, a condrodisplasia punctada resultante da deficiência materna de vitamina K foi documentada (Erick, 2014). A pesquisa mostrou que essas crianças expostas têm um aumento de 3,28 vezes nas chances de receber um diagnóstico de neurodesenvolvimento, incluindo transtornos de atenção ou sensoriais e atrasos de fala, linguagem e aprendizagem, especialmente se a HG tiver começado antes de 5 semanas de gestação (Fejzo et al., 2015). Menor sensibilidade à insulina em crianças expostas a HG também foi observada (Abramowitz et al., 2017). As complicações maternas incluem fadiga extrema, desidratação e desnutrição. A HG está associada à culpa e à perda de si, muitas vezes com uma sensação de morte, bem como com isolamento social. Está também associada ao aumento da depressão e/ou ansiedade, mas a direção do relacionamento é controversa e estigmatizar a mãe não ajuda (Dean et al., 2018). Outras complicações podem incluir avulsão esplênica (baço é arrancado de sua localização normal, resultando em uma situação emergencial devido à hemorragia excessiva), ruptura esofágica, laceração diafragmática, pneumotórax, retinopatia de Valsalva, hipocalcemia, disfunção hepática, insuficiência renal aguda, rabdomiólise, mielinólise pontina central e *delirium*, bem como transtorno de estresse pós-traumático materno e alto risco de interrupção da gestação quando o tratamento de HG falha (Erick, 2014; Fejzo et al., 2012; Dean et al., 2018; ACOG 2018b; Abramowitz et al., 2017). Mortes maternas associadas à HG foram relatadas (Fejzo et al., 2016). A dificuldade de produzir leite materno e a formação de vínculos também devem ser verificadas.

A hospitalização para suporte nutricional e hidratação geralmente é indicada. As metas do manejo incluem ganho de massa corporal adequado para a gestação, correção de déficits de líquidos e eletrólitos, prevenção da cetose, controle dos sintomas e obtenção do equilíbrio de nitrogênio, vitaminas e minerais. Como a gestação é uma condição de fome acelerada, a síndrome de realimentação é observada com frequência, especialmente com o fornecimento de fluidos intravenosos simples contendo dextrose. Fósforo, magnésio e potássio devem ser avaliados diariamente porque concentrações baixas podem resultar em irregularidades cardíacas e insuficiência respiratória (ver Capítulo 12). Outra complicação potencialmente séria é a encefalopatia de Wernicke, com pelo menos 63 casos relatados em todo o mundo (Di Gangi et al., 2012). Acredita-se que seja causada pela depleção de tiamina e, como há pouco armazenamento no corpo (Frank, 2015), a deficiência pode se desenvolver em apenas 2 semanas de vômito (Selitsky et al., 2006). Não há consenso sobre diagnóstico precoce, tratamento ou prevenção. A tríade clássica de nistagmo e oftalmoplegia, alterações do estado mental e ataxia foi encontrada em apenas 16% dos casos de hiperêmese gravídica conhecidos. As mulheres apresentaram sintomas oculares em 60% dos casos, 83% tiveram alterações cerebelares e 52% tiveram prejuízo de memória (Di Gangi et al., 2012). Os sintomas costumam ser vagos e inespecíficos, incluindo cefaleias, fadiga, desconforto abdominal, irritabilidade e incapacidade de concentração. Se não for tratada rapidamente, a encefalopatia de Wernicke pode progredir para a síndrome de Korsakoff, com comprometimento crônico da memória materna (Kloss et al., 2018). As concentrações de tiamina no sangue não são úteis para o diagnóstico. Em vez disso, ela é administrada por via intravenosa e um diagnóstico presuntivo é feito se a paciente responder. O ACOG recomenda administrar 100 mg de tiamina intravenosa com o líquido de reidratação inicial, seguidos de 100 mg/dia pelos próximos 2 a 3 dias, e depois por multivitaminas intravenosas (ACOG, 2018b). A correção das deficiências de niacina e magnésio também pode ser útil.

Na HG, a alimentação precoce por sonda enteral não melhora consistentemente o peso ao nascer (Grooten et al., 2017). Mulheres com vômitos e náuseas intensos geralmente desalojam as sondas e às vezes relutam em substituí-las. Durante a hospitalização, verificações frequentes da enfermagem sobre a colocação e o posicionamento de sondas aumentam os problemas de privação de sono, que não foram totalmente avaliados (Erick, 2014). Quando a nutrição enteral não for tolerada e a ingestão oral não for suficiente, a nutrição parenteral deverá ser considerada (ver Capítulo 12). Historicamente, problemas com infecções, hiperglicemia, disfunção hepática e comprometimento respiratório foram observados (Worthington et al., 2017). No entanto, com um manejo cuidadoso, incluindo evitar a superalimentação, controle adequado da glicose e cuidados meticulosos com o acesso venoso, esses problemas podem ser minimizados ou eliminados. A nutrição parenteral tem sido empregada com segurança durante a gestação para HG, bem como distúrbios gastrintestinais, como síndrome do intestino curto e doença de Crohn (Mogensen e Erick, 2017).

Historicamente, as mulheres têm sido tranquilizadas de que o feto está protegido, mesmo com HG, usando a massa corporal adequada ao nascer como evidência. No entanto, a partir dos resultados dos estudos holandeses sobre a fome na Segunda Guerra Mundial, sabe-se que a massa corporal ao nascer não prediz necessariamente a saúde a longo prazo e que existem consequências da desnutrição precoce, mesmo que resolvidas posteriormente (Erick, 2014; Roseboom et al., 2011). A HG merece atenção e tratamento precoce e agressivo.

Algumas mulheres desenvolvem **ptialismo gravídico** ou excesso de salivação. Muitas vezes tem um início abrupto 2 a 3 semanas após a concepção e a prevalência relatada varia amplamente, de 0,08% nos EUA a 35% na Turquia (Thaxter Nesbeth et al., 2016). Acredita-se que as mudanças hormonais desempenhem um papel, mas uma nova explicação possível é o aumento na meia-vida da endocinina B (Lowry e Woods, 2018). A produção de saliva pode ser substancial, de até 1,5 a 2,0 ℓ/dia, e pode ser uma fonte de eletrólitos perdidos, bem como de desidratação (Thaxter Nesbeth et al., 2016) porque a saliva é muitas vezes cuspida em um copo ou lenço de papel. Pode interferir na deglutição e causar distensão das bolsas jugais (bochechas) e inchaço das glândulas salivares. Como a saliva é excessivamente espessa e a língua frequentemente está dilatada e revestida, o ptialismo muitas vezes interfere na fala. Pode aumentar náuseas, vômitos e com frequência afeta negativamente o paladar. O distúrbio interfere no sono e está associado ao aumento da depressão. No entanto, o ptialismo não parece perigoso para o feto. Os anti-histamínicos podem ser úteis, assim como goma de mascar ou chupar pastilhas para a garganta, gotas de limão ou gelo. O ptialismo cessa no parto, mas pode terminar após o primeiro trimestre para algumas pessoas (Thaxter Nesbeth et al., 2016).

Saúde bucal

A boa saúde bucal é importante ao longo da vida, inclusive durante a gestação (ver Capítulo 24). As mulheres gestantes podem receber atendimento odontológico durante a gestação, com algumas qualificações. O National Maternal and Child Oral Health Resource Center disponibiliza orientações. Embora a infecção periodontal esteja associada ao nascimento prematuro e ao baixo peso ao nascer, o tratamento não parece diminuir esse risco. No entanto, a higiene bucal materna ideal pode reduzir a quantidade de *Streptococcus mutans* transmitida ao neonato por meio do compartilhamento de colheres ou da lambida de chupetas e mordedores, diminuindo ou retardando o risco de cárie na infância.

Durante a gestação, o aumento da resposta inflamatória à placa dentária faz com que as gengivas inchem e sangrem mais facilmente. O enxágue com água salgada (1 colher de chá de sal em 1 xícara de água morna) pode ajudar a aliviar a irritação. A erosão do esmalte pode ocorrer com o aumento da exposição ao ácido gástrico por vômitos ou refluxo gástrico. O enxágue com uma solução de bicarbonato de sódio (1 colher de chá de bicarbonato de sódio em 1 xícara de água) pode ajudar a neutralizar o ácido (ACOG, 2013a) e a escovação dos dentes deve ser evitada por pelo menos uma hora após o vômito para permitir que o esmalte endureça (Dragan et al., 2018).

Condições médicas preexistentes

Muitas mulheres iniciam a gestação com doenças preexistentes que podem complicar a gestação e modificar os requerimentos de nutrientes e fontes de alimentação adequadas, bem como a suplementação necessária. Por exemplo, a doença celíaca afeta negativamente a fertilidade de homens, de mulheres e a absorção de nutrientes costuma ser prejudicada (Freeman, 2010). Mulheres com doença celíaca apresentam risco aumentado de aborto espontâneo e parto prematuro. Alguns suplementos pré-natais podem conter glúten ou aglutinantes de trigo e devem ser evitados. Mulheres com fenilcetonúria (PKU) devem seguir as restrições alimentares meses antes da concepção para minimizar os danos ao cérebro fetal (ver Capítulo 42). Mulheres com doença inflamatória intestinal podem ter concentrações séricas de vitamina B_{12} baixas se houver danos aos intestinos. Mulheres com infecção pelo HIV podem ter maiores necessidades energéticas e a interação nutricional com medicamentos pode ter que ser considerada. Mulheres imigrantes podem sofrer de malária ativa, que invade a placenta, ou ter parasitas gastrintestinais, que podem diminuir a ingestão nutricional e aumentar as perdas de nutrientes. Mulheres com depressão preexistente correm o risco de ter desfechos ruins na gestação e depressão pós-parto, colocando a mãe e o neonato em risco se ela não conseguir ter um desempenho ideal.

As mulheres também podem desenvolver condições resultantes da gestação que requerem atenção especial, incluindo hiperêmese gravídica, cálculos biliares ou colestase intra-hepática da gestação. Elas também podem ser envolvidas em um acidente automobilístico ou outro traumatismo que requeira cuidados especiais ou mesmo internação em unidade de terapia intensiva (UTI). Em todos os casos, as necessidades da mãe e do feto devem permanecer primordiais. Embora a orientação esteja disponível para algumas condições (Crozier, 2017), faltam recomendações baseadas em evidências fortes.

Segurança alimentar durante a gestação

Embora a mulher gestante não tenha maior probabilidade de ser exposta a patógenos do que a mulher não gestante, ela e seu feto podem correr maior risco de sofrer consequências negativas de doenças transmitidas por alimentos. Além disso, como os tecidos metabolicamente ativos podem ser mais suscetíveis à ação de toxinas, em conjunto com os efeitos potenciais a longo prazo da exposição fetal a condições insuficientes, a mulher gestante costuma ter dúvidas sobre a segurança de alimentos comuns e substâncias não nutritivas. As questões de segurança alimentar de maior preocupação variam entre as populações. O Boxe 14.5 resume as diretrizes gerais de segurança alimentar.

No entanto, recomenda-se cautela para não superestimar o risco de contaminação dos alimentos durante a gestação ou a quantidade de controle que um indivíduo tem para reduzir esse risco. É fundamental evitar a impressão de que um neonato saudável está garantido se os pais fizerem tudo certo e que a culpa será da mãe se algo der errado. Além disso, está se tornando cada vez mais evidente que o estresse psicológico materno também é prejudicial à gestação (ver boxe *Visão clínica: Estresse durante a gestação*).

Álcool

Evidências abundantes de estudos com animais e da experiência humana associam o consumo de álcool materno com teratogenicidade, causando uma variedade de problemas conhecidos coletivamente como transtornos do espectro do álcool fetal (FASD, do inglês *Fetal alcohol spectrum disorders*). A **síndrome do alcoolismo fetal** ou **síndrome alcoólica fetal (SAF)**, a mais envolvida dessas condições, é a

> **Boxe 14.5** Diretrizes gerais de segurança alimentar.
>
> **Limpeza**
> - Lave bem as mãos com água e sabão, especialmente antes e depois de manusear os alimentos e depois de usar o banheiro, trocar fraldas ou manusear animais de estimação. Não toque nas membranas mucosas após manusear carnes
> - Lave as tábuas de cortar, pratos, utensílios e bancadas com água quente e sabão. É preferível lavar os utensílios, incluindo tábuas de cortar, na máquina de lavar louça
> - Lave bem as frutas e vegetais crus em água corrente, mesmo que a casca não seja consumida
> - Não lave ou enxágue carnes e aves.
>
> **Separe para evitar contaminação cruzada**
> - Separe carnes, aves e frutos do mar crus de alimentos prontos para consumo ao comprar, preparar e armazenar alimentos
> - Use uma tábua de corte para carne, aves e frutos do mar crus e outra para frutas e vegetais frescos
> - Coloque os alimentos cozidos em um prato limpo. O prato sujo que continha carne, aves ou frutos do mar crus pode estar contaminado.
>
> **Cozinhe na temperatura adequada**
> - Cozinhe bem os alimentos. Use um termômetro de alimentos para verificar a temperatura. (A cor não é um indicador confiável de cozimento da carne.) Os exemplos incluem os seguintes:
>   - Carnes de vaca, porco, vitela, cordeiro, cortes grandes (bifes, assados e costeletas): cozinhe a 63,0°C + descanso de 3 min
>   - Peixes: 63,0°C
>   - Carnes de vaca, porco, vitela, cordeiro, carnes moídas: 71,0°C
>   - Pratos com ovos: 71,0°C
>   - Peru, frango, pato (animal inteiro, pedaços, moído): 74,0°C
>   - Cozinhe o ovo até que fique firme (incluindo a gema)
> - Reaqueça sobras de alimentos a pelo menos 74,0°C e molhos, caldos de carne e sopas devem ser fervidos.
>
> **Resfrie para evitar a zona de perigo**
> - A temperatura do refrigerador deve registrar 4,5°C ou menos e o *freezer* deve estar a –18,0°C. Verifique a temperatura periodicamente com um termômetro de geladeira
> - Limite o tempo que os alimentos ficam na zona de perigo, faixa de temperatura na qual as bactérias podem crescer rapidamente, geralmente entre 4,5 e 60,0°C
> - Descongele (e marine) os alimentos na geladeira, não na bancada da cozinha
> - Refrigere ou congele os perecíveis (alimentos que possam estragar ou ser contaminados por bactérias se não forem refrigerados) imediatamente
> - Use alimentos perecíveis prontos para o consumo (laticínios, carnes, aves, frutos do mar, produtos hortícolas) o mais rápido possível
> - Regra das 2 h: descarte os alimentos perecíveis deixados em temperatura ambiente por mais de 2 h. Se for 1 dia quente (mais de 32,0°C), reduza o tempo para 1 h.
>
> **Evite alimentos de alto risco**
> - Evite leites não pasteurizados, incluindo leite de cabra e alimentos feitos de leites não pasteurizados. Mesmo que os queijos moles sejam pasteurizados, os queijos duros são mais seguros
> - Evite carnes, aves, ovos, peixes ou frutos do mar crus ou malcozidos
> - Evite sucos de frutas ou vegetais não pasteurizados. O suco não pasteurizado, incluindo a cidra, deve ser fervido (fervura completa) por pelo menos 1 min
> - Evite brotos crus ou malcozidos, incluindo alfafa, trevo, feijão-mungo e rabanete. Os brotos cozidos apresentam menor risco
> - Não abra latas abauladas (as ditas "estufadas" e amassadas)
> - Ferva os alimentos enlatados caseiros por 20 min
> - Preste atenção aos *recalls* de alimentos nacionais, bem como aos alertas emitidos localmente. A gestação não é hora de se brincar com a sorte

Adaptado de Cox JT, Phelan ST: Food safety in pregnancy, part 1: putting risks into perspective, *Contemporary Ob/Gyn* 54:44, 2009a; United States Department of Health and Human Services (USDHHS): *Keep Food Safe: Check your Steps* (*website*): https://www.foodsafety.gov/keep/basics/index.html, 2018.

principal causa de defeitos congênitos evitáveis, afetando potencialmente 5 a 10% das gestações em todo o mundo (Harris et al., 2017) (ver Capítulo 43).

O uso de qualquer álcool durante a gestação está associado a um aumento da taxa de aborto espontâneo, descolamento da placenta, baixo peso ao nascer (risco cinco vezes maior com pelo menos uma bebida/dia), parto prematuro (risco duas vezes maior) e comprometimento cognitivo (Cox e Phelan, 2009b). Os efeitos epigenéticos também foram documentados (Gupta et al., 2016) e tanto a expressão gênica materna quanto paterna podem afetar a suscetibilidade do feto à síndrome alcoólica. No entanto, os efeitos em um indivíduo são difíceis de prever e mesmo gêmeos dizigóticos podem ser afetados de formas diferentes (Sarman, 2018).

A má-nutrição pode agravar o desenvolvimento da SAF. Concentrações elevadas de álcool no sangue podem deslocar ou reduzir a transferência de nutrientes pela placenta. Embora as intervenções pré-natais para prevenir ou reverter a teratogenicidade do álcool estejam sendo exploradas, incluindo o uso de antioxidantes e outros nutrientes, os resultados não são consistentes e nenhum foi aprovado para uso clínico (Gupta et al., 2016).

O ACOG, a AAP e a March of Dimes (organização não governamental sem fins lucrativos com ações para a saúde materna e infantil) recomendam que o álcool não seja usado durante a gestação porque nenhum patamar seguro foi identificado. Vinhos e cervejas com teor reduzido de álcool contêm pequenas quantidades de álcool e também são contraindicados. Apesar das múltiplas advertências sobre lesões fetais causadas pelo álcool, algumas mulheres continuam a beber durante a gestação e a elas deve ser oferecida assistência. No entanto, para aquelas mulheres que temem o álcool que consumiram no início da gestação, possivelmente antes de perceberem que estavam grávidas, aconselha-se tranquilização.

Alergênios

A restrição da dieta materna durante a gestação e a lactação não é recomendada como estratégia para diminuir o risco de alergias alimentares infantis e pode ser contraproducente (Renz et al., 2018). Existe a hipótese de que as proteínas da dieta materna encontradas no líquido amniótico e no sangue do cordão ajudam no desenvolvimento de tolerância, mas a questão ainda está sendo debatida (Jeurink et al., 2018). A mãe deve evitar seus próprios alergênios durante a gestação e a lactação, mas deve ingerir uma variedade de outros alimentos, incluindo os alimentos alergênicos do pai. Com relação ao amendoim, estudos mostraram que a criança tem um risco discretamente aumentado de desenvolver sensibilização ao amendoim se a mãe consumi-lo mais de duas vezes por semana, mas evitá-lo parece estar associado a um risco ainda maior (Fleischer et al., 2013). A mãe é incentivada a amamentar exclusivamente durante os primeiros meses. Os alimentos devem ser adicionados à dieta do lactente com cuidado enquanto ainda está recebendo leite materno, mas o atraso da introdução de alimentos sólidos para além dos 6 meses não traz nenhum benefício. O uso de probióticos pela mãe ou filho pode ser benéfico, mas o tipo, o momento e a dose são desconhecidos. Os papéis do consumo materno de óleo de peixe e da deficiência de vitamina D também estão sendo estudados, mas os dados atuais são conflitantes e nenhuma orientação dietética definitiva pode ser fornecida (Garcia-Larsen et al., 2018).

Adoçantes artificiais

A pesquisa sobre a segurança de adoçantes artificiais é limitada, mas a FDA considerou seguro para uso moderado, incluindo durante a gestação e a lactação: sacarina, acessulfame K, sucralose, aspartame, neotame, advantame, glicosídeos de esteviol de folhas de estévia e extratos de frutas-do-monge.

Os aditivos alimentares, incluindo adoçantes artificiais, são testados para toxicidade de curto e longo prazos, efeitos reprodutivos, incluindo teratogenicidade, e quaisquer efeitos adversos nos órgãos ou sistemas reprodutivos de um animal, quaisquer defeitos de nascença e toxicidade genética (Rulis e Levitt, 2009). A partir desses dados, um fator de segurança é aplicado, geralmente 1/100 da dose em que quaisquer problemas foram observados. O valor resultante é a ingestão diária aceitável (IDA), definida como a quantidade estimada de um aditivo alimentar que alguém pode consumir com segurança todos os dias ao longo da vida, sem qualquer risco apreciável para a saúde. A fruta-do-monge é muito nova e um valor de IDA ainda precisa ser determinado. A ingestão atual de outros adoçantes listados aqui, exceto para estévia, está bem abaixo desses teores de ingestão diária aceitável (Shankar et al., 2013; ver Capítulo 29).

A sacarina atravessa a placenta (Cohen-Addad et al., 1986) e pode se acumular no feto e no leite materno, mas os efeitos adversos no feto e no neonato não foram documentados (Pope et al., 2014). Ela foi retirada da lista de cancerígenos humanos (Kroger et al., 2006; Shankar et al., 2013).

O consumo de acessulfame K por mulheres gestantes é classificado como seguro, mesmo sem estudos a longo prazo durante a gestação humana. Muitas vezes, é usado em conjunto com outros adoçantes artificiais. Diz-se que não é metabolizado em humanos (Kroger et al., 2006). No entanto, em camundongos, pode aparecer no líquido amniótico e no leite materno após uma infusão oral (Zhang et al., 2011) e exemplos com animais mostraram que pode atravessar a placenta e aumentar a preferência por doces na idade adulta (Pope et al., 2014).

A sucralose, um carboidrato derivado da sacarose, parece passar pelo tubo gastrintestinal relativamente inalterado, não é biorreativa e não bioacumula (Magnuson et al., 2017). Não há evidência de dano quando usada durante a gestação e a lactação (Pope et al., 2014). Não foi considerada teratogênica em estudos com animais.

O aspartame é metabolizado em fenilalanina, ácido aspártico e metanol no tubo gastrintestinal. Os estudos não mostraram nenhum efeito significativo na fertilidade, taxas de concepção, toxicidade embrionária, fetotoxicidade ou teratogênese nos níveis testados em animais (London, 1988). Não foi constatado que seu uso durante a gestação e a lactação aumente o risco de tumores cerebrais em crianças (Shankar et al., 2013). O ácido aspártico não atravessa a placenta em macacos e o teor de metanol é inferior ao de muitos sucos de frutas (Kroger et al., 2006; London, 1988; Pope et al., 2014). Embora não seja absolutamente contraindicado para mulheres com fenilcetonúria ou para aquelas que amamentam um neonato com fenilcetonúria, deve ser contado como uma fonte de fenilalanina. Sabe-se que altas concentrações circulantes de fenilalanina danificam o cérebro fetal (ver Capítulo 42). Neotame (Newtame®) também é fonte de fenilalanina e ácido aspártico, mas por ser muito mais doce, as quantidades consumidas são desprezíveis e não precisam ser contadas (Kroger et al., 2006). Advantame também é uma fonte de fenilalanina, mas em concentrações tão baixas que também não precisam ser contadas (FDA, 2014). Não existem estudos reprodutivos no homem sobre o advantame, mas é mais doce do que o neotame; portanto, quantidades muito pequenas seriam consumidas.

Tanto a estévia quanto a fruta-do-monge são adoçantes derivados de plantas consideradas geralmente reconhecidas como seguras (GRAS, do inglês *generally recognized as safe*) em suas formas purificadas. Estévia não demonstrou afetar o desenvolvimento fetal, pelo menos com o uso a curto prazo. A *Stevia rebaudiana* tem sido tradicionalmente usada pelas populações indígenas do Paraguai para o controle da fertilidade (Ulbricht et al., 2010). Estudos em animais sugeriram que os glicosídeos de esteviol podem ter efeitos adversos no sistema reprodutor masculino, mas não há estudos de confirmação no homem (Kroger et al., 2006; Ulbricht et al., 2010). Aconselha-se cautela quando usado por mulheres gestantes, lactantes ou para uso por mais de 2 anos, devido à evidência insuficiente de segurança (Ulbricht et al., 2010; Pope et al., 2014). Existem poucas informações sobre a excreção de rebaudiosídeo A (preparação refinada do ingrediente ativo, agora considerado GRAS) e os outros componentes da planta, incluindo glicosídeos de esteviol, no leite materno; portanto, recomenda-se cautela ao amamentar um recém-nascido ou um neonato prematuro. A IDA para a estévia é equivalente a apenas nove pacotes de adoçante por dia para alguém com 60 kg. Para os extratos de *Siraitia grosvenorii*, conhecida como fruta *swingle*, fruta-mango, *Luo Han Guo* ou fruta-do-monge, não há informações disponíveis para gestação ou lactação.

Alcoóis de açúcar (polióis) e polidextrose, um tipo de fibra alimentar, são ambos provavelmente seguros para uso durante a gestação. Outros adoçantes estão disponíveis internacionalmente, incluindo a taumatina (*Thaumatococcus daniellii*), derivada da fruta africana *katemfe*. O efeito na gestação é desconhecido, mas não se espera que seja motivo de preocupação (Pope et al., 2014).

Adoçantes artificiais geralmente são encontrados em alimentos com baixo teor nutricional. A ingestão precisa ser limitada para não substituir os alimentos mais valiosos e ricos em nutrientes. Embora a ingestão média esteja bem abaixo da ingestão diária aceitável, uma avaliação dietética é necessária para identificar aquelas mulheres que podem estar ingerindo várias fontes de adoçantes artificiais. Se a ingestão for alta, alternativas devem ser oferecidas.

Bisfenol-A, ftalatos e outras toxinas ambientais

O bisfenol-A (BPA), um disruptor endócrino, está associado a abortos espontâneos recorrentes e pode afetar a função tireoidiana em seres humanos, especialmente no feto. Sua função em nível celular ainda está sendo investigada, mas há evidências em camundongos mostrando que ele atua de forma semelhante ao dietilestilbestrol (DES) (ACOG, 2013b). Os ftalatos estão associados ao encurtamento da duração da gestação e a interrupções no desenvolvimento. O bisfenol-A e os ftalatos, com 20 outras substâncias químicas, estão associados ao aumento do risco de ganho de massa corporal, resistência à insulina e diabetes tipo 2 mais tarde na vida, após a exposição durante o desenvolvimento (Barouki et al., 2012). Ver Tabela 14.2 para obter mais exemplos.

Existem apelos para limitar o uso de bisfenol-A, ftalatos e outras toxinas ambientais. Embora possam ser feitas recomendações para evitar plásticos e alimentos enlatados específicos (o BPA é usado como material de revestimento), a maioria das pessoas também tem alta exposição por meio do ar, poeira e produtos de cuidados pessoais (Sathyanarayana et al., 2013), e a mudança de comportamento não necessariamente reduz o risco. Além disso, ter um plástico com a etiqueta "livre de BPA" não garante segurança. A maioria dos plásticos sob estresse (exposição a água fervente, raios ultravioleta da luz solar ou micro-ondas) libera produtos químicos estrogênicos que podem ser mais preocupantes do que os plásticos que contêm bisfenol-A (Yang et al., 2011).

Embora seja conhecido que a exposição a toxinas ambientais pode ter efeitos a longo prazo, não se sabe como ou se os efeitos variam por sexo ou fase da vida. Também não se sabe como a placenta medeia a exposição a toxinas (ACOG, 2013b; Bloomfield, 2011). Os efeitos podem ser não lineares, ou seja, baixas doses podem ser mais prejudiciais do que altas (Barouki et al., 2012). Também ocorrem efeitos potenciais na expressão gênica. O ACOG tem solicitado melhores pesquisas sobre os efeitos reprodutivos de toxinas ambientais e mudanças sociais em relação à exposição a essas toxinas (ACOG, 2013b).

Grande parte do efeito dessas substâncias químicas pode ocorrer durante a organogênese; portanto, reduzir a exposição preconcepção provavelmente será mais produtivo. Causar preocupações à mãe mais tarde na gestação sem realmente ser capaz de mudar os resultados não seria útil.

Cafeína e bebidas energéticas

A cafeína atravessa a placenta e aumenta as catecolaminas maternas, mas parece que a ingestão de menos de 200 mg/dia não está associada ao aumento do risco de aborto espontâneo, baixo peso ao nascer ou parto prematuro (Practice Committee, 2017). Ela não diminui o fluxo sanguíneo uterino ou a oxigenação. No entanto, embora não haja nenhuma evidência clara de dano, a evidência também não segue a curva de dose-resposta esperada; portanto, o efeito não pode ser determinado definitivamente. A meia-vida da cafeína aumenta durante a gestação (8,3 horas a mais em média, mas pode ser de até 16 horas a mais); dessa forma, o efeito no cérebro fetal é potencialmente aumentado (Temple et al., 2017). O tabagismo dobra a taxa de eliminação, mas o consumo de álcool diminui.

As bebidas com cafeína não são consideradas de alta qualidade nutricional e a moderação é incentivada. Ver Apêndice 25 para obter informações sobre as fontes de cafeína nos alimentos. Bebidas energéticas e drinques com energéticos não são recomendados durante a gestação. Eles podem conter teores muito altos de cafeína (> 500 mg) e também podem ser bastante adoçados (Temple et al., 2017). Além disso, essas bebidas geralmente têm altos teores de nutrientes adicionados e produtos à base de plantas que não foram avaliados quanto à segurança durante a gestação (Procter e Campbell, 2014).

Chumbo e cádmio

Os contaminantes nos alimentos são a exceção e não a regra nos EUA, mas eles ocorrem. Em altas concentrações, eles podem passar pela placenta até o feto (Figura 14.7). Os metais pesados são uma preocupação particular.

A contaminação por chumbo está associada ao aumento do risco de aborto espontâneo, HG, RCIU, parto prematuro e comprometimento do desenvolvimento neurocomportamental. O chumbo atravessa facilmente a placenta por difusão passiva (Caserta et al., 2013).

Além de lascas de tinta velhas, louças mal vitrificadas (geralmente importadas) e decantadores de cristal com chumbo podem conter grandes quantidades de chumbo. Gestantes devem evitar o uso de dolomita como suplemento de cálcio porque as conchas ou corais marinhos geralmente contêm metais pesados, incluindo chumbo, como resultado do despejo de resíduos industriais nos oceanos. Doces importados de muitas áreas, incluindo México, China e Índia, também contêm chumbo (Handley et al., 2017). Temperos e ervas, especialmente cúrcuma em pó, foram encontrados adulterados com cromato de chumbo (Cowell et al., 2017). O chumbo também pode ser encontrado em cosméticos importados, pós cerimoniais e medicamentos, incluindo *kohl*, hena, *sindoor*, medicamentos ayurvédicos e medicamentos digestivos mexicanos (Lin et al., 2010). Também foi encontrado em pó de raiz de maca-peruana (*Lepidium meyenii*), muitas vezes tomado como um intensificador de fertilidade (Johnson-Arbor et al., 2018).

A exposição ao cádmio está associada a baixo crescimento fetal (Caserta et al., 2013). Ele se acumula na placenta, não no feto, comprometendo o transporte de zinco para o feto e alterando a produção de hormônios placentários e a migração das células trofoblásticas. Uma fonte de cádmio e outros metais pesados podem ser algas marinhas cultivadas em águas contaminadas (Desideri et al., 2016).

Outros contaminantes potenciais, ou fontes de contaminação, também podem ser importantes; portanto, os problemas locais devem ser investigados e as orientações apropriadas devem ser fornecidas.

Listeria monocytogenes

A *Listeria monocytogenes* afeta 1.600 norte-americanos a cada ano, matando 260 deles, tornando-se a terceira principal causa de morte

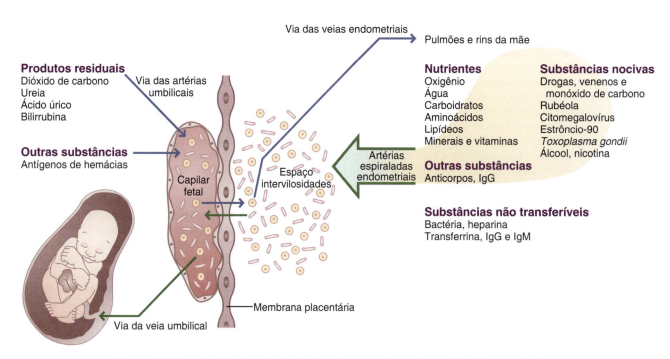

Figura 14.7 Transferência de substâncias através da membrana placentária. *Ig*, imunoglobulina.

por intoxicação alimentar (CDC, 2018d). Gestantes têm 10 vezes mais probabilidade do que outros adultos saudáveis de se infectarem com *Listeria* spp. e as taxas entre as mulheres hispânicas dos EUA são 24 vezes maiores do que as da população em geral, mas as razões para o aumento da suscetibilidade não estão bem explicadas. Embora a incidência de listeriose tenha diminuído 42% entre 1996 e 2012 devido a melhores medidas de segurança alimentar, ela se estabilizou desde então e melhor compreensão do efeito de diferentes cepas, doses, suscetibilidade genética e outros fatores desconhecidos é necessária (Wadhwa Desai e Smith, 2017).

Em estudos com mulheres que desenvolveram listeriose durante a gestação, 10 a 20% sofreram aborto espontâneo, 11% deram à luz natimortos e 50% tiveram parto prematuro (Adams Waldorf e McAdams, 2013). A *Listeria* spp. também pode causar meningite neonatal, sepse e pneumonia. Ela pode causar apenas sintomas semelhantes aos da gripe na mãe e simular uma infecção do trato urinário, mas muitas mulheres não apresentam sintomas e sua ausência não é um marcador confiável de risco fetal. A transmissão fetal não é inevitável. As infecções são muito mais prováveis durante o terceiro trimestre (96%) do que no primeiro (3%), mas as consequências são mais graves com as infecções mais precoces. Com melhor vigilância e mais *recalls* de alimentos, agora há mais consciência de uma exposição, mas há pouca orientação sobre como prevenir os efeitos devastadores se a mãe for assintomática (Wadhwa Desai e Smith, 2017).

A *Listeria* spp. é uma bactéria transmitida pelo solo e a infecção é resultado da ingestão de alimentos contaminados de origem animal ou produtos crus. Por ela também ser transportada pelo ar, poder tolerar ambientes com alto teor de sal e crescer em ambientes úmidos em temperaturas de refrigeração, leite cru, frutos do mar defumados, salsichas, patê, queijos de pasta mole (especialmente se feitos com leite não pasteurizado) e carnes não cozidas são possíveis fontes de contaminação. A maioria dos casos de listeriose está associada à contaminação esporádica em vez de epidemias (CDC, 2018d). Devido às melhorias no processamento, o risco de contaminação em embutidos embalados agora é um quinto do risco de carnes fatiadas no varejo (Batz et al., 2011). As recomendações para reduzir o risco incluem o uso apenas de produtos alimentícios pasteurizados e o aquecimento ao vapor de produtos pré-cozidos de carne (Boxe 14.6).

Mercúrio e bifenilas policloradas (PCB)

A contaminação por metilmercúrio é conhecida por afetar o desenvolvimento neural fetal de maneira desproporcional. Ele atravessa a placenta e a barreira hematencefálica e se acumula no feto. As concentrações de sangue do cordão umbilical são duas a três vezes maiores do que as concentrações maternas (Schofield, 2017).

Traços de metilmercúrio são encontrados na maioria dos peixes, mas as concentrações são mais altas nos peixes maiores e predadores. Embora as recomendações sejam específicas às condições locais, a U.S. Environmental Protection Agency (EPA) e a FDA atualmente recomendam que todas as mulheres em idade reprodutiva evitem o consumo de peixes que ultrapassam 1 ppm de metilmercúrio. O metilmercúrio se acumula no tecido magro; dessa forma, os métodos de cozimento não afetam o conteúdo de mercúrio do peixe (ver *Em foco: Exposição infantil ao metilmercúrio e toxicidade*, no Capítulo 16).

Nem todo mundo encontrou problemas a longo prazo com o consumo de metilmercúrio (Van Wijngaarden et al., 2013). Uma pesquisa mostrou que o selênio pode mitigar os efeitos nocivos do mercúrio por uma variedade de mecanismos potenciais. No entanto, o papel do selênio no envenenamento é multifacetado e bidirecional, com interações complexas dependendo da forma do mercúrio, da forma do selênio, do órgão e da dose (Spiller, 2018). Os conteúdos de selênio e mercúrio de peixes e mariscos estão atualmente sendo caracterizados em todo o mundo (Burger e Gochfeld, 2013). Embora alguns tenham promovido uma relação entre selênio e mercúrio como a melhor maneira de caracterizar o risco, isso pode ser prematuro. O selênio parece proteger contra a toxicidade do mercúrio apenas até um limite e seu excesso também pode ser altamente tóxico.

Os peixes também podem ser uma fonte de bifenilas policloradas (PCB) e a exposição pré-natal foi associada a déficits neurológicos infantis (Cox e Phelan, 2009b). Embora não sejam mais produzidas, as PCB ainda permanecem nos sistemas de água. Ainda que possam ser absorvidas pela pele e pelos pulmões, elas entram no corpo principalmente pela ingestão de peixes gordurosos contaminados. Peixes marinhos cultivados e selvagens podem conter PCB, mas os de água doce da região dos Grandes Lagos costumam ser mais preocupantes. Elas passam facilmente pela placenta e pelo leite materno. Mulheres gestantes e lactantes devem evitar comer peixes de água altamente contaminada com PCB. Peixes de outras áreas devem ser cozidos para minimizar a ingestão de gordura e a pele não deve ser consumida.

Em relação ao salmão selvagem e ao salmão de viveiro, há controvérsias. O salmão do Atlântico de cultivo tem um teor mais elevado de contaminantes (PCB, dioxinas, éteres difenílicos polibromados ou PBDE e alguns pesticidas) do que o salmão selvagem do Pacífico, mas também contém teores mais elevados de ômega-3. Embora nenhum

---

Boxe 14.6 Diretrizes de prevenção contra *Listeria* spp.

Siga as diretrizes gerais de segurança do Boxe 14.5, incluindo as seguintes:
- Evite a contaminação cruzada com o líquido das embalagens de salsichas para cachorro-quente
- Mantenha as carnes cruas separadas dos vegetais, alimentos cozidos e alimentos prontos para consumo
- Lave bem as frutas e vegetais
- Consuma alimentos perecíveis e prontos para consumo (laticínios, carnes, aves, frutos do mar, produtos hortícolas) o mais rápido possível. Verifique as datas de validade 1 vez/semana e jogue fora os alimentos que já tiverem passado da validade. Siga os tempos de armazenamento recomendados para os alimentos
- Limpe os respingos imediatamente. Limpe a geladeira regularmente com água quente e detergente líquido neutro e enxágue.

Escolha alimentos de menor risco
- Evite leite não pasteurizado ou qualquer alimento feito de leite cru
- Certifique-se de que os queijos macios (feta, Brie, Camembert, com fungos azuis, tipo gorgonzola, ou estilo mexicano (ou mineiro) "queijo branco", "queijo fresco" ou da Canastra) tenham sido feitos com leite pasteurizado
- Não consuma salsichas de cachorro-quente mornas ou frias, a menos que sejam reaquecidas a vapor (74,0°C). As carnes podem ser resfriadas depois. Como alternativa, carnes cozidas ou enlatadas (salmão, frango, atum) podem ser usadas para sanduíches
- Não consuma patês refrigerados ou pastas de carne. Versões enlatadas ou estáveis em temperatura ambiente podem ser consumidas
- Não consuma salada de presunto, salada de frango ou salada de frutos do mar feitas em rotisserias, por exemplo. Em vez disso, prepare-as em casa seguindo as diretrizes gerais de segurança alimentar
- Não consuma frutos do mar defumados e refrigerados, a menos que estejam em um prato cozido (74,0°C). Isso inclui salmão defumado, truta, peixe branco, bacalhau, atum e cavalinha. Eles são frequentemente rotulados de "estilo Nova" (em referência ao local onde são pescados, Nova Escócia, no Canadá), "salmão defumado", "defumado" ou "seco". Eles são encontrados na seção refrigerada ou vendidos no balcão da rotisseria ou empórios. Versões enlatadas ou estáveis em temperatura ambiente podem ser consumidas.

Adaptado de Cox JT, Phelan ST: Food safety in pregnancy, part 1: putting risks into perspective, *Contemporary Ob/Gyn* 54:44, 2009a; United States Department of Health and Human Services (USDHHS): *Food Safety for Pregnant Women* (website): https://www.foodsafety.gov/risk/pregnant/index.html#_Food_Poisoning_During_1, 2018.

dado seja específico para a gestação, os pesquisadores concluíram que o benefício (vidas salvas da doença coronariana) de fontes de cultivo da América do Norte e do Sul supera o risco (vidas perdidas por câncer) e está no mesmo nível das fontes selvagens (Cox e Phelan, 2009b).

As diretrizes federais sobre o consumo de peixes comercialmente disponíveis aumentaram o número de peixes que devem ser evitados (ver Capítulo 16). As águas doces locais e, dessa forma, os peixes também podem estar contaminados. Perguntas sobre metilmercúrio, PCB e outros contaminantes devem ser encaminhadas aos departamentos estaduais de recursos naturais. Além disso, muitos peixes têm nomes locais diferentes e tanto a disponibilidade quanto a aceitabilidade variam amplamente, de modo que muitas orientações precisam ser adaptadas às condições locais.

A maioria dos peixes e frutos do mar são pobres em metilmercúrio e alguns são particularmente ricos em DHA (ver boxe *Em foco: Ácidos graxos ômega-3 na gestação e na lactação*, neste capítulo); portanto, o consumo deve ser promovido. Os peixes também podem ser portadores de patógenos e todos os peixes e frutos do mar devem ser bem cozidos (Boxe 14.7).

Outros patógenos e probióticos de origem alimentar

Brucella spp., *Salmonella* spp. e *Campylobacter jejuni* também são particularmente preocupantes para gestantes (Procter e Campbell, 2014). O diagnóstico imediato de brucelose e o tratamento materno com antibióticos podem salvar a vida do feto. A transmissão de *Brucella* spp. por meio do leite materno também foi relatada. Casos de sepse fetal e falência múltipla de órgãos, levando à morte, foram relatados com *Salmonella* não tifoide. *Salmonella typhi*, bactéria que causa a febre tifoide, e *Campylobacter jejuni* podem atravessar a placenta e infectar o feto, causando aborto espontâneo, natimorto ou parto prematuro (Dean e Kendall, 2012). Além disso, outros contaminantes alimentares, incluindo *E. coli*, podem afetar qualquer pessoa, incluindo mulheres gestantes. Se expostas, elas devem ser tratadas com cuidado, evitando a desidratação. Para limitar a exposição, recordatórios alimentares devem ser observados e escolhas alimentares cuidadosas devem ser feitas. A orientação federal está disponível (ver Capítulo 8).

Para uma discussão sobre as questões relacionadas à microbiota, ver boxe *Visão clínica: Microbiota durante a gestação e a lactação*.

Boxe 14.7 Diretrizes de segurança com peixes.

- Não consuma tubarão, peixe-azulejo do Golfo do México (também chamado de anchova-dourada ou branca, robalo), cavala, marlin, peixe-relógio ou perca-dourada, atum-patudo (albacora-cachorra) ou peixe-espada
- Atum em conserva (albacora-branca) deve ser limitado a cerca de 120 g por semana. Ver Capítulo 16 para outros peixes que também devem ser limitados
- Outros peixes e frutos do mar cozidos podem ser consumidos em porções de até cerca de 340 g por semana. Ver *Em foco: Ácidos graxos ômega-3 na gestação e lactação* para as escolhas recomendadas
- Evite frutos do mar refrigerados, a menos que sejam cozidos antes de comer (74°C)
- Evite peixes e frutos do mar crus ou malcozidos, incluindo *sushi* e mariscos. Todos os peixes e crustáceos devem ser cozidos a 74°C
- Observe as recomendações locais sobre mercúrio e outros contaminantes. Para obter acesso aos avisos de seu estado ou território, ver: https://fishadvisoryonline.epa.gov/general.aspx

Adaptado de Cox JT, Phelan ST: Food safety in pregnancy, part 2: what can I eat, doctor? *Contemporary Ob/Gyn* 54:24, 2009b; United States Department of Health and Human Services (USDHHS): Food Safety for Pregnant Women (*website*): https://www.foodsafety.gov/risk/pregnant/index.html#_Food_Poisoning_During_1, 2018; Food and Drug Administration (FDA): Advice about Eating Fish: *What Pregnant Women & Parents Should Know*, November 2017. https://www.fda.gov/Food/ResourcesForYou/Consumers/ucm393070.htm.

Toxoplasma gondii

O *Toxoplasma gondii* é um parasita que pode atravessar a placenta, causando aborto espontâneo ou morte fetal. Os sobreviventes têm coriorretinite, perda auditiva e deficiências neurológicas e neurocognitivas a longo prazo, mas também podem ter erupções cutâneas, hepatoesplenomegalia, ascite, febre, calcificações periventriculares, ventriculomegalia e convulsões (ACOG, 2015c). As taxas de toxoplasmose congênita nos EUA são desconhecidas (não é uma doença de notificação obrigatória), mas são estimadas em 400 a 4.000 casos por ano (Cox e Phelan, 2009a). Embora presente em todos os países, a prevalência varia consideravelmente. As taxas mais altas de toxoplasmose congênita são encontradas em alguns países da América do Sul, Oriente Médio e África (Torgerson e Mastroiacovo, 2013).

Os sintomas costumam ser leves, semelhantes à gripe e não reconhecidos, embora as pessoas com imunossupressão possam ter coriorretinite e encefalite. A toxoplasmose clínica é rara nos EUA e 90% das mulheres gestantes infectadas não apresentam sintomas perceptíveis (Cox e Phelan, 2009a). No entanto, mesmo sem sintomas maternos, o feto pode ser infectado. As taxas gerais de transmissão parecem ser de 20 a 50%, mas variam por trimestre, incluindo 10 a 15% no primeiro trimestre, 25% no segundo e mais de 60% no terceiro trimestre (ACOG, 2015c). Embora a transmissão seja mais baixa no primeiro trimestre, a gravidade também é mais alta e até 90% das pessoas expostas irão desenvolver sequelas, mesmo sem sinais clínicos ao nascimento. O risco de transmissão do parasita ao feto é bastante reduzido se a mãe já foi exposta e já é soropositiva. Embora alguns países (incluindo França, Áustria, Itália, Portugal e Uruguai) rastreiem rotineiramente mulheres gestantes (Oz, 2017), essa não é uma prática padrão nos EUA, exceto para aquelas com HIV ou imunossupressão (ACOG, 2015c).

Normalmente, as mulheres são encorajadas a não manusear a caixa de areia dos gatos durante a gestação, porque o gato é o hospedeiro definitivo do *Toxoplasma* spp. No entanto, um gato passa os oocistos por apenas algumas semanas em sua vida. Além disso, esses oocistos só infectam depois de expostos ao meio ambiente por pelo menos um dia. Se a caixa de areia for trocada diariamente, há pouco perigo, mesmo se o gato estiver infectado e passando os ovos. Os gatos devem ser mantidos dentro de casa e não devem ser alimentados com carne crua.

Como os oocistos podem viver no meio ambiente por anos, a água, a poeira, os insetos e o solo do jardim também podem ser contaminados. Frutas e vegetais devem ser lavados e água contaminada não deve ser ingerida. Luvas devem ser usadas na jardinagem.

Carnes e leites também podem ser infectados com cistos teciduais e estima-se que até metade dos casos de toxoplasmose ocorra com o manuseio ou ingestão de carnes malcozidas ou cruas infectadas, especialmente as de caça selvagem e aquelas carnes rotuladas como "caipira" ou orgânica (Jones e Dubey, 2012). Ostras, amêijoas e mexilhões podem ser contaminados pelo escoamento da água. Leite não pasteurizado de cabra, camelo e jumenta também são fontes conhecidas (Oz, 2017), assim como carnes curadas, secas e defumadas caseiras. A solução de sal injetada, frequentemente usada em carne de porco e frango, mata cistos teciduais, assim como o congelamento da carne por alguns dias também pode matar. O cozimento matará o parasita, mas as temperaturas mínimas devem ser alcançadas (Boxe 14.8).

Guia alimentar durante a gestação

Ingestão alimentar recomendada

Os requerimentos nutricionais aumentados durante a gestação muitas vezes podem ser atendidos seguindo o *Daily Food Guide* – Guia de Alimentação Diária (Tabela 14.15). O plano nutricional *MyPlate*, do USDA, pode ser usado interativamente *online*. Embora possa ser um ponto de partida, ele é elaborado para mulheres com gestações sem complicações. Além disso, a menos que sejam escolhidos alimentos

VISÃO CLÍNICA
Microbiota durante a gestação e a lactação

A importância do microbiota é mais reconhecida atualmente, inclusive durante a gestação. Embora seja considerado que a presença de bactérias não é necessariamente uma condição patogênica, ainda não há um consenso completo sobre esse ponto (Manuck, 2017; Zhou e Xiao, 2018).

A microbiota tanto no sexo masculino quanto no sexo feminino parece desempenhar um papel na concepção, incluindo a microbiota do líquido seminal (Younes et al., 2018). A microbiota vaginal é conhecida por ser importante na reprodução e parece afetar os resultados da tecnologia de reprodução assistida (TRA), mas a pesquisa ainda é preliminar (García-Velasco et al., 2017). Ela varia com o tempo e entre as mulheres, mas ainda não se sabe se e como a dieta a afeta. A microbiota vaginal coloniza o recém-nascido durante o parto, afetando potencialmente a função imunológica e o neurodesenvolvimento.

Sabe-se que a placenta, o líquido amniótico e o feto não são estéreis e que os microrganismos se movem do ambiente materno para o fetal. Como essa transferência ocorre não está completamente claro, mas a hipótese é que ocorra por meio do sangue (Prince et al., 2015), possivelmente pelo aumento da permeabilidade do leito vascular gengival na gengivite (Younes et al., 2018). Também não está esclarecido se a transferência pode ir do feto para a mãe (Pelzer et al., 2017). A microbiota da placenta parece ser única, é estabelecida precocemente e é mais semelhante à da cavidade oral materna do que da intestinal, vaginal ou cutânea (Prince et al., 2015). Historicamente, a preocupação era que a transferência de bactérias para o líquido amniótico pudesse causar inflamação e, portanto, parto prematuro. Uma preocupação particular é levantada para aquelas mulheres com supressão ou doenças imunológicas, bem como aquelas com anormalidades na barreira mucosa gastrintestinal. No entanto, assumindo que a presença de bactérias seja um fenômeno normal, questões sobre como essas bactérias variam, qual o impacto têm e como podem ser modificadas para ajudar a saúde materna e da criança estão sendo investigadas.

Sabe-se que a microbiota varia entre as mulheres. Ela se torna menos diversificada ao longo da gestação; entre as mulheres com diabetes melito gestacional (DMG) ela é ainda menos diversificada (Wickens et al., 2017). As consequências da variabilidade ainda não são claras, mas sabe-se que a microbiota no meio da gestação difere entre as mulheres que parem prematuramente (Manuck, 2017) e especula-se que o *Lactobacillus* spp. possa fornecer uma defesa antibacteriana sobre as infecções intra-amnióticas associadas ao parto prematuro. A microbiota pode afetar a depressão e a ansiedade perinatal (Rackers et al., 2018). Os componentes da dieta que afetam o humor, a ansiedade e a resposta ao estresse não estão completamente claros, mas parece que uma dieta rica em gordura afeta sua composição. Na obesidade materna, uma microbiota alterada está associada à produção alterada de ácidos graxos de cadeia curta e expressão gênica, bem como controle da glicose deficiente, mas se as intervenções podem ajudar a conter o ganho de massa corporal, reduzir a frequência de diabetes melito gestacional ou melhorar a sensibilidade à insulina não está claro (Zhou e Xiao, 2018). Não há evidências consistentes de que as intervenções afetem o risco de nascimento prematuro ou outros desfechos maternos ou para os neonatos, incluindo ser pequeno ou grande para a idade gestacional e ruptura prematura de membranas (RPM) (Jarde et al., 2018). Há algumas evidências de que a suplementação materna com cepas e doses específicas possa ser útil no controle do ganho de massa corporal gestacional, frequência de diabetes, controle glicêmico, modulação de marcadores inflamatórios e redução do risco de pré-eclâmpsia, bem como para prevenir o desenvolvimento de inflamação das vias respiratórias na prole (em camundongos) (Rodríguez-González et al., 2018). Também estão sendo investigados os efeitos da microbiota no desenvolvimento do sistema imunológico do feto e no funcionamento metabólico. No entanto, no caso de distúrbios atópicos, não está claro se a suplementação materna apenas durante a gestação, sem lactação ou suplementação infantil, reduzirá o risco de eczema infantil (Wickens et al., 2018; Garcia-Larsen et al., 2018). Acredita-se que a colonização microbiana do útero, placenta e líquido amniótico possa preparar o feto para se tornar tolerante a bactérias após o nascimento e, portanto, afetar a microbiota infantil e a saúde a longo prazo (Younes et al., 2018).

A melhora da disbiose materna pode ajudar a saúde infantil e os probióticos parecem ser seguros quando usados por pessoas saudáveis. Tentativas de modificar a microbiota materna por meio do uso de prebióticos e probióticos estão sendo investigadas quanto ao potencial benéfico durante a gestação. No entanto, ainda não há evidências de um efeito benéfico direto dos probióticos nos resultados de saúde reprodutiva (García-Velasco et al., 2017). Os resultados das intervenções são frequentemente inconsistentes e, embora a maioria dos estudos tenha sido feita em mulheres com massa corporal normal, não está esclarecido o impacto do índice de massa corporal (IMC) pré-gestacional na microbiota ou na capacidade de alterá-la. A combinação ideal de bactérias (as mais frequentemente testadas são *Lactobacillus* spp. e/ou *Bifidobacterium* spp.), cepas, dosagem, tempo e duração da exposição e vias de administração, bem como idade, estado nutricional basal da mãe e interações com o estresse são todos críticos e ainda não claros, nem o impacto relativo dos suplementos probióticos em comparação com o consumo de alimentos fermentados. No entanto, há evidências de que o uso de produtos lácteos fermentados está associado a uma redução de até 40% no risco de pré-eclâmpsia grave, dependendo da dose (Griffin, 2015), mas mesmo apenas 30 mℓ/dia parecem úteis (Berti et al., 2017). Se a bactéria deve estar inteira ou viva também não está claro, mas há evidências de *priming* efetivo do hospedeiro, mesmo se a bactéria estiver morta, pelo menos em estudos murinos (Pelzer et al., 2017). Além disso, para muitos produtos comerciais, parece haver uma falta de correlação entre o rótulo e o conteúdo real dos suplementos (Jarde et al., 2018) e, embora a contaminação com patógenos seja incomum, ela foi relatada (Sohn e Underwood, 2017). Muitos ensaios estão em andamento e as diretrizes clínicas e de aplicação ainda estão em desenvolvimento.

Durante a lactação, a microbiota do leite pode contribuir para a saúde infantil de curto e longo prazo e também para a saúde mamária. A disbiose mamária geralmente causa mastite aguda, subaguda ou subclínica. Essa condição pode ser resistente aos antibióticos e pode levar ao desmame precoce indesejado. Novas pesquisas que apresentam cepas selecionadas de lactobacilos isoladas do leite materno mostram potencial no tratamento dessa condição dolorosa, de forma que a continuação da amamentação bem-sucedida não seja prejudicada (Fernández et al., 2014).

---

muito ricos em nutrientes, é provável que sejam deficientes em ferro, vitamina D, vitamina E, colina, potássio e DHA (Center for Nutrition Policy and Promotion [CNPP], 2018). O Boxe 14.9 fornece um resumo dos cuidados nutricionais. O ganho de massa corporal e o crescimento fetal devem ser monitorados e o plano nutricional deve ser modificado conforme necessário.

Líquidos

Incentiva-se beber de 8 a 10 copos de líquidos de qualidade por dia, principalmente água. A IDR/DRI para líquidos aumenta discretamente durante a gestação, mas o tamanho do corpo da mulher, bem como as condições climáticas, são considerações importantes. A hidratação adequada melhora a sensação geral de bem-estar. A micção frequente costuma ser uma reclamação de gestantes. No entanto, a hidratação ideal reduz os riscos de infecções do trato urinário, cálculos renais e constipação intestinal. Além disso, a desidratação pode causar irritabilidade uterina. Muitas vezes, as mulheres devem ser lembradas para prestar atenção na ingestão de líquidos, usando a cor da urina após a primeira micção matinal como guia.

Boxe 14.8 Diretrizes de prevenção contra *Toxoplasma gondii*.

- Siga as diretrizes gerais de segurança alimentar do Boxe 14.5
- Congele carnes por vários dias antes de cozinhar
- Lave as mãos após manusear carnes cruas
- Cozinhe as carnes a pelo menos 65,5°C, com um repouso de 3 min (cortes inteiros), 71,0°C (carnes moídas, caça selvagem) ou 74,0°C (aves). Essas temperaturas podem ser mais altas do que as recomendadas pelo USDA para outros patógenos. Não experimente a carne até que esteja cozida. Carnes que sejam defumadas, curadas em salmoura ou secas ainda podem ser infecciosas
- Ostras, mexilhões e mariscos crus não devem ser comidos
- Mantenha as caixas de areia das crianças cobertas quando não estiverem em uso
- Use luvas ao fazer jardinagem ou manusear areia de uma caixa de areia. Lave bem as mãos a seguir
- Descasque ou lave bem as frutas e vegetais antes de comer
- Evite leite não pasteurizado, incluindo leite de cabra
- Não beba água do meio ambiente, a menos que seja fervida
- Mantenha seus gatos dentro de casa. Não os alimente com carnes cruas, malcozidas ou leites não pasteurizados
- Limpe a caixa de areia dos gatos diariamente. Se possível, peça a outra pessoa para limpar a caixa de areia. Caso contrário, use luvas e lave as mãos com sabão e água morna em seguida
- Não adote um novo gato durante a gestação nem manuseie animais de rua, especialmente gatinhos
- Controle roedores e outros hospedeiros intermediários em potencial
- Se você reside em área rural ou participa do abate de animais por profissão ou em caça esportiva, enterre as vísceras não aproveitadas para que felinos selvagens não as consumam, espalhando a infecção

Adaptado de Cox JT, Phelan ST: Food safety in pregnancy, part 1: putting risks into perspective, *Contemporary Ob/Gyn* 54:44, 2009a; Jones JL, Dubey JP: Foodborne toxoplasmosis, *Clin Infect Dis* 55:845, 2012.

Suplementação nutricional durante a gestação

A suplementação da dieta da mãe durante a gestação pode assumir a forma de quantidades adicionais de energia, proteínas, ácidos graxos, vitaminas ou minerais, que excedem sua ingestão diária de rotina. Quanto mais comprometido for o estado nutricional da mulher, maior o benefício para o desfecho da gestação com melhora da dieta e suplementação nutricional. Entre mulheres em países de baixa e média renda, a suplementação de micronutrientes e macronutrientes, incluindo suplementos de proteínas e energia balanceados, bem como suplementos de lipídeos, pode melhorar o crescimento fetal e os resultados do nascimento (Vaivada et al., 2017), incluindo um risco reduzido de nascimentos prematuros (Heidkamp et al., 2017). Não está claro, entretanto, se a suplementação beneficia o crescimento fetal quando o estado materno não estiver comprometido (Silva Lopes et al., 2017). Nos EUA, as mulheres gestantes em risco nutricional são incentivadas a se inscrever no *Special Supplemental Nutrition Program for Women, Infants and Children* (WIC) – Programa de Nutrição Suplementar Especial para Mulheres, Lactentes e Crianças –, administrado pelo USDA. Esse programa nutricional atende mulheres gestantes e lactantes (até 1 ano após o parto) e mulheres que não amamentam (até 6 meses após o parto), bem como neonatos, lactentes e crianças (até 5 anos), consideradas elegíveis para o programa. Para as mulheres, os critérios de "risco nutricional" podem incluir anemia, baixo ganho de massa corporal gestacional e dieta inadequada, bem como uma variedade de condições médicas preexistentes. O programa ainda oferece alimentos suplementares direcionados, educação nutricional e apoio à amamentação exclusiva, bem como encaminhamentos para cuidados de saúde. Os estudos de resultados mostraram aumento no

Tabela 14.15 Guia de alimentação diária: porções recomendadas para mulheres gestantes de filho único ou em lactação.

Grupo de alimentos	MULHER GESTANTE (MASSA CORPORAL NORMAL, 30 MIN DE EXERCÍCIO/SEMANA) Primeiro trimestre	Segundo trimestre	Terceiro trimestre	MULHER LACTANTE (SEM SUPLEMENTAÇÃO COM FÓRMULA) Lactação inicial (0 a 6 meses)	Lactação posterior (+ 6 meses)	Tamanho das porções (1)
Total de energia diária (kcal)	1.800	2.200	2.400	2.130	2.200	
Carne e feijão, gramas	140	170	185	200	170	28,4 g de carne, frango ou peixe, 1 ovo, ¼ de xícara de feijão, 14 g de nozes, ¼ de xícara de tofu
Produtos lácteos, xícaras	3	3	3	3 a 4	3	1 xícara = 1 xícara de leite ou iogurte, cerca de 43 g de queijo duro, 2 xícaras de queijo *cottage*
Pães, grãos, gramas – e metade deve ser de grãos integrais	170	200	228	228	255	1 fatia de pão, ½ xícara de amido cozido, 1 xícara de cereal PPC
Frutas e vegetais (xícaras)	4	5	5	6	6	1 xíc. = 1 xícara de frutas ou vegetais crus ou cozidos, ½ xícara de frutas secas, 2 xícaras de vegetais com folhas
Ricos em vitamina C	1	1	1	1	1	
Ricos em betacaroteno	1	1	1	1	1	
Ricos em folato	1	1	1	1	1	
Outros	1	2	2	3	3	
Gorduras e óleos, colher de chá	6	7	8	8	8	Alimentos naturalmente ricos em lipídeos, incluindo azeitonas, abacates e nozes
Energia extra (kcal)	290	360	410	330	400	Alimentos com alto teor de lipídeos, açúcar ou maiores quantidades de alimentos dos outros grupos
Bebidas	10 xícaras de água/dia (observe a cor da urina)			8 a 12 copos de água ou outras bebidas (beba para saciar a sede)		1 porção = cerca de 240 mℓ

(1) Ver *website* ChooseMyPlate para obter mais exemplos. PPC, pronto para consumo.
(Adaptada de *American College of Obstetricians and Gynecologists (ACOG)*: Nutrition during Pregnancy. Patient Education Pamphlet AP001, Setembro 2012; USDA: What is MyPlate, Julho 2018. https://www.choosemyplate.gov/MyPlate.)

> **Boxe 14.9** Resumo dos cuidados nutricionais durante a gestação.
>
> 1. Alimentos variados, com foco em escolhas alimentares densas em nutrientes
> 2. Ingestão energética para permitir o ganho de massa corporal adequado
> 3. Ingestão de proteínas para atender aos requerimentos nutricionais, aproximadamente um adicional de 25 g/dia e adicional de 50 g/dia durante feto, se gestante de mais de um feto. Isso geralmente requer 20% da ingestão energética proveniente de proteínas
> 4. Ácido docosaexaenoico (DHA) de peixes gordurosos (baixo teor de metilmercúrio) 2 vezes/semana
> 5. Ingestão de minerais e vitaminas para atender às ingestões diárias recomendadas (RDA). A suplementação de ácido fólico é frequentemente necessária, e a suplementação de ferro pode ser necessária
> 6. Ingestão de sódio não excessiva, mas não inferior a 2.300 mg/dia. Sal iodado é recomendado
> 7. Ingestão suficiente de líquidos para produzir urina diluída, geralmente pelo menos 2 ℓ por dia
> 8. Não consumir álcool
> 9. Evitar toxinas e substâncias não nutritivas dos alimentos, água e meio ambiente sempre que possível.

peso ao nascer e maior idade gestacional média em neonatos nascidos de participantes do programa.

O objetivo da suplementação nutricional é garantir o consumo dos nutrientes necessários como alimento, aproveitando as vantagens dos prováveis efeitos sinérgicos benéficos e incluindo fitonutrientes ou outros compostos bioativos, cujos efeitos ainda não foram totalmente avaliados. No entanto, o uso criterioso de suplementos dietéticos (como um complexo multivitamínico e multimineral) é necessário para mulheres desnutridas, incluindo aquelas com histórico de cirurgia bariátrica, mães adolescentes, mulheres que abusam de substâncias, mulheres com curto intervalo entre as gestações, mulheres com histórico de parto de um neonato com baixo peso ao nascer e gestantes com múltiplos fetos. A suplementação preconcepção com ácido fólico é recomendada e pode ser justificada para outros nutrientes também. Pesquisas atuais estão examinando quais micronutrientes são mais críticos para incluir nos suplementos multivitamínicos e multiminerais (da Silva Lopes et al., 2017).

Muitas gestantes têm conhecimento limitado sobre os nutrientes dos suplementos dietéticos que foram aconselhadas a comprar. Os suplementos dietéticos não são regulamentados como medicamentos nos EUA (Binns et al., 2018). Não existe uma definição padrão do que um suplemento dietético rotulado como "vitamina pré-natal" deve conter e os conteúdos variam amplamente. O fato de estar disponível mediante prescrição não significa que o suplemento seja melhor, nem mais seguro, nem que contenha teores mais elevados de algum nutriente em particular (Saldanha et al., 2017). Na verdade, um estudo recente descobriu que os suplementos pré-natais disponíveis sem receita contêm mais nutrientes do que muitos dos suplementos disponíveis apenas com receita. É importante ler o rótulo dos suplementos pré-natais porque alguns são muito mais completos do que outros e alguns incluem ingredientes além das vitaminas e minerais. As mulheres frequentemente precisam de conselhos sobre escolhas locais adequadas. Procure por aqueles que contenham os selos de aprovação da United States Pharmacopeia (USP) – Farmacopeia dos EUA –, Consumer Labs ou National Sanitation Foundation (NSF) para qualidade (e não de segurança ou eficácia) (ver Capítulo 11). No caso de produtos nacionais, é importante verificar a aprovação da Anvisa. Um suplemento pré-natal balanceado deve conter 400 a 800 mcg de ácido fólico e também deve conter ferro, a menos que contraindicado. Recomenda-se cautela com o uso das balas (*gummies*) pré-natais porque raramente contêm ferro. O cobre é recomendado se o suplemento também contiver zinco ou ferro (Uriu-Adams et al., 2010). O suplemento deve conter 150 mcg de iodo na forma de iodeto de potássio, não de *kelp* ou algas marinhas (Leung et al., 2013). Embora alguns contenham DHA, a inclusão de peixes com alto teor de DHA de modo regular na dieta pode trazer o mesmo benefício (ver boxe *Em foco*: *Ácidos graxos ômega-3 na gestação e na lactação*).

Suplementos que contêm teores de nutrientes muito maiores do que a IDR/DRI não são recomendados devido aos efeitos teratogênicos conhecidos (p. ex., vitamina A pré-formada), bem como potenciais efeitos epigenéticos. Alguns contêm muitos ingredientes adicionais, incluindo preparações fitoterápicas, muitas das quais não foram avaliadas quanto à segurança durante a gestação, e podem ser contraindicadas, especialmente durante o primeiro trimestre.

Como um lembrete, multivitamínicos e multiminerais pré-natais podem ser mais críticos quando o estado nutricional da mulher estiver em risco. Para outras, podem ser considerados seguros, mas não usados como um substitutos para uma boa alimentação. É debatido se os suplementos multivitamínicos e multiminerais pré-natais são necessários para mulheres que vivem em sociedades afluentes, mas seu uso é comum. Para mulheres que vivem em condições de baixa e média renda, a suplementação pré-natal foi associada a melhores desfechos do parto (Vaivada et al., 2017).

Educação alimentar

A intervenção nutricional, incluindo a terapia médica nutricional (TMN), tem sido eficaz na melhoria da dieta materna, reduzindo o risco de anemia no fim da gestação e melhorando o ganho de massa corporal gestacional, diminuindo, assim, o risco de parto prematuro e melhorando o tamanho do perímetro cefálico infantil e peso ao nascer (Blondin e LoGiudice, 2018). Para receptoras de baixa renda com risco de baixo ganho de massa corporal e, portanto, crescimento fetal deficiente e parto prematuro, os resultados são aprimorados se a educação for combinada com suplementação energética e proteica equilibrada e/ou suplementos de micronutrientes. Entre as mulheres com sobrepeso e obesas, o aconselhamento dietético e de estilo de vida resulta em uma redução significativa no risco relativo de dar à luz um neonato GIG, sem aumento no risco de dar à luz a um neonato PIG, mesmo que não haja efeito no ganho de massa corporal materno (Dodd et al., 2015).

O ACOG recomenda que qualquer mulher com sobrepeso ou obesa receba avaliação nutricional e aconselhamento, tanto durante o período preconcepção quanto nas consultas pré-natais (ACOG, 2014; ACOG, 2015d), e isso deve continuar no pós-parto para minimizar a retenção de massa corporal pós-parto. Com relação à eficácia da terapia médica nutricional em conter o ganho excessivo de massa corporal materno, os resultados são mistos, mas as intervenções podem ser eficazes (Elliott-Sale et al., 2018) e os estudos estão em andamento. A intensidade da intervenção precisa ser equilibrada com as limitações de conformidade e a abordagem das barreiras deve ser individualizada (Dodd et al., 2015). Parece que as intervenções na dieta são mais eficazes do que aquelas com foco na atividade física ou em ambas (Walker et al., 2018). No entanto, embora os programas de exercícios não pareçam afetar o ganho de massa corporal materno ou o peso ao nascer por si, eles melhoram o condicionamento físico materno (Seneviratne et al., 2015) e podem proporcionar outros benefícios a longo prazo. Não está esclarecido se determinada dose de exercício é crítica e também não está claro se o efeito do exercício varia de acordo com o IMC pré-gestacional materno (McDonald et al., 2016.).

Todas as mulheres devem receber orientações adequadas sobre o ganho de massa corporal, bem como sobre a ingestão de nutrientes, que são esperados, conforme recomendado pela OMS (WHO, 2016b). Embora as necessidades energéticas aumentem discretamente, a mãe não está "comendo por dois" devido às alterações hormonais e metabólicas que ocorrem durante a gestação, incluindo a redução dos estoques de nutrientes maternos (Wakimoto et al., 2015). Ajudá-la a encontrar fontes concentradas aceitáveis de nutrientes e minimizar a ingestão de alimentos com alto teor energético e baixo teor nutricional pode tranquilizar a mulher que inicia a gestação com sobrepeso ou obesidade e/ou está ganhando massa corporal excessivamente. Apenas a pesagem de rotina não é eficaz na redução do ganho de massa corporal gestacional, pelo menos entre mulheres com obesidade (Haby et al., 2018). No entanto, é certamente útil quando combinado com outras intervenções (Goldstein et al., 2016) e as mães frequentemente desejam orientação.

Embora o contato individual face a face constante com aconselhamento personalizado seja frequentemente feito, ele nem sempre é eficaz. As reuniões de grupo às vezes são úteis por causa do apoio estendido que fornecem, mas em alguns casos as mulheres ganham ainda mais massa corporal quando participam da educação em grupo. Embora a literatura possa ser útil e suficiente para algumas, para muitas mulheres apenas receber materiais impressos provavelmente não será benéfico. Embora as intervenções eletrônicas (p. ex., *eHealth*) e por telefonia móvel (p. ex., *mHealth*) tenham potencial, elas não se mostraram eficazes. No geral, não há uma intervenção melhor com duração, intensidade ou configuração ideais. As intervenções devem ser adaptadas às condições locais e individualizadas. Mesmo baixos níveis de intensidade e frequência podem ser úteis para dar a uma cliente pequenos "cutucões" (Walker et al., 2018).

A terapia médica nutricional é conhecida por ser útil durante a gestação. No entanto, para ser mais eficaz, os nutricionistas devem considerar todas as questões atuais. A mulher gestante pode ter baixo ganho de massa corporal e também baixas concentrações de ferro. Alimentos que abordam os dois problemas ao mesmo tempo devem ser usados. Ela pode ter ingestão pobre de cálcio, mas também ter diabetes melito gestacional, modificando, assim, a forma como ela é aconselhada. Ela pode ter práticas culturais que podem afetar seu estado nutricional. Por exemplo, a mulher que usa burca de forma consistente quando está fora de casa pode correr um risco particular de concentrações baixas de vitamina D devido à falta de exposição ao sol em sua pele. Ela pode ter problemas médicos preexistentes que devem ser tratados, incluindo infecções parasitárias comuns em seu país de origem. Ela pode desenvolver problemas durante a gestação (p. ex., anemia, cálculos biliares ou diabetes melito gestacional), mas também pode ter problemas médicos que não estão diretamente relacionados à gestação (câncer ou um surto de doença de Crohn). Ela pode sofrer traumatismo devido a um acidente com veículo motorizado ou abuso físico que pode exigir uma admissão em uma unidade de tratamento intensivo. Ela pode estar disposta a andar mais, mas tem medo de fazê-lo perto de casa ou depois de escurecer. Todas as questões nutricionais devem ser equilibradas, geralmente com alguns dados de pesquisa para fornecer uma orientação firme. Deve-se dar o melhor conselho conhecido, mas estar aberto a mudanças à medida que as evidências se tornam disponíveis.

Além disso, os aspectos culturais do aconselhamento também devem ser mantidos em mente (ver Capítulo 10). As crenças e costumes da cultura doméstica de ambos os pais são importantes na previsão de comportamentos de saúde e devem ser abordados, de preferência no período preconcepção. A aculturação de ambos é importante, mas a direção da influência nem sempre pode ser prevista. Por exemplo, mães brancas não hispânicas têm maior probabilidade de fumar do que mulheres negras ou hispânicas. No entanto, as taxas de tabagismo são maiores entre os imigrantes com maiores níveis de aculturação. As crenças e a aculturação do pai também são importantes, influenciando os comportamentos de saúde materna (Cheng et al., 2018). Para muitos comportamentos de saúde, a nacionalidade parece ser mais importante do que a etnia.

O risco percebido da mulher de ganho de massa corporal anormal pode ser diferente da norma dos EUA. A educação dos filhos, incluindo a gestação e a lactação, geralmente tem fortes componentes culturais e é aconselhável compreender as crenças e os costumes dos grupos populacionais que estão sendo atendidos. Embora cada indivíduo não siga necessariamente ou possa até não estar ciente de todas as crenças mantidas na cultura, elas podem influenciar a resposta de uma pessoa às sugestões nutricionais. Por exemplo, a mulher que vem de uma cultura que acredita que a fissura labiopalatina é causada por ver um eclipse pode confiar no alfinete de segurança sobre seu abdome para protegê-la e, portanto, pode estar menos preocupada em tomar seus suplementos com ácido fólico. Se a mulher, ou um membro da família, teme que comer caranguejos durante a gestação cause um aborto espontâneo, essa crença deve ser respeitada e outras fontes de proteínas podem ser escolhidas (Milman et al., 2016). Uma mulher vietnamita que tem medo de beber suco de laranja gelado imediatamente após o parto por causa do efeito negativo que terá na pele anos mais tarde pode estar disposta a aquecer o suco, adicionar açúcar ou comer kiwis para obter vitamina C. A mulher mexicana que acredita que você deve cumprir um desejo ou algo faltará ao feto terá medo de não comer a terra que deseja. No entanto, ela pode estar disposta a cheirar a terra úmida e comer uma tortilha tostada, satisfazendo o desejo, mas ingerindo algo que provavelmente não estará contaminado. Ela pode acreditar que "vitaminas deixam você com fome" e, por isso, parará de tomar seus suplementos pré-natais se sentir ou ouvir que está ganhando muita massa corporal.

Frequentemente, as famílias precisam ter certeza de que os leites com baixo teor de gordura e sem gordura contêm os mesmos teores de proteínas, cálcio e vitamina D do leite integral (i. e., eles não diluem o leite e, portanto, não são perigosos para a gestação). Os imigrantes de países nos quais a água da torneira não é potável precisam ter certeza de que ela é tratada nos EUA, é segura para beber e que a água mineral engarrafada não só é mais cara, mas também muitas vezes não contém flúor. Por outro lado, uma imigrante pode estar com receio do cuidado pré-natal nos EUA quando ela não é rotineiramente rastreada para *Toxoplasma gondii*, como é o padrão de atendimento em casa.

As diferenças culturais não são aparentes apenas com os imigrantes. Mulheres que seguem uma dieta vegetariana bem balanceada podem certamente ter uma gestação bem-sucedida, desde que a disponibilidade de alimentos não seja limitada. No entanto, essas mulheres podem precisar de orientação nutricional em relação a proteínas, ferro, zinco, cálcio, ácidos graxos ômega-3 e vitamina B_{12}, especialmente porque tentar ingerir o volume necessário de alimento se torna o fator limitante mais tarde na gestação (ver Capítulo 10). As testemunhas de Jeová, por optarem por não receber transfusões de sangue, podem precisar de conselhos tanto mais cedo quanto mais consistentes sobre o consumo de alimentos com alto teor de ferro para ajudar a manter suas concentrações de ferro mais próximas do ideal, reduzindo o risco de complicações graves, até mesmo se a perda de sangue no parto for alta. Aquelas que praticam diferentes padrões alimentares durante os feriados religiosos, incluindo jejum, podem precisar de orientação sobre como minimizar o impacto dessa mudança no desenvolvimento do feto. Alguém que trabalhe à noite pode precisar de ideias sobre como distribuir suas refeições para otimizar o controle da glicose.

As mulheres gestantes são aprendizes adultas e mensagens relevantes, simples e concretas são mais eficazes, especialmente se forem memoráveis e motivacionais (Girard e Olude, 2012). É útil fazer com que as mães definam seus próprios objetivos (Haby et al., 2018). Culpar os pais por suas escolhas não ajuda e deve-se tomar cuidado ao discutir as consequências epigenéticas de ações ou omissões. Todas as pessoas devem ser aconselhadas com sensibilidade, reforçando as práticas que sejam particularmente úteis e modificando apenas as práticas que possam ser prejudiciais. Deve-se investigar padrões alimentares atípicos e fontes de alimentos para melhor atender aos costumes da paciente. As diferenças culturais não devem ser ignoradas ou rejeitadas imediatamente. Se houver algum hábito ou costume que precise ser modificado, é melhor explicar por que, como e por quanto tempo. Caso contrário, a orientação das avós e a história cultural provavelmente prevalecerão.

A gestação é um momento de grande impacto. Embora historicamente o objetivo tenha sido apenas um neonato a termo, totalmente desenvolvido, agora o foco se expandiu para incluir a garantia de alguém biologicamente predisposto a ser saudável desde o nascimento até a velhice (ACOG, 2013b). Muitas vezes, é um momento em que a mãe é muito receptiva em fazer o melhor pelo filho. Consumir mais frutas e vegetais, carnes magras, leites com baixo teor de lipídeos, grãos integrais e, ao mesmo tempo, minimizar o consumo de lipídeos, açúcar e sal em excesso provavelmente melhorará a saúde materna e os resultados do parto a curto prazo. Pesquisas em animais estão mostrando que a alta ingestão materna de lipídeos e açúcares durante a gestação e a lactação resulta no desenvolvimento alterado do sistema central de recompensa na prole, levando à ingestão excessiva desses alimentos após o parto (Mennella, 2014). Além disso, pesquisas demonstraram que sabores familiares ao lactente, decorrentes da exposição por meio do líquido amniótico e do leite materno, têm maior probabilidade de serem aceitos por aquela criança quando oferecidos pela primeira vez, aumentando, assim, a chance de consumo. Embora isso possa ser importante nutricionalmente, a exposição a uma variedade de sabores no início da vida, quando o cérebro em desenvolvimento intensificou a sensibilidade às influências ambientais, também parece facilitar a aceitação de novos alimentos posteriormente. Comer melhor durante a gestação ajuda a desenvolver melhores hábitos alimentares para a mãe e o resto de sua família que, felizmente, continuarão após a gestação atual, melhorando a saúde de toda a família. Além disso, é provável que ela esteja tendo efeitos epigenéticos positivos e melhorando a saúde das gerações futuras, bem como reduzindo os custos de saúde (Simeoni et al., 2018).

PERÍODO PÓS-PARTO = PERÍODO PRECONCEPÇÃO

As preocupações com a saúde reprodutiva não terminam no parto e o período pós-parto pode ser considerado o "quarto trimestre". Além disso, para muitas mulheres, o período pós-parto pode ser considerado um período de preconcepção.

A retenção de massa corporal em excesso no pós-parto está associada a um risco aumentado de DMG e hipertensão durante uma gestação subsequente, mesmo em mulheres normais e com baixa massa corporal que ganham massa corporal de forma adequada na gestação subsequente. O aconselhamento nutricional e de exercícios deve continuar no pós-parto, com o objetivo de retornar a mãe à massa corporal pré-gestacional dentro de 6 a 12 meses e alcançar um índice saudável antes de tentar outra gestação. No entanto, como menos da metade das mulheres no pós-parto atinge a massa corporal pré-gestacional em 1 ano e mais de um quarto das mulheres mantém pelo menos 4,5 kg, todas as mulheres com sobrepeso ou obesas devem receber aconselhamento nutricional por pelo menos 12 a 18 meses após o parto (Stang e Huffman, 2016). A intervenção dietética intensiva, em conjunto com metas objetivas para o exercício, como o uso de monitores de frequência cardíaca ou pedômetros, parecem mais eficazes (Nascimento et al., 2014).

O tratamento adequado ou a resolução de problemas médicos, como DMG antes de uma gestação subsequente, ajudará a garantir um desfecho saudável para a mãe e o neonato. O gerenciamento adequado do estresse minimizará os efeitos adversos dos hormônios do estresse no neurodesenvolvimento dos filhos (Huberty et al., 2017).

Os estoques nutricionais também precisam ser repostos, e intervalos curtos entre gestações (menos de 12 a 18 meses) estão associados ao aumento do risco de aborto espontâneo, parto prematuro, restrição de crescimento intrauterino, baixo peso ao nascer, natimorto e morte neonatal precoce (Wu et al., 2012a), bem como aumento da morbidade e mortalidade materna (Huberty et al., 2017). As demandas nutricionais do aleitamento materno também devem ser consideradas e, para aquelas em áreas com recursos limitados, pode levar pelo menos 1 ano para a recuperação. A OMS recomenda que as mulheres adiem a concepção pelo menos 24 meses após o nascimento para reduzir o risco de desfechos maternos, perinatais e neonatais adversos, mas a aplicabilidade dessas recomendações para mulheres nos EUA é questionada e está sendo estudada (Ahrens et al., 2018). Teoriza-se que a depleção materna atue por meio de mudanças no balanço proteico e energético, mas a massa corporal não é um preditor do estado de micronutrientes. Mesmo em países de alta renda, o risco de baixo peso ao nascer aumenta se o intervalo entre as gestações for inferior a 6 meses, e uma proporção significativa de mulheres de baixa renda nos EUA ainda tem deficiência de ferro 2 anos após o parto (Bodnar et al., 2002). Outros nutrientes também podem ser esgotados por um período prolongado, incluindo folato, vitamina A e DHA, afetando negativamente a gestação subsequente (Conde-Agudelo et al., 2012). Uma dieta preconcepção rica em antioxidantes pode reduzir o estresse oxidativo e melhorar os resultados da gestação. Acredita-se que a inflamação também desempenhe um papel no aumento do risco com períodos curtos entre concepções (Wendt et al., 2012), e aquelas mulheres que não têm um período de não gestação e não lactação podem estar em risco particular. Mulheres que fazem suplementação alimentar entre gestações têm neonatos com peso e comprimento ao nascer mais altos e os valores de hemoglobina materna são mais altos (Wakimoto et al., 2015).

Teoriza-se que a nutrição antes da concepção é tão crítica quanto a nutrição durante a gestação; para muitos nutrientes é mais crítico ainda por causa de seu papel na formação da placenta e na organogênese (ver seção *Preconcepção e fertilidade*, neste capítulo).

LACTAÇÃO

O aleitamento materno *exclusivo* é, sem dúvida, o método ideal de alimentação infantil nos primeiros 6 meses de vida. Muitas organizações profissionais de saúde endossaram essa recomendação, incluindo a Academy of Nutrition and Dietetics, a AAP, o ACOG, a American Academy of Family Practitioners, o programa *Healthy People* 2020, o programa *Special Supplemental Nutrition Program for Women, Infants and Children* (WIC), a autoridade em Saúde Pública dos EUA (U.S. Surgeon General) e o U.S. Breastfeeding Committee (Comitê Americano de Aleitamento). Essas organizações recomendam a amamentação durante o primeiro ano de vida e além, desde que seja mutuamente desejado pela mãe e pelo lactente; a OMS incentiva a amamentação ao longo do segundo ano de vida. A amamentação oferece proteção contra infecções gastrintestinais e outras infecções e serve como uma fonte energética e nutricional crítica durante a doença, reduzindo a mortalidade entre crianças desnutridas. Acredita-se que o desenvolvimento de sistemas imunológico e digestório fortes em lactentes amamentados seja devido ao desenvolvimento de bactérias benéficas no intestino da criança, proporcionando uma população microbiana intestinal saudável.

As mães devem ser encorajadas a amamentar o maior tempo possível, mesmo que não seja o ano inteiro. A nutrição do leite materno e a proteção contra doenças que ele fornece são incomparáveis a qualquer outro substituto. Em 2016, a *Lancet Breastfeeding Series* foi lançada afirmando que, se a duração ideal de um mínimo de 12 meses fosse alcançada, a economia global com saúde seria de 300 bilhões de dólares por ano. Além disso, 820 mil vidas por ano seriam salvas e 20 mil mortes por câncer de mama e ovário poderiam ser evitadas (Victora et al., 2016). As mulheres devem ser apoiadas em sua decisão de amamentar por qualquer período de tempo, seja por apenas 2 semanas, 2 anos ou mais. O leite materno continua a fornecer nutrição e imunidade durante todo o tempo em que a mãe está amamentando. Muitas mulheres enfrentam barreiras que podem impedi-las de amamentar pelo tempo que desejarem; portanto, o apoio do sistema de saúde, em conjunto com seus familiares e a comunidade, é necessário para que as mães alcancem seus objetivos (Figura 14.8).

Existem muitos benefícios de saúde para a mãe e o filho, conforme mostrado no Boxe 14.10. Um estudo recente examinou as disparidades raciais e socioeconômicas na alimentação infantil, observando que taxas mais altas de amamentação são observadas em famílias em que a mãe é mais velha e casada, com maiores escolaridade e renda. Os resultados de saúde a longo prazo de lactentes amamentados e seus irmãos não amamentados foram comparados e os pesquisadores observaram que muitas dessas crianças tiveram resultados positivos a longo prazo, semelhantes aos de seus irmãos amamentados ou crianças em um grupo comparativo. Os autores concluíram que um ambiente de amamentação favorável, não a amamentação por si, contribui para resultados positivos de saúde nas crianças a longo prazo (Colen e Ramey, 2014). Estudos também mostram que as concentrações de proteína C reativa (PCR), um biomarcador-chave de inflamação e um preditor de aumento do risco de doenças cardiovasculares e metabólicas na idade adulta, são significativamente mais baixas entre os indivíduos amamentados. As concentrações diminuídas corresponderam à duração da amamentação anterior. Os pesquisadores concluíram que, quanto maior a duração do aleitamento materno, menores a inflamação e o risco de doenças cardíacas e metabólicas mais tarde na vida (McDade et al., 2014).

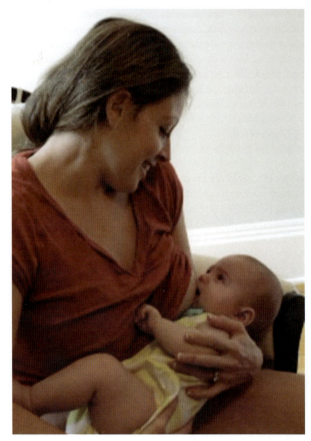

Figura 14.8 A mãe que amamenta e seu filho desfrutam do contato físico e emocional íntimo que acompanha a amamentação. (Cortesia de Robert Raab.)

Boxe 14.10 Benefícios da amamentação.

Para neonatos
Diminuição de incidência e gravidade de doenças infecciosas
Meningite bacteriana
Bacteriemia
Diarreia
Botulismo infantil
Enterocolite necrosante
Otite média
Infecção do sistema respiratório
Septicemia
Infecção do sistema urinário

Diminuição das taxas de outras doenças
Asma
Doença celíaca
Doença de Crohn
Alergias alimentares
Doença de Hodgkin
Hipercolesterolemia
Leucemia
Linfoma
Sobrepeso e obesidade
Síndrome de morte súbita infantil
Diabetes tipos 1 e 2

Outros benefícios
Promove analgesia durante procedimentos dolorosos (punção no calcanhar para exames em neonatos)
Promove desempenho aprimorado em testes de desenvolvimento cognitivo
Promove o vínculo mãe-filho
Promove a pronta aceitação de alimentos sólidos

Para a mãe
Diminui a perda de sangue menstrual
Diminui o sangramento pós-parto
Diminui o risco de neoplasias de etiologia hormonal (mama e ovário)
Promove o retorno antecipado à massa corporal pré-gestacional
Aumenta o espaçamento dos filhos
Promove involução uterina rápida
Diminui a necessidade de insulina em mães com diabetes
Diminui o risco de fratura de quadril na pós-menopausa e osteoporose

Para a sociedade
Reduz custos com saúde
Diminui custos para programas públicos (p. ex., o programa de nutrição suplementar para mulheres, neonatos e crianças)
Impede perdas excessivas de salários resultantes da ausência de funcionários no trabalho por causa de crianças doentes
Oferece suporte a um ambiente mais ecológico

Referência: American Academy of Pediatrics and American College of Obstetricians and Gynecologists: *Breastfeeding handbook for physicians*, Second Edition, Elk Grove Village, Ill, 2013, American Academy of Pediatrics.

Em 1991, a OMS e o United Nations Children's Fund (UNICEF) adotaram a iniciativa Hospital Amigo da Criança (IHAC), um esforço global para aumentar a incidência e a duração da amamentação. Para se tornar "amigo da criança", um hospital deve demonstrar a um conselho de revisão externo que implementa os "Dez Passos para o Sucesso do Aleitamento Materno" (Dez Passos), uma diretriz para o manejo mãe-neonato no hospital (Boxe 14.11). Nos EUA, a agência não governamental que supervisiona o processo de designação é a *Baby-Friendly USA*. Em 2018, a OMS divulgou seu *Guia de Implementação* revisado para a Iniciativa Hospital Amigo da Criança (WHO, 2018a). Os dez passos originais foram ainda mais refinados para atender às evidências atuais e foram categorizados em quatro áreas de foco: (1) procedimentos de manejo críticos para apoiar o aleitamento materno, (2) práticas clínicas principais para apoiar o aleitamento materno, (3) coordenação e (4) processos de melhoria da qualidade. As agências *Baby-Friendly USA* farão alterações nas *U.S. Guidelines in Criteria* (Diretrizes Norte-Americanas em Critérios) para ficarem alinhadas com as recomendações da OMS. Em uma revisão sistemática recente, a Agency for Healthcare Research and Quality (AHRQ) constatou que a Iniciativa Hospital Amigo da Criança está associada a melhores taxas de início e duração do aleitamento materno (Feltner et al., 2018).

O apelo da autoridade em saúde pública dos EUA para ações de apoio ao aleitamento materno de 2011 (*Surgeon General's Call to Action to Support Breastfeeding 2011*) afirma que o aleitamento materno deve ser promovido a todas as mulheres nos EUA e apoiado por médicos, empregadores, comunidades, pesquisadores e líderes governamentais. Todos são incentivados a se comprometerem em fazer com que as mães alcancem seus objetivos pessoais de amamentação. No entanto, muitas ainda não são capazes de atingir esses objetivos. A melhoria dos sistemas de apoio é necessária para que as mães superem os desafios e barreiras que muitas vezes enfrentam no caminho do sucesso do aleitamento materno. Os riscos excessivos à saúde associados à não amamentação podem ser encontrados no Boxe 14.12.

Contraindicações

As contraindicações ao aleitamento materno são raras, mas algumas condições justificam pelo menos uma interrupção temporária da alimentação direta na mama ou da alimentação com leite materno. A amamentação é contraindicada para neonatos com galactosemia clássica e para mães com tuberculose ativa não tratada, que sejam positivas para o vírus linfotrópico da célula T humana tipo 1 ou 2, que tenham brucelose, que consumam drogas de abuso (sem supervisão médica), que tenham HIV (nos EUA) (USDHHS, 2018a) ou que tomem determinados fármacos (p. ex., agentes antimetabólitos e quimioterápicos). A amamentação exclusiva de mães HIV-positivas em terapia antirretroviral é altamente recomendada em todo o mundo (WHO, 2016a). A mãe não deve amamentar com lesões ativas de herpes simples na mama; no entanto, o leite ordenhado por sucção pode ser usado sem preocupação. Se a mãe desenvolver varicela 5 dias antes a 2 dias após o parto, ela deve ser separada do neonato, mas pode fornecer o leite ordenhado por sucção. As mães com *influenza* devem ser incentivadas a continuar amamentando (CDC, 2018b). As mães que apresentam infecção aguda pela *influenza* H1N1 devem se separar de seus neonatos enquanto estiverem febris, mas, novamente, podem fornecer seu leite ordenhado por sucção para a alimentação (AAP, 2012). O uso da maioria dos isótopos radioativos requer a interrupção temporária da amamentação, variando de 6 horas até 1 mês (Hale, 2019). Mulheres submetidas a procedimentos com esses tipos de medicamentos devem consultar seu médico para determinar o medicamento específico usado, de modo que haja tempo adequado para a eliminação, mas não mais tempo do que o necessário para que a

---

Boxe 14.11 Iniciativa Hospital Amigo da Criança: dez passos para o sucesso da amamentação.

1. Tenha uma política de amamentação por escrito, que seja rotineiramente comunicada a todos os profissionais de saúde.
2. Treine todo o pessoal de saúde nas habilidades necessárias para implementar essa política.
3. Informe todas as mulheres gestantes sobre os benefícios e o manejo da amamentação.
4. Ajude a mãe a iniciar a amamentação 1 h após o nascimento.
5. Mostre às mães como amamentar e como manter a lactação, mesmo que estejam separadas de seus filhos.
6. Não dê aos recém-nascidos nenhum alimento ou bebida além do leite materno, a menos que haja indicação médica.
7. Pratique o alojamento conjunto, permita que mães e filhos permaneçam juntos 24 h por dia.
8. Incentive a amamentação quando solicitado (sob demanda).
9. Não dê bicos artificiais, mordedores ou chupetas aos neonatos e lactentes que são amamentados.
10. Promova o estabelecimento de grupos de apoio à amamentação e encaminhe as mães no momento da alta do hospital ou clínica.

(Adaptado de Baby-Friendly USA The Ten Steps to Successful Breastfeeding (website): https://www.babyfriendlyusa.org/for-facilities/practice-guidelines/10-steps-and-international-code/, 2018.)

Boxe 14.12 Riscos excessivos à saúde associados à não amamentação.

Resultado	Risco excessivo* (%)	Grupos de comparação
Entre nascidos a termo		
Infecções de ouvido agudas (otite média)	100	AFE *versus* AME por 3 ou 6 meses
Eczema (dermatite atópica)	47	AME < 3 meses *versus* AME ≥ 3 meses
Diarreia e vômitos (infecção gastrintestinal)	178	Nunca AM *versus* sempre AM
Hospitalização por doenças do sistema respiratório inferior no primeiro ano	257	Nunca AM *versus* AME ≥ 4 meses
Asma com histórico familiar	67	AM, 3 meses *versus* ≥ 3 meses
Asma sem histórico familiar	35	AM, 3 meses *versus* ≥ 3 meses
Obesidade infantil	32	Nunca AM *versus* sempre AM
Diabetes melito tipo 2	64	Nunca AM *versus* sempre AM
Leucemia linfocítica aguda	23	Nunca AM *versus* 6 meses
Leucemia mieloide aguda	18	Nunca AM *versus* 6 meses
Síndrome de morte súbita infantil	56	Nunca AM *versus* sempre AM
Entre neonatos prematuros		
Enterocolite necrosante	138	Nunca AM *versus* sempre AM
Entre mães		
Câncer de mama	4	Nunca AM *versus* sempre AM (por ano de amamentação)
Câncer de ovário	27	Nunca AM *versus* sempre AM

*O risco excessivo é aproximado usando as razões de probabilidade relatadas nos estudos de referência.
AFE, alimentação com fórmula exclusiva; *AME*, aleitamento materno exclusivo; *AM*, amamentação.

(Adaptado de U.S. Department of Health and Human Services: *The Surgeon General's Call to Action to Support Breastfeeding*, Washington, DC, 2011, Office of the Surgeon General.)

amamentação possa ser retomada. O tempo de eliminação varia entre os medicamentos. A extração e o descarte do leite materno podem ajudar a preservar a produção de leite se uma interrupção prolongada for necessária.

Os CDC aconselham mulheres com HIV nos EUA a se absterem de amamentar para evitar a transmissão pós-natal do vírus para o neonato por meio do leite materno. Como as condições sanitárias para o uso seguro de fórmulas infantis estão disponíveis no país, os especialistas acreditam que o risco de morbidade pode ser mínimo. No entanto, em países em desenvolvimento nos quais as condições sanitárias não são tão prevalentes e a taxa de mortalidade infantil por doenças infecciosas e desnutrição é alta, os riscos à saúde de não amamentar devem ser considerados. Além disso, em áreas nas quais o HIV é prevalente, a amamentação exclusiva durante os primeiros 3 meses mostrou reduzir o risco de neonatos adquirirem o vírus, em comparação com os que recebem uma dieta mista de leite humano e outros alimentos, incluindo fórmula infantil. Seis meses de amamentação exclusiva enquanto a mãe recebe terapia antirretroviral demonstraram reduzir significativamente a aquisição pós-natal do HIV (AAP, 2012).

Requisitos nutricionais da lactação

Apesar de a amamentação aumentar a necessidade energética e de alguns nutrientes, o leite humano é produzido a partir dos estoques maternos de nutrientes; sendo assim, mães bem nutridas não precisam se preocupar com a qualidade de seu leite materno ser prejudicada por uma dieta imperfeita. O leite materno permanece perfeito, mesmo em casos de dificuldades e fome. Apenas em casos raros, quando as mães apresentam deficiência nutricional grave e prolongada, ele é afetado. Uma desculpa para não escolher a amamentação com base no fato de que a mulher gosta de beber café, chá ou uma bebida alcoólica ocasional é injustificada.

A menos que seja identificada uma deficiência de vitaminas e minerais, que a mãe tenha uma dieta restrita ou um problema de má absorção, os suplementos dietéticos geralmente não são necessários. Uma dieta que inclua uma variedade de alimentos integrais e adequada em energia deve fornecer à mulher todos os nutrientes de que necessita. Apesar desse fato, muitos médicos recomendam o uso contínuo de um suplemento pré-natal de vitaminas e minerais durante a lactação, especialmente se a mãe permanecer com deficiência de ferro após o nascimento.

O aumento dos receptores de **prolactina** na mama e, portanto, concentrações mais elevadas de prolactina materna se desenvolvem com estimulação precoce da sucção e remoção do leite, um processo intensificado com o aumento da frequência da amamentação no período neonatal inicial. A resposta materna aos sinais de fome de seu filho estimulará seu suprimento de leite, com média de 8 a 12 mamadas ao longo de 24 horas nas primeiras 2 a 3 semanas. É altamente recomendável incentivar a mãe a se concentrar em reconhecer os sinais de fome em vez de observar o relógio. A crença de que mais leite é produzido com o aumento do consumo de líquidos é equivocada porque o corpo excretará o líquido excessivo para manter o equilíbrio eletrolítico. Na verdade, isso pode resultar em diminuição da produção de leite. A preocupação com a hidratação da mãe e sua capacidade de produzir um suprimento de leite adequado é válida somente durante condições extremas, como seca grave ou fome. O suprimento insuficiente de leite pode ser um problema tanto para mulheres bem nutridas quanto para mulheres mal nutridas. Estudos transculturais mostram que não está relacionado ao estado de nutrição materna. A má-nutrição materna pode afetar a quantidade, mas não a qualidade, do leite materno (Lawrence e Lawrence, 2016). Embora o leite materno mantenha sua qualidade mesmo quando a ingestão de nutrientes é abaixo do ideal, a mulher sente os efeitos de comer mal, possivelmente afetando seu sistema imunológico, e se sente cansada e com menos energia. Uma dieta nutritiva a ajuda a lidar com as demandas diárias de cuidar de um neonato.

A composição do leite varia de acordo com a dieta da mãe. Por exemplo, a composição de ácidos graxos do leite materno reflete sua ingestão alimentar. Além disso, as concentrações de selênio, iodo e algumas das vitaminas do complexo B no leite refletem a dieta materna. Foi demonstrado que o leite materno de mães *extremamente desnutridas* tem teores mais baixos de vários nutrientes, refletindo os alimentos que ela tem disponível para comer. É preciso lembrar que a composição do leite varia amplamente na concentração de macronutrientes na mesma mãe e entre as mães individualmente. Vários fatores, incluindo duração da gestação, dieta da mãe, estágio da lactação, duração da alimentação e a hora do dia em que ocorre a alimentação, podem afetar a composição do leite materno humano. Os teores de proteínas tendem a cair no período pós-parto inicial, enquanto o componente de gordura do leite pode inicialmente diminuir e, eventualmente, aumentar em concentração com o tempo. Durante uma alimentação individual, o conteúdo de gordura normalmente aumenta significativamente e pode resultar em um conteúdo energético muito mais alto no leite no fim da alimentação (Khan et al., 2013). O conteúdo de gordura também pode ser maior quando o intervalo entre as mamadas é mais próximo. Quando o neonato mama várias vezes em um curto período, mas com mamadas curtas (*cluster feeds*), o leite disponível no seio tem maior teor de gordura. Quando há mais tempo entre as mamadas, os seios se enchem de leite com maior teor de água. Na próxima mamada, a criança pode não conseguir consumir todo o leite disponível e acaba ingerindo principalmente leite com baixo teor de gordura.

Energia

A produção de leite é 80% eficiente: a produção de 100 mℓ de leite (aproximadamente 75 kcal) requer um gasto de 85 kcal (Lawrence e Lawrence, 2016). Durante os primeiros 6 meses de lactação, a produção média de leite é de 750 mℓ/dia, com uma variação de 550 a mais de 1.200 mℓ/dia. Como a produção depende de frequência, duração e intensidade da sucção infantil, é provável que neonatos que se alimentem bem estimulem a produção de maiores volumes de leite.

A IDR/DRI para a energia durante a lactação é 330 kcal maior durante os primeiros 6 meses de lactação e 400 kcal maior durante os 6 meses seguintes em relação à mulher não gestante. No entanto, considerando que a produção de leite geralmente cai para média de 600 mℓ/dia depois que outros alimentos são introduzidos na dieta do neonato, os níveis de calorias ingeridas podem ter que ser ajustados individualmente para a mulher que deseja evitar o ganho de massa corporal. A mãe consegue retirar aproximadamente 100 a 150 kcal/dia dos estoques de gordura da gestação.

Mulheres saudáveis que amamentam podem perder aproximadamente até 450 gramas por semana e ainda fornecer leite adequado para manter o crescimento de seus lactentes. A combinação de dieta e exercício físico, ou dieta isolada, pode ajudar as mulheres a perder massa corporal após o parto (Amorim Adegboye e Linne, 2013). Em um estudo com 68 mães adolescentes e 64 mães adultas, a perda de massa corporal pós-parto em ambos os grupos foi significativamente maior naquelas que estavam amamentando exclusivamente (AME) em comparação com aquelas que não amamentaram exclusivamente. Além disso, os neonatos continuaram a crescer de acordo com os padrões de crescimento da OMS de 2006, apesar da perda de massa corporal de suas mães (Sámano et al., 2013). No entanto, foi demonstrado que a produção de leite diminui em mães com ingestão abaixo do ideal, ou seja, com menos de 1.500 a 1.800 calorias/dia (West e Marasco, 2009). As mães são aconselhadas a aguardar até que a amamentação esteja bem estabelecida (aproximadamente 2 meses) antes de tentar conscientemente perder massa corporal, de modo que um suprimento de leite adequado possa ser estabelecido. A ingestão adequada de líquidos (como beber para saciar a sede) e descanso adequado também são recomendados. A perda de massa corporal lenta de não mais que cerca de 2,3 kg por mês sustenta uma perda de massa corporal mais permanente, bem como permite energia e nutrição adequadas para a nova maternidade.

Proteína

A IDR/DRI sugere um adicional de 25 g de proteínas por dia para a lactação ou 71 g de proteínas por dia, com base em uma RDA de 1,1 g/kg/dia da massa corporal da mulher. O julgamento clínico é necessário com as recomendações de proteínas porque 71 g/dia podem ser muito pouco para a mulher com um corpo maior e alto demais para a mulher com um corpo menor. Mulheres com parto por cesariana e mulheres que iniciam a gestação com baixo estado nutricional podem precisar de proteínas adicionais. A necessidade média de proteínas para a lactação é estimada a partir de dados de composição do leite e o volume médio diário de 750 mℓ, assumindo 70% de eficiência na conversão de proteínas dietéticas em proteínas do leite.

O leite materno tem uma relação proteínas do soro de leite (*whey*):caseína de 90:10 no início da lactação, que muda para 80:20 em média e para 60:40 conforme o lactente fica mais velho. Especula-se que essa relação melhore a digestibilidade do leite materno. Em contraste, a relação soro de leite e caseína da proteína do leite de vaca é de 18:82. A fórmula infantil à base de leite de vaca varia entre os fabricantes comerciais, oscilando a relação soro de leite e caseína entre 18:82 e 52:48 e chegando até mesmo a 100% de proteína do soro de leite (ver Capítulo 15).

Carboidratos

A RDA de carboidratos é projetada para fornecer calorias suficientes na dieta para volumes adequados de leite e para manter um nível energético apropriado durante a lactação. A ingestão pode ter que ser ajustada dependendo da atividade da mãe e do montante de amamentação. A mulher com baixo ganho de massa corporal gestacional pode precisar de mais carboidratos. Mulheres que tiveram DMG durante a gestação devem continuar com a terapia médica nutricional que fizeram durante a gestação para um controle ideal da glicose no sangue, se recomendado por seu médico. Uma dieta modificada com carboidratos é frequentemente implementada para atender às necessidades dietéticas nessa condição.

O principal carboidrato do leite humano é a lactose; entretanto, não há evidências de que a ingestão materna de carboidratos afete o teor de lactose em seu leite.

Lipídeos

As escolhas de gordura na dieta pela mãe podem aumentar ou diminuir os ácidos graxos específicos do seu leite, mas não a quantidade total de gordura do leite. A restrição grave da ingestão energética resulta na mobilização da gordura corporal e o leite produzido tem uma composição de ácidos graxos semelhante à da gordura corporal da mãe.

Não há IDR/DRI para lipídeos totais durante a lactação porque depende da quantidade energética necessária pela mãe para manter a produção de leite. As quantidades recomendadas de AGPICL específicos ômega-6 e ômega-3 durante a lactação variam pouco em relação à gestação: eles são cruciais para o desenvolvimento do cérebro fetal e infantil. Uma a duas porções de peixe por semana atendem a essa necessidade (arenque, atum *light* em lata, salmão). As mães devem evitar comer peixes predadores para prevenir teores excessivos de mercúrio na dieta (lúcio, marlim, cavala, atum albacora e peixe-espada) (AAP, 2012; ver também o Capítulo 16). A ingestão de gorduras *trans* deve ser mantida a um mínimo pela mãe que amamenta, para que o potencial de aparecimento delas no leite materno seja reduzido. Ver *Em foco: Ácidos graxos ômega-3 na gestação e na lactação* para obter mais informações sobre a inclusão de DHA na dieta materna.

O leite humano contém de 10 a 20 mg/dℓ de colesterol, resultando em um consumo aproximado de 100 mg/dia, considerado essencial para a dieta do lactente. A quantidade de colesterol no leite não reflete a dieta da mãe e diminui com o tempo, conforme a lactação progride.

Vitaminas e minerais

Vitamina D. O conteúdo de vitamina D do leite materno está relacionado à ingestão materna de vitamina D, bem como às condições ambientais. Numerosos relatos de casos documentam deficiência significativa de vitamina D em neonatos de mulheres lactantes que usam burca, de pele escura, que têm IMC superior a 30 kg/m^2, que usam filtros solares de fator de proteção elevado ou que vivem em latitudes com menor exposição ao sol. Mulheres com intolerância à lactose que não bebem leite fortificado com vitamina D ou tomam um suplemento vitamínico podem ter maior risco de deficiência de vitamina D. Raquitismo hipocalcêmico, incluindo casos de cardiomiopatia dilatada, foi relatado nos EUA em neonatos de pele escura amamentados (Brown et al., 2009).

Devido a relatos de raquitismo clínico, a AAP recomenda que todos os neonatos recebam 400 UI (10 mcg) de vitamina D como suplemento diário desde o nascimento, permitindo que alcancem facilmente a suficiência de vitamina D. Para neonatos alimentados com fórmula, eles podem interromper a suplementação, uma vez que o consumo é de 1 ℓ de fórmula por dia. O Canadá recomenda 800 UI/dia para adultos que vivem ao norte da latitude 45ºN, mas a mãe pode precisar de doses muito mais altas (100 mcg ou 4.000 UI/dia) para atingir as concentrações normais de 25-(OH)-vitamina D e adequação de vitamina D em seu lactente amamentado exclusivamente com leite materno. Como a atividade antirraquítica do leite humano é baixa (5 a 80 UI/ℓ), a mãe em lactação necessita de uma quantidade significativa de vitamina D diariamente dos alimentos ou exposição aos raios ultravioleta. A circulação materna permite a transferência do composto original, a própria vitamina D$_3$, e não a 25-(OH)-vitamina D circulante, para o leite humano. Embora o teor basal materno de 25-(OH)-vitamina D circulante possa ser adequado, não se pode presumir que a atividade da vitamina D do leite materno seja adequada para o lactente. Devido à afinidade de ligação da proteína ligadora de vitamina D, a meia-vida circulante da 25-(OH)-vitamina D é de 3 a 4 semanas, enquanto a da vitamina D$_3$ é de apenas 12 a 24 horas. A afinidade reduzida da vitamina D$_3$ permite que a vitamina D$_3$ não ligada se difunda por meio das membranas celulares do sangue para o leite. Para que as concentrações de vitamina D sejam mantidas tanto na circulação materna quanto no suprimento de leite, é necessária uma dose diária de vitamina D. Estudos recentes mostraram que uma ingestão materna diária de 6.400 UI de vitamina D é segura e permite que a mãe produza leite que fornecerá quantidades adequadas de vitamina D ao seu filho amamentado exclusivamente, sem suplementação adicional diretamente ao lactente (Hollis et al., 2015).

Cálcio. Embora as mães que amamentam devam ser encorajadas a atender sua IDR/DRI de cálcio de sua dieta, o conteúdo de cálcio do leite materno não está relacionado à ingestão materna e não há evidências convincentes de que a mudança materna na densidade mineral óssea seja influenciada pela ingestão de cálcio em uma ampla faixa de ingestão de até 1.600 mg/dia. Um estudo recente avaliou a ingestão de cálcio de 33 mulheres em lactação da Gâmbia durante dois períodos de lactação diferentes. O estudo constatou que, mesmo com ingestões subótimas, a mobilização mineral óssea durante a lactação foi recuperada após a lactação. Eles concluíram que períodos sucessivos de longa lactação não estão associados à depleção esquelética progressiva (Sawo et al., 2013).

Iodo. Os teores adequados de iodo no leite materno são particularmente importantes para o neurodesenvolvimento apropriado em lactentes e as ingestões necessárias são quase o dobro dos valores de não gestantes. As concentrações de iodo no leite materno são consideradas adequadas para atender às necessidades nutricionais de iodo dos lactentes em áreas nas quais as fontes alimentares são adequadas. No entanto, as mães que vivem em áreas com deficiência de iodo, especialmente se também consumirem alimentos bociogênicos ou forem expostas à contaminação por perclorato, podem produzir leite com concentrações insuficientes para atender às necessidades do lactente. Como mencionado anteriormente, o hiper e o hipotireoidismo podem afetar a produção de leite materno e, portanto, as mães devem escolher fontes alimentares de iodo, como sal iodado, laticínios, frutos do mar e pães feitos com iodeto. Recomendações recentes da AAP afirmam que as mulheres lactantes devem garantir uma ingestão diária de 290 mcg de iodeto, o que geralmente requer suplementação com 150 mcg/dia.

Zinco. Os requerimentos de zinco durante a lactação são maiores do que aqueles durante a gestação. O leite materno fornece a única fonte dietética de zinco para lactentes amamentados exclusivamente e continua sendo uma fonte potencialmente importante de zinco para crianças além da primeira infância que continuam a ser amamentadas. No processo de lactação normal, o conteúdo de zinco do leite materno cai drasticamente durante os primeiros meses de 2 a 3 mg/dia para 1 mg/dia no terceiro mês após o nascimento. A suplementação com zinco não afetou as concentrações no leite materno de mulheres em países desenvolvidos, mas pode aumentar o conteúdo de zinco no leite de mulheres em países em desenvolvimento com estado de zinco abaixo do ideal (Sazawal et al., 2013).

Vitamina B$_{12}$ e a mãe vegana. Para mães que amamentam e seguem uma dieta vegana restrita sem quaisquer produtos de origem animal, o suplemento de vitamina B$_{12}$ é fortemente recomendado. O leite da mãe vegana pode ser gravemente deficiente em vitamina B$_{12}$, levando a uma deficiência em seu lactente que, se não tratada, pode levar à deficiência de crescimento e danos permanentes ao sistema nervoso. As mães que amamentam e seguem uma dieta vegetariana restrita devem ter as concentrações de B$_{12}$ de seus filhos monitoradas. As mães lactantes que foram submetidas à cirurgia de *bypass* (desvio) gástrico também apresentam maior risco de deficiência de B$_{12}$ (ver Apêndice 31).

Sódio. A ingestão de sódio durante a lactação deve ser controlada com a inclusão de uma dieta composta por alimentos de alto valor nutricional e com baixo teor da substância. Embora não haja recomendação ou restrição específica para o sódio na dieta de mães que amamentam, uma relação foi estabelecida entre a ingestão de sódio pelas mães e o sucesso da amamentação. Um estudo recente examinou se a preferência materna pelo sal pode facilitar a amamentação. Os pesquisadores descobriram que as mães com preferência por uma ingestão baixa de sal tiveram taxas mais altas de amamentação bem-sucedida além do dia 7, em comparação com as mães com alta preferência por sal. Estas últimas tiveram a menor duração da amamentação exclusiva até o dia 25 após o parto (Verd et al., 2010). Estudos futuros são necessários para determinar exatamente o efeito da ingestão materna de sódio sobre o sucesso da amamentação.

Líquidos

A mãe que amamenta pode sentir necessidade de beber simplesmente devido ao aumento da produção de líquidos ao amamentar seu filho. Ela deve beber para saciar a sede, mas não deve forçar a ingestão de líquidos, o que não é benéfico e pode causar desconforto. A bebida de escolha é a água, principal componente de muitas bebidas e que pode ser usada como tal no corpo.

Cafeína. A cafeína é aceitável em quantidades moderadas (menos de 300 mg/dia, ver Apêndice 25) e não representa um problema para neonatos saudáveis a termo. Se a mãe estiver amamentando um prematuro, no entanto, o neonato pode ser particularmente sensível a grandes quantidades de cafeína. Nesse caso, a mãe é aconselhada a observar atentamente em busca de sinais de superestimulação, como estar incomumente agitado ou não conseguir se acomodar com facilidade. Nesse caso, a mãe deve ajustar sua ingestão de cafeína. Pode demorar alguns dias após a redução da ingestão de cafeína para que a mãe perceba a diferença nos sintomas do neonato. Não há evidências de que a cafeína afete o suprimento de leite, embora se houver superestimulação do lactente, ele pode não mamar de forma adequada, o que pode levar à amamentação disfuncional e, eventualmente, a uma redução do suprimento de leite materno.

Álcool. Nenhuma quantidade segura de álcool foi estabelecida para a mãe lactante, mas as recomendações incluem limitar a ingestão a 0,5 g de álcool/kg de massa materna (AAP, 2012). Para a mãe de 60 kg, isso equivale a aproximadamente 60 mℓ de licor, 240 mℓ de vinho ou duas cervejas por dia. Os teores máximos de álcool ocorrem cerca de ½ a 1 hora após a ingestão, embora isso varie entre as mulheres, dependendo da composição corporal da mãe. Não há necessidade de uma mãe extrair e descartar seu leite após tomar 1 a 2 drinques, pensando que isso acelerará a eliminação do álcool do leite, a menos que seja para seu próprio conforto. À medida que o álcool no sangue diminui, também diminui a concentração de álcool no leite. As mães devem ser discriminatórias quanto a qualquer ingestão de álcool ao amamentar um neonato prematuro, um lactente jovem ou doente, pois ele seria muito mais afetado do que o lactente mais velho e mais maduro. Além disso, elas devem levar em consideração sua capacidade de cuidar dos filhos quando estão sob a influência do álcool. Se ocorrer ingestão ocasional de álcool, recomenda-se moderação em todos os momentos para mães lactantes.

Ver Tabela 14.15 e Boxe 14.13 para resumos de cuidados nutricionais durante a lactação.

Educação pré-natal sobre aleitamento materno

As vantagens do aleitamento materno devem ser apresentadas ao longo dos anos reprodutivos. Durante a gestação, deve ser fornecido às mulheres aconselhamento sobre os riscos da alimentação com fórmula e o processo de lactação, para que possam tomar uma decisão informada sobre como alimentarão seu neonato e para que entendam como ter uma amamentação bem-sucedida. À medida que ótimas práticas de assistência à maternidade se tornam a norma em hospitais e centros de parto, as mulheres devem ser educadas sobre essas práticas antes do parto. A educação pré-natal sobre amamentação é fortemente recomendada para mulheres e seus parceiros. O apoio

---

Boxe 14.13 Resumo dos cuidados nutricionais durante a lactação.

1. Alimentos variados, com foco em escolhas alimentares densas em nutrientes.
2. Ingestão energética para permitir a manutenção da saúde e do bem-estar, energia não inferior a 1.800 kcal/dia. A perda de massa corporal intencional não recomendada antes da amamentação está bem estabelecida (aproximadamente 2 meses).
3. Ingestão de proteínas para atender aos requerimentos nutricionais, cerca de 25 g/dia além do teor básico antes da gestação. Isso geralmente requer 20% da ingestão de energia de proteínas.
4. Ácido docosaexaenoico (DHA) de peixes gordurosos (baixo teor de metilmercúrio), 2 vezes/semana.
5. Ingestão de minerais e vitaminas para atender às ingestões diárias recomendadas (geralmente encontrados em uma variedade de alimentos na dieta). Suplementos conforme orientação do provedor de cuidados de saúde.
6. Consumir líquidos até saciar a sede, tenha bebidas prontamente disponíveis durante a amamentação e ao fazer a ordenha do leite materno.
7. Se desejar, bebidas alcoólicas podem ser consumidas ocasionalmente, com moderação. Não recomendado em caso de neonatos prematuros, lactentes muito jovens ou doentes.
8. Evitar toxinas e substâncias não nutritivas dos alimentos, água e meio ambiente, tanto quanto possível.

emocional fornecido pelo parceiro da mãe contribui fortemente para o sucesso da experiência de amamentação.

Durante esse tempo, a mãe deve identificar uma pessoa de apoio a quem recorrer após o início da amamentação. Como o início e o estabelecimento do aleitamento materno podem parecer intensos e cheios de desafios para as novas mães, é sensato que ela saiba a quem recorrer quando surgirem dúvidas ou preocupações. Um membro da família bem informado ou profissional de saúde, doula, conselheira de pares ou educadora de parto pode fornecer o incentivo tão frequentemente necessário para a mãe no período pós-parto inicial. O aconselhamento pré-natal em amamentação com acompanhamento regular após o parto demonstrou ter um efeito positivo na iniciação precoce e na amamentação exclusiva sustentada, especialmente entre mães primíparas, com o aconselhamento em grupo tendo um impacto ainda mais benéfico do que o aconselhamento individual (WHO, 2017). Quando problemas mais complicados são identificados, um International Board Certified Lactation Consultant (IBCLC) – consultor(a) em lactação certificado(a) pelo conselho internacional – pode intervir, o que pode significar a diferença entre o desmame precoce e uma experiência de amamentação bem-sucedida.

Fisiologia e manejo da lactação

O crescimento da glândula mamária durante a menarca e a gestação prepara a mulher para a lactação. Mudanças hormonais na gestação aumentam acentuadamente o tamanho dos seios, aréolas e mamilos, bem como aumentam significativamente os ductos e os alvéolos e influenciam o crescimento mamário. No fim da gestação, os lóbulos do sistema alveolar estão desenvolvidos ao máximo e pequenas quantidades de colostro podem ser liberadas por várias semanas antes e por alguns dias após o parto. Após o nascimento, ocorre uma rápida queda nas concentrações circulantes de estrogênio e progesterona, acompanhada por um rápido aumento na secreção de prolactina, preparando o terreno para um abundante suprimento de leite.

O estímulo usual para a produção e a secreção de leite é a sucção. Os nervos subcutâneos da aréola enviam uma mensagem por meio da medula espinal ao hipotálamo, que por sua vez transmite a mensagem à hipófise (glândula pituitária), onde as áreas anterior e posterior são estimuladas. A prolactina da hipófise anterior estimula a produção de leite pelas células alveolares, como mostrado na Figura 14.9. Mulheres com diabetes, obesas, que sofrem de estresse durante o parto ou que retêm fragmentos da placenta no útero correm o risco de atrasar a produção de leite (i. e., quando os sinais de lactogênese estão ausentes 72 horas após o nascimento).

A **ocitocina** da hipófise posterior estimula as células mioepiteliais da glândula mamária a se contrair, causando o movimento do leite pelos ductos e seios lactíferos, um processo conhecido como **apojadura**. A "apojadura" é altamente sensível. A ocitocina pode ser liberada por estímulos visuais, táteis, olfatórios, auditivos e até pelo pensamento no neonato. A secreção de ocitocina também pode ser inibida por dor, estresse emocional e físico, fadiga e ansiedade.

Estágios do leite e variações na composição

O leite humano varia na composição nutricional ao longo do período de lactação materna e parece ser mais sensível a fatores maternos, como composição corporal, dieta e paridade durante a lactação posterior do que durante os primeiros meses (Lawrence e Lawrence, 2016). Esse líquido muda constantemente para atender às necessidades do lactente em crescimento. A composição dos nutrientes muda ao longo da duração da lactação, mas também ao longo do curso de 1 dia e até mesmo durante a alimentação.

A expulsão da placenta após o nascimento de um neonato desencadeia a **lactogênese I**, ou o início da produção de leite. O **colostro** é a secreção espessa e amarelada que é a primeira alimentação do neonato. É mais rico em proteínas e com teor mais baixo em lipídeos e

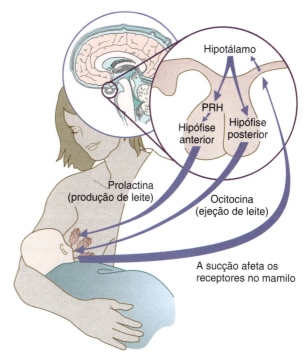

Figura 14.9 Fisiologia da produção de leite e reflexo da apojadura. *PRH*, hormônio liberador de prolactina.

carboidratos, incluindo lactose, do que o leite maduro. O colostro facilita a passagem de mecônio (primeiras fezes do recém-nascido), é rico em antioxidantes e tem menos vitaminas hidrossolúveis do que o leite maduro. Ele também é mais rico em vitaminas lipossolúveis, proteínas, sódio, potássio, cloreto, zinco e imunoglobulinas do que o leite maduro. O colostro fornece aproximadamente 20 kcal a cada 30 mℓ e é uma rica fonte de anticorpos. É considerada a primeira imunização do recém-nascido.

O **leite de transição** começa a ser produzido aproximadamente 2 a 5 dias até cerca de 10 a 14 dias após o parto. Durante esse estágio da **lactogênese II**, o leite branco e cremoso é produzido em quantidades muito maiores do que o colostro, e os seios se tornam maiores e mais firmes. Este é o momento em que as mães sentem seu leite "entrar". É importante que as mães amamentem com frequência durante esse estágio (8 a 12 vezes/dia) para evitar o ingurgitamento e permitir o esvaziamento adequado da mama pelo neonato. Isso também garante líquidos e nutrição adequados para o neonato durante esse período. Esse período é extremamente importante para a obtenção de um suprimento de leite completo, que pode ser estabelecido pela criança apenas com acesso irrestrito à amamentação.

O **leite maduro** é o estágio final da produção de leite e geralmente começa a aparecer próximo ao fim da segunda semana após o parto. O **leite anterior** (*foremilk*), o primeiro leite liberado durante a amamentação, contém alto teor de água para atender às necessidades de hidratação do lactente. Ele tem um baixo teor de energia, mas é rico em proteínas e vitaminas hidrossolúveis. É mais ralo, às vezes com uma cor azulada e lembra o leite desnatado quando é liberado pela primeira vez da mama.

À medida que o neonato mama, o leite torna-se mais cremoso, indicando maior teor de lipídeos. Esse leite, rico em vitaminas lipossolúveis e outros nutrientes, é denominado **leite posterior** (*hindmilk*). Ele proporciona saciedade e fornece energia para garantir o crescimento do lactente. É importante que a mãe permita que o lactente esvazie a primeira mama a cada mamada para obter o leite posterior, antes de oferecer a outra mama. Dessa forma, é garantida a obtenção da nutrição completa disponível com o leite materno. O leite posterior é liberado quando a mama é esvaziada e sinaliza ao lactente que a mamada acabou. Esse mecanismo ajuda a criança a aprender quando interromper a alimentação e pode contribuir para a prevenção de superalimentação e, consequentemente, de ficar acima da massa corporal mais tarde na vida. Quanto mais tempo a mãe ficar entre as mamadas, mais o leite anterior será armazenado no seio; entretanto, quando as mamadas estão mais próximas, o lactente recebe mais leite posterior em cada alimentação. Os neonatos precisam de uma dieta balanceada, com quantidades suficientes de leite anterior e posterior para crescimento e desenvolvimento adequados.

À medida que a mãe progride durante o estágio de lactação da maternidade, seus seios voltam ao tamanho anterior à gestação e podem parecer um pouco mais macios e menores do que antes. Isso não indica menor suprimento de leite, mas apenas o ajuste de seu corpo à amamentação estabelecida. A mulher continua a produzir leite maduro nutritivo, bem como a desfrutar dos benefícios emocionais e imunológicos, enquanto ela amamentar. O aleitamento materno exclusivo é recomendado durante os primeiros 6 meses, seguido pelo aleitamento materno continuado, à medida que os alimentos complementares são introduzidos, com a continuação da amamentação por 1 ano ou mais, conforme o desejo mútuo da mãe e do filho (AAP, 2012).

Como mencionado anteriormente, o leite materno é um líquido dinâmico, mudando ao longo do período de lactação da mãe. Ele continua a fornecer ao lactente as quantidades necessárias de nutrientes essenciais bem depois do primeiro ano de vida, especialmente proteínas, lipídeos e a maioria das vitaminas. Lactentes amamentados tendem a ganhar menos massa corporal e geralmente são mais magros do que os alimentados com fórmula na segunda metade da infância, o que não parece ser consequência de déficits nutricionais, mas sim da autorregulação infantil da ingestão energética. Os nutrientes com maior probabilidade de serem limitantes nas dietas de lactentes após 6 meses de amamentação exclusiva são minerais como ferro, zinco e cálcio. Esses nutrientes estão prontamente disponíveis por meio de uma dieta adequada à idade, composta de carnes, grãos integrais, laticínios, frutas e vegetais.

Durante estirões de crescimento ou períodos de rápido desenvolvimento infantil, geralmente em torno de 2 semanas, novamente em 4 a 6 semanas e a qualquer momento entre 3 e 6 meses, os lactentes podem aumentar seu desejo de mamar para atender às necessidades energéticas. Se permitido fazê-lo, isso desencadeia um aumento no nível de prolactina da mãe e, após alguns dias, ela começará a produzir mais leite. Se os suplementos forem introduzidos nesses momentos para satisfazer a fome do lactente, a mãe não terá a vantagem de aumentar a estimulação da sucção e não será capaz de manter seu suprimento para atender às necessidades nutricionais do lactente. Muitas mães não entendem esse conceito de "oferta e demanda" e, sem intenção, podem sabotar sua relação de amamentação.

Início da amamentação

A amamentação é uma habilidade aprendida pela mãe e seu filho. Todos os neonatos devem ser colocados pele a pele imediatamente após o nascimento e permanecer em contato direto pele a pele até que a primeira mamada seja realizada ou enquanto a mãe desejar (WHO, 2017; WHO, 2018a). Em 48 a 96 horas após o nascimento, os seios ficam mais cheios e firmes, à medida que o volume de leite aumenta. O contato pele a pele na primeira hora melhora a exclusividade e a duração da amamentação e ajuda a regular a temperatura, o açúcar no sangue e a pressão arterial do neonato. Essa prática é recomendada independentemente do método de alimentação desejado.

Neonatos amamentados exclusivamente não precisam de água adicional porque 87% do leite materno são água. No entanto, ocorrem casos de desidratação hipernatrêmica em neonatos, causada por amamentação abaixo do ideal. A maioria dos casos se deve à falta de apoio às mães, que se sentem intimidadas e sobrecarregadas no parto, não recebem educação sobre amamentação e desconhecem as consequências da desidratação. O calor extremo ou o clima quente também podem aumentar a necessidade de amamentação mais frequente para evitar a desidratação. A consequência da desidratação hipernatrêmica pode ser dano cerebral permanente ou morte. Portanto, é vital que um profissional de saúde experiente avalie a amamentação 2 a 4 dias após o nascimento. Os problemas identificados podem ser resolvidos e um plano de cuidados pode ser implementado (WHO, 2018a).

Durante os primeiros dias e semanas de amamentação, as mães devem amamentar quando solicitadas ou "na hora". Ver e ouvir o neonato orienta a mãe a saber quando oferecer a alimentação. Quando a mãe responde aos sinais de fome de seu filho, amamentando "sob demanda", ela fornece a quantidade de que o neonato precisa, desde que os suplementos sejam evitados e chupetas não sejam usadas para "mascarar" a fome. O estômago de um recém-nascido é muito pequeno e contém apenas cerca de uma colher de chá ou duas de líquido por vez, correspondendo à pequena quantidade de colostro disponível pela mãe. O colostro é facilmente absorvido, e é por isso que o neonato sempre dá sinais de fome à mãe. Conforme o estômago aumenta nos próximos dias e semanas, o mesmo ocorre com o suprimento de leite materno, desde que nenhum suplemento tenha interferido nesse processo de oferta e demanda. A alimentação extra com mamadeira pode esticar o estômago, de modo que o suprimento que a mãe tem disponível não possa mais satisfazê-lo. Essa situação pode fazer com que a mãe sinta que não tem leite suficiente e que falhou na amamentação e, possivelmente, pode causar o desmame desnecessário. É comum amamentar 8 a 12 vezes ao dia enquanto o leite materno está aumentando e uma oferta adequada está sendo estabelecida. Após a amamentação estar totalmente estabelecida nas primeiras semanas, as mulheres que amamentam podem começar a sentir a forte sensação de formigamento nos seios causada pela liberação de ocitocina, sinalizando o reflexo de apojadura (ver explicação anterior). Essa sensação causa automaticamente uma liberação repentina de leite dos seios. Se isso ocorrer quando a mãe não estiver disponível para o lactente, uma pressão firme sobre os seios impede que o leite escorra.

À medida que a amamentação continua, as mães começam a se estabelecer em um padrão de alimentação confortável e relaxado. Embora cada par mãe-lactente seja diferente, a maioria dos lactentes torna-se mais eficiente na mama e consegue ingerir mais leite na hora da mamada, chegando a vários gramas em apenas alguns minutos. Isso permite que as mamadas sejam menos frequentes e demorem menos. Quando o aleitamento materno é nutrição total, algumas mamadas podem ser curtas apenas para satisfazer a sede e outras podem durar de 20 a 30 minutos se o lactente estiver com muita fome. Isso não é motivo para preocupação, contanto que a mãe continue a responder às dicas dadas pelo lactente. Os pais devem ser orientados sobre esse processo para que não desanimem ou pensem que o regime intenso de alimentação, comum nas primeiras semanas, perdurará por toda a experiência da amamentação.

Prática, paciência e perseverança são necessárias para a amamentação bem-sucedida, com um forte sistema de apoio para a mãe, incluindo família, amigos, profissionais de saúde, seu local de trabalho e a comunidade ao seu redor (ver Boxe 14.11). Com a ordenha manual aprendida ou com a ajuda de uma bomba de sucção de leite eficaz, a mãe é capaz de extrair e armazenar seu leite para uso posterior quando estiver longe de seu filho. O aluguel ou a compra de bombas podem ser cobertos pelo seguro-saúde ou disponíveis por meio do programa WIC. Ver Boxe 14.14 para um resumo de dicas para o sucesso na amamentação.

Amamentação por mulheres com diabetes. Mulheres com diabetes insulinodependente podem apresentar "hipoglicemia da lactação", à medida que aumentam as sessões de amamentação. As concentrações de glicose plasmática na mãe diabética em lactação são mais baixas devido aos estoques maternos usados para a produção de leite. O requerimento diário de insulina materna é geralmente

Boxe 14.14 Dicas para o sucesso do aleitamento materno.

Durante sua gestação:
- Inscreva-se em um programa nutricional apropriado, se elegível (p. ex., nos EUA, o *Special Supplemental Nutrition Program for Women, Infants and Children* [WIC])
- Participe de um curso sobre aleitamento materno
- Pergunte ao seu médico sobre amamentação
- Leia sobre amamentação
- Obtenha de um a dois bons sutiãs de amamentação
- Encontre uma pessoa solidária que possa ajudá-la.

No hospital:
- Avise os médicos e enfermeiros que você planeja amamentar
- Solicite que seu recém-nascido seja colocado em contato pele a pele imediatamente após o nascimento
- Amamente durante a primeira hora após o nascimento
- Mantenha-o no quarto com você 24 h por dia
- Evite o uso de mamadeiras ou chupetas
- Solicite um(a) consultor(a) em lactação certificado(a) pelo conselho internacional (IBCLC) para ajudar com a pega correta da mama pelo neonato
- Amamente sempre que o neonato mostrar sinais de fome (oito ou mais vezes em 24 h)
- Se o médico prescrever suplementação, use leite materno ordenhado primeiro. Solicite o leite de uma doadora se não puder fornecer o leite da própria mãe
- Se vocês estiverem separados por doença, ordenhe manualmente ou peça uma bomba de sucção de leite
- Pergunte sobre os serviços de apoio à amamentação disponíveis em sua comunidade.

Durante as primeiras 2 a 3 semanas em casa:
- Evite mamadeiras ou chupetas
- Amamente sempre que seu neonato mostrar sinais de fome, pelo menos 8 vezes/dia
- Certifique-se que o lactente pegue corretamente a mama
- Continue com o cuidado pele a pele sempre que possível
- Observe se há de seis a oito fraldas molhadas e duas a três fraldas com fezes diariamente no fim da primeira semana
- Em caso de dúvidas ou preocupações, ligue para o especialista em lactação do programa de assistência nutricional ou para um(a) consultor(a) em lactação certificado(a) pelo conselho internacional
- Ver médico do neonato dentro de 1 a 2 dias para verificar a massa corporal se tiver alta da maternidade antes de completar 48 h de idade. Aqueles que receberam alta após 48 h de idade devem ser vistos dentro de 2 a 3 dias após a alta
- Se estiver inscrito em um programa de assistência nutricional, consulte um nutricionista para obter alimentos nutritivos para você
- Participe de grupos de apoio mãe para mãe.

---

para a amamentação eficaz, é possível contar com a ajuda de um profissional para que a mãe possa começar a ordenha do leite, disponibilizando-o para a nutrição do neonato.

A mãe pode descobrir que está totalmente dependente da bomba de sucção de leite por vários dias, semanas ou até meses. Durante esse período, é importante manter o contato pele a pele com o neonato para permitir a estimulação adequada da produção de prolactina na mãe, fazendo com que o suprimento de leite seja mantido. Essa conexão também auxilia no processo do vínculo, tão importante no desenvolvimento de um relacionamento saudável e amoroso, que é desafiado pela situação infeliz em que a mãe e sua família se encontram. A mãe continuará a precisar de apoio e incentivo durante a hospitalização do neonato e ainda mais quando a alta se aproximar. A transferência total dos cuidados aos pais pode ser um desafio ainda maior e eles precisarão de muita orientação e acompanhamento para garantir o sucesso da amamentação.

No caso de adoção, um prognóstico devastador ou morte infantil, a mãe pode se preparar para uma redução gradual em seu suprimento de leite para permitir sua saúde física. Qualquer leite que ela tiver armazenado pode ser doado a um banco de leite humano (ver boxe *Em foco: O que é um banco de leite humano?* no Capítulo 41). Isso a confortará em saber que o leite que ela produziu e guardou para seu próprio filho não será desperdiçado, mas usado por outro bebê que possa precisar dele. Novamente, muito apoio e orientação de profissionais experientes são necessários durante esses tempos difíceis.

Amamentação de múltiplos. Amamentar gêmeos, trigêmeos ou mais é certamente um desafio, mas possível. A mãe que planeja amamentar múltiplos provavelmente precisará de ajuda, especialmente nos primeiros dias. Se os neonatos forem saudáveis e forem trazidos para casa logo após o nascimento, ela pode começar a amamentá-los imediatamente e estabelecer seu suprimento de leite com a ajuda de pelo menos dois filhos, em vez de um. Isso significa que um suprimento maior de leite estará disponível se ela responder aos sinais de fome deles, assim como com um único filho. Ela estará mais ocupada, sem dúvida, e alimentar múltiplos durante as primeiras semanas será intenso, para dizer o mínimo. Se a mãe estiver determinada a estabelecer um bom suprimento de leite materno desde o início e tiver a ajuda doméstica de que precisa, ela poderá ter sucesso. Se, no entanto, os neonatos estiverem doentes e precisarem permanecer hospitalizados por um tempo, ela precisará usar uma bomba de sucção para coletar seu suprimento de leite e deverá disponibilizar seu leite ordenhado para a nutrição dos filhos. Uma consulta de lactação com um(a) consultor(a) em lactação certificado(a) pelo conselho internacional é recomendada em tais casos.

Ver Tabela 14.16 para obter um resumo dos problemas comuns que as mães que amamentam podem encontrar, com maneiras de prevenir ou remediar essas situações.

Galactagogos

O baixo suprimento de leite é uma preocupação comum entre as mães que amamentam. Quer seja real ou percebido, as mães, independentemente da época, recorreram a remédios fitoterápicos e medicamentos para ajudá-las a aumentar o suprimento de leite. Como o suprimento de leite é determinado principalmente pelo esvaziamento regular e eficaz dos seios, essa deve ser a primeira ação realizada para promover a produção de leite. No entanto, às vezes, devido aos efeitos de doenças maternas ou infantis e hospitalização, bem como separação por causa do trabalho ou da escola, a mãe pode descobrir que, apesar de seus esforços, seu suprimento de leite está diminuindo. Galactagogos também têm sido usados em casos de adoção ou relactação (restabelecimento do suprimento de leite após o desmame). **Galactagogos**, ou estimulantes da produção de leite, podem ser classificados como medicamentos, fitoterápicos ou alimentos, cada um com seus próprios resultados. Os fitoterápicos devem ser utilizados com cuidado, pois

---

menor nessas mulheres e o monitoramento frequente da glicose deve ser enfatizado para garantir a segurança da mãe e do lactente. Como os neonatos de mães com diabetes frequentemente são admitidos na internação em UTIN para observação mais detalhada, mais apoio deve ser oferecido a essas mães para garantir o sucesso da amamentação.

Amamentação de neonatos prematuros e doentes. O leite materno para prematuros não é apenas benéfico, mas também absolutamente necessário para garantir a proteção contra infecções e outras doenças (ver Capítulo 41). A mãe pode ficar emocionada quando seu filho nasce antes da data prevista ou é admitido na internação em UTIN por qualquer motivo. Se o neonato não estiver forte o suficiente

Tabela 14.16 Manejo das dificuldades em amamentar.

Problema	Abordagens
Mamilos invertidos	Conchas para seios comercialmente disponíveis com reforço apropriado podem ser usadas durante o último trimestre da gestação. Antes de alimentar o lactente, role o mamilo suavemente entre os dedos até ficar ereto. Pode usar uma bomba de sucção de leite por 1 a 2 min antes de a criança pegar a mama, para expor o mamilo
Ingurgitamento mamário	Massageie os seios antes e durante a alimentação, amacie os seios e mamilos, ordenhando uma pequena quantidade de leite, ou use a técnica de amaciamento por pressão reversa. Permita que o neonato mame frequentemente e/ou extraia o leite manualmente ou com bomba após a alimentação para aliviar o ingurgitamento. Use compressas frias para aliviar a dor após a amamentação. Folhas de repolho cruas colocadas sobre os seios por alguns minutos a cada poucas horas podem ajudar a reduzir o inchaço. Medicamentos anti-inflamatórios orais prescritos podem ser usados para a dor
Pega deficiente	Assegure o posicionamento adequado na mama, encoraje o neonato a colocar uma "boca cheia" da mama na sua boca, use protetor de mamilo como último recurso (use apenas com orientação profissional)
A boca do neonato não abre o suficiente	Antes de amamentar, pressione a mandíbula inferior do neonato com um dedo enquanto o mamilo é conduzido para a boca. Estimule que abra a boca bem aberta fazendo cócegas no lábio superior com o mamilo e extraindo as gotas de leite do mamilo com as mãos
Mamilos doloridos	Avalie se a dor é aguda ou crônica. Esforce-se para obter a pega da mama de forma apropriada (possível uso temporário de protetores de mamilo com orientação profissional); evidências limitadas para intervenções para dor inicial nos mamilos, mas provavelmente não farão mal: ordenha manual de leite e deixar a mama secar ao ar, pomada para mamilos (com prescrição), conchas para seios com suporte apropriado se extremamente sensíveis, compressas de hidrogel, analgésicos aprovados. Verifique se há anquiloglossia, infecção fúngica ou flange de sucção da bomba com encaixe incorreto
Lactente suga de forma inadequada	Estimule os movimentos de sucção, pressionando para cima sob o queixo do neonato. Use a massagem nos seios para extrair leite para a boca da criança e estimular a sucção e deglutição. Exclua problemas físicos ou médicos infantis ou maternos
Neonato demonstra procura, mas não agarra o mamilo, e eventualmente chora de frustração	Interrompa a amamentação, conforte o neonato, a mãe deve relaxar antes de tentar novamente. Coloque-o em uma posição confortável, de frente para a mama. Extraia algumas gotas de leite do mamilo para estimulá-lo a pegar a mama
Neonato adormece enquanto se alimenta	A mãe pode ser capaz de acordar o neonato, segurando-o na posição vertical, pele a pele (quando possível), esfregando suas costas, conversando com ele ou fornecendo estímulos silenciosos semelhantes; outro esforço de alimentação pode, então, ser feito. Se o neonato adormecer novamente, a alimentação deve ser adiada. Use massagem nos seios para encorajar o leite a fluir mais rapidamente e estimular a sucção e deglutição da criança
Ductos obstruídos	Massagem firme com a ponta dos dedos na área da obstrução. Compressas de calor úmido antes e durante as mamadas na área afetada. Massagem terapêutica das mamas, esvaziamento frequente da mama. Aponte a língua do neonato na direção do ducto obstruído. O suplemento de lecitina pode ajudar a prevenir a recorrência. Consulte o médico se não for resolvido dentro de 72 h
Mastite	Sinais de infecção: a mama fica vermelha e sensível. Possíveis febre materna e mal-estar. Antibióticos maternos podem ser indicados, consulte um médico. Continue a amamentar conforme o conforto permitir, esvaziamento frequente das mamas com a amamentação ou ordenha. O leite materno é seguro para o lactente. Recomenda-se repouso materno
Candidíase ("sapinho")	Diagnóstico controverso e literatura inconclusiva. O tratamento geralmente inclui mãe e lactente para prevenir infecções cruzadas e reinfecções. Lave as mãos meticulosamente, esterilize os itens em contato com os seios da mãe, com a boca do neonato ou com a área da fralda. Mantenha os mamilos secos. Prescrição de pomada para a mãe e medicamento oral (antifúngico) indicado ao lactente – consulte um médico. O leite materno é seguro. Continue a tratar pelo menos 1 semana após o desaparecimento dos sintomas para prevenir o retorno da infecção. Alguns remédios naturais podem ajudar: enxágue os mamilos e a área da fralda com vinagre, suplementos de alho, probióticos/acidófilos, *Echinacea*, extrato de semente de toranja; consulte um médico ou um especialista em lactação
Fenômeno de Raynaud (vasospasmos)	Assegure a pega adequada para evitar o agravamento dos sintomas, mantenha os mamilos aquecidos. Pode aplicar calor seco imediatamente após a amamentação. Use analgésicos prescritos conforme necessário, considere o bloqueador dos canais de cálcio. Evite cafeína, nicotina e outras substâncias vasoconstritoras
Baixo suprimento de leite percebido	Ofereça a mama com frequência para permitir que o neonato estimule o suprimento de leite conforme desejado, pratique o cuidado pele a pele para estimular a produção de prolactina, ordenhe leite após e entre as mamadas, evite chupetas e suplementação com mamadeiras, a menos que recomendado por um profissional de saúde. Boa nutrição, descanso e controle do estresse também são recomendados. Observe se há sinais de eliminação adequada correspondente à boa ingestão do neonato (fraldas molhadas com frequência, evacuações adequadas). Monitoramento da massa corporal para garantia do suprimento adequado de leite materno e ingestão infantil
Baixo suprimento de leite verdadeiro	Certifique-se de que o neonato esteja pegando a mama corretamente para máximo conforto e eficácia; ofereça ambos os seios a cada mamada – troque de lado algumas vezes durante uma sessão de alimentação para estimulação adicional; evite chupetas e mamadeiras; aumente o esvaziamento mamário por amamentação ou expressão (duração e frequência) – 8 a 12 vezes/dia; use a bomba de sucção por alguns minutos após a mamada. Ao bombear, continue por 5 min após o leite parar de fluir para obter apojadura adicional; inclua sessão de bombeamento entre 1 e 5 da manhã, quando a produção de leite é maior; use bomba dupla elétrica de alta qualidade (considere alugar uma bomba de grau hospitalar); massageie o seio enquanto bombeia; sempre use o tamanho correto da flange; adote o cuidado pele a pele em cada sessão de amamentação; garanta repouso, nutrição e hidratação adequados; gerencie o estresse. Considere galactagogos (ervas naturais ou medicamentos) – somente com supervisão médica (ver Tabela 14.17). A suplementação pode ser necessária (leite humano de preferência, possivelmente usando o suplementador no peito, copo, seringa, conta-gotas)

Converse com seu médico e com um consultor em lactação certificado para obter aconselhamento especializado.

muitos contêm substâncias químicas que podem ser perigosas para o lactente. A ajuda de um consultor de lactação, nutricionista ou fitoterapeuta que tenha conhecimento sobre seu uso em mães que amamentam deve ser solicitada antes de usá-los. As doses padrão recomendadas não devem ser excedidas (Hale, 2019).

A Tabela 14.17 fornece uma lista de galactagogos comuns, com os possíveis efeitos colaterais e contraindicações. Os medicamentos usados para aumentar o suprimento de leite materno devem ser prescritos pelo médico da mãe. As mulheres lactantes devem informar ao profissional de saúde se algo for tomado para aumentar a oferta de leite. Embora o uso tradicional de galactagogos sugira segurança e possível eficácia, os mecanismos de ação para a maioria dos fitoterápicos não foram comprovados (Brodribb, 2018). Apesar de algumas crenças tradicionais, a cerveja e outras bebidas alcoólicas não aumentam a oferta de leite e não devem ser usadas para esse fim.

Sustentação do suprimento de leite materno e preservação da amamentação bem-sucedida

O suprimento insuficiente de leite raramente é um problema para a mãe bem alimentada, bem descansada e sem estresse que mantém contato próximo com o filho. A sucção estimula o fluxo de leite; assim, a alimentação sob demanda deve fornecer grandes quantidades de leite ao neonato. O contato pele a pele também pode beneficiar ambos, estimulando a produção de prolactina na mãe, enquanto mantém o filho confortado e familiarizado com a mãe. Nos primeiros dias, as indicações de suprimento de leite bem-sucedido revelam que o neonato continua a ganhar massa corporal e comprimento de forma constante, tem pelo menos seis a oito fraldas molhadas diariamente e tem fezes frequentes. Ver Tabela 14.16 para dicas sobre como aumentar a oferta de leite.

Ocasionalmente, entretanto, complicações na amamentação podem interferir no sucesso. A Figura 14.10 ilustra problemas potenciais na mãe ou no lactente que devem ser investigados se a mãe sentir que seu suprimento de leite está diminuindo ou se o lactente estiver mostrando sinais de crescimento lento. A causa do problema deve ser identificada e corrigida para preservar a relação da amamentação e manter o crescimento e o desenvolvimento da criança. A assistência profissional está disponível para identificar e corrigir quaisquer complicações que possam interferir no sucesso da amamentação. Nos EUA, um(a) consultor(a) em lactação certificado(a) pelo conselho internacional pode ser encontrado em hospitais ou centros de parto, hospitais pediátricos, clínicas materno-infantis, consultórios médicos e consultórios particulares.

Às vezes, o neonato pode mostrar intolerância (i. e., agitação, fezes amolecidas) a algo que a mãe ingeriu. A mãe é aconselhada a eliminar temporariamente os irritantes suspeitos até um momento posterior, quando o filho estiver mais velho e o sistema digestório, mais maduro. Muitas vezes, a sensibilidade alimentar é superada após algumas semanas ou meses. Qualquer alimento pode ser o culpado, incluindo proteínas do leite de vaca (fração de caseína), vegetais crucíferos, refrigerantes e bebidas carbonatadas ou até mesmo alimentos picantes. Quando alimentos suspeitos são removidos da dieta da mãe, é importante avaliar a qualidade nutricional de sua dieta e suplementar adequadamente.

Preocupações durante a lactação
Transferência de fármacos e toxinas para o leite humano

Quase todos os medicamentos ingeridos pela mãe aparecem em algum grau em seu leite. A quantidade que geralmente é transferida é pequena e apenas raramente a quantidade transferida para o leite

Tabela 14.17 Galactagogos comuns.

Aula de galactagogo	Substância específica	Comentários
Medicamentos prescritos	Domperidona	Aumenta a prolactina e é útil como galactagogo; poucos efeitos sobre o sistema nervoso central, como depressão. Associada ao aumento de arritmias cardíacas (prolongamento do intervalo QT)
	Metoclopramida	Aumenta a prolactina e é útil como galactagogo; os efeitos colaterais podem incluir cefaleia, diarreia, sedação, distúrbios gástricos, náuseas, sintomas extrapiramidais e depressão grave
Fitoterápicos	Feno-grego (*Trigonella foenum graecum*)	Forte reputação como um galactagogo eficaz, mas não documentado. Os efeitos colaterais incluem odor de xarope de bordo na urina e suor (mãe e lactente), pode causar diarreia, hipoglicemia e dispneia. Não deve ser tomado durante a gestação
	Cardo-mariano (*Silybum marianum*/silimarina)	Reputação de galactagogo, mas sem documentação. Os efeitos colaterais incluem efeitos colaterais gastrintestinais leves ocasionais, aumento da depuração de metronidazol
	Ervas para cozinhar: erva-doce, manjericão, capim-capeta, cominho, coentro, endro, sementes de erva-doce, folha de moringa Ervas não alimentares: alfafa, cardo-bento, urtiga, galega, trevo-vermelho, *Asparagus racemosus* (shatavari)	Usos históricos e culturais como galactagogos, mas com eficácia não documentada. Presume-se que sejam seguros com as dosagens recomendadas (varia com ervas específicas), embora as dosagens dos ingredientes dos produtos à base de plantas possam variar dependendo da planta específica usada e de como são processados; recomenda-se cautela no uso durante a gestação. Algumas empresas fazem misturas especiais para mães que amamentam
Alimentos/bebidas	Grãos, nozes, sementes: aveia (não instantânea), cevada, arroz integral, feijão, gergelim, amêndoas Frutas/vegetais: vegetais de folhas verde-escuras, damascos, tâmaras, figos, mamão papaia verde cozido Sopas feitas de folhas de malvarisco (*Coleus amboinicus* [Lour.]) e acácia-branca (*Moringa oleifera*)	Usos históricos e culturais como galactagogos; eficácia não documentada

Adaptada de Marasco L: Inside track: increasing your milk supply with galactogogues, *J Hum Lact* 24:455, 2008; Hale TW: *Medications and mother's milk*, ed 18, Amarillo, Tex, 2019, Hale Publishing; Academy of Breastfeeding Medicine Protocol Committee (ABM): ABM Clinical Protocol #9: Use of Galactogogues in initiating or augmenting the rate of maternal milk secretion, *Breastfeeding Med* 13:307, 2018.

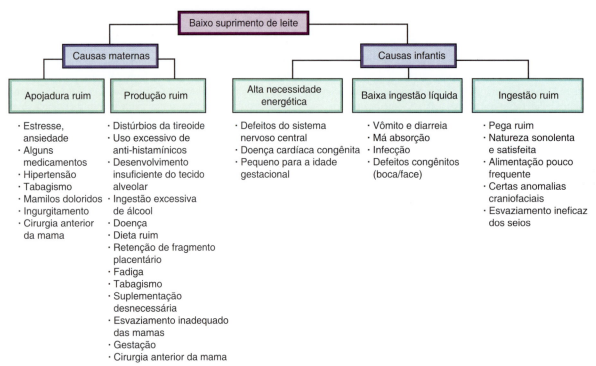

Figura 14.10 Fluxograma de diagnóstico para suprimento inadequado de leite materno.

materno resulta em doses clinicamente relevantes para o lactente. Muitos fatores influenciam como os medicamentos são transferidos para o leite humano: relação leite/plasma, peso molecular do fármaco e a ligação proteica e a lipossolubilidade do medicamento. Uma vez que um medicamento tenha sido ingerido pelo lactente por meio do leite materno, ele deve passar pelo sistema digestório antes da absorção. Existem muitos processos que podem impedir que o fármaco seja metabolizado no sistema da criança. Recomenda-se cautela especialmente para mães que amamentam prematuros ou doentes, pois eles correm risco maior dos efeitos de quantidades até mesmo pequenas de medicamentos que podem vir do leite materno (Hale, 2019).

Muitas mães interromperam a amamentação por necessidade de um medicamento, quando na verdade havia uma boa chance de que o medicamento pudesse ser tomado sem risco para o lactente. É provável que os medicamentos penetrem mais no colostro do que no leite maduro, embora, mesmo durante esse período, as quantidades às quais o neonato é exposto sejam muito baixas. Quando a medicação aumenta no plasma da mãe, também aumenta no seu leite. Quando a concentração do medicamento cai no plasma da mãe, o equilíbrio é buscado no leite materno, o que leva o medicamento de volta ao plasma para eliminação (Hale, 2019).

Fármacos centralmente ativos (anticonvulsivantes, antidepressivos, antipsicóticos) frequentemente penetram no leite em teores elevados com base apenas em suas características físico-químicas. Quando a mãe experimenta sedação, depressão ou outros efeitos no sistema nervoso central (SNC) ao tomar o medicamento, é provável que este penetre no leite e cause efeitos semelhantes no neonato. Esses medicamentos devem ser usados com cautela e a mãe sempre deve discutir os riscos e benefícios da amamentação e sua necessidade de uso com seu médico.

Uso abusivo de substâncias pela mãe. De acordo com a AAP, o abuso de substâncias pela mãe não é uma contraindicação categórica à amamentação. Se a mãe estiver bem nutrida e for negativa para HIV, mesmo se dependente de narcóticos, ela deve ser encorajada a amamentar, desde que seja supervisionada em um programa de manutenção com metadona (AAP, 2012; Academy of Breastfeeding Medicine Protocol Committee [ABM], 2015). A amamentação ainda oferece muitas vantagens imunológicas, nutricionais e de vínculo em relação à alimentação artificial. Pouca metadona é transferida para o leite materno; no entanto, os estudos variam e relatam como a amamentação deve ser administrada na díade mãe-neonato para diminuir o risco de síndrome de abstinência neonatal (Isemann et al., 2011). Os parâmetros de crescimento da criança devem ser monitorados para garantir o desenvolvimento adequado, mas a amamentação deve continuar a ser incentivada, desde que essas medidas estejam dentro do intervalo de normalidade. O efeito a longo prazo da exposição à metadona além do período neonatal é relativamente desconhecido. Estudos têm demonstrado que amostras de sangue e leite materno até 1 ano apresentam baixas concentrações, justificando a recomendação de que as mães continuem amamentando (Hudak et al., 2012). Se a mãe decidir interromper a amamentação, o desmame lento ao longo de 3 a 4 semanas ajuda a proteger o neonato dos sintomas de abstinência.

AAP e ACOG forneceram informações sobre a transferência de fármaco e outras substâncias químicas para o leite humano (AAP, 2013). Os *websites* que podem fornecer mais informações estão listados no fim do capítulo.

Toxinas ambientais. Há preocupação com a entrada de toxinas ambientais no leite da mãe em lactação; entretanto, no momento não há teores "seguros" estabelecidos para auxiliar na interpretação clínica. Apesar de quaisquer poluentes que possam ser encontrados no leite humano, os benefícios da amamentação superam os riscos apresentados pelos contaminantes que possam ser encontrados. Não obstante, as mães devem tomar cuidado para não permitir a exposição desnecessária a pesticidas e outros produtos químicos agressivos, bem como limitar a ingestão de gordura animal, que pode conter maiores quantidades de contaminantes ambientais. Isso ajuda a proteger contra substâncias indesejáveis no leite humano.

No passado, as mães eram instruídas a não perder massa corporal muito rapidamente após a gestação, porque se pensava que uma perda rápida poderia acelerar a liberação de toxinas armazenadas na gordura corporal da mulher. No entanto, isso não foi provado ser verdade. Contudo, a perda de massa corporal lenta e constante durante o período pós-parto é recomendada para permitir um retorno saudável à massa corporal pré-gestacional, com maior probabilidade de manutenção daquela perdida.

Sobrepeso ou obesidade

Mulheres lactantes com sobrepeso ou obesas podem restringir sua ingestão de energia (uma vez que o suprimento de leite esteja bem estabelecido) em 500 kcal por dia, diminuindo o consumo de alimentos ricos em lipídeos e carboidratos simples, mas devem aumentar a ingestão de alimentos ricos em cálcio e vitamina D, vitamina A, vitamina C e ácidos graxos ômega-3 para fornecer nutrientes essenciais para o suprimento de leite. O período de lactação pode ser usado como um momento para permitir a perda de massa corporal lenta e natural nessas mães, aproveitando as demandas energéticas da amamentação. O estado nutricional de mulheres em lactação que se submeteram anteriormente à cirurgia bariátrica requer muita atenção porque concentrações abaixo do ideal de ferro, vitamina A, vitamina D, vitamina K, folato e cálcio foram relatadas (ver Capítulo 20).

Mulheres com valores do IMC pré-gestacional mais altos também justificam suporte extra na lactação para prevenir o desmame precoce e alcançar seus objetivos de amamentação. A pesquisa mostrou que, embora as intenções da mulher obesa de amamentar possam ser fortes, pode haver muitos determinantes psicossociais que podem influenciar seu compromisso e capacidade de iniciar ou continuar a amamentar. Mulheres obesas também demonstraram ter retardo da lactogênese II, o aumento repentino de volume alguns dias após o parto, o que poderia ser um fator de risco para o não estabelecimento do suprimento de leite. Embora mulheres obesas tenham taxas mais baixas de amamentação bem-sucedida, a associação entre obesidade materna e resultados da amamentação não foi totalmente explicada (Hauff et al., 2014).

Exercício e amamentação

A mãe que amamenta deve ser encorajada a retomar a rotina de exercícios algumas semanas após o parto e após a lactação estar bem estabelecida. O exercício aeróbico de 60 a 70% da frequência cardíaca máxima (pico) não tem efeito adverso na lactação; os lactentes ganham massa corporal na mesma taxa e a aptidão cardiovascular da mãe (Lovelady, 2011). O exercício também melhora os lipídeos plasmáticos e a resposta à insulina em mulheres que amamentam.

As mães podem relutar em praticar exercícios devido à preocupação de como isso afeta seu leite materno e, consequentemente, o crescimento de seus filhos. O exercício aeróbico moderado (45 minutos por dia, 5 dias por semana) não mostrou afetar o volume do leite ou sua composição. As mães que incorporam dieta e exercícios em suas rotinas em um esforço para perder massa corporal durante o período pós-parto também foram estudadas e não mostraram efeitos nocivos sobre o crescimento de seus filhos (Lovelady, 2011).

Aumento da mama

O aumento da mama, um procedimento no qual um implante é inserido na mama para aumentá-la, é um procedimento eletivo comum nas mamas. As incisões periareolares e transareolares podem causar insuficiência na lactação. Essas mães devem ser encorajadas a amamentar e seus filhos, monitorados para o ganho de massa corporal adequado. Outros meios de aumento, nos quais os implantes são colocados entre o tecido mamário e a parede torácica, geralmente não têm efeito sobre a capacidade da mulher de produzir um suprimento completo de leite.

Mamoplastia redutora

A mamoplastia redutora geralmente é recomendada para mulheres com seios extremamente grandes que sofrem de dores em costas, ombros ou pescoço ou imagem corporal ruim. Em mulheres lactantes submetidas a essa cirurgia, há grandes variações na produção de leite, desde a produção pequena até a plena, dependendo da quantidade de tecido removido e do tipo de incisão cirúrgica. Essas mães também devem ser encorajadas a amamentar e receber orientação e apoio antecipatório; seus filhos devem ser monitorados de perto quanto ao ganho de massa corporal apropriado.

Depressão pós-parto

A **depressão pós-parto (DPP)** pode ser uma das complicações obstétricas mais subdiagnosticadas nos EUA. A DPP leva a inúmeras consequências negativas que afetam a mãe e o neonato, incluindo aumento dos custos de cuidados médicos, cuidados médicos inadequados, abuso infantil e negligência, interrupção da amamentação e disfunção familiar. Tudo isso afeta adversamente o desenvolvimento inicial do cérebro do neonato (Earls, 2010), o que pode levar a problemas futuros.

Embora um tratamento eficaz esteja disponível, menos da metade das mães com essa condição é reconhecida ou procura ajuda. Descobriu-se que a DPP é menor em mães que amamentam (Xu et al., 2014). Como a amamentação desencadeia a liberação do hormônio ocitocina, muitas mulheres relatam que se sentem calmas e relaxadas enquanto amamentam. Quando a amamentação é bem-sucedida e as coisas vão bem, com manutenção de um bom suprimento de leite sem complicações, e o lactente está ganhando massa corporal adequada, a relação da amamentação pode afastar sentimentos de solidão, vazio ou fracasso – sentimentos comuns na DPP. Uma concentração mais alta de ocitocina circulante mantém uma sensação de calma e permite que a mãe enfrente as tensões diárias da nova maternidade. Por outro lado, quando as coisas não estão indo bem, quando as complicações da amamentação e da nova maternidade se tornam insuportáveis, muitas novas mães experimentam sinais de "tristeza" ("*blues*"), que pode evoluir para DPP total. O *baby blues*, "tristeza do bebê" ou disforia puerperal, que afeta 70 a 80% de todas as novas mães (APO, 2015), tem uma duração curta, não prejudica o funcionamento e pode ser tratado com segurança e apoio emocional. A DPP, entretanto, é caracterizada por um episódio depressivo maior dentro de 1 mês após o parto e ocorre em 10 a 15% das mulheres após o parto. Os sintomas são inquietação, ansiedade, fadiga e uma sensação de inutilidade. Algumas novas mães temem que possam machucar a si mesmas ou a seus bebês. Ao contrário do *baby blues*, a DPP não desaparece rapidamente. A mãe diagnosticada com DPP geralmente requer uma abordagem mais intensiva para o tratamento (USDHHS, 2018b).

A qualidade da dieta e o estado nutricional geral podem afetar o risco de DPP (Procter e Campbell, 2014). Muitos componentes da dieta estão sendo investigados quanto ao seu papel na minimização da depressão pós-parto, incluindo ácidos graxos ômega-3, folato, vitaminas B_2, B_6, B_{12}, D, cálcio, ferro e selênio. No entanto, há poucas evidências de benefícios com a suplementação. Mawson e Wang propuseram recentemente que altas concentrações de compostos de vitamina A podem ser, em parte, responsáveis pela DPP, e que a amamentação oferece proteção contra a DPP ao manter retinoides endógenos abaixo de uma concentração limite. As mulheres acumulam retinoides no fígado e na mama durante a gestação, na preparação para o fornecimento de vitamina A aos neonatos. Como a lactação prolongada reduz os estoques maternos de retinoides, isso também fornece um meio natural de reduzir as concentrações potencialmente tóxicas na mãe (Mawson e Wang, 2013).

Quando os primeiros sinais de DPP estão presentes e a mãe para de amamentar, uma depressão ainda mais grave pode afetá-la. Os níveis de ocitocina caem abruptamente e os sentimentos de fracasso da mãe podem tornar-se ainda mais pronunciados. É fundamental que as famílias estejam atentas e que os profissionais de saúde façam a triagem dos primeiros sintomas da DPP, não apenas para prevenir os sintomas mais sérios da doença, mas também para proteger e preservar a relação com a amamentação. Os prestadores de cuidados de saúde materno-infantil devem preparar as mães e famílias para os desafios esperados da amamentação, defender um ambiente de apoio em hospitais de parto e promover a amamentação como norma cultural na comunidade para que a relação de amamentação seja estabelecida com sucesso no início do período pós-parto (Olson et al., 2014).

A DPP pode afetar a produção de leite, a apojadura e a capacidade de manter um suprimento de leite adequado para o lactente. As concentrações elevadas de cortisol presentes podem atrasar a lactogênese II. Quando *baby blues* se transforma em uma forma mais grave de DPP, o estabelecimento de um vínculo saudável entre mãe e filho pode ser afetado, prejudicando a relação de amamentação e potencialmente levando ao desmame precoce (Wu et al., 2012b).

O tratamento clínico para DPP durante a amamentação inclui medicamentos como sertralina, paroxetina e fluoxetina. Eles devem ser tomados imediatamente após amamentar, para permitir o tempo máximo de eliminação do medicamento do leite antes do próximo momento de amamentação. Além disso, a mãe pode extrair e descartar o leite coletado quando as concentrações séricas máximas do medicamento estão presentes. Os inibidores da monoamina oxidase (MAO) são contraindicados para o tratamento de DPP se a mãe estiver amamentando (Hale, 2019).

Controle de natalidade e amamentação

Muitas mulheres começam a pensar sobre o controle da natalidade logo após o parto e enquanto amamentam um novo bebê. A mãe deve considerar os efeitos do método anticoncepcional em seu filho, e também como ele pode afetar seu suprimento de leite.

O método da lactação e amenorreia (LAM, do inglês *Lactation Amenorrhea Method*) não envolve nenhum dispositivo ou medicamento e é totalmente seguro para mães que amamentam. O método da lactação e amenorreia é um importante método anticoncepcional moderno que, quando praticado corretamente, tem uma taxa de eficácia de 98% 6 meses após o parto (Fabic e Choi, 2013). Deve-se enfatizar que o método é eficaz *somente* quando três condições são satisfeitas: (1) o lactente tem menos de 6 meses de idade, (2) a mãe está amenorreica e (3) a mãe está amamentando plenamente (o lactente não recebe nada além do leite na mama, atendendo todas as necessidades de sucção no seio sem chupeta). As mães devem estar muito atentas à inclusão de todos esses fatores se forem dependentes desse método para prevenir a gestação. Assim que um desses parâmetros estiver ausente, ela é aconselhada a empregar uma forma adicional de controle de natalidade se a gestação ainda não for desejável.

Os métodos anticoncepcionais que usam uma combinação de progestina e estrogênio vêm em várias formas diferentes: pílula anticoncepcional combinada, injeções mensais, adesivo e anel vaginal. Embora ambos sejam aprovados pela AAP para uso em mães que amamentam, é possível que os contraceptivos contendo estrogênio possam afetar o suprimento de leite materno e, portanto, um medicamento somente de progestina (minipílula) pode ser uma escolha melhor, pelo menos até 6 meses pós-parto. Uma forma mais duradoura de controle de natalidade apenas com progestina é a injeção de acetato de medroxiprogesterona, que dura pelo menos 12 semanas, mas pode ser eficaz por até 1 ano.

Um dispositivo intrauterino (DIU) somente de progestina, como o Mirena®, pode ter menos efeitos colaterais no suprimento de leite materno. Esse produto fornece hormônios diretamente para o revestimento do útero, levando apenas a um discreto aumento nas concentrações de progesterona sérica, menos do que com a minipílula. O implante anticoncepcional é outra opção para mulheres que desejam escolher meios anticoncepcionais exclusivamente de progestina. O implante pode durar até 5 anos. As mulheres são alertadas de que podem considerar a forma de pílula antes de usar uma forma mais duradoura de controle de natalidade, caso sejam suscetíveis a uma queda no suprimento de leite, mesmo com pílulas só de progestina. Isso permite que elas parem de tomar as pílulas e escolham outro método anticoncepcional (i. e., lactação e amenorreia ou barreira), de modo que não tenham que esperar que os efeitos da progestina passem. Nenhum efeito sobre o crescimento infantil foi observado com esses medicamentos, mas para aqueles que possam estar preocupados com o desconhecido, métodos de barreira de controle de natalidade, um DIU sem hormônios ou método de lactação e amenorreia assegura que nenhum medicamento seja secretado no leite materno.

Outra forma de pílula anticoncepcional, destinada a ser usada como último recurso (amamentação ou não), é a chamada "pílula do dia seguinte". Também estão disponíveis em uma combinação de estrogênio e progesterona ou na forma só de progestina. As mães devem consultar seus provedores de cuidados de saúde ou consultores de lactação (nos EUA) se uma queda no fornecimento de leite for observada. Pode ser apenas uma condição temporária e de curta duração, mas um acompanhamento cuidadoso pode garantir que seja esse o caso. A AAP aprovou esse medicamento para uso durante a amamentação, embora deva ser usado apenas em raras circunstâncias.

Amamentação durante a gestação

As mães podem descobrir que estão grávidas enquanto ainda estão amamentando um lactente ou uma criança. Se a gestação for normal e saudável, é considerado seguro continuar a amamentar. A mãe não precisa se preocupar com a possibilidade de seu leite ser menos nutritivo. Ela pode estar preocupada com a amamentação interferir em sua gestação, mas essa não é uma preocupação válida, a menos que ela tenha uma gestação difícil e esteja em risco de parto prematuro.

O aumento da fadiga e da náuseas no início da gestação pode ser um desafio para a futura mãe; entretanto, se a amamentação continuar, repouso e um esforço concentrado para manter uma boa ingestão nutricional são essenciais. Os mamilos doloridos também são comuns no início da gestação e podem ser o primeiro sinal de gravidez para a mãe. Ela pode precisar empregar métodos para lidar com a sensibilidade dos mamilos (p. ex., distração, técnicas de controle da dor) e passar por esse período se quiser que a amamentação continue. Como a quantidade de leite pode diminuir e seu sabor pode mudar no início da gestação, é possível que o lactente rejeite totalmente a amamentação e desmame por conta própria. A mãe talvez precise incentivá-lo a continuar mamando, especialmente se ele for muito jovem e ainda depender do leite materno para atender à maioria das necessidades nutricionais.

Amamentação em *tandem*

A amamentação em *tandem* ocorre quando a mãe amamenta irmãos que não são gêmeos. Assim que a placenta for expulsa, a mãe começará a produzir colostro novamente. A mãe deve garantir que o neonato sempre tenha prioridade nisso, pois fornece a proteção de que o recém-nascido precisa. Às vezes, as mães acham que a criança que está sendo amamentada a ajuda, prevenindo ou aliviando o ingurgitamento. Entretanto, com a sucção e ingestão mais fortes da criança, a mãe pode começar a produzir leite em excesso. Se ela desenvolver um forte reflexo de apojadura, liberando uma grande quantidade de leite quando o recém-nascido pega pela primeira vez, pode causar tosse e engasgo. Nesse caso, a mãe pode precisar extrair uma pequena quantidade de leite antes de o recém-nascido pegar a mama ou simplesmente permitir que a criança mais velha mame por alguns minutos primeiro.

As preocupações com a higiene são injustificadas quando a mãe está amamentando dois irmãos. As pequenas saliências na aréola, chamadas **glândulas de Montgomery**, produzem um óleo natural que limpa, lubrifica e protege o mamilo durante a gestação e a amamentação. Esse óleo contém uma enzima que mata as bactérias para que ambas as crianças fiquem protegidas. Além disso, mais fatores de imunidade serão transmitidos pelo próprio leite materno. Se, no entanto, a mãe ou uma criança desenvolver candidíase, aconselha-se limitar temporariamente cada criança a um seio.

Uma criança mais velha que tenha sido desmamada antes do nascimento de um novo irmão pode expressar interesse em mamar novamente. O manejo dessa situação é delicado e exige atenção especial ao filho mais velho, independentemente de a mãe decidir ou não oferecer o seio novamente.

Desmame

O desmame começa com a primeira introdução de qualquer coisa diferente do leite materno. À medida que um substituto do leite materno ou alimentos sólidos começam a ser oferecidos ao lactente, inicia-se o processo de desmame. Embora lactentes em aleitamento materno tendam a aceitar bem uma variedade de alimentos sólidos, devido ao fato de já terem sido apresentados a diferentes sabores de alimentos por meio do leite materno, isso não significa que o lactente esteja pronto para interromper a amamentação. O leite materno é recomendado para o lactente durante, pelo menos, o primeiro ano de vida, conforme declarado anteriormente, e até mesmo até o segundo ano de vida por algumas autoridades (WHO, 2018b). A mãe pode optar por permitir o **desmame liderado pelo lactente**, o que significa simplesmente que ela amamentará enquanto o lactente estiver interessado. Se um lactente parece estar perdendo o interesse ainda muito jovem (i. e., com menos de 12 meses), a mãe pode tentar vários métodos para incentivá-lo a continuar, como garantir uma boa posição na mama e cortar quaisquer mamadeiras ou alimentos para que mais nutrição seja oferecida por meio da amamentação. Um lactente mais velho pode se distrair facilmente durante os momentos de amamentação; um cômodo silencioso e escuro pode ajudar a mantê-lo focado na amamentação e voltar ao aleitamento regularmente. O leite humano permanece um líquido nutritivo enquanto for produzido pela mãe; no entanto, a relação da amamentação muda à medida que a criança fica mais velha. Os lactentes podem mostrar falta de desejo em diferentes idades, dependendo de muitos fatores. À medida que a criança cresce, a amamentação se torna menos uma necessidade nutricional e mais uma necessidade de vínculo psicológico com a mãe. Os lactentes mais velhos podem ficar felizes em mamar três a quatro vezes por dia, e as crianças a partir de 1 ano podem mostrar interesse apenas de vez em quando.

Algumas mães podem escolher o **desmame liderado pela mãe**, que é quando a mãe incentiva a lactente a parar de mamar. Ela pode começar a oferecer outros alimentos ou bebidas quando o lactente deseja mamar ou tentar distraí-lo de outras maneiras. Se esse método for usado, a mãe deve garantir que as necessidades emocionais do lactente sejam atendidas, pois pode ser um momento difícil para mãe e filho. A decisão cabe à mãe, e sua decisão deve ser apoiada, embora, se possível, ela deva ser encorajada a fornecer seu leite ao longo do primeiro ano para sua saúde e para a saúde de seu filho.

Retorno ao trabalho ou escola

O retorno da mãe ao trabalho ou escola pode ser um grande desafio para a continuidade da amamentação bem-sucedida; no entanto, ele é possível e deve ser incentivado. Se a mãe que amamenta voltar ao trabalho ou à escola, é melhor esperar até que a amamentação esteja indo bem e um bom suprimento de leite tenha sido estabelecido. Lactentes colocados em creches têm maior chance de adoecer quando expostos a outras crianças; contudo, o leite materno oferece proteção contra os germes aos quais a criança provavelmente ficará exposta nesses ambientes.

Uma dieta exclusiva de leite humano continua a fornecer nutrição ideal durante os primeiros 6 meses do lactente. Após esse período, quando alimentos sólidos apropriados são introduzidos na dieta do lactente, o leite materno é o leite de escolha por, pelo menos, durante o primeiro ano da criança ou mais. A mãe também recebe recompensas se conseguir continuar a amamentar depois de voltar ao trabalho ou à escola. Isso ajuda a manter uma conexão emocional com o filho, pois ela será lembrada fisicamente durante todo o dia da necessidade de extrair leite das mamas. Ela também pode continuar a preservar a relação de amamentação com seu filho quando estiver em casa. Devido ao avanço na qualidade das bombas de sucção de leite no mercado hoje, as mães são capazes de ordenhar e manter seu suprimento de forma eficaz e confortável. Ver Tabela 14.18 para obter as diretrizes de armazenamento doméstico do leite materno.

Nos EUA, muitas mães podem obter bombas de sucção de leite usando seu seguro-saúde ou por meio do programa WIC. As leis federais e estaduais dos EUA também oferecem proteção para a trabalhadora em lactação, de modo que ela tenha um espaço privado e limpo (que não seja um banheiro) para ordenhar o leite enquanto estiver longe do bebê. As mães devem conversar com o pessoal da escola ou seu supervisor no trabalho antes da licença-maternidade, para que um plano esteja em vigor após seu retorno, e para que todas as partes envolvidas tenham uma compreensão do que esperar. As mães devem ser informadas sobre as disposições federais e estaduais disponíveis para elas com base na categoria de emprego. A mulher que extrai seu leite regularmente ao longo do dia com uma bomba eficaz pode manter um suprimento completo de leite pelo tempo que desejar, no trabalho ou na escola em tempo integral. A mãe que enfrenta essa situação pode encontrar mais ajuda discutindo quaisquer dúvidas ou desafios com um profissional de lactação.

Tabela 14.18 Armazenamento doméstico do leite materno.

Tipo de leite materno	Temperatura ambiente ($\leq 25°C$)	Geladeira (4°C)	*Freezer* (18°C)
Ordenha manual ou por bomba de sucção	Até 4 h	Até 4 dias	Dentro de 6 meses é melhor, até 12 meses é aceitável
Descongelado, anteriormente congelado	1 a 2 h	Até 1 dia (24 h)	Nunca recongele leite humano
Sobras de uma alimentação (lactente não acabou a mamadeira)	Use dentro de 2 h após a última alimentação do lactente ou descarte		

Adaptada de CDC: *Proper Storage and Preparation of Breast Milk* (*website*): https://www.cdc.gov/breastfeeding/recommendations/handling_breastmilk.htm, 2018.

CASO CLÍNICO 1

Carol é mulher de 34 anos que engravidou recentemente pela primeira vez, mas o feto tinha anencefalia e morreu ao nascer. Ela tem uma irmã com espinha bífida e um irmão mais velho que sofreu um acidente vascular encefálico quando tinha 14 anos. Carol foi testada recentemente e descobriu-se que tem um defeito genético conhecido como polimorfismo 677C>T no gene da metilenotetra-hidrofolato redutase (*MTHFR*).

É claro que ela e o marido ficaram arrasados com a perda do primeiro filho, mas também desejam muito ser pais. Ela procurou aconselhamento genético, mas também está procurando você para descobrir o que ela pode fazer para diminuir as chances de que isso aconteça novamente. Ela está preocupada com o uso do suplemento vitamínico-mineral tradicional pré-natal porque foi advertida de que não consegue metabolizar o ácido fólico da dieta e dos suplementos.

Declaração de diagnóstico nutricional
- Metabolismo de nutrientes alterado (ácido fólico) relacionado a uma alteração genética, conforme evidenciado por resultados positivos para C>T no gene *MTHFR* e histórico familiar de espinha bífida e acidente vascular encefálico.

Perguntas sobre cuidados com a nutrição
1. Que conselho você daria a Carol sobre quaisquer mudanças especiais na dieta?
2. Carol sabe que existe um suplemento especial de vitaminas e minerais pré-natal disponível, mas não sabe como obtê-lo. Como você ajudará Carol a encontrar esse suplemento?
3. Quais são os riscos de uma gestação bem-sucedida se Carol não conseguir encontrar esse suplemento pré-natal especial?
4. Que outras preocupações você tem em relação à gestação dela?

CASO CLÍNICO 2

Cecilia está com 3 meses de período pós-parto (após um parto normal e a termo) e diz que está amamentando exclusivamente seu filho cerca de oito vezes por dia, mas está muito cansada e não dorme muito porque seu neonato sempre parece inquieto entre as mamadas – dia e noite. Ela está determinada a perder seu "peso do bebê" e, nas últimas 6 semanas, ela restringiu sua ingestão energética para cerca de 1.200 calorias por dia, incluindo aproximadamente seis bebidas dietéticas todos os dias. Ela relata que o pediatra disse a ela que o ganho de massa corporal do filho diminuiu no último mês e que gostaria que ela começasse a suplementá-lo com fórmula. Ela está hesitante em fazer isso, porque seu objetivo é continuar a amamentar exclusivamente até os 6 meses e, depois disso, possivelmente continuar até pelo menos o primeiro aniversário do filho.

Declaração de diagnóstico nutricional
- Dificuldade em amamentar relacionada à má ingestão alimentar materna, conforme evidenciado pelo relato da mãe de dieta inadequada e baixo ganho de massa corporal do neonato.

Perguntas sobre cuidados com a nutrição
1. O que você diria a Cecília a respeito da preocupação dela em perder a massa corporal ganha na gestação?
2. O que você diria para ela fazer para melhorar sua ingestão alimentar?
3. Como você lidaria com a inquietação do neonato e o ganho de massa corporal inadequado?
4. Que conselho você daria a ela para preservar a amamentação e atingir seus objetivos?

WEBSITES ÚTEIS

Academy of Breastfeeding Medicine
American Academy of Pediatrics
American College of Obstetrics and Gynecologists-Breastfeeding Page
Black Mothers' Breastfeeding Association
Carolina Global Breastfeeding Institute
Centers for Disease Control and Prevention
Food Safety for Pregnant Women
Infant Risk Center-Texas Tech University Health Sciences Center
International Board of Lactation Consultant Examiners
International Lactation Consultant Association
La Leche League
Lactation Education Resources
LactMed – a Toxnet Database
National Association of Professional and Peer Lactation Supporters of Color (NAPPLSC)
National Maternal and Child Oral Health Resource Center
Natural Medicines Comprehensive Database
Office on Women's Health: Breastfeeding
Reaching Our Sisters Everywhere
United States Breastfeeding Committee
United States Department of Agriculture; MyPlate Plan for Moms
United States Fish Consumption Advisories
United States Lactation Consultant Association
Women's Health Dietetic Practice Group
World Alliance for Breastfeeding Action (WABA)

REFERÊNCIAS BIBLIOGRÁFICAS

Abramowitz A, Miller ES, Wisner KL: Treatment options for hyperemesis gravidarum, *Arch Womens Ment Health* 20:363–372, 2017.

Academy of Breastfeeding Medicine Protocol Committee (ABM), Reece-Stremtan S, Marinelli KA: ABM clinical protocol #21: guidelines for breastfeeding and drug-dependent woman, *Breastfeed Med* 10(3):135–141, 2015.

Adams Waldorf KM, McAdams RM: Influence of infection during pregnancy on fetal development, *Reproduction* 146:R151–R162, 2013.

Agarwal MM: Gestational diabetes mellitus: an update on the current international diagnostic criteria, *World J Diabetes* 6:782–792, 2015.

Ahrens KA, Hutcheon JA, Ananth CV, et al: Report of the Office of Population Affairs' expert work group meeting on short birth spacing and adverse pregnancy outcomes: methodological quality of existing studies and future directions for research, *Paediatr Perinat Epidemiol* 33(1):O5–O14, 2018. doi:10.1111/ppe.12504.

American Academy of Pediatrics, Section on Breastfeeding: Breastfeeding and the use of human milk, *Pediatrics* 129:e827–e841, 2012.

American Academy of Pediatrics, American College of Obstetricians and Gynecologists: *Breastfeeding handbook for physicians*, ed 2, Elk Grove Village, IL, 2013, American Academy of Pediatrics.

American College of Obstetricians and Gynecologists: ACOG committee opinion No. 495: Vitamin D: screening and supplementation during pregnancy, *Obstet Gynecol* 118:197–198, 2011.

American College of Obstetricians and Gynecologists: ACOG Committee Opinion No. 650: physical activity and exercise during pregnancy and the postpartum period, *Obstet Gynecol* 126:e135–e142, 2015a.

American College of Obstetricians and Gynecologists: ACOG Practice Bulletin No. 148: Thyroid disease in pregnancy, *Obstet Gynecol* 125:996–1005, 2015b.

American College of Obstetricians and Gynecologists: ACOG Practice bulletin no. 151: Cytomegalovirus, parvovirus B19, varicella zoster, and toxoplasmosis in pregnancy, *Obstet Gynecol* 125:1510–1525, 2015c.

American College of Obstetricians and Gynecologists: ACOG Practice bulletin No. 156: Obesity in Pregnancy, *Obstet Gynecol* 126:e112, 2015d.

American College of Obstetricians and Gynecologists: ACOG Practice Bulletin No. 202: Gestational Hypertension and Preeclampsia, *Obstet Gynecol* 133: e1–e25, 2019.

American College of Obstetricians and Gynecologists Committee on Health Care for Underserved Women: Committee opinion no. 591: challenges for overweight and obese women, *Obstet Gynecol* 123:726–730, 2014.

American College of Obstetricians and Gynecologists' Committee on Obstetric Practice, Committee on Genetics; U.S. Food and Drug Administration: Committee Opinion No 671: perinatal risks associated with assisted reproductive technology, *Obstet Gynecol* 128:e61–e68, 2016a.

American College of Obstetricians and Gynecologists Committee on Obstetric Practice: Committee Opinion No. 722: Marijuana Use During Pregnancy and Lactation, *Obstet Gynecol* 130:e205–e209, 2017a.

American College of Obstetricians and Gynecologists Committee on Practice Bulletins—Gynecology: Practice Bulletin no. 150. Early pregnancy loss, *Obstet Gynecol* 125:1258–1267, 2015e.

American College of Obstetricians and Gynecologists, Committee on Practice Bulletins-Gynecology: Practice Bulletin No. 194: Polycystic Ovary Syndrome, *Obstet Gynecol* 131:e157–e171, 2018a.

American College of Obstetricians and Gynecologists Committee on Practice Bulletins—Obstetrics: Practice bulletin no. 130: prediction and prevention of preterm birth, *Obstet Gynecol* 120:964–973, 2012.

American College of Obstetricians and Gynecologists, Committee on Practice Bulletins-Obstetrics: Practice Bulletin No. 187: Neural Tube Defects, *Obstet Gynecol* 130:e279–e290, 2017b.

American College of Obstetricians and Gynecologists, Committee on Practice Bulletins-Obstetrics: Practice Bulletin No. 189: nausea and vomiting of pregnancy, *Obstet Gynecol* 131:e15–e30, 2018b.

American College of Obstetricians and Gynecologists, Committee on Practice Bulletins—Obstetrics: Practice Bulletin No. 190: Gestational Diabetes Mellitus, *Obstet Gynecol* 131:e49–e64, 2018c.

American College of Obstetricians and Gynecologists. Committee on Practice Bulletins—Obstetrics; Society for Maternal–Fetal Medicine: Practice Bulletin No. 169: Multifetal Gestations: Twin, Triplet, and Higher-Order Multifetal Pregnancies, *Obstet Gynecol* 128:e131–e146, 2016b.

American College of Obstetricians and Gynecologists Women's Health Care Physicians, Committee on Health Care for Underserved Woman: ACOG committee opinion No. 569: Oral health care during pregnancy and through the lifespan, *Obstet Gynecol* 122:417–422, 2013a.

American College of Obstetricians and Gynecologists: *Exposure to toxic environmental agents*, Companion Document, 2013b. Available at: https://www.acog.org/-/media/Committee-Opinions/Committee-on-Health-Care-for-Underserved-Women/ExposuretoToxic.pdf.

American College of Obstetricians and Gynecologists: *FAQ 196: Marijuana and pregnancy*, 2018d. Available at: https://www.acog.org/Patients/FAQs/Marijuana-and-Pregnancy.

American College of Obstetricians and Gynecologists: *Hypertension in Pregnancy, November 2013*, 2013c. Available at: http://www.ilpqc.org/docs/htn/ACOGExecSummary/HypertensioninPregnancy.pdf.

American Diabetes Association: Standards of Medical Care in Diabetes-2018, *Diabetes Care* 42:s1, 2019.

American Pregnancy Organization: *Baby blues*, 2015. Available at: http://americanpregnancy.org/first-year-of-life/baby-blues/.

Amorim Adegboye AR, Linne YM: Diet or exercise, or both, for weight reduction in women after childbirth, *Cochrane Database Syst Rev* (7):CD005627, 2013.

Auerbach M: Commentary: Iron deficiency of pregnancy - a new approach involving intravenous iron, *Reprod Health* 15(Suppl 1):96, 2018.

Auerbach M, Adamson JW: How we diagnose and treat iron deficiency anemia, *Am J Hematol* 91:31–38, 2016.

Avilés M, Gutiérrez-Adán A, Coy P: Oviductal secretions: will they be key factors for the future ARTs? *Mol Hum Reprod* 16:896–906, 2010.

Barouki R, Gluckman PD, Grandjean P, et al: Developmental origins of non-communicable disease: implications for research and public health, *Environ Health* 11:42, 2012.

Barrett JR: Low prenatal exposures to fluoride: are there neurotoxic risks for children? *Environ Health Perspect* 125:104002, 2017.

Batz MB, Hoffman S, Morris JG: *Ranking the risks: the 10 pathogen-food combinations with the greatest burden on public health*, 2011. Available at: Available at: https://folio.iupui.edu/bitstream/handle/10244/1022/72267report.pdf.

Belkacemi L, Nelson DM, Desai M, et al: Maternal undernutrition influences placental-fetal development, *Biol Reprod* 83:325–331, 2010.

Bellver J, Rodríguez-Tabernero L, Robles A, et al: Polycystic ovary syndrome throughout a woman's life, *J Assist Reprod Genet* 35:25–39, 2018.

Berti C, Agostoni C, Davanzo R, et al: Early-life nutritional exposures and lifelong health: immediate and long-lasting impacts of probiotics, vitamin D, and breastfeeding, *Nutr Rev* 75:83–97, 2017.

Berti C, Biesalski HK, Gärtner R, et al: Micronutrients in pregnancy: current knowledge and unresolved questions, *Clin Nutr* 30:689–701, 2011.

Bilbo SD, Block CL, Bolton JL, et al: Beyond infection - Maternal immune activation by environmental factors, microglial development, and relevance for autism spectrum disorders, *Exp Neurol* 299(Pt A):241–251, 2018.

Binns CW, Lee MK, Lee AH: Problems and prospects: public health regulation of dietary supplements, *Annu Rev Public Health* 39:403–420, 2018.

Bjørke-Monsen AL, Ulvik A, Nilsen RM, et al: Impact of pre-pregnancy BMI on B vitamin and inflammatory status in early pregnancy: an observational cohort study, *Nutrients* 8(12): E776, 2016.

Blaize AN, Pearson KJ, Newcomer SC: Impact of maternal exercise during pregnancy on offspring chronic disease susceptibility, *Exerc Sport Sci Rev* 43:198–203, 2015.

Block T, El-Osta A: Epigenetic programming, early life nutrition and the risk of metabolic disease, *Atherosclerosis* 266:31–40, 2017.

Blondin JH, LoGiudice JA: Pregnant women's knowledge and awareness of nutrition, *Appl Nurs Res* 39:167–174, 2018.

Bloomfield FH: How is maternal nutrition related to preterm birth? *Annu Rev Nutr* 31:235–261, 2011.

Blumfield ML, Collins CE: High-protein diets during pregnancy: healthful or harmful for offspring? *Am J Clin Nutr* 100:993–995, 2014.

Blusztajn JK, Slack BE, Mellott TJ: Neuroprotective actions of dietary choline, *Nutrients* 9(8):E815, 2017. doi:10.3390/nu9080815.

Bø K, Artal R, Barakat R, et al: Exercise and pregnancy in recreational and elite athletes: 2016/2017 evidence summary from the IOC expert group meeting, Lausanne. Part 5. Recommendations for health professionals and active women, *Br J Sports Med* 52:1080–1085, 2018.

Bodnar LM, Cogswell ME, Scanlon KS: Low income postpartum women are at risk of iron deficiency, *J Nutr* 132:2298–1302, 2002.

Bonis C, Lorenzini F, Bertrand M, et al: Glucose profiles in pregnant women after a gastric bypass: findings from continuous glucose monitoring, *Obes Surg* 26:2150–2155, 2016.

Booth A, Camacho P: A closer look at calcium absorption and the benefits and risks of dietary versus supplemental calcium, *Postgrad Med* 125:73–81, 2013.

Bouga M, Lean MEJ, Combet E: Contemporary challenges to iodine status and nutrition: the role of foods, dietary recommendations, fortification and supplementation, *Proc Nutr Soc* 77:302–313, 2018.

Brannon PM, Picciano MF: Vitamin D in pregnancy and lactation in humans, *Annu Rev Nutr* 31:89–115, 2011.

Brannon PM, Stover PJ, Taylor CL: Integrating themes, evidence gaps, and research needs identified by workshop on iron screening and supplementation in iron-replete pregnant women and young children, *Am J Clin Nutr* 106:1703S–1712S, 2017.

Brannon PM, Taylor CL: Iron Supplementation during pregnancy and infancy: uncertainties and Implications for Research and policy, *Nutrients* 9(12): E1327, 2017. doi:10.3390/nu9121327.

Brett KE, Ferraro ZM, Yockell-Lelievre J, et al: Maternal-fetal nutrient transport in pregnancy pathologies: the role of the placenta, *Int J Mol Sci* 15:16153–16185, 2014.

Brodribb W: ABM Clinical Protocol #9: use of galactogogues in initiating or augmenting maternal milk production, second revision 2018, *Breastfeed Med* 13:307, 2018.

Broughton DE, Moley KH: Obesity and female infertility: potential mediators of obesity's impact, *Fertil Steril* 107:840–847, 2017.

Brown J, Crawford TJ, Alsweiler J, et al: Dietary supplementation with myo-inositol in women during pregnancy for treating gestational diabetes, *Cochrane Database Syst Rev* 9:CD012048, 2016.

Brown J, Nunez S, Russell M, et al: Hypocalcemic rickets and dilated cardiomyopathy: case reports and review of literature, *Pediatr Cardiol* 30: 818–823, 2009.

Burdge GC, Tan SY, Henry CJ: Long-chain n-3 PUFA in vegetarian women: a metabolic perspective, *J Nutr Sci* 6:e58, 2017.

Burger J, Gochfeld M: Selenium and mercury molar ratios in commercial fish from New Jersey and Illinois: variation within species and relevance to risk communication, *Food Chem Toxicol* 57:235–245, 2013.

Burton GJ: The John Hughes Memorial Lecture: stimulation of early placental development through a troph-blast-endometrial dialog, *J Equine Vet Sci* 66:14–18, 2018.

Burton GJ, Fowden AL, Thornburg KL: Placental origins of chronic disease, *Physiol Rev* 96:1509–1565, 2016.

Bustos M, Venkataramanan R, Caritis S: Nausea and vomiting of pregnancy - What's new? *Auton Neurosci* 202:62–72, 2017.

Cannarella R, Condorelli RA, Mongioǐ LM, et al: Does a male polycystic ovarian syndrome equivalent exist? *J Endocrinol Invest* 41:49–57, 2018.

Cantor AG, Bougatsos C, Dana T, et al: Routine iron supplementation and screening for iron deficiency anemia in pregnancy: a systematic review for the U.S. Preventive Services Task Force, *Ann Intern Med* 162:566–576, 2015.

Cao C, Fleming MD: The placenta: the forgotten essential organ of iron transport, *Nutr Rev* 74:421–431, 2016.

Cao C, O'Brien KO: Pregnancy and iron homeostasis: an update, *Nutr Rev* 71:35–51, 2013.

Cao-Lei L, de Rooij SR, King S, et al: Prenatal stress and epigenetics, *Neurosci Biobehav* Rev, S0149-7634(16)30726-6, 2017. doi:10.1016/j.neubiorev. 2017.05.016.

Cardwell MS: Eating disorders during pregnancy, *Obstet Gynecol Surv* 68: 312–323, 2013.

Carlson SE, Gajewski BJ Valentine CJ, et al: Assessment of DHA on reducing early preterm birth: the ADORE randomized controlled trial protocol, *BMC Pregnancy Childbirth* 17:62, 2017.

Caserta D, Graziano A, Lo Monte G, et al: Heavy metals and placental fetal-maternal barrier: a mini-review on the major concerns, *Eur Rev Med Pharmacol Sci* 17:2198–2206, 2013.

Castillo-Castrejon M, Powell TL: Placental nutrient transport in gestational diabetic pregnancies, *Front Endocrinol (Lausanne)* 8:306, 2017.

Catalano PM, Shankar K: Obesity and pregnancy: mechanisms of short term and long term adverse consequences for mother and child, *BMJ* 356:j1, 2017. doi:10.1136/bmj.j1.

Caudill MA: Folate bioavailability: implications for establishing dietary recommendations and optimizing status, *Am J Clin Nutr* 91:1455S–1460S, 2010.

Caudill MA, Strupp BJ, Muscalu L, et al: Maternal choline supplementation during the third trimester of pregnancy improves infant information processing speed: a randomized, double-blind, controlled feeding study, *FASEB J* 32:2172–2180, 2018.

Center for Nutrition Policy and Promotion: *Nutrients in healthy US-Style food pattern: nutrients in the pattern at each calorie level and comparison of nutrient content to the nutritional goals for that Pattern*, 2018. Available at: https://www.cnpp.usda.gov/sites/default/files/usda_food_patterns/NutrientsInHealthyUS-StyleFoodPattern.pdf.

Centers for Disease Control and Prevention: *Folic acid*, 2018a. Available at: https://www.cdc.gov/ncbddd/folicacid/index.html.

Centers for Disease Control and Prevention: *Influenza (Flu)*, 2018b. Available at: https://www.cdc.gov/breastfeeding/breastfeeding-special-circumstances/maternal-or-infant-illnesses/influenza.html.

Centers for Disease Control and Prevention: *Recommendations to prevent and control iron deficiency in the United States*, 1998. Available at: https://www.cdc.gov/mmwr/pdf/rr/rr4703.pdf.

Centers for Disease Control and Prevention: *Teen pregnancy*, 2018c. Available at: https://www.cdc.gov/teenpregnancy/index.htm.

Centers for Disease Control and Prevention: *People at risk - pregnant women and newborns*, 2018d. Available at: https://www.cdc.gov/listeria/risk-groups/pregnant-women.html.

Chan JC, Nugent BM, Bale TL: Parental advisory: maternal and paternal stress can impact offspring neurodevelopment, *Biol Psychiatry* 83:886–894, 2018.

Chang S, Lodico L, Williams Z: Nutritional composition and heavy metal content of the human placenta, *Placenta* 60:100–102, 2017.

Chang T, Choi H, Richardson CR, et al: Implications of teen birth for overweight and obesity in adulthood, *Am J Obstet Gynecol* 209:110.e1-7, 2013.

Chavarro JE, Schlaff WD: Introduction: Impact of nutrition on reproduction: an overview, *Fertil Steril* 110:557–559, 2018.

Cheang KI, Nguyen TT, Karjane NW, et al: Raspberry leaf and hypoglycemia in gestational diabetes mellitus, *Obstet Gynecol* 128:1421–1424, 2016.

Cheng ER, Taveras EM, Hawkins SS: Paternal acculturation and maternal health behaviors: influence of father's ethnicity and place of birth, *J Womens Health (Larchmt)* 27:724–732, 2018.

Chiossi G, Neri I, Cavazzuti M, et al: Hyperemesis gravidarum complicated by Wernicke encephalopathy: background, case report, and review of the literature, *Obstet Gynecol Surv* 61:255–268, 2006.

Claycombe KJ, Brissette CA, Ghribi O: Epigenetics of inflammation, maternal infection, and nutrition, *J Nutr* 145:1109S–1115S, 2015.

Cohen-Addad N, Chatterjee M, Bekersky I, et al: In utero-exposure to saccharin: a threat? *Cancer Lett* 32:151–154, 1986.

Colen CG, Ramey DM: Is breast truly best? Estimating the effects of breastfeeding on long-term child health and wellbeing in the United States using sibling comparisons, *Soc Sci Med* 109:55–65, 2014.

Colson NJ, Naug HL, Nikbakht E, et al: The impact of MTHFR 677 C/T genotypes on folate status markers: a meta-analysis of folic acid intervention studies, *Eur J Nutr* 56:247–260, 2017.

Conde-Agudelo A, Rosas-Bermudez A, Castaño F, et al: Effects of birth spacing on maternal, perinatal, infant, and child health: a systematic review of causal mechanisms, *Stud Fam Plann* 43:93–114, 2012.

Cowell W, Ireland T, Vorhees D, et al: Ground turmeric as a source of lead exposure in the United States, *Public Health Rep* 132:289–293, 2017.

Cox JT, Phelan ST: Food safety in pregnancy, part 1: putting risks into perspective, Contemporary *Ob Gyn* 54:44, 2009a.

Cox JT, Phelan ST: Food safety in pregnancy, part 2: what can I eat, doctor? Contemporary *Ob Gyn* 54:24, 2009b.

Craig JR, Jenkins TG, Carrell DT, et al: Obesity, male infertility, and the sperm epigenome, *Fertil Steril* 107:848–859, 2017.

Crider KS, Quinlivan EP, Berry RJ, et al: Genomic DNA methylation changes in response to folic acid supplementation in a population-based intervention study among women of reproductive age, *PLoS One* 6:e28144, 2011.

Crozier TME: General care of the pregnant patient in the intensive care unit, *Semin Respir Crit Care Med* 38:208–217, 2017.

Dalton LM, Ní Fhloinn DM, Gaydadzhieva GT, et al: Magnesium in pregnancy, *Nutr Rev* 74:549–557, 2016.

da Silva Lopes K, Ota E, Shakya P, et al: Effects of nutrition interventions during pregnancy on low birth weight: an overview of systematic reviews, *BMJ Glob Health* 2: e000389, 2017.

Dean C, Bannigan K, Marsden J: Reviewing the effect of hyperemesis gravidarum on women's lives and mental health, *Br J Midwifery* 26:109, 2018.

Dean C, O'Hara ME: Ginger is ineffective for hyperemesis gravidarum, and causes harm: an internet based survey of sufferers, *MIDIRS Midwifery Digest* 25:4, 2015.

Dean J, Kendall P: *Food safety during pregnancy, Fact Sheet No. 9.372*, 2012. Available at: http://extension.colostate.edu/docs/pubs/foodnut/09372.pdf.

Dekker G, Robillard PY, Roberts C: The etiology of preeclampsia: the role of the father, *J Reprod Immunol* 89:126–132, 2011.

DelCurto H, Wu G, Satterfield MC: Nutrition and reproduction: links to epigenetics and metabolic syndrome in offspring, *Curr Opin Clin Nutr Metab Care* 16:385–391, 2013.

Deputy NP, Sharma AJ, Kim SY, et al: Achieving appropriate gestational weight gain: the role of healthcare provider advice, *J Womens Health (Larchmt)* 27:552–560, 2018.

Desideri D, Cantaluppi C, Ceccotto F, et al: Essential and toxic elements in seaweeds for human consumption, *J Toxicol Environ Health A* 79:112–122, 2016.

Desrosiers TA, Siega-Riz AM, Mosley BS, et al: Low carbohydrate diets may increase risk of neural tube defects, *Birth Defects Res* 110:901–909, 2018.

Dewailly E, Rouja P, Schultz E, et al: Vitamin A intoxication from reef fish liver consumption in Bermuda, *J Food Prot* 74:1581–1583, 2011.

Dhasarathy A, Roemmich JN, Claycombe KJ: Influence of maternal obesity, diet and exercise on epigenetic regulation of adipocytes, *Mol Aspects Med* 54:37–49, 2017.

Di Gangi S, Gizzo S, Patrelli TS, et al: Wernicke's encephalopathy complicating hyperemesis gravidarum: from the background to the present, *J Matern Fetal Neonatal Med* 25:1499–1504, 2012.

Dodd JM, O'Brien CM, Grivell RM: Modifying diet and physical activity to support pregnant women who are overweight or obese, *Curr Opin Clin Nutr Metab Care* 18:318–323, 2015.

Dolin CD, Deierlein AL, Evans MI: Folic acid supplementation to prevent recurrent neural tube defects: 4 milligrams is too much, *Fetal Diagn Ther* 44(3):161–165, 2018. doi:10.1159/000491786.

Domínguez-González MR, Chiocchetti GM, Herbello-Hermelo P, et al: Evaluation of iodine bioavailability in seaweed using in vitro methods, *J Agric Food Chem* 65:8435–8442, 2017.

Dragan IF, Veglia V, Geisinger ML, et al: Dental care as a safe and essential part of a healthy pregnancy, *Compend Contin Educ Dent* 39:86–91, 2018.

Dror DK, Allen LH: Interventions with vitamins B6, B12 and C in pregnancy, *Paediatr Perinat Epidemiol* 26:55–74, 2012.

Dubois L, Diasparra M, Bédard B, et al: Adequacy of nutritional intake during pregnancy in relation to prepregnancy BMI: results from the 3D Cohort Study, *Br J Nutr* 120:335–344, 2018.

Dunlop AL, Kramer MR, Hogue CJ, et al: Racial disparities in preterm birth: an overview of the potential role of nutrient deficiencies, *Acta Obstet Gynecol Scand* 90:1332–1341, 2011.

Earls MF, Committee on Psychosocial Aspects of Child and Family health American Academy of Pediatrics: Incorporating recognition and management of perinatal and postpartum depression into pediatric practice, *Pediatrics* 126:1032–1039, 2010.

Elango R, Ball RO: Protein and amino acid requirements during pregnancy, *Adv Nutr* 7:839S–844S, 2016.

Elliott-Sale KJ, Graham A, Hanley SJ, et al: Modern dietary guidelines for healthy pregnancy; maximising maternal and fetal outcomes and limiting excessive gestational weight gain, *Eur J Sport Sci* 19(1):62–70, 2018. doi:10.1080/17461391.2018.1476591.

Englund-Ögge L, Brantsæter AL, Sengpiel V, et al: Maternal dietary patterns and preterm delivery: results from large prospective cohort study, *BMJ* 348:g1446, 2014.

Erick M: Hyperemesis gravidarum: a case of starvation and altered sensorium gestosis (ASG), *Med Hypotheses* 82:572–580, 2014.

Faas MM, Melgert BN, de Vos P: A brief review on how pregnancy and sex hormones interfere with taste and food intake, *Chemosens Percept* 3:51–56, 2010.

Fabic MS, Choi Y: Assessing the quality of data regarding use of the lactational amenorrhea method, *Stud Fam Plann* 44:205–221, 2013.

Farr A, Chervenak FA, McCullough LB, et al: Human placentophagy: a review, *Am J Obstet Gynecol* 218:401.e1–401.e11, 2018.

Feichtinger M, Stopp T, Hofmann S, et al: Altered glucose profiles and risk for hypoglycaemia during oral glucose tolerance testing in pregnancies after gastric bypass surgery, *Diabetologia* 60:153–157, 2017.

Fejzo MS, Ching C, Schoenberg FP, et al: Change in paternity and recurrence of hyperemesis gravidarum, *J Matern Fetal Neonatal Med* 25:1241–1245, 2012.

Fejzo MS, Mac Gibbon K, Mullin PM: Why are women still dying from nausea and vomiting of pregnancy? *Gynecol Obstet Case Rep* 2:2, 2016.

Fejzo MS, Magtira A, Schoenberg FP, et al: Neurodevelopmental delay in children exposed in utero to hyperemesis gravidarum, *Eur J Obstet Gynecol Reprod Biol* 189:79–84, 2015.

Fernández I, Arroyo R, Espinosa I, et al: Probiotics for human lactational mastitis, *Benef Microbes* 5:169–183, 2014.

Feltner C, Weber RP, Stuebe A, et al: *Breastfeeding programs and policies, breastfeeding uptake, and maternal health outcomes in developed countries. Comparative effectiveness Review No. 210.* (Prepared by the RTI International–University of North Carolina at Chapel Hill Evidence-based Practice Center under Contract No. 290-2015-00011-I.) AHRQ Publication No. 18-EHC014.EF. Rockville, MD: Agency for Healthcare Research and Quality; July 2018. Available at: https://effectivehealthcare.ahrq.gov/topics/breastfeeding/research.

Fisher AL, Nemeth E: Iron homeostasis during pregnancy, *Am J Clin Nutr* 106:1567S–1574S, 2017.

Fleischer DM, Spergel JM, Assa'ad AH, et al: Primary prevention of allergic disease through nutritional interventions, *J Allergy Clin Immunol Pract* 1:29–36, 2013.

Fleming TP, Watkins AJ, Velazquez MA, et al: Origins of lifetime health around the time of conception: causes and consequences. *Lancet* 391:1842–1852, 2018.

Food and Drug Administration: *How sweet it is: all about sugar substitutes*, 2014. Available at: https://www.fda.gov/ForConsumers/ConsumerUpdates/ucm397711.htm.

Frank LL: Thiamin in clinical practice, *JPEN J Parenter Enteral Nutr* 39:503–520, 2015.

Freeman HJ: Reproductive changes associated with celiac disease, *World J Gastroenterol* 16:5810–5814, 2010.

Furber CM, McGowan L, Bower P, et al: Antenatal interventions for reducing weight in obese women for improving pregnancy outcome, *Cochrane Database Syst Rev* (1):CD009334, 2013.

Garcia AH, Voortman T, Baena CP, et al: Maternal weight status, diet, and supplement use as determinants of breastfeeding and complementary feeding: a systematic review and meta-analysis, *Nutr Rev* 74:490–516, 2016.

Garcia-Larsen V, Ierodiakonou D, Jarrold K, et al: Diet during pregnancy and infancy and risk of allergic or autoimmune disease: A systematic review and meta-analysis, *PLoS Med* 15:e1002507, 2018.

García-Velasco JA, Menabrito M, Catalán IB: What fertility specialists should know about the vaginal microbiome: a review, *Reprod Biomed Online* 35:103–112, 2017.

Gatford KL, Houda CM, Lu ZX, et al: Vitamin B12 and homocysteine status during pregnancy in the metformin in gestational diabetes trial: responses to maternal metformin compared with insulin treatment, *Diabetes Obes Metab* 15:660–667, 2013.

Gaur DS, Talekar MS, Pathak VP: Alcohol intake and cigarette smoking: impact of two major lifestyle factors on male infertility, *Indian J Pathol Microbiol* 53:35–40, 2010.

Georgieff MK: Iron assessment to protect the developing brain, *Am J Clin Nutr* 106:1588S–1593S, 2017.

Georgieff MK, Brunette KE, Tran PV: Early life nutrition and neural plasticity, *Dev Psychopathol* 27:411–423, 2015.

Girard AW, Olude O: Nutrition education and counseling provided during pregnancy: effects on maternal, neonatal and child health outcomes, *Paediatr Perinat Epidemiol* 26:191–204, 2012.

Godfrey KM, Cutfield W, Chan SY, et al: Nutritional Intervention Preconception and During Pregnancy to Maintain Healthy Glucose Metabolism and Offspring Health ("NiPPeR"): study protocol for a randomised controlled trial, *Trials* 18:131, 2017a.

Godfrey KM, Reynolds RM, Prescott SL, et al: Influence of maternal obesity on the long-term health of offspring, *Lancet Diabetes Endocrinol* 5:53–64, 2017b.

Goldstein R, Teede H, Thangaratinam S, et al: Excess gestational weight gain in pregnancy and the role of lifestyle intervention, *Semin Reprod Med* 34:e14–e21, 2016.

Goodnight W, Newman R, Society of Maternal-Fetal Medicine: Optimal nutrition for improved twin pregnancy outcome, *Obstet Gynecol* 114:1121–1134, 2009.

Greenan CW, Newman RB, Wojciechowski B, et al: Achievement of body mass index specific weight gain recommendations: impact on preterm birth in twin pregnancies, *Am J Perinatol* 34:1293–1301, 2017.

Griffin C: Probiotics in obstetrics and gynaecology, *Aust N Z J Obstet Gynaecol* 55:201–209, 2015.

Grooten IJ, Koot MH, van der Post JA, et al: Early enteral tube feeding in optimizing treatment of hyperemesis gravidarum: the Maternal and Offspring outcomes after Treatment of HyperEmesis by Refeeding (MOTHER) randomized controlled trial, *Am J Clin Nutr* 106:812–820, 2017.

Grooten IJ, Roseboom TJ, Painter RC: Barriers and challenges in hyperemesis gravidarum research, *Nutr Metab Insights* 8 (Suppl 1):33–39, 2016.

Gryder LK, Young SM, Zava D, et al: Effects of human maternal placentophagy on maternal postpartum iron status: a randomized, double-blind, placebo-controlled pilot study, *J Midwifery Womens Health* 62:68–79, 2017.

Guéant JL, Namour F, Guéant-Rodriguez RM, et al: Folate and fetal programming: a play in epigenomics? *Trends Endocrinol Metab* 24:279–289, 2013.

Gupta KK, Gupta VK, Shirasaka T: An update on fetal alcohol syndrome-pathogenesis, risks, and treatment, *Alcohol Clin Exp Res* 40:1594–1602, 2016.

Haby K, Berg M, Gyllensten H, et al: Mighty mums - a lifestyle intervention at primary care level reduces gestational weight gain in women with obesity, *BMC Obes* 5:16, 2018.

Hale TW: *Medications and mothers' milk*, ed 18, Amarillo, TX, 2019, Hale Publishing.

Hamby T, Kunnel N, Dallas JS, et al: Maternal iodine excess: an uncommon cause of acquired neonatal hypothyroidism, *J Pediatr Endocrinol Metab* 31(9):1061–1064, 2018. doi:10.1515/jpem-2018-0138.

Handley MA, Nelson K, Sanford E, et al: Examining lead exposures in California through State-issued health alerts for food contamination and an exposure-based candy testing program, *Environ Health Perspect* 125:104503, 2017.

Hansen BR, Bottner WA, Ravindran A, et al: Desiderosmia (olfactory craving): a novel symptom associated with iron deficiency anemia, *Am J Hematol* 92:E93–E94, 2017.

Harris AA: Practical advice for caring for women with eating disorders during the perinatal period, *J Midwifery Womens Health* 55:579–586, 2010.

Harris BS, Bishop KC, Kemeny HR, et al: Risk factors for birth defects, *Obstet Gynecol Surv* 72:123–135, 2017.

Hauff LE, Leonard SA, Rasmussen KM: Associations of maternal obesity and psychosocial factors with breastfeeding intention, initiation, and duration, *Am J Clin Nutr* 99:524–534, 2014.

Headen I, Cohen AK, Mujahid M, et al: The accuracy of self-reported pregnancy-related weight: a systematic review, *Obes Rev* 18:350–369, 2017.

Heaney RP, Rafferty K: The settling problem in calcium-fortified soybean drinks, *J Am Diet Assoc* 106:1753, 2006.

Heidkamp R, Clermont A, Phillips E: Modeling the impact of nutrition interventions on birth outcomes in the lives saved tool (LiST), *J Nutr* 147:2188S–2193S, 2017.

Hennessy G: Marijuana and pregnancy, *Am J Addict* 27:44–45, 2018.

Hester J, Hanna-Rose W, Diaz F: Zinc deficiency reduces fertility in C. elegans hermaphrodites and disrupts oogenesis and meiotic progression, *Comp Biochem Physiol C Toxicol Pharmacol* 191:203–209, 2017.

Heyden EL, Wimalawansa SJ: Vitamin D: effects on human reproduction, pregnancy, and fetal well-being, *J Steroid Biochem Mol Biol* 180:41–50, 2018.

Holick MF: The vitamin D deficiency pandemic: Approaches for diagnosis, treatment and prevention, *Rev Endocr Metab Disord* 18:153–165, 2017.

Hollis BW, Wagner CL: New insights into the vitamin D requirements during pregnancy, *Bone Res* 5:17030, 2017.

Hollis BW, Wagner CL, Howard CR, et al: Maternal versus infant vitamin D supplementation during lactation: A randomized controlled trial, *Pediatrics* 136:625–634, 2015. doi:10.1542/peds.2019-1063.

Hovdenak N, Haram K: Influence of mineral and vitamin supplements on pregnancy outcome, *Eur J Obstet Gynecol Reprod Biol* 164:127–132, 2012.

Huberty J, Leiferman JA, Kruper AR, et al: Exploring the need for interventions to manage weight and stress during interconception, *J Behav Med* 40:145–158, 2017.

Hudak ML, Tan RC, COMMITTEE ON DRUGS, et al: Neonatal drug withdrawal, *Pediatrics* 129:e540–e560, 2012.

Hunt MG, Belfer S, Atuahene B: Pagophagia improves neuropsychological processing speed in iron-deficiency anemia, *Med Hypotheses* 83:473–476, 2014.

Hutcheon JA, Platt RW, Abrams B, et al: Pregnancy weight gain by gestational age in women with uncomplicated dichorionic twin pregnancies, *Paediatr Perinat Epidemiol* 32:172–180, 2018.

Isemann B, Meinzen-Derr J, Akinbi H: Maternal and neonatal factors impacting response to methadone therapy in infants treated for neonatal abstinence syndrome, *J Perinatol* 31:25–29, 2011.

Jacquemyn Y, Meesters J: Pregnancy as a risk factor for undertreatment after bariatric surgery, *BMJ Case Rep* 2014:bcr2013202779, 2014. doi:10.1136/bcr-2013-202779.

Jans G, Matthys C, Bel S, et al: AURORA: bariatric surgery registration in women of reproductive age - a multicenter prospective cohort study, *BMC Pregnancy Childbirth* 16:195, 2016.

Jarde A, Lewis-Mikhael AM, Moayyedi P, et al: Pregnancy outcomes in women taking probiotics or prebiotics: a systematic review and meta-analysis, *BMC Pregnancy Childbirth* 18:14, 2018.

Jellin JM, Gregory PJ, editors: *Natural medicines comprehensive database* (tm), 2018. Available at: www.naturalmedicines.com.

Jensen TK, Gottschau M, Madsen JO, et al: Habitual alcohol consumption associated with reduced semen quality and changes in reproductive hormones; a cross-sectional study among 1221 young Danish men, *BMJ Open* 4:e005462, 2014.

Jeurink PV, Knipping K, Wiens F, et al: Importance of maternal diet in the training of the infant's immune system during gestation and lactation, *Crit Rev Food Sci Nutr* 59(8):1311–1319, 2018. doi:10.1080/10408398.2017.1405907.

Johnson SK, Groten T, Pastuschek J, et al: Human placentophagy: effects of dehydration and steaming on hormones, metals and bacteria in placental tissue, *Placenta* 67:8–14, 2018.

Johnson-Arbor K, Vo K, Wong F, et al: Unintentional and Sequential lead exposure from a ceramic mug and maca (Lepidium meyenii), *J Med Toxicol* 14:152–155, 2018.

Jones CJ, Choudhury RH, Aplin JD: Tracking nutrient transfer at the human maternofetal interface from 4 weeks to term, *Placenta* 36:372–380, 2015.

Jones JL, Dubey JP: Foodborne toxoplasmosis, *Clin Infect Dis* 55:845–851, 2012.

Kaiser LL, Campbell CG: *Practice paper of the Academy of Nutrition and Dietetics: nutrition and lifestyle for a healthy pregnancy outcome*, 2014. Available at: https://www.eatrightpro.org/practice/position-and-practice-papers/practice-papers/practice-paper-nutrition-lifestyle-healthy-pregnancy-outcome.

Karachaliou M, Georgiou V, Roumeliotaki T, et al: Association of trimester-specific gestational weight gain with fetal growth, offspring obesity, and cardiometabolic traits in early childhood, *Am J Obstet Gynecol* 212:502.e1-14, 2015.

Kassir R, Goiset MP, Williet N, et al: Bariatric surgery and pregnancy: What outcomes? *Int J Surg* 36:66–67, 2016.

Kelleher AM, Burns GW, Behura S, et al: Uterine glands impact uterine receptivity, luminal fluid homeostasis and blastocyst implantation, *Sci Rep* 6:38078, 2016.

Kennedy DA, Lupattelli A, Koren G, et al: Safety classification of herbal medicines used in pregnancy in a multinational study, *BMC Complement Altern Med* 16:102, 2016.

Khan S, Prime DK, Hepworth AR, et al: Investigation of short-term variations in term breast milk composition during repeated breast expression sessions, *J Hum Lact* 29:196–204, 2013.

Kim T, Burn SC, Bangdiwala A, et al: Neonatal morbidity and maternal complication rates in women with a delivery body mass index of 60 or higher, *Obstet Gynecol* 130:988–993, 2017.

Kloss O, Eskin NAM, Suh M: Thiamin deficiency on fetal brain development with and without prenatal alcohol exposure, *Biochem Cell Biol* 96:169–177, 2018.

Koletzko B, Cetin I, Brenna JT, et al: Dietary fat intakes for pregnant and lactation women, *Br J Nutr* 98:873–877, 2007.

Kotelchuck M, Lu M: Father's role in preconception health, *Matern Child Health J* 21:2025–2039, 2017.

Kovacs CS: Calcium, phosphorus, and bone metabolism in the fetus and newborn, *Early Hum Dev* 91:623–628, 2015.

Kovacs CS: Maternal mineral and bone metabolism during pregnancy, lactation, and post-weaning recovery, *Physiol Rev* 96:449–547, 2016.

Kovacs CS: The role of vitamin D in pregnancy and lactation: insights from animal models and clinical studies, *Annu Rev Nutr* 32:97–123, 2012.

Kroger M, Meister K, Kava R: Low-calorie sweeteners and other sugar substitutes: a review of the safety issues, *Compr Rev Food Sci Food Saf* 5:35–47, 2006.

Kwak-Kim J, Park JC, Ahn HK, et al: Immunological modes of pregnancy loss, *Am J Reprod Immunol* 63:611–623, 2010.

Kwong W, Tomlinson G, Feig DS: Maternal and neonatal outcomes after bariatric surgery; a systematic review and meta-analysis: do the benefits outweigh the risks? *Am J Obstet Gynecol* 218:573–580, 2018.

Larqué E, Gil-Sánchez A, Prieto-Sánchez MT, et al: Omega 3 fatty acids, gestation and pregnancy outcomes, *Br J Nutr* 107(Suppl 2):S77–S84, 2012.

Lauritzen L, Carlson SE: Maternal fatty acid status during pregnancy and lactation and relation to newborn and infant status, *Matern Child Nutr* 7:41–58, 2011.

La Vecchia C: Low-calorie sweeteners and the risk of preterm delivery: results from two studies and a meta-analysis, *J Fam Plann Reprod Health Care* 39:12–13, 2013.

Lawlor DA, Wills AK, Fraser A, et al: Association of maternal vitamin D status during pregnancy with bone-mineral content in offspring: a prospective cohort study, *Lancet* 381:2176–2183, 2013.

Lawrence RA, Lawrence RM: *Breastfeeding: a guide for the medical profession*, ed 8, Maryland Heights, MO, 2016, Elsevier Mosby.

LeBlanc ES, Perrin N, Johnson JD Jr, et al: Over-the-counter and compounded vitamin D: is potency what we expect? *JAMA Intern Med* 173:585–586, 2013.

Leddy MA, Jones C, Morgan MA, et al: Eating disorders and obstetric-gynecologic care, *J Womens Health (Larchmt)* 18:1395–1401, 2009.

Lee AI, Okam MM: Anemia in pregnancy, *Hematol Oncol Clin N Am* 25:241–259, 2011.

Lee SY, Stagnaro-Green A, MacKay D, et al: Iodine contents in prenatal vitamins in the United States, *Thyroid* 27:1101–1102, 2017.

Leese HJ, Hugentobler SA, Gray SM, et al: Female reproductive tract fluids: composition, mechanism of formation and potential role in the developmental origins of health and disease, *Reprod Fertil Dev* 20:1–8, 2008.

Legro RS: Effects of obesity treatment on female reproduction: results do not match expectations, *Fertil Steril* 107:860–867, 2017.

Lengyel CS, Ehrlich S, Iams JD, et al: Effect of modifiable risk factors on preterm birth: a population based-cohort, *Matern Child Health J* 21:777–785, 2017.

Leung AM, Pearce EN, Braverman LE: Sufficient iodine intake during pregnancy: just do it, *Thyroid* 23:7–8, 2013.

Léveillé P, Rouxel C, Plourde M: Diabetic pregnancy, maternal and fetal docosahexaenoic acid: a review of existing evidence, *J Matern Fetal Neonatal Med* 31:1358–1363, 2018.

Lewis EL, Sierra LJ, Barila GO, et al: Placental immune state shifts with gestational age, *Am J Reprod Immunol* 79:e12848, 2018.

Lin CG, Schaider LA, Brabander DJ, et al: Pediatric lead exposure from imported Indian spices and cultural powders, *Pediatrics* 125:e828–e835, 2010.

Lindsay KL, Buss C, Wadhwa PD, et al: The interplay between nutrition and stress in pregnancy: implications for fetal programming of Brain development, *Biol Psychiatry* 85(2):135–149, 2019. doi:10.1016/j.biopsych.2018.06.021.

Lisonkova S, Muraca GM, Potts J, et al: Association between prepregnancy body mass index and severe maternal morbidity, *JAMA* 18:1777–1786, 2017.

London RS: Saccharin and aspartame. Are they safe to consume during pregnancy? *J Reprod Med* 33:17–21, 1988.

Lovelady C: Balancing exercise and food intake with lactation to promote post-partum weight loss, *Proc Nutr Soc* 70:181–184, 2011.

Lowry P, Woods R: The placenta controls the physiology of pregnancy by increasing the half-life in blood and receptor activity of its secreted peptide hormones, *J Mol Endocrinol* 60:R23–R30, 2018.

Lui S, Jones RL, Robinson NJ, et al: Detrimental effects of ethanol and its metabolite acetaldehyde, on first trimester human placental cell turnover and function, *PLoS One* 9:e87328, 2014.

Luke B: Adverse effects of female obesity and interaction with race on reproductive potential, *Fertil Steril* 107:868–877, 2017.

Luke B: Nutrition for multiples, *Clin Obstet Gynecol* 58:585–610, 2015.

Luke B, Eberlein T, Newman R: *When you're expecting twins, triplets, or quads*, ed 4, New York, NY, 2017, Harper.

Lumen A, George NI: Estimation of iodine nutrition and thyroid function status in late-gestation pregnant women in the United States: Development and application of a population-based pregnancy model, *Toxicol Appl Pharmacol* 314:24–38, 2017.

Lumey LH, Stein AD, Kahn HS, et al: Cohort profile: the Dutch Hunger Winter families study, *Int J Epidemiol* 36:1196–1204, 2007.

Ma RCW, Schmidt MI, Tam WH, et al: Clinical management of pregnancy in the obese mother: before conception, during pregnancy, and postpartum, *Lancet Diabetes Endocrinol* 4:1037–1049, 2016.

Mackie FL, Cooper NS, Whitticase LJ, et al: Vitamin A and micronutrient deficiencies post-bariatric surgery: aetiology, complications and management in a complex multiparous pregnancy, *Eur J Clin Nutr* 72:1176–1179, 2018.

Madigan S, Wade M, Plamondon A, et al: Maternal Adverse Childhood Experience and Infant Health: Biomedical and Psychosocial Risks as Intermediary Mechanisms, *J Pediatr* 187:282–289.e1, 2017.

Magnuson BA, Roberts A, Nestmann ER: Critical review of the current literature on the safety of sucralose, *Food Chem Toxicol* 106:324–355, 2017.

Maldonado M, Alhousseini A, Awadalla M, et al: Intrahepatic cholestasis of pregnancy leading to severe vitamin K deficiency and coagulopathy, *Case Rep Obstet Gynecol* 2017:5646247, 2017.

Manuck TA: Racial and ethnic differences in preterm birth: a complex, multifactorial problem, *Semin Perinatol* 41:511–518. 2017.

Marques AH, O'Connor TG, Roth C, et al: The influence of maternal prenatal and early childhood nutrition and maternal prenatal stress on offspring immune system development and neurodevelopmental disorders, *Front Neurosci* 7:120, 2013.

Marx W, Ried K, McCarthy AL, et al: Ginger-Mechanism of action in chemotherapy-induced nausea and vomiting: A review, *Crit Rev Food Sci Nutr* 57:141–146, 2017.

Matok I, Clark S, Caritis S, et al: Studying the antiemetic effect of vitamin B6 for morning sickness: pyridoxine and pyridoxal are prodrugs, *J Clin Pharmacol* 54:1429–1433, 2014.

Matusiak K, Barrett HL, Callaway LK, et al: Periconception weight loss: common sense for mothers, but what about for babies? *J Obes* 2014:204295, 2014.

Mawson AR, Xueyuan W: Breastfeeding, retinoids, and postpartum depression: a new theory, *J Affective Disord* 150:1129–1135, 2013.

McCabe D, Lisy K, Lockwood C, et al: The impact of essential fatty acid, B vitamins, vitamin C, magnesium and zinc supplementation on stress levels in women: a systematic review, *JBI Database System Rev Implement Rep* 15:402–453, 2017.

McDade TW, Metzger MW, Chyu L, et al: Long-term effects of birth weight and breastfeeding duration on inflammation in early adulthood, *Proc Biol Sci* 281:20133116, 2014.

McDonald SM, Liu J, Wilcox S, et al: Does dose matter in reducing gestational weight gain in exercise interventions? A systematic review of literature, *J Sci Med Sport* 19:323–335. 2016.

McDonnell SL, Baggerly KA, Baggerly CA, et al: Maternal 25(OH)D concentrations ≥40 ng/mL associated with 60% lower preterm birth risk among general obstetrical patients at an urban medical center, *PLoS One* 12:e0180483, 2017.

McGuire J, Kaplan J, Lapolla J, et al: The 2014 FDA assessment of commercial fish: practical considerations for improved dietary guidance, *Nutr J* 15:66, 2016.

McLaren DS, Kraemer K: Food sources, *World Rev Nutr Diet* 103:20–26, 2012.

Mechanick JI, Youdim A, Jones DB, et al: Clinical practice guidelines for the perioperative nutritional, metabolic, and nonsurgical support of the bariatric surgery patient—2013 update: cosponsored by American Association of Clinical Endocrinologists, the Obesity Society, and American Society for Metabolic and Bariatric Surgery, *Endocr Pract* 19:337–372, 2013.

Ménézo Y, Guérin P, Elder K: The oviduct: a neglected organ due for reassessment in IVF, *Reprod Biomed Online* 30:233–240, 2015.

Mennella JA: Ontogeny of taste preferences: basic biology and implications for health, *Am J Clin Nutr* 99:704S–711S, 2014.

Merhi ZO, Keltz J, Zapantis A, et al: Male adiposity impairs clinical pregnancy rate by in vitro fertilization without affecting day 3 embryo quality, *Obesity* 21:1608–1612, 2013.

Middleton P, Gomersall JC, Gould JF, et al: Omega-3 fatty acid addition during pregnancy. *Cochrane Database Syst Rev* 11:CD003402, 2018. doi:10.1002/14651858.CD003402.pub3.

Milagro FI, Mansego ML, De Miguel C, et al: Dietary factors, epigenetic modifications and obesity outcomes: progresses and perspectives, *Mol Aspects Med* 34:782–812, 2013.

Miller NC, Georgieff MK: Maternal nutrition and child neurodevelopment: actions across generations, *J Pediatr* 187:10–13, 2017.

Millward DJ: Identifying recommended dietary allowances for protein and amino acids: a critique of the 2007 WHO/FAO/UNU report, *Br J Nutr* 108(Suppl 2):S3–S21, 2012.

Milman N, Paszkowski T, Cetin I, et al: Supplementation during pregnancy: beliefs and science, *Gynecol Endocrinol* 32:509–516, 2016.

Mogensen KM, Erick ME. Pregnancy and Lactation. In Mueller CM, Lord LM, Marian M, et al, editors: *The ASPEN adult nutrition support core curriculum*, ed 3, Silver Spring, MD, 2017, American Society for Parenteral and Enteral Nutrition, pp 397–417.

Monash University: *International evidence-based guideline for the assessment and management of polycystic ovary syndrome* 2018, Mebourne Australia, 2018. Available at: https://www.monash.edu/__data/assets/pdf_file/0004/1412644/PCOS_Evidence-Based-Guidelines_20181009.pdf.

Monk C, Georgieff MK, Osterholm EA: Research review: maternal prenatal distress and poor nutrition—mutually influencing risk factors affecting infant neurocognitive development, *J Child Psychol Psychiatry* 54:115–130, 2013.

Mor G, Cardenas I, Abrahams V, et al: Inflammation and pregnancy: the role of the immune system at the implantation site, *Ann N Y Acad Sci* 1221:80–87, 2011.

Mora-Esteves C, Shin D: Nutrient supplementation: improving male fertility fourfold, *Semin Reprod Med* 31:293–300, 2013.

Moser G, Windsperger K, Pollheimer J, et al: Human trophoblast invasion: new and unexpected routes and functions, *Histochem Cell Biol* 150(4):361–370, 2018. doi:10.1007/s00418-018-1699-0.

Moussa HN, Hosseini Nasab S, Haidar ZA, et al: Folic acid supplementation: what is new? Fetal, obstetric, long-term benefits and risks, *Future Sci OA* 2:FS0116, 2016.

Murray-Kolb LE: Iron status and neuropsychological consequences in women of reproductive age: what do we know and where are we headed? *J Nutr* 141:747S–755S, 2011.

Myatt L, Thornburg KL: Effects of prenatal nutrition and the role of the placenta in health and disease, *Methods Mol Biol* 1735:19–46, 2018.

Myers JE: What are the metaboloc precursors which increase the risk of pre-eclampsia and how could these be investigated further, *Placenta* 60:110–114, 2017.

Nascimento SL, Pudwell J, Surita FG, et al: The effect of physical exercise strategies on weight loss in postpartum women: a systematic review and meta-analysis, *Int J Obes (Lond)* 38:626–635, 2014.

National Academies of Sciences, Engineering, and Medicine: *Harmonization of approaches to nutrient reference values: applications to young children and women of reproductive age*, Washington, DC, 2018, The National Academies Press. https://doi.org/10.17226/25148.

National Institutes of Health consensus development conference statement: diagnosing gestational diabetes mellitus, March 4-6, 2013, *Obstet Gynecol* 122:358–369, 2013.

Nelson SM, Matthews P, Poston L: Maternal metabolism and obesity: modifiable determinants of pregnancy outcome, *Human Reprod Update* 16:255–275, 2010.

Nishiyama S, Mikeda T, Okada T, et al: Transient hypothyroidism or persistent hyperthyrotropinemia in neonates born to mothers with excessive iodine intake, *Thyroid* 14:1077–1083, 2004.

Nourbakhsh M, Miller A, Gofton J, et al: Cannabinoid hyperemesis syndrome: reports of fatal cases, *J Forensic Sci* 64(1):270–274, 2018. doi:10.1111/1556-4029.13819.

Noventa M, Quaranta M, Vitagliano A, et al: May underdiagnosed nutrition imbalances be responsible for a portion of so-called unexplained infertility? From diagnosis to potential treatment options, *Reprod Sci* 23:812–822, 2016.

Nugent BM, Bale TL: The omniscient placenta: metabolic and epigenetic regulation of fetal programming, *Front Neuroendocrinol* 39:28–37, 2015.

Obeid R, Holzgreve W, Pietrzik K: Is 5-methyltetrahydrofolate an alternative to folic acid for the prevention of neural tube defects? *J Perinat Med* 41:469–483, 2013.

O'Brien KO, Ru Y: Iron status of North American pregnant women: an update on longitudinal data and gaps in knowledge from the United States and Canada, *Am J Clin Nutr* 106:1647S–1654S, 2017.

O'Donnell A, McParlin C, Robson SC, et al: Treatments for hyperemesis gravidarum and nausea and vomiting in pregnancy: a systematic review and economic assessment, *Health Technol Assess* 20:1–268, 2016.

Office of Dietary Supplements, National Institute of Health: *Dietary Supplement Fact Sheet: Iron*, 2018. Available at: https://ods.od.nih.gov/factsheets/Iron-HealthProfessional/.

Oken E, Guthrie LB, Bloomingdale A, et al: A pilot randomized controlled trial to promote healthful fish consumption during pregnancy: the food for thought study, *Nutr J* 12:33, 2013.

Olausson H, Goldberg GR, Laskey MA, et al: Calcium economy in human pregnancy and lactation, *Nutr Res Rev* 25:40–67, 2012.

Olson T, Holtslander L, Bowen A: Mother's milk, mother's tears, breastfeeding with postpartum depression, *Clin Lact* 5:9, 2014.

Orzylowska EM, Jacobson JD, Bareh GM, et al: Food intake diet and sperm characteristics in a blue zone: a Loma Linda Study, *Eur J Obstet Gynecol Reprod Biol* 203:112–115, 2016.

Otten JJ, Hellwig JP, Meyers JD: *Dietary reference intakes: the essential guide to nutrient requirements*, Washington, DC, 2006, Institute of Medicine of the National Academies, National Academies Press.

Owen CM, Goldstein EH, Clayton JA, et al: Racial and ethnic health disparities in reproductive medicine: an evidence-based overview, *Semin Reprod Med* 31:317–324, 2013.

Oz IIS: Fetomaternal and pediatric toxoplasmosis, *J Pediatr Infect Dis* 12:202–208, 2017.

Parent B, Martopullo I, Weiss NS, et al: Bariatric surgery in women of childbearing age, timing between an operation and birth, and associated perinatal complications, *JAMA Surg* 152:128–135, 2017.

Parrott J, Frank L, Rabena R, et al: American society for metabolic and bariatric surgery integrated health nutritional guidelines for the surgical weight loss patient 2016 update: micronutrients, *Surg Obes Relat Dis* 13:727–741, 2017.

Patel A, Lee SY, Stagnaro-Green A, et al: Iodine content of the best-selling United States adult and prenatal multivitamin preparations, *Thyroid* 29(1):124–127, 2018. doi:10.1089/thy.2018.0386.

Paul L, Selhub J: Interaction between excess folate and low vitamin B12 status, *Mol Aspects Med* 53:43–47, 2017.

Pearce EN: Iodine nutrition: recent research and unanswered questions, *Eur J Clin Nutr* 72:1226–1228, 2018.

Pearce EN, Andersson M, Zimmermann MB: Global iodine nutrition: where do we stand in 2013? *Thyroid* 23:523–528, 2013.

Pelizzo G, Calcaterra V, Fusillo M, et al: Malnutrition in pregnancy following bariatric surgery: three clinical cases of fetal neural defects, *Nutr J* 13:59, 2014.

Pelzer E, Gomez-Arango LF, Barrett HL, et al: Review: maternal health and the placental microbiome, *Placenta* 54:30–37, 2017.

Pentieva K, Selhub J, Paul L, et al: Evidence from a randomized trial that exposure to supplemental folic acid at recommended levels during pregnancy does not lead to increased unmetabolized folic acid concentrations in maternal or cord blood, *J Nutr* 146:494–500, 2016.

Pludowski P, Holick MF, Pilz S, et al: Vitamin D effects on musculoskeletal health, immunity, autoimmunity, cardiovascular disease, cancer, fertility, pregnancy, dementia and mortality—a review of recent evidence, *Autoimmun Rev* 12:976–989, 2013.

Plumptre L, Masih SP, Ly A, et al: High concentrations of folate and unmetabolized folic acid in a cohort of pregnant Canadian women and umbilical cord blood, *Am J Clin Nutr* 102:848–857, 2015.

Pocobelli G, Yu O, Fuller S, et al: One-step approach to identifying gestational diabetes mellitus: association with perinatal outcomes, *Obstet Gynecol* 132(4):859–867, 2018. doi:10.1097/AOG.0000000000002780.

Pope E, Koren G, Bozzo P: Sugar substitutes during pregnancy, *Can Fam Physician* 60:1003–1005, 2014.

Practice Committee of the American Society for Reproductive Medicine in collaboration with the Society for Reproductive Endocrinology and Infertility: Optimizing natural fertility: a committee opinion, *Fertil Steril* 107:52–58, 2017.

Prentice AM, Mendoza YA, Pereira D, et al: Dietary strategies for improving iron status: balancing safety and efficacy, *Nutr Rev* 75:49–60, 2017.

Preston JD, Reynolds LJ, Pearson KJ: Developmental origins of health span and life span: a mini-review, *Gerontology* 64:237–245, 2018.

Prince AL, Chu DM, Seferovic MD, et al: The perinatal microbiome and pregnancy: moving beyond the vaginal microbiome, *Cold Spring Harb Perspect Med* 5:a023051, 2015. doi:10.1101/cshperspect.a023051.

Procter SB, Campbell CG: Position of the Academy of Nutrition and Dietetics: nutrition and lifestyle for a healthy pregnancy outcome, *J Acad Nutr Diet* 114:1099–1103, 2014.

Rackers HS, Thomas S, Williamson K, et al: Emerging literature in the microbiota-brain axis and perinatal mood and anxiety disorders, *Psychoneuroendocrinology* 95:86–96, 2018.

Rai D, Bird JK, McBurney MI, et al: Nutritional status as assessed by nutrient intakes and biomarkers among women of childbearing age—is the burden of nutrient inadequacies growing in America? *Public Health Nutr* 18:1658–1669, 2015.

Rao R, Georgieff MK: The nutritionally deprived fetus and newborn infant. Chapter 19, pages 277–286, in Acquired Brain Injury in the Fetus and Newborn, Shevell M, Miller S, editors: Mac Keith Press, London, 2012.

Rasmussen KM, Abrams B, Bodnar LM, et al: Recommendations for weight gain during pregnancy in the context of the obesity epidemic, *Obstet Gynecol* 116:1191–1195, 2010.

Rasmussen KM, Yaktine AL: *Weight gain during pregnancy: reexamining the recommendations*, Washington, DC, 2009, Institute of Medicine, National Research Council.

Renz H, Allen KJ, Sicherer SH, et al: Food allergy, *Nat Rev Dis Primers* 4:17098, 2018. doi:10.1038/nrdp.2017.98.

Richard K, Holland O, Landers K, et al: Review: effects of maternal micronutrient supplementation on placental function, *Placenta* 54:38–44, 2017.

Rivera JO, González-Stuart A, Ortiz M, et al: Guide for herbal product use by Mexican Americans in the largest Texas-Mexico border community, *Tex Med* 102:46–56, 2006.

Roberts JM, Bell MJ: If we know so much about preeclampsia, why haven't we cured the disease? *J Reprod Immunol* 99:1–9, 2013.

Rodríguez-González GL, Castro-Rodríguez DC, Zambrano E: Pregnancy and lactation: a window of opportunity to improve individual health, *Methods Mol Biol* 1735:115–144, 2018.

Roleda MY, Skjermo J, Marfaing H, et al: Iodine content in bulk biomass of wild-harvested and cultivated edible seaweeds: Inherent variations determine species-specific daily allowable consumption, *Food Chem* 254:333–339, 2018.

Roseboom TJ, Painter RC, van Abeelen AF, et al: Hungry in the womb: what are the consequences? Lessons from the Dutch famine, *Maturitas* 70:141–145, 2011.

Roth DE: Vitamin D supplementation during pregnancy: safety considerations in the design and interpretation of clinical trials, *J Perinatol* 31:449–459, 2011.

Roth DE, Leung M, Mesfin E, et al: Vitamin D supplementation during pregnancy: state of the evidence from a systematic review of randomised trials, *BMJ* 359:j5237, 2017.

Rulis AM, Levitt JA: FDA's food ingredient approval process: safety assurance based on scientific assessment, *Regul Toxicol Pharmacol* 53:20–31, 2009.

Saldanha LG, Dwyer JT, Andrews KW, et al: Is nutrient content and other label information for prescription prenatal supplements different from nonprescription products? *J Acad Nutr Diet* 117:1429–1436, 2017.

Saltzman E, Karl JP: Nutrient deficiencies after gastric bypass surgery, *Annu Rev Nutr* 33:183–203, 2013.

Sámano R, Martínez-Rojano H, Godínez Martínez E, et al: Effects of breastfeeding on weight loss and recovery of pregestational weight in adolescent and adult mothers, *Food Nutr Bull* 34:123–130, 2013.

Sarman I: Review shows that early foetal alcohol exposure may cause adverse effects even when the mother consumes low levels, *Acta Paediatr* 107:938–941, 2018.

Sathyanarayana S, Alcedo G, Saelens BE, et al: Unexpected results in a randomized dietary trial to reduce phthalate and bisphenol a exposures, *J Expo Sci Environ Epidemiol* 23:378–384, 2013.

Sawo Y, Jarjou LM, Goldberg GR, et al: Bone mineral changes after lactation in Gambian women accustomed to a low calcium intake, *Euro J Clin Nutr* 67:1142–1146, 2013.

Sazawal S, Black RE, Dhingra P, et al: Zinc supplementation does not affect the breast milk zinc concentration of lactation women belonging to low socioeconomic population, *J Hum Nutr Food Sci* 1:1014, 2013.

Schisterman EF, Mumford SL, Browne RW, et al: Lipid concentrations and couple fecundity: the LIFE study, *J Clin Endocrinol Metab* 99:2786–2794, 2014.

Schmidt RJ, Kogan V, Shelton JF, et al: Combined prenatal pesticide exposure and folic acid intake in relation to autism spectrum disorder, *Environ Health Perspect* 125:097007, 2017.

Schofield K: The metal neurotoxins: an important role in current human neural epidemics? *Int J Environ Res Public Health* 14:E1511, 2017.

Scolari Childress KM, Myles T: Baking soda pica associated with rhabdo-myolysis and cardiomyopathy in pregnancy, *Obstet Gynecol* 122:495–497, 2013.

Scott C, Andersen CT, Valdez N, et al: No global consensus: a cross-sectional survey of maternal weight policies, *BMC Pregnancy Childbirth* 14:167, 2014.

Scotter MJ, Thorpe SA, Reynolds SL, et al: Survey of animal livers for vitamin a content, *Food Addit Contam* 9:237–242, 1992.

Selitsky T, Chandra P, Schiavello HJ: Wernicke's encephalopathy with hyperemesis and ketoacidosis, *Obstet Gynecol* 107:486–490, 2006.

Seneviratne SN, McCowan LM, Cutfield WS, et al: Exercise in pregnancies complicated by obesity: achieving benefits and overcoming barriers, *Am J Obstet Gynecol* 212:442–449, 2015.

Shankar P, Ahuja S, Sriram K: Non-nutritive sweeteners: review and update, *Nutrition* 29:1293–1299, 2013.

Shireman TI, Kerling EH, Gajewski BJ, et al: Docosahexaenoic acid supplementation (DHA) and the return on investment for pregnancy outcomes, *Prostaglandins Leukot Essent Fatty Acids* 111:8–10, 2016.

Siega-Riz AM, Gray GL: Gestational weight gain recommendations in the context of the obesity epidemic, *Nutr Rev* 71(Suppl 1):S26–S30, 2013.

Silasi M, Cardenas I, Kwon JY, et al: Viral infections during pregnancy, *Am J Reprod Immunol* 73:199–213, 2015.

Simeoni U, Armengaud JB, Siddeek B, et al: Perinatal origins of adult disease, *Neonatology* 113:393–399, 2018.

Smith MV, Gotman N, Yonkers KA: Early childhood adversity and pregnancy outcomes, *Matern Child Health J* 20:790–798, 2016.

Sohn K, Underwood MA: Prenatal and postnatal administration of prebiotics and probiotics, *Semin Fetal Neonatal Med* 22:284–289, 2017.

Spiller HA: Rethinking mercury: the role of selenium in the pathophysiology of mercury toxicity, *Clin Toxicol (Phila)* 56:313–326, 2018.

Stagnaro-Green A, Pearce E: Thyroid disorders in pregnancy, *Nat Rev Endocrinol* 8:650–658, 2012.

Stang J, Huffman LG: Position of the Academy of Nutrition and Dietetics: obesity, reproduction, and pregnancy outcomes, *J Acad Nutr Diet* 16:677–691, 2016.

Stephenson J, Heslehurst N, Hall J, et al: Before the beginning: nutrition and lifestyle in the preconception period and its importance for future health, *Lancet* 391:1830–1841, 2018.

Stone J, Kohari KS: Higher-order multiples, *Clin Obstet Gynecol* 58:668–675, 2015.

Størdal K, Mårild K, Tapia G, et al: Fetal and maternal genetic variants influencing neonatal vitamin D status, *J Clin Endocrinol Metab* 102:4072–4079, 2017.

Szymanski LM, Satin AJ: Strenuous exercise during pregnancy: is there a limit? *Am J Obstet Gynecol* 207:179.e1-e6, 2012.

Tande DL, Ralph JL, Johnson LK, et al: First trimester dietary intake, biochemical measures, and subsequent gestational hypertension among nulliparous women, *J Midwifery Womens Health* 58:423–430, 2013.

Teas J, Pino S, Critchley A, et al: Variability of iodine content in common commercially available edible seaweeds, *Thyroid* 14:836–841, 2004.

Temel S, van Voorst SF, Jack BW, et al: Evidence-based preconceptional lifestyle interventions, *Epidemiol Rev* 36:19–30, 2014.

Temple JL, Bernard C, Lipshultz SE, et al: The safety of ingested caffeine: a comprehensive review, *Front Psychiatry* 8:80, 2017.

Thaxter Nesbeth KA, Samuels LA, Nicholson Daley C, et al: Ptyalism in pregnancy - a review of epidemiology and practices, *Eur J Obstet Gynecol Reprod Biol* 198:47–49, 2016.

Torgerson PR, Mastroiacovo P: The global burden of congenital toxoplasmosis: a systematic review, *Bull World Health Organ* 91:501–508, 2013.

Trabace L, Tucci P, Ciuffreda L, et al: "Natural" relief of pregnancy-related symptoms and neonatal outcomes: above all do no harm, *J Ethnopharmacol* 174:396–402, 2015.

Trezevant MS, Winton JC, Holmes AK: Hypercalcemia-induced pancreatitis in pregnancy following calcium carbonate ingestion, *J Pharm Pract* 32(2):225–227, 2017. doi:10.1177/0897190017745410.

Trogstad L, Magnus P, Stoltenberg C: Pre-eclampsia: risk factors and causal models, *Best Pract Res Clin Obstet Gynaecol* 25:329–342, 2011.

Ulbricht C, Isaac R, Milkin T, et al: An evidence-based systematic review of stevia by the natural standard research collaboration, *Cardiovasc Hematol Agents Med Chem* 8:113–127, 2010.

United States Department of Health and Human Services: *Recommendations for the use of antiretroviral drugs in pregnant women with HIV infection and interventions to reduce perinatal HIV transmission in the United States*, 2018a. Available at: https://aidsinfo.nih.gov/guidelines/html/3/perinatal/513/counseling-and-management-of-women-living-with-hiv-who-breastfeed.

United States Department of Health and Human Services, Office on Women's Health: *Postpartum depression*, 2018b. Available at: https://www.womenshealth.gov/mental-health/mental-health-conditions/postpartum-depression.

Uriu-Adams JY, Scherr RE, Lanoue L, et al: Influence of copper on early development: prenatal and postnatal considerations, *Biofactors* 36:136–152, 2010.

Usadi RS, Legro RS: Reproductive impact of polycystic ovary syndrome, *Curr Opin Endocrinol Diabetes Obes* 19:505–511, 2012.

Uwaezuoke SN, Eneh CI, Ndu IK: Relationship between exclusive breastfeeding and lower risk of childhood obesity: a narrative review of published evidence, *Clin Med Insights Pediatr* 11:1179556517690196, 2017.

Vaivada T, Gaffey MF, Das JK, et al: Evidence-based interventions for improvement of maternal and child nutrition in low-income settings: what's new? *Curr Opin Clin Nutr Metab Care* 20:204–210, 2017.

Van der Zee B, de Wert G, Steegers EA, et al: Ethical aspects of paternal preconception lifestyle modification, *Am J Obstet Gynecol* 209:11–16, 2013.

Vanhees K, Vonhögen IG, van Schooten FJ, et al: You are what you eat, and so are your children: the impact of micronutrients on the epigenetic programming of offspring, *Cell Mol Life Sci* 71:271–285, 2014.

Vannuccini S, Clifton VL, Fraser IS, et al: Infertility and reproductive disorders: impact of hormonal and inflammatory mechanisms on pregnancy outcome, *Hum Reprod Update* 22:104–115, 2016.

Van Wijngaarden E, Thurston SW, Myers GJ, et al: Prenatal methyl mercury exposure in relation to neurodevelopment and behavior at 19 years of age in the Seychelles Child Development Study, *Neurotoxicol Teratol* 39:19–25, 2013.

Verd S, Nadal-Amat J, Gich I, et al: Salt preference of nursing mothers is associated with earlier cessation of exclusive breastfeeding, *Appetite* 54:233–236, 2010.

Victora CG, Bahl R, Barros AJ, et al: Breastfeeding in the 21st century: epidemiology, mechanisms, and lifelong effect, *Lancet* 387:475–490, 2016.

Vitner D, Harris K, Maxwell C, et al: Obesity in pregnancy: a comparison of four national guidelines, *J Matern Fetal Neonatal Med* 32(15):2580–2590, 2019. doi:10.1080/14767058.2018.1440546.

Vricella LK: Emerging understanding and measurement of plasma volume expansion in pregnancy, *Am J Clin Nutr* 106:1620S–1625S, 2017.

Wadhwa Desai R, Smith MA: Pregnancy-related listeriosis, *Birth Defects Res* 109:324–335, 2017.

Wakimoto P, Akabike A, King JC: Maternal nutrition and pregnancy outcome—a look back, *Nutrition Today* 50:221–2229, 2015.

Walker R, Bennett C, Blumfield M, et al: Attenuating pregnancy weight gain -what works and why: a systematic review and meta-analysis, *Nutrients* 10:E944, 2018. doi:10.3390/nu10070944.

Walter JR, Perng W, Kleinman KP, et al: Associations of trimester-specific gestational weight gain with maternal adiposity and systolic blood pressure at 3 and 7 years postpartum, *Am J Obstet Gynecol* 212:499.e1-e12, 2015.

Wendt A, Gibbs CM, Peters S, et al: Impact of increasing inter-pregnancy interval on maternal and infant health, *Paediatr Perinat Epidemiol* 26:239–258, 2012.

Werner EF, Froehlich RJ: The potential role for myoinositol in the prevention of gestational diabetes mellitus, *Am J Perinatol* 33:1236, 2016.

West D, Marasco L: *The breastfeeding mother's guide to making more milk*, New York, NY, 2009, McGraw Hill.

Wickens K, Barthow C, Mitchell EA, et al: Maternal supplementation alone with Lactobacillus rhamnosus HN001 during pregnancy and breastfeeding does not reduce infant eczema, *Pediatr Allergy Immunol* 29:296–302, 2018.

Wickens KL, Barthow CA, Murphy R, et al: Early pregnancy probiotic supplementation with Lactobacillus rhamnosus HN001 may reduce the prevalence of gestational diabetes mellitus: a randomised controlled trial, *Br J Nutr* 117:804–113, 2017.

World Health Organization: *Guideline: protecting, promoting and supporting breastfeeding in facilities providing maternity and newborn services*, 2017. Available at: http://apps.who.int/iris/handle/10665/259386.

World Health Organization: Guideline: *Updates on HIV and infant feeding: the duration of breastfeeding, and support from health services to improve feeding practices among mothers living with HIV*, 2016a. Available at: https://www.ncbi.nlm.nih.gov/books/NBK379872/.

World Health Organization: *Implementation guidance: protecting, promoting and supporting breastfeeding in facilities providing maternity and newborn services – the revised baby-friendly hospital initiative*, 2018a. Available at: http://www.who.int/nutrition/publications/infantfeeding/bfhi-implementation-2018.pdf.

World Health Organization: *Infant and young child feeding*, 2018b. Available at: http://www.who.int/news-room/fact-sheets/detail/infant-and-young-child-feeding.

World Health Organization: *WHO recommendations on antenatal care for a positive pregnancy experience*, 2016b. Available at: http://www.who.int/reproductivehealth/publications/maternal_perinatal_health/anc-positive-pregnancy-experience/en/.

Worthington P, Balint J, Bechtold M, et al: When is parenteral nutrition appropriate? *JPEN J Parenter Enteral Nutr* 41:324–377, 2017.

Wu G, Imhoff-Kunsch B, Girard AW: Biological mechanisms for nutritional regulation of maternal health and fetal development, *Paediatr Perinat Epidemiol* 26:4–26, 2012a.

Wu Q, Chen HL, Xu XJ: Violence as a risk factor for postpartum depression in mothers: a meta-analysis, *Arch Womens Ment Health* 15:107–114, 2012b.

Xu F, Li Z, Binns C, et al: Does infant feeding method impact on maternal mental health? *Breastfeed Med* 9:215–221, 2014.

Yajnik CS, Deshpande SS, Jackson AA, et al: Vitamin B12 and folate concentrations during pregnancy and insulin resistance in the offspring: the Pune Maternal Nutrition Study, *Diabetologia* 51:29–38, 2008.

Yang CZ, Yaniger SI, Jordan VC, et al: Most plastic products release estrogenic chemicals: a potential health problem that can be solved, *Environ Health Perspect* 119:989–996, 2011.

Younes JA, Lievens E, Hummelen R, et al: Women and their microbes: the unexpected friendship, *Trends Microbiol* 26:16–32, 2018.

Young SL: *Craving earth: understanding pica, the urge to eat clay, starch, ice, and chalk*, New York, NY, 2011, Columbia University Press.

Young SM, Gryder LK, Cross C, et al: Effects of placentophagy on maternal salivary hormones: a pilot trial, part 1, *Women Birth* 31:e245–e257, 2018a.

Young SM, Gryder LK, Cross C, et al: Placentophagy's effects on mood, bonding, and fatigue: a pilot trial, part 2, *Women Birth* 31:e258–e271, 2018b.

Young SM, Gryder LK, David WB, et al: Human placenta processed for encapsulation contains modest concentrations of 14 trace minerals and elements, *Nutr Res* 36:872–878, 2016a.

Young SM, Gryder LK, Zava D, et al: Presence and concentration of 17 hormones in human placenta processed for encapsulation and consumption, *Placenta* 43:86–89, 2016b.

Zeisel SH, Klatt KC, Caudill MA: Choline, *Adv Nutr* 9:58–60, 2018.

Zeisel SH: Nutrition in pregnancy: the argument for including a source of choline, *Int J Womens Health* 5:193–199, 2013.

Zhang GH, Chen ML, Liu SS, et al: Effects of mother's dietary exposure to acesulfame-K in pregnancy or lactation on the adult offspring's sweet preference, *Chem Senses* 36:763–770, 2011.

Zhang S, Regnault TR, Barker PL, et al: Placental adaptations in growth restriction, *Nutrients* 7:360–389, 2015.

Zhou K, West HM, Zhang J, et al: Interventions for leg cramps in pregnancy, *Cochrane Database Syst Rev* (8):CD010655, 2015.

Zhou L, Xiao X: The role of gut microbiota in the effects of maternal obesity during pregnancy on offspring metabolism, *Biosci Rep* 38:BSR20171234, 2018. doi:10.1042/BSR20171234.

Zielińska MA, Wesołowska A, Pawlus B, et al: Health effects of carotenoids during pregnancy and lactation, *Nutrients* 9:E838, 2017. doi:10.3390/nu9080838.

Zielinski R, Searing K, Deibel M: Gastrointestinal distress in pregnancy: prevalence, assessment, and treatment of 5 common minor discomforts, *J Perinat Neonatal Nurs* 29:23–31, 2015.

15

Nutrição no Primeiro Estágio da Infância

Kelly N. McKean, MS, RDN, CSP, CD
Mari O. Mazon, MS, RDN, CD

TERMOS-CHAVE

ácido araquidônico (ARA)
ácido docosaexaenoico (DHA)
alfalactoalbumina
canal de crescimento
carga de solutos renais
cárie na primeira infância (CPI)
caseína
colostro
desmame liderado pelo lactente
ferro reduzido eletroliticamente
hidrolisados de caseína
imunoglobulina A secretora (IgAS)
lactoferrina
oligossacarídeos
preensão em pinça
preensão palmar
proteínas do soro de leite (*whey proteins*)
recuperação do crescimento (crescimento compensatório ou *catch-up growth*)
retardo de crescimento

Durante os primeiros 2 anos de vida, caracterizados por rápidos crescimento e desenvolvimento físico e social, ocorrem muitas mudanças que afetam a alimentação e a ingestão de nutrientes. A adequação da ingestão de nutrientes pelos neonatos e lactentes afeta sua interação com o meio ambiente. Neonatos e lactentes saudáveis e bem nutridos têm energia para responder e aprender com os estímulos em seu ambiente e para interagir com seus pais e cuidadores, de maneira que estimule o vínculo e o apego.

DESENVOLVIMENTO FISIOLÓGICO

A duração da gestação, a massa corporal pré-gestacional da mãe e o ganho de massa corporal da mãe durante a gestação determinam a massa corporal do recém-nascido ao nascer. Após o nascimento, o crescimento de uma criança é influenciado pela genética e pela nutrição. A maioria dos lactentes geneticamente determinados a serem maiores atinge seu **canal de crescimento**, uma curva de massa corporal e comprimento, ou ganho de estatura, ao longo do período de crescimento, entre 3 e 6 meses. No entanto, muitos neonatos nascidos no décimo percentil de comprimento ou abaixo disso podem não atingir seu canal de crescimento geneticamente apropriado até 1 ano, isso é chamado de **crescimento compensatório, recuperação do crescimento** ou *catch-up growth*. Neonatos que são maiores ao nascer e que são geneticamente determinados a serem menores crescem em sua taxa fetal por vários meses e frequentemente não atingem seu canal de crescimento até os 13 meses. Esse fenômeno durante o primeiro ano de vida é chamado de **retardo de crescimento**.

O crescimento na infância é monitorado com a coleta de rotina e monitoramento de dados antropométricos, incluindo massa corporal, comprimento, perímetro cefálico e relação entre massa corporal e comprimento para a idade. Estes são plotados no gráfico de crescimento da Organização Mundial da Saúde (OMS), mostrado no Apêndice 3.

Os gráficos de crescimento da OMS são usados nos primeiros 2 anos de vida e consistem em uma série de curvas de percentis que mostram a distribuição das medidas corporais em neonatos, lactentes e crianças em condições ideais de crescimento. Quando os dados antropométricos são plotados nos gráficos de crescimento, os percentis classificam o neonato, mostrando a qual porcentagem da população de referência ele se igualaria ou ultrapassaria. Por exemplo, uma lactente do sexo feminino de 7 meses que tem massa corporal para a idade no 75º percentil pesa o mesmo ou mais do que 75% da população de referência para meninas de 7 meses e pesa menos do que 25% da mesma população. É importante monitorar as tendências de crescimento ao longo do tempo e não se concentrar em uma medição.

Os neonatos podem perder aproximadamente 7% da massa corporal durante os primeiros dias de vida, mas ela geralmente é recuperada do sétimo ao décimo dia. A perda de massa corporal de mais de 10% no período recente ao nascimento indica a necessidade de avaliações adicionais quanto à adequação da alimentação. O crescimento daí em diante prossegue a uma taxa rápida, mas em desaceleração. Os neonatos geralmente dobram sua massa corporal ao nascer por volta dos 4 a 6 meses e a triplicam ao atingir a idade de 1 ano. A quantidade de massa corporal ganha pelo lactente durante o segundo ano se aproxima daquela ao nascer. Os lactentes aumentam seu comprimento em 50% durante o primeiro ano de vida e o dobram em 4 anos. A gordura corporal total aumenta rapidamente durante os primeiros 9 meses, após os quais a taxa de ganho de gordura diminui gradualmente durante o resto da infância. A água corporal total diminui ao longo da infância de 70% no nascimento para 60% em 1 ano. A diminuição é quase toda na água extracelular, que cai de 42% no nascimento para 32% com 1 ano.

A capacidade estomacal dos neonatos aumenta de 10 a 20 mℓ ao nascimento para 200 mℓ em 1 ano, permitindo que os lactentes consumam mais alimentos em determinado momento e em intervalos menos frequentes, à medida que ficam mais velhos. Durante as primeiras semanas de vida, a acidez gástrica diminui e nos primeiros meses permanece mais baixa do que em crianças maiores e adultos.

Partes deste capítulo foram escritas por Cristine M. Trahms, MS, RDN, CD, FADA.

A taxa de esvaziamento é relativamente lenta, dependendo do tamanho e da composição da refeição. Como o peristaltismo e a função esfincteriana ao longo do sistema digestório continuam a amadurecer durante a infância, os neonatos costumam apresentar regurgitação (Singendonk et al., 2014). A redução do volume a cada mamada ou manter o neonato em pé imediatamente após a mamada pode ajudar a reduzir o risco de regurgitação.

A absorção de gordura varia no lactente. A gordura do leite materno é bem absorvida, mas a gordura de manteiga é mal absorvida, com excreções fecais de 20 a 48%. As combinações de gorduras nas fórmulas infantis preparadas comercialmente são bem absorvidas. As lipases lingual e gástrica do lactente hidrolisam ácidos graxos de cadeias curta e média no estômago. A lipase gástrica também hidrolisa os ácidos graxos de cadeia longa e é importante para iniciar a digestão dos triglicerídeos no estômago. A maioria dos triglicerídeos de cadeia longa passa sem hidrólise para o intestino delgado, onde são decompostos pela lipase pancreática. A lipase estimulada pelos sais biliares presente no leite materno é estimulada pelos sais biliares do lactente e hidrolisa os triglicerídeos no intestino delgado em ácidos graxos livres e glicerol. Os sais biliares – que são emulsificantes eficazes quando combinados com monoglicerídeos, ácidos graxos e lecitina – auxiliam na digestão intestinal da gordura.

As atividades das enzimas responsáveis pela digestão dos dissacarídeos – maltase, isomaltase e sacarase – atingem as concentrações de adulto por volta de 28 a 32 semanas de gestação. A atividade da lactase (responsável por digerir o dissacarídeo do leite) atinge as concentrações de adulto ao nascer. A amilase pancreática, que digere o amido, continua baixa durante os primeiros 6 meses após o nascimento. Se o lactente consumir amido antes desse período, o aumento da atividade da amilase salivar e a digestão no cólon geralmente compensam.

O neonato tem rins que funcionam, mas fisiologicamente imaturos, que aumentam de tamanho e capacidade de concentração nas primeiras semanas de vida. Os rins dobram de massa corporal por volta dos 6 meses e triplicam por volta de 1 ano. Estima-se que o último túbulo renal se forme entre o oitavo mês fetal e o fim do primeiro mês pós-natal. O tufo glomerular é coberto por uma camada muito mais espessa de células ao longo da vida neonatal do que em qualquer época posterior, o que pode explicar por que a taxa de filtração glomerular é menor durante os primeiros 9 meses de vida do que na infância e na idade adulta. No período neonatal, a capacidade de formar ácido, urina e solutos concentrados costuma ser limitada. A capacidade de concentração renal ao nascimento pode ser limitada a apenas 700 mOsm/ℓ em alguns neonatos. Outros têm a capacidade de concentração de adultos (1.200 a 1.400 mOsm/ℓ). Por volta das 6 semanas, a maioria dos neonatos consegue concentrar a urina nos níveis dos adultos. A função renal em um recém-nascido normal raramente é uma preocupação; entretanto, podem surgir dificuldades em neonatos com diarreia ou naqueles que recebem fórmula muito concentrada.

REQUERIMENTOS NUTRICIONAIS

As necessidades de nutrientes dos neonatos e lactentes refletem as taxas de crescimento, a energia gasta em atividades, as necessidades metabólicas basais e a interação dos nutrientes consumidos. Estudos de equilíbrio definiram níveis mínimos aceitáveis de ingestão de alguns nutrientes, mas, para a maioria dos nutrientes, a ingestão sugerida foi extrapolada a partir da ingestão de neonatos e lactentes normais, com bom desenvolvimento e que consomem leite materno. As ingestões dietéticas de referência (IDR) para neonatos e lactentes estão elencadas no fim deste livro.

Energia

Neonatos a termo que são amamentados até a saciedade ou que são alimentados com uma fórmula infantil padrão geralmente ajustam sua ingestão para atender às suas necessidades energéticas quando os cuidadores são sensíveis aos sinais de fome e saciedade do neonato. Um método eficaz para determinar a adequação da ingestão de energia de um lactente é monitorar cuidadosamente os ganhos de massa corporal, comprimento, perímetro cefálico e massa corporal por comprimento para a idade e traçar esses dados nos gráficos de crescimento da OMS mostrados no Apêndice 3. Durante o primeiro ano pode ocorrer um período de recuperação do crescimento (*catch-up growth*) ou de retardo de crescimento.

Se os lactentes começarem a vivenciar diminuição na taxa de ganho de massa corporal, não ganharem ou perderem massa, sua ingestão energética e nutricional deverá ser monitorada cuidadosamente. Se a taxa de crescimento em comprimento diminuir ou cessar, uma possível desnutrição, uma doença não detectada ou ambas deverão ser investigadas minuciosamente. Se o ganho de massa corporal prosseguir a uma taxa muito mais rápida do que o crescimento em comprimento, a concentração de energia da fórmula, a quantidade de fórmula consumida e a quantidade e o tipo de alimentos semissólidos e sólidos oferecidos deverão ser avaliados. O nível de atividade do lactente também deve ser avaliado. Lactentes que estão na extremidade mais alta dos gráficos de crescimento para massa corporal por comprimento ou que crescem rapidamente na infância tendem a ter maior risco de obesidade posteriormente durante a vida (Druet et al., 2012).

As equações para calcular a necessidade estimada de energia (NEE) para neonatos e lactentes de 0 a 12 meses estão na Tabela 15.1. A necessidade estimada de energia inclui o gasto energético total mais a energia necessária para o crescimento de neonatos e lactentes saudáveis com crescimento normal (ver Capítulo 2).

Proteína

A proteína é necessária para a reposição de tecido, deposição de massa corporal magra e crescimento. Os requerimentos de proteína durante o rápido crescimento do primeiro estágio da infância (primeira infância) são maiores por quilograma de massa corporal do que para crianças mais velhas ou adultos (Tabela 15.2). As recomendações para ingestão de proteínas baseiam-se na composição do leite materno e presume-se que a eficiência do uso do leite materno seja de 100%.

Os neonatos e lactentes requerem uma porcentagem maior do total de aminoácidos como aminoácidos essenciais do que os adultos. A histidina parece ser um aminoácido essencial para lactentes,

Tabela 15.1 Equações para calcular a necessidade estimada de energia (NEE) para neonatos e lactentes.

Idade	Cálculo
0 a 3 meses	(89 × Massa corporal do neonato ou lactente [kg] – 100) + 175
4 a 6 meses	(89 × Massa corporal do lactente [kg] – 100) + 56
7 a 12 meses	(89 × Massa corporal do lactente [kg] – 100) + 22

De Institute of Medicine: *Dietary reference intakes for energy, carbohydrate, fiber, fat, fatty acids, cholesterol, protein, and amino acids*, Washington, DC, 2002/2005, The National Academies Press.

Tabela 15.2 Ingestão dietética de referência (IDR) de proteínas para neonatos e lactentes.

Idade	Gramas/dia	Gramas/quilograma/dia
0 a 6 meses	9,1	1,57
6 a 12 meses	11	1,2

De Institute of Medicine: *Dietary reference intakes for energy, carbohydrate, fiber, fat, fatty acids, cholesterol, protein, and amino acids*, Washington, DC, 2002/2005, The National Academies Press.

mas não para adultos, e tirosina, cistina e taurina podem ser essenciais para recém-nascidos prematuros (Pencharz e Ball, 2006; ver Capítulo 41).

O leite materno ou a fórmula infantil fornecem a maior parte das proteínas durante o primeiro ano de vida. A quantidade de proteínas no leite materno é adequada para os primeiros 6 meses de vida, embora a quantidade de proteínas seja consideravelmente menor do que na fórmula infantil. A partir dos 6 meses, a dieta deve ser suplementada com fontes adicionais de proteína de alta qualidade, como iogurte, purê de carnes, purê de leguminosas, gema de ovo amassada, purê de peixe com baixo teor de mercúrio (i. e., salmão, pedaço de atum *light*, polaca, bacalhau e perca) ou cereal misturado com fórmula ou leite materno. Uma lista completa de frutos do mar com baixo teor de mercúrio pode ser encontrada no *website* da Food and Drug Administration (FDA), em *Eating fish: What pregnant women and parents need to know* ("Comendo peixes: o que mulheres gestantes e pais precisam saber").

Os lactentes podem não receber proteína adequada se sua fórmula for excessivamente diluída por um período prolongado ou se eles tiverem múltiplas alergias alimentares e forem colocados em uma dieta restrita sem supervisão médica ou nutricional adequada (ver Capítulo 25).

Lipídeos

Os lipídeos fornecem uma grande proporção da ingestão de energia dos neonatos e lactentes para atender às demandas de energia para o crescimento rápido. A ingestão adequada atual é de 31 g de gordura por dia, do nascimento aos 6 meses, e 30 g de gordura por dia, para lactentes de 7 a 12 meses. Isso se baseia na ingestão média de gordura derivada do aleitamento materno para neonatos e lactentes desde o nascimento até os 6 meses e na ingestão média de gordura derivada do aleitamento materno e alimentos complementares para lactentes de 7 a 12 meses. A ingestão de gordura significativamente menor (p. ex., com leite desnatado) pode resultar em ingestão energética total inadequada. Um lactente pode tentar corrigir o déficit energético aumentando o volume de leite ingerido, mas geralmente não consegue compensar tudo dessa forma.

O leite materno contém os ácidos graxos essenciais, ácido linoleico e ácido alfalinolênico, bem como os derivados de cadeia mais longa **ácido araquidônico (ARA)** (C20:4ω-6) e **ácido docosaexaenoico (DHA)** (C22:6ω-3). Embora o conteúdo de ARA do leite materno seja, na maior parte, consistente e não afetado pela dieta da mãe, o conteúdo de DHA reflete a ingestão materna e é encontrado em uma ampla gama de concentrações no leite (Carlson e Colombo, 2016). Ver Boxe *Em foco: Ácidos graxos ômega-3 na gestação e na lactação*, no Capítulo 14. As fórmulas infantis são suplementadas com ácido linoleico e ácido alfalinolênico, dos quais derivam o ARA e o DHA. Exceto por alguns produtos especializados, as fórmulas padrão para neonatos a termo nos EUA também são suplementadas com ARA e DHA, embora não haja requerimentos regulamentares para sua inclusão.

O ácido linoleico é essencial para o crescimento e a integridade dérmica. A ingestão adequada para lactentes foi estabelecida com base na ingestão média de ácido linoleico do leite materno, ou 4,4 g por dia para neonatos e lactentes menores de 6 meses, e com base na ingestão média de leite materno e alimentos complementares, ou 4,6 g por dia para lactentes de 7 meses a 1 ano. O teor de ácido linoleico do leite materno varia de acordo com a dieta da mãe; sua contribuição energética pode variar de aproximadamente 6 a 10% do conteúdo energético do leite materno. A *Infant Formula Act* (Lei da Fórmula Infantil) de 1980 exige que pelo menos 2,7% da energia total da fórmula infantil provenha de ácido linoleico. Óleos de semente de cártamo, milho e soja são boas fontes de ácido linoleico. A recomendação atual para o ácido alfalinolênico é de 0,5 g por dia durante o primeiro ano de vida. Isso se baseia na ingestão média de leite materno para neonatos e lactentes de 0 a 6 meses e na ingestão média de leite materno e alimentos complementares para lactentes de 7 a 12 meses. Semente de linhaça, semente de chia, óleo de canola e óleo de soja são boas fontes de ácido alfalinolênico.

A concentração de DHA no leite materno varia, dependendo da quantidade desse ácido na dieta da mãe. DHA e ARA são os principais ácidos graxos poli-insaturados de cadeia longa (AGPICL) ômega-3 e ômega-6 dos tecidos neurais e DHA é o principal ácido graxo das membranas fotorreceptoras da retina. Estudos que analisam os resultados visuais, de neurodesenvolvimento ou de crescimento em neonatos a termo alimentados com fórmula em fórmulas suplementadas com DHA ou AA mostraram resultados mistos (Jasani et al., 2017). Estudos estão descobrindo que a proporção de DHA para ARA adicionado à fórmula pode ser crítica (Carlson e Colombo, 2016). A American Academy of Pediatrics (AAP) não assumiu uma posição oficial sobre a adição de AGPICL à fórmula infantil.

Carboidratos

Os carboidratos devem fornecer 30 a 60% da ingestão energética durante o primeiro estágio da infância. Aproximadamente 40% da energia do leite materno e 40 a 50% da energia das fórmulas infantis derivam da lactose ou de outros carboidratos. Embora raros, alguns neonatos e lactentes não toleram a lactose e requerem uma fórmula modificada em sua dieta (ver Capítulos 27 e 42).

A ingestão adequada para o período do nascimento até os 6 meses é de 60 g por dia, o que se baseia na ingestão média de carboidratos do leite materno, e a ingestão adequada dos 7 aos 12 meses é de 95 g por dia, com base na ingestão média de carboidratos do leite materno e alimentos complementares. Grãos (cereais, macarrão, arroz), vegetais ricos em amido (ervilhas, milho, batata) e açúcar de frutas fornecem fontes naturais de carboidratos.

O botulismo na infância é causado pela ingestão de esporos de *Clostridium botulinum*, que germinam e produzem toxinas no lúmen intestinal. O botulismo infantil tem sido associado à ingestão de mel contendo esporos bacterianos. Também foi relatado que xaropes de milho claros e escuros contêm os esporos, embora casos de botulismo infantil não tenham sido associados ao xarope de milho. Os esporos são extremamente resistentes ao tratamento térmico e não são destruídos pelos métodos atuais de processamento. Portanto, mel e xarope de milho não devem ser oferecidos a neonatos e lactentes com menos de 1 ano porque eles ainda não desenvolveram a imunidade necessária para resistir ao desenvolvimento de esporos de botulismo.

Água

A necessidade de água para neonatos e lactentes é determinada pela quantidade perdida pela pele, pelos pulmões, nas fezes e na urina, além de uma pequena quantidade necessária para o crescimento. A ingestão total de água recomendada para lactentes com base nas ingestões dietéticas de referência é de 0,7 ℓ/dia para neonatos e lactentes de até 6 meses e 0,8 ℓ/dia para lactentes de 6 a 12 meses. Observe que o total de água inclui toda a água contida nos alimentos, bebidas e água potável. As recomendações de líquidos por quilograma de massa corporal estão na Tabela 15.3.

Como a capacidade de concentração renal de neonatos e lactentes pode ser menor do que a de crianças mais velhas e adultos, eles podem ser vulneráveis ao desenvolvimento de um desequilíbrio hídrico. Em condições normais, o leite materno e a fórmula preparada adequadamente fornecem quantidades apropriadas de água. No entanto, quando a fórmula é fervida, a água evapora e os solutos ficam concentrados; portanto, leite ou fórmula fervidos são inadequados para neonatos e lactentes. Em ambientes muito quentes e úmidos, os lactentes podem precisar de mais água. Quando as perdas de água são altas

Tabela 15.3 Requerimentos hídricos de manutenção para neonatos, lactentes e crianças (método Holliday-Segar).

Massa corporal	Requerimento hídrico
0 a 10 kg	100 ml/kg
11 a 20 kg	1.000 ml + 50 ml/kg para cada kg acima de 10 kg
> 20 kg	1.500 ml + 20 ml/kg para cada kg acima de 20 kg

De Holliday MA, Segar WE. The maintenance need for water in parenteral fluid therapy. *Pediatrics* 19: 823-832,1957.

(p. ex., devido a vômitos e diarreia), os desequilíbrios hídrico e eletrolítico devem ser monitorados cuidadosamente.

Os déficits de água resultam em desidratação hipernatrêmica e suas consequências neurológicas associadas (p. ex., convulsões, dano vascular). A desidratação hipernatrêmica foi relatada em neonatos e lactentes amamentados que perdem mais de 10% da massa corporal ao nascer nos primeiros dias de vida (Panagoda et al., 2015). Devido ao potencial de desidratação hipernatrêmica, o monitoramento cuidadoso do volume de ingestão, massa corporal diária e estado de hidratação (p. ex., número de fraldas molhadas) em todos os recém-nascidos é justificado.

A intoxicação por água resulta em hiponatremia, inquietação, náuseas, êmese, diarreia e poliúria ou oligúria, mas também podem ocorrer convulsões. Essa condição pode ocorrer quando a água é fornecida como substituto do leite, a fórmula é excessivamente diluída ou água mineral ou potável é usada em vez de uma solução eletrolítica no tratamento da diarreia.

Minerais
Cálcio

Os neonatos e lactentes amamentados retêm aproximadamente dois terços de sua ingestão de cálcio. A ingestão adequada (IA) recomendada e a ingestão média são baseadas na ingestão de cálcio em lactentes saudáveis amamentados. A IA para neonatos e lactentes de 0 a 6 meses é de 200 mg/dia e para lactentes de 6 a 12 meses é 260 mg/dia. As fórmulas contêm mais cálcio por volume do que o leite materno para garantir níveis semelhantes de absorção de cálcio (ver Apêndice 39). Durante o primeiro ano de vida, o leite materno ou a fórmula infantil é a principal fonte de cálcio. Leite de vaca ou alternativas ao leite não são substitutos adequados. Cereais fortificados com cálcio, iogurte, tofu e queijo são boas fontes de cálcio.

Fluoreto

A importância dos fluoretos na prevenção da cárie dentária está bem documentada. No entanto, seu excesso pode causar fluorose dentária, variando de linhas brancas finas a dentes inteiramente calcários, com aspecto farináceo (ver Capítulo 24). Para prevenir a fluorose, o limite máximo de ingestão tolerável de fluoreto foi estabelecido em 0,7 mg/dia para neonatos e lactentes de até 6 meses e 0,9 mg/dia para lactentes de 6 a 12 meses. A concentração de fluoreto de 0,7 ppm (0,7 mg/l) na água potável foi proposta como ideal para segurança e prevenção de cáries (Academy of Nutrition and Dietetics [AND], 2012). O conteúdo de fluoreto no abastecimento de água pode ser obtido por meio dos departamentos de saúde pública locais ou concessionárias de abastecimento de água. O creme dental contendo flúor deve ser usado com moderação, apenas a quantidade equivalente ao tamanho de uma ervilha espalhada sobre a escova de dentes (American Academy of Pediatric Dentistry [AAPD], 2014).

O leite materno é muito pobre em fluoretos. Lactentes que consomem exclusivamente fórmulas infantis reconstituídas com água fluoretada podem ter maior risco de desenvolver fluorose leve (Centers for Disease Control and Prevention [CDC], 2015). O uso de água livre ou com baixo teor de fluoretos, que são águas rotuladas como "purificada", "desmineralizada", "deionizada", "destilada" ou "produzida por osmose reversa", pode diminuir esse risco. Outras fontes dietéticas de flúor durante a infância incluem cereais infantis preparados comercialmente e cereais úmidos processados com água fluoretada. A suplementação com fluoretos não é recomendada para lactentes com menos de 6 meses e, após essa faixa etária, é recomendada apenas se um lactente estiver em alto risco de desenvolver cárie dentária e beber água insuficientemente fluoretada (AND, 2012). Após a erupção dos dentes, recomenda-se que água fluoretada seja oferecida várias vezes ao dia para lactentes em aleitamento materno, aqueles que recebem leite de vaca e aqueles alimentados com fórmulas preparadas com água que contenham menos de 0,3 mg/l de fluoreto (AAP, 2014b).

Ferro

Os neonatos nascidos a termo são considerados como tendo estoques adequados de ferro para crescer até o dobro da massa corporal ao nascer. Isso ocorre por volta dos 4 meses em neonatos nascidos a termo e muito mais cedo em neonatos prematuros. A ingestão recomendada de ferro aumenta de acordo com idade, taxa de crescimento e reservas de ferro. Dos 4 aos 6 meses, lactentes que são alimentados apenas com leite materno correm o risco de desenvolver um balanço negativo de ferro e podem esgotar suas reservas por volta dos 6 a 9 meses. O ferro no leite materno é altamente biodisponível; no entanto, lactentes amamentados devem receber uma fonte adicional de ferro por volta dos 4 a 6 meses (AAP, 2012). Para neonatos a termo amamentados, a AAP recomenda a suplementação com ferro na dose de 1 mg/kg/dia a partir dos 4 meses e continuando até que os alimentos complementares apropriados sejam introduzidos (AAP, 2014b). Alimentos complementares ricos em ferro incluem carnes moídas (purê de carne) e cereais infantis fortificados com ferro. Além disso, aos 6 meses, oferecer uma porção de alimentos ricos em vitamina C por dia intensifica a absorção de ferro de fontes não heme, como tofu, feijão, ervilha, lentilha e ovos. Lactentes alimentados com fórmulas infantis recebem ferro adequado da fórmula. O leite de vaca é uma fonte pobre de ferro e não deve ser oferecido antes dos 12 meses.

A deficiência de ferro e a anemia por deficiência de ferro são problemas de saúde comuns para crianças mais velhas. Entre 6 e 24 meses, devido ao rápido crescimento, as necessidades de ferro por quilograma de massa corporal são maiores do que em qualquer outro período da vida. Os fatores de risco associados à maior prevalência de anemia por deficiência de ferro incluem baixa massa corporal ao nascer, baixa ingestão de alimentos complementares ricos em ferro, ingestão elevada de leite de vaca, baixa condição socioeconômica e condição de imigrante.

O monitoramento do estado de ferro é importante devido aos efeitos cognitivos a longo prazo que sua deficiência na infância causa. Há uma associação consistente entre anemia por deficiência de ferro na infância e cognição ruim de longa duração, déficits de desenvolvimento e desempenho comportamental (Domellöf et al., 2014). Portanto, é importante que esse conselho dietético alcance grupos de alto risco para prevenir esses efeitos significativos a longo prazo (ver Apêndice 42 e Capítulo 31).

Zinco

O zinco é fundamental para o crescimento e o desenvolvimento. A ingestão aceitável é de 2 mg para crianças de 0 a 12 meses. Durante os primeiros 6 meses de vida, o leite materno ou a fórmula infantil fornecem teores adequados de zinco. Embora ele seja melhor absorvido a partir do leite materno do que da fórmula infantil, o teor de zinco do leite materno diminui ao longo dos primeiros 6 meses. Uma fonte dietética de zinco torna-se necessária para lactentes amamentados nesse momento. Boas fontes de zinco com alta biodisponibilidade incluem carne vermelha, ovos, iogurte e queijo. A presença de ácido fítico torna as fontes vegetais de zinco (grãos, legumes, nozes) menos biodisponíveis. Lactentes com deficiência de zinco podem apresentar comprometimento do crescimento (Terrin et al., 2015; ver Apêndice 47).

Vitaminas

Vitamina B₁₂

O leite de mães lactantes que seguem uma dieta vegana estrita pode ser deficiente em vitamina B₁₂, especialmente se a mãe seguiu o regime por muito tempo antes e durante a gestação. A deficiência de vitamina B₁₂ também foi diagnosticada em lactentes amamentados por mães com anemia perniciosa (Roumeliotis et al., 2012; ver Capítulo 32). Durante a infância, os sinais de deficiência dessa vitamina incluem crescimento inadequado, refluxo ou dificuldades de alimentação, hipotonia, regressão do desenvolvimento e distúrbios do movimento (Fadilah et al., 2017; ver Apêndice 31). Boas fontes alimentares de vitamina B₁₂ incluem produtos de origem animal, como peixes, carnes, aves, ovos, leite e produtos lácteos. Ela geralmente não está presente em alimentos vegetais, mas alguns são fortificados com vitamina B₁₂, como cereais matinais, substitutos da carne, leites não lácteos e produtos à base de fermento ou leveduras nutricionais.

Vitamina D

O conteúdo de vitamina D do leite materno está correlacionado à condição de vitamina D da mãe. Estudos demonstraram que a alta ingestão materna de vitamina D, com suplementação de 2.000 UI a 6.400 UI por dia, estava associada a concentrações mais altas de vitamina D no leite materno. No entanto, lactentes de mães suplementadas com 2.000 UI por dia ou mais têm concentrações séricas semelhantes às de lactentes recebendo suplemento de vitamina D de 400 UI por dia (Munns et al., 2016). A atual IDR de vitamina D para mães que amamentam é de 600 UI por dia e o limite máximo tolerável é de 4.000 UI por dia. Com a recomendação da AAP de manter todos os neonatos e lactentes menores de 6 meses fora da luz solar direta, os amamentados de forma exclusiva e parcialmente amamentados estão em alto risco de deficiência de vitamina D (AAP, 2016). Para a prevenção do raquitismo e da deficiência de vitamina D, é recomendada a todos os neonatos e lactentes uma ingestão mínima de vitamina D de 400 UI por dia logo após o nascimento. Portanto, todos os neonatos e lactentes amamentados precisam de um suplemento de vitamina D de 400 UI por dia. Neonatos e lactentes alimentados com fórmula que consomem menos de 1.000 ml de fórmula por dia também precisam de suplementação (Antonucci et al., 2018).

Parece haver um risco maior de raquitismo entre lactentes amamentados não suplementados e crianças de pele escura. Como uma variedade de fatores ambientais e do estilo de vida familiar podem afetar a exposição à luz solar e a absorção de vitamina D, as recomendações da AAP para fornecer vitamina D suplementar são apropriadas para todos os neonatos e lactentes. A suplementação de até 800 UI de vitamina D por dia pode ser necessária para os que estão em maior risco, como recém-nascidos prematuros, neonatos e crianças de pele escura e aqueles que residem em latitudes ao norte ou em altitudes mais elevadas (Antonucci et al., 2018; ver Apêndice 38).

Vitamina K

Os requerimentos de vitamina K do neonato precisam de atenção especial. A deficiência pode surgir porque os recém-nascidos não armazenam vitamina K e suas bactérias intestinais não estão desenvolvidas o suficiente para fornecer a quantidade necessária. O baixo teor de vitamina K pode ocorrer em qualquer neonato e lactente, independentemente de sexo ou etnia, e resulta em sangramento ou doença hemorrágica. Essa condição é mais comum em lactentes amamentados do que em lactentes alimentados com fórmula porque o leite materno contém apenas 2,5 mcg/ℓ de vitamina K, enquanto as fórmulas à base de leite de vaca contêm aproximadamente 20 vezes essa quantidade. Todas as fórmulas infantis contêm um mínimo de 4 mcg de vitamina K por 100 kcal de fórmula. A ingestão aceitável para neonatos e lactentes é de 2 mcg por dia durante os primeiros 6 meses e 2,5 mcg por dia durante os 6 meses seguintes de vida. Isso pode ser fornecido pelo leite materno maduro, embora talvez não durante a primeira semana de vida. Para neonatos amamentados, a suplementação de vitamina K é necessária durante esse período para diminuir consideravelmente o risco de doença hemorrágica. A maioria dos hospitais exige que os neonatos recebam uma injeção de vitamina K como medida profilática logo após o nascimento (CDC, 2017).

Suplementação

Suplementos vitamínicos e minerais devem ser prescritos somente após avaliação cuidadosa da ingestão do lactente. As fórmulas infantis preparadas comercialmente são fortificadas com todas as vitaminas e minerais necessários; portanto, lactentes alimentados com fórmula raramente precisam de suplementos. Neonatos amamentados precisam de suplementação adicional de vitamina D logo após o nascimento e os lactentes, de ferro por volta dos 4 a 6 meses (ver boxe *Em foco: Recomendações de suplementação vitamínica e mineral para neonatos e lactentes a termo*). O Capítulo 41 discute a alimentação de neonatos prematuros ou lactentes de alto risco e suas necessidades especiais. O Capítulo 11 discute mais sobre a suplementação dietética.

A análise das ingestões alimentares de neonatos e lactentes nos EUA indica que elas são geralmente adequadas, mas a probabilidade de inadequação aumenta depois de 1 ano. O ferro é o principal nutriente que causa preocupação em lactente mais velhos, de 6 a 12 meses, com cerca de um a cada cinco lactentes abaixo da necessidade média estimada (NME), com uma tendência geral de consumo inferior de cereais fortificados com ferro à medida que se aproximam de 1 ano (Bailey et al., 2018). Ferro suplementar pode ser necessário se não for possível aumentar sua ingestão a partir de fontes alimentares.

🎯 EM FOCO

Recomendações de suplementação vitamínica e mineral para neonatos e lactentes a termo

Vitamina D
Suplementação logo após o nascimento de 400 UI/dia para todos os neonatos amamentados e neonatos que consomem menos de 1.000 mℓ de fórmula fortificada com vitamina D por dia.

Vitamina K
Suplementação logo após o nascimento para prevenir doenças hemorrágicas do recém-nascido.

Ferro
Lactentes amamentados
Suplementação com 1 mg/kg/dia a partir dos 4 a 6 meses, até que a ingestão adequada de ferro seja obtida a partir de alimentos complementares. Somente fórmulas fortificadas com ferro para o desmame ou complementação do leite materno.

Neonatos e lactentes alimentados com fórmula
Somente fórmula fortificada com ferro durante o primeiro ano de vida.

Modificado de American Academy of Pediatrics Committee on Nutrition: *Pediatric nutrition*, ed. 7, Elk Grove Village, Ill, 2014, American Academy of Pediatrics, 2014.

LEITE

Leite materno

O leite materno é, sem dúvida, o alimento de escolha para o neonato. Sua composição é estruturada para fornecer a energia e os nutrientes necessários em quantidades adequadas. Ele contém fatores imunológicos específicos e inespecíficos que apoiam e fortalecem o sistema imunológico imaturo do neonato e, assim, protegem o corpo contra infecções. O leite materno também ajuda a prevenir diarreia e otite média (AAP, 2012). As reações alérgicas às proteínas do leite materno são raras. Além disso, a proximidade da mãe e do neonato durante a amamentação facilita o apego e o vínculo (ver Figura 14.11 no Capítulo 14) e o leite materno fornece benefícios nutricionais (p. ex., nutrição ideal em uma forma facilmente digerível e biodisponível), diminui a morbidade infantil, proporciona benefícios para a saúde (p. ex., amenorreia da lactação, perda de massa corporal materna, alguma proteção contra o câncer) e tem benefícios econômicos e ambientais (Lessen e Kavanagh, 2015; ver Capítulo 14).

Durante os primeiros dias de vida, o neonato recebe **colostro**, um líquido amarelo e transparente que atende às suas necessidades na primeira semana. Ele contém menos gordura e carboidrato, porém mais proteína e maiores concentrações de sódio, potássio e cloreto do que o leite maduro. Também é uma excelente fonte de substâncias imunológicas.

Observe que a amamentação pode não ser apropriada para mães com certas infecções ou para aquelas que estão tomando medicamentos que possam ter efeitos indesejáveis no neonato. Por exemplo, a mãe que esteja infectada com o vírus da imunodeficiência humana pode transmitir a infecção ao neonato e a mãe que usa substâncias psicotrópicas ou outros fármacos pode passar a medicação para ele por meio do leite materno (AAP, 2012; ver Capítulo 14).

A AND e a AAP apoiam o aleitamento materno exclusivo (AME) durante os primeiros 6 meses de vida e depois a amamentação suplementada por alimentos complementares até pelo menos 12 meses (AAP, 2012; Lessen e Kavanagh, 2015). É importante observar as idades dos neonatos e lactentes nessas recomendações, pois adicionar outros alimentos muito cedo diminui a ingestão de leite materno e aumenta o desmame precoce. Os objetivos do programa *Healthy Children* 2020 (Crianças Saudáveis 2020) apoiam a amamentação entre as mães de crianças recém-nascidas (ver boxe *Em foco: Objetivos do programa* Healthy Children *2020: nutrição do neonato e do lactente*).

Composição dos leites materno e de vaca

A composição do leite materno é diferente da do leite de vaca; por esse motivo, o leite de vaca não modificado não é recomendado para o neonato ou para o lactente até pelo menos 1 ano. Ambos fornecem aproximadamente 20 kcal em cerca de 30 mℓ; no entanto, as fontes de nutrientes da energia são diferentes. A proteína fornece cerca de 6% da energia do leite materno e 20% da energia do leite de vaca. O leite materno contém 60% de **proteínas do soro de leite** (*whey protein*, principalmente lactoalbumina) e 40% de caseína; em contraste, o leite de vaca contém 20% de proteínas do soro de leite e 80% de caseína. A **caseína** forma uma coalhada dura e difícil de digerir no estômago do neonato e do lactente, enquanto a **alfalactoalbumina** no leite materno forma uma coalhada macia, floculante e fácil de digerir. A taurina e a cistina estão presentes em maiores concentrações no leite materno do que no leite de vaca; esses aminoácidos podem ser essenciais para neonatos prematuros. A lactose fornece 40% da energia do leite materno e apenas 30% da energia do leite de vaca (Lawrence e Lawrence, 2016).

Os lipídeos fornecem cerca de 50% da energia do leite de vaca integral e materno. O ácido linoleico, um ácido graxo essencial, fornece 4% da energia no leite materno e apenas 1 a 2% no leite de vaca. O conteúdo de colesterol do leite materno é de 10 a 20 mg/dℓ, em comparação com 10 a 15 mg/dℓ no leite de vaca integral. Menos gordura é absorvida do leite de vaca do que do leite materno; uma lipase do leite materno é estimulada pelos sais biliares e contribui significativamente para a hidrólise dos triglicerídeos do leite (Lawrence e Lawrence, 2016).

Todas as vitaminas hidrossolúveis do leite materno refletem a ingestão materna. O leite de vaca contém quantidades adequadas de vitaminas do complexo B, mas pouca vitamina C. O leite materno e o leite de vaca suplementado fornecem vitamina A. O leite materno é uma fonte mais rica em vitamina E do que o leite de vaca.

A quantidade de ferro no leite materno e no leite de vaca é pequena (0,3 mg/ℓ). Aproximadamente 50% do ferro do leite materno é absorvido, enquanto menos de 10% do ferro do leite de vaca é absorvido. A biodisponibilidade do zinco no leite materno é maior do que no leite de vaca. O leite de vaca contém quatro vezes mais cálcio, seis vezes mais fósforo do que o leite materno e três vezes o teor total de sal do leite materno (Lawrence e Lawrence, 2016).

O conteúdo muito mais alto de proteínas e minerais do leite de vaca resulta em uma **carga de solutos renais** mais alta ou quantidade de resíduos nitrogenados e minerais que devem ser excretados pelos rins. As concentrações de sódio e potássio no leite materno são cerca de um terço das do leite de vaca, contribuindo para a menor carga de solutos renais do leite materno. A osmolalidade do leite materno é em média 300 mOsm/kg, enquanto a do leite de vaca é de 350 mOsm/kg (Lawrence e Lawrence, 2016).

Fatores anti-infecciosos

O leite materno e o colostro contêm anticorpos e fatores anti-infecciosos que não estão presentes nas fórmulas infantis. A **imunoglobulina A secretora (IgAS)**, a imunoglobulina predominante no leite

---

EM FOCO

Objetivos do programa *Healthy Children* 2020: nutrição do neonato e do lactente

O programa *Healthy People* 2020 (Pessoas Saudáveis 2020) é um conjunto abrangente de objetivos de saúde a serem alcançados pelos EUA durante a segunda década do século XXI. Ele identifica uma ampla gama de prioridades de saúde pública e objetivos específicos e mensuráveis. Os objetivos têm 42 focos, sendo um deles saúde materna, saúde na primeira infância e saúde infantil. Os objetivos relacionados à alimentação de neonatos e lactentes são os seguintes:

META: melhorar a saúde e o bem-estar de mulheres, neonatos, lactentes, crianças e famílias.

Objetivo: aumentar a proporção de neonatos amamentados para 81,9% no período pós-parto inicial, 60,6% aos 6 meses e 34,1% com 1 ano. Aumentar a proporção de neonatos que são amamentados exclusivamente para 46,2% até os 3 meses e 25,5% até os 6 meses.

Objetivo: reduzir para 14,2% a proporção de recém-nascidos amamentados que recebem suplementação com fórmula nos primeiros 2 dias de vida.

META: promover a saúde e reduzir o risco de doenças crônicas por meio do consumo de dietas saudáveis e obtenção e manutenção de massas corporais saudáveis.

Objetivo: eliminar a segurança alimentar muito baixa entre as crianças.

Objetivo: reduzir a deficiência de ferro entre crianças de 1 a 2 anos para menos de 14,3%.

META: prevenir e controlar doenças, condições e lesões bucais e craniofaciais e melhorar o acesso a serviços de prevenção e atendimento odontológico.

Objetivo: reduzir a proporção de crianças pequenas com cáries dentárias em seus dentes decíduos.

O texto completo dos *Healthy People 2020 Objectives* pode ser encontrado no *website* Office of Disease Prevention and Health Promotion em Healthypeople.gov.

materno, desempenha um papel na proteção do intestino imaturo do neonato contra infecções, evitando que vírus e bactérias invadam a mucosa. A amamentação deve ser mantida até que o lactente tenha pelo menos 3 meses para obter esse benefício (Lawrence e Lawrence, 2016).

A **lactoferrina**, proteína de ligação do ferro do leite materno, priva certas bactérias dependentes de ferro no tubo gastrintestinal desse mineral e, portanto, retarda seu crescimento. As lisozimas, que são enzimas bacteriolíticas encontradas no leite materno, destroem as membranas celulares das bactérias depois que os peróxidos e o ácido ascórbico, que também estão presentes no leite materno, as inativam. Elas também têm um papel significativo no desenvolvimento da microbiota intestinal (Lawrence e Lawrence, 2016). O leite materno intensifica o crescimento da bactéria *Lactobacillus bifidus*, que produz um ambiente gastrintestinal ácido que interfere no crescimento de certos organismos patogênicos. Por causa desses fatores anti-infecciosos, a incidência de infecções é menor em neonatos e lactentes amamentados do que nos alimentados com fórmula.

Microbioma, probióticos e prebióticos

A colonização com microbiota não patogênica é importante para a saúde infantil e afeta a condição de saúde e de doença posteriormente na vida. Essa colonização é necessária para o desenvolvimento normal do sistema imunológico. Um distúrbio nesse processo pode contribuir para doenças imunológicas, como alergias alimentares, dermatite atópica e asma. O desenvolvimento da microbiota intestinal na infância ocorre durante uma janela crítica. Aos 3 anos, o sistema gastrintestinal humano já estabeleceu sua microbiota ou microbioma normal, com grande parte desse processo ocorrendo no primeiro ano de vida. Esse ecossistema no início da vida é influenciado por fatores como tipo de parto (cesariana *versus* parto vaginal), ambiente, leite materno *versus* alimentação com fórmula, introdução de sólidos e uso de antibióticos (Tanaka e Nakayama, 2017). A amamentação e a introdução de alimentos integrais podem ajudar bastante no estabelecimento de um microbioma saudável para a vida.

Probióticos são microrganismos que, quando administrados como um suplemento oral ou como parte da alimentação, podem conferir benefícios à saúde do hospedeiro devido à alteração do microbioma intestinal. Estudos analisaram os efeitos da suplementação de probióticos pós-natal na prevenção de doenças atópicas, como asma, eczema e rinite alérgica. Os resultados foram mistos, dependendo da cepa de probióticos usada e se a mãe também recebeu suplementação durante a gestação (Elazab et al., 2013). Estão surgindo evidências de que a suplementação de neonatos nascidos a termo com o probiótico *Lactobacillus reuteri* (*L. reuteri*) pode diminuir o risco de cólicas, refluxo gastroesofágico e constipação intestinal (Indrio et al., 2014). No entanto, a suplementação com *L. reuteri* não parece ser eficaz no tratamento de cólicas. Na verdade, um estudo bem controlado não encontrou redução no choro ou na inquietude em neonatos com cólicas que receberam o probiótico. Curiosamente, os neonatos alimentados com fórmula que receberam *L. reuteri* realmente ficavam mais inquietos do que neonatos alimentados com fórmula que receberam placebo (Sung et al., 2014). A eficácia do uso de probióticos suplementares ainda está em estudo. Embora geralmente sejam considerados seguros, seu conteúdo pode variar de acordo com a regulamentação atual da FDA (Van den Nieuwboer et al., 2014). Cuidado semelhante deve ser adotado ao se utilizarem outros suplementos nutricionais. Ver Capítulo 11.

Os prebióticos são ingredientes alimentares não digeríveis que promovem o crescimento das bactérias do intestino. O leite materno contém prebióticos na forma de **oligossacarídeos**, que são altamente abundantes e exclusivos do leite materno. A adição de gluco-oligossacarídeos de cadeia curta e fruto-oligossacarídeos de cadeia longa à fórmula infantil resulta em microbiota intestinal mais semelhante à de neonatos alimentados com leite materno (Oozeer et al., 2013). A AAP não tem posição oficial sobre a adição de probióticos ou prebióticos à fórmula infantil. Algumas fórmulas infantis nos EUA são suplementadas com probióticos ou prebióticos atualmente.

Fórmulas

Os lactentes que não são amamentados são alimentados com uma fórmula infantil à base de leite de vaca ou produto de soja. Muitas mães podem optar por oferecer uma combinação de leite materno e alimentação com fórmula.

As fórmulas comerciais feitas de leite desnatado tratado termicamente ou de um produto de soja e suplementadas com gorduras vegetais, vitaminas e minerais são desenvolvidas para aproximar-se, tanto quanto possível, da composição do leite materno. Elas fornecem os nutrientes necessários de uma forma facilmente absorvida. A fabricação de fórmulas infantis é regulamentada pela FDA por meio da *Infant Formula Act* (FDA, 2015). Por lei, as fórmulas infantis devem ter um teor de nutrientes que seja consistente com essas diretrizes. Eles foram atualizados mais recentemente, em 2015, para adicionar teores mínimo e máximo de selênio (Tabela 15.4). Ver *websites* dos fabricantes individuais para obter as informações mais precisas e comparar a composição de várias fórmulas infantis e produtos alimentares. As fórmulas infantis orgânicas estão cada vez mais disponíveis e também devem atender a todos os padrões exigidos para a certificação orgânica do Department of Agriculture dos EUA. Fórmulas infantis caseiras não são recomendadas.

Vários produtos estão disponíveis para lactentes que não toleram as proteínas das fórmulas à base de leite de vaca. Fórmulas infantis à base de soja são recomendadas para (1) neonatos a termo em famílias vegetarianas, (2) neonatos a termo com galactosemia ou deficiência de lactase hereditária primária e (3) neonatos a termo com alergia documentada associada à imunoglobulina E, ao leite de vaca, e que também não sejam alérgicos à proteína de soja. Em muitos casos, um neonato pode ser alérgico a ambos e a fórmula à base de soja não seria apropriada. Fórmulas à base de soja não são recomendadas (1) para neonatos prematuros devido ao risco aumentado de osteopenia e conteúdo de alumínio, (2) para a prevenção de cólicas ou alergia, ou (3) para neonatos com enterocolite ou enteropatia induzida por proteína do leite de vaca (AAP, 2014b; ver Capítulo 25).

A proteína na fórmula infantil de soja é a proteína isolada de soja suplementada com L-metionina, L-carnitina e taurina. Uma preocupação levantada sobre a fórmula de soja inclui seu conteúdo de fitatos, que pode prejudicar a absorção de minerais e oligoelementos. A exposição a teores mais elevados de fitoestrogênios, isoflavonas e alumínio e suas consequências potenciais para a saúde também têm sido pontos de discussão. O alumínio de sais minerais é encontrado em fórmulas infantis de soja em concentrações de 500 a 2.500 mg/mℓ, níveis que excedem as concentrações de alumínio no leite materno, de 4 a 65 mg/mℓ, e na fórmula com leite de vaca, de 15 a 400 mg/mℓ. Isso parece não ser motivo de preocupação, exceto para neonatos prematuros e neonatos com insuficiência renal. Uma revisão sistemática com metanálise de lactentes que consumiram fórmula de soja descobriu que os padrões de crescimento, saúde óssea e as funções metabólicas, reprodutivas, endócrinas, imunológicas e neurológicas eram semelhantes às dos neonatos alimentados com leite materno ou fórmula à base de leite de vaca (Vandenplas et al., 2014).

Neonatos que não toleram leite de vaca ou produtos à base de soja podem ser alimentados com fórmulas feitas de **hidrolisados de caseína**, a caseína que foi dividida em componentes menores por tratamento com ácido, álcali ou enzimas. Essas fórmulas não contêm lactose. Para lactentes com intolerâncias graves às proteínas alimentares e que não toleram fórmulas hidrolisadas, fórmulas baseadas em aminoácidos livres estão disponíveis. As fórmulas hidrolisadas e com aminoácidos livres geralmente contêm alguns triglicerídeos de

Tabela 15.4 Teores de nutrientes em fórmulas infantis conforme especificado pela *Infant Formula Act*.

Componente nutricional específico	Teor mínimo exigido (por 100 kcal de energia)
Proteínas (g)	1,8
Lipídeos (g)	3,3
Porcentagem de energia de lipídeos	30
Ácido linoleico (mg)	300
Porcentagem de energia de ácido linoleico	2,7
Vitamina A (UI)	250
Vitamina D (UI)	40
Vitamina E (UI)	0,7
Vitamina K (mcg)	4
Tiamina (B$_1$) (mcg)	40
Riboflavina (B$_2$) (mcg)	60
Piridoxina (B$_6$) (mcg)	35
Vitamina B$_{12}$ (mcg)	0,15
Niacina (mcg)	250
Ácido fólico (mcg)	4
Ácido pantotênico (mcg)	300
Biotina (mcg) (somente fórmulas não baseadas em leite)	1,5
Vitamina C (ácido ascórbico) (mg)	8
Colina (mg) (somente fórmulas não baseadas em leite)	7
Inositol (mg) (somente fórmulas não baseadas em leite)	4
Cálcio (mg)	60
Fósforo (mg)	30
Magnésio (mg)	6
Ferro (mg)	0,15
Zinco (mg)	0,5
Manganês (mcg)	5
Cobre (mg)	60
Iodo (mg)	5
Selênio (mcg)	2
Sódio (mg)	20
Potássio (mg)	80
Cloreto (mcg)	55

De Food and Drug Administration: Electronic Code of Federal Regulations: Title 21:107, Infant Formulas, Final Rule (21 CFR 107), *Fed Reg* 50:45108, 1985. *Amended Fed Reg* 80:35841, 2015.

cadeia média (TCM) como uma porção lipídica, o que é útil em certas condições de má absorção. Outras fórmulas estão disponíveis para lactentes com problemas como má absorção ou distúrbios metabólicos (p. ex., fenilcetonúria) (ver Boxe 25.9 no Capítulo 25).

As fórmulas também estão disponíveis para lactentes mais velhos e crianças pequenas. No entanto, as fórmulas para "lactentes mais velhos" geralmente são desnecessárias, a menos que as crianças não estejam recebendo quantidades adequadas de alimentos para lactentes ou alimentos sólidos.

Leite de vaca integral

Alguns pais podem optar por fazer a transição de seu lactente da fórmula para o leite de vaca fresco antes de 1 ano. No entanto, o Committee on Nutrition (Comitê de Nutrição) da AAP concluiu que os lactentes não devem ser alimentados com leite de vaca integral durante o primeiro ano de vida (AAP, 2014b). Descobriu-se que lactentes alimentados com leite de vaca integral têm menor ingestão de ferro, ácido linoleico e vitamina E, e ingestão excessiva de sódio, potássio e proteína. O leite de vaca pode causar perda de uma pequena quantidade de sangue gastrintestinal. Quando introduzidos com 1 ano, apenas leite de vaca e produtos lácteos pasteurizados devem ser oferecidos (AAP, 2014a).

Leites com baixo teor de lipídeos (1 a 2%) e desnatado também são inadequados para lactentes durante os primeiros 12 meses de vida. Eles podem ingerir quantidades excessivas de proteínas em grandes volumes de leite em um esforço para atender às suas necessidades energéticas e a quantidade reduzida de ácidos graxos essenciais pode ser insuficiente para prevenir a deficiência (AAP, 2014b). Leites substitutos ou de imitação, como leite de soja, arroz, aveia ou nozes, também são inadequados durante o primeiro ano de vida devido ao seu baixo teor de energia, lipídeos, vitaminas e minerais.

Preparação da fórmula

As fórmulas infantis comerciais estão disponíveis em formas prontas para consumo que não requerem preparação, como concentrados preparados pela mistura com partes iguais de água e na forma de pó, desenvolvida para ser misturada com 60 mℓ de água por colher.

As fórmulas infantis devem ser preparadas em um ambiente limpo. Todos os equipamentos, incluindo mamadeiras, bicos, misturadores e a parte superior da lata de fórmula, devem ser bem lavados. A água usada para misturar a fórmula infantil deve ser de uma fonte de água segura. Se houver preocupação ou incerteza sobre a segurança da água da torneira, água mineral pode ser usada ou água fria pode ser fervida por um minuto (não mais) e, em seguida, resfriada à temperatura ambiente por no máximo 30 minutos antes de ser usada. A fervura da água mata bactérias, mas não remove produtos químicos tóxicos. A água de poço deve ser testada para nitratos antes de ser oferecida a lactentes menores de 1 ano (AAP, 2014b).

A fórmula pode ser preparada por um período de até 24 horas e refrigerada. Em cada alimentação, ela deve ser aquecida em banho-maria. O aquecimento no micro-ondas não é recomendado devido ao risco de queimaduras causadas pela fórmula muito quente ou aquecida de forma desigual. Qualquer fórmula oferecida e não consumida nessa alimentação deve ser descartada e não reutilizada posteriormente em razão da contaminação bacteriana da boca do lactente.

O bisfenol-A (BPA) é um produto químico que estava presente em muitas garrafas de plástico rígido, como mamadeiras, copos reutilizáveis e recipientes de metal para alimentos e bebidas, incluindo fórmulas infantis líquidas enlatadas. Devido a preocupações sobre os efeitos potenciais do bisfenol-A no cérebro, comportamento e próstata em fetos, neonatos, lactentes e crianças pequenas, ele não tem sido usado para fazer mamadeiras, copos para alimentação infantil ou embalagens de fórmula infantil para o mercado dos EUA desde 2013.

ALIMENTOS

Os lactentes podem atender às suas necessidades nutricionais com alimentos infantis caseiros ou comerciais. Algumas famílias optam por oferecer uma combinação de ambos. As famílias que desejam preparar sua própria alimentação infantil podem fazê-lo facilmente seguindo as instruções do Boxe 15.1. Alimentos preparados em casa geralmente são mais concentrados em nutrientes do que alimentos preparados comercialmente porque menos água é usada. Sal e açúcar não devem ser adicionados a alimentos preparados para lactentes. Os cereais infantis secos são fortificados com **ferro reduzido eletroliticamente**, o ferro fracionado em pequenas partículas para melhor absorção. Quatro colheres de sopa rasas de cereais fornecem

Boxe 15.1 Instruções para preparação de alimentos infantis em casa.

1. Selecione frutas, vegetais ou carnes frescas e de alta qualidade.
2. Certifique-se de que todos os utensílios, incluindo tábuas de corte, moedor, facas e outros itens, estejam bem limpos.
3. Lave as mãos antes de preparar os alimentos.
4. Limpe, lave e corte os alimentos com o mínimo de água possível.
5. Cozinhe os alimentos até ficarem macios com o mínimo de água possível. Evite cozinhar demais, pois pode destruir os nutrientes sensíveis ao calor.
6. Não adicione sal ou açúcar. Não adicione mel a alimentos destinados a lactentes menores de 1 ano.*
7. Adicione água suficiente para que os alimentos sejam facilmente amassados.
8. Prepare um purê ou coe os alimentos usando um liquidificador elétrico, um moedor de alimentos, um moedor de comida infantil ou um coador de cozinha.
9. Despeje o purê em uma bandeja para cubos de gelo e congele.
10. Quando os alimentos estiverem muito congelados, retire os cubos e guarde em sacos para congelador.
11. Quando estiver pronto para servir, descongele e aqueça em uma vasilha para servir a quantidade de alimento que será consumida em uma única refeição.

*Os esporos de *Clostridium botulinum*, que causam botulismo, foram relatados no mel; neonatos e lactentes até 1 ano não têm capacidade imunológica para resistir a essa infecção.

aproximadamente 5 mg de ferro, ou aproximadamente metade da quantidade que a criança necessita. Portanto, o cereal infantil geralmente é o primeiro alimento adicionado à dieta do lactente. Descobriu-se que o arroz e seus produtos contêm arsênico, mas em teores seguros para serem consumidos como parte de uma dieta variada (FDA, 2016).

Quase todas as carnes ou transformadas em patê ou purê ("Estágio 1" ou "Estágio 2") e no estágio júnior ("Estágio 3") são preparadas com água. Carnes reduzidas à forma de purê, que têm a densidade energética mais alta de todas as comidas infantis comerciais, são uma excelente fonte de proteína de alta qualidade e ferro heme. Alimentos para lactentes com vegetais e frutas fornecem carboidratos e vitaminas A e C. A vitamina C é adicionada a vários produtos comerciais de frutas. As frutas e vegetais do estágio 1 são normalmente de ingrediente único, enquanto os alimentos do Estágio 2 e do Estágio 3 podem conter ingredientes adicionais, como grãos ou laticínios.

Os iogurtes infantis geralmente são gordurosos, fortificados com vitamina D e são boas fontes de cálcio. Eles estão disponíveis simples ou aromatizados com purê de frutas ou vegetais. Alguns podem ter adoçantes acrescentados, que a maioria dos lactentes não precisa em sua dieta. Eles geralmente contêm espessantes como pectina, amido de tapioca ou farinha.

Vários alimentos comercialmente preparados e produtos cultivados organicamente estão disponíveis para lactentes. Ver Boxe *Em foco: É realmente orgânico e é mais saudável?*, no Capítulo 8, para uma discussão sobre alimentos orgânicos. Esses produtos variam amplamente em seu valor nutritivo. Os alimentos para lactentes devem ser cuidadosamente selecionados para atender às suas necessidades nutricionais e de desenvolvimento.

Anteriormente, as famílias eram orientadas a adiar a introdução de alimentos potencialmente alergênicos, como laticínios, amendoim, clara de ovo e peixe até depois do primeiro aniversário. Os especialistas em alergia atualmente dizem que, para lactentes sem histórico familiar de alergia alimentar, não há razão para atrasar a introdução desses alimentos; além disso, a introdução desses alimentos antes do primeiro aniversário do lactente pode ter efeitos protetores contra o desenvolvimento de alergias alimentares mais tarde na vida (Fleischer et al., 2013).

ALIMENTAÇÃO

Padrões de alimentação precoce

Como o leite da mãe com uma dieta adequada é produzido exclusivamente para atender às necessidades do neonato e do lactente, a amamentação durante os primeiros 6 meses de vida é altamente recomendada. A maioria das condições médicas crônicas não contraindica a amamentação.

A mãe deve ser incentivada a amamentar seu filho imediatamente após o nascimento. As pessoas que cuidam e aconselham os pais durante os primeiros dias após o parto devem se familiarizar com as maneiras pelas quais podem apoiar a amamentação. Idealmente, o aconselhamento e a preparação da amamentação começam nos últimos meses ou semanas de gestação (ver Capítulo 14).

Independentemente de os neonatos serem amamentados ou alimentados com fórmula, eles devem ser abraçados e acariciados durante as mamadas. Uma vez que o ritmo de alimentação tenha sido estabelecido, os neonatos ficam inquietos ou choram para indicar que estão com fome, ao passo que frequentemente sorriem e adormecem quando estão satisfeitos (Tabela 15.5). Os neonatos e lactentes, não os adultos, devem estabelecer os horários de alimentação. Os horários de alimentação variam amplamente entre os lactentes, sendo que aqueles amamentados com leite materno tendem a sentir fome com mais frequência do que lactentes alimentados com fórmula. Inicialmente, a maioria dos neonatos mama a cada 2 a 3 horas; aos 2 meses, a maioria se alimenta a cada 3 a 4 horas. Por volta dos 6 meses, os lactentes geralmente são capazes de consumir o suficiente durante o dia para permitir que os pais ou responsáveis postergem as mamadas noturnas. Os lactentes podem se alimentar com mais frequência durante os períodos de rápido crescimento.

Desenvolvimento de habilidades de alimentação

Ao nascer, os neonatos coordenam sucção, deglutição e respiração e estão prontos para sugar líquidos do seio ou da mamadeira, mas não são capazes de lidar com alimentos com textura. Durante o primeiro ano, lactentes típicos desenvolvem o controle da cabeça, a habilidade de se mover e manter uma postura sentada e a habilidade de agarrar, primeiro com a **preensão palmar** e depois com a **preensão em pinça** refinada (Figura 15.1 B). Eles desenvolvem habilidades maduras de sucção e mastigação rotativa e progridem de serem alimentados para alimentarem-se sozinhos usando os dedos. No segundo ano, eles aprendem a se alimentar de forma independente com uma colher (Figura 15.2).

Adição de alimentos semissólidos

A facilidade e a rapidez do desenvolvimento e as necessidades de nutrientes são os critérios que determinam os momentos apropriados para a adição de vários alimentos. Durante os primeiros 4 meses de vida, o lactente atinge o controle da cabeça e do pescoço, e os padrões motores orais progridem da sucção nutritiva proveniente do aleitamento para o início de um padrão de sucção mais maduro. Durante os primeiros 6 meses de vida, o leite materno ou a fórmula infantil são adequados como única fonte de nutrição. A Tabela 15.6 lista os marcos de desenvolvimento e suas indicações para a introdução de alimentos semissólidos e sólidos.

Por volta dos 6 meses, quando o movimento de sucção madura é refinado e os movimentos de mastigação (movimentos de mastigação para cima e para baixo) começam, a introdução de alimentos batidos ou em purê é apropriada. Para apoiar o progresso do desenvolvimento, o alimento em purê é oferecido ao lactente em uma colher, não combinado com a fórmula em uma mamadeira e não diretamente de uma garrafa que possa ser espremida (ver Figura 15.1 A). A sequência em que esses alimentos são introduzidos não é importante; no

Tabela 15.5 Comportamentos de fome e saciedade em lactentes.

Idade aproximada	Sinal de fome	Sinal de saciedade
Nascimento até 5 meses	Acorda e se agita Suga o punho Fica inquieto ou chora Abre a boca enquanto se alimenta para mostrar que quer mais	Adormece Vira a cabeça para longe Sela os lábios Diminui a taxa de sucção ou para de sugar Franze os lábios, morde o mamilo, cospe o mamilo para fora ou sorri e solta
4 a 6 meses	Fica inquieto ou chora Sorri, murmura, olha para o cuidador durante a alimentação Move a cabeça em direção à colher Tenta levar o alimento em direção à boca	Fica distraído ou presta mais atenção ao ambiente Vira a cabeça para longe Morde o mamilo ou cospe-o para fora Diminui a taxa de sucção ou para de sugar Obstrui a boca com as mãos
5 a 9 meses	Alcança para comer Aponta o alimento	A taxa de alimentação diminui Empurra o alimento para longe Mantém a boca bem fechada Mudança de postura Usa as mãos mais ativamente
8 a 11 meses	Fica animado quando o alimento é apresentado Alcança para comer Aponta o alimento	Fecha a boca com força Empurra o alimento para longe A taxa de alimentação diminui Balança a cabeça para dizer "não mais" Brinca com utensílios, lança utensílios
10 a 12 meses	Expressa desejo pelo alimento específico com palavras ou sons	Estende a mamadeira ou copo para o cuidador Balança a cabeça para dizer "não mais" Cospe com língua e lábios

Modificada de U.S. Department of Agriculture: *Infant Nutrition and Feeding: a Guide for Use in the WIC And CSF Programs*, Washington DC, 2009.

entanto, é importante que um único ingrediente alimentar (p. ex., pêssegos e não iogurte de pêssego, que tem muitos ingredientes) seja introduzido de cada vez. A introdução de um único alimento novo por vez em intervalos de 2 a 7 dias permite que os pais identifiquem quaisquer reações alérgicas ou intolerâncias alimentares. A introdução de vegetais antes das frutas pode aumentar a aceitação dos vegetais. Os alimentos introduzidos podem variar dependendo do país de origem e da cultura da família.

Os lactentes demonstram sua aceitação de novos alimentos aumentando lentamente a variedade e a quantidade dos sólidos que aceitam. Lactentes amamentados parecem aceitar variedades de sabores maiores do que lactentes alimentados com fórmula (Harris e Coulthard, 2016). Os pais que oferecem uma variedade de alimentos nutritivos têm maior probabilidade de oferecer uma dieta bem balanceada e ajudar os filhos a aprender a aceitar mais sabores.

À medida que a maturação motora oral avança, a capacidade de mastigação rotativa de um lactente se desenvolve, indicando um desembaraço para alimentos mais texturizados, como legumes amassados bem cozidos, caçarolas e massas do cardápio familiar. Aprender a agarrar com a preensão palmar, a seguir com a preensão em pinça inferior e, finalmente, com a preensão em pinça refinada indica uma

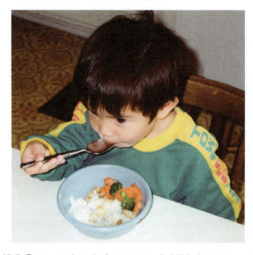

Figura 15.2 Esse menino de 2 anos tem habilidade para se alimentar sozinho porque tem a capacidade de rotacionar seu pulso e elevar o cotovelo para manter a comida na colher.

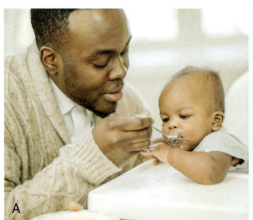 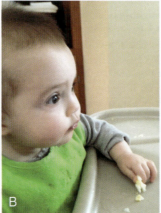 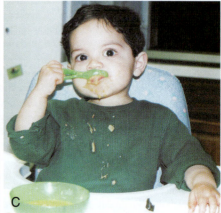

Figura 15.1 Desenvolvimento de habilidades de alimentação em lactentes e crianças pequenas. **A.** Criança de 6 meses demonstra fome e prontidão para a próxima mordida, inclinando-se em direção à colher. **B.** A menina de 8 meses está usando preensão em pinça refinada para pegar sua comida. **C.** Menino de 19 meses começa a usar sua colher de forma independente, embora ainda não seja capaz de girar o pulso para manter comida nela (**A**, de www.istockphoto.com).

Tabela 15.6 Comportamentos de alimentação: marcos do desenvolvimento durante os primeiros 2 anos de vida.

Marcos de desenvolvimento	Idade (meses)	Mudança indicada	Exemplos de alimentos apropriados
A língua transfere o alimento lateralmente na boca Mostra movimentos voluntários e independentes de língua e lábios A postura sentada pode ser sustentada Mostra o início dos movimentos de mastigação (movimentos para cima e para baixo da mandíbula)	6	Introdução de alimentos sólidos macios e/ou amassados com garfo ("papinha")	Peixes enlatados, desossados e sem pele, como atum *light* em pedaços ou salmão (evite o atum albacora pelo teor de mercúrio); purê de batata; legumes bem cozidos e amassados; carnes moídas em suco de carne e molhos; purê de feijão ou pedaços de tofu; frutas macias e cortadas em cubos, como bananas, pêssegos e peras; iogurte
Alcança e agarra objetos com a preensão palmar Traz a mão à boca	6 a 9	Alimentação com os dedos (pedaços grandes de alimento)	Torrada seca no forno, biscoitos para dentição
Aproxima os lábios à borda do copo	6 a 9	Introdução do copo para beber líquidos	Água, leite materno ou fórmula infantil. Suco e leite de vaca não são recomendados durante o 1º ano
Libera o alimento voluntariamente (movimento de pinça refinado)	9 a 12	Alimentação com os dedos (pequenos pedaços de comida)	Pedaços de queijo *cottage*, cereais secos, ervilhas, feijões e outros vegetais do tamanho de uma bocada; pequenos pedaços de carne
Mostra o padrão de mastigação rotativa	9 a 12	Introdução de alimentos de texturas variadas do cardápio familiar	Carnes e caçarolas bem cozidas e picadas; legumes cozidos e frutas enlatadas (não amassadas); torrada; batatas; macarrão, espaguete; fruta madura descascada
Entende a relação do utensílio e seu conteúdo	9 a 12	Início da alimentação própria (embora deva ser esperada alguma bagunça)	Alimentos que, quando recolhidos, aderem à colher, como purê de maçã, cereal cozido, mingau, purê de batata, queijo *cottage*, iogurte
Mostra aumento dos movimentos da mandíbula Mostra desenvolvimento do desvio ulnar do punho	12 a 18	Mais hábil na alimentação com copo e colher	Carnes fibrosas picadas, como assado e bife, vegetais crus e frutas (introduzidos gradualmente)
Anda sozinho	12 a 18	Pode buscar o alimento e obter alimentação de forma independente	Texturas mistas, alimentos da refeição familiar, alimentos de alto valor nutricional
Nomeia alimento, expressa preferências, prefere alimentos não misturados Fica com fixação em determinado alimento O apetite parece diminuir	18 a 24		Escolhas alimentares equilibradas, com permissão para a criança desenvolver preferências alimentares (os pais não devem se preocupar que essas preferências durem para sempre)

Modificada de Trahms CM, Pipes P: *Nutrition in infancy and childhood*, ed 6, New York, 1997, McGraw-Hill.

prontidão para alimentos que possam ser segurados com os dedos, como torradas secas no forno ou biscoitos de araruta (ver Figura 15.1 B). A Tabela 15.6 apresenta recomendações para adicionar alimentos à dieta infantil. Alimentos com pele ou casca e alimentos que grudam no céu da boca (p. ex., salsichas, uvas, manteiga de amendoim) podem causar asfixia e não devem ser oferecidos a lactentes e crianças muito jovens.

O **desmame liderado pelo lactente** é uma prática que está se tornando popular entre os pais em países ocidentais industrializados; consiste em oferecer alimentos para que os lactentes comam sozinhos com os dedos. Algumas famílias oferecem apenas aperitivos, enquanto outras optam por oferecer uma combinação de petiscos e purês com o auxílio da colher. Com atenção cuidadosa aos sinais de prontidão, bem como à textura do alimento e ao conteúdo nutricional, lactentes alimentados com o desmame liderado pelo lactente podem atingir o crescimento adequado, atender às necessidades nutricionais e evitar asfixia (Taylor et al., 2017). Ver Boxe 15.2 para mais informações sobre esse método de introdução alimentar.

Durante o último trimestre do primeiro ano, os lactentes podem aproximar seus lábios da borda do copo e podem beber se o copo for segurado para eles. Durante o segundo ano, eles ganham a capacidade de girar os pulsos e elevar os cotovelos, permitindo-lhes segurar a xícara e manusear uma colher (ver Figura 15.1 C). No início, eles fazem muita bagunça ao comer (Figura 15.3), mas aos 2 anos, a maioria das crianças típicas se alimenta habilmente (ver Figura 15.2).

Desmame do seio ou da mamadeira para o copo

A introdução de sólidos na dieta de um lactente inicia o processo de desmame, no qual o lactente faz a transição de uma dieta de apenas leite materno ou fórmula para uma mais variada. O desmame deve ocorrer gradualmente e basear-se na taxa de crescimento e nas habilidades de desenvolvimento do lactente. Os alimentos de desmame devem ser escolhidos com cuidado para complementar as necessidades nutricionais da criança, promover a ingestão adequada de nutrientes e manter o crescimento.

Muitos lactentes começam o processo de desmame com a introdução do copo por volta dos 6 a 9 meses e concluem o processo quando são capazes de ingerir uma quantidade adequada de leite ou de fórmula com um copo, dos 18 aos 24 meses. Os pais de lactentes que são amamentados podem optar por fazer a transição diretamente para um copo ou fazer uma transição intermitente para uma mamadeira antes de o copo ser introduzido.

Cárie na primeira infância

A cárie dentária é a doença crônica mais comum da infância (AAP, 2014c). A **cárie na primeira infância (CPI)**, ou "cárie dentária de mamadeira", é um padrão de cárie que envolve os dentes anteriores superiores e, às vezes, os dentes posteriores inferiores. A CPI é comum entre lactentes e crianças que podem umedecer os dentes com açúcar (sacarose ou lactose) durante todo o dia e a noite. Se os lactentes receberem

Boxe 15.2 Desmame liderado pelo lactente.

O desmame liderado pelo lactente é uma filosofia que promove a autoalimentação dos lactentes com todos os alimentos complementares. Lactentes prontos para isso são capazes de sentar sem ajuda, apresentam preensão palmar e levam o alimento à boca, o que geralmente acontece por volta dos 6 meses.

Atenção especial deve ser dada para minimizar o risco de asfixia e para garantir que o lactente atenda às necessidades energéticas e nutricionais, especialmente de ferro. Algumas diretrizes gerais para o desmame liderado pelo lactente incluem:

- Os alimentos devem ser amassados entre a língua e o céu da boca, ou devem estar duros o suficiente para que não quebrem, como tiras de carne
- Não ofereça alimentos que formem migalhas na boca
- Os alimentos devem ser tão longos quanto o punho do lactente, pelo menos de um lado
- Os lactentes devem estar sentados eretos e devem ser sempre supervisionados
- Nunca coloque um alimento inteiro na boca do lactente. Os lactentes devem controlar a quantidade de alimento que colocam na sua boca
- Ofereça os seguintes alimentos em cada refeição:
  - Alimentos ricos em ferro
  - Alimentos ricos em energia
  - Frutas ou vegetais
- Quando um lactente está doente, aumente a frequência do leite materno ou da alimentação com fórmula e ofereça alimentos que ele possa comer facilmente.

Embora o desmame liderado pelo lactente tenha sido promovido como um risco decrescente de sobrepeso na infância porque os lactentes aprendem a autorregular melhor sua ingestão, os estudos não sustentam essa afirmação.

Modificado de Taylor RW, Williams SM, Fangupo LJ et al.: Effect of a baby-led approach to complementary feeding on infant growth and overweight: a randomized clinical trial, *JAMA Pediatr* 171:838–846, 2017.

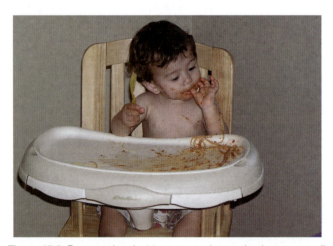

Figura 15.3 Essa menina de 14 meses está aprendendo a se autoalimentar; é normal ser uma bagunça.

bebidas adoçadas com açúcar ou suco de frutas em uma mamadeira durante o dia ou na hora de dormir após a erupção dos dentes, o risco de cárie dentária aumenta (ver Capítulo 24).

Para promover a saúde bucal, os lactentes devem ser alimentados e eructados, depois colocados na cama sem leite ou alimento. O suco não deve ser introduzido na dieta antes dos 12 meses, a menos que haja indicação clínica. Além disso, ele deve ser limitado a, no máximo, 120 mℓ por dia para crianças de 1 a 3 anos e oferecido apenas em um copo (Heyman e Abrams, 2017). Os pais e cuidadores podem ser ensinados quanto às práticas eficazes de saúde bucal para lactentes, não apenas por dentistas, mas também por outros profissionais (Edelstein, 2017).

Alimentação de crianças mais velhas

Crianças com desenvolvimento característico têm uma capacidade natural para comer. Elas comem o quanto precisam, crescem da maneira adequada ao próprio organismo e aprendem a comer os alimentos que seus pais comem. À medida que as crianças fazem a transição para a alimentação da família, os pais são responsáveis pelo que é oferecido e por quando e onde comem. A criança é responsável por quanto e se deve comer os alimentos que são oferecidos. Isso é conhecido como divisão de responsabilidades na alimentação proposta pelo *Satter Feeding Dynamics Model* (Modelo de Dinâmica de Alimentação de Satter). Com base no que a criança pode fazer, não em sua idade, os pais orientam seus filhos por meio de transições da amamentação para eventualmente comer alimentos sólidos nas refeições familiares (Satter, 2000). A Tabela 15.6 destaca a alimentação apropriada com base em marcos de desenvolvimento.

À medida que a maturação prossegue e a taxa de crescimento desacelera, o interesse dos lactentes e a abordagem aos alimentos mudam. Entre 9 e 18 meses, a maioria reduz sua ingestão de leite materno ou fórmula. Eles podem ficar enjoados sobre o que e quanto comem.

Na fase de desmame, os lactentes precisam aprender muitas habilidades, incluindo a capacidade de mastigar e engolir alimentos sólidos e usar utensílios. Eles aprendem a tolerar várias texturas e sabores dos alimentos, comem com os dedos e depois se alimentam com um utensílio. As crianças muito pequenas devem ser incentivadas a se alimentar sozinhas (ver boxe *Visão clínica: Análise das práticas alimentares de lactentes e crianças pequenas*).

No início de uma refeição, os lactentes sentem fome e devem poder comer sozinhos, quando ficarem cansados, podem ser ajudados em silêncio. A ênfase nos modos à mesa e no ajuste dos detalhes

VISÃO CLÍNICA

Análise das práticas alimentares de lactentes e crianças pequenas.

O *Feeding Infants and Toddlers Study* (Estudo sobre Alimentação de Lactentes e Crianças Pequenas) foi uma amostra norte-americana aleatória de mais de 2.500 lactentes e crianças pequenas de 4 a 24 meses e suas mães.

- Supondo que uma variedade de alimentos nutritivos seja oferecida a lactentes e crianças pequenas, os pais e cuidadores devem encorajar a autoalimentação sem se preocupar em comprometer a ingestão de energia e a adequação de nutrientes (Carruth et al., 2004b)
- Os pais e cuidadores devem oferecer uma variedade de frutas e vegetais diariamente; doces, sobremesas, bebidas adoçadas e salgadinhos devem ser oferecidos apenas ocasionalmente. Como os hábitos alimentares da família influenciam os alimentos oferecidos aos lactentes, as abordagens baseadas na família para hábitos alimentares saudáveis devem ser encorajadas (Fox et al., 2004)
- Aos 24 meses, 50% das crianças foram descritas como comedores exigentes. Ao oferecer um novo alimento, os cuidadores devem estar dispostos a oferecerem de 8 a 15 vezes repetidas para aumentar a aceitação desse alimento (Carruth et al., 2004a)
- Lactentes e crianças pequenas têm uma capacidade inata de regular a ingestão de energia. Os pais e cuidadores devem compreender os sinais de fome e saciedade e reconhecer que advertências coercitivas sobre comer mais ou menos alimentos podem interferir na capacidade inata do lactente/criança pequena de regular a ingestão de energia (Fox et al., 2006)
- Em média, lactentes e crianças pequenas eram alimentados 7 vezes/dia e a porcentagem de crianças que ingeriam lanches aumentava com a idade. As escolhas de lanches para lactentes e crianças pequenas podem ser melhoradas, retardando a introdução e limitando alimentos com baixo teor de nutrientes e alta densidade energética (Skinner et al., 2004)

da alimentação deve ser postergada até que eles tenham a maturidade e os sinais de prontidão necessários para tal treinamento.

O alimento deve ter uma forma que seja fácil de manusear e comer. A carne deve ser cortada em pedaços pequenos. Batatas e vegetais devem ser amassados para que possam ser consumidos facilmente com uma colher. As frutas e vegetais crus devem ter tamanhos que possam ser apanhados facilmente. Além disso, os utensílios devem ser pequenos e manejáveis. Os copos devem ser fáceis de segurar e os pratos devem ser projetados de forma que não tombem com facilidade.

Tipo de alimento

Em geral, os lactentes preferem alimentos simples e descomplicados. Os alimentos da refeição familiar podem ser adaptados para o lactente e servidos em porções de tamanho infantil. Crianças menores de 6 anos geralmente preferem alimentos com sabor suave. Como o estômago de um lactente é pequeno, um lanche pode ser necessário entre as refeições. Crianças de 2 a 6 anos geralmente preferem vegetais e frutas crus em vez de cozidos.

Os lactentes devem receber alimentos que variam em textura e sabor. Lactentes que estão acostumados a muitos tipos de alimentos são menos propensos a limitar sua variedade de escolhas alimentares mais tarde. Para adicionar variedade à dieta de um lactente, vegetais e frutas podem ser adicionados à alimentação de cereais. Para garantir uma dieta nutricionalmente adequada, é importante oferecer uma variedade de alimentos e texturas adequados à idade. Lactentes mais velhos geralmente rejeitam alimentos desconhecidos na primeira vez que são oferecidos. Quando os pais continuam a oferecer pequenas porções desses alimentos sem comentários, os lactentes se familiarizam com eles e muitas vezes os aceitam. Pode demorar de 8 a 15 exposições repetidas antes da aceitação da comida (Carruth et al., 2004a). É importante que o suco de fruta não substitua alimentos mais ricos em nutrientes. Se quantidades excessivas de suco forem consumidas, as crianças podem não ter um desenvolvimento adequado.

Tamanho da porção

O tamanho de uma porção de alimento oferecido a um lactente é muito importante. Com 1 ano, os lactentes comem de um terço à metade da quantidade que um adulto normalmente consome. Essa proporção aumenta para metade da porção de um adulto quando a criança atinge os 3 anos e aumenta para cerca de dois terços aos 6 anos. Não se deve servir a lactentes pequenos um prato grande de alimento; o tamanho do prato e a quantidade devem ser proporcionais à idade. Uma colher de sopa (não uma colher de sopa bem cheia) de cada alimento para cada ano de idade é um bom guia a seguir. Servir menos alimento do que os pais pensam ou esperam que seja consumido ajuda os filhos a comerem com sucesso e felicidade. Eles vão pedir mais alimentos se seu apetite não for satisfeito. Assim que puderem, incentive as crianças a se servirem.

Alimentação forçada

As crianças não devem ser forçadas a comer; em vez disso, a causa da relutância em comer deve ser investigada. Uma criança normal e saudável come sem persuasão. Elas podem recusar a alimentação porque são muito sedentárias para sentir fome ou porque estão muito ativas e cansadas. Para evitar superalimentação e subalimentação, os pais devem estar atentos aos sinais de fome e saciedade oferecidos pela criança. Uma criança que recebe lanches ou mamadeira muito perto da hora das refeições (dentro de 90 minutos) não sente fome e pode recusar a refeição.

Os pais que apoiam o desenvolvimento de habilidades de autoalimentação atendem às necessidades da criança e incentivam sua autonomia; eles também permitem que ela inicie e conduza sua relação com os alimentos sem pressão em relação ao desenvolvimento da habilidade de se autoalimentar ou à quantidade de alimento consumido. Se a criança se recusar a comer, a refeição em família deve ser completada sem comentários e o prato deve ser removido. Esse procedimento geralmente é mais difícil para os pais do que para os filhos. Na próxima refeição, a criança estará com fome o suficiente para saborear o alimento apresentado.

Ambiente da alimentação

Os lactentes devem fazer suas refeições à mesa da família; isso lhes dá a oportunidade de aprender boas maneiras enquanto saboreiam as refeições em grupo familiar. Compartilhar o alimento da família fortalece os laços e torna a hora das refeições agradável. No entanto, se a refeição da família for atrasada, as crianças devem fazer suas refeições no horário habitual. Quando as crianças comem com a família, todos devem ter cuidado para não fazer comentários desfavoráveis sobre qualquer alimento. As crianças são grandes imitadoras das pessoas que admiram; portanto, se o pai ou os irmãos mais velhos fizerem comentários depreciativos sobre a abóbora, por exemplo, as crianças provavelmente repetirão esse comportamento.

CASO CLÍNICO

Arvan é um lactente indonésio de 10 meses que nasceu a termo e geralmente está bem. Ele foi encaminhado para consulta com um nutricionista devido às preocupações dos pais sobre seu crescimento e sobre o fato de ele "não estar comendo o suficiente".

Avaliação

Arvan foi amamentado desde o nascimento até os 6 meses. Sua mãe diz que seu suprimento de leite diminuiu depois de retornar ao trabalho e que, por isso, ela começou a suplementar com fórmula infantil. Ela diz que Arvan não terminava uma mamadeira sozinho, o que fazia com que ela o alimentasse à força.

Os sólidos foram introduzidos aos 6 meses. A mãe de Arvan começou com ragi (alimento de painço) misturado com fórmula. Ela diz que Arvan comia apenas um pouco; sendo assim, novamente teve que ser alimentado à força, com muitas distrações para que ele "comesse o suficiente".

A mãe de Arvan diz que ela não está mais amamentando e que ela e seus avós têm que persegui-lo pela casa para fazê-lo terminar uma mamadeira de fórmula. Ultimamente, a distração da alimentação não tem funcionado e Arvan se recusa a abrir a boca depois de dar apenas algumas mordidas no alimento. Ela diz que os pais ou avós o alimentam com todas as refeições e que ela mesma foi alimentada até os 3 anos. Ela diz que Arvan muitas vezes tenta agarrar a colher, mas a família não o deixa se alimentar porque isso cria uma bagunça.

A mãe de Arvan descreve um dia típico da seguinte forma. Ela diz que todas as refeições duram cerca de uma hora e envolvem distrações, persuasão e, às vezes, força:

7h: 240 mℓ da fórmula oferecida, geralmente termina todos os 240 mℓ.
9h: pai ou avô oferece 2 *idlis* (bolo de lentilha e arroz) e ½ banana grande. Arvan come 1 *idli* e ¼ de banana.
11h30: 240 mℓ da fórmula oferecida, termina cerca de 180 mℓ.
Soneca
13h30: pais ou avós oferecem ½ xícara de mingau de *dalia* (*bulgur*) com leite, açúcar, *ghee* (manteiga clarificada) e amendoim. Arvan come cerca de 3 colheres de sopa.
15h30: 240 mℓ da fórmula oferecida, termina cerca de 180 mℓ.
18h: pais ou avós oferecem ½ xícara de *khichdi* de vegetais (ervilhas, batatas, arroz, lentilhas). Arvan come cerca de ¼ de xícara.

CASO CLÍNICO (continuação)

20h: 240 mℓ da fórmula oferecida, termina cerca de 180 mℓ.
Análise da dieta: 700 kcal, 17 g de proteínas, 500 mg de cálcio, 300 UI de vitamina D, 11 mg de ferro
Antropometria:
Massa corporal (sem roupa ou fralda): 9,2 kg (percentil 50)
Comprimento: 77,0 cm (percentil 95)
Massa corporal por comprimento: percentis entre 10 e 25
História de crescimento: a massa corporal de Arvan estava em torno do percentil 75 desde o nascimento até os 6 meses. Em sua consulta de puericultura de 9 meses, seu percentil de massa corporal diminuiu para cerca de 50.
Seu comprimento tem consistentemente seguido em torno do percentil 95 desde o nascimento. Nota-se uma diminuição muito gradual nos percentis de massa corporal por comprimento a partir do percentil 25 no nascimento.
Suplementos/medicamentos: nenhum.
Dados laboratoriais: nenhum.
Necessidades estimadas: 740 kcal, 14 g de proteínas, 260 mg de cálcio, 400 UI de vitamina D, 11 mg de ferro.

Declarações de diagnóstico nutricional
- Ingestão inadequada de energia relacionada à relação discordante de alimentação, conforme evidenciado por história de alimentação forçada, declínio gradual no percentil da massa corporal para comprimento e ingestões abaixo das necessidades estimadas
- Vitamina D inadequada relacionada ao déficit de conhecimento alimentar e nutricional sobre as fontes dietéticas de vitamina D e ingestão alimentar inadequada, conforme evidenciado pela ingestão de vitamina D abaixo da ingestão adequada de 400 UI/dia.

Intervenção
- Elogiar a mãe de Arvan por fornecer um cronograma de refeições estruturado e por oferecer alimentos ricos nutricionalmente e adequados para a idade, e incentivá-la a continuar fazendo isso
- Aconselhar a mãe de Arvan sobre os tamanhos típicos das porções infantis e sugerir que ofereça porções menores no início das refeições. Incentivar Arvan a ser o único a ditar quanto ou quão pouco ele comerá
- Explorar, com a mãe de Arvan, maneiras de ajudá-lo a desenvolver suas habilidades de autoalimentação, minimizando a bagunça. Comidinhas, tapetes, tirar roupas durante as refeições etc. Salientar que Arvan está afirmando seu desejo de se alimentar agarrando a colher e recusando-se a ser alimentado por outras pessoas
- Educar a mãe de Arvan sobre os indícios de fome e saciedade do lactente e como respeitar esses indícios ao dar de comer na colher. Sugerir que ele receba uma colher própria para praticar com alimentos espessos, como iogurte ou pudim
- Incentivar a mãe de Arvan a compartilhar essas recomendações com todos os membros da família que o alimentam
- Recomendar um suplemento líquido de vitamina D para lactentes que não exceda 1.000 UI/dia.

Monitoramento/Avaliação
Acompanhamento em 6 a 8 semanas para monitorar o seguinte:
- Percentis de massa corporal, comprimento, massa corporal por comprimento, com o objetivo de evitar uma redução adicional no percentil de massa corporal por comprimento
- Ingestão energética, proteínas, cálcio, vitamina D, ferro usando registro alimentar de 3 dias ou recordatório de 24 horas, com o objetivo de atender às necessidades estimadas e ingestões dietéticas de referência de micronutrientes
- Relação de alimentação entre pai, avô e filho, com o objetivo de diminuir o uso de distrações, respeitando os indícios de fome e saciedade de Arvan e estimulando o desenvolvimento de habilidades de alimentação própria.

WEBSITES ÚTEIS

American Academy of Pediatrics
Bright Futures: Nutrition in Practice
CDC and WHO Growth Charts
Healthy People 2020: Objectives for Improving Health
University of Washington Assuring Pediatric Nutrition in the Hospital and Community

REFERÊNCIAS BIBLIOGRÁFICAS

Academy of Nutrition and Dietetics, Palmer CA, Gilbert JA: Position of the Academy of Nutrition and Dietetics: the impact of fluoride on health, *J Acad Nutr Diet* 112:1443–1453, 2012.

American Academy of Pediatric Dentistry: *Reference manual, clinical guidelines, guideline on fluoride therapy*, 37:176–179, 2014.

American Academy of Pediatrics, Committee on Infectious Diseases, Committee on Nutrition: Consumption of raw or unpasteurized milk and milk products by pregnant women and children, *Pediatrics* 133:175–179, 2014a.

American Academy of Pediatrics, Committee on Nutrition: *Pediatric nutrition*, ed 7, Elk Grove Village, IL, 2014b, American Academy of Pediatrics.

American Academy of Pediatrics, Council on Environmental Health, Section on Dermatology: Ultraviolet radiation—a hazard to children and adolescents, *Pediatrics* 127:588–597, 2011 (reaffirmed Sept 2016).

American Academy of Pediatrics, Section on Breastfeeding: Breastfeeding and the use of human milk, *Pediatrics* 129:e827–e841, 2012.

American Academy of Pediatrics, Section on Oral Health: Maintaining and improving the oral health of young children, *Pediatrics* 134:1224–1229, 2014c.

Antonucci R, Locci C, Clemente MG, et al: Vitamin D deficiency in childhood—old lessons and current challenges, *J Pediatr Endocrinol Metab* 31:247–260, 2018.

Bailey RL, Catellier DJ, Jun S, et al: Total usual nutrient intakes of US children (under 48 months): findings from the feeding infants and toddlers study (FITS) 2016, *J Nutr* 148:1557S–1566S, 2018.

Carlson SE, Colombo J: Docosahexaenoic acid and arachidonic acid nutrition in early development, *Adv Pediatr* 63(1):453–471, 2016.

Carruth BR, Ziegler PJ, Gordon A, et al: Prevalence of picky eaters among infants and toddlers and their caregivers' decisions about offering a new food, *J Am Diet Assoc* 104:S57–S64, 2004a.

Carruth BR, Ziegler PJ, Gordon A, et al: Developmental milestones and self-feeding behaviors in infants and toddlers, *J Am Diet Assoc* 104:S51–S56, 2004b.

Centers for Disease Control and Prevention: *Facts about vitamin K deficiency bleeding*, 2017. Available at: https://www.cdc.gov/ncbddd/vitamink/facts.html.

Centers for Disease Control and Prevention: Overview: *infant formula and fluorosis*, 2015. Available at: http://fluoridealert.org/wp-content/uploads/cdc.infant-formula-fluorosis.july2015.pdf.

Domellöf M, Braegger C, Campoy C, et al: Iron requirements of infants and toddlers, *J Pediatr Gastroenterol Nutr* 58:119–129, 2014.

Druet C, Stettler N, Sharp S, et al: Prediction of childhood obesity by infancy weight gain: an individual-level meta-analysis, *Paediatr Perinat Epidemiol* 26:19–26, 2012.

Edelstein BL: Pediatric dental-focused interprofessional interventions—rethinking early childhood oral health management, *Dent Clin N orth Am* 61:589–606, 2017.

Elazab N, Mendy A, Gasana J, et al: Probiotic administration in early life, atopy, and asthma: a meta-analysis of clinical trials, *Pediatrics* 132:e666–e676, 2013.

Fadilah A, Musson R, Ong MT, et al: Vitamin B12 deficiency in infants secondary to maternal deficiency: a case series of seven infants, *EJPN* 21:e3, 2017.

Fleischer DM, Spergel JM, Assa'ad AH, et al: Primary prevention of allergic diseases through nutritional interventions, *J Allergy Clin Immunol: In Practice* 1:29–36, 2013.

Food and Drug Administration: FDA statement on testing and analysis of arsenic in rice and rice products, 2016. Available at: https://www.fda.gov/food/metals/fda-statement-testing-and-analysis-arsenic-rice-and-rice-products.

Food and Drug Administration: Electronic Code of Federal Regulations; Title 21:107, Infant Formulas, Final Rule (21 CFR 107), *Fed Reg* 50:45108, 1985. Amended Fed Reg 80:35841, 2015.

Fox MK, Devaney B, Reidy K, et al: Relationship between portion size and energy intake among infants and toddlers: evidence of self-regulation, *J Am Diet Assoc* 106:S77–S83, 2006.

Fox MK, Pac S, Devaney B, et al: Feeding infants and toddlers study: What foods are infants and toddlers eating? *J Am Diet Assoc* 104:S22–S30, 2004.

Harris G, Coulthard H: Early eating behaviours and food acceptance revisited: breastfeeding and introduction of complementary foods as predictive of food acceptance, *Curr Obes Rep* 5:113–120, 2016.

Heyman MB, Abrams SA, American Academy of Pediatrics Section on Gastroenterology, Hepatology, and Nutrition, et al: Fruit juice in infants, children, and adolescents: current recommendations, *Pediatrics* 139: e20170967, 2017.

Indrio F, Di Mauro A, Riezzo G, et al: Prophylactic use of a probiotic in the prevention of colic, regurgitation, and functional constipation: a randomized clinical trial, *JAMA Pediatr* 168:228–233, 2014.

Jasani B, Simmer K, Patole SK, et al. Long chain polyunsaturated fatty acid supplementation in infants born at term, *Cochrane Database Syst Rev* 3:CD000376, 2017. doi:10.1002/14651858.CD000376.pub4.

Lawrence RA, Lawrence RM. *Breastfeeding: a guide for the medical profession*, 8 ed, Philadelphia, PA, 2016, Elsevier, Inc.

Lessen R, Kavanagh K: Position of the Academy of Nutrition and Dietetics: promoting and supporting breastfeeding, *J Acad Nutr Diet* 115:444–449, 2015.

Munns CF, Shaw N, Kiely M, et al: Global consensus recommendations on prevention and management of nutritional rickets, *J Clin Endocrinol Metab* 101:394–415, 2016.

Oozeer R, van Limpt K, Ludwig T, et al: Intestinal microbiology in early life: specific prebiotics can have similar functionalities as human-milk oligosaccharides, *Am J Clin Nutr* 98:561S–571S, 2013.

Panagoda R, De Cure N, McCuaig R, et al: Neonatal hypernatraemic dehydration, *J Paediatr Child Health* 51(6):653–654, 2015.

Pencharz PB, Ball RO: Amino acid requirements of infants and children, *Nestle Nutr Workshop Ser Pediatr Program* 58:109–116, 2006.

Roumeliotis N, Dix D, Lipson A: Vitamin B12 deficiency in infants secondary to maternal causes, *CMAJ* 184:1593–1598, 2012.

Satter E: *Child of mine—feeding with love and good sense*, revised ed, Palo Alto, CA, 2000, Bull Publishing Co.

Singendonk MM, Rommel N, Omari TI, et al: Upper gastrointestinal motility: prenatal development and problems in infancy, *Nat Rev Gastroenterol Hepatol* 11:545–555, 2014.

Skinner JD, Ziegler P, Pac S, et al: Meal and snack patterns of infants and toddlers, *J Am Diet Assoc* 104:S65–S70, 2004.

Sung V, Hiscock H, Tang ML, et al: Treating infant colic with the probiotic Lactobacillus reuteri: double blind, placebo controlled randomised trial, *BMJ* 348:g2107, 2014.

Tanaka M, Nakayama J: Development of the gut microbiota in infancy and its impact on health in later life, *Allergol Int* 66:515–522, 2017.

Taylor RW, Williams SM, Fangupo LJ, et al: Effect of a baby-led approach to complementary feeding on infant growth and overweight: a randomized clinical trial, *JAMA Pediatr* 171:838–846, 2017.

Terrin G, Berni Canani R, Di Chiara M, et al: Zinc in early life: a key element in the fetus and preterm neonate, *Nutrients* 7(12):10427–10446, 2015.

Van den Nieuwboer M, Claassen E, Morelli L, et al: Probiotic and synbiotic safety in infants under two years of age, *Benef Microbes* 5:45–60, 2014.

Vandenplas Y, Castrellon PG, Rivas R, et al: Safety of soya-based infant formulas in children, *Br J Nutr* 111:1340–1360, 2014.

16
Nutrição na Infância

Beth Ogata, MS, RDN, CD, CSP
Sharon A. Feucht, MA, RDN, CD

TERMOS-CHAVE
canais de crescimento
crescimento retardado
deficiência de crescimento (FTT)
dificuldade de desenvolvimento
fixações alimentares
primariamente emaciado
rebote de adiposidade
recuperação do crescimento (*catch-up growth*)
subnutrição pediátrica

O período que começa após a primeira infância e dura até a puberdade costuma ser referido como o período de crescimento latente ou quiescente, um contraste com as mudanças dramáticas que ocorrem durante a infância e a adolescência. Embora o crescimento físico possa ser menos notável e prosseguir em um ritmo mais estável do que durante o primeiro ano, esses anos de pré-escola e ensino fundamental são uma época de crescimento significativo nas áreas social, cognitiva e emocional.

CRESCIMENTO E DESENVOLVIMENTO

Padrões de crescimento

A taxa de crescimento diminui consideravelmente após o primeiro ano de vida. Os incrementos de mudança são pequenos em comparação com aqueles da infância e da adolescência. A massa corporal normalmente aumenta em média de 1,6 a 3,9 kg (1,6 kg na idade de 2 anos a 3,9 kg para meninos de 10 a 11 anos) por ano, com apenas pequenas diferenças entre cada sexo. As meninas geralmente aumentam sua taxa de ganho entre 10 e 11 anos, com os meninos começando entre 11 e 12 anos, sinalizando a aproximação da puberdade. Incrementos de aumento de estatura em média de 5 a 9 cm por ano com aumentos inferiores no fim da infância até o estirão de crescimento individual observado na puberdade (Centers for Disease Control and Prevention [CDC], 2017). Embora o crescimento seja geralmente estável durante os anos pré-escolares e escolares, pode ser irregular em crianças individuais, com períodos sem crescimento seguidos de estirões de crescimento. Esses padrões geralmente são paralelos a mudanças semelhantes no apetite e na ingestão de alimentos. Para os pais, esses períodos de crescimento mais lento (mas normais) e de diminuição do apetite podem causar ansiedade, levando potencialmente a dificuldades e brigas na hora das refeições.

As proporções corporais de crianças pequenas mudam significativamente após o primeiro ano. O crescimento da cabeça é mínimo, o crescimento do tronco diminui substancialmente e os membros se estendem consideravelmente, o que cria proporções corporais mais maduras. A deambulação e o aumento da atividade física levam ao endireitamento das pernas e ao aumento da força muscular do abdome e das costas.

A composição corporal de crianças em idade pré-escolar e escolar permanece relativamente constante. A gordura diminui gradualmente durante os primeiros anos da infância, atingindo um mínimo entre 4 e 6 anos. As crianças então experimentam o **rebote de adiposidade**, ou aumento da gordura corporal, em preparação para o estirão de crescimento puberal. O rebote de adiposidade anterior (antes dos 5 anos e meio) foi associado ao aumento do índice de massa corporal (IMC) em adultos (Williams e Goulding, 2009). As diferenças sexuais na composição corporal tornam-se cada vez mais aparentes: os meninos têm mais massa corporal magra por centímetro de estatura do que as meninas. As meninas têm um percentual de massa corporal maior como gordura do que os meninos, mesmo nos anos pré-escolares, mas essas diferenças na massa magra e na gordura não se tornam significativas até a adolescência.

Avaliação do crescimento

Uma avaliação nutricional completa requer a coleta de dados antropométricos. Isso inclui comprimento ou estatura, massa corporal e também massa corporal para comprimento ou IMC, todos os quais estão representados nos gráficos de crescimento recomendados (ver Apêndice 3). Outras medidas que são menos comumente usadas, mas que fornecem estimativas da composição corporal, incluem a circunferência no meio do braço (CB) e das pregas cutâneas tricipital (PCT) ou subescapular (ou dobra cutânea subescapular). Deve-se tomar cuidado ao usar equipamentos e técnicas padronizados para obter e traçar as medidas de crescimento. Os gráficos projetados para o nascimento até os 24 meses são baseados em medidas de comprimento e massa corporal nus, enquanto os gráficos usados para crianças de 2 anos a adultos de 20 anos são baseados na estatura (altura em pé) e massa corporal com roupas leves e sem sapatos (ver Capítulo 5).

A proporção da massa corporal em relação ao comprimento ou estatura é um elemento crítico da avaliação do crescimento. Esse parâmetro é determinado ao traçar a massa corporal para comprimento nos gráficos de crescimento elaborados pela OMS que levam em consideração o nascimento até 24 meses, ou, conforme orientações dos CDC, por meio do cálculo do IMC, que é marcado nos gráficos de crescimento de 2 a 20 anos. As medições de crescimento obtidas em intervalos regulares fornecem informações sobre o padrão de crescimento de um indivíduo. Medições únicas não permitem a interpretação do estado de crescimento. Os canais de crescimento não estão bem estabelecidos até depois dos 2 anos. As crianças geralmente mantêm suas estaturas e massas corporais nos mesmos **canais de crescimento** durante os anos pré-escolares e infantis, embora as taxas de crescimento possam variar dentro de um período selecionado.

O monitoramento do crescimento e o acompanhamento médico, bem como uma discussão sobre as expectativas de desenvolvimento, geralmente ocorrem nas visitas anuais de puericultura, com o profissional de assistência médica básica da criança. O monitoramento regular do crescimento possibilita que tendências problemáticas sejam identificadas precocemente e que a intervenção seja iniciada para não haver nenhum tipo de comprometimento a longo prazo. A massa corporal que aumenta rapidamente e atravessa os canais de crescimento pode sugerir o desenvolvimento de obesidade (Figura 16.1). A falta de ganho de massa corporal ao longo de um período de meses, assim como sua perda, pode ser resultado de subnutrição, uma doença aguda, uma doença crônica não diagnosticada ou problemas emocionais ou familiares significativos (Figura 16.2). Crianças avaliadas por profissionais de saúde apenas quando estão doentes podem perder o monitoramento do crescimento e do desenvolvimento.

Recuperação do crescimento

Uma criança que esteja se recuperando de uma doença ou subnutrição e cujo crescimento tenha diminuído ou sido interrompido experimenta uma taxa de recuperação maior do que o esperado. Essa recuperação é conhecida como crescimento compensatório, **recuperação do crescimento** (*catch-up growth*), um período durante o qual o corpo se esforça para retornar ao canal de crescimento normal da criança. O grau de supressão do crescimento é influenciado por momento, gravidade e duração da causa precipitante, como uma doença grave ou privação nutricional prolongada.

Os estudos iniciais apoiaram a tese de que crianças desnutridas que não experimentaram recuperação do crescimento imediata teriam restrição de crescimento permanente. No entanto, estudos de crianças desnutridas de países em desenvolvimento que receberam subsequentemente alimentação adequada, bem como relatos de crianças desnutridas por causa de doenças crônicas, como doença celíaca ou fibrose cística, mostraram que essas crianças recuperaram seus canais de crescimento normais após o primeiro ou segundo ano de vida, quando a doença foi controlada.

As necessidades nutricionais para a recuperação do crescimento dependem se a criança tem **crescimento retardado** geral (estatura e massa corporal são proporcionalmente baixos) e está cronicamente desnutrida ou está **primariamente emaciada**, o que significa que o déficit de massa corporal excede o da estatura. Com a renutrição, as expectativas de ganho de massa corporal variam. Não se espera que uma criança cronicamente desnutrida ganhe mais do que 2 a 3 g/kg/dia, ao passo que uma criança que esteja primariamente emaciada pode ganhar até 20 g/kg/dia.

As necessidades de nutrientes, especialmente de energia e proteína, dependem da taxa e do estágio de recuperação do crescimento. Por exemplo, mais proteína e energia são necessárias durante o período inicial de ganho de massa corporal muito rápido e para aqueles nos quais o tecido magro é o principal componente do ganho de massa corporal. Além da energia, outros nutrientes são importantes, incluindo vitamina A, ferro e zinco.

Os parâmetros de crescimento atuais são usados para avaliar a massa corporal da criança em relação à idade e à estatura e para estimar a massa corporal "desejável" ou um objetivo. As fórmulas são, nesse sentido, usadas para estimar as energias mínima e máxima necessárias para a recuperação do crescimento. Depois que uma criança

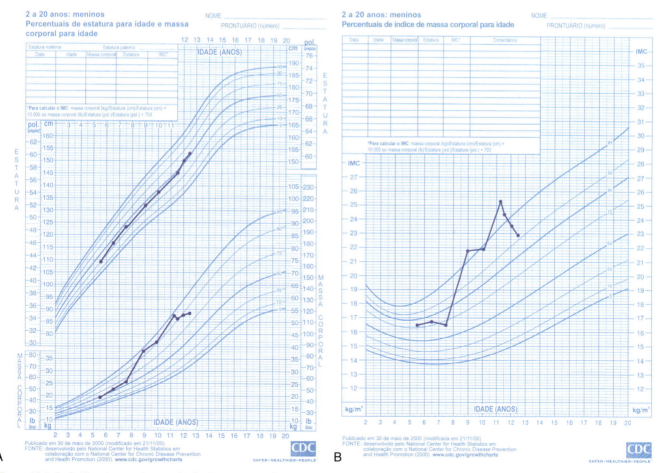

Figura 16.1 A. Gráfico de crescimento **B.** Gráfico com o IMC de um menino de 8 anos que ganhou massa corporal excessiva após uma cirurgia na perna e de ter ficado imobilizado com gesso por 2 meses. A cirurgia e a imobilização foram seguidas de um longo período de estresse causado por problemas familiares. Com 11 anos, ele foi inscrito em um programa de controle de massa corporal. (Fonte dos gráficos de crescimento apenas: Centers for Disease Control and Prevention: *Growth Charts* [*website*]: http://www.cdc.gov/growthcharts/, 2017.)

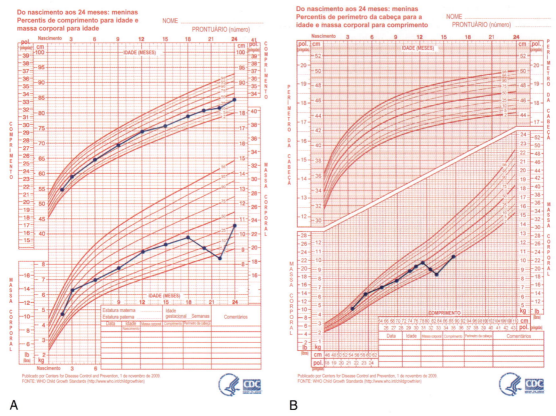

Figura 16.2 Gráficos de crescimento para menina de 2 anos que experimentou perda de massa corporal significativa durante um período prolongado de diarreia e problemas de alimentação. Depois de ser diagnosticada com doença celíaca, ela começou a seguir uma dieta sem glúten e entrou em um período de recuperação do crescimento (*catch-up growth*). (Fonte dos gráficos de crescimento apenas: Centers for Disease Control and Prevention: *Growth Charts* [*website*]: http://www.cdc.gov/growthcharts/, 2017.)

que está emaciada recupera sua massa corporal, o manejo alimentar deve mudar para diminuir a velocidade de ganho de massa corporal e evitar o ganho excessivo. A recuperação no crescimento linear atinge o pico aproximadamente 1 a 3 meses após o início do tratamento, enquanto o ganho de massa corporal começa imediatamente.

REQUERIMENTOS NUTRICIONAIS

Como as crianças estão crescendo e desenvolvendo ossos, dentes, músculos e sangue, elas precisam de alimentos mais nutritivos em proporção ao seu tamanho do que os adultos. Elas podem estar em risco de desnutrição quando têm falta de apetite por um longo período, ingerem um número limitado de alimentos ou diluem suas dietas significativamente com alimentos pobres em nutrientes.

As ingestões dietéticas de referência (IDRs) são baseadas no conhecimento atual das ingestões de nutrientes necessárias para uma saúde ideal. A maioria dos dados para crianças em idade pré-escolar e escolar são valores interpolados de dados sobre lactentes e adultos. As IDRs têm como objetivo melhorar a saúde da população a longo prazo, reduzindo o risco de doenças crônicas e prevenindo deficiências de nutrientes. Assim, quando a ingestão é inferior ao nível recomendado, não se pode presumir que uma criança em particular seja alimentada de forma inadequada.

Energia

As necessidades energéticas de crianças saudáveis são determinadas pelo metabolismo basal, taxa de crescimento e gasto energético da atividade. A energia da dieta deve ser suficiente para garantir o crescimento e poupar que proteínas sejam usadas como energia, ao mesmo tempo que não permite o ganho de massa corporal em excesso.

Os intervalos de distribuição aceitável de macronutrientes (AMDR) são 45 a 65% como carboidratos, 30 a 40% como lipídeos e 5 a 20% como proteínas para crianças de 1 a 3 anos, sendo que para a faixa etária dos 4 aos 18 anos, os AMDR são o mesmo para carboidratos, 25 a 35% como lipídeos e 10 a 30% como proteínas (Institute of Medicine [IOM], 2005).

As IDRs para a necessidade estimada de energia (NEE) são médias das necessidades energéticas com base em agrupamentos de estágios de vida para indivíduos saudáveis de massa corporal normal. Lactentes e crianças de 13 a 35 meses estão no mesmo grupo; para crianças mais velhas, as necessidades estimadas de energia são divididas por sexo e idade (3 a 8 anos e 9 a 18 anos). A NEE inclui o gasto energético total mais a energia necessária para o crescimento (ver Capítulo 2). As IDRs são aplicadas a programas de nutrição infantil e outras diretrizes (Otten et al., 2006). O Boxe 16.1 mostra exemplos de como determinar a NEE para três crianças. Em uma base individual, pode ser útil estimar as necessidades de energia usando quilocalorias por quilograma de massa corporal, ou por centímetro de estatura.

Proteínas

A necessidade de proteínas diminui de aproximadamente 1,1 g/kg no início da infância para 0,95 g/kg no fim da infância (Tabela 16.1). A ingestão de proteínas pode variar de 5 a 30% da energia total, a depender da idade. A deficiência de proteínas é incomum em crianças norte-americanas, em parte devido à ênfase cultural em alimentos ricos em proteínas. A ingestão de proteínas abaixo da necessidade média estimada ou da ingestão dietética recomendada (RDA) é rara entre as crianças nos EUA (Berryman et al., 2018). As crianças que correm o maior risco de ingestão inadequada de proteínas são aquelas que seguem dietas veganas estritas, aquelas com múltiplas alergias

> **Boxe 16.1** Determinação das necessidades estimadas de energia.
>
> (Exemplos usando dados do Boxe 2.1, Capítulo 2)
> 1. Para lactentes e crianças de 13 a 35 meses:
>
> NEE (kcal) = (89 × peso [kg]) − 100 + 20
> Um menino de 18 meses tem 84 cm de comprimento e pesa 12,5 kg
> NEE (kcal) = (89 × 12,5) − 100 + 20
> NEE (kcal) = 1.113 − 100 + 20
> NEE (kcal) = 1.033
>
> 2. Para meninas de 3 a 8 anos:
>
> NEE (kcal) = 135,3 − ([30,8 × idade em anos] + AF × ([10 × peso em kg] + [934 × estatura em m]) + 20
> Menina de 6,5 anos tem 112 cm de estatura, pesa 20,8 kg e tem atividade moderada (coeficiente de AF de 1,31)
> NEE (kcal) = 135,3 − (30,8 × 6,5) + 1,31 × ([10 × 20,8] + [934 × 1,12]) + 20
> NEE (kcal) = 135,3 − 200,2 + 1,31 × (208 + 1.046,1) + 20
> NEE (kcal) = 135,3 − 200,2 + 1.642,9 + 20
> NEE (kcal) = 1.598
>
> 3. Para meninos com sobrepeso de 3 a 18 anos (manutenção de massa corporal):
>
> GET (kcal) = 114 − ([50,9 × idade em anos] + AF × [19,5 × peso em kg] + [1.161,4 × estatura em m])
> Menino de 7 anos e 4 meses tem 128,4 cm de estatura, pesa 33,9 kg e tem baixa atividade ativa (coeficiente de AF de 1,12)
> GET (kcal) = 114 − (50,9 × 7,25) + 1,12 × ([19,5 × 33,9] + [1.161,4 × 1,284])
> GET (kcal) = 114 − 39,6 + 1,12 × (66,1 + 1.491,2)
> GET (kcal) = 114 − 39,6 + 1.744,2
> NEE (kcal) = 1.819

NEE, necessidade estimada de energia; *AF*, atividade física; *GET*, gasto energético total.

Tabela 16.1 Ingestão dietética de referência (IDR) de proteínas para crianças até 13 anos.

Idade	PROTEÍNAS Gramas/dia*	Gramas/quilograma/dia
1 a 3 anos	13 g/dia	1,05 g/kg/dia
4 a 8 anos	19 g/dia	0,95 g/kg/dia
9 a 13 anos	34 g/dia	0,95 g/kg/dia

*Ingestão dietética recomendada (RDA) para referência individual (g/dia).

alimentares ou aquelas que têm seleções alimentares limitadas por causa de dietas da moda, problemas sensorimotores graves ou acesso inadequado aos alimentos.

Vitaminas e minerais

Vitaminas e minerais são necessários para crescimento e desenvolvimento normais. A ingestão insuficiente pode prejudicar o crescimento e resultar em doenças por deficiência. As IDRs estão listadas no fim do livro.

Ferro

Crianças pequenas correm o risco de ter deficiência de ferro e anemia por deficiência de ferro, o que pode afetar seu desenvolvimento e comportamento. Dados da *National Health and Nutrition Examination Survey* (NHANES) – Pesquisa Nacional de Exames de Saúde e Nutrição – indicam que crianças com alimentação prolongada com mamadeira e aquelas de ascendência mexicano-americana estão sob maior risco de deficiência de ferro (Hamner et al., 2016; Brotanek et al., 2005; Moshfegh et al., 2005). As RDAs devem levar em consideração a taxa de absorção e a quantidade de ferro nos alimentos, especialmente os de origem vegetal. A prevalência de deficiência de ferro entre crianças de 1 a 5 anos nos EUA é de 7,1%, e a prevalência de anemia por deficiência de ferro é de 1,1%, com taxas mais altas entre lactentes de 1 a 2 anos (Gupta et al., 2017).

Cálcio

O cálcio é necessário para a mineralização adequada e a manutenção do crescimento ósseo em crianças. A RDA de cálcio para crianças de 1 a 3 anos é de 700 mg/dia, para crianças de 4 a 8 anos é de 1.000 mg/dia e para crianças de 9 a 18 anos é de 1.300 mg/dia. A necessidade real depende das taxas de absorção individuais e de fatores dietéticos, como quantidades de proteínas, vitamina D e fósforo. Como o leite e outros laticínios são fontes primárias de cálcio, as crianças que consomem quantidades limitadas desses alimentos geralmente correm o risco de mineralização óssea deficiente. Outros alimentos fortificados com cálcio, como leite de soja, arroz, nozes e sucos de frutas, também são boas fontes (ver Apêndice 39).

Zinco

O zinco é essencial para o crescimento; sua deficiência resulta em falha de crescimento, falta de apetite, diminuição da acuidade gustativa e má cicatrização de feridas. Como as melhores fontes são a carne e os frutos do mar, algumas crianças podem ter uma ingestão baixa regularmente (ver Apêndice 47). O diagnóstico da deficiência de zinco, especialmente deficiência marginal, pode ser difícil porque os parâmetros laboratoriais, incluindo os do plasma, eritrócitos séricos, cabelo e urina, são de valor limitado na determinação da deficiência de zinco. Há uma influência positiva da suplementação de zinco no crescimento e em suas concentrações séricas.

Vitamina D

A vitamina D é necessária para a absorção e a deposição de cálcio nos ossos; outras funções dentro do corpo, incluindo a prevenção de doenças crônicas como câncer, doenças cardiovasculares e diabetes, são áreas importantes da investigação atual. Como esse nutriente também é formado pela exposição da pele à luz solar, a quantidade necessária de fontes dietéticas depende de fatores como localização geográfica e tempo gasto ao ar livre (ver Apêndice 38).

A IDR de vitamina D para lactentes é de 400 UI (10 mcg) por dia e para crianças é de 600 UI (15 mcg) por dia. Leite fortificado com vitamina D é a principal fonte alimentar desse nutriente e os cereais matinais e os leites não lácteos costumam ser fortificados com vitamina D. Produtos lácteos, como queijo e iogurte, entretanto, nem sempre são feitos de leite fortificado. Outros leites além do leite de vaca (p. ex., leites de cabra, soja, amêndoa ou arroz) podem não ser fortificados com vitamina D. Para crianças pequenas, a IDR atual para vitamina D é maior do que o que pode ser consumido em uma dieta típica. A suplementação pode ser necessária após uma avaliação cuidadosa ou medição da condição de vitamina D. É cada vez mais comum medir a 25-hidroxivitamina D (25-[OH]-vitamina D) sérica em crianças; no entanto, há alguma controvérsia em relação ao que constitui teores ideais (Rovner e O'Brien, 2008).

Suplementos vitamínico-minerais

Das crianças menores de 18 anos, 31% tomam um suplemento multivitamínico-mineral (Dwyer et al., 2013). Famílias norte-americanas com mais educação, renda mais alta, plano de saúde privado e acesso a cuidados de saúde eram mais propensas a usar suplementos. No entanto, essas famílias podem não ser as que correm maior risco de ter dietas inadequadas.

O fluoreto pode ajudar a prevenir a cárie dentária. Se o abastecimento de água de uma comunidade não for fluoretado, suplementos de fluoreto são recomendados dos 6 meses aos 16 anos. No entanto, as práticas familiares individuais devem ser avaliadas, incluindo a fonte primária de líquidos da criança (p. ex., água potável, sucos ou outras bebidas) e fontes de fluoreto de creches, escola, pasta de dente e antisséptico bucal (ver Capítulo 25).

A American Academy of Pediatrics (AAP) não apoia a administração de suplementos de rotina a crianças saudáveis de quaisquer vitaminas ou minerais além de flúor. No entanto, as crianças em risco de nutrição inadequada que podem se beneficiar incluem aquelas (1) com anorexia, apetite inadequado ou que consomem dietas da moda; (2) com doença crônica (p. ex., fibrose cística, doença inflamatória intestinal, doença hepática); (3) de famílias com insegurança alimentar ou que sofrem negligência ou abuso parental; (4) que participam de um programa alimentar para o controle da obesidade; (5) que consomem dieta vegetariana ou vegana sem ingestão adequada de cálcio e/ou laticínios e vitamina B_{12}; (6) com ganho de massa corporal abaixo do esperado, ou *faltering growth* (também chamado de *failure to thrive*, dificuldade ou deficiência de crescimento); (7) com distúrbios de desenvolvimento.

As crianças que tomam rotineiramente multivitamínico ou um suplemento vitamínico-mineral geralmente não experimentam efeitos negativos se o suplemento contiver nutrientes em quantidades que não excedam as IDRs, especialmente o limite superior tolerável de ingestão. No entanto, alguns nutrientes podem ser "perdidos" por suplementos de vitaminas múltiplas gerais. Embora muitas crianças consumam menos do que a quantidade recomendada de cálcio, os suplementos vitamínico-minerais para crianças normalmente não contêm quantidades significativas de cálcio. Por exemplo, entre crianças de 2 a 18 anos que tomaram suplementos, um terço não atendeu às recomendações de ingestão de cálcio e vitamina D, mesmo com os suplementos. Além disso, o uso de suplementos foi associado ao aumento da prevalência de ingestão excessiva de ferro, zinco, vitamina A e ácido fólico (Bailey et al., 2012). Adicionalmente, uma análise dos suplementos comercializados para lactentes e crianças indicou que os suplementos disponíveis não atendem necessariamente às recomendações de ingestão; para alguns nutrientes, não é fornecido o suficiente e, para outros, os suplementos fornecem quantidades excessivas (Madden et al., 2014). As crianças não devem consumir megadoses, particularmente de vitaminas lipossolúveis e minerais, especialmente vitaminas líquidas e viscosas, porque grandes quantidades podem resultar em toxicidade. Uma avaliação cuidadosa de cada suplemento pediátrico é sugerida porque muitos tipos estão disponíveis, mas são incompletos. Como muitos suplementos vitamínico-minerais têm aparência e sabor de balas, os pais devem mantê-los fora do alcance das crianças para evitar a ingestão excessiva de nutrientes como o ferro.

As terapias nutricionais complementares e integrativas estão se tornando mais comuns para crianças, especialmente para aquelas com necessidades especiais de saúde, como síndrome de Down, transtornos do espectro autista (TEA) ou fibrose cística (ver Capítulos 33 e 43). Como parte da avaliação nutricional, os profissionais devem indagar sobre o uso desses produtos e terapias, ter conhecimento sobre sua eficácia e segurança e ajudar as famílias a determinar se eles são benéficos e como usá-los (ver Capítulo 11).

FORNECIMENTO DE DIETA ADEQUADA

O desenvolvimento de habilidades para a alimentação, de hábitos alimentares e do conhecimento nutricional é paralelo ao desenvolvimento cognitivo que acontece em uma série de estágios, cada um lançando o alicerce para o próximo. A Tabela 16.2 descreve o desenvolvimento de habilidades de alimentação em termos da teoria de psicologia e desenvolvimento infantil de Piaget.

Padrões de ingestão

Os padrões alimentares das crianças mudaram ao longo dos anos. Estudos dietéticos mostram diminuição da ingestão de açúcares e gorduras em crianças com mais de 2 anos, embora as quantidades consumidas ainda sejam maiores do que as recomendações. O consumo de grãos integrais aumentou discretamente. As crianças continuam a consumir as mesmas quantidades de frutas, vegetais, laticínios e carne total, aves e frutos do mar (Bowman et al., 2017).

Em comparação às *Dietary Guidelines for Americans* – Diretrizes Dietéticas para Americanos –, a maioria das crianças não atende às recomendações. Aquelas de 2 a 5 anos consomem frutas, grãos integrais e laticínios adequados, mas todas ainda têm baixo consumo de vegetais (Guenther et al., 2013).

Mais energia vem dos lanches e o tamanho das porções aumentou. Além disso, mais alimentos são consumidos em ambientes diferentes de casa, muitas vezes levando ao aumento da ingestão energética. Os alimentos servidos às crianças de 6 a 12 anos na escola fornecem quantidades semelhantes de energia e nutrientes em comparação aos alimentos consumidos em casa (Mancino et al., 2010). Alimentos com baixa densidade de nutrientes (refrigerantes, sobremesas, adoçantes e salgadinhos) geralmente substituem os alimentos ricos em nutrientes.

A exemplo dos padrões de crescimento físico, os padrões de ingestão de alimentos não são regulares e consistentes. Embora subjetivo, o apetite geralmente segue a taxa de crescimento e as necessidades nutricionais. No primeiro aniversário de uma criança, o consumo de leite começa a diminuir. No próximo ano, a ingestão de vegetais diminui, aumenta a ingestão de cereais, produtos à base de grãos e doces. Crianças pequenas geralmente preferem fontes de proteína mais macias em vez de carnes, que são mais difíceis de mastigar.

Mudanças no consumo de alimentos são refletidas na ingestão de nutrientes. Os primeiros anos da pré-escola mostram diminuição de cálcio, fósforo, riboflavina, ferro e vitamina A em comparação com o primeiro estágio da infância. A ingestão da maioria dos outros nutrientes essenciais permanece relativamente estável. Durante os primeiros anos escolares, um padrão de ingestão consistente e em constante aumento da maioria dos nutrientes é observado até a adolescência. Em crianças saudáveis, uma grande variabilidade da ingestão de nutrientes é observada em qualquer idade. As crianças têm maior probabilidade de consumir quantidades inadequadas de cálcio, vitamina D, fibra e potássio (Bailey et al., 2010; Kranz et al., 2012). No entanto, os sinais clínicos de desnutrição em crianças norte-americanas são raros.

Fatores que influenciam a ingestão alimentar

Inúmeras influências, algumas óbvias e outras sutis, determinam a ingestão alimentar e os hábitos das crianças. Hábitos, gostos e aversões são estabelecidos nos primeiros anos e mantidos até a idade adulta. As principais influências na ingestão de alimentos nos anos de desenvolvimento incluem o ambiente familiar, as tendências sociais, a mídia, a pressão dos colegas e doenças ou enfermidades.

Ambiente familiar

Para crianças pequenas e pré-escolares, a família é a principal influência no desenvolvimento dos hábitos alimentares. No ambiente imediato de crianças mais jovens, pais e irmãos mais velhos são modelos significativos. Atitudes alimentares dos pais, comportamento parental e práticas alimentares podem ser fortes preditores de gostos e aversões alimentares e da complexidade da dieta em crianças em idade escolar primária. As semelhanças entre as preferências alimentares das crianças e dos pais provavelmente refletem influências genéticas e ambientais (Savage et al., 2007; Fildes et al., 2014; Larsen et al., 2015).

Tabela 16.2 Alimentação, nutrição e teoria do desenvolvimento cognitivo de Piaget.

Período de desenvolvimento	Características cognitivas	Relação com alimentação e nutrição
Sensorimotor (nascimento a 2 anos)	O neonato progride de reflexos autonômicos para uma criança pequena com interação intencional com o ambiente e início do uso de símbolos O alimento é usado principalmente para saciar a fome, como um meio para explorar o ambiente e para praticar habilidades motoras finas	A progressão envolve o avanço dos reflexos de sucção e de enraizamento para a aquisição de habilidades de autoalimentação
Pré-operacional (2 a 7 anos)	Os processos de pensamento são internalizados; eles são assistemáticos e intuitivos O uso de símbolos aumenta O raciocínio é baseado nas aparências e na casualidade A abordagem da criança para a classificação é funcional e assistemática O mundo da criança é visto de forma egocêntrica	Comer torna-se menos o centro das atenções e é secundário ao crescimento social, linguístico e cognitivo Os alimentos são descritos por cor, forma e quantidade, mas a criança tem apenas uma capacidade limitada de classificar os alimentos em "grupos" Os alimentos tendem a ser categorizados em "gosto" e "não gosto" Os alimentos podem ser identificados como "bons para você", mas os motivos pelos quais são saudáveis são desconhecidos ou errados
Concreto operacional (7 a 11 anos)	A criança pode se concentrar em vários aspectos de uma situação simultaneamente O raciocínio de causa e efeito torna-se mais racional e sistemático Surge a capacidade de classificar, reclassificar e generalizar A redução no egocentrismo permite que a criança tenha a visão de outra pessoa	A criança começa a perceber que alimentos nutritivos têm um efeito positivo no crescimento e na saúde, mas ela tem uma compreensão limitada de como ou por quê A hora das refeições tem um significado mais social O ambiente em expansão aumenta as oportunidades para influências na seleção de alimentos, ou seja, a influência dos colegas aumenta
Operacional formal (11 anos e além)	O pensamento hipotético e abstrato se expande A compreensão da criança sobre os processos científicos e teóricos se aprofunda	O conceito de nutrientes dos alimentos funcionando em níveis fisiológicos e bioquímicos pode ser compreendido Podem ocorrer conflitos ao fazer escolhas alimentares (i. e., o conhecimento do valor nutritivo dos alimentos pode entrar em conflito com preferências e influências não nutritivas)

Ao contrário da crença comum, as crianças pequenas não têm a capacidade inata de escolher uma dieta nutritiva e balanceada; elas podem realizar boas escolhas apenas quando apresentadas a alimentos nutritivos. Uma relação de alimentação positiva inclui a divisão de responsabilidades entre pais e filhos. Os pais e outros adultos devem fornecer alimentos seguros, nutritivos e adequados ao desenvolvimento, como refeições e lanches regulares. As crianças decidem o quanto e se elas comem. Essa abordagem é consistente com uma abordagem parental responsiva, permitindo que pais e filhos reconheçam os sinais de fome e saciedade e respondam de forma apropriada (Black e Aboud, 2011). Ellyn Satter também promove essa abordagem de "divisão de responsabilidades" para a alimentação (Satter, 2000).

Comer junto nas refeições em família está se tornando menos comum, em parte por causa dos horários, mais tempo comendo na frente de uma tela e a quantidade cada vez menor de tempo disponível para planejar e preparar as refeições em família. Crianças em idade escolar e adolescentes que jantam mais com suas famílias consomem mais frutas e vegetais, menos refrigerantes e menos frituras do que aqueles que raramente jantam com suas famílias (Larson et al., 2007). As refeições em família têm outros benefícios, incluindo uma influência positiva nas crenças nutricionais e, possivelmente, na prevenção do ganho excessivo de massa corporal. Estudos mostram que esses efeitos continuam na idade adulta (Chan e Sobal, 2011; Watts et al., 2018).

A atmosfera em torno do alimento e do horário das refeições também influencia as atitudes em relação à comida e à maneira de comer. Expectativas irrealistas em relação aos modos na mesa, discussões e outros tipos de estresse emocional de uma criança podem ter um efeito negativo. Refeições que são apressadas criam uma atmosfera agitada e reforçam a tendência de comer muito rápido. Um ambiente positivo é aquele em que é reservado tempo suficiente para comer, derramamentos ocasionais são tolerados e é incentivada uma conversa que inclua todos os membros da família (Figura 16.3).

Influências socioeconômicas

Quase uma em cada cinco crianças norte-americanas vive em uma família com renda abaixo da linha da pobreza; em 2016, 13,3 milhões de crianças viviam na pobreza. As famílias com apenas um dos pais, predominantemente chefiadas por mulheres, têm rendimentos mais baixos e menos dinheiro para todas as despesas, incluindo alimentação, do que as famílias chefiadas por homens; cerca de metade das crianças em famílias chefiadas por mulheres viviam na pobreza

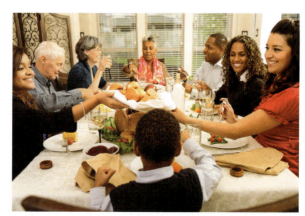

Figura 16.3 Comer junto dá às refeições um lugar de importância em casa – refeições que não serão substituídas por refeições rápidas entregues e lanches consumidos com pressa. (De www.istockphoto.com.)

(Semega et al., 2017). Esse fenômeno torna essas famílias cada vez mais vulneráveis a múltiplos fatores de estresse, como saúde e estado nutricional marginais, em parte devido à falta de empregos, creches, moradia adequada e seguro-saúde.

Em 2016, 12,3% dos domicílios dos EUA vivenciaram insegurança alimentar. Entre os domicílios com crianças, 16,5% apresentavam insegurança alimentar, tanto com crianças quanto com adultos sofrendo insegurança alimentar em 8% dos domicílios com crianças (Coleman-Jensen et al., 2017). Programas federais de assistência alimentar e nutricional, incluindo o *Supplemental Nutrition Assistance Program* (SNAP), o *Special Supplemental Nutrition Program for Women, Infants and Children* (WIC) e o *National School Lunch Program* (NSLP), proporcionam benefícios a cerca de 59% das famílias com insegurança alimentar (ver Capítulo 8). A distribuição do vale-refeição para famílias, com base no *U.S. Department of Agriculture [USDA] Thrifty Food Plan*, não fornece fundos adequados para a compra de alimentos com base nas diretrizes de nutrição do governo, especialmente quando o trabalho é considerado (Davis e You, 2010). A insegurança alimentar também aumenta o risco de crianças menores de 3 anos apresentarem deficiência de ferro com anemia. Estudos sugerem que a fome intermitente em crianças norte-americanas está associada a maior risco de problemas de desenvolvimento (ver boxe *Em foco: Fome na infância e seus efeitos sobre a cognição e o comportamento*) (Rose-Jacobs et al., 2008). Mesmo a insegurança alimentar marginal, que muitas vezes não é considerada um indicador de risco nutricional em adultos, está associada a resultados adversos de saúde em crianças (Cook et al., 2013).

Mensagens da mídia

Os alimentos são comercializados para crianças por meio de uma variedade de técnicas (televisão, rádio e publicidade impressa) e mensagens digitais de uma variedade de dispositivos. Crianças em idade escolar podem ser expostas à publicidade, ao patrocínio, à colocação de produtos e à promoção de vendas na escola. Os comerciais televisivos e a publicidade nas escolas são regulamentados até certo ponto. Os pais relatam que crianças com menos de 8 anos passam um pouco mais de 2 horas por dia na frente de telas (televisão, dispositivos móveis, DVDs, *videogames* e computadores) (Rideout, 2017). Crianças menores de 13 anos que assistem à televisão 2 horas por dia podem ver de 56 a 126 anúncios de alimentos; 32% dos anúncios são de produtos de lanchonetes ou *fast-food* nos EUA. Dos anúncios de alimentos, 80% focam em alimentos ricos em energia ou nutrientes menos desejáveis de acordo com os padrões dietéticos (Kelly et al., 2010). Em outra amostra de publicidade televisiva para crianças, mais de 40% dos comerciais eram de alimentos, com 80 a 95% para itens com alto teor de gordura saturada, gordura *trans*, açúcar e sódio (Powell et al., 2013).

O tempo de exposição à tela pode ser prejudicial ao crescimento e ao desenvolvimento, pois incentiva o sedentarismo e o uso passivo do tempo de lazer. Em uma amostra de crianças de 4 a 11 anos, pouco mais de um terço apresentava baixos níveis de brincadeira ativa, enquanto dois terços da amostra apresentavam alto tempo de tela, um quarto do grupo tinha tanto baixos níveis de atividade quanto alto tempo de tela (Anderson et al., 2008). Assistir à televisão, com suas múltiplas dicas publicitárias para comer, foi sugerido como um fator que contribui para o ganho excessivo de massa corporal das crianças em idade escolar, especialmente quando há televisão no quarto da criança (Gilbert-Diamond et al., 2014). Aumentos nas horas de visualização de televisão estão associados ao aumento do IMC em meninos e meninas, com mulheres também afetadas por assistir a DVD e vídeos e jogos eletrônicos. Para aqueles já em risco por estarem com IMCs mais elevados, os limites da visualização não educacional podem fazer parte das estratégias de intervenção (Falbe et al., 2013). Assistir à televisão também foi inversamente associado ao consumo de frutas e vegetais pela American Public Health Association (APHA, 2017).

EM FOCO
Fome na infância e seus efeitos sobre a cognição e o comportamento

A insegurança alimentar está associada a anemia, menor ingestão de nutrientes, problemas cognitivos, agressão e ansiedade. Crianças com insegurança alimentar têm pior saúde geral e maiores taxas de depressão; para adolescentes, há ideação suicida e pontuações mais baixas em testes acadêmicos (Gundersen e Ziliak, 2015; Hobbs e King, 2018). As deficiências nutricionais específicas, como a anemia por deficiência de ferro, podem resultar em diminuição da capacidade de prestar atenção e habilidades menores para a resolução de problemas. Com a legislação federal de reforma da previdência e as crises econômicas, um número crescente de crianças de famílias de baixa renda está em risco por recursos alimentares limitados (Stang e Bayerl, 2010).

O U.S. Department of Agriculture (USDA) mede a insegurança alimentar por meio de perguntas administradas em um suplemento da *Census Bureau's Current Population Survey*. As famílias são divididas nas seguintes categorias: segurança alimentar alta (todos os membros da família tiveram acesso a alimentos suficientes o tempo todo), segurança alimentar marginal (alguns membros relataram ansiedade sobre a suficiência alimentar ou escassez de alimentos, mas nenhuma indicação de mudanças na dieta ou ingestão de alimentos), segurança alimentar baixa (pelo menos alguns membros da família relataram redução de qualidade, variedade ou atratividade da dieta) e segurança alimentar muito baixa (um ou mais membros relataram múltiplas indicações de padrões alimentares interrompidos e ingestão reduzida). Os dados de 2016 indicaram que 16,5% dos domicílios dos EUA com crianças apresentavam insegurança alimentar. Em 2016, 6,5 milhões de crianças nos EUA viviam em lares com insegurança alimentar (Coleman-Jensen et al., 2017). Os grupos com maior risco de insegurança alimentar incluem famílias chefiadas por pessoas de etnia afro-americana ou hispânica e aquelas com filhos (Gundersen e Ziliak, 2015).

Um estudo longitudinal acompanhando aproximadamente 21 mil crianças do jardim de infância até a terceira série descobriu que a insegurança alimentar persistente era preditiva de resultados acadêmicos comprometidos, habilidades sociais piores e uma tendência de aumento do índice de massa corporal (IMC) (Ryu e Bartfeld, 2012).

Embora esses estudos tenham limitações devido a outros fatores que podem afetar o funcionamento de uma criança (p. ex., estresse, disfunção familiar ou abuso de substâncias), existe uma correlação entre a falta de alimentos suficientes para as crianças e seu aproveitamento acadêmico e desempenho comportamental. À medida que estudos futuros fornecerem mais evidências dessa relação, ficará claro que as políticas sociais devem garantir o atendimento das necessidades básicas das crianças para crescimento e desenvolvimento ideais.

Crianças em idade pré-escolar geralmente são incapazes de distinguir mensagens comerciais de programas regulares; na verdade, muitas vezes elas prestam mais atenção aos comerciais. À medida que as crianças ficam mais velhas, elas adquirem conhecimento sobre o propósito da propaganda comercial e se tornam mais críticas quanto à sua validade, mas ainda são suscetíveis às mensagens. Os programas de educação para a alfabetização midiática ensinam crianças e adolescentes sobre a intenção da propaganda e das mensagens da mídia e como avaliar e interpretar suas influências óbvias e sutis. São sugeridas abordagens de regulamentação abrangentes e consistentes, além do monitoramento do uso das técnicas publicitárias persuasivas mais comuns (ofertas *premium*, personagens promocionais, alegações relacionadas à nutrição e à saúde, atrativos como sabor e diversão) (Jenkin et al., 2014). A orientação está disponível para profissionais da área de saúde e famílias com crianças no *website* da AAP, *Media and Young Minds* (AAP, 2016).

Diminuições significativas ocorreram na venda de bebidas e alimentos nas escolas, mas ambas as formas de venda ainda ocorrem. Os estudantes do ensino fundamental geralmente recebem cupons para encorajar suas famílias a comprar alimentos, enquanto aqueles nas séries mais avançadas podem ser expostos a contratos exclusivos de bebidas na escola e outros tipos de publicidade (Terry-McElrath et al., 2014). O USDA estabeleceu padrões nutricionais para salgadinhos e bebidas disponíveis para venda nas escolas, mas não aborda a publicidade de alimentos. Normas ainda são necessárias para esclarecer o conteúdo nutricional de todos os alimentos e bebidas comercializados em ambientes escolares.

Influência dos colegas

À medida que as crianças crescem, seus mundos se expandem e seus contatos sociais se tornam mais importantes. A influência dos colegas aumenta com a idade e afeta as atitudes e escolhas alimentares. Isso pode resultar na recusa repentina de um alimento ou na solicitação de um alimento popular atualmente. As decisões sobre a participação nas refeições escolares podem ser feitas mais com base nas escolhas dos amigos do que no cardápio. Esses comportamentos são típicos do desenvolvimento. Comportamentos positivos, como a vontade de experimentar novos alimentos, podem ser reforçados. Os pais devem estabelecer limites às influências indesejáveis, mas também devem ser realistas; as discussões por comida são contraproducentes.

Doença ou mal-estar físico

As crianças doentes geralmente apresentam diminuição do apetite e ingestão limitada de alimentos. As doenças virais ou bacterianas agudas costumam ter duração curta, mas podem exigir aumento de

---

EM FOCO

Exposição infantil ao metilmercúrio e toxicidade

A toxicidade do mercúrio pode causar problemas neurológicos, que podem levar a déficits cognitivos e motores. A toxicidade relacionada à exposição pré-natal é documentada e há evidências de que a exposição pós-natal também seja perigosa (Myers et al., 2009; Oken e Bellinger, 2008). A exposição ao mercúrio pode ocorrer por meio do contato com o meio ambiente e da ingestão de alimentos contaminados. O metilmercúrio, a forma mais tóxica de mercúrio, acumula-se nos peixes.

As agências de saúde pública procuraram equilibrar os benefícios de minimizar a exposição a essa neurotoxina com o risco de limitar a ingestão de ácido docosaexaenoico (DHA) e ácido eicosapentaenoico (EPA), bem como de fontes de proteínas de alto valor biológico. DHA e EPA são ácidos graxos ômega-3 essenciais e têm recebido muita atenção devido à sua importância no desenvolvimento cognitivo e da visão e seus benefícios cardiovasculares (Mahaffey et al., 2008). Além disso, conselhos consultivos sobre peixes estão disponíveis em alguns estados dos EUA. A dose de referência da U.S. Environmental Protection Agency's (EPA) para metilmercúrio é baseada na massa corporal: 0,1 mcg/kg/dia. A Food and Drug Administration (FDA) e a EPA fizeram recomendações para a ingestão de peixes por crianças pequenas, bem como para mulheres em idade reprodutiva, gestantes e lactantes (FDA, 2017). Essas recomendações foram elaboradas para estimular o consumo de peixe, ao mesmo tempo que limita a exposição ao mercúrio. As recomendações atuais diferem das versões anteriores devido ao estabelecimento de uma ingestão mínima de ferro. Essas recomendações são apresentadas em um quadro ilustrativo e um conjunto de questões frequentemente realizadas:

Conselhos sobre comer peixe

O que mulheres gestantes e pais devem saber

Peixes e outros alimentos ricos em proteínas têm nutrientes que podem ajudar no crescimento e no desenvolvimento de seu filho.

Para mulheres em idade fértil (cerca de 16 a 49 anos), especialmente mulheres gestantes e lactantes, e para pais e responsáveis por crianças pequenas.

- Consuma 2 a 3 porções de peixe por semana da lista "Melhores escolhas" ou apenas uma da lista "Boas escolhas".
- Consuma uma variedade de peixes.
- Sirva de uma a duas porções de peixe por semana para crianças, a partir dos 2 anos.
- Se você consumir peixe pescado por familiares ou amigos, verifique os Conselhos Consultivos sobre peixes. Se não houver recomendações de conselhos, consuma apenas uma porção e nenhum outro peixe naquela semana.*

Use este quadro ilustrativo!

Você pode usar este quadro para escolher quais peixes comer e com que frequência consumi-los, com base em seus teores de mercúrio. As "Melhores escolhas" são aqueles com teores mais baixos de mercúrio.

O que é uma porção?

Para descobrir, use a palma da sua mão!

Para um adulto – 115 g

Para crianças de 4 a 7 anos – 57 g

Melhores escolhas CONSUMA 2 a 3 PORÇÕES POR SEMANA

Anchovas	Hadoque	Poleiro de água doce e oceânico
Arenque	Lagosta americana e espinhosa	Raia
Atum *light* em lata (inclui atum gaiado)	Lagostim	Robalo
Bacalhau	Linguado	Salmão
Badejo	Lúcio-marinho	Salmonete/tainha
Camarão	Lula	Sardinha
Caranguejo	Mariscos	Sável
Cavala	Ostras	Solha
Cavalinha atlântica	Pâmpano-manteiga	Solha
Corvina atlântica	Peixe-gato (panga)	Tilápia
Eperlano	Pescada (peixe branco)	Truta de água doce
Escamudo (*Pollachius virens*)	Pescada/merluza	Vieira

ou

Boas escolhas CONSUMA 1 PORÇÃO POR SEMANA

Anchova	Corvina-branca/Corvina do Pacífico	Peixe-azulejo (oceano Atlântico)
Atum albacora/atum-branco em lata e fresco/congelado	Dourado-do-mar	Peixe-vermelho
Atum-amarelo	Garoupa	Perca-listrada (oceânica)
Boca-grande (*Ictiobus cyprinellus*)	Halibute	Pescada-amarela/truta-marisca
Carpa	Merluza-negra	Sargo-de-dentes
Cavalinha-espanhola	Pargo	Tamboril
	Peixe carvão-do-pacífico	

Opções a evitar TEORES DE MERCÚRIO MAIS ALTOS

Cavala-verdadeira	Tubarão	Peixe-azulejo (Golfo do México)
Marlin	Peixe-espada	Atum-patudo
Perca		

*Alguns peixes capturados por familiares e amigos, como carpas maiores, bagres, trutas e percas, são mais propensos a receber recomendações dos conselhos consultivos de peixes devido ao mercúrio ou outros contaminantes. As divisões estaduais lhe dirão com que frequência você pode comer esses peixes com segurança.

www.FDA.gov/fishadvice

www.EPA.gov/fishadvice

líquidos, proteínas ou outros nutrientes. Condições crônicas como asma, fibrose cística ou doença renal crônica podem dificultar a obtenção de nutrientes suficientes para um crescimento ideal. Crianças com esses tipos de condições têm maior probabilidade de apresentar problemas de comportamento relacionados à alimentação. Crianças que precisam de dietas especiais (p. ex., aquelas que têm diabetes, alergias alimentares ou fenilcetonúria) não somente precisam se ajustar aos limites de alimentos permitidos, como também têm que lidar com questões de independência e aceitação pelos colegas à medida que ficam mais velhas. Alguma rebeldia contra a dieta prescrita é típica, especialmente quando as crianças se aproximam da puberdade.

Alimentação de crianças em idade pré-escolar

As crianças de 1 a 6 anos experimentam um extenso progresso de desenvolvimento e aquisição de habilidades. Lactentes de 1 ano usam principalmente os dedos para comer e podem precisar de ajuda com um copo. Aos 2 anos, eles podem segurar uma xícara com uma das mãos e usar bem a colher, mas podem preferir usar as mãos às vezes. As crianças de 6 anos têm habilidades refinadas e estão começando a usar uma faca para cortar e espalhar.

À medida que a taxa de crescimento desacelera após o primeiro ano de vida, o apetite diminui, o que muitas vezes preocupa os pais. As crianças têm menos interesse pelo alimento e um interesse maior pelo mundo ao seu redor. Elas podem desenvolver **fixações alimentares** (*food jags*), que podem consistir em períodos nos quais alimentos que eram apreciados anteriormente sejam recusados, ou há também pedidos repetidos para comer o mesmo alimento novamente, refeição após refeição. Esse comportamento pode ser atribuído ao tédio com os alimentos usuais ou pode ser um meio de afirmar a independência recém-descoberta. Os pais podem ter preocupações com o comportamento alimentar aparentemente irracional de seus filhos. As brigas pelo controle da situação alimentar são infrutíferas; nenhuma criança pode ser forçada a comer. Esse período é de desenvolvimento e temporário (Figura 16.4).

Uma relação de alimentação positiva inclui a divisão de responsabilidades entre pais e filhos. As crianças pequenas podem escolher uma dieta nutritiva balanceada se acompanhadas de alimentos nutritivos. Os pais e outros adultos fornecem alimentos seguros, nutritivos e apropriados ao desenvolvimento, como refeições e lanches regulares, e as crianças decidem o quanto e se elas comem (Satter, 2000). Os pais mantêm o controle sobre quais alimentos são oferecidos e têm a oportunidade de estabelecer limites para comportamentos inadequados. Nem o controle rígido nem uma abordagem *laissez-faire* (deixar por conta das crianças) têm probabilidade de sucesso. Os pais e outros prestadores de cuidados devem continuar a oferecer uma variedade de alimentos, incluindo os favoritos da criança, não fazendo das substituições uma rotina. As preferências alimentares dos pais também influenciam a aceitação dos alimentos pelas crianças, já que elas costumam adotar o comportamento dos pais como modelo (Wardle e Cooke, 2008).

Com capacidades estomacais menores e apetites variáveis, as crianças em idade pré-escolar devem receber pequenas porções de alimentos quatro a seis vezes ao dia, em intervalos regulares e previsíveis. Os lanches são tão importantes quanto as refeições, pois contribuem para a ingestão diária total de nutrientes. Lanches cuidadosamente escolhidos são aqueles ricos em nutrientes e menos propensos a promover cárie dentária. Um ponto de partida geral é oferecer uma colher de sopa de cada alimento para cada ano de idade e servir mais alimentos de acordo com o apetite da criança. A Tabela 16.3 é um guia para alimentos e tamanho das porções.

Outros sentidos além do paladar desempenham um papel importante na aceitação dos alimentos pelas crianças. Elas tendem a evitar alimentos com temperaturas extremas, e alguns são rejeitados mais pelo odor do que pelo sabor. Um pouco de ordem na apresentação dos alimentos geralmente é desejável; muitas crianças não aceitam alimentos muito misturados uns com os outros no prato e pratos mistos ou caçarolas com alimentos não identificáveis não são populares. Bolachas quebradas podem não ser comidas ou um sanduíche pode ser recusado porque está "cortado do jeito errado".

O ambiente físico para as refeições é importante. Os pés das crianças devem ser apoiados e a altura da cadeira deve permitir um alcance confortável à mesa na altura do peito. Mesas e cadeiras robustas e de tamanho infantil são ideais; uma cadeira alta ou assento de elevação deve ser usado. Pratos e copos devem ser inquebráveis e resistentes o suficiente para resistir ao tombamento. Para crianças muito pequenas, uma tigela rasa geralmente é melhor do que um prato fundo para esvaziar, porque é difícil para elas pegar os alimentos do fundo. Garfos e colheres grossas de cabo curto permitem uma preensão mais fácil. As crianças pequenas não comem bem quando estão cansadas; isso deve ser considerado quando os horários das refeições e brincadeiras são programados.

Os sucos de frutas e as bebidas à base de suco são comuns para crianças pequenas, frequentemente substituindo a água e o leite na dieta infantil. Além de alterar o teor de nutrientes da dieta, a ingestão excessiva de suco de frutas pode resultar em má absorção de carboidratos e diarreia crônica inespecífica. Isso sugere que sucos, especialmente de maçã e pera, devem ser evitados ao se usarem líquidos para tratar diarreia aguda. Para crianças com diarreia crônica, uma tentativa de restringir sucos de frutas pode ser justificada antes que testes diagnósticos mais caros sejam feitos.

Quando crianças de 2 a 11 anos consomem suco natural puro (100%), suas dietas têm ingestões de energia, carboidratos, vitaminas C e B_6, potássio, riboflavina, magnésio, ferro e folato significativamente maiores, além de ingestões de lipídeos totais, ácidos graxos saturados, gordura discricionária e açúcares adicionados significativamente menores; essa ingestão de suco natural puro (100%) não se correlaciona com o excesso de massa corporal posteriormente (Nicklas et al., 2008). No entanto, a ingestão excessiva de suco (350 a 900 mℓ por dia) por crianças pequenas pode diminuir o apetite, resultando em redução da ingestão de alimentos e crescimento deficiente. A declaração de política da AAP recomenda limitar a ingestão de suco: não mais do que aproximadamente 120 mℓ por dia para crianças de 1 a 3 anos, 120 a 180 mℓ por dia para crianças de 4 a 6 anos e 240 mℓ por dia para crianças de 7 a 18 anos (Heyman e Abrams, 2017).

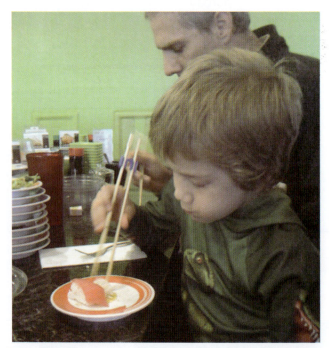

Figura 16.4 O uso de utensílios de alimentação alternativos pode aumentar o interesse de uma criança em idade pré-escolar em experimentar novos alimentos e desenvolver habilidades motoras finas.

Tabela 16.3 Tamanhos de porção sugeridos para crianças.*

Estas sugestões não são necessariamente apropriadas para todas as crianças (e podem ser inadequadas para aquelas com problemas de saúde que afetam muito as necessidades nutricionais). Elas servem como uma estrutura geral que pode ser individualizada com base na condição e no padrão de crescimento de uma criança.

	1 a 3 anos	4 a 6 anos	7 a 12 anos	Comentários
Produtos à base de grãos e tubérculos	Pão: ½ a 1 fatia Arroz, macarrão, batata: ¼ a ½ xícara Cereais cozidos: ¼ a ½ xícara Cereais prontos para comer: ¼ a ½ xícara Tortilha: ½ a 1	Pão: 1 fatia Arroz, macarrão, batata: ½ xícara Cereais cozidos: ½ xícara Cereais prontos para comer: ¾ a 1 xícara Tortilha: 1	Pão: 1 fatia Arroz, macarrão, batata: ½ xícara Cereais cozidos: ½ xícara Cereais prontos para comer: 1 xícara Tortilha: 1	Inclua alimentos de grãos integrais e produtos de grãos enriquecidos
Vegetais	Cozidos ou purê: 2 a 4 colheres de sopa Crus: poucos pedaços, se a criança puder mastigar bem	Cozidos ou purê: 3 a 4 colheres de sopa Crus: poucos pedaços	Cozidos ou purê: ½ xícara Crus: ½ a 1 xícara	Inclua um vegetal de folhas verdes ou amarelas para a vitamina A, como espinafre, cenoura, brócolis ou abóbora
Frutas	Cruas (maçã, banana etc.): ½ a 1 pequena, se a criança puder mastigar bem Em conserva: 2 a 4 colheres de sopa Suco: 90 ou 120 mℓ	Cruas (maçã, banana etc.): ½ a 1 pequena, se a criança puder mastigar bem Em conserva: 4 a 8 colheres de sopa Suco: 120 mℓ	Cruas (maçã, banana etc.): 1 pequena Em conserva: ¾ de xícara Suco: 150 mℓ	Inclua frutas, vegetais ou sucos ricos em vitamina C, como sucos cítricos, uma laranja, pedaços de toranja, morangos, melão da estação, um tomate ou brócolis
Leite e laticínios	Leite, iogurte, pudim: 60 a 120 mℓ Queijo: 20 g	Leite, iogurte, pudim: ½ a ¾ de xícara Queijo: 30 g	Leite, iogurte, pudim: 1 xícara Queijo: 45 g	
Carne, aves, peixe, outras proteínas	Carne, frango, peixe: 30 a 60 g Ovos: ½ a 1 Manteiga de amendoim: 1 colher de sopa Feijões cozidos: 4 a 5 colheres de sopa	Carne, frango, peixe: 30 a 60 g Ovos: 1 a 2 Manteiga de amendoim: 2 colheres de sopa Feijões cozidos: 4 a 8 colheres de sopa	Carne, frango, peixe: 60 g Ovos: 2 Manteiga de amendoim: 3 colheres de sopa Feijões cozidos: 1 xícara	

*Esse é um guia para uma dieta básica. Gorduras, óleos, molhos, sobremesas e salgadinhos fornecem energia adicional para atender às necessidades de uma criança em crescimento. Os alimentos podem ser selecionados a partir desse padrão para refeições e lanches.
(Modificada de Lowenberg ME: Development of food patterns in young children. In Trahms CM, Pipes P: *Nutrition in infancy and childhood*, ed 6, St Louis, 1997, WCB/McGraw-Hill and Harris; Harris AB et al.: *Nutrition strategies for children with special needs*, 1999, USC University Affiliated Program, Los Angeles.)

Grandes volumes de bebidas adoçadas, combinadas com outros fatores dietéticos e de atividade, podem contribuir para o sobrepeso em uma criança. A alta ingestão de frutose, especialmente da sacarose e do xarope de milho rico em frutose nos alimentos e bebidas processadas, pode levar ao aumento dos triglicerídeos plasmáticos e resistência à insulina. Em vários estudos, a baixa ingestão de cálcio e a obesidade foram correlacionadas com a alta ingestão de bebidas adoçadas com açúcar em crianças pré-escolares (Keller et al., 2009; Lim et al., 2009). Maior ingestão de leite e menor ingestão de bebidas adoçadas está associada à melhora na ingestão de nutrientes, incluindo cálcio, potássio, magnésio e vitamina A (O'Neil et al., 2009). As crianças devem receber leite, água e lanches saudáveis ao longo do dia, em vez de opções adoçadas com açúcar.

O excesso de sódio é outra preocupação. O aumento na ingestão de sódio ou sal resulta em elevação na pressão arterial sistólica e diastólica (Bergman et al., 2010). A redução no uso de alimentos processados pode ser justificada para crianças com hipertensão. A dieta de *Dietary Approaches to Stop Hypertension* (DASH) – Abordagens Dietéticas para Interromper a Hipertensão –, denominada simplesmente como dieta DASH, é útil para todas as faixas etárias porque aumenta o potássio, o magnésio e o cálcio em relação à ingestão de sódio (ver Apêndice 17).

A hora das refeições em ambientes de grupo é uma oportunidade ideal para programas de educação nutricional focados em várias atividades de aprendizagem em torno dos alimentos (Figura 16.5). Experimentar novos alimentos, participar do preparo de alimentos simples e plantar uma horta são atividades que desenvolvem e aumentam hábitos e atitudes alimentares positivas.

Alimentação de crianças em idade escolar

O crescimento dos 6 aos 12 anos é lento, mas estável, acompanhado por aumento constante na ingestão de alimentos. As crianças passam a maior parte do dia na escola e começam a participar de clubes, esportes organizados e programas recreativos. A influência de colegas e adultos, como professores, treinadores ou ídolos do esporte, aumenta. Exceto

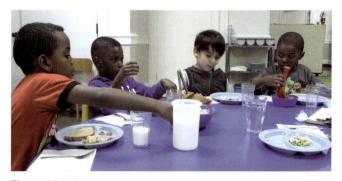

Figura 16.5 As crianças que comem juntas em um ambiente apropriado geralmente comem de forma mais nutritiva e experimentam uma variedade mais ampla de alimentos do que quando comem sozinhas ou em casa. (Cortesia de Ana Raab.)

por questões graves, a maioria dos problemas de comportamento relacionados à alimentação foi resolvida nessa idade e as crianças gostam de comer para aliviar a fome e obter satisfação social.

Crianças em idade escolar podem participar do programa de merenda escolar ou trazer a merenda de casa. O *National School Lunch Program* (NSLP) – Programa Nacional de Merenda Escolar dos EUA –, criado em 1946, é administrado pelo USDA. Crianças de famílias de baixa renda têm direito a refeições gratuitas ou a preço reduzido. O *School Breakfast Program* (SBP), Programa de Café da Manhã na Escola, iniciado em 1966, é oferecido em muitas escolas que participam do programa de merenda. O USDA também oferece o *After-School Snack Program* – Programa de Merenda depois da Escola – e o *Summer Food Service Program* – Programa de Serviço de Alimentação nas Férias de Verão – para cursos estruturados; o *Fresh Fruit and Vegetable Program* – Programa de Frutas e Vegetais Frescos –, em escolas selecionadas; o *Special Milk Program* – Programa Especial de Leite –, que oferta leite para crianças que não participam da merenda escolar; e o *Child and Adult Care Food Program* – Programa de Assistência Alimentar para Crianças e Adultos –, programa de assistência alimentar para crianças e adultos voltado para grupos ou creches familiares (ver Capítulo 8).

As diretrizes para as refeições fornecidas pelo NSLP, pelo SBP e outros programas são baseadas no relatório do IOM, denominado *School Meals, Building Blocks for Healthy Eating* (Refeições Escolares, Elementos Constituintes Essenciais para uma Alimentação Saudável) e regulamentados pela *2010 Healthy, Hunger-Free Kids Act* – Lei para Crianças Saudáveis e sem Fome de 2010 (McGuire, 2011). Além de diretrizes para alinhar os padrões de alimentação com as *Dietary Guidelines* e para abordar outras questões de saúde infantil, a lei disponibiliza recursos e assistência técnica. Os padrões de nutrição para o NSLP e SBP que seguem as recomendações do IOM e fizeram alterações significativas nos padrões das refeições foram publicados em 2012. Algumas revisões e flexibilidade para atender a esses padrões foram introduzidas (Food and Nutrition Service, 2012; USDA, 2018).

Esforços têm sido feitos para diminuir o desperdício de comida, alterando os cardápios para acomodar as preferências dos estudantes, permitindo que os alunos recusem um ou dois itens do cardápio e oferecendo bufê de saladas. Os esforços para aumentar a participação na merenda escolar requerem mensagens consistentes que apoiem uma alimentação saudável (Hayes et al., 2018).

As políticas de bem-estar escolar foram exigidas no ano letivo de 2006 a 2007, em instituições participantes dos programas de merenda escolar e café da manhã na escola. A escola, incluindo administração, professores, alunos e pessoal do serviço de alimentação, em cooperação com as famílias e a comunidade, são incentivadas a trabalhar em conjunto para apoiar a integridade nutricional no ambiente educacional (Bergman et al., 2010).

O consumo da merenda escolar também é afetado pela programação escolar diária e pela quantidade de tempo alocada para a alimentação das crianças. Um estudo sugeriu que as crianças deveriam ter 25 minutos de tempo sentadas, não apenas para aumentar a ingestão alimentar, mas também para reduzir o desperdício de alimentos (Cohen et al., 2016). O recesso programado antes do almoço pode aumentar a ingestão de frutas; no entanto, mais pesquisas são necessárias (Price e Just, 2015; Chapman et al., 2017; Fenton et al., 2015). Um estudo piloto intitulado *Recess Before Lunch* (Recesso Antes do Almoço), realizado em Montana, documentou melhorias na atmosfera da hora das refeições e no comportamento dos alunos. Os problemas de disciplina nas áreas de lazer, no refeitório e na sala de aula diminuíram (Montana Office of Public Instruction, 2010).

Crianças que requerem uma dieta especial devido a certas condições médicas, como diabetes, doença celíaca ou alergia alimentar documentada, têm direito à merenda escolar modificada. Crianças com deficiência de desenvolvimento são elegíveis para frequentar a escola pública de 3 a 21 anos e algumas delas precisam de refeições escolares modificadas (p. ex., refeições com textura modificada ou com aumento ou redução da densidade energética). Para receber refeições modificadas, as famílias devem enviar diagnóstico por escrito feito por médico, modificação da refeição e justificativa. Para crianças que recebem serviços de educação especial, a documentação para refeições e alimentação pode ser incorporada como objetivos no plano de educação individual (PEI) de uma criança (ver Capítulo 43).

Estudos sobre almoços embalados em casa indicam que eles geralmente fornecem menos nutrientes, mas menos lipídeos do que a merenda escolar. Os alimentos favoritos tendem a ser embalados, por isso as crianças acabam comendo menos variedades. As escolhas alimentares são limitadas àquelas que resistem bem ao transporte e não precisam de aquecimento ou refrigeração. Um almoço característico bem balanceado trazido de casa pode incluir um sanduíche com pão integral e um recheio rico em proteínas, vegetais frescos, frutas frescas ou ambos, leite com baixo teor de lipídeos e possivelmente um *cookie*, um biscoito de maisena ou outra sobremesa simples. Medidas de segurança alimentar (p. ex., manter alimentos perecíveis bem refrigerados) devem ser observadas ao embalar almoços para a escola.

Hoje em dia, muitas crianças em idade escolar são responsáveis por preparar seu próprio café da manhã. Não é incomum elas pularem totalmente essa refeição, mesmo as do ensino fundamental. Crianças que pulam o café da manhã tendem a consumir menos energia e outros nutrientes do que aquelas que fazem esta refeição (Wilson et al., 2006). Avaliações dos efeitos do café da manhã sobre a cognição e o desempenho escolar indicam uma associação positiva entre o café da manhã e o desempenho escolar (Adolphus et al., 2016) (ver *Em Foco*: café da manhã: ele afeta a aprendizagem?).

Os lanches são comumente consumidos por crianças em idade escolar, principalmente depois da escola e à noite. À medida que as crianças ficam mais velhas e têm dinheiro para gastar, tendem a consumir mais lanches em máquinas de venda automática, restaurantes de *fast-food* e mercearias de bairro. As famílias devem continuar a oferecer lanches saudáveis em casa e apoiar os esforços de educação nutricional na escola. Na maioria dos casos, os bons hábitos alimentares estabelecidos nos primeiros anos auxiliam as crianças nesse período de tomada de decisões e responsabilidade. O desenvolvimento e o apoio a programas e políticas que garantam o acesso a alimentos de melhor qualidade, maiores quantidades de alimentos e melhores condições de vida para crianças de baixa renda ajudam a reduzir as disparidades de saúde onde houver.

Educação nutricional

À medida que as crianças crescem, elas adquirem conhecimentos e assimilam conceitos. Os primeiros anos são ideais para fornecer informações nutricionais e promover atitudes positivas em relação a todos os alimentos. Essa educação pode ser informal e ocorrer em casa, tendo os pais como modelos e uma dieta com uma grande variedade de alimentos. Alimentos podem ser usados em experiências diárias com crianças pequenas e em idade pré-escolar, para promover o desenvolvimento da linguagem, da cognição e de comportamentos de autoajuda (p. ex., rótulos; descrição de tamanho, forma e cor; classificação; auxiliar na preparação e degustação).

Uma educação nutricional mais formal é proporcionada nas pré-escolas, programas como o *Head Start* e escolas públicas. Alguns programas, como o *Head Start*, têm orientações e padrões federais que incorporam alimentação saudável e educação nutricional para as famílias envolvidas. A educação nutricional nas escolas é menos padronizada e frequentemente tem requisitos mínimos ou nenhum requisito para inclusão no currículo ou treinamento de professores. As recomendações incluem políticas nas escolas que promovam a coordenação entre a educação nutricional, o acesso e a promoção de programas de nutrição infantil e a cooperação com famílias, comunidade e serviços de saúde (Bergman et al., 2010).

EM FOCO

Café da manhã: ele afeta a aprendizagem?

Os benefícios educacionais dos programas de alimentação escolar e, especialmente, o papel do café da manhã no melhor desempenho escolar têm sido debatidos e discutidos por décadas. No geral, o consumo de café da manhã foi associado a melhor comportamento na sala de aula (ou seja, atenção em sala de aula e envolvimento em atividades de aprendizagem), independentemente do estado nutricional e/ou condição socioeconômica. Uma revisão da literatura indica associações entre o desempenho escolar e o consumo de café da manhã, especialmente entre crianças que estavam em risco nutricional (ou seja, estavam emaciadas ou tinham crescimento retardado) e/ou eram de origens socioeconômicas baixas (Adolphus et al., 2013). Experimentos escolares com café da manhã em crianças de 9 a 11 anos e de 6 a 8 anos encontraram resultados positivos semelhantes com o consumo do café da manhã (i. e., memória a curto prazo aprimorada, melhor memória espacial e processamento aprimorado de estímulos visuais complexos), mas outros relatórios são menos favoráveis (Adolphus et al., 2013). Esses estudos sugerem que o funcionamento do cérebro é sensível às variações de curta duração na disponibilidade de nutrientes. Um jejum curto pode impor maior estresse em crianças pequenas do que em adultos, resultando em alterações metabólicas, pois vários mecanismos homeostáticos atuam para manter as concentrações de glicose circulante.

Além dos potenciais efeitos positivos no desempenho acadêmico, o café da manhã contribui significativamente para a ingestão geral de nutrientes pela criança. Esses estudos ressaltam os benefícios potenciais, não apenas para crianças de baixa renda e em situação de risco, mas também para todas as crianças em idade escolar, de um café da manhã em casa ou de programas de merenda escolar que incluam café da manhã. Em 2016, 14,57 milhões de crianças participaram de programas de café da manhã na escola (USDA, 2017). De 2015 a 2016, um adicional de 3,7% dos alunos qualificados para merenda escolar gratuita e a preço reduzido tomaram o café da manhã na escola (Food Research and Action Center [FRAC], 2018).

Os professores que tentam ensinar às crianças conceitos e informações sobre nutrição devem levar em consideração o nível de desenvolvimento das crianças. A abordagem lúdica, baseada na teoria de aprendizagem de Piaget, é um método para ensinar nutrição e preparo físico a crianças em idade escolar. As atividades e informações que enfocam as relações do mundo real com os alimentos têm maior probabilidade de obter resultados positivos. Refeições, lanches e atividades de preparação de alimentos oferecem às crianças oportunidades de praticar e reforçar seus conhecimentos sobre nutrição e demonstrar sua compreensão cognitiva. O envolvimento dos pais em projetos de educação nutricional pode produzir resultados positivos que também são benéficos em casa. Existem muitos recursos impressos e eletrônicos sobre educação nutricional para crianças, incluindo os *websites* da *USDA's Team Nutrition* e *Choose MyPlate*.

PREOCUPAÇÕES NUTRICIONAIS

Sobrepeso e obesidade

O sobrepeso e a obesidade infantil são um importante problema de saúde pública. A prevalência de obesidade e sobrepeso aumentou rapidamente nas décadas de 1990 e 2000 e estabilizou de 2005 a 2006 e 2013 a 2014 (Hales et al., 2018). As taxas de obesidade em algumas populações, por exemplo, crianças e adolescentes brancos hispânicos e não hispânicos, continuam a aumentar.

A pesquisa NHANES (2015-2016) relatou uma prevalência de obesidade (IMC para idade acima do percentil 95) de 16,8% em jovens de 2 a 19 anos, e prevalência de obesidade extrema (IMC para idade > 120% do percentil 95) de 5,6% (Hales et al., 2018). Para crianças de 2 a 5 anos, a prevalência de obesidade diminuiu de 13,9% em 2003 a 2004 para 9,4% de 2013 a 2014 (Ogden et al., 2018a). A prevalência de obesidade é maior entre jovens hispânicos e negros não hispânicos do que entre crianças e adolescentes brancos não hispânicos e asiáticos não hispânicos (Ogden et al., 2018a). A prevalência da obesidade varia de acordo com a renda e o nível de educação; as taxas de obesidade são mais baixas nos grupos de maior renda e educação do que entre outros grupos (Ogden et al., 2018b). O relatório do *Expert Committee* (Comitê de Especialistas) sugere os seguintes termos para descrever o risco com base IMC: *obesidade* para o IMC em relação à idade igual ou superior ao percentil 95 e *sobrepeso* para o IMC em relação à idade entre os percentis 85 e 94 (Barlow e Committee, 2007), e as definições dos CDC também incluem uma designação para obesidade "extrema" ou "grave". Determinar se crianças em crescimento são obesas é difícil. Algum excesso de massa corporal pode ser ganho em qualquer uma das extremidades do espectro da infância; o lactente de 1 ano e a criança pré-púbere podem pesar mais por razões de desenvolvimento e fisiológicas, mas essa massa corporal extra geralmente não é permanente. O IMC, ferramenta clínica útil para o rastreamento do excesso de massa corporal, tem limitações na determinação da obesidade devido à variabilidade relacionada a sexo, etnia, composição corporal e estágio de amadurecimento.

Os gráficos de crescimento dos CDC permitem o rastreamento do IMC dos 2 anos até a idade adulta; desse modo, as crianças podem ser monitoradas periodicamente e a intervenção pode ocorrer quando a taxa de alteração do IMC for excessiva. Os gráficos de IMC mostram o rebote de adiposidade, que normalmente ocorre em crianças entre 4 e 6 anos (ver Apêndice 3). Crianças cujo rebote de adiposidade ocorre antes dos 5 anos e meio têm maior probabilidade de pesar mais quando adultas do que aquelas cujo rebote de adiposidade ocorre após os 7 anos. O momento do rebote de adiposidade na infância e o excesso de gordura na adolescência são dois fatores críticos no desenvolvimento da obesidade, sendo o último o mais preditivo de obesidade adulta e morbidade relacionada (Williams e Goulding, 2009).

Embora a predisposição genética seja um fator importante no desenvolvimento da obesidade, o aumento na prevalência de crianças com excesso de massa corporal não pode ser explicado apenas pela genética. Os fatores que contribuem para a ingestão excessiva de energia da população pediátrica incluem fácil acesso a estabelecimentos de alimentação, alimentação vinculada às atividades de lazer sedentárias, crianças tomando mais decisões alimentares, porções maiores e diminuição da atividade física. Além disso, as crianças norte-americanas lancham três vezes ao dia batatas fritas, doces e outros alimentos de baixo valor nutricional, fornecendo mais de 27% de sua ingestão energética diária, o que contribui com 168 kcal por dia (Piernas e Popkin, 2010). Muitos fatores de risco para obesidade são mais prevalentes entre crianças de minorias raciais e étnicas e famílias com nível socioeconômico mais baixo.

A inatividade desempenha um papel importante no desenvolvimento da obesidade, seja ela resultante do tempo de tela, oportunidades limitadas de atividade física ou preocupações com a segurança que impedem as crianças de desfrutar de brincadeiras ao ar livre. Embora o aumento do tempo assistindo à televisão e do uso de jogos de computador e portáteis tenha sido associado ao sobrepeso na infância, uma revisão sugere que o maior risco de sobrepeso está relacionado ao ato de assistir à televisão somado a um baixo nível de atividade (Ritchie et al., 2005). A necessidade de usar automóveis para viagens curtas limita as oportunidades das crianças de caminhar até os destinos locais, um fenômeno particularmente relevante para crianças nos subúrbios.

A obesidade na infância não é uma condição benigna, apesar da crença popular de que crianças com excesso de massa corporal superarão sua condição. Quanto mais tempo uma criança permanecer com sobrepeso, maior a probabilidade de ela ficar acima da massa corporal ou ser obesa durante a adolescência e a idade adulta. As consequências do sobrepeso na infância incluem dificuldades psicossociais, como discriminação, autoimagem negativa, depressão e diminuição da socialização. Muitas crianças com sobrepeso têm um ou mais fatores de risco cardiovascular, como hiperlipidemia, hipertensão ou hiperinsulinemia

(Daniels, 2009). Uma consequência ainda mais dramática do excesso de massa corporal para a saúde é o rápido aumento na incidência de diabetes tipo 2 em crianças e adolescentes, que tem um sério efeito na saúde do adulto, no desenvolvimento de outras doenças crônicas e nos custos de assistência médica (ver Capítulo 30).

A AAP desenvolveu diretrizes para triagem e avaliação do sobrepeso para crianças de 2 anos até a adolescência (Barlow e Committee, 2007). Além dos parâmetros de crescimento, outras informações importantes incluem ingestão alimentar e padrões alimentares, padrões de crescimento anteriores, histórico familiar, atividade física e interações familiares. A U.S. Preventive Services Task Force (USPSTF) recomenda o rastreamento da obesidade para crianças e adolescentes de 6 anos ou mais e o encaminhamento para programas de tratamento de intervenção comportamental intensivos e abrangentes, se apropriado (Grossman et al., 2017).

Um artigo de 2010 descreveu prevalência mais baixa de obesidade entre crianças que foram expostas às seguintes rotinas: consumir regularmente a refeição noturna em família, obter sono noturno adequado e ter tempo limitado de visualização de tela (Anderson e Whitaker, 2010). As intervenções para a obesidade em crianças tiveram efeito limitado sobre o problema da obesidade infantil, especialmente para as populações americanas negra, hispânica e nativa. O sucesso é mais provável que advenha de programas que incluam componentes comportamentais abrangentes, como envolvimento da família, modificações dietéticas, informações nutricionais, atividade física e estratégias comportamentais (Barlow e Committee, 2007). A incorporação da intervenção comportamental no tratamento da obesidade melhora os resultados e é mais eficaz com uma abordagem de equipe. Dependendo da criança, as metas para mudança de massa corporal podem incluir diminuição na taxa de ganho, manutenção e, em casos graves, perda de massa corporal gradual (ver Capítulo 20). Uma abordagem individualizada deve ser adaptada a cada criança, com uso mínimo de dietas restritivas ou medicamentos, exceto se houver outras doenças significativas e se não houver outras opções.

As estratégias de intervenção requerem envolvimento e apoio da família. A incorporação da entrevista motivacional e dos estágios da teoria da mudança no programa abrangente provavelmente será mais bem-sucedida (ver Capítulo 13). Mudanças para lidar com o excesso de massa corporal devem incluir a opinião da criança, com escolhas e planos que modifiquem a alimentação e o ambiente de atividades da família, não apenas da criança. Energia adequada e outros nutrientes são necessários para garantir a manutenção da velocidade de ganho de estatura e dos estoques nutricionais. Os riscos de tratar crianças com excesso de massa corporal de maneira muito agressiva incluem períodos alternados de alimentação insuficiente e excessiva, sentimentos de fracasso em atender às expectativas externas, ignorar as pistas internas para apetite e saciedade, sentimentos de privação e isolamento, risco aumentado de transtornos alimentares e autoimagem ruim ou cada vez pior.

Algumas crianças com necessidades especiais de cuidados de saúde, como aquelas com síndrome de Down, síndrome de Prader-Willi, baixa estatura e mobilidade limitada, apresentam risco aumentado de excesso de massa corporal. Seu tamanho, nível de atividade e estado de desenvolvimento devem ser considerados ao estimar a ingestão energética e fornecer orientação dietética para suas famílias (ver Capítulo 43).

A prevenção da obesidade infantil é uma prioridade importante da saúde pública nos EUA. O IOM publicou recomendações que visam instruir famílias, profissionais de saúde, indústria, escolas e comunidades (IOM, 2012). As recomendações incluem escolas (melhoria da qualidade nutricional dos alimentos vendidos e servidos, aumento da atividade física, educação para o bem-estar), indústria (melhoria das informações nutricionais para os consumidores, mensagens claras da mídia), profissionais de saúde (acompanhamento do IMC, aconselhamento para crianças e famílias), comunidades e governo (melhor acesso a alimentos saudáveis, melhores oportunidades de atividade física).

As escolas são um ambiente natural para a prevenção da obesidade, que pode incluir currículos de nutrição e saúde, oportunidades de educação física e atividades e refeições escolares adequadas. Os esforços resultaram em políticas de nutrição escolar que limitam os tipos de produtos comercializados em máquinas de venda automática e alimentos e bebidas vendidos para arrecadação de fundos. Dados transversais indicam que as políticas que limitam a venda de alimentos e bebidas competitivas (alimentos vendidos fora dos programas de alimentação escolar) estão associadas a mudanças no consumo e na disponibilidade de alimentos. Mais pesquisas são necessárias para compreender os efeitos a longo prazo dessas políticas na saúde (Chriqui et al., 2014). Mais pesquisas também são necessárias para desenvolver estratégias eficazes de prevenção que atendam às necessidades de diversas populações.

As famílias são essenciais para modelar escolhas alimentares, alimentação saudável e atividades de lazer para seus filhos. Os pais influenciam o ambiente das crianças ao escolher alimentos ricos em nutrientes, fazer refeições em família (incluindo café da manhã), oferecer lanches regulares e passar algum tempo juntos em atividades físicas, tudo o que pode ser crítico na prevenção do excesso de massa corporal. A redução de comportamentos sedentários pode aumentar o gasto energético e reduzir o impulso de comer; a AAP recomenda limitar o tempo de tela a não mais de 2 horas por dia (AAP, 2016). Os pais que exercem muito controle sobre a ingestão de alimentos de seus filhos ou promovem uma dieta restritiva podem fazer com que as crianças sejam menos capazes de se autorregular e mais propensas a comer demais quando a oportunidade estiver disponível (Ritchie et al., 2005). Os profissionais de saúde devem apoiar uma paternidade positiva dentro do nível de desenvolvimento da criança.

Baixa massa corporal e deficiência de crescimento

A perda de massa corporal, a falta de ganho de massa corporal ou a **deficiência de crescimento** (**FTT**, do inglês *failure to thrive*) pode ser causada por doença aguda ou crônica, dieta restrita, falta de apetite (decorrente de constipação intestinal, medicamentos ou outros problemas), problemas de alimentação, negligência ou simples falta de alimentos. Alguns especialistas preferem os termos **subnutrição pediátrica** ou **dificuldade de desenvolvimento**. Lactentes e crianças pequenas correm o maior risco de crescimento deficiente, geralmente como consequência de prematuridade, condições médicas, atrasos no desenvolvimento, cuidados parentais inadequados ou uma combinação desses fatores. As práticas dietéticas também podem contribuir para o crescimento deficiente, incluindo restrições alimentares em crianças pré-escolares decorrentes de preocupações dos pais sobre obesidade, aterosclerose ou outros problemas de saúde em potencial.

Uma avaliação cuidadosa é fundamental e deve incluir o ambiente social e emocional da criança e quaisquer descobertas físicas. Se a negligência for comprovada como um fator contribuinte, os profissionais de saúde são obrigados a relatar o caso aos serviços locais de proteção à criança. Devido à complexidade da deficiência de crescimento, uma equipe interdisciplinar é ideal para avaliações e intervenções.

O fornecimento adequado de energia e nutrientes e a educação nutricional devem ser parte de um plano interdisciplinar geral para ajudar as crianças e suas famílias. Devem ser feitas tentativas para aumentar o apetite das crianças e modificar o ambiente para assegurar a ingestão ótima. Pequenas refeições e lanches frequentes devem ser oferecidos em horários regulares, usando alimentos ricos em nutrientes e apropriados para o desenvolvimento. Isso otimiza a menor capacidade do estômago da criança e fornece estrutura e previsibilidade para o ambiente alimentar. As famílias devem receber apoio para interações positivas de pais e filhos, com respeito à divisão de responsabilidades na alimentação e evitando qualquer pressão ou coerção sobre a alimentação da criança. A desnutrição grave pode exigir intervenções planejadas cuidadosamente e monitoramento rigoroso para prevenir a síndrome de realimentação.

A constipação intestinal crônica pode resultar em falta de apetite, diminuição da ingestão e deficiência de crescimento. Garantir a ingestão adequada de líquidos e fibras pode ajudar a aliviar a constipação intestinal, melhorar o apetite e, eventualmente, promover o ganho de massa corporal. Como o consumo de fibra das crianças costuma ser baixo, especialmente em crianças que são exigentes para comer, ele sempre deve ser considerado na avaliação. As fibras podem ser aumentadas com a inclusão de legumes, frutas (especialmente frutas secas), vegetais, cereais matinais com elevado teor de fibras, *muffins* de farelo ou todos esses alimentos à dieta.

Deficiência de ferro

A deficiência de ferro é um dos distúrbios nutricionais mais comuns na infância. É a causa da maior prevalência de anemia em crianças menores de 2 anos (Gupta et al., 2017). Entretanto, é um problema menor entre as crianças mais velhas em idade pré-escolar e escolar.

Lactentes com deficiência de ferro, com ou sem anemia, tendem a pontuar mais baixo em testes padronizados de desenvolvimento mental e prestam menos atenção a informações relevantes necessárias para a resolução de problemas. Baixo desempenho cognitivo e atraso no desenvolvimento psicomotor foram relatados em lactentes em idade pré-escolar com deficiência de ferro. A deficiência pode ter consequências a longo prazo, conforme demonstrado pelo pior desempenho em testes de desenvolvimento no fim da infância e início da adolescência (Lozoff et al., 2007). A ingestão de ferro deve ser considerada durante as avaliações das dietas individuais e nas decisões de políticas destinadas a atender às necessidades nutricionais de crianças de baixa renda e alto risco.

Além do crescimento e da necessidade fisiológica aumentada de ferro, os fatores dietéticos também são cruciais. Por exemplo, uma criança de 1 ano que continua a consumir uma grande quantidade de leite e exclui outros alimentos pode desenvolver anemia. Algumas crianças em idade pré-escolar não consomem muita carne, de modo que a maior parte do ferro é consumida na forma não heme, com cereais fortificados que são absorvidos com menor eficiência (ver Capítulo 31).

Cáries dentárias

A nutrição e os hábitos alimentares são fatores importantes que afetam a saúde bucal. A ingestão ideal de nutrientes é necessária para produzir dentes fortes e gengivas saudáveis. A composição da dieta e os hábitos alimentares de um indivíduo (p. ex., ingestão de carboidratos na dieta, frequência alimentar) são fatores significativos no desenvolvimento de cárie dentária (ver Capítulo 24).

Alergias

As alergias alimentares durante a primeira infância e a infância são mais prováveis quando a criança tem um histórico familiar de alergias. Os sintomas alérgicos são vistos mais frequentemente como respostas respiratórias ou gastrintestinais, bem como respostas cutâneas, mas podem incluir fadiga, letargia e alterações de comportamento. Pode haver confusão sobre as definições de *alergia alimentar, intolerância alimentar* e *sensibilidade alimentar* e alguns testes para alergia alimentar são inespecíficos e ambíguos. Ver Capítulo 25 para o tratamento de alergias alimentares em crianças.

Transtorno de déficit de atenção e de hiperatividade (TDAH) e transtornos do espectro autista

O transtorno de déficit de atenção e hiperatividade (TDAH) e os transtornos do espectro autista são dois transtornos neurológicos comuns da infância que afetam o comportamento, a socialização e a comunicação. Ambos podem afetar os comportamentos alimentares e a ingestão de nutrientes, que podem se manifestar como aversões alimentares, hipersensibilidade a texturas e sabores e ingestão inadequada. Ver Capítulo 43 para obter mais detalhes sobre a avaliação e a dietoterapia para essas condições.

PREVENÇÃO DE DOENÇA CRÔNICA

As raízes das doenças crônicas do adulto, como doenças cardíacas, câncer, diabetes e obesidade, muitas vezes se fundamentam na infância – um fenômeno particularmente relevante para o aumento da taxa de doenças relacionadas à obesidade, como o diabetes tipo 2. Para ajudar na diminuição da prevalência de doenças crônicas nos norte-americanos, agências governamentais e sem fins lucrativos têm promovido hábitos alimentares saudáveis para crianças. Suas recomendações incluem as *Dietary Guidelines for Americans* – Diretrizes Dietéticas para Americanos; o sistema de orientação alimentar *MyPlate* do USDA, o *National Cholesterol Education Program* (NCEP) – Programa Nacional de Educação sobre o Colesterol – e as *National Cancer Institute Dietary Guidelines* – Diretrizes Dietéticas do Instituto Nacional do Câncer (ver Capítulo 10).

Saúde cardiovascular

Em comparação com suas contrapartes em muitos outros países, as crianças e adolescentes norte-americanos têm níveis mais elevados de colesterol no sangue e maior ingestão de ácidos graxos saturados e colesterol. A aterosclerose coronária precoce começa na infância e na adolescência. Os fatores de risco incluem o histórico familiar, o aleitamento materno e fatores perinatais, nutrição e dieta, atividade física, exposição ao tabaco, hipertensão, hiperlipidemia e dislipidemia, sobrepeso e obesidade e diabetes. Esses fatores foram explorados por um painel de especialistas (National Heart, Lung, and Blood Institute, 2011) e recomendações selecionadas com implicações nutricionais são resumidas da seguinte forma:

Para a maioria das crianças saudáveis, recomenda-se limitar a gordura total a 30% da energia total, a gordura saturada a 7 a 10% e o colesterol alimentar a 300 mg/dia. Uma ingestão equilibrada de energia, o aumento da ingestão de frutas e vegetais e a limitação das "calorias extras" em 5 a 15% da ingestão total também são recomendados para a maioria das crianças. Sugere-se a ingestão de fibra de, pelo menos, "idade + 5 g" (p. ex., para uma criança de 4 anos, 4 + 5 = 9 g por dia) ou 14 gramas de fibra por 1.000 quilocalorias.

Para crianças com dislipidemia, que estejam com sobrepeso, obesas ou que apresentem um "agrupamento de fatores de risco" ou condições médicas de alto risco, o painel de especialistas recomenda a consideração da *Cardiovascular Health Integrated Lifestyle Diet* (CHILD-1) – em tradução livre, dieta de estilo de vida integrada à saúde cardiovascular – como o primeiro estágio da mudança dietética (National Heart, Lung, and Blood Institute, 2011). Esse é um padrão do estilo da dieta DASH com ênfase em laticínios sem gordura ou com baixo teor de gordura e aumento da ingestão de frutas e vegetais.

Para todas as crianças, a abordagem para modificar os fatores de risco, especialmente relacionados à ingestão de gordura na dieta, deve ser individualizada (ver Capítulo 32).

Cálcio e saúde óssea

A prevenção da osteoporose começa cedo, maximizando a retenção de cálcio e a densidade óssea durante a infância e a adolescência, quando os ossos estão crescendo rapidamente e são mais sensíveis à dieta e aos efeitos importantes da atividade física (ver Capítulo 23). No entanto, a ingestão média de cálcio na dieta é inferior à ingestão aceitável, com 20 a 30% das meninas na puberdade tendo ingestão inferior a 500 mg/dia. Um estudo longitudinal com crianças brancas desde a primeira infância até os 8 anos descobriu que o conteúdo mineral ósseo estava positivamente correlacionado com a ingestão de proteínas e vários minerais, sugerindo que muitos nutrientes estão relacionados à saúde óssea em crianças (Bounds et al., 2005). Como as pesquisas de consumo de alimentos mostram que as crianças estão bebendo mais refrigerantes e sucos não cítricos e menos leite, é necessário educação para encorajar os jovens a consumir uma quantidade adequada de cálcio de fontes alimentares e possivelmente suplementos (ver Apêndice 39).

Fibras

A educação sobre fibras alimentares e a prevenção de doenças tem se concentrado principalmente em adultos e apenas informações limitadas estão disponíveis sobre a ingestão de fibras alimentares por crianças. A fibra dietética é necessária para a saúde e para a defecação normal em crianças. Dados de pesquisas nacionais indicam que crianças em idade pré-escolar consomem em média 11 a 12 g/dia de fibra alimentar; crianças em idade escolar consomem aproximadamente 14 a 15 g/dia (USDA, 2014). Isso é menor do que a IDR para crianças, que se baseia nas mesmas 14 g por 1.000 kcal dos adultos devido à falta de evidências científicas para a população pediátrica (Otten et al., 2006). Geralmente as maiores ingestões de fibra estão associadas a dietas mais densas em nutrientes nas crianças mais jovens (Kranz et al., 2012; Papanikolaou et al., 2017).

Microbioma intestinal

O microbioma intestinal é um tópico emergente na nutrição, incluindo a nutrição pediátrica. É claro que fatores dietéticos e outros afetam o número e os tipos de bactérias que colonizam o intestino. Os fatores que podem afetar a comunidade microbiana intestinal incluem fibra alimentar, prebióticos, probióticos e o uso de antibióticos (ver Capítulo 1).

O perfil das bactérias intestinais parece estar associado a resultados de saúde de curto e longo prazo. Além dos efeitos sobre os distúrbios gastrintestinais, a pesquisa continua a explorar a relação entre o microbioma intestinal e os resultados de saúde de curto e longo prazo, incluindo obesidade, distúrbios digestivos, inflamação e câncer (Peregrin, 2013).

Atividade física

As crianças devem ser fisicamente ativas todos os dias, incluindo brincadeiras e atividades estruturadas, dependendo da idade e do nível de desenvolvimento. Níveis reduzidos de atividade física ainda são observados em um terço das crianças de 4 a 11 anos, com quase dois terços do mesmo grupo tendo tempo de tela elevado (Anderson et al., 2008). A atividade física regular ajuda a controlar o ganho de massa corporal excessivo e melhora a saúde musculoesquelética e o condicionamento físico, componentes da saúde cardiovascular (Janssen e Leblanc, 2010). A atividade física também pode melhorar a saúde mental, a pressão arterial e o perfil lipídico da criança (Janssen e Leblanc, 2010).

As recomendações atuais de atividade física para crianças de 6 a 17 anos são 60 minutos ou mais de atividade física todos os dias, sendo a maioria em intensidade aeróbica moderada ou vigorosa. Crianças e adolescentes devem participar de atividades de intensidade vigorosa pelo menos 3 dias por semana e incluir atividades de fortalecimento muscular e ósseo pelo menos 3 dias por semana. Informações sobre atividades que atenderão a essas recomendações e são apropriadas para crianças estão disponíveis no U.S. Department of Health and Human Services (USDHHS, 2008.) As estratégias para aumentar a atividade em ambientes pré-escolares e de creches, escolas e na comunidade incluem mais intervalos para atividades, maior tempo em áreas externas e ao ar livre e infraestrutura aprimorada para caminhadas e ciclismo (USDHHS, 2012). O tempo na tela (jogos ativos, vídeos de exercícios ou dança ou programas de exercícios na TV) pode ser uma fonte benéfica de atividades para os jovens. Três em cada 10 jovens de 9 a 18 anos participavam de pelo menos uma hora de tempo de tela ativa durante a semana, e quatro em cada 10 jovens faziam o mesmo nos fins de semana (Wethington et al., 2013). Os materiais *Eat Smart to Play Hard* – Coma de Forma Inteligente para se Divertir Muito – do sistema de orientação alimentar *MyPlate* promovem a recomendação de 60 minutos de atividade física por dia (Figura 16.6). As *Dietary Guidelines for Americans* – Diretrizes Dietéticas para Americanos – e o *MyPlate* também foram aplicados a crianças e seus pais.

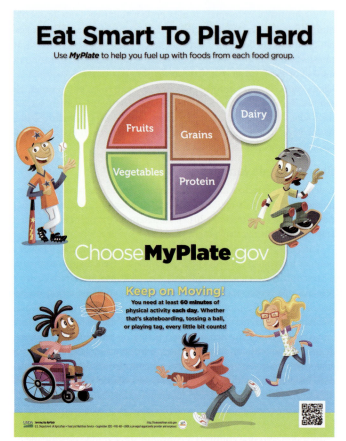
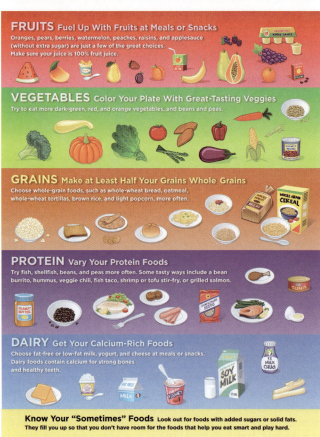

Figura 16.6 *Eat Smart to Play Hard* (Coma de Forma Inteligente para se Divertir Muito). (De United States Department of Agriculture: *Eat Smart to Play Hard* (*website*): http://www.fns.usda.gov/sites/default/files/eatsmartminiposter.pdf, 2012.)

CASO CLÍNICO

Brian é um menino branco de 7 anos e 4 meses que ganhou 7 kg no último ano letivo. Sua estatura é de 1,28 m e sua massa corporal é de 34 kg. Brian mudou-se para uma nova casa e começou uma nova escola 1 ano atrás, após o divórcio de seus pais. Quem tem cuidado de Brian após a escola é um vizinho aposentado, que adora cozinhar para ele. Ele tem poucos amigos na vizinhança e suas principais atividades de lazer são assistir à televisão e jogar *videogame*. Quando ele fica entediado, costuma procurar um lanche. Sua mãe relata que muitas vezes dependem de refeições para viagem e *fast-food* por causa das limitações de tempo de seu trabalho em tempo integral, e ela própria ganhou massa corporal. Recentemente, ela começou uma aula de aeróbica com uma amiga e está interessada em desenvolver hábitos alimentares mais saudáveis para ela e Brian.

Após sessões conjuntas com Brian e sua mãe, os seguintes objetivos foram identificados pela família: (1) explorar os cuidados pós-escola no centro comunitário local, que tem um componente de atividade física; (2) alterar a seleção do supermercado e do cardápio para enfatizar o *MyPlate* e as opções de baixo teor de gordura, ao mesmo tempo atendendo às restrições de tempo e recursos da família; (3) começar a incorporar atividades físicas (Brian identificou natação e ciclismo como coisas que gostaria de fazer) nos fins de semana; e (4) limitar a televisão e os *videogames* a não mais do que 2 horas diárias.

Depois de 4 meses, Brian se inscreveu no programa pós-escola do centro comunitário local e participa de futebol organizado e jogos de basquete espontâneos. Os fins de semana são um desafio. Brian e sua mãe ainda não incorporaram a atividade física em sua rotina de fim de semana, e Brian acha difícil limitar o tempo de tela a 2 horas nos fins de semana. Brian perdeu 2 quilos e está mais alto; ele tem 1,30 m de estatura e pesa 29,937 kg.

Declaração de diagnóstico nutricional
- Sobrepeso/obesidade relacionado à inatividade física não frequente, estilo de vida sedentário e ingestão excessiva de energia estimada, conforme evidenciado pelo IMC para a idade acima do percentil 95.

Perguntas sobre cuidados com a nutrição
1. Calcule e plote o IMC de Brian ao longo do tempo. Discuta as mudanças.
2. Que recomendações devem ser feitas para evitar que Brian e sua mãe retomem os velhos hábitos?
3. Quais outras atividades Brian pode tentar para ajudá-lo a evitar ou reduzir a tendência de comer quando não está com fome?
4. O que você sugere para promover uma relação alimentar positiva entre Brian e sua mãe, considerando sua idade e nível de desenvolvimento?
5. Que recomendações você pode fazer para diminuir a ingestão de energia de Brian e torná-la mais consistente com as recomendações do *MyPlate*? Considere ideias para alterar as receitas favoritas de Brian (p. ex., sua refeição favorita é frango frito com molho, purê de batata e sorvete), selecione opções saudáveis de alimentos para viagem ou *fast-food* e modifique as opções de lanches.
6. Há alguma preocupação relacionada aos nutrientes porque a dieta de Brian está sendo alterada para ajudar no controle de massa corporal? Ou por causa de sua idade? Ou outros fatores?

WEBSITES ÚTEIS

Bright Futures in Practice: Nutrition
CDC Growth Charts
Health.gov Guidelines for Physical Activity
MyPlate Food Guidance System
National Center for Education in Maternal and Child Health
Pediatric Nutrition Dietetic Practice Group (DPG) Academy of Nutrition and Dietetics
USDA Food and Nutrition Service – School Meals

REFERÊNCIAS BIBLIOGRÁFICAS

Adolphus K, Lawton CL, Champ CL, et al: The Effects of breakfast and breakfast composition on cognition in children and adolescents: a systematic review, *Adv Nutr* 7(3):590S–612S, 2016.

Adolphus K, Lawton CL, Dye L: The effects of breakfast on behavior and academic performance in children and adolescents, *Front Hum Neurosci* 7:425, 2013.

American Academy of Pediatrics: Council on communications and media. Media and young minds, *Pediatrics* 138(5):e20162591, 2016.

American Public Health Association: *Food marketing and advertising directed at children and adolescents: implications for overweight.* Policy Statement 2003-17, 2017. Available at: https://www.apha.org/policies-and-advocacy/public-health-policy-statements/policy-database/2014/07/24/16/35/food-marketing-and-advertising-directed-at-children-and-adolescents-implications-for-overweight.

Anderson SE, Economos CD, Must A: Active play and screen time in US children aged 4 to 11 years in relation to sociodemographic and weight status characteristics: a nationally representative cross-sectional analysis, *BMC Public Health* 8:366, 2008.

Anderson SE, Whitaker RC: Household routines and obesity in US preschool-aged children, *Pediatrics* 125(3):420–428, 2010.

Bailey RL, Dodd KW, Goldman JA, et al: Estimation of total usual calcium and vitamin D intakes in the United States, *J Nutr* 140(4):817–822, 2010.

Bailey RL, Fulgoni VL, Keast DR, et al: Do dietary supplements improve micronutrient sufficiency in children and adolescents? *J Pediatr* 161(5):837–842, 2012.

Barlow SE, Expert Committee: Expert committee recommendations regarding the prevention, assessment, and treatment of child and adolescent overweight and obesity: summary report, *Pediatrics* 120(Suppl 4): S164–S192, 2007.

Bergman EA, Gordon RW, American Dietetic Association: Position of the American Dietetic Association: local support for nutrition integrity in schools, *J Am Diet Assoc* 110(8):1244–1254, 2010.

Berryman CE, Lieberman HR, Fulgoni VL, et al: Protein intake trends and conformity with the Dietary Reference Intakes in the United States: analysis of the National Health and Nutrition Examination Survey, 2001-2014, *Am J Clin Nutr* 108(2):405–413, 2018.

Black MM, Aboud FE: Responsive feeding is embedded in a theoretical framework of responsive parenting, *J Nutr* 141(3):490–494, 2011.

Bounds W, Skinner J, Carruth BR, et al: The relationship of dietary and lifestyle factors to bone mineral indexes in children, *J Am Diet Assoc* 105(5):735–741, 2005.

Bowman SA, Clemens JC, Friday JE, et al: Food patterns equivalents intakes by Americans: what we eat in America, NHANES 2003-04 and 2013-2014. In *Dietary Data Brief No. 17*, 2017, Food Surveys Research Group.

Brotanek JM, Halterman JS, Auinger P, et al: Iron deficiency, prolonged bottle-feeding, and racial/ethnic disparities in young children, *Arch Pediatr Adolesc Med* 159(11):1038–1042, 2005.

Centers for Disease Control and Prevention: *National center for health statistics. Data tables of stature for age and weight for age charts*, 2017. Available at: https://www.cdc.gov/growthcharts/clinical_charts.htm.

Chan JC, Sobal J: Family meals and body weight. Analysis of multiple family members in family units. *Appetite* 57(2):517–524, 2011.

Chapman LE, Cohen J, Canterberry M, et al: Factors associated with school lunch consumption: reverse recess and school "Brunch", *J Acad Nutr Diet* 117(9):1413–1418, 2017.

Chriqui JF, Pickel M, Story M: Influence of school competitive food and beverage policies on obesity, consumption, and availability: a systematic review, *JAMA Pediatr* 168(3):279–286, 2014.

Cohen JF, Jahn JL, Richardson S, et al: Amount of time to eat lunch is associated with children's selection and consumption of school meal entrée, fruits, vegetables, and milk, *J Acad Nutr Diet* 116(1):123–128, 2016.

Coleman-Jensen A, Rabbitt MP, Gregory CA, et al: *Household food insecurity in the United States in 2016, ERR-237*, Washington, DC, 2017, US Department of Agriculture ERS.

Cook JT, Black M, Chilton M, et al: Are food insecurity's health impacts underestimated in the U.S. population? Marginal food security also predicts adverse health outcomes in young U.S. children and mothers, *Adv Nutr* 4(1):51–61, 2013.

Daniels SR: Complications of obesity in children and adolescents, *Int J Obes (Lond)* 33(Suppl 1):S60–S65, 2009.

Davis GC, You W: The thrifty food plan is not thrifty when labor cost is considered, *J Nutr* 140(4):854–857, 2010.

Dwyer J, Nahin RL, Rogers GT, et al: Prevalence and predictors of children's dietary supplement use: the 2007 National Health Interview Survey, *Am J Clin Nutr* 97(6):1331–1337, 2013.

Expert Panel on Integrated Guidelines for Cardiovascular Health and Risk Reduction in Children and Adolescents, National Heart Lung and Blood Institute: Expert panel on integrated guidelines for cardiovascular health and risk reduction in children and adolescents: summary report, *Pediatrics* 128(Suppl 5):S213–S256, 2011.

Falbe J, Rosner B, Willett WC, et al: Adiposity and different types of screen time, *Pediatrics* 132(6):e1497–e1505, 2013.

Fenton K, Rosen NJ, Wakimoto P, et al: Eat lunch first or play first? Inconsistent associations with fruit and vegetable consumption in elementary school, *J Acad Nutr Diet* 115(4):585–592, 2015.

Fildes A, van Jaarsveld CH, Llewellyn CH, et al: Nature and nurture in children's food preferences, *Am J Clin Nutr* 99(4):911–917, 2014.

Food and Drug Administration: Advice about eating fish, from the Environmental Protection Agency and Food and Drug Administration; Revised fish advice, *Fed Regist* 82(12):6571–6574, 2017.

Food and Nutrition Service, USDA: Nutrition standards in the National School Lunch and School Breakfast Programs. Final rule, *Fed Regist* 77(17):4088–4167, 2012.

Food Research and Action Center: *School breakfast scorecard 2016–2017 school year*, 2018. Available at: https://frac.org/research/resource-library/school-breakfast-scorecard-2016-2017-school-year-february-2018.

Gilbert-Diamond D, Li Z, Adachi-Mejia AM, et al: Association of a television in the bedroom with increased adiposity gain in a nationally representative sample of children and adolescents, *JAMA Pediatr* 168(5):427–434, 2014.

Grossman DC, Bibbins-Domingo K, Curry SJ, et al: Screening for Obesity in Children and Adolescents: US Preventive Services Task Force Recommendation Statement, *JAMA* 317(23):2417–2426, 2017.

Guenther PM, Casavale KO, Reedy J, et al: Update of the Healthy Eating Index: HEI-2010, *J Acad Nutr Diet* 113(4):569–580, 2013.

Gundersen C, Ziliak JP: Food insecurity and health outcomes, *Health Aff (Millwood)* 34(11):1830–1839, 2015.

Gupta PM, Perrine CG, Mei Z, et al: Iron, anemia, and iron deficiency anemia among young children in the United States, *Nutrients* 9(8):E876, 2017.

Hales CM, Fryar CD, Carroll MD, et al: Trends in obesity and severe obesity prevalence in us youth and adults by sex and age, 2007-2008 to 2015-2016, *JAMA* 319(16):1723–1725, 2018.

Hamner HC, Perrine CG, Scanlon KS: Usual intake of key minerals among children in the second year of life, NHANES 2003-2012, *Nutrients* 8(8):E468, 2016.

Hayes D, Contento IR, Weekly C: Position of the academy of nutrition and dietetics, society for nutrition education and behavior, and school nutrition association: comprehensive nutrition programs and services in schools, *J Acad Nutr Diet* 118(5):913–919, 2018.

Heyman MB, Abrams SA, Section on Gastroenterology, Hepatology, and Committee on Nutrition: Fruit Juice in Infants, children, and adolescents: current recommendations, *Pediatrics* 139(6):e20170967, 2017.

Hobbs S, King C: The unequal impact of food insecurity on cognitive and behavioral outcomes among 5-year-old urban children, *J Nutr Educ Behav* 50(7):687–694, 2018.

Institute of Medicine, Committee on Accelerating Progress in Obesity Prevention, Glickman D: *Accelerating progress in obesity prevention: solving the weight of the nation* Washington, DC, 2012, National Academies Press.

Institute of Medicine, Panel on Macronutrients, Institute of Medicine (US). Standing Committee on the Scientific Evaluation of Dietary Reference Intakes: *Dietary reference intakes for energy, carbohydrate, fiber, fat, fatty acids, cholesterol, protein, and amino acids*, Washington, DC, 2005, National Academies Press.

Janssen I, Leblanc AG: Systematic review of the health benefits of physical activity and fitness in school-aged children and youth, *Int J Behav Nutr Phys Act* 7:40, 2010.

Jenkin G, Madhvani N, Signal L, et al: A systematic review of persuasive marketing techniques to promote food to children on television, *Obes Rev* 15(4):281–293, 2014.

Keller KL, Kirzner J, Pietrobelli A, et al: Increased sweetened beverage intake is associated with reduced milk and calcium intake in 3- to 7-year-old children at multi-item laboratory lunches, *J Am Diet Assoc* 109(3):497–501, 2009.

Kelly B, Halford JC, Boyland EJ, et al: Television food advertising to children: a global perspective, *Am J Public Health* 100(9):1730–1736, 2010.

Kranz S, Brauchla M, Slavin JL, et al: What do we know about dietary fiber intake in children and health? The effects of fiber intake on constipation, obesity, and diabetes in children, *Adv Nutr* 3(1):47–53, 2012.

Larsen JK, Hermans RC, Sleddens EF, et al: How parental dietary behavior and food parenting practices affect children's dietary behavior. Interacting sources of influence? *Appetite* 89:246–257, 2015.

Larson NI, Neumark-Sztainer D, Hannan PJ, et al: Family meals during adolescence are associated with higher diet quality and healthful meal patterns during young adulthood, *J Am Diet Assoc* 107(9):1502–1510, 2007.

Lim S, Zoellner JM, Lee JM, et al: Obesity and sugar-sweetened beverages in African-American preschool children: a longitudinal study, *Obesity (Silver Spring)* 17(6):1262–1268, 2009.

Lozoff B, Corapci F, Burden MJ, et al: Preschool-aged children with iron deficiency anemia show altered affect and behavior, *J Nutr* 137(3):683–689, 2007.

Madden MM, DeBias D, Cook GE: Market analysis of vitamin supplementation in infants and children: evidence from the dietary supplement label database, *JAMA Pediatr* 168(3):291–292, 2014.

Mahaffey KR, Clickner RP, Jeffries RA: Methylmercury and omega-3 fatty acids: co-occurrence of dietary sources with emphasis on fish and shellfish, *Environ Res* 107(1):20–29, 2008.

Mancino LT, Guthrie JF, Todd JE, et al: *How food away from home affects children's diet quality*. In. *ERR-104*. 2010, U.S. Dept. of Agriculture, Econ. Res. Serv.

McGuire S: Institute of Medicine. 2009. School meals: building blocks for healthy children. Washington, DC: the National Academies Press, *Adv Nutr* 2(1):64–65, 2011.

Montana Office of Public Instruction: *The Montana office of public instruction school nutrition pilot project - a recess before lunch policy in four Montana schools*, 2010; Available at: http://www.montana.edu/teamnutrition/documents/RBL%20pilot%20project.pdf.

Moshfegh A, Goldman J, Jaspreet A, et al: *What we eat in America, NHANES 2001-2002: usual nutrient intakes from food compared to dietary reference intakes*, Washington, DC, 2005, US Department of Agriculture, Agricultural Research Service.

Myers GJ, Thurston SW, Pearson AT, et al: Postnatal exposure to methyl mercury from fish consumption: a review and new data from the Seychelles Child Development Study, *Neurotoxicology* 30(3):338–349, 2009.

Nicklas TA, O'Neil CE, Kleinman R: Association between 100% juice consumption and nutrient intake and weight of children aged 2 to 11 years, *Arch Pediatr Adolesc Med* 162(6):557–565, 2008.

Ogden CL, Carroll MD, Fakhouri TH, et al: Prevalence of obesity among youths by household income and education level of head of household - United States 2011-2014, *MMWR Morb Mortal Wkly Rep* 67(6):186–189, 2018a.

Ogden CL, Fryar CD, Hales CM, et al: Differences in obesity prevalence by demographics and urbanization in US children and adolescents, 2013-2016, *JAMA* 319(23):2410–2418, 2018b.

Oken E, Bellinger DC: Fish consumption, methylmercury and child neurodevelopment, *Curr Opin Pediatr* 20(2):178–183, 2008.

O'Neil CE, Nicklas TA, Liu Y, et al: Impact of dairy and sweetened beverage consumption on diet and weight of a multiethnic population of head start mothers, *J Am Diet Assoc* 109(5):874–882, 2009.

Otten JJ, Hellwig JP, Meyers LD: *DRI, dietary reference intakes: the essential guide to nutrient requirements,* Washington, DC, 2006, National Academies Press.

Papanikolaou Y, Jones JM, Fulgoni VL: Several grain dietary patterns are associated with better diet quality and improved shortfall nutrient intakes in US children and adolescents: a study focusing on the 2015-2020 Dietary Guidelines for Americans, *Nutr J* 16(1):13, 2017.

Peregrin T: The inside tract: what RDs need to know about the gut microbiome, *J Acad Nutr Diet* 113(8):1019–1023, 2013.

Piernas C, Popkin BM: Trends in snacking among U.S. children, *Health Aff (Millwood)* 29(3):398–404, 2010.

Powell LM, Schermbeck RM, Chaloupka FJ: Nutritional content of food and beverage products in television advertisements seen on children's programming, *Child Obes* 9(6):524–531, 2013.

Price J, Just DR: Lunch, recess and nutrition: responding to time incentives in the cafeteria, *Prev Med* 71:27–30, 2015.

Rideout V: *The common sense census: media use by kids age zero to eight*, San Francisco, CA, 2017, Common Sense Media.

Ritchie LD, Welk G, Styne D, et al: Family environment and pediatric overweight: what is a parent to do? *J Am Diet Assoc* 105(5 Suppl 1): S70–S79, 2005.

Rose-Jacobs R, Black MM, Casey PH, et al: Household food insecurity: associations with at-risk infant and toddler development, *Pediatrics* 121(1):65–72, 2008.

Rovner AJ, O'Brien KO: Hypovitaminosis D among healthy children in the United States: a review of the current evidence, *Arch Pediatr Adolesc Med* 162(6):513–519, 2008.

Ryu JH, Bartfeld JS: Household food insecurity during childhood and subsequent health status: the early childhood longitudinal study—kindergarten cohort, *Am J Public Health* 102(11):e50–e55, 2012.

Satter E: *Child of mine: feeding with love and good sense*, Palo Alto, Calif. Berkeley, CA, 2000, Bull Publishers.

Savage JS, Fisher JO, Birch LL: Parental influence on eating behavior: conception to adolescence, *J Law Med Ethics* 35(1):22–34, 2007.

Semega J, Fontenot K, Kollar M: *Income and poverty in the United States: 2016*, Washington, DC, 2017, US Government Printing Office.

Stang J, Bayerl CT, American Dietetic Association: Position of the American Dietetic Association: child and adolescent nutrition assistance programs, *J Am Diet Assoc* 110(5):791–799, 2010.

Terry-McElrath YM, Turner L, Sandoval A, et al: Commercialism in US elementary and secondary school nutrition environments: trends from 2007 to 2012, *JAMA Pediatr* 168(3):234–242, 2014.

US Department of Agriculture, Agriculture Research Service: *Nutrient intakes from food: mean amounts consumed per individual, by gender and age, what we eat in America,* NHANES 2013-2014.

US Department of Health and Human Services: *Physical activity guidelines for Americans midcourse report: strategies to increase physical activity among youth*, Washington, DC, 2012, U.S. Department of Health and Human Services.

US Department of Health and Human Services, Office of Disease Prevention and Health Promotion: *2008 Physical activity guidelines for Americans summary*, 2008; Available at: http://www.health.gov/paguidelines/guidelines/summary.aspx.

USDA Food and Nutrition Service: *Nutrition standards for school meals, 2019*. Available at: https://www.fns.usda.gov/school-meals/nutrition-standards-school-meals.

USDA Food and Nutrition Service: *The school breakfast program*, 2017. Available at: https://www.fns.usda.gov/sbp/school-breakfast-program.

Wardle J, Cooke L: Genetic and environmental determinants of children's food preferences, *Br J Nutr* 99(Suppl 1):S15–S21, 2008.

Watts A, Berge JM, Loth K, et al: The transmission of family food and mealtime practices from adolescence to adulthood: longitudinal findings from project EAT-IV, *J Nutr Educ Behav* 50(2):141–147.e1, 2018.

Wethington H, Sherry B, Park S, et al: Active screen time among US youth aged 9-18 years, 2009, *Games Health J* 2:362–368, 2013.

Williams SM, Goulding A: Patterns of growth associated with the timing of adiposity rebound, *Obesity (Silver Spring)* 17(2):335–341, 2009.

Wilson NC, Parnell WR, Wohlers M, et al: Eating breakfast and its impact on children's daily diet. *Nutrition & Dietetics*. 63(1):15–20, 2006.

17

Nutrição na Adolescência

Nicole Larson, PhD, MPH, RDN, LD
Tashara M. Leak, PhD, RDN
Jamie S. Stang, PhD, MPH, RDN

TERMOS-CHAVE

adolescência
alimentação disfuncional
anemia fisiológica do crescimento
classificação da maturidade sexual (CMS)
estágios de Tanner
estirão de crescimento
idade ginecológica
imagem corporal
menarca
pico de velocidade de ganho de estatura
pubarca
puberdade
telarca

A **adolescência** é um dos períodos mais emocionantes, ainda que desafiadores, do desenvolvimento humano. Geralmente considerada como o período da vida que ocorre entre 12 e 21 anos, a adolescência é um período de tremenda transformação fisiológica, psicológica e cognitiva durante o qual a criança se torna um jovem adulto. O padrão de crescimento gradual que caracteriza o início da infância muda para um padrão de crescimento e desenvolvimento rápidos, afetando os aspectos físicos e psicossociais da saúde. Mudanças no funcionamento cognitivo e emocional permitem que os adolescentes se tornem mais independentes à medida que amadurecem. A influência e a aceitação dos colegas podem se tornar mais importantes do que os valores familiares, criando períodos de conflito entre adolescentes e pais. Como todas essas mudanças têm um efeito direto nas necessidades nutricionais e nos comportamentos alimentares dos adolescentes, é importante que os profissionais de saúde desenvolvam uma compreensão completa de como essas mudanças podem afetar o estado nutricional.

CRESCIMENTO E DESENVOLVIMENTO

A **puberdade** é o período de rápido crescimento e desenvolvimento durante o qual uma criança se desenvolve fisicamente até se tornar um adulto capaz de se reproduzir. É iniciada pelo aumento da produção dos hormônios reprodutivos, como estrogênio, progesterona e testosterona e caracteriza-se pelo aparecimento externo de características sexuais secundárias, como o desenvolvimento das mamas nas mulheres e o surgimento de pelos faciais nos homens.

Mudanças psicológicas

O crescimento físico da puberdade transforma o corpo do adolescente em uma forma de aspecto adulto, levando os adultos a acreditarem que o desenvolvimento do adolescente está completo. No entanto, o desenvolvimento social e emocional da adolescência não acompanha o mesmo ritmo. A incompatibilidade entre a aparência dos adolescentes e como eles agem pode levar os adultos a deduzirem que os adolescentes "não estão agindo de acordo com a sua idade". A rebeldia associada à adolescência é, na verdade, a manifestação de sua busca por independência e senso de autonomia. A alimentação pode ser (e muitas vezes é) usada como meio de exercer autonomia. Os adolescentes podem optar por se tornarem vegetarianos como uma forma de se diferenciar de seus pais carnívoros ou para expressar suas preocupações morais e éticas sobre o bem-estar animal ou o ambiente.

Os desenvolvimentos cognitivo e emocional podem variar bastante entre os adolescentes, com alguns amadurecendo mais rápido do que outros. Em geral, a adolescência é um período de impulsividade como consequência do desenvolvimento lento em regiões do cérebro que governam o controle cognitivo combinado com uma resposta de recompensa aumentada. A capacidade cognitiva, incluindo o raciocínio abstrato, se expande durante a adolescência; no entanto, os adolescentes são mais propensos a basear as decisões em contextos emocionais em oposição a contextos racionais (Steinberg, 2016). O desenvolvimento psicossocial pode afetar a saúde e o estado nutricional de várias maneiras, incluindo as seguintes:

- A preocupação com o tamanho do corpo, a forma do corpo e a **imagem corporal** (o autoconceito mental e a percepção do tamanho do corpo pessoal), resultante dos rápidos crescimento e desenvolvimento que ocorreram, pode levar à dieta e, possivelmente, a comportamentos alimentares disfuncionais
- Diminuição da confiança e do respeito pelos adultos como figuras de autoridade, incluindo profissionais das áreas de nutrição e saúde
- Forte influência de colegas e mídias sociais, especialmente em torno de áreas da imagem corporal e aparência, com a influência de alguns colegas selecionados se tornando mais importante do que a de grandes grupos, conforme a idade adulta se aproxima
- Independência social, emocional e financeira mais pronunciada, levando a maior tomada de decisão independente relacionada à ingestão de alimentos e bebidas
- Desenvolvimento cognitivo significativo, pois o raciocínio abstrato está quase completo e diminui o egocentrismo; no entanto, os adolescentes ainda podem voltar a padrões de pensamento menos complexos quando estão estressados
- Desenvolvimento de orientação futura, que é necessário para compreender a ligação entre o comportamento atual e os riscos crônicos à saúde

- Desenvolvimento de independência social, emocional, financeira e física da família à medida que os adolescentes saem de casa para frequentar a faculdade ou procurar emprego
- Desenvolvimento de um conjunto básico de valores e crenças que orientam as decisões morais, éticas e de saúde.

O desenvolvimento psicossocial dos adolescentes tem relação direta com os alimentos e bebidas que eles escolhem. As escolhas alimentares têm mais probabilidade de se basear em sabor, custo, conveniência e comportamento dos colegas do que nos benefícios para a saúde, porque essas influências satisfazem a preferência inata do adolescente por recompensa imediata. A educação e o aconselhamento nutricionais que abordam tópicos importantes para os adolescentes, como a melhora do desempenho atlético ou escolar e a melhora da energia, podem ser particularmente eficazes para influenciar as alterações de comportamento em relação à saúde. Embora muitos adolescentes se preocupem com sua aparência física, é importante abordar esse tópico com cautela e sensibilidade para não reforçar preconceitos negativos ou aumentar o sentimento de vergonha.

Maturidade sexual

A classificação da maturidade sexual (CMS), também conhecida como estágios de Tanner, é usada para avaliar clinicamente o grau de maturação sexual durante a puberdade (Tanner, 1962). Entre os homens, a classificação da maturidade sexual é baseada no desenvolvimento dos pelos genitais e púbicos (Figura 17.1 e Tabela 17.1). Entre as mulheres, a classificação da maturidade sexual é avaliada pelo desenvolvimento das mamas e pelos púbicos. É mensurada com base em uma série de cinco estágios, com o estágio 1 marcando o desenvolvimento pré-púbere e o estágio 5 marcando a conclusão do crescimento e desenvolvimento físico (ver Apêndice 4). Os cinco estágios da classificação da maturidade sexual se correlacionam com outros marcadores de crescimento e desenvolvimento durante a puberdade, como alterações de estatura, peso, composição corporal e funcionamento endócrino. Uma compreensão completa da relação entre crescimento físico e desenvolvimento e a classificação da maturidade sexual permite que os profissionais de saúde avaliem o potencial de um adolescente para o crescimento futuro.

O momento do desenvolvimento puberal depende do sexo, da origem étnica e racial e varia entre indivíduos dentro dos subgrupos populacionais. A puberdade geralmente começa mais cedo para mulheres, entre as idades de 8 e 12 anos, e começa entre 9 e 14 anos para homens (Abreu e Kaiser, 2016). Há evidências de que as mulheres afro-americanas e hispânicas tendam a entrar na puberdade e ter a menarca mais cedo do que as mulheres brancas não hispânicas; a variação no tempo é notável tanto para a telarca (estágio 2 do desenvolvimento da mama) quanto para a pubarca (estágio 3 de pelos púbicos). Por exemplo, dados da *National Health and Nutrition Examination Study III* (NHANES III, 1988-1994) mostram que a idade média da menarca é de 12,2 anos em mulheres afro-americanas, 12,2 anos em mulheres hispânicas e 12,6 anos em mulheres brancas não hispânicas (Ramnitz e Lodish, 2013). Da mesma forma, o desenvolvimento da mama ocorre em uma idade média de 9,5 anos em mulheres afro-americanas, 9,7 anos em mulheres hispânicas e 10,3 anos em mulheres brancas não hispânicas. As evidências relativas às diferenças étnicas e raciais no período da puberdade para os homens são apoiadas por menos estudos e são menos consistentes. No entanto, os dados da NHANES III mostram que o momento do desenvolvimento genital do estágio 2 de Tanner tende a ser mais cedo para homens afro-americanos (9,2 anos) do que para homens hispânicos (10,3 anos), mas não diferente em comparação com homens brancos não hispânicos (10 anos) (Ramnitz e Lodish, 2013).

A variação individual no momento da puberdade dentro dos subgrupos populacionais é influenciada por fatores genéticos, ambientais e nutricionais. Há fortes evidências de que massa corporal mínima é necessária para o desenvolvimento puberal progredir e há também evidências consistentes de que a obesidade pode contribuir para o início precoce da puberdade em mulheres (Abreu e Kaiser, 2016; Li et al., 2017). Uma análise de dados de cinco estudos de coorte mostrou que o número de mulheres com puberdade precoce foi maior no grupo com índice de massa corporal (IMC) no 95º percentil ou maior do que no grupo com IMC mais baixos. A diferença no momento da puberdade estava especificamente relacionada à telarca; o IMC elevado não foi relacionado à menarca (o início da menstruação ou regras menstruais). As evidências relativas a uma associação entre obesidade e o início da puberdade em homens são inconsistentes (Li et al., 2017). Da mesma forma, as evidências sobre a influência de outros fatores nutricionais específicos são limitadas e, ainda, inconsistentes. Um exemplo de fator que está sendo investigado são os alimentos de origem animal; algumas pesquisas sugerem que a ingestão maior de alimentos de origem animal está relacionada ao desenvolvimento sexual precoce, enquanto a ingestão de proteínas vegetais foi relacionada à maturação posterior (Villamor e Jansen, 2016). As evidências para a influência de outros fatores nutricionais, incluindo nutrição pré-natal, práticas de alimentação infantil e ingestão infantil de lipídeos, carboidratos e micronutrientes são mistas (Villamor e Jansen, 2016).

Em resumo, muitos fatores afetam o momento da puberdade e existe uma grande variação entre e dentro de subgrupos populacionais. Dados de tendências seculares sugerem que a idade de desenvolvimento puberal em mulheres nos EUA diminuiu desde o fim do século XIX e pode ter continuado a diminuir desde meados do século XX; contudo,

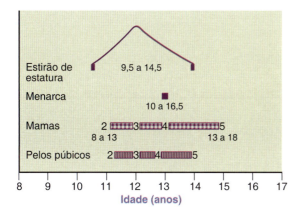

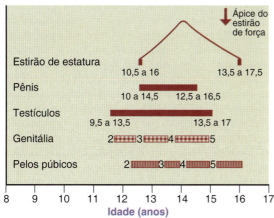

Figura 17.1 Sequência de eventos durante a puberdade em mulheres (*gráfico superior*) e homens (*gráfico inferior*). O desenvolvimento das mamas, da genitália e dos pelos púbicos é numerado de 2 a 5 com base nos estágios de desenvolvimento de Tanner. (Fonte: Marshall WA, Tanner JM: Variations in the pattern of pubertal changes in males, *Arch Dis Child* 45:13, 1970.)

Tabela 17.1 Classificações de maturação sexual.*

	Pelos púbicos	Genitália	Mudanças correspondentes
Homens			
Estágio 1	Nenhum	Pré-púbere	
Estágio 2	Pequena quantidade nas bordas exteriores do púbis, escurecimento leve	Início do alongamento peniano Testículos aumentados para um volume de 5 mℓ Escroto avermelhado e com textura alterada	Aumento da atividade das glândulas sudoríparas
Estágio 3	Cobrem o púbis	Pênis mais comprido Testículos aumentados para 8 a 10 mℓ Escroto ampliado	Mudanças de voz Bigode e pelos faciais finos Pelos nas axilas Início do pico de velocidade de ganho de estatura (estirão de crescimento de 15 a 20 cm)
Estágio 4	Tipo adulto, não se estendem até as coxas	Pênis mais largo e mais comprido Testículos aumentados para 12 mℓ Pele escrotal mais escura	Fim do pico de velocidade de ganho de estatura Mais pelos faciais Pelos mais escuros nas pernas Voz mais grave Possivelmente acne grave
Estágio 5	Tipo adulto, espalham-se até as coxas	Pênis adulto Testículos aumentados para 15 mℓ	Aumento significativo da massa muscular
Mulheres			
Estágio 1	Nenhum	Nenhuma mudança desde a infância	
Estágio 2	Pequena quantidade, penugentos, nos lábios médios	Brotos mamários	Aumento da atividade das glândulas sudoríparas Início do pico de velocidade de ganho de estatura (estirão de crescimento de 8 a 13 cm)
Estágio 3	Aumentados, mais escuros, encaracolados	Maior, mas sem separação entre mamilo e aréola	Fim do pico de velocidade de ganho de estatura Começo da acne Pelos nas axilas
Estágio 4	Mais abundantes e textura grosseira	Maior Aréola e mamilo formam um montículo secundário	Possivelmente acne grave Menarca começa
Estágio 5	Adulto, espalham-se para as coxas mediais	Distribuição adulta do tecido mamário, contorno contínuo	Aumento de gordura e massa muscular

*Ver Apêndice 4.
(Modificada de Tanner JM: *Growth at adolescence*, ed 2, Oxford, 1962, Blackwell Scientific Publications.)

os dados são insuficientes para estabelecer uma tendência semelhante entre os homens e continua a haver muita variação normal no momento (Abreu e Kaiser, 2016). Os declínios seculares na idade média da menarca são provavelmente decorrentes, em parte, de melhorias na saúde geral e nutrição ao longo do tempo entre a população (Ramnitz e Lodish, 2013). Para os indivíduos, é ainda importante reconhecer que a menarca aumenta os requerimentos de micronutrientes das mulheres e o momento da menarca deve, portanto, ser analisado durante a avaliação nutricional completa.

Crescimento linear

A velocidade de crescimento físico durante a adolescência é muito maior do que no início da infância (Figura 17.2). Em média, os adolescentes ganham cerca de 20% de sua estatura adulta durante a puberdade. Há uma grande variabilidade no momento e na duração do crescimento entre os adolescentes, conforme ilustrado na Figura 17.3, para um grupo de estudantes de 13 anos.

O crescimento linear ocorre ao longo dos 4 a 7 anos do desenvolvimento puberal na maioria dos adolescentes; entretanto, a maior porcentagem de estatura é obtida durante um período de 18 a 24 meses, comumente referido como **estirão de crescimento**. A taxa de crescimento mais rápida durante o estirão de crescimento é denominada como **pico de velocidade de ganho de estatura**. Embora o crescimento desacelere após atingir a maturidade sexual, o crescimento linear e a aquisição de peso continuam até o fim da adolescência para mulheres e início dos 20 anos para homens e adultos. A maioria das mulheres não ganha mais do que 5 a 8 cm após a menarca, embora as que têm menarca precoce tendam a crescer mais após o início do que aquelas que têm menarca posterior. Os aumentos de estatura são acompanhados por aumentos de peso durante a puberdade. Os adolescentes ganham 40 a 50% da massa corporal adulta durante a adolescência. A maior parte do ganho de massa corporal coincide com aumentos na estatura linear. No entanto, deve-se observar que os adolescentes podem ganhar mais de 7 kg após o término do crescimento linear. Mudanças na composição corporal acompanham as mudanças de massa corporal e estatura. Os homens ganham duas vezes mais tecido magro do que as mulheres, resultando na diferenciação na porcentagem de gordura corporal e massa corporal magra. Os níveis de gordura corporal aumentam de médias pré-puberdade de 15% para homens e 19% para mulheres, para 15 a 18% em homens e 22 a 26% em mulheres. As diferenças na massa corporal magra e na massa gorda afetam as necessidades energéticas e de nutrientes ao longo de toda a adolescência e diferenciam as necessidades das mulheres daquelas dos homens.

Desvios dos padrões normais de crescimento descritos aqui podem ocorrer com doenças crônicas vivenciadas na infância ou com medicamentos prescritos para tratar doenças comuns. Por exemplo, a prescrição de medicamentos estimulantes para o tratamento do transtorno de déficit de atenção e hiperatividade (TDAH) e corticosteroides inalados para o tratamento da asma foi investigada devido a preocupações com

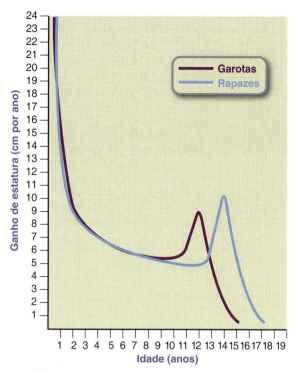

Figura 17.2 Típicas curvas de velocidade individuais para comprimento supino ou estatura em homens e mulheres. As curvas representam a velocidade de crescimento de um rapaz e uma garota típicos em qualquer idade.

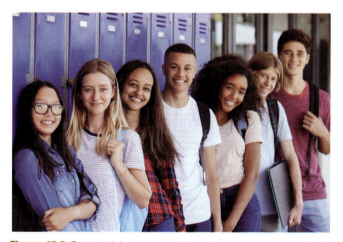

Figura 17.3 Esses adolescentes estão todos com a mesma idade, mas suas necessidades de energia variam de acordo com suas taxas de crescimento individuais. (De: www.istockphoto.com.)

a supressão do apetite e déficits de crescimento (Richardson et al., 2017). Estudos a curto prazo de tratamento com estimulantes mostraram déficits de crescimento dependentes da dose de 1 a 1,4 cm por ano, principalmente nos primeiros 2 anos de tratamento. As evidências da pesquisa sobre o impacto a longo prazo dos estimulantes no crescimento são mistas; estudos relataram efeitos divergentes sobre o crescimento e muitos não mostraram déficits de estatura clinicamente significativos na idade adulta. Da mesma forma, os corticosteroides inalatórios estão associados à supressão leve do crescimento a curto prazo (0,4 a 1,5 cm/ano), mas nenhum efeito clinicamente significativo na estatura do adulto. Embora pesquisas adicionais sejam necessárias para avaliar essas terapias, os exemplos enfatizam a importância de abordar o impacto do uso de medicamentos como parte das avaliações nutricionais pediátricas.

REQUERIMENTOS DE NUTRIENTES

As ingestões dietéticas de referência (IDRs) para adolescentes são listadas por idade cronológica e sexo (ver no fim do livro). Embora as IDRs forneçam uma estimativa das necessidades energéticas e de nutrientes de um adolescente, a necessidade real varia bastante, como consequência das diferenças em composição corporal, grau de maturação física e grau de atividade física. Portanto, os profissionais de saúde devem usar as IDRs como uma diretriz durante a avaliação nutricional, mas devem confiar no julgamento clínico e nos indicadores de crescimento e maturação física para fazer a determinação final dos requerimentos nutricionais e energéticos de um indivíduo.

Energia

As necessidades estimadas de energia (NEEs) variam muito entre homens e mulheres devido às variações em taxa de crescimento, composição corporal e grau de atividade física (GAF). As NEEs foram estabelecidas pela National Academy of Medicine, anteriormente Institute of Medicine, e são calculadas usando sexo, idade, estatura, massa corporal e grau de atividade física do adolescente, com um adicional de 25 quilocalorias (kcal) por dia para deposição de energia ou crescimento (Institute of Medicine [IOM], 2006). Para determinar a ingestão energética adequada, é necessária uma avaliação da atividade física. As necessidades energéticas permitem quatro graus de atividade (sedentária, pouco ativa, ativa e muito ativa), que refletem a energia gasta em outras atividades que não as da vida diária. As Tabelas 17.2 e 17.3 mostram as NEEs para cada grau de atividade com base nos graus de atividade física.

A adequação da ingestão energética para adolescentes é melhor avaliada monitorando a massa corporal e o IMC. O ganho de massa corporal excessivo indica que a ingestão energética está excedendo as necessidades, enquanto a perda de massa corporal ou uma queda no IMC abaixo de uma curva de percentil estabelecida sugere que a ingestão de energia é inadequada para sustentar as necessidades do corpo. Grupos de adolescentes que apresentam risco elevado de ingestão energética inadequada incluem aqueles que fazem "dieta" ou frequentemente restringem a ingestão energética para reduzir a massa corporal, os indivíduos que vivem em domicílios com insegurança alimentar, moradias temporárias ou na rua, os adolescentes que fazem uso frequente de álcool ou drogas ilícitas, que podem reduzir o apetite ou substituir a ingestão alimentar e os adolescentes com condições crônicas de saúde, como fibrose cística, doença de Crohn ou distrofia muscular.

As preocupações recentes sobre a ingestão energética excessiva entre os jovens têm se centrado na ingestão de gorduras sólidas e açúcares de adição. A ingestão média diária de gorduras sólidas e açúcares de adição entre jovens de 12 a 19 anos representa 32% do consumo total de energia (Bowman et al., 2016). Em determinado dia, os jovens consomem em média 38 g de gorduras sólidas e 21,8 equivalentes de colher de chá de açúcar de adição (Bowman et al., 2016). As principais fontes de gorduras sólidas em alimentos e bebidas são leite, sobremesas à base de componentes farináceos, *pizza*, queijo, carnes processadas e batatas fritas. As sobremesas à base de componentes farináceos também são uma fonte principal de ingestão de açúcar de adição, a exemplo de bebidas adoçadas com açúcar, doces e outros petiscos doces, cereais prontos para comer, sobremesas lácteas e adoçantes e xaropes. As bebidas adoçadas com açúcar são particularmente preocupantes como fonte de ingestão de açúcar de adição; refrigerantes contribuem com aproximadamente 30% e bebidas de frutas contribuem com 15% de açúcar de adição consumidos por jovens de 2 a 18 anos (Keast et al., 2013). Os dados da NHANES revelaram que 64% dos homens e 61% das mulheres consomem uma bebida adoçada com açúcar em determinado dia

Tabela 17.2 Necessidades estimadas de energia para adolescentes do sexo masculino.

Idade	Peso de referência (kg [lb])	Estatura de referência (m [in])	NECESSIDADES ESTIMADAS DE ENERGIA (KCAL/DIA)			
			GAF sedentário*	GAF pouco ativo*	GAF ativo*	GAF muito ativo*
9	28,6 (63)	1,34 (52,8)	1.505	1.762	2.018	2.334
10	31,9 (70,3)	1,39 (54,7)	1.601	1.875	2.149	2.486
11	35,9 (79,1)	1,44 (56,7)	1.691	1.985	2.279	2.640
12	40,5 (89,2)	1,49 (58,7)	1.798	2.113	2.428	2.817
13	45,6 (100,4)	1,56 (61,4)	1.935	2.276	2.618	3.038
14	51 (112,3)	1,64 (64,6)	2.090	2.459	2.829	3.283
15	56,3 (124)	1,70 (66,9)	2.223	2.618	3.013	3.499
16	60,9 (134,1)	1,74 (68,5)	2.320	2.736	3.152	3.663
17	64,6 (142,3)	1,75 (68,9)	2.366	2.796	3.226	3.754
18	67,2 (148)	1,76 (69,3)	2.383	2.823	3.263	3.804

*As categorias de graus de atividade física, que são baseadas na quantidade de caminhada por dia a 3,2 a 6,4 km/h, são as seguintes: *sedentário*, nenhuma atividade adicional; *pouco ativo*, 2,4 a 4,7 km/dia; *ativo*, 4,8 a 9,3 km/dia e *muito ativo*, 12 a 22,5 km/dia (ver Tabela 2.3).
GAF, grau de atividade física.
(Dados de Institute of Medicine, Food and Nutrition Board: *Dietary reference intakes for energy, carbohydrate, fiber, fat, fatty acids, cholesterol, protein, and amino acids*, Washington, DC, 2002, National Academies Press.)

Tabela 17.3 Necessidades estimadas de energia para adolescentes do sexo feminino.

Idade	Peso de referência (kg [lb])	Estatura de referência (m [in])	NECESSIDADES ESTIMADAS DE ENERGIA (KCAL/DIA)			
			GAF sedentária*	GAF pouco ativa*	GAF ativa*	GAF muito ativa*
9	29 (63,9)	1,33 (52,4)	1.390	1.635	1.865	2.248
10	32,9 (72,5)	1,38 (54,3)	1.470	1.729	1.972	2.376
11	37,2 (81,9)	1,44 (56,7)	1.538	1.813	2.071	2.500
12	40,5 (89,2)	1,49 (58,7)	1.798	2.113	2.428	2.817
13	44,6 (91,6)	1,51 (59,4)	1.617	1.909	2.183	3.640
14	49,4 (108,8)	1,60 (63)	1.718	2.036	2.334	3.831
15	52,0 (114,5)	1,62 (63,8)	1.731	2.057	2.362	2.870
16	53,9 (118,7)	1,63 (64,2)	1.729	2.059	2.368	2.883
17	55,1 (121,4)	1,63 (64,2)	1.710	2.042	2.353	2.871
18	56,2 (123,8)	1,63 (64,2)	1.690	2.024	2.336	2.858

*As categorias de graus de atividade física, que são baseadas na quantidade de caminhada por dia a 3,2 a 6,4 km/h, são as seguintes: *sedentária*, nenhuma atividade adicional; *pouco ativa*, 2,4 a 4,7 km/dia; *ativa*, 4,8 a 9,3 km/dia e *muito ativa*, 12 a 22,5 km/dia (ver Tabela 2.3).
GAF, grau de atividade física.
(Dados de Institute of Medicine, Food and Nutrition Board: *Dietary reference intakes for energy, carbohydrate, fiber, fat, fatty acids, cholesterol, protein, and amino acids*, Washington, DC, 2002, National Academies Press.)

(Rosinger et al., 2017). A proporção de energia de gorduras sólidas e açúcar de adição é semelhante para alimentos e bebidas obtidos em lojas (33%), escolas (32%) e restaurantes de refeições rápidas (*fast-food*) (35%) (Poti et al., 2014).

O aconselhamento relacionado à ingestão excessiva de calorias entre adolescentes deve se concentrar na ingestão de calorias discricionárias, especialmente aquelas provenientes de adoçantes consumidos em refrigerantes e doces e de gorduras sólidas consumidas em salgadinhos, lanches e alimentos fritos. Dicas devem ser fornecidas para selecionar bebidas e alimentos ricos em nutrientes em todos os locais onde os adolescentes passam o tempo.

Proteínas

Durante a adolescência, as necessidades de proteínas variam com o grau de maturação física. As IDRs para a ingestão de proteínas são estimadas para permitir o crescimento puberal adequado e o balanço positivo de nitrogênio (IOM, 2006). A Tabela 17.4 ilustra os requerimentos proteicos para adolescentes. As necessidades reais de proteínas são melhor determinadas com base no método por quilograma de massa corporal durante a puberdade, para levar em consideração as diferenças nas taxas de crescimento e desenvolvimento entre os adolescentes.

A ingestão insuficiente de proteínas é incomum na população de adolescentes dos EUA. No entanto, como acontece com a ingestão de energia, questões de segurança alimentar, doenças crônicas, dietas frequentes e uso de substâncias podem comprometer a ingestão de

Tabela 17.4 Proteínas: necessidades médias estimadas e ingestões dietéticas recomendadas para adolescentes.

Idade (anos)	NME (g/kg/dia)	RDA (g/kg/dia)
9 a 13	0,76	0,95 ou 34 g/dia*
14 a 18 – homens	0,73	0,85 ou 52 g/dia*
14 a 18 – mulheres	0,71	0,85 ou 46 g/dia*

*Com base na massa corporal média para a idade.
NME, necessidade média estimada; RDA, ingestão dietética recomendada.
(Dados de Institute of Medicine, Food and Nutrition Board: *Dietary reference intakes for energy, carbohydrate, fiber, fat, fatty acids, cholesterol, protein, and amino acids*, Washington, DC, 2002, National Academies Press.)

proteínas entre adolescentes. Adolescentes que seguem dietas veganas ou igualmente restritivas também correm risco elevado de ingestão inadequada de proteínas.

Quando a ingestão de proteínas é inadequada, são observadas alterações no crescimento e no desenvolvimento. No adolescente ainda em crescimento, a ingestão insuficiente de proteínas resulta em aumentos atrasados ou interrompidos na estatura e na massa corporal. Em adolescentes fisicamente maduros, ela pode resultar em perda de massa corporal, perda de massa corporal magra e alterações na composição corporal. Resposta imune prejudicada e suscetibilidade à infecção também podem ser observadas.

Carboidratos e fibras

As necessidades de carboidratos dos adolescentes são estimadas em cerca de 130 g por dia (IOM, 2006). Os requerimentos para carboidratos, como para a maioria dos nutrientes, são extrapolados das necessidades dos adultos e devem ser usados como um ponto de partida para a determinação da necessidade real de um adolescente individual. Adolescentes que são muito ativos ou estão na fase de crescimento ativo precisam de carboidratos adicionais para manter a ingestão energética adequada, enquanto aqueles que são inativos ou têm uma condição crônica que limite a mobilidade podem precisar de menos carboidratos. Os grãos integrais são a fonte preferida de carboidratos porque esses alimentos fornecem vitaminas, minerais e fibras. A ingestão de carboidratos é adequada na maioria dos adolescentes; os dados da pesquisa *What We Eat in America*, de 2013–2014, um componente da NHANES, sugerem que a ingestão média diária de carboidratos é de 298 g para adolescentes do sexo masculino e 220 g para adolescentes do sexo feminino (U.S. Department of Agriculture [USDA], Agricultural Research Service [ARS], 2016b).

No entanto, o consumo de fibras pelos jovens é baixo devido ao consumo insuficiente de grãos integrais, frutas e vegetais. Os valores de ingestão adequada (IA) para a ingestão de fibras entre adolescentes são 31 g/dia para meninos de 9 a 13 anos; 38 g/dia para rapazes de 14 a 18 anos e 26 g/dia para meninas de 9 a 18 anos. Esses valores são derivados de cálculos que sugerem que uma ingestão de 14 g por 1.000 kcal fornece proteção ideal contra doenças cardiovasculares e câncer (IOM, 2006). Adolescentes que requerem menos ingestão de energia devido a restrições de atividades podem ter necessidades inferiores aos valores de ingestão aceitável.

Os dados da pesquisa *What We Eat in America* sugerem que a ingestão média diária de fibras é de 16,4 g para adolescentes do sexo masculino e 12,5 g para adolescentes do sexo feminino (USDA, ARS, 2016b). As disparidades entre as recomendações de fibras e a ingestão real sugerem que mais ênfase deve ser colocada em tornar fontes ideais de carboidratos, incluindo grãos integrais, frutas, vegetais e legumes, prontamente disponíveis e escolhas atraentes em ambientes onde os adolescentes realizam escolhas alimentares.

Lipídeos

Os valores de IDR para a ingestão de gordura total não foram estabelecidos para adolescentes. Em vez disso, recomenda-se que a ingestão total de lipídeos não exceda em 30 a 35% da ingestão energética total, com no máximo 10% da energia provenientes de ácidos graxos saturados. Recomendações específicas para a ingestão de ácidos graxos ômega-6 e ômega-3 foram estabelecidas na tentativa de garantir que os adolescentes consumam ácidos graxos essenciais adequados para apoiar o crescimento e o desenvolvimento, bem como para reduzir o risco de doenças crônicas mais tarde na vida. A ingestão aceitável para ácidos graxos poli-insaturados ômega-6 (ácido linoleico) é de 12 g/dia para meninos de 9 a 13 anos; 10 g/dia para meninas de 9 a 13 anos; 16 g/dia para rapazes de 14 a 18 anos e 11 g/dia para moças de 14 a 18 anos. As necessidades estimadas de ácidos graxos poli-insaturados ômega-3 (ácido alfalinolênico) entre adolescentes são 1,2 g/dia para meninos de 9 a 13 anos; 1 g/dia para meninas de 9 a 13 anos, 1,6 g/dia para rapazes de 14 a 18 anos e 1,1 g/dia para moças de 14 a 18 anos (IOM, 2006).

Vitaminas e minerais

As necessidades de micronutrientes dos jovens são elevadas durante a adolescência para apoiar crescimento e desenvolvimento físicos. Os micronutrientes envolvidos na síntese de massa corporal magra, ossos e hemácias são especialmente importantes durante a adolescência. Vitaminas e minerais envolvidos na síntese de proteínas, do ácido ribonucleico e do ácido desoxirribonucleico são necessários em maiores quantidades durante o estirão de crescimento. As necessidades diminuem após a maturação física estar completa; no entanto, as necessidades de vitaminas e minerais envolvidos na formação óssea são elevadas ao longo da adolescência e na idade adulta, uma vez que a aquisição da densidade óssea não é concluída no fim da puberdade.

Em geral, os adolescentes do sexo masculino requerem maiores quantidades da maioria dos micronutrientes durante a puberdade, com exceção do ferro. A ingestão de micronutrientes durante a adolescência é frequentemente inadequada entre alguns subgrupos de adolescentes, especialmente entre mulheres e jovens de raça negra não hispânica (Moore et al., 2012; Papanikolaou et al., 2015). Dados do *National Growth and Health* Study – Estudo Nacional de Crescimento e Saúde –, que acompanhou um estudo coorte de mais de 2.300 meninas com mais de 10 anos, sugerem que a maioria das adolescentes tem ingestão inadequada de cálcio, magnésio, potássio e vitaminas D e E (Moore et al., 2012). A proporção de meninas com ingestão inadequada tende a aumentar com a idade. Os dados da *What We Eat in America* também podem ser usados para monitorar a adequação da ingestão de micronutrientes entre adolescentes dos EUA. Em comparação com as recomendações de IDR, os dados desta pesquisa sugerem que as ingestões de vitamina E e cálcio costumam ser muito baixas entre homens e mulheres (Tabelas 17.5 e 17.6) (USDA, ARS, 2016b).

Cálcio

Em virtude do desenvolvimento muscular, esquelético e endócrino acelerados, as necessidades de cálcio são maiores durante a puberdade e adolescência do que durante a infância ou a idade adulta. A massa óssea é adquirida em taxas muito mais altas durante a puberdade do que em qualquer outra época da vida. Na verdade, as mulheres acumulam aproximadamente 37% de sua massa esquelética total dos 11 aos 15 anos, tornando a adolescência um período crucial para a prevenção da osteoporose (IOM, 2011).

A ingestão dietética recomendada (RDA) de cálcio é 1.300 mg para todos os adolescentes com um limite superior de ingestão de 3.000 mg/dia (IOM, 2011). A ingestão de cálcio diminui com a idade durante a adolescência, especialmente entre as mulheres. A pesquisa sugere que o alto consumo de refrigerantes na população adolescente contribui para a baixa ingestão de cálcio ao substituir o consumo de leite (Ranjit et al., 2010); por outro lado, os adolescentes que relatam ter leite servido no jantar com mais frequência tendem a ter menor ingestão de bebidas adoçadas com açúcar (Watts et al., 2018). As intervenções para promover o consumo de cálcio entre os jovens devem ser iniciadas precocemente e enfocar não apenas no aumento da ingestão de laticínios, mas também na redução da ingestão de refrigerantes e no aumento da ingestão de alimentos não lácteos ricos em cálcio. Fontes não lácteas de cálcio são particularmente importantes para os jovens que podem não consumir leite por motivos de saúde ou culturais. Exemplos de fontes de cálcio não lácteas incluem suco de laranja fortificado com cálcio, leite de soja, leite de arroz e leite de amêndoas, cereais prontos para comer que sejam fortificados com cálcio, pães e outros grãos enriquecidos, algumas leguminosas (p. ex., feijão-branco) e vegetais verde-escuros (p. ex., couve, brócolis) e tofu preparado com sulfato de cálcio.

Tabela 17.5 Ingestão média de nutrientes selecionados em comparação com a ingestão dietética de referência: adolescentes do sexo masculino.

	Ingestão média	RDA/IA para 9 a 13 anos	RDA/IA para 14 a 18 anos
Vitamina A (mcg RAE)	648	600	700
Vitamina D (μg)	6	15	15
Vitamina E (mg)	9,3	11	15
Tiamina (mg)	1,99	0,9	1,2
Riboflavina (mg)	2,53	0,9	1,3
Niacina (mg)	31,5	12	16
Vitamina B_6 (mg)	2,53	1	1,3
Folato (μg EFD)	620	300	400
Vitamina B_{12} (μg)	6,50	1,8	2,4
Vitamina C (mg)	75,9	45	75
Fósforo (mg)	1.604	1.250	1.250
Magnésio (mg)	296	240	410
Ferro (mg)	17,4	8	11
Zinco (mg)	13,7	8	11
Cálcio (mg)	1.186	1.300	1.300
Sódio (mg)	3.960	1.500	1.500
Fibra (g)	16,4	31	38

IA, ingestão adequada; *IDR*, ingestão dietética de referência; RAE, equivalente de atividade de retinol (do inglês *retinol activity equivalent*); *RDA*, ingestão dietética recomendada.
(Fontes de dados: U.S. Department of Agriculture (USDA), Agricultural Research Service (ARS): *Nutrient Intakes from Food and Beverages: Mean Amounts Consumed per Individual, by Gender and Age, in the United States, 2013-2014, What We Eat in America*, NHANES (*website*): www.ars.usda.gov/nea/bhnrc/fsrg, 2016.)

Tabela 17.6 Ingestão média de nutrientes selecionados em comparação com a ingestão dietética de referência: adolescentes do sexo feminino.

	Ingestão média	RDA/IA para 9 a 13 anos	RDA/IA para 14 a 18 anos
Vitamina A (mcg RAE)	507	600	700
Vitamina D (μg)	3,7	15	15
Vitamina E (mg)	6,7	11	15
Tiamina (mg)	1,35	0,9	1
Riboflavina (mg)	1,70	0,9	1
Niacina (mg)	20,5	12	14
Vitamina B_6 (mg)	1,60	1	1,2
Folato (μg EFD)	467	300	400
Vitamina B_{12} (μg)	3,90	1,8	2,4
Vitamina C (mg)	62,7	45	65
Fósforo (mg)	1.095	1.250	1.250
Magnésio (mg)	210	240	360
Ferro (mg)	12,1	8	15
Zinco (mg)	8,6	8	9
Cálcio (mg)	842	1.300	1.300
Sódio (mg)	2.844	1.500	1.500
Fibra (g)	12,5	26	26

IA, ingestão adequada; *IDR*, ingestão dietética de referência; RAE, equivalente de atividade de retinol (do inglês *retinol activity equivalent*); *RDA*, ingestão dietética recomendada.
(Fontes de dados: U.S. Department of Agriculture (USDA), Agricultural Research Service (ARS): *Nutrient Intakes from Food and Beverages: Mean Amounts Consumed per Individual, by Gender and Age, in the United States, 2013-2014, What We Eat in America*, NHANES (*website*): www.ars.usda.gov/nea/bhnrc/fsrg, 2016.)

Ferro

Os requerimentos de ferro aumentam durante a adolescência para sustentar a deposição de massa corporal magra, aumento no volume de hemácias e a necessidade de repor o ferro perdido durante a menstruação entre as mulheres. As necessidades de ferro são maiores durante os períodos de crescimento ativo entre todos os adolescentes e são especialmente elevadas após o início da menstruação em mulheres adolescentes. A IDR para o ferro entre as mulheres aumenta de 8 mg/dia antes dos 13 anos (ou antes do início da menstruação) para 15 mg/dia após o início da menstruação (IOM, 2006). Entre os adolescentes do sexo masculino, a ingestão recomendada aumenta de 8 para 11 mg/dia, sendo necessários níveis mais elevados durante o estirão de crescimento. As necessidades de ferro permanecem elevadas para mulheres após os 18 anos, mas caem de volta a concentrações pré-púberes nos homens assim que o crescimento e o desenvolvimento são concluídos (IOM, 2006).

A ingestão média de ferro entre adolescentes nos EUA é menor do que a desejável. O aumento das necessidades de ferro, combinado com a baixa ingestão de ferro na dieta, coloca as mulheres adolescentes em risco de deficiência de ferro e anemia. O crescimento rápido pode diminuir temporariamente as concentrações de ferro circulante, resultando em **anemia fisiológica do crescimento**. Outros fatores de risco para a anemia por deficiência de ferro estão listados no Boxe 17.1. Durante a adolescência, a anemia por deficiência de ferro pode prejudicar a resposta imunológica, diminuir a resistência à infecção e diminuir o funcionamento cognitivo e a memória a curto prazo (ver Apêndice 42).

Folato

A IDR para a ingestão de folato entre adolescentes é de 300 mcg/dia para meninos e meninas de 9 a 13 anos, aumentando para 400 mcg/dia para jovens de 14 a 18 anos (IOM, 2006). A necessidade de folato aumenta durante o fim da adolescência para apoiar o aumento da massa corporal magra e prevenir defeitos do tubo neural entre mulheres em idade reprodutiva. As fontes alimentares de folato devem incluir folato de ocorrência natural, encontrado em vegetais de folhas verde-escuras, frutas cítricas e ácido fólico, encontrado em produtos à base de grãos fortificados (ver Apêndice 31).

A ingestão média de folato relatada na pesquisa *What We Eat in America* de 2013–2014 sugere que adolescentes do sexo feminino correm maior risco de ingestão inadequada do que os do sexo masculino (USDA, ARS, 2016b). Isso é motivo de preocupação entre as adolescentes do sexo feminino que menstruam e são sexualmente ativas, pois ter um estado adequado de folato antes da concepção é importante para a prevenção de defeitos congênitos, como espinha bífida (ver Capítulo 14).

Vitamina D

A vitamina D desempenha um papel importante na facilitação da absorção e do metabolismo de cálcio e fósforo, o que tem implicações importantes para o desenvolvimento ósseo durante a adolescência (IOM, 2011). Há também algumas evidências que sugerem que a vitamina D possa desempenhar um papel na saúde cardiometabólica, imunidade, prevenção de doenças crônicas e proteção contra certos tipos de câncer; no entanto, dado o estado desta evidência, a RDA atual é baseada exclusivamente em benefícios para a saúde óssea (Golden e Carey, 2016). A RDA para os requerimentos de vitamina D entre adolescentes é de 600 UI/dia (15 μg/dia) (IOM, 2011). Ver Apêndice 38 para as fontes dietéticas.

> **Boxe 17.1** Fatores de risco para a deficiência de ferro.
>
> **Ingestão, absorção ou armazenamento inadequados de ferro**
> Insegurança alimentar ou vida em situação de pobreza
> Doenças de má absorção (p. ex., doença celíaca)
> Estilos alimentares vegetarianos desequilibrados, especialmente em dietas veganas
> Dietas restritivas que eliminam grupos alimentares inteiros
> Baixa ingestão de carne, peixe, aves ou alimentos enriquecidos com ferro
> Baixa ingestão de alimentos ricos em ácido ascórbico
> Realização frequente de dietas ou alimentação restritiva
> Perda de massa corporal crônica ou significativa
> Hábito de pular refeições
> Abuso de substâncias
> História de anemia por deficiência de ferro
> Imigração recente de país em desenvolvimento
> Necessidades especiais de cuidados de saúde
>
> **Aumento dos requerimentos de ferro e das perdas**
> Períodos menstruais intensos ou longos
> Crescimento rápido
> Gestação (recente ou atual)
> Doença inflamatória intestinal
> Uso crônico de ácido acetilsalicílico, medicamentos anti-inflamatórios não esteroidais (p. ex., ibuprofeno) ou corticosteroides
> Participação em esportes de resistência (p. ex., corrida de longa distância, natação, ciclismo)
> Treinamento físico intensivo
> Doações de sangue frequentes
> Infecções parasitárias

Reproduzido com permissão de Stang J, Story M, editors: *Guidelines for adolescent nutrition services*, Minneapolis, 2010, Center for Leadership Education and Training in Maternal and Child Nutrition, Division of Epidemiology and Community Health, School of Public Health, University of Minnesota.

Um relatório recente do IOM concluiu que uma concentração sérica de 25(OH)-vitamina D de 20 ng/mℓ cobre o requerimento de 97,5% da população (IOM, 2011). No entanto, é recomendado que os indivíduos em risco de deficiência de vitamina D mantenham uma concentração mais alta, de 30 ng/mℓ, e há necessidade de pesquisas adicionais para resolver o debate em curso e a controvérsia sobre os valores de corte para as concentrações adequada e ótima (Smith et al., 2017).

Com base nas diretrizes atuais, há alta prevalência de deficiência de vitamina D entre adolescentes dos EUA. Entre os jovens de 14 a 18 anos, aproximadamente um terço tem concentrações séricas de 25(OH)-vitamina D abaixo de 20 ng/mℓ e 43% têm níveis entre 20 e 29 ng/mℓ (Moore e Liu, 2017). Também foram observados declínios no estado da vitamina D nas últimas duas décadas. Dados da NHANES coletados durante as décadas anteriores estabeleceram que as concentrações séricas de 25(OH)-vitamina D diminuíram em 15 a 16% (Ganji et al., 2012). As reduções foram especialmente óbvias entre os participantes negros não hispânicos e aqueles no quintil de IMC mais alto.

Vários fatores podem contribuir para os recentes aumentos e prevalência da deficiência de vitamina D (Fiscaletti et al., 2017). O aumento do uso de protetores solares tópicos tem sido defendido para prevenir o envelhecimento prematuro da pele e alguns cânceres de pele, mas seu uso também diminui a síntese de vitamina D. Algumas evidências sugerem que indivíduos com maior IMC sequestram mais prontamente a vitamina D cutânea no tecido adiposo, tornando-a menos biodisponível. Além disso, os jovens com sobrepeso podem ter menor probabilidade de se envolver em atividades físicas regulares ao ar livre e, portanto, têm menos exposição à luz solar. Outros fatores de risco para a deficiência de vitamina D incluem síndromes de má absorção, como fibrose cística, uso por tempo prolongado de medicamentos que aumentam seu catabolismo (p. ex., corticosteroides), intolerância à lactose ou alergia ao leite, pele com pigmentação escura e residência em latitudes geográficas do norte, em que os jovens podem passar pouco tempo ao ar livre durante os meses mais frios. A baixa ingestão de vitamina D é um risco importante para a saúde dos adolescentes e merece atenção durante avaliação, educação e intervenção nutricionais (ver Apêndice 38).

Uso de suplementos por adolescentes

O consumo de porções moderadas de uma grande variedade de alimentos é preferível à suplementação de nutrientes como um método para obter a ingestão adequada de nutrientes. Apesar dessa recomendação, estudos mostram que os adolescentes não consomem alimentos ricos em nutrientes e geralmente têm ingestão inadequada de muitas vitaminas e minerais; portanto, suplementos como um multivitamínico podem ser benéficos para muitos adolescentes (Keast et al., 2013). Para a maioria das vitaminas e minerais, os dados de pesquisas norte-americanas indicam que apenas uma pequena porcentagem de adolescentes (< 15%) é consumidora de suplementos (USDA, ARS, 2017). Os adolescentes com maior probabilidade de usar suplementos são aqueles com boa saúde, com maior renda familiar e seguro-saúde (Dwyer et al., 2013).

O uso de suplementos fitoterápicos e outros suplementos dietéticos não vitamínicos e não minerais não está bem documentado. Os dados norte-americanos sugerem que 5% dos adolescentes consomem suplementos não vitamínicos e não minerais; no entanto, essa estimativa é baseada no relato dos pais e a prevalência real de uso é provavelmente mais alta, pois os adolescentes podem não revelar todo o uso a seus pais (Wu et al., 2013). Os adolescentes com maior probabilidade de usar suplementos não vitamínicos e não minerais são aqueles que relatam raça branca não hispânica, renda familiar mais alta, limitações de atividades resultantes de condições crônicas de saúde, uso de prescrição a longo prazo ou uso relativamente intenso de serviços médicos. Muitos atletas adolescentes também usam ou podem considerar o uso de suplementos dietéticos para melhorar o desempenho esportivo (ver Capítulo 22). Os efeitos de curto e longo prazo do uso de suplementos não nutricionais por adolescentes não são conhecidos. Os profissionais de saúde devem rastrear adolescentes quanto ao uso de suplementos e aconselhá-los adequadamente (ver Capítulo 11).

HÁBITOS E COMPORTAMENTOS ALIMENTARES

Os hábitos alimentares preocupantes, observados com mais frequência entre os adolescentes do que em outras faixas etárias, incluem o consumo irregular de refeições, lanches excessivos, comer fora de casa (especialmente em restaurantes de *fast-food*), fazer dieta e omitir refeições. Muitos fatores contribuem para esses comportamentos, incluindo diminuição da influência da família, aumento da influência dos colegas, exposição a várias formas de mídia, emprego fora de casa, maior capacidade de gasto discricionário e responsabilidades crescentes que deixam menos tempo para os adolescentes fazerem as refeições com suas famílias. A maioria dos adolescentes está ciente da importância da nutrição e dos componentes de uma alimentação saudável; no entanto, eles podem ter muitas barreiras a serem superadas. Entre as barreiras mais desafiadoras estão a insegurança alimentar familiar, a discriminação contra alguns grupos étnicos e raciais e preocupações relacionadas ao peso (Larson e Story, 2015; Waxman et al., 2015).

Os adolescentes compreendem que as preferências de paladar, os horários frenéticos, o custo e a acessibilidade de diferentes alimentos e o apoio social da família e amigos são os fatores-chave que afetam suas escolhas de alimentos e bebidas (Berge et al., 2012). Por exemplo, os pais podem influenciar positivamente as escolhas de alimentos e bebidas dos adolescentes, sendo modelos de hábitos alimentares saudáveis, selecionando alimentos saudáveis para as refeições familiares, incentivando uma alimentação saudável e estabelecendo limites para o consumo de lanches e petiscos não saudáveis. Amigos influenciam uns aos outros por meio de exemplos e atividades compartilhadas, como comer fora em restaurantes de *fast-food* e comprar lanches em lojas de conveniência perto da escola.

No que se refere a desenvolvimento, muitos adolescentes não conseguem associar os hábitos alimentares atuais ao risco de doenças futuras. Eles geralmente estão mais focados em "se encaixar" entre seus colegas. Eles adotam comportamentos de saúde que demonstram sua busca por autonomia e os fazem se sentir mais como adultos, como beber álcool, fumar e praticar atividades sexuais. A educação e o aconselhamento nutricionais devem enfocar os benefícios a curto prazo com os quais muitos adolescentes se preocupam, como melhorar o desempenho escolar e esportivo e ter mais energia. Embora a aparência também seja importante para muitos adolescentes, esse tópico precisa ser discutido com cuidado para não reforçar preconceitos negativos. As mensagens devem ser positivas, apropriadas ao desenvolvimento e concretas. Habilidades específicas, como escolher água, chá sem açúcar ou leite em vez de bebidas adoçadas com açúcar, pedir carnes grelhadas em vez de fritas, e escolher lanches e petiscos assados em vez de fritos são conceitos-chave a serem discutidos.

Refeições e lanches irregulares

Pular refeições é comum entre adolescentes. A omissão de refeições aumenta ao longo da adolescência, à medida que os adolescentes tentam dormir mais pela manhã, tentam perder peso por meio da restrição energética e tentam controlar suas vidas ocupadas. O café da manhã é a refeição mais frequentemente ignorada. Dados norte-americanos sugerem que aproximadamente um quarto dos adolescentes (12 a 19 anos) pula o café da manhã em determinado dia (USDA, ARS, 2016a). Pular o café da manhã tem sido associado a resultados ruins de saúde, incluindo IMC mais alto, concentração e desempenho escolar piores e aumento do risco de ingestão inadequada de nutrientes (Burrows et al., 2017). Adolescentes que pulam o café da manhã tendem a ter uma ingestão maior de açúcares adicionados e ingestão inferior de nutrientes essenciais (p. ex., cálcio, vitamina A) em comparação com aqueles que tomam café da manhã, especialmente quando a refeição do café da manhã é composta de alimentos saudáveis que possam ser fortificados, como cereal pronto para comer.

Adolescentes que pulam refeições costumam fazer lanches em resposta à fome em vez de ingerir uma refeição. A maioria dos adolescentes (92% dos homens, 91% das mulheres) consome pelo menos um lanche por dia, e a maioria que relata lanches consome dois ou mais lanches por dia (USDA, ARS, 2016c). Os alimentos consumidos nos lanches por adolescentes costumam ser ricos em gorduras adicionadas, adoçantes e sódio. Refrigerantes e outras bebidas adoçadas com açúcar são consumidos comumente, respondendo por uma proporção substancial da ingestão energética diária e representando uma fonte importante de consumo de cafeína (ver boxe *Em foco: Cafeína e uso de substâncias por adolescentes*). A ingestão energética média diária de bebidas adoçadas com açúcar é de 232 calorias entre meninos adolescentes e 162 calorias entre meninas adolescentes, representando 9,3 e 9,7% do total de energia diária, respectivamente (Rosinger et al., 2017). Lanches frequentes podem promover maior ingestão energética total e maior proporção de energia fornecida pelos açúcares adicionados e totais (Larson e Story, 2013). No entanto, dados norte-americanos indicam que os lanches também contribuem positivamente para a ingestão de nutrientes essenciais. Por exemplo, os dados da NHANES 2013-2014 para adolescentes do sexo masculino e feminino indicam que os alimentos e bebidas consumidos em ocasiões de lanches fornecem 16 a 17% da ingestão de folato, 21 a 25% da ingestão de vitamina C, 20% da ingestão de vitamina D, 23 a 25% da ingestão de cálcio e 16 a 19% da ingestão de ferro (USDA, ARS, 2016d). Como os lanches são predominantes e frequentemente consumidos no lugar das refeições, os adolescentes devem ser incentivados a fazer escolhas saudáveis ao escolher esses lanches e bebidas. O Boxe 17.2 fornece ideias para lanches saudáveis ou alternativas de refeição para adolescentes.

EM FOCO

Cafeína e uso de substâncias por adolescentes

Três em cada quatro adolescentes consomem cafeína em determinado dia, principalmente na forma de refrigerantes, chá e café (Branum et al., 2014). Embora a ingestão média de cafeína entre adolescentes não exceda o limite diário recomendado de 100 mg, as bebidas energéticas estão se tornando cada vez mais populares, e a quantidade de cafeína nessas bebidas não é regulamentada pela FDA (Branum et al., 2014; Seifert et al., 2011). A FDA impôs um limite de cafeína de 71 mg por porção de 355 mℓ para refrigerantes, enquanto as bebidas energéticas contêm estimulantes não nutritivos (p. ex., cafeína e guaraná) em quantidades que variam de 2,5 a 171 mg em aproximadamente 30 mℓ (Terry-McElrath et al., 2014). Ainda mais preocupante, pelo menos um estudo descobriu que os usuários de bebidas energéticas são mais propensos do que seus colegas a relatar o uso de álcool, cigarro e drogas ilícitas.

A relação entre o consumo de bebidas energéticas e o abuso de substâncias foi explorada por meio de uma pesquisa de 2010-2011. Os dados dessa pesquisa foram coletados de uma amostra norte-americana representativa de 21.995 alunos do ensino médio (8ª, 10ª e 12ª séries) que estavam participando do estudo *Monitoring the Future* (Terry-McElrath et al., 2014). Os alunos relataram quantas bebidas energéticas consumiram em média por dia. Os dados de uso de substâncias também foram autorrelatados, incluindo frequência de uso de álcool, cigarro, maconha e anfetaminas nos últimos 30 dias. O consumo de bebidas energéticas esteve relacionado ao maior uso de cada substância pelos alunos de todas as séries. Essa pesquisa sugere que certos grupos de adolescentes podem ser particularmente propensos a consumir bebidas energéticas e a serem usuários de substâncias, e os educadores nutricionais devem informar os pais e adolescentes sobre os efeitos de mascaramento da cafeína nas bebidas energéticas e os prejuízos relacionados ao álcool e outras substâncias.

Boxe 17.2 Lanches saudáveis propícios para adolescentes.

Iogurte semidesnatado sem açúcar coberto com frutas e granola
Mingau de aveia com leite e frutas fatiadas
Bolachas integrais com queijo e frutas
Maçãs fatiadas mergulhadas em manteiga de amendoim
Pãozinho (rosquinha) de trigo integral ou *muffin* inglês recheado com queijo cremoso (*cream cheese*), manteiga de amendoim ou manteiga de amêndoa
Pipoca estourada sem óleo
Fatias de pão sírio de trigo integral cobertas com 1 a 2 colheres de sopa de *homus*
Lascas de tortilhas assadas com molho de feijão ou molho de salsa
Batata assada coberta com molho de salsa ou brócolis e queijo derretido
Biscoitos de trigo e manteiga de amendoim ou amêndoa
Iogurte congelado ou barras de suco natural (100%) sem adição de açúcar
Granola com frutas secas, nozes e sementes
Minicenouras com *homus*
Barras de granola com baixo teor de açúcar e grãos integrais
Minibolinhos de arroz ou bolinhos de milho com *homus*
Wrap de tortilha de trigo integral com peru, queijo, alface e tomate

Adaptado com permissão de Stang J, Story M, editors: *Guidelines for adolescent nutrition services*, Minneapolis, 2010, Center for Leadership Education and Training in Maternal and Child Nutrition, Division of Epidemiology and Community Health, School of Public Health, University of Minnesota.

Fast-foods e alimentos de conveniência

Alimentos de conveniência incluem alimentos e bebidas de máquinas de venda automática, cantinas, lojas de escolas, restaurantes de *fast-food* e lojas de conveniência. Como os adolescentes passam uma quantidade considerável de tempo dentro e perto das escolas, os alimentos de conveniência disponíveis na escola e na vizinhança tendem a influenciar seus padrões alimentares. Os dados norte-americanos indicam que as máquinas de venda automática estão disponíveis em 33% das escolas de nível fundamental II e 66% das escolas de nível médio (Centers for Disease Control and Prevention, 2015). Cerca de um quarto de todas as escolas de ensino fundamental II e 29% das escolas de ensino médio têm uma cantina em que os alunos podem comprar alimentos ou bebidas (Centers for Disease Control and Prevention, 2015). Além disso, escolas de ensino fundamental e médio costumam ter um restaurante de *fast-food* ou loja de conveniência a distância muito próxima. Os restaurantes de *fast-food* e as lojas de conveniência são locais socialmente aceitáveis para os adolescentes comerem, passarem o tempo com os amigos e até trabalharem.

Alimentos de conveniência altamente processados tendem a ser pobres em vitaminas, minerais e fibras, mas ricos em energia, gordura adicionada, adoçantes e sódio. Os dados norte-americanos sugerem que muitos adolescentes consomem um ou mais itens de um restaurante do tipo *fast-food* ou as opções de lanches de conveniência na escola em determinado dia (Poti et al., 2014). Poucos adolescentes estão dispostos a parar de comprar esses alimentos de conveniência porque o preço baixo, o fácil acesso e o sabor os atraem. Em vez de pedir aos jovens que não comam esses alimentos, os profissionais de saúde devem aconselhá-los sobre como fazer escolhas saudáveis e trabalhar com as escolas para implementar os padrões de nutrição do USDA para alimentos de conveniência vendidos nas escolas (Figura 17.4; Hayes et al., 2018). O aconselhamento de adolescentes com diretrizes concretas que sejam fáceis de lembrar, como escolher lanches ou opções em máquinas de venda automática e lanches rápidos (*fast-food*) com menos de 5 g de gordura por porção e não mais do que alguns gramas de açúcar adicionado pode ser particularmente eficaz. Os adolescentes também podem ser incentivados a verificar os rótulos para determinar se os alimentos são feitos de grãos integrais ou são ricos em adoçantes ou sódio.

Refeições em família

A frequência com que os adolescentes fazem refeições com suas famílias diminui com a idade (Child Trends, 2013). Quase metade dos jovens de 12 a 14 anos faz refeições com suas famílias pelo menos 6 dias por semana, em comparação com pouco mais de um terço dos jovens de 15 a 17 anos. Descobriu-se que adolescentes que fazem refeições com suas famílias têm melhor desempenho acadêmico, são menos propensos a se envolver em comportamentos de risco, como o uso de drogas ilícitas, e são menos propensos a ter problemas escolares em comparação com colegas que não costumam participar de refeições em família (Goldfarb et al., 2015).

O desenvolvimento de padrões alimentares saudáveis nas refeições familiares durante a adolescência pode melhorar a probabilidade de os indivíduos optarem por consumir alimentos nutritivos na idade adulta e pode protegê-los do desenvolvimento futuro de excesso de massa corporal (Berge et al., 2015). As refeições em família não apenas permitem maior comunicação entre os adolescentes e seus pais, mas também fornecem um ambiente ideal durante o qual os pais podem dar o exemplo de escolhas saudáveis de alimentos e bebidas e atitudes em relação à alimentação. Descobriu-se que adolescentes que comem em casa com mais frequência consomem menos refrigerantes e mais alimentos ricos em cálcio, frutas e vegetais (Larson et al., 2013) (ver boxe *Em foco: Refeições em família e benefícios nutricionais para adolescentes*).

Mídia e publicidade

A publicidade de alimentos e bebidas é um negócio de bilhões de dólares. Em 2016, um total de mais de US$ 13,5 bilhões foi gasto por empresas de alimentos, bebidas e restaurantes na publicidade de seus produtos (Harris et al., 2017). Essas empresas relacionadas a alimentos promovem seus produtos usando várias técnicas diferentes (p. ex., concursos, posicionamento de produtos, patrocínios, endossos de celebridades, *marketing* viral) e várias formas de mídia; no entanto, a televisão é o meio de publicidade dominante. Dos US$ 13,5 bilhões gastos em publicidade por empresas relacionadas a alimentos, US$ 10 bilhões foram gastos em publicidade na televisão (Harris et al., 2017).

Os altos gastos com propaganda na televisão se traduzem na média diária de 10 a 11 anúncios relacionados a alimentos assistidos pelos jovens. Apesar do declínio recente na quantidade de tempo que os jovens passam assistindo à televisão, em média mais de 2 horas por dia são gastas com televisão e o número de anúncios relacionados a alimentos exibidos por hora de programação de televisão aumentou entre 2007 e 2016. Uma análise da propaganda na televisão revelou que apenas 56 das mais de 20.300 empresas relacionadas a alimentos foram responsáveis por 85% dos anúncios relacionados a alimentos assistidos por jovens; dentre essas empresas, várias participam de programas de autorregulação, como a *Children's Food and Beverage Advertising Initiative* (CFBAI) e a *Children's Confection Advertising Initiative* (CCAI), mas também um grande número de empresas que não limitam sua publicidade direcionada a crianças para escolhas dietéticas mais saudáveis. Embora CFBAI e CCAI tenham mantido suas promessas de 2007 a 2016, reduzindo os anúncios de produtos menos saudáveis em canais de televisão infantis e mídia direcionados principalmente a crianças menores de 12 anos, essas melhorias tiveram benefícios limitados para os telespectadores adolescentes. Durante esse

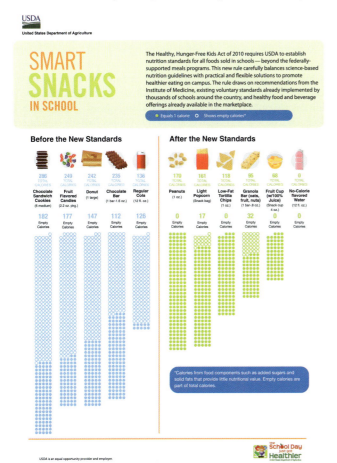

Figura 17.4 *Smart Snacks in School*: padrões de nutrição do USDA para alimentos de conveniência vendidos nas escolas. (Disponível em: https://www.fns.usda.gov/school-meals/tools-schools-focusing-mart-snacks.)

> **EM FOCO**
>
> **Refeições em família e benefícios nutricionais para adolescentes**
>
> Quando adolescentes compartilham jantares regularmente com suas famílias, eles são mais propensos a dietas de maior qualidade nutricional, e algumas evidências sugerem que a prática pode protegê-los contra o desenvolvimento futuro de excesso de massa corporal na idade adulta jovem (Berge et al., 2015). No entanto, horários diferentes e dificuldade em encontrar tempo para comer juntos são barreiras comuns para compartilhar a refeição da noite. Um estudo examinou se há benefícios semelhantes associados ao café da manhã juntos (Larson et al., 2013). Alunos de 20 escolas públicas de ensino fundamental e médio na área metropolitana de Minneapolis – St. Paul, em Minnesota, foram entrevistados sobre suas práticas alimentares e com que frequência eles fazem uma refeição em família no café da manhã e no jantar. Aproximadamente 71% dos alunos dessas escolas se qualificaram para a merenda escolar gratuita ou a preço reduzido e 81% representavam uma origem racial e étnica diferente de brancos não hispânicos. Entre esses alunos, as refeições de café da manhã em família ocorreram em média com menos frequência do que os jantares em família (1,5 refeição no café da manhã versus 4,1 no jantar por semana) e menos de 10% dos alunos comiam juntos diariamente com "todos ou a maioria" dos membros de sua família no café da manhã. No entanto, a participação mais frequente em refeições de café da manhã familiares foi associada a vários marcadores de melhor qualidade da dieta (p. ex., mais frutas, grãos integrais e fibras), bem como menor risco de excesso de massa corporal. Essas associações foram encontradas levando-se em consideração a frequência do jantar em família, bem como as características estruturais e organizacionais das famílias e, portanto, sugerem que, embora nem sempre seja possível jantar juntos, o encontro para outras refeições, como o café da manhã, pode trazer benefícios. Os profissionais de saúde devem encorajar as famílias a comerem juntas no café da manhã, bem como no jantar, e fornecer suporte para enfrentar desafios como falta de tempo, segurança alimentar e habilidades limitadas de preparação de alimentos.

período, aumentou a exposição dos adolescentes a anúncios de marcas de doces, bebidas açucaradas, salgadinhos e lanches e marcas de *fast-food*. A maioria dos anúncios de alimentos assistidos por adolescentes é de produtos com alto teor de gordura, açúcar ou sódio, e os anúncios de restaurantes *fast-food* são os vistos com mais frequência (Powell et al., 2010). A pesquisa mostra que a publicidade de alimentos aumenta as escolhas alimentares imediatas e futuras dos jovens e as preferências de marca de alimentos e somente no fim da adolescência a capacidade de um jovem para lidar com a publicidade se desenvolverá (Lapierre et al., 2017). Com os esforços contínuos para limitar a exposição dos jovens à publicidade de produtos prejudiciais à saúde, a educação para a alfabetização midiática pode e deve ser transmitida aos adolescentes para ajudá-los a determinar a precisão e a validade das mensagens da mídia e da publicidade.

Dieta e imagem corporal

Preocupações com a imagem corporal são comuns durante a adolescência. Muitos adolescentes descrevem-se com sobrepeso apesar de apresentarem IMC saudável, o que significa um transtorno na imagem corporal. A má imagem corporal pode levar a problemas de controle de peso e dietas. Os dados de 2017 do *Youth Risk Behavior Surveillance System* (Sistema de Vigilância do Comportamento de Risco Juvenil) mostram que 47,1% dos estudantes do ensino médio nos EUA estavam tentando perder massa corporal. A prevalência da realização de dieta foi maior entre estudantes do sexo feminino (59,9%) do que do sexo masculino (34%). As mulheres hispânicas tiveram a maior prevalência de dieta, com 65,6%, seguidas por mulheres brancas (58,6%), mulheres negras (55,3%), homens hispânicos (45,7%), homens brancos (30,6%) e homens negros (28,9%) (Kann et al., 2018).

Consumir alimentos ricos em nutrientes (p. ex., frutas e vegetais, carnes magras e peixes, laticínios com baixo teor de gordura ou desnatados, legumes, nozes) para limitar a energia e fazer exercícios regulares podem ser vistos como comportamentos saudáveis para perder massa corporal quando usados com moderação e podem ser um ponto de partida para a educação e aconselhamento nutricionais para a melhora dos comportamentos alimentares. No entanto, nem todos os comportamentos de dieta têm o potencial de melhorar a saúde. Práticas de dieta de alto risco são usadas por muitos adolescentes e trazem consigo o risco de um estado nutricional ruim e aumento do risco de **alimentação disfuncional** e transtornos alimentares (ver Capítulo 21). Os dados de pesquisas norte-americanas mais recentes disponíveis sobre comportamentos de alimentação disfuncional ou transtornos alimentares indicam que o jejum, ou a abstenção de comer por mais de 24 horas, foi praticado por 17% das estudantes do sexo feminino e 7% dos estudantes do sexo masculino do ensino médio nos EUA no mês anterior como meio de fazer dieta (Eaton et al., 2012). Além disso, 6% das mulheres e 4% dos homens usaram pílulas dietéticas para perder massa corporal; a prevalência desse comportamento foi maior entre os estudantes hispânicos e aumentou com a idade. O uso de métodos purgativos, incluindo vômito e uso de laxantes ou diuréticos, foi relatado por 6% das mulheres e 3% dos homens. Estudantes brancos e hispânicos eram mais propensos a relatar comportamentos de purgação do que estudantes afro-americanos. Ao fornecer aos adolescentes conselhos sobre comportamentos saudáveis de perda de massa corporal, é prudente rastrear o uso de quaisquer práticas de dieta de alto risco para que o aconselhamento apropriado sobre os danos de tais práticas possa ser fornecido.

TRIAGEM, AVALIAÇÃO E ACONSELHAMENTO NUTRICIONAIS

A American Academy of Pediatrics recomenda que os adolescentes façam um exame de saúde anual para abordar questões prioritárias, incluindo crescimento físico e desenvolvimento, competência social e acadêmica, bem-estar emocional, redução de risco (p. ex., para uso de substâncias, infecções sexualmente transmissíveis) e prevenção de violência e de lesões (Hagan et al., 2017). A supervisão de crescimento e desenvolvimento físicos deve envolver uma avaliação do risco nutricional e o fornecimento de orientação antecipatória. A triagem nutricional deve incluir a avaliação de estatura, peso e IMC para determinar a condição da massa corporal; avaliação da presença de anemia ferropriva (somente mulheres); revisão da saúde bucal (p. ex., visitas regulares ao dentista, ingestão de alimentos ricos em açúcar) e avaliação da aptidão física e do uso da mídia, incluindo o tempo gasto com a mídia social (Anderson e Jiang, 2018). A orientação antecipatória deve abordar ainda mais os comportamentos alimentares saudáveis e a construção de uma imagem corporal positiva.

Massa corporal, estatura e IMC devem ser plotados usando as tabelas de IMC do National Center for Health Statistics dos Centers for Disease Control and Prevention (CDC), para determinar a adequação da massa corporal para a estatura (ver Apêndice 3). Um IMC abaixo do 5º percentil pode sinalizar a presença de doença crônica ou metabólica, deficiência de crescimento ou transtorno alimentar. Um IMC igual ou superior ao 85º percentil, mas abaixo do 95º percentil, pode indicar que um adolescente está com sobrepeso, enquanto um igual ou superior ao 95º percentil pode indicar a presença de obesidade. Para alguns jovens, um alto valor do IMC reflete massa corporal magra elevada, em vez de gordura corporal excessiva; portanto, pode ser valioso conduzir uma avaliação direta adicional da gordura corporal quando realizada de maneira sensível e usada para informar o aconselhamento que é focado em comportamentos de saúde (Hagan et al., 2017) (para informações adicionais, ver Capítulo 5).

Quando a triagem nutricional indica a presença de risco nutricional, uma avaliação completa deve ser conduzida. A avaliação nutricional deve incluir uma avaliação completa da ingestão de alimentos por meio de um recordatório de 24 horas, registros dietéticos ou diário alimentar ou um breve questionário de frequência alimentar (ver Capítulo 4). A adequação da energia, fibras, macronutrientes e micronutrientes deve ser determinada, bem como a ingestão excessiva de qualquer componente da dieta, como sódio ou adoçantes. As avaliações nutricionais também devem incluir uma avaliação do ambiente nutricional, incluindo fatores de estilo de vida dos pais, dos colegas, da escola, culturais e pessoais. A atitude do adolescente em relação à alimentação e à nutrição é importante; ajudar o adolescente a superar as barreiras percebidas para comer bem por meio de métodos como a entrevista motivacional é um componente essencial do aconselhamento nutricional.

Os adolescentes que vivem em lares com insegurança alimentar, moradias temporárias ou abrigos, ou que fugiram de casa, correm um risco nutricional especialmente alto, assim como os adolescentes que usam álcool e drogas ilícitas. É importante que os profissionais de saúde que trabalham com adolescentes de alto risco desenvolvam parcerias com programas de assistência alimentar baseados na comunidade para garantir que os jovens tenham acesso a um suprimento alimentar nutritivo e regular. Os adolescentes sem-teto, assim como aqueles que vivem em abrigos temporários, se beneficiam do aconselhamento nutricional com foco em alimentos pré-embalados, leves e de baixo custo e que não requerem refrigeração ou cozimento. Frutas secas, nozes, barras de granola, barras de cereais, atum em conserva e carne-seca são alimentos que deveriam estar disponíveis para adolescentes em fuga ou desabrigados.

A educação e o aconselhamento devem ser adaptados para atender a quaisquer diagnósticos nutricionais específicos identificados durante a avaliação. Um adolescente com diagnóstico de diabetes tipo 2 que experimenta ganho de massa corporal rápido requer um tipo e intensidade diferente do aconselhamento a um adolescente que foi diagnosticado com anemia por deficiência de ferro. Conhecimento, atitude, motivação e comportamento devem ser considerados ao orientar os adolescentes para a aquisição de hábitos alimentares saudáveis. Para que um plano seja bem-sucedido, o adolescente precisa estar interessado em fazer mudanças; portanto, uma avaliação do desejo de mudança é essencial. Incentivar o desejo de mudar geralmente requer atenção, criatividade, paciência e construção de relacionamento significativo (ver Capítulo 13).

As informações podem ser fornecidas em vários ambientes, desde a sala de aula até o hospital (Figura 17.5). É valioso para os profissionais de saúde compreenderem o processo de mudança e como comunicá-lo de forma significativa, para que possam fornecer aconselhamento personalizado e mais eficaz. Os pais podem ser incluídos no processo e são incentivados a apoiar. Os planos recomendados de alimentação com base nas ingestões energéticas recomendadas para adolescentes são mostrados na Tabela 17.7.

TÓPICOS ESPECIAIS

Padrões de dietas vegetarianas

À medida que os adolescentes amadurecem, eles começam a desenvolver valores sociais, morais e éticos autônomos. Esses valores podem levar a práticas alimentares vegetarianas devido a preocupações com o bem-estar animal, o meio ambiente ou a saúde pessoal. A preocupação com a massa corporal também motiva alguns adolescentes a adotarem uma dieta vegetariana, pois é uma forma socialmente aceitável de reduzir a gordura dietética. Algumas pesquisas sugeriram que adolescentes que consomem dietas vegetarianas são menos propensos a ter sobrepeso ou obesidade do que seus colegas onívoros (Schürmann et al., 2017). Dietas vegetarianas bem planejadas que incluem uma variedade de legumes, nozes, sementes, frutas e vegetais e grãos integrais podem fornecer nutrientes adequados para adolescentes (Melina et al., 2016); no entanto, há necessidade de pesquisas adicionais sobre os benefícios e possíveis riscos das dietas vegetarianas para jovens com menos de 18 anos, especialmente se forem excessivamente restritivas.

As dietas vegetarianas que se tornam cada vez mais restritivas devem ser vistas com cautela, pois podem sinalizar o desenvolvimento de uma alimentação disfuncional, sendo a dieta vegetariana utilizada como meio de esconder a restrição na ingestão de alimentos (Melina et al., 2016). Esse risco aumentado de comportamentos não saudáveis de controle de massa corporal parece persistir mesmo depois que o estilo de alimentação vegetariana é descontinuado, sugerindo que, embora os problemas estejam relacionados, as dietas vegetarianas provavelmente não causam alimentação disfuncional e, em vez disso, podem servir como um sintoma.

Adolescentes vegetarianos costumam ter ingestões ótimas de ferro, vitamina A e fibras e ingestão baixa de colesterol na dieta. As dietas vegetarianas são consistentes com as *Dietary Guidelines for Americans* (Diretrizes Dietéticas para Americanos) e podem atender às IDRs para todos os nutrientes. Um exemplo de plano alimentar para ajudar adolescentes vegetarianos a alcançar as ingestões adequadas de energia e nutrientes está listado na Tabela 17.8.

As dietas veganas, que não incluem produtos de origem animal de qualquer tipo, não fornecem fontes naturais de vitamina B_{12} e podem ser deficientes em cálcio, vitamina D, zinco, ferro e ácidos graxos ômega-3 de cadeia longa (Melina et al., 2016). Portanto, os adolescentes veganos precisam escolher alimentos naturalmente ricos ou fortificados com esses nutrientes. Um suplemento multivitamínico-mineral diário é essencial para os veganos. Instruir adolescentes e seus cuidadores sobre o planejamento de uma dieta vegetariana bem balanceada e o uso de alimentos fortificados pode prevenir deficiências nutricionais em potencial.

Saúde da pele

A saúde da pele é afetada pelo aparecimento de acne, que geralmente atinge o pico durante a adolescência e afeta de 80 a 90% dos adolescentes norte-americanos. O tratamento eficaz para a doença é importante porque a acne pode afetar significativamente a qualidade de vida e, em alguns casos, causar isolamento social, ansiedade ou depressão. Existem algumas pesquisas que sugerem o valor potencial de incorporar a dietoterapia no tratamento da acne. Por exemplo, um estudo recente entre 250 adultos jovens (com idades entre 18 e 25 anos) na cidade de Nova York encontrou evidências de que fatores dietéticos podem influenciar ou agravar o

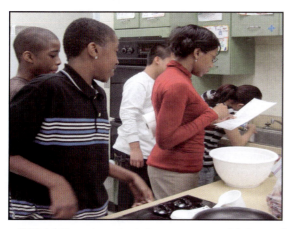

Figura 17.5 Adolescentes que ajudam a preparar refeições nutritivas tornam-se engajados no processo de alimentação saudável.

Tabela 17.7 Quantidade recomendada de porções para adolescentes com idades entre 13 e 16 anos, com base no nível de atividade.*

	Grãos (oz-eq/dia)	Grãos integrais (oz-eq/dia)†	Legumes (xícaras/dia)	Frutas (xícaras/dia)	Laticínios (xícaras/dia)	Frutos do mar (onças [28,4 g]/semana)	Carne, frango, ovos (onças [28,4 g]/semana)	Nozes, sementes, produtos de soja (onças [28,4 g]/semana)	Óleos (g/dia)
Homens									
13 anos									
Sedentários	6	3	2,5	2	3	8	26	5	27
Moderadamente ativos	7	3,5	3	2	3	9	28	5	29
Ativos	9	4,5	3,5	2	3	10	31	5	34
16 anos									
Sedentários	8	4	3	2	3	10	31	5	31
Moderadamente ativos	10	5	3,5	2,5	3	10	33	6	36
Ativos	10	5	4	2,5	3	10	33	6	51
Mulheres									
13 anos									
Sedentárias	5	3	2	1,5	3	8	23	4	22
Moderadamente ativas	6	3	2,5	2	3	8	26	5	27
Ativas	7	3,5	3	2	3	9	28	5	29
16 anos									
Sedentárias	6	3	2,5	1,5	3	8	23	4	24
Moderadamente ativas	6	3	2,5	2	3	8	26	5	27
Ativas	8	4	3	2	3	10	31	5	31

oz-eq: uma onça equivalente, ou 28,4 g, corresponde a: 1 fatia (1 onça = 28,4 g) de pão; 1 onça (28,4 g) de macarrão ou arroz cru; ½ xícara de arroz, macarrão ou cereal cozidos; 1 tortilha (15 cm de diâmetro); 1 panqueca (13 cm de diâmetro); 1 onça (28,4 g) de cereal pronto para comer (cerca de 1 xícara de cereal em flocos).
*As categorias de nível de atividade são definidas da seguinte forma: *sedentário*: estilo de vida que inclui apenas a atividade física leve associada à vida cotidiana típica; *moderadamente ativo*: estilo de vida que inclui atividade física equivalente a caminhar cerca de 2,4 a 4,8 km por dia a 4,8 a 6,4 km por hora, além da atividade física leve associada à vida cotidiana típica; e *ativo*: estilo de vida que inclui atividade física equivalente a caminhar mais de 4,8 km por dia a 4,8 a 6,4 km por hora, além da atividade física leve associada à vida cotidiana típica.
†O número de porções de grãos integrais não é adicionado, mas está incluído no número de porções de grãos.
(Adaptada de U.S. Department of Agriculture (USDA): *Dietary Guidelines for Americans, 2015-2020* [*website*]: https://health.gov/dietaryguidelines/2015/.)

desenvolvimento da acne, comparando os padrões alimentares usuais autorrelatados de participantes que relataram nenhuma acne ou acne leve com aqueles com acne moderada a grave (Burris et al., 2014). Adultos jovens com acne moderada a grave relataram dietas com índice glicêmico mais alto, incluindo mais açúcar de adição, açúcares totais, porções de leite, gordura saturada e ácidos graxos *trans* e menos porções de peixes. A maioria dos participantes (58%) relatou adicionalmente a percepção de que a dieta agrava ou influencia sua acne.

As evidências desse estudo, combinadas com outras pesquisas epidemiológicas, observacionais e experimentais, não demonstram que a dieta cause acne, mas indicam que pode agravar ou influenciar a condição em algum grau (Burris et al., 2013). É possível que a dietoterapia como um complemento à terapia dermatológica possa ser benéfica para alguns jovens com acne. No entanto, uma série de questões remanescentes deve ser abordada por pesquisas adicionais antes que a eficácia e a relevância clínica da terapia dietética possam ser estabelecidas e diretrizes baseadas em evidências desenvolvidas para orientar nutricionistas na prática.

Atualmente, a abordagem mais razoável para a prática é abordar cada jovem com acne individualmente para determinar se o aconselhamento dietético pode ser benéfico. A base de evidências apoia de forma mais consistente a orientação de indivíduos com acne em direção a uma dieta saudável e de baixa carga glicêmica, com baixo teor de gordura saturada e alto teor de grãos integrais, frutas e vegetais. Uma intervenção dietética adicional que pode igualmente oferecer múltiplos benefícios à saúde é recomendar o aumento do consumo de ácidos graxos ômega-3 (ver Apêndice 26). Contanto que a ingestão de cálcio e vitamina D sejam suficientes, pode ser benéfico recomendar uma dieta com baixo teor de laticínios, mas ainda não foi estabelecida a quantidade de leite necessária para exacerbar a acne.

Promoção de atitudes e comportamentos saudáveis relacionados à massa corporal

Estima-se que 10 a 20% dos adolescentes se envolvam em comportamentos de alimentação disfuncional, como comportamento de compulsão e purgação alimentar, exercícios compensatórios, abuso de laxantes e diuréticos e compulsão alimentar (Neumark-Sztainer et al., 2012). Esses comportamentos não ocorrem com regularidade ou frequência suficiente para serem diagnosticados como transtornos alimentares, mas podem ter implicações significativas para a saúde dos adolescentes. Os sintomas que podem sinalizar a presença de atitudes não saudáveis relacionadas a massa corporal e comportamentos alimentares disfuncionais incluem queixas gastrintestinais recorrentes,

Tabela 17.8 Quantidade recomendada de porções para adolescentes vegetarianos com idades entre 13 e 16 anos, com base no nível de atividade.*

	Grãos (oz-eq/dia)	Legumes (xícaras/dia)	Frutas (xícaras/dia)	Laticínios (xícaras/dia)	Ovos (oz-eq/semana)	Feijão e ervilha (oz-eq/semana)	Nozes e sementes (oz-eq/semana)	Produtos de soja (oz-eq/semana)	Óleos (g/dia)
Homens									
13 anos									
Sedentários	6,5	2,5	2	3	3	6	7	8	27
Moderadamente ativos	7,5	3	2	3	3	6	7	8	29
Ativos	9,5	3,5	2	3	3	9	9	10	34
16 anos									
Sedentários	8,5	3	2	3	3	8	8	9	31
Moderadamente ativos	10,5	3,5	2,5	3	4	10	10	11	36
Ativos	10,5	4	2,5	3	4	10	13	13	51
Mulheres									
13 anos									
Sedentárias	5,5	2	1,5	3	3	4	5	6	22
Moderadamente ativas	6,5	2,5	2	3	3	6	7	8	27
Ativas	7,5	3	2	3	3	6	7	8	29
16 anos									
Sedentárias	6,5	2,5	1,5	3	3	6	6	6	24
Moderadamente ativas	6,5	2,5	2	3	3	6	7	8	27
Ativas	8,5	3	2	3	3	8	8	9	31

oz-eq: uma onça-equivalente, ou 28,4 g, corresponde a: 1 fatia (1 onça = 28,4 g) de pão; 1 onça (28,4 g) de macarrão ou arroz cru; ½ xícara de arroz, macarrão ou cereal cozidos; 1 tortilha (15 cm de diâmetro); 1 panqueca (13 cm de diâmetro); 1 onça (28,4 g) de cereal pronto para comer (cerca de 1 xícara de cereal em flocos).
*As categorias de nível de atividade são definidas da seguinte forma: *sedentário*: estilo de vida que inclui apenas a atividade física leve associada à vida cotidiana típica; *moderadamente ativo*: estilo de vida que inclui atividade física equivalente a caminhar cerca de 2,4 a 4,8 km por dia a 4,8 a 6,4 km por hora, além da atividade física leve associada à vida cotidiana típica; e *ativo*: estilo de vida que inclui atividade física equivalente a caminhar mais de 4,8 km por dia a 4,8 a 6,4 km por hora, além da atividade física leve associada à vida cotidiana típica.
(Adaptada de U.S. Department of Agriculture (USDA): *Dietary Guidelines for Americans, 2015-2020* (*website*): https://health.gov/dietaryguidelines/2015/.)

amenorreia ou perda de massa corporal inexplicada. Descobriu-se que as mulheres com IMC correspondente a sobrepeso têm duas vezes mais chances de se envolver em comportamentos alimentares disfuncionais. Para a identificação e a intervenção sobre esses comportamentos de risco, é importante realizar uma triagem para alimentação disfuncional. Em particular, é importante que as perguntas da triagem abordem a insatisfação com o corpo, o medo do ganho de massa corporal, a frequência de dieta e jejum, o uso de laxantes e diuréticos, o uso de pílulas dietéticas, o medo de certos alimentos (p. ex., alimentos que contenham gordura ou açúcar), vômitos, compulsão alimentar e exercícios compensatórios.

Os adolescentes são particularmente vulneráveis às complicações dos transtornos alimentares. O efeito da desnutrição sobre crescimento linear, desenvolvimento do cérebro e aquisição óssea pode ser persistente e irreversível. É importante, para se alcançar uma forte recuperação, que os sintomas de um transtorno alimentar sejam reconhecidos por outras pessoas no início do curso da doença e que os profissionais de saúde sejam envolvidos na implementação de um plano de cuidados eficaz para que os sintomas possam ser reduzidos rapidamente (Vall e Wade, 2015) (ver Capítulo 21).

Promoção de um estado de massa corporal saudável

O estado de massa corporal do adolescente é normalmente avaliado com base no IMC (massa corporal/estatura^2 [kg/m^2]), conforme mostrado no Apêndice 3. A manutenção de comportamentos que promovem um estado de massa corporal saudável na adolescência é importante para a saúde geral e o bem-estar durante esse período de desenvolvimento, bem como para a futura saúde do adulto. O estado da massa corporal é influenciado por um conjunto complexo de fatores, incluindo genética, eficiência metabólica, grau de atividade física, ingestão alimentar, condições de saúde médica e comportamental, uso de medicamentos e fatores ambientais e psicossociais (ver Capítulo 20). O ganho de massa corporal inadequado e o subpeso são preocupações para alguns adolescentes com necessidades especiais de saúde, mas a preocupação mais prevalente entre os jovens dessa idade é o ganho de massa corporal em excesso.

Em jovens entre 12 e 15 anos e 16 e 19 anos nos EUA, a prevalência de estar com um IMC correspondente ao sobrepeso, ou seja, superior ao 85º percentil, é, respectivamente, de 38,7 e 41,5%. A prevalência de estar com um IMC correspondente à obesidade, igual ou acima do 95º percentil, é de aproximadamente 20,5% nas duas faixas etárias; a prevalência de obesidade grave (120% do 95º percentil) é estimada em 7 a 10% entre os jovens (Skinner et al., 2018). Para alguns adolescentes, um IMC alto reflete massa corporal magra elevada, em vez de graus de gordura corporal potencialmente prejudiciais à saúde (Hagan et al., 2017). No entanto, adolescentes com IMC de sobrepeso têm maior probabilidade de apresentar anormalidades metabólicas, como glicemia, triglicerídeos, colesterol e enzimas hepáticas elevados. Testes laboratoriais e triagem adicional são, portanto, recomendados para adolescentes com IMC alto para avaliar a presença de fatores de risco de doenças crônicas e presença de diabetes e doença hepática (Hagan et al., 2017). Se fatores de risco forem observados, é recomendado que as medições de aspartato aminotransferase (AST) e alanina aminotransferase (ALT) sejam concluídas para avaliar a função hepática e rastrear esteato-hepatite (hepatite gordurosa) não alcoólica (ver Capítulo 28). Recomenda-se que a concentração de glicose em jejum seja obtida em qualquer adolescente com excesso de massa corporal com dois ou mais fatores de risco para doenças cardiovasculares ou com histórico familiar de diabetes. Para adolescentes com IMC classificado como obesidade, recomenda-se que a relação microalbumina/creatinina também seja avaliada. Avaliações adicionais para condições como apneia do sono, distúrbios ortopédicos, doença dos ovários policísticos e anormalidades hormonais devem ser realizadas com base nos sintomas apresentados.

As diretrizes atuais para adolescentes com sobrepeso e obesidade sugerem um tratamento em estágios, um processo de tratamento com vários componentes (Boxe 17.3) com base no IMC do adolescente, sua idade, motivação e presença de comorbidades (Hagan et al., 2017; Henry et al., 2018). Quatro estágios são recomendados, com o progresso ao longo dos estágios baseado em idade, desenvolvimento biológico, grau de motivação, estado da massa corporal e sucesso com os estágios anteriores do tratamento (Hoelscher et al., 2013). O avanço para o próximo estágio de tratamento pode ser recomendado se progresso insuficiente for feito para melhorar o estado da massa corporal ou resolver condições de comorbidade após 3 a 6 meses. Há evidências de que o aconselhamento para promover o estado de massa corporal saudável é mais eficaz quando inclui sessões de controle de massa corporal pediátrico em grupo e envolvimento da família (Henry et al., 2018). Independentemente da abordagem adotada, é fundamental que o foco do aconselhamento seja fazer escolhas

Boxe 17.3 Tratamento em estágios para sobrepeso e obesidade.

Quatro estágios de tratamento são recomendados, com o progresso ao longo dos estágios com base em idade do adolescente, desenvolvimento biológico, grau de motivação, estado da massa corporal e sucesso com os estágios anteriores do tratamento. O avanço para o próximo estágio de tratamento pode ser recomendado se progresso insuficiente for feito para melhorar o estado de massa corporal ou resolver condições de comorbidade após 3 a 6 meses.

O **estágio 1** é apropriado para adolescentes com índice de massa corporal (IMC) acima do peso e sem condições de comorbidades e/ou classificação da maturidade sexual (CMS) de 4 ou menos. Esse estágio de atendimento consiste em aconselhamento geral sobre nutrição e atividade física e pode ser fornecido por um único profissional de saúde, incluindo médicos, enfermeiros e nutricionistas com treinamento em controle de massa corporal pediátrica. A perda de massa corporal deve ser monitorada mensalmente pelo profissional e não deve exceder 0,5 a 1 kg por semana. Deve-se promover 1 h de atividade física moderada a vigorosa todos os dias e limitar o tempo de tela diário a não mais de 2 h.

Diretrizes para o estágio 1
- Remover a televisão e outras formas de mídia de tela do quarto
- Consumir cinco porções de frutas e vegetais por dia, mas limitar a ingestão de suco
- Limitar as ocasiões de refeições fora de casa, com exceção das refeições escolares
- Participar das refeições em família na maioria dos dias da semana
- Consumir pelo menos três refeições por dia em vez de lanchar com frequência
- Comer com atenção, apenas quando estiver com fome e apenas até a saciedade
- Reduzir o consumo da maioria dos alimentos e bebidas com alto teor de energia e eliminar o consumo de bebidas adoçadas com açúcar
- Selecionar o tamanho apropriado das porções ao comer em casa e fora de casa.

O **estágio 2** inclui os mesmos conceitos do estágio 1, mas fornece mais estrutura. Esse estágio do tratamento da obesidade pode ser fornecido por um único profissional de saúde com treinamento em aconselhamento motivacional. No entanto, encaminhamentos para serviços adicionais, como fisioterapia ou aconselhamento, podem ser necessários para alguns adolescentes. O tratamento do estágio 2 é considerado bem-sucedido se a manutenção ou perda de peso de até 1 kg por semana for alcançada. A avaliação do progresso deve ser monitorada mensalmente.

Diretrizes para o estágio 2
- Monitorar a ingestão de alimentos e bebidas por meio de diários de alimentos e exercícios ou livros de registro
- Estabelecer metas para mudanças no comportamento alimentar e de atividade física e monitorar o progresso em direção às metas

- Limitar o tempo gasto com a mídia de tela a não mais que 60 min por dia
- Seguir um plano de refeições estruturado, com horários programados de refeições e lanches
- Planejar e monitorar a atividade física para garantir que 60 min de atividade moderada a vigorosa sejam realizados a cada dia
- Reforçar as mudanças de estilo de vida bem-sucedidas por meio do uso de recompensas não alimentares adequadas à idade, como ingressos para um evento local ou museu, joias, roupas ou música.

O **estágio 3** é mais estruturado do que o estágio 2. Jovens com IMC igual ou acima do 99º percentil para idade e sexo podem iniciar o tratamento no estágio 3. Os serviços de tratamento são fornecidos por uma equipe multiprofissional, que inclui um médico ou enfermeiro especializado em pediatria, um conselheiro (psicólogo ou assistente social), um nutricionista e um fisiologista do exercício ou fisioterapeuta. O tratamento do estágio 3 é considerado bem-sucedido quando o IMC não excede mais o 85º percentil para idade e sexo; no entanto, a perda de peso deve ser monitorada para não exceder 1 kg por semana. Se nenhuma melhora for observada após 3 a 6 meses, ou se as condições de comorbidade piorarem, é recomendado que o tratamento avance para o estágio 4.

Diretrizes para o estágio 3
- O programa de tratamento oferece pelo menos 50 h e idealmente mais de 70 h de intervenção no período de 2 a 6 meses
- São oferecidos um componente familiar e um componente exclusivo para adolescentes
- Um plano de alimentação altamente estruturado é desenvolvido e monitorado
- Um plano de atividade física altamente estruturado é desenvolvido e monitorado
- Um programa formal de modificação de comportamento é instituído por um conselheiro, com o envolvimento dos pais, conforme apropriado.

O tratamento do **estágio 4** é um serviço terciário e é reservado para adolescentes gravemente obesos ou para aqueles com IMC igual ou superior ao 95º percentil para a idade e sexo, além de comorbidades significativas que requeiram intervenção combinada. Essa fase de tratamento está disponível apenas em ambientes clínicos que empregam uma gama completa de profissionais de saúde com formação específica no tratamento comportamental e médico da obesidade pediátrica.

Diretrizes para o estágio 4
- Regimes dietéticos intensivos, como substituição de refeição, jejum modificado para poupar proteínas e medicação oral
- A cirurgia bariátrica pode ser indicada.

Adaptado de Spear B et al.: Recommendations for treatment of child and adolescent overweight and obesity, *Pediatrics* 120:S254, 2007 e U.S. Preventive Services Task Force; Barton M: Screening for Obesity in Children and Adolescents: U.S. Preventive Services Task Force Recommendation Statement, *Pediatrics* 125:361, 2010.

alimentares e de estilo de vida saudáveis. Adolescentes com um estado de massa corporal elevado precisam ser apoiados por suas famílias, não submetidos a comentários vergonhosos sobre sua massa corporal por parte de profissionais de saúde, cuidadores ou colegas.

A cirurgia bariátrica tem sido usada como um tratamento para produzir perda de massa corporal, mas há preocupação quanto ao seu uso em adolescentes (Ryder et al., 2018). As recomendações sugerem que ela pode ser justificada apenas pela presença de obesidade grave (Kelly et al., 2013). Embora os dados de resultados a longo prazo mostrem que a cirurgia bariátrica pode levar a melhorias na saúde cardiometabólica, a dificuldade em cumprir as restrições dietéticas após a cirurgia geralmente leva a complicações (Inge et al., 2017). As complicações da cirurgia bariátrica incluem a síndrome de *dumping* após alta ingestão de carboidratos, ingestão voluntária excessiva de alimentos e deficiências de vitamina B causadas por baixa adesão à suplementação com vitaminas e minerais (ver Capítulo 20).

Em resumo, o sobrepeso e a obesidade na adolescência têm consequências para a saúde a curto e longo prazos. Adolescentes com IMC de sobrepeso, e particularmente aqueles que experimentam rápido ganho de massa corporal ou um IMC que represente obesidade grave, têm maior risco de hiperlipidemia, hipertensão, resistência à insulina e diabetes tipo 2, em comparação com seus pares de massa corporal adequada (Ryder et al., 2018). Nem todos os adolescentes com IMC mais elevados apresentam anormalidades metabólicas durante esse estágio de desenvolvimento; no entanto, estudos epidemiológicos de obesidade e risco de doenças demonstram que um IMC classificado como obesidade está associado a maior risco de morbidade e mortalidade prematuras. Morbidade e mortalidade prematuras estão mais frequentemente relacionadas à presença de diabetes, hipertensão, doença coronariana, acidente vascular encefálico, asma e síndrome dos ovários policísticos entre indivíduos com sobrepeso ou obesidade durante a adolescência (Reilly e Kelly, 2011).

Promoção da saúde cardiovascular

Considerando que uma alimentação saudável na adolescência auxilia na prevenção de doenças cardiovasculares na idade adulta, a presença de hiperlipidemia e hipertensão é importante fator de risco. A hiperlipidemia e a hipertensão são aparentes na adolescência e demonstraram ser preditivas de risco de doenças cardiovasculares mais tarde na vida. Os componentes de uma avaliação de triagem de saúde com o objetivo de identificar e prevenir o risco de doenças cardiovasculares e outras doenças crônicas estão listados na Tabela 17.9. A Tabela 17.10 lista os critérios de classificação para o diagnóstico de hiperlipidemia entre os jovens. Dados norte-americanos sugerem que um em cada cinco adolescentes de 12 a 19 anos apresenta concentrações elevadas de lipídeos no sangue (CDC, 2010). A prevalência de hiperlipidemia entre adolescentes varia de acordo com o IMC de 14% entre adolescentes com IMC no 85º percentil a 22% entre adolescentes com IMC de sobrepeso e 43% entre adolescentes com IMC de obesidade. A prevalência de concentrações baixas de colesterol de lipoproteína de alta densidade (HDL-colesterol) e concentrações elevadas de triglicerídeos parece aumentar com a idade. Os adolescentes do sexo masculino tinham quase três vezes mais probabilidade de

Tabela 17.9 Cronograma de exames de triagem de saúde sugerido para a promoção da saúde e prevenção de doenças crônicas.

Fator de risco	Idade: 12 a 17 anos	Idade: 18 a 21 anos
Histórico familiar de doença cardiovascular prematura	• Atualizar o histórico familiar anterior a cada visita • Fornecer aconselhamento dietético e encaminhamento com base no histórico familiar, conforme necessário	• Avaliar as mudanças no histórico familiar pelo menos uma vez por ano • Fornecer aconselhamento dietético e encaminhamento com base no histórico familiar, conforme necessário
Comportamentos e padrões alimentares	• Avaliar a dieta usando métodos apropriados • Fornecer educação e aconselhamento, conforme necessário	• Revisar os comportamentos alimentares e fornecer educação para melhora da ingestão de alimentos e do estado nutricional
Estado de crescimento e massa corporal	• Pesar e medir o adolescente em cada visita. Plotar a estatura, a massa corporal e o IMC. Rever com o adolescente e os pais • Se o adolescente estiver com sobrepeso, fornecer o estágio 1 do aconselhamento ao adolescente e aos pais e agendar uma consulta de acompanhamento • Se o adolescente estiver obeso, fornecer o aconselhamento do estágio 2 e encaminhar para um programa abrangente de controle de massa corporal	• Pesar e medir o paciente em cada visita. Calcular IMC com base nas medidas de estatura e massa corporal • Se estiver com sobrepeso ou obesidade, avaliar completamente os padrões de dieta e atividade física e fornecer aconselhamento conforme apropriado • Se estiver com sobrepeso ou obesidade, encaminhar ao provedor de saúde primária para uma avaliação completa de saúde
Lipídeos do sangue	• Encaminhar o adolescente com histórico familiar de doença cardíaca prematura, histórico familiar de dislipidemia ou aqueles com sobrepeso/obesidade ao prestador de cuidados primários e solicitar um painel lipídico do sangue • Revisar as concentrações de lipídeos no sangue com o adolescente e os pais. Fornecer aconselhamento nutricional conforme apropriado • Se o adolescente estiver acima da massa corporal, fornecer aconselhamento dietético de acordo com o estágio 1 • Se o adolescente estiver obeso, fornecer aconselhamento dietético de acordo com o estágio 2 e encaminhar para um programa de controle de massa corporal • A adição de esteróis ou estanóis vegetais a não mais do que 2 g/dia pode ser recomendada para adolescentes com hiperlipidemia familiar • Se o manejo alimentar não for eficaz, encaminhar ao provedor de cuidados primários para exame físico e manejo da dislipidemia, com medicação conforme necessário	• Encaminhar o adolescente com histórico familiar de doença cardíaca prematura, histórico familiar de dislipidemia ou aqueles com sobrepeso/obesidade ao prestador de cuidados primários e solicitar um painel lipídico do sangue • Revisar as concentrações de lipídeos no sangue com o adolescente e os pais. Fornecer aconselhamento nutricional conforme apropriado • Se o paciente estiver com sobrepeso ou obesidade, fornecer aconselhamento dietético conforme apropriado e encaminhar para um programa de controle de massa corporal • A adição de esteróis ou estanóis vegetais a não mais do que 2 g/dia pode ser recomendada para pacientes com hiperlipidemia familiar • Se o manejo alimentar não for eficaz, encaminhar ao provedor de cuidados primários para exame físico e manejo da dislipidemia, com medicação conforme necessário

(continua)

Tabela 17.9 Cronograma de exames de triagem de saúde sugerido para a promoção da saúde e prevenção de doenças crônicas. (*Continuação*)

Fator de risco	Idade: 12 a 17 anos	Idade: 18 a 21 anos
Pressão sanguínea	• Rever os resultados da pressão arterial com o adolescente e os pais • Fornecer aconselhamento de acordo com a dieta DASH. Solicitar uma visita de acompanhamento • Se o adolescente estiver acima da massa corporal, fornecer aconselhamento dietético de acordo com o estágio 1 • Se o adolescente for obeso, fornecer aconselhamento dietético de acordo com o estágio 2 e encaminhar para um programa abrangente de controle de massa corporal • Se o manejo alimentar não for eficaz, encaminhar ao prestador de cuidados primários para exame físico e manejo da hipertensão com medicamentos, conforme necessário	• Revisar os resultados da pressão arterial com o paciente • Fornecer aconselhamento de acordo com a DASH. Solicitar uma visita de acompanhamento • Se o paciente estiver com sobrepeso ou obeso, fornecer aconselhamento dietético conforme apropriado e encaminhar para um programa de controle de peso • Se o manejo dietético não for eficaz, encaminhar ao prestador de cuidados primários para exame físico e manejo da hipertensão por meio de medicamentos, conforme necessário
Diabetes	• Encaminhar o adolescente com histórico familiar de diabetes, sinais de acantose *nigricans*, sintomas consistentes de diabetes ou aqueles com sobrepeso/obesidade a um prestador de cuidados primários e solicitar glicemia de jejum • Rever as concentrações de glicose no sangue em jejum com o adolescente e os pais. Fornecer aconselhamento nutricional conforme apropriado • Se o adolescente estiver com sobrepeso, fornecer aconselhamento dietético de acordo com o estágio 1 • Se o adolescente for obeso, fornecer aconselhamento dietético de acordo com o estágio 2 e encaminhar para um programa abrangente de controle de massa corporal	• Encaminhar o paciente com histórico familiar de diabetes, sinais de acantose *nigricans*, sintomas consistentes com diabetes ou aqueles com sobrepeso/obesidade ao prestador de cuidados primários e solicitar glicemia de jejum • Revisar as concentrações de glicose no sangue em jejum com o paciente. Fornecer aconselhamento nutricional conforme apropriado • Se o paciente estiver com sobrepeso ou obeso, fornecer aconselhamento dietético e encaminhar para um programa abrangente de controle de massa corporal
Atividade física	• Rever o padrão de atividade física e comportamentos com o adolescente e os pais • Reforçar a necessidade de 60 min ou mais de atividade física moderada a vigorosa por dia • Reforçar a limitação do sedentarismo e do tempo de tela para não mais do que 2 h por dia	• Revisar o padrão de atividade física e comportamentos com o paciente • Reforçar a necessidade de 60 min ou mais de atividade física moderada a vigorosa todos os dias • Reforçar a limitação do sedentarismo e do tempo de tela para não mais do que 2 h por dia

DASH, Dietary Approaches to Stop Hypertension (abordagens dietéticas para interromper a hipertensão)
(Adaptada de U.S. Department of Health and Human Services (USDHHS), National Institutes of Health (NIH), National Heart, Lung, and Blood Institute (NHLBI): *Expert panel on integrated guidelines for cardiovascular health and risk reduction in children and adolescents.* Summary report, NIH Publication No 12-7486A, outubro de 2012.)

Tabela 17.10 Critérios de classificação para o diagnóstico de hiperlipidemia em adolescentes (10 a 19 anos).*

	Aceitável	Limítrofe	Inaceitável
Colesterol total (mg/dℓ)	≤ 170	170 a 199	≥ 200
LDL-colesterol (mg/dℓ)	< 110	110 a 129	≥ 130
Não HDL-colesterol (mg/dℓ)	< 120	120 a 144	> 145
HDL-colesterol (mg/dℓ)	> 45	40 a 45	< 40
Triglicerídeos (mg/dℓ)	< 90	90 a 129	> 130
Apolipoproteína A-1 (mg/dℓ)	> 120	115 a 120	< 115
Apolipoproteína B (mg/dℓ)	< 90	90 a 109	> 110

*Com base na média de duas medições.
HDL, lipoproteína de alta densidade; LDL, lipoproteína de baixa densidade.
(Adaptada de U. S. Department of Health and Human Services (USDHHS), National Institutes of Health (NIH), National Heart, Lung, and Blood Institute (NHLBI): *Expert panel on integrated guidelines for cardiovascular health and risk reduction in children and adolescents.* Summary report, NIH Publication No 12-7486A, outubro de 2012.)

apresentar concentrações baixas de HDL-colesterol em comparação com as mulheres de qualquer idade. Esses jovens são considerados candidatos para aconselhamento terapêutico sobre estilo de vida, com ênfase em nutrição e intervenção na atividade física.

O National Heart, Lung, and Blood Institute (NHLBI) recomendou que todos os jovens com concentrações elevadas de lipídeos no sangue sejam encaminhados a um nutricionista para dietoterapia. As recomendações dietéticas para jovens de até 21 anos com colesterol de lipoproteína de baixa densidade (LDL) elevado estão listadas no Boxe 17.4, e aquelas para triglicerídeos e não HDL-colesterol elevados estão listadas no Boxe 17.5.

Os critérios norte-americanos de triagem para os graus de pressão arterial entre adolescentes estão disponíveis no NHLBI, por meio do National Institutes of Health. Adolescentes de 13 anos ou mais que tenham leituras sistólicas consistentes de 130 a 139 mmHg ou leituras diastólicas de 80 a 89 mmHg atendem aos critérios diagnósticos para hipertensão.

O aconselhamento dietético e o controle da massa corporal são componentes integrais do tratamento da hipertensão. O padrão alimentar da dieta de abordagens dietéticas para interromper a hipertensão (*Dietary Approaches to Stop Hypertension*) demonstrou ser eficaz na redução da pressão arterial em muitos indivíduos (ver Capítulo 32 e Apêndice 17). Além de seguir a dieta DASH, adolescentes com hipertensão devem ser aconselhados a reduzir a ingestão de sódio para menos de 2.000 mg/dia e a atingir e manter a massa corporal saudável.

O NHLBI desenvolveu as diretrizes da dieta CHILD 1 (*Cardiovascular Health Integrated Lifestyle Diet* – Dieta de Estilo de Vida Integrada para a Saúde Cardiovascular) e diretrizes nutricionais que integram abordagens dietéticas para prevenir a hipertensão e a hiperlipidemia, e promover massa corporal saudável (Tabela 17.11). Essas diretrizes incluem as diretrizes dietéticas da dieta DASH, bem

Boxe 17.4 Recomendações dietéticas para colesterol de lipoproteína de baixa densidade (LDL-colesterol) elevado em adolescentes.

- Limitar a ingestão total de gordura a não mais do que 25 a 30% de energia
- Limitar a ingestão de gordura saturada a não mais do que 7% de energia
- A ingestão de colesterol na dieta não deve exceder 200 mg/dia
- Ésteres de esteróis e/ou ésteres de estanóis vegetais podem substituir a ingestão usual de gordura em até 2 g/dia para crianças com hipercolesterolemia familiar
- Até 12 g de fibra de *psílio* podem ser adicionados à dieta todos os dias, como cereais enriquecidos com *psílio*
- Pelo menos uma hora de exercícios moderados a vigorosos devem ser realizados diariamente
- O tempo sedentário e/ou de tela deve ser limitado a menos de 2 h por dia

Adaptado de U.S. Department of Health and Human Services, National Institutes of Health, National Heart, Lung and Blood Institute: *Expert panel on integrated guidelines for cardiovascular health and risk reduction in children and adolescents. Summary report*, NIH Publication No 12-7486A, outubro de 2012.

Boxe 17.5 Recomendações dietéticas para adolescentes com triglicerídeos elevados ou concentrações de colesterol de não lipoproteína de alta densidade (não HDL-colesterol) elevadas.

- Limitar a ingestão total de gordura a não mais do que 25 a 30% de energia
- Limitar a ingestão de gordura saturada a não mais do que 7% de energia
- Reduzir a ingestão de açúcares adicionados e açúcares naturais na dieta
- Substituir os carboidratos simples por carboidratos complexos e grãos integrais
- Evitar bebidas adoçadas com açúcar
- Aumentar a ingestão de peixes ricos em ácidos graxos ômega-3

Adaptado de U.S. Department of Health and Human Services, National Institutes of Health, National Heart, Lung and Blood Institute: *Expert panel on integrated guidelines for cardiovascular health and risk reduction in children and adolescents. Summary report*, NIH Publication No 12-7486A, outubro de 2012.

Tabela 17.11 Recomendações da *Cardiovascular Health Integrated Lifestyle Diet* (CHILD 1), para adolescentes com idades entre 11 e 21 anos.

Selecionar principalmente leite sem gordura e sem sabor, água e chá sem açúcar como escolhas de bebida
Limitar ou evitar bebidas adoçadas com açúcar
Tentar consumir uma faixa de 25 a 30% das necessidades energéticas diárias de ácidos graxos totais
Limitar os ácidos graxos saturados a 8 a 10% das necessidades energéticas diárias
Manter os ácidos graxos monoinsaturados e poli-insaturados em, no máximo, 20% da ingestão energética diária
Evitar ácidos graxos *trans*
Limitar o colesterol da dieta a 300 mg/dia
Escolher alimentos com alto teor de fibra dietética com frequência, de modo a incluir meta de 14 g de fibra por 1.000 kcal
Escolher sucos naturalmente doces (sem adição de açúcar) e limitar a ingestão a aproximadamente 120 a 180 mℓ/dia
Limitar a ingestão de sódio
Tentar tomar café da manhã diariamente
Tentar fazer as refeições com outros membros da família na mesma mesa
Limitar as refeições de lanches e refeições rápidas tipo *fast-food*
Usar o plano alimentar da dieta DASH como um guia para planejar as refeições
Procurar manter o consumo médio de energia próximo às necessidades estimadas de energia (NEE), com ajuste para crescimento e atividade física conforme necessário

Adaptada de m U.S. Department of Health and Human Services (USDHHS), National Institutes of Health (NIH), National Heart, Lung, and Blood Institute (NHLBI): *Expert panel on integrated guidelines for cardiovascular health and risk reduction in children and adolescents. Summary report*, NIH Publication No 12-7486A, outubro de 2012.

como recomendações para os limites superiores de ácidos graxos totais e saturados e ingestão de colesterol na dieta. As diretrizes da dieta CHILD 1 recomendam evitar bebidas açucaradas, limitar a ingestão de sucos e aumentar a ingestão de fibras para um nível de 14 g para 1.000 kcal.

A síndrome metabólica é considerada um agrupamento de fatores de risco que, em conjunto, indicam a necessidade de intensificar a profundidade e a amplitude das medidas de prevenção recomendadas. Estima-se que 3,3% de todos os adolescentes dos EUA tenham síndrome metabólica; a taxa é muito maior entre adolescentes com IMC de obesidade, entre os quais está estimada em 29,2% (Friend et al., 2013).

Prevenção e triagem de diabetes

A prevalência exata de diabetes entre adolescentes não é conhecida, mas estima-se que aproximadamente 193 mil pessoas com menos de 20 anos tenham diabetes (CDC, 2017). Os resultados da *SEARCH for Diabetes in Youth Study* – Pesquisa para Estudo sobre Diabetes na Juventude – sugerem que a incidência de diabetes tipo 1 e tipo 2 seja de 21,7 casos e 12,5 casos, respectivamente, por 100 mil pessoas com menos de 20 anos (Mayer-Davis et al., 2017). Jovens de minorias étnicas e raciais estão em maior risco de diabetes tipo 1 e tipo 2 em comparação a brancos não hispânicos.

A crescente incidência de diabetes tipo 2 entre adolescentes é uma preocupação de saúde pública. Entre 2002 e 2012, a incidência de diabetes tipo 2 aumentou 7,1% (Mayer-Davis et al., 2017). O diabetes tipo 2 é mais comum em pessoas com histórico familiar de diabetes e naquelas que apresentam ganho de massa corporal rápido e significativo ou obesidade. As recomendações para a triagem de diabetes tipo 2, incluindo a avaliação de sinais físicos como acantose *nigricans* (manchas escuras e aveludadas da pele em dobras e pregas corporais), estão listadas no Boxe 17.6. A prevenção de diabetes tipo 2 inclui seguir as diretrizes dietéticas da CHILD 1 e realizar atividade física adicional para reduzir a massa corporal (U.S. Department of Health and Human Services [USDHHS], National Institutes of Health [NIH], NHLBI, 2012).

Promoção de atividade física

A participação em atividades físicas adequadas é crítica para a prevenção de diabetes, bem como para a promoção de saúde cardiovascular, massa corporal saudável, sono de alta qualidade, bom desempenho acadêmico e bem-estar geral (National Center for Chronic Disease Prevention and Health Promotion, 2014; Physical Activity Guidelines Advisory Committee, 2018). As recomendações norte-americanas para a atividade física são para que os adolescentes sejam ativos pelo menos 60 minutos por dia, incluindo a participação em atividades vigorosas pelo menos 3 dias por semana (USDHHS, 2018). Além disso, é recomendado que o fortalecimento muscular (p. ex., trabalhar com faixas de resistência, levantamento de peso, ioga) e atividades de fortalecimento dos ossos (p. ex., correr, pular corda, basquete) sejam incluídos nos 60 minutos de atividade física pelo menos três vezes por semana. A campanha *Move Your Way* – Mova o Seu Caminho –, por

> **Boxe 17.6** Recomendações para triagem de adolescentes para diabetes melito tipo 2.
>
> Jovens que estejam com IMC correspondente a sobrepeso ou obesidade e que exibam dois dos seguintes fatores de risco estão em alto risco:
> - Parente de primeiro ou segundo grau com histórico de diabetes tipo 2
> - Membro de um grupo racial/étnico considerado de alto risco (nativo americano, afro-americano, latino, habitante das ilhas do Pacífico/asiático-americano)
> - Dislipidemia
> - Hipertensão
> - Acantose *nigricans*
> - Síndrome dos ovários policísticos.
>
> A triagem deve começar aos 10 anos ou no início da puberdade, o que ocorrer primeiro.
>
> A triagem deve ocorrer a cada 2 anos.
>
> Adaptado de U.S. Department of Health and Human Services, National Institutes of Health, National Heart, Lung and Blood Institute: *Expert panel on integrated guidelines for cardiovascular health and risk reduction in children and adolescents. Summary report*, NIH Publication No 12-7486A, outubro de 2012.

meio do Office of Disease Prevention and Health Promotion, foi desenvolvida com essas recomendações norte-americanas e pode ser uma fonte útil de materiais educacionais. A fim de alcançar essas recomendações para ser ativo e obter um sono adequado, a American Academy of Pediatrics recomenda que os adolescentes e seus pais desenvolvam limites para o uso de aparelhos eletrônicos (p. ex., horários designados sem aparelhos eletrônicos, limites consistentes de tempo gasto usando aparelhos eletrônicos e tipos de aparelhos eletrônicos) como parte de um *Family Media Use Plan* – Plano de Uso de Mídia Familiar (Council on Communications and Media, 2016). Muitos jovens não atendem às recomendações mínimas de atividade física e uma grande proporção passa muito tempo diante de telas. No geral, um pouco menos da metade dos alunos do ensino médio nos EUA relata ser fisicamente ativa por pelo menos 60 minutos por dia em 5 dias ou mais por semana; os homens são mais ativos do que as mulheres, com 57% contra 37% atendendo às recomendações. O uso de aparelhos eletrônicos também é alto nos dias de escola entre os alunos do ensino médio, com 43% assumindo que jogaram *videogame*, jogos de computador ou usaram um computador por três ou mais horas por dia e 20,7% relatando que assistiam à televisão por três ou mais horas por dia.

Atletas adolescentes têm necessidades únicas de nutrientes. A ingestão adequada de líquidos para prevenir a desidratação é especialmente crítica para jovens atletas. Os adolescentes jovens correm maior risco de desidratação porque produzem mais calor durante o exercício, mas têm menos capacidade de transferir calor dos músculos para a pele. Eles também suam menos, o que diminui sua capacidade de dissipar o calor por meio da evaporação do suor.

Os atletas que participam de esportes que usam categorias de peso competitivas ou enfatizam a massa corporal têm risco elevado de desenvolver comportamentos alimentares disfuncionais. Uma preocupação entre as atletas do sexo feminino é a relação com a tríade da mulher atleta, uma constelação de baixa massa corporal e quantidades inadequadas de gordura corporal, amenorreia e osteoporose (ver Capítulo 22). A tríade da mulher atleta pode levar a perda óssea prematura, diminuição da densidade óssea, aumento do risco de fraturas por estresse e infertilidade (De Souza et al., 2017). A avaliação e a educação nutricionais para atletas adolescentes devem se concentrar na obtenção de energia, macronutrientes e micronutrientes adequados para atender às necessidades de crescimento e desenvolvimento e para manutenção de massa corporal saudável. O uso de agentes anabolizantes (como esteroides ou insulina) e outros suplementos ergogênicos também deve ser incluído na triagem nutricional. Os dados da pesquisa norte-americana mostram que 2,9% dos estudantes do ensino médio nos EUA tomaram esteroides sem receita pelo menos uma vez na vida, com uma proporção maior de homens relatando o uso de esteroides do que mulheres (3,3% *versus* 2,4%) (Kann et al., 2018). Além disso, vários estudos descobriram que os atletas são mais propensos do que os não atletas a usarem substâncias que melhorem o desempenho (LaBotz e Griesemer, 2016).

Atendimento às necessidades nutricionais durante a gestação

Embora as taxas de natalidade entre mulheres de 15 a 19 anos tenham diminuído nas últimas décadas e atingido o mínimo de 20,3 nascimentos por mil adolescentes em 2015, a gestação na adolescência continua sendo um problema de saúde pública significativo (Martin et al., 2018). Mulheres adolescentes que engravidam correm um risco particularmente alto de deficiências nutricionais devido às necessidades elevadas de nutrientes. Adolescentes gestantes com uma **idade ginecológica** (o número de anos entre o início da menstruação e a idade atual) inferior a 4 anos e aquelas que estão desnutridas no momento da concepção têm as maiores necessidades nutricionais. Assim como acontece com as mulheres adultas, as adolescentes gestantes precisam de ácido fólico, ferro, zinco e outros micronutrientes adicionais para apoiar o crescimento fetal (ver Capítulo 14). O cálcio e a vitamina D também são nutrientes importantes na gestação, pois ambos são necessários para o crescimento e o desenvolvimento da mãe adolescente e do feto (Young et al., 2012). As adolescentes gestantes precisam de uma avaliação nutricional completa no início da gestação para determinar quaisquer deficiências de nutrientes e para promover o ganho de massa corporal adequado. As recomendações de ganho de massa corporal para a gestação estão listadas na Tabela 14.11, no Capítulo 14. O encaminhamento para programas de assistência alimentar adequados, como o *Special Supplemental Nutrition Program for Women, Infants and Children* (WIC), é uma parte importante da educação nutricional pré-natal.

> ### CASO CLÍNICO
>
> Cherise é uma moça branca de 18 anos que está no último ano do ensino médio e que foi atendida por uma enfermeira na clínica da escola. Enquanto levantava seu histórico médico, a enfermeira da escola notou que Cherise tinha dores de cabeça e fadiga frequentes. A leitura da pressão arterial de Cherise caiu no 92º percentil. A enfermeira da escola a encaminhou para uma clínica comunitária local para uma avaliação mais completa.
>
> Um assistente médico na clínica comunitária levantou um histórico social e fez um exame físico em Cherise. Um estágio de classificação da maturidade sexual de 5 foi observado. O assistente médico observou que o índice de massa corporal (IMC) de Cherise aumentou no último ano, do 85º para o 95º percentil para sua idade e sexo. Sua pressão arterial foi registrada no 94º percentil. O histórico familiar revelou uma forte história familiar de doença cardiovascular, diabetes e doença renal. Cherise acredita que seu pai esteja tomando remédios para colesterol e pressão arterial, mas ela desconhece problemas de saúde de sua mãe. Nenhum sinal de acantose *nigricans* foi observado no exame físico.
>
> Os resultados laboratoriais mostraram que Cherise tinha concentrações elevadas de colesterol total, não HDL-colesterol e LDL-colesterol, com uma concentração de HDL-colesterol marginalmente baixa. As enzimas hepáticas e os valores de glicose no sangue estavam acima do normal. Um encaminhamento foi feito para Cherise ver um nutricionista para aconselhamento nutricional e de exercícios.
>
> O nutricionista ambulatorial revisou o histórico médico de Cherise, confirmou seu histórico familiar de doenças cardiovasculares e mediu sua estatura e massa
>
> *(continua)*

CASO CLÍNICO (continuação)

corporal. O valor do IMC de Cherise plotado estava no 95º percentil. O nutricionista completou um recordatório dietético de 24 horas com Cherise, começando com a última coisa que ela havia comido naquele dia e trabalhando de trás para frente para facilitar um recordatório completo e preciso. O nutricionista também indagou sobre os padrões habituais de dieta e atividade física, bem como a presença de quaisquer alergias e intolerâncias alimentares e alimentos evitados.

Cherise relatou que geralmente pulava o café da manhã porque não tinha tempo para comer de manhã, mas costumava comprar um *macchiato* de caramelo na loja da escola às 7h15. O primeiro alimento que Cherise consumia na maioria dos dias era um lanche da máquina de venda automática, às 10h30, que consistia em uma barra de granola ou um saco de batatas fritas e um suco. Ocasionalmente, ela comprava almoços *à la carte* de tacos ou hambúrguer, mas geralmente pulava o almoço. Cherise saía da escola às 14 h todos os dias, quando ia trabalhar como balconista de uma loja de roupas no *shopping* local. Tinha um intervalo de meia hora no fim da tarde ou início da noite, quando ela ia para a praça de alimentação para o jantar. Sua refeição noturna geralmente consistia em uma a duas fatias de *pizza* de *pepperoni*, dois tacos ou um a dois pedaços de frango frito com refrigerante. Quase metade das vezes ela também pedia batatas fritas ou nachos. Quando Cherise voltava do trabalho, às 22h15, ela geralmente consumia um lanche de sorvete, *chips* de tortilha, bolinhos de queijo picante ou pipoca de micro-ondas enquanto fazia seu dever de casa. Um copo grande de suco ou limonada geralmente acompanhava seu lanche. Nos fins de semana, Cherise trabalhava quantas horas podia no *shopping*, geralmente encontrando amigos para comer *pizza* ou *fast-food* nas noites de folga. Sua atividade física consistia em caminhar entre a casa e o ponto de ônibus pela manhã e à noite, caminhar pela escola entre as aulas e ficar de pé à noite em seu trabalho de vendas.

O nutricionista aconselhou Cherise sobre mudanças na dieta e atividade física. Uma visita de acompanhamento foi agendada para dali a 4 semanas.

Cherise não voltou ao nutricionista para sua consulta de acompanhamento e não manteve suas consultas de acompanhamento com o médico. Cinco meses depois, ela voltou a consultar o médico, momento em que seu estado de saúde foi reavaliado. A pressão arterial de Cherise ainda estava no 94º percentil e seu IMC estava agora no 96º percentil. Quando aconselhada sobre seus hábitos alimentares e atividade física, Cherise relatou que tentou seguir as recomendações do nutricionista, mas achou difícil devido às limitações de tempo. Ela relatou que queria perder massa corporal e achava que poderia fazer isso porque se formaria em algumas semanas e teria mais tempo para se dedicar aos exercícios e ao preparo da alimentação em casa. O médico sugeriu que ela procurasse o nutricionista novamente para mais aconselhamento dietético e de atividade física.

O nutricionista revisou as recomendações dietéticas anteriores com Cherise e sugeriu que ela participasse do programa de controle de peso de 12 semanas da clínica. Cherise compareceu às primeiras cinco sessões do programa e depois parou. Ela havia perdido 5,5 kg durante as cinco sessões. Vários meses depois, Cherise foi vista novamente pelo médico. Sua pressão arterial continuou elevada e seu IMC foi traçado no 94º percentil. Quando questionada sobre o programa de perda de massa corporal, Cherise relatou que sua mãe mudou de emprego e perdeu os benefícios do plano de saúde, por isso ela não podia mais participar do programa. O nutricionista conectou Cherise com a Associação Cristã de Moços (ACM) local, que oferecia um programa de controle de massa corporal para adultos em uma escala de horários flexível e sem taxas. Cinco meses depois, o IMC de Cherise foi avaliado em 26,8 kg/m² e observou-se uma perda de massa corporal de 8,6 kg em relação aos níveis anteriores.

Declarações de diagnóstico nutricional

- Ingestão excessiva de energia (NI-1.3) relacionada a padrões de refeição inconsistentes e histórico alimentar, incluindo principalmente alimentos de conveniência com baixo teor de fibra e alta energia, conforme evidenciado por um IMC no 95º percentil
- Ingestão excessiva de lipídeos (NI-5.6.2) relacionada à preferência por alimentos de conveniência, incluindo *pizza*, salgadinhos fritos e sorvete, conforme evidenciado pelo colesterol total e LDL-colesterol elevados
- Atividade física inadequada (NB-2.1) relacionada a trabalho e horário escolar intensos, conforme evidenciado pela paciente ter relatado não ter tempo suficiente para participar de atividades físicas regulares
- Adesão limitada às recomendações relacionadas à nutrição (NB-1.6) relacionadas a barreiras socioeconômicas e trabalho e horário escolar intensos, conforme evidenciado pelo IMC acima de 1 percentil na visita de acompanhamento.

Perguntas sobre cuidados nutricionais

1. Como você classificaria a pressão arterial de Cherise com base na leitura na enfermaria da escola?
2. Como você classificaria o peso de Cherise com base nas leituras da primeira visita na clínica comunitária? Existe alguma informação adicional que você gostaria de saber sobre o histórico de peso dela para fazer sua avaliação?
3. Com base no histórico de saúde da família dela, quais exames laboratoriais você solicitaria para serem consistentes com as recomendações do National Heart, Lung, and Blood Institute (NHLBI)?
4. Que tipo de recomendação nutricional seria ideal para Cherise com base em sua pressão arterial, histórico de ganho de massa corporal e resultados laboratoriais?
5. Quais estratégias específicas seriam benéficas para o nutricionista recomendar a Cherise com relação a melhorar sua ingestão alimentar?
6. Quais estratégias você recomendaria para Cherise mudar seu grau de atividade física?

WEBSITES ÚTEIS

American Academy of Pediatrics: Media and Children
American School Health Association
National Eating Disorder Association
School Nutrition Association

REFERÊNCIAS BIBLIOGRÁFICAS

Abreu AP, Kaiser UB: Pubertal development and regulation, *Lancet Diabetes Endocrinol* 4(3):254–264, 2016.

American Academy of Pediatrics, Council on Communications and Media: Media use in school-aged children and adolescents, *Pediatrics* 138(5):e20162592, 2016.

Anderson M, Jiang J: Teens, social media and technology 2018, *Pew Research Center* 2018. Available at: https://www.pewresearch.org/internet/2018/05/31/teens-social-media-technology-2018/

Berge JM, Arikian A, Doherty WJ, et al: Healthful eating and physical activity in the home environment: results from multifamily focus groups, *J Nutr Educ Behav* 44:123–131, 2012.

Berge JM, Wall M, Hsueh TF, et al: The protective role of family meals for youth obesity: 10-year longitudinal associations, *J Pediatr* 166:296–301, 2015.

Bowman SA, Friday JE, Clemens JC, et al: A comparison of food patterns equivalents intakes by Americans. *Dietary Data Brief No. 16*, September 2016.

Branum AM, Rossen LM, Schoendorf KC: Trends in caffeine intake among U.S. children and adolescents, *Pediatrics* 133:386–393, 2014.

Burris J, Rietkerk W, Woolf K: Acne: the role of medical nutrition therapy, *J Acad Nutr Diet* 113:416–430, 2013.

Burris J, Rietkerk W, Woolf K: Relationships of self-reported dietary factors and perceived acne severity in a cohort of New York young adults, *J Acad Nutr Diet* 114:384–392, 2014.

Burrows T, Goldman S, Pursey K, Lim R. Is there an association between dietary intake and academic achievement: a systematic review, *J Hum Nutr Diet* 30(2):117–140, 2017.

Centers for Disease Control and Prevention, Division of Adolescent and School Health: *Results from the School Health Policies and Practices Study 2014*, 2015. Available at: https://www.cdc.gov/healthyyouth/data/shpps/results.htm.

Centers for Disease Control and Prevention: *National diabetes statistics report, 2017*, Atlanta, GA, 2017, Centers for Disease Control and Prevention, U.S. Department of Health and Human Services. Available at: https://www.cdc.gov/diabetes/data/statistics/statistics-report.html.

Centers for Disease Control and Prevention: Prevalence of abnormal lipid levels among youths—United States, 1999 -2006, *MMWR Morb Mortal Wkly Rep* 59(2):29–33, 2010.

Child Trends: *Family meals: indicators on children and youth*, 2013. Available at: https://www.childtrends.org/wp-content/uploads/2013/05/indicator0.80414800%201369598448.html

De Souza MJ, Koltun KJ, Etter CV, et al: Current status of the female athlete triad: update and future directions, *Curr Osteoporos Rep* 15(6):577–587, 2017.

Dwyer J, Nahin RL, Rogers GT, et al: Prevalence and predictors of children's dietary supplement use: the 2007 National Health Interview Survey, *Am J Clin Nutr* 97:1331–1337, 2013.

Eaton DK, Kann L, Kinchen S, et al: Youth risk behavior surveillance—United States, 2011, MMWR Surveill Summ 61(4):1–162, 2012

Fiscaletti M, Stewart P, Munns CF: The importance of vitamin D in maternal and child health: a global perspective, *Public Health Rev* 38:19, 2017.

Friend A, Craig L, Turner S: The prevalence of metabolic syndrome in children: a systematic review of the literature, *Metab Syndr Relat Disord* 11(2):71–80, 2013.

Ganji V, Zhang X, Tangpricha V: Serum 25-hydroxyvitamin D concentrations and prevalence estimates of hypovitaminosis D in the U.S. population based on assay-adjusted data, *J Nutr* 142:498–507, 2012.

Golden NH, Carey DE: Vitamin D in health and disease in adolescents: when to screen, whom to treat, and how to treat, *Adolesc Med State Art Rev* 27: 125–139, 2016.

Goldfarb SS, Tarver WL, Locher JL, et al: A systematic review of the association between family meals and adolescent risk outcomes, *J Adolesc* 44: 134–149, 2015.

Hagan JF, Shaw JS, Duncan PM, editors: *Bright futures: guidelines for health supervision of infants, children, and adolescents*, ed 4, Elk Grove Village, IL, 2017, American Academy of Pediatrics.

Harris JL, Frazier W, Romo-Palafox M, et al: FACTS 2017. *Food industry self-regulation after 10 years: progress and opportunities to improve food advertising to children*. Hartford, CT. UConn Rudd Center for Food Policy & Obesity, 2017.

Hayes D, Contento IR, Weekly C: Position of the Academy of Nutrition and Dietetics, Society for Nutrition Education and Behavior, and School Nutrition Association: comprehensive nutrition programs and services in schools, *J Acad Nutr Diet* 118(5):913–919, 2018.

Henry BW, Ziegler J, Parrott JS, et al: Pediatric weight management evidence-based practice guidelines: components and contexts of interventions, *J Acad Nutr Diet* 118(7):1301–1311, 2018.

Hoelscher DM, Kirk S, Ritchie L, et al: Position of the Academy of Nutrition an d Dietetics: interventions for the prevention and treatment of pediatric overweight and obesity, *J Acad Nutr Diet* 113:1375–1394, 2013.

Inge TH, Jenkins TM, Xanthakos SA, et al: Long-term outcomes of bariatric surgery in adolescents with severe obesity (FABS-5+): a prospective follow-up analysis, *Lancet Diabetes Endocrinol* 5(3):165–173, 2017.

Institute of Medicine: *Dietary reference intakes: the essential guide to nutrient requirements*, Washington, DC, 2006, National Academies Press.

Institute of Medicine: *Dietary reference intakes for calcium and vitamin D*, Washington, DC, 2011, National Academies Press.

Kann L, McManus T, Harris WA, et al: Youth risk behavior surveillance – United States, 2017, *MMWR Surveill Summ* 67(8):1–114, 2018

Keast DR, Fulgoni VL III, Nicklas TA, et al: Food sources of energy and nutrients among children in the United States: National Health and Nutrition Examination Survey 2003 -2006, *Nutrients* 5:283–301, 2013.

Kelly AS, Barlow SE, Rao G, et al: Severe obesity in children and adolescents: identification, associated health risks, and treatment approaches: a scientific statement from the American Heart Association, *Circulation* 128:1689–1712, 2013.

LaBotz M, Griesemer BA, Council on Sports Medicine and Fitness: Use of performance-enhancing substances, *Pediatrics* 138(1):e20161300, 2016.

Lapierre MA, Fleming-Milici F, Rozendaal E, et al: The effect of advertising on children and adolescents, *Pediatrics* 140(Suppl 2):S152, 2017.

Larson N, MacLehose R, Fulkerson JA, et al: Eating breakfast and dinner together as a family: associations with sociodemographic characteristics and implications for diet quality and weight status, *J Acad Nutr Diet* 113:1601–1609, 2013.

Larson N, Story M: A review of snacking patterns among children and adolescents: what are the implications of snacking for weight status? *Child Obes* 9:104–115, 2013.

Larson N, Story M: Barriers to equity in nutritional health for U.S. children and adolescents: a review of the literature, *Curr Nutr Rep* 4(1):102–110, 2015.

Li W, Liu Q, Deng X, et al: Association between obesity and puberty timing: a systematic review and meta-analysis, *Int J Environ Res Public Health* 14(10):E1266, 2017.

Martin JA, Hamilton BE, Osterman MJ, et al: Births: final data for 2016, *Nat Vital Stat Rep* 67(1), 2018. Hyattsville, MD, National Center for Health Statistics. Available at: https://www.cdc.gov/nchs/products/nvsr.htm.

Mayer-Davis EJ, Lawrence JM, Dabelea D, et al: Incidence trends of type 1 and type 2 diabetes among youths, 2002-2012, *N Engl J Med* 376(15): 1419–1429, 2017.

Melina V, Craig W, Levin S: Position of the Academy of Nutrition and Dietetics: vegetarian diets, *J Acad Nutr Diet* 116(12):1970–1980, 2016.

Moore CE, Liu Y: Elevated systolic blood pressure of children in the United States is associated with low serum 25-hydroxyvitamin D concentrations related to body mass index: National Health and Examination Survey 2007-2010, *Nutr Res* 38:64–70, 2017.

Moore LL, Singer MR, Qureshi MM, et al: Food group intake and micronutrient adequacy in adolescent girls, *Nutrients* 4:1692–1708, 2012.

National Center for Chronic Disease Prevention and Health Promotion, Division of Population Health: *Health and academic achievement*, Atlanta, GA, 2014, Centers for Disease Control and Prevention. Available at: https://www.cdc.gov/healthyschools/health_and_academics/index.htm.

Neumark-Sztainer D, Wall MM, Larson N, et al: Secular trends in weight status and weight-related attitudes and behaviors in adolescents from 1999 to 2010, *Prev Med* 54:77–81, 2012.

Papanikolaou Y, Brooks J, Reider C, et al: Comparison of inadequate nutrient intakes in non-Hispanic blacks vs. non-Hispanic whites: an analysis of NHANES 2007-2010 in U.S. children and adults, *J Health Care Poor Underserved* 26(3):726–736, 2015.

Physical Activity Guidelines Advisory Committee: *2018 Physical Activity Guidelines Advisory Committee Scientific Report*, Washington, DC, 2018, U.S. Department of Health and Human Services. Available at: https://health.gov/paguidelines/second-edition/report.aspx.

Poti JM, Slining MM, Popkin BM: Where are kids getting their empty calories? Stores, schools, and fast-food restaurants each played an important role in empty calorie intake among US children during 2009-2010, *J Acad Nutr Diet* 114:908–917, 2014.

Powell LM, Szczypka G, Chaloupka FJ: Trends in exposure to television food advertisements among children and adolescents in the United States, *Arch Pediatr Adolesc Med* 164:794–802, 2010.

Ramnitz MS, Lodish MB: Racial disparities in pubertal development, *Semin Reprod Med* 31:333–339, 2013.

Ranjit N, Evans MH, Byrd-Williams C, et al: Dietary and activity correlates of sugar-sweetened beverage consumption among adolescents, *Pediatrics* 126:e754–e761, 2010.

Reilly JJ, Kelly J: Long-term impact of overweight and obesity in childhood and adolescence on morbidity and premature mortality in adulthood: systematic review, *Int J Obes* 35:891–898, 2011.

Richardson E, Seibert T, Uli NK: Growth perturbations from stimulant medications and inhaled corticosteroids, *Transl Pediatr* 6(4):237–247, 2017.

Rosinger A, Herrick K, Gahche J, et al: Sugar-sweetened beverage consumption among U.S. youth, 2011-2014, *NCHS data brief* (271):1–8, Hyattsville, MD, 2017, National Center for Health Statistics.

Ryder JR, Fox CK, Kelly AS: Treatment options for severe obesity in the pediatric population: current limitations and future opportunities, *Obesity* 26(6):951–960, 2018.

Schürmann S, Kersting M, Alexy U: Vegetarian diets in children: a systematic review, *Eur J Nutr* 56:1797–1817, 2017.

Seifert SM, Schaechter JL, Hershorin ER, et al: Health effects of energy drinks on children, adolescents, and young adults, *Pediatrics* 127:511–528, 2011.

Skinner AC, Ravanbakht SN, Skelton JA, et al: Prevalence of obesity and severe obesity in US children, 1999-2016, *Pediatrics* 141(3):e20173459, 2018.

Smith TJ, Lanham-New SA, Hart KH: Vitamin D in adolescents: Are current recommendations enough? *J Steroid Biochem Mol Biol* 173:265–272, 2017.

Steinberg L: *Adolescence*, ed 11, New York, NY, 2016, McGraw-Hill Higher Education.

Tanner J: *Growth at adolescence*, Oxford, UK, 1962, Blackwell Scientific Publications.

Terry-McElrath YM, O'Malley PM, Johnston LD: Energy drinks, soft drinks, and substance use among United States secondary school students, *J Addict Med* 8:6–13, 2014.

U.S. Department of Agriculture, Agricultural Research Service: *Breakfast: percentages of selected nutrients contributed by foods and beverages consumed at breakfast, by gender and age, in the United States. What we eat in America, NHANES 2013-2014*, 2016a. Available at: www.ars.usda.gov/nea/bhnrc/fsrg.

U.S. Department of Agriculture, Agricultural Research Service: *Nutrient Intakes from food and beverages: mean amounts consumed per individual, by gender and age, in the United States. What we eat in America, NHANES 2013–2014*, 2016b. Available at: www.ars.usda.gov/nea/bhnrc/fsrg.

U.S. Department of Agriculture, Agricultural Research Service: *Snacks: distribution of snack occasions, by gender and age, in the United States. What we eat in America, NHANES 2013–2014*, 2016c. Available at: www.ars.usda.gov/nea/bhnrc/fsrg.

U.S. Department of Agriculture, Agricultural Research Service: Snacks: percentages of selected nutrients contributed by foods and beverages eaten at *snack occasions, by gender and age, in the United States. What we eat in America, NHANES 2013–2014*, 2016d. Available at: www.ars.usda.gov/nea/bhnrc/fsrg.

U.S. Department of Agriculture, Agricultural Research Service: *Total nutrient intakes: percent reporting and mean amounts of selected vitamins and minerals from food and beverages and dietary supplements, by gender and age. What we eat in America, NHANES 2013–2014*, 2017. Available at: www.ars.usda.gov/nea/bhnrc/fsrg.

U.S. Department of Health and Human Services, National Institutes of Health, National Heart, Lung and Blood Institute: *Expert panel on integrated guidelines for cardiovascular health and risk reduction in children and adolescents*, Summary report, October 2012. NIH Publication No 12-7486A.

U.S. Department of Health and Human Services: *Physical Activity Guidelines for Americans*, ed 2, Washington, DC, 2018, U.S. Department of Health and Human Services. Available at: https://health.gov/paguidelines/second-edition/.

Vall E, Wade TD: Predictors of treatment outcome in individuals with eating disorders: a systematic review and meta-analysis, *Int J Eat Disord* 48(7):946–971, 2015.

Villamor E, Jansen EC: Nutritional determinants of the timing of puberty, *Annu Rev Public Health* 37:33–46, 2016.

Watts AW, Miller J, Larson NI, et al: Multicontextual correlates of adolescent sugar-sweetened beverage intake, *Eat Behav* 30:42–48, 2018.

Waxman E, Popkin SJ, Galvez M: *Bringing teens to the table: a focus on food insecurity in America*. Chicago, IL, 2015, Feeding America.

Wu CH, Wang CC, Kennedy J: The prevalence of herb and dietary supplement use among children and adolescents in the United States: results from the 2007 National Health Interview Survey, *Complement Ther Med* 21:358–363, 2013.

Young BE, McNanley TJ, Cooper EM, et al: Maternal vitamin D status and calcium intake interact to affect fetal skeletal growth in utero in pregnant adolescents, *Am J Clin Nutr* 95:1103–1112, 2012.

18

Nutrição na Idade Adulta

Judith L. Dodd, MS, RDN, LDN, FAND

TERMOS-CHAVE

alimentos funcionais
bem-estar
deserto de alimentos
disparidades de saúde
fitoestrogênios
fitonutrientes
fitoquímicos
genômica nutricional
índice de preços ao consumidor (IPC)
isoflavonas
qualidade de vida relacionada à saúde (QVRS)
segurança alimentar
síndrome de tensão pré-menstrual (TPM)
síndrome metabólica

Este capítulo enfatiza o histórico e as ferramentas para incentivar os adultos a estabelecerem metas de estilo de vida relacionadas à nutrição que promovam uma saúde positiva e reduzam os fatores de risco. Outros capítulos deste texto fornecem um foco sobre o papel presente e potencial da nutrição clínica na prevenção e na intervenção para as principais doenças crônicas e condições que afetam as escolhas alimentares e nutricionais na idade adulta, como doenças cardiovasculares, diabetes, câncer, ganho de massa corporal e osteoporose. Somadas a isso estão as condições relacionadas à saúde, como artrite, doença de Alzheimer, doença renal e condições relacionadas à inflamação, que a pesquisa indica que têm ligações potenciais com o estilo de vida e as escolhas alimentares e nutricionais. O papel da inflamação nas doenças crônicas está se tornando cada vez mais evidente (ver Capítulo 7).

A idade adulta é o momento para os profissionais de nutrição e dietética protagonizarem uma equipe que ajuda os adultos a alcançarem e manterem boa saúde. As metas do *Healthy People 2020* fornecem a estrutura (Centers for Disease Control and Prevention [CDC], 2017a). As evidências são convincentes de que as decisões para um estilo de vida saudável devem ser tomadas precocemente para a promoção da saúde e a prevenção de doenças (Academy of Nutrition and Dietetics [AND], 2013b).

DELIMITAÇÃO DA ETAPA: NUTRIÇÃO NA IDADE ADULTA

Este capítulo enfoca a nutrição e os comportamentos relacionados à alimentação nos anos após a adolescência, mas antes que alguém seja considerado um "adulto idoso", muitas vezes definido como a idade de 65 anos, com base na idade tradicional de aposentadoria, embora essa definição esteja em um período de mudança. Evidentemente, trata-se de um intervalo amplo de idades e, como todos os grupos populacionais, os anos adultos são heterogêneos. A definição do que constitui ser um "adulto idoso" está em constante mudança, à medida que as pessoas mudam a idade de aposentadoria, conforme as projeções de expectativa de vida são ajustadas e em consonância com ciência médica e as alterações no estilo de vida, que estendem a expectativa de vida e as oportunidades de uma qualidade de vida ótima. A expectativa de vida de 80 anos e acima é uma realidade apoiada pelas estatísticas dos CDC, com a expectativa de vida de 78,8 anos em 2017 (CDC, 2018c). As evidências continuam a indicar que os anos da idade adulta definem a estrutura tanto para a qualidade quanto para a expectativa de vida. Nutrição e comportamentos relacionados à alimentação são fatores-chave e, quanto mais cedo a prevenção se tornar a meta, melhor será o desfecho (AND, 2013b).

As ingestões dietéticas de referência (IDRs) (ver no fim do livro) fornecem uma visão geral das recomendações de nutrientes para os grupos etários com base nas determinações das IDRs. Manter-se atualizado sobre as mudanças nas IDRs é uma parte crítica das ferramentas do profissional de nutrição e dietética porque as mudanças são feitas à medida que a pesquisa é validada. As necessidades de nutrientes no ciclo de vida adulto são semelhantes, mas, como em todas as fases da vida, são afetadas por sexo, estado de saúde, genética, medicamentos e escolhas de estilo de vida, como comportamento alimentar, tabagismo e grau de atividade física. Esses são marcadores determinados por meio de avaliação, que um profissional de nutrição e saúde pode usar para determinar as necessidades dessa população. Outros marcadores são menos evidentes e incluem as percepções do adulto sobre a qualidade de vida e a motivação nas áreas de nutrição e saúde (National Institutes of Health [NIH], 2018d).

Quando os objetivos são prevenção e mudança de comportamento, tais marcadores tornam-se críticos. A pesquisa continua a indicar que mudanças positivas em qualquer idade e comportamentos de estilo de vida podem fazer diferença na saúde total e na expectativa de vida. Fazer essas mudanças cedo na vida, em vez de mais tarde, e mantê-las ao longo da vida adulta devem ser as metas. A genética sempre foi considerada na avaliação do estado nutricional e do potencial de vida, mas a ciência em evolução da **genômica nutricional** tornou-se um importante marcador na prática nutricional e dietética (ver Capítulo 6).

DETERMINAÇÃO DO CENÁRIO: MENSAGENS

O primeiro passo para os profissionais de nutrição e dietética é reconhecer que muitos adultos são os principais alvos de informações sobre nutrição e saúde que oferecem orientação compreensível e implementável. No entanto, isso se traduz em evidências crescentes de que os adultos também podem ser alvos de desinformação e orientação com base em promessas e soluções rápidas, em vez de nutrição clínica baseada em evidências. Rebekah Nagler, PhD, estudou o papel potencial da reação do consumidor ao que parecia ser uma orientação ou informação nutricional contraditória. De acordo com Nagler, a confusão e a repercussão podem tornar as pessoas mais propensas a ignorar não apenas as informações contraditórias, mas também os conselhos nutricionais amplamente aceitos, como comer mais frutas e vegetais. Nagler também observou que aqueles com maior exposição a informações contraditórias expressaram mais confusão com nutrição (Nagler, 2014).

Como acontece com qualquer grupo, os adultos devem ser abordados com estratégias e orientações adequadas às suas necessidades de saúde e educação, bem como à sua capacidade de implementá-las. É necessário compreender que a pesquisa é dinâmica e contínua. Isso deve estar firmemente fixado na mente do mensageiro (o profissional de nutrição) e do receptor (paciente ou cliente). É função do profissional de nutrição verificar as mensagens, separando as atuais baseadas em evidências daquelas baseadas em estudos preliminares ou isolados. O que é relatado como notícia ou orientação ao consumidor pode parecer contraditório com a prática atual, quando na verdade a base é uma pesquisa preliminar em vez de baseada em evidências.

O desafio para os profissionais de nutrição e dietética é manterem-se atualizados sobre as pesquisas e diretrizes, ao mesmo tempo que reconhecem as motivações potenciais de seu público e suas fontes de informação. Em um mundo tecnologicamente experiente, com acesso instantâneo a conselhos sobre nutrição e saúde por profissionais autoproclamados, bem como profissionais credenciados, isso se torna um desafio ainda maior.

Pesquisas apoiam a ideia de que os adultos buscam informações nutricionais e as usam para fazer mudanças positivas no estilo de vida, mas estão descobrindo que fazer essas mudanças é um desafio. Tempo, falta de força de vontade, mensagens conflitantes e identificação da eficácia das mensagens são citados como barreiras (International Food Information Council [IFIC], 2017). A *2017 IFIC Foundation Food and Health Survey* – Pesquisa sobre Alimentos e Saúde da IFIC Foundation de 2017 – identificou barreiras e observou que a confusão do consumidor é uma das principais preocupações. Os consumidores expressaram dúvidas sobre suas escolhas e observaram que confiam em suas redes sociais para obter conselhos. No entanto, eles também notaram uma confiança limitada nos conselhos de amigos e familiares. A confiança era alta em profissionais de saúde, incluindo nutricionistas. O interesse na adoção e na manutenção de comportamentos alimentares saudáveis e a confiança para a segurança alimentar foi maior na geração *baby boomer* (pessoas nascidas no período após a Segunda Guerra Mundial, de 1945 a 1960) e adultos mais velhos do que nos adultos mais jovens (IFIC, 2017). Como acontece com qualquer grupo etário, saber mais sobre os comportamentos e crenças relacionados à alimentação e à nutrição de uma pessoa é uma parte crítica para determinar como atingir essa pessoa com uma mensagem.

Outra ferramenta útil para alcançar adultos é revisar as influências do comportamento e o conhecimento sobre nutrição e saúde. Uma revisão das informações sobre saúde e nutrição na mídia reforça a ideia de que as informações sobre nutrição e saúde são populares. No entanto, os consumidores são seletivos sobre suas preocupações pessoais e sua fonte de informação. As pesquisas de nutrição e saúde da IFIC Foundation de 2013, 2015, 2017 e 2018 observaram um grande interesse em perder massa corporal. No entanto, no estudo de 2017, foi relatado que o interesse nos benefícios da perda de massa corporal pelo ajuste da ingestão de alimentos cai drasticamente com a idade. Para aqueles com idades entre 18 e 34 anos, 40% dos entrevistados relataram interesse. Nas idades de 35 a 49 anos, houve uma ligeira queda para 38%, com 23% de interesse relatado nas idades de 50 a 64 anos e 28% nas idades de 65 a 80 anos (IFIC, 2017). As mudanças relatadas incluem a diminuição da quantidade de alimentos consumidos, comer mais frutas e vegetais, beber mais água ou bebidas de baixa ou nenhuma caloria, inclusão de mais grãos integrais, diminuição da escolha de alimentos com alto teor de açúcar ou açúcar de adição e consumo de porções menores. Todas essas mudanças estão de acordo com as orientações sugeridas nas Dietary Guidelines for Americans (DGA).

O interesse pela nutrição e pela alimentação continua evidente na idade adulta. A literatura popular demonstra um interesse crescente em culinária, livros de receitas, nutricionistas de supermercados, eventos em mercearias e da "fazenda para a mesa" e outras atividades relacionadas a alimentos (IFIC, 2018). Isso é surpreendente porque, apesar de todo esse interesse em cozinhar, os norte-americanos continuam cozinhando menos e fazendo menos refeições em casa. Cozinhar em casa é um desafio na idade adulta devido às agendas lotadas (Figura 18.1).

Mensagens sobre benefícios e riscos potenciais de certos alimentos e nutrientes estão sendo ouvidas pelos consumidores. Isso inclui mensagens sobre o efeito negativo da gordura saturada, ácidos graxos *trans* e sódio. As empresas de alimentos estão mudando os produtos para refletir uma escolha que promova mais a saúde, e os restaurantes estão seguindo esse exemplo. As mudanças propostas nas leis de rotulagem tanto de alimentos quanto de restaurantes aumentaram a pressão à medida que as quantidades de energia, sódio e outros nutrientes essenciais se tornaram mais identificáveis para o consumidor. Um estudo sobre os teores de energia e sódio de itens de cardápios de cadeias de restaurantes dos EUA concluiu que, quando a propaganda publicitária da indústria indicava opções mais saudáveis, estas eram balanceadas por mudanças simultâneas menos saudáveis nas escolhas do cardápio. Por exemplo, à medida que opções de baixo teor energético iam sendo oferecidas, o cardápio de aperitivos passava a contar com mais alimentos fritos para mergulhar em molhos com alto teor de sódio para acompanhar as bebidas. Concluiu-se que não houve mudanças significativas no conteúdo de energia e sódio nos pratos principais em um período de 1 ano (2010 a 2011) (Wu e Sturm, 2014). Como os novos requisitos para rotulagem de itens do cardápio do restaurante estão totalmente implementados, será interessante ver se isso resulta tanto em estabelecimentos de alimentos oferecendo opções mais saudáveis quanto em fregueses fazendo escolhas mais saudáveis.

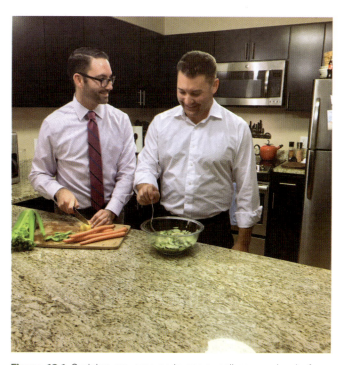

Figura 18.1 Cozinhar em casa pode ser a melhor maneira de fazer refeições balanceadas e nutritivas, mas também pode ser o maior desafio durante a idade adulta devido às agendas lotadas.

O profissional de nutrição e dietética pode ter uma influência positiva na defesa e na educação para mudanças significativas e reais no suprimento de alimentos, com foco na prevenção. Entretanto, deve haver um esforço direcionado ao consumidor para apoiar essas mudanças. Para ser um líder, ou no mínimo protagonista, o profissional de nutrição deve estar ciente dos recursos e influências da comunidade, das fontes de alimentos disponíveis e das mudanças de comportamentos alimentares. Embora este capítulo se concentre em adultos, é importante lembrar que as crianças são afetadas por seus modelos de adultos, o que aumenta os benefícios potenciais do foco na prevenção.

FONTES DE INFORMAÇÃO

A fonte pela qual os consumidores obtêm suas informações é um fator a ser considerado. A fonte e o apelo da mensagem afetam o quão realistas e significativas as informações são para o consumidor. No entanto, o valor científico e a aplicação de informações baseadas em evidências variam. Para o consumidor adulto, a promessa de benefício específico é mais importante do que a mensagem padrão "é bom para você", e a validade científica da mensagem pode não ser o ponto determinante. O estudo do IFIC de 2017 apontou para essa crença (IFIC, 2017).

As fontes de informação continuam mudando. As impressas tradicionais diminuem à medida que as digitais e eletrônicas aumentam. O uso de aplicativos digitais para telefones, ou simplesmente "aplicativos", é uma tendência crescente, assim como a criação, o *marketing* e a avaliação de aplicativos. A Academy of Nutrition and Dietetics (AND) e suas afiliadas têm recursos disponíveis para identificar fontes válidas. Publicações estão disponíveis para auxiliar na avaliação e na seleção de ferramentas digitais. Um desses livros é *Bits & Bytes: A Guide to Digitally Tracking Your Food, Fitness, and Health*, com coautoria de Meagan F. Moyer, MPH, RDN, LD e da AND (Bits and Bytes, 2016). Os boletins e publicações do Dietetic Practice Group da AND frequentemente incluem avaliações. A coluna, *CLICK* é continuamente publicada na revista *Food & Nutrition*, da AND (AND CLICK, 2018). A *web* e *links* relacionados são as principais fontes de informação, criando, portanto, outro desafio para o profissional que busca fornecer informações com base em evidências.

Em relação às fontes humanas verossímeis e confiáveis de informações nutricionais, os profissionais de saúde, incluindo nutricionistas, médicos e enfermeiros registrados, continuam a ser classificados como os mais confiáveis (IFIC, 2017). No entanto, quando os consumidores foram questionados sobre os fatores que afetam sua disposição de acreditar em novos alimentos e informações sobre saúde, outras pessoas em seu ambiente, incluindo familiares e amigos, foram nomeadas como influenciadores em potencial.

Pesquisas mostraram aumento no número de consumidores familiarizados com o *MyPlate* e daqueles que usam rótulos de alimentos, informações de prateleira e outras ferramentas (IFIC, 2017, 2018). A literatura popular indica um segmento crescente da população interessada em alimentos, culinária, livros de receitas, chefes celebridades e assim por diante, e os rotula como "*foodies*" ("viciados em alimentos"). As informações nutricionais e outras informações do rótulo (ver Capítulo 10) influenciam as decisões nutricionais e alimentares, mas pode haver lacunas na interpretação. As listas crescentes de ingredientes, a terminologia desconhecida, a mudança de ingredientes e até mesmo o formato podem tornar os rótulos nutricionais menos úteis. Mudanças no formato e no conteúdo das etiquetas, bem como nos sistemas da frente da embalagem, são discutidas há pelo menos 10 anos e são um trabalho em andamento. As alterações no tamanho da porção, o painel de informações nutricionais e as declarações na frente da embalagem e no rótulo entraram em vigor em 2020 (U.S. Department of Health and Human Services [USDHHS], 2018b; U.S. Department of Agriculture [USDA], 2018b, 2018c).

Estudos indicam que os consumidores usarão rótulos e acolherão um sistema confiável na frente da embalagem (Wu e Sturm, 2014). Embora o movimento por mais rotulagem nos cardápios tenha recebido reações mistas, os regulamentos exigem rotulagem a partir de 2020. Todos esses esforços são peças adicionais de um quebra-cabeça em desenvolvimento que envolve ações em níveis estadual e regional, bem como de fontes federais. Um tema contínuo é a necessidade de uma mensagem geral válida relacionada ao consumidor, com base em ferramentas atuais e compreensíveis baseadas em evidências. Também são essenciais profissionais credenciados em alimentos, nutrição e saúde, que podem orientar os consumidores a buscar fontes que eles possam usar facilmente para validar informações.

Informação nutricional e educação para adultos

Os adultos comuns com uma saúde razoável são frequentemente ignorados como um segmento único da população que pode se beneficiar de avaliação e educação nutricionais. As estratégias preventivas provavelmente são endereçadas para abordar os anos de formação do pré-natal, primeira infância, infância, adolescência e idade adulta jovem. Os adultos idosos são outro grupo que provavelmente será foco de estratégias de intervenção em saúde e mensagens de qualidade de vida, visto que essa é uma faixa etária em crescimento. O grupo populacional no meio do *continuum*, o adulto com idade entre 25 e aproximadamente 65 anos, provavelmente será segmentado em referência a um estado de doença potencial ou manifesta, um evento de vida ou uma escolha de estilo de vida. Por exemplo, adultos são apontados como diabéticos ou pré-diabéticos, como portadores de doenças cardíacas ou com potencial de desenvolvimento, como pessoas que precisam de um medicamento, como gestantes ou como atletas.

A pessoa adulta que não está gestante, que não é atleta ou não está "doente", mas que busca orientações sobre nutrição adequada ou prevenção de doenças, pode ser direcionada a dietas para doenças crônicas ou perda de massa corporal. Essas informações podem ser uma boa opção quando estão baseadas na ciência, mas podem errar o alvo nos objetivos gerais de prevenção. Felizmente, as orientações fornecidas por grupos como a American Heart Association (AHA), a AND, a American Diabetes Association (ADA) e a American Cancer Society (ACS) tendem a refletir DGA de 2015 a 2020. Essas diretrizes continuarão a mudar com as atualizações das DGA (USDHHS, 2018a). O foco geral na dieta com diretrizes em evolução é enfatizar a qualidade das escolhas alimentares, incluindo mensagem sobre o papel das "gorduras saudáveis" (NIH, 2018c). Outra mudança que afeta a forma como as diretrizes serão implementadas tanto por consumidores quanto por produtores de alimentos é a eliminação de gorduras *trans* como ingredientes (Food and Drug Administration [FDA], 2018a).

Várias diretrizes e relatórios têm como objetivo uma orientação saudável para o coração. As doenças cardíacas continuam sendo a causa número um de morte relacionada a doenças em homens e mulheres adultos. A AHA lançou diretrizes de prevenção em 2006, com foco na melhoria da saúde geral e na melhoria da saúde cardiovascular de todos os norte-americanos em 20% até 2020 (Lloyd-Jones et al., 2010). Em novembro de 2013, a AHA, com o American College of Cardiology (ACC) e o National Heart, Lung, and Blood Institute (NHLBI), lançou quatro diretrizes com base em revisões baseadas em evidências patrocinadas pelo NHLBI (ver Capítulo 32) (Harold e Jessup, 2013). O ACC e a AHA recomendam uma dieta rica em vegetais, frutas, grãos integrais, aves com baixo teor de lipídeos, peixes, óleos vegetais não tropicais, nozes e laticínios com baixo teor de lipídeos, e pobre em doces, bebidas adoçadas com açúcar e carne vermelha (ver Capítulo 32). O padrão dietético DASH (*Dietary Approaches to Stop Hypertension*) ou o padrão alimentar do USDA (*MyPlate*) são recomendados para atingir essa dieta. As DGA de 2015 a 2020 são consistentes com as recomendações do ACC e da AHA, enfatizando o aumento da ingestão de vegetais e frutas (de metade do prato) para atender à orientação do *MyPlate*. Um estudo de 2015 da Produce for Better Health Foundation (PBH) observou que o consumo de frutas e vegetais diminuiu 7% em 5 anos (de 2009 a 2014). Adultos de 18 a 44 anos (em conjunto com crianças de todas as idades) foram citados como um grupo populacional que mostra essa diminuição (PBH, 2015). Mensagens nutricionais relacionadas ao consumo de lipídeos, escolhas de fontes de lipídeos e escolhas de vegetais e frutas enquadram as orientações fornecidas por AHA, AND, ADA e ACS, bem como atendem às orientações fornecidas pelas DGA.

As diretrizes para a prevenção de diabetes continuam relacionadas às diretrizes de estilo de vida saudável das DGA (ver Capítulo 29). Um estudo de 2014 indicou que as pesquisas continuarão a explorar a obesidade e o sobrepeso. Em um estudo dinamarquês, a ligação com a obesidade ou o excesso de peso foi um fator, mas houve uma diferença de tempo observada. A manutenção de um estado de sobrepeso ou obesidade por vários anos aumentou o risco mais do que a presença de índice de massa corporal (IMC) ou massa corporal elevados. Isso levou à conclusão de que focar na pequena redução de massa corporal para a população total pode ser mais benéfico do que se concentrar na perda de massa corporal direcionada a indivíduos de alto risco (Vistisen et al., 2014).

A educação em saúde e os programas de saúde pública, com pesquisas e cuidados aprimorados, têm contribuído para mudanças em morbidade e mortalidade da população adulta. Os adultos norte-americanos estão em um caminho para a mudança positiva, passando do conhecimento à ação (CDC, 2013, 2018a, 2018b, 2018c). A avaliação nutricional é um componente crítico da nutrição clínica e das orientações para prevenção. O profissional de nutrição e dietética deve liderar ou fazer parte das equipes de gerenciamento de estilo de vida. Esses profissionais podem vincular a nutrição clínica a opções alimentares e escolhas econômicas e sociais, e podem estruturar a orientação para ser útil e alcançável. A educação nutricional, a habilidade culinária básica, as habilidades de comunicação e avaliação acrescentam outras dimensões ao objetivo de levar os adultos à ação. Os adultos nos estágios de consciência e ação tendem a buscar respostas, muitas vezes soluções ou reversões a curto prazo de um problema de saúde, em vez de mudanças de comportamento mais realistas a longo prazo. Por exemplo, os adultos podem querer saber onde os carboidratos se encaixam na dieta total e se há "carboidratos melhores", a mensagem sobre qual gordura é "boa", agora que as gorduras *trans* foram quase banidas, um alimento ou dieta "saudável" ou "prejudicial à saúde", seja para comprar alimentos cultivados organicamente ou localmente, ou o que fazer a respeito do sódio. Essas são questões melhor abordadas por profissionais qualificados em nutrição e dietética, que podem fornecer informações atuais válidas que respondam a perguntas a curto prazo, mas construam as soluções a longo prazo.

A orientação baseada na ciência geralmente aborda a dieta total e o estilo de vida, em vez de nutrientes ou alimentos isolados. Os conceitos de *alimentação saudável*, *densidade de nutrientes* e *alimentos nutritivos* são debatidos por profissionais da área da alimentação e de nutrição à medida que a ciência e a tecnologia avançam. Infelizmente, debates sobre alimentação e nutrição e novas descobertas de pesquisa, muitas vezes destinadas a esclarecer as evidências, são matéria-prima para a cobertura da mídia, aumentando a confusão e a percepção de mensagens contraditórias. A busca por informações sobre a escolha de alimentos para a saúde pode resultar em informações baseadas em evidências, como as DGA, bem como em orientações questionáveis baseadas em estudos únicos ou promoção de produtos. A combinação de publicidade e mídia eletrônica torna mais fácil misturar ciência com especulação e inverdades absolutas. Adultos com interesse em melhorar a qualidade nutricional de sua dieta podem acabar recebendo conselhos não confiáveis que apontam para soluções de correção rápida.

Os anos do bem-estar e a segurança alimentar

Os anos da idade adulta abrangem um intervalo cronológico amplo e são complicados por fatores fisiológicos, de desenvolvimento e sociais. Com sua história genética e social, os adultos acumularam os resultados de comportamentos e riscos de fatores ambientais. Esses fatores moldam a heterogeneidade dos anos adultos. No entanto, a idade adulta é uma época ideal para mensagens positivas de promoção da saúde e prevenção de doenças. Nas transições do início da idade adulta para a meia-idade, a saúde e o bem-estar podem assumir uma nova importância. Isso pode ser o resultado de um evento de vida ou educação (uma epifania) que desencadeia a consciência de que estar bem e permanecer bem são importantes. Os exemplos incluem tomar conhecimento dos resultados de uma triagem de pressão arterial, colesterol ou diabetes, enfrentar a realidade da morte, de uma crise de saúde de um colega ou familiar, ou perceber que as roupas não ficam tão bem quanto deveriam. Independentemente do motivo, o conceito de bem-estar ganha um novo significado e esses eventos são momentos de aprendizado.

O Wellness Councils of America (WELCOA) descreve o **bem-estar** como um processo que envolve estar ciente de uma saúde melhor e trabalhar ativamente para atingir esse objetivo (WELCOA, 2018). Com essa mentalidade, um estado de bem-estar pode existir em qualquer idade e pode começar em qualquer ponto do curso de vida de uma pessoa. Bem-estar é mais do que saúde física e sentir-se bem. Um estado de bem-estar inclui saúde mental e espiritual e abrange a capacidade de uma pessoa de se mover ao longo da *Maslow's Hierarchy of Needs* (Hierarquia de Necessidades de Maslow) (Maslow, 1970).

A capacidade de atender às necessidades nutricionais requer **segurança alimentar** (i. e., acesso a uma fonte segura, aceitável e adequada de alimentos). Parte da questão da segurança alimentar é quantidade e parte é qualidade. De acordo com dados do USDA, em 2016, 87,7% das famílias norte-americanas tinham segurança alimentar, um pouco mais do que em 2012. Da população restante, 12,3% das famílias foram relatadas como em situação de insegurança alimentar (USDA, 2016).

O clima econômico atual tem aumentado a ênfase na segurança alimentar ou o acesso a alimentos e as potenciais desigualdades populacionais. Os graus mais altos de insegurança alimentar são relatados em lares afro-americanos, de nativos americanos e hispânicos (USDA, 2016).

As questões de quantidade, qualidade e aceitabilidade fazem parte da discussão sobre segurança alimentar. Frequentemente, é mais caro comer alimentos saudáveis do que alimentos menos saudáveis e com alto teor energético. No entanto, habilidades limitadas nas áreas da compra com sabedoria e na preparação de alimentos, com acesso a alimentos e recursos de equipamentos limitados, complicam ainda mais a capacidade de uma pessoa de seguir os conselhos para um estilo de vida saudável. Isso enfatiza a necessidade de educação do consumidor adulto em habilidades alimentares básicas. O *Supplemental Nutrition Assistance Program* (SNAP), anteriormente conhecido como vale-refeição (*food stamps*), visa aliviar a insegurança alimentar e a elegibilidade, pois a participação é baseada no nível de renda. O programa inclui recursos para educação nutricional (USDA, 2018b). Como outros programas de assistência alimentar e nutricional, está sendo revisto e alterado não apenas para ajustar o acesso, mas também para aumentar a qualidade nutricional e os tipos de alimentos oferecidos. O fato de ser um programa que atende tanto aos trabalhadores pobres quanto aos desempregados costuma ser negligenciado. *Feeding America* é um *website* que deve ser visitado para obter mais informações sobre insegurança alimentar (Feeding America, 2014, 2018). A insegurança alimentar edifica a necessidade de orientação de profissionais de nutrição e dietética sobre acesso, aceitabilidade e uso dos alimentos.

Qualidade de vida e equilíbrio entre trabalho e vida

As percepções de saúde pessoal (mental e física) referem-se a opiniões sobre bem-estar e percepções de qualidade de vida. **Qualidade de vida relacionada à saúde (QVRS)** é um conceito usado para medir os efeitos das condições de saúde atuais na vida cotidiana de uma pessoa. Para capturar isso e criar uma ferramenta para os profissionais, os CDC medem as percepções de QVRS da população, incluindo a percepção de "sentir-se saudável". Usando a QVRS, pode-se aprender como os adultos relacionam sua saúde com seu desempenho diário. Em média, os norte-americanos relatam sentir-se "pouco saudáveis" aproximadamente 6 dias por mês e "saudáveis" ou "cheios de energia" aproximadamente 19 dias por mês; adultos com os níveis de renda mais baixos e com doenças crônicas relatam mais dias "não saudáveis" (CDC, 2016b, 2016c).

Para promover a qualidade de vida, os adultos estão sendo instados a estabelecer a meta de equilíbrio "trabalho-vida". Esse não é um conceito novo e se encaixa na necessidade de redução do estresse e relaxamento como parte de um estilo de vida saudável. No entanto, a ideia de equilibrar o tempo de trabalho com o lazer também pode ser um motivo para os adultos não fazerem exercícios, não cozinhar, comer fora de casa, ignorar as orientações nutricionais ou pular refeições. O tempo de lazer pode ser interpretado como tempo de tela, inatividade em frente às telas ou interação social, todas atividades sedentárias e que podem ser acompanhadas por alimentação e bebidas. Independentemente das razões e das interpretações, a ideia de equilíbrio entre a vida profissional e a vida pessoal é uma mensagem que está recebendo atenção da mídia social e um problema que muitas vezes está relacionado à multitarefa e ao desempenho de vários papéis (Figura 18.2). No conceito de bem-estar ou prevenção existe um vínculo com a saúde mental, bem como um bloqueio potencial para levar um estilo de vida promotor da saúde, não apenas para adultos, mas também para seus associados, familiares e outras pessoas em sua esfera de influência. Os prós, os contras e os benefícios potenciais para a saúde do equilíbrio entre vida pessoal e profissional são tópicos para locais de trabalho e para profissionais de dietética e nutrição (CDC, 2017a).

A idade adulta oferece oportunidades únicas para avaliação do estado de saúde, construção de fatores positivos e mudança dos fatores negativos que afetam a qualidade de vida. Como os adultos são professores, treinadores, pais, cuidadores e líderes do local de trabalho, visar às atitudes e aos comportamentos relacionados ao bem-estar dos adultos pode ter um efeito multiplicador. Um foco positivo no bem-estar pode influenciar a saúde do adulto e de qualquer pessoa que esteja em sua esfera de influência.

ESTILO DE VIDA E FATORES DE RISCO À SAÚDE

As escolhas de estilo de vida, incluindo atividades, estabelecem a estrutura para a saúde e o bem-estar. A saúde das pessoas que vivem nos EUA continuou a melhorar, em parte devido à educação que levou a mudanças no estilo de vida. A expectativa de vida continuou a aumentar (projetada em 78,7 anos), e as taxas de morbidade e mortalidade por doenças cardíacas, câncer e acidente vascular encefálico caíram (CDC, 2016a, 2018c). A expectativa de vida geral da população afro-americana é 3,8 anos menor do que a da população caucasiana. Tal disparidade é atribuída a maiores taxas de mortalidade por doenças cardíacas, câncer, homicídio, diabetes e condições perinatais (CDC, 2013). Essas estatísticas apontam o caminho para maior ênfase em iniciativas de prevenção e intervenção em populações minoritárias.

Mesmo quando a ênfase está no bem-estar e na prevenção, há uma forte ligação a fatores de risco que influenciam a morbidade e a mortalidade. Nos EUA, as principais causas de morte e debilitação entre adultos incluem (1) doenças cardíacas, (2) câncer, (3) doenças respiratórias crônicas, (4) doenças cerebrovasculares, (5) acidentes (lesões não intencionais), (6) doença de Alzheimer, (7) diabetes e (8) nefrite, síndrome nefrótica e nefrose. As doenças crônicas, incluindo doenças cardíacas, acidente vascular encefálico, câncer e diabetes, estão entre os mais caros e preveníveis de todos os problemas de saúde e são responsáveis por um terço dos anos potenciais de vida perdidos antes dos 65 anos e por 75% dos custos de assistência médica nos EUA. Esses problemas de saúde têm ligações diretas com a dieta e o estilo de vida, mas também são afetados por determinantes sociais e fatores ambientais complexos (Boxe 18.1).

A informação citada é para todos os adultos, mas quando ajustada por idade, as principais causas de morte de adultos jovens de 18 a 44 anos estão relacionadas a causas evitáveis, com o suicídio e o homicídio entre as três principais causas de morte em adultos menores de 34 anos. Acidentes ou lesões não intencionais desempenham um papel diferente em adultos jovens. Os acidentes são a quinta causa de morte e debilitação entre todos os adultos, mas sobem para o primeiro lugar para adultos com menos de 44 anos, com ênfase nas idades de 25 a 44 anos (CDC, 2016a, 2018b, 2018c). Presumivelmente, as outras principais causas de morte, envolvendo doenças crônicas e aquelas mais relacionadas à dieta, podem ser importantes pontos de ensino de prevenção em idades mais jovens. Adicione à lista a osteoporose e novas conexões para questões de saúde, como doença de Alzheimer ou artrite, como problemas de saúde que afetam os custos dos cuidados de saúde e a perda de qualidade de vida, além de terem uma relação potencial com o estilo de vida e nutrição (CDC, 2018a).

O sobrepeso e a obesidade são precursores ou complicações em todas essas doenças. A prevalência de excesso de massa corporal, medida por um IMC de 25 kg/m² ou mais, aumentou em todas as idades, mas parece estar se mantendo estável e até mesmo apresentando leve declínio. É importante, ao se observar a saúde geral dos adultos, considerar o IMC elevado como um fator de risco fundamental, mas

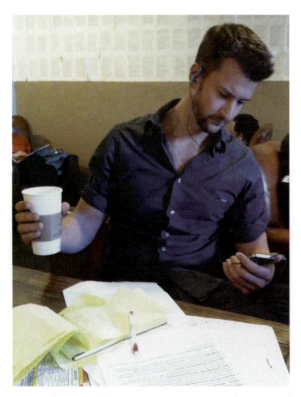

Figura 18.2 Comer rapidamente sem atenção, quando estressado ou executando multitarefas geralmente resulta em ingestão nutricional ruim na idade adulta.

Boxe 18.1 Enfoque nas disparidades de saúde e nutrição.

As diferenças de saúde entre as populações têm sido observadas por pesquisadores e profissionais da área da saúde há muito tempo. Historicamente, essas diferenças foram mais nítidas quando se comparou a população em geral com as minorias raciais e étnicas. Em 1899, o sociólogo e autor norte-americano W.E.B. Du Bois escreveu em seu livro *The Philadelphia Negro* sobre as taxas de mortalidade mais altas, a maior prevalência de doenças e a saúde, de forma geral, precária dos afro-americanos urbanos (Williams, 2010). Du Bois refutou aquilo que na época era visto por muitos como o resultado de diferenças biológicas e imutáveis entre as raças, e os pesquisadores modernos agora sabem que é, na verdade, o produto de uma mistura complexa de fatores sociais, comportamentais, ambientais e genéticos que contribuem para as disparidades de saúde, e não uma característica fixa de qualquer grupo ou raça.

As **disparidades de saúde** são diferenças na carga da doença ou piores resultados de saúde em um grupo em comparação com a população em geral. As disparidades podem ser encontradas na taxa geral de incidência, prevalência, morbidade, mortalidade ou taxas de sobrevivência da doença. De acordo com os National Institutes of Health, os grupos observados com essas diferenças são designados "populações com disparidade de saúde" e incluem minorias raciais e étnicas, populações de baixa condição socioeconômica, minorias sexuais e de gênero e pessoas rurais ou clinicamente mal atendidas (NIMHD, 2019).

Os determinantes da saúde que influenciam as disparidades de saúde cobrem muito mais aspectos do que apenas a biologia. Os determinantes sociais da saúde (ver Capítulo 8), incluindo fatores socioeconômicos, influências psicológicas, apoio social, discriminação e uma variedade de componentes relacionados, são extremamente importantes para compreender as disparidades. Esses determinantes abrangem o ambiente comportamental, físico ou construído e os domínios sociocultural e de cuidados de saúde, e têm impactos nos níveis individual, interpessoal, comunitário e social (NIMHD, 2017).

A nutrição é um componente fundamental para compreender e, em muitos casos, abordar as disparidades de saúde. Em muitas doenças nas quais as disparidades persistem entre os grupos, incluindo hipertensão, diabetes tipo 2, doença renal e obesidade, a nutrição clínica é crucial para uma intervenção eficaz. No entanto, pesquisas adicionais com foco na nutrição precisam ser feitas para determinar os métodos mais eficazes para lidar com as disparidades nas comunidades afetadas. Para abordar os aspectos não biológicos das disparidades, estratégias simples baseadas na dieta, por si sós, não são suficientes. Valores individuais e comunitários, alfabetização em saúde e sustentabilidade são fatores determinantes para o sucesso a longo prazo da capacidade dos profissionais de melhorar as disparidades em saúde.

Michael J. Hahn, BA

Williams DR, Sternthal M: Understanding Racial/ethnic Disparities in Health: Sociological Contributions, *Journal of health and social behavior* 51(Suppl):S15-S27, 2010, DOI:10.1177/0022146510383838.
National Institutes of Health (NIH), National Institute of Minority Health and Health Disparities (NIMHD) "HDPulse – Health Disparities Resources." https://hdpulse.nimhd.nih.gov/. Publicado em 2019. Acessado em Setembro, 30, 2019.
National Institutes of Health (NIH), National Institute of Minority NIH, NIMHD. "NIMHD Research Framework." https://www.nimhd.nih.gov/docs/framework-factsheet.pdf. Publicado 2017.

---

avançar para a próxima fase da avaliação total para identificar o perfil de saúde. Hipertensão, hiperlipidemia e glicose sanguínea elevada costumam ser vistas em conjunto com ou sem obesidade, conhecidas como **síndrome metabólica** (ver Capítulo 29). Um número crescente de obesos e adultos com sobrepeso tem sido associado a um aumento no número de casos de síndrome metabólica. Existe uma ligação genética para essa síndrome, mas o estilo de vida é uma questão importante. As evidências sugerem que é possível atrasar ou controlar os fatores de risco associados à síndrome metabólica com mudanças no estilo de vida, incluindo dieta promotora da saúde e padrões de exercícios, com a ajuda de profissionais de saúde (NIH, 2018c; CDC, 2018a, 2016b).

A obesidade e o sobrepeso estão diretamente relacionados ao desequilíbrio energético. Estima-se que menos da metade dos adultos norte-americanos participam de atividades físicas regulares, com um quarto relatando nenhuma atividade. Muitos riscos à saúde na idade adulta, incluindo doença arterial coronariana, certos tipos de câncer, hipertensão, diabetes tipo 2, depressão, ansiedade e osteoporose, têm relação com a falta de participação em exercícios físicos regulares e hábitos alimentares inadequados. Não se pode alcançar uma saúde positiva sem uma combinação de atividades físicas e escolhas alimentares que se adéquem às necessidades pessoais de equilíbrio energético e nutrição.

Na outra extremidade do espectro de massa corporal está a baixa massa corporal crônica, frequentemente acompanhada de desnutrição. A anorexia nervosa é a condição extrema, encontrada em ambos os sexos e em todas as faixas etárias. A massa corporal não saudável ou uma preocupação não saudável com a massa corporal não afeta apenas a saúde geral, mas nas mulheres também pode afetar a fertilidade e a capacidade de engravidar.

DISPARIDADES DE SAÚDE E SAÚDE GLOBAL

A eliminação das disparidades que aumentam os riscos à saúde das populações afetadas é um dos principais objetivos de uma política de saúde eficaz. As **disparidades de saúde** (ver Boxe 18.1) relacionadas ao acesso inadequado a alimentos seguros e com preços acessíveis geralmente são baseadas em raça, etnia, sexo, educação, nível de renda e localização geográfica. O acesso inadequado aos cuidados de saúde é uma disparidade que tem um grande efeito no bem-estar de uma pessoa. Demonstrou-se que as doenças crônicas e a obesidade são mais um fardo para as minorias raciais e as mulheres (CDC, 2016b, 2018a). Há uma incidência maior de doenças cardíacas, diabetes e obesidade ou sobrepeso em populações de baixa renda, afro-americanas e hispânicas (CDC, 2018a). Esses mesmos grupos populacionais têm acesso limitado a cuidados preventivos, educação e orientação nutricional (USDHHS, 2018a, 2018b). A pesquisa e as políticas públicas destinadas a abordar os determinantes sociais e a discriminação estrutural que contribuem para essas disparidades de saúde são fundamentais para melhorar a saúde de todos.

Saúde mundial

Os problemas associados às doenças crônicas são semelhantes em outros países (World Health Organization [WHO], 2017). Também são citadas doenças infecciosas, como o vírus da imunodeficiência humana, tuberculose e doenças tropicais, como barreiras para o alcance global de um estado de saúde positivo. Os *Eight United Nations Millennium Development Goals* – Oito Objetivos de Desenvolvimento do Milênio das Nações Unidas – buscam reduzir o número de pessoas que passam fome e aumentar o acesso à água potável e ao saneamento. No entanto, a obesidade tem sido referida como uma epidemia de proporções globais, com pelo menos 2,8 milhões de pessoas morrendo a cada ano como consequência de sobrepeso ou obesidade.

Organização Mundial da Saúde: fatos importantes (WHO, 2018)

- Em todo o mundo, a obesidade triplicou desde 1975
- Em 2016, mais de 1,9 bilhão de adultos com 18 anos ou mais estavam com sobrepeso. Destes, 650 milhões eram obesos
- Trinta e nove por cento dos adultos com 18 anos ou mais estavam com sobrepeso e 13% eram obesos
- A maior parte da população mundial vive em países nos quais o sobrepeso ou a obesidade matam mais pessoas do que a baixa massa corporal

- Quarenta e um milhões de crianças com menos de 5 anos estavam com sobrepeso ou obesas em 2016
- Mais de 340 milhões de crianças e adolescentes de 5 a 19 anos estavam com sobrepeso ou obesos em 2016.

Essa condição, uma vez associada a países de alta renda, é agora listada pela Organização Mundial da Saúde como prevalente em países de baixa e média renda. O crescente problema internacional da obesidade é um ponto a ser considerado e trabalhado.

O acesso a alimentos seguros e baratos vai além das fronteiras dos EUA. A qualidade e a quantidade dos alimentos e os fatores de estilo de vida são preocupações que exigem mais do que apenas o fornecimento de alimentos. Uma ênfase mais recente e crescente em estilos de vida alimentares está identificando "desertos de alimentos". Os CDC define **desertos de alimentos** como áreas que não têm acesso a frutas, vegetais, grãos integrais, laticínios com baixo teor de lipídeos e outros alimentos que compõem a gama completa de uma dieta saudável a preços acessíveis (CDC, 2017b). O USDA expande a definição com foco no acesso limitado a supermercados, grandes centros de compra e outras fontes de alimentos saudáveis e baratos, observando que desertos de alimentos podem ocorrer em ambientes rurais ou urbanos. O conhecimento do potencial de acesso a alimentos saudáveis, das limitações e o trabalho para a expansão desse acesso são partes críticas da assistência a adultos e famílias no cumprimento das metas nutricionais. O *USDA Food Access Research Atlas* – Atlas de Pesquisa de Acesso a Alimentos do USDA –, que reúne pesquisa de acesso a alimentos, e a *Economic Research Services Outlook* – Perspectiva de Serviços de Pesquisa Econômica – são pontos de partida para profissionais de nutrição e dietética (USDA, 2016, 2018a).

FATORES NUTRICIONAIS QUE AFETAM MULHERES E HOMENS ADULTOS

Saúde da mulher

Os anos reprodutivos constituem uma fase significativa da vida da mulher. Muitos problemas que afetam a saúde das mulheres estão relacionados às mudanças hormonais mensais relacionadas à menstruação. Osteoporose, doenças cardíacas e alguns tipos de câncer são estados patológicos afetados por hormônios específicos. A gestação e a amamentação afetam a saúde da mulher (ver Capítulo 14). A amamentação ajuda a controlar a massa corporal, a diminuir o risco de diabetes e a melhorar a saúde óssea. Portanto, encorajar as mulheres a amamentar é uma estratégia de prevenção potencial para a saúde futura da mãe e do bebê.

Mudanças nos hormônios estrogênio e progesterona desencadeiam o ciclo reprodutivo feminino e afetam a saúde. Associado à menstruação está um conjunto complexo de sintomas físicos e psicológicos conhecido como **síndrome de tensão pré-menstrual (TPM)**. Os sintomas relatados variam, mas são descritos como desconforto geral, ansiedade, depressão, fadiga, dor nas mamas e cólicas. Esses sintomas são relatados como ocorrendo aproximadamente 1 semana a 10 dias antes do início da menstruação, com aumento da gravidade durante a menstruação. Atualmente, não há uma única causa ou intervenção identificada para a síndrome de tensão pré-menstrual. Desequilíbrio hormonal, defeitos de síntese de neurotransmissores e baixas concentrações de certos nutrientes (i. e., vitamina B_6 e cálcio) foram arrolados (NIH, Office of Dietary Supplements [ODS], 2018c, 2018d, 2018f). Uma dieta rica em sódio e carboidratos refinados foi mencionada, mas as evidências não são completas o suficiente para fazer recomendações (NIH, Office of Dietary Supplements [ODS], 2018d). Maior ênfase em uma dieta baseada em vegetais composta de grãos integrais, frutas, vegetais, fontes de proteínas magras ou com baixo teor de lipídeos e laticínios com baixo teor de lipídeos ou bebidas de soja é uma intervenção razoável e pode levar alívio para algumas mulheres. Relatou-se que exercícios e técnicas de relaxamento diminuem os sintomas.

Quando as menstruações terminam, seja por causa da idade, seja por remoção cirúrgica dos órgãos reprodutivos, as mulheres têm preocupações únicas de saúde e nutrição. A perimenopausa e a menopausa geralmente começam um pouco antes dos 50 anos. No entanto, a genética, a saúde geral e a idade em que a menstruação começou podem alterar o momento desse marcador. Normalmente, a produção de estrogênio diminui por volta dos 50 anos, quando a circulação de estrogênio endógeno cai aproximadamente 60%. Os efeitos incluem a interrupção da menstruação e a perda dos benefícios saudáveis do estrogênio. Mesmo depois que os ovários cessam a produção, uma forma mais fraca de estrogênio continua a ser produzida pelas glândulas suprarrenais e uma parte é armazenada no tecido adiposo.

À medida que o estrogênio diminui, os sintomas associados à menopausa podem ocorrer. O início da menopausa e os efeitos colaterais relatados variam. Algumas mulheres experimentam um declínio gradual na frequência e duração da menstruação, enquanto outras experimentam interrupção abrupta. Os sintomas mais frequentemente relatados incluem níveis baixos de energia e sintomas vasomotores (ondas de calor). A saúde dos ossos, do coração e do cérebro é afetada. A diminuição do estrogênio circulante limita a capacidade do corpo de remodelar os ossos, resultando em diminuição da massa óssea. Concentrações mais baixas de estrogênio circulante também afetam as concentrações de lipídeos no sangue, aumentando os níveis de colesterol total e de lipoproteína de baixa densidade (LDL) e diminuindo as concentrações de lipoproteína de alta densidade (HDL). A função cerebral, principalmente a memória, também é afetada, mas a perda de memória associada à menopausa costuma ser temporária.

O manejo da menopausa promove a ênfase em alimentos vegetais para os benefícios dos **fitoestrogênios**, fibras solúveis e outros componentes. Quantidades de cálcio, vitamina D, vitamina K e magnésio suficientes e o uso das IDRs como orientação são importantes para a proteção da saúde óssea. Embora a soja (isoflavonas) continue a ser comentada pela imprensa popular como uma forma de controlar as ondas de calor, a pesquisa atual não é definitiva (NIH, NCCIH, 2016). Um estudo com mulheres norte-americanas publicado na revista *Menopause* descobriu que apenas as mulheres que são capazes de produzir o metabólito da soja equol obtêm alívio das ondas de calor comendo soja (Newton et al., 2015). Das 357 participantes do estudo, 34% eram produtoras de equol. Os autores alertaram que um teste prontamente disponível para o metabólito deve ser desenvolvido e mais estudos randomizados são necessários para poder fazer qualquer recomendação de que a soja seja um tratamento para ondas de calor.

Doenças cardíacas, câncer e acidente vascular encefálico continuam sendo as principais causas de morte em mulheres (CDC, 2017b). Novamente, embora a genética seja um fator, o estilo de vida é um importante preditor e fator complicador.

A massa corporal é um fator de risco para doenças cardíacas e alguns tipos de câncer. O ganho de massa corporal é um problema para as mulheres, com uma prevalência de obesidade de 35% em mulheres norte-americanas de 20 a 74 anos, em comparação com 33% nos homens da mesma idade. Metade das mulheres afro-americanas não hispânicas e dois quintos das mulheres hispânicas são obesas, em comparação com um terço das mulheres brancas não hispânicas (CDC, 2016b, 2018b). A atividade física com exercícios aeróbicos e de resistência e com levantamento de peso protege a saúde óssea, cardiovascular e emocional. A principal mensagem nutricional é uma ingestão equilibrada de alimentos com alimentos ricos em nutrientes e com baixo teor de lipídeos. No entanto, mais uma vez, avaliação pessoal e adaptação para atender às necessidades individuais são uma parte crítica do sucesso na perda e manutenção da massa corporal.

Saúde dos homens

As principais causas de morte entre os homens norte-americanos incluem doenças cardíacas, câncer de próstata e de pulmão e lesões não intencionais. Para o homem adulto, uma dieta que apoie a redução do risco de doenças cardíacas é especialmente importante porque os homens desenvolvem doenças cardíacas em uma idade mais jovem do que as mulheres. O exercício regular e a atividade são importantes. Além de contribuir para a saúde cardiovascular, os exercícios com levantamento de peso têm um efeito positivo na saúde óssea.

Outro problema em homens adultos é a ingestão de ferro. A menos que os homens adultos sejam diagnosticados com anemia por deficiência de ferro e necessitem de suplementação, eles não devem buscar ferro adicional em suplementos multivitamínicos ou minerais, bebidas esportivas enriquecidas ou barras energéticas. A ingestão excessiva de ferro é problemática porque é um oxidante no corpo; homens e mulheres na pós-menopausa não menstruam, não têm gestação ou amamentação para se livrar do excesso de ferro.

Assim como as mulheres, a população masculina de hoje também é afetada pela obesidade e pelos fatores de risco que vêm com o excesso de peso, como diabetes, doenças cardíacas e problemas ortopédicos. A ACS relata que um em cada sete homens terá câncer de próstata em sua vida, mas apenas um em 36 morrerá dessa doença. A obesidade pode desempenhar um papel nesses tipos de câncer. Alguns estudos indicam que os alimentos ricos em licopeno, um antioxidante encontrado no tomate e em outras frutas e vegetais, podem ter um papel protetor na redução dos fatores de risco para o desenvolvimento do câncer de próstata. Embora isso ainda esteja sendo estudado, é uma área emergente para a nutrição e dietética na redução de fatores de risco e uma área para profissionais de dietética e nutrição continuarem a explorar. Fatores como a forma como o alimento rico em licopeno é preparado podem ter efeito sobre a utilidade do licopeno (ACS, 2018).

INTERVENÇÕES, NUTRIÇÃO E PREVENÇÃO

Os adultos estão na fase ideal do ciclo de vida para a promoção da saúde e o aconselhamento nutricional na prevenção de doenças devido à combinação de experiência de vida e influência. Esse grupo tem o potencial de moldar as escolhas pessoais de estilo de vida e influenciar outras pessoas. As ferramentas estão à disposição, incluindo as DGA, o sistema de orientação alimentar *MyPlate* e o painel de informações nutricionais nos rótulos dos alimentos (ver Capítulo 10).

A dieta vegetariana ou uma dieta mais baseada em vegetais e a dieta mediterrânea se tornaram populares entre os profissionais de saúde e nutrição e o público. A motivação é tanto a saúde pessoal quanto a saúde do planeta e apoiam as recomendações da DGA.

A implementação de escolhas positivas e o deslocamento das pessoas ao longo de um *continuum* de um estilo de vida saudável são outras questões. Estudos indicam que os consumidores estão cientes das preocupações associadas ao estilo de vida e dieta alimentar, mas têm interesse limitado em fazer mudanças sustentáveis (IFIC, 2017, 2018). Os consumidores estão cientes das promessas implícitas de boa saúde que vêm com mensagens da mídia, amigos e profissionais de saúde! No entanto, é improvável que passem da consciência para a ação sem uma motivação mais forte do que uma mensagem ou promessa. Uma percepção dos consumidores é que consumir alimentos saudáveis significa desistir de alimentos de que gostam ou ter que comer alimentos que não têm o sabor que eles preferem. Uma abordagem de dieta com mudanças graduais nas escolhas alimentares e de estilo de vida pode ajudar. O programa *Small Steps: Big Rewards* – Pequenos Passos: Grandes Recompensas – é um exemplo dessa abordagem com o objetivo de prevenir o diabetes tipo 2 (NIH, National Diabetes Education Program, 2018b).

Os passos para prevenção e promoção da saúde, mesmo quando pequenos, são responsabilidades pessoais que não podem ser legisladas ou impostas. Os norte-americanos têm muitas opções: o que e onde comem, onde recebem suas informações e o que incluem ou excluem de seu estilo de vida. Os adultos valorizam a escolha e a seleção de alimentos como um direito, mesmo que isso resulte em problemas de saúde, doenças crônicas ou morte. Algumas mensagens são direcionadas para atingir os adultos em seus locais de moradia e trabalho. Para a população adulta que trabalha, grande parte do dia é vinculada ao local de trabalho. Há esforços crescentes nos setores público e privado para promover programas e comportamentos positivos relacionados à nutrição no local de trabalho.

TENDÊNCIAS E PADRÕES ALIMENTARES

Onde se come, quem prepara as refeições e quanto é consumido são padrões de comportamento e escolhas. Não existe um estilo de vida "adulto" estereotipado. Os adultos podem ser solteiros ou viver com parceiros, com ou sem filhos, e trabalhar fora ou em casa. As refeições familiares em casa, com todos sentados à mesa deram lugar a refeições rápidas, refeição para viagem e retirada em *drive-thru*. Pouquíssimo tempo para planejamento ou preparação e habilidades culinárias limitadas podem levar à dependência de alimentos processados, cozimento rápido (combinando ingredientes processados com ingredientes frescos) ou mais alimentos preparados fora de casa. O clima econômico atual e as mudanças nas recomendações dietéticas apresentam novos desafios. A abordagem densa em nutrientes é essencial porque as necessidades de energia diminuem com o aumento da idade. É fundamental atingir os homens e mulheres com uma mensagem compreensível e relevante, especialmente chefes de família ou tutores.

O **índice de preços ao consumidor** (IPC) estima que os norte-americanos gastam mais da metade de seus rendimentos em alimentação fora de casa. É um valor que não para de aumentar e que flutua a cada mês. O IPC para alimentos mede a variação média ao longo do tempo nos preços pagos pelos consumidores urbanos, usando uma cesta representativa de bens de consumo e serviços. O *Economic Research Service* (ERS) – Serviço de Pesquisa Econômica – do USDA acompanha esses gastos e gerencia o conjunto de dados. Esse é um recurso valioso para monitorar despesas e planejar intervenções significativas (USDA, 2018a).

A mudança dos padrões alimentares e o uso de mais alimentos processados e comprados pode resultar em aumento em sódio, lipídeos e adoçantes dietéticos e diminuição no uso de alimentos básicos como frutas, vegetais e grãos integrais. Os tamanhos das porções comercializadas, seja a quantidade apresentada ou a quantidade ingerida, substituem os tamanhos das porções recomendadas (porção definida pelas DGA ou por outra fonte), enquanto outros determinam o que é considerado uma "refeição" ou "lanche". As porções continuam a aumentar de tamanho nos EUA.

As mudanças dietéticas afetaram a nutrição e já se refletem nas preocupações atuais com a massa corporal e os desequilíbrios de nutrientes. As DGA de 2015 e o *MyPlate* (ver Capítulo 10) podem ser vistos como tentativas de colocar mais ênfase em alimentos básicos que sejam densos em nutrientes em vez de energia e na quantidade total de alimentos por dia em vez do número de porções. As informações mais atuais são refletidas nas informações usadas para estabelecer as DGA de 2015, mas deve-se buscar fontes atualizadas de informação, pois as DGA de 2020-2025 já foram lançadas 2025, deve-se buscar fontes atualizadas de informação (Health. Gov, 2018).

As dietas de adultos tendem a ter mais lipídeos totais do que 30% da energia total recomendada nas DGA de 2015 e incluem predominância de carboidratos como açúcar de adição e grãos refinados. As diretrizes para frutas e vegetais não estão sendo cumpridas, embora aumentos estejam sendo notados. Ainda que as porções de frango e peixe tenham aumentado, as fontes animais superam as fontes de proteína vegetal. As diretrizes de saúde continuam a avançar na direção de aumentar os alimentos vegetais. Os principais nutrientes que podem estar em falta são cálcio, magnésio e potássio, as vitaminas antioxidantes A, C e E, e a vitamina D (USDHHS, 2018a). O acesso à elaboração de informações para as DGA de 2015 (*Scientific Report* de 2015 do DGA Advisory Committee 2015) dará uma imagem mais clara (Health.Gov, 2018).

SUPLEMENTAÇÃO NUTRICIONAL

O posicionamento da AND (anteriormente American Dietetic Association) é que a melhor estratégia nutricional para a promoção da saúde ideal e a redução do risco de doenças crônicas é escolher uma variedade de alimentos ricos em nutrientes. Nutrientes adicionais de alimentos fortificados e suplementos ajudam as pessoas a atenderem às suas necessidades nutricionais, conforme especificado por padrões de nutrição com base científica, como a IDR (AND, 2009a). Ao fazer essa declaração, a AND coloca os alimentos em primeiro lugar, mas deixa a porta aberta para que aqueles com necessidades nutricionais específicas, identificados por meio de avaliação por um nutricionista ou profissional de saúde, sejam suplementados nutricionalmente.

Tradicionalmente, pensamos em vitaminas e minerais, fibras e proteínas como suplementos nutricionais, geralmente em comprimidos, cápsulas ou líquidos. As IDRs são os padrões usados com a maioria dos adultos. No entanto, a fortificação de alimentos é outra forma de suplementação de nutrientes. A quantidade de alimentos fortificados (como barras energéticas, bebidas esportivas, *smoothies* ou ingredientes para fortificação) no mercado acrescenta outra camada de fontes potenciais de nutrientes na mistura com os suplementos tradicionais. Suplementos menos tradicionais, como os fitossuplementos (ervas) e outros "intensificadores" dietéticos naturais, são adicionados ao conjunto de suplementos disponíveis para os consumidores. As informações continuam a se basear na segurança de alguns dos ingredientes usados para fortificação ou suplementação. Os exemplos incluem o relatório de 2014 sobre a segurança da cafeína adicionada a alimentos e suplementos e as atualizações contínuas do National Institutes of Health, do Office of Dietary Supplements e do National Center for Complementary and Integrative Health (IOM, 2014; NIH, 2016; NIH, NCCIH, 2018a).

Seja por causa de escolha, acesso ou questões relacionadas à saúde, os norte-americanos podem não cumprir as recomendações dietéticas para promover uma saúde ideal. Vários segmentos da população adulta se enquadram em grupos de alto risco que provavelmente não atenderão às suas necessidades de nutrientes devido ao estágio da vida (p. ex., gestação), dependência de álcool ou drogas, insegurança alimentar, doença crônica, recuperação de doenças ou escolha de um estilo de vida ou de uma dieta nutricionalmente restritiva. Outras pessoas com necessidades especiais incluem aquelas com alergias ou intolerâncias alimentares que eliminam os principais grupos alimentares, pessoas que usam medicamentos prescritos ou terapias que mudam a maneira como o corpo usa os nutrientes, pessoas com deficiências que limitam sua capacidade de desfrutar de uma dieta variada e aqueles que são apenas não conseguem ou se encontram indispostos devido ao tempo ou energia para preparar ou consumir uma dieta nutricionalmente adequada. Esses adultos precisam potencialmente de um suplemento nutricional (AND, 2009a, 2013b).

ALIMENTOS FUNCIONAIS

Artigos e reportagens atribuíram muitos benefícios aos alimentos conhecidos como **alimentos funcionais**. Na década de 1980, o governo japonês criou uma classe de alimentos que rotulou como funcionais, o que significa que tinham benefícios para a saúde além da nutrição. Nos EUA, a FDA ainda não definiu os alimentos funcionais, mas a AND os define como integrais com alimentos fortificados, enriquecidos ou aprimorados que têm um efeito potencialmente benéfico para a saúde quando consumidos como parte de uma dieta variada em uma base regular em teores eficazes com base em padrões significativos de evidência" (tradução livre). Os adultos interessados em atingir e manter o bem-estar estão frequentemente interessados na alteração dos padrões dietéticos ou na escolha desses alimentos para benefícios adicionais à saúde. O desejo por menos energia e múltiplos benefícios para a saúde, especialmente quando as crianças estão em casa, está impulsionando o crescimento do mercado de alimentos funcionais dos EUA. Sloan descreve esse impulso como soluções para alimentos reais, com alimentos "saudáveis" como um lembrete aos consumidores do valor a longo prazo de permanecer saudável (Sloan, 2012). Em cada 10 norte-americanos, oito estão se esforçando para comer de forma saudável e 42% estão preocupados com o conteúdo nutricional dos alimentos que compram. Um dos resultados é o aumento nas vendas de alimentos e bebidas funcionais. Sloan observa que os jovens adultos, de 18 a 24 anos, são os maiores consumidores de alimentos e bebidas funcionais. Esse aumento nas vendas desses alimentos e bebidas está relacionado à busca por alimentos mais saudáveis a partir de produtos básicos familiares com melhores perfis de saúde, bem como opções de nutrientes individuais (Sloan, 2012).

Em um documento de posicionamento de 2013 sobre alimentos funcionais, a AND observa que todos os alimentos são funcionais em algum nível, mas há evidências crescentes de componentes nos alimentos além dos nutrientes tradicionais (AND, 2013a). Exemplos de grandes classes de alimentos funcionais são alimentos convencionais, como grãos integrais, frutas, vegetais e nozes, bem como alimentos modificados como bebidas esportivas, barras, iogurte, cereais e suco de laranja. Esses são exemplos de alimentos que se acredita terem benefícios além de seu valor nutricional usual (AND, integrais; IFIC, 2018). Alimentos funcionais podem incluir alimentos integrais, bem como aqueles que são fortificados, enriquecidos ou aprimorados pela adição de componentes ou nutrientes dos alimentos.

O fornecimento dessas informações ao segmento da população adulta em busca de maneiras de melhorar a saúde não apenas chama a atenção dos adultos, como também leva a orientação nutricional a um nível superior. As pesquisas continuam a fornecer informações sobre os padrões dietéticos e componentes dos alimentos que podem ter adicionado benefícios para a saúde. A ajuda na redução do colesterol no sangue ou no controle da glicemia, a atuação como um antioxidante ou eliminador de componentes prejudiciais, a promoção de um sistema gastrintestinal saudável ou o estímulo da atividade dos sistemas enzimáticos de destoxificação no fígado são exemplos de benefícios que estão sendo relatados e pesquisados para validação.

Os **fitoquímicos** ou **fitonutrientes** (da palavra grega *phyto*, que significa "planta") são componentes químicos biologicamente ativos e de ocorrência natural em alimentos de origem vegetal. Nas plantas, os fitoquímicos atuam como sistemas naturais de defesa do hospedeiro e oferecem proteção contra invasões ou infecções microbianas. Eles também fornecem cor, aroma e sabor, com mais de 2 mil pigmentos vegetais identificados. Estes incluem flavonoides, antocianinas e carotenoides. Alimentos funcionais se tornaram um tópico favorito da imprensa para o consumidor, que muitas vezes exagera os benefícios dos alimentos (ver *Em foco: Chocolate: um alimento funcional?*). Como parte do consumo humano, os fitonutrientes podem ter funções antioxidantes, destoxicantes e anti-inflamatórias no corpo.

A soja é outro exemplo de alimento com valor além da proteína de qualidade, mas como outros, as pesquisas ainda estão sendo coletadas e avaliadas. Os benefícios potenciais à saúde dos produtos ou componentes da soja incluem o potencial de redução do risco de doenças cardíacas

EM FOCO

Chocolate: um alimento funcional?

O chocolate pode ser considerado um alimento saudável, desde que consumido com moderação. O chocolate branco é geralmente a porção da manteiga de cacau com adição de açúcar e aromatizantes e não tem os mesmos benefícios à saúde que o chocolate ao leite ou o chocolate amargo. Alguns fatos sobre o chocolate são os seguintes:

- O chocolate é um alimento vegetal, feito a partir das sementes colhidas de uma árvore cujo fruto é o cacau. Depois que as sementes são removidas de dentro do fruto, elas são fermentadas, secas, torradas e, em seguida, moídas. Isso produz um líquido, que é prensado para separar a manteiga de cacau dos sólidos. O resultado é um bolo que é moído para fazer o cacau em pó
- A manteiga de cacau contém gordura saturada, mas pesquisas indicam que o efeito sobre o colesterol no sangue é neutro e pode até ser positivo. No entanto, é uma fonte de energia
- O chocolate é uma fonte de flavonoides, compostos naturais que atuam como antioxidantes. Conhecidos como polifenóis, são os mesmos antioxidantes encontrados no chá, no vinho tinto e em algumas frutas e vegetais. Esses compostos dão ao chocolate sua cor rica, bem como benefícios potenciais à saúde. O chocolate amargo é o que tem mais flavonoides
- Acredita-se que os flavonoides ajudem o corpo a reparar os danos às células e podem até fornecer um escudo protetor
- O chocolate também é uma fonte de esteróis vegetais, vitaminas B, magnésio e potássio, todos com benefícios potenciais para a saúde cardíaca
- O chocolate pode melhorar o humor porque acredita-se que o cacau tenha um efeito positivo no aumento das concentrações de endorfina e serotonina no cérebro
- Existem alguns aspectos negativos em potencial, com o potencial de uma reação alérgica:
  - O cacau é uma fonte de oxalatos. Para alguns, isso pode ser um gatilho para certos tipos de cálculos nos rins
  - A cafeína está presente no chocolate, com o chocolate amargo assumindo a liderança e o chocolate ao leite com cerca de um terço da quantidade do chocolate amargo. Esse é um estimulante com efeitos variáveis com base na sua saúde e na quantidade consumida
  - O chocolate amargo é uma fonte de tiramina, também presente no vinho tinto e em alguns alimentos fermentados e envelhecidos. Ainda sob investigação, mas digno de nota é o potencial para desencadear dores de cabeça e enxaqueca
  - O chocolate costuma estar presente em alimentos com excesso de energia. A adição de açúcar e gordura nas populares sobremesas de chocolate, doces e bebidas trazem à luz o tema em andamento. Deve ser consumido em porções condizentes com as necessidades pessoais.

e certos tipos de câncer e redução dos sintomas vasomotores (ondas de calor) em mulheres na menopausa. Observe que a própria soja, como planta, não tem colesterol e é uma fonte de **isoflavonas**, um **fitoestrogênio** ou estrogênio vegetal. Em 1999, a FDA aprovou uma declaração de rótulo de alimentos para a soja, abordando seu papel potencial na redução do risco de doenças cardíacas. Isso foi reavaliado em 2013, quando as diretrizes do modelo da FDA incluíram o seguinte:

1. Vinte e cinco gramas de proteína de soja por dia, como parte de uma dieta pobre em gordura saturada e colesterol, podem reduzir o risco de doenças cardíacas.
2. Dietas com baixo teor de gordura saturada e colesterol que incluam 25 g de proteína de soja por dia podem reduzir o risco de doenças cardíacas (FDA, 2018c).

A ACS conclui que os sobreviventes do câncer podem consumir com segurança até três porções diárias (ACS, 2014; McCullough, 2012). A soja continua a ser considerada uma proteína de qualidade com potenciais benefícios adicionais à saúde (NIH, NCCIH, 2016).

Não se pode abordar a orientação dietética sem considerar as questões de componentes funcionais e alimentos funcionais. Em vez de isolar e promover os componentes dos alimentos, o pensamento atual apoia a ênfase no alimento como um pacote e como a primeira fonte de nutrientes e potencializadores. No quadro geral, é o estado de saúde da pessoa, as escolhas de estilo de vida e a genética que formam o potencial para o bem-estar, mas o aprimoramento da dieta é uma ferramenta que ganha atenção e ajuda a pessoa a avançar na permanência desse bem-estar.

PRÓXIMAS ETAPAS DA SAÚDE DO ADULTO

Os objetivos deste capítulo são apresentar orientações para o adulto saudável. Esse é um segmento da população que já pode ser candidato à nutrição clínica, mas a intenção é focar em recursos para prevenção e bem-estar. O posicionamento da AND em 2013, *The Role of Nutrition in Health Promotion and Chronic Disease Prevention* – Papel da Nutrição na Promoção da Saúde e Prevenção de Doenças Crônicas –, foi um ponto de retomada do tema. Nesse posicionamento, foi feita a afirmação de que a prevenção primária é o método mais acessível para prevenir doenças crônicas (AND, 2013b). As estratégias de prevenção incluem nutrição clínica porque a linha entre estar "saudável" e estar "bem" está relacionada a controle, manutenção e, para o adulto, assumir responsabilidade pessoal por definir um caminho o mais cedo possível no ciclo de vida. No entanto, uma estratégia importante é selecionar alimentos ricos em nutrientes, um ponto levantado nas DGA de 2015 e enfatizado em um artigo prático de 2016 da AND (AND, 2016).

CASO CLÍNICO

Aileen é uma afro-americana de 28 anos que mora em um subúrbio de Chicago com o marido e a filha de 12 anos. Ela tem 1,78 m de estatura e pesa atualmente 74,8 kg. Nos últimos 2 anos, ela ganhou 4,5 kg. Em uma recente feira de saúde de um centro comunitário do bairro, os resultados do exame de glicose no sangue e pressão sanguínea de Aileen estavam mais altos do que eram há 1 ano, mas ainda estavam em uma boa faixa. Ela tem um histórico familiar de doenças cardíacas e diabetes e reconhece que o ganho de massa corporal é um problema. Ela e o marido trabalham em tempo integral e coordenar seus horários com os de sua filha é uma atividade caótica. Eles têm um carro de que seu marido usa para trabalhar. Aileen se desloca principalmente de ônibus, prepara toda a alimentação e faz as compras. Eles têm uma cozinha com fogão, forno, micro-ondas e geladeira com congelador. Ela descreve seus hábitos de compra de alimentos como caóticos e de última hora, muitas vezes parando na loja de conveniência local, já que a distância até o supermercado mais próximo é de 8 km de carro. Eles comem fora (*fast-food* ou para viagem) na maioria dos almoços e pelo menos dois jantares por semana. Eles não realizam nenhuma atividade ou exercício regular. Como uma família, eles têm o seguro de saúde mínimo com uma grande coparticipação; portanto, eles não têm uma rotina de cuidados de saúde contínua.

Aileen marcou uma consulta com um serviço de assistência médica local. Ela pediu aconselhamento dietético e foi solicitada a trazer um recordatório alimentar de 1 dia para o nutricionista registrado. Ela relatou o seguinte: desjejum: ovo e linguiça no pão tipo *bagel*, café; meio da manhã: lanche com baixo teor de lipídeos da máquina de venda automática com café; almoço: hambúrguer duplo com queijo no pão e batatas fritas grandes, *ketchup* e picles extras, refrigerante *diet*; jantar: jantar congelado que incluiu frango, arroz e milho. Ela pediu uma salada de alface-americana com molho caipira *diet* "para adicionar algo verde". A bebida era um refrigerante *diet*. À noite, ela consumiu um prato de sorvete de chocolate e chá doce. Ela relata que no café gosta de dois pacotes de açúcar e um pouco de creme vegetal.

(continua)

> **CASO CLÍNICO** (*continuação*)
>
> **Declarações de diagnóstico nutricional**
> - Valores laboratoriais relacionados à nutrição alterados devido à agenda lotada, acesso reduzido a um supermercado, consumo de alimentos de conveniência com alto teor de sódio e alto índice glicêmico e ganho de massa corporal recente, conforme evidenciado por glicose no sangue e pressão arterial elevadas
> - Inatividade física relacionada a restrições de tempo e agenda lotada, conforme evidenciado por relato de nenhum exercício regular na rotina diária.
>
> **Perguntas sobre cuidados com a nutrição**
> 1. Quais gatilhos sociais, de estilo de vida e de nutrição provavelmente serão identificados pelo nutricionista?
> 2. Que alimentos Aileen deve considerar incluir em sua dieta para construir um plano alimentar relacionado à prevenção?
> 3. Planeje um padrão de refeição e dois exemplos de refeições que ilustrem suas recomendações, incluindo pelo menos um café da manhã, almoço e jantar em casa e fora de casa.

WEBSITES ÚTEIS

Academy of Nutrition and Dietetics (anteriormente American Dietetic Association)
American Cancer Society
American Diabetes Association
American Heart Association
Centers for Disease Control and Prevention
Dietary Guidelines for Americans
Food and Agriculture Organization
Healthy People 2020
Institute of Food Technologists
Institute of Medicine
International Food Information Council Food Insights
National Institutes of Health (NIH) Office of Dietary Supplements
U.S. Department of Agriculture: Agricultural Research Service
U.S. Department of Agriculture: MyPlate
U.S. Department of Health and Human Services
Wellness Councils of America
World Health Organization

REFERÊNCIAS BIBLIOGRÁFICAS

Academy of Nutrition and Dietetics, Moyer MF: *Bits and Bytes: a guide to digitally tracking your food, fitness, and health*, Chicago IL, 2016, Academy of Nutrition and Dietetics.

Academy of Nutrition and Dietetics: *CLICK: APP REVIEWS, food & nutrition*, 2018, Academy of Nutrition and Dietetics. On-going publication.

Academy of Nutrition and Dietetics, Crowe KM, Francis C: Position of the academy of nutrition and dietetics: functional foods, *J Acad Nutr Diet* 113:1096–1103, 2013a.

Academy of Nutrition and Dietetics, Slawson DL, Fitzgerald N, et al: Position of the academy of nutrition and dietetics: the role of nutrition in health promotion and chronic disease prevention, *J Acad Nutr Diet* 113:972–979, 2013b.

Academy of Nutrition and Dietetics, American Dietetic Association, Marra MV, Boyar AP: Position of the American Dietetic Association: nutrient supplementation, *J Am Diet Assoc* 109:2073–2085, 2009a.

Centers for Disease Control and Prevention: *Leading causes of death, United States*, 2016a. Available at: https://www.cdc.gov/nchs/fastats/leading-causes-of-death.htm.

Centers for Disease Control and Prevention: *Adult obesity facts*, 2016b. Available at: http://www.cdc.gov/obesity/data/adult.html.

Centers for Disease Control and Prevention: *Chronic disease prevention and health promotion*, 2018a. Available at: https://www.cdc.gov/chronicdisease/index.htm.

Centers for Disease Control and Prevention: *FastStats A to Z*, 2018b. Available at: http://www.cdc.gov/nchs/fastats/; https://www.cdc.gov/nchs/.

Centers for Disease Control and Prevention: *FastStats: life expectancy*, 2018c. Available at: https://www.cdc.gov/nchs/fastats/life-expectancy.htm.

Centers for Disease Control and Prevention: *Health, United States 2016*, 2017a Available at: http://www.cdc.gov/nchs/hus.htm.

Centers for Disease Control and Prevention: *Health-related quality of life (HRQOL)*, 2016b. Available at: http://www.cdc.gov/hrqol/.

Centers for Disease Control and Prevention: *Health-related quality of life (HRQOL): CDC's healthy days measures used in the America's health rankings*, 2016c. Available at: http://www.cdc.gov/hrqol/featured-items/healthy-days.htm.

Centers for Disease Control and Prevention: *Heart disease facts*, 2017b. Available at: http://www.cdc.gov/heartdisease/facts.htm.

Centers for Disease Control and Prevention: *Vital and health statistics series 10:259: summary health statistics for the U.S. population: national health interview survey, 2012*, 2013. Available at: http://www.cdc.gov/nchs/data/series/sr_10/sr10_259.pdf.

Feeding America: *The state of hunger in America*, 2019. Available at: https://www.feedingamerica.org/hunger-in-america.

Feeding America: *Supplemental nutrition assistance program (SNAP)*, 2018. Available at: http://feedingamerica.org/how-we-fight-hunger/programs-and-services/public-assistance-programs/supplemental-nutrition-assistance-program/snap-myths-realities.aspx.

Food and Drug Administration: *Label claims*, 2018c. Available at: https://www.fda.gov/food/labelingnutrition/ucm2006873.htm.

Harold JG, Jessup M: ACC/AHA special report: new ACC/AHA prevention guidelines: building a bridge to even stronger guideline collaborations, *Circulation* 128:2852–2853, 2013.

Health.Gov: *Scientific report of the 2015 dietary guidelines Advisory Committee*, 2018. Available at: http://www.health.gov/dietaryguidelines/2015-scientific-report.

Institute of Medicine: *Caffeine in food and dietary supplements: examining safety - workshop summary*, 2014. Available at: http://www.nationalacademies.org/hmd/Reports/2014/Caffeine-in-Food-and-Dietary-Supplements-Examining-Safety.aspx.

International Food Information Council: *Good food, good flavor, good health: blending the benefits of flavor and health through herbs and spices*, update 2018. Available at: https://foodinsight.org/good-food-good-flavor-good-health-blending-the-benefits-of-flavor-and-health-through-herbs-and-spices/.

International Food Information Council: *2018 IFIC foundation food and health survey*, Washington DC, 2018. Available at: https://www.foodinsight.org/2018.food-and-health-survey.

International Food Information Council: *2017 IFIC foundation food and health survey*, also 2013, 2015. Washington, DC, 2017. Available at: https://www.foodinsight.org/2017-food-and-health-survey.

Lichtenstein AH, American Heart Association Nutrition Committee, Appel LJ, et al: Diet and lifestyle recommendations revision 2006: a scientific statement from the American Heart Association Nutrition Committee, *Circulation* 114:82–96, 2006.

Lloyd-Jones DM, Hong Y, Labarthe D, et al: Defining and setting national goals for cardiovascular health promotion and disease reduction: the American Heart Association's strategic Impact Goal through 2020 and beyond, *Circulation* 121:586–613, 2010.

Maslow AH: *Motivation and personality*, ed 2, New York, NY, 1970, Harper.

McCullough M: *The bottom line on soy and breast cancer risk, American Cancer Society*, 2012. Available at: http://www.cancer.org/cancer/news/expert-voices/post/2012/08/02/the-bottom-line-on-soy-and-breast-cancer-risk.aspx.

Nagler RH: Adverse outcomes associated with media exposure to contradictory nutrition messages. *J Health Commun* 19:24–40, 2014.

National Institutes of Health, National Center for Complementary and Integrative Health: *Soy*, 2016. Available at: https://nccih.nih.gov/health/soy/ataglance.htm.

National Institutes of Health, National Center for Complementary and Integrative Health: 2018a. Available at: nccih.nih.gov/.

National Institutes of Health, National Diabetes Education Program: *NDEP Strategic Plan*, 2018b. Available at: www.niddk.nih.gov/health-information/communication-programs/ndep.

National Institutes of Health, National Heart, Lung, and Blood Institute: *Metabolic Syndrome*, 2018c. Available at: http://www.nhlbi.nih.gov/health/health-topics/topics/ms/.

National Institutes of Health, Medline: *Fat*, 2018c. Available at: https://medlineplus.gov/dietaryfats.html.

National Institutes of Health, Office of Dietary Supplements: *Nutrient recommendations: dietary reference intakes*, 2018d. Available at: https://ods.od.nih.gov/Health_Information/Dietary_Reference_Intakes.aspx.

National Institutes of Health, Office of Dietary Supplements: *Dietary supplements: what you need to know*, 2018f. Available at: http://ods.od.nih.gov/.

Newton KM, Reed SD, Uchiyama S, et al: A cross-sectional study of equol producer status and self-reported vasomotor symptoms, *Menopause* 2015;22(5):489–495.

Produce for Better Health: *State of the plate*. Available at: https://fruitsandveggies.org/.

Sloan AE: Top 10 functional food trends, *Food Technol* 68, 2012.

U.S. Department of Agriculture, Economic Research Service: *Food Price Outlook*, 2018a. Available at: http://www.ers.usda.gov/data-products/food-price-outlook/summary-findings.aspx.

U.S. Department of Agriculture, Economic Research Service: *Food security status of U.S. households in 2016*, 2016. Available at: http://www.ers.usda.gov/topics/food-nutrition-assistance/food-security-in-the-us/key-statistics-graphics.aspx#foodsecure.

U.S. Department of Agriculture, Economic Research Service: *Supplemental Nutrition Assistance Program (SNAP)*, 2018b. Available at: https://www.fns.usda.gov/snap/supplemental-nutrition-assistance-program-snap.

U.S. Department of Agriculture, National Agricultural Library: *Food labeling*, 2018c. Available at: https://www.nal.usda.gov/fnic/food-labeling.

U.S. Department of Health and Human Services: *Health care*, 2018b, HHS.gov. Available at: http://www.hhs.gov/healthcare/index.html.

U.S. Department of Health and Human Services: *Healthfinder.gov*, 2018c. Available at: http://www.healthfinder.gov.

Vistisen D, Witte DR, Tabák AG, et al: Patterns of obesity development before the diagnosis of type 2 diabetes: the Whitehall II cohort study, *PLOS Med* 11:e1001602, 2014.

Wellness Council of America: *The 7 benchmarks of success*, Omaha, NE, 2018. Available at: https://www.welcoa.org/.

World Health Organization: *10 Facts on obesity*, 2017. Available at: http://www.who.int/features/factfiles/obesity/en/index.html.

World Health Organization: *World health statistics report*, 2018. Available at: http://www.who.int/gho/publications/world_health_statistics/en/.

Wu HW, Sturm R: Changes in the energy and sodium content of main entrées in US Chain Restaurants from 2010 to 2011, *J Acad Nutr Diet* 114:209–219, 2014.

19

Nutrição no Envelhecimento

Janice L. Raymond, MS, RDN, CSG
Lindsey Callihan, MS, RDN, CSG

TERMOS-CHAVE

acloridria
alimentação em primeiro lugar
atividades da vida diária (AVDs)
atividades instrumentais da vida diária (AIVDs)
catarata
centro de cuidados paliativos (*hospice care*)
constipação intestinal
cuidados paliativos
degeneração macular relacionada à idade (DMRI)
disfagia
disgeusia
funcionalidade
geriatria
gerontologia
glaucoma
hiposmia
instalação de enfermagem especializada (IEE)
isenções de serviços com base domiciliar e comunitária
lesões por pressão
Mini Nutrition Assessment (MNA)
Minimum Data Set (MDS)
mudança de cultura nos cuidados de longa duração
National Pressure Injury Advisory Panel (NPIAP)
Normas de Práticas de Alimentação
obesidade sarcopênica
polifarmácia
presbiopia
qualidade de vida
Resident Assessment Instrument (RAI)
sarcopenia
senescência
serviços e suporte de longa duração (SSLD)
síndrome da morte sedentária (SMSe)
xerostomia
Zonas Azuis

POPULAÇÃO IDOSA

Em 2017, havia cerca de 962 milhões de pessoas com 60 anos ou mais no mundo. Isso equivale a 13% da população global. A Europa tem a maior porcentagem de população com 60 anos ou mais, correspondendo a 25%. O número de idosos em todo o mundo está projetado em 1,4 bilhão em 2030 e pode aumentar para 3,1 bilhões em 2100 (United Nations World Population Aging Report, 2017). O envelhecimento da população, agora um fenômeno global, não se limita mais aos países desenvolvidos de maior renda.

Atualmente, um em cada sete norte-americanos tem 65 anos ou mais. Eles estão vivendo mais, com mais saúde e de uma forma mais funcional do que nunca. A Figura 19.1 mostra idosos envolvidos em atividades físicas. Os nascidos hoje podem esperar viver em média 80 anos. As mulheres que atingem a idade de 65 anos podem esperar viver mais 20,4 anos; e os homens, 17,8 anos. Até o ano de 2050, a população com mais de 65 anos crescerá de aproximadamente 44 para 84 milhões, aumentando de 14% para 21% da população. O segmento de crescimento mais rápido é aquele com mais de 85 anos, atualmente com 6 milhões e aumentando para 18 milhões em 2050. Membros de grupos minoritários também aumentarão de 21% para mais de 39% da população idosa (Colby e Ortman, 2014; Ortman et al., 2014) (Figuras 19.2 e 19.3).

O ano de 2030 marca um importante ponto de virada demográfica na história dos EUA de acordo com as U.S. Census Bureau's 2017 National Population Projections – Projeções Populacionais Nacionais de 2017 do Departamento do Censo dos EUA. Em 2030, todos os nascidos na geração *baby boomer* terão mais de 65 anos. Isso aumentará o tamanho da população mais velha, de modo que um em cada cinco residentes estará em idade de aposentadoria.

Há alguns anos, nenhum estado tinha mais pessoas com mais de 65 anos do que com menos de 18 anos. O crescimento da população com mais de 65 anos será igual a 3,5 vezes o crescimento dos EUA como um todo. Essa mudança demográfica tem enormes implicações sociais, econômicas e políticas (Ortman et al., 2014).

As mulheres vivem mais do que os homens. A razão entre mulheres e homens com mais de 65 anos é de 129:100 e aumenta para

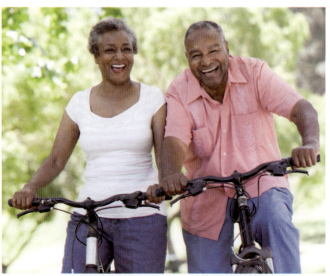

Figura 19.1 Adultos idosos ativos.

Partes deste capítulo foram escritas por Nancy S. Wellman, PhD, RDN, FAND e Barbara J. Kamp, MS, RDN.

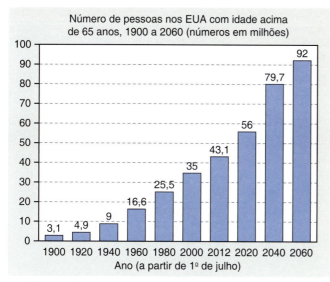

Figura 19.2 População com 65 anos ou mais: 1900 a 2060.

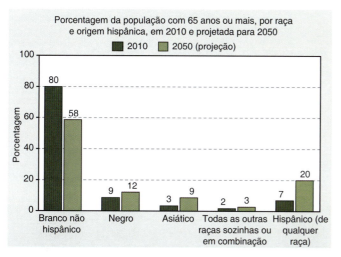

Figura 19.3 População com 65 anos ou mais, por raça e origem hispânica, em 2010 e projetada para 2050. Observação: O termo branco não hispânico é usado para se referir a pessoas que relataram ser brancas, de nenhuma outra raça e não hispânicas. O termo negro é usado para se referir a pessoas que relataram ser negras ou afro-americanas e nenhuma outra raça, e o termo asiático é usado para se referir a pessoas que relataram ser apenas asiáticas como sua raça. O uso de populações de raça única nesse gráfico não significa que esse seja o método preferido de apresentação ou análise de dados. O U.S. Census Bureau usa uma variedade de abordagens. O grupo de raças "Todas as outras raças sozinhas ou em combinação" inclui somente nativos americanos e nativos do Alasca; somente havaiano nativo e outros habitantes de Ilhas do Pacífico e todas as pessoas que relataram duas ou mais raças. População de referência: esses dados referem-se à população residente. (U.S. Census Bureau: 2010 Census Summary File 1; Table 4. http://www.census.gov/prod/cen2010/doc/sf1.pdf, 2011.)

200:100 entre aqueles com mais de 85 anos. Mais de 71% dos homens idosos são casados, enquanto apenas 45% das mulheres idosas são casadas (Ortman et al., 2014). Quase metade (45%) das mulheres com mais de 75 anos vivem sozinhas; assim, mais homens morrem casados e a maioria das mulheres morre solteira.

Classificação

Todo mundo conhece pessoas mais velhas do que elas mesmas, mas aquelas consideradas "velhas" dependem muito da comparação com a própria idade. Hoje, cabelos grisalhos, rugas, aposentadoria ou idade de 65 anos não definem mais um idoso. No entanto, a qualificação como "adulto idoso" se fundamenta na idade mínima de elegibilidade de 65 anos para muitos programas federais. O U.S. Census Bureau usa um sistema estratificado para definir essa abrangência de gerações da faixa etária: aqueles de 65 a 74 anos são os idosos jovens; os de 75 a 84 anos são idosos; e os de 85 anos ou mais são os idosos mais velhos. Alguns consideram os novos velhos de hoje como aqueles na casa dos 90 anos. Os mais de 100 mil centenários vivos hoje não são mais considerados únicos e muitos deles ainda vivem de forma independente (ver boxe *Em foco: Centenários... A vida na Zona Azul*).

GERONTOLOGIA, GERIATRIA E ESPECTRO DO ENVELHECIMENTO

Gerontologia é o estudo do envelhecimento normal, incluindo fatores de biologia, psicologia e sociologia. **Geriatria** é o estudo das doenças

EM FOCO

Centenários... A vida na Zona Azul

Os centenários são um segmento em crescimento de adultos mais velhos nos EUA e em outras nações desenvolvidas, incluindo o Japão. A estimativa mundial de centenários é de 450 mil. O U.S. Census Bureau estimou que em 2009 havia cerca de 65 mil centenários e que haverá mais de 1 milhão em 2050. Tal como acontece com o envelhecimento da população como um todo, as mulheres representam 85% dos longevos. Um novo grupo de indivíduos com mais de 110 anos, os supercentenários, tem números suficientes para merecer uma pesquisa dedicada.

O que se sabe sobre indivíduos de vida extremamente longa? Os centenários geralmente apresentam atrasos no declínio funcional. Eles também tendem ou a nunca desenvolver uma doença crônica ou desenvolver alguma tardiamente na vida. Muito tem sido escrito sobre a longevidade no sul do Japão, na província de Okinawa. O estudo em andamento sobre os centenários da região (*Okinawa Centenarian Study*) sugere que a baixa ingestão energética pode produzir menos radicais livres destrutivos. Essa ingestão associada a um estilo de vida ativo, capacidade natural de combater o estresse da vida e predisposição genética favorecem uma vida saudável, funcional e mais longa.

O National Institute on Aging identificou comunidades em todo o mundo nas quais as pessoas estão vivendo mais e consideravelmente melhor. Eles chamaram essas áreas, nas quais as pessoas chegam aos 100 anos em taxas 10 vezes maiores do que nos EUA, de **Zonas Azuis**. Uma dessas comunidades é Okinawa. Outras incluem Península de Nicoya, na Costa Rica; Icária, na Grécia; e Sardenha, na Itália. Existe apenas uma Zona Azul nos EUA, a comunidade Loma Linda, na Califórnia. Os residentes de Loma Linda têm a expectativa de vida mais longa da América, vivendo em média uma década a mais do que outros americanos. Descobriu-se que esses grupos da Zona Azul têm características comuns relacionadas à alimentação: pouquíssima proteína animal e quatro a seis porções de frutas, vegetais, legumes e nozes. No entanto, comer com sabedoria é apenas parte do que parece ser uma receita para uma vida longa. As pessoas dessas comunidades não fumam e fazem dos exercícios regulares de baixa intensidade parte de sua rotina diária (p. ex., jardinagem, caminhadas). São pessoas que podem articular seu propósito de vida, são espiritualmente realizadas e têm fortes redes sociais.

No *New England Centenarian Study* (Estudo sobre Centenários da Nova Inglaterra), a função independente até pelo menos 90 anos foi identificada como uma característica predominante daqueles que vivem até 100 anos ou mais. Outros fatores importantes são que poucos centenários são obesos, raramente fumam e, embora o álcool faça parte da dieta tradicional de todos, exceto do grupo Loma Linda, ele é consumido com moderação ou nunca. Pelo menos 50% dos centenários têm parentes de primeiro grau ou avós que também atingiram uma idade muito avançada, e muitos têm irmãos excepcionalmente idosos (Buettner e Skemp, 2016).

crônicas frequentemente associadas ao envelhecimento, incluindo diagnóstico e tratamento. Embora a nutrição clínica seja comumente praticada em hospitais e instalações de cuidados de longa duração, os serviços de nutrição deixaram os hospitais e foram para as casas e comunidades, em que o foco está em promoção da saúde, redução de riscos e prevenção de doenças.

NUTRIÇÃO NA PROMOÇÃO DA SAÚDE E NA PREVENÇÃO DE DOENÇAS

Em adultos no processo do envelhecimento, os cuidados com a nutrição não se limitam ao gerenciamento de doenças ou à nutrição clínica, mas foram ampliados para ter um foco mais forte em estilos de vida saudáveis e prevenção de doenças. Sem maior ênfase na melhoria das dietas e no aumento de exercício físico em todas as idades, os gastos com saúde aumentarão exorbitantemente à medida que a população envelhece. Nunca é tarde para enfatizar a nutrição para a promoção da saúde e a prevenção de doenças. Os norte-americanos idosos, mais do que qualquer outra faixa etária, desejam informações sobre saúde e nutrição e estão dispostos a fazer mudanças para manter sua independência e qualidade de vida. Frequentemente, eles precisam de ajuda para melhorar seus comportamentos de autocuidado e querem saber como se alimentar de maneira mais saudável, se exercitar com segurança e se manter motivados.

A nutrição pode incluir três tipos de serviços preventivos. Na prevenção primária, a ênfase está na nutrição na promoção da saúde e prevenção de doenças. A associação de alimentação saudável com o exercício físico é igualmente importante.

A prevenção secundária envolve a redução do risco e a desaceleração da progressão das doenças crônicas relacionadas à nutrição para a manutenção da funcionalidade e da qualidade de vida. A funcionalidade, como está relacionada à força e à mobilidade, é percebida como uma forma positiva de discutir aptidão *versus* deficiência e dependência.

Na prevenção terciária, o gerenciamento de cuidados e casos e o planejamento de alta frequentemente envolvem problemas de mastigação e apetite, dietas modificadas e limitações funcionais. Os casos complexos geralmente são influenciados por questões de nutrição que devem ser tratadas e os gerentes de cuidados podem se beneficiar de consultas com nutricionistas. Em algumas circunstâncias, os nutricionistas são os gerentes de caso.

TEORIAS SOBRE O ENVELHECIMENTO

Os gerontologistas estudam o envelhecimento e têm diversas teorias sobre por que o corpo envelhece. Nenhuma teoria pode explicar totalmente os complexos processos de envelhecimento (Park e Festini, 2017). Uma boa teoria integra conhecimento e descreve como e por que os fenômenos estão relacionados. Em termos gerais, as teorias podem ser agrupadas em duas categorias: predeterminada (genética) e de danos acumulados. A perda de eficiência ocorre quando algumas células se desgastam, morrem ou não são substituídas. A identificação dos mecanismos que afetam o envelhecimento poderia levar a intervenções que retardem ou alterem o envelhecimento. Muito provavelmente, várias teorias explicam a heterogeneidade nas populações idosas (Tabela 19.1).

ALTERAÇÕES FISIOLÓGICAS

O envelhecimento é um processo biológico normal. No entanto, envolve algum declínio na função fisiológica. Os órgãos mudam com a idade. As taxas de mudança variam entre os indivíduos e dentro dos sistemas orgânicos. É importante distinguir entre as mudanças normais do envelhecimento e as mudanças causadas por doenças crônicas, como doenças cardíacas, diabetes e artrite.

Tabela 19.1 Teorias de predeterminação e de danos acumulados no envelhecimento.

Teoria	Descrição
Predeterminação: um mecanismo interno determina quando o envelhecimento começa e a hora da morte	
Teoria do marca-passo	O "relógio biológico" é acertado no nascimento, funciona por um tempo específico, desacelera com o envelhecimento e termina com a morte
Teoria genética	A duração da vida é determinada pela hereditariedade
Teoria da taxa de vida	Cada ser vivo tem uma quantidade finita de uma "substância vital" e, quando ela se esgota, o resultado é o envelhecimento e a morte
Teoria do metabolismo do oxigênio	Os animais com os metabolismos mais elevados são provavelmente os que têm expectativa de vida mais curta
Teoria do sistema imunológico	As células passam por um número finito de divisões celulares que eventualmente causam desregulação da função imunológica, inflamação excessiva, envelhecimento e morte
Danos acumulados: colapso sistêmico ao longo do tempo	
Teoria de ligações cruzadas/glicosilação	Com o tempo, proteínas, DNA e outras moléculas estruturais do corpo fazem ligações inadequadas ou cruzadas entre si, levando à diminuição de mobilidade, elasticidade e permeabilidade celular
Teoria do uso e desgaste	Anos de danos a células, tecidos e órgãos acabam cobrando seu preço, desgastando-os e, por fim, causando a morte
Teoria dos radicais livres	Danos acumulados e aleatórios causados por radicais de oxigênio lentamente fazem com que células, tecidos e órgãos parem de funcionar
Teoria da mutação somática	Mutações genéticas causadas por radiação oxidante e outros fatores se acumulam com a idade, causando a deterioração e o mau funcionamento das células
Comprimento do telômero	Os telômeros protegem e limitam as extremidades dos cromossomos lineares. Telômeros curtos têm sido associados a muitas condições relacionadas à idade

DNA, ácido desoxirribonucleico.

O período de crescimento humano chega ao fim por volta dos 30 anos, quando começa a senescência. A **senescência** é o processo orgânico de envelhecimento e exibição dos efeitos do aumento da idade. Doenças e comprometimento de função não são partes inevitáveis do envelhecimento. No entanto, certas mudanças sistêmicas ocorrem como parte do envelhecimento. Essas mudanças resultam em vários graus de eficiência e declínio funcional. Fatores como genética, doenças, fatores socioeconômicos e de estilo de vida determinam como o envelhecimento progride em cada pessoa. Na verdade, a expressão externa da idade de alguém pode ou não refletir sua idade cronológica, e os estereótipos relacionados à idade devem ser eliminados. A mulher mais velha a terminar uma maratona foi Gladys Burrill, em 2012, quando tinha 93 anos – e ela só começou a correr maratonas quando tinha cerca de 86 anos. Jaring Timmerman começou a natação competitiva aos 79 anos e quebrou recordes em 2014 aos 104 anos.

Composição corporal

A composição corporal muda com o envelhecimento. A massa gorda, a gordura visceral e a gordura intermuscular aumentam, enquanto a massa muscular magra diminui (Santanasto et al., 2017). A **sarcopenia** é definida como a perda da função do músculo esquelético e da massa muscular relacionada com a idade. Sabe-se que esta aumenta o risco de quedas e diminui a qualidade de vida. Diretrizes clínicas internacionais sobre diagnóstico e tratamento da sarcopenia foram publicadas recentemente (Dent et al., 2018). Nessas diretrizes está incluída uma ferramenta de medição que padronizaria o diagnóstico da sarcopenia, algo que até agora não foi acordado. Também está incluída uma recomendação para rastreamento rápido usando a velocidade da marcha. As recomendações de tratamento para sarcopenia incluem a prescrição de exercício físico baseada em resistência e uma recomendação condicional para suplementação proteica e dieta rica em proteínas. O termo proposto "déficit de função do músculo esquelético" descreve melhor a variedade de condições musculares que contribuem para o comprometimento da mobilidade clinicamente significativo (Correa-de-Araujo e Hadley, 2014). Todas as perdas são importantes por causa da conexão estreita entre a massa muscular e a força. Na quarta década de vida, a evidência de sarcopenia é detectável, e o processo acelera após aproximadamente 75 anos. As estratégias de prevenção merecem ênfase por causa das fortes relações da sarcopenia com declínio funcional, incapacidade, hospitalização, institucionalização e mortalidade (Litchford, 2014).

A **obesidade sarcopênica** é a perda de massa muscular magra em pessoas idosas com excesso de tecido adiposo. Juntos, o excesso de massa corporal e a diminuição da massa muscular se combinam exponencialmente para diminuir ainda mais a capacidade de realizar exercício físico, o que, por sua vez, acelera a sarcopenia. Um estilo de vida extremamente sedentário em pessoas obesas é um grande detrator da qualidade de vida.

As escolhas de estilo de vida sedentário podem levar à **síndrome da morte sedentária (SMSe)**, uma frase cunhada por The President's Council on Physical Fitness. Ela descreve os problemas de saúde potencialmente fatais causados por um estilo de vida sedentário. O estilo de vida sedentário pode ser definido como um nível de inatividade abaixo do limiar dos efeitos benéficos à saúde do exercício físico regular ou, mais simplesmente, queimar menos de 200 calorias em atividades físicas por dia.

Embora nenhum exercício físico possa interromper o processo de envelhecimento biológico, há evidências de que o exercício possa minimizar os efeitos fisiológicos de um estilo de vida sedentário e aumentar o tempo que uma pessoa permanece ativa, limitando o desenvolvimento e a progressão de doenças crônicas. Há evidências emergentes que sugerem benefícios tanto psicológicos quanto cognitivos do exercício regular em adultos idosos. De acordo com o American College of Sports Medicine, a prescrição de exercícios para idosos deve incluir exercícios aeróbicos, exercícios de fortalecimento muscular e exercícios de flexibilidade. Os Centers for Disease Control and Prevention (CDC) quantificam o montante de exercícios que os idosos precisam e o National Institute on Aging (NIA) tem um guia de exercício físico (CDC, 2013; NIA, 2010).

Um resumo das recomendações da Organização Mundial da Saúde (OMS) para exercícios para pessoas com 65 anos ou mais (Taylor, 2014) mostra o seguinte:

1. Pelo menos 150 minutos de exercício aeróbico de intensidade moderada por semana, ou pelo menos 75 minutos de exercício aeróbico de intensidade vigorosa, ou uma combinação equivalente.
2. O exercício aeróbico deve ser realizado em sessões de pelo menos 10 minutos de duração.
3. Para benefícios adicionais à saúde, realize até 300 minutos de exercício aeróbico de intensidade moderada ou 150 minutos de exercício aeróbico de intensidade vigorosa, ou uma combinação equivalente por semana.
4. Pessoas com pouca mobilidade devem fazer exercícios de equilíbrio para prevenir quedas em três ou mais dias.
5. Os exercícios de fortalecimento muscular devem ser realizados em dois ou mais dias.
6. Se os adultos idosos forem incapazes de fazer as quantidades recomendadas de exercício físico devido a problemas de saúde, eles devem ser tão fisicamente ativos quanto possível.

Paladar e olfato

As perdas sensoriais afetam as pessoas em vários graus, em taxas variáveis e em diferentes idades. Genética, meio ambiente e estilo de vida fazem parte do declínio da competência sensorial. Alterações no paladar, olfato e tato relacionadas à idade podem levar a falta de apetite, escolhas alimentares limitadas e menor ingestão de nutrientes. Alguma **disgeusia** (paladar alterado), perda do paladar ou **hiposmia** (olfato diminuído) são atribuíveis ao envelhecimento. O adelgaçamento do epitélio e o declínio na regeneração das células receptoras olfatórias levam à disfunção (Schiffman, 2009). Os medicamentos podem desempenhar um papel tão importante quanto o envelhecimento nessa população. Outras causas incluem condições como paralisia de Bell, lesões na cabeça, diabetes, doença hepática ou renal, hipertensão, condições neurológicas, incluindo doença de Alzheimer e doença de Parkinson, e deficiência de zinco ou niacina. Feridas na boca não tratadas, cáries, higiene dental ou nasal inadequadas e tabagismo também podem diminuir esses sentidos.

Como os limiares de paladar e olfato são mais altos, os adultos idosos podem ser tentados a temperar demais os alimentos, especialmente para adicionar mais sal, o que pode ter um efeito negativo em muitos adultos idosos. Como o paladar e o olfato estimulam as alterações metabólicas, como as secreções salivares, de ácido gástrico e pancreáticas e os aumentos nos níveis plasmáticos de insulina, a diminuição da estimulação sensorial também pode prejudicar esses processos metabólicos.

Audição e visão

Embora a perda auditiva não seja a única condição que impede a capacidade de um cuidador de se comunicar com seus pacientes, não há dúvida de que as barreiras de comunicação que ela impõe estão entre as mais impactantes. Para milhões de norte-americanos idosos, muitos dos quais estão entre os idosos mais velhos, a perda auditiva tira a oportunidade de médicos e cuidadores compartilharem informações simplesmente falando. À medida que a audição piora, a troca e o fluxo de informações diminuem gradualmente e se tornam esparsas, e a conversa e a discussão simplesmente param. As consequências são amplamente negativas para pacientes e cuidadores.

A Organização Mundial da Saúde (março de 2018) estimou que 360 milhões de pessoas em todo o mundo têm perda auditiva de gravidade moderada ou superior (o que se chama de perda auditiva "incapacitante"). Nos EUA, cerca de 40 milhões de pessoas (Lin et al., 2011) têm perda auditiva bilateral grave o suficiente para inibir constantemente uma conversação. A perda auditiva é muito mais prevalente entre os idosos. Há um consenso de que a prevalência aumentará à medida que a população envelhece. A causa mais comum é o processo de envelhecimento. A chamada perda relacionada à idade afeta igualmente as duas orelhas, aumenta a gravidade com o tempo e não é prevenível. Outras causas incluem ruído alto (perda auditiva induzida por ruído), perda induzida por fármacos (há uma série de medicamentos ototóxicos), perda auditiva com origens hereditárias e perda relacionada a doenças (National Institute on Deafness and Other Communicative Disorders, National Institutes of Health, 2013a).

Graus de gravidade. A perda auditiva é classificada por um dos quatro graus de gravidade. Indivíduos com perda leve têm dificuldade em ouvir conversas normais, principalmente em ambientes com ruído de fundo. À medida que a perda auditiva progride para o grau moderado, os sons da fala ficam cada vez mais difíceis de ouvir com alguma clareza. Na ausência de aparelhos auditivos, as palavras devem ser pronunciadas em voz alta e a uma distância próxima para serem ouvidas. Para aqueles com perda auditiva grave, a fala se torna ininteligível e até mesmo os aparelhos auditivos mais sofisticados tornam-se ineficazes. Aqueles que sofrem de perdas profundas são funcionalmente surdos e contam principalmente com a linguagem de sinais e a leitura labial para conversar com os outros. Como uma condição que geralmente piora com a idade, os graus mais elevados de perda são mais prevalentes entre aqueles que atingiram os 70 ou 80 anos.

Impacto. Há evidências substanciais de que graus mais altos de perda auditiva têm um impacto amplamente prejudicial no funcionamento físico e cognitivo do indivíduo, na saúde psicológica, na autoestima e na satisfação geral com sua qualidade de vida. Uma pesquisa recente mostrou associação entre perda auditiva e declínio no funcionamento cognitivo e físico. Um estudo da Johns Hopkins University (Chien e Lin, 2012) descobriu que adultos mais velhos com perda auditiva experimentam uma taxa de declínio no pensamento e na memória que é 30 a 40% mais rápida do que entre aqueles com audição normal. Outros estudos mostraram que a perda auditiva está associada à demência, ao declínio físico e ao aumento da frequência de quedas. Estudos que relatam os efeitos alienantes da perda auditiva descobriram que ela é uma fonte de solidão, isolamento, depressão, ansiedade e paranoia, e que leva a uma diminuição acentuada na satisfação com a vida familiar. A perda auditiva faz com que o indivíduo se sinta constrangido, chateado, solitário e retraído, e pode parecer confuso, indiferente e difícil. Estudos têm mostrado que a perda auditiva causa sentimentos de dependência, frustração e culpa, que induz comportamentos que incluem blefe e ser exigente, e que muitas vezes resulta em diminuição da autoestima (Ciorba, 2012).

Perda auditiva por sexo. Pesquisadores da Johns Hopkins University relataram que a prevalência de perda auditiva é significativamente maior entre os homens. No entanto, embora a prevalência entre os homens seja especialmente pronunciada nas faixas etárias mais jovens, ela diminui com o aumento da idade. Ao todo, os homens representam 70% dos deficientes auditivos entre 30 e 69 anos, mas apenas 51% entre os de 70 anos e apenas 38% entre os maiores de 80 anos.

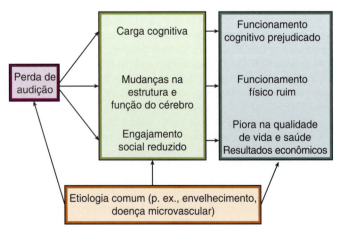

Tratamento. Além de implantes cirúrgicos nos casos mais graves, os aparelhos auditivos são a única forma de tratamento. Embora a tecnologia tenha avançado significativamente nos últimos anos, a adoção e o uso continuam extremamente baixos.

Perda auditiva pode ser difícil de detectar. É fácil imaginar que uma perda auditiva do paciente é simples de identificar e detectar. Acontece que nem sempre é esse o caso. Não é incomum, por exemplo, que os pacientes escondam sua perda auditiva, envolvendo-se em uma série de comportamentos de "blefe" que podem dar aos cuidadores a falsa sensação de terem se comunicado de forma eficaz.

Se um paciente tem perda auditiva, os "comportamentos de fala" do cuidador podem ajudar. Quando se trabalha com uma população de pacientes idosos, as chances de encontrar pacientes com graus variados de perda auditiva são muito altas. Uma das conclusões do National Council on Disability foi que a maioria dos médicos e cuidadores não tem uma compreensão prática de como se comunicar de forma eficaz com pacientes com perda auditiva e, muitas vezes, não reconhecem a necessidade médica de empregar métodos apropriados de comunicação para garantir a eficácia do seu atendimento.

Em todos os casos, é importante ter em mente que comportamentos corretos de fala devem ser empregados, independentemente de o paciente utilizar um aparelho auditivo ou um dispositivo auxiliar de escuta.

Principais comportamentos de fala

- Fique na frente do paciente e o mais próximo possível dele
- Certifique-se de que o paciente possa ver sua boca enquanto você fala
- Fale claramente, devagar e "pronuncie" suas palavras mais do que faria com pacientes com audição normal
- Fale mais alto e pergunte ao paciente se um nível de volume diferente seria útil (em alguns casos, falar mais alto não somente não ajuda, como pode piorar as coisas)
- Olhe diretamente para o paciente (não olhe para baixo, para a tela do computador etc.)
- Escolha suas palavras com mais cuidado (palavras técnicas serão mais difíceis para o paciente entender)
- Seja paciente, você pode ser solicitado a se repetir (pode ser solicitado a fazê-lo repetidamente).

Embora seja tentador gritar para ser ouvido, geralmente não é uma boa ideia. Falar muito alto pode ser irritante, levanta preocupações sobre a privacidade do paciente e, muitas vezes, não torna a fala mais fácil de entender. Se a fala soa distorcida, gritar apenas torna a fala distorcida mais alta, não mais clara.

Para alguns pacientes, o único recurso será escrever mensagens. Os quadros brancos são usados com mais frequência e, embora esse seja um processo complicado que exige paciência, geralmente é a única solução.

A **degeneração macular relacionada à idade (DMRI)** é uma doença da retina que afeta a visão central e pode levar à cegueira em idosos. É a principal causa de cegueira em norte-americanos com 65 anos ou mais. Afeta mais de 1,75 milhão de pessoas nos EUA. Acredita-se que o número aumente para mais de 5 milhões até 2050 (American Optometric Association [AOA], 2014). Tabagismo, raça (é mais comum em caucasianos) e histórico familiar são fatores de risco conhecidos (Chew et al., 2014; National Eye Institute, 2014). Conforme a população envelhece, a degeneração macular relacionada à idade está se tornando um problema de saúde pública mais significativo. Ela ocorre quando a mácula, a parte central da retina, se degrada. O resultado é a perda da visão central. O pigmento macular é composto de duas substâncias químicas: luteína e zeaxantina. Uma dieta rica em frutas e vegetais pode ajudar a retardar ou prevenir o desenvolvimento dessa degeneração. A suplementação de micronutrição costuma ser usada em seu tratamento (Aslam et al., 2014; Korobelnik, 2017).

A **presbiopia** é a perda de elasticidade do cristalino que causa incapacidade de focar claramente em distâncias curtas e resulta na necessidade de óculos de leitura. Isso se torna aparente por volta da quarta década de vida (AOA, 2014). À medida que piora, a visão deficiente interfere nas compras, no preparo dos alimentos e na alimentação.

Glaucoma é o dano ao nervo óptico decorrente da pressão elevada no olho. É a segunda causa mais comum de perda de visão, afetando aproximadamente 3 milhões de norte-americanos. Hipertensão, diabetes e doenças cardiovasculares aumentam o risco de glaucoma.

A catarata é uma turvação do cristalino do olho. Cerca de metade dos norte-americanos com 65 anos ou mais têm algum grau de opacidade das lentes. O tratamento mais comum é a cirurgia; a lente turva é removida e substituída por uma lente protética permanente. Uma dieta rica em betacaroteno, selênio, luteína, ácido graxo ômega-3 e vitaminas C e E pode atrasar o desenvolvimento da catarata (AOA, 2014). Estudos mostram que uma alta ingestão de sódio pode aumentar o risco de desenvolvimento de catarata. A exposição à radiação ultravioleta (UV) está diretamente relacionada a 5% das cataratas em todo o mundo. Quando o índice de radiação ultravioleta é igual ou superior a 3, recomenda-se o uso de óculos de sol para proteção.

Imunocompetência

As alterações no sistema imunológico relacionadas à idade incluem alterações celulares e sorológicas que causam disfunção na resposta a antígenos estranhos e próprios. A resposta imune é mais lenta e menos eficiente. Os mecanismos de mudanças relacionadas à idade na função imunológica não são totalmente compreendidos, mas provavelmente dependem da genética, de fatores ambientais e de escolhas de estilo de vida (Keenan, 2018). A manutenção de um bom estado nutricional promove a boa função imunológica.

Orais

A dieta e a nutrição podem ser comprometidas por problemas de saúde bucal (ver Capítulo 24). A perda dentária, o uso de dentaduras e a xerostomia (boca seca) podem causar dificuldades na mastigação e deglutição. As diminuições na sensação gustativa e na produção de saliva tornam a alimentação menos prazerosa e mais difícil. Doenças e condições bucais são comuns entre as pessoas que cresceram sem o benefício da fluoretação da água da comunidade e de outros produtos com flúor. No entanto, a porcentagem de norte-americanos com 65 anos ou mais que não têm todos os dentes naturais (edêntulos) está caindo. Dentes perdidos, soltos ou cariados ou dentaduras doloridas e mal ajustadas são problemas comuns que dificultam a ingestão de alguns alimentos. Pessoas com esses problemas bucais geralmente preferem alimentos macios e fáceis de mastigar e evitam algumas opções nutricionalmente densas, como grãos integrais, frutas e vegetais frescos e carnes.

As consequências nutricionais da polifarmácia, a ingestão de cinco ou mais medicamentos sem receita diariamente, são significativas. Mais de 400 medicamentos comumente usados podem causar boca seca. O preparo de alimentos ricos em umidade, como sopas e guisados saudáveis, a adição de molhos e o preparo de purês e alimentos picados podem tornar as refeições mais fáceis de consumir. Além disso, aqueles com problemas de saúde bucal podem se beneficiar de alimentos fortificados com densidade nutricional aumentada (ver boxe *Em foco: Alimentação em primeiro lugar!*).

Gastrintestinais

Algumas alterações gastrintestinais são consideradas consequências normais do envelhecimento, embora algumas possam ser atribuídas a outras causas clínicas e devam ser avaliadas (Boxe 19.1). As alterações no sistema digestório podem afetar negativamente a ingestão de nutrientes de uma pessoa, a começar pela boca. Como consequência normal do envelhecimento, ocorrem alterações de paladar e olfato no adulto idoso, incluindo a diminuição da capacidade de saborear o sal, o amargo, o doce e o azedo. Além disso, as mudanças na salivação devido ao envelhecimento natural ou aos efeitos colaterais dos medicamentos podem alterar ainda mais as sensações gustativas e causar desafios para os adultos idosos.

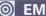

EM FOCO
Alimentação em primeiro lugar!

Existem muitas razões para os profissionais da área médica ou de nutrição considerarem a mudança do uso de suplementos nutricionais fabricados comercialmente para alimentos reais densos em nutrientes. Embora os suplementos nutricionais comerciais sejam convenientes de usar e forneçam teores elevados de energia e proteínas, as pessoas gostam de comer alimentos e beber líquidos que tenham sabor agradável, forneçam uma variedade de sabores e sejam familiares para eles. O alimento é mais do que uma lata de proteína do leite com vitaminas e minerais adicionados; é cultura, tradição e parte das celebrações da vida. O cheiro do alimento e a aparência de um prato fazem parte da experiência geral da alimentação.

Alimentos fortificados nas refeições e na hora do lanche, em vez de suplementos preparados comercialmente, podem satisfazer o paladar mais exigente porque podem ser flexíveis e individualizados. Praticamente qualquer alimento pode ser intensificado em energia; muitos podem ser incrementados com proteínas.

Os programas de alimentos fortificados são conhecidos por uma variedade de nomes: *Every Bite Counts* – Toda Mordida Conta –, *Nutrition Intervention Program* – Programa de Intervenção Nutricional –, *Enhanced Food Program* – Programa de Alimentação Aprimorada –, *Super Foods* – Superalimentos – ou *Food Fortification Program* – Programa de Fortificação de Alimentos. Hoje, graças às *Dining Practice Standards* – Normas de Práticas de Alimentação –, publicadas em 2011 e adotadas pelos Centers for Medicare and Medicaid Services, **Alimentação em primeiro lugar** é o termo de escolha para essa abordagem. Tradicionalmente, os programas de alimentos fortificados têm se concentrado na adição de energia e proteínas a alguns alimentos no cardápio a cada dia. Por exemplo, o creme de leite é adicionado ao cereal quente e o leite em pó é adicionado ao leite (leite em quantidade dupla). Essa abordagem pode levar à falta de variedade e à fadiga alimentar. Uma abordagem do programa para fortificação dos alimentos proporcionará maior flexibilidade e, em última análise, terá mais sucesso.

Digna Cassens, MHA, RDN

Modificado de www.flavorfulfortifiedfood.com

Boxe 19.1 Alterações do sistema digestório com o envelhecimento.

Cabeça: diminuição da velocidade de condução neuronal para o sistema digestório, diminuição das sensações de fome

Nariz e boca: diminuição do paladar, olfato, alterações na dentição, diminuição da saliva

Pescoço: aumento da fase orofaríngea, retardo da abertura do esfíncter esofágico, diminuição da pressão peristáltica no esôfago

Estômago: saciedade aumentada e mais rápida, redução do peristaltismo e aumento da força contrátil gástrica em pH gástrico

Intestinos: diminuição da absorção de carboidratos, proteínas, triglicerídeos, folato, vitaminas B_{12} e D, cálcio; aumento da absorção de vitaminas A e C e do colesterol

Intestino grosso: diminuição da elasticidade da parede do reto, diminuição da motilidade do cólon e constipação intestinal

---

Alterações relacionadas à idade e com alguma doença na função de deglutição, incluindo redução da massa muscular oral e esofágica e diminuição da elasticidade do tecido conjuntivo, podem causar atraso no processo de deglutição em adultos idosos. O aumento da fase orofaríngea da deglutição (ver Capítulo 39), o retardo na abertura do esfíncter esofágico e a diminuição da pressão peristáltica no esôfago podem contribuir para os desafios da deglutição funcional, o que pode ameaçar a nutrição adequada e tornar o indivíduo mais suscetível a engasgo ou aspiração. A disfagia, uma disfunção da deglutição, está associada a doenças neurológicas e demência. Ela aumenta o risco de pneumonia por aspiração, uma infecção causada por alimentos ou líquidos que entram nos pulmões (ver Capítulo 33). Líquidos espessados e alimentos com textura modificada podem ajudar as pessoas com disfagia a comer com segurança (ver Apêndice 20).

Também podem ocorrer alterações gástricas. A saciedade precoce devido às mudanças no estômago relacionadas à idade, em combinação com o comprometimento da função da mucosa gástrica, leva à incapacidade de resistir aos danos e pode resultar em úlceras, câncer e infecções. A gastrite causa inflamação e dor, retardo do esvaziamento gástrico e desconforto. Esses fatores afetam a biodisponibilidade de nutrientes, como cálcio, vitamina B_{12} e zinco, e aumentam o risco de desenvolver uma doença por deficiência crônica.

A **acloridria** é a produção insuficiente de ácido estomacal. Quantidades suficientes de ácido estomacal e do fator intrínseco são necessárias para a absorção da vitamina B_{12}. Embora quantidades substanciais sejam armazenadas no fígado, ocorre deficiência da vitamina B_{12}. Os sintomas muitas vezes podem ser diagnosticados erroneamente porque mimetizam a doença de Alzheimer ou outras condições crônicas e incluem fadiga extrema, demência, confusão e formigamento e fraqueza nos braços e pernas (ver Capítulo 39). Tornou-se prática comum usar antiácidos de carbonato de cálcio como uma forma de suplementar a ingestão de cálcio, embora isso seja contraindicado em idosos que já apresentam risco de produzir quantidade inadequada de ácido gástrico.

A **constipação intestinal** é definida como movimentos intestinais inferiores ao normal, dificuldade ou esforço excessivo na defecação, movimentos intestinais dolorosos, fezes endurecidas ou esvaziamento intestinal incompleto. É um dos distúrbios mais comuns na população dos EUA e sua prevalência aumenta com a idade. As causas primárias incluem líquidos insuficientes, falta de exercício físico e baixa ingestão de fibra alimentar. Estudos também mostraram que alterações fisiológicas distintas que afetam a motilidade colônica ocorrem em pessoas idosas. Elas incluem disfunção mioentérica, aumento dos depósitos de colágeno no cólon esquerdo, redução dos impulsos do nervo inibitório na camada muscular do cólon e aumento da ligação das endorfinas plasmáticas aos receptores intestinais (ver Capítulo 27).

A pressão diminuída do esfíncter anal ou degeneração do esfíncter anal interno e perda da elasticidade da parede do reto são alterações relacionadas à idade. A constipação intestinal também é causada por alguns medicamentos comumente usados em pessoas idosas, como narcóticos e antidepressivos, que na verdade retardam o trânsito intestinal. Os diuréticos podem causar diminuição da umidade das fezes, outro fator que contribui para a constipação intestinal.

A incidência de diverticulose aumenta com a idade. Metade da população com mais de 60 anos a desenvolve, mas apenas 20% dessas pessoas apresentam manifestações clínicas. Os problemas mais comuns com a doença diverticular são dor na região abdominal inferior e diarreia (ver Capítulo 27).

Cada uma dessas mudanças no sistema digestório e no tubo gastrintestinal pode ter um impacto substancial na nutrição geral do idoso, pois as limitações na capacidade de consumir uma quantidade adequada de alimentos, com a diminuição da absorção de nutrientes, podem resultar em desnutrição.

Cardiovasculares

As doenças cardiovasculares, incluindo doenças cardíacas e acidentes vasculares encefálicos, são a principal causa de morte em ambos os sexos e em todos os grupos raciais e étnicos e não são necessariamente uma doença do envelhecimento. As alterações das doenças cardiovasculares relacionadas à idade são extremamente variáveis e são afetadas por influências ambientais, como tabagismo, exercícios e dieta alimentar. As alterações podem incluir diminuição da complacência da parede arterial, redução da frequência cardíaca máxima, diminuição da responsividade aos estímulos beta-adrenérgicos, espessamento da massa muscular do ventrículo esquerdo e retardo do relaxamento ventricular. Frequentemente, o resultado final da hipertensão e da doença arterial é a insuficiência cardíaca crônica. Uma em cada nove internações hospitalares nos EUA inclui o diagnóstico de insuficiência cardíaca. Uma dieta com baixo teor de sódio e restrição de líquidos são comumente prescritos para essa condição. Essas restrições dietéticas, em conjunto com outros efeitos colaterais da insuficiência cardíaca, geralmente levam à diminuição do consumo de nutrientes. Ver Capítulo 32 para uma discussão sobre a abordagem multifacetada necessária para o controle das doenças cardiovasculares em adultos idosos.

Renais

As mudanças relacionadas à idade na função renal variam enormemente. Alguns adultos idosos experimentam poucas mudanças, enquanto outros podem ter mudanças devastadoras e com risco de morte. Em média, a taxa de filtração glomerular, medida nas taxas de depuração da creatinina, diminui em aproximadamente 8 a 10 mℓ por minuto por 1,73 m^2 de superfície corporal por década após os 30 a 35 anos. O aumento resultante nas concentrações de creatinina sérica deve ser considerado na determinação das dosagens dos medicamentos. O declínio progressivo da função renal pode levar à incapacidade de excreção de urina concentrada ou diluída, resposta retardada à privação de sódio ou à carga de sódio e resposta retardada à carga ácida. A função renal também é afetada por desidratação, uso de diuréticos e medicamentos, especialmente antibióticos (ver Capítulo 34).

Neurológicas

Pode haver declínios significativos relacionados à idade nos processos neurológicos. Cognição, firmeza e estabilidade, tempo de reação, coordenação, marcha, sensações e **atividades da vida diária** (**AVDs**) (ir ao banheiro, tomar banho, comer, vestir-se) muitas vezes diminuem com a idade, mas a velocidade do declínio varia muito de um indivíduo para outro e depende tanto da doença quanto do envelhecimento. Em média, o cérebro perde de 5 a 10% de seu peso entre as idades de 20 e 90 anos, mas a maioria, senão todos, os neurônios são funcionais até a morte, a menos que uma condição patológica específica esteja presente (Galvin e Sadowsky, 2012).

É importante fazer a distinção entre declínio normal relacionado à idade e prejuízo de condições como demência, um processo de doença (Galvin e Sadowsky, 2012). As dificuldades de memória não indicam necessariamente demência, doença de Alzheimer, doença de Parkinson ou qualquer transtorno mental (ver Capítulos 39 e 40). Muitas mudanças na memória podem ser atribuídas a fatores ambientais, incluindo estresse, exposição a produtos químicos, alimentos e líquidos inadequados em vez de processos fisiológicos. As infecções do trato urinário estão associadas a mudanças na cognição que mimetizam a demência, mas são reversíveis com tratamento (Beveridge et al., 2011). No entanto, mesmo o comprometimento cognitivo leve pode afetar a alimentação, a mastigação e a deglutição, aumentando, assim, o risco de desnutrição (Lopes da Silva et al., 2014). O maior fator de risco para o desenvolvimento de demência é, de fato, a idade avançada.

Lesões por pressão

Lesões por pressão, anteriormente chamadas de úlceras de pressão e, antes disso, escaras ou úlceras de decúbito, desenvolvem-se a partir de uma pressão contínua que impede o fluxo sanguíneo capilar para a pele e tecido subjacente. Vários fatores contribuem para a formação de lesões por pressão, mas mobilidade prejudicada, má circulação, obesidade e incontinência urinária são os principais. Os adultos idosos com problemas neurológicos, aqueles fortemente sedados e com demência geralmente são incapazes de mudar de posição para aliviar a pressão. Paralisia, incontinência, perdas sensoriais e rigidez podem contribuir para o problema. Notavelmente, a desnutrição e a subnutrição (ingestão inadequada de energia) favorecem as condições para seu desenvolvimento e podem atrasar a cicatrização de feridas. A natureza crônica progressiva das lesões por pressão em indivíduos sedentários ou sem deambulação requer atenção vigilante à nutrição.

O *National Pressure Injury Advisory Panel* (NPIAP), anteriormente denominado *National Pressure Ulcer Advisory Panel* (NPUAP), é uma organização profissional independente sem fins lucrativos dedicada à prevenção e ao manejo de lesões por pressão. Seu conselho administrativo é composto por especialistas multidisciplinares de destaque que compartilham o compromisso com a prevenção e o manejo de lesões por pressão.

A missão do NPIAP é fornecer liderança interprofissional para melhorar os resultados dos pacientes em prevenção e manejo de lesões por pressão por meio de educação, políticas públicas e pesquisa. Ele fornece publicações vitais para profissionais de medicina, enfermagem e nutrição que trabalham em todos os ambientes de assistência à saúde.

A edição de 2019 da *International Clinical Practice Guideline for the Prevention and Treatment of Pressure Injuries* (CPG) – Diretriz Internacional de Prática Clínica (DPC) para Prevenção e Tratamento das Lesões por Pressão – apresenta recomendações e resume as evidências de apoio para prevenção e tratamento de lesões por pressão. A nova edição foi desenvolvida como uma colaboração de 4 anos entre o NPIAP, o *European Pressure Ulcer Advisory Panel* (EPUAP) – Painel Europeu Consultivo para Lesões por Pressão – e a *Pan Pacific Pressure Injury Alliance* (PPPIA) – Aliança Pampacífica de Lesão por Pressão. Essa diretriz fornece uma análise detalhada e discussão da pesquisa disponível, avaliação crítica das suposições e do conhecimento no campo, recomendações para a prática clínica, considerações importantes de implementação, descrição da metodologia usada para desenvolver as diretrizes e reconhecimento dos muitos especialistas formalmente envolvidos no processo de desenvolvimento. A diretriz pode ser adquirida em www.guidelinesales.com.

Vários sistemas de classificação descrevem as lesões por pressão. Os seis estágios da lesão, com base na profundidade da ferida e no grau de envolvimento do tecido, estão descritos na Tabela 19.2. Como a nutrição das feridas tende a se igualar à nutrição de todo o corpo, os esforços coordenados de uma equipe de tratamento multidisciplinar

Tabela 19.2 Estágios da lesão por pressão.

Lesão tecidual profunda

Lesão tecidual profunda por pressão: descoloração vermelho-escura, castanho-avermelhada ou roxa persistente e que não empalidece

Pele intacta ou não intacta com área de descoloração vermelho-escura, castanho-avermelhada ou roxa persistente que não empalidece, ou separação epidérmica revelando um leito escuro da ferida ou bolha preenchida com sangue. A dor e a mudança de temperatura geralmente precedem as alterações na cor da pele. A descoloração pode aparecer de forma diferente em peles com pigmentação escura. Essa lesão resulta de pressão intensa e/ou prolongada e forças de cisalhamento na interface osso-músculo. A ferida pode evoluir rapidamente para revelar a extensão real da lesão do tecido ou pode se resolver sem perda de tecido. Se forem visíveis tecido necrótico, tecido subcutâneo, tecido de granulação, fáscia, músculo ou outras estruturas subjacentes, isso indica uma lesão por pressão de espessura total (não classificável, estágio 3 ou estágio 4). Não use o termo *Deep Tissue Pressure Injury* (DTPI) (Lesão por Pressão Tecidual Profunda [LPTP]) para descrever condições vasculares, traumáticas, neuropáticas ou dermatológicas

Estágio 1

Lesão por pressão no estágio 1: eritema da pele intacta que não empalidece

Pele intacta com uma área localizada de eritema que não empalidece, que pode ter uma aparência diferente em peles com pigmentação escura. A presença de eritema que não empalidece ou alterações na sensação, temperatura ou firmeza podem preceder as mudanças visuais. As mudanças de cor não incluem descoloração roxa ou castanho-avermelhada; estas podem indicar lesão por pressão tecidual profunda, que evidencia um sinal de risco

Estágio 2

Lesão por pressão no estágio 2: perda de espessura parcial da pele com derme exposta

Perda de espessura parcial da pele com derme exposta. O leito da ferida é viável, rosa ou vermelho, úmido e também pode se apresentar como uma bolha preenchida com soro, intacta ou rompida. O tecido adiposo (gordura) não é visível e os tecidos mais profundos não são visíveis. Tecido de granulação, descamação e escara não estão presentes. Essas lesões comumente resultam de microclima adverso e cisalhamento da pele sobre a pelve e cisalhamento do calcanhar. Esse estágio não deve ser usado para descrever lesões cutâneas associadas à umidade (MASD, do inglês *moisture associated skin damage*), incluindo dermatite associada à incontinência (DAI), dermatite intertriginosa (DIT), lesões cutâneas relacionadas a adesivo médico (MARSI, do inglês *medical adhesive related skin injury*) ou feridas traumáticas (lacerações na pele, queimaduras, escoriações)

Estágio 3

Lesão por pressão no estágio 3: perda de espessura total da pele

Perda de espessura total da pele, na qual o tecido adiposo (gordura) é visível na úlcera e o tecido de granulação e a epíbole (bordas enroladas da ferida) estão frequentemente presentes. Descamação e/ou escara podem ser visíveis. A profundidade do dano ao tecido varia de acordo com a localização anatômica; áreas de adiposidade significativa podem desenvolver feridas profundas. Pode ocorrer enfraquecimento com solapamento (destruição da base) e tunelamento. Fáscia, músculo, tendão, ligamento, cartilagem e/ou osso não são expostos. Se a descamação ou escara obscurecer a extensão da perda de tecido, é uma lesão por pressão não classificável

Estágio 4

Lesão por pressão no estágio 4: perda de espessura total da pele e perda de tecido

Perda de espessura total da pele e perda de tecido com fáscia, músculo, tendão, ligamento, cartilagem ou osso expostos ou diretamente palpáveis na úlcera. Descamação e/ou escara podem ser visíveis. Epíbole (bordas enroladas), solapamento (destruição da base) e/ou tunelamento ocorrem frequentemente. A profundidade varia de acordo com a localização anatômica. Se a descamação ou escara obscurecer a extensão da perda de tecido, trata-se de uma lesão por pressão não classificável

Não classificável quanto ao estágio

Lesão por pressão não classificável: perda de espessura total da pele obscurecida e perda de tecido

Perda de espessura total da pele e perda de tecido em que a extensão do dano tecidual dentro da úlcera não pode ser confirmada porque está obscurecida por descamação ou escara. Se o esfacelo da descamação ou escara for removido, uma lesão por pressão no estágio 3 ou 4 será revelada. A escara estável (i. e., seca, aderida, intacta sem eritema ou flutuação) no calcanhar ou membro isquêmico não deve ser amolecida ou removida

National Pressure Injury Advisory Panel (NPIAP) anuncia mudança na terminologia de úlcera por pressão para lesão por pressão e atualiza os estágios da lesão por pressão. Abril de 2016.

são importantes. Os benefícios de graus específicos de energia (30 a 35 kcal/kg) e proteínas (1,25 a 1,5 g/kg) para a prevenção de lesões por pressão em pacientes com risco de desnutrição recomendados nas diretrizes anteriores são agora considerados inconclusivos. As diretrizes de 2019 se concentram na avaliação individualizada pelo nutricionista, em vez de prescrições padronizadas. No entanto, a recomendação anterior para energia e proteínas permanece para indivíduos com lesões por pressão existentes. Além disso, um suplemento de alto teor energia e rico em proteínas é recomendado para pessoas com lesão por pressão que estejam desnutridas e sejam incapazes de atender às suas necessidades nutricionais apenas com dieta. Recomendações para um suplemento proteico rico em arginina, zinco e antioxidantes foram incluídas para lesões por pressão nos estágios II, III e IV (European Pressure Ulcer Advisory Panel, National Pressure Injury Advisory Panel and Pan Pacific Pressure Injury Alliance, 2019).

QUALIDADE DE VIDA

Qualidade de vida é uma sensação geral de felicidade e satisfação com a vida e o ambiente. A qualidade de vida relacionada à saúde é o senso pessoal de saúde física e mental e a capacidade de reagir a fatores nos ambientes físico e social. Para avaliar a qualidade de vida relacionada à saúde, medidas e escalas comuns, sejam gerais ou específicas para doenças, podem ser usadas. Como a idade avançada costuma estar associada a problemas de saúde e à diminuição da funcionalidade, as questões de qualidade de vida tornam-se relevantes.

Depressão

As alterações psicológicas geralmente se manifestam como depressão e sua extensão pode variar amplamente de pessoa para pessoa. Entre os idosos, a depressão geralmente é causada por outras condições, como doenças cardíacas, acidente vascular encefálico, diabetes, câncer, luto ou estresse. A depressão em pessoas idosas frequentemente não é diagnosticada ou é diagnosticada incorretamente porque os sintomas são confundidos com outras doenças médicas. A depressão não tratada pode ter efeitos colaterais graves em adultos idosos. Ela diminui os prazeres da vida, incluindo comer, pode exacerbar outras condições médicas e pode comprometer a função imunológica. A depressão está associada a diminuição do apetite, perda de massa corporal e fadiga. Os cuidados nutricionais desempenham um papel importante no tratamento dessa condição (ver Capítulo 40). O fornecimento de alimentos ricos em nutrientes e energia, bebidas adicionais, alimentos com textura modificada e alimentos favoritos nos momentos em que as pessoas têm maior probabilidade de comer a maior quantidade pode ser muito eficaz. Na medida em que as comorbidades levam à polifarmácia e à preocupação com as interações medicamentosas, os provedores podem optar por omitir os antidepressivos, o que deixa a depressão sem tratamento.

Dadas as consequências adversas da perda de massa corporal não intencional com o envelhecimento e a falta de medicamentos aprovados pela Food and Drug Administration (FDA) para estimulação do apetite em adultos idosos, intervenções alimentares e nutricionais com o tratamento de doenças subjacentes que contribuem para a perda de massa corporal, como dentição deficiente, merecem maior atenção. Um antidepressivo, mirtazapina, ajudou a aumentar o apetite e o ganho de massa corporal em pacientes idosos deprimidos. Com o monitoramento adequado de efeitos colaterais, a mirtazapina pode ser um medicamento de escolha para pessoas idosas que experimentam perda de massa corporal e depressão (Rudolph, 2009) e pode diminuir potencialmente gastroparesia, náuseas e vômitos (Malamood et al., 2017).

A alimentação e a nutrição contribuem para a qualidade de vida fisiológica, psicológica e social de uma pessoa (Raymond, 2019). Uma medida de qualidade de vida relacionada à nutrição foi proposta para documentar os desfechos da qualidade de vida de indivíduos em dietoterapia. Estratégias eficazes para melhorar a alimentação e, assim, melhorar a qualidade de vida dos residentes de asilos estão bem estabelecidas, mas poderiam ser implementadas de forma mais ampla (Bernstein e Munoz, 2012) (ver boxe *Novos rumos: Mudança de cultura*).

Funcionalidade

Funcionalidade e estado funcional são termos usados para descrever habilidades físicas e limitações, por exemplo, na deambulação. **Funcionalidade**, a capacidade de realizar os cuidados pessoais, a própria subsistência e atividades físicas, correlaciona-se com independência e qualidade de vida. As taxas de incapacidade entre os adultos idosos estão diminuindo, mas o número real considerado deficiente está aumentando à medida que o tamanho da população idosa aumenta. Limitações nas AVDs (ir ao banheiro, tomar banho, comer, vestir-se) e **atividades instrumentais da vida diária (AIVDs)**, como administrar o dinheiro, fazer compras, usar o telefone, viajar e usar meios de transporte, cuidar da casa, preparar refeições,

---

❋ NOVOS RUMOS

Mudança de cultura

Mudança de cultura nos cuidados de longa duração
A Pioneer Network foi formada em 1997 por um pequeno grupo de profissionais altamente qualificados (incluindo nutricionistas) que trabalham com cuidados continuados para defender os cuidados direcionados às pessoas. Esse grupo clamou por mudança radical na cultura do envelhecimento para que quando nossos avós, pais – e finalmente nós – formos para uma casa de saúde, asilo ou outro ambiente comunitário, que seja para prosperar, não para declinar. Esse movimento, que se distancia dos modelos tradicionais, guiados pelos provedores, para modelos mais humanos guiados pelo consumidor, que adotam a flexibilidade e a autodeterminação, ficou conhecido como um *movimento de mudança de cultura*. A crença é que a qualidade de vida dos norte-americanos idosos está enraizada em uma comunidade de apoio e cimentada por relacionamentos que respeitam cada indivíduo, independentemente de idade, condição clínica ou limitações.

A missão da Pioneer Network é:
- Criar oportunidades de comunicação, rede de relações de trabalho e aprendizagem
- Construir vínculos de relacionamentos e comunitários
- Identificar e promover transformações em prática, serviços, políticas públicas e pesquisa
- Desenvolver e fornecer acesso a recursos e liderança.

Valores e princípios
- Conheça cada pessoa
- Cada pessoa pode e faz a diferença
- O relacionamento é o bloco de construção fundamental de uma cultura transformada
- Responda ao espírito, bem como à mente e ao corpo
- Assumir riscos é uma parte normal da vida
- Coloque a pessoa antes da tarefa
- Todos os idosos têm direito à autodeterminação, onde quer que vivam
- A comunidade é o antídoto para a institucionalização
- Faça aos outros o que você gostaria que fizessem a você
- Promova o crescimento e o desenvolvimento de todos
- Molde e use o potencial do ambiente em todos os seus aspectos: físico, organizacional, psicológico, social e espiritual
- Pratique o autoexame, em busca de criatividade e novas oportunidades para fazer melhor
- Reconheça que a mudança de cultura e a transformação não são destinos, mas uma jornada, sempre um trabalho em andamento.

tomar medicamentos corretamente e outras habilidades individuais de autodesempenho necessárias na vida cotidiana são usadas para monitorar a função física (Federal Interagency Forum on Aging-Related Statistic, 2012).

Muitas doenças relacionadas à nutrição afetam o estado funcional em indivíduos idosos. A ingestão inadequada de nutrientes pode acelerar a perda de massa e força muscular, o que pode ter um efeito negativo na realização de AVDs. Entre os idosos que apresentam uma ou mais doenças crônicas relacionadas à nutrição, o comprometimento da função física pode causar maior incapacidade, com aumento de morbidade, internações em casas de saúde ou asilos ou morte.

Fragilidade e deficiência em manter o desenvolvimento

As quatro síndromes conhecidas como preditivas de resultados adversos em adultos idosos que são prevalentes em pacientes com fragilidade ou "deficiência geriátrica em manter o desenvolvimento (*failure to thrive* [FTT])" incluem comprometimento de funções físicas, desnutrição, depressão e prejuízos cognitivos. Os sintomas incluem perda de massa corporal, diminuição do apetite, má-nutrição, desidratação, inatividade e deficiências na função imunológica. As intervenções devem ser direcionadas aos fatores contribuintes facilmente remediáveis, na esperança de melhorar o estado funcional geral. O manejo ideal requer uma abordagem multidisciplinar e multifacetada. O terapeuta ocupacional e o fonoaudiólogo são essenciais para a gestão abrangente dos cuidados. As intervenções nutricionais, especialmente aquelas que corrigem a desnutrição energético-proteica (DEP), são essenciais, mas muitas vezes difíceis de implementar em uma pessoa idosa que não tem interesse em comer. Como a qualidade geral da dieta se mostrou estar associada inversamente ao estado de fragilidade prevalente e futura em um grande estudo de coorte de homens idosos que vivem em ambientes comunitários, é fundamental dar mais atenção à ingestão dietética total quando a idade avançada for crítica (Galvin e Sadowsky, 2012). A liberalização das prescrições de dieta excessivamente restritivas costuma ser a chave para melhorar a ingestão de energia e a qualidade da dieta (Raymond, 2019). É importante reconhecer quando deficiência geriátrica em manter o desenvolvimento é, na verdade, o fim normal da vida. O suporte espiritual é um componente importante do cuidado.

Manutenção de massa corporal
Obesidade

A prevalência da obesidade em todas as idades aumentou durante os últimos 25 anos nos EUA e os adultos idosos não são exceção. As taxas de obesidade são maiores entre as pessoas de 65 a 74 anos do que entre as de 75 anos ou mais. O sobrepeso e a obesidade estão entre as principais causas de doenças evitáveis e morte prematura. Ambos estão ligados ao aumento do risco de doença coronariana, diabetes tipo 2, câncer endometrial, de cólon, de mama pós-menopausa e outros tipos de câncer, asma e outros problemas respiratórios, osteoartrite e deficiências. A obesidade causa declínio progressivo da função física, o que pode levar ao aumento da fragilidade. O sobrepeso e a obesidade podem levar ao declínio das AIVDs.

A terapia para perda de massa corporal que mantém a massa muscular e óssea é recomendada para idosos obesos porque melhora a função física e a qualidade de vida e reduz as múltiplas complicações médicas associadas à obesidade. A manutenção da massa corporal, não a perda de massa corporal, deve ser a meta daqueles idosos mais velhos, pois a massa corporal extra é, na verdade, um benefício. Os padrões normais de índice de massa corporal (IMC) são apropriados para os muito idosos, uma vez que não foram validados nessa população.

A perda de não mais do que 10% da massa corporal total ao longo de 6 meses deve ser o objetivo inicial para aqueles que estão em condições apropriadas para intervenção de massa corporal. A restrição energética leve e o aumento da atividade devem ser encorajados (ver Capítulo 20).

Ter massa corporal mais alta após os 70 anos pode ser uma proteção à saúde. Um estudo revisou dados de dois estudos a longo prazo e descobriu que adultos com sobrepeso tiveram em média um risco 13% menor de morte por qualquer causa em 10 anos, em comparação com aqueles que estavam na faixa ideal de IMC (Flicker et al., 2010). Aqueles com massa corporal abaixo do recomendado tinham 76% mais chances de morrer, embora os obesos tivessem o mesmo risco de mortalidade que aqueles dentro da faixa ideal de IMC. Os pesquisadores concluíram que os limiares do IMC para sobrepeso e obesidade podem ser excessivamente restritivos para adultos idosos. Notavelmente, os pesquisadores também descobriram que ser sedentário aumentava o risco de morte nos homens em 28% e, nas mulheres, o risco foi dobrado.

Baixa massa corporal e desnutrição

A prevalência real de massa corporal reduzida entre os adultos idosos é baixa; mulheres com mais de 65 anos têm três vezes mais probabilidade de ter baixa massa corporal do que os homens de mesma idade (Winter et al., 2014). Entretanto, muitos dos adultos idosos correm o risco de subnutrição e desnutrição (Federal Interagency Forum on Aging-Related Statistics, 2012). Entre os hospitalizados, 40 a 60% estão desnutridos ou em risco de desnutrição, 40 a 85% dos residentes de asilos têm desnutrição e 20 a 60% dos pacientes de cuidados domiciliares estão desnutridos. Muitos idosos que residem em asilos ou lares comunitários consomem menos de 1.000 kcal/dia, uma quantidade inadequada para manter a boa nutrição. Algumas causas da desnutrição incluem medicamentos, depressão, diminuição do paladar ou do olfato, problemas de saúde bucal, doenças crônicas, disfagia e outros problemas físicos que dificultam a alimentação. As causas sociais podem incluir morar sozinho, renda inadequada, falta de transporte e limitações para comprar e preparar alimentos.

Os profissionais de saúde frequentemente negligenciam a má-nutrição ou DEP. As mudanças fisiológicas do envelhecimento, assim como as alterações nas condições de vida e renda, contribuem para o problema. Os sintomas de DEP costumam ser atribuídos a outras condições, levando a diagnósticos incorretos. Alguns sintomas comuns são confusão, fadiga e fraqueza. Os idosos com baixa renda, que têm dificuldade na mastigação e deglutição de carne, que fumam ou que praticam pouco ou nenhum exercício físico têm maior risco de desenvolver DEP.

As estratégias para diminuir a DEP incluem o aumento da ingestão energética e proteica. As estratégias para melhorar a ingestão em uma comunidade de cuidados de longa duração devem ser individualizadas com base na situação específica. A triagem de risco nutricional é um primeiro passo importante (ver Capítulo 4).

Em ambientes comunitários, os adultos idosos devem ser incentivados a consumir alimentos ricos em energia e proteínas. Os serviços federais de alimentação e nutrição também estão disponíveis para muitos que residem em casa (ver seções seguintes e o boxe *Em foco: Alimentação em primeiro lugar!*). As dietas devem ser individualizadas em vez de restritas para oferecer mais opções e honrar as preferências pessoais (Dorner e Friedrich, 2018). Abordagens simples e práticas, como adicionar molhos e cremes, podem aumentar a energia e amolecer os alimentos para facilitar a mastigação.

Quando surgem dificuldades para atender às necessidades nutricionais do idoso, pode haver dúvida quanto aos benefícios de colocar uma sonda de alimentação e administrar nutrição artificial. Embora essa possa ser uma opção para alguns adultos idosos com dificuldades significativas de deglutição que estejam cognitivamente intactos, é a posição da American Geriatrics Society (2014) que as sondas de alimentação não são recomendadas para adultos com demência avançada. Em adultos idosos com demência avançada, as sondas de alimentação têm sido associadas a aumento da agitação, uso de restrições químicas e físicas, complicações relacionadas à sonda, incluindo visitas ao hospital, risco de aspiração e maior probabilidade de desenvolvimento de novas lesões por pressão. Para aqueles com demência avançada, recomenda-se que se preste muita atenção à assistência às refeições, com abordagens centradas no indivíduo para a alimentação, além de incluir o cuidado com o ambiente para maximizar a ingestão oral do idoso com demência avançada.

TRIAGEM E AVALIAÇÃO NUTRICIONAL

Ferramentas de triagem nutricional simples e fáceis de usar foram validadas (Skipper et al., 2012). No entanto, as mudanças físicas e metabólicas do envelhecimento podem produzir resultados imprecisos. Exemplos disso são as medidas antropométricas: estatura, massa corporal e IMC. Metanálise do IMC e todas as causas de mortalidade concluiu que o excesso de massa corporal não estava associado a risco aumentado de mortalidade em populações mais idosas. O risco de mortalidade aumentou em idosos com baixa massa corporal, aqueles com IMC inferior a 23 kg/m² (Winter et al., 2014).

Com o envelhecimento, a massa gorda aumenta e a estatura diminui, como consequência da compressão vertebral. A medida precisa de estatura pode ser difícil para aqueles incapazes de permanecer em pé de forma ereta, nos acamados, aqueles com deformações da coluna vertebral, como a "corcunda de viúva" (cifose), e aqueles com osteoporose. A aferição da envergadura do braço ou da altura do joelho pode fornecer medidas mais precisas (ver Apêndice 11). Os IMC baseados em estaturas questionáveis são imprecisos e o resultado é um diagnóstico incorreto de desnutrição. O julgamento clínico é necessário para a precisão.

A **Mini Nutritional Assessment (MNA)** – Miniavaliação Nutricional – inclui dois formulários: uma forma curta de triagem (miniavaliação nutricional formato abreviado) e a avaliação completa (Kaiser et al., 2009). O formato abreviado é o método de triagem mais amplamente usado para identificar a desnutrição em adultos idosos não institucionalizados (ver Capítulo 4). Inclui seis perguntas e uma avaliação do IMC, ou o perímetro da panturrilha se o IMC não for possível. O formato abreviado da miniavaliação nutricional está sendo usado como uma ferramenta de avaliação de triagem em cuidados de longa duração e é especialmente útil nas unidades de curta permanência.

NECESSIDADES NUTRICIONAIS

Muitos adultos idosos têm necessidades especiais de nutrientes porque o envelhecimento afeta a absorção, a utilização e a excreção de nutrientes (Bernstein e Munoz, 2012). As ingestões dietéticas de referência (IDRs) separam a coorte de pessoas com 50 anos ou mais em dois grupos: com idades entre 50 e 70 anos e aquelas com 71 anos ou mais. As atuais *U.S. Dietary Guidelines* – Diretrizes Dietéticas dos EUA – são para adultos em geral e podem ser encontradas no Capítulo 10. Elas enfatizam a ingestão de grãos integrais, frutas e vegetais, legumes, nozes e laticínios com baixo teor de lipídeos e sugerem minimizar a ingestão de alimentos com teor de gorduras sólidas e açúcares de adição e carnes processadas. Outros estudos mostram que os idosos têm baixa ingestão de energia, lipídeos totais, fibras, cálcio, magnésio, zinco, cobre, folato e vitaminas B_{12}, C, E e D. Quando desafiados por diminuição do apetite, saciedade precoce e redução do acesso aos alimentos, cumprir as recomendações pode tornar-se difícil para o idoso. É muito importante considerar esses e outros fatores que inibem a capacidade de atender às necessidades estimadas, incluindo a condição socioeconômica, o estado de doença e saúde geral, a capacidade de mastigação e deglutição e a capacidade de saborear. É posição da Academy of Nutrition and Dietetics que as necessidades estimadas para adultos idosos devem ser atendidas com planos de cuidados nutricionais individualizados com base em estado nutricional, condição médica e preferência pessoal e que dietas restritivas específicas para o estado da doença devem ser cuidadosamente avaliadas e fundamentadas nos riscos e benefícios para cada indivíduo (Tabela 19.3).

Não existe uma equação preditiva específica para idosos. Contudo, a equação de energia Mifflin-St. Jeor pode ser usada para avaliar as necessidades energéticas em adultos idosos saudáveis ou obesos (ver Capítulo 2), embora muitas vezes ela possa superestimar as necessidades de um indivíduo mais velho. Uma estimativa rápida de energia é fornecida no Boxe 19.2 a seguir. Certos estados de doença, como doença renal em estágio terminal em diálise, lesões por pressão e insuficiência cardíaca congestiva, justificam ajustes nas necessidades estimadas para garantir que as necessidades de energia, proteínas e líquidos adequadas sejam atendidas. Como acontece com qualquer estimativa de energia, é importante continuar a monitorar a massa corporal e conduzir avaliações físicas com foco na nutrição, muitas vezes para garantir que as estimativas sejam adequadas para cada indivíduo (Boxe 19.2).

BENEFÍCIOS DO MEDICARE

O programa federal Medicare cobre a maior parte dos custos de saúde das pessoas com 65 anos ou mais e pessoas com deficiência nos EUA. No entanto, esse programa de seguro-saúde financiado pelo governo federal não cobre o custo de cuidados residenciais ou institucionais de longa duração. Uma parte dos impostos sobre a folha de pagamento e prêmios mensais deduzidos dos pagamentos da previdência social financiam o programa Medicare.

Os benefícios do Medicare são fornecidos em quatro partes. A Parte A cobre cuidados hospitalares com internação, alguns cuidados de enfermagem especializada para "serviços qualificados" específicos, cuidados paliativos e alguns custos de cuidados de saúde em domicílio por períodos limitados de tempo. É gratuito para a maioria dos cidadãos. A Parte B tem um prêmio mensal que ajuda a pagar por médicos e substitutos de médicos, cuidados hospitalares ambulatoriais e alguns outros cuidados não cobertos pela Parte A (p. ex., fisioterapia e terapia ocupacional). A Parte C permite que seguradoras privadas, incluindo organizações de manutenção de saúde (HMOs, do inglês *health maintenance organizations*) e organizações de fornecedores preferenciais (OFPs), ofereçam planos de seguro-saúde para beneficiários do programa Medicare. Eles devem oferecer os mesmos benefícios que o plano Medicare original fornece nas Partes A e B. As HMOs e as OFPs na Parte C também podem oferecer benefícios adicionais, como tratamentos odontológicos e oftalmológicos. A Parte D oferece benefícios de medicamentos controlados por meio de seguradoras privadas.

A 2010 Affordable Care Act – Lei de Tratamento Acessível (ver Capítulo 9) alterou o Medicare para incluir uma visita anual de bem-estar e avaliação e plano de prevenção personalizado sem copagamento ou franquia. Os serviços de prevenção incluem encaminhamentos para educação e aconselhamento preventivo ou intervenções baseadas na comunidade para abordar os fatores de risco. A expansão do reembolso de dietoterapia para nutricionistas e dietistas registrados foi antecipada; no entanto, grandes mudanças foram feitas na legislação original, que agora questiona isso. O acesso mais universal aos serviços de nutrição tem implicações para um envelhecimento mais saudável e para a promoção da qualidade de vida e da independência.

Tabela 19.3 Mudança das necessidades nutricionais com o envelhecimento.

Nutriente	Mudanças com o envelhecimento	Soluções práticas
Energia	A taxa metabólica basal diminui com a idade devido às mudanças na composição corporal As necessidades de energia diminuem 3% por década em adultos	Incentive alimentos ricos em nutrientes em quantidades adequadas às necessidades energéticas
Proteínas: Mínimo de 0,8 g/kg	Mudança mínima com a idade, mas as evidências de pesquisas estão cada vez mais indicando de que a ingestão dietética recomendada (RDA) atual é muito baixa. Os pesquisadores estão sugerindo 1,0 a 1,2 g/kg	A ingestão de proteínas não deve ser aumentada rotineiramente; o excesso de proteínas poderia estressar desnecessariamente os rins no envelhecimento
Carboidratos: 45 a 65% da energia total Homens: 30 g de fibras Mulheres: 21 g de fibras	A constipação intestinal pode ser uma preocupação séria para muitos	Enfatize os carboidratos complexos: legumes, verduras, grãos integrais, frutas para fornecer fibras, vitaminas essenciais, minerais. Aumente a fibra dietética para melhorar a evacuação, especialmente em adultos idosos
Lipídeos: 20 a 35% da energia total	A doença cardíaca é um diagnóstico comum	A restrição excessivamente grave de lipídeos na dieta altera o sabor, a textura e o prazer dos alimentos e pode afetar negativamente a dieta geral, a massa corporal e a qualidade de vida Enfatize os lipídeos saudáveis em vez de restringi-los
Vitaminas e minerais	A compreensão de requerimentos, absorção, uso e excreção de vitaminas e minerais com o envelhecimento aumentou, mas muito permanece desconhecido	Incentive alimentos ricos em nutrientes em quantidades adequadas às necessidades energéticas Os processos oxidativos e inflamatórios que afetam o envelhecimento reforçam o papel central dos micronutrientes, especialmente os antioxidantes
Vitamina B_{12}: 2,4 mg	O risco de deficiência aumenta devido à baixa ingestão de vitamina B_{12} e ao declínio do ácido gástrico, o que facilita a absorção de B_{12}	Pessoas com 50 anos ou mais devem consumir alimentos fortificados com a forma cristalina da vitamina B_{12}, como cereais fortificados ou suplementos
Vitamina D: 600 a 800 UI	O risco de deficiência aumenta à medida que a síntese é menos eficiente; diminuem a capacidade de resposta da pele, bem como a exposição à radiação solar; os rins são menos capazes de converter a vitamina D_3 na forma de hormônio ativo. Cerca de 30 a 40% das pessoas com fraturas de quadril têm vitamina D insuficiente	A suplementação pode ser necessária e é barata. Um suplemento é indicado em praticamente todos os idosos institucionalizados
Folato: 400 μg	Pode reduzir as concentrações de homocisteína; possível marcador de risco para aterotrombose, doença de Alzheimer e doença de Parkinson	A fortificação de produtos de grãos melhorou o estado do folato. Ao suplementar com folato, deve-se monitorar as concentrações de vitamina B_{12}
Cálcio: 1.200 mg	A necessidade alimentar pode aumentar devido à diminuição da absorção; apenas 4% das mulheres e 10% dos homens com 60 anos ou mais atendem às recomendações diárias de fontes alimentares	Recomende alimentos naturais e fortificados. A suplementação pode ser necessária. No entanto, em mulheres mais velhas, podem ocorrer ingestões elevadas com suplementos
Potássio: 4.700 mg	A dieta rica em potássio pode diminuir o efeito do sódio na pressão arterial	Recomende atender às recomendações de potássio com alimentos, especialmente frutas e vegetais.
Sódio: 1.500 mg	Risco de hipernatremia causada por excesso alimentar e desidratação Risco de hiponatremia causada por retenção de líquidos	As evidências mais recentes baseadas em resultados diretos de saúde são inconsistentes com a recomendação de reduzir o sódio na dieta da população em geral, incluindo adultos idosos, para 1.500 mg/dia. Mais pesquisas são necessárias[†]
Zinco: Homens: 11/mg Mulheres: 8/mg	A baixa ingestão está associada a função imunológica prejudicada, anorexia, perda do paladar, retardo na cicatrização de feridas e desenvolvimento de lesões por pressão	Incentive as fontes alimentares: carnes magras, ostras, laticínios, feijão, amendoim, nozes e sementes, especialmente sementes de abóbora
Água	O estado de hidratação pode ser facilmente problemático. A desidratação causa diminuição da ingestão de líquidos, diminuição da função renal, aumento das perdas causadas pelo aumento do débito urinário por ação de medicamentos (laxantes, diuréticos) Sintomas: desequilíbrios eletrolíticos, efeitos alterados de medicamentos, dor de cabeça, constipação intestinal, alteração da pressão arterial, tontura, confusão, boca e nariz secos	Estimule a ingestão de líquidos de pelo menos 1.500 mℓ/dia ou 1 mℓ por caloria consumida O risco aumenta devido a diminuição da sensação de sede, medo da incontinência e dependência de outras pessoas para obter bebidas. A desidratação geralmente não é reconhecida; pode apresentar-se como quedas, confusão, alteração do nível de consciência, fraqueza ou alteração do estado funcional ou fadiga

*National Research Council: *Dietary Reference Intakes for Calcium and Vitamin D*, Washington, DC, 2011, The National Academies Press.
[†]National Research Council: *Sodium intake in populations: assessment of evidence*, Washington, DC, 2013, The National Academies Press.
(Baum J, Il-Young K, Wolfe R: Protein Consumption and the Elderly: What Is the Optimal Level of Intake? Nutrients. 2016 Jun; 8(6): 359. Publicado *online* em 08 de junho de 2016. doi: 10.3390/nu8060359.)

> **Boxe 19.2** Necessidades nutricionais para adultos mais velhos.
>
> **Estimativa rápida de calorias**
>
> | | |
> |---|---|
> | Adulto mais velho saudável | 18 a 22 kcal/kg – mulheres |
> | | 20 a 24 kcal/kg – homens |
> | Ganho de massa corporal para adultos abaixo da massa corporal ou mais velhos experimentando perda de massa corporal não intencional | 25 a 40 kcal/kg |
> | Lesão por pressão | 30 a 35 kcal/kg |
>
> **Estimativa rápida de proteínas**
>
> | | |
> |---|---|
> | Adulto mais velho saudável | 1,0 a 1,2 g/kg |
> | Diálise ou lesão por pressão | 1,2 a 1,5 g/kg |
>
> **Estimativa rápida de líquidos**
>
> | | |
> |---|---|
> | Adulto mais velho saudável | 25 a 30 kcal/kg ou 1 mℓ/kcal |
> | Insuficiência cardíaca congestiva ou edema | 25 mℓ/kg |
> | Infecção ou perda de líquido de feridas drenantes | 35 kcal/kg |

Adaptado de *Nutrition Care of the Older Adult: A Handbook for Nutrition Throughout the Continuum of Care*, 3rd ed. Dietetics in Health Care Communities Dietetic Practice Group; Kathleen C. Niedert, RDN, CSG, LD, FADA, Editora-chefe; Marla P. Carlson, editora.

O programa Medicaid, voltado para indivíduos de baixa renda qualificados, financia uma variedade de serviços de cuidados de longa duração por meio de vários mecanismos, incluindo planos estaduais do Medicaid e **isenções de serviços com base domiciliar e comunitária** (*home- and community-based services* [HCBS] *waivers*), Seção 1915 (c). Ambos prestam serviços a idosos com indicação de ida a asilos ou casas de repouso, para ajudar a prevenir ou diminuir a mudança para casas de repouso ou a institucionalização. Os estados podem oferecer uma variedade ilimitada de serviços sob essa isenção. Esses programas podem fornecer serviços médicos tradicionais (odontológicos, enfermagem especializada) e serviços não médicos (entrega de refeições, gestão de casos, modificações ambientais). Os estados têm o poder de escolher o número de idosos atendidos e os serviços oferecidos.

O *Program of All-Inclusive Care for the Elderly* (PACE) – Programa Integral de Cuidados para Idosos – é um sistema de atendimento gerenciado abrangente para pessoas com mais de 55 anos que sejam elegíveis para casas de repouso e que atendam aos critérios de baixa renda. O programa é financiado por Medicare e Medicaid. Os serviços coordenados de cuidados preventivos, primários, agudos e de longa duração permitem que os idosos permaneçam em suas casas pelo maior tempo possível (Thomas e Burkemper, 2013). Seu modelo é baseado na crença de que é melhor para o bem-estar dos idosos com necessidades de cuidados crônicos serem atendidos na comunidade sempre que possível. Ele é multidisciplinar e inclui serviços de nutricionista. Existem mais de 100 PACEs nos EUA.

Os PACEs e as HCBS refletem os compromissos federais de atrasar ou evitar a acomodação dos idosos em casas de repouso ou asilos, sempre que possível. A U.S. Administration on Aging está agora sob a nova cobertura da U.S. Administration on Community Living. Termos como "envelhecimento na comunidade", "alternativas comunitárias", "vida amigável ao idoso", "círculos de cuidados" e, especialmente, "**serviços e suporte de longa duração (SSLD)**" (*versus* "cuidados a longo prazo") são indicativos de transformações que ocorrem para abordagens mais positivas do envelhecimento (Bernstein et al., 2012; Rudolph, 2009).

SERVIÇOS DE TRATAMENTO NUTRICIONAL

Programa de nutrição da *Older Americans Act* do U.S. Department of Health and Human Services

Older Americans Act (OAA) – Lei dos Americanos Idosos – foi originalmente promulgada em 1965 e aprovada para revalidação de 3 anos em 2015 por unanimidade de votos no Senado. O programa de nutrição dessa lei é o maior e mais visível programa baseado na comunidade, dentre os financiados pelo governo federal, para idosos (Lloyd e Wellman, 2015). Predominantemente um programa administrado pelos estados, tem poucos regulamentos federais e variações consideráveis nas políticas e procedimentos de estado para estado. Seus objetivos incluem apoiar a independência dos idosos e ajudar a prevenir a hospitalização e cuidados de enfermagem, com financiamento que se estende a 56 agências estaduais, mais de 200 organizações tribais e mais de 20 mil prestadores de serviços locais. O financiamento do programa de nutrição é distribuído com base em uma fórmula que considera a população de idosos com mais de 60 anos de cada estado. Esse programa de nutrição oferece refeições coletivas e entregues em casa (geralmente 5 dias por semana usando o programa *Meals on Wheels* – Refeições sobre Rodas), triagem, educação e aconselhamento nutricionais, bem como uma variedade de outros serviços de suporte e de saúde. O programa de nutrição da lei, disponível para todas as pessoas com 60 anos ou mais, independentemente da renda, tem como alvo aqueles com maior necessidade econômica e social, com atenção especial para as minorias de baixa renda e populações rurais. Geralmente, uma proporção maior de idosos que são assistidos pela OAA tem um percentual maior de insegurança alimentar e limitações funcionais em comparação com aqueles que não a utilizam (Vieira et al., 2017). Atenção especial é dada aos indivíduos que são membros de grupos minoritários, vivem em áreas rurais, têm baixa renda, têm proficiência limitada em inglês e estão sob risco de cuidados institucionais.

Mais da metade do orçamento anual do OAA mantém o programa de nutrição, que fornece cerca de 219 milhões de refeições comunitárias que são entregues em casa para 2,4 milhões de adultos idosos anualmente (U.S. Administration on Aging, 2019). De acordo com Administration on Community Living e U.S. Administration on Aging, 91% dos participantes declararam que as refeições entregues em casa os ajudaram a ficar em suas próprias casas e mais de 60% indicaram que as refeições entregues em casa fornecem metade ou mais de sua ingestão total do dia. As refeições entregues em casa cresceram para mais de 61% de todas as refeições servidas e quase metade dos programas têm listas de espera. Para receber as refeições em casa, um indivíduo deve ser avaliado como confinado, frágil ou isolado, embora os benefícios também possam se estender a cuidadores, cônjuges e pessoas com deficiência.

Em locais comunitários, o programa de nutrição fornece acesso e ligações a outros serviços comunitários. É a principal fonte de alimentos e nutrientes para muitos participantes do programa e apresenta oportunidades para engajamento social ativo e papéis voluntários significativos. As refeições fornecidas devem ser nutricionalmente densas, fornecer mais de 33% das ingestões dietéticas recomendadas (RDA) (uma exigência da OAA) e fornecer 40 a 50% da ingestão diária da maioria dos nutrientes (Lloyd e Wellman, 2015).

O programa de nutrição da OAA está intimamente ligado ao programa HCBS por meio de referências cruzadas dentro da Aging Network. Como os idosos estão recebendo alta mais cedo de hospitais e casas de repouso e asilos, muitos exigem um plano de cuidados que inclua refeições entregues em casa e outros serviços de nutrição (p. ex., triagem, avaliação, educação e aconselhamento nutricionais e planejamento de cuidados). Muitos estados estão criando programas para fornecer serviços com base domiciliar e comunitária para serviços médicos, sociais e de apoio necessários, incluindo refeições entregues em casa, educação nutricional e serviços de aconselhamento. Os estados estão sendo incentivados a ajudar os idosos e as pessoas com deficiência a viver em suas casas e a participar plenamente em suas comunidades pela Administration on Community Living. Sua função é desenvolver a capacidade das redes nacionais de envelhecimento e deficiência para melhor atender aos idosos, cuidadores e indivíduos com deficiência.

Programas de assistência alimentar do U.S. Department of Agriculture (USDA)

Para adultos de baixa renda, as pesquisas sugerem evidências de menor ingestão energética, pior qualidade da dieta, maior risco de hipoglicemia, menor adesão à medicação e dificuldade de pagar as contas no fim do mês, quando as finanças diminuem. Vários programas de assistência alimentar e nutricional do USDA estão disponíveis para adultos idosos depois que os participantes atendem a certos critérios, já que todos os programas são avaliados quanto aos recursos financeiros. Um estudo recente sugere que os adultos idosos duplamente matriculados nos serviços do Medicare e Medicaid que recebem benefícios do *Supplemental Nutrition Assistance Program* (SNAP), voltado para assistência nutricional suplementar, tiveram menor tempo de hospitalização e visitas ao departamento de emergência em comparação com aqueles que não utilizaram esses benefícios (Samuel et al., 2018). Isso pode ter implicações significativas na saúde geral das populações de idosos, embora a maioria dos adultos dos EUA que é elegível para os benefícios do programa de assistência nutricional suplementar não participe. Informações adicionais sobre os programas de assistência alimentar do USDA podem ser encontradas no Capítulo 9.

Commodity Supplemental Food Program

O *Commodity Supplemental Food Program* (CSFP) – Programa de Alimentos Suplementares não Preparados – se esforça para melhorar a saúde dos norte-americanos de baixa renda, complementando suas dietas com alimentos não preparados nutritivos do USDA. Ele fornece alimentos e fundos administrativos para os estados, mas nem todos estão inscritos. Nos estados que administram o CSFP, os serviços são oferecidos em diversos locais, como nos departamentos de saúde pública, serviços de nutrição ou de agricultura. As populações elegíveis incluem adultos com 60 anos ou mais com renda inferior a 130% do nível de pobreza. As agências locais determinam a elegibilidade, distribuem alimentos e fornecem educação nutricional. Os pacotes de alimentos não fornecem uma dieta completa, mas podem ser boas fontes de nutrientes, frequentemente ausentes em dietas de baixa renda, e podem incluir leite em pó, suco, aveia, cereal seco, arroz, macarrão, manteiga de amendoim, feijão seco, carne, aves e peixes enlatados e frutas e vegetais enlatados.

Seniors Farmers' Market Nutrition Program

O *Seniors Farmers' Market Nutrition Program* (SFMNP) – Programa de Nutrição do Mercado Produtor para Idosos – é administrado pelos departamentos estaduais de agricultura, serviços de envelhecimento e deficiência, ou governos tribais nativos americanos reconhecidos federalmente. Nem todos os estados operam o programa em uma base estadual. O programa fornece cupons para indivíduos idosos de baixa renda para comprar frutas, vegetais, mel e ervas frescos não preparados em mercados produtores, barracas de beira de estrada e programas de agricultura apoiados pela comunidade. Ele fornece aos idosos elegíveis acesso local e sazonal a frutas e vegetais frescos, bem como educação e informações sobre nutrição. O programa atende idosos de baixa renda que geralmente têm pelo menos 60 anos e que têm renda não superior a 185% das diretrizes de pobreza dos EUA.

Medicaid e serviços nutricionais

Os adultos idosos que atendem a certos critérios de renda podem se qualificar para suporte adicional de agências e planos de saúde do Medicaid. Muitos estados usam isenções de serviços domiciliares e comunitários para apoiar idosos de baixa renda e um número crescente de estados está criando os serviços e suporte de longa duração (SSLD) para apoiar mais amplamente as comunidades de idosos. As práticas de apoio às necessidades relacionadas à nutrição de adultos mais velhos estão crescendo em popularidade à medida que os estados compreendem as implicações mais amplas de atender a essas necessidades. Alguns planos de saúde baseados no Medicaid também estão aumentando seu envolvimento com profissionais de nutrição, auxiliando os membros do plano na inscrição no *Supplemental Nutrition Assistance Program* (SNAP) e utilizando dados de avaliação para monitorar as necessidades relacionadas à nutrição e seus desfechos (Center for Healthcare Strategies, 2019).

INSTALAÇÕES RESIDENCIAIS E COMUNITÁRIAS PARA IDOSOS

O relatório *Long-Term Care Providers and Services Users in the United States, 2015-2016* – Provedores de Cuidados de Longa Duração e Usuários de Serviços nos EUA, de 2015 a 2016 – descobriu que 65.600 provedores de serviços de longa duração regulamentados e pagos atenderam a mais de 8,3 milhões de pessoas (Harris-Kojetin et al., 2016). Isso representa um aumento de 7.100 prestadores de serviços desde 2013. Os serviços de cuidados de longa duração foram fornecidos por 4.600 serviços diurnos para adultos, 12.200 agências de saúde domiciliar, 4.300 clínicas e centros de cuidados paliativos, 15.600 lares de idosos e casas de repouso e 28.900 comunidades de vida assistida e comunidades de cuidados residenciais semelhantes. A cada dia, há mais de 286.300 participantes adultos inscritos em serviços diurnos, 1.347.600 residentes em **instalações de enfermagem especializadas (IEE)** (para aqueles que requerem um nível mais alto de atendimento médico) e 811.500 residentes em lares de cuidados residenciais. Em 2015, aproximadamente 1 milhão e 426 mil pacientes receberam serviços de centros de cuidados paliativos, um aumento de 14% em relação a 2013.

As pessoas mudam-se para instalações residenciais, geralmente conhecidas como comunidades de vida assistida (ALF, do inglês *assisted living facilities*), quando não podem mais viver sozinhas com segurança porque têm alguma deficiência cognitiva que requeira supervisão ou precisam de ajuda com as AVDs por causa da imobilidade. Os cuidados são prestados de forma a promover máxima independência e dignidade. O custo anual dos cuidados de vida assistida é geralmente um pouco menor do que de casas de saúde ou casas de repouso. Os residentes são incentivados a manter uma vida social ativa com atividades planejadas, aulas de ginástica, funções religiosas e sociais e oportunidades de viajar para fora das instalações. Essas comunidades são obrigadas, em alguns estados norte-americanos, a fornecer dietas terapêuticas, mas, naqueles sem tal regulamentação, os residentes têm dificuldade em preencher os requisitos especiais para serviços, como refeições com textura modificada.

Regulamentações estaduais abrangentes para serviços de alimentação e nutrição em cuidados de vida assistida ainda não estão amplamente difundidas, mas há um consenso crescente de que devem ser regulamentadas. Ao enfatizar que a alimentação e a nutrição são importantes para todas as idades, torna-se essencial que o apoio à nutrição e à qualidade de vida vá além de disponibilidade e segurança alimentares. A experiência do nutricionista é necessária para avaliação nutricional e planejamento de cuidados para atender às necessidades especiais, como tipo e quantidade de macronutrientes e micronutrientes, modificações de textura e qualidade das escolhas e apresentação dos alimentos.

Apenas cerca de 3%, ou 1,4 milhão de adultos mais velhos, vivem em aproximadamente 15.700 casas de saúde ou de repouso (Harris-Kojetin et al., 2019). A porcentagem da população que vive em casas de saúde ou de repouso aumenta dramaticamente com a idade, especialmente para aqueles com mais de 85 anos. No entanto, a porcentagem geral diminuiu desde 1990, provavelmente devido ao envelhecimento mais saudável e à política federal de contenção de custos para atrasar o alojamento residencial em casas de saúde ou de repouso, fornecendo mais serviços de envelhecimento na comunidade, bem como o aumento da disponibilidade e uso de centros de cuidados paliativos. A porcentagem aumenta com a idade, variando de 1% para pessoas de 65 a 74 anos a 3% para pessoas de 75 a 84 anos e 10% para pessoas de 85 anos. O custo dos cuidados em casas de saúde ou de repouso difere por estado, com o mais caro relatado no Alasca, onde um quarto semiprivativo custa mais de US$ 23 mil por mês; o menos caro é Oklahoma, com cerca de US$ 4.500 por mês (Seniorliving.org).

IEEs são regulamentadas federalmente pelos Centers for Medicare and Medicaid Services; e os centros de vida assistida, por cada estado. Mais residentes estão em instalações de enfermagem especializadas para cuidados pós-agudos de curta duração; portanto, é necessária agora uma nutrição clínica mais abrangente. Os cuidados nutricionais são direcionados para identificar e responder às mudanças nas necessidades fisiológicas e psicológicas ao longo do tempo que protegem contra o declínio evitável (Boxe 19.3).

O movimento de mudança de cultura nos cuidados de longa duração (CLDs) levou à criação das **Normas de Práticas de Alimentação**, intituladas *Dining Practice Standards*. Essas normas foram publicadas pelo Pioneer Network's Dining Clinical Task Force – Grupo de Trabalho Clínico de Alimentação da Pioneer Network –, um grupo multidisciplinar de especialistas em nutrição e cuidados de longa duração. As diretrizes foram acordadas pelos Centers for Medicare and Medicaid Services e mais de uma dúzia de grupos profissionais, incluindo a Academy of Nutrition and Dietetics (AND). As diretrizes fornecem suporte baseado em evidências para refeições centradas no residente, para dietas liberalizadas, para alimentos em primeiro lugar e para a diminuição da dependência de suplementos nutricionais médicos. Os Centers for Medicare and Medicaid Services posteriormente incorporaram as *Dining Practice Standards* ao processo de pesquisa.

Em 1987, o Congresso norte-americano aprovou a reforma da legislação como parte da *Omnibus Reconciliation Act* (OBRA) – Lei de Reconciliação Orçamentária Abrangente – para melhorar a qualidade do atendimento em instalações de enfermagem especializadas, fortalecendo os padrões que devem ser atendidos para o reembolso do Medicare/Medicaid. Desde então, os Centers for Medicare and Medicaid Services exigem que as instalações de enfermagem especializadas realizem avaliações periódicas para determinar as necessidades dos residentes, forneçam serviços que garantam aos residentes o mais alto bem-estar prático, físico, mental e psicológico, e que garantam que nenhum prejuízo seja infligido. Isso é realizado usando um **Minimum Data Set (MDS)** – Conjunto Mínimo de Dados –, que faz parte do processo exigido pelo governo federal para avaliação clínica de residentes de instalações de cuidados de longa duração licenciadas pelo Medicare ou Medicaid. A seção K do conjunto mínimo de dados é específica para nutrição e geralmente é de responsabilidade do nutricionista completá-la, mas pode ser realizada pela equipe de enfermagem (Figura 19.4). Esse formulário documenta os "gatilhos", ou "desencadeadores", que podem colocar um residente em risco nutricional e, portanto, requer uma intervenção. Essa avaliação deve ser feita na admissão e se houver mudança significativa na condição do residente, como perda de peso ou ruptura da pele. A reavaliação é necessária trimestral e anualmente. Todo o processo é conhecido como **Resident Assessment Instrument (RAI)** – Instrumento de Avaliação de Residente. Ele fornece a avaliação individual das capacidades funcionais de cada residente e ajuda a identificar problemas e a desenvolver um plano de cuidados.

Indivíduos com alto risco nutricional devem ser identificados e avaliados mensalmente pelo nutricionista. Alto risco é definido como:

- Perda de massa corporal significativa definida como 5% da massa corporal em 1 mês ou 10% da massa corporal em 6 meses

Boxe 19.3 Tipos de habitação residencial.

Instalação de vida independente (*Independent Living Facility* [IL ou ILF])	Habitação no estilo de apartamento, condomínio ou casa independente para idosos independentes
Instalações de vida assistida (*Assisted Living Facility* [AL ou ALF])	Habitação em estilo apartamento que oferece interação social organizada e serviços de apoio conforme a necessidade. Os serviços de assistência à saúde estão disponíveis por provedores externos que visitam as instalações periodicamente. São oferecidas refeições e assistência com o manejo de medicamentos e alguma assistência física com atividades da vida diária e transporte podem ser oferecidas
Instalação de enfermagem especializada (*Skilled Nursing Facility* [SNF]) Casa de saúde (*Nursing Home*)	Estabelecimento credenciado que oferece atendimento 24 h por dia e acesso a profissionais de saúde e enfermagem internos, assistência com atividades da vida diária, refeições e lanches e atividades sociais organizadas. Muitas instalações de enfermagem especializada também fornecem serviços de reabilitação nos quais os pacientes podem receber terapia e serviços de saúde para se recuperar de uma lesão ou doença com o objetivo de retornar a um ambiente mais independente
Comunidade de retiro de cuidados contínuos (*Continuous Care Retirement Community* [CCRC])	Essas comunidades combinam todos os níveis de atendimento em uma propriedade e incluem moradia e serviços para uma vida independente, assistida e proficiente
Hospital de reabilitação (*Rehabilitation Hospital*)	Ambiente semelhante a um hospital que fornece cuidados agudos estendidos para pacientes que precisam de estabilização antes de serem transferidos para uma instalação de enfermagem especializada ou ambiente mais independente. Esses hospitais preenchem a lacuna para pacientes que requerem terapia avançada, mas que não são adequados para permanecer em um hospital geral ou para transferência para uma instalação de enfermagem especializada
Casa de família para adultos (*Adult Family Home* [AFH])	Casa tradicional em bairro residencial que atende às necessidades de seus residentes, auxiliando nas atividades da vida diária, alimentação e cuidados pessoais. A maioria dos estados exige licenciamento e é inspecionada regularmente, embora alguns estados não exijam o licenciamento dessas instalações. Cuidados de enfermagem podem estar disponíveis no local. As casas de família para adultos normalmente abrigam entre dois e nove residentes de cada vez

- Tratamento nutricional (alimentação por sonda ou nutrição parenteral)
- Pacientes em diálise
- Feridas ou lesões por pressão.

Cuidados paliativos e *hospice*

Durante o curso de um processo de doença, existem vários serviços e abordagens que podem aliviar os sintomas e se concentrar em manter alguém confortável. Os **cuidados paliativos** são uma abordagem para os cuidados que podem ser iniciados a qualquer momento durante a vida ou doença de uma pessoa e podem ser fornecidos em conjunto com o tratamento curativo. Eles se concentram em fornecer alívio dos sintomas e do estresse da doença e de seu gerenciamento. Equipes de profissionais de saúde especialmente treinados trabalham ao lado de outros profissionais para dar apoio extra com o objetivo de atingir a meta de melhoria da qualidade de vida tanto para o paciente quanto para sua família. Os serviços de cuidados paliativos podem ser fornecidos em ambientes ambulatoriais ou em internação, comunidades de cuidados de longa duração ou em casa e podem ser cobertos por Medicare, Medicaid ou seguros privados. Embora a abordagem de cuidados paliativos seja melhor quando iniciada já no diagnóstico de uma doença, há muitos benefícios em iniciar o tratamento em qualquer ponto durante a progressão de uma doença específica.

Um centro de cuidados paliativos (*hospice care*) é um serviço que fornece apoio extra a um indivíduo com doença terminal e à sua família. Os centros de cuidados paliativos são cobertos por Medicaid, Medicare e pela maioria dos planos de saúde privados e organizações de manutenção de saúde. Um paciente deve atender a critérios específicos para ser elegível para um centro de cuidados paliativos, incluindo o diagnóstico de uma doença terminal com uma estimativa de 6 meses ou menos de expectativa de vida. Uma vez inscrito nos serviços, o *hospice* disponibiliza um plano de cuidados e uma equipe de cuidados para atender às necessidades individuais do paciente. As equipes do *hospice* podem incluir médico pessoal do paciente, médico de cuidados paliativos, enfermeiros, auxiliares de saúde domiciliar, assistentes sociais, clérigos, voluntários treinados, fonoaudiólogos, fisioterapeutas, terapeutas ocupacionais e nutricionistas. A equipe ajuda a fornecer alívio da dor e dos sintomas, apoio emocional tanto para o paciente quanto sua família, equipamentos médicos e medicamentos e cuidados e terapia de luto e aconselhamento para família e amigos. Os cuidados paliativos podem ser prestados em casa, em conjunto com cuidadores, ou em centros de cuidados paliativos, hospitais e comunidades de cuidados de longa duração. Para muitos, esse nível extra de suporte pode facilitar a transição, proporcionar conforto e aumentar a qualidade de vida do paciente e de sua família. Para obter mais informações sobre cuidados paliativos e centros de cuidados paliativos, ver Capítulo 35.

Seção K — Deglutição/estado nutricional

K0100. Transtorno de deglutição (disfagia)
Sinais e sintomas de possível distúrbio de deglutição
↓ Marque todas as opções aplicáveis

- ☐ A. Perda de líquidos/sólidos pela boca ao comer ou beber
- ☐ B. Mantém o alimento na boca/bochechas ou alimento residual na boca após as refeições
- ☐ C. Tosse ou engasga durante as refeições ou ao deglutir medicamentos
- ☐ D. Queixas de dificuldade ou dor na deglutição
- ☐ Z. Nenhuma das anteriores

K0200. Estatura e massa corporal – durante a medição, se o número for X.1-X.4 arredondar para baixo; X.5 ou superior, arredondar para cima.

- ☐☐ (metros) A. **Estatura** (em metros). Registre a medida de estatura mais recente desde a admissão
- ☐☐☐ (quilos) B. **Massa corporal** (em quilos). Peso base na medida mais recente nos últimos 30 dias; medir o peso de forma consistente, de acordo com a prática padrão da instalação (p. ex., de manhã após a micção, antes da refeição, sem sapatos etc.)

K0300. Perda de massa corporal

Insira o código ☐
Perda de 5% ou mais no último mês ou perda de 10% ou mais nos últimos 6 meses
 0. **Não** ou desconhecido
 1. **Sim**, em regime de perda de massa corporal prescrito pelo médico
 2. **Sim**, não está em regime de perda de massa corporal prescrito pelo médico

K0500. Abordagens nutricionais
↓ Marque todas as opções aplicáveis

- ☐ A. **Alimentação parenteral/IV**
- ☐ B. **Tubo de alimentação** – nasogástrico ou abdominal (GEP)
- ☐ C. **Dieta alterada mecanicamente** – requer mudança na textura dos alimentos ou líquidos (p. ex., alimentos na forma pastosa/de purê, líquidos espessados)
- ☐ D. **Dieta terapêutica** (p. ex., baixo teor de sal, diabético, baixo colesterol)
- ☐ Z. Nenhuma das anteriores

K0700. Porcentagem de ingestão por via artificial – Complete K0700 apenas se K0500A ou K0500B for verificado

Insira o código ☐
A. **Proporção do total de energia** que o residente recebeu por meio de alimentação parenteral ou sonda de alimentação
 1. 25% ou menos
 2. 26 a 50%
 3. 51% ou mais

Insira o código ☐
B. **Ingestão média de líquidos por dia por via intravenosa ou por sonda de alimentação**
 1. 500 mℓ/dia ou menos
 2. 501 mℓ/dia ou mais

Figura 19.4 O *Minimum Data Set*, Seção K, versão 3.0. (De Centers for Medicare and Medicaid Services, Baltimore, MD.)

CASO CLÍNICO

MF é uma mulher branca de 86 anos residente em uma instalação de enfermagem especializada (IEE) com perda de massa corporal não intencional. Ela deu entrada no hospital há 3 meses, após uma fratura de quadril. Ela residia em uma instalação de vida independente há vários anos. Ela relata que tem se alimentado mal por causa da dificuldade de locomoção, sendo geralmente desconfortável, e afirma: "Se eu não sou ativa, não preciso comer tanto." A ingestão é inferior a 50% da dieta regular. Nenhum problema de mastigação ou deglutição é observado após a avaliação de um fonoaudiólogo. Sua massa corporal de admissão foi de 50,8 kg; a atual é de 43,1 kg. A estatura autorrelatada é 1,60 m; os valores de hemoglobina e hematócrito estão normais; o colesterol total é 135 mg/dℓ; e a pontuação da Miniavaliação Nutricional é 5. Os exames de imagem do quadril mostram a consolidação lenta da fratura e nenhuma melhora na densidade óssea; atualmente ela está sendo suplementada com cálcio (1.000 mg/dia) e vitamina D 600 (UI/dia). A pressão arterial é 128/80 mmHg com furosemida (Lasix®); outros medicamentos são lorazepam (Ativan®), adesivo transdérmico de fentanila (Duragesic®), sene (Senokot-S®), docusato (Colace®) e mirtazapina (Remeron®).

Declaração de diagnóstico nutricional
- Perda de massa corporal não intencional relacionada à ingestão de alimentos de menos de 50% das refeições com atividade física limitada, evidenciada por grave perda de massa corporal de 7,7 kg, o equivalente a 14% da massa corporal ao longo de 3 meses.

Perguntas sobre cuidados com a nutrição
1. Comente sobre a adequação e o uso de cada medicamento. Você sugeriria alguma mudança ou medicamento adicional?
2. Quais estratégias você poderia usar para ajudar a melhorar a ingestão de alimentos e líquidos dessa residente?
3. Que sugestões são adequadas para promover a consolidação da fratura e aumentar a densidade óssea?
4. Você suspeita de que essa cliente esteja constipada? O que você recomendaria em termos de escolhas alimentares para lidar com isso?

WEBSITES ÚTEIS

Administration for Community Living
Administration on Aging
American Association of Retired Persons
American Geriatrics Society
American Society on Aging
Centers for Medicare and Medicaid Services
Meals on Wheels Association of America
National Association of Nutrition and Aging Services Programs
National Institute on Aging
National Institutes of Health Senior Health
National Study of Long-Term Care Providers (NSLTCP)
Older Americans Act Nutrition Program
Pioneer Network

REFERÊNCIAS BIBLIOGRÁFICAS

American Dietetic Association: Individualized nutrition approaches for older adults in health care communities, *J Am Diet Assoc* 110:1549–1553, 2010.

American Geriatrics Society Ethics Committee and Clinical Practice and Models of Care Committee: American Geriatrics Society Feeding Tubes in Advanced Dementia Position Statement, *J Am Geriatr Soc* 62(8): 1590–1593, 2014.

American Optometric Association: *Glossary of common eye & vision conditions-presbyopia*, 2014. Available at: http://www.aoa.org/patients-and-public/eye-and-vision-problems/glossary-of-eye-and-vision-conditions/presbyopia.

Aslam T, Delcourt C, Holz F, et al: European survey on the opinion and use of micronutrition in age-related macular degeneration: 10 years on from the Age-Related Eye Disease Study, *Clin Ophthalmol* 8:2045–2053, 2014.

Bernstein M, Munoz N, Academy of Nutrition and Dietetics: Position of the Academy of Nutrition and Dietetics: food and nutrition for older adults: promoting health and wellness, *J Acad Nutr Diet* 112:1255–1277, 2012.

Beveridge LA, Davey PG, Phillips G, et al: Optimal management of urinary tract infections in older people, *Clin Interv Aging* 6:173–180, 2011.

Buettner D, Skemp S: Blue Zones: lessons from the World's Longest Lived, *Am J Lifestyle Med* 10(5):318–321, 2016.

Center for Health Care Strategies: *Providing home- and community-based nutrition services to low-income older adults: promising health plan practices*, 2018. Available at: www.chcs.org/media/HSBC-Nutrition-ServicesBrief_042318_updated.pdf.

Centers for Disease Control and Prevention: *The State of Aging and Health in America 2013*, Atlanta, GA, 2013, US Dept of Health and Human Services. Available at: http://www.cdc.gov/features/agingandhealth/state_of_aging_and_health_in_america_2013.pdf.

Chew EY, Clemons TE, Agrón E, et al: Ten-year follow-up of age-related macular degeneration in the Age-Related Eye Disease Study: AREDS report no. 36, *JAMA Ophthalmol* 132:272–277, 2014.

Chien W, Lin FR: Prevalence of hearing aid use among older adults in the United States, *Arch Intern Med* 172:292–293, 2012.

Ciorba A, Bianchini C, Pelucchi,S, et al: The impact of hearing loss on quality of life of elderly adults, *Clin Interv Aging*. 7:159–63, 2012.

Colby SL, Ortman JM: *The baby boom cohort in the United States: 2012 to 2060*, 2014. Available at: http://www.census.gov/prod/2014pubs/p25-1141.pdf.

Correa-de-Araujo R, Hadley E: Skeletal Muscle Function Deficit: a new terminology to embrace the evolving concepts of sarcopenia and age-related muscle dysfunction, *J Gerontol A Biol Sci Med Sci* 69:591–594, 2014.

Dent E, Morley JE, Cruz-Jentoft AJ, et al: International clinical practice guidelines for sarcopenia (ICFSR): screening, diagnosis and management, *J Nutr Health Aging* 22:1148-1161, 2018.

Dorner B, Friedrich EK: Position of the Academy of Nutrition and Dietetics: individualized nutrition approaches for older adults: long-term care, post-acute care, and other settings, *J Acad Nutr Diet* 118(4):724-735, 2018.

European Pressure Ulcer Advisory Panel, National Pressure Injury Advisory Panel and Pan Pacific Pressure Injury Alliance: *Prevention and treatment of pressure ulcers/injuries Quick Reference Guide* 2019. Available at: http://internationalguideline.com/guideline.

Federal Interagency Forum on Aging-Related Statistics: *Older Americans 2012: key indicators of well-being*, Washington, DC, 2012, U.S. Government Printing Office.

Flicker L, McCaul KA, Hankey GJ, et al: Body mass index and survival in men and women aged 70 to 75, *J Am Geriatr Soc* 58:234–241, 2010.

Galvin JE, Sadowsky CH: Practical guidelines for the recognition and diagnosis of dementia, *J Am Board Fam Med* 25:367–382, 2012.

Harris-Kojetin L, Sengupta M, Lendon J, et al: *Long-term care services in the United States: 2015-2016*, Hyattsville, MD, 2019, National Center for Health Statistics.

Kaiser MJ, Bauer JM, Ramsch C, et al: Validation of the mini nutritional assessment short-form (MNA-SF): a practical tool for identification of nutritional status, *J Nutr Health Aging* 13:782–788, 2009.

Keenan C and Allan R: Epigenomic drivers of immune dysfunction in aging, *Aging Cell*. Available at: https://doi.org/10.1111/acel.12878 2018.

Korobelnik JF, Rougier MB, Delyfer MN, et al: Effect of dietary supplementation with lutein, zeaxanthin, and ω-3 on macular pigment: a randomized clinical trial, *JAMA Ophthalmol* 135(11):1259–1266, 2017.

Li-Korotky HS: Age-related hearing loss: quality of care for quality of life, *Gerontologist* 52:265–271, 2012.

Lin FR, Niparko JK, Ferrucci L. Hearing loss prevalence in the United States, *Arch Intern Med* 171(20):1851–1852, 2011.

Litchford MD: Counteracting the trajectory of frailty and sarcopenia in older adults, *Nutr Clin Pract* 29:428–434, 2014.

Lloyd JL, Wellman NS: Older Americans Act Nutrition Programs: a community-based nutrition program helping older adults remain at home, *J Nutr Gerontol Geriatr* 34:90–109, 2015.

Lopes da Silva S, Vellas B, Elemans S, et al: Plasma nutrient status of patients with Alzheimer's disease: systematic review and meta-analysis, *Alzheimers Dement* 10:485–502, 2014.

Malamood M, Roberts A, Kataria R, et al. Mirtazapine for symptom control in refractory gastroparesis, *Drug Des Devel Ther* 11:1035–1041, 2017. doi:10.2147/DDDT.S125743.

National Eye Institute, National Institute of Health: *Age-Related Macular Degeneration*, 2014. Available at: https://www.nei.nih.gov/eyedata/amd.asp.

National Institute on Aging: *Exercise & physical activity: your everyday guide from the National Institute on Aging*, 2010. Available at: http://www.nia.nih.gov/health/publication/exercise-physical-activity/introduction.

National Institute on Deafness and Other Communicative Disorders, National Institutes of Health: *Age-related hearing loss*, 2013a. Available at: http://www.nidcd.nih.gov/health/hearing/Pages/presbycusis.aspx.

Ortman JM, Velkoff VA, Hogan H: *An aging nation: the older population in the United States*, 2014. Available at: http://www.census.gov/prod/2014pubs/p25-1140.pdf?eml=gd&utm_medium=email&utm_source=govdelivery.

Park DC, Festini SB: Theories of memory and aging: a look at the past and a glimpse of the future, *J Gerontol B Psychol Sci Soc Sci* 72(1):82–90, 2017.

Raymond JL: The art and science of nutrition for healthy aging. *Health Progress* 100:20–22, 2019.

Rudolph DM: Appetite stimulants in long term care: a literature review, *Internet J Adv Nurs Pract* 11(1):1–8, 2009.

Samuel LJ, Szanton SL, Cahill R, et al: Does the Supplemental Nutrition Assistance Program affect hospital utilization among older adults? The case of Maryland, *Popul Health Manag* 21(2):88–95, 2018.

Santanasto AJ, Goodpaster BH, Kritchevsky SB, et al: Body composition remodeling and mortality: the Health aging and body composition study, *J Gerontol* 72(4):513–519, 2017.

Schiffman SS: Effects of aging on the human taste system, *Ann N Y Acad Sci* 1170:725–729, 2009.

Skipper A, Ferguson M, Thompson K, et al: Nutrition screening tools: an analysis of the evidence, *J Parenter Enteral Nutr* 36:292–298, 2012.

Taylor D: Physical activity is medicine for older adults, *BMJ* 90:26–32, 2014.

Thomas DR, Burkemper NM: Aging skin and wound healing, *Clin Geriatr Med* 29(2):xi–xx, 2013.

Thomas KS, Mor V: Providing more home-delivered meals is one way to keep older adults with low care needs out of nursing homes, *Health Aff (Millwood)* 32:1796–1802, 2013.

United Nations. *World Population Ageing Report*, United Nations, NY, 2017. Available at: https://www.un.org/en/development/desa/population/publications/pdf/ageing/WPA2017_Report.pdf.

U.S. Administration on Aging: Nutrition Services (OAA Title IIIC), 2019. Available at: https://fas.org/sgp/crs/misc/R43414.pdf.

Vieira ER, Vaccaro JA, Zarini GG, et al: Health indicators of US older adults who received or did not receive meals funded by the Older Americans Act, *J Aging Res,* October 2017. https://doi.org/10.1155/2017/2160819.

Winter JE, MacInnis RJ, Wattanapenpaiboon N, et al: BMI and all-cause mortality in older adults: a meta-analysis, *Am J Clin Nutr* 99:875–890, 2014.

World Health Organization. *Deafness and hearing loss*, March 2018. Available at: https://www.who.int/en/news-room/fact-sheets/detail/deafness-and-hearing-loss.

PARTE 4

Nutrição para o Controle de Massa Corporal

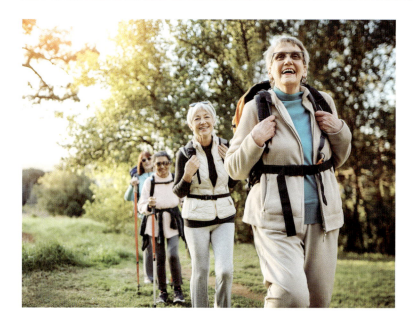

Os capítulos desta seção refletem a evolução da ciência nutricional, desde a identificação dos requerimentos de nutrientes e a aplicação prática desse conhecimento aos conceitos que relacionam a nutrição à prevenção de doenças crônicas e degenerativas e à otimização da saúde e do desempenho.

A relação entre nutrição e doença dentária há muito é reconhecida. Nas décadas mais recentes, a possibilidade do tratamento nutricional para prevenir e tratar doenças ósseas tornou-se uma área ativa de pesquisa e agora estamos conscientes de que o processo inflamatório é um fator que a nutrição pode modular.

Estilos de vida saudáveis, boa nutrição e exercício físico são os alicerces de saúde, boa forma e prevenção de doenças. A compreensão do papel da nutrição nos esportes e na otimização do desempenho levou a práticas dietéticas e de exercícios geralmente aplicáveis a um estilo de vida saudável e gratificante.

O maior acesso a alimentos altamente processados e com elevada densidade energética levou a uma ingestão muito excessiva de energia para muitos indivíduos. Os esforços para a redução da massa corporal, amplamente realizados com vários graus de entusiasmo e diligência, são muitas vezes desanimadores, tornando o conhecimento apresentado aqui tão importante. A frustração com a dieta e o estresse costumam levar a transtornos alimentares, que estão aumentando em frequência e exigem atenção e compreensão do profissional de nutrição.

20

Nutrição no Controle de Massa Corporal

Lucinda K. Lysen, RDN, RN, BSN
Dorene Robinson, RDN, CDN
Rebecca Rudel, MPH, RDN, CNSC

TERMOS-CHAVE

abaixo da massa corporal ou subpeso
adipócito
balão intragástrico (BIG)
banda gástrica
bypass gástrico (desvio gástrico)
centros comerciais de perda de massa corporal
cetonas
cetose
cirurgia bariátrica
comorbidades
compostos orgânicos semivoláteis (COSV)
dieta cetogênica
dietas de muito baixas calorias (DMBC)
doença hepática gordurosa não alcoólica (DHGNA)
efeito ioiô
gastrectomia vertical laparoscópica (GVL)
genômica nutricional
gordura abdominal
gordura de armazenamento
gordura essencial
grelina

Health at Every Size; HAES®
hiperfagia
hiperplasia
hipertrofia
hipofagia
incretina
índice de massa corporal (IMC)
insulina
jejum intermitente (JI)
leptina
lipase hormônio-sensível (LHS)
lipogênese
lipoproteína lipase (LPL)
massa corporal magra (MCM)
massa gorda
massa livre de gordura (MLG)
nervo vago
obesidade
obesidade mórbida
obesogênio
padrão androide de distribuição de gordura

padrão ginoide de distribuição de gordura
programas de autoajuda
programas de perda de massa corporal com supervisão médica
rebote de adiposidade
saciedade sensorial-específica
síndrome da alimentação noturna (SAN)
síndrome metabólica (SM)
sobrepeso
substitutos da refeição
taxa metabólica em repouso (TMR)
tecido adiposo branco (TAB)
tecido adiposo marrom (TAM)
tecido adiposo visceral (TAV)
telessaúde
teoria do modelo carboidrato-insulina da obesidade
teoria do ponto de ajuste
termogênese por atividade (TA)
termogênese por atividade de não exercício (TANE/NEAT)

A massa corporal é a soma dos ossos, músculos, órgãos, líquidos corporais e tecido adiposo. Alguns ou todos esses componentes estão sujeitos a mudanças normais, como um reflexo do crescimento, estado reprodutivo, variação no exercício físico e efeitos do envelhecimento. A massa corporal consistente é orquestrada por mecanismos neurais, hormonais e químicos, bem como polimorfismos genéticos individuais que equilibram a ingestão e o gasto energético dentro de limites bastante precisos. As anormalidades desses mecanismos complexos podem resultar em flutuações da massa corporal.

Em uma extremidade do espectro de massa corporal está o abaixo da massa corporal ou subpeso. Embora a incapacidade de ganhar massa corporal possa ser um problema primário, a baixa massa corporal geralmente é secundária a um estado de doença, um transtorno alimentar ou um transtorno psiquiátrico. Em idosos ou crianças, a perda de massa corporal não intencional pode ser especialmente prejudicial e deve ser abordada precocemente para prevenir a desnutrição ou outras consequências indesejáveis, incluindo crescimento deficiente, depressão da função imunológica, desequilíbrio hormonal, cicatrização retardada e perda de densidade óssea. O mais importante é o desenvolvimento do feto no útero. Neonatos privados de nutrição antes do nascimento e que apresentam baixo peso ao nascer podem ser preparados para um crescimento acelerado após o nascimento quando expostos a um ambiente rico em nutrientes (que às vezes pode começar com a ingestão excessiva de fórmulas infantis). Além disso, a passagem inadequada de nutrientes pela placenta e o baixo peso ao nascer podem levar a um risco maior de desenvolver obesidade e diabetes (Apovian, 2011).

Na outra extremidade do espectro e mais comuns estão as condições de excesso de massa corporal, sobrepeso e obesidade.

CONTROLE DE MASSA CORPORAL E OBESIDADE: SEU FUNDAMENTO NA NUTRIÇÃO CLÍNICA

A crescente atenção nas últimas quatro décadas ao campo do controle de massa corporal e obesidade foi em grande parte provocada pelos achados históricos de um punhado de pesquisadores. Na vanguarda – começando na década de 1970 – estava George L. Blackburn, MD, PhD, que, com Bruce Bistrian, MD, PhD, na Harvard Medical School e uma série de outros colegas altamente respeitados, forneceram os fundamentos para o que se tornou o campo da nutrição clínica. Publicações enfatizando o manejo nutricional inadequado de pacientes hospitalizados colocaram este tópico e a nutrição clínica no "mapa mundial". Apesar de Dr. Blackburn e seu grupo descobrirem que muitos pacientes hospitalizados estavam chocantemente desnutridos (Blackburn et al., 1977), eles também descobriram que os pacientes frequentemente não estavam abaixo da massa corporal, mas, em vez disso, estavam acima da massa corporal ou até obesos. Isso levou ao desenvolvimento de dietas nutricionais líquidas e sólidas pelo Dr. Blackburn, suplementando os pacientes com proteínas para estimular a perda de gordura corporal, ao mesmo tempo que poupava os músculos e melhorava o estado nutricional. O jejum modificado poupador de proteínas, que poupava as proteínas e protegia os órgãos, tornou-se a base da dieta com teor muito baixo de carboidratos para a perda de massa corporal em pacientes obesos (Blackburn, 1973).

Com a obesidade atingindo proporções epidêmicas ao longo dos anos, a pesquisa científica se expandiu, os programas de dieta e perda de massa corporal cresceram dramaticamente e as especialidades de controle de massa corporal e obesidade rapidamente se transformaram em uma indústria de bilhões de dólares. Com o tempo, os estudos contínuos e marcantes do Dr. Blackburn e as descobertas avançadas em controle de massa corporal e obesidade trouxeram-lhe reconhecimento em todo o mundo, valendo-lhe o título de "Pai da Obesidade" (Tabela 20.1). A crescente população de indivíduos obesos e a abundância de evidências de que a obesidade está associada a doenças crônicas têm motivado intensas pesquisas sobre o assunto e resultaram na obesidade como especialidade da nutrição clínica. A obesidade atende aos critérios

Tabela 20.1 História de George L. Blackburn, MD, PhD.

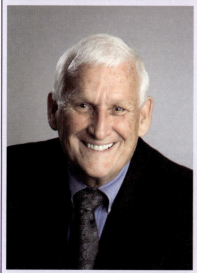

A evolução do campo da obesidade e da nutrição clínica e a premissa sobre a qual praticamos como profissionais de nutrição hoje é amplamente baseada nas inúmeras pesquisas e descobertas científicas e nas décadas de contribuições do trabalho de George L. Blackburn, MD, PhD.

O Dr. Blackburn nasceu em McPherson, Kansas, e frequentou a University of Kansas, tendo recebido pela instituição seus diplomas de bacharel em Química e doutor em Medicina. Depois de completar seu estágio cirúrgico e residência no Fifth Harvard Surgical Service, Boston City Hospital, ele frequentou o Massachusetts Institute of Technology, tendo recebido seu PhD (doutorado) em Bioquímica Nutricional. Sua tese foi intitulada *A New Concept and Its Application for Protein-Sparing Therapies During Semistarvation* (Um novo conceito e sua aplicação para terapias poupadoras de proteínas durante a semi-inanição). Essa pesquisa foi o alicerce para os estudos marcantes do Dr. Blackburn, identificando a alta prevalência de má-nutrição ou desnutrição energético-proteica em pacientes cirúrgicos e clínicos em geral. O Dr. Blackburn foi um dos primeiros a reconhecer que até 50% dos pacientes clínicos e cirúrgicos hospitalizados sofriam de desnutrição moderada a grave. Para enfrentar esses desafios, ele foi o pioneiro na formulação da hiperalimentação intravenosa e introduziu algumas das primeiras fórmulas originais específicas para doenças. Foi então, no New England Deaconess Hospital, da Harvard Medical School, que ele estabeleceu o primeiro serviço de apoio nutricional multidisciplinar do mundo para o fornecimento seguro de nutrição parenteral total. O Dr. Blackburn sempre sentiu que construir pontes e reunir mentes entre os profissionais de saúde para compartilhar conhecimentos e ideias levaria aos melhores resultados para os pacientes.

O Dr. Blackburn, com o colega de Harvard, Bruce Bistrian, MD, PhD, foi o primeiro a demonstrar que era possível, durante a perda de massa corporal, promover a perda de gordura corporal preservando o tecido magro. O trabalho de pesquisa do Dr. Blackburn sobre a terapia com aminoácidos como meio de preservar o tecido magro durante períodos de estresse e fome evoluiu para o desenvolvimento da dieta rápida modificada poupadora de proteínas, e o primeiro programa de perda de massa corporal com supervisão médica cuidadosamente regulamentado de seu tipo.

O Dr. Blackburn foi o primeiro cirurgião na Nova Inglaterra a realizar um *bypass* (desvio) gástrico em "Y-de-Roux" para pacientes com obesidade mórbida, em 1973. Ele formou uma equipe multiprofissional para cuidar de seus pacientes cirúrgicos de procedimentos para perda de massa corporal, semelhante ao serviço de suporte nutricional. Em 2004 e 2009, ele organizou e presidiu as primeiras diretrizes baseadas em evidências para cirurgias para perda de massa corporal, catalisando a formação de organismos de acreditação e padrões para certificação de centros e provedores de cirurgia para perda de massa corporal nos EUA.

O Dr. Blackburn foi um dos fundadores da American Society for Parenteral and Enteral Nutrition e atuou como seu segundo presidente. Ele desempenhou um papel fundamental no desenvolvimento da North American Association for the Study of Obesity, agora transformada na Obesity Society. Ele foi membro do Departamento de Cirurgia do Beth Israel Deaconess Medical Center por 45 anos. Estabeleceu e, por 25 anos, dirigiu o curso de educação médica continuada da Harvard Medical School "*Practical Approaches to the Treatment of Obesity*", que agora é o "*Blackburn Course in Obesity Medicine*" de Harvard. Ele é autor de mais de 400 publicações de pesquisas originais revisadas por pares, nove livros e centenas de documentos educacionais, diretrizes e relatórios. Ao longo de sua carreira, ele ensinou centenas de estudantes de Medicina, residentes, pesquisadores de pós-doutorado, nutricionistas, técnicos em dietética, enfermeiros e farmacêuticos que praticam seus ensinamentos em todo o mundo. Em 1992, o Dr. Blackburn foi nomeado e selecionado como membro honorário da American Dietetic Association, agora Academy of Nutrition and Dietetics.

Inseparável de seus esforços por mais de quatro décadas para expandir nosso conhecimento em nutrição e metabolismo foi a identificação do Dr. Blackburn e o apoio incessante do papel crítico que o nutricionista desempenha no tratamento de pacientes. Durante sua vida, o Dr. Blackburn elevou os dietistas a "especialistas em nutrição". Ele ressaltou que o papel do nutricionista registrado era avaliar e monitorar o estado nutricional, fornecer aconselhamento, cuidados e tratamentos nutricionais, além de ser a ligação notória entre os profissionais médicos e os prestadores de cuidados de saúde. O papel central do nutricionista nas equipes de nutrição do Dr. Blackburn foi um modelo que influenciou médicos, administradores e outros profissionais de saúde, abrindo portas para nutricionistas em todos os lugares.

Pouco depois da morte do Dr. Blackburn, em 2017, Caroline Apovian, MD, Professora de Medicina e Pediatria da Boston University School of Medicine e presidente da Obesity Society em 2018, refletiu sobre as realizações impressionantes do Dr. Blackburn durante uma entrevista. Ela disse: "George Blackburn foi verdadeiramente o pai da nutrição e da medicina da obesidade. Sua energia e entusiasmo eram incríveis. Ele é alguém que me incentivou a fazer meu melhor trabalho, e não apenas a mim, mas também a inúmeros colegas e amigos. Ele foi um grande homem de quem eu e muitos outros sentiremos profundamente a falta" (tradução livre).

Muito obrigado a Barb Ainsley, DTR, Sócia Administrativa e ex-Assistente Administrativa do Dr. George Blackburn, do Center for the Study of Nutrition Medicine, Feihe Nutrition Lab, do Beth Israel New England Deaconess Medical Center em Boston, por sua ajuda na preparação desta seção.

George L. Blackburn, MD, PhD, "Father of Nutritional and Obesity Medicine" (1936-2017)
Por Barbara Ainsley, DTR e Lucinda K. Lysen, RDN, RN, BSN

para ser classificada como "doença", o que a torna reembolsável pelas companhias de seguro para tratamento clínico e, em muitos casos, para manejo nutricional por nutricionistas registrados.

COMPONENTES DA MASSA CORPORAL

A massa corporal é frequentemente descrita em termos de sua composição e diferentes modelos foram desenvolvidos para estimar a gordura corporal. A avaliação da composição corporal é discutida em detalhes no Capítulo 5. Tradicionalmente, um modelo de dois compartimentos divide o corpo em **massa gorda**, a gordura de todas as fontes do corpo, incluindo cérebro, esqueleto, gordura intramuscular e tecido adiposo, e **massa livre de gordura (MLG)**, que inclui água, proteínas e componentes minerais (Figura 20.1). As proporções de MLG são relativamente constantes de pessoa para pessoa.

Embora a MLG geralmente seja usada alternadamente com o termo massa corporal magra, elas não são exatamente a mesma coisa. A **massa corporal magra (MCM)** inclui água, ossos, órgãos e músculo esquelético. A MCM é maior em homens do que em mulheres e representa o maior componente da **taxa metabólica em repouso (TMR)**. Minimizar a perda de massa corporal magra é desejável durante o processo de perda de massa corporal. A água, que representa de 60 a 65% da massa corporal, é o componente mais variável da MCM, e o estado de hidratação pode induzir flutuações de vários quilos.

Gordura corporal

A gordura corporal total é a combinação de gorduras "essenciais" e de "armazenamento", geralmente expressa como uma porcentagem da massa corporal total que está associada à saúde ideal. O músculo e a massa esquelética se ajustam até certo ponto para suportar a carga do excesso de tecido adiposo.

A **gordura essencial**, necessária para o funcionamento fisiológico normal, é armazenada em pequenas quantidades na medula óssea, coração, pulmão, fígado, baço, rins, músculos e sistema nervoso. Nos homens, cerca de 3% da gordura corporal são essenciais. Nas mulheres, a gordura essencial é maior (12%) porque inclui a gordura corporal nos seios, regiões pélvicas e coxas que dão suporte ao processo reprodutivo.

A **gordura de armazenamento** é a reserva energética, principalmente como triglicerídeos (TG), no tecido adiposo. Essa gordura se acumula sob a pele e ao redor dos órgãos internos para protegê-los de traumatismos. A maior parte da gordura de armazenamento é "dispensável". Os depósitos de gordura nos adipócitos são capazes de uma ampla variação. Isso permite as mudanças nos requerimentos de crescimento, reprodução, envelhecimento, circunstâncias ambientais e fisiológicas, da disponibilidade de alimentos e as demandas do exercício físico. A gordura corporal total (gordura essencial mais gordura de armazenamento) como uma porcentagem da massa corporal associada

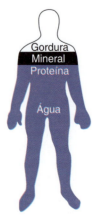

Figura 20.1 Componentes da massa livre de gordura no corpo.

ao indivíduo médio está entre 18 e 24% para homens e 25 e 31% para mulheres. Na outra extremidade, os homens "atletas de elite em forma" têm apenas 2 a 5% de gordura corporal e as mulheres, 10 a 13%.

Composição do tecido adiposo

O tecido adiposo exerce uma profunda influência na homeostase de todo o corpo e está localizado principalmente sob a pele, nos mesentérios e omento e atrás do peritônio. Esse é frequentemente referido como **tecido adiposo visceral (TAV)**. Embora seja principalmente gordura, o tecido adiposo também contém pequenas quantidades de proteínas e água. O **tecido adiposo branco (TAB)** armazena energia como um repositório de triglicerídeos, envolve como um acolchoado os órgãos abdominais para protegê-los e isola o corpo para preservar o calor. O caroteno confere ao TAB uma cor levemente amarelada. Pequenas quantidades de **tecido adiposo marrom (TAM)** podem ser encontradas em uma proporção substancial de adultos e também em neonatos e lactentes. Ao contrário do TAB, o TAM é feito de pequenas gotículas e muito mais mitocôndrias com ferro, o que o torna marrom. Em adultos, o TAM é ativado por meio da exposição ao frio, ajudando a regular a temperatura corporal. No entanto, o TAM não é ativado em condições termoneutras. Uma ativação geral do TAM continua a interessar aos fabricantes de medicamentos como uma terapia potencial para a obesidade, mas, no momento, ele desempenha apenas uma parte menor no metabolismo energético humano (Tam et al., 2012).

Tamanho e número de adipócitos

A célula adiposa madura (**adipócito**) consiste em uma grande gotícula lipídica central circundada por uma fina borda de citoplasma, que contém o núcleo e a mitocôndria. Essas células podem armazenar gordura igual a 80 a 95% de seus volumes. Os ganhos de massa corporal e de tecido adiposo ocorrem pelo aumento do número de células, pela adição do tamanho das células na forma de lipídeos ou pela combinação dos dois.

A **hiperplasia** (aumento do número de células) ocorre como um processo normal de crescimento durante a infância e a adolescência. O número de células aumenta em crianças magras e obesas até a adolescência, mas o número aumenta mais rápido em crianças obesas. Em adolescentes e adultos, aumentos no tamanho das células de gordura são mais comuns, mas a hiperplasia também pode ocorrer depois que o conteúdo de gordura das células existentes atingiu a capacidade.

Durante o crescimento normal, a maior porcentagem de gordura corporal (aproximadamente 25%) é estabelecida aos 6 meses. Em crianças magras, o tamanho das células de gordura diminui; essa diminuição não ocorre em crianças obesas. Aos 6 anos, em crianças magras, ocorre um **rebote de adiposidade**, especialmente em meninas, com aumento da gordura corporal. Um rebote precoce da adiposidade ocorrendo antes dos 5 anos e meio é preditivo de um grau mais alto de adiposidade aos 16 anos e na idade adulta; um período de rebote mais tardio está correlacionado com a massa corporal adulta saudável (Hughes et al., 2014).

Com a **hipertrofia** (aumento do tamanho das células), os depósitos de gordura podem se expandir até mil vezes em qualquer idade, desde que haja espaço disponível. Em um estudo clássico, Björntorp e Sjöström (1971) demonstraram, usando a perda de massa corporal como consequência de traumatismo, doença ou fome, que o tamanho das células de gordura diminui, mas o número de células permanece o mesmo.

Armazenamento de gordura

A maior parte da gordura armazenada vem diretamente dos triglicerídeos da dieta. A composição de ácidos graxos do tecido adiposo reflete a composição de ácidos graxos da dieta. Mesmo o excesso de carboidratos e proteínas na dieta são convertidos em ácidos graxos no fígado pelo processo comparativamente ineficiente da **lipogênese**. Sob condições de balanço energético relativo, pouco carboidrato dietético é convertido em gordura para armazenamento. Em condições de balanço energético positivo, a oxidação de carboidratos aumenta enquanto os triglicerídeos são preferencialmente armazenados e a lipogênese *de novo* a partir de carboidratos ocorre quando mais carboidratos estão presentes do que podem tanto ser oxidados quanto armazenados como glicogênio (fígado ou músculo) (Song et al., 2018).

Os **compostos orgânicos semivoláteis (COSV)** se acumulam nos tecidos adiposos devido à exposição a toxinas, produtos químicos e pesticidas. Quando o tecido adiposo é mobilizado durante a perda de massa corporal, os COSV são liberados (ver *Visão clínica*: *O que há naquela gordura quando você a perde?*). O efeito dos compostos orgânicos semivoláteis no cérebro do feto em desenvolvimento ainda não é conhecido (ver Capítulo 14), o que aumenta a preocupação com a saúde de mulheres gestantes obesas que perdem massa corporal.

Lipoproteína lipase

O triglicerídeo dietético é transportado para o fígado pelos quilomícrons. Os triglicerídeos endógenos sintetizados no fígado a partir de ácidos graxos livres (AGL) viajam como parte das partículas de lipoproteína de densidade muito baixa. A enzima **lipoproteína lipase (LPL)** move os lipídeos do sangue para dentro da célula adiposa por meio da hidrólise de triglicerídeos em ácidos graxos livres e glicerol. O glicerol segue para o fígado e os ácidos graxos entram no adipócito e são reesterificados em triglicerídeos. Quando necessários para outras células, os triglicerídeos são hidrolisados mais uma vez em ácidos graxos e glicerol pela **lipase hormônio-sensível (LHS)** dentro das células adiposas; eles então são liberados para a circulação.

Os hormônios afetam a atividade da enzima LPL em diferentes regiões do tecido adiposo. Os estrogênios estimulam a atividade da enzima LPL nos adipócitos gluteofemorais e, dessa maneira, promovem o armazenamento de gordura nessa área para a gestação e a lactação. Na presença dos hormônios esteroides sexuais, existe uma distribuição normal da gordura corporal. Com a diminuição dos hormônios esteroides sexuais – como ocorre com a menopausa ou gonadectomia – a obesidade central tende a se desenvolver.

REGULAÇÃO DA MASSA CORPORAL

A massa corporal é o produto de efeitos genéticos (DNA), efeitos epigenéticos (características hereditárias que não envolvem mudanças no DNA) e o ambiente (Kaplan, 2018). A regulação da massa corporal geralmente é descrita em termos de um sistema de retroalimentação (*feedback*) biológica homeostática que atua na ingestão de energia e no gasto energético para manter ou "defender" a massa corporal estável. Da mesma forma, a **teoria do ponto de ajuste** surgiu originalmente para explicar a tendência intratável de recuperar a massa corporal após sua perda. A regulação da massa corporal é assimétrica, pois há pouca defesa contra seu ganho, enquanto, inversamente, tanto a fome quanto as adaptações em vários componentes do gasto energético podem torná-la mais difícil.

Os estudos observacionais não fornecem evidências consistentes para um controle biológico da massa corporal (Müller et al., 2018). Embora o quadro completo da regulação não esteja claro, muito do que se sabe cai no domínio da regulação do apetite. A adaptação à restrição de energia (uma queda na TMR além do que é esperado das alterações na massa e na composição corporais) é bem conhecida, mas altamente variável e menos compreendida.

Como a precisão do controle do apetite é enfraquecida no ambiente obesogênico predominante, que inclui fatores psicossociais, comportamentais e ambientais que afetam o comportamento alimentar (portanto, a ingestão de energia), novos modelos de regulação da massa corporal que também abordam esses fatores ausentes têm sido solicitados (Belfort-DeAguiar e Seo, 2018; Hall et al., 2014).

Fome, apetite e saciedade

A saciedade está associada ao estado pós-prandial, quando o excesso de alimentos está sendo armazenado. A fome está associada ao estado pós-absortivo, quando essas reservas estão sendo mobilizadas. Os gatilhos físicos para a fome são muito mais fortes do que para a saciedade, que podem ser sobrepostos por sinais externos para a alimentação.

Quando ocorre superalimentação ou subalimentação em crianças, elas apresentam espontaneamente **hipofagia** (alimentação insuficiente) ou **hiperfagia** (alimentação excessiva), por consequência. Os adultos, no entanto, são menos consistentes em compensar naturalmente o excesso de alimento, o que pode resultar em massas corporais aumentando lentamente com o tempo. A perda de massa corporal inexplicável em adultos costuma ser um sintoma de outros fatores, incluindo estresse ou doença subjacente. Ver *Em foco*: *Sinais de uma série de hormônios* e também a Tabela 20.2 para mais informações e detalhes sobre os mediadores neuroquímicos e hormônios envolvidos no apetite e na saciedade.

VISÃO CLÍNICA

O que há naquela gordura quando você a perde?

O papel das toxinas no desenvolvimento da obesidade e posterior perda de gordura está se tornando cada vez mais preocupante à medida que as evidências emergentes estabelecem uma ligação plausível entre as toxinas e a obesidade. A exposição a toxinas vem de duas fontes principais: o meio ambiente (toxinas externas ou exógenas), que inclui poluentes ambientais como pesticidas, compostos industriais, solventes, detergentes, plastificantes, aditivos cosméticos, aditivos químicos, corantes, conservantes, aromatizantes, toxinas microbianas como as aflatoxinas de amendoins, micotoxinas de fungos e bisfenol-A encontrado em mamadeiras de plástico, brinquedos e especialmente selantes dentais e "produtos químicos para o estilo de vida", como álcool, fármacos vendidos sem receita e medicamentos controlados. Podem ser subprodutos da preparação de alimentos, como acrilamida de batatas fritas, nitrosaminas de frios e salsichas, hidrocarbonetos aromáticos policíclicos (HAP) de carnes grelhadas, gorduras *trans* de hidrogenação parcial de gorduras e produtos finais glicosilados avançados (AGE, do inglês *advanced glycosylated end products*) em alimentos nos quais a molécula de glicose é levada a altas temperaturas. As toxinas também podem se originar do intestino (i. e., produtos de degradação do metabolismo, incluindo hormônios, toxinas internas, como metabólitos de levedura [d-arabinitol] ou bactérias intestinais).

Estudos mostram que essas toxinas, que muitas vezes são lipossolúveis e têm afinidade com o tecido adiposo, costumam ser armazenadas na gordura de depósito do corpo. Sua presença está ligada à inflamação, ao desenvolvimento de diabetes tipo 2 e à redução da taxa metabólica em repouso (pós-perda de massa corporal). No caso de perda de massa corporal ou de gordura, a liberação dessas toxinas pode interferir no funcionamento do corpo, sobrecarregando o fígado e até mesmo sua capacidade de continuar perdendo mais gordura (La Merrill et al., 2013; Lee et al., 2018; Tremblay et al., 2004).

Com o aumento da exposição, as toxinas podem alterar o metabolismo, interromper a função endócrina, danificar as mitocôndrias, aumentar a inflamação e o estresse oxidativo, diminuir os hormônios tireoidianos e alterar os ritmos circadianos e o sistema nervoso autônomo. Todos eles interferem com os principais mecanismos de controle de massa corporal. O uso de uma abordagem abrangente da obesidade, incluindo a avaliação e o tratamento dos efeitos mediados por toxinas, pode resultar em um controle mais eficaz da gordura corporal e da massa corporal. Modificações no estilo de vida podem ser úteis, incluindo redução da exposição a toxinas e apoio à mobilização e à eliminação de toxinas armazenadas e externas; no entanto, os mecanismos específicos de suporte, incluindo promoção de normoglicemia e ingestão de vegetais crucíferos e alimentos fibrosos, ainda estão sob investigação (Lee et al., 2017).

Sheila Dean, DSc, RDN, LDN, CCN, IFMCP

EM FOCO
Sinais de uma série de hormônios

Uma série de hormônios – insulina, leptina, adiponectina e grelina, entre outros –, se comunicam com o hipotálamo para regular a ingestão de alimentos de uma pessoa. Esses hormônios reguladores governam a alimentação em resposta aos sinais originados nos tecidos corporais afetados.

A **insulina** controla a quantidade de glicose no sangue, movendo-a para o interior das células para a obtenção de energia. A **leptina**, que é produzida principalmente pelas células de gordura, contribui para a sensação de plenitude a longo prazo ao detectar os estoques gerais de energia do corpo. A adiponectina também é produzida pelas células de gordura e ajuda o corpo a responder melhor à insulina, intensificando o metabolismo. A **grelina**, o hormônio da fome, avisa o cérebro quando o estômago está vazio, induzindo pontadas de fome.

O estômago se comunica com o cérebro por meio do **nervo vago**, parte do sistema nervoso autônomo que vai do cérebro ao estômago. Quando preenchidos com alimento ou líquido, os receptores de estiramento do estômago enviam uma mensagem ao cérebro indicando saciedade (Guo et al., 2018). A cirurgia de *bypass gástrico* (desvio gástrico) reduz o estômago ao tamanho de um ovo, o que desencadeia uma queda acentuada nas concentrações de grelina, diminuindo a sensação de fome e a ingestão oral. A dieta tradicional, no entanto, tende a aumentar as concentrações de grelina.

Taxa metabólica e atividade voluntária

A TMR (ver Capítulo 2) explica 60 a 70% do gasto total de energia. Ela diminui com a idade. Quando o corpo é privado de energia adequada pela fome ou restrição voluntária de energia, a TMR cai, conservando, dessa forma, a energia. Quanto mais grave a restrição energética, maior será a redução potencial na TMR; até 15% com dietas de muito baixas calorias (DMBC). Essa supressão da TRM está além do que pode ser atribuído à perda de massa corporal (que consiste tanto em MCM quanto em massa gorda) e é uma forma de adaptação à escassez de energia. A maioria das revisões do assunto, mas não todas, acredita que a TRM se normalize após a perda de massa corporal, com ingestões de energia no grau de manutenção (Ostendorf et al., 2018). A supressão contínua da TMR pode resultar de abordagens extremas para a perda de massa corporal.

A **termogênese por atividade (TA)** é a energia gasta na atividade voluntária, o componente mais variável do gasto energético. Em circunstâncias normais, o exercício físico é responsável por 15 a 30% do gasto total de energia. A **termogênese por atividade de não exercício (TANE ou NEAT**, do inglês *non-exercise activity thermogenesis*) é a energia gasta em todas as atividades que não sejam dormir, comer ou exercícios como a prática de esportes. Ela inclui ir para o trabalho, digitação, cuidados com o quintal, mexer os pés e até ficar inquieto (ver Capítulo 2). A TANE varia tanto quanto 2.000 kcal/dia entre os indivíduos, e foi teorizado que tem

Tabela 20.2 Fatores regulatórios envolvidos na alimentação e no controle de massa corporal.

Neurotransmissores cerebrais	Características e funções
Norepinefrina e dopamina	Liberadas pelo sistema nervoso simpático (SNS) em resposta à ingestão alimentar; intermedeiam a atividade de áreas do hipotálamo que governam o comportamento alimentar. O jejum e a semi-inanição levam à diminuição da atividade do SNS e ao aumento da atividade da medula suprarrenal com consequente aumento da epinefrina, o que promove a mobilização do substrato. As vias dopaminérgicas no cérebro desempenham uma função nas propriedades de reforço dos alimentos
Serotonina, neuropeptídeo Y e endorfinas	A diminuição da serotonina e o aumento do neuropeptídeo Y foram associados a um aumento do apetite por carboidratos. O neuropeptídeo Y aumenta durante a privação de alimento e pode ser um fator que leva ao aumento do apetite após a dieta. As preferências e os desejos por alimentos doces e ricos em gordura observados entre pacientes obesos e bulímicos envolvem o sistema de endorfinas
Fator liberador de corticotropina (CRF)	Envolvido no controle da liberação de hormônio adrenocorticotrófico da hipófise. O fator liberador de corticotrofina é um agente anoréxico potente e enfraquece a resposta alimentar produzida pela norepinefrina e pelo neuropeptídeo Y. O CRF é liberado durante o exercício
Orexina (hipocretina)	A orexina é um neurotransmissor produzido pelo hipotálamo que tem uma semelhança fraca com a secretina produzida no intestino e é um estimulante do apetite e regulador central da glicose e da homeostase da energia
Hormônios intestinais	**Características e funções**
Incretinas	Os peptídeos gastrintestinais aumentam a quantidade de insulina liberada pelas células beta do pâncreas após a alimentação, mesmo antes que as concentrações de glicose no sangue fiquem elevadas. Eles também retardam a taxa de absorção pela redução do esvaziamento gástrico e podem reduzir diretamente a ingestão de alimentos. As incretinas também inibem a liberação de glucagon pelas células alfa do pâncreas (ver GLP-1 e GIP)
Colecistoquinina (CCK)	Liberada pelo tubo intestinal quando as gorduras e proteínas chegam ao intestino delgado, os receptores para CCK foram encontrados no tubo gastrintestinal e no cérebro. A CCK faz com que a vesícula biliar se contraia e estimula o pâncreas a liberar enzimas. No nível do cérebro, a CCK inibe a ingestão de alimentos
Bombesina	Liberada por neurônios entéricos, reduz a ingestão de alimentos e intensifica a liberação de CCK
Enterostatina	Uma parte da lipase pancreática envolvida especificamente com a saciedade após o consumo de gordura
Adiponectina	A adipocitocina secretada pelo tecido adiposo que modula a regulação da glicose e o catabolismo dos ácidos graxos. As concentrações desse hormônio são inversamente correlacionadas ao IMC. O hormônio desempenha um papel importante em distúrbios metabólicos, como diabetes tipo 2, obesidade e aterosclerose. As concentrações caem após a cirurgia de *bypass* gástrico por até 6 meses
Glucagon	O aumento da secreção de glucagon é causado por hipoglicemia, aumento das concentrações de norepinefrina e epinefrina, aumento dos aminoácidos plasmáticos e CCK. A diminuição da secreção de glucagon ocorre quando a insulina ou somatostatina é liberada
Apolipoproteína A-IV	Sintetizada e secretada pelo intestino durante a secreção linfática dos quilomícrons. Depois de entrar na circulação, uma pequena porção da apolipoproteína A-IV entra no SNC e suprime o consumo de alimentos

(continua)

Tabela 20.2 Fatores regulatórios envolvidos na alimentação e no controle de massa corporal. (*Continuação*)

Ácidos graxos	Ácidos graxos livres, triglicerídeos e glicerol são fatores que também afetam a captação de glicose pelos tecidos periféricos
Peptídeo semelhante ao glucagon 1 (GLP-1) e peptídeo insulinotrópico dependente de glicose (GIP)	Liberados pela mucosa intestinal na presença de refeições ricas em glicose e lipídeos; estimulam a síntese e a liberação de insulina; o GLP-1 diminui a secreção de glucagon, retarda o tempo de esvaziamento gástrico e pode promover saciedade; exemplos de hormônios incretinas
Insulina	Atua no SNC e no sistema nervoso periférico para regular a ingestão de alimentos e está envolvida na síntese e no armazenamento de gordura. É possível que pessoas obesas com resistência ou deficiência de insulina tenham um sistema de eliminação de glicose defeituoso e um grau reduzido de termogênese. Quanto maior for a resistência à insulina, menor será o efeito térmico dos alimentos. As concentrações de insulina em jejum aumentam proporcionalmente com o grau de obesidade; no entanto, muitas pessoas obesas têm resistência à insulina devido a falta de resposta dos receptores de insulina, tolerância à glicose prejudicada e hiperlipidemia associada. Essas sequelas geralmente podem ser corrigidas com a perda de massa corporal
Leptina	Adipocitocina secretada pelo tecido adiposo, correlacionada com o percentual de gordura corporal. Sinal primário de reservas de energia; na obesidade, perde a capacidade de inibir a ingestão de energia ou de aumentar o gasto energético. Em comparação com os homens, as mulheres têm concentrações significativamente mais altas de leptina sérica
Resistina	Uma adipocitocina expressa principalmente em adipócitos; antagoniza a ação da insulina
Grelina	Produzida principalmente pelo estômago, atua no hipotálamo para estimular a fome e a alimentação. As concentrações de grelina são mais altas em indivíduos magros e mais baixas em obesos. Concentrações aumentadas são observadas em pessoas que estão fazendo dieta, e concentrações suprimidas são observadas após o *bypass* gástrico, possivelmente neutralizado pela adiponectina
Polipeptídeo YY$_{3-36}$ (PYY$_{3-36}$)	Secretado pelas células endócrinas que revestem o intestino delgado e o cólon em resposta aos alimentos; um "intermediário" no controle do apetite. O polipeptídeo parece funcionar de modo oposto à grelina e induz saciedade
Interleucina 6 (IL-6) e fator alfa de necrose tumoral (TNF-α)	Ambos são hormônios intestinais. As citocinas são secretadas pelo tecido adiposo e participam de eventos metabólicos. Elas prejudicam os sinais de insulina no músculo e no fígado. As concentrações são proporcionais à massa de gordura corporal (Thomas e Schauer, 2010)
Oxintomodulina	Secretada pelas células L no intestino delgado em resposta a uma refeição. Exerce seus efeitos biológicos por meio da ativação do GLP-1 e do peptídeo pancreático relacionado à glicentina (GRPP) (Bray e Bouchard, 2014)
Neurotransmissores cerebrais	**Características e funções**
Peptídeo semelhante ao glucagon 2 (GLP-2)	Produzido nas células L do intestino delgado e nos neurônios do SNC. É um fator de crescimento intestinal. Inibe o esvaziamento gástrico e a secreção de ácido enquanto estimula o fluxo sanguíneo intestinal. Diminui a secreção de ácido gástrico e o esvaziamento gástrico e aumenta o crescimento da mucosa (Bray e Bouchard, 2014)
Fator de crescimento 21 dos fibroblastos (FGF-21)	Expresso no fígado e secretado principalmente durante o jejum e após alimentação com dieta cetogênica. Pode diminuir a massa corporal sem afetar a ingestão de alimentos. Aumenta a sensibilidade à insulina, diminui a gliconeogênese e aumenta a captação de glicose nos adipócitos (Bray e Bouchard, 2014)
Outros hormônios	**Características e funções**
Hormônios da tireoide	Modulam a capacidade de resposta do tecido às catecolaminas secretadas pelo SNS. A diminuição na tri-iodotironina reduz a resposta à atividade do SNS e a termogênese adaptativa. As mulheres devem ser testadas para hipotireoidismo, principalmente após a menopausa. O novo ganho de massa corporal após a perda de massa corporal pode ser função de um estado hipometabólico; a restrição de energia produz um estado transitório, hipotireoidiano e hipometabólico
Visfatina	Proteína adipocitocina secretada pelo tecido adiposo visceral que tem efeito semelhante ao da insulina; as concentrações plasmáticas elevam-se com o aumento da adiposidade e da resistência à insulina
Adrenomedulina	Um novo peptídeo regulador secretado pelos adipócitos como resultado de processos inflamatórios

CCK, colecistoquinina; *CRF*, fator liberador de corticotropina; *GIP*, peptídeo insulinotrópico dependente de glicose; *GLP-1*, peptídeo semelhante ao glucagon 1; *IMC*, índice de massa corporal; *IL-6*, interleucina-6; *SNC*, sistema nervoso central; *SNS*, sistema nervoso simpático; *TNF-α*, fator alfa de necrose tumoral; *PYY$_{3-36}$*, peptídeo YY3-36.
(Thomas S, Schauer P: Bariatric surgery and the gut hormone response, *Nutr Clin Pract* 25:175, 2010; Bray GA, Bouchard C: *Handbook of obesity*, 3rd ed, Boca Raton, Fla, 2014, CRC Press.)

valor potencial inexplorado no controle de massa corporal. Os proponentes da TANE sugerem ficar em pé e deambular por 2,5 horas por dia, e a realização de uma reengenharia dos ambientes de trabalho, escola e casa para apoiar um estilo de vida mais ativo (Garland et al., 2011). No entanto, a compensação passiva, ao reduzir outras formas de atividade física, pode acabar equilibrando os aumentos na TANE (O'Neal et al., 2017) e atualmente não há evidências que mostrem que as estratégias que a promovam sejam efetivas para perda de massa corporal ou tratamento da obesidade (Chung et al., 2018).

SOBREPESO E OBESIDADE

O excesso de massa corporal, o sobrepeso e a obesidade ocorrem como consequência de um desequilíbrio entre a ingestão total de energia (alimentos e bebidas consumidos) e o gasto energético total. Apesar desse modelo aparentemente objetivo, os fatores que agem para desregular o equilíbrio energético são complexos. Fatores de estilo de vida, ambientais e genéticos têm uma interação multifacetada com influências psicológicas, culturais e fisiológicas. Ao longo dos anos, muitas hipóteses surgiram, mas nenhuma teoria pode explicar completamente todas as manifestações da obesidade ou se aplicar de forma consistente a todas as pessoas.

Prevalência

Os EUA têm a liderança mundial em número total de pessoas com obesidade. Quando visto como uma porcentagem da população, no entanto, eles estão em 19º lugar, depois das Ilhas da Oceania, Oriente Médio e América do Sul. De acordo com a Organização Mundial da Saúde (OMS), a obesidade em todo o mundo quase triplicou desde 1975 (WHO, 2018).

Nos EUA, as estimativas de sobrepeso e obesidade entre adultos e crianças são baseadas em pesos e estaturas medidos pela *National Health and Nutrition Examination Survey* (NHANES), conduzida pelo Center for Health Statistics e os Centers for Disease Control and Prevention (CDC) (Figuras 20.2 e 20.3). Os achados da NHANES de 2015 a 2016 foram de que a prevalência de obesidade foi de 39,8% em adultos e 18,5% em jovens. A prevalência de obesidade permanece mais alta entre as populações afro-americanas e hispânicas. A prevalência de obesidade por estado, com base no estudo em andamento *Behavioral Risk Factor Surveillance Study* – Estudo de Vigilância do Fator de Risco Comportamental –, que foi publicado pelos CDC, pode ser vista na Figura 20.4.

ELEMENTOS DE DESREGULAÇÃO DO EQUILÍBRIO ENERGÉTICO

Genética

Com exceção dos raros tipos monogênicos de obesidade (como na síndrome de Prader-Willi e na síndrome de Bardet-Biedl), mais pesquisas mostram que o desenvolvimento da obesidade envolve uma interação complexa com inúmeras variantes genéticas e fatores ambientais relacionados à ingestão de energia e ao gasto energético (Goodarzi, 2018). Os fatores hormonais e neurais envolvidos na regulação do peso incluem "sinais" de curto e longo prazo que determinam a saciedade e a atividade alimentar. Pequenos defeitos em sua expressão ou interação podem contribuir significativamente para o ganho de massa corporal. A **genômica nutricional** é o estudo das interações dos componentes dietéticos e as instruções em uma célula ou genoma, e as mudanças resultantes nos metabólitos que afetam a expressão gênica (Camp e Trujillo, 2014) (ver Capítulo 6).

O número e o tamanho das células de gordura, a distribuição regional da gordura corporal e a TMR também são influenciados pelos genes. Estudos com gêmeos confirmam que os genes determinam de 50 a 70% da predisposição à obesidade. Embora inúmeros genes estejam envolvidos, vários têm recebido muita atenção: o gene *Ob*, o gene da *adiponectina* (*ADIPOQ*), o gene "associado à massa gorda e obesidade" ou gene *FTO* e o *gene do receptor adrenérgico beta-3*. O gene *Ob* produz leptina (Ferguson, 2010). Acredita-se que o gene do *receptor adrenérgico beta-3*, localizado principalmente no tecido adiposo, regule a TMR e a oxidação de gordura no homem.

As escolhas nutricionais e/ou de estilo de vida podem ativar ou inibir esses genes desencadeadores da obesidade. Portanto, a fórmula para um controle de massa corporal a longo prazo bem-sucedido pode exigir a aplicação comportamental da genética individual. A pesquisa genética está atraindo atenção significativa de interesses privados investidos na capitalização da "medicina e nutrição individualizada" de base genética atualmente (Loos, 2018). Apesar de centenas de "genes da obesidade" terem sido identificados, no entanto, estamos apenas no ponto de sermos capazes de aplicar a informação genética a alguns poucos tratamentos individuais. Um desses tratamentos é a deficiência congênita de leptina, que pode ser tratada com injeções diárias de leptina humana recombinante (Choquet, 2011). O conhecido pesquisador da obesidade Claude Bouchard, PhD, explicou recentemente que, independentemente do crescente corpo de pesquisas genéticas, "é difícil ver como poderíamos [ainda] ancorar uma estratégia de prevenção ou tratamento em nossos genes", e que, "apesar de todo o ruído em torno desse problema [do gene da obesidade], ainda se trata de mudar o seu comportamento. É dieta e exercícios"

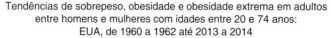

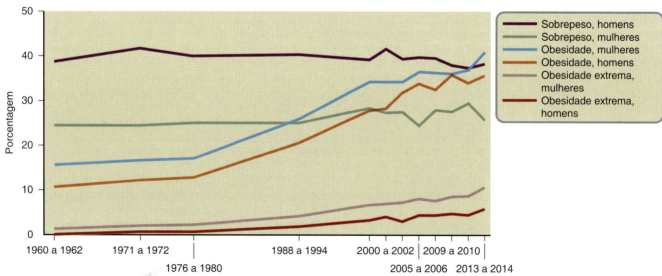

NOTAS: ajustado por idade pelo método direto para as estimativas do U.S. Census Bureau do ano 2000 usando os grupos etários de 20 a 39 anos, 40 a 59 anos e 60 a 74 anos. Sobrepeso é o índice de massa corporal (IMC) de 25 kg/m² ou maior, mas inferior a 30 kg/m²; obesidade é o IMC maior ou igual a 30 kg/m²; e obesidade extrema é IMC maior ou igual a 40 kg/m². Mulheres gestantes foram excluídas da análise.
FONTES: NCHS, National Health Examination Survey e National Health and Nutrition Examination Surveys.

Figura 20.2 Tendências de sobrepeso, obesidade e obesidade extrema em adultos entre homens e mulheres com idades entre 20 e 74 anos, nos EUA, de 1960 a 1962 até 2013 a 2014.

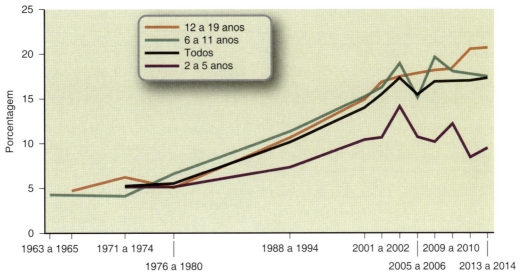

Figura 20.3 Tendências de obesidade em crianças e adolescentes com idades de 2 a 19 anos, por idade: EUA, de 1963 a 1965 até 2013 a 2014.

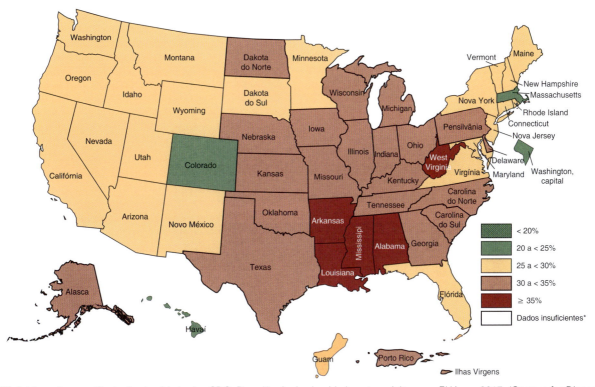

Figura 20.4 Mapa de prevalência de obesidade dos CDC. Prevalência da obesidade entre adultos nos EUA em 2017. (Centers for Disease Control and Prevention [CDC] Behavioral Risk Factor Surveillance System Survey, 2017.)

(Endocrine Today, 2018) (ver *Visão clínica: Ensaio clínico controlado randomizado que vincula dieta a predisposição genética não tem sucesso na melhoria da perda de massa corporal*).

Atividade física inadequada

A visão de que a inatividade é um fator importante no desenvolvimento do excesso de massa corporal, seja sobrepeso ou obesidade, é debatida. É verdade que a falta de atividade física regular é um fato para os americanos de todas as idades. Apenas 21% dos adultos atingem os graus recomendados de atividade física semanal (150 minutos por semana de atividade aeróbica de intensidade moderada e duas sessões de fortalecimento muscular) para a saúde geral. Enquanto isso, 250 a 300 minutos de atividade aeróbica de intensidade moderada por semana são recomendados para perda e manutenção da perda de massa corporal (Chin et al., 2016). No entanto, os pesquisadores que recuam na ênfase da atividade física apontam que "você não pode

> ### VISÃO CLÍNICA
> **Ensaio clínico controlado randomizado que vincula dieta à predisposição genética não tem sucesso na melhoria da perda de massa corporal**
>
> O primeiro ensaio clínico controlado randomizado (RCT, do inglês *randomized controlled trial*) para testar se a predisposição genética melhora a perda de massa corporal em resposta a uma dieta saudável com baixo teor de gordura *versus* dieta rica em gordura não mostrou diferença na perda de massa corporal (Gardner et al., 2018). A medicina e a nutrição personalizadas eventualmente se tornarão a abordagem predominante para o tratamento de doenças, incluindo sobrepeso e obesidade? É quase certo que este será o caso. No entanto, de acordo com uma série de artigos científicos, a publicidade extensa em torno da medicina personalizada usando a genômica nutricional permanece à frente da ciência (Caulfield, 2015; Endocrine Today, 2018; Mozaffarian, 2016).

escapar de uma dieta ruim" e argumentam que evitar bebidas açucaradas, alimentos tipo *fast-food* e comer demais em geral economizará muito mais energia do que as pessoas gastarão atingindo as metas de atividades físicas semanais (Fulton, 2016; Malhotra et al., 2015).

Uso de medicamentos e ganho de massa corporal

Embora o ganho de massa corporal possa ocorrer devido a doenças, os médicos também devem considerar a possibilidade de a medicação do paciente ser agente contributivo. Medicamentos para diabetes, reposição do hormônio tireoidiano, psicotrópicos, antidepressivos, esteroides e medicamentos anti-hipertensivos podem ser problemáticos. O uso de tais medicamentos deve ser considerado com cautela, e alternativas com menos efeitos deletérios devem ser selecionadas quando possível (Apêndice 13).

Sono, estresse e ritmos circadianos

A falta de sono adequado altera a regulação endócrina da fome e apetite. Os hormônios que afetam o apetite são ativados e podem promover a ingestão excessiva de energia. A privação de sono recorrente pode modificar quantidade, composição e distribuição da ingestão de alimentos e pode contribuir para a epidemia de obesidade. Estima-se que mais de 50 milhões de norte-americanos sofram de privação de sono. Outros podem ter trabalho por turnos ou exposição à luz forte à noite, aumentando a perturbação dos ritmos circadianos e elevando a prevalência de obesidade (Garaulet et al., 2013).

Também existe uma relação entre sono inadequado, perturbação do ritmo circadiano, genes e desenvolvimento da síndrome metabólica. O estresse é outro fator. O hormônio suprarrenal cortisol é liberado quando um indivíduo está sob estresse. O cortisol estimula a liberação de insulina para manter as concentrações de glicose no sangue na resposta de "lutar ou fugir", o aumento do apetite eventualmente ocorre em seguida. O estresse crônico com concentrações de cortisol constantemente elevadas também pode levar a alterações do apetite.

As concentrações de cortisol são normalmente altas no início da manhã e baixas por volta da meia-noite. Indivíduos com **síndrome da alimentação noturna (SAN)** podem ter um ritmo circadiano atrasado de ingestão de refeições devido a fatores neuroendócrinos geneticamente programados, incluindo concentrações alteradas de cortisol (Stunkard e Lu, 2010).

Paladar, saciedade e tamanhos da porção

O alimento e seus elementos gustativos evocam respostas de prazer. A variedade infinita e o custo razoável dos alimentos (especialmente alimentos altamente processados) nos EUA contribuem para maior ingestão de energia; as pessoas comem mais quando é oferecida uma variedade de opções a elas que quando um único alimento está disponível. Normalmente, à medida que os alimentos são consumidos, eles se tornam menos desejáveis; esse fenômeno é conhecido como **saciedade sensorial-específica**. A situação oposta é a de *buffets* de alimentos à vontade ou *buffet self-service*, no qual o cliente atinge a saciedade por um alimento, mas tem muitas opções restantes para o próximo prato. Do ponto de vista evolutivo, a saciedade sensorial-específica promoveu a ingestão de uma dieta variada e nutricionalmente balanceada; o ambiente alimentar moderno, entretanto, oferece opções demais (com alta concentração de energia e baixo teor de nutrientes).

A **leptina** é um hormônio produzido pelas células de gordura que diminui o apetite. A **grelina** é um hormônio que aumenta o apetite em resposta ao tempo decorrido desde a última refeição. As concentrações de leptina, o supressor de apetite, são mais baixas em indivíduos com massa corporal mais baixa e mais altas em obesos, porque se correlacionam com o tecido adiposo total do indivíduo. No entanto, por razões ainda não elucidadas, as pessoas com obesidade são aparentemente resistentes aos efeitos supressores do apetite da leptina, e às vezes são chamadas de resistentes à leptina.

A alimentação excessiva passiva é, em parte, o resultado de tamanhos exagerados de porções que agora são aceitas como normais. As porções e a energia que restaurantes e lanchonetes de *fast-food* geralmente servem em uma refeição podem muitas vezes exceder as necessidades de energia de uma pessoa durante todo o dia.

Obesogênios

Produtos químicos desreguladores endócrinos (QDEs) são substâncias químicas exógenas que podem interferir em qualquer aspecto da ação hormonal. A maioria das substâncias químicas que atua como disruptores ou desreguladores endócrinos são poluentes orgânicos persistentes (POPs), produtos químicos manufaturados no meio ambiente (água, alimentos e embalagens de alimentos), que estão se tornando cada vez mais implicados na desregulação da massa corporal. A "hipótese obesogênica" original (Grün e Blumberg, 2006) referia-se à exposição fetal a substâncias químicas que atuavam como desreguladores endócrinos, levando à obesidade em um período posterior na vida. A maioria dos QDEs são lipofílicos e armazenados no tecido adiposo. Algumas substâncias químicas que atuam como desreguladores endócrinos têm meia-vida de 3 a 8 anos no corpo humano. Concentrações mais elevadas de exposição podem estar associadas à resistência à insulina, expansão do armazenamento de gordura, alterações na regulação da saciedade e do apetite, maiores reduções na TMR com a perda de massa corporal e menor aumento na TMR com o ganho de massa corporal (Liu, 2018). Exemplos de **obesogênios** suspeitos são bisfenol-A (BPA) e ftalatos (em recipientes e embalagens de alimentos), organoclorados e organofosforados (pesticidas proibidos) e substâncias perfluoroalquílicas (aplicações marinhas industriais) (Nappi, 2016) (ver *Visão clínica: O que há naquela gordura quando você a perde?*).

Vírus e patógenos

Nas últimas duas décadas, pelo menos dez patógenos adipogênicos foram identificados, incluindo vírus, agentes da paraplexia enzoótica ou *scrapie* (encefalopatias espongiformes de ovelhas ou cabras), bactérias e microbiota intestinal. Se a "infectobesidade" é um contribuinte relevante para a epidemia de obesidade ainda não se sabe. Um adenovírus humano, o adenovírus-36 (Ad-36), é capaz de induzir adiposidade em animais infectados experimentalmente, pelo aumento de replicação, diferenciação, acúmulo de lipídeos e sensibilidade à insulina em células de gordura e pela redução de secreção e expressão de leptina. Um número crescente de estudos encontrou concentrações mais elevadas de anticorpos do adenovírus-36 em indivíduos com obesidade (Ponterio e Gnessi, 2015). Até o momento, três estudos de metanálises mostraram uma associação entre infecção por adenovírus-36 e obesidade em adultos e crianças (Tambo e Pace, 2016).

Microbiota intestinal e dieta

Os pesquisadores que estudam a microbiota propuseram que o intestino pode ter um papel maior no balanço energético do que se pensava anteriormente. Uma série de teorias tenta explicar como esse processo complicado pode funcionar (Krajmalnik-Brown et al., 2012). Essencialmente, polissacarídeos complexos não digeríveis promovem e mantêm um microbiota saudável. Uma dieta com alimentos altamente processados (essencialmente desprovida de polissacarídeos não digeríveis) começa e reforça uma espiral descendente de inflamação, aumento da tendência de armazenamento de gordura, bem como desregulação do apetite e saciedade.

Avaliação

O sobrepeso e a obesidade são definidos como o acúmulo anormal ou excessivo de gordura que pode prejudicar a saúde (WHO, 2018). O índice de massa corporal (IMC) é calculado pela fórmula: massa corporal (em quilogramas) dividida pela estatura ao quadrado (em metros)^2. É possível estar acima da massa corporal com base no IMC, mas não estar "acima da gordura ideal" ou obeso. Também é possível ter um IMC saudável, mas ainda assim ter gordura corporal excessiva. Na verdade, a obesidade do peso normal (OPN) permite que pacientes com maior risco de doença cardiovascular (DCV) e doença arterial coronariana (DAC) passem despercebidos por seus médicos (Ashraf e Baweja, 2013). Essas situações ocorrem porque o IMC é apenas uma representação da adiposidade, em vez de uma medida direta. No entanto, como ele é derivado de medidas prontamente disponíveis de estatura e massa corporal, é a abordagem clínica mais conveniente para estimar a gordura corporal. As diretrizes do National Institutes of Health (NIH) classificam os indivíduos com IMC ≥ 25 kg/m^2 como com sobrepeso e aqueles com IMC ≥ 30 kg/m^2 como obesos (Tabela 20.3). Com base no percentual do conteúdo de gordura corporal, a obesidade é ≥ 25% nos homens e ≥ 30% nas mulheres. Ver Capítulo 5 para uma discussão detalhada sobre a avaliação da gordura corporal.

Como o IMC é uma representação bruta para a gordura corporal, e também não leva em conta a distribuição dessa gordura, os estudos de morbidade e mortalidade que o utilizam produzem consistentemente curvas em forma de "J", que a princípio parecem sugerir que IMC mais baixos são tão não saudáveis quanto os mais elevados (obesidade classe II ou superior). Quando o IMC é substituído pela razão cintura-quadril (RCQ) ou pela razão cintura-estatura (RCE), no entanto, ambas demonstram relações positivas (lineares) com a mortalidade (Carmienke et al., 2013). Da mesma forma, o índice de forma corporal (IFC), que incorpora o perímetro da cintura (PC) com estatura e massa corporal em uma fórmula, também demonstrou ser melhor preditor de mortalidade do que o IMC sozinho (Krakauer e Krakauer, 2014).

Quando o PC e o percentual de gordura estão altos, eles são preditores significativos de insuficiência cardíaca e outros riscos associados à obesidade. O PC é um forte correlato do índice de sensibilidade à insulina em adultos idosos (Huth et al., 2016). Uma RCQ de mais de 0,8 para mulheres e 1 para homens está associada a alto risco de eventos cardiovasculares. Da mesma forma, um PC ≥ 102 cm nos homens e ≥ 88 cm nas mulheres significa risco aumentado, equivalente a um IMC de 25 a 34 kg/m^2.

Riscos para a saúde e longevidade

Na maioria das pessoas, a obesidade pode ser considerada metabolicamente prejudicial à saúde. Doenças crônicas como doenças cardíacas, diabetes tipo 2, hipertensão arterial, acidente vascular encefálico (AVE), doenças da vesícula biliar, infertilidade, apneia do sono, neoplasias hormonais e osteoartrite tendem a piorar à medida que o grau de obesidade aumenta (Figura 20.5; ver também a Tabela 20.3).

Há um subconjunto de pessoas obesas que se apresentam como metabolicamente saudáveis. Este subgrupo, o obeso metabolicamente saudável (MHO, do inglês *metabolically healthy obese*), tem sensibilidade à insulina adequada e ausência de diabetes, dislipidemia e hipertensão (Boonchaya-anant e Apovian, 2014). Atualmente, não existe uma definição universal de MHO. No entanto, a ideia de que a condição de MHO possa ser benigna e não requeira tratamento é discutível. No acompanhamento a longo prazo, os adultos MHO estavam em risco aumentado de mortalidade por todas as causas e doenças cardiovasculares (Kramer et al., 2013). Os pesquisadores estão insistindo para que o tratamento da obesidade metabolicamente saudável não seja ignorado até que os sintomas metabólicos ocorram (Atkinson e Macdonald, 2018).

Inflamação

A obesidade é agora reconhecida como uma doença inflamatória crônica e sistêmica, ao passo que anteriormente se acreditava que os estoques de gordura em excesso eram inertes. O tecido adiposo está envolvido na secreção de uma ampla gama de substâncias ativas (fator de necrose tumoral, interleucina-6, proteína C reativa [PCR] etc.), a maioria envolvida em ações inflamatórias, mas não todas (adiponectina). O resultado geral está subjacente ao desenvolvimento

Tabela 20.3 Classificação de sobrepeso e obesidade.

Classificação de sobrepeso e obesidade pelo IMC, perímetro da cintura (PC) e risco de doença associada*

Risco de doença* relativo a massa corporal e perímetro da cintura normais

	IMC (kg/m^2)	Classe da obesidade	Homens ≤ 102 cm (≤ 40 pol.) Mulheres ≤ 88 cm (≤ 35 pol.)	Homens > 102 cm (> 40 pol.) Mulheres > 88 cm (> 35 pol.)
Abaixo da massa corporal	< 18,5	—	—	—
Eutrofia[+]	18,5 a 24,9	—	—	—
Sobrepeso	25,0 a 29,9	—	Elevado	Alto
Obesidade	30,0 a 34,9	I	Alto	Muito alto
	35,0 a 39,9	II	Muito alto	Muito alto
Obesidade extrema	≥ 40	III	Extremamente alto	Extremamente alto

*Risco de doença para diabetes tipo 2, hipertensão e doenças cardiovasculares.
[+]O aumento do perímetro da cintura também pode ser um marcador de risco aumentado, mesmo em pessoas com massa corporal adequada.
(De National Institutes of Health, National Heart, Lung, and Blood Institute: Clinical Guidelines on the Identification, Evaluation, and Treatment of Overweight and Obesity in Adults: Evidence Report, NIH Publication No. 98-4083, 1998.)

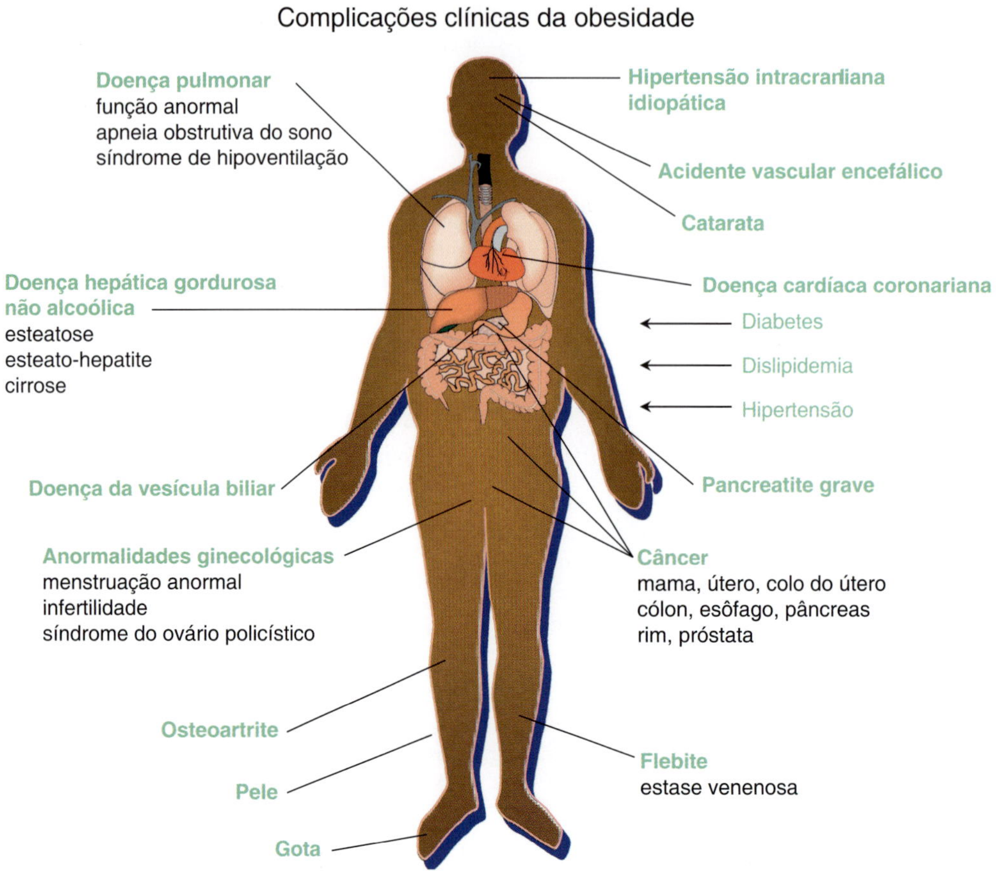

Figura 20.5 As complicações clínicas da obesidade são extensas. (Reproduzida com permissão de Delichatsios HK: Obesity assessment in the primary care office, Harvard Medical School. 23rd Annual International Conference-Practical approaches to the treatment of obesity, Boston, June 18-20, 2009.)

de hiperlipidemia, síndrome metabólica, diabetes melito, perda de proteína muscular, doenças cardiovasculares, AVE e alguns tipos de câncer (Bueno et al., 2014; Grimble, 2010; Rocha e Folco, 2011).

Independentemente do crescente corpo de dados sobre os sistemas inflamatórios sistêmicos desencadeados pela obesidade, o gatilho preciso ainda está para ser determinado. Uma teoria é que a sobrecarga de nutrientes nos adipócitos induz o estresse intracelular, que resulta na ativação de cascatas inflamatórias (Ellulu et al., 2017). Como discutido anteriormente, outros fatores implicados no desenvolvimento da inflamação incluem endotoxinas derivadas da microbiota, produtos químicos ambientais, vírus, gorduras saturadas e alimentação excessiva crônica. A mudança na dieta para uma dieta anti-inflamatória e exercício físico regular podem reduzir a inflamação relacionada à obesidade. (Para uma discussão sobre inflamação, ver Capítulo 7.)

A **doença hepática gordurosa não alcoólica (DHGNA)** está associada ao sobrepeso e à obesidade e pode progredir para doença hepática em estágio terminal (ver Capítulo 28). A obesidade também é um fator de risco para vários tipos de câncer, infertilidade, má cicatrização de feridas e fraca resposta de anticorpos à vacina contra hepatite B. Portanto, os custos da obesidade são impressionantes. Os CDC estimam o custo direto do tratamento da obesidade em US$ 147 bilhões (CDC, 2008). O Internal Revenue Service (Receita Federal) emitiu uma regra em 2002 qualificando a obesidade como uma doença, permitindo que os contribuintes abatam despesas com perda de massa corporal como uma dedução médica, se realizadas para tratar uma doença existente.

O governo dos EUA reconhece o imenso efeito da obesidade sobre a saúde e o bem-estar financeiro dos cidadãos. Os objetivos do programa *Healthy People 2020* também identificam as implicações do sobrepeso e da obesidade (ver Capítulo 8). Os objetivos incluem metas para o aumento da proporção de adultos com massa corporal saudável e redução da proporção de adultos, crianças e adolescentes obesos. Adolescentes com sobrepeso geralmente se tornam adultos obesos; indivíduos obesos têm maior risco de **comorbidades**, como diabetes tipo 2, hipertensão, AVE, certos tipos de câncer, infertilidade e outras condições.

Deposição de gordura e síndrome metabólica

Os padrões regionais de depósito de gordura são controlados geneticamente e diferem entre homens e mulheres. Dois tipos principais de deposição de gordura são o excesso de gordura subcutânea tronco-abdominal (o **padrão androide de distribuição de gordura**, em forma de maçã) e o excesso de gordura gluteofemoral nas coxas e nádegas (o **padrão ginoide de distribuição de gordura**, em forma de pera). O padrão androide é mais comum entre os homens. A deposição de gordura no padrão ginoide em mulheres durante a gestação é utilizada para atender às demandas da gestação e da lactação. Mulheres com obesidade do tipo ginoide não desenvolvem os prejuízos do metabolismo da glicose observados naquelas com deposição no padrão androide (Wajchenberg, 2013). Mulheres na pós-menopausa seguem mais estreitamente o padrão masculino de estoques de gordura abdominal, às vezes referido como "gordura da barriga".

A **gordura abdominal** é um indicador da gordura ao redor dos órgãos internos ou gordura visceral. De acordo com um grande estudo feito pelo Brigham and Women's Hospital em Boston ao longo de 7 anos e incluindo mais de 3 mil pessoas (pacientes do *Framingham Study* foram usados), naquelas com maiores quantidades de gordura abdominal, *versus* gordura em outras partes do corpo, foram encontrados maiores riscos de câncer e doenças cardíacas (Britton et al., 2013). Muitos outros estudos científicos confiáveis foram realizados, validando as descobertas repetidamente.

A obesidade visceral, ou tecido adiposo visceral excessivo sob o peritônio e na cavidade intra-abdominal, está altamente correlacionada com resistência à insulina e diabetes. A **síndrome metabólica (SM)** consiste em três ou mais das seguintes anormalidades: PC ≥ 102 cm em homens e PC ≥ 88 cm em mulheres, triglicerídeos séricos ≥ 150 mg/dℓ, concentração de lipoproteína de alta densidade (HDL-colesterol) inferior a 40 mg/dℓ em homens e inferior a 50 mg/dℓ em mulheres, pressão arterial 135/85 mmHg ou superior ou glicose em jejum de 100 mg/dℓ ou superior. O aumento da gordura visceral é um fator de risco para doença arterial coronariana, dislipidemia, hipertensão, AVE, diabetes tipo 2 e SM (Wajchenberg, 2013). Pela mesma razão, a quantidade do tecido adiposo visceral e os graus baixos de aptidão cardiorrespiratória estão associados a um perfil de risco cardiometabólico deteriorado. Atingir baixa quantidade de tecido adiposo visceral e alto grau de aptidão cardiorrespiratória é meta importante para a saúde cardiometabólica.

Discriminação de massa corporal

O preconceito e a discriminação generalizados com base no peso foram documentados na educação, no emprego e na saúde. Como outras formas de preconceito, isso decorre da falta de compreensão da natureza crônica, complexa e às vezes intratável da obesidade, e de suas consequências médicas. Os EUA foram o primeiro país a classificar a obesidade como uma doença, atualmente também considerada como tal pela OMS; a classificação da doença era necessária para que o seguro cobrisse o tratamento da obesidade no sistema de saúde do país (Müller e Geisler, 2017). A maioria dos EUA não considera os obesos como pertencentes a uma classe protegida e, portanto, a discriminação no emprego com base no peso não tem base para processo legal (Pomeranz e Puhl, 2013). Tanto adultos quanto crianças com um tamanho corporal maior experimentam consequências sociais, educacionais e psicológicas adversas como resultado do preconceito com a massa corporal. Eles também enfrentam discriminação por parte dos profissionais de saúde e isso pode afetar sua disposição de procurar atendimento médico. É essencial quebrar as barreiras causadas pela ignorância e indiferença. Os grupos de apoio ao paciente ajudam a corrigir o efeito negativo desse tipo de discriminação.

MANEJO DA OBESIDADE EM ADULTOS

Em 1998, o National Heart, Lung, and Blood Institute (NHLBI), em colaboração com o National Institute of Diabetes and Digestive and Kidney Diseases (NIDDK), publicou as *Clinical Guidelines on the Identification, Evaluation, and Treatment of Overweight and Obesity in Adults: Evidence Report* – Diretrizes Clínicas sobre Identificação, Avaliação e Tratamento de Sobrepeso e Obesidade em Adultos: Relatório de Evidências. Foi a primeira diretriz federal de prática clínica para lidar com questões de sobrepeso e obesidade desenvolvida usando metodologia de medicina baseada em evidências. As diretrizes forneceram as evidências científicas por trás das recomendações para perda de massa corporal e manutenção da perda de massa corporal, bem como estratégias práticas para implementar as recomendações. As diretrizes clínicas de 1998 foram parcialmente atualizadas em 2013, abordando cinco questões específicas e publicadas em três revistas médicas importantes (NHLBI, 2014). As cinco áreas abordadas em 2013 foram as seguintes: (1) quais são os benefícios esperados para a saúde da perda de massa corporal como uma função da quantidade e duração da perda de massa corporal; (2) se os pontos de corte atuais de PC e IMC são apropriados (obesidade definida) para certos subgrupos da população; (3) quais dietas, entre um punhado de dietas populares, são eficazes para perda de massa corporal; (4) qual é a eficácia e efetividade de abordagens de estilo de vida abrangentes para perda de massa corporal e manutenção da perda de massa corporal; e (5) quais são a eficácia e a segurança dos procedimentos cirúrgicos bariátricos.

Antes do relatório de evidências do NHLBI, os médicos focavam quase que inteiramente na perda de massa corporal por meio de restrição energética, os exercícios não eram recomendados rotineiramente e a manutenção da perda de massa corporal geralmente era negligenciada. As estratégias para perda de massa corporal (e sua manutenção) analisadas, revisadas e descritas no relatório do NHLBI foram dietoterapia (restrição energética), exercício físico, terapia comportamental (automonitoramento, gerenciamento de estresse, controle de estímulos, resolução de problemas, gerenciamento de contingência, reestruturação cognitiva e suporte social), terapia combinada (dietética, exercício físico e terapias comportamentais), farmacoterapia e cirurgia. Atualmente, um modelo de prevenção de doenças crônicas incorpora essas terapias interdisciplinares e intervenções no estilo de vida por médicos, nutricionistas, especialistas em exercícios e terapeutas comportamentais.

Objetivos de tratamento

O objetivo do tratamento da obesidade é atingir uma perda de massa corporal suficiente para melhorar significativamente a saúde geral. Alcançar uma perda moderada é benéfico. Pessoas obesas que perdem de 5 a 10% da massa corporal inicial tendem a melhorar suas concentrações de glicose no sangue, pressão arterial e colesterol e reduzir vários marcadores de inflamação sistêmica. Visto que o ganho de massa corporal contínuo e gradual é a norma, escolher manter a atual também é benéfico (mas também requer vigilância e esforço).

Apesar do reconhecimento de que a perda de massa corporal moderada é benéfica e pode ser alcançada mais facilmente, os pacientes geralmente têm metas de perda de massa corporal definidas por si mesmos que são consideravelmente mais altas. Portanto, os profissionais de saúde precisam encorajar seus pacientes a atingir metas iniciais de perda de massa corporal mais realistas.

Em geral, a perda de massa corporal após os 65 anos não é recomendada; as tabelas de cálculo não mostram nenhum benefício e possível dano devido à perda de massa corporal magra. Na verdade, no idoso obeso, a sarcopenia (perda de massa muscular) é o mais forte preditor de deficiência e incapacidade para realizar as atividades diárias. Um IMC abaixo de 23 kg/m^2 é considerado abaixo do desejável em adultos idosos (ver Capítulo 19).

Taxa e extensão da perda de massa corporal

A redução da massa corporal envolve a perda tanto de músculo quanto de tecido adiposo. As proporções relativas de cada uma dependem da composição corporal inicial e, até certo ponto, da taxa de redução de massa corporal. O treinamento de força pode ajudar a minimizar a perda de tecido magro em alguns indivíduos. A perda de massa corporal constante por um período mais longo favorece a redução dos estoques de tecido adiposo, limita a perda de tecidos musculares vitais e minimiza o declínio no gasto energético em repouso (GER) que pode acompanhar a restrição energética grave. As diretrizes de déficit energético recomendadas resultam em uma perda de aproximadamente 0,23 a 0,5 kg por semana para pessoas com IMC de 27 a 35 kg/m^2, e 0,5 a 1 kg por semana para aqueles com IMC superior a 35 kg/m^2. Esses déficits de energia precisam ser calculados individualmente e continuamente ajustados com a perda de massa corporal, a fim de manter os déficits energéticos desejados e, portanto, as taxas semanais de perda de massa corporal (Byrne et al., 2012). Quando esses déficits são mantidos, eles levarão a uma perda de massa corporal de aproximadamente 10% em 6 meses (Academy of

Nutrition and Dietetics [AND], 2016). Nos 6 meses seguintes, o foco muda da perda para a manutenção da massa corporal. Após essa fase, a perda de massa corporal adicional pode ser considerada.

Ainda que com a mesma ingestão energética, as taxas de redução da massa corporal variam. Os homens reduzem a massa corporal mais rápido do que as mulheres de tamanho semelhante devido às suas maiores massa corporal magra e TMR. A pessoa mais pesada gasta mais energia do que aquela que é menos obesa e perde mais rápido com determinada ingestão de energia do que uma pessoa mais leve.

Muitas pessoas que não perdem massa corporal quando seguem uma restrição energética prescrita podem estar consumindo mais energia do que relataram e também podem superestimar seus graus de exercício físico. A subnotificação da ingestão de energia é um padrão e demonstrou-se que aumenta com o IMC. A subnotificação da ingestão estimada foi amplamente estudada e afeta a confiabilidade dos estudos epidemiológicos, além de criar a ilusão de resistência à perda de massa corporal durante a restrição energética (Dhurandhar et al., 2015).

Modificação do estilo de vida

A modificação do comportamento é a pedra angular da intervenção no estilo de vida. Ele se concentra na reestruturação do ambiente de uma pessoa, da ingestão alimentar e de exercício físico usando estabelecimento de metas, controle de estímulos, reestruturação cognitiva e prevenção de recaídas. Ele também fornece *feedback* sobre o progresso e atribui a responsabilidade pela mudança e pelas conquistas ao paciente.

O *controle de estímulos* envolve a identificação de estímulos que podem encorajar a alimentação incidental e a identificação e limitação da exposição a situações de alto risco. Exemplos de estratégias de controle de estímulos incluem aprender a fazer compras de alimentos saudáveis com cuidado, fazer as compras quando não estiver com fome, manter alimentos com alto teor energético longe de casa, limitar os horários e locais de alimentação e o cuidado de evitar conscientemente situações em que ocorra a alimentação excessiva.

A *resolução de problemas* é o processo de definição de um problema, geração de soluções possíveis, avaliação e escolha da melhor solução, implementação do novo comportamento, avaliação dos resultados e reavaliação de soluções alternativas, se necessário.

A *reestruturação cognitiva* ensina os pacientes a identificar, desafiar e corrigir os pensamentos negativos que frequentemente prejudicam seus esforços para perder massa corporal e mantê-la. Um programa de terapia cognitiva que sublinhe a conexão inextricável entre emoções e comer, e como administrar essa conexão com sucesso usando estratégias mentais positivas a longo prazo, foi desenvolvido e considerado útil (Beck, 2011).

O automonitoramento com registros diários de alimentação e atividades está positivamente associado a maior perda de massa corporal. Adicionar o local e a hora da ingestão de alimentos, bem como os pensamentos e sentimentos que os acompanham, adiciona complexidade (o que reduz a adesão), mas pode ajudar a identificar os ambientes físicos e emocionais em que ocorre a alimentação. O exercício físico pode ser monitorado em minutos, quilômetros ou energia gasta. O automonitoramento também pode fornecer informações sobre a ocorrência de recaídas e como elas podem ser evitadas.

Um programa abrangente de modificação do estilo de vida produziu uma perda de aproximadamente 10% da massa corporal inicial em 16 a 26 semanas em uma revisão de ensaios clínicos controlados randomizados, incluindo o Programa de Prevenção de Diabetes. O contato continuado de longa duração entre o paciente e o terapeuta melhora significativamente a manutenção da perda de massa corporal (AND, 2016).

Consultas por *e-mail* e telefone parecem ser métodos úteis para contato e suporte como parte de programas estruturados comportamentais de perda de massa corporal e programas de manutenção da perda de massa corporal. Muitas vezes são necessárias múltiplas estratégias para a terapia comportamental. Automonitoramento com aplicativos de dispositivos móveis (ver Boxe 4.5, no Capítulo 4), farmacoterapia, intervenções educacionais direcionadas da *web*, substitutos das refeições e intervenções por telefone têm dominado a indústria de perda de massa corporal. O monitoramento corporal, um novo método de monitoramento para medir a mudança de massa corporal, envolve o uso de um dispositivo que monitora os processos corporais, como temperatura, movimento, aceleração, flutuações de aquecimento e assim por diante, e registra a queima de energia. Combinado com um registro de alimentos inserido no sistema, uma pessoa pode ajustar a ingestão de alimentos com base nos dados fornecidos pelo sistema.

Os programas de telessaúde, que proporcionam interação com profissionais de saúde por meio de comunicação visual e verbal por telefones e telas de computador, estão explodindo na área de saúde, ao mesmo tempo que economizam enormes custos e tempo. Atualmente, a telessaúde está sendo usada como um veículo eficaz para consultas individuais e em grupo com nutricionistas e para o fornecimento de programas de educação nutricional.

Recomendações de modificação dietética

Os programas de perda de massa corporal devem combinar um regime alimentar nutricionalmente equilibrado com exercícios e modificação do estilo de vida. A seleção da estratégia de tratamento apropriada depende dos objetivos e dos riscos à saúde do paciente. Quando essas abordagens não conseguem produzir a redução desejada na gordura corporal, às vezes pode-se adicionar medicamentos. Para a **obesidade mórbida** (IMC ≥ 40 kg/m^2), a intervenção cirúrgica pode ser necessária.

As opções de tratamento incluem as seguintes:

- Plano alimentar equilibrado com redução de energia e ajustado quanto aos macronutrientes, aumento do exercício físico e modificação do estilo de vida
- Plano alimentar equilibrado com redução de energia e ajustado quanto aos macronutrientes, aumento do exercício físico, modificação do estilo de vida e farmacoterapia
- Cirurgia somada a um regime alimentar prescrito individualmente, atividade física e programa de modificação do estilo de vida
- Prevenção de recuperação de massa corporal por meio do equilíbrio ativo da ingestão e débito de energia
- Intervenções psicológicas por meio de reestruturação cognitiva

Plano de alimentação com restrição energética

Um plano de alimentação equilibrada e com restrição energética é o método mais amplamente prescrito de redução de massa corporal. A dieta deve ser nutricionalmente adequada e atender, mas não exceder, as necessidades energéticas para redução de massa corporal. Um déficit energético de 500 a 1.000 kcal por dia geralmente atende a essa meta para indivíduos com IMC ≥ 30 kg/m^2. O nível energético prescrito varia com o tamanho corporal do indivíduo e suas atividades. Por exemplo, para um déficit de 500 calorias, a prescrição energética diária inicial para uma mulher de 1,65 m, 35 anos e IMC igual a 30 kg/m^2 seria de aproximadamente 1.400 calorias, ou aproximadamente 1.700 calorias para uma mulher com IMC 40 kg/m^2 da mesma estatura e idade. Independentemente do grau de restrição energética, alimentação saudável e exercício físico regular devem ser metas diárias. Todos os meios possíveis (*coaching*, entrevista motivacional, reestruturação cognitiva etc.) devem ser utilizados pela equipe de saúde para apoiar mudanças de estilo de vida saudáveis.

Todas as dietas com redução de energia (baixo teor de lipídeos, baixo teor de carboidratos, balanceada) produzem perda de massa corporal semelhante (a longo prazo), o que significa que as recomendações podem ser adaptadas às preferências individuais (Hall,

2017; Johnston, 2014). Em todos os casos, os indivíduos devem ser encorajados a consumir opções predominantemente de alimentos integrais (vegetais frescos e não processados, frutas, leguminosas e grãos integrais, além de uma variedade de frutos do mar, aves e carnes magras).

A ingestão dietética recomendada (RDA) de proteínas é baseada nas necessidades energéticas do grau de manutenção e não se aplica à situação de restrição energética. Pouca atenção à ingestão de proteínas durante a restrição de energia resulta em efeitos indesejáveis sobre a MCM e o GER subjacente. A prescrição de 1,2 g por quilo de massa corporal de proteínas parece ser necessária para minimizar a perda de massa corporal magra, prevenir a redução do GER e preservar a densidade mineral óssea em situações de restrição energética (Drummen et al., 2018; Leidy, 2015; Westerterp-Plantenga et al., 2012). No entanto, teores mais elevados de proteínas também tendem a atenuar as melhorias na resistência à insulina em indivíduos com resistência à insulina.

Álcool e alimentos ricos em açúcar, especialmente bebidas, devem ser limitados a pequenas quantidades. O álcool constitui 10% da dieta de muitos bebedores regulares e contribui com 7 kcal/g. Os mais alcoólicos que consomem 50% ou mais da energia diária do álcool podem ter um apetite reduzido, enquanto os usuários moderados tendem a ganhar massa corporal com a energia adicionada do álcool. O uso habitual de álcool pode resultar em armazenamento de lipídeos, ganho de massa corporal ou obesidade.

Não há evidências de que o uso de adoçantes não nutritivos reduza a ingestão de alimentos ou aumente a perda de massa corporal de um indivíduo. Um estudo de metanálise recente dos estudos disponíveis sobre adoçantes não nutritivos concluiu que a literatura não apoia claramente os benefícios pretendidos dos adoçantes não nutritivos para controle de massa corporal e os dados observacionais sugerem que a ingestão rotineira de adoçantes não nutritivos pode estar associada ao aumento do IMC e risco cardiometabólico. Mais pesquisas são necessárias para caracterizar completamente riscos e benefícios a longo prazo dos adoçantes não nutritivos (Azad et al., 2017).

Suplementos vitamínicos e minerais que atendem às necessidades relacionadas à idade geralmente são recomendados quando há uma ingestão diária de menos de 1.200 kcal para mulheres e 1.800 kcal para homens, ou quando é difícil a escolha de alimentos que atendam a todas as necessidades de nutrientes com restrição da ingestão energética.

Programas de perda de massa corporal
Programas comerciais e de autoajuda

Milhões de norte-americanos procuram **centros comerciais de perda de massa corporal** (NutriSystems, Jenny Craig etc.) (Tabela 20.4) ou **programas de autoajuda** (livro de dieta ou divulgados na *web*) em busca de perda de massa corporal permanente a cada ano. Os centros comerciais de perda de massa corporal geralmente exigem o uso de refeições pré-embaladas próprias. As dietas pré-embaladas permitem que os participantes evitem o preparo de alimentos e reduzam o número de escolhas sobre os alimentos (e o que comer) ao longo do dia. Alguns centros oferecem aulas sobre modificação de comportamento e alimentação saudável.

Algumas marcas de **substitutos da refeição** estão disponíveis para venda livre sem receita em drogarias, supermercados ou por entrega em domicílio (p. ex., Vigilantes do Peso, SlimFast™, HMR™ etc.). O objetivo do uso desses alimentos é fornecer estrutura e substituir outros alimentos com alto teor energético. Por porção, a maioria dos substitutos da refeição inclui 10 a 20 g de proteína, quantidades variáveis de carboidratos, 0 a 10 g de lipídeos, até 5 g de fibras e 25 a 30% das RDAs para vitaminas e minerais. Normalmente, as bebidas ou *shakes* são à base de leite (caseína ou soro de leite [*whey protein*]), proteína de ervilha, proteína de arroz ou soja e são ricos em cálcio e

Tabela 20.4 Dietas populares para perda de peso.*

Dieta Atkins™
Dieta do tipo sanguíneo
Dieta paleolítica
Dieta detox
Dieta da barriga lisa (Flat Belly Diet™)
Dieta flexitariana
Dieta do índice glicêmico
Dieta do HCG
Jejum intermitente
Jenny Craig
LA Weight Loss™
Dieta da Clínica Mayo
Dieta Medifast™
Dieta NutriSystem™
Dieta Nutritarian™
Dieta da alimentação crua
Dieta de South Beach™
A dieta dos 17 dias™
A dieta 5:2™
A dieta das 8-horas™
A dieta dos 2 dias™
Dieta cetogênica
Dieta Mediterrânea
Dieta Paleo
Dieta vegana

*A Academy of Nutrition and Dietetics tem uma página em seu *website* dedicada a avaliar a perda de massa corporal e dietas da moda: https://www.eatright.org/health/weight-loss/fad-diets.

têm 150 a 250 kcal por porção. Eles estão frequentemente prontos para uso, com porção controlada ou feitos com um pó comprado. Pessoas que têm dificuldade de seleção própria ou de controle da porção podem usar substitutos da refeição como parte de um programa abrangente de controle de massa corporal. A substituição de uma ou duas refeições ou lanches diários por substitutos da refeição é uma estratégia de perda e manutenção de massa corporal bem-sucedida (AND, 2016). Os substitutos da refeição também são utilizados em **programas de perda de massa corporal com supervisão médica** (ver seção *Dietas de muito baixas calorias*).

A *web* produziu uma nova geração de opções de perda de massa corporal baseadas em *websites*, incluindo Diet.com™, NutriSystem.com™, SparkPeople.com™, SouthBeach.com™, MyFitnessPal™ e WeightWatchers.com™. Alguns ensaios clínicos controlados randomizados tentaram avaliar se a personalização melhora os resultados desses programas. No entanto, os resultados foram mistos e essa questão ainda precisa ser determinada (Collins et al., 2012). Com exceção dos Vigilantes do Peso, não há uma base sólida de evidências por trás dos principais programas comerciais e de autoajuda para perda de massa corporal. A Federal Trade Commission (FTC) exige que os anúncios do programa incluam voluntariamente a frase "resultados não típicos", mas tem recursos insuficientes para proteger ainda mais os consumidores de publicidade enganosa. Mais ensaios controlados são necessários para avaliar a eficácia dos programas comerciais; portanto, é importante avaliar todos os programas de perda de massa corporal quanto às práticas nutricionais e comportamentais corretas.

Dietas de muito baixas calorias

As dietas que fornecem ≤ 800 kcal são classificadas como **dietas de muito baixas calorias (DMBC)**. Poucas evidências sugerem que uma ingestão de menos de 800 calorias por dia seja vantajosa. Um exemplo de exceção significativa a isso seria o paciente hospitalizado em uma unidade metabólica na qual seja monitorado cuidadosamente, que tenha menos de 65 anos e uma condição como insuficiência cardíaca congestiva secundária à obesidade. Nesse caso, a perda de massa corporal imediata e rápida é considerada um tratamento para salvar a vida.

As DMBC são hipocalóricas, mas relativamente ricas em proteínas (0,8 a 1,5 g/kg/dia). Elas são desenvolvidas para incluir um complemento completo de vitaminas, minerais, eletrólitos e ácidos graxos essenciais, mas não energia, e geralmente são administradas por um período de 12 a 16 semanas como parte de um programa abrangente de modificação do estilo de vida supervisionado por um médico que exige acompanhamento médico regular e frequência de aulas semanais em grupo. Sua principal vantagem (com a colaboração do paciente) é a rápida perda de massa corporal.

Os médicos muitas vezes encaminham pacientes que se beneficiariam clinicamente (Figura 20.6) da rápida perda de massa corporal (p. ex., apneia obstrutiva do sono grave, insuficiência cardíaca congestiva e obesidade grave com múltiplas comorbidades) para programas de DMBC. Devido aos potenciais efeitos colaterais, a prescrição dessas dietas é reservada para pessoas com IMC ≥ 30 kg/m² (ou IMC ≥ 27 kg/m² com pelo menos uma comorbidade) para as quais outros programas de dieta não tiveram sucesso.

As DMBC com venda livre sem receita que se tornaram populares no início dos anos 1970 resultaram em várias mortes relacionadas ao seu perfil proteico incompleto e de baixa qualidade. As formulações de proteínas de alta qualidade usadas em programas supervisionados por médicos fornecem eficácia e segurança para pessoas com obesidade mórbida. Os efeitos colaterais adversos das DMBC incluem maior risco de cálculos biliares, intolerância ao frio, fadiga, fraqueza, tontura, constipação intestinal ou diarreia, perda de cabelo, pele seca, alterações menstruais e gota; alguns destes efeitos podem estar relacionados à deficiência de tri-iodotironina (tireoide) (ver Capítulo 30). Dados emergentes parecem indicar que, à medida que os estoques de tecido adiposo diminuem, moléculas que podem afetar ainda mais a perda de massa corporal são liberadas (ver *Visão clínica*: O *que há naquela gordura quando você a perde?*).

A literatura atual indica que, embora haja perda de massa corporal significativamente maior com as DMBC a curto prazo (até 13% mais do que dietas de baixa caloria [DBC], com aconselhamento comportamental), não há, em média, diferenças significativas a longo prazo (Gudzune et al., 2015). A manutenção da perda de massa corporal requer vigilância contínua e mudanças permanentes no estilo de vida que visem à redução do balanço energético líquido da massa corporal, independentemente dos métodos empregados para perdê-la (Hall et al., 2011).

Dietas e práticas populares

A cada ano, novos livros (ou *websites*) que prometem perda de massa corporal chegam ao consumidor por meio da imprensa popular e das mídias. Alguns dos programas são sensatos e apropriados, enquanto outros enfatizam resultados rápidos com o mínimo de esforço. Algumas das dietas propostas levariam a deficiências nutricionais por um período extenso; no entanto, os riscos potenciais à saúde raramente são percebidos porque elas geralmente são abandonadas após algumas semanas. Dietas que enfatizam resultados rápidos com mínimo esforço incentivam expectativas irreais, levando a pessoa ao fracasso, subsequente culpa e sentimentos de impotência sobre como lidar com o problema de massa corporal.

Os programas de dieta comercial *online* cresceram dramaticamente na última década. Uma abordagem programada, para pessoas na correria que carregam seus telefones e computadores, com uma linha de produtos oferecida e acessibilidade a conselheiros e profissionais de saúde, fez do negócio de dietas uma indústria multibilionária. Aconselhamento *online* individual e em grupo, acesso por telefone para discutir o progresso e os contratempos da perda de massa corporal e entrega de alimentos e refeições "em sua porta" são alguns dos aspectos atraentes da adesão a esses programas. Os consumidores continuam a precisar de orientação adequada para separar os programas bons, com dietas saudáveis, dos ruins. As dietas populares vêm e vão algumas são revisadas ou descritas por vários *websites* (ver Tabela 20.4).

Jejum intermitente

Tradicionalmente, o jejum tem sido considerado o ato de abster-se voluntariamente de alimentos, bebida ou ambos por determinado período de tempo e tem sido usado em diferentes épocas do ano em práticas religiosas por séculos. A aplicação de regimes do tipo de **jejum intermitente (JI)** como uma abordagem para perda de massa corporal foi popularizada recentemente por vários livros de dieta que declaram que há vantagens metabólicas e que levam a uma perda de massa corporal mais rápida ou maior.

Na literatura popular, o JI engloba uma variedade de abordagens, incluindo (1) limitar a alimentação às mesmas 8 horas diárias, (2) um padrão alternado de dias com alimentação insuficiente e excessiva, (3) jejum de 2 dias por semana seguido por comer normalmente os outros 5 dias, e (4) tendo dias regulares de ostentação alimentar (no meio de períodos de jejum).

Embora existam vários estudos relativos ao JI na literatura científica, a maioria está estudando biomarcadores de doenças cardiovasculares ou longevidade e não considerou a perda de massa corporal como um resultado. Além disso, muitos não têm grupos de controle ou de comparação. Revisões de estudos que compararam o JI com um grupo

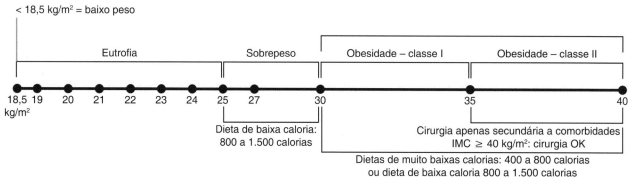

Figura 20.6 Recomendações de tratamento de acordo com o *continuum* do IMC (National Institutes of Health [NIH]). (1998 National Heart, Lung, and Blood Institute – National Institute of Diabetes and Digestive and Kidney Diseases: Clinical Guidelines on the Identification, Evaluation, and Treatment of Overweight and Obesity in Adults: Evidence Report.)

de restrição energética constante (Davis et al., 2016; Harris et al., 2018; Headland et al., 2016) não encontraram diferenças na perda de massa corporal, composição corporal ou sensibilidade à insulina.

Alguns regimes populares de JI foram criticados por promover uma dieta pouco saudável do tipo "vale tudo" nos dias sem jejum, o que parece beirar o encorajamento para a compulsão alimentar e/ou alimentação disfuncional. A qualidade da dieta, entretanto, torna-se mais – não menos – importante durante qualquer período contínuo de restrição energética.

Em resumo, o JI não é mais eficaz do que outras abordagens de restrição energética e seus efeitos para manutenção da perda de massa corporal ainda precisam ser estudados.

Dietas com baixo teor de carboidratos e dietas cetogênicas

Quando a ingestão de carboidratos é inferior a 50 g por dia, a **cetose** fornece ao cérebro e aos músculos esqueléticos uma fonte alternativa de energia na forma de **cetonas** derivadas da lipólise (a quebra da gordura). Acredita-se que as cetonas melhorem a saciedade (suprimam o apetite), pelo menos inicialmente.

As dietas com baixo teor de carboidratos e dietas cetogênicas proporcionam rápida perda de massa corporal inicial da diurese secundária à restrição de carboidratos, e a perda de massa corporal precoce pode ser de 60% de água ou mais. Este efeito diurético é o resultado da depleção do glicogênio hepático e muscular, que retém três a quatro vezes seu peso em água.

Em um estudo clássico do método de balanço de energia e nitrogênio comparando uma dieta cetogênica de 800 calorias com uma dieta mista de 800 calorias, os indivíduos perderam massa corporal mais rapidamente no início do período da dieta cetogênica, embora a perda de massa corporal extra fosse devido apenas a perdas excessivas de água. Ambas as dietas levaram à mesma quantidade de perda de gordura e proteína corporal (massa corporal magra) (Yang e Van Itallie, 1976). Uma versão recente muito mais curta desse tipo de estudo do National Institutes of Health também não encontrou nenhuma vantagem para a dieta cetogênica (Hall et al., 2015).

O impacto de uma dieta cetogênica na microbiota e na ingestão geral de nutrientes integra duas áreas de preocupação. Um estudo recente sobre o efeito de uma dieta cetogênica na microbiota intestinal encontrou um grupo bacteriano supostamente envolvido na exacerbação da condição inflamatória da mucosa intestinal associada ao padrão de dieta cetogênica (Tagliabue et al., 2017). O limite superior recomendado para gordura dietética é de 35% da ingestão energética por ingestões dietéticas de referência, que tem como objetivo a garantia de teores adequados de micronutrientes e a proteção contra doenças preveníveis (ver Apêndice 19 sobre dieta cetogênica).

Variantes com alto teor de proteínas (em vez de alto teor de lipídeos) de dietas com baixo teor de carboidratos e cetogênicas incluem as dietas da Zona e South Beach, que restringem os carboidratos a não mais do que 40% do total de energia, com lipídeos e proteínas fornecendo 30% da energia total cada um. Essas dietas são consideradas escolhas moderadas dentro da categoria de baixo carboidrato e incluem quantidades generosas de fibras e frutas e vegetais frescos, e enfatizam o tipo de gordura, com ênfase na gordura monoinsaturada e poli-insaturada e limitação da gordura saturada. Para obter mais informações sobre uma dieta cetogênica e as condições para as quais foi estudada, ver Apêndice 19.

As perguntas não respondidas sobre a dieta cetogênica incluem:

- Quais são os efeitos a longo prazo (um ano ou mais)? É segura?
- Os benefícios da dieta para a saúde se estendem a indivíduos de alto risco com múltiplas condições de saúde e a idosos? Para quais condições de doença os benefícios da dieta superam os riscos?
- Como a gordura é a principal fonte de energia, qual é o efeito de uma dieta tão rica em lipídeos que inclui tanta gordura saturada?
- A ingestão moderada de proteínas com alto teor de lipídeos em uma dieta cetogênica é segura para doenças que interferem no metabolismo normal de proteínas e lipídeos, como doenças cardíacas, renais e hepáticas?
- A dieta cetogênica é muito restritiva para períodos de crescimento rápido?
- A dieta cetogênica é segura e efetiva para atletas?

A **teoria do modelo carboidrato-insulina da obesidade** é o fundamento das dietas com baixo teor de carboidratos e das dietas cetogênicas. A teoria básica é que os carboidratos estimulam a secreção de insulina, causando elevação do armazenamento de gordura, o que aumenta o apetite e suprime o metabolismo, resultando em ganho de massa corporal. A baixa ingestão de carboidratos diminui a secreção de insulina (Abassi, 2018). A teoria da insulina, entretanto, apenas descreve o metabolismo energético pós-prandial, ignorando o resto do cenário do metabolismo energético de 24 horas. As concentrações de insulina não permanecem elevadas e, durante a noite, no estado de jejum, a oxidação da gordura aumenta, reduzindo os estoques de gordura. Um ganho líquido nos estoques de gordura ocorre somente com balanço energético positivo. Estudos recentes de laboratório metabólico cuidadosamente controlados parecem ter invalidado a teoria da insulina na obesidade (Hall et al., 2015; Hall e Guo, 2017). Uma recente revisão sistemática de ensaios clínicos controlados randomizados de alta qualidade comparando dietas balanceadas com baixo teor de carboidratos com dietas isoenergéticas (tendo a mesma energia total) não encontrou essencialmente qualquer diferença na perda de massa corporal, medidas de controle glicêmico, pressão arterial ou lipídeos no sangue entre as duas dietas (Naude et al., 2014).

Dietas com teor muito baixo de lipídeos (alto teor de carboidratos)

Dietas com teor muito baixo de lipídeos (alto teor de carboidratos) contêm menos de 10% de energia oriunda de lipídeos, como o *Dr. Dean Ornish's Program for Reversing Heart Disease* – Programa para Reverter as Doenças Cardíacas original do Dr. Dean Ornish – e o Programa Pritikin. Dez por cento da energia proveniente de lipídeos, entretanto, estão bem abaixo do intervalo de distribuição aceitável de macronutrientes (AMDR) para lipídeos, que é de 20 a 35% da ingestão total de energia (National Academy of Sciences Institute of Medicine, 2005). Menos de 20% de lipídeos pode impactar negativamente a ingestão de ácidos graxos essenciais e a absorção de nutrientes solúveis em lipídeos (Tabela 20.5). Variações menos restritivas e mais populares dessas dietas permitem que o lipídeo corresponda a 20% da ingestão energética total. A perda de massa corporal nessas dietas deve-se exclusivamente à restrição de energia. Como o lipídeo fornece mais de duas vezes a energia por grama em comparação a proteínas ou carboidratos (9 kcal *versus* 4 kcal), sua limitação é teoricamente a maneira mais eficiente de diminuição da energia. A consequência

Tabela 20.5 Intervalos de distribuição aceitáveis de macronutrientes em porcentagem da ingestão total de energia.

	2005	Diretrizes anteriores
Proteínas	10 a 35%	10 a 35%
Carboidratos	45 a 65%	50% ou mais
Lipídeos	20 a 35%	30% ou menos

De National Academy of Sciences Institute of Medicine: Dietary Reference Intakes for Energy, Carbohydrate, Fiber, Fat, Fatty acids, Cholesterol, Protein, and Amino Acids (Macronutrients), *The National Academies Press*. 2005.

imprevista da restrição grave de lipídeos, entretanto, é a ingestão compensatória de açúcar e/ou carboidratos processados que podem desencadear a síndrome metabólica.

Dietas balanceadas com redução de energia

As dietas com redução balanceada de nutrientes são menos comuns entre as chamadas dietas "populares". O documento completo *2015–2020 Dietary Guidelines for Americans* descreve os detalhes de três planos alimentares em seus apêndices que qualificam: o *Healthy U.S.-Style Eating Pattern* – Padrão de Alimentação Saudável no Estilo Americano, o *Healthy Mediterranean-Style Eating Pattern* – Padrão de Alimentação Saudável no Estilo Mediterrâneo – e o *Healthy Vegetarian Eating Pattern* – Padrão Alimentar Saudável Vegetariano.

As dietas com energia reduzida para o controle de massa corporal devem ser nutricionalmente saudáveis, não prejudiciais e viáveis de manter ao longo do tempo. Isso requer sustentabilidade em termos de facilidade de adesão, uso de alimentos prontamente disponíveis e acessíveis e aceitabilidade social e cultural (Naude et al., 2014). O USDA apoiou uma revisão científica de dietas populares para avaliar sua eficácia para perda e manutenção de massa corporal, bem como seu efeito sobre parâmetros metabólicos, bem-estar mental e redução de doenças crônicas. Um resumo é mostrado na Tabela 20.6.

Medicamentos sem receita e suplementos fitoterápicos para perda de massa corporal são populares há muitos anos. Com algumas exceções, a maioria desses suplementos tem dados limitados no que diz respeito à sua eficácia e segurança, e muitos dos eficazes para perda de massa corporal (cafeína e éfedra/efedrina) têm riscos cardiovasculares e neurológicos significativos ou foram proibidos pela Food and Drug Administration (FDA), como é o caso da éfedra, planta da qual a efedrina é derivada. Os nutricionistas devem estar cientes dos suplementos populares para melhor atender clientes e pacientes. De acordo com a FDA, uma alta porcentagem de produtos para perda de massa corporal é adulterada, além de conter substâncias ilegais e estimulantes que não estão listados no rótulo. Ver Tabela 20.7 para suplementos nutricionais populares usados para perda de massa corporal. Informações confiáveis sobre suplementos dietéticos podem ser obtidas no *website* da NIH Office of Dietary Supplements, bem como nos alertas ao consumidor sobre produtos recolhidos e proibidos no *website* da FDA (ver Capítulo 11).

Exercício físico

O exercício físico é o componente mais variável do gasto energético (ver Capítulo 2). Aumentos no gasto energético por meio de exercícios e outras formas de atividade física são componentes importantes das intervenções para perda de massa corporal e sua manutenção. Ao aumentar a massa corporal magra em proporção à gordura, a atividade física ajuda a equilibrar a perda de massa corporal magra e a redução da TMR que inevitavelmente acompanham a redução de massa corporal intencional. Outros efeitos colaterais positivos do aumento da atividade incluem o fortalecimento da integridade cardiovascular, o aumento da sensibilidade à insulina e o gasto adicional de energia e, portanto, calorias.

CDC's Physical Activity Guidelines for Americans – Diretrizes de Atividade Física para Americanos dos CDC – sugerem um mínimo de 150 minutos de atividade física semanalmente, com duas sessões de treinamento com pesos, para alcançar benefícios para a saúde. No entanto, estudos recentes mostraram que aderir às diretrizes de exercício físico sem aderir a uma dieta com restrição energética levará apenas a uma perda de massa corporal mínima ou modesta; a ingestão nutricional adequada é crucial para a perda de massa corporal. Para manutenção ou prevenção do ganho de massa corporal, 200 a 300 minutos de exercício físico por semana podem ser mais efetivos. A maioria dos participantes do *National Weight Control Registry* (NWCR) – Registro Nacional de Controle de Peso – dos EUA que manteve a perda de pelo menos 10% da massa corporal por pelo menos 1 ano relataram 1 hora por dia de exercício físico (pelo menos 420 minutos por semana).

Adultos com sobrepeso e obesos devem aumentar gradativamente os exercícios até os graus ideais de exercício físico. Mesmo que um adulto com sobrepeso ou obeso seja incapaz de atingir esse grau de atividade, há evidências de que benefícios significativos para a saúde podem ser obtidos participando de pelo menos 30 minutos de exercícios diários com intensidade moderada. Ter como alvo esses graus de exercício físico pode melhorar os resultados relacionados à saúde e facilitar o controle de massa corporal a longo prazo.

Tabela 20.6 Resultados da revisão científica das dietas populares pelo USDA.

Área	Descobertas
Perda de massa corporal	Dietas que reduzem a ingestão energética resultam em perda de massa corporal; todas as dietas populares resultam em perda de massa corporal a curto prazo, se seguidas
Composição corporal	Todas as dietas de baixa caloria resultam em perda de gordura corporal. A curto prazo, as dietas ricas em lipídeos, pobres em carboidratos e cetogênicas causam perda maior de água corporal do que de gordura corporal
Adequação nutricional	• As dietas com alto teor de lipídeos e baixo teor de carboidratos são pobres em vitaminas E e A, tiamina, vitamina B_6 e folato; e nos minerais cálcio, magnésio, ferro e potássio. Elas também são pobres em fibras dietéticas • As dietas com teor muito baixo de lipídeos são pobres em vitaminas E e B_{12} e no mineral zinco • Com as escolhas alimentares adequadas, uma dieta com redução balanceada de nutrientes e moderada em lipídeos é nutricionalmente adequada
Parâmetros metabólicos	• As dietas com baixo teor de carboidratos causam cetose e podem aumentar significativamente as concentrações de ácido úrico no sangue • As concentrações de lipídeos no sangue diminuem à medida que a massa corporal diminui • A restrição de energia melhora o controle glicêmico • À medida que a massa corporal diminui, as concentrações de insulina no sangue e leptina plasmática reduzem • À medida que a massa corporal diminui, a pressão arterial diminui
Fome e adesão	Nenhuma dieta era ideal para a redução da fome
Efeito na manutenção da massa corporal	Faltam ensaios clínicos controlados de dietas com alto teor de lipídeos, baixo teor de carboidratos, baixo teor de lipídeos e teor muito baixo de lipídeos; portanto, não há dados disponíveis sobre a manutenção da massa corporal após a perda de massa corporal inicial ou sobre os benefícios ou riscos à saúde a longo prazo

De Freedman M et al.: Popular diets: a scientific review, *Obes Res* 9 (Suppl 1):1S, 2001.

Tabela 20.7 Produtos para perda de massa corporal sem necessidade de prescrição.

Produtos	Alegação	Efetividade	Segurança
Alli®: versão de venda livre sem receita do medicamento de prescrição orlistate (Xenical®)	Diminui a absorção de lipídeo dietético	Efetivo, quantidades de perda de massa corporal normalmente menores para o fármaco de venda livre *versus* o de venda sob prescrição	A FDA investiga relatos de lesão hepática e pancreatite
Laranja-amarga (sinefrina)	Aumenta a queima de energia	Insuficiência de evidências confiáveis para classificação	Possivelmente insegura, aumento da frequência cardíaca e pressão arterial
Quitosana	Bloqueia a absorção de lipídeo dietético	Ineficaz para perda de massa corporal	Possivelmente segura, pode causar inchaço
Cromo	Aumenta a queima de energia, diminui o apetite e forma músculos	Insuficiência de evidências confiáveis para classificação	Provavelmente seguro
Ácido linoleico conjugado (CLA)	Reduz a gordura corporal e forma músculos	Ineficaz para perda de massa corporal	Possivelmente seguro
Éfedra (*Ma Huang*)	Diminui o apetite e aumenta a queima de gorduras	Possivelmente efetivo	Insegura devido ao risco cardiovascular e proibida pela FDA
Extrato de chá-verde	Aumenta o metabolismo de energia e lipídeos e diminui o apetite	Ineficaz para perda de massa corporal	Possivelmente seguro
Goma guar	Bloqueia a absorção de lipídeo dietético e aumenta a sensação de saciedade	Ineficaz para perda de massa corporal	Provavelmente segura, mas causa aumento do desconforto gastrintestinal
Hoodia gordonii (chapéu de Bushman)	Diminui o apetite	Insuficiência de evidências confiáveis para classificação	Informações insuficientes, alto risco de rotulagem incorreta
Sene	Catártico, laxante, causa diarreia	Insuficiência de evidências confiáveis para classificação	Provavelmente inseguro, laxante estimulante
Cetonas de framboesa	Aumenta a lipólise	Insuficiência de evidências confiáveis para classificação	Provavelmente inseguro, especialmente para hipertensão
Garcinia cambogia	Bloqueia as enzimas do corpo que convertem a glicose em gordura. Também aumenta a serotonina no cérebro, limitando o apetite e fornecendo energia extra	Ineficaz para perda de massa corporal (Esteghamati, 2015)	Relatos de danos ao fígado associados ao uso

(Adaptada de Natural Medicines in the Clinical Management of Obesity, Natural Medicines Comprehensive Database (*website*): http://naturaldatabase.therapeuticresearch.com:80/ce/ce-Course.aspx?s ND&cs &pc 09%2D32&cec 1± Scott GN: *Is raspberry ketone effective for weight loss*? http://www.medscape.com/viewarticle/775741, 2012.)
Informações adicionais em https://www.ncbi.nlm.nih.gov/pmc/articles/PMC4386228/.
Informações adicionais em Esteghamati A, Mazaheri T, Vahidi Rad M, Noshad S. Complementary and alternative medicine for the treatment obesity: a critical review. *Int J Endocrinol Metab* 2015; 13:e19678.
Informações adicionais em Pittler MH, Ernst E. Guar gum for body weight reduction: meta-analysis of randomized trials. *Am J Med* 2001; 110:724. Up to Date Obesity in adults: Drug Therapy.

Exercícios aeróbicos e treinamento de resistência devem ser recomendados. O treinamento de resistência aumenta a massa corporal magra, elevando a TMR e a capacidade da pessoa de usar mais da ingestão de energia, além de aumentar a densidade mineral óssea, especialmente para as mulheres (ver Capítulo 23). O exercício aeróbico é importante para a saúde cardiovascular por meio do aumento da TMR, do gasto energético, do déficit de energia e da perda de gordura. Além dos benefícios fisiológicos do exercício, outros benefícios incluem alívio do tédio, maior sensação de controle e melhor sensação de bem-estar. Toda a família pode se envolver em exercícios físicos prazerosos (Figura 20.7).

As recomendações para exercícios do American College of Sports Medicine diferem entre perda *versus* manutenção de massa corporal. A atividade física de menos de 150 minutos por semana tem um efeito mínimo na perda de massa corporal, enquanto o exercício físico de mais de 150 minutos por semana geralmente resulta em perda modesta (definida como 2 a 3 kg), e o exercício físico de 225 a 420 minutos por semana possivelmente resulta em maior perda de massa corporal (5 a 7,5 kg). No entanto, esse alto volume de exercícios pode não

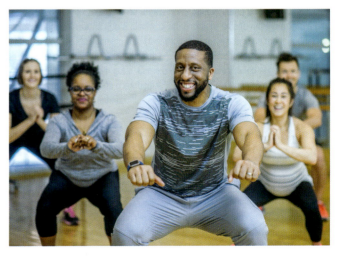

Figura 20.7 Aulas de atividades em grupo ajudam a construir uma comunidade e podem aumentar a motivação para praticar exercícios.

ser viável para a população em geral. A pesquisa sobre a manutenção da massa corporal indica que o exercício físico moderado a vigoroso de 150 a 250 minutos por semana, com uma energia equivalente a 1.200 a 2.000 kcal por semana (cerca de 20 a 32 quilômetros por semana de caminhada rápida ou corrida), é suficiente para prevenir o ganho de massa corporal (Swift et al., 2014). No entanto, indivíduos obesos que perderam massa corporal de maneira bem-sucedida podem exigir uma quantidade substancial de exercícios para manter a perda de massa corporal.

O não cumprimento dos graus recomendados de exercícios físicos aeróbicos leva a quase US$ 117 bilhões em custos anuais de saúde e 10% de todas as mortes prematuras, de acordo com o relatório de aptidão física do Department of Health and Human Services de 2018, publicado em *Journal of the American Medical Association* (Piercy et al., 2018).

Tratamento farmacológico

A farmacoterapia apropriada pode ser acrescentada à dieta, ao exercício físico e à terapia comportamental como tratamento para pacientes com IMC de 30 kg/m² ou mais, ou em pacientes com IMC de 27 kg/m² ou inferior e que também sejam portadores de fatores de risco ou doença significativos. Esses agentes podem diminuir o apetite, reduzir a absorção de lipídeos ou aumentar o gasto energético. Como acontece com qualquer tratamento medicamentoso, é necessário monitoramento médico quanto a eficácia e segurança. A farmacoterapia não é uma "pílula mágica"; os nutricionistas devem colaborar com outros profissionais de saúde em relação ao uso de farmacoterapia aprovada pela FDA. Nem todos os indivíduos respondem, mas para os pacientes que respondem, pode-se esperar uma perda de massa corporal de aproximadamente 2 a 20 kg, geralmente durante os primeiros 6 meses de tratamento. A medicação sem modificação do estilo de vida é menos eficaz.

Em abril de 2018, cinco medicamentos para perda de massa corporal a longo prazo foram listados como aprovados pela FDA: orlistate, liraglutida, lorcasserina, associação de naltrexona com bupropiona e associação de fentermina com topiramato (ver Tabela 20.8 para mecanismos de ação e efeitos colaterais comuns de medicamentos prescritos para emagrecimento).

A escolha do medicamento para emagrecimento é determinada pelo médico em parceria com o paciente. Em geral, os medicamentos podem ser categorizados como agentes atuantes no sistema nervoso central (SNC) e agentes não atuantes no SNC. Alguns agentes que atuam no SNC concentram-se no cérebro, aumentando a disponibilidade da norepinefrina. Os agentes anoréxicos da *Drug Enforcement Agency Schedule II* (II Classificação da Agência de Combate às Drogas), como as anfetaminas, têm um elevado potencial de abuso e não são recomendados para o tratamento da obesidade. Outros agentes atuantes no SNC agem aumentando as concentrações de serotonina no cérebro. Dois desses medicamentos, a fenfluramina (comumente utilizada em combinação com a fentermina, em uma associação conhecida como *fen-phen*) e a dexfenfluramina, foram removidos do mercado em 1997 depois que preocupações sobre os possíveis efeitos colaterais de valvopatia cardíaca, regurgitação valvar e hipertensão pulmonar primária

Tabela 20.8 Medicamentos aprovados para prescrição para o tratamento de obesidade.*

Fármaco para perda de massa corporal	Aprovado para	Como funciona	Efeitos colaterais comuns
Orlistate Vendido como Xenical® com receita; versão de venda livre vendida como Alli®	Xenical®: adultos e crianças a partir de 12 anos Alli®: apenas adultos	Inibe a lipase gastrintestinal, o que reduz a quantidade de lipídeos absorvidos dos alimentos em aproximadamente um terço – até 150 a 200 calorias a menos por dia	Dor de estômago, gases, diarreia e eliminação de fezes oleosas Diminuição da absorção de vitaminas lipossolúveis; suplementos são normalmente recomendados e devem ser tomados em intervalos de mais de 2 h do medicamento Nota: casos raros de lesão hepática grave relatados Não deve ser tomado com ciclosporina
Lorcasserina Vendida como Belviq®	Adultos	Atua nos receptores de serotonina no cérebro. Isso pode ajudar com menor ingestão de alimentos e na sensação de saciedade depois de comer porções menores	Dores de cabeça, tonturas, sensação de cansaço, náuseas, boca seca, tosse e constipação intestinal. Não deve ser tomado com medicamentos inibidores seletivos da recaptação da serotonina (ISRS) e inibidores da monoaminoxidase (IMAO)
Associação de fentermina com topiramato Vendida como Qsymia®	Adultos	Uma associação de dois medicamentos: fentermina (suprime o apetite e diminui o desejo de comer) e topiramato (usado para tratamento de convulsões ou enxaquecas). Pode fazer com que o paciente se sinta satisfeito e torna os alimentos menos saborosos	Formigamento nas mãos e nos pés, tontura, alteração do paladar (principalmente com bebidas carbonatadas), dificuldade para dormir, constipação intestinal, boca seca e aumento da frequência cardíaca Observação: vendido apenas em farmácias credenciadas Pode causar defeitos congênitos. Não deve ser ingerido por gestantes ou mulheres que planejam engravidar
Outros medicamentos inibidores de apetite (medicamentos que inibem o desejo de comer), que incluem fentermina, benzfetamina, dietilpropiona, fendimetrazina. Vendidos com vários nomes	Adultos	Aumentam as substâncias químicas no cérebro que afetam o apetite. Fazem com que o paciente se sinta sem fome ou satisfeito. Nota: aprovados pela FDA para uso por um curto período de tempo (até 12 semanas)	Boca seca, dificuldade para dormir, tontura, dor de cabeça, sensação de nervosismo, sensação de inquietação, desconforto estomacal, diarreia e constipação intestinal

*Observação: a metformina, usada para diabetes tipo 2, é um medicamento prescrito que tem sido usado por médicos como um tratamento "extrabula" da obesidade.
(Adaptada de www.niddk.nih.gov (3 mar. 2014).
Padwal R, Li SK, Lau DC: Long-term pharmacotherapy for obesity and overweight, *Cochrane Database of Syst Rev* (4):CD004094, 2003.
Perrault L: Obesity in adults: Drug Therapy. In Post TW, editor: UpToDate, Waltham, MA, 2018, UpToDate.)

foram levantadas. Os efeitos colaterais comuns de muitos agentes que atuam no SNC são boca seca, dor de cabeça, insônia e constipação intestinal.

Vitaminas e suplementos podem ser úteis para lidar com as preocupações nutricionais do paciente enquanto tenta perder massa corporal. Os produtos para perda de massa corporal de venda livre sem receita e naturais para perda de massa corporal têm vários graus de segurança e eficácia. Ver Tabela 20.7 para obter informações adicionais.

Abordagem não dietética

A abordagem não dietética (também conhecida como *Health at Every Size*; HAES® – Saúde em Todos os Tamanhos) é descrita como uma abordagem neutra em relação à massa corporal, que propõe que o corpo atingirá sua massa corporal natural se o indivíduo se alimentar de maneira saudável, ficar sintonizado com os sinais de fome e saciedade e incorporar atividade física. Os defensores dessa abordagem promovem a aceitação do tamanho, o respeito pela diversidade de formas e tamanhos corporais e a promoção de uma alimentação intuitiva. A abordagem é descrita como tendo o enfoque de alcançar a saúde em vez de atingir determinada massa corporal.

Um movimento de aceitação da gordura em resposta ao preconceito e ao estigma do peso, que persiste dentro e fora do sistema de atendimento de saúde, precedeu o movimento não dieta (ver seção sobre estigma do peso e justiça social). Os defensores dessa abordagem geralmente consideram que a restrição energética é prejudicial (levando a transtornos alimentares, insatisfação corporal, baixa autoestima e danos psicológicos). Os defensores da não dieta não acreditam que a obesidade em si seja um fator de risco para doenças crônicas e afirmam que a comunidade médica é cúmplice na "medicalização e patologização da gordura" (Ulian et al., 2018a). Também acreditam que a obesidade seja natural (determinada geneticamente) e não esteja relacionada ao balanço energético, e eles apontam os dados de recaída como prova de que tentativas de perder massa corporal muitas vezes não funcionam.

Até o momento, há dez estudos (descritos em 15 artigos de pesquisa) usando uma abordagem não dietética publicada entre 1999 e 2016. Entre esses 10 estudos estavam um total de 697 indivíduos que eram quase exclusivamente mulheres caucasianas com idades entre 30 e 50 anos. Dois dos seis artigos relataram melhoria significativa no colesterol total e de lipoproteína de baixa densidade (LDL-colesterol) (Bacon et al., 2002; Mensinger et al., 2016), e um artigo relatou melhoria significativa na lipoproteína de alta densidade (HDL-colesterol) (Carroll et al., 2007). Dois dos três artigos relataram uma pequena mudança na pressão arterial sistólica ou diastólica (Bacon et al., 2002; Carroll et al., 2007). Apenas um estudo (que forneceu exercícios supervisionados) relatou mudança clínica e estatisticamente significativa na massa corporal, 3,6% de perda da massa corporal inicial (3,5 kg) (Ulian et al., 2015). Apenas três estudos compararam uma abordagem não dietética com intervenções tradicionais para perda de massa corporal (Bacon et al., 2002; Mensinger et al., 2016; Steinhardt et al., 1999).

Os estudos de não dieta mostram consistentemente melhorias nas variáveis psicológicas (autoestima, qualidade de vida e depressão). Quando estudos de perda de massa corporal do tipo comportamental coletam dados sobre variáveis psicológicas (autoestima, imagem corporal, qualidade de vida relacionada à saúde); eles também relatam melhorias consistentemente (Blaine et al., 2007; Lasikiewicz et al., 2014). Além disso, em contraste com a ideia de que a perda de massa corporal intencional precipita transtornos de humor, as reduções nos sintomas depressivos são consistentes por meio de qualquer tratamento ativo (modificação do estilo de vida, exercícios, não dieta etc.) (Fabricatore et al., 2011).

Uma perda de massa corporal de 5% leva a melhorias clinicamente significativas nas variáveis metabólicas. Em média, as intervenções profissionais para perda de massa corporal induzem uma perda de massa corporal de 9,5% desde a linha base e mantém 54% da perda em 1 ano (Ramage et al., 2014). Os dados de recuperação de massa corporal de intervenções clínicas para perda de massa corporal, entretanto, não são randomizáveis (aplicáveis) para a população em geral. Os dados mais recentes disponíveis (coletados pela NHANES) descobriram que 36,6% dos 14.306 adultos norte-americanos mantinham pelo menos 5% da perda de massa corporal (Kraschnewski et al., 2010).

Embora as mulheres jovens com transtornos da imagem corporal tenham maior risco de desenvolver transtornos alimentares, os programas de perda de massa corporal intencional, quando administrados por um profissional treinado e empático, não parecem aumentar a incidência de transtornos alimentares. De fato, alguns estudos relatam aumento da satisfação corporal e uma relação mais saudável com a alimentação, além da perda de massa corporal (National Task Force on the Prevention and Treatment of Obesity, 2000; Palavras et al., 2017; Wadden et al., 2004).

Intervenções comportamentais de perda de massa corporal bem planejadas são capazes de promover a redução da massa corporal, a melhora dos perfis metabólicos e a melhora dos desfechos psicológicos. Os programas comportamentais variam, mas geralmente abordam: (1) gatilhos emocionais de comer, (2) nutrição balanceada, (3) suporte social e (4) exercícios, e às vezes também incluem reestruturação cognitiva por meio da exploração de pensamentos disfuncionais relacionados a massa corporal, forma do corpo ou dieta.

A busca pela perda de massa corporal, ou não, é uma escolha individual. Para os indivíduos que optam por não se concentrar na massa corporal, uma abordagem de não dieta pode levar à melhora da imagem corporal e de variáveis psicológicas. Os efeitos sobre as variáveis metabólicas e a qualidade da ingestão alimentar não estão claros (Leblanc et al., 2012; Ulian, 2018b) e a perda de massa corporal passiva não é um resultado esperado.

Cirurgia bariátrica

A **cirurgia bariátrica** atualmente é considerada o único tratamento eficaz a longo prazo para a obesidade extrema ou classe III, com IMC de 40 kg/m^2 ou superior, ou IMC de 35 kg/m^2 ou superior com comorbidades. De acordo com a American Society for Metabolic and Bariatric Surgery, 228 mil cirurgias bariátricas foram feitas em 2017, com um aumento de 16% em relação a 2015. A gastrectomia vertical e o *bypass* gástrico (derivação ou desvio gástrico) em "Y-de-Roux" (RYGB) são as duas cirurgias bariátricas mais comuns nos EUA, com 58,1 e 18,7% dos procedimentos realizados, respectivamente. A banda gástrica ajustável por via laparoscópica (LAGB, do inglês *laparoscopic adjustable gastric banding*) e a derivação biliopancreática com desvio (*switch*) duodenal (BPD/DS, do inglês *biliopancreatic diversion with duodenal switch*) ainda são realizadas, mas a prevalência está diminuindo, com a LAGB representando 3,4% das cirurgias bariátricas, e a BPD/DS, 0,6% (American Society for Metabolic and Bariatric Surgery [ASMBS], 2016).

Antes que qualquer pessoa extremamente obesa seja considerada para cirurgia, deve-se demonstrar o insucesso ou fracasso de um programa abrangente que inclua redução de energia, exercícios, modificação do estilo de vida, aconselhamento psicológico e envolvimento familiar. O insucesso é definido como a incapacidade do paciente de reduzir a massa corporal em um terço e a gordura corporal pela metade, e a incapacidade de manter qualquer perda de massa corporal alcançada. Esses pacientes têm obesidade mórbida intratável e devem ser considerados para cirurgia.

Se a cirurgia for escolhida, o paciente é avaliado extensivamente com relação a complicações fisiológicas e clínicas problemas psicológicos como depressão ou baixa autoestima e motivação. O aconselhamento comportamental, principalmente no período pós-operatório, pode melhorar a perda de massa corporal (Stewart e Avenell, 2016). O acompanhamento pós-operatório requer avaliação em intervalos regulares pela equipe cirúrgica e um nutricionista. Além disso, é necessário suporte comportamental ou psicológico. Estudos indicam algumas mudanças fisiológicas positivas na fibrose hepática, no IMC, na produção de aminoácidos de cadeia ramificada e na reversão de aumentos induzidos pela insulina no metabolismo da glicose no cérebro (Abdennour et al., 2014; Tuulari et al., 2013).

Gastrectomia vertical, *bypass* gástrico (desvio gástrico) e banda gástrica ajustável por via laparoscópica

Os procedimentos de cirurgia para perda de massa corporal reduzem a quantidade de alimentos que pode ser ingerida de uma vez e produzem saciedade precoce (Figura 20.8). A nova capacidade do estômago pode ser tão pequena quanto 30 mℓ ou aproximadamente duas colheres de sopa. Após a cirurgia, a dieta do paciente progride de líquidos claros para líquidos completos, em seguida para purês, pastosos e, finalmente, para uma dieta regular conforme tolerado, com ênfase na

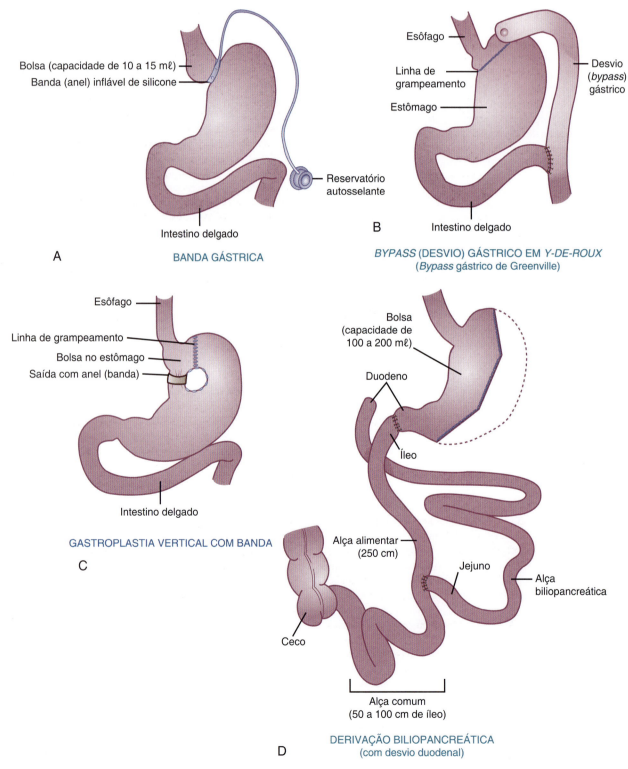

Figura 20.8 Cirurgias bariátricas. (Dietitians in Nutrition Support newsletter, June 2014, P. 10, Vol. 6, No. 3.)

ingestão de proteínas e líquidos (Tabela 20.9). Os resultados da cirurgia gástrica são mais favoráveis do que os da cirurgia de derivação intestinal praticada na década de 1970. Em média, a redução do excesso de massa corporal após a cirurgia de *bypass* (desvio ou derivação) gástrico se correlaciona com aproximadamente 30 a 40% da massa corporal inicial. Além da maior perda de massa corporal absoluta observada, o *bypass* gástrico tende a ter resultados sustentáveis com resolução significativa de hipertensão, diabetes melito tipo 2, osteoartrite, dor nas costas, dislipidemia, cardiomiopatia, esteato-hepatite não alcoólica e apneia do sono. No entanto, complicações tardias podem ser observadas, como deficiência de vitaminas, problemas eletrolíticos ou mesmo insuficiência intestinal. Os pacientes devem ser avaliados regularmente (ver Apêndices 11 e 12). As taxas de complicações em 30 dias principais para todos os procedimentos bariátricos foram determinadas como 1,15% de extravasamento anastomótico, 0,37% de infarto do miocárdio e 1,17% de embolia pulmonar (Chang et al., 2018).

A **gastrectomia vertical laparoscópica (GVL)** foi inicialmente usada para pacientes com IMC maior do que 60 kg/m² como um precursor da BPD/BS, mas agora é usada como um procedimento independente e atualmente é a cirurgia bariátrica mais popular nos EUA. A gastrectomia vertical envolve a remoção de aproximadamente 80% do estômago, criando uma bolsa gástrica longa e fina por grampeamento ou costura do estômago longitudinalmente. O esfíncter pilórico é deixado intacto (Meek et al., 2016). As complicações associadas à gastrectomia vertical laparoscópica podem incluir sangramento gástrico, estenose, vazamento e refluxo. Uma das complicações mais comuns da gastrectomia vertical envolve o refluxo ácido, que ocorre em 20 a 30% dos pacientes (Braghetto et al., 2012). Ocasionalmente, o *bypass* gástrico em *Y-de-Roux* é necessário para resolver as complicações de refluxo (Weiner et al., 2011) (ver Figura 20.8).

O ***bypass*** **gástrico**, ou **desvio gástrico**, envolve a redução do tamanho do estômago com o procedimento de grampeamento, mas conectando posteriormente uma pequena abertura na parte superior do estômago ao intestino delgado por meio de uma alça intestinal. A operação original no fim dos anos 1960 evoluiu para o *bypass* gástrico em *Y-de-Roux*. Como o uso da parte inferior do estômago é omitido, o paciente com *bypass* gástrico pode ter síndrome de *dumping*, pois o alimento é esvaziado rapidamente no duodeno (ver Capítulo 26). A taquicardia, a sudorese e a dor abdominal são tão desconfortáveis que motivam o paciente a fazer as mudanças comportamentais apropriadas e a evitar comer demais e escolher alimentos menos saudáveis, como bebidas adoçadas com açúcar. Eventualmente, a bolsa se expande para acomodar aproximadamente 120 a 150 mℓ (ou cerca de 115 a 140 g) de cada vez. Às vezes, a cirurgia de *bypass* gástrico pode causar inchaço da bolsa, náuseas e vômitos. Um registro alimentar pós-cirúrgico, observando a tolerância a alimentos específicos em quantidades específicas, ajuda a elaborar um programa para evitar esses episódios.

Até 16% dos pacientes podem apresentar complicações pós-operatórias (Beebe e Crowley, 2015). Essas complicações incluem vazamentos anastomóticos, estenoses, perfuração, fístulas gástricas, obstruções intestinais, infecções de feridas, insuficiência respiratória e náuseas e vômitos intratáveis.

No procedimento LAGB, a banda (ou anel) que cria uma bolsa estomacal reduzida pode ser ajustada, de modo que a abertura para o resto do estômago possa ser diminuída ou aumentada. A banda, preenchida com solução fisiológica, tem um tubo que sai para a superfície da barriga logo abaixo da pele; isso permite a injeção de fluido adicional ou redução de fluido na banda (*lap-band*). As taxas de colocação de *lap-band* têm diminuído nos EUA, com alguns centros bariátricos e cirurgiões que não realizam mais o procedimento. Muitos pacientes são atraídos para a banda gástrica como uma opção, pois é reversível; no entanto, muitos médicos e pesquisadores acham que as complicações superam os benefícios (Ibrahim et al., 2017).

A cirurgia bariátrica coloca um indivíduo em risco de desnutrição que requer acompanhamento ao longo de toda a vida e monitoramento por uma equipe multiprofissional. O estado nutricional deve ser avaliado com frequência por um nutricionista. O monitoramento deve incluir a avaliação da perda total de gordura corporal e a avaliação completa de micronutrientes. A avaliação pré e pós-cirúrgica de micronutrientes deve incluir os conteúdos de tiamina, vitamina B$_{12}$, folato, ferro, vitamina D, cálcio, outras vitaminas lipossolúveis, zinco e cobre. Em muitos casos, um suplemento multivitamínico mineral líquido é usado. A suplementação de vitaminas recomendada após a cirurgia bariátrica pode ser encontrada na Tabela 20.10 (Parrott et al., 2017).

A cirurgia bariátrica está ganhando popularidade como um tratamento de obesidade extrema para a população adolescente. Existem requisitos pré-operatórios semelhantes; no entanto, a idade e a maturidade emocional cognitiva do paciente precisam ser levadas em consideração, dadas as ramificações nutricionais, psicológicas e físicas ao longo da vida.

Procedimentos não cirúrgicos para perda de massa corporal

O tratamento cirúrgico para a perda de massa corporal continua a evoluir. Centros de cirurgia bariátrica selecionados nos EUA começaram a utilizar o **balão intragástrico (BIG)**. O BIG, feito de silicone, é inserido por via endoscópica no estômago por 6 meses.

Tabela 20.9 Progressão da dieta após gastrectomia vertical e *bypass* gástrico (desvio gástrico) em *Y-de-Roux*.

Estágio da dieta	Duração	Alimentos permitidos
Líquidos claros	Comece dentro de 24 h após a cirurgia. Duração de duas a três refeições	Líquidos claros sem açúcar, como água, chá descafeinado não adoçado, gelatina sem açúcar, picolés sem açúcar, caldo
Estágio 2 – Dieta de líquidos inteiros	Alguns dias a 1 semana	Bebida proteica, leite sem gordura (desnatado), bebida não láctea não adoçada, sopas com creme coado
Estágio 3 – Alimentos na forma de purê/pastosos	Algumas semanas a cerca de 1 mês	Alimentos com consistência de pasta lisa ou líquido espesso, sem quaisquer pedaços sólidos. Os exemplos incluem queijo *cottage* com baixo teor de lipídeos, queijo ricota com baixo teor ou sem lipídeos, carnes, peixes, ovos, feijão, frutas e vegetais batidos e homogeneizados na forma de purê
Estágio 4 – Alimentos moles	Cerca de 1 mês	Carnes moídas ou finamente cortadas, frutas frescas macias ou em conserva, vegetais cozidos sem casca, ovos, feijão
Etapa 5 – Alimentos sólidos	Comece cerca de 8 semanas após a cirurgia	Gradualmente, incorpore alimentos mais firmes, cortados em cubos ou fatiados

Fonte: https://www.mayoclinic.org/tests-procedures/gastric-bypass-surgery/in-depth/gastric-bypass-diet/art-20048472.

Tabela 20.10	Suplementação vitamínica recomendada após cirurgia bariátrica.
Suplemento	Recomendação
Tiamina	Pelo menos 12 mg/dia, e de preferência uma dose de 50 mg de tiamina de um suplemento de complexo B ou multivitamínico, 1 vez/dia
Vitamina B$_{12}$	350 a 500 μg VO por comprimido de desintegração, sublingual ou líquido diariamente, OU *spray* nasal conforme indicado pelo fabricante, OU 1.000 μg mensalmente por via parenteral
Folato (ácido fólico)	400 a 800 μg por dia de um multivitamínico. Mulheres em idade fértil devem tomar 800 a 1.000 μg por dia
Ferro	Pacientes pós-RYGB, GVL e BPD/DS devem tomar pelo menos 45 a 60 mg de ferro elementar cumulativamente por dia (de multivitamínico e outros suplementos). Aqueles com baixo risco de deficiência, como homens com procedimentos LAGB, devem tomar pelo menos 18 mg de seu multivitamínico diariamente. A suplementação oral deve ser em doses divididas, separadamente do suplemento de cálcio, medicamentos redutores de ácido e alimentos ricos em fitatos e polifenóis
Cálcio	LAGB, GVL, RYGB: 1.200 a 1.500 mg/dia BPD/DS: 1.800 a 2.400 mg/dia O cálcio deve ser administrado em doses divididas para aumentar a absorção. O carbonato de cálcio deve ser tomado com refeições para aumentar a absorção, o citrato de cálcio tem boa absorção quando tomado com as refeições e também com o estômago vazio
Vitamina D	A dosagem de vitamina D é baseada nos níveis de 25(OH)-vitamina D. 3.000 UI diárias de vitamina D são recomendadas até que as concentrações de 25 (OH)-vitamina D sejam > 30 ng/ℓ
Vitaminas A, E e K	LAGB: 5.000 UI de vitamina A e 90 a 120 μg de vitamina K por dia RYGB e GVL: 5.000 a 10.000 UI de vitamina A e 90 a 120 μg de vitamina K por dia BPD/DS: 10.000 UI de vitamina A e 300 μg de vitamina K por dia Todas as cirurgias para perda de massa corporal (CB): 15 mg de vitamina E por dia Atenção especial deve ser dada à suplementação pós-cirúrgica de vitaminas A e K em mulheres gestantes
Zinco	BPD/DS: multivitamínico com minerais contendo 200% da RDA (1.622 mg/dia) RYGB: multivitamínico com minerais contendo 100 a 200% da RDA (8 a 22 mg/dia) GVL/LAGB: multivitamínico com minerais contendo 100% da RDA (8 a 11 mg/dia) Para minimizar o risco de deficiência de cobre em pacientes pós-cirurgia para perda de massa corporal, é recomendado que o protocolo de suplementação contenha uma proporção de 8 a 15 mg de zinco suplementar por 1 mg de cobre
Cobre	BPD/DS ou RYGB: 200% da RDA (2 mg/dia) GVL ou LAGB: 100% da RDA (1 mg/dia) Gliconato ou sulfato de cobre é a fonte recomendada de cobre para suplementação

BPD/DS, derivação biliopancreática com desvio (*switch*) duodenal; *CB*, cirurgia para perda de peso ou bariátrica; *GVL*, gastrectomia vertical laparoscópica; *LAGB*, banda gástrica ajustável por via laparoscópica; *RDA*, ingestão dietética recomendada; *RYGB*, *bypass* gástrico (desvio gástrico) em Y-de-Roux.

Durante o período em que o balão permanece no estômago, espera-se que os pacientes aprendam e desenvolvam hábitos alimentares saudáveis que persistam após a remoção do balão. As complicações incluem dor abdominal, náuseas, esofagite, flatulência e úlcera gástrica. Um balão intragástrico pode aumentar a perda de peso em 14,25% (Saber et al., 2017). Atualmente, não há evidências suficientes relacionadas à sua eficácia ou segurança. O dispositivo Aspire Assist® é um tubo de gastrostomia instalado durante a gastroscopia. Os pacientes podem aspirar o conteúdo de uma refeição aproximadamente 20 minutos após comer, diminuindo, dessa forma, a absorção energética.

Manutenção da massa corporal reduzida

Os requerimentos de energia para a manutenção de massa corporal após sua redução são inferiores àqueles da massa corporal original, porque corpos menores têm requerimentos de energia inferiores. A maioria dos estudos mostra que a TMR de indivíduos com massa corporal reduzida *versus* indivíduos-controle com massa corporal estável (da mesma estatura, massa corporal e sexo) não são diferentes (Clamp et al., 2018). Um estudo de acompanhamento dos participantes do programa de televisão *The Biggest Loser* (que perderam uma quantidade significativa de massa corporal) descobriu que, após um novo ganho de massa corporal, a TMR permaneceu suprimida (Fothergill et al., 2016). Esses resultados abrem questões sobre os possíveis efeitos a longo prazo da restrição extrema de energia, especialmente associada a graus extremos de exercício físico em uma eventual TMR. Pessoas que perderam massa corporal sempre terão requerimentos energéticos reduzidos devido à redução da massa corporal, o que necessita mudanças permanentes no estilo de vida para manter o equilíbrio energético líquido, suportando a redução da massa corporal (Hall et al., 2011).

Os participantes do NWCR são compostos de mais de 5 mil indivíduos que obtiveram sucesso na manutenção da perda de massa corporal a longo prazo. Seu objetivo é identificar as características comuns daqueles que obtiveram sucesso na manutenção da perda de massa corporal a longo prazo. Há muito pouca semelhança em como esses indivíduos perderam massa corporal, mas existem alguns comportamentos comuns que todos apresentam para a manutenção da massa corporal. A modificação do estilo de vida e um senso de autoeficácia parecem ser essenciais. Para a manutenção da perda de massa corporal, os participantes relatam o seguinte:

1. Alimentação baseada em uma dieta com baixo teor de lipídeos (24%).
2. Refeição do café da manhã consumida quase todos os dias.
3. Hábito de pesar-se regularmente, geralmente uma vez por dia a uma vez por semana.
4. Envolvimento em graus elevados (60 a 90 minutos por dia) de exercício físico.

Um registro nacional de perda de massa corporal está contribuindo para nossa compreensão das táticas que levam ao sucesso a longo prazo. A restrição alimentar de lipídeos, a autopesagem frequente e o exercício físico contínuo nos horários de lazer foram fatores associados à manutenção da perda de massa corporal (Thomas et al., 2014). Os grupos de apoio são valiosos para pessoas obesas que estão mantendo uma nova massa corporal mais baixa, pois eles ajudam pessoas que enfrentam problemas semelhantes. Dois grupos de apoio de autoajuda são: Overeaters Anonymous (OA) – Comedores Compulsivos Anônimos – e Take Off Pounds Sensibly (TOPS) – Perca Peso com Sensibilidade. Esses grupos são baratos, contínuos, incluem um "sistema de amigos" e incentivam a participação regular ou com a frequência necessária. Os programas do Weight Watchers – Vigilantes do Peso – oferecem aulas gratuitas de manutenção por toda a vida para aqueles que alcançaram e estão mantendo suas metas de massa corporal.

Curiosamente, dietas "enfadonhas" e "monótonas" podem fornecer uma estratégia para redução da ingestão de alimentos. Dietas repetitivas (sem mudança de refeição para refeição) são uma consideração útil para o controle da ingestão, porque as pessoas tendem a comer demais quando têm muitas opções de alimentos no horário da refeição. Isso pode ser um problema particular em uma sociedade em que uma em cada três refeições é feita fora de casa. Restaurantes e máquinas de venda automática geralmente oferecem muitas opções, a maioria rica em calorias (ver *Em foco: rotulagem nutricional em restaurantes e máquinas de venda automática*).

No geral, uma abordagem de bom senso é necessária. Algumas frases podem ser compartilhadas com indivíduos que estão tentando manter sua perda de massa corporal, incluindo as seguintes: (1) A melhor dieta é "faça sua alimentação, não compre", (2) "Vá com calma: use a moderação em todas as refeições e lanches" e (3) "Evite beber suas calorias".

Efeito platô

Uma experiência comum para a pessoa em um programa de redução de massa corporal é a chegada a um platô de massa corporal, conforme a perda de massa corporal diminui e, eventualmente, parece parar. Uma pesquisa recente explica que o efeito platô ocorre principalmente devido à ausência de um déficit de energia contínuo. Os indivíduos tendem a manter um déficit de energia por apenas cerca de 6 semanas e, em seguida, retornam gradualmente à sua ingestão energética de base. Isso significa que foi alcançado um estado de equilíbrio no qual a ingestão energética é igual ao gasto energético. Para sair desta fase, é necessário restabelecer um déficit energético.

Existem vários fatores que reduzem a TMR e o gasto energético total (GET) durante a restrição energética e a perda de massa corporal, incluindo a restrição energética – a TMR pode diminuir no início da restrição energética em até 15% em 2 semanas, o que varia com a magnitude da restrição de energia; a perda de tecido corporal metabolicamente ativo; a perda de massa corporal consiste tanto em massa corporal magra quanto em gordura, e menos de ambas (mas especialmente da massa corporal magra) reduz a TMR; o custo do exercício físico também é menor, pois um corpo que pesa menos requer menos gasto de energia para se movimentar; e o efeito térmico dos alimentos geralmente é cerca de 10% da ingestão de energia, que fica automaticamente menor com a restrição energética. Esses não são os principais fatores que interrompem a perda de massa corporal; no entanto, é necessário restabelecer um déficit de energia.

Variação cíclica da massa corporal (efeito sanfona)

Episódios repetidos de perda e recuperação de peso, conhecidos como variação cíclica do peso, efeito sanfona ou **efeito ioiô**, ocorrem tanto em homens quanto mulheres e são comuns em indivíduos com sobrepeso e magros. As pesquisas são ambíguas sobre se a variação cíclica da massa corporal (efeito sanfona) pode resultar em aumento da gordura corporal e da massa corporal ao fim de cada ciclo. Os efeitos psicológicos indesejáveis são menos contestados.

CONTROLE DA MASSA CORPORAL EM CRIANÇAS E ADOLESCENTES

Cerca de um terço das crianças dos EUA com idades entre 2 e 19 anos estão com sobrepeso ou são obesas (State of Obesity, 2018). A obesidade infantil aumenta o risco de obesidade na idade adulta. Para a criança obesa após os 6 anos, a probabilidade de obesidade na idade adulta é significativamente maior se a mãe ou o pai forem obesos.

As tabelas do IMC para determinar a obesidade infantil estão disponíveis para serem usadas por profissionais de saúde (ver Apêndice 8). O IMC elevado na pré-escola está consistentemente associado à obesidade adulta, obesidade central e síndrome metabólica de início precoce (Lloyd et al., 2012).

Crianças ou adolescentes com IMC no percentil 85º ou superior com complicações de obesidade, ou com IMC no percentil 95º ou superior com ou sem complicações, devem ser cuidadosamente avaliados quanto a condições genéticas, endocrinológicas e psicológicas e complicações secundárias, como hipertensão, dislipidemias, diabetes tipo 2, apneia do sono e problemas ortopédicos.

A avaliação envolve a investigação de todos os fatores sociais e ambientais, incluindo a dinâmica familiar, que influencia os hábitos alimentares e de atividade, bem como a disposição para mudanças. O objetivo principal do tratamento é conquistar uma alimentação saudável e um grau de atividade adequado, não atingir a massa corporal ideal (IBW, do inglês *ideal body weight*). Para crianças de 2 a 5 anos, o objetivo é a manutenção prolongada da massa corporal ou a desaceleração da taxa de ganho de massa corporal, o que permite um declínio gradual do IMC conforme as crianças crescem em estatura. Esse é um objetivo apropriado na ausência de qualquer complicação secundária da obesidade. No entanto, se houver complicações secundárias, as crianças nessa faixa etária podem se beneficiar com a perda de massa corporal se seu IMC estiver no percentil 95º ou superior. Para crianças

---

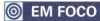

Rotulagem nutricional em restaurantes e máquinas de venda automática

Quando o *Affordable Care Act* (ACA) – lei estadunidense de tratamento acessível – foi sancionada, em 2010, as leis de rotulagem de restaurantes foram incluídas como parte da legislação para a reforma do sistema de saúde (Federal Register, 2014). Como muitos norte-americanos ingerem um terço de sua energia longe de casa, a intenção desse esforço de saúde pública era fornecer aos consumidores o rótulo dos alimentos como uma ferramenta educacional para fazer escolhas alimentares mais saudáveis ao se alimentar fora de casa. Demorou 8 anos para concretizar essa intenção, com muitos atrasos e interrupções devido a controvérsias entre o governo e a indústria.

Em 2018, a FDA promulgou a seguinte legislação:

1. Em restaurantes e estabelecimentos de alimentação semelhantes com mais de 20 locais que servem as mesmas refeições, todos os itens do cardápio devem listar o conteúdo calórico dos alimentos.
2. Os operadores de rotulagem de máquina de venda automática que têm ou operam 20 ou mais máquinas de venda automática devem divulgar suas informações de energia da máquina de venda automática, sujeitos a certas exceções, conforme determinado pela FDA.

Embora outros dados como teor de lipídeos, gordura saturada, colesterol, sódio, carboidratos totais, açúcar, fibras e proteínas totais tenham sido eliminados durante os muitos anos que levaram para que essa legislação fosse regulamentada, agora podemos finalmente fornecer, por meio desta rotulagem, uma ferramenta educacional para o público, para que ele faça escolhas alimentares mais informadas. Cabe a nós, como profissionais de nutrição, persistência e trabalho junto aos nossos legisladores na regulamentação de futuras regras de rotulagem de alimentos e de educação nutricional. Para obter informações mais detalhadas sobre o momento e a implementação das regras de rotulagem, ver *website* www.fda.gov.

com idades a partir dos 6 anos, a manutenção prolongada da massa corporal é apropriada se o IMC estiver entre o percentil 85º e 95º e se não apresentarem complicações secundárias. Se uma complicação secundária estiver presente ou se o IMC estiver no percentil 95º ou superior, a perda de massa corporal pode ser aconselhável. Devem ser oferecidas intervenções comportamentais abrangentes e intensivas (Kaiser Permanente, 2012).

Se o peso apropriado para a estatura adulta antecipada para a criança ou adolescente já tiver sido alcançado, a manutenção desse peso deve ser a meta permanente ao longo da vida. A criança que já excede a massa corporal ideal de adulto pode experimentar com segurança uma lenta perda de massa corporal de aproximadamente 4,5 a 5,5 kg por ano até que a massa corporal ideal de adulto seja alcançada. A ingestão balanceada de micronutrientes para crianças inclui 45 a 60% de quilocalorias oriundas de carboidratos, 25 a 40% de quilocalorias de lipídeos e 10 a 35% de quilocalorias oriundas de proteínas. Novos direcionamentos na pesquisa da obesidade infantil desde a virada do século 21 descobriram a deficiência de 25 (OH)-vitamina D (definida como uma concentração inferior ou igual a 57 nmol/ℓ ou 20 ng/mℓ). Ela tem se manifestado pela falta de exposição à luz solar e pelo aumento do uso de filtros solares, que bloqueiam a absorção da luz ultravioleta pela pele. O baixo teor de vitamina D é predominante em crianças obesas. A associação da condição pró-inflamatória que acompanha a deficiência de vitamina D com diabetes e vias aterogênicas induziu a recomendações para o teste de crianças do jardim de infância e da primeira série. Crianças com baixas concentrações de vitamina D podem ter mediadores inflamatórios sistêmicos e vias de sensibilidade à insulina reduzidas, inibidas pela suplementação com a vitamina D (Reyman et al., 2014).

A criança ou adolescente que necessita reduzir a sua massa corporal requer a atenção da família e dos profissionais de saúde. Essa atenção deve ser direcionada a todas as áreas citadas anteriormente, com a modificação dos hábitos alimentares e o aumento do exercício físico da família. O programa deve ser de longa duração, durante todo o período de crescimento da criança e talvez por mais tempo.

Muitas vezes, a inatividade está associada a passatempos e atividades sedentárias, assistir à televisão excessivamente ou permanecer sentado por muito tempo em frente ao computador ou à tela de um jogo. Alguns teorizam que a inatividade física parece ser a consequência da gordura em vez de sua causa (Metcalf et al., 2011); no entanto, outros postularam que fatores ambientais, como diminuição no deslocamento ativo, educação física no ensino médio e brincadeiras ao ar livre, são fatores contribuintes também (Bassett et al., 2015). Pesquisas adicionais são necessárias; entretanto, é possível que outros fatores além da inatividade possam ser mais importantes no desenvolvimento da obesidade em crianças (ver *Novos rumos: parceria para uma América mais saudável contra a obesidade infantil*).

MAGREZA EXCESSIVA OU PERDA DE MASSA CORPORAL NÃO INTENCIONAL

Quase eclipsada pela atenção voltada para a obesidade está a necessidade de algumas pessoas ganharem massa corporal. O termo **abaixo da massa corporal ou subpeso** é aplicável para aqueles que estão 15 a 20% ou mais abaixo dos padrões de massa corporal aceitos. Como a baixa massa corporal costuma ser um sintoma de doença, ele deve ser avaliado por um médico. IMC inferior a 18,5 kg/m^2 em adultos, IMC inferior a 5% em crianças e inferior a 23 kg/m^2 em adultos mais velhos está associado a maior risco de mortalidade do que em indivíduos com IMC baixo ideal. A subnutrição pode levar ao funcionamento insuficiente de hipófise, tireoide, gônadas e glândulas suprarrenais. Outros fatores de risco incluem perda de energia e suscetibilidade a lesões e infecções, bem como imagem corporal distorcida e outros problemas psicológicos (ver Capítulo 21).

Causa

Baixa massa corporal, subpeso ou perda de massa corporal não intencional podem ser causados por (1) ingestão oral inadequada de alimentos e bebidas, com quantidades insuficientes para corresponder à atividade; (2) atividade física excessiva, como no caso de treinamento atlético compulsivo; (3) capacidade inadequada de absorção e metabolismo dos alimentos consumidos; (4) uma doença debilitante que aumente a taxa metabólica e as necessidades de energia, como no câncer, síndrome da imunodeficiência adquirida (AIDS) ou hipertireoidismo; ou (5) gasto energético excessivo durante estresse psicológico ou emocional.

Avaliação

É importante avaliar a causa e a extensão do baixo peso antes de iniciar um programa de tratamento. Um histórico completo e exames médicos pertinentes geralmente determinam se os distúrbios subjacentes ou a insegurança alimentar estão causando a baixa massa corporal. A partir de dados antropométricos, como músculos do braço e áreas de gordura, é possível determinar se a baixa massa corporal prejudicial à saúde realmente existe (ver Apêndice 11). A avaliação da gordura corporal é útil, especialmente para lidar com o paciente que tem um transtorno alimentar. As medições bioquímicas indicam se a desnutrição acompanha a baixa massa corporal ou o subpeso (ver Capítulo 5 e Apêndice 11).

Tratamento

Qualquer causa subjacente de perda de massa corporal não intencional ou baixo IMC deve ser prioridade. Uma doença debilitante ou má absorção requer tratamento. O tratamento nutricional e as mudanças na dieta são eficazes, com o tratamento do distúrbio subjacente (Tabela 20.11).

✦ NOVOS RUMOS

Parceria para uma América mais saudável contra a obesidade infantil

Como o número de crianças obesas nos EUA triplicou desde 1980 e a obesidade agora rivaliza com o tabagismo como a principal causa de morte e de doenças evitáveis, uma fundação foi lançada na primavera de 2010 para lidar com essa grave epidemia de obesidade infantil. Essa fundação, *Partnership for a Healthier America* – Parceria para uma América mais saudável –, tem como missão o conceito simples de que as crianças devem ter alimentos bons e nutritivos para comer e a oportunidade de serem fisicamente ativas todos os dias para se tornarem adultos saudáveis.

Os objetivos da parceria são apoiar a meta nacional de solução do desafio da obesidade infantil "dentro de uma geração" definida pela ex-primeira-dama Michelle Obama, que historicamente tem atuado como presidente honorária da organização. A parceria reúne os setores público e privado, organizações, líderes empresariais e formadores de opinião, mídia e comunidades estaduais e locais para que assumam compromissos significativos e mensuráveis no combate à obesidade infantil. O plano tem quatro pilares:

- Oferecer aos pais as ferramentas e informações de que necessitam para fazer escolhas saudáveis para seus filhos
- Introdução de alimentos mais saudáveis nas escolas do país
- Garantia de que todas as famílias tenham acesso a alimentos saudáveis e com custos acessíveis em suas comunidades
- Aumento das oportunidades para as crianças serem fisicamente ativas, tanto dentro como fora da escola.

A parceria visa apoiar, unir e inspirar famílias de todos os cantos dos EUA para implementar e manter o plano de quatro pilares.

Tabela 20.11 Tratamento nutricional da perda de massa corporal não intencional.

Preocupação	Recomendações
Ansiedade, estresse, depressão	Os antidepressivos podem ajudar; monitore a escolha para ter certeza de que não contribuem para as flutuações de massa corporal. Garanta a adequação do exercício físico, bem como das concentrações de folato, vitaminas B_6, B_{12} e ácidos graxos essenciais. Ver Capítulo 40
Câncer	Os cânceres gastrintestinais são especialmente prejudiciais. Alguns tratamentos e medicamentos podem causar perda de apetite, assim como o próprio câncer. Ver Capítulo 35
Doença celíaca	Certifique-se de que todos os alimentos e ingredientes que contenham glúten sejam eliminados da dieta
Alterações no grau de atividade ou métodos de preparação da dieta	Evite pular refeições, prepare alimentos com alta densidade energética, adicione lanches entre as refeições
Diabetes, novo início	Consulte um médico, monitore os medicamentos e garanta a ingestão adequada. Ver Capítulo 29
Disfagia ou dificuldades de mastigação	Altere as texturas dos alimentos e líquidos para melhorar a capacidade de mastigação e deglutição. Ver Capítulo 39
Hipertireoidismo	Excesso de tiroxina pode causar perda de massa corporal. Ver Capítulo 30
Doença intestinal inflamatória	Refeições pequenas e frequentes, ricas em proteínas e energia, com baixo teor de resíduos; pode ser necessária a nutrição enteral ou parenteral. Ver Capítulo 27
Isquemia intestinal	Necessita de intervenção médica e potencialmente de alimentação enteral ou parenteral. Ver Capítulos 12, 26 e 27
Remédios	Alguns medicamentos podem causar perda de massa corporal; verifique com o médico; adicione refeições e lanches ricos em proteínas e energia, controle os efeitos colaterais gastrintestinais, como náuseas, constipação intestinal e diarreia
Náuseas e vômito	Infecções, outras doenças, alterações hormonais e alguns medicamentos causam náuseas e vômitos; faça refeições pequenas e frequentes; sirva líquidos entre as refeições em vez de com as refeições para reduzir a saciedade. Ver Capítulos 26 e 35
Pancreatite e fibrose cística	Monitore a suficiência da reposição de enzimas pancreáticas, faça pequenas refeições e lanches frequentes, fáceis de digerir e reduza os lipídeos se houver esteatorreia. Ver Capítulos 28 e 33
Insegurança alimentar	Forneça recursos para programas de assistência alimentar

Se a causa da baixa massa corporal for a ingestão oral inadequada de alimentos e bebidas, a atividade deve ser limitada e o aconselhamento psicológico iniciado, se necessário. Se a causa for a insegurança alimentar, forneça recursos locais para assistência alimentar.

Intensificadores de apetite

A FDA aprovou agentes orexígenos que incluem corticosteroides, ciproheptadina, loxiglumida (antagonista da colecistoquinina), acetato de megestrol, mirtazapina, dronabinol, oxoglutarato, agentes anabólicos (testosterona ou oximetolona), oxandrina (oxandrolona) e hormônio do crescimento. O uso de agentes orexígenos para perda de massa corporal em idosos é reservado para aqueles cujas condições sejam refratárias aos tratamentos usuais. Um terço dos adultos idosos, especialmente mulheres, apresenta perda de massa corporal em combinação com depressão. A mirtazapina é um antidepressivo eficaz, bem tolerado e aumenta o apetite. É particularmente eficaz em pacientes idosos com perda de massa corporal relacionada à demência (Fox et al., 2009). Dronabinol é usado para náuseas e vômitos induzidos por quimioterapia em pacientes com câncer e AIDS, demonstrou induzir ganho de massa corporal em pacientes com demência. Para adultos idosos, quantidades moderadas de álcool também podem ajudar no aumento do apetite.

Dietas de alta energia

Um histórico cuidadoso pode revelar inadequações nos hábitos alimentares e na ingestão nutricional. As refeições devem ser programadas e feitas quando se está relaxado, em vez de planejadas apressadamente ou consumidas rapidamente. A pessoa com baixa massa corporal frequentemente deve ser encorajada a comer, mesmo que não esteja com fome. O segredo é individualizar o programa com alimentos prontamente disponíveis de que o indivíduo goste, com um plano com horários de alimentação regular ao longo do dia. Além das refeições, geralmente são necessários lanches para aumentar adequadamente a ingestão energética. Os líquidos de alto teor energético ingeridos entre ou durante as refeições costumam ser eficazes naqueles com perda de apetite ou saciedade precoce. Os alimentos do dia a dia podem ser fortificados para aumentar energia e proteínas (ver *Em foco*: *Alimentação em primeiro lugar!*, no Capítulo 19).

A distribuição energética da dieta deve ser de aproximadamente 30% da energia oriunda de lipídeos, sendo a maioria de fontes monoinsaturadas ou poli-insaturadas e pelo menos 12 a 15% da energia oriunda de proteínas. Além de uma ingestão de acordo com as necessidades estimadas de energia para a massa corporal atual, devem ser planejadas 500 a 1.000 kcal extras por dia. Se 2.400 kcal mantiverem a massa corporal atual, serão necessários 2.900 a 3.400 kcal para o ganho de massa corporal.

A ingestão deve ser aumentada gradualmente para evitar desconforto gástrico, desânimo, desequilíbrios eletrolíticos e disfunção cardíaca. Os planos de aumento graduais são descritos na Tabela 20.12. Em crianças com baixa massa corporal, fatores não nutricionais, ingestão energética insuficiente, perdas excessivas de nutrientes e metabolismo energético anormal podem contribuir para diminuição do crescimento e morbidade. Assim, o tratamento nutricional adequado deve ser parte integrante do plano de tratamento. Suplementos nutricionais à base de lipídeos são produtos fortificados que muitas vezes são alimentos terapêuticos prontos para uso ou suplementos altamente concentrados que podem ser administrados em "pontos de serviço" ou em ambientes de emergência (Chaparro e Dewey, 2010).

Tabela 20.12 Sugestões para aumentar a ingestão energética.

Alimentos adicionais	kcal	Proteína (g)
Mais 500 kcal (servidas entre as refeições)		
A. Cereais de grãos integrais, frutas e nozes	270	5
1 banana	80	0
1 xícara de leite integral	160	8
Total	510	13
B. *Milk-shake* feito com 1/2 xícara de sorvete	145	3
1 colher de sopa de manteiga de amendoim	90	4
1 banana média	105	8
1 xícara de leite integral	160	8
Total	500	23
C. 6 unidades de biscoitos *cream cracker*	165	3
2 colheres de sopa de manteiga de amendoim	172	8
1 xícara de suco de laranja	122	0
2 colheres de sopa de passas	52	0
Total	511	11
Mais 1.000 kcal (servidas entre as refeições)		
A. Cerca de 230 g de iogurte grego integral com base de compota de frutas	260	18
1 fatia de pão integral	70	3
Cerca de 57 g de queijo	226	14
1 maçã média	87	0
¼ de *pizza* de queijo de 36 cm de diâmetro	306	16
1 banana pequena	81	1
Total	1.030	52

Alimentos adicionais	kcal	Proteína (g)
B. Café da manhã instantâneo com leite integral	280	15
1 xícara de queijo *cottage*	239	31
½ xícara de abacaxi	95	0
1 xícara de suco de maçã	117	0
6 unidades de biscoito *cream cracker*	165	3
1 pera	100	1
Total	996	50
Mais 1.500 kcal (servidas entre as refeições)		
A. 2 fatias de pão integral	140	6
2 colheres de sopa de manteiga de amendoim	180	8
1 colher de sopa de geleia	110	0
6 biscoitos de grãos integrais	120	3
Cerca de 230 g de iogurte grego integral com base de compota de frutas	260	18
¾ de xícara de amendoim torrado	630	28
½ xícara de néctar de damasco	70	0
Total	1.510	63
B. 1 *muffin* de fruta médio	350	6
2 colheres de chá de manteiga	70	0
Cerca de 115 g de iogurte grego integral com base de compota de frutas	130	10
Cereais de grãos integrais, frutas e nozes	272	5
1 banana	80	0
1 xícara de leite integral	160	8
1 *bagel*	260	10
2 colheres de sopa de queijo cremoso	100	2
2 colheres de sopa de geleia	110	0
Total	1.530	40

Fonte: US Department of Agriculture Food Data Central. https://fdc.nal.usda.gov

---

CASO CLÍNICO

Norma é uma mulher latina de 45 anos que tentou vários programas de perda de massa corporal. Ela tem seguido dietas rígidas e nunca se exercitou nas tentativas anteriores de perder massa corporal. Foi prescrito a ela o medicamento lisinopril, mas ela se esquece de tomá-lo regularmente. Sua pressão arterial é de 160/90 mmHg, ela tem 1,63 metros e pesa 88,5 kg. Sua massa corporal mais baixa foi de 59,0 kg aos 30 anos, mantido por 2 anos com o aumento do exercício físico e a redução das porções e dos lanches entre as refeições. Desde então, sua massa corporal aumentou lentamente até o grau atual, que Norma relata como sua massa corporal mais alta desde sempre. Ela relata que luta com a falta de motivação e volta aos velhos hábitos de não controlar as porções e de comer na frente da televisão. O exercício físico frequentemente diminui quando a vida fica muito ocupada e Norma relata que coloca as necessidades dos outros em sua família antes das suas próprias necessidades. Ela tentou várias dietas na adolescência, quando pesou 77,1 kg por 3 anos, mas teve dificuldade em mantê-las devido à abundância de alimentos nas reuniões familiares e sociais. Quais diretrizes você ofereceria à Norma neste momento?

Declarações de diagnóstico nutricional

- Ingestão excessiva de kcal relacionada à dificuldade com a motivação para mudanças de comportamento de saúde, como evidenciado por ganho de massa corporal gradual de 29,5 kg ao longo de 15 anos e índice de massa corporal atual de 33,5 kg/m^2
- Inatividade física relacionada à agenda lotada e não priorização do autocuidado, evidenciado por não ser fisicamente ativa por muitos anos e ganho de massa corporal constante.

Perguntas sobre cuidados com a nutrição

1. Como você lidaria com a preocupação de que ela não esteja tomando seus medicamentos regularmente?
2. Que recomendações dietéticas você daria para a Norma?
3. Quais macro e micronutrientes você discutiria com a Norma (p. ex., lipídeo total, gordura saturada, proteínas, sódio, potássio, cálcio)?
4. Como você mencionaria os exercícios e o que recomendaria para a Norma?
5. O que você recomendaria se ela quisesse tomar um suplemento dietético para a perda de massa corporal?

WEBSITES ÚTEIS

America on the Move
American Society of Bariatric Surgery
Calorie Restriction Society
Healthy Kids, Healthy Future
International Obesity Task Force
Let's Move!
National Heart, Lung, and Blood Institute: Identification, Evaluation, and Treatment of Overweight and Obesity in Adults
National Weight Control Registry
Obesity Week
The Obesity Society
Shape Up America
Weight Control Information Network: National Institute of Diabetes and Digestive and Kidney Disease

REFERÊNCIAS BIBLIOGRÁFICAS

Abbasi J: Interest in the ketogenic diet grows for weight loss and type 2 diabetes, *JAMA* 319:215–217, 2018.

Abdennour M, Reggio S, Le Naour G, et al: Association of adipose tissue and liver fibrosis with tissue stiffness in morbid obesity: links with diabetes and BMI loss after gastric bypass, *J Clin Endocrinol Metab* 99(3):898–907, 2014.

Raynor HA, Champagne CM: Academy of Nutrition and Dietetics, American Dietetic Association: Position of the Academy of Nutrition and Dietetics: interventions for the treatment of overweight and obesity in adults, *J Acad Nutr Diet* 116(1):129–147, 2016.

American Medical Association: *Press release: AMA adopts new policies,* June 18, 2013.

American Society for Metabolic and Bariatric Surgery: *Estimate of bariatric surgery numbers, 2011-2016,* 2016. Available at: https://asmbs.org/resources/estimate-of-bariatric-surgery-numbers.

Apovian C: Is the secret in the strands? Proceedings of the 25th International Conference of Practical Approaches to the Treatment of Obesity, *Harv Med Sch* 407–411, June 16-18, 2011.

Ashraf MJ, Baweja P: Obesity: the 'huge' problem in cardiovascular diseases, *Mo Med* 110(6):499–504, 2013.

Atkinson RL, Macdonald IA: Editors' note: omitting obesity treatment leads to poor outcomes, even in those who appear to be metabolically healthy, *Intl J Obes* 42:285, 2018.

Azad MB, Abou-Setta AM, Chauhan BF, et al: Nonnutritive sweeteners and cardiometabolic health: a systematic review and meta-analysis of randomized controlled trials and prospective cohort studies, *CMAJ* 189(28):E929–E939, 2017. Available at: https://doi.org/10.1503/cmaj.161390.

Bacon L, Keim NL, Van Loan MD, et al: Evaluating a 'non-diet' wellness intervention for improvement of metabolic fitness, psychological well-being and eating and activity behaviors. *Int J Obes Relat Metab Disord* 26:854–865, 2002.

Bassett DR, John D, Conger SA, et al: Trends in physical activity and sedentary behaviors of United States youth, *J Phys Act Health* 12(8):1102–1111, 2015.

Beck JS: *Cognitive behavior therapy: the basics and beyond,* ed 2, New York, NY, 2011, Guilford.

Beebe ML, Crowley N: Can hypocaloric, high-protein nutrition support be used in complicated bariatric patients to promote weight loss? *Nutr Clin Pract* 30:522–529, 2015.

Belfort-DeAguiar R, Seo D: Food cues and obesity: overpowering hormones and energy balance regulation, *Curr Obes Rep* 7:122-129, 2018.

Björntorp P, Sjöström L: Number and size of adipose tissue fat cells in relation to metabolism in human obesity, *Metabolism* 20:703–713, 1971.

Blackburn GL, Bistrian BR, Maini BS, et al. Nutritional and metabolic assessment of the hospitalized patient, *J Parenter Enteral Nutr* 1(1):11–22, 1977.

Blackburn GL, Bistrian BR, Maini BS, et al. Nutrition and Metabolic Assessment of the Hospitalized Patient, *JPEN* 1(1):11–22, 1977.

Blackburn GL, Flatt JP, Clowes GH: Protein-sparing therapy during period of starvation with sepsis or trauma, *Annals of Surgery* 177(5):588.

Blaine BE, Rodman J, Newman JM: Weight loss treatment and psychological well-being: a review and meta-analysis, *J Health Psychol* 12(1):66–82, 2007.

Boonchaya-anant P, Apovian CM: Metabolically healthy obesity—does it exist? *Curr Atheroscler Rep,* 16:441, 2014.

Braghetto I, Csendes A, Lanzarini E, et al: Is laparoscopic sleeve gastrectomy an acceptable primary bariatric procedure in obese patients? Early and 5-year postoperative results, *Surg Laparosc Endosc Percutan Tech* 22(6):479–486, 2012.

Bray GA, Bouchard C: *Handbook of obesity,* ed 3, Boca Raton, Fl, 2014, CRC Press.

Britton KA: Abdominal fat linked to raised heart, cancer risks, *J Am Coll Cardio,* July 10, 2013.

Bueno AC, Sun K, Martins CS, et al: A novel ADIPOQ mutation (p.M40K) impairs assembly of high-molecular-weight adiponectin and is associated with early-onset obesity and metabolic syndrome, *J Clin Endocrinol Metab* 99;E683–E693, 2014.

Byrne NM, Wood RE, Schutz Y, et al: Does metabolic compensation explain the majority of less-than-expected weight loss in obese adults during a short-term severe diet and exercise intervention? *Int J Obes (Lond)* 36:1472–1478, 2012.

Camp KM, Trujillo E: Position of the Academy of Nutrition and Dietetics: nutritional genomics, *J Acad Nutr Diet* 114:299–312, 2014.

Carmienke S, Freitag MH, Pischon T, et al: General and abdominal obesity parameters and their combination in relation to mortality: a systematic review and meta-regression analysis, *Eur J Clin Nutr* 67(6):573–585, 2013.

Carroll S, Borkoles E, Polman R: Short-term effects of a non-dieting lifestyle intervention program on weight management, fitness, metabolic risk, and psychological well-being in obese premenopausal females with the metabolic syndrome, *Appl Physiol Nutr Metab* 32(1):125–142, 2007.

Caulfield T: The obesity gene and the (misplaced) search for a personalized approach to our weight gain problems, *Wake Forest J Law Policy* 5(1):125–145, 2015.

Centers for Disease Control and Prevention: *Overweight and obesity trends,* 2008. Available at: https://www.cdc.gov/obesity/adult/causes.html.

Chan DC, Watts GF, Gan SK, et al: Effect of ezetimibe on hepatic fat, inflammatory markers, and apolipoprotein B-100 kinetics in insulin-resistant obese subjects on a weight loss diet, *Diabetes Care* 33:1134–1139, 2010.

Chang SH, Freeman NLB, Lee JA, et al: Early major complications after bariatric surgery in the USA, 2003-2014: a systematic review and meta-analysis, *Obes Rev* 19:529–537, 2018.

Chaparro CM, Dewey KG: Use of lipid-based nutrient supplements (LNS) to improve the nutrient adequacy of general food distribution rations for vulnerable sub-groups in emergency settings, *Matern Child Nutr* 6 (Suppl 1):1–69, 2010.

Chin SH, Kahathuduwa CN, Binks M: Physical activity and obesity: what we know and what we need to know, *Obes Rev* 17(12):1226–1244, 2016.

Choquet H, Meyre D: Genetics of obesity: what have we learned? *Curr Genomics.* 12:169-179, 2011.

Chung N, Park MY, Kim J, et al: Non-exercise activity thermogenesis (NEAT): a component of total daily energy expenditure, *J Exerc Nutrition Biochem* 22(2):23–30, 2018.

Clamp LD, Hume DJ, Lambert EV, et al: Successful and unsuccessful weight-loss maintainers: strategies to counteract metabolic compensation following weight loss, *J Nutr Sci* 28(7):e20, 2018.

Collins CE, Morgan PJ, Jones P, et al: A 12-week commercial web-based weight-loss program for overweight and obese adults: randomized controlled trial comparing basic versus enhanced features, *J Med Internet Res* 14(2):e57, 2012.

Davis CS, Clarke RE, Coulter SN, et al: Intermittent energy restriction and weight loss: a systematic review, *Eur J Clin Nutr* 70:292–299, 2016.

Dhurandhar NV, Schoeller D, Brown AW, et al: Energy balance measurement: when something is NOT better than nothing. *Int J Obes (Lond)* 39(7):1109–1113, 2015.

Dietary guidelines for Americans, 2015-2020, ed 8, December 2015, U.S. Department of Health and Human Services and U.S. Department of Agriculture. Available at: http://health.gov/dietaryguidelines/2015/guidelines/.

Drummen M, Tischmann L, Gatta-Cherifi B, et al: Dietary protein and energy balance in relation to obesity and co-morbidities, *Front Endocrinol (Lausanne)* 6;9:443, 2018.

Ellulu MS, Patimah I, Khaza'ai H, et al: Obesity and inflammation: the linking mechanism and the complications, *Arch Med Sci* 13(4):851–863, 2017.

Endocrine Today: *Understanding genetics of obesity will require larger studies, effect sizes*, March 23, 2018: Available at: https://www.healio.com/endocrinology/obesity/news/online/%7B2dd78204-08a8-4093-a633-8528cfd8c7c6%7D/understanding-genetics-of-obesity-will-require-larger-studies-effect-sizes?page=4.

Fabricatore AN, Wadden TA, Higginbotham AJ, et al: Intentional weight loss and changes in symptoms of depression: a systematic review and meta-analysis, *Int J Obes (Lond)* 35:1363–1376, 2011.

Federal Register: *Food labeling: nutrition labeling of standard menu items in restaurants and similar retail food establishments*, 2014. Available at: https://www.federalregister.gov/regulations/0910-AG57/food-labeling-nutrition-labeling-of-standard-menu-items-in-restaurants-and-similar-retail-food-estab.

Ferguson JF, Phillips CM, Tierney AC, et al: Gene-nutrient interactions in the metabolic syndrome: single nucleotide polymorphisms in ADIPOQ and ADIPOR1 interact with plasma saturated fatty acids to modulate insulin resistance, *Am J Clin Nutr* 91:794–801, 2010.

Fothergill E, Guo J, Howard L, et al: Persistent metabolic adaptation 6 years after "The Biggest Loser" competition, *Obesity (Silver Spring)* 24:1612–1619, 2016.

Fox CB, Treadway AK, Blaszczyk AT, et al: Megestrol acetate and mirtazapine for the treatment of unplanned weight loss in the elderly, *Pharmacotherapy* 29(4):383–397, 2009.

Fulton JE: *The state of physical activity in America*, 2016. Available at: https://health.gov/paguidelines/second-edition/meetings/1/The-State-of-Physical-Activity-in-America.pdf.

Garaulet M, Ordovás JM, Madrid JA: The chronobiology, etiology and pathophysiology of obesity, *Int J Obes (Lond)* 34:1667–1683, 2010.

Gardner CD, Trepanowski JF, Del Gobbo LC, et al: Effect of low-fat vs low-carbohydrate diet on 12-month weight loss in overweight adults and the association with genotype pattern or insulin secretion: the dietfits randomized clinical trial, *JAMA* 319(7):667–679, 2018.

Garland T, Schutz H, Chappell MA, et al: The biological control of voluntary exercise, spontaneous physical activity and daily energy expenditure in relation to obesity: human and rodent perspectives, *J Exp Biology* 214:206–229, 2011.

Goodarzi MO: Genetics of obesity: what genetic association studies have taught us about the biology of obesity and its complications, *Lancet diabetes Endocrinol* 6:223–236, 2018.

Grimble RF: The true cost of in-patient obesity: impact of obesity on inflammatory stress and morbidity, *Proc Nutr Soc* 69:511–517, 2010.

Grün F, Blumberg B: Environmental obesogens: organotins and endocrine disruption via nuclear receptor signaling, *Endocrinology* 147(Suppl 6):S50–S55, 2006.

Gudzune KA, Doshi RS, Mehta AK, et al: Efficacy of commercial weight-loss programs: an updated systematic review, *Ann Intern Med* 162(7):501–512, 2015.

Guo J, Brager DC, Hall KD: Simulating long-term human weight loss dynamics in response to calorie restriction, *Am J Clin Nutr* 558–565, 2018.

Hall KD, Bemis T, Brychta R, et al: Calorie for calorie, dietary fat restriction results in more body fat loss than carbohydrate restriction in people with obesity, *Cell Metab* 22:427–436, 2015.

Hall KD, Guo J: Obesity energetics: body weight regulation and the effects of diet composition, *Gastroenterology* 152(7):1718-1727.e3, 2017.

Hall KD, Hammond RA, Rahmandad H: Dynamic interplay among homeostatic, hedonic, and cognitive feedback circuits regulating body weight, *Am J Public Health* 104:1169–1175, 2014.

Hall KD, Sacks G, Chandramohan D, et al: Quantification of the effect of energy imbalance on bodyweight, *Lancet* 378(9793):826–837, 2011.

Hall KD: A review of the carbohydrate—insulin model of obesity, *Eur J Clin Nutr* 323–326, 2017.

Harris L, McGarty A, Hutchison L, et al: Short-term intermittent energy restriction interventions for weight management: a systematic review and meta-analysis, *Obes Rev* 19(1):1–13, 2018.

Headland M, Clifton PM, Carter S, et al: Weight-loss outcomes: a systematic review and meta-analysis of intermittent energy restriction trials lasting a minimum of 6 months, *Nutrients* 8(6):E354, 2016.

Hughes AR, Sherriff A, Ness AR, et al: Timing of adiposity rebound and adiposity in adolescence, *Pediatrics* 134:e1354–e1361, 2014.

Huth C, Pigeon É, Riou Mv̀a: Fitness, adiposopathy, and adiposity are independent predictors of insulin sensitivity in middle-aged men without diabetes, *J Physiol Biochem* 72(3):435–444, 2016.

Ibrahim AM, Thumma JR, Dimick JB: Reoperation and medicare expenditures after laparoscopic gastric band surgery, *JAMA Surg* 152(9):835–842, 2017.

Johnston BC, Kanters S, Bandayrel K, et al: Comparison of weight loss among named diet programs in overweight and obese adults a meta-analysis. *JAMA* 312(9):923–933, 2014.

Kaiser Permanente: *Weight management in children and adolescents screening and intervention guide*, 2012. Available at: https://wa.kaiserpermanente.org/static/pdf/public/guidelines/weight-adolescent.pdf.

Kaplan, L: *Treating obesity: A 2018 overview. Blackburn course in obesity medicine.* Harvard Medical School, June 2018. Available at: https://obesity.hmscme.com.

Krajmalnik-Brown R, Ilhan ZE, Kang DW, et al: Effect of gut microbes on nutrient absorption and energy regulation, *Nutr Clin Pract* 27:201–214, 2012.

Krakauer NY, Krakauer JC: Dynamic association of mortality hazards with body shape, *PLoS One* 9:e88793, 2014.

Kramer CK, Zinman B, Retnakaran R: Are metabolically healthy overweight and obesity benign conditions? A systematic review and meta-analysis, *Ann Intern Med* 159(11):758–769, 2013.

Kraschnewski JL, Boan J, Esposito J, et al: Long-term weight loss maintenance in the United States, *Int J Obes* 34;1644–1654, 2010.

La Merrill M, Emond C, Kim MJ, et al: Toxicological Function of Adipose Tissue: Focus on persistent organic pollutants, *Environ Health Perspect* 121:162–169, 2013.

Lasikiewicz, N, Myrissa K, Hoyland A, et al: Psychological benefits of weight loss following behavioral and/or dietary weight loss interventions. A systematic research review, *Appetite* 72:123–137, 2014.

Leblanc V, Provencher V, Bégin C, et al: Impact of a Health-At-Every-Size intervention on changes in dietary intakes and eating patterns in premenopausal overweight women: results of a randomized trial, *Clin Nutr* 31(4):481–488, 2012.

Lee YM, Jacobs DR Jr, Lee DH: Persistent organic pollutants and type 2 diabetes: a critical review of review articles, *Front Endocrinol (Lausanne)* 9:712, 2018.

Lee YM, Kim KS, Jacobs DR Jr, et al: Persistent organic pollutants in adipose tissue should be considered in obesity research, *Obes Rev* 18(2):129–139, 2017.

Leidy HJ, Clifton PM, Astrup A, et al: The role of protein in weight loss and maintenance, *Am J Clin Nutr* 101:1320S–1329S, 2015.

Liu G, Dhana K, Furtado JD, et al: Perfluoroalkyl substances and changes in body weight and resting metabolic rate in response to weight-loss diets: a prospective study, *PLos Med* 15(2):e1002502, 2018.

Lloyd LJ, Langley-Evans SC, McMullen S: Childhood obesity and risk of the adult metabolic syndrome: a systematic review, *Int J Obes* 36:1–11, 2012

Loos RJ. The genetics of adiposity, *Curr Opin Genet Dev* 50:86–95, 2018.

Malhotra A, Noakes T, Phinney S: It is time to bust the myth of physical inactivity and obesity: you cannot outrun a bad diet, *Br J Sports Med* 49(15):967–968, 2015.

Meek CL, Lewis HB, Reimann F, et al: The effect of bariatric surgery on gastrointestinal and pancreatic peptide hormones, *Peptides* 77:28–37, 2016.

Mensinger JL, Calogero RM, Stranges S, et al: A weight-neutral versus weight-loss approach for health promotion in women with high BMI: a randomized-controlled trial, *Appetite* 105:364–374, 2016.

Metcalf BS, Hosking J, Jeffery AN, et al: Fatness leads to inactivity, but inactivity does not lead to fatness: a longitudinal study in children (EarlyBird 45), *Arch Dis Child* 96:942–947, 2011.

Mozaffarian D: Dietary and policy priorities for cardiovascular disease, diabetes, and obesity a comprehensive review, *Circulation* 133(2):187–225, 2016.

Müller MJ, Geisler C: Defining obesity as a disease, *Nature* 71:1256–1258, 2017.

Müller MJ, Geisler C, Heymsfield SB, et al: Recent advances in understanding body weight homeostasis in humans, *F1000Research* 7:F1000 Faculty Rev-1025, 2018.

Nappi F, Barrea L, Di Somma C, et al: Endocrine aspects of environmental "Obesogen" pollutants, *Int J Envir Res Pub Health* 13:765, 2016.

NAS IOM: Dietary Reference Intakes for Energy, Carbohydrate, Fiber, Fat, Fatty acids, Cholesterol, Protein, and Amino Acids (Macronutrients), *The National Academies Press*. 2005. Available at: https://www.nal.usda.gov/sites/default/files/fnic_uploads/energy_full_report.pdf.

National Task Force on the Prevention and Treatment of Obesity: Dieting and the development of eating disorders in overweight and obese adults, *Arch Intern Med* 160(17):2581–2589, 2000.

Naude CE, Schoonees A, Senekal M, et al: Low carbohydrate versus isoenergetic balanced diets for reducing weight and cardiovascular risk: a systematic review and meta-analysis, *PLOS One* 9(7):e100652, 2014.

NHLBI: Expert Panel Report: Guidelines (2013) for the management of overweight and obesity in adults, *Obesity* 22(suppl 2):S41–S410, 2014. NIH Publication No. #98-4083.

O'Neal TJ, Friend DM, Guo J, et al: Increases in physical activity result in diminishing increments in daily energy expenditure in Mice, *Curr Biol* 27:423–430, 2017.

Ostendorf DM, Melanson EL, Caldwell AE, et al: No consistent evidence of a disproportionately low resting energy expenditure in long-term successful weight-loss maintainers, *Am J Clin Nutr* 108(4):658–666, 2018.

Palavras MA, Hay P, Filho CA, et al: The efficacy of psychological therapies in reducing weight and binge eating in people with bulimia nervosa and binge eating disorder who are overweight or obese-a critical synthesis and meta-analyses. *Nutrients* 9(3):E299, 2017 doi:10.3390/nu9030299.

Parrott J, Frank L, Rabena R, et al: American society for metabolic and bariatric surgery integrated health nutritional guidelines for the surgical weight loss patient 2016 update: micronutrients, *Surg Obes Relat Dis* 13(5):727–741, 2017.

Piercy KL, Troiano RP, Ballard RM, et al: The physical activity guidelines for Americans, *JAMA* 2020:2020–2028, 2018.

Pomeranz JL, Puhl RM: New developments in the law for obesity and discrimination protection, *Obesity* 21:469–471, 2013.

Ponterio E, Gnessi L: Adenovirus 36 and obesity: an overview, *Viruses* 7:3719–3740, 2015.

Ramage S, Farmer A, Eccles KA, et al: Healthy strategies for successful weight loss and weight maintenance: a systematic review, *Appl Physiol Nutr Metab* 39:1–20, 2014.

Reyman M, Verrijn Stuart AA, van Summeren M, et al: Vitamin D deficiency in childhood obesity is associated with high levels of circulating inflammatory mediators, and low insulin sensitivity, *Int J Obes (Lond)* 38(1):46–52, 2014.

Rocha VZ, Folco EJ: Inflammatory concepts of obesity, *Int J Inflam* 2011:529061, 2011.

Saber AA, Shoar S, Almadani MW, et al: Efficacy of first-time intragastric balloon in weight loss: a systematic review and meta-analysis of randomized controlled trials, *Obes Surg* 27:277–287, 2017.

Song Z, Xiaoli AM, Yang F: Regulation and metabolic significance of De Novo Lipogenesis in Adipose Tissues, *Nutrients* 10(10):E1383, 2018.

State of Obesity: *The state of childhood obesity*, 2018. Available at: https://stateofobesity.org/childhood-obesity-trends/.

Steinhardt MA, Bezner JR, Adams TB: Outcomes of a traditional weight control program and a nondiet alternative: a one-year comparison, *J Psychol* 133(5):495–513, 1999.

Stewart F, Avenell A: Behavioural Interventions for severe obesity before and/or after bariatric surgery: a systematic review and meta-analysis, *Obes Surg* 26:1203–1214, 2016.

Stunkard A, Lu XY: Rapid changes in night eating: considering mechanisms, *Eat Weight Disord* 15:e2–e8, 2010.

Swift DL, Johannsen NM, Lavie CJ, et al: The role of exercise and physical activity in weight loss and maintenance, *Prog Cardiovasc Dis* 56(4):441–447, 2014.

Tagliabue A, Ferraris C, Uggeri F, et al: Short-term impact of classical ketogenic diet on gut microbiota in GLUT1 Deficiency Syndrome: a 3-month prospective observational study, *Clin Nutr ESPEN* 17:33–37, 2017.

Tam CS, Lecoultre V, Ravussin E: Brown adipose tissue: mechanisms and potential therapeutic targets, *Circulation* 125(22):2782–2791, 2012.

Tambo A, Pace NP: The Microbial hypothesis: contributions of adenovirus infection and metabolic endotoxaemia to the pathogenesis of obesity, *Int J Chron Dis* 2016:7030795, 2016.

Thomas JG, Bond DS, Phelan S, et al, Weight-loss maintenance for 10 years in the National Weight Control Registry, *Am J Prev Med* 46:17–23, 2014.

Tremblay A, Pelletier C, Doucet E, et al: Thermogenesis and weight loss in obese individuals: a primary association with organochlorine pollution, *Int J Obes Relat Metab Disord* 28:936–939, 2004.

Tuulari JJ, Karlsson HK, Hirvonen J, et al: Weight loss after bariatric surgery reverses insulin-induced increases in brain glucose metabolism of the morbidly obese, *Diabetes* 62:2747–2751, 2013.

Ulian MD, Benatti FB, de Campos-Ferraz PL, et al: The effects of a "Health At Every Size®"-based approach in obese women: a pilot-trial of the "Health and Wellness in Obesity" study, *Front Nutr* 2:34, 2015.

Ulian MD, Aburad L, da Silva Oliveira MS, et al: Effects of Health At Every Size® interventions on health-related outcomes of people with overweight and obesity: a systematic review, *Obes Rev* 19:1659–1666, 2018a.

Ulian MD, Pinto AJ, de Morais Sato P, et al: Effects of a new Health at Every Size-based intervention for the management of obesity, *PLoS ONE* 13(7):e0198401, 2018b.

Wadden TA, Sarwer DB: Behavioral assessment of candidates for bariatric surgery: a patient-oriented approach, *Surg Obes Relat Dis* 2:171–179, 2006.

Wajchenberg BL: Subcutaneous and visceral adipose tissue: their relation to the metabolic syndrome, *Endocr Rev* 21(6):697–738, 2013.

Westerterp-Plantenga MS, Lemmens SG, Westerterp KR: Dietary protein – its role in satiety, energetics, weight loss and health, *Br J Nutr* 108(S2):S105–S112, 2012.

Weiner RA, Theodoridou S, Weiner S: Failure of laparoscopic sleeve gastrectomy—further procedure? *Obes Facts* 4 (Suppl 1):42–46, 2011.

WHO: *Obesity and overweight fact sheet*. 2018. Available at: http://www.who.int/mediacentre/factsheets/fs311/en/.

Yang MU, Van Itallie TB: composition of weight lost during short-term weight reduction. Metabolic responses of obese subjects to starvation and low-calorie ketogenic and nonketogenic diets, *J Clin Invest* 58:722–730, 1976.

21

Nutrição para Transtornos Alimentares

Janet E. Schebendach, PhD, RDN
Justine Roth, MS, CEDRD

TERMOS-CHAVE

anorexia nervosa (AN)
bulimia nervosa (BN)
compulsão alimentar
Manual Diagnóstico e Estatístico de Transtornos Mentais (DSM-5)
outros transtornos alimentares especificados (OTAE)
purgação
sinal de Russel
síndrome de realimentação (SR)
terapia baseada na família (TBF)
terapia cognitivo-comportamental (TCC)
termogênese induzida pela dieta (TID)
transtorno alimentar restritivo/evitativo (TARE)
transtorno da compulsão alimentar periódica (TCAP)

Os transtornos alimentares (TAs) são caracterizados por um transtorno persistente da alimentação ou do comportamento relacionado à alimentação que resulta em um comprometimento significativo da saúde física e do funcionamento psicossocial. Os critérios de diagnóstico (Boxe 21.1) estão publicados na quinta edição do *Manual Diagnóstico e Estatístico de Transtornos Mentais* (*DSM-5*) — em inglês *Diagnostic and Statistical Manual of Mental Disorders, fifth edition* (American Psychiatric Association [APA], 2013). Os critérios revisados do manual estão disponíveis para anorexia nervosa (AN), bulimia nervosa (BN) e transtorno da compulsão alimentar periódica (TCAP); novos critérios foram estabelecidos para outros transtornos alimentares especificados (OTAE), transtorno alimentar restritivo/evitativo (TARE), pica e transtorno de ruminação.

Anorexia nervosa

As características essenciais da **anorexia nervosa** (**AN**) incluem restrição persistente da ingestão energética, medo intenso de ganhar massa corporal ou de ficar gordo ou comportamento persistente que interfira na manutenção da massa corporal adequada, e um distúrbio na percepção própria de sua massa ou forma corporal. Os dois subtipos diagnósticos são apenas alimentação restritiva (AN-restritiva) e alimentação restritiva intercalada com compulsão alimentar ou **purgação** (AN-compulsão-purgação); o cruzamento entre os subtipos é possível durante o curso da doença. O DSM-5 permite que os clínicos documentem a classificação de gravidade para um caso de AN: leve, moderada, grave e extrema. As classificações de gravidade são distinguidas com base no índice de massa corporal atual (IMC para adultos) ou percentil de IMC (para crianças e adolescentes); no entanto, a classificação pode ser aumentada a critério do clínico para refletir os sintomas clínicos, o grau de incapacidade funcional e a necessidade de supervisão. Na população em geral, a prevalência de AN ao longo da vida é de cerca de 1% nas mulheres e menos de 0,5% nos homens (Hay et al., 2014). A apresentação tipicamente ocorre durante a adolescência ou idade adulta jovem, mas casos pré-púberes e de início tardio (após os 40 anos) foram descritos. Embora a AN ocorra em populações cultural e socialmente diversas, o aumento da prevalência ocorre em países pós-industrializados de alta renda. Nos EUA, a apresentação das preocupações com a massa corporal entre indivíduos com transtornos alimentares pode variar entre grupos culturais e étnicos (Becker, 2016; Sala, 2013). Insatisfação com a imagem corporal, comportamentos perigosos de controle de massa corporal e transtornos alimentares são questões emergentes para jovens lésbicas, *gays*, bissexuais, transgêneros e transexuais (LGBTQ) (McClain e Peebles, 2016), mas as taxas de prevalência e incidência de AN nessas populações não são relatadas atualmente. Os fatores de risco e prognósticos associados à AN incluem características genéticas, fisiológicas, ambientais e temperamentais (Tabela 21.1). A taxa bruta de mortalidade é de cerca de 5% por década, com morte atribuída a complicações clínicas diretamente relacionadas à AN ou ao suicídio (APA, 2013).

Bulimia nervosa

As características da **bulimia nervosa** (**BN**) incluem episódios recorrentes de compulsão alimentar seguidos por comportamentos compensatórios inadequados em um esforço para prevenir o ganho de massa corporal e uma autoavaliação que é indevidamente influenciada pela forma e massa corporais (APA, 2013). A **compulsão alimentar** é um episódio de ingestão incontrolável de uma quantidade excessiva de alimentos em um período determinado de tempo. Os mecanismos compensatórios inadequados incluem vômito autoinduzido, uso indevido de laxantes, diuréticos, jejum e exercícios excessivos. Um indivíduo pode empregar um ou mais métodos. O DSM-5 inclui quatro níveis de classificações de gravidade com base na frequência de comportamentos compensatórios inadequados: leve, moderada, grave, extrema. Embora o nível padrão de gravidade seja baseado na frequência desses episódios, o nível de gravidade pode ser aumentado a critério do clínico para refletir outros sintomas e o grau de incapacidade funcional. A prevalência de BN ao longo da vida é de aproximadamente 2% em mulheres e 0,5% em homens (Hay et al., 2014). A apresentação inicial ocorre comumente durante a adolescência ou na idade adulta jovem; casos pré-púberes e de início tardio (após os 40 anos) são incomuns. O cruzamento diagnóstico de BN para AN ocorre em 10 a 15% dos casos. No entanto, os indivíduos que passam para a AN geralmente revertem para a BN, e alguns apresentam cruzamentos múltiplos entre esses transtornos. A BN ocorre em frequências semelhantes em países industrializados (APA, 2013). A prevalência de BN é semelhante entre grupos étnicos (APA, 2013).

Boxe 21.1 Critérios diagnósticos da American Psychiatric Association (DSM-5).

Anorexia nervosa (AN)

A. Restrição da ingestão de energia em relação aos requerimentos, levando à massa corporal significativamente baixa no contexto de idade, sexo, trajetória de desenvolvimento e saúde física. *Peso significativamente baixo* é definido como a massa corporal inferior ao minimamente normal ou, para crianças e adolescentes, inferior ao minimamente esperado.
B. Medo intenso de ganhar massa corporal ou ficar gordo, ou comportamento persistente que interfira no ganho de massa corporal, mesmo com massa corporal significativamente baixa.
C. Perturbação na forma como a massa corporal ou forma corporal de alguém é vivenciada, influência indevida da massa corporal ou forma corporal na autoavaliação ou falta persistente de reconhecimento da gravidade da baixa massa corporal atual.

Especifique se:
1. Tipo restritivo: o indivíduo não se envolveu em episódios recorrentes de compulsão alimentar ou comportamento de purgação durante os últimos 3 meses (i. e., vômito autoinduzido ou uso indevido de laxantes, diuréticos ou enemas). Esse subtipo descreve apresentações nas quais a perda de massa corporal é obtida principalmente por meio de dieta, jejum e/ou exercícios excessivos.
2. Tipo compulsão alimentar-purgação: o indivíduo se envolveu em episódios recorrentes de compulsão alimentar ou comportamento de purgação durante os últimos 3 meses (i. e., vômito autoinduzido ou uso indevido de laxantes, diuréticos ou enemas).

Especifique a gravidade atual:

O nível mínimo de gravidade é baseado, para adultos, no índice de massa corporal (IMC) atual (ver a seguir) ou, para crianças e adolescentes, no percentil do IMC. Os intervalos a seguir são derivados das categorias da Organização Mundial da Saúde para magreza em adultos; para crianças e adolescentes, devem ser usados os percentis de IMC correspondentes. O nível de gravidade pode ser aumentado para refletir os sintomas clínicos, o grau de incapacidade funcional e a necessidade de supervisão.

Leve: IMC $\geq$ 17 kg/m^2
Moderada: IMC: 16 a 16,99 kg/m^2
Grave: IMC de 15 a 15,99 kg/m^2
Extrema: IMC < 15 kg/m^2

Bulimia nervosa (BN)

A. Episódios recorrentes de compulsão alimentar pelo menos 1 vez/semana durante 3 meses. Um episódio de compulsão alimentar é caracterizado por ambos os comportamentos seguintes:
  1. Comer, em um período de tempo determinado (p. ex., dentro de qualquer período de 2 h), uma quantidade de alimento que seja definitivamente maior do que a que a maioria dos indivíduos comeria em um período de tempo semelhante, em circunstâncias semelhantes.
  2. Sensação de falta de controle sobre a alimentação durante o episódio (p. ex., sensação de que não se pode parar de comer ou controlar o que ou quanto se está ingerindo).
B. Comportamentos compensatórios inadequados recorrentes para prevenir o ganho de massa corporal, como vômito autoinduzidos, uso indevido de laxantes, diuréticos ou outros medicamentos, jejum ou exercícios excessivos.
C. A compulsão alimentar e os comportamentos compensatórios inadequados ocorrem, ambos, em média, pelo menos 1 vez/semana durante 3 meses.
D. A autoavaliação é demasiadamente influenciada pela forma e massa corporal.
E. A perturbação não ocorre exclusivamente durante episódios de AN.

Especifique a gravidade atual:

O nível mínimo de gravidade é baseado na frequência de comportamentos compensatórios inadequados (ver a seguir). O nível de gravidade pode ser aumentado para refletir outros sintomas e o grau de incapacidade funcional.

Leve: média de 1 a 3 episódios de comportamentos compensatórios inadequados por semana.
Moderada: média de 4 a 7 episódios de comportamentos compensatórios inadequados por semana.
Grave: média de 8 a 13 episódios de comportamentos compensatórios inadequados por semana.
Extrema: média de 14 ou mais episódios de comportamentos compensatórios inadequados por semana.

Transtorno da compulsão alimentar periódica (TCAP)

A. Episódios recorrentes de compulsão alimentar. Um episódio de compulsão alimentar periódica é caracterizado por ambos os comportamentos seguintes:
  1. Comer, em um período de tempo determinado (p. ex., dentro de qualquer período de 2 h), uma quantidade de alimento que é definitivamente maior do que a maioria das pessoas comeria em um período de tempo semelhante, em circunstâncias semelhantes.
  2. Sensação de falta de controle sobre a alimentação durante o episódio (p. ex., sensação de que não se pode parar de comer ou controlar o que ou quanto se está ingerindo).
B. Os episódios de compulsão alimentar periódica estão associados a três (ou mais) dos seguintes:
  1. Comer mais rapidamente do que o normal.
  2. Comer até se sentir desconfortavelmente saciado.
  3. Comer grandes quantidades de alimento quando não estiver fisicamente faminto.
  4. Comer sozinho por sentir-se constrangido com a quantidade de alimento que está consumindo.
  5. Sentir-se enojado consigo mesmo, deprimido ou muito culpado depois.
C. Há sofrimento ou angústia acentuados em relação à compulsão alimentar.
D. A compulsão alimentar ocorre, em média, pelo menos 1 vez/semana durante 3 meses.
E. A compulsão alimentar não está associada ao uso recorrente de comportamento compensatório inadequado como na BN e não ocorre exclusivamente durante o curso de BN ou AN.

Especifique a gravidade atual:

O nível mínimo de gravidade é baseado na frequência dos episódios de compulsão alimentar periódica (ver a seguir). O nível de gravidade pode ser aumentado para refletir outros sintomas e o grau de incapacidade funcional.

Leve: 1 a 3 episódios de compulsão alimentar por semana.
Moderada: 4 a 7 episódios de compulsão alimentar por semana.
Grave: 8 a 13 episódios de compulsão alimentar por semana.
Extrema: 14 ou mais episódios de compulsão alimentar por semana.

Outros transtornos alimentares especificados (OTAE)

Esta categoria se aplica a apresentações em que predominam os sintomas característicos de um transtorno alimentar que causa sofrimento ou angústia clinicamente significativos ou que compromete a atuação do indivíduo nas áreas social, ocupacional ou outras áreas importantes do funcionamento, mas não atendem a todos os critérios para qualquer um dos transtornos alimentares e classes de diagnósticos dos transtornos alimentares. A categoria de outros transtornos alimentares especificados é usada em situações nas quais o médico opta por comunicar o motivo específico pelo qual a apresentação não atende aos critérios para qualquer transtorno alimentar específico. Isso é feito registrando "outros transtornos alimentares especificados (OTAE)" seguido pelo motivo específico (p. ex., "BN de baixa frequência"). Exemplos de apresentações que podem ser especificadas usando a designação de "outros especificados" incluem as seguintes:

1. AN atípica: todos os critérios para AN são atendidos, exceto se, apesar da perda de massa corporal significativa, a massa corporal do indivíduo estiver dentro ou acima da faixa normal.
2. BN (de baixa frequência e/ou duração limitada): todos os critérios da BN são atendidos, exceto se a compulsão alimentar e comportamentos compensatórios inadequados ocorrerem, em média, menos de 1 vez/semana e/ou por menos de 3 meses.

(continua)

Boxe 21.1 Critérios diagnósticos da American Psychiatric Association (DSM-5). (Continuação)

3. TCAP (de baixa frequência e/ou duração limitada): todos os critérios para TCAP são atendidos, exceto se a compulsão alimentar ocorrer, em média, menos de 1 vez/semana e/ou por menos de 3 meses.
4. Transtorno de purgação: comportamento de purgação recorrente para influenciar a massa corporal ou a forma corporal (p. ex., vômito autoinduzido, uso indevido de laxantes, diuréticos ou outros medicamentos) na ausência de compulsão alimentar.
5. Síndrome da alimentação noturna: episódios recorrentes de alimentação noturna, conforme manifestados por comer após acordar do sono ou por consumo excessivo de alimentos após a refeição noturna. Há consciência e lembrança do ato de comer. A alimentação noturna não é melhor explicada por influências externas, como alterações no ciclo de vigília e sono do indivíduo ou por normas sociais locais. A alimentação à noite causa sofrimento ou angústia significativos e/ou prejuízo no funcionamento orgânico. O padrão alimentar disfuncional não é melhor explicado pelo TCAP ou outro transtorno mental, incluindo o uso de substâncias, e não pode ser atribuído a outro transtorno clínico ou ao efeito de medicamentos.

Transtornos alimentares não especificados

Esta categoria se aplica a apresentações nas quais predominam os sintomas característicos de um transtorno alimentar que causa sofrimento ou angústia clinicamente significativos ou que compromete a atuação do indivíduo nas áreas social, ocupacional ou outras áreas importantes do funcionamento, mas não atendem a todos os critérios para qualquer um dos transtornos alimentares e classes de diagnósticos dos transtornos alimentares. A categoria de transtornos alimentares não especificados é usada em situações nas quais o médico opta por *não* especificar o motivo pelo qual os critérios não são atendidos para um transtorno alimentar específico e inclui apresentações nas quais não há informações suficientes para estabelecer um diagnóstico mais específico (p. ex., em ambientes de emergência).

Transtorno alimentar restritivo/evitativo (TARE)*

A. Um transtorno alimentar (p. ex., aparente falta de interesse em comer ou nos alimentos, evitar alimentos com base em suas características sensoriais, preocupação com as consequências aversivas da alimentação), conforme manifestado por falha persistente em atender às necessidades nutricionais e/ou energéticas apropriadas associadas com uma (ou mais) das seguintes consequências:
  1. Perda de massa corporal significativa (ou falha em atingir o ganho de massa corporal esperado ou crescimento deficiente em crianças).
  2. Deficiência nutricional significativa.
  3. Dependência de alimentação enteral ou suplementos nutricionais orais.
  4. Interferência marcante no funcionamento psicossocial.

B. A perturbação não é melhor explicada pela falta de alimentos disponíveis ou por uma prática culturalmente sancionada associada.
C. O transtorno alimentar não ocorre exclusivamente durante o curso de AN ou BN, e não há evidência de um transtorno na forma como a massa corporal ou a forma corporal de alguém são vivenciados.
D. O transtorno alimentar não é atribuível a uma condição clínica simultânea ou não é melhor explicado por outro transtorno mental. Quando o transtorno alimentar ocorre no contexto de outra condição ou distúrbio, a gravidade do transtorno alimentar excede aquela rotineiramente associada à condição ou ao distúrbio e justifica atenção clínica adicional.

Pica

A. Alimentação persistente de substâncias não nutritivas e não alimentares por um período de pelo menos 1 mês.
B. A ingestão de substâncias não nutritivas e não alimentares é inadequada para o nível de desenvolvimento do indivíduo.
C. O comportamento alimentar não faz parte de uma prática normativa apoiada social ou culturalmente.
D. Se os comportamentos alimentares ocorrerem no contexto de outro transtorno mental (p. ex., deficiência intelectual [transtorno do desenvolvimento intelectual], transtorno do espectro autista, esquizofrenia) ou de uma condição clínica (incluindo gestação), são suficientemente graves para justificar atenção clínica adicional.

Transtorno de ruminação

A. Regurgitação repetida de alimentos durante um período de pelo menos 1 mês. Alimentos regurgitados podem ser mastigados de novo, engolidos novamente ou cuspidos.
B. A regurgitação repetida não é atribuível a uma condição gastrintestinal ou outra condição clínica associada (p. ex., refluxo gastresofágico, estenose pilórica).
C. O transtorno alimentar não ocorre exclusivamente durante o curso de AN, BN, TCAP ou TARE.
D. Se os sintomas ocorrerem no contexto de outro transtorno mental (p. ex., deficiência intelectual [transtorno do desenvolvimento intelectual] ou outro transtorno do neurodesenvolvimento), eles são suficientemente graves para justificar atenção clínica adicional.

*Foi proposta mudança no critério A. O trecho inclui a cláusula "conforme manifestado por falha persistente em atender às necessidades nutricionais e/ou energéticas apropriadas", entretanto, o critério A.4 não descreve a manifestação de um problema nutricional. A American Psychiatric Association propõe a exclusão da cláusula no trecho, de modo que o comprometimento psicossocial marcante por si só satisfaria o critério A.
(American Psychiatric Association: *Diagnostic and Statistical Manual of Mental Disorders*, ed 5, Arlington, VA, 2013, American Psychiatric Association.)

Os fatores de risco e prognóstico associados à BN incluem características genéticas, fisiológicas, ambientais e temperamentais (ver Tabela 21.1). A BN está associada a um risco significativamente elevado de mortalidade (todas as causas e suicídio), com uma taxa bruta de mortalidade de aproximadamente 2% por década (APA, 2013).

Transtorno da compulsão alimentar periódica

Uma mudança importante no DSM-5 é o reconhecimento oficial do **transtorno da compulsão alimentar periódica (TCAP)** como um transtorno clínico. Embora ele tenha sido incluído na quarta edição do DSM (APA, 2000), esses critérios foram estabelecidos apenas para fins de pesquisa. A característica essencial do TCAP são episódios recorrentes de compulsão alimentar sem medidas compensatórias inadequadas (como purgação) destinadas a prevenir o ganho de massa corporal. Os critérios de diagnóstico incluem quatro níveis de classificações de gravidade – leve, moderada, grave e extrema – que se baseiam na frequência dos episódios de compulsão alimentar. O nível de gravidade pode ser aumentado a critério do clínico para refletir outros sintomas, bem como o grau de incapacidade funcional. A prevalência do TCAP ao longo da vida é de aproximadamente 3,5% em mulheres e 2% em homens (Hay et al., 2014). O TCAP ocorre em frequências semelhantes na maioria dos países industrializados. Nos EUA, as taxas de prevalência parecem comparáveis entre caucasianos, latinos, asiáticos e afro-americanos. É mais prevalente entre indivíduos que buscam tratamento para perda de massa corporal do que na população em geral. Sua evolução para outros transtornos alimentares é incomum. Além disso, ele parece ocorrer em famílias, o que pode refletir influências genéticas aditivas (APA, 2013); menos se sabe sobre os fatores de risco temperamentais e ambientais e sobre os fatores prognósticos.

Tabela 21.1 Fatores de risco e prognósticos associados à anorexia nervosa e à bulimia nervosa.

Diagnóstico	Temperamento	Meio ambiente	Fatores genéticos e fisiológicos
Anorexia nervosa	Traços obsessivos na infância Transtornos de ansiedade	Culturas/ambientes que valorizam a magreza Ocupações e atividades que incentivam a magreza (p. ex., modelos, atleta de elite)	Parente biológico de primeiro grau com AN, BN, transtorno bipolar ou transtorno depressivo Taxas de concordância mais altas em gêmeos monozigóticos *versus* dizigóticos Os estudos de imagem funcional indicam uma série de anormalidades cerebrais, mas não está claro se as alterações são anomalias primárias ou secundárias à desnutrição
Bulimia nervosa	Preocupações com a massa corporal Baixa autoestima Sintomas depressivos Transtorno de ansiedade social Transtorno de ansiedade excessiva da infância	Internalização do ideal de corpo magro Maior preocupação com a massa corporal Abuso sexual infantil Abuso físico na infância	Obesidade infantil e corpo grande na infância Maturação puberal precoce Vulnerabilidades genéticas

AN, anorexia nervosa; *BN*, bulimia nervosa.
(American Psychiatric Association: *Diagnostic and Statistical Manual of Mental Disorders*, ed 5, Arlington, VA, American Psychiatric Association, 2013.)

Outros transtornos alimentares especificados

A categoria de **outros transtornos alimentares especificados (OTAE)** se aplica à AN atípica (alimentação restritiva na presença de massa corporal normal), BN atípica e TCAP atípico (os episódios são menos frequentes ou de duração limitada), transtorno de purgação (i. e., purgação recorrente na ausência de compulsão alimentar) e síndrome da alimentação noturna. O tratamento de casos subclínicos de AN, BN e TCAP é semelhante ao usado para aqueles com apresentação que atenda a todos os critérios, mas a frequência das intervenções terapêuticas (p. ex., psicoterapia, terapia nutricional, tratamento clínico) e o ambiente de tratamento (p. ex., internação hospitalar, hospital-dia ou hospitalização parcial, tratamento ambulatorial intensivo, tratamento ambulatorial) podem ser diferentes. Pacientes com transtorno de purgação e síndrome da alimentação noturna muitas vezes se beneficiam de abordagens psicoterapêuticas utilizadas no tratamento de BN e TCAP.

Transtorno alimentar restritivo/evitativo

Pacientes com **transtorno alimentar restritivo/evitativo (TARE)** exibem comportamentos alimentares restritivos e evitativos, que resultam em perda de massa corporal significativa, crescimento comprometido, deficiências nutricionais e dependência de alimentação enteral e suplementos nutricionais, bem como funcionamento psicossocial prejudicado (Norris et al., 2016). Esses comportamentos alimentares restritivos não estão associados à insatisfação com a imagem corporal ou ao medo de ganho de massa corporal. Em comparação a pacientes com AN e BN, esses indivíduos tendem a ser mais jovens e com maior proporção de homens, são comedores seletivos (exigentes) desde a infância, têm medo de engasgar ou vomitar e evitam alimentos com base em sua aparência, textura e cheiro (Fisher et al., 2014).

CARACTERÍSTICAS E COMPLICAÇÕES CLÍNICAS

Embora os transtornos alimentares sejam classificados como doenças psiquiátricas, eles estão associados a complicações clínicas significativas, morbidade e mortalidade. Alterações fisiológicas numerosas resultam de comportamentos disfuncionais associados a AN, BN e TCAP. Algumas são pequenas alterações relacionadas à ingestão excessiva ou inadequada de nutrientes; outras são alterações patológicas com consequências a longo prazo; e algumas representam condições potencialmente fatais.

Anorexia nervosa

Inicialmente, os indivíduos com AN podem simplesmente parecer abaixo da massa corporal. À medida que a doença progride, os pacientes parecem cada vez mais caquéticos e pré-púberes em sua aparência (Figura 21.1). Os achados físicos comuns neste estágio incluem lanugem (i. e., crescimento de cabelo macio e felpudo no rosto e nas extremidades), pele e cabelo secos, intolerância ao frio, cianose das extremidades, edema e amenorreia primária ou secundária. O grau de sintomatologia varia de pessoa para pessoa e com a duração da doença; por exemplo, algumas mulheres com anorexia apresentam amenorreia, outras não.

As complicações cardiovasculares podem incluir bradicardia, hipotensão ortostática, arritmias cardíacas e efusão pericárdica. A má-nutrição – ou desnutrição – energético-proteica (MEP) com consequente perda de massa corporal magra está associada a redução da massa ventricular esquerda e disfunção sistólica; no entanto, a função cardíaca é amplamente reversível com reabilitação nutricional e restauração de massa corporal.

As complicações gastrintestinais secundárias à inanição incluem retardo do esvaziamento gástrico, diminuição da motilidade do intestino delgado e constipação intestinal. Queixas de distensão abdominal e uma sensação prolongada de plenitude abdominal complicam o processo de realimentação. A intolerância à lactose pode se desenvolver secundariamente à desnutrição e geralmente desaparece após o ganho de massa corporal. Suplementos enzimáticos orais e laticínios sem lactose podem ser benéficos durante o processo de realimentação. Um estudo nacional realizado na Suécia encontrou associação positiva entre doença celíaca e AN tanto antes quanto depois do diagnóstico de doença celíaca (Marild et al., 2017); essa associação bidirecional pode ser atribuída a diagnósticos incorretos, fatores de risco compartilhados e suscetibilidade genética compartilhada.

Osteopenia, osteoporose e aumento do risco de fraturas ósseas ocorrem em homens e mulheres com AN (Westmoreland et al., 2016). Adolescentes com AN apresentam reduções tanto nos marcadores bioquímicos de formação óssea quanto nos de reabsorção óssea, indicativos de redução da renovação (*turnover*) óssea, enquanto adultos com AN apresentam diminuição da formação óssea e aumento dos marcadores de reabsorção, indicativos de desemparelhamento da renovação óssea, ambos levando a reduções na remodelação óssea e densidade mineral óssea (DMO) (Robinson et al., 2017). Em uma amostra de adultos predominantemente do sexo feminino, a osteopenia foi diagnosticada em 25,9% dos pacientes com AN do tipo restritivo e 34,8% dos pacientes com AN do tipo compulsão alimentar – purgação e a osteoporose foi diagnosticada em 34,3% dos pacientes com AN do tipo restritivo e 21,1% dos pacientes com AN do tipo compulsão alimentar – purgação (Mehler et al., 2018). Embora o ganho de massa corporal e a retomada da menstruação em pacientes com AN estejam associados ao aumento da densidade mineral óssea da coluna e do quadril, déficits permanentes são prováveis. Nenhuma terapia específica está atualmente aprovada para o tratamento da osteoporose secundária à AN.

Pacientes com AN têm níveis de hormônios tireoidianos consistentes com a síndrome da doença não tireoidiana ou síndrome do eutireóideo doente: concentrações de tiroxina (T_4) e tri-iodotironina (T_3) estão baixas ou baixas normais, T_3 reversa está elevada e o hormônio estimulador da tireoide (TSH) está normal ou elevado (Winston, 2012). Essa síndrome é provavelmente uma resposta adaptativa para conservar energia durante a desnutrição crônica e essas anormalidades se normalizam com o ganho de massa corporal.

Testes de função hepática anormais podem ocorrer na AN (Mehler et al., 2018). As alterações hepáticas são geralmente assintomáticas e autolimitadas, mas foram relatados casos raros de lesão e insuficiência hepática. Enzimas elevadas que resultam da desnutrição vão melhorar durante a reabilitação nutricional. Com menos frequência, transaminases hepáticas elevadas secundárias à esteatose podem ocorrer durante o processo de realimentação (Westmoreland et al., 2016).

As complicações renais incluem insuficiência renal, diminuição da capacidade de concentração renal, aumento da produção de urina, proteinúria e hematúria. Em geral, esses sintomas melhoram com hidratação adequada e tratamento da desnutrição (Campbell e Peebles, 2014).

As anormalidades hematológicas incluem anemia, leucopenia e trombocitopenia. A anemia supostamente ocorre em 20 a 40% dos pacientes com AN desnutridos, mas a deficiência de ferro não é tipicamente encontrada (Mehler et al., 2018; Westmoreland et al., 2016).

Bulimia nervosa

Os sinais e sintomas clínicos de BN são mais difíceis de detectar porque os pacientes geralmente têm massa corporal adequada e comportamento furtivo. Quando ocorre o vômito, pode haver evidência clínica, como (1) cicatriz no dorso da mão usada para estimular o reflexo do vômito, conhecido como **sinal de Russell** (Figura 21.2), (2) aumento da glândula parótida e (3) erosão do esmalte dentário, com aumento das cáries dentárias decorrentes da presença frequente de ácido gástrico na boca.

Sintomas gastrintestinais ocorrem em indivíduos com BN que usam o vômito como método de purgação (Westmoreland et al., 2016). Estes incluem dor de garganta, disfagia, refluxo gastrintestinal, esofagite, hematêmese leve (vômito com sangue) e complicações mais graves, mas consideravelmente menos frequentes, como lacerações esofágicas de Mallory-Weiss (síndrome de Mallory-Weiss), ruptura esofágica e dilatação gástrica aguda ou ruptura gástrica. Os sintomas associados ao uso indevido de laxantes variam com o tipo, a dose e a duração do uso. Os pacientes podem apresentar diarreia, cólicas abdominais, sangramento retal e prolapso retal. O abuso de laxantes estimulantes (i. e., aqueles contendo bisacodil, cáscara-sagrada ou sene) pode danificar as fibras nervosas intestinais na parede do intestino, uma vez que o cólon se torna cada vez mais dependente desses estimulantes para propulsar o material fecal, o que resulta na síndrome do cólon catártico (Westmoreland et al., 2016). A interrupção dos

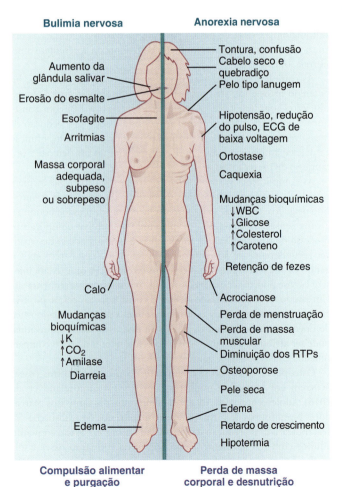

Figura 21.1 Sinais e sintomas físicos e clínicos de bulimia e anorexia nervosas. *ECG*, eletrocardiograma; *RTP*, reflexos tendinosos profundos; *WBC*, leucócitos (do inglês *white blood cell*).

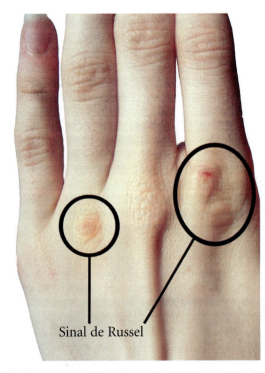

Figura 21.2 Sinal de Russell. Calosidades nos nós dos dedos ou no dorso da mão resultantes de vômitos autoinduzidos repetidos por um longo período de tempo.

laxantes, particularmente do tipo estimulante, pode resultar em constipação intestinal de rebote grave, que requer tratamento clínico contínuo.

Vômitos autoinduzidos e abuso de laxantes estimulantes são responsáveis por 90% dos comportamentos purgativos encontrados na BN (Westmoreland et al., 2016). O vômito resulta em diminuição do potássio (hipopotassemia), diminuição do cloreto e aumento do bicarbonato, resultando em alcalose metabólica. O uso excessivo de laxantes resulta inicialmente em acidose metabólica hiperclorêmica; no entanto, isso se reverte para um estado de alcalose metabólica após a evolução de um estado crônico de depleção de volume (Westmoreland et al., 2016). A hipopotassemia também ocorre secundariamente ao uso indevido de laxantes. A hipopotassemia decorrente da purgação está associada a aumento do risco de arritmias atriais e ventriculares (Trent et al., 2013).

Indivíduos com BN podem apresentar irregularidade menstrual, levando à crença equivocada de que são incapazes de conceber. Gestações não planejadas, abortos espontâneos e bebês nascidos com baixo peso ao nascer e menor perímetro cefálico são documentados em pacientes com BN (Koubaa et al., 2013; Linna et al., 2013). É desconhecido se os resultados negativos estão associados à desnutrição, aos cuidados pré-natais inadequados ou a outro mecanismo específico ao comportamento bulímico.

Transtorno da compulsão alimentar periódica

A característica predominante do TCAP são os episódios de alimentação excessiva. Em muitos casos, mas não em todos, essa compulsão alimentar resulta em sobrepeso ou obesidade, causando maior comprometimento funcional, diminuição da qualidade de vida e maiores graus de comorbidade psiquiátrica (depressão e ansiedade) do que a obesidade sem o transtorno da compulsão alimentar (Kornstein et al., 2016). A ingestão de grandes quantidades de alimentos pode causar desconforto gastrintestinal considerável nas regiões superior e inferior do sistema digestório. Os sintomas incluem dor abdominal, sensação de plenitude, esvaziamento gástrico retardado, distensão abdominal, regurgitação ácida, azia, disfagia, náuseas, diarreia, constipação intestinal, urgência fecal, incontinência fecal e bloqueio anal. O TCAP está associado a um risco aumentado ao longo da vida de diabetes tipo 2, hipertensão e síndrome metabólica (Kornstein et al., 2016).

ABORDAGEM PARA O TRATAMENTO

O tratamento dos transtornos alimentares requer uma abordagem multidisciplinar que inclua intervenções psiquiátricas, psicológicas, clínicas e nutricionais, idealmente fornecidas em um grau de atenção adequado à gravidade da doença. Os graus de cuidados oferecidos pelas instalações nos EUA incluem internação hospitalar, tratamento residencial, hospitalização parcial ou hospital-dia, tratamento ambulatorial intensivo e tratamento ambulatorial convencional (APA, 2006; Steinglass et al., 2016). As diretrizes de tratamento e declarações de políticas sobre os componentes necessários para o tratamento estão disponíveis na APA (APA, 2006; APA, 2012), na Society for Adolescent Health and Medicine (SAHM) (SAHM, 2015), na American Academy of Pediatrics (AAP) (Rosen and American Academy of Pediatrics Committee on Adolescence, 2010), na Academy of Nutrition and Dietetics (AND) (Ozier et al., 2011) e no Royal Australian and New Zealand College of Psychiatrists (Hay et al., 2014).

A internação hospitalar pode ser fornecida em uma unidade psiquiátrica ou clínica que utilize um protocolo comportamental desenvolvido para pacientes com transtornos alimentares. Os programas de tratamento residencial especializados também oferecem atendimento 24 horas por dia, mas são menos propensos a admitir o paciente instável do ponto de vista clínico ou psiquiátrico devido à sua localização fora do ambiente hospitalar. Dito isso, alguns programas de tratamento residencial estão adicionando unidades de estabilização clínica aguda às suas instalações. Os programas de hospital-dia e hospitalização parcial geralmente fornecem 6 a 8 horas de tratamento multidisciplinar especializado, por 5 a 7 dias por semana, dependendo da necessidade individual de supervisão de um paciente. Os programas de tratamento ambulatorial intensivo oferecem várias horas de atendimento multidisciplinar a cada semana. Isso pode ser agendado para o fim da tarde ou início da noite para que o paciente possa comparecer depois da escola ou do trabalho. O ambiente de tratamento menos intensivo é o atendimento ambulatorial. Consultas com psicoterapeutas, médicos e nutricionistas são agendadas em horários e locais diferentes; isso requer um esforço coordenado de comunicação entre todos os profissionais da saúde. As diretrizes de grau de cuidado da APA (2006, 2012) recomendam que o ambiente de tratamento seja selecionado de acordo com estado clínico do paciente, risco de suicídio, massa corporal, motivação para a recuperação, presença de comorbidades, necessidade de supervisão e estrutura, capacidade de controle da atividade compulsiva e comportamento de purgação.

TRATAMENTO PSICOLÓGICO

Os transtornos alimentares são doenças psiquiátricas complexas que requerem avaliação psicológica e tratamento contínuo. A avaliação do estágio de desenvolvimento cognitivo e psicológico do paciente, histórico familiar, dinâmica familiar e condição psicopatológica é essencial para o desenvolvimento de um programa de tratamento psicossocial abrangente.

Os objetivos a longo prazo das intervenções psicossociais na AN são: (1) ajudar os pacientes a compreender e cooperar com sua reabilitação nutricional e física, (2) ajudar os pacientes a compreender e mudar comportamentos e atitudes disfuncionais relacionados aos seus transtornos alimentares, (3) melhorar o funcionamento interpessoal e social e (4) abordar conflitos psicopatológicos e psicológicos que reforcem ou perpetuem comportamentos de transtornos alimentares (APA, 2006).

No estágio agudo da doença, os pacientes com AN que estão desnutridos são obsessivos e negativistas, dificultando a realização de psicoterapia formal. Portanto, é recomendado que terapias psicológicas intensivas e altamente estruturadas sejam iniciadas após os efeitos clínicos e cognitivos da inanição aguda terem sido estabilizados (Hay et al., 2014).

O tratamento comportamental é frequentemente utilizado para indivíduos com baixa massa corporal e comportamentos alimentares restritivos (Attia e Walsh, 2009; Steinglass et al., 2016). Esses protocolos estimulam a obtenção de massa corporal adequada e a alimentação saudável por meio do uso de reforços para escolhas comportamentais saudáveis. O tratamento inclui a supervisão de todas as refeições e lanches, bem como apoio psicológico pós-refeição por "ter comido", e monitoramento para prevenir comportamentos compensatórios como vômito, permanência em pé e prática de exercícios. Ele pode ser usado em ambientes de tratamento residencial, ambulatorial e com internação hospitalar; no entanto, a eficácia depende da consistência das expectativas e supervisão, que podem ser mais desafiadoras em um tratamento ambulatorial.

Uma vez que a desnutrição aguda tenha sido corrigida e a restauração de massa corporal esteja em andamento, o paciente com AN tem maior probabilidade de se beneficiar da psicoterapia. A psicoterapia pode ajudar o paciente a compreender e mudar o âmago de pensamentos, atitudes, motivos, conflitos e sentimentos disfuncionais essenciais relacionados ao transtorno alimentar. Condições psiquiátricas associadas, incluindo déficits de humor, controle de impulsos e autoestima, bem como prevenção de recaídas, devem ser abordadas no plano de tratamento psicoterapêutico.

Nenhum consenso foi alcançado sobre a melhor abordagem geral para psicoterapia na AN; no entanto, estudos sugerem que a **terapia baseada na família (TBF)** é o tratamento de escolha para adolescentes com AN relativamente breve (Gur et al., 2018). A TBF para AN é um tratamento ambulatorial com base em diretrizes preestabelecidas de três fases que consiste em 10 a 20 sessões conduzidas ao longo de 6 a 12 meses (Lock e Le Grange, 2013). A fase 1 tem como objetivo capacitar os pais para desempenharem um papel ativo na restauração de massa corporal de seu adolescente, concentra-se nos perigos associados à desnutrição grave e enfatiza a necessidade de os pais tomarem medidas imediatas para reverter essa condição. Na fase 1, o terapeuta que conduz a terapia baseada na família auxilia os pais na realimentação de seus filhos, usando técnicas de treinamento parental. Na fase 2, os pais são incentivados a ajudar o adolescente a reassumir gradualmente o controle sobre a alimentação. A fase 3 começa quando o adolescente é capaz de manter massa corporal estável superior a 95% da massa corporal ideal (IBW, do inglês *ideal body weight*) de forma independente. Nesse ponto, o foco do tratamento muda para o estabelecimento de uma identidade adolescente saudável, além do aumento da autonomia do adolescente e do desenvolvimento de limites parentais apropriados. Vale ressaltar que a certificação da terapia baseada na família é limitada a profissionais de saúde mental licenciados e que o nutricionista não desempenha qualquer papel formal nesse processo.

Se a TBF for contraindicada, a terapia cognitivo-comportamental potencializada (TCC-P ou CBT-E, do inglês *enhanced cognitive behavioral therapy*) pode ser uma alternativa para adolescentes e uma boa opção para adultos com AN (Fairburn, 2008). Duas versões de terapia cognitivo-comportamental potencializada estão disponíveis: a focada (o tratamento central) e a ampliada (inclui perfeccionismo clínico, baixa autoestima básica e módulos de dificuldades interpessoais). As intensidades de tratamento incluem uma versão de 20 sessões para pacientes com IMC > 17,5 kg/m^2 e uma versão de 40 sessões para pacientes com IMC entre 15,0 e 17,5 kg/m^2. A TCC-P é uma terapia com base em diretrizes preestabelecidas oferecida por psicoterapeutas em unidades de internação, bem como em ambientes ambulatoriais. Ela costuma incluir o automonitoramento da ingestão de alimentos e dos comportamentos alimentares (compulsão alimentar, purgação, restrição alimentar). O papel do nutricionista nesse tipo de terapia é mínimo e pode variar conforme o ambiente de tratamento (i. e., maior envolvimento em unidades de internação). Em regime ambulatorial, a consulta com um nutricionista pode se limitar a pacientes com questões alimentares complicadas (p. ex., diabetes melito, doença cardiovascular, dieta vegana) e horários de trabalho ou sono desafiadores (p. ex., indivíduos que trabalham nos turnos da noite).

A **terapia cognitivo-comportamental (TCC)** clássica é uma terapia estruturada de 20 sessões que inclui intervenções comportamentais e cognitivas. Esta terapia direciona o cliente para a modificação de pensamentos e comportamentos disfuncionais (ver Capítulo 13). Os dados atuais sugerem que a TCC é o tratamento recomendado para a BN e o TCAP, sendo a terapia interpessoal (TIP) considerada uma forte alternativa de tratamento (Gurr et al., 2018). Ela consiste em três fases distintas e sistemáticas de tratamento: (1) estabelecimento de um padrão alimentar regular, (2) avaliação e mudança de crenças sobre forma corporal e a massa corporal e (3) prevenção de recaídas. Semelhante à terapia cognitivo-comportamental aprimorada, a TCC é uma intervenção psicoterapêutica com base em diretrizes preestabelecidas fornecida por um psicoterapeuta treinado. O papel do nutricionista é limitado a pacientes com diagnósticos clínicos de comorbidades e problemas alimentares que requeiram treinamento nutricional mais avançado.

A terapia comportamental dialética (TCD), uma terapia baseada em habilidades que se concentra em atenção plena (*mindfullness*), tolerância ao estresse, regulação emocional e eficácia interpessoal, pode ser útil em casos de BN nos quais se manifestam transtornos psiquiátricos como comorbidades (p. ex., depressão e transtornos de humor, transtornos de personalidade e transtornos de abuso de substâncias), comportamentos autolesivos (p. ex., automutilação) e maior impulsividade (Berg e Wonderlich, 2013). Em alguns casos, um medicamento antidepressivo (normalmente um inibidor seletivo da recaptação da serotonina [ISRS], como a fluoxetina) é prescrito como adjuvante à psicoterapia.

Avaliações e intervenções baseadas em tecnologia estão sendo testadas em pacientes com transtorno alimentar (Ellison et al., 2016). Aplicativos para *smartphones*, como *Recovery Record*® e *Rise UP + Recover*®, foram desenvolvidos especificamente para complementar a psicoterapia face a face e a nutrição clínica para transtornos alimentares (Boxe 21.2).

Instrumentos e questionários validados estão disponíveis para triagem e diagnóstico de pacientes com transtornos alimentares. O *Eating Disorder Examination – 17.0D* (Fairburn et al., 2014) – Exame de Transtornos Alimentares – 17.0D – é uma entrevista estruturada que leva aproximadamente uma hora para ser administrada por um clínico treinado; ela pode ser utilizada para o diagnóstico de AN, BN, TCAP e OTAE, de acordo com o DSM-5, em indivíduos com 14 anos ou mais. O *Eating Disorder Assessment for DSM-5* (EDA-5) – Avaliação de Transtornos Alimentares para o DSM-5 – é uma entrevista semiestruturada baseada em entrevista que leva aproximadamente 15 minutos para ser administrada por um clínico com treinamento modesto; pode ser acessada em www.eda5.org para diagnosticar AN, BN, TCAP,

---

Boxe 21.2 Aplicativos para recuperação.

As novas tecnologias oferecem ferramentas focadas na recuperação de transtornos alimentares na forma de aplicativos, ou *apps*. A distinção entre um aplicativo de aptidão física e um aplicativo para recuperação de transtornos alimentares é relevante para o tratamento de pessoas com transtornos alimentares. Embora ambos possam se concentrar em registros e diários, os aplicativos para transtornos alimentares desencorajam o rastreamento de energia e atividades e, em vez disso, promovem o automonitoramento de pensamentos e sentimentos em torno da ingestão de alimentos. A utilização de uma plataforma de automonitoramento em um *smartphone* oferece várias vantagens em relação ao monitoramento em papel, já que muitas pessoas mantêm seus telefones ligados a maior parte do tempo. O uso dos aplicativos pode ser mais conveniente, o que permite monitoramento em tempo real, precisão e mais consistência nos registros.

Os aplicativos a seguir fornecem ferramentas úteis para apoiar os esforços para a recuperação de transtornos alimentares:

1. *Recovery Record*® (Registro de Recuperação): este aplicativo permite que você se conecte com vários membros da equipe de tratamento para rastreamento em tempo real e configuração de monitoramento. Ele fornece estratégias de enfrentamento personalizadas, planos de refeições, rastreamento de sentimentos, impulsos para adotar comportamentos, bem como componentes de intervenções cognitivo-comportamentais.
2. *Rise UP + Recover*®: este aplicativo tem uma característica de automonitoramento comparável que permite o registro de ingestão, emoções e "comportamentos-alvo", como compulsão alimentar e purgação. Não permite uma experiência interativa com sua equipe de tratamento, mas você pode exportar dados de refeição e compartilhar com outras pessoas por *e-mail*. Os usuários também podem compartilhar citações motivacionais, imagens e afirmações.

Fairburn CG, Rothwell ER: Apps and eating disorders: a systemic clinical appraisal, *Int J Eat Disord* 48:1038, 2015.
Juarascio AS, Manasse SM, et. al. Review of smartphone applications for the treatment of eating disorders. *Eur Eat Disord Rev* 23:1, 2014.

TARE, OTAE, pica e transtorno de ruminação em adultos, de acordo com DSM-5 (Sysko et al., 2015). Medidas de autorrelato podem ser usadas para fins de triagem. Instrumentos representativos incluem o *Eating Attitudes Test* (Eat-26) – Teste de Atitudes Alimentares –, o *Eating Disorder Inventory* – Inventário de Transtornos Alimentares – e o *Eating Disorder Examination-Questionnaire* – Questionário de Exame de Transtorno Alimentar – (APA, 2006). O questionário *SCOFF* (*Sick, Control, One, Fat, Food* – Doente, Controle, Uma, Gordo, Comida) (Morgan et al., 1999), uma ferramenta de triagem breve e eficaz que é fácil de administrar e pontuar, está destacado no Boxe 21.3.

TRATAMENTO NUTRICIONAL

As funções e responsabilidades do nutricionista no tratamento de indivíduos com transtornos alimentares incluem avaliação, intervenção, monitoramento, reavaliação e coordenação do cuidado. Embora AN, BN e TCAP tenham características de apresentação diferentes, há semelhanças em suas avaliações e tratamentos.

Avaliação nutricional

A avaliação nutricional deve incluir um histórico completo da dieta, bem como a avaliação dos marcadores bioquímicos, do metabolismo energético e antropométricos do estado nutricional.

História dietética

A história dietética deve incluir a avaliação das ingestões de energia, macronutrientes, micronutrientes e de líquidos; da densidade de energia; da variedade da dieta e de atitudes, comportamentos e hábitos alimentares (ver Capítulo 4). Pacientes com duração mais curta da doença devem ser questionados sobre sua dieta e hábitos alimentares pré-morbidade, pois tais dados podem ser uma referência útil para avaliar a recuperação.

Anorexia nervosa

Pacientes com AN do tipo restritivo geralmente ingerem menos de 1.200 kcal/dia. Pacientes com AN do tipo compulsão alimentar-purgação têm padrões de dieta mais variáveis e a ingestão de energia deve ser avaliada em todo o espectro de restrição e compulsão alimentar. Embora a literatura inicial descreva os pacientes com AN como "fóbicos" aos carboidratos (Russell, 1967), estudos mais recentes sugerem que o componente mais evitado é o lipídeo dietético (Forbush e Hunt, 2014). A porcentagem de energia contribuída pelas proteínas pode estar no intervalo médio ou acima da média, mas a adequação da ingestão de proteínas torna-se marginalizada conforme a ingestão energética diminui. Uma dieta vegetariana ou vegana pode não conter proteínas de alto valor biológico adequadas na presença de ingestão de baixa energia.

Energia inadequada, variedade de dieta limitada e representação pobre dos grupos de alimentos aumentam o risco de ingestão insuficiente de micronutrientes. Em geral, a ingestão de micronutrientes é paralela à ingestão de macronutrientes, e os pacientes com AN que consistentemente restringem o lipídeo dietético correm maior risco de ingerirem dietas que são deficientes em ácidos graxos essenciais e vitaminas lipossolúveis. Com base em uma história dietética de 30 dias, Hadigan et al. (2000) descobriram que mais de 50% dos 30 pacientes com AN não conseguiram cumprir as ingestões dietéticas recomendadas (RDA) de vitamina D, cálcio, folato, vitamina B_{12}, magnésio, cobre e zinco. A ingestão anormal de líquidos é comum e a história dietética deve questionar os pacientes sobre tipos, quantidades e justificativas para o consumo de líquidos. Alguns indivíduos restringem a ingestão de líquidos porque acham difícil tolerar a sensação de plenitude depois, outros bebem quantidades excessivas para se sentirem satisfeitos e suprimir o apetite. Extremos na restrição ou ingestão de líquidos podem exigir o monitoramento da gravidade específica da urina e dos eletrólitos séricos. Muitos pacientes com AN consomem quantidades excessivas de bebidas adoçadas artificialmente e adoçantes artificiais. O uso desses produtos deve ser abordado durante o curso da terapia nutricional.

Bulimia nervosa

A alimentação caótica, variando da restrição da alimentação normal à compulsão alimentar, torna difícil avaliar a ingestão total de energia na BN. O conteúdo energético de uma compulsão, o grau de absorção energética após uma purgação e a extensão da restrição energética entre os episódios de compulsão devem ser avaliados. Os pacientes com BN presumem que o vômito é um mecanismo eficiente para eliminar a energia consumida durante os episódios de compulsão alimentar; no entanto, trata-se de um equívoco comum. Em um estudo do conteúdo energético de alimentos ingeridos e eliminados por meio de purgação em um laboratório de alimentação, foi determinado que, como um grupo, os indivíduos com BN consumiram média de 2.131 kcal durante uma compulsão e vomitaram apenas 979 kcal depois (Kaye et al., 1993). Como regra prática, os nutricionistas podem estimar que cerca de 50% da energia consumida durante uma compulsão sejam retidos.

De maneira semelhante, os pacientes que fazem uso indevido de laxantes acreditam que a catarse impedirá a absorção de alimentos e energia; entretanto, os laxantes não agem no intestino delgado, em que ocorre a maior parte da absorção. Em um estudo de laboratório conduzido por Bo-Linn et al. (1983), dois participantes com BN consumiram uma dieta padronizada e tomaram sua dose diária regular de laxantes (35 e 50 comprimidos, respectivamente). Os resultados indicaram que, apesar da produção de 4 a 6 ℓ de diarreia por dia, esses participantes diminuíram a absorção de energia em apenas 12%. Devido à variabilidade do dia a dia, um recordatório de 24 horas não é uma ferramenta de avaliação particularmente útil. Para avaliar a ingestão de energia, é útil estimar o consumo diário de alimentos ao longo de 1 semana, usando o método descrito no Boxe 21.4.

Boxe 21.3   Questionário *SCOFF*.[*]

1. Você se sente enojado (**s**ick) ou mal consigo mesmo porque se sente desconfortavelmente cheio?
2. Você se preocupa por ter perdido o **c**ontrole sobre o quanto você come?
3. Você perdeu recentemente uma quantidade de massa corporal em torno de 6,5 kg (**o**ne stone), em um período de 3 meses?
4. Você acredita que é gordo (**f**at) quando os outros dizem que você é magro demais?
5. Você diria que o alimento (**f**ood) domina sua vida?

*Duas ou mais respostas "sim" sugerem a presença de um transtorno alimentar.
(Fonte: Morgan JF, Reid F, Lacey JH: *BMJ* 4:1467, 1999.)

Boxe 21.4   Determinação da ingestão energética média diária no indivíduo com bulimia nervosa.

1. Mantenha um registro da ingestão do paciente por 7 dias.
2. Dos 7 dias, determine o número de dias sem compulsão (que pode incluir dias de ingestão restritiva e de ingestões adequadas).
3. Aproxime o conteúdo energético total da semana.
4. Determine o número de dias de compulsão.
5. Determine o conteúdo energético aproximado dos dias de compulsão e, em seguida, deduza 50% do conteúdo energético das compulsões que são purgadas (vomitadas).
6. Finalmente, calcule a média da ingestão energética durante o período de 7 dias. A determinação dessa ingestão energética média, bem como do intervalo de ingestão, constituirá informações úteis para o processo de avaliação.

A ingestão de nutrientes em pacientes com BN varia com o ciclo de compulsão alimentar e restrição, e é provável que a qualidade geral da dieta e a ingestão de micronutrientes sejam inadequadas. Um estudo da ingestão alimentar de 14 dias com 50 pacientes com BN revelou que pelo menos 50% dos participantes consumiram menos de dois terços da RDA recomendada de cálcio, ferro e zinco nos dias sem compulsão. Além disso, 25% dos participantes tiveram ingestão inadequada de zinco e ferro quando a ingestão geral (i. e., dias com compulsão e dias sem compulsão) foi avaliada (Gendall et al., 1997). Mesmo quando a dieta parece adequada, a perda de nutrientes ocorre secundariamente à purgação, dificultando a avaliação da verdadeira adequação da ingestão de nutrientes. O uso de suplementos vitamínicos e minerais também deve ser determinado, porém, mais uma vez, a retenção após a purgação deve ser considerada.

Comportamento alimentar

Atitudes, comportamentos e hábitos alimentares observados em AN e BN nervosas estão mostrados no Boxe 21.5. Aversões alimentares, comuns nesta população, incluem carne vermelha, pães e bolos assados, sobremesas, laticínios integrais, gorduras adicionadas, alimentos fritos e bebidas energéticas. Pacientes com transtornos alimentares muitas vezes consideram incorretamente alimentos específicos ou determinados grupos de alimentos como absolutamente "bons" ou absolutamente "ruins". Crenças irracionais e pensamentos dicotômicos sobre as escolhas alimentares devem ser identificados e confrontados ao longo do processo de tratamento.

Boxe 21.5 Avaliação de atitudes, comportamentos e hábitos alimentares.

1. Atitudes alimentares
   A. Aversões alimentares
   B. Alimentos seguros, perigosos e proibidos
   C. Pensamento mágico
   D. Alimentos que desencadeiam a compulsão
   E. Ideias sobre quantidades adequadas de alimentos
   F. Recusa em comer um alimento que não tenha um rótulo de informações nutricionais
2. Comportamentos alimentares
   A. Comportamentos ritualísticos
   B. Combinações incomuns de alimentos
   C. Uso atípico de condimentos (p. ex., mostarda, suco de limão, vinagre) e temperos (p. ex., pimenta-preta)
   D. Uso atípico de utensílios e talheres e uso de utensílios para consumir petiscos (*finger food*) (p. ex., usar uma faca e um garfo para comer um *muffin*)
   E. Uso excessivo de adoçantes artificiais
3. Hábitos alimentares
   A. Padrão de ingestão
      (1) Número de refeições e lanches
      (2) Horário do dia, incluindo horários em que a alimentação pode ser restrita (p. ex., os pacientes não se permitirão comer antes ou depois de determinado horário do dia).
      (3) Duração das refeições e lanches
      (4) Ambiente alimentar – onde e com quem
      (5) Como é consumido – sentado, em pé ou olhando para uma tela
   B. Fuga de um grupo de alimentos, particularmente aqueles com maior densidade de energia
   C. Variedade de dieta de todos os grupos de alimentos, incluindo aqueles com baixo teor de densidade energética
   D. Consumo de líquidos:
      Restrito *versus* excessivo
      Tipos: energético, não energético, água potável, álcool

---

Em comparação com indivíduos saudáveis, os pacientes com AN exibem comportamentos característicos da hora das refeições que incluem ficar olhando para o alimento por um longo tempo, despedaçar o alimento, mordiscar ou selecionar pedaços, dissecar os alimentos, uso de guardanapos, uso inadequado de utensílios, estar inquieto com as mãos, latência alimentar e latência no mordiscar ou selecionar, ou seja, lentidão para comer (Gianini et al., 2015). No processo de avaliação, o nutricionista pode descobrir comportamentos incomuns ou ritualísticos praticados pelo paciente, combinações incomuns de alimentos e uso excessivo de especiarias, vinagre, suco de limão e adoçantes artificiais. O espaçamento das refeições e o tempo alocado para uma refeição também devem ser determinados. Muitos pacientes guardam sua porção de alimento reservada para si até o fim do dia, outros têm medo de comer depois de certa hora do dia. Pacientes com AN frequentemente comem de maneira excessivamente lenta. Essa pode ser uma tática para evitar a ingestão de alimentos, mas também pode ser um efeito da inanição (Keys, 1950). Limites de tempo para o consumo de refeições e lanches frequentemente são incorporados aos planos de tratamento comportamental e TBF.

Muitos pacientes com BN comem rapidamente, refletindo suas dificuldades com os sinais de saciedade. Além disso, eles podem identificar alimentos os quais temem desencadear um episódio de compulsão alimentar. O paciente pode ter uma abordagem do tipo "tudo ou nada" ao lidar com esses alimentos "desencadeadores". Embora o paciente possa preferir evitá-los, a assistência com a reintrodução de quantidades controladas desses alimentos em horários e intervalos regulares é útil.

Os pacientes podem experimentar um sentimento de vergonha sobre determinados alimentos e práticas alimentares; dessa forma, esses comportamentos podem não ser identificados durante o período de avaliação inicial. O processo de avaliação continua durante as reuniões subsequentes e, em alguns casos, não será concluído até que o nutricionista tenha observado o paciente durante uma refeição.

Avaliação bioquímica

A caquexia acentuada da AN pode fazer com que se esperem muitos índices bioquímicos de desnutrição (ver Capítulo 5), mas raramente é o caso. Os mecanismos compensatórios são notáveis e as anormalidades laboratoriais podem não ser observadas até que a doença esteja muito avançada.

Alterações significativas no estado da proteína visceral são menos comuns do que o esperado na AN. De fato, os fenômenos adaptativos que ocorrem na inanição crônica têm como objetivo a manutenção do metabolismo da proteína visceral à custa do compartimento somático. Embora a albumina sérica esteja geralmente normal (Mehler et al., 2018; Barron et al., 2017; Achamrah et al., 2017), quando ocorre hipoalbuminemia, ela está associada a um prognóstico pior (Winston, 2012). A pré-albumina é um marcador mais sensível de desnutrição e sua baixa concentração sérica pode estar associada ao desenvolvimento de complicações graves da realimentação (i. e., hipofosfatemia e hipoglicemia) em indivíduos com massa corporal extremamente abaixo do ideal (Gaudiani et al., 2014) (ver Apêndice 12).

Apesar do consumo típico de uma dieta com baixo teor de lipídeos e de colesterol, os pacientes desnutridos com AN frequentemente manifestam concentrações elevadas de colesterol total, colesterol de lipoproteína de baixa densidade (LDL-colesterol) e colesterol de lipoproteína de alta densidade (HDL-colesterol) (Winston, 2012). Embora a causa não esteja clara e o risco cardiovascular seja incerto, a maior parte das evidências disponíveis sugere que as anormalidades lipídicas melhoram ou se normalizam após a recuperação. Além disso, uma dieta com baixo teor de lipídeos e colesterol não se justifica durante o processo de restauração da massa corporal. Se a hiperlipidemia anteceder o desenvolvimento da AN, ou um forte histórico familiar de hiperlipidemia for identificado, o paciente pode ser reavaliado após a reabilitação nutricional. Os perfis lipídicos são rotineiramente incluídos nas avaliações laboratoriais; no entanto, um perfil lipídico em jejum não é justificado até que o paciente esteja recuperado e com massa corporal saudável estabilizada.

Indivíduos com BN também podem ter concentrações elevadas de lipídeos, mas a validade do teste deve ser questionada se o paciente estiver comendo compulsivamente de modo ativo. Além disso, alguns não conseguem cumprir o período de abstinência exigido para um perfil lipídico em jejum. Eles comem caoticamente, consumindo uma dieta rica em lipídeos e energia durante os episódios de compulsão, e uma dieta baixa em energia e lipídeos durante períodos intermitentes de restrição. Um perfil lipídico impreciso pode levar à prescrição desnecessária de uma dieta restrita, o que, por sua vez, pode exacerbar os episódios de compulsão alimentar e reforçar uma abordagem "tudo ou nada" para a alimentação. Se a hiperlipidemia anteceder o desenvolvimento de BN, ou se um forte histórico familiar de hiperlipidemia for identificado, o paciente deve ser reavaliado após o comportamento alimentar e a dieta estarem estabilizados (ver Capítulo 32).

A hipoglicemia resulta de déficit dos precursores necessários para gliconeogênese e produção de glicose. Pacientes com hipoglicemia leve geralmente são assintomáticos; no entanto, a hipoglicemia grave está associada a um aumento do risco de síndrome de realimentação (Gaudiani et al., 2014) e a hospitalização pode ser justificada (Winston, 2012; ver Capítulo 12).

Deficiências de vitaminas e minerais

Apesar das dietas obviamente deficientes, poucos estudos abordam marcadores bioquímicos do estado de micronutrientes em pacientes com transtornos alimentares. Os valores laboratoriais nem sempre são precisos na avaliação das deficiências de micronutrientes porque os valores sanguíneos, em muitos casos, não refletem a extensão total da depleção dos estoques corporais totais dos nutrientes. A diminuição da necessidade de micronutrientes em um estado catabólico, o possível uso de suplementos vitamínicos e a seleção de alimentos ricos em micronutrientes podem proporcionar algum grau de proteção a pacientes com baixa massa corporal; entretanto, a mudança de processos catabólicos para anabólicos pode precipitar deficiências de micronutrientes durante realimentação e restauração da massa corporal. Os achados do estudo conflitam, mas deficiências de zinco, cobre, vitamina C, vitamina A, vitamina D, riboflavina, folato e vitamina B_6 foram relatadas na AN (Mehler et al., 2018; Barron et al., 2017; Achamrah et al., 2017). A deficiência de tiamina, prevalente entre pacientes com AN com baixa massa corporal, pode ser exacerbada pelo aumento da ingestão de carboidratos durante a realimentação, e um suplemento dessa substância pode ser justificado (Winston, 2012). Dado que os ensaios para algumas vitaminas e oligoelementos podem não estar sempre disponíveis de modo ágil e que a relação entre as concentrações sanguíneas e o estado no corpo inteiro não é clara, pode ser mais prático prescrever um suplemento vitamínico e mineral profilático durante a realimentação e a restauração de massa corporal (Winston, 2012).

A hipercarotenemia, atribuída à mobilização dos estoques de lipídeos, alterações catabólicas causadas pela perda de massa corporal e estresse metabólico podem ocorrer na AN; a ingestão alimentar excessiva de carotenoides é menos provável (Winston, 2012). A hipercarotenemia se resolve durante a restauração da massa corporal, e a medição das concentrações séricas de caroteno é desnecessária.

Os requerimentos de ferro diminuem na AN secundária à amenorreia e ao estado catabólico geral. No início do tratamento, a concentração de hemoglobina pode estar falsamente elevada como consequência da desidratação, o que resulta em hemoconcentração. Pacientes desnutridos também podem apresentar retenção de líquidos, e a hemodiluição associada pode reduzir falsamente a concentração de hemoglobina.

As concentrações baixas de zinco em pacientes com AN foram relatadas por alguns investigadores (Barron et al., 2017), mas não por outros (Achamrah et al., 2017). A deficiência de zinco pode resultar do consumo inadequado de energia e da transição para uma dieta vegetariana. Embora a deficiência de zinco possa estar associada à percepção alterada do paladar e à perda de massa corporal, não há evidências de que ela cause ou perpetue os sintomas da AN. O zinco suplementar tem o propósito de aumentar a ingestão alimentar e o ganho de massa corporal em pacientes com AN, mas há evidências limitadas para apoiar essa afirmação (Lock e Fitzpatrick, 2009).

Concentrações baixas de 25-hidroxivitamina D (25[OH]D_3) foram relatadas em pacientes com AN e com baixa massa corporal (Mehler et al., 2018; Modan-Moses et al., 2014). Embora a vitamina D e o cálcio contribuam para o desenvolvimento ósseo saudável, não há evidências que sugiram que a suplementação de cálcio ou vitamina D aumente a densidade mineral óssea na AN (Robinson et al., 2017). No entanto, alguns pesquisadores sugerem avaliação de rotina das concentrações de 25(OH)-vitamina D (Mehler et al., 2018; Modan-Moses et al., 2014). Até o momento, a ingestão adequada de energia e a normalização da massa corporal são os principais agentes da saúde óssea na AN. Suplementos, como cálcio e vitamina D, são prescritos de maneira variável entre os programas de tratamento e os clínicos.

Equilíbrios hídrico e eletrolítico

O ato de vomitar e o uso de laxantes e diuréticos pode resultar em desequilíbrios hídricos e eletrolíticos significativos em pacientes com transtornos alimentares (Trent et al., 2013). As concentrações basais de potássio, cloreto, sódio e CO_2 devem ser obtidas em pacientes com comportamentos de purgação e restrição, com monitoramento baseado na sintomatologia.

A concentração de urina às vezes diminui e o débito urinário aumenta na inanição parcial. O edema pode ocorrer em resposta à desnutrição e à realimentação. Um aumento na água extracelular ocorre frequentemente em pacientes com AN com IMC inferior a 15 a 16 kg/m² (Rigaud et al., 2010). Embora a retenção de líquidos geralmente se dissipe com a realimentação, a limitação da ingestão de sódio a 2 g por dia pode ser útil (Rigaud et al., 2010). A depleção de glicogênio e tecido magro é acompanhada pela perda obrigatória de água, que reflete as taxas de hidratação características. Por exemplo, a perda de água obrigatória associada à depleção de glicogênio pode estar na faixa de 600 a 800 mℓ. Vários graus de ingestão de líquidos, variando de restrito a excessivo, podem afetar os valores de eletrólitos em pacientes com transtornos alimentares (ver Capítulo 3).

Gastos energéticos

A adaptação metabólica à fome ocorre em pacientes desnutridos com AN (Kosmiski et al., 2014) e resulta em redução do GER (GER) na faixa de 50 a 93% dos valores previstos (Haas et al., 2018b). Perda de massa corporal, diminuição da massa corporal magra, restrição energética, concentração baixa de T_3 e diminuição das concentrações de leptina têm sido implicadas na patogênese desse estado hipometabólico. Na conclusão da realimentação, o GER supostamente aumenta para 94 a 119% dos valores previstos (Haas et al., 2018b). Além do aumento do GER, os pacientes com AN frequentemente apresentam **termogênese induzida pela dieta (TID)** exagerada em resposta à realimentação e essa resistência metabólica ao ganho de massa corporal pode contribuir para as prescrições de alto teor energético necessárias durante a reabilitação nutricional (Kosmiski et al., 2014). Os resultados do GER em pacientes com BN são contraditórios, com os investigadores encontrando níveis reduzidos, níveis normais e níveis elevados de GER na linha de base do início do estudo (de Zwaan et al., 2002). As causas propostas para um GER diminuído incluem adaptação metabólica a períodos intermitentes de restrição alimentar e jejum vinculado à compulsão alimentar e à purgação, bem como histórico de supressão de massa corporal. O aumento do GER pode ser causado por liberação pré-absorção de insulina, que ativa o sistema nervoso simpático durante a compulsão alimentar. Pacientes com BN também podem achar difícil jejuar pelo período de 10 a 12 horas necessário antes do teste do GER. Embora as medições da linha de base e de acompanhamento do GER possam ser úteis durante o processo de reabilitação nutricional (Mehler et al., 2010), o acesso ao equipamento de calorimetria indireta é frequentemente limitado. Os calorímetros portáteis estão prontamente disponíveis, mas os dados sobre sua precisão nessa população de pacientes são limitados (Hipskind et al., 2011; ver Capítulo 2).

Avaliação antropométrica

Os pacientes com AN têm má-nutrição – ou desnutrição – energético-proteica (MEP), caracterizada pela depleção significativa dos estoques de adiposidade e de proteína somática, mas um compartimento de proteína visceral relativamente intacto. Esses pacientes atendem aos critérios para o diagnóstico de desnutrição energético-proteica grave. Um objetivo da reabilitação nutricional é a restauração da gordura corporal e da massa livre de gordura. Embora esses compartimentos se regenerem, a extensão e a taxa variam.

Estudos de composição corporal de pacientes com alimentação disfuncional têm utilizado pesagem subaquática ou hidrostática, absorciometria de raios X de energia dupla ou densitometria óssea por dupla emissão de raios X (DXA), equipada com *software* de composição corporal, e espessura das pregas cutâneas. Técnicas de imagem, como tomografia computadorizada (TC) e ressonância magnética (RM), também têm sido usadas para obter medições detalhadas de regiões ou tecidos específicos (p. ex., gordura adiposa visceral) ou infiltração gordurosa de tecidos. A avaliação da proteína corporal total usando análise por ativação com nêutrons *in vivo* (AAN) foi recentemente descrita em adolescentes com AN (Haas et al., 2018a). A maioria das metodologias de composição corporal é limitada ao ambiente de pesquisa. A análise de impedância bioelétrica (BIA, do inglês *bioelectrical impedance analysis*) ou análise de bioimpedância está mais disponível clinicamente, mas mudanças nos compartimentos dos líquidos intracelular e extracelular em pacientes com transtornos alimentares graves podem afetar a precisão da estimativa de gordura corporal (ver Capítulo 5 e Apêndice 11).

A avaliação cuidadosa da estatura e da massa corporal são componentes essenciais do tratamento clínico em todos os grupos de diagnósticos de transtornos alimentares. Na AN e no TARE, a restauração da massa corporal, seguida pela manutenção da massa corporal (adultos) ou o ganho de massa corporal apropriado à idade (crianças/adolescentes), é fundamental para a recuperação. Na BN, a cessação dos episódios de compulsão e purgação, com manutenção da massa corporal concomitante, é o objetivo primário do tratamento. No TCAP, a interrupção da compulsão alimentar com a estabilização da massa corporal (aceitação do tamanho) ou perda de massa corporal pode ser recomendada (Grilo, 2017).

Tanto no tratamento com hospitalização quanto no residencial é recomendada a medição de massa corporal pré-prandial de manhã cedo. O paciente deve ser orientado a esvaziar o intestino e a bexiga antes da avaliação da massa corporal. A gravidade específica da urina pode ser verificada se houver suspeita de carga hídrica. Os pacientes podem recorrer a táticas enganosas (carga hídrica, ocultação de objetos pesados como rolos de moedas e pesos de mergulho marinho junto ao seu corpo e retenção de urina e conteúdo intestinal) para atingir a meta de massa corporal obrigatória. A frequência das verificações de massa corporal varia entre os programas de tratamento, mas normalmente ocorre a cada 1 a 3 dias; protocolos de massa corporal conhecidos *versus* às cegas também variam. Em regime ambulatorial, a massa corporal adequada deve ser obtida na mesma balança, aproximadamente no mesmo horário do dia, pelo menos uma vez por semana no início do tratamento. Se o paciente estiver sendo acompanhado por vários profissionais de saúde, apenas um deve pesar o paciente.

A massa corporal, como a métrica para avaliação e a meta para recuperação, é medida e monitorada durante todo o tratamento. No entanto, massas corporais "saudáveis" ou "ideais", como as tabelas da Metropolitan Life Insurance Company e o *Método Hamwi*,[*] fornecem resultados amplamente variáveis e empiricamente sem suporte. Devido a essas limitações, o IMC tem se tornado cada vez mais aceito no manejo de pacientes com transtornos alimentares (ver Capítulo 5 e Apêndice 11). Na AN, quatro categorias de classificações de gravidade do IMC, com base nas categorias da Organização Mundial da Saúde para magreza em adultos, foram incorporadas ao DSM-5 (APA, 2013).

O crescimento retardado e a baixa estatura podem ocorrer em adolescentes com AN. Os dados de estatura e massa corporal devem ser obtidos do prontuário médico primário e plotados novamente nos gráficos de crescimento dos percentis de peso para idade e estatura para idade do National Center Health Statistics (NCHS) e no gráfico de crescimento de percentis de IMC para idade para determinar se o crescimento linear se desviou das trajetórias anteriores à morbidade. A idade do início da puberdade e o estágio puberal atual fornecem informações sobre o desenvolvimento real *versus* o esperado. A avaliação de um déficit no crescimento linear e potencial de recuperação (*catch-up*) do crescimento deve ser determinada por um pediatra ou um especialista em medicina para adolescentes. No paciente mais velho, um déficit de estatura provavelmente é permanente. Em todas os grupos etários, a estatura deve ser medida cuidadosamente usando um estadiômetro em vez de uma régua de medição ancorada em uma balança (ver Apêndice 5).

O IMC deve ser calculado e plotado no gráfico de crescimento de percentis de IMC para idade do NCHS. O percentil do IMC, no entanto, não descreve o quanto o índice de um adolescente se desvia do normal. O escore z do IMC é, portanto, recomendado para avaliar o grau de desvio da mediana, bem como para categorizar o grau de desnutrição (Society for Adolescent Health and Medicine [SAHM], 2015). A mediana do IMC, definido como o percentil 50 do IMC para a idade e sexo, também pode ser usada para comparar o adolescente com a população de referência. A mediana do IMC percentual (IMC atual/percentil 50 do IMC para a idade e sexo × 100) também é utilizada para categorizar os graus de desnutrição em leve, moderada e grave (SAHM, 2015). Para adolescentes, a recuperação de massa corporal é tipicamente definida como 95% do IMC mediano (Garber et al., 2016). As tabelas de dados do IMC para idade fornecendo o valor do IMC do 50º percentil (IMC mediano) estão disponíveis no *website* dos Centers for Disease Control and Prevention (CDC) usando o termo de pesquisa *growth charts* (gráficos de crescimento).

A taxa de ganho de massa corporal na AN pode ser afetada pelo estado de hidratação, reservas de glicogênio, fatores metabólicos e mudanças na composição corporal (Boxe 21.6). A reidratação e os estoques de glicogênio repostos contribuem para o ganho de massa corporal durante os primeiros dias de realimentação. Posteriormente, o ganho de massa corporal resulta do aumento dos estoques de massa magra e gordura. Uma suposição geral é que alguém tem

---

[*] *Método Hamwi* para mulheres: 45,3 kg (100 lb) para os primeiros 1,52 m (5 pés) de estatura mais 2,27 kg (5 lb) para cada 2,5 cm (1 pol) acima de 1,52 m mais 10% para uma estrutura grande e menos 10% para uma estrutura pequena. Para homens: 48 kg (106 lb) para os primeiros 1,52 m (5 pés) de estatura mais 2,72 kg (6 lb) para cada 2,5 cm (1 pol) acima de 1,52 m mais 10% para uma estrutura grande e menos 10% para uma estrutura pequena.

> **Boxe 21.6** Fatores que afetam a taxa de ganho de massa corporal na anorexia nervosa.
>
> 1. Equilíbrio hídrico
>   A. Poliúria observada na semi-inanição
>   B. Edema
>   (1) Inanição
>   (2) Realimentação
>   C. Razões de hidratação nos tecidos
>   (1) Glicogênio: 3 a 4:1
>   (2) Estoques de proteínas: 2 a 3:1
> 2. Taxa metabólica
>   A. Gasto energético em repouso (GER):
>   Baixa massa corporal: GER 30 a 40% abaixo do valor previsto para estatura, massa corporal, idade, sexo
>   Realimentação: aumentos progressivos no GER
>   Restauração de massa corporal: GER normaliza
>   B. Gasto energético pós-prandial (GEPP)
>   Em condições metabólicas normais: GEPP aproximadamente 10% maior do que GER
>   Em anorexia nervosa: GEPP pode ser 30 a 40% maior do que GER
>   A duração da resposta exagerada varia entre os indivíduos
>   C. Quociente respiratório
> 3. Custo de energia do tecido ganho
>   A. Massa livre de gordura
>   B. Tecido adiposo
> 4. Obesidade prévia associada à diminuição da resistência metabólica ao ganho de massa corporal
> 5. Atividade física: tempo que permanece em pé, atividade volitiva, comportamento inquieto

que aumentar ou diminuir a ingestão energética em 3.500 kcal para causar uma mudança de 450 g na massa corporal, mas o verdadeiro custo de energia depende do tipo de tecido ganho. É necessária mais energia para ganhar tecido adiposo em comparação a tecido magro, mas o ganho de massa corporal pode ser uma mistura de tecidos adiposo e magro. Em mulheres adultas com AN, a restauração da massa corporal a curto prazo foi associada a um aumento significativo na gordura do tronco e na adiposidade central; essa distribuição, no entanto, parece normalizar dentro de 1 ano da manutenção da massa corporal (Mayer et al., 2009). A restauração da massa corporal a curto prazo em mulheres adolescentes foi associada a um aumento com e sem adiposidade central (de Alvaro et al., 2007; Franzoni et al., 2013).

NUTRIÇÃO CLÍNICA E ACONSELHAMENTO NUTRICIONAL

O tratamento de um transtorno alimentar pode começar em um dos cinco níveis de cuidado: ambulatorial, ambulatorial intensivo, hospitalização parcial ou hospital-dia, internação ou residencial. O nutricionista é uma parte essencial da equipe de tratamento em todos os graus de cuidados. As funções e responsabilidades dos cuidados de indivíduos com transtornos alimentares estão resumidas na Tabela 21.2.

Na AN, o grau de cuidado escolhido é determinado pela gravidade da desnutrição, grau de instabilidade clínica e psiquiátrica, duração da doença, déficit de crescimento e capacidade de gerenciar a recuperação em casa. Em alguns casos, o tratamento começa em uma unidade de internação, mas é reduzido a um grau de cuidado menos intensivo conforme progride a restauração da massa corporal. Em outros casos, o tratamento começa em regime ambulatorial; no entanto, se o progresso for inexistente ou considerado inadequado, o cuidado é elevado a um grau mais intensivo.

Na BN, o tratamento geralmente começa e continua em regime ambulatorial. Ocasionalmente, um paciente pode ser admitido diretamente em um programa de tratamento ambulatorial intensivo ou de hospitalização parcial em hospital-dia. No entanto, a internação hospitalar é relativamente incomum e geralmente de curta duração e para o propósito específico de estabilização hídrica e eletrolítica.

Anorexia nervosa

As diretrizes para a nutrição clínica para a AN estão resumidas no Boxe 21.7. Os objetivos para a reabilitação nutricional incluem a restauração da massa corporal e a normalização dos padrões e comportamentos alimentares. Embora a nutrição clínica seja um componente essencial do tratamento, as diretrizes baseiam-se amplamente na experiência clínica, em vez de em evidências científicas (Rocks et al., 2014).

A realimentação pode ocorrer em uma variedade de ambientes, incluindo unidades clínicas de internação, unidades psiquiátricas de internação, programas residenciais, tratamento em hospital-dia ou hospitalização parcial e ambientes ambulatoriais. Para adolescentes envolvidos em TBF, a casa da família é o local primário para a realimentação. A realimentação pode incluir combinações de alimentação à base de refeições, suplementos calóricos líquidos, alimentação por sonda (contínua ou em *bolus*). A nutrição parenteral raramente é usada e não é recomendada, a menos que nenhuma outra forma de realimentação seja possível (Garber et al., 2016).

A restauração de massa corporal para pacientes clinicamente instáveis, gravemente desnutridos (IMC < 15 kg/m^2 em adultos e < 70% do IMC mediano em adolescentes) ou adolescentes com deficiência de crescimento pode exigir ganho de massa corporal supervisionado em uma unidade de internação ou programa de tratamento residencial especializado. Alguns programas incorporam as fases de estabilização da massa corporal, ganho de massa corporal e manutenção de massa corporal em seus programas de tratamento, mas a maioria inicia o ganho de massa corporal logo após a admissão. O tratamento inclui uma taxa-alvo de ganho de massa corporal esperado. A APA (2006) recomenda um ganho de massa corporal desejado de aproximadamente 1 a 1,5 kg por semana; outros, incluindo a SAHM, consideram essa taxa de ganho de massa corporal muito conservadora (SAHM, 2015; Garber et al., 2012; Golden et al., 2013; Katzman, 2012; Kohn et al., 2011).

As prescrições energéticas iniciais e os ajustes energéticos subsequentes também não são amplamente um consenso. O padrão atual de cuidado para realimentação é "começar lentamente" (aproximadamente 1.200 kcal/dia) e "avançar devagar" (aumentos de 200 kcal em dias alternados), cujo objetivo tem sido minimizar o risco de síndrome de realimentação, que é definida a seguir (Garber et al., 2016). A tendência de abordagens de realimentação conservadoras de resultar em taxas mais lentas de ganho de massa corporal e hospitalizações mais longas levou alguns programas de tratamento a adotarem abordagens "padronizadas" mais agressivas para realimentação, o que inclui uma prescrição de energia inicial mais alta e um avanço mais rápido durante o processo de realimentação. Um exemplo de uma abordagem padronizada descrita por Haynos et al. (2016) é fornecido na Tabela 21.3. Esse tipo de protocolo pode ser seguro e efetivo em ambientes clínicos que incluam uma equipe de tratamento de transtornos alimentares altamente qualificada. Em um ambiente clínico menos especializado, pode ser mais seguro prescrever uma dieta inicial de acordo com a recomendação da diretriz prática da APA (2006), de 30 a 40 kcal/kg de massa corporal por dia (aproximadamente 1.000 a 1.600 kcal/dia) seguido por aumentos energéticos progressivos (p. ex., 200 kcal) em uma frequência que irá promover uma taxa consistente de ganho de massa corporal. Uma revisão sistemática das

Tabela 21.2 Funções e responsabilidades de nutricionistas que cuidam de indivíduos com transtornos alimentares.

Avaliação nutricional:	Atividades específicas:
Identifique os problemas nutricionais relacionados à condição clínica e física, incluindo sintomas e comportamentos de transtornos alimentares	Padrões alimentares Atitudes alimentares essenciais Atitudes centrais em relação a massa e forma corporais Avalie os sintomas comportamentais-ambientais: • Restrição alimentar • Comer compulsivamente • Preocupação • Rituais • Comer de forma secreta • Controle de impulsos e emoções • Vômitos ou outros comportamentos de purgação • Exercícios em excesso Avaliação antropométrica: • Medição de estatura, massa corporal, cálculo do IMC • Obtenha o histórico de estatura e massa corporal Adolescentes e jovens adultos de até 20 anos: • Plote nos gráficos de crescimento do NCHS • Avalie os padrões de crescimento • Calcule o escore z do IMC e a porcentagem do IMC mediano Avalie o grau de desnutrição: • Adultos: IMC • Adolescentes: escores z de IMC e porcentagem do IMC mediano Interprete os dados bioquímicos e avalie o risco de síndrome de realimentação Aplique o diagnóstico, planeje a intervenção, coordene com a equipe de tratamento
Intervenção nutricional:	**Atividades específicas:**
Calcule e monitore a ingestão de energia e macronutrientes para estabelecer as taxas esperadas de mudança de massa e composição corporais e metas de saúde. Oriente o estabelecimento de metas para normalizar os padrões alimentares para a reabilitação nutricional e restauração ou manutenção da massa corporal, conforme apropriado	Garanta a qualidade da dieta, um padrão alimentar regular, o aumento da quantidade e variedade de alimentos, percepções normais de fome e saciedade e forneça sugestões sobre o uso de suplementos Forneça um plano de refeições estruturado Forneça apoio psicológico e reforço positivo Aconselhe os pacientes e cuidadores sobre a seleção de alimentos levando em consideração preferências individuais, histórico de saúde, fatores físicos, fatores psicológicos e recursos
Monitoramento e reavaliação nutricional:	**Atividades específicas:**
Monitore a ingestão de nutrientes e ajuste conforme necessário	Monitore a taxa de ganho de massa corporal Após a restauração da massa corporal, ajuste o plano alimentar para sua manutenção Comunique o progresso para a equipe de tratamento Ajuste o plano de tratamento conforme necessário
Coordenação dos cuidados:	**Atividades específicas:**
Forneça aconselhamento à equipe sobre protocolos para maximizar a tolerância do regime de alimentação ou recomendações nutricionais, orientação sobre suplementos para assegurar a absorção máxima, minimizar as interações de nutrientes com o medicamento e encaminhamento para a continuação do tratamento conforme necessário	Trabalhe em colaboração com a equipe de tratamento, delineie funções e tarefas, comunique as necessidades nutricionais em todos os ambientes de tratamento (i. e., paciente internado, em regime de hospital-dia ou ambulatorial) Atue como uma fonte de recursos e educador para outros profissionais de saúde e familiares Advogue em favor de um tratamento baseado em evidências e acesso a cuidados
Treinamento avançado:	**Atividades específicas:**
Procure treinamento especializado em outras técnicas de aconselhamento, como terapia cognitivo-comportamental, terapia comportamental dialética e entrevista motivacional	Utilize conhecimentos avançados e habilidades relacionados à nutrição Busque supervisão e assessoria de um profissional de saúde licenciado para obter e manter a proficiência no tratamento de transtornos alimentares

IMC, índice de massa corporal; *NCHS*, National Center for Health Statistics.
(Adaptada de: Ozier AD, Henry BW: Position of the American Dietetic Association: Nutrition intervention in the treatment of eating disorders. *J Acad Nutr Diet*, 111:1236, 2011.)

abordagens de alimentação em AN conduzida por Garber et al. (2016) resultou nas seguintes conclusões baseadas em evidências: (1) a realimentação com quantidades inferiores de calorias é muito conservadora em adolescentes levemente (80 a 89% do IMC mediano) e moderadamente (70 a 79% do IMC mediano) desnutridos; (2) há evidências insuficientes para apoiar a mudança do padrão atual de cuidados para realimentação (i. e., começar lentamente, progredir devagar) em adolescentes e adultos gravemente desnutridos, ou seja, com IMC < 70% do IMC mediano para os adolescentes, ou < 15 kg/m² para adultos.

O risco de hipofosfatemia e complicações associadas à **síndrome de realimentação (SR)** podem se apresentar durante as primeiras semanas de reabilitação nutricional. As manifestações da SR incluem desequilíbrios hídrico e eletrolíticos, complicações cardíacas,

Boxe 21.7 Diretrizes para nutrição clínica para anorexia nervosa.

1. Prescrição calórica
   A. Prescrição inicial
      APA (2006): 30 a 40 kcal/kg/dia (aproximadamente 1.000 a 1.600 kcal/dia)
      Prescrições de energia mais altas requerem monitoramento para síndrome de realimentação (SR)
      Tipos de alimentação: à base de refeições, suplementos líquidos, alimentação por sonda; nutrição parenteral total (NPT) (raro)
   B. Fase de ganho de massa corporal:
      Avalie para uma abordagem individualizada *versus* abordagem padronizada
      Aumentos progressivos na prescrição de energia para promover a taxa desejada de ganho de massa corporal
      Tratamento tardio: 70 a 100 kcal/kg/dia (APA, 2006); aproximadamente 3.000 a 4.000 kcal/dia para mulheres e 4.000 a 4.500 kcal/dia para homens
   C. Fase de manutenção da massa corporal:
      Adultos: 40 a 60 kcal/kg/dia
      Crianças/adolescentes: ingestão de energia suficiente para o crescimento e desenvolvimento normais
2. Ingestão de macronutrientes
   A. Proteínas
      15 a 20% da energia total
      Ingestão mínima = ingestão dietética recomendada (RDA) em g/kg de massa corporal ideal
      Promova fontes de alto valor biológico, evite dietas vegetarianas
   B. Carboidratos
      50 a 60% da energia total
      Diminua os carboidratos para 40% da energia total se a glicose no sangue estiver elevada ou se o paciente tiver síndrome de realimentação
      Forneça fibras insolúveis para o tratamento da constipação intestinal
   C. Lipídeos
      Pacientes hospitalizados ou em tratamento de hospital-dia: 30% da energia total
      Pacientes ambulatoriais: aumentar progressivamente os lipídeos dietéticos até atingir uma dieta com 30% da energia oriunda de lipídeos
      Inclua fontes de ácidos graxos essenciais
3. Ingestão de micronutrientes:
   A. Suplemento multivitamínico e mineral com 100% da RDA
   B. Evite suplementos com ferro durante a fase inicial da realimentação e se o paciente estiver constipado
   C. Avalie a necessidade de suplementação adicional de tiamina
   D. Avalie a necessidade de suplementação adicional de cálcio
4. Densidade de energia
   A. Promova a ingestão de alimentos e bebidas com alto teor de energia
      Se a ingestão de nutrientes for avaliada por análise de computador, calcule um escore de densidade energética da dieta (DE): DE = ingestão de energia da dieta (kcal) dividida pela massa corporal (g) de alimentos e bebidas
   B. Meta para o escore de densidade energética da dieta: DE ≥ 1,0
5. Variedade da dieta
   A. Promova a ingestão de uma ampla variedade de alimentos e bebidas de todos os grupos de alimentos
   B. Preste atenção particular à variedade de carboidratos complexos, bebidas energéticas e gorduras de adição

Tabela 21.3 Exemplo de protocolo de realimentação padronizado para pacientes hospitalizados com anorexia nervosa.

Dias desde a admissão	Prescrição de refeição (kcal)	Prescrição de suplemento líquido (Ensure® Plus) (kcal)	Prescrição total (kcal)
0	1.800	0	1.800
7	2.200	0	2.200
9	2.220	350	2.550
12	2.600	350	2.950
15	2.600	700	3.300
17	3.000	700	3.700

Haynos A, Snipes C, et al. *Int J Eat Disord* 49:50, 2016.

medições diárias de fósforo, potássio e magnésio séricos durante os primeiros 5 a 7 dias de realimentação, e em dias alternados por várias semanas. Fósforo, magnésio e potássio suplementares podem ser administrados por via oral ou intravenosa. Em alguns casos, a suplementação profilática é fornecida a indivíduos de alto risco; em outros casos, a suplementação é baseada nas concentrações séricas. A suplementação de tiamina (vitamina B_1) pode ser necessária no início e durante todo o curso da reabilitação nutricional. As concentrações de glicose plasmática devem ser monitoradas estritamente tanto para hipoglicemia quanto hiperglicemia (Boateng et al., 2010). Uma revisão sistemática das abordagens de realimentação foi realizada por Garber et al. (2016). Uma declaração de posição sobre o manejo da SR em adolescentes hospitalizados está disponível pela SAHM (2014), e as diretrizes para a identificação de adultos em alto risco para SR estão disponíveis no National Institute for Health and Clinical Excellence (NICE) (2009).

Posteriormente, durante o processo de restauração de massa corporal, podem ser necessárias prescrições energéticas na faixa de 70 a 100 kcal por quilo de massa corporal por dia (aproximadamente 3.000 a 4.000 kcal/dia), e os pacientes do sexo masculino podem necessitar até 4.000 a 4.500 kcal/dia (APA, 2006). Mudanças no GER, na TID e no tipo de tecido ganho contribuem para os requerimentos energéticos elevados. Pacientes que requerem ingestões de energia extraordinariamente altas devem ser questionados ou observados quanto ao descarte de alimentos, vômitos, exercícios físicos e atividade física excessiva, incluindo inquietude.

Depois de atingida a meta de massa corporal, a prescrição energética pode ser diminuída lentamente para promover a manutenção de massa corporal. Os requerimentos de manutenção de massa corporal são geralmente mais altos do que o esperado e geralmente ficam no intervalo de 2.200 a 3.000 kcal/dia. As prescrições energéticas podem permanecer em concentrações mais elevadas em adolescentes com potencial para o crescimento e desenvolvimento contínuos.

Pacientes com AN que recebem cuidados em ambientes menos estruturados, como um programa de tratamento ambulatorial ou uma prática privada de nutrição, podem ser desafiadores e resistentes a seguir planos de alimentação formalizados. Uma abordagem prática é a adição de 200 a 300 calorias por dia à ingestão energética típica (linha de base) do paciente; no entanto, o nutricionista deve estar ciente de que esses pacientes tendem a superestimar sua ingestão energética (Schebendach et al., 2012).

Uma vez calculada a prescrição de energia, uma distribuição razoável de macronutrientes deve ser determinada. Os pacientes podem expressar múltiplas aversões alimentares. Evitar totalmente a gordura na dieta é comum, mas a omissão continuada dificultará o fornecimento de fontes concentradas de energia necessárias para a

neurológicas e hematológicas e morte súbita. O risco para o desenvolvimento de SR pode depender mais do grau de desnutrição do que da ingestão energética e da taxa de ganho de massa corporal (Agostino et al., 2013; Garber et al., 2012; Golden et al., 2013; Kohn et al., 2011). Os indivíduos em risco devem ser monitorados cuidadosamente, com restauração da massa corporal. Recomenda-se a ingestão de lipídeos na dieta de pelo menos 30% da energia. Isso pode ser alcançado facilmente quando os pacientes com AN são tratados em unidades de internação ou em programas de hospital-dia. Em uma base ambulatorial, no entanto, aumentos pequenos e progressivos na prescrição de lipídeos dietéticos podem provocar mais cooperação e menos resistência. Embora alguns aceitem pequenas quantidades de lipídeos de adição (como molho para salada, maionese ou manteiga), muitos se saem melhor quando o conteúdo é menos óbvio (como em queijo, manteiga de amendoim, granola e salgadinhos). O incentivo à mudança gradual de produtos sem lipídeos (leite desnatado) para produtos com baixo teor de lipídeos (leite semidesnatado 1 ou 2%) e, finalmente, para itens com lipídeos totais (leite integral) também é aceitável para alguns pacientes.

Recomenda-se a ingestão de proteínas na faixa de 15 a 20% do total de energia. Para garantir a adequação, a prescrição mínima de proteínas deve ser igual à ingestão dietética recomendada (RDA) para idade e sexo em gramas por quilograma (g/kg) de massa corporal ideal. As dietas vegetarianas são frequentemente solicitadas, mas devem ser desencorajadas durante a fase de tratamento de restauração de massa corporal.

A ingestão de carboidratos na faixa de 50 a 60% da energia total geralmente é bem tolerada. Uma dieta mais pobre em carboidratos (p. ex., 40% da energia) pode ser indicada para um paciente hiperglicêmico. A constipação intestinal é um problema comum no início do tratamento e as fontes alimentares de fibra insolúvel podem ser benéficas (ver Apêndice 28).

Embora os suplementos vitamínicos e minerais não sejam prescritos universalmente, o potencial de aumento das necessidades durante os estágios posteriores do ganho de massa corporal deve ser considerado. A prescrição profilática de um suplemento vitamínico e mineral que forneça 100% da ingestão dietética recomendada (RDA) pode ser razoável, mas a suplementação de ferro pode ser contraindicada no início do tratamento (Royal College of Psychiatrists, 2005). Devido ao risco aumentado de baixa densidade mineral óssea, alimentos ricos em cálcio e vitamina D devem ser incentivados, mas não há consenso sobre o uso de suplementos de cálcio e vitamina D nessa população.

O esvaziamento gástrico retardado e a saciedade precoce resultante, com queixas de distensão e desconforto abdominal após a alimentação, são comuns na AN. No início do tratamento, a ingestão é geralmente baixa e pode ser tolerada em três refeições por dia. No entanto, à medida que a prescrição calórica aumenta, a alimentação entre as refeições torna-se essencial. A adição de um lanche à tarde ou à noite pode aliviar o desconforto físico associado a refeições maiores, mas alguns pacientes expressam sentimentos de culpa por "se satisfazerem" entre as refeições. Suplementos líquidos de fórmula definida disponíveis comercialmente, contendo 30 a 45 calorias em aproximadamente 30 mℓ, geralmente são prescritos uma ou duas vezes ao dia. Os pacientes temem se acostumar com a grande quantidade de alimento necessária para atender aos requerimentos energéticos elevados; dessa forma, o uso de um suplemento líquido é atraente porque pode ser facilmente descontinuado quando a massa corporal ideal for atingida. O consumo de refeições, lanches e suplementos líquidos deve ser supervisionado durante a ingestão e imediatamente após (período de 1 hora) a ingestão para prevenir a purgação.

Alegações de intolerância à lactose, alergias alimentares e sensibilidade ao glúten complicam o processo de realimentação. Essas alegações podem ser legítimas ou simplesmente um meio secreto de limitar a escolha alimentar. Na medida do possível, todas as alegações devem ser verificadas por testes clínicos anteriores ou atuais. A intolerância à lactose secundária à desnutrição pode ocorrer, mas geralmente se resolve durante o curso da restauração de massa corporal. Se clinicamente justificado, produtos de leite integral sem lactose e prescrição de um suplemento de enzima oral antes das refeições e lanches podem ser facilmente acomodados.

As alergias alimentares e uma dieta sem glúten são muito mais desafiadoras. Muitos pacientes afirmam ser vegetarianos; no entanto, a adoção dessa prática alimentar geralmente ocorre próximo ao início da AN. Muitos programas de tratamento proíbem dietas vegetarianas durante a fase de tratamento de restauração de massa corporal, outros permitem uma dieta ovolactovegetariana. A relação das influências sociais, culturais e familiares e crenças religiosas em relação ao estado vegetariano do paciente deve ser explorada.

As instituições variam em relação ao seu protocolo de planejamento do cardápio. Em algumas instituições, o plano alimentar e as escolhas alimentares são fixados inicialmente sem a intervenção do paciente, e à medida que o tratamento progride e a massa corporal é restaurada, o paciente geralmente assume mais responsabilidade pelo planejamento do cardápio. Em outros programas de internação, o paciente participa do planejamento do cardápio desde o início do tratamento. Algumas instituições estabeleceram diretrizes com as quais o paciente deve concordar para manter o "privilégio" do planejamento do cardápio. As diretrizes podem exigir um certo tipo de leite (p. ex., integral *versus* baixo teor de lipídeos) e a inclusão de tipos específicos de alimentos, como gorduras de adição, proteínas animais, sobremesas e lanches. Um certo número de porções de diferentes grupos de alimentos pode ser prescrito em diferentes graus de energia.

Os métodos de planejamento de refeições variam entre os programas de tratamento, mas faltam dados que sugiram que um método seja superior a outro. Alguns programas usam substituições de grupos de alimentos, outros personalizam sua abordagem. Independentemente do método, os pacientes com AN têm dificuldade em fazer escolhas alimentares e planejar cardápios. O nutricionista pode ser extremamente útil no fornecimento de um plano de alimentação estruturado e na orientação da seleção de refeições nutricionalmente adequadas e uma dieta variada. Em um estudo de pacientes com AN hospitalizados e com pesagem recente, aqueles que selecionaram alimentos mais densos em energia e uma dieta com maior variedade tiveram melhores resultados de tratamento durante o período de 1 ano imediatamente após a alta hospitalar, e este efeito foi independente da ingestão energética total (Schebendach et al., 2008).

Em um ambiente ambulatorial, a equipe de tratamento tem menos controle sobre a ingestão energética, a escolha de alimentos e a distribuição de macronutrientes. Nessas circunstâncias, o nutricionista deve usar habilidades de aconselhamento para iniciar o processo de desenvolvimento de um plano de reabilitação nutricional. Os pacientes com AN são tipicamente pré-contemplativos e, na melhor das hipóteses, ambivalentes em relação a fazer mudanças no comportamento alimentar, dieta e massa corporal; alguns são desobedientes e hostis na apresentação inicial. Entrevistas motivacionais e técnicas de TCC podem ser úteis no aconselhamento nutricional de pacientes com AN (Ozier et al., 2011); sugere-se a leitura de Fairburn (2008) como referência para uma revisão completa das técnicas de TCC.

A reabilitação e o aconselhamento nutricionais eficazes devem resultar em ganho de massa corporal e em melhores atitudes e comportamentos alimentares. Uma revisão abrangente das técnicas de aconselhamento nutricional pode ser encontrada no Capítulo 13, em Herrin e Larkin (2013) e Stellefson Myers e Caperton-Kilburn (2017).

Transtorno alimentar restritivo/evitativo

Pacientes com TARE restringem ou evitam a ingestão alimentar em uma proporção clinicamente significativa; no entanto, a restrição alimentar não está associada a preocupações com a forma e a massa corporal. Os pacientes podem ter problemas sensoriais relacionados a aparência, sabor, cheiro, cor ou textura dos alimentos. Outros têm medo de engolir ou vomitar e podem ter dificuldade com alimentos sólidos ou com texturas irregulares. Atualmente, não há diretrizes baseadas em evidências específicas para o TARE (Kohn, 2016). Uma vez que o transtorno está associado à relutância em normalizar os comportamentos alimentares, o controle do comportamento pode ser o tratamento de primeira linha. O manejo comportamental deve incluir: (1) avaliação individualizada dos comportamentos restritivos com história detalhada de sintomas que interferem na alimentação normal e na escolha alimentar; (2) plano que reforce especificamente o sucesso na ingestão de alimentos restritos; e (3) plano que reforce especificamente a reversão de comportamentos restritivos e evitativos (Steinglass et al., 2016). O tratamento deve incluir metas individualizadas apropriadas para sintomas específicos. Por exemplo, o desconforto com as sensações orais pode exigir exposição gradativa a novos alimentos, o medo de engasgar ou vômito pode exigir exercícios de deglutição específicos direcionados a esses sintomas (Steinglass et al., 2016), e pode ser necessária a colaboração de terapeutas ocupacionais especializados em transtornos alimentares. A *Nine Item Avoidant/Restrictive Food Intake Disorder Screen* (NIAS), uma triagem de nove itens do TARE, pode ser útil na avaliação de comportamentos alimentares relacionados a esse transtorno nesta população de pacientes (Zickgraf e Ellis, 2018).

Bulimia nervosa

As diretrizes para a nutrição clínica em BN estão resumidas no Boxe 21.8. A BN é descrita como um estado de caos dietético caracterizado por períodos de alimentação descontrolada e mal estruturada, seguidos por períodos de ingestão alimentar restrita. O papel do nutricionista é ajudar a desenvolver um plano razoável de alimentação controlada enquanto avalia a tolerância do paciente à estrutura.

Durante a fase inicial da BN, o comportamento alimentar e purgativo do paciente visa majoritariamente à perda de massa corporal. Ao longo do processo, os comportamentos podem se tornar habituais e fora de controle. Mesmo se o paciente estiver legitimamente acima da massa corporal, os objetivos imediatos devem ser a interrupção do ciclo de compulsão e purgação, a restauração do comportamento alimentar normal e a estabilização da massa corporal. As tentativas de restrição alimentar com o propósito de perda de massa corporal geralmente exacerbam os comportamentos de compulsão alimentar e purgação em pacientes com BN.

Os pacientes com BN têm vários graus de eficiência metabólica, que deve ser levado em consideração ao prescrever a dieta inicial de base. A avaliação do GER, com os sinais clínicos de um estado hipometabólico, como baixa concentração de T_3 e intolerância ao frio, são úteis na determinação da prescrição energética. Se houver suspeita de baixo metabolismo, uma prescrição energética de 1.600 a 1.800 calorias diárias é um ponto de partida razoável; entretanto, essa prescrição deve ser titulada para cima, em incrementos de 100 a 200 calorias por semana, para estimular a taxa metabólica. Em última análise, uma dieta de manutenção de massa corporal de 2.200 a 2.400 kcal/dia é alcançável e bem tolerada. Se um paciente desejar e for capaz de fornecer um histórico alimentar detalhado ou um registro alimentar de 7 dias, a prescrição energética inicial também pode ser calculada pelo método descrito no Boxe 21.4.

A massa corporal deve ser monitorada com o objetivo de estabilização; no entanto, os pacientes com BN precisam de uma quantidade grande de encorajamento para seguir dietas de manutenção de massa corporal *versus* dietas de emagrecimento. Eles devem ser lembrados de que tentativas de restringir a ingestão energética podem apenas aumentar o risco de compulsão alimentar e que seu padrão de ingestão restrita seguida de compulsão alimentar não facilitou a perda de massa corporal no passado.

Uma ingestão balanceada de macronutrientes é essencial para o fornecimento de um padrão alimentar regular. Isso deve incluir carboidratos suficientes para prevenir o desejo, assim como proteínas e lipídeos adequados para promover a saciedade. Em geral, uma dieta balanceada fornece de 50 a 60% da energia proveniente de carboidratos, de 15 a 20% proveniente de proteínas e aproximadamente 30% proveniente de lipídeos.

A adequação da ingestão de micronutrientes em relação à prescrição energética, à distribuição de macronutrientes e à variedade da dieta deve ser avaliada. Uma preparação multivitamínica e mineral pode ser prescrita para garantir a adequação, principalmente na fase inicial do tratamento.

A ingestão compulsiva, a purgação e a ingestão restrita costumam prejudicar o reconhecimento dos sinais de fome e saciedade. O fim do comportamento purgativo, com uma distribuição diária razoável de energia em três refeições e lanches prescritos, pode ser instrumental no fortalecimento dessas pistas biológicas. Muitos pacientes com BN têm medo de comer no início do dia porque temem que essas calorias contribuam para o excesso energético caso comam compulsivamente mais tarde. Eles também podem se desviar de seus planos de alimentação após uma compulsão, tentando restringir a ingestão para equilibrar a energia da compulsão. Paciência e apoio são essenciais nesse processo de realizar mudanças positivas em seus hábitos alimentares.

Quando o paciente com BN está em TCC, o nutricionista pode ajudar o terapeuta no objetivo da fase 1 de estabelecer um padrão regular de alimentação. Ambos os profissionais devem, desse modo, manter uma comunicação ativa para evitar a sobreposição nas sessões de aconselhamento. Se o paciente estiver envolvido em um tipo de

---

Boxe 21.8 Diretrizes para a nutrição clínica da bulimia nervosa.

1. Prescrição calórica para manutenção da massa corporal
   A. Se a taxa metabólica parecer normal, forneça a ingestão dietética de referência (IDR) para energia (aproximadamente 2.200 a 2.400 kcal/dia).
   B. Se houver fortes evidências de uma taxa hipometabólica:
   Comece em 1.600 a 1.800 kcal/dia
   Aumente em incrementos de 100 a 200 kcal/semana até 2.200 a 2.400 kcal/dia.
   C. Monitore a massa corporal e ajuste a prescrição energética para a massa corporal de manutenção.
   D. Evite dietas de baixa energia, pois podem exacerbar comportamentos de compulsão alimentar e purgação.
2. Macronutrientes
   A. Proteínas
      (1) 15 a 20% da energia total
      (2) Mínimo: ingestão dietética recomendada (RDA) em g/kg da massa corporal ideal
      (3) Fontes de alto valor biológico
   B. Carboidratos
      (1) 50 a 60% da energia total
      (2) Forneça fontes de fibra insolúvel para o tratamento da constipação intestinal
   C. Lipídeos
      (1) 30% da energia total
      (2) Forneça fontes de ácidos graxos essenciais
3. Micronutrientes
   A. Suplemento multivitamínico e mineral com 100% da RDA
   B. Evite suplementos de ferro se o paciente estiver constipado
4. Densidade de energia
   A. Forneça alimentos com uma gama de densidade de energia
   B. Forneça uma dieta geral com densidade de energia de aproximadamente 1
5. Variedade da dieta
   A. Promova a ingestão de uma ampla variedade de alimentos e bebidas de todos os grupos de alimentos

psicoterapia diferente da TCC, o nutricionista deve incorporar mais habilidades da TCC nas sessões de aconselhamento nutricional (Herrin e Larkin, 2013; Stellefson Meyers e Caperton-Kilburn, 2017).

Pacientes com BN são tipicamente mais receptivos ao aconselhamento nutricional do que pacientes com AN e menos propensos a se apresentarem no estágio de pré-contemplação da mudança. As estratégias sugeridas para aconselhamento nutricional nos estágios de pré-contemplação, contemplação, preparação, ação e manutenção estão disponíveis na Tabela 21.4 (ver Capítulo 13).

Transtorno da compulsão alimentar periódica

As estratégias para o tratamento do TCAP incluem aconselhamento nutricional e gerenciamento dietético, psicoterapia individual e em grupo e tratamento medicamentoso. Aceitação do tamanho (HAES®, do inglês *Health at Every Size*®, programa de incentivo à saúde independentemente da massa corporal), aprimoramento da imagem corporal, aumento do exercício físico e melhoria da saúde e nutrição são objetivos do tratamento para o TCAP. Alguns programas de tratamento se concentram principalmente em aconselhamento nutricional e perda de massa corporal. Infelizmente, a terapia comportamental para perda de massa corporal pode ser eficaz na obtenção de perda de massa corporal a curto prazo, em vez a longo prazo, nesses indivíduos (Wilson, 2011). Os resultados da TCC combinada com intervenção de aconselhamento dietético (fornecida por nutricionistas), em um período de 6 meses, conduzida em pacientes obesos com TCAP indicou melhora no funcionamento psicológico e diminuição significativa nos episódios de compulsão alimentar, mas nenhuma perda de massa corporal clinicamente significativa (Masheb et al., 2016). O aconselhamento da nutrição clínica para o paciente com TCAP requer comunicação contínua com o psicoterapeuta e um objetivo de intervenção claro (i. e., aconselhamento nutricional baseado no bem-estar e aceitação de tamanho ou tratamento comportamental para perda de massa corporal). A TCC de autoajuda guiada (Fairburn, 1995) também é uma opção de tratamento (Striegel-Moore et al., 2010).

Ortorexia nervosa

Numerosos estudos forneceram evidências para a condição de ortorexia nervosa, um padrão alimentar caracterizado por uma obsessão e fixação por uma alimentação saudável. Atualmente, não é classificado como um transtorno alimentar; o debate científico atual gira em torno de ser um fenômeno comportamental/de estilo de vida ou um verdadeiro transtorno mental. Embora estar ciente e preocupado com a qualidade nutricional dos alimentos ingeridos não seja um problema por si, as pessoas podem se fixar na chamada alimentação saudável (muitas vezes caracterizada como alimentação limpa) e, na verdade, prejudicar seu próprio bem-estar pela adesão a estritas regras alimentares. Embora a ortorexia nervosa não seja clinicamente definida e não esteja incluída no DSM-5, a National Eating Disorders Association dos EUA afirma que ela está sendo trabalhada por especialistas em transtornos alimentares, que tratam a ortorexia nervosa como uma variedade de anorexia e/ou transtorno obsessivo-compulsivo (Esposito e Fierstein, 2018).

Os critérios preliminares para o diagnóstico de ortorexia nervosa foram propostos em 2004 (Donini et al., 2004). Desde então, critérios diagnósticos foram propostos para a condição (Dunn e Bratman, 2016). Um grande estudo transversal recente (Strahler et al., 2018) explorou se a ortorexia nervosa é de relevância epidemiológica e clínica e se pode ser distinguida de outros transtornos da saúde mental e de características de estilo de vida saudáveis. Eles confirmaram a relevância epidemiológica e clínica dos comportamentos ortoréxicos, mas encontraram forte sobreposição conceitual com outros problemas de saúde mental e, em última análise, desafiaram a ideia de que a ortorexia nervosa seja uma categoria distinta de transtorno de saúde mental.

Monitoramento da reabilitação nutricional

As diretrizes para monitoramento do paciente estão indicadas no Boxe 21.9. O profissional de saúde, o paciente e a família devem ser realistas sobre o tratamento, que geralmente é um processo de longa duração. Embora os resultados possam ser favoráveis, o

Tabela 21.4 Estratégias de aconselhamento com o modelo de estágios de mudança em transtornos alimentares.

Estágio de mudança	Estratégias de aconselhamento
Pré-contemplação	Estabeleça um relacionamento comunicativo Avalie conhecimentos, crenças e atitudes sobre nutrição Conduza uma revisão completa de preferências e rejeições alimentares, alimentos seguros e de risco, alimentos proibidos (avalie o motivo), compulsão alimentar e purgação de alimentos Avalie o estado físico, antropométrico e metabólico Avalie o grau de motivação Use técnicas de entrevista motivacional Equilíbrio decisório: pondere os custos e benefícios de manter o estado atual *versus* os custos e benefícios da mudança
Contemplação	Identifique comportamentos para mudar, priorize Identifique as barreiras à mudança Identifique os mecanismos de enfrentamento da situação Identifique os sistemas de suporte Discuta as ferramentas de automonitoramento: diários alimentares e registros de comportamentos alimentares Continue a técnica de entrevista motivacional
Preparação	Implemente uma TCC focada na nutrição Implemente ferramentas de automonitoramento: diários alimentares e registros de comportamentos alimentares Determine uma lista de comportamentos alternativos à compulsão alimentar e à purgação
Ação	Desenvolva um plano de alimentação saudável Reforce a tomada de decisão positiva, a autoconfiança e a autoeficácia Promova comportamentos positivos de autorrecompensa Desenvolva estratégias para lidar com comportamentos impulsivos, situações de alto risco e "deslizes" Continue a TCC Continue o automonitoramento
Manutenção e recaída	Identifique as estratégias, gerencie situações de alto risco Continue com comportamentos positivos de autorrecompensa Reforce as habilidades de enfrentamento e técnicas de controle de impulso Reforce as estratégias de prevenção de recaídas Determine e agende as sessões de acompanhamento necessárias para manutenção e reforço das mudanças positivas no comportamento alimentar e no estado nutricional

TCC, terapia cognitivo-comportamental.
(Modificada de Stellefson Myers E: *Winning the war within: nutrition therapy for clients with anorexia or bulimia nervosa*, Dallas, 2006, Helm Publishing.)

curso do tratamento raramente é suave e linear, e os clínicos devem estar preparados para monitorar o progresso com paciência e compaixão.

Educação nutricional

Pacientes com transtornos alimentares podem parecer ter conhecimento sobre alimentação e nutrição. Apesar disso, a educação nutricional é um componente essencial de seu plano de tratamento. Na verdade, alguns pacientes passam uma quantidade significativa de tempo lendo informações relacionadas à nutrição, mas suas fontes podem não ser confiáveis e sua interpretação pode ser potencialmente distorcida devido à sua doença. A desnutrição pode prejudicar a capacidade do paciente de assimilar e processar novas informações. O desenvolvimento inicial e intermediário da adolescência é caracterizado pela transição de operações concretas para abstratas na resolução de problemas e pensamento dirigido, e os problemas do desenvolvimento normal devem ser considerados ao se ensinarem adolescentes com transtornos alimentares (ver Capítulo 17).

Os materiais de educação nutricional devem ser avaliados completamente para determinar se a linguagem e o assunto são livres de preconceitos e apropriados para pacientes com AN e BN. Por exemplo, a literatura fornecida por muitas organizações de saúde promove uma dieta com baixo teor de lipídeos e um estilo de vida com pouca energia para a prevenção e o tratamento de doenças crônicas. Este material está em conflito direto com um plano de tratamento que incentiva o aumento da ingestão energética e de lipídeos para fins de reabilitação nutricional e restauração da massa corporal.

Embora o processo interativo de um ambiente de grupo possa ter vantagens, esses tópicos também podem ser efetivamente incorporados em sessões de aconselhamento individual. Tópicos para educação nutricional são sugeridos no Boxe 21.10.

Boxe 21.9 Monitoramento do paciente.

1. Massa corporal
   A. Estabeleça a meta de tratamento para a massa corporal e o índice de massa corporal (IMC)
   B. Determine:
      (1) A taxa aceitável de ganho de massa corporal na anorexia nervosa (AN)
      (2) A massa corporal de manutenção na bulimia nervosa (BN)
   C. Crianças e adolescentes:
      (1) Plote a massa corporal no gráfico de crescimento do percentil de massa corporal para idade do National Center Health Statistics (NCHS)
      (2) Determine o percentil de massa corporal
   D. Monitore a massa corporal:
      (1) Tratamento em internação e hospitalização parcial (hospital-dia)
         a. Frequência:
            Internação: diariamente ou em dias alternados
            Hospitalização parcial: varia com diagnóstico, idade do paciente, fase do tratamento (i. e., diariamente, várias vezes por semana, 1 vez/semana)
         b. Vestido com avental
         c. Massa corporal matinal
         d. Pré-prandial
         e. Pós-micção e pós-defecação
         f. Mesma balança
         g. Verifique a gravidade específica da urina se houver suspeita de carga de líquidos
         h. Verificações adicionais de massa corporal aleatórias se houver suspeita de carga de líquidos
      (2) Tratamento ambulatorial:
         a. Uma vez a cada 1 a 2 semanas no início do tratamento, com menos frequência no meio ao fim do tratamento
         b. Vestido com avental
         c. Pós-micção e pós-defecação
         d. Mesma hora do dia
         e. Mesma balança
         f. Verifique a gravidade específica da urina se houver suspeita de carga de líquidos
2. Estatura
   A. Meça a estatura da linha de base usando um estadiômetro
   B. Crianças e adolescentes:
      (1) Plote a estatura no gráfico de crescimento do percentil de estatura para idade do NCHS
      (2) Determine o percentil de estatura
      (3) Avalie o comprometimento do crescimento
      (4) Monitore a estatura a cada 1 a 2 meses em pacientes com potencial de crescimento
3. IMC:
   A. Adultos: calcule o IMC usando a calculadora *online* dos Centers for Disease Control and Prevention (CDC) para adultos: https://www.cdc.gov/healthyweight/assessing/bmi/adult_bmi/english_bmi_calculator/bmi_calculator.html
   B. Crianças e adolescentes:
      (1) Calcule o IMC, o percentil do IMC e o escore z do IMC usando a calculadora *online* dos CDC para crianças e adolescentes em https://www.cdc.gov/healthyweight/bmi/calculator.html
      (2) Plote o IMC no gráfico de percentil de IMC-para-idade do Centro Nacional de Estatísticas de Saúde (NCHS)
      (3) Determine o IMC mediano (50º percentil de IMC para idade e sexo) usando a tabela de dados dos gráficos de IMC para idade dos CDC
      (4) Calcule o IMC mediano porcentual [(IMC atual/IMC mediano) × 100]
4. Monitoramento ambulatorial da dieta
   A. Anorexia nervosa
      Registro diário da alimentação deve incluir:*
      (1) Alimentos
      (2) Líquidos: energéticos, não energéticos, álcool
      (3) Adoçantes artificiais
      (4) Comportamentos alimentares: hora, lugar, como e com quem se alimenta
      (5) Densidade energética da dieta
      (6) Variedade da dieta
   B. Bulimia nervosa
      Registro diário da alimentação deve incluir:*
      (1) Alimentos
      (2) Líquidos: energéticos, não energéticos, álcool
      (3) Adoçantes artificiais
      (4) Comportamentos alimentares: hora, lugar, como e com quem se alimenta
      (5) Emoções e sentimentos ao comer
      (6) Alimentos consumidos em um episódio de compulsão
      (7) Momento e método de purgação
      (8) Densidade energética da dieta
      (9) Variedade da dieta
      (10) Exercícios

*Considere ter a ingestão do paciente monitorada com um aplicativo (ver Boxe 21.2).

> **Boxe 21.10 Tópicos para educação nutricional.**
>
> Diretrizes para recuperação: ingestões de energia, macronutrientes, vitaminas, minerais e líquidos
> Impacto da desnutrição no crescimento e no desenvolvimento do adolescente
> Consequências fisiológicas e psicológicas da desnutrição
> Teoria do ponto de ajuste e determinação de massa corporal saudável
> Impacto da restrição de energia na taxa metabólica
> Ineficácia de vômitos, laxantes e diuréticos no controle de massa corporal a longo prazo
> Causas de compulsão alimentar e purgação e técnicas para quebrar o ciclo
> Mudanças na composição corporal que ocorrem durante a restauração da massa corporal
> Exercício e balanço energético
> O que "alimentação saudável" significa para você?
> Regras alimentares desafiadoras
> Subalimentação (comer de modo insuficiente) e superalimentação (comer em excesso) emocional
> Alimentação intuitiva: como entrar em contato com os sinais de fome e saciedade
> Estratégias de planejamento de refeições para recuperação e manutenção de massa corporal saudável
> Refeições em situações sociais e feriados
> Interpretação dos rótulos de alimentos
> Estratégias para compras de alimentos

Prognóstico

O curso e o desfecho da AN são altamente variáveis. Alguns indivíduos se recuperam totalmente, alguns passam por períodos de recuperação seguidos de recaídas e outros ficam cronicamente doentes por muitos anos (APA, 2013). Embora aproximadamente 70% dos indivíduos com BN atinjam a remissão, aqueles que não alcançaram a remissão após 5 anos de doença podem apresentar um curso crônico (Keel e Brown, 2010).

RESUMO

O tratamento clínico de pacientes com transtornos alimentares requer uma equipe de tratamento colaborativa em todos os graus de atendimento. Programas de tratamento especializado (paciente internado, paciente em hospital-dia, paciente ambulatorial) geralmente fornecem acesso imediato a profissionais de saúde mental que podem auxiliar e apoiar o nutricionista no manejo dessa população de pacientes desafiadores. Quando a equipe é composta de profissionais independentes, a comunicação e o suporte profissional podem ser mais trabalhosos. Nesse caso, o nutricionista pode se beneficiar da associação a uma organização de profissionais de transtornos alimentares que oferece oportunidades educacionais contínuas, bem como orientação, apoio e supervisão de casos.

CASO CLÍNICO 1

Anorexia nervosa

Melissa está em sua segunda semana de internação em uma unidade hospitalar de internação especializada em transtornos alimentares. Ela é mulher hispânica de 15 anos que imigrou para os EUA há 6 anos. Seus pais relatam preocupação excessiva com seu corpo e sua ingestão alimentar a partir dos 12 anos. Na admissão, a massa corporal de Melissa é de 35,4 quilos, sua estatura é de 1,58 metro e seu índice de massa corporal (IMC) é de 14,2 kg/m^2.

A paciente começou a menstruar aos 12 anos e, devido a alterações típicas do desenvolvimento da adolescência, relatou sentir-se desconfortável com seu corpo. Naquela época, ela media 1,47 metro e pesava 42,2 quilos (76º percentil do IMC para idade). Ela aprendeu que podia restringir sua alimentação ao observar sua mãe fazendo dieta em casa e começou a contar suas calorias. Ela pretendia consumir menos de 1.000 calorias por dia e começou a caminhar por 30 a 60 minutos diários. Após 6 meses, na metade do seu sexto ano, a massa corporal de Melissa havia caído para 37,2 kg e ela não havia crescido em estatura durante esse tempo; dessa forma, ela caiu para o percentil 46 (IMC para idade) e parou de menstruar. Os pais de Melissa começaram a se preocupar e passaram a adaptar uma abordagem de terapia baseada na família/Maudsley que incluía fazer todas as refeições em casa com eles. Ela continuou a restringir-se na escola e a se exercitar tanto quanto podia, mas conseguiu ganhar massa corporal de volta e, no início da 7ª série, pesou até 47,6 kg e cresceu 5 cm.

Melissa continuou a ser monitorada por seu pediatra e entrou no ensino médio com uma estatura de 1,55 m e pesando 50,8 kg. Entrando no ensino médio, Melissa rapidamente ficou estressada com a alta demanda de suas aulas e começou a restringir novamente sua ingesta; desta vez reduziu para aproximadamente 500 a 800 calorias por dia. Em janeiro daquele ano, a massa corporal de Melissa caiu para 40,4 kg, por isso ela começou o tratamento ambulatorial. Sua ingestão diária típica antes da admissão era 1 xícara de café pela manhã com uma maçã. Para o almoço, ela comia salada que trazia de casa com 85 g de peru fatiado e ½ xícara de arroz integral com vinagre balsâmico. Para o jantar, ela comia dois pedaços de queijo processado tipo *petit suisse* com vegetais cozidos no vapor em seu quarto, dizendo a seus pais que tinha muito trabalho a fazer para se sentar à mesa com eles. Caso ficasse com fome à noite, consumia um saco individual de pipoca sem gordura. Ela também relatou 60 a 90 minutos de caminhada ou corrida por dia na academia depois da escola. Desde o início da menstruação, Melissa menstruava em média 4 a 5 vezes por ano; no entanto, já se passaram 6 meses desde sua última menstruação. Melissa nega qualquer purgação ou abuso de laxantes. Em sua consulta mais recente com o pediatra, Melissa perdeu mais 1 kg desde a semana anterior, e sua frequência cardíaca era de 68 bpm. O médico recomendou hospitalização para realimentação.

Desde que está no hospital, Melissa tem lutado para comer 100% de suas refeições e foi pega escondendo alimento em seu guardanapo e derramando seus suplementos no lixo quando a equipe não está olhando. A equipe relatou que ela consome em média 60 a 75% de suas três refeições e dois lanches. Ela relata temer qualquer alimento rico em gordura, como queijo, frituras, sobremesas de qualquer tipo, carne, óleos e batatas fritas.

História clínica: amenorreia, hipopotassemia
Medicamentos atuais: multivitamínicos com oligoelementos, tiamina diariamente
Prescrição de energia para a paciente internada: 3.000 kcal/dia + cerca de 237 mℓ de Ensure® Plus (suplemento líquido)
Pressão arterial: 89/58 mmHg
Pulso: 58 ppm
Valores de laboratório:

Teste	Resultado	Intervalo de referência
Sódio	129	135 a 147 mEq/ℓ
Potássio	3,3	3,5 a 5,2 mEq/ℓ
Cloreto	94	95 a 107 mEq/ℓ
Cálcio	8,2	8,7 a 10,7 mg/dℓ
CO_2	32	22 a 29 mmol/ℓ
Glicose	65	60 a 99 mg/dℓ (jejum)
Nitrogênio ureico sanguíneo (BUN)	23	8 a 21 mg/dℓ
Creatinina	1,2	0,65 a 1,00 mg/dℓ
Fósforo	3,2	2,5 a 4,6 mg/dℓ
Magnésio	2,2	1,7 a 2,3 mg/dℓ
Colesterol	240	< 200 mg/dℓ

Declaração de diagnóstico nutricional

- Baixa massa corporal relacionada a padrão alimentar anormal, evidenciado por ingestão calórica restritiva e exercício excessivo no cenário de IMC = 14,2 kg/m^2 para a idade.

(continua)

CASO CLÍNICO 1 (continuação)

Perguntas sobre cuidados nutricionais

1. Liste os critérios essenciais para o diagnóstico de anorexia nervosa (AN). Indique o subtipo de AN de Melissa.
2. A quais indicações de apoio à hospitalização Melissa atendia antes de sua admissão?
3. Você classificaria Melissa como desnutrida? Que critérios você usou para fazer essa determinação?
4. Quais são os achados físicos significativos de um exame físico de Melissa focado na nutrição? Quais são alguns outros sintomas comumente observados na anorexia nervosa?
5. Avalie os valores laboratoriais de Melissa e indique quais outros valores também podem estar alterados em sua condição.
6. Quais são os principais objetivos do tratamento nutricional para Melissa? Como esses objetivos mudarão à medida que o tratamento progride?
7. Plote os dados antropométricos nos gráficos de percentis de massa corporal para idade, estatura para idade e IMC para idade e IMC-para-idade do NCHS para mulheres de 2 a 20 anos. Calcule o IMC, o percentil do IMC, o escore z do IMC e o percentil do IMC mediano. Com base nesses critérios, qual é a meta inicial do tratamento de Melissa para a massa corporal e o IMC? Com que frequência você recomendaria reavaliar essas metas?
8. Quais são algumas abordagens de tratamento comportamental ou psicológico que podem ser usadas para ajudar Melissa?

CASO CLÍNICO 2

Bulimia nervosa

Kristin é mulher branca de 34 anos que agendou consulta em consultório particular. Sua principal reclamação é que ela se sente "fora de controle e quer parar de comer compulsivamente".

Kristin atualmente trabalha como diretora de *marketing* em uma empresa na cidade de Nova York. Ela descreve sua vida como muito estressante: trabalha cerca de 50 a 55 horas por semana no escritório e tem vários compromissos sociais à noite. Ela relata uma relação "doentia" com o alimento desde a adolescência, quando fazia "dieta ioiô" e tomava várias pílulas dietéticas para perder massa corporal. Sua massa corporal na adolescência oscilou entre um pouco abaixo da massa corporal e a adequada. Kristin começou o comportamento de purgação na faculdade depois que algumas de suas amigas a apresentaram à ideia de vomitar. Mais tarde, depois de se mudar para a cidade de Nova York e ficar estressada com os acontecimentos da vida, ela começou a purgar com mais frequência após os eventos que descreve como "compulsões".

Atualmente, Kristin relata que pula o café da manhã na maioria dos dias, mas toma uma xícara grande de café, preto, com cinco pacotes de adoçante artificial. Ela faz um lanche por volta das 10 da manhã, ingerindo um punhado de amêndoas e às vezes uma fruta. Ela geralmente vai à academia durante a hora do almoço e faz de 45 a 55 minutos de exercícios aeróbicos. Para o almoço, Kristin come dois ovos cozidos, uma torrada e um refrigerante dietético. Algumas vezes por semana, após almoços com clientes, Kristin se sente estressada por comer "alimentos que teme", então ela come compulsivamente biscoitos ou doces e depois vomita em seu banheiro privado. À tarde, Kristin geralmente toma outro café ou refrigerante dietético e come barra de proteínas. Depois do trabalho, Kristin vai para casa com planos de comer um jantar normal, mas, depois de pedir alimento no restaurante chinês, italiano ou de *sushi* local, come compulsivamente cerca de 2.000 a 3.000 calorias de alimento antes da purgação.

Kristin tem dificuldade em eventos sociais que ocorrem várias vezes por semana e também come compulsivamente ou tem um comportamento purgativo depois deles. No total, Kristin estima que ela está tendo compulsão/purgação cinco vezes por semana, às vezes duas vezes por dia. Kristin está frustrada com o ciclo de compulsão/purgação no qual está presa e pede orientação para um plano alimentar.

Histórico clínico: cárie dentária, exigindo três canais radiculares e dois implantes; síndrome do intestino irritável com constipação intestinal

Medicamentos atuais: fluoxetina 40 mg, docusato de sódio 100 mg uma vez ao dia
Estatura: 1,65 m, massa corporal: 62,6 kg (IMC: 23,0 kg/m²)
Dados de laboratório:

Teste	Resultado	Intervalo de referência
Sódio	139	135 a 147 mEq/ℓ
Potássio	3,3	3,5 a 5,2 mEq/ℓ
Cloreto	94	95 a 107 mEq/ℓ
Cálcio	8,2	8,7 a 10,7 mg/dℓ
CO_2	29	22 a 29 mmol/ℓ
Glicose	85	60 a 99 mg/dℓ (jejum)
Nitrogênio ureico sanguíneo (BUN)	15	8 a 21 mg/dℓ
Creatinina	1,2	0,65 a 1,00 mg/dℓ
Fósforo	3,6	2,5 a 4,6 mg/dℓ
Magnésio	2,2	1,7 a 2,3 mg/dℓ
Amilase	105	25 a 100 unidades/ℓ
Colesterol	210	< 200 mg/dℓ
Bicarbonato	16,5	18,0 a 23,0 mmol/ℓ

Declaração de diagnóstico nutricional
- Padrão alimentar disfuncional (NB-1.5) relacionado a compulsão alimentar e purgação, conforme evidenciado por um padrão de alimentação restritiva, compulsão alimentar e vômito autoinduzido.

Perguntas sobre cuidados nutricionais

1. Quais são as complicações clínicas que Kristin está enfrentando secundárias à sua compulsão alimentar e purgação? Quais são algumas outras complicações que ela pode desenvolver se não parar?
2. Discuta quais valores laboratoriais estão anormais.
3. Quais são seus principais objetivos para tratamento nutricional enquanto trabalha com Kristin?
4. Como você poderia abordar o planejamento de refeições com Kristin?
5. Como você pode ajudar Kristin a falar sobre os alimentos que teme e a estabelecer metas para incluí-los em sua dieta sem comê-los compulsivamente?
6. Quais técnicas seriam úteis para Kristin para desafiar seus desejos de compulsão e purgação durante situações de trabalho estressantes?

WEBSITES ÚTEIS

Academy for Eating Disorders
American Psychiatric Association
National Association of Anorexia Nervosa and Associated Disorders
National Eating Disorders Association
Health at Every Size Community Website
International Association of Eating Disorder Professionals (IAEDP)
Maudsley Parents – Family Based Treatment for Eating Disorders
National Association of Anorexia Nervosa and Associated Disorders
International Size Acceptance Association
Society for Adolescent Health and Medicine
Training Institute for Child and Adolescent Eating Disorders

REFERÊNCIAS BIBLIOGRÁFICAS

Achamrah N, Coëffier M, Rimbert A, et al: Micronutrient status in 153 patients with anorexia nervosa, *Nutrients* 9:E225, 2017.

Agostino H, Erdstein J, Di Meglio G: Shifting paradigms: continuous nasogastric feeding with high caloric intakes in anorexia nervosa, *J Adolesc Health* 53:590–594, 2013.

American Psychiatric Association: *Diagnostic and statistical manual of mental disorders*, ed 5, Arlington, VA, 2013, APA Press.

American Psychiatric Association: *Practice guidelines for the treatment of patients with eating disorders*, ed 3, Washington, DC, 2006, APA Press.

American Psychiatric Association: *Guide watch*, Washington DC, 2012, APA Press.

American Psychiatric Association: *Diagnostic and statistical manual for mental disorders*, ed 4, Washington, DC, 2000, APA Press, text revision.

Attia E, Walsh BT: Behavioral management for anorexia nervosa, *N Engl J Med* 360:500–506, 2009.

Becker AE: Eating problems in special populations cultural considerations. In *Handbook of assessment and treatment of eating disorders*, Arlington, VA, 2016, American Psychiatric Association Publishing.

Barron LJ, Barron RF, Johnson JCS, et al: A retrospective analysis of biochemical and haematological parameters in patients with eating disorders, *J Eat Disord* 5:32, 2017.

Berg KC, Wonderlich SA: Emerging psychological treatments in the field of eating disorders, *Curr Psychiatry Rep* 15:407, 2013.

Boateng AA, Sriram K, Meguid MM, et al: Refeeding syndrome: treatment considerations based on collective analysis of literature case reports, *Nutrition* 26:156–167, 2010.

Bo-Linn GW, Santa Ana CA, Morawski SG, et al: Purging and calorie absorption in bulimic patients and normal women, *Ann Intern Med* 99:14–17, 1983.

Campbell K, Peebles R: Eating disorders in children and adolescents: state of the art review, *Pediatrics* 134:582–592, 2014.

de Alvaro MT, Muñoz-Calvo MT, Barrios V, et al: Regional fat distribution in adolescents with anorexia nervosa: effect of duration of malnutrition and weight recovery, *Eur J Endocrinol* 157:473–479, 2007.

de Zwaan M, Aslam Z, Mitchell JE: Research on energy expenditure in individuals with eating disorders: a review, *Int J Eat Disord* 32:127–134, 2002.

Donini LM, Marsili D, Graziani MP, et al: Orthorexia nervosa: a preliminary study with a proposal for diagnosis and an attempt to measure the dimension of the phenomenon, *Eat Weight Disord* 9:151–157, 2004.

Dunn TM, Bratman S: On orthorexia nervosa: a review of the literature and proposed diagnostic criteria, *Eat Behav* 21:11–17, 2016.

Ellison JM, Wonderlich SA, Engel SG: Application of modern technology in eating disorder assessment and Intervention. In *Handbook of assessment and treatment of eating disorders*, Arlington, 2016, American Psychiatric Association Publishing.

Esposito S, Fierstein D. *The signs and symptoms of orthorexia*, 2018, National Eating Disorders Association. Available at: https://www.nationaleatingdisorders.org/blog/when-does-healthy-eating-become-dangerous.

Fairburn CG: *Cognitive behavior therapy and eating disorders*, New York, NY, 2008, Guilford Press.

Fairburn CG: *Overcoming binge eating*, New York, NY, 1995, Guilford Press.

Fairburn CG, Cooper Z, O'Connor M: *Eating disorder examination*, Edition 17.0D, April 2014, The Center for Research on Dissemination at Oxford. Available at: https://www.credo-oxford.com/pdfs/EDE_17.0D.pdf.

Fairburn CG, Rothwell ER: Apps and eating disorders: a systematic clinical appraisal, *Int J Eat Disord* 48:1038–1046, 2015.

Fisher MM, Rosen DS, Ornstein RM, et al: Characteristics of avoidant/restrictive food intake disorder in children and adolescents: a "new disorder" in DSM-5, *J Adolesc Health* 55:49–52, 2014.

Forbush KT, Hunt TK: Characterization of eating patterns among individuals with eating disorders: what is the state of the plate? *Physiol Behav* 134:92–109, 2014.

Franzoni E, Ciccarese F, Di Pietro E, et al: Follow-up of bone mineral density and body composition in adolescents with restrictive anorexia nervosa: role of dual-energy X-ray absorptiometry, *Eur J Clin Nutr* 68:247–252, 2013.

Garber AK, Michihata N, Hetnal K, et al: A prospective examination of weight gain in hospitalized adolescents with anorexia nervosa on a recommended refeeding protocol, *J Adolesc Health* 50:24–29, 2012.

Garber AK, Sawyer SM, Golden NH, et al: A systematic review of approaches to refeeding in patients with anorexia nervosa, *Int J Eat Disord* 49:293–310, 2016.

Gaudiani JL, Sabel AL, Mehler PS: Low prealbumin is a significant predictor of medical complications in severe anorexia nervosa, *Int J Eat Disord* 47:148–156, 2014.

Gendall KA, Sullivan PE, Joyce PR, et al: The nutrient intake of women with bulimia nervosa, *Int J Eat Disord* 21:115–127, 1997.

Gianini L, Liu Y, Wang Y, et al: Abnormal eating behavior in video-recorded meals in anorexia nervosa, *Eat Behav* 19:28–32, 2015.

Gur E, Latzer Y, Stein D: Editorial: new developments in the psychology, neuropsychology and psychotherapy of eating disorders, *Isr J Psychiatry Relat Sci* 55:3–7, 2018.

Golden NH, Keane-Miller C, Sainani KL, et al: Higher caloric intake in hospitalized adolescents with anorexia nervosa is associated with reduced length of stay and no increased rate of refeeding syndrome, *J Adolesc Health* 53:573–578, 2013.

Grilo CM: Psychological and behavioral treatments for binge-eating disorder, *J Clin Psychiatry* 78(Suppl 1):20–24, 2017.

Hadigan CM, Anderson EJ, Miller KK, et al: Assessment of macronutrient and micronutrient intake in women with anorexia nervosa, *Int J Eat Disord* 28:284–292, 2000.

Haas V, Kent D, Kohn MR, et al: Incomplete total body protein recovery in adolescent patients with anorexia nervosa, *Am J Clin Nutr* 107:303–312, 2018a.

Haas V, Stengel A, Mähler A, et al: Metabolic barriers to weight gain in patients with anorexia nervosa: a young adult case report, *Front Psychiatry* 9:199, 2018b.

Hay P, Chinn D, Forbes D, et al: Royal Australian and New Zealand College of Psychiatrists clinical practice guidelines for the treatment of eating disorders, *Aust N Z J Psychiatry* 48:977–1008, 2014.

Haynos AF, Snipes C, Guarda A, et al: Comparison of standardized versus individualized caloric prescriptions in the nutritional rehabilitation of inpatients with anorexia nervosa, *Int J Eat Disord* 49:50–58, 2016.

Herrin M, Larkin M: *Nutrition counseling in the treatment of eating disorders*, ed 2, New York, NY, 2013, Routledge.

Hipskind P, Glass C, Charlton D, et al: Do handheld calorimeters have a role in assessment of nutrition needs in hospitalized patients? A systematic review of literature, *Nutr Clin Pract* 26:426–433, 2011.

Juarascio AS, Manasse SM, Goldstein SP, et al. Review of smartphone applications for the treatment of eating disorders, *Eur Eat Disord Rev* 23:1–11, 2015.

Katzman DK: Refeeding hospitalized adolescents with anorexia nervosa: is "start low, advance slow" urban legend or evidence based? *J Adolesc Health* 50:1–2, 2012.

Kaye WH, Weltzin TE, Hsu LK, et al: Amount of calories retained after binge eating and vomiting, *Am J Psychiatry* 150:969–971, 1993.

Keel PK, Brown TA: Update on course and outcome in eating disorders, *Int J Eat Disord* 43:195–204, 2010.

Keys A: *The biology of human starvation* (vols 1 and 2), Minneapolis, 1950, University of Minnesota Press.

Kohn JB: What is ARFID? *J Acad Nutr Diet* 116:1872, 2016.

Kohn MR, Madden S, Clarke SD: Refeeding in anorexia nervosa: increased safety and efficiency through understanding the pathophysiology of protein calorie malnutrition, *Curr Opin Pediatr* 23:390–394, 2011.

Kornstein SG, Kunovac JL, Herman BK, et al. Recognizing binge-eating disorder in the clinical setting: a review of the literature, *Prim Care Companion CNS Disord* 18(3):1, 2016.

Kosmiski L, Schmiege SJ, Mascolo M, et al: Chronic starvation secondary to anorexia nervosa is associated with an adaptive suppression of resting energy expenditure, *J Clin Endocrinol Metab* 99:908–914, 2014.

Koubaa S, Hällström T, Hagenäs L, et al: Retarded head growth and neurocognitive development in infants of mothers with a history of eating disorders: longitudinal cohort study, *BJOG* 120:1413–1422, 2013.

Linna MS, Raevuori A, Haukka J, et al: Reproductive health outcomes in eating disorders, *Int J Eat Disord* 46:826–833, 2013.

Lock J, Le Grange D. *Treatment manual for anorexia nervosa, a family-based approach*, ed 2, New York, NY, 2013, The Guilford Press.

Lock JD, Fitzpatrick KK: Anorexia nervosa, *BMJ Clin Evid* 2009:1011, 2009.

Masheb RM, Dorflinger LM, Rolls BJ, et al: Binge abstinence is associated with reduced energy intake after treatment in patients with binge eating disorder and obesity, *Obesity (Silver Spring)* 24:2491–2496, 2016.

McClain Z, Peebles R: Body image and eating disorders among lesbian, gay, bisexual, and transgender youth, *Pediatr Clin North Am* 63(6):1079–1090, 2016.

Mårild K, Størdal K, Bulik CM, et al: Celiac disease and anorexia nervosa: A nationwide study, *Pediatrics* 139(5):e20164367, 2017.

Mayer LE, Klein DA, Black E, et al: Adipose tissue distribution after weight restoration and weight maintenance in women with anorexia nervosa, *Am J Clin Nutr* 90:1132–1137, 2009.

Mehler PS, Blalock DV, Walden K, et al: Medical findings in 1,026 consecutive adult inpatient-residential eating disordered patients, *Int J Eat Disord* 51:305–313, 2018.

Mehler PS, Winkelman AB, Andersen DM, et al: Nutritional rehabilitation: practical guidelines for refeeding the anorectic patient, *J Nutr Metab*, 2010:625782, 2010.

Modan-Moses D, Levy-Shraga Y, Pinhas-Hamiel O, et al: High prevalence of vitamin D deficiency and insufficiency in adolescent inpatients diagnosed with eating disorders, *Int J Eat Disord* 48:607–614, 2014.

Morgan JF, Reid F, Lacey JH: The SCOFF questionnaire: assessment of a new screening tool for eating disorders, *BMJ* 319:1467–1468, 1999.

National Institute for Health and Clinical Excellence: *Guideline for the management of refeeding syndrome* (adults), ed 2, United Kingdom, 2009, NHS Foundation Trust.

Norris ML, Spettigue WJ, Katzman DK: Update on eating disorders: current perspectives on avoidant/restrictive food intake disorder in children and youth, *Neuropsychiatr Dis Treat* 12:213–218, 2016.

Ozier AD, Henry BW, American Dietetic Association: Position of the American Dietetic Association: nutrition intervention in the treatment of eating disorders, *J Am Diet Assoc* 111:1236–1241, 2011.

Rigaud D, Boulier A, Tallonneau I, et al: Body fluid retention and body weight change in anorexia nervosa patients during refeeding, *Clin Nutr* 29:749–755, 2010.

Robinson L, Micali N, Misra M: Eating disorders and bone metabolism in women, *Curr Opin Pediatr* 29:488–496, 2017.

Rocks T, Pelly F, Wilkinson P: Nutrition therapy during initiation of refeeding in underweight children and adolescent inpatients with anorexia nervosa: a systematic review of the evidence, *J Acad Nutr Diet* 114:897–907, 2014.

Rosen DS, American Academy of Pediatrics Committee on Adolescence: Identification and management of eating disorders in children and adolescents, *Pediatrics* 126:1240–1253, 2010.

Russell GF: The nutritional disorder in anorexia nervosa, *J Psychosom Res* 11:141–149, 1967.

Sala M, Reyes-Rodríguez ML, Bulik CM, et al: Race, ethnicity, and eating disorder recognition by peers, *Eat Disord* 21:423–436, 2013.

Schebendach JE, Porter KJ, Wolper C, et al: Accuracy of self-reported energy intake in weight-restored patients with anorexia nervosa compared with obese and normal weight individuals, *Int J Eat Disord* 45:570–574, 2012.

Schebendach JE, Mayer LE, Devlin MJ, et al: Dietary energy density and diet variety as predictors of outcome in anorexia nervosa, *Am J Clin Nutr* 87:810–816, 2008.

Society for Adolescent Health and Medicine, Golden NH, Katzman DK, et al: Position paper of the Society for Adolescent Health and Medicine: medical management of restrictive eating disorders in adolescents and young adults, *J Adolesc Health* 56:121–125, 2015.

Society for Adolescent Health and Medicine: Refeeding hypophosphatemia in hospitalized adolescents with anorexia nervosa: a position statement of the Society for Adolescent Health and Medicine, *J Adolesc Health* 55:455–457, 2014.

Steinglass J, Mayer L, Attia E: Treatment of restrictive eating and low-weight conditions, including anorexia nervosa and avoidant/restrictive food intake disorder. In *Handbook of Assessment and Treatment of Eating Disorders*. Arlington, 2016, American Psychiatric Association Publishing.

Stellefson Myers E: *Winning the war within: nutrition therapy for clients with anorexia or bulimia nervosa*, Dallas, 2006, Helm Publishing.

Stellefson Myers E, Caperton-Kilburn C: *Winning the war within: nutrition therapy for clients with eating disorders*, ed 3, Dallas, 2017, Helm Publishing.

Strahler J, Hermann A, Walter B, et al: Orthorexia nervosa: a behavioral complex or a psychological condition? *J Behav Addict* 7(4):1143–1156, 2018.

Striegel-Moore RH, Wilson GT, DeBar L, et al: Cognitive behavioral guided self-help for the treatment of recurrent binge eating, *J Consult Clin Psychol* 78:312–321, 2010.

Sysko R, Glasofer DR, Hildebrandt T, et al: The eating disorder assessment for DSM-5 (EDA-5): development and validation of a structured interview for feeding and eating disorders, *Int J Eat Disord* 48(5):452–463, 2015.

Trent SA, Moreira ME, Colwell CB, et al: ED management of patients with eating disorders, *Am J Emerg Med* 31:859–865, 2013.

Westmoreland P, Krantz MJ, Mehler PS: Medical complications of anorexia nervosa and bulimia, *Am J Med* 129:30–37, 2016.

Wilson GT: Treatment of binge eating disorder, *Psychiatr Clin North Am* 34:773–783, 2011.

Winston AP: The clinical biochemistry of anorexia nervosa, *Ann Clin Biochem* 49:132–343, 2012.

Zickgraf HF, Ellis JM: Initial validation of the Nine Item Avoidant/Restrictive Food Intake Disorder Screen (NIAS): a measure of three restrictive eating patterns, *Appetite* 123:32–42, 2018.

22

Nutrição para Exercício e Desempenho Esportivo

Lisa Dorfman, MS, RDN, CSSD, CCMS, LMHC, FAND

TERMOS-CHAVE

ácido láctico
actomiosina
anemia do esporte
anorexia atlética (AA)
carga de glicogênio (supercompensação de glicogênio)
creatinofosfato ou fosfocreatina (CP)
deficiência energética relativa no esporte (RED-S)
déficit energético em atletas (DEA)
de-hidroepiandrosterona (DHEA)
desidratação
difosfato de adenosina (ADP)
dismorfia muscular (DM)
dor abdominal transitória relacionada ao exercício (DATE)
efeitos anabólicos
efeitos androgênicos
equivalentes metabólicos (METs)
espécies reativas de oxigênio (EROS)
estratégia de adaptação de lipídeos
fosforilação oxidativa
glicogênio
glicogenólise
glicólise
hipoidratação
hormônio do crescimento humano (HGH)
índice glicêmico
metabolismo aeróbico
metabolismo anaeróbico
microbioma
mioglobina
mitocôndria
periodização nutricional
pseudoanemia
razão de troca respiratória (RTR)
recursos ergogênicos
termorregulação
transtornos alimentares, de exercícios e de imagem corporal (EEBI)
treinamento intervalado de alta intensidade (TIAI)
tríade da mulher atleta (TMA)
trifosfato de adenosina (ATP)
Vo_2 máx

O desempenho atlético ideal é o ponto culminante de uma combinação de genética, treinamento apropriado, nutrição adequada, hidratação, vontade e descanso adequado. A nutrição é especialmente importante para atletas recreativos e competitivos, independentemente da idade ou sexo. A compreensão dos requisitos fisiológicos específicos do esporte para treinamento e competição é fundamental para a obtenção de energia suficiente, quantidades ideais de macronutrientes e micronutrientes e quantidades adequadas de líquidos. Uma ingesta alimentar balanceada é vital para o suporte das necessidades energéticas e a disposição para o treinamento puxado, o alcance do desempenho almejado, para as metas de massa e composição corporais, a recuperação adequada e a redução da incidência de doenças e lesões. Em alguns casos, o uso de suplementos e alimentos esportivos também é útil (Hosseinzadeh et al., 2017; International Olympic Committee [IOC], 2018; Mielgo-Ayuso et al., 2015).

BIOENERGÉTICA DA ATIVIDADE FÍSICA

A nutrição no exercício requer elementos essenciais dos alimentos para abastecimento das contrações musculares, construção de novos tecidos, preservação da massa muscular magra, otimização da estrutura esquelética, reparação das células existentes, maximização do transporte de oxigênio, manutenção do equilíbrio hídrico e eletrolítico favorável e regulação dos processos metabólicos.

O corpo humano deve ser suprido continuamente com energia para realizar suas muitas funções complexas. Três sistemas metabólicos fornecem energia para o corpo: um dependente de oxigênio (**fosforilação oxidativa** ou **metabolismo aeróbico**) e os outros dois independentes de oxigênio (creatinofosfato ou fosfocreatina e glicólise anaeróbica ou **metabolismo anaeróbico**). O uso de um sistema sobre o outro depende da duração, intensidade e tipo de atividade física.

Trifosfato de adenosina: fonte de energia final

Independentemente do sistema de energia utilizado para gerar força para os exercícios, o corpo depende de um suprimento contínuo de combustível por meio do **trifosfato de adenosina (ATP)**, encontrado nas mitocôndrias do corpo. A energia produzida a partir da quebra do trifosfato de adenosina fornece o combustível que ativa a contração muscular. A energia do ATP é transferida para os filamentos contráteis (actina e miosina) no músculo, que formam uma ligação da actina por meio de pontes cruzadas da molécula de miosina, formando a **actomiosina**. Uma vez ativadas, as miofibrilas deslizam umas sobre as outras e fazem com que o músculo se contraia.

Embora o trifosfato de adenosina seja a principal fonte de energia do corpo, ele é armazenado em quantidades limitadas. Aproximadamente 85 g de ATP são armazenados no corpo em um dado momento (McArdle et al., 2014). Isso fornece apenas energia suficiente para vários segundos de exercício e, ainda assim, o ATP deve ser ressintetizado continuamente para fornecer uma fonte energética constante. Quando o ATP perde um fosfato, liberando energia, o **difosfato de adenosina (ADP)** resultante é combinado enzimaticamente com outro fosfato de alta energia da **creatinofosfato ou fosfocreatina (CP)**, para ressintetizar o ATP. A concentração de CP de alta energia no músculo é cinco vezes a do ATP.

A creatinoquinase é a enzima que catalisa a reação de CP com ADP e fosfato inorgânico. Esse é o meio mais rápido e mais direto de repor o ATP e é feito sem o uso de oxigênio (anaeróbico). Embora esse sistema tenha grande potência, é limitado no tempo devido à concentração limitada de CP encontrada nos músculos (ver seção *Creatina* mais adiante neste capítulo).

A energia liberada por esse sistema de ATP-CP sustentará um esforço completo do exercício de apenas alguns segundos, como em um levantamento de peso, um saque de tênis ou uma corrida ou treino de alto impacto intercalado (*sprint*). Se o esforço completo continuar por mais de 8 segundos, ou se o exercício moderado for prosseguir por períodos mais longos, uma fonte energética adicional deve ser fornecida para a ressíntese de ATP. A produção de ATP continua dentro das células musculares por meio das vias anaeróbica ou aeróbica.

Via anaeróbica ou do ácido láctico

A via energética seguinte para fornecer ATP por mais de 8 segundos de atividade física é o processo de **glicólise**. Nessa via, a energia da glicose é liberada sem a presença de oxigênio. O **ácido láctico** é o produto final da glicólise. Sem a produção de ácido láctico, a glicólise seria inibida. A coenzima chamada ácido nicotínico desidrogenase (NAD, do inglês *nicotinic acid dehydrogenase*) é limitada nessa via. Quando a coenzima NAD é limitada, a via glicolítica não pode fornecer energia constante. Por meio da conversão do ácido pirúvico em ácido láctico, a NAD é liberada para participar da síntese de mais ATP. A quantidade de ATP produzida é relativamente pequena; o processo tem uma eficiência de apenas 30%. Essa via contribui com energia durante um esforço completo com duração de até 60 a 120 segundos. Os exemplos são uma corrida de velocidade de alto impacto de cerca de 400 m e muitas provas de natação de velocidade (Powers et al., 2018).

Embora esse processo forneça proteção imediata contra as consequências do oxigênio insuficiente, ele não pode continuar indefinidamente. Quando o exercício continua em intensidades além da capacidade do corpo de fornecer oxigênio e converter ácido láctico em combustível, o ácido láctico se acumula no sangue e nos músculos, reduz o pH a um nível que interfere na ação enzimática e causa fadiga. O ácido láctico pode ser removido do músculo, transportado para a corrente sanguínea e convertido em energia no músculo, fígado ou cérebro. Caso contrário, ele é convertido em glicogênio. A conversão em **glicogênio** ocorre no fígado e, em certa medida, nos músculos, principalmente entre atletas treinados.

A quantidade de ATP produzida pela glicólise é pequena em comparação com a disponível por meio das vias aeróbicas. O substrato para essa reação é limitado à glicose do açúcar no sangue ou ao glicogênio armazenado no músculo. O glicogênio hepático contribui, mas é limitado.

Via aeróbica

A produção de ATP em quantidades suficientes para sustentar a atividade muscular contínua, por mais de 90 a 120 segundos, requer oxigênio. Se não houver oxigênio suficiente para se combinar com o hidrogênio na cadeia transportadora de elétrons, nenhum ATP adicional é produzido. Assim, o oxigênio fornecido pela respiração é de vital importância. Aqui, a glicose pode ser decomposta com muito mais eficiência para a obtenção de energia, produzindo de 18 a 19 vezes mais ATP. Na presença de oxigênio, o piruvato é convertido em acetil coenzima A (CoA), que entra na **mitocôndria**. Na mitocôndria, a acetil CoA passa pelo ciclo de Krebs, que gera 36 a 38 ATPs por molécula de glicose (Figura 22.1).

O metabolismo aeróbico é limitado pela disponibilidade de um suprimento contínuo e adequado de oxigênio e pela disponibilidade de coenzimas. No início do exercício e com o aumento da intensidade do exercício, a capacidade do sistema cardiovascular de fornecer oxigênio adequado é um fator limitante, em grande parte devido ao nível de condicionamento. A via aeróbica fornece ATP pela metabolização de lipídeos e proteínas. Uma grande quantidade de acetil CoA, que entra no ciclo de Krebs e fornece enormes quantidades de ATP, é fornecida pela betaoxidação de ácidos graxos. As proteínas podem ser catabolizadas em acetil CoA ou em intermediários do ciclo de Krebs, ou podem ser diretamente oxidadas como outra fonte de ATP.

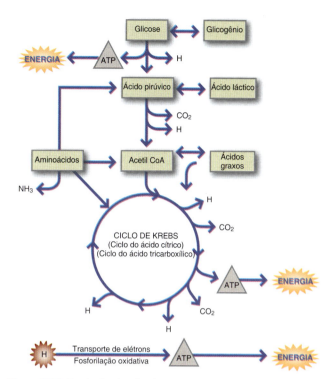

Figura 22.1 Produção de trifosfato de adenosina (ATP) para exercício.

Continuum de energia

Uma pessoa que esteja se exercitando pode usar uma ou mais vias energéticas. Por exemplo, no início de qualquer atividade física, o ATP é produzido por via anaeróbica. Conforme o exercício continua, o sistema de ácido láctico produz ATP para o exercício. Se a pessoa continuar a se exercitar e o fizer em intensidade moderada por um período prolongado, a via aeróbica se tornará a via dominante para o combustível. Por outro lado, a via anaeróbica fornece a maior parte da energia para exercícios de curta duração e alta intensidade, como treino de alto impacto intercalado, a natação de 200 m ou movimentos de alta potência e alta intensidade no basquete, futebol americano ou futebol. No entanto, todas as vias de geração de ATP são ativadas no início do exercício (Powers et al., 2018).

Outros fatores influenciam as capacidades de oxigênio e, dessa forma, as vias energéticas são a capacidade de exercício intenso e sua duração. Esses dois fatores estão inversamente relacionados. Por exemplo, um atleta não pode realizar movimentos de alta potência e alta intensidade por um período prolongado. Para fazer isso, o atleta teria que diminuir a intensidade do exercício para aumentar sua duração (Figura 22.2).

A via aeróbica não pode tolerar o mesmo nível de intensidade à medida que a duração aumenta, por causa da disponibilidade diminuída de oxigênio e acúmulo de ácido láctico. À medida que a duração do exercício aumenta, a produção de potência diminui. A contribuição de nutrientes produtores de energia também deve ser considerada. Conforme a duração do exercício se estende, as gorduras

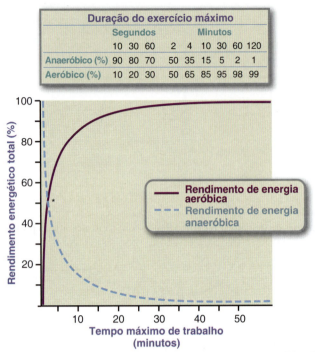

Figura 22.2 Contribuição relativa da energia aeróbica e anaeróbica durante a atividade física máxima de várias durações. Observe que 90 a 120 segundos de esforço máximo requerem 50% da energia de cada um dos processos, aeróbico e anaeróbico. Esse é também o ponto no qual a via do ácido láctico para a produção de energia atinge o seu máximo.

contribuem mais como fonte energética. O oposto é verdadeiro para exercícios de alta intensidade: quando a intensidade aumenta, o corpo depende cada vez mais dos carboidratos como substrato (Powers et al., 2018).

FONTES DE COMBUSTÍVEIS PARA A CONTRAÇÃO MUSCULAR

Proteínas, lipídeos e carboidratos são possíveis fontes de combustível para a geração de ATP e, portanto, para a contração muscular. A via glicolítica é restrita à glicose, que pode se originar dos carboidratos da dieta ou do glicogênio armazenado, ou pode também ser sintetizada a partir de certos aminoácidos por meio do processo de gliconeogênese. O ciclo de Krebs é abastecido por fragmentos de três carbonos da glicose, fragmentos de dois carbonos de ácidos graxos e esqueletos de carbono de aminoácidos específicos, principalmente alanina e os aminoácidos de cadeia ramificada. Todos esses substratos podem ser usados durante o exercício; entretanto, a intensidade e a duração do exercício determinam as taxas relativas de uso dos substratos (Powers et al., 2018).

Intensidade

A intensidade do exercício é importante para determinar qual combustível será usado pelos músculos em contração. Os exercícios de alta intensidade e curta duração dependem da produção anaeróbica de ATP. Como o oxigênio não está disponível para as vias anaeróbicas, apenas a glicose e o glicogênio podem ser decompostos por via anaeróbica como combustível. Quando o glicogênio é decomposto por via anaeróbica, ele é usado de 18 a 19 vezes mais rápido do que quando decomposto por via aeróbica. Pessoas que estejam realizando atividades físicas de alta intensidade ou corridas competitivas podem correr o risco de ficar sem glicogênio muscular antes de o evento ou o exercício ser concluído como consequência de sua alta taxa de uso (Powers et al., 2018).

Esportes que usam as vias anaeróbica e aeróbica também têm maior taxa de uso de glicogênio e, como os atletas anaeróbicos, os atletas desses esportes também correm o risco de ficar sem combustível antes do término da corrida ou do exercício. Esportes como basquete, futebol americano, futebol, tênis e natação são bons exemplos, pois o uso de glicogênio é elevado por causa de atividades de alto impacto intercaladas (*sprints*) de alta intensidade e exercícios de corrida. Em esportes ou exercícios de intensidade moderada, como corrida de distância mais longa, caminhada, dança aeróbica, ginástica, ciclismo e natação recreativa, aproximadamente metade da energia para essas atividades vem da quebra aeróbica do glicogênio muscular, enquanto a outra metade vem da glicose sanguínea circulante e ácidos graxos.

Os exercícios de intensidade moderada a baixa, como caminhada, são abastecidos energeticamente principalmente pela via aeróbica, assim, uma proporção maior de gordura pode ser usada para criar ATP para energia. Os ácidos graxos não podem fornecer todo o ATP durante os exercícios de alta intensidade porque a gordura não pode ser degradada rápido o suficiente para fornecer a energia. Além disso, o lipídeo fornece menos energia por litro de oxigênio consumido do que a glicose (4,65 kcal/ℓ de O_2 versus 5,01 kcal/ℓ de O_2). Portanto, quando menos oxigênio está disponível em atividades de alta intensidade, há uma vantagem definitiva para os músculos por serem capazes de usar o glicogênio porque menos oxigênio é necessário.

Em geral, a glicose e os ácidos graxos fornecem combustível para o exercício em proporções que dependem da intensidade e duração do exercício e da condição física do atleta. O esforço de intensidade extremamente alta e curta duração obtém energia primariamente das reservas de ATP e CP. Exercícios de alta intensidade que continuam por mais de alguns segundos dependem da glicólise anaeróbica (Powers et al., 2018). Durante o exercício de intensidade baixa a moderada (60% do consumo máximo de oxigênio [$Vo_2\,máx$]), a energia é derivada principalmente dos ácidos graxos. O carboidrato se torna uma fração maior da fonte energética à medida que a intensidade aumenta até que, em um nível de intensidade de 85 a 90% do consumo máximo de oxigênio, os carboidratos do glicogênio são a principal fonte de energia e a duração da atividade é limitada (Figura 22.3) (Powers et al., 2018).

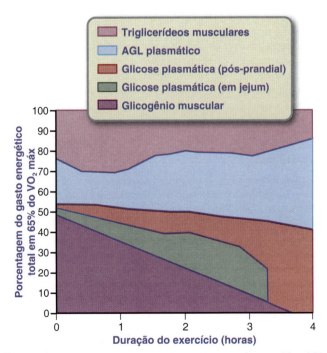

Figura 22.3 Fonte de energia principal e duração do exercício. *AGL*, ácidos graxos livres.

Duração

A duração de uma sessão de treinamento determina o substrato utilizado durante a sessão de exercícios. Por exemplo, quanto mais tempo é gasto em exercícios, maior é a contribuição do lipídeo como combustível. A gordura pode fornecer até 60 ou 70% da energia necessária para eventos de ultrarresistência com duração de 6 a 10 horas. À medida que a duração do exercício aumenta, a dependência do metabolismo aeróbico torna-se maior e uma quantidade maior de ATP pode ser produzida a partir dos ácidos graxos. No entanto, o lipídeo não pode ser metabolizado, a menos que um fluxo contínuo de alguns carboidratos também esteja disponível por meio das vias energéticas. Portanto, o glicogênio muscular e a glicose sanguínea são os fatores limitantes do desempenho humano de qualquer tipo de intensidade ou duração (Powers et al., 2018).

Efeito do treinamento

A duração de tempo que um atleta pode oxidar ácidos graxos como fonte de combustível está relacionada ao condicionamento do atleta, bem como à intensidade do exercício. Além de melhorar os sistemas cardiovasculares envolvidos na oferta de oxigênio, o treinamento aumenta o número de mitocôndrias e as concentrações de enzimas envolvidas na síntese aeróbica de ATP, aumentando a capacidade de metabolismo dos ácidos graxos. Aumentos nas mitocôndrias com o treinamento aeróbico são observados principalmente nas fibras musculares do tipo IIA (fibras de contração rápida [*fast-twitch*] intermediárias). Porém, essas fibras perdem rapidamente sua capacidade aeróbica com a cessação do treinamento aeróbico, revertendo para a linha de base genética.

Essas alterações favorecidas pelo treinamento resultam em menor **razão de troca respiratória (RTR)**, também chamada de quociente respiratório, que é razão entre o gás carbônico (CO_2) eliminado e o oxigênio (O_2) consumido; resultam também em níveis plasmáticos mais baixos de lactato e catecolaminas e quebra de glicogênio muscular líquido mais baixa em uma produção de potência específica. Essas adaptações metabólicas aumentam a capacidade do músculo de oxidar todos os combustíveis, especialmente a gordura (Powers et al., 2018).

ABORDAGEM INTEGRATIVA PARA O TRABALHO COM ATLETAS

A nutrição de desempenho não se limita apenas à fisiologia do exercício ou dieta, mas integra seis áreas essenciais de estudo: papel da saúde geral ótima e longevidade, crescimento ideal, pico da função fisiológica, equilíbrio energético e composição corporal, melhoria da nutrição e segurança.

Diferenças genéticas e individualizadas, ambientes de exercício e estresse da vida também podem afetar o microbioma do atleta e a tolerância a nutrientes específicos. Parece que o exercício está relacionado com a modificação do eixo microbiota-intestino-cérebro, interações metabólicas da microbiota do hospedeiro com a dieta, interações neuroendócrinas e neuroimunes. Há evidências que sugerem que o estresse, tanto fisiológico quanto emocional, podem modular a composição da microbiota intestinal e vice-versa; a microbiota pode atuar como um órgão endócrino secretando serotonina, dopamina ou outros neurotransmissores e controlar o eixo hipotálamo-hipófise-suprarrenal (HHSR) em atletas (Clark e Mach, 2017). Ver Capítulo 30 para obter mais informações sobre o eixo HHSR.

Embora uma relação direta entre o exercício e a composição ou função da microbiota intestinal não tenha sido estabelecida, existem vários mecanismos pelos quais a atividade física pode modificar a microbiota e afetar o estado imunológico, a função intestinal, a incidência de infecções respiratórias superiores (IRS), o humor e o desempenho esportivo (Clark e Mach, 2017; Foster et al., 2017; Hart, 2018; O'Sullivan et al., 2015). Estima-se que 20 a 60% dos atletas sejam afetados pelo estresse do exercício excessivo, especialmente treinamento de resistência e recuperação inadequada, e 20 a 50% dos atletas sofrem de sintomas gastrintestinais, que se demonstrou que aumentam com a intensidade do exercício (Clark e Mach, 2017; Lamprecht et al., 2012). (Ver boxe *Visão clínica: Problemas gastrintestinais em atletas*.)

Os programas de treinamento e dietéticos que visam equilibrar os estressores sistemáticos que os atletas experimentam, com planos de dieta personalizados para a melhoria do desempenho, podem reduzir os sintomas de estresse relacionados ao exercício e melhorar a microbiota intestinal, a inflamação e o desempenho. Um estudo demonstrou isso com a equipe internacional de rúgbi da Irlanda durante o período de concentração para treinamento da Copa do Mundo. O estudo descobriu que, ao monitorar dieta e exercícios sob condições extremas de treinamento e comparando com controles, atletas profissionais tinham níveis mais baixos de citocinas inflamatórias e aumento da diversidade microbiana fecal, sugerindo que o exercício desempenhe um papel protetor e positivo na nutrição da microbiota (O'Sullivan et al., 2015).

A fim de encontrar soluções para deficiências nutricionais em potencial, os nutricionistas devem integrar dados antropométricos, bioquímicos e dietéticos e o *feedback* de atletas para determinar como fatores adicionais, como alterações na microbiota intestinal, alergias ou intolerâncias alimentares, preferências ou aversões alimentares e/ou processos de doença podem afetar a absorção geral, assimilação, digestão, metabolismo e transporte de macronutrientes, micronutrientes ou líquidos específicos e, em última análise, afetar o potencial de desempenho.

Um nutricionista esportivo também precisa ser capaz de avaliar criticamente as declarações de saúde, aconselhar sobre modificações dietéticas especiais e recomendar suplementos nutricionais com base em evidências para melhorar o desempenho físico e as respostas de treinamentos e exercícios.

REQUERIMENTOS NUTRICIONAIS DE EXERCÍCIO

Energia

O componente mais importante de treinamento e desempenho esportivo bem-sucedidos é a garantia da ingestão energética adequada para sustentar o gasto energético e manter a força, a resistência, a massa muscular e a saúde geral. Os requerimentos de nutrientes e energético variam com idade, sexo, peso, estatura, tipo de treinamento/esporte, frequência, intensidade e duração. Outros fatores de influência incluem dieta típica, histórico de alimentação restritiva e disfuncional, condições endócrinas e ambientais, como calor, frio e altitude. Os dados sugerem que um balanço energético negativo é comum em atletas de resistência, musculação e esportes estéticos (luta livre, ginástica, patinação, dança) e atletas com um tamanho corporal maior, especialmente durante o treinamento de alto volume (Rogerson, 2017). A estimativa do consumo energético também é uma tarefa difícil, especialmente em esportes menos estudados (Powers et al., 2018).

Indivíduos que participam de um programa de condicionamento físico geral (ou seja, 30 a 40 minutos por dia, três vezes por semana) geralmente podem atender às suas necessidades nutricionais diárias seguindo uma dieta normal que forneça 25 a 35 kcal/kg/dia ou cerca de 1.800 a 2.400 calorias por dia. No entanto, as necessidades energéticas para atletas que treinam 90 minutos por dia podem exigir 45 a 50 kcal/kg/dia e em alguns esportes ainda mais (Thomas et al., 2016).

Por exemplo, o atleta de 50 kg engajado em treinamento intenso de 2 a 3 horas por dia, cinco a seis vezes por semana, ou treinamento de alto volume de 3 a 6 horas em um a dois treinos por dia, 5 a 6 dias por semana, pode gastar até 600 a 1.200 calorias adicionais por

VISÃO CLÍNICA
Problemas gastrintestinais em atletas

Problemas intestinais são muito comuns e afetam cerca de 45 a 85% dos atletas, 30 a 50% regularmente, e afetam 70% dos corredores (Jeukendrup, 2017a; Koon et al., 2017; ter Steege et al., 2012). Alguns problemas podem afetar a parte superior do tubo gastrintestinal, como refluxo, azia, dores no tórax, náuseas, vômitos, gastrite, úlceras pépticas, sangramentos ou **dor abdominal transitória relacionada ao exercício (DATE)**, também conhecida como "pontadas", ou o tubo gastrintestinal inferior, como flatulência, distensão abdominal, necessidade excessiva de defecar, diarreia, hemorroidas e colite.

Diferenças genéticas e individualizadas, ambientes de exercício e estressores da vida podem afetar a função intestinal e o **microbioma** do atleta, bem como sua tolerância a alimentos específicos. Embora uma relação direta entre o exercício e a composição ou função da microbiota intestinal não tenha sido estabelecida, existem vários mecanismos pelos quais a atividade física pode modificar a microbiota e afetar o estado imunológico, a função intestinal, a incidência de infecções respiratórias superiores (IRS), o humor e o desempenho esportivo (Clark e Mach, 2017; Foster et al., 2017; Hart, 2018; O'Sullivan et al., 2015).

Parece que o exercício impacta o eixo microbiota-intestino-cérebro, interações metabólicas entre a microbiota do hospedeiro e a dieta, interações neuroendócrinas e neuroimunes e a resposta individual de um atleta ao estresse físico. Acredita-se que a microbiota possa atuar como um órgão endócrino secretor de serotonina, dopamina ou outros neurotransmissores que podem modificar a resposta ao estresse em atletas. Também há evidências que sugerem que o estresse induzido pelo exercício, tanto fisiológico quanto emocional, pode modular a composição da microbiota intestinal e vice-versa (Clark e Mach, 2017).

Além disso, as mudanças nas forças mecânicas observadas com esportes de resistência (ou seja, corrida de longa distância e triatlo) incluem alteração do fluxo sanguíneo do sistema digestório e da motilidade gastrintestinal, com alterações neuroendócrinas do treinamento. A dor abdominal transitória relacionada ao exercício pode ser possivelmente devido à irritação do peritônio, embora isquemia gástrica ou diafragmática, cãibras musculares e alongamento dos ligamentos viscerais dos órgãos sólidos também tenham sido propostos (Koon et al., 2017).

Outros fatores, como a dieta pré-treinamento e/ou pré-competição do atleta, mudanças climáticas, como condições de frio a condições muito quentes e úmidas, estresse emocional devido à competição, desidratação, uso de anti-inflamatório não esteroide (AINE) e se o atleta evacuou ou não antes de praticar exercícios (movimento intestinal) também podem agravar o desconforto gastrintestinal.

Estima-se que 20 a 60% dos atletas sejam afetados pelo estresse do treinamento excessivo, especialmente o treinamento de resistência com a recuperação inadequada, e demonstrou-se também que os impactos aumentam de acordo com a intensidade do exercício (Clark e Mach, 2017; Lamprecht et al., 2012). A educação dos atletas sobre o abastecimento energético pré-treinamento e pré-competição e a aplicação de uma periodização de tentativa e erro de alimentos integrais ou esportivos, sólidos ou líquidos sem especiarias, com baixo teor de fibras simples, naturais, com baixo teor de lipídeos, com quantidades e tipos variáveis de fontes e combinações de carboidratos, são estratégias para eliminar possíveis problemas gastrintestinais.

As ferramentas de avaliação usadas para descartar questões relacionadas a alimentos incluem: (1) análise dietética completa, incluindo análise de alimentos, líquidos, uso de álcool e suplementos consumidos antes, durante e após o treinamento; (2) teste de sensibilidade ou alergia alimentar para determinar se existem intolerâncias alimentares ao glúten, lactose ou outros alimentos ou ervas; (3) histórico da função intestinal e de doenças gastrintestinais crônicas e teste funcional de fezes abrangente; (4) histórico de ingestão geral de líquidos e possível desidratação devido a mudanças nas condições climáticas de treinamento; e (5) histórico de infecções e uso de antibióticos.

Programas de treinamento e dietéticos que visam equilibrar os estressores sistemáticos que os atletas experimentam, com planos de dieta personalizados para melhorar o desempenho, podem reduzir os sintomas de estresse relacionados ao exercício e melhorar a função intestinal e o desempenho atlético. Um estudo que apoia tal hipótese foi realizado com uma equipe irlandesa de rúgbi durante o período de concentração para treinamento para a Copa do Mundo. Em comparação aos controles, encontrou-se que o monitoramento da dieta e dos exercícios durante o treinamento em condições extremas reduziu as concentrações de citocinas inflamatórias e aumentou a diversidade microbiana fecal. Isso sugere que o exercício pode desempenhar um papel protetor e positivo na nutrição da microbiota quando os atletas estão nutricionalmente bem alimentados e o treinamento incorpora uma recuperação adequada (O'Sullivan et al., 2015). Essa constatação apoia um conjunto de pesquisas que sugere que o sistema digestório é altamente adaptável. A taxa de esvaziamento gástrico e as percepções de plenitude podem ser reduzidas ou "treinadas", e a dieta pode desempenhar uma função importante (Jeukendrup, 2017a).

As estratégias nutricionais para superar os problemas gastrintestinais incluem uma dieta de eliminação ou dieta com baixo teor de oligossacarídeos, dissacarídeos, monossacarídeos e polióis fermentáveis (FODMAP, do inglês *fermentable oligosaccharides, disaccharides, monosaccharides and polyols*) e/ou uma dieta de dia de competição, que é individualizada para o atleta com base em sua tolerância aos alimentos. Outra estratégia é oferecer uma dieta rica em carboidratos, pois isso pode aumentar a atividade dos transportadores de glicose-1 (SGLT1) no intestino, permitindo maiores captação e oxidação de carboidratos durante o exercício (Jeukendrup, 2017b; Koon et al., 2017).

---

dia acima e além do gasto energético em repouso, exigindo, dessa maneira, 50 a 80 kcal/kg/dia ou cerca de 2.500 a 4.000 kcal/dia. Para atletas de elite ou atletas com corpos maiores, as necessidades energéticas diárias podem chegar a 150 a 200 kcal/kg, ou cerca de 7.500 a 10.000 calorias por dia, dependendo do volume e da intensidade das diferentes fases de treinamento.

Estimativa das necessidades energéticas

A taxa metabólica em repouso (TMR) ou gasto energético em repouso (GER) podem ser medidos por calorimetria indireta ou estimados por meio de equações preditivas. A calorimetria indireta envolve o uso de um dispositivo portátil, como o calorímetro MedGem® ou carrinho metabólico normalmente utilizado na fisiologia do exercício ou configurações de pesquisa para medir o consumo de oxigênio de uma pessoa para determinar a TMR ou taxa metabólica basal (TMB). A medição da TMR ou da TMB é mais precisa do que o uso de equações de predição.

Equações preditivas são usadas para estimar a TMR ou TMB quando o equipamento técnico, como um carrinho metabólico, não está disponível. A equação de Cunningham mostrou ser o melhor preditor da TMR ou GER para homens e mulheres ativos, seguida pela equação de Harris-Benedict. DeLorenzo desenvolveu uma equação que também se mostrou precisa especificamente com atletas homens de esportes de força e potência, como os do polo aquático, judô e caratê (Academy of Nutrition and Dietetics [AND], 2014; Jagim et al., 2018). Se o nutricionista especializado em esportes tiver dados de composição corporal, incluindo porcentagem de gordura corporal, o GER pode ser calculado conforme mostrado no Boxe 22.1.

Uma vez calculada a TMR, o gasto energético total (GET) pode ser estimado usando o gasto energético da atividade física. Como o equipamento metabólico é caro, requer treinamento considerável para ser usado e não é prático fora dos ambientes de pesquisa, métodos

> **Boxe 22.1** Cálculo da taxa metabólica em repouso a partir dos dados da composição corporal.
>
> TMR (calorias/dia) = 500 + (22 × MCM em kg)
>
> *TMR*, taxa metabólica em repouso; *MCM*, massa corporal magra.

indiretos podem ser empregados e incluem monitores de frequência cardíaca, pedômetros ou acelerômetros.

Outros métodos indiretos são o uso de um fator de atividade diária como base para o qual são adicionadas as calorias gastas no exercício, que são calculadas multiplicando as calorias gastas por minuto de exercício pela quantidade de tempo gasto nessa atividade, conhecido como **equivalentes metabólicos** (**METs,** do inglês *metabolic equivalents*) da tarefa (Powers et al., 2018). Um equivalente metabólico é definido como a quantidade de oxigênio consumido enquanto se está sentado quieto em uma cadeira em repouso e equivalente a 3,5 ml de O_2 por kg de massa corporal × minuto, enquanto o custo energético de uma atividade é (ml O_2/kg/min) × 3,5 (Jetté et al., 1990). Um estudo recente, no entanto, sugere que o valor do equivalente metabólico padronizado superestimou o consumo de oxigênio em repouso (Vo_2) observado em 114 homens saudáveis, resultando em subestimações do equivalente metabólico máximo e do custo energético da corrida (Ázara et al., 2017).

O monitoramento da frequência cardíaca para estimar o gasto energético se baseia na suposição de que existe uma relação linear entre a frequência cardíaca e o consumo de oxigênio. O uso da frequência cardíaca para calcular a intensidade não é necessariamente preciso, pois os aumentos podem ser devidos não apenas à demanda energética, mas também a fatores como estresse, medicamentos, cafeína e desidratação. Pedômetros medem a distância deambulatória percorrida, o que é uma limitação do método porque não leva em consideração outros tipos de atividades físicas, como levantamento de peso, ciclismo ou ioga. Os acelerômetros têm a vantagem de medir todas as atividades, são fáceis de usar e podem fornecer *feedback* por longos períodos. Outros dispositivos pessoais de condicionamento físico foram desenvolvidos nos últimos anos, embora nenhum método seja tão preciso quanto a medição direta com um carrinho metabólico. Um método para calcular o gasto energético total usando os fatores de atividade fornecidos é mostrado no Boxe 22.2.

Atender às necessidades energéticas de muitos indivíduos voltados para a boa forma física ou atletas de elite em treinamento intenso pode ser um desafio, independentemente da precisão das fórmulas usadas para prever as necessidades energéticas.

Para atletas do ensino médio e universitários, os padrões de sono perturbados e a conciliação dos horários acadêmicos, sociais e de treinamento geralmente levam a refeições omitidas, alta frequência de lanches não planejados, uso de *shakes* esportivos e barras de cereais no lugar de refeições completas e lanches tarde da noite, enquanto estudam ou socializam *online* ou estão com amigos. Atletas adultos com responsabilidades familiares, de trabalho e obrigações religiosas, como jejum, quaresma ou celebração do Ramadã, também podem ter desafios adicionais ao conciliar os horários de treinamento diário com levar os filhos à escola, prazos de trabalho e acomodação dos horários de alimentação da família, o que pode comprometer quantidade, qualidade e horário das refeições e afetar bastante a energia, os níveis de força e a saúde geral.

Em atletas de elite, o consumo de alimentos suficiente em intervalos regulares sem comprometer o desempenho é um desafio, especialmente quando os atletas estão viajando para o exterior ou estão à mercê de alimento de aeroporto, alimentos e horários estrangeiros, instalações de treinamento desconhecidas, atrasos e eventos imprevistos, como jogos adiados pelas condições climáticas e calendários de competição. Todos os atletas, independentemente da idade e das exigências do estilo de vida, podem ser mais bem preparados com lanches embalados e refeições prontas para comer, que são essenciais para manter a ingestão energética adequada para apoiar a saúde geral e o desempenho.

Atender às necessidades energéticas diárias e a distribuição apropriada de macronutrientes para indivíduos ativos podem exigir o uso de barras de cereais e bebidas esportivas formuladas e alimentos de conveniência e lanches, além de refeições e alimentos *in natura*. Embora os alimentos *in natura* sejam preferidos aos alimentos de conveniência ou embalados, os nutricionistas devem ter a mente aberta e flexível para acomodar estilos de vida e comportamentos alimentares dos atletas ao elaborar planos de refeições para o desempenho esportivo máximo.

> **Boxe 22.2** Cálculo das necessidades energéticas diárias para atletas.
>
> **Equação de Cunningham**
>
> **TMR ou GER** (gasto energético em repouso em kcal/dia) = 500 + [22 × massa corporal magra (MCM) em quilogramas (kg)]
>
> **Por exemplo:**
>
> Atleta de 79,5 kg (175 libras) com 10% de gordura corporal
> kg de gordura = peso de gordura = 79,5 kg × 0,10 = 7,9 kg de gordura
> MCM = peso total − peso de gordura = 79,5−7,9 = 71,6 kg de MCM
> GER = 500 + (22 × 71,6 kg de MCM) = 2.075 calorias
>
> **Para determinação da EGAF – energia gasta para atividade física**
>
> Pode-se usar:
> Calorias gastas em 1 dia usando: http://www.cdc.gov/nccdphp/dnpa/physical/pdf/PA_Intensity_table_2_1.pdf
>
> **Ou**
>
> Pode-se usar:
> Gastos energéticos específicos para pesos diferentes usando: http://www.nutribase.com/exercala.htm
>
> **Ou**
>
> Pode-se multiplicar GER pelo fator de atividade usando:
> 1,200 = sedentários (pouco ou nenhum exercício)
> 1,375 = levemente ativo (cerca de 30 min de treinamento moderado, 1 a 3 dias por semana)
> 1,550 = moderadamente ativo (45 min de treinamento moderado, 3 a 5 dias por semana)
> 1,725 = muito ativo (treinamento por 1 h, 6 a 7 dias por semana)
> 1,900 = extremamente ativo (treinamento muito duro, incluindo levantamento de peso, 2 a 3 dias por semana)
>
> **Ou MET (equivalentes metabólicos)**
>
> Exemplo: MET = 4,5 × peso do indivíduo: 80 kg
> Quantidade de energia gasta = 0,0175 kcal/kg/min × 80 kg × 4,5 = 6,3 kcal/min
> Caminhando por 30 min a 6,5 km/h para um indivíduo de 80 kg = 189 kcal
> Fonte de cálculo de MET: http://www.globalrph.com/metabolic_equivalents.htm
>
> **Para continuar o exemplo:**
>
> A EGAF para esse atleta de 79,4 kg que está treinando forte seria a seguinte:
>
> GER (2.075 kcal) × fator de atividade (1,9) = 3.942 kcal *totais* para o gasto energético basal (GEB) e energia gasta na atividade física (EGAF)
>
> **Para continuar o exemplo:**
>
> Efeito térmico dos alimentos (ETA) = as kcal totais para GER e EGAF × 10% = 3.942 × 0,1 = 394 kcal
> Necessidade energética diária total = kcal totais (3.942) + ETA (394 kcal) = 4.336 kcal
>
> **Necessidade energética diária total** = 4.336 kcal

Thompson J, Manore MM. Predicted and measured resting metabolic rate of male and female endurance athletes. *J Am Diet Assoc.* 1996 Jan;96(1):30-4.

CONTROLE DE MASSA CORPORAL

Um objetivo de uma dieta voltada para o desempenho é ajudar o atleta na obtenção de tamanho corporal ideal e distribuição de massa e gordura corporais ótimas para obter maior sucesso atlético. Embora o desempenho do exercício seja influenciado por massa e composição corporais, essas medidas físicas não são os únicos critérios de desempenho para resultados esportivos ideais. Massa corporal, índice de massa corporal e medidas de composição corporal ideais para o desempenho atlético ainda precisam ser determinados; portanto, o desempenho esportivo pode ser o melhor indicador para determinar composição e massa corporais ideais de um atleta em sua idade para o melhor desempenho (Carl et al., 2017).

Independentemente da idade, em última análise, a massa corporal competitiva ideal de um atleta e a gordura corporal relativa devem ser determinados com base na saúde individual e no nível de desempenho. Para jovens atletas, não existem recomendações estabelecidas quanto à composição corporal em crianças e adolescentes. Para atletas de nível máster com mais de 40 anos, o treinamento crônico demonstrou preservar os níveis de gordura corporal semelhantes aos de indivíduos jovens e saudáveis de maneira específica do modo de exercício (McKendry et al., 2018).

Em alguns esportes, os atletas podem ser pressionados a perder massa e gordura corporais para melhorar sua relação massa corporal/potência (como para corrida, ciclismo de distância e triatlo), atingir uma composição corporal desejável para esportes estéticos (ou seja, ginástica, patinação artística, dança, equipe de torcida [*cheerleading*] e mergulho) ou competir em uma classe de peso específica (como para luta livre, remo peso leve, vela, artes marciais, corrida de cavalos [jóqueis] e boxe), apesar de terem massa corporal adequada para a saúde geral (Larson-Meyer et al., 2018; Manore, 2015).

As porcentagens de gordura corporal dos atletas variam dependendo do sexo e do esporte, conforme avaliado em um estudo com 898 atletas de sexos masculino e feminino de 21 esportes (Schneiter et al., 2014). Quando não existe um padrão, os especialistas concordam que os atletas devem permanecer acima de certa gordura corporal mínima. Embora o nível mínimo estimado de gordura corporal compatível com a saúde seja de 5% para homens e 12% para mulheres, as porcentagens ideais de gordura corporal para um atleta podem ser muito maiores para alcançar o sucesso ideal em seus respectivos esportes e precisam ser estabelecidas em uma base individual. O maior peso ideal pode ser calculado usando um valor na extremidade mais alta do intervalo satisfatório para a saúde: 10 a 22% de gordura corporal para homens e 20 a 32% para mulheres (Turocy et al., 2011).

Perda de massa corporal

Em esforços para maximizar o desempenho ou atender aos critérios de massa corporal determinados por esportes específicos – seja para "atingir massa corporal inferior" em esportes como artes marciais, vela, remo, luta livre ou alcançar massa mais alta para levantamento de peso, futebol ou beisebol –, muitos atletas alteram a ingestão energética normal seja para ganhar ou perder massa corporal (Carl et al., 2017). Embora tais esforços sejam às vezes apropriados, os programas de redução ou ganho de massa corporal podem envolver elementos de risco, especialmente quando a pressão para perder ou ganhar massa corporal é esperada em um período curto, pouco realista. Para alguns atletas jovens, a obtenção de massa corporal anormalmente baixa ou inversamente, de massa corporal alta com o uso de um suplemento hiperenergético ganhador de massa corporal ou outros suplementos pode prejudicar o crescimento e o desenvolvimento.

A meta de massa corporal de um atleta é baseada na otimização da saúde e do desempenho e deve ser determinada por massa e composição corporais do melhor desempenho anterior do atleta. Deve ser concedido tempo adequado para a perda de massa corporal lenta e constante de aproximadamente 450 g a 1 kg por semana ao longo de várias semanas. A perda de massa corporal deve ser alcançada durante o período entre estações de competição ou pré-temporada, quando a competição não é uma prioridade. Um guia de planejamento para perda de massa corporal pode ser encontrado *online* no AND Sports Nutrition Care Manual.

A National Athletic Trainers Association (NATA) sugere que a massa corporal segura mais baixa deve ser calculada em não menos que massa corporal determinada pelo limite inferior de referência da composição de gordura corporal delineada pelo sexo e idade. A menor massa corporal segura pode ser definida como a menor massa corporal sancionada pelo órgão regulador no qual um competidor pode competir (Turocy et al., 2011). Quando não houver um padrão, deve ser exigido dos participantes que permaneçam acima de certa gordura corporal mínima (Turocy et al., 2011; Tabela 22.1).

Em 1997, regras e diretrizes específicas foram implementadas pela National Collegiate Athletic Association (NCAA) para garantir práticas seguras de controle de massa corporal na luta livre, aplicadas no início da temporada competitiva e conduzidas regularmente para assegurar a prevenção da desidratação e outros comportamentos de redução de massa corporal. Em 2006, a National Federation of State High School Associations adotou padrões semelhantes para determinação da massa corporal, embora não sejam aceitos ou aplicados universalmente.

Ganho de massa corporal

Os atletas geralmente são motivados a ganhar massa muscular magra para esportes de potência e coletivos. Estágio de desenvolvimento de um atleta, fatores genéticos e tipo de treinamento, dieta e motivação são todos fatores que influenciam o ganho de massa corporal e o desenvolvimento muscular (Carl et al., 2017). A estratégia mais saudável para o ganho de massa corporal é o aumento da massa muscular pelo consumo de energia e macronutrientes suficientes. A taxa de ganho de massa corporal dependerá de composição genética do atleta, grau de balanço energético positivo, número de sessões de descanso e recuperação por semana e tipo de exercício (Hall et al., 2012).

O ganho de massa corporal deve ser gradual para evitar a deposição excessiva de gordura corporal, o que não contribui para um desempenho ideal. Um excesso de cerca de 1 kg por semana pode resultar em aumento da gordura corporal. Atletas do sexo masculino podem ter como objetivo um ganho razoável de cerca de 230 a 450 g de massa magra por semana, enquanto as mulheres podem esperar um ganho de cerca de 115 a 350 g de massa magra por semana. O aumento da ingestão energética deve sempre ser combinado com o treinamento de força para induzir o crescimento muscular.

Alimentos ricos em nutrientes e com alto teor energético, como nozes, manteigas de nozes e abacates, são um ótimo complemento para refeições e lanches. *Smoothies* e sanduíches de manteiga de nozes podem adicionar gorduras saudáveis, proteínas, vitaminas e minerais.

Tabela 22.1 Padrões de gordura corporal (%) por sexo e idade.

Padrão de gordura corporal	Homens	Mulheres
Menor referência de gordura corporal para adultos	5	12
Menor referência de gordura corporal para adolescentes	7	14
Intervalos saudáveis de gordura corporal	10 a 22	20 a 32

Outros alimentos como feijão e lentilha, carnes magras e laticínios também podem ser adicionados em aumentos incrementais às necessidades energéticas diárias para atingir 250 a 500 calorias adicionais por dia.

CONTROLE DE MASSA CORPORAL E ESTÉTICA

Alimentação disfuncional

Embora o ímpeto, a perfeição e a atenção aos detalhes sejam as marcas principais dos atletas talentosos, estes também são alguns dos traços de personalidade associados ao desenvolvimento de transtornos alimentares (ver Capítulo 21). Os comportamentos alimentares disfuncionais entre os atletas podem ser difíceis de detectar devido às tendências dos atletas em manter requerimentos nutricionais rígidos, seguir cronogramas de treinamentos intensos e superar a fadiga e a dor.

Comportamentos alimentares disfuncionais, especificamente em atletas, foram denominados **anorexia atlética (AA)**, em que o objetivo final é ter o melhor desempenho possível, em oposição à magreza em si. Os atletas mais vulneráveis à anorexia atlética são aqueles que participam de esportes "de constituição magra", como corrida *cross country*, natação, ginástica, equipe de torcida [*cheerleading*], dança, ioga e luta livre, que podem pensar que precisam ter determinada massa corporal ou certo tipo de corpo, muitas vezes muito inferior ao que é realista atingir e manter para ser competitivo. Esse desejo de ser irrealisticamente leve ou magro pode levar a uma alimentação restritiva, compulsão alimentar, purgação e treinamento excessivo, muito além do que é necessário para seu esporte.

Tríade da mulher atleta

A dieta crônica por atletas do sexo feminino pode levar à **tríade da mulher atleta (TMA)**, que consiste em três distúrbios de saúde inter-relacionados: baixa disponibilidade energética com ou sem transtorno alimentar, osteoporose e amenorreia. Demonstrou-se que a prevalência da TMA para atletas que participam de esportes que exigem magreza *versus* esportes que não exigem magreza variou de 1,5 a 6,7% e de 0 a 2,0%, respectivamente (Gibbs et al., 2013). Por exemplo, foi demonstrado que estudantes e bailarinas profissionais consomem apenas 70 a 80% da ingestão dietética recomendada (RDA) para a ingestão energética diária total (Mountjoy et al., 2014).

A baixa ingestão energética, que corresponde ao **déficit energético em atletas (DEA)**, também conhecida como **deficiência energética relativa no esporte (RED-S**, do inglês *relative energy deficit in sports*), pode levar a aumento nas fraturas ósseas, consequências ao longo da vida para a saúde óssea e reprodutiva, julgamento prejudicado, diminuição da coordenação, redução da concentração, irritabilidade, depressão e diminuição do desempenho de resistência em meninas adolescentes em desenvolvimento e até mesmo de homens jovens (Ackerman et al., 2018). As evidências sugerem que é a disponibilidade energética que regula a função reprodutiva nas mulheres, não o exercício ou a composição corporal, e que a garantia da ingestão adequada de calorias é fundamental para a saúde geral da mulher atlética (Ackerman et al., 2019; De Souza et al., 2014). A ingestão de baixa energia associada a supressão ovariana ou amenorreia foi associada a um baixo desempenho atlético.

Dismorfia muscular

Embora muitos estudos sugiram que as mulheres são mais suscetíveis a comportamentos alimentares disfuncionais do que os homens, os resultados dos dados descritivos do projeto *Eating Among Teens* (Alimentação entre adolescentes) revelaram que os homens que praticavam esportes relacionados ao peso são comparáveis às mulheres na mesma categoria. Na verdade, como o retrato da mídia do físico masculino tem sido cada vez mais musculoso e inatingível, os homens se tornaram mais insatisfeitos com seus corpos e mais vulneráveis a **transtornos alimentares, de exercícios e de imagem corporal** (**EEBI**, do inglês *eating, exercise, and body image*).

A **dismorfia muscular (DM)**, também conhecida como "vigorexia", "bigorexia" ou anorexia nervosa reversa, é um distúrbio no qual os indivíduos estão preocupados com o fato de seus corpos não serem musculosos ou grandes o suficiente. É caracterizada por sintomas semelhantes e opostos à sintomatologia da anorexia nervosa.

A AA e a DM experimentam percepções grosseiramente distorcidas de seus corpos, o que, no caso da DM, geralmente leva a comportamentos inadequados de alimentação, exercícios e uso de substâncias, incluindo preocupação com dieta e ingestão excessivamente alta de proteínas. Além disso, há o abuso de esteroides anabolizantes, pílulas dietéticas, cafeína e suplementos de venda livre sem receita, especialmente daqueles que têm fama de queimar gordura, efeitos ergogênicos ou termogênicos. Por último, o atleta se exercita excessivamente, principalmente no levantamento de peso, na tentativa de aumentar a satisfação corporal e atingir o físico magro e musculoso "perfeito". Como acontece com outros transtornos alimentares, de exercícios e de imagem corporal, a DM pode levar a prejuízos sociais, ocupacionais e de relacionamento (Boxe 22.3).

As pesquisas sugerem que essa preferência por um físico musculoso já é evidente em meninos de 6 anos e pode afetar até 95% dos homens

---

Boxe 22.3 Imagem corporal e transtornos alimentares em atletas.

Anorexia atlética
Exercício além dos requisitos para uma boa saúde
Dieta obsessiva, medo de certos alimentos
Exercício obsessivo ou compulsivo, treinamento excessivo
Não se alimenta com companheiros de equipe, tenta esconder a dieta
Rouba tempo de trabalho, escola e relacionamentos para praticar exercícios
Concentra-se no desafio e esquece que a atividade física pode ser divertida
Define a autoestima em termos de desempenho
Raramente ou nunca fica satisfeito com realizações atléticas
Sempre está avançando para o próximo desafio
Justifica o comportamento excessivo definindo-se como atleta ou insistindo que o comportamento é saudável
Desejo de continuar perdendo mais massa corporal, apesar da massa corporal já baixa
Mudanças de humor, explosões de raiva
Interrupção do ciclo menstrual
http://www.eatingdisordersonline.com/explain/anorexiathleticasigns.php

Dismorfia muscular
Transtorno alimentar principalmente masculino
O desejo de ficar maior está na mente constantemente. Isso inclui pensamentos sobre dieta, malhação ou aparência
Veem a si próprios como parecendo pequenos ou "franzinos", embora normalmente pareçam normais ou muito musculosos para os outros
Preocupações constantes com o percentual de gordura corporal
Esconde o físico com roupas largas, pois nunca se sente "bem o suficiente" e é fonte de vergonha
Os treinos têm precedência sobre outros eventos significativos ou tempo gasto com família e amigos
Medo de que perder uma sessão de treino os atrapalhe e os faça regredir ou bloqueie o progresso
Treino mesmo quando lesionado
Comum o abuso de esteroides anabolizantes para a melhoria de sua aparência
Faltar ao treino ou comer um alimento "proibido" pode desencadear ansiedade extrema e piora da autoestima
O indivíduo pode programar sessões de treino adicionais, pular refeições ou usar alguns meios para se punir por trapacear na dieta
Sintomas de depressão frequentemente associados
http://www.eatingdisordersonline.com/lifestyle/general/recognizing-muscle-dysmorphia-bigorexia

norte-americanos em idade universitária, que estão insatisfeitos com algum aspecto de seu corpo, e até 25% dos homens universitários engajados em conversas negativas sobre o corpo (Engeln et al., 2013; Murray et al., 2012). Muitos estudos sugerem que os fisiculturistas apresentam maiores taxas de prevalência de DM e mais características de DM do que outros atletas de treinamento de resistência, com taxas de prevalência variando de 3,4 a 53,6% nessa população (Cerea et al., 2018).

MACRONUTRIENTES

De acordo com a posição de AND, Dietitians of Canada e American College of Sports Medicine (ACSM), a maioria dos atletas recreativos não precisa consumir uma dieta que seja substancialmente diferente das *U.S. Dietary Guidelines for Americans* – Diretrizes Dietéticas para Americanos – para atingirem e manterem a saúde ideal (Kerksick et al., 2017). Indivíduos envolvidos em um programa de condicionamento físico geral de atividade moderada normalmente podem atender às suas necessidades de macronutrientes consumindo uma dieta normal balanceada de 45 a 55% das calorias de carboidratos (3 a 5 g/kg/dia), 10 a 15% de proteínas (0,8 a 1 g/kg/dia) e 25 a 35% de gordura (0,5 a 1,5 g/kg/dia).

Periodização nutricional

A composição da dieta do atleta depende da fase de treinamento: pré-temporada, temporada, período entre temporadas; tipo de esporte, incluindo intensidade e duração do treinamento; e metas de massa e composição corporais. Atletas competitivos envolvidos em treinamento de volume moderado a alto irão, no entanto, requerer maiores quantidades de carboidratos, proteínas e lipídeos para atender às necessidades de macronutrientes para treinamento e requisitos e objetivos sazonais, seja o ganho de massa muscular, a melhora da velocidade e/ou a melhora da resistência. Recomendações específicas de macronutrientes devem ser usadas quando se aconselha um atleta de competição ou de elite para a maximização do desempenho, um conceito conhecido como periodização nutricional.

Periodização nutricional é um termo para descrever a modificação dietética para corresponder aos padrões de treinamento específicos durante as temporadas e fora das temporadas, bem como os períodos pré e pós-competição, que são marcados por diferentes necessidades nutricionais. A periodização envolve diferentes ciclos de treinamento, incluindo carga, pico de recuperação e condicionamento que são implementados de acordo com as demandas esportivas do atleta e cronogramas de competição (Kerksick et al., 2017; Tabela 22.2).

Estratégias e ferramentas para guias alimentares em atletas

De acordo com o United States Olympic Committee (USOC), nutricionistas esportivos e outros especialistas em nutrição esportiva, a manutenção de diretrizes simples para os atletas é fundamental para a conformidade.

Os nutricionistas do USOC criaram o *Athlete's Plate* – Prato do Atleta – como um guia de alimentação para atletas com base em regimes de treinamento leve, moderado e pesado (Figura 22.4). Essa ferramenta ajuda os atletas que praticam um esporte por mais de 5 horas por semana a modificar porções e tamanhos de porções de cada grupo de alimentos com base em seu treinamento.

CARBOIDRATOS

As reservas adequadas de glicogênio são importantes, principalmente para atletas de resistência, para a manutenção de uma alta taxa de trabalho e prevenção da fadiga. Os carboidratos são um dos

Tabela 22.2 Programa de periodização nutricional.

Ciclo	Objetivo do treinamento/recomendação dietética
Treinamento pré-temporada	Ciclos de carga de preparação seguidos de ciclos de recuperação Maior ou menor necessidade energética, dependendo das metas de massa corporal Maior necessidade de proteínas para o desenvolvimento de massa muscular magra
Temporada competitiva	Ciclos de pico com recuperação; necessidades energéticas dependendo do gasto; maior quantidade de carboidratos necessários para sustentar a competição de alta intensidade; necessidades de proteínas e lipídeos em relação a manutenção da massa corporal, recuperação e saúde geral
Treinamento pós-temporada	Ciclo de transição para descanso ativo de condicionamento e recuperação, energia para sustentar, mas não exceder, as necessidades energéticas; ênfase em diretrizes dietéticas mais relaxadas para pausa competitiva mental e emocional

dois principais combustíveis usados para a atividade esportiva. A primeira fonte de glicose para o músculo em exercício é seu próprio estoque de glicogênio. Quando este se esgota, a glicogenólise e a gliconeogênese (ambas no fígado) mantêm o suprimento de glicose. A depleção de glicogênio pode resultar da ingestão inadequada de carboidratos após sessões de treinamento, especialmente sessões de treinamento múltiplas, mas pode também ser um processo gradual, ocorrendo ao longo de dias repetidos de treinamento pesado nos quais a quebra de glicogênio muscular excede sua reposição. A depleção de glicogênio também pode ocorrer durante exercícios de alta intensidade, que são repetidos várias vezes durante a competição ou o treinamento.

Durante os exercícios de resistência que excedem 90 minutos, como a corrida de maratona, as reservas de glicogênio muscular tornam-se progressivamente menores. Quando caem para concentrações criticamente baixas, os exercícios de alta intensidade não podem ser mantidos. Em termos práticos, o atleta está exausto e/ou deve parar de se exercitar ou reduzir drasticamente o ritmo. Os atletas costumam se referir a isso como "atingir a parede".

Historicamente, uma dieta com elevado teor de carboidratos ou carga de glicogênio (supercompensação de glicogênio) foi usada para guiar os atletas para aumentar e maximizar as reservas de glicogênio e ser capaz de continuar o desempenho de resistência, mas essa abordagem tem seus benefícios e desvantagens (McArdle et al., 2014). A abordagem de carga de carboidratos de 7 dias combinou o treinamento com depleção muscular específica com uma dieta com baixo teor de carboidratos por 4 dias, seguida por uma dieta com elevado teor de carboidratos e pouco ou nenhum treinamento por 3 dias antes da competição. O músculo normal tipicamente contém cerca de 1,7 g de glicogênio por 100 g de músculo; a supercompensação acumula até 5 g de glicogênio por 100 g de músculo. Embora isso possa ser benéfico para o treinamento do atleta de resistência ou em competição com mais de 60 minutos de duração, não foi demonstrado benefício em atividades de maior intensidade e menor duração. Os efeitos negativos do peso adicional de 2,7 g de água para cada grama de glicogênio podem ser um impedimento para o desempenho, tornando-o um combustível pesado. Uma abordagem modificada de redução gradual do exercício com aumentos mais modificados na ingestão de

Efeitos da estratégia *train low, compete high*

Numerosos estudos conduzidos nos últimos 40 a 50 anos têm consistentemente direcionado os carboidratos como o macronutriente primário para sustentar e melhorar o desempenho físico. Nos últimos anos, com o advento de técnicas que permitem aos cientistas melhor medida do metabolismo de nutrientes essenciais, como proteínas e aminoácidos, e estudos sobre regimes alimentares alternativos, como dietas cetogênicas, as dietas de desempenho tornaram-se mais personalizadas. É necessária uma abordagem de periodização que otimize as necessidades nutricionais para o desempenho (Kanter, 2018) e que leve em consideração preferências do atleta, composição genética, histórico alimentar e regime de treinamento.

A pesquisa sugere que a estratégia *train low, compete high*, ou seja, de baixo teor de carboidratos durante os treinos e alto teor de carboidratos no dia da competição, e uma abordagem de periodização nutricional podem aumentar a taxa de oxidação de lipídeos enquanto atenuam a taxa de glicogenólise muscular durante o exercício submáximo.

Estudos investigaram o impacto de intervenções de treinamento-dieta de 1 a 2 semanas, a curto prazo, que aumentam o glicogênio muscular endógeno e os lipídeos e alteram os padrões de utilização do substrato durante o exercício. Também conhecida como **estratégia de adaptação de lipídeos** ou abordagem *train low*, atletas de resistência bem treinados consomem uma dieta com elevado teor de lipídeos e baixo colesterol por até 2 semanas enquanto realizam seu treinamento normal e, então, seguem imediatamente uma dieta com elevado teor de carboidratos e redução gradual do exercício 1 a 3 dias antes de um evento de resistência.

Estudos recentes também examinaram a proposta de adaptação a uma dieta com baixo teor de carboidratos (< 25% da energia) e alto teor de lipídeos (> 60% de energia) (LCHF, do inglês *low-carbohydrate, high-fat*) para aumentar a utilização da gordura muscular durante o exercício, e que pode melhorar o desempenho em indivíduos treinados, reduzindo a dependência do glicogênio muscular. Estudos sugerem que a dieta LCHF por 5 dias reequipa o músculo para aumentar a capacidade de queima de gordura com mudanças que persistem apesar das estratégias agudas para restaurar a disponibilidade de carboidratos (ou seja, supercompensação de glicogênio, ingestão de carboidratos durante o exercício). Além disso, uma exposição de 2 a 3 semanas à ingestão mínima de carboidratos (< 20 g/dia) atinge a adaptação a altas concentrações de cetonas no sangue (Burke, 2015). No entanto, em um estudo com corredores de elite em corrida de resistência, em contraste com o treinamento com dietas que fornecem alta disponibilidade crônica ou periodizada de carboidratos, a adaptação a uma dieta LCHF prejudicou o desempenho, apesar da melhora significativa no pico da capacidade aeróbica (Burke et al., 2017).

Embora pesquisas recentes sugiram que a necessidade de um atleta por proteínas e alguns lipídeos possa ser maior do que se acreditava, e que as proteínas e o lipídeo dietético possam fornecer a energia necessária para realizar a atividade física, o carboidrato é o substrato metabolizado de forma mais eficiente pelo corpo e o único macronutriente que pode ser degradado com rapidez suficiente para fornecer energia durante os períodos de exercícios de alta intensidade (Kanter, 2018).

Recomendações de carboidratos

A quantidade de carboidratos necessária depende do gasto energético diário total do atleta, tipo de esporte, sexo e condições ambientais, com o objetivo final de fornecer energia adequada para o desempenho e a recuperação e um efeito poupador de proteína.

As recomendações devem fornecer a ingestão diária de carboidratos em gramas em relação à massa corporal e permitir flexibilidade para o atleta atender essas metas dentro do contexto das necessidades

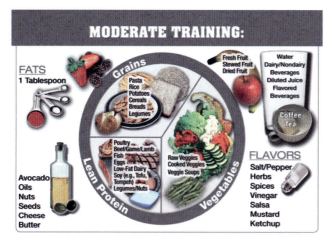
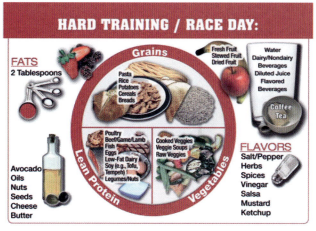

Figura 22.4 O *Athlete's Plate* ajustado para treinamento e competição. (United States Olympic Committee Sport Dietitians e University of Colorado Sport Nutrition Graduate Program, My Plate for Athletes.)

carboidratos pode minimizar os resultados negativos associados à carga clássica (McArdle et al., 2014).

Os especialistas agora concordam que os regimes habituais de carboidratos para atletas competitivos não são vantajosos; em vez disso, recomendam a periodização da ingestão de carboidratos dependendo da intensidade e duração das sessões de treinamento, metas de paralisação de treinamento e supercompensação de glicogênio antes da competição (Casazza et al., 2018).

energéticas e outras metas dietéticas. A ingestão de carboidratos de 5 a 7 g/kg/dia pode atender às necessidades gerais de treinamento, e 7 a 10 g/kg/dia provavelmente serão suficientes para atletas de resistência, embora atletas de elite treinando 5 a 6 horas por dia possam precisar de até 12 g/kg/dia ou um intervalo de 420 a 720 g de carboidratos por dia para o atleta de 60 kg (Academy of Nutrition and Dietetics, 2014; Powers et al., 2018).

Os carboidratos são especialmente importantes não apenas como contribuintes gerais para atender às necessidades calóricas diárias, mas também como recursos ergogênicos em uma abordagem mais específica para o tempo, também conhecida como periodização nutricional, elaborada para melhoria e maximização do desempenho para a competição, especialmente aquelas com mais de 90 minutos de duração.

Momento das refeições

Ingestão de carboidratos antes do treinamento

A refeição antes do treinamento ou antes de evento serve a dois propósitos: (1) evita que o atleta sinta fome antes e durante o exercício; e (2) mantém as concentrações ideais de glicose no sangue para os músculos em exercício. Uma refeição antes do exercício pode melhorar o desempenho em comparação com exercícios em uma condição de jejum. Os atletas que treinam de manhã cedo antes de comer ou beber correm o risco de desenvolver baixas reservas de glicogênio no fígado, o que pode prejudicar o desempenho, principalmente se o regime de exercícios envolver treinamento de resistência.

Refeições com carboidratos antes do exercício podem aumentar as reservas de glicogênio no fígado. Além de permitir preferências pessoais e fatores psicológicos, a refeição anterior ao evento deve ser rica em carboidratos, não gordurosa e prontamente digerida. O lipídeo deve ser limitado porque retarda o tempo de esvaziamento gástrico e leva mais tempo para a digestão. Uma refeição ingerida de 3,5 a 4 horas antes da competição deve ser limitada a 25% das quilocalorias (kcal) de lipídeos. Mais próximo do evento, o teor de lipídeos deve ser inferior a 25% (Boxe 22.4).

A prática de exercícios com o estômago cheio pode causar indigestão, náuseas e vômito. Assim, a refeição antes da atividade esportiva deve ser ingerida 3 a 4 horas antes de um evento e pode fornecer até 200 a 350 g de carboidratos para atletas que se exercitam por mais de 90 minutos, embora cada atleta tenha que fazer uma determinação individual com base na tolerância pessoal quanto a quantidade e fonte antes do exercício (≤ 4 g/kg) (Potgieter, 2013). Permitir tempo para a digestão e absorção parciais proporciona uma adição final ao glicogênio muscular, açúcar no sangue adicional e também esvaziamento relativamente completo do estômago. Para evitar o desconforto gastrintestinal, o conteúdo de carboidratos da refeição deve ser reduzido quando a refeição acontecer perto da hora do exercício. Por exemplo, 4 horas antes do evento, o atleta consume 4 g de carboidrato por quilo de massa corporal, enquanto 1 hora antes da competição o atleta consume 1 g de carboidrato por quilo de massa corporal.

As fórmulas líquidas comerciais que fornecem uma bebida com alto teor de carboidratos facilmente digeríveis são populares entre os atletas e provavelmente deixam o estômago mais rápido. Alimentos ricos em fibra, lipídeos e lactose causam desconforto gastrintestinal para alguns (p. ex., distensão, gases ou diarreia) e devem ser evitados antes da competição. Os atletas devem sempre usar o que funcionar melhor para eles, experimentando alimentos e bebidas durante as sessões de prática e planejando com antecedência para garantir que tenham esses alimentos disponíveis quando competirem.

Tipos de carboidratos

Embora os efeitos de diferentes açúcares no desempenho, uso de substrato e recuperação tenham sido estudados extensivamente, o tipo ideal de carboidrato para o atleta ainda está sujeito a debate por

---

Boxe 22.4 Exemplos de refeições e lanches pré-evento.

Para os atletas que competem em eventos como provas de atletismo ou natação ou torneios de futebol, basquete, vôlei e luta livre o dia todo, alimentos nutritivos, fáceis de digerir e escolhas de líquidos podem ser um desafio. O atleta deve considerar a quantidade de tempo entre a alimentação e a prática esportiva ao escolher os alimentos durante os eventos que duram o dia inteiro. Os cardápios pré-competição sugeridos incluem os seguintes:

1 h ou menos antes da competição – cerca de 100 a 150 kcal
Uma dessas opções:
- Frutas frescas, como banana ou rodelas de laranja
- Metade de uma barra energética esportiva ou barra de cereal
- Tortilla de milho pequena
- 1 fatia de pão, ½ bagel simples ou ½ *muffin* inglês
- 1 pão pita (ou sírio) pequeno
- Biscoitos de arroz ou água e sal
- Caixa pequena de cereal em flocos ou de arroz puro ou porção de mingau de quinoa, aveia, arroz
- 230 a 350 mℓ de uma bebida esportiva

2 a 3 h antes da competição – cerca de 300 a 400 kcal
Uma dessas opções:
- ½ sanduíche de peru ou *homus* no pão pita (ou sírio) com ½ banana
- ½ *bagel* com geleia com baixo teor de açúcar e 1 banana
- 2 panquecas com calda *light* ou sem açúcar e frutas vermelhas
- 950 mℓ de uma bebida esportiva, bebida energética
- 1 *smoothie* (*shake*) com baixo teor de açúcar com frutas vermelhas, banana e 1 colher (≤ 20 g) de proteína, que pode ser vegetal, soro de leite (*whey protein*) ou clara de ovo
- 1 barra energética esportiva, 1 xícara de bebida esportiva, 1 xícara de água
- 1 sopa de caldo claro, batata assada ou batata-doce ou mandioca com cobertura de iogurte

3 a 4 h antes da competição – cerca de 600 a 700 kcal
Uma dessas opções:
- Ovos mexidos/claras de ovo com 2 *waffles* ou torradas e banana
- 1 pão pita com *homus*, purê de frutas ou sopa de ervilha, biscoitos água e sal, frutas
- 1 sanduíche de peru de 15 cm com alface, tomate e um saquinho de batatas fritas
- 1 peito de frango grelhado de 85 g com uma batata assada pequena, pãozinho e água
- 1 a 2 xícaras de massa, 57 a 85 g de peito de frango, 1 pãozinho pequeno
- Sopa de missô, 1 *sushi roll* ou 4 a 5 peças de sashimi com arroz
- 1 *shake* esportivo de 590 mℓ com uma colher de proteína, 1 barra esportiva, 1 banana, água

---

especialistas em desempenho esportivo (Colombani et al., 2013). O **índice glicêmico** representa a relação entre a área sob a curva de glicose no sangue resultante da ingestão de determinada quantidade de carboidrato e a área sob a curva de glicose resultante da ingestão da mesma quantidade de pão branco ou glicose (ver Apêndice 28).

Embora o consumo antes do exercício de uma refeição com carboidratos de baixo índice glicêmico (BIG) seja geralmente recomendado, os resultados do desempenho do exercício subsequente têm sido inconsistentes (Burdon et al., 2017). Um estudo de metanálise recente indicou que, embora o desempenho de resistência após uma refeição de baixo índice glicêmico fosse superior àquele após uma refeição com alto índice glicêmico (AIG), as análises de subgrupo demonstraram que o efeito não variou entre as medidas de resultado (exercício até a exaustão, provas contra o relógio e produção de trabalho) ou estado atlético (participantes treinados ou recreativos) (Wang et al., 2017).

Jejum antes do treinamento

Ou alguns atletas se levantam muito cedo para fazer exercícios e não consomem uma refeição ou lanche, ou eles se sentem nauseados ao consumir alimentos antes do exercício. O jejum ao longo da noite provoca queda no glicogênio hepático, causando a glicogenólise para a manutenção do suprimento de glicose para o cérebro. Embora uma queda modesta na glicose no sangue possa não afetar o indivíduo médio, pode afetar o desempenho físico e cognitivo de atletas que jejuam por mais de 12 a 24 horas. Embora algumas evidências sugiram uma vantagem metabólica do treinamento de resistência em uma condição de jejum para aumentar a oxidação de lipídeos em músculos treinados, outras evidências apoiam a ingestão de nutrientes, principalmente carboidratos, antes, durante e após as sessões de treinamento (Pinckaers et al., 2017; Pons et al., 2018).

A personalização da prescrição de "combustível" antes do exercício para os atletas é fundamental, porque o alimento ou líquido errado pode afetar uma corrida matinal ou uma competição de elite.

Combustível de treinamento durante o exercício

Os carboidratos consumidos durante o exercício de resistência com duração superior a 1 hora garantem a disponibilidade de quantidades energéticas suficientes durante os estágios finais do exercício, melhoram o desempenho e podem retardar a fadiga. A ingestão de carboidratos para exercícios com duração inferior a 60 minutos não parece ser justificada (Thomas et al., 2016).

Os tipos de carboidratos consumidos podem afetar o desempenho durante o exercício. Como a glicose e a frutose são absorvidas pelo intestino por meio de diferentes transportadores (SGLT1 e GLUT5), sua combinação em produtos esportivos parece permitir maior absorção de carboidratos, resultando em taxas mais altas de oxidação (Rosset et al., 2017). Pesquisas recentes sugerem que, em comparação com a água, uma solução contendo frutose atenua as respostas termorregulatórias em comparação com a glicose (Suzuki et al., 2014). A ingestão de glicose durante o exercício mostrou poupar proteínas endógenas e carboidratos em ciclistas alimentados sem depleção de glicogênio. Dessa forma, o consumo de um carboidrato exógeno, durante o exercício de resistência, ajudou a manter a glicemia e melhorar o desempenho (McArdle et al., 2014). (Ver Figura 22.5.)

A forma de carboidrato consumido não parece ser um fator fisiológico, embora alguns atletas prefiram usar uma bebida esportiva, enquanto outros preferem consumir alimentos sólidos ou em gel e beber água. Estudos também mostraram que o contato frequente de bebidas contendo carboidratos com a boca e a cavidade oral por meio de enxágue bucal durante treinos curtos de alta intensidade pode estimular partes do cérebro e do sistema nervoso para reduzir o esforço percebido e aumentar a intensidade do trabalho (Peart, 2017).

Se uma bebida esportiva com carboidratos for consumida durante o exercício, a taxa de ingestão de carboidratos recomendada é de aproximadamente 25 a 30 g a cada 30 minutos, uma quantidade equivalente a 1 xícara de uma solução de carboidratos de 4 a 8% consumida a cada 15 a 20 minutos. Isso garante que 1 g de carboidrato seja distribuída aos tecidos por minuto quando a fadiga se instala. É improvável que uma concentração de carboidrato inferior a 5% seja suficiente para ajudar no desempenho, mas soluções com uma concentração superior a 10% costumam ser associadas a cólicas abdominais, náuseas e diarreia.

A combinação de proteínas e carboidratos em um líquido esportivo ou lanche também pode melhorar o desempenho, a síntese muscular de proteína, o equilíbrio proteico líquido e a recuperação. Os aminoácidos ingeridos em pequenas quantidades, sozinhos ou em conjunto com carboidratos antes ou depois do exercício, parecem melhorar o equilíbrio proteico líquido e podem estimular a síntese proteica durante o exercício e a recuperação pós-exercício (Australian Institute of Sport [AIS], 2014). A adição de proteína a bebidas ou gel de carboidratos durante exercícios exaustivos de resistência demonstrou suprimir marcadores de dano muscular 12 a 24 horas após o exercício e diminuir a dor muscular (Jäger et al., 2017).

Combustível após o treinamento e de recuperação

Estratégias dietéticas que podem intensificar a recuperação dos efeitos negativos do exercício podem ajudar na promoção de uma adaptação fisiológica eficaz, no condicionamento muscular após o exercício e possibilitar um retorno mais rápido ao treinamento. A melhoria resultante na eficiência do treinamento pode levar a benefícios significativos de desempenho e longevidade na carreira esportiva, pelo suporte ao treinamento repetitivo e a competição e ajudando a manter o estado imunológico e a saúde a longo prazo (Lynch, 2013).

A identificação da quantidade precisa ideal de carboidrato para maximizar a reposição de glicogênio tem se mostrado um desafio devido ao número de variáveis de confusão, incluindo o tipo de carboidrato e o momento de ingestão, o estado de treinamento dos participantes e a duração do período de recuperação pós-exercício (Alghannam et al., 2018). Foi demonstrado que a ingestão de carboidratos a uma taxa de 1,2 g por kg de massa corporal por hora durante o período de recuperação pós-exercício resulta em uma resposta 150% maior do glicogênio em relação a quantidades menores. Além disso, como 1,6 g por kg de massa corporal por hora não estimula mais a ressíntese de glicogênio muscular, é considerada a quantidade ideal para maximizar a reposição de glicogênio muscular (Alghannam et al., 2018).

O consumo de carboidratos com alto índice glicêmico parece resultar em concentrações mais elevadas de glicogênio muscular 24 horas após o exercício, em comparação com a mesma quantidade de carboidratos fornecida como alimentos com um baixo índice glicêmico (Cermak e van Loon, 2013). A adição de aproximadamente 5 a 9 g de proteínas a cada 100 g de carboidratos ingeridos após o exercício pode aumentar ainda mais a taxa de ressíntese de glicogênio, fornecer aminoácidos para a reparação muscular e promover um perfil hormonal mais anabólico (Sousa et al., 2014).

Muitos atletas encontram dificuldade para consumir alimentos imediatamente após exercício. Geralmente, quando a temperatura corporal está elevada, o apetite diminui e é difícil consumir alimentos ricos em carboidratos. Muitos atletas acham mais fácil e simples beber seus carboidratos e ingerir alimentos fáceis de comer e ricos em carboidratos, como picolés de frutas, bananas, fatias de laranja, melão ou maçã, ou consumir um *shake* ou barra esportiva de recuperação.

Shakes, bebidas e barras energéticas esportivos suplementares podem oferecer um substituto de refeição fácil de transportar, fácil de

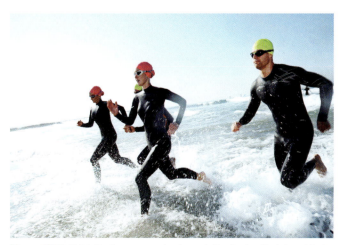

Figura 22.5 O triatlo é um esporte de resistência de alta intensidade, durante o qual tanto carboidratos quanto lipídeos são usados como combustíveis; o montante depende da velocidade e da duração da prova. (Foto de ©istock.com.)

consumir e fácil de digerir. Esses produtos costumam ser enriquecidos com 33 a 100% da ingestão dietética de referência (IDR) para vitaminas e minerais, fornecem quantidades e tipos variados de carboidratos, proteínas e lipídeos, e são ideais para atletas de corrida. Eles podem ser usados no período próximo da competição, em viagens, no trabalho, no carro ou ao longo do dia em competições com eventos múltiplos, como atletismo, natação, mergulho ou ginástica.

Muitos atletas e adeptos da boa forma usam esses produtos, geralmente reconhecidos como seguros, como uma forma conveniente de melhorar suas dietas. Porém, se eles forem substituídos no lugar de alimentos integrais em uma base regular, eles podem privar o atleta de uma dieta bem balanceada. Eles também podem conter excessos de carboidratos, lipídeos e proteínas e substâncias proibidas, como estimulantes e outros produtos de origem vegetal proibidos pela United States Anti-Doping Agency (USADA) dentro e fora da competição.

PROTEÍNAS

A RDA atualmente é de 0,8 g/kg de massa corporal e o intervalo de distribuição de macronutrientes aceitável (AMDR) para proteínas para pessoas com 18 anos ou mais é de 10 a 35% do total de energia. Relatos de ingestão de alimentos em atletas e não atletas indicam consistentemente que a proteína representa de 12 a 20% da ingestão total de energia ou 1,2 a 2 g/kg/dia. A exceção à regra são as mulheres de baixa estatura e ativas, que podem consumir uma ingestão energética baixa em conjunto com seus exercícios ou programa de treinamento.

Estudos recentes sugerem e apoiam requerimentos de proteínas mais elevadas do que a RDA e que aumentam com altos volumes de treinamento a fim de manter o equilíbrio energético, o equilíbrio proteico e a massa muscular (Jäger et al., 2017). Os fatores que afetam as necessidades proteicas dos atletas incluem idade, sexo, massa corporal magra, nível de condicionamento físico, regime de treinamento e fase da competição.

Proteínas para hipertrofia muscular

O treinamento de resistência (TR) e a dieta parecem ter um papel consistente na síntese muscular de proteínas após o treino. A base metabólica para o crescimento muscular parece ser um equilíbrio entre a síntese de proteína muscular e a prevenção do catabolismo, especialmente o equilíbrio da proteína miofibrilar ou síntese de proteína contrátil, na qual a proteína dietética mais exercícios desempenham um papel importante. O treinamento de resistência aumenta o anabolismo em 40 a 100% acima dos níveis de repouso e a resposta proteica na dieta por até 24 horas quando a proteína é consumida imediatamente antes e pelo menos 24 horas depois (Tipton e Phillips, 2013). Estudos também sugeriram que a alimentação antes do exercício de aminoácidos em combinação com carboidratos pode atingir taxas máximas de síntese muscular de proteína, mas proteínas e aminoácidos durante esse período não mostraram melhorar o desempenho (Jäger et al., 2017).

Para atletas interessados em hipertrofia muscular, o consumo de proteínas dentro do intervalo recomendado para atletas de treinamento de resistência de 1,2 a 2 g de proteínas por quilo de massa corporal é o recomendado. A pesquisa mostra que um mínimo de 30 g de proteínas de alta qualidade em cada refeição, contendo 2,5 g de leucina por refeição, estimulará de forma otimizada a síntese proteica. A pesquisa sugere que a resposta anabólica ao exercício de resistência e à ingestão de proteínas funciona tão bem tanto com proteínas de alimentos *in natura* quanto com proteínas de suplementos nutricionais, embora a conveniência muitas vezes faça a diferença, porque tomar um *shake* com alto teor proteico ou comer uma barra esportiva rica em proteínas para o treinamento é mais prático do que carregar um peito de frango. Após o exercício de resistência, entre 20 e 25 g de proteínas de alta qualidade maximiza a resposta de síntese de proteína muscular, enquanto nenhuma diferença parece ocorrer entre a ingestão de 20 e 40 g de proteínas, sugerindo que quantidade não é sinônimo de qualidade, pelo menos em homens jovens treinados em resistência. Melhores respostas foram relatadas com a ingestão de proteínas distribuída ao longo do dia de 0,3 g/kg a cada 3 a 5 horas (Jäger et al., 2017) (Tabela 22.3).

Vários estudos em pessoas envolvidas com treinamento de resistência mostram que o consumo de alguma proteína antes de dormir pode aumentar a taxa de síntese proteica durante a noite e/ou aumentar massa e força muscular. Os participantes desses estudos, antes de dormir, consumiram uma bebida contendo 27,5 ou 40 g de caseína, proteína do leite, o que aumentou as concentrações de aminoácidos circulantes durante a noite. Alguns estudos mostram o aumento da síntese muscular de proteínas quando as concentrações plasmáticas de aminoácidos estão elevadas (Jäger et al., 2017; National Institutes of Health [NIH] Office of Dietary Supplements [ODS], 2017). A ingestão de aminoácidos essenciais antes do treino também parece intensificar a resposta de síntese muscular de proteínas.

Embora a inclusão de carboidratos não pareça ter impacto na síntese de proteínas, pode ter impacto na prevenção da degradação. O conteúdo de lipídeos do combustível pós-treino também pode ter um impacto positivo. O leite integral pode aumentar a utilização de aminoácidos disponíveis para a síntese de proteínas (Elliot et al., 2006).

LIPÍDEOS

O lipídeo é um componente essencial da dieta de um atleta como fonte concentrada de energia alimentar, fornecendo 9 kcal/g. Os ácidos graxos essenciais são necessários para membranas celulares, saúde da pele, hormônios e transporte de vitaminas lipossolúveis. O corpo tem estoques totais de glicogênio (músculo e fígado) que equivalem a aproximadamente 2.600 calorias, enquanto cada quilo de gordura corporal fornece cerca de 3.500 calorias. Isso significa que um atleta pesando 74 kg e com 10% de gordura corporal tem 7,4 kg de gordura e, portanto, carrega energia no valor médio de 57.000 calorias, dependendo da taxa metabólica do indivíduo.

O maior uso de lipídeos como fonte energética para poupar glicogênio muscular tem demonstrado melhorar o desempenho em eventos de ultrarresistência. A melhora da oxidação de lipídeos pode ser alcançada por meio de exercícios lentos de longa duração, jejum, ingestão aguda antes do exercício de gordura e cetonas e dietas ricas em lipídeos e com baixo teor de carboidratos (Bytomski, 2018). A intensidade e a duração do exercício são determinantes importantes da oxidação de lipídeos.

As taxas de oxidação de lipídeos diminuem quando a intensidade do exercício aumenta. Foi demonstrado que uma dieta rica em lipídeos compromete o desempenho de alta intensidade, mesmo quando

Tabela 22.3 Alimentos ricos em aminoácidos de cadeia ramificada.

Aminoácido de cadeia ramificada	Fontes de alimentos
Leucina	Carne, laticínios, nozes, feijão, arroz integral, soja e trigo integral
Isoleucina	Carne, frango, ovos, peixes, amêndoas, grão-de-bico, proteína de soja e a maioria das sementes
Valina	Carne, laticínios, proteína de soja, grãos, amendoim e cogumelos

um regime de dieta rica em lipídeos é seguido por uma carga de carboidratos antes do desempenho de alta intensidade (McArdle et al., 2014). O modo e a duração do exercício também podem afetar a oxidação de lipídeos, por exemplo, a corrida aumenta mais a oxidação de lipídeos do que andar de bicicleta (Rosenkilde et al., 2015).

Recentemente, as dietas cetogênicas com teor muito elevado de lipídeos se tornaram populares nas comunidades de atletas, com resultados de desempenho mistos. Em um estudo, os pesquisadores examinaram o impacto da adaptação a uma dieta cetogênica com baixo teor de carboidratos durante 3 semanas de treinamento intensificado em atletas de resistência de classe mundial. Todos os grupos consumiram energia e proteínas idênticas (40 calorias/kg e 2,2 g/kg) e dietas constantes com alto teor de carboidratos, periodizadas com dietas de alto teor de carboidratos ou baixo teor de carboidratos. Ambos os grupos com alto teor de carboidratos melhoraram o desempenho após o treinamento intensificado, mas não mostraram qualquer melhora para o grupo com baixo teor de carboidratos e alto teor de lipídeos (Burke et al., 2017).

Embora os corpos cetônicos também tenham sido sugeridos como tendo efeitos positivos no metabolismo do exercício e no desempenho como uma fonte alternativa de combustível, poupando o glicogênio muscular, há informações limitadas em atletas recreativos e/ou de elite.

Lipídeos, inflamação e lesões esportivas

Quando os atletas se machucam, eles querem se curar e voltar ao treinamento o mais rápido possível. Alimentos específicos no momento certo podem ajudar a fornecer energia para a reabilitação, reconstrução da força e garantia de uma recuperação completa, saudável e mais rápida.

O aumento do estresse oxidativo e das respostas inflamatórias entre indivíduos que realizam exercícios extenuantes, atletas de elite ou militares tem sido relatado de forma consistente. O estresse nos músculos leva a inflamação, hematomas e degradação tecidual. A falha em diminuir a inflamação pode levar a tecido cicatricial, mobilidade deficiente e tempos de recuperação retardados. O estágio inflamatório é afetado pelos alimentos, especialmente pelos tipos de lipídeos dietéticos consumidos. Uma dieta com alto teor de gorduras *trans*, gorduras saturadas e alguns óleos vegetais ômega-6 mostrou promover inflamação e impactar a microbiota intestinal, enquanto uma dieta com alto teor de gordura monoinsaturada e ácidos graxos essenciais ômega-3 mostrou ser anti-inflamatória (ver Capítulo 7 e Apêndice 26).

Foi demonstrado que os ácidos graxos poli-insaturados ômega-3 diminuem a produção de eicosanoides inflamatórios, citocinas e espécies reativas de oxigênio, têm efeitos imunomoduladores e atenuam doenças inflamatórias. Embora os dados em seres humanos sejam inconclusivos sobre se a suplementação é eficaz em atenuar a resposta inflamatória imunomoduladora ao exercício, estudos em animais avaliando a eficácia da suplementação no metabolismo do exercício e desempenho de exercício de resistência produziram achados muito promissores (Shei et al., 2014).

As dietas suplementadas com ácidos graxos ômega-3 mostraram reduzir a dor muscular de início tardio e a inflamação após o exercício e promover a cicatrização (Jouris et al., 2011). Também há evidências que sugerem uma forte conexão entre o estado de ômega-3 e neuroproteção e suplementação para acelerar a recuperação de lesão cerebral traumática, incluindo concussão (Michael-Titus e Priestley, 2014; Rawson et al., 2018).

Os ácidos graxos ômega-3 suplementares têm sido recomendados durante o estágio de inflamação após a lesão, especialmente quando a dieta é deficiente. No entanto, existe alguma preocupação em relação às fontes de suplementos de gordura ômega-3 e óleos de peixe, porque alguns foram encontrados contaminados com mercúrio e bifenilas policloradas (PCB, do inglês *polychlorinated biphenyls*), toxinas perigosas para o homem (ver boxe *Em foco: Ácidos graxos ômega-3 na gestação e na lactação* no Capítulo 14).

Alimentos vegetais também são boas fontes de ácido alfalinolênico (ALA), um ácido graxo ômega-3. No entanto, a conversão do ALA no corpo para as formas mais ativas de ácidos graxos ômega-3, ácido docosaexaenoico (DHA) e ácido eicosapentaenoico (EPA) é muito baixa. Alimentos vegetais ricos em ALA incluem espinafre, brócolis, tomate, ervilha, linhaça, sementes de chia, nozes, amêndoas e tofu. O germe de trigo, a carne bovina orgânica, a galinha caipira e alguns ovos também são boas fontes de gorduras ômega-3 quando os animais são alimentados com alimentos ricos em ômega-3 (ver Apêndice 26).

As gorduras monoinsaturadas, como óleos de oliva, amendoim, canola e gergelim, assim como óleo de abacate, também inibem e reduzem a inflamação, pois interferem com compostos pró-inflamatórios como os leucotrienos, que são produzidos naturalmente pelo corpo.

LÍQUIDOS

A manutenção do equilíbrio hídrico requer a integração constante dos sinais dos osmorreceptores hipotalâmicos e barorreceptores vasculares para que a ingestão de líquidos corresponda ou exceda modestamente a perda de líquidos (McArdle et al., 2014). O equilíbrio hídrico adequado mantém o volume sanguíneo que, por sua vez, fornece sangue à pele para a regulação da temperatura corporal. Como o exercício produz calor, que deve ser eliminado do corpo para a manutenção da temperatura adequada, a ingestão regular de líquidos é essencial. Qualquer déficit hídrico ocorrido durante uma sessão de exercícios pode comprometer potencialmente a sessão de exercícios subsequente.

O corpo mantém temperaturas adequadas por **termorregulação**. Como o calor é gerado nos músculos durante o exercício, ele é transferido através do sangue para o núcleo do corpo. O aumento da temperatura central resulta em aumento do fluxo sanguíneo para a pele. Em temperaturas ambientes frias a moderadas, o calor é, então, transferido para o ambiente por convecção, radiação e evaporação.

As condições ambientais têm um grande efeito na termorregulação. Quando a temperatura ambiente varia de fresca a muito quente, o corpo deve dissipar o calor gerado pelo exercício, bem como o calor absorvido do ambiente. Quando isso ocorre, o corpo depende apenas da evaporação do suor para manter temperaturas corporais adequadas. Assim, a manutenção da hidratação torna-se crucial quando a temperatura ambiente atinge ou ultrapassa 36°C. Quanto mais alta a temperatura, mais importante é a transpiração para a dissipação do calor corporal. O exercício no calor também afeta o fluxo sanguíneo e altera a resposta ao estresse, com mudanças modestas nos leucócitos e citocinas circulantes. Um limite crítico para a elevação da temperatura corporal é de 3,5°C, acima do qual a resposta inflamatória sistêmica leva à intermação (Tyler et al., 2016).

A umidade afeta a capacidade do corpo de dissipar o calor em maior extensão do que a temperatura do ar. À medida que a umidade aumenta, a taxa de evaporação do suor diminui, o que significa que mais suor escorre do corpo sem transferir calor do corpo para o ambiente. A combinação dos efeitos de um ambiente quente e úmido com uma grande carga de calor metabólico produzida durante o exercício força o sistema termorregulador ao máximo. Garantir uma ingestão adequada de líquidos é a chave para reduzir o risco de estresse por calor.

Equilíbrio hídrico

O equilíbrio hídrico corporal é regulado por mecanismos que reduzem a excreção urinária de água e sódio, estimulam a sede e controlam a ingestão e a eliminação (débito) de água e eletrólitos. Em resposta à desidratação, o hormônio antidiurético (ADH ou vasopressina) e o sistema renina-angiotensina II-aldosterona aumentam a retenção de água e sódio pelos rins e provocam aumento da sede. Esses hormônios mantêm a osmolalidade, o conteúdo de sódio e o volume dos líquidos extracelulares e desempenham um papel importante na regulação do equilíbrio hídrico (ver Capítulo 3).

As perdas de água ao longo do dia incluem aquelas do suor e do trato respiratório, além das perdas pelos rins e gastrintestinais. Quando o líquido é perdido do corpo na forma de suor, o volume plasmático diminui e a osmolalidade plasmática aumenta. Os rins, sob controle hormonal, regulam a excreção de água e solutos em excesso pela perda obrigatória pela urina. No entanto, quando o corpo está sujeito a ambientes quentes, ocorrem ajustes hormonais para manter a função corporal. Alguns desses ajustes incluem a conservação de água e sódio corporais e a liberação de hormônio antidiurético pela hipófise para aumentar a absorção de água pelos rins. Essas alterações fazem com que a urina fique mais concentrada, conservando o líquido e fazendo com que a urina adquira uma cor amarelo-escura. Esse processo de retroalimentação (*feedback*) ajuda a conservar a água corporal e o volume sanguíneo.

Ao mesmo tempo, a aldosterona é liberada do córtex da suprarrenal e atua nos túbulos renais para aumentar a reabsorção de sódio, o que ajuda a manter a pressão osmótica correta. Essas reações também ativam mecanismos de sede no corpo. No entanto, em situações em que as perdas de água são aumentadas agudamente, como em treinos atléticos ou competições, a resposta da sede pode ser retardada, tornando difícil para os atletas confiarem em sua sede para ingerir líquidos suficientes para compensar o volume perdido durante o treinamento e competição. Uma perda de 1,5 a 2 ℓ de líquidos é necessária antes que o mecanismo da sede seja acionado, e esse nível de perda de água já tem um sério efeito no controle da temperatura. Os atletas precisam se reidratar de forma regular ao longo do tempo, e não como uma reação à sede, o suficiente para manter o peso de antes do exercício.

O desequilíbrio entre a ingestão e a perda de líquidos durante exercícios prolongados pode aumentar o risco de **desidratação**. Estima-se que mais de 50 a 55% dos atletas em esportes profissionais, esportes universitários, esportes no ensino médio e esportes juvenis cheguem aos treinos desidratados (McDermott et al., 2017; Hew-Butler et al., 2018). A desidratação pode aumentar o desenvolvimento de hipertermia, exaustão pelo calor e intermação. Os motivos da desidratação variam. Em um estudo, aproximadamente 66% dos atletas universitários, mais homens do que mulheres, apresentaram desidratação antes do treinamento, devido a hábitos de hidratação individual, falta de hidratação antes das práticas matinais ou falta de conhecimento sobre a hidratação adequada antes e após o treinamento (Volpe et al., 2009). A **hipoidratação** é particularmente comum em esportes de classe de massa corporal. Um estudo encontrou que a prevalência de lutadores livres, judocas, boxeadores e atletas de *taekwondo* de elite desidratados no dia da competição foi de 89% (Pettersson et al., 2013).

A densidade específica da urina é um teste não invasivo que avalia o nível de hidratação dos atletas. Ele mede a concentração de todas as partículas químicas na urina e analisa a relação da densidade da urina em comparação com a densidade da água. A densidade específica da água seria 1,000. Idealmente, os resultados da densidade específica da urina cairão entre 1,002 e 1,030 quando os rins estiverem funcionando normalmente e o atleta estiver hidratado. Resultados de densidade específica acima de 1,010 podem indicar desidratação leve. Quanto maior é o número, mais desidratado está o atleta. A melhor amostra para um teste de densidade específica da urina contém cerca de 30 a 60 mℓ de urina da primeira micção logo de manhã, quando a urina está mais concentrada.

Os homens parecem ter taxas de suor mais altas, o que pode levar a maior perda de líquidos durante o exercício em comparação com as mulheres. Estudos também mostram que os homens apresentam níveis plasmáticos de sódio mais elevados e maior prevalência de hipernatremia do que as mulheres após exercícios prolongados, o que sugere maiores perdas de líquidos nos homens. Em contraste, também é relatado que as mulheres têm um risco aumentado de beber em excesso, o que pode levar à hiponatremia associada ao exercício. Isso foi demonstrado em um estudo de resistência recente que comparou caminhantes do sexo feminino e masculino. O estudo demonstrou mudança significativamente maior na massa corporal em homens do que em mulheres, maior incidência de desidratação nos homens (27% dos homens *versus* 0% das mulheres apresentaram hipernatremia pós-exercício) e ingestão de líquidos significativamente menor e maior perda de líquidos nos homens em comparação com as mulheres (Eijsvogels et al., 2013).

A água corporal é perdida como consequência da sudorese termorregulatória e, quando a ingestão de líquidos é insuficiente para repor as perdas pelo suor, ocorre a hipoidratação. Está bem estabelecido que uma perda de massa corporal de 2% pode prejudicar o desempenho de resistência, especialmente em ambientes quentes e úmidos; no entanto, o impacto da hipoidratação no desempenho de um atleta durante a competição de esportes coletivos é menos evidente (Nuccio et al., 2017). O efeito do estado de hidratação no desempenho do esporte de equipe foi estudado principalmente em futebol, basquete, críquete e beisebol, com resultados mistos (Nuccio et al., 2017). A hipoidratação normalmente prejudica o desempenho em níveis mais altos (3 a 4%) e quando o método de desidratação envolve estresse por calor. O aumento nas classificações subjetivas de fadiga e esforço percebido acompanharam consistentemente a hipoidratação.

As perdas de suor em esportes coletivos podem ser significativas devido a repetidos episódios de atividades de alta intensidade, bem como ao grande tamanho do corpo dos atletas, requisitos de equipamento e uniformes e estresse térmico ambiental frequentemente presente durante o treinamento e a competição. Hipoidratação significativa superior a 2% foi relatada de forma mais consistente no futebol. Taxas médias de sudorese de 1 a 2,9 ℓ/h foram relatadas para jogadores universitários e profissionais de futebol americano, com vários estudos relatando 3 ℓ/h ou mais em alguns jogadores maiores (Davis et al., 2016). Embora o futebol americano, o rúgbi, o basquete, o tênis e o hóquei no gelo tenham relatado altas taxas de sudorese, os distúrbios do equilíbrio hídrico têm sido geralmente leves, com média inferior a 2%, provavelmente devido a grandes oportunidades de ingerir líquidos.

Embora, por anos, estudos tenham mostrado que perdas substanciais de líquidos e massa corporal maiores que 2% da massa corporal total estivessem relacionadas a um desempenho prejudicado no exercício, um estudo mostra o contrário (Wall et al., 2013). O exercício prolongado de alta intensidade pode aumentar a discrepância entre a ingestão e as perdas de líquidos. Em um estudo, aumento da temperatura corporal e desidratação de até 3% em ciclistas do sexo masculino bem treinados não tiveram efeito no desempenho de uma corrida contra o relógio de ciclismo de 25 km em condições quentes em homens bem treinados que não tinham conhecimento de seu estado de hidratação (Wall et al., 2013).

Necessidades diárias de líquidos

As recomendações de ingestão de líquidos para indivíduos sedentários variam muito devido à grande disparidade nas necessidades diárias de líquidos criadas pelo tamanho do corpo, atividade física e condições ambientais. A IDR para água e eletrólitos identifica que a ingestão adequada de água é de 3,7 ℓ/dia para homens (cerca de 16 xícaras de líquido por dia) e 2,7 ℓ/dia para mulheres (aproximadamente 12 xícaras de líquidos por dia) (Institute of Medicine [IOM], 2005). Aproximadamente 20% das necessidades diárias de água vêm da água encontrada em frutas e vegetais, os 80% restantes são fornecidos por bebidas, incluindo água, suco, leite, café, chá, sopa, bebidas esportivas isotônicas e refrigerantes. Quando os indivíduos trabalham, treinam e competem em ambientes quentes, suas necessidades de líquido podem aumentar muito (McArdle et al., 2014).

Reposição de líquidos

Existe controvérsia entre os especialistas sobre como avaliar as necessidades de líquidos, pois não há consenso científico relacionado ao melhor método para avaliar o estado de hidratação. Esportes recreativos geralmente resultam em perdas de líquidos hipotônicas, que aumentam as concentrações relativas de sangue e urina. As medidas de campo para avaliar o estado de hidratação corporal incluem medidas de massa corporal, densidade específica e cor da urina e sensação de paladar. Cada uma tem suas limitações (McArdle et al., 2014).

Várias declarações de posição e recomendações são publicadas por uma variedade de organizações profissionais que discutem a reposição de líquidos e eletrólitos antes, durante e após o exercício. Um resumo dessas recomendações pode ser encontrado no Boxe 22.5.

Embora as recomendações específicas sejam ligeiramente diferentes, a intenção é manter os atletas bem hidratados. Essas estratégias ajudarão a prevenir a hipoidratação, maximizarão a segurança durante o exercício e otimizarão o desempenho físico (McDermott et al., 2017).

Absorção de líquidos

A velocidade com que o líquido é absorvido depende de vários fatores diferentes, incluindo quantidade, tipo, temperatura e osmolalidade do líquido consumido e a taxa de esvaziamento gástrico. Como a glicose é absorvida ativamente no intestino, ela pode aumentar significativamente a absorção de sódio e água. Uma solução de eletrólitos com carboidratos aumenta potencialmente a capacidade de exercício, especialmente em atletas de resistência, pois eleva o açúcar no sangue, mantendo altas taxas de oxidação de carboidratos, prevenindo a fadiga central e reduzindo o esforço percebido (McDermott et al., 2017).

Os primeiros estudos indicam que a absorção de água é maximizada quando as concentrações luminais de glicose variam de 1 a 3% (55 a 140 mM); entretanto, a maioria das bebidas esportivas contém duas a três vezes essa quantidade sem causar sintomas gastrintestinais adversos para a maioria dos atletas. Para determinar a concentração de carboidratos em uma bebida esportiva, os gramas de carboidrato ou açúcar em uma porção são divididos pelo peso de uma porção da bebida, que geralmente é de 240 g, o peso aproximado de 1 xícara de água. Uma bebida com 6% de carboidratos contém 14 a 16 g de carboidratos em 240 g (1 xícara).

A água fria é preferível à água quente porque atenua as mudanças na temperatura central e no fluxo sanguíneo periférico, diminui a taxa de sudorese, acelera o esvaziamento gástrico e é absorvida mais rapidamente. Em um estudo recente, a resposta de sudorese foi influenciada pela temperatura da água e pelo volume de ingestão voluntária. Água da torneira fria a 15,5°C pareceu repor melhor os líquidos em indivíduos desidratados em comparação com os líquidos mais quentes (Hosseinlou et al., 2013).

Burdon et al. (2013) mostraram que, embora a ingestão de bebidas frias seja preferível, um benefício ergogênico também foi observado do efeito da ingestão e enxágue bucal de gelo parcialmente derretido na termorregulação e no desempenho de resistência no calor. Outro estudo comparou gelo parcialmente derretido com água fria em homens moderadamente ativos durante a corrida e mostrou tempo prolongado até exaustão e temperatura retal reduzida, apoiando possíveis efeitos sensoriais e psicológicos de bebidas de gelo parcialmente derretido consumidas ou usadas como enxaguante bucal. O pré-resfriamento com uma solução de gelo parcialmente derretido também pode ter efeitos mais benéficos sobre a ingestão de líquidos frios durante o exercício e desempenho (Dugas, 2011).

Crianças

As crianças diferem dos adultos porque, para qualquer nível de desidratação, suas temperaturas centrais aumentam mais rapidamente do que as dos adultos, provavelmente devido a maior número de glândulas sudoríparas ativadas pelo calor por unidade de área de pele do que em adolescentes ou adultos. As crianças suam menos, embora atinjam temperaturas centrais mais altas. A composição do suor também difere entre crianças e adultos: os adultos têm maiores concentrações de sódio e cloreto, mas menores concentrações de lactato, hidrogênio e potássio. As crianças também demoram mais para se aclimatar ao calor do que adolescentes e adultos (McArdle et al., 2014).

Como as crianças pequenas muitas vezes não bebem o suficiente quando recebem líquidos livremente durante exercícios em climas quentes e úmidos, e porque participam de atividades físicas com menos de 60 minutos de duração, muitas vezes é dada pouca atenção à sua hidratação. As crianças que participam de atividades esportivas devem ser ensinadas a prevenir a desidratação bebendo acima e além da sede e em intervalos frequentes, como a cada 20 minutos. Como regra geral, uma criança de 10 anos ou menos deve beber até saciar a sede e, em seguida, deve beber meio copo a mais (cerca de 90 a 120 mℓ ou 1/3 a 1/2 xícara) de líquido.

Crianças maiores e adolescentes devem seguir as mesmas orientações; no entanto, devem consumir uma xícara adicional de líquido (240 mℓ). Quando relevante, os regulamentos da competição devem ser modificados para permitir que as crianças deixem o campo de jogos periodicamente para o consumo de líquidos. Uma maneira de superar a dificuldade de fazer as crianças consumirem líquidos é fornecendo os que mais gostam. O fornecimento de uma bebida

---

Boxe 22.5 Resumo das diretrizes para hidratação adequada.

Diretrizes gerais
- Monitore as perdas de líquidos: pesar antes e depois do treino, especialmente durante o tempo quente e a fase de condicionamento da temporada
- Não restrinja os líquidos antes, durante ou depois do treino ou competição
- Não confie na sede como um indicador de perda de líquidos
- Beba no início e em intervalos regulares durante toda a atividade
- Evite bebidas alcoólicas antes, durante ou após o exercício, pois podem agir como diurético e impedir a reposição hídrica adequada
- Desestimule bebidas com cafeína algumas horas antes e depois da atividade física por causa de seu efeito diurético

Antes do exercício
- Beba aproximadamente 400 a 600 mℓ de água ou bebida esportiva, 2 a 3 h antes do início do exercício

Durante o exercício
- Beba 150 a 350 mℓ de líquidos a cada 15 a 20 min, dependendo da velocidade da corrida, das condições ambientais e da tolerância. Não mais do que um copo grande (cerca de 240 a 300 mℓ) a cada 15 a 20 min, embora recomendações individualizadas devam ser seguidas

Depois do exercício
- Beba 25 a 50% a mais do que a perda de peso pós-treino para garantir hidratação, 4 a 6 h após o exercício
- Beba 450 a 675 mℓ de líquido para cada 1/2 kg de massa corporal perdido durante o exercício
- Se um atleta estiver participando de vários treinos em 1 dia, 80% da perda de líquidos devem ser repostos antes do próximo treino

Reposição de eletrólitos
- Sódio: 0,5 a 0,7 g/ℓ em atividades que durarem mais de 1 h para melhorar a palatabilidade e o impulso para beber, para reduzir o risco de hiponatremia e para minimizar o risco de cãibras musculares

esportiva ou uma bebida com gelo parcialmente derretido, conforme descrito na seção anterior, que manterá a vontade de beber, pode ser a chave para manter as crianças atletas hidratadas.

Atletas mais velhos

A hidratação é especialmente importante para atletas másters (com idades acima de 40 anos), especialmente durante os primeiros 5 dias de aclimatação ao calor. A hipoidratação (perda de água que excede a ingestão de água, gerando um déficit de água corporal) em indivíduos mais velhos pode afetar a função circulatória e termorreguladora em maior extensão e pode ser causada pelo fluxo sanguíneo mais baixo da pele, causando o aumento da temperatura central. Como o impulso da sede é reduzido em adultos mais velhos, eles precisam beber adequadamente antes do exercício, bem antes de sentirem sede (McDermott et al., 2017). Embora os adultos mais velhos possam restaurar as perdas de líquidos, isso ocorre em um ritmo mais lento do que os adultos mais jovens.

Hidratação em altitudes elevadas

Indivíduos não aclimatados sofrem uma contração do volume plasmático quando expostos agudamente a altitudes moderadamente elevadas. Esse é o resultado do aumento da excreção renal de sódio e água e diminuição da ingestão voluntária de sódio e água. As perdas respiratórias estão aumentadas por altas taxas de ventilação e pelo ar tipicamente seco. O resultado é um aumento no hematócrito e na hemoglobina sérica, o que eleva a capacidade de transporte de oxigênio do sangue, mas ao custo da redução do volume sanguíneo, do volume sistólico e do débito cardíaco. Como consequência, as necessidades de líquidos aumentam. Com a aclimatação, a produção de hemácias aumenta e os volumes de plasma e sangue voltam aos níveis anteriores à altitude elevada.

Eletrólitos

A reposição de eletrólitos, bem como de água, é essencial para a reidratação completa (Tabela 22.4).

Sódio

É importante incluir sódio nas soluções de reposição hídrica, especialmente com ingestão excessiva de água pura para eventos que duram mais de 2 horas (McArdle et al., 2014); o sódio deve ser adicionado ao líquido para repor as perdas e prevenir a hiponatremia. A reidratação apenas com água dilui o sangue rapidamente, aumenta seu volume e estimula a produção de urina. A diluição do sangue reduz o sódio e a parte dependente do volume do impulso de sede, removendo grande parte do impulso de beber e repor as perdas de líquidos.

Eletrólitos hidrossolúveis, como o sódio, podem se mover rapidamente pelos intestinos proximais. Durante exercícios prolongados, com duração de mais de 4 a 5 horas, a inclusão de sódio em líquidos de reposição aumenta a palatabilidade e facilita a captação de líquidos do intestino. O sódio e os carboidratos são transportados ativamente do lúmen para a corrente sanguínea.

A reposição de água na ausência de sódio suplementar pode levar à diminuição das concentrações plasmáticas de sódio. À medida que os níveis plasmáticos de sódio caem abaixo de 130 mEq/ℓ, os sintomas podem incluir letargia, confusão, convulsões ou perda de consciência. A hiponatremia induzida pelo exercício pode resultar de sobrecarga de líquidos durante exercícios prolongados por mais de 4 horas. A hiponatremia está associada a indivíduos que bebem água pura em excesso, acima das perdas pela sudorese, ou que são menos condicionados fisicamente e produzem um suor mais salgado.

As diretrizes recomendam o consumo de sódio durante o exercício para repor as perdas no suor; entretanto, os efeitos do sódio na termorregulação são menos claros. Em um estudo duplo-cego, de sequência randomizada e cruzado, 11 atletas de resistência foram submetidos a 2 horas de exercícios de resistência com 60% da frequência cardíaca de reserva com 1.800 mg de suplementação de sódio durante um ensaio e placebo durante o outro ensaio. Um teste de intensidade progressiva de tempo até a exaustão foi realizado após o exercício em estado uniforme de 2 horas como uma avaliação do desempenho do exercício. A suplementação com altas doses de sódio não pareceu impactar a termorregulação, o desvio cardiovascular ou *drift* cardiovascular ou o desempenho físico em atletas de resistência treinados (Earhart et al., 2015).

Potássio

Como o principal eletrólito dentro das células do corpo, o potássio atua em estreita associação com o sódio e o cloreto na manutenção dos líquidos corporais, bem como na geração de impulsos elétricos nos nervos, músculos e coração. O equilíbrio do potássio é regulado pela aldosterona e sua regulação é precisa. Embora a aldosterona atue nas glândulas sudoríparas para aumentar a reabsorção de sódio, a secreção de potássio não é afetada. A perda de potássio do músculo esquelético tem sido implicada na fadiga durante eventos atléticos. Há pouca perda de potássio pelo suor e, em um estudo recente, foi demonstrado que a intensidade do exercício tem um impacto mínimo nas perdas de potássio pelo suor na prática e pode ser facilmente reposta pela dieta (Baker et al., 2019).

VITAMINAS E MINERAIS

Muitos micronutrientes desempenham um papel importante na regulação dos processos que sustentam o desempenho esportivo, que vão desde a produção de energia até a fabricação de novas células e proteínas. A deficiência de um ou mais desses nutrientes pode levar ao comprometimento, seja diretamente, seja pela redução da capacidade do atleta de treinar com eficácia (p. ex., deficiência de ferro, anemia) ou de ficar longe de doenças ou lesões (p. ex., cálcio e vitamina D e a saúde dos ossos). A ingestão de nutrientes abaixo do nível ideal e as deficiências também podem ter um impacto profundo no desempenho (Maughan et al., 2018).

Enquanto todos os atletas são encorajados a seguir estratégias de nutrição esportiva que otimizem a ingestão alimentar para apoiar a saúde e o desempenho ideais, muitos não conseguem atender a meta de 100% da RDA para micronutrientes. Em um estudo com atletas

Tabela 22.4 Comparação das perdas de eletrólitos pela sudorese* e do teor de bebidas esportivas.

Eletrólitos	Perda por sudorese (mg/ℓ)	Bebida esportiva padrão (mg/ℓ)	Bebida esportiva específica para resistência (mg/ℓ)
Sódio	900 a 2.600	230 a 1.700	800 a 1.110
Potássio	150	80 a 125	390 a 650
Magnésio	8,3 a 14,2	0	10 a 815
Cloreto	900 a 1.900	0	390 a 1.550
Cálcio	28	0 a 100	24 a 275
Ferro	0,1 a 0,4	0	0
Fósforo	40	0	0
Zinco	0,36 a 0,48	0	0 a 5

*Depende da duração do exercício, intensidade do exercício, temperatura ambiente, estado de hidratação antes e durante o exercício.
(Baker A: Nutrition for Sports 22: Sweat mineral losses. http://www.arniebakercycling.com/pubs/Free/NS%20Sweat.pdf.
Kenefick RW, Cheuvront SN: Hydration for recreational sport and physical activity, *Nutr Rev* 70(Suppl 2):S137, 2012.)

holandeses de elite e subelite, a ingestão de micronutrientes de 553 atletas mostrou que os não usuários de suplementos corriam risco de baixa ingestão de vitaminas B_1, B_2, B_3, A, C e selênio (Wardenaar et al., 2017).

O alto volume de treinamento, exercícios realizados em condições estressantes, incluindo condições de calor e altitude, ou treinamento com dietas abaixo do padrão podem promover perdas excessivas de micronutrientes devido ao aumento do catabolismo ou excreção (Lukaski, 2004). Paratletas (atletas com deficiência) são um grupo de alto risco para ingestão alimentar inadequada, levando a deficiências de energia, carboidratos, proteínas, ferro e vitamina D, que podem prejudicar o desempenho esportivo (Scaramella et al., 2018).

Horários de treinamento e trabalho, lanches com poucos nutrientes, refeições ricas em nutrientes infrequentes e ingestão geral de baixa energia podem causar ingestões inadequadas de vitaminas e minerais. Atletas que adotam dietas populares que eliminam grupos de alimentos completos, como carne, laticínios, grãos ou frutas, como no caso dos veganos ou aqueles que seguem uma dieta páleo ou cetogênica, correm o risco de ingestão insuficiente de micronutrientes. Micronutrientes como cálcio, zinco, ferro, vitamina B_{12} e outros serão motivo de preocupação.

A descrição do metabolismo da vitamina e do desempenho físico resultante é muito limitada. Avaliações da ingestão de vitaminas, medidas bioquímicas do estado das vitaminas e determinação do desempenho físico resultante envolvem protocolos sistemáticos que obtêm, verificam e interpretam evidências de problemas relacionados à nutrição, bem como suas causas e significado. É necessária uma avaliação completa; no entanto, poucos estudos forneceram essas informações.

Em 2010, várias deficiências de vitaminas e minerais na dieta foram relatadas em atletas de elite, incluindo folato (48%), cálcio (24%), magnésio (19%) e ferro (4%) (Heaney et al., 2010). Um relatório de 2014 também destacou o risco de lesões em atletas do sexo feminino com deficiências de ferro, vitamina D e cálcio (McClung et al., 2014). Um estudo de 2013 com atletas do sexo masculino mostrou deficiências significativas em vitamina A (44% do grupo), vitamina C (80% do grupo), vitamina D (92% do grupo), ácido fólico (84% do grupo), cálcio (52% do grupo) e magnésio (60% do grupo) (Wierniuk e Włodarek, 2013).

Sem dúvida, o estado de micronutrientes prejudicado afeta o desempenho no exercício e no trabalho.

Vitaminas do complexo B

O aumento do metabolismo energético cria uma necessidade de mais vitaminas do complexo B, incluindo tiamina, riboflavina, niacina, piridoxina, folato, biotina, ácido pantotênico e colina, que servem como parte das coenzimas envolvidas na regulação do metabolismo energético, pois modulam a síntese e a degradação de carboidratos, proteínas, lipídeos e compostos bioativos.

Alguns atletas que consomem dietas ruins e atletas como lutadores, jóqueis, patinadores, ginastas ou remadores que consomem dietas com baixas calorias por longos períodos podem estar sujeitos à deficiências. Um suplemento vitamínico de complexo B para atender à ingestão dietética recomendada pode ser apropriado (Thomas et al., 2016). No entanto, não há evidências de que suplementar o atleta bem nutrido com mais vitaminas do complexo B aumente o desempenho.

A ingestão de folato pode ser potencialmente baixa em atletas cujo consumo de grãos integrais, frutas inteiras e vegetais seja baixo. Da mesma forma, a deficiência de vitamina B_{12} pode se desenvolver em um atleta vegetariano após vários anos de ingestão vegana restrita; portanto, um suplemento de vitamina B_{12} pode ser justificado. No entanto, embora a correção das deficiências de folato e vitamina B_{12} com um suplemento possa ser justificada para uma salvaguarda da saúde, a suplementação de ambas as vitaminas não demonstrou melhora no desempenho.

Antioxidantes

Os antioxidantes foram estudados individual e coletivamente quanto ao seu potencial para melhorar o desempenho no exercício ou para prevenir danos ao tecido muscular induzidos pelo exercício. As células produzem continuamente radicais livres e **espécies reativas de oxigênio (ROS)** como parte dos processos metabólicos. A taxa de consumo de oxigênio (Vo_2) durante o exercício pode aumentar de 10 a 15 vezes, ou até 100 vezes em músculos esqueléticos periféricos ativos. Esse estresse oxidativo aumenta a geração de peróxidos lipídicos e radicais livres e a magnitude do estresse depende da capacidade dos tecidos do corpo de neutralizar as ROS (ver Capítulo 7).

Os radicais livres são neutralizados por sistemas de defesa antioxidante que protegem as membranas celulares dos danos oxidativos. Esses sistemas incluem catalase, superóxido dismutase, glutationa peroxidase, vitaminas antioxidantes A, E e C, selênio e fitonutrientes como os carotenoides (ver Capítulo 7). A suscetibilidade ao estresse oxidativo varia de pessoa para pessoa e o efeito é influenciado por dieta, estilo de vida, fatores ambientais e treinamento. Os nutrientes antioxidantes podem melhorar a recuperação do exercício, mantendo a resposta imunológica ideal e reduzindo a peroxidação lipídica.

Embora a suplementação com grandes doses de antioxidantes atenue a produção de ROS induzida pelo exercício e o dano oxidativo consequente, estudos sugerem que a suplementação excessiva possa bloquear as adaptações celulares necessárias ao exercício (Sureda et al., 2013). Mais pesquisas são necessárias para avaliar a resposta à suplementação com vários graus de duração e intensidade do exercício (Sureda et al., 2013).

Uma dieta rica em frutas e vegetais pode garantir uma ingestão adequada de antioxidantes e o uso prudente de um suplemento antioxidante pode proporcionar uma garantia contra uma dieta abaixo do ideal e o aumento do estresse causado pelos exercícios. A pesquisa também mostrou os benefícios positivos dos fitonutrientes com efeitos anti-inflamatórios e antioxidantes, que podem ajudar com a inflamação após o treino. Os exemplos incluem antocianinas em frutas e vegetais roxos e vermelhos e quercetina encontrada em cebolas vermelhas, mirtilos, tomates, maçãs, chá-preto e uvas roxas. Os compostos encontrados no suco de ginja ajudam a reduzir a inflamação, os danos musculares e o estresse oxidativo (Rawson et al., 2018).

Vitamina D

Nos últimos anos, a vitamina D demonstrou um papel cada vez mais importante no desempenho esportivo, além de seu papel na absorção de cálcio e uso na formação óssea (Todd et al., 2015). Como um hormônio secosteroide, após a ativação para 1,25-hidroxivitamina D_3, a expressão do gene responsivo à vitamina D é alterada com mais de mil genes responsivos que afetam a síntese de proteína muscular, força muscular, tamanho do músculo, tempo de reação, coordenação de equilíbrio, resistência, inflamação e imunidade, todos importantes para o desempenho atlético (Boxe 22.6).

A deficiência de vitamina D pode ser mais comum em atletas do que se pensava anteriormente, especialmente em grupos específicos (Shuler et al., 2012). A prevalência parece variar por esporte, local de treinamento, época do ano e cor da pele (Rawson et al., 2018). A pesquisa mostrou que mais de 75% dos caucasianos e 90% dos afro-americanos e latinos são possivelmente deficientes em vitamina D de acordo com os valores estabelecidos. É possível que até 77% dos atletas que vivem em climas do norte com pouco sol de inverno e que são atletas de esportes de recintos fechados (94% dos jogadores de basquete e 83% dos ginastas) possam ser afetados por deficiências de vitamina D (Sikora-Klak et al., 2018). Um estudo recente mostrou que a deficiência de vitamina D é bastante comum entre os jogadores de basquete norte-americanos da National Basketball Association (NBA) Draft Combine, afetando 73,5% dos participantes (Grieshober et al.,

> **Boxe 22.6** Vitamina D e desempenho atlético.
>
> **Impacto potencial da vitamina D no desempenho atlético**
> Efeito positivo em força, potência e massa muscular
> Aumento da força e da potência do tecido muscular esquelético
> Pode influenciar o consumo máximo de oxigênio (V_{O_2} max)
> Melhora da função do músculo esquelético e força óssea
> Tamanho e número de fibras musculares do tipo II potencialmente aumentados
> Tempo de recuperação do treinamento reduzido
> Aumenta a produção de testosterona
>
> De Dahlquist DT et al.: Plausible ergogenic effects of vitamin D on athletic performance and recovery, *J Int Soc Sports Nutr*, 12:33, 2015.

2018). Os atletas que competem ao ar livre podem não ter vantagem sobre os atletas que competem em recintos fechados, pois em um estudo da National Football League (NFL), constatou-se que 81% dos jogadores caucasianos e afro-americanos podem estar sob risco de deficiência. Os exames de sangue podem determinar melhor os estados de deficiência.

Embora a quantidade específica de vitamina D necessária para reverter os estados de deficiência não tenha sido determinada, em parte porque depende da extensão da deficiência, os atletas devem ser testados e orientados por um profissional de saúde se diagnosticados com deficiência (ver Capítulo 5 e Apêndices 12 e 38).

Após uma avaliação detalhada, as recomendações para atingir e manter as concentrações ideais de vitamina D podem ser individualizadas para a concentração atual de 25(OH)-vitamina D [25(OH)D] do atleta, ingestão alimentar, hábitos de estilo de vida e sintomas clínicos. A recomendação para indivíduos de pele clara é obter 5 minutos e, para indivíduos de pele escura, 30 minutos, de exposição ao sol nos braços, nas pernas e nas costas várias vezes por semana sem protetor solar (ver Apêndice 38). Os regimes de "carga" de alta dose e curto prazo para rápida reposição sob os cuidados de um médico também podem ser benéficos (Todd et al., 2015).

MINERAIS

Embora 12 minerais tenham sido designados como nutrientes essenciais, ferro, cálcio, magnésio e cobre têm funções bioquímicas com o potencial de afetar o desempenho atlético.

Ferro

O ferro é fundamental para o desempenho esportivo porque, como componente da hemoglobina, é essencial ao transporte de oxigênio dos pulmões para os tecidos. Ele desempenha um papel semelhante na **mioglobina**, que atua dentro do músculo como um receptor de oxigênio para manter um suprimento de oxigênio prontamente disponível para uso pelas mitocôndrias. O ferro também é um componente vital das enzimas do citocromo envolvidas na produção de ATP. A adequação do ferro pode ser um fator limitante no desempenho, porque a deficiência limita a resistência aeróbica e a capacidade de trabalho. Mesmo a depleção parcial das reservas de ferro no fígado, no baço e na medula óssea, conforme se evidencia pelas baixas concentrações de ferritina sérica, pode ter um efeito prejudicial no desempenho do exercício, mesmo quando a anemia não está presente (ver Capítulo 31).

Anemia do esporte é um termo aplicado a pelo menos três condições diferentes: hemodiluição, anemia por deficiência de ferro (ferropriva) e anemia do corredor (*foot-strike anemia*) ou hemólise por esforço. Os atletas em risco são adolescentes do sexo masculino em rápido crescimento, a atleta do sexo feminino com grandes perdas menstruais, o atleta com dieta restrita em energia, corredores de longa distância que podem ter aumento da perda de ferro gastrintestinal, hematúria, hemólise causada por microtraumatismos pelo impacto do pé, extravasamento de mioglobina e aqueles que treinam suando muito em climas quentes. Pesquisas recentes sugerem que a anemia pode ser comum em atletas do sexo feminino, especialmente adolescentes e mulheres na pré-menopausa, corredores de longa distância e vegetarianos, que devem ser examinados periodicamente para avaliar seu estado de ferro. Uma análise retrospectiva de dados de exames de sangue de rotina obtidos de 2009 a 2015 de corredores de elite e triatletas de 21 a 36 anos mostrou maior incidência de pelo menos um episódio de deficiência de ferro em 60% das mulheres triatletas, 55,6% das corredoras do sexo feminino, 37,5% de triatletas do sexo masculino e 31,3% dos corredores do sexo masculino em comparação com os valores relatados para atletas de resistência (20 a 50% das mulheres, 0 a 17% dos homens) (Coates et al., 2017). Em outro estudo com 2.749 atletas universitários, 2,2% das mulheres indicaram anemia ferropriva e 30,9% indicaram deficiência de ferro sem anemia. Para atletas do sexo masculino, 1,2% indicou anemia ferropriva e 2,9% indicaram deficiência de ferro sem anemia (Parks et al., 2017).

O treinamento de resistência intenso também pode causar diminuição transitória de ferritina e hemoglobina séricas. Essa condição, conhecida como **pseudoanemia**, é caracterizada por concentrações reduzidas de hemoglobina, resultantes da expansão dos volumes sanguíneos, que são quase os da anemia clínica, mas voltam às concentrações normais de antes do treinamento. O desempenho não parece piorar e a pseudoanemia pode, de fato, melhorar a capacidade aeróbica e o desempenho (McArdle et al., 2014).

Alguns atletas, especialmente corredores de longa distância, experimentam sangramento gastrintestinal, que está relacionado à intensidade e à duração do exercício, à capacidade de o atleta se manter hidratado, o quão bem o atleta é treinado e se ele tomou ibuprofeno antes da competição. A perda de ferro por sangramento gastrintestinal pode ser detectada por ensaios de hemoglobina fecal.

É possível que o uso da hemoglobina sérica como fator determinante para identificar atletas anêmicos, que podem se beneficiar da suplementação com ferro com melhora de desempenho, não seja o melhor biomarcador. Atletas não anêmicos (com hemoglobina sérica normal) que são suplementados com ferro mostraram melhora do desempenho. As concentrações ideais de ferritina sérica, que é o índice mais comum do estado de ferro corporal associado ao desempenho e, portanto, um marcador melhor, também podem ser inadequados, porque os atletas suplementados com ferro para atingir concentrações de ferritina sérica mais elevadas do que o "normal" também mostraram melhora do desempenho (DellaValle, 2013). Alguns atletas apresentam deficiência de ferro sem anemia e têm concentrações normais de hemoglobina, mas concentrações reduzidas de ferritina sérica (20 a 30 ng/mℓ; ver Capítulo 5).

Os atletas devem ser avaliados quanto ao seu estado de ferro usando hemoglobina sérica e ferritina sérica no início e durante a temporada de treinamento. Isso é especialmente importante em pessoas com suspeita de anemia falciforme, porque sua taxa de morte súbita é de 10 a 30 vezes maior do que em atletas sem anemia falciforme. Normalmente, as mortes ocorrem no início da temporada, durante exercícios exaustivos em clima quente, sem tempo de aquecimento adequado (Harris et al., 2012). Em 2010, a National Collegiate Athletic Association instituiu um programa de triagem universal para testar a anemia falciforme em todos os atletas da primeira divisão. No entanto, em atletas de nível médio, da NBA, da NFL, da marinha, dos fuzileiros navais e da força aérea, o teste não é obrigatório (Jung et al., 2011).

Embora tenha sido relatado que atletas do sexo masculino consomem pelo menos a RDA de ferro, as atletas do sexo feminino tendem a consumir um pouco menos por uma variedade de razões, incluindo baixa ingestão energética, menor ingestão de produtos de origem animal ou adesão a uma dieta vegetariana ou vegana (Rogerson, 2017). O aumento da ingestão dietética de ferro ou suplementação é a única maneira de repor as perdas de ferro e melhorar o estado do ferro (Farrokhyar, 2015).

Quem deve ser suplementado e com quanto ferro ainda precisa ser respondido. Dadas as evidências que sugerem o papel do ferro na saúde geral e no desempenho físico, não há dúvidas de que os atletas com deficiência clínica devam ser identificados e tratados. Ainda é controverso se aqueles com deficiência subclínica devem ser tratados com suplementação de ferro. Indivíduos com estado normal geralmente não se beneficiam da suplementação, e preocupações com doses não regulamentadas e sobrecarga devem ser consideradas.

Cálcio

Concentrações subótimas de ingestão de cálcio na dieta são observadas em atletas. Como as baixas concentrações de ingestão de cálcio têm demonstrado ser um fator contribuinte para a osteoporose, atletas jovens do sexo feminino, especialmente aquelas que tiveram a função menstrual interrompida, podem estar em risco de diminuição da massa óssea. As estratégias para promover a retomada da menstruação incluem terapia de reposição de estrogênio, promoção da condição ideal de massa corporal e redução do treinamento. Independentemente do histórico menstrual, a maioria das atletas do sexo feminino precisa aumentar sua ingestão de cálcio, vitamina D_3 e magnésio. Opções lácteas e não lácteas, como amêndoas fortificadas, linhaça e bebidas de soja, iogurtes e queijos, sucos de frutas fortificados com cálcio e tofu feito com sulfato de cálcio são boas fontes (ver Apêndice 39).

Magnésio

O magnésio é um mineral essencial que sustenta mais de 300 reações enzimáticas, incluindo glicólise, metabolismo de lipídeos e proteínas e hidrólise do ATP, e é um regulador de funções neuromusculares, imunológicas e hormonais. Embora a hipomagnesemia tenha sido observada em atletas, possivelmente causada por suor excessivo durante o treinamento e redistribuição transitória de magnésio, indicando a liberação de uma área de armazenamento para um local ativo, as concentrações retornam ao normal dentro de 24 horas após o exercício (Malliaropoulos et al., 2013).

Foi demonstrado que a deficiência verdadeira de magnésio prejudica o desempenho atlético, causando espasmos musculares e aumento da frequência cardíaca e do consumo de oxigênio (V_{O_2}) durante o exercício submáximo. Para atletas deficientes, o magnésio suplementar demonstrou melhorar o desempenho ao melhorar a função celular, embora em atletas com estado adequado, os resultados de desempenho sejam mistos (Kass et al., 2013). Em um estudo recente com jogadoras de voleibol, a suplementação com magnésio melhorou o metabolismo anaeróbico alático (não produz ácido lático), embora as jogadoras não tivessem deficiência de magnésio (Setaro et al., 2014). Em outro estudo com homens jovens participando de um programa de treinamento de força por 7 semanas, a ingestão diária de magnésio de 8 mg/kg de massa corporal resultou em aumentos em força e potência musculares, enquanto corredores de maratona com reservas adequadas não pareceram se beneficiar (Moslehi et al., 2013). Como acontece com a maioria dos nutrientes, a suplementação não parece melhorar o desempenho daqueles que não são deficientes. As fontes alimentares de magnésio incluem grãos integrais, nozes, feijão e verduras. Ver Apêndice 43 para fontes de magnésio.

Em um estudo de metanálise de 2017, nenhuma melhora significativa no grupo de suplementação foi observada em relação ao pico de torque isocinético de extensão, no músculo ou potência muscular, nem as evidências apoiam um efeito benéfico da suplementação na aptidão muscular na maioria dos atletas e indivíduos fisicamente ativos que têm um estado de magnésio relativamente alto (Wang et al., 2017).

RECURSOS ERGOGÊNICOS

Os atletas estão sempre procurando uma vantagem, como uma nova técnica, um esquema de treinamento ou equipamento que possa ajudá-los a melhorar o desempenho atlético, aumentar a força e a velocidade ou acelerar a recuperação após o treinamento. Muitos atletas testam a mais recente dieta ou suplemento da moda para obter sucesso nos esportes, a despeito de apoiar ou não a saúde ótima ou, na pior das hipóteses, levar ao risco de doença, lesão ou reprovação no exame de sangue *antidoping*. Infelizmente, muitos atletas estão mal informados sobre a melhor maneira de atingir o desempenho esportivo apenas com dieta (Kanter, 2018).

Recursos ergogênicos incluem qualquer técnica de treinamento, dispositivo mecânico, prática nutricional, método farmacológico ou técnica fisiológica que possa melhorar a capacidade de desempenho do exercício e adaptações de treinamento. Muitos atletas dedicam muito tempo e energia se esforçando para obter treinamento e desempenho ideais e recorrem aos recursos ergogênicos, especialmente suplementos dietéticos (Larson-Meyer et al., 2018).

Nos EUA, a U.S. Food and Drug Administration (FDA) regula produtos e ingredientes de suplementos dietéticos, além de rotulagem, declarações de produtos, bulas e literatura que os acompanha. A Federal Trade Commission (FTC) regula a publicidade de suplementos dietéticos. Ver Capítulo 11 para obter a definição de suplemento dietético conforme estabelecido pela *Dietary Supplement Health and Education Act of 1994* (DSHEA) – Lei de Saúde e Educação sobre Suplementos Dietéticos de 1994.

De acordo com a lei, os fabricantes de suplementos dietéticos podem publicar informações sobre os benefícios dos suplementos dietéticos na forma de anúncios, incluindo declarações de estrutura e função. Isso resulta em grande quantidade de material impresso que pode confundir os atletas no ponto de venda de produtos nutricionais. Além disso, os atletas são bombardeados com anúncios e depoimentos de outros atletas e treinadores sobre os efeitos dos suplementos dietéticos no desempenho físico.

O uso de recursos ergogênicos na forma de suplementos dietéticos é amplamente difundido em todos os esportes (Garthe e Maughan, 2018). Muitos atletas, sejam recreativos ou profissionais, usam alguma forma de suplementação dietética para melhorar o desempenho atlético ou para ajudar na perda de massa corporal (Knapik et al., 2016; Larson-Meyer et al., 2018).

De acordo com uma pesquisa, 88% dos atletas universitários relatam o uso de um ou mais suplementos nutricionais (Buell et al., 2013). Uma recente metanálise de 159 estudos sugeriu que é difícil generalizar sobre o uso de suplementos dietéticos por atletas devido à falta de homogeneidade entre os estudos (Knapik et al., 2016). Os dados sugeriram que atletas de elite usam suplementos dietéticos mais do que atletas que não são de elite, o uso é semelhante para homens e mulheres e parece mudar pouco com o tempo. Além disso, uma proporção maior de atletas usa suplementos dietéticos em comparação com a população geral dos EUA.

Pesquisas mostram que as razões para o uso de suplementos são variadas e diferem entre os sexos. As mulheres atletas costumam tomar suplementos para sua saúde ou para superar uma dieta inadequada, enquanto os homens podem tomar suplementos para melhorar velocidade, agilidade, força e potência, e também usá-los para ajudar a aumentar ou reduzir massa corporal ou reduzir o excesso de gordura corporal. Em um estudo, 75% dos atletas adolescentes relataram tomar suplementos: os homens para aprimorar o desempenho esportivo e para melhor desenvolvimento e função muscular, enquanto as mulheres relataram tomar suplementos para fortalecer o sistema imunológico (Zdešar Kotnik et al., 2017). Ver Tabela 22.5 para uma discussão sobre recursos ergogênicos comumente utilizados por atletas.

Tabela 22.5 Recursos ergogênicos.

Recursos ergogênicos	Ação relatada declaração	Pesquisa sobre efeitos ergogênicos	Efeitos colaterais
Antioxidantes	Minimiza os danos dos radicais livres aos músculos, reduzindo a dor causada pela inflamação por fadiga	Pequenos ensaios clínicos; não melhora diretamente o desempenho	Pode dificultar algumas adaptações físicas e fisiológicas induzidas por exercícios
Arginina	Aumenta o fluxo sanguíneo e a distribuição de O_2 ao músculo; aumenta a secreção de HGH	Ensaios clínicos limitados com resultados conflitantes; pouco ou nenhum efeito sobre vasodilatação, fluxo sanguíneo ou metabólitos do exercício	Diarreia e náuseas
Beterraba ou suco de beterraba	Aumenta a biodisponibilidade de NO; dilata os vasos sanguíneos nos músculos em exercício, reduz o uso de O_2, melhora a produção energética	Benefícios de desempenho agudos observados 2 a 3 h após a ingestão de 310 a 560 mg; períodos prolongados também podem beneficiar o desempenho; melhora de 4 a 25% no tempo de exercício até a exaustão; melhora a função das fibras musculares do tipo II, resultando em melhora de 3 a 5% no esporte de equipe de TIAI de 12 a 40 min de duração. Ganhos de desempenho mais difíceis de obter em atletas altamente treinados	Transtorno GI em alguns atletas
Beta-alanina	Aumenta a síntese de carnosina, aumenta a capacidade de tamponamento no músculo, reduzindo a fadiga muscular e a perda de força em exercícios de alta intensidade	Consumo diário de aproximadamente 65 mg/kg de MC ingerido em dose dividida, 0,8 a 1,6 a cada 3 a 4 h durante 10 a 12 semanas, pode produzir pequenos benefícios de desempenho durante exercícios contínuos e intermitentes de 30 s a 10 min	Erupção cutânea, parestesia transitória
Betaína	Aumenta a produção de creatina, as concentrações de ácido nítrico no sangue ou a retenção de água nas células	Ensaios clínicos limitados em homens com resultados conflitantes; melhora potencial, mas modesta, na força e na potência com fisiculturistas e ciclistas	Nenhuma preocupação de segurança relatada para 2 a 5 g/dia por até 15 dias
Citrulina	Dilata os vasos sanguíneos para aumentar a distribuição de O_2 e nutrientes ao músculo esquelético	Poucos ensaios clínicos com resultados conflitantes	Poucas preocupações de segurança relatadas com até 9 g por 1 dia ou 6 g/dia durante até 16 dias
HMB (beta-hidroxi-betametilbutirato)	Metabólito do AAE leucina; anticatabólico; aumenta a recuperação pela estimulação da síntese de proteínas e glicogênio	3 g divididos em 2 doses demonstraram melhorar o desempenho; pode aumentar a força da parte superior do corpo e a massa corporal magra e minimizar os danos musculares; diminui o catabolismo muscular	Nenhuma preocupação de segurança relatada para a dose de 3 g/dia durante até 2 meses
Hidrolisado de colágeno/gelatina e vitamina C	Aumento da produção de colágeno, espessamento da cartilagem, diminuição da dor nas articulações	Os suplementos de gelatina e colágeno são de baixo risco; foram relatados aumento da produção de colágeno e diminuição do tempo de recuperação da dor de lesões; dose de 5 a 15 g de gelatina com 50 g de vitamina C; dose de hidrolisado de colágeno é de 10 g/dia	
Curcumina	Anti-inflamatório, diminui o dano muscular e a DMIT	Resultados conflitantes na redução de DMIT, CK e citocinas inflamatórias (TNF-α, IL-8) após a contração excêntrica, porém não observada após exercícios de resistência	Dose de até 5 g/dia, nenhum relatado
Sulfato de condroitina	Constrói e aumenta a cartilagem	Não há estudos que mostrem que seja eficaz no tratamento de artrite ou danos nas articulações ou ajuda em rompimento de ligamentos ou cartilagem	Nenhum
Glucosamina	Serve como medicamento anti-inflamatório não esteroide alternativo	Facilmente absorvido; benefício na redução da dor e necessidade de medicação	Nenhum relatado
Creatina	Aumenta a massa magra e a força, melhora a recuperação do exercício intenso; melhora a resposta adaptativa ao exercício; aumenta a água intracelular; melhora a recuperação de DMIT; risco reduzido/recuperação melhor de LCT	Bem estudada, mostra benefícios para atividade intermitente de alta intensidade, variação na resposta, maior impacto com aqueles com baixas reservas (ou seja, veganos, vegetarianos ou que consomem pouca carne); a dose recomendada de creatina monoidratada é de 20 g/dia durante 5 dias, seguida de 3 a 5 g/dia para aumentar e manter as concentrações	Nenhum efeito negativo por até 4 anos; ganho de massa corporal devido à retenção de água não adequado para esportes dependentes de peso; relatos anedóticos de náuseas, diarreia, rigidez, intolerância ao calor

(*continua*)

Tabela 22.5 Recursos ergogênicos. (Continuação)

Recursos ergogênicos	Ação relatada declaração	Pesquisa sobre efeitos ergogênicos	Efeitos colaterais
	Melhora a força, potência e desempenho de atividade de alto impacto (*sprint*) intermitente; acelera a recuperação do treinamento	Aumenta VO$_2$máx creatina livre muscular, fosfocreatina; efeito de desempenho visto em atividade de alto impacto intercalada/potência por meio de resistência, pois aumenta o armazenamento de glicogênio muscular; estimula anabolismo muscular, relaxamento muscular; os efeitos podem desaparecer após 2 meses de suplementação; o consumo com carboidratos para aumentar os níveis em maior extensão	Ganho de peso 0,8 a 2,9%; observação com esportes sensíveis à massa corporal; efeitos a longo prazo desconhecidos
Ácidos graxos ômega-3	Processamento cognitivo aprimorado, risco reduzido, melhora da recuperação de LCT; sintomas reduzidos ou melhora da recuperação de DMIT	Poucos dados sobre LCT, estudos com animais mostram danos estruturais e declínio cognitivo reduzidos; benefícios para danos musculares inconsistentes; pode aumentar a síntese de proteínas no músculo	Baixo risco, mas possível sangramento, problemas gastrintestinais ou aumento do LDL-colesterol
Probióticos	Diminuição da gravidade ou da duração de distúrbios gastrintestinais; diminuição da duração da incidência e gravidade de IVAR	Benefícios modestos para atletas com problemas GI ou viajando para regiões com maior probabilidade de problemas GI; a maioria dos estudos relata incidência reduzida de IVAR, mas recomendações/cepas específicas são difíceis de determinar	Regimes de dosagem de 10 (9) a 4 × 10 (10) por 4 a 21 semanas
COQ$_{10}$	Cofator para produção de ATP; transporte de elétrons na mitocôndria; reduz a fadiga	Mistas: duplo-cego, placebo, ensaio cruzado, 100 mg/dia por 2 meses, melhora da potência média no levantamento de pesos de 75 g/kg de massa corporal 5×/30 s; pode melhorar naqueles com distúrbios mitocondriais ou deficiência de CoQ	
Bicarbonato de sódio/citrato de sódio	Tampona a produção de ácido láctico; atrasa fadiga	Alto nível de variabilidade intraindividual no desempenho; aumenta a capacidade do corpo de tamponar o ácido láctico durante o exercício submáximo para eventos que duram 1 a 7 min	Desconforto estomacal: distensão, diarreia; perigoso em altas doses; alcalose; a dosagem com uma refeição com carboidrato pode reduzir o transtorno gastrintestinal
Fosfato de sódio	Tampão	Aumenta o VO$_2$máx e o limiar anaeróbico em 5 a 10%; melhora a resistência	Desconforto estomacal

AAE, aminoácido essencial; *ATP*, trifosfato de adenosina; *CK*, creatinoquinase; *DMIT*, dor muscular de início tardio; *GI*, gastrintestinal; *HGH*, hormônio de crescimento humano; *HMB*, hidroxibetametilbutirato; *IL-8*, interleucina-8; *IVRS*, infecção das vias respiratórias superiores (também conhecida por *ITRS*, infecção do trato respiratório superior); *LCT*, lesão cerebral traumática; *LDL*, lipoproteína de baixa densidade; *MC*, massa corporal; *NO*, óxido nítrico; *TIAI*, treinamento intervalado de alta intensidade; *TNF-α*, fator de necrose tumoral alfa.

A maior preocupação dos atletas é o uso de substâncias ou fármacos proibidos no esporte e a possibilidade de um suplemento conter algo que resulte em um teste antidrogas positivo, o que também pode se aplicar a produtos alimentares esportivos suplementares, como bebidas, *shakes* e barras. Na verdade, uma ampla gama de estimulantes, esteroides e outros agentes que estão incluídos na lista de substâncias proibidas da World Anti-Doping Agency (WADA) foram identificados em suplementos. Isso pode ocorrer intencionalmente ou acidentalmente pelos fabricantes na preparação das matérias-primas ou na formulação do produto acabado. Em alguns casos, a quantidade de produto pode ser excepcionalmente maior ou menor do que a dose terapêutica. A FDA identificou os suplementos esportivos e recursos ergogênicos entre os de maior risco de adulteração com fármacos e substâncias proibidas (Tabela 22.6; ver Capítulo 11).

As pesquisas sugerem que, muitas vezes, indivíduos fisicamente ativos, incluindo atletas de alto nível, obtêm informações nutricionais de orientadores, colegas atletas, treinadores, anúncios publicitários e da *web*, em vez de nutricionistas esportivos bem informados e educados, médicos e profissionais de exercício credenciados (Morente-Sánchez e Zabala, 2013).

As informações sobre a eficácia e segurança de muitos desses produtos usados por atletas são limitadas ou totalmente inexistentes. Os nutricionistas esportivos precisam estar na vanguarda das informações, saber como avaliar o mérito científico de artigos e propagandas sobre exercícios e produtos nutricionais para que possam separar a propaganda exagerada de práticas nutricionais e de treinamento com base científica (ver Capítulo 11). Programas de certificação, como do National Sanitation Foundation (NSF) *for Sport* e o *Informed Choice*, podem ajudar a orientar nutricionistas e atletas na seleção de suplementos esportivos seguros certificados.

NSF *for Sport* é um programa que se concentra principalmente no processo de aquisição e fabricação de suplementos esportivos, fornece medidas preventivas para proteger contra adulteração de produtos, verifica as declarações do rótulo em relação ao conteúdo do produto e identifica substâncias proibidas no esporte no produto acabado ou ingredientes. O programa, elaborado para fabricantes e seus produtos, inclui testes de produtos para mais de 180 substâncias proibidas, confirmação do conteúdo do rótulo, formulação e revisão do rótulo e inspeções de fornecedores e instalações de produção, bem como monitoramento contínuo de acordo com listas de substâncias proibidas. O programa é reconhecido por NFL, National Football League Players Association (NFLPA) Major League Baseball (MLB), Major League Baseball Players Association (MLBPA), Professional Golfers Association (PGA), Ladies Professional Golf Association (LPGA) e Canadian Centre for Ethics in Sports (CCES).

Informed Choice também é um programa de garantia de qualidade para produtos nutricionais esportivos, fornecedores para a indústria de nutrição esportiva e instalações de fabricação de suplementos.

Tabela 22.6 Fármacos e substâncias/drogas recreativas banidos comumente utilizados por atletas.

Fármaco ou substância ergogênica	Objetivos de uso	Efeito atlético	Efeitos adversos
Álcool	Redução do estresse e da inibição; substância mais amplamente usada no esporte (88% dos atletas universitários)	Sem benefícios	Causa dependência; risco duas vezes maior de lesões; doença cardiovascular/hepática; piora a disfunção ventricular esquerda; diminui a utilização de aminoácidos e da glicose; diminui a energia, hipoglicemia; desidratação; diminui a densidade capilar do músculo esquelético e a área de seção transversal; inibe as ações do canal de cálcio sarcolemal, prejudica o acoplamento excitação-contração e diminui o desempenho; diminui a capacidade oxidativa do músculo; compromete a coagulação do sangue/fibrinólise/perturbações pós-exercício nos fatores de coagulação; balanço energético positivo, obesidade; aumenta FC e Vo_2, reduções na produção de potência
Nicotina	Psicoestimulante do sistema nervoso central (SNC)	Misto: aumenta a norepinefrina e a dopamina do cérebro; doses mais altas aumentam serotonina e opiáceos, exercendo efeito calmante e depressivo, aumenta a tolerância à dor; aumenta o fluxo sanguíneo muscular, lipólise; pode melhorar a função cognitiva, a memória de aprendizagem e o tempo de reação e habilidades motoras finas; atrasa a fadiga central	Causa vício; pode levar ao desenvolvimento de doenças respiratórias, cardiovasculares e de pele e cânceres relacionados ao tabagismo, quando fumada; aumenta a frequência cardíaca e a pressão sanguínea, o volume sistólico e o débito cardíaco e o fluxo sanguíneo coronário; aumenta a temperatura da pele
Tetraidrocanabinol (maconha, *cannabis*)	Diminuição do estresse pré-competição e a ansiedade; relaxa/diminui a inibição; melhora o sono	Sem efeito positivo	Aumenta a FC e a PA em repouso; a capacidade de trabalho físico diminui em 25%; diminuição da estabilidade em pé, do tempo de reação e do desempenho psicomotor
Esteroides anabólicos androgênicos	Ganho de massa e força muscular	Aumentam a massa e a força muscular, especialmente quando combinados com treinamento de força e dietas ricas em proteínas	Vários sistemas orgânicos, incluindo infertilidade, ginecomastia, virilização feminina, hipertensão, aterosclerose, fechamento da fise, agressão, depressão, ideação suicida
Androstenediona	Aumenta a testosterona para o ganho de massa e força muscular	Aumenta a força e o tamanho muscular	Tendinopatia, rabdomiólise; ruptura de tendão
DHEA	Aumenta a testosterona para o ganho de massa e força muscular	Nenhum efeito mensurável	Aumenta os estrogênios nos homens; impurezas na preparação
Hormônio de crescimento humano	Aumento de massa, força e definição musculares	Diminui a gordura subcutânea e aumenta a lipólise; aumenta massa e força musculares; melhora a cicatrização de feridas; estimula a produção de testosterona	Acromegalia, intolerância à glicose, fechamento da fise, aumento de lipídeos, miopatias
Estimulantes (alcaloides da efedrina, anfetaminas, cocaína)	Aumento da perda de peso; retardam a fadiga	Aumentam o metabolismo, sem benefícios claros no desempenho, embora possam beneficiar potência, resistência, força ou velocidade; reduzem o cansaço; aumentam o estado de alerta e agressão	Dores musculares e articulares; erro de julgamento na orientação temporal; tremores; acidente vascular encefálico, arritmia, infarto do miocárdio, convulsão, psicose, hipertensão, morte
Anastrozol; moduladores seletivos do receptor de estrogênio (MSREs) como tamoxifeno	Medicamento contra o câncer usado para diminuir as concentrações de estrogênio associadas ao uso de testosterona	Nenhum; aumentam a testosterona, a secreção do hormônio luteinizante; aumentam a força e o tamanho muscular; previnem a perda óssea	Efeitos colaterais associados ao uso desses agentes; fadiga precoce; aumento da reabsorção óssea e diminuição da DMO (quadril, coluna lombar)

(continua)

Tabela 22.6 Fármacos e substâncias/drogas recreativas banidos comumente utilizados por atletas. (*Continuação*)

Fármaco ou substância ergogênica	Objetivos de uso	Efeito atlético	Efeitos adversos
Miméticos de grelina (GHRP6 e GHRP2)	Aumento da secreção de GH	Aumentam a massa muscular; estimulam a glicogênese; efeitos anabólicos na massa muscular	Efeitos colaterais associados ao GH (ver citação anterior)
Glicocorticoides	Aliviam a dor; reduzem o cansaço	Sem melhora	Supressão de crescimento, osteoporose, necrose avascular da cabeça femoral; ruptura de tendão ou fáscia (por injeções locais); osteoartrite

DHEA, desidroepiandrosterona; *DMO*, densidade mineral óssea; *FC*, frequência cardíaca; *GH*, hormônio do crescimento; *PA*, pressão arterial; *SNC*, sistema nervoso central.
(Referências: Pesta, D et al., 2013; Nikolopoulios, D et al., 2011; Rogol A, 2010; Hoffman J et al., 2009.)

Sua capacidade de teste para suplementos e ingredientes inclui a análise de mais de 146 substâncias que são consideradas proibidas no esporte e substâncias que representam ameaça com relação à contaminação do produto. Essas substâncias incluem drogas de abuso, agentes anabólicos, estimulantes, beta-2-agonistas, agentes mascaradores e assim por diante. Os métodos de teste usados para uma variedade de substâncias dessas categorias foram validados e credenciados para o padrão ISO 17025 em suplementos e ingredientes em cada uma das matrizes relevantes: pós, barras, líquidos, cápsulas, comprimidos, entre outros, com capacidades do método definidas e limites de relatórios.

RECURSOS ERGOGÊNICOS POPULARES

Creatina

Como um aminoácido, a creatina é produzida normalmente no corpo a partir de arginina, glicina e metionina. A maior parte da creatina dietética vem da carne, mas metade é produzida no fígado e nos rins. Para os consumidores de carne, a ingestão alimentar de creatina é de aproximadamente 1 g por dia (Kreider et al., 2017). O corpo também sintetiza cerca de 1 g de creatina por dia, para uma produção total de aproximadamente 2 g por dia (Kreider et al., 2017).

Em pessoas normais e saudáveis, aproximadamente 40% da creatina muscular existem como creatina livre, o restante se combina com o fosfato para formar a CP. Aproximadamente 2% da creatina do corpo são decompostos diariamente em creatinina antes da excreção pelos rins. A excreção diária normal de creatinina é de aproximadamente 2 g para a maioria das pessoas. Aqueles com concentrações mais baixas de creatina intramuscular, como os vegetarianos, podem se beneficiar da suplementação de creatina (McArdle et al., 2014).

A creatina monoidratada é um dos suplementos mais populares usado por atletas de força e potência. A suplementação eleva as concentrações de creatina muscular e facilita a regeneração da CP, que ajuda a ressintetizar o ATP. Uma variedade de suplementos sintéticos de creatina foi desenvolvida, incluindo creatinomalato, creatinopiruvato, creatinocitrato, entre outros, com declarações de *marketing* de maiores aumento de desempenho e absorção. A creatina monoidratada não é apenas a mais extensamente estudada, mas a forma de creatina mais clinicamente efetiva para uso em suplementos nutricionais em termos de captação muscular e habilidade de aumentar a capacidade de exercício de alta intensidade (Kreider et al., 2017).

Numerosas revisões identificam benefícios de desempenho com sessões repetidas de exercícios de alta intensidade com menos de 150 segundos de duração e o maior impacto em menos de 30 segundos (Lanhers et al., 2017). A carga clássica consiste em uma fase de carga inicial de 15 a 20 g por dia durante 4 a 7 dias, seguida por uma dose de manutenção de 2 a 5 g por dia. No entanto, métodos alternativos de dosagem também demonstraram aumentar efetivamente as reservas de creatina e resultar em ganhos de força. Os regimes sem carga incluem uma dose de 0,3 g/kg de massa corporal por 5 a 7 dias, seguida por uma dose de manutenção de 0,03 g/kg de massa corporal por 4 a 6 semanas. No entanto, com esse regime, as reservas de creatina aumentam mais lentamente e pode demorar mais para se observarem os efeitos do treinamento de força (Hall e Trojian, 2013).

Como a creatina é um dos suplementos mais pesquisados, vários estudos apoiam o uso e a eficácia da creatina no exercício de produção máxima em períodos reduzidos de tempo, como levantamento de peso, corrida de velocidade de 100 m, rebater uma bola com o bastão ou chutar uma bola de futebol. Quando as reservas de creatina nos músculos estão depletadas, a síntese de ATP é evitada e a energia não pode mais ser fornecida na taxa exigida pelo músculo em atividade. A melhora do desempenho atlético foi atribuída a essa ressíntese de ATP.

A suplementação de creatina aumenta a massa corporal ou a massa muscular durante o treinamento. Pode melhorar o desempenho do exercício submáximo para o treinamento intervalado de alta intensidade (TIAI), que promove a aptidão semelhante ao treinamento de resistência. Um estudo de 2013 com nadadores mostrou que a suplementação de creatina melhorou o desempenho de natação e reduziu as concentrações de lactato no sangue após competições intermitentes de natação de alto impacto (Dabidi Roshan et al., 2013).

Os estudos são conflitantes sobre o efeito da creatinina no desempenho aeróbico. Em um estudo duplo-cego controlado por placebo, 16 jogadores de futebol amadores do sexo masculino, consumindo 20 g de creatina por dia, ou um placebo, por 7 dias, não tiveram nenhum efeito benéfico nas medidas físicas obtidas durante um teste de futebol de 90 minutos (Williams et al., 2014).

A absorção da creatina parece ser estimulada pela insulina. Portanto, a ingestão de suplementos de creatina em combinação com carboidratos, aminoácidos ou proteínas pode aumentar as concentrações de creatina muscular. Uma vez que a creatina é absorvida pelos músculos, ela fica presa no tecido muscular. Estima-se que, uma vez que as reservas de creatina no músculo sejam elevadas, geralmente leva de 4 a 6 semanas para que as reservas de creatina voltem ao valor basal (Kreider et al., 2017).

Existem poucos dados sobre os benefícios e riscos a longo prazo da suplementação de creatina. Por causa dos riscos a longo prazo, a American Orthopedic Society for Sports Medicine, o American College of Sports Medicine (ACSM) e a American Academy of Pediatrics (AAP) aconselham crianças e adolescentes com menos de 18 anos e mulheres gestantes ou amamentando a nunca tomar suplementos de creatina. Embora alguns estudos de caso tenham relatado que indivíduos supostamente tomando creatina com ou sem outros suplementos apresentaram concentrações elevadas de creatinina e/ou disfunção renal, parece não haver evidências convincentes de que a suplementação afete negativamente a função renal em populações saudáveis ou clínicas (Kreider et al., 2017; Williamson e New, 2014).

Beta-alanina

Séries intermitentes de **treinamento intervalado de alta intensidade (TIAI)** esgotam os substratos energéticos e permitem o acúmulo de metabólitos. Estudos sugerem que a suplementação com beta-alanina pode melhorar o desempenho de resistência, bem como a massa corporal magra (Kern e Robinson, 2011). Por causa de sua relação com a carnosina, a beta-alanina parece ter potencial ergogênico. Acredita-se que a carnosina seja uma das principais substâncias que tamponam ácidos no músculo. Embora a carnosina seja sintetizada a partir de dois aminoácidos, beta-alanina e histidina, sua síntese parece ser limitada pela disponibilidade de beta-alanina; portanto, tomar beta-alanina suplementar pode aumentar os níveis de carnosina e reduzir o acúmulo de ácido láctico nos músculos (Trexler et al., 2015; Peeling et al., 2018).

Esse benefício proposto ajudaria a aumentar a capacidade de um atleta para treinamento e aumentar o tempo até a fadiga. A suplementação com beta-alanina foi associada à melhora da força, resistência anaeróbica, composição corporal e desempenho em várias medidas de produção de energia anaeróbica.

A suplementação diária com 3,2 a 6,4 g (aproximadamente 65 mg/kg de massa corporal) por um mínimo de 2 a 4 semanas pode aumentar o conteúdo de carnosina muscular cerca de 65% acima dos níveis de repouso; estendendo-se o período para 10 a 12 semanas, o conteúdo de carnosina muscular fica 80% acima das concentrações de repouso. A suplementação também melhora a tolerância para sessões de exercícios com duração de 30 segundos a 10 minutos. No entanto, a correlação entre as mudanças musculares e a magnitude dos benefícios de desempenho ainda não foi determinada. O único efeito colateral relatado é a parestesia (formigamento), mas os estudos indicam que isso pode ser atenuado usando doses menores divididas (1,6 g) ou usando uma fórmula de liberação sustentada (Trexler et al., 2015).

Cafeína

As pesquisas sobre os benefícios fisiológicos da cafeína no desempenho são extensas nas áreas de força, resistência, taxas de esforço percebido, hidratação e recuperação. Os benefícios ergogênicos incluem:
(1) efeito sobre o sistema nervoso central (SNC) e o desempenho cognitivo
(2) mobilização de gordura e economia de glicogênio durante o exercício
(3) aumento da absorção intestinal e da oxidação de carboidratos
(4) aceleração da ressíntese de glicogênio muscular na recuperação
(5) redução do esforço percebido e da dor do treinamento.

A cafeína contribui para o desempenho de resistência, aparentemente por causa de sua capacidade de aumentar a mobilização de ácidos graxos e, assim, conservar as reservas de glicogênio. A cafeína também pode afetar diretamente a contratilidade muscular, possivelmente pela facilitação do transporte de cálcio. Também pode reduzir a fadiga pela redução do acúmulo de potássio no plasma, o que contribui para a fadiga. Um efeito de aumento de energia é observado com até 3 mg/kg de massa corporal ou cerca de 200 mg de cafeína para o atleta de 68 kg (Spriet, 2014). Os efeitos colaterais indesejados do consumo excessivo de cafeína que podem limitar o desempenho são cefaleia, insônia, irritação gastrintestinal, refluxo, tremores, palpitações cardíacas e poliúria. Relatórios anteriores mostraram que a cafeína combinada com efedrina resultou em doenças graves e morte, e o uso da combinação foi proibido em suplementos dietéticos pela FDA em 2004. Dados de segurança de 50 estudos determinaram que o uso de éfedra ou efedrina combinado com cafeína foi associado com aumentos de 2,2 a 3,6 vezes nas chances de sintomas psiquiátricos, autonômicos ou gastrintestinais e de palpitações cardíacas (Shekelle et al., 2003).

A demanda do consumidor por cafeína resultou em maior acessibilidade e aceitação de uma variedade de bebidas além do café e do chá. Uma tendência emergente na nutrição esportiva é a ingestão de bebidas energéticas que contenham cafeína e flaconetes de cafeína para beber (*shots*) para melhorar o desempenho.

A crescente disponibilidade e consumo de bebidas energéticas com cafeína entre todas as faixas etárias é preocupante, especialmente entre jovens atletas, porque demonstrou-se que quantidades excessivas de cafeína podem perturbar os padrões de sono dos adolescentes, exacerbar doenças psiquiátricas, causar dependência fisiológica e aumentar o risco de dependência subsequente e de comportamentos de risco, aumentar a pressão arterial e causar desidratação, vômito, batimentos cardíacos irregulares e rápidos, convulsões, coma e morte. Padrões de sono alterados devido ao uso excessivo de cafeína podem levar a um desempenho insatisfatório, tempos de reação retardados e aumento do risco de lesões.

As bebidas energéticas consumidas com bebidas alcoólicas são outra preocupação crescente entre os especialistas em saúde e, em 2010, a FDA declarou a cafeína um "aditivo alimentar não seguro" para bebidas alcoólicas, banindo efetivamente as bebidas energéticas alcoólicas pré-misturadas.

Existem preocupações e questões de segurança em relação a outro suplemento semelhante, extratos de *Citrus aurantium* L. (laranja-azeda), que também são usados para perda de massa corporal ou controle de massa corporal, desempenho esportivo, controle de apetite, energia e foco mental e cognição, e que contêm p-sinefrina como protoalcaloide primário, visto que apresentam aspectos estruturais semelhantes aos da efedrina (Stohs, 2017).

Nitratos e suco de beterraba

Vários estudos sugerem que os nitratos inorgânicos podem alterar as respostas fisiológicas ao exercício e melhorar o desempenho pelo aumento da vasodilatação e captação de glicose e pela redução da pressão arterial e o custo de oxigênio do exercício submáximo (Peeling et al., 2018). Como o consumo de sais de nitrato pode resultar na produção de compostos nitrogenados deletérios, os pesquisadores exploraram o uso de alimentos naturais ricos em nitrato, como pós e suco de beterraba. Foi demonstrado que uma dose de nitrato na dieta, aproximadamente 0,5 ℓ de suco de beterraba, aumentou o nitrito plasmático, que atinge o pico em 3 horas e permanece elevado por 6 a 9 horas antes de retornar à linha de base (Wylie et al., 2013).

Em um estudo, a suplementação da dieta com 0,5 ℓ de suco de beterraba por dia, durante 4 a 6 dias, reduziu o custo de estado estacionário do exercício submáximo em 5% e estendeu o tempo até a exaustão durante o ciclismo de alta intensidade em 16%, o que foi confirmado em outras populações de exercício, incluindo remadores e esportes de equipe. Embora as bases mecanísticas para os efeitos não sejam claras, as evidências sugerem que a eficiência mitocondrial e a função contrátil podem ser aumentadas (Wylie et al., 2013). Outros efeitos positivos incluem aumento de NO_2 e vasodilatação e redução do consumo de oxigênio (VO_2) em menor ou igual à intensidade do VO_2máx, melhorando a relação entre a potência (watts) necessária e o nível de consumo de oxigênio, aumentando o tempo até exaustão para menos ou igual à intensidade do VO_2máx (Domínguez et al., 2017; Mills et al., 2017).

Tem sido recomendado consumir nitrato imediatamente antes, durante e após exercícios de resistência de longa duração por causa dos tempos de pico e de nível de manutenção. Uma dose diária do suplemento mostrou manter o nitrito plasmático elevado (Jones et al., 2013). Embora haja a possibilidade de que altas doses não controladas de sais de nitrato possam ser prejudiciais à saúde, as fontes naturais encontradas em beterraba, espinafre, alface e aipo podem promover a saúde.

SUBSTÂNCIAS, DROGAS ILÍCITAS E FÁRMACOS PARA MELHORIA DE DESEMPENHO: *DOPING* NO ESPORTE

O uso de substâncias para melhorar o desempenho não é um fenômeno novo nos esportes. Já em 776 a.C., os atletas olímpicos gregos usavam substâncias como figos secos, cogumelos e estricnina para ter um desempenho melhor. Seu uso é predominante em atletas amadores e profissionais, recebendo ainda maior atenção com o uso por atletas de alto nível, como Lance Armstrong, desqualificação de alguns atletas profissionais por identificação em testes de drogas e a apreensão de suplementos contaminados em empresas (Pope et al., 2014).

Desde 2004, a WADA tem uma lista de fármacos e drogas proibidos para atletas que competem e uma estratégia para detectá-los, como esteroides anabolizantes, eritropoetina (EPO), hormônio de crescimento humano (HGH) e fator de crescimento semelhante à insulina (IGF-1). A WADA atualiza anualmente sua lista de suplementos proibidos suspeitos de (1) melhorar ilegalmente o desempenho atlético; (2) representar um risco real ou potencial à saúde do atleta; ou (3) violar o espírito do esporte.

À medida que aumenta o número de indivíduos que participam de diferentes esportes, aumenta também a variedade de agentes para *doping*. De acordo com a WADA, a taxa de uso tem sido bastante consistente, sugerindo uma prevalência de aproximadamente 2% em atletas de elite. As taxas derivadas de autorrelatos variaram de 1,2 a 26%. Entre 10 e 24% dos atletas do sexo masculino relataram que usariam *doping* se isso os ajudasse a obter melhores resultados sem o risco de consequências, com um adicional de 5 a 10% indicando comportamento potencial de *doping*, independentemente dos riscos à saúde.

As razões apresentadas para o uso de substâncias proibidas incluem a obtenção de sucesso atlético pela melhora do desempenho, ganho financeiro, melhora da recuperação, prevenção de deficiências nutricionais e a ideia de que outras pessoas as usam ou o "efeito de falso consenso".

Esteroides

Os esteroides anabólicos androgênicos (AASs, do inglês *androgenic-anabolic steroids*) categorizam todos os hormônios esteroides sexuais masculinos, seus derivados sintéticos e seus metabólitos ativos usados para melhorar o desempenho atlético e a aparência. O uso de AAss foi relatado nas Olimpíadas de 1950 e proibido em 1976. Os esteroides podem ser usados como preparações orais ou intramusculares.

Os usos legal e ilegal desses fármacos estão aumentando como resultado da preocupação da sociedade com aumento da força muscular, tamanho e libido. Originalmente projetados para usos terapêuticos para proporcionar melhora da potência anabólica, o uso não terapêutico dos AASs está aumentando entre adolescentes e mulheres. Evidências anedóticas sugerem uso generalizado de esteroides anabolizantes entre atletas (20 a 90%), especialmente nos níveis profissional e amador de elite. O uso entre meninos do ensino médio é de aproximadamente 5 a 10%; as taxas entre os atletas universitários são ligeiramente mais altas.

Os **efeitos anabólicos** dos AASs inclue aumento da massa muscular; aumento da densidade mineral óssea; aumento da produção de células sanguíneas; diminuição da gordura corporal; aumento do tamanho de coração, fígado e rins; alterações das cordas vocais; e aumento da libido. Os esteroides anabolizantes aumentam a síntese de proteínas nos músculos esqueléticos e revertem os processos catabólicos; no entanto, o aumento da massa muscular e força é observado apenas em atletas que mantém uma dieta com alto teor de proteínas e rica em energia durante a administração dos esteroides. Os **efeitos androgênicos** são desenvolvimento de características sexuais secundárias nos homens, mudanças no tamanho e função genital e crescimento de pelos faciais e pubianos. Alguns efeitos adversos associados ao uso de esteroides são irreversíveis, especialmente em mulheres.

Embora o uso de esteroides tenha algumas indicações clínicas válidas (p. ex., o tratamento da puberdade atrasada ou da emaciação corporal resultante de doenças), ele também tem consequências físicas e emocionais adversas em adolescentes, como crescimento ósseo interrompido, dano a órgãos internos, feminização em homens e masculinização em mulheres. Também está associado a comportamentos de alto risco, como uso de outras drogas ilícitas, menor envolvimento na escola, baixo desempenho acadêmico, prática de sexo desprotegido, comportamento agressivo e criminoso, ideação suicida e tentativa de suicídio.

Eritropoetina

A EPO é comumente usada para promover a produção pelo organismo de hemácias em pacientes com supressão da medula óssea, como pacientes com leucemia, aqueles que estão recebendo quimioterapia ou aqueles com insuficiência renal (ver Capítulos 34 e 35). Em atletas, as injeções aumentam o hematócrito sérico e a capacidade de transporte de oxigênio do sangue e, portanto, aumentam o consumo máximo de oxigênio e a resistência. O uso da EPO como um recurso ergogênico é difícil de detectar porque é um hormônio produzido pelos rins, embora exames de sangue mais recentes possam detectar seu uso. Normalmente, os atletas com hematócrito elevado têm sido banidos em esportes de resistência por suspeita de uso indevido de eritropoetina. No entanto, apesar de sua proibição pelo Comitê Olímpico Internacional (COI), ainda é comumente usada. O hematócrito drasticamente alto combinado com a desidratação induzida pelo exercício pode levar a sangue espesso ou viscoso, que pode provocar oclusões vasculares coronárias ou cerebrais, ataque cardíaco ou acidente vascular encefálico. A EPO também pode causar pressão arterial elevada ou concentrações elevadas de potássio.

O **hormônio do crescimento humano (HGH)** tem muitas funções no corpo e é produzido naturalmente ao longo da vida. Ele estimula a síntese de proteínas, melhora o metabolismo de carboidratos e lipídeos, ajuda a manter o equilíbrio do sódio e estimula a renovação óssea e do tecido conjuntivo. A produção de HGH diminui com a idade, após o pico durante os anos de crescimento. A quantidade secretada é afetada por dieta, estresse, exercícios, nutrição e medicamentos. O HGH é proibido pelo COI; no entanto, continua a ser usado por atletas. Os efeitos colaterais potenciais incluem alterações na pele, escurecimento das manchas, efeitos adversos no metabolismo da glicose e dos lipídeos e o crescimento dos ossos, evidenciado pelo desenvolvimento de mandíbula protuberante e testa quadrada.

Pró-hormônios e esteroides

Os pró-hormônios são populares entre os fisiculturistas, muitos dos quais acreditam que esses pró-hormônios sejam estimulantes naturais dos hormônios anabólicos. Androstenediona, 4-androstenediol, 19-nor-4-androstenediona, 19-nor-4-androstenediol, 7-cetodeidroepiandrosterona (DHEA) e 7-ceto DHEA são precursores naturalmente derivados da testosterona e outros esteroides anabólicos.

Androstenediona

A androstenediona é um pré-hormônio, um precursor inativo do estrogênio feminino e da testosterona masculina. Tem cerca de um sétimo da atividade da testosterona e é um precursor que se converte diretamente em testosterona por uma única reação. É produzido naturalmente no corpo a partir de DHEA ou 17-alfa-hidroxiprogesterona. Alguns pesquisadores descobriram que tomar androstenediona eleva a testosterona mais do que a DHEA eleva; no entanto, o aumento induzido dura apenas algumas horas e permanece nos níveis de pico por apenas alguns minutos. A administração aguda ou a longo prazo de precursores de testosterona não aumenta efetivamente as concentrações séricas de testosterona e não produz quaisquer mudanças significativas na massa corporal magra, força muscular ou melhoria do desempenho (Smurawa e Congeni, 2007).

As reações adversas ocorrem em atletas dos sexos masculino e feminino, incluindo rigidez muscular e cãibras, aumento da massa corporal, acne, problemas gastrintestinais, alterações na libido, amenorreia, danos ao fígado e crescimento retardado em adolescentes. O consumo de um suplemento com pró-hormônios pode alterar o eixo hipotálamo-hipófise-gonadal de um paciente. Os hormônios relacionados aos andrógenos podem elevar anormalmente os hormônios relacionados ao estrogênio e alterar as elevações do estrogênio sérico, o que se acredita aumentar o risco de desenvolver câncer de próstata ou de pâncreas. Ocorre um declínio significativo na lipoproteína de alta densidade (HDL), levando ao aumento do risco de doença cardiovascular. Portanto, tomar androstenediona pode ser irresponsável devido aos riscos potenciais associados ao uso a longo prazo. Até que haja suporte científico para seu uso, a androstenediona não deve ser vendida sob o pressuposto de que se trata de recurso ergogênico atlético ou eficaz ou seguro. Obviamente, adolescentes e mulheres em idade fértil não devem usá-lo. Em 1998, a androstenediona foi adicionada à lista de substâncias proibidas pelo COI e por várias organizações amadoras e profissionais, incluindo NFL e NCAA.

A **de-hidroepiandrosterona (DHEA)** é um andrógeno fraco e produto do sulfato de de-hidroandrosterona-3 (DHEA-S) e é usada para elevar as concentrações de testosterona. É um precursor de testosterona e di-hidrotestosterona, mais potentes. Embora o DHEA-S seja o hormônio suprarrenal circulante mais abundante em seres humanos, seu papel fisiológico é pouco compreendido. A DHEA foi rotulada como o hormônio da "fonte da juventude" porque suas concentrações atingem o pico durante o início da idade adulta. O declínio com o envelhecimento tem sido associado ao aumento do acúmulo de gordura e ao risco de doenças cardíacas. Vários estudos sugeriram uma correlação positiva entre níveis plasmáticos aumentados de DHEA e melhores vigor, saúde e bem-estar em pessoas com idades entre 40 e 80 anos. Ao diminuir a produção de cortisol do fígado em 50%, a DHEA pode ter um efeito anabólico.

A suplementação com DHEA não aumenta as concentrações de testosterona nem a força em homens, mas pode aumentar as concentrações de testosterona em mulheres, com um efeito virilizante. Como a DHEA pode assumir várias vias hormonais diferentes, aquela que segue depende de vários fatores, incluindo os níveis existentes de outros hormônios. Pode seguir várias rotas no corpo e interagir com determinadas enzimas ao longo da via dos hormônios esteroides sexuais. Assim, pode se transformar em subprodutos menos desejáveis da testosterona, incluindo a di-hidrotestosterona, que está associada a calvície de padrão masculino, aumento da próstata e acne.

Os benefícios de tomar DHEA para o desempenho esportivo não foram claramente estabelecidos, e os efeitos da ingestão crônica de DHEA não são conhecidos. A segurança a longo prazo não foi estabelecida e há preocupações de que o uso crônico em homens possa piorar a hiperplasia prostática ou até mesmo promover o câncer de próstata. A DHEA não é recomendada para uso em atletas porque pode alterar a proporção testosterona-epitestosterona de modo que exceda o limite de 6:1 estabelecido por COI, USOC, NFL e NCAA.

CASO CLÍNICO

José é um homem hispânico de 32 anos que foi atleta universitário e que vem competindo em eventos de triatlo de longa distância e maratona desde o ano passado. Ele reclama de baixa energia conforme aumenta a duração do treinamento e da corrida e é atormentado por problemas intestinais – gases e distensão após refeições, náuseas e vômitos durante as corridas. Ele também sofre de transtornos de sono, acordando com frequência durante a noite. Ele trabalha em tempo integral no cargo estressante de gerente de uma empresa de eletricidade e treina natação, ciclismo e corrida de 10 a 12 horas por semana.

Avaliação

Sua estatura é de 1,75 m e seu peso é 78,9 kg. Sua análise da composição corporal medida usando o método da International Society for the Advancement of Kinanthropometry (ISAK) foi de 6,8% (4,7 kg de gordura corporal, 74,2 kg de massa livre de gordura [MLG]). Ele está satisfeito com seu percentual de gordura corporal, mas gostaria de reduzir seu peso, se possível, para ficar mais leve para a parte de corrida de suas provas.

Um teste de densidade específica da urina determinou o estado de hidratação em três visitas: 1,035 ℓ, 1,025 ℓ e 1,030 ℓ.

As concentrações de colesterol eram 250 mg/dℓ, lipoproteína de alta densidade (HDL-colesterol) 50 mg/dℓ, lipoproteína de baixa densidade (LDL-colesterol) 170 mg/dℓ, triglicerídeos 160 mg/dℓ; todos os outros valores estavam dentro dos limites normais.

Usando a equação de Cunningham para calcular o gasto energético em repouso (GER):

$$GER = 500 + (22 \times MLG\ [kg])\ 500 + (22 \times 74) = 2.128 = GER$$

Dia de folga dos treinos: fator de atividade 1,2 = aproximadamente 2.553 calorias

1 a 2 horas de treinamento em estado estacionário: fator de atividade 1,4 = aproximadamente 2.979 calorias

3 a 4 horas de treinamento em estado estacionário: usando o fator de atividade 1,6 = aproximadamente 3.404 calorias

4 a 6 horas de treinamento em estado estacionário: usando o fator de atividade 1,73 = aproximadamente 4.581 calorias

Dieta atual

Café da manhã – 1 h antes do treino
Cerca de 355 mℓ de café com 30 mℓ (ou 28,5 g) de creme para o café
3 ovos fritos com cebola, 2 fatias de *bacon*, 2 fatias de presunto
1 tortilha de milho com queijo
Análise: 570 calorias, 30 g de gordura (49%), 40 g de carboidratos (28%), 570 mg de colesterol
Treino: natação de cerca de 1.820 m, passeio de bicicleta de 2 h, corrida de 6,4 km
Durante a parte do treino de natação (menos 1 h): nada
Durante a parte do treino de ciclismo: 2 h
2 comprimidos de eletrólito a cada 20 min na bicicleta, total de 12 comprimidos
Cada comprimido contém: 40 mg de Na = 480 mg de sódio
3 garrafas de líquido de 473 mℓ:
- 1 × 170 calorias, 32 g de colesterol, 10 g de proteína
- 1 garrafa de bebida esportiva hipertônica com alto teor de carboidratos com maltodextrina – 270 kcal, 54 g de carboidratos, 7 g de açúcar e proteína, 220 mg de Na, 25 mg de cafeína
- Água

1 pacote de gel a cada 30 min = 6 pacotes
Café com leite duplo com cafeína 110 calorias, 27 g de carboidratos, 200 mg de Na

(continua)

CASO CLÍNICO (continuação)

Durante a parte de corrida do treino (menos de 1 h): nada
Combustível total para o treino: 1.100 kcal, 248 g de carboidratos (124 g/h de ciclismo, 900 mg de Na)
Imediatamente após o treino: nada
Café da manhã
Café com creme
1 *bagel* simples, *cream-cheese*, geleia
Banana
355 mℓ de leite
Lanche: nenhum
Almoço
Cerca de 57 g a 170 g de peito de frango grelhado com pele, 2 xícaras de feijão-preto e arroz branco, ½ xícara de banana-da-terra frita
Lanche: barra esportiva com alto teor proteico
Jantar
1 sopa de cebola com queijo derretido
Cerca de 340 g de bife grelhado
1 xícara de arroz-amarelão
Cogumelos salteados

Análise dietética
3.041 calorias, 216 g de proteínas (2,77 g/kg) (28%), 249 g de carboidratos (3,15 g/kg) (33%), 13,5% de gordura saturada, 1.172 mg de colesterol, 5.634 mg de Na
Ingestão dietética recomendada (RDA): 64% de potássio, 85% de Ca e folato, 26% de vitamina C, 30% de vitamina E, 13% de vitamina K, ingestão de líquidos dietéticos = 9 xícaras

Declarações de diagnóstico nutricional
- Ingestão inadequada de energia (NI-1.2) relacionada ao déficit de conhecimento sobre as necessidades de calorias para desempenho de exercícios, conforme evidenciado por dieta baixa em calorias (3.041 calorias [4.141 com combustível esportivo] *versus* 4.581 calorias necessárias
- Ingestão inadequada de carboidratos (NI-5.8.1) relacionada ao déficit de conhecimento sobre as necessidades de carboidratos para o desempenho esportivo, evidenciada pela ingestão de 249 g de carboidratos (3,15 g/kg) (33%) (497 g de combustível esportivo), *versus* um mínimo de 5 a 7 g/kg = 395 a 553 g
- Excesso de ingestão de gordura (NI-5.5.2) relacionado ao déficit de conhecimento sobre as necessidades de lipídeos para desempenho de exercícios, conforme evidenciado pela ingestão de lipídeos totais de 38% de calorias totais, gordura saturada e colesterol 1.172 mg
- Outras avaliações:
  - Baixo teor de antioxidantes
  - Excesso de gordura no café da manhã antes do treino
  - Excesso de carboidratos de combustível esportivo e sódio para a parte de bicicleta de 2 h do passeio
  - Excesso de energia e proteínas na hora das refeições
  - Questionável se o atleta pode tolerar alimentos FODMAPs, ou seja, oligossacarídeos, dissacarídeos, monossacarídeos e polióis fermentáveis (i. e., cebolas, feijões, cogumelos, *cream cheese*, laticínios [lactose], fontes de combustível esportivo à base de xarope de milho rico em frutose e glúten). Ver Capítulo 27 para obter mais informações sobre FODMAPs.

Intervenções
- Aumentar a frequência das refeições e a energia enquanto modifica a gordura, a gordura saturada e o colesterol
- Aumentar as fontes toleráveis de proteína e carboidratos complexos à base de plantas
- Modificar as quantidades de proteína animal na hora das refeições para 30 a 35 g
- Melhorar a ingestão de vegetais com folhas verdes por meio de sucos ou versões cozidas se vegetais inteiros não forem desejados ou tolerados
- Melhorar a ingestão de frutas ricas em antioxidantes e sucos de frutas sem adição de açúcar, uma vez que frutas e sucos de frutas têm grandes quantidades de açúcar e o excesso de frutose pode causar desconforto gastrintestinal em alguns atletas.

Recomendações
Alimentos ricos em prebióticos/probióticos para apoiar a saúde intestinal; alguns nutricionistas recomendam enzimas antes das refeições, mas o uso é controverso na medicina tradicional, pois as evidências são baseadas em opinião de especialistas *versus* ensaios clínicos.
Ajustar a quantidade de consumo de combustível esportivo para diminuir a quantidade de açúcar consumida durante o treinamento/competição. Diminuir a suplementação de eletrólitos, uma vez que quantidades excessivas podem causar problemas gastrintestinais em alguns atletas e normalmente é são desnecessárias, pois as bebidas esportivas já contêm sódio e outros eletrólitos.
Considerar reduzir líquidos fortificados com carboidratos e/ou mudar a fonte de carboidratos (ou seja, diferentes bebidas oferecem diferentes fontes de açúcares simples e complexos e a tolerabilidade é individualizada).
Incluir meditação ou ioga no dia de folga do treinamento e/ou oração ou meditação por 5 a 10 minutos por dia para relaxamento.

Abordagens laboratoriais e integrativas
Acompanhamento do perfil lipídico após 9 a 12 semanas com dieta modificada em lipídeos, gordura saturada e colesterol.

Perguntas sobre cuidados com a nutrição
1. Calcular as necessidades de energia e macronutrientes usando a equação de Cunningham e as diretrizes fornecidas no capítulo.
2. Avaliar quais comportamentos alimentares e de estilo de vida podem estar afetando os níveis de energia desse atleta (ou seja, sono, estresse, tamanho das porções na hora das refeições).
3. Calcular fórmulas de combustível para treinamento/dia de corrida/recuperação para pré-treino, calorias de treino, carboidratos e sódio.
4. Listar os problemas que pareçam ser uma razão válida para iniciar oligossacarídeos, dissacarídeos, monossacarídeos e polióis fermentáveis (FODMAP) e dieta de eliminação.

WEBSITES ÚTEIS

Academy of Dietetics and Nutrition (AND)
Australian Institute of Sport
Board Certification Specialists in Sports Dietetics (CSSD)
Collegiate and Professional Sports Dietitians Association (CPSDA)
International Society for Sports Nutrition (ISSN)
Sports Nutrition Care Manual
United States Olympic Committee Sports Dietitian Registry (USOC)

Recursos, fichas técnicas, livros, programas e guias

Academy of Nutrition and Dietetics. Sports Nutrition: A Practice Manual for Professionals
Banned Substances Control Group
Informed Choice
International Society of Sports Nutrition
National Sanitation Foundation (NSF), Certified for Sport
Sports Nutrition: A Handbook for Professionals, 6th edition
Sports, Cardiovascular and Wellness Nutrition Dietetic Practice Group (SCAN), Academy of Nutrition and Dietetics

United States Olympic Committee (USOC), Sports Nutrition Performance

Informações sobre educação suplementar/certificação
Drug-Free Sport
Examine.com
Natural Medicines Database
NSF Certification for Sports Supplements
Informed Choice Sports Supplement Certification
Taylor Hooton Foundation

Websites patrocinados por empresa para pesquisas/comunicados
EAS Academy
Gatorade Sports Science Institute
Office of Dietary Supplements, National Institutes of Health
Sport Science
Whey Protein Institute

REFERÊNCIAS BIBLIOGRÁFICAS

Academy of Nutrition and Dietetics: *Sports Nutrition Care Manual (SNCM)*, 2014. Available at: http://www.nutritioncaremanual.org/about-sncm.

Ackerman KE, Holtzman B, Cooper KM, et al. Low energy availability surrogates correlate with health and performance consequences of Relative Energy Deficiency in Sport, *Br J Sports Med* 53(10):628–633, 2019.

Alghannam AF, Gonzalez JT, Betts JA. Restoration of muscle glycogen and functional capacity: role of post-exercise carbohydrate and protein co-ingestion, *Nutrients* 10(2):E253, 2018. doi:10.3390/nu10020253.

Australian Institute of Sport: *Supplements: executive summary*, 2014. Available at: http://www.ausport.gov.au/ais/nutrition/supplements.

Ázara HM, Farinatti PTV, Midgley AW, et al: Standardized MET value underestimates the energy cost of treadmill running in men, *Int J Sports Med* 38(12):890–896, 2017. doi:10.1055/s-0043-115739.

Baker LB, Ungaro C, De Chavez PJ, et al: Exercise intensity effects on total sweat electrolyte losses and regional vs. whole-body sweat [Na$^+$], [Cl$^-$], and [K$^+$], *Eur J Appl Physiol* 119(2):361–375, 2019. doi:10.1007/s00421-018-4048-z.

Buell JL, Franks R, Ransone J, et al: National Athletic Trainers' Association position statement: evaluation of dietary supplements for performance nutrition, *J Athl Train* 48:124–136, 2013.

Burdon CA, Hoon MW, Johnson NA, et al: The effect of ice slushy ingestion and mouthwash on thermoregulation and endurance performance in the heat, *Int J Sport Nutr Exerc Metab* 23:458–469, 2013.

Burdon CA, Spronk I, Cheng HL, O'Connor HT: Effect of glycemic index of a pre-exercise meal on endurance exercise performance: a systematic review and meta-analysis. *Sports Med* 47(6):1087–1101, 2017. doi:10.1007/s40279-016-0632-8.

Burke LM: Re-examining high-fat diets for sports performance: did we call the 'nail in the coffin' too soon? *Sports Med* 45(Suppl 1):S33–S49, 2015. doi:10.1007/s40279-015-0393-9.

Burke LM, Ross ML, Garvican-Lewis LA, et al: Low carbohydrate, high fat diet impairs exercise economy and negates the performance benefit from intensified training in elite race walkers, *J Physiol* 595(9):2785–2807, 2017. doi:10.1113/JP273230.

Bytomski JR: Fueling for Performance, *Sports Health* 10(1):47–53, 2018.

Carl RL, Johnson MD, Martin TJ: *Council on Sports Medicine and Fitness*, Promotion of healthy weight-control practices in young athletes, *Pediatrics* 140(3):e20171871, 2017. doi:10.1542/peds.2017-1871.

Casazza GA, Tovar AP, Richardson CE, et al: Energy availability, macronutrient intake, and nutritional supplementation for improving exercise performance in endurance athletes, *Curr Sports Med Rep* 17(6):215–223, 2018. doi:10.1249/JSR.0000000000000494.

Cerea S, Bottesi G, Pacelli QF, et al: Muscle dysmorphia and its associated psychological features in three groups of recreational athletes, *Sci Rep* 8(1):8877, 2018. doi:10.1038/s41598-018-27176-9.

Cermak NM, van Loon LJ: The use of carbohydrates during exercise as an ergogenic aid, *Sports Med* 43:1139–1155, 2013.

Clark A, Mach N: The Crosstalk between the Gut Microbiota and Mitochondria during Exercise, *Front Physiol* 8:319, 2017. doi:10.3389/fphys.2017.00319.

Coates A, Mountjoy M, Burr J: Incidence of iron deficiency and iron deficient anemia in elite runners and triathletes, *Clin J Sport Med* 27(5):493–498, 2017. doi:10.1097/JSM.0000000000000390.

Colombani PC, Mannhart C, Mettler S: Carbohydrates and exercise performance in non-fasted athletes: a systematic review of studies mimicking real-life, *Nutr J* 12:16, 2013.

Dabidi Roshan V, Babaei H, Hosseinzadeh M, et al: The effect of creatine supplementation on muscle fatigue and physiological indices following intermittent swimming bouts, *J Sports Med Phys Fitness* 53:232–239, 2013.

Davis JK, Baker LB, Barnes K, et al: Thermoregulation, fluid balance, and sweat losses in American football players, *Sports Med* 46(10):1391–1405, 2016. doi:10.1007/s40279-016-0527-8.

DellaValle DM: Iron supplementation for female athletes: effects on iron status and performance outcomes, *Curr Sports Med Rep* 12:234–239, 2013.

De Souza MJ, Nattiv A, Joy E, et al: 2014 Female Athlete Triad Coalition consensus statement on treatment and return to play of the female athlete triad: 1st International Conference held in San Francisco, CA, May 2012, and 2nd International Conference held in Indianapolis, IN, May 2013, *Clin J Sport Med* 24:96–119, 2014.

Domínguez R, Cuenca E, Maté-Muñoz JL, et al: Effects of beetroot juice supplementation on cardiorespiratory endurance in athletes. A systematic review, *Nutrients* 9(1):E43, 2017. doi:10.3390/nu9010043.

Dugas J: Ice slurry ingestion increases running time in the heat, *Clin J Sport Med* 21:541–542, 2011.

Earhart EL, Weiss EP, Rahman R, et al: Effects of oral sodium supplementation on indices of thermoregulation in trained, endurance athletes, *J Sports Sci Med* 14(1):172–178, 2015.

Eijsvogels TM, Scholten RR, van Duijnhoven NT, et al: Sex difference in fluid balance responses during prolonged exercise, *Scand J Med Sci Sports* 23:198–206, 2013.

Elliot TA, Cree MG, Sanford AP, et al: Milk ingestion stimulates net muscle protein synthesis following resistance exercise, *Med Sci Sports Exerc* 38(4):667–674, 2006.

Engeln R, SladeK MR, Waldron H: Body talk among college men: content, correlates, and effects, *Body Image* 10:300–308, 2013.

Farrokhyar F, Tabasinejad R, Dao D, et al: Prevalence of vitamin D inadequacy in athletes: a systematic-review and meta-analysis, *Sports Med* 45:365–378, 2015.

Foster JA, Rinaman L, Cryan JF: Stress & the gut-brain axis: regulation by the microbiome, *Neurobiol Stress* 7:124–136, 2017. doi:10.1016/j.ynstr.2017.03.001.

Garthe I, Maughan RJ: Athletes and supplements: prevalence and perspectives, *Int J Sport Nutr Exerc Metab* 28(2):126–138, 2018. doi:10.1123/ijsnem.2017-0429.

Gibbs JC, Williams NI, De Souza MJ: Prevalence of individual and combined components of the female athlete triad, *Med Sci Sports Exerc* 45:985–996, 2013.

Grieshober JA, Mehran N, Photopolous C, et al: Vitamin D insufficiency among professional basketball players: a relationship to fracture risk and athletic performance, *Orthop J Sports Med* 6(5):2325967118774329, 2018. doi:10.1177/2325967118774329.

Hall KD, Heymsfield SB, Kemnitz JW, et al: Energy balance and its components: implications for body weight regulation, *Am J Clin Nutr* 95(4):989–994, 2012. doi:10.3945/ajcn.112.036350.

Hall M, Trojian TH: Creatine supplementation, *Curr Sports Med Rep* 12: 240–244, 2013.

Harris KM, Haas TS, Eichner ER, et al: Sickle cell trait associated with sudden death in competitive athletes, *Am J Cardiol* 110:1185–1188, 2012.

Hart G: Gut microbiota, IgG-guided elimination diet and sports performance, *BAOJ Nutrition* 4:052, 2018.

Heaney S, O'Connor H, Gifford J, et al: Comparison of strategies for assessing nutritional adequacy in elite female athletes' dietary intake, *Int J Sport Nutr Exerc Metab* 20:245–256, 2010.

Hew-Butler TD, Eskin C, Bickham J, et al: Dehydration is how you define it: comparison of 318 blood and urine athlete spot checks, *BMJ Open Sport Exerc Med* 4(1):e000297, 2018. doi:10.1136/bmjsem-2017-000297.

Hosseinzadeh J, Maghsoudi Z, Abbasi B, et al: Evaluation of dietary intakes, body composition, and cardiometabolic parameters in adolescent team sports elite athletes: a cross-sectional study, *Adv Biomed Res* 6:107, 2017. doi:10.4103/2277-9175.213667.

Hosseinlou A, Khamnei S, Zamanlu M: The effect of water temperature and voluntary drinking on the post rehydration sweating, *Int J Clin Exp Med* 6:683–687, 2013.

Institute of Medicine: *Dietary reference intakes for water, potassium, sodium, chloride, and sulfate*, Washington, DC, 2005, National Academies Press.

International Olympic Committee: IOC consensus statement: dietary supplements and the high-performance athlete, *Int J Sport Nutr Exerc Metab* 28(2):104–125, 2018. doi:10.1123/ijsnem.2018-0020.

Jagim AR, Camic CL, Kisiolek J, et al: Accuracy of resting metabolic rate prediction equations in athletes, *J Strength Cond Res* 32(7):1875–1881, 2018.

Jäger R, Kerksick CM, Campbell BI, et al. International Society of Sports Nutrition Position Stand: protein and exercise, *J Int Soc Sports Nutr* 14:20, 2017. doi:10.1186/s12970-017-0177-8.

Jetté M, Sidney K, Blümchen G: Metabolic equivalents (METS) in exercise testing, exercise prescription, and evaluation of functional capacity, *Clin Cardiol* 13(8):555–565, 1990.

Jeukendrup AE: Training the gut for athletes, *Sports Med* 47(Suppl 1):101–110, 2017a. doi:10.1007/s40279-017-0690-6.

Jeukendrup AE: Periodized nutrition for athletes, *Sports Med* 47(Suppl 1):51–63, 2017b. doi:10.1007/s40279-017-0694-2.

Jones AM, Vanhatalo A, Bailey SJ: Influence of dietary nitrate supplementation on exercise tolerance and performance, *Nestle Nutr Inst Workshop Ser* 75:27–40, 2013.

Jouris KB, McDaniel JL, Weiss EP: The effect of omega-3 fatty acid supplementation on the inflammatory response to eccentric strength exercise, *J Sports Sci Med* 10:432–438, 2011.

Jung AP, Selmon PB, Lett JL, et al: Survey of sickle cell trait screening in NCAA and NAIA institutions, *Phys Sportsmed* 39:158–165, 2011.

Kanter M: High-quality carbohydrates and physical performance: expert panel report, *Nutr Today* 53(1):35–39, 2018. doi:10.1097/NT.0000000000000238.

Kass LS, Skinner P, Poeira F: A pilot study on the effects of magnesium supplementation with high and low habitual dietary magnesium intake on resting and recovery from aerobic and resistance exercise and systolic blood pressure, *J Sports Sci Med* 12:144–150, 2013.

Kenefick RW, Cheuvront SN: Hydration for recreational sport and physical activity, *Nutr Rev* 70(Suppl 2):S137–S142, 2012.

Kerksick CM, Arent S, Schoenfeld BJ, et al: International society of sports nutrition position stand: nutrient timing, *J Int Soc Sports Nutr* 14:33, 2017. doi:10.1186/s12970-017-0189-4.

Kern BD, Robinson TL: Effects of β-alanine supplementation on performance and body composition in collegiate wrestlers and football players, *J Strength Cond Res* 25:1804–1815, 2011.

Knapik JJ, Steelman RA, Hoedebecke SS, et al: Prevalence of dietary supplement use by athletes: systematic review and meta-analysis, *Sports Med* 46(1):103–123, 2016. doi:10.1007/s40279-015-0387-7.

Koon G, Atay O, Lapsia S: Gastrointestinal considerations related to youth sports and the young athlete, *Transl Pediatr* 6(3):129–136, 2017. doi:10.21037/tp.2017.03.10.

Kreider RB, Kalman DS, Antonio J, et al: International Society of Sports Nutrition position stand: safety and efficacy of creatine supplementation in exercise, sport, and medicine, *J Int Soc Sports Nutr* 14:18, 2017 doi:10.1186/s12970-017-0173-z.

Lamprecht M, Bogner S, Schippinger G, et al: Probiotic supplementation affects markers of intestinal barrier, oxidation, and inflammation in trained men; a randomized, double-blinded, placebo-controlled trial, *J Int Soc Sports Nutr* 9(1):45, 2012. doi:10.1186/1550-2783-9-45.

Lanhers C, Pereira B, Naughton G, et al: Creatine supplementation and upper limb strength performance: a systematic review and meta-analysis, *Sports Med* 47(1):163–173, 2017. doi:10.1007/s40279-016-0571-4.

Larson-Meyer DE, Woolf K, Burke L: Assessment of nutrient status in athletes and the need for supplementation, *Int J Sport Nutr Exerc Metab* 28(2):139–158, 2018. doi:10.1123/ijsnem.2017-0338.

Lukaski HC: Vitamin and mineral status: effects on physical performance, *Nutrition* 20(7-8):632–644, 2004.

Lynch S: The differential effects of a complex protein drink versus isocaloric carbohydrate drink on performance indices following high-intensity resistance training: a two arm crossover design, *J Int Soc Sports Nutr* 10:31, 2013.

Malliaropoulos N, Tsitas K, Porfiriadou A, et al: Blood phosphorus and magnesium levels in 130 elite track and field athletes, *Asian J Sports Med* 4:49–53, 2013.

Manore MM: Weight management for athletes and active individuals: a brief review, *Sports Med* 45(Suppl 1):S83–S92, 2015. doi:10.1007/s40279-015-0401-0.

Maughan RJ, Shirreffs SM, Vernec A: Making decisions about supplement use, *Int J Sport Nutr Exerc Metab* 28(2):212–219, 2018. doi:10.1123/ijsnem.2018-0009.

McArdle WD, Katch FI, Katch VL: *Exercise physiology: nutrition, energy, and human performance*, ed 8, Philadelphia, PA, 2014, Lippincott Williams & Wilkins.

McClung JP, et al: Female athletes: a population at risk of vitamin and mineral deficiencies affecting health and performance, *J Trace Elem Med Biol* 28:388–392, 2014.

McDermott BP, Anderson SA, Armstrong LE, et al: National athletic trainers' association position statement: fluid replacement for the physically active, *J Athl Train* 52(9):877–895, 2017. doi:10.4085/1062-6050-52.9.02.

Mckendry J, Breen L, Shad BJ, et al: Muscle morphology and performance in master athletes: a systematic review and meta-analyses, *Ageing Res Rev* 45:62–82, 2018. doi:10.1016/j.arr.2018.04.007.

Michael-Titus AT, Priestley JV: Omega-3 fatty acids and traumatic neurological injury: from neuroprotection to neuroplasticity? *Trends Neurosci* 37:30–38, 2014.

Mielgo-Ayuso J, Maroto-Sánchez B, Luzardo-Socorro R, et al: Evaluation of nutritional status and energy expenditure in athletes, *Nutr Hosp* 26;31(Suppl 3):227–336, 2015. doi:10.3305/nh.2015.31.sup3.8770.

Mills CE, Khatri J, Maskell P, et al: It is rocket science - why dietary nitrate is hard to 'beet'! Part II: further mechanisms and therapeutic potential of the nitrate-nitrite-NO pathway, *Br J Clin Pharmacol* 83(1):140–151, 2017. doi:10.1111/bcp.12918.

Morente-Sánchez J, Zabala M: Doping in sport: a review of elite athletes' attitudes, beliefs, and knowledge, *Sports Med* 43:395–411, 2013.

Moslehi N, Vafa M, Sarrafzadeh J, et al: Does magnesium supplementation improve body composition and muscle strength in middle-aged overweight women? A double-blind, placebo-controlled, randomized clinical trial, *Biol Trace Elem Res* 153:111–118, 2013.

Mountjoy M, Sundgot-Borgen J, Burke L, et al: The IOC consensus statement: beyond the Female Athlete Triad—Relative Energy Deficiency in Sport (RED-S), *Br J Sports Med* 48:491–497, 2014.

Murray SB, Rieger E, Hildebrandt T, et al: A comparison of eating, exercise, shape, and weight related symptomatology in males with muscle dysmorphia and anorexia nervosa, *Body Image* 9:193–200, 2012.

National Institutes of Health [NIH], Office of Dietary Supplements: *Dietary supplements for exercise and athletic performance*, 2017. Available at: https://ods.od.nih.gov/factsheets/ExerciseAndAthleticPerformance-HealthProfessional/.

Nuccio RP, Barnes KA, Carter JM, et al: Fluid balance in team sport athletes and the effect of hypohydration on cognitive, technical, and physical performance, *Sports Med* 47(10):1951–1982, 2017. doi:10.1007/s40279-017-0738-7.

O'Sullivan O, Cronin O, Clarke SF, et al: Exercise and the microbiota, *Gut Microbes* 6(2):131–136, 2015. doi:10.1080/19490976.2015.1011875.

Parks RB, Hetzel SJ, Brooks MA: Iron deficiency and anemia among collegiate athletes: a retrospective chart review, *Med Sci Sports Exerc* 49(8):1711–1715, 2017. doi:10.1249/MSS.0000000000001259.

Peart DJ: Quantifying the effect of carbohydrate mouth rinsing on exercise performance, *J Strength Cond Res* 31(6):1737–1743, 2017. doi:10.1519/JSC.0000000000001741.

Peeling P, Binnie MJ, Goods PSR, et al: Evidence-based supplements for the enhancement of athletic performance. *Int J Sport Nutr Exerc Metab* 28(2):178–187, 2018. doi:10.1123/ijsnem.2017-0343.

Pesta DH, Angadi SS, Burtscher M, et al: The effects of caffeine, nicotine, ethanol, and tetrahydrocannabinol on exercise performance, *Nutr Metab (Lond)* 10:71, 2013.

Pettersson S, Ekström MP, Berg CM: Practices of weight regulation among elite athletes in combat sports: a matter of mental advantage? *J Athl Train* 48:99–108, 2013.

Pinckaers PJ, Churchward-Venne TA, Bailey D, et al: Ketone bodies and exercise performance: the next magic bullet or merely hype? *Sports Med* 47(3):383–391, 2017. doi:10.1007/s40279-016-0577-y.

Pons V, Riera J, Capó X, et al: Calorie restriction regime enhances physical performance of trained athletes, *J Int Soc Sports Nutr* 9;15:12, 2018. doi:10.1186/s12970-018-0214-2.

Pope HG Jr, Wood RI, Rogol A, et al: Adverse health consequences of performance-enhancing drugs: an Endocrine Society scientific statement, *Endocr Rev* 35:341–375, 2014.

Potgieter S: Sport Nutrition: a review of the latest guidelines for exercise and sport nutrition from the American College of Sport Nutrition, the International Olympic Committee and the International Society for Sports Nutrition. *South Afr J Clin Nutr* 26(1):6–16, 2013. doi:10.1080/16070658.2013.11734434.

Powers SK, Howley ET: *Exercise physiology: theory and application to fitness and performance*, ed 10, New York, NY, 2018, McGraw-Hill Education.

Rawson ES, Miles MP, Larson-Meyer DE: Dietary supplements for health, adaptation, and recovery in athletes, *Int J Sport Nutr Exerc Metab* 28(2):188–199, 2018. doi:10.1123/ijsnem.2017-0340.

Rogerson D: Vegan diets: practical advice for athletes and exercisers, *J Int Soc Sports Nutr* 14:36, 2017. doi:10.1186/s12970-017-0192-9.

Rosenkilde M, Reichkendler MH, Auerbach P, et al: Changes in peak fat oxidation in response to different doses of endurance training, *Scand J Med Sci Sports* 25(1):41–52, 2015.

Rosset R, Lecoultre V, Egli L, et al: Postexercise repletion of muscle energy stores with fructose or glucose in mixed meals, *Am J Clin Nutr* 105(3):609–617, 2017. doi:10.3945/ajcn.116.138214.

Smurawa TM, Congeni JA: Testosterone precursors: use and abuse in pediatric athletes, *Pediatr Clin North Am* 54(4):787–796, 2007.

Scaramella J, Kirihennedige N, Broad E: Key nutritional strategies to optimize performance in para athletes, *Phys Med Rehabil Clin N Am* 29(2):283–298, 2018. doi:10.1016/j.pmr.2018.01.005.

Setaro L, Santos-Silva PR, Nakano EY, et al: Magnesium status and the physical performance of volleyball players: effects of magnesium supplementation, *J Sports Sci* 32:438–445, 2014.

Shei RJ, Lindley MR, Mickleborough TD: Omega-3 polyunsaturated fatty acids in the optimization of physical performance, *Mil Med* 179 (Suppl 11):144–156, 2014. doi:10.7205/MILMED-D-14-00160.

Shekelle PG, Hardy ML, Morton SC, et al: Efficacy and safety of ephedra and ephedrine for weight loss and athletic performance: a meta-analysis, *JAMA* 289(12):1537–1545, 2003.

Shuler FD, Wingate MK, Moore GH, et al: Sports health benefits of vitamin d, *Sports Health* 4:496–501, 2012.

Sikora-Klak J, Narvy SJ, Yang J, et al: The effect of abnormal vitamin D levels in athletes, *Perm J* 22:17–216, 2018. doi:10.7812/TPP/17-216.

Sousa M, Teixeira VH, Soares J: Dietary strategies to recover from exercise-induced muscle damage, *Int J Food Sci Nutr* 65:151–163, 2014.

Spriet LL: Exercise and sport performance with low doses of caffeine, *Sports Med* 44(Suppl 2):S175–S184, 2014.

Stohs SJ: Safety, efficacy, and mechanistic studies regarding citrus aurantium (bitter orange) extract and p-synephrine, *Phytother Res* 31(10):1463–1474, 2017. doi:10.1002/ptr.5879.

Sureda A, Ferrer MD, Mestre A, et al: Prevention of neutrophil protein oxidation with vitamins C and E diet supplementation without affecting the adaptive response to exercise, *Int J Sport Nutr Exerc Metab* 23:31–39, 2013.

Suzuki A, Okazaki K, Imai D, et al: Thermoregulatory responses are attenuated after fructose but not glucose intake, *Med Sci Sports Exerc* 46:1452–1461, 2014.

ter Steege RW, Geelkerken RH, Huisman AB, et al: Abdominal symptoms during physical exercise and the role of gastrointestinal ischaemia: a study in 12 symptomatic athletes, *Br J Sports Med* 46:931–935, 2012.

Thomas DT, Erdman KA, Burke LM: Position of the Academy of Nutrition and Dietetics, Dietitians of Canada, and the American College of Sports Medicine: Nutrition and Athletic Performance, *J Acad Nutr Diet* 116(3):501–528, 2016. doi:10.1016/j.jand.2015.12.006.

Tipton KD, Phillips SM: Dietary protein for muscle hypertrophy, *Nestle Nutr Inst Workshop Ser* 76:73–84, 2013.

Todd JJ, Pourshahidi LK, McSorley EM, et al: Vitamin D: recent advances and implications for athletes, *Sports Med* 45(2):213–229, 2015.

Trexler ET, Smith-Ryan AE, Stout JR, et al: International society of sports nutrition position stand: Beta-Alanine, *J Int Soc Sports Nutr* 12:30, 2015. doi:10.1186/s12970-015-0090-y.

Turocy PS, DePalma BF, Horswill CA, et al: National Athletic Trainers' Association position statement: safe weight loss and maintenance practices in sport and exercise, *J Athl Train* 46:322–336, 2011.

Tyler CJ, Reeve T, Hodges GJ, et al: The effects of heat adaptation on physiology, perception and exercise performance in the heat: a meta-analysis, *Sports Med* 46(11):1699–1724, 2016. doi:10.1007/s40279-016-0538-5.

Volpe SL, Poule KA, Bland EG: Estimation of prepractice hydration status of National Collegiate Athletic Association Division I athletes, *J Athl Train* 44:624–629, 2009.

Wall BA, Watson G, Peiffer JJ, et al: Current hydration guidelines are erroneous: dehydration does not impair exercise performance in the heat, *Br J Sports Med* 49(16):1077–1083, 2013.

Wang R, Chen C, Liu W, et al: The effect of magnesium supplementation on muscle fitness: a meta-analysis and systematic review, *Magnes Res* 30(4):120–132, 2017. doi:10.1684/mrh.2018.0430.

Wardenaar F, Brinkmans N, Ceelen I, et al: Micronutrient intakes in 553 dutch elite and sub-elite athletes: prevalence of low and high intakes in users and non-users of nutritional supplements, *Nutrients* 9(2):E142, 2017. doi:10.3390/nu9020142.

Wierniuk A, Włodarek D: Estimation of energy and nutritional intake of young men practicing aerobic sports, *Rocz Panstw Zakl Hig* 64:143–148, 2013.

Williams J, Abt G, Kilding AE: Effects of creatine monohydrate supplementation on simulated soccer performance, *Int J Sports Physiol Perform* 9:503–510, 2014.

Williamson L, New D: How the use of creatine supplements can elevate serum creatinine in the absence of underlying kidney pathology, *BMJ Case Rep* Sep 19, 2014. pii: bcr2014204754. doi:10.1136/bcr-2014-204754.

Wylie LJ, Mohr M, Krustrup P, et al: Dietary nitrate supplementation improves team sport-specific intense intermittent exercise performance, *Eur J Appl Physiol* 113:1673–1684, 2013.

Zdešar Kotnik K, Jurak G, Starc G, et al: Faster, stronger, healthier: adolescent-stated reasons for dietary supplementation, *J Nutr Educ Behav* 49(10):817–826.e1, 2017. doi:10.1016/j.jneb.2017.07.005.

23

Nutrição e Saúde Óssea

Karen Chapman-Novakofski, PhD, RDN, LDN
Rickelle Richards, PhD, MPH, RDN

TERMOS-CHAVE

agonistas do estrogênio
bisfosfonatos
calcitonina
colágeno
conteúdo mineral ósseo (CMO)
densidade mineral óssea (DMO)
densitometria óssea
7-desidrocolesterol
1,25-di-hidroxivitamina D$_3$ (calcitriol)
hidroxiapatita
25-hidroxivitamina D (calcidiol)
hiponatremia

homeostase do cálcio
hormônio da paratireoide (PTH)
modelagem óssea
modulador seletivo do receptor de estrogênio (MSRE)
osso cortical
osso esponjoso
osso trabecular
osteoblasto
osteocalcina
osteócitos
osteoclasto

osteoide
osteomalacia
osteopenia
osteoporose
osteoporose primária
osteoporose secundária
pico de massa óssea (PMO)
reabsorção óssea
receptor de estrogênio (RE)
remodelamento ósseo
sarcopenia

INTRODUÇÃO

A nutrição adequada é essencial para o desenvolvimento e a manutenção do esqueleto. Embora doenças ósseas, como osteoporose e **osteomalacia** (uma condição de mineralização prejudicada causada pela deficiência de vitamina D e cálcio), tenham causas complexas, seu desenvolvimento pode ser minimizado pelo suprimento de nutrientes adequados ao longo do ciclo de vida. Dessas doenças, a osteoporose é a mais comum e destrutiva da produtividade e da qualidade de vida. Como acontece com muitas doenças crônicas, os sinais e sintomas da osteoporose são mais evidentes na idade avançada.

À medida que mais adultos atingem idades mais avançadas, a osteoporose com consequentes fraturas de quadril, pulso e vertebrais se torna mais significativa em custo, morbidade e mortalidade nos EUA. A prevenção e o tratamento são igualmente importantes para a qualidade de vida.

ESTRUTURA E FISIOLOGIA ÓSSEA

Osso é um termo usado para designar tanto um órgão, como o fêmur, quanto um tecido, como o tecido ósseo trabecular. Cada osso contém tecidos ósseos de dois tipos principais: trabecular e cortical. Esses tecidos sofrem modelagem óssea durante o crescimento (ganho de estatura) e remodelamento ósseo após o término do crescimento.

Massa óssea é um termo genérico que se refere ao **conteúdo mineral ósseo (CMO)**, e a **densidade mineral óssea (DMO)** descreve o CMO por unidade de osso. Tanto o CMO quanto a DMO não fornecem informações sobre a qualidade estrutural da microarquitetura (tridimensional) do tecido ósseo (i. e., do índice de risco de fratura).

Composição do osso

O osso consiste em matriz orgânica ou **osteoide**, principalmente fibras de colágeno, em que sais de cálcio e fosfato são depositados em combinação com íons hidroxila em cristais de **hidroxiapatita**. A resistência à tração semelhante a uma corrente do colágeno e a dureza da hidroxiapatita se combinam para dar aos ossos sua grande resistência. Outros componentes da matriz óssea incluem osteocalcina, osteopontina, além de várias outras proteínas da matriz.

Tipos de tecido ósseo

Aproximadamente 80% do esqueleto consiste em tecido ósseo compacto ou cortical. As hastes (diáfises) dos ossos longos contêm principalmente **osso cortical**, que consiste em ósteons ou sistemas de Havers que sofrem remodelamento contínuo, todavia lento, e ambos têm uma camada periosteal externa de lamelas circunferenciais compactas, bem como uma camada endosteal interna de tecido trabecular. Os 20% restantes do esqueleto são de tecido relativo ao **osso trabecular** ou **esponjoso**, que existe nas extremidades nodosas dos ossos longos, na crista ilíaca da pelve, nos punhos, nas escápulas, nas vértebras e nas regiões dos ossos que revestem a medula. O osso trabecular é menos denso do que o osso cortical, resultante de uma estrutura aberta de espículas ósseas interconectadas que se assemelham à aparência de uma esponja.

Os elaborados componentes de interconexão (colunas e suportes) do osso trabecular adicionam sustentação à parte externa do osso cortical dos ossos longos, assim como fornecem uma grande área de superfície que é exposta aos líquidos circulantes da medula óssea e é revestida por um número desproporcionalmente maior de células do que o tecido ósseo cortical. Portanto, o tecido ósseo trabecular é muito mais responsivo aos estrogênios ou à falta de estrogênios do que o tecido ósseo cortical (Figura 23.1). A perda de tecido ósseo trabecular mais tarde na vida é, em grande parte, responsável pela ocorrência de fraturas, especialmente as de coluna vertebral (fraturas vertebrais).

Células ósseas

Os **osteoblastos** são responsáveis pela formação ou pela produção de tecido ósseo, e os **osteoclastos** controlam a reabsorção ou a degradação do osso (ver também seções "Modelagem óssea" e "Remodelamento

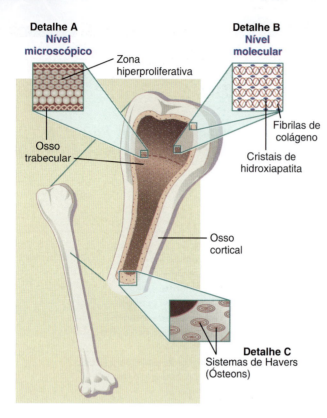

Figura 23.1 Diagrama esquemático da estrutura de um osso longo (hemissecção de um osso longo, como a tíbia). As extremidades dos ossos longos contêm altas porcentagens de tecido ósseo trabecular (esponjoso), enquanto a diáfise contém predominantemente tecido ósseo cortical. O *detalhe A* inclui uma seção ampliada (em aproximadamente 100 vezes) da placa de crescimento (epífise) e a zona hiperproliferativa subjacente contendo células de cartilagem empilhadas como moedas. O *detalhe B* inclui uma seção de moléculas de colágeno (hélices triplas) rodeadas por depósitos mineralizados (esferoides escuros) em uma ampliação de aproximadamente um milhão de vezes. Esses complexos de colágeno e minerais existem tanto no tecido ósseo trabecular quanto no cortical. O *detalhe C* mostra a seção transversal da metade da região média da diáfise de um osso longo (aumento de 10 vezes). Esta seção de tecido ósseo cortical contém sistemas de Havers verticais (ósteons) que correm paralelamente ao eixo da haste (diáfise); muitos são necessários para estender esse sistema de uma extremidade à outra da diáfise. No centro de cada ósteon, estão um canal com uma artéria que supre os tecidos ósseos com nutrientes e oxigênio, uma veia que remove os resíduos e um nervo que conduz a retransmissão aferente para o cérebro. (*Copyright* John J. B. Anderson e Sanford C. Garner.)

Tabela 23.1 Funções de osteoblastos e osteoclastos.

Osteoblastos	Osteoclastos
Formação óssea	**Reabsorção óssea**
Síntese de proteínas da matriz: • Colágeno tipo 1 (90%) • Osteocalcina e outras (10%)	Degradação do tecido ósseo via enzimas e secreção de ácido (H^+)
Mineralização	
Comunicação: secreção de citocinas que atuam nos osteoblastos	Comunicação: secreção de enzimas que atuam nos osteoclastos

Homeostase do cálcio

O tecido ósseo serve como reservatório de cálcio e outros minerais. A **homeostase do cálcio** se refere ao processo de manutenção de uma concentração sérica de cálcio constante. O cálcio sérico é regulado por mecanismos complexos que equilibram a ingestão e a excreção de cálcio com as necessidades corporais. Quando a ingestão de cálcio não é adequada, a homeostase é mantida pela extração de mineral do osso para a manutenção da concentração sérica de íons cálcio em seu nível estabelecido (de aproximadamente 8,5 a 10 mg/dℓ). A homeostase pode ser realizada por meio da extração das duas fontes esqueléticas principais: os íons cálcio facilmente mobilizáveis no líquido ósseo ou a reabsorção osteoclástica do próprio tecido ósseo. A renovação ou o *turnover* diário dos íons cálcio do esqueleto (transferências para dentro e para fora do osso) sustenta a atividade dinâmica do tecido ósseo na homeostase do cálcio.

A concentração sérica de cálcio é regulada por dois hormônios reguladores do cálcio: **hormônio da paratireoide (PTH)** e **1,25 di-hidroxivitamina D_3 (calcitriol)**. Se as concentrações séricas de cálcio caírem, o PTH aumentará a reabsorção do rim e do osso, e o calcitriol aumentará a absorção intestinal, bem como iniciará a atividade osteoclástica de degradação óssea. O cálcio sérico aumentado (hipercalcemia) ocorre principalmente devido ao hiperparatireoidismo, assim como inclui o cálcio livre (anteriormente denominado cálcio ionizado) e o cálcio ligado à albumina.

Modelagem óssea

Modelagem óssea é o termo aplicado ao crescimento do esqueleto. A formação e a reabsorção ósseas não estão relacionadas, do mesmo modo que elas estão no remodelamento. Em ossos longos, o crescimento ocorre tanto nas epífises terminais (placas de crescimento que sofrem hiperproliferação) quanto circunferencialmente nas lamelas. Em cada local, as células se dividem e contribuem para a formação de novo tecido ósseo (ver Figura 23.1). Mesmo que normalmente consideremos a modelagem óssea completa quando a estatura madura é atingida, ela pode ocorrer mais tarde na vida, especialmente em resposta à atividade física. A modelagem óssea resulta na formação de um novo osso, mas não remove ou repara o osso velho, como é observado no remodelamento ósseo (Langdahl et al., 2016).

Durante o período de crescimento, a formação excede a reabsorção do osso. O **pico de massa óssea (PMO)** é atingido por volta dos 30 anos ou mais (Figura 23.2). Os ossos longos param de crescer em comprimento por volta dos 18 anos nas mulheres e dos 20 anos nos homens; entretanto, a massa óssea continua a se acumular por mais alguns anos por um processo conhecido como consolidação (ou seja, pelo preenchimento de ósteons nas diáfises dos ossos longos). A idade em que cessa a aquisição da DMO é variável e depende de dieta e atividade física, genética e influências hormonais.

O pico de massa óssea é maior nos homens do que nas mulheres por causa dos tamanhos maiores da estrutura nos homens. A maior estatura da maioria dos homens é responsável pelo maior PMO, e a

ósseo" posteriormente neste capítulo). As funções desses dois tipos de células estão listadas na Tabela 23.1.

Dois outros tipos de células importantes também existem no tecido ósseo: **osteócitos** e células de revestimento ósseo (osteoblastos inativos), ambos derivados de osteoblastos. A origem dos osteoblastos e osteoclastos é a partir de células precursoras primitivas encontradas na medula óssea, estimuladas por hormônios e fatores de crescimento como parte de sua diferenciação para se tornarem células ósseas funcionais e maduras.

Cartilagem

No embrião, a cartilagem forma o primeiro esqueleto temporário até se desenvolver em matriz óssea madura. No adulto, a cartilagem é encontrada como suporte flexível em áreas como nariz e orelha. A cartilagem não é osso e não é vascularizada nem calcificada.

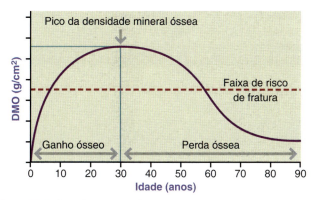

Figura 23.2 O ganho ósseo inicial e a posterior perda óssea nas mulheres. O pico da densidade mineral óssea (DMO) é normalmente atingido por volta dos 30 anos. A menopausa ocorre por volta dos 50 anos ou dentro de poucos anos. Mulheres na pós-menopausa geralmente entram na faixa de risco de fratura após os 60 anos. Os homens apresentam um declínio mais gradual na DMO, que começa aos 50 anos. (*Copyright* John J. B. Anderson e Sanford C. Garner.)

a matriz óssea na superfície do osso trabecular ou osso cortical. O processo de reabsorção é rápido e é concluído em poucos dias, enquanto o preenchimento dessas cavidades pelos osteoblastos é lento (ou seja, na ordem de 3 a 6 meses ou até mesmo 1 ano ou mais em adultos mais velhos).

O estágio de *reconstrução* ou *formação* envolve a secreção de **colágeno** e outras proteínas da matriz pelos osteoblastos, também derivados de células-tronco precursoras da medula óssea. O colágeno se polimeriza para formar fibras maduras de tripla hélice e outras proteínas da matriz são secretadas. Em poucos dias, sais de cálcio e fosfato começam a precipitar nas fibras de colágeno, desenvolvendo-se em cristais de hidroxiapatita. Aproximadamente 4% da superfície óssea total estão envolvidos no remodelamento em determinado momento, uma vez que o osso novo é renovado continuamente por todo o esqueleto. Mesmo no esqueleto maduro, o osso permanece um tecido dinâmico. O *turnover* ósseo normal, ou renovação óssea, é ilustrado na Figura 23.3.

Quando as fases de reabsorção e formação estão em equilíbrio, existe a mesma quantidade de tecido ósseo na conclusão da fase de formação do que no início da fase de reabsorção. O benefício para o esqueleto desse remodelamento é a renovação do osso sem quaisquer microfraturas. Com o envelhecimento, a reabsorção osteoclástica se torna relativamente maior do que a formação pelos osteoblastos. Esse desequilíbrio entre a formação e a reabsorção é denominado "desacoplamento" da atividade osteoblástica e osteoclástica.

Devido ao desacoplamento da atividade celular, a idade é um importante determinante da DMO. O tecido ósseo cortical e o tecido ósseo trabecular sofrem diferentes padrões de envelhecimento. A perda de osso cortical ocorre por volta dos 50 anos, com aumento da porosidade cortical em ambos os sexos. A perda óssea trabecular pode começar muito mais cedo. Nos homens, a perda óssea trabecular reflete o adelgaçamento da trabécula; nas mulheres, a perda óssea trabecular parece ser devido à perda total da trabécula (Farr e Khosla, 2015).

variação na DMO dentro de uma etnia é maior do que entre as etnias. A genética, o tamanho do esqueleto e a presença ou a ausência de doença crônica influenciam a DMO; ademais, os fatores sociais, ambientais e pessoais também induzem a probabilidade de risco de fratura (Leslie, 2012).

Remodelamento ósseo

O osso é um órgão dinâmico durante tanto o crescimento quanto a manutenção. O **remodelamento ósseo** é um processo no qual o osso é continuamente reabsorvido pela ação dos osteoclastos e reformado pela ação dos osteoblastos. O processo de remodelamento é iniciado pela *ativação* de células pré-osteoclásticas da medula óssea. A interleucina 1 (IL-1) e outras citocinas liberadas das células do revestimento ósseo atuam como desencadeadores na ativação de células-tronco precursoras na medula óssea. As células pré-osteoclásticas da medula óssea migram para as superfícies do osso enquanto se diferenciam em osteoclastos maduros. Os osteoclastos, então, cobrem uma área específica de tecido ósseo trabecular ou cortical. Ácidos e enzimas proteolíticas liberados pelos osteoclastos formam pequenas cavidades na superfície óssea, assim como *reabsorvem* tanto o mineral ósseo quanto

OSTEOPENIA E OSTEOPOROSE

Essa perda óssea pode continuar ao longo do envelhecimento, levando à osteopenia ou à osteoporose. No entanto, é importante lembrar que nem todas as pessoas idosas têm problemas de saúde óssea e que a doença óssea pode ocorrer em pessoas mais jovens, embora raramente. As diferenças entre o osso normal e o osteoporótico – tanto nos tecidos trabeculares quanto corticais – estão ilustradas na Figura 23.4.

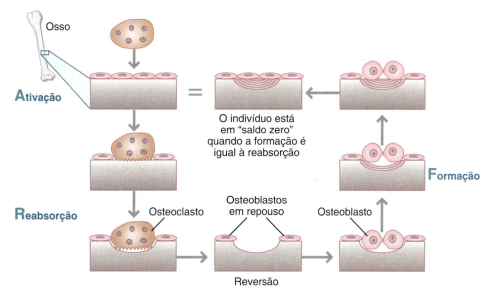

Figura 23.3 *Turnover* (renovação) ósseo normal em adultos saudáveis. (*Copyright* John J. B. Anderson e Sanford C. Garner.)

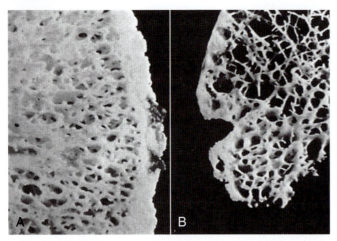

Figura 23.4 Diferenças entre o osso normal (**A**) e osso osteoporótico (**B**). (De Maher AB et al.: *Orthopedic nursing*, Philadelphia, 1994, Saunders.)

Boxe 23.1 Condições clínicas que causam depleção de cálcio e promovem o risco de osteoporose.

Diabetes
Diarreia crônica ou má absorção intestinal
Doença pulmonar obstrutiva crônica
Doença renal crônica
Escorbuto
Gastrectomia subtotal
Hemiplegia
Hiperparatireoidismo
Hipertireoidismo

Boxe 23.2 Fatores de risco para o desenvolvimento de osteoporose.

Amenorreia em mulheres como uma consequência de exercícios excessivos
Baixo peso, baixo índice de massa corporal, baixa gordura corporal
Depleção de andrógenos com hipogonadismo em homens
Depleção de estrogênio da menopausa ou ooforectomia precoce
Etnia: branco ou asiático
Falta de exercício
Histórico familiar de osteoporose
Idade, especialmente acima de 60 anos
Ingestão excessiva de álcool, cafeína, fibras
Ingestão inadequada de cálcio ou vitamina D
Sarcopenia
Sexo feminino
Tabagismo
Uso prolongado de certos medicamentos (ver Boxe 23.3)

Prevalência

A prevalência de osteoporose depende dos critérios diagnósticos. As estimativas de prevalência usando escores T de DMO < 2,5 no colo do fêmur e/ou coluna vertebral sugerem que 10,3% dos adultos com mais de 50 anos nos EUA têm osteoporose (Wright et al., 2014). Quando os cálculos da ferramenta de avaliação de risco de fratura (FRAX; do inglês, *Fracture Risk Assessment Tool*) são usados como critérios diagnósticos, 11,6% dos homens e 13,0% das mulheres com mais de 50 anos têm osteoporose. Quando a identificação de uma fratura traumática de baixo impacto é um diagnóstico – com ou em vez do baixo escore T ou do escore FRAX –, as estimativas de prevalência de osteoporose aumentam para 16% dos homens e 29,9% das mulheres com mais de 50 anos (Wright et al., 2017).

Tipos de osteoporose

A osteoporose é considerada como tendo um amplo espectro de formas variantes. A **osteoporose primária** ocorre como uma consequência do processo natural de envelhecimento. A DMO diminui com a idade e a perda de estrogênio após a menopausa. Para as mulheres, a osteoporose primária é mais provável 10 a 15 anos após a menopausa e nos homens, por volta dos 65 a 80 anos (Ji e Yu, 2015). No entanto, fatores genéticos e de estilo de vida também influenciam se e quando a osteoporose pode ocorrer. A **osteoporose secundária** acontece quando um medicamento ou processo de doença identificável causa perda de tecido ósseo (Boxe 23.1).

Causas e fatores de risco

A osteoporose é uma doença complexa e heterogênea e muitos fatores de risco contribuem ao longo da vida. A baixa DMO é comum a todos os tipos de osteoporose, porém um desequilíbrio entre a **reabsorção óssea** e a formação óssea resulta de uma variedade de fatores característicos de cada forma dessa doença. Os fatores de risco para osteoporose incluem idade, etnia, sexo e fatores observados no Boxe 23.2.

Álcool

O consumo excessivo de álcool é um fator de risco para o desenvolvimento de osteoporose, provavelmente devido aos efeitos tóxicos sobre os osteoblastos. A ingestão moderada de álcool parece não ter efeito prejudicial aos ossos e alguns estudos mostram um efeito positivo modesto. Três ou mais drinques por dia estão associados a maior risco de queda, bem como podem representar outras ameaças à saúde óssea (Abrahamsen et al., 2014).

Massa corporal

Existe uma forte correlação entre a DMO e o índice de massa corporal (IMC), sugerindo que um IMC com valor < 21 kg/m² esteja associado a baixa DMO e maior risco de fratura em mulheres.

Tabagismo

Existem efeitos celulares diretos e indiretos sobre os ossos causados pelo tabagismo, bem como possíveis alterações hormonais e menor absorção de cálcio na dieta. O tabagismo também pode estar associado a menor massa corporal, diminuição da atividade física e dieta ruim (Abrahamsen et al., 2014).

Etnia

A osteoporose é uma doença multifatorial e a determinação do papel da etnia na osteoporose, na DMO, na resistência óssea, na qualidade óssea e na incidência de fratura é difícil. Embora a genética tenha feito avanços na determinação do papel da etnia ou raça nesses resultados, a mistura de etnias e raças também torna as declarações definitivas ilusórias. Além disso, a etnia influencia muitos fatores do estilo de vida, que também podem afetar esses resultados, por exemplo: dieta e atividade física. Uma questão relacionada é o tamanho da estrutura corporal, frequentemente associado a um grupo étnico (Rivadeneira e Uitterlinden, 2017).

Exercício de sustentação de massa corporal limitado

A aquisição e a manutenção de ossos saudáveis requerem exposição a pressões de sustentação de massa corporal ao longo da vida. A imobilidade em vários graus é bem reconhecida como uma causa de perda óssea. Inválidos confinados à cama ou pessoas incapazes de se mover livremente são comumente afetados. Astronautas que vivem em condições de gravidade zero por apenas alguns dias apresentam perda óssea, principalmente nas extremidades inferiores; o exercício apropriado é uma característica de suas rotinas diárias.

Interrupção da menstruação

A aceleração da perda óssea coincide com a menopausa, seja natural ou cirúrgica, momento em que os ovários param de produzir estrogênio. Associado ao declínio do estrogênio, mais áreas ósseas estão sofrendo reabsorção, e por um tempo mais longo, com diminuição da formação óssea. Os mecanismos compensatórios para o efluxo de cálcio do osso durante esse período de reabsorção intensificada incluem a diminuição da reabsorção renal de cálcio, o declínio da absorção intestinal de cálcio e a redução da secreção do PTH (Drake et al., 2015).

Qualquer interrupção da menstruação por um período prolongado resulta em perda óssea. A amenorreia acompanhada da perda excessiva de massa corporal observada em pacientes com anorexia nervosa ou na amenorreia hipotalâmica – que ocorre em mulheres participantes de esportes ou dança de alta intensidade – é frequentemente associada a baixa densidade óssea ao longo da vida, arquitetura óssea comprometida e aumento do risco de fratura (Chou e Mantzoros, 2018).

Nutrientes

Muitos nutrientes e vários não nutrientes foram implicados como fatores de risco causais para osteoporose. A ingestão insuficiente de cálcio e vitamina D tem sido associada a problemas de saúde óssea, osteoporose e risco de fratura. A vitamina C auxilia a formação de colágeno, que é necessário para ossos saudáveis. Outros nutrientes que podem desempenhar um papel incluem proteína (quando muito alta ou muito baixa), vitaminas A, B_6, B_{12}, E e K, bem como tiamina (Abrahamsen et al., 2014).

Medicamentos

Vários medicamentos contribuem adversamente para a osteoporose, tanto por interferir na absorção de cálcio quanto por promover ativamente a perda de cálcio dos ossos (Boxe 23.3). Por exemplo, os corticosteroides afetam o metabolismo da vitamina D e podem levar à perda óssea. Quantidades excessivas de hormônio tireoidiano exógeno podem promover perda de massa óssea ao longo do tempo.

Sarcopenia

A **sarcopenia** é definida como a perda de músculo esquelético, com declínio associado à função muscular, o que resulta em maior risco de quedas e incapacidade. A sarcopenia está associada a baixa massa óssea, osteoporose e fraturas de quadril na maioria dos estudos (Oliveira e Vaz, 2015).

Diagnóstico e monitoramento

A **densitometria óssea** mede a massa óssea com base na absorção tecidual de fótons produzidos por tubos de raios X. A densitometria óssea por dupla emissão de raios X (DXA) ou absorciometria com raios X de dupla energia (ver Capítulo 5) está disponível na maioria dos hospitais e em muitas clínicas para a medição do corpo total e pontos regionais do esqueleto, como as vértebras lombares e o fêmur proximal (quadril). Os resultados das medições de DXA são comumente expressos como escores T. Quando o escore T da DMO é 2,5 desvios padrões (DP) abaixo da média, é estabelecido um diagnóstico de osteoporose. Entre 1 e 2,5 vezes, o desvio padrão é considerado baixa massa óssea ou osteopenia, e dentro de 1, o desvio padrão da média adulta é considerado normal.

Definições

Quando a DMO fica suficientemente abaixo dos valores saudáveis (1 DP de acordo com os padrões da Organização Mundial da Saúde [OMS]), considera-se baixa massa óssea ou **osteopenia**. A **osteoporose** ocorre quando a DMO se torna tão baixa (mais de 2,5 DP abaixo dos valores saudáveis) que o esqueleto é incapaz de sustentar as tensões normais. No entanto, a National Osteoporosis Foundation (NOF) declara que a classificação diagnóstica de DMO da OMS não deve ser aplicada a mulheres na pré-menopausa, homens com menos de 50 anos ou crianças. Acredita-se que a avaliação clínica e os escores Z ajustados etnicamente reflitam mais os modelos de outros grupos.

Medições de ultrassom do osso

Os instrumentos de ultrassom medem a velocidade das ondas sonoras transmitidas pelo osso e a atenuação ultrassônica de banda larga (UBA). As medições no calcâneo (calcanhar) se correlacionam razoavelmente bem com as medições de DMO nesse mesmo local do esqueleto. Todavia, as medidas de ultrassom são consideradas ferramentas de triagem, enquanto as medidas de DXA são consideradas diagnósticas.

Avaliação de risco de fratura

O Collaborating Centre for Metabolic Bone Disease da OMS, sediado na University of Sheffield, no Reino Unido, desenvolveu um algoritmo para prever fraturas usando a DMO da cabeça do fêmur, além de indicadores clínicos de baixa massa óssea (Kanis et al., 2011). Ele usa modelagem econômica para orientar as instâncias com melhor relação custo-efetividade para iniciar os medicamentos (Borgström et al., 2011). Fraturas vertebrais que são confirmadas por radiografia são um forte preditor de futuras fraturas vertebrais e em outros locais (Kanis et al., 2011).

Nos EUA, a National Bone Health Alliance reconhece a FRAX como meio de diagnosticar o risco de osteoporose. Entretanto, ter sofrido fraturas anteriores e testes de DMO são outras ferramentas que podem ser usadas (Siris et al., 2014). Várias medidas de triagem adicionais foram desenvolvidas e sugeridas pela U.S. Preventative Services Task Force como sendo moderadamente precisas na previsão da osteoporose (Curry, 2018). Ver Tabela 23.2.

Marcadores ósseos

Enzimas ou produtos de degradação no soro ou na urina têm sido usados para pesquisas e estão começando a ser usados com mais frequência para monitorar a eficácia do tratamento com medicamentos. Para a formação óssea, a osteocalcina sérica, a fosfatase alcalina óssea sérica e a concentração sérica do propeptídeo aminoterminal do procolágeno tipo I (P1NP) são frequentemente usados. Para a reabsorção

---

Boxe 23.3 Medicamentos que aumentam a perda de cálcio e promovem o risco de osteoporose.

- Acetato de medroxiprogesterona
- Antiácidos contendo alumínio
- Ciclosporina
- Corticosteroides
- Derivados de fenotiazina
- Fenitoína
- Fenobarbital
- Furosemida e diuréticos tiazídicos
- Heparina
- Hormônio da tireoide
- Lítio
- Metotrexato
- Tetraciclina

Tabela 23.2 Ferramentas de triagem para osteoporose.

Abreviatura do nome da ferramenta	Nome completo	Autores	Variáveis usadas
FRAX	Ferramenta de avaliação de risco de fratura	Kanis et al., 2011	Sexo, idade, IMC, histórico parental de fratura de quadril, tabagismo, uso de glicocorticoides orais, causas de osteoporose secundária, álcool
ORAI	Instrumento de avaliação de risco de osteoporose	Cadarette et al., 2000	Idade, peso, estrogênio
OSIRIS	Índice de risco de osteoporose	Sedrine et al., 2002	Idade, peso, estrogênio, fratura anterior
OST	Ferramenta de autoavaliação da osteoporose	Richy et al., 2004	Idade, peso
SCORE	Estimativa simples do risco estimado de osteoporose	Von Mühlen et al., 1999	Idade, peso, fratura anterior, artrite reumatoide, estrogênio, raça

IMC, índice de massa corporal.

óssea, são usadas as concentrações sérica e urinária do telopeptídeo C-terminal do colágeno tipo 1 e urinária do telopeptídeo N-terminal do colágeno tipo 1. Os marcadores de formação são úteis para monitorar a eficácia de medicamentos anabólicos, enquanto os marcadores de reabsorção são úteis para monitorar medicamentos antirreabsortivos (Chapurlat e Confavreux, 2016).

NUTRIÇÃO E OSSO

Energia

As calorias não têm efeito direto sobre os ossos; em vez disso, a energia inadequada que promove baixa massa corporal ou a energia em demasia resulta em excesso de massa corporal têm efeitos sobre os ossos. Estar abaixo da massa corporal é considerado um fator de risco à osteoporose, enquanto o excesso de massa corporal pode ser protetor. Embora o IMC e a DMO estejam positivamente correlacionados, bem como o risco de fratura de quadril e coluna seja menor em obesos do que em não obesos, o risco de fratura é maior em indivíduos obesos no úmero proximal, região superior da perna e tornozelo (Fassio et al., 2018).

Proteína

Tanto a proteína quanto o cálcio são componentes importantes do PMO, especialmente antes da puberdade. A ingestão adequada de proteína, com ingestão adequada de cálcio, é necessária à saúde óssea ideal. Ingestões de proteína maiores do que a ingestão dietética recomendada (RDA) podem ser benéficas em adultos mais velhos para retardar a perda de DMO, reduzir o risco de fratura de quadril e promover a saúde óssea, desde que a ingestão de cálcio também seja adequada (Rizzoli et al., 2018). Contudo, dietas muito ricas em proteína usadas especificamente para perda de peso têm sido associadas à diminuição da DMO (Campbell e Tang, 2010).

Minerais

Cálcio

A ingestão de cálcio na prevenção primária da osteoporose tem recebido muita atenção. As ingestões dietéticas de referência (IDR) do Institute of Medicine (IOM) para cálcio e vitamina D são dadas como RDA. A RDA para o cálcio desde a pré-adolescência (idade de 9 anos) até à adolescência (até 19 anos) foi aumentada para 1.300 mg/dia para ambos os sexos (IOM, 2011). As RDAs de cálcio para adultos, mulheres grávidas, lactantes e crianças estão listadas no fim deste livro.

As *Dietary Guidelines for Americans* – Diretrizes Dietéticas para Americanos – identificaram o cálcio como um nutriente subconsumido (U.S. Department of Health and Human Services e U.S. Department of Agriculture, 2015). As fontes alimentares são recomendadas primeiro para suprir as necessidades de cálcio por causa da ingestão combinada de outros nutrientes essenciais que auxiliam a absorção. Nos EUA, a principal fonte de cálcio são os alimentos lácteos. No entanto, a fortificação com cálcio de alimentos não lácteos – como bebidas vegetais não lácteas e outras bebidas, sucos, cereais matinais, pão e alguns biscoitos – é comum.

A biodisponibilidade do cálcio dos alimentos é geralmente boa e a quantidade de cálcio nos alimentos é mais importante do que sua biodisponibilidade. Porém, a ordem de preocupação em relação à eficiência de absorção de cálcio é: em primeiro lugar, a necessidade do indivíduo de cálcio; em segundo lugar, a quantidade consumida, uma vez que a eficiência de absorção está inversamente relacionada à quantidade consumida; em terceiro lugar, a ingestão de intensificadores ou inibidores de absorção. Por exemplo, a absorção de alimentos ricos em ácidos oxálico e fítico (certos vegetais e legumes) é menor do que a de laticínios.

A quantidade de cálcio nos alimentos varia de acordo com a marca, o tamanho da porção e a fortificação. A leitura do rótulo de informações nutricionais possibilita determinar a quantidade de cálcio por porção. A multiplicação da porcentagem do valor diário (VD) por 10 determina os miligramas de cálcio. Por exemplo, um valor diário de 20% é igual a 200 mg de cálcio (ver Capítulo 12). A rotulagem de fontes de cálcio "excelentes" (> 200 mg/porção) e "boas" (100 a 200 mg/porção) é regulamentada pela Food and Drug Administration (FDA) (FDA, 2013).

Atingir os teores da RDA de cálcio dos alimentos deve ser o primeiro objetivo. Entretanto, se quantidades insuficientes de cálcio dos alimentos forem consumidas, os suplementos de cálcio são recomendados para a RDA para a idade específica. Uma porcentagem crescente da população está tomando suplementos de cálcio. Pessoas que devem tomar suplementos incluem aquelas que não cumprem a RDA na maioria dos dias, aquelas que tomam corticosteroides, com baixa massa óssea ou osteoporose, mulheres na perimenopausa ou na pós-menopausa (ver *Visão clínica: mulheres na pós-menopausa com risco elevado de fraturas do quadril*) e aquelas que são intolerantes à lactose. O carbonato de cálcio é a forma mais comum de suplemento de cálcio e deve ser tomado com alimentos porque um ambiente ácido intensifica a absorção. Para aqueles com acloridria, que é uma preocupação crescente devido ao aumento no uso de medicamentos bloqueadoras de ácido, o citrato de cálcio pode ser mais apropriado, pois não requer um ambiente ácido para absorção e não reduz ainda mais a acidez do estômago.

A absorção da suplementação de cálcio é ótima quando tomada como doses individuais de 500 mg ou menos. Muitas formulações incluem vitamina D, porque a probabilidade de necessidade de vitamina D é elevada se a suplementação de cálcio for necessária. A escolha de um

VISÃO CLÍNICA
Mulheres na pós-menopausa com risco elevado de fraturas do quadril

É importante identificar as mulheres com risco de desenvolver osteoporose o mais cedo possível, para que medidas possam ser tomadas a fim de monitorar o estado ósseo e prevenir futuras perdas ósseas. Como a baixa densidade mineral óssea (DMO) é um importante fator de risco à osteoporose, sua avaliação é clinicamente útil. A avaliação do estado ósseo com base na existência de um ou mais fatores de risco – como idade, estatura, massa corporal, tabagismo, consumo de álcool, uso de medicamentos, ingestão de cálcio, exercícios, tamanho da estrutura e marcadores ósseos selecionados – não é suficientemente precisa. A DMO medida pela densitometria óssea é mais útil clinicamente. Normalmente, a DMO corporal total e os locais regionais, como o fêmur proximal e as vértebras lombares, são medidos por densitometria óssea por dupla emissão de raios X ou absorciometria com raios X de dupla energia.

À medida que o indivíduo se torna cada vez mais deficiente em estrogênio e perde massa óssea, a medição da DMO da mulher em risco entrando na menopausa (antes de se tornar deficiente em estrogênio) serve como valor basal para as medições subsequentes. Essas informações ajudam médicos e pacientes a tomar decisões sobre a necessidade e o uso de terapia medicamentosa, como bisfosfonatos, hormônio da paratireoide medicamentoso e agonistas ou antagonistas de estrogênio. Para homens ou mulheres em terapia a longo prazo com glicocorticosteroides, a medição da DMO pode indicar a necessidade de tratamento com um medicamento de preservação óssea ou calcitonina.

Tabela 23.3 Limite superior para ingestão de cálcio.

Idade	Quantidade (mg)
Do nascimento aos 6 meses	1.000
7 aos 12 meses	1.500
1 a 8 anos	2.500
9 a 18 anos	3.000
19 a 50 anos	2.500
Acima de 50 anos	2.000

suplemento que tenha a designação da Farmacopeia dos EUA aumenta a probabilidade de que a quantidade do suplemento seja consistente com o rótulo e de que boas práticas de fabricação sejam utilizadas.

A suplementação com cálcio aumenta o risco de atingir o limite superior de segurança. Outras fontes de cálcio incluem água e medicamentos, especialmente antiácidos. O limite superior de segurança para cada faixa etária está listado na Tabela 23.3.

Fosfato

A reserva de fósforo do corpo é encontrada no osso como hidroxiapatita. Os sais de fosfato estão disponíveis em praticamente todos os alimentos, seja naturalmente ou devido ao processamento. Em adultos saudáveis, a excreção urinária de fósforo é aproximadamente igual à ingestão.

O impacto de teores mais altos de fósforo na dieta ou de uma proporção baixa de cálcio fósforo na saúde óssea não foi determinado. Os pesquisadores encontraram tanto um efeito negativo quanto nenhum efeito, sendo que foram observadas as limitações na capacidade de determinação do fósforo da dieta como uma questão complicadora (Anderson et al., 2017; Calvo e Tucker, 2013).

Oligoelementos

Muitos oligoelementos são benéficos à saúde óssea, como boro, cobre, manganês, magnésio, selênio e zinco. Todavia, cádmio, cobalto e chumbo são prejudiciais. O papel do fluoreto na saúde óssea não é claro (Zofkova et al., 2017).

Vitaminas
Vitamina A

O consumo de vitamina A consiste tanto em retinol (fontes animais) quanto carotenoides (fontes vegetais). Algumas pesquisas relacionaram a alta ingestão alimentar de retinol a maior risco de osteoporose e fratura de quadril. Em contraste, os carotenoides, os precursores da vitamina A encontrados apenas nas plantas, mostraram efeitos benéficos. Embora a pesquisa não seja definitiva, geralmente os carotenoides são considerados seguros e benéficos (Tanumihardjo, 2013).

Vitamina D

Em 2008, a FDA alterou os regulamentos das declarações de saúde de rótulos sobre cálcio e osteoporose para que eles também pudessem incluir vitamina D, por conta do crescente reconhecimento de que ela desempenha um papel fundamental na captação de cálcio e, portanto, na homeostase óssea (FDA, 2013). Ainda que a função principal da vitamina D seja manter os níveis séricos de cálcio e fósforo dentro de um intervalo constante, a vitamina D também é importante para estimular o transporte intestinal de cálcio. A vitamina D estimula também a atividade dos osteoclastos nos ossos. Em ambas as áreas, o efeito líquido desejado é o aumento da disponibilidade de cálcio.

O estado de vitamina D de um indivíduo depende principalmente da exposição à luz solar e, secundariamente, da ingestão alimentar de vitamina D. A síntese de vitamina D pela pele exposta à luz solar varia consideravelmente como consequência de muitos fatores, incluindo cor da pele, uso de protetor solar, latitude ambiental, estação do ano, hora do dia e idade (Holick, 2014). A pele de indivíduos mais velhos é menos eficiente na produção de vitamina D após a exposição à luz ultravioleta (UV), na medida em que menores quantidades de **7-desidrocolesterol** estão presentes na pele (Gallagher, 2013). Além disso, os adultos mais velhos costumam ter pouca exposição ao ar livre e, portanto, menor exposição à luz solar. Aqueles que vivem em latitudes ao norte dos EUA e do Canadá estão em maior risco de osteoporose por causa da luz ultravioleta limitada durante os meses de inverno (Holick, 2014).

Os poucos alimentos que contêm vitamina D naturalmente são gemas de ovo, peixes gordurosos como salmão, cavala, peixe-gato, atum e sardinha, óleo de fígado de bacalhau e alguns cogumelos (ver Apêndice 38). O conteúdo de vitamina D dos peixes varia, assim como o conteúdo nos cogumelos expostos a raios ultravioleta. Nos EUA, o leite líquido é fortificado com vitamina D em um nível padronizado de 400 UI por quarto (1 quarto = 946,4 mℓ), enquanto outros alimentos, incluindo sucos, cereais, iogurte e margarinas, podem ser fortificados em quantidades variáveis. As ingestões dietéticas recomendadas de vitamina D ao longo do ciclo de vida são mostradas no fim deste livro. O limite superior tolerável é de 100 μg (4.000 UI) para todos com mais de 8 anos e níveis mais baixos para crianças mais novas (ver fim do livro). Seja qual for a fonte, a vitamina D deve ser hidroxilada no rim antes de tornar-se o calcitriol fisiologicamente ativo.

Para prevenir o raquitismo, a American Academy of Pediatrics e outros profissionais de saúde em todo o mundo recomendam que todos os lactentes amamentados exclusivamente com leite materno sejam suplementados com 400 UI de vitamina D. Os lactentes que recebem fórmula e são amamentados também devem receber suplementos até que estejam consistentemente tomando 1 ℓ de fórmula por dia. Os especialistas recomendam, ainda mais, continuar a suplementação até 1 ano, quando as crianças começam a beber leite fortificado com vitamina D (Munns et al., 2016; Wagner e Greer, 2008).

O adulto mais velho está sob risco aumentado de deficiência de vitamina D devido a diminuição da síntese de vitamina D pela pele e redução da exposição à luz solar, aumento da gordura corporal e declínio da função renal, que reduz a hidroxilação da vitamina D para sua forma ativa (Gallagher, 2013; Pourshahidi, 2015). Em geral, a ingestão diária de vitamina D de 20 mcg (800 UI) é recomendada para que adultos mais velhos atinjam níveis séricos de 25-hidroxivitamina D (calcidiol) acima de 20 ng/mℓ, evitando, assim, a insuficiência de vitamina D (Gallagher, 2013). O exame de sangue mais comum para o estado de vitamina D é a concentração sérica de 25-hidroxivitamina D, e o intervalo normal é considerado de 20 a 50 ng/mℓ (Wisse, 2016).

Vitamina K

A vitamina K é um micronutriente essencial para a saúde óssea, e seu papel na modificação pós-tradução de várias proteínas da matriz, incluindo a osteocalcina, está bem estabelecido (Hamidi et al., 2013). A vitamina K também pode contribuir para a saúde óssea favorável por meio da diminuição da reabsorção óssea e do aumento do conteúdo de colágeno nas células ósseas (Hamidi et al., 2013). Após a reabsorção óssea, a osteocalcina é liberada e entra no sangue. Dessa forma, a osteocalcina serve como um marcador ósseo sérico para prever o risco de fratura (ver Apêndice 37).

A maior parte da ingestão de vitamina K nos EUA é proveniente de vegetais de folhas verdes, com cerca de um terço de gorduras e óleos. Mesmo que as menaquinonas (uma forma de vitamina K) sejam formadas no intestino por bactérias, a influência dessa fonte no estado da vitamina K parece ser reduzida. Muitos adultos mais velhos têm uma ingestão inadequada de vitamina K, principalmente porque o consumo de vegetais com folhas verde-escuras é muito baixo. É importante considerar a ingestão de vitamina K em pessoas idosas que também possam estar tomando medicamentos para afinar o sangue (antagonistas da vitamina K). Em vez de fazer com que esses pacientes evitem a vitamina K nos alimentos e, por isso, prejudique seu estado ósseo, é melhor ter a ingestão diária de vitamina K consistente e regular à medicação antagonista da vitamina K. Como é difícil para adultos mais velhos consumir uma quantidade consistente de vitamina K em sua dieta a cada dia, uma forma suplementar de vitamina K é recomendada àqueles que tomam medicamentos para afinar o sangue (Mahtani et al., 2014). Na verdade, foi demonstrado que os intervalos da razão normalizada internacional (RNI) terapêuticos de medicações para diluir o sangue podem ser alcançados com vitamina K em suplementação de baixa dose e quando as flutuações são minimizadas (Mahtani et al., 2014).

Outros componentes dietéticos

Vários outros fatores dietéticos têm sido associados à saúde óssea, mas sua importância quantitativa relativa não é clara.

Álcool

Embora mencionado anteriormente como um fator de risco, o consumo baixo a moderado de vinho e cerveja pode ser benéfico para a saúde óssea. A ingestão elevada de álcool está associada a menor densidade óssea, maior prevalência de osteoporose e aumento do risco de fratura, embora fatores de estilo de vida ruins associados e condições de comorbidade aumentem a dificuldade de interpretação dos resultados (Gaddini et al., 2016).

Cafeína

A relação entre o consumo de cafeína e a osteoporose não foi claramente estabelecida. Apesar de a ingestão de café ter sido associada a um risco modestamente aumentado de fratura óssea em mulheres, o oposto foi verdade para os homens, em que a maior ingestão de café foi associada à redução do risco em metanálise de nove estudos de coorte e seis estudos de caso-controle (Lee et al., 2014). Contudo, uma revisão sistemática concluiu que até 400 mg/dia de cafeína em adultos saudáveis não está associada a efeitos adversos à saúde, incluindo a dos ossos (Wikoff et al., 2017). A interpretação do teor de cafeína do café ou de outras bebidas é difícil por causa da variação devido à infusão, ao tamanho da porção e a outras adições de bebidas.

Fibras alimentares

As fibras incluem uma variedade de compostos diferentes e, portanto, a ingestão de "fibras" como uma categoria pode produzir efeitos diferentes nos ossos. Os prebióticos são uma forma de fibra que tem efeitos benéficos na absorção de cálcio e possivelmente também na saúde óssea em humanos (Wallace et al., 2017). A biodisponibilidade de cálcio em alimentos vegetais ricos em oxalatos ou fitatos pode ser baixa. O impacto geral em DMO, osteoporose e risco de fratura não foi bem estudado.

Soja e isoflavonas

Estudos epidemiológicos relataram que a prevalência de fratura de quadril é menor em mulheres asiáticas mais velhas que têm uma dieta rica em soja e isoflavonas, em comparação a mulheres caucasianas mais velhas. Os estudos em humanos foram inconclusivos quanto ao papel das isoflavonas na saúde óssea, possivelmente por causa de diferentes modelos e projetos de estudo, doses, durações de estudo, diferenças nos participantes e outros componentes dietéticos ou de exercício (Zheng et al., 2016). A proteína de soja não demonstrou ser mais benéfica à saúde óssea do que outras fontes de proteína (Shams-White et al., 2018).

Dietas com alto teor de ácido ou alcalinas

Dietas com alto teor de ácido incluem as com alto teor de proteínas, laticínios e grãos. É teorizado que essas dietas mais ácidas podem aumentar a excreção de cálcio e ter um efeito prejudicial sobre os ossos. A teoria também apoia um efeito benéfico inverso de uma dieta alcalina (rica em frutas e vegetais) nos ossos. Diversas metanálises, estudos experimentais, estudos observacionais e revisões não sustentaram tanto o efeito negativo das dietas com alto teor de ácido quanto os efeitos positivos de uma dieta alcalina sobre ossos. A maior ingestão de proteínas pode, de fato, ter um efeito positivo sobre os ossos (Cuenca-Sánchez et al., 2015; Hanley e Whiting, 2013; Remer et al., 2014).

Sódio

Em um recente estudo de metanálise, descobriu-se que uma dieta com alto teor de sódio aumenta o risco de osteoporose (Fatahi et al., 2018). Essa associação pode ser atribuída ao aumento da excreção de cálcio (Fatahi et al., 2018). Ainda que o efeito calciúrico do sódio tenha sido especulado, parece não haver efeitos adversos com a ingestão adequada de cálcio e vitamina D (Ilich et al., 2010). Na extremidade oposta do espectro, como o sódio é encontrado em abundância nos ossos, a hiponatremia ou o nível baixo de sódio sérico pode aumentar o risco de osteoporose em adultos mais velhos (Hannon e Verbalis, 2014).

Dietas vegetarianas

A pesquisa mostrou menor DMO entre vegetarianos em comparação aos onívoros; no entanto, o impacto potencial no risco de osteoporose é relativamente pequeno (Ho-Pham et al., 2009). Os veganos e alguns vegetarianos podem consumir menos proteína, vitamina D, vitamina B_{12} e cálcio em comparação aos onívoros, aumentando, desse modo, o risco de osteoporose. Contudo, as dietas veganas e vegetarianas também incluem níveis mais elevados de outros nutrientes que podem ter efeitos positivos nos ossos (Tucker, 2014). Um estudo feito em crianças concluiu que uma dieta vegetariana bem planejada que incluía leite e ovos não levou a uma redução significativa da massa óssea, bem como encontrou algumas evidências de que a dieta ovo lacto vegetariana protegia contra anormalidades ósseas (Ambroszkiewicz et al., 2018).

Prevenção de osteoporose e fraturas

O aumento da longevidade da população enfatiza a necessidade de prevenção da osteoporose e as diretrizes universais se aplicam a todos. Consumir quantidades adequadas de cálcio e vitamina D, fazer fortalecimento muscular ao longo da vida e exercícios de sustentação do peso, evitar o tabagismo, moderar ou evitar a ingestão de álcool e medidas para evitar quedas fazem parte da abordagem holística de um estilo de vida que promova a saúde óssea (North American Menopause Society [NAMS], 2010).

Exercício

Para preservar a saúde óssea durante a idade adulta, o American College of Sports Medicine (ACSM) recomenda atividade aeróbica com sustentação de peso com elevada força de carga óssea (como caminhada intensiva, corrida ou subida e descida de escadas) de três a cinco vezes por semana, treinamento de resistência duas a três vezes por semana e exercícios de equilíbrio (Chodzko-Zajko et al., 2009; Garber et al., 2011). Caminhadas e natação regulares parecem ter pequenos benefícios na DMO em indivíduos mais velhos (Beck et al., 2017).

Dieta

A NOF recomenda diretrizes universais a todos os adultos para a prevenção da osteoporose, que inclui níveis de cálcio e vitamina D adequados, assim como uma dieta balanceada de laticínios com baixo teor de gordura, peixes, frutas e vegetais. Embora as diretrizes da NOF recomendem a mesma quantidade de ingestão de cálcio que o IOM, ela recomenda maiores quantidades de vitamina D do que o IOM para pessoas com 50 anos ou mais (800 a 1.000 UI/dia). Se essas metas de ingestão não forem alcançadas pelos alimentos, deve-se considerar o uso de suplementos. Além disso, é recomendável atingir e manter um peso saudável e consumir uma dieta com baixo teor de sódio para a saúde óssea ideal das mulheres.

TRATAMENTO DA OSTEOPOROSE

Nutrição clínica

Cálcio (1.000 a 1.200 mg/dia) e vitamina D_3 (800 UI/dia) são normalmente recomendados a pacientes em tratamento com um dos medicamentos para os ossos, seja antirreabsortivo ou anabólico. Idealmente, os pacientes deveriam atingir esses níveis de nutrientes a partir de fontes dietéticas; porém, se necessário, formas suplementares podem ser usadas (Gallagher, 2013; Rizzoli et al., 2014). Essas quantidades são consideradas tanto seguras quanto suficientes para a formação óssea.

Por causa da gama de nutrientes envolvidos na saúde óssea, uma dieta saudável enfatizando os nutrientes essenciais parece mais promissora para alcançar a ingestão para a saúde óssea ideal (Higgs et al., 2017). O nutricionista deve avaliar a dieta do cliente para todos os nutrientes relacionados aos ossos, bem como elaborar recomendações personalizadas com base em preferências pessoais, diferenças culturais, recomendações nutricionais, necessidade de suplementos e estratégias que melhorem a qualidade de vida (Dorner et al., 2018).

Exercício

Para aqueles com osteoporose, as recomendações incluem exercícios diários de equilíbrio, exercícios aeróbicos com sustentação de peso 5 ou mais dias por semana, treinamento de resistência 2 ou mais dias por semana, além de limitação de torção ou outras atividades que levem ao mau alinhamento da coluna (Giangregorio et al., 2015). É importante observar que a situação de cada cliente com osteoporose é única e, portanto, deve ser avaliada por um profissional de saúde para determinar os exercícios apropriados com base no histórico médico específico do cliente (Giangregorio et al., 2015).

Medicamentos aprovados pela FDA para prevenção e tratamento da osteoporose

Quando a DMO é baixa ou há um risco elevado de fratura, a maioria dos medicamentos aprovados para a prevenção da osteoporose também é aprovada para o tratamento da osteoporose. Eles incluem bisfosfonatos (alendronato, risedronato, ibandronato, ácido zoledrônico), hormônios peptídicos (teriparatida e **calcitonina**), estrogênio (na forma de terapia hormonal da menopausa), agonistas de estrogênio ou moduladores seletivos do receptor de estrogênio (MSREs) e um agente biológico (denosumabe). Entretanto, devido aos efeitos colaterais potenciais, o tratamento sem estrogênio é recomendado, especialmente se o alívio dos sintomas da menopausa não for um objetivo.

Os **bisfosfonatos** atuam como antirreabsortivos nos osteoclastos para reduzir suas atividades de degradação óssea. Eles atuam inibindo a reabsorção óssea mediada por osteoclastos. Os possíveis efeitos colaterais incluem problemas gastrintestinais e casos raros de necrose da mandíbula. A teriparatida é uma forma de PTH que atua aumentando o número e a função dos osteoblastos. A calcitonina é utilizada para inibir a reabsorção óssea pelos osteoclastos, bem como pelo bloqueio dos efeitos estimulantes do PTH nessas células. A calcitonina pode ser administrada por *spray* nasal. Ela melhora a DMO, especialmente da coluna lombar, e pode reduzir a recorrência de fraturas em pacientes com osteoporose. Os **agonistas do estrogênio** ou antagonistas do estrogênio – que costumam ser denominados **moduladores seletivos do receptor de estrogênio (MSRE)** – são capazes de estimular os **receptores de estrogênio (RE)** no tecido ósseo e, ainda assim, têm pouco efeito sobre os RE da mama ou útero. Dois exemplos desses fármacos são o tamoxifeno e o raloxifeno. O efeito colateral mais comum consiste em ondas de calor, e o agente biológico denosumabe atua prevenindo a formação de osteoclastos. Os possíveis efeitos colaterais incluem dores nas articulações e nos músculos.

ABORDAGENS INTEGRATIVAS

As intervenções integrativas mais comuns para a saúde óssea incluem dieta anti-inflamatória, cálcio e micronutrientes de suporte ósseo, como boro, magnésio e vitamina K, e ervas nutritivas, como urtiga (*Urtica dioica*). A inflamação é um fator de risco em muitas doenças crônicas, incluindo a osteoporose. A dieta demonstrou ser um fator que contribui para a inflamação e pode acelerar a perda óssea, especialmente em mulheres (Veronese et al., 2017) (ver Capítulo 7 e Apêndice 22). Suplementos dietéticos contendo cálcio e outros nutrientes de suporte ósseo (abordados neste capítulo) são uma intervenção integrativa comum. Para obter mais informações sobre a recomendação segura de suplementos dietéticos, ver Capítulo 11. A urtiga é um fitoterápico anti-inflamatório e uma fonte rica em cálcio, cerca de 1.400 mg por 100 g de erva seca ou 430 mg de erva fresca cozida (Suliburska, 2012) (Bauman, 2018). Como essa planta contém minúsculos pelos ardentes sob as folhas, eles devem ser completamente macerados, secos ou cozidos antes de serem consumidos. As urtigas são comumente preparadas em infusão (¼ de xícara de erva seca para 1 ℓ de água fria, embebidas durante a noite) ou usadas em sopas, caçarolas, pesto caseiro e pratos com ovos. O *Natural Medicines Database* – Banco de Dados de Medicamentos Naturais – lista efeitos colaterais potenciais como diarreia e erupção cutânea. No entanto, isso é raro, porque a maioria dos efeitos colaterais negativos se deve ao consumo de urtigas frescas com os pelos ardentes intactos. A urtiga não é recomendada durante a gestação ou a lactação (Natural Medicines Database, 2019).

Para aqueles com osteoporose (homens e mulheres), geralmente um bisfosfonato ou denosumabe (mulheres) é prescrito. Como os efeitos a longo prazo não são claros, o tratamento é sugerido por 5 anos em vez de por toda a vida. Preferências do paciente, risco de queda, outras comorbidades e custos e benefícios da medicação devem ser discutidos entre o cliente e o médico para desenvolver cuidados individualizados (Qaseem et al., 2017).

CASO CLÍNICO

Grace, mulher caucasiana de 70 anos, de ascendência do norte da Europa, desenvolveu intolerância à lactose no início dos seus 50 anos, quando teve uma infecção gastrintestinal grave. Atualmente, ela é aposentada, mora sozinha e fica em casa a maior parte do dia assistindo à televisão. Aproximadamente 3 anos atrás, aos 67 anos, ela fez avaliações de densitometria óssea por dupla emissão de raios X (DXA), que indicaram que Grace tinha valores de densidade mineral óssea (DMO) baixos de seu fêmur proximal e vértebras lombares (ambos os valores foram classificados como osteoporóticos). Sua estatura e peso na época eram 1,65 m e 54,4 kg. Sua avaliação da ferramenta de avaliação de risco de fratura (FRAX) foi de 9,7% de fratura nos próximos 10 anos. O médico de Grace recomendou que ela começasse a tomar suplementos de cálcio (1.000 mg/dia) e vitamina D (800 unidades/dia) por causa de sua intolerância à lactose e sua falta de consumo de todos os laticínios. Devido à fragilidade de seus ossos, seu exercício deve se concentrar em postura, equilíbrio, marcha, coordenação e estabilização do quadril e tronco.

Grace tomou os suplementos regularmente por 1 ano, quando um segundo conjunto de medidas de densitometria óssea por dupla emissão de raios X revelou que ela havia praticamente mantido seus valores de DMO de 1 ano antes, com apenas um pequeno declínio na DMO. Entretanto, a continuação de suas medições baixas preocupou seu médico, e ele solicitou exames laboratoriais de hormônios reguladores de cálcio para ver se Grace tinha alguma complicação hormonal. Esses testes mostraram que as concentrações do hormônio da paratireoide (PTH) e de 25-hidroxivitamina D caíram na metade superior do intervalo normal para cada variável. Outras medições de rotina, como cálcio e fosfato séricos, estavam normais. Depois de discutir seu alto risco de fratura osteoporótica, seu médico decidiu colocar Grace em tratamento com um medicamento bisfosfonato, além de cálcio e vitamina D.

Após 1 ano na nova terapia e continuação do cálcio e da vitamina D, seus valores de DMO (seu terceiro conjunto de medidas de densitometria óssea por dupla emissão de raios X) aumentaram alguns pontos percentuais – embora permanecessem dentro da classificação de osteoporose. Ela e seu médico decidiram continuar por mais 4 anos antes de reavaliar sua condição.

Declaração de diagnóstico nutricional
- Ingestão inadequada de cálcio e vitamina D relacionada à evitação de produtos lácteos, conforme evidenciado pelo histórico de dieta revelando menos de 20% dos requerimentos estimados.

Perguntas sobre cuidados com a nutrição
1. Como você classificaria a ingestão de cálcio de Grace na consulta inicial com seu médico (que não fez um histórico de dieta ou estimou sua ingestão de cálcio)? Sua ingestão de vitamina D? Sua exposição à luz do sol?
2. O que você recomendaria para melhorar a ingestão de cálcio dos alimentos para que ela pudesse reduzir o cálcio suplementar para 500 mg/dia? Por que você recomendaria alimentos para fornecer cálcio em vez de suplementos? Você poderia fazer recomendações semelhantes para melhorar sua ingestão de vitamina D dos alimentos?
3. Elabore um conjunto (mínimo de 3 dias) de cardápios diários que forneçam aproximadamente 800 mg de cálcio apenas dos alimentos, que, com um suplemento de 500 mg, forneceriam um total de 1.300 mg: a ingestão adequada atual de cálcio. Da mesma forma, elabore essas mesmas refeições para incluir 400 unidades de vitamina D, com outras 400 unidades provenientes de suplementos.

REFERÊNCIAS BIBLIOGRÁFICAS

Abrahamsen B, Brask-Lindemann D, Rubin KH, et al: A review of lifestyle, smoking and other modifiable risk factors for osteoporotic fractures, *Bonekey Rep* 3:574, 2014.

Ambroszkiewicz J, Chełchowska M, Szamotulska K, et al: The assessment of bone regulatory pathways, bone turnover, and bone mineral density in vegetarian and omnivorous children, *Nutrients* 10(2):E183, 2018. doi:10.3390/nu10020183.

American College of Sports Medicine, Chodzko-Zajko WJ, Proctor DN, et al: American College of Sports Medicine position stand. Exercise and physical activity for older adults, *Med Sci Sports Exerc* 41(7):1510–1530, 2009.

Anderson JJB, Adatorwovor R, Roggenkamp K, et al: Lack of influence of calcium/phosphorus ratio on hip and lumbar bone mineral density in older Americans: NHANES 2005-2006 cross-sectional data, *J Endocr Soc* 1(5):407–414, 2017.

Bauman H, Perez J: Food as medicine: stinging nettle. American Botanical Council, *Herbal Gram* 15(7), 2018. Available at: http://cms.herbalgram.org/heg/volume15/07July/FAM_Nettle.html.

Beck BR, Daly RM, Singh MA, et al: Exercise and Sports Science Australia (ESSA) position statement on exercise prescription for the prevention and management of osteoporosis, *J Sci Med Sport* 20(5):438–445, 2017.

Borgström F, Ström O, Kleman M, et al: Cost-effectiveness of bazedoxifene incorporating the FRAX® algorithm in a European perspective, *Osteoporos Int* 22(3):955–965, 2011.

Cadarette SM, Jaglal SB, Kreiger N, et al: Development and validation of the Osteoporosis Risk Assessment Instrument to facilitate selection of women for bone densitometry, *CMAJ* 162:1289–1294, 2000.

Campbell WW, Tang M: Protein intake, weight loss, and bone mineral density in postmenopausal women, *J Gerontol A Biol Sci Med Sci*, 65:1115–1122, 2010.

Calvo MS, Tucker KL: Is phosphorus intake that exceeds dietary requirements a risk factor in bone health? *Ann N Y Acad Sci* 1301:29–35, 2013.

Chapurlat RD, Confavreux CB: Novel biological markers of bone: From bone metabolism to bone physiology, *Rheumatology (Oxford)* 55:1714–1725, 2016.

Chou SH, Mantzoros C: Bone metabolism in anorexia nervosa and hypothalamic amenorrhea, *Metabolism* 80:91–104, 2018.

Cuenca-Sánchez M, Navas-Carrillo D, Orenes-Piñero E: Controversies surrounding high-protein diet intake: satiating effect and kidney and bone health, *Adv Nutr* 15;6(3):260–266, 2015.

Curry SJ, US Preventive Services Task Force: Screening for Osteoporosis to Prevent Fractures: US Preventive Services Task Force Recommendation Statement, *JAMA* 319(24):2521–2531, 2018.

Dorner B, Friedrich EK: Position of the Academy of Nutrition and Dietetics: individualized nutrition approaches for older adults: long-term care, post-acute care, and other settings, *J Acad Nutr Diet* 118(4):724–735, 2018.

Drake MT, Clarke BL, Lewiecki EM: The pathophysiology and treatment of osteoporosis, *Clin Ther* 37(8):1837–1850, 2015.

Farr JN, Khosla S: Skeletal changes through the lifespan—from growth to senescence, *Nat Rev Endocrinol* 11: 513–521, 2015.

Fassio A, Idolazzi L, Rossini M, et al: The obesity paradox and osteoporosis, *Eat Weight Disord* 23:293–302, 2018.

Fatahi S, Namazi N, Larijani B, et al: The association of dietary and urinary sodium with bone mineral density and risk of osteoporosis: a systematic review and meta-analysis, *J Am Coll Nutr* 4:522–532, 2018.

FDA (Food and Drug Administration). *Guidance for industry: a food labeling guide*, 2013. Available at: https://www.fda.gov/media/81606/download.

Gaddini GW, Turner RT, Grant KA, et al: Alcohol: A simple nutrient with complex actions on bone in the adult skeleton, *Alcohol Clin Exp Res* 40(4):657–671, 2016.

Gallagher JC: Vitamin D and aging, *Endocrinol Metab Clin North Am* 42(2):319–332, 2013.

Garber CE, Blissmer B, Deschenes MR, et al: American College of Sports Medicine position stand. Quantity and quality of exercise for developing and maintaining cardiorespiratory, musculoskeletal, and neuromotor fitness in apparently healthy adults: guidance for prescribing exercise, *Med Sci Sports Exerc* 43(7):1334–1359, 2011.

Giangregorio LM, McGill S, Wark JD, et al: Too Fit To Fracture: outcomes of a Delphi consensus process on physical activity and exercise recommendations for adults with osteoporosis with or without vertebral fractures, *Osteoporos Int* 26(3):891–910, 2015.

Hamidi MS, Gajic-Veljanoski O, Cheung AM: Vitamin K and bone health, *J Clin Densitom* 16(4):409–413, 2013.

Hanley DA, Whiting SJ: Does a high dietary acid content cause bone loss, and can bone loss be prevented with an alkaline diet? *J Clin Densitom* 16(4):420–425, 2013.

Hannon MJ, Verbalis JG: Sodium homeostasis and bone *Curr Opin Nephrol Hypertens* 23(4):370–376, 2014.

Higgs J, Derbyshire E, Styles K: Nutrition and osteoporosis prevention for the orthopaedic surgeon: a wholefoods approach, *EFORT Open Rev* 23;2(6):300–308, 2017.

Holick MF: Sunlight, ultraviolet radiation, vitamin D and skin cancer: how much sunlight do we need? *Adv Exp Med Biol.* 810:1–16, 2014.

Ho-Pham LT, Nguyen ND, Nguyen TV: Effect of vegetarian diets on bone mineral density: a Bayesian meta-analysis, *Am J Clin Nutr* 90(4):943–950, 2009.

Ilich JZ, Brownbill RA, Coster DC: Higher habitual sodium intake is not detrimental for bones in older women with adequate calcium intake, *Eur J Appl Physiol* 109:745–755, 2010.

Institute of Medicine (US) Committee to Review Dietary Reference Intakes for Vitamin D and Calcium; Editors: A Catharine Ross, Christine L Taylor, Ann L Yaktine, and Heather B Del Valle. Washington (DC): National Acad- emies Press (US); 2011.

Ji MX, Yu Q: Primary osteoporosis in postmenopausal women, *Chronic Dis Transl Med* 1(1):9–13, 2015.

Kanis JA, Hans D, Cooper C, et al: Interpretation and use of FRAX in clinical practice, *Osteoporos Int* 22(9):2395–2411, 2011.

Langdahl B, Ferrari S, Dempster DW: Bone modeling and remodeling: potential as therapeutic targets for the treatment of osteoporosis, *Ther Adv Musculoskelet Dis* 8:225–235, 2016.

Lee DR, Lee J, Rota M, et al: Coffee consumption and risk of fractures: a systematic review and dose-response meta-analysis, *Bone* 63:20–28, 2014.

Leslie WD: Ethnic differences in bone mass: clinical implications, *J Clin Endocrinol Metab* 97:4329-4340, 2012.

Mahtani KR, Heneghan CJ, Nunan D, et al: Vitamin K for improved anticoagulation control in patients receiving warfarin, *Cochrane Database Syst Rev* (5):CD009917, 2014.

Munns CF, Shaw N, Kiely M, et al: Global consensus recommendations on prevention and management of nutritional rickets, *J Clin Endocrinol Metab* 101(2):394–415, 2016.

National Osteoporosis Foundation: Clinician's Guide to Prevention and Treatment of Osteoporosis. Cosman F, de Beur SJ, LeBoff MS, Lewiecki EM, Tanner B, Randall S, Lindsay R; National Osteoporosis Foundation. *Osteoporos Int* 25(10):2359–2381, 2014. doi:10.1007/s00198-014-2794-2. Epub 2014 Aug 15. Erratum in: Osteoporos Int. 2015 Jul; 26(7):2045-7.

Natural Medicines Database: *Stinging nettle*. TRC Natural Medicines, October, 2019. Available at: https://naturalmedicines.therapeuticresearch.com/databases/food,-herbs-supplements/professional.aspx?productid=664.

North American Menopause Society: Management of osteoporosis in postmenopausal women: 2010 position statement of the North American Menopause Society, *Menopause* 17:25–54, 2010.

Oliveira A, Vaz C: The role of sarcopenia in the risk of osteoporotic hip fracture, *Clin Rheumatol* 34(10):1673–1680, 2015.

Qaseem A, Forciea MA, McLean RM, et al: Treatment of low bone density or osteoporosis to prevent fractures in men and women: a clinical practice guideline update from the American College of Physicians, *Ann Intern Med* 166(11):818–839, 2017.

Pourshahidi LK: Vitamin D and obesity: current perspectives and future directions, *Proc Nutr Soc* 74(2):115–124, 2015.

Remer T, Krupp D, Shi L: Dietary protein's and dietary acid load's influence on bone health, *Crit Rev Food Sci Nutr* 54(9):1140–1150, 2014.

Richy F, Gourlay M, Ross PD, et al: Validation and comparative evaluation of the osteoporosis self-assessment tool (OST) in a Caucasian population from Belgium, *QJM* 97:39–46, 2004.

Rivadeneira F, Uitterlinden AG: Scrutinizing the genetic underpinnings of bone strength, *J Bone Miner Res* 32(11):2147–2150, 2017.

Rizzoli R, Abraham C, Brandi ML: Nutrition and bone health: turning knowledge and beliefs into healthy behaviour, *Curr Med Res Opin* 30(1):131–141, 2014.

Rizzoli R, Biver E, Bonjour JP, et al: Benefits and safety of dietary protein for bone health-an expert consensus paper endorsed by the European Society for Clinical and Economical Aspects of Osteopororosis, Osteoarthritis, and Musculoskeletal Diseases and by the International Osteoporosis Foundation, *Osteoporos Int* 29(9):1933–1948, 2018. doi:10.1007/s00198-018-4534-5.

Sedrine WB, Chevallier T, Kvasz A, et al: Development and assessment of the Osteoporosis Index of Risk (OSIRIS) to facilitate selection of women for bone densitometry, *Gynecol Endocrinol* 16:245–250, 2002.

Shams-White MM, Chung M, Fu Z, et al: Animal versus plant protein and adult bone health: a systematic review and meta-analysis from the National Osteoporosis Foundation, *PLoS One* 13(2):e0192459, 2018.

Siris ES, Adler R, Bilezikian J, et al: The clinical diagnosis of osteoporosis: a position statement from the National Bone Health Alliance Working Group, *Osteoporos Int* 25(5):1439–1443, 2014.

Suliburska J, Kaczmarek K: Herbal infusions as a source of calcium, magnesium, iron, zinc and copper in human nutrition, *Int J Food Sci Nutr* 63(2):194-198.

Tanumihardjo SA: Vitamin A and bone health: the balancing act, *J Clin Densitom* 16(4):414–419, 2013.

Tucker KL. Vegetarian diets and bone status. *Am J Clin Nutr* 100 (Suppl 1):329S–335S, 2014.

U.S. Department of Health and Human Services, U.S. Department of Agriculture: *2015–2020 Dietary guidelines for Americans*, ed 8, December 2015. Available at: https://health.gov/dietaryguidelines/2015/guidelines/.

Von Mühlen D, Visby Lunde A, Barrett-Connor E, et al: Evaluation of the simple calculated osteoporosis risk estimation (SCORE) in older Caucasian women: the Rancho Bernardo study, *Osteoporos Int* 10: 79–84, 1999.

Veronese N, Stubbs B, Koyanagi A, et al: Pro-inflammatory dietary pattern is associated with fractures in women: an eight-year longitudinal cohort study, *Osteoporos Int* 1:143–151, 2018.

Wagner CL, Greer FR, American Academy of Pediatrics Section on Breastfeeding, American Academy of Pediatrics Committee on Nutrition: Prevention of rickets and vitamin D deficiency in infants, children, and adolescents, *Pediatrics* 122:1142–1152, 2008.

Wallace TC, Marzorati M, Spence L, et al: New frontiers in fibers: Innovative and emerging research on the gut microbiome and bone health, *J Am Coll Nutr* 36(3):218–222, 2017.

Wikoff D, Welsh BT, Henderson R, et al: Systematic review of the potential adverse effects of caffeine consumption in healthy adults, pregnant women, adolescents, and children, *Food Chem Toxicol* 109:585–648, 2017.

Wisse B, for the US National Library of Medicine, US National Institute of Health and Human Services, NIH, Updated 2016. Available at: https://medlineplus.gov/ency/article/003569.htm.

Wright NC, Looker AC, Saag KG, al: The recent prevalence of osteoporosis and low bone mass in the United States based on bone mineral density at the femoral neck or lumbar spine, *J Bone Miner Res* 29(11):2520–2526, 2014.

Wright NC, Saag KG, Dawson-Hughes B, et al: The impact of the new National Bone Health Alliance (NBHA) diagnostic criteria on the prevalence of osteoporosis in the USA, *Osteoporos Int* 28(4):1225–1232, 2017.

Zheng X, Lee SK, Chun OK: Soy isoflavones and osteoporotic bone loss: A review with an emphasis on modulation of bone remodeling, *J Med Food* 19(1):1–14, 2016.

Zofkova I, Davis M, Blahos J: Trace elements have beneficial, as well as detrimental effects on bone homeostasis, *Physiol Res* 66(3):391–402, 2017.

24

Nutrição para Saúde Bucal e Dentária

Janice L. Raymond, MS, RDN, CSG

TERMOS-CHAVE

anticariogênico
cálculo
candidíase
carboidrato fermentável
cárie coronária
cárie dentária
cárie lingual
cárie na primeira infância (CPI)
cárie radicular
cariogenicidade
cariogênico
cariostático
dentina
desmineralização
doença periodontal
edentulismo
erosão dentária
esmalte
estomatite
fluoroapatita
fluorose
gengiva
hidroxiapatita
placa
remineralização
Streptococcus mutans
sulco gengival
xerostomia
xilitol

A dieta e a nutrição desempenham papéis essenciais ao desenvolvimento dos dentes, à integridade da gengiva e da mucosa, à resistência óssea e à prevenção, bem como ao tratamento de doenças da cavidade oral. A dieta tem um efeito local na integridade dentária. O tipo, a forma e a frequência dos alimentos e bebidas consumidos têm efeito direto no pH oral e na atividade microbiana, o que pode promover a cárie dentária. A nutrição afeta sistematicamente o desenvolvimento, a manutenção e a reparação dos dentes e dos tecidos orais.

A nutrição e a dieta afetam a cavidade oral, mas o inverso também é verdadeiro, isto é, o estado da cavidade oral pode afetar a capacidade de consumir uma dieta adequada, além de alcançar o equilíbrio nutricional. Na verdade, há uma sinergia, ao longo da vida, entre a nutrição e a integridade da cavidade oral na saúde e na doença relacionada aos papéis conhecidos da dieta e dos nutrientes no crescimento, no desenvolvimento e na manutenção da estrutura da cavidade oral, sua ossatura e seus tecidos (Touger-Decker e Mobley, 2013).

NUTRIÇÃO PARA O DESENVOLVIMENTO DENTÁRIO

O desenvolvimento dentário primário começa com 2 a 3 meses de gestação, e a mineralização começa com aproximadamente 4 meses de gestação e continua durante os anos pré-adolescência. Portanto, a nutrição materna deve suprir os dentes pré-eruptivos com os materiais de construção apropriados. A nutrição materna inadequada consequentemente afeta o desenvolvimento dentário.

Os dentes são formados pela mineralização de matriz proteica. Na dentina, a proteína está presente como colágeno, que depende da vitamina C para a síntese normal. A vitamina D é essencial ao processo pelo qual o cálcio e o fósforo são depositados nos cristais de hidroxiapatita: uma forma de cálcio e fósforo que ocorre naturalmente e é o componente mineral do esmalte e da dentina. Fluoreto adicionado à hidroxiapatita fornece aos dentes propriedades exclusivas de resistência à cárie durante os períodos de desenvolvimento tanto pré-natal quanto pós-natal.

A dieta e a nutrição são importantes em todas as fases de desenvolvimento, erupção e manutenção dos dentes (Figura 24.1). A dieta e a ingestão de nutrientes no período pós-erupção continuam a afetar o desenvolvimento e a mineralização dos dentes, o desenvolvimento e a força do esmalte, assim como os padrões de erupção dos dentes remanescentes. Os efeitos locais da dieta, particularmente dos carboidratos fermentáveis e da frequência alimentar, afetam a produção de ácidos orgânicos pelas bactérias orais e a taxa de cárie dentária, conforme descrito posteriormente neste capítulo.

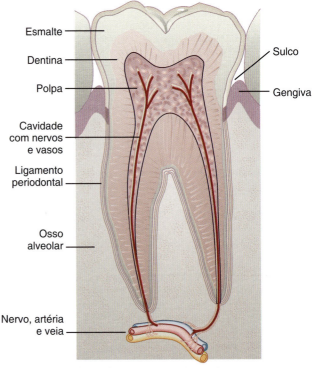

Figura 24.1 Anatomia de um dente.

Partes deste capítulo foram escritas por Diane Rigassio Radler, PhD, RDN.

CÁRIES DENTÁRIAS

As cáries dentárias (descritas posteriormente nesta seção) continuam a ser a doença crônica mais comum tanto em crianças quanto em adultos, apesar do fato de serem preveníveis (*website* do National Institute of Dental and Craniofacial Research). Infelizmente, as diferenças são evidentes na prevalência de cárie: aproximadamente 20 a 25% das crianças dos EUA têm 80% das cáries dentárias. As tendências à cárie dentária demonstraram que crianças que vêm de lares nos quais os pais têm educação universitária têm menos cárie do que crianças de lares nos quais os pais têm uma formação inferior à educação universitária (Centers for Disease Control and Prevention [CDC], 2017). Essas diferenças ou disparidades de saúde podem acontecer como consequência da falta de acesso aos cuidados, custo dos cuidados não reembolsados por fontes pagadoras (p. ex., seguro-saúde, Medicaid), ausência de conhecimento sobre cuidados dentários preventivos ou uma combinação de fatores. Os CDC citam que a porcentagem de crianças norte-americanas de 5 a 19 anos com cárie dentária não tratada entre 2011 e 2014 foi de 18,6%. A porcentagem de adultos norte-americanos com idade entre 20 e 44 anos durante o mesmo período de tempo foi de 31,6%.

Fisiopatologia

As **cáries dentárias** são uma doença infecciosa oral na qual os metabólitos de ácidos orgânicos levam à **desmineralização** gradual do esmalte dentário, seguida de rápida destruição proteolítica da estrutura dentária. A cárie pode ocorrer em qualquer superfície dentária e sua causa envolve muitos fatores. Quatro fatores devem estar presentes simultaneamente: (1) hospedeiro ou superfície do dente suscetível; (2) microrganismos como *Streptococcus* spp. ou *Lactobacillus* spp. na placa dentária ou na cavidade oral; (3) carboidratos fermentáveis na dieta, que servem como substrato para bactérias; (4) tempo (duração) na boca para que as bactérias metabolizem os carboidratos fermentáveis, produzam ácidos e causem uma queda no pH salivar para menos de 5,5. Uma vez que o pH esteja ácido, o que pode ocorrer em minutos, as bactérias orais podem iniciar o processo de desmineralização. A Figura 24.2 mostra a formação da cárie dentária.

Dente suscetível

O desenvolvimento da cárie dentária requer a presença de um dente vulnerável ao ataque. A composição do esmalte e da dentina, a localização dos dentes, a qualidade e a quantidade da saliva, bem como a presença e a extensão das fossetas e das fissuras na coroa do dente são alguns dos fatores que governam a suscetibilidade. A saliva alcalina tem um efeito protetor e a saliva ácida aumenta a suscetibilidade à cárie.

Microbiota oral

O microbiota desempenha um papel importante em nossa saúde e bem-estar. A cavidade oral representa uma das mais diversas comunidades microbianas do corpo humano, composta por pelo menos 700 espécies (Duran-Pinedo e Frias-Lopez, 2015). Os microrganismos da cavidade oral são os agentes etiológicos de uma série de doenças infecciosas, incluindo cárie dentária, doença periodontal, osteíte alveolar (também conhecida como alvéolo seco, que ocorre após a extração de um dente) e tonsilite. Vários estudos relacionaram doenças bucais a doenças sistêmicas e crônicas, incluindo doenças cardiovasculares, parto prematuro, diabetes, pneumonia e, até mesmo, câncer (Whitmore e Lamont, 2014). A grande questão nessa relação é se as alterações na microbiota oral são a causa ou a consequência do processo patológico.

Várias espécies de bactérias produtoras de ácido foram associadas às cáries dentárias. *Streptococcus mutans* é a mais prevalente, seguido por *Lactobacillus casein* e *Streptococcus sanguis*. *Bifidobacterium* spp.,

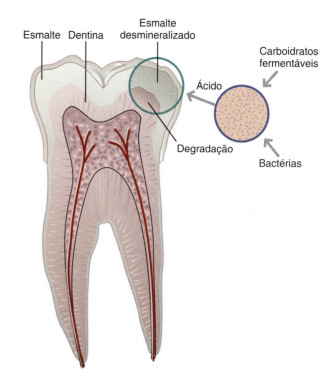

Figura 24.2 Formação da cárie dentária.

Propionibacterium spp. e *Scardovia* sp. também foram associadas à cárie. Em justaposição, algumas bactérias ajudam a manter a homeostase por meio da produção de amônia a partir da arginina e da ureia. Por exemplo, *Streptococcus salivarius*, uma das principais bactérias produtoras de álcalis na boca, expressa o gene da urease em pH ácido e na presença de carboidratos excessivos (Duran-Pinedo e Frias-Lopez, 2015). Variações genéticas do tipo e quantidade de bactérias presentes na cavidade oral contribuem para o aumento do risco de cárie e doença periodontal de um indivíduo, porém a quantidade e a qualidade da higiene oral colaboram diretamente para o risco de doenças infecciosas orais.

Substrato

Os carboidratos fermentáveis – os suscetíveis às ações da amilase salivar – são o substrato ideal para o metabolismo bacteriano. Os ácidos produzidos por seu metabolismo causam queda no pH salivar para menos de 5,5, o que cria o ambiente para degradação e cárie. As bactérias estão sempre presentes e começam a reduzir o pH quando expostas a carboidratos fermentáveis.

Como as *Dietary Guidelines for Americans* e o sistema de orientação alimentar *MyPlate* apoiam uma dieta com alto teor de carboidratos, é importante estar ciente da cariogenicidade dos alimentos. A **cariogenicidade** se refere às propriedades promotoras de cárie de uma dieta ou um alimento. A cariogenicidade de um alimento varia – dependendo da forma em que ocorre sua composição de nutrientes – quando é ingerido em relação a outros alimentos e líquidos, a duração de sua exposição ao dente, assim como a frequência com que é ingerido (Boxe 24.1). Os indivíduos devem estar cientes da forma dos alimentos consumidos e da frequência de ingestão para integrar hábitos positivos da dieta e hábitos de higiene oral para a redução do risco de doenças bucais.

Os carboidratos fermentáveis são encontrados em três dos cinco grupos de alimentos do sistema de orientação alimentar *MyPlate*: (1) grãos, (2) frutas e (3) laticínios. Embora alguns vegetais possam conter carboidratos fermentáveis, pouco tem sido relatado sobre a cariogenicidade, ou propriedades promotoras de cárie, dos vegetais.

> **Boxe 24.1** Fatores que afetam a cariogenicidade dos alimentos.
>
> Frequência de consumo
> Forma alimentar (líquida ou sólida, dissolvendo-se lentamente)
> Sequência de ingestão de certos alimentos e bebidas
> Combinação de alimentos
> Composição nutricional de alimentos e bebidas
> Duração da exposição dos dentes

Exemplos de grãos e amidos cariogênicos por natureza de sua composição de carboidratos fermentáveis incluem: biscoitos, batatas fritas, *pretzels*, cereais quentes e frios e pães.

Todas as frutas (frescas, secas e em conserva) e sucos de frutas podem ser cariogênicos. Frutas com alto teor de água, como melão, apresentam menor cariogenicidade do que outras, como banana e frutas secas. Bebidas à base de frutas, refrigerantes, chás gelados e outras bebidas adoçadas com açúcar, sobremesas, biscoitos, doces, bolos e produtos de confeitaria podem ser cariogênicos. Produtos lácteos adoçados com frutose, sacarose ou outros açúcares também podem ser cariogênicos por causa dos açúcares adicionados. Entretanto, os laticínios são ricos em cálcio e sua natureza alcalina pode ter uma influência positiva, reduzindo o potencial cariogênico do alimento.

Como outros açúcares (glicose, frutose, maltose e lactose), a sacarose estimula a atividade bacteriana. A relação causal entre sacarose e cárie dentária foi estabelecida (Moynihan e Kelly, 2014). Todas as formas dietéticas de açúcar, incluindo mel, melaço, açúcar mascavo, agave e sólidos de xarope de milho, têm potencial cariogênico, bem como podem ser usados por bactérias para produzir ácidos que corroem o esmalte.

Promoção de cárie por alimentos individuais

É importante diferenciar os alimentos cariogênicos, cariostáticos e anticariogênicos. Alimentos **cariogênicos** são aqueles que contêm carboidratos fermentáveis que, em contato com microrganismos na boca, podem causar queda do pH salivar para 5,5 ou menos, além de estimular o processo de cárie.

Alimentos **cariostáticos** não contribuem para a cárie, não são metabolizados por microrganismos e não causam queda no pH salivar para 5,5 ou menos em 30 minutos. Exemplos de alimentos cariostáticos são alimentos proteicos, por exemplo: ovos, peixes, carnes e aves, a maioria dos vegetais, gorduras e chicletes sem açúcar. De acordo com a American Dental Association (ADA, 2014), a goma de mascar sem açúcar pode ajudar a reduzir o potencial de cárie por causa de sua capacidade de aumentar o fluxo de saliva e porque usa adoçantes sem carboidratos.

Alimentos **anticariogênicos** são aqueles que, ao serem ingeridos antes de um alimento acidogênico, evitam que a placa reconheça o alimento acidogênico. Os exemplos são os queijos *cheddar* envelhecido, Monterey Jack e suíço por causa da caseína, do cálcio e do fosfato presentes no queijo. O açúcar-álcool de cinco carbonos, **xilitol**, é considerado anticariogênico, uma vez que as bactérias não podem metabolizar os açúcares de cinco carbonos da mesma forma que os açúcares de seis carbonos, como glicose, sacarose e frutose. O xilitol não é decomposto pela amilase salivar e não está sujeito à degradação bacteriana. A estimulação salivar leva ao aumento da atividade de tamponamento da saliva e ao subsequente aumento da depuração de carboidratos fermentáveis das superfícies dos dentes. Outro mecanismo anticariogênico da goma de xilitol é que ela substitui os carboidratos fermentáveis na dieta. *Streptococcus mutans* não consegue metabolizar o xilitol, além de ser inibido por ele. A atividade antimicrobiana contra *Streptococcus mutans* e o efeito da goma de mascar na estimulação salivar são protetores; ademais, os consumidores devem ser aconselhados a procurar gomas de mascar em que o xilitol esteja listado como o primeiro ingrediente.

A **remineralização** é a restauração mineral da hidroxiapatita no esmalte dentário. Fosfopeptídeo de caseína-fosfato de cálcio amorfo (CPP-ACP, do inglês *casein phosphopeptide-amorphous calcium phosphate*) é uma substância que promove a remineralização de superfícies de esmalte (Cochrane et al., 2012). Atualmente, ela está disponível como ingrediente comercializado com a marca registrada Recaldent™ (Cadbury Enterprises, Austrália), bem como em algumas marcas de goma de mascar. Um estudo prospectivo randomizado sobre sua eficácia em uma população específica com cárie precoce não mostrou efeito (Beerens et al., 2017).

Fatores que afetam a cariogenicidade dos alimentos

A cariogenicidade também é influenciada por volume e qualidade da saliva, sequência, consistência e composição de nutrientes dos alimentos ingeridos, acúmulo de placa dentária e predisposição genética do hospedeiro à cárie.

Forma e consistência

A forma e a consistência de um alimento têm um efeito significativo sobre seu potencial cariogênico e sua capacidade de redução do pH ou de tamponamento. A forma alimentar determina a duração da exposição ou o tempo de retenção de um alimento na boca, o que, por sua vez, afeta a duração da diminuição do pH ou da atividade produtora de ácido. Os líquidos são rapidamente eliminados da boca e têm baixa aderência (ou capacidade de retenção). Alimentos sólidos – como bolachas, salgadinhos, *pretzels*, cereais secos e biscoitos – podem grudar entre os dentes (chamados de *espaços interproximais*) e ter capacidade elevada de aderência (ou retenção).

A consistência também afeta a adesão. Alimentos mastigáveis (como balas de goma e *marshmallows*), embora tenham alto teor de açúcar, estimulam a produção de saliva e têm menor potencial de aderência do que alimentos sólidos e viscosos ou grudentos (como *pretzels*, *bagels* ou bananas). Alimentos com elevado teor de fibras com poucos ou nenhum carboidrato fermentável (como pipoca e vegetais crus) são cariostáticos.

Exposição

A duração da exposição pode ser melhor explicada com alimentos ricos em amido, que são carboidratos fermentáveis sujeitos à ação da amilase salivar. Quanto mais tempo os amidos são retidos na boca, maior sua cariogenicidade. Com tempo suficiente, como quando as partículas de alimento se alojam entre os dentes, a amilase salivar disponibiliza substrato adicional, pois hidrolisa o amido em açúcares simples. As técnicas de processamento – seja por hidrólise parcial, seja pela redução do tamanho das partículas – tornam alguns amidos rapidamente fermentáveis, aumentando sua disponibilidade para a ação enzimática.

Balas contendo açúcar aumentam rapidamente a quantidade de açúcar disponível na cavidade oral para ser hidrolisado pelas bactérias. Chupar balas duras, como pirulitos ou balas de hortelã açucaradas, resulta em exposição prolongada ao açúcar na boca. Lanches e sobremesas à base de carboidratos simples (p. ex., batatas fritas, *pretzels*, biscoitos, bolos e *donuts*) fornecem concentrações orais de açúcar gradualmente crescentes por um período mais longo, pois esses alimentos geralmente aderem às superfícies dos dentes e são retidos por períodos mais longos do que os doces. Nas crianças em idade escolar, lanches mais frequentes de alimentos que contêm carboidratos foram associados a maior incidência de cárie dentária (Garcia et al., 2017).

Composição nutricional

A composição nutricional contribui para a capacidade de um substrato de produzir ácido e para a duração da exposição ao ácido. Os produtos lácteos, em virtude de seu potencial de tamponamento de cálcio e fósforo, são considerados de baixo potencial cariogênico. As evidências sugerem que o queijo e o leite, quando consumidos com alimentos cariogênicos, ajudam a tamponar o pH ácido produzido pelos alimentos cariogênicos. Por causa das propriedades anticariogênicas do queijo, comer queijo com um carboidrato fermentável, como sobremesa no fim de uma refeição, pode diminuir a cariogenicidade da refeição e da sobremesa (Ravishankar et al., 2012).

As nozes – que não contêm uma quantidade significativa de carboidratos fermentáveis e são ricas em gordura e fibras alimentares – são cariostáticas. Alimentos proteicos, como frutos do mar, carnes, ovos e aves, com outras gorduras, como óleos, margarina, manteiga e sementes, também são cariostáticos.

Sequência e frequência da alimentação

A sequência da alimentação e a combinação de alimentos também afetam o potencial de cáries do substrato. As bananas – que são cariogênicas por causa de seu conteúdo de carboidratos fermentáveis e capacidade de aderência – têm menos potencial para contribuir para a cárie quando consumidas com cereais e leite do que quando consumidas sozinhas como lanche. O leite, como líquido, reduz a capacidade de aderência da fruta. Bolachas consumidas com queijo são menos cariogênicas do que quando ingeridas isoladamente.

A frequência com que um alimento ou bebida com potencial cariogênico é consumido determina o número de oportunidades para a produção de ácido. Cada vez que um carboidrato fermentável seja consumido, o declínio no pH é iniciado dentro de 5 a 15 minutos, causando atividade promotora de cárie. Refeições e lanches pequenos e frequentes, geralmente com alto teor de carboidratos fermentáveis, aumentam a cariogenicidade de uma dieta mais do que uma dieta composta de três refeições e lanches mínimos. Comer vários biscoitos em sequência, seguido por escovação dos dentes ou enxágue da boca com água, é menos cariogênico do que comer um único biscoito em várias oportunidades ao longo do dia. A Tabela 24.1 lista mensagens que podem ser transmitidas às crianças para a redução do risco de desenvolver cáries dentárias.

Processo da cárie

O processo da cárie começa com a produção de ácidos como um subproduto do metabolismo bacteriano que ocorre na placa dentária. A descalcificação do esmalte superficial continua até que a ação de tamponamento da saliva seja capaz de elevar o pH acima do nível crítico. Ver Boxe 24.2 para obter as diretrizes de prevenção e o *Practice Paper* da Academy of Nutrition and Dietetics on Oral Health and Nutrition (Mallonee et al., 2014).

A **placa** é a massa viscosa e incolor de microrganismos e polissacarídeos que se forma ao redor do dente e adere aos dentes e às gengivas. Ele abriga bactérias formadoras de ácido e mantém os produtos orgânicos de seu metabolismo em contato próximo com a superfície do esmalte. À medida que uma cavidade se desenvolve, a placa bloqueia

---

Boxe 24.2   Diretrizes de prevenção de cáries.

Escove os dentes pelo menos 2 vezes/dia, preferencialmente após as refeições
Enxágue a boca após as refeições e os lanches
Mastigue goma de mascar sem açúcar por 15 a 20 min após as refeições e lanches
Use fio dental 2 vezes/dia
Use pastas de dentes fluoretadas
Combine alimentos cariogênicos com alimentos cariostáticos
Escolha nos lanches os alimentos cariostáticos e anticariogênicos, como queijo, nozes, pipoca e vegetais
Limite a ingestão de alimentos e bebidas com carboidratos fermentáveis entre as refeições

---

Tabela 24.1   Mensagens nutricionais relacionadas à saúde oral para crianças de 3 a 10 anos e seus cuidadores.

Mensagem	Justificativa
Consuma alimentos amiláceos, grudentos ou açucarados com alimentos não açucarados	O pH aumentará se um item não açucarado que estimula a salivação for ingerido imediatamente antes, durante ou depois de um estímulo
Combine os laticínios com uma refeição ou lanche	Os produtos lácteos (leite desnatado, iogurte) intensificam a remineralização e contêm cálcio
Combine alimentos fibrosos, como frutas e vegetais frescos, com carboidratos fermentáveis	Alimentos fibrosos induzem a produção de saliva e a capacidade de tamponamento
Espace as refeições e ocasiões de alimentação com pelo menos 2 h de intervalo e limite o tempo do lanche a 15 a 30 min	Os carboidratos fermentáveis ingeridos sequencialmente um após o outro promovem a desmineralização
Limite os lanches na hora de dormir	A produção de saliva diminui durante o sono
Limite o consumo de alimentos ácidos, como bebidas esportivas, sucos e refrigerantes	Alimentos ácidos promovem a erosão dentária que aumenta o risco de cáries
Combine proteínas com carboidratos em lanches. Exemplos: atum e biscoitos, maçãs e queijo	As proteínas atuam como tampões e são cariostáticas
Combine alimentos crus e cozidos ou processados em um lanche	Os alimentos crus estimulam a mastigação e a produção de saliva, enquanto os alimentos cozidos ou processados podem estar mais disponíveis para o metabolismo bacteriano se ingeridos isoladamente
Incentive o uso de gomas de mascar e balas à base de xilitol ou sorbitol imediatamente após uma refeição ou lanche*	Cinco minutos de exposição são eficazes para aumentar a produção de saliva e o pH da placa dentária
Recomende suplementos de vitaminas e minerais mastigáveis e medicamentos na forma de xarope sem açúcar	Variedades sem açúcar estão disponíveis e devem ser sugeridas para grupos de risco elevado de cáries
Incentive as crianças com DRGE pediátrica a aderir às diretrizes dietéticas	DRGE aumenta o risco de erosão dental e, portanto, aumenta o risco de cáries

*Gomas de mascar não são recomendadas para crianças menores de 6 anos.
DRGE, doença do refluxo gastresofágico.
(Modificada de Mobley C: Frequent dietary intake and oral health in children 3 to 10 years of age, *Building Blocks* 25:17, 2001.)

o dente, até certo ponto, da ação de tamponamento e remineralização da saliva. Com o tempo, a placa se combina com o cálcio e endurece para formar o **cálculo**.

Um pH ácido também é necessário para a formação da placa. Refrigerantes (dietéticos e regulares), bebidas esportivas, sucos cítricos e isotônicos do tipo "ade" (como Gatorade® e Powerade® etc.) e suplementos mastigáveis de vitamina C têm alto teor de ácido, assim como podem contribuir para a erosão (Tedesco et al., 2012). Uma pesquisa usando os dados da *National Health and Nutrition Examination Survey III* (NHANES) relatou significativamente mais cáries dentárias em crianças (idades de 2 a 10 anos) que consumiram grandes quantidades de refrigerantes ou sucos carbonatados em comparação a crianças que apresentaram um consumo elevado de água ou leite (Sohn et al., 2006). Outras bebidas e alimentos contribuem para a **erosão dentária**, a perda de minerais da superfície dos dentes por um processo químico na presença de ácido (Garcia et al., 2017). A prática popular atual de beber água com frutos é um perigo para o esmalte dentário. As águas flavorizadas, como água com limão ou outras frutas cítricas adicionadas, têm níveis de pH tão baixos quanto 3. A água da torneira normal tem um pH de 6 a 8.

Papéis da saliva

O fluxo salivar limpa os alimentos ao redor dos dentes como um meio de reduzir o risco de cáries. O sistema bicarbonato-ácido carbônico, o cálcio e o fósforo na saliva também fornecem ação tampão para neutralizar o metabolismo bacteriano ácido. Uma vez que a ação tampão tenha restaurado o pH acima do ponto crítico, pode ocorrer remineralização. Se o fluoreto estiver presente na saliva, os minerais são depositados na forma de **fluoroapatita**, que é resistente à erosão. A produção salivar diminui como consequência de doenças que afetam a função da glândula salivar (p. ex., síndrome de Sjögren), como um efeito colateral do jejum, a partir do resultado da radioterapia na cabeça e pescoço envolvendo a glândula parótida. Isso ocorre normalmente durante o sono e o envelhecimento, com o uso de medicamentos associados à redução do fluxo salivar ou com **xerostomia**, boca seca causada por produção inadequada de saliva. Estima-se que 400 a 500 medicamentos atualmente disponíveis por prescrição ou sem receita possam causar boca seca. O grau de xerostomia pode variar; todavia, pode ser causado por medicamentos como os que tratam depressão, hipertensão, ansiedade, vírus da imunodeficiência humana (HIV) e alergias.

Padrões de cárie

Os padrões de cárie descrevem a localização e as superfícies dos dentes afetados. A **cárie coronária** afeta a coroa do dente, a parte do dente visível acima da linha da gengiva e pode ocorrer em qualquer superfície do dente. Embora a incidência geral de cárie nos EUA tenha diminuído, muitos estados relatam que 40 a 70% das crianças apresentam alguma cárie aos 8 anos (CDC, 2017).

A **cárie radicular**, que ocorre nas superfícies radiculares dos dentes secundariamente à retração gengival, afeta uma grande parte da população idosa. A cárie radicular é uma infecção dentária que está aumentando em adultos mais velhos, em parte porque essa população está retendo seus dentes naturais por mais tempo. As gengivas recuam com a idade, expondo a superfície da raiz. Outros fatores relacionados ao aumento da incidência desse padrão de cárie são a falta de água fluoretada, práticas inadequadas de higiene oral, diminuição da saliva e alimentação frequente com carboidratos fermentáveis. A demência parece aumentar o risco de cárie dentária, o que provavelmente está relacionado a um declínio no autocuidado e nas habilidades motoras (Brennan e Strauss, 2014). O tratamento da cárie radicular inclui restauração dentária e aconselhamento nutricional. A má saúde bucal causada por cáries, dor ou edentulismo com frequência afeta negativamente a ingestão alimentar e o estado nutricional em adultos idosos (ver Capítulo 19.)

Cárie lingual, ou cárie no lado lingual (superfície próxima ou em direção à língua) dos dentes anteriores, é observada em pessoas com refluxo gastrintestinal, bulimia ou anorexia e bulimia (ver Capítulo 21). A ingestão frequente de carboidratos fermentáveis, combinada com regurgitação ou vômito induzido do conteúdo ácido do estômago, resulta em um influxo constante de ácido na cavidade oral. O ácido contribui para a erosão das superfícies dos dentes, o que pode acarretar sensibilidade do dente e cárie dentária. O padrão de erosão pode ser indicativo de erosão de refluxo em comparação à erosão de alimentos ou bebidas (Schlueter et al., 2012).

Fluoreto

O fluoreto é um elemento importante nos ossos e dentes (Palmer e Gilbert, 2012). Usado de forma sistêmica e local, constitui medida de saúde pública segura e eficaz para reduzir a incidência e a prevalência de cárie dentária (ADA, 2014; CDC, 2017). A fluoretação da água começou em 1940. Em 1999, os CDC listaram a fluoretação da água como uma das 10 maiores conquistas de saúde pública do século 20 devido à sua influência na redução da taxa de cárie dentária (CDC, 2017). O efeito do fluoreto na prevenção da cárie continua com a fluoretação da água, pastas de dentes fluoretadas, enxaguantes orais e dentifrícios, bem como bebidas feitas com água fluoretada. Concentrações ideais de fluoretação de água (0,7 a 1,2 ppm) podem fornecer proteção contra o desenvolvimento de cáries sem causar manchas nos dentes (ADA, 2014). Apesar das posições da ADA e da Academy of Nutrition and Dietetics (AND), assim como dos dados dos CDC sobre fluoreto para saúde bucal, existe uma controvérsia sobre o uso de fluoreto tópico nos dentes e a fluoretação sistêmica no abastecimento de água. Os argumentos contra o uso generalizado de fluoreto incluem alegações de que ele pode ser cancerígeno e tóxico; todavia, os consumidores devem ser incentivados a consultar as evidências.

Mecanismo de ação

Existem quatro mecanismos primários de ação do fluoreto nos dentes: (1) quando incorporado ao esmalte e à dentina com cálcio e fósforo, forma a fluoroapatita, um composto mais resistente ao desafio ácido do que a hidroxiapatita, (2) promove a reparação e a remineralização das superfícies dos dentes com sinais precoces de cárie (lesões de cárie incipientes), (3) ajuda a reverter o processo de cárie enquanto promove o desenvolvimento de uma superfície dentária que tem maior resistência à cárie e (4) ajuda a deter os efeitos deletérios das bactérias na cavidade oral, pois interfere na formação e na função dos microrganismos.

Fontes alimentares

A maioria dos alimentos, a menos que preparada com água fluoretada, contém quantidades mínimas de fluoreto, exceto o chá fabricado, que tem aproximadamente 1,4 ppm (Morin, 2006). O fluoreto pode ser adicionado não intencionalmente à dieta de várias maneiras, inclusive por meio do uso de água fluoretada no processamento de alimentos e bebidas. Os sucos de frutas e bebidas, principalmente o suco de uva-branca produzido em cidades com água fluoretada, podem ter um teor elevado de fluoreto; no entanto, devido à grande variação no teor de fluoreto, é difícil estimar as quantidades consumidas.

Suplementação

Os profissionais de saúde devem considerar a ingestão de líquidos pela criança, bem como as fontes de alimentos e a disponibilidade de água fluoretada na comunidade antes de prescrever suplementos com fluoreto. Como os ossos são repositórios de fluoreto, farinha de osso, farinha de peixe e gelatina feita de ossos são fontes potentes do mineral. Em comunidades sem água fluoretada, suplementos dietéticos de fluoreto podem ser recomendados para crianças de 6 meses a 16 anos.

O fluoreto pode ser usado tópica e sistemicamente. Quando consumido em alimentos e bebidas, ele entra na circulação sistêmica e se deposita nos ossos e dentes. As fontes sistêmicas também têm um benefício tópico ao fornecer fluoreto à saliva. Uma pequena quantidade de fluoreto penetra nos tecidos moles; o restante é excretado. A principal fonte de fluoreto sistêmico é a água fluoretada; os alimentos e as bebidas fornecem uma quantidade menor. A Tabela 24.2 contém um esquema de suplementação de fluoreto.

Os suplementos de fluoreto não são recomendados para lactentes alimentados com fórmula ou lactentes amamentados com leite materno que vivem em comunidades com abastecimento de água fluoretada – se esses bebês receberem água potável entre as mamadas. Se o lactente não beber água entre as mamadas ou beber água mineral engarrafada estando em uma dieta apenas de leite materno, a suplementação de fluoreto é recomendada de acordo com as diretrizes estabelecidas. Os suplementos de fluoreto devem ser prescritos pelo médico da criança e eles não estão disponíveis como suplementos de venda livre sem receita (ADA, 2014).

As fontes tópicas de fluoreto incluem cremes dentais, géis e enxaguantes usados pelos consumidores diariamente, com formas mais concentradas aplicadas por profissionais da odontologia na forma de géis, espumas e enxágues. A exposição frequente ao fluoreto por meio de fluoretos tópicos, cremes dentais fluoretados, enxágues e água fluoretada é importante para manter a concentração ideal de fluoreto, porém o consumo excessivo deve ser evitado.

Excesso de fluoreto

A fluorose ocorre quando muito fluoreto é fornecido durante o desenvolvimento dos dentes e pode variar de leve a grave e se apresenta nos dentes de maneira imperceptível a manchas escuras muito evidentes nos dentes. As causas da fluorose leve pela ingestão excessiva de fluoreto incluem o uso indevido de suplementos dietéticos de fluoreto, a ingestão de cremes dentais fluoretados e enxaguantes, além do consumo excessivo de fluoreto secundário ao fluoreto em alimentos e bebidas processados em áreas com abastecimento de água fluoretada e transportados para outras áreas. Os fluoretos tópicos, disponíveis como cremes dentais fluoretados e enxaguantes bucais, são fontes eficazes de fluoreto que podem ser usadas em casa, na escola ou no consultório odontológico. Os esforços para a prevenção da cárie em crianças em idade pré-escolar incluem modificação da dieta, fluoretação da água ou suplementos em áreas com abastecimento de água não fluoretado, assim como escovação supervisionada com creme dental fluoretado (ADA, 2014).

Crianças menores de 6 anos não devem usar enxaguantes bucais fluoretados, e as crianças mais velhas devem ser instruídas a utilizar, mas não engolir, o enxaguante bucal. Não deve ser colocada mais do que uma quantidade de pasta de dente do tamanho de uma ervilha na escova de dentes de uma criança para reduzir o risco de fluoreto excessivo acidental. O fluoreto é mais eficaz quando administrado desde o nascimento até as idades de 12 a 13 anos, período em que ocorre a mineralização dos dentes permanentes não erupcionados.

CÁRIE NA PRIMEIRA INFÂNCIA

A cárie na primeira infância (CPI), ou cárie precoce na infância (CPI), geralmente chamada "cárie da mamadeira", descreve um padrão de cáries nos dentes maxilares anteriores (superiores) de lactentes e crianças pequenas. As características incluem lesões de cárie de desenvolvimento rápido nos dentes decíduos anteriores, assim como a presença de lesões nas superfícies dos dentes geralmente não associadas a um risco elevado de cárie. Como a cárie continua sendo uma doença bucal comum na infância, ela é um marcador primário para a saúde bucal de uma criança. Bons hábitos de comportamento e padrões de nutrição infantil devem ser incentivados desde a infância.

Fisiopatologia e incidência

Frequentemente, a CPI é causada pela alimentação prolongada com mamadeira, especialmente à noite, de suco, leite, fórmula ou outras bebidas adoçadas. O tempo prolongado de contato com as bebidas contendo carboidratos fermentáveis – com a posição da língua contra o mamilo ou bico da mamadeira, que causa acúmulo de líquido ao redor dos incisivos maxilares, principalmente durante o sono – contribui para o processo de cárie. Os dentes anteriores mandibulares geralmente são poupados (Figura 24.3) por causa da posição protetora do lábio e da língua, além da presença de um ducto salivar no assoalho da boca. Normalmente, as crianças de famílias de baixa renda e populações minoritárias apresentam a maior quantidade de doenças bucais, a doença mais extensa e o uso mais frequente de serviços odontológicos para alívio da dor, ainda que essas crianças tenham o menor número de consultas odontológicas em geral (CDC, 2017).

Cuidado nutricional

O tratamento da CPI inclui educação sobre dieta e higiene oral para pais, responsáveis e cuidadores. As mensagens devem ser direcionadas para combater os hábitos de saúde que contribuem para esse problema: higiene oral deficiente, falha em escovar os dentes de uma criança pelo menos diariamente, uso frequente de mamadeiras com bebidas açucaradas e falta de água fluoretada. As diretrizes dietéticas incluem a remoção da mamadeira para dormir, assim como a modificação da frequência e do conteúdo das mamadeiras diurnas. O conteúdo do frasco deve ser limitado a água, fórmula ou leite. Lactentes e crianças pequenas não devem ser colocados na cama com mamadeira. Dentes e gengivas devem ser limpos com uma compressa de gaze ou pano depois de todas as alimentações por mamadeira. Todos os esforços devem ser feitos para desmamar as crianças da mamadeira até 1 ano. A ação educativa deve ser positiva e simples, com foco nos hábitos de higiene bucal e na promoção de uma alimentação balanceada e

Tabela 24.2 Programação da suplementação com fluoreto na dieta.

	CONCENTRAÇÃO DO ÍON FLUORETO NA ÁGUA POTÁVEL (ppm)*		
Idade	< 0,3 ppm	0,3 a 0,6 ppm	> 0,6 ppm
Nascimento até 6 meses	Nenhum	Nenhum	Nenhum
6 meses a 3 anos	0,25 mg/dia†	Nenhum	Nenhum
3 a 6 anos	0,50 mg/dia	0,25 mg/dia	Nenhum
6 a 16 anos	1,0 mg/dia	0,50 mg/dia	Nenhum

*1 ppm = 1 mg/ℓ.
†2,2 mg de fluoreto de sódio contêm 1 mg de íon fluoreto.
Aprovada pela American Dental Association, American Academy of Pediatrics e American Academy of Pediatric Dentistry, 1994.

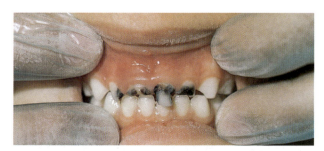

Figura 24.3 Cárie na primeira infância. (De Swartz MH: *Textbook of physical diagnosis, history, and examination*, ed 5, Philadelphia, 2006, Saunders.)

saudável. Os lanches entre as refeições devem incluir alimentos cariostáticos. Quando os alimentos forem cariogênicos, devem ser seguidos de escovação dos dentes ou enxágue da boca. Os pais e cuidadores precisam entender as causas e consequências das CPI, além de como elas podem ser evitadas.

PREVENÇÃO DE CÁRIES

Os programas de prevenção da cárie enfocam dieta balanceada, modificação das fontes e quantidades de carboidratos fermentáveis, bem como integração das práticas de higiene bucal aos estilos de vida individuais. As refeições e lanches devem ser seguidos de escovação e enxágue da boca com água de forma vigorosa. Hábitos positivos devem ser encorajados, incluindo consumir alimentos anticariogênicos ou cariostáticos, mascar chicletes ou gomas de mascar sem açúcar após comer ou beber produtos cariogênicos e comer doces com as refeições, em vez de como lanches. Apesar do potencial de uma dieta baseada nas diretrizes dietéticas ser cariogênica, com planejamento adequado e boa higiene oral, uma dieta balanceada de baixo risco cariogênico pode ser planejada (ver Figura 24.4 para uma amostra de dieta).

As práticas a serem evitadas incluem beberiçar bebidas adoçadas com açúcar e com pH baixo por longos períodos. Adicionar limão e outras frutas à água se tornou uma prática comum, mas isso reduz o pH e, em geral, deve ser evitado. Lanches frequentes e ingestão de balas de hortelã com açúcar ou balas duras são desencorajados. Medicamentos mastigáveis ou líquidos sem prescrição médica e preparações vitamínicas, como vitamina C mastigável ou xarope líquido para tosse, podem conter açúcar, bem como contribuir para o risco de cárie. Pacientes com disfagia podem usar agentes espessantes em bebidas ou alimentos líquidos (sopas) para reduzir o risco de aspiração. A boa higiene oral deve ser enfatizada nessas situações, pois o espessante pode conter carboidratos fermentáveis, ser viscoso e o tipo de disfagia pode colaborar para a eliminação inadequada do alimento da cavidade oral.

Os carboidratos fermentáveis, como doces, bolachas, biscoitos, pastéis, *pretzels*, biscoitos salgados, batatas fritas e até frutas, devem ser consumidos com as refeições. Notavelmente, lanches e sobremesas "sem gordura", batatas fritas e biscoitos de lanche "assados" tendem a ter uma concentração de açúcar simples mais alta do que suas contrapartes com um teor mais elevado de gordura.

PERDA DE DENTE E PRÓTESES (DENTADURAS)

A perda de dentes (**edentulismo**) e as próteses removíveis (dentaduras) podem ter um efeito significativo nos hábitos alimentares, função mastigatória, olfato e adequação nutricional. À medida que o estado da dentição diminui, o desempenho mastigatório fica comprometido e pode ter um efeito negativo nas escolhas alimentares, resultando na diminuição da ingestão de carne, grãos integrais, frutas e vegetais (Tsakos et al., 2010). Esse problema é mais pronunciado em adultos idosos, cujo apetite e ingestão podem ser ainda mais comprometidos por doenças crônicas, isolamento social e uso de vários medicamentos (ver Capítulo 19).

As próteses (dentaduras) devem ser verificadas periodicamente por um profissional da área odontológica para o ajuste adequado. Mudanças na massa corporal ou no osso alveolar ao longo do tempo podem alterar o ajuste das dentaduras. Esse é um problema comum em idosos que interfere na alimentação; além disso, o aconselhamento sobre as escolhas alimentares e texturas adequadas é recomendado.

Cuidado nutricional

Dentaduras totais substituem os dentes perdidos, mas não são um substituto perfeito para a dentição natural. Antes e depois da colocação da dentadura, muitos indivíduos podem ter dificuldade de mordedura e mastigação. Os alimentos considerados como causadores da maior dificuldade para pessoas com dentaduras completas incluem frutas e vegetais inteiros frescos (p. ex., maçãs e cenouras), pães com crosta dura e carnes musculares inteiras. Portanto, uma avaliação dietética e o aconselhamento relacionado à saúde bucal devem ser proporcionados ao usuário de dentadura. Devem ser fornecidas orientações simples para corte e preparo de frutas e vegetais para minimizar a necessidade de morder, bem como reduzir a quantidade pela mastigação. A importância de hábitos alimentares positivos deve ser enfatizada como um componente da saúde total. De modo geral, as diretrizes que reforçam a importância de uma dieta balanceada devem fazer parte do aconselhamento de rotina dado a todos os pacientes.

OUTRAS DOENÇAS ORAIS

As doenças orais vão além da cárie dentária. Deficiências de várias vitaminas (riboflavina, folato, B_{12} e C) e minerais (ferro e zinco) podem ser detectadas primeiro na cavidade oral devido à rápida renovação (*turnover*) do tecido da mucosa oral. A doença periodontal é uma doença local e sistêmica. Nutrientes selecionados desempenham um papel, incluindo vitaminas A, C e E, folato, betacaroteno e os minerais cálcio, fósforo e zinco (ver Capítulo 5).

O câncer oral, muitas vezes uma consequência do tabagismo e do uso de álcool, pode ter um efeito significativo na capacidade de se alimentar e no estado nutricional. Esse problema é agravado pelo aumento das necessidades energéticas e de nutrientes de pessoas com carcinomas orais. Além disso, cirurgia, radioterapia e quimioterapia são modalidades usadas para tratar câncer oral e que também podem

Café da manhã:	1½ xícara de cereal de aveia torrado + 1 xícara de leite semidesnatado ou 2 fatias de torrada de trigo com 30 g de queijo derretido 1 xícara de frutas vermelhas frescas café + leite semidesnatado **Escovar os dentes**
Almoço:	2 fatias de *pizza* de cogumelos Salada pequena com 2 colheres de sopa de molho italiano 473 mℓ de água mineral Banana **Conclua com 2 tabletes de goma de xilitol**
Lanche da tarde:	1 xícara de *pretzels* + 30 g de queijo
Jantar:	Salada com 2 colheres de sopa de queijo ralado 1½ xícara de espaguete + 1 xícara de molho marinara + ½ xícara de pimentões refogados 1 xícara de salada de frutas frescas 1 fatia de pão italiano com 1 colher de margarina ½ xícara de sorvete 1 xícara de leite semidesnatado
Lanche:	4 xícaras de pipoca **Escove os dentes antes de dormir**

Figura 24.4 Planejamento de dieta balanceada com baixo risco cariogênico.

afetar a ingestão alimentar, o apetite e a integridade da cavidade oral. Alguns, mas não todos os problemas que afetam a cavidade oral, são discutidos aqui com os cuidados nutricionais relevantes. Os pacientes podem experimentar produtos naturais sem receita, assim como produtos para prevenir ou tratar doenças ou condições bucais (ver boxe *Visão clínica: Produtos naturais na saúde bucal*).

DOENÇA PERIODONTAL

Fisiopatologia

A doença periodontal é uma inflamação da gengiva com infecção causada por bactérias orais e subsequente destruição do aparelho de fixação do dente. A doença não tratada resulta em perda gradual da fixação do dente ao osso. A progressão é influenciada pela saúde geral do hospedeiro e pela integridade do sistema imunológico. O principal fator causal no desenvolvimento da doença periodontal é a placa. A placa no sulco gengival, um espaço raso em forma de V ao redor do dente, produz toxinas que destroem o tecido, bem como permitem o afrouxamento dos dentes. Fatores importantes na defesa da gengiva à invasão bacteriana são: (1) higiene oral, (2) integridade do sistema imunológico e (3) nutrição ideal. Os mecanismos de defesa do tecido gengival, barreira epitelial e saliva são afetados pela ingestão de nutrientes e pelo estado nutricional. O tecido epitelial saudável impede a penetração de endotoxinas bacterianas no tecido subgengival.

Cuidado nutricional

As deficiências de vitamina C, folato e zinco aumentam a permeabilidade da barreira gengival no sulco gengival, aumentando a suscetibilidade à doença periodontal. A deterioração grave da gengiva é observada em indivíduos com escorbuto ou deficiência de vitamina C. As vitaminas A e E, o betacaroteno e as proteínas desempenham uma função na manutenção da integridade do sistema imunológico e gengival. Além disso, atualmente, há evidências de que alguns antioxidantes podem mediar a inflamação associada à doença periodontal (Najeeb et al., 2016). Quando a doença periodontal causa dor e faz com que se evitem alimentos, a ingestão de nutrientes pode ser limitada e deve ser monitorada (Staudte et al., 2012). As texturas modificadas dos alimentos podem ser benéficas para minimizar os déficits de nutrientes. Os papéis do cálcio e da vitamina D estão relacionados à ligação entre a osteoporose e a doença periodontal, em que a perda óssea pode ser o denominador comum.

Em sociedades em que a desnutrição e as doenças periodontais são prevalentes, a má higiene oral também é geralmente evidente. Em tais casos, é difícil determinar se a desnutrição é a causa da doença ou um dos muitos fatores contribuintes, incluindo higiene oral deficiente, forte acúmulo de placa, saliva insuficiente ou doença coexistente.

As estratégias de tratamento para o paciente ou cliente com doença periodontal seguem muitas das mesmas diretrizes para a prevenção da cárie listadas no Boxe 24.2. A doença periodontal grave pode ser tratada cirurgicamente. A adequação da dieta é particularmente importante antes e depois da cirurgia periodontal, quando os nutrientes adequados são necessários para regenerar o tecido e apoiar a imunidade para prevenir infecções. A adequação de energia, proteínas e micronutrientes deve fazer parte do plano de cuidados pós-operatórios.

MANIFESTAÇÕES ORAIS DA DOENÇA SISTÊMICA

Doenças sistêmicas agudas – como câncer e infecções, além de doenças crônicas, como diabetes melito, doenças autoimunes e doença renal crônica – são caracterizadas por manifestações orais que podem alterar a dieta e o estado nutricional. As terapias contra o câncer, incluindo a irradiação da região da cabeça e pescoço, quimioterapia e cirurgias na cavidade oral, têm um efeito significativo na integridade da cavidade oral e na capacidade de se alimentar de um indivíduo, o que pode, consequentemente, afetar o estado nutricional (ver Capítulo 35).

Se a condição da boca afetar adversamente as escolhas alimentares de uma pessoa, a pessoa com doença crônica pode não ser capaz de seguir uma dieta ideal para a nutrição clínica. Por exemplo, o diabetes mal controlado pode se manifestar em xerostomia ou candidíase, que pode, então, afetar a capacidade de consumir uma dieta para controlar adequadamente o açúcar no sangue, deteriorando ainda mais o controle da glicemia.

Além disso, muitos medicamentos alteram a integridade da mucosa oral, o paladar ou a produção de saliva. A fenitoína pode causar gengivite grave. Muitos dos medicamentos inibidores da protease usados para tratar o HIV e a síndrome da imunodeficiência adquirida (AIDS) estão associados a paladar alterado e boca seca. A redução da

---

VISÃO CLÍNICA
Produtos naturais na saúde bucal

Os produtos naturais incluem suplementos fitoterápicos e dietéticos e probióticos (National Center for Complementary and Integrative Health [NCCIH], 2015). A seguir, há uma lista de alguns suplementos fitoterápicos e dietéticos que podem ser usados para prevenir ou tratar problemas de saúde bucal. Ver Capítulo 11 para obter mais informações sobre a eficácia e a segurança dos produtos naturais antes de escolher usá-los em adição ou em substituição à terapia convencional.

Uso(s) oral(is)	Produto natural	Uso	Considerações
Mucosite	Ácido hialurônico	Topicamente (gel oral)	
	Camomila-dos-alemães	Enxaguante oral	Pode causar reação alérgica em indivíduos sensíveis à família das margaridas
	Glutamina	Enxaguante oral	
	Iodo	Enxaguante oral (em tratamento de quimioterapia)	
	Caulim	Enxaguante oral (em tratamento de radiação)	
	Aloé (babosa)	Enxaguante oral	Apenas o gel pode ser ingerido. Evite folhas inteiras e látex de aloé
Lesões da mucosa	*Ulmus rubra*	Topicamente (losangos)	
Doença periodontal	Coenzima Q_{10}	Sistematicamente	
	Xilitol	Em goma de mascar ou no lugar de carboidratos fermentáveis	

Natural Medicines Comprehensive Database (www.naturaldatabase.com).

saliva contribui para o aumento do risco de cárie, bem como pode alterar a capacidade de formar um bolo alimentar e deglutir alimentos, especialmente alimentos secos que se desintegram com a mastigação. Deve-se ter cuidado para avaliar os efeitos da medicação na cavidade oral e minimizar esses efeitos por meio de alterações na dieta ou terapia medicamentosa.

Diabetes melito

O diabetes está associado a várias doenças bucais, muitas das quais ocorrem apenas em períodos de controle inadequado da glicose. Essas doenças incluem síndrome da ardência bucal, doença periodontal, candidíase, cárie dentária e xerostomia. As condições microangiopáticas observadas no diabetes, com respostas alteradas à infecção, contribuem para o risco de doença periodontal nas pessoas afetadas. A infecção dentária, mais comum em pessoas com diabetes, leva à deterioração do controle do diabetes (Al-Khabbaz, 2014).

Infecções fúngicas

As infecções fúngicas da orofaringe podem causar queimação, boca dolorida e disfagia. As úlceras que acompanham as infecções virais, como herpes simples e citomegalovírus, causam dor e podem levar à redução da ingestão oral. Alimentos ou bebidas muito quentes e frios, especiarias e alimentos azedos ou ácidos podem causar dor e devem ser evitados. O consumo de alimentos em temperatura branda e úmidos, sem adição de temperos deve ser incentivado. São úteis refeições pequenas e frequentes, seguidas de enxágue com água morna ou escovação para reduzir o risco de cárie dentária. Uma vez identificados o tipo e a extensão das manifestações bucais, um plano de cuidados nutricionais pode ser desenvolvido. Suplementos orais com alto teor de energia e proteínas em forma de pudim ou líquido podem ser necessários para atender às necessidades de nutrientes, além de otimizar a cicatrização.

Cânceres de cabeça e pescoço

Os cânceres de cabeça, pescoço e orais podem alterar a capacidade de se alimentar e o estado nutricional por causa das cirurgias e terapias usadas para tratá-los. A cirurgia, dependendo da localização e da extensão, pode alterar a capacidade de comer ou deglutir, bem como a capacidade de produzir saliva. A radioterapia da região da cabeça e pescoço e os agentes quimioterápicos podem afetar tanto a quantidade e a qualidade da saliva quanto a integridade da mucosa oral. A saliva espessa e viscosa costuma ser uma consequência da radioterapia na área da cabeça e do pescoço, causando xerostomia. O manejo dietético se concentra nas recomendações descritas anteriormente para a xerostomia, com as modificações na consistência dos alimentos após a cirurgia (ver os Capítulos 35 e 39).

Infecção por HIV e AIDS

Infecções virais e fúngicas, estomatite, xerostomia, doença periodontal e sarcoma de Kaposi são manifestações orais do HIV que podem causar limitações na ingestão de nutrientes e resultar em perda de peso e comprometimento do estado nutricional. Essas infecções geralmente são agravadas por resposta imune comprometida, desnutrição preexistente e consequências gastrintestinais da infecção pelo HIV (ver Capítulo 36). As doenças virais, incluindo herpes simples e citomegalovírus, resultam em ulcerações dolorosas da mucosa.

A **estomatite**, ou a inflamação da mucosa oral, causa dor intensa e ulceração da gengiva, da mucosa oral e do palato, o que torna o ato de comer doloroso. A **candidíase** na língua, no palato ou no esôfago pode tornar a mastigação, a sucção e a deglutição dolorosas (odinofagia), comprometendo, assim, a ingestão. A Tabela 24.3 descreve os efeitos das infecções orais associadas.

Xerostomia

A xerostomia (boca seca) é observada no diabetes melito mal controlado, na síndrome de Sjögren, em outras doenças autoimunes e como consequência da radioterapia, além de certos medicamentos (Boxe 24.3). A xerostomia da radioterapia pode ser mais permanente do que aquela de outras causas. Os procedimentos de radioterapia para poupar a glândula parótida devem ser implementados, quando possível, para reduzir os danos à glândula salivar. Os esforços para estimular a produção de saliva usando o medicamento pilocarpina e balas sem açúcar com sabor cítrico podem aliviar as dificuldades alimentares.

Indivíduos sem qualquer saliva têm mais dificuldade para comer e os agentes salivares artificiais podem não oferecer alívio o suficiente. A falta de saliva, além de causar dor e aumentar o risco de cárie dentária e infecções, impede todos os aspectos da alimentação, incluindo a mastigação, a formação do bolo alimentar, a deglutição e o sentido do paladar. As diretrizes dietéticas enfocam o uso de alimentos úmidos sem adição de temperos, o aumento do consumo de líquidos com e entre todas as refeições e lanches, assim como as escolhas alimentares criteriosas.

Boxe 24.3 Medicamentos que podem causar xerostomia.

Agentes ansiolíticos	Diuréticos
Anticonvulsivantes	Inibidores da recaptação de serotonina
Antidepressivos	Narcóticos
Anti-histamínicos	Sedativos
Anti-hipertensivos	Tranquilizantes

Tabela 24.3 Efeitos das infecções orais.

Localização	Problema	Efeito	Manejo da dieta
Cavidade oral	Candidíase, SK, herpes, estomatite	Dor, infecção, lesões, capacidade alterada de comer, disgeusia	Aumente a ingestão de energia e de proteínas; administre suplementos orais; forneça educação sobre redução do risco de cárie
	Xerostomia	Aumento do risco de cárie, dor, dificuldade de mastigação, falta de saliva para formar o bolo alimentar, tendência de o alimento grudar, disgeusia	Alimentos úmidos, macios e não picantes; alimentos e líquidos "suaves" frios ou mornos; educação sobre redução do risco de cárie
Esôfago	Candidíase, herpes, SK, criptosporidiose	Disfagia, odinofagia	Experimente a suplementação oral primeiro; se não obtiver sucesso, inicie a alimentação NG usando uma sonda de alimentação de silicone Silastic® ou GEP
	CMV, com ou sem ulceração	Disfagia, acúmulo de alimentos	GEP

CMV, citomegalovírus; *GEP*, gastrostomia endoscópica percutânea; *NG*, nasogástrica; *SK*, sarcoma de Kaposi.

Problemas com alimentos com mastigáveis (bife), quebradiços com farelos (bolo, biscoitos, arroz), secos (batatas fritas, biscoitos) e pegajosos (manteiga de amendoim) são comuns em pessoas com xerostomia grave. Alternativas devem ser sugeridas ou os alimentos devem ser evitados para prevenir o risco de disfagia. Beber água com um toque de limão ou lima ou mesmo água efervescente com sabor cítrico, chupar uvas ou frutas vermelhas azedas congeladas ou comer doces sem açúcar pode ajudar. Como esses alimentos ou bebidas podem conter carboidratos fermentáveis ou contribuir para a redução do pH, bons hábitos de higiene oral são importantes na redução do risco de cárie dentária e devem ser praticados após todas as refeições e lanches.

CASO CLÍNICO

Gina é mulher branca, de 74 anos, com histórico de diabetes tipo 2, hipertensão e artrite. Ela afirma que seu dentista disse que ela tem xerostomia e doença periodontal e que precisará de múltiplas exodontias, bem como de uma prótese total maxilar (superior) e mandibular parcial (inferior). Por causa do estado de seus dentes, ela consome alimentos macios e muito refrigerante dietético, pois sua boca sempre fica seca. Ela toma gliburida para o controle da glicose, anlodipino para o controle da pressão arterial e glicosamina e condroitina para aliviar a artrite. Ela mede 1,55 m e pesa 79,8 kg. Ela mora sozinha, mas recebe ajuda de sua família e amigos para comprar comida e cozinhar. Ocasionalmente, ela realiza automonitoramento da glicemia de jejum por meio de punção digital e afirma que sua leitura normal é 150 mg/dℓ.

Declarações de diagnóstico nutricional
- Dificuldade na mastigação relacionada à dentição deficiente e à xerostomia, conforme evidenciado pelo relato do paciente e pela escolha de alimentos macios
- Valor laboratorial relacionado à nutrição alterado (glicose) em relação a diabetes e dieta com alto índice glicêmico, conforme evidenciado por hiperglicemia e doença periodontal.

Perguntas sobre cuidados com a nutrição
1. Quais são as influências culturais, educacionais, socioeconômicas e ambientais que afetam a saúde dental e nutricional?
2. Quais são as recomendações do aconselhamento dietético para as condições dentais (extrações antecipadas, boca seca, próteses [dentaduras] totais e parciais)?
3. Liste uma intervenção apropriada para cada uma das declarações de diagnóstico. Como você avalia o impacto de sua intervenção?
4. O que você avaliaria em sua consulta de acompanhamento (monitoramento) com Gina?

WEBSITES ÚTEIS

American Academy of Pediatric Dentistry
American Academy of Periodontology
American Dental Association
American Dental Hygienists Association
Diabetes and Oral Health
National Institute of Dental and Craniofacial Research
Oral Health America
Surgeon General Report on Oral Health
World Health Organization on Oral Health

REFERÊNCIAS BIBLIOGRÁFICAS

Al-Khabbaz AK: Type 2 diabetes mellitus and periodontal disease severity, *Oral Health Prev Dent* 12:77–82, 2014.

American Dental Association: *ADA Fluoridation Policy & Statements*, 2014. Available at: https://www.ada.org/en/public-programs/advocating-for-the-public/fluoride-and-fluoridation/fluoride-clinical-guidelines.

Beerens MW, Ten Cate JM, Buijs MJ, et al: Long-term remineralizing effect of MI Paste Plus on regression of early caries after orthodontic fixed appliance treatment: a 12-month follow-up randomized controlled trial, *Eur J Orthod* 40:457–464, 2017.

Brennan LJ, Strauss J: Cognitive impairment in older adults and oral health considerations: treatment and management, *Dent Clin North Am* 58(4):815–828, 2014.

Centers for Disease Control and Prevention: *National oral health surveillance system*, 2017. Available at: https://www.cdc.gov/oralhealthdata/overview/nohss.html.

Cochrane NJ, Shen P, Byrne SJ, et al: Remineralisation by chewing sugar-free gums in a randomised, controlled in situ trial including dietary intake and gauze to promote plaque formation, *Caries Res* 46:147–155, 2012.

Duran-Pinedo AE, Frias-Lopez J: Beyond microbial community composition: functional activities of the oral microbiome in health and disease, *Microbes Infect* 17:505–516, 2015.

Garcia RI, Kleinman D, Holt K, et al: Healthy futures: engaging the oral health community in childhood obesity prevention - conference summary and recommendations, *J Public Health Dent* 77(Suppl 1):S136–S140, 2017.

Mallonee LFH, Boyd LD, Stegeman C: Practice paper of the Academy of Nutrition and Dietetics on Oral Health and Nutrition, *JAND* 114:958, 2014.

Morin K: Fluoride: action and use, *MCN Am J Matern Child Nurs* 31:127, 2006.

Moynihan PJ, Kelly SA: Effect on caries of restricting sugars intake: systematic review to inform WHO guidelines, *J Dent Res* 93:8–18, 2014.

Najeeb S, Zafar MS, Khurshid Z, et al: The role of nutrition in periodontal health: an update, *Nutrients* 8(9):E530, 2016.

National Center for Complementary and Integrative Health: *Complementary, alternative, or integrative health: what's in a name?* 2015. Available at: https://nccih.nih.gov/health/integrative-health#types.

Palmer CA, Gilbert JA: Position of the Academy of Nutrition and Dietetics: the impact of fluoride on health, *J Acad Nutr Diet* 112:1443–1453, 2012.

Ravishankar TL, Yadav V, Tangade PS, et al: Effect of consuming different dairy products on calcium, phosphorus and pH levels of human dental plaque: a comparative study, *Eur Arch Paediatr Dent* 13:144–148, 2012.

Schlueter N, Jaeggi T, Lussi A: Is dental erosion really a problem? *Adv Dent Res* 24:68–71, 2012.

Sohn W, Burt BA, Sowers MR: Carbonated soft drinks and dental caries in the primary dentition, *J Dent Res* 85:262–266, 2006.

Staudte H, Kranz S, Völpel A, et al: Comparison of nutrient intake between patients with periodontitis and healthy subjects, *Quintessence Int* 43:907–916, 2012.

Tedesco TK, Gomes NG, Soares FZ, et al: Erosive effects of beverages in the presence or absence of caries simulation by acidogenic challenge on human primary enamel: an in vitro study, *Eur Arch Paediatr Dent* 13:36–40, 2012.

Touger-Decker R, Mobley C: Position of the Academy of Nutrition and Dietetics: oral health and nutrition, *J Acad Nutr Diet* 113:693–701, 2013.

Tsakos G, Herrick K, Sheiham A, et al: Edentulism and fruit and vegetable intake in low-income adults, *J Dent Res* 89:462–467, 2010.

Whitmore SE, Lamont RJ: Oral bacteria and cancer, *PLoS Pathog* 10:e1003933, 2014.

PARTE 5

Terapia Médica Nutricional

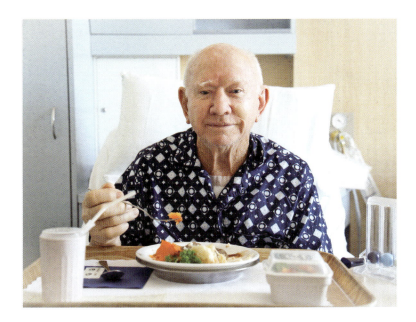

Esta seção contém capítulos que refletem a evolução da ciência da nutrição, desde a identificação dos requerimentos nutricionais e a aplicação prática desses conhecimentos, até os conceitos que relacionam a nutrição à prevenção de doenças crônicas e degenerativas e à otimização da saúde. O papel da nutrição na redução da inflamação, um dos principais contribuintes para doenças crônicas, apoia a conscientização sobre a dieta alimentar na prevenção e no tratamento de doenças.

A terapia médica nutricional (TMN) inclui avaliação nutricional (análise), diagnóstico nutricional, intervenções, monitoramento e avaliação da doença. Em alguns casos, a TMN se torna uma medida preventiva poderosa. A lista de doenças passíveis de intervenção nutricional continua a aumentar, especialmente porque muitas doenças e enfermidades são agora conhecidas por terem um componente genético e uma conexão com a via de expressão gene-nutriente.

As práticas sofisticadas de alimentação e nutrição colocam uma responsabilidade cada vez maior sobre aqueles que fornecem cuidados nutricionais. Os distúrbios relacionados à nutrição incluídos nesta seção podem ser controlados por mudanças nas práticas alimentares com base no conhecimento atual. O objetivo da terapia médica nutricional é mover o indivíduo do *continuum* da doença em direção à melhor saúde nutricional e ao bem-estar geral.

25

Nutrição Clínica para Reações Adversas a Alimentos: Alergias e Intolerâncias Alimentares

L. Kathleen Mahan, MS, RDN, CD
Kathie Madonna Swift, MS, RDN, LDN, FAND

TERMOS-CHAVE

alergênio
alergia à proteína do leite de vaca (APLV)
alergia alimentar
anafilaxia
anafilaxia induzida por exercício dependente de alimentos (AIEDA)
anticorpos
antígeno
atopia
aumento da permeabilidade intestinal ou "intestino permeável"
basófilos
célula apresentadora de antígeno (CAA)
células B
células B regulatórias (B-reg)
células dendríticas (CDs)
células T
células T *helper* (Th)
células Th1
células Th2
células T regulatórias (T-reg)
células T supressoras
citocinas
dermatite atópica
diagnóstico baseado em componentes (CRD)
diamina oxidase (DAO)
diário de alimentos e sintomas
dieta de eliminação
dieta de eliminação de seis alimentos (DESA)
dieta de eliminação em etapas de 2-4-6 alimentos
dieta FAILSAFE
disbiose
doença relacionada à sensibilidade (DRS)
eosinófilos
epigenética
epítopo
esofagite eosinofílica (EoE)
galactose-alfa-1,3-galactose (alfagal)
gastrenterite eosinofílica (GEE)
granulócitos
hipótese de alergênio duplo
histamina
histamina-N-metiltransferase (HNMT)
imunoglobulina (Ig)
imunoterapia com alergênio (ITA)
intolerância alimentar
Food Allergen Labeling and Consumer Protection Act (FALCPA)
linfócito
"marcha atópica"
mastócitos
mediadores inflamatórios
microbiota
prebióticos
probióticos
proctocolite ou proctite induzida por proteína alimentar (PIPA)
reações adversas a alimentos
reações mediadas por IgE
reações não mediadas por IgE
reatividade cruzada
reatividade imunológica ou autoimune ao alimento
rotulagem de alergênios preventiva (RAP)
sensibilidade alimentar
sensibilização
síndrome da enterocolite induzida por proteína alimentar (SEIPA)
síndrome da proteína de transferência de lipídeos (LTPS)
síndrome de alergia oral (SAO)
síndrome de alergia pólen-alimento (SAPA)
síndrome do látex-fruta ou síndrome látex-alimentos
síndrome sistêmica de alergia ao níquel (SSAN)
tecido linfoide associado ao intestino (GALT)
teste cutâneo por picada (TCP)
teste de IgE sérica específica para alergênios alimentares
teste de provocação alimentar duplo-cego controlado por placebo (TPA-DCCP)
teste de provocação oral (TPO) com alimentos
tolerância oral
tiramina

As reações adversas a alimentos são comuns e implicadas em muitas condições como resultado do envolvimento dos principais sistemas orgânicos, incluindo os sistemas dermatológico, respiratório, digestório e neurológico. O manejo das reações adversas a alimentos é complexo devido às diversas respostas pelas quais o corpo reage aos alimentos e aos componentes dos alimentos e à natureza multifacetada dos mecanismos envolvidos. A relevância clínica das reações adversas a alimentos deve ser cuidadosamente analisada, avaliada e reavaliada usando o processo de cuidado nutricional (Figura 25.1).

DEFINIÇÕES

As **reações adversas a alimentos** abrangem alergias e intolerâncias alimentares, ambas podendo envolver múltiplos sistemas, causar diversos sintomas e impactar negativamente a saúde.

A **alergia alimentar** é definida como um efeito adverso à saúde resultante de uma resposta imunológica específica, que ocorre de forma reproduzível na exposição a determinado alimento. Um alimento é definido como qualquer substância – seja processada, semiprocessada ou crua – que se destine ao consumo humano e inclui

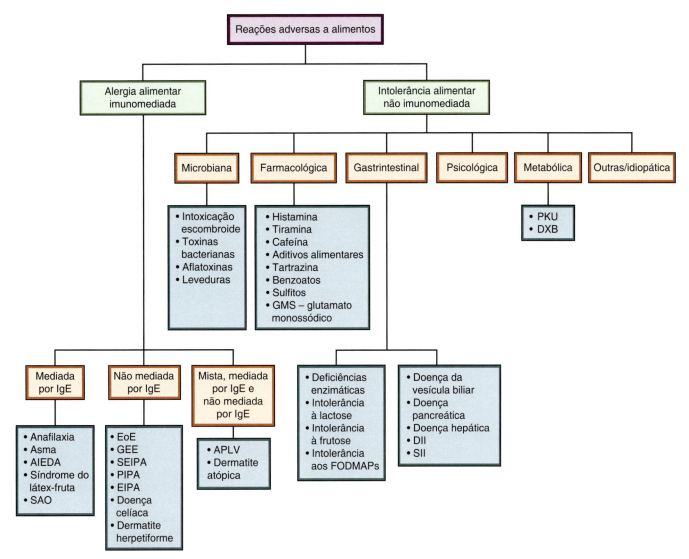

Figura 25.1 Reações adversas a alimentos. *AIEDA*, anafilaxia induzida por exercício dependente de alimentos; *APLV*, alergia à proteína do leite de vaca; *DII*, doença inflamatória intestinal; *DXB*, doença da urina do xarope de bordo; *EIPA*, enteropatia induzida por proteína alimentar; *EoE*, esofagite eosinofílica; *FODMAP*, síndrome do frutossacarídeos, oligossacarídeos, dissacarídeos, monossacarídeos e polióis fermentáveis; *GEE*, gastrenterite eosinofílica; *PIPA*, proctocolite induzida por proteína alimentar; *PKU*, fenilcetonúria; *SAO*, síndrome de alergia oral; *SEIPA*, síndrome da enterocolite induzida por proteína alimentar; *SII*, síndrome do intestino irritável.

bebidas, gomas de mascar, aditivos alimentares e suplementos dietéticos. Os componentes dos alimentos que desencadeiam reações imunológicas são chamados de antígenos e, na maioria das vezes, são glicoproteínas que interagem com as células do sistema imunológico e iniciam o desenvolvimento de uma alergia alimentar (National Academies of Sciences, Engineering, and Medicine [NASEM], 2017).

Os sintomas podem variar de urticária a anafilaxia com risco de morte. A alergia alimentar provoca reações a alimentos que incluem as seguintes:

- Reações que induzem a produção de imunoglobulinas específicas, como IgE
- Reações que resultam da liberação de mediadores inflamatórios em resposta à IgE produzida contra materiais não alimentares, como polens inalados ou látex
- Reações que resultam de mediadores inflamatórios liberados de granulócitos, como eosinófilos no sistema digestório
- Reações que afetam o sistema digestório (enteropatias) devido a proteínas do leite ou soja
- Distúrbios gastrintestinais, como doença celíaca (enteropatia sensível ao glúten), que tem um componente imunológico.

A intolerância alimentar é uma reação adversa a um alimento ou componente do alimento que carece de uma fisiopatologia imunológica identificada. Resulta da incapacidade do corpo de digerir, absorver ou metabolizar um alimento ou um componente do alimento. Essas reações não imunomediadas são causadas por mecanismos metabólicos, toxicológicos, farmacológicos, microbianos e indefinidos (idiopáticos) (Sicherer e Sampson, 2018). Por exemplo, um indivíduo pode ser intolerante ao leite devido à incapacidade de digerir o carboidrato lactose ou intolerante a alimentos contendo histamina devido a deficiências enzimáticas ou outros mecanismos (Tabela 25.1).

Outros termos são usados por médicos, pesquisadores, pacientes e pela mídia, mas não são formalmente aceitos pelas principais organizações de alergia alimentar. O termo **sensibilidade alimentar** é usado quando não está esclarecido se a reação é imunologicamente relacionada ou se deve a um defeito bioquímico ou fisiológico (Joneja, 2013). A **reatividade imunológica ou autoimune ao alimento** foi proposta por Vojdani para se referir ao conceito de que quando a tolerância normal do corpo a substâncias antigênicas amigáveis (autoantígenos produzidos pelo sistema imunológico do indivíduo) é

Tabela 25.1 Alguns exemplos de intolerâncias alimentares.

Causa	Alimento(s) associado(s)	Sintomas
Distúrbios gastrintestinais		
Deficiências enzimáticas		
Intolerância à lactose (deficiência de lactase)	Alimentos que contêm lactose e leite de mamífero	Inchaço, flatulência, diarreia, dor abdominal
Deficiência de glicose-6-fosfato desidrogenase	Feijão-fava	Anemia hemolítica
Intolerância à frutose	Alimentos contendo frutose ou sacarose	Inchaço, flatulência, diarreia, dor abdominal
Intolerância aos FODMAPs	Alimentos contendo frutossacarídeos, oligossacarídeos, dissacarídeos, monossacarídeos e polióis	Inchaço, flatulência, diarreia, cólicas, dor abdominal
Doenças		
Fibrose cística	Os sintomas podem ser precipitados por muitos alimentos, especialmente alimentos ricos em lipídeos	Inchaço, fezes pastosas sem formato, dor abdominal, má absorção
Doenças da vesícula biliar	Os sintomas podem ser precipitados por alimentos ricos em lipídeos	Dor abdominal depois de comer
Doenças pancreáticas / Doença inflamatória intestinal	Os sintomas podem ser precipitados pela alimentação	Anorexia, náuseas, disgeusia e outros sintomas gastrintestinais
Erros inatos do metabolismo		
Fenilcetonúria	Alimentos contendo fenilalanina	Concentrações séricas elevadas de fenilalanina, retardo mental
Galactosemia	Alimentos contendo lactose ou galactose	Vômito, letargia, deficiência de desenvolvimento
Reações psicológicas ou neurológicas		
Transtorno psicológico ou neurológico	Os sintomas podem ser precipitados por qualquer alimento	Grande variedade de sintomas envolvendo qualquer sistema
Reações a agentes farmacológicos em alimentos		
Feniletilamina	Chocolate, queijos envelhecidos, vinho tinto	Enxaqueca
Tiramina	Queijos envelhecidos, levedura de cerveja, vinho tinto, peixe enlatado, fígado de galinha, banana, berinjela, tomate, framboesa, ameixa	Enxaqueca, eritema cutâneo, urticária e crise hipertensiva em pacientes que tomam inibidores da monoamina oxidase (IMAO)
Histamina e agentes liberadores de histamina	Queijos envelhecidos, alimentos fermentados (p. ex., chucrute, iogurte, *kefir*), carnes processadas (p. ex., salsicha, mortadela, salame), peixes enlatados e defumados, feijão-vermelho, soja, frutas cítricas, abacate, berinjela, azeitonas, tomates e produtos à base de tomate, chocolate, cacau, chá, fermento, muitas especiarias, muitos aditivos e conservantes alimentares, mariscos, clara de ovo, abacate, morango, abacaxi, espinafre, nozes, amendoim, álcool	Tontura, rubor, erupções de pele, eritema, coriza, dores de cabeça, diminuição da pressão arterial, náuseas, vômitos, dispneia, edema, urticária, eczema, prurido
Reações a aditivos alimentares		
Corantes artificiais: tartrazina ou amarelo FD&C n° 5 e outros corantes azo	Alimentos, refrigerantes, alguns medicamentos de cor amarela ou laranja-amarelada, coloridos artificialmente	Urticária, erupção na pele, asma, náuseas, cefaleias
Benzoatos: ácido benzoico ou benzoato de sódio	Em alimentos processados, como conservantes antimicrobianos; conservantes de cor; agentes de branqueamento. Ocorrem naturalmente em frutas vermelhas, canela e outras especiarias, chá. Pratos com molhos picantes e *curry* em pó, abacate, frutas secas, algumas bebidas carbonatadas, misturas para drinques, calda de *milk-shake*, alguns alimentos enlatados como feijão, batatas fritas com sabor, molhos para salada	Urticária, erupção cutânea, asma, angioedema, congestão nasal, dor de cabeça, dermatite de contato, diversos sintomas do sistema digestório
Hidroxianisol butilado (BHA); hidroxitolueno butilado (BHT)	Alimentos processados: usados como antioxidantes; também usado em materiais de embalagem de alimentos	Reações na pele, como urticária
Glutamato monossódico (GMS)	Alimentos processados (alimentos enlatados, batatas fritas, molhos, pós para sopas instantâneas etc.) adicionados como intensificadores de sabor; frequentemente usado na culinária asiática. O ácido glutâmico de ocorrência natural é encontrado em queijos envelhecidos como parmesão, molho de peixe, cogumelos, espinafre, Marmite® (intensificador de sabor de uso popular no Reino Unido)	Dormência facial, formigamento e dormência nas mãos e pés, tontura, problemas de equilíbrio, distúrbios visuais, dores de cabeça, asma, rubor, diversos sintomas do sistema digestório

(continua)

Tabela 25.1 Alguns exemplos de intolerâncias alimentares. (Continuação)

Causa	Alimento(s) associado(s)	Sintomas
Nitratos e nitritos	Alimentos processados contendo nitrito de sódio, nitrato de sódio, nitrito de potássio e nitrato de potássio; comumente encontrado em carnes curadas, carnes enlatadas, peixe defumado, patê, carnes em conserva	Rubor, urticária, enxaqueca, outras dores de cabeça, sintomas do sistema digestório
Salicilatos	Ocorre naturalmente em uma variedade de frutas, vegetais e especiarias	Angioedema, asma, urticária; pessoas sensíveis ao ácido acetilsalicílico têm maior risco de desenvolver intolerância
Sulfitos		
Sulfito de sódio, sulfito de potássio, metabissulfito de sódio, metabissulfito de potássio, bissulfito de sódio, bissulfito de potássio, dióxido de enxofre	Camarão, abacate, preparados para purê de batata instantâneo, batata frita, salsicha, frutas e vegetais enlatados, frutas e vegetais secos, sucos ácidos, vinho, cerveja, cidra, refrigerantes, frutas e vegetais frescos tratados com sulfitos para evitar o escurecimento e muitos outros alimentos processados	Asma aguda e anafilaxia em pessoas com asma; reações na pele e nas membranas mucosas
Reações à contaminação microbiana ou toxinas em alimentos		
As bactérias *Proteus* spp., *Klebsiella* spp. ou *Escherichia coli* fazem com que a histidina se decomponha em uma histamina	Peixe escombroide não refrigerado (atum, bonito, cavala); toxina termoestável produzida	Intoxicação por peixes escombroides (coceira, erupção na pele, vômitos, diarreia); reação do tipo anafilático

interrompida por causa de doença, lesão, choque, traumatismo, fármacos ou transfusão sanguínea, a ingestão de alimentos contendo substâncias antigênicas com composição semelhante àqueles autoantígenos do corpo pode resultar na produção de anticorpos que reagem aos antígenos alimentares e aos próprios tecidos do corpo (Vojdani, 2015a). A **doença relacionada à sensibilidade (DRS)** também foi proposta como uma condição que ocorre quando um indivíduo é exposto a algum tipo de toxina ou estressor e, então, torna-se sensível a um alimento, inalante ou substância química, embora os mecanismos não estejam esclarecidos (Genuis, 2010) (Boxe 25.1).

PREVALÊNCIA

Há evidências de que as reações adversas a alimentos são mais prevalentes do que no passado, com um aumento dramático nas alergias

Boxe 25.1 Reações adversas a alimentos: definições.

- **Alergênios**: os componentes dos alimentos que desencadeiam reações imunológicas adversas; na maioria das vezes são proteínas, glicoproteínas ou haptenos específicos, que podem interagir com as células imunológicas do corpo de uma forma que leva ao desenvolvimento de alergia alimentar
- **Alergia alimentar:** uma reação adversa imunomediada a um alimento, geralmente uma proteína alimentar ou glicoproteína específica à qual a pessoa foi sensibilizada e que, quando ingerida, causa a liberação de mediadores inflamatórios ou substâncias químicas que atuam nos tecidos do corpo e resultam em sintomas. A reação pode ser ou mediada por IgE ou não mediada por IgE e ocorre de forma reproduzível após a exposição a esse alimento
- **Atopia:** uma condição de predisposição genética para produzir anticorpos IgE excessivos em resposta a um alergênio, que resulta no desenvolvimento de sintomas típicos, como asma, rinite, conjuntivite ou eczema
- **Dessensibilização:** um estado de não responsividade clínica e imunológica a um alergênio alimentar, que pode ser induzido pela administração cuidadosa e guiada por um médico de quantidades gradualmente crescentes do alergênio em um curto período (horas a dias); a manutenção de tal dessensibilização geralmente requer exposição regular contínua ao alergênio
- **Doença relacionada à sensibilidade**: o conceito de que um indivíduo que é exposto a algum tipo de produto tóxico ou insulto pode, então, por mecanismos ainda não esclarecidos, tornar-se sensível a um alimento, inalante ou substância química (Genuis, 2010)
- **Exposição a alergênio duplo:** hipótese de que a exposição ambiental a alergênios alimentares através da pele ou a exposição a partículas transportadas pelo ar no início da vida pode levar a sensibilização e alergia, e que o consumo oral desses mesmos alimentos durante um período de desenvolvimento adequado, também no início da vida, resulta em tolerância
- **Intolerância alimentar**: uma reação adversa a um alimento ou componente alimentar que carece de fisiopatologia imunológica identificada
- **Reações adversas a alimentos**: abrangem alergias alimentares e intolerâncias alimentares, podendo ambas resulta em sintomas angustiantes e afetar negativamente a saúde
- **Reatividade cruzada**: quando um anticorpo reage não apenas com o alergênio original, mas também com um alergênio semelhante; ocorre quando um alergênio alimentar compartilha similaridade estrutural ou de sequência com um alergênio alimentar ou aeroalergênio diferente (ou seja, um pólen), o que pode desencadear uma reação adversa semelhante à desencadeada pelo alergênio alimentar original; a reatividade cruzada é comum, por exemplo, entre diferentes mariscos e diferentes nozes, e na síndrome de alergia pólen-alimento (SAPA)
- **Reatividade imunológica ou autoimune ao alimento:** o conceito de que quando a tolerância normal do corpo a substâncias antigênicas amigáveis (autoantígenos produzidos pelo organismo de um indivíduo) é interrompida por causa de doença, lesão, choque, traumatismo, cirurgia, fármacos, transfusão de sangue ou desencadeadores ambientais, a ingestão de alimentos contendo substâncias antigênicas com uma composição semelhante à dos autoantígenos do organismo pode resultar na produção de anticorpos que reagem aos antígenos do alimento e aos próprios tecidos do organismo (Vojdani, 2015)
- **Sensibilidade alimentar**: um termo frequentemente usado para descrever uma reação quando não está esclarecido se ela é imunologicamente mediada ou não
- **Tolerância oral**: o processo que permite a um indivíduo consumir alimentos que são "estranhos" sem quaisquer efeitos deletérios ou reações a eles

Fonte: IOM Global Report: Finding a Path to Safety in Food Allergy: Assessment of the Global Burden, Causes, Prevention, Management, and Public Policy.

alimentares nas últimas décadas. Estima-se que 10,8% dos adultos norte-americanos tenham pelo menos uma alergia alimentar, conforme evidenciado pelos sintomas típicos de uma reação mediada por IgE. Mas apenas cerca de metade desses adultos alérgicos a alimentos foram diagnosticados por um médico. Ainda mais interessante é a estimativa de que 19% acreditam ter uma alergia alimentar (Gupta et al., 2019). Na Austrália, pode chegar a 10% (Renz et al., 2018). Também há relatos documentados em todo o mundo de aumento da alergia alimentar em áreas rapidamente emergentes da Ásia, como a China. As estimativas sugerem que 20% da população alteram sua dieta devido à percepção de reações adversas a alimentos (Turnbull et al., 2015).

No entanto, existem lacunas na prevalência precisa de reações adversas a alimentos devido ao uso indevido dos termos *alergia alimentar* e *intolerância alimentar*, variações na elaboração e nas metodologias do estudo e autorrelato exagerado. Variações geográficas; efeitos da exposição à dieta; diferenças de idade, raça e etnia; e outros fatores também complicam o relatório de dados. Apesar da falta de dados precisos de prevalência, há um consenso de que mudanças na dieta, no estilo de vida e influências ambientais, interagindo com a predisposição genética e alterações da microbiota, podem estar implicadas na escalada de reações adversas a alimentos e no aumento paralelo de outras doenças crônicas, como asma e doenças autoimunes (Sicherer e Sampson, 2018; NASEM, 2017).

ETIOLOGIA

As reações adversas a alimentos ilustram a importância crítica de apreciar a "singularidade bioquímica" como um conceito clínico central na avaliação nutricional. Numerosos fatores foram identificados e desempenham um papel na influência das respostas imunomediadas e não imunomediadas aos alimentos ou componentes dos alimentos e sua interpretação final pelo corpo como "amigo" ou "inimigo", incluindo:

- Fatores individuais
- Idade
- Genética e epigenética
- Fatores no início da vida (nutrição materna, método de parto, aleitamento materno ou alimentação com fórmula)
- Imunocompetência e diferenças pessoais na função imunológica
- Defeitos na barreira intestinal e cutânea
- Microbiota
- Maior higiene
- Uso de medicamentos (p. ex., antiácidos, medicamentos anti-inflamatórios não esteroidais)
- Doença subjacente
- Presença de estresse crônico
- Influências ambientais (exposições a toxinas e produtos químicos às vezes chamadas de expossomas)
- Fatores relacionados à alimentação
- Dieta moderna ocidentalizada
- Nutrição perinatal, pré-natal e materna
- Tipo de alergênio, dose e via de exposição
- Produtos microbianos e contaminação com microrganismos
- Matriz alimentar (proteínas, lipídeos e açúcares glicosilados)
- Temperatura de cozimento
- Agentes insultantes da barreira epitelial (álcool, aditivos, toxinas, ingredientes desconhecidos) (Sampson et al., 2018).

Genética e epigenética

É reconhecido há mais de um século que a genética desempenha um papel importante nas alergias e na asma. Agregações familiares e estimativas de herdabilidade de estudos com gêmeos forneceram evidências iniciais de predisposição genética para a alergia alimentar, embora, entre irmãos, uma taxa elevada de sensibilização não seja equivalente à reatividade clínica. Vários distúrbios monogênicos associados a atopia e alergia alimentar foram identificados; no entanto, a genética da alergia alimentar mudou da identificação de uma única alteração ou polimorfismo em um gene para a inclusão de uma infinidade de fatores de risco genéticos e não genéticos contribuintes (Carter e Frischmeyer-Guerrerio, 2018).

Os mecanismos genéticos que atuam na patogênese da alergia alimentar são multifatoriais e complexos. A expressão da alergia alimentar é influenciada pelo ambiente, pelas interações dos genes com o ambiente e pela modificação **epigenética** do genoma ("epigenoma"). O epigenoma é amplamente estabelecido no útero e é relevante para as origens da doença alérgica no início da vida (NASEM, 2017; Carter e Frischmeyer-Guerrerio, 2018).

Mais recentemente, estudos de associação de todo o genoma (GWAS, do inglês *genome-wide association studies*) identificaram genes associados a alergias alimentares. Um estudo de associação de todo o genoma examinou 1.500 crianças com alergia alimentar na Alemanha e nos EUA. Esse estudo examinou mais de 5 milhões de variações genéticas ou polimorfismos de nucleotídio único (SNPs, do inglês *single nucleotide polymorphism*) em cada criança do estudo e comparou a frequência desses polimorfismos de nucleotídio único com os indivíduos controles. Além do grande número de indivíduos, ao contrário de outros estudos, os pesquisadores também incluíram um teste de provocação oral com alimentos para confirmar o diagnóstico de alergia. O estudo identificou cinco locais (*loci*) de risco genético para alergias alimentares e quatro deles mostraram uma forte associação com *loci* para **dermatite atópica** (erupção [*rash*] eczematosa hereditária), asma e outras doenças inflamatórias crônicas e autoimunes. O *cluster* do gene SERPINB no cromossomo 18 foi localizado com precisão como um *locus* de risco genético específico para alergias alimentares. Os genes nesse *cluster* (agrupamento) específico são expressos na pele e na membrana mucosa do esôfago, que estão envolvidos na manutenção da integridade da barreira epitelial (Marenholz et al., 2017).

Outro estudo de associação de todo o genoma (GWAS) incluiu metanálise de dois fenótipos, alergia a amendoim e alergia alimentar, e examinou sete estudos de populações canadenses, norte-americanas, australianas, alemãs e holandesas. Vários genes foram identificados como fatores de risco para alergia ao amendoim e alergia alimentar e estão envolvidos na regulação epigenética da expressão gênica (Asai et al., 2018).

Ao contrário de outras doenças, o número de locais (*loci*) identificados para alergias alimentares é relativamente pequeno. A maioria dos genes candidatos identificados codifica produtos que influenciam os mecanismos imunológicos em direção à mudança inflamatória Th2. A hipótese é que predisposições genéticas no contexto de certas influências ambientais, como infecção viral intestinal, podem resultar em disfunção do sistema imunológico e em alergia alimentar (NASEM, 2017). (Ver Capítulos 6 e 7).

FISIOPATOLOGIA DA ALERGIA ALIMENTAR

Os principais avanços na pesquisa estão fornecendo mais informações sobre os mecanismos que levam às alergias alimentares. Uma compreensão básica do sistema imunológico é essencial, uma vez que os mecanismos implicam várias moléculas envolvidas na regulação imunológica.

NOÇÕES BÁSICAS DO SISTEMA IMUNOLÓGICO

Os **anticorpos** são proteínas imunológicas especializadas produzidas em resposta à introdução de um **antígeno** (um **alergênio**, toxina ou substância estranha) no corpo. Por causa de sua associação com o sistema imunológico, os anticorpos são chamados de **imunoglobulinas (Ig)**.

Cinco classes distintas de anticorpos foram identificadas: IgA, IgD, IgE, IgG e IgM. Cada imunoglobulina tem uma função específica em reações imunomediadas (Boxe 25.2).

A produção de anticorpos é uma função importante do sistema imunológico e é realizada por um tipo particular de **linfócito** (um leucócito). Existem dois grupos importantes de linfócitos: **células B** originadas de células-tronco na medula óssea e **células T** também originadas de células-tronco, mas posteriormente transportadas para o timo, onde amadurecem, daí o nome células T. Monócitos e macrófagos são principalmente fagócitos que engolfam material estranho, quebram-no e separam-no e exibem moléculas específicas do material em suas superfícies, tornando-os **células apresentadoras de antígenos (CAA)**. O componente antigênico exibido na superfície é um **epítopo** e é reconhecido pelas células T.

As células T são um grupo diversificado de linfócitos com vários papéis distintos na resposta imune em diferentes circunstâncias e secretam diversos conjuntos de **citocinas** (mensageiros químicos). As **células T helper (Th)** são células auxiliares que ajustam o sistema. As **células Th1** regulam as atividades das células B para a produção de anticorpos e direcionam os danos às células-alvo, resultando na destruição dos antígenos. Essa função é útil na defesa contra bactérias, vírus e outras células patogênicas. As **células Th2** mediam a resposta alérgica pela regulação da produção pelas células B de imunoglobulina IgE sensibilizada a alimentos ou outros alergênios. Outras células T são as **células T regulatórias** ou **reguladoras (células T-reg)** e **células T supressoras** que regulam a resposta imune para que haja tolerância à molécula estranha, porém segura.

Também envolvidos nas reações alérgicas estão os **granulócitos**, células que contêm grânulos intracelulares, que atuam como depósitos de substâncias químicas de defesa ou mediadores inflamatórios que, quando liberados, não apenas protegem o corpo da invasão de patógenos, mas também podem produzir sintomas alérgicos. Os granulócitos chamados **mastócitos** estão localizados em pulmões, pele, língua e revestimento do nariz e do tubo intestinal, e os chamados **basófilos** estão na circulação. De importância na alergia não mediada por IgE são os **eosinófilos**, outra forma de granulócitos que estão no sangue e nos tecidos e, quando estimulados por citocinas produzidas por células Th2, migram para o local de uma reação alérgica.

Quando os granulócitos se degranulam, eles liberam **mediadores inflamatórios**, como histamina, quimase e triptase, e no caso dos mastócitos, há síntese *de novo* de metabólitos lipídicos do ácido araquidônico – prostaglandinas, leucotrienos e fatores de ativação plasmáticos (FAP). Cada um desses mediadores tem um efeito específico nos tecidos locais e em outros pontos do organismo, resultando nos sintomas de uma reação alérgica: vasodilatação, aumento da permeabilidade vascular levando a angioedema, ativação nervosa nociceptiva (dolorosa) causando coceira, constrição do músculo liso, secreção de muco e diarreia aguda.

Resposta alérgica

A fisiopatologia da resposta alérgica pode ser descrita em três fases: o colapso da tolerância oral, a sensibilização ao alergênio e a reatividade aos alergênios levando a sintomas alérgicos.

Colapso da tolerância oral. As pessoas são expostas a milhares de moléculas estranhas diariamente dos alimentos e do meio ambiente. A exposição a essas moléculas estranhas no sistema digestório por meio de substâncias ingeridas é geralmente seguida por regulação ou supressão imunológica, de modo que a substância ou o alimento seja reconhecido como "estranho, mas seguro", o que é um pré-requisito para o desenvolvimento de tolerância a um alimento ou componente do alimento. A **tolerância oral** é o mecanismo pelo qual substâncias potencialmente antigênicas não desencadeiam uma resposta imune e é a resposta fisiológica normal aos antígenos ingeridos (Tordesillas e Berin, 2018). O desenvolvimento da tolerância imunológica e clínica é, dessa forma, fundamental para a prevenção de alergias alimentares e outras doenças inflamatórias crônicas. A tolerância oral é mediada por várias células imunológicas, incluindo células apresentadoras de antígenos, como as **células dendríticas (CDs)**, macrófagos e células T-reg (Bauer et al., 2015). A tolerância é adquirida com respostas imunes inatas e adaptativas, atuando de maneira coordenada para montar uma resposta à exposição ao antígeno. É um processo que começa no útero e persiste ao longo da vida (Renz et al., 2018).

O microambiente intestinal sustenta e promove a expansão da atividade reguladora das células T-reg por meio de vários processos, incluindo a presença de ácido retinoico (da vitamina A) e metabólitos microbianos, como ácidos graxos de cadeia curta. As células B

Boxe 25.2 Imunoglobulinas.

IgA
Encontrada em duas formas – IgA sérica e IgA secretora (sIgA). Esta última está presente nas secreções mucosas de boca, sistema respiratório e sistema gastrintestinal, vagina e colostro no leite de mamíferos. Ela inclui uma "peça secretora" em sua estrutura, que a protege de enzimas destruidoras de proteínas no sistema digestório para que sobreviva de forma ativa como uma defesa de "primeira linha" contra antígenos que entram do ambiente externo. A IgA sérica, que não tem a peça secretora, está na segunda maior quantidade em circulação, superada apenas pela IgG.

IgD
Encontrada em pequenas quantidades nos tecidos que revestem o abdome e o tórax; envolvida na troca de classe de imunoglobulina. Sinaliza para que as células B sejam ativadas. Existe a sugestão de que as células B produtoras de IgD sejam linfócitos autorreativos e possam estar envolvidas em doenças autoimunes. Seu papel na alergia é provavelmente mínimo.

IgE
O anticorpo clássico da alergia de febre do feno, asma, eczema, alergia induzida por alimentos, anafilaxia induzida por alimentos, síndrome de alergia pólen-alimento (SAPA) e alergia da síndrome do látex-fruta. As reações alérgicas imediatas geralmente envolvem IgE e são os mecanismos mais claramente compreendidos.

IgG
É o único anticorpo que atravessa a placenta da mãe para o feto e é o mais comum no sangue. Atua na defesa contra patógenos e persiste por muito tempo após o fim da ameaça. Os quatro subtipos incluem IgG1, IgG2, IgG3 e IgG4. Os anticorpos IgG específicos para proteínas alimentares tendem a aumentar nos primeiros meses após a introdução de um alimento e, em seguida, diminuir mesmo que o alimento continue a ser consumido. Parece fazer parte do processo de desenvolvimento da tolerância aos alimentos. Um aumento na IgG4 antígeno-específica acompanhado por queda na IgE geralmente indica tolerância ao alimento. Pessoas com doenças inflamatórias intestinais, como doença celíaca não tratada ou colite ulcerativa, geralmente apresentam concentrações elevadas de IgG e IgM (Stapel et al., 2008), possivelmente indicando a passagem de moléculas de alimentos como "invasores estranhos" para a circulação.

IgM
O maior anticorpo, um defensor de primeira linha que pode eliminar muitos antígenos de uma vez. É produzida pelo feto no útero e sua concentração aumenta na presença de infecção intrauterina.

Stapel SO, Asero R, Ballmer-Weber BK et al.: Testing for IgG4 against foods is not recommended as a diagnostic tool: EAACI Task Force Report, *Allergy* 63:793-796, 2008.

também inibem a reatividade imunológica hostil. As **células B-regulatórias (B-reg)** atuam principalmente por meio da interleucina-10 (IL-10), uma citocina anti-inflamatória que reduz a infecção e a inflamação alérgica e promove a tolerância. A quebra no processo tolerogênico leva à mudança da indução de células T-reg para a geração de células Th2 pró-alérgicas e resulta em sensibilização aos alergênios alimentares (Renz et al., 2018; Sampson et al., 2018).

Sensibilização. A **sensibilização** a antígenos alimentares pode ocorrer no tubo gastrintestinal, cavidade oral, pele e, ocasionalmente, no sistema respiratório (Sampson et al., 2018). A função gastrintestinal é a chave para a manutenção da tolerância oral e para evitar a sensibilização alérgica e a resposta alérgica, uma vez que a maioria das proteínas alimentares é hidrolisada pelo ácido gástrico e enzimas digestivas no estômago e intestino.

Reconhecida como sendo cada vez mais essencial para essa função do tubo gastrintestinal é a presença da **microbiota** intestinal, a coleção de diferentes tipos de microrganismos (bactérias, bacteriófagos, fungos, protozoários e vírus) que vivem dentro do intestino. A microbiota intestinal é responsável por regular a expansão das células T-reg e das células do tipo Th1 e Th2 para promover o equilíbrio imunológico (Russler-Germain et al., 2017). A **disbiose** ocorre quando há um desequilíbrio no ecossistema microbiano, o que pode contribuir para o **aumento da permeabilidade intestinal** ou **"intestino permeável"** e o aumento da probabilidade de que proteínas e peptídios alimentares intactos passem pelo lúmen intestinal e alcancem o tecido linfoide, levando a sensibilização imunológica e possivelmente reatividade (Plunkett e Nagler, 2017). O **tecido linfoide associado ao intestino** (**GALT**, do inglês *gut-associated lymphoid tissue*) é a maior massa de tecido linfoide no organismo e a penetração e apresentação do antígeno ao tecido linfoide conduz à sensibilização alimentar (Fritscher-Ravens et al., 2014). Outras condições, como doença gastrintestinal, desnutrição, prematuridade fetal e imunodeficiência, também podem estar associadas ao aumento da permeabilidade intestinal e ao risco de desenvolvimento de alergia alimentar. Rupturas no microbiota e na barreira da parede intestinal são o resultado de vários fatores, incluindo parto por cesariana, alimentação com fórmula, antibióticos, estresse crônico, infecções e alterações no microbiota devido a doenças (ver Capítulos 1 e 27 para uma discussão mais aprofundada sobre microbiota).

Forças adicionais que conduzem à quebra de tolerância e à potencial sensibilização podem surgir fora do intestino, pois há evidências de que a entrada de alergênios alimentares pode ocorrer através da pele arranhada, lesionada e inflamada (Renz et al., 2018). Como o intestino, a microbiota da pele consiste em milhares de organismos microbianos e seus subprodutos que habitam a pele. Acredita-se que um equilíbrio harmonioso da microbiota intestinal e cutânea seja vital para o bom funcionamento do sistema imunológico.

Reação. A terceira fase da resposta alérgica é a reatividade sempre que um alergênio ao qual o sistema imunológico está sensibilizado entra novamente no corpo. Como os indivíduos podem desenvolver sensibilização imunológica, conforme evidenciado pela produção de IgE alergênio-específicas (sIgE) ou outra sensibilização de células imunológicas sem apresentar sintomas alérgicos após a exposição subsequente a esses alimentos, uma alergia alimentar mediada por IgE ou não mediada por IgE requer a presença de não só a perda de tolerância oral e a sensibilização, mas também a presença de sintomas clínicos devido à liberação de mediadores inflamatórios já discutidos (NASEM, 2017) (Figura 25.2).

As **reações mediadas por IgE** ocorrem quando a imunoglobulina E secretora (sIgE) produzida em resposta à presença do alergênio se liga aos anticorpos sIgE correspondentes no mastócito ou basófilo, formando uma "ponte" entre eles. Essa ligação ativa os mastócitos ou basófilos por uma série de processos que requerem energia, resultando em degranulação e liberação de mediadores inflamatórios da célula e aparecimento de sintomas alérgicos.

As reações alérgicas alimentares mediadas por IgE têm início rápido, ocorrendo dentro de minutos a algumas horas de exposição, seja por inalação, contato com a pele ou ingestão. Uma ampla gama de sintomas é atribuída a esse tipo de reação e geralmente envolve os sistemas digestório, respiratório ou a pele e pode variar de urticária leve a anafilaxia de múltiplos órgãos com risco de morte (Figura. 25.3).

As **reações não mediadas por IgE** são baseadas na ativação de células outras que não IgE, como eosinófilos, e sua degranulação e liberação de mediadores. As reações não mediadas por IgE estão presentes em reações retardadas ou crônicas à ingestão de alergênios alimentares. Ver Tabela 25.2 para uma comparação das reações alérgicas mediadas por IgE e não mediadas por IgE.

Alergias alimentares mediadas por IgE

Embora qualquer alimento possa causar uma reação alérgica, um pequeno número de alimentos causa a maioria das alergias alimentares mediadas por IgE. Os alimentos com maior probabilidade de induzir uma resposta alérgica variam de acordo com o país e a região do mundo e de acordo com os hábitos alimentares da população. Nos EUA, os alimentos alergênicos comuns são leite de vaca, ovos, amendoim, nozes, peixes, mariscos, trigo e soja (NASEM, 2017). Entre os adultos norte-americanos com alergias alimentares, as cinco alergias alimentares mais comuns são mariscos (2,9%), amendoim (1,8%), leite (1,9%), nozes (1,2%) e peixes de barbatanas (0,9%) (Gupta et al., 2019). Em outros países, como no Japão, ovo, leite de vaca, trigo, mariscos, frutas e trigo-sarraceno são responsáveis por aproximadamente 75% das alergias alimentares (Matsuo et al., 2015).

As principais reações alérgicas mediadas por IgE são a anafilaxia induzida por alimentos; anafilaxia induzida por exercício dependente de alimentos (AIEDA); **alergia à proteína do leite de vaca (APLV)**; síndrome de alergia oral (SAO), que recentemente foi reconhecida como sendo duas síndromes – a síndrome de alergia pólen-alimento (SAPA) e síndrome da proteína de transferência de lipídeos (LTPS); síndrome do látex-fruta ou síndrome látex-alimentos e síndrome sistêmica de alergia ao níquel (SSAN).

Anafilaxia induzida por alimentos

A **anafilaxia** induzida por alimentos é uma resposta imunológica aguda, sistêmica, frequentemente grave e às vezes fatal, que geralmente ocorre em um período limitado após a exposição a um antígeno alimentar. Vários sistemas orgânicos são afetados. Os sintomas incluem dificuldade respiratória, dor abdominal, náuseas, vômito, cianose, arritmia, hipotensão, angioedema, urticária, diarreia, choque, parada cardíaca e morte.

A maioria das reações anafiláticas a alimentos em adultos na América do Norte envolve amendoins, nozes, peixes e crustáceos. Em crianças, amendoim e nozes são as causas mais comuns de reações anafiláticas, mas reações anafiláticas ao leite de vaca e ovos foram relatadas. O amendoim é o alergênio alimentar mais comum em reações anafiláticas fatais (Turnbull et al., 2015).

Pessoas com reações anafiláticas conhecidas a alergênios alimentares devem carregar e estar preparadas para usar adrenalina (epinefrina) por meio de um dispositivo injetável portátil (geralmente EpiPen®) em todos os momentos. A epinefrina é o fármaco de escolha para reverter uma reação anafilática alérgica. O uso tardio de epinefrina tem sido associado a um risco aumentado de reações bifásicas, nas quais a recorrência dos sintomas 4 a 12 horas após a reação anafilática inicial pode ser fatal. Ver Simons (2014) para o tratamento de uma reação anafilática e *website* da Food Allergy Research and Education (FARE). A coordenação imediata do atendimento e o encaminhamento a um médico especializado em alergologia são essenciais para a segurança do paciente. Se você testemunhar uma resposta alérgica grave ou anafilaxia, ligue para a emergência imediatamente e esteja preparado para administrar a reanimação cardiopulmonar (RCP), se necessário.

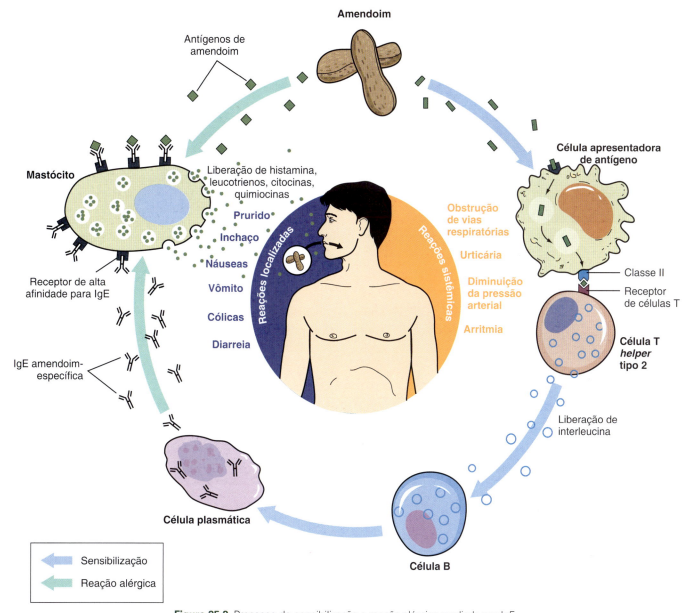

Figura 25.2 Processo de sensibilização e reação alérgica mediada por IgE.

ANAFILAXIA INDUZIDA POR EXERCÍCIO DEPENDENTE DE ALIMENTOS

A **anafilaxia induzida por exercício dependente de alimentos (AIEDA)** é uma forma distinta rara de alergia em que um alimento agressor desencadeia uma reação anafilática mediada por IgE apenas quando o indivíduo sensibilizado se exercita dentro de 2 a 4 horas após comer ou ocasionalmente, antes de comer o alimento. Os sinais de desenvolvimento de anafilaxia são urticária (erupções na pele), prurido (coceira) e eritema (vermelhidão), seguidos de dificuldade respiratória e sintomas gastrintestinais. A ingestão de alimento não é problemática na ausência de exercício, e o exercício não é problemático na ausência de consumo alimentar. A anafilaxia induzida por exercício dependente de alimentos parece ser mais comum em adolescentes e adultos jovens e naqueles com alergia alimentar conhecida ou histórico de anafilaxia. Mariscos, frutos do mar, certas frutas, leite de vaca, aipo, um componente da gliadina no trigo e outros alimentos foram relatados como agentes desencadeadores (Asaumi e Ebisawa, 2018).

Na anafilaxia induzida por exercício dependente de alimentos, a combinação de um alimento sensibilizante e exercícios precipita os sintomas, possivelmente relacionados ao aumento da permeabilidade e absorção gastrintestinal, redistribuição do fluxo sanguíneo e aumento da osmolalidade. Fatores adicionais, como a ingestão concomitante de anti-inflamatórios não esteroidais (AINEs) ou álcool, podem atuar como aceleradores da reação (Wauters et al., 2018). A prevalência e os agentes causais e métodos eficazes de diagnóstico da anafilaxia induzida por exercício dependente de alimentos continuam a ser explorados.

Anafilaxia a galactose-alfa-1,3-galactose (alfagal)

Uma forma incomum de anafilaxia é a resposta tardia de anafilaxia à carne de mamíferos (mais comumente bovina, de cordeiro, suína, de bisão, búfalo e veado). Envolve anticorpos IgE que o indivíduo forma contra o oligossacarídeo **galactose-alfa-1,3-galactose (alfagal)**, que normalmente é introduzido na pessoa durante picadas de carrapatos, mais comumente, o carrapato-estrela. O carrapato-estrela é observado com mais frequência no sudeste dos EUA, mas seu alcance está se espalhando para o meio-oeste do Texas a Iowa e na Nova Inglaterra. Outros carrapatos comuns na Europa ou Austrália podem introduzir alfagal em uma pessoa por meio de sua mordida (Commins et al., 2016). Outros ectoparasitas, como cestódios, nematoides e sarnas na

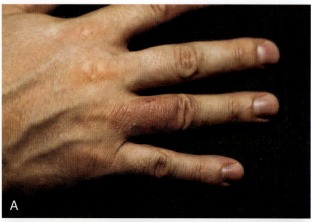
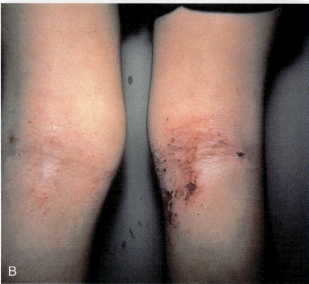

Figura 25.3 A e **B**. Eczema atópico: uma reação cutânea mediada por IgE a um alergênio alimentar, comumente observada nas mãos, na parte de trás dos joelhos e na parte interna dos cotovelos. (**A**, fonte: www.istockphoto.com.)

África Subsaariana podem introduzir alfagal e causar reações subsequentes (Commins, 2016).

Cerca de 4 a 6 semanas após a picada do carrapato, a ingestão subsequente de carne de mamífero, que contém alfagal para a qual existe agora um anticorpo IgE na pessoa previamente picada, pode levar a reações que, ao contrário das reações mediadas por IgE imediatas usuais, são retardadas por várias horas. O atraso único na reação é provavelmente devido à absorção lenta dos lipídeos complexos da carne que abrigam o antígeno. Quanto mais rica em gordura for a carne vermelha, mais provável será a reação. Sorvete feito com leite com teor elevado de lipídeos também pode ocasionalmente causar reação (Wilson e Platts-Mills, 2018).

O teste intradérmico com extratos comercialmente disponíveis de carne bovina, suína e de cordeiro pode ser feito com segurança e correlaciona-se bem com a alergia alfagal clinicamente relevante. Em muitos casos, a alergia alfagal não dura a vida toda e a carne vermelha pode ser reintroduzida na dieta com supervisão médica após 18 a 24 meses de restrição à carne vermelha.

Alergias a frutas e vegetais: síndrome de alergia pólen-alimento (SAPA) e síndrome da proteína de transferência de lipídeos (LTPS)

O que costumava ser chamado de **síndrome de alergia oral (SAO)** é agora mais precisamente definido como duas síndromes diferentes: a **síndrome de alergia pólen-alimento (SAPA)** e a **síndrome da proteína de transferência de lipídeos (LTPS**, do inglês *lipid transfer protein syndrome*) (Muluk e Cingi, 2018). Ambas as síndromes são reações mediadas por IgE caracterizadas por sintomas orofaríngeos de prurido na boca, garganta irritada (áspera), inchaço dos lábios, boca, úvula ou língua e estreitamento da garganta. Às vezes, há relatos de prurido nas orelhas. A SAPA geralmente é uma reação mais branda confinada apenas à cavidade oral. Os sintomas são rápidos e aparecem em 5 a 30 minutos após a ingestão do alimento que contém o alergênio e, na maioria das vezes, desaparecem em 30 minutos. Na LTPS, a reação não afeta apenas a cavidade oral, mas também pode se tornar sistêmica com urticária, sibilos ou respiração ofegante, vômito, diarreia e diminuição da pressão arterial ou até mesmo anafilaxia. A LTPS é uma alergia primária e potencialmente mais grave, exigindo um manejo diferente e até mesmo uma possível prescrição de um dispositivo injetável portátil de epinefrina (Turner e Campbell, 2014; Turner et al., 2015).

Na SAPA, a reação resulta do contato com proteínas de alergênios alimentares semelhantes às do pólen (geralmente bétula, ambrósia ou tasneira, artemísia ou outras gramíneas) às quais a pessoa já foi sensibilizada por meio do sistema respiratório. É uma situação de **reatividade cruzada** entre um alergênio proteico inalado e um ingerido que causa reação no indivíduo previamente sensibilizado. A SAPA é comum em pessoas com alergia a polens. A sensibilização primária é ao pólen, não aos alimentos (Turner e Campbell, 2014; Turner et al., 2015).

As proteínas que resultam em SAPA são termolábeis e são alteradas durante o cozimento. Consequentemente, é a fruta ou o vegetal cru que causa a reação, e a versão cozida geralmente pode ser consumida sem problemas. Como as reações são imediatas após a ingestão do alimento cru, a maioria dos indivíduos pode identificar o alimento responsável. No entanto, se não for óbvio a partir de uma anamnese completa, o uso de teste de diagnóstico baseado em componentes (CRD, do inglês *component resolved diagnostic*) ou do teste cutâneo por picada (*skin-prick test*) (Tabela 25.3) pode ser útil.

A LTPS é comum nos países mediterrâneos, onde a proteína de transferência de lipídeos (LTP) é um alergênio com ampla reação cruzada em alimentos vegetais. No sul da Europa, a LTPS está associada a maior risco de reação sistêmica grave, mas a razão para isso é desconhecida. Por isso, é importante diagnosticar a síndrome corretamente e não diagnosticar erroneamente a SAPA, que é mais branda. Os alimentos mais frequentemente implicados, cozidos ou crus, incluem pêssegos, maçãs, peras, damascos, ameixas, cerejas, nozes e avelãs (Asero et al., 2018; Venter et al., 2018). O Boxe 25.3 lista alimentos e polens associados à SAPA e à LTPS.

Síndrome do látex-fruta ou síndrome látex-alimentos

O látex de borracha natural (LBN) ou *Hevea brasiliensis*, usado em luvas de borracha de látex, balões, bicos de mamadeira, brinquedos de borracha para crianças, faixas elásticas, faixas de exercícios e muitos outros artigos no ambiente, contém muitas proteínas que podem ser altamente alergênicas. Uma reação alérgica a látex de borracha natural é mediada por IgE e é frequentemente observada em profissionais de saúde (8 a 17%), outros trabalhadores usando luvas de borracha de látex, como cabeleireiros ou faxineiros, aqueles que trabalham na indústria de látex e aqueles submetidos a vários procedimentos cirúrgicos nos quais foram expostos a luvas cirúrgicas de borracha de látex e utensílios de látex (68% das crianças com espinha bífida, por exemplo) (American Latex Allergy Association, 2018). Os sintomas da alergia a látex de borracha natural incluem todos os sintomas usuais de uma alergia mediada por IgE: urticária, angioedema, coriza, espirros, cefaleia, olhos avermelhados e com prurido, dor de garganta, cólicas abdominais e até anafilaxia.

Tabela 25.2 Comparação de reações alérgicas mediadas por IgE e não mediadas por IgE.

Características/ Órgão-alvo	Mediada por IgE	Não mediada por IgE	Mista, mediada por IgE e não mediada por IgE
Mecanismo	A ativação de Th2 estimula a produção de IgE por linfócitos de células B ativados. O alergênio se liga aos receptores em anticorpos IgE sensibilizados em mastócitos ou basófilos. Após a ligação, os mediadores inflamatórios químicos são liberados	As células T e, às vezes, os eosinófilos estão associados ao desencadeamento da liberação de mediadores inflamatórios e ao desenvolvimento de sintomas	Uma combinação de mecanismos IgE e não IgE
Tempo	Início rápido. Primeira fase: reação imediata de minutos a 1 h*. Fase bifásica tardia: pode ocorrer várias horas (4 a 6) após a reação inicial (p. ex., alfagal)	Início tardio: > 2 h; frequentemente 4 a 6 h; recaída	Início tardio: > 2 h; frequentemente 4 a 6 h
Volume necessário para reação	Pequeno	Às vezes, maior	Às vezes, maior
Anafilaxia sistêmica	Anafilaxia. Anafilaxia induzida por exercício dependente de alimentos (AIEDA). Anafilaxia induzida por alimentos associada a AINE, associada ao ácido acetilsalicílico ou ao álcool	Não aplicável	Não aplicável
Pele	Urticária generalizada. Urticária de contato aguda. Angioedema. Irritação na pele. Prurido. Rubor	Dermatite de contato. Dermatite herpetiforme	Dermatite atópica (eczema) (ver Figura 25.3)
Tubo gastrintestinal – sistema digestório	Hipersensibilidade ou espasmo gastrintestinal (GI) imediato. Síndrome de alergia oral (SAO) ou síndrome de alergia pólen-alimento (SAPA). Dor abdominal. Náuseas. Vômito. Eructação. Inchaço. Diarreia. Constipação intestinal	Síndromes de enteropatia induzida por proteína alimentar (EIPA). Proctocolite induzida por proteína alimentar (PIPA). Doença celíaca. Esofagite eosinofílica (EoE). Gastrite eosinofílica. Gastrenterite eosinofílica (GEE)	Não aplicável
Respiratório	Rinite aguda (nariz congestionado). Rinorreia (coriza). Asma. Broncospasmo. Edema de laringe	Não aplicável	Asma
Cardiovascular	Hipotensão. Tontura ou desmaio	Não aplicável	Não aplicável

*Em contraste com a anafilaxia alimentar típica, que ocorre dentro de minutos a 2 horas após a ingestão do alimento desencadeador, reações relacionadas a alfagal mediadas por IgE à carne de mamíferos, com os mesmos sintomas de anafilaxia, são retardadas, ocorrendo 3 a 8 horas após a ingestão.
NA, não aplicável.
(Fontes: National Academies of Sciences, Engineering, and Medicine (NASEM), Institute of Medicine (IOM): *Finding a path to safety in food allergy*. Assessment of the global burden, causes, prevention, management, and public policy. Washington, DC: The National Academies Press, 2017 p. 40.
Renz H, Allen KJ, Sicherer SH, et al.: Food allergy, *Nature Reviews-Disease Primers*, vol 4: Article number 17098, publicado *online* Jan 4, 2018.
Joneja JV: *The health professional's guide to food allergies and intolerances*, Chicago, IL, 2013, Academy of Nutrition and Dietetics.)

Estima-se que 50 a 70% das pessoas com alergia ao látex tenham anticorpos IgE que podem apresentar reação cruzada com antígenos de alimentos, principalmente frutas, e causar sintomas alérgicos da **síndrome do látex-fruta ou síndrome látex-alimentos**. Os sintomas da alergia látex-alimentos variam, sendo muito semelhantes àqueles da alergia a látex de borracha natural, incluindo anafilaxia. A sensibilização ocorre a partir do contato da pele com o látex e a reação alérgica alimentar é uma reação mediada por IgE às proteínas de reação cruzada do látex encontradas nos alimentos.

Para aqueles com alergia documentada ao látex, mas sem sintomas após o consumo de alimentos associados, é importante ter em mente que cada indivíduo alérgico ao látex reage de maneira diferente a alimentos com alergênios de reação cruzada ao látex. Os alimentos mais frequentemente relatados em reações alérgicas látex-alimentos são abacate, banana, castanha, *kiwi* e manga, mas outros alimentos podem ser problemáticos (Joneja, 2013). Muitos produtos de látex, especialmente luvas de látex com talco, em que a inalação do talco aumenta o risco de se tornarem sensibilizados, estão agora banidos

Tabela 25.3 Testes usados na avaliação de reações adversas a alimentos.

Testes de pele

Teste cutâneo (raspagem, picada ou punção)	Uma gota de antígeno é colocada na pele e a pele é raspada ou puncionada para permitir a penetração do antígeno para atingir a IgE sensibilizada; avalia a presença de IgE antígeno-específica (sIgE) e sensibilização	Teste de triagem; não é confiável como única ferramenta de diagnóstico; resultados negativos confirmam ausência de sensibilidade mediada por IgE; resultados positivos apenas confirmam a presença de sensibilização mediada por sIgE e não necessariamente alergia alimentar; precisa ser combinado com histórico de saúde completo da relação alimento–sintoma
Teste de contato para atopia	Pequenas almofadas (compressas) adesivadas embebidas em alergênio são aplicados na pele intacta por 48 h e o resultado interpretado em 72 h	Sensibilidade e especificidade variáveis; usado para avaliar reações retardadas ou não mediadas por IgE; nenhum valor clínico no diagnóstico de alergia alimentar; combinado com o teste cutâneo por picada ou sIgE pode ter valor no diagnóstico de dermatite atópica (Hammond e Lieberman, 2018) ou esofagite eosinofílica (Spergel et al., 2012)

Exames de sangue

ImmunoCAP® ImmunoCap ISAC® Immulite™	Teste para IgE alergênio-específica no soro (sIgE); o soro é misturado com o alimento em um disco de papel e então enxaguado com IgE radioativamente marcada. Usado para avaliar reações mediadas por IgE; o teste ISAC® é para um painel de 100 alimentos ou mais	Alta sensibilidade, mas baixa especificidade para alergia alimentar; sIgE detectável por si só não é diagnóstica de alergia alimentar, mas valores maiores de sIgE se correlacionam com o aumento da probabilidade de alergia alimentar; mais confiável para esses alimentos: ovos, trigo, leite de vaca, amendoim e soja; tem o potencial de superdiagnosticar por meio da detecção de sensibilização a alimentos que podem não ser clinicamente relevantes
Análise molecular de alergênio (AMA); teste de diagnóstico baseado em componentes (CRD)	Mede sIgE para componentes específicos de antígenos proteicos em alimentos, não para todo o extrato alimentar; aumenta a acurácia em relação ao teste sIgE convencional	Distingue a sIgE clinicamente relevante da sIgE irrelevante com benefício prognóstico quanto a reação clínica e gravidade; especialmente útil na avaliação de alergia ao amendoim, síndrome de alergia pólen-alimento (SAPA) e síndrome da proteína de transferência de lipídeos (LTPS)
Teste de ativação de basófilos (TAB)	Usando sangue total fresco, mede a resposta dos basófilos a um alergênio em um tubo de ensaio e pode ser um substituto *in vitro* para um teste de provocação oral com alimentos (TPO) (Hoffmann et al., 2015).	Mimetiza uma reação alérgica, não apenas sensibilização; tornando-se mais amplamente usado para testar a alergia ao gergelim ou amendoim (Appel et al., 2018); potencialmente pode distinguir entre aqueles sensibilizados e aqueles clinicamente alérgicos
Teste de ativação de mastócitos (TAMC)	Usando plasma, mede a resposta dos mastócitos à sIgE de reatividade cruzada alergênica em mastócitos, semelhante ao teste de ativação de basófilos	Ainda experimental; pode ser usado para testar a alergia ao amendoim (Gomes-Belo et al., 2018)
IgG4 sérica	Teste de sangue para IgG4 alimento-específica	Não validada para uso diagnóstico; tende a indicar exposição prévia ao alimento e tolerância, não reação alérgica; pode ser mais útil como uma razão IgG4/IgE no diagnóstico de esofagite eosinofílica; pode ser útil em testes de diagnóstico baseado em componentes (CRD)
Teste de ativação de leucócitos • Teste de anticorpos a antígeno leucocitário celular (ALCAT) • Teste de liberação do mediador (MRT)	O alergênio é misturado com a suspensão de leucócitos séricos do sangue total. Leucócitos lisados, principalmente neutrófilos, são avaliados usando DNA liberado; indica liberação de mediadores inflamatórios e resposta positiva ao alergênio alimentar	Mede as respostas imunes não mediadas por IgE; indica resposta a alimentos por células imunes inatas; tornando-se mais validado para uso diagnóstico (Ali et al., 2017; Garcia-Martinez et al., 2018)

Outros testes – não recomendados

Cinesiologia aplicada, também chamada de teste de força muscular	O braço do indivíduo é estendido e o frasco com o alimento de teste é colocado na mão do sujeito, e a força muscular no braço oposto é testada colocando uma leve pressão no braço; o teste é considerado positivo se a força muscular enfraquecer e o braço se mover com mais facilidade	Não padronizado; pode resultar em resultados falso-positivos ou falso-negativos; não confiável e não validado para uso diagnóstico (Hammond e Lieberman, 2018)
Teste sublingual	Gotas de extrato de alergênio são colocadas sob a língua e os sintomas são registrados	Pode resultar em resultados falso-positivos; não validado para uso diagnóstico
Teste de provocação e neutralização	A injeção subcutânea de extrato de alergênio provoca sintomas; segue-se, então, pela injeção de uma preparação mais fraca ou mais forte para neutralizar os sintomas; frequentemente, o pulso aumentado em 16 bpm é considerado um teste positivo	Não validado para uso diagnóstico; a neutralização pode causar reações adversas graves em pessoas com alergia alimentar mediada por IgE verdadeira

Boxe 25.3 Potenciais alimentos e polens envolvidos na síndrome de alergia pólen-alimento (SAPA) e na síndrome da proteína de transferência de lipídeos (LTPS).

Abobrinha	T
Ameixa	B
Ameixa seca	B
Amêndoas	B
Amendoim	G
Avelã	B
Banana	T
Batata	B
Camomila	T
Cenoura	B, G
Cereja	B
Damasco	B
Equinácea	T
Feijão-mungo	B
Figo	B, G
Funcho, erva-doce	B
Kiwi	B
Laranjas	T, G
Maçã	B
Melão	T, G
Morango	B
Nectarina	B
Noz	B
Pastinaga	B
Pepino	T
Pera	B
Pêssego	B
Pimenta-verde	B
Salsa	B
Salsão, aipo	B
Semente de abóbora	B
Sementes de girassol	T
Soja	B
Tomate	G

B, pólen de bétula; *G*, pólen de gramíneas; *T*, pólen de tasneira ou ambrósia.
(Fontes: Joneja JV: *The health professional's guide to food allergies and intolerances*, Chicago, 2013, Academy of Nutrition and Dietetics, p 311.
American College of Asthma, Allergy, and Immunology, (ACAAI), 2018.
Ferreira F, Gadermaier G e Wallner M: Tree Pollen Allergens in Global Atlas of Allergy, 2014.)

dos estabelecimentos de saúde, tornando a ocorrência dessa reação alérgica látex-alimentos menos comum. No entanto, ainda existem muitos produtos contendo látex de borracha natural em uso (American Latex Allergy Association, 2018).

Muitos profissionais da saúde aconselham os indivíduos alérgicos a látex de borracha natural a evitar alimentos com reatividade cruzada no interesse da segurança. No entanto, não se pode presumir que a pessoa alérgica a látex irá reagir a esses alimentos ou que não haverá outros alimentos contendo alergênios ao látex que possam causar uma reação. O manejo e o tratamento baseiam-se em uma dieta de eliminação que começa evitando alimentos sabidamente reativos para aquele indivíduo. Com o desenvolvimento dos testes de diagnóstico baseado em componentes (CRD) (ver Tabela 25.3), a ligação problemática entre componentes específicos da proteína do látex e certas frutas está sendo elucidada.

Síndrome sistêmica de alergia ao níquel (SSAN)

A alergia ao mineral níquel começa como dermatite de contato. É mais comum em mulheres e aumenta sua incidência com o avançar da idade. O indivíduo é sensibilizado por meio do contato prolongado da pele ou da membrana mucosa com o níquel, geralmente proveniente de joias, botões, rebites do metal, clipes, pulseiras de relógio ou ocupações em que o contato com o metal é frequente. Nessa reação mediada por células, os linfócitos produzem citocinas no local de contato do níquel, que causam prurido, vermelhidão e descamação por dermatite de contato. É uma reação retardada e crônica que ocorre a cada contato subsequente com o níquel naquele local.

É agora reconhecido que o indivíduo com dermatite de contato ao níquel pode desenvolver uma resposta secundária de eczema ou dermatite mesmo quando a pele não está em contato com o níquel e parece que essa **síndrome sistêmica de alergia ao níquel (SSAN)** no indivíduo sensibilizado é ao níquel presente em um alimento ingerido.

O diagnóstico de alergia de contato ao níquel é feito por meio de um teste de contato para atopia (ver Tabela 25.3), no qual o alergênio (geralmente sulfato de níquel) do adesivo é deixado na pele por até 72 horas. Após 48 horas, a área sob o adesivo é observada para vermelhidão, prurido ou bolhas. Como a reação é retardada, pode levar de 2 a 3 dias para se desenvolver.

Se, após a remoção do níquel em contato com a pele, a dermatite persistir e também houver sintomas gastrintestinais, suspeita-se de alergia ao níquel ingerido nos alimentos. A eliminação dietética do níquel e o teste de provocação oral com níquel alimentar são a única maneira de determinar se o níquel nos alimentos é a causa do eczema crônico contínuo e dos sintomas gastrintestinais. Uma dieta com baixo teor de níquel (uma dieta livre de níquel é impossível) é seguida por 4 semanas até que os sintomas diminuem. Essa dieta é seguida por um teste de provocação oral com um alimento com alto teor de níquel com observação (muitas vezes por várias semanas) da recorrência dos sintomas (Joneja, 2013).

O níquel ocorre naturalmente em todos os alimentos e também pode ser introduzido por meio de processamento (recipientes de metal) ou cozimento (utensílios de metal). Alguns alimentos como aveia e farinha de aveia, cacau, lentilhas verdes, soja, legumes secos e algumas sementes são muito ricos em níquel em comparação com outros, como laticínios, muitos peixes e a maioria dos vegetais (Joneja, 2013). Também é recomendada a adição de um suplemento probiótico de *Lactobacillus reuteri* para que torne a dieta com baixo teor de níquel mais eficaz na melhora dos sintomas gastrintestinais (Randazzo et al., 2014).

Um número crescente de estudos está sugerindo que a gravidade da dermatite de contato relacionada ao níquel pode ser reduzida pela exposição oral ao níquel (Joneja, 2013; Di Gioacchino et al., 2014). Pode haver um agravamento inicial da dermatite, mas a exposição prolongada pode reduzir os sintomas clínicos. O assunto dermatite de contato ao níquel e alergia alimentar ao níquel e obtenção de tolerância é complexo e confuso e precisa de mais pesquisas.

Reações não mediadas por IgE

As reações alérgicas não mediadas por IgE aos alimentos continuam a ser elucidadas. Estas estão associadas a reações retardadas ou crônicas, são frequentemente denominadas como mediadas por células e estão presentes nas doenças gastrintestinais eosinofílicas, síndrome da enterocolite induzida por proteína alimentar (SEIPA) e proctocolite ou proctite induzida por proteína alimentar (PIPA) e síndrome sistêmica de alergia ao níquel (SSAN).

Doenças gastrintestinais eosinofílicas (DGIE)

As doenças gastrintestinais eosinofílicas (DGIE) são um grupo de distúrbios gastrintestinais em que ocorre o acúmulo de **eosinófilos** (granulócitos capazes de liberar mediadores inflamatórios). Esses distúrbios incluem a esofagite eosinofílica, gastrite eosinofílica, gastrenterite eosinofílica, enterite eosinofílica e colite eosinofílica.

A **esofagite eosinofílica (EoE)** e a **gastrenterite eosinofílica (GEE)** são as mais estudadas e caracterizam-se pela infiltração do esôfago, estômago ou intestinos com eosinófilos. As condições refletem um padrão de inflamação mediada por linfócitos Th2. Atualmente, acredita-se que ambas as condições sejam principalmente reações alérgicas não mediadas por IgE, embora ainda possa haver um componente mediado por IgE na reação. Quase metade dos pacientes que apresentam doenças gastrintestinais eosinofílicas têm características atópicas (NASEM, 2014).

Esofagite eosinofílica (EoE)

Os sintomas de EoE variam, dependendo da idade da pessoa, e podem incluir saciedade precoce e incapacidade de lidar com texturas alimentares variadas em crianças pequenas, sintomas semelhantes aos do refluxo e vômitos em crianças em idade escolar, e disfagia, recusa em comer e impactação de alimentos em adolescentes e adultos. Por ser não mediada por IgE, ainda não existem testes específicos para identificar os desencadeadores alimentares. A EoE é mais comumente tratada com o uso extrabula de corticosteroides tópicos deglutidos (CTDs), mas a eficácia e a segurança a longo prazo desse tratamento ainda não foram estabelecidas. As dietas de eliminação são úteis e devem ser usadas sempre que possível (Renz et al., 2018; Groetch et al., 2017).

A única maneira de saber com certeza que os sintomas são causados por EoE é por biopsia do tecido esofágico, incluindo a presença de eosinófilos e o uso de dieta de eliminação por um período com resolução dos sintomas e normalização do exame histológico, seguido de recorrência dos sintomas e histologia esofágica anormal com reintrodução do alimento eliminado (Groetch et al., 2017).

Idealmente, a reintrodução de cada alimento é seguida por biopsia do tecido esofágico. Entretanto, como a biopsia é invasiva, sensível ao tempo e nem sempre disponível, o *Pediatric Eosinophilic Esophagitis Symptom Score* (PEESS, v. 20) é usado, especialmente em crianças. O uso desse questionário com crianças de 2 a 18 anos mostrou que os sintomas relatados de disfagia correlacionam-se mais estreitamente com os marcadores teciduais da atividade dos eosinófilos; menos relatos de disfagia se correlacionam com a melhora da EoE. O escore de sintomas de EoE pediátrica (PEESS) está disponível em www.jaci-inpractice.org (Martin et al., 2015).

Os objetivos do tratamento da EoE são resolução dos sintomas clínicos e da inflamação eosinofílica do esôfago, manutenção da remissão para a prevenção de complicações potenciais, como estenose ou fibrose esofágica, correção e prevenção de deficiências nutricionais, prevenção de complicações relacionadas ao tratamento e manutenção da qualidade da vida (Groetch et al., 2017).

Uma dieta de eliminação ou dieta elementar atualmente é usada para identificar os alimentos desencadeadores e iniciar o tratamento da EoE. Uma dieta elementar foi considerada a terapia mais eficaz com uma taxa de remissão da doença histológica (nível tecidual) de 90,8% em crianças e adultos e foi tão eficaz quanto o tratamento com esteroides na resolução dos sintomas de EoE (Arias et al., 2014). No entanto, essa dieta é difícil de implementar e manter a longo prazo; então, uma dieta de eliminação menos agressiva é recomendada atualmente (Molina-Infante e Lucendo, 2018; Groetch et al., 2017).

Uma vez que os gatilhos alimentares mais comuns em EoE são leite de vaca, trigo/glúten e ovos de galinha em crianças e adultos nos EUA, Espanha e Austrália, muitos programas de tratamento dietético de EoE usam as **dietas de eliminação em etapas de 2-4-6 alimentos**. Essa abordagem começa com uma dieta de eliminação de dois alimentos (leite de vaca e trigo/glúten). Se após 6 semanas de adesão estrita a essa dieta não houver remissão dos sintomas, uma dieta de eliminação de quatro alimentos (leite de vaca, trigo/glúten, ovo e soja) é iniciada. Se ainda não houver resolução, uma **dieta de eliminação de seis alimentos (DESA**; ou **SFED**, do inglês *six-food elimination diet*) (leite de vaca, trigo/glúten, ovo, soja, amendoim/nozes e peixes/frutos do mar) é implementada. Essa abordagem de dieta de eliminação em etapas de 2-4-6 alimentos normalmente resulta no reconhecimento imediato da maioria dos respondentes, reduzindo o número de endoscopias e custos, e encurtando o processo diagnóstico (Molina-Infante e Lucendo, 2018). Ver Boxe 25.4 para obter as diretrizes para a abordagem da dieta de eliminação em etapas de 2-4-6 alimentos. Uma dieta elementar que consiste em uma fórmula à base de aminoácidos livre de peptídios ou proteínas intactas pode ser um suplemento útil, especialmente em crianças pequenas, nas quais a dieta de eliminação pode ser difícil de implementar sem causar fome, inadequação nutricional, frustração e abandono da dieta.

Uma vez que os alimentos problemáticos sejam identificados, uma dieta de eliminação personalizada que o paciente seja capaz de seguir ao longo da vida mostrou-se muito eficaz na indução da

---

Boxe 25.4 Abordagem da dieta de eliminação em etapas de 2-4-6 alimentos.

Dieta de eliminação dos alimentos: leite de origem animal e trigo/glúten

Você pode consumir todos esses tipos de alimentos por 6 semanas, de preferência crus, frescos ou não cozidos:

- Vegetais, tubérculos (batata) e legumes
- Carnes (exceto carnes processadas ou pré-cozidas, como salsichas e hambúrgueres)
- Peixes e frutos do mar (exceto peixes processados ou pré-cozidos)
- Ovos
- Frutas
- Nozes.

Você não pode consumir por 6 semanas qualquer alimento conhecido por desencadear sintomas alérgicos, como prurido na boca, garganta irritada (áspera), urticária, erupção cutânea ou asma.

Evite comer fora, tanto quanto possível, para ter melhor controle dos alimentos.

Tente sempre escolher alimentos integrais frescos e crus e evite aqueles cozidos com molhos ou fritos em panelas, onde a contaminação potencial com empanados à milanesa e/ou fontes de trigo é provável.

Você pode beber café, chá (sem leite animal), água tônica, refrigerante, suco de fruta, vinho, gim, vodca e rum. Cerveja e uísque são proibidos por serem bebidas que contêm glúten.

Você pode tomar café com bebidas de soja, arroz, amêndoa, nozes ou quinoa.

Produtos sem glúten para celíacos são permitidos, desde que não contenham leite (podem conter ovo ou soja).

Leite animal

Como regra geral, você deve evitar todos os alimentos que não tenha certeza de serem seguros.

Alimentos a evitar:

- Todo leite de vaca, cabra e ovelha (integral, baixo teor de lipídeos, desnatado, soro de leite coalhado, vaporizado, condensado, em pó, fórmula de leite, chocolate quente)
- Produtos lácteos (todos os tipos de queijos, iogurte, manteiga, margarina, sorvetes, *milk-shakes*, quindim, creme de caramelo e pudim de arroz ou tapioca)
- Alimentos que possam conter leite (biscoitos, *cookies*, *donuts*, *muffins*, panquecas, *waffles*, bolachas, sobremesas de creme, doces, balas, chocolate com leite, salsichas, presunto, linguiça de porco).

(continua)

Boxe 25.4 Abordagem da dieta de eliminação em etapas de 2-4-6 alimentos. (*Continuação*)

Alimentos permitidos:
Leites feitos de soja, arroz, espelta (trigo-vermelho), quinoa, amêndoa, castanha de caju ou outras nozes.

Trigo/glúten
Alimentos a evitar:
Todos os produtos que contenham trigo, cevada, centeio, aveia, espelta (trigo-vermelho), triticale, sêmola e *kamut* (triguilho). Essa ampla gama de produtos pode incluir:
- Contendo trigo: pão, torrada, biscoitos, *cookies*, *donuts*, *muffins*, *pretzels*, panquecas, *waffles*, biscoitos, sobremesas de creme, doces, balas, massas, cremes, sopas, molhos, alimentos maltados e vegetais empanados ou enfarinhados
- Cerveja, uísque.

Certifique-se de evitar alimentos que contenham qualquer uma das seguintes informações:
- Farinha ou enfarinhado, fécula, trigo enriquecido, malte ou malte adicionado, empanado
- Amido, fibra, proteína, proteína vegetal, sêmola, proteína hidrolisada, malte, extrato de malte, cuscuz, fermento, especiarias, aromas.

Alimentos permitidos:
Todos os produtos permitidos para pacientes celíacos, desde que não contenham leite ou proteína do leite.

Dieta de eliminação dos alimentos: leite animal, trigo/glúten, ovo e leguminosas
Você pode consumir todos esses tipos de alimentos por 6 semanas, de preferência crus, frescos ou não cozidos:
- Vegetais e tubérculos (batata)
- Carnes (exceto carnes processadas ou pré-cozidas, como salsichas e hambúrgueres)
- Peixes e frutos do mar (exceto peixes processados ou pré-cozidos)
- Frutas
- Nozes.

As mesmas instruções se aplicam à dieta de eliminação de 2 alimentos, mas com a **eliminação adicional de mais dois grupos de alimentos: ovo e leguminosas.**

Ovo
Alimentos a evitar:
Todos os produtos que contenham ovo, produtos de panificação, massas, bolos, biscoitos, *cookies*, *donuts*, *muffins*, *pretzel*, panquecas, *waffles*, bolachas, sobremesas cremosas, doces, balas, carne processada, fígado de ganso, maionese, alimentos revestidos e embrulhados em pão, legumes empanados ou com creme, carnes processadas, molhos.

Certifique-se de evitar alimentos que contenham qualquer uma das seguintes informações:
- Albumina, apovitelina, aglutinante, coagulante, substituto de ovo sem colesterol, ovo desidratado, clara de ovo, gema de ovo, lecitina de ovo, lisossomo de ovo, gemada, ovo batido, globulina, lecitina, livetina, lisozima, merengue, merengue em pó, Simplesse® (proteína do soro do leite, *whey protein*), *surimi* (kani), ovalbumina, ovomucina, ovomucoide, ovotransferrina, ovovitelina, ovo em pó, vitelina, ovo inteiro.

Leguminosas
Alimentos a evitar:
Soja, lentilha, ervilha, grão-de-bico, feijão, amendoim, tremoço, goma guar, alfarroba, alfafa. Certifique-se de evitar alimentos que contenham qualquer uma das seguintes informações:

- Proteína vegetal hidrolisada, proteína vegetal, goma vegetal e amido vegetal. Esses produtos geralmente estão presentes em alimentos enlatados ou processados
- Óleo elaborado com qualquer uma das leguminosas mencionadas
- Alimentos étnicos africanos e asiáticos geralmente contêm soja e amendoim.

Dieta de eliminação dos alimentos: leite animal, trigo/glúten, ovo, leguminosas, nozes e peixes/frutos do mar
Você pode consumir todos esses tipos de alimentos por 6 semanas, de preferência crus, frescos ou não cozidos:
- Vegetais e tubérculos (batata)
- Carnes (exceto carnes processadas ou pré-cozidas, como salsichas e hambúrgueres)
- Frutas.

As mesmas instruções se aplicam à dieta de eliminação de quatro alimentos, mas com a eliminação **adicional de mais dois grupos de alimentos: nozes e peixes/frutos do mar.**

Nozes
Alimentos a evitar:
Amêndoa, nozes artificiais, castanha-do-pará, faia, abóbora cheirosa (*butternut*), caju, castanha, noz de chinquapina, coco, avelã, gianduia (uma mistura de chocolate e castanha), noz de ginkgo, noz de nogueira, lichia e noz de lichia, noz-macadâmia, pasta de amêndoa/marzipan, noz *nangai*, extrato natural de noz (p. ex., amêndoa, noz), manteigas de nozes (p. ex., manteiga de castanha de caju), farinha de nozes, carne de nozes, leite de nozes (p. ex., leite de amêndoa, leite de caju), pasta de nozes (p. ex., pasta de amêndoa), pedaços de noz, noz-pecã, pesto, noz de pili, noz de pinho (também conhecida como *pignoli*, pinhão e noz de pinhão), pistache, praliné, noz de karité, noz.

Certifique-se de evitar alimentos que contenham qualquer uma das seguintes informações:
- Óleo elaborado com qualquer uma das nozes citadas
- Alimentos étnicos africanos e asiáticos geralmente contêm nozes
- As proteínas das nozes das árvores podem ser encontradas em cereais, biscoitos, doces, chocolates, barras energéticas, café aromatizado, sobremesas congeladas, marinadas, molhos de churrasco e alguns frios, como mortadela. Algumas bebidas alcoólicas podem conter aroma de nozes.

Peixes/frutos do mar
Alimentos a evitar:
- Todos os tipos de peixes (anchovas, robalos, bagres, bacalhau, linguado, garoupa, hadoque, merluza, halibute, arenque, *mahi-mahi* (dourado-do-mar), percas, lúcio, *pollock* ou peixe do Alasca, salmão, espadarte, solha, pargo, tilápia, truta, atum)
- Todos os tipos de crustáceos (caranguejo, lagosta, camarão, lagostim) e moluscos (berbigão, mexilhão, polvo, ostra, scargot, lulas).

Certifique-se de evitar alimentos que contenham qualquer uma das seguintes informações:
- Proteína vegetal, proteína de plantas, goma vegetal e amido vegetal. Esses produtos geralmente estão presentes em alimentos enlatados ou processados
- Óleo ou gelatina feito com qualquer um dos peixes ou frutos do mar mencionados anteriormente
- Alimentos étnicos africanos e asiáticos geralmente contêm peixes e frutos do mar e são considerados de alto risco.

Ver também Tabela 25.5.
(Adaptada de: Molina-Infante J, Lucendo AJ: Dietary therapy for eosinophilic esophagitis, *J Allergy Clin Immunol* 142:41, 2018.)

remissão na maioria dos pacientes com esofagite eosinofílica e oferece potencial para tratamento de longa duração (Lucendo et al., 2013; Groetch et al., 2017).

Gastrenterite eosinofílica

A gastrenterite eosinofílica (GEE) é uma doença incomum caracterizada por infiltração eosinofílica do tubo gastrintestinal na ausência de quaisquer causas secundárias para os eosinófilos; a etiologia e a fisiopatologia não estão esclarecidas. O estômago e o duodeno são os mais comumente afetados, mas pode envolver qualquer segmento, incluindo o reto. Os sintomas variam dependendo da porção do tubo gastrintestinal envolvida e da infiltração localizada ou disseminada por eosinófilos. Dor abdominal, náuseas e vômitos são os sintomas de apresentação mais frequentes em crianças e adultos. Os adolescentes podem apresentar retardamento de crescimento, deficiência de crescimento e puberdade tardia ou amenorreia.

GEE pode ocorrer em qualquer idade, mas é mais comumente observada em pessoas com 30 a 40 anos e é possivelmente mais prevalente em mulheres (Zhang e Li, 2017; Alhmoud et al., 2016). Os sintomas podem ser facilmente confundidos com outros distúrbios gastrintestinais funcionais. Em pacientes com sintomas gastrintestinais e histórico de condições atópicas, como asma, dermatite atópica, rinite alérgica ou SAPA, há um grau elevado de suspeita clínica de gastrenterite eosinofílica (Zhang e Li, 2017; NASEM, 2017). Os testes de IgE alergênio-específica não têm valor na identificação de alimentos agressivos.

Não há consenso sobre a estratégia de tratamento ideal para a GEE devido à falta de grandes ensaios clínicos randomizados e controlados para estabelecer claramente as diretrizes padrão (Zhang e Li, 2017). No entanto, uma vez que uma alta proporção de casos de GEE está associada à alergia alimentar, uma dieta de eliminação ou dieta elementar pode ser recomendada como primeiro passo. O uso de tratamento dietético não só tem sido eficaz na redução da necessidade de corticosteroides, mas também melhora o crescimento deficiente associado à doença.

Uma estratégia terapêutica proposta é inicialmente fazer o paciente seguir uma dieta de eliminação evitando alergênios transportados pelo ar e alimentares específicos. Se isso não for viável ou fracassar em conseguir a melhora, então, a terapia com glicocorticoides é recomendada, incluindo começar com a administração tópica e, em seguida, considerar a administração sistêmica (Zhang e Li, 2017).

A terapia com dieta de eliminação seria semelhante àquela para EoE, começando com uma dieta elementar, se possível (alimentação exclusiva com fórmulas baseadas em aminoácidos) ou as dietas empíricas de eliminação em etapas de 2-4-6 alimentos. Ver Boxe 25.4 para obter as diretrizes para a eliminação desses alimentos da dieta. No entanto, o alto nível de restrição e a necessidade de múltiplas endoscopias têm dificultado a implementação de dietas de eliminação na prática clínica. Os corticosteroides continuam a ser um tratamento amplamente utilizado e clinicamente eficaz.

Síndrome da enterocolite induzida por proteína alimentar

Outra reação imune aos alimentos não mediada por IgE é a **síndrome da enterocolite induzida por proteína alimentar (SEIPA)**, sendo que o principal critério é o de vômitos ocorrendo 1 a 4 horas após a ingestão de um alimento, mas com ausência de sintomas respiratórios ou na pele mediados por IgE. A SEIPA caracteriza-se por vômitos repetitivos retardados (até 10 vezes em um episódio) após a ingestão de alimento e a criança fica pálida, letárgica e mole. Podem ocorrer desidratação grave, choque hipovolêmico e pode haver um episódio de diarreia 1 a 5 horas depois. Os sintomas geralmente se resolvem dentro de 24 horas e a criança fica bem entre os episódios (Leonard et al., 2018).

A SEIPA crônica é caracterizada por vômitos retardados crônicos ou intermitentes, geralmente em lactentes com menos de 4 meses que consomem leite de vaca ou fórmula de soja regularmente. O lactente também apresenta diarreia crônica, baixo ganho de peso e possivelmente, deficiência de desenvolvimento (*failure to thrive*). A SEIPA crônica geralmente é diagnosticada após um episódio agudo da síndrome, quando a anamnese confirma que os sintomas se tornaram crônicos. Quando o alimento desencadeador é removido, a SEIPA crônica se resolve, mas pode reaparecer como um episódio agudo quando o alimento é ingerido novamente, em geral acidentalmente. Testes de provocação oral com alimentos (Tabela 25.4) podem ser necessários se o diagnóstico não for claro.

A SEIPA geralmente se apresenta em lactentes quando a fórmula ou alimentos sólidos são introduzidos, entre 2 e 7 meses. Lactentes com menos de 2 meses com diagnóstico da SEIPA pelo leite de vaca ou soja são mais propensos a apresentar diarreia, hematoquezia ou melena (fezes com sangue) e deficiência de crescimento, além de vômitos, em comparação com aqueles que apresentam a síndrome mais tarde (Nowak-Węgrzyn et al., 2017). Um estudo de coorte japonês relatou sintomas de SEIPA em 10% dos lactentes após o aleitamento materno, presumivelmente por causa da proteína alimentar problemática no leite materno devido à ingestão proteica da mãe. Da mesma forma, um artigo australiano relatou esses achados em 5% dos lactentes (Nomura et al., 2011; Mehr et al., 2017).

Os sintomas consistentes com SEIPA podem se manifestar em crianças mais velhas e adultos com vômitos retardados, geralmente após a ingestão de peixe, marisco ou ovo (Leonard et al., 2018). Estudos de vários países mostram que os desencadeadores alimentares mais comuns são leite de vaca, soja e grãos (aveia/arroz) nos EUA e na Coreia do Sul, peixes na Itália e Espanha e arroz na Austrália (Mehr et al., 2017).

A fisiopatologia da SEIPA não é bem compreendida, mas se acredita que uma reação a uma proteína alimentar consumida leve à inflamação do intestino, o que causa aumento da permeabilidade intestinal e deslocamento de líquidos, resultando em vômito, diarreia, dor abdominal e, possivelmente, choque (Leonard et al., 2018). Os anticorpos IgE específicos para alimentos não têm valor no diagnóstico; a anamnese completa seguida com uma dieta de eliminação de alimentos específica e um teste de provocação oral (TPO) com alimentos suspeitos sob supervisão médica é a única maneira no momento de fazer um diagnóstico da SEIPA. É um desafio, porque a síndrome mimetiza muitos outros distúrbios inflamatórios gastrintestinais.

O tratamento da SEIPA se concentra na remoção dos alimentos agressores e no controle de vômitos, desidratação e choque. Para lactentes com a síndrome pelo leite de vaca ou de soja, a amamentação com leite materno ou o uso de uma fórmula de caseína extensamente hidrolisada é incentivado. Se a síndrome pelo leite de vaca ou de soja ocorrer no lactente alimentado com a fórmula, a introdução supervisionada de uma ou de outra fórmula (leite de soja ou de vaca) pode ser considerada. A evitação materna dos gatilhos da síndrome de um lactente em amamentação com leite materno não é recomendada se o lactente estiver se desenvolvendo adequadamente e assintomático (Nowak-Węgrzyn et al., 2017). As mães devem evitar alimentos desencadeantes se ocorrer uma reação após a amamentação ou se o lactente não estiver se desenvolvendo. Se os sintomas ainda não desaparecerem, deve-se considerar a interrupção da amamentação e a introdução de uma fórmula extensamente hidrolisada (FEH). Ver Nowak-Węgrzyn et al. (2017) para orientações de alimentação.

A adequação nutricional, o desenvolvimento de habilidades de alimentação e a expansão da dieta são vitais para a nutrição e o desenvolvimento de qualquer criança, especialmente naquelas com SEIPA

Tabela 25.4 Diretrizes para a evitação de alergênios.

	Fontes	Outros termos	Nutrientes envolvidos	Alternativas
Leite*	Manteiga/muitas margarinas ou cremes com gordura, queijos, qualquer leite de mamífero (vaca/ovelha/cabra), leite vaporizado/condensado, creme de leite, *ghee*, iogurte, sorvetes, pudins, sobremesas lácteas e alimentos industrializados usando qualquer ingrediente à base de leite	Caseína, caseinatos, coalhada, lactoglobulina, lactose, sólidos de leite, soro de leite, *whey*, soro de leite coalhado, açúcar de leite, açúcar de soro, adoçante de xarope de soro de leite	Vitamina A, vitamina D, riboflavina, ácido pantotênico, cianocobalamina, cálcio, magnésio, fosfato	Menos de 2 anos: Extensivamente hidrolisado (caseína/*whey*) Fórmulas de arroz hidrolisado# Fórmulas baseadas em aminoácidos## Mais de 2 anos: Bebidas alternativas sem leite e enriquecidas com cálcio podem ser consideradas: • Leite de arroz (em alguns países o arroz não é permitido para crianças < 4,5 anos devido ao alto conteúdo de arsênico) • Leite de soja • Leite de aveia • Leite de chufa • Leite de batata • Leite de amêndoa • Leite de coco • Leite de ervilha Outros alimentos: Versões sem leite com aumento de gorduras/margarina, queijos, iogurtes, creme gelado e creme
Ovo**	Clara de ovo e gema de ovo, bolos, biscoitos, pães especiais, maionese	Albumina, ovo desidratado, ovo em pó, proteína de ovo, ovo congelado, globulina, lecitina, livetina, ovalbumina, ovomucina, ovovitelina, ovo pasteurizado, vitelina	Riboflavina, biotina, proteína, vitamina A, cianocobalamina, vitamina D, vitamina E, ácido pantotênico, selênio, iodo, folato	Substitutos de ovo Ajuste as receitas com líquido extra ou purês de frutas Variedade de produtos sem ovos, como maionese, bolos, muffins, pudins e *mix* de omelete
Trigo***	Pão, cereais matinais, massas de macarrão, bolos, biscoitos, bolachas, carnes cozidas frias, tortas, massa, farinha, farinha para bolos, farinha enriquecida, farinha rica em glúten, farinha rica em proteína, farinha integral Graham, sêmola, cuscuz, molhos de carne e molhos engarrafados	Farelo, agente de volume à base de cereal, fécula, farro, amido, trigo, trigo duro, semolina, espelta (trigo-vermelho), *kamut* (triguilho), farelo de trigo, glúten de trigo, amido de trigo, óleo de gérmen de trigo, proteína hidrolisada de trigo, triticale, trigo *bulgur*, trigo *einkorn*, trigo *emmer*	Fibras, tiamina, riboflavina, niacina, cálcio, ferro, folato se fortificado	Milho, arroz, batata, mandioca, inhame, quinoa, painço, grão-de-bico, sagu, tapioca, amaranto, trigo-sarraceno Alimentos sem trigo e/ou sem glúten, cevada, centeio e aveia normal podem ser tolerados por alguns indivíduos com alergia ou intolerância ao trigo, no entanto, eles contêm glúten Aveia sem glúten pode ser tolerada por alguns indivíduos com doença celíaca O uso de grãos alternativos deve ser individualizado e baseado na tolerância, conforme determinado pelo médico e/ou nutricionista
Peixe	Todos os tipos de peixes de carne branca e gordurosa, anchova, molho inglês (Worcestershire), geleia de carne *aspic*, salada Caesar, pasta de anchovas, *kedgeree*, caponata, molho de peixe, *paella*, *bouillabaisse*, gumbo Algumas pessoas podem tolerar peixe enlatado As cápsulas de óleo de peixe podem causar reações em indivíduos altamente sensibilizados	Caviar *Surimi* (kani)	Todos os peixes: proteína, iodo Ossos de peixe: cálcio, fósforo, flúor Peixes gordurosos: vitaminas A e D, ácidos graxos ômega-3	

(*continua*)

Tabela 25.4 Diretrizes para a evitação de alergênios. (*Continuação*)

	Fontes	Outros termos	Nutrientes envolvidos	Alternativas
Crustáceos	Siris, caranguejos, lagostas, camarões, lagostins		Nutrientes semelhantes aos dos peixes brancos. Caranguejo e mexilhões: boas fontes de ômega-3, selênio, zinco, iodo e cobre	
Moluscos	Mariscos, mexilhões, ostras, polvo, lula, *scargot*, vieiras	Preparações de alimentos saudáveis, como extrato de *Perna canaliculus*, molho de ostra	Quantidades variáveis de proteína (vieira), cálcio (marisco), zinco (ostras), ferro (marisco)	
Amendoim****	Amendoim, amendoim desengordurado, flocos de amendoim, óleo de amendoim prensado por extrusão, farinha de amendoim, manteiga de amendoim, salgadinhos de amendoim, molho *satay* Pode conter amendoim: couve, produtos de confeitaria, sobremesas congeladas, pratos asiáticos (indonésio, malaio, tailandês e chinês), mistura de cereais e sementes para caminhada (*trail mix*), barras energéticas ou esportivas, biscoitos de arroz, barras de cereais, biscoitos, *brownies*, coberturas de nozes para sorvetes, alimentos vegetarianos/veganos, cereais matinais, molho pesto às vezes podem conter amendoim	Óleo de amendoim, hipógea, proteína de amendoim, noz da terra, noz de macaco, mandelonas, nozes mistas	Vitamina E, niacina, magnésio	
Nozes de árvores Amêndoa, avelã, noz, castanha de caju, noz-pecã, castanha-do-pará, pistache, noz-macadâmia, noz de Queensland	Alimentos semelhantes aos com amendoim *Amaretto* contém sabor de amêndoa Molho inglês (Worcester) contém nozes Molho *korma* (amêndoas)	Avelã: avelã fresca, noz de avelã Macadâmia: noz de Queensland Noz-pecã: noz de nogueira Nota: noz-moscada, coco, pinhão e noz de palma não são classificados como nozes	Depende do tipo da noz	
Semente de gergelim	Sementes de gergelim, óleo de gergelim, halva (doce de gergelim), *tahini*, *homus*, pão/pãezinhos com sementes, gomásio (condimento), alimentos asiáticos feitos com óleo de gergelim, alimento grego, iraniano, libanês e turco	Gomásio – condimento com semente de gergelim e sal	Proteínas, gorduras, vitamina E, cálcio, potássio, fósforo, vitamina B e ferro Evitar não tem efeito significativo sobre a nutrição	
Aipo/salsão	Alergia primária: aipo e salsão em sua forma crua, cozida, em suco, em conserva e seca (tempero de aipo)		Fibras Evitar não tem efeito significativo sobre a nutrição	Nas síndromes SAPA e LTPS, aipo/salsão secos podem ser tolerados
Mostarda	Mostarda Semente de mostarda Pó de *curry* *Pizza* Molhos, marinadas, temperos		Principalmente gordura e proteína Evitar não tem efeito significativo na nutrição	

(*continua*)

Tabela 25.4 Diretrizes para a evitação de alergênios. (Continuação)

	Fontes	Outros termos	Nutrientes envolvidos	Alternativas
Soja*****	Feijão-de-soja, farinha de soja, nozes de soja, molho de soja, molho *shoyu*, produtos de soja (queijo de soja, fibra de soja, sorvete de soja), substitutos de carne, pães, alimentos vegetarianos/veganos, culinária asiática, carne processada (p. ex., salsicha), manteiga de amendoim, alimentos rotulados como "*diet*" e "rico em proteína" ou "baixo teor de lipídeos", barras esportivas ou energéticas	Edamame Tofu Missô *Natto* Proteína/goma/amido de soja Proteína vegetal texturizada (ou hidrolisada) Aroma de soja Lecitina de soja *Chee-fan* Ketjap	Tiamina, riboflavina, piridoxina, folato, cálcio, fósforo, magnésio, ferro, zinco, proteína, fibra	Leite de vaca Leite de arroz (em alguns países o arroz não é permitido em crianças < 4,5 anos devido ao alto teor de arsênico) Leite de aveia Leite chufa Leite de batata Leite de amêndoa Leite de coco Leite de ervilha Carne, peixe, aves ou alternativas vegetarianas sem soja
Tremoço	Frequentemente usado na Europa em bolos, produtos de panificação, *pizza* e pães com sementes de tremoço		Proteína, lipídeos, fibra, tiamina, riboflavina e vitamina E Evitar não tem efeito significativo sobre a nutrição	

* As proteínas dos leites de cabra e de ovelha são semelhantes às proteínas do leite de vaca, e aqueles com alergia ao leite de vaca podem apresentar sintomas semelhantes com a ingestão dessas alternativas. Todo leite de mamífero deve ser evitado inicialmente. O leite de cabra não é recomendado como substituto do leite de vaca porque tem uma alta carga de soluto renal e tem um teor muito baixo de ácido fólico em comparação com o leite de vaca.
** Pessoas com alergia a ovo de galinha também podem ser alérgicas a outros tipos de ovos, como ovos de ganso, peru, pato ou codorna. Todos devem ser evitados inicialmente.
*** Observe que produtos não alimentícios, como cosméticos, suplementos e medicamentos, podem conter ingredientes de trigo e causar reação adversa.
**** Existe um alto risco de contaminação dos utensílios quando se come fora de casa, em restaurantes asiáticos, chineses, mexicanos, tailandeses, mediterrâneos e indianos. Produtos não alimentícios, como cosméticos, suplementos e medicamentos, podem conter ingredientes de amendoim e podem causar reação adversa.
***** Vários estudos indicam que os indivíduos alérgicos à soja frequentemente toleram a lecitina de soja e o óleo de soja. Há um alto risco de contaminação cruzada da soja quando se come fora de casa, especialmente em restaurantes asiáticos. Produtos não alimentícios, como cosméticos, suplementos e medicamentos, podem conter ingredientes à base de soja.
\# Parcialmente hidrolisado: não hipoalergênico, contém proteínas parcialmente digeridas que têm um peso molecular maior do que a fórmula extensamente hidrolisada. Pode causar reação em um terço a metade dos indivíduos com alergia à proteína do leite de vaca.
\#\# Fórmula infantil à base de aminoácidos livres: hipoalergênica, fórmula livre de peptídeos que contém aminoácidos essenciais e não essenciais. Geralmente tolerada por pessoas alérgicas a fórmulas extensamente hidrolisadas.
LTPS, síndrome da proteína de transferência de lipídeos; *SAPA*, síndrome de alergia pólen-alimento.
(Fontes: Venter C, Groetch M, Netting M, Meyer R: A patient-specific approach to develop an exclusion diet to manage food allergy in infants and children, *Clin Exp Allergy* 48:121, 2018. Joneja JV: *The Health Professional's Guide to Food Allergies and Intolerances*, Chicago, 2013, Academy of Nutrition and Dietetics.)

---

por múltiplos alimentos ou com problemas de alimentação. Os pacientes com SEIPA devem ser monitorados regularmente para o desenvolvimento de tolerância e, eventualmente, expansão da dieta, com testes de provocação oral com alimentos supervisionados por um médico (Tabela 25.5).

Proctite ou proctocolite induzida por proteína alimentar

Na **proctocolite** ou **proctite induzida por proteína alimentar (PIPA)**, fezes com sangue (hematoquezia) e muco são observados em um lactente aparentemente saudável, geralmente por volta dos 2 meses. Os pais ficam preocupados quando veem manchas de sangue nas fezes do lactente, mas geralmente o sangramento é leve e o desenvolvimento posterior de anemia é raro. Alimentos desencadeadores comuns são proteína do leite de vaca ou proteína de soja da fórmula infantil e sua remoção da dieta do lactente geralmente resolve o problema. No caso do lactente amamentado com leite materno, a mãe deve retirar esses alimentos da dieta e continuar a amamentar. Para lactentes alimentados com fórmula, é necessário mudar para uma fórmula extensamente hidrolisada. No entanto, às vezes o lactente requer uma fórmula elementar, cujos exemplos estão listados no Capítulo 15. O sangramento geralmente desaparece dentro de 3 dias após a implementação da mudança na fórmula ou na dieta da mãe que amamenta. Na maioria dos casos, a PIPA se resolve sozinha quando o lactente tem 1 a 2 anos e alimentos agressivos podem ser introduzidos com o monitoramento das fezes do lactente para sangue (Meyer et al., 2018; NASEM, 2017).

Tabela 25.5 Protocolos de testes de provocação oral (TPOs) com alimentos.

Teste de provocação alimentar duplo-cego controlado por placebo (TPA-DCCP)	O alergênio é disfarçado e administrado por via oral e o paciente monitorado quanto à reação, paciente e médico às cegas quanto à administração, também testado com placebo	Padrão-ouro para testes de alergia alimentar
Teste de provocação alimentar cego	O alimento suspeito é disfarçado do paciente e administrado oralmente pelo médico em um ambiente clínico	Menos demorado do que o TPA-DCCP; pode ser usado em casos em que o paciente apresenta sintomas secundários ao medo ou aversão a alimentos suspeitos
Teste de provocação oral alimentar aberto	O alimento suspeito é administrado por via oral ao paciente na forma natural não disfarçada em doses graduais sob supervisão médica	Menos demorado do que o TPA-DCCP; não deve ser usado nos casos em que o paciente apresenta sintomas secundários a medo ou aversão a alimentos suspeitos

INTOLERÂNCIAS ALIMENTARES

As **intolerâncias alimentares** são reações adversas a alimentos que resultam em sintomas clínicos causados por mecanismos não imunológicos, incluindo microbiano, farmacológico, gastrintestinal, metabólico, psicológico e comportamental ou idiossincrático. Elas são consideradas muito mais comuns do que as alergias alimentares e geralmente são desencadeadas por substâncias químicas de baixo peso molecular, como aditivos alimentares e componentes biologicamente ativos dos alimentos, como aminas biogênicas. Os sintomas induzidos por intolerâncias alimentares são frequentemente semelhantes aos da alergia alimentar e podem incluir manifestações gastrintestinais, cutâneas, respiratórias e neurológicas. Clinicamente, é importante distinguir a intolerância alimentar da alergia alimentar imunomediada porque as alergias alimentares podem causar reações anafiláticas com risco de morte, ao passo que as intolerâncias alimentares, não (ver Tabela 25.2).

Manifestações gastrintestinais

Intolerância à lactose

A intolerância ao dissacarídeo lactose é a reação adversa mais comum aos alimentos, e a maioria dos casos resulta de uma redução geneticamente influenciada da lactase intestinal. Estima-se que cerca de 70% da população mundial tenha baixa produção de lactase (hipolactasia) (Ugidos-Rodríguez et al., 2018). Os sintomas de intolerância à lactose, inchaço e cólicas abdominais, flatulência e diarreia, geralmente aparecem várias horas (até 24 horas) após a ingestão de lactose e duram várias horas. Como alguns dos sintomas gastrintestinais são semelhantes, a intolerância à lactose costuma ser confundida com alergia ao leite de vaca. No entanto, a maioria dos indivíduos alérgicos ao leite de vaca também apresenta sintomas em outros sistemas orgânicos, incluindo o sistema respiratório, a pele e, em casos graves, reações anafiláticas sistêmicas. As deficiências de lactase e outras enzimas digestivas de carboidratos e seu tratamento são discutidas mais detalhadamente no Capítulo 27.

Intolerância aos frutossacarídeos, oligossacarídeos, dissacarídeos, monossacarídeos e polióis fermentáveis

A má digestão e a má absorção de frutossacarídeos, oligossacarídeos, dissacarídeos, monossacarídeos e polióis (FODMAPs, do inglês *fructosaccharides, oligosaccharides, disaccharides, and monosaccharides and polyols*) parecem estar se tornando mais comuns. O ser humano não tem as enzimas hidrolase necessárias para quebrar as ligações nas cadeias do polímero de frutose; portanto, em muitos indivíduos, a ingestão de grandes quantidades de FODMAPs pode causar inchaço, diarreia, cólicas e flatulência. A intolerância aos FODMAPs parece ser mais comum em indivíduos com distúrbio gastrintestinal funcional subjacente, como síndrome do intestino irritável e síndrome do supercrescimento bacteriano no intestino delgado (SCBID). Ver Capítulo 27 para obter mais informações sobre os FODMAPs.

Intolerância à glúten

A intolerância (ou sensibilidade) ao glúten não celíaca é uma condição que está sendo diagnosticada com mais frequência. É mais bem definida como sintomas intestinais ou extraintestinais que ocorrem quando grãos contendo glúten são incluídos na dieta, e que desaparecem quando os grãos nocivos são removidos da dieta. A intolerância ao glúten pode ser facilmente confundida com uma alergia alimentar, mas não é uma reação alérgica, pelo menos não com base em nosso conhecimento atual (DeGeeter e Guandalini, 2018). Ainda é controverso se as proteínas do glúten encontradas em trigo, centeio e cevada são a causa dos sintomas para aqueles com intolerância ao glúten.

Há algumas pesquisas sugerindo que a intolerância ao frutano possa ser a causa dos sintomas para algumas pessoas, não as proteínas do glúten (Igbinedion et al., 2017). Por causa disso, o termo sensibilidade ao trigo não celíaca (STNC) é frequentemente usado para descrever essa condição. Isso é diferente de outro distúrbio relacionado ao glúten, a doença celíaca, que é uma reação autoimune que ocorre na presença de proteínas do glúten na dieta. Ver Capítulo 27 para uma discussão sobre a doença celíaca e seu manejo alimentar.

Farmacológico

Uma reação adversa a um alimento pode ser o resultado de uma resposta a um componente farmacologicamente ativo desse alimento. Uma ampla gama de sintomas de alergia pode resultar da ingestão de aminas biogênicas, como histamina e tiramina. Salicilatos, glutamato monossódico ou aditivos alimentares, como benzoatos, também podem causar reações.

Histamina

A **histamina** é uma amina biogênica produzida endogenamente com funções muito importantes. É liberada como o primeiro mediador inflamatório em uma reação alérgica ou em uma reação de defesa física. Quando é liberada e atinge determinado nível, pode causar vasodilatação, eritema, aumento da permeabilidade das membranas celulares, distúrbios do sistema digestório, prurido (coceira), urticária (erupções de pele), angioedema (inchaço do tecido), hipotensão, taquicardia (frequência cardíaca acelerada), dor torácica, congestão nasal (rinite), coriza (rinorreia), conjuntivite (olhos lacrimejantes, avermelhados e irritados), cefaleia, pânico, fadiga, confusão e irritabilidade.

Todo mundo tem uma concentração de histamina que é tolerada e, quando essa concentração é excedida no corpo, os sintomas de histamina excessiva se desenvolvem. As concentrações basais de 0,3 a 1 ng/mℓ são consideradas normais (Joneja, 2017). Os indivíduos podem ter concentrações elevadas de histamina devido a estresse, alterações hormonais e comprometimento gastrintestinal, incluindo inflamação ou infecção. Algumas pessoas são mais sensíveis à histamina do que outras, geralmente por causa de uma incapacidade geneticamente determinada de catabolizar ou quebrar a histamina rápido o suficiente para manter os níveis baixos, de modo que os sintomas induzidos pela histamina não sejam desencadeados. Um por cento da população dos EUA sofre de intolerância à histamina e 80% desses pacientes são de meia-idade (Maintz e Novak, 2007).

Os sintomas de histamina em excesso podem ser indistinguíveis dos de alergia alimentar, por causa da função mediadora da histamina nas reações alérgicas. A intolerância à histamina, no entanto, não tem um mecanismo mediado por IgE como a alergia alimentar. Na intolerância à histamina, há histamina em excesso pelas seguintes razões: (1) certos alimentos contêm naturalmente grandes quantidades de histamina, ou seu precursor histidina (que por fermentação se torna histamina), que causa uma reação no indivíduo sensível à histamina; (2) alguns indivíduos não são capazes de desativar ou metabolizar a histamina de maneira oportuna devido à deficiência das enzimas **diamina oxidase (DAO)** ou **histamina-N-metiltransferase (HNMT)**; ou (3) há presença de outras aminas que também influenciam a reação da histamina.

Alimentos com alto teor de histamina incluem alimentos fermentados, chucrute, queijos envelhecidos, carnes e peixes processados, bebidas alcoólicas (cerveja e vinho) e sobras de alimentos. Morangos, frutas cítricas, abacaxi, tomates, espinafre, clara de ovo, peixes, mariscos e alguns aditivos alimentares (p. ex., tartrazina) e conservantes (p. ex., benzoatos) estimulam a liberação de histamina dos mastócitos. Os mecanismos para essa reação não estão esclarecidos. Pode-se suspeitar de intolerância ou sensibilidade à histamina quando uma causa alérgica para os sintomas for descartada (Joneja, 2017). Com a verdadeira intolerância à histamina, o tratamento com uma dieta restrita à histamina (Boxe 25.5) pode ser muito útil. A dieta deve ser

Boxe 25.5 Dieta com restrição de histamina.

Descrição geral
Esse plano alimentar é elaborado para remover alimentos que contenham altos teores de histamina e alimentos e aditivos alimentares que liberam histamina no corpo. É uma dieta de teste para pessoas com altos teores de histamina e sintomas associados para os quais outros tratamentos têm sido de pouco valor.

Fontes alimentares de histamina
A histamina está presente em grandes quantidades nos alimentos fermentados. As enzimas microbianas convertem o aminoácido histidina (presente como constituinte de todas as proteínas) em histamina em um processo bioquímico conhecido como descarboxilação.

Quaisquer alimentos que tenham sido submetidos à fermentação microbiana em sua fabricação, por exemplo: embutidos, como mortadela, salame, *pepperoni*, salsichas, a maioria dos queijos, molho de soja, missô, chucrute, bebidas alcoólicas, bebidas "desalcoolizadas" e vinagres contêm histamina.

Alimentos que foram expostos à contaminação microbiana conterão histamina: o nível é determinado pela rapidez de ação do metabolismo microbiano. As concentrações de histamina aumentam para uma concentração reativa muito antes de qualquer sinal de deterioração ocorrer no alimento. Isso é particularmente importante em peixes e frutos do mar. As bactérias no intestino começam a converter histidina em histamina assim que o peixe morre. Quanto mais tempo o peixe permanecer não eviscerado, maior é o teor de histamina na carne.

Alguns alimentos, como berinjela, abóbora, tomate, azeitonas e espinafre, contêm teores elevados de histamina naturalmente.

Além disso, vários aditivos alimentares, tais como certos corantes alimentares (p. ex., tartrazina) e conservantes (p. ex., benzoatos) são conhecidos por mediar a liberação de histamina. Alguns deles, por exemplo, os benzoatos, ocorrem naturalmente nos alimentos, especialmente nas frutas, e têm a mesma capacidade de liberar histamina que o aditivo alimentar.

A dieta com restrição de histamina exclui todos os alimentos que são conhecidos por conterem altos teores de histamina e substâncias químicas que podem liberar histamina quando entram no corpo.

Dieta com restrição de histamina
Evite os seguintes alimentos durante o período de eliminação experimental de 4 semanas.

Carne, aves, peixes
- Peixes e crustáceos frescos, congelados, defumados ou enlatados, se o processamento for desconhecido
    - Se o peixe for recém-pescado, eviscerado e cozido em ½ hora, pode ser comido
- Ovo
    - Uma pequena quantidade de ovo cozido em um produto assado, como panquecas, *muffins* ou bolos é permitida
- Carnes processadas, defumadas e fermentadas, como frios, linguiça, salsicha, mortadela, salame, *pepperoni*, presunto defumado, *bacon* curado

Leite e produtos lácteos
- Todos os produtos lácteos fermentados, incluindo:
    - Queijos:
        - Qualquer tipo de queijo fermentado, como *cheddar*, queijo azul, *brie*, Camembert, feta, pecorino romano e assim por diante
    - Produtos de queijo, como queijo processado, fatias de queijo, pastas de queijo
    - Queijo tipo *cottage*
    - Queijo ricota feito com cultura microbiana (leia o rótulo)
    - Iogurte
- Soro de leite coalhado
- *Kefir*
    - Qualquer produto lácteo que seja coalhado em vez de fermentado é permitido (p. ex., queijo paneer)

Frutas
- Cítricas (laranja, toranja, limão, lima)
- Cerejas
- Morangos
- Damascos
- Framboesas
- Abacaxi
- *Cranberries*
- Ameixas secas
- Framboesas silvestres
- Tâmaras
- Uvas-passa
- Groselhas (frescas ou secas)

Vegetais
- Tomates, molhos de tomate, *ketchup*
- Espinafre
- Berinjela
- Abóbora
- Azeitonas
- Picles, *relish*, condimentos e outros alimentos que contenham vinagre

Aditivos alimentares
- Tartrazina e outros corantes alimentares artificiais
- Conservantes, especialmente benzoatos, sulfatos e hidroxianisol butilado (BHA), hidroxitolueno butilado (BHT)
    - Observação: muitas pílulas de medicamentos e de vitaminas contêm esses aditivos.

Temperos
- Canela
- Cravo-da-índia
- Tomilho
- Pimenta em pó
- Anis
- Vinagre (exceto destilado)
- Pó de *curry*
- Noz-moscada

Diversos
- Produtos fermentados de soja (como molho de soja, missô)
- Alimentos fermentados (como chucrute)
- Chá (regular ou verde)
- Bebidas de chocolate, cacau e cola
- Bebidas alcoólicas de todos os tipos
- Bebidas "desalcoolizadas" (p. ex., cerveja, cerveja tipo *ale*, vinho etc.)
Essa dieta exclui todos:
- Alimentos com níveis naturalmente elevados de histamina
- Alimentos fermentados
- Corantes alimentares artificiais, especialmente tartrazina
- Benzoatos, incluindo fontes alimentares de benzoatos, ácido benzoico e benzoato de sódio
- Sulfitos
- Hidroxianisol butilado (BHA), hidroxitolueno butilado (BHT).

Fonte: Joneja, JA: Histamine Intolerance: a Comprehensive Guide for Healthcare Professionals, 2017, publicado digitalmente.

implementada por 6 semanas, com o paciente mantendo registros (diários) de ingestão e sintomas seguidos de avaliação do progresso na redução dos sintomas.

Tiramina

A tiramina é uma amina biogênica formada a partir do aminoácido tirosina encontrado naturalmente em alguns alimentos, plantas e animais. Como a histamina, também pode ser produzida em alimentos como resultado da fermentação, cura, envelhecimento ou deterioração de produtos, laticínios e carnes. Por causa da taxa e extensão desses processos, o conteúdo de tiramina dos alimentos varia amplamente. Exemplos de alimentos ricos em tiramina são queijos envelhecidos, molho de soja, carnes envelhecidas, peixes em conserva, tofu, chucrute e chope de cerveja.

A tiramina pode ter atividade farmacológica e pode causar aumento da pressão arterial. Por causa disso, o corpo produz monoamina oxidase (MAO), uma enzima que protege contra o acúmulo excessivo de tiramina e outras aminas no corpo, incluindo neurotransmissores de monoamina (p. ex., norepinefrina, dopamina e serotonina) e as transforma em compostos inofensivos que podem ser excretados do corpo com segurança. A monoamina oxidase está presente no sistema digestório, no fígado, nas terminações nervosas e no cérebro. Um indivíduo pode desenvolver intolerância à tiramina quando há muita tiramina presente na dieta ou quando não há atividade de monoamina oxidase (MAO) suficiente para manter seu nível sob controle. A intolerância é evidenciada por alterações na pressão arterial. Grandes quantidades de tiramina podem causar a liberação em excesso de noradrenalina (norepinefrina), que causa constrição dos vasos sanguíneos, fazendo com que a pressão arterial aumente, às vezes a um nível perigosamente alto, conhecido como crise hipertensiva.

A ingestão de alimentos contendo tiramina também pode causar enxaqueca ou urticária crônica em indivíduos sensíveis à tiramina, sendo a resposta dependente da dose (Skypala et al., 2015b).

A intolerância à tiramina pode se desenvolver em alguns indivíduos que estão tomando os medicamentos inibidores da monoamina oxidase (IMAO), que interferem na degradação da tiramina. Felizmente, esses medicamentos não são prescritos com tanta frequência hoje como foram no passado.

Outras aminas e aditivos alimentares

Quando a histamina ou tirosina estão presentes nos alimentos, outras aminas biogênicas, como putrescina, cadaverina, triptamina, 2-feniletilamina, espermina e espermidina, também podem estar presentes. À semelhança da histamina e a tiramina, elas são produzidas principalmente por descarboxilação microbiana de aminoácidos presentes nos alimentos e podem causar reações.

Alguns componentes dos alimentos são, na realidade, adicionados aos alimentos e também parecem ser capazes de causar reações, embora sejam pouco compreendidos. Aditivos alimentares, como salicilatos, carmim (extratos de cochonilha), corantes e corantes alimentares artificiais, como o amarelo FD&C nº 5 e conservantes, como ácido benzoico, benzoato de sódio, hidroxianisol butilado (BHA), hidroxitolueno butilado (BHT), nitratos, sulfitos e glutamato monossódico (GMS) podem causar reações adversas em certos indivíduos (Vojdani e Vojdani, 2015).

Os sulfitos são amplamente utilizados como conservantes e antioxidantes em muitos produtos alimentícios. As reações aos sulfitos, incluindo metabissulfito de sódio e sulfito de sódio, resultam em uma ampla gama de sintomas em indivíduos sensíveis ao sulfito. Estes podem incluir dermatite, urticária, hipotensão, dor abdominal, diarreia e reações asmáticas e anafiláticas com risco de óbito (Vally e Misso, 2012). Os mecanismos permanecem obscuros.

As reações adversas ao GMS foram originalmente relatadas como a "síndrome do restaurante chinês" por causa de seu uso na culinária chinesa. Após a ingestão, ocorreram queixas de cefaleia, náuseas, rubor, dor abdominal e asma. O GMS é amplamente distribuído no fornecimento de alimentos (p. ex., caldo, amaciantes de carne, alimentos enlatados, alimentos congelados, condimentos) e ocorre naturalmente em tomates, queijo parmesão, cogumelos e outros alimentos. Os resultados de testes de provocação alimentar duplo-cego controlado por placebo (TPA-DCCP) revelaram que os sintomas do GMS não são persistentes, claros, consistentes ou graves (Geha et al., 2000; Williams e Woessner, 2009).

No entanto, dados mais recentes em animais e no ser humano indicaram que o consumo de GMS pode ser um fator que contribui para o aumento do risco de excesso de massa corporal, independentemente da atividade física e da ingestão energética total (He et al., 2011). Considerando o debate em curso sobre esse agente saborizante comum como um agente obesogênico, os nutricionistas devem estar cientes da sensibilidade ao GMS (Savcheniuk et al., 2014).

Uma dieta que está sendo usada para aqueles indivíduos com suspeita de intolerância a aminas dietéticas, salicilato e aditivos alimentares é a dieta FAILSAFE, também denominada como dieta à prova de falhas. FAILSAFE é o acrônimo para *free of additives, low in salicylates, amines, and flavor enhancers*, ou seja, uma dieta livre de aditivos, pobre em salicilatos, aminas e intensificadores de sabor, elaborada pelo Royal Prince Alfred Hospital, na Austrália. Essa dieta destina-se a ser utilizada em investigação e manejo/tratamento de pessoas com suspeita de intolerância alimentar. A dieta FAILSAFE exclui alimentos com sabor e cheiro fortes e substâncias químicas ambientais, em particular:

1. **Cerca de cinquenta aditivos alimentares artificiais,** incluindo corantes (como tartrazina, amarelo-sol), saborizantes, conservantes e antioxidantes (sulfitos, nitratos, benzoatos, sorbatos, parabenos).
2. **Salicilatos (ácido acetilsalicílico)** e polifenóis (saborizantes naturais, corantes e conservantes) encontrados em uma ampla variedade de frutas e vegetais.
3. **Neurotransmissores em alimentos:** glutamatos livres (GMS) e aminas (histamina, serotonina, dopamina, feniletilamina, tiramina e outras) encontrados em proteínas envelhecidas e alimentos fermentados como queijo, chocolate, carne de caça e carne envelhecida.
4. **Produtos químicos aromáticos (com cheiro e sabor fortes)** encontrados em perfumes, produtos de limpeza, cosméticos comerciais e produtos de higiene pessoal perfumados e coloridos, especialmente produtos de hortelã e mentol.
5. **Alguns medicamentos,** incluindo ácido acetilsalicílico, anti-inflamatórios não esteroidais e outros inibidores da COX II, incluindo ibuprofeno e os metilsalicilatos encontrados em descongestionantes e cremes anti-inflamatórios.

Os detalhes práticos dessa dieta podem ser encontrados em www.failsafediet.com.

Contaminação microbiana e toxinas

A toxicidade alimentar ou intoxicação alimentar resulta da contaminação microbiana dos alimentos e causa uma miríade de sintomas, incluindo náuseas, vômitos, diarreia, dor abdominal, cefaleia e febre, muitos dos quais podem ser confundidos com uma reação alérgica. Estima-se que, nos EUA, 9,4 milhões de pessoas por ano sejam afetadas por doenças transmitidas por alimentos, com 31 patógenos conhecidos identificados (Scallan et al., 2011). Felizmente, a maioria dos episódios é autolimitada e deve ser diferenciada de alergia ou intolerância alimentar por meio de uma história completa. Se a causa dos sintomas não puder ser determinada como uma toxina alimentar ou contaminação microbiana, pode, então, ser necessária uma dieta de eliminação de um único alimento seguida por um teste de provocação oral desse alimento (ver Tabela 25.4).

Fatores psicogênicos e comportamentais

Evidências para o papel da alergia ou intolerância alimentar em vários transtornos como ansiedade, depressão, enxaqueca, transtorno de atenção e déficit de hiperatividade e transtornos do humor estão surgindo. Aumento da permeabilidade intestinal, disbiose, produção de neurotransmissores pelo intestino e resposta do sistema imunológico intestinal estão sendo investigados como fatores contribuintes (ver Capítulos 27 e 40). Se uma relação entre sintoma e alimento não puder ser demonstrada para a intolerância alimentar, mas a evitação de alimentos for percebida como útil por causa da experiência pessoal do paciente, a terapia médica nutricional apropriada pode incluir a eliminação de alimentos e outras intervenções terapêuticas.

TERAPIA MÉDICA NUTRICIONAL

Avaliação nutricional

A anamnese completa e uma linha do tempo que inclua a história perinatal, pré-natal e de nascimento (p. ex., parto vaginal ou cesariana), práticas de alimentação iniciais (amamentação *versus* fórmula), doenças infantis, histórico médico passado e atual, medicamentos (p. ex., antibióticos, inibidores da bomba de prótons etc.), suplementos dietéticos (incluindo probióticos), padrões de exercícios e fatores de estilo de vida (estresse, sono, relacionamentos), com um histórico abrangente de dieta e hábitos alimentares, ajudam a determinar as possíveis causas fundamentais que contribuem para as reações adversas a alimentos.

As medidas antropométricas também são essenciais como um componente da avaliação nutricional. Os dados antropométricos do neonato, do lactente e das crianças devem ser plotados em um gráfico de crescimento e avaliados ao longo do tempo (ver Apêndice 4). Como as medidas de peso para estatura diminuídas podem estar relacionadas à má absorção ou evitação de alimentos devido à alergia ou intolerância alimentar, os padrões de crescimento e sua relação com o início dos sintomas devem ser explorados (Meyer et al., 2014).

Um exame físico focado na nutrição também é importante na avaliação do paciente com reações adversas a alimentos. Os sinais clínicos de má-nutrição devem ser avaliados e monitorados com dietoterapia contínua (ver Capítulo 5 e Apêndice 11).

O registro em um **diário de alimentos e sintomas** de 7 a 14 dias é extremamente útil para descobrir reações adversas a alimentos (Figura 25.4). O diário de alimentos e sintomas deve incluir o horário em que o alimento é ingerido, a quantidade e o tipo de alimento, todos os ingredientes alimentares, se possível, o horário em que os sintomas aparecem em relação ao tempo de ingestão do alimento e quaisquer suplementos ou medicamentos tomados antes ou depois do início dos sintomas. Outras influências, como estresse, exercícios físicos, produção e eliminação de urina e fezes (micção e defecação) e padrões de sono, juntamente com fatores ambientais, fornecem informações valiosas para reunir os fatores que afetam as reações adversas a alimentos. Quanto mais completa for a informação obtida sobre a reação adversa, mais útil será o diário registrado. Por exemplo, uma reação que parece ser causada por um alimento, na verdade, pode ser causada por um animal de estimação ou por uma substância química ou outro fator ambiental. Um paciente pode preferir usar um aplicativo desenvolvido para rastrear esse tipo de dados (ver Capítulo 4). O diário de alimentos e sintomas abrangente é utilizado para avaliar a adequação nutricional e também serve como uma ferramenta para futuras intervenções terapêuticas.

DIAGNÓSTICO

O diagnóstico de reações adversas a alimentos requer a identificação do alimento ou ingrediente alimentar suspeito, a prova de que a ingestão do alimento causa a resposta adversa e a verificação de uma resposta imune ou não imunomediada. O diário de alimentos e sintomas registrado de forma detalhada como parte de uma avaliação nutricional abrangente também é uma ferramenta de diagnóstico. Essas informações podem ser seguidas de testes imunológicos apropriados por um médico; no entanto, os testes de alergia alimentar não são completamente definitivos e devem sempre ser usados em conjunto com um exame físico abrangente, anamnese e avaliação nutricional (Boyce et al., 2010; Skypala et al., 2015). Ver Tabela 25.3 para uma descrição completa dos testes usados no diagnóstico de alergia alimentar.

Testes imunológicos

Teste cutâneo por picada

Nos **testes cutâneos por picada (TCP)**, ou *skin-prick test* no inglês, gotas de extratos alimentares padrões são colocadas na pele do braço ou das costas. A pele é, então, arranhada (raspagem) ou picada com uma lanceta com cada gota de extrato. As áreas de aplicação são observadas para o desenvolvimento da reação clássica de "pápula e eritema", ou "*wheal and flare*". Em teoria, se os mastócitos subjacentes tiverem imunoglobulina E secretora específica (sIgE) anexada, mediadores inflamatórios são liberados. A reação "pápula e eritema" é a consequência da ação dos mediadores, especialmente da histamina, sobre o tecido circundante. Esses testes cutâneos por picada são os testes imunológicos mais econômicos de uma reação mediada por IgE, fornecendo resultados em 15 a 30 minutos. A comparação com o controle positivo (histamina) e o controle negativo (solução salina) fornece os parâmetros necessários para leituras precisas (Figura 25.5). Todos os testes cutâneos por picada são comparados com a pápula de controle. Pápulas do teste, que são 3 mm maiores do que o controle negativo, geralmente indicam um resultado positivo.

Os testes cutâneos por picada negativos têm boa acurácia preditiva negativa e sugerem fortemente a ausência de sensibilização por IgE e, portanto, de uma reação mediada por IgE. Os resultados positivos do teste cutâneo por picada, entretanto, indicam apenas sensibilização por IgE e a possibilidade de uma reação alérgica alimentar. No paciente com suspeita de alergia alimentar, o teste cutâneo por picada é útil para apoiar o diagnóstico. Para crianças menores de 2 anos, o teste cutâneo é reservado para confirmar os mecanismos imunológicos após os sintomas terem sido confirmados por um resultado positivo de um teste de provocação oral com alimento supervisionado, ou quando a história da reação for impressionante.

Todos os alimentos com teste positivo devem estar correlacionados com um forte histórico de exposição ou ser comprovados como causadores de reações alérgicas por meio de testes de provocação oral alimentar antes de serem considerados alergênicos (ver Tabela 25.4). Os alergênios alimentares mais comuns nos EUA (leite, ovo, amendoim, soja, trigo, crustáceos, peixes e nozes) são responsáveis pela maioria dos testes cutâneos por picada positivos de alimentos (NASEM, 2017).

Testes de anticorpos séricos

O **teste de IgE sérica específica para alergênios alimentares** é utilizado para identificar alimentos que podem estar causando a resposta alérgica. Os dois sistemas em uso são o sistema ImmunoCAP® ou ImmunoCAP ISAC® e o sistema Immulite™. Eles são semelhantes no sentido de que medem a presença de anticorpos IgE sensibilizados a vários alergênios. Esse tipo de teste fornece uma avaliação quantitativa dos anticorpos sIgE; concentrações mais elevadas de anticorpos são frequentemente, mas nem sempre, preditoras de sintomas clínicos. É um teste relativamente eficaz, conforme demonstrado por meio de testes de crianças com alergia alimentar conhecidas, cujas alergias alimentares foram previamente comprovadas com TPA-DCCP (NASEM, 2017).

Os resultados do teste devem ser seguidos seja por uma dieta de eliminação e um teste de provocação oral com alimentos, seja por um

Diário de alimentos de 3 dias

Nome: _____

É importante manter um registro preciso de sua ingestão usual de alimentos e bebidas como parte de seu plano de tratamento. Por favor, preencha este diário alimentar por 3 dias consecutivos, incluindo 1 dia de fim de semana.

- Não mude seu comportamento alimentar neste momento, pois o objetivo deste registro alimentar é analisar seus hábitos alimentares atuais
- Registre as informações o mais rápido possível após o alimento ter sido consumido
- Por favor, descreva todos os alimentos e bebidas consumidos com a maior precisão e detalhes possíveis, incluindo quantidades estimadas, nomes de marcas, método de cozimento etc.
- Registre a quantidade de cada alimento ou bebida consumida usando medidas padrão, como 240 g, ½ xícara, 1 colher de chá etc.
- Inclua todos os itens adicionados, por exemplo: chá com 1 colher de chá de mel, batata com 2 colheres de chá de manteiga etc.
- Liste todas as bebidas e tipos, incluindo água, café, chá, bebidas esportivas, refrigerantes/refrigerantes diet etc.
- Comente sobre quaisquer sintomas emocionais ou físicos observados, incluindo grau de fome, estresse, inchaço, fadiga, reação adversa experimentada etc.
- Inclua comentários sobre hábitos alimentares e ambiente, como motivos para pular uma refeição, quando uma refeição foi feita em um restaurante etc. e quaisquer detalhes adicionais que possam ser importantes
- A cada dia, por favor, observe todo o seu funcionamento intestinal, descreva a consistência de suas fezes (regular, pastosa, firme etc.), frequência e qualquer informação adicional.
- Se desejar, um website ou aplicativo online como myfitness pal, www.fitday.com etc. pode ser usado – certifique-se de enviar seu nome de usuário e senha de login

Data: _____	Alimentos e bebidas	Comentários ou sintomas
Café da manhã Horário: _____		
Lanche		
Almoço Horário: _____		
Lanche		
Jantar Horário: _____		
Defecação/micção Descrição	Horário: _____	Horário: _____ / Horário: _____

Fonte: Swift Clinic, 2018

Figura 25.4 Diário de alimentos e sintomas.

TPA-DCCP para concluir o processo de diagnóstico. Deve-se observar que os resultados do ImmunoCap® ou Immulite™ ou os resultados do teste cutâneo por picada para sensibilização por IgE podem permanecer positivos mesmo depois que a criança tiver resolvido a alergia alimentar e o alimento puder ser ingerido sem sintomas.

O teste de **diagnóstico baseado em componentes** (**CRD**, do inglês *component resolved diagnostic*) está emergindo como uma ferramenta útil na avaliação de alergia alimentar. O diagnóstico baseado em componentes envolve o teste de IgE sensibilizado a proteínas componentes específicas em alimentos e não apenas ao extrato de proteína total. O objetivo do teste é baseado no entendimento de que algumas proteínas em um alimento podem ser mais potentes em causar uma reação alérgica do que outras no mesmo alimento. Por exemplo, proteínas clinicamente relevantes podem resistir à digestão e as respostas imunes de IgE contra tais proteínas podem ter maior valor diagnóstico para alergia sistêmica do que as respostas imunes contra proteínas mais lábeis, que se degradam facilmente e não são absorvidas sistemicamente e, portanto, não causarão uma reação. Muitas pesquisas estão sendo realizadas usando o diagnóstico baseado em componentes para determinar quais componentes da proteína do amendoim são mais suscetíveis de causar anafilaxia ou uma resposta alérgica grave ao amendoim e quais não são suscetíveis (NASEM, 2017) (ver Tabela 25.3).

Outros testes

Uma série de testes laboratoriais está agora disponível para tentar identificar as reações adversas específicas de um indivíduo aos alimentos. Alguns desses testes medem os níveis de IgA, IgG e IgG4 e não são considerados confiáveis. Outros (teste de anticorpos a antígeno leucocitário celular [ALCAT] e o teste de liberação do mediador [MRT]) medem a quantidade de citocinas liberadas pelos linfócitos e granulócitos após a degranulação em resposta à exposição ao antígeno

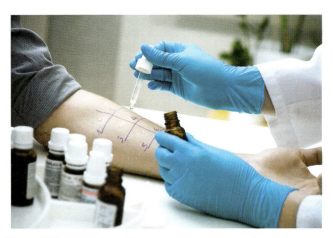

Figura 25.5 Um teste cutâneo por picada que mostra a pápula e o eritema da reação ao alergênio. (De www.istockphoto.com.)

alimentar e podem ser úteis na identificação de intolerâncias alimentares que não sejam mediadas por IgE (Garcia-Martinez et al., 2018). A investigação científica contínua sobre a validade de vários tipos de testes de reatividade alimentar é justificada (Vojdani, 2015b; ver Tabela 25.3).

Os testes não imunológicos que podem ser úteis no diagnóstico de intolerância alimentar *versus* alergia alimentar incluem:

- Um perfil metabólico abrangente com hemograma completo, incluindo o diferencial celular
- Exames de fezes para marcadores inflamatórios, ovos de parasitas, parasitas ou sangue oculto
- Testes de hidrogênio expirado para desequilíbrio bacteriano intestinal e síndrome do supercrescimento bacteriano no intestino delgado (SCBID)
- Testes genéticos para doença celíaca e sensibilidade ao glúten, ou para intolerância à histamina.

INTERVENÇÃO

Dietas de eliminação

A **dieta de eliminação**, que envolve tanto uma fase de eliminação quanto um teste de provocação oral com alimento sistemático ou fase de reintrodução de alimentos, é a ferramenta mais útil tanto no diagnóstico quanto no manejo de reações adversas a alimentos. Com essa dieta, os alimentos suspeitos são eliminados da dieta por um período específico determinado pela avaliação nutricional (geralmente 2 a 8 semanas), que é seguido por uma fase de reintrodução ou teste de provocação alimentar. Todas as formas (ou seja, cozida, crua, congelada) de um alimento desencadeante suspeito são removidas da dieta e um diário de alimentos e sintomas (ver Figura 25.4) é mantido durante a fase de eliminação. Esse registro é usado para garantir que todas as formas de alimentos suspeitos tenham sido eliminadas da dieta, para avaliar a integridade nutricional da dieta e para documentar reações quando os alimentos suspeitos são reintroduzidos.

As dietas devem ser personalizadas e podem implicar a exclusão de apenas um ou dois alimentos suspeitos por vez para ver se há melhora dos sintomas ou podem significar a eliminação de vários alimentos, se houver suspeita de vários alimentos envolvidos. Isso implicaria em uma dieta mais limitada, como a dieta de eliminação de seis alimentos (DESA), conforme mostrado no Boxe 25.4, mas, novamente, a dieta deve ser individualizada tanto quanto possível. A eliminação de vários alimentos pode comprometer a integridade nutricional, especialmente se o indivíduo já estiver em risco nutricional devido a sintomas que afetam a ingestão alimentar (p. ex., esofagite eosinofílica) (Skypala e McKenzie, 2018).

Fórmulas elementares, alimentos médicos ou fórmulas hipoalergênicas também podem ser usados para suporte nutricional adicional ao se adotar uma dieta de eliminação. Uma fórmula elementar fornece energia de alta qualidade em uma forma hipoalergênica de fácil digestão e ajuda a otimizar a ingestão nutricional. Esses produtos geralmente são reservados para dietas altamente restritivas. Uma fórmula infantil hidrolisada (FH) ou fórmula extensamente hidrolisada (FEH) pode ser necessária para o lactente alérgico que não esteja sendo completamente amamentado com leite materno e que precise evitar vários alimentos à medida que a dieta é expandida (ver Tabela 25.4).

Após a fase de eliminação designada, os alimentos são sistematicamente reintroduzidos na dieta, um de cada vez, para determinar quaisquer reações adversas, enquanto a pessoa é cuidadosamente monitorada. Se os sintomas persistirem mesmo evitando cuidadosamente os alimentos suspeitos, outras causas para os sintomas devem ser consideradas. Se um resultado positivo tiver sido obtido em um teste de cutâneo por picada ou teste de sangue para sIgE e os sintomas melhorarem inequivocamente com a eliminação do alimento, esse alimento deve ser excluído da dieta até que um teste de provocação oral com o alimento seja apropriado. O teste de provocação oral com o alimento ainda vai provar ou refutar uma relação alimento–sintoma. Se os sintomas melhorarem com a eliminação de vários alimentos, serão necessários vários testes de provocação oral com alimentos.

Um **teste de provocação oral (TPO)** com alimentos é conduzido em um ambiente médico supervisionado, uma vez que os sintomas tenham desaparecido, e quando a pessoa não estiver tomando determinados medicamentos, como anti-histamínicos. Os alimentos são testados um de cada vez em dias diferentes, enquanto a pessoa é cuidadosamente observada em um ambiente médico para a recorrência dos sintomas (ver Tabela 25.5). A forma do alimento testado pode ser importante na avaliação nutricional de reações adversas a alimentos. Por exemplo, se alguém for alérgico a leite ou ovos, pode tolerar formas assadas (desnaturadas pelo calor) dessas proteínas, mas não a forma não cozida (Venter et al., 2018).

Os indivíduos alérgicos e suas famílias precisam de orientações e sugestões para evitar os alimentos e ingredientes alergênicos, substituir alimentos permitidos pelos alimentos restritos no planejamento e na preparação das refeições e selecionar alimentos de substituição nutricionalmente adequados.

Os prestadores de cuidados e os funcionários de escola que trabalham com crianças alérgicas a alimentos devem ser treinados para ler cuidadosamente os rótulos antes de comprar ou servir alimentos. A Food Allergy and Anaphylaxis Network, uma organização sem fins lucrativos criada para apoiar crianças com alergias alimentares, tem trabalhado com alergologistas e nutricionistas certificados para desenvolver um excelente programa educacional para pais e programas para creches ou escolas.

Para ajudar na identificação e evitação de alimentos desencadeantes, as listas de alergias específicas que descrevem os alimentos a serem evitados, usam palavras-chave para a identificação do ingrediente e apresentam substitutos aceitáveis são úteis e necessárias no aconselhamento (ver Tabela 25.4).

Os ingredientes alimentares a serem evitados podem estar escondidos na dieta em formas desconhecidas ou não familiares. Quando uma pessoa ingere um alergênio oculto, o motivo mais comum é que o alimento "seguro" tenha sido contaminado. Isso pode acontecer como resultado do uso de utensílios para servir compartilhados, como em uma barraca de sorvete (p. ex., onde a mesma colher e água de enxágue são usadas tanto para sorvete comum quanto para sorvete sem derivados do leite), *buffet* ou balcão de saladas ou padarias e *delicatessen* (p. ex., onde o cortador de carne pode ser usado para cortar carne e queijo). Outra prática pode ser usar o mesmo óleo para fritar batatas e peixes ou usar a mesma torradeira para pães com e sem

> **Boxe 25.6** Razões para a exposição acidental a alergênios.
>
> - Utensílios de mesa comuns usados para servir alimentos diferentes, quando alguns podem conter o alergênio
> - Vasilhas ou recipientes de produtos a granel em supermercados contaminados com um alergênio de outra vasilha ou recipiente
> - Fabricação de dois produtos alimentícios diferentes usando o mesmo equipamento sem limpeza adequada entre os dois processos de fabricação
> - Rótulos enganosos ou imprecisos (p. ex., cremes não lácteos que contêm caseinato de sódio)
> - Ingredientes adicionados para uma finalidade específica são listados no rótulo apenas em termos gerais de sua finalidade, em vez de como um ingrediente específico (p. ex., clara de ovo que é simplesmente listada como "emulsificante")
> - Adição de um produto alergênico a um segundo produto que leva um rótulo listando apenas os ingredientes do segundo produto (p. ex., maionese, sem mencionar os ovos)
> - Troca de ingredientes por fabricantes de alimentos (p. ex., a escassez de um óleo vegetal levando à substituição por outro)
> - Uma criança recebendo uma oferta de alimento de um indivíduo que não foi educado sobre a alergia.

> **Boxe 25.7** Rotulagem alergênica dos alimentos.
>
> Desde 1 de janeiro de 2006, a **U.S. Food Allergen Labeling and Consumer Protection Act (FALCPA)** atualizada exige que os principais alergênios sejam claramente listados pelos fabricantes como um ingrediente ou seguindo a lista de ingredientes nos rótulos dos alimentos. Isso inclui ingredientes em qualquer quantidade e também exige que ingredientes específicos sejam listados, como o tipo de noz ou frutos do mar.
>
> **Requisitos da lei**
> - Os **oito principais alergênios devem ser claramente listados** pelos fabricantes como um ingrediente ou seguindo a lista de ingredientes nos rótulos dos alimentos de qualquer produto alimentício que contenha alergênios
> - Aplica-se a todos os alimentos embalados vendidos nos EUA
> - Não se aplica a produtos regulamentados pelo U.S. Department of Agriculture (USDA), incluindo carne, produtos avícolas e alguns produtos de ovos
> - Não lista as fontes de possível contaminação
> - Não se aplica a medicamentos de venda por prescrição ou bebidas alcoólicas
> - Não se aplica a alimentos empacotados ou embalados depois de solicitados pelo consumidor
>
> **Principais alergênicos**
> - Qualquer ingrediente que contenha ou seja derivado dos oito principais alergênios: leite, ovos, peixe, crustáceos, nozes, amendoim, trigo ou soja
> - Para nozes, peixes e crustáceos, o tipo específico deve ser listado (p. ex., noz, noz-pecã, camarão, atum)
>
> **Leitura do rótulo dos alimentos**
> - Os ingredientes podem ser incluídos na lista de ingredientes do alimento diretamente ou entre parênteses após o nome, se um ingrediente não identificar claramente o alergênio
> - Seguindo a lista de ingredientes, todos os alergênios alimentares podem ser listados em uma declaração "contém"
> - Os fabricantes podem listar voluntariamente os alergênios não intencionais em potencial que possam estar presentes devido à contaminação cruzada de uma forma clara que não interfira com a lista de ingredientes alimentares exigida. Isso é chamado de rotulagem de alergênios preventiva (RAP).

glúten (Boxe 25.6). As fábricas ou os restaurantes podem usar o mesmo equipamento para produzir dois produtos diferentes (p. ex., manteiga de amendoim e manteiga de amêndoa) e, apesar da limpeza, traços de um alergênio podem permanecer no equipamento entre os usos.

A ingestão inconsciente de um alimento alergênico também pode ocorrer quando um produto é usado para produzir um segundo produto e apenas os ingredientes do segundo produto estão listados no rótulo do alimento. Um exemplo é a rotulagem da maionese como ingrediente em um molho para salada, sem listar especificamente o ovo como ingrediente da maionese. Os rótulos devem ser lidos cuidadosamente para garantir que os ingredientes não tenha sido alterados no processamento dos alimentos. A *Food Allergen Labeling and Consumer Protection Act* (**FALCPA**) – Lei de Rotulagem de Alergênicos Alimentares e Proteção ao Consumidor – e os regulamentos de **rotulagem de alergênios preventiva (RAP)** estão descritos no Boxe 25.7.

MONITORAMENTO E AVALIAÇÃO

A adequação nutricional da dieta deve ser monitorada regularmente ao se implementarem dietas de eliminação. Uma avaliação contínua dos diários de alimentos e sintomas do paciente é essencial, uma vez que a omissão de alimentos da dieta pode afetar o estado nutricional do indivíduo.

Indivíduos, especialmente crianças com múltiplas alergias alimentares, que limitam sua ingestão dietética ou aqueles que já estiverem em dietas restritas por outros motivos (p. ex., vegana, cetogênica, jejum intermitente) estão em maior risco de comprometimento nutricional. A desnutrição e o crescimento deficiente podem ocorrer em crianças que consomem dietas de eliminação inadequadamente planejadas e nutricionalmente inadequadas por longos períodos (Keller et al., 2012). As deficiências nutricionais com dietas de eliminação dependem de quais alimentos estão sendo excluídos.

Quando os alimentos são removidos da dieta, fontes alternativas de nutrientes devem ser fornecidas. Por exemplo, uma criança com alergia ao leite de vaca pode ingerir menos cálcio, zinco e vitaminas D e B_2, ao passo que, quando os ovos são omitidos, outros alimentos devem fornecer colina, vitamina D, proteína e energia (Skypala e McKenzie, 2018) (Tabela 25.6). Também pode ser necessário considerar a suplementação dietética, incluindo vitaminas e minerais, para apoiar a integridade nutricional, especialmente quando vários alimentos são excluídos.

Nota: em 2013, a Food and Drug Administration (FDA) emitiu uma regra final definindo "sem glúten" para rotulagem de alimentos. Essa regra final exige que os itens rotulados como "sem glúten" atendam a um padrão definido para o conteúdo de glúten. Nota: está sendo proposto que o gergelim seja adicionado à lista dos principais alergênios exigidos nos rótulos.

Como o alimento é uma parte importante da cultura de uma pessoa, os aspectos sociais da alimentação podem tornar a adesão a uma dieta de eliminação um desafio. Problemas nutricionais também podem surgir devido ao aumento da ansiedade e do estresse encontrados nas mudanças no estilo de vida associadas às dietas de eliminação. Além disso, a abundância de fontes *online* de informações e mídias sociais disponíveis pode contribuir para aumentar a confusão sobre o que é melhor comer (Skypala e McKenzie, 2018). O suporte dietético personalizado e contínuo de um nutricionista é necessário para orientar de forma otimizada os pacientes que administram alergias e intolerâncias alimentares e para minimizar o efeito das mudanças dietéticas e de estilo de vida na vida familiar e social. As estratégias listadas no Boxe 25.8 podem ajudar famílias e indivíduos a lidar com as reações adversas a alimentos e ainda manter a qualidade de vida.

PREVENÇÃO DE ALERGIAS ALIMENTARES

A pesquisa intensiva está sendo focada em estratégias de prevenção de doenças alérgicas, com ênfase em fatores de risco genéticos, epigenéticos, ambientais e modificáveis no estilo de vida. Há um interesse

Tabela 25.6 Substituições sugeridas para alimentos excluídos em uma dieta de eliminação.

Alimentos excluídos	Nutrientes fornecidos por esse alimento	Alimentos de substituição/alimentos com nutrientes semelhantes	Comentários sobre substitutos problemáticos
Leite de vaca	Energia, proteína, cálcio, vitaminas do complexo B, iodo. Nos EUA, o leite é comumente fortificado com vitaminas A e D	Lactentes: fórmula extensamente hidrolisada/fórmula de aminoácidos Crianças > 2 anos e adultos: substitutos do leite à base de vegetais com adição de cálcio e vitamina D e proteína (p. ex., leite de soja, amêndoa, caju, coco e outros leites de nozes, leite de aveia, leite de arroz e leite de cânhamo) Alimentos vegetais, como leguminosas, brócolis e vegetais de folhas escuras e alguns grãos, fornecem vitaminas B e cálcio Peixe, contendo ossos, e tofu com compostos de cálcio também são fontes de cálcio Para alguns indivíduos, especialmente aqueles que excluem outros alimentos além do leite, os suplementos podem ser necessários para atender às necessidades de energia, proteína e cálcio	O leite de arroz contém naturalmente arsênico inorgânico, o que pode ser um problema, e no Reino Unido não é recomendado para crianças menores de 5 anos Produtos de leite de cabra ou ovelha ou queijo muçarela feito de leite de búfala não são adequados para pessoas com alergia ao leite de vaca ou intolerância à lactose
Ovos	Energia, proteína, vitaminas do complexo B (tiamina, riboflavina, niacina, B_6, biotina), selênio, vitamina D	Esses nutrientes são amplamente encontrados em outros produtos de origem animal, como carne, frutos do mar, leite fortificado com vitamina D e outros alimentos fortificados Produtos de substituição de ovos estão disponíveis para cozinhar e assar. Esses produtos fornecem consistência semelhante se uma receita pedir ovos, mas não fornecem muitos elementos nutritivos. Produtos feitos de algas, levedura, ervilha ou soja serão mais nutritivos do que aqueles derivados de amido de batata O amido de batata é uma boa fonte de amido resistente para os microrganismos intestinais	
Amendoim (leguminosa) e nozes	Energia, proteínas, gorduras saudáveis, uma variedade de vitaminas e minerais dependendo do tipo de noz, incluindo vitaminas do complexo B (ácido fólico, tiamina, B_6), vitamina E, cálcio, selênio, magnésio	Outras nozes que não causam sintomas podem ser consumidas (o aconselhamento profissional deve determinar quais nozes são seguras) Indivíduos com síndrome de alergia pólen-alimento (SAPA) muitas vezes podem tolerar nozes problemáticas quando torradas Sementes ingeridas em quantidade fornecem um perfil de nutrientes semelhante ao das nozes, e gorduras saudáveis podem ser obtidas a partir de abacates e óleos vegetais de qualidade elevada	
Frutas e vegetais	Fibras, uma variedade de fitonutrientes que atuam como antioxidantes, uma variedade de vitaminas e minerais dependendo da fruta ou vegetal, incluindo vitaminas do complexo B (ácido fólico, tiamina, riboflavina), vitamina C, betacaroteno, cálcio, ferro e magnésio	Apenas aqueles alimentos que causam sintomas devem ser excluídos, garantindo que uma variedade de outros alimentos vegetais sejam consumidos Indivíduos com síndrome de alergia pólen-alimento (SAPA) geralmente podem tolerar alimentos problemáticos quando cozidos ou processados	
Frutos do mar	Proteína, cálcio (ossos de peixe), iodo, vitaminas A e D, vitamina B_{12}, ácidos graxos ômega-3	Indivíduos com alergia a frutos do mar raramente são alérgicos a todos os frutos do mar. Pessoas com alergia a peixes podem conseguir comer frutos do mar, e as alérgicas a frutos do mar podem tolerar peixes de barbatanas. Mesmo aqueles com alergia a crustáceos podem ser tolerantes a outros tipos de crustáceos (p. ex., um indivíduo alérgico a camarões [crustáceos] pode ser capaz de comer moluscos, por exemplo, amêijoas, mexilhões, vieiras ou ostras) A linhaça (óleo/sementes) também é uma fonte de ácidos graxos ômega-3, assim como alguns produtos de origem animal até certo ponto O iodo é adicionado ao sal de cozinha iodado. Algas marinhas, leite e ovos são outras fontes de iodo	
Soja e outras leguminosas	Energia, proteína, fibras, vitaminas do complexo B, cálcio, magnésio, ferro e zinco	A soja e outras leguminosas, junto com as nozes, são fontes significativas de proteína em dietas baseadas em vegetais. Os grãos integrais também são uma fonte importante. É importante que apenas os alimentos que causam sintomas sejam evitados	

(continua)

Tabela 25.6 Substituições sugeridas para alimentos excluídos em uma dieta de eliminação. (Continuação)

Alimentos excluídos	Nutrientes fornecidos por esse alimento	Alimentos de substituição/alimentos com nutrientes semelhantes	Comentários sobre substitutos problemáticos
Trigo	Energia, proteína, fibras, vitaminas do complexo B (ácido fólico, niacina, ácido pantotênico, riboflavina, tiamina, B$_6$), ferro, magnésio, fósforo, selênio, zinco	Uma variedade de farinhas sem trigo está disponível para cozinhar e assar, como farinha de aveia, cevada, centeio, amaranto, trigo sarraceno, painço, quinoa, arroz, sorgo, tapioca e *teff* (farinha etíope) Leite e ovos fornecem energia, proteína, cálcio e vitaminas do complexo B A fibra pode ser obtida de outros alimentos vegetais Boas fontes de ferro são carnes/peixes/aves e alguns alimentos vegetais. A suplementação de ferro pode ser necessária Aqueles que evitam tanto leite quanto trigo, especialmente se forem vegetarianos ou veganos, podem precisar de suplementos de vitaminas do complexo B, cálcio, ferro e oligoelementos	Os grãos de cevada, aveia e centeio também devem ser evitados quando o glúten também precisar ser eliminado As fibras podem ser obtidas de outros grãos integrais e alimentos vegetais

crescente no papel das terapias baseadas em microbiota, na tentativa de promover a tolerância imunológica e o papel central que as intervenções nutricionais desempenham na manipulação do microbiota. A prevenção primária da alergia alimentar tem como objetivo a redução do risco do lactente de sensibilização a alergênios alimentares, enquanto a prevenção secundária visa evitar a expressão clínica da doença alérgica em indivíduos que são ou sensibilizados por alergênios ou que já manifestam outros distúrbios alérgicos, como eczema ou asma. As diretrizes de prevenção de alergia mudaram gradualmente da evitação prolongada aos alergênios para um foco maior na introdução precoce de alimentos complementares ou "alimentos sólidos" na dieta dos lactentes (Heine, 2018; West, 2017).

Boxe 25.8 Estratégias para lidar com a alergia alimentar.

Substituições de alimentos
Tente substituir item por item nas refeições. Por exemplo, se a família estiver comendo macarrão no jantar, a substituição por massa sem glúten pode ser mais aceita para a pessoa sensível ao glúten ou alérgica a trigo do que a substituição por um item diferente.

Jantar fora e comer longe de casa
Comer fora de casa pode ser arriscado para pessoas com alergia alimentar. Seja em um restaurante sofisticado ou em um estabelecimento de *fast-food*, a exposição inadvertida a um alergênio pode ocorrer, mesmo entre os indivíduos mais experientes.

Aqui estão algumas precauções a serem tomadas:
- Traga alimentos "seguros" para facilitar a alimentação fora de casa. No café da manhã, traga um leite apropriado, se outras pessoas estiverem comendo cereais com leite
- Alerte a equipe de garçons sobre a gravidade potencial da alergia ou alergias alimentares
- Questione a equipe de garçons cuidadosamente sobre os ingredientes
- Sempre carregue medicamentos.

Ocasiões especiais
Entre em contato com a família anfitriã com antecedência para determinar quais alimentos serão servidos. Ofereça-se para fornecer um prato aceitável que todos possam desfrutar.

Compras na mercearia
Esteja informado sobre quais alimentos são aceitáveis e leia os rótulos com atenção. Os ingredientes do produto mudam com o tempo. Continue a ler os rótulos dos alimentos, mesmo que tenham sido previamente determinados como alimentos "seguros". Considere o fato de que as compras levarão mais tempo.

Leitura de rótulos e etiquetas
A legislação de rotulagem (ver Boxe 25.7) torna mais fácil identificar certos alergênios potenciais da lista de ingredientes nos rótulos dos alimentos. Por exemplo, quando os fabricantes de alimentos usam hidrolisados de proteína ou proteína vegetal hidrolisada, eles devem agora especificar a fonte de proteína usada (p. ex., soja hidrolisada ou milho hidrolisado). Embora as reações a corantes alimentares sejam raras, os indivíduos que suspeitam de intolerância irão encontrá-los listados separadamente no rótulo dos alimentos, em vez de categorizados simplesmente como "corante alimentar".

Alimentação na fase inicial da vida
- Amamentação com leite materno exclusiva por 4 a 6 meses
- Se a amamentação exclusiva não for possível, use uma fórmula parcialmente hidrolisada à base de soro de leite.

Introdução de alimentos complementares
- A partir dos 4 meses, introdução precoce de alergênios alimentares potenciais (amendoim, ovo e outros) em lactentes com alto risco de desenvolver alergias alimentares.

Intervenções de modificação da microbiota
- Oligossacarídeos do leite humano
- Prebióticos (p. ex., fruto-oligossacarídeos e galacto-oligossacarídeos)
- Probióticos (p. ex., *Lactobacillus rhamnosus*).

Nutrientes imunomoduladores
- Suplementação com ácido graxo poli-insaturado ômega-3 materno (ácido docosaexaenoico [DHA] e ácido eicosapentaenoico [EPA])
- Vitamina D.

Em geral
- Fortaleça a imunidade aumentando a conexão com ambientes naturais, animais de estimação e fazendas
- Fortaleça a imunidade por meio de exercícios regulares
- Consuma alimentos fermentados ou outras preparações probióticas para fortalecer o sistema imunológico
- Use antibióticos apenas quando necessário; a maioria dos microrganismos é útil e ajuda a constituir uma função imunológica saudável
- Não fume. Parentes e familiares que fumam perto de lactentes e crianças podem aumentar o risco de asma.

Fontes: Heine RG: Food allergy prevention and treatment by targeted nutrition, *Ann Nutr Metabol,* 72(Suppl 3):34, 2018.
Haahtela T et al.: The biodiversity hypothesis and allergic disease: world allergy organization position statement, *World Allergy Organ J* 6:3, 2013.

O estudo *Canadian Healthy Infant Longitudinal Development* (CHILD) – Desenvolvimento Longitudinal de Lactentes Saudáveis Canadenses – é um dos maiores estudos longitudinais, envolvendo mais de mil mães e lactentes canadenses, para o avanço do conhecimento sobre os determinantes genéticos e ambientais das doenças atópicas (CHILD, 2018). Os dados desse estudo e de outros contribuíram para as diretrizes sobre prevenção e intervenções que parecem reduzir o risco do desenvolvimento de alergia alimentar (Boxe 25.9). Várias hipóteses foram propostas para a prevenção da alergia alimentar que merecem um exame mais aprofundado.

Hipóteses de exposição microbiana

A interação da microbiota intestinal com a carga microbiana ambiental desempenha um papel importante nos eventos imunológicos que levam à alergia alimentar (Heine, 2018). A hipótese microbiana propõe que a diminuição na exposição a microrganismos na primeira infância prejudica o desenvolvimento da regulação imunológica e da tolerância oral. Ela incorpora dois conceitos anteriores conhecidos como a "hipótese da higiene" e a "hipótese dos velhos amigos". Essas hipóteses assumem que a desregulação imunológica se deve à redução da exposição microbiana e à falta de diversidade microbiana fecal.

A hipótese da higiene foi proposta pelo Dr. David Strachan em 1989 e postula que o aumento da incidência tanto de doenças alérgicas quanto autoimunes pode ser explicado pela falta de exposição na primeira infância a agentes infecciosos que suprimem o desenvolvimento do sistema imunológico. Um efeito protetor contra o desenvolvimento de rinite alérgica foi observado com um número crescente de irmãos em uma casa. Isso estava relacionado à exposição compartilhada de patógenos comuns transmitidos por meio do contato direto com outros irmãos. No entanto, o International Scientific Forum on Home Hygiene (FCIHD), https://www.ifh-homehygiene.org, propõe que o termo "hipótese de higiene" seja abandonado e, em vez disso, recomenda uma estrutura de "higiene direcionada" para maximizar a proteção contra a exposição a patógenos, enquanto permite a propagação de microrganismos essenciais entre os membros da família (Bloomfield et al., 2016).

A hipótese dos velhos amigos, proposta pelo Dr. Graham Rook em 2003, afirma que a exposição a microrganismos patogênicos presente na evolução dos primatas e na época de caçadores-coletores foi vital para manter o sistema imunológico humano em equilíbrio e evitar reações exageradas, uma causa subjacente das alergias. A hipótese é que outro efeito protetor na redução do risco de asma e doenças alérgicas esteja crescendo em um ambiente rural com exposição a animais de estimação e animais rurais em comparação com a vida urbana, embora os resultados que examinam a relação entre a exposição a animais e alergias alimentares sejam inconsistentes. Mudanças no estilo de vida e no ambiente, como rápida urbanização, dieta altamente processada e uso excessivo de antibióticos, tiveram efeitos profundos que provavelmente contribuem para o início e aumento de doenças alérgicas devido a aberrações do sistema imunológico por falta de exposição microbiana precoce e diversidade. Outros fatores ambientais que contribuem para a hipótese de exposição microbiana incluem a via de parto ao nascimento e as imunizações (Bloomfield et al., 2016).

Via de parto

Quando um neonato nasce por parto cesariano, ele não é exposto ao banho microbiano da vagina da mãe. Os neonatos nascidos de parto normal têm comunidades bacterianas que refletem a microbiota vaginal da mãe, enquanto os nascidos por cesariana têm comunidades bacterianas semelhantes às encontradas na pele (Dominguez-Bello et al., 2010). Os estudos que examinaram o modo de parto e o risco de alergia alimentar produziram resultados conflitantes, embora uma revisão sistemática tenha encontrado associação entre o aumento do risco de desenvolvimento de alergia alimentar ou sensibilização alimentar em crianças nascidas por cesariana (Marrs et al., 2013).

Uso de antibióticos

Está bem estabelecido que os antibióticos podem causar perturbações na microbiota intestinal. Os neonatos podem ser expostos a antibióticos no pré-natal, no nascimento ou no pós-natal. Alguns neonatos podem ter múltiplas exposições ao longo do tempo, quando sua microbiota ainda está sendo moldada. Foi demonstrada uma ligação entre o uso de antibióticos no início da vida e as alergias alimentares, embora a relação, incluindo o momento e a frequência da exposição, precise de pesquisas adicionais (NASEM, 2017).

Prebióticos e probióticos

Considerando a importância do microbiota na regulação do sistema imunológico, o papel dos prebióticos e probióticos na prevenção da alergia continua sendo uma área crescente importante de investigação. Um **prebiótico** é um substrato que é utilizado seletivamente por microrganismos hospedeiros, conferindo um benefício à saúde (Hill et al., 2014). O leite materno contém oligossacarídeos do leite humano, que são carboidratos não digeríveis com propriedades prebióticas que fornecem o substrato para a colonização microbiana precoce específica. Prebióticos têm sido adicionados às fórmulas infantis, que antes eram desprovidas de oligossacarídeos, pois podem diminuir a incidência de dermatite atópica. O papel do oligossacarídeo do leite humano continua sendo uma área ativa de investigação (Heine, 2018).

Probióticos são microrganismos vivos que, quando administrados em quantidades adequadas, conferem um benefício à saúde do hospedeiro (Hill et al., 2014). Foi demonstrado que lactentes com alergias têm uma composição microbiana com menor número de bifidobactérias em comparação com lactentes saudáveis (Heine, 2018). A administração de probióticos nas últimas semanas de gestação e em lactentes durante os primeiros meses de vida está associada à redução significativa do eczema atópico. No entanto, o efeito da cepa probiótica individual, dose, tempo, matriz alimentar e fatores ambientais que afetam a colonização precisam ser mais explorados, uma vez que os resultados têm variado (International Scientific Association for Probiotics and Prebiotic, 2016).

O *Synergy in Microbiota Research* (SyMBIOTA) – Sinergia na Pesquisa da Microbiota – é um dos maiores estudos de microbiota infantil do mundo (CHILD study, 2018). Ele examina as relações entre a microbiota infantil e variações nesse ecossistema interno, como uso de antibióticos, presença de animais de estimação e sensibilização alimentar, que afetam a saúde e a doença (Kozyrskyj, 2015; NASEM,

---

Boxe 25.9 Recomendações para a promoção da tolerância oral e prevenção da alergia.

- Apoie a amamentação com leite materno e retarde a introdução de alimentos sólidos até 4 a 6 meses
- Fortaleça a imunidade aumentando a conexão com ambientes naturais, animais de estimação e fazendas
- Fortaleça a imunidade por meio de exercícios físicos regulares
- Use antibióticos apenas quando necessário; a maioria dos microrganismos é útil e ajuda a desenvolver uma função imunológica saudável
- Consuma alimentos fermentados ou outras preparações probióticas para fortalecer o sistema imunológico
- Não fume: os pais e a família fumando perto de crianças podem aumentar o risco de asma

Fonte: Haahtela T et al.: The biodiversity hypothesis and allergic disease: world allergy organization position statement, *World Allergy Organ J* 6:3, 2013.

2017). Os dados sugerem que a menor riqueza de espécies na microbiota de lactentes pode ser um preditor de sensibilização alimentar (p. ex., leite, ovo, amendoim), mesmo quando os ajustes para via de parto, uso de antibióticos e amamentação são considerados (Azad et al., 2015). Eles também descobriram que a sensibilização ocorreu após mudanças na diversidade e riqueza da microbiota e que essa proporção poderia ser um potencial preditor de sensibilização alimentar.

Hipótese da evitação de alergênios

A exposição a alergênios na concepção e durante a gestação e a lactação continua a ser um foco de pesquisa, uma vez que essa é a época da origem do desenvolvimento do sistema imunológico do lactente. A dieta materna durante a gestação e a lactação tem uma influência profunda na saúde da criança (Venter et al., 2017). Evitar alimentos alergênicos durante a gestação e no período pós-natal inicial era uma abordagem tradicional para a prevenção de alergias. No entanto, estudos de alta qualidade sobre dietas maternas concluem que as evidências não são fortes o suficiente para recomendar mudanças na dieta de mulheres gestantes e lactantes para a prevenção de alergias alimentares em lactentes com risco normal ou elevado de alergias alimentares (NASEM, 2017). Assim, as dietas de eliminação durante a gestação e a lactação com o propósito de prevenção de alergias não são justificadas.

Amamentação

A amamentação é uma das principais influências no desenvolvimento da microbiota intestinal infantil. O leite humano é matriz nutricional com uma série de compostos bioativos, incluindo fatores de crescimento e anticorpos maternos que afetam as respostas imunológicas. Existem muitos benefícios bem documentados da amamentação, incluindo proteção contra infecções, obesidade e doenças crônicas, e está associada a uma microbiota fecal rica em bifidobactérias benéficas. Muitos estudos examinaram a associação entre a amamentação e o desenvolvimento de alergia alimentar e os dados são inconsistentes. Lactentes que são amamentados exclusivamente com leite materno podem expressar manifestações clínicas de alergia alimentar, incluindo SEIPA (SEIPA), como já descrito, e múltiplas intolerâncias alimentares na infância (Heine, 2018). O uso de uma dieta de eliminação materna hipoalergênica que elimina alergênios como o leite de vaca pode ser útil se os sintomas alérgicos estiverem presentes no lactente. No entanto, as restrições alimentares maternas durante a gestação e a lactação com o único propósito de prevenção de alergia não são recomendadas (Heine, 2018). O papel exato da amamentação na prevenção de alergias permanece obscuro e parece que pode não conferir um efeito protetor confiável contra alergias alimentares, embora mais pesquisas sejam necessárias. Recomendam-se pelo menos 6 meses de amamentação exclusiva para todos os lactentes, independentemente do risco de alergia familiar (ver Boxe 25.9).

Fórmulas infantis

O uso de fórmulas infantis para evitar alergia em lactentes com risco elevado de alergias que não podem se alimentar exclusivamente do leite materno está sendo explorado. Uma revisão sistemática e metanálise foi conduzida por Boyle et al. para determinar se o uso de uma fórmula hidrolisada reduz o risco de doença alérgica em lactentes de alto risco (Boyle et al., 2016). Sua conclusão, juntamente com outras revisões sistemáticas, descobriu que não há evidências suficientes para apoiar o uso de fórmulas de leite de vaca hidrolisado – fórmulas parcialmente hidrolisadas (FH) ou fórmulas extensamente hidrolisadas (FEH) em vez de leite materno para a prevenção de alergia alimentar e sensibilização alimentar. Além disso, a evidência não é forte o suficiente para concluir que as fórmulas hidrolisadas reduzam o risco de alergia alimentar e sensibilização alimentar em comparação com as fórmulas padrão (NASEM, 2017).

Hipótese de alergênio duplo

A **hipótese de alergênio duplo** propõe que a sensibilização alérgica a alimentos pode ocorrer a partir de uma barreira cutânea rompida no início da vida, como ocorre no eczema infantil. A perda da integridade da barreira cutânea aumenta a exposição ambiental a baixas doses de alergênios alimentares através da pele. Os dados sugerem que a perda da função da filagrina, uma proteína importante para a estrutura epitelial, junto com uma barreira da pele comprometida, aumenta o risco de sensibilização alimentar a partir do ambiente (Renz et al., 2018).

A hipótese também postula que a exposição oral a esses mesmos alergênios por meio do consumo de alimentos alergênicos no início da vida leva à tolerância oral e evita o desenvolvimento de sensibilização e alergia mesmo com exposições subsequentes (Renz et al., 2018). Essa hipótese também explica a "marcha atópica", um padrão que descreve um processo no qual os distúrbios atópicos progridem ao longo do tempo de eczema (ou seja, dermatite atópica) para asma e vários distúrbios alérgicos, incluindo alergia alimentar (NASEM, 2017).

A hipótese de alergênio duplo nasceu da observação de que lactentes com eczema têm alto risco de desenvolver alergias alimentares mediadas por IgE. Apoiando essa hipótese estão os dados que sugerem que a introdução precoce de produtos à base de amendoim na dieta pode conferir proteção contra a alergia ao amendoim.

No entanto, muitas questões permanecem sobre os mecanismos pelos quais a sensibilização e a tolerância ocorrem, e sobre os elementos do sistema imunológico que representam os contribuintes mais importantes para a gravidade da alergia alimentar ou o estabelecimento da tolerância.

Momento de introdução de sólidos e alimentação infantil

As estratégias anteriores de prevenção da alergia alimentar recomendavam o adiamento da introdução de alimentos alergênicos comuns na dieta dos lactentes. Existem agora evidências diretas de ensaios clínicos randomizados de que o paradigma está mudando da evitação para a exposição controlada (West, 2017). Embora o período "ideal" para a introdução de alimentos complementares para prevenção de alergias não seja conhecido, um "período de janela" entre 4 e 6 meses quando os sólidos são introduzidos é recomendado pela maioria das diretrizes internacionais para a indução de tolerância (Heine, 2018; West, 2017). Os estudos *Australian Health Nuts*, *Learning Early About Peanut* (LEAP) e *Enquiring About Tolerance* (EAT) são alguns dos principais estudos que avaliam a introdução precoce em comparação à introdução tardia de alimentos complementares para a prevenção de alergias e fornecem informações sobre o melhor momento para a introdução dietética de alergênios alimentares em lactentes de alto risco (Fleischer et al., 2015; Heine, 2018; West, 2017; DuToit et al., 2015) (ver Boxe 25.9).

O estudo fundamental *Learning Early About Peanut* (LEAP) – Aprendendo Desde Cedo sobre o Amendoim – fornece fortes evidências de que a introdução precoce de amendoim (de 4 a 11 meses) aumenta a proteção contra a alergia ao amendoim em lactentes de alto risco (definido por eczema de início precoce e/ou alergia ao ovo) (NASEM, 2017; West, 2017; Heine, 2018; Togias et al., 2017).

O papel da diversidade da dieta nas práticas de alimentação no início da vida pode ser outro fator de influência na prevenção da alergia alimentar. O aumento da diversidade de alimentos complementares, o aumento de vegetais e frutas e mais refeições caseiras no primeiro ano de vida foram associados a um risco reduzido de alergia alimentar (NASEM, 2017; Du Toit et al., 2018).

Muitas questões permanecem sobre as melhores estratégias para otimizar os regimes de alimentação infantil e apoiar o microambiente "tolerogênico" mais favorável no intestino durante o período de introdução do alergênio alimentar, uma vez que a capacidade imunomoduladora do tubo gastrintestinal é influenciada por múltiplos fatores (West, 2017; Renz et al., 2017).

Imunomodulação nutricional

Um sistema imunológico equilibrado é essencial para a saúde, e a nutrição é um fator importante que afeta a imunocompetência. A rede imunorregulatória é orquestrada por uma variedade de nutrientes, como vitamina D, folato e ácidos graxos ômega-3, e é influenciada não apenas pela ingestão alimentar, mas também pela dinâmica digestiva e interação microbiana.

Vitamina D

A vitamina D recebeu maior reconhecimento por seu papel na regulação imunológica, pois vários estudos forneceram evidências de que a deficiência de vitamina D está associada à alergia alimentar. As evidências sugerem que a vitamina D ajuda a promover a imunorregulação por meio da indução de células T-reg e diferenciação de células T. A mudança nas respostas dos linfócitos Th2 ocorre em condições de baixo estado de vitamina D ou de deficiência de vitamina D (Renz et al., 2018). Alguns estudos também examinaram o efeito do estado materno de vitamina D, sangue do cordão umbilical, concentrações de 25-hidroxivitamina D_3 e o desenvolvimento de alergia alimentar, com relatos conflitantes. Vários genes estão envolvidos no metabolismo da vitamina D e nas vias regulatórias, e estudos futuros que considerem polimorfismos genéticos ajudarão a esclarecer a relação entre a vitamina D e a alergia alimentar (Jones et al., 2015; NASEM, 2017).

Ácidos graxos

O papel dos lipídeos dietéticos no desenvolvimento de alergias tem sido objeto de investigação, sendo os ácidos graxos ômega-3 os mais extensivamente estudados. A quantidade de ácidos graxos ômega-3 na dieta nos EUA diminuiu ao longo do tempo, juntamente com um aumento correspondente na ingestão de ácidos graxos ômega-6, e esse desequilíbrio é considerado um fator nutricional crítico na prevalência de doenças crônicas, incluindo distúrbios alérgicos (Heine, 2018).

Os ácidos graxos ômega-3 têm efeitos anti-inflamatórios e imunomoduladores. Alguns estudos sugerem que o consumo materno de óleo de peixe (uma fonte de ácidos graxos ômega-3) na gestação protege contra o desenvolvimento de asma, eczema e sensibilização alérgica no feto, enquanto outros não mostram esses resultados (Palmer et al., 2013). Persistem controvérsias e dúvidas sobre a relação entre o conteúdo de ácidos graxos ômega-3 da dieta materna e se isso confere um efeito protetor contra o desenvolvimento de alergia alimentar infantil. Mais estudos são necessários para elucidar o papel dos ácidos graxos na prevenção da alergia e seu papel na cascata inflamatória (ver Capítulo 7).

Folato

Há um interesse renovado no folato como um doador de metila na dieta, que altera a expressão gênica e impacta a função imunológica por meio de mecanismos epigenéticos (Brown et al., 2014). A exposição ao folato no útero pode afetar a metilação do DNA durante o desenvolvimento fetal e influenciar a atividade transcricional e pode estar envolvida na diferenciação das células T. A maioria dos estudos até o momento se concentrou na asma, com um número muito limitado examinando a relação do folato com a alergia alimentar e a sensibilização alimentar. O papel significativo que o folato desempenha na metilação dos principais genes reguladores e seu potencial na predisposição alérgica justifica uma investigação mais aprofundada.

Outros nutrientes

Poucos estudos examinaram a relação entre a dieta materna e a ingestão de antioxidantes (betacaroteno, vitaminas C e E, cobre e zinco) durante a gestação e o risco de desenvolvimento da alergia alimentar. Além disso, a avaliação de nutrientes de indivíduos com alergias e intolerâncias alimentares não foi exaustivamente examinada em pesquisas e é um caminho pronto para ser explorado (NASEM, 2017).

Rumos futuros

Existem várias áreas que estão sendo intensamente estudadas como terapêuticas potenciais para a alergia alimentar.

Imunoterapia

O conceito de **imunoterapia com alergênio (ITA)**, que visa fornecer dessensibilização em um processo sistemático por etapas, foi descrito pela primeira vez no início dos anos 1900. É um procedimento que induz tolerância a um alergênio específico por meio da administração repetitiva de pequenas quantidades de um alergênio e tem sido eficaz na alergia respiratória e na hipersensibilidade a venenos. Três conceitos principais de imunoterapia clínica surgiram desde então, incluindo imunoterapia oral (ITO), imunoterapia sublingual (ITSL) e imunoterapia epicutânea (ITE). Estudos em andamento desses métodos identificaram benefícios e limitações de cada um, incluindo efeitos colaterais e reações adversas.

A eficácia das terapias na alergia alimentar permanece sob investigação, incluindo o potencial de terapias combinadas como imunoterapia oral mais modulação imunológica com probióticos ou medicina tradicional chinesa (Sicherer e Sampson, 2018). Um crescente corpo de evidências apoia o uso de imunoterapia com alergênio para subconjuntos de pacientes com alergias alimentares; no entanto, biomarcadores que sejam preditivos de resultados favoráveis e estratégias para melhorar a segurança e eficácia da imunoterapia com alergênio são necessários (Feuille e Nowak-W grzyn, 2018).

Genética e tecnologias "ômicas"

O potencial dos dados genéticos e das tecnologias "ômicas", como epigenômica, proteômica, transcriptômica, metabolômica, microbiômica e exposômica, está agora sendo reconhecido (ver Capítulo 6). Por exemplo, a metabolômica pode fornecer dados sobre a atividade da via metabólica associada à alergia ao ovo e ao amendoim, enquanto a microbiômica pode identificar fatores de risco microbianos que estejam influenciando a fisiologia intestinal. Outras abordagens "ômicas" podem fornecer medições de proteínas envolvidas nas respostas imunes à alergia alimentar e exposições ambientais (exposômica), contribuindo para a prevalência da alergia alimentar. Os dados derivados de abordagens "ômicas" fornecerão conjuntos robustos de dados biológicos e ambientais que serão usados para aprimorar de forma melhor nossa compreensão da alergia alimentar e abrir novos caminhos para a prevenção e o tratamento dessa doença (Dhondalay et al., 2018).

Inovações futuras

Abordagens inovadoras, como a modificação de alergênios alimentares relevantes (para torná-los menos alergênicos, mantendo sua imunogenicidade) ou combinação de outras terapias (p. ex., suplementação com probióticos durante testes de provocação alimentares) para aumentar a eficácia e/ou segurança continuarão a dominar o cenário de alergia alimentar (Neerven e Savelkoul, 2017).

WEBSITES ÚTEIS

Allergy Aware Canada
American Academy of Allergy, Asthma and Immunology
The Asthma and Allergy Foundation of America
Food Allergy Research Education
International Network for Diet and Nutrition in Allergy

REFERÊNCIAS BIBLIOGRÁFICAS

Alhmoud T, Hanson JA, Parasher G: Eosinophilic gastroenteritis: an underdiagnosed condition, *Dig Dis Sci* 61:2585–2592, 2016.

Ali A, Weiss TR, McKee D, et al: Efficacy of individualized diets in patients with irritable bowel syndrome: a randomized controlled trial, *BMJ Open Gastroenterol* 4:e000164, 2017.

American Latex Allergy Association: *What is a latex allergy?* Available at: https://www.allergyhome.org/.

Appel MY, Nachshon L, Elizur A, et al: Evaluation of the basophil activation test and skin prick testing for the diagnosis of food allergy, *Clin Exp Allergy* 48(8):1025–1034, 2018.

Asai Y, Eslami A, van Ginkel CD, et al: Genome-wide association study and meta-analysis in multiple populations identifies new loci for peanut allergy and establishes C11orf30/EMSY as a genetic risk factor for food allergy, *J Allergy Clin Immunol* 141:991–1001, 2018.

Asaumi T, Ebisawa M: How to manage food dependent exercise induced anaphylaxis (FDEIA), *Curr Opinion in Allergy Clin Immunol* 18:243–247, 2018.

Asero R, Piantanida M, Pinter E, Pravettoni V: The clinical relevance of lipid transfer protein, *Clin Exp Allergy* 48:6–12, 2018.

Azad MB, Konya T, Guttman DS, et al: Infantile gut microbiota and food sensitization: associations in the first year of life, *Clin Exp Allergy* 45:632, 2015.

Bauer RN, Manohar M, Singh AM, Jay DC, Nadeau KC: The future of biologics: applications for food allergy, *J Allergy Clin Immunol* 135:312–323, 2015.

Bloomfield SF, Rook GA, Scott EA, et al: Time to abandon the hygiene hypothesis: new perspectives on allergic disease, the human microbiome, infectious disease prevention and the role of targeted hygiene, *Perspect Public Health* 136:213–224, 2016.

Boyce JA, Jones SM, Sampson RA, et al: Guidelines for the diagnosis and management of food allergy in the United States: Report of the NIAID-sponsored Expert Panel, *J Allerg Clin Immunol* 126(Suppl 6):S1–S58, 2010.

Boyle RJ, Ierodiakonou D, Khan T, et al: Hydrolysed formula and risk of allergic or autoimmune disease: systematic review and meta-analysis, *BMJ* 8:352, 2016.

Brown SB, Reeves KW, Bertone-Johnson ER: Maternal folate exposure in pregnancy and childhood allergy: a systematic review, *Nutr Rev* 72:55–64, 2014.

Carter CA, Frischmeyer-Guerrerio PA, The genetics of food allergy, *Curr Allergy Asthma Rep* 18(1):2, 2018.

CHILD Study: *What is the CHILD study?* (website). 2018. http://childstudy.ca/about/.

Commins SP: Invited commentary: Alpha-Gal allergy: tip of the iceberg to a pivotal immune response, *Curr Allergy Asthma Rep* 16:61, 2016.

Commins SP, Jerath MR, Cox K, et al: Delayed anaphylaxis to alpha-gal, an oligosaccharide in mammalian meat, *Allergol Int* 65:16, 2016.

DeGeeter C, Guandalini S: Food sensitivities: fact versus fiction, *Gastroenterol Clin North Am* 47:895–908, 2018.

Dhondalay GP, Rael E, Acharya S, et al: Food allergy and omics, *J Allergy Clin Immunol* 141:20–29, 2018.

Di Gioacchino M, Ricciardi L, De Pità, O, et al: Nickel oral hyposensitization in patients with systemic nickel allergy syndrome, *Ann Med* 46:31–37, 2014.

Dominguez-Bello MG, Costello EK, Contreras M, et al: Delivery mode shapes the acquisition and structure of the initial microbiota across multiple body habitats in newborns, *Proc Natl Acad Sci USA* 107:1197T, 2010.

Du Toit G, Roberts G, Sayre PH, et al: Randomized trial of peanut consumption in infants at risk for peanut allergy, *N Engl J Med* 372:803–813, 2015.

Du Toit G, Sampson HA, Plaut M, et al: Food allergy: update on prevention and tolerance, *J Allergy Clin Immunol* 141:30–40, 2018.

FAILSAFEdiet.com. *About Food Intolerance.* Available at: https://www.slhd.nsw.gov.au/rpa/allergy/resources/default.html.

Ferreira F, Gadermaier G, Wallmer M: Tree pollen allergens. In Akdis C, Agache I, editors: *Global atlas of allergy, European academy of allergy and clinical immunology,* 2014. Available at: http://www.eaaci.org/GlobalAtlas/GlobalAtlasAllergy.pdf.

Feuille EJ, Nowak-Wegrzyn A: Allergen-specific immunotherapies for food allergy. *Allergy Asthma Immunol Res* 10:189–206, 2018.

Fleischer DM, Sicherer S, Greenhawt M, et al: Consensus communication on early peanut introduction and the prevention of peanut allergy in high-risk infants, *J Allergy Clin Immunol* 136:258–261, 2015.

Food Allergy Research & Education (FARE): *About anaphylaxis.* Available at: https://www.foodallergy.org/life-food-allergies/anaphylaxis.

FPIES Foundation: About food protein-induced enterocolitis syndrome. Available at: http://fpiesfoundation.org/about-fpies-3/.

Fritscher-Ravens A, Schuppan D, Ellrichmann M, et al: Confocal endomicroscopy shows food-associated changes in the intestinal mucosa of patients with irritable bowel syndrome, *Gastroenterology* 147:1012-1020.e4, 2014.

Garcia-Martinez I, Weiss TR, Yousaf MN, Ali A, Mehal WZ: A leukocyte activation test identifies food items which induce release of DNA by innate immune peripheral blood leucocytes, *Nutr Metab (Lond)* 15:26, 2018.

Geha RS, Beiser A, Ren C, et al: Multicenter, double-blind, placebo-controlled, multiple-challenge evaluation of reported reactions to monosodium glutamate, *J Allergy Clin Immunol* 106:973–980, 2000.

Genuis SJ: Sensitivity related illness: the escalating pandemic of allergy, intolerance and chemical sensitivity, *Sci Total Environ* 408:6047–6061, 2010.

Gomes-Belo J, Hannachi F, Swan K, et al: Advances in food allergy diagnosis, *Curr Pediatr Rev* 14(3):139–149, 2018.

Groetch M, Venter C, Skypala I, et al: Dietary therapy and nutrition management of eosinophilic esophagitis: a work group report of the American Academy of Allergy, Asthma and Immunology, *J Allergy Clin Immunol Pract* 5:312-324.e9, 2017.

Gupta RS, Warren CM, Smith BM et al: Prevalence and severity of food allergies among US adults, *JAMA Network Open,* 2(1):e185630, 2019.

Haahtela T, Holgate S, Pawankar R, et al: The biodiversity hypothesis and allergic disease: world allergy organization position statement, *World Allergy Org J* 6:3, 2013.

Hammond C, Lieberman JA: Unproven diagnostic tests for food allergy, *Immunol Allergy Clin North Am* 38:153–163, 2018.

He K, Du S, Xun P, et al: Consumption of monosodium glutamate in relation to incidence of overweight in Chinese adults: China Health and Nutrition Survey (CHNS), *Am J Clin Nutr* 93:1328–1336, 2011.

Heine RG: Food allergy prevention and treatment by targeted nutrition, *Ann Nutr Metab* 72(Suppl 3):33–45, 2018.

Hill C, Guarner F, Reid G et al: The Interantional Scientific Association for Probiotics and Probiotics consensus statement on the scope and appropriate use of the term probiotic, *Nature Rev Gastroenterol Hepatol,* 11:506–514, 2014.

Hoffmann HJ, Santos AF, Mayorga C, et al: The clinical utility of basophil activation testing in diagnosis and monitoring of allergic disease, *Allergy* 70:1393–1405, 2015.

Igbinedion SO, Ansari, J, Vasikaran A, et al: Non-celiac gluten sensitivity: All wheat is not celiac, *World J Gastroenterol* 23:7201–7210, 2017.

International Scientific Association for Probiotics and Prebiotics: *Prebiotics* (website): https://4cau4jsaler1zglkq3wnmje1-wpengine.netdna-ssl.com/wp-content/uploads/2016/01/Prebiotics_Infographic_rev1029.pdf.

International Scientific Forum on Home Health (IFH): *Home Hygiene & Health* (website): https://www.ifh-homehygiene.org/.

Joneja JV: *The health professional's guide to food allergies and intolerances,* Chicago, IL, 2013, Academy of Nutrition and Dietetics.

Joneja JV: *Histamine intolerance: a comprehensive guide for healthcare professionals,* Berrydale Books, 2017. Published online - ed: how do we list that?

Jones AP, D'Vaz N, Meldrum S, et al: 25.hyroxyvitamin D3 status is associated with developing adaptive and innate immune responses in the first 6 months of life, *Clin Exp Allergy* 45:220–231, 2015.

Keller MD, Shuker M, Heimall J, et al: Severe malnutrition resulting from use of rice milk in food elimination diets for atopic dermatitis, *Isr Med Assoc J* 14:40–42, 2012.

Kozyrskyj A. 2015. *Infant gut microbial markers of food sensitization at age 1.* Presented at Committee Workshop, August 31, 2015. Washington, DC.

Leonard SA, Pecora V, Fiocchi AG, et al: Food protein-induced enterocolitis syndrome: a review of the new guidelines, *World Allergy Organ J* 11:4, 2018.

Lucendo AJ, Arias Á, González-Cervera J, et al: Empiric 6-food elimination diet induced and maintained prolonged remission in patients with adult eosinophilic esophagitis: a prospective study on the food cause of the disease, *J Allergy Clin Immunol* 131:797–804, 2013.

Maintz L, Novak N: Histamine and histamine intolerance, *Am J Clin Nutr* 85:1185–1196, 2007.

Marenholz I, Grosche S, Kalb B, et al: Genome-wide association study identifies the SERPINB gene cluster as a susceptibility locus for food allergy, *Nat Commun* 8:1056, 2017.

Marrs T, Bruce KD, Logan K, et al: Is there an association between microbial exposure and food allergy? a systematic review, *Pediatr Allergy Immunol* 24:311-320.e8, 2013.

Martin LJ, Franciosi JP, Collins MH, et al. Pediatric eosinophilic esophagitis symptom scores (PEESS v2.0) identify histologic and molecular correlates of the key clinical features of disease, *J Allergy Clin Immunol* 135:1519-1528.e8, 2015.

Matsuo H, Yokooji T, Taogoshi T: Common food allergens and their IgE-binding epitopes, *Allergol Int* 64:332–343, 2015.

Mehr S, Frith K, Barnes EH, et al: Food protein-induced enterocolitis syndrome in Australia: a population-based study, 2012-2014, *J Allergy Clin Immunol*, 140:1323–1330, 2017.

Meyer R, De Koker C, Dziubak R, Venter C, et al. Malnutrition in children with food allergies in the UK. *J Hum Nutr Diet* 27:227–235, 2014.

Meyer R, Groetch M, Venter C: When should infants with cow's milk protein allergy use an amino acid formula? A practical guide, *J Allergy Clin Immunol Pract* 6:383–399, 2018.

Molina-Infante J, Lucendo AJ: Dietary therapy for eosinophilic esophagitis, *J Allergy Clin Immunol* 142:41–47, 2018.

Muluk NB, Cingi C: Oral allergy syndrome, *Am J Rhinol Allergy* 32:27–30, 2018.

National Academies of Sciences, Engineering, and Medicine (NASEM), Institute of Medicine (IOM) *Finding a path to safety in food allergy: assessment of the global burden, causes, prevention, management, and public policy*, Washington, DC, 2017, The National Academies Press. http://nap.edu/23658.

Neerven RJJV, Savelkoul H: Nutrition and allergic diseases, *Nutrients* 9:E762, 2017.

Nomura I, Morita H, Hosokawa S, et al: Four distinct subtypes of non-IgE- mediated gastrointestinal food allergies in neonates and infants, distinguished by their initial symptoms, *J Allergy Clin Immunol* 127(3):685–688.e8, 2011.

Nowak-Wegrzyn A, Chehade M, Groetch M, et al: International consensus guidelines for the diagnosis and management of food protein-induced enterocolitis syndrome: Executive Summary-Workgroup Report of the Adverse Reactions to Foods Committee, American Academy of Allergy, Asthma and Immunology, *J Allergy Clin Immunol* 139:1111–1126, 2017.

Palmer DJ, Sullivan T, Gold MS, et al: Randomized controlled trial of fish oil supplementation in pregnancy on childhood allergies, *Allergy* 68:1370–1376, 2013. http://www.phadia.com/fr/5/Produits/ImmunoCAP-Allergens/Occupational-Allergens/Allergens/Latex/.

Plunkett, CH, Nagler, CR: Influence of the microbiome on allergic sensitization to food, *J Immunol* 198:581–589, 2017.

Randazzo CL, Pino A, Ricciardi L, et al: Probiotic supplementation in systemic nickel allergy syndrome patients: study of its effects on lactic acid bacteria population and on clinical symptoms, *J Appl Microbiol* 118:202–211, 2014.

Renz H, Allen KJ, Sicherer SH, et al: Food allergy, *Nat Rev Dis Primers* 4:17098, 2018.

Renz H, Holt PG, Inouye M, et al: An exposome perspective: early life events and immune development in a changing world, *J Allergy Clin Immunol* 140:24–40, 2017.

Russler-Germain EV, Rengarajan S, Hsieh CS: Antigen-specific regulatory T-cell responses to intestinal microbiota, *Mucosal Immunol* 10:1375–1386, 2017.

Sampson HA, O'Mahoney L, Burks AW, et al: Mechanisms of food allergy, *J Allergy Clin Immunol* 141:11, 2018.

Savcheniuk OA, Virchenko OV, Falalyeyeva TM, et al: The efficacy of probiotics for monosodium glutamate-induced obesity: dietology concerns and opportunities for prevention, *EPMA J* 5:2, 2014.

Scallan E, Hoekstra RE, Angulo FJ, et al: Foodborne illness acquired in the United States - major pathogens, *Emerg Infect Dis* 17:7–15, 2011.

Sicherer SH, Sampson HA: Food allergy: a review and update on epidemiology, pathogenesis, diagnosis, prevention, and management, *J Allergy Clin Immunol* 141:41–58, 2018.

Simons FE: Anaphylaxis, in European Academy of Allergy and Clinical Immunology, Global Atlas of Allergy, *Eur Acad Allergy Clin Immunol* 191–196, 2014.

Skypala IJ, Venter C, Meyer R, et al: The development of a standardised diet history tool to support the diagnosis of food allergy, *Clin Transl Allergy* 5:7, 2015.

Skypala IJ, McKenzie R: Nutritional issues in food allergy, *Clin Rev Allergy Immunol* 2018. doi:10.1007/s12016-018-8688-x. [e-pub ahead of print]

Skypala IJ, Williams M, Reeves L, et al: Sensitivity to food additives, vaso-active amines and salicylates: a review of the evidence, *Clin Transl Allergy*, 5:34, 2015b.

Spergel JM, Brown-Whitehorn TF, Cianferoni A, et al: Identification of causative foods in children with eosinophilic esophagitis treated with an elimination diet, *J Allergy Clin Immunol* 130:461–467, 2012.

Stapel SO, Asero R, Ballmer-Weber BK, et al: Testing for IgG4 against foods is not recommended as a diagnostic tool: EAACI Task Force Report, *Allergy* 63:793–796, 2008.

Swift KM, Lisker I: Current concepts in nutrition: the science and art of the elimination diet, *Altern Complement Ther* 18:251, 2012.

Togias A, Cooper SF, Acebal M, et al: Addendum guidelines for the prevention of peanut allergy in the United States: report of the National Institute of Allergy and Infectious Diseases–sponsored expert panel, *J Allergy Clin Immunol* 139:29–44, 2017.

Tordesillas L, Berin M: Mechanisms of oral tolerance, *Clin Rev Allergy Immunol* 55:107–117, 2018.

Turnbull JL, Adams HN, Gorard DA: Review article: the diagnosis and management of food allergy and food intolerances, *Aliment Pharmacol Ther* 41:3–25, 2015.

Turner PJ, Campbell DE: A food allergy syndrome by any other name? *Clin Exp Allergy* 44:1458–1460, 2014.

Turner PJ, Dawson TC, Skypala IJ, et al: Management of pollen food and oral allergy syndrome by health care professionals in the United Kingdom, *Ann Allergy Asthma Immunol* 114:427–428, 2015.

Ugidos-Rodríguez S, Matallana-González MC, Sánchez-Mata MC: Lactose malabsorption and intolerance: a review, *Food Funct* 9:4056–4068, 2018. doi:10.1039/c8fo00555a.

Vally H, Misso NL: Adverse reactions to the sulphite additives, *Gastroenterol Hepatol Bed Bench* 5:16–23, 2012.

Venter C, Brown KR, Maslin K, et al: Maternal dietary intake in pregnancy and lactation and allergic disease outcomes in offspring, *Pediatr Allergy Immunol* 28:135–143, 2017.

Venter C, Goretch M, Netting M, et al: A patient-specific approach to develop an exclusion diet to manage food allergy in infants and children, *Clin Exp Allergy* 48:121–137, 2018.

Vojdani A: Molecular mimicry as a mechanism for food immune reactivities and autoimmunity, *Altern Ther Health Med* 21(Suppl 1): S34–S45, 2015a.

Vojdani A: The evolution of food immune reactivity testing: why immunoglobulin G or immunoglobulin A antibody for food may not be reproducible from one lab to another, *Altern Ther Health Med* 21(Suppl 1):S8–S22, 2015b.

Vojdani A, Vojdani C: Immune reactivity to food coloring, *Altern Ther Health Med* 21(Suppl 1):S52–S62, 2015.

Wauters RH, Banks TA, Lomasney EM: Food-dependent exercise-induced anaphylaxis, *BMJ Case Rep* 2018. Available at: http://dx.doi.org/10.1136/bcr-2017-222370.

West C: Introduction of complementary foods to infants, *Ann Nutr Metab* 70(Suppl 2):47–54, 2017.

Williams AN, Woessner KM: Monosodium glutamate 'allergy': menace or myth? *Clin Exp Allergy* 39:640–646, 2009.

Wilson JM, Platts-Mills TAE: Meat allergy and allergens, *Mol Immunol* 100:107–112, 2018.

Zhang M, Li Y: Eosinophilic gastroenteritis: a state-of-the-art review, *J Gastroenterol Hepatol* 32:64–72, 2017.

26

Nutrição Clínica para Distúrbios do Sistema Gastrintestinal Superior

DeeAnna Wales VanReken, MS, RDN, CD, IFNCP

TERMOS-CHAVE

acalasia
acloridria
aquilia gástrica
azia
bezoar
Billroth I (gastroduodenostomia)
Billroth II (gastrojejunostomia)
bolsa de ácido
células parietais
cintilografia
critérios de Roma IV
disfagia
dispepsia
dispepsia funcional
doença de refluxo gastresofágico (DRGE)
endoscopia

esfíncter esofágico inferior (EEI)
esfíncter esofágico superior (EES)
esofagectomia
esofagite
esôfago de Barrett (EB)
esofagogastroduodenoscopia (EGD)
fundoplicatura de Nissen
gastrectomia
gastrite
gastrite atrófica
gastroparesia
Helicobacter pylori
hematêmese
hérnia de hiato
melena
nervo vago

odinofagia
piloroplastia
pull-up gástrico
refluxo gastresofágico (RGE)
síndrome de *dumping*
síndrome de hiperêmese canabinoide
tecido linfoide associado à mucosa (MALT)
úlcera de estresse
úlcera duodenal
úlcera gástrica
úlcera péptica
vagotomia
vagotomia de células parietais
vagotomia troncular
Y de Roux

O sistema gastrintestinal superior é a porção do canal alimentar que contém o esôfago, o estômago e o duodeno. Com esses segmentos, a cavidade oral também será incluída como relevante neste capítulo.

Os distúrbios digestivos do sistema gastrintestinal (GI) superior e inferior estão entre os problemas mais comuns na assistência à saúde (ver Capítulo 27). Entre 60 e 70 milhões de pessoas são afetadas por todas as doenças digestivas, com mais de 48 milhões de consultas ambulatoriais feitas anualmente somente nos EUA (National Institutes of Health [NIH], 2014). Como os distúrbios digestivos são a principal causa de todas as consultas de emergência, 8,8% ou mais de 12 mil pacientes apresentaram dores de estômago e abdominais, assim como cólicas e espasmos apenas em 2015 (Centers for Disease Control and Prevention [CDC], 2015). Mais de 20 milhões de procedimentos diagnósticos e cirúrgicos envolvendo o sistema GI são realizados a cada ano (CDC, 2015). Os hábitos alimentares e alimentos específicos podem desempenhar um importante papel no início, no tratamento e na prevenção de muitos distúrbios gastrintestinais. A dietoterapia é parte integrante da prevenção e do tratamento da desnutrição e de deficiências que podem se desenvolver a partir de um distúrbio do sistema GI. As modificações na dieta e no estilo de vida são capazes de melhorar a qualidade de vida do paciente, aliviando os sintomas gastrintestinais e diminuindo o número de consultas e de custos associados à doença gastrintestinal.

ESÔFAGO

O esôfago é um tubo muscular com comprimento médio de 25 cm em adultos (Figura 26.1), com a única – mas importante – função de levar sólidos e líquidos da boca ao estômago. Ele é revestido por epitélio escamoso estratificado não queratinizado e as glândulas submucosas secretam mucina, bicarbonato, fator de crescimento epidérmico e prostaglandina E$_2$, que protegem a mucosa do ácido gástrico.

A parte superior do esôfago está conectada à faringe, e a parte inferior, ao estômago na cárdia. O esôfago é altamente musculado, com músculos dispostos de forma a facilitar a passagem dos alimentos. À medida que um bolo alimentar é movido voluntariamente da boca para a faringe, o **esfíncter esofágico superior (EES)** relaxa, o alimento se move para o esôfago e as ondas peristálticas movem o bolo para baixo do esôfago; por sua vez, **o esfíncter esofágico inferior (EEI)** relaxa para permitir que o bolo alimentar passe para o estômago. O tempo de trânsito esofágico dura em média 5 segundos na posição ortostática e até 30 segundos na posição supina (la Roca-Chiapas e Cordova-Fraga, 2011).

O esôfago normal tem um sistema de defesa de várias camadas responsável por evitar danos aos tecidos pela exposição ao conteúdo gástrico – incluindo a contração do EEI, a motilidade gástrica normal, o muco esofágico, as junções celulares fechadas e reguladores de pH celular. Distúrbios musculoesqueléticos e da motilidade podem resultar em disfagia. Por exemplo, a **acalasia** é caracterizada por uma falha dos neurônios esofágicos, resultando em perda da capacidade de relaxar o EEI e de ter um peristaltismo normal.

Gail Cresci, PhD, RDN, LD, CNSC, e Arlene Escuro, MS, RDN, CNSC, foram as autoras deste capítulo na 14ª edição.

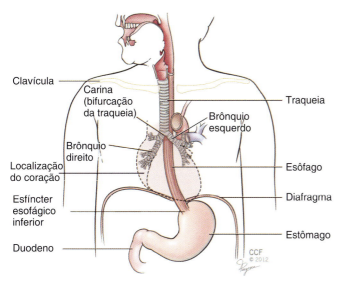

Figura 26.1 Esôfago normal. (Cleveland Clinic, Cleveland, Ohio.)

Doença do refluxo gastresofágico e esofagite
Etiologia

O **refluxo gastresofágico (RGE)** é considerado um processo fisiológico normal que ocorre várias vezes ao dia em bebês, crianças e adultos saudáveis. O RGE geralmente está associado ao relaxamento transitório do EEI, independentemente da deglutição, o que permite que o conteúdo gástrico entre no esôfago. Informações limitadas são conhecidas sobre a fisiologia normal do RGE em bebês; todavia, a regurgitação – como o sintoma mais visível – ocorre diariamente em 50% de todos os bebês (Lightdale e Gremse, 2013).

A **doença do refluxo gastresofágico (DRGE)** é uma forma crônica mais grave de RGE, com sintomas ou complicações resultantes do refluxo do conteúdo gástrico para o esôfago ou além dele – e até mesmo para a cavidade oral (incluindo a laringe) ou o pulmão. Os sintomas são definidos como incluindo **azia** (sensação de queimação dolorosa que se irradia por trás do esterno de duração relativamente curta) e/ou regurgitação pelo menos uma vez por semana. A prevalência é mundial, pode estar aumentando com o tempo e varia de acordo com a localização geográfica. As seguintes estimativas de prevalência foram publicadas em uma revisão de 2014 de estudos epidemiológicos existentes: América do Norte, 18 a 28%; Europa, 9 a 26%; Oriente Médio, 9 a 33%; Austrália 12%; Leste Asiático, 3 a 8% (El-Serag et al., 2014).

A **esofagogastroduodenoscopia (EGD)** usa um endoscópio de fibra óptica para visualizar e examinar diretamente o esôfago, o estômago e o duodeno a fim de classificar a gravidade da doença (ver adiante *Em foco: Endoscopia e cápsulas endoscópicas*). A DRGE pode ser classificada como doença não erosiva (DNER), indicando a presença de sintomas sem anormalidades ou erosões, ou doença erosiva (DER), com sintomas e erosões presentes. A DER geralmente está associada a sintomas mais graves e prolongados em comparação à DNER (Katz et al., 2013).

Alguns pacientes apresentam sintomas de DRGE principalmente à noite (DRGE noturna), o que tem um impacto maior na qualidade de vida em comparação aos sintomas diurnos. A DRGE noturna está significativamente associada à **esofagite** grave (inflamação do esôfago) e ao esôfago de Barrett (metaplasia intestinal descrita em mais detalhes posteriormente neste capítulo), bem como pode levar a distúrbios do sono. Homens são mais propensos a ter DER; as mulheres, DNER. Existe uma relação definida entre a DRGE e a obesidade. Diversas metanálises sugerem uma associação entre o índice de massa corporal (IMC), o perímetro da cintura, o ganho de massa corporal e a presença de sintomas e complicações da DRGE. A DRGE é frequente durante a gestação – geralmente se manifestando como azia – e pode começar em qualquer trimestre. Os preditores significativos de azia durante a gestação são o aumento da idade gestacional, azia antes da gestação e paridade (Katz et al., 2013) (ver Capítulo 14). Um estudo coreano também encontrou uma associação significativa entre o grau de estresse psicossocial e a gravidade da esofagite de refluxo (Song et al., 2013).

A dor torácica pode ser um sintoma de DRGE, sendo necessário distinguir a dor torácica cardíaca da não cardíaca antes de considerar a DRGE uma causa de dor torácica. Embora os sintomas de disfagia possam estar associados à DRGE não complicada, sua presença justifica a investigação de uma complicação potencial, incluindo o distúrbio de motilidade subjacente, a estenose ou a malignidade. Pacientes com DRGE disruptiva – sintomas diários ou superiores a uma vez por semana – têm tempo de afastamento do trabalho aumentado e diminuição na produtividade e no funcionamento físico (Katz et al., 2013).

Fisiopatologia

A fisiopatologia da DRGE é complexa. O Boxe 26.1 descreve os possíveis mecanismos envolvidos na DRGE. Três componentes constituem a junção esofagogástrica: o EEI, o diafragma crural e a válvula de retalho anatômico. Essa junção atua como uma barreira antirrefluxo. O EEI é um segmento de 3 a 4 cm de músculo liso circular na extremidade distal do esôfago. O tônus de repouso desse músculo pode diferir entre indivíduos saudáveis, variando de 10 a 35 mmHg em relação à pressão intragástrica. O mecanismo mais comum de refluxo são os relaxamentos transitórios do EEI, que são desencadeados pela distensão gástrica e servem para permitir a saída de gases do estômago. Em média, os relaxamentos transitórios do EEI persistem por cerca de 20 segundos, o que é significativamente mais longo do que o relaxamento típico induzido pela deglutição (Bredenoord et al., 2013).

Para que o refluxo ocorra, a pressão no estômago proximal deve ser maior do que a pressão no esôfago. Pacientes com distúrbios respiratórios crônicos, como a doença pulmonar obstrutiva crônica (DPOC), estão sob risco de DRGE devido aos aumentos frequentes na pressão intra-abdominal. Uma pressão cronicamente elevada também é observada durante a gestação, assim como em pessoas com sobrepeso e obesas.

A hipersensibilidade ao ácido pode ocorrer em pessoas com esofagite erosiva e mucosa normal. Um fator que contribui para o aumento da sensibilidade esofágica ao ácido é o comprometimento da função de barreira da mucosa. Em uma revisão sistemática, a taxa geral de esvaziamento gástrico foi retardada em pacientes com DRGE (Penagini e Bravi, 2010). No entanto, uma relação entre o retardo do esvaziamento gástrico e o aumento do refluxo não pôde ser observada

---

Boxe 26.1 Possíveis mecanismos envolvidos na doença do refluxo gastresofágico (DRGE).

- Diminuição da salivação
- Relaxamento transitório do esfíncter esofágico inferior (EEI)
- Pressão do EEI reduzida
- Eliminação de ácido esofágico prejudicada
- Aumento da sensibilidade esofágica
- Bolsa de ácido
- Aumento da pressão intra-abdominal
- Esvaziamento gástrico retardado

Dados de Beaumont H et al.: The position of the acid pocket as a major risk factor for acidic reflux in healthy subjects and patients with GORD, *Gut* 59:441, 2010; Bredenoord AJ et al.: Gastroesophageal reflux disease, *Lancet* 381:1933, 2013; Penagini R, Bravi I: The role of delayed gastric emptying and impaired esophageal motility, *Best Pract Res Clin Gastroenterol* 24:831, 2010.

nesse estudo, sugerindo que o esvaziamento prejudicado do estômago como um todo não seja um determinante importante do RGE.

A boa função peristáltica é um importante mecanismo de defesa contra a DRGE, uma vez que a eliminação prolongada do ácido se correlaciona com a gravidade da esofagite e a presença de complicações, como o esôfago de Barrett. Uma ocorrência durante o período pós-prandial conhecida como **bolsa de ácido** é uma camada de suco gástrico não tamponado e altamente ácido na junção esofagogástrica – pronta para refluir devido à ausência de contração peristáltica no estômago proximal.

A exposição prolongada ao ácido pode resultar em esofagite, erosões esofágicas, ulceração, cicatrizes, estenose e, em alguns casos, disfagia (ver *Algoritmo de fisiopatologia e manejo do cuidado: Esofagite*). A esofagite aguda pode ser causada por refluxo, ingestão de um agente corrosivo, infecção viral ou bacteriana, intubação, radiação ou infiltração eosinofílica. A esofagite eosinofílica (EoE) é caracterizada por infiltração eosinofílica grave isolada do esôfago manifestada por sintomas semelhantes aos da DRGE, que podem ser causados por uma resposta imune (ver Capítulo 25).

A gravidade da esofagite decorrente do RGE é influenciada pelos seguintes aspectos: composição, frequência e volume do refluxo gástrico, saúde da barreira mucosa, tempo de exposição do esôfago ao refluxo gástrico e taxa de esvaziamento gástrico. Os sintomas de esofagite e DRGE podem prejudicar a capacidade de consumir uma dieta adequada, assim como interferem no sono, no trabalho, nos eventos sociais e na qualidade de vida geral (Tabela 26.1).

O **esôfago de Barrett (EB)** é uma condição pré-cancerosa em que o epitélio escamoso normal do esôfago é substituído por um epitélio colunar anormal, conhecido como metaplasia intestinal especializada (tecido semelhante ao revestimento intestinal). A causa exata do EB é desconhecida, mas a DRGE é um fator de risco para a doença. A prevalência de EB está entre 0,5 e 2%, mas estima-se que afete 1,6 a 6,8% da população em geral (Runge et al., 2015). Pessoas com EB têm risco aumentado de um câncer chamado adenocarcinoma de esôfago, cuja incidência tem aumentado drasticamente nos últimos 40 anos, assim como especula-se que continuará a se elevar nas próximas décadas (Thrift e Whiteman, 2012). Os fatores de risco para EB incluem histórico prolongado de sintomas relacionados à DRGE (por mais de 5 anos), meia-idade, homem branco, obesidade, tabagismo e histórico familiar de EB ou adenocarcinoma do esôfago. O estrogênio pode ser protetor e responsável pela menor incidência de EB entre as mulheres (Asanuma et al., 2016).

Anormalidades no corpo, como **hérnia de hiato**, também podem contribuir para RGE e esofagite. O esôfago passa pelo diafragma por meio do hiato ou do anel esofágico. A fixação do esôfago no anel hiatal pode ficar comprometida, permitindo que uma porção da parte superior do estômago se mova para cima do diafragma. A Tabela 26.2 descreve os quatro tipos de hérnia de hiato em maiores detalhes. O sintoma mais comum de hérnia de hiato é a azia. Quando o refluxo ácido ocorre com uma hérnia de hiato, o conteúdo gástrico permanece acima do hiato por mais tempo do que o normal. A exposição prolongada ao ácido aumenta o risco de desenvolver esofagite mais grave. A Figura 26.2 ilustra uma hérnia de hiato (*A*) e redução pós-cirúrgica (*B*). À medida que a hérnia de hiato aumenta, a regurgitação pode ser mais proeminente, especialmente quando nas posições deitada ou curvada. A dor epigástrica ocorre na região média superior do abdome após refeições grandes e energeticamente densas. A redução da massa corporal e do tamanho da refeição pode diminuir as consequências negativas da hérnia de hiato.

Pacientes com hérnia de hiato tipo 3 (paraesofágica mista) podem apresentar dor torácica intensa, náuseas, vômito e **hematêmese** (vômito de sangue), pois essas hérnias podem se torcer e causar estrangulamento no tórax, resultando em uma emergência cirúrgica. Alguns pacientes podem apresentar anemia por deficiência de ferro sem sangramento agudo, na medida em que o diafragma fica tão irritado que o paciente pode desenvolver perda crônica de sangue.

Manejos médico e cirúrgico

O tratamento médico primário do refluxo esofágico é a supressão da secreção ácida, cujo objetivo é elevar o pH gástrico acima de 4 durante os períodos em que o refluxo é mais provável. Os inibidores da bomba

Tabela 26.1 Sintomas clínicos associados à doença do refluxo gastresofágico (DRGE).

Corrosão dental	Perda lenta e progressiva da superfície do dente associada à regurgitação ácida
Disfagia	Dificuldade para iniciar a deglutição (disfagia orofaríngea) ou sensação de alimento sendo retido ou "grudado" após deglutido (disfagia esofágica)
Azia (pirose)	Sensação de queimação dolorosa que se irradia por trás do esterno de duração relativamente curta
Odinofagia	Deglutição dolorosa
Regurgitação	O refluxo do conteúdo gástrico para a boca não está associado a náuseas ou ânsia de vômito
Dor torácica não cardíaca	Dor torácica subesternal inexplicável, semelhante a um infarto do miocárdio, sem evidência de doença arterial coronariana
Sintomas extraesofágicos	Tosse crônica, rouquidão, laringite induzida por refluxo ou asma

Dados de Bredenoord AJ et al.: Gastroesophageal reflux disease, *Lancet* 381:1933, 2013; Katz PO et al.: Guidelines for the diagnosis and management of gastroesophageal reflux disease, *Am J Gastroenterol* 108:308, 2013.

Tabela 26.2 Tipos de hérnia de hiato.

Tipo 1 (hérnia de hiato por deslizamento)	Tipo mais comum; a junção gastresofágica é empurrada para cima do diafragma, causando uma herniação simétrica do estômago proximal
Tipo 2 (hérnia paraesofágica verdadeira)	O fundo desliza para cima e se move acima da junção gastresofágica
Tipo 3 (hérnia paraesofágica mista)	Deslizamento combinado e hérnia paraesofágica
Tipo 4 (hérnia paraesofágica complexa)	Forma menos comum; herniação intratorácica de outros órgãos, como o cólon, e o intestino delgado no saco herniário

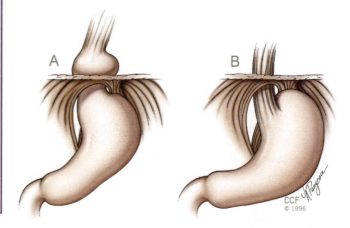

Figura 26.2 A. Hérnia de hiato. **B.** Redução pós-cirúrgica de hérnia de hiato. (Cleveland Clinic, Cleveland, Ohio.)

ALGORITMO DE FISIOPATOLOGIA E MANEJO DO CUIDADO

Esofagite

ETIOLOGIA

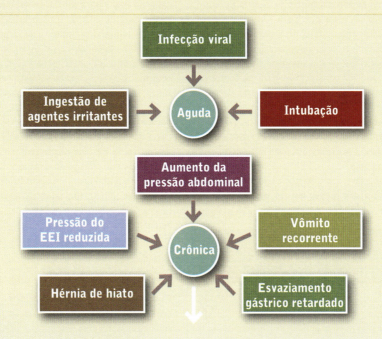

FISIOPATOLOGIA

Refluxo de ácido gástrico e/ou conteúdo intestinal pelo esfíncter esofágico inferior (EEI) e para o esôfago

MANEJO

Alteração comportamental
Evitar:
- Comer 3 a 4 h antes de dormir
- Deitar após as refeições
- Roupas justas
- Fumar cigarros
- Excesso de estresse

Manejo médico/cirúrgico
- Inibidores da bomba de prótons
- Antagonistas do receptor de histamina-2
- Antiácidos
- Agentes procinéticos
- Fundoplicatura

Manejo nutricional
Objetivo:
Diminuir a exposição do esôfago ao conteúdo gástrico
Evitar:
- Grandes refeições
- Excesso de ingestão de gordura dietética
- Álcool, hortelã, café e chocolate

Objetivo:
Diminuir a acidez das secreções gástricas
Evitar:
- Café
- Álcool

Objetivo:
Prevenir dor e irritação
Evitar:
- Qualquer alimento que o paciente sinta que exacerbe os sintomas, especialmente alimentos quentes e picantes

de prótons (IBPs) – que diminuem a produção de ácido pela célula parietal gástrica – foram associados a taxas de cura superiores e redução de recidivas (Katz et al., 2013). Formas mais leves de refluxo são controladas por antagonistas e antiácidos do receptor H$_2$ (um tipo de receptor de histamina na célula parietal gástrica), que tamponam o ácido gástrico no esôfago ou no estômago para reduzir a azia. Os agentes procinéticos – que aumentam as contrações propulsivas do estômago – podem ser usados em pessoas com esvaziamento gástrico retardado. Um ensaio de baclofeno – um agonista do ácido gama-aminobutírico (GABA) – pode ser considerado para pacientes com registro objetivo de refluxo sintomático contínuo, apesar da terapia otimizada com IBP (Katz et al., 2013). Não há, entretanto, dados a longo prazo publicados sobre a eficácia do baclofeno na DRGE. Ver Tabela 26.3 para medicamentos comumente usados em distúrbios do sistema gastrintestinal superior e Apêndice 13, para obter mais informações sobre esses medicamentos.

Dos pacientes com DRGE grave, 5 a 10% não respondem à terapia medicamentosa. A **fundoplicatura de Nissen** foi descrita pela primeira vez como um tratamento para esofagite de refluxo grave, em 1956, e ainda é a cirurgia antirrefluxo mais comumente realizada (Figura 26.3). Durante esse procedimento, que pode ser feito tanto por técnica aberta quanto laparoscópica, o fundo ou a parte superior do estômago é enrolado em 360° ao redor do esôfago inferior e suturado no lugar para limitar o refluxo (ver Figura 26.3). O tratamento cirúrgico é considerado para indivíduos cuja terapia clínica não foi bem-sucedida; que optam pela cirurgia a fim de evitar a necessidade vitalícia de medicamentos para controlar os sintomas; que apresentam complicações mais graves (EB, estenose péptica); bem como que têm manifestações extraesofágicas com sintomas laríngeos e pulmonares (pigarro, rouquidão, rinorreia posterior, tosse, falta de ar e asma) (Yates e Oelschlager, 2015). Até 18% dos pacientes que serão submetidos à cirurgia precisarão de uma operação repetida devido à falha da fundoplicatura. Infelizmente, para esses pacientes, os escores de qualidade de vida diminuem e há menos melhora da disfagia com o segundo procedimento, levando os cirurgiões a considerar cirurgias mais invasivas, como em Y de Roux ou interposição do cólon (Wilshire et al., 2016). Em crianças, as abordagens cirúrgicas são reservadas para aquelas que têm sintomas intratáveis e não respondem à terapia clínica ou estão em risco de complicações fatais da DRGE (Lightdale e Gremse, 2013). Ver Boxe 26.2 para orientações dietéticas após a fundoplicatura de Nissen.

Modificações de estilo de vida e manejo nutricional

O primeiro passo no controle dos sintomas da DRGE deve consistir em mudanças no estilo de vida, incluindo na dieta. Um pequeno ensaio clínico recente encontrou melhorias em portadores de DNER com a adição de fibra de *psyllium* à dieta três vezes ao dia para um total de 12,5 g de fibra solúvel por dia. Os inscritos no estudo foram selecionados se tivessem anteriormente consumido uma dieta pobre em fibras (< 20 g/dia) no início do estudo. Durante o estudo, nenhuma outra mudança na dieta foi feita e não foram permitidos IBPs, bloqueadores H$_2$ ou procinéticos. O resultado demonstrou que a fibra dietética aumentou a pressão do EEI, bem como diminuiu os episódios de refluxo total nos participantes (Morozov et al., 2018). Além da dieta, outros fatores importantes que desencadeiam os sintomas de refluxo são cafeína, álcool, tabaco e estresse. As recomendações iniciais devem se concentrar na quantidade e no conteúdo da refeição. Comer refeições pequenas, em vez de grandes, reduz a probabilidade de refluxo do conteúdo gástrico para o esôfago.

Certos alimentos podem reduzir a pressão no EEI, incluindo café e carminativos, como hortelã-pimenta, porém mais pesquisas são necessárias para estabelecer seu significado clínico na DRGE quando usados em quantidades normais ou pequenas (Jarosz e Taraszewska, 2014; Dossett et al., 2017). As bebidas alcoólicas fermentadas – como cerveja e vinho – estimulam a secreção de ácido gástrico e devem ser limitadas. As bebidas carbonatadas aumentam a distensão gástrica, o que aumenta os relaxamentos transitórios do EEI. Alimentos

Tabela 26.3 Medicamentos comumente usados no tratamento de distúrbios do sistema gastrintestinal superior.

Tipo de medicamento	Nomes comuns	Função do medicamento
Antiácidos	Magnésio, cálcio, ou alumínio ligado ao carbonato, hidróxido ou fosfato	Neutralizam o ácido gástrico
Antigases	Simeticona	Reduzem a tensão superficial das bolhas de gás
Antidiarreicos	Difenoxilato Loperamida Preparações de ópio	Diminuem a motilidade do sistema gastrintestinal (GI) para induzir menor produção volumosa de fezes
Antiglicemiantes	Acarbose	Retardam a digestão dos carboidratos ao inibirem a alfaglicosidase, que interfere na conversão do amido em monossacarídeos
Antissecretórios	Octreotida (análogo da somatostatina) Somatostatina	Inibem a liberação de insulina e outros hormônios intestinais, diminuem a taxa de esvaziamento gástrico e o tempo de trânsito do intestino delgado, bem como aumentam a absorção intestinal de água e sódio
Bloqueadores H$_2$	Cimetidina Ranitidina Famotidina Nizatidina	Bloqueiam a ação da histamina nas células parietais, diminuindo a produção de ácido
Procinéticos	Metoclopramida Eritromicina Domperidona	Aumentam a contratilidade do estômago e encurtam o tempo de esvaziamento gástrico
Inibidores da bomba de prótons (IBPs)	Omeprazol Lansoprazol Esomeprazol Pantoprazol Dexlansoprazol Rabeprazol	Inibem a secreção de ácido

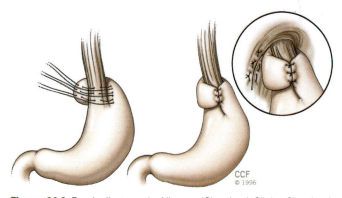

Figura 26.3 Fundoplicatura de Nissen. (Cleveland Clinic, Cleveland, Ohio.)

altamente ácidos – como sucos cítricos e tomates – devem ser evitados, pois causam dor quando o esôfago já está inflamado.

O papel das especiarias nas condições patológicas relacionadas aos distúrbios do sistema gastrintestinal superior não está claro. Quando os participantes do estudo com DRGE foram inicialmente expostos a um molho de pimenta-vermelha contendo capsaicina, ocorreu aumento da sensação de azia e da peristalse secundária (desencadeada pela distensão esofágica na ingestão de alimentos ou bebidas). Repetir a exposição, no entanto, levou à reversão desses efeitos e pode indicar proteção reduzida para o esôfago devido ao retardo na eliminação do ácido em pessoas com DRGE (Yi et al., 2016). Foi demonstrado que a goma de mascar aumenta as secreções salivares, que ajudam a aumentar o pH esofágico, mas os estudos não demonstraram sua eficácia em comparação a outras medidas de estilo de vida. Limitar ou evitar alimentos agravantes pode melhorar os sintomas em alguns indivíduos. Assim, as recomendações são ter uma alimentação geralmente saudável e evitar alimentos que, na experiência do paciente, desencadeiem os sintomas.

A obesidade é um fator que contribui para DRGE e hérnia de hiato, uma vez que ela aumenta a pressão intragástrica – assim como a redução de massa corporal pode diminuir o tempo de contato do ácido no esôfago –, levando à diminuição dos sintomas de refluxo. Recomenda-se aconselhar os pacientes com episódios de refluxo a elevar a cabeceira da cama de 15 a 20 centímetros usando blocos sob os pés da cama; além disso, deve-se evitar se curvar frequentemente. Acredita-se que o uso de roupas largas na área da cintura também reduza o risco de refluxo.

Alguns estudos recentes mostraram melhora dos sintomas da DRGE com uma dieta pobre em açúcar e/ou carboidrato. Um pequeno estudo conduzido em Taiwan encontrou diferenças estatísticas nos sintomas de pacientes com DRGE, baseando-se em se uma refeição líquida de 500 mℓ fornecia 84,8 g contra 178,8 g de carboidratos, enquanto ambas continham quantidades iguais de proteínas e lipídeos. Os medicamentos redutores de ácido foram proibidos durante o período do estudo. Exames de endoscopia, monitoramento de pH de 24 horas e sintomas de refluxo foram registrados e incluídos, mas não se limitaram a azia, regurgitação ácida e desconforto abdominal. Para os participantes do grupo de baixo carboidrato, foram demonstrados períodos de refluxo ácido mais curtos e menos sintomas de refluxo ácido (Wu et al., 2018). Embora exista uma quantidade limitada de estudos que explorem o impacto da dieta pobre em carboidratos na resolução dos sintomas da DRGE, resultados promissores como esses justificam mais pesquisas.

O consumo de produtos à base de tabaco é contraindicado no refluxo. O tabagismo deve ser interrompido porque está associado à diminuição da pressão do EEI e da salivação, causando, desse modo, a eliminação prolongada do ácido. Fumar produtos de tabaco também compromete a integridade gastrintestinal, bem como aumenta o risco de câncer de esôfago e outros tipos de câncer. Alterações no estilo de vida para tratar a DRGE em bebês podem envolver uma combinação de mudanças na alimentação e na terapia de posicionamento. Modificar a dieta materna se os bebês forem amamentados, mudar as fórmulas e reduzir o volume da alimentação enquanto se aumenta a frequência das mamadas podem ser estratégias eficazes para tratar a DRGE em bebês. Alimentações intensas parecem diminuir a regurgitação observada em vez do número real de episódios de refluxo. Pouco se sabe sobre o efeito da fórmula espessante na história de refluxo infantil ou a potencial alergenicidade de agentes espessantes comerciais (Lightdale e Gremse, 2013).

A identificação e o tratamento do mecanismo subjacente à DRGE são a primeira linha de terapia. Uma abordagem combinada de mudanças no estilo de vida, nutrição, exercícios e diminuição do estresse pode ser eficaz na redução dos sintomas em alguns pacientes. Os Boxes 26.3 e 26.4 contêm informações sobre modificações na dieta e no estilo de vida, além de abordagens integrativas para ajudar a reduzir os sintomas da DRGE.

Cirurgia de esôfago

A principal indicação para uma **esofagectomia** é câncer de esôfago ou EB com displasia de alto grau. Um paciente submetido à esofagectomia geralmente apresenta disfagia, diminuição do apetite, efeitos colaterais da quimioterapia e perda de massa corporal. A esofagectomia

---

Boxe 26.2 Diretrizes dietéticas após uma fundoplicatura de Nissen.

1. Iniciar dieta de líquidos claros após a cirurgia.
2. Avançar na dieta oral para alimentos sólidos, úmidos e macios. Os sólidos podem ser iniciados antes da saída do hospital ou ser prescritos nas instruções de alta hospitalar.
3. Seguir a dieta de alimentos macios e úmidos por cerca de 2 meses. Os alimentos devem ser macios para passar pelo esôfago.
4. Consumir refeições pequenas e frequentes.
5. Engolir pequenos bocados de alimento e mastigá-los bem para permitir a passagem fácil pelo esôfago, assim como evitar usar canudos para consumir líquidos. Beber devagar.
6. Evitar alimentos e bebidas que possam causar refluxo do conteúdo do estômago, como frutas cítricas e sucos, tomate, abacaxi, álcool, cafeína, chocolate, bebidas carbonatadas, hortelã-pimenta ou hortelã, alimentos gordurosos ou fritos, alimentos picantes, vinagre ou alimentos que o contenham.
7. Evitar alimentos secos que sejam difíceis de passar pelo esôfago, como pão, bife, vegetais crus, pãezinhos, frango seco, frutas cruas, manteiga de amendoim, outras carnes secas ou qualquer alimento com pele, sementes ou nozes.
8. Evitar qualquer alimento que possa causar desconforto.
9. Após 2 meses, começar a incorporar novos alimentos à dieta. Experimentar um novo alimento ou bebida de cada vez. Em 3 a 6 meses, o paciente deve ser capaz de tolerar a maioria dos alimentos.
10. Consultar um médico ou nutricionista se tiver dificuldade para comer ou perder massa corporal.

Boxe 26.3 Diretrizes de cuidados nutricionais para reduzir o refluxo gastresofágico e a esofagite.

1. Recomendações nutricionais
   - Evitar refeições grandes e ricas em lipídeos e diminuir os alimentos gordurosos
   - Evitar comer 2 a 3 h antes de se deitar
   - Evitar chocolate, hortelã, tomate e produtos à base de tomate
   - Evitar alimentos e bebidas que contenham cafeína
   - Evitar bebidas alcoólicas
   - Evitar alimentos ácidos e muito condimentados
   - Consumir uma dieta bem balanceada com fibras adequadas
   - Considerar perda de massa corporal se estiver com sobrepeso ou obesidade
   - Escolher refeições menores e mais frequentes em vez de três refeições maiores por dia.
2. Recomendações de estilo de vida:
   - Elevar a cabeceira da cama de 15 a 20 cm para indivíduos com episódios de refluxo à noite
   - Parar de fumar e evitar fumo passivo e bebidas alcoólicas
   - Quando possível, reduzir os graus gerais de estresse
   - Usar roupas largas ao redor da área do estômago, pois roupas apertadas podem piorar o refluxo

Dados de National Digestive Diseases Information Clearinghouse: *Gastroesophageal Reflux (GER) and Gastroesophageal Reflux Disease (GERD) in Adults* (website): http://digestive.niddk.nih.gov/; Song et al., 2013.

Boxe 26.4 Abordagens integrativas para condições gastrintestinais, incluindo refluxo ácido/azia.

De acordo com a *National Health Interview Survey* (NHIS), que é publicada a cada 5 anos, o uso de medicina complementar e integrativa (MCI) é mais prevalente entre pessoas com doenças gastrintestinais (GI) do que entre aquelas que não as têm. Um estudo de acompanhamento do relatório mais recente descobriu que 42% dos entrevistados com doenças gastrintestinais consultaram um médico ou usaram MCI no ano anterior, enquanto apenas 28% daqueles sem doenças gastrintestinais utilizaram MCI. Dos que relataram ter doenças GI, 3% usaram pelo menos uma modalidade de MCI para resolver o problema. As condições gastrintestinais, conforme definido pela NHIS, foram limitadas a um ou mais dos seguintes sintomas: dor abdominal, náuseas e/ou vômitos, doenças hepáticas, alergias digestivas, doença do estômago ou intestinal e refluxo ácido/azia. As modalidades de MCI mais comumente usadas foram agrupadas da seguinte forma (Dossett et al., 2014):

- Ervas e suplementos não vitamínicos não minerais, incluindo zinco, glutamina, alcaçuz deglicirrizinado e gel de aloé
- Terapias manipulativas: quiropraxia, osteopática, massagem e terapia craniossacral
- Terapias mente-corpo: hipnose, *biofeedback*, meditação, imaginação e relaxamento progressivo
- Exercício mente-corpo: ioga, *tai chi* e *qi gong*
- Dietas especiais: vegetariana ou vegana, macrobiótica, Atkins, Pritikin, Ornish e aconselhamento dietético
- Terapia de movimento: Feldenkrais, técnica de Alexander, pilates e integração psicológica de Trager
- Outros: acupuntura, Ayurveda, quelação, cura energética, homeopatia, naturopatia e curandeiros tradicionais.

Entre elas, ervas e suplementos, terapias mente-corpo e terapias manipulativas foram as principais entre entrevistados que relataram usá-las para tratar uma condição gastrintestinal – e 47% utilizaram três ou mais modalidades. Surpreendentemente, 80% relataram que consideravam a terapia MCI útil, mas apenas 70% informaram seu médico sobre seu uso. Embora a NHIS reconheça alguns detalhes importantes sobre o uso da MCI em doenças GI, os dados são relatados pela própria pessoa e as doenças foram limitadas àquelas incluídas na pesquisa. O estudo de acompanhamento é importante porque revela um número significativo de indivíduos que estão integrando modalidades de CMI ao tratamento tradicional para distúrbios gastrintestinais (Dossett et al., 2014).

Com muitos pacientes usando medicina integrativa para tratar doenças do sistema gastrintestinal superior, incluindo refluxo ácido/azia, é importante que o profissional de nutrição esteja ciente das modalidades mais comuns em uso. Acupuntura, terapias mente-corpo, ervas, suplementos dietéticos, intervenções nutricionais e no estilo de vida são populares, bem como têm vários graus de evidência apoiando seu uso. Ainda que acupuntura, perda de massa corporal e elevação da cabeceira da cama tenham boas evidências, também há evidências razoáveis para apoiar as modalidades mente-corpo e modificações dietéticas (Dossett et al., 2017; Eherer et al., 2012; Jarosz e Taraszewska, 2014, Maradey-Romero et al., 2014). Mais estudos são necessários, bem como recomendações específicas devem ser adaptadas ao indivíduo por um profissional bem treinado utilizando dados baseados em evidências de fontes confiáveis, uma vez que muitos pacientes podem considerar evidências anedóticas não fundamentadas em pesquisas científicas (Cowan, 2014).

---

requer outro conduto a fim de transportar alimentos da orofaringe para o resto do sistema gastrintestinal para digestão e absorção. A colocação de um tubo de alimentação enteral no pré-operatório – ou no momento da cirurgia – fornece acesso enteral para pacientes que terão problemas alimentares e uma lenta transição de volta a uma dieta normal. A via enteral de nutrição é preferida; entretanto, se o sistema gastrintestinal não estiver funcional, a nutrição parenteral (NP) deve ser fornecida (ver Capítulo 12).

Manejo nutricional

A avaliação nutricional de um candidato à esofagectomia inclui a avaliação dos planos de tratamento, o histórico de perda de massa corporal e a capacidade de engolir alimentos sólidos e líquidos. Geralmente, os únicos pacientes com esofagectomia triados com baixo risco nutricional no pré-operatório são aqueles com EB com displasia de alto grau ou os assintomáticos.

Fase pré-operatória. A dificuldade de deglutição (**disfagia**) é o problema comumente identificado em pacientes que aguardam uma esofagectomia. As modificações dietéticas podem variar de alimentos regulares com mastigação adequada e alimentação lenta a alimentos macios, em purê ou liquidificados. Os pacientes também podem se beneficiar da adição de preparados ricos em nutrientes e proteínas, além de bebidas nutritivas feitas de alimentos integrais e gorduras saudáveis para maximizar a ingestão de energia e proteínas antes da cirurgia. Se as modificações da dieta oral não impedirem a perda de massa corporal, pode ser necessária a inserção de uma sonda nasoentérica no paciente para dietoterapia no pré-operatório.

Fase pós-operatória. Um procedimento de **pull-up gástrico** (Figura 26.4) envolve a remoção de um segmento ou de todo o trato esofágico e sua substituição pelo tecido do estômago. As complicações após esse procedimento incluem aumento do risco de aspiração, disfagia, vazamento da anastomose, infecção da ferida e estenose no local da anastomose. Uma sonda de alimentação de jejunostomia pode ser colocada durante a cirurgia para fornecer nutrição pós-operatória até que a ingestão oral adequada seja alcançada. O esquema de alimentação por sonda é eventualmente alterado de contínua para cíclica à noite, à medida que o paciente faz a transição para uma dieta oral durante o dia.

A transição para a ingestão oral no pós-operatório passa de líquidos claros para uma dieta de alimentos macios e úmidos. O paciente é aconselhado a comer pequenas refeições frequentes com poucos líquidos durante elas. Alguns pacientes podem apresentar síndrome de *dumping* se o alimento passar para o intestino delgado muito rapidamente, cujos sintomas incluem dor abdominal, náuseas, diarreia, fraqueza e tontura. O Boxe 26.5 lista as diretrizes dietéticas após a cirurgia esofágica para prevenir a síndrome de *dumping* (ver Síndrome de *dumping* posteriormente neste capítulo, para obter mais detalhes).

Câncer de cabeça e pescoço
Fisiopatologia

Os cânceres do trato aerodigestivo superior, coletivamente denominados cânceres de cabeça e pescoço, compreendem malignidades da cavidade oral (lábios e interior da boca, incluindo a parte frontal da

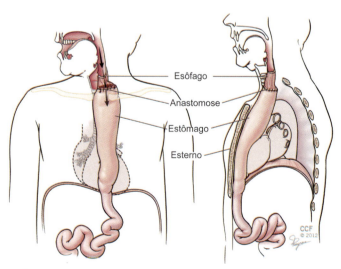

Figura 26.4 *Pull-up* gástrico. (Cleveland Clinic, Cleveland, Ohio.)

> **Boxe 26.5** Diretrizes nutricionais após esofagectomia.
>
> 1. A nutrição enteral é fornecida por meio de uma sonda de alimentação por jejunostomia após a esofagectomia.
> 2. O paciente não pode comer ou beber nada pela boca até que seja instruído pelo médico.
> 3. Uma vez permitida a dieta oral, o paciente recebe orientações específicas sobre como diminuir a alimentação pela sonda e avançar na dieta (de goles de líquidos claros a alimentos bastante úmidos e macios).
> 4. Pode levar várias semanas para diminuir a alimentação por sonda e ajustar a dieta oral. Quando a alimentação por sonda for descontinuada, o paciente deve continuar a enxaguar a sonda de jejunostomia diariamente. O paciente permanecerá se ajustando à alimentação oral por cerca de 3 meses.
> 5. Durante a transição de 3 meses:
>   - Consumir seis pequenas refeições por dia e incluir fontes de proteínas e lipídeos em cada uma delas
>   - Escolher alimentos muito macios e úmidos que possam ser facilmente cortados com o garfo ou colher, bem como usar molhos para umedecer os alimentos
>   - Aumentar gradualmente o volume e a variedade dos alimentos em cada refeição
>   - Evitar peles, sementes, nozes, carnes duras ou secas, pães e pãezinhos, manteiga de amendoim, alimentos fritos e gordurosos, vegetais crus, milho e ervilha cozidos e frutas cruas
>   - Evitar itens que possam causar azia e refluxo estomacal, como cafeína, frutas cítricas, abacaxi, tomate, bebidas carbonatadas, balas e álcool
>   - Não beber mais do que 120 mℓ de água ou outros líquidos com as refeições; ingerir lentamente líquidos cerca de 30 min antes ou depois da refeição
>   - Evitar doces e açúcares concentrados
>   - Comer devagar e mastigar bem os alimentos
> 6. Depois de 3 meses, mais alimentos devem ser adicionados de volta à dieta; experimente um novo alimento ou bebida de cada vez.
> 7. Depois de 6 meses, o paciente deve estar se alimentando normalmente; ainda é aconselhável fazer pequenas e frequentes refeições.

língua e o céu e o assoalho da boca), a orofaringe (parte posterior da língua e parte da garganta, atrás da cavidade oral), a laringe e o esôfago. O paciente com diagnóstico de câncer de cabeça e pescoço enfrenta desafios únicos para manter uma nutrição adequada. A doença e os tratamentos – especialmente cirurgia e quimioterapia e radioterapia – têm impacto significativo na função do sistema digestório superior, assim como a ingestão oral costuma ser insuficiente durante e após o tratamento. Aproximadamente 35 a 60% de todos os pacientes com câncer de cabeça e pescoço estão desnutridos no momento do diagnóstico devido a dificuldades de ingestão, carga tumoral e caquexia (Alshadwi e Nadershah, 2013). A disfagia é marca registrada do câncer de cabeça e pescoço, ocorrendo como resultado de obstrução mecânica, deficiência sensorial ou **odinofagia** (dor ao engolir). Entre esses pacientes, há uma alta prevalência de abuso de álcool e uso de tabaco a longo prazo, que também estão associados à desnutrição crônica (Schoeff et al., 2013).

Nutrição clínica

Dependendo da localização do tumor, o procedimento cirúrgico pode alterar significativamente a anatomia e causar cicatrizes capazes de afetar negativamente a deglutição. O paciente provavelmente terá sua ingestão oral restrita enquanto se recupera da cirurgia. A colocação de uma sonda de gastrostomia é a abordagem mais comum para garantir o fornecimento seguro de nutrição adequada; todavia, o momento ideal não está definido. Muitos médicos preferem colocá-la profilaticamente antes do início da radiação ou da ressecção cirúrgica para prevenir as complicações da desnutrição (Marian et al., 2017).

Embora o objetivo seja uma eventual transição para a alimentação oral, alguns pacientes necessitarão de nutrição enteral (NE) adicional devido a deficiências estruturais e sensoriais.

A terapia profilática de deglutição agressiva é um desenvolvimento recente no tratamento da disfagia em pacientes com câncer de cabeça e pescoço. Essa abordagem se concentra em manter ou recuperar a função, em vez de simplesmente acomodar a disfunção (dependência de sonda para alimentação); ademais, ela capacita os pacientes a progredir cuidadosamente com a ingestão oral, apesar da deglutição imperfeita (Schoeff et al., 2013).

ESTÔMAGO

O estômago acomoda e armazena as refeições, mistura os alimentos com as secreções gástricas e controla o esvaziamento no duodeno. O volume gástrico é de aproximadamente 50 mℓ quando vazio, mas pode se expandir para aproximadamente 4 ℓ. As **células parietais** gástricas (células produtoras de ácido) produzem 1,5 a 2 ℓ de ácido por dia, resultando em um pH entre 1 e 2 (ver Capítulo 1 para discussão detalhada da função normal do estômago).

A mucosa do estômago e do duodeno é protegida das ações proteolíticas do ácido gástrico e da pepsina por um revestimento de muco secretado pelas glândulas nas paredes epiteliais do esôfago inferior ao duodeno superior. Ela também é protegida da invasão bacteriana pelas ações digestivas da pepsina e do ácido clorídrico (HCl). As prostaglandinas desempenham um papel importante na proteção da mucosa gastroduodenal, estimulando a secreção de muco e bicarbonato e mantendo o fluxo sanguíneo durante os períodos de lesão potencial.

Dispepsia e dispepsia funcional
Fisiopatologia

Dispepsia (indigestão) se refere ao desconforto ou à dor abdominal superior persistente e inespecífica, afeta cerca de 20 a 40% da população em geral e reduz significativamente a qualidade de vida (Ford e Moayyedi, 2013). As causas subjacentes da dispepsia podem incluir DRGE, úlcera péptica, gastrite, doença da vesícula biliar ou outras condições patológicas identificáveis.

Os distúrbios gastrintestinais funcionais (DGIFs) – agora conhecidos como distúrbios da interação intestino-cérebro (DIICs) – foram diagnosticados e classificados usando-se padrões definidos pelos critérios de Roma desde seu início, no fim dos anos 1980. A atualização mais recente utilizando dados científicos atuais foi lançada em maio de 2016 e é conhecida como **critérios de Roma IV**. De acordo com esses critérios, a **dispepsia funcional** (DF) é definida como um termo genérico para incluir pacientes com síndrome da angústia pós-prandial (SDP) e síndrome da dor epigástrica (SDE) (Schmulson e Drossman, 2017). Os sintomas podem incluir plenitude pós-prandial e saciedade precoce, mas também fazer com que os pacientes percebam desconforto epigástrico e/ou ardor após as refeições. As síndromes podem se sobrepor e são consideradas distúrbios gastroduodenais ocorridos na ausência de qualquer doença orgânica, sistêmica ou metabólica que possa explicar os sintomas (Talley e Ford, 2015). É importante enfatizar a palavra desconforto, pois muitos pacientes não reclamam de dor, mas de queimação e pressão ou plenitude na região epigástrica, com queixa frequente de saciedade precoce. Eructação, distensão abdominal e náuseas também podem estar presentes em ambas as síndromes, porém o vômito é considerado uma ocorrência incomum (Schmulson e Drossman, 2017).

Nutrição clínica

Os tratamentos atuais para a DF geralmente ignoram o papel potencial da dieta. O possível efeito de alimentos e macronutrientes específicos e de outros hábitos dietéticos para induzir ou exacerbar os sintomas de DF foi pouco estudado e, frequentemente, há resultados conflitantes (Lacy et al., 2012). Um estudo mais recente, no entanto, demonstrou que alimentos picantes, em conserva e com alto teor de lipídeos são catalisadores, induzindo mais frequentemente os sintomas em pacientes com essa condição (Akhondi-Meybodi et al., 2015). É útil usar um diário alimentar e de sintomas durante a avaliação clínica de um paciente com DF, bem como avaliar os sintomas associados aos padrões alimentares. Alterações na dieta – como o consumo de refeições menores com redução do lipídeo dietético – podem ser promissoras no tratamento da DF; ajudar o paciente a identificar alimentos problemáticos também pode ser útil.

Gastrite e úlcera péptica

Fisiopatologia

Gastrite é um termo não específico que significa literalmente inflamação do estômago, o qual pode ser usado para descrever sintomas relacionados ao estômago: uma aparência endoscópica da mucosa gástrica ou uma alteração histológica caracterizada pela infiltração do epitélio com células inflamatórias – como células polimorfonucleares (PMNs). Gastrite aguda se refere ao rápido início de inflamação e sintomas. A gastrite crônica pode ocorrer por um período de meses a décadas e com sintomas recorrentes, os quais incluem náuseas, vômitos, mal-estar, anorexia, hemorragia e dor epigástrica. A gastrite prolongada pode resultar em atrofia e perda de células parietais do estômago, com perda de secreção de HCl (acloridria) e fator intrínseco, resultando em anemia perniciosa (ver Capítulo 31).

Gastrite por *Helicobacter pylori*

Helicobacter pylori é uma bactéria gram-negativa de certa forma resistente ao ambiente ácido do estômago. A infecção por *H. pylori* é responsável pela maioria dos casos de inflamação crônica da mucosa gástrica e úlcera péptica, câncer gástrico e **gastrite atrófica** (inflamação crônica com deterioração da membrana mucosa e glândulas), resultando em acloridria e perda do fator intrínseco (Dos Santos e Carvalho, 2015).

H. pylori é uma conhecida causa subjacente de câncer gástrico que não envolve a cárdia e responsável por mortes por úlcera péptica (Axon, 2014). Uma classificação atualizada de câncer gástrico foi adotada em parte devido ao papel do *H. pylori*, que é um forte fator de risco para câncer gástrico não envolvendo a cárdia. Tradicionalmente, o câncer gástrico era considerado uma doença única, mas os cientistas agora o classificam por sua localização na parte superior do estômago – perto do esôfago (cárdia gástrica) – ou no resto do estômago (não cárdia).

Os países desenvolvidos têm observado uma diminuição nas infecções por *H. pylori* nos últimos anos por conta do aumento de informações, testes e tratamento eficaz. Os fatores de risco para essa infecção são maiores em países menos desenvolvidos, com padrão de vida mais baixo, educação precária e expectativa de vida reduzida. Nessas localidades, a prevalência de reinfecção também é maior, levando a um problema contínuo de saúde pública. A revelação de que o tratamento da infecção por *H. pylori* diminui o risco de alguns tipos de câncer mas pode aumentar o risco de outros tipos de câncer (esofágico) também está estimulando mais pesquisas e conhecimento de que o tratamento deve ser mais difundido (Axon, 2014).

Embora a prevalência da infecção por *H. pylori* se correlacione com a geografia e a situação socioeconômica da população e comece durante a infância, ela geralmente não é diagnosticada até a idade adulta. O *H. pylori* se espalha por meio de água e alimentos contaminados, assim como está relacionado a graus mais baixos de higiene. Mais da metade da população mundial está infectada e a prevalência varia de 18,9% na Suíça a 24,6 a 35,6% nos EUA e na Austrália e 87,7% na Nigéria (Hooi et al., 2017). A infecção por *H. pylori* não se resolve espontaneamente e os riscos de complicações aumentam com a duração da infecção. Outros fatores de risco que contribuem para a patologia e a gravidade da doença incluem: a idade do paciente no início da infecção, a cepa específica e a concentração do organismo, os fatores genéticos relacionados ao hospedeiro, bem como o estilo de vida e a saúde geral do paciente.

Na primeira semana após a infecção por *H. pylori*, muitos PMNs e alguns eosinófilos infiltram a mucosa gástrica, os quais são substituídos gradualmente pelas células mononucleares. A presença de folículos linfoides é chamada de **tecido linfoide associado à mucosa (MALT)**. O MALT pode se tornar autônomo para formar um linfoma de células B de baixo grau, denominado "linfoma MALT". O *H. pylori* pode causar duodenite caso ele colonize o tecido gástrico presente no duodeno.

O tratamento do *H. pylori* com antibióticos pode fazer com que os PMNs desapareçam em 1 ou 2 semanas, porém uma gastrite leve pode persistir por vários anos, pois a redução das células mononucleares é lenta. Em países em que o *H. pylori* é comum, o câncer gástrico também o é. Como o *H. pylori* pode causar úlcera péptica e câncer gástrico, o tratamento com antibióticos é recomendado quando diagnosticado. O Boxe 26.6 inclui informações sobre abordagens integrativas para *H. pylori*.

Boxe 26.6 Abordagens integrativas para *Helicobacter pylori* e doença gastrintestinal associada.

O tratamento clínico típico para *H. pylori* é a "terapia tripla" (TT), que combina dois medicamentos antimicrobianos (claritromicina e amoxicilina ou metronidazol) com inibidor da bomba de prótons (IBP) por 1 a 2 semanas com uma taxa de sucesso de 80 a 85% (Sarkar et al., 2016; Oh et al., 2016). Infelizmente, eventos adversos – como infecção por *Clostridium difficile* (ICD) ou colite pseudomembranosa – podem ocorrer com a mudança na microbiota intestinal devido ao tratamento com TT. Um pequeno ensaio clínico randomizado (ECR) empregou uma comparação de 4 semanas do tratamento clínico padrão isoladamente *versus* o tratamento clínico padrão a um probiótico adicionado para demonstrar uma taxa de erradicação de 100% no grupo probiótico *versus* 90% no controle. Pensou-se que o efeito fosse causado por diminuição do desequilíbrio da microbiota durante o tratamento, levando, desse modo, a melhor tolerância em sua conclusão (Oh et al., 2016). Considerando que esse estudo específico foi muito pequeno, uma metanálise muito maior revisou dados de comparação semelhantes de 6.997 participantes de 45 ECRs, bem como encontrou taxas de erradicação de 82,31% no grupo probiótico em comparação a 72,08% no grupo-controle (Zhang et al., 2015). Espécies de probióticos (*Lactobacillus*, *Bifidobacterium*) foram estudadas para prevenção, controle e erradicação de *H. pylori* (Zhu et al., 2014). Estudos adicionais sobre cepas específicas e ensaios clínicos maiores são necessários para investigar o papel da terapia probiótica e se ela deve ser incluída, no futuro, como um padrão de tratamento clínico.

O alimento também oferece uma alternativa interessante à terapia padrão. Pesquisas emergentes sobre a sinergia de combinações de alimentos que podem inibir o crescimento de *H. pylori* sugerem que chá-verde, brotos de brócolis, óleo de groselha-preta e *kimchi* (repolho fermentado) ajudam sua erradicação (Kennan et al., 2010). Estudos recentes também demonstraram o potencial anti-*H. pylori* e a inibição significativa do crescimento da bactéria por ácidos graxos poli-insaturados n-3 (AGPIs) em modelos *in vitro* e *in vivo*. Uma diminuição do crescimento e da inflamação associada de *H. pylori* foi demonstrada com a administração de ácido docosaexaenoico (DHA). Ainda que alguns resultados tenham mostrado que o óleo de peixe é menos eficaz do que a TT – e os ômega-3 não seriam uma terapia autônoma –, os dados sugerem, quando combinados com a TT padrão, que os AGPIs e o DHA podem ter potencial para diminuir as taxas de recorrência (Park et al., 2015).

Devido à conhecida relação entre *H. pylori* e úlceras pépticas, a erradicação da bactéria é o foco principal do tratamento para aqueles com teste positivo. Os polifenóis dietéticos estão sendo revisados em uma variedade de estudos para determinar a eficácia em combinação com o tratamento convencional para úlceras pépticas. Bétele (*paan*), curcumina, ácido gálico, maçã, uva, romã, polifenóis do chá-verde e quercetina representam apenas alguns compostos sendo pesquisados. Esses compostos bioativos são apenas um ponto de partida em direção a futuras pesquisas e ensaios clínicos necessários para determinar o papel dos alimentos como parte do tratamento da úlcera péptica (Farzaei et al., 2015).

Gastrite não *Helicobacter pylori*

O ácido acetilsalicílico e os anti-inflamatórios não esteroidais (AINEs) são corrosivos; ambos inibem a síntese de prostaglandinas, que é essencial para manutenção da barreira de muco e bicarbonato no estômago. Por isso, o uso crônico de ácido acetilsalicílico ou outros AINEs, esteroides, álcool, substâncias erosivas, tabaco ou qualquer combinação desses fatores pode comprometer a integridade da mucosa e aumentar a chance de adquirir gastrite aguda ou crônica. A gastrenterite eosinofílica (GE) também pode contribuir para alguns casos de gastrite. A má-nutrição e a saúde geral podem colaborar para o início e a gravidade dos sintomas, além de atrasar o processo de cura.

Manejo médico

O tratamento para gastrite envolve a remoção do agente estimulador, por exemplo, organismo patogênico e AINEs. Os métodos não invasivos para o diagnóstico de *H. pylori* incluem um exame de sangue para anticorpos *H. pylori* – um teste respiratório com ureia ou uma pesquisa de antígenos fecais. A **endoscopia** é uma ferramenta diagnóstica invasiva comum (ver *Em foco: Endoscopia e cápsulas endoscópicas*, para obter mais detalhes sobre esse procedimento). Os antibióticos e os IBPs são os principais tratamentos médicos.

Os efeitos colaterais da supressão ácida crônica, seja por doença ou uso crônico de IBPs, são um tópico atual de interesse na pesquisa médica. Aprovados pela primeira vez em 1989, os IBPs reduzem a produção de ácido gástrico ligando-se irreversivelmente à enzima ATPase de hidrogênio/potássio nas células parietais gástricas e, atualmente, são alguns dos medicamentos mais comumente prescritos nos EUA. Embora sejam geralmente medicamentos bem tolerados e considerados seguros, surgiram algumas preocupações em relação ao uso a longo prazo nos últimos anos. Isso é especialmente verdadeiro para aqueles que tomam as medicações por mais tempo do que o pretendido ou quando elas não são mais indicadas, visto que hoje em dia são amplamente vendidas sem prescrição médica. Uma revisão da Mayo Clinic descobriu que a associação entre cada um dos problemas de saúde e o uso de IBP a longo prazo varia entre associação causal provável, causal improvável e indistinta. Para hipomagnesemia, deficiência de vitamina B_{12} e supercrescimento bacteriano do intestino delgado (SCBID), a associação é *provavelmente causal*, enquanto a pneumonia adquirida na comunidade (PAC) é a *causa improvável*, e as fraturas ósseas, a infecção por *Clostridium difficile*, a doença renal crônica e a demência têm uma *associação indistinta* (Nehra et al., 2018). Ver Apêndice 13 para conhecer os nutrientes importantes para quem está tomando esses medicamentos.

Úlcera péptica

Etiologia

As mucosas gástrica e duodenal normais são protegidas das ações digestivas do ácido e da pepsina pela secreção de muco, pela produção de bicarbonato, pela remoção do excesso de ácido pelo fluxo sanguíneo normal e pela rápida renovação e pelo reparo da lesão das células epiteliais. As **úlceras pépticas** ocorrem quando feridas abertas se formam como resultado da quebra dos mecanismos normais de defesa e reparo, bem como são diferenciadas como gástricas ou duodenais, dependendo da sua localização. Normalmente, mais de um dos mecanismos deve estar funcionando mal para que as úlceras pépticas sintomáticas se desenvolvam. Úlceras pépticas geralmente mostram evidências de inflamação crônica e processos de reparo em torno da lesão.

As principais causas de úlceras pépticas são infecção por *H. pylori*, gastrite, uso de ácido acetilsalicílico, outros AINEs, corticosteroides e doença grave (ver *Úlceras de estresse*, posteriormente neste capítulo, e *Algoritmo de fisiopatologia e manejo do cuidado: Úlcera péptica*). O estresse da vida pode levar a comportamentos que

---

EM FOCO

Endoscopia e cápsulas endoscópicas

O procedimento de esofagogastroduodenoscopia (EGD) permite que a mucosa do sistema gastrintestinal superior seja visualizada, fotografada e biopsiada. Também conhecido como endoscopia, o procedimento envolve a inserção de um tubo flexível no esôfago com uma luz e uma câmera na extremidade distal, que pode ser passado pelo esôfago e chegar ao estômago ou ao intestino delgado superior. Podem ser identificadas inflamação, erosões, ulcerações, alterações nos vasos sanguíneos e destruição das células da superfície. Essas mudanças podem, então, ser correlacionadas com achados químicos, histológicos e clínicos para formular um diagnóstico. Isso pode ser útil quando os médicos suspeitam de certas condições, como estenoses complicadas da doença do refluxo gastroesofágico (DRGE), esôfago de Barrett (EB), varizes esofágicas ou úlceras gastroduodenais ou doença celíaca.

A EGD também pode ser usada para vários fins terapêuticos, como cauterização em locais de úlcera, dilatação ou implantação de *stents* em áreas de estenose e colocação de sondas de alimentação percutâneas. A endoscopia pode ser utilizada no monitoramento a longo prazo de pacientes com esofagite crônica e gastrite devido à possibilidade de desenvolverem lesões pré-malignas ou carcinoma.

A cápsula endoscópica pode ser usada para visualizar segmentos do trato GI que não sejam acessíveis pela EGD padrão para rastrear anormalidades ou sangramento, verificar o pH, além de medir o tempo que leva para passar por diferentes segmentos do sistema GI. Nesse procedimento, uma cápsula endoscópica sem fio – contendo uma câmera de vídeo miniaturizada, luz e radiotransmissor – é engolida pelo paciente e o sinal é transmitido para um receptor posicionado em sua cintura. O procedimento é menos invasivo do que a endoscopia normal e oferece a vantagem de ser possível observar, registrar e medir a função gastrintestinal de pacientes ambulatoriais.

Infelizmente, as imagens da cápsula endoscópica podem ser borradas pelo trânsito intestinal rápido ou limitadas em número após a falha da bateria em casos de trânsito lento. Além disso, a revisão das milhares de imagens obtidas após cada endoscopia por cápsula pode consumir muito tempo. Os protótipos da mais nova geração de cápsulas endoscópicas permitem que o médico guie magneticamente a cápsula até um local específico, fazendo com que o paciente deite em uma mesa especial. As futuras gerações de cápsulas endoscópicas estão sendo planejadas para permitir que medidas terapêuticas sejam realizadas no intestino delgado.

---

aumentam o risco de úlcera péptica. Embora o uso excessivo de formas concentradas de etanol possa danificar a mucosa gástrica, piorar os sintomas das úlceras pépticas e interferir na sua cura, o consumo moderado de álcool não causa úlceras pépticas em pessoas saudáveis. O uso de produtos de tabaco também está relacionado ao risco de úlcera péptica, uma vez que o tabaco diminui a secreção de bicarbonato e o fluxo sanguíneo da mucosa, exacerba a inflamação e está associado a complicações adicionais da infecção por *H. pylori*. Outros fatores de risco incluem gastrinoma e síndrome de Zollinger-Ellison (ver Capítulo 28).

A incidência e o número de procedimentos cirúrgicos relacionados a úlceras pépticas diminuíram acentuadamente nas últimas três décadas devido ao reconhecimento dos sintomas e dos fatores de risco, assim como ao rastreamento precoce de *H. pylori*. Úlceras pépticas não complicadas na região gástrica ou duodenal podem apresentar sinais semelhantes aos associados a dispepsia e gastrite.

Desconforto abdominal é o sintoma mais comum de úlceras pépticas e pode ser sentido em qualquer lugar entre o umbigo e o esterno. Esse desconforto geralmente é descrito como dor incômoda ou queimação que ocorre quando o estômago está vazio (entre as refeições ou durante a noite) e pode ser aliviada por um breve momento com a ingestão de alimentos, no caso de úlceras duodenais, ou com a ingestão de antiácidos. Em ambos os tipos de úlceras pépticas, os sintomas

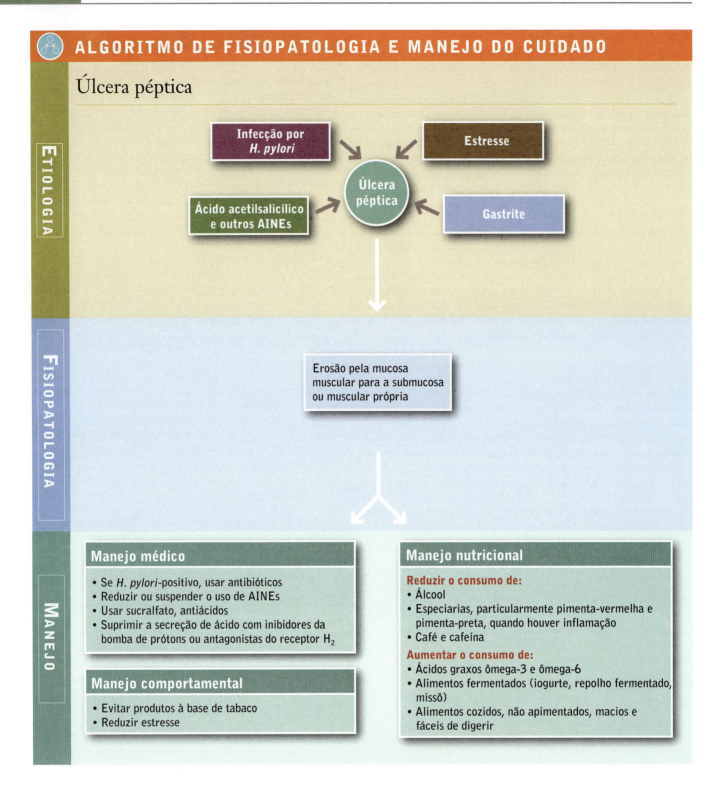

duram de minutos a horas, assim como aparecem e desaparecem por vários dias ou semanas. Outros sintomas incluem inchaço, eructações, náuseas, vômitos, falta de apetite e perda de massa corporal. Algumas pessoas apresentam apenas sintomas leves ou são assintomáticas.

As úlceras pépticas também podem ter "sintomas de emergência" – para os quais se deve procurar assistência médica imediatamente. Esses sintomas incluem dor de estômago aguda, súbita, persistente e intensa, fezes com sangue ou pretas (melena), vômito com sangue (hematêmese) ou vômito semelhante a borra de café. Esses sintomas podem ser sinais de problemas sérios, como:

- Sangramento gastrintestinal agudo ou crônico: quando um ácido ou uma úlcera péptica rompe um vaso sanguíneo
- Perfuração gastrintestinal: quando uma úlcera péptica atravessa completamente o estômago ou a parede duodenal, penetrando potencialmente um órgão adjacente (p. ex., o pâncreas)
- Obstrução gastrintestinal: quando uma úlcera péptica bloqueia o caminho dos alimentos que tentam sair do estômago.

Se ou quando esses problemas ocorrerem, a atenção médica imediata é necessária, pois complicações hemorrágicas e perfuração contribuem significativamente para a morbidade e mortalidade nas úlceras pépticas.

Úlcera gástrica *versus* duodenal
Fisiopatologia
Embora as úlceras gástricas possam surgir em qualquer parte do estômago, a maioria ocorre ao longo da curvatura menor (Figura 26.5). **Úlceras gástricas** geralmente estão associadas à gastrite generalizada, ao envolvimento inflamatório de células parietais e à atrofia de células produtoras de ácido e pepsina, que ocorrem com o avanço da idade. Em alguns casos, a ulceração gástrica se desenvolve apesar da produção de ácido relativamente baixa. Hipomotilidade antral, estase gástrica e refluxo duodenal aumentado estão comumente associados a úlceras gástricas e, quando presentes, elas podem aumentar a gravidade da lesão gástrica. A incidência de hemorragia e mortalidade geral é maior com úlcera gástrica do que com úlcera duodenal.

Uma **úlcera duodenal** é caracterizada pelo aumento da secreção de ácido durante todo o dia, acompanhada pela diminuição da secreção de bicarbonato. A maioria das úlceras duodenais ocorre nos primeiros centímetros do bulbo duodenal – em uma área imediatamente abaixo do piloro. A obstrução da saída gástrica ocorre mais comumente com úlceras duodenais do que com úlceras gástricas, e a metaplasia gástrica (p. ex., substituição de células vilosas duodenais por células da mucosa do tipo gástrico) pode ocorrer com úlcera duodenal associada a *H. pylori*.

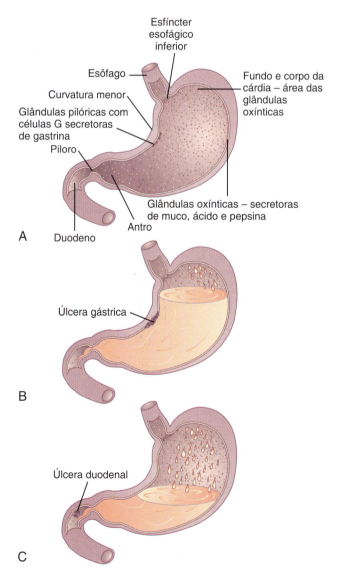

Figura 26.5 A. Diagrama mostrando estômago e duodeno normais. **B.** Úlcera gástrica. **C.** Úlcera duodenal.

Manejos médico e cirúrgico das úlceras
Independentemente do tipo de úlcera, a primeira intervenção é avaliar o paciente endoscopicamente e reanimá-lo conforme necessário, controlando a hemorragia aguda, se houver.

Úlceras pépticas. *H. pylori* é a principal causa de gastrite e úlceras pépticas, portanto seu diagnóstico, se presente, e o tratamento devem ser a primeira intervenção médica. Na primeira endoscopia, biopsias diagnósticas devem ser feitas para *H. pylori*. O tratamento da infecção por *H. pylori* envolve a erradicação desse organismo com antibiótico apropriado e regime supressor de ácidos. Embora a intervenção cirúrgica seja menos prevalente, procedimentos e cirurgias emergenciais e eletivas ainda são necessários para complicações da úlcera péptica. As intervenções podem variar de procedimentos endoscópicos, abertos e laparoscópicos, para tratar lesões individuais, gastrectomia parcial e, ocasionalmente, vagotomias seletivas.

Úlceras de estresse. As **úlceras de estresse** podem ocorrer como uma complicação do estresse metabólico causado por traumatismo, queimaduras, cirurgia, choque, insuficiência renal ou radioterapia. A principal preocupação com a ulceração por estresse é o potencial de hemorragia gastrintestinal significativa. Também foram implicados: isquemia gástrica associada à hipoperfusão gastrintestinal, lesão oxidativa, refluxo de sais biliares e enzimas pancreáticas, colonização microbiana e alterações da barreira mucosa. Embora as ulcerações por estresse geralmente ocorram no fundo e no corpo do estômago, elas também podem se desenvolver no antro, no duodeno ou no esôfago distal. Tipicamente rasas e causando vazamento de sangue dos leitos capilares superficiais, as lesões por úlcera de estresse também podem sobrevir mais profundamente, erodindo na submucosa, causando hemorragia ou perfuração maciça.

Úlceras de estresse que sangram podem ser uma causa significativa de morbidade no paciente criticamente enfermo (ver Capítulo 37). Ainda que a prevenção e o tratamento atuais incluam sucralfato, supressores de ácido e antibióticos, conforme necessário, as evidências de alta qualidade para orientar a prática clínica em tratamentos eficazes são limitadas. Os esforços para prevenir úlceras gástricas em pacientes estressados têm se concentrado na prevenção ou na limitação de condições que levam a hipotensão, isquemia e coagulopatias; evitar AINEs e grandes doses de corticosteroides também é benéfico.

Fornecer alimentação oral ou enteral, quando possível, aumenta a perfusão vascular GI, assim como estimula a secreção e a motilidade. Metanálise de estudos em pacientes criticamente enfermos – que receberam um antagonista do receptor H_2 para prevenção de úlcera de estresse – descobriu que essa terapia era preventiva apenas em pacientes que não receberam alimentação enteral. Na verdade, para pacientes recebendo alimentação enteral, a terapia com antagonistas dos receptores H_2 pode aumentar o risco de pneumonia e morte (Chanpura e Yende, 2012). Mais pesquisas são necessárias para testar prospectivamente o efeito da alimentação enteral sobre o risco de profilaxia de úlcera por estresse.

Nutrição clínica
Em pessoas com gastrite atrófica, o nível da vitamina B_{12} deve ser avaliado, pois a falta de fator intrínseco e ácido gástrico resulta em má absorção dessa vitamina (ver Capítulo 31). Estados ácidos baixos podem influenciar a absorção de ferro, cálcio e outros nutrientes porque o ácido gástrico aumenta a biodisponibilidade. No caso de anemia ferropriva refratária, outras causas podem ser a presença de *H. pylori* e gastrite. A erradicação do *H. pylori* resultou em melhor absorção de ferro e aumento das concentrações de ferritina (Hershko e Camaschella, 2014).

Por várias décadas, os fatores dietéticos ganharam ou perderam a atenção como um componente significativo na causa e no tratamento de dispepsia, gastrite e úlcera péptica. Existem poucas evidências de que fatores dietéticos específicos causem ou exacerbem a gastrite ou a úlcera péptica. Alimentos proteicos tamponam temporariamente as secreções gástricas, mas também estimulam a secreção de gastrina, ácido e pepsina. Leite ou creme – que, nos primeiros dias do tratamento da úlcera péptica, eram considerados importantes para revestir o estômago – não são mais considerados medicinais.

O pH de um alimento tem pouca importância terapêutica, exceto para pacientes com lesões na boca ou no esôfago. A maioria dos alimentos é consideravelmente menos ácida do que o pH gástrico normal de 1 a 3. O pH do suco de laranja e da toranja é de 3,2 a 3,6, e o dos refrigerantes comumente usados varia de aproximadamente 2,8 a 3,5. Com base em sua acidez intrínseca e na quantidade consumida, os sucos de frutas e os refrigerantes provavelmente não causam úlceras pépticas nem interferem de forma significativa na cicatrização. Algumas pessoas expressam desconforto com a ingestão de alimentos ácidos, mas a resposta não é consistente entre os pacientes e, em alguns, os sintomas podem estar relacionados à azia. A inclusão dietética de "alimentos ácidos" deve ser individualizada com base na percepção do paciente sobre seu efeito.

O consumo de grandes quantidades de álcool pode causar pelo menos dano superficial da mucosa, além de piorar a doença existente ou interferir no tratamento da úlcera péptica. O consumo modesto de álcool não parece ser patogênico para úlceras pépticas, a menos que fatores de risco coexistentes também estejam presentes. Por outro lado, cervejas e vinhos aumentam significativamente as secreções gástricas e devem ser evitados em doenças sintomáticas.

Café e cafeína estimulam a secreção de ácido e também podem diminuir a pressão do EEI; entretanto, nenhum dos dois foi fortemente implicado como causa de úlceras pépticas, a não ser pelo aumento da secreção de ácido e pelo desconforto associado ao seu consumo.

Quando quantidades muito grandes de determinadas especiarias são fornecidas por via oral ou colocadas por via intragástrica sem outros alimentos, elas aumentam a secreção de ácido e causam pequenas erosões superficiais transitórias, inflamação do revestimento da mucosa e alteração da permeabilidade ou motilidade GI. Pequenas quantidades de pimenta-malagueta ou de seu componente ativo, a capsaicina, podem aumentar a proteção da mucosa, elevando a produção de muco. A sensação de queimação no intestino quando a capsaicina é consumida é por conta dos receptores de potencial transitório do receptor vaniloide-1 (TRPV1) em todo o sistema gastrintestinal – e a exposição repetida pode dessensibilizar o receptor. Quantidades maiores de capsaicina podem não ser tão bem toleradas e causar dano superficial à mucosa, especialmente quando consumidas com álcool, pois os receptores TRPV1 também podem ser estimulados pelo etanol (Patcharatrakul e Gonlachanvit, 2016). Outro condimento, a curcumina, por intermédio de sua atividade anti-inflamatória que inibe a ativação da via NF-κB, pode ser um candidato quimiopreventivo contra o câncer relacionado com o *H. pylori* (Sarkar et al., 2016) (ver Capítulo 12).

No geral, uma dieta de alta qualidade sem deficiências nutricionais pode oferecer alguma proteção e promover a cura. Pessoas em tratamento para gastrite e úlcera péptica devem ser aconselhadas a evitar alimentos que exacerbem seus sintomas e consumir uma dieta nutricionalmente completa com fibras dietéticas adequadas de frutas e vegetais.

Carcinoma de estômago

Embora a incidência e a mortalidade tenham caído drasticamente nos últimos 50 anos em muitas regiões, o câncer gástrico ainda é a segunda causa mais comum de morte por câncer em todo o mundo, com incidência variável em diferentes partes do mundo e entre vários grupos étnicos (Nagini, 2012). Apesar dos avanços em diagnóstico e tratamento, a taxa de sobrevida em 5 anos de câncer de estômago é de apenas 20%.

Etiologia

A causa do câncer gástrico é multifatorial; todavia, mais de 80% dos casos foram atribuídos à infecção por *H. pylori*. Além disso, a dieta, o estilo de vida, os fatores genéticos, socioeconômicos, entre outros contribuem para a carcinogênese gástrica. Uma dieta ocidental rica em carnes processadas, gorduras, amidos e açúcares simples está associada a um risco maior de câncer gástrico em comparação a uma dieta rica em frutas e vegetais (Bertuccio et al., 2013). Outros fatores que podem aumentar o risco de câncer gástrico incluem o consumo de álcool, o excesso de massa corporal, o tabagismo, a ingestão de alimentos muito salgados e em conserva ou quantidades inadequadas de micronutrientes. Certas práticas culinárias também estão associadas ao risco elevado de câncer gástrico, incluindo assar e grelhar carnes, assar e fritar em fornos abertos, secar ao sol, salgar, curar e decapar – todos os quais aumentam a formação de compostos N-nitroso cancerígenos. Hidrocarbonetos aromáticos policíclicos – como o benzo[a]pireno, formado em alimentos defumados – foram responsabilizados em muitas áreas do mundo (Nagini, 2012).

Fisiopatologia

O câncer de estômago se refere a qualquer neoplasia maligna que surja na região que se estende entre a junção gastresofágica e o piloro. Como os sintomas demoram a se manifestar e o crescimento do tumor é rápido, o carcinoma do estômago frequentemente passa despercebido até que seja tarde demais para a cura. Perda de apetite, de força e de peso frequentemente precedem outros sintomas. Em alguns casos, pode haver **aquilia gástrica** (ausência de HCl e pepsina) ou **acloridria** (ausência de HCl nas secreções gástricas) durante anos antes do início do carcinoma gástrico. As neoplasias gástricas malignas podem levar à desnutrição em decorrência de perdas excessivas de sangue e proteínas ou, mais comumente, por obstrução e interferência mecânica na ingestão alimentar.

Manejos médico e cirúrgico

A maioria dos cânceres de estômago é tratada por ressecção cirúrgica; desse modo, parte das considerações nutricionais inclui **gastrectomia** parcial ou total, ressecção ou remoção do estômago. Alguns pacientes podem ter dificuldades nutricionais após a cirurgia.

Nutrição clínica

O regime alimentar para o carcinoma do estômago é determinado pela localização do câncer, pela natureza do distúrbio funcional e pelo estágio da doença. O paciente com câncer avançado inoperável deve receber uma dieta que seja ajustada de acordo com a tolerância, a preferência e o conforto. A anorexia está quase sempre presente desde os estágios iniciais da doença. Nos estágios mais avançados, o paciente pode tolerar apenas uma dieta líquida. Se o paciente for incapaz de tolerar a alimentação oral, deve-se considerar o uso de uma via alternativa, como alimentação enteral gástrica, intestinal ou, se não for tolerada ou viável, parenteral. O tratamento nutricional para o paciente deve estar de acordo com os objetivos do seu tratamento (ver Capítulo 12).

Cirurgias gástricas

Devido ao maior reconhecimento e ao tratamento para *H. pylori* e secreção de ácido, as cirurgias gástricas são realizadas com menos frequência. A gastrectomia parcial ou total, entretanto, ainda pode ser necessária para pacientes com úlcera que não responda à terapia ou com malignidade. Cirurgias gástricas realizadas para perda de massa corporal ou cirurgias bariátricas são mais comuns. Essas cirurgias

– como *bypass* gástrico em Y de Roux, banda gástrica, gastrectomia vertical, gastroplastia com banda vertical e *bypass* jejunoileal – são projetadas para induzir perda de massa corporal por restrição de volume, má absorção ou ambos (ver Capítulo 20).

Tipos de cirurgias

Uma gastrectomia total envolve a remoção de todo o estômago, enquanto, na subtotal ou parcial, apenas uma parte do estômago é removida. A gastrectomia é acompanhada por um procedimento reconstrutivo. A gastrectomia total é realizada para doenças malignas que afetam o estômago médio ou superior. O estômago é totalmente removido e uma reconstrução em Y de Roux é realizada para manter a continuidade do sistema gastrintestinal. Com um **Y de Roux**, o jejuno é puxado para cima e anastomosado ao esôfago. O duodeno é, então, conectado ao intestino delgado para que a bile e as secreções pancreáticas possam fluir para o intestino. **Billroth I (gastroduodenostomia)** envolve a remoção do piloro e/ou do antro e uma anastomose da extremidade proximal do duodeno à extremidade distal do estômago remanescente. **Billroth II (gastrojejunostomia)** envolve a remoção do antro do estômago e uma anastomose do estômago remanescente ao lado do jejuno, o que cria uma alça duodenal cega (Figura 26.6).

O **nervo vago** é responsável não apenas pela motilidade, mas também pela estimulação das células parietais no estômago proximal; portanto, uma **vagotomia** é frequentemente realizada para eliminar a secreção de ácido gástrico. A **vagotomia troncular** – secção completa do nervo vago no esôfago distal – diminui a secreção de ácido pelas células parietais no estômago, assim como reduz sua resposta ao hormônio gastrina. Uma **vagotomia de células parietais** (parcial ou seletiva) divide e separa apenas os ramos do nervo vago que afetam o estômago proximal, onde ocorre a secreção de ácido gástrico, enquanto o antro e o piloro permanecem inervados. A vagotomia em certos graus pode alterar a função fisiológica normal do estômago, do intestino delgado, do pâncreas e do sistema biliar. Os procedimentos de vagotomia geralmente são acompanhados por um processo de drenagem (antrectomia ou **piloroplastia**) que auxilia o esvaziamento gástrico.

Nutrição clínica pós-operatória

A ingestão oral de líquidos e alimentos é iniciada assim que a função do sistema gastrintestinal retorna – normalmente 24 a 72 horas após a cirurgia. Normalmente, são iniciadas pequenas e frequentes porções de gelo ou água, seguidas de líquidos e alimentos sólidos de fácil digestão, após os quais o paciente pode progredir para uma dieta regular. Embora essa seja a intervenção alimentar pós-operatória comum, há evidências limitadas que apoiem essa prática. Na verdade, alguns estudos sugerem o início de um esquema regular de alimentos tolerados como a primeira dieta para melhorar a tolerância do paciente (Warren et al., 2011). Se o paciente for incapaz de tolerar uma dieta oral por um longo período (p. ex., 5 a 7 dias), a alimentação enteral deve ser considerada caso o acesso adequado à alimentação esteja disponível; caso não seja possível, então deve-se considerar a nutrição parenteral.

Compreender a cirurgia realizada e a anatomia resultante do paciente é fundamental para fornecer cuidados nutricionais adequados. As complicações nutricionais após cirurgias gástricas são variadas (Tabela 26.4). Podem ocorrer complicações, como obstrução, esvaziamento rápido, desconforto abdominal, diarreia e perda de massa corporal, dependendo da natureza e da extensão da doença e das intervenções cirúrgicas (ver Figura 26.6). Os pacientes podem ter dificuldade para recuperar a massa corporal adequada pré-operatória devido à ingestão inadequada de alimentos relacionada a (1) saciedade precoce, (2) sintomas de síndrome de *dumping* (ver mais adiante neste capítulo) ou (3) má absorção de nutrientes.

Pacientes com determinadas cirurgias gástricas, como Billroth II, apresentam incompatibilidade no tempo de entrada dos alimentos no intestino delgado, bem como na liberação e na interação com as enzimas biliares e pancreáticas, prejudicando a digestão e a absorção de nutrientes. Pacientes que são tolerantes à lactose antes da cirurgia gástrica podem apresentar deficiência relativa de lactase, seja porque o alimento entra no intestino delgado pelo processo de *downstream* a partir da presença adequada de lactase, seja porque a taxa de trânsito

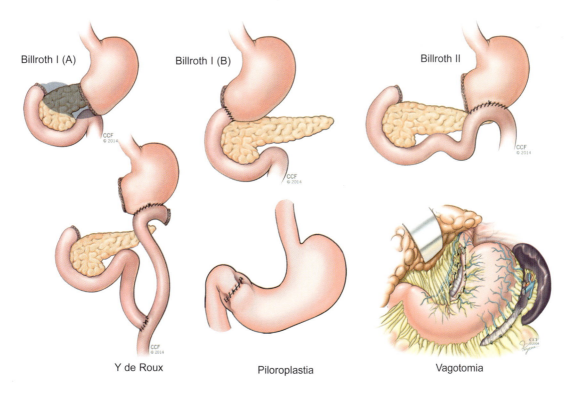

Figura 26.6 Procedimentos cirúrgicos gástricos (Billroth I [**A**: pré-operatório e **B**: pós-operatório], Billroth II, Y de Roux, piloroplastia, vagotomia).

Tabela 26.4 Complicações nutricionais relacionadas com a cirurgia gástrica.

Procedimento cirúrgico	Potenciais complicações
Vagotomia Vagotomia total gástrica e troncular	Prejudica a função motora do estômago Estase gástrica e esvaziamento gástrico deficiente
Gastrectomia total	Saciedade precoce, náuseas, vômito Perda de massa corporal Disponibilidade insuficiente de ácidos biliares e enzimas pancreáticas devido a alterações anastomóticas Má absorção Desnutrição proteico-energética Anemia Síndrome de *dumping* Formação de bezoar Deficiência de vitamina B$_{12}$ Doença óssea metabólica
Gastrectomia subtotal com vagotomia	Saciedade precoce Esvaziamento gástrico retardado Esvaziamento rápido de líquidos hipertônicos

Cresci G et al.: *Nutrition essentials of general surgery*, ed 5, Lippincott Williams & Wilkins, 2013, Table 3–13, p 72; Rollins, CJ (2015): Chapter 23, Drug-Nutrient Interactions with Gastrointestinal Drugs. In *The Health Professional's Guide to Gastrointestinal Nutrition* (pp. 296-311). Chicago IL: Cathy Immartino.

pelo intestino delgado proximal está aumentada. Devido às complicações do refluxo ou da síndrome de *dumping* associadas às gastrectomias tradicionais, outros procedimentos são usados, incluindo vagotomia troncular, seletiva ou de células parietais, piloromiotomia, antrectomia, esofagojejunostomia em Y de Roux, esofagojejunostomia em alça e bolsas ou reservatórios feitos de segmentos jejunais ou ileocecais.

Algumas complicações nutricionais crônicas que podem ocorrer após a cirurgia gástrica incluem: anemia, osteoporose e deficiências de vitaminas e minerais resultantes de ingestão inadequada e/ou má absorção. A deficiência de ferro pode ser atribuída à perda de secreção ácida, na medida em que o ácido gástrico normalmente facilita a redução dos compostos de ferro, permitindo sua absorção. O trânsito rápido e a diminuição do contato do ferro da dieta com os locais de absorção do ferro também podem levar à deficiência desse elemento.

A deficiência de vitamina B$_{12}$ pode causar anemia megaloblástica (ver Capítulo 31). Se a quantidade de mucosa gástrica for reduzida, o fator intrínseco pode não ser produzido em quantidades adequadas para permitir a absorção completa da vitamina B$_{12}$, podendo resultar em anemia perniciosa. O supercrescimento bacteriano (SIBO) no intestino delgado proximal ou na alça aferente contribui para a depleção de vitamina B$_{12}$, uma vez que as bactérias competem com o hospedeiro pelo uso da vitamina. Após a gastrectomia, os pacientes devem, portanto, receber suplementação profilática de vitamina B$_{12}$ (injeções) ou tomar suplementação oral sintética.

Síndrome de *dumping*
Etiologia

A **síndrome de *dumping*** é uma resposta gastrintestinal e vasomotora complexa à presença de grandes quantidades de alimentos e líquidos hipertônicos no intestino delgado proximal. Ela geralmente ocorre como resultado de procedimentos cirúrgicos que permitem a entrada de quantidades excessivas de alimentos líquidos ou sólidos no intestino delgado de forma concentrada. Formas mais leves de *dumping* podem ocorrer em vários graus em pessoas que não passaram por procedimentos cirúrgicos; ademais, a maioria dos sintomas pode ser reproduzida em indivíduos normais pela infusão de uma dose de ataque de glicose no jejuno. O *dumping* pode ocorrer como resultado de gastrectomia total ou parcial, manipulação do piloro, fundoplicatura, vagotomia e alguns procedimentos de *bypass* gástrico para obesidade. Como resultado do melhor tratamento clínico das úlceras pépticas, do uso de vagotomias seletivas e de procedimentos cirúrgicos mais recentes para evitar complicações, o *dumping* clássico é encontrado com menos frequência na prática clínica.

Fisiopatologia

Os sintomas podem ser divididos em dois tipos ou estágios de *dumping* de sólidos e líquidos no intestino delgado, e as características e a gravidade dos sintomas variam entre os pacientes, a saber:

- O *dumping* precoce (dentro de 10 a 30 minutos pós-prandiais) é caracterizado por sintomas gastrintestinais e vasomotores, que incluem dor abdominal, distensão abdominal, náuseas, vômito, diarreia, cefaleia, rubor, fadiga e hipotensão. Esses sintomas provavelmente são devidos ao rápido influxo de conteúdo hiperosmolar no duodeno ou no intestino delgado. Ocorre um subsequente deslocamento de líquidos do compartimento intravascular para o lúmen intestinal, resultando em distensão do intestino delgado e podendo causar cólicas e distensão abdominal
- O *dumping* tardio (1 a 3 horas pós-prandiais) resulta em sintomas predominantemente vasomotores, que incluem transpiração, fraqueza, confusão, tremores, fome e hipoglicemia; ele é provavelmente o resultado de hipoglicemia reativa. Assim como a hidrólise e a absorção de carboidratos, a liberação rápida produz aumento exagerado na concentração de insulina e declínio subsequente da glicemia. As mudanças rápidas na glicemia e na secreção de peptídeos intestinais, polipeptídeo insulinotrópico dependente de glicose e polipeptídeo-1 semelhante ao glucagon parecem ser pelo menos parcialmente responsáveis pelos sintomas tardios (Deloose et al., 2014).

Manejo clínico

A intervenção clínica geralmente envolve mudanças na dieta como tratamento inicial, o que geralmente é eficaz. Contudo, em 3 a 5% dos pacientes, o *dumping* grave persiste apesar da mudança na dieta. Nesses pacientes, os medicamentos podem ser usados para retardar o esvaziamento gástrico e o trânsito dos alimentos pelo sistema gastrintestinal. Alguns, como a acarbose, inibem a alfaglicosídeo hidrolase e interferem na absorção de carboidratos; além disso, a octreotida – um análogo da somatostatina – inibe a liberação de insulina (ver Tabela 26.3 para medicamentos comuns). Raramente, a intervenção cirúrgica é usada para tratar a síndrome de *dumping*.

Nutrição clínica

Pacientes com síndrome de *dumping* podem sofrer perda de massa corporal e desnutrição causadas por ingestão inadequada, má absorção ou uma combinação de ambas. O principal objetivo da dietoterapia é restaurar o estado nutricional e a qualidade de vida. Por serem digeridas mais lentamente, as proteínas e as gorduras são mais bem toleradas do que os carboidratos, principalmente os carboidratos simples. Carboidratos simples – como lactose, sacarose, frutose, glicose e dextrose – são hidrolisados rapidamente e devem ser limitados, mas carboidratos complexos (amidos) podem ser incluídos na dieta.

Os líquidos saem do estômago e entram no jejuno rapidamente; logo, alguns pacientes têm dificuldade em tolerar líquidos com as refeições. Os pacientes com *dumping* grave podem se beneficiar da limitação da quantidade de líquidos ingeridos com as refeições e da ingestão de líquidos entre as refeições sem alimentos sólidos. Recostar-se (aproximadamente 30°) após as refeições também pode minimizar a gravidade dos sintomas.

O uso de suplementos de fibra solúveis – particularmente pectina ou gomas, por exemplo, guar – pode ser benéfico no tratamento da síndrome de *dumping* por causa da capacidade da fibra de formar géis com carboidratos e líquidos, além de retardar o trânsito GI. Os pacientes podem precisar aprender o tamanho das porções dos alimentos, especialmente daqueles ricos em carboidratos, como sucos, refrigerantes, sobremesas e leite. A lista de substituição fornecida no Apêndice 18 pode ser usada para calcular a ingestão de carboidratos e ensinar sobre seu controle.

Pacientes pós-gastrectomia geralmente não toleram lactose, mas pequenas quantidades – por exemplo, 6 g ou menos por refeição – podem ser toleradas de uma só vez. Os pacientes normalmente se dão melhor com queijos ou iogurte sem açúcar do que com leite; leites sem lactose também são úteis quando necessário. Suplementos de vitamina D e cálcio podem ser necessários quando a ingestão é inadequada. Produtos comerciais contendo lactase estão disponíveis para aqueles com significativa má absorção de lactose (ver Capítulo 27 para uma discussão mais aprofundada sobre intolerância à lactose e seu tratamento).

Quando houver esteatorreia (mais de 7% da gordura da dieta nas fezes), fórmulas com teor reduzido de gordura ou enzimas pancreáticas podem ser benéficas. O Boxe 26.7 fornece diretrizes gerais de nutrição para pacientes com síndrome de *dumping* após cirurgia gástrica; entretanto, cada dieta deve ser ajustada com base em um cuidadoso histórico alimentar e social do paciente.

Boxe 26.7 Diretrizes básicas para a síndrome de *dumping*.

1. Consumir de seis a oito pequenas refeições ao longo do dia.
2. Limitar os líquidos a 30 mℓ (½ xícara) por refeição, apenas o suficiente para umedecer os alimentos.
3. Ingerir líquidos pelo menos 30 a 40 min antes e depois das refeições.
4. Comer devagar e mastigar bem os alimentos. Alguns podem se beneficiar de alimentos macios, em purê ou moídos, como carnes.
5. Evitar as temperaturas extremas dos alimentos (muito quentes ou muito frios).
6. Usar temperos e especiarias conforme tolerado (evitar pimenta ou molho picante).
7. Deitar-se ou reclinar-se por pelo menos 30 min após comer.
8. Limitar o consumo de alimentos e líquidos com carboidratos simples com mais de 12 g de açúcar por porção. Exemplos: suco de fruta, Gatorade™, Powerade®, Kool Aid®, chá doce, sacarose, mel, geleia, xarope de milho, biscoitos, torta, *donuts*. Aumentar a ingestão de alimentos com carboidratos complexos, como grãos integrais e alimentos feitos com eles, e batatas.
9. Escolher alimentos com alto teor de fibra solúvel. Alguns exemplos desses alimentos incluem maçã, aveia, beterraba, cenoura e feijão.
10. Incluir alimentos que contenham proteínas em cada refeição.
11. Adicionar uma porção de gordura, como azeite de oliva, manteiga de amendoim ou abacate às refeições, conforme tolerado, para estimular o esvaziamento gástrico mais lento. Reduzir os alimentos fritos, batatas fritas, biscoitos, salsichas e outros alimentos gordurosos.
12. Leite e produtos lácteos podem não ser tolerados por pessoas com intolerância à lactose. Introduza-os lentamente na dieta, caso sejam tolerados no pré-operatório.
13. Evitar alcoóis de açúcar, como sorbitol, xilitol, manitol e maltitol, pois eles podem exacerbar os sintomas.

University of Virginia Health System. Anti-Dumping Diet, https://uvahealth.com/services/digestive-health/images-and-docs/dumpingsyndrome.pdf; Cresci GA (2015): Chapter 14, Gastrointestinal Tract Surgery. In *The Health Professional's Guide to Gastrointestinal Nutrition* (pp. 168-181). Chicago IL: Cathy Immartino.

GASTROPARESIA

Etiologia

A **gastroparesia** é uma síndrome de esvaziamento gástrico retardado sem evidência de obstrução mecânica, bem como é uma condição complexa e potencialmente debilitante. Sua natureza é complexa em parte porque a motilidade gástrica é orquestrada por uma variedade de fatores químicos e neurológicos. Infecção viral, diabetes e cirurgias são as causas mais comuns de gastroparesia, porém mais de 30% dos casos são idiopáticos. Numerosas classes de condições clínicas estão associadas à gastroparesia, incluindo doenças ácido-pépticas, gastrite, cirurgia pós-gástrica, distúrbio do músculo liso gástrico, distúrbios psicogênicos, diabetes a longo prazo não controlado e distúrbios neuropáticos.

Fisiopatologia

Os sintomas clínicos podem incluir distensão abdominal, diminuição do apetite e anorexia, náuseas e vômitos, plenitude, saciedade precoce, halitose e hipoglicemia pós-prandial. A medida padrão-ouro da taxa de esvaziamento gástrico é a **cintilografia**, um exame nuclear de esvaziamento gástrico, que consiste na ingestão de uma refeição marcada com radionuclídeo – como ovo marcado com tecnécio^{90m} – e na obtenção de imagens cintilográficas ao longo do tempo – geralmente 4 horas – para avaliar a taxa de esvaziamento gástrico. O esvaziamento gástrico é anormal quando mais de 50% da refeição são retidos após 2 horas de exame ou quando mais de 10% da refeição são retidos após 4 horas.

Manejo clínico

Vários sintomas de gastroparesia podem afetar a ingestão oral, e o tratamento desses sintomas geralmente melhora o estado nutricional. O tratamento de náuseas e vômitos talvez seja o mais importante, assim como os procinéticos e antieméticos são as principais terapias médicas (ver Tabela 26.3). A metoclopramida e a eritromicina são medicamentos que podem ser usados para promover a motilidade gástrica. SIBO, apetite, freio ileal (efeito de retardamento do trânsito intestinal de alimentos não digeridos, muitas vezes gordurosos, chegando ao íleo) ou formação de **bezoar** (concentração de material não digerido no estômago) são outros fatores que podem afetar o estado nutricional. Em uma população selecionada de pacientes, o implante de marca-passos gástricos pode ser vantajoso para melhorar o esvaziamento gástrico (Ross et al., 2014).

A formação de bezoar pode estar relacionada a alimentos não digeridos, como celulose, hemicelulose, lignina e taninos de frutas (fitobezoares) ou medicamentos (farmacobezoares), como colestiramina, sucralfato, ácido acetilsalicílico com liberação entérica, antiácidos contendo alumínio e laxantes formadores de massa. O tratamento dos bezoares inclui terapia enzimática (como papaína, bromelaína ou celulase), lavagem e, às vezes, terapia endoscópica para fragmentar mecanicamente o bezoar. A maioria dos pacientes responde a alguma combinação de medicação e intervenção dietética; no entanto, os casos mais graves e sem resposta podem se beneficiar da colocação de uma sonda enteral no intestino delgado, como uma sonda nasoentérica de alimentação no intestino delgado (para menos de 4 semanas de necessidade) ou uma gastrostomia endoscópica percutânea com extensão jejunal (PEG/J) (para mais de 4 semanas de necessidade). Esta última permite que a nutrição contorne o estômago enquanto fornece uma via alternativa para a liberação das secreções gástricas, o que pode aliviar náuseas e vômitos.

Nutrição clínica

Os principais fatores dietéticos que afetam o esvaziamento gástrico incluem volume, líquidos *versus* sólidos, hiperglicemia, fibras, lipídeos e osmolalidade. Geralmente, os pacientes se beneficiam de refeições menores e mais frequentes, pois grandes volumes de alimentos que criam distensão estomacal podem retardar o esvaziamento gástrico e aumentar a saciedade. Pacientes com gastroparesia frequentemente continuam a esvaziar os líquidos, uma vez que eles se esvaziam, em parte, pela gravidade e não requerem contração antral.

Mudar a dieta para alimentos mais puros e liquefeitos costuma ser útil. Vários medicamentos – como narcóticos e anticolinérgicos – retardam o esvaziamento gástrico e devem ser evitados, se possível. A hiperglicemia moderada a grave (glicemia sérica superior a 200 mg/dℓ) pode diminuir agudamente a motilidade gástrica, com efeitos prejudiciais a longo prazo aos nervos gástricos e à motilidade. Os dados laboratoriais considerados na avaliação inicial incluem hemoglobina glicosilada (HbA1C) (se houver diabetes), ferritina, vitamina B_{12} e vitamina D 25-OH (ver Capítulo 29).

As fibras, particularmente a pectina, podem retardar o esvaziamento gástrico e aumentar o risco de formação de bezoar em pacientes suscetíveis. É prudente aconselhar os pacientes a evitar alimentos ricos em fibra e suplementos de fibra. O tamanho das partículas fibrosas – não a quantidade de fibras – é mais importante no risco de bezoar, por exemplo, cascas de batata *versus* farelo; ademais, isso e a resistência à mastigação são fatores na formação do bezoar. O exame da dentição é muito importante porque os pacientes com ausência de alguns dentes, má oclusão ou edêntulos estão em maior risco. Mesmo pessoas com boa dentição engoliram e eliminaram partículas de alimentos de até 5 a 6 cm de diâmetro – como cascas de batata, sementes, cascas de tomate e amendoim.

Embora a gordura seja um poderoso inibidor do esvaziamento gástrico mediado principalmente pela colecistocinina, muitos pacientes toleram bem a gordura na forma líquida. Ela não deve ser restringida para pacientes que estão lutando para atender às suas necessidades energéticas diárias.

EM FOCO
Novos distúrbios gastrintestinais classificados pelos critérios de Roma IV

Com os critérios de Roma atualizados, alguns importantes acréscimos foram realizados, pois se encaixam na nova definição de distúrbios da interação cérebro-intestino (DIICs) devido ao seu efeito no sistema nervoso central (SNC). Essas condições são importantes devido ao uso contínuo de opioides para o controle da dor, bem como à legalização mais recente e ao aumento do uso de maconha em alguns estados. Os novos diagnósticos incluem:

- A síndrome do intestino narcótico (SIN) ou a hiperalgesia gastrintestinal induzida por opioides é classificada como um distúrbio mediado centralmente pela dor gastrintestinal. Ironicamente, os narcóticos podem causar mais desconforto em pessoas com distúrbios gastrintestinais funcionais, as quais apresentam dor crônica ou frequente, náuseas, inchaço, vômitos periódicos, distensão abdominal e constipação intestinal. Com o tempo, a dor pode piorar ou se resolver parcialmente com doses aumentadas de narcóticos
- A constipação intestinal induzida por opioides é classificada como um distúrbio intestinal e é considerada o efeito colateral adverso mais comum do uso crônico de opioides, sendo tratada com medicamentos quando grave
- A **síndrome de hiperêmese canabinoide** é classificada como um distúrbio gastroduodenal e inclui outros distúrbios como náuseas e vômito; é uma síndrome de vômito cíclico associado ao uso de *cannabis*, com um relato comum de alívio dos sintomas com banho quente e cessação do uso de *cannabis*.

International Foundation for Functional Gastrointestinal Disorders: *Narcotic Bowel Syndrome* (*website*), 2018. https://www.iffgd.org/otherdisorders/narcotic-bowel-syndrome.html. Schmulson and Drossman, 2017; Sorrenson CJ, DeSanto K et al.: Cannabinoid Hyperemesis Syndrome: Diagnosis, Pathophysiology, and Treatment – a Systematic Review, *J Med Toxicol* 13(1):71-87, 2017.

CASO CLÍNICO

Suzie, mulher de 55 anos, é encaminhada ao ambulatório com síndrome de *dumping*, que começou a interferir em seu dia a dia. Ela viaja a trabalho e manter sua agenda se tornou mais difícil, com sintomas surgindo imprevisivelmente quando ela está dirigindo ou em uma reunião. Uma consulta nutricional com um nutricionista especializado em distúrbios gastrintestinais é solicitada por seu cirurgião torácico para ajudar no alívio dos sintomas.

Avaliação nutricional

- *Histórico clínico*: um curto ataque com síndrome de *dumping* em 2014, após uma fundoplicatura de Nissen para uma hérnia de hiato, que se resolveu em um curto período após a cirurgia. Depois de uma pequena cirurgia de correção de hérnia para refazer a fundoplicatura no início de 2018, ela começou a experimentá-la novamente, porém com mais gravidade. Os sintomas incluem fraqueza repentina, tremores e fome. Ela tem náuseas ocasionais durante os episódios, mas sem vômitos. Suzie também tem um novo diagnóstico de gastroparesia, descoberto antes de sua segunda fundoplicatura. Ao descobrir isso, seu cirurgião também fez uma piloroplastia durante sua segunda cirurgia de fundoplicatura para tentar ajudar na gastroparesia, e ela fará outro exame de esvaziamento gástrico em 3 meses. Outros fatores incluem pressão arterial elevada, que ela relata controlar com dieta, azia e glicemia dentro dos limites normais, a menos que ela esteja tendo um episódio de *dumping*, quando cai para até 30 mg/dℓ. Ela também relata dormência ocasional e formigamento nas mãos e nos pés
- *Medicamentos*: Reglan®, Tums® e omeprazol
- *Histórico nutricional*: Suzie viaja a trabalho como gerente de vendas e está constantemente na estrada, comendo principalmente alimentos embalados e preparados em trânsito, e jantando congelados, já que mora sozinha e não gosta de cozinhar. Imediatamente após a cirurgia de fundoplicatura, ela comeu apenas alimentos macios, mas recentemente passou para alguns alimentos de textura mais normal após aprovação de seu cirurgião. Ela é incapaz de determinar, em seu diário alimentar, os gatilhos alimentares para seu *dumping*, bem como não documentou a rapidez com que ocorre um episódio depois de se alimentar. Ela tenta consumir seis refeições menores por dia porque seu médico disse que seria melhor, assim como se mantém bem hidratada, bebendo pelo menos uma garrafa de água de 700 mℓ em cada refeição. Ela se consultou com um nutricionista uma vez, mas disse que o profissional não era especialista nessa condição, não tendo sido tão útil quanto esperava. Ela é essencialmente vegetariana, mas ocasionalmente come peixe ou frango, diz que não se opõe a comer carne, mas evita cozinhá-la, bem como está aberta a recomendações nutricionais e chega à consulta pronta para aprender
- *Registro alimentar*:
  - Café da manhã: ela toma café com creme e uma fatia de torrada com manteiga ou geleia antes de dirigir por algumas horas até uma cidade vizinha para reuniões
  - Lanche: no carro, ela carrega um *cooler* com suco de maçã, fatias de pêssego ou uma banana, dos quais escolhe um ou dois para o lanche no meio da manhã
  - Almoço: ela para em uma lanchonete e pede sua refeição favorita para viagem, um grande prato de macarrão com queijo ou, às vezes, come uma salada, agora que seu médico permitiu que ela ingira alimentos de textura normal novamente. Na maioria dos dias, ela faz a refeição em seu carro
  - Lanche: à tarde, ela come outro de seus itens do *cooler* e, ocasionalmente, palitos de queijo que comprou na rotisseria
  - Jantar: *fettuccine* congelado, que ela descreve como rico em proteínas. Quando deseja alguma variedade, alterna com outra massa congelada, mas, segundo ela, a nutrição é quase a mesma
- *Antropometria*: altura: 1,70 m; massa corporal: 66,4 kg; índice de massa corporal (IMC): 22,9 kg/m²
- *Massa corporal usual*: 68,2 kg; mudança de massa corporal: redução de 2,6% em 3 meses (clinicamente insignificante)

(*continua*)

> **CASO CLÍNICO** (*continuação*)
>
> - *Avaliação física com foco na nutrição*: sem evidências de perda de massa muscular ou de gordura; sem edema de membros inferiores ou superiores. A língua está dolorida e inflamada; suas unhas são quebradiças e sua pele, muito pálida
> - *Capacidade funcional*: incapaz de praticar exercícios nos últimos meses devido à fadiga e ao baixo grau de energia. Ela está se sentindo mais esquecida ultimamente, tendo que anotar tudo
> - *Dados laboratoriais*: glicemia: 70 a 100 mg/dℓ em coletas de laboratório em jejum, caindo temporariamente durante episódios de *dumping*; pressão arterial: 144/92 mmHg (H); resultados do exame de esvaziamento gástrico: 78% do conteúdo gástrico permaneceram no estômago após 4 horas.
>
> **Resumo do diagnóstico nutricional**
> - Déficit de conhecimento sobre alimentação e nutrição (P) associado à falta de educação prévia relevante quanto à nutrição (E), conforme evidenciado pela ingestão (S) de muitos alimentos com carboidratos refinados no contexto da síndrome de *dumping*
>
> - Escolhas alimentares indesejáveis (P) relacionadas à falta de exposição prévia a informações sobre nutrição (E), conforme evidenciado por (S) pressão arterial elevada e ingestão de alimentos com alto teor de sódio.
>
> **Perguntas sobre cuidados com a nutrição**
> 1. Quais mudanças na dieta você recomendaria a Suzie?
> 2. Quais alterações quanto ao seu padrão alimentar você proporia?
> 3. Você aconselharia algum teste ou alguma suplementação com micronutrientes? Se sim, quais?
> 4. Como você priorizaria as necessidades de conhecimento de Suzie?
> 5. Você coordenaria o tratamento de Suzie com o médico quanto a qualquer coisa que aprendesse?
>
> **Monitoramento e avaliação**
> - O que você monitoraria em um acompanhamento de 1 mês com Suzie?
> - O que você analisaria em um acompanhamento de 3 meses com Suzie?
> - O que você avaliaria em um acompanhamento de 6 meses com Suzie?

WEBSITES ÚTEIS

American College of Gastroenterology
American Gastroenterological Association
The Gastroparesis and Dysmotilities Association
International Foundation for Functional Gastrointestinal Disorders
National Digestive Diseases Information Clearinghouse

REFERÊNCIAS BIBLIOGRÁFICAS

Akhondi-Meybodi M, Aghaei MA, Hashemian Z: The role of diet in the management of non-ulcer dyspepsia, *Middle East J Dig Dis* 7:19–24, 2015.

Alshadwi A, Nadershah M, Carlson ER, et al: Nutritional considerations for head and neck cancer patients: a review of the literature, *J Oral Maxillofac Surg* 71(11):1853–1860, 2013.

Asanuma K, Iijima K, Shimosegawa T: Gender difference in gastro-esophageal reflux diseases, *World J Gastroenterol* 22:1800–1810, 2016.

Axon A: Helicobacter pylori and public health, *Helicobacter* 19(Suppl 1): 68–73, 2014.

Bertuccio P, Rosato V, Andreano A, et al: Dietary patterns and gastric cancer risk: a systematic review and meta-analysis, *Ann Oncol* 24:1450–1458, 2013.

Bredenoord AJ, Pandolfino JE, Smout AJPM: Gastroesophageal reflux disease, *Lancet* 381:1933, 2013.

Centers for Disease Control (CDC): *NAMCS and NHAMCS web tables* (website), 2015. http://www.cdc.gov/nchs/ahcd/web_tables.htm.

Chanpura T, Yende S: Weighing risks and benefits of stress ulcer prophylaxis in critically ill patients, *Crit Care* 16:322, 2012.

Cowan RP: CAM in the real world: you may practice evidence-based medicine, but your patients don't, *Headache* 54(6):1097–1102, 2014.

Deloose E, Bisschops R, Holvoet L, et al: A pilot study of the effects of the somatostatin analog pasireotide in postoperative dumping syndrome, *Neurogastroenterol Motil* 26:803–809, 2014.

Dos Santos AA, Carvalho AA: Pharmacological therapy used in the elimination of Helicobacter pylori infection: a review, *World J Gastroenterol* 21: 139–154, 2015.

Dossett ML, Cohen EM, Cohen J: Integrative medicine for Gastrointestinal disease, *Prim Care* 44(2):265–280, 2017.

Dossett ML, Davis RB, Lembo AJ, et al: Complementary and alternative medicine use by U.S. adults with gastrointestinal conditions: results from the 2012 National Health interview survey, *Am J Gastroenterol* 109(11):1705–1711, 2014.

Eherer AJ, Netolitzky F, Högenauer C et al: Positive effect of abdominal breathing exercise on Gastroesophageal reflux disease: a randomized, controlled study, *Am J Gastroenterol* 107(3):372–378, 2012.

El-Serag HB, Sweet S, Winchester CC, et al: Update on the epidemiology of Gastro-oesophageal reflux disease: a systematic review, *Gut* 63(6):871–880, 2014.

Farzaei MH, Abdollahi M, Rahimi R: Role of dietary polyphenols in the management of peptic ulcer, *World J Gastroenterol* 21(21):6499–6517, 2015.

Ford AC, Moayyedi P: Dyspepsia, *Curr Opin Gastroenterol* 29:662–668, 2013.

Hershko C, Camaschella C: How I treat unexplained refractory iron deficiency anemia, *Blood* 123:326–333, 2014.

Hooi JKY, Lai WY, Ng WK et al: Global prevalence of Helicobacter pylori infection: systematic review and meta-analysis, *Gastroenterology* 153(2):420–429, 2017.

Jarosz M, Taraszewska A: Risk factors for gastroesophageal reflux disease: the role of diet, *Prz Gastroenterol* 9(5):297–301, 2014.

Katz MH: Failing the acid test: benefits of proton pump inhibitors may not justify the risks for many users, *Arch Intern Med* 170:747–748, 2010.

Keenan JI, Salm N, Hampton MB, et al: Individual and combined effects of foods on Helicobacter pylori growth, *Phytother Res* 24:1229–1233, 2010.

la Roca-Chiapas JM, Cordova-Fraga T: Biomagnetic techniques for evaluating gastric emptying, peristaltic contraction and transit time, *World J Gastrointest Pathophysiol* 15:65–71, 2011.

Lacy BE, Talley NJ, Locke GR III, et al: Review article: current treatment options and management of functional dyspepsia, *Aliment Pharmacol Ther* 36:3–15, 2012.

Lightdale JR, Gremse DA, Section on Gastroenterology, Hepatology, and Nutrition: Gastroesophageal reflux: management guidance for the pediatrician, *Pediatrics* 131:e1684–e1695, 2013.

Maradey-Romero C, Kale H, Fass R: Nonmedical therapeutic strategies for nonerosive reflux disease, *J Clin Gastroenterol* 48(7):584–589, 2014.

Marian M, Mattox T, Williams V: Chapter 33: Cancer. In Mueller CM, edtior: *The ASPEN adult nutrition support core curriculum*, ed 3, Silver Spring, MD, 2017, American Society for Parenteral and Enteral Nutrition, pp 651–674.

Morozov S, Isakov V, Konovalova M: Fiber-enriched diet helps to control symptoms and improves esophageal motility in patients with non-erosive Gastroesophageal reflux disease, *World J Gastroenterol* 24(21):2291–2299, 2018.

Nagini S: Carcinoma of the stomach: a review of epidemiology, pathogenesis, molecular genetics and chemoprevention, *World J Gastrointest Oncol* 4:156–169, 2012.

Nehra AK, Alexander JA, Loftus CG, et al: Proton pump inhibitors: review of emerging concerns, *Mayo Clin Proc* 93(2):240–246, 2018.

NIH National Institute of Diabetes and Digestive and Kidney Diseases: *Digestive diseases statistics for the United States*. Available at: https://www.niddk.nih.gov/health-information/health-statistics/digestive-diseases, 2014.

Oh B, Kim BS, Kim JW, et al: The effect of probiotics on gut microbiota during the Helicobacter pylori eradication: randomized controlled trial, *Helicobacter* 21(3):165–174, 2016.

Park JM, Jeong M, Kim EH, et al: Omega-3 Polyunsaturated fatty acids intake to regulate Helicobacter pylori-associated gastric diseases as nonantimicrobial dietary approach, *Biomed Res Int* 2015:712363, 2015.

Patcharatrakul T, Gonlachanvit S: Chili peppers, curcumins, and prebiotics in gastrointestinal health and disease, *Curr Gastroenterol Rep* 18(4):19, 2016.

Penagini R, Bravi I: The role of delayed gastric emptying and impaired oesophageal body motility, *Best Pract Res Clin Gastroenterol* 24:831–845, 2010.

Ross J, Masrur M, Gonzalez-Heredia R, et al: Effectiveness of gastric neurostimulation in patients with Gastroparesis, *JSLS* 18:pii:e2014.00400, 2014.

Runge TM, Abrams JA, Shaheen NJ: Epidemiology of Barrett's Esophagus and Esophageal Adenocarcinoma, *Gastroenterol Clin North Am* 44(2):203–231, 2015.

Sarkar A, De R, Mukhopadhyay AK: Curcumin as a potential therapeutic candidate for Helicobacter pylori associated diseases, *World J Gastroenterol* 22(9):2736–2748, 2016.

Schmulson MJ, Drossman DA: What Is new in Rome IV, *J Neurogastroenterol Motil* 23:151–163, 2017.

Schoeff SS, Barrett DM, Gress CD, et al: Nutritional management of head and neck cancer patients, *Pract Gastroenterol* 121:43, 2013.

Song EM, Jung HK, Jung JM: The association between reflux esophagitis and psychosocial stress, *Dig Dis Sci* 58:471–477, 2013.

Talley NJ, Ford AC: Functional dyspepsia, *N Engl J Med* 373:1853–1863, 2015.

Thrift AP, Whiteman DC: The incidence of esophageal adenocarcinoma continues to rise: analysis of period and birth cohort effects on recent trends, *Ann Oncol* 23:3155–3162, 2012.

Warren J, Bhalla V, Cresci G: Postoperative diet advancement: surgical dogma vs evidence-based medicine, *Nutr Clin Pract* 26:115–125, 2011.

Wilshire CL, Louie BE, Shultz D, et al: Clinical outcomes of reoperation for failed antireflux operations, *Ann Thorac Surg* 101(4):1290–1296, 2016.

Wu KL, Kuo CM, Yao CC, et al: The effect of dietary carbohydrate on Gastroesophageal reflux disease, *J Formos Med Assoc*, 117:973–978, 2018.

Yates RB, Oelschlager BK: Surgical treatment of gastroesophageal reflux disease, *Surg Clin North Am* 95(3):527–553, 2015.

Yi CH, Lei WY, Hung JS, et al: Influence of capsaicin infusion on secondary peristalsis in patients with gastroesophageal reflux disease, *World J Gastroenterol* 22(45):10045–10052, 2016.

Zhang MM, Qian W, Qin YY, et al: Probiotics in Helicobacter pylori eradication therapy: a systematic review and meta-analysis, *World J Gastroenterol* 21(14):4345–4357, 2015.

Zhu R, Chen K, Zheng YY, et al: Meta-analysis of the efficacy of probiotics in Helicobacter pylori eradication therapy, *World J Gastroenterol* 20:18013–18021, 2014.

27

Nutrição Clínica para Distúrbios do Sistema Gastrintestinal Inferior

DeeAnna Wales VanReken, MS, RDN, CD, IFNCP*
Rachel E. Kay, MS, RDN, CD, CNSC
Carol S. Ireton-Jones, PhD, RDN, LD, CNSC, FASPEN, FAND

TERMOS-CHAVE

ácidos graxos de cadeia curta (AGCCs)
aerofagia
agentes osmóticos
amaciantes fecais
anastomose anal da bolsa ileal (AABI)
bolsa de Koch
bolsa J ileal
bolsa S
bolsa W
bolsite
colostomia
constipação intestinal
constipação intestinal primária
critérios de Roma IV
dermatite herpetiforme
diarreia
diarreia associada a antibióticos (DAA)
dieta rica em fibras
diverticulite
diverticulose
doença celíaca (DC)
doença celíaca refratária
doença de Crohn
doença inflamatória intestinal (DII)
enteropatia sensível ao glúten
eructação
espru tropical
esteatorreia
estoma de alto débito (EAD)
fibra dietética
fibra insolúvel
fibra solúvel
fístula
fístula enterocutânea (FEC)
flatos
flatulência
FODMAPs
glutamina
glúten
hipolactasia
ileostomia
infecção por *Clostridium difficile*
 (*C. difficile*) (ICD)
intestino neurogênico
intolerância à lactose
intolerância ao glúten
laxantes estimulantes
má absorção de frutose
microbiota
ostomia
ostomia em alça
ostomia intestinal
ostomia terminal
pólipo
prebiótico
probiótico
proctocolectomia
retocolite ulcerativa
retocolite colagenosa
retocolite linfocítica
retocolite microscópica
sensibilidade ao glúten
simbióticos
síndrome do intestino curto (SIC)
síndrome do intestino irritável (SII)
solução de reidratação oral (SRO)
supercrescimento bacteriano no intestino
 delgado (SIBO)
transplante de microbiota fecal (TMF)
triglicerídeos de cadeia média (TCMs)

O sistema gastrintestinal (GI) inferior é definido como a porção do canal alimentar que inclui o jejuno e o íleo do intestino delgado, bem como todo o intestino grosso. As intervenções dietéticas para doenças dessa parte do sistema digestório têm se concentrado tipicamente em métodos para aliviar os sintomas e corrigir as deficiências nutricionais. Uma avaliação nutricional abrangente deve ser realizada para determinar a natureza e a gravidade do problema GI, assim como a melhor abordagem para cada indivíduo. As informações obtidas devem incluir um histórico de tendências de massa corporal, medicamentos e suplementos, presença de sintomas gastrintestinais ou outros que possam afetar a ingestão oral ou a perda de líquidos, além de potenciais sinais e sintomas de deficiência de micronutrientes.

PROBLEMAS INTESTINAIS COMUNS

É importante compreender alguns dos processos GIs comuns que ocorrem em pessoas saudáveis antes de discutir doenças relacionadas ao sistema GI inferior. Ramificações dietéticas, como gases intestinais, flatulência, constipação intestinal e diarreia, são frequentemente consideradas no tratamento de distúrbios gastrintestinais mais graves.

Flatulência e gases intestinais
Fisiopatologia
O volume diário humano de gases intestinais é de cerca de 200 mℓ, bem como é derivado de processos fisiológicos complexos, incluindo aerofagia (ar engolido) e fermentação bacteriana pelo sistema intestinal. Os gases intestinais incluem dióxido de carbono (CO_2), oxigênio (O_2), nitrogênio (N_2), hidrogênio (H_2) e, às vezes, metano (CH_4) e são expelidos por eructação (arroto) ou retalmente como flatos. Concentrações detectáveis de CH_4 produzidas por fermentação anaeróbica

---

*Partes deste capítulo foram escritas por Gail Cresci, PhD, RDN, LD, CNSC, e Arlene Escuro, MS, RDN, CNSC.

pela microbiota entérica humana de carboidratos endógenos e exógenos foram encontradas em 30 a 62% dos indivíduos adultos saudáveis (Sahakian et al., 2010). Isso continua determinante, pois a produção anormal de CH_4 foi considerada na patogênese de vários distúrbios intestinais, incluindo câncer de cólon, doença inflamatória intestinal (DII), síndrome do intestino irritável (SII) e diverticulose (Triantafyllou et al., 2014).

Quando os pacientes se queixam de "gases excessivos" ou **flatulência**, eles podem estar se referindo ao aumento do volume ou da frequência de eructações ou flatos, assim como podem se queixar de distensão abdominal ou cólicas associadas ao acúmulo de gases no sistema gastrintestinal superior ou inferior. A quantidade de ar engolido aumenta com a ingestão de alimentos ou bebidas muito rapidamente, fumo, goma de mascar, balas duras, uso de canudo, ingestão de refrigerantes e utilização de próteses dentárias largas. Alimentos que produzem gases em uma pessoa podem não os causar em outra, dependendo da mistura de microrganismos no cólon do indivíduo. Inatividade, diminuição da motilidade, aerofagia, componentes da dieta e determinados distúrbios gastrintestinais são capazes de alterar a quantidade de gases intestinais e os sintomas individuais.

Comumente, a concentração de bactérias no intestino delgado é significativamente menor do que a encontrada no cólon. Várias condições podem levar ao crescimento bacteriano excessivo no intestino delgado, causando inchaço, distensão, náuseas, diarreia ou outros sintomas. Em um intestino que funciona normalmente, fatores como ácido gástrico, peristaltismo intestinal, válvula ileocecal, ácidos biliares, sistema imunológico entérico e secreção de enzimas pancreáticas atuam em conjunto a fim de prevenir o crescimento excessivo de bactérias no intestino delgado.

Nutrição clínica

Ao avaliar um paciente, os médicos devem investigar e diferenciar entre o aumento da produção de gases e os gases que não estão sendo eliminados. Também é importante considerar por que um paciente pode ter sintomas novos ou aumentados ou se os gases são acompanhados por outros sintomas, como constipação intestinal, diarreia ou perda de massa corporal. Manter um diário alimentar para monitorar os hábitos e sintomas alimentares ajuda a identificar alimentos ou comportamentos específicos que podem estar contribuindo para a produção de gases. Uma revisão cuidadosa da dieta e da quantidade de eructações ou gases eliminados pode ajudar a relacionar alimentos específicos aos sintomas, bem como determinar a gravidade do problema. Os comportamentos alimentares a serem considerados podem incluir se o paciente está mastigando bem os alimentos, comendo devagar ou sob condições estressantes, assim como ingerindo grandes quantidades de alimentos crus que podem estar contribuindo para o excesso de gases.

Se o leite ou produtos lácteos estiverem causando gases, o paciente é avaliado quanto à intolerância à lactose (ver discussão detalhada posteriormente neste capítulo para um debate mais aprofundado sobre essa condição) e é aconselhado a evitar produtos lácteos por um curto período para verificar se os sintomas melhoram. Infecção viral ou gastrintestinal recente pode induzir prejuízo temporário ou mesmo permanente na capacidade de digerir a lactose. Se a ingestão for necessária ou difícil de evitar por algum motivo, comprimidos ou gotas de lactase e derivados lácteos sem lactose estão disponíveis para, além de ajudar na digestão da lactose, reduzir os gases.

Inatividade, constipação intestinal, dismotilidade intestinal ou obstrução parcial do intestino podem contribuir para a incapacidade de mover quantidades normais de gases. Ademais, mudança repentina na dieta, como um aumento significativo na ingestão de fibras, também pode alterar a produção de gases. Alimentos específicos que contêm rafinose (um açúcar complexo resistente à digestão) – como feijão, repolho, brócolis, couve-de-bruxelas, aspargos e alguns grãos integrais – podem aumentar a produção de gases. Alterações na microbiota intestinal ocorrem ao longo do tempo após aumento da fibra alimentar. A introdução gradual de fibras com consumo adequado de líquidos parece reduzir as queixas de gases. O Boxe 27.1 descreve os alimentos que podem elevar a produção de gases.

Constipação intestinal

A constipação intestinal é um grande problema em todo o mundo. Nos EUA, a constipação intestinal crônica leva a 8 milhões de consultas médicas por ano (Wald, 2016). Sua prevalência exata é difícil de determinar, uma vez que apenas a minoria dos pacientes que sofrem de constipação intestinal procura atendimento médico. Os relatos de sua prevalência têm variado amplamente, cerca de 0,7 a 29% entre crianças e 2,5 a 79% entre adultos (Forootan et al., 2018; Rajindrajith et al., 2016). Essa variação mundial nas taxas de prevalência decorre de fatores como diversidade cultural, condições genéticas, ambientais e socioeconômicas, assim como diferentes sistemas de saúde. A constipação intestinal tem um impacto significativo na qualidade de vida e contribui para os encargos financeiros dos cuidados de saúde. Sexo feminino em adultos, idade avançada, alto índice de massa corporal e baixo nível socioeconômico parecem estar associados a maior prevalência de constipação intestinal (Forootan et al., 2018).

Etiologia

A **constipação intestinal** é definida como dificuldade para defecar caracterizada por evacuações infrequentes ou disquezia (evacuações dolorosas, intensas ou incompletas). A frequência normal de evacuação pode variar de três vezes por dia a três vezes por semana. O peso das fezes é usado com mais frequência na prática médica e em descrições clínicas como medida objetiva da quantidade ou volume das fezes. Um volume de apenas 200 g por dia é considerado normal para crianças e adultos saudáveis. A escala fecal de Bristol (Figura 27.1) foi desenvolvida pela primeira vez em Bristol, na Inglaterra, na década de 1990, tendo sido modificada ao longo do tempo; todavia, continua a ser uma referência útil para médicos e pacientes identificarem a forma ou a consistência das fezes (Lewis e Heaton, 1997).

As causas da constipação intestinal são variadas e podem ser multifatoriais; a ingestão inadequada de fibras tem sido citada como a principal causadora desde o início dos anos 1970, mas o tratamento do distúrbio subjacente deve ser sempre o curso de ação principal. Também é importante compreender os padrões de sintomas e a classificação da constipação intestinal para personalizar a terapia com base na fisiopatologia subjacente. O Boxe 27.2 descreve os fatores e as condições conhecidas por causar constipação intestinal.

Boxe 27.1 Alimentos que podem aumentar a produção de gases intestinais.

1. Feijão (leguminosas).
2. Vegetais: brócolis, couve-flor, repolho, couve-de-bruxelas, cebola, cogumelos, alcachofra e aspargos.
3. Frutas: peras, maçãs e pêssegos.
4. Grãos integrais: trigo integral e farelo.
5. Refrigerantes: bebidas de frutas, especialmente sucos de maçã e de pera, assim como outras bebidas que contenham xarope de milho rico em frutose (um adoçante feito de milho).
6. Leite e produtos lácteos, bem como queijo macio, sorvete e iogurte.
7. Alimentos embalados: pão, cereais e molho para salada, que contenham pequenas quantidades de lactose (açúcar do leite).
8. Balas e chicletes sem açúcar que contenham alcoóis de açúcar: sorbitol, manitol, eritritol e xilitol.

De National Institute of Diabetes and Digestive and Kidney Diseases: *Digestive Diseases A-Z* (website): http://digestive.niddk.nih.gov/.

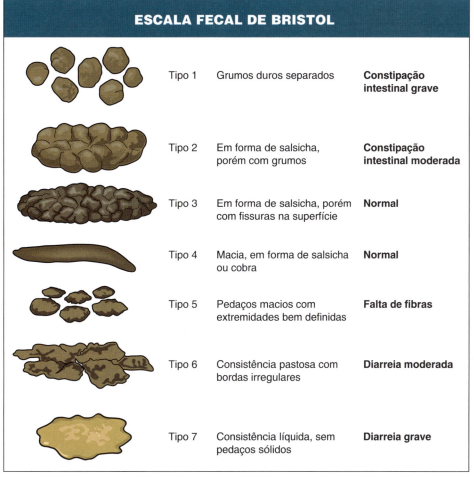

Figura 27.1 Escala fecal de Bristol (Wikimedia Commons: File: BristolStoolChart.png (*website*), https://commons.wikimedia.org/wiki/File:BristolStoolChart.png, Updated June 18, 2018.)

Boxe 27.2 Causas da constipação intestinal.

Estilo de vida e dieta
Ausência de fibras na dieta
Baixa ingestão total de energia e líquidos
Suplementos de ferro e cálcio
Falta de exercícios
Imobilidade
Abuso de laxantes
Adiamento da necessidade de defecar

Distúrbios de dismotilidade
Pseudo-obstrução intestinal crônica
Hipotireoidismo
Inércia colônica
Gastroparesia
Doença de Hirschsprung
Doença de Chagas
Anormalidades metabólicas e endócrinas, como diabetes

Doenças neurológicas
Esclerose lateral amiotrófica
Esclerose múltipla
Distrofia muscular
Mal de Parkinson
Ataxia de Friedrich
Paralisia cerebral
Para- ou tetraplegia
Lesão da medula espinal
Doença cerebrovascular
Traumatismo cerebral

Distúrbios do assoalho pélvico
Gestação
Defecação dissinérgica

Uso crônico de opiáceos
Pacientes oncológicos
Pacientes com dor crônica
Síndrome do intestino narcótico

Outros distúrbios gastrintestinais
Doenças do sistema gastrintestinal superior
Doenças do intestino grosso resultando em:
    Falha de propulsão ao longo do cólon (inércia do cólon)
    Malformações anorretais ou obstrução da saída
Síndrome do intestino irritável (SII)
Supercrescimento bacteriano no intestino delgado (SIBO)
Fissura anal

Dados de Andrews CN, Storr M, 2011; Longstreth GF et al., 2006; Schiller LR: Nutrients and constipation: cause or cure? *Pract Gastroenterol* 32:4, 2008.

Fisiopatologia

A constipação intestinal é classificada como primária ou secundária. A **constipação intestinal primária**, também conhecida como constipação intestinal idiopática ou funcional, é causada por problemas físicos ou funcionais quando nenhum distúrbio subjacente pode ser identificado (Barco et al., 2015). Os diferentes subtipos de constipação intestinal primária podem ser categorizados da seguinte forma (Andrews e Storr, 2011):

- Constipação intestinal de trânsito normal: essa é a forma mais comum de constipação intestinal crônica vista por médicos e também é conhecida como constipação intestinal funcional. As fezes passam pelo cólon a uma taxa de cerca de 5 dias em pessoas com constipação intestinal de trânsito normal. Na constipação intestinal funcional, os pacientes relatam sintomas que acreditam ser consistentes com constipação intestinal, como a presença de fezes endurecidas ou uma dificuldade percebida para defecar. No teste, entretanto, o trânsito das fezes não é retardado e a frequência das fezes costuma estar dentro da faixa normal. Os pacientes podem experimentar inchaço e dor ou desconforto abdominal. Os sintomas da constipação intestinal funcional geralmente respondem apenas com a fibra alimentar ou com a adição de um agente osmótico. Os critérios de Roma IV para o diagnóstico de constipação intestinal funcional estão descritos no Boxe 27.3 (Sood e Ford, 2016)
- Constipação intestinal por trânsito lento: este subtipo causa evacuações infrequentes – normalmente menos de uma vez por semana. Frequentemente, os pacientes não sentem vontade de defecar, mas podem se queixar de distensão e desconforto abdominais. A desaceleração do conteúdo intestinal ocorre mais comumente no cólon retossigmoide, bem como resulta em diminuição do conteúdo de água nas fezes e da ação propulsora. O tratamento geralmente utiliza um regime laxante agressivo. Quando grave e não resolvida por outras opções de tratamento menos invasivas, pacientes selecionados com constipação intestinal de trânsito lento também podem ser considerados para procedimentos cirúrgicos, como colectomia subtotal e anastomose ileorretal
- Disfunção anorretal: este subtipo é resultado da lassidão da musculatura do assoalho pélvico, da sensação retal prejudicada e da diminuição da pressão luminal no canal anal. Frequentemente, os laxantes são altamente ineficazes na disfunção anorretal. A terapia de *biofeedback* para retreinar os músculos pode ser usada por pacientes com constipação intestinal causada por problemas nos músculos anorretais. Trata-se de uma combinação de treinamento muscular diafragmático, defecação simulada e esfíncter anal guiado por manometria ou eletromiografia (EMG) e relaxamento da musculatura pélvica, com o objetivo de melhorar a coordenação retoanal e a consciência sensorial (Lee et al., 2014). As medidas são exibidas em uma tela de vídeo como gráficos de linha e os sons indicam quando o paciente está usando os músculos corretos.

A constipação intestinal secundária pode resultar de uma ampla variedade de fatores. Os mais comuns são ausência de fibra alimentar, inatividade ou baixa ingestão de líquidos. Outras causas podem incluir – mas não se restringem a – medicamentos, estilo de vida, bloqueios mecânicos causados por câncer, aderências e estenoses, fatores psicogênicos – como ansiedade, depressão, demência ou transtornos alimentares – ou anormalidades metabólicas – como desequilíbrio eletrolítico e diabetes. Condições como obesidade, gestação, SII, supercrescimento bacteriano no intestino delgado (SIBO) ou doença celíaca também podem contribuir para a constipação intestinal secundária, assim como devem ser consideradas pelos médicos que tratam do problema (Barco et al., 2015). O **intestino neurogênico** é um tipo de disfunção intestinal causada pelo mau funcionamento do nervo após lesão da medula espinal ou doenças nervosas, incluindo, mas não se limitando a, esclerose múltipla (EM) ou esclerose lateral amiotrófica (ELA) – que danifica os nervos associados ao controle do cólon inferior. Os dois principais tipos de intestino neurogênico incluem intestino reflexo (espástico) ou intestino flácido, que leva à constipação intestinal por várias razões (Cedars Sinai, 2018).

A SII também pode estar associada à constipação intestinal crônica; uma dieta baixa em FODMAP costuma ser útil. Mais informações sobre SII e uma dieta com baixo FODMAP são encontradas posteriormente neste capítulo.

Manejo clínico para adultos

Uma história completa e meticulosa é o mais útil para descartar constipação intestinal secundária a medicamentos ou outra doença clínica subjacente. Em seguida, a primeira abordagem para tratar a constipação intestinal leve e funcional é garantir a ingestão adequada de fibras e líquidos na dieta, exercícios e atenção à vontade de defecar. Pacientes dependentes de laxantes são encorajados a se consultar com um profissional médico, considerar a transição para algo mais suave – como citrato de magnésio, quando clinicamente apropriado – e reduzir a dose do laxante até a suspensão completa.

Quando a constipação intestinal persiste apesar das modificações no estilo de vida e na dieta, podem ser prescritos medicamentos que promovam movimentos intestinais regulares. Os agentes usados no tratamento da constipação intestinal são categorizados amplamente como amaciantes ou estimulantes fecais, a saber:

- **Amaciantes fecais** (ou seja, docusato de sódio) são surfactantes aniônicos com uma propriedade semelhante ao detergente emulsificante, que aumenta o teor de água nas fezes para facilitar a evacuação
- **Agentes osmóticos**, como hidróxido de magnésio, sorbitol, lactulose e polietilenoglicol, contêm açúcares pouco absorvidos ou não absorvíveis e atuam atraindo o líquido para o lúmen intestinal
- **Laxantes estimulantes**, como bisacodil e *sene*, aumentam a contração peristáltica e a motilidade intestinal e atuam na prevenção da absorção de água. O uso crônico de laxantes está associado a cólicas abdominais e desequilíbrio hídrico.

Lubiprostona (Amitiza®) é um medicamento aprovado pela Food and Drug Administration (FDA) para constipação intestinal idiopática e tratamento de SII com constipação intestinal em adultos. A medicação é um ativador dos canais de cloro, que aumenta a secreção e a mobilidade do líquido intestinal sem alterar os eletrólitos de sódio ou potássio (Bailes e Reeve, 2013). Ela aumenta os movimentos intestinais espontâneos, mas é contraindicada para pacientes com obstrução gastrintestinal mecânica suspeitada ou conhecida. Recomenda-se que os pacientes ingiram 1.500 a 2.000 mℓ de líquidos por dia, dieta

---

Boxe 27.3 Critérios de diagnóstico Roma IV para constipação intestinal funcional.

Critérios cumpridos nos últimos 3 meses, com início dos sintomas pelo menos 6 meses antes do diagnóstico

1. Deve incluir dois ou mais dos seguintes:
   a. Esforço durante mais de 25% das defecações
   b. Fezes volumosas ou endurecidas (escala fecal de Bristol 1 a 2) em mais de 25% das defecações
   c. Sensação de evacuação incompleta por mais de 25% das defecações
   d. Sensação de obstrução/bloqueio anorretal por mais de 25% das defecações
   e. Manobras manuais para facilitar mais de 25% das defecações (ou seja, evacuação digital, suporte do assoalho pélvico)
   f. Menos de três defecações por semana
2. Fezes moles raramente estão presentes sem o uso de laxantes.
3. Não existem critérios suficientes para a síndrome do intestino irritável.

Sood R, Ford AC: Diagnosis: Rome IV criteria for FGID's – an improvement or more of the same? Nat Rev Gastroenterol Hepatol 13:501-502, 2016.

rica em fibras e medicação (Pronsky et al., 2015). Outros dados sobre a eficácia de qualquer medicamento devem ser avaliados, pois a intervenção nutricional, o posicionamento para defecação e a fisioterapia podem ser igualmente eficazes.

Manejo clínico para bebês e crianças

A constipação intestinal costuma ser especialmente preocupante em bebês e crianças pequenas. Aproximadamente 3 a 5% de todas as consultas pediátricas estão relacionadas à constipação intestinal crônica. Alguns pacientes apresentam sintomas que persistem por 6 meses ou mais. Nessa fase da vida, a constipação intestinal pode estar relacionada a ingestão inadequada de fibras ou líquidos, efeitos colaterais de medicamentos, inatividade ou distúrbio da motilidade intestinal. Historicamente, uma dieta rica em fibras tem sido recomendada para crianças com constipação intestinal, porém poucos estudos documentam seus benefícios (Kranz et al., 2012). Histórico completo e exame físico, educação de pais e filhos, intervenção comportamental e nutricional e uso apropriado de laxantes geralmente levam a melhora significativa.

Manejo nutricional clínico

O tratamento nutricional primário para constipação intestinal em pessoas saudáveis é o consumo de quantidades adequadas de líquidos e fibras dietéticas, solúveis e insolúveis. A fibra aumenta o líquido fecal do cólon, a massa microbiana (que é responsável por 60 a 70% do peso das fezes), o peso e a frequência das fezes, bem como a taxa de trânsito do cólon. Com a ingestão adequada de líquidos, a fibra pode amolecer as fezes e torná-las mais fáceis de ser evacuadas. As ingestões dietéticas de referência (IDRs) recomendam o consumo de 14 g de fibra alimentar por 1.000 kcal, ou 25 g para mulheres adultas e 38 g para homens adultos. Nos EUA, a ingestão típica de fibras alimentares é de apenas aproximadamente 16,2 g/dia (Grooms et al., 2013).

A fibra dietética se refere a materiais vegetais comestíveis não digeridos pelas enzimas no sistema GI, bem como é classificada como solúvel ou insolúvel. A fibra solúvel forma um gel – agindo para retardar a digestão – e geralmente não tem efeito laxante. A fibra insolúvel absorve água para adicionar volume às fezes, além de acelerar o trânsito fecal pelos intestinos (Barco et al., 2015). A fibra consiste em celulose, hemicelulose, pectinas, gomas, ligninas, materiais amiláceos, assim como oligossacarídeos parcialmente resistentes às enzimas digestivas. Ambos os tipos de fibras estão prontamente disponíveis em uma dieta de alimentos integrais que inclui uma variedade de grãos integrais, frutas, vegetais, leguminosas, sementes e nozes.

Uma dieta terapêutica rica em fibras pode ter de exceder 25 a 38 g/dia. A dieta rica em fibras, no Boxe 27.4, fornece mais do que a quantidade de fibras normalmente recomendada. É importante avaliar a ingestão de fibras alimentares antes de fazer recomendações para suplementação de fibra. Se um paciente já estiver ingerindo 25 a 30 g de fibra alimentar diariamente, é improvável que a suplementação seja útil. Se menos do que essa quantidade estiver sendo consumida, a fibra deve ser adicionada lentamente em doses graduais até chegar a 25 a 30 g por dia. Quantidades superiores a 50 g por dia não são necessárias e podem aumentar a distensão abdominal e a flatulência excessiva devido à fermentação pela microbiota colônica.

Suplementos de farelo e fibra podem ser úteis para pessoas que não podem ou não querem comer quantidades suficientes de alimentos que contenham fibras. Vários desses suplementos de fibras comerciais podem ser adicionados a cereais, iogurtes, polpas de frutas, sucos ou sopas. Cozinhar não destrói as fibras, mas a estrutura pode se modificar. Recomendar ingestão diária adequada de líquidos também é muito importante para facilitar a eficácia da ingestão elevada de fibras. A obstrução gástrica e a impactação fecal podem ocorrer quando *bolus* de géis fibrosos ou farelo não são consumidos com líquido suficiente para dispersar a fibra.

É improvável que o aumento do consumo de fibras dietéticas forneça alívio para pacientes com graves síndromes de dismotilidade, distúrbios neuromusculares, uso crônico de opioides, distúrbios do assoalho pélvico ou outras doenças gastrintestinais graves. Em condições como distúrbios neuromusculares ou com uso crônico de opioides, um esquema de medicação laxante específico ou medicamento estimulador da motilidade intestinal (ou seja, metilnaltrexona) pode ser uma parte necessária do tratamento da doença.

Diarreia

A diarreia é definida pela Organização Mundial da Saúde (OMS) como a evacuação de fezes pastosas ou líquidas três ou mais vezes por dia. A diarreia ocorre quando há trânsito acelerado do conteúdo intestinal pelo intestino delgado, diminuição da digestão enzimática dos alimentos, redução da absorção de líquidos e nutrientes, aumento da secreção hídrica para o sistema GI ou perdas exsudativas.

Fisiopatologia

- A diarreia pode estar relacionada a doença inflamatória; infecções por agentes fúngicos, bacterianos ou virais; medicamentos; consumo excessivo de açúcares ou outras substâncias osmóticas; resposta alérgica a algum alimento; ou superfície absortiva da mucosa insuficiente ou danificada. Existem muitos subtipos diferentes de diarreia associados a várias condições clínicas e/ou cirurgias
- As diarreias exsudativas estão sempre associadas a danos na mucosa, levando a derramamento de muco, líquido, sangue e proteínas plasmáticas, com um acúmulo hidreletrolítico no intestino. A liberação de prostaglandinas e citocinas pode estar envolvida. A diarreia associada a doença de Crohn, retocolite ulcerativa (RCU) e enterite por radiação é frequentemente exsudativa
- As diarreias osmóticas ocorrem quando os solutos osmoticamente ativos estão presentes no sistema intestinal e são mal absorvidos. Um exemplo é a diarreia que acompanha a síndrome de *dumping* em alguém que consome uma bebida contendo açúcares simples após passar por várias ressecções do sistema gastrintestinal, como um procedimento de Billroth II (gastrojejunostomia)
- As diarreias secretoras são o resultado da secreção intestinal hidreletrolítica ativa pelo epitélio intestinal, resultante de exotoxinas bacterianas, vírus e secreção elevada de hormônio intestinal. Ao contrário da diarreia osmótica, o jejum não alivia a diarreia secretora
- As diarreias disabsortivas ocorrem quando um processo de doença prejudica a digestão ou a absorção a ponto de nutrientes, como a gordura, aparecerem nas fezes em quantidades maiores. O excesso de gordura nas fezes é chamado de esteatorreia. A diarreia ocorre devido à ação osmótica desses nutrientes e à ação bacteriana sobre os nutrientes que passam para o cólon. A diarreia disabsortiva acontece quando não há área de absorção saudável o suficiente ou produção inadequada ou fluxo interrompido de bile e enzimas

---

Boxe 27.4 Diretrizes para dietas ricas em fibras.

1. Aumentar o consumo de pães integrais e cereais para 6 a 11 porções diárias.
2. Aumentar o consumo de vegetais, legumes, frutas, nozes e sementes para 5 a 8 porções diárias.
3. Consumir cereais, granolas e leguminosas com alto teor de fibras para aumentar a ingestão diária de fibras para 25 g em mulheres ou 38 g em homens ou mais.
4. Aumentar o consumo de líquidos para pelo menos 2 ℓ por dia.

Nota: seguir essas diretrizes pode causar aumento em peso das fezes, água fecal e gases. A quantidade que causa sintomas clínicos varia entre os indivíduos, dependendo da idade e da presença de doença gastrintestinal (GI), desnutrição ou ressecção do sistema gastrintestinal.

pancreáticas – ou há trânsito rápido, como na DII ou após ressecção intestinal extensa. O Boxe 27.5 lista doenças e condições associadas à má absorção e à diarreia
- Diarreias induzidas por medicamentos são frequentes em pacientes hospitalizados e em tratamento prolongado. Os medicamentos que causam diarreia o fazem por diferentes mecanismos. Por exemplo, medicamentos como lactulose (usada no tratamento da encefalopatia hepática) e poliestireno sulfonato de sódio com sorbitol (usado no tratamento da hiperpotassemia) aumentam os movimentos intestinais como parte de seu mecanismo de ação. Alguns antibióticos têm efeitos diretos na função GI. Os exemplos incluem eritromicina, que atua como um agonista da motilina e aumenta a motilidade GI inferior, bem como claritromicina e clindamicina, que aumentam as secreções GIs.

Em pessoas com doenças subjacentes, como o vírus da imunodeficiência humana (HIV) e outros estados de imunodeficiência, as causas da diarreia são frequentemente multifatoriais, bem como podem incluir efeitos colaterais de medicamentos, proliferação de organismos oportunistas e manifestações gastrintestinais da própria doença (Pavie et al., 2012) (ver Capítulo 36). O aumento do risco de infecção oportunista também está associado ao uso de agentes antineoplásicos (como a quimioterapia) ou em pessoas com desnutrição.

Diarreia associada a antibióticos

O sistema intestinal humano é o lar de trilhões de bactérias na **microbiota** (Figura 27.2). No sistema GI normal, a microbiota intestinal comensal fermenta células intestinais e alimentos não digeridos em gases e ácidos graxos de cadeia curta (AGCCs). A absorção de AGCCs facilita a absorção hidreletrolítica do cólon. Os antibióticos de amplo espectro diminuem o número de bactérias comensais no intestino, assim como podem resultar na redução dos subprodutos da fermentação, diminuindo a absorção hidreletrolítica e causando diarreia.

Alguns antibióticos permitem a proliferação de microrganismos patogênicos oportunistas normalmente suprimidos por microrganismos competitivos no sistema gastrintestinal. As toxinas produzidas por alguns microrganismos oportunistas podem causar retocolite e aumento da secreção hidreletrolítica. A elevação no uso de antibióticos levou ao aumento da **diarreia associada a antibióticos (DAA)** e ao supercrescimento de *Clostridium difficile* com resultante **infecção por *Clostridium difficile* (*C. difficile*) (ICD)**.

C. difficile é um organismo formador de esporos, que são resistentes aos agentes antissépticos comuns. A capacidade de formação de esporos do *C. difficile* permite que o organismo se espalhe inadvertidamente para outros pacientes por profissionais da saúde (infecção iatrogênica) se procedimentos de controle de infecção rigorosos não forem seguidos. A presença dessa infecção é detectada pela análise de uma amostra de fezes para a presença da toxina produzida pelos organismos. Clindamicina, penicilina e cefalosporinas estão associadas mais frequentemente ao desenvolvimento de infecção por *C. difficile*. Sua ocorrência depende do número de antibióticos usados, da duração da exposição aos antibióticos e da idade e saúde geral do paciente. A supressão crônica do ácido gástrico com medicamentos inibidores da bomba de prótons durante a antibioticoterapia de amplo espectro também pode aumentar a suscetibilidade à ICD (Tarig et al., 2017; Trifan et al., 2017).

A *C. difficile* foi historicamente considerada uma infecção diarreica nosocomial (adquirida no hospital) associada à exposição a antibióticos. Mais recentemente, sua prevalência teve um aumento porque foi incluída maior incidência na população anteriormente considerada de baixo risco (DePestel e Aronoff, 2013). *C. difficile* pode causar retocolite, diarreia secretora, dilatação grave do cólon (megacólon tóxico), perfuração da parede intestinal, peritonite ou até morte (Pattani et al., 2013). Adicionando mais complicações à erradicação da ICD, as cepas resistentes são menos suscetíveis ao tratamento com antimicrobianos e causam uma forma mais grave da doença, com aumento dos custos de saúde e maior mortalidade (O'Keefe, 2010).

De acordo com os Centers for Disease Control and Prevention (CDC), estima-se que *C. difficile* tenha causado quase 500 mil infecções nos EUA somente em 2011. Desses números, 83 mil pacientes apresentaram pelo menos uma recorrência e quase 29 mil morreram dentro de 30 dias após o diagnóstico inicial. A prescrição de antibióticos desnecessários ou incorretos ocorre em 30 a 50% dos pacientes hospitalizados que os recebem. Acredita-se que esse descuido seja um importante contribuinte para a elevação do risco de infecção com risco de morte (CDC, 2015). Felizmente, com aumento dos protocolos de risco de infecção, maiores precauções com o uso de antibióticos

---

Boxe 27.5 Doenças e condições associadas à má absorção.

Digestão inadequada
Insuficiência pancreática
Hipersecreção de ácido gástrico
Ressecção gástrica

Metabolismo de sais biliares alterado com formação de micelas prejudicada
Doença hepatobiliar
Circulação êntero-hepática de sais biliares interrompida
Supercrescimento bacteriano
Medicamentos que precipitam sais biliares

Anormalidades genéticas do transporte de células mucosas
Deficiência de dissacaridase
Má absorção de monossacarídeo
Distúrbios específicos de má absorção de aminoácidos
Abetalipoproteinemia
Má absorção de vitamina B_{12}
Doença celíaca

Doenças inflamatórias ou infiltrativas
Doença de Crohn
Amiloidose
Esclerodermia
Espru tropical
Alergia gastrintestinal
Enterite infecciosa
Doença de Whipple
Linfoma intestinal
Enterite por radiação
Enterite induzida por medicamento
Doenças endócrinas e metabólicas
Síndrome do intestino curto (SIC)

Anormalidades dos sistemas linfático e vascular intestinais
Linfangiectasia intestinal
Insuficiência vascular mesentérica
Insuficiência cardíaca congestiva crônica

Dados de Beyer PL: Short bowel syndrome. In Coulston AM et al., editors: *Nutrition in the prevention and treatment of disease*, ed 1, San Diego, 2001, Academic Press; Branski D et al.: Chronic diarrhea and malabsorption, *Pediatr Clin North Am* 43:307, 1996; Fine KD: Diarrhea. In Mitra AD et al.: Management of diarrhea in HIV-infected patients, *Int J STD AIDS* 12:630, 2001; Podolsky DK: Inflammatory bowel disease, *N Engl J Med* 347:417, 2002; Sundarum A et al.: Nutritional management of short bowel syndrome in adults, *J Clin Gastroenterol* 34:207, 2002.

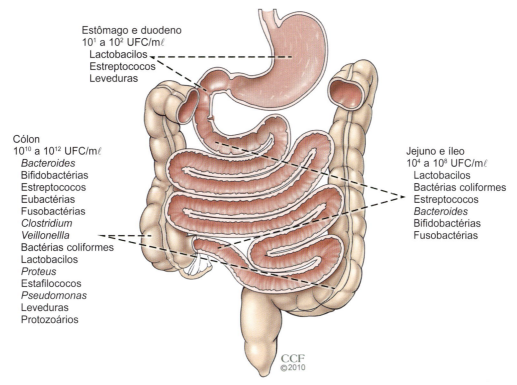

Figura 27.2 Microbiota intestinal humana. (Ilustração de David Schumick, BS, CMI. Cleveland Clinic Center for Medical Art & Photography ©2015. All rights reserved. CCF, Cleveland Clinic Foundation.)

e conscientização médica, houve uma redução de 8% das ICDs de 2011 a 2014 (CDC, 2018). Ver o infográfico da Figura 27.3, que revisa detalhes importantes.

Manejo clínico

Como a diarreia é um sintoma, e não uma doença, a primeira etapa do tratamento clínico é identificar e tratar o problema subjacente; o próximo objetivo é controlar a reposição de hidreletrolítica. Em casos de diarreia grave, a restauração hidreletrolítica é a prioridade. As perdas eletrolíticas, especialmente potássio e sódio, devem ser corrigidas precocemente com o uso de soluções orais de glicose eletrolítica com adição de potássio. As soluções de reidratação oral (SRO) funcionam porque contêm concentrações de sódio e glicose que são ideais para a interação com as proteínas do glicotransportador dependente de sódio (SGLT) nas células epiteliais intestinais (ver Capítulo 1).

Na diarreia intratável, especialmente em bebês ou crianças pequenas, pode ser necessária a alimentação parenteral. A nutrição parenteral (NP) pode até ser necessária se a cirurgia exploratória for prevista ou se não for esperado que o paciente retome a ingestão oral total em 5 a 7 dias (ver Capítulo 12).

A suplementação com probióticos, definida adiante, é promissora para prevenir DAA e ICD, e a pesquisa está em andamento, mas há dados inadequados para recomendar probióticos como tratamento primário para ICD (Pattani et al., 2013) (ver *Em foco: Probióticos e prebióticos e microbiota intestinal*). Atualmente, o melhor tratamento para ICD refratária é o **transplante de microbiota fecal (TMF)**. Com o conceito de que a microbiota intestinal humana é um órgão, o TMF pode ser considerado um transplante de órgão. Nesse procedimento, a microbiota intestinal da pessoa infectada com *C. difficile* é substituída por fezes de um doador saudável, geralmente de um membro da família com hábitos alimentares e de vida semelhantes. Um estudo recente encontrou uma taxa de sucesso de 90% em participantes que receberam TMF para erradicação de ICD, sem recorrência da doença após o procedimento (Konturek et al., 2016).

Produtos que combinam microrganismos probióticos e uma fonte de fibra prebiótica foram descritos como **simbióticos** por seus efeitos sinérgicos. Uma recente revisão avaliou a eficácia dos probióticos, prebióticos e simbióticos para melhorias na microbiota para uma variedade de doenças. Os simbióticos foram considerados eficazes para encefalopatia hepática, melhora da lipoproteína de alta densidade (HDL) e glicose de jejum, porém também demonstraram resultados positivos para o tratamento de diarreia infecciosa em crianças (Patel e DuPont, 2015).

Há um longo histórico de uso seguro de muitas cepas de "culturas vivas ativas" em alimentos em humanos saudáveis; no entanto, o volume de evidências é limitado ao uso de grandes doses de suplementos probióticos concentrados, especialmente de cepas específicas que exibem maior resistência ao ácido gástrico ou têm maior capacidade de proliferação no sistema gastrintestinal. Dados de segurança limitados apoiam o uso de suplementos probióticos concentrados em pacientes com estados imunocomprometidos ou doença grave, ou quando os probióticos são administrados diretamente no intestino delgado, por exemplo, com sondas de alimentação jejunal; entretanto, a pesquisa nessa área continua (Stavrou et al., 2015). Há vários relatos de caso de pacientes hospitalizados que receberam cepas concentradas de probióticos que se tornaram sépticas por causa de infecção na corrente sanguínea com a mesma cepa de probióticos sendo administrada. Em uma revisão de casos de eventos adversos relacionados à administração de probióticos em pacientes hospitalizados, 25% resultaram na morte do paciente (Whelan e Myers, 2010). Muitos desses relatos de caso indicam que o probiótico causador era uma levedura não patogênica e, desde então, advertências contra o fornecimento desse suplemento a pacientes gravemente enfermos foram instituídas no rótulo do produto para evitar tais complicações. Em um grande estudo duplo-cego e randomizado de um probiótico multiespécies de alta dose administrado – via sonda de alimentação jejunal – em pacientes com pancreatite aguda grave, houve significativamente mais mortes entre aqueles que tomaram probióticos em comparação aos que receberam o placebo inativo. Ademais, redução do risco de complicações infecciosas não foi demonstrada no grupo probiótico (Besselink et al., 2008). Ainda que esse estudo histórico tenha sido preocupante e forneça um alerta antes de administrar culturas vivas a pacientes criticamente enfermos, houve

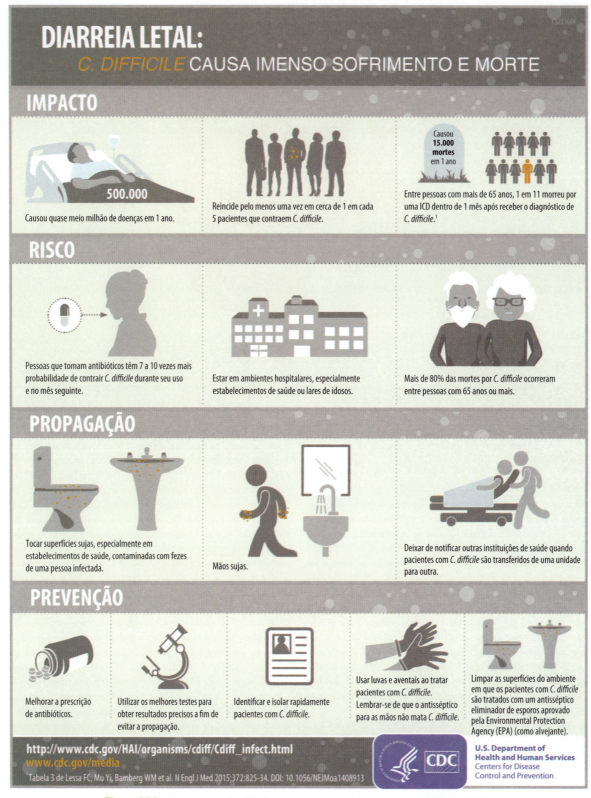

Figura 27.3 Diarreia letal: *C. difficile* causa imenso sofrimento e morte (CDC, 2015).

falhas e limitações que levam a questionar se o aumento da mortalidade foi apenas o resultado da suplementação de probióticos; desse modo, mais estudos são necessários nessa área.

As preparações probióticas são promissoras como tratamento adjuvante ou primário em várias condições gastrintestinais; todavia, a pesquisa está em andamento sobre a modificação da microbiota e permanecem dados inadequados até o momento a fim de fazer grandes generalizações sobre a segurança dos probióticos para todas as populações (Bafeta et al., 2018). Em contrapartida, como uma área emergente de pesquisa científica, há também um movimento para determinar como a manipulação da microbiota pode trazer benefícios ao hospedeiro (Walsh et al., 2014). Para aprender mais e acompanhar essa área fascinante da pesquisa em nutrição, a International Scientific Association for Probiotics and Prebiotics (https://isappscience.org/) é um excelente recurso.

EM FOCO
Probióticos e prebióticos e microbiota intestinal

Algumas condições gastrintestinais – como infecção por *Clostridium difficile* (ICD), supercrescimento bacteriano no intestino delgado (SIBO), diarreia associada a antibióticos e, talvez, doença inflamatória intestinal – podem resultar ou ter sintomas exacerbados quando há alterações nas colônias de microrganismos existentes no intestino delgado ou grosso. A exposição a antibióticos de amplo espectro causa alterações significativas na microbiota intestinal, colocando o paciente em risco de supercrescimento de micróbios potencialmente patogênicos e infecções gastrintestinais (GI) oportunistas.

Os **probióticos** são definidos pela Organização para Agricultura e Alimentação das Nações Unidas e pela Organização Mundial da Saúde (FAO/OMS) como "organismos vivos não patogênicos (bactérias ou leveduras) que, quando administrados em quantidades adequadas, conferem um benefício à saúde do hospedeiro". Para ser um probiótico, que significa "para a vida", uma cepa microbiana viva deve atender a critérios muito rigorosos. De acordo com FAO/OMS, esses critérios incluem ser seguro para consumo humano, um organismo vivo e viável com identificação de cepa, de origem humana, resistente a ácidos e bile, capaz de sobreviver ao ambiente do sistema intestinal superior, atingir o intestino distal (íleo e cólon) para se ligar ao epitélio intestinal, bem como colonizar o intestino distal, conferir benefícios à saúde do hospedeiro e ter benefícios à saúde cientificamente comprovados (Cresci e Izzo, 2017). Infelizmente, essa estrutura regulatória não existe nos EUA no momento; portanto, devido a esses critérios estritos, alguns suplementos denominados "probióticos" não o são realmente e seu uso pode ser enganoso para médicos e consumidores.

Certas cepas de bactérias foram identificadas como probióticos, os quais podem estar disponíveis na forma de suplemento (p. ex., cápsulas ou pós) ou incluídos em produtos alimentícios fermentados (p. ex., iogurtes ou *kefir*). A dose exata, o meio de liberação ou a duração da viabilidade são incertos, provavelmente variando entre diferentes cepas de probióticos, assim como podem depender da condição a ser tratada. Foi sugerido que os probióticos podem restaurar o equilíbrio dos micróbios intestinais, melhorar os sintomas e prevenir ou tratar condições em que ocorreu uma disbiose intestinal, como diarreia associada a antibióticos (Pattani et al., 2013). *Saccharomyces boulardii*, uma levedura probiótica, demonstrou reduzir a recorrência em pessoas com ICD quando altas doses de vancomicina oral também foram usadas (Cresci e Izzo, 2017). Certos tipos de probióticos podem ser eficazes na redução da duração da diarreia infecciosa aguda induzida por enterovírus em pacientes pediátricos, adultos e indivíduos com doença inflamatória intestinal (DII). Como os probióticos, os prebióticos têm critérios estritos para sua classificação. Prebióticos, polissacarídeos não digeridos e proteínas descamadas são a fonte de alimento para a microbiota intestinal comensal.

Um **prebiótico** é definido como "um ingrediente seletivamente fermentado que permite alterações específicas, tanto na composição quanto na atividade da microbiota intestinal, que conferem benefícios ao bem-estar e à saúde do hospedeiro" (Cresci e Izzo, 2017). É importante ressaltar que os prebióticos devem ser resistentes à acidez gástrica, à hidrólise por enzimas de mamíferos e a absorção GI; devem ser fermentados no sistema GI pela microbiota intestinal; e devem ser seletivos na estimulação do crescimento da microbiota intestinal e na atividade que contribui para saúde e bem-estar. Os prebióticos são açúcares naturais ou sintéticos e não estão disponíveis para todas as espécies microbianas intestinais. Ao atingir o intestino distal (íleo e cólon), os prebióticos são fermentados pela microbiota intestinal para produzir ácidos graxos de cadeia curta (AGCCs) e gases (dióxido de carbono, hidrogênio e metano). Os AGCCs (acetato, propionato e butirato) têm muitas funções biológicas, incluindo auxiliar a absorção hidreletrolítica, diminuir o pH intraluminal, alterar a proliferação e a diferenciação celular, além de modificar os processos inflamatórios e imunes intestinais (Cresci e Izzo, 2017). Embora tenham sido relatados alguns problemas de segurança com o uso de probióticos em determinadas condições clínicas, eles apresentam poucas preocupações nesse sentido. Assim como os probióticos, os prebióticos também podem contribuir, no entanto, para o desconforto gastrintestinal (inchaço, gases) se introduzidos muito rapidamente na dieta.

Como é promissora – em teoria e estudos selecionados – a melhora da disbiose intestinal com suplementos, são necessários mais estudos avaliando a dose ideal, o momento, a duração e as indicações de probióticos, prebióticos e suas combinações. A ingestão regular de fontes alimentares de prebióticos e probióticos também pode estimular o aumento da diversidade microbiana no intestino, reduzindo a dependência de suplementos quando apropriado.

Nutrição clínica

Todas as intervenções nutricionais associadas à diarreia devem ser vistas dentro do contexto da condição patológica subjacente responsável por ela. A substituição hidreletrolítica é o primeiro passo, usando SRO, sopas e caldos, sucos de vegetais e líquidos isotônicos. Dietas restritivas – como a dieta BRAT composta de banana, arroz (*rice*), purê de maçã (*applesauce*) e torradas (*toast*) – são pobres em nutrientes; nenhuma evidência indica que eles sejam necessários durante a doença diarreica aguda. Embora haja pesquisas limitadas para apoiar isso, alguns médicos também recomendam a progressão de carboidratos amiláceos, como cereais, pães e carnes com baixo teor de lipídeos, seguidos por pequenas quantidades de vegetais e frutas, seguidas por gorduras. O objetivo dessa progressão é limitar grandes quantidades de carboidratos hiperosmóticos que podem ser mal digeridos ou mal absorvidos, alimentos que estimulam a secreção de fluidos e outros que aceleram a taxa de trânsito gastrintestinal.

Alcoóis de açúcar, lactose, frutose e grandes quantidades de sacarose podem piorar as diarreias osmóticas. A SII também pode estar associada à diarreia ou a uma mistura de constipação intestinal e diarreia. Várias mudanças na dieta dentro da dieta com baixo FODMAP semelhante aos alimentos mencionados anteriormente podem melhorar os sintomas (ver seção *Síndrome do intestino irritável* neste capítulo). Como a atividade das dissacaridases e os mecanismos de transporte diminuem durante a doença intestinal inflamatória e infecciosa, os açúcares podem ter que ser limitados, especialmente em crianças. A má absorção é apenas uma causa potencial de diarreia, a qual pode ocorrer sem má absorção significativa de macronutrientes (carboidratos, gorduras e proteínas). A absorção da maioria dos nutrientes ocorre no intestino delgado; a diarreia associada a inflamação ou doença colônica preserva a absorção da maioria dos nutrientes ingeridos.

As dietas com fibra mínima e baixo teor de resíduos raramente são indicadas (Tabela 27.1). Os pacientes são incentivados a retomar uma dieta regular, conforme tolerado, que contenha quantidades moderadas de fibra solúvel. O metabolismo da fibra solúvel e dos amidos resistentes pelas bactérias do cólon leva à produção de **ácidos graxos de cadeia curta (AGCCs)** – que, em quantidades fisiológicas, servem como substrato para os colonócitos, facilitam a absorção de líquidos e sais e podem ajudar a regulação da motilidade gastrintestinal.

O material fibroso tende a retardar o esvaziamento gástrico, moderar o trânsito gastrintestinal geral, além de atrair a água para o lúmen intestinal. Fornecer fibras a pacientes com diarreia aumenta o volume das fezes e, em alguns casos (como SIBO), inicialmente pode aumentar os gases e o inchaço. A ingestão modesta de componentes prebióticos e fibras solúveis, como pectina ou goma, retarda o trânsito pelo sistema gastrintestinal.

Vários probióticos foram estudados para prevenir DAA. Atualmente, das formulações testadas, *Saccharomyces boulardii* e *Lactobacillus* parecem ser as mais eficazes na redução da DAA (Pattani et al., 2013). Metanálise mais recente concluiu especificamente que *Saccharomyces boulardii* é eficaz na redução do risco de DAA em crianças e

574 Parte 5 Terapia Médica Nutricional

Tabela 27.1 Alimentos a serem limitados em uma dieta pobre em fibras (resíduos mínimos).

Alimento	Comentários
Lactose (em maus absorvedores de lactose)	6 a 12 g são normalmente tolerados em indivíduos saudáveis com deficiência de lactase, mas podem não ser em outras pessoas
Fibra insolúvel (quantidades > 20 g)	Quantidades modestas (10 a 15 g) podem ajudar a manter a consistência normal do conteúdo gastrintestinal (GI) e da mucosa colônica normal em estados saudáveis e com doença GI
Sorbitol, manitol e xilitol	Bem tolerados em quantidades moderadas; grandes quantidades podem causar diarreia hiperosmolar
Frutose (excesso, 20 a 25 g/refeição)	
Sacarose (excesso, 25 a 50 g/refeição)	
Cafeína	Aumenta as secreções GIs, motilidade colônica
Bebidas alcoólicas (especialmente vinho e cerveja)	Aumentam as secreções GIs

adultos, sem efeitos colaterais adversos, mas também recomendou cautela a pacientes imunocomprometidos ou com doenças potencialmente fatais tratadas na unidade de terapia intensiva (UTI) (Szajewska e Kotodziej, 2015). Ainda são necessários estudos para encontrar a combinação ideal de probióticos e/ou prebióticos, testes para esquemas de dosagem e concentrações.

A diarreia grave e crônica é acompanhada por desidratação e depleção eletrolítica. Se também acompanhada por doença infecciosa, imunodeficiência ou inflamação prolongada, pode ocorrer má absorção de vitaminas, minerais e proteínas ou lipídeos, bem como os nutrientes podem ter de ser substituídos por via parenteral ou enteral. Em algumas formas de diarreia infecciosa, a perda de ferro na hemorragia gastrintestinal pode ser grave o suficiente para causar anemia. As próprias deficiências de nutrientes causam alterações na mucosa, como diminuição da altura das vilosidades e redução da secreção de enzimas, contribuindo ainda mais para a má absorção. À medida que a diarreia começa a desaparecer, a adição de quantidades normais de fibras à dieta pode ajudar a restaurar a função normal da mucosa, além de aumentar a absorção hidreletrolítica e a firmeza das fezes.

O alimento no lúmen é necessário para restaurar o sistema gastrintestinal comprometido após doenças e períodos de jejum. A realimentação precoce após a reidratação reduz a produção de fezes e encurta a duração da doença. A reposição ou suplementação de micronutrientes também pode ser útil na diarreia aguda, provavelmente porque acelera a regeneração normal das células epiteliais da mucosa danificada.

Tratamento da diarreia em bebês e crianças

A diarreia aguda é a mais perigosa e uma das principais causas de mortalidade entre bebês e crianças pequenas, que são facilmente desidratados por grandes perdas de líquidos. O fornecimento extra de líquidos, incluindo leite materno, pode prevenir a desidratação; entretanto, nos casos mais graves, a reposição hidreletrolítica deve ser agressiva e imediata. Desde 1978, a OMS recomenda uma **solução de reidratação oral (SRO)** padrão para essa situação aguda como uma forma de os pais poderem participar dos cuidados de seus filhos em casa, com uma necessidade reduzida de hidratação IV ou hospitalização. A SRO padrão recomendada pela OMS tinha historicamente osmolaridade de 311 mOsm/ℓ e continha concentrações específicas de sódio (90 mEq), potássio (20 mEq/ℓ), cloreto (80 mEq/ℓ) e glicose (20 g/ℓ) (Suh et al., 2010).

Por mais de 25 anos, a solução padrão foi usada, diminuindo a taxa de mortalidade de 5 milhões para 1,3 milhão de mortes anuais (WHO, 2002). Embora incrivelmente eficaz na reidratação, reduzir o volume fecal ou a duração da doença ainda era uma importante preocupação, levando à pesquisa e ao desenvolvimento de uma nova solução. O resultado desse trabalho se concretizou em 2003, quando a OMS fez uma alteração para recomendar uma nova solução de osmolalidade mais baixa de 245 mOsm/ℓ, com concentrações diminuídas de glicose (13,5 g/ℓ) e sódio (75 mEq/ℓ), uma vez que isso resultou em maior absorção de água em crianças com diarreia não colérica (Suh et al., 2010; WHO, 2002; WHO, 2006).

Em geral, quando a SRO de osmolaridade reduzida é usada em crianças com diarreia aguda, isso resulta em menor necessidade de terapia intravenosa e redução significativa na produção de fezes e vômito em comparação à SRO padrão recomendada pela OMS (Atia e Buchman, 2009). Soluções comerciais como Pedialyte®, Infalyte®, Lytren®, Equalyte® e Rehydralyte® geralmente contêm menos glicose e um pouco menos de sal do que a formulação OMS-SRO, bem como estão disponíveis em farmácias – geralmente sem a necessidade de receita médica. A terapia de reidratação oral é menos invasiva e mais barata do que a intravenosa e, quando usada em crianças, permite que os pais auxiliem a recuperação de seus filhos. Deve-se, no entanto, prestar muita atenção ao conteúdo real de eletrólitos, pois muitas das SROs não são úteis para a reidratação. Ver Tabela 27.2 para receitas de SRO que podem ser usadas para fazer a fórmula em casa. Bebidas esportivas comerciais (p. ex., Gatorade™) sem a adição de sal não são recomendadas.

Uma proporção substancial de crianças de 9 a 20 meses pode manter a ingestão adequada quando oferecida uma dieta líquida ou semissólida continuamente durante episódios de diarreia aguda. Mesmo no decorrer da diarreia aguda, o intestino pode absorver até 60% dos alimentos ingeridos. Alguns médicos demoraram a adotar a prática de realimentação precoce após a diarreia grave em bebês, apesar das evidências de que "descansar o intestino" é, na verdade, mais prejudicial.

Estenose e obstrução gastrintestinal
Fisiopatologia

Pacientes com gastroparesia, aderências, hérnias, cânceres metastáticos, dismotilidade ou vólvulo são propensos à obstrução, a qual pode resultar no bloqueio parcial ou completo do movimento de alimentos ou fezes pelos intestinos. As obstruções podem ser parciais ou completas e ocorrer no estômago (obstrução da saída gástrica), no intestino delgado ou no intestino grosso. Os sintomas incluem inchaço, distensão e dor abdominais, náuseas e vômitos.

As obstruções geralmente não são causadas por alimentos em um indivíduo saudável, e os pesquisadores não descobriram que a alimentação, a dieta e a nutrição desempenhem um papel na causa ou na prevenção da frequência dos sintomas obstrutivos nessa população. Contudo, quando

Tabela 27.2 Receitas de solução de reidratação oral (SRO).*

2 xícaras de Gatorade™, 2 xícaras de água e 3/4 de colher de chá de sal	28 g de glicose, 82 mEq Na e 1,5 mEq K
Ou	
1 ℓ de água, 3/4 de colher de chá de sal e 6 colheres de chá de açúcar	24 g de glicose, 76 mEq e 0 mEq K

*Cada receita faz 1 ℓ e deve ser preparada novamente a cada 24 horas.
(Dados de Krenitsky J, McCray S: *University of Virginia Health System Nutrition Support Traineeship Syllabus*, Charlottesville, VA, 2010, University of Virginia Health System; Recipes from Parrish CR: The clinician's guide to short bowel syndrome, *Pract Gastroenterol* 29:67, 2005.)

seções do sistema gastrintestinal estão parcialmente obstruídas ou não se movem normalmente, os alimentos podem contribuir para a obstrução. Nesses indivíduos com o sistema gastrintestinal comprometido, acredita-se que vegetais fibrosos contribuam para a obstrução, na medida em que a fibra desses alimentos pode não ser completamente mastigada para passar por segmentos estreitos do sistema gastrintestinal.

Nutrição clínica

A maioria dos médicos recomendaria aos pacientes propensos a obstruções mastigar bem os alimentos e evitar a ingestão excessiva de fibras, limitando-os ao consumo de alimentos com menos de 3 g de fibra por porção ou não mais do que 10 g por dia. Um paciente com obstrução intestinal parcial pode tolerar dieta restrita em fibras e líquidos, dependendo da localização da estenose ou da obstrução do sistema gastrintestinal. Um bloqueio mais proximal (mais perto da boca) pode exigir uma dieta semissólida ou líquida; porém, quanto mais distal (mais perto do ânus) for o bloqueio, menos provável que a alteração da consistência da dieta auxilie. Os sintomas são mais graves durante a obstrução completa. Os pacientes podem ser intolerantes à ingestão oral e às suas próprias secreções, levando a desidratação progressiva, desequilíbrio eletrolítico e toxicidade sistêmica. O tratamento inicial consiste em reanimação agressiva com líquidos, descompressão nasogástrica e administração de analgésicos e antieméticos.

Pacientes com obstrução intestinal completa podem necessitar de intervenção cirúrgica. Em alguns casos, a alimentação enteral além do ponto de obstrução pode ser viável; todavia, se ela não for possível por um período prolongado, a NP pode ser necessária. É preciso atuar com o paciente e o médico para determinar a natureza, o local e a duração da obstrução para que a terapia nutricional possa ser individualizada.

DOENÇAS DO INTESTINO DELGADO

Doença celíaca (enteropatia sensível ao glúten)

A prevalência da **doença celíaca (DC)** foi subestimada no passado e agora considera-se que afete 0,3 a 0,9% da população nos EUA, assim como varie por etnia, com uma predominância marcada entre brancos não hispânicos. A incidência mundial de DC é de cerca de 1% (Leonard et al., 2017). O início e a primeira ocorrência dos sintomas podem ocorrer a qualquer momento, desde a infância até a idade adulta. A doença pode se tornar aparente quando um bebê começa a comer cereais que contêm glúten. Em alguns, pode não aparecer até a idade adulta, quando pode ser desencadeada ou desmascarada durante uma cirurgia gastrintestinal, estresse, gestação ou infecção viral. Ela pode ser descoberta como resultado da avaliação de outro problema suspeito, como constipação intestinal, dor abdominal ou anemia inexplicada.

Etiologia

A apresentação em crianças pequenas provavelmente inclui os sintomas gastrintestinais mais "clássicos" de diarreia, esteatorreia, fezes fétidas, distensão abdominal, fadiga e baixo ganho de peso. Um número crescente de pacientes está sendo diagnosticado com sintomas extraintestinais (como dor de cabeça, "névoa" cerebral, anemia, densidade mineral óssea reduzida, fadiga crônica, hipoplasia do esmalte dentário e enzimas hepáticas elevadas). Um estudo recente descobriu que apenas 34% dos pacientes pediátricos apresentavam sintomas clássicos de DC e 43% tinham sintomas não clássicos (Almallouhi et al., 2017). Frequentemente, a DC é diagnosticada erroneamente como SII, deficiência de lactase, doença da vesícula biliar ou outros distúrbios que não envolvem necessariamente o sistema gastrintestinal, uma vez que a apresentação e o início dos sintomas variam muito.

Os pacientes podem apresentar uma ou mais de uma série de condições associadas à DC: anemias, fadiga generalizada, perda de peso ou deficiência de crescimento, osteoporose, deficiências de vitaminas ou minerais e (embora rara) malignidade gastrintestinal. A **dermatite herpetiforme**, outra manifestação da DC, apresenta-se como erupção cutânea com prurido e sua presença é diagnóstica de DC. O Boxe 27.6 lista as condições associadas à DC. Pessoas diagnosticadas tardiamente, que não possam ou não pretendam seguir a dieta, ou cujo diagnóstico tenha sido feito quando eram crianças, mas disseram-lhes que a doença desapareceria conforme crescessem, correm um risco maior de sofrer complicações a longo prazo (Nachman et al., 2010).

Fisiopatologia

A DC, ou **enteropatia sensível ao glúten**, é caracterizada por uma combinação de quatro fatores: (1) suscetibilidade genética, (2) exposição ao glúten, (3) um "gatilho" ambiental e (4) uma resposta autoimune. O **glúten** se refere a frações peptídicas específicas de proteínas (prolaminas) encontradas no trigo (glutenina e gliadina), no centeio (secalina) e na cevada (hordeína). Um pequeno número de pessoas com DC também pode reagir à proteína da aveia: a avenina (Pinto-Sanchez et al., 2017). Esses peptídeos são geralmente mais resistentes à digestão completa pelas enzimas GIs e podem atingir o intestino delgado de forma intacta. Em um intestino normal e saudável, esses peptídeos são inofensivos, pois a barreira intestinal está intacta e evita a translocação do intestino. Em pessoas com DC, todavia, esses peptídeos viajam do lúmen intestinal pelo epitélio intestinal e para a lâmina própria, onde podem desencadear uma resposta inflamatória que resulta em achatamento das vilosidades intestinais e alongamento das células da cripta (células secretoras), com uma resposta imunológica sistêmica mais geral (Sams e Hawks, 2014) (Figura 27.4). Os "gatilhos" que fazem com que um indivíduo geneticamente predisposto desenvolva DC não são bem compreendidos, mas acredita-se que os estressores – por exemplo, doença e inflamação – desempenhem alguma função.

Quando a DC permanece sem tratamento, as respostas imune e inflamatória eventualmente resultam em atrofia e achatamento das vilosidades. Com o tempo, o processo pode causar danos suficientes à

Boxe 27.6 Sintomas e condições associadas à doença celíaca.

Nutricionais
Anemia (ferro ou folato, raramente B_{12})
Osteomalacia, osteopenia, fraturas (deficiência de vitamina D, absorção de cálcio inadequada)
Coagulopatias (deficiência de vitamina K)
Hipoplasia do esmalte dentário
Atraso no crescimento, puberdade tardia, baixo peso
Deficiência de lactase

Extraintestinais
Fadiga, mal-estar (às vezes, apesar da ausência de anemia)
Artrite, artralgia
Dermatite herpetiforme
Infertilidade, risco aumentado de aborto espontâneo
Esteatose hepática, hepatite
Sintomas neurológicos (ataxia, polineuropatia, convulsões); podem estar parcialmente relacionados à nutrição
Síndromes psiquiátricas

Distúrbios associados
Doenças autoimunes: diabetes tipo 1, tireoidite, hepatite, doença vascular do colágeno
Malignidade gastrintestinal
Deficiência de IgA

IgA, imunoglobulina A.
(Kupfer SS, Jabri B: Pathophysiology of celiac disease, *Gastrointest Endosc Clin N Am* 22:639, 2012.)

mucosa intestinal para comprometer as funções secretora, digestiva e absortiva normais, levando à absorção prejudicada de micro e macronutrientes (Kupfer e Jabri, 2012). As células das vilosidades se tornam deficientes nas dissacaridases e peptidases necessárias para a digestão, assim como nos transportadores necessários para transportar os nutrientes para a corrente sanguínea. A doença afeta principalmente as seções proximal e média do intestino delgado, embora os segmentos mais distais também possam estar envolvidos (Sams e Hawks, 2014).

O termo **sensibilidade ao glúten** é comumente utilizado para descrever pessoas com sintomas inespecíficos, sem a resposta imunológica característica da DC ou o dano intestinal consequente. A **intolerância ao glúten**, também chamada de sensibilidade ao glúten não celíaca, descreve indivíduos que apresentam sintomas após a ingestão de alimentos que contêm glúten. Os sintomas podem ser isolados no sistema gastrintestinal, como náuseas, cólicas abdominais ou diarreia, ou de natureza extraintestinal, como névoa cerebral ou dor generalizada. Os pacientes que apresentam esses sintomas devem ser aconselhados a não seguir uma dieta sem glúten (GF) sem uma investigação para excluir ou confirmar um diagnóstico de DC porque (1) o teste para diagnosticar DC requer exposição contínua ao glúten na dieta, (2) pode haver uma condição clínica subjacente diferente para a qual uma dieta sem glúten não seja o tratamento e (3) uma dieta sem glúten pode ser dispendiosa e restritiva. A sensibilidade ao glúten não celíaca ou ao trigo inclui uma reação ao glúten, bem como a outros componentes do trigo, como o frutano (um FODMAP) (Gibson, 2017b).

Avaliação

O diagnóstico de DC é feito a partir de uma combinação de avaliações clínicas, laboratoriais e histológicas. Pessoas com suspeita de DC devem ser avaliadas quanto ao padrão geral de sintomas e ao histórico familiar. A triagem de sangue para determinados anticorpos deve ser realizada se os sintomas e/ou o histórico familiar indicarem DC. Se a sorologia for positiva, uma biopsia do intestino delgado é o padrão-ouro para confirmar o diagnóstico de DC. Uma biopsia intestinal positiva para DC geralmente mostra atrofia das vilosidades, aumento dos linfócitos intraepiteliais e hiperplasia de células da cripta. A biopsia, no entanto, não é usada para rastreamento inicial devido ao seu custo e ao seu caráter invasivo.

Concentrações elevadas de determinados autoanticorpos no sangue são encontradas em pessoas com DC. Para a triagem de DC, vários testes sorológicos são avaliados. Esses testes avaliam as concentrações de anticorpos séricos da imunoglobina A (IgA) para a transglutaminase tecidual (tTG IgA), que tem sensibilidade de 73,9 a 100% e especificidade de 77,8 a 100% (Leonard et al., 2017). Há maior incidência de deficiência de IgA em pacientes com DC; portanto, os médicos frequentemente medem as concentrações totais de IgA quando os achados sorológicos são normais, mas o quadro clínico geral sugere DC (ver *Visão clínica: Teste de anticorpos para doença celíaca e sensibilidade ao glúten*). Como a mudança na dieta altera os resultados diagnósticos, a avaliação inicial deve ser feita *antes* que a pessoa tenha eliminado de sua dieta os alimentos que contêm glúten. Os testes sorológicos também podem ser usados para monitorar a resposta de um paciente recém-diagnosticado tratado com uma dieta sem glúten. Certos testes genéticos estão se tornando cada vez mais comuns para avaliar o *status* de transportador HLA DQ2 ou HLA DQ8. É importante saber, como profissionais da saúde, que um resultado positivo desses testes não indica a presença de DC nem a exclui. Aproximadamente 25% da população caucasiana é positiva para HLA DQ2, porém menos de 5% dessas pessoas desenvolvem DC (May-Ling Tjon et al., 2010).

A adesão estrita e vitalícia a uma dieta sem glúten é o único tratamento conhecido para DC (ver Boxe 27.7 para uma lista de opções seguras, questionáveis e inseguras na dieta sem glúten). A dieta sem glúten

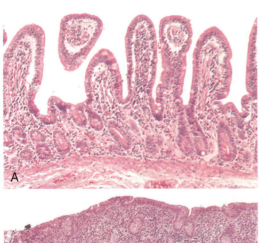

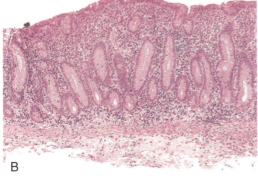

Figura 27.4 Doença celíaca (enteropatia sensível ao glúten). **A.** Amostra de biopsia jejunal peroral de mucosa doente exibe grave atrofia e embotamento das vilosidades, com um infiltrado inflamatório crônico da lâmina própria. **B.** Biopsia normal da mucosa. (De Kumar V et al.: *Robbins and Cotran pathologic basis of disease*, ed 7, Philadelphia, 2005, Saunders.)

VISÃO CLÍNICA

Teste de anticorpos para doença celíaca e sensibilidade ao glúten

Existem dois tipos diferentes de anticorpos considerados no diagnóstico da doença celíaca: os que são "antiglúten" e os que são autoimunes. Os anticorpos "antiglúten" são a antigliadina imunoglobulina G (IgG) e imunoglobulina A (IgA). Ig significa "imunoglobulina" ou "anticorpo". Na doença celíaca, os anticorpos autoimunes são IgA antiendomísio e IgA antitecido transglutaminase (tTG IgA).

O teste tTG IgA é altamente sensível e específico. Ele se correlaciona bem com a biopsia, é barato, não subjetivo e pode ser realizado em uma única gota de sangue; no entanto, pode ser falsamente positivo em um paciente com outras doenças autoimunes, como diabetes tipo 1. Para aqueles com um teste tTG IgA negativo, a deficiência de IgA deve ser considerada.

Os anticorpos antigliadina IgG e IgA reconhecem um pequeno pedaço da proteína do glúten chamada gliadina. A antigliadina IgG tem boa sensibilidade, enquanto a antigliadina IgA tem boa especificidade. Seu uso combinado fornece um teste de triagem para doença celíaca. Muitos indivíduos normais sem doença celíaca terão antigliadina IgG elevada. Estima-se que 0,2 a 0,4% da população geral tenha deficiência seletiva de IgA, enquanto 2 a 3% ou mais das pessoas com doença celíaca são deficientes de IgA.

Um painel celíaco positivo apenas para antigliadina IgG não é altamente sugestivo de doença celíaca se o paciente tiver uma concentração de IgA total normal. Uma concentração de antigliadina IgG três a quatro vezes maior do que o limite superior do normal para aquele laboratório é altamente sugestiva de uma condição em que o intestino é anormalmente permeável ao glúten. Isso pode acontecer com alergias alimentares, fibrose cística, infecções parasitárias, doença de Crohn e outros tipos de doenças gastrintestinais (GI) autoimunes. Esses anticorpos também podem estar ligeiramente elevados em indivíduos sem doença óbvia (Kelly et al., 2015).

Ruth Leyse-Wallace, PhD, RDN

Boxe 27.7 Dieta básica sem glúten.

Alimentos	Opções seguras	Evitar
Grãos e farinhas	Amaranto, araruta, farinhas de feijões (como grão-de-bico ou fava), trigo-sarraceno, milho ou amido de milho, linhaça, lágrimas-de-nossa-senhora (*Coix lacryma-jobi*), painço, batata, quinoa, ragi, arroz e arroz selvagem, sorgo, soja, tapioca, *teff*	Trigo (triguilho, cuscuz, *dürüm*, farina, *graham*, *kamut*, semolina, espelta, triticale, *emmer*, farro, gérmen de trigo), centeio, cevada, aveia (exceto aveia pura, não contaminada), farinha com baixo teor de glúten. Cuidado: "sem trigo" não necessariamente significa "sem glúten"
Cereais – quentes ou secos	Creme de arroz, creme de trigo-sarraceno, canjica, cereais secos sem glúten, grãos	Aqueles com trigo, centeio, aveia (exceto aveia sem glúten), cevada, malte de cevada, aroma de malte, gérmen de trigo, farelo
Batata, arroz, amido	Qualquer batata simples, batata-doce e inhame, todos os tipos de arroz puro, macarrão de arroz, macarrão 100% de trigo-sarraceno soba, macarrão sem glúten, polenta, canjica, tortilhas de milho, pastinaga, iúca, nabo	Batatas fritas (a menos que nenhum outro alimento tenha sido frito no mesmo óleo), macarrão, macarrão instantâneo, amido de trigo, recheios, tortilhas de farinha, *croutons*. Os rótulos dos produtos comerciais de batata ou arroz com temperos devem ser revisados
Biscoitos, batatas fritas, pipoca	Biscoitos de arroz ou outros biscoitos sem glúten, bolos de arroz; *chips* de milho simples, *chips* de tortilha de milho, *chips* de batata e outras raízes (taro, beterraba, batata-doce ou legumes etc.) ou *chips* de grãos (amaranto, quinoa), pipoca simples	Biscoitos sem glúten, biscoitos de *graham*, *crisps* de centeio, pão ázimo, *croutons*, *pretzels*, algumas batatas fritas com aromatizantes
Sobremesas	Sorvete, picolé, sorvete italiano, pudins sem glúten	Sorvete com pedaços de biscoitos, *crispies*, *pretzels*, massa de torta, biscoitos, bolos, casquinhas de sorvete e doces feitos com farinhas contendo glúten
Leite e iogurte	Qualquer leite natural ou iogurte puro e sem sabor, leitelho, nata, creme de leite batido	Leite maltado, iogurtes com adição de "crocantes" ou coberturas. Alguns leites e iogurtes com sabor
Queijo	Queijo (todos os estilos, incluindo queijo azul e gorgonzola), queijo processado (ou seja, americano), queijo tipo *cottage*	Algumas pastas de queijo ou molhos
Ovos	Todos os tipos de ovos simples, ovos cozidos	Ovos beneditinos (molho geralmente feito com farinha de trigo)
Carne, peixe, marisco, aves	Qualquer carne fresca não tratada, peixe, marisco ou ave; peixe enlatado em salmoura, caldo de vegetais ou água	Carnes empanadas. Algumas carnes comercialmente tratadas, conservadas ou marinadas, afiambrados, peixes, crustáceos; aves de capoeira ou curadas (verifique os rótulos)
Feijões e leguminosas	Qualquer feijão simples congelado, fresco, seco ou enlatado (sem aromatizantes ou molhos adicionados): grão-de-bico, feijão-vermelho, lentilha, feijão-carioquinha, edamame, feijão-de-lima, feijão-preto etc.	Aqueles com adição de molhos
Produtos de soja e análogos de carne ou alternativos	*Tempeh* simples, *tofu*, edamame, um pouco de missô	*Seitan*; *tempeh* de 3 grãos, molho de soja tradicional (contém trigo), muitos análogos de carne e frutos do mar, alguns missôs
Nozes e sementes	Quaisquer nozes, sementes ou manteigas de nozes naturais (salgadas ou sem sal), coco	Manteigas de nozes com ingredientes contendo glúten
Frutas e sucos	Quaisquer frutas ou sucos naturais frescos, enlatados, congelados, frutas secas naturais	Frutas secas polvilhadas com farinha, recheio de torta engrossado com farinha
Vegetais	Quaisquer vegetais naturais, frescos, enlatados ou congelados, incluindo milho, ervilha, feijão-manteiga etc.	Legumes em conserva ou molho contendo glúten
Sopas	Sopas caseiras com ingredientes permitidos conhecidos	Verificar os rótulos de todas as sopas comerciais
Condimentos, compotas e xaropes	*Ketchup*, mostarda, salsa, molho de soja sem trigo, maionese, vinagre (exceto vinagre de malte), geleia, gelatina, mel, xarope de bordo puro, melaço	Vinagre de malte, molho de soja, vários molhos, marinadas, alguns molhos para salada
Temperos e aromatizantes	Qualquer erva ou tempero natural, sal, pimenta, açúcar mascavo ou branco, ou adoçante artificial (Equal®, Sweet-N-Low®, Splenda®)	Misturas de temperos e caldos com ingredientes contendo glúten
Gorduras	Manteiga, margarina, todos os óleos vegetais puros (incluindo canola), maionese, nata	Alguns molhos de salada e sanduíches
Ingredientes de panificação	Fermento, bicarbonato de sódio, fermento em pó, creme de tártaro, lascas naturais de chocolate	Ver grãos e farinhas; verificar o rótulo em grãos adoçados, alfarroba ou *chips* de chocolate vegano
Bebidas	Café, chá, cacau em pó puro, refrigerantes, alguns leites de soja ou arroz	Bebidas maltadas, algumas misturas de café instantâneo com sabor, alguns chás de ervas, alguns leites de soja ou arroz
Álcool	Vinho, todo licor destilado, incluindo vodca, tequila, gim, rum, uísque e licores puros, cervejas sem glúten, cidras fortes	Cerveja, cervejas com extração de glúten, algumas misturas para bebidas
Doces	Verificar os rótulos – muitos não contêm glúten	Doces enlatados, alcaçuz

Adaptado de Parrish CR et al.: *University of Virginia Health System Nutrition Support Traineeship Syllabus*, Charlottesville, Va, 2010, University of Virginia Health System.

diminui o processo autoimune e a mucosa intestinal geralmente volta ao normal ou quase normal. Dentro de 2 a 8 semanas depois do início da dieta sem glúten, a maioria dos pacientes relata que seus sintomas clínicos diminuíram. Melhoras histológicas, imunológicas e funcionais podem levar de meses a anos, dependendo da duração da doença, da idade do indivíduo e do grau de adesão à dieta. Com um controle dietético rigoroso, as concentrações dos anticorpos específicos geralmente se tornam indetectáveis dentro de 6 a 12 meses na maioria das pessoas.

A melhora acentuada do intestino e o retorno aos achados histológicos normais ocorrem na maioria dos pacientes após média de 2 anos (Hutchinson et al., 2010). Pacientes que conseguem seguir a dieta sem glúten adequadamente apresentam uma resposta geral melhor (ver *Algoritmo de fisiopatologia e manejo do cuidado: Doença celíaca*).

Em alguns indivíduos, a recuperação pode ser lenta ou incompleta. Uma pequena porcentagem de pacientes é "não responsiva" à dietoterapia. A ingestão inadvertida de glúten é o agressor mais comum, mas

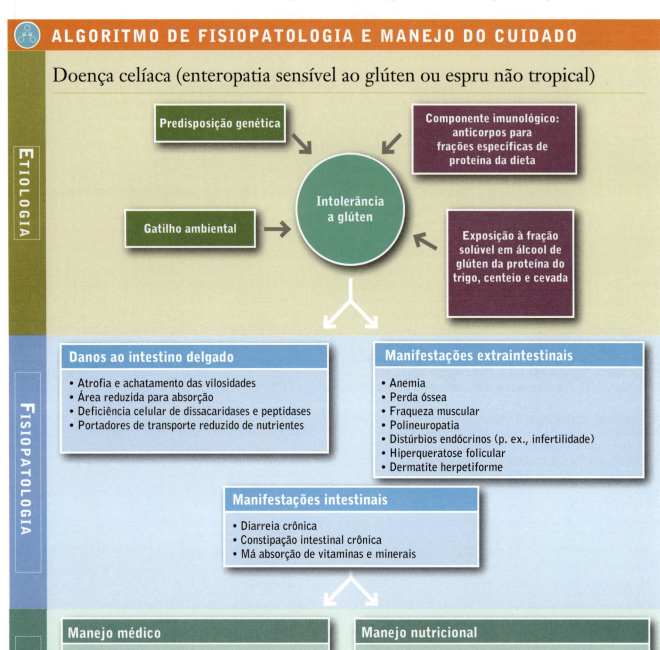

outro distúrbio coexistente pode estar presente – como insuficiência pancreática, SII, supercrescimento bacteriano, intolerância à frutose, outras alergias alimentares ou doenças gastrintestinais ou causas desconhecidas. Para os que não respondem, a anamnese intensiva para identificar uma fonte de contaminação por glúten ou o tratamento de outra doença subjacente pode resolver os sintomas. O diagnóstico de **doença celíaca refratária** é feito quando os pacientes não respondem ou o fazem apenas temporariamente a uma dieta sem glúten e todas as causas externas foram descartadas, incluindo a ingestão inadvertida de glúten. Pacientes com doença celíaca refratária podem responder a esteroides, azatioprina, ciclosporina ou outros medicamentos classicamente usados para suprimir reações inflamatórias ou imunológicas.

Vários novos tratamentos para a DC estão sendo estudados por seu potencial, como as terapias alternativas. Os pesquisadores procuram tratar a DC reduzindo a exposição ao glúten (por digestão com enzimas adicionadas), diminuindo a captação de glúten (estreitando as junções entre as células epiteliais intestinais), alterando a resposta imunológica ao glúten ou reparando a lesão intestinal.

Nutrição clínica

A eliminação dos peptídeos de glúten da dieta é o único tratamento para a DC atualmente. A dieta omite todas as formas dietéticas de trigo, centeio e cevada, que são as principais fontes das frações de prolamina.

Em geral, os pacientes devem ser avaliados quanto à deficiência de nutrientes antes do início da suplementação. Em todos os pacientes recém-diagnosticados, o profissional deve considerar a verificação das concentrações de ferritina, ácido fólico, vitamina B_{12} e vitamina D 25-OH. Se os pacientes apresentarem sintomas mais graves, como diarreia, perda de peso, má absorção ou sinais de deficiência nutricional (p. ex., cegueira noturna, neuropatia ou tempo de protrombina prolongado), outras vitaminas, como as solúveis em gordura (A, E, K), e minerais (zinco) devem ser verificadas.

A cura da mucosa intestinal que ocorre após o início de uma dieta sem glúten melhora a absorção de nutrientes; ademais, muitos pacientes que seguem dietas sem glúten balanceadas não precisam de suplementação nutricional. A maioria dos produtos especiais sem glúten, no entanto, não é fortificada com ferro, ácido fólico e outras vitaminas B como outros derivados de grãos; portanto, a dieta pode não ser tão completa sem pelo menos uma suplementação parcial. A anemia deve ser tratada com ferro, ácido fólico ou vitamina B_{12}, dependendo da sua natureza. Pacientes com má absorção podem se beneficiar de uma densitometria óssea para avaliar osteopenia ou osteoporose. A suplementação com cálcio e vitamina D provavelmente será benéfica a esses pacientes. A reposição hidreletrolítica é essencial para os desidratados por diarreia grave.

Aqueles que continuam a ter má absorção devem tomar um suplemento geral de vitaminas e minerais para pelo menos atender às recomendações da IDR. Às vezes, a intolerância à lactose e à frutose ocorre secundariamente à DC. Uma dieta com baixo teor de lactose ou frutose pode ser útil no controle dos sintomas, pelo menos inicialmente. Uma vez que o sistema gastrintestinal tenha retornado à função normal, a atividade da lactase também pode retornar e a pessoa pode incorporar lactose e laticínios de volta à dieta.

Em geral, muitas frutas, vegetais, grãos sem glúten, carnes e laticínios são seguros para serem consumidos em uma dieta sem glúten. A aveia já foi considerada questionável para pessoas com DC, porém estudos extensos mostraram que ela é segura na dieta sem glúten, desde que seja aveia pura e não contaminada (Pinto-Sanchez et al., 2017). Uma população muito pequena de pacientes com DC pode, entretanto, não tolerar nem mesmo a aveia sem glúten. Em geral, os pacientes não precisam ser aconselhados a não incluir aveia sem glúten em sua dieta, a menos que tenham demonstrado intolerância a ela.

Farinhas de milho, batata, arroz, soja, tapioca, araruta, sorgo, grão-de-bico, nozes (como farinha de amêndoa), amaranto, quinoa, milheto, *teff* e trigo-sarraceno podem ser substitutos nas receitas.

Os pacientes podem esperar diferenças nas texturas e sabores dos alimentos comuns usando as farinhas substitutas; além disso, novas receitas podem ser saborosas assim que o ajuste for realizado. As misturas de mais de um tipo de farinha sem glúten geralmente resultam em melhor resultado da receita. Em produtos de panificação sem glúten, gomas – como xantana, guar e celulose (de grãos sem glúten) – podem ser usadas para fornecer a elasticidade necessária para reter os gases fermentadores nesses produtos.

Uma dieta verdadeiramente sem glúten requer um exame cuidadoso dos rótulos de todos os produtos de panificação e alimentos embalados. Os grãos que contêm glúten não são usados apenas como ingredientes primários em muitos produtos, mas também podem ser adicionados durante o processamento ou a preparação de alimentos. Por exemplo, a proteína vegetal hidrolisada pode ser feita de trigo, soja, milho ou misturas desses grãos.

Nos EUA, entrou em vigor, em setembro de 2014, uma lei de rotulagem de produtos sem glúten (Food and Drug Administration e Health and Human Services, 2013). Essa lei estabelece que todos os alimentos que se declaram livres de glúten também devem conter menos de 20 ppm de glúten (ou seja, abaixo de 20 mg de glúten por quilo de alimento), incluindo contato cruzado. Thompson discute a lei em detalhes (Thompson, 2015). Estudos recentes sobre o teor de glúten de alimentos rotulados como sem glúten nos EUA mostraram que 95 a 99% dos produtos testados continham menos de 20 ppm de glúten (Sharma et al., 2015).

A dieta da pessoa com DC requer uma grande mudança no estilo de vida devido à alteração dos grãos tradicionais na dieta. Um grande número de alimentos feitos com trigo – em particular pães, cereais, massas e produtos assados – é uma parte comum da dieta ocidental. No entanto, há uma consciência progressiva entre as empresas de alimentos e os restaurantes em relação à crescente demanda por alimentos sem glúten, à qual as empresas de alimentos vêm correspondendo. O indivíduo e os membros da família devem ser ensinados sobre a leitura de rótulos, os aditivos alimentares seguros, a preparação de alimentos, as fontes de contaminação cruzada (como torradeiras, potes de condimento, caixas a granel e bufês) e as fontes ocultas de glúten (como medicamentos e hóstias) que sejam compatíveis com a dieta. O Boxe 27.8 fornece fontes de glúten oculto e contaminação cruzada. Comer em cafeterias, restaurantes, bufês, locais comunitários, lanchonetes, casa de amigos e em eventos sociais pode ser um desafio, especialmente no início.

Para evitar a interpretação errônea de informações, os pacientes recém-diagnosticados devem ser iniciados com instruções detalhadas de um nutricionista sobre a dieta sem glúten, com recursos confiáveis para orientação e suporte adicionais. Pessoas com DC geralmente requerem várias sessões educacionais ou de aconselhamento e, muitas vezes, beneficiam-se de um grupo de apoio (American Gastroenterological Association [AGA], 2015) (ver Boxe 27.9 para recursos de DC).

Espru tropical

O **espru tropical** é uma síndrome diarreica adquirida com a má absorção que ocorre em muitas áreas tropicais. Além de diarreia e má absorção, podem ocorrer anorexia, distensão abdominal e deficiência nutricional, conforme evidenciado por cegueira noturna, glossite, estomatite, queilose, palidez e edema. A anemia pode resultar de deficiências de ferro, ácido fólico e vitamina B_{12}.

Fisiopatologia

Embora a causa precisa e a sequência dos eventos patogênicos permaneçam desconhecidas, a diarreia do espru tropical parece ser um tipo infeccioso. A síndrome pode incluir supercrescimento bacteriano, alterações na motilidade GI e mudanças celulares no sistema GI. Os organismos intestinais identificados podem diferir de uma região dos trópicos para outra. Como na DC, as vilosidades intestinais podem ser

Boxe 27.8 Exposição a glúten oculto e contaminação cruzada.

Exposição a glúten oculto

Infelizmente, o glúten nem sempre é óbvio. Observe a lista a seguir de alguns produtos "insuspeitos" que podem conter glúten

- Medicamentos de venda livre e prescritos
  Os requisitos de rotulagem da *Food Allergen and Consumer Protection Act* (FALCPA) – Lei de Alergênicos Alimentares e Proteção ao Consumidor –, de 2004, **não** se aplicam a medicamentos (ver Boxe 25.7, no Capítulo 25). Verifique com seu farmacêutico ou ligue para o fabricante a fim de determinar se há algum glúten em seus medicamentos.
  Nota: os suplementos dietéticos são cobertos pelos regulamentos da FALCPA; portanto, o trigo deve ser listado claramente se for ingrediente de um suplemento vitamínico, mineral ou fitoterápico
- Hóstias: alternativas sem glúten estão disponíveis
- Pasta de dente, enxaguatório bucal e cosméticos, especialmente xampu e batom
- Massa de modelar infantil.

Contaminação cruzada

Adiante estão algumas das fontes mais comuns de contaminação por glúten. Algumas migalhas que podem passar despercebidas são capazes de causar danos ao intestino, por isso é melhor evitar as seguintes situações:

- Torradeiras que foram usadas para alimentos que contêm glúten
  Mantenha duas torradeiras em casa e designe uma como sem glúten. Como alternativa, agora existem embalagens disponíveis que são projetadas para isolar um pedaço de pão na torradeira
- Mercadorias a granel; alimentos pré-embalados são uma aposta mais segura
- Frascos de condimento (manteiga de amendoim, geleia, maionese etc.).
  É melhor manter um frasco sem glúten separado para os itens mais usados e certificar-se de etiquetá-lo claramente. No mínimo, certifique-se de que todos na casa saibam não "utilizar duas vezes"
- Restaurantes *self-service*.
  Outros clientes podem usar um utensílio de serviço para vários itens. Alimentos de um recipiente podem ser derramados em outro. Pode ser mais seguro usar o serviço *à la carte*
- Alimentos fritos.
  O óleo é normalmente utilizado repetidamente para fritar alimentos. É altamente provável que as batatas (ou outros alimentos sem glúten) sejam fritas no mesmo óleo usado para os alimentos empanados, como o frango frito
- Filtros/peneiras.
  Os coadores usados para drenar a massa que contém glúten podem reter proteínas residuais do glúten, pois são muito difíceis de limpar completamente.

Adaptado de Parrish CR et al.: *University of Virginia Health System Nutrition Support Traineeship Syllabus*, Charlottesville, Va, 2010, University of Virginia Health System.

Boxe 27.9 Recursos dos EUA para doença celíaca.

Grupo de apoio

Gluten Intolerance Group (Grupo de Intolerância a Glúten)
  Telefone: 206-246-6652
  E-mail: info@gluten.org
  Website: https://www.gluten.org

Centros médicos

Beth Israel Deaconess Celiac Center
  Boston, Massachusetts
  https://www.bidmc.org/centers-anddepartments/digestive-disease-center/services-and-programs/celiac-center
University of Maryland Center for Celiac Research
  Baltimore, Maryland
  https://www.massgeneral.org/children/services/treatmentprograms.aspx?id _1723
Celiac Disease Center at Columbia University
  Nova York, Nova York
  www.celiacdiseasecenter.columbia.edu
University of Chicago Celiac Disease Program
  Chicago, Illinois
  http://www.cureceliacdis-ease.org

Outras organizações/recursos para doença celíaca

Beyond Celiac: www.beyondceliac.org
Gluten-Free Restaurant Awareness Program: www.glutenfreerestaurants.org
Celiac Disease Foundation: www.celiac.org
Celiac Disease and Gluten-free Support Center: www.celiac.com
Canadian Celiac Association: www.celiac.ca
National Celiac Association: www.nationalceliac.org

Adaptado de Parrish CR et al.: *University of Virginia Health System Nutrition Support Traineeship Syllabus*, Charlottesville, Va, 2010, University of Virginia Health System.

DEFICIÊNCIAS DE ENZIMAS INTESTINAIS DA BORDA EM ESCOVA

Os estados de deficiência enzimática intestinal envolvem deficiências das dissacaridases com borda em escova que hidrolisam os dissacarídeos na membrana celular da mucosa. As deficiências de dissacaridase podem ocorrer como (1) defeitos congênitos raros, por exemplo, deficiências de sacarase, isomaltase ou lactase observadas no recém-nascido; (2) formas generalizadas secundárias a doenças que danificam o epitélio intestinal (p. ex., doença de Crohn ou DC); ou, mais comumente, (3) uma forma geneticamente adquirida (p. ex., deficiência de lactase) que geralmente aparece após a infância, mas pode surgir tão cedo quanto aos 2 anos. Neste capítulo, apenas a má absorção de lactose é descrita em detalhes (ver Capítulo 42 para uma discussão sobre distúrbios metabólicos inatos).

Intolerância à lactose

A intolerância à lactose é a síndrome de diarreia, dor abdominal, flatulência ou distensão abdominal que ocorre após o consumo de lactose. A intolerância secundária à lactose pode se desenvolver como consequência de infecção do intestino delgado, cirurgias gastrintestinais, distúrbios inflamatórios, HIV ou desnutrição. Em crianças, ela é geralmente secundária a infecções virais ou bacterianas; ademais, a má absorção de lactose está comumente associada a outros distúrbios gastrintestinais, como a SII.

Etiologia

Altas concentrações da enzima com borda em escova, lactase, estão presentes no intestino delgado de todos os mamíferos recém-nascidos.

---

anormais, mas as alterações da superfície celular são muito menos graves. A mucosa gástrica está atrofiada e inflamada, com diminuição da secreção de ácido clorídrico e fator intrínseco (Langenberg et al., 2014).

Manejo clínico

O tratamento do espru tropical geralmente inclui o uso de antibióticos de amplo espectro, ácido fólico, vitamina B_{12}, líquidos e eletrólitos.

Nutrição clínica

O tratamento nutricional inclui a restauração e a manutenção de líquidos, eletrólitos, macronutrientes e micronutrientes, bem como a introdução de uma dieta apropriada para a extensão da má absorção (ver *Diarreia*, no início deste capítulo). Com outros nutrientes, a suplementação de B_{12} e folato pode ser necessária se a deficiência for identificada. A deficiência nutricional aumenta a suscetibilidade a agentes infecciosos, agravando ainda mais a condição.

Após o desmame, cerca de 75% da população mundial diminuem drasticamente a síntese dessa enzima, apesar da exposição contínua à lactose (Levitt et al., 2013). Essas pessoas são denominadas não persistentes à lactase. A maioria dos adultos de ascendência asiática, africana, latina e nativa americana é não persistente à lactase, enquanto a maioria dos caucasianos é persistente à lactase. Foi relatado que a má absorção ou a intolerância à lactose é reduzida entre crianças menores de 6 anos, aumentando ao longo da infância, com pico dos 10 aos 16 anos.

Embora as evidências indiquem que a intolerância à lactose se eleve ligeiramente com o aumento da idade adulta ou varie de acordo com a etnia ou o sexo, a diferença pode estar mais alinhada a um efeito específico da quantidade, do tamanho do corpo e das diferenças genéticas *versus* intolerância à lactose (Lapides e Savaiano, 2018). Mesmo em adultos que retêm uma alta concentração de lactase com a idade (75 a 85% dos adultos brancos com herança da Europa Ocidental), a quantidade de lactase é cerca de metade da de outras sacaridases, como sucrase, alfadextrinase ou glucoamilase. O declínio da lactase é conhecido como **hipolactasia** (ver *Em foco: Intolerância à lactose: NÃO é uma anomalia incomum*).

Fisiopatologia

Quando grandes quantidades de lactose são consumidas, especialmente por pessoas que têm pouca enzima lactase remanescente ou têm problemas gastrintestinais concomitantes, podem ocorrer fezes amolecidas ou diarreia. Como acontece com qualquer açúcar mal absorvido, a lactose pode atuar osmoticamente e aumentar a água fecal, além de fornecer um substrato para a fermentação rápida por bactérias intestinais, o que pode resultar em inchaço, flatulência e cólicas. A má absorção de lactose é devida à deficiência de lactase, a enzima que digere o açúcar do leite. A lactose que não é hidrolisada em galactose e glicose na parte superior do intestino delgado passa para o cólon, onde as bactérias a fermentam em AGCCs, dióxido de carbono e gás hidrogênio.

Manejo clínico

A má absorção de lactose é diagnosticada por (1) um teste anormal do hidrogênio expirado ou (2) um teste anormal de tolerância à lactose. Durante um teste de hidrogênio expirado, o paciente recebe uma dose padrão de lactose após o jejum e o hidrogênio expirado é medido. Se a lactose não for digerida no intestino delgado, ela passa para o cólon, onde é fermentada pela microbiota intestinal em AGCCs, CO_2 e hidrogênio. O hidrogênio é absorvido pela corrente sanguínea e exalado pelos pulmões. O teste do hidrogênio expirado mostra concentrações aumentadas 60 a 90 minutos após a ingestão de lactose.

Durante um teste de tolerância à lactose, é administrada uma dose de lactose e, se o indivíduo possuir enzima lactase suficiente, a glicemia aumenta, refletindo a digestão da lactose em galactose e glicose. Se o indivíduo for intolerante à lactose (deficiente em lactase), a glicemia não aumentará porque a lactose não é absorvida; passa para o cólon e podem surgir sintomas gastrintestinais. O teste de tolerância à lactose foi baseado originalmente em uma dose oral de lactose equivalente à quantidade de 1 ℓ de leite (50 g). Recentemente, doses inferiores a 50 g de lactose têm sido usadas para aproximar mais o consumo usual de lactose de produtos lácteos.

A má absorção de lactose demonstrada nem sempre indica que uma pessoa será sintomática. Muitos fatores desempenham uma função, incluindo a quantidade de lactose ingerida, a atividade residual da lactase, a ingestão de alimentos adicionados à lactose, a capacidade da microbiota intestinal de fermentar a lactose, assim como a sensibilidade do indivíduo aos produtos de fermentação da lactose (Misselwitz et al., 2013). O consumo de pequenas quantidades deve ter poucas consequências, na medida em que os AGCCs são prontamente absorvidos e os gases podem ser absorvidos ou eliminados. Quantidades maiores, geralmente superiores a 12 g/dia, consumidas em um único alimento (a quantidade normalmente encontrada em um copo ou 240 mℓ de leite) podem resultar em mais substrato entrando no cólon do que pode ser descartado por processos normais. Como o tamanho das porções de bebidas lácteas está aumentando e mais de uma fonte de lactose pode ser ingerida na mesma refeição, as quantidades de lactose consumidas podem ser mais importantes do que nos anos anteriores (Misselwitz et al., 2013).

Nutrição clínica

O tratamento da intolerância à lactose requer mudanças na dieta. Os sintomas são aliviados pelo consumo reduzido de alimentos que contêm lactose (ver Tabela 27.3 para alimentos comuns que contêm lactose). Aqueles que evitam laticínios podem precisar de suplementação de cálcio e vitamina D, a menos que sejam diligentes em incluir fontes não lácteas desses nutrientes. Uma dieta totalmente livre de lactose não é necessária para pessoas com deficiência de lactase. A maioria dos indivíduos com má digestão de lactose pode consumir alguma lactose (até 12 g/dia) sem maiores sintomas, especialmente quando ingerida com as refeições ou na forma de queijos ou laticínios fermentados (Misselwitz et al., 2013).

Muitos adultos com intolerância a quantidades moderadas de leite eventualmente se adaptam e toleram 12 g ou mais de lactose no leite – equivalentes a um copo de leite integral – quando introduzidos gradualmente, em incrementos, ao longo de várias semanas. A exposição

---

EM FOCO

Intolerância à lactose: NÃO é uma anomalia incomum

Quando a intolerância à lactose foi descrita pela primeira vez, em 1963, ela parecia ser uma ocorrência rara, surgindo apenas ocasionalmente na população branca. Como a capacidade de digerir a lactose foi medida em pessoas de uma ampla variedade de origens étnicas, logo se tornou aparente que o desaparecimento da enzima lactase logo após o desmame – ou pelo menos durante a primeira infância – era, na verdade, a condição predominante (normal) na maior parte da população mundial. Com algumas exceções, o sistema intestinal de mamíferos adultos produz pouca, ou nenhuma, lactase após o desmame (os leites de pinípedes – focas, morsas e leões-marinhos – não contêm lactose).

A exceção da tolerância à lactose atraiu o interesse de geógrafos e outros profissionais preocupados com a evolução da população mundial. Uma mutação genética que favorece a tolerância à lactose parece ter surgido há cerca de 10 mil anos, quando a pecuária leiteira foi introduzida pela primeira vez. Presumivelmente, ela teria ocorrido em lugares onde o consumo de leite foi encorajado devido a algum grau de privação alimentar e em grupos cujo leite não foi fermentado antes do consumo (a fermentação quebra grande parte da lactose em monossacarídeos). A mutação teria durado seletivamente, uma vez que promoveria maior saúde, sobrevivência e reprodução daqueles que carregavam o gene.

É proposto que a mutação ocorreu em mais de um local e, em seguida, acompanhou as migrações de populações em todo o mundo. Continuou principalmente entre os brancos do norte da Europa e em grupos étnicos na Índia, África e Mongólia. A maior frequência (97%) de tolerância à lactose ocorre na Suécia e na Dinamarca, sugerindo uma vantagem seletiva aumentada em indivíduos capazes de tolerar a lactose relacionada à exposição limitada à luz ultravioleta típica das latitudes do norte. A lactose favorece a absorção de cálcio, que é limitada na ausência da vitamina D produzida pela exposição da pele à luz solar.

A produção de leite era desconhecida na América do Norte até a chegada dos europeus; todavia, os povos nativos da América do Norte tinham uma fonte de laticínios em suas dietas. Assim, os nativos americanos e aqueles de ascendência não europeia estão entre os 65% da população mundial que toleram o leite, se é que o toleram (Silberman e Jin, 2019). Isso tem implicações práticas com relação a programas de alimentação em grupo, como desjejum e lanches escolares; no entanto, muitas pessoas com intolerância à lactose são capazes de digerir quantidades pequenas a moderadas de leite (Shaukat et al., 2010).

Tabela 27.3 Conteúdo de lactose em alimentos comuns.

Produto	Porção	Conteúdo aproximado de lactose (gramas)
Leite (desnatado, 1%, 2%, integral), leite achocolatado, leite acidófilo, leitelho	1 xícara	10 a 12
Manteiga, margarina	1 colher de chá	Residual
Queijo	1 colher de chá	0 a 2
Cheddar, picante	28 g	0
Americano, suíço, parmesão	28 g	2
Queijo tipo *cottage*	½ xícara	2 a 3
Nata (pesada), *chantilly*	½ xícara	3 a 4
Cream cheese	28 g	1
Leite vaporizado	1 xícara	24
Creme de leite batido	½ xícara	5
Sorvete	½ xícara	6
Iogurte	½ xícara	9
Leite em pó desnatado (não reconstituído)	1 xícara	62
Sorvete de frutas, laranja	½ xícara	2
Nata	½ xícara	4
Leite condensado adoçado, não diluído	1 xícara	40
Iogurte, de cultura, com baixo teor de lipídeos*	1 xícara	5 a 10

Nota: embora a maioria dos iogurtes contenha lactose, iogurtes com culturas vivas geralmente são bem tolerados por pessoas com intolerância à lactose.

incremental ou contínua a quantidades crescentes de açúcar fermentável pode levar a uma tolerância melhorada, não como consequência do aumento da produção da enzima lactase, mas pela composição alterada da microbiota intestinal. Isso foi demonstrado com a lactulose, um carboidrato não absorvido que é bioquimicamente semelhante à lactose (Lomer, 2015). Diferenças individuais na tolerância podem estar relacionadas ao estado de adaptação do cólon. O consumo regular de leite por indivíduos com deficiência de lactase pode aumentar o limiar em que ocorre a diarreia.

A enzima lactase em comprimidos ou líquida ou em produtos lácteos tratados com ela (p. ex., Lactaid®) está disponível para pessoas com má digestão da lactose que têm desconforto com a ingestão de leite. As preparações comerciais de lactase podem apresentar diferenças em sua eficácia. Produtos lácteos fermentados, como queijos envelhecidos e iogurtes, são bem tolerados porque seu teor de lactose é baixo. A tolerância ao iogurte pode ser o resultado de uma galactosidase microbiana na cultura bacteriana que facilita a digestão da lactose no intestino. A presença de galactosidase depende do tipo e do método de processamento. Como essa enzima microbiana é sensível ao congelamento, o iogurte congelado pode não ser tão bem tolerado. Ainda que a adição de probióticos possa mudar isso, faltam evidências (Morelli, 2014). Fórmulas de nutrição enteral sem lactose ou com lactose reduzida estão amplamente disponíveis para pacientes hospitalizados e de alimentação prolongada (ver Capítulo 12 e Apêndice 16).

Má absorção de frutose

A frutose dietética existe em três formas: (1) monossacarídeo, (2) sacarose – um dissacarídeo de frutose e glicose – e (3) em cadeias, como frutanos. O consumo de frutose nos EUA, especialmente de sucos de frutas, drinques de frutas e xarope de milho com alto teor de frutose (HFCS) em refrigerantes e confeitos, aumentou significativamente nos últimos anos. O intestino delgado humano tem uma capacidade limitada de absorver a frutose, em comparação à capacidade de absorver a glicose rápida e completamente.

Etiologia

Embora a **má absorção de frutose** seja comum em pessoas saudáveis, seu aparecimento depende da quantidade de frutose ingerida. A absorção de frutose é melhorada quando ela é ingerida com glicose (como na sacarose) porque a absorção de glicose estimula as vias para a absorção de frutose. Mesmo que algum grau de má absorção de frutose possa ser normal, indivíduos com distúrbios gastrintestinais coexistentes podem ter maior probabilidade de apresentar sintomas GI após a ingestão de frutose. Pacientes com SII e hipersensibilidade visceral podem ser mais sensíveis a gases, distensão ou dor devido à má absorção de frutose, enquanto os com SIBO podem apresentar sintomas com quantidades normais de frutose.

Fisiopatologia

O teste do hidrogênio respiratório revelou que até 75% das pessoas saudáveis absorvem de forma incompleta uma grande quantidade de frutose (50 g) administrada isoladamente (Putkonen et al., 2013).

A frutose coexiste nos alimentos com outros carboidratos mal absorvidos, que receberam a designação abrangente de FODMAPs. Em um estudo recente, a restrição de FODMAPs na dieta demonstrou alívio global dos sintomas em pessoas com intolerância à frutose ou lactose, com o benefício indicando possível relação a mudanças no hospedeiro intestinal ou no metabolismo do microbioma (Wilder-Smith et al., 2017).

Nutrição clínica

Pessoas com má absorção de frutose e pacientes com condições gastrintestinais que apresentam sintomas de má absorção de frutose podem não ter problemas com alimentos contendo quantidades equilibradas de glicose e frutose, porém podem precisar limitar ou evitar alimentos que contenham grandes quantidades de frutose livre. Pera, maçã, manga e pera asiática são conhecidas por conter substancialmente mais "frutose livre" (mais frutose do que glicose). Além disso, a maioria das frutas secas e sucos de frutas pode representar um problema em grandes quantidades devido ao volume de frutose fornecido por porção. Alimentos adoçados com HFCS (em oposição à sacarose) também têm maior probabilidade de causar sintomas. O grau de intolerância à frutose e tolerância aos sintomas de má absorção de frutose são tão variáveis que a ingestão desses alimentos geralmente deve ser individualizada para cada paciente (ver Tabela 27.7 para uma lista de alimentos com alto teor de frutose).

DOENÇA INFLAMATÓRIA INTESTINAL

A **doença inflamatória intestinal (DII)** – uma doença crônica e recorrente do sistema gastrintestinal – é caracterizada por inflamação intestinal crônica e categorizada em duas formas principais: **doença de Crohn** ou **retocolite ulcerativa**. A doença de Crohn e a RCU são doenças relativamente raras; todavia, resultam no uso frequente de recursos de saúde. A prevalência e a incidência estão aumentando à medida que a DII emerge como uma doença global, embora continue mais proeminente nas nações industrializadas (Lewis et al., 2017). Também está se tornando mais prevalente em adultos mais velhos (Ye et al., 2015).

Em 2015, ao contrário dos dados mais antigos usados nas estimativas de 1999, os CDC descobriram que 3,1 milhões (1,3%) dos adultos nos EUA já haviam recebido um diagnóstico de DII. Desses, havia um percentual maior de indivíduos nas idades de 45 a 64 (1,5%) e ≥ 65 (1,7%) anos em comparação às faixas etárias mais jovens. Hispânicos e brancos não hispânicos tiveram prevalência maior do que negros não hispânicos. Grau de educação, emprego e situação socioeconômica também foram correlacionados com aqueles que receberam um diagnóstico de DII (Dahlhamer et al., 2016).

Embora o início da DII ocorra com mais frequência em pacientes de 15 a 30 anos, para alguns, ela surge mais tarde na idade adulta. A DII ocorre mais comumente em áreas desenvolvidas do mundo; entretanto, nos EUA, ela é mais prevalente em pessoas que vivem na pobreza (renda de < 100% *versus* ≥ 400% do nível de pobreza federal). A doença tem uma prevalência mais alta entre aqueles que vivem fora dos centros urbanos de uma área estatística metropolitana. Fatores que não tiveram impacto na prevalência incluíram região de residência, sexo, estado civil atual ou tipo de cobertura de seguro-saúde (Dahlhamer et al., 2016). As razões para a prevalência variada de DII não são totalmente claras; todavia, pesquisas emergentes estão investigando muitos aspectos do aumento do estado inflamatório e proliferativo, incluindo etiologia, epidemiologia e fatores nutricionais.

A doença de Crohn e a RCU compartilham algumas características clínicas, incluindo diarreia, febre, perda de massa corporal, anemia, intolerâncias alimentares, desnutrição, deficiência de crescimento e manifestações extraintestinais (artríticas, dermatológicas e hepáticas). Em ambas as formas de DII, o risco de malignidade aumenta com a duração da doença; embora a desnutrição possa ocorrer em ambas as formas de DII, é uma preocupação vitalícia mais para pacientes com doença de Crohn do que com RCU. As características que distinguem as formas da doença em termos genéticos, de apresentação clínica e tratamento são discutidas na Tabela 27.4.

Etiologia

A causa da DII não é completamente compreendida e não há cura conhecida, mas a patogênese mais amplamente aceita envolve a interação complexa do sistema imunológico GI do hospedeiro, além de fatores genéticos e ambientais. Pesquisas emergentes também estão investigando o papel da microbiota e sua função potencial na doença (Nishida et al., 2018). A suscetibilidade genética é agora reconhecida como diversa, com uma série de possíveis mutações genéticas que afetam o risco e as características da doença. A diversidade nas alterações genéticas entre os indivíduos pode ajudar a explicar diferenças no início, gravidade, complicações, localização e capacidade de resposta a diferentes terapias como vistas no ambiente clínico. Os principais fatores ambientais incluem microrganismos residentes e transitórios no sistema gastrintestinal e nos componentes da dieta.

Os genes afetados – por exemplo, mutação C677T relacionada a metilenotetra-hidrofolato redutase – normalmente desempenham um papel na reatividade do sistema imune GI do hospedeiro aos antígenos luminais, como aqueles fornecidos pela microbiota intestinal e pela dieta. Em modelos animais, a doença inflamatória não ocorre na ausência da microbiota intestinal. Normalmente, quando acontece um desafio antigênico ou traumatismo, a resposta imune é iniciada; então, ela é desligada e continua sob controle após a resolução do desafio. Contudo, na DII, ocorrem aumento da exposição ao antígeno, diminuição dos mecanismos de defesa do hospedeiro e/ou redução da tolerância a alguns componentes da microbiota intestinal. A resposta inflamatória inadequada e a incapacidade de suprimi-la desempenham funções primárias na doença. Por exemplo, dois genes, $NOD_2/CARD_{15}$, e o gene da autofagia, $ATG16L1$, foram ligados a uma via funcional de detecção, invasão e eliminação bacteriana. A não união desses genes pode levar à autofagia prejudicada e à persistência de bactérias, resultando em respostas imunológicas anormais (Bossuyt e Vermeire, 2016).

A dieta ocidental também pode ser um fator contribuinte para o desenvolvimento de DII (Lewis et al., 2017). Em estudos epidemiológicos, os fatores associados ao desenvolvimento de DII incluem aumento do consumo de carne vermelha, de álcool e da ingestão de sacarose, ausência de frutas e vegetais, baixa ingestão de fibra alimentar, relações alteradas de ácidos graxos ômega-6/ômega-3 e ingestão insuficiente de vitamina D (Hlavaty et al., 2015). As intervenções dietéticas para modificar esses fatores durante as crises de DII ainda estão sob investigação (Owczarek et al., 2016).

Fisiopatologia

Doença de Crohn. A doença de Crohn pode envolver qualquer parte do sistema GI, mas aproximadamente 50 a 60% dos casos abrangem o íleo distal e o cólon. Apenas o intestino delgado ou somente o cólon está envolvido em 15 a 25% dos casos. Algumas características únicas da doença de Crohn incluem segmentos do intestino inflamado que podem ser separados por segmentos saudáveis e envolvimento da mucosa transmural que afeta todas as camadas da mucosa. A doença de Crohn também é caracterizada por abscessos, fístulas, fibrose, espessamento da submucosa, estenoses localizadas, estreitamento dos segmentos do intestino e obstrução parcial ou completa do lúmen intestinal.

Retocolite ulcerativa. A atividade da RCU é limitada apenas ao intestino grosso e ao reto. O processo da doença é contínuo e normalmente limitado à mucosa. O sangramento também é mais comum na RCU. Ver Figura 27.5 (A a C) e Tabela 27.4 para maiores comparação e contraste.

Tabela 27.4 Retocolite ulcerativa *versus* doença de Crohn.

	Retocolite ulcerativa	Doença de Crohn
Apresentação	Diarreia sanguinolenta	Doença perianal, dor abdominal (65%), massa no abdome
Macropatologia	Reto sempre envolvido	Reto pode não estar envolvido
	Move-se continuamente, proximalmente ao reto	Pode ocorrer em qualquer lugar ao longo do sistema gastrintestinal Não contínuo: "pula lesões"
	Parede fina	Parede grossa
	Poucas estenoses	Estenose são comuns
	Ulceração difusa	Aparência de paralelepípedo
Histopatologia	Sem granulomas	Com granulomas
	Pouca inflamação	Mais inflamação
	Úlceras mais profundas (por isso chamadas ulcerativas)	Úlceras superficiais
	Pseudopólipos Abscessos em criptas	Fibrose
Manifestações extraintestinais	Colangite esclerosante	Eritema nodoso
	Pioderma gangrenoso	Poliartrite migratória Cálculos biliares
Complicações	Megacólon tóxico	Má absorção
	Câncer	Câncer
	Estenoses e fístulas são muito raras	Estenoses ou fístulas Doença perianal

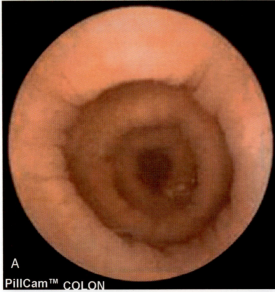
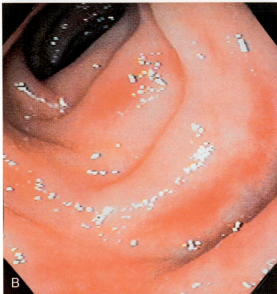
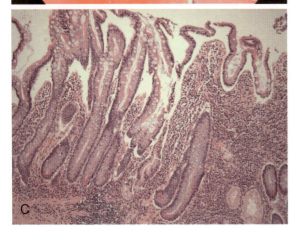

Figura 27.5 A. Cólon normal. **B.** Retocolite ulcerativa. **C.** Doença de Crohn. (**A**, de Fireman Z, Kopelman Y: The colon – the latest terrain for capsule endoscopy. *Dig Liver Dis* 39[10]:895-899, 2007. **B**, de Black JM, Hawks JH: *Medical surgical nursing: clinical management for positive outcomes*, ed 8, St Louis, 2009, Saunders. **C**, de McGowan CE, Lagares-Garcia JA, Bhattacharya B: Retained capsule endoscope leading to the identification of small bowel adenocarcinoma in a patient with undiagnosed Crohn's disease, *Ann Diagn Pathol* 13[6]:390-393, 2009.)

A resposta inflamatória – por exemplo, aumento de citocinas e proteínas de fase aguda, da permeabilidade GI, de proteases e de radicais de oxigênio e leucotrienos – resulta em dano ao tecido GI. Na DII, ou os mecanismos regulatórios são defeituosos ou os fatores que perpetuam as respostas imunológicas e de fase aguda são aumentados, levando a fibrose e destruição do tecido. O curso clínico da doença pode ser leve e episódico ou grave e persistente (ver *Algoritmo de fisiopatologia e manejo do cuidado: Doença inflamatória intestinal*).

A dieta é um fator ambiental que pode desencadear recaídas de DII. Alimentos, micróbios, nutrientes individuais e contaminantes incidentais fornecem um grande número de antígenos potenciais, especialmente considerando a complexidade e a diversidade da dieta moderna. A desnutrição pode afetar a função e a eficácia das barreiras mucosa, celular e imunológica; a dieta também pode afetar o tipo e a composição relativa da microbiota residente. Vários nutrientes, como lipídeos dietéticos ou vitamina D, podem afetar a intensidade da resposta inflamatória (Hlavaty et al., 2015; Sadeghian et al., 2016).

As alergias alimentares e outras reações imunológicas a alimentos específicos foram consideradas na patogênese da DII e seus sintomas, embora a incidência de alergias alimentares documentadas – em comparação às intolerâncias alimentares – seja relativamente pequena. Alguns afirmam que a permeabilidade da parede intestinal às moléculas de alimentos e fragmentos celulares é provavelmente aumentada em estados inflamatórios, o que permitiria o potencial de maior interação de antígenos com o sistema imunológico do hospedeiro (Michielan et al., 2015). Ainda que o dano à função de barreira epitelial seja uma característica da DII, mais pesquisas são necessárias para determinar se isso desempenha um papel principal no desenvolvimento da doença ou como uma resposta secundária à inflamação na DII (Antoni et al., 2014).

As intolerâncias alimentares ocorrem com mais frequência em pessoas com DII do que na população em geral, porém os padrões não são consistentes entre os indivíduos ou mesmo entre exposições de um momento para o outro. Razões para intolerâncias alimentares específicas e inespecíficas são abundantes, assim como estão relacionadas a gravidade, localização e complicações associadas ao processo da doença. Obstruções gastrintestinais parciais, má absorção, diarreia, trânsito gastrintestinal alterado, aumento das secreções, aversão alimentar e associações são apenas alguns dos problemas experimentados por pessoas com DII. Tanto as alergias alimentares quanto as intolerâncias, entretanto, não explicam totalmente o início ou as manifestações em todos os pacientes (ver Capítulo 25).

Manejo clínico

Os objetivos do tratamento da DII são induzir e manter a remissão, bem como melhorar o estado nutricional. O tratamento das manifestações GI primárias também parece corrigir a maioria das características extraintestinais da doença. Os agentes medicamentosos mais eficazes incluem corticosteroides, anti-inflamatórios (aminossalicilatos), imunossupressores (ciclosporina, azatioprina, mercaptopurina), antibióticos (ciprofloxacino e metronidazol) e antagonistas do fator de necrose tumoral monoclonal (anti-TNF), além de inflizumabimabe, certolimumabe e natalizumabe – agentes que inativam uma das citocinas inflamatórias primárias. O anti-TNF tem sido historicamente usado em casos graves de doença de Crohn e fístulas; todavia, mais recentemente, ele também se mostrou promissor na RCU (Mao et al., 2017).

As pesquisas de várias modalidades de tratamento para os estágios agudos e crônicos de DII estão em andamento e incluem novas formas de medicamentos existentes, assim como novos agentes direcionados para regular a produção e a atividade de citocinas, eicosanoides ou outros mediadores da resposta de fases inflamatória e aguda (Monteleone et al., 2014).

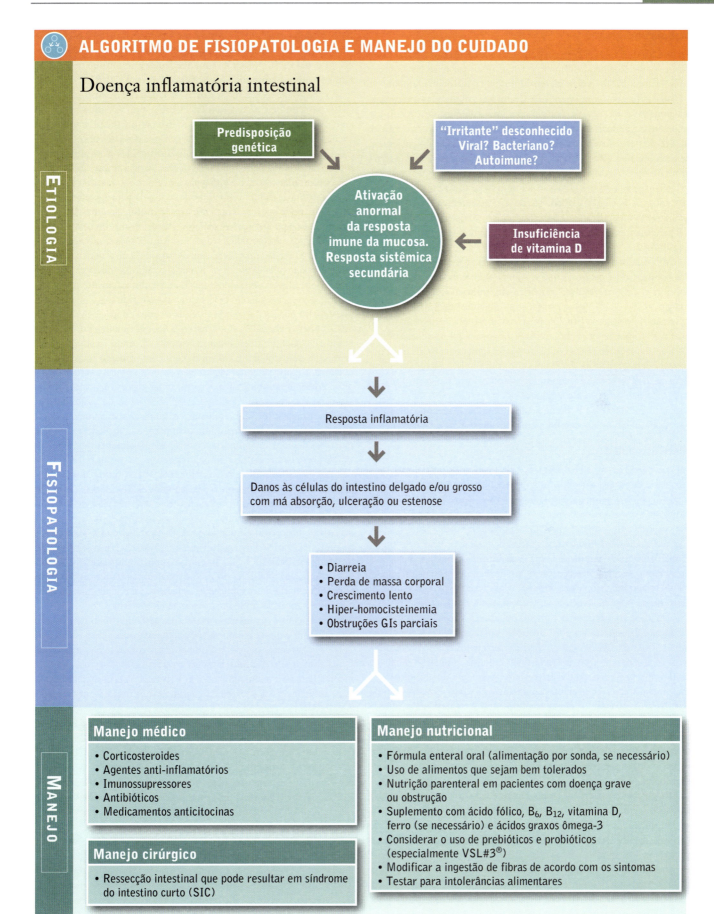

Manejo cirúrgico

Na doença de Crohn, a cirurgia pode ser necessária para reparar estenoses (estreitamento do lúmen gastrintestinal) ou remover porções do intestino quando o tratamento clínico falha. Aproximadamente 50 a 70% das pessoas com doença de Crohn são submetidas a cirurgias relacionadas à doença. A cirurgia não cura a doença de Crohn, e a recorrência geralmente se dá em 1 a 3 anos após o procedimento. A chance de necessidade de cirurgia subsequente na vida do paciente é de cerca de 30 a 70%, dependendo do tipo de cirurgia e da idade na primeira operação. As ressecções maiores do intestino podem resultar em vários graus de má absorção de líquidos e nutrientes. Em casos extremos, os pacientes podem ter ressecções extensas ou múltiplas, resultando em síndrome do intestino curto (SIC) e dependência de NP para manter a ingestão adequada de nutrientes e a hidratação (ver Capítulo 12).

Com o aumento da eficácia das terapias farmacêuticas para RCU, a porcentagem de pacientes que se submetem a uma colectomia para remover o cólon e resolver a doença diminuiu ao longo do tempo (Barnes et al., 2019). Se a cirurgia continuar indicada, não ocorrerá inflamação no sistema gastrintestinal remanescente. A necessidade de uma colectomia depende da gravidade da doença e dos indicadores de risco aumentado de câncer. Após uma colectomia para RCU, os cirurgiões podem criar uma ileostomia com uma bolsa coletora externa, além de um reservatório abdominal interno formado com um segmento de íleo ou bolsa ileoanal, que poupa o reto, para servir como reservatório de fezes. A bolsa de Koch interna também pode ser usada (ver, mais adiante neste capítulo, uma descrição mais detalhada).

Nutrição clínica

Pessoas com DII correm maior risco de problemas nutricionais por uma série de razões relacionadas à doença e ao seu tratamento. Desse modo, o objetivo principal é restaurar e manter o estado nutricional do indivíduo. Alimentos, suplementos dietéticos e de micronutrientes, assim como nutrição enteral e parenteral podem ser usados para cumprir essa missão. A dieta oral e outros meios de terapia nutricional podem mudar durante as remissões e exacerbações da doença. A dieta e os nutrientes específicos desempenham um papel de suporte na manutenção do estado nutricional e na limitação das exacerbações dos sintomas, bem como no apoio ao crescimento em pacientes pediátricos.

Na vida diária, as pessoas com DII podem ter "crises" intermitentes da doença caracterizadas por obstruções parciais, náuseas, dor abdominal, distensão abdominal ou diarreia. Alimentos que são responsáveis por alguns sintomas gastrintestinais em uma população normal e saudável (gases, inchaço e diarreia) provavelmente desencadeiam os mesmos sintomas em pacientes com estágios leves ou em remissão de DII. Muitos relatam intolerâncias alimentares específicas e individualizadas (Hou et al., 2014) e, às vezes, são aconselhados a eliminar os alimentos que suspeitam ser responsáveis pela intolerância. Frequentemente, o paciente fica cada vez mais frustrado à medida que a dieta se torna progressivamente limitada e os sintomas ainda não desaparecem. Visto que a desnutrição é um risco significativo em pacientes com DII, uma dieta excessivamente restritiva apenas aumenta a probabilidade de desnutrição e perda de massa corporal.

Há um grande déficit de ensaios clínicos dietéticos de qualidade controlada para DII. Por causa disso, nenhum regime dietético único para reduzir os sintomas ou as crises foi considerado conclusivamente eficaz. Embora limitada, a pesquisa dietética atual está explorando a dieta de carboidratos específicos, dieta anti-inflamatória, dieta baixa em FODMAPs, além de outros e qualquer potencial que possam ter para ajudar pacientes com DII (Kakodkar et al., 2015; Olendzki et al., 2014; Prince et al., 2016; Braly et al., 2017; Suskind, 2016). Um aspecto importante da pesquisa dietética é o impacto de como a dieta atua como um fator ambiental que pode afetar a microbiota (Lee et al., 2015; Nishida et al., 2018). Muito mais pesquisas dietéticas e ensaios clínicos são necessários para quaisquer recomendações dietéticas específicas para DII, porém há uma tendência empolgante de interesse fermentando na comunidade científica (Lee et al., 2016).

A capacidade da terapia nutricional, como NP ou nutrição enteral (NE), para induzir a remissão da DII tem sido debatida por vários anos. A avaliação é confundida pelo curso natural da DII com exacerbações e remissões e pela diversidade genética dos pacientes. A NE não é tão eficaz quanto a terapia com corticosteroides para induzir a remissão em adultos com doença de Crohn. Para crianças, entretanto, a NE é muito mais eficaz do que o placebo e deve ser considerada como terapia primária. A NE também pode ser usada para reverter a desnutrição que pode ocorrer com a doença de Crohn, além de estimular o crescimento na população pediátrica (Palmer et al., 2017). As crianças também podem se beneficiar da NE – como única fonte de nutrição ou suplemento de uma dieta oral – para reduzir a dependência de esteroides que podem afetar o crescimento e causar doenças ósseas. O repouso intestinal completo com NP não é absolutamente necessário; todavia, pode ser usado em pessoas com inadequado funcionamento do intestino ou por 1 a 2 semanas antes da cirurgia em pacientes desnutridos (Palmer et al., 2017). A NE tem o potencial de alimentar o epitélio intestinal e alterar a microbiota gastrintestinal, sendo a via preferencial de terapia nutricional em pacientes com comprimento intestinal adequado. A NE pode atenuar alguns elementos do processo inflamatório, servir como uma fonte valiosa de nutrientes necessários para a restauração de defeitos gastrintestinais e ser poupadora de esteroides (Richman e Rhodes, 2013). As evidências disponíveis não apoiam o uso de NE como terapia de primeira linha em pessoas com RCU, mas a tolerância foi demonstrada durante crises agudas (Palmer et al., 2017).

No geral, os pacientes e cuidadores devem estar muito comprometidos ao usar fórmulas de NE ou alimentação por sonda, uma vez que ela leva de 4 a 8 semanas para detecção dos efeitos clínicos. A terapia nutricional oportuna é um componente vital da terapia para restaurar e manter a saúde nutricional. A desnutrição compromete as funções digestiva e absortiva, aumentando a permeabilidade do sistema gastrintestinal a potenciais agentes inflamatórios. A NE é sempre a via preferida em relação à NP quando o suporte nutricional é clinicamente indicado na DII. A NP não é nutricionalmente completa, tem risco aumentado de complicações infecciosas e é mais cara do que a NE; no entanto, ela pode ser necessária em pacientes com obstrução intestinal persistente, fístulas e ressecções gastrintestinais importantes que resultam em SIC em que a NE não é possível.

As necessidades de energia de pacientes com DII não aumentam – a menos que o ganho de massa corporal seja desejado. Normalmente, quando a atividade da doença aumenta a taxa metabólica basal, a atividade física é fortemente reduzida e as necessidades gerais de energia não são alteradas substancialmente. As necessidades de proteínas podem ser aumentadas, dependendo da gravidade e do estágio da doença, bem como das necessidades de restauração. A inflamação e o tratamento com corticosteroides induzem um equilíbrio de nitrogênio negativo e causam perda de massa muscular magra. As perdas de proteínas também ocorrem em áreas da mucosa intestinal inflamada e ulcerada por meio de defeitos nas junções herméticas epiteliais (ver Capítulo 37). Para manter o equilíbrio de nitrogênio positivo, recomenda-se 1,3 a 1,5 g/kg/dia de proteínas.

Além de minerais como ferro e oligoelementos, vitaminas suplementares – especialmente folato, B_6 e B_{12} – podem ser necessárias para substituir estoques ou para fazer a manutenção devido a má digestão, má absorção, interações de nutrientes e medicamentos ou ingestão inadequada (Owczarek et al., 2016). A diarreia pode agravar as perdas de zinco, potássio e selênio. Os pacientes que recebem corticosteroides intermitentes podem precisar de suplementos de cálcio e vitamina D. Aqueles com DII apresentam risco aumentado de osteopenia e osteoporose; as concentrações de vitamina D 25-OH e a densidade óssea devem ser monitoradas rotineiramente e a vitamina D, suplementada de forma adequada (Hlavaty et al., 2015). Suplementos de ácidos graxos ômega-3 na doença de Crohn reduzem significativamente a atividade da doença. O uso de ácidos graxos ômega-3 ou de suplementos de óleo de peixe na RCU parece resultar em um significativo efeito poupador de medicação, com reduções na atividade da doença e aumento do tempo de remissão relatado (Farrukh e Mayberry, 2014). O uso de alimentos e suplementos contendo prebióticos e probióticos continua a ser investigado quanto ao seu potencial de alterar a microbiota intestinal, e pesquisas adicionais são indicadas (Sinagra et al., 2013; Nishida et al., 2018).

Durante as exacerbações agudas e graves da doença, a dieta é adaptada ao indivíduo, mas geralmente inclui ingestão reduzida de fibras e bebidas descafeinadas com baixo teor de açúcar para hidratação adequada (Academy of Nutrition and Dietetics [AND], 2019). Em indivíduos com trânsito intestinal rápido, ressecções intestinais extensas ou doença extensa do intestino delgado, a absorção pode estar comprometida. Aqui, a ingestão excessiva de lactose, frutose ou sorbitol pode contribuir para cólicas abdominais, gases e diarreia; ademais, a alta ingestão de lipídeos pode resultar em esteatorreia. A incidência de intolerância à lactose, no entanto, não é maior em pacientes com DII do que na população em geral. Pacientes com DII que toleram lactose não devem necessariamente restringir alimentos que a contenham, na medida em que eles podem ser uma fonte valiosa de proteína, cálcio e vitamina D.

Pacientes com estenoses ou obstrução intestinal parcial se beneficiam de redução na fibra dietética ou no tamanho limitado das partículas alimentares. Alimentações pequenas e frequentes podem ser mais bem toleradas do que refeições grandes. Pequenas quantidades de suplementos orais isotônicos – tendo a mesma concentração de soluto dos líquidos corporais – podem ser valiosas para restaurar a ingestão sem provocar sintomas. Nos casos em que é provável a má absorção de lipídeos, a suplementação com alimentos feitos com **triglicerídeos de cadeia média (TCMs)** pode ser útil para adicionar energia e servir como veículo para nutrientes solúveis em lipídeos, mas deve ser introduzida lentamente para evitar problemas gastrintestinais. Esses produtos, entretanto, são caros e podem ser menos eficazes do que tratamentos mais básicos.

As informações sobre DII disponíveis para o público em geral, às vezes, são imprecisas ou exageradas ou podem se referir apenas à situação de um indivíduo e não à de outro. Um componente crítico da educação do paciente para DII diz respeito a ajudar a avaliação das informações nutricionais. A participação dos pacientes no controle de sua doença pode ajudar a reduzir não apenas os sintomas, mas também o grau de ansiedade associado.

Microbiota. Alimentos e suplementos probióticos foram investigados como potenciais agentes terapêuticos para DII devido à sua capacidade de modificar a microbiota intestinal e, potencialmente, modular a resposta inflamatória intestinal. Suplementos probióticos de multitensão (p. ex., VSL#3®) mostraram ser benéficos na manutenção da remissão da doença em pacientes com RCU que tiveram **bolsite,** inflamação na bolsa ileal formada cirurgicamente após colectomia (Shen et al., 2014). Suplementos probióticos específicos parecem ser úteis para indução e extensão de remissões na RCU pediátrica e adulta (Ghouri et al., 2014; Shen et al., 2014).

Embora os probióticos pareçam úteis na RCU, os estudos a seu respeito não demonstraram melhora significativa na atividade da doença de Crohn em adultos ou pacientes pediátricos, e os suplementos probióticos não parecem prolongar sua remissão (Ghouri et al., 2014). Devido a muitos fatores confundidores para a pesquisa, incluindo, mas não se limitando a, uso de medicamentos (antibióticos, inibidores da bomba de prótons e antidiarreicos), variabilidade na qualidade dos probióticos e diferenças na ingestão alimentar entre os participantes, ainda não foi estabelecido se os probióticos poderiam ser benéficos como parte do tratamento de rotina da DII (Abraham e Quigley, 2017).

A ingestão regular de alimentos prebióticos – como oligossacarídeos, fibras fermentáveis e amidos resistentes – pode afetar beneficamente a microbiota intestinal, alimentando *Lactobacillus* e *Bifidobacteria*, proporcionando competição e, teoricamente, supressão da microbiota patogênica ou oportunista. Ademais, a fermentação de prebióticos leva ao aumento da produção de SCFAs, teoricamente criando um ambiente mais ácido e menos favorável a bactérias oportunistas.

O uso de probióticos e prebióticos pode prevenir SIBO em indivíduos predispostos e tratar diarreia. Estudos adicionais são necessários para identificar a dose, os alimentos prebióticos e probióticos mais eficazes, a forma como podem ser usados para fins terapêuticos e de manutenção, além de seu valor relativo em comparação a outras terapias (Ghouri et al., 2014).

Retocolite microscópica

Lesão do cólon causada por RCU, doença de Crohn, infecções, lesão por radiação e insulto isquêmico ao cólon se apresentam com anormalidades, como edema, vermelhidão, hemorragia ou ulcerações que são visíveis no exame de colonoscopia. Ao contrário da retocolite da DII, a **retocolite microscópica** é caracterizada por inflamação que não é visível pela inspeção do cólon durante a colonoscopia, sendo aparente apenas quando o revestimento do cólon é biopsiado e depois examinado ao microscópio. Pacientes com retocolite microscópica podem ter diarreia por meses ou anos antes que o diagnóstico seja feito. A causa da retocolite microscópica é desconhecida.

Fisiopatologia

Existem dois tipos de retocolite microscópica. Na **retocolite linfocítica,** há um acúmulo de linfócitos no revestimento do cólon; na **retocolite colagenosa,** também existe uma camada de colágeno (como tecido cicatricial) logo abaixo do revestimento. Alguns especialistas acreditam que a retocolite linfocítica e a retocolite colagenosa representem diferentes estágios da mesma doença. Os sintomas incluem diarreia aquosa crônica, cólicas abdominais leves e dor; mais de 30% dos pacientes relatam perda de massa corporal. A retocolite microscópica aparece com mais frequência em pacientes com idade entre 60 e 70 anos, e a retocolite colagenosa, em mulheres (Ohlsson, 2015).

Nutrição clínica

A pesquisa está em andamento para determinar possíveis tratamentos eficazes para a retocolite microscópica, incluindo corticosteroides e agentes imunossupressores. A dietoterapia apoia esforços para manter a massa corporal e o estado nutricional, evitar a exacerbação dos sintomas e manter a hidratação, semelhante ao da DII.

Síndrome do intestino irritável

A **síndrome do intestino irritável (SII)** é um distúrbio gastrintestinal funcional definido pelo American College of Gastroenterology (ACG) IBS Task Force como "desconforto abdominal associado a hábitos intestinais alterados" (Ford et al., 2014). Os **critérios de Roma IV** para SII e seus subtipos são usados para definir o diagnóstico com base na presença de sintomas gastrintestinais (Boxe 27.10). A SII é uma condição caracterizada por desconforto ou dor abdominal inexplicável associada a mudanças nos hábitos intestinais (Schoenfeld, 2016). Outros sintomas comuns incluem gases, distensão abdominal, diarreia e constipação intestinal, além de aumento do estresse gastrintestinal associado ao sofrimento psicossocial. Esses sintomas podem ser vagos e transitórios, tornando a SII um diagnóstico de exclusão. É classificada como um distúrbio funcional porque os testes não mostram anormalidades histológicas e, portanto, o diagnóstico depende dos sintomas. Os critérios diagnósticos também incluem um refinamento dos subtipos de SII com base nos padrões de fezes predominantes (Tabela 27.5).

> **Boxe 27.10** Critérios de Roma IV para diagnosticar a síndrome do intestino irritável (SII).
>
> *Critérios de Roma IV para diagnosticar SII:* *
> Dor abdominal recorrente, em média, pelo menos 1 dia por semana nos últimos 3 meses associada a dois ou mais dos seguintes critérios:
> - Relacionada com a defecação
> - Associada a mudança na frequência das fezes
> - Associada a alteração na forma (aparência) das fezes.

*Critérios cumpridos nos últimos 3 meses com início dos sintomas pelo menos 6 meses antes do diagnóstico.
(Dados de Lacy BE, et al. Bowel Disorders. *Gastroenterology*. 2016;150:1393-1407; Rome III Diagnostic Criteria for Functional Gastrointestinal Disorders. http://www.romecriteria.org/assets/pdf/19_RomeIII_apA_885898.pdf; https://irritablebowelsyndrome.net/clinical/new-rome-iv-diagnosticcriteria/.)

Tabela 27.5 Subtipos de síndrome do intestino irritável (SII) com base em padrões de fezes.

Tipo	Sintomas
SII com predominância de constipação intestinal (SII-C)	Fezes tipos 1 e 2 em mais de 25% Fezes tipos 6 e 7 em menos de 25%
SII com predominância de diarreia (SII-D)	Fezes tipos 1 e 2 em menos de 25% Fezes tipos 6 e 7 em mais de 25%
SII com hábitos intestinais mistos (SII-M)	Fezes tipos 1 e 2 em mais de 25% Fezes tipos 6 e 7 em mais de 25%
SII sem subtipo	Atende aos critérios para SII, mas os hábitos intestinais não podem ser categorizados em SII-C, D ou M

Dados de Lacy BE, et al. Bowel Disorders, *Gastroenterology* 150:1393-1407, 2016.

A pesquisa está em andamento para definir melhor a SII, o que pode se refletir em um novo nome para esse processo de doença desafiador.

Estima-se que 10 a 20% da população dos EUA tenham SII – com duas vezes mais mulheres do que homens sendo afetados –, embora tal diferença possa dever-se a um fator de notificação (Koff e Mullin, 2012). Há entre 2,4 e 3,5 milhões de consultas médicas anuais devido à SII somente nos EUA. A SII é o distúrbio mais comumente diagnosticado por gastroenterologistas, sendo responsável por 20 a 40% das consultas (International Foundation for Functional Gastrointestinal Disorders [IFFGD], 2014). Os pacientes com SII muitas vezes faltam à escola e aos dias de trabalho, resultando em diminuição da produtividade, aumento dos custos de saúde e redução da qualidade de vida como resultado de seus sintomas.

Etiologia

Nenhum marcador ou teste específico é diagnóstico para SII. O teste de respiração com lactulose tem sido usado para medir as concentrações de hidrogênio e metano na respiração, resultantes de um supercrescimento bacteriano no intestino delgado SIBO, e isso foi correlacionado a alguns casos de SII (Rezaie et al., 2017). Ao avaliar um paciente para SII, o médico deve revisar cuidadosamente os registros de medicamentos, uma vez que vários deles – com ou sem prescrição – podem causar sintomas abdominais, como dor e alterações nos hábitos intestinais. Além disso, os sintomas da SII se sobrepõem ou são semelhantes aos de outras doenças gastrintestinais, por exemplo, DC, DII, dispepsia e constipação intestinal funcional. A SII pode estar presente com DC e DII. Sangramento retal, anemia por deficiência de ferro, perda de massa corporal não intencional e histórico familiar também devem ser considerados ao se avaliarem os sintomas, pois não são comuns em pacientes com SII (Ireton-Jones, 2017; Chey et al., 2015).

Fisiopatologia

A fisiopatologia da SII não é completamente compreendida. Presume-se que vários fatores desempenhem uma função na sua etiologia, incluindo alterações do sistema nervoso (motilidade GI anormal e hipersensibilidade visceral), da microbiota intestinal, genética e estresse psicossocial (Chey et al., 2015). A pesquisa tradicionalmente se concentra na motilidade intestinal, porém estudos de motilidade do intestino delgado e do cólon mostram resultados inconsistentes com alterações na microbiota intestinal desempenhando um grande papel no desenvolvimento de SII (Dupont, 2014).

A sensação no sistema GI resulta da estimulação de vários receptores e nervos sensoriais na parede intestinal, os quais transmitem sinais à medula espinal e ao cérebro. Alterações em áreas do cérebro envolvidas na modulação da dor, na desregulação do sistema nervoso autônomo e na comunicação cérebro-intestino prejudicada resultam em hiperalgesia (aumento da sensação de dor no intestino), hipersensibilidade visceral e motilidade alterada (Chey et al., 2015; Anastasi et al., 2013). A desregulação das concentrações de serotonina no sistema GI foi correlacionada ao tipo de SII que o paciente apresenta; ademais, baixas concentrações de serotonina estão associadas a constipação intestinal ou intestino lento, maiores concentrações, diarreia ou aumento do peristaltismo no intestino (Kanazawa et al., 2011; Stasi et al., 2014).

Frequentemente, o SIBO é visto com SII; todavia, estudos adicionais são necessários para entender se ele está diretamente conectado à SII ou se é uma entidade separada. Embora o tratamento de SIBO geralmente inclua antibioticoterapia e/ou fitoterápicos, a dieta com baixo FODMAP também é recomendada concomitantemente.

Condições psicológicas, como depressão e ansiedade, são frequentemente observadas em pacientes com SII. Ainda que não esteja claro se o estresse é a causa da SII, sabe-se que ele desencadeia e exacerba os sintomas (Staudacher, 2017). Não é incomum que pacientes com SII vinculem seus sintomas ao estresse diário ou ao longo da vida (Fadgyas-Stanculete et al., 2014).

Manejo clínico

O primeiro passo no tratamento da SII e de outros distúrbios GI funcionais inclui validar a realidade das queixas do paciente, além de estabelecer uma relação médico-paciente eficaz. O cuidado deve ser adaptado para ajudar o paciente a controlar os sintomas e os fatores que podem desencadeá-los. O tratamento nutricional usando a dieta de eliminação de FODMAP deve ser uma consideração primária para a SII. Gibson observou que a evidência de alta qualidade para a dieta de eliminação de FODMAP apoia seu uso como tratamento de primeira linha (Gibson, 2017b). A terapia medicamentosa visa ao controle dos sintomas associados a motilidade gastrintestinal, hipersensibilidade visceral ou problemas psicológicos. Medicamentos com combinações fitoterápicas também podem ser empregados e foram considerados tão eficazes quanto o tratamento com antibióticos (Mullin et al., 2014). A opção de tratamento geralmente é determinada pelo padrão intestinal predominante e pelos sintomas que mais prejudicam a qualidade de vida do paciente (Tabela 27.6).

Nutrição clínica

Os objetivos do tratamento nutricional para SII são garantir a ingestão adequada de nutrientes, assim como explicar as potenciais funções dos alimentos no controle dos sintomas. A terapia de primeira linha para tratar a SII é a implementação da dieta sem ou com pouco FODMAP, que é definida posteriormente neste capítulo. Como os sintomas podem persistir por um tempo, uma avaliação nutricional completa deve ser realizada inicialmente. Isso deve incluir (1) avaliação do estado nutricional, massa corporal – perda ou ganho – e ingestão de alimentos; (2) revisão dos medicamentos atuais para SII e outras medicações; (3) revisão dos sintomas GIs (duração, gravidade,

Tabela 27.6 Opções de tratamentos clínico e fitoterápico para os sintomas da síndrome do intestino irritável (SII).

Sintoma	Tratamento
Dor abdominal e desconforto	Agentes antiespasmódicos Antidepressivos tricíclicos Agentes direcionados à serotonina (inibidores seletivos da recaptação da serotonina, antagonistas do receptor da serotonina-3 ou agonistas do receptor da serotonina-4) Enzimas digestivas Óleo de hortelã-pimenta Melatonina
Constipação intestinal	Suplementos de fibras: casca de *psyllium*, solúvel, não fermentável Amaciantes de fezes Laxantes (osmótico, ou seja, Mg; estimulante, ou seja, sene)
Diarreia	Agentes antidiarreicos (loperamida, difenoxilato com atropina) Suplementos de fibra solúvel
Supercrescimento bacteriano no intestino delgado (SIBO)	Antibióticos Tratamentos fitoterápicos, incluindo berberina e orégano Dieta elementar (terapia de 2 semanas) Enzimas digestivas
Sintomas globais e/ou bem-estar geral	Psicoterapia (terapia cognitivo-comportamental, terapia de relaxamento, hipnoterapia direcionada ao intestino) Medicina complementar e integrativa (acupuntura, meditação, redução do estresse) Probióticos Prebióticos (use com cuidado se houver inchaço)

Dados de Chey W, Kurlander J, Eswaran S: Irritable bowel syndrome: a clinical review, *JAMA* 313(9):949-958, 2015; Mullin G, Shepherd SJ, Roland CB, et al.: Irritable bowel syndrome: contemporary nutrition management strategies, *JPEN J Parenter Enteral Nutr* 38(7):781-799, 2014.

frequência); (4) revisão da ingestão de suplementos (vitaminas, minerais, gorduras, pré e probióticos, fitoterápicos); bem como (5) revisão do uso de terapias mente-corpo e os resultados alcançados (Ireton-Jones, 2017; Mullin et al., 2014). Devem ser excluídas a presença de DC e qualquer doença associada a sintomas como esvaziamento gástrico retardado ou sangramento, que não são sinais importantes de SII.

Dieta de eliminação de FODMAPs

Uma dieta pobre em oligo, di e monossacarídeos e polióis fermentáveis (FODMAP, do inglês *fermentable oligo, di, monosaccharides* e *polyols*) demonstrou ser uma terapia eficaz no tratamento dos sintomas gastrintestinais em pacientes com SII. Os FODMAPs são compostos da porção de carboidratos fermentáveis de alimentos vegetais. Quando metabolizados por bactérias intestinais, os FODMAPs aumentam a produção de gases e causam dismotilidade intestinal (Ireton-Jones, 2017; Chey et al., 2015; Mullin, 2014; Shepherd e Gibson, 2006). Além disso, esses alimentos aumentam o conteúdo de água luminal e o estado hídrico no sistema gastrintestinal. Quando eles são limitados ou eliminados, os sintomas também são reduzidos ou eliminados em até 70% das pessoas com SII (Gibson, 2017a). Isso também foi demonstrado em crianças (Chumpitazi et al., 2015).

A dieta de baixos **FODMAPs** limita os alimentos que contêm lactose, frutose, fruto-oligossacarídeos (frutanos), galacto-oligossacarídeos (galactanos) e polióis ou alcoóis de açúcar (sorbitol, xilitol, manitol, isomaltase e maltitol). Esses carboidratos de cadeia curta são mal absorvidos no intestino delgado, são altamente osmóticos e rapidamente fermentados por bactérias nos intestinos delgado e grosso, resultando em gases, dor e diarreia em indivíduos sensíveis. Os FODMAPs têm um impacto cumulativo nos sintomas gastrintestinais. Um nível limite para quantidades aceitáveis de FODMAPs não foi bem definido e provavelmente é específico do paciente. Os pacientes podem tolerar pequenas quantidades; todavia, os sintomas podem se desenvolver se consumirem quantidades que ultrapassem seu limite. O teste de lactulose no ar expirado, solicitado por um médico, pode ser útil para demonstrar a presença de SIBO, medindo aumentos no hidrogênio e no metano no ar expirado (Rezaie et al., 2017). Esses gases aumentam quando as bactérias intestinais metabolizam os FODMAPs, especialmente no intestino delgado.

A intervenção nutricional começa com a eliminação de todos os alimentos ricos em FODMAPs da dieta por um período experimental de aproximadamente 6 semanas, embora os sintomas possam melhorar em 2 semanas (Ireton-Jones, 2017; Barrett, 2017; Catsos, 2017; Gibson, 2011). A fase de desafio ou reintrodução começa após a fase de eliminação com uma reintrodução lenta, metódica ou controlada de uma categoria de FODMAPs por vez para observar os sintomas, além de identificar os alimentos mais desafiadores (Vakil, 2018). O objetivo é eventualmente reduzir ou eliminar os sintomas gastrintestinais, criando uma dieta que inclua FODMAPs no teor de ingestão mais tolerável e com o uso de alimentos alternativos. Não há cura, mas, sim, uma abordagem dietética para melhorar os sintomas e a qualidade de vida.

A chave para o sucesso da dieta de eliminação do FODMAP é trabalhar com um nutricionista que conheça bem os princípios da dieta. Existem muitas "listas" de alimentos com baixo FODMAP disponíveis, o que pode ser confuso e desafiador para o paciente que está tentando seguir a dieta com baixo FODMAP por conta própria. Por esse motivo, nenhuma lista específica de alimentos com baixo FODMAP é fornecida neste capítulo. Monash University é uma fonte confiável de conteúdo FODMAP de alimentos (Gibson, 2017b). O aplicativo *Monash FODMAPs®* – disponível para iPhone e Android – está em constante atualização, assim como é um excelente recurso para médicos e clientes. A Monash University também tem outros recursos na dieta de baixo FODMAP.

As deficiências nutricionais que podem surgir com a dieta baixa em FODMAPs incluem folato, tiamina, vitamina B_6 e fibras (por limitar cereais e pães), bem como cálcio e vitamina D (se evitar todos os laticínios além da lactose). Um nutricionista pode fornecer substituições de alimentos adequadas para garantir uma dieta apropriada. Os pacientes podem desejar manter uma dieta baixa em FODMAPs para controlar seus sintomas, porém é importante adicionar outros alimentos na fase de reintrodução, pois eles podem ter fibras e outros nutrientes essenciais que irão melhorar a saúde geral.

Vários nutricionistas qualificados escreveram livros de receitas e têm *websites* dedicados a ajudar clientes com a dieta de baixo FODMAP. Dois deles são Patsy Catsos, MS, RDN, e Kate Scarlata, RDN. Um curso de treinamento foi estabelecido na University of Michigan chamado *FOOD: The Main Course to Digestive Health*, e também na Monash University (disponível *online*).

Doença diverticular

A doença diverticular é uma das condições clínicas mais comuns entre as sociedades industrializadas. A **diverticulose** é caracterizada pela formação de bolsas ou bolsas semelhantes a sacos (divertículos) dentro do cólon que se formam quando a mucosa e a submucosa do cólon formam hérnias através de áreas enfraquecidas no músculo. A prevalência da diverticulose é difícil de determinar, uma vez que a maioria dos indivíduos permanece assintomática. Essa condição se torna mais comum à medida que as pessoas envelhecem, principalmente aquelas com mais de 60 anos (Feuerstein e Falchuk, 2016). A **diverticulite** é uma complicação da diverticulose que indica inflamação de um ou mais divertículos. Frequentemente, representa um surto de diverticulose e, depois que diminui para um período de remissão, reverte para o estado de diverticulose.

Etiologia

A causa da diverticulose não foi elucidada com clareza. Estudos epidemiológicos implicaram dietas com baixo teor de fibras no desenvolvimento da doença diverticular; todavia, as evidências são ambíguas em relação às dietas com alto *versus* baixo teor de fibras e doença diverticular no que diz respeito à prevenção e ao tratamento. As dietas com baixo teor de fibras reduzem o volume das fezes, predispondo os indivíduos à constipação intestinal e ao aumento das pressões intracolônicas, o que sugere que a diverticulose ocorre como consequência do dano ao cólon induzido pela pressão. Mesmo que a ingestão de fibra alimentar tenha se mostrado inversamente relacionada ao risco de desenvolver a doença, um grande estudo recente falhou em mostrar uma correlação direta entre dietas com baixo teor de fibra e diverticulose. Nesse estudo, dietas com elevado teor de fibras foram associadas a maior prevalência de diverticulose. A American Gastroenterology Association recomenda aumentar a quantidade de fibras após um ataque de diverticulite, mas afirma que a recomendação é condicional com base em fracas evidências (Feuerstein e Falchuk, 2016).

Pesquisas mais recentes começaram a explorar teorias incluindo diferenças genéticas, dieta, motilidade, microbiota e inflamação (Feuerstein e Falchuk, 2016). Outros estudos enfocaram o papel da diminuição das concentrações do neurotransmissor serotonina em causar redução do relaxamento e aumento dos espasmos do músculo do cólon. Estudos encontraram ligações entre doença diverticular e dietas ricas em carne vermelha e lipídeos, obesidade, insuficiência de vitamina D, falta de exercícios, tabagismo e certos medicamentos, incluindo anti-inflamatórios não esteroidais, como ácido acetilsalicílico e esteroides (Maguire et al., 2015; Feuerstein e Falchuk, 2016).

Fisiopatologia

Mecanismos fisiopatológicos envolvidos na diverticulose e na diverticulite sugerem que inflamação crônica, alterações na microbiota colônica, função sensorimotora colônica perturbada e motilidade anormal do cólon têm papéis inter-relacionados no desenvolvimento da doença diverticular (Feuerstein e Falchuk, 2016). As complicações da doença diverticular variam de sangramento leve e indolor, hábitos intestinais alterados a diverticulite. A diverticulite aguda inclui um espectro de inflamação, formação de abscesso, sangramento, obstrução, fístula e sepse por perfuração (ruptura).

Manejos médico e cirúrgico

O tratamento geralmente inclui antibióticos e ajuste da ingestão oral conforme tolerado. Pacientes com casos graves de diverticulite, com dor aguda e complicações, geralmente requerem internação hospitalar, tratamento com antibióticos intravenosos (IV) e alguns dias de repouso intestinal (apenas líquidos claros, sem alimentos sólidos). A cirurgia é reservada para pacientes com episódios recorrentes de diverticulite e complicações quando há pouca ou nenhuma resposta à medicação. O tratamento cirúrgico para diverticulite remove a parte doente do cólon: mais comumente, o cólon esquerdo ou sigmoide.

Nutrição clínica

Historicamente, é comum, na prática clínica, recomendar que se evitem nozes, sementes, cascas, milho e pipoca para prevenir sintomas ou complicações da doença diverticular. Estudos mais recentes, entretanto, não encontraram associação entre o consumo de nozes, milho ou pipoca e hemorragia diverticular (Feuerstein e Falchuk, 2016). Na verdade, foi demonstrada uma relação inversa entre o consumo de nozes e pipoca e o risco de diverticulite, sugerindo um efeito protetor.

Durante um episódio agudo de diverticulite ou sangramento diverticular, a ingestão oral é geralmente reduzida até o desaparecimento dos sintomas. Os casos complicados podem exigir repouso intestinal e NP. Assim que a ingestão oral for retomada, é prudente começar uma dieta com baixo teor de fibras (10 a 15 g/dia) e, conforme a dieta for avançando, seguir para um retorno gradual a uma dieta rica em fibras.

Embora haja evidências conflitantes em relação à ingestão de fibras e à doença diverticular, na doença diverticular sintomática não complicada (DDSNC), o aumento da ingestão de fibras demonstrou redução nos sintomas abdominais e prevenção de diverticulite aguda (Carabotti et al., 2017). Uma dieta rica em fibras em combinação com hidratação adequada promove fezes moles e volumosas que passam mais rapidamente e exigem menos esforço com a defecação. A ingestão recomendada de fibra alimentar, preferencialmente de alimentos, é de 25 g/dia para mulheres adultas e 38 g/dia para homens.

A ingestão de fibras deve ser aumentada gradualmente porque pode causar inchaço ou gases. Se um paciente não puder ou não quiser consumir a quantidade necessária de fibra, suplementos de metilcelulose ou fibra de *psyllium* têm sido usados com bons resultados. Uma dieta rica em fibras – às vezes com suplementação de fibras – é defendida na diverticulose assintomática para reduzir a probabilidade de progressão da doença, evitar a recorrência dos episódios de sintomas, bem como prevenir a diverticulite aguda. A ingestão adequada de líquidos deve acompanhar a ingestão elevada de fibras. Uma revisão sistemática recente envolvendo 11 estudos (a maioria não controlada) do uso de probióticos para o tratamento da doença diverticular concluiu que as evidências não mostraram um benefício claro (Lahner et al., 2016; Feuerstein e Falchuk, 2016).

Pólipos intestinais e câncer colorretal

Nos EUA, o câncer colorretal (CCR) é o quarto tipo de câncer mais comum em adultos e a segunda causa de morte por câncer. Estima-se que tenham ocorrido 140.250 novos casos de CCR em 2018, e a incidência é mais comum em homens do que em mulheres e entre os afrodescendentes (National Cancer Institute, 2018).

Etiologia

Aproximadamente 85% dos CCRs são considerados esporádicos, enquanto cerca de 15% são familiares. A polipose adenomatosa familiar (PAF) é responsável por menos de 1% dos CCRs. Trata-se de uma síndrome hereditária caracterizada pelo desenvolvimento de centenas a milhares de pólipos no cólon e no reto durante a segunda década de vida. Quase todos os pacientes com PAF desenvolverão CCR se não forem identificados e tratados precocemente.

Uma avaliação da associação dos principais fatores de risco conhecidos para CCR com risco de pólipo colorretal por tipo histológico quantificou o impacto das modificações no estilo de vida na prevenção de pólipos (Fu et al., 2012). Vários fatores de estilo de vida – incluindo tabagismo, obesidade, alta ingestão de carne vermelha, baixa ingestão de fibras, baixa ingestão de cálcio e baixas concentrações de vitamina D – foram independentemente associados ao risco de pólipos. Além disso, o uso de anti-inflamatórios não esteroidais tem se mostrado protetor. O risco de pólipos aumentou progressivamente com o número crescente desses fatores de estilo de vida adversos (Bostick, 2015; Fu et al., 2012).

Fisiopatologia

Os pólipos são precursores estabelecidos de CCRs e definidos como massa que surge da superfície do epitélio intestinal e se projeta no lúmen intestinal. Os fatores que aumentam o risco de CCR incluem histórico familiar, DII crônica, PAF, pólipos adenomatosos e vários componentes da dieta. Em vez de nutrientes específicos, padrões dietéticos podem ser mais preditivos do risco de desenvolver CCR.

Manejo clínico

O tratamento de um pólipo colorretal é a remoção, geralmente por colonoscopia. Pólipos grandes comumente requerem cirurgia para remoção completa, mesmo se a presença de câncer não for confirmada antes da ressecção. Pacientes com diagnóstico de CCR podem exigir intervenções moderadas a significativas, incluindo medicamentos, radioterapia, quimioterapia, cirurgia e suporte NE e/ou NP.

Nutrição clínica

As recomendações das organizações nacionais de câncer incluem exercícios suficientes, manutenção ou redução de massa corporal, ingestão modesta e equilibrada de lipídeos, ingestão adequada de fibras e micronutrientes ideais de frutas, vegetais, leguminosas e grãos integrais, além de uso limitado de álcool. Os suplementos são normalmente encorajados se a dieta não for adequada em energia, proteínas ou micronutrientes. A dieta para sobreviventes de câncer geralmente segue essas diretrizes de prevenção (ver Capítulo 35).

CONSEQUÊNCIAS NUTRICIONAIS DA CIRURGIA INTESTINAL

Ressecção do intestino delgado e síndrome do intestino curto

A **síndrome do intestino curto (SIC)** pode ser definida como a capacidade de absorção inadequada resultante do comprimento reduzido ou do intestino funcional diminuído após a ressecção. Uma perda de 70 a 75% do intestino delgado geralmente resulta em SIC, definida como 100 a 120 cm de intestino delgado sem cólon ou 50 cm de intestino delgado com o cólon remanescente. Uma definição mais prática de SIC é a incapacidade de manter as necessidades de nutrição e hidratação com a ingestão normal de líquidos e alimentos, independentemente do comprimento do intestino, pois a adaptação às ressecções intestinais pode variar amplamente entre aqueles que as fizeram.

Pacientes com SIC geralmente apresentam problemas complexos com líquidos, eletrólitos e controle nutricional. As consequências da SIC incluem má absorção de micronutrientes e macronutrientes, diarreia frequente, esteatorreia, desidratação, desequilíbrios eletrolíticos, perda de peso e falha de crescimento em crianças (Limketkai, 2017). Outras complicações incluem hipersecreção gástrica, cálculos renais de oxalato e cálculos biliares de colesterol. Indivíduos que eventualmente precisam de NP a longo prazo têm risco aumentado de infecção do cateter, sepse, colestase e doença hepática, além de redução da qualidade de vida associada ao tratamento nutricional intravenoso crônico (DiBaise, 2014).

Etiologia

As razões mais comuns para ressecções importantes do intestino em adultos incluem doença de Crohn, enterite por radiação, infarto mesentérico, doença maligna e vólvulo. Na população pediátrica, a maioria dos casos de SIC resulta de anomalias congênitas do sistema GI, atresia, vólvulo ou enterocolite necrosante (Shatnawei et al., 2010).

Fisiopatologia

Ressecção duodenal. A ressecção do duodeno (aproximadamente 25 a 40 cm) é rara, o que é uma sorte, uma vez que é o local preferido para a absorção de nutrientes essenciais, como ferro, zinco, cobre e folato. O duodeno é um elemento-chave na digestão e na absorção de nutrientes, pois é a porta de entrada para enzimas pancreáticas e sais biliares (ver Capítulo 1).

Ressecção jejunal. O jejuno (2 a 3 m) também é responsável por grande parte da absorção de nutrientes. Normalmente, a maior parte da digestão e absorção de alimentos e nutrientes ocorre nos primeiros 100 cm do intestino delgado, que também inclui o duodeno.

Os êntero-hormônios jejunais desempenham papéis importantes na digestão e na absorção. A colecistoquinina (CCK) estimula a secreção pancreática e a contração da vesícula biliar, assim como a secretina ativa a secreção de bicarbonato do pâncreas. O peptídeo inibitório gástrico retarda a secreção e a motilidade gástrica, enquanto o peptídeo inibitório vasoativo inibe a secreção gástrica e de bicarbonato (ver Capítulo 1). O que resta a ser digerido ou fermentado e absorvido consiste em pequenas quantidades de açúcares, amido resistente, lipídeos, fibra alimentar e líquidos. Após as ressecções jejunais, o íleo normalmente se adapta para realizar as funções do jejuno. A motilidade do íleo é comparativamente lenta, e os hormônios secretados no íleo e no cólon ajudam a diminuir o esvaziamento gástrico e as secreções. Como as ressecções jejunais resultam em área de superfície reduzida e trânsito intestinal mais rápido, a reserva funcional para absorção de micronutrientes, quantidades excessivas de açúcares (especialmente lactose) e lipídeos é reduzida.

Ressecção ileal. Ressecções significativas do íleo, especialmente do íleo distal, produzem importantes complicações nutricionais e clínicas. O íleo distal é o único local de absorção dos sais biliares e do complexo de fator intrínseco da vitamina B_{12}. O íleo também absorve a maior parte dos 7 a 10 ℓ de líquido ingeridos e secretados para o sistema gastrintestinal diariamente (ver Capítulo 1). A válvula ileocecal, na junção do íleo e ceco, maximiza a absorção de nutrientes, controlando a taxa de passagem do conteúdo ileal para o cólon e evitando o refluxo de bactérias colônicas, o que pode diminuir o risco de SIBO.

Ainda que a má absorção de sais biliares possa parecer benigna, ela cria uma cascata de consequências. Se o íleo não puder "reciclar" os sais biliares secretados no sistema gastrintestinal, a produção hepática não poderá manter uma reserva de sal biliar suficiente ou as secreções para emulsionar os lipídeos. As lipases gástrica e pancreática são capazes de digerir alguns triglicerídeos em ácidos graxos e monoglicerídeos, porém, sem a formação adequada de micelas facilitada pelos sais biliares, os lipídeos são mal absorvidos. Isso pode levar à má absorção de lipídeos e vitaminas lipossolúveis A, D, E e K. Além disso, a má absorção de ácidos graxos resulta em sua combinação com cálcio, zinco e magnésio para constituir formas saponificadas de minerais e ácido graxo, levando à sua má absorção também. Para agravar a situação, a absorção colônica de oxalato é aumentada, levando à hiperoxalúria e ao aumento da frequência de cálculos renais de oxalato. A desidratação relativa e a urina concentrada, comuns nas ressecções ileais, aumentam ainda mais o risco de formação de cálculos (ver Capítulo 34).

Ressecção do cólon

O cólon (aproximadamente 1,5 m de comprimento) é responsável pela reabsorção de 1 a 1,5 ℓ de líquido rico em eletrólitos (particularmente sódio e cloreto) a cada dia, mas é capaz de se adaptar para aumentar essa capacidade para 5 a 6 ℓ por dia. A preservação do cólon é a chave para manter o estado hídrico; no entanto, se o paciente tiver algum cólon restante, a má absorção de sais biliares pode atuar como um irritante da mucosa, aumentando a motilidade colônica com perdas hidreletrolíticas. O consumo de dietas ricas em lipídeos com ressecções ileais e cólon retido também pode resultar na formação de ácidos graxos hidroxilados, que também aumentam a perda hídrica. Os cálculos biliares de colesterol ocorrem porque a proporção de ácido biliar, fosfolipídeo e colesterol nas secreções biliares é alterada. A dependência de NP aumenta o risco de "lama" biliar, secundária à diminuição do estímulo para a evacuação do sistema biliar (ver Capítulos 12 e 28).

Manejos cirúrgico e cirúrgico de ressecções

O primeiro passo do tratamento é a avaliação do comprimento intestinal remanescente a partir dos registros cirúrgicos e de saúde do paciente ou anamnese. A avaliação deve quantificar a ingestão alimentar, bem como a produção de fezes e urina ao longo de 24 horas; os medicamentos e o estado hídrico devem ser avaliados. Podem ser prescritos medicamentos para diminuir a motilidade gastrintestinal e as secreções, aumentar a absorção com o intestino restante ou tratar o supercrescimento bacteriano. Os medicamentos primários para "desacelerar o intestino" incluem loperamida e, ocasionalmente, medicamentos narcóticos, como tintura de ópio e codeína líquida. Somatostatina e análogos de somatostatina, hormônio do crescimento e outros hormônios com ações antissecretórias, antimotilidade ou tróficas têm sido estudados para diminuir a motilidade e as secreções. Além disso, o análogo de peptídeo semelhante ao glucagon, teduglutida, carrega a capacidade única de aumentar o potencial de absorção em uma tentativa de reduzir ou eliminar a necessidade de NP (Kim e Keam, 2017). Procedimentos cirúrgicos, como a criação de reservatórios ("bolsas") para servir como uma forma de cólon, alongamento e transplante intestinais têm sido realizados para ajudar pacientes com ressecções gastrintestinais importantes. O transplante intestinal é muito complexo e é reservado para insuficiência intestinal ou quando os pacientes desenvolvem complicações significativas de NP.

Nutrição clínica

A maioria dos pacientes com ressecções intestinais significativas requer NP inicialmente para restaurar e manter o estado nutricional. A duração da NP e do tratamento nutricional subsequente será baseada na extensão da ressecção intestinal, na saúde do paciente e na condição do sistema GI remanescente. Em geral, pacientes mais velhos com ressecções ileais importantes, os que perderam a válvula ileocecal e os com doença residual no sistema gastrintestinal remanescente não se apresentam tão bem. A alimentação enteral fornece um estímulo trófico ao sistema GI, e a NP é usada para restaurar e manter o estado nutricional.

Quanto mais extremo e grave for o problema, mais lenta será a progressão para uma dieta normal. Pequenas e frequentes refeições (6 a 10 por dia) são provavelmente mais bem toleradas do que refeições maiores. A alimentação por sonda pode ser útil para maximizar a ingestão quando o paciente não costuma comer, por exemplo, durante a noite (ver Capítulo 12). Devido à desnutrição e ao desuso do sistema GI, as funções digestivas e absortivas do sistema GI remanescente podem estar comprometidas, e a desnutrição retardará a adaptação pós-cirúrgica. A transição para alimentos mais normais pode levar de semanas a meses e alguns pacientes podem, além de nunca tolerar concentrações ou volumes normais de alimentos, sempre necessitar de NP suplementar para manter os estados nutricional e hídrico adequados.

A adaptação máxima do sistema gastrintestinal pode levar de 1 a 2 anos após a cirurgia. A adaptação melhora a função, mas não restaura o comprimento ou a capacidade normal do intestino. Nutrientes complexos e intactos (*versus* fórmulas elementares/pré-digeridas) são os estímulos mais importantes do sistema GI. Outras medidas nutricionais também foram estudadas como meio de acelerar o processo adaptativo e diminuir a má absorção, mas sua evidência de uso é limitada. Por exemplo, o aminoácido **glutamina** é o combustível preferido para enterócitos do intestino delgado e, portanto, pode ser valioso para melhorar a adaptação. Os nucleotídios (na forma de purinas, pirimidina e ácido ribonucleico) também podem potencializar a adaptação da mucosa; entretanto, infelizmente, muitas vezes faltam produtos nutricionais parenterais e entéricos. AGCCs (p. ex., butirato, propionato e acetato) – subprodutos da fermentação de carboidratos da microbiota intestinal comensal – são os principais combustíveis para o epitélio colônico.

Pacientes com ressecções jejunais, com íleo e cólon intactos, terão uma boa chance de se adaptar rapidamente a uma dieta normal com equilíbrio satisfatório de proteínas, gorduras e carboidratos. Seis pequenas refeições evitando lactose, grandes quantidades de doces concentrados e cafeína podem ajudar a reduzir o risco de inchaço, dor abdominal e diarreia. Como a dieta americana típica pode ser nutricionalmente deficiente e a ingestão de alguns micronutrientes pode ser marginal, os pacientes devem ser advertidos de que a qualidade da dieta é de extrema importância. Um suplemento multivitamínico e mineral pode ser necessário para atender às necessidades nutricionais.

Pacientes com ressecções ileais necessitam de mais tempo e paciência no avanço da NP para a NE. Devido às perdas, a suplementação com vitaminas lipossolúveis, cálcio, magnésio e zinco pode ser necessária. O lipídeo dietético pode precisar ser limitado, especialmente naqueles com pouco cólon remanescente; é mais provável que pequenas quantidades em cada alimentação sejam toleradas e absorvidas.

Os produtos TCM aumentam a ingestão calórica e servem como um veículo para nutrientes lipossolúveis. Já que *bolus* de óleo TCM – por exemplo, tomado como medicamento em colher de sopa – pode aumentar a diarreia do paciente, é melhor dividir as doses igualmente nas refeições ao longo do dia. Líquidos e eletrólitos, especialmente sódio, devem ser fornecidos em pequenas quantidades e com frequência.

Em pacientes com SIC, uma dieta oral ou NE mais o uso de medicamentos para retardar o trânsito intestinal deve ser maximizado para prevenir a dependência de NP. Refeições frequentes, remoção de medicamentos e alimentos osmóticos, terapias de hidratação oral e outras intervenções devem ser realizadas. Em alguns casos, a superalimentação na tentativa de compensar a má absorção resulta em maior má absorção, não apenas de alimentos e líquidos ingeridos, mas também de quantidades significativas de fluidos gastrintestinais secretados em resposta à ingestão de alimentos. Pacientes com intestino extremamente curto podem depender de soluções parenterais para pelo menos parte de seu suprimento hídrico e nutrientes. Lanches pequenos e frequentes fornecem alguma satisfação oral a esses pacientes, mas normalmente representam apenas uma parte de suas necessidades hídricas e nutrientes (ver Capítulo 12 para uma discussão sobre NP domiciliar).

Supercrescimento bacteriano no intestino delgado

Supercrescimento bacteriano no intestino delgado (SIBO) é uma síndrome caracterizada pela proliferação excessiva de bactérias normalmente encontradas no intestino grosso, dentro do intestino delgado. Em um intestino que funciona normalmente, vários processos fisiológicos limitam o número de bactérias no intestino delgado. Entre eles, o ácido gástrico, a bile e as enzimas pancreáticas têm ação bacteriostática e bactericida no intestino delgado. O peristaltismo intestinal normal leva à motilidade intestinal, que efetivamente "varre" as bactérias para o intestino distal. A válvula ileocecal impede a migração retrógrada de um grande número de bactérias do cólon para o intestino delgado. O SIBO também foi referido como "síndrome da alça cega" porque uma das causas do supercrescimento bacteriano pode proceder de estase do sistema intestinal como resultado de doença obstrutiva, estenoses, aderências (tecido cicatricial), enterite por radiação ou procedimentos cirúrgicos que deixam uma porção do intestino sem fluxo normal (uma alça cega ou ramo de Roux).

Etiologia

Frequentemente, mais de uma das defesas homeostáticas normais listadas anteriormente deve estar prejudicada antes que as bactérias do intestino delgado proliferem excessivamente a ponto de desenvolver os sintomas. O uso crônico de antibióticos ou medicamentos que suprimem o ácido gástrico permite que mais bactérias ingeridas sobrevivam e passem para o intestino delgado. As doenças hepáticas ou a pancreatite crônica podem diminuir a produção ou o fluxo – para o intestino – da bile e das enzimas pancreáticas que controlam o crescimento bacteriano. Gastroparesia, medicamentos narcóticos ou distúrbios da motilidade intestinal diminuem o peristaltismo e podem prejudicar a capacidade de propelir bactérias para o intestino distal. A ressecção cirúrgica do íleo distal e da válvula ileocecal pode resultar na proliferação retrógrada de bactérias do cólon. Pesquisas também demonstram que o SIBO é um problema comum para pacientes com SII-D (diarreia predominante) (Palmer et al., 2017).

Fisiopatologia

Embora os sintomas variem dependendo da quantidade e do tipo de bactéria presente no intestino delgado, os sintomas mais comuns de SIBO incluem gases, distensão abdominal, náuseas, constipação intestinal, diarreia, dor e desconforto abdominais (especialmente após comer) e perda de massa corporal. As bactérias no intestino delgado também desconjugam os sais biliares, resultando na formação debilitada de micelas e, portanto, na digestão de gordura comprometida e esteatorreia. A má absorção de carboidratos ocorre por lesão da borda em escova secundária aos efeitos tóxicos de produtos bacterianos e consequente perda de enzimas (Palmer et al., 2017). O número crescente de bactérias usa a vitamina B_{12} disponível e outros nutrientes para seu próprio crescimento, e o hospedeiro se torna deficiente. As bactérias no intestino delgado produzem folato como um subproduto de seu metabolismo, e a deficiência de vitamina B_{12} com folato sérico normal ou elevado é comum. Inchaço e distensão também são relatados com frequência no SIBO, resultantes da ação da bactéria sobre os carboidratos, com produção de hidrogênio e metano no intestino delgado.

A acidose D-láctica ou encefalopatia D-láctica é uma complicação rara do SIBO em pacientes com SIC com o cólon em continuidade e a válvula ileocecal removida. Nesses indivíduos, a má absorção de uma grande carga de carboidratos pode fazer com que o excesso de carboidratos seja liberado às bactérias no cólon. Um pH colônico mais baixo, induzido por grande produção de lactato e AGCCs, promove o crescimento de bactérias acidorresistentes que passam a produzir D-lactato. Devido à falta de D-lactato desidrogenase, os humanos não podem metabolizar o D-lactato e os sintomas de acidose D-láctica se desenvolvem. Eles podem variar de letargia a estado mental alterado, ataxia e fala arrastada a agressão e coma (Htyte et al., 2011; White, 2015).

Manejo clínico

A via mais comum para o diagnóstico médico de SIBO é um teste respiratório de lactulose que mede as concentrações de hidrogênio e metano na respiração. Concentrações mais altas se correlacionam ao SIBO (Rezaie et al., 2017; Palmer et al., 2017). O aspirado e a cultura de intestino delgado mais invasivos são o padrão-ouro tradicional. O teste de SIBO em pacientes com SIC pode apresentar mais desafios. Alguns médicos tratam com base em relatos de sintomatologia em combinação com fatores de risco preexistentes. O tratamento é direcionado ao controle do crescimento bacteriano pela administração de antibióticos ou fitoterápicos ou pelo uso de uma dieta elementar. Historicamente, os antibióticos preferidos são rifaximina, metronidazol, ciprofloxacino, amoxicilina/clavulanato ou doxiciclina. O tratamento pode envolver o ciclo de vários antibióticos até que a melhora dos sintomas seja observada (Rezaie et al., 2016). Infelizmente, pode haver recorrências, justificando o tratamento adicional (Palmer et al., 2017). Normalmente, um curso de antibióticos de 7 a 10 dias é bem-sucedido, porém alguns pacientes podem precisar de 1 a 2 meses de tratamento (Bohm et al., 2013). O antibiótico deve ser alternado para prevenir a resistência bacteriana. Existem algumas evidências de que preparações fitoterápicas específicas podem ser tão benéficas quanto a antibioticoterapia no tratamento de SIBO (Mullin, 2014). A pesquisa está em andamento com relação à associação de probióticos e antibióticos.

Nutrição clínica

A modificação da dieta deve ter como objetivo o alívio dos sintomas e a correção das deficiências nutricionais. Com o SIBO, os carboidratos que chegam ao local onde os micróbios estão alojados servem como combustível para sua proliferação, com subsequente aumento da produção de gases e ácidos orgânicos. Uma dieta com pouco FODMAP (discutida anteriormente na seção SII) tem a maior evidência para reduzir os sintomas gastrintestinais no SIBO. Se o paciente exibir sensibilidade a carboidratos mais grave, uma dieta com carboidratos específicos (DCE) mais restritiva ou uma combinação de ambas pode ser empreendida. Em casos extremos, dietas elementares com supervisão médica podem ser recomendadas com antibióticos até que a remissão seja alcançada. O apoio e o monitoramento de um profissional de nutrição treinado são sempre recomendados como um complemento aos tratamentos médicos, conforme observado anteriormente. Mais informações podem ser encontradas na Monash University em https://www.monash.edu, https://www.katescarlata.com e SIBO Center for Digestive Health em https://sibocenter.com/category/sibo-diets/.

É necessária uma avaliação do problema clínico e da ingestão alimentar do paciente, pois a vitamina B_{12} pode ser perdida na fermentação, a dieta pode carecer de nutrientes essenciais ou ter ocorrido ausência ou remoção de mais de 60 cm do íleo terminal, colocando o paciente em risco de deficiências. Pode ser necessária vitamina B_{12} intramuscular de rotina. Se os sais biliares estiverem sendo degradados, como no caso da síndrome da alça cega, os TCMs podem ser úteis se fornecerem uma fonte de lipídeos e energia. As deficiências das vitaminas A, D e E lipossolúveis são preocupantes se houver má absorção de gordura, e uma versão miscível em água desses nutrientes essenciais lipossolúveis deve ser considerada.

Fístula

Uma **fístula** é uma passagem anormal de um órgão para outro órgão, pele ou ferida. Uma **fístula enterocutânea (FEC)** é uma passagem anormal de uma porção do sistema intestinal para a pele ou para uma ferida (p. ex., fístula colocutânea entre o intestino grosso e a pele).

Etiologia

As fístulas podem ocorrer em qualquer parte do sistema gastrintestinal; todavia, são mais comuns nos intestinos delgado e grosso. A FEC pode ser classificada de várias maneiras: por volume de débito por dia, causa (cirúrgica *versus* espontânea), local de origem e número de tratos da fístula. A cirurgia é responsável pela maior parte do desenvolvimento de FEC, que geralmente se manifesta 7 a 10 dias após a cirurgia. As fístulas do sistema intestinal podem ser sérias ameaças ao estado nutricional porque grandes quantidades hidreletrolíticas são perdidas e podem ocorrer má absorção e sepse. O Boxe 27.11 lista as condições associadas ao desenvolvimento de fístulas.

Tratamento clínico

Tratamento de feridas, reanimação, controle de origem e uso de terapia nutricional durante a fase de cicatrização são as principais

---

Boxe 27.11 Condições associadas ao desenvolvimento de fístulas.

- Ressecção intestinal para câncer
- Ressecção intestinal para doença inflamatória intestinal
- Cirurgia para pancreatite
- Cirurgia no intestino irradiado
- Cirurgia emergente
- Deiscência de ferida cirúrgica
- Doença inflamatória intestinal (doença de Crohn ou retocolite ulcerativa)
- Enterite por radiação
- Isquemia intestinal
- Doença diverticular

Dados de Frantz D et al.: Gastrointestinal disease. In Mueller CM et al., editors: *The ASPEN Adult Nutrition Support Core Curriculum*, ed 2, Silver Spring, Md, 2012, American Society for Parenteral and Enteral Nutrition.

abordagens para o tratamento clínico (Bhutiani et al., 2017). O fistulograma é considerado o padrão-ouro para identificar a localização e o trajeto do trato fistuloso. O equilíbrio hidreletrolítico deve ser restaurado, a infecção deve ser controlada e uma terapia nutricional agressiva pode ser necessária para permitir o fechamento espontâneo ou para manter o estado nutricional ideal antes do fechamento cirúrgico.

Nutrição clínica

O tratamento nutricional de pacientes com FEC pode ser muito desafiador. A terapia inicial pode incluir manter o paciente sem ingesta oral (*nil per os* [NPO]) conforme a saída da fístula é quantificada, assim como administrar suporte nutricional durante a fase de avaliação inicial. NP, NE, dieta oral ou uma combinação é usada em pacientes com FEC. A decisão sobre qual via de alimentação para pacientes com FEC depende de vários fatores, incluindo a origem da fístula, a presença de obstruções ou abscessos, o comprimento do intestino funcional, a probabilidade de fechamento da fístula, a capacidade de controlar a saída da fístula e a condição clínica geral do paciente (ver Capítulo 12).

Ostomias intestinais

A palavra ostomia, derivada da palavra latina *ostium*, refere-se a boca ou abertura. Uma ostomia intestinal é uma abertura criada cirurgicamente entre o sistema intestinal e a pele, sendo nomeada especificamente de acordo com o local de origem ao longo do sistema intestinal. Cerca de 100 mil pessoas nos EUA são submetidas a cirurgias que resultam em uma colostomia ou ileostomia a cada ano (Sheetz et al., 2014). A alta incidência de ostomia se deve, em parte, ao aumento da prevalência de CCR e cirurgias diverticulares nos EUA. Ostomias são criadas por muitos motivos; a Tabela 27.7 relaciona as indicações para a confecção de ostomias.

Colostomias e ileostomias podem ser categorizadas como ostomia em alça ou terminal. A ostomia em alça é formada quando uma alça do intestino é trazida até a pele e uma incisão é realizada em um lado. A extremidade distal é suturada à pele, enquanto o lado proximal da alça é revirado sobre si mesmo (Martin e Vogel, 2012). O resultado é um estoma com duas aberturas: o ramo proximal (funcional) de onde o efluente ou fezes são descarregados, e o ramo distal, que pode se conectar ao ânus e secretar muco. A ostomia em alça é usada com mais frequência quando uma ostomia temporária é formada. Uma ostomia terminal é criada quando o intestino é cortado e a extremidade é levada, através da pele, para criar o estoma. As ostomias terminal e em alça são potencialmente reversíveis. A saída de uma ileostomia é denominada efluente, enquanto a saída de uma colostomia são fezes.

Colostomia

A colostomia é uma abertura criada cirurgicamente do cólon para a pele quando uma parte do intestino grosso é removida ou contornada (Figura 27.6). Pode se originar de qualquer parte do cólon: ascendente, transversal, descendente ou sigmoide. Normalmente, começa a funcionar 2 a 5 dias após a cirurgia e a quantidade e o tipo de saída variam ligeiramente, dependendo da quantidade de cólon remanescente. As fezes de uma colostomia do lado esquerdo do cólon são mais firmes do que as de uma colostomia do lado direito, com saída de fezes variando de 200 a 600 mℓ/dia. Pacientes com colostomias sigmoides têm padrões de eliminação semelhantes aos seus estados pré-operatórios, geralmente uma a duas fezes amolecidas por dia.

Ileostomia

Ileostomia é uma abertura criada cirurgicamente do intestino delgado distal (mais frequentemente o íleo terminal) para a pele quando todo o cólon, o reto e o ânus são removidos ou contornados (Figura 27.7). Normalmente, uma nova ileostomia começa a funcionar dentro de 24 horas após a cirurgia, e o efluente é inicialmente bilioso e aquoso (Willcutts e Touger-Decker, 2013). A produção do estoma aumenta inicialmente para cerca de 1.200 mℓ por 24 horas durante as primeiras 1 a 2 semanas. À medida que o intestino se adapta ao longo dos próximos 2 a 3 meses, o efluente fica mais espesso (consistência semilíquida para tipo mingau) e a produção cai para menos de 1 ℓ por dia.

Manejo clínico

O tratamento de um novo paciente com ostomia envolve a manutenção dos estados nutricional e hídrico, cuidados meticulosos com a pele e contenção adequada do fluxo fecal usando um sistema de bolsa

Tabela 27.7 Possíveis indicações para a criação de ostomia intestinal.

Ileostomia	Colostomia
Doença de Crohn	Câncer de cólon
Retocolite ulcerativa	Câncer retal
PAF	Diverticulite
Câncer de cólon	Traumatismo retal
Câncer retal	Retite actínica
Perfuração intestinal	Obstrução distal
Isquemia intestinal	Incontinência fecal
Traumatismo retal	Fístula complexa
Incontinência fecal	
Desvio fecal	
Dismotilidade colônica	
Retocolite tóxica	
Vazamento de anastomose	
Obstrução distal	
Fístula enterocutânea	

PAF, polipose adenomatosa familiar.

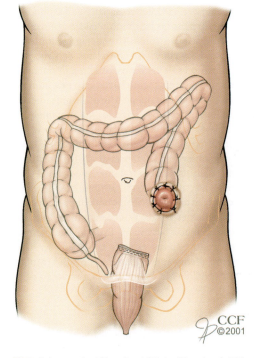

Figura 27.6 Colostomia. (Cleveland Clinic, Cleveland, Ohio, EUA.)

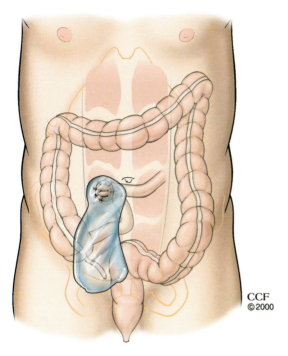

Figura 27.7 Ileostomia. (Cleveland Clinic, Cleveland, Ohio, EUA.)

no hospital e conforme o paciente faz a transição para casa (McDonough, 2013). É muito útil quando um paciente é avaliado por um terapeuta enterostomal (um enfermeiro especializado no cuidado de estomas) antes da cirurgia para marcar o local mais apropriado para uma ostomia. Isso minimiza potenciais problemas cutâneos e do sistema de bolsas. Uma estomia mal construída pode causar escoriação da pele e dificuldade na aplicação da bolsa, além de afetar significativamente a qualidade de vida (QV) do paciente. Uma ostomia com bom funcionamento está associada a uma QV superior. Para aqueles pacientes que expressam preocupações com relação à qualidade de vida abaixo do ideal, os principais fatores limitantes parecem ser restrições sociais, questões psicossexuais e medo do vazamento do aparelho de estomia (Charua-Guindic et al., 2011).

Nutrição clínica

As recomendações tradicionais para a alimentação pós-operatória de pacientes com colostomia ou ileostomia eram suspender a alimentação até que o intestino começasse a "funcionar" ou expelisse fezes ou efluentes. Há evidências, no entanto, de que dieta oral ou alimentação por sonda pode ser iniciada logo após a cirurgia para qualquer tipo de estoma de desvio fecal criado durante uma cirurgia eletiva. AND e United Ostomy Associations of America recomendam uma dieta pobre em fibras por aproximadamente 6 a 8 semanas após a cirurgia (AND, 2014; United Ostomy Associations of America, 2011). Essa recomendação é baseada na premissa de que o intestino está edemaciado e, portanto, em risco de ser danificado e/ou obstruído após a cirurgia. A maioria dos pacientes faz a transição para uma dieta normal com um aumento gradual na ingestão de fibra alimentar após 6 semanas.

A vitamina B_{12} e os sais biliares ou a má absorção de lipídeos normalmente não são uma preocupação na ileostomia distal. Devem ser ressecados mais de 100 cm do íleo antes de ocorrer esteatorreia ou deficiência de vitaminas lipossolúveis, e mais de 60 cm devem ser ressecados antes que a absorção de vitamina B_{12} seja comprometida (Parrish e DiBaise, 2014).

O controle de flatos e odores é uma preocupação comum para o paciente com colostomia, mas não para aquele com ileostomia. Muitos pacientes optam por limitar os alimentos que têm o potencial de aumentar os flatos ou o odor de fezes. O paciente deve experimentar como os diferentes alimentos afetam a produção. Estão disponíveis desodorantes, e os aparelhos de ostomia são feitos com material de barreira contra odores, além de poder incluir filtros de carvão que liberam e desodorizam os gases.

Outra preocupação com a ileostomia é o potencial de bloqueio ou obstrução intestinal no local do estoma resultante do estreitamento do lúmen intestinal no ponto em que o íleo é levado através da parede abdominal. Os pacientes são instruídos a mastigar muito bem os alimentos para reduzir a chance de entupimento. Pacientes com ileostomia com maiores volumes de efluente aquoso são encorajados a incorporar alimentos espessantes para ajudar a encorpar a saída do estoma. O paciente pode ter de experimentar, porque a eliminação espessada pode ser desejável às vezes, mas causar desconforto se for muito densa. Ver Tabela 27.8 para os efeitos de vários alimentos na produção de ostomia.

A manutenção do estado hidreletrolítico adequado é uma questão importante relacionada à nutrição no manejo de um paciente com

Tabela 27.8 Alimentos que afetam a produção de ostomia.

Alimentos formadores de gases	Alimentos que produzem odores	Alimentos que podem controlar o odor
Brócolis	Aspargos	Leitelho
Couve-de-bruxelas	Feijões	Suco de oxicoco
Repolho	Brócolis	Suco de laranja
Couve-flor	Couve-de-bruxelas	Iogurte
Alho	Repolho	Salsa
Cebola	Couve-flor	Espinafre
Peixe	Alho	Suco de tomate
Ovos	Cebola	
Bebidas carbonatadas	Peixe	
Bebidas alcoólicas	Ovos	
Lacticínios	Algumas vitaminas	
Leguminosas (feijão seco)	Queijos fortes	
Goma de mascar		

Alimentos que podem engrossar as fezes	Alimentos que podem causar obstrução	Alimentos que podem causar diarreia
Massas	Casca de maçã	Bebidas alcoólicas
Pão branco	Laranja	Bebidas cafeinadas
Arroz branco	Abacaxi	Chocolate
Batata	Uvas	Grãos integrais
Queijo	Frutas secas	Farelo de cereais
Pretzels	Repolho cru	Frutas frescas
Manteiga de amendoim cremosa	Aipo cru	Suco de uva
Compota de maçã	Vegetais chineses	Suco de ameixa
Banana	Milho	Vegetais crus
Marshmallow	Cogumelos	Alimentos picantes
Tapioca	Coco	Alimentos fritos
	Pipoca	Alimentos ricos em gordura
	Nozes	Alimentos ricos em açúcar refinado ou sorbitol

Dados de Academy of Nutrition and Dietetics: *Nutrition Care Manual, Ileostomy* (*website*): http://nutritioncaremanual.org/, 2018. McDonough MR: A dietitian's guide to colostomies and ileostomies, *Support Line* 35(3):3, 2013; United Ostomy Associations of America: Diet and Nutrition Guide (*website*): http://www.ostomy.org/ostomy_info/pubs/OstomyNutrition-Guide.pdf, 2011; Willcutts K et al.: Ostomies and fistulas: a collaborative approach, *Pract Gastroenterol* 29:63, 2005.

colostomia ou ileostomia. Pacientes com ileostomia devem reconhecer os sintomas de desidratação e compreender a importância de manter a ingestão hídrica adequada ao longo do dia. Além disso, os pacientes podem ter de aumentar a ingestão de sal, potássio e magnésio resultante de perdas na produção da ileostomia.

O débito da ostomia pode se tornar agudo ou cronicamente elevado, e isso é muito mais comum em uma ileostomia. A definição geralmente aceita de um **estoma de alto débito (EAD)** é uma produção que excede 2.000 mℓ/dia durante 3 dias consecutivos, momento no qual a depleção de água, sódio e magnésio é esperada (Baker et al., 2011). Existem múltiplas causas potenciais de EAD, incluindo DII, *Clostridium difficile*, sepse intra-abdominal, obstrução parcial ou intermitente, causas associadas à medicação, alta ingestão de líquidos (especialmente hipertônicos/hiperosmóticos) ou cirurgia que resulte em menos de 200 cm residuais de intestino delgado e sem cólon (Parrish e DiBaise, 2014).

O tratamento do EAD inclui avaliação e correção de eletrólitos e minerais depletados, início de uma SRO experimentada ao longo do dia, não preferência por alimentos e líquidos hipertônicos contendo açúcar simples, restrição de alimentos ricos em fibras insolúveis, separação de sólidos e líquidos nas refeições; bem como consumo de refeições menores, com mais frequência (até seis a oito por dia) (McDonough, 2013; Parrish e DiBaise, 2014). A desnutrição pode ocorrer em casos de EAD persistente, e muitos pacientes devem aumentar sua ingestão para manter seu estado nutricional. Para alguns pacientes, o aumento da demanda nutricional pode não ser possível por via oral, sendo necessário terapia nutricional por sonda enteral. Os antidiarreicos e antissecretórios são as duas principais classes de medicamentos recomendadas para reduzir a produção de EAD.

Proctocolectomia restauradora com anastomose anal por bolsa ileal

A **proctocolectomia** restauradora com **anastomose anal com bolsa ileal (AABI)** evoluiu como o tratamento cirúrgico de escolha para pacientes com RCU e PAF clinicamente refratários. Entre pacientes com RCU que necessitam de colectomia, a maioria opta por fazer um AABI. Esse procedimento envolve a remoção de todo o cólon e o reto (proctocolectomia) enquanto preserva o esfíncter anal, seguido pela criação de um reservatório, usando-se uma parte do íleo distal (bolsa ileal). Essa bolsa é, então, reconectada (anastomose bolsa-anal) ao canal anal preservado do qual a mucosa doente foi removida, mantendo, desse modo, a continência e a função voluntária. Isso oferece a cura para os processos da doença e evita uma ileostomia permanente.

A construção geralmente requer a utilização dos 30 a 40 cm mais distais do íleo, com a configuração da bolsa determinada pelo número de ramos intestinais usados. A bolsa mais comum é a **bolsa J ileal**, que utiliza dois ramos do intestino (Figura 27.8) para criar um reservatório em forma de "J" fora do intestino delgado do próprio paciente. É a bolsa ileal preferida devido à eficiência de construção e aos ótimos resultados funcionais, permitindo uma rota de defecação mais normal. Alternativas para a configuração da bolsa J incluem bolsas de três e quatro ramos, como **bolsa S** ou **bolsa W**. Essas configurações alternativas raramente são realizadas devido à complexidade da construção. A decisão final quanto ao tipo a ser utilizado fica a critério do cirurgião.

Em qualquer cirurgia de bolsa, a recuperação é mais longa do que na ileostomia convencional por causa do procedimento de dois estágios. Haverá um período de adaptação do novo reservatório após o fechamento da ileostomia. Inicialmente, pode haver até 15 evacuações por dia com alguns problemas de controle e a necessidade de se levantar várias vezes à noite. Eventualmente, a maioria dos pacientes apresenta quatro a seis evacuações por dia, tem um bom controle e não é incomodada pela incontinência noturna. Isso melhora com o tempo, à medida que a capacidade da bolsa aumenta gradualmente.

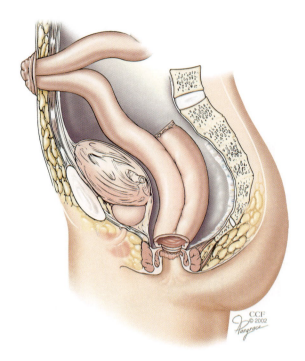

Figura 27.8 Bolsa J. (Cleveland Clinic, Cleveland, Ohio, EUA.)

Uma **bolsa de Koch** é um tipo de ileostomia sem aparelho que usa um reservatório interno com uma válvula unidirecional, construída a partir de uma alça do intestino que é fixada à parede abdominal com um estoma no nível da pele. Os pacientes devem inserir um tubo ou cateter no estoma para abrir a válvula e permitir a drenagem do conteúdo da ileostomia. As dificuldades técnicas da construção cirúrgica e o potencial para complicações levaram à diminuição do uso da bolsa de Koch em favor da bolsa ileal em J.

Manejo clínico

Complicações agudas e crônicas podem exigir a remoção da bolsa ileal e eventual construção de uma ileostomia permanente. A **bolsite** é uma inflamação inespecífica do tecido da mucosa que forma a bolsa ileal, sendo a complicação a longo prazo mais frequente da AABI em pacientes com RCU. A causa da bolsite não é totalmente clara, mas pode estar relacionada a supercrescimento bacteriano, doença de Crohn não reconhecida, alterações imunológicas, má absorção de sais biliares ou produção insuficiente de AGCC. Os sintomas de apresentação usuais incluem aumento da frequência de fezes, urgência, incontinência, infiltração noturna, cólicas abdominais e desconforto pélvico. A bolsite pode ser classificada com base na causa, na duração e na atividade da doença e resposta à terapia médica. Na maioria dos pacientes, a etiologia da bolsite não é clara; assim, é denominada "bolsite idiopática" (Zezos e Saibil, 2015).

A endoscopia da bolsa é a principal modalidade no diagnóstico e no diagnóstico diferencial em pacientes com disfunção da bolsa. A antibioticoterapia é a base do tratamento para bolsite ativa. Alguns pacientes podem desenvolver dependência de antibióticos, exigindo terapia de manutenção a longo prazo. As evidências para o uso de probióticos no tratamento de manutenção da bolsite são controversas. A suplementação pós-operatória de probióticos pode ser necessária para prevenção de bolsite e manutenção da remissão da bolsite dependente de antibióticos (Shen et al. 2014). Diretrizes clínicas criadas por especialistas concordam que o probiótico chamado VSL#3® pode ser eficaz para prevenir a recorrência da bolsite (Ciorba, 2012; Shen et al., 2014).

Nutrição clínica

Os pacientes que foram submetidos a um procedimento AABI geralmente precisam de injeções suplementares de vitamina B_{12}. A causa da deficiência dessa vitamina pode ser multifatorial: (1) capacidade de absorção reduzida devido à ressecção ileal distal (principal local de absorção de vitamina B_{12}); (2) supercrescimento bacteriano, que é um fenômeno bem conhecido em pacientes com bolsa ileal, e as bactérias anaeróbias podem se ligar à vitamina B_{12} em suas formas livre e intrínseca, levando à diminuição da concentração disponível para absorção; assim como (3) ingestão insuficiente de B_{12}. A anemia experimentada pelos pacientes após AABI também pode ser devido a deficiência de ferro por absorção prejudicada, diminuição da ingestão oral, aumento das necessidades e perda de sangue.

Pacientes com bolsa geralmente descrevem sensibilidades alimentares específicas que podem exigir alteração da dieta, ainda mais do que pacientes com ileostomia permanente (United Ostomy Associations of America, 2011). Os problemas frequentemente relatados incluem sintomas obstrutivos, aumento da produção e frequência de fezes e gases. A incidência de obstrução pode ser evitada, limitando-se as fibras insolúveis, mastigando bem e consumindo pequenas e frequentes refeições ao longo do dia. Os pacientes podem tentar experimentar os horários das refeições, comendo porções maiores no início do dia e limitando a quantidade de alimentos e líquidos ingeridos no fim dele para minimizar as interrupções do sono. As mesmas medidas dietéticas usadas para reduzir a produção excessiva de fezes – redução da cafeína, abstinência de lactose em caso de deficiência de lactase e limitação de alimentos ricos em açúcares simples, frutose e sorbitol – provavelmente reduzirão o volume e a frequência das fezes em pacientes com AABI.

CASO CLÍNICO

Jimmy é um homem de 76 anos com uma ressecção de intestino delgado emergente recente devido a uma hérnia de malha rompida, causando lesão traumática em seu intestino delgado. Ele teve um curso pós-operatório difícil, complicado por infecção por *Clostridium difficile*, perda de peso clinicamente involuntária, diarreia e desidratação. Em sua reinternação por infecção por *C. difficile*, uma consulta nutricional foi realizada para o tratamento da diarreia, hidratação e avaliação de qualquer má absorção de nutrientes.

Avaliação nutricional

- Anatomia: durante a cirurgia, foram retirados 100 cm do intestino delgado, incluindo a válvula ileocecal (VIC). A maior parte do cólon permanece intacta
- Histórico de ingestão oral: diminuição do apetite e ingestão oral desde a cirurgia devido a pouquíssimo apetite e diarreia. Antes da admissão, Jimmy consumia ¼ de suas refeições habituais e metade dos lanches, bem como tomava um suplemento nutricional oral por dia. Líquidos: bebe café, chá gelado e água e estima que esteja tomando de três a quatro xícaras por dia
- Ingestão atual: no hospital, Jimmy está ingerindo 50% das refeições fornecidas, tolerando lanches e ingerindo até 500 mℓ de bebida eletrolítica comercial por dia. Ele relata que nunca sente fome, é apático para comer e diz que não quer "exagerar" por medo de mais idas ao banheiro
- Massa corporal e índice de massa corporal (IMC): estatura: 177,8 cm, massa corporal: 75 kg, IMC: 23,7 kg/m²
- Massa corporal usual (PCU): 100 kg: perda de massa corporal de 25% em 3 meses (perda clinicamente significativa)
- Exame físico: pele pálida, olhos escuros, ligeira depressão nas têmporas, escápula pronunciada, perdas observadas no quadríceps, gastrocnêmio e tríceps, nenhum edema percebido
- Capacidade funcional: baixo nível de energia nos últimos 3 meses, incapaz de cuidar do jardim ou cozinhar as refeições de que antes gostava, fatigado e cansado o tempo todo e memória ligeiramente diminuída
- Medicamentos: iniciou loperamida 2 mg antes das refeições e antes de dormir, multivitamínico sênior, comprimido de cloreto de potássio (KCl) de liberação prolongada, dose reduzida de lisinopril devido à perda de massa corporal, estatina interrompida devido às concentrações de colesterol normalizadas alguns meses após a cirurgia
- Urina de 24 horas e produção de fezes: 650 mℓ e 2.200 mℓ
- Valores laboratoriais pertinentes: sódio sérico alto (147 mEq/ℓ), potássio sérico baixo (3 mEq/ℓ), magnésio sérico normal baixo (1,3 mEq/ℓ), nitrogênio ureico no sangue (BUN) alto: 7,6 mmol/ℓ, análise de toxina nas fezes para *C. difficile* positiva
- Dieta atual: dieta geral.

Pareceres do diagnóstico nutricional

- Desnutrição energético-proteica grave relacionada com falta de apetite, conforme evidenciado pela ingestão de 25 a 50% de energia por 3 meses, perda involuntária de 25% da massa corporal em 3 meses, perda muscular e de gordura subcutânea e declínio da força e capacidade funcional
- Ingestão de proteína-energia subótima relacionada com função gastrintestinal (GI) alterada, conforme evidenciado por diarreia, perda involuntária de 25% da massa corporal em 3 meses, PCU 100 kg.

Intervenções

- Necessidades de energia estimadas: 2.625 a 3.000 calorias/dia (35 a 40 kcal/kg/dia)
- Necessidades estimadas de proteínas: 115 a 150 g de proteínas/dia (1,5 a 2 g de proteínas/kg/dia)
- Meta(s) de nutrição: ingestão oral para atender às necessidades estimadas, redução da produção de fezes até o ponto em que a hidratação do paciente seja mantida; manutenção do nível ideal de micronutrientes
- Substituição das perdas de hidreletrolíticas. Monitoramento do equilíbrio hídrico
- Continuar a dieta geral com fibra insolúvel moderada até que a diarreia esteja sob controle e reduzir os açúcares simples na dieta. O paciente faz escolhas de alimentos com alto teor de sal e amido e baixo teor de açúcar simples no cardápio. Incentivar a separação de bebidas na hora das refeições
- Fornecer lanches salgados/ricos em amido entre as refeições. Incentivar os "alimentos espessos", como arroz branco cozido, macarrão, macarrão instantâneo, pão, batata, banana, aveia, purê de maçã, manteiga de amendoim, queijo e pudim de tapioca
- Beber 2 ℓ de solução de reidratação oral (SRO) entre as refeições como alternativa à bebida eletrolítica comercial
- Evitar líquidos cafeinados e hipertônicos
- Considerar experimentar um suplemento de fibra solúvel para diminuir o tempo de trânsito e engrossar as fezes
- Continuar os medicamentos antidiarreicos com a dosagem ajustada pelo médico, dependendo do volume e da consistência das fezes
- Educação dietética: discutir com o paciente e a família o manejo nutricional do estado de micronutrientes, incluindo a ingestão de versões miscíveis em água de vitaminas lipossolúveis e injeções mensais de vitamina B_{12}, e manutenção de massa corporal adequada e nível de hidratação com a alteração do comprimento do intestino
- Recomendar acompanhamento ambulatorial com nutricionista especializado em nutrição gastrintestinal
- Avaliar a concentração de micronutrientes.

Monitoramento e avaliação

- Monitorar a ingestão oral por meio da contagem de calorias com o objetivo de atender de 75 a 100% das necessidades estimadas de energia e proteínas
- Monitorar a produção de fezes e urina e as tendências de peso para avaliar a necessidade de fluidos intravenosos ou nutrição parenteral em casa se a massa corporal e o estado hídrico não se estabilizarem com o aumento da ingestão e SRO.

WEBSITES ÚTEIS

Celiac Disease Foundation
Celiac Sprue Association
Crohn's and Colitis Foundation of America
Gluten Intolerance Group
International Scientific Association for Probiotics and Prebiotics
Monash University Low FODMAP Diet
National Institute of Diabetes and Digestive and Kidney Diseases
Nutrition in Immune Balance (NiMBAL)
United Ostomy Associations of America, Inc.
University of Virginia GI Nutrition Support Team
USDA Food Composition Databases
Wound, Ostomy and Continence Nurses Society

REFERÊNCIAS BIBLIOGRÁFICAS

Abraham BP, Quigley EMM: Probiotics in inflammatory bowel disease, *Gastroenterol Clin North Am* 46(4):769–782, 2017.

Academy of Nutrition and Dietetics (AND): *Ileostomy nutrition therapy* (website), 2018. http://nutritioncaremanual.org/index.cfm.

Academy of Nutrition and Dietetics (AND): *Inflammatory bowel disease (IBD) and Crohn's disease nutriiton therapy*, 2019. https://www.nutritioncaremanual.org/index.cfm.

Almallouhi E, King KS, Patel B, et al: Increasing incidence and altered presentation in a population-based study of pediatric celiac disease in North America, *J Pediatr Gastroenterol Nutr* 65:432–437, 2017.

Andrews CN, Storr M: The pathophysiology of chronic constipation, *Can J Gastroenterol* 25(Suppl B):16B–21B, 2011.

Anastasi JK, Capili B, Chang M: Managing irritable bowel syndrome, *Am J Nurs* 113:42–52, 2013.

Antoni L, Nuding S, Wehkamp J, et al: Intestinal barrier in inflammatory bowel disease, *World J Gastroenterol* 20(5):1165–1179, 2014.

Atia AN, Buchman AL: Oral rehydration solutions in non-cholera diarrhea: a review, *Am J Gastroenterol* 104:2596–2604, 2009.

Bafeta A, Koh M, Riveros C, et al: Harms reporting in randomized controlled trials of interventions aimed at modifying microbiota: a systematic review, *Ann Intern Med*, 169(4):240–247, 2018.

Baker ML, Williams RN, Nightingale JM: Causes and management of a high-output stoma, *Colorectal Dis* 3:191–197, 2011.

Barco KT, Alberino MJ, Roberts KM, et al: Chapter 6: Common gastrointestinal symptoms. In Matarese LE, Mullin GE, Raymond JL, editors: *The health professional's guide to gastrointestinal nutrition*, Chicago IL, 2015, Cathy Immartino, pp 63–78.

Barnes EL, Jiang Y, Kappelman MD, et al: Decreasing colectomy rate for ulcerative colitis in the united states between 2007 and 2016: a time trend analysis, *Inflamm Bowel Dis* izz247, 2019. Available at: https://doi.org/10.1093/ibd/izz247.

Barrett JS. How to institute the low-FODMAP Diet. *J Gastroenterol Hepatol* 32(Suppl 1):8–10, 2017.

Besselink MG, van Santvoort HC, Buskens E, et al: Probiotic prophylaxis in predicted severe acute pancreatitis: a randomised, double-blind, placebo-controlled trial, *Lancet* 371:651–659, 2008.

Bhutiani N, Benns MV, Pappas S, et al: Surgical alteration of the gastrointestinal tract. In Mueller CM, editor: *The ASPEN adult nutrition support core curriculum*, ed 3, Silver Spring, MD, 2017, American Society for Parenteral and Enteral Nutrition.

Bohm M, Siwiec RM, Wo JM: Diagnosis and management of small intestinal bacterial overgrowth, *Nutr Clin Pract* 28:289–299, 2013.

Bostick RM: Effects of supplemental vitamin D and calcium on normal colon tissue and circulating biomarkers of risk for colorectal neoplasms, *J Steroid Biochem Mol Biol* 148:86–95, 2015.

Bossuyt P, Vermeire S: Treat to target in inflammatory bowel disease, *Curr Treat Options Gastroenterol* 14:61–72, 2016.

Braly K, Williamson N, Shaffer ML, et al: Nutritional adequacy of the specific carbohydrate diet in pediatric inflammatory bowel disease, *J Pediatr Gastroenterol Nutr* 65(5):553–538, 2017.

Centers for Disease Control and Prevention (CDC): *Healthcare-associated infections - clinicians* (website), 2015. https://www.cdc.gov/hai/organisms/cdiff/cdiff_clinicians.html.

Centers for Disease Control and Prevention (CDC): *Healthcare-associated infections (HAI) progress report* (website), 2018. https://www.cdc.gov/hai/surveillance/progress-report/index.html.

Carabotti M, Annibale B, Severi C et al: Role of fiber in symptomatic uncomplicated diverticular disease: a systematic review, *Nutrients* 9(2):pii: E161, 2017.

Catsos P: *The IBS elimination diet and cookbook*. In Catsos P, editor: New York, 2017, Harmony Books.

Cedars Sinai: *Neurogenic bowel* (website). 2018. https://www.cedars-sinai.org/health-library/diseases-and-conditions/n/neurogenic-bowel.html.

Charúa-Guindic L, Benavides-León CJ, Villanueva-Herrero JA, et al: Quality of life in ostomized patients, *Cir Cir* 79:149–155, 2011.

Chey W, Kurlander J, Eswaran S: Irritable bowel syndrome: a clinical review, *JAMA* 313(9):949–958, 2015.

Chumpitazi BP, Cope JL, Hollister EB, et al: Randomised clinical trial: gut microbiome biomarkers are associated with clinical response to a low FODMAP diet in children with the irritable bowel syndrome, *Aliment Pharmacol Ther* 42:418–427, 2015.

Ciorba MA: A gastroenterologist's guide to probiotics, *Clin Gastroenterol Hepatol* 10:960–968, 2012.

Cresci G, Izzo KM: Gut microbiota. In Mueller CM editor: *ASPEN adult nutrition support core curriculum*, ed 3, Silver Spring, MD, 2017, American Society for Parenteral Enteral Nutrition.

Dahlhamer JM, Zammitti EP, Ward BW, et al: Prevalence of Inflammatory Bowel Disease Among Adults Aged >/= 18 years – United States, 2015. *MMWR Morb Mortal Wkly Rep* 65(42):1166–1169, 2016.

DePestel DD, Aronoff DM: Epidemiology of Clostridium difficile infection, *J Pharm Pract* 26(5):464–475, 2013.

DiBaise JK: Short bowel syndrome and small bowel transplantation, *Curr Opin Gastroenterol* 30:128–133, 2014.

Dupont HL: Review article: evidence for the role of gut microbiota in irritable bowel syndrome and its potential influence on therapeutic targets, *Aliment Pharmacol Ther* 2014;39(10):1033–1042.

Fadgyas-Stanculete M, Buga AM, Popa-Wagner A, et al: The relationship between irritable bowel syndrome and psychiatric disorders: from molecular changes to clinical manifestations, *J Mol Psychiatry* 2(1):4, 2014.

Farrukh A, Mayberry JF: Is there a role for fish oil in inflammatory bowel disease? *World J Clin Cases* 2:250–252, 2014.

Feuerstein JD, Falchuk KR: Diverticulosis and Diverticulitis, *Mayo Clin Proc* 91(8):1094–1104, 2016.

Food and Drug Administration, Health and Human Serices: *Food labeling; gluten-free labeling of foods*, August 2013.

Ford AC, Moayyedi P, Lacy B, et al. American College of Gastroenterology monograph on the management of irritable bowel syndrome and chronic idiopathic constipation, *Am J Gastroenterol* 109:S2–S26, 2014.

Forootan M, Bagheri N, Darvishi M: Chronic constipation: a review of literature, *Medicine (Baltimore)* 97(20):e10631, 2018.

Fu Z, Shrubsole MJ, Smalley WE, et al: Lifestyle factors and their combined impact on the risk of colorectal polyps, *Am J Epidemiol* 176:766–776, 2012.

Ghouri YA, Richards DM, Rahimi EF, et al: Systematic review of randomized controlled trials of probiotics, prebiotics, and synbiotics in inflammatory bowel disease, *Clin Exp Gastroenterol* 7:473–487, 2014.

Gibson PR: Food intolerance in functional bowel disorders, *J Gastroenterol Hepatol* 26(Suppl 3):128–131, 2011.

Gibson PR: History of the low FODMAP diet, *J Gastroenterol Hepatol* 32(Suppl 1):5–7, 2017a.

Gibson PR: The evidence base for efficacy of the low FODMAP diet in irritable bowel syndrome: is it ready for prime time as a first-line therapy? *J Gastroenterol Hepatol* 32(Suppl 1):32–35, 2017b.

Grooms KN, Ommerborn MJ, Pham DQ, et al: Dietary fiber intake and cardiometabolic risks among US adults, NHANES 1999-2010, *Am J Med* 126:1059–1067, 2013.

Halmos EP: When the low FODMAP diet does not work, *J Gastroenterol Hepatol* 32(Suppl 1):69–72, 2017.

Hlavaty T, Krajcovicova A, Payer J: Vitamin D therapy in inflammatory bowel diseases: who, in what form, and how much? *J Crohns Colitis* 9:198–209, 2015.

Hou JK, Lee D, Lewis J: Diet and Inflammatory Bowel Disease: Review of patient-targeted recommendations, *Clin Gastroenterol Hepatol* 12:1592–1600, 2014.

Htyte N, White L, Sandhu G, et al: An extreme and life-threatening case of recurrent D-lactate encephalopathy, *Nephrol Dial Transplant* 26:1432–1435, 2011.

Hutchinson JM, West NP, Robins GG, et al: Long-term histological follow-up of people with coeliac disease in a UK teaching hospital, *QJM* 103:511–517, 2010.

International Foundation for Functional Gastrointestinal Disorders (IFFGD): *About irritable bowel syndrome (IBS)* (website), 2014. http://www.aboutIBS.org.

Ireton-Jones C: The low FODMAP diet: fundamental therapy in the management of irritable bowel syndrome, *Curr Opin Clin Nutr Metab Care* 20(5):414–419, 2017.

K Bailes B, Reeve K: Constipation in older adults, *Nurse Pract* 38:21–25, 2013.

Kakodkar S, Farooqui AJ, Mikolatis SL, et al: The specific carbohydrate diet for inflammatory bowel disease: a case series, *J Acad Nutr Diet* 115(8):1226–1232, 2015.

Kanazawa M, Hongo M, Fukudo S: Visceral hypersensitivity in irritable bowel syndrome, *J Gastroenterol Hepatol* 26(Suppl 3):119–121, 2011.

Kelly CP, Bai JC, Liu E, et al: Advances in diagnosis and management of celiac disease, *Gastroenterology* 148(6):1175–1186, 2015.

Kim ES, Keam SJ: Teduglutide: a review in short bowel syndrome, *Drugs* 77(3):345–352, 2017.

Koff A, Mullin GE: Nutrition in irritable bowel syndrome. In Mullin GE, Matarese LE, Palmer M, editors: *Gastrointestinal and liver disease nutrition desk reference*, Boca Raton, Fla, 2012, CRC Press.

Konturek PC, Koziel J, Dieterich W et al: Successful therapy of Clostridium difficile infection with fecal microbiota transplantation, *J Physiol Pharmacol* 67(6):859–866, 2016.

Kranz S, Brauchla M, Slavin JL, et al: What do we know about dietary fiber intake in children and health? The effects of fiber intake on constipation, obesity, and diabetes in children, *Adv Nutr* 3:47–53, 2012.

Kupfer SS, Jabri B: Pathophysiology of celiac disease, *Gastrointest Endosc Clin N Am* 22:639–660, 2012.

Lacy BE, Mearin F, Chang L, et al: Bowel disorders, *Gastroenterology* 150:1393–1407, 2016.

Lahner E, Bellisario C, Hassan C, et al: Probiotics in the treatment of diverticular disease: a systematic review, *J Gastrointestin Liver Dis* 25:79–86, 2016.

Langenberg MC, Wismans PJ, van Genderen PJ: Distinguishing tropical sprue from celiac disease in returning travellers with chronic diarrhoea: a diagnostic challenge? *Travel Med Infect Dis* 12:401–405, 2014.

Lapides RA, Savaiano DA: Gender, age, race and lactose intolerance: Is there evidence to support a differential symptom response? A scoping review, *Nutrients* 10(12):pii: E1956, 2018.

Lee D, Albenberg L, Compher C, et al: Diet in the pathogenesis and treatment of inflammatory bowel diseases, *Gastroenterology*, 148(6):1087–1106, 2015.

Lee YY, Erdogan A, Rao SS: How to perform and assess colonic manometry and barostat study in chronic constipation, *J Neurogastroenterol Motil* 20:547–552, 2014.

Leonard M, Sapone A, Catassi C, et al: Celiac disease and nonceliac gluten sensitivity: a review, *JAMA* 318:647–656, 2017.

Levitt M, Wilt T, Shaukat A: Clinical implications of lactose malabsorption versus lactose intolerance, *J Clin Gastroenterol* 47:471–480, 2013.

Lewis JD, Albenberg L, Lee D, et al: The importance and challenges of dietary intervention trials for inflammatory bowel disease, *Inflamm Bowel Dis* 23(2):181–191, 2017.

Lewis SJ, Heaton KW: Stool form scale as a useful guide to intestinal transit time, *Scand J Gastroenterol* 32(9):920–924, 1997.

Limketkai BN, Hurt RT, Palmer LB: Short bowel syndrome. In Mueller CM editor: *The ASPEN adult nutrition support core curriculum*, ed 3, Silver Spring, MD, 2017, American Society for Parenteral Enteral Nutrition.

Lomer MC: Review article: the aetiology, diagnosis, mechanisms and clinical evidence for food intolerance, *Aliment Pharmacol Ther* 41:262–275, 2015.

Longstreth GF, Thompson WG, Chey WD, et al: Functional bowel disorders, *Gastroenterology* 130:1480–1491, 2006.

Maguire LH, Song M, Strate LL, et al: Association of geographic and seasonal variation with diverticulitis admissions, *JAMA Surg* 150:74–77, 2015.

Mao EJ, Hazlewood GS, Kaplan GG, et al: Systematic review with meta-analysis: comparative efficacy of immunosuppressants and biologics for reducing hospitalisation and surgery in Crohn's disease and ulcerative colitis, *Aliment Pharmacol Ther* 45(1):3–13, 2017.

Martin ST, Vogel JD: Intestinal stomas: indications, management, and complications, *Adv Surg* 46:19–49, 2012.

May-Ling Tjon J, van Bergen J, Koning F: Celiac disease: how complicated can it get? *Immunogenetics* 62(10):641–651, 2010.

McDonough MR: A dietitian's guide to colostomies and ileostomies, *Support Line* 35(3):3–12, 2013.

Michielan A, D'Incà R: Intestinal permeability in inflammatory bowel disease; pathogenesis, clinical evaluation, and therapy of Leaky Gut, *Mediators Inflamm* 2015:628157, 2015.

Misselwitz B, Pohl D, Frühauf H, et al: Lactose malabsorption and intolerance: pathogenesis, diagnosis and treatment, *United European Gastroenterol J* 1:151–159, 2013.

Monteleone G, Caruso R, Pallone F: Targets for new immunomodulation strategies in inflammatory bowel disease, *Autoimmun Rev* 13:11–14, 2014.

Morelli L: Yogurt, living cultures, and gut health, *Am J Clin Nutr* 99(Suppl 5):1248S–1250S, 2014.

Mullin G, Shepherd SJ, Roland CB, et al: Irritable bowel syndrome: contemporary nutrition management strategies, *JPEN J Parenter Enteral Nutr* 38(7):781–799, 2014.

Nachman F, del Campo MP, González A, et al: Long-term deterioration of quality of life in adult patients with celiac disease is associated with treatment noncompliance, *Dig Liver Dis* 42:685–691, 2010.

National Cancer Institute: *SEER cancer statistics review* (CSR) 1975-2015: *cancer stat facts: colorectal cancer* (website), 2018. https://seer.cancer.gov/statfacts/html/colorect.html.

Nishida A, Inoue R, Inatomi O, et al: Gut microbiota in the pathogenesis of inflammatory bowel disease, *Clin J Gastroenterol* 11(1):1–10, 2018.

Ohlsson B: New insights and challenges in microscopic colitis, *Therap Adv Gastroenterol* 8:37–47, 2015.

O'Keefe SJ: Tube feeding, the microbiota, and Clostridium difficile infection, *World J Gastroenterol* 16:139–142, 2010.

Olendzki BC, Silverstein TD, Persuitte GM, et al: An anti-inflammatory diet as treatment for inflammatory bowel disease: a case series report, *Nutr J* 13:5, 2014.

Owczarek D, Rodacki T, Domagała-Rodacka R, et al: Diet and nutritional factors in inflammatory bowel diseases, *World J Gastroenterol* 22:895–905, 2016.

Palmer LB, Janas R, Sprang M: Gastrointestinal disease. In Mueller CM editor: *The ASPEN adult nutrition support core curriculum*, ed 3, Silver Spring, MD, 2017, American Society for Parenteral Enteral Nutrition.

Parrish CR, DiBaise JK: Short bowel syndrome in adults- Part 2: nutrition therapy for short bowel syndrome in the adult patient, *Pract Gastroenterol* 138(10):40–51, 2014.

Patel R, DuPont HL: New approaches for bacteriotherapy: prebiotics, new-generation probiotics, and synbiotics, *Clin Infect Dis* 60(Suppl 2):S108–S121, 2015.

Pattani R, Palda VA, Hwang SW, et al: Probiotics for the prevention of antibiotic-associated diarrhea and Clostridium difficile infection among hospitalized patients: systematic review and meta-analysis, *Open Med* 7(2):e56–e67, 2013.

Pavie J, Menotti J, Porcher R, et al: Prevalence of opportunistic intestinal parasitic infections among HIV-infected patients with low CD4 cells counts in France in the combination antiretroviral therapy era, *Int J Infect Dis* 16(9):e677–e679, 2012.

Pinto-Sánchez MI, Causada-Calo N, Bercik P, et al: Safety of adding oats to a gluten-free diet for patients with celiac disease: systematic review and meta-analysis of clinical and observational studies, *Gastroenterology* 153:395–409, 2017.

Prince AC, Myers CE, Joyce T, et al: Fermentable carbohydrate restriction (Low FODMAP diet) in clinical practice improves functional Gastrointestinal symptoms in patients with inflammatory bowel disease, *Inflamm Bowel Dis* 22(5):1129–1136, 2016.

Pronsky ZM, Elbe D, Ayoob K: lubiprostone (Amitza). In Crowe JP, Epstein S, editors: *Food medication interactions*, ed 18, Birchrunville, PA, 2015, Food Medication Interactions, p 208.

Rajindrajith S, Devanarayana NM, Crispus Perera BJ, et al: Childhood constipation as an emerging public health problem, *World J Gastroenterol* 22(30):6864–6875, 2016.

Rezaie A, Buresi M, Lembo A, et al: Hydrogen and Methane-based breath testing in Gastrointestinal Disorders: the North American Consensus, *Am J Gastroenterol* 111:775–784, 2017.

Rezaie A, Pimentel M, Rao SS: How to test and treat small intestinal bacterial overgrowth: an evidence-based approach, *Curr Gastroenterol Rep* 18(2):8, 2016.

Richman E, Rhodes JM: Review article: evidence-based dietary advice for patients with inflammatory bowel disease, *Aliment Pharmacol Ther* 38:1156–1171, 2013.

Sadeghian M, Saneei P, Siassi F, et al: Vitamin D status in relation to Crohn's disease: a meta-analysis of observational studies, *Nutrition* 32:505–514, 2016.

Sahakian AB, Jee SR, Pimentel M: Methane and the gastrointestinal tract, *Dig Dis Sci* 55(8):2135–2143, 2010.

Sams A, Hawks J: Celiac disease as a model for the evolution of multifactorial disease in humans, *Hum Biol* 86:19–36, 2014.

Schoenfeld PS: Advances in IBS 2016: a review of current and emerging data, *Gastroenterol Hepatol (N Y)*, 12(8 Suppl 3):1–11, 2016.

Sharma GM, Pereira M, Williams KM: Gluten detection in foods available in the United States – a market survey, *Food Chem* 169:120–126, 2015.

Shatnawei A, Parekh NR, Rhoda KM, et al: Intestinal failure management at the Cleveland clinic, *Arch Surg* 145:521–527, 2010.

Shaukat A, Levitt MD, Taylor BC: Systematic review: effective management strategies for lactose intolerance, *Ann Intern Med* 152:797–803, 2010.

Sheetz KH, Waits SA, Krell RW, et al: Complication rates of ostomy surgery are high and vary significantly between hospitals, *Dis Colon Rectum* 57:632–637, 2014.

Shen J, Zuo ZX, Mao AP: Effect of probiotics on inducing remission and maintaining therapy in ulcerative colitis, Crohn's disease, and pouchitis: meta-analysis of randomized controlled trials, *Inflamm Bowel Dis* 20(12):2526–2528, 2014.

Shepherd SJ, Gibson PR: Fructose malabsorption and symptoms of irritable bowel syndrome: guidelines for effective dietary management, *J Am Diet Assoc* 106:1631–1639, 2006.

Silberman ES, Jin J. Lactose Intolerance, *JAMA* 322(16):1620, 2019.

Sinagra E, Tomasello G, Cappello F, et al: Probiotics, prebiotics and symbiotics in inflammatory bowel diseases: state-of-the-art and new insights, *J Biol Regul Homeost Agents* 27:919–933, 2013.

Sood R, Ford AC: Diagnosis: rome IV criteria for FGID's – an improvement or more of the same? *Nat Rev Gastroenterol Hepatol* 13:501–502, 2016.

Stasi C, Bellini M, Bassotti G, et al: Serotonin receptors and their role in the pathophysiology and therapy of irritable bowel syndrome, *Tech Coloproctol* 18:613–621, 2014.

Staudacher HM: Nutritional, microbiological and psychosocial implications of the low FODMAP diet, *J Gastroenterology Hepatology* 32(Suppl 1):16–19, 2017.

Stavrou G, Giamarellos-Bourboulis EJ, Kotzampassi K: The role of probiotics in the prevention of severe infections following abdominal surgery, *Int J Antimicrob Agents* 46(Suppl 1):S2–S4, 2015.

Suh JS, Hahn WH, Cho BS: Recent advances of oral rehydration therapy (ORT), *Electrolyte Blood Press* 8(2):82–86, 2010.

Suskind DL: The specific carbohydrate diet: what is it and is if it's right for you. In *Nutrition in immune balance (NIMBAL) therapy*, ed 1, USA, 2016, Nimbal Publishing, LLC.

Szajewska H, Kotodziej M: Systematic review with meta-analysis: *Saccharomyces boulardii* in the prevention of antibiotic-associated diarrhoea, *Aliment Pharmacol Ther* 42(7):793–801, 2015.

Tariq R, Singh S, Gupta A, et al: Association of gastric acid suppression with recurrent Clostridium difficile infection: a systematic review and meta-analysis, *JAMA Intern Med* 177(6):784–791, 2017.

Thompson T: The gluten-free labeling rule: what registered dietitian nutritionists need to know to help clients with gluten-related disorders, *J Acad Nutr Diet* 115:13–16, 2015.

Triantafyllou K, Chang C, Pimentel M: Methanogens, methane and gastrointestinal motility, *J Neurogastroenterol Motil* 20:31–40, 2014.

Trifan A, Stanciu C, Girleanu I, et al: Proton pump inhibitors therapy and risk of Clostridium difficile infection: systematic review and meta-analysis, *World J Gastroenterol* 23(35):6500–6515, 2017.

United Ostomy Associations of America: *Diet and nutrition guide* (website), 2011. https://www.ostomy.org/diet-nutrition/.

Vakil N: Dietary Fermentable Oligosaccharides, Disaccharides, Monosaccharides and Polyols (FODMAPs) and Gastrointestinal disease, *Nutr Clin Pract* 33(4):468–475, 2018.

Wald A: Constipation: advances in diagnosis and treatment, *JAMA* 315:185–191, 2016.

Walsh CJ, Guinane CM, O'Toole PW, et al: Beneficial modulation of the gut microbiota, *FEBS lett* 588(2014):4120–4130, 2014.

Whelan K, Myers CE: Safety of probiotics in patients receiving nutritional support: a systematic review of case reports, randomized controlled trials, and nonrandomized trials, *Am J Clin Nutr* 91:687–703, 2010.

White L: D-Lactic Acidosis: More Prevalent Than We Think? *Pract Gastroenterol, Nutr Issues Gastroenterol* 45:26–45, 2015.

Wikimedia Commons: *File: BristolStoolChart.png* (website), https://commons.wikimedia.org/wiki/File:BristolStoolChart.png. Updated June 18, 2018.

Wilder-Smith CH, Oleson SS, Materna A, et al: Predictors of response to a low-FODMAP diet in patients with functional gastrointestinal disorders and lactose or fructose intolerance, *Aliment Pharmacol Ther* 45(8): 1094–1106, 2017.

Willcutts K, Touger-Decker R: Nutritional management for ostomates, *Top Clin Nutr* 28:373–383, 2013.

World Health Organization: Essential Medicines and Health Products Information Portal - A World Health Organization resource, *WHO Drug Information* 16(2), 2002. Available at: https://apps.who.int/medicinedocs/en/. Updated 2017.

World Health Organization: *Oral rehydration salts* (website), 2006. http://www.who.int/maternal_child_adolescent/documents/fch_cah_06_1/en/. Updated 2018.

Ye Y, Pang Z, Chen W, et al: The epidemiology and risk factors of inflammatory bowel disease, *Int J Clin Exp Med* 8:22529–22542, 2015.

Zezos P, Saibil F: Inflammatory pouch disease: The spectrum of pouchitis, *World J Gastroenterol* 21:8739–8752, 2015.

28

Nutrição Clínica para Doenças Hepatobiliares e Pancreáticas

Jeanette M. Hasse, PhD, RDN, LD, CNSC, FADA
Laura E. Matarese, PhD, RDN, LDN, CNSC, FADA, FASPEN, FAND

TERMOS-CHAVE

aminoácidos aromáticos (AAAs)
aminoácidos de cadeia ramificada (ACRs)
anel de Kayser-Fleischer
ascite
bile
cálculos
células de Kupffer
cirrose
cirrose biliar primária (CBP)
cirrose biliar secundária
colangite
colangite esclerosante primária (CEP)
colecistectomia
colecistite
colecistite acalculosa
coledocolitíase
colelitíase
colestase

desaminação oxidativa
destoxificação
doença de Wilson
doença hepática fulminante
doença hepática gordurosa não alcoólica (DHGNA)
doença hepática terminal (DHT)
encefalopatia
encefalopatia de Wernicke
encefalopatia hepática
encefalopatia portossistêmica
esteato-hepatite não alcoólica (EHNA)
esteatorreia
esteatose hepática
fígado gorduroso
hemocromatose
hepatite
hepatopatia alcoólica

hipertensão portal
hipoglicemia de jejum
icterícia
ictérico
insuficiência hepática
massa corporal seca
osteodistrofia hepática
pancreaticoduodenectomia (procedimento de Whipple)
pancreatite
paracentese
síndrome hepatorrenal
síndrome pós-colecistectomia
transaminação
transplante autólogo de ilhotas pancreáticas
varizes

O fígado é fundamental, pois ninguém é capaz de sobreviver sem ele. O fígado e o pâncreas são essenciais para a digestão e o metabolismo. Embora seja importante, a vesícula biliar pode ser retirada e o corpo se adapta confortavelmente à sua ausência. O conhecimento sobre a estrutura e as funções desses órgãos é vital. Quando eles estão doentes, a necessária nutrição clínica (TNM) é complexa.

FISIOLOGIA E FUNÇÕES DO FÍGADO

Estrutura

O fígado, maior glândula do corpo, pesa cerca de 1.500 g e tem dois lobos principais, o direito e o esquerdo. O lobo direito se subdivide em dois segmentos, o anterior e o posterior, separados pela fissura segmentar direita, que não pode ser vista externamente. O ligamento falciforme, visível externamente, divide o lobo esquerdo nos segmentos medial e lateral. O suprimento sanguíneo do fígado provém de duas fontes: a artéria hepática, que fornece cerca de um terço do sangue, a partir da aorta; e a veia porta, que fornece os outros dois terços, com sangue coletado do sistema gastrintestinal.

Aproximadamente 1.500 mℓ de sangue circulam a cada minuto pelo fígado, deixando o órgão pelas veias hepáticas direita e esquerda, que desembocam na veia cava inferior. O fígado tem um sistema de vasos sanguíneos e ductos biliares. A **bile**, produzida nas células hepáticas, deixa o fígado através de uma série de ductos biliares, cujo tamanho aumenta à medida que eles se aproximam do ducto biliar comum. A bile é um líquido espesso e viscoso secretado pelo fígado, armazenado pela vesícula biliar e liberado no duodeno quando alimentos gordurosos chegam ali. Ela emulsifica os lipídeos no intestino e forma compostos com ácidos graxos para facilitar sua absorção.

Funções

O fígado tem a capacidade de se autorregenerar. Apenas 10 a 20% do funcionamento hepático são necessários para sustentar a vida, mas a retirada do fígado leva à morte, normalmente em um prazo de 24 horas. O órgão é parte integrante da maioria das funções metabólicas do corpo, desempenhando mais de 500 tarefas. As principais funções do fígado incluem: (1) metabolização de carboidratos, proteínas e lipídeos; (2) armazenamento e ativação de vitaminas e minerais; (3) produção e excreção da bile; (4) conversão de amônia em ureia; (5) metabolização de hormônios esteroides; (6) destoxificação de substâncias como drogas ilícitas, álcool e compostos orgânicos; (7) atuação como filtro e câmara de líquidos.

O fígado exerce um papel importante no metabolismo dos carboidratos. A galactose e a frutose, produtos da digestão dos carboidratos, são convertidas em glicose nos hepatócitos (células hepáticas). O fígado armazena a glicose na forma de glicogênio (glicogênese), devolvendo-a ao corpo quando os níveis da substância se tornam baixos (glicogenólise). O órgão também produz glicose "nova" (gliconeogênese), a partir de precursores como ácido láctico, aminoácidos glicogênicos e intermediários do ciclo do ácido tricarboxílico (ATC).

Vias importantes do metabolismo das proteínas têm lugar no fígado. A **transaminação** (transferência de um grupo amina de um composto para outro) e a **desaminação oxidativa** (retirada de um grupo amina de um aminoácido ou outro composto) são duas dessas vias, as quais convertem aminoácidos em substratos utilizados na produção de energia e glicose, assim como na síntese de aminoácidos não essenciais. Fatores de coagulação sanguínea como fibrinogênio e protrombina, do mesmo modo que proteínas séricas como albumina, alfaglobulinas, betaglobulinas, transferrina, ceruloplasmina e lipoproteínas, são produzidos no fígado.

Ácidos graxos provenientes da dieta e do tecido adiposo são convertidos em acetilcoenzima A no fígado, por meio do processo de betaoxidação para produção de energia. Também são produzidas cetonas. O fígado sintetiza e hidrolisa, ainda, triglicerídios, fosfolipídeos, colesterol e lipoproteínas.

O órgão está envolvido no armazenamento, na ativação e no transporte de muitas vitaminas e minerais. Ele armazena todas as vitaminas lipossolúveis, além da vitamina B_{12}, e os minerais zinco, ferro, cobre e manganês. Proteínas sintetizadas no fígado transportam vitamina A (proteína de ligação ao retinol), ferro (transferrina), zinco (metalotioneína) e cobre (ceruloplasmina) no sangue. O órgão converte caroteno em vitamina A, folato em ácido 5-metiltetra-hidrofólico e vitamina D em uma forma ativa (25-hidroxicolecalciferol, calcitriol).

Além das funções de metabolização e armazenamento de nutrientes, o fígado produz e excreta a bile, cujos sais são metabolizados e utilizados na digestão e na absorção de lipídeos e vitaminas lipossolúveis. A bilirrubina, um produto metabólico final da destruição dos eritrócitos, é conjugada e excretada na bile.

Os hepatócitos destoxificam a amônia por meio da sua conversão em ureia, 75% da qual são eliminados pelos rins. A ureia restante retorna ao sistema gastrintestinal (SGI). O fígado também metaboliza os hormônios esteroides. Ele inativa e elimina aldosterona, glicocorticoides, estrogênio, progesterona e testosterona. É responsável pela **destoxificação** de substâncias como drogas ilícitas e álcool e de toxinas presentes em poluentes, produtos químicos, pesticidas, herbicidas, compostos bioativos e substâncias biológicas venenosas, como as encontradas em cogumelos tóxicos. Por fim, o fígado age como filtro e câmara de líquidos, removendo bactérias e resíduos do sangue por meio da ação fagocitária das **células de Kupffer**, macrófagos especializados localizados nos sinusoides, e armazenando sangue acumulado da veia cava, como na insuficiência cardíaca direita.

Avaliação da função hepática

Para avaliar e monitorar pacientes com suspeita ou confirmação de doença hepática, são utilizados marcadores bioquímicos. Ensaios enzimáticos medem a liberação de enzimas hepáticas, e outros testes medem a função hepática. Os testes para doenças hepatobiliares incluem concentrações séricas de bilirrubina, fosfatase alcalina (FA), aspartato aminotransferase (AST) e alanina aminotransferase (ALT). A Tabela 28.1 descreve os exames laboratoriais comuns empregados nas hepatopatias (ver também Apêndice 12).

Exame físico, procedimentos diagnósticos (p. ex., endoscopia) e exames de imagem abdominais (p. ex., ultrassonografia, imagem por ressonância magnética ou tomografia computadorizada) podem ser utilizados para diagnosticar e avaliar pacientes com doença hepática. A biopsia do fígado é considerada o padrão-ouro para determinar a gravidade da inflamação e da fibrose (tecido cicatricial) hepáticas.

DOENÇAS HEPÁTICAS

As hepatopatias podem ser agudas ou crônicas, herdadas ou adquiridas. As seções a seguir oferecem uma visão geral das hepatites virais, da doença hepática gordurosa não alcoólica (DHGNA), da hepatopatia alcoólica, das hepatopatias colestáticas, de distúrbios hereditários e de outras doenças hepáticas.

Hepatites virais

As **hepatites** virais, inflamações hepáticas amplamente disseminadas, são causadas por diversos vírus, incluindo os das hepatites A, B, C, D e E (Figura 28.1 e Tabela 28.2). As hepatites A e E são formas infecciosas, disseminadas principalmente pela via fecal-oral. As hepatites B, C e D estão presentes no soro e são disseminadas pelo sangue ou por líquidos corporais (Pawlotsky, 2016). Agentes infecciosos como o vírus Epstein-Barr, o citomegalovírus e o herpes-vírus simples também podem causar hepatite aguda.

Tabela 28.1 Exames laboratoriais comuns usados para testar a função hepática.

Exame laboratorial	Comentário
Excreção hepática	
Bilirrubina sérica total	Quando elevada, pode indicar superprodução de bilirrubina ou deficiência em captação, conjugação e excreção hepáticas
Bilirrubina sérica indireta	Bilirrubina não conjugada; aumentada por excesso de produção de bilirrubina (hemólise), imaturidade dos sistemas de enzimas, defeitos herdados, efeito de drogas ilícitas
Bilirrubina sérica direta	Bilirrubina conjugada; aumentada por excreção reduzida de bilirrubina, doença hepatobiliar, sepse e icterícia pós-operatória intra-hepática ou benigna e hiperbilirrubinemia conjugada congênita
Colestase	
Fosfatase alcalina sérica	Enzima amplamente distribuída em fígado, ossos, placenta, intestino, rins, leucócitos; ligada principalmente às membranas canaliculares no fígado; níveis elevados sugerem colestase, mas também podem ser aumentados por distúrbios ósseos, gestação, crescimento normal e algumas neoplasias
Gamaglutamiltransferase (GGT)	Enzima encontrada em altas concentrações nas células epiteliais que revestem os dúctulos biliares no fígado; também presente em rins, pâncreas, coração e cérebro; elevada nas doenças hepáticas, mas também após infarto agudo do miocárdio (IAM) e em doenças neuromusculares, doenças pancreáticas, doenças pulmonares e diabetes melito, além de durante a ingestão de álcool
Enzimas séricas hepáticas	
Alanina aminotransferase (ALT; antes transaminase glutâmico-pirúvica sérica ou SGPT)	Encontrada no citosol dos hepatócitos; também observada em diversos outros tecidos do corpo, porém mais elevada no fígado; aumentada por danos às células hepáticas

(continua)

Tabela 28.1 Exames laboratoriais comuns usados para testar a função hepática. (Continuação)

Exame laboratorial	Comentário
Aspartato aminotransferase (AST; antes transaminase glutâmico-oxaloacética ou SGOT)	Encontrada no citosol e na mitocôndria dos hepatócitos; também observada em músculos cardíaco e esqueléticos, coração, cérebro, pâncreas e rins; aumentada por danos às células hepáticas
Desidrogenase láctica sérica	Encontrada em fígado, eritrócitos, músculo cardíaco, rins; aumentada pelas doenças hepáticas, mas lhe faltam sensibilidade e especificidade, por ser encontrada na maioria dos outros tecidos do corpo
Proteínas séricas	
Tempo de protrombina (TP)	A maior parte dos fatores de coagulação sanguínea é produzida no fígado; a deficiência de vitamina K e a redução da síntese de fatores de coagulação aumentam o TP e o risco de hemorragia
Coeficiente Internacional Normatizado (INR)	Forma padronizada de apresentar os níveis do TP, para que níveis de diferentes laboratórios possam ser comparados
Albumina sérica	Principal proteína de exportação produzida no fígado e mais importante fator de manutenção da pressão oncótica plasmática; pode ocorrer hipoalbuminemia como resultado do aumento do volume plasmático, da redução da síntese da albumina e de perdas elevadas da proteína, como as observadas em enteropatias perdedoras de proteínas, síndrome nefrótica, queimaduras, hemorragia gastrintestinal e dermatite esfoliativa
Globulina sérica	A alfa-1-globulina e a alfa-2-globulina são produzidas no fígado; níveis aumentados por hepatopatias crônicas; uso diagnóstico limitado em doenças hepatobiliares, embora seu padrão possa sugerir a causa subjacente da doença hepática (p. ex., imunoglobulina G [IgG] elevada sugere hepatite autoimune, IgM elevada sugere cirrose biliar primária, IgA elevada sugere hepatopatia alcoólica)
Marcadores de hepatopatias específicas	
Ferritina sérica	Principal proteína de armazenamento de ferro; níveis elevados são um indicador sensível de hemocromatose genética
Ceruloplasmina	Principal proteína de ligação ao cobre produzida pelo fígado; reduzida na doença de Wilson
Alfafetoproteína	Principal proteína plasmática circulante; elevada no carcinoma hepatocelular
Alfa-1-antitripsina	Sua principal função é inibir a atividade da tripsina sérica; a deficiência de alfa-1-antitripsina, indicada pela redução de seus níveis, pode causar danos ao fígado e aos pulmões
Marcadores das hepatites virais	
Anti-HAV IgM (anticorpo contra o vírus da hepatite A)	Marcador da hepatite A; indica presença da infecção, infecção recente ou convalescença
HBsAg (antígeno de superfície da hepatite B)	Marcador da hepatite B; positivo na maioria dos casos de infecção aguda ou crônica
Anti-HBcAg (anticorpo contra o antígeno do núcleo do vírus da hepatite B)	Marcador da hepatite B; denota infecção recente ou passada
Anti-HBsAg (anticorpo contra o antígeno de superfície da hepatite B)	Marcador da hepatite B; denota infecção prévia pelo vírus da hepatite B ou vacina contra a hepatite B; protetor
HBeAg (antígeno E da hepatite B)	Marcador da hepatite B; transitoriamente positivo durante a replicação ativa do vírus; reflete a concentração e a infecciosidade do vírus
Anti-HBeAg (anticorpo contra o antígeno E da hepatite B)	Marcador da hepatite B; positivo em todos os casos agudos e crônicos; positivo em portadores; não protetor
HBV-DNA (ácido desoxirribonucleico da hepatite B)	Mede a carga viral da hepatite B
Anti-HCV (anticorpo contra o vírus da hepatite C)	Marcador da hepatite C; positivo 5 a 6 semanas após a contaminação pelo vírus; não protetor; reflete estado infeccioso e é detectável durante e após o tratamento
HCV-RNA (ácido ribonucleico do vírus da hepatite C)	Mede a carga viral da hepatite C
Anti-HDV	Marcador da hepatite D; indica infecção; não protetor
Diversos	
Amônia	O fígado converte amônia em ureia; possivelmente elevada na insuficiência hepática e na presença de derivação portossistêmica

Dados de Wedemeyer H, Pawlotsky JM: Acute viral hepatitis. In Goldman L et al., editors: *Goldman's Cecil medicine*, ed 24, Philadelphia, 2012, Elsevier Saunders. Pawlotsky JM, Mchuthinson J: Chronic viral and autoimmune hepatitis. In Goldman L et al., editors: *Goldman's Cecil medicine*, ed 24, Philadelphia, 2012, Elsevier Saunders. Woreta TA, Alqahtani SA: Evaluation of abnormal liver tests, *Med Clin North Am* 98:1, 2014. Martin P, Friedman LS: Assessment of liver function and diagnostic studies. In Friedman LS, Keeffe B, editors: *Handbook of liver disease*, 3 ed, Philadelphia, 2012, Elsevier Saunders; 2012. Khalili H et al.: Assessment of liver function in clinical practice. In Gines P et al., editors: *Clinical gastroenterology: chronic liver failure*, New York, 2011, Springer.

As manifestações clínicas das hepatites virais agudas se dividem em quatro fases. A primeira fase, de incubação, com frequência caracteriza-se por sintomas inespecíficos, como mal-estar, perda de apetite, náuseas e dor no quadrante superior direito do abdome (Pawlotsky, 2016). Essa fase é seguida pela fase pré-ictérica, na qual os sintomas inespecíficos continuam. Além disso, nessa fase, cerca de 10 a 20% dos pacientes podem apresentar sintomas imunomediados, como febre, artralgia, artrite, erupções cutâneas e angioedema. A terceira fase é a ictérica, na qual a icterícia (amarelecimento da pele, das membranas mucosas e dos olhos) aparece e os sintomas inespecíficos se agravam, com perda de massa corporal e possível desenvolvimento de disgeusia (alteração do paladar) e prurido (coceira na pele). Por fim, durante a fase convalescente ou de recuperação, a icterícia e os outros sintomas começam a ceder.

A recuperação espontânea e completa é esperada em todos os casos de hepatite A e em cerca de 99% dos casos de hepatite B aguda contraída na idade adulta, mas em apenas 20 a 50% dos casos de hepatite C. Normalmente, não se desenvolve hepatite crônica com hepatite E (Pawlotsky, 2016). Somente existem vacinas contra as hepatites A e B, mas avanços recentes levaram a fármacos antivirais eficazes no tratamento das hepatites B e C crônicas.

Doença hepática gordurosa não alcoólica

As doenças hepáticas gordurosas não alcoólicas (DHGNAs) são um espectro de hepatopatias que abrange da esteatose à esteato-hepatite e à cirrose. Elas envolvem o acúmulo de gotículas de lipídeos nos hepatócitos e podem causar inflamação, fibrose, cirrose e até carcinoma hepatocelular. As causas de DHGNA podem incluir drogas ilícitas, erros inatos do metabolismo e distúrbios metabólicos adquiridos (diabetes melito tipo 2, lipodistrofia, derivação jejunoileal, obesidade e desnutrição). No entanto, as DHGNAs estão mais comumente associadas a obesidade, diabetes melito tipo 2, dislipidemia e síndrome metabólica (Chalasani, 2016). Os defeitos metabólicos associados às DHGNAs são caracterizados por resistência à insulina com hiperinsulinismo e níveis elevados de ácidos graxos não esterificados nos hepatócitos.

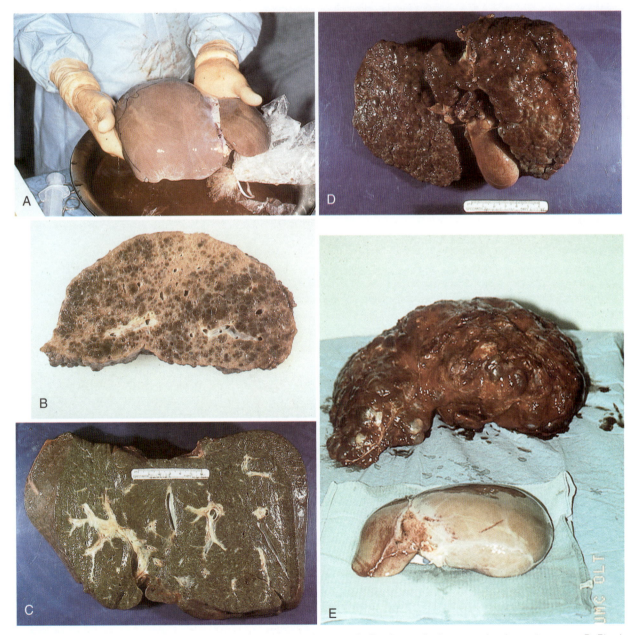

Figura 28.1 **A.** Fígado normal. **B.** Fígado com lesões por hepatite crônica ativa. **C.** Fígado com lesões por colangite esclerosante. **D.** Fígado com lesões com cirrose biliar primária. **E.** Fígado com lesões por doença hepática policística (*ao fundo*) e fígado normal (*em primeiro plano*). (Cortesia de Baylor Simmons Transplant Institute, Baylor University Medical Center, Dallas, Texas, EUA.)

Tabela 28.2 Tipos de hepatite viral.

Vírus	Transmissão	Comentários
Hepatite A	Via fecal-oral; transmissão por alimentos, água ou esgoto contaminados	A anorexia é o sintoma mais frequente, podendo ser grave. Outros sintomas comuns incluem náuseas, vômitos, dor no quadrante superior direito do abdome, urina escura e icterícia. Normalmente, a recuperação é completa, e consequências a longo prazo são raras. Em pacientes de alto risco, podem ocorrer complicações sérias, e é necessário, subsequentemente, dar grande atenção à ingestão nutricional adequada
Hepatites B e C	O HBV e o HCV são transmitidos por sangue, derivados de sangue, sêmen e saliva. Por exemplo, eles podem se disseminar por meio de agulhas contaminadas, transfusões sanguíneas, cortes ou feridas abertas, respingos de sangue na boca ou nos olhos e contato sexual	O HBV e o HCV podem dar origem a um estado crônico ou à condição de portador. Também pode se desenvolver um quadro de hepatite crônica ativa, levando a cirrose e falência hepática
Hepatite D	O HDV é raro nos EUA e depende do HBV para sobreviver e se propagar em humanos	O HDV pode ser responsável por uma coinfecção (ocorrendo ao mesmo tempo em que o HBV) ou uma superinfecção (sobrepondo-se ao HBV em um indivíduo portador). Essa forma de hepatite geralmente se torna crônica
Hepatite E	Transmissão pela via fecal-oral	O HEV é raro nos EUA (normalmente, ocorre apenas quando "importado"), sendo relatado com maior frequência em muitos países no sul, leste e centro da Ásia; no norte, leste e oeste da África; e no México. A fonte de infecção parece ser água contaminada, problema que costuma afligir populações que vivem em áreas densamente povoadas e em condições insalubres. A hepatite E é geralmente aguda, e não crônica
Hepatite G/GB	O HGV e um vírus batizado de GBV-C parecem ser variantes do mesmo vírus	Embora o HGV esteja presente em uma parcela significativa dos doadores de sangue e seja transmitido por transfusões sanguíneas, ele não parece causar doença hepática

HBV, vírus da hepatite B; HCV, vírus da hepatite C; HDV, vírus da hepatite D; HEV, vírus da hepatite E; HGV, vírus da hepatite G.

O estágio inicial de DHGNA é a esteatose, caracterizada pelo simples acúmulo de lipídeos no fígado. Alguns pacientes evoluem para **esteato-hepatite não alcoólica (EHNA)**, uma condição inflamatória associada a lesão nos hepatócitos, com ou sem tecido fibroso no fígado. A EHNA pode evoluir para doença hepática crônica e cirrose por EHNA em até 20% das ocasiões. A evolução para cirrose (lesões permanentes e tecido cicatricial) é variável, dependendo da idade e da presença de obesidade e diabetes melito tipo 2, que contribuem para a piora do prognóstico (Chalasani, 2016).

As recomendações da American Association for the Study of Liver Diseases (AASLD) para o tratamento das DHGNAs incluem mudanças no estilo de vida (dieta e exercícios), perda de massa corporal, fármacos insulinossensibilizantes, como as tiazolidinedionas, e vitamina E (Chalasani, 2016). Com base no painel da AASLD, uma perda de 3 a 5% na massa corporal pode melhorar a esteatose, mas até 10% podem ser necessários para a melhora da EHNA ou de fibroses. As recomendações da AASLD estabelecem que a pioglitazona (um medicamento anti-hiperglicêmico oral usado no tratamento do diabetes melito) pode ser considerada para o tratamento da EHNA, mas não das DHGNAs. A vitamina E (800 UI/dia de alfatocoferol) é considerada o tratamento de primeira linha para EHNA confirmada por biopsia em pacientes sem diabetes melito (Chalasani, 2016). Como a evolução da doença e lesões hepatocelulares parecem ter ligação com o estresse oxidativo, acredita-se que a vitamina E, um antioxidante, seja benéfica nesses casos (Chalasani, 2016). Os ácidos graxos ômega-3 podem ser considerados no tratamento da hipertrigliceridemia em indivíduos com DHGNA (Chalasani et al., 2018). Dados recentes sugerem que o consumo moderado de café sem açúcar tem efeito protetor contra hepatopatias crônicas, DHGNAs e carcinoma hepatocelular (Morisco et al., 2014; Chen et al., 2014; Setiawan et al., 2015).

Hepatopatia alcoólica

A **hepatopatia alcoólica** é uma das hepatopatias mais comuns nos EUA, com 1% dos norte-americanos tendo a doença. Quarenta por cento das mortes por cirrose são atribuídas ao álcool (Chalasani, 2016). O acetaldeído, um subproduto tóxico do metabolismo do álcool, causa danos à estrutura e à função da membrana mitocondrial. Ele é produzido por diversas vias metabólicas, uma das quais envolve a álcool desidrogenase (ver boxe *Em foco: Consequências metabólicas do consumo de álcool*).

Diversas variáveis predispõem alguns indivíduos à hepatopatia alcoólica, como quantidade e duração da ingestão de álcool, polimorfismos genéticos das enzimas metabolizadoras de álcool, sexo (mulheres mais do que homens), exposição simultânea a outras drogas ilícitas, infecções por vírus hepatotrópicos, fatores imunológicos, obesidade e desnutrição. A hepatopatia alcoólica evolui em três estágios (Figura 28.2): esteatose hepática (Figura 28.3), hepatite alcoólica e, por fim, cirrose.

EM FOCO

Consequências metabólicas do consumo de álcool

O etanol é metabolizado principalmente no fígado, pela álcool-desidrogenase, o que resulta na produção de acetaldeído, com a transferência de hidrogênio para a nicotinamida-adenina dinucleotídio (NAD), reduzindo-a a NADH. O acetaldeído, então, perde hidrogênio e é convertido em acetato, cuja maior parte é liberada no sangue.

Muitos distúrbios metabólicos ocorrem devido ao excesso de NADH, que anula a capacidade da célula de manter um estado normal de oxirredução. Os distúrbios incluem hiperlactacidemia, acidose, hiperuricemia, cetose e hiperlipidemia. O ciclo do ácido tricarboxílico (ATC) sofre redução, porque necessita de NAD. A mitocôndria, por sua vez, usa hidrogênio do etanol, em vez de hidrogênio da oxidação de ácidos graxos, para produzir energia via ciclo do ATC, o que leva a uma redução da oxidação de ácidos graxos e a um acúmulo de triglicerídios. Além disso, a NADH pode, na verdade, promover a síntese de ácidos graxos. No início da hepatopatia alcoólica, também pode ocorrer hipoglicemia secundária à supressão do ciclo de ATC, em conjunto com a redução da gliconeogênese resultante do etanol.

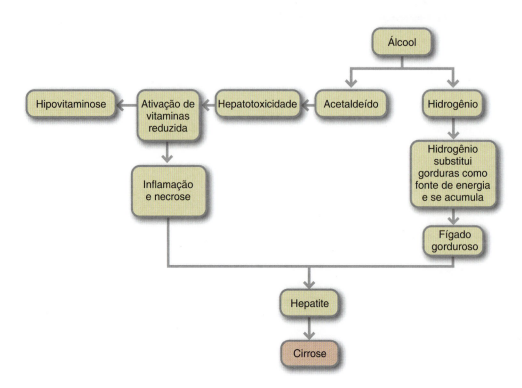

Figura 28.2 As complicações do consumo excessivo de álcool têm origem, em grande parte, no excesso de hidrogênio e no acetaldeído. O hidrogênio causa fígado gorduroso e hiperlipidemia, e é responsável por altos níveis de ácido láctico no sangue e baixa glicemia. O acúmulo de lipídeos, o efeito do acetaldeído nas células hepáticas e outros fatores, ainda desconhecidos, causam hepatite alcoólica. O passo seguinte é a cirrose. Os consequentes prejuízos à função hepática provocam alterações na química do sangue, em especial, elevando os níveis de amônia, o que pode levar ao coma e à morte. A cirrose também deforma a estrutura do fígado, inibindo o fluxo sanguíneo. A alta pressão nos vasos que suprem o fígado pode provocar rompimento de varizes e acúmulo de líquidos na cavidade abdominal. A resposta ao álcool varia entre indivíduos, particularmente no fato de que nem todos os grandes bebedores desenvolvem hepatite e cirrose.

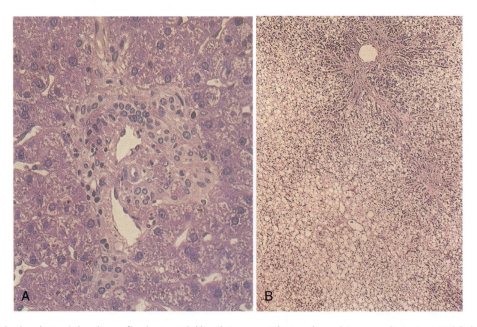

Figura 28.3 A. Aparência microscópica de um fígado normal. Um sistema portal normal consiste em veia porta, arteríola hepática, um ou dois ductos biliares interlobulares e, ocasionalmente, dúctulos localizados na periferia. **B.** Fígado gorduroso agudo. A fotomicrografia, de baixa potência, mostra alterações gordurosas envolvendo a quase totalidade dos hepatócitos, com a exceção das células hepáticas imediatamente adjacentes ao sistema portal (*no alto*). (De Kanel G, Korula J, editors: *Atlas of liver pathology,* Philadelphia, 1992, Saunders.)

A infiltração de gordura, conhecida como **esteatose hepática** ou **fígado gorduroso**, é causada pela culminância dos seguintes distúrbios metabólicos: (1) aumento da mobilização de ácidos graxos do tecido adiposo; (2) aumento da produção hepática de ácidos graxos; (3) redução da oxidação de ácidos graxos; (4) aumento da produção de triglicerídios; (5) retenção de triglicerídios no fígado. A esteatose hepática é reversível com a abstinência de álcool. Por outro lado, se o uso abusivo de álcool continuar, pode ocorrer o desenvolvimento de cirrose. Embora os pacientes com fígado gorduroso alcóolico sejam normalmente assintomáticos, eles podem apresentar sintomas como fadiga, falta de apetite, desconforto no quadrante superior direito do abdome e aumento do fígado (hepatomegalia).

A hepatite alcoólica se caracteriza, em geral, por hepatomegalia, concentrações séricas de transaminases (ALT e AST) levemente aumentadas, concentrações séricas de bilirrubina elevadas, concentrações séricas de albumina normais ou reduzidas e anemia. Os pacientes também podem ter dores abdominais, anorexia, náuseas, vômitos, fraqueza, diarreia, perda de massa corporal e febre. Alguns pacientes podem apresentar icterícia, coagulopatia, **ascite** (retenção de líquidos no abdome) e prejuízo dos processos mentais (**encefalopatia**). Se o paciente interromper a ingestão de álcool, pode haver resolução da hepatite. No entanto, a condição frequentemente evolui para o terceiro estágio.

As características clínicas da cirrose alcoólica, o terceiro estágio, variam. Os sintomas podem mimetizar os de hepatite alcoólica, ou o paciente pode desenvolver complicações cirróticas como hemorragia gastrintestinal, encefalopatia hepática e **hipertensão portal** (elevação da pressão sanguínea no sistema da veia porta em decorrência da obstrução do fluxo sanguíneo no fígado). Os pacientes com cirrose alcoólica frequentemente desenvolvem ascite, um acúmulo de líquidos, proteínas séricas e eletrólitos na cavidade peritoneal provocado pelo aumento da pressão resultante da hipertensão portal e pela diminuição da produção de albumina (que mantém a pressão osmótica coloidal sérica). Em geral, a biopsia do fígado revela cirrose micronodular, mas a cirrose também pode ser macronodular ou mista. O prognóstico depende da abstinência de álcool e do grau das complicações desenvolvidas. A ingestão de álcool cria anormalidades nutricionais específicas e graves (ver boxe *Visão clínica: Desnutrição relacionada com hepatopatia alcoólica*).

Hepatopatias colestáticas

As hepatopatias colestáticas são condições que afetam os ductos biliares.

Cirrose biliar primária

A **cirrose biliar primária (CBP)** é uma doença colestática crônica causada pela destruição progressiva dos ductos biliares intra-hepáticos de tamanhos pequeno e médio. Os ductos intra-hepáticos maiores e as vias biliares extra-hepáticas se mantêm normais. Dos pacientes com CBP, 95% são mulheres. A doença evolui lentamente, levando, por fim, a cirrose, hipertensão portal, necessidade de transplante de fígado ou morte (Fogel e Sherman, 2016).

A CBP é uma doença autoimune em que tipicamente há elevação das concentrações séricas de FA (fosfatase alcalina) e gamaglutamil-transferase (GGT), com sintomas clínicos de prurido e fadiga. Diversas complicações nutricionais da **colestase** (bloqueio do fluxo biliar) podem ocorrer na CBP, incluindo osteopenia, hipercolesterolemia e deficiências de vitaminas lipossolúveis.

Colangite esclerosante primária

A **colangite esclerosante primária (CEP)** se distingue pela inflamação fibrosante de segmentos dos ductos biliares intra e extra-hepáticos. É uma doença progressiva, que pode se caracterizar por três síndromes. A primeira é a colestase com cirrose biliar, seguida de **colangite** (inflamação dos ductos biliares) recorrente, com grandes estreitamentos dos ductos biliares, e, por fim, colangiocarcinoma (câncer da vesícula biliar) (Fogel e Sherman, 2016). Como a CBP, a CEP é considerada uma doença autoimune. Dos pacientes com CEP, cerca de dois terços também têm doença inflamatória intestinal (em especial, colite ulcerativa). A probabilidade de ter CEP é maior (2:1) entre os homens que entre as mulheres (Fogel e Sherman, 2016). Os pacientes com CEP apresentam maior risco de ter deficiência de vitaminas lipossolúveis, como consequência da esteatorreia associada à doença. Pode ocorrer **osteodistrofia hepática**, em decorrência da má absorção de vitamina D e cálcio, levando a hiperparatireoidismo secundário, osteomalacia ou raquitismo. As deficiências conhecidas de vitaminas lipossolúveis devem ser tratadas, e a suplementação de cálcio pode ser considerada. O tratamento da CEP é razoavelmente bem-sucedido com a administração de colestiramina, ácido ursodesoxicólico, rifampicina ou fenobarbital (Fogel e Sherman, 2016).

VISÃO CLÍNICA

Desnutrição relacionada com hepatopatia alcoólica

Diversos fatores contribuem para a desnutrição comum em indivíduos com hepatopatia alcoólica crônica:

1. O álcool pode substituir os alimentos na dieta de bebedores moderados e de grandes bebedores, desregulando a ingestão adequada de calorias e nutrientes. Para os bebedores leves, o álcool representa normalmente uma fonte adicional de energia, ou calorias vazias. Embora renda 7,1 kcal/g, o álcool não é utilizado de forma eficiente como fonte de energia quando consumido em grandes quantidades. Quando o indivíduo consome álcool regularmente, mas não preenche os critérios para uso abusivo da substância, muitas vezes, ele tem sobrepeso devido ao aumento da ingestão de calorias (alcoolismo). Essa situação difere da dos grandes bebedores, que substituem nutrientes ricos em energia por álcool (substituição alcoólica).

2. Nos indivíduos com alcoolismo, as deficiências de digestão e absorção estão relacionadas com insuficiência pancreática e alterações morfológicas e funcionais da mucosa intestinal. A ingestão aguda ou crônica de álcool prejudica a captação hepática de aminoácidos e sua síntese em proteínas, reduz a síntese de proteínas e sua secreção pelo fígado e aumenta o catabolismo tecidual no intestino.

3. O uso de lipídeos e carboidratos é comprometido. O excesso de equivalentes de redução (p. ex., nicotinamida-adenina dinucleotídio fosfato) e a deficiência da oxidação de triglicerídios levam à deposição de gordura nos hepatócitos e ao aumento da circulação de triglicerídios. A resistência à insulina também é comum.

4. Na hepatopatia alcoólica, ocorre deficiência de vitaminas e minerais, como consequência da redução de sua ingestão e de alterações na absorção, no armazenamento e na capacidade de conversão dos nutrientes em suas formas ativas. A esteatorreia também é comum na hepatopatia alcoólica, pela deficiência de ácidos e sais biliares, afetando a absorção de vitaminas lipossolúveis. A deficiência de vitamina A pode causar cegueira noturna. A deficiência de tiamina é a deficiência vitamínica mais comum em indivíduos com alcoolismo, sendo responsável pela encefalopatia de Wernicke. A deficiência de folato pode ocorrer como resultado da insuficiência de sua ingestão, de deficiências em sua absorção, da aceleração em sua excreção e de alterações em seu armazenamento e seu metabolismo. A ingestão alimentar inadequada e as interações do fosfato de piridoxal (coenzima ativa da vitamina B_6) com o álcool reduzem o *status* da vitamina B_6. São comuns as deficiências de todas as vitaminas B e das vitaminas C, D, E e K. Não é incomum, entre indivíduos com alcoolismo, a ocorrência de hipocalcemia, hipomagnesemia e hipofosfatemia. Além disso, a deficiência de zinco e alterações relativas a outros micronutrientes podem acompanhar a ingestão crônica de álcool.

Distúrbios hereditários

Os distúrbios hepáticos hereditários incluem hemocromatose, doença de Wilson, deficiência de alfa-1-antitripsina e fibrose cística. A porfiria, a doença de depósito de glicogênio e a amiloidose são doenças metabólicas com um componente genético.

Hemocromatose

Embora a sobrecarga de ferro possa estar associada a outras condições, a **hemocromatose** hereditária é uma doença herdada de sobrecarga de ferro, normalmente relacionada com o gene *HFE* (Martin, 2015; Bacon, 2015). Os pacientes com hemocromatose hereditária absorvem e acumulam ferro em excesso do intestino no fígado, no pâncreas, nas articulações e nos órgãos endócrinos (Bacon, 2015; Capítulo 30). O aumento da saturação de transferrina (pelo menos 45%) e da ferritina (mais do que o dobro do normal) sugere hemocromatose. Podem ocorrer hepatomegalia, hemorragia esofágica, ascite, deficiência na função de síntese hepática, pigmentação anormal da pele, intolerância à glicose, envolvimento cardíaco, hipogonadismo, artropatia e carcinoma hepatocelular. O diagnóstico precoce requer exames clínicos, laboratoriais e patológicos, incluindo a detecção de concentrações séricas elevadas de transferrina. Se for iniciada flebotomia (ou doação regular de sangue) antes do desenvolvimento de cirrose ou diabetes melito, a expectativa de vida é normal. Os pacientes com hemocromatose devem evitar suplementos alimentares que contenham ferro, não devem cozinhar em panelas de ferro fundido e devem restringir alimentos ricos em ferro, como fígado e carne vermelha (Apêndice 42).

Doença de Wilson

A **doença de Wilson** é um distúrbio autossômico recessivo associado à deficiência da excreção biliar de cobre (Kaler e Schilsky, 2015). O cobre se acumula em diversos tecidos, incluindo os do fígado, do cérebro, da córnea e dos rins. Os **anéis de Kayser-Fleischer**, formados pelo depósito de cobre, são anéis amarelo-esverdeados que circundam a córnea, seguindo o contorno da junção corneoescleral. Os pacientes podem apresentar sintomas neuropsiquiátricos e hepatite aguda, fulminante (súbita e grave) ou crônica ativa. O diagnóstico é confirmado por baixas concentrações séricas de ceruloplasmina, concentrações elevadas de cobre na biopsia do fígado e altos níveis de eliminação de cobre pela urina.

No tratamento da doença de Wilson, são utilizados agentes quelantes de cobre (como D-penicilamina, trientina ou tetratiomolibdato) (Kaler e Schilsky, 2015) e suplementos de zinco (150 mg/dia de zinco elementar, divididos em três doses, para inibir a absorção intestinal de cobre e suas ligações no fígado) (Schilsky, 2017). A suplementação de vitamina B_6 deve ser considerada quando é administrada penicilamina, para prevenir a deficiência dessa vitamina (Kaler e Schilsky, 2015). A quelação intravenosa (IV) contínua de cobre é necessária para evitar recidivas e insuficiência hepática. O transplante de fígado corrige o defeito metabólico. Não se exige mais uma dieta com baixo teor de cobre, mas ela pode ajudar na fase inicial do tratamento. Os alimentos ricos em cobre incluem carnes de vísceras, frutos do mar, chocolate, nozes e cogumelos. Uma lista abrangente do teor de cobre nos alimentos pode ser consultada no U.S. Department of Agriculture National Nutrient Database. Se a doença de Wilson não for diagnosticada antes que ocorra falência hepática fulminante, a sobrevivência só é possível com transplante de fígado.

Deficiência de alfa-1-antitripsina

A deficiência de alfa-1-antitripsina é um distúrbio hereditário que pode causar hepatopatia e doença pulmonar. A alfa-1-antitripsina, uma glicoproteína encontrada no soro e nos líquidos corporais, inibe as serina proteases. Sua deficiência provoca colestase ou cirrose, e não há tratamento para ela, exceto o transplante de fígado.

Outras hepatopatias

As hepatopatias podem ser causadas por diversas condições além das discutidas até aqui. Tumores no fígado podem ser primários ou metastáticos, benignos ou malignos. O carcinoma hepatocelular (CHC) geralmente se desenvolve em fígados cirróticos, com maior risco para indivíduos com o vírus das hepatites B (VHB) ou C (VHC) ou com DHGNA (Kelly e Venook, 2015). O fígado também pode ser acometido por doenças reumáticas, como artrite reumatoide, lúpus eritematoso sistêmico, polimialgia, arterite temporal, poliarterite nodosa, esclerose sistêmica e síndrome de Sjögren (Capítulo 38). Quando há alterações no fluxo sanguíneo do fígado, como na hepatopatia isquêmica aguda, na congestão hepática crônica, na síndrome de Budd-Chiari e na hepatopatia veno-oclusiva, ocorre disfunção hepática. Indivíduos com trombose hepática ou da veia porta devem ser avaliados para verificar se têm algum distúrbio mieloproliferativo. Também existem hepatopatias parasitárias, bacterianas, fúngicas e granulomatosas. Por fim, "cirrose criptogênica" é qualquer cirrose cuja causa seja desconhecida.

Classificação das hepatopatias de acordo com sua duração

As doenças hepáticas podem ser classificadas de acordo com seu momento de início e sua duração, podendo ser fulminantes, agudas ou crônicas.

A hepatite fulminante é uma síndrome na qual ocorre disfunção hepática grave acompanhada de **encefalopatia hepática**, uma síndrome clínica caracterizada por processamento mental prejudicado, alterações neuromusculares e níveis de consciência alterados. A **doença hepática fulminante** é definida pela ausência de hepatopatia preexistente e pelo rápido desenvolvimento de encefalopatia hepática, de 2 a 8 semanas após o início da doença. Embora a principal causa de hepatite fulminante seja viral, existem outras causas, como intoxicação química (p. ex., paracetamol, reações a drogas ilícitas, cogumelos tóxicos e venenos industriais), doença de Wilson, fígado gorduroso da gestação, síndrome de Reye, isquemia hepática, obstrução das veias hepáticas e neoplasias disseminadas. As complicações extra-hepáticas das hepatites fulminantes são edema cerebral, coagulopatia e hemorragia, anormalidades cardiovasculares, insuficiência renal, alterações pulmonares, desequilíbrios ácido-base e eletrolítico, sepse e **pancreatite** (inflamação do pâncreas).

A hepatopatia aguda é caracteristicamente identificada como a presença de disfunção hepática por um período inferior a 6 meses. Na maioria dos pacientes com doença hepática aguda, a expectativa é de recuperação.

Para que seja diagnosticado com hepatite crônica, o paciente precisa ter hepatite por um período de pelo menos 6 meses ou apresentar evidências bioquímicas e clínicas de doença hepática, com achados de inflamação hepática sem resolução confirmados por biopsia. As hepatites crônicas podem ser causadas por doenças autoimunes, infecções virais, distúrbios metabólicos, toxinas e consumo de álcool ou drogas ilícitas. As causas mais comuns de hepatite crônica são as hepatites B, C e autoimune. Outras causas são doença hepática induzida por fármacos, distúrbios metabólicos e EHNA.

Normalmente, os sintomas clínicos das hepatites crônicas são inespecíficos, intermitentes e leves. Os sintomas comuns incluem fadiga, transtornos do sono, dificuldade de concentração e dor leve no quadrante superior direito do abdome. Quando avançada e grave, a doença pode causar: icterícia; perda de massa muscular; urina cor de chá; ascite (acúmulo de líquidos no abdome); edema (acúmulo de líquidos nos tecidos); encefalopatia hepática; **varizes** gastrintestinais (aumento anormal das veias, frequentemente causado por hipertensão portal), com consequente hemorragia gastrintestinal; esplenomegalia; eritema palmar (palmas das mãos avermelhadas); e angiomas estelares (vasos sanguíneos rompidos).

Em alguns casos, a hepatite crônica acaba levando a cirrose e falência hepática, também conhecida como doença hepática terminal (DHT). A **cirrose**, acumulação de tecido cicatricial e fibrose no fígado, tem muitas manifestações clínicas, como ilustra a Figura 28.4. Existem diversas complicações importantes de cirrose e DHT.

COMPLICAÇÕES DA DHT: CAUSAS E TRATAMENTO NUTRICIONAL

A DHT descompensada pode ter diversas manifestações clínicas, incluindo hipertensão portal, ascite, edemas, hiponatremia e encefalopatia hepática. É importante compreender as causas subjacentes dessas complicações e conhecer as opções de tratamentos clínicos e nutricionais.

Hipertensão portal
Fisiopatologia e tratamento clínico

A **hipertensão portal** aumenta o fluxo sanguíneo colateral e pode provocar inchaço das veias (varizes) do sistema gastrintestinal (SGI). Muitas vezes, essas varizes sangram, causando uma emergência médica. O tratamento inclui administração de bloqueadores alfa-adrenérgicos para diminuir a frequência cardíaca, bandagem endoscópica das varizes e realização radiológica de derivações. A derivação portossistêmica transjugular intra-hepática (TIPS, na sigla em inglês) implica a colocação radiológica de um *stent* entre a veia porta e a veia hepática. Durante episódios de hemorragia aguda, pode-se administrar somatostatina ou seu análogo para diminuir o sangramento, ou uma sonda nasogástrica equipada com balão inflável pode ser colocada para aliviar a hemorragia dos vasos.

Nutrição clínica

Durante episódios de hemorragia aguda, a alimentação não pode ser administrada por via enteral (utilizando o intestino), e é indicada nutrição parenteral (NP) se o paciente não receber nada por via enteral por um período de, pelo menos, 5 a 7 dias (Capítulo 12). O emprego repetido de dietoterapia por via endoscópica pode causar estreitamento do esôfago e comprometer a deglutição do paciente. Por fim, derivações podem aumentar a incidência de encefalopatia e reduzir o metabolismo de nutrientes, porque, com o desvio criado, o sangue "contorna" as células hepáticas.

Ascite
Fisiopatologia e tratamento clínico

A retenção de líquidos é comum, e a **ascite** (acúmulo de líquidos na cavidade abdominal) é uma grave consequência das doenças hepáticas. A hipertensão portal, a hipoalbuminemia, a obstrução linfática e a retenção renal de sódio e fluidos contribuem para o acúmulo de líquidos. O aumento da liberação de catecolaminas, renina, angiotensina, aldosterona e hormônios antidiuréticos secundário à vasodilatação arterial periférica causa retenção renal de sódio e água.

A **paracentese** (procedimento para drenar o líquido) de grande volume pode ser utilizada para o alívio da ascite. Muitas vezes, emprega-se a terapia diurética, que comumente inclui os medicamentos espironolactona e furosemida. Com frequência, essas medicações são usadas em combinação, para obtenção de melhor resultado. Os principais efeitos adversos dos inibidores de simportadores de cloreto de sódio e potássio, como a furosemida, incluem hiponatremia, hipopotassemia, hipomagnesemia, hipocalcemia e acidose hipoclorêmica. Como a espironolactona é poupadora de potássio, as concentrações

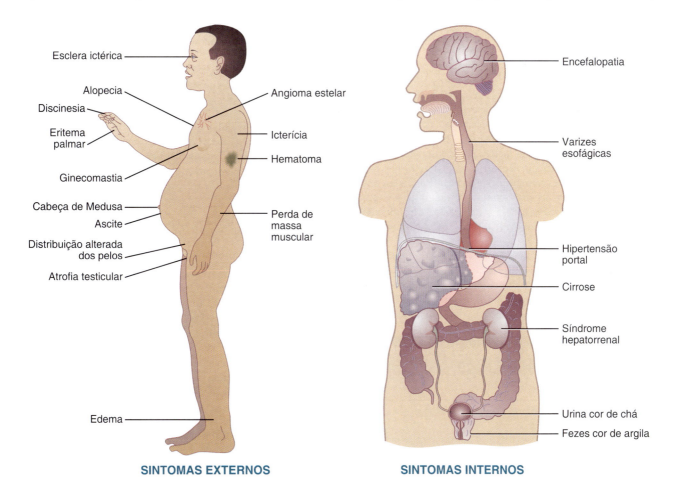

Figura 28.4 Manifestações clínicas de cirrose.

séricas de potássio precisam ser rigorosamente monitoradas, com suplementação ou restrição, caso necessário, porque a deficiência ou o excesso podem contribuir para a ocorrência de anormalidades metabólicas, incluindo arritmias cardíacas. Durante a terapia diurética, devem-se monitorar a massa corporal, a circunferência abdominal (devido ao acúmulo de líquidos), as concentrações de sódio na urina e as concentrações séricas de nitrogênio da ureia, creatinina, albumina, ácido úrico e eletrólitos.

Nutrição clínica

A dietoterapia da ascite inclui restringir o sódio na dieta a 2 g/dia (Apêndice 46). Pode-se impor restrições mais graves, mas é necessário cuidado, devido às limitações da palatabilidade e ao risco de restrição excessiva, o que pode levar à ingestão insuficiente de sódio ou à ingestão limitada de calorias e proteínas. A ingestão adequada de proteínas também é importante para repor as perdas de paracenteses frequentes.

Hiponatremia
Fisiopatologia

A hiponatremia (baixos níveis de sódio no sangue) ocorre frequentemente devido à redução da capacidade de eliminação de água, decorrente da liberação persistente de hormônio antidiurético, à perda de sódio via paracentese, ao uso excessivo de diuréticos ou à restrição exagerada de sódio.

Nutrição clínica

Com frequência, restringe-se a ingestão de líquidos a 1 a 1,5 ℓ/dia, dependendo da gravidade dos edemas e da ascite, embora a restrição de líquidos seja utilizada principalmente quando os níveis de sódio estão abaixo de 125 mg/dℓ. A restrição de sódio a cerca de 2 g/dia deve ser mantida, porque a ingestão excessiva de sódio agrava a retenção de líquidos e a diluição dos níveis de sódio no soro (hiponatremia).

Encefalopatia hepática
Fisiopatologia e tratamento clínico

A **encefalopatia hepática** é uma síndrome caracterizada por processamento mental prejudicado, alterações neuromusculares e níveis de consciência alterados. Ela pode ser precipitada por sangramentos gastrintestinais, anormalidades de líquidos e eletrólitos, uremia, infecções, uso de sedativos, hiper ou hipoglicemia, abstinência alcoólica, constipação intestinal, azotemia, desidratação, derivações portossistêmicas e acidose. Pacientes com **insuficiência hepática** crônica podem apresentar encefalopatia hepática subclínica ou mínima. A **encefalopatia portossistêmica** ou hepática provoca alterações neuromusculares e comportamentais. O Boxe 28.1 descreve os quatro estágios da encefalopatia hepática.

Existem diferentes teorias a respeito dos mecanismos pelos quais a encefalopatia hepática ocorre. Uma das teorias mais comuns, contudo, envolve o acúmulo de amônia, porque ele é considerado um importante fator causal no desenvolvimento de encefalopatia. Quando há insuficiência hepática, o fígado é incapaz de destoxificar a amônia produzindo ureia. Os níveis de amônia encontram-se elevados no cérebro e na corrente sanguínea, levando a deficiências nas funções neurais, por meio de um complexo sistema. A principal fonte de amônia é sua produção endógena pelo SGI, a partir do metabolismo das proteínas e da degradação de bactérias e sangue oriundos da hemorragia gastrintestinal. Proteínas exógenas também são fonte de amônia. Alguns médicos sugerem que as proteínas dos alimentos provocam um aumento nos níveis de amônia e, subsequentemente, encefalopatia hepática, mas isso não foi comprovado por estudos.

Medicações como a lactulose e a rifaximina são administradas para tratamento da encefalopatia hepática. A lactulose é um dissacarídeo não absorvível. Ela acidifica o conteúdo do cólon, retendo a amônia na forma de íon amônio. A lactulose também age como laxante osmótico para eliminar a amônia. A rifaximina é um antibiótico não absorvível, que ajuda a reduzir a produção de amônia no cólon.

Uma hipótese associada à nutrição é a *teoria do neurotransmissor alterado*, que envolve o desequilíbrio de aminoácidos. Há um desequilíbrio dos aminoácidos plasmáticos na DHT, em que os níveis dos **aminoácidos de cadeia ramificada (ACRs)** valina, leucina e isoleucina encontram-se reduzidos. Os ACRs suprem até 30% da necessidade energética dos músculos esqueléticos, do coração e do cérebro quando há depressão da gliconeogênese e da cetogênese, o que provoca a queda das concentrações séricas de ACRs. Os **aminoácidos aromáticos (AAAs)** triptofano, fenilalanina e tirosina, além da metionina, da glutamina, da asparagina e da histidina, encontram-se elevados. A metionina e os AAAs plasmáticos são liberados na circulação pela proteólise muscular, mas a síntese em proteínas e a depuração hepática dos AAAs mostram-se reduzidas. Isso altera a razão molar plasmática de ACRs para AAAs, e tem-se teorizado que contribua para o desenvolvimento de encefalopatia hepática. Por outro lado, tem-se teorizado que altos níveis de AAAs restringem a captação cerebral de ARCs, porque eles competem por transporte mediado por carreadores na barreira hematencefálica. Faltam evidências convincentes para sustentar essa teoria.

Nutrição clínica

A prática desatualizada de restrição proteica em pacientes com encefalopatia hepática de baixo grau baseia-se na premissa de que a intolerância a proteínas causa encefalopatia hepática, mas isso nunca foi comprovado por estudos. A intolerância verdadeira às proteínas dos alimentos é rara, exceto na falência hepática fulminante, ou em raros casos de pacientes com encefalopatia hepática endógena crônica. A restrição proteica desnecessária pode agravar a perda das proteínas do corpo e deve ser evitada. Muitas vezes, na verdade, os pacientes com encefalopatia não recebem proteína adequadamente. A maioria dos pacientes com cirrose tolera dietas de proteínas mistas de até 1,5 g/kg de massa corporal.

Os estudos que avaliam os benefícios dos suplementos enriquecidos com ARCs e pobres em AAAs têm variado quanto a desenho, tamanho da amostra, composição das fórmulas, nível de encefalopatia, tipo de doença hepática, duração do tratamento e grupos-controle. Quando estudos de alta qualidade metodológica são analisados, nenhuma melhora significativa nem benefício em termos de sobrevida são associados à oferta extra de ARCs aos pacientes.

Outras teorias postulam que as proteínas vegetais e a caseína podem melhorar o estado mental quando comparadas com as proteínas das carnes. As dietas à base de caseína têm teores mais baixos de AAAs e mais altos de ARCs do que aquelas à base de carnes. As proteínas vegetais são pobres em metionina e aminoácidos amoniogênicos, mas ricas em ARCs. O alto teor de fibras das dietas à base de proteínas vegetais também pode ter um papel na excreção de compostos de nitrogênio.

Por fim, foi proposto que probióticos e simbióticos (fontes de fibras fermentáveis e bactérias benéficas ao intestino) podem ser usados no tratamento da encefalopatia hepática. Os probióticos podem

---

Boxe 28.1 Os quatro estágios da encefalopatia hepática.

Estágio	Sintomas
I	Estado leve de confusão, agitação, irritabilidade, alterações do sono, queda da atenção
II	Letargia, desorientação, comportamento impróprio, sonolência
III	Sonolência, mas excitabilidade; fala incompreensível; confusão; comportamento agressivo quando acordado(a)
IV	Coma

melhorar a encefalopatia hepática por meio da redução dos níveis de amônia e endotoxinas. Metanálise mostrou que os probióticos reduziram as concentrações séricas de amônia de forma tão eficaz quanto a lactulose (Cai et al., 2018) e trouxeram melhora nos casos de encefalopatia hepática mínima (Cao et al., 2018; Dalal et al., 2017). Eles diminuem a inflamação e o estresse oxidativo nos hepatócitos (aumentando, desse modo, a depuração hepática de toxinas, incluindo a amônia) e minimizam a captação de outras toxinas.

Alterações glicêmicas
Fisiopatologia
A intolerância à glicose está presente em quase dois terços dos pacientes com cirrose, e até um terço dos pacientes desenvolve diabetes melito. Em indivíduos com doença hepática, a intolerância à glicose se dá em decorrência da resistência à insulina nos tecidos periféricos. Também ocorre hiperinsulinismo em pacientes com cirrose, possivelmente porque a produção de insulina é elevada, a depuração hepática é reduzida, há derivação portossistêmica, existe um defeito na ação de ligação à insulina no sítio receptor ou existe um defeito pós-receptor.

A **hipoglicemia de jejum**, ou baixa concentração de glicose no sangue, pode ocorrer, quando o paciente tem DHT, devido à disponibilidade reduzida de glicose do glicogênio, somada à falha na gliconeogênese hepática. A hipoglicemia ocorre com maior frequência nas falências hepáticas aguda e fulminante do que nas doenças hepáticas crônicas. Também pode ocorrer hipoglicemia após o consumo de álcool por pacientes com depleção dos estoques de glicogênio por inanição, decorrente do bloqueio da gliconeogênese hepática pelo etanol.

Nutrição clínica
Pacientes com diabetes melito devem receber tratamento clínico e nutricional padrão para atingir níveis normais de glicemia (Capítulo 29). Indivíduos com hipoglicemia precisam comer com frequência para evitar que essa condição ocorra (ver boxe *Visão clínica: Hipoglicemia de jejum*). Lanches noturnos que contenham carboidratos de baixo índice glicêmico, equilibrados com proteínas, podem ajudar a evitar a hipoglicemia matinal.

Má absorção de gorduras
Fisiopatologia
A absorção de gorduras pode ser deficiente nas doenças hepáticas. As possíveis causas incluem secreção reduzida de sais biliares (como na CBP, na colangite esclerosante e nas estenoses biliares), administração de medicamentos como colestiramina e insuficiência de enzimas pancreáticas. As fezes podem ser oleosas, flutuantes e de cor clara ou argilosa, sinais de má absorção, o que pode ser verificado por uma pesquisa de gordura fecal com coleta de 72 horas (Capítulo 27).

Nutrição clínica
Em caso de **esteatorreia** (presença de gordura nas fezes) significativa, pode ser útil a substituição de alguns dos triglicerídios de cadeia longa ou das gorduras dos alimentos por triglicerídios de cadeia média (TCMs). Como os TCMs não necessitam de sais biliares e da formação de micelas para sua absorção, eles são rapidamente capturados através da via portal. Alguns suplementos nutricionais contêm TCMs, podendo ser usados em combinação com óleos de triglicerídios de cadeia média (Capítulo 12).

A perda significativa de gordura pelas fezes pode justificar que se experimente uma dieta com baixo teor de gordura ou que se avalie se há insuficiência hepática. Se a diarreia persistir, a restrição de gorduras deve ser interrompida, porque ela reduz a palatabilidade da dieta e torna difícil a ingestão adequada de calorias. Em função do grau de má absorção e esteatorreia, é importante considerar a possibilidade de o paciente ter deficiências de diversos micronutrientes, em especial vitaminas lipossolúveis.

Insuficiência renal e síndrome hepatorrenal
Fisiopatologia e tratamentos clínico e nutricional
A **síndrome hepatorrenal** consiste em insuficiência renal associada a hepatopatia grave, sem anormalidades intrínsecas dos rins. Ela é diagnosticada quando os níveis de sódio na urina são menores que 10 mEq/ℓ e há oligúria persistente na ausência de depleção do volume intravascular. Se as terapias conservadoras – como interrupção de substâncias nefrotóxicas, otimização do *status* do volume intravascular, tratamento de infecção subjacente e monitoramento da ingestão e eliminação de líquidos – não forem bem-sucedidas, pode ser preciso diálise. Em todo caso, a insuficiência e a falência renais podem requerer mudanças na ingestão de líquidos, sódio, potássio e fósforo (Capítulo 34).

Osteopenia
Fisiopatologia
Com frequência, a osteopenia está presente em pacientes com CBP, colangite esclerosante e hepatopatia alcoólica. Em pacientes com hemocromatose, também podem ocorrer depressão da função osteoblástica e osteoporose. A osteoporose é prevalente entre pacientes submetidos a tratamento prolongado com corticosteroides. Os corticosteroides aumentam a reabsorção óssea e suprimem a função osteoblástica, além de afetar a produção de hormônios sexuais, a absorção intestinal do cálcio dos alimentos e a excreção renal de cálcio, fósforo e vitamina D.

Nutrição clínica
As opções profiláticas e terapêuticas para a osteopenia incluem prevenção da perda excessiva de massa corporal, dieta bem balanceada, consumo adequado de proteínas para manutenção da massa muscular, ingestão dietética de referência (IDR) mínima de cálcio (1.000 a 1.300 mg/dia, dependendo da idade), ingestão adequada de vitamina D (dos alimentos ou de suplementos), evitação do álcool e monitoramento da esteatorreia, com ajustes na dieta, conforme necessário, para minimizar a perda de nutrientes.

QUESTÕES NUTRICIONAIS RELATIVAS À DOENÇA HEPÁTICA TERMINAL

Avaliação nutricional
A avaliação nutricional precisa ser realizada para determinar a extensão e a causa da desnutrição em pacientes com hepatopatias. No entanto, muitos marcadores típicos do estado nutricional são afetados pela

---

VISÃO CLÍNICA
Hipoglicemia de jejum

Nos adultos, dois terços da necessidade de glicose são consumidos pelo sistema nervoso central (SNC). Em períodos de jejum, as concentrações plasmáticas de glicose são mantidas para uso do sistema nervoso e do cérebro por meio da quebra do glicogênio ou pela produção de glicose nova a partir de aminoácidos precursores não glicosados, como a alanina. Nas doenças hepatobiliares, a hipoglicemia de jejum ocorre quando há redução na síntese de glicose nova ou na quebra de glicogênio no fígado.

As causas de hipoglicemia de jejum incluem cirrose, consumo de álcool, deficiência de cortisol e hormônio do crescimento, câncer intra-hepático extenso e tumores de células não beta do pâncreas (insulinomas). Todos os pacientes com doença hepática ou pancreática devem ter a glicemia em jejum monitorada. O tratamento nutricional envolve refeições balanceadas e lanches rápidos e frequentes, de modo a evitar períodos de jejum. É necessário o monitoramento dos níveis de glicemia e de insulina.

doença hepática, tornando difícil o emprego da avaliação tradicional. A Tabela 28.3 resume os fatores que interferem na interpretação dos parâmetros de avaliação nutricional em pacientes com disfunção hepática.

Entre os parâmetros objetivos de avaliação nutricional, que são úteis quando monitorados regularmente, estão as medidas antropométricas e a análise da ingestão alimentar (Capítulos 4 e 5). Deve-se ter cautela ao avaliar marcadores bioquímicos em pacientes com hepatopatias avançadas, porque os critérios nutricionais típicos são afetados pela própria doença hepática. A melhor maneira de realizar a avaliação nutricional pode ser a combinação desses parâmetros com a abordagem de avaliação subjetiva global (ASG), que demonstrou níveis aceitáveis de confiabilidade e validade. A ASG oferece uma perspectiva ampla, mas não é sensível a alterações no estado nutricional. Outros parâmetros disponíveis também devem ser revisados. A abordagem ASG é resumida no Boxe 28.2.

Desnutrição

A desnutrição moderada a grave é um achado comum em pacientes com hepatopatias avançadas (Figura 28.5), o que é extremamente significativo, levando em consideração que a desnutrição desempenha um papel de grande importância na patogênese das lesões hepáticas e tem um efeito negativo profundo no prognóstico. A prevalência de desnutrição depende dos parâmetros de avaliação nutricional utilizados, do tipo e grau da doença hepática e da situação socioeconômica.

Muitos fatores coexistentes estão envolvidos nos quadros de desnutrição de pacientes com hepatopatia (ver *Algoritmo de fisiopatologia e manejo do cuidado: Desnutrição na doença hepática*). A ingestão oral inadequada, um fator de grande importância, é decorrente de anorexia, disgeusia, saciedade precoce, náuseas ou vômitos associados à doença hepática e aos medicamentos empregados em seu tratamento. Outra causa de ingestão inadequada são as restrições alimentares.

A dispepsia e a má absorção também são fatores. A **esteatorreia** é comum em pacientes com cirrose, especialmente quando houver doença que implique lesão e obstrução das vias biliares. Perdas específicas relacionadas com má absorção também podem ser provocadas por medicamentos. Além disso, alterações metabólicas secundárias à disfunção hepática causam desnutrição de diversas formas. A função dos micronutrientes é afetada por alterações no armazenamento hepático, redução do transporte por proteínas sintetizadas no fígado e perdas renais associadas a alcoolismo e hepatopatias avançadas. A metabolização anormal de macronutrientes e o aumento do gasto energético também podem contribuir para a desnutrição. Por fim, pode ocorrer perda de proteínas como resultado de paracenteses de grande volume, em que são retirados vários litros de líquido do abdome (ascite) por meio de uma agulha.

Boxe 28.2 Parâmetros de avaliação subjetiva global para análise nutricional de pacientes com doença hepática.

Anamnese
- Mudança de massa corporal (considerar flutuações resultantes de ascite e edemas)
- Apetite
- Alterações no paladar e saciedade precoce
- Ingestão alimentar (energia, proteínas, sódio)
- Problemas gastrintestinais persistentes (náuseas, vômitos, diarreia, constipação intestinal, dificuldades de mastigação ou deglutição)

Achados físicos
- Perda de massa muscular
- Depósitos de gordura
- Ascite ou edemas

Condições existentes
- Morbidez e outros problemas que possam influenciar o estado nutricional, como encefalopatia hepática, hemorragia gastrintestinal, insuficiência renal, infecção

Classificação nutricional baseada nos resultados
- Bem nutrido(a)
- Moderadamente (ou com suspeita de estar) desnutrido(a)
- Gravemente desnutrido(a)

De Hasse J: Nutritional aspects of adult liver transplantation. In: Busuttil RW, Klintmalm GB, editors: *Transplantation of the liver*, ed 2, Philadelphia, 2005, Elsevier Saunders.

Tabela 28.3 Fatores que afetam a interpretação de parâmetros objetivos de avaliação nutricional em pacientes com doença hepática terminal.

Parâmetro	Fatores que afetam a interpretação
Massa corporal	Afetado por edema, ascite e uso de diuréticos
Medidas antropométricas	Sensibilidade, especificidade e confiabilidade questionáveis
	Diversas fontes de erro
	Não é sabido se as medidas das pregas cutâneas refletem o total de gordura corporal
	As referências não consideram as variações no estado de hidratação e na compressibilidade da pele
Estudos de balanço de nitrogênio	O nitrogênio é retido no corpo na forma de amônia
	A síndrome hepatorrenal pode afetar a excreção de nitrogênio
Bioimpedância elétrica de frequência única	Inválida na presença de ascite e edemas

Modificada de Hasse J: Nutritional aspects of adult liver transplantation. In Busuttil RW, Klintmalm GB, editors: *Transplantation of the liver*, ed 3, Philadelphia, 2015, Elsevier Saunders.

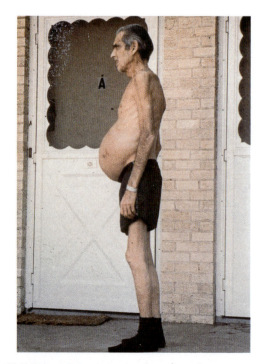

Figura 28.5 Desnutrição grave e ascite em um homem com doença hepática em estágio terminal.

Via de nutrição

Embora a alimentação oral seja a via nutricional preferida para pacientes com DHT, a obtenção da ingestão nutricional adequada pode ser dificultada por anorexia, náuseas, disgeusia e outros sintomas gastrintestinais. A saciedade precoce também é uma queixa comum, de modo que refeições menores e mais frequentes são mais bem toleradas do que três grandes refeições. Além disso, a alimentação frequente também pode melhorar o balanço de nitrogênio e evitar a hipoglicemia. Deve-se encorajar o consumo de lanches ricos em nutrientes e de suplementos na forma de alimentos ou bebidas caseiras ou comerciais e, quando necessário, deve-se fazer uso da nutrição enteral. O suporte da nutrição adjuvante deve ser fornecido a pacientes hepáticos desnutridos quando a ingestão não for a ideal e quando os pacientes apresentarem risco de complicações fatais decorrentes da doença. Deve-se dar preferência à nutrição enteral (NE) em lugar da parenteral (NP), e o histórico de varizes normalmente não contraindica a nutrição via sonda nasoenteral, desde que não haja sangramentos ativos (ver seção *Hipertensão portal, Fisiopatologia e tratamento clínico*, anteriormente neste capítulo). Em geral, os tubos de gastrostomia e jejunostomia não são opções viáveis em pacientes com hepatopatias, devido às complicações comuns da cirrose, como ascite e varizes gástricas. Em vez disso, deve-se dar preferência às sondas nasoenterais (nasogástricas ou nasointestinais), embora elas possam ser contraindicadas se o paciente tiver epistaxe grave.

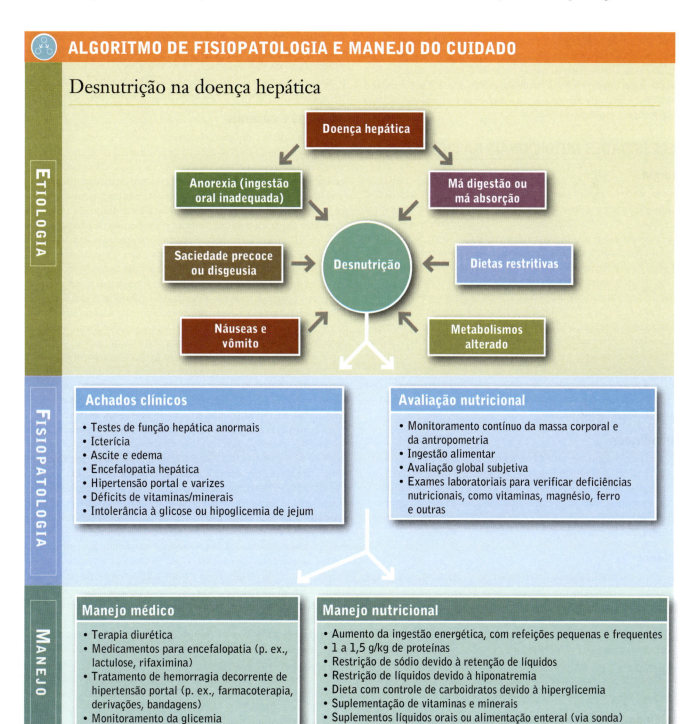

Tratamento

A NE pode ser necessária em pacientes desnutridos ou com ingestão inadequada de nutrientes. O volume e a duração desse tratamento nutricional dependem dos objetivos do tratamento (p. ex., fornecer suporte durante um evento agudo *vs.* melhorar a nutrição para tornar o paciente apto ao transplante), da gravidade da doença hepática e da desnutrição e da presença de comorbidades (p. ex., infecção, insuficiência renal, encefalopatia hepática etc.). Se o resultado desejado para o suporte nutricional for a melhora da sobrevida, não existe consenso em relação a como a NE afeta a sobrevida nessa população. Em um estudo multicêntrico que avaliou os efeitos da NE em pacientes com cirrose e icterícia, não se observou que a NE estivesse associada a benefícios em termos de sobrevida (Dupont et al., 2012). Entretanto, metanálise realizada por Ney et al. (2013) sugeriu uma associação entre tratamento nutricional e redução da mortalidade em pacientes com cirrose ou hepatite alcoólica, mas houve uma preocupação da pesquisa com o alto risco de vieses entre os estudos analisados. São precisos mais estudos para determinar quanto suporte nutricional é necessário, e por quanto tempo, para melhorar o estado nutricional ou influir nos resultados desejados.

NECESSIDADES NUTRICIONAIS NA CIRROSE

Energia

A necessidade energética varia entre os pacientes com cirrose. Diversos estudos mediram o gasto energético em repouso (GER) em pacientes com hepatopatias para determinar sua necessidade energética. Alguns estudos observaram que os pacientes com DHT tinham metabolismo normal e que outros tinham hipo ou hipermetabolismo. A ascite e a presença de derivações podem elevar ligeiramente o gasto energético.

Em geral, a necessidade energética de pacientes com DHT e sem ascite é de aproximadamente 120 a 140% do GER. A necessidade sobe para 150 a 175% do GER se houver ascite, infecção e má absorção, ou se for necessária reposição nutricional em decorrência de desnutrição. Isso equivale a cerca de 25 a 35 calorias/kg de massa corporal, embora as necessidades possam variar de 20 calorias/kg em pacientes obesos até 40 calorias/kg em pacientes abaixo do peso (Amodio et al., 2013). Para evitar superalimentação, deve-se incluir nos cálculos a **massa corporal seca** (ou seja, massa corporal sem a retenção de líquidos) ou o peso corporal ideal estimado.

Carboidratos

A determinação da necessidade de carboidratos é um desafio nos pacientes com insuficiência hepática, devido à importância do fígado no metabolismo dos carboidratos. A insuficiência hepática reduz a produção de glicose e seu uso periférico. A taxa de gliconeogênese é baixa, com preferência por lipídeos e aminoácidos para geração de energia. Além disso, nas disfunções hepáticas, pode ocorrer resistência à insulina.

Lipídeos

Na cirrose, os ácidos graxos livres no plasma, o glicerol e os corpos cetônicos se encontram elevados em jejum. O corpo prefere os lipídeos como substrato de energia. A lipólise aumenta, com ativa mobilização dos depósitos lipídicos, mas não há prejuízo da capacidade líquida de armazenamento de lipídeos exógenos. A média de 30% de gordura nas calorias é suficiente, mas pode ser fornecida gordura adicional, como uma fonte concentrada de calorias, aos pacientes com necessidade de calorias extras. Nos indivíduos com esteatorreia grave, pode ser considerado o uso de óleo de TCMs.

Proteínas

As proteínas são, de longe, o nutriente mais controverso na insuficiência hepática, e sua administração, a mais complexa. Há muito se pensa na cirrose como uma doença catabólica com aumento na quebra, deficiência na síntese e estado de depleção das proteínas, além de perda de massa muscular. No entanto, estudos cinéticos das proteínas demonstraram perdas elevadas de nitrogênio apenas em pacientes com insuficiência hepática fulminante ou com doença descompensada, e não naqueles com cirrose estável.

Os pacientes com cirrose também têm utilização elevada de proteínas. Estudos sugerem que 0,8 g de proteínas/kg/dia é a necessidade proteica média para atingir o equilíbrio de nitrogênio na cirrose estável. Desse modo, nas hepatites e cirroses não complicadas, com ou sem encefalopatia, a necessidade proteica varia de 1 a 1,5 g/kg de peso ideal por dia (Amodio et al., 2013).

Para a promoção do acúmulo ou do balanço positivo de nitrogênio, é necessário pelo menos 1,2 ou 1,3 g/kg/dia. Em situações de estresse, como hepatite alcoólica ou doença descompensada (sepse, infecção, hemorragia gastrintestinal ou ascite grave), deve-se garantir o fornecimento de, pelo menos, 1,5 g de proteína/kg/dia. Refeições pequenas e frequentes não só fornecem calorias adicionais, como previnem a gliconeogênese e a perda muscular (Amodio et al., 2014).

Vitaminas e minerais

Deve-se considerar a suplementação com vitaminas e minerais para todos os pacientes com DHT, devido ao papel essencial do fígado no transporte, armazenamento e metabolismo de nutrientes, e também devido à presença de depleção de nutrientes pelo efeito de medicamentos e outras substâncias (Tabela 28.4). As deficiências vitamínicas podem contribuir para complicações. Por exemplo, as deficiências de folato e de vitamina B_{12} podem causar anemia macrocítica. As deficiências de piridoxina, tiamina ou vitamina B_{12} podem provocar neuropatia. A deficiência de tiamina pode causar, ainda, confusão, ataxia e alterações oculares.

Foram observadas deficiências de vitaminas lipossolúveis em todos os tipos de insuficiência hepática, em especial nas doenças colestáticas nas quais ocorrem má absorção e esteatorreia. A deficiência de vitamina A pode causar prejuízos à capacidade de adaptação à escuridão, e a deficiência de vitamina D pode provocar osteopenia ou osteodistrofia hepática. Portanto, a suplementação é necessária, podendo requerer o uso de formas miscíveis em água de vitaminas lipossolúveis. Com frequência, administra-se vitamina K IV ou por via intramuscular (IM), durante 3 dias, para descartar a deficiência dessa vitamina como causa de tempo de protrombina prolongado. As deficiências de vitaminas hidrossolúveis associadas às hepatopatias incluem tiamina (que pode causar **encefalopatia de Wernicke**), piridoxina (B_6), cianocobalamina (B_{12}), folato e niacina (B_3). Se houver suspeita de deficiência, altas doses (100 mg) diárias de tiamina são administradas por um período limitado (Apêndices 12 e 13).

Nas doenças hepáticas, o estado nutricional dos minerais também se encontra alterado. Pode haver depleção das reservas de ferro em pacientes com hemorragia gastrintestinal. Contudo, a suplementação de ferro deve ser evitada em indivíduos com hemocromatose ou hemossiderose (Capítulo 31). Foi observado o acúmulo de manganês no cérebro de pacientes com cirrose, o que provoca deficiências nas funções motoras e parkinsonismo e aumenta a ocorrência de encefalopatia hepática (Butterworth, 2013; Kobtan et al., 2016; Sureka et al., 2015). Concentrações séricas elevadas de cobre são observadas nas hepatopatias colestáticas (i. e., CBP e CEP).

Na doença de Wilson, o excesso de cobre em vários órgãos causa graves prejuízos. Normalmente, o tratamento inclui a administração de agentes quelantes orais, como D-penicilamina, trientina ou tetratiomolibdato. O acetato de zinco é capaz de bloquear a absorção de cobre dos alimentos, mas, tipicamente, é usado com uma das medicações quelantes. A restrição de cobre na dieta pode ser útil no início do tratamento. O mineral também pode estar presente na água, em locais onde são usados canos de cobre. Deixar a torneira aberta por vários segundos antes de fazer uso da água pode reduzir as concentrações do mineral.

Tabela 28.4 Déficits de vitaminas e minerais na insuficiência hepática grave.

Vitamina ou mineral	Fatores predisponentes	Sinais de deficiência (Apêndice 21)
Vitamina A	Esteatorreia, neomicina, colestiramina, alcoolismo	Cegueira noturna, aumento do risco de infecções
Vitamina B_1 (tiamina)	Alcoolismo, dieta com alto teor de carboidratos	Neuropatia, ascite, edemas, disfunções do SNC
Vitamina B_3 (niacina)	Alcoolismo	Dermatite, demência, diarreia, inflamação das membranas mucosas
Vitamina B_6 (piridoxina)	Alcoolismo	Lesões nas membranas mucosas, dermatite seborreica, glossite, estomatite angular, blefarite, neuropatia periférica, anemia microcítica, depressão
Vitamina B_{12} (cianocobalamina)	Alcoolismo, colestiramina	Anemia megaloblástica, glossite, disfunções do SNC
Folato	Alcoolismo	Anemia megaloblástica, glossite, irritabilidade
Vitamina D	Esteatorreia, glicocorticoides, colestiramina	Osteomalacia, raquitismo (em crianças), possível ligação com cânceres ou doenças autoimunes
Vitamina E	Esteatorreia, colestiramina	Neuropatia periférica, ataxia, miopatia esquelética, retinopatia, deficiências do sistema imune
Vitamina K	Esteatorreia, antibióticos, colestiramina	Sangramento excessivo, hematomas
Ferro	Hemorragia crônica	Estomatite, anemia microcítica, mal-estar
Magnésio	Alcoolismo, diuréticos	Irritabilidade neuromuscular, hipopotassemia, hipocalcemia
Fósforo	Anabolismo, alcoolismo	Anorexia, fraqueza, insuficiência cardíaca, intolerância à glicose
Zinco	Diarreia, diuréticos, alcoolismo	Imunodeficiência, comprometimento do paladar, cicatrização lenta, deficiência na síntese de proteínas

As concentrações de zinco e magnésio são baixas nos casos de doenças hepáticas relacionadas com alcoolismo e terapia diurética. O cálcio, assim como o zinco e o magnésio, pode ser mal absorvido por indivíduos com esteatorreia. Portanto, o paciente deve fazer uso de suplementos desses minerais pelo menos até o nível da IDR.

SUPLEMENTOS FITOTERÁPICOS E ALIMENTARES NAS DOENÇAS HEPÁTICAS

A hepatotoxicidade é uma das maiores preocupações relativas aos suplementos fitoterápicos e alimentares. Embora o consumo da maioria das ervas culinárias seja seguro, existem relatos de casos em que alguns suplementos fitoterápicos causaram insuficiência hepática (Boxe 28.3). Uma revisão listou mais de 150 produtos fitoterápicos relatados como responsáveis por efeitos hepatotóxicos (Teschke et al., 2013). Essa extensa lista enfatiza a gravidade do potencial de dano hepático advindo de alguns produtos fitoterápicos e, por isso, os médicos devem ser cuidadosos ao inquirir os pacientes a respeito do uso de suplementos.

Outros produtos alimentares também foram associados a hepatotoxicidade. Entre os mais comuns deles, estão *Garcinia cambogia*, Hydroxycut, OxyElite Pro e produtos da Herbalife® (Crescioli et al., 2018; Centers for Disease Control and Prevention [CDC], 2013; Fong et al., 2010; Jóhannsson et al., 2010; Schoepfer et al., 2007; Sharma et al., 2010). Um dos eventos mais significativos ocorreu em 2013, quando 56 indivíduos (43 no Havaí) que fizeram uso de OxyElite Pro tiveram insuficiência hepática aguda ou fulminante. Diversos pacientes necessitaram de transplante de fígado e pelo menos um morreu (CDC, 2013; Food and Drug Administration [FDA], 2014).

Apesar dos relatos da hepatotoxicidade de numerosos suplementos fitoterápicos, foram investigados os benefícios de alguns suplementos nas hepatopatias. Em alguns casos, a S-adenosil-L-metionina (SAM) tem seu uso sugerido na doença hepática. Supõe-se que ela atue como doadora de metila para reações de metilação e que participe da síntese de glutationa (um antioxidante). Uma recente revisão sistemática e metanálise sugeriu que a SAM pode melhorar a função hepática, mas não melhora os desfechos das hepatopatias crônicas (Guo et al., 2015). A betaína teve seu uso proposto para o tratamento de EHNA, hepatopatia alcoólica e outras condições. Ela funciona como doadora de

Boxe 28.3 Suplementos fitoterápicos associados à hepatotoxicidade.

Huang Qin (*Scutellaria baicalensis*)
Chaparral (*Larrea tridentata*)
Alcaloides de pirrolizidina (encontrados em ervas das famílias Compositae, Leguminosae e Boraginaceae)
Confrei (*Symphytum officinale*)
Heliotropium
Crotalaria
Teucrium chamaedrys
Erva-andorinha (*Chelidonium majus*)
Serenoa repens
Suco de noni (*Morinda citrifolia*)
Antelaea azadirachta
Babosa (*Aloe vera*)
Cimífuga (*Actaea racemosa*)
LipoKinetix (ácido úsnico)
Atractylis gummifera
Impila (*Callilepis laureola*)
Erva-de-passarinho natalina (*Viscum album*)
Valeriana (*Valeriana officinalis*)
Sene (*Cassia angustifolia*)
Óleo de poejo
Kava (*Piper methysticum*)
Liatris callilepis
Extrato de chá-verde (*Camellia sinensis*), embora o chá-verde, em quantidades razoáveis, pareça ser seguro
Cáscara-sagrada
OxyElite Pro
Jin Bu Huan (*Lycopodium serratum*)
Ma Huang (*Ephedra sinica*)
Sho-saiko-to
Hydroxycut

LipoKinetix (Syntrax Innovations, Inc, Cape Girardeau, MO, EUA), OxyElite Pro (USP Labs, LLC, Dallas, TX, EUA), Hydroxycut (Iovate Health Sciences USA, Inc, Blasdell, NY, EUA).

Reimpresso com a permissão de: Corey RL, Rakela J: Complementary and alternative medicine: risks and special considerations in pre- and post-transplant patients, *Nutr Clin Pract* 29:322, 2014.

metila no fígado. Embora haja uma promessa teórica, não há evidências robustas de benefícios (Day e Kempson, 2016; Abdelmalek et al., 2009; Mukherjee, 2011).

O cardo-mariano parece ser o suplemento fitoterápico mais popular e mais amplamente estudado nas doenças hepáticas. Seu componente ativo é a silimarina, e acredita-se que a silibina (que constitui 50 a 70% da silimarina) tenha a maior atividade biológica. Sugere-se que o cardo-mariano tenha propriedades anti-inflamatórias, antioxidantes e antifibróticas, o que seria benéfico nas doenças hepáticas (Abenavoli et al., 2010). O uso do cardo-mariano foi avaliado nas hepatites virais, na hepatopatia alcoólica e nas doenças hepáticas induzidas por toxinas. Metanálise recente examinou os benefícios da silimarina na DHGNA. O estudo mostrou que a silimarina pode reduzir as transaminases, mas não houve avaliação das alterações histológicas no fígado (Zhong et al., 2017). Apesar da popularidade e do uso disseminado, não existe um consenso claro quanto aos efeitos benéficos do cardo-mariano em todas as formas de doença hepática, sendo necessária, portanto, a análise caso a caso. Os dados, no entanto, são insuficientes para sugerir que o cardo-mariano não seja seguro ou tenha efeitos tóxicos em pacientes hepáticos.

RESSECÇÃO E TRANSPLANTE DE FÍGADO

Como ocorre após qualquer grande cirurgia, há um aumento das necessidades proteicas e energéticas após a ressecção hepática. A necessidade de regeneração das células hepáticas também aumenta. A NE pode trazer benefícios ao fornecer fatores hepatotróficos portais necessários para a proliferação das células hepáticas. A nutrição ideal é ainda mais importante para pacientes com deficiências no estado nutricional antes da hepatectomia (p. ex., pacientes com colangiocarcinoma).

O transplante de fígado se estabeleceu como um tratamento da DHT. Entre os candidatos ao transplante, a desnutrição é comum. Muitas vezes, a ingestão alimentar pode ser melhorada se o paciente fizer refeições pequenas, frequentes e ricas em nutrientes, e suplementos nutricionais orais também podem ser bem tolerados. A NE é recomendada quando a ingestão oral é inadequada ou contraindicada. A presença de varizes não é uma contraindicação absoluta à colocação de sondas para alimentação. Como a NP pode ter efeitos adversos na função hepática, deve-se dar preferência à NE. A NP deve ser reservada a pacientes sem função intestinal adequada (Capítulo 12).

Na fase pós-transplante aguda, as necessidades de nutrientes aumentam para promover a cicatrização, impedir infecções, fornecer energia para a recuperação e repor as reservas corporais que sofreram depleção. A necessidade de nitrogênio também aumenta na fase aguda, podendo ser atendida com o início precoce de NE pós-operatória. A NE pós-operatória precoce foi associada à redução das infecções em pacientes submetidos a transplante de fígado (Hasse et al., 1995; Ikegami et al., 2012; Masuda et al., 2014). A administração de probióticos e fibras com alimentação por sonda pode reduzir a taxa de infecção pós-operatória em comparação com alimentação por sonda ou fibras isoladamente (Rayes et al., 2005).

Diversos medicamentos usados após o transplante têm efeitos nutricionais adversos, como anorexia, alterações gastrintestinais, hipercatabolismo, diarreia, hiperglicemia, hiperlipidemia, retenção de sódio, hipertensão, hiperpotassemia e hipercalciúria. As mudanças na dieta, portanto, baseiam-se nos efeitos adversos específicos do tratamento farmacológico (Tabela 28.5). Durante a fase pós-transplante, as necessidades de nutrientes são ajustadas para evitar ou tratar problemas de obesidade, hiperlipidemia, hipertensão, diabetes melito e osteopenia. A Tabela 28.6 traz um resumo das necessidades de nutrientes após um transplante de fígado.

FISIOLOGIA E FUNÇÕES DA VESÍCULA BILIAR

A vesícula biliar está localizada na superfície inferior do lobo direito do fígado (Figura 28.6). Suas principais funções são concentrar, armazenar e excretar a bile, que é produzida pelo fígado. Durante o processo de concentração, água e eletrólitos são reabsorvidos pela mucosa da vesícula biliar. A bile é constituída de sais biliares e compostos excretórios endógenos e exógenos, além de ácidos graxos, colesterol, fosfolipídeos, bilirrubina, proteínas e outros compostos. Os sais biliares, produzidos pelas células hepáticas a partir do colesterol, são essenciais para a digestão e a absorção de gorduras, vitaminas lipossolúveis e alguns minerais (Capítulo 1). A bilirrubina, principal pigmento da bile, deriva da liberação de hemoglobina quando da destruição de eritrócitos. Ela é transportada para o fígado, onde é conjugada e excretada via bile.

A principal responsável pelo transporte dos sais biliares secretados é a bomba de exportação de sais biliares (BSEP, na sigla em inglês). De modo geral, os sais biliares desempenham um papel fundamental em uma ampla gama de processos fisiológicos e fisiopatológicos (Kubitz et al., 2012). Excretados no intestino delgado via bile, os sais biliares são depois reabsorvidos pelo sistema portal (circulação êntero-hepática). Essa é a principal via excretora dos minerais cobre e manganês.

A bile contém imunoglobulinas que sustentam a integridade da mucosa intestinal. O receptor tipo 4 de fator de crescimento de fibroblastos (FGFR4) controla o metabolismo dos ácidos biliares e protege o fígado de fibroses, e o FGFR1 e o FGFR2 auxiliam na regeneração hepática (Böhm et al., 2010). A interferência molecular (*molecular crosstalk*) entre receptores nucleares ativados por ácidos biliares e mediadores nucleares pró-inflamatórios proporciona uma nova compreensão da colestase induzida por inflamação (Kosters e Karpen, 2010; Lam et al., 2010).

A bile é movida pelo fígado via canalículos biliares, que a drenam para ductos biliares intra-hepáticos. Esses ductos levam aos ductos hepáticos direito e esquerdo, que deixam o fígado e unem-se para formar o ducto hepático comum. A bile é conduzida, via ducto cístico, à vesícula biliar, para concentração e armazenamento. O ducto cístico se une ao ducto hepático comum para dar origem ao ducto biliar comum. O ducto biliar, então, une-se ao ducto pancreático, que transporta enzimas digestivas.

Durante o curso da digestão, a chegada dos alimentos ao duodeno provoca a liberação de hormônios intestinais, como a colecistocinina (CCK) e a secretina. Isso estimula a vesícula biliar e o pâncreas e leva ao relaxamento do esfíncter de Oddi, permitindo que o suco pancreático e a bile fluam para o duodeno, na ampola de Vater, para auxiliar na digestão das gorduras. Por essa razão, doenças da vesícula biliar, do fígado e do pâncreas estão frequentemente correlacionadas.

DOENÇAS DA VESÍCULA BILIAR

Todos os anos, os distúrbios do sistema biliar afetam milhões de pessoas, provocando sofrimento significativo e até a morte, ao desencadear pancreatite e sepse. Um espectro variado de doenças acomete o sistema biliar, muitas vezes se manifestando com sinais e sintomas clínicos semelhantes. O tratamento pode incluir dieta, medicação e/ou cirurgia.

Colestase

Fisiopatologia e tratamento clínico

A colestase é uma condição na qual pouca ou nenhuma bile é secretada ou na qual o fluxo de bile para o sistema digestório encontra-se obstruído. Isso pode ocorrer em pacientes privados de alimentação oral ou enteral por longos períodos, como aqueles que necessitam de NP, e pode predispor a colecistite acalculosa, uma doença inflamatória da vesícula

Tabela 28.5 Medicamentos comumente usados após transplante de fígado.

Fármaco imunossupressor	Possíveis efeitos nutricionais adversos	Tratamento nutricional proposto
Azatioprina	Anemia macrocítica	Ministrar suplementos de folato
	Aftas	Ajustar alimentos e refeições conforme a necessidade; monitorar a ingestão
	Náuseas, vômitos, diarreia, anorexia, faringite, dor de estômago, comprometimento do paladar	
Globulina antitimocítica, imunoglobulina linfocitária	Náuseas, vômitos	Ajustar alimentos e refeições conforme a necessidade; monitorar a ingestão
Ciclosporina	Retenção de sódio	Reduzir a ingestão de sódio
	Hiperpotassemia	Aumentar a ingestão de potássio
	Hiperlipidemia	Restringir a ingestão de gordura e carboidratos simples
	Hiperglicemia	Reduzir a ingestão de carboidratos simples
	Concentrações séricas de magnésio reduzidas	Aumentar a ingestão de magnésio; ministrar suplementos
	Hipertensão	Restringir a ingestão sódio
	Náuseas, vômitos	Ajustar alimentos e refeições conforme a necessidade; monitorar a ingestão
Glicocorticoides	Retenção de sódio	Reduzir a ingestão de sódio
	Hiperglicemia	Reduzir a ingestão de carboidratos simples
	Hiperlipidemia	Restringir a ingestão de gordura e carboidratos simples
	Falsa sensação de fome	Evitar a hiperfagia
	Perda de proteínas com altas doses	Aumentar a ingestão de proteínas
	Absorção de cálcio e fósforo reduzida	Aumentar a ingestão de cálcio e fósforo; ministrar suplementos conforme a necessidade
Micofenolato de mofetila, ácido micofenólico	Náuseas, vômitos, diarreia	Ajustar alimentos e refeições conforme a necessidade; monitorar a ingestão
Sirolimo	Possíveis sintomas gastrintestinais	Ajustar alimentos e refeições conforme a necessidade; monitorar a ingestão
	Hiperlipidemia	Restringir a ingestão de gordura e carboidratos simples
	Inibição da cicatrização	Garantir micro e macronutrientes adequados
	Redução do apetite	Considerar estimulantes do apetite
Tacrolimo	Hiperglicemia	Reduzir a ingestão de carboidratos simples
	Hiperpotassemia	Reduzir a ingestão de potássio
	Náuseas e vômitos	Ajustar alimentos e refeições conforme a necessidade; monitorar a ingestão

Tabela 28.6 Necessidades gerais de nutrientes de pacientes candidatos/submetidos a transplante de fígado.

	Pré-transplante	Pós-transplante imediato (primeiros 2 meses após o transplante)	Pós-transplante a longo prazo
Proteínas*	Dependente do estado nutricional e das condições clínicas, mas normalmente 1 a 1,5 g/kg	Dependente do estado nutricional, das condições clínicas e da necessidade de diálise, mas normalmente 1,2 a 2 g/kg	Manutenção: cerca de 1 g/kg
Calorias*	Dependente do estado nutricional e das perdas; geralmente, 20 a 50% acima da necessidade basal	Dependente do estado nutricional e do estresse metabólico; geralmente, 20 a 30% acima da necessidade basal	Dependente do nível de atividade e da meta de massa corporal; geralmente, 20% acima da necessidade basal para sedentários, se a massa corporal estiver na meta
Gorduras	De acordo com a necessidade	Aproximadamente 30% das calorias	Com moderação (30% das calorias)
Carboidratos	Redução de carboidratos na presença de diabetes ou obesidade	Redução de carboidratos na presença de diabetes	Redução de carboidratos simples, especialmente na presença de diabetes ou obesidade
Sódio	2 g/dia	2 g/dia (conforme indicado)	2 g/dia (conforme indicado)
Líquidos	Restringir a 1.000 a 1.500 mℓ/dia (se houver hiponatremia)	De acordo com a necessidade	De acordo com a necessidade
Cálcio	800 a 1.200 mg/dia	800 a 1.200 mg/dia	1.200 a 1.500 mg/dia
Vitaminas	Suplementação multivitamínica/mineral até as concentrações de IDR; vitaminas hidro e lipossolúveis adicionais conforme indicado	Suplementação multivitamínica/mineral até os níveis de IDR; vitaminas hidro e lipossolúveis adicionais conforme indicado	Suplementação multivitamínica/mineral até os níveis de IDR

*Usar massa corporal seca ou peso ideal estimados.
IDR, ingestão dietética de referência.

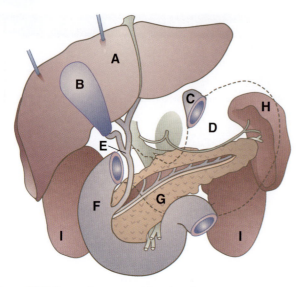

Figura 28.6 Ilustração esquemática da relação entre os órgãos do abdome superior. **A.** Fígado (*no desenho, voltado para cima*). **B.** Vesícula biliar. **C.** Abertura esofágica do estômago. **D.** Estômago (*contorno em linha pontilhada*). **E.** Ducto biliar comum. **F.** Duodeno. **G.** Pâncreas e ducto pancreático. **H.** Baço. **I.** Rins. (Cortesia de Cleveland Clinic, Cleveland, Ohio, EUA, 2002.)

biliar em que não há evidências de cálculos biliares ou de obstrução do ducto cístico. A BSEP é a principal carreadora da secreção de ácidos biliares dos hepatócitos para a bile. A deficiência de BSEP é responsável por várias formas genéticas diferentes de colestase e também por colestases adquiridas, como a colestase induzida por fármacos e outras substâncias e a colestase intra-hepática da gestação (Lam et al., 2010). A prevenção da colestase requer a estimulação da motilidade e da secreção biliares, por meio de, pelo menos, um mínimo de alimentação enteral. Se isso não for possível, é utilizado tratamento farmacológico.

Colelitíase

Fisiopatologia

A formação de **cálculos** biliares é conhecida como **colelitíase**. Praticamente todos os cálculos biliares se formam na vesícula biliar. Esses cálculos, que afetam milhões de indivíduos nos EUA todos os anos, podem trazer riscos significativos à saúde. Na maioria dos casos, os cálculos biliares são assintomáticos. Os cálculos que passam da vesícula biliar para o ducto biliar comum podem permanecer lá indefinidamente, sem causar sintomas, ou podem passar para o duodeno, com ou sem sintomas.

A **coledocolitíase** ocorre quando os cálculos penetram nos ductos biliares, causando obstrução, dor e cólicas. Se a passagem de bile para o duodeno for interrompida, pode ocorrer **colecistite** (inflamação da vesícula biliar). Sem a presença de bile no intestino, a absorção de lipídeos é prejudicada, e, sem os pigmentos biliares, as fezes tornam-se claras (fezes acólicas). Se não houver correção, a reserva de bile pode provocar icterícia e lesão hepática (**cirrose biliar secundária**). A obstrução do ducto biliar comum distal pode causar pancreatite, se o ducto pancreático for bloqueado.

A maior parte dos cálculos biliares são pedras de colesterol despigmentadas, compostas essencialmente de colesterol, bilirrubina e sais de cálcio. As bactérias também exercem um papel na formação dos cálculos. Infecções crônicas de baixo grau provocam alterações na mucosa da vesícula biliar, as quais afetam suas capacidades de absorção. Como resultado, o excesso de água ou ácido biliar pode ser absorvido. O colesterol, então, pode se precipitar, causando a formação de cálculos biliares (Njeze, 2013).

Existem inúmeros fatores de risco que podem predispor à formação de cálculos biliares (Stinton et al., 2010). Alguns desses fatores são modificáveis; outros, não (Tabela 28.7). Uma dieta com alto teor de gordura por período prolongado pode predispor à formação de cálculos, devido ao constante estímulo à produção de mais colesterol para a síntese de bile necessária para a digestão das gorduras. A perda rápida de massa corporal (como nas cirurgias de derivação jejunoileal e gástrica ou nos jejuns e nas graves restrições calóricas) está associada a uma alta taxa de formação de sedimento biliar e cálculos biliares. De fato, a colelitíase e o fígado gorduroso compartilham fatores de risco, como obesidade abdominal, resistência à insulina e diabetes melito (Koller et al., 2012; Weikert et al., 2010).

Os fatores de risco para a formação de pedras de colesterol incluem sexo feminino, gestação, aumento da idade, história familiar, obesidade e distribuição troncal da gordura corporal, diabetes melito, doença inflamatória intestinal e fármacos (hipolipemiantes, contraceptivos orais e estrogênios). Alguns grupos étnicos apresentam maior risco de formação de cálculos, como os nativos norte-americanos, os escandinavos e os norte-americanos de origem mexicana. Além disso, cerca de 30% dos indivíduos com cirrose têm cálculos biliares (Acalovschi, 2014).

As pedras pigmentadas se constituem normalmente de polímeros de bilirrubina ou sais de cálcio. Elas estão associadas à hemólise crônica. Os fatores de risco relacionados com essas pedras incluem aumento da idade, anemia falciforme, talassemia, infecção do sistema biliar, cirrose, alcoolismo e NP por período prolongado.

Tratamentos clínico e cirúrgico

A **colecistectomia** é a retirada cirúrgica da vesícula biliar, especialmente se as pedras forem numerosas, grandes ou calcificadas. Ela pode ser realizada da forma tradicional, como uma laparotomia aberta, ou de forma menos invasiva, como um procedimento laparoscópico.

A dissolução química, por meio da administração de sais biliares, ácido quenodesoxicólico e ácido ursodesoxicólico (terapia litolítica), e a dissolução por litotripsia por onda de choque extracorpórea também podem ser utilizadas, com menos frequência do que as cirurgias. Os pacientes com cálculos biliares que migraram para os ductos biliares podem ser candidatos a um procedimento diagnóstico com emprego de raios X denominado "colangiopancreatografia retrógrada endoscópica".

Nutrição clínica

Ainda não está claro o papel da dieta na patogênese dos cálculos biliares, nem nas recomendações terapêuticas. A obesidade é um fator de risco, mas a exata composição de uma dieta que leve à formação de cálculos biliares é menos clara. Dietas ricas em colesterol e gorduras

Tabela 28.7 Fatores de risco para a formação de cálculos biliares.

Modificáveis	Não modificáveis
Dieta com alto teor de gordura	Familiares/genéticos
Uso de hormônio sexual feminino	Etnia
Obesidade/síndrome metabólica/diabetes	Sexo feminino
Perda rápida de massa corporal	Envelhecimento
Comportamento sedentário	
Doenças subjacentes: cirrose, doença de Crohn	
Medicamentos	
Nutrição parenteral	

Adaptada de Stinton LM, Myers RP, Shaffer EA: Epidemiology of Gallstones, *Gastroenterol Clin North Am* 39:157-169, 2010; Shaffer EA: Gallstone disease: epidemiology of gallbladder stone disease, *Best Pract Res Clin Gastroenterol* 20(6):981-996, 2006.

parecem aumentar o risco de colelitíase. Por outro lado, gorduras insaturadas, café, fibras, ácido ascórbico (vitamina C), cálcio e o consumo moderado de álcool reduzem o risco (Shaffer, 2006).

Também pode haver algum benefício em substituir monossacarídeos e amidos refinados por carboidratos ricos em fibras. Indivíduos que consomem carboidratos refinados têm risco 60% maior de desenvolver cálculos biliares quando comparados com aqueles que consomem mais fibras, em especial fibras insolúveis (Mendez-Sanchez et al., 2007). Desse modo, as dietas à base de plantas podem reduzir o risco de colelitíase. As dietas vegetarianas são mais ricas em fibras e mais pobres em gorduras, consistindo principalmente em gorduras insaturadas. A vitamina C, em geral muito presente nas dietas vegetarianas, afeta a etapa limitante do catabolismo de colesterol para ácido biliar e está inversamente relacionada com o risco de formação de cálculos biliares, em particular nas mulheres.

A ciclagem de massa corporal (perdas e ganhos de massa corporal sucessivos), o jejum e as dietas muito pobres em calorias aumentam a probabilidade de ocorrer colelitíase. Com a redução de massa corporal, algumas evidências indicam que a prática de atividades físicas diminui o risco de colecistite. A nutrição clínica na colecistite inclui a adoção de uma dieta à base de plantas, rica em fibras e pobre em gorduras, para a prevenção de contrações da vesícula biliar. Os dados são conflitantes quanto a determinar se a administração IV de lipídeos estimula a contração da vesícula biliar.

Após a retirada cirúrgica da vesícula biliar, a alimentação oral pode avançar para uma dieta regular, conforme houver tolerância, embora uma dieta com baixo teor de gordura e quantidade adequada de fibras solúveis possa ser importante no início. Sem a presença da vesícula biliar, o fígado secreta a bile diretamente no intestino. O sistema biliar se dilata, formando, com o tempo, uma "imitação de bolsa", que permite a retenção da bile de modo semelhante à vesícula biliar original. Alguns pacientes podem produzir fezes moles ou líquidas frequentes se consumirem alimentos gordurosos durante esse período de adaptação. Na maioria dos casos, a diarreia é temporária e de resolução espontânea.

Colecistite
Fisiopatologia
A inflamação da vesícula biliar é conhecida como **colecistite**, e pode ser crônica ou aguda. Em geral, é causada pela obstrução dos ductos biliares por cálculos biliares (colecistite calculosa), levando à retenção de bile. A bilirrubina, principal pigmento biliar, dá à bile sua cor esverdeada. Quando a obstrução do sistema biliar não permite que a bile chegue ao intestino, ela recua e retorna à circulação. A bilirrubina tem afinidade por tecidos elásticos (como os dos olhos e da pele), e assim, quando ela extravasa para a circulação geral, causa a pigmentação amarelada da pele e a descoloração dos olhos, típicas da **icterícia**.

A colecistite aguda sem cálculos (colecistite acalculosa) pode ocorrer em pacientes gravemente doentes ou quando a vesícula biliar e sua bile estão estagnadas. Na colecistite acalculosa crônica, a deficiência no esvaziamento da vesícula biliar parece se dever à diminuição da atividade contrátil espontânea e da resposta contrátil à CCK. As paredes da vesícula inflamam-se e distendem-se, e pode ocorrer infecção. Durante esses episódios, o paciente sente dor no quadrante abdominal superior, acompanhada de náuseas, vômitos e flatulência.

A colecistite crônica, inflamação prolongada da vesícula biliar, é causada por episódios leves e repetidos de colecistite aguda, os quais levam ao espessamento das paredes da vesícula biliar. A vesícula começa a encolher e acaba por perder a capacidade de cumprir suas funções: concentrar e armazenar bile. O consumo de alimentos com alto teor de gordura pode agravar os sintomas de colecistite, porque a bile é necessária para a digestão desses alimentos. A colecistite crônica ocorre com maior frequência em mulheres que em homens, e sua incidência aumenta após os 40 anos. Os fatores de risco incluem presença de cálculos biliares e histórico de colecistite aguda.

Tratamento cirúrgico
A colecistite aguda requer intervenção cirúrgica, a menos que haja contraindicação médica. Sem cirurgia, a condição pode tanto regredir quanto evoluir para gangrena.

Nutrição clínica
Colecistite aguda. Em episódios agudos, a alimentação oral é temporariamente suspensa. Se o paciente estiver desnutrido e já se souber que ele não receberá nenhum alimento VO durante um longo período, a NP pode ser indicada. Quando a alimentação for reiniciada, recomenda-se uma dieta pobre em gorduras, para diminuir a estimulação da vesícula biliar. Pode ser ministrada uma fórmula hidrolisada com baixo teor de gordura ou uma dieta oral pobre em gorduras, com 30 a 45 g de gordura ao dia. A Tabela 28.8 mostra uma dieta com

Tabela 28.8 Dieta com restrição de gorduras.

Alimentos permitidos	Alimentos a restringir ou excluir
Bebidas	
Leite desnatado ou leitelho feito com leite desnatado; café, chá, Postum® (preparado em pó à base de grãos e chicória, substituto do café), suco de frutas, bebidas gaseificadas, bebida de cacau feita com pó de cacau e leite desnatado	Leite integral, leitelho feito com leite integral, leite com achocolatados, nata em quantidades superiores às permitidas na lista de opções de gordura
Pães, massas e cereais	
Cereais simples, sem gordura; espaguete, macarrão, macarrão instantâneo; arroz; grãos integrais simples; pães enriquecidos; pipoca sem óleo; *bagels*; *muffins* ingleses	Biscoitos, pães, pão de ovo, pão de queijo, pães doces feitos com gordura; panquecas, *donuts*, *waffles*, frituras, pipoca com óleo, *muffins*, cereais naturais e pães com adição extra de gordura
Queijos	
Queijo *cottage* sem gordura ou com baixo teor de gordura, 1/4 de xícara em substituição a 28 g de queijo; ou queijos com baixo teor de gordura, contendo menos de 5% de nata	Queijos de leite integral
Sobremesas	
Sorvete de leite desnatado (*sherbet*); iogurte desnatado; sobremesas geladas sem adição de leite ou gordura; gelado de frutas; *sorbet*; gelatina; pudins de arroz, pão, amido de milho e tapioca feitos com leite desnatado; sobremesas de fruta preparadas com gelatina, açúcar e clara de ovos; frutas; *angel cake*; *graham crackers*; *wafers* de baunilha; suspiro	Bolos, tortas, doces, sorvetes ou sobremesas que contenham chocolate, gordura vegetal ou gordura de qualquer tipo, exceto se especialmente preparados, usando parte da gordura permitida

(continua)

Tabela 28.8 Dieta com restrição de gorduras. (*Continuação*)

Alimentos permitidos	Alimentos a restringir ou excluir
Ovos	
Três por semana, preparados somente com gordura da lista de gorduras permitidas; clara de ovo à vontade; substitutos de ovo com baixo teor de gordura	Mais de 1 por dia, a menos que em substituição a parte da carne permitida
Gorduras	
Escolher até o limite permitido entre as seguintes opções (1 porção na quantidade listada equivale a 1 opção de gordura): 1 colher de chá de manteiga ou margarina 1 colher de chá de gordura vegetal ou óleo 1 colher de chá de maionese 2 colheres de chá de molho italiano ou francês 1 colher de sopa de molho de salada com baixo teor de gordura 1 tira de *bacon* torrado 1/8 de abacate (10 cm de diâmetro) 2 colheres de sopa de creme de leite *light* 1 colher de sopa de creme de leite 6 nozes pequenas 5 azeitonas pequenas	Quaisquer quantidades superiores às prescritas na dieta; todas as outras gorduras
Frutas	
À vontade	Abacate em quantidades superiores às permitidas na lista de gorduras
Carne magra, peixes, aves e substitutos de carne	
Escolher até o limite permitido entre as seguintes opções: frango sem pele, peixe, vitela (todos os cortes), fígado, carne bovina magra, carne suína e cordeiro, todos com a gordura visível removida – 28 g de peso cozido correspondem a 1 equivalente; atum ou salmão em lata conservados em água – 1/4 de xícara corresponde a 1 equivalente; *tofu* ou *tempeh* – 85 g correspondem a 1 equivalente	Carnes fritas ou gordurosas, salsicha, salsichão, pele de aves, ensopado de frango, costelinha de porco, salgados, carne bovina (a menos que magra), pato, ganso, joelho de porco, pé de porco, frios (a menos que com gordura reduzida), molhos de carne (a menos que sem gordura), atum e salmão em lata conservados em óleo, pasta de amendoim
Leite	
Leite desnatado, leitelho, iogurte desnatado	Leite integral, leite semidesnatado, achocolatado, leitelho feito com leite integral
Temperos	
À vontade	Nenhum
Sopas	
Caldos magros, sopa de legumes sem gordura, sopas cremosas preparadas com leite desnatado, sopas desidratadas	Todas as outras
Doces	
Gelatina, geleia, marmelada, mel, xarope de bordo, melaço, açúcar, balas duras (p. ex., pirulito), *fondant*, jujuba, bala de goma, *marshmallow*, cacau em pó, calda de chocolate sem adição de gordura, caramelo de alcaçuz vermelho ou preto	Doces feitos com chocolate, nozes, manteiga, nata ou gordura de qualquer tipo
Vegetais	
Todos os vegetais cozidos	Batata palha ou *chips*; batata ou outros vegetais com manteiga, com creme, gratinados ou fritos, a menos que preparados com a gordura permitida; vegetais na caçarola ou congelados preparados com molho de manteiga

Alimentos permitidos diariamente em uma dieta de 40 g de gordura

Alimentos	Quantidade	Teor aproximado de gordura (g)
Leite desnatado	2 xícaras ou mais	0
Carne magra, peixes, aves	170 g ou 6 equivalentes	18
Ovo inteiro ou gema de ovo	3 por semana	2
Vegetais	3 porções ou mais – pelo menos 1 ou mais verduras ou vegetais amarelo-escuros ou alaranjados (p. ex., batata-doce, cenoura e abóbora)	0
Frutas	3 porções ou mais – pelo menos 1 cítrica	0
Pães, massas e cereais	À vontade, sem gordura	0
Trocas de gordura*	4 a 5 trocas diárias	20 a 25
Doces e sobremesas	À vontade, da lista permitida	0
	Total de gordura	38 a 43

*O teor de gordura pode ser reduzido ainda mais, minimizando-se as trocas de gordura; 1 troca de gordura = 5 g de gordura.

restrição de gorduras.

Após colecistectomia, o paciente pode apresentar sintomas de gastrite, secundários ao refluxo duodenogástrico de ácidos biliares. O refluxo também pode ser responsável por sintomas da **síndrome pós-colecistectomia**. No momento, não há abordagens farmacológicas bem estabelecidas para o tratamento da gastrite pós-colecistectomia. Os sintomas são exacerbados, e não causados, pela colecistectomia. O uso de ácido ursodesoxicólico e de diversas ervas chinesas foi sugerido (Zhang et al., 2017), mas sua eficácia é limitada. As fibras solúveis, se acrescidas à dieta, podem atuar como sequestrantes e prender a bile no estômago entre as refeições, evitando a gastrite.

Colecistite crônica. Pacientes com condições crônicas podem necessitar de uma dieta a longo prazo com baixo teor de gordura, na qual 25 a 30% do total de quilocalorias correspondam a gorduras (Tabela 28.8). Uma restrição mais rigorosa não é desejável, porque a gordura é importante no intestino, para promover alguma estimulação e drenar o sistema biliar. Além disso, as gorduras saturadas devem ser substituídas por óleo de peixe e gorduras poli-insaturadas, para reduzir o risco de formação de cálculos biliares (Lee e Jang, 2012; Stinton et al., 2010; Berr et al., 1992). O grau de intolerância alimentar varia amplamente entre indivíduos com distúrbios da vesícula biliar. Muitos deles reclamam de alimentos que provocam flatulência e inchaço. Por essa razão, é melhor definir junto com o paciente quais alimentos devem ser excluídos (ver Capítulo 27 para uma discussão sobre alimentos potencialmente responsáveis pela formação de gases). A administração de formas hidrossolúveis de vitaminas lipossolúveis pode trazer benefícios para pacientes com condições crônicas da vesícula biliar ou para aqueles em que há suspeita de má absorção.

Colangite
Fisiopatologia e tratamento clínico

A inflamação dos ductos biliares é conhecida como **colangite**. Pacientes com colangite aguda necessitam de reanimação com líquidos e de antibióticos de amplo espectro. Caso o paciente não melhore com o tratamento conservador, pode ser necessária a colocação de *stent* biliar percutâneo ou a realização de colecistectomia.

A colangite esclerosante pode levar a sepse e falência hepática. A maioria dos pacientes tem diversas estenoses intra-hepáticas, o que torna a intervenção cirúrgica difícil, quando não impossível. Os pacientes estão geralmente em uso de antibióticos de amplo espectro. Em alguns pacientes, a dilatação ductal percutânea pode promover a desobstrução a curto prazo do ducto biliar. Quando a sepse é recorrente, o paciente pode necessitar de antibioticoterapia crônica (ver seção *Colangite esclerosante primária*, anteriormente neste capítulo).

MEDICINA COMPLEMENTAR E INTEGRATIVA NOS CÁLCULOS BILIARES

Muitas vezes, os pacientes buscam abordagens complementares e integrativas para as doenças da vesícula biliar, incluindo diversos suplementos nutricionais, medicamentos fitoterápicos e limpezas da vesícula biliar. A deficiência de vitamina C foi associada à formação de cálculos biliares em modelos animais (Jenkins, 1978). Os dados para humanos são limitados, mas a suplementação de vitamina C foi associada à redução do risco de formação de cálculos biliares em mulheres consumidoras de álcool na pós-menopausa (Simon et al., 1998) e pode proteger contra a formação de cálculos biliares (Walcher et al., 2009). Em um estudo transversal com 582 indivíduos idosos, concentrações circulantes mais altas de vitamina E se mostraram associadas a menor probabilidade de doença por cálculos biliares (Waniek et al., 2018).

As ervas coleréticas (que contêm substâncias, os coleréticos, que aumentam o volume da secreção hepática de bile), como o cardo-mariano, a raiz de dente-de-leão, a alcachofra, a cúrcuma, a erva-andorinha e a uva-do-monte, estimulam o fluxo biliar e reduzem a quantidade de colesterol na bile. Diversas ervas foram sugeridas como opção de tratamento para a colestase e outros distúrbios hepatobiliares (Spiridonov, 2012). Contudo, os dados de ensaios controlados randomizados bem conduzidos são limitados.

A acupuntura teve seu uso proposto para o tratamento dos cálculos biliares (Moga, 2003). Acredita-se que ela auxilie na retirada das pedras. Entretanto, é possível que a acupuntura ajude mais no alívio da dor do que na retirada dos cálculos.

FISIOLOGIA E FUNÇÕES DO PÂNCREAS EXÓCRINO

O pâncreas é uma glândula alongada e chata que se localiza no abdome superior, atrás do estômago. A cabeça do pâncreas está situada no quadrante superior direito, abaixo do fígado, na curvatura do duodeno, e sua cauda afunilada estende-se para o alto, até o hilo do baço (Figura 28.6). O pâncreas é um órgão glandular que tem funções endócrina e exócrina. As células pancreáticas produzem glucagon, insulina e somatostatina para absorção pela corrente sanguínea (função endócrina), para a regulação da homeostase da glicose (Capítulo 29). Outras células secretam enzimas e outras substâncias diretamente no lúmen intestinal, onde elas auxiliam na digestão de proteínas, gorduras e carboidratos (função exócrina).

Na maioria das pessoas, o ducto pancreático, que transporta as secreções exócrinas do pâncreas, funde-se com o ducto biliar comum em uma abertura única, através da qual a bile e o suco pancreático são drenados para a ampola de Vater. Muitos fatores regulam a secreção exócrina do pâncreas. As respostas neural e hormonal exercem um papel, com a presença e a composição dos alimentos ingeridos dando uma importante contribuição. As duas principais responsáveis pelo estímulo hormonal à secreção pancreática são a secretina e a CCK (Capítulo 1).

Os fatores que influenciam as secreções pancreáticas durante uma refeição podem ser divididos em três fases: (1) fase cefálica, mediada pelo nervo vago e iniciada por visão, cheiro, sabor e antecipação dos alimentos, que provocam a secreção de bicarbonato e enzimas pancreáticas; (2) fase gástrica da secreção pancreática, que se inicia pela expansão do estômago com a chegada dos alimentos e que estimula a secreção de enzimas; (3) fase intestinal, mediada pela liberação de CCK, com o efeito mais potente.

DOENÇAS DO PÂNCREAS EXÓCRINO
Pancreatite
Fisiopatologia e tratamento clínico

A **pancreatite**, que é a inflamação do pâncreas, caracteriza-se por edema, exsudato celular e necrose gordurosa. A doença pode variar de leve e com resolução espontânea até grave, com autodigestão tecidual, necrose e hemorragia do tecido pancreático. Diversos sistemas de pontuação foram desenvolvidos para prognóstico, como Ranson, Avaliação de Fisiologia Aguda e Doença Crônica (APACHE, na sigla em inglês) II, Índice de Gravidade da Pancreatite Aguda à Beira do Leito (BISAP, na sigla em inglês), Índice de Gravidade por Tomografia Computadorizada (CTSI, na sigla em inglês) (Banks et al., 2013; Ranson, 1974; Larvin e McMahon, 1989; Balthazar et al., 1990; Wu et al., 2008; Petrov et al., 2009). Esses sistemas podem ajudar a prever a mortalidade na pancreatite aguda (Cho et al., 2015). Pode haver diferenças nas pontuações, mas elas auxiliam no prognóstico da gravidade da doença. A pancreatite é classificada como aguda ou crônica, a segunda com destruição pancreática tão extensa, que as funções exócrina e endócrina sofrem acentuada redução, o que pode causar má digestão e diabetes melito.

Os sintomas de pancreatite podem ir de dor contínua ou intermitente de intensidade variável até dor intensa no abdome superior, a qual pode se irradiar para as costas. Os sintomas podem se agravar com a ingestão de alimentos. A apresentação clínica também pode incluir náuseas, vômitos, distensão abdominal e esteatorreia. Os casos graves são complicados por hipotensão, oligúria e dispneia. Há extensa destruição de tecido pancreático, com subsequente fibrose; a produção de enzimas encontra-se diminuída e as concentrações séricas de amilase e lipase podem ser normais. A ausência de enzimas para auxiliar na digestão dos alimentos provoca, contudo, esteatorreia e má absorção. A Tabela 28.9 descreve diversos testes utilizados para determinar a extensão da destruição pancreática.

Nutrição clínica

O risco de desenvolver pancreatite é influenciado por consumo de álcool, tabagismo, massa corporal, dieta, fatores genéticos e medicamentos. Desse modo, a modificação da dieta tem um papel importante após o diagnóstico. As recomendações alimentares são diferentes se a condição for aguda ou crônica. A obesidade parece ser um fator de risco para o desenvolvimento de pancreatite e para a maior gravidade do quadro (Martinez et al., 2004; Katuchova et al., 2014).

Concentrações séricas baixas de cálcio são comuns. A hipoalbuminemia está presente, com subsequente edema (também conhecido como "terceiro espaço de fluidos"). Assim, o cálcio, que é ligado à albumina, é afetado, podendo parecer artificialmente baixo. Também ocorre, no intestino, a formação de "sabão" pelo cálcio e pelos ácidos graxos, efeito da necrose gordurosa, que diminui a absorção de cálcio. Um método para a determinação da disponibilidade de cálcio é a checagem da concentração de cálcio ionizado.

Pancreatite aguda. A dor associada à pancreatite aguda (PA) está parcialmente relacionada com os mecanismos secretores das enzimas pancreáticas e da bile. Por isso, a dietoterapia é ajustada para proporcionar um mínimo de estímulo a esses sistemas (International Association of Pancreatology, 2013) (ver *Algoritmo de fisiopatologia e manejo do cuidado: Pancreatite*). A base da dietoterapia é "pôr o pâncreas para descansar". Na PA, a alimentação oral deve ser iniciada precocemente (em 24 horas), conforme haja tolerância, em vez de manter o paciente em dieta *nil per os* (NPO, ou "nada pela boca") (Crockett et al., 2018; Vege et al., 2018). O sucesso da alimentação precoce foi demonstrado com uma variedade de dietas, incluindo aquelas com baixo teor de gordura, com teor normal de gordura e com consistência sólida ou pastosa, não se fazendo necessário, assim, que o início seja com uma dieta líquida (Lankisch et al., 2015). Devido a dor, vômitos ou íleo paralítico (falta de peristaltismo intestinal), a alimentação precoce não é bem-sucedida em todos os pacientes como PA e, em determinados casos, pode ser necessário adiá-la por mais de 24 horas. Em alguns pacientes, que tenham intolerância à alimentação oral, pode ser necessária a colocação de uma sonda enteral para suporte nutricional. Normalmente, a dieta evolui, conforme tolerado, para alimentos de fácil digestão com baixo teor de gordura, sendo adicionada mais gordura à medida que a tolerância aumenta. Os alimentos podem ser mais bem tolerados se forem divididos em seis pequenas refeições (Tabela 28.8).

A pancreatite aguda grave (PAG) gera um estado hipermetabólico e catabólico, que provoca alterações imediatas no pâncreas e em órgãos distantes. As demandas metabólicas são semelhantes às da sepse. Os músculos liberam aminoácidos, que são utilizados para gliconeogênese. Muitas vezes, os pacientes exibem sinais de desnutrição induzida por estresse, como concentrações séricas reduzidas de albumina, transferrina e linfócitos, que são reflexo da resposta inflamatória (Capítulo 7). A PAG está associada a morbidade e mortalidade significativas. Os pacientes frequentemente desenvolvem complicações como coleção de líquidos, pseudocistos, necrose pancreática e infecção ou falência multissistêmica de órgãos.

Na PAG, a via e o *timing* ideais da nutrição têm sido objeto de muita controvérsia. A NP e a NE são igualmente eficazes em termos de dias para a normalização das concentrações séricas de amilase, dias para a retomada da alimentação oral, dias para a resolução de infecções nosocomiais e resultados clínicos em pacientes com pancreatite leve a moderada (Wu et al., 2014). O efeito positivo da NE ou da NP no desfecho do quadro do paciente pode ser potencializado pela suplementação com moduladores da inflamação, como arginina, glutamina, ácidos graxos ômega-3 ou probióticos, e da imunidade sistêmica (McClave et al., 2006; McClave et al., 2016) (Capítulo 7). Entretanto, em pacientes com PAG, a falha no uso do SGI pode exacerbar a resposta ao estresse e a gravidade da doença, causando mais complicações e prolongando a hospitalização. Desse modo, deve-se dar preferência à NE no tratamento nutricional (Al-Omran et al., 2010; McClave, 2013; Mirtallo et al., 2012; Crockett et al., 2018; Vege et al., 2018). Alguns dados sustentam o uso da NE precoce na PA (Zou et al., 2014). Em metanálise de dados observacionais de indivíduos com PA, o início da NE até 24 horas após a internação, em comparação com o início depois de 24 horas, mostrou-se associado à redução das complicações (Bakker et al., 2014). A NE precoce pode diminuir o tempo de internação na PA, sem eventos adversos, para pacientes com pancreatite leve a moderada (Vaughn et al., 2017). Em outra metanálise, a NE precoce se mostrou associada a uma redução significativa da incidência de falência de múltiplos órgãos, mas não se mostrou significativa em relação a outras complicações e à mortalidade, em comparação com a NE tardia (Feng et al., 2017).

A NE nasogástrica demonstrou ser eficaz na PAG (Nally et al., 2014). Contudo, para minimizar a estimulação pancreática, a melhor opção é a colocação endoscópica de sondas jejunais o mais profundamente possível no intestino, em geral, mais de 40 cm além do ligamento de Treitz (O'Keefe et al., 2001).

A NE traz substancial redução de custos, com menos complicações sépticas e diminuição global da morbidade e da mortalidade (Petrov et al., 2008; Sun et al., 2013). Acredita-se que a localização da sonda e a composição da fórmula determinem o grau de estimulação pancreática. A infusão no jejuno elimina as fases cefálica e gástrica da estimulação pancreática exócrina, o que é ideal na PA. A nutrição via jejuno pode ser mais bem tolerada e permitir um aumento do volume nutricional administrado nos quadros de PA. Entretanto, nenhum ensaio controlado demonstrou com clareza melhora da tolerância à alimentação, da mortalidade ou do tempo de permanência em unidade de terapia intensiva (UTI) com o emprego de nutrição jejunal, em comparação com a nutrição gástrica (Zhang et al., 2013). Como a colocação de sondas nasogástricas é mais fácil do que a de sondas jejunais, é

Tabela 28.9 Alguns testes de avaliação da função pancreática.

Teste	Significado
Estimulação da secretina	Mede a secreção pancreática, em particular de bicarbonato, em resposta à estimulação da secretina
Tolerância à glicose	Avalia a função endócrina do pâncreas por meio da medição da resposta de insulina a uma carga de glicose
Gordura fecal com coleta de 72 h	Avalia a função exócrina do pâncreas ao medir a absorção de gordura, que reflete a secreção de lipase pancreática
Elastase fecal	Enzima mais comumente utilizada para avaliar a função pancreática; teste indireto. Concentrações > 200 mcg/g são consideradas normais; concentração < 15 mcg/g de fezes é consistente com insuficiência pancreática exócrina

razoável considerar a nutrição gástrica para a PA e reservar a nutrição jejunal para os indivíduos intolerantes à nutrição gástrica (Petrov, 2014). Nos pacientes com PAG complicada por insuficiência de órgãos, necrose pancreática ou coleção de líquidos, a nutrição nasojejunal é a via de alimentação preferida (Seminerio e O'Keefe, 2014) para minimizar a estimulação pancreática (ver Capítulo 12 para detalhes sobre nutrição jejunal).

Embora diversas formulações tenham sido utilizadas na pancreatite, nenhum estudo determinou os méritos relativos de formulações padrão, parcialmente digeridas, elementares ou "imunologicamente melhoradas". As fórmulas poliméricas, infundidas em vários segmentos do intestino, estimulam mais o pâncreas do que as fórmulas elementares ou hidrolisadas. Fórmulas à base de peptídeos podem ser usadas com segurança, e fórmulas padrão podem ser experimentadas se houver tolerância (Mirtallo et al., 2012). A observação rigorosa do grau de tolerância do paciente é importante. Durante nutrição enteral, a tolerância pode ser aumentada com o uso de enzimas pancreáticas suplementares (Berry, 2014). Essas enzimas podem ser administradas por via oral, via sonda de alimentação depois de misturadas com água ou podem ser adicionadas diretamente à fórmula enteral. Um cartucho de lipase entérica em linha também está disponível, tendo demonstrado hidrolisar a maior parte da gordura das fórmulas de NE em monoglicerídeos e ácidos graxos livres (Freedman, 2017). Quando o paciente estiver liberado para comer, as enzimas pancreáticas suplementares também poderão ser necessárias, para tratamento da esteatorreia. Nos casos graves e prolongados, pode ser necessária NP.

Os pacientes com estresse leve a moderado podem tolerar soluções à base de dextrose, ao passo que pacientes com estresse mais grave necessitam de uma mistura energética de dextrose e lipídeos para evitar complicações de intolerância à glicose. Se a causa da pancreatite for hipertrigliceridemia, emulsões lipídicas não devem ser incluídas no regime de NP (Patel et al., 2014). Devem-se medir as concentrações séricas de triglicerídios antes de se iniciar NP que contenha lipídeos. Somente pacientes com triglicerídios abaixo de 400 mg/dℓ devem receber lipídeos. Devido à possibilidade de anormalidades pancreáticas endócrinas e resistência relativa à insulina, o monitoramento rigoroso da glicose também é necessário. Podem-se prescrever antagonistas dos receptores H_2 para reduzir a produção de ácido clorídrico, o que diminui a estimulação do pâncreas. O hormônio somatostatina é considerado o melhor inibidor da secreção pancreática, podendo ser usado em conjunto com a NP.

Pancreatite crônica. Ao contrário da PAG, a pancreatite crônica (PC) evolui de forma insidiosa, ao longo de muitos anos. A PC caracteriza-se por ataques recorrentes e prolongados de dor epigástrica, a qual pode se irradiar para as costas. A dor pode ser desencadeada pelas refeições. Náuseas, vômitos e diarreia associados dificultam a manutenção de um estado nutricional adequado (Verhaeqh et al., 2013).

Pacientes com PC apresentam risco elevado de desenvolver desnutrição proteico-calórica, por insuficiência pancreática e ingestão oral inadequada. Em geral, os pacientes com PC atendidos em centros de cuidados terciários têm quadro de desnutrição, necessidade energética elevada, perda de massa corporal, déficits de massa muscular magra e de tecido adiposo, depleção de proteínas viscerais, função imune deficiente e deficiências vitamínicas (Duggan et al., 2014).

O objetivo do tratamento desses pacientes é evitar novos danos ao pâncreas, diminuir o número de episódios de inflamação aguda, aliviar a dor, reduzir a esteatorreia e corrigir a desnutrição. A dieta deve ser o mais liberal possível, mas modificações podem ser necessárias para minimizar os sintomas.

A primeira meta da nutrição clínica é fornecer o suporte nutricional ideal, e a segunda é diminuir a dor por meio da minimização do estímulo ao pâncreas exócrino. Uma vez que a CCK estimula a secreção do pâncreas exócrino, uma das abordagens é a redução das concentrações desse hormônio. Se a dor pós-prandial gerar limitações, podem-se justificar terapias enterais alternativas, como sondas além do ligamento de Treitz, que minimizam a estimulação do pâncreas. O aconselhamento nutricional e a administração de antioxidantes e enzimas pancreáticas também podem ter um papel na eficácia do tratamento da PC (Afghani et al., 2014).

Quando a função pancreática se encontra reduzida em cerca de 90%, a produção e a secreção de enzimas são insuficientes, e as más digestão e absorção de proteínas e gorduras tornam-se um problema. Em geral, grandes refeições com álcool e alimentos ricos em gordura devem ser evitadas. Há, porém, grande variação entre esses pacientes, e a dieta deve ser liberada até onde possível. Por exemplo, o aumento gradual da quantidade de gordura e do tamanho das refeições é possível em alguns pacientes.

O paciente pode apresentar perda de massa corporal, apesar de ingestão calórica adequada, e se queixar de fezes volumosas e oleosas. Esse é definitivamente o caso de pacientes com PC idiopática associada a uma mutação no gene da fibrose cística, e tratamentos voltados para a fibrose cística podem beneficiá-los (Capítulo 33). Entre esses tratamentos, foi demonstrada a eficácia da reposição de enzimas pancreáticas (de la Iglesia-Garcia et al., 2016). A reposição é feita por via oral, junto com as refeições, e a dose deve ser de no mínimo 30 mil unidades de lipase por refeição. Para promover ganho de massa corporal, o teor de lipídeos na dieta deve ser o máximo tolerado sem aumento de esteatorreia ou dor.

Outros tratamentos para a manutenção do estado nutricional e a minimização dos sintomas em pacientes com suplementação máxima de enzimas incluem dietas com baixo teor de lipídeos (40 a 60 g/dia) (Tabela 28.8) ou a substituição de parte dos lipídeos dos alimentos por óleo de TCMs, para melhora da absorção de lipídeos e ganho de massa corporal (Capítulo 12). Dietas pobres em lipídeos, principalmente com óleos vegetais, como o azeite de oliva, e divididas em refeições pequenas e frequentes, podem ajudar a reduzir a dor e aliviar as náuseas. Os ácidos graxos *trans*, encontrados em produtos comercializados cozidos e outros alimentos processados, podem aumentar a inflamação e não são recomendados.

Em pacientes com esteatorreia significativa, pode ocorrer má absorção de vitaminas lipossolúveis. Além disso, a deficiência de proteases pancreáticas, necessárias para separar a vitamina B_{12} de sua proteína transportadora, pode levar à deficiência dessa vitamina. O tratamento adequado de suplementação enzimática melhora a absorção de vitaminas, mas o paciente deve continuar a ser monitorado periodicamente para verificar se há deficiências vitamínicas. Pode ser necessária a suplementação com formas miscíveis em água de vitaminas lipossolúveis ou a administração parenteral de vitamina B_{12}. Algumas evidências indicam que aumentar a ingestão de antioxidantes (encontrados em frutas e vegetais) pode auxiliar na proteção contra a pancreatite ou no alívio dos sintomas dessa condição (Ahmed et al., 2014).

Como frequentemente a secreção pancreática de bicarbonatos é deficiente, o tratamento clínico também pode incluir a manutenção do pH intestinal, ideal para facilitar a ativação de enzimas. Para atingir esse objetivo, podem ser usados antiácidos, antagonistas dos receptores H_2 ou inibidores da bomba de prótons, que reduzem a secreção de ácidos gástricos.

Na PC com extensa destruição pancreática, a capacidade do pâncreas de secretar insulina se reduz e há o desenvolvimento de intolerância à glicose. São necessários, então, tratamento com insulina e dietoterapia (Capítulo 29). É uma abordagem delicada, cujo foco deve ser o controle dos sintomas, e não a normoglicemia.

No tratamento nutricional, devem-se envidar esforços para respeitar as tolerâncias e as preferências do paciente. O álcool, porém, é desencorajado, devido à possibilidade de exacerbação da doença pancreática. Há evidências de que a destruição progressiva do pâncreas é retardada em pacientes alcoólicos que se abstêm do consumo de álcool (Nordback et al., 2008; Yadav et al., 2009).

ALGORITMO DE FISIOPATOLOGIA E MANEJO DO CUIDADO

Pancreatite

ETIOLOGIA

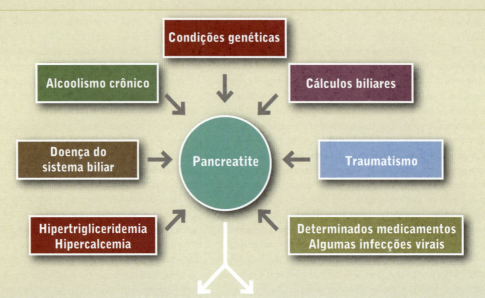

FISIOPATOLOGIA

Diagnóstico

I: Aplicar critérios de Ranson
II: Testes da função hepática
   Estimulação da secretina
   Tolerância à glicose
   Gordura fecal com coleta de 72 h
   Elastase fecal

Achados clínicos

Sintomas:
- Dor e distensão abdominais
- Náuseas
- Vômitos
- Esteatorreia

Em formas graves:
- Hipotensão
- Oligúria
- Dispneia

MANEJO

Manejo médico

Aguda:
- Retirar alimentação oral
- Administrar líquidos IV
- Administrar antagonistas dos receptores H_2, somatostatina

Crônica:
- Controlar pH intestinal com:
  - Antiácidos
  - Antagonistas dos receptores H_2
  - Inibidores da bomba de prótons
- Administrar insulina para intolerância à glicose

Manejo nutricional

Aguda:
- Retirar alimentações oral e enteral
- Fornecer suporte com líquidos IV
- Se a nutrição oral não puder ser iniciada em 5 a 7 dias, começar alimentação via sonda
- Uma vez que a nutrição oral é iniciada, fornecer:
  - Alimentos de fácil digestão
  - Dieta com baixo teor de gordura
  - Seis pequenas refeições
  - Ingestão adequada de proteínas
  - Calorias elevadas

Crônica:
- Administrar dieta oral como na fase aguda
- A alimentação via sonda pode ser utilizada quando a dieta oral for inadequada ou como tratamento para redução da dor
- Prescrever enzimas pancreáticas
- Fornecer suplementação com vitaminas lipossolúveis e vitamina B_{12}

MEDICINA COMPLEMENTAR E INTEGRATIVA NOS DISTÚRBIOS PANCREÁTICOS

O papel da medicina complementar e integrativa no tratamento de distúrbios pancreáticos ainda não está claro (Saxena et al., 2014). Algumas vezes, enzimas digestivas sem prescrição são utilizadas nas doenças pancreáticas, mas seu uso não encontra sustentação em pesquisas baseadas em evidências; sua composição frequentemente não é garantida; pela forma como elas são reguladas, elas podem ser caras; e, muitas vezes, essas enzimas são inativadas no estômago devido ao pH. O padrão no tratamento das doenças pancreáticas é o uso de enzimas pancreáticas com prescrição, como a pancreatina (Natural Medicines Database, 2019). Há pouca pesquisa sobre abordagens integrativas nas doenças pancreáticas. Na China, existem alguns estudos sobre preparações fitoterápicas, muitas das quais não se encontram facilmente disponíveis em outros países. Alguns dos estudos não são randomizados nem controlados. Para o acesso a intervenções chinesas tradicionais, deve-se considerar o encaminhamento do paciente a profissionais registrados de medicina chinesa ou acupuntura. Como a pancreatite é uma condição inflamatória, uma das abordagens integrativas mais comuns é a administração de uma dieta anti-inflamatória nutricionalmente adequada (Apêndice 22 e Capítulo 7), embora não existam evidências científicas diretas na literatura médica que sustentem seu uso. Alguns estudos sugerem que a melatonina possa ter um efeito protetor e possa alterar a evolução da doença (Belyaev et al., 2011; Jaworek et al., 2012; Jin et al., 2013). Para mais informações sobre recomendação segura de suplementos nutricionais e fitoterápicos, ver Capítulo 11.

CIRURGIA PANCREÁTICA

Um procedimento cirúrgico frequentemente empregado nos casos de carcinoma pancreático é a **pancreaticoduodenectomia (procedimento de Whipple)**, no qual são retirados o segmento distal (antro) do estômago, a primeira e a segunda porções do duodeno, a cabeça do pâncreas, o ducto biliar comum e a vesícula biliar. O conceito básico por trás da pancreaticoduodenectomia é o de que a cabeça do pâncreas e o duodeno compartilham o mesmo suprimento de sangue arterial (via artéria gastroduodenal). Essas artérias cruzam a cabeça do pâncreas e, assim, se esse suprimento único de sangue for cortado, os dois órgãos precisam ser retirados. Se apenas a cabeça do pâncreas fosse removida, isso comprometeria o fluxo sanguíneo para o duodeno, provocando necrose tecidual. Durante a cirurgia, também pode ser realizada colecistectomia, vagotomia ou gastrectomia parcial. O ducto pancreático é reanastomosado (religado) no jejuno. Dependendo da extensão da ressecção pancreática, pode ocorrer insuficiência pancreática parcial ou total. A maioria dos pacientes submetidos à ressecção pancreática tem risco de apresentar deficiências de vitaminas e minerais e obtém benefícios da suplementação dessas substâncias. Os cuidados nutricionais são semelhantes aos adotados na PC.

Transplantes de pâncreas e de ilhotas pancreáticas

Houve melhoras significativas no desfecho de pacientes submetidos a transplante pancreático ou a transplante pancreático combinado com transplante renal (Dean et al., 2017; Laftavi et al., 2017). Em pacientes com diabetes melito instável (tipo 1), que sofrem com crises de hiper e hipoglicemia, o transplante pode restaurar a homeostase da glicose e evitar, interromper ou reverter a evolução de complicações secundárias (Dunn, 2014; Gruessner e Gruessner, 2013).

O transplante heterólogo de ilhotas pancreáticas é um procedimento no qual ilhotas do pâncreas de um doador morto são purificadas, processadas e transplantadas para um receptor. É realizado em determinados pacientes com diabetes melito tipo 1, cuja glicemia é extremamente instável e difícil de controlar. O **transplante autólogo de ilhotas pancreáticas** é realizado após pancreatectomia total em pacientes com pancreatite grave e crônica, ou de longa duração, em que o controle não é possível com outros tratamentos. Após a pancreatectomia, as ilhotas são extraídas do pâncreas e purificadas. As ilhotas, então, são infundidas no fígado por meio de um cateter. O objetivo é fornecer ao corpo ilhotas saudáveis, em número suficiente para produzir insulina. Os pacientes submetidos a transplante de ilhotas pancreáticas devem seguir um plano de alimentação concebido para indivíduos com diabetes melito em presença de hiperglicemia. Alguns pacientes submetidos a esse procedimento atingem a normoglicemia sem insulina exógena (Capítulo 29). Medicamentos imunossupressores são necessários após transplantes heterólogos, mas não após transplantes autólogos. Esses medicamentos podem contribuir para ganho de massa corporal, hipertensão, dislipidemia e instabilidade da glicemia (Chhabra e Brayman, 2014).

O transplante de pâncreas tem sido a opção preferida para a reposição de células beta, mas, com a melhora dos resultados obtidos com os transplantes de ilhotas, o uso dessa terapia minimamente invasiva deve ser considerado em pacientes cuidadosamente selecionados (Wisel et al., 2016; Hatipoglu, 2016; Markmann et al., 2016). O transplante de pâncreas continua sendo o procedimento de escolha para a reposição de células beta em pacientes urêmicos. O transplante de ilhotas pancreáticas deve ser considerado em pacientes não urêmicos com baixo índice de massa corporal (IMC) e baixa necessidade de insulina, pacientes sem a reserva cardiovascular necessária para serem submetidos a uma cirurgia abdominal aberta e pacientes que, aos riscos de uma grande cirurgia, preferem o alto risco de insucesso do enxerto de ilhotas pancreáticas.

CASO CLÍNICO 1

Homem branco, 62 anos, dá entrada no hospital, vindo do consultório médico, com estado mental alterado. A anamnese revela cirrose por hepatite C, varizes esofágicas, encefalopatia hepática e ascite. O paciente relata não ter tomado suas doses de lactulose nos 2 dias anteriores. Há perda de massa muscular, que pode ser notada em ombros cavados, clavícula proeminente, atrofia temporal e extremidades magras. Ele tem edema 3+ depressível em suas extremidades inferiores e o abdome protuberante devido à ascite. Ao dar entrada, seus resultados laboratoriais anormais incluíam: concentrações elevadas das enzimas marcadoras da função hepática e bilirrubina total; sódio, 127 mEq/ℓ; glicemia de 68 mg/dℓ. Os dados nutricionais incluíam: estatura de 177,8 cm; massa corporal 71,8 kg; massa corporal seca 75 kg; variação recente de massa corporal em função das flutuações do acúmulo de líquidos, 63,6 a 90,9 kg.

Informações do diagnóstico nutricional
- Perda de massa corporal involuntária associada à cirrose, conforme evidenciado pela perda de 4,5% da massa corporal (com base na massa corporal seca), e sinais físicos de desnutrição
- Alteração de resultados laboratoriais associada à cirrose, conforme evidenciado pela presença de hiponatremia e hipoglicemia

Intervenções
- Iniciar dieta de 2 g de sódio, com refeições pequenas e frequentes
- Garantir calorias e proteínas adequadas
- Restringir líquidos (em coordenação com a equipe médica)
- Iniciar bebidas nutricionais comerciais 2 vezes/dia

Monitoramento e avaliação
- Monitorar a ingestão de bebidas e alimentos
- Avaliar o conhecimento sobre alimentação e nutrição
- Avaliar a adesão à dieta prescrita

CASO CLÍNICO 2

Mulher de origem hispânica, 42 anos, apresenta histórico de pancreatite crônica, causada por pâncreas *divisum* (anormalidade congênita na qual há dois ductos pancreáticos, em lugar de um). A paciente passou por diversas internações por pancreatite aguda. Apesar da colocação de *stents* pancreáticos, ela desenvolveu pancreatite crônica (confirmada por ultrassonografia endoscópica anormal e baixa elastase fecal) e depende de medicamentos para dor crônica. Ela se consulta para ser avaliada quanto à realização de pancreatectomia total com transplante autólogo de ilhotas pancreáticas. A paciente é magra, com aparente perda de massa muscular, e relata sentir muita fadiga e não ser mais capaz de trabalhar devido à dor crônica. Ela descreve dor abdominal crônica que se agrava com a alimentação, o que a faz beber apenas bebidas gaseificadas claras ao longo do dia e realizar somente uma pequena refeição diária. Ela costuma sofrer de constipação intestinal, mas esse quadro pode se alternar com uma diarreia de fezes moles, oleosas e fétidas. Seus dados nutricionais incluem: estatura 160 cm; massa corporal 40,5 kg; massa corporal adequada 54,5 kg (um ano antes). Sua concentração de 25-hidroxivitamina D é < 10 ng/mℓ.

Informações do diagnóstico nutricional
- Perda de massa corporal involuntária decorrente de dor ao se alimentar, conforme evidenciado pela perda de 14 kg/74% de massa corporal adequada
- Alteração de resultados laboratoriais associada ao estado nutricional, devido à má absorção, conforme evidenciado pela concentração de vitamina D inferior a 10 ng/mℓ.

Intervenções
- Inserir sonda de alimentação (para nutrição suplementar noturna)
- Abordagem medicamentosa relacionada com a nutrição (iniciar enzimas pancreáticas junto com as refeições)
- Iniciar suplementação com vitamina D
- Inquirir a paciente e seus familiares quanto a alimentos culturalmente aceitos.

Monitoramento e avaliação
- Monitorar a ingestão energética total e a massa corporal
- Monitorar a alimentação enteral – fórmula/solução (para observar a tolerância e a adequação)
- Monitorar as concentrações das vitaminas A, D e E.

WEBSITES ÚTEIS

American Liver Foundation
National Institute of Alcohol Abuse and Alcoholism
National Institute of Diabetes and Digestive and Kidney Disease

REFERÊNCIAS BIBLIOGRÁFICAS

Abdelmalek MF, Sanderson SO, Angulo P, et al: Betaine for nonalcoholic fatty liver disease: results of a randomized placebo-controlled trial, *Hepatology* 50:1818–1826, 2009.

Abenavoli L, Capasso R, Milic N, et al: Milk thistle in liver diseases: past, present, future, *Phytother Res* 24:1423–1432, 2010.

Acalovschi M: Gallstones in patients with liver cirrhosis: incidence, etiology, clinical and therapeutical aspects, *World J Gastroenterol* 20:7277–7285, 2014.

Afghani E, Sinha A, Singh VK: An overview of the diagnosis and management of nutrition in chronic pancreatitis, *Nutr Clin Pract* 29:295–311, 2014.

Ahmed Ali U, Jens S, Busch OR, et al: Antioxidants for pain in chronic pancreatitis, *Cochrane Database Syst Rev* 8:CD008945, 2014. doi:10.1002/14651858.CD008945.pub2.

Al-Omran M, Albalawi ZH, Tashkandi MF, et al: Enteral versus parenteral nutrition for acute pancreatitis, *Cochrane Database Syst Rev* CD002837, 2010.

Amodio P, Bemeur C, Butterworth R, et al: The nutritional management of hepatic encephalopathy in patients with cirrhosis: International Society for Hepatic Encephalopathy and Nitrogen Metabolism Consensus, *Hepatology* 58:325–326, 2013.

Amodio P, Canesso F, Montagnese S: Dietary management of hepatic encephalopathy revisited, *Curr Opin Clin Nutr Metab Care* 17:448–452, 2014.

Bacon BR: Iron overload (hemochromatosis). In Goldman L, Schafer AI, editors: *Goldman's cecil medicine*, ed 25, Philadelphia, 2015, Elsevier Saunders.

Bakker OJ, van Brunschot S, Farre A, et al: Timing of enteral nutrition in acute pancreatitis: meta-analysis of individuals using a single-arm of randomized trials, *Pancreatology* 14:340–346, 2014.

Balthazar EJ, Robinson DL, Megibow AJ, et al. Acute pancreatitis: value of CT in establishing prognosis, *Radiology* 174:331–336, 1990

Banks PA, Bollen TL, Dervenis C, et al. Classification of acute pancreatitis – 2012: revision of the Atlanta classification and definitions by international consensus, *Gut* 62:102–111, 2013.

Belyaev O, Herzog T, Munding J, et al: Protective role of endogenous melatonin in the early course of human acute pancreatitis, *J Pineal Res* 50:71–77, 2011.

Berr F, Holl J, Jüngst D, et al: Dietary N-3 polyunsaturated fatty acids decrease biliary cholesterol saturation in gallstone disease, *Hepatology* 16:960–967, 1992.

Berry AJ: Pancreatic enzyme replacement therapy during pancreatic insufficiency, *Nutr Clin Pract* 29:312–321, 2014.

Böhm F, Speicher T, Hellerbrand C, et al: FGF receptors 1 and 2 control chemically induced injury and compound detoxification in regenerating livers of mice, *Gastroenterology* 139:1385–1396, 2010.

Butterworth RF: Parkinsonism in cirrhosis: pathogenesis and current therapeutic options, *Metab Brain Dis* 28:261–267, 2013.

Cai XJ, Wang L, Hu CM: Efficacy of different drugs in the treatment of minimal hepatic encephalopathy: a network meta-analysis involving 826 patients based on 10 randomized controlled trials, *J Cell Biochem* 119:8336–8345, 2018.

Cao Q, Yu CB, Yang SG, et al: Effect of probiotic treatment on cirrhotic patients with minimal hepatic encephalopathy: a meta-analysis, *Hepatobiliary Pancreat Dis Int* 17:9–16, 2018.

Centers for Disease Control and Prevention (CDC): Notes from the field: acute hepatitis and liver failure following the use of a dietary supplement intended for weight loss or muscle building—May-October 2013, *MMWR Morb Mortal Wkly Rep* 62:817–819, 2013.

Chalasani N, Younossi Z, Lavine JE, et al: The diagnosis and management of non-alcoholic fatty liver disease: practice guidance from the American Association for the Study of Liver Diseases, American College of Gastroenterology, and the American Gastroenterological Association, *Hepatology* 67:328–357, 2018.

Chalasani NP: Alcoholic and nonalcoholic steatohepatitis. In Goldman L, Schafer AI, editors: *Goldman's cecil medicine*, ed 25, Philadelphia, 2016, Elsevier Saunders.

Chen S, Teoh NC, Chitturi S, et al: Coffee and non-alcoholic fatty liver disease: brewing evidence for hepatoprotection? *J Gastroenterol Hepatol* 29:435–441, 2014.

Chhabra P, Brayman KL: Overcoming barriers in clinical islet transplantation: current limitations and future prospects, *Curr Probl Surg* 51:49–86, 2014.

Cho JH, Kim TN, Chung HH, et al. Comparison of scoring systems in predicting the severity of acute pancreatitis, *World J Gastroenterol* 21:2387–2394, 2015.

Crescioli G, Lombardi N, Bettiol A, et al: Acute liver injury following Garcinia cambogea weight-loss supplementation: case series and literature review, *Intern Emerg Med* 13:857–872, 2018.

Crockett SD, Wani S, Gardner TB, et al: American Gastroenterological Association Institute Guideline on Initial Management of Acute Pancreatitis, *Gastroenterology*, 154:1096–1101, 2018

Dalal R, McGee RG, Riordan SM, et al: Probiotics for people with hepatic encephalopathy, *Cochrane Database Syst Rev* 2:CD008716, 2017.

Day CR, Kempson SA: Betaine chemistry, roles, and potential use in liver disease, *Biochim Biophys Acta*, 1860:1098–1106, 2016.

Dean PG, Kukla A, Stegall MD, et al. Pancreas transplantation, *BMJ* 357:j1321, 2017.

de la Iglesia-García D, Huang W, Szatmary P, et al. Efficacy of pancreatic enzyme replacement therapy in chronic pancreatitis: systematic review and meta-analysis, *Gut* 66:1354–1355, 2017.

Duggan SN, Smyth ND, O'Sullivan M, et al: The prevalence of malnutrition and fat-soluble vitamin deficiencies in chronic pancreatitis, *Nutr Clin Pract* 29:348–354, 2014.

Dunn TB: Life after pancreas transplantation: reversal of diabetic lesions, *Curr Opin Organ Transplant* 19:73–79, 2014.

Dupont B, Dao T, Joubert C, et al: Randomised clinical trial: enteral nutrition does not improve the long-term outcome of alcoholic cirrhotic patients with jaundice, *Aliment Pharmacol Ther* 35:1166–1174, 2012.

Feng P, He C, Liao G, et al: Early enteral nutrition versus delayed enteral nutrition in acute pancreatitis: A PRISMA-compliant systematic review and meta-analysis, *Medicine* 96(46):e8648, 2017.

Fogel EL, Sherman S: Diseases of the gallbladder and bile ducts. In Goldman L, Schafer AI, editors: *Goldman's cecil medicine*, ed 25, Philadelphia, 2016, Elsevier Saunders.

Food and Drug Administration (FDA): *FDA investigation summary: acute hepatitis illnesses linked to certain oxyelite pro products* (website), 2014. http://wayback.archive-it.org/7993/20171114154924/https://www.fda.gov/Food/RecallsOutbreaksEmergencies/Outbreaks/ucm370849.htm.

Fong TL, Klontz KC, Canas-Coto A, et al: Hepatotoxicity due to hydroxycut: a case series, *Am J Gastroenterol* 105:1561–1566, 2010.

Freedman SD: Options for addressing exocrine pancreatic insufficiency in patients receiving enteral nutrition supplementation, *Am J Manag Care* 23(Suppl. 12):S220–S228, 2017.

Gruessner RW, Gruessner AC: Pancreas transplant alone: a procedure coming of age, *Diabetes Care* 36:2440–2447, 2013.

Guo T, Chang L, Xiao Y, et al: S-adenosyl-L-methionine for the treatment of chronic liver disease: a systematic review and meta-analysis, *PLoS One* 10(3):e0122124, 2015.

Hasse JM, Blue LS, Liepa GU, et al: Early enteral nutrition support in patients undergoing liver transplantation, *JPEN J Parenter Enteral Nutr* 19:437–443, 1995.

Hatipoglu B: Islet cell transplantation and alternative therapies, *Endocrinol Metab Clin North Am* 45:923–931, 2016.

Ikegami T, Shirabe K, Yoshiya S, et al: Bacterial sepsis after living donor liver transplantation: the impact of early enteral nutrition, *J Am Coll Surg* 214:288–295, 2012.

International Association of Pancreatology (IAP), American Pancreatic Association (APA): IAP/APA evidence-based guidelines for the management of acute pancreatitis, *Pancreatology* 13(4 Suppl 2):e1–e15, 2013. doi:10.1016/j.pan.2013.07.063.

Jaworek J, Szklarczyk J, Jaworek AK, et al: Protective effect of melatonin on acute pancreatitis, *Int J Inflam*, 2012:173675, 2012.

Jenkins SA: Biliary lipids, bile acids and gallstone formation in the hypovitaminotic C guinea-pigs, *Br J Nutr* 40:317–322, 1978.

Jin Y, Lin CJ, Dong LM, et al: Clinical significance of melatonin concentrations in predicting the severity of acute pancreatitis, *World J Gastroeterol* 19:4066–4071, 2013.

Jóhannsson M, Ormarsdóttir S, Olafsson S: Hepatotoxicity associated with the use of Herbalife, *Laeknabladid* 96:167–172, 2010.

Kaler SG, Schilsky ML: Wilson disease. In Goldman L, Schafer AI, editors: *Goldman's cecil medicine*, ed 25, Philadelphia, 2015, Elsevier Saunders.

Katuchova J, Bober J, Harbulak P, et al: Obesity as a risk factor for severe acute pancreatitis patients, *Wien Kin Wochenschr* 127:223, 2014. Available at: https://doi.org/10.1007/s00508-014-0507-7.

Kelly RK, Venook AP: Liver and biliary tract cancers. In Goldman L, Schafer AI, editors: *Goldman's cecil medicine*, ed 25, Philadelphia, 2015, Elsevier Saunders.

Kobtan AA, El-Kalla FS, Soliman HH, et al: Higher grades and repeated recurrence of hepatic encephalopathy may be related to high serum manganese levels, *Biol Trace Elem Res* 169:153–158, 2016.

Koller T, Kollerova J, Hlavaty T, et al: Cholelithiasis and markers of non-alcoholic fatty liver disease in patients with metabolic risk factors, *Scand J Gastroenterol* 47:197–203, 2012.

Kosters A, Karpen SJ: The role of inflammation in cholestasis: clinical and basic aspects, *Semin Liver Dis* 30:186–194, 2010.

Kubitz R, Droge C, Stindt J et al: The bile salt export pump (BSEP) in health and disease, *Clin Res Hepatol Gastroenterol* 36:536–553, 2012.

Laftavi MR, Gruessner A, Gruessner R: Surgery of pancreas transplantation, *Curr Opin Organ Transplant* 22:389–397, 2017.

Lam P, Soroka CJ, Boyer JL: The bile salt export pump: clinical and experimental aspects of genetic and acquired cholestatic liver disease, *Semin Liver Dis* 30:125–133, 2010.

Lankisch PG, Apte M, Banks PA: Acute pancreatitis, *Lancet* 386:85–96, 2015.

Larvin M, McMahon MJ: APACHE-II score for assessment and monitoring of acute pancreatitis, *Lancet* 2:201–205, 1989.

Lee DK, Jang SI: Can fish oil dissolve gallstones? *J Gastroenterol Hepatol* 27;1649–1651, 2012.

Markmann JF, Barlett ST, Johnson P, et al: Executive summary of IPITA-TTS opinion leaders report on the future of β-cell replacement, *Transplantation* 100:e25–e31, 2016.

Martin P: Approach to the patient with liver disease. In Goldman L, Schafer AI, editors: *Goldman's cecil medicine*, ed 25, Philadelphia, 2015, Elsevier Saunders.

Martinez J, Sánchez-Payá J, Palazón JM, et al: Is obesity a risk factor in acute pancreatitis? A meta-analysis, *Pancreatology* 4:42–48, 2004.

Masuda T, Shirabe K, Ikegami T, et al: Sarcopenia is a prognostic factor in living donor liver transplantation, *Liver Transpl* 20:401–407, 2014.

McClave SA, Chang WK, Dhaliwal R, et al: Nutrition support in acute pancreatitis: a systematic review of the literature, *JPEN J Parenter Enteral Nutr* 30:143–156, 2006.

McClave SA, Taylor BE, Martindale RG et al. Guidelines for the provision and assessment of nutrition support therapy in the adult critically ill patient: Society of Critical Care Medicine (SCCM) and American Society for Parenteral and Enteral Nutrition (A.S.P.E.N.), *JPEN J Parenter Enteral Nutr* 40:159–2011, 2016.

McClave SA: Nutrition in pancreatitis, *World Rev Nutr Diet* 105:160–168, 2013.

Méndez-Sánchez N, Zamora-Valdés D, Chávez-Tapia NC, et al: Role of diet in cholesterol gallstone formation, *Clin Chim Acta* 376:1–8, 2007.

Mirtallo JM, Forbes A, McClave SA, et al: International consensus guidelines for nutrition therapy in pancreatitis, *JPEN J Parenter Enteral Nutr* 36:284–291, 2012.

Moga MM: Alternative treatment of gallbladder disease, *Med Hypotheses* 60:143–147, 2003.

Morisco F, Lembo V, Mazzone G, et al: Coffee and liver health, *J Clin Gastroenterol* 48(Suppl 1):S87–S90, 2014.

Mukherjee S: Betaine and nonalcoholic steatohepatitis: back to the future? *World J Gastroenterol* 17:3663–3664, 2011.

Nally DM, Kelly EG, Clarke M, et al: Nasogastric nutrition is efficacious in severe acute pancreatitis: a systematic review and meta-analysis, *Br J Nutr* 112:1769–1778, 2014.

Natural medicines database: pancreatic enzyme products professional monograph, stockton, CA, 2019, TRC Natural Medicines. Available at: https://naturalmedicines-therapeuticresearch-com.buproxy.bastyr.edu/databases/food,-herbs-supplements/professional.aspx?productid=254.

Ney M, Vandermeer B, van Zanten SJ, et al: Meta-analysis: Oral or enteral nutritional supplementation in cirrhosis, *Aliment Pharmacol Ther* 37:672–679, 2013.

Njeze GE: Gallstones, *Niger J Surg* 19(2):49–55, 2013.

Nordback I, Pelli H, Lappalainen-Lehto R, et al: The recurrence of acute alcohol-associated pancreatitis can be reduced: a randomized controlled trial, *Gastroenterology* 136:848–855, 2008.

O'Keefe SJ, Cariem AK, Levy M: The exacerbation of pancreatic endocrine dysfunction by potent pancreatic exocrine supplements in patients with chronic pancreatitis, *J Clin Gastroenterol* 32:319–323, 2001.

Patel KS, Noel P, Singh VP: Potential influence of intravenous lipids on the outcomes of acute pancreatitis, *Nutr Clin Pract* 29:291–294, 2014.

Pawlotsky JM: Acute viral hepatitis. In: Goldman L, Schafer AI, editors: *Goldman's cecil medicine*, ed 25, Philadelphia, 2016, Elsevier Saunders.

Petrov MS, Pylypchuk RD, Emelyanov NV: Systematic review: nutritional support in acute pancreatitis, *Aliment Pharmacol Ther* 28:704–712, 2008.

Petrov MS: Gastric feeding and "gut rousing" in acute pancreatitis, *Nutr Clin Pract* 29:287–290, 2014.

Petrov MS, Pylypchuk RD, Uchugina AF: A systematic review on the timing of artificial nutrition in acute pancreatitis, *Br J Nutr* 101:787–793, 2009.

Rayes N, Seehofer D, Theruvath T, et al: Supply of pre- and probiotics reduces bacterial infection rates after liver transplantation—a randomized, double-blind trial, *Am J Transplant* 5:125–130, 2005.

Saxena P, Chen JA, Mullin GE: The role of complementary and alternative medicine for pancreatic disorders, *Nutr Clin Pract* 29:409–411, 2014.

Schoepfer AM, Engel A, Fattinger K, et al: Herbal does not mean innocuous: ten cases of severe hepatotoxicity associated with dietary supplements from Herbalife products, *J Hepatol* 47:521–526, 2007.

Seminerio J, O'Keefe SJ: Jejunal feeding in patients with pancreatitis, *Nutr Clin Pract* 29:283–286, 2014.

Setiawan VW, Wilkens LR, Lu SC, et al: Association of coffee intake with reduced incidence of liver cancer and death from chronic liver disease in the US multiethnic cohort, *Gastroenterology* 148:118–125, 2015.

Shaffer EA: Gallstone disease: epidemiology of gallbladder stone disease, *Best Pract Res Clin Gastroenterol* 20(6):981–996, 2006.

Sharma T, Wong L, Tsai N, et al: Hydroxycut(®) (herbal weight loss supplement) induced hepatotoxicity: a case report and review of literature, *Hawaii Med J* 69:188–190, 2010.

Schilsky M: Wilson disease: treatment and prognosis. In Robson KM, ed. *UpToDate*. Waltham, MA, 2017. https://www.uptodate.com/contents/wilson-disease-treatment-and-prognosis#H19.

Simon JA, Grady D, Snabes MC, et al: Ascorbic acid supplement use and the prevalence of gallbladder disease. Heart & Estrogen-Progestin Replacement Study (HERS) Research Group, *J Clin Epidemiol* 51:257–265, 1998.

Spiridonov NA: Mechanisms of action of herbal cholagogues, *Med Aromat Plants* 1:5, 2012.

Stinton LM, Myers RP, Shaffer EA: Epidemiology of Gallstones, *Gastroenterol Clin North Am* 39:157–169, 2010.

Sun JK, Mu XW, Li WQ, et al: Effects of early enteral nutrition on immune function of severe acute pancreatitis patients, *World J Gastroenterol* 19:917–922, 2013.

Sureka B, Bansal K, Patidar Y, et al: Neurologic manifestations of chronic liver disease and liver cirrhosis, *Curr Probl Diagn Radiol* 44:449–461, 2015.

Teschke R, Schwarzenboeck A, Eickhoff A, et al: Clinical and causality assessment in herbal hepatotoxicity, *Expert Opin Drug Saf* 12:339–366, 2013.

Vaughn VM, Shuster D, Rogers MAM, et al: Early versus delayed feeding in patients with acute pancreatitis: a systematic review, *Ann Intern Med* 166;883–892, 2017.

Vege SS, DiMagno MJ, Forsmark CE, et al: Initial medical treatment of acute pancreatitis: American Gastroenterological Association institute technical review, *Gastroenterology* 154:1103–1139, 2018.

Verhaeqh BP, Reijven PL, Prins MH, et al: Nutritional status in patients with chronic pancreatitis, *Eur J Clin Nutr* 67:1271–1276, 2013.

Walcher T, Haenle MM, Kron M, et al: Vitamin C supplement use may protect against Gallstones: an observational study on a randomly selected population, *BMC Gastroenterol* 9:74, 2009.

Waniek S, di Giuseppe R, Esatbeyoglu T, et al: Association of circulating Vitamin E (α- and γ-Tocopherol) levels with Gallstone disease, *Nutrients* 10(2):pii: E133, 2018.

Weikert C, Weikert S, Schulze MB, et al: Presence of gallstones or kidney stones and risk of type 2 diabetes, *Am J Epidemiol* 171:447–454, 2010.

Wisel SA, Braun HJ, Stock PG: Current outcomes in islet versus solid organ pancreas transplant for β-cell replacement in type 1 diabetes, *Curr Opin Organ Transplant* 21:399–404, 2016.

Wu BU, Johannes RS, Sun X, et al: The early prediction of mortality in acute pancreatitis: a large population-based study, *Gut* 57:1698–1703, 2008.

Wu LM, Sankaran SJ, Plank LD, et al: Meta-analysis of gut barrier dysfunction in patients with acute pancreatitis, *Br J Surg* 101:1644–1656, 2014.

Yadav D, Hawes RH, Anderson MA, et al: Alcohol consumption, cigarette smoking, and the risk of recurrent acute and chronic pancreatitis, *Arch Intern Med* 169:1035–1045, 2009.

Zhang J, Lu Q, Ren YF, et al: Factors relevant to persistent upper abdominal pain after cholecystectomy, *HPB (Oxford)* 19:629–637, 2017.

Zhang Z, Xu X, Ding J, et al: Comparison of postpyloric tube feeding and gastric tube feeding in intensive care unit patients: a meta-analysis, *Nutr Clin Pract* 28:371–380, 2013.

Zhong S, Fan Y, Yan Q, et al: The therapeutic effect of silymarin in the treatment of nonalcoholic fatty disease: a meta-analysis (PRISMA) of randomized control trials, *Medicine (Baltimore)* 96(49):e9061, 2017.

Zou L, Ke L, Li W, et al: Enteral nutrition within 72 h after onset of acute pancreatitis vs delayed initiation, *Eur J Clin Nutr* 68:1288–1293, 2014.

29

Nutrição Clínica para Diabetes Melito e Hipoglicemia de Origem Não Diabética*

Jessica Jones, MS, RDN, CDE

TERMOS-CHAVE

acantose *nigricans*
amilina
automonitoramento glicêmico (SMBG)
carga glicêmica (CG)
cetoacidose diabética (CAD)
contagem de carboidratos
controle glicêmico contínuo (CGM)
deficiência de insulina
diabetes autoimune latente do adulto (LADA)
diabetes de início precoce (MODY)
diabetes melito gestacional (DMG)
diabetes melito imunomediado
diabetes melito tipo 1 (DM1)
diabetes melito tipo 2 (DM2)
doenças macrovasculares
doenças microvasculares
dose de insulina basal
efeito Somogyi
estado hiperglicêmico hiperosmolar (EHH)

fase de lua de mel
fator de correção (FC)
fenômeno do amanhecer
gastroparesia
glicemia de jejum alterada (GJA)
glicemia pós-prandial (após a refeição)
glicemia pré-prandial (jejum/pré-refeição)
glicose plasmática em jejum (GPJ)
glicotoxicidade
glucagon
hemoglobina glicada (HbA1C)
hiperglicemia
hipoglicemia (ou reação à insulina)
hipoglicemia de jejum
hipoglicemia de origem não diabética
hipoglicemia pós-prandial (reativa)
hormônios contrarreguladores (estresse)
incretinas
índice glicêmico (IG)

insulina
intervalo de tempo
lipotoxicidade
macrossomia
normoglicemia
peptídeo C
polidipsia
polifagia
poliúria
pré-diabetes
razão insulina/carboidrato
resistência à insulina
secretagogos de insulina
síndrome metabólica
sintomas autonômicos
sintomas neuroglicopênicos
tolerância à glicose diminuída (TGD)
tríade de Whipple

Para a maioria das pessoas, ingerir alimentos com carboidratos aumentará as concentrações de glicose no sangue. No entanto, a diferença entre as pessoas com diabetes e as sem a doença é o quanto a concentração de glicose se eleva e por quanto tempo.

O diabetes melito é um grupo de doenças caracterizadas por altas e prolongadas concentrações de glicose no sangue. A causa da glicose alta no sangue – também conhecida como **hiperglicemia** – é o resultado de defeitos na secreção de insulina, na ação da insulina ou em ambos. A **insulina**, um hormônio produzido pelas células beta pancreáticas, é necessária para o uso ou armazenamento de macronutrientes (carboidratos, proteínas e lipídeos). Como as pessoas com diabetes não produzem insulina adequadamente – e/ou têm algum grau de resistência à insulina –, ocorre a hiperglicemia.

O diabetes melito contribui para um aumento considerável da morbimortalidade, que pode ser reduzida com diagnóstico e tratamento precoces. Gastos médicos diretos, como atendimento hospitalar, serviços ambulatoriais e assistência domiciliar, são muito elevados, e os custos indiretos, como invalidez, perda de emprego e mortalidade prematura, são igualmente altos. A pesquisa estima que os custos totais do diabetes diagnosticado aumentaram de US$ 245 bilhões em 2012 para US$ 327 bilhões em 2017 (Yang et al., 2018). Assim, o fornecimento de nutrição clínica para a prevenção e o tratamento do diabetes melito tem enorme potencial para reduzir esses custos. Felizmente, as pessoas com diabetes melito podem tomar medidas para controlar a doença e diminuir o risco de complicações ou morte prematura.

INCIDÊNCIA E PREVALÊNCIA

Estima-se que 9,4% da população dos EUA vivam com diabetes melito. Em 2017, a prevalência total de diabetes melito nos EUA, em todas as idades, era de 30,3 milhões de pessoas (15,3 milhões de homens adultos e 14,9 de mulheres adultas). Desses, 23,1 milhões são diagnosticados e 7,2 milhões não o foram. Em 2015, cerca de 1,5 milhão de novos casos foram diagnosticados em pessoas com 18 anos ou mais (Centers for Disease Control and Prevention [CDC], 2017a). A prevalência de diabetes melito também aumenta com a idade, afetando 12 milhões de pessoas com 65 anos ou mais, ou 39,7% de todas as pessoas nessa faixa etária.

Grande parte desse aumento se deve ao fato de a prevalência de diabetes melito tipo 2 (DM2) estar crescendo significativamente em grupos de idades mais jovens na última década, especialmente em populações minoritárias. Entre os jovens com diabetes melito recém-diagnosticado, aproximadamente 23% têm diabetes tipo 2 (Mayer-Davis et al., 2017). A prevalência do tipo 2 é mais alta em grupos étnicos nos EUA. Os dados indicam que, entre pessoas com 20

---
*Partes deste capítulo foram escritas por Marion J Franz, MS, RDN, LD, CDE, e Alison B Evert, MS, RDN, CDE, para a edição anterior deste texto.

anos ou mais, 15,1% dos povos originários norte-americanos e nativos do Alasca, 12,7% dos negros não hispânicos, 12,1% dos hispânicos e 8% dos norte-americanos asiáticos tinham diabetes melito diagnosticado. Entre os hispânicos, as taxas eram de 13,8% para mexicanos, 12% para porto-riquenhos e 9% entre cubanos. De grande preocupação são os 84,1 milhões de pessoas (34% dos adultos com 18 anos ou mais e 48,3% dos adultos com 65 anos ou mais) com pré-diabetes, que inclui tolerância à glicose diminuída (TGD) e glicemia de jejum alterada (GJA) (CDC, 2017a). Todos apresentam alto risco de conversão para DM2 e doença cardiovascular (DCV) se não forem aplicadas, ao estilo de vida, estratégias de prevenção.

CATEGORIAS DE INTOLERÂNCIA À GLICOSE

A atribuição de um tipo de diabetes melito a um indivíduo geralmente depende das circunstâncias presentes no momento do diagnóstico, e muitos indivíduos não se encaixam facilmente em uma única categoria. O essencial é a necessidade de interceder precocemente nas intervenções no estilo de vida, começando com o pré-diabetes e continuando ao longo do processo da doença.

Pré-diabetes

Indivíduos com um estágio de homeostase da glicose prejudicada, que inclui **glicemia de jejum alterada (GJA)** e **tolerância à glicose diminuída (TGD)**, são referidos como tendo pré-diabetes, indicando seu risco relativamente alto para o desenvolvimento de diabetes e DCV. O **pré-diabetes** é diagnosticado com pelo menos um dos seguintes: GJA (glicose plasmática em jejum de 100 a 125 mg/dℓ), TGD (glicose pós-desafio de 2 horas de 140 a 199 mg/dℓ), ambos ou hemoglobina glicada (HbA1C) de 5,7 a 6,4%. Indivíduos com diagnóstico de pré-diabetes devem ser orientados quanto a estratégias eficazes de prevenção ao diabetes, como alimentação balanceada e aumento da atividade física, para diminuir seus riscos (American Diabetes Association [ADA], 2018).

Diabetes melito tipo 1

A ADA estima que cerca de 1,25 milhão de norte-americanos tenham **diabetes melito tipo 1 (DM1)** (ADA, 2018). No diagnóstico, as pessoas com DM1 costumam sentir sede excessiva, micção frequente e perda significativa de massa corporal. O defeito primário é a destruição das células beta pancreáticas, geralmente levando à absoluta **deficiência de insulina** e resultando em hiperglicemia, **poliúria** (micção excessiva), **polidipsia** (sede excessiva), **polifagia** (fome excessiva), perda de massa corporal inesperada, desidratação, distúrbio eletrolítico e cetoacidose diabética (CAD) – uma complicação grave do diabetes caracterizada por hiperglicemia extrema e acúmulo de cetonas no sangue e na urina. A taxa de destruição das células beta é variável, ocorrendo rapidamente em crianças e lentamente em outros (principalmente adultos). A capacidade de um pâncreas saudável de secretar insulina é muito maior do que o normalmente necessário; portanto, o início clínico do diabetes melito pode ser precedido por um extenso período assintomático de meses a anos, durante o qual as células beta estão sofrendo destruição gradual.

O DM1 é responsável por 5% de todos os casos diagnosticados de diabetes (CDC, 2017a). Pessoas com DM1 são dependentes de insulina exógena – ou seja, insulina produzida fora do corpo – para evitar a cetoacidose e a morte. O DM1 pode se desenvolver em qualquer idade. Embora sejam diagnosticados mais casos entre pessoas antes dos 30 anos, isso também ocorre em indivíduos mais velhos. A maioria dos indivíduos é magra, mas alguns são diagnosticados sem quaisquer sintomas (ou com mais sutis) e podem estar com massa corporal maior.

O DM1 tem duas formas: imunomediada e idiopática (ADA, 2018). O **diabetes melito imunomediado** resulta de uma destruição autoimune das células beta pancreáticas, as únicas células do corpo que produzem o hormônio insulina. O DM1 idiopático refere-se a formas da doença que não têm etiologia conhecida. Embora apenas uma minoria de indivíduos com DM1 se enquadre nessa categoria, daqueles que o fazem, a maioria é de ascendência africana ou asiática (ADA, 2018). No momento, não há cura conhecida para o DM1.

Como a doença tireoidiana autoimune e a doença celíaca ocorrem com frequência aumentada em pessoas com DM1, a ADA sugere o rastreamento de doenças da tireoide em pessoas com diagnóstico de DM1. Outras condições autoimunes, como doença celíaca, doença de Addison, hepatite autoimune, gastrite autoimune, dermatomiosite e miastenia *gravis*, também ocorrem mais comumente em pessoas com DM1 em comparação com a população pediátrica em geral. Indivíduos com doença celíaca confirmada por biopsia devem ser colocados em uma dieta sem glúten por um nutricionista com experiência no tratamento de diabetes melito e doença celíaca (ADA, 2018).

Fisiopatologia

Como mencionado anteriormente, as pessoas com DM1 experimentam destruição das células beta pancreáticas, o que resulta na diminuição da produção de insulina e na elevação prolongada das concentrações de glicose no sangue. Os marcadores da destruição imunológica das células beta incluem os autoanticorpos das células das ilhotas, autoanticorpos para insulina, autoanticorpos para descarboxilase do ácido glutâmico (anti-GAD65 – uma proteína na superfície das células beta) e autoanticorpos para as tirosinas fosfatases IA-2, IA-2beta e ZnT8. O DM1 é definido pela presença de um ou mais desses marcadores autoimunes. É importante notar que o DM1 também tem fortes fatores genéticos, que envolvem a associação entre o DM1 e o antígeno de leucocitário humano (HLA) com ligação aos genes *DQA* e *DQB* e *DRB*. Os alelos HLA-DR/Q podem ser predisponentes ou protetores (ADA, 2018). No DM1, a taxa de destruição clínica das células beta é variável, sendo rápida em alguns indivíduos (principalmente crianças) e lenta em outros (especialmente adultos). Crianças e adolescentes, por exemplo, podem apresentar CAD como a primeira manifestação da doença. Os adultos muitas vezes retêm a função das células beta suficientemente para evitar a CAD por muitos anos. Observe que, embora o DM1 comumente surja na infância e na adolescência, pode ocorrer em qualquer idade (ADA, 2018).

Frequentemente, após o diagnóstico e a correção da hiperglicemia, acidose metabólica e cetoacidose, a secreção endógena de insulina – ou insulina secretada dentro do corpo – se recupera. Durante essa **fase de lua de mel**, as necessidades de insulina exógena (proveniente do exterior do corpo) diminuem drasticamente por até 1 ano ou mais, e um bom controle metabólico pode ser facilmente alcançado (Fonolleda et al., 2017). A necessidade de aumentar a reposição de insulina exógena, no entanto, é inevitável e sempre deve ser antecipada. A terapia intensiva com insulina, com atenção à nutrição clínica e ao automonitoramento da glicose desde o diagnóstico precoce, demonstrou prolongar a secreção desse hormônio. Um estudo descobriu que crianças que foram diagnosticadas com DM1 no início da vida – especificamente antes dos 7 anos – tiveram uma perda muito maior de células beta em comparação com aquelas que são diagnosticadas com a doença na adolescência ou depois dela (Leete et al., 2016).

O **diabetes autoimune latente do adulto (LADA)** – também conhecido como diabetes melito tipo 1,5 – é um diabetes autoimune que ocorre na idade adulta. É definido por início na idade adulta, presença de autoanticorpos associados ao diabetes melito e nenhuma necessidade de tratamento com insulina por um período após o diagnóstico. Com características genéticas de DM1 e diabetes melito tipo 2 (DM2), o LADA é a forma mais prevalente de diabetes autoimune de início na idade adulta (e, possivelmente, a forma mais comum de diabetes autoimune em geral). O LADA pode ser controlado inicialmente com dietoterapia; entretanto, dentro de um período relativamente curto, são necessários medicamentos para a redução da glicemia e progressão para o tratamento com insulina (Laugesen et al., 2015).

Diabetes melito tipo 2

O **diabetes melito tipo 2 (DM2)** é responsável por 90 a 95% de todos os casos diagnosticados de diabetes e é uma doença progressiva que, em muitos casos, está presente muito antes de ser diagnosticada (ADA, 2018). A hiperglicemia se desenvolve gradualmente e geralmente não é grave o suficiente nos estágios iniciais, para que a pessoa perceba qualquer um dos sintomas clássicos do diabetes. Embora não diagnosticados, esses indivíduos apresentam risco aumentado de desenvolver complicações macrovasculares e microvasculares (CDC, 2017a).

ALGORITMO DE FISIOPATOLOGIA E MANEJO DO CUIDADO

Diabetes melito tipo 1

ETIOLOGIA

- Idiopático
- Autoanticorpos circulantes
- Imunomediado (autoimunidade) (infecção viral, produtos químicos tóxicos etc.)

→ **Diabetes melito tipo 1** (destruição das células beta pancreáticas e, eventualmente, deficiência absoluta de insulina)

FISIOPATOLOGIA

Sintomas
- Hiperglicemia
- Sede excessiva
- Micção frequente
- Perda de massa corporal significativa
- Distúrbios eletrolíticos

Complicações

Cetoacidose
Doenças macrovasculares
- Doença coronariana
- Doença vascular periférica
- Doença cerebrovascular

Doenças microvasculares
- Retinopatia
- Nefropatia

Neuropatia

MANEJO

Manejo médico

Nutrição clínica
Medicamentos
- Insulina por injeção ou bombas de infusão de insulina

Monitoramento
- Automonitoramento glicêmico (SMBG)
- Teste HbA1C
- Lipídeos
- Pressão arterial
- Cetonas
- Massa corporal e crescimento em crianças

Educação em automonitoramento

Terapia Médica Nutricional (TMN)
- Integrar o regime de insulina ao horário preferido de alimentação e atividade física; consistência no tempo e quantidade de carboidrato ingerida se em doses fixas de insulina
- Ajuste da dose de insulina antes da refeição com base nas proporções de insulina-carboidratos
- Ingestão energética e de nutrientes adequada para promover o crescimento e o desenvolvimento das crianças
- Intervenção nutricional cardioprotetora

A maioria das pessoas com DM2 é obesa (definido como índice de massa corporal [IMC] > 30 kg/m^2), porém a maior parte dos indivíduos obesos não desenvolve DM2. Ter massa corporal maior pode aumentar a resistência à insulina e contribuir para a destruição das células beta pancreáticas. No entanto, o mecanismo de ação exato permanece obscuro. Assim, a obesidade combinada com uma predisposição genética pode ser necessária para que o DM2 ocorra. Outros fatores de risco incluem fatores genéticos e ambientais, incluindo história familiar de diabetes, idade avançada, sedentarismo, história anterior de diabetes gestacional, pré-diabetes, hipertensão ou dislipidemia e raça ou etnia (Eckel et al., 2011).

Fisiopatologia

O DM2 é caracterizado por uma combinação de **resistência à insulina** (diminuição da sensibilidade do tecido ou capacidade de resposta à insulina) e falência das células beta. As concentrações de insulina endógena podem ser normais, deprimidas ou elevadas, mas são inadequadas para superar a resistência à insulina concomitante. Como resultado, segue-se a hiperglicemia. No momento em que o DM2 é diagnosticado, há uma redução estimada de 24 a 65% na função das células beta (Chen et al., 2017).

A resistência à insulina é demonstrada primeiro em tecidos-alvo, principalmente músculos, fígado e células adiposas. Inicialmente, ocorre um aumento compensatório da secreção de insulina (hiperinsulinemia), que mantém as concentrações de glicose na faixa normal ou pré-diabética. Em muitas pessoas, no entanto, o pâncreas é incapaz de continuar a produzir insulina adequadamente, o que resulta em hiperglicemia crônica seguida de diagnóstico de diabetes.

A hiperglicemia é inicialmente exibida como uma elevação da **glicemia pós-prandial (após a refeição)**, causada pela resistência à insulina no nível celular, sendo seguida por uma elevação nas concentrações de glicose em jejum. À medida que a secreção de insulina diminui, a produção de glicose hepática aumenta, causando a elevação da **glicemia pré-prandial (jejum/pré-refeição)**. A resposta da insulina também é inadequada para suprimir a secreção de **glucagon** das células alfa, resultando em hipersecreção de glucagon e aumento da produção hepática de glicose. A **glicotoxicidade**, efeito deletério da hiperglicemia sobre a sensibilidade à insulina e a secreção de insulina, agrava o problema; daí a importância de se atingir a quase euglicemia em pessoas com DM2 (Hædersdal et al., 2018).

A resistência à insulina também é demonstrada no nível dos adipócitos, levando à lipólise e à elevação dos ácidos graxos livres circulantes. Em particular, o excesso de obesidade intra-abdominal, caracterizado por um acúmulo excessivo de gordura visceral ao redor e dentro dos órgãos abdominais, resulta em aumento do fluxo de ácidos graxos livres para o fígado, levando à elevação na resistência à insulina. Níveis aumentados de ácidos graxos (**lipotoxicidade**) também causam redução adicional na sensibilidade à insulina no nível celular, prejudicam a secreção pancreática de insulina e interrompem a produção hepática de glicose. Os defeitos citados contribuem para o desenvolvimento e progressão do DM2 e também são alvos primários para a terapia farmacológica.

Pessoas com DM2 podem ou não apresentar os sintomas clássicos de diabetes não controlado (polidipsia, poliúria, polifagia, perda de massa corporal) e não são propensas a desenvolver cetoacidose, exceto durante períodos de forte estresse. A perda progressiva da função secretora das células beta significa que as pessoas com DM2 precisam de mais medicação(ões) ao longo do tempo para manter o mesmo grau de controle glicêmico; eventualmente, insulina exógena será necessária. A insulina também é necessária mais cedo para o controle durante os períodos de hiperglicemia induzida pelo estresse, como no decorrer de uma doença ou cirurgia.

Se, no diagnóstico, não estiver claro se há DM1 ou DM2, o **peptídeo C** pode ser medido. Quando o pâncreas produz insulina, ele começa como uma grande molécula – proinsulina. Essa molécula se divide em dois pedaços iguais: insulina e peptídeo C. Uma pessoa com DM1 tem um nível baixo de peptídeo C, enquanto um indivíduo com DM2 pode ter uma concentração normal ou alta de peptídeo C. À medida que o DM2 progride, o peptídeo C também pode ser medido para verificar se a insulina endógena ainda está sendo produzida pelo pâncreas. Se não estiver, a insulina exógena é necessária (Leighton et al., 2017).

Diabetes melito gestacional

O **diabetes melito gestacional (DMG)** é um tipo de diabetes que ocorre durante a gestação. Cerca de 2 a 10% de todas as gestações nos EUA são afetadas por essa condição (CDC, 2017b). O diabetes gestacional aumenta o risco de a mãe apresentar hipertensão durante a gestação e de ter um bebê grande, que exija uma cesariana. O DMG também eleva o risco de parto prematuro (causando problemas respiratórios e outros), baixa glicemia e desenvolvimento de diabetes mais tarde na vida. Mulheres com baixo nível socioeconômico e descendentes de hispânicos, povos originários norte-americanos, asiáticos e afro-americanos têm maior probabilidade de sofrerem de DMG (Phelan, 2016).

Para muitas mulheres, a glicemia voltará ao normal após a gestação; outras acabarão desenvolvendo diabetes. Estima-se que 15 a 25% das mulheres com DMG anterior desenvolverão DM2 dentro de 1 a 2 anos após a gestação, e que 35 a 70% o desenvolverão 10 a 15 anos após a gestação (Phelan, 2016).

O tratamento para DMG inclui verificar a glicemia regularmente (e certificar-se de que os números estejam dentro de uma faixa saudável), consumir uma dieta balanceada, ser ativa (atividade física regular e moderada é recomendada) e monitorar o crescimento e desenvolvimento da criança. A maioria das mulheres será capaz de controlar o DMG com mudanças no estilo de vida, mas algumas precisarão de medicamentos para atingir faixas glicêmicas ideais (Kelley et al., 2015). A insulina é o agente preferido para o tratamento de DM1 e DM2 na gestação, porque não atravessa a placenta. Além disso, os agentes orais, como a metformina, normalmente não são suficientes para superar a resistência à insulina no DM2 e são ineficazes no DM1 (ADA, 2018). Anteriormente, o DMG era definido como qualquer grau de intolerância à glicose com início ou primeiro reconhecimento durante a gestação. O número de mulheres gestantes com diabetes não diagnosticado, no entanto, aumentou. Portanto, agora é recomendado que mulheres com fatores de risco para diabetes devem ser rastreadas para DM2 não diagnosticado na primeira consulta pré-natal, usando critérios diagnósticos padrão. As mulheres diagnosticadas com diabetes no primeiro trimestre devem receber um diagnóstico de diabetes evidente, não gestacional (ADA, 2018).

Todas as mulheres que não tinham diabetes anteriormente devem ser rastreadas para DMG entre 24 e 28 semanas de gestação. O DMG é diagnosticado com mais frequência durante o segundo ou terceiro trimestre da gestação devido ao aumento nos níveis do hormônio antagonista da insulina e da resistência à insulina, que normalmente ocorre nessa época. A avaliação laboratorial da hemoglobina A1C – também conhecida como HbA1C – entre 24 e 28 semanas de gestação, como triagem para DMG, não funciona tão bem quanto o teste de tolerância à glicose (TTG). A triagem de DMG pode ser realizada com qualquer uma das duas estratégias (para mais detalhes, ver Tabela 14.5 no Capítulo 14):

1. Teste oral de tolerância à glicose de 75 g (TOTG) de "uma etapa" ou
2. Abordagem de "duas etapas" com um exame de 50 g (sem jejum), seguido por um TOTG de 100 g para aquelas com triagem positiva.

Para obter uma listagem multissistêmica abrangente para pessoas com diabetes, ver documento *Padrões de Assistência Médica em Diabetes* da American Diabetes Association, que é publicado *online* anualmente, de forma gratuita.

Durante a gestação, o tratamento para normalizar os níveis glicêmicos maternos reduz o risco de desfechos adversos maternos, fetais e neonatais. A glicose extra da mãe atravessa a placenta fetal e o pâncreas do feto responde liberando insulina extra para lidar com o excesso de glicose. O excesso de glicose é convertido em gordura, o que resulta em **macrossomia** (um bebê maior do que o normal). O feto pode se tornar muito grande para um parto normal, resultando na necessidade de uma cesariana. A hipoglicemia neonatal no nascimento é outro problema comum. Os níveis glicêmicos maternos acima do normal fizeram com que o feto produzisse insulina extra. Após o nascimento, no entanto, a glicose extra não está mais disponível para o feto, mas, até que o pâncreas possa se ajustar, o recém-nascido pode precisar de glicose extra

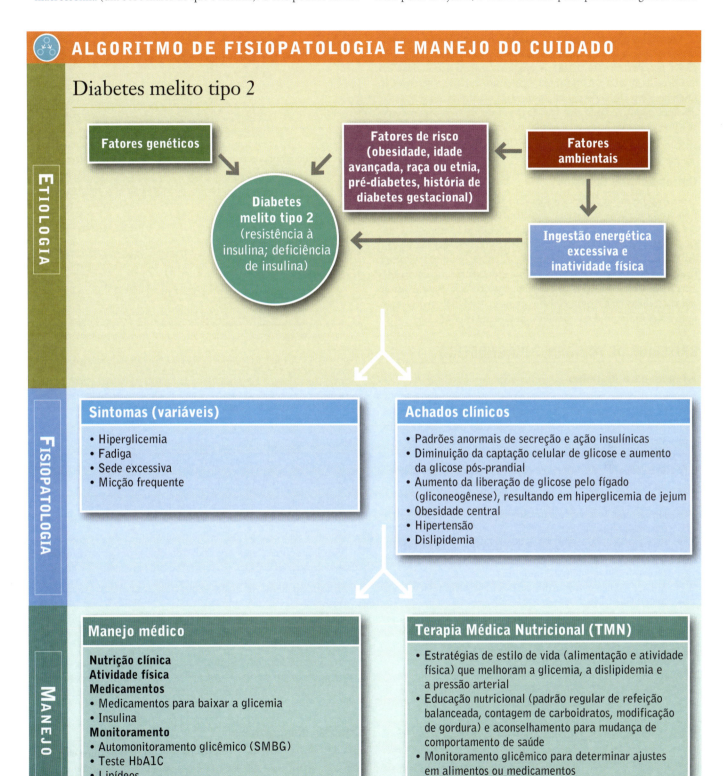

ALGORITMO DE FISIOPATOLOGIA E MANEJO DO CUIDADO

Diabetes melito tipo 2

ETIOLOGIA

- Fatores genéticos
- Fatores de risco (obesidade, idade avançada, raça ou etnia, pré-diabetes, história de diabetes gestacional)
- Fatores ambientais
- Ingestão energética excessiva e inatividade física
- Diabetes melito tipo 2 (resistência à insulina; deficiência de insulina)

FISIOPATOLOGIA

Sintomas (variáveis)
- Hiperglicemia
- Fadiga
- Sede excessiva
- Micção frequente

Achados clínicos
- Padrões anormais de secreção e ação insulínicas
- Diminuição da captação celular de glicose e aumento da glicose pós-prandial
- Aumento da liberação de glicose pelo fígado (gliconeogênese), resultando em hiperglicemia de jejum
- Obesidade central
- Hipertensão
- Dislipidemia

MANEJO

Manejo médico

Nutrição clínica
Atividade física
Medicamentos
- Medicamentos para baixar a glicemia
- Insulina

Monitoramento
- Automonitoramento glicêmico (SMBG)
- Teste HbA1C
- Lipídeos
- Pressão arterial
- Massa corporal

Educação para automonitoramento

Terapia Médica Nutricional (TMN)
- Estratégias de estilo de vida (alimentação e atividade física) que melhoram a glicemia, a dislipidemia e a pressão arterial
- Educação nutricional (padrão regular de refeição balanceada, contagem de carboidratos, modificação de gordura) e aconselhamento para mudança de comportamento de saúde
- Monitoramento glicêmico para determinar ajustes em alimentos ou medicamentos
- Intervenções nutricionais cardioprotetoras

por meio de alimentação intravenosa por 1 ou 2 dias para manter os níveis glicêmicos normais.

O DMG não causa anomalias congênitas. Essas malformações ocorrem em mulheres com diabetes antes da gestação, que apresentam níveis glicêmicos não controlados durante as primeiras 6 a 8 semanas de gestação, quando os órgãos fetais estão sendo formados. Como o DMG só aparece mais tarde na gestação, os órgãos fetais foram formados antes que a hiperglicemia se tornasse um problema.

Quando a glicemia ideal não está sendo mantida com nutrição clínica ou a taxa de crescimento fetal é excessiva, a terapia farmacológica é necessária (ADA, 2018). A pesquisa apoia o uso de insulina, análogos da insulina, metformina e gliburida durante a gestação. As mulheres com DMG devem ser rastreadas para diabetes 4 a 12 semanas após o parto e fazer uma triagem ao longo da vida para o desenvolvimento de diabetes ou pré-diabetes pelo menos cada 3 anos (ADA, 2018). Ver Tabela 29.1 para obter os critérios para o diagnóstico de diabetes e pré-diabetes.

Outros tipos de diabetes

Esta categoria inclui diabetes associado a síndromes genéticas específicas (como diabetes neonatal e **diabetes de início precoce [MODY]**), defeitos genéticos na ação da insulina, doenças do pâncreas exócrino (como fibrose cística), endocrinopatias (como acromegalia ou síndrome de Cushing), medicamentos ou produtos químicos indutores (como no tratamento de HIV/AIDS ou após transplante de órgãos), infecções e outras doenças. Defeitos monogênicos que causam disfunção das células beta, como diabetes neonatal e MODY, representam uma pequena fração dos pacientes com diabetes (< 5%) (ADA, 2018).

CRITÉRIOS DE TRIAGEM E DIAGNÓSTICO

Triagem para diabetes

1. O teste deve ser considerado em adultos com sobrepeso ou obesos (IMC maior ou igual a 25 kg/m² ou maior ou igual a 23 kg/m² em norte-americanos asiáticos), que têm um ou mais dos seguintes fatores de risco:
    - Parente de primeiro grau com diabetes
    - Raça/etnia de alto risco (p. ex., afro-americana, latina, nativa norte-americana, asiática-americana, ilhas do Pacífico)
    - História de DCV
    - Hipertensão arterial (maior ou igual a 140/90 mmHg ou em tratamento para hipertensão)
    - Concentração de colesterol da lipoproteína de alta densidade (HDL) < 35 mg/dℓ (0,90 mmol/ℓ) e/ou concentração de triglicerídio > 250 mg/dℓ (2,82 mmol/ℓ)
    - Mulheres com síndrome dos ovários policísticos (SOP)
    - Inatividade física
    - Outras condições clínicas associadas à resistência à insulina (p. ex., obesidade grave; **acantose *nigricans***, uma condição em que áreas escuras elevadas aparecem nas laterais do pescoço e nas dobras e vincos do corpo)
2. Pacientes com pré-diabetes (HbA1C maior ou igual a 5,7% [39 mmol/mol], TGD ou GJA) devem ser testados anualmente
3. As mulheres que foram diagnosticadas com DMG devem fazer o teste ao longo da vida pelo menos a cada 3 anos
4. Para todos os outros pacientes, o teste deve começar aos 45 anos
5. Se os resultados forem normais, o teste deve ser repetido em intervalos mínimos de 3 anos, considerando testes mais frequentes dependendo dos resultados iniciais e da situação de risco.

Triagem baseada em risco para DM2 ou pré-diabetes em crianças e adolescentes assintomáticos em um ambiente clínico (pessoas com < 18 anos):

Tabela 29.1 Critérios para o diagnóstico de diabetes melito e aumento do risco de diabetes (pré-diabetes).

Diagnóstico	Critério
Diabetes	HbA1C ≥ 6,5% (≥ 48 mmol/mol). O teste deve ser realizado em um laboratório usando um método certificado pelo NGSP e padronizado para o DCCT* OU GPJ ≥ 126 mg/dℓ (≥ 7 mmol/ℓ). O jejum é definido como nenhuma ingestão energética por, pelo menos, 8 h* OU GP 2 h ≥ 200 mg/dℓ (≥ 11,1 mmol/ℓ) durante um TOTG. O teste deve ser realizado conforme descrito pela OMS, utilizando uma carga de glicose contendo o equivalente a 75 g de glicose anidra dissolvida em água* OU Em pacientes com sintomas clássicos de hiperglicemia ou crise hiperglicêmica, uma GP aleatória ≥ 200 mg/dℓ (≥ 11,1 mmol/ℓ)
Pré-diabetes*	GPJ de 100 a 125 mg/dℓ (5,6 a 6,9 mmol/ℓ) (glicemia de jejum prejudicada) OU GP de 2 h durante TOTG com 75 g 140 a 199 mg/dℓ (7,8 a 11 mmol/ℓ) (tolerância à glicose diminuída) OU HbA1C 5,7 a 6,4% (39 a 47 mmol/mol)

*Na ausência de hiperglicemia inequívoca, os resultados devem ser confirmados por testes repetidos.
*Para os três testes, o risco é contínuo, estendendo-se abaixo do limite inferior da faixa e tornando-se desproporcionalmente maior na extremidade superior.
DCCT, Diabetes Control and Complications Trial; *GPJ*, glicose plasmática em jejum; *GP 2 h*, concentração de glicose plasmática em 2 h (medida 2 horas após um teste oral de tolerância à glicose [TOTG] com administração de 75 g de glicose); *NGSP*, National Glycohemoglobin Standardization Program; *OMS*, Organização Mundial da Saúde.
(Modificada de American Diabetes Association: Classification and of Diabetes: Standards of Medical Care in Diabetes – 2018, *Diabetes Care* 41(S1):S15-17, 2018.)

Critério

- Sobrepeso (IMC > percentil 85 para idade e sexo, massa corporal para estatura > percentil 85, ou massa corporal > 120% do ideal para estatura).

Mais um ou mais fatores de risco adicionais com base na força de sua associação com diabetes, conforme indicado por graus de evidência:

- História materna de diabetes ou DMG durante a gestação da criança
- História familiar de DM2 em parente de primeiro ou segundo grau
- Raça/etnia (povos originários norte-americanos, afro-americano, latino, asiático-americano, ilhéu do Pacífico)
- Sinais de resistência à insulina ou condições associadas à resistência à insulina (acantose *nigricans*, hipertensão, dislipidemia, SOP ou massa corporal ao nascer pequena para a idade gestacional) (ADA, 2018).

Critérios diagnósticos

Existem quatro métodos utilizados para diagnosticar diabetes. Na ausência de hiperglicemia inequívoca, os resultados devem ser confirmados por testes repetidos (ADA, 2018). Os critérios de diagnóstico para diabetes e pré-diabetes estão resumidos na Tabela 29.1.

1. Glicose plasmática em jejum (GPJ) 126 mg/dℓ (7 mmol/ℓ). O jejum é definido como nenhuma ingestão energética por, pelo menos,

8 horas. (Na ausência de hiperglicemia inequívoca, os resultados devem ser confirmados por testes repetidos [ADA, 2018]) ou
2. Glicose plasmática de 2 horas 200 mg/dℓ (11,1 mmol/ℓ) durante o TOTG. O teste deve ser realizado conforme descrito pela Organização Mundial da Saúde (OMS), utilizando uma carga de glicose contendo o equivalente a 75 g de glicose anidra dissolvida em água* ou
3. HbA1C 6,5% (48 mmol/mol). O teste deve ser realizado em laboratório, usando um método certificado pelo National Glycohemoglobin Standardization Program (NGSP) e padronizado para o Diabetes Control and Complications Trial (DCCT)* ou
4. Em um paciente com sintomas clássicos de hiperglicemia ou crise hiperglicêmica, uma glicose plasmática aleatória < 200 mg/dℓ (11,1 mmol/ℓ).

O critério de glicose plasmática, tanto a **glicose plasmática em jejum (GPJ)** como a glicose plasmática 2 horas após um TOTG de 75 g, foi o método geralmente usado para diagnosticar diabetes; no entanto, o ensaio HbA1C agora é altamente padronizado e é uma medida confiável dos níveis crônicos de glicose. O teste HbA1C reflete as concentrações de glicose a longo prazo e é avaliado a partir dos resultados dos testes de **hemoglobina glicada (HbA1C)**. Quando a hemoglobina e outras proteínas são expostas à glicose, a glicose se liga à proteína de maneira lenta, não enzimática e dependente da concentração (Figura 29.1). As medições de HbA1C, portanto, refletem a média ponderada da concentração de glicose no plasma nas semanas anteriores. Em pessoas não diabéticas, os valores de HbA1C são de 4 a 6%; esses valores correspondem a níveis glicêmicos médios de cerca de 70 a 126 mg/dℓ (3,9 a 7 mmol/ℓ) (Tabela 29.2). Os valores de HbA1C variam menos do que os da GPJ, e o teste é mais conveniente, porque os pacientes não precisam estar em jejum ou passar pelo TOTG. As concentrações de HbA1C podem, no entanto, variar com a raça/etnia de uma pessoa, pois as taxas de glicação podem diferir por raça (ADA, 2018). Também não está claro se o mesmo ponto de corte de HbA1C deve ser usado para diagnosticar crianças ou adolescentes com diabetes, porque todos os estudos usados para recomendar HbA1C para diagnosticar diabetes foram realizados em populações adultas. Para condições com renovação eritrocitária anormal, como hemólise (perda de sangue), gestação ou deficiência de ferro, o diagnóstico de diabetes deve usar exclusivamente critérios glicêmicos (ADA, 2018). O teste HbA1C deve ser realizado usando-se um método certificado pelo NGSP.

TRATAMENTO DO PRÉ-DIABETES

Em nenhuma outra doença o estilo de vida – opções alimentares saudáveis e atividade física – desempenha um papel tão importante na prevenção e no tratamento quanto no diabetes. Estudos que compararam as modificações do estilo de vida com a medicação forneceram suporte para o benefício da perda de massa corporal (redução da ingestão energética) e da atividade física como a primeira escolha para evitar ou retardar o diabetes. Ensaios clínicos comparando intervenções de estilo de vida com um grupo de controle relataram redução do risco para DM2 a partir de intervenções no estilo de vida, variando de 29 a 67% (Youssef, 2012). Dois estudos frequentemente citados são o Finnish Diabetes Prevention Study (FDPS) e o Diabetes Prevention Program (DPP), em que as intervenções no estilo de vida se concentraram em perda de massa corporal de 5 a 10%, atividade física moderada pelo menos 150 min/semana e aconselhamento e apoio contínuos. Ambos relataram uma redução de 58% na incidência de DM2 no grupo de intervenção em comparação com o grupo de controle e redução persistente na taxa de conversão para DM2 dentro de 3 a 14 anos de acompanhamento pós-intervenção (DPP Research Group, 2009; Li et al., 2008; Lindström et al., 2006).

Tratamento clínico

O uso dos agentes farmacológicos metformina, inibidores da alfaglicosidase, orlistate, agonista do receptor do peptídeo semelhante ao glucagon (GLP-1) e tiazolidinedionas demonstrou diminuir a incidência de diabetes em vários graus; no entanto, nenhum foi aprovado pela Food and Drug Administration (FDA) especificamente para a sua prevenção (ADA, 2018). A metformina tem a base de evidências mais forte e também demonstrou segurança a longo prazo como terapia

Tabela 29.2	HbA1C e glicose média estimada.
HbA1C (%)	**Glicose média estimada (mg/dℓ)**
4	68
4,5	82
5	97
5,5	111
6	126
6,5	140
7	154
7,5	169
8	183
8,5	197
9	212
9,5	226
10	240
10,5	255
11	269
11,5	283
12	298

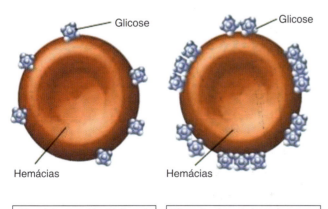

Figura 29.1 Hemoglobina glicada: hemoglobina HbA1C. A hemoglobina glicada ou HbA1C é a quantidade de glicose ligada à proteína da hemoglobina em um eritrócito. À medida que a glicemia aumenta, a quantidade de glicose ligada à hemoglobina aumenta. Como as hemácias duram 3 meses em circulação, o teste HbA1C é usado para estimar a glicemia média em um período de 3 meses.

O teste HbA1C mede a porcentagem de hemácias que têm glicose ligada à hemoglobina. Esse número correlaciona-se com a glicemia (mg/dℓ).
(American Diabetes Association. *eAG/HbA1C Conversion Calculator* (website) https://professional.diabetes.org/diapro/glucose_calc.)

farmacológica para a prevenção do diabetes. Tenha-se em mente que as modificações na dieta e no estilo de vida demonstraram ser mais eficazes do que a metformina no que diz respeito à prevenção e/ou retardo do diabetes (ADA, 2018).

Exercício físico

O exercício físico ajuda a melhorar o controle glicêmico no DM2, reduz os fatores de risco cardiovascular e pode contribuir para o bem-estar. Também é importante observar que a atividade física, independente da perda de massa corporal, melhora a sensibilidade à insulina (ADA, 2018). As recomendações incluem atividade física aeróbica de intensidade moderada por, no mínimo, 30 minutos, 5 dias por semana (150 min/semana) (ou seja, caminhar 5 a 6,5 km/h) ou atividade física aeróbica de intensidade vigorosa por, no mínimo, 20 minutos, 3 dias por semana (90 min/semana). Atividades de fortalecimento muscular envolvendo todos os principais grupos musculares dois ou mais dias por semana também são recomendadas (U.S. Department of Health and Human Services and U.S. Department of Agriculture, 2015).

Nutrição clínica para pré-diabetes

Não existe um plano alimentar único para pessoas que vivem com pré-diabetes. Uma das considerações mais importantes para a criação de metas centradas no diabetes em torno da nutrição clínica é a ênfase no cuidado centrado no paciente. Isso significa que a abordagem deve ser individualizada e levar em consideração o estado de saúde do paciente, as preferências alimentares, a segurança alimentar e a situação de moradia (ADA, 2018). A ADA afirma que é importante manter o prazer de comer, fornecendo mensagens sem julgamento sobre as escolhas alimentares. Aderir a uma combinação de hábitos de vida saudáveis (desenvolver um padrão alimentar saudável, participar de atividades físicas regulares, atingir e manter metas de massa corporal, moderar a ingestão de bebida alcoólica e ser um não fumante) mostrou reduzir o risco de desenvolver DM2 em até 84% para mulheres e 72% para homens (Reis et al., 2011). Mais recentemente, a adesão moderada a alta a um padrão alimentar de estilo mediterrâneo caracterizado por altos teores de ácidos graxos monoinsaturados (AGMs), como azeite de oliva, alta ingestão de vegetais (legumes, frutas e nozes), quantidades moderadas de peixe e vinho e baixa ingestão de carne vermelha e processada e produtos lácteos com gordura integral foram associadas à menor incidência de diabetes (Youssef, 2012; ADA, 2018).

Além disso, grãos integrais e fibra alimentar estão associados à redução do risco de diabetes. O aumento da ingestão de alimentos contendo grãos inteiros melhora a sensibilidade à insulina independente da massa corporal, e a elevação da ingestão de fibra dietética tem sido associada a melhor sensibilidade à insulina e capacidade aprimorada de secretar esse hormônio de forma adequada para superar a resistência à insulina. O consumo moderado de álcool (1 a 3 doses por dia [15 a 45 g de álcool]) está relacionado com a diminuição do risco de DM2, doença cardíaca coronariana e acidente vascular encefálico (AVE). Mas os dados não apoiam a recomendação do consumo de álcool a pessoas com risco de diabetes que ainda não consomem bebidas alcoólicas.

O elevado consumo de bebidas adoçadas com açúcar, que incluem refrigerantes, sucos de frutas e bebidas energéticas e vitamínicas contendo sacarose, xarope de milho com alto teor de frutose e/ou concentrados de suco de frutas, está associado ao desenvolvimento de DM2 (Malik et al., 2010). Estudos também relataram que um padrão alimentar rico em ácidos graxos saturados e ácidos graxos *trans* está associado a marcadores aumentados de resistência à insulina e risco de DM2, enquanto a ingestão de ácidos graxos insaturados está inversamente associada ao risco de diabetes (Youssef, 2012). Os indivíduos com risco aumentado de DM2 devem, portanto, ser encorajados a limitar a ingestão de bebidas adoçadas com açúcar e diminuir o consumo de gordura saturada (ADA, 2018).

CONTROLE DO DIABETES

Alcançar o controle glicêmico é o objetivo mais importante da nutrição clínica em pessoas com diabetes. Dois ensaios clínicos clássicos demonstraram, sem dúvida, a ligação clara entre o controle glicêmico e o desenvolvimento de complicações em pessoas com DM1 e DM2. O primeiro é o DCCT, que estudou cerca de 1.400 pessoas com DM1. Cada indivíduo envolvido no estudo foi tratado com regimes intensivos (múltiplas injeções de insulina ou uso de bombas de infusão de insulina guiadas por resultados de controle glicêmico) ou convencionais (uma ou duas injeções de insulina por dia). Um acompanhamento de 30 anos do DCCT demonstrou que uma intervenção que visava atingir a **normoglicemia**, o mais próximo possível da faixa não diabética com segurança, reduziu todas as complicações microvasculares e cardiovasculares do diabetes e deve ser implementada o mais cedo possível após o diagnóstico (Nathan, 2014). Outro estudo, conhecido como United Kingdom Prospective Diabetes Study (UKPDS), demonstrou conclusivamente que o controle da glicose e da pressão arterial diminuiu o risco de complicações a longo prazo no DM2 (Holman et al., 2008). Ambos os estudos enfatizam a importância da dietoterapia para alcançar o controle glicêmico contínuo.

Tratamento clínico

O tratamento de todos os tipos de diabetes inclui nutrição clínica, atividade física, controle glicêmico, medicamentos e educação e suporte de automonitoramento. Um objetivo importante do tratamento clínico é fornecer ao indivíduo com diabetes as ferramentas necessárias para atingir o melhor controle possível de glicose, lipídeos e pressão arterial a fim de evitar, retardar ou controlar complicações microvasculares (nefropatia diabética, neuropatia e retinopatia) e macrovasculares (doença arterial coronariana, doença arterial periférica e AVE), minimizando a hipoglicemia e o ganho de massa corporal em excesso. A insulina, o principal hormônio no controle da glicose, também é anticatabólica e anabólica e facilita o transporte celular (Tabela 29.3). Em geral, os **hormônios contrarreguladores** (**estresse**) (glucagon, hormônio do crescimento, cortisol, epinefrina e norepinefrina) têm o efeito oposto ao da insulina.

As metas de tratamento glicêmico da ADA para pessoas com diabetes estão listadas na Tabela 29.4. Atingir as metas requer uma comunicação aberta entre o provedor de cuidados de saúde e o indivíduo com diabetes, além de uma educação adequada de autocuidado. Os pacientes podem avaliar o controle glicêmico diário por **automonitoramento glicêmico** (**SMBG**) e medição da urina ou cetonas no sangue. O controle glicêmico a longo prazo (média de 3 meses) é avaliado pelo teste de HbA1C. Os fatores de risco cardiovascular devem ser avaliados pelo menos anualmente em todos os pacientes com diabetes. Esses fatores de risco incluem hipertensão arterial, dislipidemia, tabagismo, história familiar de doença coronariana precoce, doença renal crônica e presença de albuminúria (ADA, 2018).

Pacientes com DM1 ou DM2 que têm hipertensão devem ser tratados para atingir metas de pressão arterial maiores ou iguais a 140/90 mmHg (ADA, 2018). A ADA afirma que, em adultos com diabetes, é razoável obter um perfil lipídico (colesterol total, colesterol da lipoproteína de baixa densidade [LDL], HDL-colesterol e triglicerídios) no momento do diagnóstico, na avaliação clínica inicial e, pelo menos, a partir de então, a cada 5 anos em pacientes com idade inferior a 40 anos. Em pacientes que tiveram a doença por um longo período (geralmente aqueles mais jovens com DM1 de início na juventude), perfis lipídicos mais frequentes podem ser preferidos (ADA, 2018). Os provedores devem considerar intensificar a terapia de estilo de vida e otimizar o controle glicêmico para pacientes com níveis elevados de triglicerídios (≥ 150 mg/dℓ [1,7 mmol/ℓ]) e/ou HDL-colesterol baixo (< 40 mg/dℓ [1 mmol/ℓ] para homens, < 50 mg/dℓ [1,3 mmol/ℓ] para mulheres) (ADA, 2018).

Tabela 29.3 Ação da insulina no metabolismo de carboidratos, proteínas e lipídeos.

Efeito	Carboidratos	Proteínas	Lipídeos
Anticatabólico (previne colapso)	Diminuem a quebra e a liberação de glicose do glicogênio no fígado	Inibem a degradação de proteínas, diminuem a gliconeogênese	Inibem a lipólise, evitam a produção excessiva de cetonas e a cetoacidose
Anabólico (promove o armazenamento)	Facilitam a conversão de glicose em glicogênio para armazenamento no fígado e músculos	Estimulam a síntese proteica	Facilitam a conversão de piruvato em ácidos graxos livres, estimulando a lipogênese
Transporte	Ativam o sistema de transporte de glicose para as células musculares e adiposas	Reduzem os aminoácidos do sangue em paralelo com os níveis glicêmicos	Ativam a lipoproteína lipase, facilitando o transporte de triglicerídios para o tecido adiposo

Tabela 29.4 Recomendações para o controle glicêmico para muitos adultos não gestantes com diabetes.

Controle glicêmico	Critério
HbA1C	< 7% (< 53 mmol/mol)*
Glicose plasmática capilar pré-prandial	80 a 130 mg/dℓ* (4,4 a 7,2 mmol/ℓ)
Pico de glicose plasmática capilar pós-prandial†	< 180 mg/dℓ* (< 10 mmol/ℓ)

*Metas glicêmicas mais ou menos rigorosas podem ser apropriadas para pacientes individuais. As metas devem ser individualizadas com base na duração do diabetes, idade/expectativa de vida, condições comórbidas, doença cardiovascular (DCV) conhecida ou complicações microvasculares avançadas, desconhecimento da hipoglicemia e considerações individuais do paciente.
†A glicose pós-prandial pode ser direcionada se as metas de HbA1C não forem alcançadas, apesar de atingir as metas de glicose pré-prandial. As medições de glicose pós-prandial devem ser feitas 1 a 2 horas após o início da refeição, geralmente níveis máximos em pacientes com diabetes.
(Modificada de American Diabetes Association: Glycemic Targets: Standards of medical care in diabetes – 2018, *Diabetes Care* 41(S1):S60,2018.)

O controle ideal do diabetes também requer a restauração do metabolismo normal de carboidratos, proteínas e lipídeos. É importante que as pessoas com diabetes recebam cuidados médicos de uma equipe que, idealmente, inclua médicos, nutricionistas, enfermeiros, farmacêuticos e profissionais de saúde mental com experiência em diabetes. Os indivíduos com diabetes também devem assumir um papel ativo em seus cuidados. Para o DM1, um programa de controle individualizado e flexível usando os princípios da terapia intensiva com insulina é essencial. O DM2 é uma doença progressiva. Nesse caso, não é a dieta que falha; em vez disso, o pâncreas não é mais capaz de secretar insulina suficiente para manter o controle adequado da glicose. Conforme a doença progride, a nutrição clínica, sozinha, não é suficiente para manter o nível de HbA1C em 7% ou menos. A terapia deve se intensificar com o tempo. Os medicamentos e, eventualmente, a insulina precisam ser combinados com a dietoterapia para o controle glicêmico ideal. Por meio do desenvolvimento colaborativo de intervenções nutricionais individualizadas e do apoio contínuo às mudanças de comportamento, os profissionais da saúde podem facilitar o alcance das metas de saúde para a pessoa com diabetes.

Nutrição clínica para diabetes

A nutrição clínica é parte integrante do tratamento e controle total do diabetes. Para integrar a nutrição clínica de maneira eficaz no controle geral do diabetes, é necessário um nutricionista com conhecimento e habilidade na implementação das recomendações atuais de dietoterapia no controle médico do diabetes. Frequentemente, os nutricionistas adquirem uma certificação especializada em diabetes, conhecida como credencial de Educador Certificado em Diabetes (ECD). Os ECDs são profissionais da saúde que têm amplo conhecimento e experiência no controle e na prevenção do diabetes.

A nutrição clínica requer uma abordagem individualizada e nutrição eficaz, educação de autocontrole, aconselhamento e apoio. Monitorar os níveis de glicose, HbA1C e lipídeos, a pressão arterial, a massa corporal e questões de qualidade de vida é essencial para avaliar o sucesso das recomendações relacionadas com a nutrição. Intervenções de dietoterapia eficazes podem ser implementadas em sessões individualizadas ou em um programa abrangente de educação sobre diabetes.

Uma vez que o DM2 é uma doença progressiva, as intervenções de nutrição e atividade física, por si sós (ou seja, sem medicamentos), geralmente não são adequadas para manter o controle glicêmico ao longo do tempo. No entanto, mesmo depois que os medicamentos são iniciados, a dietoterapia e a educação adequada devem continuar a ser componentes importantes do plano de tratamento individualizado. Por exemplo, indivíduos com DM1 que tomam múltiplas injeções diárias ou infusão contínua de insulina subcutânea devem se concentrar em como ajustar as doses de insulina com base na ingestão planejada de carboidratos. Para indivíduos que usam doses diárias fixas de insulina, a ingestão diária de carboidratos deve ser consistente com relação ao tempo e à quantidade. Estudos retrospectivos revelam reduções duráveis de HbA1C com esses tipos de programas, com melhora significativa na qualidade de vida ao longo do tempo. Por fim, as abordagens nutricionais para reduzir o risco de DCV, incluindo a otimização de lipídeos séricos e da pressão arterial, podem efetivamente reduzir os eventos de DCV e a mortalidade (Evert et al., 2014).

A Academy of Nutrition and Dietetics (AND) publicou diretrizes de prática nutricional baseada em evidências (EBNPG) para DM1 e DM2 em adultos em sua Biblioteca de Análise de Evidências e em impresso (AND, 2017; Franz et al., 2017). As recomendações nutricionais da ADA são publicadas em uma declaração de posição e resumidas em seus padrões anuais de cuidado.

Metas e desfechos desejados

Os objetivos da nutrição clínica para diabetes enfatizam o papel do estilo de vida na melhora do controle glicêmico, dos perfis de lipídeos e lipoproteínas e da pressão arterial. Os objetivos da nutrição clínica estão resumidos no Boxe 29.1. O Medicare reembolsa nutricionistas qualificados por fornecerem nutrição clínica com base em evidências para o controle do diabetes aos participantes elegíveis. Melhorar a saúde por meio de escolhas alimentares e atividade física é a base de todas as recomendações nutricionais para o tratamento do diabetes.

Além de serem habilidosos e experientes na avaliação e implementação da nutrição clínica, os nutricionistas também devem estar cientes dos resultados esperados da nutrição clínica quando avaliarem os desfechos e qual *feedback* (incluindo recomendações) deve ser dado às fontes de referência. Além disso, o efeito da nutrição clínica sobre a HbA1C será conhecido em 6 semanas a 3 meses, momento em que o nutricionista deve avaliar se os objetivos da terapia foram alcançados por mudanças no estilo de vida ou se outras alterações ou medicamentos adicionais são necessários (Evert et al., 2014; AND, 2017).

Vários estudos de pesquisa apoiam a nutrição clínica como uma terapia eficaz para atingir os objetivos do tratamento do diabetes. A nutrição clínica implementada por nutricionistas reduziu os níveis de HbA1C em 1 a 1,9% em pessoas com DM1 e 0,3 a 2% naquelas com DM2 (ADA, 2018).

Esses resultados são semelhantes ou superiores aos dos medicamentos redutores de glicose. A nutrição clínica também melhora os perfis lipídicos, diminui a pressão arterial, promove a perda de massa corporal, além de reduzir a necessidade de medicamentos e o risco de aparecimento e progressão para comorbidades relacionadas com o diabetes. Uma variedade de intervenções de nutrição clínica, como nutrição clínica individualizada, controle de porções, menus de amostra, contagem de carboidratos, listas de substituições, planos de refeições simples e dietas veganas com baixo teor de gordura, pode ser implementada (Franz e MacLeod, 2018). A nutrição clínica individualizada, implementada em colaboração com o indivíduo com diabetes, é essencial porque uma variedade de intervenções nutricionais é eficaz. Um foco comum de nutrição clínica para indivíduos com DM2 é a redução da ingestão calórica. Além disso, a nutrição clínica pode encorajar o consumo de fibra dietética proveniente de frutas, vegetais, grãos integrais e leguminosas devido aos seus benefícios gerais para a saúde. O sódio também pode ser um nutriente importante. A recomendação para o público em geral reduzir o sódio para < 2.300 mg/dia também é apropriada para pessoas com diabetes. No entanto, se o indivíduo tem diabetes e hipertensão arterial, reduções adicionais na ingestão desse elemento podem ser indicadas (Franz e MacLeod, 2018). Para indivíduos com DM1, um foco comum é usar a contagem de carboidratos para determinar o *bolus* de insulina antes das refeições (Franz et al., 2017).

Equilíbrio de energia e massa corporal
Crianças/adolescentes

Historicamente, atingir e manter as metas de massa corporal tem sido o foco da nutrição clínica para o diabetes, e isso é particularmente verdadeiro para crianças com DM1. O fornecimento de energia adequada para o crescimento e o desenvolvimento normais de crianças e adolescentes com DM1 é um componente-chave da nutrição clínica. Portanto, estatura e massa corporal devem ser medidos em cada consulta e monitorados por meio de gráficos de crescimento, massa corporal e estatura apropriados (Chiang et al., 2018) (Apêndice 4).

Para jovens com DM2, os objetivos da dietoterapia tradicional incluíam a prevenção do ganho excessivo de massa corporal ao mesmo tempo que encorajavam o crescimento linear normal. Contudo, as diretrizes da American Academy of Pediatrics (AAP) de 2016 recomendaram mudar o foco da massa corporal para comportamentos de estilo de vida saudáveis. As diretrizes afirmam que, embora a obesidade possa ser um fator de risco para DM2 em jovens, os esforços para sua prevenção podem levar ao desenvolvimento de um transtorno alimentar (Golden et al., 2016). Além disso, pesquisas longitudinais descobriram que crianças cujos pais usaram alimentação restritiva têm maior probabilidade de comer na ausência de fome e apresentar um IMC elevado mais tarde na infância (Birch et al., 2003).

Adultos

A sobremassa corporal e a obesidade são comuns em pessoas com risco de DM2 e naquelas com a doença. Algumas pesquisas sugerem que a ingestão reduzida de calorias pode levar a reduções da HbA1C de 0,3 a 2% em adultos com DM2. Se apropriado para o indivíduo, uma redução na ingestão calórica também pode levar a melhorias nas doses dos medicamentos e na qualidade de vida (ADA, 2018). Da mesma forma, as intervenções para perda de massa corporal implementadas em pessoas com pré-diabetes e recém-diagnosticadas com DM2 mostraram-se eficazes na melhoria do controle glicêmico, mas o benefício das intervenções para perda de massa corporal em DM2 de maior duração é misto (Franz et al., 2017). Evidências substanciais sugerem que as dietas para perda de massa corporal não são sustentáveis. Uma revisão de mais de 30 estudos a longo prazo concluiu que quanto mais dietas um indivíduo experimenta, mais massa corporal ele recupera (Mann et al., 2007).

Além disso, a AND/EBNPG relatou que aproximadamente metade dos estudos de intervenção para perda de massa corporal em pessoas com DM2 melhorou a HbA1C em 1 ano e metade, não (AND, 2008a). Nos estudos de perda de massa corporal revisados pela ADA com duração de 1 ano ou mais, apenas dois grupos alcançaram perdas de massa corporal de 5% ou mais. O primeiro era de pessoas recentemente diagnosticadas com DM2, que seguiam um padrão alimentar de estilo mediterrâneo (–6,2 kg) e o segundo, daquelas que participaram de uma intervenção intensiva no estilo de vida como parte do estudo Look AHEAD (Action for Health in Diabetes) (–8,4 kg) (Esposito et al., 2009; Look AHEAD Research Group, 2010). Outras intervenções de perda de massa corporal resultaram em perdas de menos de 5% (4,8 kg ou menos) em 1 ano (Evert et al., 2013). Perdas de massa corporal superiores a 5% resultaram em melhorias consistentes em HbA1C, lipídeos e pressão arterial; no entanto, as inferiores a 5% não resultaram em melhorias consistentes de 1 ano em HbA1C, lipídeos e pressão arterial (AND, 2008a; Franz, 2013). Uma abordagem que recentemente ganhou popularidade na comunidade dietética é o paradigma de massa corporal neutra Health at Every Size (HAES), que se concentra no ganho/promoção da saúde em vez de na perda de massa corporal. Uma revisão sistemática de 16 estudos, observando o impacto de abordagens não dietéticas (como HAES) em atitudes, comportamentos e desfechos de saúde, descobriu que as intervenções não dietéticas resultaram em melhorias estatisticamente significativas nos padrões alimentares desordenados, na autoestima e na depressão. Além disso, nenhuma das intervenções resultou em ganho de massa corporal significativo ou piora dos níveis glicêmicos, colesterol ou pressão arterial. Em dois estudos, as medidas bioquímicas melhoraram significativamente em comparação com o grupo de controle ou dieta. Os pesquisadores notaram que havia limitações devido às definições inconsistentes de abordagens não dietéticas e ao uso de vários instrumentos de avaliação para medir os desfechos. Eles concluíram, todavia, que "devido à ineficácia a longo prazo das intervenções focadas na massa corporal, as melhorias psicológicas observadas em intervenções neutras em relação à massa corporal e não dietéticas justificam uma investigação mais aprofundada" (Clifford et al., 2015).

Boxe 29.1 Objetivos da nutrição clínica que se aplicam a adultos com diabetes.

1. Promover e apoiar padrões alimentares saudáveis, enfatizando uma variedade de alimentos ricos em nutrientes em porções adequadas, para melhorar a dieta geral e especificamente para:
   - Atingir metas individualizadas de glicose, pressão arterial e lipídeos
   - Alcançar e manter metas de massa corporal
   - Retardar ou evitar complicações do diabetes
2. Atender às necessidades nutricionais individuais com base nas preferências pessoais e culturais, conhecimentos de saúde e matemática, acesso a escolhas alimentares saudáveis, vontade e capacidade de fazer mudanças comportamentais
3. Manter o prazer de comer, fornecendo mensagens positivas sobre as opções alimentares, limitando-as apenas quando indicado por evidências científicas
4. Fornecer, ao indivíduo com diabetes, ferramentas práticas para o planejamento das refeições do dia a dia, em vez de focar em macronutrientes, micronutrientes ou alimentos isolados individualmente

Adaptado de Evert AB et al.: Nutrition therapy recommendations for the management of adults with diabetes, *Diabetes Care* 36:3821, 2013.

É importante ter em mente que a discriminação de massa corporal potencial pode afetar os desfechos de saúde. Um estudo descobriu que a discriminação de massa corporal, ou atitudes negativas relacionadas com ela em indivíduos com massas corporais mais altas ou obesidade, exacerbou os efeitos da proporção cintura-quadril na HbA1C, de modo que pessoas que tinham proporções mais elevadas de cintura-quadril e relataram discriminação de massa corporal apresentavam os níveis mais altos de HbA1C (Tsenkova et al., 2011). O nutricionista, portanto, deve colaborar com indivíduos com diabetes para integrar padrões alimentares ricos em nutrientes (que podem ou não levar à perda de massa corporal) e atividade física regular, não devendo fazer suposições sobre hábitos alimentares e padrões de estilo de vida com base na massa corporal.

Cirurgia bariátrica

A cirurgia bariátrica pode ser um tratamento eficaz de perda de massa corporal para pacientes gravemente obesos com DM2, resultando em melhorias marcantes na glicemia (Schauer et al., 2014). A ADA afirma que a cirurgia metabólica deve ser recomendada como uma opção para tratar o DM2 em candidatos apropriados à cirurgia com IMC maior ou igual a 40 kg/m^2 (IMC maior ou igual a 37,5 kg/m^2 em asiáticos norte-americanos), independentemente do nível de controle glicêmico ou da complexidade de regimes de redução de glicose, e em adultos com IMC de 35 a 39,9 kg/m^2 (32,5 a 37,4 kg/m^2 em asiáticos norte-americanos) quando a hiperglicemia for inadequadamente controlada apesar do estilo de vida e do tratamento clínico ideal (ADA, 2018). Em 4.434 adultos com DM2, a cirurgia de *bypass* gástrico resultou em 68,2% da remissão completa do diabetes inicial dentro de 5 anos após a cirurgia (Arterburn et al., 2013); no entanto, 35,1% desenvolveram a doença novamente nos próximos 5 anos e a duração mediana da remissão foi de 8,3 anos. Os preditores de recidiva foram controle glicêmico pré-operatório ineficaz, uso de insulina e maior duração do diabetes.

Porcentagens de macronutrientes e padrões alimentares

Embora vários estudos tenham tentado identificar as porcentagens ideais de macronutrientes para o plano alimentar de pessoas com diabetes, a revisão das evidências mostra claramente que não há uma porcentagem ideal de calorias de carboidratos, proteínas e lipídeos para todas as pessoas com diabetes (Evert et al., 2014). A distribuição de macronutrientes deve ser baseada em uma avaliação individualizada dos padrões atuais de alimentação, preferências e objetivos metabólicos. Além dos objetivos metabólicos, o nutricionista deve considerar as preferências pessoais (incluindo tradição, cultura, religião, crenças e objetivos de saúde, situação econômica) para determinar o melhor padrão alimentar para seus pacientes (ADA, 2018). A individualização da composição dos macronutrientes dependerá do estado metabólico do indivíduo (incluindo perfil lipídico e função renal) e/ou preferências alimentares pessoais.

A ADA também revisou pesquisas sobre padrões alimentares (estilos mediterrâneo, vegetariano e vegano, baixo teor de lipídeos, baixo teor de carboidratos e abordagens dietéticas para parar a hipertensão arterial [DASH]) implementados para o controle do diabetes e concluiu que uma variedade de padrões alimentares é aceitável (ADA, 2018). O nutricionista deve levar em consideração as preferências pessoais e os objetivos metabólicos ao recomendar um padrão alimentar em vez de outro.

Embora vários fatores influenciem a resposta glicêmica aos alimentos, monitorar gramas totais de carboidratos, seja pelo uso da contagem de carboidratos ou por estimativa baseada na experiência, continua sendo uma estratégia-chave para alcançar o controle glicêmico (Evert et al., 2013). Embora algumas evidências sugiram que o tipo de carboidrato ingerido pode influenciar os níveis glicêmicos, a quantidade total de carboidrato ingerida é a principal preditora da resposta glicêmica. A consistência do dia a dia na quantidade de carboidratos ingeridos nas refeições e lanches é relatada para melhorar o controle glicêmico, especialmente em pessoas apenas com nutrição clínica, medicamentos para redução da glicose ou regimes fixos de insulina. Em pessoas com DM1 ou DM2 que estão em tratamento com bomba de infusão, as doses de insulina devem ser ajustadas para corresponder à ingestão de carboidratos (Evert et al., 2013).

A **contagem de carboidratos** é um método de plano alimentar baseado no princípio de que todos os tipos de carboidrato (exceto fibras) são digeridos e que a maioria é absorvida pela corrente sanguínea como moléculas de glicose. Alimentos ricos em carboidratos incluem amidos, como pães, cereais, massas, arroz, feijão e lentilhas, vegetais ricos em amido, biscoitos e salgadinhos; frutas e sucos de frutas; leite, substitutos do leite e iogurte; e doces e sobremesas. Uma substituição (ou porção) de carboidrato é uma porção do alimento que contenha 15 g de carboidrato (Apêndice 18).

É importante para o nutricionista garantir que o indivíduo com diabetes compreenda quais alimentos contêm carboidratos e a relação entre a sua ingestão e glicemia. É igualmente importante que o nutricionista evite desabonar os carboidratos, o que infelizmente ocorre com muita frequência em centros de saúde que atendem pacientes com diabetes. O papel do nutricionista deve incluir ajudar o indivíduo a compreender que os carboidratos são parte de uma dieta saudável e criar colaborativamente um plano alimentar que liste o número de opções de carboidratos recomendados para refeições e, se desejado, lanches. Os indivíduos são encorajados a manter as fontes de proteínas e lipídeos o mais consistentes possível, porque não afetam muito a glicemia, embora necessitem de insulina para o metabolismo.

Existem dois planos principais de alimentação que utilizam a contagem de carboidratos. O primeiro usa proporções de insulina para carboidratos para ajustar as doses do hormônio antes das refeições para a ingestão variável de carboidratos (regimes de insulina fisiológica). Observe que a proporção de insulina para carboidratos é normalmente calculada dividindo-se 500 pela dose diária total de insulina. Por exemplo, se um paciente estiver tomando 50 unidades de insulina por dia, você deve dividir 500 por 50 para obter 10. Isso significa que 1 unidade de insulina de ação rápida cobrirá o pico de glicose no sangue depois que o paciente comer 10 g de carboidrato.

O segundo plano alimentar é seguir um planejamento consistente com carboidratos ao usar regimes fixos de insulina. Testar a glicemia antes e depois das refeições é importante para fazer ajustes na ingestão de alimentos ou medicação para atingir as metas glicêmicas.

Ingestão de carboidratos

Conforme observado anteriormente, os níveis glicêmicos após a alimentação são determinados principalmente pela velocidade de digestão e absorção da glicose pela corrente sanguínea e pela capacidade da insulina de eliminar a glicose da circulação. As dietas com baixo teor de carboidratos podem parecer uma abordagem lógica para reduzir a glicose pós-prandial. Os alimentos que contêm carboidratos (grãos integrais, legumes, frutas, vegetais e leite com baixo teor de gordura), no entanto, são excelentes fontes de vitaminas, minerais, fibra alimentar e energia, sendo incentivados em relação a outras fontes de carboidratos (ou seja, carboidratos altamente processados com pouca fibra, açúcares e lipídeos adicionados ou alto teor de sódio) para melhorar a ingestão geral de nutrientes (ADA, 2018).

A antiga crença de que a sacarose – também conhecida como açúcar de mesa comum – deve ser restringida, com base na suposição de que os açúcares são digeridos e absorvidos mais rapidamente do que os amidos, não se justifica. A quantidade total de carboidratos ingeridos em uma refeição, independentemente de a fonte ser amido ou sacarose, é o principal determinante dos níveis de glicose pós-prandial. O efeito glicêmico de alimentos com carboidratos não pode ser previsto com base em sua estrutura (i. e., amido *vs.* açúcar) devido à eficiência do sistema digestório humano na redução de polímeros de amido a glicose. Os amidos são rapidamente metabolizados em 100% de glicose durante a digestão, em contraste com a sacarose, que é metabolizada em apenas aproximadamente 50% de glicose e cerca de 50% de frutose. A frutose tem uma resposta glicêmica mais baixa, o que tem sido atribuído à sua lenta taxa de absorção e ao seu armazenamento no fígado como glicogênio. Alimentos que contêm sacarose podem ser substituídos por quantidades isoenergéticas de outros alimentos com carboidratos; no entanto, como para a população em geral, deve-se ter cuidado para evitar a ingestão energética excessiva e inibir o deslocamento de escolhas alimentares ricas em nutrientes (Ludwig et al., 2018). A ADA recomenda que as pessoas com ou em risco de diabetes evitem bebidas açucaradas (refrigerantes, sucos de frutas, bebidas energéticas e vitamínicas contendo sacarose, xarope de milho com alto teor de frutose e/ou concentrados de suco de frutas) para reduzir o risco de agravamento do perfil cardiometabólico e evitar o ganho de massa corporal (ADA, 2018).

Índice glicêmico e carga glicêmica

O **índice glicêmico (IG)** dos alimentos foi desenvolvido para comparar os efeitos fisiológicos dos carboidratos na glicose. O IG classifica os alimentos com carboidratos de acordo com a maneira pela qual eles afetam as concentrações de glicose no sangue (p. ex., IG da glicose = 100; IG do pão branco = 70).

A **carga glicêmica (CG)** estimada de alimentos, refeições e padrões dietéticos é calculada multiplicando-se o IG pela quantidade de carboidrato disponível (dividido por 100) em cada alimento e, em seguida, totalizando-se os valores de todos os alimentos em uma refeição ou padrão alimentar. Por exemplo, duas fatias de pão branco com IG de 75 e 30 g de carboidratos têm CG de 22,5 (75 × 30/100 = 22,5) (ver Apêndice 28 para IG e CG de alimentos).

A ADA conduziu uma revisão sistemática das dietas com base em IG e CG no controle do diabetes e descobriu que estudos com mais de 12 semanas não relataram impacto significativo de IG ou CG, independentemente da perda de massa corporal, na HbA1C. Resultados mistos, no entanto, foram relatados em relação aos níveis glicêmicos e de insulina endógena. Se IG ou CG forem propostos como uma estratégia de redução da glicemia, o nutricionista pode orientar adultos com diabetes de que a redução do IG ou da CG pode ou não ter um efeito significativo no controle glicêmico.

Fibra e grãos integrais

Há evidências que sugerem que a ingestão de fibra alimentar pode levar à redução da mortalidade por todas as causas em indivíduos com diabetes (Evert et al., 2014). Além disso, metanálise revisando 15 estudos que examinaram a relação entre fibra e diabetes descobriu que uma intervenção envolvendo suplementação de fibra para DM2 pode reduzir a glicemia de jejum (GJ) e a HbA1C. Em comparação com o placebo, os indivíduos que consumiram fibra dietética como uma intervenção tiveram uma diferença média geral da redução da HbA1C de 0,26%. Embora essa evidência seja promissora, uma das limitações é que os estudos usaram uma variedade de gramas de fibras por dia em suas intervenções, desde um adicional de 4 g/dia a 40 g/dia (Post et al., 2012).

Tal como acontece com a população em geral, é encorajado o consumo de 25 g de fibras por dia para mulheres adultas e 38 g por dia para homens adultos (Evert et al., 2014). Também é recomendado que indivíduos com diabetes, com a população em geral, consumam pelo menos metade de todos os grãos integrais.

A quantidade de gramas de fibras (e alcoóis de açúcar) está incluída nos rótulos dos alimentos, sendo calculada como tendo cerca de metade das calorias (2 kcal/g) da maioria dos outros carboidratos (4 kcal/g). Para a maioria das pessoas, no entanto, não é necessário subtrair a quantidade de fibras alimentares (ou alcoóis de açúcar) durante a contagem de carboidratos (Evert et al., 2014). Ajustes nos valores de ingestão de carboidratos são práticos apenas se a quantidade por porção for superior a 5 g. Nesse caso, contar metade dos gramas de carboidratos das fibras (e alcoóis de açúcar) seria útil no cálculo das opções alimentares para rótulos ou receitas de alimentos.

Adoçantes não nutritivos e hipocalóricos

Os adoçantes de energia reduzida aprovados pela FDA incluem alcoóis de açúcar (eritritol, sorbitol, manitol, xilitol, isomalte, lactitol e hidrolisados de amido hidrogenado) e tagatose. Todos os adoçantes não nutritivos aprovados pela FDA, quando consumidos dentro dos níveis de ingestão diária estabelecidos, podem ser usados por pessoas com diabetes, incluindo mulheres gestantes. Além disso, os adoçantes não nutritivos podem facilitar a redução da ingestão de açúcares adicionados, resultando na diminuição da ingestão energética total (ADA, 2018); no entanto, embora o uso de adoçantes não nutritivos pareça seguro, algumas pessoas relatam desconforto gástrico após consumir alimentos adoçados com esses produtos, e o consumo de grandes quantidades pode causar diarreia, especialmente em crianças.

Lembre-se de que a ingestão de adoçantes nutritivos, quando substituídos isoenergeticamente por outros carboidratos, não terá efeito significativo sobre os níveis de HbA1C ou insulina; contudo, eles podem reduzir a ingestão geral de energias e carboidratos (ADA, 2018).

Ingestão de proteínas

De acordo com a ADA, não há evidências de que o ajuste do nível diário de ingestão de proteínas (normalmente 1 a 1,5 g kg de massa corporal/dia ou 15 a 20% da energia total) melhore a saúde de indivíduos sem doença renal diabética. Para pessoas com diabetes, as evidências são inconclusivas para recomendar uma quantidade ideal de ingestão de proteínas, a fim de otimizar o controle glicêmico ou melhorar os fatores de risco de DCV. Portanto, as metas devem ser individualizadas para refletir os padrões atuais de alimentação. Algumas pesquisas sugerem que a ingestão de proteínas um pouco maior (20 a 30% do total de calorias) pode levar ao aumento da saciedade em pessoas com diabetes.

Embora os aminoácidos não essenciais sofram gliconeogênese, no diabetes bem controlado a glicose produzida não aparece na circulação geral, sendo provavelmente armazenada no fígado como glicogênio. Quando ocorre a glicólise, não se sabe se a fonte original de glicose era carboidrato ou proteína. Embora a proteína seja um potente estimulante da liberação aguda de insulina tanto quanto o carboidrato, ela não tem efeito a longo prazo nas necessidades de insulina. Devido ao potencial aumento simultâneo da insulina endógena, adicionar proteínas ao tratamento da hipoglicemia não previne a hipoglicemia subsequente (ADA, 2018).

Ingestão de lipídeos

As evidências também são inconclusivas quanto a uma quantidade ideal de lipídeos totais para pessoas com diabetes; portanto, as metas devem ser individualizadas. O tipo de lipídeos consumidos parece ser mais importante do que o lipídeo total em termos de riscos metabólico e cardiovascular.

Alimentos ricos em ácidos graxos monoinsaturados (AGM), como componentes do padrão alimentar mediterrâneo, estão associados a melhora do controle glicêmico e dos fatores de risco de DCV em pessoas com DM2. Há controvérsias quanto à melhor proporção de ácidos graxos ômega-6 para ômega-3; entretanto, os ácidos graxos poli-insaturados (AGPs) e os AGMs são recomendados como substitutos dos ácidos graxos saturados (AGSs) ou ácidos graxos *trans*. A quantidade recomendada de AGSs, colesterol e gordura *trans* para pessoas com diabetes é a mesma que para a população em geral.

Há evidências na população em geral de que os alimentos que contêm ácidos graxos ômega-3 exercem efeitos benéficos nas lipoproteínas e na prevenção de doenças cardíacas; portanto, as recomendações para o público em geral comer peixes (principalmente os gordurosos) pelo menos duas vezes (duas porções) por semana também são adequadas para pessoas com diabetes. As evidências de ensaios clínicos randomizados (ECRs) não apoiam a recomendação de suplementos de ômega-3 para pessoas com diabetes para prevenção ou tratamento de DCV (ADA, 2018).

Álcool

Pequenas quantidades de álcool ingeridas com alimentos têm efeito agudo mínimo, se houver, sobre as concentrações de glicose e insulina. Se os indivíduos optarem por consumir álcool, a ingestão diária deve ser limitada a 1 dose ou menos para mulheres adultas e 2 doses ou menos para homens adultos (1 dose = 355 mℓ de cerveja, 148 mℓ de vinho ou 45 mℓ de bebidas destiladas). Cada dose contém 15 g de álcool. O tipo de bebida alcoólica consumida não faz diferença. As mesmas precauções que se aplicam ao consumo de álcool para a população em geral servem para pessoas com diabetes. A abstenção de álcool deve ser aconselhada para pessoas com histórico de uso abusivo ou dependência de álcool, para mulheres durante a gestação e para pessoas com problemas médicos, como doença hepática, pancreatite, neuropatia avançada ou hipertrigliceridemia grave (ADA, 2018).

O consumo moderado a alto de álcool pode colocar pessoas com diabetes que tomam insulina ou **secretagogos de insulina** (medicamentos que aumentam a produção do hormônio) em risco aumentado de hipoglicemia tardia (ADA, 2018). O consumo de álcool com alimentos pode minimizar o risco de hipoglicemia noturna quando o indivíduo está dormindo. A educação e a conscientização sobre o retardo da hipoglicemia após o consumo de bebidas alcoólicas são importantes. As bebidas alcoólicas devem ser consideradas um acréscimo ao plano alimentar e regular de todas as pessoas com diabetes. Nenhum alimento deve ser omitido, dada a possibilidade de hipoglicemia induzida pelo álcool e porque o álcool não exige que a insulina seja metabolizada (ADA, 2018). Quantidades excessivas de álcool (3 ou mais drinques por dia), de forma consistente, contribuem para a hiperglicemia, que melhora assim que o uso de álcool é interrompido.

Pequenas quantidades de álcool, em particular vinho tinto, podem ser seguras e reduzir potencialmente o risco cardiometabólico. Um ECR a longo prazo sugeriu que, entre pessoas com diabetes bem controlado, iniciar uma ingestão moderada de vinho, especialmente vinho tinto, como parte de uma dieta saudável, é provavelmente seguro e diminui sutilmente o risco cardiometabólico (Blomster et al., 2014). A ingestão crônica de álcool, no entanto, aumenta a pressão arterial e pode ser um fator de risco para AVE (O'Keefe et al., 2018).

Micronutrientes e suplementos fitoterápicos

As evidências que analisam o efeito dos suplementos dietéticos na regulação da glicemia são confusas; portanto, a ADA não endossa o uso de suplementos vitamínicos ou minerais de rotina por pessoas com diabetes (em comparação com a população em geral) que não têm deficiências subjacentes (ADA, 2018).

Há, entretanto, algumas evidências emergentes que sugerem que determinados suplementos podem ser úteis na redução dos níveis glicêmicos, entre eles canela, cromo, ácido alfalipoico (ALA) e berberina.

Uma revisão sistemática e metanálise de 2013 descobriu que doses de 120 mg/dia a 6 g/dia de canela por 4 a 18 semanas reduziram os níveis de GPJ, colesterol total (–15,6 mg/dℓ), LDL-colesterol (–9,42 mg/dℓ) e triglicerídios (–29,59 mg/dℓ) enquanto aumentaram os níveis de HDL-colesterol (1,66 mg/dℓ). No entanto, apesar das reduções observadas na GJ, nenhum efeito significativo sobre os níveis de hemoglobina HbA1C (HbA1C) (–0,16%) foi observado (Allen et al., 2013).

Uma revisão narrativa publicada no *Journal of the Academy of Nutrition and Dietetics* exibiu achados semelhantes. A revisão analisou 11 ECRs e descobriu que todos os estudos relataram algumas reduções na GPJ durante a intervenção com canela. Nos estudos que medem a HbA1C, diminuições muito modestas também foram aparentes com canela, enquanto as mudanças nos grupos de placebo foram mínimas (Costello et al., 2016). É importante ter cuidado ao combinar canela (na forma de pílula) com outras ervas e suplementos para baixar a glicemia, pois tomar canela com alguns medicamentos antidiabéticos pode causar efeitos hipoglicêmicos.

O cromo é um mineral essencial exigido pelo corpo em pequenas quantidades. Algumas pesquisas sugerem que ele pode ser usado para melhorar o controle glicêmico do diabetes (tipos 1 e 2), do pré-diabetes da SOP, da hipoglicemia reativa, da síndrome metabólica e de outros distúrbios de regulação da glicose (Natural Medicines Database, 2018). Um estudo examinou os efeitos da suplementação de cromo com 42 μg Cr/dia em um pequeno número de pessoas com diabetes recém-diagnosticado. Após 3 meses de suplementação com cromo, o grupo de controle experimentou uma redução expressiva na GJ. Além disso, os valores de HbA1C melhoraram significativamente de 9,51% para 6,86%, indicando melhor controle glicêmico. No grupo experimental, as concentrações de colesterol total, triglicerídios e LDL também foram significativamente reduzidas. Esses dados demonstram um possível efeito benéfico da suplementação de cromo no controle glicêmico e nas variáveis lipídicas em indivíduos com DM2 de início recente (Sharma et al., 2011). Deve-se notar que os estudos de cultura de células sugerem a possibilidade de danos ao DNA com a suplementação de cromo a longo prazo; no entanto, isso não foi demonstrado em organismos vivos (Linus Pauling Institute, 2018).

O ALA é um cofator essencial nas enzimas mitocondriais relacionadas com a produção calórica que pode melhorar a utilização da glicose em pessoas com DM2 (Linus Pauling Institute, 2018b).

Um estudo randomizou 105 pessoas com diabetes em dois grupos. O primeiro foi instruído a tomar suplemento contendo 600 mg de ALA (com L-carnosina, zinco e vitaminas do grupo B). O segundo recebeu um placebo. O estudo descobriu que, após 3 meses, houve uma redução da GJ, da glicose pós-prandial e da HbA1C no grupo que recebeu o suplemento com ALA em comparação com o placebo. O estudo também observou diminuição do LDL-colesterol e dos triglicerídios no grupo ALA (Derosa et al., 2016).

A berberina, um alcaloide encontrado em uma variedade de plantas medicinais, incluindo *Hydrastis canadensis* (hidraste) e *Berberis aristata* (cúrcuma), tem sido usada para fins medicinais nas medicinas chinesa e ayurvédica e como corante graças à sua vibrante cor amarela. Em um estudo clínico, a berberina reduziu significativamente as concentrações de GJ, HbA1C, triglicerídios e insulina em pacientes com DM2. Os efeitos redutores da berberina na GJ e na HbA1C foram semelhantes aos da metformina e da rosiglitazona. A função hepática melhorou muito nesses pacientes, mostrando diminuição das enzimas hepáticas (Ziegler et al., 2011). Em outro estudo, 36 adultos com DM2 recém-diagnosticado foram aleatoriamente randomizados para tratamento com berberina ou metformina (0,5 g três vezes por dia). Após os 3 meses, o efeito hipoglicemiante da berberina foi semelhante ao da metformina. Diminuições significativas na HbA1C (9,5 para 7,5%), na GJ (10,6 mmol/ℓ para 6,9 mmol/ℓ), na glicemia pós-prandial (19,8 mmol/ℓ para 11,1 mmol/ℓ) e nos triglicerídios (1,13 mmol/ℓ para 0,89 mmol/ℓ) foram observadas no grupo berberina (Yin et al., 2008).

Observe que a berberina pode ser contraindicada durante a lactação e a gestação e a crianças. Além disso, pode causar hipoglicemia em indivíduos que tomam medicamentos hipoglicemiantes (insulina, glimepirida etc.) e potencialmente reduzir a pressão arterial; portanto, deve ser usada com cautela em pessoas com pressão arterial baixa ou naquelas que tomam medicamentos hipoglicemiantes. A berberina também é capaz inibir a atividade de enzimas que degradam certos medicamentos (ciclosporina em cápsulas ou injetável), o que pode levar ao aumento dos níveis sanguíneos e do risco de efeitos adversos. Outros potenciais efeitos adversos incluem náuseas, distensão abdominal, constipação intestinal, diarreia, hipertensão arterial, insuficiência respiratória, cefaleia, bradicardia, icterícia e parestesias.

Embora haja alguma evidência emergente que sugira que os suplementos fitoterápicos ajudam na regulação da glicemia, é importante lembrar que esses produtos não são padronizados e variam em seu conteúdo de ingredientes ativos (Capítulo 11). Eles têm o potencial de interagir e alterar o efeito de outros medicamentos; assim, as pessoas com diabetes devem sempre relatar o uso de suplementos e produtos fitoterápicos ao seu médico/nutricionista.

A metformina está associada à deficiência de vitamina B_{12}, por isso um relatório recente do Diabetes Prevention Program Outcomes Study (DPPOS) sugere que o teste periódico dos níveis de vitamina B_{12} deve ser considerado em pacientes que tomam esse medicamento, especialmente se houver histórico de anemia ou neuropatia periférica.

Atividade física/exercícios

A atividade física deve ser parte integrante do plano de tratamento para pessoas com diabetes. O exercício ajuda a melhorar a sensibilidade à insulina, reduzir os fatores de risco cardiovascular, controlar a massa corporal e melhorar o bem-estar. Com as orientações adequadas, a maioria das pessoas com diabetes pode se exercitar com segurança. Os planos de atividades individuais variam, dependendo do interesse, idade, saúde geral e nível de aptidão física.

Existem dois tipos de exercício: aeróbico e anaeróbico. Ambos são importantes em pessoas com diabetes. O exercício aeróbico consiste em movimentos rítmicos, repetidos e contínuos dos mesmos grandes grupos de músculos por, pelo menos, 10 minutos de cada vez, como caminhadas, ciclismo, corrida, natação e muitos esportes. O exercício anaeróbico, também conhecido como exercício de resistência, consiste em atividades que utilizam a força muscular para movimentar determinada massa ou trabalhar contra uma carga resistiva, como levantamento de pesos e exercícios usando máquinas que fornecem resistência.

Apesar do aumento na captação de glicose pelos músculos durante o exercício, a glicemia muda pouco em indivíduos sem diabetes. O trabalho muscular faz com que as concentrações de insulina diminuam, enquanto os hormônios contrarreguladores (principalmente glucagon) se elevam. Como resultado, o aumento do uso de glicose pelos músculos em exercício é compatível com o aumento da produção de glicose pelo fígado. Esse equilíbrio entre a insulina e os hormônios contrarreguladores é o principal determinante da produção hepática de glicose, ressaltando a necessidade de ajustes da insulina, além da ingestão adequada de carboidratos durante os exercícios para pessoas com diabetes.

Em pessoas com DM1, a resposta glicêmica ao exercício varia, dependendo do controle geral do diabetes, da glicose plasmática e das concentrações de insulina no início do exercício; do tempo, da intensidade e da duração do exercício; da ingestão alimentar anterior; e do condicionamento prévio. Uma variável importante é o nível de insulina plasmática durante e depois do exercício. A hipoglicemia pode ocorrer devido à captação de glicose pelos músculos com aumento da insulina pelo músculo em exercício.

Em pessoas com DM2, o controle glicêmico pode melhorar com a atividade física, em grande parte devido à diminuição da resistência à insulina e ao aumento da sensibilidade à insulina, o que resulta no aumento do uso periférico de glicose não apenas durante, mas também após a atividade (Colberg et al., 2016). Essa elevação da sensibilidade à insulina induzida pelo exercício ocorre independentemente de qualquer efeito na massa corporal. Intervenções de exercícios estruturados com pelo menos 8 semanas de duração reduzem a HbA1C. O exercício também diminui os efeitos dos hormônios contrarreguladores, que reduzem a produção de glicose hepática, contribuindo para melhor controle glicêmico.

Potenciais problemas com exercício

A hipoglicemia é um problema potencial associado ao exercício em pessoas que tomam insulina ou secretagogos de insulina. A hipoglicemia pode ocorrer durante, imediatamente após ou muitas horas depois do exercício, sendo mais comum em pessoas com DM1 (Colberg et al., 2016). Foi relatado que a hipoglicemia é mais comum após exercícios – especialmente exercícios de longa duração. Isso pode incluir atividades extenuantes, brincadeiras ou exercícios esporádicos. A hipoglicemia, nesse caso, normalmente se deve ao aumento da sensibilidade à insulina após o exercício, exigindo reposição de glicogênio hepático e muscular, o que pode levar de 24 a 30 horas (Capítulo 22).

A glicemia antes do exercício reflete apenas o valor naquele momento, e não se sabe se é um nível estável ou um nível que está caindo. Se a glicemia estiver caindo antes do exercício, adicionar exercícios pode contribuir para a hipoglicemia durante a atividade.

A hiperglicemia também pode resultar de exercícios de alta intensidade, provavelmente devido aos efeitos dos hormônios contrarreguladores. Quando uma pessoa participa de um exercício de alto nível de intensidade, há um aumento maior do que o normal nos hormônios contrarreguladores. Como resultado, a liberação de glicose hepática excede o aumento no uso de glicose. As concentrações elevadas de glicose também podem se estender até o estado pós-exercício. A hiperglicemia e o agravamento da cetose também podem se dar em pessoas com DM1 que ficam privadas de insulina por 12 a 48 horas e estão cetóticas. A atividade vigorosa deve ser evitada na presença de cetose (ADA, 2018). Não é, entretanto, necessário adiar o exercício com base simplesmente na hiperglicemia, desde que o indivíduo se sinta bem e as cetonas na urina e/ou no sangue sejam negativas.

Diretrizes de exercício

A variabilidade das respostas glicêmicas ao exercício contribui para a dificuldade em fornecer orientações precisas para o exercício seguro. O monitoramento frequente da glicemia antes, durante e após o exercício ajuda os indivíduos a identificar sua resposta às atividades físicas. Para atender às suas necessidades individuais, é importante modificar as diretrizes gerais para reduzir as doses de insulina antes (ou depois) do exercício. Além disso, um indivíduo pode optar por ingerir carboidratos antes (ou depois) de qualquer atividade física. Semelhante à população em geral sem diabetes, também é importante que os diabéticos se mantenham hidratados ao realizar exercícios físicos.

Recomendações de carboidratos para usuários de insulina ou secretagogo de insulina. Durante o exercício de intensidade moderada, a captação de glicose é aumentada em 8 a 13 g/h; esta é a base para a recomendação de adicionarem-se 15 g de carboidratos a cada 30 a 60 minutos de atividade (dependendo da intensidade), além das rotinas normais. O exercício moderado por menos de 30 minutos geralmente não requer ajuste adicional de carboidratos ou insulina, a menos que o indivíduo esteja hipoglicêmico antes do início do exercício. Os carboidratos adicionados devem ser ingeridos se os níveis de glicose pré-exercício forem inferiores a 100 mg/dℓ (5,6 mmol/ℓ). Os carboidratos suplementares geralmente não são necessários em indivíduos com DM2 que não se tratam com insulina ou secretagogos de insulina, pois simplesmente adicionam calorias desnecessárias (ADA, 2018).

Em todas as pessoas, a glicemia declina gradualmente durante o exercício, e a ingestão de carboidratos durante o exercício prolongado pode melhorar o desempenho, mantendo a disponibilidade e a oxidação da glicose no sangue. Para o praticante de exercícios com diabetes cuja glicemia pode cair antes ou mais abaixo que do praticante sem diabetes, a ingestão de carboidratos após 40 a 60 minutos de exercício é importante e pode ajudar na prevenção da hipoglicemia. As bebidas que contêm 2 a 4% de glicose são eliminadas do estômago tão rapidamente quanto a água e têm a vantagem de fornecer os líquidos e carboidratos necessários (Leiper, 2015). Consumir carboidratos imediatamente após o exercício otimiza a reposição dos estoques de glicogênio muscular e hepático. Para o praticante de exercício com diabetes, isso assume uma importância maior devido ao aumento do risco de hipoglicemia de início tardio.

Diretrizes de insulina

É necessário ajustar regularmente a dosagem de insulina para evitar a hipoglicemia, que ocorre com mais frequência em atividades moderadas a extenuantes, que duram mais de 45 a 60 minutos. Para a maioria das pessoas, uma redução modesta (de cerca de 1 a 2 unidades) na insulina de ação rápida (ou curta) durante o período de exercício é um bom ponto de partida. Para exercícios vigorosos prolongados, uma redução maior na dosagem diária total de insulina pode ser necessária. Após o exercício, a dosagem de insulina também pode ter que ser diminuída.

Precauções para pessoas com diabetes

Pessoas com DM2 podem ter um $VO_{2máx}$ mais baixo, exigindo, portanto, um programa de treinamento mais gradual. Podem ser necessários períodos de descanso, mas isso não prejudica o efeito do treinamento da atividade física.

Recomendações de exercícios

Os adultos com diabetes devem ser aconselhados a realizar pelo menos 150 min/semana de atividade física aeróbica de intensidade moderada, distribuída por pelo menos 3 dias/semana, com, no máximo, 2 dias consecutivos sem atividade física. Na ausência de contraindicações, adultos com DM2 devem ser estimulados a realizar exercícios de resistência pelo menos 2 vezes por semana, com cada sessão consistindo em pelo menos uma série de cinco ou mais exercícios de resistência diferentes, envolvendo grandes grupos musculares. Há um benefício aditivo do treinamento aeróbico e de resistência combinado em adultos com DM2. Crianças com diabetes ou pré-diabetes devem ser orientadas a praticar pelo menos 60 min/dia de atividade física, com vigorosas atividades de fortalecimento muscular e ósseo pelo menos 3 dias/semana (ADA, 2018).

O pré-exercício de triagem de rotina não é recomendado. Os provedores devem usar o julgamento clínico nessa área. Pacientes de alto risco devem ser encorajados a começar com curtos períodos de exercícios de baixa intensidade e aumentar a intensidade e a duração lentamente (ADA, 2018).

Medicamentos

Uma declaração de consenso sobre a abordagem para o manejo da hiperglicemia no DM2 foi publicada pela ADA e pela European Association for the Study of Diabetes (EASD) (Inzucchi et al., 2015). As intervenções no momento do diagnóstico incluem alimentação saudável, controle de massa corporal, atividade física e educação sobre diabetes. A metformina é o agente farmacológico inicial preferido para o DM2, seja em adição ao aconselhamento sobre estilo de vida e atividade física, seja quando os esforços do estilo de vida por si sós não alcançaram ou mantiveram os objetivos glicêmicos. Se as metas de HbA1C não forem atingidas após aproximadamente 3 meses, um segundo agente oral, um receptor de GLP-1, ou insulina basal são adicionados. Se as metas de HbA1C não forem alcançadas após 3 meses adicionais, uma intervenção de três medicamentos é implementada. Se a terapia combinada, que inclui uma insulina de ação prolongada, não atingir as metas de HbA1C, uma insulinoterapia mais complexa, envolvendo múltiplas doses diárias, é iniciada – geralmente em combinação com um ou mais agentes não insulínicos. Uma abordagem centrada no paciente é sempre ideal e deve incluir suas preferências, seus custos e seus efeitos colaterais potenciais (ADA, 2018). O objetivo geral é alcançar e manter o controle glicêmico e alterar as intervenções (incluindo o uso de insulina) quando as metas terapêuticas não estiverem sendo alcançadas.

Todas as pessoas com DM1 e muitas com DM2, que não produzem mais insulina endógena adequada, precisam de reposição insulínica. As circunstâncias que requerem o uso de insulina no DM2 incluem a falha em obter o controle adequado com a administração de medicamentos hipoglicemiantes e períodos de lesão aguda, infecção, exposição ao calor extremo, cirurgia ou gestação.

Medicamentos hipoglicemiantes para diabetes tipo 2

Entender que o DM2 é uma doença progressiva é importante para a compreensão das opções de tratamento. Ajudar os diabéticos a entender o processo da doença também os auxilia a compreender e aceitar as mudanças nos medicamentos que ocorrem ao longo do tempo. O diabetes é diagnosticado pela primeira vez quando não há insulina suficiente disponível para manter a euglicemia e, à medida que a deficiência insulínica progride, medicamentos e, eventualmente, insulina serão necessários para atingir os objetivos glicêmicos.

Os medicamentos hipoglicemiantes visam a diferentes aspectos da patogênese do DM2 – resistência à insulina no nível celular, defeitos do sistema de incretina, deficiência de insulina endógena, níveis elevados de glucagon e liberação excessiva de glicose hepática. Como os mecanismos de ação são diferentes, os medicamentos podem ser usados isoladamente ou em combinação. A Tabela 29.5 lista os nomes genéricos e comerciais dos medicamentos hipoglicemiantes e seus principais locais de ação para pessoas com DM2. O Apêndice 13 exibe as implicações nutricionais de medicamentos comuns.

Biguanidas

A metformina é o medicamento tipo 2 de primeira linha mais amplamente usado. Ela suprime a produção hepática de glicose, não está associada à hipoglicemia, pode causar pequenas perdas de massa corporal no início da terapia e é relativamente barata. Os efeitos colaterais mais comuns são gastrintestinais (GIs), que geralmente desaparecem com o tempo. Para minimizar esses efeitos, a medicação deve ser tomada com a ingestão de alimentos e a menor dose (500 mg) administrada duas vezes ao dia durante 1 semana e aumentada gradualmente até as doses máximas. Se isso não ajudar, metformina XR (de liberação prolongada) é uma boa alternativa que pode ajudar a minimizar os efeitos colaterais gastrintestinais e deve também ser tomada com as refeições (Levy et al., 2010). Um efeito colateral raro da metformina é a acidose láctica grave, que pode ser fatal e geralmente ocorre em pacientes que consomem álcool em excesso, têm disfunção renal ou disfunção hepática. A metformina também pode causar diminuição nas concentrações séricas de vitamina B_{12}; portanto, os pacientes precisam se certificar de manter uma ingestão adequada dessa vitamina (ADA, 2018).

Sulfonilureias

As sulfonilureias (gliburida [DiaBeta®], glipizida [Glucotrol®], glimepirida [Amaryl®]) são secretagogos de insulina e promovem a secreção de insulina pelas células beta pancreáticas. Sulfonilureias de primeira e segunda gerações diferem umas das outras em sua potência, farmacocinética e metabolismo. As desvantagens de seu uso incluem ganho de massa corporal, efeitos colaterais gastrintestinais (náuseas, diarreia e constipação intestinal) e o potencial de causar hipoglicemia. Sua vantagem é o baixo custo.

Tiazolidinedionas

As tiazolidinedionas (TZDs) ou glitazonas (pioglitazona e rosiglitazona [Avandia®]) diminuem a resistência à insulina nos tecidos periféricos e, assim, aumentam a capacidade das células musculares e adiposas de absorver glicose. As TZDs também têm um efeito favorável sobre os lipídeos e não causam hipoglicemia de forma independente. Os efeitos adversos incluem ganho de massa corporal, retenção de líquidos que leva a edema e/ou insuficiência cardíaca e aumento do risco de fraturas ósseas.

Tabela 29.5 Medicamentos hipoglicemiantes para diabetes tipo 2.

Classe	Composto(s)	Mecanismo(s)	Efeitos/considerações
Biguanidas	Metformina (Glifage®) Metformina de liberação prolongada (Glifage XR®)	Reduzem a produção de glicose hepática	Baixo custo, benefício potencial na DCVA, contraindicadas com TFGe < 30, efeitos colaterais gastrintestinais comuns (náuseas, diarreia), potencial para vitamina B_{12} e deficiência de folato
Sulfonilureias (2ª geração)	Glipizida (Glucotro®) Glipizida (Glucotrol XL®) Gliburida (Glynase PresTabs®) Glimepirida (Amaryl®)	Aumentam a secreção de insulina	Baixo custo, hipoglicemia, ganho de massa corporal, glibenclamida não recomendada com doença renal diabética, aviso especial da FDA sobre aumento do risco de mortalidade cardiovascular
Meglitinidas (glinidas)	Repaglinida (Prandin®) Nateglinida (Starlix®)	Aumentam a secreção de insulina	Hipoglicemia
Tiazolidinedionas	Pioglitazona (Actos®) Rosiglitazona (Avandia®)	Aumentam a sensibilidade à insulina	Baixo custo, ganho de massa corporal, benefício potencial na avaliação de risco cardiovascular (DCVA) (pioglitazona), geralmente não recomendadas na insuficiência renal, retenção de líquidos (edema, insuficiência cardíaca), aviso de tarja preta da FDA: pode causar ou piorar a insuficiência cardíaca congestiva, benefício na esteato-hepatite não alcoólica, NASH, risco de fraturas ósseas, câncer de bexiga (pioglitazona), aumenta o LDL-colesterol (rosiglitazona)
Agonistas do receptor do peptídeo semelhante ao glucagon-1 (GLP-1)	Exenatida (Byetta®) Exenatida de liberação prolongada (Bydureon®) Liraglutida (Victoza®) Albiglutida (Tanzeum®) Dulaglutida (Trulicidade®)	Aumentam a secreção de insulina dependente de glicose Suprimem a secreção de glucagon (dependente de glicose) Retardam o esvaziamento gástrico Aumentam a saciedade/ativam os receptores GLP-1	Alto custo, perda de massa corporal, benefício na DCVA e progressão da doença renal diabética (DRD) (liraglutida), aumento do risco de efeitos colaterais em pacientes com insuficiência renal, aviso de tarja preta da FDA: risco de tumores de células C da tireoide, efeitos colaterais gastrintestinais comuns (náuseas, vômitos, diarreia), reações no local da injeção, risco de pancreatite aguda
Inibidores da dipeptidil peptidase-4 (DPP-4)	Sitagliptina (Januvia®) Saxagliptina (Onglyza®) Linagliptina (Trayenta®) Alogliptina (Nesina®)	Aumentam a secreção de insulina (dependente de glicose) e reduzem a secreção de glucagon (dependente de glicose)/inibem a atividade da DPP-4, aumentando as concentrações de incretina pós-prandial (GLP-1, GIP)	Alto custo, risco potencial de insuficiência cardíaca congestiva (ICC) (saxagliptina, alogliptina), podem ser usados no comprometimento renal, risco potencial de pancreatite aguda, dor nas articulações
Sequestradores de ácido biliar	Colesevelam (Welchol®)	Diminuem a glicose hepática e aumentam as concentrações de incretina/ligam os ácidos biliares no sistema gastrintestinal, aumentando a produção de ácido biliar hepático	Não usar se houver história de obstrução intestinal, triglicerídios > 500 ou pancreatite. Podem diminuir a absorção de certos medicamentos, vitaminas solúveis Efeitos colaterais GIs *in natura*
Agonistas da dopamina-2	Bromocriptina de liberação rápida QR (Cycloset®)	Modulam a regulação hipotalâmica do metabolismo, aumentam a sensibilidade à insulina/ativam os receptores dopaminérgicos	Efeitos colaterais: náuseas, enxaqueca, fadiga, hipotensão, síncope, sonolência
Inibidores de alfaglicosidase	Acarbose (Precose®) Miglitol (Glyset®)	Inibem a alfaglicosidase intestinal/retardam a digestão e a absorção intestinal de carboidratos	Diarreia, gases e náuseas Se hipoglicemia leve a moderada ocorrer em combinação com outro medicamento antidiabético, como sulfonilureia ou insulina, a hipoglicemia deve ser tratada com glicose oral (dextrose) em vez de sacarose (açúcar de mesa), porque o medicamento bloqueia a digestão da sacarose em glicose
Miméticos de amilina	Pranlintida (Symlin®)	Diminuem a secreção de glucagon, retardam o esvaziamento gástrico, aumentam a saciedade/ativam os receptores de amilina	Aviso de tarja preta da FDA: risco de hipoglicemia grave 3 h após a injeção; considere diminuir a dose de insulina ao iniciar. Efeitos colaterais: náuseas, perda de massa corporal
Inibidores do glicotransportador-2 dependente de sódio (SGLT2)	Canagliflozina (Invokana®) Dapagliflozina (Farxiga®) Empagliflozina (Jardiance®)	Bloqueiam a reabsorção de glicose nos rins, aumentando a inibição de glicosúria/SGLT2 no néfron proximal	Alto custo, perda de massa corporal, benefícios na DCVA/ICC/progressão da DRD (canagliflozina não TFGe < 45, empagliflozina contraindicada com TFGe < 30), aviso de tarja preta da FDA: risco de amputação (canagliflozina), risco de fraturas ósseas (canagliflozina), risco de CAD (raro em DM2), risco de depleção de volume/hipotensão, aumento do LDL-colesterol, infecções geniturinárias
Insulinas	Ver Tabela 29.6	Aumentam a eliminação de glicose, diminuem a produção de glicose hepática, suprimem a cetogênese/ativam os receptores de insulina	Insulina humana de baixo custo, análogos de alto custo, hipoglicemia (maior risco com insulina humana), ganho de massa corporal, dose mais baixa necessária com diminuição da TFGe, reações no local da injeção

CAD, cetoacidose diabética; *DCVA*, doença cardiovascular aterosclerótica; *FDA*, Food and Drug Administration; *LDL*, lipoproteína de baixa densidade; *TFGe*, taxa de filtração glomerular estimada.
(Modificada de American Diabetes Association: Pharmacologic approaches to glycemic treatment: Standards of medical care in diabetes – 2018, *Diabetes Care* 41 (S1):S77,S79-80,2018.)

Agonistas do receptor do peptídeo 1 semelhante ao glucagon (GLP-1)

Incretinas são hormônios produzidos pelo sistema GI e incluem o GLP-1, que é liberado durante a absorção de nutrientes, o que eleva a secreção de insulina dependente de glicose, retarda o esvaziamento gástrico, diminui a produção de glucagon e aumenta a saciedade. Exenatida (Byetta®) e liraglutida (Victoza®) são medicações sintéticas que têm muitos dos mesmos efeitos hipoglicemiantes que a incretina que ocorre naturalmente no corpo, o GLP-1. O principal benefício é a perda de massa corporal (a liraglutida também foi aprovada como medicamento para emagrecer). Normalmente, a exenatida é injetada duas vezes ao dia, no café da manhã e na refeição da noite, e a liraglutida é injetada uma vez ao dia, a qualquer hora, independentemente das refeições. Existem três GLP-1 s injetáveis uma vez por semana: exenatida prolongada (Bydureon®), dulaglutida (Trulicidade®) e semaglutida (Ozempic®).

Inibidores da dipeptidil peptidase 4 (DPP-4)

O GLP-1 e o peptídeo insulinotrópico dependente de glicose (GIP), os principais estimulantes intestinais da insulina, são rapidamente degradados pela enzima DPP-4. Como resultado, as incretinas têm meias-vidas muito curtas, de 2 a 3 minutos. Os inibidores DPP-4 prolongam suas meias-vidas. Os inibidores orais da DPP-4 são sitagliptina (Januvia®), saxagliptina (Onglyza®), linagliptina (Trayenta®) e alogliptina (Nesina®). Eles têm um efeito modesto sobre HbA1C; no entanto, as vantagens incluem serem neutros em relação à massa corporal e relativamente bem tolerados. Além disso, não causam hipoglicemia quando usados em monoterapia.

Inibidores de alfaglicosidase

Acarbose (Precose®) e miglitol (Glyset®) são inibidores da alfaglicosidase que atuam no intestino delgado para inibir as enzimas que digerem carboidratos, retardando a absorção destes e diminuindo a glicemia pós-prandial. Eles não causam hipoglicemia ou ganho de massa corporal quando usados sozinhos, mas podem frequentemente causar flatulência, diarreia, cólicas ou dor abdominal. Os sintomas podem ser aliviados iniciando-se a terapia com uma dose baixa e aumentando-a gradualmente até os níveis terapêuticos.

Meglitinidas (glinidas)

As meglitinidas repaglinida (Prandin®) e nateglinida (Starlix®) diferem das sulfonilureias por apresentarem meia-vida metabólica curta, o que resulta em breve estimulação episódica da secreção de insulina. Elas são administradas antes das refeições, diminuindo as excursões pós-prandiais de glicose e o risco de hipoglicemia. A nateglinida só funciona na presença de glicose e é um secretagogo um pouco menos potente. O possível ganho de massa corporal é semelhante ao das sulfonilureias.

Inibidores do glicotransportador-2 dependente de sódio (SGLT-2)

Canagliflozina (Invokana®), dapagliflozina (Farxiga®), empagliflozina (Jardiance®) e ertugliflozina (Steglatro®) são medicamentos de uma nova classe, que tem como alvo a redução da glicemia renal. Os inibidores do SGLT-2 bloqueiam uma proteína transportadora, que retorna a glicose para a corrente sanguínea após ser filtrada pelos rins. O bloqueio dessa proteína faz com que mais glicose seja eliminada pela urina. Usados de forma independente, não causam hipoglicemia ou ganho de massa corporal.

Agonistas de amilina (pranlintida)

A pranlintida (Symlin®) é um análogo sintético da **amilina**, um hormônio normalmente cossecretado com a insulina pela célula beta em resposta a alimentos deficientes em pessoas com DM1 e DM2. Injetada antes das refeições, diminui o esvaziamento gástrico e inibe a produção de glucagon, resultando em diminuição nas excursões de glicose pós-prandial, que está relacionada com a redução na produção de glucagon pelas células alfa pancreáticas. Deve ser injetada separadamente da insulina.

Insulina

As estratégias de insulina para pessoas com DM2 podem começar com insulina basal na hora de dormir, para suprimir a produção noturna de glicose hepática, e normalizar as concentrações de glicose em jejum. Os medicamentos hipoglicemiantes geralmente são continuados durante o dia. O próximo passo é adicionar uma insulina de ação rápida às refeições com a insulina basal ou usar a insulina pré-misturada, que é uma combinação de duas insulinas misturadas, duas vezes ao dia. A insulina pré-misturada é tipicamente uma combinação de uma insulina de ação curta ou rápida com uma insulina de ação intermediária ou longa. Se os objetivos de HbA1C não forem alcançados, a insulina de ação rápida na hora das refeições é usada antes de cada refeição. Os secretagogos de insulina geralmente são interrompidos, mas outros agentes redutores da glicose podem ser continuados.

A insulina tem três características: início, pico e duração (Tabela 29.6). U-100 é a concentração de insulina usada nos EUA. Isso significa que há 100 unidades de insulina por mililitro de líquido (100 unidades/mℓ). As seringas U-100 fornecem insulina U-100; no entanto, as canetas de insulina agora estão sendo usadas com mais frequência, como alternativa às unidades de seringa-agulha tradicionais. A insulina humana regular U-500 (500 unidades/mℓ) é útil no tratamento de pacientes resistentes à insulina, que requerem doses diárias superiores a 200 unidades.

As insulinas de ação rápida incluem lispro (Humalog®), aspart (Novolog®) e glulisina (Apidra®) e são usadas em *bolus* (pré-refeição ou prandial). Elas são análogas da insulina que diferem da insulina humana na sequência de aminoácidos, mas se ligam aos receptores de insulina; portanto, funcionam de maneira semelhante à insulina humana. Para determinar a precisão da dose, a verificação da glicemia é feita antes das refeições e 2 horas após o início dessas.

A insulina regular inclui a de ação curta com início de ação mais lento e pico de atividade posterior. Para obter melhores resultados, o início lento da insulina regular requer que ela seja administrada 30 a 60 minutos antes das refeições.

A protamina neutra de Hagedorn (NPH) é a única insulina de ação intermediária disponível e tem aparência turva. Esse tipo de insulina contém substratos que atuam por um longo período, geralmente com uma duração efetiva de 10 a 16 horas.

As insulinas de ação prolongada incluem a glargina (Lantus®) e a detemir (Levemir®). A insulina glargina é um análogo da insulina que, devido à sua lenta dissolução no local da injeção, resulta em uma administração relativamente constante e sem pico ao longo de 24 horas. Devido ao seu pH ácido, não pode ser misturada com qualquer outra insulina na mesma seringa antes da injeção, sendo administrada geralmente ao se deitar. A glargina pode, no entanto, ser administrada antes de qualquer refeição. Lembre-se de que a consistência é fundamental, pois a dose deve ser administrada de forma consistente em qualquer momento escolhido. Os análogos da insulina basal diminuem as chances de hipoglicemia, especialmente a noturna.

Insulinas pré-misturadas incluem 70% NPH/30% regular, 75% lispro protamina (NPL [adição de protamina neutra a lispro para criar uma insulina de ação intermediária])/25% lispro, 50% lispro protamina e 50% lispro e 70% protamina (adição de protamina neutra à aspart para criar uma insulina de ação imediata)/30% aspart (ADA,

Tabela 29.6 Tempos de ação das preparações de insulina humana.

Tipo de insulina	Início da ação	Pico da ação	Duração em geral efetiva	Efeito em
Ação rápida Insulina lispro	< 0,25 a 0,5 h	0,5 a 2,5 h	3 a 6 h	1 a 2 h
Insulina asparte	< 0,25 h	0,5 a 1 h	3 a 5 h	1 a 2 h
Insulina glulisina	< 0,25 h	1 a 1,5 h	3 a 5 h	1 a 2 h
Insulina inalada				
Ação curta Humana regular	0,5 a 1 h	2 a 3 h	3 a 6 h	4 h (próxima refeição)
Análogos de ação intermediária Protamina neutra de Hagedorn (NPH)	2 a 4 h	4 a 10 h	10 a 16 h	8 a 12 h
Análogos da insulina basal Insulina glargina (Lantus®)	2 a 4 h	Sem pico	20 a 24 h	10 a 12 h
Insulina detemir (Levemir®)	0,8 a 2 h (dependente da dose)	Sem pico	12 a 24 h (dependente da dose)	10 a 12 h
Degludeca				
Produtos de insulina pré-misturados 70/30 (70% NPH, 30% regular)	0,5 a 1 h	Duplo	10 a 16 h	
Humalog® Mix (lispro) 75/25 (75% protamina neutra lispro (NPL), 25% lispro)	< 0,25 h	Duplo	10 a 16 h	
Humalog® Mix (lispro) 50/50 (50% protamina lispro, 50% lispro)	< 0,25 h	Duplo	10 a 16 h	
NovoLog® Mix (70% protamina neutra asparte [NPA], 30% asparte)	< 0,25 h	Duplo	15 a 18 h	

Dados de American Diabetes Association: Pharmacologic approaches to glycemic treatment: Standards of medical care in diabetes–2018, *Diabetes Care* 41(S1):S80, 2018.

2018). Pessoas que usam insulinas pré-misturadas devem consumir alimentos em horários específicos e ser consistentes na ingestão de carboidratos para evitar a hipoglicemia.

Regimes de insulina

Todas as pessoas com DM1 e aquelas com DM2 que não mais produzem insulina endógena adequada precisam da reposição de insulina que imita a ação normal desse hormônio. Depois que os indivíduos sem diabetes consomem alimentos, suas concentrações plasmáticas de glicose e insulina aumentam rapidamente, com pico em 30 a 60 minutos, e voltam às concentrações basais em 2 a 3 horas. Para imitar isso, a insulina de ação rápida (ou de ação curta) é administrada antes das refeições e é chamada "insulina em *bolus*" ou "prandial".

As doses de insulina prandial são ajustadas com base na quantidade de carboidratos na refeição. Uma proporção de insulina para carboidratos pode ser estabelecida para um indivíduo que orientará as decisões sobre a quantidade de insulina a ser injetada na hora das refeições com base nos gramas de carboidratos consumidos. A **dose de insulina basal** é a quantidade de insulina necessária no estado pós-absortivo para conter a saída de glicose endógena principalmente do fígado, o que ajuda a manter a glicemia normal entre as refeições. A insulina basal também limita a lipólise e o fluxo excessivo de ácidos graxos livres para o fígado. As insulinas de ação prolongada são usadas para a insulina basal (Figura 29.2).

Esses regimes fisiológicos de insulina permitem maior flexibilidade no tipo e horário das refeições. Para pessoas não obesas com DM1, a dosagem de insulina necessária é de cerca de 0,5 a 1 unidade/kg de massa corporal por dia. Cerca de 50% da dose diária total de insulina são usados para suprir as necessidades de insulina basal. O restante (insulina de ação rápida) divide-se entre as refeições proporcionalmente ao conteúdo de carboidratos ou administra-se cerca 1 a 1,5 unidade de insulina por 10 a 15 g de carboidratos consumidos

(**razão insulina/carboidrato**). Como resultado da presença de concentrações mais elevadas de hormônios contrarreguladores pela manhã, muitos indivíduos podem precisar de doses maiores de insulina nas refeições para os carboidratos consumidos no café da manhã do que nas refeições no fim do dia. Pessoas com DM2 podem necessitar de doses de insulina na faixa de 0,5 a 1,2 unidade/kg de massa corporal por dia. Doses grandes, até mais do que 1,5 unidade/kg de massa corporal por dia, podem ser necessárias, pelo menos inicialmente, para superar a resistência à insulina prevalecente. O tipo e o momento dos regimes de insulina devem ser individualizados e com base nos hábitos alimentares e de exercícios e nas concentrações glicêmicas.

Regimes de insulina: sistema de infusão contínua de insulina (SIC) ou terapia com bomba de insulina

A insulina (geralmente uma de ação rápida) é bombeada continuamente por um dispositivo mecânico em pequenas quantidades por meio de um cateter subcutâneo (Figura 29.3). A bomba fornece insulina de duas maneiras: em uma dose constante, medida e contínua (insulina basal); e uma dose de pico (*bolus*) antes das refeições.

O paciente também deve ser instruído sobre a contagem/estimativa de carboidratos. O *bolus* durante as refeições depende da ingestão de carboidratos, bem como da variação circadiana da sensibilidade à insulina, da glicemia atual e da atividade física planejada. Recomenda-se o acompanhamento ambulatorial regularmente agendado com profissionais da saúde com conhecimento do uso de SIC, para otimizar o controle glicêmico a longo prazo. Embora haja uma curva de aprendizado inicial, a terapia com SIC oferece muitos benefícios, incluindo a eliminação da necessidade de injeções individuais de insulina. O uso de uma bomba de insulina também pode resultar em um número menor de grandes oscilações nos níveis glicêmicos, além de permitir que os usuários sejam mais flexíveis sobre quando e o que comem.

Capítulo 29 Nutrição Clínica para Diabetes Melito e Hipoglicemia de Origem Não Diabética 647

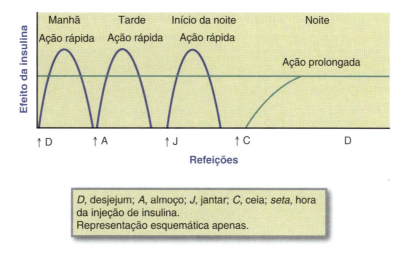

Figura 29.2 Ações temporais de regimes flexíveis de insulina. (Modificada de Kaufman FR, editor: *Medical management of type 1 diabetes*, ed 6, Alexandria, VA, 2012, American Diabetes Association.)

Educação em autocontrole

O controle do diabetes é um esforço de equipe. Pessoas com diabetes devem estar no centro da equipe, pois são elas que têm a responsabilidade pelo controle diário. Nutricionistas, enfermeiros, médicos e outros profissionais da saúde contribuem com seus conhecimentos para o desenvolvimento de regimes terapêuticos que ajudam a pessoa com diabetes a obter o melhor controle metabólico possível. O objetivo é fornecer aos pacientes o conhecimento, as habilidades e a motivação para incorporar o autocuidado em seu estilo de vida diário. A AND/EBNPG recomenda que indivíduos com diabetes sejam encaminhados para nutrição clínica logo após o diagnóstico da doença. A nutrição clínica deve ser fornecida por um nutricionista em uma série inicial de três a quatro encontros, cada um com duração de 45 a 90 minutos. Essa série deve ser concluída dentro de 3 a 6 meses, e o nutricionista deve determinar se consultas adicionais são necessárias após a série inicial com base na avaliação nutricional das necessidades de aprendizagem e no progresso em direção aos desfechos desejados. Pelo menos uma consulta de acompanhamento é recomendada anualmente para reforçar as mudanças no estilo de vida e avaliar e monitorar os resultados que afetam a necessidade de mudanças na nutrição clínica ou na medicação. O nutricionista deve determinar novamente se consultas adicionais são necessárias. Embora o controle glicêmico seja o foco principal para o manejo do diabetes, intervenções de nutrição cardioprotetora para a prevenção e tratamento de DCV também devem ser implementadas na série inicial de consultas (AND, 2008a; Franz et al., 2010).

Os nutricionistas podem demonstrar seu conhecimento especializado em diabetes, obtendo uma certificação. Duas certificações de tratamento de diabetes disponíveis para nutricionistas) são o CDE, uma certificação de especialidade, e o gerenciamento avançado de diabetes (BC-ADM), uma certificação de prática avançada.

Monitoramento

A equipe de saúde, incluindo o indivíduo com diabetes, deve trabalhar em conjunto para implementar o monitoramento da glicemia e estabelecer metas glicêmicas individuais (Tabela 29.4). Vários métodos estão disponíveis para avaliar a efetividade do plano de monitoramento do diabetes no controle glicêmico: **automonitoramento glicêmico (SMBG)** ou **controle glicêmico contínuo (CGM)** da glicose intersticial e HbA1C. O SMBG é usado no dia a dia para controlar o diabetes de forma eficaz e segura; no entanto, a medição dos níveis de HbA1C fornece o melhor índice disponível de controle geral do diabetes.

Automonitoramento glicêmico

As recomendações da ADA afirmam que as pessoas em terapia com múltiplas doses de insulina (MDI) ou com bomba de insulina devem fazer SMBG antes das refeições e lanches, ocasionalmente pós-prandialmente na hora de dormir, antes do exercício, quando suspeitarem de hipoglicemia, após o tratamento da hipoglicemia até ficarem normoglicêmicas e antes de tarefas importantes, como dirigir. Para pessoas que usam injeções de insulina menos frequentes ou terapias sem insulina, os resultados de SMBG podem ser úteis para orientar as decisões de tratamento (ADA, 2018).

A AND/EBNPG para diabetes revisou as evidências sobre o monitoramento da glicose e recomendou, para pessoas com DM1 ou DM2 em insulinoterapia, que pelo menos três a quatro testes glicêmicos por dia são necessários para determinar a precisão e os ajustes da(s) dose(s) de insulina e orientar a ingestão de alimentos e a atividade física. Uma vez estabelecidos, alguns regimes de insulina requerem SMBG menos frequente. Para pacientes em nutrição clínica apenas ou nutrição clínica em combinação com medicamentos para a redução da glicose, a frequência e o tempo dependem dos objetivos e terapias do controle do diabetes.

Educação e treinamento de autocontrole são necessários para usar os dispositivos SMBG e os dados corretamente (ADA, 2018). Os pacientes devem aprender a ajustar seu programa de controle com base

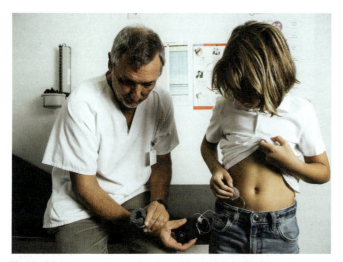

Figura 29.3 Criança usando uma bomba de insulina. (De www.istockphoto.com.)

nos resultados do SMBG. O próximo passo é determinar se o ajuste em um fator de estilo de vida (horários das refeições, ingestão de carboidratos, quantidade e tempo de atividade física) ou na dose da medicação é necessário.

Se forem necessárias alterações nas doses de medicamentos, como na de insulina, ajustes devem ser feitos, tanto na insulina quanto nas medicações, no momento do problema na leitura da glicose. Depois que o controle de padrões for dominado, algoritmos para alterações de dose de insulina para compensar um valor glicêmico elevado ou baixo podem ser usados. Uma fórmula comumente usada determina a sensibilidade à insulina, ou **fator de correção (FC)**, que define quantos miligramas por decilitro uma unidade de insulina rápida (ou de ação curta) reduzirá os níveis glicêmicos em um período de 2 a 4 horas (Kaufman, 2012). O FC é determinado usando-se a "regra de 1.700", na qual 1.700 são divididos pela dose diária total (DDT) de insulina que o indivíduo normalmente administra. Por exemplo, se a DDT for de 50 unidades de insulina, o FC = 1.700/50 = 35. Nesse caso, 1 unidade de insulina de ação rápida deve diminuir o nível glicêmico do indivíduo em 35 mg/dℓ (2 mmol/ℓ).

Ao usar registros de controle glicêmico, lembre-se de que outros fatores além dos alimentos afetam as concentrações de glicose no sangue. Um aumento na glicose sanguínea pode ser o resultado de insulina ou secretagogo de insulina insuficiente, muito alimento ou aumentos no glucagon e outros hormônios contrarreguladores resultantes de estresse, doença ou infecção.

Controle glicêmico contínuo (CGM)

Os sistemas de CGM incluem um minúsculo dispositivo de detecção de glicose chamado "sensor", que é inserido sob a pele, no tecido adiposo subcutâneo, por vários dias a cada vez. O sensor mede a glicose no líquido intersticial e transmite leituras a cada 5 minutos para um monitor que é usado ou carregado externamente. Os dispositivos de CGM fornecem informações não apenas sobre a glicemia atual, mas também sobre a tendência e a taxa de mudança neles (ou seja, se a glicemia está aumentando ou diminuindo e com que rapidez). Outros recursos incluem alertas para elevações e quedas de glicose e a capacidade de baixar dados e acompanhar tendências ao longo do tempo. A ADA recomenda que o CGM, em conjunto com regimes intensivos de insulina, pode ser uma ferramenta útil para reduzir a HbA1C em adultos selecionados com DM1. A evidência é menos forte para a diminuição da HbA1C em crianças, adolescentes e adultos jovens; no entanto, o CGM também pode ser útil nesses grupos (ADA, 2018).

Monitoramento da HbA1C

Os testes de HbA1C devem ser realizados pelo menos duas vezes por ano em pessoas que estejam atingindo os objetivos do tratamento e apresentem controle glicêmico estável e trimestralmente em indivíduos cuja terapia tenha mudado ou que não estejam atingindo as metas glicêmicas. Em pessoas sem diabetes, os valores de HbA1C são de 4 a 6%. Esses valores correspondem a níveis glicêmicos médios no plasma de aproximadamente 70 a 126 mg/dℓ (3,9 a 7 mmol/ℓ). A correlação entre os níveis de HbA1C e os níveis médios de glicose foi verificada recentemente. Uma HbA1C de 6% reflete um nível glicêmico médio de 126 mg/dℓ (7 mmol/ℓ) (Tabela 29.2). Baixar a HbA1C para menos ou cerca de 7% é uma meta razoável para muitos adultos não gestantes com diabetes. Foi demonstrado que uma HbA1C inferior a 7% diminui as complicações cardiovasculares do diabetes e está associada à redução, a longo prazo, da doença macrovascular (ADA, 2018). Metas menos rigorosas, como menos de 8%, podem ser apropriadas para idosos ou indivíduos com complicações macrovasculares e microvasculares avançadas, histórico de hipoglicemia grave ou outras comorbidades extensas (ADA, 2018).

Monitoramento de cetonas, lipídeos e pressão arterial

O teste de urina ou sangue pode ser usado para detectar cetonas. O teste de cetonúria ou cetonemia deve ser realizado regularmente durante os períodos de doença e quando a glicemia exceder consistentemente 240 mg/dℓ (13,3 mmol/ℓ). A presença de quantidades persistentes, moderadas ou altas de cetonas, com níveis glicêmicos elevados, requer ajustes de insulina. Pessoas com DM2 raramente apresentam cetose; contudo, o teste de cetonas deve ser feito quando a pessoa estiver gravemente doente.

Para a maioria dos adultos, os lipídeos devem ser medidos pelo menos uma vez por ano; entretanto, em adultos com valores lipídicos de baixo risco (100 mg/dℓ [2,6 mmol/ℓ]), as avaliações podem ser repetidas a cada 5 anos. A pressão arterial deve ser medida em todas as consultas de rotina para diabetes (ADA, 2018).

IMPLEMENTAÇÃO DO PROCESSO DE CUIDADOS NUTRICIONAIS

O processo de cuidado em nutrição (PCN) é uma abordagem sistemática e padronizada para fornecer cuidados nutricionais de alta qualidade. Esse sistema foi adotado pela Câmara dos Delegados da AND em 2003 em um esforço para fornecer aos profissionais da Nutrição uma estrutura para o pensamento crítico e a tomada de decisão. A AND constatou que o uso do PCN pode levar a um cuidado mais eficiente e eficaz e a maior reconhecimento do papel dos nutricionistas em todos os ambientes de cuidado.

Existem duas maneiras de fornecer nutrição clínica usando-se o PCN: sessões individuais ou em grupo. Embora as intervenções nutricionais em grupo estejam se tornando cada vez mais populares, é importante que permitam a individualização da nutrição clínica e a avaliação dos desfechos. O PCN consiste em quatro etapas distintas e inter-relacionadas.

Avaliação nutricional

A AND/EBNPG para diabetes recomenda que o nutricionista avalie os seguintes domínios em adultos com DM1 e DM2 para formular o plano de cuidados nutricionais. Os dados biomédicos são os primeiros, com exames médicos e uso de medicamentos (incluindo tipo de diabetes, controle e metas glicêmicas, perfis lipídicos, pressão arterial, função renal e uso de medicamentos). Em segundo lugar, os achados físicos focados na nutrição (incluindo altura, massa corporal, IMC e perímetro da cintura, locais de injeção e a importância relativa do controle de massa corporal). O terceiro é a anamnese do paciente, que inclui informações gerais de saúde e demográficas, histórico-sociais, preferências culturais, conhecimentos de saúde e matemática, educação e ocupação, atividade física, histórico médico e de saúde relacionado com a nutrição do paciente ou da família e quaisquer outros tratamentos clínicos ou cirúrgicos. Essa parte também inclui conhecimento, crenças, atitudes, motivação, disposição para mudar, autoefetividade e vontade e capacidade de fazer mudanças comportamentais. Por último, mas não menos importante, está a anamnese relacionada com alimentação e nutrição. Aqui, o nutricionista coletará informações sobre alimentos, bebidas e nutrientes, ingestão, inclusive de calorias, tamanho das porções, padrões de refeição e lanche, carboidratos, fibras, tipos e quantidades de lipídeos, proteínas, ingestão de micronutrientes e de álcool. Também é importante reunir informações sobre a experiência com alimentos, anamnese alimentar e nutricional anterior e atual, ambiente alimentar, acesso a alimentos saudáveis e alimentação fora de casa (Boxe 29.2).

Diagnóstico nutricional

O diagnóstico nutricional identifica e descreve um problema específico que possa ser resolvido ou melhorado por meio de tratamento/

Boxe 29.2 Avaliação nutricional.

Categorias da avaliação nutricional
- Dados bioquímicos, exames médicos e procedimentos, os quais incluem dados laboratoriais, como para HbA1C, glicose, lipídeos, função renal e medições de pressão arterial
- Medidas antropométricas, que incluem altura, massa corporal, índice de massa corporal (IMC), perímetro da cintura, índice de crescimento e taxa de mudança de massa corporal
- Anamnese do paciente, que inclui:
  - Informações gerais do paciente, como idade, sexo, raça/etnia, idioma, alfabetização e educação
  - Histórico médico/de saúde e tratamento clínico, incluindo objetivos de terapia clínica e medicamentos prescritos relacionados com a condição clínica para a qual a nutrição clínica está sendo implementada
  - Disposição para mudar comportamentos relacionados com a nutrição
  - Metas de controle de massa corporal
  - Histórico e objetivos do exercício físico
  - História social, como suporte social e médico, crenças culturais e religiosas e condição socioeconômica
  - Outros tratamentos médicos ou cirúrgicos, terapia e medicina alternativa
- História alimentar/nutricional
- Ingestão alimentar, conhecimento e crenças sobre nutrição e saúde
- Disponibilidade de alimentos
- Uso de suplementos

Modificado de Franz MJ et al.: *ADA pocket guide to lipid disorders, hypertension, diabetes, and weight management*, Chicago, 2012, Academy of Nutrition and Dietetics.

intervenção por um nutricionista. Os pacientes geralmente têm mais de um diagnóstico nutricional, caso em que o nutricionista precisará priorizá-los na etapa de intervenção nutricional. Exemplos de diagnósticos nutricionais relacionados com o diabetes estão listados no Boxe 29.3.

Intervenções nutricionais

Intervenções de tratamento nutricional para todas as pessoas com diabetes

A prioridade é promover e apoiar um padrão alimentar saudável, enfatizando uma variedade de alimentos ricos em nutrientes em porções adequadas; no entanto, monitorar a ingestão de carboidratos também pode ser uma estratégia de tratamento nutricional importante para pessoas com todos os tipos de diabetes. É importante que os indivíduos com diabetes saibam quais alimentos contêm carboidratos (vegetais ricos em amido, grãos, frutas, leite e derivados, vegetais e doces). Eles também devem ser informados sobre o tamanho das porções e quantas porções devem escolher para as refeições e, se desejarem, lanches. Ao escolher carboidratos, alimentos ricos em nutrientes e em fibras são recomendados sempre que possível, em vez de alimentos processadas com adição de sódio, lipídeos e açúcares. Bebidas e sucos adoçados com açúcar também devem ser minimizados ou evitados.

Intervenções de tratamento nutricional para populações específicas

Para pessoas com DM1 e DM2 com necessidade de insulina, a prioridade é integrar um regime de insulina aos hábitos alimentares usuais e à programação de atividade física. Com as muitas opções agora disponíveis (insulinas de ação rápida e prolongada), um regime de insulina que se compatibilizará com as rotinas de refeição e escolhas alimentares preferidas de um indivíduo pode ser planejado. Embora um médico normalmente prescreva insulina, enfermeiros e ECDs geralmente sugerem modificações, dependendo do escopo de sua prática.

Os regimes fisiológicos de insulina que mimetizam a secreção natural desse hormônio envolvem múltiplas injeções (três ou mais injeções de insulina por dia) ou o uso de terapia com bomba de insulina.

Boxe 29.3 Exemplos de problemas, etiologia e sinais e sintomas (PES) relacionados com o diabetes melito.

Diagnóstico nutricional: ingestão inconsistente de carboidratos
- Ingestão inconsistente de carboidratos (P) relacionada com a aplicação incorreta da contagem de carboidratos (E), conforme evidenciado por registros de alimentos, revelando duas porções adicionais de carboidratos para muitas refeições e grandes flutuações nos níveis glicêmicos na maioria dos dias da semana (S)

Diagnóstico nutricional: ingestão inconsistente de carboidratos
- A ingestão inconsistente de carboidratos (P) relacionada com o horário inconsistente das refeições (E), conforme evidenciado por amplas flutuações nos níveis glicêmicos (S)

Diagnóstico nutricional: ingestão excessiva de carboidratos
- Ingestão excessiva de carboidratos (P) em comparação com a dosagem de insulina, relacionada com a contagem imprecisa de carboidratos (E), conforme evidenciado pelo número de porções de carboidratos por refeição observado no registro alimentar e glicemia pós-refeição consistentemente superior a 200 mg/dℓ (S)

Diagnóstico nutricional: ingestão inadequada de lipídeos alimentares
- Ingestão excessiva de gordura saturada (P) relacionada com a falta de conhecimento de seu teor nos alimentos (E), evidenciada por autorrelato de ingestão elevada de gordura saturada (S)

Diagnóstico nutricional: valores laboratoriais alterados
- Valores glicêmicos alterados (P) relacionados com insulina insuficiente (E), evidenciados pela hiperglicemia, apesar de hábitos alimentares muito bons (S)

Diagnóstico nutricional: déficit de conhecimento relacionado com alimentação e nutrição
- Déficit de conhecimento relacionado com alimentação e nutrição (P), associado à falta de exposição às informações (E), conforme evidenciado por novo diagnóstico de diabetes (ou pré-diabetes, distúrbio lipídico, hipertensão) (S)

Diagnóstico nutricional: não está pronto para mudança de estilo de vida
- Não está pronto para mudança de estilo de vida (P), relacionado com a negação da necessidade de mudança na pré-contemplação (E), conforme evidenciado pela relutância em iniciar a participação em programa de atividade física (S)

Modificado de Franz MJ et al.: *ADA pocket guide to lipid disorders, hypertension, diabetes, and weight management*, Chicago, 2012, Academy of Nutrition and Dietetics.

Esses tipos de regimes de insulina permitem maior flexibilidade na escolha de quando e o que comer. As doses de insulina durante as refeições são ajustadas para coincidir com a ingestão de carboidratos (proporções insulina-carboidratos). É importante, portanto, que os indivíduos aprendam a contar carboidratos ou usem outra abordagem de planejamento de refeições para quantificar a ingestão de carboidratos. Os tempos de ação dos análogos de insulina de ação rápida atualmente disponíveis são os seguintes: início de 5 a 15 minutos, um pico entre 30 e 90 minutos e duração de aproximadamente 4 a 6 horas. O **intervalo de tempo** é definido como o tempo decorrido entre a injeção de insulina de ação rápida e a refeição; ele é fundamental no controle da hiperglicemia pós-prandial e no risco posterior de hipoglicemia.

Dada a farmacodinâmica dos análogos da insulina, um intervalo de tempo suficiente de aproximadamente 10 a 15 minutos antes do início da refeição ajuda a diminuir a hiperglicemia pós-prandial.

Os regimes fixos de insulina são usados por uma variedade de razões, incluindo idade, custo, menos injeções necessárias, falta de acesso a análogos de insulina, preferência pessoal ou hábitos de prescrição do profissional da saúde. Para pessoas que recebem regimes fixos de insulina, como fórmulas de insulina pré-misturadas, a consistência do dia a dia no momento e na quantidade de carboidratos ingeridos é fundamental. Isso também se aplica àqueles que não ajustam suas doses diárias de insulina durante as refeições. A ingestão de carboidratos pode ser individualizada para atender às necessidades nutricionais da pessoa. A quantidade de insulina que a pessoa administra durante as refeições (ação rápida ou curta) muda apenas com base na leitura da glicemia.

Pessoas com diabetes tipo 2 usando nutrição clínica isoladamente ou com medicamentos para baixar a glicose. A prioridade é adotar intervenções no estilo de vida que melhorem as anormalidades metabólicas da glicemia, dislipidemia e hipertensão. As intervenções no estilo de vida, independentemente da perda de massa corporal, que podem melhorar a glicemia incluem a redução da ingestão calórica e o aumento do gasto energético por meio do exercício físico. Como muitas pessoas com diabetes também têm dislipidemia e hipertensão, um padrão alimentar cardioprotetor também é recomendado. Essas intervenções devem ser implementadas assim que for feito o diagnóstico de diabetes.

As intervenções da nutrição clínica para o DM2 estabelecido diferem daquelas para a prevenção. Alguns estudos sugerem que uma perda modesta de massa corporal é benéfica em pessoas com resistência à insulina. No entanto, à medida que a doença progride para deficiência de insulina, os medicamentos geralmente precisam ser combinados com a nutrição clínica. A ênfase deve estar no controle glicêmico, em melhores escolhas alimentares, no aumento da atividade física e na restrição energética moderada, em vez de na perda de massa corporal apenas, pois não está claro se a perda de massa corporal, por si só, pode melhorar o controle glicêmico. Além disso, a redução da ingestão calórica pode resultar em inadequações nutricionais. Portanto, atenção especial deve ser dada à manutenção da ingestão adequada de vitaminas e minerais.

O primeiro passo no planejamento alimentar e de refeições é ensinar quais alimentos são fontes de carboidratos, quais são os tamanhos apropriados das porções e quantas porções selecionar nas refeições (e lanches, se desejado). Componentes importantes da nutrição clínica bem-sucedida para DM2 incluem o ensino de que as gorduras insaturadas devem substituir alimentos ricos em gorduras saturadas e *trans*, incentivando a atividade física e usando o monitoramento glicêmico para ajustar os padrões alimentares. Os medicamentos também são importantes componentes da nutrição clínica bem-sucedida para o DM2. O acompanhamento frequente com um nutricionista pode fornecer as técnicas de resolução de problemas, o incentivo e o apoio que as mudanças no estilo de vida exigem.

A atividade física melhora a sensibilidade à insulina, reduz agudamente a glicemia em pessoas com diabetes e pode melhorar o estado cardiovascular. Por si só, tem um efeito apenas modesto sobre a massa corporal; no entanto, é essencial para a sua manutenção a longo prazo.

Jovens com diabetes tipo 1. O envolvimento de uma equipe multiprofissional, incluindo médico, nutricionista, enfermeiro e especialista em comportamento, todos treinados em diabetes pediátrico, é o melhor meio de alcançar o controle ideal do diabetes em jovens. Os membros mais importantes da equipe, no entanto, são a criança ou adolescente e os familiares e cuidadores.

Um dos principais objetivos nutricionais para crianças e adolescentes com DM1 é a manutenção do crescimento e desenvolvimento normais. As possíveis causas de baixo ganho de massa corporal e crescimento linear incluem controle glicêmico deficiente, insulina inadequada e restrição excessiva de calorias. A última pode ser uma consequência da crença errônea comum de que restringir os alimentos, em vez de ajustar a insulina, é a maneira de controlar a glicemia. Razões adicionais para baixo ganho de massa corporal não relacionadas com o controle do diabetes podem incluir outras condições autoimunes, como anormalidades da tireoide (tireoidite de Hashimoto), síndromes de má absorção (doença celíaca) ou comportamentos alimentares desordenados. Alguns adolescentes usam menos insulina para perder massa corporal, um transtorno alimentar conhecido como diabulimia. O ganho de massa corporal excessivo pode ser causado por ingestão calórica exagerada, sobretratamento de hipoglicemia ou superinsulinização. Outras causas incluem baixos níveis de atividade física e hipotireoidismo, acompanhados por baixo crescimento linear (Corbin et al., 2018).

A prescrição nutricional é baseada na avaliação de nutrição. Crianças recém-diagnosticadas frequentemente apresentam perda de massa corporal e fome; como resultado, o plano alimentar inicial deve ser baseado em energia adequada para restaurar e manter a massa corporal adequada. Em cerca de 4 a 6 semanas, o nível energético inicial pode precisar ser modificado para atender às necessidades energéticas mais usuais. As necessidades de nutrientes para crianças e adolescentes com diabetes parecem ser semelhantes às daqueles sem diabetes. A ingestão dietética de referência (IDR) pode ser utilizada para determinar as necessidades calóricas (Institute of Medicine [IOM], 2011); no entanto, pode ser preferível usar a anamnese alimentar e nutricional de ingestão diária típica, desde que o crescimento e o desenvolvimento sejam normais, para determinar as necessidades energéticas de uma criança ou adolescente.

A consulta com um nutricionista para desenvolver e discutir o plano alimentar é incentivada (Chiang et al., 2014). Como as necessidades calóricas mudam com a idade, atividade física e taxa de crescimento, uma avaliação de altura, massa corporal, IMC e plano alimentar deve ser atualizado pelo menos uma vez por ano. A estatura e a massa corporal devem ser registradas em um gráfico de crescimento pediátrico dos CDC a cada 3 meses. Um bom controle metabólico é essencial para o crescimento e desenvolvimento normais (para gráficos de crescimento, ver Apêndices 4 a 11). O crescimento linear pode ser afetado por uma prescrição de insulina não ajustada à medida que a criança cresce. O subtratamento crônico com insulina, com o controle deficiente do diabetes de longa data, geralmente leva a crescimento deficiente e perda de massa corporal; contudo, deve ser desencorajado não se alimentar ou fazer com que a criança coma consistentemente sem apetite em um esforço para controlar a glicemia.

Planos alimentares individualizados, regimes insulínicos basais e em *bolus* (hora das refeições) e algoritmos ou bombas de insulina podem fornecer flexibilidade para crianças com DM1, bem como para suas famílias. Esta abordagem acomoda horários e cronogramas de refeições irregulares e apetites e níveis de atividade variados. Os registros glicêmicos são essenciais para auxiliar nas mudanças apropriadas nos regimes de insulina. Os padrões diários de alimentação de crianças pequenas geralmente incluem três refeições e dois ou três lanches, dependendo do tempo entre as refeições e do nível de atividade física da criança. As crianças geralmente preferem refeições e lanches menores. Os lanches podem evitar a hipoglicemia entre as refeições e fornecer calorias adequadas. Crianças mais velhas e adolescentes podem preferir apenas três refeições. Os dados de monitoramento glicêmico são, então, usados para integrar um regime insulínico aos horários de refeição, lanche e exercícios.

Após a determinação da prescrição nutricional apropriada, a abordagem de planejamento alimentar pode ser selecionada. Lembre-se de que várias abordagens podem ser usadas. A contagem de carboidratos para o planejamento alimentar fornece aos jovens e suas famílias orientações que facilitam o controle glicêmico ao mesmo tempo que permite a escolha de muitos alimentos comuns que as crianças e adolescentes apreciam. Qualquer que seja, no entanto, a abordagem para o planejamento alimentar, os jovens e a família devem considerá-la compreensível e aplicável ao seu estilo de vida.

Jovens com diabetes tipo 2. A obesidade infantil tem sido acompanhada por um aumento na prevalência de DM2 entre crianças e adolescentes. Foi demonstrado que a TGD é altamente prevalente entre jovens obesos e está associada à resistência à insulina. Uma vez que o DM2 se desenvolva, a falha da célula beta também é um fator. Assim, o DM2 na juventude segue um padrão progressivo semelhante ao dos adultos. Devido, no entanto, ao aumento da sobremassa corporal e da obesidade entre crianças e adolescentes, pode ser difícil determinar imediatamente se um jovem tem DM1 ou DM2. Por causa disso, o teste de anticorpos das ilhotas é recomendado, mas pode levar semanas para se obterem os resultados. Portanto, as diretrizes para o manejo do DM2 em jovens recomendam iniciá-los com insulina se não estiver claro se têm DM1 ou DM2 (Springer et al., 2013). Quando o jovem é diagnosticado com DM2, são recomendadas metformina e mudanças no estilo de vida, incluindo dietoterapia e atividade física (ADA, 2018).

O tratamento de estilo de vida bem-sucedido do DM2 em crianças e adolescentes envolve a cessação do ganho excessivo de massa corporal, a promoção de crescimento e desenvolvimento normais e o alcance das metas glicêmicas e de HbA1C (ADA, 2018). As diretrizes nutricionais também devem abordar as comorbidades, como hipertensão e dislipidemia. Ofereça estratégias de modificação de comportamento para diminuir a ingestão de alimentos com altos teores energéticos, de lipídeos e de carboidratos e bebidas adoçadas com açúcar, enquanto incentiva hábitos alimentares saudáveis e exercício físico regular para toda a família. Jovens com DM2 devem ser estimulados a se exercitarem pelo menos 60 minutos por dia e a limitar seu "tempo de tela" não acadêmico (*videogame*, televisão) a menos de 2 horas por dia (Springer et al., 2013). As diretrizes também enfatizam a importância de um esforço de equipe usando não apenas habilidades médicas, mas também as de nutricionistas, educadores em diabetes e psicólogos ou assistentes sociais para lidar com os problemas emocionais e/ou comportamentais que podem acompanhar o DM2.

Mulheres com diabetes preexistente e gestação. A normalização dos níveis glicêmicos durante a gestação é muito importante para mulheres com diabetes preexistente ou que desenvolvem DMG. A Tabela 29.7 lista as metas glicêmicas na gestação. Os objetivos da nutrição clínica são ajudar a alcançar e manter o controle ideal da glicemia e fornecer nutrição materna e fetal adequada durante a gestação, ingestão energética para ganho de massa corporal materno adequado e vitaminas e minerais necessários (Reader, 2012). As recomendações nutricionais durante a gestação e a lactação parecem ser semelhantes para mulheres com e sem diabetes; portanto, a IDR pode ser utilizada para determinar as necessidades energéticas e de nutrientes durante a gestação e a lactação (IOM, 2002) (Capítulo 14).

O aconselhamento preconcepção e a capacidade de atingir glicemia quase normal antes da gestação mostraram ser eficazes na redução da incidência de anomalias em bebês nascidos de mulheres com diabetes preexistente para quase a da população em geral. Como resultado das mudanças hormonais durante o primeiro trimestre, os níveis glicêmicos costumam ser irregulares. Embora as necessidades calóricas não sejam diferentes das anteriores à gestação, o plano alimentar pode ter que ser ajustado para acomodar as alterações metabólicas. As mulheres devem ser educadas sobre o risco aumentado de hipoglicemia durante a gestação e advertidas contra o tratamento excessivo.

A necessidade de insulina aumenta durante o segundo e o terceiro trimestres da gestação. De 38 a 40 semanas após a concepção, as necessidades e os níveis de insulina atingem o pico de duas a três vezes os níveis de pré-gestação. Hormônios associados à gestação que são antagônicos à ação da insulina elevam os níveis glicêmicos. Para mulheres com diabetes preexistente, essa necessidade de mais insulina deve ser satisfeita com insulina exógena aumentada.

Ajustes no plano alimentar são importantes para fornecer as calorias adicionais necessárias para auxiliar o crescimento fetal, devendo a massa corporal ser monitorada. Durante a gestação, a distribuição calórica e o consumo de carboidratos devem ser baseados na ingestão de alimentos, nos hábitos alimentares e nas respostas glicêmicas da mulher. Os regimes de insulina podem ser combinados com a ingestão de alimentos, mas manter horários e consumo consistentes de alimentação é essencial para evitar a hipoglicemia causada pela contínua extração fetal de glicose da mãe. Em geral, são necessárias refeições menores e lanches mais frequentes. Da mesma forma, um lanche no fim da noite geralmente é necessário para diminuir a probabilidade de hipoglicemia noturna e cetose em jejum. Registros de ingestão de alimentos e valores glicêmicos são essenciais para determinar se as metas glicêmicas estão sendo cumpridas e para evitar e corrigir a cetose.

Consultas regulares de acompanhamento durante a gestação são necessárias para monitorar a ingestão calórica e de nutrientes, o controle glicêmico e se há cetose por fome. As cetonas na urina ou no sangue durante a gestação podem sinalizar cetose, que pode ser causada por ingestão inadequada de calorias ou carboidratos, omissão de refeições ou lanches ou intervalos prolongados entre as refeições (p. ex., mais de 10 horas entre o lanche antes de dormir e o café da manhã). A cetonemia durante a gestação foi associada à lesão cerebral fetal e pode ter impacto no desenvolvimento a longo prazo, devendo as mulheres ser instruídas a fazer testes de cetonas periodicamente antes do café da manhã (Mohan et al., 2017).

Mulheres com diabetes melito gestacional. A nutrição clínica para DMG envolve principalmente um plano alimentar controlado por carboidratos, que promove nutrição ideal para a saúde materna e fetal, com energia adequada para ganho de massa corporal gestacional apropriado, obtenção e manutenção de normoglicemia e ausência de cetose. Nutrição específica e recomendações alimentares são determinadas e modificadas com base na avaliação individual e nos registros glicêmicos. Monitorar glicemia, cetonas em jejum, apetite e ganho de massa corporal pode ajudar no desenvolvimento de um plano alimentar adequado e individualizado e no ajuste desse plano durante a gestação.

As diretrizes de prática nutricional para diabetes gestacional foram desenvolvidas e testadas (Academy of Nutrition and Dietetics Evidence Analysis Library, 2016). Todas as mulheres com DMG devem receber nutrição clínica no diagnóstico. Os registros de monitoramento orientam a dietoterapia e são usados para determinar se um tratamento adicional é necessário. A terapia com insulina, metformina ou gliburida é adicionada se as metas glicêmicas excederem a faixa-alvo (Tabela 29.7) em duas ou mais ocasiões em um período de 1 a 2 semanas sem alguma explicação óbvia (Mohan et al., 2017). O ganho de massa corporal inadequado e o teste de cetonas podem ser úteis para determinar quando as mulheres estão comendo pouco para manter a glicemia dentro da faixa-alvo a fim de evitar a insulinoterapia.

Tabela 29.7 Metas de glicose plasmática durante a gestação.

DMG	Jejum: < 95 mg/dℓ (5,3 mmol/ℓ)
E	e, TAMBÉM,
Gestação com DM1 ou tipo e preexistente	1 h pós-prandial: < 140 mg/dℓ (7,8 mmol/ℓ) OU
	2 h pós-prandiais: < 120 mg/dℓ (6,7 mmol/ℓ)
	HbA1C: 6 a 6,5% (42 a 48 mmol/mol)

Dados de American Diabetes Association, Management of Diabetes in Pregnancy: Standards of Medical Care in Diabetes – 2018, *Diabetes Care* 41(S1):S138,2018.

Os carboidratos devem ser distribuídos ao longo do dia em três refeições pequenas a moderadas e dois a quatro lanches. Todas as mulheres gestantes requerem um mínimo de 175 g de carboidratos por dia (Academy of Nutrition and Dietetics Evidence Analysis Library, 2016). Um lanche noturno geralmente é necessário para evitar a cetose acelerada durante a noite. Os carboidratos não são tão bem tolerados no café da manhã quanto em outras refeições por causa do aumento dos níveis de cortisol e hormônios de crescimento. Para compensar isso, o plano alimentar inicial pode ter aproximadamente 30 g de carboidratos no café da manhã. Para saciar a fome, podem-se adicionar alimentos ricos em proteína, porque não afetam os níveis glicêmicos.

De acordo com a EBNPG, o nutricionista deve individualizar a prescrição de calorias com base em uma avaliação nutricional completa com orientação de referências relevantes (IDR, IOM) e incentivar a ingestão calórica adequada para promover a saúde fetal/neonatal e materna, atingir metas glicêmicas e promover adequado ganho de massa corporal gestacional. O ganho de massa corporal durante a gestação para mulheres com DMG deve ser semelhante ao de mulheres sem diabetes.

O exercício ajuda a superar a resistência periférica à insulina e a controlar a hiperglicemia em jejum e pós-prandial e pode ser usado como um complemento à dietoterapia para melhorar a glicemia materna. A forma ideal de exercício é desconhecida, mas uma caminhada rápida após as refeições costuma ser recomendada.

Mulheres com DMG (e aquelas com diabetes preexistente) devem ser encorajadas a amamentar, porque a amamentação está associada a uma incidência reduzida de DM2 futuro (ADA, 2018) (Capítulo 14). Para mulheres com DMG com sobrepeso/obesas ou com ganho de massa corporal acima do recomendado durante a gestação, é aconselhável perder massa corporal após o parto. A perda de massa corporal pode ajudar a reduzir o risco de DMG recorrente ou futuro desenvolvimento de DM2 (Reader, 2012).

Adultos mais velhos. A prevalência de diabetes e TGD aumenta significativamente à medida que as pessoas envelhecem. Muitos fatores predispõem os adultos mais velhos ao diabetes: diminuições na produção de insulina relacionadas com idade, adiposidade, redução da atividade física, vários medicamentos prescritos, genética e doenças coexistentes. Um fator importante parece ser a resistência à insulina. A controvérsia persiste sobre se a resistência à insulina é uma alteração primária ou se é atribuível à redução da atividade física, à diminuição da massa corporal magra (sarcopenia) e ao aumento do tecido adiposo, que são comuns em adultos mais velhos. Além disso, os medicamentos utilizados para tratar doenças coexistentes podem complicar o tratamento do diabetes em adultos mais velhos.

Apesar do aumento da intolerância à glicose com a idade, o envelhecimento não deve ser uma razão para o controle subótimo da glicemia. A hiperglicemia persistente tem efeitos deletérios nos mecanismos de defesa do corpo contra infecções, aumenta o limiar de dor ao exacerbar a dor neuropática e tem efeito prejudicial no desfecho de AVE.

Embora seja importante controlar a glicemia nessa população, as recomendações para as metas glicêmicas para idosos com diabetes mudaram. Os adultos mais velhos que são saudáveis, com poucas doenças crônicas coexistentes e função cognitiva e estado funcional intactos devem ter metas glicêmicas mais baixas (HbA1C 7,5% [58 mmol/mol]), enquanto aqueles com múltiplas doenças crônicas coexistentes, comprometimento cognitivo ou dependência funcional devem ter metas glicêmicas menos rigorosas (HbA1C < 8 a 8,5% [64 a 69 mmol/mol]) (ADA, 2018).

As recomendações nutricionais para adultos mais velhos com diabetes devem incluir o cumprimento da IDR para a idade quanto a nutrientes, beber líquidos adequados, evitar perda de massa corporal significativa e ser sensível às preferências individuais e hábitos alimentares de longa data, ao mesmo tempo em que defende uma boa nutrição (Stanley, 2012) (Capítulo 19). As dietas restritivas são contraindicadas. A atividade física pode reduzir significativamente o declínio da capacidade aeróbica, que ocorre com a idade, melhorar os fatores de risco para aterosclerose, desacelerar o declínio da massa corporal magra relacionado com a idade, diminuir a adiposidade central e melhorar a sensibilidade à insulina, devendo, portanto, ser encorajada. O treinamento de flexibilidade e equilíbrio é recomendado duas a três vezes por semana para adultos mais velhos com diabetes. Ioga e *tai chi* podem ser incluídos com base nas preferências individuais para aumentar a flexibilidade, a força muscular e o equilíbrio (ADA, 2018).

A desnutrição, e não a obesidade, é o problema relacionado com a nutrição mais prevalente em adultos mais velhos. Muitas vezes permanece subclínico ou não reconhecido, porque o resultado da desnutrição – perda excessiva de massa corporal magra – assemelha-se aos sinais e sintomas do processo de envelhecimento. A desnutrição e o diabetes afetam adversamente a cicatrização de feridas e a defesa contra infecções, e a desnutrição está associada à depressão e aos déficits cognitivos. O indicador mais confiável do mau estado de nutrição em adultos mais velhos é a mudança na massa corporal; o ganho ou a perda involuntária de massa corporal de mais de 5 kg ou 10% da massa corporal em menos de 6 meses indica a necessidade de avaliar o motivo.

É essencial que os adultos mais velhos, especialmente aqueles em ambientes de cuidados prolongados, concentrem-se no prazer da experiência da refeição, além de atender às necessidades nutricionais. A restrição alimentar não é garantida para residentes mais velhos em unidades de saúde de longa permanência, os quais devem receber o cardápio regular e sem restrições. O controle estrito de carboidratos e o consumo de alimentos sem açúcar não se mostraram benéficos nessa população; no entanto, as refeições de rotina com porções consistentes podem ajudar no controle glicêmico (Swift, 2012).

A hiperglicemia e a desidratação podem levar a uma complicação séria do diabetes em adultos mais velhos: **estado hiperglicêmico hiperosmolar (EHH)**. Pacientes com EHH têm glicemia muito alta (600 mg/dℓ [33,3 mmol/ℓ]) sem cetonas (Pasquel e Umpierrez, 2014). Os pacientes estão marcadamente desidratados e as alterações mentais variam de leve confusão a alucinações ou coma. Aqueles com EHH têm insulina suficiente para evitar a lipólise e a cetose. O tratamento consiste em hidratação e pequenas doses de insulina para controlar a hiperglicemia.

Prescrição nutricional

Para desenvolver, educar e aconselhar os indivíduos quanto à prescrição nutricional, é fundamental conhecer seu estilo de vida e hábitos alimentares. A anamnese alimentar pode ser feita de várias maneiras, com o objetivo de determinar um horário e um padrão de alimentação que sejam os menos perturbadores para o estilo de vida do indivíduo com diabetes e, ao mesmo tempo, facilitem melhor controle metabólico. Com esse objetivo em mente, pedir ao indivíduo para registrar ou relatar o que, quanto e quando ele normalmente come durante um período de 24 horas pode ser o mais útil. Outra abordagem é solicitar que ele mantenha e traga um registro de ingestão de alimentos de 3 dias ou 1 semana (Capítulo 4 e Figuras 4.5 e 4.6). A solicitação de preenchimento de cadastro alimentar pode ser feita no momento de agendamento de consulta com o nutricionista. Também é importante aprender sobre a rotina diária e os horários. As seguintes informações são necessárias: (1) hora de acordar; (2) refeições habituais e horários para comer; (3) horário de trabalho ou escolar; (4) tipo, quantidade e tempo de exercício; (5) hábitos de sono usuais; (6) tipo, dosagem e horário da medicação para diabetes; e (7) dados do SMBG.

Capítulo 29 Nutrição Clínica para Diabetes Melito e Hipoglicemia de Origem Não Diabética

Grupo alimentação	Desjejum	Colação	Almoço	Lanche	Jantar	Ceia	Total porções/dia	CHO (g)	Proteínas (g)	Lipídeos/gordura (g)	Calorias
Amidos								15	3	1	80
Frutas								15			60
Leite								12	8	1	100
Vegetais								5	2		25
Carnes/substituições									7	5(3)	75(55)
Lipídeos										5	45
Opções de CHO							Gramas totais				
							Energia/grama	X4=	X4=	X9=	Calorias totais
							Percentual calórico				

Os cálculos são baseados em carnes com médio teor de lipídeos e leite desnatado/semidesnatado. Se a dieta consistir predominantemente em carnes com baixo teor de lipídeos, use o fator 3 g em vez de 5 g de lipídeos; se predominantemente carnes com alto teor de lipídeos, use 8 g de lipídeos. Se for usado leite com baixo teor de lipídeos (2%), use 5 g de lipídeos; se for usado leite integral, use 8 g de lipídeos.

Figura 29.4 Planilha para avaliação e esquema de um plano alimentar. *CHO*, carboidrato.

Usando-se os dados de avaliação e informações da anmnese alimentar e nutricional, um plano alimentar preliminar pode ser elaborado e, se o indivíduo desejar, providenciar cardápios amostrais. O desenvolvimento de um plano alimentar não começa com uma prescrição de calorias ou macronutrientes; em vez disso, é determinado pela modificação da ingestão alimentar normal do indivíduo, conforme necessário. A planilha da Figura 29.4 pode ser usada para registrar os alimentos em geral ingeridos e modificar a ingestão habitual de alimentos e nutrientes conforme necessário. Os valores de macronutrientes e de energia para as listas de alimentos estão discriminados no formulário e na Tabela 29.8; ver Apêndice 18 para saber o tamanho das porções dos alimentos. Essas ferramentas são úteis nas avaliações nutricionais.

Utilizando o modelo da Figura 29.4, o nutricionista começa totalizando o número de porções de cada lista de alimentos e multiplicando esse número pelos gramas de carboidratos, proteínas e lipídeos contribuídos por cada um. Em seguida, os gramas de carboidratos, proteínas e lipídeos são somados em cada coluna. Então, os gramas de carboidratos e proteínas são multiplicados por 4 (4 kcal/g de carboidratos e proteínas), e os gramas de lipídeos, por 9 (9 kcal/g de lipídeos). O total e a porcentagem de energia de cada macronutriente podem ser determinados. Os números derivados desses cálculos são arredondados. A Figura 29.5 fornece um exemplo de plano alimentar preliminar, no qual a prescrição nutricional seria a seguinte: 1.900 a 2.000 calorias, 230 g de carboidratos (50%), 90 g de proteínas (20%) e 65 g de lipídeos (30%). O número de opções de carboidratos para cada refeição e lanche é o total das porções de amido, frutas e leite. Vegetais, a menos que amiláceos ou alimentos em grandes quantidades (três ou mais porções por refeição), geralmente são considerados "alimentos livres". As opções de carboidratos estão circuladas em cada coluna de refeição e lanche.

O próximo passo é avaliar o plano alimentar preliminar. Em primeiro lugar, o plano alimentar é viável e se encaixará no estilo de vida do indivíduo? Em segundo lugar, é apropriado para o controle do diabetes? Terceiro, incentiva uma alimentação saudável? Quarto, se ao indivíduo são administrados medicamentos para diabetes, o plano alimentar é coordenado com o plano medicamentoso para reduzir o risco de hipoglicemia e/ou minimizar a hiperglicemia pós-prandial?

Para discutir a viabilidade, o plano alimentar é revisado com o indivíduo em termos de ingestão alimentar geral. O horário das refeições e lanches, o tamanho aproximado das porções e os tipos de alimentos são discutidos. Os níveis energéticos são apenas aproximados e ajustes podem ser feitos durante as consultas de acompanhamento. Uma abordagem de planejamento alimentar pode ser selecionada posteriormente para ajudar o paciente a fazer opções alimentares. Nesse ponto, deve-se determinar se esse plano alimentar é razoável.

Para determinar a adequação do plano alimentar ao controle do diabetes, a distribuição das refeições ou lanches deve ser avaliada com os tipos de medicamentos prescritos e os objetivos do tratamento. Frequentemente, o plano alimentar começa com três ou quatro porções de carboidratos por refeição para mulheres adultas e quatro ou cinco para homens adultos e, se desejado, uma ou duas para um lanche. Fazer lanches quando não está com fome simplesmente fornece calorias desnecessárias. Adicionar proteínas a um lanche pode promover o equilíbrio da refeição e otimizar a ingestão diária de macronutrientes; no entanto, a pesquisa não apoia a necessidade de proteínas para o controle ideal da glicose (ADA, 2018). Os resultados do monitoramento glicêmico antes da refeição e 2 horas pós-prandiais, além do *feedback* da pessoa com diabetes, são usados para avaliar se essas recomendações são viáveis e realistas e determinar se as metas glicêmicas estão sendo alcançadas.

Parte 5 Terapia Médica Nutricional

| Grupo alimentação | Refeição/lanche/hora |||||| Total porções/dia | CHO (g) | Proteínas (g) | Lipídeos/ gordura (g) | Calorias |
	Desjejum 7:30	Colação 10:00	Almoço 12:00	Lanche 15:00	Jantar 18:30	Ceia 22:00					
Amidos	2	1	2 a 3	1	2 a 3	1 a 2	10	15 150	3 30	1 10	80
Frutas	1		1		1	0 a 1	3	15 45			60
Leite	1				1		2	12 24	8 16	1 2	100
Vegetais			✓		✓			5 10	2 4		25
Carnes/ substituições			2 a 3		3 a 4		6		7 42	5(3) 30	75(55)
Lipídeos	1	0 a 1	1 a 2	0 a 1	1 a 2	0 a 1	5			5 25	45
Opções de CHO	3 a 4 CHO	1 CHO	3 a 4 CHO	1 CHO	4 a 5 CHO	1 a 2 CHO	Gramas totais	229	92	67	
							Energia/ grama	X4= 916	X4= 368	X9= 603	Calorias totais
	1.900 a 2.000 calorias 230 g de CHO-50% 90 g de proteína-20% 65 g de gordura-30%						Percentual calórico	50	19	30	1.900 a 2.000

Os cálculos são baseados em carnes de médio teor de gordura e leite desnatado/semidesnatado. Se a dieta consistir predominantemente em carnes com baixo teor de lipídeos, use o fator 3 g, em vez de 5 g de lipídeos; se predominantemente carnes com alto teor de lipídeos, use 8 g de lipídeos. Se for usado leite semidesnatado (2%), use 5 g de lipídeos; se for usado leite integral, use 8 g de lipídeos.

Figura 29.5 Exemplos de planilha preenchida da avaliação, prescrição nutricional e plano de refeição de 1.900 a 2.000 calorias. *CHO*, carboidratos.

Tabela 29.8 Valores de macronutrientes e energia para listas de alimentos.*

Lista de alimentos	Carboidratos (g)	Proteínas (g)	Lipídeos (g)	Energia
Carboidratos				
Amido: pães, cereais e grãos, vegetais ricos em amido, biscoitos, salgadinhos e feijões, ervilhas e lentilhas	15	3	1	80
Furtas	15	–	–	60
Leite e substitutos do leite Sem lipídeos, baixo teor de lipídeos, 1% Lipídeos reduzidos, 2% Integral	12 12 12	8 8 8	0 a 3 5 8	100 120 160
Doces, sobremesas e outros carboidratos	15	Varia	Varia	Varia
Vegetais sem amido	5	2	–	25
Proteínas				
Baixo teor de lipídeos	–	7	2	45
Médio teor de lipídeos	–	7	2	75
Alto teor de lipídeos	–	7	8	100
Proteína vegetal	–	7	Varia	Varia
Lipídeos	–	–	5	45
Álcool (1 álcool equivalente)	Varia	–	–	100

*Ver Apêndice 18.
(De American Diabetes Association and Academy of Nutrition and Dietetics: *Choose your foods*: Food lists for diabetes, Alexandria, VA, Chicago, 2014 American Diabetes Association, Academy of Nutrition and Dietetics.)

Outra estratégia para o planejamento de refeições é o método MyPlate, do U.S. Department of Agriculture (USDA), que recomenda montar metade do seu prato com vegetais sem amido, um quarto de proteína e um quarto de carboidratos. Muitos pacientes consideram esse estilo de alimentação mais flexível e fácil de usar.

Para as pessoas que precisam de insulina, o momento da alimentação é importante, pois a insulina deve ser sincronizada com o consumo de alimentos (ver seção *Medicamentos* no início deste capítulo). Se o plano alimentar for determinado primeiro, pode-se selecionar um regime insulínico que se encaixe nele. A melhor maneira de garantir que o plano alimentar promova uma alimentação saudável é encorajar os indivíduos a consumir uma variedade de alimentos de todos os grupos alimentares. As Dietary Guidelines for Americans, que incluem uma quantidade sugerida de porções de cada grupo de alimentos, podem ser usadas para comparar o plano alimentar individual com as recomendações nutricionais para todos os norte-americanos (Capítulo 10).

Aconselhamento e educação nutricional

A implementação da nutrição clínica começa com a seleção do nutricionista a partir de uma variedade de intervenções (redução da ingestão energética e de lipídeos, contagem de carboidratos, planos de refeições simplificados, opções alimentares saudáveis, estratégias de planejamento individualizado de refeições, proporções insulina:carboidratos, exercício físico e estratégias comportamentais) (Pastors e Franz, 2012). Todas as intervenções citadas anteriormente demonstraram levar a melhores resultados metabólicos. Além disso, a educação nutricional e o aconselhamento devem ser sensíveis ao indivíduo com diabetes, incluindo necessidades pessoais, vontade de mudar e capacidade de fazer mudanças (Figura 29.6). Avaliar a alfabetização em saúde e os conhecimentos em matemática do indivíduo também pode ser benéfico. Nenhuma abordagem de plano alimentar se mostrou mais eficaz do que qualquer outra isoladamente, e aquela selecionada deve permitir que os indivíduos com diabetes escolham alimentos apropriados para refeições e lanches.

Uma abordagem popular para o planejamento de refeições é a contagem de carboidratos. Ferramentas educacionais de contagem de carboidratos são baseadas no conceito de que o carboidrato nos alimentos é o principal preditor dos níveis glicêmicos pós-prandiais. Uma porção de carboidratos contribui com 15 g desse composto orgânico. A contagem básica de carboidratos enfatiza os seguintes tópicos: fatos básicos sobre carboidratos, fontes alimentares primárias de carboidratos, tamanho médio das porções e importância da consistência e de porções precisas, quantidade de carboidratos que deve ser ingerida e leitura do rótulo. A contagem avançada de carboidratos enfatiza a importância da manutenção de registros, do cálculo das proporções de insulina:carboidratos e do controle de padrões.

Um objetivo importante do aconselhamento nutricional é facilitar as mudanças nos comportamentos existentes relacionados com alimentação e nutrição e a adoção de novos. O uso combinado de teorias de mudança de comportamento pode ter um impacto potencialmente maior do que qualquer teoria ou técnica individual utilizada isoladamente (Franz et al., 2012). Os cinco "As" seguintes podem orientar as sessões de educação/aconselhamento: passo 1 – perguntar (*ask*); passo 2 – avaliar (*assess*); passo 3 – aconselhar (*advise*); passo 4 – concordar (*agree*); e passo 5 – organizar (*arrange*). O passo "perguntar" enfatiza a importância das perguntas, pois o nutricionista visa desenvolver um relacionamento com o cliente. Técnicas de entrevista motivacional são usadas inicialmente e ao longo de todas as consultas. Na etapa de "avaliar", o nutricionista avaliou a prontidão do cliente para a mudança. Diferentes estratégias de intervenção podem ser necessárias para indivíduos em diferentes estágios do processo de mudança (Capítulo 13).

Monitoramento e avaliação nutricionais

A ingestão de alimentos, medicamentos, controle metabólico (glicemia, lipídeos e pressão arterial), medidas antropométricas e atividade física devem ser monitorados e avaliados. Os desfechos médicos e clínicos devem ser monitorados após a segunda ou terceira consulta para determinar se o indivíduo está progredindo em direção às metas estabelecidas. Se nenhum progresso for evidente, o indivíduo e o nutricionista devem reavaliar e talvez revisar as intervenções nutricionais. Os resultados do monitoramento glicêmico podem ser usados para determinar se os ajustes nos alimentos e refeições serão suficientes para atingir as metas glicêmicas ou se adições ou ajustes de medicamentos devem ser combinados com a nutrição clínica. Os cuidados nutricionais devem ser coordenados por uma equipe interdisciplinar.

A documentação no prontuário médico do indivíduo serve como uma ferramenta de comunicação para os membros da equipe de saúde. O prontuário também serve como documento legal do que foi realizado e do que não foi e subsidia o reembolso dos serviços de nutrição cobrados das seguradoras. Existem muitos formatos diferentes disponíveis para a documentação de registros médicos. O formato apropriado depende de onde as práticas nutricionais e os registros eletrônicos de saúde são usados. Independentemente do formato específico, o nutricionista pode documentar usando o conteúdo de avaliação, diagnóstico, intervenção, monitoramento e aferição (ADIMA) (Boxe 29.4).

Consultas de acompanhamento

O tratamento nutricional bem-sucedido envolve um processo de avaliação, resolução de problemas, ajuste e reajuste. Os registros alimentares podem ser comparados com o plano alimentar, o que ajudará a determinar se o plano alimentar inicial precisa ser alterado, e pode ser integrado aos registros de monitoramento da glicemia para determinar as mudanças que podem levar a melhor controle glicêmico.

As consultas de acompanhamento nutricional devem encorajar e garantir expectativas realistas para o indivíduo com diabetes. Mudar os hábitos alimentares não é fácil para a maioria das pessoas, e elas ficam desanimadas sem o devido reconhecimento de seus esforços. As pessoas devem ser incentivadas a falar livremente sobre os problemas que estão tendo com seu plano alimentar. Além disso, pode haver mudanças importantes na vida que exijam alterações no plano alimentar. Mudanças de trabalho e programação, viagens, doenças e outros fatores causam impactos no plano de refeições.

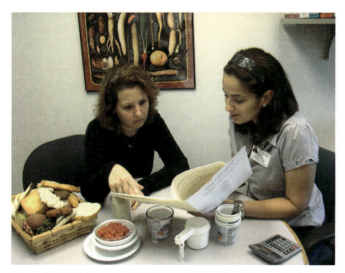

Figura 29.6 Mulher com diabetes melito tipo 1 está aprendendo sobre carboidratos com sua nutricionista.

> **Boxe 29.4 Documentação de cuidados nutricionais.**
>
> **Avaliação nutricional**
> - Data e hora da avaliação
> - Dados pertinentes coletados e comparações com os padrões (p. ex., anamnese alimentar e nutricional, dados bioquímicos, medições antropométricas, histórico do cliente, terapia clínica e uso de suplementos)
> - Disposição do paciente para aprender, conhecimento relacionado com a alimentação e nutrição e potencial para mudança
> - Histórico e objetivos da atividade física
> - Motivo para descontinuação da dietoterapia, se apropriado
>
> **Diagnóstico nutricional**
> - Data e horário
> - Declaração concisa por escrito do diagnóstico nutricional (ou diagnósticos nutricionais), escrita no formato do problema, etiologia, sinais e sintomas (PES). Se não houver problema nutricional existente ou previsto que requeira uma intervenção nutricional, indique "nenhum diagnóstico nutricional neste momento"
>
> **Intervenções nutricionais**
> - Data e horário
> - Objetivos de tratamento específicos e desfechos esperados
> - Prescrição de nutrição recomendada e intervenções nutricionais (individualizadas para o paciente)
> - Quaisquer ajustes ao plano e justificativas
> - Receptividade do paciente em relação às recomendações
> - Mudanças no nível de compreensão do paciente e nos comportamentos relacionados com a alimentação
> - Referências e recursos usados
> - Qualquer outra informação relevante para fornecer cuidados e monitorar o progresso ao longo do tempo
> - Planos de acompanhamento e frequência de atendimento
>
> **Avaliação e monitoramento nutricionais**
> - Data e horário
> - Indicadores de desfechos nutricionais específicos e resultados relevantes para o diagnóstico nutricional (ou diagnósticos) e planos e objetivos de intervenção, em comparação com o estado anterior ou objetivos de referência
> - Progresso em direção às metas de intervenção nutricional
> - Fatores que facilitam ou dificultam o progresso
> - Outros resultados positivos ou negativos
> - Planos futuros para cuidados nutricionais, monitoramento e acompanhamento ou alta

Adaptado de Writing group of the nutrition care process/standardized language committee: Nutrition care process part II: Using the international dietetics and nutrition terminology to document the nutrition care process, *J Am Diet Assoc* 108:1287,2008.

COMPLICAÇÕES AGUDAS

Hipoglicemia e CAD são as duas complicações agudas mais comuns relacionadas com o diabetes.

Hipoglicemia

Um baixo índice glicêmico, ou **hipoglicemia (ou reação à insulina)**, é um efeito colateral comum da terapia insulínica, embora os indivíduos aos quais são administrados secretagogos de insulina também possam ser afetados. Os **sintomas autonômicos** surgem da ação do sistema nervoso autônomo e costumam ser os primeiros sinais de hipoglicemia leve. Os sintomas adrenérgicos incluem tremores, sudorese, palpitações, ansiedade e fome. Os **sintomas neuroglicopênicos**, relacionados com o fornecimento insuficiente de glicose ao cérebro, também podem ocorrer em níveis glicêmicos semelhantes aos sintomas autonômicos, mas com manifestações diferentes. Os primeiros sinais de neuroglicopenia incluem redução do desempenho e dificuldade de concentração e leitura. À medida que os níveis glicêmicos caem ainda mais, ocorrem os seguintes sintomas: confusão e desorientação, fala arrastada ou inconstante, comportamentos irracionais ou incomuns, fadiga extrema e letargia, convulsões e inconsciência. Embora os sintomas difiram de pessoa para pessoa, eles tendem a ser consistentes de episódio a episódio para qualquer indivíduo. Várias causas comuns de hipoglicemia estão listadas no Boxe 29.5.

No DM1 e no DM2, foi demonstrado que as respostas contrarregulatórias à hipoglicemia diminuem continuamente com episódios frequentes e repetitivos. Isso pode se tornar um ciclo vicioso, pois os episódios de hipoglicemia prejudicam as defesas contra um episódio de hipoglicemia subsequente e, portanto, podem resultar em hipoglicemia recorrente. A hipoglicemia causa maior morbidade na maioria das pessoas com DM1 e em muitos com DM1 de longa duração.

Em geral, uma glicemia de 70 mg/dℓ (3,9 mmol/ℓ) ou inferior deve ser tratada imediatamente. O tratamento da hipoglicemia requer a ingestão de glicose ou alimentos que contenham carboidratos. Embora qualquer carboidrato aumente a glicemia, a glicose é o tratamento preferido. A forma de carboidratos (ou seja, líquido ou sólido) usada para tratar não faz diferença. Os comprimidos de glicose comercialmente disponíveis têm a vantagem de serem pré-medidos para ajudar a evitar o tratamento excessivo. A ingestão de 15 a 20 g de glicose é um tratamento eficaz, porém temporário. Observe que a glicose pura é o tratamento preferido, mas qualquer forma de carboidrato que a contenha aumentará os níveis glicêmicos. A resposta inicial ao tratamento deve ser observada em cerca de 10 a 20 minutos; no entanto, a glicemia deve ser avaliada novamente em cerca de 60 minutos, pois carboidratos adicionais podem ser necessários (Boxe 29.6) (ADA, 2018).

Glicemia gravemente baixa pode causar perda de consciência ou convulsões. Se os indivíduos não conseguirem engolir, pode ser necessária a administração subcutânea ou intramuscular de glucagon. Pais, irmãos, amigos e cônjuges devem ser ensinados a misturar, preparar e administrar glucagon para que estejam devidamente preparados para situações de emergência. Estão disponíveis *kits* que incluem uma seringa pré-cheia com líquido de diluição. Após a injeção, vire o paciente de lado para evitar engasgamento em caso de vômito. Náuseas e vômitos são efeitos colaterais comuns do glucagon. O paciente deve receber alimentos ou bebidas que contenham carboidratos tão logo recupere a consciência e consiga engolir.

> **Boxe 29.5 Causas comuns de hipoglicemia.**
>
> **Erros de medicação**
> - Erros inadvertidos ou deliberados nas dosagens de medicamentos (geralmente insulina)
> - Doses excessivas de insulina ou secretagogo oral
> - Reversão das doses de insulina pela manhã ou à noite
> - Momento impróprio de insulina em relação à ingestão de alimentos
>
> **Dietoterapia ou exercício**
> - Ingestão alimentar omitida ou inadequada
> - Erros de tempo; refeições ou lanches atrasados
> - Atividades físicas ou exercícios não planejados ou aumentados
> - Duração prolongada ou aumento da intensidade do exercício
>
> **Álcool e drogas ilícitas**
> - Ingestão de álcool sem alimento
> - Processamento mental prejudicado associado a álcool, maconha ou outras drogas ilícitas

Adaptado de Kaufman F: *Medical management of type 1 diabetes*, ed 6, Alexandria, VA, 2012, American Diabetes Association.

Boxe 29.6 Tratamento da hipoglicemia.

- O tratamento imediato com carboidratos é essencial.
Se o nível glicêmico cair abaixo de 70 mg/dℓ (3,9 mmol/ℓ), trate com 15 g de carboidratos, o que é equivalente a:
  15 g de carboidratos em comprimidos de glicose (4) ou gel de glicose
  120 a 170 mℓ de suco de frutas ou refrigerantes regulares
  170 mℓ (1/2 lata) de refrigerante normal (não sem açúcar)
  235 mℓ (1 xícara) de bebida esportiva (não sem açúcar)
  1 colher de sopa de açúcar, xarope ou mel
- Teste novamente em aproximadamente 10 a 15 min. Se o nível glicêmico permanecer < 70 mg/dℓ (< 3,9 mmol/ℓ), trate com mais 15 g de carboidratos
- Repita o teste e o tratamento até que o nível glicêmico volte ao intervalo normal
- Se faltar mais de 1 h para a próxima refeição, teste novamente 60 min após o tratamento, pois pode ser necessário carboidrato adicional

Adaptado de Kaufman F: *Medical management of type 1 diabetes*, ed 6, Alexandria, VA, 2012, American Diabetes Association.

Boxe 29.7 Diretrizes de dia da doença para pessoas com diabetes.

1. Durante doenças agudas, são necessárias doses usuais de insulina e outros medicamentos para baixar a glicose. A necessidade de insulina continua, ou pode até aumentar, durante os períodos de doença. Febre, desidratação, infecção ou o estresse de uma doença podem desencadear a liberação de hormônios contrarreguladores ou de "estresse", fazendo que a glicemia aumente
2. A glicemia e os exames de urina ou sangue para cetonas devem ser monitorados pelo menos 4 vezes/dia (antes de cada refeição e ao deitar-se). Leituras glicêmica excedendo 250 mg/dℓ e a presença de cetonas são sinais de perigo que indicam que insulina adicional é necessária
3. Uma grande quantidade de líquido deve ser consumida a cada hora. Se houver vômito, diarreia ou febre, pequenos goles – 1 ou 2 colheres de sopa a cada 15 a 30 min – geralmente podem ser consumidos. Se o vômito persistir e o indivíduo não puder ingerir líquidos por mais de 4 h, a equipe de saúde deve ser avisada
4. Se os alimentos regulares não forem tolerados, alimentos contendo carboidratos líquidos ou leves (como refrigerantes, sopas, sucos e sorvetes regulares) devem ser ingeridos. Comer cerca de 10 a 15 g de carboidratos a cada 1 a 2 h (ou 50 g de a cada 3 a 4 h) geralmente é suficiente
5. A equipe de saúde deve ser acionada se a doença persistir por mais de um dia.

Adaptado de Kaufman F: *Medical management of type 1 diabetes*, ed 6, Alexandria, VA, 2012, American Diabetes Association.

SMBG é essencial para a prevenção e o tratamento da hipoglicemia. Mudanças nas injeções de insulina, alimentação, horários de exercícios e rotinas de viagem garantem maior frequência de monitoramento. Alguns pacientes não percebem a hipoglicemia, o que significa que não apresentam os seus sintomas usuais. Os pacientes devem ser lembrados quanto à necessidade de tratar a hipoglicemia mesmo na ausência de sintomas. O desconhecimento da hipoglicemia, ou um ou mais episódios de hipoglicemia grave, justifica uma reavaliação do regime de tratamento. O CGM pode ser uma ferramenta útil para aqueles com desconhecimento da hipoglicemia e/ou episódios hipoglicêmicos frequentes (ADA, 2018).

Hiperglicemia e cetoacidose diabética

A hiperglicemia pode causar CAD, uma complicação com risco à vida, mas reversível, que ocorre quando o corpo produz altos níveis de ácidos sanguíneos chamados "cetonas". A CAD é sempre o resultado de insulina inadequada para o uso de glicose. Como resultado, o corpo depende da gordura para obter energia, formando as cetonas. A acidose resulta do aumento da produção e diminuição do uso dos ácidos acetoacético e 3-beta-hidroxibutírico dos ácidos graxos. As cetonas espalham-se na urina; daí a confiabilidade do teste de urina para cetonas.

A CAD é caracterizada por nível elevado de glicose sérica (superior a 250 mg/dℓ [13,88 mmol/ℓ]), alto índice de cetona sérica, pH inferior a 7,3 e concentração sérica de bicarbonato inferior a 18 mEq/ℓ (18 mmol/ℓ) (Westerberg, 2013). Os sintomas incluem poliúria, polidipsia, hiperventilação, desidratação, odor frutado de cetonas e fadiga. SMBG, testes de cetonas e intervenção clínica podem ajudar a evitar a CAD. Se não tratada, a CAD pode levar ao coma e à morte. O tratamento inclui insulina suplementar, reposição hidreletrolítica e monitoramento clínico. Doenças agudas como gripe, resfriados, vômitos e diarreia, se não tratadas de maneira adequada, podem levar ao desenvolvimento de CAD. Os pacientes precisam saber os passos a serem dados durante a doença aguda para evitar a CAD (Boxe 29.7). Durante a doença aguda, a ingestão oral de cerca de 150 a 200 g de carboidratos por dia (45 a 50 g a cada 3 a 4 horas) deve ser suficiente, com os ajustes da medicação, para manter a glicose na faixa desejada e evitar a cetose por inanição.

A hiperglicemia de jejum é um achado comum em pessoas com diabetes. A quantidade de insulina necessária para normalizar os níveis glicêmicos durante a noite é menor no período antes do amanhecer (de 1 a 3 horas) do que ao amanhecer (de 4 a 8 horas). O aumento da necessidade de insulina ao amanhecer eleva as concentrações de GJ, conhecido como **fenômeno do amanhecer**. Isso ocorre se as concentrações de insulina declinarem entre a madrugada e o amanhecer ou se a produção de glicose hepática durante a noite se tornar excessiva, como é comum no DM2. Para identificar o fenômeno do amanhecer, a glicemia é monitorada na hora de dormir e às 2 ou 3 horas da madrugada. Com o fenômeno do amanhecer, a glicemia antes do amanhecer estará na faixa abaixo do normal, mas não na faixa hipoglicêmica. Para pacientes com DM2, a metformina é frequentemente usada, porque diminui a produção de glicose hepática. Para pessoas com DM1, deve-se considerar a administração de insulina que não atinja o pico de 1 a 3 horas, como uma insulina de ação prolongada.

A hipoglicemia seguida por hiperglicemia de rebote é chamada **efeito Somogyi**. Esse fenômeno origina-se durante a hipoglicemia com a secreção de hormônios contrarreguladores (glucagon, epinefrina, hormônio do crescimento e cortisol) e geralmente é causado por doses excessivas de insulina exógena. A produção de glicose hepática é estimulada, elevando a glicemia. Se a hiperglicemia de rebote não for reconhecida e as doses de insulina forem aumentadas, pode ocorrer um ciclo de hiperinsulinização. Deve-se considerar a redução das doses noturnas de insulina ou, para o fenômeno do amanhecer, o uso de insulina de ação prolongada.

COMPLICAÇÕES A LONGO PRAZO

As complicações a longo prazo do diabetes incluem doenças macrovasculares, doenças microvasculares e neuropatia. As **doenças macrovasculares** envolvem doenças de grandes vasos sanguíneos. Em contrapartida, as **doenças microvasculares** associadas ao diabetes envolvem os pequenos vasos sanguíneos e incluem nefropatia e retinopatia.

As consequências comuns da neuropatia diabética e/ou da doença arterial periférica (DAP) incluem úlceras nos pés e amputação, e ambas representam as principais causas de morbidade e mortalidade em pessoas com diabetes. A detecção precoce é fundamental no tratamento de pacientes com diabetes e pés em risco de úlceras e amputações. Os fatores de risco incluem controle glicêmico insuficiente, neuropatia periférica com perda de sensação protetora (PSP), tabagismo, deformidades nos pés, intumescência ou calo pré-ulcerativo, DAP, história de úlcera no pé ou amputação, deficiência visual e doença renal diabética (especialmente pacientes em diálise) (ADA, 2018).

A nutrição clínica é importante no tratamento de várias complicações do diabetes a longo prazo, além de ser um componente significativo na redução dos fatores de risco para complicações crônicas, especialmente aquelas relacionadas com a doença macrovascular.

Doenças macrovasculares

A resistência à insulina, que pode preceder em muitos anos o desenvolvimento de DM2 e doença macrovascular, induz numerosas alterações metabólicas conhecidas como **síndrome metabólica** (Capítulo 20), a qual é caracterizada por obesidade intra-abdominal ou distribuição androide de tecido adiposo (perímetro da cintura maior que 102 cm em homens e maior que 88 cm em mulheres) e está associada a dislipidemia, hipertensão arterial, intolerância à glicose e aumento da prevalência de complicações macrovasculares. Outros fatores de risco incluem genética, tabagismo, estilo de vida sedentário, dieta rica em gordura, insuficiência renal e microalbuminúria.

As doenças macrovasculares, incluindo doença cardiovascular aterosclerótica (DCVA), doença vascular periférica (PVD) e doença cerebrovascular são mais comuns, tendem a ocorrer mais cedo e são mais extensas e graves em pessoas com diabetes. Pessoas com diabetes têm risco de DCV equivalente ao de pessoas com DCV preexistente e sem diabetes (Low Wang et al., 2016). Além disso, em mulheres com diabetes, o risco aumentado de mortalidade por doenças cardíacas é maior do que nos homens, em contraste com a população não diabética, na qual a mortalidade por doenças cardíacas é maior nos homens do que nas mulheres (Recarti et al., 2015).

Dislipidemia

Pacientes com diabetes têm uma prevalência elevada de anormalidades lipídicas, que contribuem para taxas mais altas de DCV. Por exemplo, no DM2, a prevalência de uma concentração elevada de colesterol é de cerca de 28 a 34%. Da mesma forma, cerca de 5 a 14% dos pacientes com DM2 apresentam taxas aumentadas de triglicerídios. Concentrações mais baixas de HDL-colesterol são comuns. Pessoas com DM2 geralmente têm partículas de LDL menores e mais densas, que aumentam a aterogenicidade mesmo se o nível total de LDL-colesterol não estiver significativamente elevado. A intervenção no estilo de vida, incluindo nutrição clínica, com a perda de massa corporal (se indicada) por meio de redução da ingestão calórica, aumento da atividade física e cessação do tabagismo, deve ser considerada. As evidências são inconclusivas para a quantidade ideal de ingestão total de lipídeos; a qualidade dos lipídeos pode ser tão importante quanto a quantidade (Evert et al., 2013). A dieta deve ser focada na redução de gordura saturada, gordura *trans* e colesterol e aumento da ingestão de gordura ômega-3 (nos alimentos, e não como suplementos), fibra viscosa e etanóis/esteróis vegetais (ADA, 2018). Em pessoas com DM2, um estilo mediterrâneo, o padrão alimentar rico em AGMs pode beneficiar o controle glicêmico e os fatores de risco para DCV. Outras recomendações nutricionais para DCV para pessoas com diabetes são as mesmas para o público em geral. As recomendações mais atuais do American College of Cardiology (ACC) e da American Heart Association (AHA) são para o uso do padrão alimentar da dieta DASH (Capítulo 32). Além da dietoterapia, o tratamento com estatinas é normalmente recomendado, independentemente das concentrações lipídicas, para todos os adultos com diabetes e mais de 40 anos (ADA, 2018) (Tabela 29.9).

Hipertensão arterial

A hipertensão é uma comorbidade comum do diabetes, com cerca de 74% dos adultos diabéticos tendo pressão arterial de 140/90 mmHg ou mais ou usando medicamentos prescritos para hipertensão (CDC, 2018). Para reduzir o risco de doenças macrovasculares e microvasculares, o tratamento da hipertensão em pessoas com diabetes deve ser vigoroso. A pressão arterial deve ser medida em todas as consultas de rotina, com meta de controle da pressão arterial inferior a 140/80 mmHg. As intervenções da nutrição clínica para pessoas com hipertensão incluem perda de massa corporal (se houver sobrepeso), padrão alimentar no estilo DASH (Apêndice 17), redução da ingestão de sódio e aumento da de potássio, moderação do consumo de álcool e aumento da atividade física (Capítulo 32). A recomendação para a população em geral reduzir o sódio para menos de 2.300 mg/dia também é apropriada para pessoas com diabetes e hipertensão (ADA, 2018). Para pessoas com diabetes e hipertensão, a redução adicional na ingestão de sódio deve ser individualizada. Devem-se levar em consideração questões como disponibilidade, palatabilidade e custo adicional de produtos alimentícios com baixo teor de sódio. A terapia farmacológica para hipertensão inclui um inibidor da enzima de conversão da angiotensina (IECA), bloqueadores do receptor da angiotensina, diuréticos semelhantes aos tiazídicos e/ou bloqueadores dos canais de cálcio di-hidropiridínicos (ADA, 2018). Ver Tabela 29.9.

Doenças microvasculares

Doença renal diabética

A doença renal diabética (DRD) ou nefropatia diabética ocorre em 20 a 40% dos pacientes com diabetes e é a única causa principal de doença renal crônica terminal (DRCT). Devido à prevalência muito maior de DM2, esses pacientes constituem mais da metade das pessoas com diabetes que estão iniciando diálise (Capítulo 34).

Uma triagem anual para quantificar a taxa de excreção de albumina na urina deve ser realizada em pacientes que tiveram DM1 por mais de 5 anos e em todos os pacientes com DM1 a partir do diagnóstico (ADA, 2014b). A creatinina sérica é usada para estimar a taxa de filtração glomerular (TFG) e estadiar o nível de doença renal crônica (DRC), se presente.

Para reduzir o risco e retardar a progressão da DRD, o controle da glicemia e da pressão arterial deve ser otimizado. Embora as dietas com pouca proteína (abaixo de 0,6 a 0,8 g/kg) tenham mostrado reduzir a albuminúria, elas não alteram o curso do declínio da TFG ou melhoram as medidas de risco glicêmico ou de DCV, não sendo, portanto, recomendadas (Evert et al., 2013).

Retinopatia

Estima-se que a retinopatia diabética seja a causa mais frequente de novos casos de cegueira em adultos de 20 a 74 anos. Glaucoma, catarata e outros distúrbios oculares também ocorrem mais cedo e com mais frequência no diabetes (ADA, 2018). A cirurgia de fotocoagulação a *laser* pode reduzir o risco de perda posterior da visão, mas geralmente não restaura a visão perdida – daí a importância de um programa de rastreamento para detectar retinopatia diabética.

Tabela 29.9 Recomendações para lipídeos e pressão arterial para a maioria dos adultos com diabetes.

Lipídeos/pressão arterial	Critério
LDL Colesterol	< 100 mg/dℓ (< 2,6 mmol/ℓ)*
HLD Colesterol	Homens: > 40 mg/dℓ (> 1 mmol/ℓ) Mulheres: > 50 mg/dℓ (> 1,3 mmol/ℓ)
Triglicerídios	< 150 mg/dℓ (< 1,7 mmol/ℓ)
Pressão arterial	< 140/90 mmHg

*Para pacientes com diabetes e doença cardiovascular aterosclerótica, se o LDL-colesterol for maior ou igual a 70 mg/dℓ na dose máxima tolerada de estatina, considere adicionar terapia adicional para redução do LDL (como ezetimiba ou inibidor PCSK9).
HDL, lipoproteína de alta densidade; LDL, lipoproteína de baixa densidade.
(Dados de American Diabetes Association: Doença cardiovascular e gerenciamento de risco: Padrões de cuidados médicos em diabetes – 2018, *Diabetes Care* 41(S1):S86-104,2018.)

Neuropatia

Hiperglicemia crônica também está associada a danos nos nervos, e cerca de 50% das pessoas com diabetes têm formas leves a graves de danos ao sistema nervoso (CDC, 2018). O tratamento intensivo da hiperglicemia reduz o risco e retarda a progressão da neuropatia diabética, mas não reverte a perda neuronal. A neuropatia periférica geralmente afeta os nervos que controlam as sensações nos pés e nas mãos. A neuropatia autonômica afeta a função nervosa que controla vários sistemas orgânicos. Os efeitos cardiovasculares incluem hipotensão postural e diminuição da capacidade de resposta aos impulsos nervosos cardíacos, levando a doença cardíaca isquêmica silenciosa ou indolor. A função sexual pode ser afetada, sendo a impotência a manifestação mais comum.

Danos aos nervos que inervam o sistema gastrintestinal podem causar uma variedade de problemas. A neuropatia pode se manifestar no esôfago como náuseas e esofagite; no estômago, como esvaziamento imprevisível; no intestino delgado, como perda de nutrientes; e no intestino grosso, como diarreia ou constipação intestinal.

A **gastroparesia** é caracterizada pelo esvaziamento gástrico retardado na ausência de obstrução mecânica do estômago. Os sintomas comuns incluem sensação de plenitude, distensão abdominal, náuseas, vômitos, diarreia ou constipação intestinal. Um estudo descobriu que a prevalência de gastroparesia em pacientes com diabetes foi de 64%, o que é superior ao relatado em alguns estudos anteriores (Alipour et al., 2017). Deve-se, portanto, suspeitar de gastroparesia em indivíduos com controle glicêmico irregular.

O primeiro passo no manejo de pacientes com neuropatia deve ser objetivar um controle glicêmico estável e ideal. A nutrição clínica envolve minimizar o estresse abdominal. Refeições pequenas e frequentes podem ser mais bem toleradas do que três refeições completas por dia, e essas refeições devem ser pobres em fibras e gordura. Se os alimentos sólidos não forem bem tolerados, refeições líquidas podem ser recomendadas. Para pacientes em uso de insulina, o momento da administração da insulina deve ser ajustado para coincidir com a absorção de nutrientes geralmente retardada. As injeções de insulina podem até ser necessárias após as refeições. O monitoramento frequente da glicemia é importante para determinar a terapia insulínica adequada.

Um agente procinético, como a metoclopramida, é usado mais comumente para tratar gastroparesia, e os antieméticos podem ser úteis para o alívio dos sintomas. Em casos muito graves, geralmente com perda de massa corporal não intencional, uma sonda de alimentação é colocada no intestino delgado para se desviar do estômago. A estimulação gástrica elétrica com eletrodos implantados cirurgicamente no estômago pode ser usada quando os medicamentos não conseguirem controlar as náuseas e os vômitos.

HIPOGLICEMIA DE ORIGEM NÃO DIABÉTICA

A **hipoglicemia de origem não diabética** foi definida como uma síndrome clínica com diversas causas em que baixas concentrações de glicose plasmática acabam levando à neuroglicopenia. Hipoglicemia significa baixa (hipo) glicose no sangue (glicemia). Normalmente, o corpo é notavelmente hábil em manter níveis glicêmicos razoavelmente estáveis – geralmente entre 60 e 100 mg/dℓ (3,3 a 5,6 mmol/ℓ), apesar da ingestão intermitente de alimentos. Manter os níveis normais de glicose é importante porque as células do corpo, especialmente do cérebro e do sistema nervoso central (SNC), devem ter um suprimento constante e consistente de glicose para funcionarem adequadamente. Sob condições fisiológicas, o cérebro depende quase exclusivamente da glicose para suas necessidades energéticas, mesmo com a presença de fome.

Fisiopatologia

Em um pequeno número de pessoas, a glicemia cai muito. Os sintomas são frequentemente sentidos quando a glicemia está abaixo de 65 mg/dℓ (3,6 mmol/ℓ). Se o cérebro e o SNC forem privados da glicose de que necessitam para funcionar, podem ocorrer sintomas como suor, tremores, fraqueza, fome, dores de cabeça e irritabilidade. Os sintomas de hipoglicemia foram reconhecidos em concentrações de glicose plasmática de cerca de 60 mg/dℓ, e a função cerebral prejudicada ocorreu em níveis de cerca de 50 mg/dℓ. Um valor de alerta de hipoglicemia maior ou igual a 70 mg/dℓ (3,9 mmol/ℓ) pode ajudar a determinar o ajuste da dose terapêutica de medicamentos para a redução da glicose e está frequentemente relacionado com a hipoglicemia sintomática (ADA, 2018).

A hipoglicemia pode ser difícil de diagnosticar porque esses sintomas típicos podem ser causados por muitos problemas de saúde diferentes. Por exemplo, a adrenalina (epinefrina) liberada como resultado da ansiedade e do estresse pode desencadear sintomas semelhantes aos da hipoglicemia. A única maneira de determinar se a hipoglicemia está causando esses sintomas é medir os níveis glicêmicos enquanto o indivíduo apresenta os sintomas. A hipoglicemia pode ser mais bem definida pela presença de três características conhecidas como **tríade de Whipple**: (1) um baixo nível de glicose no sangue ou no plasma; (2) sintomas de hipoglicemia ao mesmo tempo; e (3) resolução dos sintomas assim que a glicemia voltar ao normal.

Um nível glicêmico razoavelmente estável é mantido pela interação de vários mecanismos. Depois das refeições, os carboidratos são decompostos em glicose e entram na corrente sanguínea. Conforme a glicemia aumenta, o pâncreas responde liberando o hormônio insulina, que permite que a glicose saia da corrente sanguínea e entre em várias células do corpo, onde alimenta as atividades corporais. A glicose também é captada pelo fígado e armazenada como glicogênio para uso posterior.

Quando as concentrações glicêmicas da última refeição diminuem, o corpo passa de um estado de alimentação para um estado de jejum. As taxas de insulina diminuem, o que impede que a glicemia caia muito. A glicose armazenada é liberada do fígado de volta para a corrente sanguínea com a ajuda do glucagon do pâncreas. Normalmente, a capacidade do corpo de equilibrar glicose, insulina e glucagon (e outros hormônios contrarreguladores) mantém a glicemia dentro da faixa normal. O glucagon fornece a defesa primária contra a hipoglicemia; sem ele, a recuperação total não ocorre. A epinefrina não é necessária para a contrarregulação quando o glucagon está presente; no entanto, na ausência de glucagon, a epinefrina tem um papel significativo.

Tipos de hipoglicemia

Dois tipos de hipoglicemia podem ocorrer em pessoas sem diabetes. Se a glicemia cair abaixo dos limites normais no período de 2 a 5 horas após as refeições, trata-se de **hipoglicemia pós-prandial (reativa)**, que pode ser desencadeada por uma resposta exagerada ou tardia à insulina causada por resistência à insulina ou GLP-1 elevado, hiperinsulinismo alimentar, glicosúria renal, defeitos na resposta ao glucagon ou alta sensibilidade à insulina. Além disso, pode ser causada por síndromes raras, como intolerância hereditária à frutose, galactosemia, sensibilidade à leucina ou um raro tumor pancreático de células beta (insulinoma), fazendo com que os níveis glicêmicos caiam muito. O hiperinsulinismo alimentar é comum após a cirurgia gástrica, associado à rápida distribuição de alimentos no intestino delgado, rápida absorção de glicose e resposta insulínica exagerada. Esses pacientes respondem melhor a alimentações múltiplas e frequentes.

A ingestão de álcool após um jejum prolongado ou de grandes quantidades de álcool e carboidratos com o estômago vazio (síndrome "gin-tônica") também pode causar hipoglicemia dentro de 3 a 4 horas em algumas pessoas saudáveis.

A hipoglicemia reativa idiopática é caracterizada pela secreção normal de insulina, mas com aumento da sensibilidade insulínica, e, até certo ponto, reduz a resposta do glucagon aos sintomas agudos de hipoglicemia. O aumento da sensibilidade à insulina associado à deficiência da secreção de glucagon leva à hipoglicemia pós-prandial tardia. A hipoglicemia reativa idiopática tem sido inadequadamente diagnosticada por médicos e pacientes, a ponto de alguns médicos duvidarem de sua existência. Embora rara, existe; no entanto, pode ser documentada apenas em pessoas com hipoglicemia que ocorre espontaneamente e naquelas que atendem aos critérios da tríade de Whipple.

A **hipoglicemia de jejum**, ou hipoglicemia pós-absortiva, geralmente está relacionada com uma doença subjacente. Essa hipoglicemia de privação de alimento pode ocorrer em resposta a ter-se ficado sem comer por 8 horas ou mais e pode ser causada por condições que perturbem a capacidade do corpo de equilibrar a glicemia, como transtornos alimentares e outras condições clínicas subjacentes graves, incluindo estados de deficiência hormonal (p. ex., hipopituitarismo, insuficiência suprarrenal, deficiência de catecolamina ou glucagon), doença hepática adquirida, doença renal, certos medicamentos (p. ex., álcool, propranolol, salicilato), insulinomas (dos quais a maioria é benigna, mas 6 a 10% podem ser malignos) e outros tumores não pancreáticos. A ingestão de altas doses de ácido acetilsalicílico também pode levar à hipoglicemia de jejum. Hipoglicemia factícia, ou autoadministração de insulina ou sulfonilureia em pessoas que não têm diabetes, também é uma causa. Os sintomas relacionados com a hipoglicemia de jejum tendem a ser particularmente graves e podem incluir perda de acuidade mental, convulsões e inconsciência. Se o problema subjacente puder ser resolvido, a hipoglicemia não será mais um problema.

Critérios diagnósticos

Um dos critérios usados para confirmar a presença de hipoglicemia é a glicemia inferior a 70 mg/dℓ (3,9 mmol/ℓ); no entanto, a hipoglicemia clinicamente significativa (nível 2) é de 54 mg/dℓ (3 mmol/ℓ) (ADA, 2018). Anteriormente, o teste TOTG era o padrão para essa condição; todavia, não é mais usado. O registro de medições glicêmicas por punção no dedo durante episódios espontâneos e sintomáticos em casa é usado para estabelecer o diagnóstico. Um método alternativo é realizar um teste de glicose no consultório médico, caso em que o paciente recebe uma refeição típica que foi documentada no passado como causadora de episódios sintomáticos. A tríade de Whipple pode ser confirmada se ocorrerem sintomas. Se a glicemia estiver baixa durante o período sintomático e se os sintomas desaparecerem com a alimentação, a hipoglicemia é provavelmente a responsável. É essencial fazer um diagnóstico correto em pacientes com hipoglicemia de jejum porque as implicações são graves.

Manejo da hipoglicemia

O manejo dos distúrbios hipoglicêmicos envolve dois componentes distintos: (1) alívio dos sintomas neuroglicopênicos, restaurando as concentrações glicêmicas para a faixa normal; e (2) correção da causa subjacente. O tratamento imediato é ingerir alimentos ou bebidas que contenham carboidratos. Como a glicose da degradação dos carboidratos é absorvida pela corrente sanguínea, ela aumenta a glicemia e alivia os sintomas. Se um problema subjacente estiver causando hipoglicemia, o tratamento adequado dessa doença ou distúrbio será essencial.

O objetivo do tratamento é adotar hábitos alimentares que mantenham a glicemia o mais estável possível (International Diabetes Center, 2013). Para não apresentar sintomas, é importante que os indivíduos consumam cinco a seis pequenas refeições ou lanches por dia, pois isso ajuda a fornecer ao corpo quantidades controláveis de glicose. As diretrizes recomendadas estão listadas no Boxe 29.9.

Pacientes com hipoglicemia também podem se beneficiar com o aprendizado da contagem de carboidratos e, para evitar a hipoglicemia, ingerir três a quatro porções de carboidratos (15 g por porção) nas refeições e uma a duas nos lanches (Apêndice 18). Os alimentos que contêm proteínas podem ser consumidos nas refeições ou com lanches. Espera-se que esses alimentos tenham um efeito mínimo na glicemia, podendo-se adicionar alimentos extras para saciedade e energia; no entanto, como as proteínas e os carboidratos estimulam a liberação de insulina, é aconselhável uma ingestão moderada.

Boxe 29.8 Diretrizes para a prevenção de sintomas hipoglicêmicos em pessoas que não têm diabetes.

1. Fazer pequenas refeições, com lanches intercalados entre elas e na hora de dormir. Isso significa comer cinco a seis pequenas refeições em vez de duas a três grandes para estabilizar a liberação de glicose na corrente sanguínea
2. Distribuir a ingestão de alimentos ricos em carboidratos ao longo do dia. A maioria dos indivíduos pode comer de duas a quatro porções de alimentos ricos em carboidratos em cada refeição e de uma a duas porções em cada lanche. Se os carboidratos forem removidos completamente da dieta, o corpo perde sua capacidade de lidar com eles de maneira adequada; portanto, isso não é recomendado. Alimentos ricos em carboidratos incluem amidos, frutas e sucos de frutas, leite e iogurte e alimentos que contêm açúcar
3. Evitar ou limitar os alimentos ricos em açúcar e carboidratos, especialmente com o estômago vazio. Exemplos desses alimentos são refrigerantes comuns, xaropes, doces, sucos de frutas, iogurtes de frutas comuns, tortas e bolos
4. Evitar bebidas e alimentos que contenham cafeína. A cafeína pode causar os mesmos sintomas da hipoglicemia e fazer o indivíduo se sentir pior
5. Limitar ou evitar bebidas alcoólicas. Beber álcool com o estômago vazio e sem alimento pode reduzir os níveis glicêmicos, interferindo na capacidade do fígado de liberar a glicose armazenada (gliconeogênese). Se o indivíduo optar por consumir álcool, deve fazê-lo com moderação (um ou dois drinques, no máximo, 2 vezes/semana), sempre acompanhado de algum alimento

Modificado de International Diabetes Center: *Reactive and fasting hypoglycemia*, Minneapolis, 2013, International Diabetes Center.

CASO CLÍNICO

M.P. é mulher hispânica de 65 anos, não fumante, que está sendo examinada para tratamento de diabetes tipo 2. Seus níveis glicêmicos estão descontrolados, conforme evidenciado por HbA1C > 10, e ela reclama de dormência crescente nos pés e, ocasionalmente, nos dedos, e micção frequente durante o dia e a noite. Ao entrevistá-la e revisar seu histórico de saúde, você aprende o seguinte sobre ela:
- Escolaridade: não concluiu o ensino médio, cursou o ensino fundamental
- Ocupação: não trabalha fora e cuida do neto diariamente
- Membros da família: mora com o marido e um de seus quatro filhos adultos

Origem étnica: latino-americana, nascida no México, emigrou para os EUA em 1980
Crença religiosa: católica
Idioma: espanhol nativo; fala inglês, mas tem dificuldade para ler em inglês
História da paciente: pesava mais de 4 kg ao nascer
M.P. foi diagnosticada com DM2 há 10 ou 15 anos e seu histórico de controle da doença é o seguinte:
Tipo de tratamento: dietoterapia mais medicação oral para diabetes e insulina de longa duração na hora de dormir (HS)

(continua)

CASO CLÍNICO (continuação)

Medicamentos: glargina 80 unidades na HS, metformina XR 1.000 mg 2 vezes/dia, enalapril 10 mg/dia, sinvastatina 40 mg/dia, levotiroxina 75 μg/dia

História familiar: mãe tinha diabetes tipo 2, neto de 12 anos recentemente diagnosticado com pré-diabetes

História clínica: DM 2, hipertensão, hiperlipidemia, hipotireoidismo, enxaquecas episódicas (última ocorrência em 2017)

O exame físico mostra o seguinte:
- Massa corporal: 91 kg
- Estatura: 1,52 m
- Temperatura: 36,6°C
- Pressão arterial: 143/88 mmHg
- Frequência cardíaca: 80 bpm
- Laboratório: HbA1C 10

Resumo do diagnóstico nutricional
- Glicemia alterada relacionada com dificuldade de combinar a insulina com a ingestão de carboidratos, conforme evidenciado pelo consumo excessivo de carboidratos nas refeições e elevado SMBG e dados relatados

Intervenções
- Para cada uma das declarações de problema, etiologia e sinais e sintomas (PES), escreva um objetivo com base nos sinais e sintomas
- Para os dois objetivos, escreva duas a três intervenções nutricionais com base na etiologia que seriam adequadas para M.P.

NOTA: em uma consulta presencial entre um nutricionista/ECD e M.P., eles desenvolveriam colaborativamente seus objetivos juntos.

Avaliação e monitoramento
- Para quando deve ser agendada a próxima sessão de aconselhamento nutricional para M.P.?
- O que você avaliaria na consulta de acompanhamento com base nas metas nutricionais e nas intervenções desenvolvidas na consulta inicial?

WEBSITES ÚTEIS

Academy of Nutrition and Dietetics (AND)
Academy of Nutrition and Dietetics Evidence Analysis Library
American Association of Diabetes Educators (AADE)
American Diabetes Association (ADA)
Diabetes Care and Education Practice Group (DCE)
DCE Patient Education Handouts
International Diabetes Center (IDC)
IDC Publishing
Joslin Diabetes Center
National Diabetes Education Program (NDEP)
National Institute of Diabetes and Digestive Kidney Diseases (NIDDK)
Resources for Healthcare Professionals

REFERÊNCIAS BIBLIOGRÁFICAS

Academy of Nutrition and Dietetics Evidence Analysis Library: "*GDM: executive summary of recommendations* (2016)." https://www.andeal.org/topic.cfm?menu=5288&cat=5538. Accessed July 29, 2018.

Academy of Nutrition and Dietetics Evidence Analysis Library: "*In adults with type 1 and type 2 diabetes, what is the relationship of differing amounts of glycemic index on glycemia, insulin and CVD risk factors* (lipids and blood pressure)?" (2014). https://www.andeal.org/template.cfm?template=guide_summary&key=4348. Accessed July 29, 2018.

Academy of Nutrition and Dietetics Evidence Analysis Library: "*In women with GDM, what impact does the amount or type of carbohydrate consumed have on post-prandial breakfast glycemia*? (2016)" https://www.andeal.org/template.cfm?template=guide_summary&key=4429. Accessed July 29, 2018.

Academy of Nutrition and Dietetics Evidence Analysis Library: "*In women with GDM, what is the effect of caloric consumption on fetal/neonatal and maternal outcomes*? (2016)." https://www.andeal.org/template.cfm?template=guide_summary&key=4579. Accessed July 29, 2018.

Academy of Nutrition and Dietetics Evidence Analysis Library: https://www.andeal.org/vault/2440/web/files/20140527-ND%20Snapshot.pdf. Accessed July 29, 2018.

Alipour Z, Khatib F, Tabib SM, et al: Assessment of the prevalence of diabetic gastroparesis and validation of gastric emptying scintigraphy for diagnosis, *Mol Imaging Radionucl Ther* 26(1):17–23, 2017. doi:10.4274/mirt.61587.

Allen RW, Schwartzman E, Baker WL, et al: Cinnamon use in type 2 diabetes: an updated systematic review and meta-analysis, *Ann Fam Med* 11(5):452–459, 2013. doi:10.1370/afm.1517.

American Diabetes Association: Standards of Medical Care in Diabetes-2018, *Diabetes Care* 41(Suppl 1):S152–S153, 2018. doi:10.2337/dc18-S015.

Arterburn DE, Bogart A, Sherwood NE, et al: A multisite study of long-term remission and relapse of type 2 diabetes mellitus following gastric bypass, *Obes Surg* 23:93–102, 2013.

Birch LL, Fisher JO, Davison KK: Learning to overeat: maternal use of restrictive feeding practices promotes girls' eating in the absence of hunger, *Am J Clin Nutr* 78(2):215–220, 2003. doi:10.1093/ajcn/78.2.215.

Blomster JI, Zoungas S, Chalmers J, et al: The relationship between alcohol consumption and vascular complications and mortality in individuals with type 2 diabetes. *Diabetes Care* 37(5):1353–1359, 2014. doi:10.2337/dc13-2727.

Centers for Disease Control and Prevention (CDC): *Diabetes home: prevent complications*. https://www.cdc.gov/diabetes/managing/problems.html. Updated April 23, 2018.

Centers for Disease Control and Prevention (CDC): *National diabetes statistics report*, 2017a. https://www.cdc.gov/diabetes/pdfs/data/statistics/national-diabetes-statistics-report.pdf.

Centers for Disease Control and Prevention (CDC): *Gestational diabetes*. https://www.cdc.gov/diabetes/basics/gestational.html. Updated July 25, 2017b.

Chen C, Cohrs CM, Stertmann J, et al: Human beta cell mass and function in diabetes: recent advances in knowledge and technologies to understand disease pathogenesis, *Mol Metab* 6(9):943–957, 2017.

Chiang JL, Kirkman MS, Laffel LM, et al: Type 1 diabetes through the life span: a position statement of the American Diabetes Association, *Diabetes Care* 37:2034–2054, 2014.

Chiang JL, Maahs DM, Garvey KC, et al: Type 1 diabetes in children and adolescents: a position statement by the American Diabetes Association, *Diabetes Care* 41(9):2026–2044, 2018. doi:10.2337/dci18-0023.

Clifford D, Ozier A, Bundros J, et al: Impact of non-diet approaches on attitudes, behaviors, and health outcomes: a systematic review, *J Nutr Educ Behav* 47(2):143–155.e1, 2015.

Colberg SR, Sigal RJ, Yardley JE, et al: Physical activity/exercise and diabetes: a position Statement of the American Diabetes Association, *Diabetes Care* 39(11):2065–2079, 2016. doi:10.2337/dc16-1728.

Corbin KD, Driscoll KA, Pratley RE, et al: Advancing Care for Type 1 Diabetes and Obesity Network (ACT1ON): Obesity in Type 1 diabetes: pathophysiology, clinical impact, and mechanisms, *Endocr Rev* 39(5):629–663, 2018. doi:10.1210/er.2017-00191.

Costello RB, Dwyer JT, Saldanha L, et al: Do cinnamon supplements have a role in glycemic control in type 2 diabetes? A narrative review, *J Acad Nutr Diet* 116(11):1794–1802, 2016. doi:10.1016/j.jand.2016.07.015.

Derosa G, D'Angelo A, Romano D, et al: A clinical trial about a food supplement containing α-Lipoic acid on oxidative stress markers in Type 2 diabetic patients. Arráez-Román D, ed. *Int J Mol Sci* 17(11):1802, 2016. doi:10.3390/ijms17111802.

Diabetes Prevention Program Research Group: 10-year follow-up of diabetes incidence and weight loss in the Diabetes Prevention Program Outcome Study, *Lancet* 374:1677–1686, 2009.

Esposito K, Maiorino MI, Ciotola M, et al: Effects of a mediterranean-style diet on the need for antihyperglycemic drug therapy in patients with newly diagnosed type 2 diabetes: a randomized trial, *Ann Intern Med* 151:306–314, 2009.

Eckel RH, Kahn SE, Ferrannini E, et al: Obesity and type 2 diabetes: what can be unified and what needs to be individualized? *Diabetes Care* 34(6):1424–1430, 2011. doi:10.2337/dc11-0447.

Evert AB, Boucher JL, Cypress M, et al: Nutrition therapy recommendations for the management of adults with diabetes, *Diabetes Care* 36:3821–3842, 2013.

Evert AB, Boucher JL, Cypress M, et al: Nutrition therapy recommendations for the management of adults with diabetes, *Diabetes Care* 37(Suppl 1):S120–S143, 2014. doi:10.2337/dc14-S120.

Fonolleda M, Murillo M, Vázquez F, et al: Remission Phase in Paediatric Type 1 Diabetes: New Understanding and Emerging Biomarkers, *Horm Res Paediatr* 88(5):307–315, 2017. doi:10.1159/000479030.

Franz MJ, MacLeod J, Evert A, et al: Academy of Nutrition and Dietetics Nutrition Practice Guideline for Type 1 and Type 2 diabetes in adults: systematic review of evidence for medical nutrition therapy effectiveness and recommendations for integration into the nutrition care process, *J Acad Nutr Diet* 117(10):1659–1679, 2017. doi:10.1016/j.jand.2017.03.022.

Franz MJ, MacLeod J: Success of nutrition-therapy interventions in persons with type 2 diabetes: challenges and future directions, *Diabetes Metab Syndr Obes* 11:265–270, 2018. doi:10.2147/DMSO.S141952. eCollection 2018.

Franz MJ: The obesity paradox and diabetes, *Diabetes Spectr* 26:145–151, 2013.

Franz MJ, Boucher JL, Pereira RF: *ADA pocket guide to lipid disorders, hypertension, diabetes, and weight management*, Chicago, 2012, Academy of Nutrition and Dietetics.

Franz MJ, Powers MA, Leontos C, et al: The evidence for medical nutrition therapy for type 1 and type 2 diabetes in adults, *J Am Diet Assoc* 110:1852–1889, 2010.

Gardner C, Wylie-Rosett J, Gidding SS, et al: Nonnutritive sweeteners: current use and health perspectives: a scientific statement from the American Heart Association and the American Diabetes Association, *Diabetes Care* 35:1798–1808, 2012.

Golden NH, Schneider M, Wood C: Preventing obesity and eating disorders in adolescents, *Pediatrics* 138(3):e20161649, 2016.

Gómez-Ríos MÁ, Gómez-Ríos D, Paech MJ, et al: Managing diabetic ketoacidosis in pregnancy, *Saudi J Anaesth* 10(2):238–239, 2016. doi:10.4103/1658-354X.168829.

Grembecka M: Sugar alcohols—their role in the modern world of sweeteners: a review, *Eur Food Res Technol* 241(1):1–14, 2015. doi:10.1007/s00217-015-2437-7.

Hædersdal S, Lund A, Knop FK, et al: The role of glucagon in the pathophysiology and treatment of Type 2 diabetes, *Mayo Clin Proc* 93(2):217–239, 2018. doi:10.1016/j.mayocp.2017.12.003.

Heidari-Beni M, Kelishadi R: *The role of dietary sugars and sweeteners in metabolic disorders and diabetes*, 2016, Springer, Cham, pp 1–19. doi:10.1007/978-3-319-26478-3_31-1.

Holman RR, Paul SK, Bethel MA, et al: 10-year follow-up of intensive glucose control in type 2 diabetes, *N Eng J Med* 359:1577–1589, 2008.

Institute of Medicine: *Dietary reference intakes: energy, carbohydrate, fiber, fat, fatty acids, cholesterol, protein, and amino acids*, Washington, DC, 2002, National Academies Press.

International Diabetes Center: *Reactive and fasting hypoglycemia*, ed 4, Minneapolis, 2013, International Diabetes Center.

Inzucchi SE, Bergenstal RM, Buse JB, et al: Management of hyperglycemia in type 2 diabetes, 2015: a patient-centered approach. Update to a position statement of the American Diabetes Association (ADA) and the European Association for the Study of Diabetes (EASD), *Diabetes Care* 38:140–149, 2015.

Kaufman FR, editor: *Medical management of type 1 diabetes*, ed 6, Alexandria, Va, 2012, American Diabetes Association.

Kelley KW, Carroll DG, Meyer A: A review of current treatment strategies for gestational diabetes mellitus, *Drugs Context* 4:212282, 2015. doi:10.7573/dic.212282.

Laugesen E, Østergaard JA, Leslie RD: Latent autoimmune diabetes of the adult: current knowledge and uncertainty, *Diabet Med* 32(7):843–852, 2015. doi:10.1111/dme.12700.

Leete P, Willcox A, Krogvold L, et al: Differential insulitic profiles determine the extent of β-cell destruction and the age at onset of type 1 diabetes, *Diabetes* 65(5):1362–1369, 2016. doi:10.2337/db15-1615.

Leighton E, Sainsbury CA, Jones GC: A practical review of C-peptide testing in diabetes, *Diabetes Ther* 8(3):475–487, 2017. https://doi.org/10.1007/s13300-017-0265-4.

Leiper JB: Fate of ingested fluids: factors affecting gastric emptying and intestinal absorption of beverages in humans, *Nutr Rev* 73(Suppl 2):57–72, 2015.

Levy J, Cobas RA, Gomes MB: Assessment of efficacy and tolerability of once-daily extended release metformin in patients with type 2 diabetes mellitus, *Diabetol Metab Syndr* 2:16, 2010. doi:10.1186/1758-5996-2-16.

Li G, Zhang P, Wang J, et al: The long-term effect of lifestyle interventions to prevent diabetes in the China Da Qing Diabetes Prevention Study: a 20-year follow-up study, *Lancet* 371:1783–1789, 2008.

Lindström J, Ilanne-Parikka P, Peltonen M, et al: Sustained reduction in the incidence of type 2 diabetes by lifestyle intervention: follow-up of the Finnish Diabetes Prevention Study, *Lancet* 368:1673–1679, 2006.

Linus Pauling Institute: *Micronutrient Information Center: Chromium*. http://lpi.oregonstate.edu/mic/minerals/chromium. Published January 1, 2018.

Linus Pauling Institute Online: *Micronutrient Information Center: Lipoic Acid*. http://lpi.oregonstate.edu/mic/dietary-factors/lipoic-acid. Published 2002.

Look AHEAD Research Group: Long-term effects of a lifestyle intervention on weight and cardiovascular risk factors in individuals with type 2 diabetes mellitus: four-year results of the Look AHEAD trial, *Arch Intern Med* 170:1566–1575, 2010.

Low Wang CC, Hess CN, Hiatt WR, et al: Clinical update: cardiovascular disease in diabetes mellitus: atherosclerotic cardiovascular disease and heart failure in type 2 diabetes mellitus - mechanisms, management, and clinical considerations, *Circulation* 133(24):2459–2502, 2016. doi:10.1161/CIRCULATIONAHA.116.022194.

Ludwig DS, Hu FB, Tappy L, et al: Dietary carbohydrates: role of quality and quantity in chronic disease, *BMJ* 361:k2340, 2018. doi:10.1136/bmj.k2340.

Ma Y, Olendzki BC, Merriam PA, et al: A randomized clinical trial comparing low-glycemic index versus ADA dietary education among individuals with type 2 diabetes, *Nutrition* 24:45–56, 2008.

Malik VS, Popkin BM, Bray GA, et al: Sugar-sweetened beverages and risk of metabolic syndrome and type 2 diabetes: a meta-analysis, *Diabetes Care* 33:2477–2483, 2010.

Mann T, Tomiyama AJ, Westling E, et al: Medicare's search for effective obesity treatments: diets are not the answer, *Am Psychol* 62(3):220–233, 2007. doi:10.1037/0003-066X.62.3.220.

Mayer-Davis EJ, Lawrence JM, Dabelea D, et al: Incidence trends of type 1 and type 2 diabetes among youths, 2002–2012, *N Engl J Med* 376:1419–1429, 2017. doi:10.1056/NEJMoa1610187.

Mohan M, Baagar KAM, Lindow S: Management of diabetic ketoacidosis in pregnancy, *Obstet Gynaecol* 19(1):55-62, 2017. doi:10.1111/tog.12344.

Naik RG, Brooks-Worrell BM, Palmer JP: Latent autoimmune diabetes in adults, *J Clin Endocrinol Metab* 94:4635–4644, 2009.

Nathan DM: The diabetes control and complications trial/epidemiology of diabetes interventions and complications study at 30 years: overview, *Diabetes Care* 37:9–16, 2014.

Natural Medicines Database: *Chromium professional monograph*, Stockton, CA, 2019, TRC Natural Medicines. Available at: https://naturalmedicines.therapeuticresearch.com/databases/food-herbs-supplements/professional.aspx?productid=932.

O'Keefe EL, DiNicolantonio JJ, O'Keefe JH, et al: Alcohol and CV Health: Jekyll and Hyde J-Curves, *Prog Cardiovasc Dis* 61(1):68–75, 2018.

Pasquel FJ, Umpierrez GE: Hyperosmolar hyperglycemic state: a historic review of the clinical presentation, diagnosis, and treatment, *Diabetes Care* 37(11):3124-3131, 2014. doi:10.2337/dc14-0984.

Pastors JG, Franz MJ: Effectiveness of medical nutrition therapy in diabetes. In Franz MJ, Evert AB, editors: *American Diabetes Association guide to nutrition therapy for diabetes*, ed 2, Alexandria, VA, 2012, American Diabetes Association, p 1.

Phelan S: Windows of opportunity for lifestyle interventions to prevent gestational diabetes mellitus, *Am J Perinatol* 33(13):1291–1299, 2016. doi:10.1055/s-0036-1586504.

Post RE, Mainous AG, King DE, et al: Dietary fiber for the treatment of type 2 diabetes mellitus: a meta-analysis, *J Am Board Fam Med* 25(1):16–23, 2012. doi:10.3122/jabfm.2012.01.110148.

Reader D: Nutrition therapy for pregnancy, lactation, and diabetes. In Franz MJ, Evert AB, editors: *American Diabetes Association guide to nutrition therapy for diabetes*, ed 2, Alexandria, VA, 2012, American Diabetes Association, p 181.

Recarti C, Sep SJ, Stehouwer CD, et al: Excess cardiovascular risk in diabetic women: a case for intensive treatment, *Curr Hypertens Rep* 17(6):554, 2015. doi:10.1007/s11906-015-0554-0.

Reis JP, Loria CM, Sorlie PD, et al: Lifestyle factors and risk for new-onset diabetes: a population-based cohort study, *Ann Intern Med* 155:292–299, 2011.

Schauer PR, Bhatt DL, Kirwan JP, et al: Bariatric surgery versus intensive medical therapy for diabetes—3-year outcomes, *N Engl J Med* 370: 2002–2013, 2014.

Sharma S, Agrawal RP, Choudhary M, et al: Beneficial effect of chromium supplementation on glucose, HbA1C and lipid variables in individuals with newly onset type-2 diabetes, *J Trace Elem Med Biol* 25(3):149–153, 2011. doi:10.1016/j.jtemb.2011.03.003.

Springer SC, Silverstein J, Copeland K, et al: Management of type 2 diabetes mellitus in children and adolescents, *Pediatrics* 131:e648–e664, 2013.

Stanley K: Nutrition therapy for older adults with diabetes. In Franz MJ, Evert AB, editors: *American Diabetes Association guide to nutrition therapy for diabetes*, ed 2, Alexandria, VA, 2012, American Diabetes Association, p 169.

Swift CS: Nutrition therapy for the hospitalized and long-term care patient with diabetes. In Franz MJ, Evert AB, editors: *American Diabetes Association guide to nutrition therapy for diabetes*, ed 2, Alexandria, VA, 2012, American Diabetes Association, p 229.

Tsenkova VK, Carr D, Schoeller DA, et al: Perceived weight discrimination amplifies the link between central adiposity and nondiabetic glycemic control (HBA1C), *Ann Behav Med* 41(2):243–251, 2011. doi:10.1007/s12160-010-9238-9.

U.S. Department of Health and Human Services, U.S. Department of Agriculture: *Dietary guidelines for Americans 2015–2020*, ed 8, December 2015. https://health.gov/dietaryguidelines/2015/guidelines/.

U.S. Food & Drug Administration: *Additional information about high-intensity sweeteners permitted for use in food in the United States*. https://www.fda.gov/food/ingredientspackaginglabeling/foodadditivesingredients/ucm397725.htm#. Updated February 8, 2018.

Westerberg DP: Diabetic ketoacidosis: evaluation and treatment, *Am Fam Physician* 87(5):337–346, 2013.

Yang W, Dall TM, Beronjia K, et al: Economic costs of diabetes in the U.S. in 2017, *Diabetes Care* 41(5):917–928, 2018. doi:10.2337/dci18-0007.

Yin J, Xing H, Ye J: Efficacy of berberine in patients with type 2 diabetes mellitus, *Metabolism* 57(5):712–717, 2008. doi:10.1016/j.metabol.2008.01.013.

Youssef G: Nutrition therapy and prediabetes. In Franz MJ, Evert AB, editors: *American Diabetes Association guide to nutrition therapy for diabetes*, ed 2, Alexandria, VA, 2012, American Diabetes Association, pp 469–500.

Ziegler D, Low PA, Litchy WJ, et al: Efficacy and safety of antioxidant treatment with α-lipoic acid over 4 years in diabetic polyneuropathy: the NATHAN 1 trial, *Diabetes Care* 34(9):2054–2060, 2011. doi:10.2337/dc11-0503.

Nutrição Clínica para Tireoide, Suprarrenal e Outras Doenças Endócrinas

Sheila Dean, DSc, RDN, LDN, CCN, IFMCP

TERMOS-CHAVE

- 5-deiodinase
- anticorpo tireoperoxidase (ATPO)
- anticorpo tireoglobulina (ATG)
- calcitonina
- cortisol
- cretinismo
- distúrbios autoimunes da tireoide (DATs)
- doença de Addison
- doença de Graves
- eixo hipotálamo-hipófise-tireoide (eixo HHT)
- fadiga suprarrenal
- glândula hipófise
- globulina ligadora de tiroxina (TBG)
- goitrina
- hipertireoidismo
- hipotálamo
- hipotireoidismo
- hormônio liberador de tireotrofina (TRH)
- hormônio estimulante da tireoide (TSH)
- síndrome de Schmidt
- síndrome do doente eutireoidiano
- síndrome dos ovários policísticos (SOP)
- T_3 reversa (rT_3)
- T_4 livre
- tireoidite de Hashimoto
- tireoperoxidase (TPO)
- tireotoxicose
- tirosina
- tiroxina (T_4)
- tri-iodotironina (T_3)

O diabetes melito é a doença crônica endócrina mais comum (Centers for Disease Control and Prevention [CDC], 2018; National Institutes of Health [NIH] MedlinePlus, 2018). No entanto, de acordo com uma revisão abrangente da prevalência e incidência de distúrbios endócrinos e metabólicos nos EUA (2009), cerca de 5% da população com 12 anos ou mais têm hipotireoidismo e mais da metade permanece sem diagnóstico. Além disso, indivíduos com diabetes tendem a apresentar maior prevalência de distúrbios da tireoide. De acordo com dados da National Health and Nutrition Examination Survey (NHANES), o maior estudo comunitário sobre a função da tireoide nos EUA, a prevalência de hormônio estimulante da tireoide sérico alto (um marcador do subfuncionamento da tireoide) foi de 2% em pessoas com 60 a 69 anos, 6% naquelas com 70 a 79 anos e 10% nas com 80 anos ou mais (Hollowell et al., 2002).

Em uma análise que examinou o risco de doenças tireoidianas entre várias etnias entre os militares nos EUA, a taxa de incidência de doenças da tireoide, especificamente a doença de Graves (hipertireoidismo autoimune), foi significativamente maior entre negros e asiáticos/ilhéus do Pacífico. A incidência de hipotireoidismo autoimune, a tireoidite de Hashimoto, foi maior em brancos e menor em negros e asiáticos/ilhéus do Pacífico (McLeod et al., 2014).

Em um estudo que examinou a influência de sexo, raça e socioeconômica no diagnóstico e tratamento de distúrbios da tireoide em brasileiros, a frequência do tratamento do hipotireoidismo foi maior em mulheres e participantes com alto nível de escolaridade e naqueles com alta renda familiar líquida. A frequência do tratamento do hipertireoidismo foi maior em indivíduos mais velhos do que em mais jovens. Fatores sociodemográficos influenciaram fortemente o diagnóstico e o tratamento de distúrbios da tireoide, incluindo o uso de levotiroxina (Olmos et al., 2015).

As doenças relacionadas com a tireoide geralmente são mal diagnosticadas, e muito sobre seu tratamento requer mais esclarecimentos e estudos. Por exemplo, a exposição da tireoide à radiação em uma idade jovem é um fator de risco para o desenvolvimento de câncer de tireoide, durando por toda a vida após a exposição (Sinnott et al., 2010). Os esforços para reduzir a exposição a exames médicos de raios X podem proteger a glândula tireoide.

Fatores genéticos estão implicados em doenças autoimunes endócrinas. Recentes estudos de associação global do genoma (GWAS, do inglês *genome-wide association studies*) permitiram a identificação de vias de resposta imune relevantes; o mesmo alelo que predispõe alguém a determinada doença autoimune pode ser protetor em outra (Wiebolt et al., 2010). Assim, os GWAS endócrinos são necessários, especialmente para a doença de Graves, a tireoidite de Hashimoto e a doença de Addison. Cada um desses distúrbios tem estágios que começam com suscetibilidade genética, gatilhos ambientais e autoimunidade ativa, seguidos por distúrbios metabólicos com sintomas evidentes de doença (Michels e Eisenbarth, 2010). Pesquisas são necessárias para esclarecer como os nutrientes interagem com a genética, especialmente nesses **distúrbios autoimunes da tireoide (DATs)**.

FISIOLOGIA DA TIREOIDE

A tireoide é uma pequena glândula em forma de borboleta, encontrada logo abaixo da proeminência laríngea (pomo de Adão). Embora pese menos de 30 g, ela produz hormônios que influenciam essencialmente todos os órgãos, tecidos e células do corpo, tendo um enorme efeito na saúde. A glândula tireoide responde ao **hormônio estimulante da tireoide (TSH)**, que é secretado pela hipófise. Quando estimulada, a glândula tireoide produz dois hormônios principais: **tiroxina (T_4)**, um hormônio tireoidiano cujo nome deriva de suas quatro moléculas de iodo, e **tri-iodotironina (T_3)**, assim denominado por suas três moléculas de iodo. A T_3 é a forma mais predominante e ativa do hormônio tireoidiano que o corpo pode usar. A glândula tireoide regula muitos processos no corpo, incluindo o metabolismo de lipídeos e carboidratos, temperatura corporal e frequência cardíaca, além de produzir calcitonina, um hormônio que ajuda a regular a quantidade de cálcio no sangue. A T_3 reversa (rT_3), um isômero da T_3, é derivada da T_4 pela ação da deiodinase. Embora o corpo não possa usar a rT_3, ela não é simplesmente um metabólito inativo sem algum efeito fisiológico. Isso será discutido mais adiante neste capítulo. Razões comuns para rT_3 elevada incluem concentrações inadequadas de ferro, inflamação crônica, cortisol elevado e anormalidades hepáticas (Gomes-Lima e Burman, 2018).

A síntese desses hormônios requer **tirosina**, um aminoácido-chave envolvido na produção do hormônio tireoidiano, e o mineral iodo. Dentro das células da glândula tireoide, o iodeto é oxidado a iodo pelo peróxido de hidrogênio, uma reação chamada *organificação* do iodeto. Duas moléculas adicionais de iodo se ligam ao anel tirosil em uma reação que envolve a **tireoperoxidase (TPO)**, uma enzima da tireoide responsável pela produção do hormônio tireoidiano. Os hormônios tireoidianos completos são liberados na circulação; entretanto, seus efeitos metabólicos ocorrem quando os hormônios, em última análise, ocupam receptores específicos da tireoide. Estima-se que uma célula precise de 5 a 7 vezes mais T_4 para se ligar aos receptores nucleares para ter um efeito fisiológico do que de T_3, mais biologicamente ativa.

Os processos biossintéticos que resultam na criação de hormônios tireoidianos dentro da glândula tireoide são controlados por mecanismos de *feedback* dentro do **eixo hipotálamo-hipófise-tireoide (eixo HHT)**, o qual faz parte do sistema endócrino responsável pela regulação do metabolismo. Como o próprio nome sugere, origina-se do **hipotálamo** (uma estrutura minúscula em forma de cone, localizada no centro inferior do cérebro, que se comunica com os sistemas nervoso e endócrino), da **glândula hipófise** (a glândula mestra do sistema endócrino, localizada na base do cérebro) e da glândula tireoide (Figura 30.1).

O hipotálamo produz e secreta o hormônio liberador de tireotrofina (TRH), que é transportado até a glândula hipófise, estimulando-a a liberar TSH, que sinaliza a glândula tireoide para regular positivamente seu mecanismo sintético. Embora T_4, T_3 e rT_3 sejam geradas dentro da glândula tireoide, T_4 é quantitativamente o principal produto secretor. Todo o hormônio T_4 encontrado na circulação é gerado na tireoide, a menos que seja administrado exogenamente por meio de medicação substitutiva (Tabela 30.2). A produção de T_3 e rT_3 na tireoide é reduzida a quantidades muito pequenas e não é considerada significativa em comparação com a produção periférica em outros tecidos do corpo (Figura 30.2).

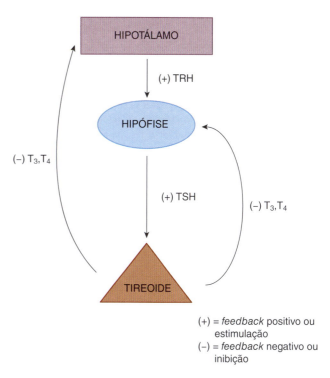

Figura 30.1 Eixo hipotálamo-hipófise-tireoide. *TRH*, hormônio liberador de tireotrofina; *TSH*, hormônio estimulante da tireoide.

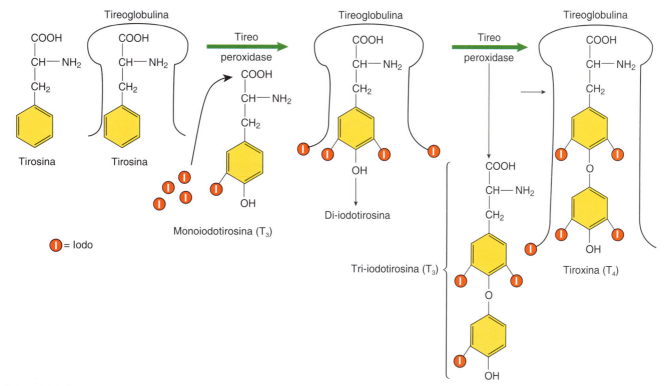

Figura 30.2 Síntese de hormônios da tireoide. (1) Acúmulo das matérias-primas tirosina e iodeto (I⁻), (2) fabricação ou síntese do hormônio e (3) secreção do hormônio no sangue, na forma ligada ou como T_4 livre.

Quando a T_4 é liberada da tireoide, está principalmente em uma forma ligada à **globulina ligadora de tiroxina (TBG)**, uma proteína que transporta os hormônios da tireoide pela corrente sanguínea, com quantidades menores ligadas à pré-albumina de ligação à T_4. Estima-se que apenas 0,03 a 0,05% de T_4 no sistema circulatório esteja na forma livre ou não ligada; essa T_4 não ligada é denominada "T_4 livre". Nos tecidos periféricos, aproximadamente 70% da T_4 são convertidos em T_3 ou rT_3 ou eliminados. Conforme mencionado, a T_3 é considerada o hormônio tireoidiano mais ativo metabolicamente. Embora alguma T_3 seja produzida na glândula tireoide, aproximadamente 80 a 85% são gerados fora dela, principalmente pela conversão via enzima deiodinase de T_4 em T_3 no fígado e nos rins. Os sistemas hipofisário e nervoso também são capazes de converter T_4 em T_3; portanto, não dependem da T_3 produzida no fígado ou nos rins. No fígado e nos rins, a enzima responsável pela produção de T_3 é uma enzima dependente do selênio chamada **5-deiodinase**, que remove uma molécula de iodo de T_4 para formar T_3 ou rT_3 (Figura 30.3).

AVALIAÇÃO DE DISTÚRBIOS DA TIREOIDE

A avaliação começa com uma análise do estado da tireoide com base em dados laboratoriais, como um painel tireoidiano completo, na ausência do qual a tireotrofina sérica (também conhecida como TSH) é o melhor teste de triagem de disfunção tireoidiana primária para a maioria das situações clínicas ambulatoriais (Garber et al., 2012). Um teste de TSH não faz a triagem de doenças autoimunes. Se houver suspeita de doença tireoidiana autoimune, exames adicionais devem ser feitos (descritos mais adiante). As avaliações também podem incluir a anamnese da dieta para avaliar os micronutrientes relativos à saúde da tireoide, com uma análise da ingestão de energia e carboidratos. Além disso, uma avaliação da ingestão de alimentos goitrogênicos (inibidores da tireoide) pode ser necessária.

Normas laboratoriais: valores funcionais *versus* patológicos

Em muitos laboratórios, um valor de referência típico (estatístico) para TSH é de aproximadamente 0,2 a 5,5 mUI/ℓ. Indivíduos com valores de TSH superiores a 2 mUI/ℓ têm risco aumentado de desenvolver hipotireoidismo durante os próximos 20 anos. A doença tireoidiana autoimune subclínica é tão comum na população que os valores de referência laboratoriais derivados de testes de indivíduos aparentemente saudáveis podem facilmente ser mal interpretados naqueles com a doença. É importante ressaltar que vários estudos detectaram aumento na positividade de anticorpos da tireoide com concentrações de TSH fora do estreito intervalo de 0,2 a 1,9 mUI/ℓ (Fjaellagaard et al., 2015). Esse fato fornece evidências de que o TSH no intervalo de referência superior frequentemente está associado a achados patológicos anormais (Hak et al., 2000; Khandelwal e Tandon, 2012; Saravanan et al., 2002), disfunção mitocondrial e alterações morfológicas do músculo esquelético, incluindo mialgia, cãibras e fraqueza (Dunn et al., 2009). Evidências adicionais de que a função tireoidiana dentro dos intervalos de referência do laboratório pode estar associada a desfechos adversos são mostradas na Tabela 30.1. Por outro lado, níveis diminuídos de TSH combinados com níveis normais a altos de T_4 ou T_3 podem ser sugestivos de hipertireoidismo (ver Apêndice 13).

As alterações na 5-deiodinação ocorrem em várias situações, como estresse, má-nutrição, doença, deficiência de selênio e certas terapias medicamentosas. Metais tóxicos como cádmio, mercúrio e chumbo

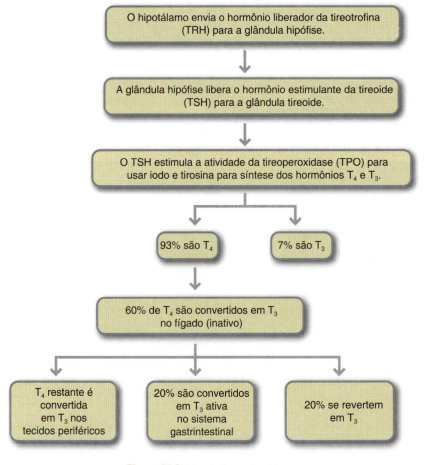

Figura 30.3 Metabolismo tireoidiano.

foram associados à 5-deiodinação hepática prejudicada em modelos animais (Soldin et al., 2008). Os radicais livres também estão envolvidos na inibição da atividade da 5-deiodinase. No curso de doença hepática crônica, como cirrose hepática, alterações na deiodinação hepática resultando em aumento de rT_3 e diminuição simultânea dos níveis de T_3 também foram observadas (Boxe 30.1 e Capítulo 28).

HIPOTIREOIDISMO

Dos casos detectados de **hipotireoidismo** (tireoide hipoativa), mais da metade é devida a uma doença autoimune chamada **tireoidite de Hashimoto**, na qual o sistema imunológico ataca e destrói o tecido da glândula tireoide. Uma apresentação clínica comum de pacientes com alterações funcionais do sistema endócrino é a função tireoidiana alterada. Na verdade, o hipotireoidismo subclínico representa os primeiros sinais de disfunção do hormônio tireoidiano para muitos indivíduos. Os sintomas típicos incluem baixa energia, mãos e pés frios, fadiga, hipercolesterolemia, dor muscular, depressão e déficits cognitivos (Boxe 30.2). A avaliação do metabolismo do hormônio tireoidiano é necessária antes da terapia de reposição hormonal.

As mulheres têm 5 a 8 vezes mais probabilidade do que os homens de sofrerem de hipotireoidismo. Além disso, os indivíduos com doença celíaca podem estar em risco (ver boxe *Visão clínica: Glúten e hipotireoidismo?*)

Fisiopatologia

A tireoidite de Hashimoto é uma doença autoimune, em que o sistema imunológico ataca e destrói a glândula tireoide, sendo a forma mais comum de hipotireoidismo. A glândula tireoide aumentada e cronicamente inflamada torna-se não funcional, com partes reativas se deteriorando após vários anos. Os autoanticorpos tireoidianos indicam que o sistema imunológico do corpo está atacando a si mesmo e, se houver uma doença autoimune da tireoide, seja hipo ou hipertireoidismo, o vírus Epstein-Barr (VEB) está implicado como um fator subjacente fundamental na doença autoimune da tireoide. Janegova et

Tabela 30.1 Variação na função tireoidiana dentro do intervalo de referência e resultados adversos.

TSH > 2 mUI/ℓ*	Aumento do risco de hipotireoidismo em 20 anos
TSH > 2 mUI/ℓ*	Elevação da frequência de autoanticorpos tireoidianos
TSH > 4 mUI/ℓ*	Aumento do risco de doenças cardíacas
TSH > 2 a 4 mUI/ℓ*	Os valores de colesterol respondem à reposição de tiroxina
T_4 livre > 10,4 pmol/ℓ†	Desenvolvimento psicomotor prejudicado da criança se ocorrer no primeiro trimestre da gestação

T_3, tiroxina; *TSH*, hormônio estimulante da tireoide.
*Intervalos de referência típicos: TSH 0,2 a 5,5 mUI/ℓ.
†Intervalos de referência típicos: T_4 livre 9,8 a 25 pmol/ℓ.

Boxe 30.1 Inibidores da 5-deiodinase.

Deficiência de selênio
Proteína inadequada, excesso de carboidratos
Concentração aumentada de insulina
Doença crônica
Estresse (cortisol)
Cd, Hg, Pb e outras toxinas de metais pesados
Função hepática ou renal comprometida

Boxe 30.2 Sintomas comuns de hipotireoidismo e hipertireoidismo.

Hipotireoidismo	Hipertireoidismo
Fadiga	Intolerância ao calor, suor
Esquecimento	Perda de massa corporal
Depressão	Alterações no apetite
Menstruação intensa	Evacuações intestinais frequentes
Cabelos secos e ásperos	Mudanças na visão
Mudanças de humor	Fadiga e fraqueza muscular
Ganho de massa corporal	Distúrbios menstruais
Voz rouca	Fertilidade prejudicada
Pele seca e áspera	Transtornos mentais
Constipação intestinal	Transtornos do sono
	Tremores
	Aumento da tireoide

De Shomon M: *Thyroid Disease Symptoms – Hypothyroidism and Hyperthyroidism* (*website*): http://thyroid.about.com/cs/basics_starthere/a/sintomas.htm, 2008.

VISÃO CLÍNICA
Glúten e hipotireoidismo

Um relato de caso descreveu uma mulher de 23 anos com diagnóstico de hipotireoidismo causado por tireoidite de Hashimoto e doença de Addison autoimune, que foi encontrada na avaliação por ter concentrações elevadas de anticorpos antiendomísio (um marcador de doença celíaca [DC]). Durante um período de 3 meses com dieta sem glúten, a paciente demonstrou notável melhora clínica em seus sintomas gastrintestinais e, mais importante, em sua função tireoidiana. Ela necessitou progressivamente de menos terapia de reposição tireoidiana e suprarrenal. Após 6 meses, sua concentração de anticorpos endomisiais tornou-se negativa, seu título de anticorpos antitireoidianos diminuiu significativamente e a medicação para a tireoide foi descontinuada. Esse relato de caso aponta o potencial efeito importante de uma dieta sem glúten na função da tireoide, especialmente na presença de DC.

Vários estudos mostram a importância do glúten na indução de autoanticorpos endócrinos e na disfunção do sistema de órgãos em pacientes celíacos adolescentes (Cassio et al., 2010; Meloni et al., 2009). Além disso, o risco genético para DC está amplamente relacionado com os genótipos de antígenos leucocitários humanos que, por sua vez, estão ligados a doenças autoimunes da tireoide (Barker e Liu, 2008). De acordo com a bibliografia médica internacional, a tireoidite de Hashimoto autoimune e a DC estão claramente associadas (Freeman, 2016). Isso pode ser explicado, em parte, pelo aumento da imunossensibilidade de pacientes com DC, como parte de uma síndrome poliglandular autoimune (SPA), pela deficiência de elementos-chave como selênio e iodo devido à má absorção (Stazi e Trinti, 2010) ou a anticorpos que afetam ambos os tecidos-alvo (Naiyer et al., 2008). Com base nas recomendações de metanálise recente, todos os pacientes com tireoidite de Hashimoto autoimune devem ser rastreados para DC, dada a prevalência elevada da coexistência desses dois distúrbios (Roy et al., 2016). Esse estudo defende que os pacientes com tireoidite de Hashimoto sejam submetidos a testes sorológicos celíacos (anticorpos IgA séricos e IgG gliadina [AGA-IgA, AGA-IgG], anticorpos IgA transglutaminase [TGA] e anticorpos IgA endomísio séricos [EMA]) e que, se a sorologia celíaca for positiva, os pacientes devem ser investigados com gastroduodenoscopia e biopsia duodenal. Deve-se considerar que os testes tireoidianos e celíacos positivos podem representar um epifenômeno, porque os autoanticorpos séricos geralmente não refletem uma doença autoimune clínica (Liontiris e Mazokopakis, 2017). Foi relatado que diabetes dependente de glúten e anticorpos relacionados com a tireoide foram encontrados em pacientes com DC, porém foram eliminados depois da implementação de uma dieta sem glúten (Duntas, 2009). Uma dieta sem glúten pode ser justificada em casos de tireoidite de Hashimoto, pois as evidências crescentes mostram que evitar o glúten pode reduzir a inflamação e os títulos de autoanticorpos. Ver Capítulo 27 para obter informações adicionais sobre a DC.

al. (2015) demonstraram uma alta prevalência de infecção por VEB em casos de tireoidite de Hashimoto (80,7%), bem como em amostras de doença de Graves (62,5%).

Os testes de anticorpos específicos identificam a tireoidite de Hashimoto. **Anticorpos tireoperoxidase (ATPO)** são células imunológicas que indicam que o sistema imunológico está atacando a ATPO na glândula tireoide. O teste de ATPO é o mais importante, porque se trata da enzima responsável pela produção de hormônios tireoidianos e o alvo mais frequente de ataque em Hashimoto. **Anticorpos tireoglobulina (ATG)** são células imunológicas que indicam que o sistema imunológico está atacando a tireoglobulina na glândula tireoide. Às vezes, esse teste também é necessário porque é o segundo alvo mais comum para a doença de Hashimoto.

A **síndrome de Schmidt** refere-se ao hipotireoidismo com outros distúrbios endócrinos, incluindo doença de Addison (insuficiência suprarrenal), hipoparatireoidismo e diabetes melito, todos os quais podem ser de natureza autoimune. A **síndrome do doente eutireoidiano** é o hipotireoidismo associado a uma doença sistêmica grave que causa diminuição da conversão periférica de T_4 em T_3, aumento da conversão de T_3 em rT_3 inativa e reduz a ligação dos hormônios tireoidianos. As condições comumente associadas a essa síndrome incluem desnutrição proteico-energética, traumatismo cirúrgico, infarto agudo do miocárdio (IAM), insuficiência renal crônica, cetoacidose diabética, anorexia nervosa, cirrose, lesão térmica e sepse. Depois que a causa subjacente é tratada, a condição geralmente é resolvida (ver *Algoritmo de fisiopatologia e manejo do cuidado: Disfunção tireoidiana*).

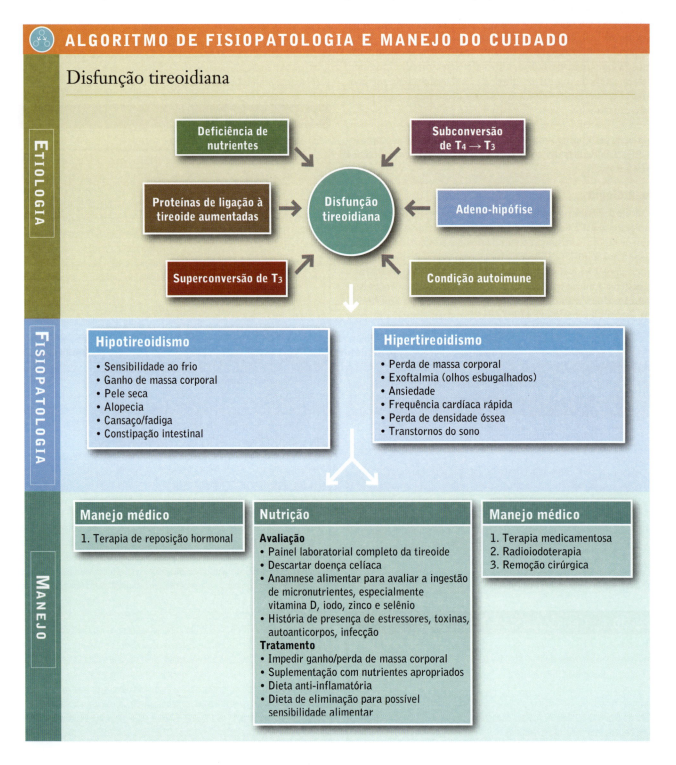

Gatilhos

Disfunção suprarrenal e estresse oxidativo. A baixa função tireoidiana quase sempre é secundária a alguma outra condição, geralmente disfunção suprarrenal (Kaltsas et al., 2010) (ver *Distúrbios suprarrenais* mais adiante neste capítulo).

Envelhecimento. Manter a função do hormônio tireoidiano ao longo do processo de envelhecimento parece ser uma característica importante do envelhecimento saudável. A incidência de hipotireoidismo (tireoide hipoativa) aumenta com a idade. Aos 60 anos, 9 a 17% dos homens e mulheres têm tireoide hipoativa. A ausência de autoanticorpos tireoidianos circulantes em centenários saudáveis é observada. Como o envelhecimento não saudável está associado a um aumento progressivo da prevalência de autoanticorpos específicos e não específicos de órgãos, a ausência desses anticorpos pode representar um risco significativamente reduzido de doença cardiovascular e outros distúrbios crônicos relacionados com a idade.

Menopausa. A relação entre o hormônio tireoidiano e o eixo gonadal está bem estabelecida. No entanto, existem poucos estudos sobre a relação entre a função tireoidiana e a menopausa especificamente. Além disso, as pesquisas não esclarecem necessariamente se a menopausa tem um efeito sobre a tireoide independentemente do envelhecimento, apesar do fato de que sintomas de hipotireoidismo e sintomas da menopausa (como ondas de calor, insônia, irritabilidade e palpitações) são comumente confundidos. De acordo com um relato da avaliação do Study of Women's Health Across the Nation (SWAN), a função tireoidiana não parece estar diretamente envolvida na patogênese das complicações da menopausa; todavia, a menopausa pode modificar a expressão clínica de DTAs, como a tireoidite de Hashimoto (Del Ghianda et al., 2014).

Gestação. A disfunção tireoidiana tem sido relacionada com complicações obstétricas, como parto prematuro, hipertensão gestacional, pré-eclâmpsia e descolamento prematuro da placenta. Aproximadamente 1 em cada 50 mulheres nos EUA é diagnosticada com hipotireoidismo durante a gestação. Em cada 100 abortos espontâneos, seis estão associados à deficiência do hormônio tireoidiano durante a gestação, até 18% das mulheres são diagnosticadas com tireoidite pós-parto e cerca de 25% desenvolvem hipotireoidismo permanente (De Vivo et al., 2010; Yassa et al., 2010).

As recomendações globais de iodo durante a gestação são de 130 a 250 mcg/dia, dependendo do país. Em áreas com grave deficiência de iodo, a hipotiroxinemia materna e fetal pode causar **cretinismo** (condição de crescimento físico e desenvolvimento mental atrofiados). Para evitar danos fetais, a adequação do iodo na dieta é essencial durante a gestação (Capítulo 14 e Tabela 14.8) (Zimmermann, 2009).

Tratamento clínico

Quando a tireoide está hipoativa (hipotireoidismo) por causa de doença autoimune (doença de Hashimoto), tratamento com iodo radioativo, defeitos congênitos ou remoção cirúrgica (tireoidectomia), a abordagem farmacológica convencional para o tratamento é a prescrição de medicamento de reposição do hormônio tireoidiano. A Tabela 30.2 fornece uma visão geral das principais formas de reposição do hormônio tireoidiano. Com a maior elucidação dos efeitos da genética, é provável que novos agentes se tornem disponíveis como terapia adjuvante.

Nutrição clínica

Vários nutrientes estão envolvidos na saúde da tireoide, principalmente iodo e selênio. Devido ao papel fundamental do iodo na síntese do hormônio tireoidiano, esse mineral tem recebido, historicamente, a maior atenção com relação aos distúrbios da tireoide. Outras deficiências de micronutrientes, como ferro, selênio, vitamina A e, possivelmente, zinco, podem interagir com o estado de iodo e a função tireoidiana (Hess, 2010; Köhrle, 2013).

Jejum ou dietas restritivas. A restrição de energia e carboidratos pode reduzir substancialmente a atividade do hormônio tireoidiano; entretanto, isso varia muito entre os indivíduos. Genética, obesidade, sexo e conteúdo de macronutrientes da dieta hipoenergética influenciam a resposta. O estado nutricional e o gasto de energia interferem na função tireoidiana centralmente na concentração de secreção de

Tabela 30.2 Tratamento farmacológico para o hipotireoidismo.

Nome comercial do medicamento	Nome genérico do medicamento	Uso e comentários
Synthroid®, Levoxyl®	Levotiroxina (T_4 sintética)	A forma sintética mais comumente prescrita de medicamento de reposição do hormônio tireoidiano (tiroxina), que fornece uma dose constante de T_4 para o corpo converter em T_3. Disponível em uma ampla gama de dosagens. Os ingredientes inativos incluem lactose e amido de milho
Tirosint®	Levotiroxina	Forma sintética do hormônio para reposição, que inclui apenas três ingredientes inativos: gelatina, glicerina e água. É produzido em uma estrutura destinada a eliminar o risco de exposição cruzada
Cytomel®	Liotironina (T_3 sintética)	Forma sintética de T_3, que também pode ser composta. Às vezes, prescrita além da T_4. Só é eficaz por aproximadamente 10 h e deve ser tomada 2 vezes/dia
Armour® Thyroid	Extrato natural de tireoide desidratada	Preparado a partir da glândula tireoide porcina (suína) seca ou em pó, ou mista bovina e suína, para uso terapêutico. Disponível por prescrição e frequentemente usado como alternativa aos medicamentos sintéticos da tireoide. Todas as marcas contêm uma mistura de aproximadamente 80% de T_4 e 20% de T_3. De difícil padronização. A medicação T_3 composta está disponível como uma fórmula liberada pelo tempo. Os medicamentos compostos frequentemente não são cobertos pelo seguro, mas são mais baratos do que os convencionais
WP Thyroid®, Nature-Throid®	Tireoide natural desidratada	Fornece toda a gama de hormônios da tireoide, incluindo T_4, T_3, T_2 e T_1, que podem ser benéficos para aqueles que têm dificuldade com a conversão de T_4-T_3. Disponível em 8 a 13 dosagens diferentes, variando de baixas a altas concentrações
Thyrolar®	Liotrix (combinação sintética T_4-T_3)	Combinação sintética de T_4 e T_3. Às vezes é usado no lugar do Armor® Thyroid por causa do problema de padronização

T_3, tri-iodotironina; T_4, tiroxina.
(De Shomon M: *What is the best thyroid drug?* (*website*): http://thyroid.about.com/cs/thyroiddrugs/a/bestdrug.htm, 2014.)

TSH, deiodinação e, possivelmente, em outros locais. Como um aumento de rT_3 é encontrado à custa de T_3 durante a restrição energética, é possível que as vias hepáticas desempenhem um papel substancial no controle metabólico durante o equilíbrio energético. Quando a restrição energética, no entanto, é superior a 3 semanas, os níveis de T_4 e rT_3 voltam aos valores normais (De Vries et al., 2015).

O jejum também exerce uma influência poderosa no metabolismo dos hormônios da tireoide para economizar energia e limitar o catabolismo. Elevações leves nas concentrações de cortisol endógeno podem ser parcialmente responsáveis. O jejum diminui as concentrações séricas de T_3 e T_4, enquanto as concentrações intra-hepáticas do hormônio tireoidiano permanecem inalteradas. As cetonas geradas pela privação de energia não parecem, no entanto, suprimir a produção de T_3 e a atividade da 5-deiodinase hepática. Parece que as alterações induzidas pelo jejum no metabolismo do hormônio tireoidiano hepático não são reguladas por meio da entrada autonômica hepática de uma forma importante, e mais provavelmente refletem um efeito direto de fatores humorais (que são transportados pelo sistema circulatório) no hepatócito. Em geral, durante o jejum, há uma regulação negativa do eixo HHT, que se supõe representar um mecanismo de economia de energia, importante em momentos de escassez de alimentos (De Vries et al., 2015).

Goitrógenos. Alimentos vegetais cianogênicos (couve-flor, brócolis, repolho, couve-de-bruxelas, semente de mostarda, nabo, rabanete, broto de bambu e mandioca) exercem atividade antitireoidiana por meio da inibição da enzima ATPO. A hidrólise de compostos bioativos chamados "glucosinolatos" encontrados em vegetais crucíferos pode produzir **goitrina**, um composto conhecido por interferir na síntese do hormônio tireoidiano. A hidrólise de glucosinolatos de indol resulta na liberação de íons tiocianato, que podem competir com o iodo pela captação pela glândula tireoide. O aumento da exposição aos íons tiocianato a partir do consumo de vegetais crucíferos, entretanto, não aumenta o risco de hipotireoidismo, a menos que seja acompanhado por deficiência de iodo. Cozer no vapor, cozinhar ou fermentar, no entanto, pode reduzir os níveis de goitrógenos em alimentos goitrogênicos (Jagminder et al., 2016).

A soja, uma importante fonte de proteína em muitos países em desenvolvimento, também tem propriedades goitrogênicas quando a ingestão de iodo é limitada. As isoflavonas, genisteína e daidzeína inibem a atividade da TPO e podem diminuir a síntese do hormônio tireoidiano. Além disso, a ingestão excessiva de soja pode interromper o ciclo êntero-hepático do metabolismo do hormônio tireoidiano. A alta ingestão de isoflavonas de soja não parece, todavia, aumentar o risco de hipotireoidismo quando o consumo de iodo é adequado.

Desde a adição de iodo às fórmulas à base de soja na década de 1960, não houve mais relatos de hipotireoidismo em bebês alimentados com essas fórmulas. A soja é, de longe, a fonte mais concentrada de isoflavonas na dieta humana. Pequenas quantidades são encontradas em vários legumes, grãos e vegetais. A ingestão média de isoflavonas na dieta em países asiáticos, em particular no Japão e na China, varia de 11 a 47 mg/dia por causa do consumo de alimentos tradicionais feitos de soja, incluindo tofu, tempê, missô e mate, enquanto essa ingestão é consideravelmente menor em países ocidentais (2 mg/dia). Produtos de soja (substitutos da carne, leite, queijo e iogurte de soja), no entanto, estão ganhando popularidade nos países ocidentais. Embora a pesquisa não tenha determinado o efeito exato desse grão sobre o destino metabólico dos hormônios tireoidianos, seu consumo excessivo é mais bem abordado com cautela em pessoas com suspeita de comprometimento das vias metabólicas da tireoide.

Iodo. Como oligoelemento, o iodo está presente no corpo humano em quantidades de 10 a 15 mg; 70 a 80% dele estão localizados na glândula tireoide e 90% estão organicamente ligados a uma proteína produzida na glândula tireoide chamada "tireoglobulina" (Tg). O iodeto é absorvido ativamente pela glândula tireoide para auxiliar na produção dos hormônios tireoidianos bioquimicamente ativos T_4 e T_3 (Figura 30.2). A glândula tireoide deve capturar um mínimo estimado de 60 mcg de iodeto (a forma iônica do iodo) diariamente para garantir um suprimento adequado para a secreção do hormônio tireoidiano (Gropper e Smith, 2012). A ingestão inadequada de iodo prejudica a função tireoidiana e resulta em um espectro de distúrbios. Ensaios de intervenção randomizados e controlados em populações com deficiência de iodo mostraram que fornecer ferro com iodo resulta em melhorias na função e no volume da tireoide do que fornecer apenas iodo (Hess, 2010). Ele também é vital para a função tireoidiana, pois é um importante cofator e estimulador da enzima TPO.

Na tireoidite de Hashimoto autoimune, a suplementação com iodo pode exacerbar a condição. Como o iodo estimula a produção de TPO, isso, por sua vez, eleva as concentrações de ATPO significativamente, indicando um surto autoimune. Algumas pessoas desenvolvem sintomas de tireoide hiperativa, enquanto outras não apresentam sintomas, apesar dos testes que mostram uma concentração elevada de ATPO. Deve-se, portanto, ter cautela quanto ao uso de altas doses de iodo, embora uma avaliação clínica (como exames de excreção de iodo urinário) possa ajudar a revelar se a suplementação de iodo é necessária. Além disso, embora a deficiência de iodo seja a causa mais comum de hipotireoidismo para a maioria da população mundial (Melse-Boonstra e Jaiswal, 2010), nos EUA e em outros países ocidentalizados, a tireoidite de Hashimoto é responsável pela maioria dos casos (Ebert, 2010).

Conquanto o risco de deficiência de iodo para populações que vivem em áreas com carência desse mineral sem programas adequados de fortificação de iodo seja bem reconhecido, surgiram preocupações de que certas subpopulações podem não consumir iodo adequado em países considerados suficientes em iodo. Verificou-se que dietas vegetarianas e não vegetarianas que excluem sal iodado, peixes e algas marinhas contêm muito pouco iodo.

Ferro. Historicamente, pensava-se que a baixa função tireoidiana poderia contribuir para a anemia, porém, estudos recentes sugerem que ela pode ser secundária a baixa concentração de ferro ou anemia. A razão disso é que a TPO é uma enzima heme glicosilada dependente de ferro. A inserção do ferro heme na TPO é necessária para que a enzima se transloque para a superfície apical da célula dos tireócitos (ou células epiteliais da tireoide), auxiliando, assim, a TPO a catalisar as duas etapas iniciais da síntese do hormônio tireoidiano. Uma avaliação completa da concentração de ferro provavelmente pode ajudar a identificar a causa de muitos casos de mau funcionamento da tireoide. O tratamento de mulheres anêmicas com função tireoidiana prejudicada pelo ferro melhora as concentrações de hormônio tireoidiano, enquanto T_4 (medicação de reposição hormonal) e ferro juntos são mais eficazes na melhoria do estado férrico (Hu e Rayman, 2017).

Selênio. O selênio, assim como a selenocisteína, é um cofator da 5-deiodinase. Se houver deficiência de selênio, a atividade da deiodinase é prejudicada, resultando na diminuição da capacidade de deiodinar T_4 em T_3. Em animais, as deficiências de selênio estão associadas à atividade prejudicada da 5-deiodinase no fígado e nos rins, bem como à redução das concentrações de T_3. As evidências sugerem uma forte associação linear entre as relações T_3/T_4 mais baixas e o *status* reduzido de selênio, mesmo entre indivíduos considerados eutireoidianos com base em parâmetros laboratoriais padrão. Essa associação é particularmente forte em adultos mais velhos, possivelmente como resultado de conversão periférica prejudicada. Uma relação inversa entre T_3 e câncer de mama está associada à diminuição da concentração de selênio, mesmo quando as concentrações plasmáticas de T_4 e TSH são semelhantes. Essa combinação de fatores sugere fortemente que a T_3 baixa pode ser devida à conversão defeituosa de T_4 em T_3 esperada na deficiência de selênio (De Sibio et al., 2014).

O selênio participa da rede antioxidante, sendo um cofator da glutationa peroxidase, uma enzima cuja principal função biológica é proteger o organismo contra os danos oxidativos. Vários estudos relataram o benefício do tratamento com selênio na tireoidite de Hashimoto e na doença de Graves. De acordo com uma revisão sistemática e estudos de metanálise, a suplementação de selênio reduziu as concentrações séricas de ATPO em pacientes com tireoidite autoimune crônica (TAC) (Wichman et al., 2016).

As evidências também sugerem que a ingestão excessiva de selênio pode influenciar negativamente o metabolismo do hormônio tireoidiano. Embora os indivíduos expostos a altas concentrações de selênio na dieta geralmente tenham concentrações normais de T_4, T_3 e TSH, uma correlação inversa significativa foi encontrada entre T_3 e selênio. Alguns pesquisadores levantaram a hipótese de que a atividade da 5-deiodinase pode diminuir após uma alta ingestão alimentar de selênio, sugerindo um teor seguro de selênio dietético igual ou inferior a 500 mcg por dia. Há evidências de estudos observacionais e ensaios clínicos randomizados de que selênio/selenoproteínas podem reduzir os títulos de ATPO, hipotireoidismo e tireoidite pós-parto (Hu e Rayman, 2017). Em um estudo de 2016, os autores concluíram que a suplementação de selênio (83 mcg de selenometionina por dia por via oral durante 4 meses) pode restaurar o eutireoidismo (equilíbrio saudável do hormônio tireoidiano) em um terço dos pacientes com hipotireoidismo subclínico com TAC (Pirola et al., 2016).

Magnésio. O magnésio é o quarto mineral mais abundante no corpo, tendo sido reconhecido como cofator para mais de 300 reações enzimáticas, nas quais é crucial para o metabolismo do trifosfato de adenosina (ATP) e a produção de energia celular. A baixa concentração de magnésio sérico está associada a várias doenças crônicas, incluindo as da tireoide. Um estudo transversal com mais de 1.200 participantes chineses revelou que o magnésio sérico gravemente baixo estava associado a riscos aumentados de anticorpos antitireoglobulina positivos e hipotireoidismo. Os riscos de tireoidite de Hashimoto diagnosticada por ultrassonografia no grupo de quartil inferior foram maiores do que aqueles no grupo de magnésio adequado (0,851 a 1,15 mmol/ℓ) ($p < 0,01$, razão de chance [RC] 2,748 a 3,236). Os riscos de hipotireoidismo total e apenas subclínico no grupo de quartil inferior foram maiores do que aqueles no grupo de magnésio adequado (0,851 a 1,15 mmol/ℓ) ($p < 0,01$, RC 4,482 a 4,971) (Wang et al., 2018).

O consumo ideal de magnésio deve ser baseado nas ingestões dietéticas de referência (IDRs). Os suplementos de magnésio estão disponíveis como óxido de magnésio, cloreto de magnésio, citrato de magnésio, taurato de magnésio, orotato de magnésio, bem como outros quelatos de aminoácidos. No tratamento da hipomagnesemia, são feitas recomendações de sais de magnésio de ligação orgânica, como citrato de magnésio, gliconato, orotato ou aspartato devido à sua alta biodisponibilidade (Kisters, 2013).

Vitamina D. Baixas concentrações de vitamina D foram encontradas mais em pacientes com tireoidite de Hashimoto do que em controles, e relações inversas da vitamina D sérica com ATPO/ATG foram relatadas. Outros dados, no entanto, e a falta de evidências experimentais sugerem que a hipovitaminose D seja mais provavelmente resultado de processos de doenças autoimunes que incluem disfunção do receptor de vitamina D (Hu e Rayman, 2017).

A suplementação oral de vitamina D foi constatada como redutora dos títulos de anticorpos tireoidianos em mulheres com tireoidite pós-parto e hipovitaminose D tratadas com levotiroxina. A vitamina D aumentou as concentrações séricas da 25-hidroxivitamina D, bem como diminuiu os títulos de anticorpos tireoidianos. Esse efeito foi mais pronunciado para ATPO do que para ATG e correlacionado com seus títulos basais. Os autores concluíram que as preparações de vitamina D podem reduzir a autoimunidade da tireoide em mulheres com tireoidite de Hashimoto e estado normal de vitamina D tratadas com levotiroxina (Krysiak et al., 2017). Levando em consideração o baixo custo e os efeitos colaterais mínimos da suplementação de vitamina D, o rastreamento para hipovitaminose D e a cuidadosa suplementação dessa vitamina com monitoramento mensal das concentrações de cálcio e 25-hidroxivitamina D, quando necessário, podem ser recomendados para pacientes com tireoidite de Hashimoto (Liontiris e Mazokopakis, 2017).

Tratamento de distúrbios da tireoide durante a gestação

As recomendações da American Thyroid Association (ATA) sobre diagnóstico e tratamento de doenças da tireoide durante a gestação e o período pós-parto foram relatadas em um artigo de revisão em 2017 com as diretrizes a seguir (Kalra et al., 2017).

Hipotireoidismo e gestação
Avaliação laboratorial

1. A avaliação do TSH deve ser baseada em intervalos de referência específicos do trimestre com base na população, calculados a partir de dados de mulheres gestantes saudáveis sem histórico de doenças da tireoide, com ingestão ideal de iodo e ATPO negativo
2. Se os dados populacionais específicos da gestação não estiverem disponíveis, o limite superior de referência (LSR) de 4 mU/ℓ pode ser usado
3. Um nível 0,5 mU/ℓ inferior ao LSR de não gestantes também pode ser considerado como LSR para TSH na gestação
4. A T_4 sérica (tiroxina) é um marcador altamente confiável para a função tireoidiana no último trimestre de gestação.

Exames preconcepcionais

1. Teste de TSH em todas as mulheres que apresentam infertilidade
2. Teste de TSH antes ou 1 a 2 semanas após a hiperestimulação ovariana controlada (HOC)
3. Mulheres não gestantes com aumento leve de TSH após HOC devem repetir os exames depois de 2 a 4 semanas
4. Teste de TSH no momento do diagnóstico de gestação em mulheres eutireoidianas com anticorpos positivos.

Ingestão de iodo

1. Assegurar a ingestão de 250 mg/dia de iodo pelo menos 3 meses antes da concepção
2. Essa ingestão não é necessária para mulheres em tratamento para hipo ou hipertireoidismo
3. Evitar a ingestão > 500 mg/dia de iodo
4. Evitar suplementos que contenham iodo em excesso.

Tratamentos adicionais

1. A suplementação de selênio não é recomendada para o tratamento de mulheres gestantes com anticorpos positivos
2. T_3 ou tireoide desidratada não são recomendadas durante a gestação.

SÍNDROME DOS OVÁRIOS POLICÍSTICOS

A síndrome dos ovários policísticos (SOP) é um distúrbio endócrino comum de causa desconhecida, que afeta cerca de 3 a 12% das mulheres em idade reprodutiva nas sociedades ocidentais (Moran et al., 2010; Velez e Motta, 2014). A condição é caracterizada por problemas reprodutivos, como amenorreia ou outras irregularidades menstruais, anovulação, ovários aumentados com múltiplos cistos e infertilidade. Os sintomas mais generalizados incluem resistência à insulina, acne, hirsutismo (distribuição excessiva ou anormal do crescimento de pelos), calvície de padrão masculino, ganho de massa corporal e apneia do sono (Tabela 30.3).

Fisiopatologia

As anormalidades bioquímicas e endócrinas em mulheres com SOP incluem um estado hiperandrogênico, no qual há maior concentração de andrógenos livres (deidroepiandrosterona, testosterona e androstenediona) e diminuição da produção hepática de globulina de ligação ao

Tabela 30.3 Tratamento nutricional para a síndrome dos ovários policísticos.

Obesidade	Estabelecer um programa de controle de massa corporal com dieta e exercícios
Resistência à insulina	Restringir carboidratos refinados (dieta de baixo índice glicêmico) e energia total Aumentar os alimentos ricos em fibras Recomendar refeições pequenas e frequentes Monitorar cuidadosamente para verificar os benefícios de uma dieta rica em carboidratos em comparação com uma dieta pobre em carboidratos Considerar a suplementação com picolinato de cromo
Baixa concentração sérica de 25-hidroxivitamina D	Administrar vitamina D_3 (colecalciferol)
Infertilidade resistente ao citrato de clomifeno	Utilizar NAC a curto prazo como adjuvante
Evidência laboratorial ou clínica de hipotireoidismo	Instituir a reposição do hormônio tireoidiano Usar alimentos ou suplementos com selênio e iodo

NAC, N-acetilcisteína.

hormônio sexual (Sirmans e Pate, 2013). Além das concentrações elevadas de andrógenos, são observadas hiperinsulinemia (que resulta da resistência à insulina), tolerância à glicose diminuída e hiperlipidemia. O hiperandrogenismo é responsável por muitos dos sintomas da SOP, como anormalidades reprodutivas e menstruais, hirsutismo e acne. As concentrações elevadas de andrógenos, por sua vez, parecem ser devido, em parte, à hiperinsulinemia, que desencadeia o aumento da produção de andrógenos. Assim, as intervenções que melhoram a resistência à insulina e a hiperinsulinemia podem reverter algumas das manifestações da SOP.

A resistência à insulina observada em 50 a 70% das mulheres com SOP é a única que ocorre independentemente da massa corporal e nem sempre é corrigida pela perda de massa corporal, parecendo resultar de anormalidades de fosforilação do receptor de insulina em uma via de sinalização mediada pela insulina (Sirmans e Pate, 2013). O tratamento convencional da SOP inclui dieta e exercícios para promover a perda de massa corporal. Em mulheres que ganharam muita massa corporal, emagrecer pode melhorar a resistência à insulina, diminuir as concentrações androgênicas e o hirsutismo, além de, em alguns casos, restaurar a ovulação. As dietas com baixa carga glicêmica têm sido historicamente recomendadas com evidências de sua eficácia clínica. A capacidade dos carboidratos alimentares de aumentar a resposta glicêmica pós-prandial pode ser uma consideração importante para otimizar os desfechos metabólicos e clínicos na SOP. Além disso, independentemente da perda de massa corporal, uma dieta de baixa carga glicêmica parece resultar em melhorias mais significativas na saúde, incluindo melhora da sensibilidade à insulina e da regularidade menstrual, melhores escores de emoção (em um questionário desenvolvido para detectar mudanças na qualidade de vida) e diminuição de marcadores de inflamação em comparação com uma dieta com baixo teor de lipídeos convencional quando combinados estreitamente para macronutrientes e conteúdo de fibras (Marsh et al., 2010).

Tratamento clínico

O hipotireoidismo ocorre em alguns casos de SOP. Os exames laboratoriais para a função tireoidiana são frequentemente normais em pacientes com evidência clínica de hipotireoidismo, e o tratamento com hormônio tireoidiano resulta em melhora clínica em muitas pacientes. Um ensaio empírico do hormônio tireoidiano deve ser, portanto, considerado para pacientes com SOP que apresentam evidência clínica de hipotireoidismo.

A concentração de anticorpos tireoidianos deve ser levada em conta ao se considerar o tratamento com hormônio da tireoide em mulheres com SOP. A metformina é frequentemente prescrita para melhorar a resistência à insulina, e o tratamento com esse medicamento pode levar ao recomeço da ovulação. Outras terapias incluem citrato de clomifeno (para induzir a ovulação) e espironolactona (um antiandrogênio), bem como anticoncepcionais orais (para tratar irregularidades menstruais e hirsutismo).

Nutrição clínica

As intervenções nutricionais que podem ser benéficas para mulheres com SOP incluem modificações dietéticas destinadas a aumentar a sensibilidade à insulina, como uma dieta de baixa carga glicêmica, o consumo alimentos ricos em fibras e a prevenção do ganho de massa corporal em excesso por meio da conscientização sobre a energia e da promoção da atividade física. Alimentar-se com uma dieta que mantenha o equilíbrio glicêmico, incluindo a combinação de carboidratos de baixo índice glicêmico com proteínas, e consumir refeições menores também podem ser benéficos. É importante garantir o estado nutricional ideal para a vitamina D e rastrear a função tireoidiana subótima (Tabela 30.3).

Abordagens complementares e integrativas

Uma revisão crítica dos 12 ensaios clínicos randomizados (ECRs) destaca que a administração oral de mioinositol, isoladamente ou em combinação com D-quiroinositol, dois estereoisômeros de inositol (uma molécula mensageira intracelular), é capaz de restaurar a sensibilidade à insulina e a ovulação espontânea, melhorando a fertilidade em mulheres com SOP. Esses ECRs apoiam a hipótese de uma função primária dos fosfoglicanos de inositol (IPGs) como segundos mensageiros da sinalização da insulina e demonstram que a suplementação de mioinositol afeta beneficamente o ambiente hormonal de pacientes com SOP. Na verdade, esses estudos fornecem evidências de que o mioinositol reduz as concentrações de insulina, provavelmente por conversão em D-quiroinositol (por meio da enzima epimerase) ou servindo como substrato para a formação de IPGs e D-quiroinositol contendo IPGs, o que iria, por sua vez, amplificar a sinalização da insulina (Unfer et al., 2016).

A *N*-acetilcisteína (NAC) é um suplemento derivado de aminoácido, que pode ajudar a melhorar a atividade do receptor de insulina, reduzir a testosterona e aumentar a ovulação espontânea na SOP. Em uma revisão recente de oito ensaios clínicos randomizados que compararam metformina ou placebo e NAC, as mulheres que tomaram NAC eram mais propensas a engravidar e dar à luz um recém-nascido vivo, especialmente se resistentes ao citrato de clomifeno, medicamento para fertilidade. Não houve benefício da NAC para melhorar a regularidade menstrual, acne, hirsutismo, índice de massa corporal (IMC), insulina de jejum ou glicose em jejum. A dose típica de NAC foi de 1.200 a 1.800 mg/dia (Thakker et al., 2015).

HIPERTIREOIDISMO

A **doença de Graves** é uma condição autoimune em que a tireoide está difusamente aumentada (bócio) e hiperativa, produzindo uma quantidade excessiva de hormônios tireoidianos. É a causa mais comum de **hipertireoidismo** (tireoide hiperativa) nos EUA. Os sintomas físicos frequentemente incluem olhos vermelhos, secos, inchados e salientes (exoftalmia), intolerância ao calor, dificuldade para dormir e ansiedade (Boxe 30.2); no entanto, o sinal mais comum da doença de Graves é bócio ou aumento da tireoide (Figura 30.4). O excesso de hormônios tireoidianos pode causar um sério desequilíbrio metabólico denominado **tireotoxicose**. A prevalência de tireotoxicose materna é de

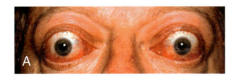
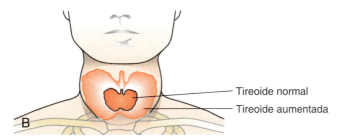

Figura 30.4 A. Exoftalmia. (De SPL/Photo Researchers, Inc.). **B.** Aumento da tireoide. (De Buck C: *2011 ICD-9-CM, for Hospitais*, vols. 1-3, St Louis, 2011, WB Saunders.)

aproximadamente um caso por 1.500 pessoas, sendo a doença de Graves materna a causa mais comum (80 a 85%) (American Thyroid Association, 2019).

Fisiopatologia

Normalmente, os pacientes têm uma história familiar envolvendo um amplo espectro de doenças autoimunes da tireoide, como doença de Graves, tireoidite de Hashimoto ou tireoidite pós-parto. Na doença de Graves, o próprio receptor do TRH é o autoantígeno primário, sendo responsável pela manifestação do hipertireoidismo. A glândula tireoide está sob estimulação contínua por autoanticorpos circulantes contra o receptor de TRH, e a secreção de TSH da hipófise é suprimida devido ao aumento da produção de hormônios tireoidianos. Esses anticorpos estimulantes da tireoide causam a liberação do hormônio tireoidiano e de Tg, e também incentivam a captação de iodo, a síntese de proteínas e o crescimento da glândula tireoide.

ATG e ATPO parecem ter pouca função na doença de Graves; no entanto, como mencionado anteriormente, eles são marcadores da doença autoimune da tireoidite de Hashimoto contra a tireoide. Um teste de anticorpo do TSH – normalmente referido como imunoglobulina estimuladora da tireoide – é usado para identificar hipertireoidismo ou doença de Graves.

Gatilhos

A doença de Graves é uma condição autoimune influenciada por uma combinação de fatores ambientais e genéticos. Os fatores genéticos contribuem com aproximadamente 20 a 30% da suscetibilidade geral, e os outros fatores incluem infecção, ingestão excessiva de iodeto, estresse, sexo feminino, esteroides e toxinas. O tabagismo tem sido implicado no agravamento da oftalmopatia de Graves (doença ocular) (Wiersinga, 2016), tendo sido a doença de Graves também associada a agentes infecciosos como *Yersinia enterocolitica* e *Borrelia burgdorferi*, uma vez que essas bactérias demonstraram conter sítios de ligação de alta afinidade para o hormônio TSH (Hargreaves et al., 2013).

Genética. Vários genes de suscetibilidade a doenças autoimunes da tireoide foram identificados e parecem ser específicos da doença de Graves ou tireoidite de Hashimoto, enquanto outros conferem suscetibilidade a ambas as condições. A predisposição genética à autoimunidade tireoidiana pode interagir com fatores ou eventos ambientais para precipitar o aparecimento da doença de Graves. O HLA-DRB1 e o HLA-DQB1 parecem estar associados à suscetibilidade à doença de Graves.

Estresse. O estresse pode ser um fator para a autoimunidade da tireoide. A imunossupressão induzida por estresse agudo pode ser seguida por hiperatividade do sistema imunológico, sendo capaz de precipitar a doença tireoidiana autoimune. Isso pode ocorrer durante o período pós-parto, no qual a doença de Graves pode surgir 3 a 9 meses depois do parto. O estrogênio pode influenciar o sistema imunológico, principalmente as células beta. Traumatismo na tireoide também foi relatado como associado à doença de Graves, e isso pode incluir cirurgia da glândula tireoide, injeção percutânea de etanol e infarto de um adenoma tireoidiano.

Tratamento clínico

Para pacientes com formas sustentadas de hipertireoidismo, como doença de Graves ou bócio nodular tóxico, medicamentos antitireoidianos podem ser utilizados. O objetivo com essa forma de terapia medicamentosa é evitar que a tireoide produza hormônios (Tabela 30.4).

Os efeitos das medicações imunoterápicas também estão sendo avaliados (Salvi, 2014) (ver *Algoritmo de fisiopatologia e manejo do cuidado: Disfunção tireoidiana*).

TRATAMENTO DE DESEQUILÍBRIOS DO EIXO HIPOTÁLAMO-HIPÓFISE-TIREOIDE

A tireoide está relacionada com as funções hipotalâmica, hipofisária, imunológica, suprarrenal e cardiovascular, que afetam os desfechos clínicos, celulares e moleculares. Uma listagem de considerações é encontrada no Boxe 30.3 e é discutida aqui.

Fornecimento de precursores adequados para a formação de T_4. O iodeto é um nutriente limitante em muitos indivíduos para a produção de T_4. Teores adequados de iodeto orgânico, que pode ser proveniente de vegetais marinhos, sal iodado e frutos do mar, são importantes

Tabela 30.4 Tratamentos para o hipertireoidismo.

Nome comercial do medicamento	Nome genérico do medicamento	Uso e comentários
Tapazol®	Metimazol (MMI)	Ambas as medicações interferem na produção de hormônios tireoidianos. Ambas têm efeitos colaterais, que incluem erupção cutânea, coceira, dor nas articulações e febre
Northyx®	Propiltiouracila (PTU)	Pode ocorrer inflamação hepática ou redução leucocitária. O hipertireoidismo subjacente pode retornar quando o paciente não está mais tomando a medicação
	Iodo radioativo	Este é o tratamento permanente mais recomendado para o hipertireoidismo. As células da tireoide absorvem o iodo radioativo, que as danifica ou mata. Se muitas das células tireoidianas forem danificadas, a tireoide restante não produzirá hormônio suficiente, resultando em hipotireoidismo, podendo ser necessário suplementar o hormônio tireoidiano
Tratamento cirúrgico		
• Remoção parcial ou total da tireoide		
• Não tão comum quanto os métodos farmacológicos de tratamento		

> **Boxe 30.3** Fatores que promovem a saúde da tireoide em adultos.
>
> **Considerar**
> Proteína: 0,8 g/kg/dia
> Iodo (uma vez que a doença autoimune tenha sido descartada): 150 mcg/dia
> Selênio (como L-selenometionina): 75 a 200 mcg/dia
> Zinco como citrato de zinco): 10 mg/dia
> Vitamina D (como D_3 ou colecalciferol): 1.000 UI/dia
> Vitamina E (como D-alfassuccinato de tocoferol): 100 UI/dia
> Vitamina C (como ácido ascórbico): 100 a 500 UI/dia
> Guggulsterona (a partir do extrato de *Commiphora mukul* [*guggul*]): 100 mg/dia
> Ginseng indiano (*Withania somnifera*, [*ashwaganda*]): 100 mg/dia
>
> **Reduzir ou eliminar**
> Glúten (encontrado em trigo, centeio, aveia e cevada)
> Soja processada
> Excesso de alimentos goitrogênicos não cozidos
> Estresse

na produção de T_4. A ingestão adequada de proteínas na dieta é importante para estabelecer uma nutrição energético-proteica adequada. A suplementação com tirosina não parece ter um efeito benéfico na elevação dos hormônios tireoidianos.

Redução de anticorpos antitireoidianos. Uma variedade de antígenos alimentares pode induzir anticorpos que apresentam reação cruzada com a glândula tireoide. Uma dieta com eliminação de alimentos com grãos sem glúten e possível exclusão de caseína, a proteína predominante do leite, pode ser considerada para hipotireoidismo de origem inexplicada. Também foi sugerido que as toxinas ambientais, como cádmio e chumbo, podem desempenhar um papel na indução de TAC e disfunção tireoidiana (Bajaj et al., 2016). Implementar o suporte nutricional e fornecedores adequados de vitamina D e selênio para apoiar o sistema imunológico pode ser benéfico.

Melhora da conversão de T_4 em T_3. Os agentes nutricionais que ajudam a apoiar a deiodinação adequada pela enzima 5-deiodinase tipo 1 incluem selênio (como L-selenometionina) e zinco (como glicinato de zinco ou citrato de zinco). Estudos em humanos demonstraram repetidamente concentrações reduzidas consequentes de hormônios tireoidianos quando uma deficiência de zinco está presente (Blazewicz et al., 2010). Em crianças com síndrome de Down, o sulfato de zinco pode reduzir os anticorpos tireoidianos, melhorar a função da tireoide e diminuir a incidência de hipotireoidismo subclínico (Mazurek e Wyka, 2016).

A suplementação de zinco também demonstrou melhorar os riscos da radiação nos índices do hormônio da tireoidiano (Al et al., 2016).

Aumento da influência de T_3 na função mitocondrial. Uma série de relações nutricionais importantes melhora os efeitos dos hormônios da tireoide nas mitocôndrias, as organelas responsáveis pela maior parte da produção de energia celular (Lanni et al., 2016). A suplementação de selênio em animais pode melhorar a produção de T_3 e diminuir os autoanticorpos para os hormônios da tireoide, enquanto melhora a produção de energia. A suplementação com selenometionina resulta em melhor deiodinação de T_4, o que pode melhorar a formação de ATP pelo suporte à atividade mitocondrial melhorada. As fontes alimentares de selênio incluem castanha-do-pará, pargo, bacalhau, halibute, albacora, salmão, sardinha, camarão, cogumelos e cevada.

Monitoramento da utilização de produtos fitoterápicos. Com base em estudos com animais, parece que determinadas preparações fitoterápicas influenciam a atividade da glândula tireoide. Os produtos mais significativos incluem *Commiphora mukul* (guggulsteronas, do extrato de *guggul*) e *Withania somnifera* (ginseng indiano, *ashwaganda*). *C. mukul* demonstra forte ação estimuladora da tireoide. Sua administração (1 mg/100 g de massa corporal) aumenta a captação de iodo pela tireoide, diminui a peroxidação lipídica e eleva a atividade da TPO, sugerindo que o aumento da produção periférica de T_3 possa ser mediado pelos efeitos antioxidantes dessa planta. O extrato da raiz de *W. somnifera* (ginseng indiano) (1,4 g/kg) pode aumentar as concentrações de T_3 e T_4 sem alterar a atividade da 5-deiodinase (Sharma et al., 2018).

Prevenção da interrupção do metabolismo do hormônio tireoidiano devido aos flavonoides. Os flavonoides, naturais e sintéticos, têm o potencial de interromper o metabolismo do hormônio tireoidiano. Os derivados de flavonoides sintéticos diminuem as concentrações séricas de T_4 e inibem a conversão de T_4 em T_3 e a depuração metabólica de rT_3 pela 5-deiodinase dependente de selênio. Os flavonoides de ocorrência natural parecem ter efeito inibitório semelhante. Dos flavonoides naturais, a luteolina (mais frequentemente encontrada nas folhas, mas também observada em aipo, tomilho, dente-de-leão, pimenta-verde, perilla (shissô), chá de camomila, cenoura, azeite, hortelã-pimenta, alecrim e orégano) é a mais ativa inibidora da atividade da 5-deiodinase. Como flavonoides isolados ou concentrados são cada vez mais usados como intervenções terapêuticas, mais pesquisas sobre a influência potencial dessas substâncias no metabolismo do hormônio tireoidiano são desejáveis (Gonçalves et al., 2013). Em pacientes com câncer de tireoide que tenham capacidade reduzida de captar iodeto, no entanto, flavonoides como rutina e apigenina (encontrados em aspargos, figos e maçãs verdes descascadas) são capazes de aumentar a captação de iodeto e ser úteis e adjuvantes na radioiodoterapia, já que esse flavonoide aumentou a captação da tireoide sem afetar adversamente a função da glândula (Gonçalves et al., 2013; Gonçalves et al., 2017).

Utilização cautelosa de suplementos. O ácido lipoico reduz a conversão de T_4 em T_3. Como geralmente não é uma vantagem terapêutica diminuir a ativação periférica de T_3 após a terapia com T_4, a utilização de suplementos de ácido lipoico em pacientes com hipotireoidismo recebendo terapia com hormônio exógeno deve ser abordada com cautela. Mais recentemente, no entanto, foi demonstrado que o ácido lipoico é potencial terapia adjuvante para câncer de tireoide avançado, porque pode ativar a proteinoquinase ativada por monofosfato de adenosina (AMPK) e inibir a via do fator beta de crescimento transformador (TGF-β), reduzindo a migração de células cancerosas e suprimindo o crescimento do tumor (Jeon et al., 2016).

Manutenção das vitaminas em quantidades suficientes. Um nutriente extremamente importante para estabelecer o equilíbrio imunológico e evitar a produção de autoanticorpos é a vitamina D, a qual é considerada um pró-hormônio com atividades antiproliferativas, diferenciadoras e imunossupressoras. A vitamina D é um modulador imunológico eficaz e pode suprimir o desenvolvimento de doenças autoimunes, como artrite e esclerose múltipla (Baeke et al., 2010). Por outro lado, a deficiência de vitamina D está associada a várias doenças autoimunes, incluindo tireoidite de Hashimoto. Mais de 90% das pessoas com doença tireoidiana autoimune têm um defeito genético que afeta sua capacidade de metabolizar a vitamina D (Feng et al., 2013; Kivity et al., 2011). Essa vitamina também parece funcionar com outros fatores nutricionais para ajudar a regular a sensibilidade imunológica e proteger contra o desenvolvimento de autoanticorpos. Após a exposição a metais pesados, foram observadas diminuições em uma variedade de sistemas de peroxidação lipídica antioxidante hepática (degradação oxidativa de lipídeos). O ácido ascórbico demonstrou ser eficaz na prevenção de diminuições induzidas por chumbo em T_3 e 5-deiodinação hepática em um modelo animal (Ambali et al., 2011).

DISTÚRBIOS SUPRARRENAIS

Síndrome de Cushing

Na síndrome de Cushing, muito cortisol permanece na corrente sanguínea por um longo período. A forma exógena ocorre quando os indivíduos tomam esteroides ou outros medicamentos semelhantes e cessa quando a medicação é interrompida. A síndrome de Cushing endógena é rara e ocorre como resultado de um tumor na glândula suprarrenal ou hipófise. Ganho de massa corporal, resistência à insulina, alta glicemia, sede excessiva, tendência a hematomas, depressão, perda muscular e fraqueza são sintomas comuns. Como o cortisol causa perda óssea com o tempo, uma dieta rica em cálcio e vitamina D pode ajudar a evitar a osteoporose. A redução do sódio, a hidratação ideal e a consciência calórica também podem ajudar no controle da massa corporal e na prevenção da retenção de líquidos.

Doença de Addison

A insuficiência suprarrenal primária, também conhecida como **doença de Addison**, é rara. Nessa condição, hormônios esteroides insuficientes são produzidos, apesar dos níveis adequados do hormônio adrenocorticotrófico (ACTH). Pessoas com doença de Addison perdem a capacidade de regular adequadamente a glicemia e terão baixas concentrações de cortisol, aldosterona, epinefrina e norepinefrina, o que leva a perda de apetite, fadiga, pressão arterial baixa, náuseas e vômitos e, para alguns, escurecimento da pele do rosto e do pescoço. Pacientes com doença de Addison têm maior necessidade de sal e água e também precisam consumir refeições balanceadas regulares (com proteínas e carboidratos de baixo índice glicêmico) para regular glicemia.

Insuficiência suprarrenal/fadiga suprarrenal

A **fadiga suprarrenal** foi identificada como um conjunto de sinais e sintomas causados pela diminuição da capacidade das glândulas suprarrenais de responder adequadamente ao estresse. Uma variedade de termos que tratam da fadiga suprarrenal é encontrada na literatura científica, incluindo insuficiência suprarrenal subclínica, estresse, exaustão e esgotamento suprarrenal, além de desequilíbrio suprarrenal (Allen Jr, 2013). As suprarrenais (ou adrenais) são as duas glândulas de formato triangular localizadas no topo de cada rim e responsáveis principalmente por comandar as adaptações do corpo ao estresse de qualquer tipo. Sob a influência do estresse, as suprarrenais respondem com aumento da produção de hormônios, o que pode causar elevação da glicemia e da pressão arterial. Com o tempo, as suprarrenais podem se tornar descompensadas, reduzindo a produção de hormônio, o que geralmente é conhecido como fadiga suprarrenal. Um episódio pode ocorrer se a fonte de estresse – físico, emocional ou psicológico – for crônica e persistente, causando um efeito cumulativo, ou houver um evento estressor único muito intenso. Em outras palavras, as glândulas suprarrenais são incapazes de manter o ritmo com as exigências da motivação permanente de luta ou fuga, resultando em disfunção suprarrenal subclínica. Os sintomas mais comuns de fadiga suprarrenal incluem, mas não estão limitados a, fadiga excessiva e exaustão, perda de cabelo, hipoglicemia, desequilíbrio hormonal, má digestão, baixa função imunológica, recuperação lenta de doenças, incapacidade de concentração e inaptidão de lidar com estressores.

O estresse suprarrenal crônico causa o seguinte (Sun et al., 2016; Tsigos e Chrousos, 2002):

- Afeta a comunicação entre o cérebro e as glândulas secretoras de hormônios. O hipotálamo e a glândula hipófise conduzem a produção hormonal, incluindo a da tireoide. Quando o hipotálamo e a hipófise se enfraquecem devido ao estresse suprarrenal crônico, eles não conseguem se comunicar bem com a glândula tireoide
- Aumenta a atividade das proteínas de ligação à tireoide, de modo que os hormônios tireoidianos não podem entrar nas células para fazer seu trabalho
- Impede a conversão de T_4 em formas ativas de T_3, o que pode levar à fadiga
- Interfere nas vias de biotransformação (destoxificação) pelas quais os hormônios tireoidianos saem do corpo, levando ao desequilíbrio desses hormônios
- Faz com que as células percam a sensibilidade aos hormônios da tireoide
- Enfraquece as barreiras imunológicas do sistema digestório, pulmões e cérebro; promove a regulação imunológica deficiente.

O impacto do alto estresse na microbiota intestinal também foi examinado, tendo sido relatada uma significativa diminuição no número de bifidobactérias e lactobacilos. Por outro lado, uma elevação no número de *Escherichia coli* e enterobactérias também foi relatada, sugerindo que o aumento do estresse crônico perturba a ecologia da microbiota intestinal. Os autores propõem que o estresse induz o aumento da permeabilidade do intestino, permitindo que bactérias e antígenos bacterianos cruzem a barreira epitelial e ativem uma resposta imune da mucosa que, por sua vez, altera a composição da microbiota e leva ao aumento da ativação eixo hipotálamo-hipófise-adrenal (Dinan e Cryan, 2012).

Essas são algumas das maneiras pelas quais o estresse suprarrenal afeta diretamente a função tireoidiana (Herman et al., 2016). O estresse suprarrenal crônico afeta outros sistemas orgânicos, o que, por sua vez, diminui a função da tireoide. Por exemplo, o hormônio suprarrenal **cortisol** desempenha importante função na saúde da tireoide. O cortisol é um hormônio de sustentação da vida essencial para a manutenção da homeostase. Muitas vezes é chamado "hormônio do estresse", porque influencia, regula ou modula muitas das alterações que ocorrem no corpo em resposta ao estresse, incluindo, mas não se limitando ao seguinte:

- Ações anti-inflamatórias
- Glicemia
- Pressão arterial
- Ativação do sistema nervoso central (SNC)
- Metabolismo de lipídeos, proteínas e carboidratos para manter a glicemia
- Tônus e contração do coração e dos vasos sanguíneos
- Respostas imunológicas.

As concentrações de cortisol seguem um ritmo circadiano e normalmente flutuam ao longo do dia e da noite, com pico por volta das 8 horas e chegando ao mínimo próximo às 16 horas (Allen Jr, 2013). É muito importante que as funções corporais e as concentrações de cortisol voltem ao normal após um evento estressante. A fadiga suprarrenal parece ocorrer quando a quantidade de estresse ou tensões combinadas superestende a capacidade do corpo de compensar e recuperar-se desse evento. Quando isso acontece repetidamente, esgota as glândulas suprarrenais e tireoide, bem como o hipotálamo e a hipófise. Com o tempo, essa exaustão leva ao hipotireoidismo funcional. Além disso, a produção constante de cortisol aumenta o risco de obesidade e enfraquece o sistema gastrintestinal (GI), tornando-o mais suscetível a inflamação, disbiose (problemas de saúde intestinal) e infecções (Foster, 2017; van der Valk et al., 2018).

Intervenções integrativas comuns no tratamento da fadiga suprarrenal incluem (Allolio et al., 2007; Charmandari, 2014):

- Vitaminas do complexo B para fornecer cofatores para a produção de hormônio suprarrenal
- Exercício físico moderado
- Carga glicêmica baixa, dieta rica em nutrientes
- Ansiolíticos/sedativos fitoterápicos (ou seja, camomila e lavanda) (Head e Kelly, 2009)
- Probióticos
- Otimização dos hábitos de sono
- Relaxamento e controle de estresse.

Estressores evidentes, como abuso emocional na infância e transtorno de estresse pós-traumático (TEPT), podem resultar em hiperatividade do cortisol, levando à hiper-reatividade hipofisária e suprarrenal e fadiga e descompensação suprarrenais (Rasmusson et al., 2001). O aumento da sinalização do cortisol, entretanto, demonstrou ser neurocognitivamente benéfico em mulheres deprimidas com histórico de maus-tratos (Abercrombie et al., 2018).

> **CASO CLÍNICO**
>
> Frank, um homem negro de 72 anos, oriundo da Jamaica, que se mudou para os EUA há 2 anos, foi diagnosticado com hipotireoidismo no ano passado. Ele comparece à consulta tomando levotiroxina, alho e camomila. Sua anamnese alimentar indica ingestão diária de frango, arroz, aipo, pimenta-verde, manga e mamão. Ele afirma que tem estado muito cansado, com pouca energia e tem constipação intestinal. Suas concentrações hormonais em seu último exame eram tiroxina (T_4): 1,7 ng/dℓ, tri-iodotironina (T_3): 75 ng/dℓ e hormônio estimulador da tireoide (TSH): 6 U/mℓ, indicativo de que seu hipotireoidismo ainda não está bem controlado.
>
> **Resumo de diagnóstico nutricional**
> - Interação alimento-medicamento relacionada com mistura de levotiroxina com alimentos e fitoterápicos que agravam a disfunção da tireoide, conforme evidenciado por fadiga, constipação intestinal, TSH alto e T_3 e T_4 séricas baixas.
>
> **Perguntas sobre cuidados com a nutrição**
> 1. De que outras informações você precisa para uma avaliação mais completa?
> 2. Levando em consideração sua origem jamaicana, você daria um conselho a Frank sobre sua dieta?
> 3. Quais alimentos e suplementos entram em conflito com a levotiroxina?
> 4. Por ser um imigrante recente, quais fatores estressantes em potencial ele pode estar enfrentando?

WEBSITES ÚTEIS

American Association of Clinical Endocrinologists
American Thyroid Association
Endocrine Web
Thyroid Disease Information

REFERÊNCIAS BIBLIOGRÁFICAS

Abercrombie HC, Frost CP, Walsh EC, et al: Neural signaling of cortisol, childhood emotional abuse and depression-related memory bias, *Biol Psychiatry Cogn Neurosci Neuroimaging* 3:274–284, 2018.
Allen LV Jr: Adrenal fatigue, *Int J Pharm Compd* 17:39–44, 2013.
Allolio B, Arlt W, Hahner S: DHEA: why, when, and how much-DHEA replacement in adrenal insufficiency, *Ann Endocrinol (Paris)* 68:268–273, 2007.
Ambali SF, Orieji C, Abubakar WO, et al: Ameliorative effect of Vitamin C on alterations in thyroid hormone concentrations induced by sub-chronic Co-administration of Chloropyrifos and Lead in wistar rats, *J Thyroid Res* 214924, 2011.
American Thyroid Association: *Thyroid disease and pregnancy* (website). http://www.thyroid.org/thyroid-disease-and-pregnancy/.
Amin AI, Hegazy NM, Ibrahim KS, et al: Thyroid hormone indices in computer workers with emphasis on the role of Zinc supplementation, *Open Access Maced J Med Sci* 4:296–301, 2016.
Baeke F, Takiishi T, Korf H, et al: Vitamin D: modulator of the immune system, *Curr Opin Pharmacol* 10:482–496, 2010.
Bajaj JK, Salwan P, Salwan S: Various possible toxicants involved in thyroid dysfunction: a review, *J Clin Diagn Res* 10:FE01–FE03, 2016.
Barker JM, Liu E: Celiac disease: pathophysiology, clinical manifestations, and associated autoimmune conditions, *Adv Pediatr* 55:349–365, 2008.
Blazewicz A, Dolliver W, Sivsammye S, et al: Determination of cadmium, cobalt, copper, iron, manganese, and zinc in thyroid glands of patients with diagnosed nodular goitre using ion chromatography, *J Chromatogr B Analyt Technol Biomed Life Sci* 878:34–38, 2010.
Cassio A, Ricci G, Baronio F, et al: Long-term clinical significance of thyroid autoimmunity in children with celiac disease, *J Pediatr* 156:292–295, 2010.
Centers for Disease Control: *National diabetes statistics report*, 2018 (website). https://www.cdc.gov/diabetes/data/statistics/statistics-report.html.
Charmandari E: Adrenal Insufficiency, *Lancet* 383:2152–2167, 2014.
Chen ZP, Hetzel BS: Cretinism revisited, *Best Pract Res Clin Endocrinol Metab* 24:39–50, 2010.
De Sibio MT, de Oloveira M, Moretto FCF, et al: Triiodothyroinine and breast cancer, *World J Clin Oncol* 5:503–508, 2014.
De Vivo A, Mancuso A, Giacobbe A, et al: Thyroid function in women found to have early pregnancy loss, *Thyroid* 20:633–637, 2010.
de Vries EM, van Beeren HC, Ackermans MT, et al: Differential effects of fasting vs food restriction on liver thyroid hormone metabolism in male rats, *J Endocrinol* 224:25–35, 2015.
del Ghianda S, Tonacchera M, Vitti P: Thyroid and menopause, *Climacteric* 17:225–234, 2014.
Dinan TG, Cryan JF: Regulation of the stress response by the gut microbiota: implications for psychoneuroendocrinology, *Psychoneuroendocrinology* 37:1369–1378, 2012.
Dunn ME, Manfredi TG: Clinical Case Report: ultrastructural evidence of skeletal muscle mitochondrial dysfunction in patients with subclinical hypothyroidism, *Thyroid Sci* 4:1, 2009.
Duntas LH: Does celiac disease trigger autoimmune thyroiditis? *Nat Rev Endocrinol* 5:190–191, 2009.
Ebert EC: The thyroid and the gut, *J Clin Gastroenterol* 44:402–406, 2010.
Feng M, Li H, Chen SF, et al: Polymorphisms in the vitamin D receptor gene and risk of autoimmune thyroid diseases: a meta-analysis, *Endocrine* 43:318–326, 2013.
Fjaellegaard K, Kvetny J, Allerup PN, et al: Well-being and depression in individuals with subclinical hypothyroidism and thyroid autoimmunity – a general population study, *Nord J Psychiatry* 69:73–78, 2015.
Foster JA, Rinaman L, Cryan JF: Stress & the gut-brain axis: regulation by the microbiome, *Neurobiol Stress* 7:124–136, 2017.
Freeman HJ: Endocrine manifestations in celiac disease, *World J Gastroenterol* 22:8472–8479, 2016.
Garber JR, Cobin RH, Gharib H, et al: Clinical practice guidelines for hypothyroidism in adults: cosponsored by the American Association of Clinical Endocrinologists and the American Thyroid Association, *Endocr Pract* 18:988–1028, 2012.
Golden SH, Robinson KA, Saldanha I, et al: Clinical review: Prevalence and incidence of endocrine and metabolic disorders in the United States: a comprehensive review, *J Clin Endocrinol Metab* 94:1853–1878, 2009.
Gomes-Lima C, Burman KD: Reverse T3 or perverse T3? Still puzzling after 40 years, *Cleve Clin J Med* 85:450–455, 2018.
Gonçalves CF, Santos MC, Ginabreda MG, et al: Flavonoid rutin increases thyroid iodide uptake in rats, *PLoS One* 8:e73908, 2013, doi:10.1371/journal.pone.0073908. eCollection 2013.
Gonçalves CFL, de Freitas ML, Ferreira ACF: Flavonoids, thyroid iodide uptake and thyroid cancer – a review, *Int J Mol Sci* 18:1247, 2017.
Gropper S, Smith JL: *Advanced nutrition and human metabolism*, ed 6, Belmont, Calif, 2012, Wadsworth Cengage Learning.
Hak AE, Pols HA, Visser TJ, et al: Subclinical hypothyroidism is an independent risk factor for atherosclerosis and myocardial infarction in elderly women: the Rotterdam study, *Ann Intern Med* 132:270–278, 2000.
Hargreaves CE, Grasso M, Hampe CS, et al: Yersinia enterocolitica provides the link between thyroid-stimulating antibodies and their germline counterparts in graves' disease, *J Immunol* 190;5373–5381, 2013.
Head KA, Kelly GS: Nutrients and botanicals for treatment of stress: adrenal fatigue, neurotransmitter imbalance, anxiety, and restless sleep, *Altern Med Rev* 14(2):114–140, 2009.
Herman JP, McKlveen JM, Ghosal S, et al: Regulation of the hypothalamic-pituitary-adrenocortical stress response, *Compr Physiol* 6:603–621, 2016.
Hess SY: The impact of common micronutrient deficiencies on iodine and thyroid metabolism: the evidence from human studies, *Best Pract Res Clin Endocrinol Metab* 24:117–132, 2010.
Hollowell JG, Staehling NW, Flanders WD, et al: Serum TSH, T(4), and thyroid antibodies in the United States population (1988 to 1994): National Health and Nutrition Examination Survey (NHANES III), *J Clin Endocrinol Metab* 87:489–499, 2002.
Hu S, Rayman MP: Multiple nutritional factors and the risk of Hashimoto's thyroiditis, *Thyroid* 27:597–610, 2017.

Janegova A, Jenega P, Rychly B, et al: The role of Epstein-Barr virus infection in the development of autoimmune thyroid disease, *Endokrynol Pol* 66(2):132–136, 2015.

Jeon MJ, Kim WG, Lim S, et al: Alpha lipoic acid inhibits proliferation and epithelial mesenchymal transition of thyroid cancer cells, *Mol Cell Endocrinol* 419:113–123, 2016.

Kalra B, Sawhney K, Kalra S: Management of thyroid disorders in pregnancy: recommendations made simple, *J Pak Med Assoc* 67:1452–1455, 2017.

Kaltsas G, Vgontzas A, Chrousos G: Fatigue, endocrinopathies, and metabolic disorders, *PM R* 2:393–398, 2010.

Khandelwal D, Tandon N: Overt and subclinical hypothyroidism: who to treat and how, *Drugs* 72:17–33, 2012.

Kisters K: What is the correct magnesium supplement? *Magnes Res* 26:41–42, 2013.

Kivity S, Agmon-Levin N, Zisappl M, et al: Vitamin D and autoimmune thyroid diseases, *Cell Mol Immunol* 8:243–247, 2011.

Köhrle J: Selenium and the thyroid, *Curr Opin Endocrinol Diabetes Obes* 20:441–448, 2013.

Krysiak R, Szkróbka W, Okopień B: The effect of Vitamin D on thyroid autoimmunity in levothyroxine-treated women with hashimoto's thyroiditis and normal Vitamin D status, *Exp Clin Endocrinol Diabetes* 125:229–233, 2017.

Lanni A, Moreno M, Goglia F: Mitochondrial actions of thyroid hormone, *Compr Physiol* 6:1591–1607, 2016.

Liontiris M, Mazokopakis EE: A concise review of Hashimoto's thyroiditis (HT) and the importance of iodine, selenium, vitamin D and gluten on the autoimmunity and dietary management of HT patients. Points that need more investigation, *Hell J Nucl Med* 20:51–56, 2017.

Marsh KA, Steinbeck KS, Atkinson FS, et al: Effect of a low glycemic index compared with a conventional healthy diet on polycystic ovary syndrome, *Am J Clin Nutr* 92:83–92, 2010.

Mazurek D, Wyka J: Down Syndrome – genetic and nutritional aspects of accompanying disorders, *Rocz Panstw Zakl Hig* 66:189–194, 2016.

McLeod DSA, Caturegli P, Cooper DS, et al: Variation in rates of autoimmune thyroid disease by race/ethnicity in US military personnel, *JAMA* 311:1563–1565, 2014.

Meloni A, Mandas C, Jores RD, et al: Prevalence of autoimmune thyroiditis in children with celiac disease and effect of gluten withdrawal, *J Pediatr* 155:51–55, 2009.

Melse-Boonstra A, Jaiswal N: Iodine deficiency in pregnancy, infancy and childhood and its consequences for brain development, *Best Pract Res Clin Endocrinol Metab* 24:29–38, 2010.

Michels AW, Eisenbarth GS: Immunologic endocrine disorders, *J Allergy Clin Immunol* 125:S226–S237, 2010.

Moran LJ, Lombard CB, Lim S, et al: Polycystic ovary syndrome and weight management, *Women's Health (Lond)* 6:271–283, 2010.

Naiyer AJ, Shah J, Hernandez L, et al: Tissue transglutaminase antibodies in individuals with celiac disease bind to thyroid follicles and extracellular matrix and may contribute to thyroid dysfunction, *Thyroid* 2008;18:1171–1178.

National Institutes of Health, MedlinePlus: *Endocrine diseases* (website), 2018. http://www.nlm.nih.gov/medlineplus/endocrinediseases.html.

Nazarian S, St Peter JV, Boston RC, et al: Vitamin D3 supplementation improves insulin sensitivity in subjects with impaired fasting glucose, *Transl Res* 158:276–281, 2011.

Olmos RD, Figueiredo RC, Aquino EM, et al: Gender, race and socioeconomic Influence on diagnosis and treatment of thyroid disorders In the Brazilian Longitudinal Study of Adult Health (ELSA-Brasil), *Braz J Med Biol Res* 48:751–758, 2015.

Pirola I, Gandossi E, Agosti B, et al: Selenium supplementation could restore euthyroidism in subclinical hypothyroid patients with autoimmune thyroiditis, *Endokrynol Pol* 67:567–571, 2016.

Rasmusson A, Lipschitz DS, Wang S, et al: Increased pituitary and adrenal reactivity in premenopausal women with Posttraumatic stress disorder, *Biol Psychiatry* 50:965–977, 2001.

Roy A, Laszkowska M, Sundström J, et al: Prevalence of celiac disease in patients with autoimmune thyroid disease: a meta-analysis, *Thyroid* 26:880–890, 2016.

Salvi M: Immunotherapy for Graves' ophthalmopathy, *Curr Opin Endocrinol Diabetes Obes* 21:409–414, 2014.

Saravanan P, Chau WF, Roberts N, et al: Psychological well-being in patients on "adequate" doses of L-thyroxine: results of a large, controlled community based questionnaire study, *Clin Endocrinol (Oxf)* 57:577–585, 2002.

Sharma AK, Basu I, Singh S: Efficacy and safety of Ashwagandha root extract in subclinical hypothyroid patients: a double-blind, randomized placebo-controlled trial, *J Altern Complement Med* 24:243–248, 2018.

Sinnott B, Ron E, Schneider AB: Exposing the thyroid to radiation: a review of its current extent, risks, and implications, *Endocr Rev* 31:756–773, 2010.

Sirmans SM, Pate KA: Epidemiology, diagnosis, and management of polycystic ovary syndrome, *Clin Epidemiol* 18(6):1–13, 2013.

Soldin OP, O'Mara DM, Aschner M: Thyroid hormones and methylmercury toxicity, Biol Trace Elem Res 126:1–12, 2008.

Stazi AV, Trinti B: Selenium status and over-expression of interleukin15 in celiac disease and autoimmune thyroid diseases, *Ann Ist Super Sanita* 46:389–399, 2010.

Sun HJ, Xiang P, Luo J, et al: Mechanisms of arsenic disruption on gonadal, adrenal and thyroid endocrine systems in humans: a review, *Environ Int* 95:61–68, 2016.

Thakker D, Raval A, Patel I, et al: N-acetylcysteine for polycystic ovary syndrome: a systemic review and meta-analysis of randomized controlled trials, *Obstet Gynecol Int* 2015:817849, 2015.

Tomer Y, Huber A: The etiology of autoimmune thyroid disease: a story of genes and environment, *J Autoimmun* 32:231–239, 2009.

Tsigos C, Chrousos GP: Hypothalamic-pituitary-adrenal axis, neuroendocrine factors and stress, *J Psychosom Res* 53:865–871, 2002.

Unfer V, Nestler JE, Kamenov ZA, et al: Effects of inositols in women with PCOS: a systematic review of randomized controlled trials, *Int J Endocrinol* 2016:1-12, 2016.

van der Valk ES, Savas M, van Rossum EFC: Stress and obesity: are there more susceptible individuals, *Curr Obes Rep* 7:193–203, 2018.

Vélez LM, Motta AB: Association between polycystic ovary syndrome and metabolic syndrome, *Curr Med Chem* 21:3999–4012, 2014.

Wang K, Wei H, Zhang W, et al: Severely low serum magnesium is associated with increased risks of positive anti-thyroglobulin antibody and hypothyroidism: a cross-sectional study, *Sci Rep* 8:9904, 2018.

Wichman J, Winther KH, Bonnema SJ, et al: Selenium supplementation significantly reduces thyroid autoantibody levels in patients with chronic Autoimmune thyroiditis: a systematic review and meta-analysis, *Thyroid* 26:1681–1692, 2016.

Wiebolt J, Koeleman BP, van Haeften TW: Endocrine autoimmune disease: genetics become complex, *Eur J Clin Invest* 40:1144–1155, 2010.

Wiersinga WM: Clinical relevance of environmental factors in the pathogenesis of Autoimmune thyroid disease, *Endocrinol Metab (Seoul)* 31:213–222, 2016.

Yassa L, Marqusee E, Fawcett R, et al: Thyroid hormone early adjustment in pregnancy (the THERAPY) trial, *J Clin Endocrinol Metab* 95:3234–3241, 2010.

Zimmermann MB: Iodine deficiency in pregnancy and the effects of maternal iodine supplementation on the offspring: a review, *Am J Clin Nutr* 89(2):S668–S678, 2009.

31

Nutrição Clínica para Anemia

Michelle Loy, MPH, MS, RDN*

TERMOS-CHAVE

anemia	doença falciforme (DF)	holotranscobalamina II (holo TCII)
anemia aplásica	fator carne-peixe-ave (CPA)	normocrômica
anemia esportiva	fator intrínseco (FI)	pagofagia
anemia ferropriva	ferritina	pica
anemia hemolítica	ferro heme	plasma
anemia macrocítica	ferro não heme	policitemia
anemia megaloblástica	ferroproteína	protoporfirina
anemia microcítica	fragmento solúvel do receptor de transferrina (sTfR)	receptor de transferrina
anemia perniciosa		reticulocitose
anemia sideroblástica (responsiva à piridoxina)	glossite	saturação de transferrina
	hematócrito	síndrome das pernas inquietas (SPI)
anemias nutricionais	hemocromatose hereditária	soro
capacidade total de fixação do ferro (TIBC)	hemoglobina	talassemia
ceruloplasmina	hepcidina	transferrina
coiloníquia	hipocrômica	

A **anemia** é o distúrbio hematológico predominante nos EUA e está associada a consequências clínicas que influenciam a morbidade e a mortalidade. A anemia afeta 5,6% da população dos EUA, sendo a maior prevalência entre mulheres em idade reprodutiva, adultos com 60 anos ou mais, negros e hispânicos (Le, 2016). A anemia também é um grave problema de saúde global, que afeta 2 bilhões de pessoas em todo o mundo, com as taxas mais altas ocorrendo no sul da Ásia e na África Subsaariana central e ocidental (Kassebaum, 2016). Globalmente, crianças, mulheres e adultos mais velhos correm o maior risco de desenvolver a doença. Para melhor abordar esse grave problema de saúde, os profissionais da nutrição precisam de um conhecimento sólido da terminologia relevante, com a etiologia, a fisiopatologia e os tratamentos clínico e nutricional dos tipos mais comuns de anemia.

A **hemoglobina** é uma proteína conjugada, contendo quatro grupos heme e globina; é o pigmento transportador de oxigênio dos eritrócitos. O **hematócrito** é a porcentagem de volume dos eritrócitos no sangue. O **plasma** é a porção líquida do sangue total, que contém fatores de coagulação; o **soro** é a porção líquida do sangue total sem fatores de coagulação.

A anemia é uma deficiência no tamanho ou número dos eritrócitos (hemácias) ou na quantidade de hemoglobina que eles contêm. Essa deficiência limita a troca de oxigênio e dióxido de carbono entre o sangue e as células do tecido. A classificação da anemia é baseada no tamanho da célula – macrocítica (grande), normocítica (normal) e microcítica (pequena) – e no conteúdo de hemoglobina: **hipocrômica** (cor pálida devido à deficiência de hemoglobina) e **normocrômica** (cor normal) (Tabela 31.1).

A **anemia macrocítica** apresenta-se com eritrócitos maiores do que o normal, além de aumento do volume corpuscular médio (VCM) e da concentração de hemoglobina corpuscular média (CHCM). A **anemia microcítica** é caracterizada por eritrócitos menores do que o normal e menos hemoglobina circulante, como na anemia por deficiência de ferro e na talassemia.

A maioria das anemias é causada pela falta de nutrientes necessários para a síntese normal de eritrócitos, principalmente ferro, vitamina B_{12} e ácido fólico. Essas anemias que resultam de ingestão inadequada de ferro, proteínas, certas vitaminas, cobre e outros metais pesados são chamadas **anemias nutricionais**. Outras anemias resultam de condições como hemorragia, anomalias genéticas, doenças crônicas ou toxicidade por medicamentos e têm vários graus de consequências nutricionais.

DISFUNÇÕES SANGUÍNEAS RELACIONADAS COM O FERRO

O estado do ferro pode variar de sobrecarga a deficiência e anemia. A avaliação de rotina do estado de ferro é necessária porque aproximadamente 6% dos norte-americanos têm um equilíbrio de ferro negativo, cerca de 10% têm um gene para equilíbrio positivo e aumento do estoque de ferro e perto de 1% tem sobrecarga de ferro. A anemia também afeta mais alguns grupos do que outros. Negros não hispânicos e hispânicos têm a maior prevalência de anemia, seguidos por brancos não hispânicos. Conforme mostrado na Figura 31.1, os estágios do estado de ferro variam de sobrecarga a anemia por deficiência de ferro e são resumidos da seguinte forma (Herbert, 1992):

a. Balanço negativo de ferro nos estágios I e II (ou seja, esgotamento de ferro). Nesses estágios, os estoques de ferro são baixos e não há disfunção. No estágio I do balanço negativo de ferro, a absorção reduzida do metal produz estoques de ferro moderadamente

---
*Partes deste capítulo foram escritas por Tracy Stopler e Susan Weiner.

esgotados. O balanço negativo no estágio II é caracterizado por estoques de ferro gravemente esgotados
b. Balanço negativo de ferro nos estágios III e IV (ou seja, deficiência de ferro). A deficiência de ferro é caracterizada por ferro corporal inadequado, possivelmente causando disfunção e doença. No balanço de ferro negativo de estágio III, a disfunção não é acompanhada por anemia, a qual se desenvolve no estágio IV do balanço de ferro negativo
c. Balanço de ferro positivo nos estágios I e II. O balanço positivo do estágio I geralmente dura vários anos sem qualquer disfunção. Suplementos de ferro e/ou vitamina C promovem a progressão para disfunção ou doença, enquanto a remoção de ferro evita isso. A doença por sobrecarga de ferro desenvolve-se em pessoas com balanço positivo de estágio II após anos de sobrecarga de ferro terem causado danos progressivos aos tecidos e órgãos.

O estado do ferro tem uma variedade de indicadores. A **ferritina sérica** é um complexo de apoferritina de ferro, uma das principais formas de armazenamento desse metal. As concentrações de ferritina sérica estão em equilíbrio com os estoques de ferro do corpo. O balanço positivo de ferro muito precoce (estágio I) pode ser mais bem reconhecido medindo-se a **capacidade total de fixação do ferro (TIBC)**, a capacidade da transferrina de acomodar ou tornar-se saturada com ferro. Por outro lado, a medição das concentrações de ferritina sérica ou plasmática pode melhor revelar o balanço de ferro negativo inicial (estágios I ou II), embora a TIBC sérica possa ser um bom indicador (Capítulo 5). A **saturação da transferrina** é a medida da quantidade de ferro ligado à transferrina, sendo um medidor do suprimento de ferro aos tecidos; a porcentagem de saturação = ferro sérico/TIBC × 100.

Tabela 31.1 Classificação morfológica da anemia.

Tipo morfológico de anemia	Anormalidade subjacente	Síndromes clínicas	Tratamento
Macrocítica (VCM > 94; CHCM > 31)			
Megaloblástica	Deficiência de vitamina B_{12}	Anemia perniciosa	Vitamina B_{12}
	Deficiência de ácido fólico	Anemias megaloblásticas nutricionais, síndromes de má absorção	Ácido fólico
	Distúrbios hereditários da síntese de DNA	Acidúria orótica Anemia falciforme	Tratamento baseado na natureza do distúrbio
	Distúrbios da síntese de DNA induzidos por medicamentos	Efeitos colaterais de agentes quimioterápicos, anticonvulsivantes, contraceptivos orais	Suspensão do medicamento nocivo e administração de ácido fólico
Não megaloblástica	Eritropoese acelerada	Anemia hemolítica	Tratamento da doença subjacente
Microcítica hipocrômica (VCM < 80; CHCM < 31)			
	Deficiência de ferro	Perda crônica de sangue, dieta inadequada, absorção prejudicada, aumento da demanda	Sulfato ferroso ou bisglicinato ferroso e correção da causa subjacente
	Distúrbios da síntese de globina	Talassemia Hemoglobina E Hemoglobina C	Não específico Leve – não requer tratamento Grave – transfusões de sangue frequentes para fornecer eritrócitos saudáveis com Hgb normal
	Distúrbios da síntese de porfirina e heme	Anemia responsiva à piridoxina	Piridoxina
	Outros distúrbios do metabolismo do ferro	Deficiência de cobre	Cobre
Normocítica normocrômica (VCM 82 a 92; CHCM > 30)			
	Perda recente de sangue	Várias	Transfusão, ferro, correção da condição subjacente
	Superexpansão do volume plasmático	Edema de gestação	Restauração da homeostase
	Doenças hemolíticas	Hiper-hidratação	Tratamento baseado na natureza do distúrbio
	Medula óssea hipoplásica	Anemia aplásica Aplasia pura de eritrócitos	Transfusão Androgênios
	Medula óssea infiltrada	Leucemia, mieloma múltiplo, mielofibrose	Quimioterapia
	Anormalidade endócrina	Hipotireoidismo, insuficiência suprarrenal	Tratamento da doença subjacente
	Doença crônica		Tratamento da doença subjacente
	Doença renal	Doença renal	Tratamento da doença subjacente
	Doença hepática	Cirrose	Tratamento da doença subjacente

CHCM, concentração de hemoglobina corpuscular média: concentração de hemoglobina expressa em gramas por decilitro (g/dℓ); *DNA*, ácido desoxirribonucleico; *VCM*, volume corpuscular médio: volume de um eritrócito expresso em fentolitros (fℓ).
(Modificada de Wintrobe MM et al.: *Clinical hematology*, ed 8, Philadelphia, 1981, Lea & Febiger.)

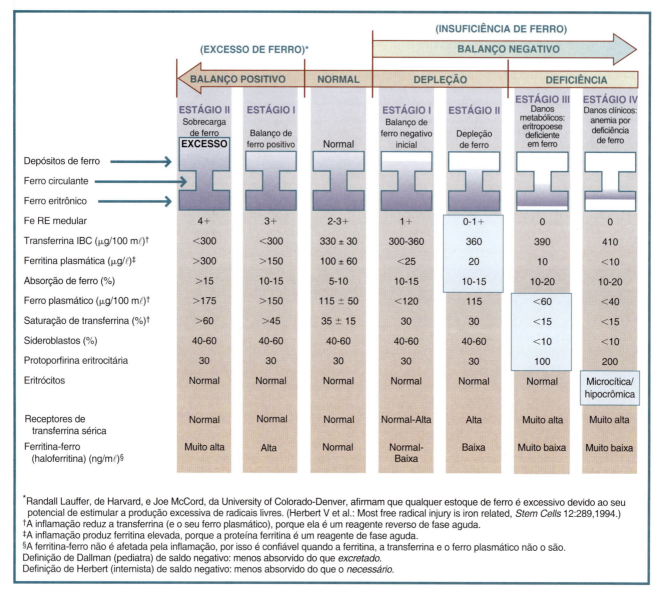

Figura 31.1 Estágios sequenciais do estado de ferro. *IBC*, capacidade de fixação de ferro; *RE*, células reticuloendoteliais. (Copyright Victor Herbert, 1995.)

Anemia ferropriva

Fisiopatologia

A **anemia ferropriva** é caracterizada pela produção de eritrócitos microcíticos e diminuição da concentração de hemoglobina circulante. Essa anemia microcítica é o último estágio da deficiência de ferro e representa o desfecho de um longo período de privação de ferro. Existem muitas causas para a anemia ferropriva, conforme discutido no Boxe 31.1.

Uma causa comum de deficiência de ferro é a perda de sangue, crônica ou aguda, incluindo sangramento menstrual intenso em mulheres. Também pode ser causada por má absorção, medicamentos e ingestão insuficiente. Como a anemia é a última manifestação da deficiência crônica de ferro a longo prazo, os sintomas se refletem em mau funcionamento de uma variedade de sistemas orgânicos. A função muscular inadequada se expressa na diminuição do desempenho no trabalho e na tolerância ao exercício. O envolvimento neurológico se manifesta por alterações comportamentais, como fadiga, anorexia e **pica** (consumo de itens nao alimentares), especialmente **pagofagia** (comer gelo). O desenvolvimento cognitivo anormal em crianças

Boxe 31.1 Causas da anemia ferropriva.

Ingestão insuficiente	Dieta pobre sem suplementação de ferro
Absorção insuficiente	Diarreia, acloridria, doenças intestinais, como doença celíaca, gastrite atrófica, gastrectomia parcial ou total, interferência medicamentosa
Utilização inadequada	Distúrbios gastrintestinais crônicos
Exigência aumentada	Aumento do volume sanguíneo, que ocorre durante a infância, adolescência, gestação e lactação e que não está sendo compatível com a ingestão
Excreção aumentada	Fluxo menstrual excessivo (em mulheres); hemorragia por lesão; ou perda de sangue crônica de uma úlcera hemorrágica, hemorroidas hemorrágicas, varizes esofágicas, enterite regional, doença celíaca, doença de Crohn, retocolite ulcerativa, doença parasitária ou maligna
Destruição aumentada	Causada por uma inflamação crônica ou outro distúrbio crônico que leva à destruição eritrocitária

pode indicar deficiência de ferro antes de se transformar em anemia evidente (Jáuregui-Lobera, 2014).

Anormalidades de crescimento, distúrbios epiteliais e redução da acidez gástrica também são comuns. Um possível sinal de deficiência de ferro precoce é a imunocompetência reduzida, particularmente defeitos na imunidade mediada por células e a atividade fagocítica dos neutrófilos, que podem levar a infecções frequentes. A **síndrome das pernas inquietas (SPI)**, com dor ou desconforto nas pernas, pode resultar da falta de ferro no cérebro, o que altera a produção e o movimento de dopamina (Connor et al., 2017).

À medida que a anemia por deficiência de ferro torna-se mais grave, surgem defeitos na estrutura e função dos tecidos epiteliais, especialmente de língua, unhas, boca e estômago. A pele pode parecer pálida em pessoas com tez mais clara, e o interior da pálpebra inferior pode ser rosa-claro em vez de vermelho, independentemente do tom da pele. As alterações da boca incluem atrofia da papila lingual, queimação, eritema e, em casos graves, **glossite**, a língua completamente lisa, cerosa e com aparência brilhante. Podem ocorrer estomatite angular e uma forma de disfagia. A gastrite ocorre com frequência e pode resultar em acloridria (baixo teor de ácido estomacal). As unhas podem ficar finas e achatadas e, eventualmente, pode ser observada **coiloníquia** (unhas em forma côncava) (Figura 31.2).

A anemia progressiva não tratada resulta em alterações cardiovasculares e respiratórias que podem levar à insuficiência cardíaca. Alguns sintomas comportamentais socioemocionais respondem à terapia com ferro antes que a anemia seja curada, sugerindo que possam ser o resultado da depleção tecidual de enzimas que contêm ferro, em vez de uma diminuição da concentração de hemoglobina (ver *Algoritmo de fisiopatologia e manejo do cuidado: Anemia ferropriva*).

ALGORITMO DE FISIOPATOLOGIA E MANEJO DO CUIDADO

Anemia ferropriva

ETIOLOGIA

- Ingestão insuficiente
- Absorção insuficiente
- Aumento da destruição, resultando em diminuição da liberação da reserva
- Utilização inadequada
- Aumento da perda ou excreção de sangue
- Aumento das necessidades

→ Deficiência de ferro

FISIOPATOLOGIA

Estágios da deficiência
- **Estágio 1:** depleção moderada da reserva de ferro
  Sem disfunção
- **Estágio 2:** depleção grave da reserva de ferro
  Sem disfunção
- **Estágio 3:** deficiência de ferro
  Disfunção
- **Estágio 4:** deficiência de ferro
  Disfunção e anemia

Achados clínicos

Iniciais
- Função muscular deficiente
- Anormalidades no crescimento
- Distúrbios epiteliais
- Imunocompetência reduzida
- Fadiga

Tardios
- Defeitos nos tecidos epiteliais
- Gastrite
- Insuficiência cardíaca

MANEJO

Manejo médico
- Avaliar e tratar doenças subjacentes
- Sais de ferro orais
- Ferro oral, quelado com aminoácidos
- Ferro de liberação sustentada oral
- Ferro dextrana por administração parenteral

Manejo nutricional
- Aumentar o ferro absorvível na dieta, incluindo carne, peixe, aves e fígado
- Incluir vitamina C em todas as refeições
- Inibidores separados (café, chá, leite, alimentos ricos em fibras) de alimentos ricos em ferro e suplementos

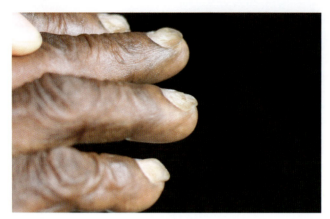

Figura 31.2 Unhas com depressão em forma côncava (coiloníquia) são um sinal de deficiência de ferro em adultos. (De Heitz C. Koilonychia. In: Flickr [*website*]. https://www.flickr.com/photos/coreyheitzmd/15023020192. Apr. 14, 2014.)

Avaliação

Um diagnóstico definitivo de anemia ferropriva requer mais de um método de avaliação do ferro; ferritina sérica, ferro e transferrina são os mais úteis. A avaliação também deve incluir uma análise do tamanho e da forma da célula (morfologia). Por si só, a concentração de hemoglobina é inadequada como ferramenta diagnóstica em casos de suspeita de anemia ferropriva por três razões: (1) é afetada apenas no fim da doença; (2) não consegue distinguir a deficiência de ferro de outras anemias; e (3) os valores de hemoglobina podem estar dentro da faixa normal, apesar da deficiência de ferro.

Após a absorção, o ferro é transportado pela **transferrina** plasmática – uma globulina beta-1 (proteína) que se liga ao ferro derivado do sistema gastrintestinal, locais de armazenamento de ferro ou degradação da hemoglobina – para a medula óssea (síntese de hemoglobina), células endoteliais (estoque) ou placenta (necessidades fetais). As moléculas de transferrina são geradas na superfície das hemácias em resposta à necessidade de ferro. Com a deficiência de ferro, tantos **receptores de transferrina** estão na superfície celular não ligados ao ferro, que alguns deles se quebram e flutuam no soro. Sua presença é um sinal precoce de desenvolvimento de deficiência de ferro; uma quantidade maior de **fragmentos solúveis do receptor de transferrina (sTfRs)** significa maior deficiência de ferro. Os estágios progressivos de deficiência de ferro podem ser avaliados por medições, conforme mostrado na Tabela 31.2.

A **protoporfirina** é a porção dos pigmentos respiratórios que contém ferro, a qual se combina com a proteína para formar hemoglobina ou mioglobina. A proporção de zinco protoporfirina (ZnPP)/heme é medida para avaliar a deficiência de ferro, porém, tanto a relação ZnPP/heme quanto as concentrações de hemoglobina são afetadas pela infecção crônica e outros fatores que podem produzir uma condição que mimetiza a anemia ferropriva quando, de fato, o ferro é adequado.

Em altitudes mais elevadas, onde há menor disponibilidade de oxigênio, os níveis de hematócrito e hemoglobina aumentam para se adaptar (Ryan et al., 2014), e isso deve ser considerado ao se avaliar a anemia. A altitude elevada é de 1.490 a 3.500 metros; a altitude muito elevada é de 3.500 a 5.490 metros; a altitude extrema é acima de 5.490 metros.

Tratamento médico

O tratamento da anemia ferropriva, cujo objetivo é a reposição dos estoques de ferro, deve se concentrar principalmente na causa subjacente, embora isso, geralmente, seja difícil de determinar.

Suplementação oral. O principal tratamento para a anemia ferropriva envolve a administração oral de ferro inorgânico na forma ferrosa. Embora o corpo use ferro férrico e ferroso, o ferroso reduzido é mais suave para o intestino e mais bem absorvido. Com uma dose de 30 mg, a absorção de ferro ferroso é três vezes maior do que se a mesma quantidade for administrada na forma férrica.

O ferro é mais bem absorvido quando o estômago está vazio; todavia, nessas condições, tende a causar irritação gástrica, resultado direto da elevada quantidade de ferro ferroso livre no estômago.

Tabela 31.2 Avaliação bioquímica da deficiência de ferro.

Medida	Intervalo de referência	Deficiência
Ferritina sérica ou plasmática	Recém-nascidos 25 a 200 ng/mℓ; 25 a 200 µg/dℓ Neonatos a 5 meses 50 a 200 ng/mℓ; 50 a 200 µg/dℓ 6 meses a 15 anos 7 a 142 ng/mℓ; 7 a 142 µg/dℓ M 15 anos + 10 a 150 ng/mℓ; 10 a 150 µg/dℓ H 15 anos + 12 a 300 ng/mℓ; 12 a 300 µg/dℓ	O indicador mais sensível de deficiência de ferro. Baixas concentrações de ferritina também são observadas na depleção grave de proteínas Mulheres – < 10 µg/dℓ Homens – < 12 µg/dℓ
Ferro sérico ou plasmático	M 40 a 150 µg/dℓ; 7,2 a 26,9 mmol/ℓ H 50 a 160 µg/dℓ; 8,9 a 28,7 mmol/ℓ	Uma boa medida da quantidade de ferro ligado à transferrina Mulheres – < 40 µg/dℓ Homens – < 50 µg/dℓ
Capacidade total de fixação do ferro (TIBC)	250 a 460 µg/dℓ; 45 a 82 mmol/ℓ	A TIBC reflete principalmente a função hepática e é medida indireta da transferrina Aumenta com a anemia ferropriva
Saturação de transferrina	M 15 a 50% H 20 a 50%	Mede o suprimento de ferro aos tecidos Calculada dividindo-se o ferro sérico pela TIBC e multiplicando-se por 100 Concentrações inferiores a 16% são consideradas inadequados para eritropoese
Fragmento solúvel do receptor de transferrina (sTfR)	M 1,9 a 4,4 mg/ℓ H 2,2 a 5 mg/ℓ	O sTfR reflete a taxa de produção eritrocitária na medula óssea. Solicitado para diferenciar entre anemia ferropriva e anemia por doença crônica Mais sensível do que a ferritina sérica porque está elevado com a deficiência de ferro, está dentro dos limites normais na doença crônica ou inflamação e é baixo com sobrecarga de ferro

Criada com a assistência de Mary Litchford, PhD, RDN, LDN.

Os efeitos colaterais gastrintestinais podem incluir náuseas, desconforto epigástrico e distensão, azia, diarreia ou constipação intestinal. Caso esses efeitos colaterais ocorram, o paciente é instruído a tomar o ferro com as refeições, em vez de com o estômago vazio; no entanto, isso reduz significativamente a capacidade de absorção do ferro. As formas queladas de ferro (combinadas com aminoácidos ou intermediários do ciclo de Krebs) são mais biodisponíveis do que o ferro não quelado. O ferro quelado é menos afetado por inibidores da absorção de ferro, incluindo fitato, oxalato, fosfato e cálcio. O ferro quelado, particularmente o bisglicinato ferroso, causa menos distúrbios gastrintestinais do que o ferro elementar e pode ser administrado em uma dose mais baixa (Ferrari et al., 2012; Milman et al., 2013). Os micronutrientes em pó (MNPs) contendo ferro podem ser métodos úteis de fortificação de alimentos em casa para crianças com menos de 2 anos (De-Regil et al., 2013). Os MNPs podem ser adicionados a alimentos semissólidos sem afetar a atração sensorial dos alimentos. Várias formas de suplementos de ferro são discutidas na Tabela 31.3.

Os profissionais da saúde geralmente prescrevem ferro oral três vezes ao dia durante 3 a 6 meses para tratar a deficiência de ferro. Dependendo da gravidade da anemia e da tolerância do paciente, a dose diária de ferro elementar recomendada é de 50 a 100 mg três vezes ao dia para adultos e 2 a 6 mg/kg de massa corporal divididos em 3 doses/dia para crianças (Curto e Domagalski, 2013; Wang, 2016). A vitamina C administrada concomitantemente aumenta bastante a absorção de ferro entretanto, em doses mais altas, também pode aumentar a irritação gástrica ao intensificar o estresse oxidativo no sistema gastrintestinal. Pode ser mais bem tolerado se administrado com alimentos ricos em vitamina C, como suco de laranja.

A absorção de 10 a 20 mg/dia de ferro permite que a produção de hemácias aumente para aproximadamente três vezes a taxa normal e, na ausência de perda de sangue, a concentração de hemoglobina aumenta a uma taxa de 0,2 g/dℓ diariamente. O aumento da **reticulocitose** (aumento no número de eritrócitos jovens) é observado dentro de 2 a 3 dias após a administração do ferro, mas as pessoas afetadas podem relatar melhoras subjetivas no humor e no apetite antes desse período. A concentração de hemoglobina começará a aumentar no quarto dia. A terapia com ferro deve ser continuada por 4 a 6 meses, mesmo após a restauração das concentrações normais de hemoglobina, para permitir a reposição das reservas corporais de ferro. A coordenação do tratamento por um hematologista é essencial com a suplementação terapêutica de ferro.

Administração parenteral de ferro. Se a suplementação de ferro não corrigir a anemia, (1) o paciente pode não estar tomando o ferro suplementar conforme prescrito devido ao desconforto gástrico; (2) o sangramento pode continuar a uma taxa mais rápida do que a medula eritroide pode substituir as células sanguíneas; ou (3) o ferro suplementar não está sendo absorvido, possivelmente como resultado de má absorção secundária a esteatorreia, doença celíaca ou hemodiálise. A administração parenteral também é usada para pacientes que estão recebendo eritropoetina, um hormônio que estimula a produção de células sanguíneas. É mais frequentemente administrado como ferrodextrana, mas também pode ser prescrito como sacarose de ferro ou gliconato férrico. Embora a reposição das reservas de ferro por essa via seja mais rápida, é mais cara e a terapia intravenosa acarreta riscos adicionais.

Nutrição clínica

As avaliações e intervenções nutricionais devem considerar a quantidade de ferro absorvível consumido na dieta. Uma boa fonte de ferro contém uma quantidade substancial de ferro em relação ao seu conteúdo energético e contribui com pelo menos 10% da ingestão dietética recomendada (RDA) de ferro. Fígado, rim, carne, frutas secas, ervilhas e feijões secos, nozes, vegetais com folhas verde-escuras e pães integrais, *muffins*, cereais e barras nutricionais fortificados estão entre os alimentos com maior classificação em teor de ferro (Apêndice 42). Estima-se que 1,8 mg de ferro deva ser absorvido diariamente para atender às necessidades de 80 a 90% de mulheres adultas e meninos e meninas adolescentes.

Formas de ferro. O **ferro heme** (aproximadamente 15% são absorvíveis) é a forma orgânica em carnes, peixes e aves, sendo conhecido como **fator carne-peixe-ave (CPA)** e muito mais bem absorvido do que o ferro não heme. O **ferro não heme** também pode ser encontrado no CPA, bem como em legumes, grãos, vegetais, ervas e frutas, mas não faz parte da molécula heme. A taxa de absorção do ferro não heme varia entre 3 e 8%, dependendo da presença de fatores que enriqueçam a dieta, especificamente vitamina C e carnes, peixes e aves. A vitamina C não é apenas um poderoso agente redutor, mas também se liga ao ferro para formar um complexo prontamente absorvido. O mecanismo pelo qual o fator CPA potencializa a absorção de ferro não heme em outros alimentos é desconhecido.

Inibidores. A absorção de ferro pode ser inibida em vários graus por fatores nos alimentos que se ligam ao ferro, incluindo carbonatos, oxalatos, fosfatos e fitatos (pães integrais, cereais e leguminosas [feijão]). Fatores na fibra vegetal podem inibir a absorção de ferro não heme. Se ingeridos com as refeições, o chá e o café podem reduzir a absorção de ferro em 50% por meio da formação de compostos insolúveis de ferro com tanino. O ferro da gema do ovo é pouco absorvido devido à presença de fosvitina.

Biodisponibilidade do ferro alimentar. Como as dietas ocidentais típicas geralmente contêm 6 mg/1.000 kcal de ferro, sua biodisponibilidade nos alimentos é mais importante para corrigir ou evitar a deficiência de ferro do que a quantidade total de ferro consumido na dieta. A taxa de absorção depende do estado de ferro do indivíduo, conforme refletido no nível de estoques desse metal. Quanto mais baixo for o estoque, maior será a taxa de absorção de ferro. Os indivíduos com anemia ferropriva absorvem aproximadamente 20 a 30% do ferro da dieta, em comparação com os 5 a 10% absorvidos por aqueles sem a deficiência.

SOBRECARGA DE FERRO

O excesso de ferro é armazenado como ferritina e hemossiderina nos macrófagos do fígado, do baço e da medula óssea. O corpo tem uma capacidade limitada de excretar ferro e é eficiente em reciclá-lo. Aproximadamente 1 mg de ferro é excretado diariamente pelos sistemas gastrintestinal e urinário e pela pele. Quando os eritrócitos deixam de funcionar (após cerca de 120 dias), eles são reabsorvidos pelo baço. O ferro dessas células pode ser reciclado pelo corpo. Para manter um equilíbrio normal de ferro, a perda diária obrigatória deve ser

Tabela 31.3 Formas de suplementos de ferro.

Suplemento de ferro	Vantagens	Desvantagens
Sulfato ferroso	Mais comumente estudado Menos caro	Mais constipante
Gliconato ferroso	Geralmente bem tolerado, tem poucos efeitos colaterais gastrintestinais	
Ferro carbonila (ferro lento)	Geralmente bem tolerado, tem poucos efeitos colaterais gastrintestinais	Taxa lenta de solubilização, o que retarda o índice de absorção
Ferro quelado (fumarato ferroso, succinato, aspartato e bisglicinato)	Melhor absorção Menos efeitos colaterais Menos constipação intestinal	Mais caro

substituída pela absorção de ferro alimentar heme e não heme. Pessoas com sobrecarga de ferro excretam quantidades elevadas do metal, especialmente nas fezes, para compensar parcialmente o aumento da absorção e maiores estoques.

A ingestão excessiva de ferro geralmente decorre da incorporação acidental de ferro na dieta de fontes ambientais. Nos EUA, os suplementos contendo ferro continuam sendo uma fonte comum de sobrecarga, especialmente entre crianças (Chang e Rangan, 2011). Em outras partes do mundo, a sobrecarga de ferro pode resultar do consumo de bebidas ou alimentos preparados em recipientes que contenham o metal (National Library of Medicine, 2019).

Os distúrbios incomuns associados à sobrecarga de ferro incluem hemocromatose, talassemias, anemia sideroblástica, anemia hemolítica crônica, eritropoese ineficaz, sobrecarga de ferro transfusional (secundária a múltiplas transfusões de sangue), porfiria cutânea tardia, anemia aplásica e cirrose alcoólica. A **anemia aplásica** é uma anemia normocrômico-normocítica acompanhada por deficiência de todos os elementos formados no sangue. Embora sua origem normalmente seja desconhecida, pode ser causada pela exposição a produtos químicos tóxicos, radiação ionizante e medicamentos.

O ferro cerebral aumenta com a idade e está anormalmente elevado em condições neurodegenerativas, incluindo as doenças de Alzheimer e de Parkinson (Ward et al., 2014). Inúmeras variantes do gene afetam o metabolismo do ferro e podem contribuir para o início precoce dessas condições.

Hemocromatose

Hemocromatose hereditária é um termo geral para um grupo de doenças genéticas raras, que se caracterizam pelo acúmulo de ferro nos órgãos do corpo, geralmente fígado, pâncreas e coração. Com o tempo, esse acúmulo é associado a danos e falência de órgãos e, às vezes, morte prematura. A forma mais comum de hemocromatose tem vários nomes, incluindo hemocromatose por sobrecarga de ferro hereditária (relacionada com o gene *HFE*), hemocromatose tipo I ou clássica ou hemocromatose hereditária. A doença geralmente não se torna aparente até os 20 a 40 anos. Os homens geralmente são diagnosticados mais precocemente do que as mulheres, porque eles não têm mecanismos fisiológicos de perda de ferro, como menstruação, gestação ou lactação. Os sintomas incluem fadiga, dores nas articulações e aumento do fígado e do baço. A prevalência exata dessa patologia é desconhecida, mas se acredita que seja o distúrbio autossômico recessivo mais comum em populações caucasianas. Em indivíduos de ascendência do norte da Europa, estima-se que haja uma incidência de 1 em 227 pessoas. Indivíduos com essa condição absorvem três vezes mais ferro de seus alimentos do que aqueles sem hemocromatose. Aqueles que têm dois genes afetados (homozigotos) provavelmente morrerão por sobrecarga de ferro, a menos que doem sangue com frequência. Caso contrário, a absorção excessiva de ferro continuará inalterada.

O Hemochromatosis and Iron Overload Screening Study (HEIRS) observa que brancos não hispânicos têm a maior prevalência da mutação C282Y do gene hereditário do ferro (*HFE*) e, portanto, hemocromatose, seguidos por povos originários norte-americanos, hispânicos, afro-americanos, ilhéus do Pacífico e asiáticos (Adams, 2015). Os asiáticos e os ilhéus do Pacífico apresentam as concentrações mais altas de ferro no sangue de todos os grupos raciais e étnicos, mas têm a prevalência mais baixa da mutação genética encontrada na forma típica da hemocromatose. Os resultados do HEIRS sugerem que os valores elevados de ferro em populações não brancas podem estar associados à hemocromatose não *HFE* e sobrecarga de ferro secundária.

Fisiopatologia

A **hepcidina** é um peptídeo sintetizado no fígado, que funciona como o principal regulador da homeostase férrica sistêmica, controlando o transporte de ferro dos tecidos exportadores desse metal no plasma. A deficiência de hepcidina é subjacente à maioria das formas conhecidas de hemocromatose hereditária. A hepcidina inibe o efluxo celular de ferro, ligando-se e induzindo a degradação da **ferroproteína**, o único exportador de ferro nas células transportadoras de ferro. A hepcidina controla a concentração férrica no plasma e a distribuição de ferro nos tecidos, inibindo a absorção intestinal de ferro, sua reciclagem pelos macrófagos e a mobilização dos estoques hepáticos (Ganz, 2011).

A síntese de hepcidina é aumentada pela carga de ferro e diminuída pela anemia e hipoxia. Sua síntese também se eleva muito durante a inflamação, aprisionando o ferro nos macrófagos, reduzindo as concentrações plasmáticas de ferro e causando eritropoese com restrição férrica, característica da anemia das doenças crônicas. Há evidências de que a mutação do gene *HFE* levando à hemocromatose também esteja associada ao aumento das concentrações de gastrina no estômago, induzindo ao aumento das concentrações de ácido gástrico e, portanto, provocando a absorção de ferro (Ganz, 2011). Na hemocromatose, a absorção de ferro é aumentada, o que resulta em um acúmulo gradual e progressivo de ferro. A maioria das pessoas afetadas não está consciente de que tem essa condição.

Um balanço de ferro progressivo e positivo pode resultar em uma variedade de problemas sérios, incluindo hepatomegalia, pigmentação cutânea, artrite, doença cardíaca, hipogonadismo, diabetes melito e câncer. Indivíduos com concentrações anormalmente elevadas de ferro têm maior probabilidade de desenvolver câncer de cólon. O ferro é um pró-oxidante, que pode ser usado para o crescimento e a proliferação de células tumorais. Também parece haver um risco aumentado para degeneração macular relacionada com a idade e doenças de Alzheimer e de Parkinson devido ao dano oxidativo associado à sobrecarga de ferro (Belaidi e Bush, 2016; Fleming e Ponka, 2012).

Avaliação

Se houver suspeita de sobrecarga de ferro, a concentração de ferritina sérica (reserva de ferro) e a porcentagem de saturação de transferrina ([ferro sérico/TIBC] × 100) devem ser avaliados (Bacon et al., 2011). A sobrecarga de ferro pode estar presente se a saturação da transferrina for maior ou igual a 45% e se o nível de ferritina sérica estiver elevado. Se a saturação da transferrina e as concentrações de ferritina estiverem aumentadas, a análise da mutação do gene *HFE* é recomendada.

Tratamento médico

O paciente com sobrecarga de ferro pode ficar simultaneamente anêmico como resultado de danos à medula óssea, distúrbio inflamatório, câncer, hemorragia interna ou infecção crônica. Os suplementos de ferro não devem ser tomados até que a causa seja conhecida.

Para pacientes com sobrecarga significativa de ferro, a flebotomia semanal por 2 a 3 anos pode ser necessária para eliminar todo o excesso férrico (Bacon et al., 2011). O tratamento para formas não hereditárias de sobrecarga de ferro secundária também pode envolver depleção de ferro com desferroxamina intravenosa ou deferasirox oral, agentes quelantes que são excretados pelos rins, ou com ácido etilenodiaminotetracético (EDTA) dissódico de cálcio. A morbidade e a mortalidade serão reduzidas se o excesso de ferro corporal for removido por flebotomia antes do desenvolvimento de cirrose hepática e diabetes.

Nutrição clínica

Indivíduos com sobrecarga de ferro devem reduzir carnes, peixes e aves e preferir uma dieta vegetariana. A redução da vitamina C é recomendada, bem como evitar suplementos de vitamina C, pois isso pode aumentar a absorção de ferro.

As pessoas afetadas devem evitar alimentos enriquecidos com ferro (ou seja, cereais matinais, barras energéticas ou esportivas e bebidas ou *shakes* substitutos de refeição), além de suplementos de ferro ou de vitaminas e minerais que contenham ferro. A RDA para o ferro não deve ser excedida e, para alguns, são recomendados consumos mais baixos (consulte as tabelas de RDA).

ANEMIA MEGALOBLÁSTICA

A **anemia megaloblástica** reflete a síntese alterada de DNA, que resulta em alterações morfológicas e funcionais nos eritrócitos, leucócitos e plaquetas e seus precursores no sangue e na medula óssea. Essa anemia é caracterizada pela presença de grandes células progenitoras de hemácias imaturas e anormais na medula óssea; 95% dos casos são atribuíveis à deficiência de ácido fólico ou de vitamina B_{12}. Dois distúrbios do metabolismo da cobalamina surgem de mutações dos genes da metionina sintetase e da metionina sintetase redutase; esses distúrbios apresentam anemia megaloblástica e manifestações neurológicas (Capítulo 6).

Ambas as vitaminas são essenciais para a síntese de nucleoproteínas. As alterações hematológicas são iguais para as duas; no entanto, a deficiência de ácido fólico é a primeira a aparecer. As reservas corporais normais de ácido fólico são esgotadas em 2 a 4 meses em indivíduos que consomem dietas dele deficientes. Em contraste, os estoques de vitamina B_{12} são esgotados somente após vários anos de uma dieta deficiente nesta vitamina. A suplementação de ácido fólico pode mascarar a deficiência de B_{12} em pessoas com essa condição (Figura 31.3).

Ao corrigir a anemia, a deficiência de vitamina B_{12} pode permanecer não detectada, levando a dano neuropsiquiátrico, que é corrigido apenas com a suplementação de B_{12} (Capítulo 41).

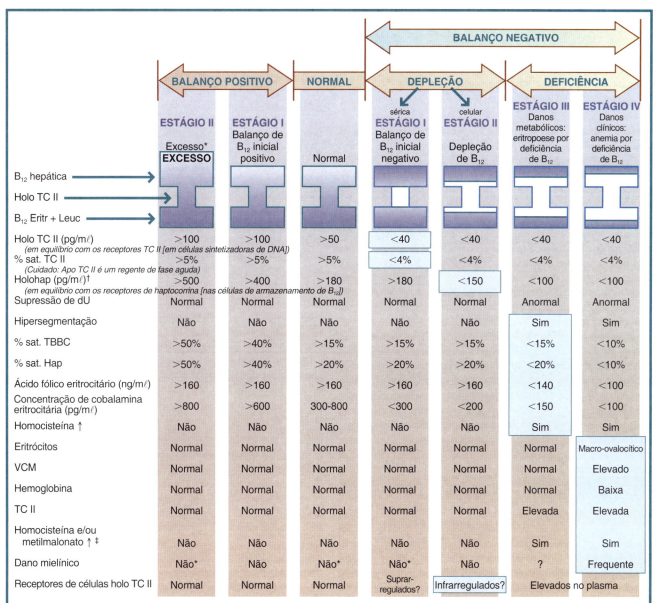

Figura 31.3 Estágios sequenciais do estado da vitamina B_{12}. (De Herbert V: Staging vitamin B_{12}. In Ziegler EE, Filer LJ, editors: Present knowledge in nutrition, ed 7, Washington, DC, 1996, International Life Sciences Institute Press.)

Anemia por deficiência de ácido fólico

Etiologia

O ácido fólico é uma vitamina B de ocorrência natural, encontrada nos alimentos na forma de tetra-hidrofolato (THF). O ácido fólico é a versão sintética da vitamina encontrada na forma de monoglutamato totalmente oxidado, que pode ser detectado em alimentos fortificados e suplementos. A anemia por deficiência de ácido fólico está associada a dietas inadequadas prolongadas, absorção inadequada, uso inapropriado de ácido fólico causado por aberrações genéticas e necessidades aumentadas resultantes de gestação ou crescimento. A anemia por deficiência de ácido fólico pode afetar mulheres gestante e crianças nascidas de mães com essa deficiência. A deficiência de ácido fólico no início da gestação pode resultar no nascimento de uma criança com defeito no tubo neural (Capítulo 14). Outras causas são distúrbios intestinais que resultam em má absorção (doença celíaca, espru tropical e doença inflamatória intestinal), utilização de certos medicamentos (anticonvulsivantes, barbitúricos, ciclosserina, sulfassalazina, colestiramina e metformina), excesso de aminoácidos (glicina e metionina) e álcool.

Como o álcool interfere no ciclo êntero-hepático do ácido fólico, a maioria das pessoas com alcoolismo apresenta um balanço negativo ou deficiência de ácido fólico. Os alcoólicos constituem o único grupo que geralmente tem todas as seis causas de deficiência de ácido fólico simultaneamente: ingestão, absorção e uso inadequados, aumento da excreção, necessidade e destruição de ácido fólico (Capítulo 28). O Boxe 31.2 descreve as causas da deficiência de ácido fólico.

A absorção de ácido fólico ocorre no intestino delgado. As enzimas conjugases (p. ex., pteroilpoliglutamato hidrolase, folato conjugase), encontradas na borda em escova do intestino delgado, hidrolisam os poliglutamatos em monoglutamatos e os reduzem a di-hidrofolato e tetra-hidrofolato (THF) nas células epiteliais do intestino delgado (enterócitos). A partir dos enterócitos, essas formas são transportadas para a circulação, onde são ligadas às proteínas e transportadas como metil-THF para as células do corpo.

Na ausência de vitamina B_{12}, o 5-metil-THF, a principal forma circulante e de armazenamento do ácido fólico, é metabolicamente inativo. Para ser ativado, o grupo 5-metil é removido e o THF é reciclado de volta para o *pool* de ácido fólico, onde funciona como o aceptor principal de uma unidade de carbono nas reações bioquímicas de mamíferos. O THF pode, então, ser convertido na forma de coenzima de folato necessária para converter o desoxiuridilato em timidilato, que é indispensável para a síntese de DNA.

Alelo metilenotetra-hidrofolato redutase. Um defeito genético encontrado em 25% dos hispânicos, 10% dos caucasianos e asiáticos e 1% dos afro-americanos é a deficiência de metilenotetra-hidrofolato redutase (MTHFR) (National Institutes of Health, Office of Dietary Supplements, 2018) (Capítulo 6). O alelo é problemático na gestação e pode contribuir para abortos espontâneos, anencefalia ou defeitos neurais (Capítulo 14). Como a MTHFR reduz irreversivelmente o 5,10-metilenotetra-hidrofolato a 5-metiltetra-hidrofolato, sua deficiência pode resultar em atraso no desenvolvimento, disfunção motora e da marcha, convulsões, comprometimento neurológico, concentrações extremamente elevadas de homocisteína, distúrbios de coagulação e outras condições.

Aprisionamento de metilfolato. A deficiência de vitamina B_{12} pode resultar em deficiência de ácido fólico, causando seu aprisionamento na forma metabolicamente inútil de 5-metil THF (Figura 31.4). A falta de vitamina B_{12} para remover a unidade 5-metil significa que o metil-THF metabolicamente inativo é aprisionado. Ele não pode liberar seu grupo metil de 1-carbono para se tornar THF, o transportador básico de 1-carbono que pega unidades de 1-carbono de uma molécula e as distribui para a outra. Daí resulta uma deficiência funcional de ácido fólico.

Fisiopatologia

A deficiência de ácido fólico se desenvolve em quatro estágios: dois que envolvem depleção, seguidos por dois marcados por deficiência (Figura 31.5).

Estágio I: caracterizado por balanço de ácido fólico negativo precoce (depleção sérica para menos de 3 ng/mℓ).

Estágio 2: caracterizado por balanço negativo de ácido fólico (depleção celular), com diminuição nas concentrações de ácido fólico eritrocitário para menos de 160 ng/mℓ.

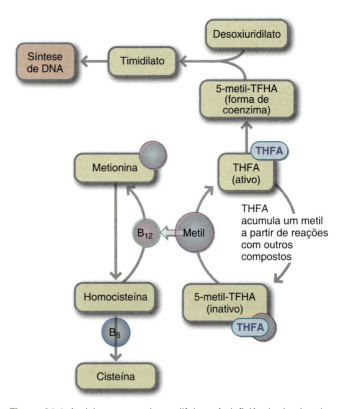

Figura 31.4 Aprisionamento de metilfolato. A deficiência de vitamina B_{12} pode resultar em deficiência de ácido fólico porque o ácido fólico é aprisionado na forma de 5-metiltetra-hidrofolato (5-metil THFA), que não pode ser convertido em THFA e grupos metil doados pela via dependente da vitamina B_{12}. *DNA*, ácido desoxirribonucleico; *THFA*, ácido tetra-hidrofólico.

Boxe 31.2	Causas da deficiência de ácido fólico.
Ingestão inadequada	Dieta insuficiente (falta de frutas e vegetais ou cozimento excessivo dos mesmos), deficiência de vitamina B_{12} ou vitamina C, alcoolismo crônico
Absorção inadequada	Doença celíaca, espru tropical, interações medicamentosas, defeitos congênitos
Utilização inadequada	Antagonistas, anticonvulsivantes, deficiência enzimática, deficiência de vitaminas B_{12} e C, alcoolismo crônico, excesso de glicina e metionina
Necessidade aumentada	Demanda tecidual extra, infância, aumento da hematopoese, elevação da atividade metabólica, síndrome de Lesch-Nyhan, medicamentos
Excreção aumentada	Deficiência de vitamina B_{12}, doença hepática, diálise renal, dermatite esfoliativa crônica
Destruição aumentada	Oxidantes alimentares

Adaptado de Herbert V, Das KC: Folic acid and vitamin B_{12}. In Shils ME et al., editors: *Modern nutrition in health and disease*, ed 8, vol 1, Philadelphia, 1994, Lea & Febiger.

Estágio 3: caracterizado por metabolismo do ácido fólico prejudicado, com eritropoese deficiente em ácido fólico. Esse estágio é marcado por síntese de DNA reduzida, manifestada por um teste diagnóstico de supressão de desoxiuridina (dU) anormal, corrigível *in vitro* por ácido fólico, hipersegmentação nuclear de granulócitos e eritrócitos macro-ovalocíticos.

Estágio 4: caracterizado por anemia clínica devido à deficiência de ácido fólico, com VCM e anemia elevados.

Por causa de suas funções inter-relacionadas na síntese de timidilato na formação de DNA, a deficiência de vitamina B_{12} ou de ácido fólico resulta em anemia megaloblástica. Os núcleos imaturos não amadurecem adequadamente no estado deficiente, e os resultados são eritrócitos grandes (macrocíticos) e imaturos (megaloblásticos). Os sinais clínicos comuns de deficiência de ácido fólico incluem fadiga, dispneia, língua dolorida, diarreia, irritabilidade, esquecimento, anorexia, glossite e perda de massa corporal.

As reservas normais de ácido fólico corporal são esgotadas em 2 a 4 meses com dieta deficiente em ácido fólico, resultando em anemia macrocítica e megaloblástica, com diminuição do número de eritrócitos, leucócitos e plaquetas. A anemia por deficiência de ácido fólico se manifesta por concentrações séricas muito baixas (< 3 ng/mℓ) e, nas hemácias, de menos de 140 a 160 ng/mℓ. Enquanto uma concentração baixa de ácido fólico no soro apenas diagnostique um balanço negativo no momento em que o sangue é coletado, um nível eritrocitário mede seus estoques reais no corpo e, portanto, é a medida superior para determinar a nutrição de ácido fólico. Para diferenciar a deficiência de ácido fólico daquela de vitamina B_{12}, as concentrações séricas desse ácido, de folato eritrocitário, vitamina B_{12} sérica e vitamina B_{12} ligada à transcobalamina II (TCII) podem ser medidas simultaneamente usando-se um *kit* de radioensaio. Também é diagnóstico para deficiência de ácido fólico a concentração elevada de ácido formiminoglutâmico na urina, bem como o teste de supressão de dU em células da medula óssea ou linfócitos do sangue periférico (Capítulo 5 e Apêndice 12).

Tratamento médico

Antes de iniciar o tratamento, é importante diagnosticar a causa da megaloblastose corretamente. A administração de ácido fólico corrige a megaloblastose por deficiência de folato ou vitamina B_{12}, mas pode mascarar o dano neurológico da deficiência de B_{12}, permitindo que o dano nervoso progrida até a irreversibilidade.

Uma dosagem de 1 mg de ácido fólico por via oral todos os dias durante 2 a 3 semanas repõe os seus estoques e, para mantê-los repletos, são necessárias a ingestão oral mínima absoluta de 50 a 100 microgramas de ácido fólico nos alimentos e/ou uma suplementação dietética diária. Quando a deficiência de ácido fólico for complicada por alcoolismo, aberrações genéticas ou outras condições que suprimem a hematopoese, aumentam as necessidades de ácido fólico ou reduzem a sua absorção, o tratamento deve permanecer com 500 a 1.000 microgramas diários. A melhora sintomática, evidenciada pelo aumento do estado de alerta e do apetite, pode ser aparente em 24 a 48 horas, muito antes que os valores hematológicos voltem ao normal, um processo gradual que leva aproximadamente 1 mês.

Nutrição clínica

Depois que a anemia for corrigida, o paciente deve ser instruído a consumir várias porções de frutas frescas ricas em ácido fólico ou vegetais verde-escuros ou beber um copo de suco de vegetais ou frutas diariamente (ver Apêndice 31 para uma lista de alimentos que contêm

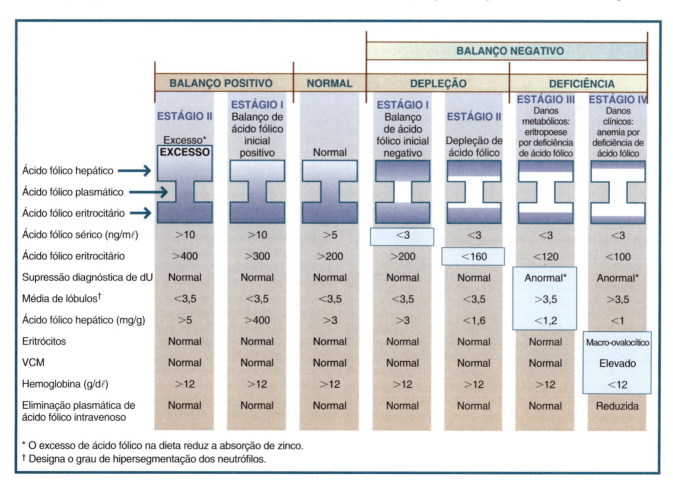

Figura 31.5 Estágios sequenciais do estado de ácido fólico. *dU*, desoxiuridina; *VCM*, volume corpuscular médio; *Eritr*, eritrócito. (De Herbert V: Folic acid. In Shils ME et al., editors: *Modern nutrition in health and disease*, ed 9, Philadelphia 1998, Lea & Febiger.)

ácido fólico). Frutas e vegetais frescos não cozidos são boas fontes de ácido fólico porque ele pode ser facilmente destruído pelo calor. Em 1998, a Food and Drug Administration (FDA) exigiu que os grãos fossem fortificados com ácido fólico. As RDAs para ácido fólico estão resumidas nos Apêndices deste texto. A RDA para adultos é de 400 μg/dia. As Dietary Guidelines for Americans recomendam que às mulheres em idade fértil que possam engravidar e àquelas no primeiro trimestre de gestação seja administrado ácido fólico sintético em quantidade adequada (400 e 600 μg/dia, respectivamente) a partir de alimentos fortificados e suplementos adicionais, e que elas consumam uma variedade de alimentos que contenham ácido fólico (Capítulo 14 e Apêndice 31).

Deficiência de vitamina B$_{12}$ e anemia perniciosa

O **fator intrínseco (FI)** é uma glicoproteína secretada pelas células parietais da mucosa gástrica no suco gástrico, necessária para a absorção da vitamina B$_{12}$ da dieta. A vitamina B$_{12}$ ingerida é liberada das proteínas pelo ácido gástrico e pelas enzimas gástricas e intestinais. A vitamina B$_{12}$ livre se liga ao ligante R salivar, que tem maior afinidade pela vitamina do que o FI. É necessário um pH ácido (2,3), como o encontrado no estômago saudável.

Etiologia

A liberação de tripsina pancreática no intestino delgado proximal destrói o ligante R e libera a vitamina B$_{12}$ de seu complexo com a proteína R. Com um pH alcalino (6,8) no intestino, o FI se liga à vitamina B$_{12}$. O complexo vitamina B$_{12}$-FI é, então, transportado para o íleo. No íleo, com a presença de cálcio iônico (Ca^{2+}) e um pH > 6, o complexo se liga aos receptores de vitamina B$_{12}$-FI da superfície da borda em escova da célula ileal. Aqui, a vitamina B$_{12}$ é liberada e liga-se à **holotranscobalamina II (holo TCII)**. A holo TCII é a vitamina B$_{12}$ ligada à betaglobulina, a principal proteína de distribuição de vitamina B$_{12}$ circulante. Assim como o FI, a holo TCII desempenha uma função ativa na ligação e no transporte da vitamina B$_{12}$. O complexo TCII-vitamina B$_{12}$ entra, então, no sangue venoso portal.

Outras proteínas de ligação no sangue incluem a haptocorrina, também conhecida como transcobalamina I (TCI) e transcobalamina III (TCIII), as quais são alfaglobulinas, glicoproteínas de maior peso macromolecular que constituem o componente R ligante do sangue. Ao contrário do FI, as proteínas R são capazes de se ligar não apenas à vitamina B$_{12}$, mas também a muitos de seus análogos biologicamente inativos. Embora aproximadamente 75% da vitamina B$_{12}$ no soro humano estejam ligados à haptocorrina e cerca de 25% à TCII, apenas TCII é importante para fornecer essa vitamina a todas as células que dela necessitam. Após o transporte pela corrente sanguínea, a TCII é reconhecida por receptores na superfície celular. Pacientes com anormalidades na haptocorrina não apresentam sintomas de deficiência de vitamina B$_{12}$. Aqueles com carência de TCII desenvolvem rapidamente anemia megaloblástica. A excreção da vitamina B$_{12}$ é realizada pela urina.

Fisiopatologia

A **anemia perniciosa** é uma anemia macrocítica megaloblástica causada pela deficiência de vitamina B$_{12}$, mais comumente pela escassez de FI. Raramente, a anemia por deficiência de vitamina B$_{12}$ ocorre em vegetarianos estritos cuja dieta não contém vitamina B$_{12}$, exceto por vestígios encontrados em plantas contaminadas por microrganismos capazes de sintetizar vitamina B$_{12}$. Outras causas incluem distúrbios autoimunes que destroem as células parietais gástricas; anticorpo para FI; cirurgia bariátrica ou intestinal; supercrescimento bacteriano no intestino delgado; má absorção no intestino delgado devido a doença celíaca, doença de Crohn, HIV, espru tropical e cânceres envolvendo o intestino delgado; medicamentos (ácido para-aminossalicílico, colchicina, neomicina, metformina, antirretrovirais); e ingestão a longo prazo de álcool ou agentes quelantes de cálcio (Boxe 31.3).

O envelhecimento está associado à deficiência de B$_{12}$ por várias razões, conforme discutido no Capítulo 19. Aproximadamente 1 a 2% da população dos EUA com mais de 51 anos têm deficiência clínica de B$_{12}$, e acredita-se que 10 a 20% tenham deficiência subclínica (Carmel, 2011). A incidência de deficiência de B$_{12}$ em indivíduos mais velhos pode estar relacionada com medicamentos comumente usados por essa população, como antagonistas H$_2$ (Apêndice 13) e metformina, usada para tratar diabetes tipo 2 (Herbert, 2019).

Estágios de deficiência

Como resultado da circulação êntero-hepática normal (ou seja, excreção de vitamina B$_{12}$ e análogos na bile e reabsorção de vitamina B$_{12}$ no íleo), 1 ou 2 anos podem ser necessários para vegetarianos estritos, que não estejam recebendo suplementação de vitamina B$_{12}$, desenvolverem uma deficiência dessa vitamina. As concentrações séricas de B$_{12}$, homocisteína e ácido metilmalônico não são tão eficazes como preditores de distúrbios neurológicos responsivos à B$_{12}$; pacientes com leucoencefalopatia inexplicada devem ser tratados de forma proativa porque mesmo déficits de longa data podem ser reversíveis (Graber et al., 2010).

Estágio I: o balanço negativo de vitamina B$_{12}$ inicial começa quando a ingestão de vitamina B$_{12}$ é baixa ou a absorção é insuficiente, esgotando a proteína primária de distribuição, a TCII. Uma TCII baixo (< 40 pg/mℓ) pode ser o primeiro sinal detectável de deficiência de vitamina B$_{12}$ (Nexo e Hoffmann-Lucke, 2011). Esse é um estágio de pré-deficiência da vitamina B$_{12}$.

Estágio 2: a depleção de vitamina B$_{12}$ mostra baixa B$_{12}$ na TCII e redução gradual de B$_{12}$ na haptocorrina (holo-hap < 50 pg/mℓ), a proteína de armazenamento.

Estágio 3: o metabolismo danificado e a eritropoese deficiente em vitamina B$_{12}$ incluem supressão anormal de dU, hipersegmentação, diminuição da TIBC e saturação percentual de holo-hap, concentração baixa de ácido fólico eritrocitário (140 ng/mℓ) e danos neuropsiquiátricos sutis (comprometimento da memória recente e a curto prazo).

Estágio 4: ocorre dano clínico, incluindo anemia por deficiência de vitamina B$_{12}$; inclui todos os parâmetros anteriores, com eritrócitos macro-ovalocíticos, VCM elevado, concentrações elevadas de TCII, homocisteína e ácido metilmalônico, além de dano à mielina. Leucoencefalopatia e disfunção autonômica ocorrem com concentrações séricas de B$_{12}$ muito baixas (< 200 pg/mℓ); alterações psiquiátricas, neuropatia e demência também podem surgir (Graber et al., 2010) (Figura 31.3).

Boxe 31.3   Causas da deficiência de vitamina B$_{12}$.

Ingestão inadequada	Dieta insuficiente resultante de uma alimentação vegana e falta de suplementação, alcoolismo crônico, pobreza
Absorção inadequada	Distúrbios gástricos e do intestino delgado, competição por locais de absorção, doença pancreática, HIV ou AIDS, gastrite, cirurgia gástrica
Utilização inadequada	Antagonistas da vitamina B$_{12}$, deficiência enzimática congênita ou adquirida, proteínas de ligação anormais
Necessidades aumentadas	Hipertireoidismo, hematopoese elevada
Excreção aumentada	Proteína de ligação de vitamina B$_{12}$ inadequada, doença hepática, doença renal
Destruição aumentada	Doses farmacológicas de ácido ascórbico quando funciona como pró-oxidante
Induzida por medicamentos	Os medicamentos que suprimem o ácido gástrico e a metformina foram associados à deficiência de B$_{12}$

AIDS, síndrome de imunodeficiência adquirida; *HIV*, vírus da imunodeficiência humana.

Achados clínicos

A anemia perniciosa afeta não apenas o sangue, mas também o sistema gastrintestinal e os sistemas nervosos periférico e central, o que a distingue da anemia por deficiência de ácido fólico. Os sintomas evidentes, os quais são causados por mielinização inadequada dos nervos, incluem parestesia (especialmente dormência e formigamento em mãos e pés), redução dos sentidos de vibração e posição, coordenação muscular diminuída, memória fraca e alucinações. Se a deficiência for prolongada, os danos ao sistema nervoso podem ser irreversíveis, mesmo com o início do tratamento com vitamina B_{12}.

O *Helicobacter pylori* causa úlcera péptica e gastrite crônica (Capítulo 26). Ambas as condições estão associadas a hipocloridria, produção reduzida de FI pelas células epiteliais do estômago, má absorção de vitamina B_{12} e anemia perniciosa. Também existe uma correlação entre gastrite autoimune e anemia perniciosa. Mais de 90% dos pacientes com anemia perniciosa têm anticorpos de células parietais (ACPs) e 50 a 70%, anticorpos FI elevados. As concentrações séricas de vitamina B_{12} de pacientes infectados por *H. pylori* são significativamente mais baixas do que naqueles não infectados.

Um estudo sobre infecção por *H. pylori* e gastrite atrófica de tipo autoimune examinou marcadores séricos para atrofia gástrica (pepsinogênio I, pepsinogênio I/II e gastrina) e autoimunidade. Marcadores autoimunes séricos positivos (anticorpos FI e ACP) sugerem que *H. pylori* contribua para gastrite autoimune e anemia perniciosa (Veijola et al., 2010).

A deficiência de vitamina B_{12} é um importante fator de risco modificável para osteoporose em homens e mulheres. Adultos com baixas concentrações de vitamina B_{12} têm uma densidade mineral óssea média mais baixa e maior risco de osteoporose (Karpouzos et al., 2017).

Estado reduzido de vitamina B_{12} e concentrações elevadas de homocisteína são comuns e especialmente problemáticos entre os veganos (Elmadfa e Singer, 2009). As interações de B_{12}-ácido fólico-homocisteína agravam as doenças cardíacas e podem levar a desfechos adversos na gestação (Ganguly e Alam, 2015; Shahbazian et al., 2016) (Capítulos 14 e 32).

Avaliação

As reservas de vitamina B_{12} são esgotadas após vários anos sem sua ingestão. Um valor baixo de holo TCII (40 pg/mℓ) é um sinal de deficiência precoce de B_{12}.

Outros exames laboratoriais que podem ser úteis para diagnosticar a deficiência de vitamina B_{12} e determinar sua causa incluem medições de concentrações séricas de B_{12}, anticorpos FI (ACFI), ACP, homocisteína sérica e ácido metilmalônico sérico (AMM) (Capítulo 5 e Apêndice 12). Os testes ACFI e ACP podem determinar se a deficiência é causada por falta de FI.

Tratamento médico

O tratamento geralmente consiste em uma injeção intramuscular ou subcutânea de 100 μg ou mais de vitamina B_{12} uma vez por semana. Após a obtenção de uma resposta inicial, a frequência de administração é reduzida até que a remissão possa ser mantida indefinidamente com injeções mensais de 100 μg. Doses orais muito grandes de vitamina B_{12} (1.000 μg/dia) também são eficazes, mesmo na ausência de FI, porque aproximadamente 1% da vitamina B_{12} é absorvido por difusão. As doses iniciais devem ser aumentadas quando a deficiência de vitamina B_{12} for complicada por doenças debilitantes, como infecção, doença hepática, uremia, coma, desorientação grave ou dano neurológico acentuado. Uma resposta ao tratamento é evidenciada por melhora do apetite, agilidade e cooperação, seguida por melhores resultados hematológicos, que se manifestam por reticulocitose acentuada horas após a injeção.

Nutrição clínica

Uma dieta rica em proteínas (1,5 g/kg de massa corporal) é desejável para a regeneração das células sanguíneas. Como os vegetais de folhas verdes contêm ferro e ácido fólico, a dieta deve conter quantidades maiores desses alimentos. Carnes (especialmente bovina e suína), ovos, leite e produtos lácteos são particularmente ricos em vitamina B_{12} (Apêndice 31).

Para aqueles indivíduos com prescrição de metformina para o tratamento do diabetes, 10 a 30% reduziram a absorção de vitamina B_{12}. A metformina afeta negativamente a membrana dependente de cálcio e o complexo B_{12}-FI, diminuindo a capacidade de absorção pelos receptores da superfície das células ileais. O aumento da ingestão de cálcio pode reverter a má absorção de vitamina B_{12}; no entanto, um estudo recente descobriu que a suplementação com um multivitamínico foi protetora contra a deficiência de B_{12}.

O Institute of Medicine recomenda que pessoas com mais de 50 anos consumam vitamina B_{12} em sua forma cristalina (ou seja, em cereais fortificados ou suplementos) para superar os efeitos da gastrite atrófica. As RDAs para B_{12} estão resumidas nos Apêndices deste livro. A RDA para homens e mulheres adultos é de 2,4 μg/dia.

OUTRAS ANEMIAS NUTRICIONAIS

Anemia por desnutrição energético-proteica

A proteína é essencial para a produção eritrocitária adequada e de hemoglobina. Por causa da redução da massa celular e, portanto, das necessidades de oxigênio na desnutrição energético-proteica (DEP), menos eritrócitos são necessários para oxigenar o tecido. Como o volume sanguíneo permanece o mesmo, esse número reduzido de eritrócitos com baixa concentração de hemoglobina (anemia hipocrômica e normocítica), que pode mimetizar uma anemia ferropriva, é, na verdade, uma anemia fisiológica (não prejudicial), em vez de prejudicial. Na DEP aguda, a perda de massa tecidual ativa pode ser maior do que a redução no número de eritrócitos, levando à **policitemia** (um aumento eritrocitário que constitui uma proporção maior do volume sanguíneo). O corpo responde a essa produção de eritrócitos, que não é um reflexo da deficiência de proteínas e aminoácidos, mas de um excesso da oferta eritrocitária. O ferro liberado a partir da destruição normal de hemácias não é reutilizado na produção das mesmas, mas é armazenado de forma que os estoques de ferro geralmente sejam adequados. A anemia por deficiência de ferro pode reaparecer com a reabilitação quando a massa de eritrócitos se expande rapidamente.

A anemia por DEP pode ser complicada por deficiências de ferro e outros nutrientes e por infecções associadas, infestação parasitária e má absorção. Uma dieta pobre em proteínas geralmente é deficiente em ferro, ácido fólico e, com menos frequência, vitamina B_{12}. O nutricionista desempenha um importante papel na avaliação da ingestão alimentar recente e típica desses nutrientes.

Anemia por deficiência de cobre

O cobre e outros metais pesados são essenciais para a formação adequada da hemoglobina. A **ceruloplasmina**, uma proteína que contém cobre, é necessária para a mobilização normal do ferro de seus locais de armazenamento para o plasma. Em um estado deficiente de cobre, o ferro não pode ser liberado, o que leva a baixas concentrações séricos de ferro e hemoglobina, mesmo na presença de reservas férricas normais. Outras consequências da deficiência de cobre sugerem que as proteínas cúpricas são necessárias para o uso do ferro pelo eritrócito em desenvolvimento e para o funcionamento ideal da membrana eritrocitária. As quantidades de cobre necessárias para a síntese normal de hemoglobina são tão mínimas, que geralmente são amplamente fornecidas por uma dieta adequada; no entanto, a deficiência de cobre pode ocorrer em recém-nascidos que são alimentados com leite de vaca ou fórmulas infantis insuficientes em cobre. Isso também pode ser observado em crianças ou adultos com síndrome de má absorção ou que estejam recebendo nutrição parenteral total por longo período sem a presença de cobre.

Anemia sideroblástica (responsiva à B$_6$)

A **anemia sideroblástica (responsiva à piridoxina)**, que é caracterizada por um distúrbio na via final da síntese da heme, leva ao acúmulo de eritrócitos imaturos e apresenta quatro características principais: (1) eritrócitos microcíticos e hipocrômicos; (2) concentrações elevadas de ferro sérico e tecidual (causando aumento da saturação da transferrina); (3) presença de um defeito hereditário na formação de ácido aminolevulínico sintetase, uma enzima envolvida na síntese da heme (piridoxal-5-fosfato é necessário nessa reação); e (4) um acúmulo de eritrócitos imaturos contendo ferro (sideroblastos, os quais dão nome à anemia). O ferro que não pode ser usado para a síntese da heme é armazenado na mitocôndria de eritrócitos imaturos. Essas mitocôndrias carregadas de ferro não funcionam normalmente e o desenvolvimento e a produção eritrocitários tornam-se ineficazes. Os sintomas são os de anemia e sobrecarga de ferro. Embora a anemia responda à administração de doses farmacológicas de piridoxina e, por isso, seja chamada "anemia responsiva à piridoxina", as manifestações neurológicas e cutâneas da deficiência de vitamina B$_6$ não são observadas, o que a distingue da anemia causada por deficiência de vitamina B$_6$ na dieta.

O tratamento consiste em uma dose experimental terapêutica de 50 a 200 mg/dia de piridoxina ou fosfato de piridoxina (PLP ou piridoxal-5-fosfato), que é 30 a 150 vezes a RDA. Se a anemia responder a um ou outro, a terapia com piridoxina é continuada por toda a vida; no entanto, se a anemia for corrigida apenas parcialmente, o valor normal do hematócrito nunca será recuperado. Os pacientes respondem a esse tratamento em vários graus, e alguns podem atingir apenas concentrações de hemoglobina quase normais.

Anemias sideroblásticas adquiridas, como as atribuíveis a farmacoterapia (isoniazida, cloranfenicol), deficiência de cobre, hipotermia e alcoolismo, não respondem à administração de B$_6$.

Anemia hemolítica responsiva à vitamina E

A **anemia hemolítica** ocorre quando defeitos nas membranas dos eritrócitos levam a danos oxidativos e, eventualmente, à lise celular. Essa anemia é causada pela redução da sobrevida de eritrócitos maduros. A vitamina E, um antioxidante, está envolvida na proteção da membrana contra danos oxidativos, e um dos poucos sinais observados na deficiência dessa vitamina é a hemólise precoce de eritrócitos.

ANEMIAS NÃO NUTRICIONAIS

Anemia da gestação

Uma anemia da gestação é fisiológica e está relacionada com o aumento do volume sanguíneo, geralmente resolvendo-se com o fim da gestação. As demandas de ferro durante a gestação, no entanto, também aumentam, de modo que a ingestão inadequada de ferro também pode desempenhar um papel no desenvolvimento (ver Capítulo 14 para uma discussão mais aprofundada).

Anemia das doenças crônicas

A anemia das doenças crônicas ocorre por inflamação, infecção, doenças autoimunes, doenças renais e hepáticas crônicas e malignidade, posto que há diminuição da produção eritrocitária geralmente como resultado do metabolismo desordenado do ferro. As concentrações de ferritina estão normais ou aumentadas, mas as de ferro sérico e TIBC estão baixas (Capítulo 5). É importante que essa forma de anemia, que é leve e normocítica, não seja confundida com a anemia ferropriva; suplementos de ferro não devem ser administrados. O padrão é tratar o distúrbio subjacente, o que geralmente melhora ou corrige essa anemia (Nemeth e Ganz, 2014). A transfusão de eritrócitos e agentes estimuladores da eritropoese (AEEs) podem ser necessários em casos raros, mas graves.

Anemia falciforme

Fisiopatologia

A **doença falciforme (DF)** descreve um grupo de doenças hematológicas hereditárias dos eritrócitos. É tipicamente associada à ancestralidade africana, mas afeta milhões de pessoas em todo o mundo, incluindo populações da América Central e do Sul, Mediterrâneo e do sul da Ásia (Centers for Disease Control and Prevention [CDC], 2018). Os afetados herdam dois genes anormais de hemoglobina chamados "hemoglobina S", um de cada um dos pais, e isso resulta em uma síntese de hemoglobina prejudicada, que produz eritrócitos em forma de foice (falciformes) que ficam presos nos capilares e não transportam bem o oxigênio (Figura 31.6). Os eritrócitos falciformes morrem geralmente em 10 a 20 dias, mais cedo do que os normais. A medula óssea não consegue produzir novas células com rapidez suficiente para substituí-las, o que pode resultar em anemia e esplenomegalia. A doença geralmente é diagnosticada ao nascimento e afeta 100 mil pessoas nos EUA, embora 1 a 3 milhões de norte-americanos tenham o traço falciforme, caracterizado por ter apenas uma cópia do gene da célula falciforme (Centers for Disease Control and Prevention [CDC], 2018).

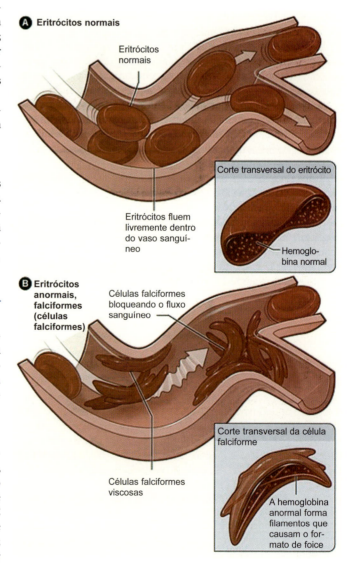

Figura 31.6 A. Eritrócitos normais. **B.** Eritrócitos anormais e falciformes. (De National Institutes of Health [NIH], National Heart, Lung, and Blood Institute [NHLBI]: Sickle cell disease [*website*]. https://www.nhlbi.nih.gov/health-topics/sickle-cell-disease, 2018.)

Além da anemia, a DF é caracterizada por episódios de dor resultantes da oclusão de pequenos vasos sanguíneos pelos eritrócitos de formato anormal. As oclusões ocorrem frequentemente no abdome, causando dor abdominal aguda e intensa. A anemia hemolítica e a doença vasoclusiva podem resultar em comprometimento da função hepática, icterícia, cálculos biliares e deterioração da função renal. A hemólise constante dos eritrócitos aumenta os estoques de ferro no fígado; entretanto, a anemia ferropriva e a DF podem coexistir. A sobrecarga de ferro é menos comum e geralmente é um problema apenas em pessoas que receberam várias transfusões de sangue.

Normalmente, as concentrações séricas de homocisteína estão elevadas, o que pode ser devido a baixas concentrações de vitamina B_6. Descobriu-se que crianças com DF têm concentrações mais baixas de vitamina B_6, apesar da ingestão comparável à de crianças não afetadas.

Tratamento médico

Um novo conjunto de diretrizes para o manejo da DF recomenda o uso de transfusões de sangue mensais e o medicamento hidroxiureia (Yawn et al., 2014). As transfusões de sangue consistentes impedem o corpo de produzir células falciformes e tenta normalizar a contagem eritrocitária. A hidroxiureia aumenta a produção de hemoglobina fetal saudável, reduzindo as hospitalizações. Como a hidroxiureia também reduz o número de leucócitos, os pacientes devem ser monitorados regularmente com exames de sangue.

Outro tratamento para a DF se concentra no alívio da dor durante uma crise, mantendo o corpo oxigenado (utilizando oxigenoterapia, se necessário) e, possivelmente, administrando uma exsanguinotransfusão. É importante que a DF não seja confundida com anemia ferropriva, que pode ser tratada com suplementos de ferro, porque os estoques de metal no paciente com DF secundária a transfusões são frequentemente excessivos. O zinco pode aumentar a afinidade pelo oxigênio em eritrócitos normais e falciformes. Assim, os suplementos de zinco podem ser benéficos no tratamento da DF, especialmente porque a sua diminuição no plasma é comum em crianças com o genótipo SS da DF e está associada à redução de crescimento linear e esquelético, massa muscular e maturação sexual. A suplementação de zinco também pode evitar o déficit de crescimento que afeta nessas crianças (Hyacinth et al., 2010). Como o zinco compete com o cobre pelos sítios de ligação nas proteínas, o uso de altas doses de zinco pode causar deficiência de cobre; portanto, a suplementação com, pelo menos, a RDA de cobre é recomendada.

Nutrição clínica

Crianças com DF e suas famílias devem receber instruções sobre como desenvolver um plano alimentar bem equilibrado, fornecendo calorias e proteínas suficientes para o crescimento e o desenvolvimento. Sua ingestão alimentar pode ser baixa devido à dor abdominal característica da doença. As elevadas taxas metabólicas levam à necessidade de maior ingestão calórica. Esse hipermetabolismo provavelmente se deve a uma inflamação constante e estresse oxidativo (Hyacinth et al., 2010; Yawn et al., 2014); portanto, as dietas devem ser ricas em calorias o suficiente para atender a essas necessidades e fornecer alimentos ricos em ácido fólico e oligoelementos de zinco e cobre (ver Apêndice 47 para fontes de zinco).

Além disso, essas crianças podem ter baixo teor de vitaminas A, C, D e E, ácido fólico, cálcio e fibra. A dieta deve ser rica em ácido fólico (400 a 600 μg/dia) porque o aumento da produção de eritrócitos necessários para repor as células que estão sendo continuamente destruídas também aumenta as exigências de ácido fólico (Apêndice 31).

Ao avaliar o estado nutricional de pacientes com DF, os médicos devem prestar atenção às questões relacionadas com a utilização de suplementos vitamínicos e minerais, ao consumo de álcool (que aumenta a absorção de ferro) e às fontes de proteína (as fontes animais são ricas em zinco e ferro) na dieta. Um suplemento multivitamínico e mineral contendo 50 a 150% da RDA para ácido fólico, zinco e cobre (porém não para ferro) é recomendado.

A ingestão de líquidos e sódio na dieta influencia o risco de eventos vasoclusivos na DF; o aumento da ingestão de líquidos e a limitação dos alimentos com alto teor de sódio devem ser discutidos (Fowler et al., 2010) (Capítulo 32). Recomenda-se a ingestão de 2 a 3 ℓ/dia de água. Por fim, é importante lembrar que os pacientes com DF podem necessitar de quantidades maiores de proteína do que a RDA.

Se for necessário que a dieta seja pobre em ferro absorvível, as proteínas vegetais devem ser enfatizadas. Alimentos ricos em ferro, como fígado, fórmulas, cereais, barras energéticas e bebidas esportivas, todos fortificadas com ferro, devem ser excluídos. Substâncias como álcool e suplementos de vitamina C, que aumentam a absorção de ferro, devem ser evitadas. Raramente, a deficiência de ferro pode estar presente em alguns pacientes com DF; a deficiência de ferro deve ser confirmada e a dieta, ajustada de forma adequada.

Anemia transitória microcítica hipocrômica (anemia esportiva)

O aumento da destruição de eritrócitos, com a diminuição das concentrações de hemoglobina, ferro sérico e ferritina, pode ocorrer no início e nos estágios iniciais de um programa de treinamento vigoroso. A anemia esportiva está associada à redução da hemoglobina nos estágios iniciais do treinamento aeróbico devido à hemodiluição. As adaptações são consideradas vantajosas e não prejudicam o desempenho físico (ver Capítulo 22 para uma discussão mais detalhada).

Atletas que têm concentrações de hemoglobina abaixo das necessárias para o fornecimento ideal de oxigênio podem se beneficiar do consumo de nutrientes e alimentos ricos em ferro e garantir que suas dietas contenham proteínas adequadas, além de evitar chá, café, antiácidos, bloqueadores de H_2 e tetraciclina, que inibem a absorção de ferro. Nenhum atleta deve tomar suplementos de ferro, a menos que a verdadeira deficiência de ferro seja diagnosticada com base em uma contagem completa de células sanguíneas com diferencial, nível de ferritina sérica, nível de ferro sérico, TIBC e porcentagem de saturação da capacidade de ligação do ferro. Atletas do sexo feminino, vegetarianas, envolvidas em esportes de resistência ou entrando em um surto de crescimento correm o risco de anemia ferropriva; portanto, devem ser submetidas a monitoramento periódico (Capítulo 22).

Talassemias

As talassemias (alfa e beta) são anemias hereditárias caracterizadas por eritrócitos microcíticos, hipocrômicos e de curta duração resultantes da síntese de hemoglobina defeituosa, que afetam principalmente pessoas do Mediterrâneo, sul da Ásia, África e Oriente Médio (National Heart, Lung, and Blood Institute, 2014). A gravidade do distúrbio varia de anemia assintomática ou leve a sintomas mais graves que requerem transfusões de sangue de rotina. A eritropoese ineficaz leva a aumento do volume plasmático, esplenomegalia progressiva e expansão da medula óssea como resultado de deformidades faciais, osteomalacia e alterações ósseas. Em última análise, ocorrem aumento da absorção de ferro e deposição progressiva de ferro nos tecidos, resultando em dano oxidativo. O acúmulo de ferro causa disfunções cardíaca, hepática e das glândulas endócrinas. Como os pacientes com a forma mais grave precisam de transfusões para permanecerem vivos, eles também devem fazer terapia de quelação regular para evitar o acúmulo prejudicial de ferro que pode ocorrer. O crescimento prejudicado que acompanha crianças com a talassemia maior pode ser parcialmente corrigido pelo aumento da ingestão calórica.

Nutrição clínica

A dieta deve enfatizar alimentos ricos em folato, vitaminas A e C e minerais-traço, incluindo zinco, cobre e selênio (Cunningham,

2016). Além disso, a ingestão adequada de cálcio e vitamina D é necessária para auxiliar a saúde óssea. Os pacientes que não recebem transfusões de sangue devem consumir uma dieta com baixo teor de ferro, que limite a ingestão de alimentos fortificados com ferro e o alto consumo de carne vermelha. Suplementos multivitamínicos e minerais que contenham quantidades de ferro e vitamina C acima da RDA também devem ser evitados. Os pacientes que recebem transfusões com terapia de quelação não precisam seguir uma dieta com baixo teor de ferro.

CASO CLÍNICO

Marisa, mulher hispânica de 27 anos, relata aumento dos sintomas da síndrome das pernas inquietas, fadiga e menstruação intensa no último ano. Um exame físico revela inflamação e sensibilidade ao redor do joelho e nas articulações do tornozelo. Sua ingestão diária normal inclui:

Desjejum: café com leite, ovos e tortilha de trigo
Almoço: sopa de legumes com frango e água
Lanche: pão doce e outra xícara de café com leite
Jantar: enchiladas de queijo com molho de tomate e creme de leite, feijão e chá quente
Medicações: nenhuma
Estatura: 1,65 m
Massa corporal: 74 kg
Valores laboratoriais:

	Paciente	Valores de referência	
Leucócitos	8,3	3,8 a 10,5	K/uℓ
Eritrócitos	4,86	3,8 a 5,2	M/uℓ
HgB	10,8 ℓ	12 a 16	g/dℓ
HCT	32,7	34,5 a 45	%
CVM	74,1	80 a 100	fℓ
HCM	24,3 ℓ	27 a 34	pg
CHCM	30,4 ℓ	32 a 36	gm/dℓ
Ferro	28 ℓ	40 a 160	µg/dℓ
UIBC	429 H	110 a 370	µg/dℓ
TIBC	508 H	220 a 430	µg/dℓ
% saturação, ferro	12 ℓ	14 a 50%	
Transferrina	435 H	200 a 400	mg/dℓ
Ferritina	12 ℓ	15 a 150	ng/mℓ
Proteína C reativa	0,96 H	0 a 0,4	mg/dℓ
Vitamina D	14,6	30 a 100	ng/mℓ

Resumo do diagnóstico nutricional
- Aumento das necessidades de nutrientes (ferro) relacionadas com menstruações abundantes e ingestão subótima de ferro na dieta, conforme evidenciado por vários resultados laboratoriais com baixo nível de ferro, incluindo hematócrito (HCT), hemoglobina (HgB) e ferritina
- Valor laboratorial alterado relacionado com a nutrição associado ao padrão alimentar pró-inflamatório previsto, conforme evidenciado pela baixa ingestão de ácidos graxos ômega-3 e compostos bioativos, proteína C reativa elevada e articulações doloridas.

Perguntas sobre cuidados com a nutrição
1. Avalie os resultados de seus exames laboratoriais. Que tipo de anemia ela provavelmente tem? Há algum outro resultado relacionado?
2. Avalie a dieta de Marisa. Parece que ela está ingerindo ferro adequadamente? Quais são seus inibidores dietéticos?
3. Considerando sua ascendência mexicana, que recomendações nutricionais você daria para Marisa?
4. Quais suplementos de vitaminas/minerais, se for o caso, devem fazer parte de seu plano de tratamento?

WEBSITES ÚTEIS

American Society of Hematology
Centers for Disease Control and Prevention
Iron Disorders Institute
Linus Pauling Institute Micronutrient Information Center

REFERÊNCIAS BIBLIOGRÁFICAS

Adams PC: Epidemiology and diagnostic testing for hemochromatosis and iron overload, *Int J Lab Hematol* 37(Suppl 1):25–30, 2015.

Bacon BR, Adams PC, Kowdley KV, et al: Diagnosis and management of hemochromatosis: 2011 practice guideline by the American Association for the Study of Liver Diseases, *Hepatology* 54:328–343, 2011.

Belaidi AA, Bush AI: Iron neurochemistry in Alzheimer's disease and Parkinson's disease: targets for therapeutics, *J Neurochem* 139:179–197, 2016.

Carmel R: Biomarkers of cobalamin (vitamin B-12) status in the epidemiologic setting: a critical overview of context, applications, and performance characteristics of cobalamin, methylmalonic acid, and holotranscobalamin II, *Am J Clin Nutr* 94(Suppl 1):348S–358S, 2011.

Centers for Disease Control and Prevention: *Sickle Cell Disease (SCD)*, 2018. Available at: https://www.cdc.gov/ncbddd/sicklecell/index.html.

Chang TP, Rangan C: Iron poisoning: a literature-based review of epidemiology, diagnosis, and management, *Pediatr Emerg Care* 27:978–985, 2011.

Connor JR, Patton SM, Oexle K, et al: Iron and restless legs syndrome: treatment, genetics, and pathophysiology, *Sleep Med* 31:61–70, 2017.

Cunningham E: Is there a special diet for thalassemia? *J Acad Nutr Diet* 116:1360, 2016.

De-Regil LM, Suchdev PS, Vist GE, et al: Home fortification of foods with multiple micronutrient powders for health and nutrition in children under two years of age, *Evid Based Child Health* 8:112–201, 2013.

Elmadfa I, Singer I: Vitamin B-12 and homocysteine status among vegetarians: a global perspective, *Am J Clin Nutr* 89:1693S–1698S, 2009.

Ferrari P, Nicolini A, Manca ML, et al: Treatment of mild non-chemotherapy-induced iron deficiency anemia in cancer patients: comparison between oral ferrous bisglycinate chelate and ferrous sulfate, *Biomed Pharmacother* 66: 414–418, 2012.

Fleming RE, Ponka P: Iron overload in human disease, *N Engl J Med* 366:348–359, 2012.

Fowler KT, Williams R, Mitchell CO, et al: Dietary water and sodium intake of children and adolescents with sickle cell anemia, *J Pediatr Hematol Oncol* 32:350–353, 2010.

Ganguly P, Alam SF. Role of homocysteine in the development of cardiovascular disease, *Nutr J* 14:6, 2015.

Ganz T: Hepcidin and iron regulation, 10 years later, *Blood* 117:4425–4433, 2011.

Graber JJ, Sherman FT, Kaufmann H, et al: Vitamin B12-responsive severe leukoencephalopathy and autonomic dysfunction in a patient with "normal" serum B12 levels, *J Neurol Neurosurg Psychiatry* 81:1369–1371, 2010.

Herbert V: Everyone should be tested for iron disorders. *J Am Diet Assoc* 92(12):1502–1509, 1992

Herbert l, Ribar A, Mitchell S, et al: Discovering metformin-induced vitamin B12 deficiency in patients with type-2 diabetes in primary care, *J Am Assoc Nurse Pract.* 2019 Oct 18. doi:10.1097/JXX.0000000000000312. [Epub ahead of print]

Hyacinth HI, Gee BE, Hibbert JM: The role of nutrition in sickle cell disease, *Nutr Metab Insights* 3:57–67, 2010.

Jáuregui-Lobera I: Iron deficiency and cognitive functions, *Neuropsychiatr Dis Treat* 10:2087–2095, 2014.

Karpouzos A, Diamantis E, Farmaki P, et al: Nutritional aspects of bone health and fracture healing, *J Osteoporos* 2017:4218472, 2017.

Kassebaum NJ: The global burden of anemia, *Hematol Oncol Clin North Am* 30:247–308, 2016.

Kim, J; Ahn, C, Fang, et al: Association between metformin dose and B_{12} deficiency in patients with type-2 diabetes, Medicine 98:- Issue 46 - p e17918

Le CH: The prevalence of anemia and moderate-severe anemia in the US population (NHANES 2003-2012), *PLoS One* 11:e0166635, 2016.

Milman N, Jønsson L, Dyre P, et al: Ferrous bisglycinate 25 mg iron is as effective as ferrous sulfate 50 mg iron in the prophylaxis of iron deficiency and anemia during pregnancy in a randomized trial, *J Perinat Med* 42:197–206, 2013.

National Heart, Lung, and Blood Institute: *Thalassemias*, 2014. Available at: https://www.nhlbi.nih.gov/health-topics/thalassemias.

National Institutes of Health, Office of Dietary Supplements: *Folate fact sheet for health professionals*, 2018. Available at: https://ods.od.nih.gov/factsheets/Folate-HealthProfessional/.

National Library of Medicine: *African iron overload*, 2019. Available at: https://ghr.nlm.nih.gov/condition/african-iron-overload.

Nemeth E, Ganz T: Anemia of inflammation, *Hematol Oncol Clin North Am* 28:671–681, 2014.

Nexo E, Hoffmann-Lücke E: Holotranscobalamin, a marker of vitamin B-12 status: analytical aspects and clinical utility, *Am J Clin Nutr* 94:359S–365S, 2011.

Ryan BJ, Wachsmuth NB, Schmidt WF, et al: AltitudeOmics: rapid hemoglobin mass alterations with early acclimatization to and de-acclimatization from 5260 m in healthy humans, *PLoS One* 9:e108788, 2014.

Shahbazian N, Jafari RM, Haghnia S: The evaluation of serum homocysteine, folic acid, and vitamin B12 in patients complicated with preeclampsia, *Electron Physician* 8:3057–3061, 2016.

Short MW and Domagalski JE: Iron Deficiency anemia: evaluation and management, *Am Fam Physician*, 87:98–104, 2013.

Wang M: Iron deficiency and other types of anemia in infants and children, *Am Fam Physician*, 93:270–278, 2016.

Ward RJ, Zucca FA, Duyn JH, et al: The role of iron in brain ageing and neurodegenerative disorders, *Lancet Neurol* 13:1045–1060, 2014.

Veijola LI, Oksanen AM, Sipponen PI, et al: Association of autoimmune type atrophic corpus gastritis with Helicobacter pylori infection, *World J Gastroenterol* 16:83–88, 2010.

Yawn BP, Buchanan GR, Afenyi-Annan AN, et al: Management of sickle cell disease: summary of the 2014 evidence-based report by expert panel members, *JAMA* 312:1033–1048, 2014.

32
Nutrição Clínica para Doença Cardiovascular

Janice L. Raymond, MS, RDN, CSG
Sarah C. Couch, PhD, RDN

TERMOS-CHAVE

3-hidroxila-3-metilglutaril-coenzima A (HMG-CoA)
abordagens dietéticas para interromper a hipertensão (*Dietary Approaches do Stop Hypertension* – DASH)
acidente vascular encefálico (AVE)
ácidos graxos *trans*
angina
angiografia
apolipoproteínas
ateroma
caquexia cardíaca
cateterização cardíaca
células endoteliais
células espumosas
cirurgia de revascularização miocárdica (CRM)
crise isquêmica transitória (CIT)
dieta mediterrânea (DMe)
disbetalipoproteinemia familiar
dislipidemia
dispneia
doença cardiovascular (DCV)
doença cardiovascular aterosclerótica (DCVAS)
edema
estatinas
estria gordurosa
hipercolesterolemia familiar (HF)
hiperlipidemia familiar combinada (HLFC)
hipertensão
hipertensão essencial
hipertensão secundária
hipertrigliceridemia
hipertrofia ventricular esquerda (HVE)
homocisteína
infarto agudo do miocárdio (IAM)
insuficiência cardíaca (IC)
isquemia
lipoproteína
lipoproteína de alta densidade (HDL)
lipoproteína de baixa densidade (LDL)
lipoproteína de densidade intermediária (IDL)
lipoproteína de densidade muito baixa (VLDL)
óxido nítrico (NO)
peptídeo B natriurético (PBN)
placa
pré-hipertensão
pressão arterial
pressão arterial diastólica (PAD)
pressão arterial sistólica (PAS)
proteína C reativa (PC-R-sh)
quilomícron
sequestrador de ácidos biliares
síncope
síndrome metabólica
sistema renina-angiotensina (SRA)
trimetilamina-N-óxido (TMAO)
trombo
xantoma

A **doença cardiovascular (DCV)** compreende um grupo de doenças inter-relacionadas que inclui aterosclerose, hipertensão, doença cardíaca isquêmica, doença vascular periférica e insuficiência cardíaca (IC). Essas doenças se inter-relacionam e, por vezes, coexistem entre si. Estima-se que 84 milhões adultos norte-americanos (um em cada três) apresentem um ou mais tipos de DCV (Boxe 32.1).

A DCV continua sendo o principal causador de morte em homens e mulheres nos EUA; uma dentre cada três mortes é atribuída a uma DCV. Doenças cardiovasculares causam mais mortes que o câncer, doenças respiratórias inferiores crônicas e acidentes juntos. A cada 25 segundos, um cidadão norte-americano sofre um evento coronariano, sendo que a cada minuto alguém morrerá por um evento coronariano. Em média, alguém nos EUA sofrerá um acidente vascular encefálico a cada 40 segundos (American Heart Association [AHA], 2015). O risco de DCV ao longo da vida para um homem norte-americano é de dois em cada três e para mulheres de um em cada dois (AHA, 2015). Mundialmente, 18 milhões das mortes anuais são atribuídas à DCV (Yusuf et al., 2014).

A **doença cardiovascular aterosclerótica (DCVAS)** envolve um estreitamento de pequenos vasos sanguíneos que oxigenam o miocárdio devido a um acúmulo de **placa** (lesão desses vasos sanguíneos). A placa, conhecida como aterosclerose, pode romper-se e causar a formação de um coágulo, que bloqueia a artéria ou navega até outro ponto do organismo, bloqueando esse local. O resultado pode ser um **infarto agudo do miocárdio (IAM)**, também denominado ataque cardíaco, ou **acidente vascular encefálico (AVE)**, quando ocorre no encéfalo. O IAM e o AVE são a causa da maior parte das mortes de ambos os sexos em todos os grupos étnicos, aumentando com a idade. Até os 65 anos, homens negros apresentam a maior taxa de óbito por DCVAS, seguidos de homens brancos. Mulheres negras apresentam taxas mais elevadas que mulheres brancas em todas as idades. Entre indivíduos brancos com idade superior a 18 anos, 12,1% apresentam DCV. No mesmo grupo etário, 10,2% dos indivíduos negros e 8,1% dos hispânicos apresentam DCV. A incidência em adultos

> **Boxe 32.1** Tipos e incidência de doenças cardiovasculares nos EUA.
>
> Hipertensão: 75 milhões
> Doença cardíaca coronariana: 25,155 milhões
> Infarto agudo do miocárdio: 790 mil
> Insuficiência cardíaca: 6,5 milhões
> Acidente vascular encefálico: 7,95 milhões
>
> Em razão de comorbidades, não é possível somar esses números uns aos outros a fim de se chegar a um total. (American Heart Association [AHA], 2010; em https://www.ncbi.nlm.nih.gov/pmc/articles/PMC5408160/; https://www.cdc.gov/heartdisease/heart_attack.htm.)

descendentes de povos originários americanos é de 12,1% e 19,7% em havaianos e outros habitantes de ilhas do Pacífico. Em asiáticos, a incidência é de 5,2% (AHA, 2015). Este capítulo aborda a incidência, os achados fisiopatológicos, a prevenção e o tratamento de cada DCV.

ATEROSCLEROSE E DOENÇA CARDÍACA CORONARIANA

Anatomia e fisiologia

Vasos sanguíneos são compostos por três camadas. A camada mais externa consiste principalmente em tecido conjuntivo, que confere estrutura aos vasos. A camada intermédia é composta por músculo liso, que se contrai e dilata para controlar o fluxo sanguíneo e a pressão arterial. A camada de revestimento interno é uma camada delgada de **células endoteliais** (endotélio) que, quando saudáveis, formam um aspecto liso e são responsivas. O endotélio funciona como uma barreira de proteção entre tecidos e sangue circulante. Ele facilita a passagem bidirecional de macromoléculas e gases sanguíneos do sangue para os tecidos e no sentido oposto. Células endoteliais percebem alterações do fluxo sanguíneo e respondem com liberação de substâncias bioativas que mantêm a homeostase vascular. Uma dessas substâncias é o **óxido nítrico (NO)**. O NO é um gás solúvel sintetizado constantemente a partir do aminoácido L-arginina nas células endoteliais. O NO apresenta uma ampla gama de propriedades biológicas que mantêm a homeostase vascular. Parece estar também envolvido na proteção contra substâncias nocivas e exerce um papel-chave na vasodilatação (Tousoulis et al., 2012). A diminuição do NO constitui um fator de disfunção endotelial que compromete o equilíbrio vascular e pode resultar em vasoconstrição, ativação de plaquetas, aderência de leucócitos e inflamação vascular.

Fisiopatologia

A DCVAS envolve o acúmulo de placa nas paredes internas das artérias. Inicia-se com uma lesão das células endoteliais associada a uma resposta inflamatória, que envolve fagócitos e monócitos. Ao adentrarem o tecido, os monócitos evoluem para um tipo especializado de macrófago denominado **célula espumosa**, que ingere o colesterol oxidado, tornando-se **estrias gordurosas** nos vasos. Ocorre microcalcificação intracelular, formando depósitos nas células musculares lisas da camada muscular dos vasos (Figura 32.1).

Entre os depósitos de gordura e o revestimento arterial, forma-se uma camada protetora de fibrina, ou **ateroma**. Ateromas produzem enzimas que causam alargamento da artéria ao longo do tempo, compensando o estreitamento causado pela placa. Esse "remodelamento" do formato e tamanho do vaso sanguíneo pode resultar em um aneurisma. Ateromas podem se romper ou desprender, formando um

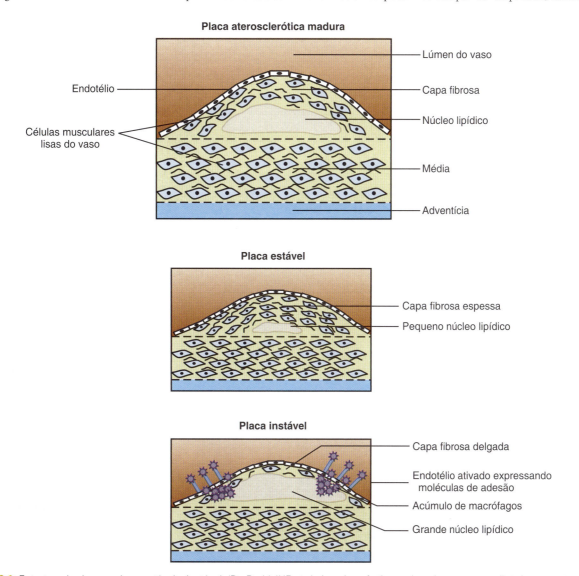

Figura 32.1 Estrutura da placa madura, estável e instável. (De Rudd JHF et al.: Imaging of atherosclerosis–can we predict plaque rupture? *Trends Cardiovasc Med* 15:17, 2005.)

trombo (coágulo sanguíneo), que atrai plaquetas do sangue e ativa o sistema de coagulação do organismo. Essa resposta pode resultar em obstrução e restrição do fluxo sanguíneo.

Somente placas de alto risco ou vulneráveis formam trombos. Placas vulneráveis são lesões com capa fibrosa delgada, poucas células musculares lisas, muitos macrófagos (células inflamatórias) e um grande centro lipídico (Figura 32.2). Alterações arteriais são iniciadas na infância e progridem de forma assintomática ao longo da vida adulta (Figura 32.3).

A evolução clínica do comprometimento da função arterial que advém da aterosclerose depende da localização desse comprometimento. Nas artérias coronárias, a aterosclerose pode causar **angina** (dor torácica), IAM e morte súbita; nas artérias do encéfalo, pode causar AVE e **crise isquêmica transitória (CIT)**; e na circulação periférica causa claudicação intermitente, **isquemia** de membros (aporte sanguíneo inadequado) e gangrena (Figura 32.4). Portanto, a aterosclerose é a causa subjacente de muitas formas de DCV.

Dislipidemia é um termo que se refere ao perfil lipídico do sangue que eleva o risco de desenvolvimento da aterosclerose. Três importantes mensurações realizadas na DCVAS são as concentrações de lipoproteínas, colesterol total e triglicerídios. O colesterol é ofertado à membrana celular por **lipoproteínas de baixa densidade (LDL)**, especialmente partículas menores. A fim de atrair e estimular macrófagos, o colesterol deve ser liberado das partículas de LDL e oxidado, passo-chave no processo inflamatório. Ademais, macrófagos devem mover o excesso de colesterol rapidamente para partículas de **lipoproteínas de alta densidade (HDL)** a fim de evitar que se tornem células espumosas e morram. A condição de dislipidemia típica cursa com concentrações de LDL altas (hiperlipidemia) e concentrações de HDL baixas.

Lipoproteínas

Lipídeos não são solúveis em água, sendo, portanto, carreados no sangue ligados a proteínas. Essas partículas complexas sintetizadas no fígado, denominadas **lipoproteínas**, variam em composição, tamanho

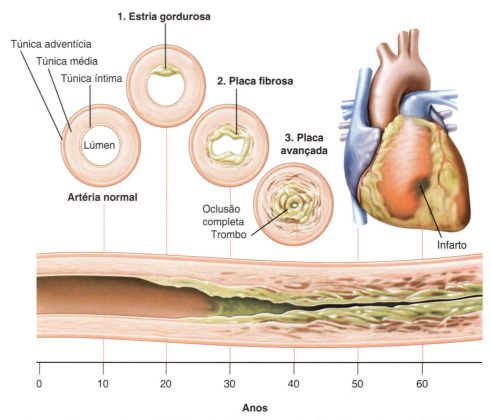

Figura 32.2 Progressão natural da aterosclerose (De Harkreader H: *Fundamentals of nursing: caring and clinical judgment*, Philadelphia: Saunders, 2007.)

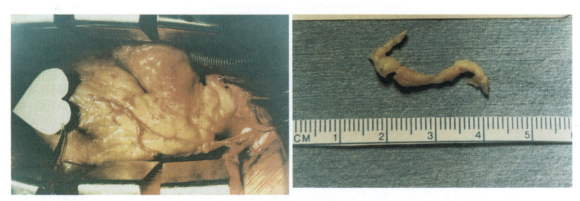

Figura 32.3 Placa que pode ser removida cirurgicamente da artéria coronária. (Fotografias de cortesia de Ronald D. Gregory e John Riley, MD.)

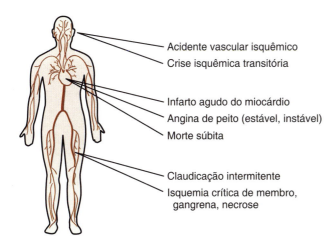

Figura 32.4 Principais manifestações clínicas da doença aterotrombótica. (De Viles-Gonzalez JF et al.: Atherothrombosis: a widespread disease with unpredictable and life-threatening consequences, *Eur Heart J* 25:1197, 2004.)

e densidade. Lipoproteínas mensuradas na rotina clínica – quilomícrons, **lipoproteínas de densidade muito baixa (VLDL)**, **lipoproteínas de baixa densidade (LDL)** e **lipoproteínas de alta densidade (HDL)** – consistem em quantidades variáveis de triglicerídios, colesterol, fosfolipídeos e proteínas. Cada classe de lipoproteína representa na realidade uma série de partículas. A proporção entre proteína e lipídeo determina a densidade; ou seja, partículas com concentrações mais altas de proteínas são mais densas (p. ex., HDLs têm mais proteínas que LDLs). O papel fisiológico da lipoproteína inclui o transporte de lipídeo às células para armazenamento ou uso de energia como substrato para a síntese de outros compostos, como prostaglandinas, tromboxanos e leucotrienos.

As partículas maiores, denominadas **quilomícrons**, transportam os lipídeos e o colesterol dietéticos desde o intestino delgado até o fígado e a periferia. Ao ganhar a corrente sanguínea, triglicerídios contidos nos quilomícrons são hidrolisados pela lipoproteína lipase (LPL), localizada na superfície celular endotelial de músculos e tecido adiposo. **Apolipoproteínas** carreiam lipídeos no sangue e também controlam o metabolismo da molécula de lipoproteína. A apo C-II, uma dessas apolipoproteínas, é um cofator da LPL. Quando ocorre hidrólise de cerca de 90% dos triglicerídios, a partícula é liberada novamente para o sangue como um remanescente. O fígado metaboliza esses remanescentes dos quilomícrons, porém alguns entregam colesterol para a parede das artérias, sendo, portanto, considerados aterogênicos. O consumo de refeições com alto teor de lipídeos produz mais quilomícrons e remanescentes. Exames em plasma são realizados após jejum, com ausência de quilomícrons.

Partículas de VLDL são sintetizadas no fígado para transportar triglicerídios endógenos e colesterol. Os triglicerídios correspondem a 60% da partícula de VLDL. Acredita-se que a partícula grande de VLDL seja não aterogênica. Dietas vegetarianas e com baixo teor de lipídeos aumentam a formação de partículas grandes de VLDL. Partículas de VLDL menores (i. e., remanescentes) são formadas a partir da hidrólise de triglicerídios pela LPL. Normalmente, esses remanescentes, chamados **lipoproteínas de densidade intermediária (IDLs)** são aterogênicos e são captados por receptores do fígado ou convertidos a LDLs. Parte das partículas menores de LDL permanecem no sangue, são oxidadas e, então, transportadas até a parede das artérias. Clinicamente, a concentração total de triglicerídios mensura os triglicerídios carreados pelas VLDLs e IDLs remanescentes.

A LDL é o carreador primário de colesterol do sangue, formado pela quebra da VLDL. Concentrações de LDL altas estão associados especificamente à aterosclerose (Stone et al., 2014). Uma recente modificação nas recomendações de American College of Cardiology (ACC)/American Heart Association (AHA) foi a redução da meta de LDL sérico a fim de prevenir a DCVAS. Concentrações de LDL são utilizadas para dosar medicamentos, sendo em outras ocasiões consideradas somente parte de um cenário maior de risco, não devendo ser avaliadas isoladamente. Após a formação de LDL, 60% são captados por receptores de LDL do fígado, suprarrenais e outros tecidos. O restante é metabolizado por vias não receptoras. O número e a atividade desses receptores de LDL constituem o principal fator determinante de suas concentrações no sangue. A apolipoproteína B é a proteína estrutural de todas as lipoproteínas aterogênicas (VLDL, IDL, LDL) e modula o transporte de lipídeos do intestino e fígado para os tecidos. Suas duas formas apo B e apo B-100 são sintetizadas pelo fígado. A apo B-100 constitui 95% das apolipoproteínas presentes na LDL. A apo B-48 é sintetizada no intestino e é um componente estrutural dos quilomícrons.

Partículas de HDL contêm mais proteína que qualquer uma das demais lipoproteínas, o que proporciona seu papel metabólico de reservatório de apolipoproteínas que dirigem o metabolismo lipídico. A apo A-I, principal apolipoproteína da HDL, é uma proteína antioxidante e anti-inflamatória que também auxilia na remoção do colesterol da parede arterial e seu transporte até o fígado para ser excretado ou rearmazenado. Esse processo impede acúmulo e oxidação do colesterol dentro das artérias. A avaliação da apo A-I ou da proporção entre apo B e apo A-I foi proposta na avaliação do risco e determinação do tratamento (Navab et al., 2011). Quanto menor for essa proporção, menor será o risco de DCVAS. Tanto a apo C quanto a apo E presentes na HDL são transferidas para os quilomícrons. A apo E ajuda os receptores a metabolizar remanescentes de quilomícrons e também inibe o apetite. Portanto, concentrações altas de HDL estão associadas a concentrações baixas de quilomícrons, remanescentes de VLDL e LDLs menores e densas. Estudos epidemiológicos demonstraram uma correlação inversa entre concentrações de HDL e risco de eventos cardiovasculares. Em geral, uma alta concentração de HDL é considerada protetora cardíaca. Todavia, evidências recentes sugerem que concentrações muito altas de HDL-colesterol (maiores que 97 mg/dℓ) são, na realidade, um fator de risco (Madsen et al., 2017).

Colesterol total

A mensuração do colesterol total captura o colesterol contido em todas as frações de lipoproteínas: 60 a 70% são carreados na LDL, 20 a 30% na HDL e 10 a 15% na VLDL.

Triglicerídios

As lipoproteínas ricas em triglicerídios incluem os quilomícrons, VLDLs e quaisquer remanescentes ou produtos intermediários do metabolismo. Dessas proteínas ricas em triglicerídios, os quilomícrons e os remanescentes da VLDL são conhecidos por serem aterogênicos, pois ativam plaquetas, a cascata de coagulação e a formação de coágulos. Todos contêm lipoproteína apo B. Concentrações de triglicerídios em jejum são consideradas normais (< 150 mg/dℓ), limítrofes altas (150 a 199 mg/dℓ), altas (200 a 499 mg/dℓ) e muito altas (> 500 mg/dℓ) (Stone et al., 2014).

Pacientes com dislipidemias familiares apresentam concentrações altas de triglicerídios (**hipertrigliceridemia**). Triglicerídios da faixa muito alta são associados a risco de pancreatite. Atualmente, a mensuração dos triglicerídios é considerada como parte da **síndrome metabólica**, assim como a intolerância à glicose, a hipertensão, o baixo HDL-colesterol e o alto LDL-colesterol.

HIPERLIPIDEMIAS GENÉTICAS

O estudo e a identificação dos genes responsáveis pelas formas familiares de hiperlipidemia tem fornecido uma visão acerca dos papéis das enzimas, apolipoproteínas e receptores de células envolvidas no metabolismo lipídico. Diversas formas de hiperlipidemia apresentam fortes componentes genéticos e estão descritas aqui.

Hipercolesterolemia familiar

A hipercolesterolemia familiar (HF) é um distúrbio genético caracterizado pela concentração elevada de LDL-colesterol e DCV prematura, com prevalência de aproximadamente 1 em cada 200 a 500 heterozigóticos da América do Norte e Europa (Brautbar, 2015).

Na HF, a concentração de colesterol elevada já está presente ao nascimento e resulta de uma doença aterosclerótica precoce. A faixa etária ideal para a triagem é de 2 a 10 anos. Atualmente, considera-se inadequado iniciar uma dieta restritiva antes dos 2 anos, pois não há dados de segurança acerca do uso de estatinas antes dos 8 a 10 anos (Nordestgaard et al., 2013). Homens com HF parecem desenvolver DCV mais cedo que mulheres. Fatores de risco de HF já bem estabelecidos incluem a hipertensão, o tabagismo, o diabetes e as concentrações de triglicerídios altas com baixa concentração de colesterol.

A Familial Hypercholesterolemia Foundation convocou recentemente um quadro de especialistas internacionais para avaliar a utilidade dos testes genéticos. A justificativa foi: (1) facilitação do diagnóstico definitivo; (2) variantes patogênicas que sugerem maior risco cardiovascular, o que indica potencial necessidade de redução mais agressiva de lipídeos; (3) aumento da iniciação e adesão à terapia; e (4) exames em cascata dos familiares de risco. As recomendações do Expert Consensus Panel foram tornar o teste genético para HF um padrão no atendimento de pacientes com HF definitiva ou sugestiva, bem como seus parentes de risco. Recomendam-se os testes para genes que codificam receptores de lipoproteínas de baixa densidade (LDLR), apolipoproteína B e pró-proteína convertase subtilisina/kexina 9 (PCSK9) (Sturm et al., 2018). O tratamento com fármacos à base de estatina melhora a função e a estrutura arterial (Masoura et al., 2011). A ultrassonografia do tendão calcâneo em busca de xantomas (depósitos de LDL-colesterol) identifica corretamente a maioria dos pacientes com HF (Harada, 2017).

Hipercolesterolemia familiar poligênica

A HF poligênica resulta de múltiplos defeitos genéticos. O alelo *APOE-4* é comum nessa forma de HF. O diagnóstico baseia-se em dois ou mais membros da família que apresentem concentrações de LDL-colesterol acima do 90º percentil sem nenhum xantoma tendíneo. Em geral, esses pacientes apresentam concentrações de LDL-colesterol mais baixas que pacientes com a forma não poligênica, mas ainda apresentam risco alto para doença prematura. O tratamento é uma modificação no estilo de vida em parceria com o uso de fármacos redutores de colesterol.

Hiperlipidemia familiar combinada

A hiperlipidemia familiar combinada (HLFC) é a dislipidemia primária mais prevalente, embora sua definição precisa seja controversa. A HLFC caracteriza-se por flutuações nas concentrações séricas de lipídeos e pode se apresentar como hiperlipidemia mista, hipercolesterolemia ou hipertrigliceridemia isolada, ou como perfil lipídico sérico normal associado a concentrações anormalmente altas de apolipoproteína B (Bello-Chavolla et al., 2018). Diversos padrões de lipoproteínas podem ser observados em pacientes com HLFC. São pacientes que podem demonstrar (1) concentrações de LDL elevadas com concentrações de triglicerídios normais (tipo IIa); (2) concentrações de LDL elevadas com concentrações de triglicerídios elevadas (tipo IIb); ou concentrações de VLDL elevadas (tipo IV). Com frequência, esses pacientes apresentam a LDL pequena e densa associada à DCVAS. Consequentemente, todas as formas de HLFC causam doença prematura; aproximadamente 15% dos pacientes que sofrem um IAM antes dos 60 anos são portadores de HLFC. O defeito na HLFC é a produção excessiva de apo B-100 (VLDL) pelo fígado ou um defeito no gene que produz a lipase hepática, enzima hepática envolvida na remoção de triglicerídios da corrente sanguínea. Pacientes com HLFC geralmente apresentam outros fatores de risco, como obesidade, hipertensão, diabetes ou síndrome metabólica. Se as medidas de estilo de vida não forem eficazes, o tratamento incluirá medicação. Pacientes com concentrações elevadas de triglicerídios também necessitam evitar o consumo de álcool.

Disbetalipoproteinemia familiar

A disbetalipoproteinemia familiar (hiperlipoproteinemia tipo III) é relativamente incomum. Ocorre retardo no catabolismo de VLDL e remanescentes de quilomícrons em razão da substituição de *APOE-3* e *APOE-4* por *APOE-2*. Para que se observe disbetalipoproteinemia, outros fatores de risco devem estar presentes, os quais incluem idade avançada, hipotireoidismo, obesidade, diabetes ou outras dislipidemias, como a HLFC. As concentrações de colesterol total variam de 300 a 600 mg/dℓ e os concentrações de triglicerídios de 400 a 800 mg/dℓ. Essa condição aumenta o risco de DCVAS prematura e doença vascular periférica. O diagnóstico baseia-se na determinação das isoformas de *APOE*. O tratamento envolve redução da massa corporal, controle da hiperglicemia e diabetes e restrição dietética de gorduras saturadas e colesterol. Se o regime dietético não for eficaz, recomenda-se a terapia medicamentosa.

Diagnóstico clínico

Testes não invasivos como eletrocardiograma, testes ergométricos, cintilografia miocárdica com tálio e ecocardiograma são empregados inicialmente para estabelecer um diagnóstico cardiovascular. Um teste mais definitivo e invasivo é a angiografia (cateterização cardíaca), na qual um contraste é injetado nas artérias e imagens radiográficas do coração são realizadas. A maioria dos estreitamentos e das obstruções da aterosclerose é imediatamente aparente em angiografias; todavia, lesões pequenas ou que sofreram remodelamento não são visíveis.

O exame de ressonância magnética (RM) demonstra lesões pequenas e pode ser utilizado para acompanhar a progressão ou regressão da aterosclerose após o tratamento. A fim de predizer um IAM ou AVE, mensura-se a espessura da túnica íntima da artéria carótida. A termografia intracoronariana auxilia na determinação da presença de placa vulnerável.

Por fim, pode-se avaliar o cálcio em lesões ateroscleróticas. A tomografia computadorizada por feixe de elétrons (TCE) mensura o cálcio presente nas artérias coronárias; indivíduos com exame positivo têm muito mais probabilidade de sofrer um evento coronariano futuro que indivíduos com exame negativo.

Aproximadamente dois terços dos casos de síndromes coronarianas agudas (angina instável e IAM) ocorrem em artérias mínima ou moderadamente obstruídas. Isso ilustra o papel da trombose em eventos clínicos. Na isquemia de um infarto, o miocárdio ou outro tecido é privado de oxigênio e nutrição. A capacidade do coração de seguir batendo depende da extensão de músculo envolvido, da presença de circulação colateral e da demanda de oxigênio.

Prevenção e abordagem de fatores de risco

A identificação dos fatores de risco para DCVAS e AVE tem sido uma notável conquista. A prevenção primária desses distúrbios envolve a avaliação e a abordagem dos fatores de risco do indivíduo assintomático. Pessoas com múltiplos fatores de risco são a população-alvo, especialmente as que apresentam fatores modificáveis (Boxe 32.2).

A diminuição dos fatores de risco demonstrou-se capaz de reduzir a DCV em indivíduos de todas as idades. Muitos eventos coronarianos podem ser prevenidos por meio da adoção de um estilo de vida saudável (alimentação com dieta saudável para o coração, exercícios regulares, manejo da massa corporal e não ser fumante) e terapia medicamentosa anti-hipertensiva e que controle os concentrações de lipídeos (Stone et al., 2014). O *Framingham Heart Study*, conduzido ao longo de muitas décadas, forneceu muitas informações úteis a pesquisadores (ver boxe *Em foco: Framingham Heart Study*).

Boxe 32.2 Fatores de risco de doença cardiovascular.

Principais fatores de risco
Hipertensão
Idade (superior a 45 anos para homens, 55 anos para mulheres)
Diabetes melito
Taxa de filtração glomerular estimada < 60 mℓ/min
Microalbuminúria
História familiar de doença cardiovascular prematura (homens < 55 anos ou mulheres < 65 anos)

Fatores de risco cardiovascular modificáveis
Perfil de lipoproteínas
Colesterol de lipoproteína de baixa densidade (LDL) elevado
Triglicerídios totais elevados
Trimetilamina N-óxido (TMAO) elevada
Colesterol de lipoproteína de alta densidade (HDL) baixo
Marcadores inflamatórios
Fibrinogênio
Proteína C reativa

Fatores de risco de estilo de vida
Tabagismo, particularmente cigarro
Sedentarismo
Má alimentação
Estresse
Sono insuficiente
Consumo excessivo de álcool

Condições relacionadas
Hipertensão
Obesidade (índice de massa corporal > 30 kg/m^2)
Síndrome metabólica (incluindo HDL reduzida, triglicerídios elevados e obesidade abdominal)

Modificado de National Institutes of Health, National Heart, Lung, and Blood Institute, National High Blood Pressure Education Program: The seventh report of the Joint National Committee on prevention, detection, evaluation, and treatment of high blood pressure, *NIH Publication* no. 04-5230, August 2004.

EM FOCO

Framingham Heart Study

O *Framingham Heart Study* (FHS) conduziu fecundas pesquisas que definiram fatores de risco de doença cardiovascular (DCV) e basicamente moldaram as diretrizes de saúde pública para prevenção de DCV ao longo das últimas cinco décadas. O sucesso da coorte original, iniciada em 1948, estabeleceu o caminho para pesquisas epidemiológicas futuras em cardiologia preventiva.

Desde 1948, muitos investigadores principais (Dr. Joseph Mountain, Dr. Thomas Dawber, Dr. William Kannel e Dr. William Castelli) têm estudado a população de Framingham, Massachusetts, a fim de determinar a prevalência e incidência de DCV e fatores relacionados ao seu desenvolvimento. Trata-se do maior estudo epidemiológico de DCV do mundo. Os participantes do estudo inicial (*n* = 5.209) eram adultos saudáveis com idade entre 30 e 62 anos. Devido à predominância de indivíduos brancos de descendência europeia nas três gerações originais de participantes, o FHS incluiu as coortes OMN1 e OMN2 em 1994 e 2003, respectivamente, com objetivo de refletir a atual diversidade racial e étnica da cidade de Framingham.

O estudo continua sendo executado nos dias de hoje, observando filhos e netos do estudo original. Por meio desse estudo de coorte, nasceu o conceito de fatores de risco e, por consequência, prevenção. Fatores de risco modificáveis não apenas predizem a doença em adultos saudáveis, como também contribuem com o processo da doença naqueles que apresentam aterosclerose. Os sete principais fatores de risco identificados pelo FHS são idade, sexo, pressão arterial, colesterol de lipoproteína de alta densidade total, tabagismo, intolerância à glicose e hipertrofia ventricular esquerda (Opie et al., 2006). Todas as coortes do FHS foram examinadas aproximadamente a cada 2 a 4 anos desde o início do estudo.

Além das contribuições em direção à compreensão dos fatores de risco para DCV, o FHS também foi importante ao estabelecer a epidemiologia de subtipos específicos de DCV. O estudo demonstrou muitas das características e prognóstico que permeiam o infarto agudo do miocárdio (IAM), incluindo sua apresentação frequente de morte súbita cardíaca e a alta mortalidade associada ao primeiro IAM, particularmente em mulheres. A insuficiência cardíaca foi e continua sendo uma epidemia crescente. O FHS foi um dos primeiros estudos a descrever a incidência, a prevalência e a história natural da insuficiência cardíaca, além de identificar como suas etiologias-chave a hipertensão, a doença valvar e a doença coronariana (Tsao e Vasan, 2015).

Marcos do *Framingham Heart Study*
1960 Descoberta de que o cigarro aumenta o risco de doença cardíaca
1961 Descoberta de que os concentrações de colesterol, a pressão arterial e anormalidades eletrocardiográficas aumentam o risco de doença cardíaca
1967 Descoberta de que a atividade física reduz e de que a obesidade aumenta o risco de doença cardíaca
1970 Descoberta de que a pressão arterial alta aumenta o risco de acidente vascular encefálico
1976 Descoberta de que a menopausa aumenta o risco de doença cardíaca
1978 Descoberta de que fatores psicossociais influenciam a doença cardíaca
1988 Descoberta de que concentrações altas de colesterol de lipoproteína de alta densidade reduzem o risco de morte
1994 Descoberta de que o aumento do ventrículo esquerdo (uma das duas câmaras inferiores do coração) aumenta o risco de acidente vascular encefálico
1994 Inclusão do OMN1, alterando a diversidade racial e étnica
1996 Descrição da progressão da hipertensão à insuficiência cardíaca
2003 Inclusão do OMN2, alterando a diversidade racial e étnica
2006 O *Genetic Research Study* começa a identificar os genes subjacentes de DCV em 9.000 participantes de três gerações
2008 Descoberta e publicação de quatro fatores de risco que aumentam a probabilidade de desenvolvimento de um precursor de insuficiência cardíaca; novas estimativas de risco de 30 anos são desenvolvidas para eventos cardíacos graves
2009 Pesquisadores descobrem que a demência parental pode estar ligada à perda de memória em adultos de meia-idade
2011 Lipídeos sanguíneos e incidência de fibrilação atrial: o estudo multiétnico da aterosclerose e o FHS.
Em 1971, o estudo dos filhos começou a mensurar a influência da hereditariedade e do ambiente sobre a geração seguinte ao estudo inicial. O grupo mais jovem pareceu ter maior consciência sobre saúde, pois apresentou menor incidência de tabagismo, menores pressões arteriais e concentrações mais baixas de colesterol que seus pais na mesma idade. O estudo de coorte da Geração III, com os netos, encontra-se em andamento.

Dados de Framingham Heart Study: *A timeline of milestones from the Framingham Heart Study* (*website*). Em http://www.framingham.com/heart/timeline.htm, 2015.

No modelo clínico, a prevenção primária da DCVAS e do AVE envolve alteração de fatores de risco similares, em direção a um perfil mais saudável do paciente. Para o AVE isquêmico, a aterosclerose é a doença de base. Assim, concentrações ideais de lipídeos conforme determinado pelo National Cholesterol Education Program (NCEP) para a hipercolesterolemia também são alvo para a prevenção do AVE.

Embora o National Heart, Lung and Blood Institute tenha criado o NCEP, a AHA foi quem o sancionou. A AHA sugere que a prevenção primária da DCV deve ser iniciada em crianças com idade superior a 2 anos (Gidding et al., 2009). As recomendações dietéticas para crianças são um pouco mais liberais que as de adultos. A atividade enfatiza a manutenção do peso corporal ideal. Recomenda-se o exame precoce de dislipidemia em crianças com história familiar de hipercolesterolemia ou DCVAS.

Para adultos, uma concentração de colesterol total igual a 170 mg/dℓ ou menos é considerada ideal atualmente, incluindo HDL de, no mínimo, 50 mg/dℓ. As novas diretrizes de 2013 não se baseiam mais somente em concentrações de colesterol para aconselhar pacientes ou dosar medicações. Atualmente, avalia-se a saúde geral do paciente para se tomarem decisões acerca de tratamento. As diretrizes aconselham a avaliar fatores como idade, sexo, raça, tabagismo, pressão arterial e possível tratamento, presença de diabetes e concentrações de colesterol sanguíneo para determinar o risco. Também sugerem que os profissionais da saúde considerem outros fatores, incluindo a história familiar. Somente após uma avaliação muito personalizada será possível tomar uma decisão acerca de qual tratamento seria melhor. A Calculadora de Risco de DCVAS desenvolvida pelos especialistas de ACC/AHA encontra-se disponível no site ACC.org.

Marcadores inflamatórios

Dos infartos cardíacos, 50% ocorrem em indivíduos com colesterol sérico normal, o que levou a pesquisas por outros marcadores de risco. O crescente conhecimento acerca do papel da inflamação na DCVAS dá crédito ao uso de marcadores inflamatórios como indicadores da presença de aterosclerose em indivíduos assintomáticos, ou da extensão da aterosclerose nos sintomáticos. Diversos marcadores foram sugeridos (Boxe 32.3) e a pesquisa continua procurando pelos efeitos da dieta sobre esses biomarcadores. As concentrações plasmáticas de ácidos graxos ômega-3 são inversamente relacionadas aos marcadores inflamatórios proteína C reativa (PC-R-sh), interleucina-6 (IL-6), fibrinogênio e homocisteína (Kalogeropoulos et al., 2010). Um marcador inflamatório específico de inflamação vascular encontra-se atualmente disponível. Trata-se do Lp-PLA2, mensurado pelo teste PLAC™ (Jellinger et al., 2012). As concentrações de Lp-PLA2 indicam risco de DCVAS independente de outros marcadores e fornecem informação sobre a relação entre a inflamação e a aterosclerose (ver Capítulos 5 e 7).

Fibrinogênio. A maioria dos IAM resulta de trombose intracoronariana. Estudos prospectivos demonstraram que o fibrinogênio plasmático é um preditor independente do risco de DCVAS. Os fatores associados ao aumento do fibrinogênio são tabagismo, diabetes, hipertensão, obesidade, estilo de vida sedentário, concentrações altas de triglicerídios e fatores genéticos. Mais estudos clínicos são necessários a fim de determinar se o fibrinogênio está envolvido na aterogênese ou se é apenas um marcador de lesão vascular. A trombogenicidade sanguínea aumenta com concentrações altas de LDL-colesterol e diabetes.

Proteína C reativa. A **proteína C reativa (PC-R-sh)** é sintetizada no fígado como resposta da fase aguda da inflamação. O *sh* refere-se ao soro humano. Em um indivíduo normal sem infecção ou inflamação, as concentrações de PC-R-sh são muito baixas, menores que 0,6 mg/dℓ. Como a aterogênese é um processo inflamatório, foi demonstrado que a PC-R-sh aumenta (> 3 mg/dℓ) em pessoas com angina, IAM, AVE e doença vascular periférica; as concentrações elevadas são independentes de outros fatores de risco (ver Capítulo 5). Apesar da falta de especificidade para a causa da inflamação, dados de mais de 30 estudos epidemiológicos demonstraram relação significativa entre concentrações sanguíneas elevadas de PC-R-sh e prevalência de aterosclerose (Morrow e Crea, 2014).

As concentrações de PC-R-sh são categorizadas para risco como baixas (< 1 mg/ℓ), médias (2 a 3 mg/ℓ) e altas (> 3 mg/ℓ) após média de duas mensurações realizadas com pelo menos 2 semanas de intervalo entre si. O padrão da dieta mediterrânea (Apêndice 23) é mais eficiente para inibir a inflamação. O modelo de Abordagens Dietéticas para Interromper a Hipertensão (descritas mais adiante neste capítulo e no Apêndice 17) e o modelo de nutrição baseada em vegetais também se demonstraram benéficos. Dados de dietas com baixo teor de gordura e baixo teor de carboidrato são inconclusivos (Lee et al., 2014; Smidowicz e Regula, 2015).

Homocisteína. A **homocisteína** é um metabólito do aminoácido metionina. O aumento das concentrações de homocisteína total circulante (tHci) já foram consideradas um fator de risco independente para DCV. Todavia, diversos estudos clínicos amplos visando corrigir a hiper-homocisteinemia utilizando suplementos de vitamina B (particularmente o ácido fólico) falharam em reduzir risco de DCV (Baggot e Tamura, 2015).

Embora certas evidências sugiram que a homocisteína possa promover aterosclerose, não foi estabelecida uma ligação de causa. Parece mais provável que concentrações aumentadas de homocisteína sejam marcadores em vez de causadores de DCV. A suplementação com ácido fólico, vitamina B_6 e B_{12} demonstrou-se capaz de diminuir as concentrações de homocisteína em alguns indivíduos e tem sido investigada de forma ativa como tratamento para DCV, embora não seja tão recomendada atualmente.

Trimetilamina-N-óxido. A **trimetilamina-N-óxido (TMAO)** é um metabólito dependente da microbiota intestinal que contribui com a doença cardíaca (Tang et al., 2013). É produzido pelo fígado após bactérias intestinais digerirem a proteína animal. A TMAO demonstrou-se capaz de predizer risco cardiovascular em indivíduos não identificados por fatores de risco e testes sanguíneos tradicionais. Especula-se que esse seja um fator nas evidências emergentes de que a dieta baseada em vegetais é cardioprotetora comparada com a dieta que inclui fontes de origem animal (Tuso, 2015).

Boxe 32.3 Marcadores inflamatórios de risco cardiovascular.

Marcadores genéticos: polimorfismo do receptor de angiotensina II tipo 1
Colesterol de lipoproteína de baixa densidade oxidado
Moléculas de adesão
Selectinas
Ácidos graxos livres
Citocinas
    Interleucina-1
    Interleucina-6
    Fator de necrose tumoral-alfa
Reagentes de fase aguda
    Fibrinogênio
    Proteína C reativa
    Amiloide A sérico
Contagem de leucócitos
Velocidade de hemossedimentação
Trimetilamina N-óxido (TMAO)

De Fung MM et al.: Early inflammatory and metabolic changes in association with AGTR1 polymorphisms in prehypertensive subjects, *Am J Hypertens* 24:225, 2011; Pearson TA et al.: Markers of inflammation and cardiovascular disease: application to clinical and public health practice: a statement for healthcare professionals from the Centers for Disease Control and Prevention and the American Heart Association, *Circulation* 107:499, 2003.

Diretrizes de estilo de vida

A modificação do estilo de vida continua sendo a base da prevenção e do tratamento da DCV. A adesão a uma dieta saudável ao coração, exercícios regulares, o não tabagismo e a manutenção de massa corporal saudável são fatores conhecidos de estilo de vida que, com a genética, determinam o risco de DCV. Três questões críticas (QCs) foram discutidas nas diretrizes de modificação de estilo de vida do ACC/AHA de 2013. A QC1 apresenta evidência sobre padrões dietéticos e macronutrientes e seu efeito sobre a pressão arterial e lipídeos sanguíneos; a QC2 apresenta evidência sobre o efeito da ingestão dietética de sódio e potássio sobre a pressão arterial e a evolução da DCV; e a QC3 apresenta evidência sobre o efeito da atividade física sobre os lipídeos sanguíneos e a pressão arterial. As recomendações encontram-se resumidas no Boxe 32.4.

Dieta

A importância da dieta e da nutrição em modificar o risco de DCV já é conhecida há algum tempo. Contudo, em geral, os componentes dietéticos individuais têm sido o foco predominante. Como os alimentos são consumidos tipicamente de forma combinada em vez de individualmente, e tendo em vista a possibilidade de relações de sinergismo entre nutrientes, tem sido dada crescente atenção a padrões dietéticos e sua relação à evolução da saúde, como DCV.

Dieta mediterrânea

Não há uma definição uniforme da **dieta mediterrânea (DMe)** nos estudos publicados, o que torna difícil reunir os dados. Existem características comuns da dieta, como o maior número de porções de frutas e vegetais (principalmente frescos) com ênfase em raízes e verduras, grãos integrais, peixes gordurosos (ricos em ácidos graxos ômega-3), quantidades mais baixas de carne vermelha e com ênfase em carnes magras, laticínios com baixo teor de gordura, castanhas e legumes em abundância e uso de azeite de oliva, óleo de canola e óleo de castanha ou margarina misturada com óleo de colza ou linhaça (ver Apêndice 23). Os padrões dietéticos da DMe já estudados apresentaram teor moderado de gordura total (32 a 35%), teor relativamente baixo de gordura saturada (9 a 10%), alto teor de ácidos graxos poli-insaturados (especialmente ômega-3) e alto teor de fibras (27 a 37 g por dia). O estudo *Prevención con Dieta Mediterránea* (PREDIMED) foi um estudo controlado randomizado (ECR) que pesquisou o efeito da DMe sobre a evolução da DCV. Os pacientes que receberam aleatoriamente a DMe apresentaram risco 30% menor de eventos relacionados à DCV (Estruck et al., 2013).

Dieta das Abordagens Dietéticas para Interromper a Hipertensão – *Dietary Approaches to Stop Hypertension* (DASH)

O padrão dietético DASH tem alto teor de frutas e vegetais, laticínios com baixo teor de gordura, grãos integrais, peixes e castanhas, sendo baixo o teor de proteína animal e açúcar. Duas variações de DASH foram avaliadas no estudo *Optimal Macronutrient Intake Trial for Heart Health* (OmniHeart), uma substituindo 10% da energia diária total dos carboidratos por proteínas; e a outra substituindo a mesma quantidade de carboidratos por gordura insaturada. A primeira demonstrou melhores resultados do que a segunda em reduzir o risco de DCV (Swain et al., 2008; ver Apêndice 17). As diretrizes de estilo de vida de ACC/AHA de 2013 recomendam a dieta DASH como melhor na prevenção de DCV, embora sugiram também que um padrão DMe seja cardioprotetor.

Dieta vegana

Uma dieta vegana é uma dieta vegetariana estrita, que não inclui fontes dietéticas de origem animal (ver Apêndice 30). Existem pesquisas constantes que sugerem que somente esse tipo de dieta muito restritiva possa realmente reverter a DCVAS (Esselstyn e Goulubić, 2014; Tuso, 2015).

Boxe 32.4 Resumo das recomendações do American College of Cardiology (ACC)/American Heart Association (AHA) para manejo do estilo de vida.

DIETA

C-LDL

Aconselhe adultos que se beneficiariam da redução do C-LDL a

1. Consumir um padrão dietético que enfatize a ingestão de vegetais, frutas e grãos integrais; inclui laticínios com baixo teor de gordura, carne de frango, peixe, legumes, óleos vegetais não tropicais e castanhas; e limitar a ingestão de doces, bebidas adoçadas com açúcar e carnes vermelhas
    a. Adaptar esse padrão dietético aos requerimentos energéticos adequados, preferências alimentares pessoais e culturais e tratamento nutricional para outras condições clínicas (incluindo diabetes melito)
    b. Atingir esse padrão seguindo planos, como o padrão dietético DASH, o *USDA Food Pattern* ou a dieta da AHA
2. Buscar um padrão dietético que atinja 5 a 6% da energia advinda de gorduras saturadas
3. Reduzir a porcentagem de energia advindas de gordura saturada
4. Reduzir a porcentagem de energia advindas de gordura *trans*.

Pressão arterial

Aconselhe adultos que se beneficiariam da redução da pressão arterial a

1. Consumir um padrão dietético que enfatize a ingestão de vegetais, frutas e grãos integrais; inclui laticínios com baixo teor de gordura, carne de frango, peixe, legumes, óleos vegetais não tropicais e castanhas; e limitar a ingestão de doces, bebidas adoçadas com açúcar e carnes vermelhas
    a. Adaptar esse padrão dietético aos requerimentos energéticos adequados, preferências alimentares pessoais e culturais e tratamento nutricional para outras condições clínicas (incluindo diabetes melito)
    b. Atingir esse padrão seguindo planos, como o padrão dietético DASH, o *USDA Food Pattern* ou a dieta da AHA
2. Reduzir a ingestão de sódio
3. a. Não consumir mais que 2.400 mg de sódio/dia
    b. A redução adicional da ingestão de sódio para 1.500 mg/dia é desejável, pois está associada com redução ainda maior da pressão arterial
    c. Reduzir a ingestão em ao menos 1.000 mg/dia pois isso causará redução da pressão arterial, mesmo que não seja atingida a meta diária desejada de sódio
4. Combinar o padrão DASH com a ingestão reduzida de sódio.

ATIVIDADE FÍSICA

Lipídeos

Em geral, aconselhe adultos a realizar atividade física aeróbica a fim de reduzir o LDL-colesterol e o não HDL-colesterol: 3 a 4 sessões por semana, com duração média de 40 min por sessão e envolvendo atividade física de intensidade moderada a vigorosa.

Pressão arterial

Em geral, aconselhe adultos a realizar atividade física aeróbica a fim de reduzir a pressão arterial: 3 a 4 sessões por semana, com duração média de 40 min por sessão e envolvendo atividade física de intensidade moderada a vigorosa.

Eckel RH, Jakicic JM, Ard JD et al. 2013 AHA/ACC guideline on lifestyle management to reduce cardiovascular risk: A report of the American College of Cardiology/American Heart Association Task Force on Practice Guidelines. *Circulation* 129:S76-S99, 2014.

Inatividade física

A inatividade física e a atividade física de grau muito baixo são fatores de risco independentes para DCVAS. A atividade física está associada à DCVAS, independentemente de fatores de risco cardiometabólicos comuns como obesidade, lipídeos séricos, glicose sérica e hipertensão, em homens e mulheres. Com a alta prevalência da obesidade, a atividade física torna-se uma grande prioridade. A atividade física diminui o risco de DCVAS por meio da redução da aterogênese, aumento da vascularidade do miocárdio, aumento da fibrinólise, aumento do HDL-colesterol, melhora da tolerância à glicose e sensibilidade à insulina, auxílio no manejo da massa corporal e redução da pressão arterial.

As recomendações mais recentes da AHA de exercícios para adultos são as seguintes:

- Atingir ao menos 150 minutos por semana de atividade aeróbica moderada a intensa ou 75 minutos por semana de atividade aeróbica vigorosa, ou uma combinação de ambos, preferencialmente distribuídos ao longo da semana
- Adicionar atividade de fortalecimento muscular de intensidade moderada a alta (como resistência ou levantamento de peso) em, pelo menos, 2 dias da semana
- Passar menos tempo sentado. Mesmo uma atividade de intensidade leve pode atenuar parte dos riscos do sedentarismo
- Ganhar ainda mais benefícios tendo uma rotina ativa de ao menos 300 minutos (5 horas) por semana
- Aumentar a quantidade e a intensidade ao longo do tempo.

As recomendações da AHA para crianças são:

- Crianças de 3 a 5 anos devem ser fisicamente ativas e ter bastante oportunidade de se mover ao longo do dia
- Crianças de 6 a 17 anos devem realizar ao menos 60 minutos por dia de atividade física de intensidade moderada a vigorosa, principalmente aeróbica
- Incluir atividade de intensidade vigorosa em, ao menos, 3 dias da semana
- Incluir atividades de fortalecimento muscular e ósseo (sustentação de peso) em, ao menos, 3 dias da semana
- Aumentar a quantidade e a intensidade gradualmente ao longo do tempo.

Estresse

O estresse ativa uma resposta neuro-hormonal no organismo, que resulta em aumento da frequência cardíaca, pressão arterial e excitabilidade cardíaca. O hormônio do estresse angiotensina II é liberado após estimulação do sistema nervoso simpático (SNS); a infusão exógena de angiotensina II acelera a formação de placa. O estudo INTERHEART descobriu que o efeito do estresse sobre o risco de DCV é comparável ao da hipertensão. O manejo do estresse não faz parte das diretrizes de estilo de vida de ACC/AHA de 2013.

Diabetes

O diabetes é uma doença que, em si, constitui um fator de risco independente. Sua prevalência reflete a da obesidade nos EUA. O diabetes tipo 2 continua aumentando em incidência (ver Capítulo 29). Qualquer forma de diabetes aumenta o risco de DCVAS, com ocorrência em idades mais jovens. A maioria dos indivíduos com diabetes na realidade morre de DCV. Parte do maior risco observado em pacientes com diabetes é atribuída à presença concomitante de outros fatores de risco, como dislipidemia, hipertensão e obesidade. Assim, atualmente, o diabetes é considerado um fator de risco de DCVAS (ver Capítulo 29).

O estudo Look AHEAD (Action for Health in Diabetes – Ação para Saúde no Diabetes), conduzido de 2001 a 2012, forneceu extensos dados longitudinais sobre o efeito de uma intervenção intensiva no estilo de vida, direcionada à redução de massa corporal por meio de restrição calórica e aumento da atividade física, sobre a incidência de DCV (evolução primária) e fatores de risco de DCV entre adultos com diabetes melito tipo 2. As conclusões do estudo foram que o aumento da atividade física e a melhora da dieta com base nos padrões DMe ou DASH podem seguramente levar a perda de massa corporal e diminuição do requerimento de medicações para controlar os fatores de risco de DCV, sem aumento concomitante no risco de eventos cardiovasculares (Fox et al., 2015).

Síndrome metabólica

Desde os primeiros achados do *Framingham Heart Study*, sabe-se que a combinação de fatores de risco aumenta sobremaneira o risco de DCV (ver Capítulo 20 para uma discussão aprofundada sobre síndrome metabólica).

Obesidade

A obesidade já atingiu níveis epidêmicos em crianças e adultos de muitos países desenvolvidos. O índice de massa corporal (IMC) e a DCV têm relação positiva; à medida que o IMC aumenta, o risco de DCV também aumenta. A atual prevalência de sobrepeso e obesidade é a mais alta já observada nos EUA (ver Capítulo 20). A incidência de obesidade varia conforme a raça e a etnia de mulheres. Mulheres negras não hispânicas apresentam a maior prevalência, seguidas de mulheres mexicanas, indianas, nativas do Alasca e mulheres brancas não hispânicas.

Um sistema métrico de anos de obesidade foi desenvolvido utilizando mais de 5.000 participantes do *Framingham Heart Study*, denotando o dano cumulativo da obesidade ao longo de anos. A escala de anos de obesidade é calculada multiplicando-se o número de unidade do IMC acima de 29 kg/m² pelo número de anos vividos com esse IMC. O maior número de anos de obesidade foi associado a maior risco de DCV no estudo. Descobriu-se que a escala forneceu medida ligeiramente mais precisa do risco de DCV do que somente a obesidade (Adbullah et al., 2014).

Ter excesso de tecido adiposo afeta sobremaneira o coração por meio dos muitos fatores de risco que, em geral, estão presentes: hipertensão, intolerância à glicose, marcadores inflamatórios (IL-5, fator de necrose tumoral alfa [TNF-α], PC-R-sh), apneia obstrutiva do sono, estado pró-trombótico, disfunção endotelial e dislipidemia (LDL pequena densa, aumento da apo B, HDL baixa, concentrações de triglicerídios altas). Atualmente, sabe-se que muitas proteínas inflamatórias vêm do adipócito (ver Capítulos 7 e 20). Esses fatores de risco concomitantes podem auxiliar na explicação das altas taxas de morbidade e mortalidade observadas em indivíduos obesos.

A distribuição da massa corporal (abdominal *versus* ginoide) também é preditiva do risco de DCV, tolerância à glicose e concentrações de lipídeos séricos. A largura central ou abdominal de adiposidade também foi fortemente correlacionada a marcadores de inflamação, especialmente PCR-sh. Portanto, recomenda-se perímetro de cintura menor que 89 cm para mulheres e menor que 101 cm para homens (ver Capítulo 20).

Pequenas perdas de massa corporal (4,5 a 9 kg) podem melhorar LDL-colesterol, HDL-colesterol, triglicerídios, pressão arterial alta, tolerância à glicose e concentrações de PC-R-sh, mesmo que não tenha sido atingido o IMC ideal. A perda de massa corporal também foi correlacionada a menores concentrações de PC-R-sh. Todavia, a fim de restaurar a função vascular, ainda são desconhecidos a quantidade de massa corporal que necessita ser perdida, o tempo de manutenção da massa corporal ou a quantidade de melhora da função endotelial que reduz eventos cardiovasculares.

Fatores de risco não modificáveis

Idade e sexo

Com o avanço da idade, são observadas maiores taxas de mortalidade por DCV em ambos os sexos. Contudo, o sexo é um fator na avaliação do risco. A incidência de doença prematura em homens de 35 a 44 anos é três vezes mais alta que a incidência em mulheres da mesma idade. Portanto, a idade superior a 45 anos é considerada um fator de risco em homens. Para mulheres, o aumento do risco ocorre acima de 55 anos, após a menopausa para a maioria das mulheres. Em geral, o risco aumentado para DCV caminha lado a lado com a idade.

História familiar e genética

Uma história familiar de doença prematura constitui forte fator de risco, mesmo quando estão presentes outros fatores de risco. A história familiar é considerada positiva quando ocorre IAM ou morte súbita antes dos 55 anos no homem com parentesco de primeiro grau ou 65 anos na mulher com parentesco de primeiro grau (pais, irmãos ou filhos). A presença de uma história familiar positiva, embora não modificável, influencia a intensidade da abordagem do fator de risco.

Estado de menopausa

O estrógeno endógeno fornece proteção contra DCVAS em mulheres pré-menopáusicas, provavelmente por meio da prevenção de lesão vascular. A perda do estrógeno após a menopausa natural ou cirúrgica está associada com aumento do risco de DCVAS. A incidência de DCVAS em mulheres pré-menopáusicas é baixa, exceto nas que possuem múltiplos fatores de risco. Durante o período de menopausa, o colesterol total, o LDL-colesterol e as concentrações de triglicerídios tornam-se aumentadas; já as concentrações de HDL-colesterol diminuem, especialmente em mulheres que ganham massa corporal.

Nutrição clínica

A nutrição clínica, que inclui uma discussão acerca de atividade física, é a intervenção primária para pacientes com LDL-colesterol aumentado (ver Boxe 32.4). Os médicos são encorajados a encaminhar seus pacientes a nutricionistas a fim de auxiliá-los a atingir os objetivos da terapia baseada nas concentrações de LDL-colesterol.

Com dieta, exercícios e redução da massa corporal, os pacientes podem reduzir o LDL-colesterol e a inflamação do organismo. A complexidade das mudanças, o número de mudanças e a motivação do paciente determinarão quantos retornos do paciente serão necessários para que o tratamento seja bem-sucedido. Recomenda-se uma visita inicial de 45 a 90 minutos seguida de dois a seis retornos de 30 a 60 minutos cada com o nutricionista (Academy of Nutrition and Dietetics Evidence Analysis Library [EAL], 2011). Por consequência, essas intervenções são tentadas antes da terapia medicamentosa e também continuam durante o tratamento farmacológico a fim de aprimorar sua eficácia (ver *Algoritmo de fisiopatologia e manejo do cuidado: Aterosclerose*).

Recomendações de estilo de vida

ACC/AHA recomendam do Cuidado mudanças na dieta e estilo de vida a fim de reduzir o risco de DCVAS em todos os indivíduos com idade superior a 2 anos (Eckel et al., 2014). As recomendações de ACC/AHA são para uma dieta com alto teor de vegetais, frutas, grãos integrais, carne de frango magra, peixes, óleos vegetais não tropicais, castanhas e laticínios com baixo teor de gordura, bem como baixo teor de açúcar e redução das bebidas com adição de açúcar e da carne vermelha. O padrão dietético DASH ou o padrão *MyPlate* do U.S. Department of Agriculture (USDA) são recomendados a fim de se atingir essa dieta. A DMe não é recomendada especificamente pois, na evidência avaliada, a dieta não foi específica ou consistente o suficiente para que se extraíssem conclusões. Em geral, o padrão DMe (Figura 32.5) encaixa-se nas recomendações. Um estudo apresentado recentemente ao ACC apoia o padrão DMe para redução do risco de DCV (ACC, 2015). Esse estudo incluiu mais de 2.500 adultos gregos ao longo de mais de 10 anos. Quase 20% dos homens e 12% das mulheres do estudo desenvolveram ou morreram de doença cardíaca.

Pessoas que seguiram estritamente a DMe tiveram 47% menos chance de desenvolver doença cardíaca do que aquelas que não respeitaram a dieta. Foi utilizada a Ferramenta de Escore DMe (Figura 32.5) para validar o padrão da dieta. A DMe também pode diminuir a recorrência de DCV em 50 a 70% e foi demonstrado que influencia positivamente as concentrações de lipoproteína em populações de alto risco (Carter et al., 2010).

Ácidos graxos saturados. Atualmente, nos EUA, a média de ingestão de gordura saturada é de 11% de energia. A recomendação para diminuir o LDL-colesterol é 5 a 6%. As diretrizes não apresentam recomendação específica para a ingestão de ácidos graxos *trans*, mas recomendam que seja diminuída com a gordura saturada. A gordura saturada geralmente é encontrada em proteínas de origem animal. Recomenda-se diminuir a ingestão de proteína animal, especialmente carne vermelha e laticínios com alto teor de gordura.

Ácidos graxos trans. Ácidos graxos *trans* (estereoisômeros do ácido linoleico *cis* de ocorrência natural) são produzidos pelo processo de hidrogenação utilizado na indústria alimentícia para aumentar a vida útil de prateleira de alimentos e tornar a margarina, produzida a partir de óleo, mais firme. A maioria dos ácidos graxos *trans* ingeridos advém desses óleos parcialmente hidrogenados (OPHs). Em 2013, a U.S. Food and Drug Administration (FDA) tomou a decisão de remover OPHs da lista de ingredientes "geralmente reconhecidos como seguros". A decisão baseou-se na crescente evidência de que gorduras *trans* contribuem com a DCVAS e foram associadas ao aumento das concentrações de LDL-colesterol. A ingestão de gordura *trans* está inversamente associada às concentrações de HDL (Yanai et al., 2015).

Ácidos graxos monoinsaturados. O ácido oleico (C18:1) é o ácido graxo monoinsaturado (AGMI) mais prevalente na dieta norte-americana. A substituição do ácido oleico por carboidrato quase não tem efeito avaliável sobre os lipídeos sanguíneos. Todavia, a substituição de ácidos graxos saturados (AGSs) por AGMIs (como ocorre ao substituir o azeite e oliva por manteiga) diminui as concentrações séricas de colesterol, LDL-colesterol e triglicerídios. O ácido oleico é parte da DMe (Figura 32.6) e demonstrou apresentar efeitos anti-inflamatórios.

Ácidos graxos poli-insaturados. O ácido graxo essencial ácido linoleico (AL) é o ácido graxo poli-insaturado (AGPI) predominante consumido na dieta norte-americana; seu efeito depende do perfil de ácidos graxos totais da dieta. Quando adicionadas a dietas estudadas, quantidades expressivas de AL reduzem as concentrações séricas de HDL-colesterol. A alta ingestão de AGPIs ômega-6 pode exercer efeitos adversos sobre a função do endotélio vascular ou estimular a produção de citocinas pró-inflamatórias (Harris et al., 2009). A AHA não manifesta preocupação com AGPIs ômega-6 como pró-inflamatórios. Todavia, essa posição já foi desafiada por pesquisadores da área. Uma recente pesquisa sobre o papel de AGPIs ômega-6 resultou em evidência conclusiva limitada sobre uma possível associação entre ômega-6 e DCV. Estudos intervencionistas foram identificados, porém com tamanho amostral pequeno e variando em termos de características, momento da intervenção, duração e dosagem (Khandelwal et al., 2013).

Ácidos graxos ômega-3. Os principais ácidos graxos ômega-3 (ácido eicosapentaenoico [EPA] e ácido docosaexaenoico [DHA]) são encontrados em grandes quantidades em óleos de peixes, cápsulas de óleo de peixe e peixes oceânicos. Alguns estudos demonstraram que a ingestão de peixe está associada à redução do risco de DCVAS. A recomendação da AHA para a população geral é aumentar o consumo de peixes, especificamente aqueles com alto teor de ácidos graxos ômega-3 (salmão, atum, cavalinhas e sardinhas) e ingerir uma porção de 100 g duas vezes por semana. O consumo de ômega-3 na forma de óleo de peixe já foi associado a maiores concentrações de HDL-colesterol e menores concentrações de triglicerídios séricos (Yanai et al., 2015; ver Apêndice 26). A AHA recomenda uma consulta com um médico antes de iniciar suplementação com óleo de peixe.

ALGORITMO DE FISIOPATOLOGIA E MANEJO DO CUIDADO

Aterosclerose

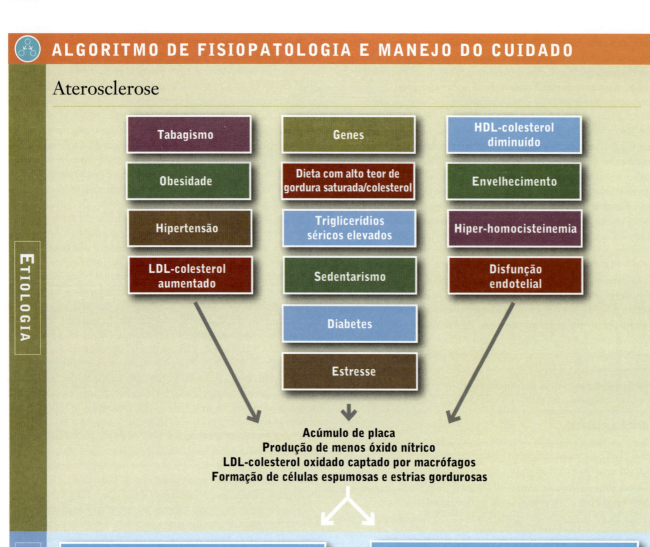

ETIOLOGIA

- Tabagismo
- Obesidade
- Hipertensão
- LDL-colesterol aumentado
- Genes
- Dieta com alto teor de gordura saturada/colesterol
- Triglicerídios séricos elevados
- Sedentarismo
- Diabetes
- Estresse
- HDL-colesterol diminuído
- Envelhecimento
- Hiper-homocisteinemia
- Disfunção endotelial

Acúmulo de placa
Produção de menos óxido nítrico
LDL-colesterol oxidado captado por macrófagos
Formação de células espumosas e estrias gordurosas

FISIOPATOLOGIA

Achados clínicos
- Aumento do LDL-colesterol
- Aumento dos triglicerídios séricos
- Aumento da proteína C reativa
- HDL-colesterol diminuído

Avaliação nutricional
- Avaliação do IMC
- Perímetro da cintura; relação cintura-quadril (RCQ)
- Avaliação dietética para: ácidos graxos saturados, ácidos graxos *trans*, ácidos graxos ômega-3, fibra, sódio, álcool, açúcar e fitonutrientes

MANEJO

Manejo médico
- Mudança do estilo de vida (aumento da atividade física e redução do estresse)
- Inibidores da HMG CoA redutase (estatinas)
- Medicação para diminuir triglicerídios
- Medicação para diminuir a pressão arterial
- Medicação para manejo da glicose
- Intervenção coronariana percutânea (ICP)
  - Balão
  - *Stent*
- Cirurgia de revascularização miocárdica (CRM)
- Terapia antiplaquetária

Manejo nutricional
- Padrão dietético DASH
- Padrão da dieta mediterrânea
- Redução da massa corporal, se necessário
- Aumento da fibra dietética para 25 a 30 g/dia ou mais
- Adição de gorduras ômega-3 de fontes alimentícias
- Adição de frutas e vegetais
- CoQ10 para indivíduos recebendo estatinas

FERRAMENTA DE ESCORE DA DIETA MEDITERRÂNEA

Um padrão como a dieta mediterrânea ("dieta Med") tipicamente se baseia em alimentos integrais ou minimamente processados. Trata-se de uma dieta rica em alimentos protetores (frutas, vegetais, leguminosas, grãos integrais, peixe e azeite de oliva), com baixo teor de fatores adversos (*fast food*, bebidas com adição de açúcar, grãos refinados e alimentos processados ou com teor de energia denso) e ingestão moderada de carne vermelha e álcool.

A evidência demonstra que tanto o **padrão dietético geral** (refletido no ESCORE TOTAL) quanto os **componentes individuais** refletem o risco; um escore alto está associado com menor risco de DCV e mortalidade por todas as causas (BMJ 2008;337:a1344). Durante a reabilitação, é ideal que o escore do paciente aumente em resposta à orientação da dieta e ao suporte.

Essa ferramenta pode ser utilizada por profissionais da saúde com conhecimento e competência adequados sobre nutrição, como nutricionistas (NICE, 2007, 2013). Pode ser empregada tanto como uma *ferramenta de entrevista* ou como *parte de uma anamnese dietética* basal, de fim de programa e de acompanhamento após 1 ano, com a avaliação e orientação para manejo de massa corporal, ingestão de sais e comportamento alimentar. Para informações sobre requerimento completo para a avaliação da dieta e orientação, procure as diretrizes mais recentes de NICE/Joint British Societies (BACPR, 2012. The BACPR Standards and Core Components for Cardiovascular Disease Prevention and Rehabilitation, 2nd ed.).

	Pergunta	Sim	Não	Problema nutricional a discutir como resposta
1.	O azeite de oliva é o principal óleo utilizado na culinária?			Escolha gorduras mais saudáveis O azeite de oliva possui alto teor de gordura monoinsaturada. Aconselha-se a utilizar gorduras insaturadas em vez de saturadas na culinária e no preparo do alimento
2.	São utilizadas ≥ 4 colheres de sopa de azeite de oliva diariamente?			Gorduras saudáveis são melhores que teor muito baixo de gordura A dieta Med é mais benéfica que a dieta com teor muito baixo de gordura na prevenção da DCV. Substituir a gordura saturada pela insaturada é melhor do que por carboidratos ou proteínas
3.	São consumidas ≥ 2 porções (de 200 g cada) de vegetais diariamente?			Consuma frutas e vegetais em abundância A ingestão de uma ampla variedade de frutas e vegetais todos os dias ajuda a garantir ingestão adequada de vitaminas, minerais, fitoquímicos e fibras. Estudos demonstram que a ingestão abundante desses alimentos é protetora contra DCV e câncer
4.	São consumidas ≥ 3 porções de frutas (de 80 g cada) diariamente?			
5.	Há um consumo diário de < 1 porção (100 a 150 g) de carne vermelha, hambúrguer ou outro tipo de carne?			Prefira carnes magras e considere os métodos de cozimento Carnes vermelhas e processadas têm alto teor de gordura saturada, podem ter alto teor de sal e devem ser substituídas por carne branca ou peixe, ou fontes de proteína vegetais. Prefira grelhar ou assar sem gordura, cozinhar em panela ou refogar
6.	Há um consumo diário de < 1 porção (12 g) de manteiga, margarina ou creme de leite?			Mantenha baixo o consumo de gordura saturada Esses alimentos têm alto teor de gordura saturada, o que pode aumentar a concentração de colesterol sanguíneo. Prefira alternativas vegetais ou com teor de gordura reduzido
7.	Há um consumo diário de < 1 porção (330 mℓ) de bebida doce ou gaseificada com adição de açúcar?			O consumo excessivo de bebidas com adição de açúcar pode piorar muitos fatores de risco de DCV; mantenha o consumo < 1/dia
8.	São consumidos ≥ 3 copos (de 125 mℓ) de vinho a cada semana?			Modere o consumo de álcool com as refeições Embora isso tenha certo efeito protetor, **não há evidência de que indivíduos que não consomem devam adquirir o hábito de consumo**
9.	São consumidas ≥ 3 porções (de 150 g) de leguminosas por semana?			Inclua fibra solúvel Esses alimentos têm alto teor de fibra solúvel e outros nutrientes úteis. O consumo regular é recomendado para o colesterol alto
10.	São consumidas ≥ 3 porções de peixe (100 a 150 g) ou frutos do mar (200 g) por semana?			Consuma mais peixes oleosos e brancos Peixes oleosos são uma excelente fonte de ômega-3 essencial. O peixe branco tem teor muito baixo de gordura saturada
11.	São consumidas < 3 porções de doces/bolos comerciais por semana?			Consuma menos alimentos processados Esses alimentos geralmente têm alto teor de gordura saturada, sal ou açúcar e muitas vezes contêm gorduras *trans*. É benéfico substituí-los por lanches mais saudáveis, como frutas ou castanhas sem sal
12.	Há um consumo semanal de ≥ 1 porção (de 30 g) de castanhas?			Consuma porções modestas de castanhas sem sal Castanhas são ricas em gordura insaturada, fitosteróis, fibras, vitamina E e ferro, **por exemplo, nozes, avelãs e amêndoas**
13.	Há um consumo rotineiro de carne de frango, peru ou coelho em lugar de vitela, porco, hambúrguer ou salsicha?			A "carne branca" tem menor teor de gordura saturada. Remova a pele e considere seu método de cozimento
14.	Há um consumo de macarrão, vegetais ou arroz temperados com alho, tomate, alho-poró ou cebola ≥ 2 vezes/semana?			O uso regular de tomate, alho, cebola ou molho à base de alho-poró é um aspecto-chave da dieta Med
ESCORE TOTAL (número total de respostas "sim")				

26.09.13
Version 1

Alison Hornby, Katherine Paterson

Figura 32.5 Ferramenta de escore da dieta mediterrânea. (Cortesia de Alison Hornby e Katherine Paterson.)

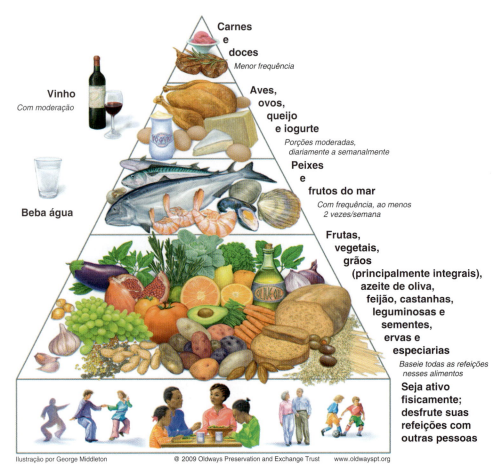

Figura 32.6 Pirâmide da dieta mediterrânea tradicional. (Cortesia de Oldways Preservation and Exchange Trust, wm https://www.oldwayspt.org.) (De http://www.cardiacrehabilitation.org.uk/docs/Mediterranean-Diet-Score.pdf.)

Um ácido graxo ômega-3 derivado de vegetais, o ácido alfalinolênico (AAL), exerce efeitos anti-inflamatórios (ver Capítulo 7). Acredita-se que ácidos graxos ômega-3 sejam cardioprotetores porque interferem com a coagulação sanguínea e alteram a síntese de prostaglandinas. O ômega-3 estimula a produção de NO, uma substância capaz de estimular o relaxamento da parede de vasos sanguíneos (vasodilatação). Infelizmente, a ingestão elevada (acima de 3 g EPA/DHA) prolonga o tempo de sangramento, condição comumente observada em populações nativas do Ártico com baixa incidência de DCVAS, cuja dieta diária tem alto teor de ômega-3.

Colesterol dietético. Recomendações prévias têm sido de reduzir o colesterol da dieta a fim de diminuir o LDL-colesterol e o risco de DCVAS. As diretrizes de ACC/AHA de 2013 já não fazem mais essa recomendação e afirmam especificamente que o colesterol da dieta não eleva as LDLs (ver Capítulo 9). As Diretrizes Dietéticas dos EUA de 2015 também eliminam a recomendação da restrição de colesterol. Todavia, é importante lembrar que os alimentos com o maior teor de colesterol também têm alto teor de gorduras saturadas que de fato elevam o LDL-colesterol.

Fibra. Altos teores de fibra na dieta estão associados a uma prevalência significativamente menor de DCVAS e AVE (Anderson et al., 2009). O padrão *MyPlate* do USDA, a dieta DASH e a DMe enfatizam o consumo de frutas, vegetais, leguminosas e grãos integrais, os quais são inerentemente ricos em fibras. Essa combinação de alimentos fornece uma combinação de fibra solúvel e insolúvel. Os mecanismos propostos para o efeito hipocolesterolêmico da fibra solúvel incluem: (1) a fibra liga-se aos ácidos biliares, o que reduz a concentração sérica de colesterol e (2) bactérias do cólon fermentam a fibra para produzir acetato, propionato e butirato, os quais inibem a síntese de colesterol. O papel da fibra nas vias inflamatórias, se é que existe um papel, não está estabelecido. Minerais, vitaminas e antioxidantes que compõem uma dieta com alto teor de fibra enriquecem-na ainda mais.

Fibras insolúveis como a celulose e a lignina não apresentam efeito sobre as concentrações séricas de colesterol. A fim de prevenir a doença cardíaca, a maior parte dos 25 a 30 g recomendados de fibra por dia devem corresponder a fibras solúveis.

Antioxidantes. Dois componentes da dieta que afetam o potencial de oxidação do LDL-colesterol são o nível de AL na partícula e a disponibilidade de antioxidantes. Concentrações fisiológicas das vitaminas C, E e betacaroteno têm propriedades antioxidantes no organismo. A vitamina E é o antioxidante mais concentrado carreado por LDLs, com quantidade 20 a 300 vezes maior que qualquer outro antioxidante. Uma grande função da vitamina E é prevenir a oxidação de AGPIs na membrana celular. A AHA não recomenda sua suplementação para prevenção de DCV. O padrão dietético que inclui quantidades altas de grãos integrais, castanhas e sementes (especialmente semente de girassol) tem grandes quantidades de vitamina E. Alimentos com quantidades concentradas de antioxidantes são encontrados em

fitoquímicos conhecidos como catequinas e foram associados à melhora da reatividade vascular. Uvas vermelhas, vinho tinto, chás (especialmente o chá-verde), frutas silvestres e feijões grandes (feijão-fava) são parte da DMe (ver Figuras 32.5 e 32.6).

Estanóis e esteróis. Desde o início da década de 1950, estanóis e esteróis vegetais isolados do óleo de soja ou de pinheiro são conhecidos por reduzir o colesterol por inibir a absorção do colesterol dietético. Foi demonstrado que estanóis e esteróis reduzem o LDL-colesterol em adultos (Yanai et al., 2015). Como esses ésteres também afetam a absorção e causam redução das concentrações de betacaroteno, alfatocoferol e licopeno, mais estudos de segurança são necessários para uso em indivíduos normocolesterolêmicos, crianças e mulheres gestantes.

Perda de massa corporal. Segundo os Centers for Disease Control and Prevention (CDC), em 2015 a 2016 39,8% dos adultos e 18,5% das crianças dos EUA foram classificados como obesos. A obesidade eleva o risco de hipertensão, dislipidemia, diabetes tipo 2, DCVAS e AVE. A obesidade está associada ao maior risco de mortalidade por DCV de todas as causas (Stone et al., 2014). As recomendações estão resumidas no Boxe 32.5.

Manejo médico
Manejo farmacológico

A determinação da terapia medicamentosa depende da categoria de risco e da capacidade de se atingir o objetivo do LDL-colesterol. As diretrizes de ACC/AHA de 2013 para tratamento do colesterol sanguíneo apresentam recomendações atualizadas para a prescrição de estatinas com maior foco no risco geral do paciente do que em alvos específicos de colesterol sérico. O tratamento primário para pacientes com risco de DCVAS são os inibidores da 3-hidroxila-3-metilglutaril-coenzima A (HMG-CoA) redutase, dentre os quais existem muitas opções (ver Apêndice 13). As classes de fármacos incluem: (1) **sequestradores de ácidos biliares**, como colestiramina (que adsorve ácidos biliares); (2) ácido nicotínico; (3) **estatinas**, ou inibidores da **3-hidroxila-3-metilglutaril-coenzima A (HMG-CoA)** redutase, que inibem a enzima limitadora da taxa de síntese do colesterol; (4) derivados do ácido fíbrico; e (5) probucol.

Intervenção clínica

Intervenções clínicas como a intervenção coronariana percutânea (ICP) são atualmente realizadas em pacientes com isquemia assintomática ou angina. A ICP, conhecida anteriormente como angioplastia coronariana transluminal percutânea, é um procedimento que utiliza um cateter com um balonete que, uma vez inflado, rompe depósitos de placa de uma artéria ocluída. *Stents* coronarianos envolvem a inserção de um tubo de malha de arame que mantém aberta uma artéria; o *stent* pode liberar medicação que previne a coagulação (Thom et al., 2006).

A ICP é frequentemente possível devido à detecção precoce das obstruções. O problema mais comum do procedimento é a recorrência da estenose da artéria. Um estudo recente examinou mais de 2.200 pacientes, cuja metade recebeu intervenção medicamentosa e mudanças de estilo de vida como abandonar o tabagismo, praticar exercícios e melhorar a nutrição, enquanto a outra metade recebeu tanto as mudanças do estilo de vida quanto a angioplastia. Após 5 anos, observou-se que o número de indivíduos que sofreram um infarto, que foram hospitalizados ou morreram devido a seus problemas cardíacos foi praticamente idêntico em ambos os grupos. A angioplastia não pareceu fornecer benefício adicional em comparação com as mudanças do estilo de vida combinadas à medicação (Boden et al., 2007).

Visto que a ICP é realizada com o paciente sob anestesia local em um laboratório de cateterização cardíaca, a recuperação é mais rápida do que com a **cirurgia de revascularização miocárdica (CRM)**. Na CRM, uma artéria torácica é utilizada para redirecionar sangue ao redor de um vaso doente. Os candidatos à CRM geralmente apresentam mais do que duas artérias obstruídas. O emprego da CRM diminuiu desde 1995 porque se têm realizado mais procedimentos de ICP. Essas cirurgias melhoram o tempo de sobrevida, aliviam os sintomas e melhoram notavelmente a qualidade de vida de pacientes com DCVAS. Contudo, a CRM não cura a aterosclerose; novos enxertos também são suscetíveis à aterogênese. Por consequência, a recorrência de estenose é comum dentro de 10 anos após a cirurgia.

HIPERTENSÃO

A **hipertensão** é a pressão arterial, ou a força exercida por unidade de área da parede das artérias, persistentemente alta. A **pressão arterial sistólica (PAS)**, leitura superior da mensuração de pressão arterial, corresponde à força exercida sobre as paredes dos vasos sanguíneos no momento em que o coração exerce uma sístole e pressiona o sangue para fora de suas câmaras. A leitura inferior, conhecida como **pressão arterial diastólica (PAD)**, mensura a força do relaxamento cardíaco entre as sístoles. A pressão arterial é mensurada em milímetros (mm) de mercúrio (Hg). No adulto, considera-se a pressão arterial normal em 120/80 mmHg. Os limites para pressão arterial elevada (anteriormente chamada **pré-hipertensão**), hipertensão em estágio I e estágio II encontram-se descritos na Tabela 32.1.

As diretrizes de prática clínica da Força-Tarefa ACC/AHA para Prevenção, Detecção, Avaliação e Tratamento da Hipertensão em Adultos (*ACC/AHA Task Force for the Prevention, Detection, Evaluation, and Management of High Blood Pressure in Adults*) (Whelton et al., 2018) afirmam que a combinação entre dieta e terapia de estilo de vida é especialmente útil em adultos para a prevenção e o tratamento

---

Boxe 32.5 Recomendações das Diretrizes de The Obesity Society (TOS).

1. Encontro entre pacientes e profissional de saúde para prevenção e tratamento da obesidade: um encontro com um paciente é definido como uma interação com um profissional de saúde que avalie o estado da massa corporal a fim de determinar necessidade de outros exames e tratamento
2. Mensuração da massa corporal e da estatura e cálculo do índice de massa corporal (IMC)
3. IMC 25 < 30 kg/m² (sobrepeso) ou 30 < 35 kg/m² (obeso classe I) ou 35 < 40 kg/m² (obeso classe II) ou > 40 kg/m² (obeso classe III): são pontos de corte que definem indivíduos com sobrepeso e obesidade com risco aumentado de doença cardiovascular (DCV). Dentro dessas categorias, necessita-se de avaliação individual do risco
4. Avaliar e tratar fatores de risco de DCV e comorbidades relacionadas à obesidade: é recomendada a mensuração do perímetro da cintura em indivíduos com IMC de 25 a 35 kg/m² a fim de fornecer informação adicional sobre o risco. Não é necessário mensurar a perímetro da cintura em pacientes com IMC > 35 kg/m² pois já se espera que a medida esteja aumentada e não fornecerá informação relevante. O aumento do risco cardiometabólico define-se como > 88 cm para mulheres e > 102 cm para homens
5. Avaliar a história da massa corporal e o estilo de vida: perguntar acerca da história de ganho e perda de massa corporal ao longo do tempo, detalhes das tentativas de emagrecimento anteriores, hábitos dietéticos, atividade física, história familiar de obesidade e outras condições clínicas e medicações que possam influenciar a massa corporal
6. Avaliar necessidade de perda de massa corporal: o tratamento da perda de massa corporal é indicado para indivíduos (1) obesos e (2) com sobrepeso, demonstrando um ou mais indicadores de aumento do risco de DCV
7. Orientar o paciente a evitar ganho de massa corporal e discutir outros fatores de risco

Jensen et al.: 2013 AHA/ACC/TOS guideline for the management of overweight and obesity in adults. *Circulation*, 129:S102, 2014.

Tabela 32.1 Categorias de pressão arterial em adultos.			
	PAS (mmHg)*		PAD (mmHg)*
Normal	< 120 mmHg	e	< 80 mmHg
Elevada	120 a 129 mmHg	e	< 80 mmHg
Hipertensão			
Estágio I	130 a 139 mmHg	ou	80 a 89 mmHg
Estágio II	> 130 a 139 mmHg	ou	> 90 mmHg

PAS, pressão arterial sistólica; PAD, pressão arterial diastólica.
*Indivíduos com PAS e PAD em duas categorias devem ser designados para a categoria de pressão arterial mais alta. A pressão arterial baseia-se na média de ≥ 2 leituras cuidadosas obtidas em ≥ 2 ocasiões.
(Whelton PK et al.: 2017 ACC/AHA/AAPA/ABC/ACPM/APhA/ASH/ASPC/NMA/PCNA guideline for the prevention, detection, evaluation, and management of high blood pressure in adults. *J Am Coll Cardiol* 71: e127-e240, 2018.)

da hipertensão de categoria pressão arterial elevada e hipertensão estágio I sem DCVAS clínica ou risco estimado de DCVAS em 10 anos ≤ 10% (ver http://tools.acc.org/ASCVD-Risk-Estimator-Plus/#!/calculate/estimate/). Para adultos com hipertensão em estágio I e DCVAS clínica ou risco estimado de DCVAS em 10 anos ≥ 10%, ou hipertensão em estágio II, as diretrizes recomendam medicação para reduzir a pressão arterial com terapia não farmacológica para prevenção primária de DCV. As diretrizes também mencionam que indivíduos com diabetes, IC e doença renal crônica devem ser tratados com medicação para redução da pressão arterial quando sua pressão exceder 130/80 mmHg. As recomendações baseiam-se em evidências clínicas que demonstram que diretrizes mais rígidas para esses pacientes podem prevenir a aceleração da lesão de órgãos-alvo (rins, coração, pâncreas) e comorbidades associadas. Também é importante a ênfase dada pelas diretrizes no fato de que pessoas com hipertensão devem seguir uma dieta e estilo de vida saudáveis com o manejo medicamentoso. As modificações da dieta e estilo de vida são importantes partes da prevenção primária de hipertensão.

A hipertensão é um problema de saúde pública comum em países desenvolvidos. Nos EUA, um em cada três adultos apresenta pressão arterial elevada (CDC, 2017). A hipertensão não tratada leva a muitas doenças degenerativas, incluindo IC, doença renal crônica em estágio terminal e doença vascular periférica. É frequentemente referida como um "assassino silencioso", pois indivíduos hipertensos podem ser assintomáticos por anos e então, sofrerem um AVE ou infarto fatal. Embora não haja uma cura disponível, a hipertensão é facilmente detectável e geralmente controlável. Parte da diminuição da mortalidade por DCV durante as últimas duas décadas foi atribuída a maiores detecção e controle da hipertensão. A ênfase em modificações do estilo de vida tem atribuído um papel proeminente à dieta na prevenção primária e no tratamento da hipertensão.

Dentre os indivíduos com pressão arterial elevada, 90 a 95% apresentam **hipertensão essencial** (hipertensão de causa desconhecida) ou hipertensão primária. A causa envolve uma completa interação de más escolhas de estilo de vida e expressão genética. Fatores relativos ao estilo de vida que foram identificados incluem dieta (alto teor de sódio, baixa ingestão de frutas e vegetais), tabagismo, inatividade física, estresse e obesidade. Também foi implicada a inflamação vascular (De Miguel et al., 2015). Muitos genes exercem um papel na hipertensão; a maioria se relaciona ao controle renal ou neuroendócrino da pressão arterial. Estudos de associação genética revelaram mais de 100 variantes associadas à pressão arterial, embora todas essas variantes juntas expliquem somente uma pequena porcentagem da variabilidade da pressão arterial (Seidel e Scholl, 2017). A maioria dos fatores genéticos que contribuem com a regulação da pressão arterial permanece desconhecida (ver Capítulo 6). A hipertensão que emerge como resultado de outra doença, geralmente endócrina, recebe o nome de **hipertensão secundária**. Dependendo da extensão da doença de base, essa hipertensão pode ser curada.

Prevalência e incidência

Aproximadamente 85,7 milhões de adultos norte-americanos com 20 ou mais anos apresentam hipertensão ou estão recebendo medicação anti-hipertensiva (Benjamin et al., 2018). As projeções demonstram que, até 2030, a prevalência da hipertensão aumentará em 8,4% em relação às estimativas de 2013. Adultos negros não hispânicos apresentam maior prevalência ajustada à idade de hipertensão (45% dos homens e 46,3% das mulheres) que indivíduos brancos não hispânicos (34,5% dos homens e 32,3% das mulheres) e norte-americanos de origem mexicana (30,1% dos homens e 28,8% das mulheres) (Benjamin et al., 2018). A prevalência de pressão arterial elevada em negros é uma das maiores já vistas em todo o mundo. Como indivíduos negros desenvolvem hipertensão mais precocemente na vida e mantêm níveis de pressão elevados, seu risco de AVE fatal, doença cardíaca ou doença renal de estágio terminal é maior comparado ao de indivíduos brancos (Benjamin et al., 2018).

Indivíduos de qualquer idade podem apresentar hipertensão. Aproximadamente 12,9% dos meninos e 6,5% das meninas apresentam pressão arterial elevada (Ma et al., 2016; Xi et al., 2016). À medida que a idade aumenta, a prevalência de pressão arterial elevada também aumenta (Figura 32.7). Antes dos 45 anos, mais homens que mulheres apresentam pressão arterial elevada, sendo que após os 65 anos a incidência de pressão alta das mulheres de cada grupo racial supera a dos homens no grupo (Go et al., 2014). Como a prevalência de hipertensão aumenta com a idade, mais da metade da população adulta idosa (acima de 65 anos) de qualquer grupo racial apresenta hipertensão. Embora as intervenções do estilo de vida voltadas para indivíduos mais idosos possam reduzir essa prevalência, programas de intervenção precoce fornecem o maior potencial de redução a longo prazo das complicações gerais relacionadas à pressão arterial (Whelton et al., 2018).

A relação entre pressão arterial e risco de eventos por DCV é contínua e independe de outros fatores de risco. Quanto mais elevada é a pressão arterial, maior é a chance de lesão de órgão-alvo, incluindo hipertrofia ventricular esquerda (HVE), IC, AVE, doença renal crônica e retinopatia (Benjamin et al., 2018). Até 13% dos adultos hipertensos apresentam hipertensão resistente ao tratamento, o que significa que sua pressão arterial permanece elevada mesmo com uso de três ou mais fármacos anti-hipertensivos de diferentes classes (Whelton et al., 2018). O tratamento da hipertensão resistente a tratamento aumenta o risco individual de lesão visceral. A idade avançada e a obesidade são dois dos fatores de risco mais fortes associados à condição. A identificação e a reversão de fatores de risco que contribuem com a resistência ao tratamento, com diagnóstico e tratamento adequado de causas secundárias e emprego de terapias com múltiplos fármacos eficientes, são essenciais à estratégia terapêutica.

A prevalência de hipertensão entre adultos com diabetes é de 80% e a hipertensão é no mínimo duas vezes mais comum entre indivíduos portadores de diabetes tipo 2 do que pessoas de mesma idade não diabéticas (Whelton et al., 2018). Adultos com diabetes apresentam taxas de mortalidade por DCV duas a quatro vezes mais altas que adultos não diabéticos (Benjamin et al., 2018). Consequentemente, organizações nacionais de saúde, incluindo ACC/AHA, estabeleceram a meta de pressão arterial para a terapia anti-hipertensiva de indivíduos diabéticos em valor mais baixo que a recomendadam para a população geral, que é de 140/90 mmHg (Whelton et al., 2018). Em adultos com diabetes e hipertensão, ACC/AHA recomendam que o tratamento com fármacos anti-hipertensivos seja iniciado com pressão arterial de 130/80 mmHg ou mais e que a meta seja atingir valores

Capítulo 32 Nutrição Clínica para Doença Cardiovascular

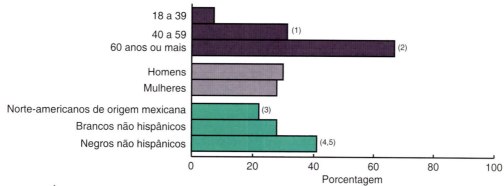

¹Diferença estatisticamente significativa entre as idades de 18 a 39 e 40 a 59 anos
²Diferença estatisticamente significativa entre as idades de 40 a 59 anos e 60 anos ou mais
³Diferença estatisticamente significativa entre as populações de brancos não hispânicos e norte-americanos de origem mexicana
⁴Diferença estatisticamente significativa entre as populações de brancos não hispânicos e negros não hispânicos
⁵Diferença estatisticamente significativa entre as populações de negros não hispânicos e norte-americanos de origem mexicana
Fonte: CDC/NCHS, National Health and Nutrition Examination Survey.

Figura 32.7 Prevalência de hipertensão específica da idade e ajustada para a idade em adultos: EUA, 2005 a 2006. (Ostchega Y et al.: *Hypertension awareness, treatment, and control–continued disparities in adults: United States, 2005-2006*. NCHS data brief no. 3, Hyattsville, Md, 2008, National Center for Health Statistics.)

inferiores a 130/80 mmHg. O controle da pressão arterial é muitas vezes mais difícil de se conseguir em pacientes diabéticos do que não diabéticos, necessitando do uso de uma combinação de medicações anti-hipertensivas na maioria dos pacientes (Whelton et al., 2018).

Embora pacientes hipertensos sejam com frequência assintomáticos, a hipertensão não é uma doença benigna. Os sistemas cardiovascular, cerebrovascular e renal são todos afetados pela pressão arterial cronicamente alta (Tabela 32.2). A hipertensão constituiu causa primária ou contribuinte em 427.631 dos 2,7 milhões de óbitos dos EUA em 2009 (Benjamin et al., 2018). Entre 2005 e 2015, a taxa de mortalidade por hipertensão ajustada para a idade aumentou em 10,5%; as mortes totais por hipertensão aumentaram em 37,5%. As taxas de mortalidade por hipertensão são aproximadamente três vezes mais altas em negros do que brancos (Benjamin et al., 2019). A hipertensão é um grande fator que contribui para a aterosclerose, AVE, insuficiência renal e IAM. Fatores associados a um prognóstico ruim na hipertensão encontram-se demonstrados no Boxe 32.6.

Fisiopatologia

A **pressão arterial** é uma função da multiplicação do débito cardíaco pela resistência periférica (resistência dos vasos sanguíneos ao fluxo de sangue). Portanto, o diâmetro do vaso sanguíneo afeta sobremaneira o fluxo sanguíneo. Quando o diâmetro diminui (como ocorre na aterosclerose), ocorre aumento da resistência e da pressão arterial. Da mesma forma, quando o diâmetro aumenta (como na terapia com vasodilatação), a resistência e a pressão diminuem.

Tabela 32.2 Manifestações da doença de órgãos-alvo pela hipertensão.

Sistema orgânico	Manifestações
Cardíaco	Evidência clínica, eletrocardiográfica ou radiográfica de hipertrofia ventricular esquerda com espessamento de parede arterial; mau funcionamento ventricular esquerdo ou insuficiência cardíaca
Cerebrovascular	Crise isquêmica transitória ou acidente vascular encefálico
Periférico	Ausência de um ou mais pulsos nas extremidades (exceto para a artéria dorsal podal) e Índice Tornozelo-Braquial < 0,9
Renal	Creatinina sérica aumentada: homens 1,3 a 1,5 mg/dℓ, mulheres 1,2 a 1,4 mg/dℓ TFG calculada < 60 mℓ/min/1,73 m² Aumento da excreção de albumina
Retinopatia	Hemorragias ou exsudatos, com ou sem papiledema

TFG, taxa de filtração glomerular.
(Adaptada de Schmieder R: End organ damage in hypertension, *Dtsch Arztebl* 107:866, 2010.)

Boxe 32.6 Fatores de risco e prognóstico adverso na hipertensão.

Fatores de risco
Raça negra
Jovem
Sexo masculino
Pressão diastólica persistente > 115 mmHg
Tabagismo
Diabetes melito
Hipercolesterolemia
Obesidade
Ingestão excessiva de álcool
Evidência de lesão de órgão-alvo

Cardíacos
Aumento cardíaco
Sinais eletrocardiográficos de isquemia ou extenuação ventricular esquerda
Infarto agudo do miocárdio
Insuficiência cardíaca

Olhos
Exsudatos e hemorragias retinianos
Papiledema

Renais
Comprometimento da função renal

Sistema nervoso
Acidente vascular encefálico

De Fisher ND, Williams GH: Hypertensive vascular disease. In Kasper DL et al., editors: *Harrison's principles of internal medicine*, ed 16, New York, 2005, McGraw-Hill.

Muitos sistemas mantêm controle da homeostase da pressão arterial. Os principais reguladores são o SNS para o controle a curto prazo e os rins para o controle a longo prazo. Em resposta a uma queda da pressão arterial, o SNS secreta norepinefrina, um vasoconstritor, que atua em pequenas artérias e arteríolas para aumentar a resistência periférica e elevar a pressão arterial. Condições que resultam em estímulo excessivo do SNS (p. ex., alguns distúrbios suprarrenais ou apneia do sono) resultam em aumento da pressão arterial. O rim regula a pressão arterial por meio do controle do volume de líquido extracelular e secreção de renina, que ativa o sistema renina-angiotensina (SRA) (Figura 32.8). A pressão arterial anormal é geralmente multifatorial. Na maioria dos casos de hipertensão, ocorre aumento da resistência periférica. Essa resistência força o ventrículo esquerdo cardíaco a aumentar seu esforço no bombeamento de sangue ao longo do sistema. Com o tempo, podem ocorrer HVE e, eventualmente, IC.

Variantes genéticas comuns do gene do SRA, incluindo a enzima conversora de angiotensina (ECA) e o angiotensinogênio, demonstraram se relacionar com a hipertensão (Heidari et al., 2017). Um aumento na produção dessas proteínas pode elevar a produção de angiotensina II, mediador primário do SRA, aumentando a pressão arterial. A angiotensina II também pode deflagrar inflamação de baixo grau dentro da parede dos vasos, uma condição que predispõe à hipertensão (McMaster et al., 2015).

A hipertensão frequentemente ocorre com outros fatores de risco para DCV, incluindo obesidade visceral (intra-abdominal), resistência à insulina, concentrações altas de triglicerídios e baixas de HDL-colesterol. A coexistência de três ou mais desses fatores de risco leva à síndrome metabólica. Não está claro se um ou mais desses fatores de risco precede outros ou se eles ocorrem de maneira simultânea. O acúmulo de gordura visceral sintetiza quantidades aumentadas de angiotensina, o que ativa o SRA e aumenta a pressão arterial (Zhou et al., 2012). Ademais, a angiotensina II, mediador primário do SRA, promove o desenvolvimento de grandes adipócitos afuncionais, que produzem quantidades aumentadas de leptina e diminuídas de adiponectina. Concentrações altas de leptina e baixas de adiponectina circulantes ativam o SNS, componente-chave da resposta hipertensiva (DeMarco et al., 2014).

Prevenção primária

Ao longo dos últimos anos, têm ocorrido mudanças positivas na conscientização, tratamento e controle da hipertensão. Com base na análise da pesquisa *National Health and Nutrition Examination Survey* (NHANES), dados de 2011 a 2014 demonstraram que 84,1% das pessoas com hipertensão estão conscientes de que são hipertensas (Benjamin et al., 2018), sendo que até 81% o eram em 2007 a 2010. Embora a frequência atual de tratamento e controle da hipertensão tenha aumentado de 48,4 a 53,3%, para o mesmo período, esforços adicionais são necessários a fim de atingir o objetivo do *Healthy People 2020* de 61,2%. Em 2015, mulheres, adultos jovens (com idade entre 18 e 39 anos) e hispânicos apresentaram as menores taxas de controle da pressão arterial comparados a homens, indivíduos mais jovens e brancos não hispânicos. A melhora do tratamento anti-hipertensivo por meio de programas de intervenção direcionados deve apresentar efeito positivo na evolução de DCVs. As diretrizes de tratamento da pressão arterial enfatizam a importância da avaliação de pacientes para a presença de múltiplos fatores de risco de DCV, com modificações de estilo de vida individualizadas e terapia medicamentosa apropriada.

A modificação dos fatores de estilo de vida tem eficácia documentada na prevenção primária e controle da hipertensão. Esses fatores foram revisados sistematicamente e categorizados pela Academy of Nutrition and Dietetics (AND) em 2015 (Lennon et al., 2017) e, mais recentemente, pelo ACC e pela AHA em 2018 (Whelton et al., 2018). Essas diretrizes fazem uma forte recomendação (p. ex., relação benefício/risco alta com evidências de suporte) para a redução da ingestão de sódio na dieta de adultos com pressão arterial elevada e hipertensão e para perda de massa corporal em adultos com pressão arterial elevada e hipertensão com sobrepeso ou obesidade. Também há uma forte recomendação de um padrão de dieta saudável ao coração, como a dieta DASH rica em frutas, vegetais, grãos integrais e laticínios com baixo teor de gordura, a fim de reduzir a pressão arterial. A combinação de uma dieta DASH com baixo teor de sódio e redução de massa corporal foi recomendada como a abordagem mais eficiente para reduzir significativamente a pressão arterial de adultos com risco de DCV. Outras fortes recomendações tanto de ACC/AHA quanto da AND foram o aumento da atividade física com programa de exercícios estruturado e moderação do consumo de álcool, particularmente em consumidores intensos. ACC/AHA também incluíram uma forte recomendação de suplementação de potássio a fim de reduzir a pressão arterial. O aumento da ingestão de potássio deve ocorrer preferencialmente na forma de modificação da dieta, podendo ser contraindicado em alguns pacientes com doença renal crônica (DRC). Um resumo das recomendações e classificações de ACC/AHA e AND pode ser encontrado na Tabela 32.3.

Lipídeos

Revisões sistemáticas de ECRs que examinaram os efeitos da substituição energética de um ácido graxo por outro geralmente demonstram nenhum ou pouco efeito sobre a pressão arterial (Al-Khudairy et al., 2015; Maki et al., 2018). A suplementação com AGPIs ômega-3

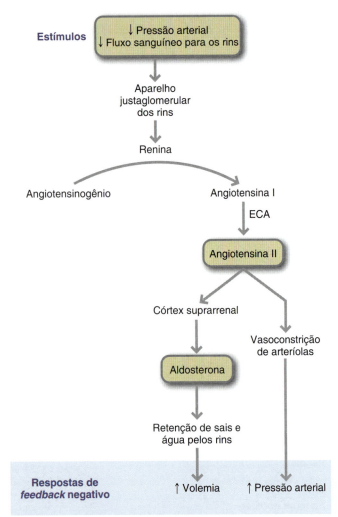

Figura 32.8 Cascata renina-angiotensina. *ECA*, enzima conversora de angiotensina. (Reimpressa com permissão de Fox SI: *Human physiology*, ed 6, New York, 1999, McGraw-Hill.)

Tabela 32.3 Recomendações sobre pressão arterial em adultos hipertensos de Evidence Analysis Library (EAL, 2015) e American College of Cardiology/American Heart Association (ACC/AHA, 2018).

Alimento ou nutriente	Recomendação de EAL	Classificação	Recomendação de ACC/AHA	Classificação
Sódio	O nutricionista deverá orientar sobre redução da ingestão de sódio para reduzir a pressão arterial de adultos com HTN. A diminuição do sódio da dieta para 1.500 a 2.000 mg/dia reduziu a PAS e a PAD em até 12 e 6 mmHg, respectivamente	Forte	Diminuir a ingestão de sódio Consumir no máximo 2.400 mg de sódio/dia; diminuir para 1.500 mg/dia é desejável porque está associado a maior redução da pressão arterial; reduzir a ingestão em ao menos 1.000 mg/dia pois isso reduzirá a pressão arterial, mesmo que a quantidade desejada diária de sódio não seja atingida	Forte Moderada
Padrões dietéticos que enfatizam frutas e vegetais	O nutricionista deve orientar a adotar um padrão DASH combinado à redução da ingestão de sódio para reduzir a pressão arterial	Consenso	Consumir um padrão dietético que enfatize a ingestão de vegetais, frutas e grãos integrais; inclui laticínios com baixo teor de gordura, carne de frango, peixe, legumes, óleos vegetais não tropicais e castanhas; e limita a ingestão de doces, bebidas adoçadas com açúcar e carnes vermelhas; adaptar esse padrão dietético aos requerimentos energéticos adequados; atingir esse padrão seguindo planos, como o padrão dietético DASH, o padrão USDA ou a dieta da AHA; combinar o padrão DASH com a diminuição da ingestão de sódio	Forte
Frutas e vegetais	Frutas e vegetais devem ser recomendados em nível de 5 a 10 porções por dia para uma redução significativa da pressão arterial	Forte		Não avaliado
Manejo da massa corporal	O peso corporal ideal deve ser atingido e mantido (IMC 18,5 a 24,9 kg/m²) a fim de reduzir a pressão arterial	Forte	Orientar adultos com sobrepeso e obesidade e pressão arterial elevada de que mudanças do estilo de vida que produzem perda de massa corporal constante, ainda que discreta, de 3 a 5%, trazem benefícios clínicos significativos (p. ex., redução de TG, açúcares sanguíneos, HbA1C); > 5% causarão redução da pressão arterial e da necessidade de medicações para controlá-la*	Forte
Atividade física	Indivíduos devem ser incentivados a praticar atividade física aeróbica por pelo menos 30 min por dia na maior parte da semana, pois isso reduz a PAS	Consenso	Orientar adultos a praticar atividade física aeróbica a fim de diminuir a pressão arterial: 3 a 4 sessões por semana com duração média de 40 min por sessão e envolvendo atividade física de intensidade moderada a vigorosa	Moderada
Álcool	Para indivíduos que possam consumir álcool com segurança, o consumo deve limitar-se a duas doses (700 mℓ de cerveja, 300 mℓ de vinho ou 90 mℓ de destilados 40%) por dia para a maioria dos homens e não mais que uma dose por dia para mulheres	Consenso		Não avaliado
Potássio	Estudos suportam uma relação modesta entre o aumento da ingestão de potássio e a redução da relação sódio-potássio com diminuição da pressão arterial	Razoável	Evidência insuficiente	Baixa
Cálcio	O efeito do aumento da ingestão de cálcio na redução da pressão arterial não está claro, embora algumas pesquisas indiquem benefício mínimo	Razoável		Não avaliado
Magnésio	O efeito do aumento da ingestão de magnésio na redução da pressão arterial não está claro, embora algumas pesquisas indiquem benefício mínimo	Razoável		Não avaliado
Ácidos graxos ômega-3	Estudos que investigam o aumento do consumo de ácidos graxos ômega-3 não demonstraram efeito benéfico sobre a pressão arterial	Razoável		Não avaliado

ACC, American College of Cardiology; AHA, American Heart Association; DASH, Dietary Approaches to Stop Hypertension (Abordagens Dietéticas para Interromper a Hipertensão); IMC, índice de massa corporal; PAS, pressão arterial sistólica; TG, triglicerídios; USDA, U.S. Department of Agriculture.

As recomendações listadas foram classificadas pela Academy of Nutrition and Dietetics e por American College of Cardiology (ACC)/American Heart Association (AHA) como forte, razoável/moderada e consenso; para recomendações classificadas como fracas, consultar American Dietetic Association CEvidence Analysis Library for Hypertension (2009) http://www.adaevidencelibrary.com/topic.cfm?cat=3259 ou suplemento de dados da ACC/AHA em http://circ.ahajournals.org/lookup/suppl/doi:10.1161/01.cir.0000437740.48606.d1/-DC1.

*As diretrizes de manejo da massa corporal são de Jensen MD et al.: 2013 AHA/ACC/TOS guideline for the management of overweight and obesity in adults: a report of the American College of Cardiology/American Heart Association Task Force on Practice Guidelines, and the Obesity Society, J Am Coll Cardiol 63:2985, 2014.

(EPA + DHA) em doses maiores que 2 g/dia demonstrou redução modesta da PAS e PAD, especialmente em adultos hipertensos não tratados (Miller et al., 2014).

Proteínas

Evidências de estudos observacionais e ECRs sugerem que a substituição de lipídeos ou carboidratos por proteínas em uma dieta isonergética resulte em diminuição da pressão arterial (Bazzano et al., 2013). A suplementação de proteína na dose de 60 g/dia diminuiu a PAS em 4,9 mmHg e a PAD em 2,7 mmHg comparada com 60 g/dia de carboidratos em indivíduos com sobrepeso e pressão arterial elevada portadores de hipertensão em estágio I (Teunissen-Beekman e Van Baak, 2013).

Padrões de dieta que enfatizem frutas e vegetais

Diversos padrões de dieta têm sido associados à redução da pressão arterial. Padrões dietéticos baseados em vegetais têm sido associados à diminuição da PAS em estudos observacionais e ensaios clínicos (Alexander et al., 2017). Foram relatadas diminuições médias da PAS de 5 a 6 mmHg. Especificamente, o estudo controlado das **Abordagens Dietéticas para Interromper a Hipertensão (*Dietary Approaches do Stop Hypertension* – DASH)** demonstrou que um padrão de dieta que enfatize frutas, vegetais, laticínios com baixo teor de gordura, grãos integrais, carnes magras e castanhas diminui significativamente a PAS em adultos hipertensos e normotensos. A dieta DASH (ver Apêndice 17) foi mais eficiente do que somente a adição de frutas e vegetais a um padrão dietético com baixo teor de gordura e foi igualmente eficiente em homens e mulheres de diversos perfis raciais e étnicos (Appel et al., 2006). Esse padrão constitui o cerne das recomendações dietéticas de ACC/AHA para redução da pressão arterial (Whelton et al., 2018). Embora a dieta DASH seja segura e esteja atualmente sendo recomendada para prevenção e tratamento da hipertensão, ela apresenta alto teor de potássio, fósforo e proteínas, dependendo de como seja planejada. Por essa razão, a dieta DASH pode não ser recomendada em indivíduos com doença renal crônica em estágio terminal com concentrações séricas de potássio ou fósforo normais a elevadas (Tyson et al., 2012).

Diversas versões da dieta DASH foram avaliadas com relação a seu potencial de redução da pressão arterial. O estudo OmniHeart comparou a dieta DASH original com uma versão de alto teor proteico da mesma (25% de energia oriunda de proteínas, aproximadamente metade de fontes vegetais) e uma dieta DASH com alto teor de gordura insaturada (31% das calorias de gorduras principalmente monoinsaturadas). Embora cada dieta tenha reduzido a PAS, a substituição de parte dos carboidratos (aproximadamente 10% das calorias totais) da dieta DASH por proteínas ou gorduras monoinsaturadas atingiu a melhor redução da pressão arterial e do colesterol sanguíneo (Miller et al., 2006). Isso pode ser obtido substituindo-se parte das porções de frutas, pão e cereais por castanhas.

Como muitos pacientes hipertensos têm sobrepeso, versões hipoenergéticas da dieta DASH também foram testadas a fim de avaliar sua eficácia em promover perda de massa corporal e redução da pressão arterial. A dieta DASH hipoenergética, comparada a uma dieta de baixo teor energético e de lipídeos, produziu maior redução da PAS e PAD. Mais recentemente, o estudo ENCORE demonstrou que a adição de exercícios e perda de massa corporal à dieta DASH resultou em maiores reduções na pressão arterial, melhora da função vascular e diminuição da massa ventricular comparada à dieta DASH isolada (Lee et al., 2018).

O padrão dietético da DMe apresenta muitas similaridades com a dieta DASH, mas geralmente tem maior teor de lipídeos, primariamente AGMIs oriundos de azeite de oliva, castanhas e sementes. A DMe tradicional também contém peixes gordurosos ricos em ômega-3. Uma revisão sistemática da DMe e fatores de risco para DCV demonstrou que, ainda que limitada, a evidência de ECRs foi sugestiva de efeito redutor da pressão arterial com esse estilo de dieta em adultos hipertensos (Rees et al., 2013). Segundo ACC/AHA, mais estudos com populações mais diversas são necessários antes que a DMe possa ser recomendada para tratamento da pressão arterial (Whelton et al., 2018).

Redução da massa corporal

Existe uma forte associação entre IMC e hipertensão em homens e mulheres de todos os grupos raciais ou étnicos e na maioria dos grupos etários. Estima-se que ao menos 75% da incidência de hipertensão sejam diretamente relacionados à obesidade (Benjamin et al., 2018). O ganho de massa corporal durante a vida adulta é responsável por grande parte do aumento da pressão arterial observado com o envelhecimento.

Parte das alterações fisiológicas propostas para explicar a relação entre o excesso de gordura corporal e a pressão arterial são a hiperativação de SNS e SRA, bem como a inflamação vascular (Hall et al., 2015). A gordura visceral em particular promove inflamação vascular por induzir liberação de citocinas, fatores de transcrição pró-inflamatórios e moléculas de adesão (Hall et al., 2015). Ocorre inflamação de baixo grau na vascularização de indivíduos com pressão arterial elevada; não está claro se ela precede o início do quadro hipertensivo. Perda de massa corporal, exercícios e dieta estilo DMe são benéficos (ver Apêndice 23).

Praticamente todos os ensaios clínicos sobre redução de massa corporal e pressão arterial apoiam a eficácia da perda de massa corporal em reduzir a pressão. Reduções da pressão arterial podem ocorrer sem que se atinja a massa corporal desejada na maioria dos participantes. Reduções maiores são obtidas em participantes que perdem mais massa corporal e também recebem medicação anti-hipertensiva. Este último achado sugere um possível efeito sinergístico entre a perda de massa corporal e a terapia farmacológica. Embora a redução da massa corporal e a manutenção de massa corporal saudável sejam um grande esforço, intervenções que previnem o ganho de massa corporal são necessárias antes da meia-idade. Ademais, recomenda-se o IMC como ferramenta de triagem na adolescência para risco futuro (Flynn et al., 2017).

Sódio

A evidência de diversos estudos apoia a redução da pressão arterial e do risco de DCV por meio da redução do sódio na dieta. Por exemplo, nos *Trials of Hypertension Prevention*, mais de 2.400 indivíduos com pressão arterial moderadamente elevada foram designados para aleatoriamente reduzir o sódio em 750 a 1.000 mg/dia ou seguir as diretrizes gerais de alimentação saudável, durante 18 meses a 4 anos. Em 10 a 15 anos após o término dos estudos, indivíduos que reduziram o sódio experimentaram um risco 32% menor de infarto, AVE ou outros eventos cardiovasculares comparados ao grupo que não reduziu o sódio (Cook et al., 2014). Metanálise de 37 ECRs corroborou os efeitos positivos da redução do sódio sobre a pressão arterial e a evolução cardiovascular para indivíduos normotensos e hipertensos (Aburto et al., 2013).

Os estudos de sódio das DASH testaram os efeitos de três diferentes concentrações de ingestão de sódio (1.500 mg, 2.400 mg e 3.300 mg/dia) associados a uma dieta norte-americana típica ou à dieta DASH em pessoas com pré-hipertensão ou hipertensão de estágio I (Appel et al., 2006). As menores pressões arteriais foram atingidas pelos indivíduos que ingeriram 1.500 mg de sódio por dia na dieta DASH. Tanto nesta última quanto na dieta norte-americana típica, quanto menor o teor de sódio, menor a pressão arterial. Esses dados fornecem a base das diretrizes de ACC/AHA de 2018 (Whelton et al., 2018) para sódio na maioria dos adultos, cuja meta é a redução do sódio em ao menos 1.000 mg/dia e, para adultos com pressão arterial elevada, a redução do sódio para o objetivo ideal de < 1.500 mg/dia. Para indivíduos com pressão arterial normal, *Dietary Guidelines for Americans* recomendam uma ingestão de menos que 2.300 mg/dia de sódio, equivalente a 6 g de sal por dia

(USDA, 2015). Essa meta é apoiada pelas diretrizes da AND (Lennon et al., 2017) e outras organizações.

Existe um consenso acerca de alguns indivíduos com hipertensão demonstrarem maior redução da pressão arterial em resposta à redução da ingestão de sódio que outros. O termo hipertensão sensível ao sal foi utilizado para identificar tais indivíduos. Já a hipertensão resistente ao sal refere-se a indivíduos com hipertensão cuja pressão arterial não se altera significativamente com a diminuição da ingestão de sal. A sensibilidade ao sal é variável, com indivíduos apresentando graus maiores ou menores de redução da pressão arterial. Em geral, indivíduos mais sensíveis aos efeitos do sal e sódio tendem a ser da população negra, obesa e de meia-idade ou mais idosos, especialmente se forem portadores de diabetes, doença renal crônica ou hipertensão. Atualmente, não há testes clínicos que distingam o indivíduo sensível ao sal do indivíduo resistente ao sal.

Cálcio e vitamina D

O cálcio potencializa a contração e o relaxamento vascular por meio da modificação das concentrações de 1,25-di-hidroxi vitamina D e do paratormônio (Brozovich et al., 2016). Peptídeos derivados de proteínas do leite, especialmente produtos à base de leite fermentado, podem funcionar também como os inibidores da ECA, promovendo redução da pressão arterial (Fekete et al., 2016). O estudo DASH observou que o consumo durante 8 semanas de uma dieta com alto teor de frutas, vegetais e fibra; três porções de laticínios com baixo teor de lipídeos por dia; e baixo teor de lipídeos totais e gordura saturada foi capaz de reduzir a PAS em 5,5 mmHg e a PAD em 3 mmHg a mais que a dieta-controle. A dieta à base de frutas e vegetais sem laticínios resultou em redução da pressão arterial equivalente a aproximadamente metade da obtida com a dieta DASH. As diretrizes da AND recomendam uma dieta rica em frutas, vegetais e laticínios com baixo teor de gordura para prevenir e tratar a pressão arterial elevada (Lennon et al., 2017). A porção recomendada pela dieta DASH de 2 a 3 laticínios com baixo teor de gordura por dia fornece a quantidade mínima de cálcio (cerca de 800 mg) necessária para se atingir uma redução da PAS em 4 mmHg e da PAS em 2 mmHg em adultos hipertensos (Lennon et al., 2017).

Estudos transversais sugerem que concentrações menores de 25-hidroxivitamina D (25[OH]D) estão associadas a concentrações de pressão arterial maiores (Fraser et al., 2010) e maior incidência de hipertensão (Kunutsor et al., 2013). Foi demonstrado que a vitamina D é capaz de melhorar a função endotelial, reduzir a atividade do SRA e diminuir as concentrações de paratormônio (PTH). Todavia, evidências recentes sugerem que a suplementação com vitamina D não é eficaz como agente redutor da pressão arterial isolado, não sendo recomendada como agente anti-hipertensivo (Qi, 2017).

Magnésio

O magnésio é um potente inibidor da contração do músculo liso vascular e pode exercer um papel na regulação da pressão arterial como vasodilatador. O alto teor de magnésio na dieta frequentemente se correlaciona com redução da pressão arterial (Schutten et al., 2018). Estudos de suplementação com magnésio têm demonstrado redução da PAS em 3 a 4 mmHg e da PAD em 2 a 3 mmHg, sendo os maiores efeitos dose-dependentes obtidos com suplementação de ao menos 370 mg/dia (Zhang et al., 2016). O padrão da dieta DASH enfatiza alimentos ricos em magnésio, incluindo verduras, castanhas e pães e cereais integrais. Orienta-se consumir fontes alimentícias de magnésio em lugar de suplementar o nutriente a fim de controlar a hipertensão (Lennon et al., 2017).

Potássio

Doses suplementares de potássio na faixa de 235 a 4.700 mg/dia reduzem a PAD em aproximadamente 1 a 4 mmHg e a PAS em 3 a 6 mmHg (Pootolajal et al., 2017). Os efeitos do potássio são mais pronunciados em indivíduos com maior pressão arterial inicial, em negros comparados a brancos e em indivíduos cuja ingestão de sódio é maior. A maior ingestão de potássio também está associada à redução do risco de AVE (Aburto et al., 2013). Embora o mecanismo por meio do qual o potássio reduz a pressão arterial seja incerto, muitas explicações possíveis já foram oferecidas, incluindo diminuição da contratilidade do músculo liso vascular por meio da modificação do potencial de membrana ou restauração da vasodilatação dependente do endotélio (Bazzano et al., 2013). A insuficiência dos rins em se adaptar a uma dieta com baixo teor de potássio já foi associada à hipertensão sensível ao sódio.

O maior número de frutas e vegetais recomendado na dieta DASH facilita a obtenção das quantidades recomendadas de potássio por dia – aproximadamente 4,7 g/dia (Lennon et al., 2017). Em indivíduos com condições clínicas que possam prejudicar a excreção de potássio (p. ex., insuficiência renal crônica, diabetes e IC congestiva), é mais apropriada a ingestão de teor reduzido de potássio (menor que 4,7 g/dia) a fim de prevenir a hiperpotassemia (ver Apêndice 44).

Atividade física

Indivíduos menos ativos têm 30 a 50% mais chances de desenvolver hipertensão que os mais ativos. Embora a atividade e exercícios apresentem o benefício de reduzir doenças, muitos norte-americanos permanecem inativos. A prevalência de adultos que não atingem as Diretrizes de Atividade Física Federais dos EUA (*Federal Physical Activity for Americans*) é a seguinte: hispânicos (54,3% homens, 59% mulheres), negros (49,7% homens, 65% mulheres) e brancos (44,8% homens, 49,1% mulheres); todos apresentam alta prevalência de estilos de vida sedentários (Benjamin et al., 2018). O exercício é benéfico à pressão arterial. O aumento da quantidade de atividade física aeróbica ou resistência dinâmica até um mínimo de 90 a 150 minutos por semana é um importante adjuvante de outras estratégias redutoras da pressão arterial (Whelton et al., 2018).

Consumo de bebidas alcoólicas

O consumo excessivo de álcool é responsável por 5 a 7% da hipertensão observada na população (Lennon et al., 2017). Uma quantidade de três doses por dia (90 mℓ de álcool) constitui o limiar para elevação da pressão arterial e está associada a um aumento de 3 mmHg na PAS. A fim de prevenir a hipertensão, a ingestão de álcool deve ser limitada a, no máximo, duas doses diárias (700 mℓ de cerveja, 300 mℓ de vinho ou 60 mℓ de uísque 40%) em homens e, no máximo, uma dose diária para homens de menor massa corporal e mulheres.

Manejo clínico

O objetivo do tratamento da hipertensão é diminuir a morbidade e mortalidade por AVE, doença cardiovascular associada à hipertensão e doença renal. Os três objetivos da avaliação de pacientes hipertensos são: (1) identificar as possíveis causas; (2) avaliar a presença ou ausência de doença de órgão-alvo e DCV clínica; e (3) identificar outros fatores de risco para DCV que auxiliem na escolha do tratamento. A presença de fatores de risco e lesão de órgãos-alvo determina a prioridade do tratamento.

Modificações no estilo de vida são a terapia definitiva para alguns e terapia adjuvante para todos os indivíduos com hipertensão. Deve-se tentar aplicar modificações do estilo de vida antes de se iniciar a terapia farmacológica. Um algoritmo para o tratamento da hipertensão é demonstrado na Figura 32.9. Mesmo quando as modificações no estilo de vida não conseguem corrigir completamente a pressão arterial, são abordagens que ajudam a aumentar a eficácia de agentes farmacológicos e melhoram outros fatores de risco de DCV. O tratamento da hipertensão requer comprometimento por toda a vida.

A terapia farmacológica é necessária à maioria dos indivíduos com hipertensão, especialmente se a pressão arterial permanecer aumentada após 6 a 12 meses de modificação do estilo de vida. A meta de

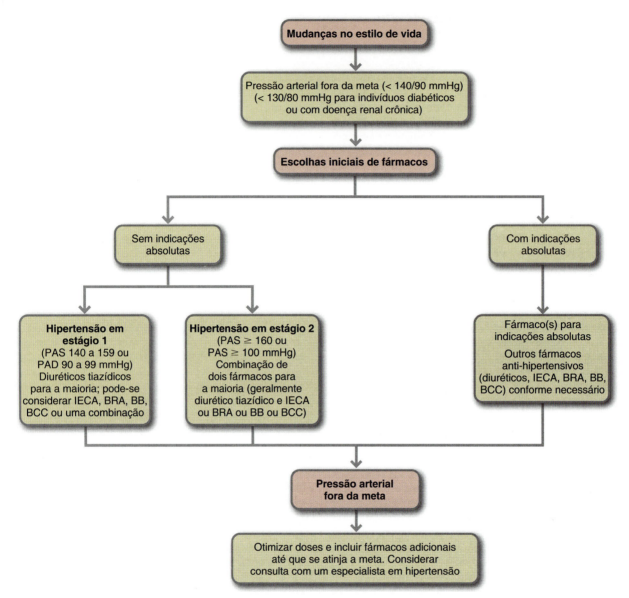

Figura 32.9 Algoritmo para o tratamento da hipertensão. *BB*, betabloqueador; *BCC*, bloqueador de canal de cálcio; *BRA*, bloqueador de receptor para angiotensina; *IECA*, inibidor da enzima conversora de angiotensina; *PAD*, pressão arterial diastólica; *PAS*, pressão arterial sistólica. (De National Institutes of Health, National Heart, Lung, and Blood Institute National High Blood Pressure Education Program: The seventh report of the Joint National Committee on prevention, detection, evaluation, and treatment of high blood pressure, *NIH Publication* No. 04-5230, August 2004.)

pressão arterial para início do tratamento farmacológico é 130/80 mmHg em adultos diabéticos ou com doença real. Para adultos com hipertensão em estágio 1 e DCVAS clínica ou risco de DCVAS estimado de 10 anos ≥ 10%, ou hipertensão em estágio 2, as diretrizes de ACC/AHA recomendam medicação para reduzir a pressão arterial combinada com terapia não farmacológica para prevenção primária de DCV. O tratamento farmacológico recomendado inclui diuréticos tiazídicos, bloqueadores de canais de cálcio (BCC), inibidores da enzima conversora de angiotensina (IECAs) ou bloqueadores de receptores de angiotensina (BRAs). Diuréticos tiazídicos e BCCs são recomendados na população negra, incluindo diabéticos, pois foram os fármacos mais eficientes em melhorar a evolução da DCV comparados a outras classes de medicações (Whelton et al., 2018). Todos os fármacos podem afetar o estado nutricional (ver Apêndice 13).

Diuréticos reduzem a pressão arterial em alguns pacientes por meio da depleção da volemia e por perda de sódio. Em doses altas, outros nutrientes hidrossolúveis também são perdidos e devem ser suplementados. Diuréticos tiazídicos aumentam a excreção urinária de potássio, especialmente na presença de alta ingestão de sódio, levando a perda de potássio e possível hipopotassemia. Exceto no caso de um diurético poupador de potássio como a espironolactona ou o triantereno, geralmente é necessária quantidade adicional de potássio. A toranja ou o suco de toranja pode afetar a ação de muitos BCCs e não deve ser consumida durante o uso da medicação.

Diversos medicamentos aumentam a pressão arterial ou interferem com a eficácia dos fármacos anti-hipertensivos. Esses medicamentos incluem contraceptivos orais, esteroides, anti-inflamatórios não esteroidais, descongestionantes nasais e outros remédios de gripe, supressores de apetite, ciclosporina, antidepressivos tricíclicos e inibidores da monoaminoxidase (ver Apêndice 13).

Junto à terapia convencional padrão, mais da metade dos norte-americanos também utilizam abordagens complementares, incluindo tratamento da hipertensão e outras doenças cardiovasculares. A Tabela 32.4 lista algumas das terapias mais comuns.

Tabela 32.4 Abordagens complementares e integrativas para a saúde cardiovascular.

Nome comum	Nome científico	Efeito sobre a saúde cardiovascular	Efeitos adversos e riscos
Coenzima Q_{10}	Ubiquinona	Reduz a PAS e PAD por efeito direto sobre o endotélio vascular e músculo liso. Pode fortalecer o miocárdio na insuficiência cardíaca	Pode causar desconforto gastrintestinal, náuseas, flatulência e cefaleia
Vitamina C e vitamina E suplementadas juntas	Ácido ascórbico e alfatocoferol	Reduz a PAS e PAD, diminui a rigidez arterial e melhora a função endotelial por melhorar o estado antioxidante	A vitamina E pode aumentar o tempo de sangramento com uso de anticoagulantes e diminuir a pressão arterial. A vitamina C pode causar diarreia em doses altas
Vitamina D	1,25-di-hidroxivitamina D_3	Reduz a PAS por suprimir a expressão de renina e proliferação de células musculares lisas vasculares	Pode ocorrer hipercalcemia dependendo do grau de suplementação
Óleo de peixe	Ácido graxo poli-insaturado ômega-3	Doses terapêuticas (2 a 3 g de EPA/DHA) reduzem os triglicerídios. Reduz a pressão arterial por aumentar a resposta vasodilatadora endotelial e pode aumentar o NO	Pode causar desconforto gastrintestinal, eructação, mau hálito e aumento do tempo de sangramento acima de 3 g de EPA/DHA
Alho	*Allium sativum*	Reduz a PAS e PAD em indivíduos com hipertensão por meio da dilatação resultante da ativação de canais de potássio; pode ser também por ativação da NOS. Diminui significativamente o colesterol sérico	Pode causar mau hálito e odor corporal e pode aumentar o tempo de sangramento com uso de anticoagulantes
Resveratrol	Trans-3,4',5-tri-hidroxistilbeno	Reduz a PAS por melhora da expressão de NOS na aorta	Desconhecidos
Extrato de beterraba	*Beta vulgaris*	Aumenta a produção de NO e é eficaz na redução da pressão arterial	Pode ter efeito aditivo quando utilizado com medicação anti-hipertensiva
Espinheiro-alvar (pilriteiro)	*Crataegus oxycantha, Crataegus monogyna*	Exerce efeito redutor de pressão arterial leve e gradual; protege o endotélio e tem efeito antioxidante	Pode ter efeito aditivo quando utilizado com medicação anti-hipertensiva
Vitamina B_3	Niacina	Diminui o colesterol total e aumenta o HDL em doses acima de 1.000 mg/dia	Causa eritema, prurido e pode aumentar enzimas hepáticas. É necessário coordenar o tratamento com um médico
Hibisco	*Hibiscus sabdariffa*	Reduz a PAS em adultos pré-hipertensos e com hipertensão leve por ativação de canais de cálcio	Pode ter efeito aditivo quando utilizada com medicação anti-hipertensiva
Levedura de arroz vermelho	*Monascus purpureus*	Contém um composto chamado monacolina K, que é idêntico à lovastatina. Diminui o colesterol	Banida pela U.S. Food and Drug Administration (FDA) em quantidades padrão. Pode causar mialgia
Esteróis e estanóis vegetais	Betassitosterol, campesterol, sitostanol e campestanol	Demonstraram ser capazes de reduzir o colesterol	Nenhum conhecido

NO, óxido nítrico; *NOS*, óxido nítrico sintase; *PAD*, pressão arterial diastólica; *PAS*, pressão arterial sistólica.
(Dados de Fragakis AS, Thomson C: *The health professional's guide to popular dietary supplements*, ed 3, Chicago, 2007, American Dietetic Association. © American Dietetic Association. Reimpressa com permissão de Natural Medicines [database on the Internet]. Somerville (MA): Therapeutic Research Center; December 10, 2019. Disponível em: https://naturalmedicines.therapeuticresearch.com.)

Dietoterapia

O tratamento nutricional ou dietoterapia adequada para o tratamento da hipertensão deve ser guiada a partir de dados de uma avaliação nutricional adequada da história de massa corporal; atividade física no período de lazer, e avaliação da ingestão de sódio, álcool, tipo de gordura (p. ex., AGMI ou AGS) e outros padrões dietéticos (p. ex., ingestão de frutas, vegetais e laticínios com baixo teor de gordura) são componentes essenciais da história clínica e da dieta. A avaliação nutricional deve incluir avaliação individual nos seguintes domínios específicos para determinar problemas nutricionais e diagnósticos: ingestão de alimento e nutrientes, conhecimento, crenças e atitudes, comportamento, atividade e função física e dados bioquímicos adequados. A seguir são apresentados os componentes das atuais recomendações para tratamento da pressão arterial elevada.

Ingestão energética

Para cada quilograma de massa corporal perdido, espera-se redução de aproximadamente 1 mmHg na PAS e PAD. Pacientes hipertensos que pesam mais de 115% do peso ideal devem ser incluídos em programas de redução de massa corporal individualizados que foquem em dieta hipoenergética e exercícios (ver Capítulo 20). Uma redução energética modesta está associada a uma significativa redução de PAS e PAD, bem como das concentrações de LDL-colesterol. Dietas hipoenergéticas que incluem um padrão DASH com baixo teor de sódio produziram reduções mais significativas da pressão arterial do que dietas hipoenergéticas que enfatizam alimentos com baixo teor de gordura. Outro benefício da perda de massa corporal sobre a pressão arterial é o efeito sinergístico com a terapia farmacológica. A perda de massa corporal deve ser um adjunto da terapia farmacológica, pois pode reduzir a dose ou número de fármacos necessários para o controle da pressão arterial.

Dieta DASH

A dieta DASH é utilizada em prevenção e controle da hipertensão. A adoção bem-sucedida dessa dieta requer muitas modificações comportamentais; consumir duas vezes a quantidade média de porções diárias de frutas, vegetais e laticínios; limitar em um terço a ingestão geral de carne de vaca, porco e presunto; ingerir metade da quantidade típica de gorduras, óleos e condimentos de salada; e ingerir um quarto do número de lanches e doces. Indivíduos com intolerância à lactose podem necessitar da adição da enzima lactase ou outras estratégias de substituição do leite. A avaliação da disposição do paciente em mudar e convencer pacientes a promover solução de problemas, tomar decisões e estabelecer metas são estratégias comportamentais que podem melhorar a adesão à terapia.

O maior número de frutas e vegetais consumido na dieta DASH é uma mudança marcante dos padrões típicos de norte-americanos. A fim de se chegar às 8 a 10 porções, duas a três frutas e vegetais devem ser consumidos a cada refeição. Visto que a dieta DASH apresenta alto teor de fibras, é importante aumentar o consumo de frutas, vegetais e grãos integrais gradualmente ao longo do tempo. Deve-se orientar o paciente a consumir 8 a 10 copos de líquido por dia. Mudanças graduais reduzem o potencial de distúrbios gastrintestinais a curto prazo associados à dieta com alto teor de fibras, como ocorrência de gases e diarreia. O padrão DASH é recomendado nas diretrizes nutricionais de ACC/AHA de 2017 para manejo do estilo de vida a fim de reduzir o risco de DCV (Whelton et al., 2018). Porções para diferentes graus energéticos estão demonstradas no Apêndice 17.

Restrição de sal

As *Dietary Guidelines for Americans* recomendam que jovens adultos consumam menos que 2.300 mg de sódio por dia. O mesmo é recomendado para indivíduos mais velhos com hipertensão (Whelton et al., 2018). Embora sejam atingidas melhoras adicionais da pressão arterial com a redução do sódio para 1.500 mg/dia (Appel et al., 2006), pacientes com IC devem ser alertados contra o emprego dessa abordagem, pois há relatos de efeitos adversos de dietas com teor muito baixo de sódio nesses pacientes (Institute of Medicine [IOM], 2013). A adesão a dietas que contêm menos que 2 g/dia de sódio é muito difícil de ser atingida.

Além da orientação acerca da preferência por alimentos minimamente processados, a orientação dietética deve incluir instrução sobre o hábito de ler no rótulo o conteúdo de sal dos alimentos, evitar o emprego de sal a gosto na culinária (1 colher de sobremesa de sal = 2.400 mg de sódio) e uso de temperos alternativos que satisfaçam o gosto individual. O plano de alimentação DASH é rico em frutas e vegetais, que naturalmente contêm baixo teor de sódio comparados a outros alimentos.

Como a maior parte do sal da dieta vem de alimentos processados e do hábito de comer fora de casa, mudanças no preparo e processamento do alimento podem auxiliar pacientes a atingir a meta de sódio. Estudos de sensibilidade demonstraram que o processamento comercial pode desenvolver e revisar as receitas utilizando concentrações de sódio mais baixas e diminuir a adição do sódio sem afetar a aceitação do consumidor. A indústria alimentícia tem caminhado em direção à redução do sódio na dieta norte-americana (ver boxe *Em foco: Sódio e indústria alimentícia*).

Potássio-cálcio-magnésio

O consumo de uma dieta rica em potássio pode diminuir a pressão arterial e atenuar os efeitos do sódio sobre a pressão arterial de alguns indivíduos (Appel et al., 2016). A ingestão recomendada de potássio para adultos é de 4,7 g/dia (IOM, 2004). Frutas e vegetais ricos em potássio incluem verduras, frutas e raízes. Exemplos de alguns desses alimentos incluem laranja, folha de beterraba, feijão-branco, espinafre, banana e batata-doce. Embora a carne, o leite e os cereais contenham potássio, o potássio dessas fontes não é tão bem absorvido quanto o de frutas e vegetais (USDA, 2015).

A ingestão aumentada de cálcio e magnésio pode apresentar benefícios à pressão arterial. Embora não existam dados suficientes para apoiar uma recomendação específica de aumento das concentrações ingeridas de magnésio, as diretrizes da AND e EAL indicam que a ingestão de 800 mg de cálcio ou mais pode auxiliar na redução da pressão arterial (Lennon et al., 2017). As diretrizes também recomendam considerar a suplementação de até 1.500 mg/dia para adultos com hipertensão incapazes de atingir a ingestão dietética de referência (IDR) para cálcio somente com os alimentos. A dieta DASH encoraja o consumo de alimentos que constituem boas fontes de cálcio e magnésio, incluindo laticínios com baixo teor de lipídeos, verduras de folha verde-escura, feijões e castanhas (ver Apêndice 17).

Lipídeos

As atuais recomendações para a composição de lipídeos da dieta envolvem controle da massa corporal e redução do risco de DCV. Ácidos graxos ômega-3 não são destacados nas diretrizes de tratamento da pressão arterial (Lennon et al., 2017), embora a ingestão de óleo de peixe excedendo 2 g/dia possa apresentar benefícios.

Álcool

A história de dieta deve incluir informação sobre o consumo de álcool do paciente. A ingestão de álcool deve limitar-se a, no máximo, duas doses diárias para homens, o que equivale a 60 mℓ de uísque 40%, 300 mℓ de vinho ou 700 mℓ de cerveja. Mulheres ou homens com menor massa corporal devem consumir metade dessa quantidade. O consumo excessivo de álcool está associado à função ventricular esquerda.

Exercício

O aumento da quantidade de atividade física aeróbica ou de resistência dinâmica para no mínimo 90 a 150 minutos por semana é recomendado como terapia adjuvante do tratamento da hipertensão (Whelton et al., 2018). Como o exercício está fortemente associado ao sucesso de programas de redução e manutenção da massa corporal, qualquer aumento da atividade física deve ser incentivado em indivíduos que estejam tentando perder massa corporal. Para benefícios de

---

> **EM FOCO**
>
> **Sódio e indústria alimentícia**
>
> A maior parte dos alimentos comercializados em supermercados e restaurantes tem alto teor de sódio. As dramáticas diferenças do sódio entre uma e outra marca sugerem que muitas empresas poderiam facilmente reduzir significativamente a quantidade de sódio sem sacrificar o sabor dos alimentos. Segundo o Center for Science in the Public Interest (Liebman, 2014), alimentos processados e de restaurantes contribuem aproximadamente com 80% do sódio da dieta norte-americana: 10% advêm do sal adicionado na culinária doméstica ou à mesa e os demais 10% são de ocorrência natural. Norte-americanos consomem atualmente cerca de 3.400 mg/dia de sódio – 1.000 mg acima da quantidade recomendada. A fim de abordar esse problema, em 2016, a FDA emitiu uma comunicação preliminar à indústria alimentícia para metas de redução voluntária do sódio em 2 a 10 anos para mais de 150 produtos, incluindo lanches rápidos e *pizza* congelada. Ainda que não seja um requerimento, as metas propostas de redução pressionariam significativamente fabricantes de alimentos a reduzir o sódio de seus produtos. A comunicação da FDA despertou mais de 200 comentários redigidos principalmente pelas associações e fabricantes que lideram a indústria alimentícia. A maioria dos comentários submetidos à FDA trouxe preocupação acerca dos desafios para a indústria durante a reformulação do alimento com intuito de reduzir o teor de sódio, incluindo aceitação do consumidor ou preocupação com a segurança e validade dos alimentos. Em outubro de 2021, a FDA emitiu nova comunicação aos fabricantes e restaurantes sobre as metas de redução do sódio a curto prazo. Enquanto alguns profissionais de nutrição defendem uma ação mais incisiva da FDA (redução obrigatória do sódio), as diretrizes ainda determinam uma referência para avaliação dos fabricantes, algo que defensores da saúde consideram crítico para diminuir a redução das concentrações de sal na dieta norte-americana.

saúde mais significativos, as diretrizes recomendam ao menos 150 minutos por semana de atividade com intensidade moderada e exercícios de fortalecimento muscular, incluindo todos os grandes grupos musculares em 2 ou mais dias da semana para todos os norte-americanos (USDA, 2015).

Tratamento da hipertensão em crianças e adolescentes

A prevalência de hipertensão primária entre crianças nos EUA tem aumentado com a elevação da incidência de obesidade e ingestão de alimentos com alto teor energético e de sal (Flynn et al., 2017). A hipertensão se mantém até a vida adulta e já foi associada a espessamento de túnica íntima e média da artéria carótida, HVE e formação de placa fibrótica. A hipertensão secundária é mais comum em pré-adolescentes, principalmente em razão de doença renal; já a hipertensão primária causada pela obesidade ou história familiar de hipertensão é mais comum em adolescentes (Miller e Joye Woodward, 2014). Ademais, o retardo do crescimento intrauterino leva à hipertensão na infância (Longo et al., 2013).

A elevação da pressão arterial na juventude baseia-se em uma distribuição normativa da pressão arterial em crianças saudáveis. A hipertensão é definida como PAS ou PAD maior que o 95º percentil para idade, sexo e estatura. A designação da pré-hipertensão em crianças é a PAS ou PAD acima do 9º percentil. Recomendam-se mudanças terapêuticas no estilo de vida como estratégia de tratamento inicial para crianças e adolescentes com pré-hipertensão ou hipertensão. Tais mudanças incluem atividade física regular, evitar o ganho de massa corporal excessivo, limitar o sódio e consumo de uma dieta tipo DASH.

A redução da massa corporal é considerada terapia primária para a hipertensão relacionada à obesidade em crianças e adolescentes. Infelizmente, é difícil chegar a uma perda de massa corporal sustentada nesse grupo. O *Framingham Children's Study* demonstrou que crianças com maior consumo de frutas, vegetais (combinação de quatro ou mais porções por dia) e laticínios (duas ou mais porções por dia) apresentaram menor PAS comparadas a crianças com menor ingestão desses alimentos. Couch et al. (2008) demonstraram que adolescentes com pré-hipertensão e hipertensão podem atingir significativa redução da PAS em resposta a uma intervenção nutricional orientada pelo comportamento enfatizando a dieta DASH. Como a adesão a intervenções dietéticas pode ser particularmente desafiadora entre crianças e adolescentes, abordagens de intervenção nutricional inovadoras direcionadas às necessidades e circunstâncias peculiares desse grupo etário são importantes de se considerar no esquema de intervenção (ver Capítulos 16 e 17).

Tratamento da pressão arterial em adultos idosos

Mais da metade da população idosa tem hipertensão; contudo, a hipertensão não é uma consequência normal do envelhecimento. As modificações do estilo de vida discutidas previamente são o primeiro passo no tratamento de idosos, assim como de populações mais jovens. O estudo de intervenções não farmacológicas em idosos (*Trial of Nonpharmacologic Interventions in the Elderly*) demonstrou que a perda de massa corporal (3,6 a 4,5 kg) e redução da ingestão de sódio (para 1,8 g/dia) podem reduzir ou eliminar a necessidade de fármacos em idosos obesos e hipertensos. Embora a perda de massa corporal e a redução do sódio em idosos sejam muito eficientes em reduzir a pressão arterial, saber como facilitar tais alterações e promover a adesão dos pacientes permanece um desafio para profissionais de saúde.

A pressão arterial deve ser controlada independentemente de idade, nível de pressão arterial inicial ou duração da hipertensão. Restrições extremas de sódio não são adotadas nesses casos porque poderiam levar à depleção de volume em idosos com lesão renal. O tratamento farmacológico do adulto idoso é suportado por dados muito expressivos. Ademais, os benefícios do tratamento de hipertensos com idade igual ou superior a 65 anos com intuito de atingir valores de pressão abaixo de 130/80 mmHg já tem bom embasamento na literatura. Para idosos com hipertensão e sobrecarga de comorbidades com expectativa de vida limitada, recomenda-se abordagem em equipe a fim de avaliar o risco/benefício das decisões a respeito da intensidade da redução da pressão arterial e escolha da terapia farmacológica (Whelton et al., 2018).

INSUFICIÊNCIA CARDÍACA

Normalmente, o coração bombeia quantidade adequada de sangue para perfundir os tecidos e atender às demandas metabólicas (Figura 32.10). Na **insuficiência cardíaca (IC)**, anteriormente denominada IC congestiva, o coração não é capaz de fornecer quantidade adequada de fluxo sanguíneo ao resto do organismo, causando sintomas como fadiga, **dispneia** e retenção de líquido. Doenças cardíacas (valvares, musculares e dos vasos sanguíneos) e vasculares podem levar à IC (ver *Algoritmo de fisiopatologia e manejo do cuidado: Insuficiência cardíaca*). A IC pode ocorrer do lado direito ou esquerdo ou afetar os dois lados do coração. Pode ser categorizada como sistólica, quando o coração não é capaz de bombear ou ejetar sangue com eficiência, ou diastólica, quando o coração não é capaz de se preencher com sangue como deveria.

O risco de desenvolvimento de IC ao longo da vida é de 20% para norte-americanos com 40 anos ou mais. Aproximadamente 5,1 milhões de pessoas dos EUA têm IC. A incidência aumenta com a idade, partindo de aproximadamente 20 a cada 1.000 indivíduos com 65 a 69 anos ou mais, até 80 a cada 1.000 indivíduos com 85 anos ou mais (Stone et al., 2014). Homens negros apresentam maior risco de IC; mulheres brancas apresentam o menor risco. A prevalência da IC em homens e mulheres negros não hispânicos é de 4,5 e 3,8%, respectivamente, comparada a 2,7 e 1,8% em homens e mulheres brancos não hispânicos, respectivamente (Stone et al., 2014).

Fisiopatologia

A progressão da IC é similar à da aterosclerose porque existe uma fase assintomática em que a lesão ocorre silenciosamente (estágios A e B) (Figura 32.11). A IC inicia-se com lesão ou estresse do músculo cardíaco causado por IAM ou de maneira insidiosa (sobrecarga hemodinâmica de pressão ou volume) (ver Tabela 32.5 para classificações da IC).

O insulto progressivo altera a função e a forma do ventrículo esquerdo de tal forma que ocorre hipertrofia na tentativa de sustentar o fluxo sanguíneo, processo conhecido como remodelamento cardíaco. Os sintomas geralmente não surgem até meses ou anos após o início do remodelamento. Muitos mecanismos compensatórios do SNS, SRA e sistema de citocinas são ativados a fim de restaurar a função homeostática. Citocinas pró-inflamatórias como TNF-α, IL-1 e IL-6 tornam-se aumentadas no sangue e miocárdio, tendo sido associadas à regulação do remodelamento cardíaco.

Outra substância, o **peptídeo β natriurético (PBN)**, é secretada pelos ventrículos em resposta à pressão e prediz a gravidade da IC e a mortalidade para qualquer nível de IMC. O PBN geralmente aumenta notavelmente em pacientes com IC (acima de 100 pg/mℓ é considerado anormal, com alguns pacientes apresentando concentrações acima de 3.000 pg/mℓ). Para cada 100 pg/mℓ de aumento na concentração do PBN, ocorre aumento correspondente de 35% no risco relativo de óbito (Desai, 2013).

O eventual esgotamento dos sistemas compensatórios leva a maior lesão ventricular, remodelamento e piora dos sintomas (estágio C). Pacientes com IC apresentam concentrações aumentadas de norepinefrina, angiotensina II, aldosterona, endotelina e vasopressina;

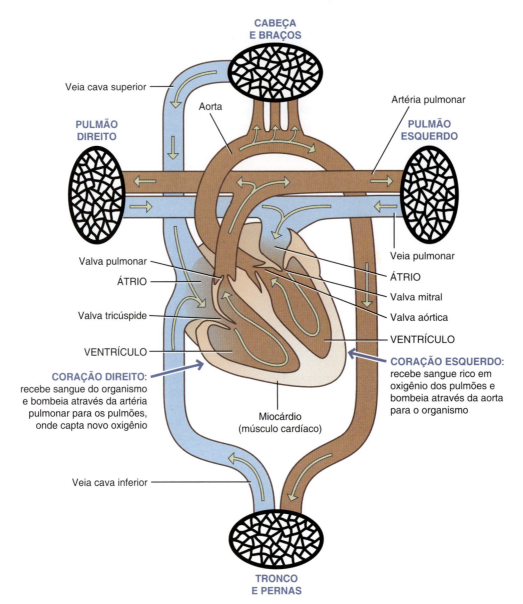

Figura 32.10 Estrutura da bomba cardíaca.

todos esses fatores neuro-hormonais aumentam o estresse hemodinâmico sobre o ventrículo por meio de retenção de sódio e vasoconstrição periférica. Esses neuro-hormônios e as citocinas pró-inflamatórias contribuem com a progressão da doença; portanto, estudos atuais focam na inibição dessas vias indesejáveis e promoção das vias desejáveis.

Para os estágios finais da IC, existe uma escala subjetiva que classifica os sintomas com base no grau de limitação das atividades diárias (Tabela 32.5). A gravidade dos sintomas desse sistema de classificação apresenta fraca correlação com a gravidade da disfunção ventricular esquerda; sendo assim, o tratamento visa à melhora da capacidade funcional e à menor progressão da doença subjacente.

Na IC, o coração pode compensar o débito cardíaco inadequado por meio de (1) aumento da força de contração, (2) aumento de tamanho, (3) aumento da frequência cardíaca e (4) estímulo dos rins para reter sódio e água. Por algum tempo, essa compensação mantém a circulação próxima do normal, porém, eventualmente, o coração deixa de ser capaz de manter um débito cardíaco normal (descompensação). Sintomas avançados podem se desenvolver em semanas a meses, podendo ocorrer morte súbita em qualquer momento.

Três sintomas – fadiga, dispneia e retenção de líquidos – constituem marcas da IC. A dispneia durante o esforço ou a intolerância ao esforço é o sintoma mais precoce. A dificuldade respiratória conhecida como ortopneia é a dispneia durante a posição em decúbito. A retenção de líquidos pode se manifestar como congestão pulmonar ou edema periférico. Evidências de hipoperfusão incluem frieza nos antebraços e nas pernas, sonolência, queda das concentrações de sódio por sobrecarga de líquidos e piora da função renal.

A diminuição do aporte sanguíneo pode levar a confusão mental, perda de memória, ansiedade, insônia, **síncope** (falta de oxigênio no encéfalo causando breve perda da consciência) e cefaleia. Estes últimos sintomas são mais comuns em pacientes idosos e muitas vezes ocorrem como os únicos sintomas, o que pode causar retardo no diagnóstico. Com frequência, o sintoma dos adultos idosos é uma tosse seca com fraqueza generalizada e anorexia.

A **caquexia cardíaca** é o resultado da IC em 10 a 15% dos pacientes. Define-se como a perda de massa corporal involuntária de ao menos 6% da massa corporal não edematosa durante um período de 6 meses (Springer et al., 2006). Diferentemente da inanição normal, caracterizada por perda de tecido adiposo, essa caquexia é caracterizada por perda significativa de massa magra. Isso exacerba mais a IC devido à perda de músculo cardíaco e ao desenvolvimento de um coração fraco e flácido. Ademais, ocorrem alterações estruturais,

Capítulo 32 Nutrição Clínica para Doença Cardiovascular 719

ALGORITMO DE FISIOPATOLOGIA E MANEJO DO CUIDADO

Insuficiência cardíaca

ETIOLOGIA

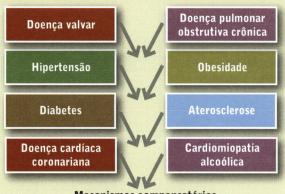

- Doença valvar
- Doença pulmonar obstrutiva crônica
- Hipertensão
- Obesidade
- Diabetes
- Aterosclerose
- Doença cardíaca coronariana
- Cardiomiopatia alcoólica

Mecanismos compensatórios
Sistema nervoso simpático
Sistema renina-angiotensina
Sistema de citocinas

⬇

Hipertrofia ventricular esquerda ou estresse hemodinâmico em um coração doente

⬆

Excesso de sódio na dieta
Não complacência à medicação
Arritmias
Embolia pulmonar
Infecção
Anemia

⬇

Insuficiência cardíaca

FISIOPATOLOGIA

Achados clínicos

- Dispneia
- Fadiga
- Retenção de líquido
- Vasoconstrição periférica
- Aumento do peptídeo β natriurético (betanatriurético)
- Confusão mental
- Perda de memória
- Ansiedade
- Insônia
- Síncope e cefaleia
- Tosse seca

Avaliação nutricional

- Anorexia
- Náuseas, dor abdominal e sensação de saciedade
- Constipação intestinal
- Má absorção
- Caquexia cardíaca
- Hipomagnesemia
- Hiponatremia

MANEJO

Manejo médico

- Inibidores da ECA
- Bloqueadores de receptores de angiotensina
- Bloqueadores de aldosterona
- Betabloqueadores
- Digoxina
- Vasodilatadores
- Desfibrilador implantável
- Transplante de coração

Manejo nutricional

- Dieta DASH
- Dieta com baixo teor de gordura saturada, gordura *trans*
- Dieta com restrição de sódio – < 3 g/dia
- Aumento do consumo de grãos integrais, frutas, vegetais
- Limitar os líquidos a 2 ℓ/dia
- Perder massa corporal ou manter massa corporal adequada
- Suplementação de magnésio
- Suplementação de tiamina
- Aumento da atividade física conforme tolerância
- Evitar consumo de álcool e tabaco

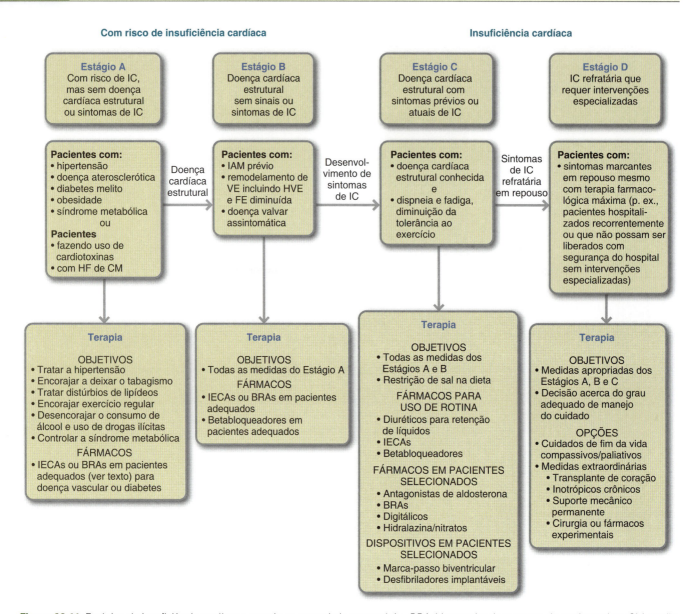

Figura 32.11 Estágios da insuficiência cardíaca e terapia recomendada por estágio. *BRA*, bloqueador de receptor de angiotensina; *CM*, cardiomiopatia; *FE*, fração de ejeção; *HF*, história familiar; *HVE*, hipertrofia ventricular esquerda; *IC*, insuficiência cardíaca; *IECA*, inibidor da enzima conversora de angiotensina; *IAM*, infarto agudo do miocárdio; *IV*, intravenoso; *VE*, ventrículo esquerdo. (De Hunt SA et al.: ACC/AHA 2005 guideline update for the diagnosis and management of chronic heart failure in the adult: a report of the American College of Cardiology/American Heart Association Task Force, *J Am Coll Cardiol* 46:e1, 2005.)

Tabela 32.5 Classificações da insuficiência cardíaca.

Classe I	Ausência de sintomas indevidos associados com atividade normal e ausência de limitação da atividade física
Classe II	Ligeira limitação da atividade física; paciente confortável em repouso
Classe III	Notável limitação da atividade física; paciente confortável em repouso
Classe IV	Incapacidade de manter atividade física sem desconforto; sintomas de insuficiência cardíaca ou dor torácica em repouso

Modificada de Hunt SA et al.: ACC, AHA, 2005 guideline update for the diagnosis and management of chronic heart failure in the adult: a report of the American College of Cardiology/American Heart Association Task Force on practice guidelines, *J Am Coll Cardiol* 46:e1, 2005.

circulatórias, metabólicas, inflamatórias e neuroendócrinas no músculo esquelético de pacientes com IC (Delano e Moldawer, 2006) (Tabela 32.6). Algumas dessas alterações da função cardíaca podem ser atribuídas ao envelhecimento e estão listadas no Boxe 32.7.

A caquexia cardíaca é uma grave complicação da IC com prognóstico ruim e taxa de mortalidade de 50% em 18 meses (Carlson e Dahlin, 2014). Sintomas que refletem o aporte sanguíneo inadequado para órgãos abdominais incluem anorexia, náuseas, sensação de estômago cheio, constipação intestinal, dor abdominal, má absorção, hepatomegalia e sensibilidade hepática. Todos esses sintomas contribuem com a alta prevalência da má-nutrição observada em pacientes hospitalizados com IC. O aporte sanguíneo insuficiente para o intestino leva à perda da integridade intestinal; bactérias e outras endotoxinas podem adentrar a corrente sanguínea e causar ativação de citocinas. Citocinas pró-inflamatórias como TNF-α e adiponectina apresentam concentrações mais altas em pacientes com caquexia cardíaca. O aumento da concentração de TNF-α está associado com

Tabela 32.6 Alterações musculares esqueléticas da insuficiência cardíaca.

Perda da função	Fraqueza
	Fatigabilidade
Estrutural	Perda de massa muscular
	Atrofia, fibrose, sem ≠ na apoptose
	Mudança na fibra tipo I para tipo IIb
	Perda da mitocôndria
	Lesão endotelial
Fluxo sanguíneo	Densidade capilar ↓
	Vasodilatação
	Pico do fluxo sanguíneo da perna ↓
Metabolismo	Proteólise
	Metabolismo oxidativo ↓ e ≠ glicólise na acidose
Inflamação	Citocinas e marcadores oxidativos
Neuroendócrino	GH, IGF-1, epinefrina, norepinefrina, cortisol
Inatividade	TNF-α ≠ ≠
Fatores genéticos	Miostatina, IGF

GH, hormônio do crescimento; *IGF*, fator de crescimento similar à insulina; *TNF-α*, fator de necrose tumoral-alfa.
(De Strassburg S et al.: Muscle wasting in cardiac cachexia, *Int J Biochem Cell Biol* 37:1938, 2005.)

Boxe 32.7 Principais efeitos do envelhecimento sobre estrutura e função cardiovascular.

Aumento da rigidez vascular
Aumento da rigidez miocárdica
Redução da responsividade beta-adrenérgica
Comprometimento da produção mitocondrial de ATP
Redução da responsividade de barorreceptores
Comprometimento da função do nó sinusal
Comprometimento da função endotelial
Efeito final: significativa redução da reserva cardiovascular

ATP, trifosfato de adenosina.
(De Rich MW: Office management of heart failure in the elderly, *Am Med* 118:342, 2005.)

menor IMC, menores medidas de dobras cutâneas e redução nas concentrações de proteína total do plasma, todos indicativos de estado catabólico.

As concentrações de adiponectina estão altas na IC e constituem um marcador de exaustão e preditor de mortalidade. Assim como com o TNF-α, a adiponectina também se correlaciona inversamente com o IMC. Tratamentos farmacológicos para exaustão muscular estão sendo atualmente estudados.

Fatores de risco

O *Framingham Heart Study* (ver boxe *Em foco: Framingham Heart Study*) demonstrou que os fatores de risco para IC são hipertensão, diabetes, DCVAS e **hipertrofia ventricular esquerda (HVE)** (aumento do ventrículo esquerdo do coração). A hipertensão antecedente está presente em cerca de três quartos dos pacientes com IC. Indivíduos que sofrem de diabetes melito e doença cardíaca isquêmica desenvolvem IC com maior frequência comparados a pacientes sem diabetes (Rosano et al., 2006). A disfunção ventricular esquerda sem isquemia frequentemente se relaciona ao consumo excessivo de álcool. O diabetes é um fator de risco especialmente forte para IC em mulheres. A prevalência de hipertensão e diabetes aumenta com a idade, tornando idosos particularmente vulneráveis à IC. Outro grande estudo de coorte em adultos idosos (70 a 79 anos) demonstrou que o perímetro da cintura e a porcentagem de gordura corporal são os mais fortes preditores de desenvolvimento futuro de IC (Nicklas et al., 2006). Um recente estudo com idosos portadores de IC encontrou forte associação entre deficiência de vitamina D e risco de IC (Porto, 2018). Dados do *Multiethnic Study of Atherosclerosis* (MESA) concluíram que concentrações sanguíneas de EPA mais altas apresentam significativa correlação negativa com o risco de IC (Block, 2019). Diversas alterações na estrutura e função cardiovascular também aumentam o risco de idosos desenvolverem IC (ver Boxe 32.7).

Prevenção

Como a taxa de sobrevida a longo prazo para indivíduos com IC são baixas, a prevenção é crucial. A IC é categorizada em quatro estágios que variam de indivíduos com fatores de risco (estágio A – prevenção primária) até indivíduos com IC avançada (estágio D – doença grave). Para os estágios A e B, é crucial o tratamento agressivo contra fatores de risco subjacentes e doenças como dislipidemia, hipertensão e diabetes, a fim de prevenir lesão estrutural do miocárdio e surgimento de sintomas de IC. Essa prevenção tem sido muito efetiva. Mesmo pacientes que já sofreram um IAM podem ter o risco de IC reduzido com a terapia anti-hipertensiva. Pacientes nesses dois estágios são frequentemente assintomáticos.

Para os estágios C e D, recomendam-se estratégias de prevenção secundárias a fim de prevenir maior disfunção cardíaca. Essas estratégias incluem uso de IECAs (primeira linha de terapia), BRAs, bloqueadores de aldosterona, betabloqueadores e digoxina. Detecção precoce, correção da disfunção ventricular esquerda assintomática e manejo agressivo dos fatores de risco são necessários para reduzir a incidência de mortalidade por IC.

Manejo médico

As recomendações terapêuticas correspondem ao estágio da IC. Para pacientes com alto risco de desenvolver IC (estágio A), recomenda-se tratamento da causa de base (hipertensão, dislipidemia, distúrbios da tireoide, arritmias), evitar comportamentos que aumentem o risco (tabagismo, consumo excessivo de álcool, uso de drogas ilícitas) e mudanças no estilo de vida (redução da massa corporal, exercícios, redução da ingestão de sódio, dieta saudável ao coração). Todas essas recomendações são mantidas nos demais estágios. Ademais, pode-se utilizar um desfibrilador implantável, que emite choques elétricos ao coração quando ocorre parada, em pacientes com risco de morte súbita. O tratamento farmacológico da IC é o ponto-chave da terapia em estágios progressivos. O último estágio também inclui dispositivos de assistência ventricular implantados cirurgicamente, transplante de coração e terapia intravenosa contínua.

Os objetivos a curto prazo do tratamento da IC são aliviar os sintomas, melhorar a qualidade de vida e reduzir a depressão, quando presente. O objetivo a longo prazo do tratamento é prolongar a vida por meio de redução, interrupção ou reversão da disfunção ventricular esquerda. O manejo médico é ajustado ao perfil clínico e hemodinâmico com evidência de hipoperfusão e congestão. Em alguns casos, são necessários procedimentos cirúrgicos para aliviar a IC causada por doença valvar; o manejo médico é limitado nessas situações.

A restrição padrão de líquidos envolve limitar a ingestão total para 2 ℓ (2.000 mℓ) por dia. Quando pacientes apresentam descompensação grave, opta-se por uma restrição mais extrema (1.000 a 1.500 mℓ/dia) para manter diurese adequada. É preciso manter dieta com restrição de sódio independentemente das concentrações séricas de sódio reduzidas, pois nesse caso o sódio deslocou-se do sangue para os tecidos. O sódio sérico demonstra-se baixo em pacientes com sobrecarga de líquido em razão de hemodiluição; a diurese melhora essas concentrações reduzindo a quantidade de água do espaço vascular.

IECAs são a primeira linha de terapia farmacológica para IC. À medida que o estágio progride, pode-se adicionar um betabloqueador ou um bloqueador de receptores de angiotensina. Nos estágios C e D, pacientes selecionados também receberão um diurético, antagonistas de aldosterona, digitálicos e vasodilatadores (p. ex., hidralazina). Esses fármacos basicamente reduzem o excesso de líquido, dilatam vasos sanguíneos e aumentam a força de contração do coração. Muitos desses medicamentos apresentam benefícios neuro-hormonais além de seu mecanismo primário de ação. Por exemplo, IECAs (p. ex., captopril, enalapril) não somente inibem o SRA, como também melhoram os sintomas, a qualidade de vida, a tolerância ao exercício e a sobrevida. Da mesma forma, a espironolactona exerce efeito diurético e de bloqueio da aldosterona, resultando em redução da morbidade e mortalidade dos pacientes. A maioria dessas medicações pode afetar o estado nutricional (ver Capítulo 8).

Nutrição clínica

O nutricionista proporciona a nutrição clínica, que inclui avaliação, diagnóstico nutricional e intervenções (educação e orientação). Fazendo parte de uma equipe multiprofissional (clínico, farmacêutico, psicólogo, enfermeiro e assistente social), nutricionistas afetam positivamente a evolução dos pacientes. Os objetivos em pacientes com IC são redução da readmissão hospitalar, menor quantidade de dias no hospital, melhora da complacência com ingestão reduzida de sódio e líquidos e melhora de escores de qualidade de vida.

A triagem nutricional para IC de adultos idosos pode auxiliar na prevenção da progressão da doença e melhora do manejo, saúde geral e resultados relativos à qualidade de vida. O primeiro passo da triagem é a determinação da massa corporal. A mudança do equilíbrio hídrico complica a avaliação da massa corporal do paciente com IC. A massa corporal deve ser aferida antes da alimentação e após esvaziamento intestinal no mesmo horário de cada dia. A massa corporal seca (massa corporal sem edema) deve ser determinada em uma balança na casa do paciente. Pacientes devem anotar sua massa corporal diária e avisar seus profissionais de saúde se houver ganho maior que 0,5 kg/dia em pacientes com IC grave, mais que 1 kg/dia em pacientes com IC moderada e mais que 1,5 a 2,5 kg na IC leve. A restrição de sódio e líquidos juntamente à terapia diurética é recomendada a fim de restaurar o equilíbrio hídrico do paciente.

Avaliações dietéticas em pacientes com IC revelam que mais da metade apresenta má-nutrição, geralmente relacionada à caquexia cardíaca mencionada previamente. Nota-se balanço energético negativo e balanço de nitrogênio negativo. Em pacientes com sobrepeso, a redução energética deve ser monitorada cuidadosamente a fim de evitar catabolismo proteico excessivo e rápido. Um componente crítico da dietoterapia é a educação nutricional do paciente, promovendo mudança comportamental. Os benefícios da dietoterapia devem ser comunicados aos pacientes.

Faz-se necessário discutir a dieta total em pacientes com IC, pois frequentemente estão presentes fatores de risco subjacentes; alterações da dieta com intuito de modificar esses fatores de risco são importantes componentes da dietoterapia. Para a dislipidemia ou aterosclerose, recomenda-se uma dieta saudável ao coração com baixo teor de AGSs, ácidos graxos *trans* e colesterol, e alto teor de fibras, grãos integrais, frutas e vegetais. Para indivíduos com hipertensão, recomenda-se a dieta DASH. Ambos os padrões dietéticos enfatizam alimentos com menor teor de sódio e maior ingestão de potássio. O gasto energético total é maior em pacientes com IC devido ao estado catabólico; assim, faz-se necessário fornecer quantidades adequadas de proteínas e energia (Academy of Nutrition and Dietetics, Evidence Analysis Library, 2017).

Restrição de sal

A ingestão excessiva de sódio está associada a retenção de líquidos e edema. Geralmente, prescreve-se restrição de 2 g de sódio em pacientes com IC. A AND (2012) e a EAL recomendam restrição de 2 g de sódio, porém denotam que a evidência dessa recomendação é apenas "razoável". A Heart Failure Society of America recomenda ingestão de 2 a 3 g de sódio por dia, exceto na presença de sintomas graves, em cujo caso se recomendam 2 g (Gupta et al., 2012). A recomendação atualizada da AHA é de restrição "moderada" de sódio. A Tabela 32.7 resume as recomendações de múltiplas organizações. As inconsistências nas diferentes organizações devem-se à fraca base de dados de estudos. Muitos envolvem tamanho amostral pequeno e vários não foram randomizados. Três dos estudos maiores com randomização apresentaram resultados consistentes, porém demonstraram que a restrição de sódio foi associada à piora do quadro (Gupta et al., 2012). Foi proposta a hipótese de que esse efeito pudesse estar relacionado a neuro-hormônios, incluindo aldosterona, norepinefrina e angiotensina II, todos substâncias que aumentaram com a restrição da dieta. Esses hormônios atuam no sentido de conservar líquidos na tentativa de restabelecer o fluxo sanguíneo. A aldosterona promove reabsorção de sódio e a vasopressina promove reabsorção de água nos túbulos distais do néfron. Esse complexo equilíbrio é complicado ainda mais pelas medicações utilizadas na IC.

A complacência dos pacientes à restrição de sódio para 2 g/dia demonstrou-se baixa. Isso pode levar a uma ingestão nutricional geral insuficiente, que pode contribuir com os resultados negativos associados à restrição de sódio. Não é possível instituir uma redução de sódio que se aplique a todos os pacientes igualmente. É preciso considerar estágio da IC, quantidade de edema presente, estado nutricional geral e medicações utilizadas. O consenso é de que a alta ingestão de sódio (acima de 3 g/dia) é contraindicada na IC.

O grau de restrição depende do indivíduo (ver boxe *Em foco: Equivalentes de mensuração de sódio e sal*).

A adesão às restrições de sódio pode ser problemática para muitos indivíduos, sendo recomendada instrução individualizada. É preciso considerar diferenças étnicas no consumo de sódio. Algumas culturas possuem tradicionalmente dietas com alto teor de sódio, como a dieta kosher ou a asiática. Em alguns casos, como em algumas áreas do sul dos EUA, a culinária regional depende fortemente do sal.

Foram observadas evoluções positivas (p. ex., redução da excreção urinária de sódio, menor incidência de fadiga, menor frequência de edema) em pacientes com IC recebendo dietoterapia. O tipo de restrição de sódio prescrita deve ser a forma menos restritiva capaz de atingir os resultados desejados. O primeiro passo é minimizar ou eliminar o uso do sal de cozinha e alimentos com alto teor de sódio (Boxe 32.8) (ver Apêndice 46 para conteúdo de sódio dos alimentos).

A má adesão à dieta com baixo teor de sódio ocorre, em parte, como resultado da falta de conhecimento acerca do sódio e de opções de alimentos com menos sódio para os pacientes, além da percepção de que a dieta interfere nos aspectos sociais da alimentação. Outro obstáculo é a falta de habilidade culinária ou de estrutura adequada à culinária, pois leva pacientes a consumirem alimentos prontos que tendem a apresentar alto teor de sal. Perda de memória, fadiga grave e questões econômicas constituem desafios para a adoção de uma dieta com baixo teor de sódio. Ademais, os rótulos de alimentos, ainda que sejam informativos, podem ser de difícil compreensão a muitos pacientes ou seus cuidadores (Boxe 32.9).

Álcool

Quando em excesso, o álcool contribui para maior ingestão de líquidos e aumenta a pressão arterial. Muitos cardiologistas recomendam evitar o consumo de álcool. A ingestão crônica de álcool pode levar a cardiomiopatia e IC (Mirijello, 2017). Embora o consumo excessivo

Tabela 32.7 Ingestão de sódio na dieta da insuficiência cardíaca.

Diretriz	Ano	Recomendações de restrição de sódio/líquidos	Nível de evidência
National Heart Foundation of Australia/Cardiac Society of Australia and New Zealand	2006	< 3 g/dia para NYHA classe II sem edema periférico/< 2 g/dia para NYHA classes III e IV	C
		< 2 ℓ/dia para todos os pacientes e < 1,5 ℓ/dia durante episódios de retenção de líquido	
Heart Failure Society, Índia	2007	< 2 g/dia	Não mencionado
		< 2 ℓ/dia	
European Society of Cardiology	2008	Restrição moderada de 1,5 a 2 ℓ/dia em pacientes com sintomas graves e especialmente com hiponatremia	C
Canadian Cardiovascular Society	2008	< 2 g/dia	Não mencionado
		2 ℓ/dia	
American College of Cardiology/American Heart Association	2009	Restrição moderada (≤ 2 g/dia se houver sobrecarga de volume, seguido de restrição de líquidos para 2 ℓ/dia se a retenção persistir)	C
Royal College of Physicians	2010	Redução de sal Restrição de líquidos	Limitada; mais estudos necessários
Heart Failure Society of America	2010	2 a 3 g/dia; < 2 g/dia podem ser considerados na insuficiência cardíaca moderada a grave	C
		< 2 ℓ/dia, se persistir a retenção de líquido e se houver hiponatremia grave (Na sérico < 130 mEq/ℓ)	
Scottish Intercollegiate Guidelines Network	2010	< 2,4 g/dia com restrição de líquidos ajustada	1+
American Dietetic Association	2011	< 2 g/dia e 1,4 a 1,9 ℓ/dia, dependendo dos sintomas clínicos	Razoável

Nível de evidência: C, avaliação de populações limitadas. Consenso na opinião apenas de especialistas, estudos de caso ou padrões de cuidado clínico; *Razoável*, os benefícios excedem os danos, embora a qualidade da evidência não seja forte; 1+, metanálise bem conduzida, revisões sistemáticas ou estudos randomizados controlados com baixo risco de viés.
NYHA: New York Heart Association.
(De American Heart Association: *Contemporary reviews in cardiovascular medicine* (*website*). Em http://circ.ahajournals.org/content/126/4/479/T1.expansion.html, 2015.)

EM FOCO
Equivalentes de mensuração de sódio e sal

O cloreto de sódio é composto aproximadamente por 40% (39,3%) de sódio e 60% de cloreto. A fim de converter um peso específico de cloreto de sódio a seu equivalente de sódio, deve-se multiplicar esse peso por 0,393. O sódio também é mensurado em miliequivalentes (mEq). Para converter miligramas em miliequivalente de sódio, deve-se dividir pelo peso atômico de 23. Para converter sódio em cloreto de sódio (sal), multiplica-se o peso por 2,54. Os milimóis (mmol) e miliequivalentes (mEq) do sódio são iguais. Por exemplo:

- 1 colher de sobremesa de sal = aproximadamente 6 g NaCl = 6.096 mg NaCl
- 6.096 mg NaCl × 0,393 = 2.396 mg Na (aproximadamente 2.400 mg)
- 2.396 mg Na/23 = 104 mEq Na
- 1 g Na = 1.000 mg/23 = 43 mEq ou mmol
- 1 colher de sobremesa de sal = 2.400 mg ou 104 mEq Na

Boxe 32.8 Dez principais categorias de alimentos com alto teor de sódio.

1. Carnes e peixes defumados, processados ou curados (p. ex., presunto, *bacon*, carne enlatada, frios, salsichas, carne de porco salgada, carne em lascas, arenque em conserva, anchovas, atum e sardinha)
2. Suco e molho de tomate, exceto quando o rótulo demonstrar o contrário
3. Extratos de carne, cubos de caldo de carne, molhos de carne, GMS e tempero para taco ou outros temperos industrializados
4. Salgadinhos (batata frita, tortilhas, *chips* de milho, *pretzels*, castanhas salgadas, pipoca e biscoitos de água e sal)
5. Molhos prontos para saladas, temperos, condimentos, *ketchup*, molho Worcestershire, molho de churrasco, molho *cocktail*, molho *teriyaki*, molho de soja, molhos comerciais para salada, patês, picles, azeitonas e chucrute
6. Misturas embaladas para molhos, caldos, cozidos e pratos com macarrão, arroz ou batatas; macarrão com queijo; mistura para recheio
7. Queijos (processados e pasta de queijo)
8. Antepastos e tortas salgadas congeladas
9. Sopa enlatada
10. Alimentos consumidos fora de casa

Nota: o mais importante é ler os rótulos; algumas marcas têm teor de sal mais baixo que outras.
GSM, glutamato monossódico.

de álcool deva ser desencorajado, não há evidência que suporte a abstinência total de álcool (AND, 2012). A quantidade, os padrões de consumo e fatores genéticos influenciam a relação entre consumo de álcool e IC (Djoussé e Gaziano, 2008). Se o indivíduo consumir álcool, não deverá exceder uma dose por dia para mulheres e duas para homens. Uma dose equivale a 30 mℓ de álcool (30 mℓ de bebida destilada), 150 mℓ de vinho ou 360 mℓ de cerveja.

Cafeína

Até recentemente, a cafeína tem sido considerada prejudicial para pacientes com IC, pois contribui com batimentos irregulares. Todavia, um estudo realizado na Holanda sugere que a ingestão moderada de chá ou café reduz o risco de DCVAS; o chá reduz inclusive a mortalidade por DCVAS (de Koning Gans et al., 2010). Pesquisadores dos EUA acompanharam 130.054 homens e mulheres e descobriram que indivíduos que relataram consumo de quatro ou mais xícaras de café por dia apresentaram risco 18% menor de hospitalização por distúrbios do ritmo cardíaco. Já os que consumiam uma a três

Boxe 32.9 Guia de rótulos de alimentos para sódio.

Livre de sódio	Menos que 5 mg por porção padrão; não pode conter cloreto de sódio
Teor de sódio muito baixo	35 mg ou menos por porção padrão
Teor de sódio baixo	140 mg ou menos por porção padrão
Teor de sódio reduzido	Ao menos 25% menos de sódio por porção padrão comparado ao alimento regular
Teor de sódio leve	50% menos sódio por porção padrão comparado ao alimento regular
Sem sal, sem adição de sal ou nenhum sal adicionado	Sem nenhuma adição de sal durante o processamento; o produto similar normalmente é processado com sal
Ligeiramente salgado	50% menos sódio adicionado do que o normal; o produto deve indicar "não é um produto com baixo teor de sódio" se esse critério não for respeitado

Em https://www.labelcalc.com/nutrient-content-claims/low-sodium-nutrition-label-guidelines-for-your-food-product/.

xícaras por dia apresentaram redução de 7% do risco (Klatsky, 2010). Os efeitos antioxidantes do café e do chá podem ser benéficos. Um estudo randomizado publicado recentemente concluiu que uma dose alta de cafeína não induz arritmias em pacientes com IC sistólica (Zuchinali, 2016).

Cálcio
Pacientes com IC apresentam maior risco de desenvolver osteoporose devido aos níveis reduzidos de atividade, função renal comprometida e prescrição de fármacos que alteram o metabolismo do cálcio (Zittermann et al., 2006). Pacientes com caquexia por IC apresentam densidade mineral óssea mais baixa e concentrações de cálcio menores que pacientes com IC sem caquexia (Anker et al., 2006). É preciso cuidado durante a suplementação com cálcio, pois foi observada associação com evolução adversa (Drozd et al., 2014).

L-Arginina
Em pacientes com IC, a diminuição da capacidade de se exercitar pode ocorrer, em parte, devido à redução do fluxo sanguíneo periférico relacionada ao comprometimento da vasodilatação dependente do endotélio. A L-arginina é convertida em NO, um fator derivado do endotélio causador de relaxamento. Ao menos quatro estudos demonstraram algum grau de benefício com a suplementação de L-arginina. Trata-se de estudos pequenos, sendo necessária pesquisa adicional a fim de estabelecer as recomendações precisas.

Coenzima Q10
Alguns estudos sobre o emprego da suplementação com coenzima Q_{10} (CoQ_{10}) em pacientes com IC demonstraram resultados positivos. Estes incluíram melhora significativa da tolerância ao exercício, redução dos sintomas e melhora da qualidade de vida. As concentrações de CoQ_{10} são geralmente baixas em pacientes com IC; postulou-se que a reposição possa prevenir o estresse oxidativo e maior lesão do miocárdio. Uma revisão sistemática de sete estudos e mais de 900 pacientes utilizando CoQ_{10} para IC concluiu que os estudos eram muito pequenos e com desenhos muito diversos para que se obtivesse alguma conclusão útil (Madmani et al., 2014). Pacientes recebendo estatinas (inibidores da HMG-CoA redutase) podem apresentar outra razão para considerar a suplementação. Inibidores da HMG-CoA redutase são uma classe de fármacos redutores de colesterol conhecida por interferir com a síntese de CoQ_{10}.

D-ribose
A D-Ribose é um componente do trifosfato de adenosina (ATP) necessário ao metabolismo celular e à produção de energia. A isquemia do miocárdio reduz os níveis energéticos, a integridade e a função da célula. O coração insuficiente tem falta de energia. A D-ribose tem sido testada para corrigir essa deficiência de energia celular como um carboidrato de ocorrência natural (Shecterle et al., 2010). Um recente estudo prospectivo utilizou suplementação de D-ribose durante 6 semanas, porém resultou inconclusivo em determinar algum benefício (Bayram et al., 2015).

Energia
O requerimento energético de pacientes com IC depende de sua atual massa corporal seca, restrições de atividade e gravidade da IC. Pacientes com sobrepeso e limitação da atividade devem ser encorajados a manter massa corporal adequada que não estresse o miocárdio. Contudo, o estado nutricional do paciente obeso deve ser avaliado a fim de garantir que o paciente não esteja mal nutrido. Em pacientes com IC, o requerimento energético é incerto. Ao menos dois estudos descobriram que as equações padrão de energia utilizadas para determinar a demanda calórica subestimam as necessidades de energia de pacientes com IC. Outro estudo concluiu que as necessidades de energia de pacientes com IC são menores em comparação às de controles saudáveis (AND, 2012). Essa área requer mais pesquisas. A avaliação nutricional padrão deve ser utilizada com cuidadoso monitoramento.

Lipídeos
O consumo de peixe e óleo de peixe rico em ácidos graxos ômega-3 pode reduzir concentrações elevadas de triglicerídios e pode prevenir a fibrilação atrial em pacientes com IC (Roth e Harris, 2010). O estudo empregou ingestão de ao menos 1 g de ômega-3 por dia, seja de peixes oleosos ou suplementos à base de óleo de peixe. Todavia, mais estudos são necessários. Certas evidências sugerem que o fornecimento de gorduras altamente saturadas para pacientes com IC leve a moderada preserva a função contrátil e troca o metabolismo de ácidos graxos para glicose, exercendo papel cardioprotetor (Chess et al., 2009; Christopher et al., 2010).

Estratégias de refeições
Pacientes com IC geralmente toleram refeições pequenas e frequentes com maior facilidade que refeições grandes e infrequentes, pois estas causam mais cansaço, podendo contribuir com distensão abdominal e significativo aumento no consumo de oxigênio. Todos esses fatores sobrecarregam o coração já estressado. Suplementos energéticos podem ajudar a aumentar a ingestão energética; todavia, essa intervenção pode não reverter essa forma de má-nutrição (Anker et al., 2006).

Ácido fólico, vitamina B_6 e vitamina B_{12}
A alta ingestão de ácido fólico e vitamina B_6 foi associada à redução do risco de mortalidade por IC e AVE em algumas populações (Cui et al., 2010). Contudo, foi estudada a deficiência de vitamina B_{12} e ácido fólico em pacientes com IC, tendo-se demonstrado relativamente rara (van der Wal et al., 2015).

Magnésio
A deficiência de magnésio é comum em pacientes com IC como resultado de ingestão inadequada e uso de diuréticos, incluindo a furosemida. Assim como no caso do potássio, os diuréticos utilizados para tratar IC aumentam a excreção de magnésio. A deficiência de magnésio agrava as alterações das concentrações de eletrólitos por causar balanço positivo de sódio e negativo de potássio. Visto que o quadro de deficiência de magnésio está associado a um prognóstico ruim, suas concentrações devem ser mensuradas em pacientes com IC e tratados adequadamente. A ingestão insuficiente por meio da dieta foi associada a concentrações elevadas de PC-R-sh, um produto da inflamação. Foi observada hipermagnesemia em alguns casos de insuficiência renal, IC e doses altas de furosemida.

Tiamina

Pacientes com IC têm risco de apresentar deficiência de tiamina devido a baixa ingestão de líquidos; uso de diuréticos de alça, que aumentam a excreção; e idade avançada. A tiamina é uma coenzima necessária às reações de síntese energética que proporcionam a contração do miocárdio. Portanto, a deficiência de tiamina pode causar redução da energia e da contratilidade cardíaca. Estudos demonstraram que essa deficiência se relaciona com a IC, em grande parte devido ao efeito de medicações comumente utilizadas. Diuréticos de alça (p. ex., furosemida) podem reduzir concentrações de tiamina e causar acidose metabólica. A suplementação de tiamina demonstrou-se capaz de melhorar função cardíaca, débito urinário, perda de massa corporal e sinais e sintomas de IC (DiNicolantonio et al., 2013). A deficiência de tiamina é diagnosticada utilizando-se o pirofosfato de tiamina eritrocitário. É preciso avaliar as concentrações de tiamina em pacientes com IC ou que recebem diuréticos de alça e realizar a suplementação adequada recomendada caso necessário. A suplementação (p. ex., 100 mg/dia) pode melhorar a fração de ejeção ventricular esquerda (fração de sangue bombeado pelos ventrículos a cada batimento) e os sintomas.

Vitamina D

Pacientes com polimorfismo do gene de receptores de vitamina D apresentam maiores taxas de perda óssea comparados a pacientes com IC sem esse genótipo. A vitamina D pode melhorar a inflamação em pacientes com IC (Vieth e Kimball, 2006). Em um estudo duplamente cego, randomizado e controlado por placebo, a suplementação com vitamina D (50 μg ou 2.000 unidades internacionais de vitamina D_3 por dia) durante 9 meses aumentou as concentrações da citocina anti-inflamatória IL-10 e reduziu as concentrações de fatores pró-inflamatórios de pacientes com IC (Schleithoff et al., 2006). Na qualidade de hormônio esteroide, a vitamina D regula a expressão gênica e regula inversamente a secreção de renina (Meems et al., 2011). Após um recente estudo demonstrando uma relação entre a deficiência de vitamina D e o desenvolvimento de IC (Porto, 2018), a recomendação para sua suplementação tornou-se mais forte.

TRANSPLANTE DE CORAÇÃO

Cardiomiopatias representam um grupo heterogêneo de doenças que frequentemente levam à IC progressiva; os tipos incluem cardiomiopatia dilatada, cardiomiopatia hipertrófica, cardiomiopatia restritiva e cardiomiopatia ventricular direita arritmogênica (Wexler et al., 2009). O transplante de coração é a única cura para IC refratária em estado terminal. Como o número de corações de doadores é limitado, torna-se imperativa a seleção cuidadosa de pacientes candidatos a receptores com base na adesão ao regime terapêutico por toda a vida, bem como sua qualidade de vida. O suporte nutricional antes e após o transplante é crucial a fim de reduzir morbidade e mortalidade. Portanto, o cuidado nutricional do paciente transplantado pode ser dividido em três fases: pré-transplante, pós-transplante imediato e pós-transplante a longo prazo.

Nutrição clínica pré-transplante

A avaliação adequada do paciente pré-transplante deve incluir anamnese, avaliação clínica e antropométrica e exames bioquímicos. As alterações do estilo de vida recomendadas antes do transplante incluem restrição do consumo de álcool, perda de massa corporal, exercícios, abandono do tabagismo e consumo de dieta com baixo teor de sódio (Wexler et al., 2009). Extremos de massa corporal (menos que 80% ou mais que 140% do peso corporal ideal) aumentam o risco de infecção, diabetes, morbidade e maior mortalidade. Comorbidades pré-transplante, como hiperlipidemia e hipertensão, também reduzem as taxas de sobrevida. Se a ingestão oral for inadequada, deve-se preparar nutrição enteral ajustada às condições nutricionais e comorbidades do paciente.

Nutrição clínica pós-transplante imediato

As diretrizes nutricionais são consistentes para todos os tipos de transplantes de órgãos, não sendo específicas somente para transplantes de coração (Tabela 32.8). Os objetivos nutricionais para o paciente em período pós-transplante imediato são (1) fornecer quantidades adequadas de proteínas e energia para tratar o catabolismo e promover a

Tabela 32.8 Recomendações nutricionais pós-transplante.

Nutriente	Recomendações a curto prazo	Recomendações a longo prazo
Energia	120 a 140% do GEB (30 a 35 kcal/kg) ou mensurar GER	Manutenção: 120 a 130% do GEB (20 a 30 kcal/kg), dependendo do grau de atividade
Proteínas	1,3 a 2 g/kg/dia	1 g/kg/dia
Carboidratos	Cerca de 50% da energia Restringir açúcares simples se a glicemia estiver aumentada	Cerca de 50% da energia Restringir açúcares simples e encorajar escolhas com carboidratos complexos e alto teor de fibras
Gordura	30% da energia (ou mais na hiperglicemia grave)	≤ 30% da energia total < 10% da energia de gorduras saturadas
Cálcio	1.200 mg/dia	1.200 a 1.500 mg/dia (considerar necessidade de suplementos de estrogênio ou vitamina D)
Sódio	2 g/dia	2 g/dia
Magnésio e fósforo	Encorajar consumo de alimentos com alto teor desses nutrientes Suplementar conforme necessário	Encorajar consumo de alimentos com alto teor desses nutrientes Suplementar conforme necessário
Potássio	Suplementar ou restringir com base nos concentrações séricas	Suplementar ou restringir com base nos concentrações séricas
Outras vitaminas e minerais	Suplemento multivitamínico e mineral para atingir IDR Suplementos adicionais podem ser necessários para repor deficiências suspeitas ou confirmadas	Suplemento multivitamínico e mineral para atingir IDR Suplementos adicionais podem ser necessários para repor deficiências suspeitas ou confirmadas
Outros	Evitar produtos complementares ou alternativos sem segurança e eficácia comprovada em pacientes transplantados	Evitar produtos complementares ou alternativos sem segurança e eficácia comprovada em pacientes transplantados

GEB, gasto energético basal; *IDR*, ingestão dietética de referência; *GER*, gasto energético em repouso.

cura, (2) monitorar e corrigir anormalidades eletrolíticas e (3) atingir controle ideal da glicemia (Hasse, 2015). No período pós-transplante imediato, o requerimento nutricional está aumentado, como ocorre após qualquer cirurgia extensa. O requerimento proteico está aumentado devido ao catabolismo induzido por corticosteroides, estresse cirúrgico, anabolismo e cicatrização.

Pacientes progridem de uma dieta líquida para uma dieta pastosa fornecida em refeições pequenas e frequentes. A nutrição enteral pode ser adequada a curto prazo, especialmente quando ocorrem complicações. A ingestão de nutrientes é muitas vezes mantida com uso de suplementos líquidos e alimentos com alta densidade calórica, especialmente em pacientes com baixo apetite. O ganho de massa corporal até o peso corporal ideal constitui o objetivo nutricional para pacientes que estavam caquéticos antes do transplante. O aumento da função cardíaca ajuda a interromper o estado caquético pré-cirúrgico. A hiperglicemia pode ser exacerbada pelo estresse cirúrgico e pelo regime de fármacos imunossupressores. Ajustes podem ser realizados na dieta a fim de auxiliar no controle da glicemia (ver Tabela 32.8).

Nutrição clínica pós-transplante a longo prazo

Comorbidades que ocorrem com frequência após o transplante de coração incluem hipertensão, ganho excessivo de massa corporal, hiperlipidemia, osteoporose e infecção. A hipertensão é manejada por meio da dieta, exercícios e medicações. É importante minimizar o ganho de massa corporal excessivo porque os pacientes que se tornam obesos após o transplante têm maior risco de rejeição e menores taxas de sobrevida.

O aumento da concentração do LDL-colesterol total e de triglicerídios são uma consequência da terapia imunossupressora e aumentam o risco de IC após o transplante. Aliados a uma dieta saudável ao coração, os pacientes também necessitam de regime farmacológico que reduza lipídeos sanguíneos. Estatinas são recomendadas no período pós-operatório inicial e a longo prazo. Como estanóis e esteróis possuem efeito redutor de LDL, podem ser úteis para reduzir a dose das estatinas (Goldberg et al., 2006).

Antes do transplante, os pacientes têm tendência a apresentar osteopenia devido a falta de atividade e caquexia cardíaca. Após o transplante, tornam-se suscetíveis à osteoporose induzida por corticosteroides. Faz-se necessária a ingestão de quantidades adequadas de cálcio e vitamina D a fim de retardar a perda óssea; frequentemente são necessários exercícios com sustentação da massa corporal e terapia antirreabsortiva. Deve-se evitar a infecção devido à necessidade do uso de fármacos imunossupressores por toda a vida e recomenda-se discussão acerca da segurança de alimentos.

CASO CLÍNICO

Tom é um homem branco solteiro de 55 anos com hipertensão (pressão arterial 145/92 mmHg), colesterol de lipoproteína de baixa densidade alto (241 mg/dℓ) e de alta densidade baixo (38 mg/dℓ) com nível de proteína C reativa (PC-R) de 4 mg/ℓ. Tom apresenta forte história familiar de doença cardíaca. Relata que frequentemente se alimenta no carro, razão pela qual frequenta restaurantes de *fast food*. Trabalha muitas horas seguidas e, exceto pela jardinagem dos fins de semana, não pratica exercício. Tom apresenta estatura de 1,78 m e massa corporal de 99,8 kg com IMC de 31,6 kg/m². Seu café da manhã geralmente consiste em um sanduíche de queijo e ovo, *bacon* e café com leite ou creme de leite. O almoço frequentemente inclui um burrito de feijão e queijo seguido de sorvete. Seu jantar favorito é o frango frito com purê de batata, molho, couve salteada com gordura de *bacon* e torta.

Termos de diagnóstico nutricional

- Ingestão de tipos de gordura inconsistentes com a necessidade (gordura saturada) relacionada ao consumo de *fast food* às pressas e agenda cheia, conforme evidenciado pelo perfil desfavorável de colesterol (aumento do LDL e redução do HDL) e consumo regular de alimentos fritos, *bacon* e laticínios com alto teor de gordura
- Ingestão excessiva de minerais (sódio) relacionada ao consumo frequente de *fast food*, conforme evidenciado pela pressão arterial elevada de 145/92 mmHg
- Sobrepeso/obesidade relacionada a inatividade física e consumo de grandes porções de alimentos calóricos, conforme evidenciado pelo IMC de 31,6 kg/m² e idas frequentes a restaurantes de *fast food*.

Questões de cuidado nutricional

1. Que outros diagnósticos nutricionais seriam adequados para Tom?
2. O que mais você gostaria de saber sobre a dieta e estilo de vida de Tom para ajudá-lo com a mudança comportamental de saúde?
3. Qual é o significado da concentração de PC-R de 4 mg/dℓ?
4. Que intervenções nutricionais e de estilo de vida seriam mais úteis para Tom?

WEBSITES ÚTEIS

Academy of Nutrition and Dietetics, Evidence Analysis Library
American Association of Cardiovascular and Pulmonary Rehabilitation
American Heart Association
DASH Eating Plan (NIH)
Framingham Heart Study
National Heart, Lung, and Blood Institute (NIH)
Old Ways Foundation (Mediterranean Diet)

REFERÊNCIAS BIBLIOGRÁFICAS

Abdullah A, Amin FA, Stoelwinder J, et al: Estimating the risk of cardiovascular disease using an obese-years metric, *BMJ Open* 4:e005629, 2014.

Aburto NJ, Ziolkovska A, Hooper L, et al: Effect of lower sodium intake on health: systematic review and meta-analyses, *BMJ* 346:f1326, 2013.

Academy of Nutrition and Dietetics: *Evidence Analysis Library, Heart Failure 2017 Guideline*. Accessed at: https://www.andeal.org/topic.cfm?menu=5289 on 11-3-2019.

Academy of Nutrition and Dietetics Evidence Analysis Library (EAL): *Disorders of Lipid Metabolism: Executive Summary of Recommendations*, 2011. Available at: https://www.andeal.org/topic.cfm?menu=5300&cat=4528. Accessed November 3, 2019.

Alexander S, Ostfeld RJ, Allen K, et al: A plant-based diet and hypertension, *J Geriatr Cardiol* 14:327–330, 2017

Al-Khudairy L, Hartley L, Clar C, et al: Omega 6 fatty acids for the primary prevention of cardiovascular disease, *Cochrane Database Syst Rev* 16:CD011094, 2015

American College of Cardiology: *Mediterranean diet cuts heart disease risk by nearly half*, March 4, 2015. Available at: http://www.acc.org/about-acc/press-releases/2015/03/04/16/36/mediterranean-diet-cuts-heart-disease-risk-by-nearly-half.

American Heart Association: *Heart and stroke statistics*, 2015. Available at: http://www.heart.org/HEARTORG/General/Heart-and-Stroke-Association-Statistics_UCM_319064_SubHomePage.jsp.

Anderson JW, Baird P, Davis RH, et al: Health benefits of dietary fiber, *Nutr Rev* 67:188–205, 2009.

Anker SD, John M, Pedersen PU, et al: ESPEN guidelines on enteral nutrition: cardiology and pulmonology, *Clin Nutr* 25:311–318, 2006.

Appel LJ, Brands MW, Daniels SR, et al: Dietary approaches to prevent and treat hypertension: a scientific statement from the American Heart Association, *Hypertension* 47:296–308, 2006.

Baggott JE, Tamura T: Homocysteine, iron and cardiovascular disease: a hypothesis, *Nutrients* 7:1108–1118, 2015.

Bayram M, St Cyr JA, Abraham WT: D-Ribose aids heart failure patients with preserved ejection fraction and diastolic dysfunction: a pilot study, *Ther Adv Cardiovasc Dis* 9:56–65, 2015.

Bazzano LA, Green T, Harrison TN, et al: Dietary approaches to prevent hypertension, *Curr Hypertens Rep* 15:694–702, 2013.

Bello-Chavolla OY, Kuri-García A, Ríos-Ríos M, et al: Familial Combined Hyperlipidemia: current knowledge, perspectives, and controversies, *Rev Invest Clin* 70:224–236, 2018.

Benjamin EJ, Virani SS, Callaway CW, et al: Heart disease and stroke statistics-2018 update: A report from the American Heart Association, *Circulation* 137:e67–e492, 2018

Boden WE, O'Rourke RA, Teo KK, et al: Optimal medical therapy with or without PCI for stable coronary disease, *N Engl J Med* 356:1503–1516, 2007.

Block CB, Liu L, Herrington DM, et al: Predicting risk for incident heart failure with omega-3 fatty acids: From MESA, *JACC: Heart Failure* 7:651–661, 2019.

Brautbar A, Leary E, Rasmussen K, et al: Genetics of familial hypercholesterolemia, *Curr Atheroscler Rep* 17:491–498, 2015.

Brozovich FV, Nicholson CJ, Degen CV, et al: Mechanisms of vascular smooth muscle contraction and the basis for pharmacologic treatment of smooth muscle disorders, *Pharmacol Rev* 68:476–532, 2016.

Carlson H, Dahlin CM: Managing the effects of cardiac cachexia, *J Hosp Palliat Nurs* 16:15–20, 2014.

Carter SJ, Roberts MB, Salter J, et al: Relationship between Mediterranean diet score and atherothrombotic risk: findings from the Third National Health and Nutrition Examination Survey (NHANES-III), 1988-1994, *Atherosclerosis* 210:630–636, 2010.

Centers for Disease Control and Prevention: *Hypertension*, 2017. Available at: https://www.cdc.gov/nchs/fastats/hypertension.htm.

Chess DJ, Khairallah RJ, O'Shea KM, et al: A high-fat diet increases adiposity but maintains mitochondrial oxidative enzymes without affecting development of heart failure with pressure overload, *Am J Physiol Heart Circ Physiol* 297:H1585–H1593, 2009.

Christopher BA, Huang HM, Berthiaume JM, et al: Myocardial insulin resistance induced by high fat feeding in heart failure is associated with preserved contractile function, *Am J Physiol Heart Circ Physiol* 299:H1917–H1927, 2010.

Cook NR, Appel LJ, Whelton PK. Lower levels of sodium intake and reduced cardiovascular risk, *Circulation* 129:981–989, 2014.

Couch SC, Saelens BE, Levin L, et al: The efficacy of a clinic-based behavioral nutrition intervention emphasizing a DASH-type diet for adolescents with elevated blood pressure, *J Pediatr* 152:494–501, 2008.

Cui R, Iso H, Date C, et al: Dietary folate and vitamin B6 and B12 intake in relation to mortality from cardiovascular diseases: Japan collaborative cohort study, *Stroke* 41:1285–1289, 2010.

de Koning Gans JM, Uiterwaal CS, van der Schouw YT, et al: Tea and coffee consumption and cardiovascular morbidity and mortality, *Arterioscler Thromb Vasc Biol* 30:1665–1671, 2010.

Delano MJ, Moldawer LL: The origins of cachexia in acute and chronic inflammatory diseases, *Nutr Clin Pract* 21:68–81, 2006.

DeMarco VG, Aroor AR, Sowers JR: The pathophysiology of hypertension in patients with obesity, *Nat Rev Endocrinol* 10:364–376, 2014.

De Miguel C, Rudemiller NP, Abais JM, et al: Inflammation and hypertension: new understandings and potential therapeutic targets, *Curr Hypertens Rep* 17:507, 2015.

Desai AS: Controversies in cardiovascular medicine. Are serial BNP measurements useful in heart failure management? *Circulation* 127:509, 2013.

DiNicolantonio JJ, Niazi AK, Lavie CJ, et al: Thiamine supplementation for the treatment of heart failure: a review of the literature, *Congest Heart Fail* 19:214–222, 2013.

Djoussé L, Gaziano JM: Alcohol consumption and heart failure: a systematic review, *Curr Atheroscler Rep* 10:117–120, 2008.

Drozd M, Cubbon R, Gierula J, et al: 54 calcium supplementation in patients with chronic heart failure: Is it Safe? *Heart* 100:A31, 2014.

Eckel RH, Jakicic JM, Ard JD, et al: 2013 AHA/ACC guideline on lifestyle management to reduce cardiovascular risk: A report of the American College of Cardiology/American Heart Association Task Force on Practice Guidelines, *Circulation* 129:S76–S99, 2014.

Esselstyn CB, Golubić M: The nutritional reversal of cardiovascular disease – Fact or fiction? Three case reports, *Cardiology* 20:1901–1908, 2014.

Estruch R, Ros E, Salas-Salvadó J, et al: Primary prevention of cardiovascular disease with a Mediterranean diet, *N Engl J Med* 368:1279–1290, 2013.

Fekete ÁA, Giromini C, Chatzidiakou Y, et al: Whey protein lowers blood pressure and improves endothelial function and lipid biomarkers in adults with prehypertension and mild hypertension: results from the chronic Whey2Go randomized controlled trial, *Am J Clin Nutr* 104:1534–1544, 2016.

Flynn JT, Kaelber DC, Baker-Smith CM, et al: Clinical practice guideline for screening and management of high blood pressure in children and adolescents, *Pediatrics* 140:e20171904, 2017.

Fox CS, Golden SH, Anderson C, et al: Update on prevention of cardiovascular disease in adults with type 2 diabetes mellitus in light of recent evidence: a scientific statement from the American Heart Association and the American Diabetes Association, *Circulation* 132:691–718, 2015.

Fraser A, Williams D, Lawlor DA: Associations of serum 25-hydroxyvitamin D, parathyroid hormone and calcium with cardiovascular risk factors: analysis of 3 NHANES cycles (2001-2006), *PLoS One* 5:e13882, 2010.

Gidding SS, Lichtenstein AH, Faith MS, et al: Implementing American Heart Association pediatric and adult nutrition guidelines: a scientific statement from the American Heart Association Nutrition Committee of the Council on Nutrition, Physical Activity and Metabolism, Council on Cardiovascular Disease in the Young, Council on Arteriosclerosis, Thrombosis and Vascular Biology, Council on Cardiovascular Nursing, Council on Epidemiology and Prevention, and Council for High Blood Pressure Research, *Circulation* 119:1161–1175, 2009.

Go AS, Mozaffarian D, Roger VL, et al: Heart disease and stroke statistics—2014 update: a report from the American Heart Association, *Circulation* 129:e28–e292, 2014.

Goldberg AC, Ostlund RE, Bateman JH, et al: Effect of plant stanol tablets on low-density lipoprotein cholesterol lowering in patients on statin drugs, *Am J Cardiol* 97:376–379, 2006.

Gupta D, Georgiopoulou VV, Kalogeropoulos AP, et al: Dietary sodium intake in heart failure, *Circulation* 126:479–485, 2012.

Hall JE, do Carmo JM, da Silva AA, et al: Obesity-induced hypertension: Interaction of neurohumoral and renal mechanisms, *Circ Res* 116:991–1006, 2015.

Harada T, Inagaki-Tanimura K, Nagao M, et al: Frequency of achilles tendon xanthoma in patients with acute coronary syndrome, *J Atheroscler Thromb* 24:949–953, 2017.

Harris WS, Mozaffarian D, Rimm E, et al: Omega-6 fatty acids and risk for cardiovascular disease: a science advisory from the American Heart Association Nutrition Subcommittee of the Council on Nutrition, Physical Activity, and Metabolism; Council on Cardiovascular Nursing; and Council on Epidemiology and Prevention, *Circulation* 119:902–907, 2009.

Hasse JM: Nutritional aspects of transplantation in adults. In Busuttil RW, Klintmalm GB, editors: *Transplantation of the liver*, ed 3, St Louis, MO, 2015, Elsevier Saunders, pp 4994–4509.

Heidari F, Vasudevan R, Mohd Ali SZ, et al: RAS genetic variants in interaction with ACE inhibitors drugs influences essential hypertension control, *Arch Med Res* 48:88–95, 2017.

Institute of Medicine: *Dietary reference intakes: water, potassium, sodium chloride, and sulfate*, ed 1, Washington, DC, 2004, National Academies Press.

Institute of Medicine: *Sodium intake in populations: assessment of evidence*, Washington, DC, 2013, National Academies Press.

Jellinger PS, Smith DA, Mehta AE, et al: American Association of Clinical Endocrinologists' guidelines for management of dyslipidemia and prevention of atherosclerosis, *Endocr Pract* 18(Suppl 1):1–78, 2012.

Kalogeropoulos N, Panagiotakos DB, Pitsavos C, et al: Unsaturated fatty acids are inversely associated and n-6/n-3 ratios are positively related to inflammation and coagulation markers in plasma of apparently healthy adults, *Clin Chim Acta* 411:584–591, 2010.

Khandelwal S, Kelly L, Malik R, et al: Impact of omega-6 fatty acids on cardiovascular outcomes: a review, *J Preventive Cardiol* 2:325–336, 2013.

Klatsky AL: *Coffee drinking and caffeine associated with reduced risk of hospitalization for heart rhythm disturbances.* AHA 50th Annual Conference on Cardiovascular Disease, Epidemiology and Prevention, San Francisco, CA, 2010.

Kunutsor SK, Apekey TA, Steur M: Vitamin D and risk of future hypertension: meta-analysis of 283,537 participants, *Eur J Epidemiol* 28:205–221, 2013.

Lee CJ, Kim JY, Shim E, et al: The effects of diet alone or in combination with exercise in patients with prehypertension and hypertension: a randomized controlled trial, *Korean Circ J* 48:637–651, 2018

Lee Y, Kang D, Lee SA: Effect of dietary patterns on serum C-reactive protein level, *Nutr Metab Cardiovasc Dis* 24:1004–1011, 2014.

Lennon SL, DellaValle DM, Rodder SG, et al: 2015 Evidence analysis library evidence-based nutrition practice guideline for the management of hypertension in adults, *J Acad Nutr Diet* 117:1445–1458.e17, 2017.

Liebman B. *Is a low salt diet plan healthy?* 2016. Available at: https://www.nutritionaction.com/daily/salt-in-food/salt/. Accessed November 2, 2019.

Longo S, Bollani L, Decembrino L, et al: Short-term and long-term sequelae in intrauterine growth retardation (IUGR), *J Matern Fetal Neonatal Med* 26:222–225, 2013.

Ma C, Zhang T, Xi B: Prevalence of elevated blood pressure among US Children, 2013-2014. *J Clin Hypertens (Greenwich)* 18:1071–1072, 2016.

Madmani ME, Yusuf Solaiman A, Tamr Agha K, et al: Coenzyme Q10 for heart failure, *Cochrane Database Syst Rev* 6:CD008684, 2014.

Madsen CM, Varbo A, Nordestgaard BG: Extreme high high-density lipoprotein cholesterol is paradoxically associated with high mortality in men and women: two prospective cohort studies, *Eur Heart J* 28(32):2478–2486, 2017.

Maki KC, Eren F, Cassens ME, et al: Omega-6 polyunsaturated fatty acids and cardiometabolic health: current evidence, controversies, and research gaps, *Adv Nutr* 9:688–700, 2018.

Masoura C, Pitsavos C, Aznaouridis K, et al: Arterial endothelial function and wall thickness in familial hypercholesterolemia and familial combined hyperlipidemia and the effect of statins. A systematic review and meta-analysis, *Atherosclerosis* 214:129–138, 2011.

McMaster WG, Kirabo A, Madhur MS, et al: Inflammation, immunity, and hypertensive end-organ damage, *Circ Res* 116:1022–1033, 2015.

Meems LM, van der Harst P, van Gilst WH, et al: Vitamin D biology in heart failure: molecular mechanisms and systematic review, *Curr Drug Targets* 12:29–41, 2011.

Miller D, Joye Woodward N: Clinical inquiries. Whom should you test for secondary causes of hypertension? *J Fam Pract* 63:41–42, 2014.

Miller ER III, Erlinger TP, Appel LJ: The effects of macronutrients on blood pressure and lipids: an overview of the DASH and OmniHeart trials, *Curr Atheroscler Rep* 8:460–465, 2006.

Miller PE, Van Elswyk M, Alexander DD: Long-chain omega-3 fatty acids eicosapentaenoic acid and docosahexaenoic acid and blood pressure: a meta-analysis of randomized controlled trials, *Am J Hypertens* 27:885–896, 2014.

Mirijello A, Tarli C, Vassallo GA, et al: Alcoholic cardiomyopathy: What is known and what is not known, *Eur J Int Med* 43:1–5, 2017.

Morrow DA, Crea F: *C-reactive protein in cardiovascular disease*, UpToDate, 2014, Wolters Kluwer, Alphen aan den Rijn, Netherlands Available at: http://www.uptodate.com/contents/c-reactive-protein-in-cardiovascular-disease.

Navab M, Reddy ST, Van Lenten BJ, et al: HDL and cardiovascular disease: atherogenic and atheroprotective mechanisms, *Nat Rev Cardiol* 8:222–232, 2011.

Nicklas BJ, Cesari M, Penninx BW, et al: Abdominal obesity is an independent risk factor for chronic heart failure in older people, *J Am Geriatr Soc* 54:413–420, 2006.

Nordestgaard BG, Chapman MJ, Humphries SE, et al: Familial hypercholesterolaemia is underdiagnosed and undertreated in the general population: guidance for clinicians to prevent coronary heart disease: consensus statement of the European Atherosclerosis Society, *Eur Heart J* 34:3478–3490a, 2013.

Opie LH, Commerford PJ, Gersh BJ: Controversies in stable coronary artery disease, *Lancet* 367:69–78, 2006.

Poorolajal J, Zeraati F, Soltanian AR, et al: Oral potassium supplementation for management of essential hypertension: a meta-analysis of randomized controlled trials, *PLoS One* 12:e0174967, 2017.

Porto CM, Silva VL, da Luz JSB, Filho BM, da Silveira VM: Association between vitamin D deficiency and heart failure risk in the elderly, *ESC Heart Fail* 5:63–74, 2018.

Priccila Zuchinali, ScD, Gabriela C, Souza, ScD, et al: Short-term Effects of High-Dose Caffeine on Cardiac Arrhythmias in Patients With Heart Failure: a randomized clinical trial, *JAMA Intern Med* 176(12):1752–1759, 2016. doi:10.1001/jamainternmed.2016.6374.

Qi D, Nie X, Cai J: The effect of vitamin D supplementation on hypertension in non-CKD populations: A systematic review and meta-analysis, *Int J Cardiol* 227:177–186, 2017.

Rees K, Hartley L, Flowers N, et al: 'Mediterranean' dietary pattern for the primary prevention of cardiovascular disease, *Cochrane Database Syst Rev* 8:CD009825, 2013.

Rosano GM, Vitale C, Fragasso G: Metabolic therapy for patients with diabetes mellitus and coronary artery disease, *Am J Cardiol* 98:14J–18J, 2006.

Roth EM, Harris WS: Fish oil for primary and secondary prevention of coronary heart disease, *Curr Atheroscler Rep* 12:66–72, 2010.

Schleithoff SS, Zittermann A, Tenderich G, et al: Vitamin D supplementation improves cytokine profiles in patients with congestive heart failure: a double-blind, randomized, placebo-controlled trial, *Am J Clin Nutr* 83:754–759, 2006.

Schutten JC, Joosten MM, de Borst MH, et al: Magnesium and blood pressure: a physiology-based approach, *Adv Chronic Kidney Dis* 25:244–250, 2018.

Seidel E, Scholl UI. Genetic mechanisms of human hypertension and their implications for blood pressure physiology, *Physiol Genomics* 49:630–652, 2017.

Shecterle LM, Terry KR, St Cyr JA: The patented uses of D-ribose in cardiovascular diseases, *Recent Pat Cardiovasc Drug Discov* 5:138–142, 2010.

Smidowicz A, Regula J: Effect of nutritional status and dietary patterns on human serum C-reactive protein and interleukin-6 concentrations, *Adv Nutr* 6:738–747, 2015.

Springer J, von Haehling S, Anker SD: The need for a standardized definition for cachexia in chronic illness, *Nat Clin Prac Endocrinol Metab* 2:416–417, 2006.

Stone NJ, Robinson JG, Lichtenstein AH, et al: 2013 ACC/AHA guideline on the treatment of blood cholesterol to reduce atherosclerotic cardiovascular risk in adults: a report of the American College of Cardiology/American Heart Association Task Force on Practice Guidelines, *Circulation* 129(Suppl 2):S1–S45, 2014.

Sturm AC, Knowles JW, Gidding SS, et al: Clinical genetic testing for familial hypercholesterolemia: JACC scientific expert panel, *J Am Coll Cardiol* 72(6):660–680, 2018.

Swain JF, McCarron PB, Hamilton EF, et al: Characteristics of the diet patterns tested in the optimal macronutrient intake trial to prevent heart disease (OmniHeart): options for a heart-healthy diet, *J Am Diet Assoc* 108:257–265, 2008.

Tang WH, Wang Z, Levison BS, et al: Intestinal microbial metabolism of phosphatidylcholine and cardiovascular risk, *N Engl J Med* 368:1575–1584, 2013.

Teunissen-Beekman KF, van Baak MA: The role of dietary protein in blood pressure regulation, *Curr Opin Lipidol* 24:65–70, 2013.

Thom T, Haase N, Rosamond W, et al: Heart disease and stroke statistics—2006 update: a report from the American Heart Association Statistics Committee and Stroke Statistics Subcommittee, *Circulation* 113:e85–e151, 2006.

Tousoulis D, Kampoli AM, Tentolouris C, et al: The role of nitric oxide on endothelial function, *Curr Vasc Pharmacol* 10:4–18, 2012.

Tsao CW, Vasan RS: Cohort Profile: The Framingham Heart Study (FHS): overview of milestones in cardiovascular epidemiology, *Int J Epidemiol* 44:1800–1813, 2015.

Tuso P, Stoll SR, Li WW: A plant-based diet, atherogenesis, and coronary artery disease prevention, *Perm J* 19:62–67, 2015.

Tyson CC, Nwankwo C, Lin PH, et al: The Dietary Approaches to Stop Hypertension eating pattern in special populations, *Curr Hypertens Rep* 14:388–396, 2012.

US Department of Agriculture (USDA), United States Department of Health and Human Services (USDHHS): *Dietary guidelines for Americans 2015-2020*, 2015. Available at: https://www.cnpp.usda.gov/2015-2020-dietary-guidelines-americans.

van der Wal HH, Comin-Colet J, Klip IT, et al: Vitamin B12 and folate deficiency in chronic heart failure, *Heart* 101:302–310, 2015.

Vieth R, Kimball S: Vitamin D in congestive heart failure, *Am J Clin Nutr* 83:731–732, 2006.

Wexler RK, Elton T, Pleister A, et al: Cardiomyopathy: an overview, *Am Fam Physician* 79:778–784, 2009.

Whelton PK, Carey RM, Aronow WS, et al: 2017 ACC/AHA/AAPA/ABC/ACPM/AGS/APHA/ASH/ASPC/NMA/PCNA Guideline for the Prevention, Detection, Evaluation, and Management of High Blood Pressure in Adults, *J Am Coll Cardiol* 71:e127, 2018.

Xi B, Zhang T, Zhang M, et al: Trends in elevated blood pressure among US children and adolescents: 1999-2012, *Am J Hypertens* 29:217–225, 2016.

Yanai H, Katsuyama H, Hamasaki H, et al: Effects of dietary fat intake on HDL metabolism, *J Clin Med Res* 7:145–149, 2015.

Yusuf S, Rangarajan S, Teo K, et al: Cardiovascular risk and events in 17 low-, middle-, and high-income countries, *N Engl J Med* 371:818–827, 2014.

Zhang X, Li Y, Del Gobbo LC, et al: Effects of magnesium supplementation on blood pressure: a meta-analysis of randomized double-blind placebo-controlled trials, *Hypertension* 68:324–333, 2016.

Zhou MS, Schulman IH, Zeng Q: Link between the renin-angiotensin system and insulin resistance: implications for cardiovascular disease, *Vasc Med* 17:330–341, 2012.

Zittermann A, Schleithoff SS, Koerfer R: Markers of bone metabolism in congestive heart failure, *Clin Chim Acta* 366:27–36, 2006.

33

Nutrição Clínica para Doença Pulmonar

Laith Ghazala, MD, FRCP
A. Christine Hummell, MS, RDN, LD, CNSC
Bette Klein, MS, RDN, CSP, LD*

TERMOS-CHAVE

acinar
ácino
adiponectina
apneia obstrutiva do sono (AOS)
asma
baqueteamento digital
bronquiectasia
bronquite crônica
caquexia pulmonar
carcinomas broncogênicos
cianose
cifose
cílios
cor pulmonale
diabetes relacionado à fibrose cística (DRFC)
displasia broncopulmonar (DBP)
dispneia
doença pulmonar intersticial (DPI)

doença pulmonar obstrutiva crônica (DPOC)
efusão pleural
elastase
enfisema
espirometria
esteatorreia
fibrose cística (FC)
fibrose pulmonar idiopática (FPI)
fibrose pulmonar intersticial
grelina
hipercapnia
hipertensão pulmonar (HP)
hipopneia
insuficiência pancreática (IP)
leptina
osteopenia
oximetria de pulso
pneumonia

pneumonia aspirativa
pressão positiva contínua das vias respiratórias (CPAP)
quilotórax
resistina
resolvina
síndrome da angústia respiratória aguda (SARA)
síndrome da caquexia do câncer (SCC)
síndrome da obstrução intestinal distal (SOID)
síndrome obesidade-hipoventilação (SOH)
surfactante
taquipneia
terapia de reposição de enzimas pancreáticas (TREP)
testes de função pulmonar
tuberculose (TB)

A nutrição adequada garante o desenvolvimento, o crescimento e a manutenção dos órgãos da respiração, fornecendo suporte às estruturas do esqueleto e dos músculos, bem como os sistemas nervoso, circulatório e imunológico associados. Um sistema pulmonar com bom funcionamento capacita o organismo a obter o oxigênio necessário para atender às demandas celulares de energia, produzida a partir de macronutrientes, e remover o dióxido de carbono resultante do metabolismo.

SISTEMA RESPIRATÓRIO

As estruturas respiratórias incluem nariz, faringe, laringe, traqueia, brônquios, bronquíolos, ductos alveolares e alvéolos. As estruturas de suporte incluem o esqueleto e músculos (p. ex., músculos intercostais, abdominais e diafragma). Um mês após a concepção, já são reconhecidas estruturas pulmonares. O sistema pulmonar cresce e amadurece durante a gestação e a infância até atingir sua maturidade e densidade alveolar máximas, aproximadamente aos 20 anos. Com o avanço da idade, os pulmões perdem elasticidade e sua capacidade funcional vai diminuindo.

A função primária do sistema respiratório é a troca gasosa, sendo a anatomia e fisiologia desenvolvidas com finalidade de cumprir essa

função (Figura 33.1). Os pulmões permitem que o organismo obtenha o oxigênio necessário para atender às demandas metabólicas celulares e remova o dióxido de carbono (CO_2) produzido. São necessários nervos saudáveis e fluxo sanguíneo e linfático eficientes a fim de suprir oxigênio e nutrientes a todos os tecidos. Os pulmões também filtram, aquecem e umidificam o ar inspirado.

Centro respiratório é o nome dado às estruturas envolvidas na geração de movimentos respiratórios rítmicos e reflexos localizadas no bulbo e na ponte (ver Figura 39.2 no Capítulo 39). Os impulsos elétricos produzidos pelo centro respiratório são conduzidos pelos nervos frênicos até o diafragma e outros músculos respiratórios. A contração do diafragma e desses outros músculos aumenta o volume intratorácico, o que produz pressão negativa dentro do tórax e permite que o ar seja sugado. O ar percorre as vias respiratórias superiores, adentra as vias inferiores (Figura 33.1 A) e chega aos alvéolos (Figura 33.1 B). Estes são circundados por capilares, dentro dos quais ocorre a troca gasosa (Figura 33.1 C). A artéria pulmonar carrega sangue do ventrículo direito do coração até pequenos capilares, onde ocorre a troca gasosa nos alvéolos; o sangue oxigenado retorna por meio das veias pulmonares até o átrio esquerdo do coração, para ser bombeado para o resto do organismo. Os grandes vasos sanguíneos pulmonares e as vias respiratórias localizam-se em um compartimento de tecido conjuntivo – a cavidade pleural.

Os pulmões são uma importante parte do sistema imunológico do organismo, visto que o ar inspirado é carregado de partículas e

---

*Partes deste capítulo foram escritas por Sameera H. Kahn e Ashok M. Karnik.

Capítulo 33 Nutrição Clínica para Doença Pulmonar — 731

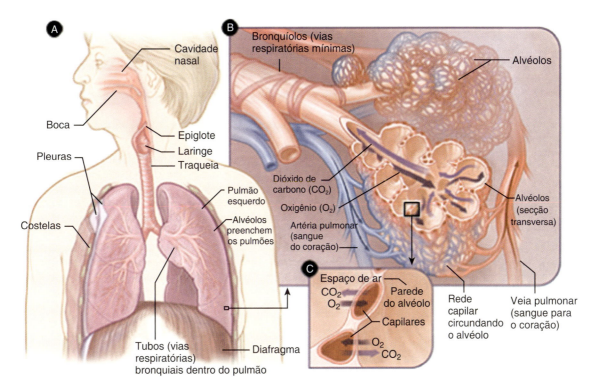

Figura 33.1 Anatomia funcional e fisiologia do sistema respiratório. **A.** Partes distintas do sistema respiratório. **B.** Unidade de troca gasosa. **C.** Interface alveolocapilar. (*National Heart, Lung, and Blood Institute; National Institutes of Health; U.S. Department of Health and Human Services.*)

microrganismos. O muco mantém as vias respiratórias úmidas e aprisiona as partículas e os microrganismos do ar inspirado. As vias respiratórias têm 12 tipos de células epiteliais, e a maior parte das células que revestem a traqueia, os brônquios e os bronquíolos é dotada de **cílios**. Cílios são estruturas similares a "pelos", que movem o líquido superficial da camada de revestimento, desde pontos profundos dos pulmões até a faringe, para chegar ao trato gastrintestinal, exercendo, desse modo, um importante papel como mecanismo de defesa ao remover bactérias e outros corpos estranhos. Cada vez que um indivíduo deglute, o muco contendo microrganismos passa para o sistema digestório juntamente com o alimento. Quando não ocorre limpeza adequada das bactérias inaladas e partículas de alimento, o paciente torna-se propenso a desenvolver infecções torácicas recorrentes, que podem eventualmente levar à bronquiectasia, que consiste em dilatação e destruição de brônquios de grosso calibre causada por infecção e inflamação crônicas. A superfície epitelial dos alvéolos contém macrófagos. Por meio da fagocitose, esses macrófagos englobam materiais inertes e microrganismos inalados, digerindo-os. As células alveolares também secretam **surfactante**, um composto sintetizado a partir de proteínas e fosfolipídeos, que mantém a estabilidade do tecido pulmonar por meio da redução da tensão superficial dos líquidos que revestem o pulmão.

Os pulmões executam diversas funções metabólicas. Por exemplo, auxiliam na regulação do equilíbrio ácido-base do organismo (ver Capítulo 3). O pH é mantido em parte por meio do equilíbrio correto entre CO_2 e oxigênio (O_2). Os pulmões também sintetizam ácido araquidônico, que pode ser convertido em prostaglandinas ou leucotrienos. Estes parecem exercer um papel na broncoconstrição observada na asma. Os pulmões convertem angiotensina I em angiotensina II por meio da enzima conversora de angiotensina (ECA), encontrada principalmente nos diversos leitos capilares dos pulmões. A angiotensina II aumenta a pressão arterial. Devido à sua ultraestrutura e ao fato de receberem todo o débito cardíaco, os pulmões são adequados para funcionar como filtro químico, protegendo a circulação sistêmica da exposição a altos níveis de substâncias vasoativas circulantes. Embora serotonina, 5-hidroxitriptamina (5-HT) e norepinefrina também sejam total ou parcialmente eliminadas ou inativadas pela circulação pulmonar, a epinefrina e as histaminas atravessam os pulmões inalteradas.

Efeitos da má-nutrição sobre o sistema pulmonar

A relação entre má-nutrição e doença respiratória já foi reconhecida há muito tempo. A má-nutrição afeta de maneira adversa a estrutura, a elasticidade e a função pulmonar; a massa e a resistência muscular respiratória; os mecanismos de defesa da imunidade pulmonar; e o controle da respiração. Por exemplo, a deficiência de proteínas e ferro resulta em níveis baixos de hemoglobina, que diminuem a capacidade do sangue de transportar oxigênio. Níveis reduzidos de cálcio, magnésio, fósforo e potássio comprometem a função muscular respiratória em nível celular. A hipoalbuminemia, mensurada pela albumina sérica, contribui para o desenvolvimento de edema pulmonar por meio da redução da pressão coloidosmótica do sangue, permitindo que líquidos se movam para o espaço intersticial. Níveis reduzidos de surfactante contribuem para que ocorra colapso alveolar, aumentando o trabalho respiratório. O tecido conjuntivo de suporte dos pulmões é composto de colágeno, que requer ácido ascórbico para sua síntese. O muco normal das vias respiratórias é uma substância que consiste em água, glicoproteínas e eletrólitos, necessitando, portanto, de ingestão nutricional adequada para sua produção.

Efeito da doença pulmonar sobre o estado nutricional

A doença pulmonar aumenta significativamente o requerimento energético, sendo necessário incluir parâmetros de composição e massa corporais na avaliação nutricional. A perda de massa corporal por ingestão energética inadequada correlaciona-se significativamente com mau prognóstico em indivíduos com doenças pulmonares. A má-nutrição compromete a imunidade, deixando qualquer paciente com risco elevado de desenvolver infecções respiratórias. Pacientes hospitalizados com doença pulmonar e desnutridos têm maior propensão a internação prolongada e são suscetíveis a maiores morbidade e mortalidade comparados a pacientes bem nutridos.

As complicações das doenças pulmonares ou seu tratamento podem prejudicar a ingestão adequada de alimentos. Por exemplo, pacientes com dificuldades para respirar podem apresentar cansaço ao preparar comida ou comer. Tanto a absorção quanto o metabolismo de muitos nutrientes estão afetados. À medida que a doença pulmonar progride, muitas condições podem interferir na ingestão de alimentos e no estado nutricional geral. Por exemplo, frequentemente observa-se produção anormal de esputo, vômito, **taquipneia** (respiração acelerada), hemoptise (eliminação de sangue do sistema respiratório pela tosse), dor torácica, pólipos nasais, anemia, depressão e paladar alterado devido a medicações. Perda de massa corporal, índice de massa corporal (IMC) reduzido e outros efeitos adversos encontram-se listados no Boxe 33.1.

Manejo médico

Distúrbios do sistema pulmonar podem ser categorizados como primários, como tuberculose (TB), asma e câncer de pulmão; ou secundários, quando associados a doença cardiovascular, obesidade, infecção, anemia falciforme ou escoliose. As condições também podem ocorrer de forma aguda ou crônica. Exemplos de condições agudas incluem pneumonia aspirativa, obstrução de vias respiratórias devido a alimentos como amendoins e anafilaxia alérgica devido ao consumo de frutos do mar. Exemplos de condições crônicas incluem fibrose cística (FC) e doença pulmonar obstrutiva crônica (DPOC).

A avaliação do estado pulmonar começa com a obtenção de uma anamnese detalhada com foco no aspecto social, como tabagismo e outras toxinas inalatórias, bem como história de exposição. Os sintomas típicos dos distúrbios pulmonares incluem **dispneia**, tosse, produção de esputo, desconforto torácico, fadiga, saciedade precoce e perda de massa corporal. A avaliação pulmonar continua com percussão e auscultação. Essas técnicas à beira do leito fornecem importantes informações acerca da respiração do paciente.

Também podem ser empregados diversos testes diagnósticos e de monitoramento, como procedimentos de imagem, determinações de gases sanguíneos arteriais, cultura de esputo e biopsias. **Testes de função pulmonar** são utilizados para diagnosticar ou monitorar o estado da doença pulmonar; são designados para mensurar a capacidade do sistema respiratório de trocar O_2 e CO_2. A **oximetria de pulso** é um desses testes. Um pequeno dispositivo chamado oxímetro de pulso, que utiliza ondas de luz para mensurar a saturação de O_2 do sangue arterial, é posicionado na extremidade de um dedo (Figura 33.2). O normal para um indivíduo jovem e saudável é o valor de 95 a 99%. A **espirometria** é outro teste de função pulmonar comum. Envolve a respiração em um espirômetro, que fornece informação acerca do volume pulmonar e da velocidade de inspiração e expiração do ar.

DOENÇA PULMONAR CRÔNICA

Fibrose cística

A **fibrose cística (FC)** é um distúrbio hereditário autossômico recessivo potencialmente fatal, mais comumente observado em populações brancas com incidência de 1 a cada 3.000 bebês nascidos nos EUA (Cystic Fibrosis Foundation, 2016). Segundo o Registro de Pacientes da Cystic Fibrosis Foundation, de 2016, 29.497 indivíduos apresentam FC. A FC ocorre devido a mutações da proteína reguladora da condutância transmembrana de fibrose cística (CFTR), um complexo canal de cloreto e proteína reguladora encontrado em todos os tecidos exócrinos. A função da CFTR é regular a passagem de cloreto, sódio e bicarbonato através das células epiteliais. Devido à ausência ou anormalidade da CFTR que ocorre na FC, a diminuição da secreção de cloreto e água associada à maior reabsorção de sódio resulta na produção de secreções espessas e viscosas em pulmões, pâncreas, fígado, intestinos e sistema reprodutivo, com maior conteúdo de sal nas secreções de glândulas sudoríparas. A maioria das manifestações clínicas relaciona-se às secreções espessas e viscosas (Figura 33.3). Consequências predominantes da FC incluem doença pulmonar e má-nutrição.

No passado, a maioria dos pacientes era diagnosticada com FC em razão dos sintomas relacionados aos diversos sistemas orgânicos. Todos os 50 estados dos EUA fornecem triagem de neonatos para FC nos primeiros 2 a 3 dias de vida, sendo a maioria dos casos diagnosticada até 1 mês de vida. A triagem consiste na análise de uma gota de sangue do neonato para determinar a concentração de tripsinogênio imunorreativo; quando seus níveis estão aumentados, realizam-se análise genética e testes de cloreto do suor a fim de confirmar o diagnóstico. O diagnóstico da FC em indivíduos não neonatos com história clínica consistente com a doença ou que tenham um irmão com FC é determinado pelo teste de cloreto do suor anormal (nível de cloreto do suor > 60 mmol/ℓ). Se o teste estiver anormal, realiza-se a análise genética para confirmar o diagnóstico e a mutação da CFTR (Katkin, 2014). Testes de cloreto do suor anormais podem ocorrer com má-nutrição e insuficiência suprarrenal.

Fisiopatologia

Doença pulmonar e sinusal

Devido à dificuldade de expelir o muco espesso e viscoso do sistema respiratório, pacientes com FC apresentam tosse crônica persistente,

---

Boxe 33.1 Efeitos adversos da doença pulmonar sobre o estado nutricional.

Aumento do gasto energético
Aumento do trabalho respiratório
Infecção crônica
Tratamentos clínicos (p. ex., broncodilatadores, fisioterapia torácica)

Ingestão reduzida
Restrição de líquidos
Falta de fôlego
Diminuição da saturação de oxigênio durante alimentação
Anorexia resultante de doença crônica
Distúrbios gastrintestinais e vômito

Limitações adicionais
Dificuldade de preparar o alimento devido à fadiga
Habilidades de alimentação comprometidas (em bebês e crianças)
Metabolismo alterado
Interações de alimentos e fármacos

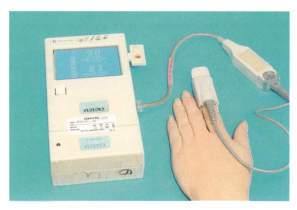

Figura 33.2 Oxímetro de pulso.

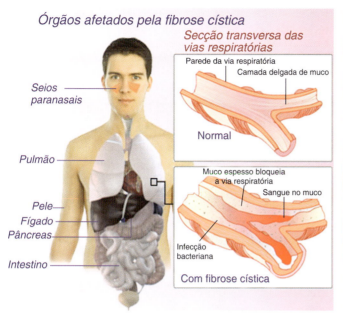

Figura 33.3 Ilustração demonstrando o envolvimento multissistêmico da fibrose cística e secreções viscosas.

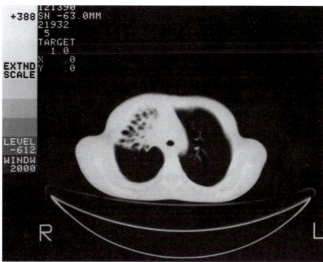

Figura 33.5 Tomografia computadorizada de um paciente demonstrando alterações císticas da bronquiectasia no lobo pulmonar superior direito.

dispneia e sibilos respiratórios. O muco espesso e viscoso é considerado um ambiente rico para crescimento bacteriano, levando a uma forma de doença obstrutiva das vias respiratórias chamada **bronquiectasia**, uma condição crônica de dilatação dos brônquios que se desenvolve como resultado de infecções pulmonares recorrentes. O exame do paciente com bronquiectasia pode demonstrar presença de **baqueteamento digital**. O baqueteamento digital caracteriza-se por aumento da massa da extremidade digital e da curvatura longitudinal e transversa da placa ungueal (Figura 33.4). A auscultação pulmonar revela estertores difusos pelos pulmões, com redução dos ruídos respiratórios. A radiografia torácica pode demonstrar hiperinsuflação na doença avançada e a tomografia computadorizada (TC) pode revelar densidades císticas e nodulares, imagem clássica da bronquiectasia cística (Figura 33.5). Os testes de função pulmonar apresentam obstrução de vias respiratórias. O espirograma evidencia redução da capacidade vital forçada (CVF), conhecida como "padrão restritivo". A redução do volume expiratório forçado (VEF$_1$) e da relação VEF$_1$/CVF é sugestiva de obstrução de vias respiratórias.

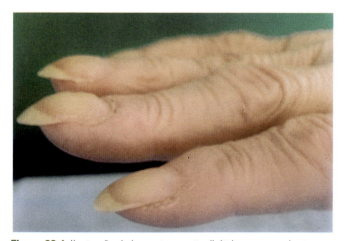

Figura 33.4 Ilustração de baqueteamento digital em um paciente com "síndrome da unha amarela".

Culturas de esputo são utilizadas para identificar crescimento bacteriano no sistema respiratório de pacientes com FC. As bactérias mais comuns nesses pacientes são *Staphylococcus aureus* e *Pseudomonas aeruginosa*, que colonizam frequentemente vias respiratórias. Existe evidência de que essas bactérias exerçam um importante papel na progressão da doença. Muitas crianças com FC desenvolvem rinossinusite crônica com polipose nasal. Algumas questões permanecem sem resposta, como a origem dos pólipos em pacientes com FC.

Doença pancreática na fibrose cística

Pacientes com FC podem apresentar diversos tipos de doença pancreática.

Insuficiência pancreática. A **insuficiência pancreática (IP)**, na qual o pâncreas é incapaz de produzir as enzimas adequadas para digerir o alimento no intestino delgado, é a complicação gastrintestinal mais comum da FC, acometendo aproximadamente 90% dos pacientes em algum momento da vida (Rogers, 2013).

Até 90% dos pacientes exibem má absorção de gorduras até 1 ano de vida. Ocorre redução da produção de enzimas pancreáticas, o que leva a má absorção de gorduras e esteatorreia. A **esteatorreia** caracteriza-se por fezes fétidas, volumosas e oleosas e comprometimento da saúde com ganho de massa corporal prejudicado. Os pacientes podem também demonstrar características clínicas de deficiência das vitaminas lipossolúveis A, D, E e K. A população com FC frequentemente apresenta níveis de vitamina D abaixo do ideal. Pacientes com FC também sofrem de deficiência de vitamina K, necessitando de suplementação frequente.

Pancreatite. As secreções pancreáticas anormais causam lesão progressiva do pâncreas, de forma que os pacientes podem apresentar pancreatite aguda ou recorrente.

Diabetes relacionado à FC. Pacientes com IP exócrina também podem desenvolver comprometimento da função pancreática endócrina, levando ao desenvolvimento de **diabetes relacionado à fibrose cística (DRFC)**. Trata-se da comorbidade mais comum da população com FC, acometendo 20% dos adolescentes e 40 a 50% dos adultos com FC. O DRFC está associado a crescimento inadequado, comprometimento clínico e nutricional e morte precoce. A American Diabetes Association e a Cystic Fibrosis Foundation recomendam realização de exames anuais para DRFC, iniciando na idade de 10 anos (ver Capítulo 29 para discussão acerca do manejo do diabetes), os quais envolvem teste de tolerância a 75 mg de glicose oral por

2 horas durante período de saúde estável. O uso de hemoglobina A1C não é recomendado na triagem devido à baixa sensibilidade na DRFC (Moran et al., 2010). A hemoglobina A1C frequentemente se apresenta normal em pacientes com DRFC, independentemente do grau de hiperglicemia. Contudo, se for mensurada > 6,5, ainda condiz com diagnóstico de DRFC.

Doença óssea

Devido à deficiência de vitamina D, pacientes com FC comumente desenvolvem doença óssea caracterizada por aumento da incidência de fraturas, baixa densidade óssea e **cifose**, que consiste no aumento da curvatura da coluna superior. Múltiplos fatores de risco contribuem com o desenvolvimento de doença óssea – uso crônico de corticosteroides; múltiplos cursos de antibióticos; retardo no crescimento; má absorção de cálcio, vitamina D, vitamina K e magnésio; ingestão global insuficiente; e redução das atividades com sustentação de peso. Recomendam-se obtenção e monitoramento anual dos níveis de 25-hidroxivitamina D sérica.

Outras condições

Outras condições menos comuns que ocorrem em pacientes com FC incluem íleo meconial, prolapso de reto, doença biliar, infertilidade, distúrbios musculoesqueléticos e trombose venosa recorrente. O íleo meconial é uma obstrução do intestino delgado causada por espessamento do mecônio (primeiras fezes), que acomete neonatos com FC. Pacientes com FC são suscetíveis a crescimento aumentado das bactérias do intestino delgado devido à redução da motilidade. Isso interfere na absorção de gorduras e no apetite, podendo levar a intolerância a múltiplos alimentos e distúrbios digestivos (Baker et al., 2013) (ver Capítulo 27).

Manejo médico

A FC é uma doença multissistêmica que requer abordagem multidisciplinar para manejo dos sintomas, correção de deficiências e prevenção de complicações e progressão da doença. A equipe de tratamento da FC geralmente inclui médicos e enfermeiros; terapeutas respiratórios, fisioterapeutas, nutricionistas; assistentes sociais; e profissionais de aconselhamento genético. O comprometimento dos sistemas respiratório e gastrintestinal é responsável por significativa mortalidade e morbidade. É necessária a avaliação e o tratamento de infecção sinusal, glicemia, estado nutricional e questões psicossociais em intervalos regulares (Figura 33.6).

O tratamento da FC geralmente se divide em terapia de manutenção crônica e exacerbação aguda da doença. A terapia crônica foca na prevenção e no tratamento das infecções de vias respiratórias e obstruções, visto que pacientes com FC são suscetíveis a infecções torácicas recorrentes. O manejo médico consiste em fisioterapia torácica, terapia nebulizante, agentes anti-inflamatórios, higiene pulmonar, vacinação contra pneumococos e influenza e, frequentemente, uso de antibioticoterapia profilática crônica. Um grande passo à frente no tratamento da FC veio em 2011 com o desenvolvimento de um medicamento direcionado à correção da função da CFTR mutante, o ivacaftor (*VX-770*). Trata-se de um fármaco oral de baixo peso molecular designado especificamente para tratar pacientes com mutação *G551D* em ao menos um dos genes da CFTR. O ivacaftor é a primeira terapia para FC aprovada que restaura o funcionamento de uma proteína de FC mutante em vez de tentar combater uma ou mais de suas consequências (Davis, 2011). Nos estudos clínicos, observaram-se melhora do estado respiratório, redução das exacerbações pulmonares, melhora da qualidade de vida e promoção do ganho de massa corporal. Atualmente, outros fármacos estão chegando ao mercado com intuito de modular a função da CFTR mutante. Se o paciente com FC continuar a piorar mesmo com a terapia clínica, pode ser necessário o transplante bilateral de pulmão. O manejo agudo da FC algumas vezes requer hospitalização, geralmente para tratar uma infecção com antibioticoterapia intravenosa e higiene pulmonar mais frequente.

Devido à IP, a **terapia de reposição de enzimas pancreáticas (TREP)** é um importante componente do tratamento de pacientes com FC a fim de promover reabsorção adequada de carboidratos, proteínas e gorduras. Os ductos pancreáticos estão obstruídos em aproximadamente 85 a 90% dos indivíduos com FC, o que impede que enzimas pancreáticas como lipase, amilase e protease sejam secretadas para o duodeno. O acúmulo dessas enzimas no pâncreas leva a autodigestão e destruição dos ácinos. O **ácino** pancreático é a unidade secretora do pâncreas exócrino, onde ocorre produção do suco pancreático. A destruição dos ácinos pancreáticos, ou destruição **acinar**, resulta em comprometimento da secreção de suco pancreático, causando produção de fezes pastosas, oleosas e frequentes acompanhadas de má absorção. Esses indivíduos necessitam da TREP para combater a IP e manter absorção e digestão adequada de nutrientes (ver boxe *Em foco*: *TREP*).

Dietoterapia

A dietoterapia, crítica ao manejo da FC e de todas as suas comorbidades, é vital em promover a longevidade e a evolução positiva dos pacientes. Inicia-se com a avaliação do estado nutricional do paciente (Baker et al., 2013) (ver Capítulos 4 e 5). Pacientes com FC frequentemente têm retardo do crescimento, cuja causa é multifatorial: má absorção, aumento do requerimento energético e redução do apetite. O estado nutricional correlaciona-se intimamente com a função pulmonar e a sobrevida na FC. Como resultado, deve-se monitorar de perto o crescimento de crianças; diretrizes de cuidados críticos para bebês e crianças em nível pré-escolar já se encontram publicadas (Borowitz et al., 2009; Lahiri et al., 2016). Todos os pacientes com FC devem ser avaliados regularmente para detecção precoce de deterioração do estado nutricional (ver *Algoritmo de fisiopatologia e manejo do cuidado*: *Fibrose cística*). Crianças maiores devem ser avaliadas para densidade óssea utilizando absorciometria com raios X de dupla energia (*dual-energy x-ray absorptiometry* – DEXA) (ver Capítulo 23).

A FC é tipicamente associada à desnutrição; todavia, o número de pacientes com sobrepeso e obesidade também é maior nessa população, o que eleva a preocupação com o efeito do excesso de ingestão energética sobre a função pulmonar. Recomendações dietéticas devem enfatizar uma dieta saudável e balanceada com bons hábitos de atividade física.

Os principais objetivos da dietoterapia são aumentar a força muscular, promover crescimento ideal, manutenção da massa corporal e melhora da qualidade de vida. A fim de atingir tais objetivos, o tratamento é realizado com intuito de corrigir a má digestão e a má absorção, bem como fornecer os nutrientes comumente deficientes.

Energia. Metas de nutrição baseadas em evidências para indivíduos com FC fundamentam-se na análise dos dados de registro da Cystic Fibrosis Foundation de acordo com idade e sexo:

- Neonatos até 24 meses: massa corporal/comprimento ≥ percentil 50, utilizando os diagramas de crescimento dos Centers for Disease Control and Prevention (CDC)
- De 2 a 20 anos: IMC entre percentis 50 e 85, utilizando diagramas de crescimento dos CDC
- Mulheres adultas: IMC de 22 a 27 kg/m²
- Homens adultos: IMC de 23 a 27 kg/m².

Essas metas de massa corporal estão associadas com função pulmonar desejável.

Uma ampla gama de requerimentos energéticos encontra-se relatada para pacientes com FC, desde 120 até 150% das recomendações para a população geral, dependendo de mutação genética, idade do

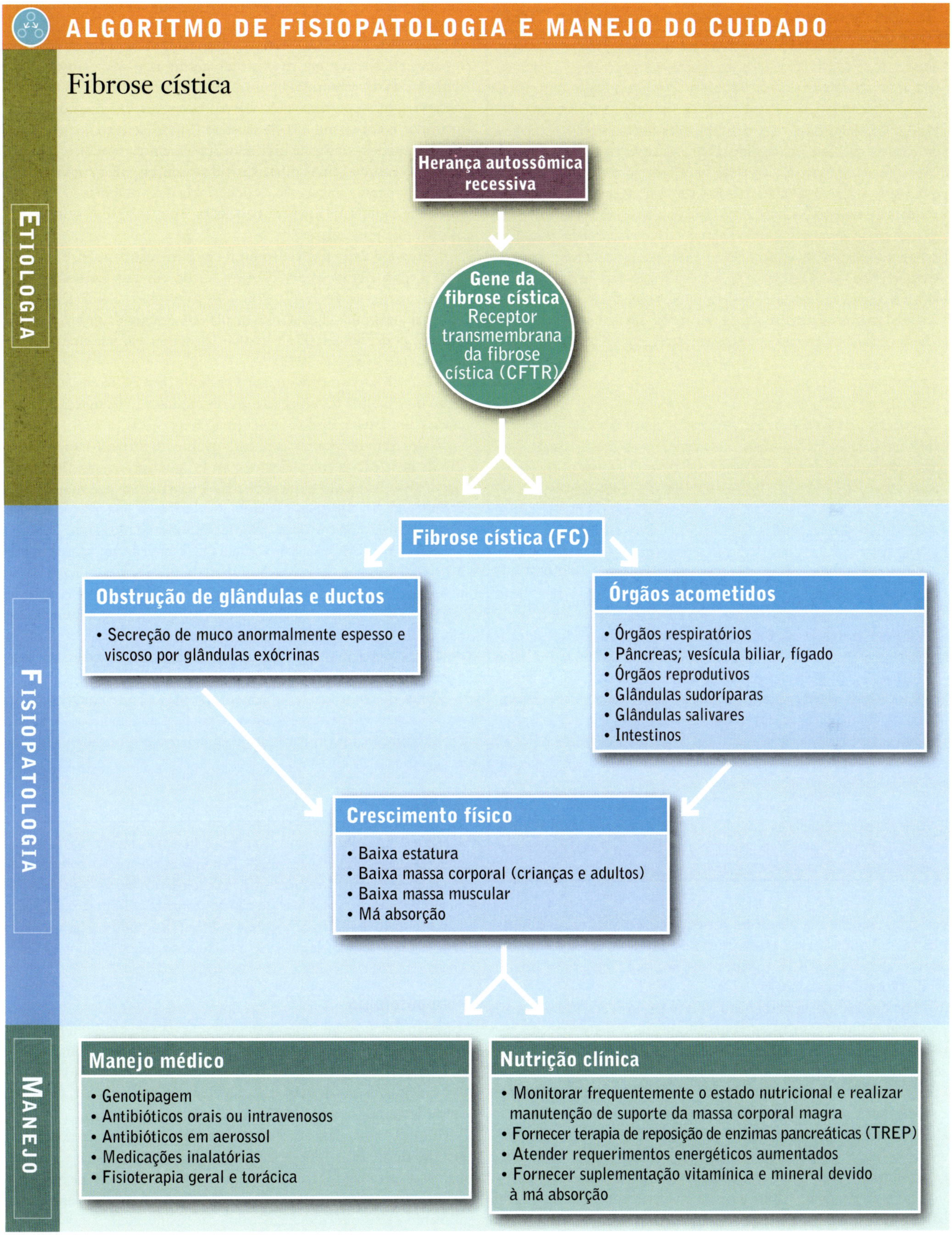

Capítulo 33 Nutrição Clínica para Doença Pulmonar

ALGORITMO DE FISIOPATOLOGIA E MANEJO DO CUIDADO

Fibrose cística

ETIOLOGIA

Herança autossômica recessiva
↓
Gene da fibrose cística
Receptor transmembrana da fibrose cística (CFTR)

FISIOPATOLOGIA

Fibrose cística (FC)

Obstrução de glândulas e ductos
- Secreção de muco anormalmente espesso e viscoso por glândulas exócrinas

Órgãos acometidos
- Órgãos respiratórios
- Pâncreas; vesícula biliar, fígado
- Órgãos reprodutivos
- Glândulas sudoríparas
- Glândulas salivares
- Intestinos

Crescimento físico
- Baixa estatura
- Baixa massa corporal (crianças e adultos)
- Baixa massa muscular
- Má absorção

MANEJO

Manejo médico
- Genotipagem
- Antibióticos orais ou intravenosos
- Antibióticos em aerossol
- Medicações inalatórias
- Fisioterapia geral e torácica

Nutrição clínica
- Monitorar frequentemente o estado nutricional e realizar manutenção de suporte da massa corporal magra
- Fornecer terapia de reposição de enzimas pancreáticas (TREP)
- Atender requerimentos energéticos aumentados
- Fornecer suplementação vitamínica e mineral devido à má absorção

Figura 33.6 Algoritmo para diagnóstico e manejo da fibrose cística.

> **EM FOCO**
> **Terapia de reposição de enzimas pancreáticas (TREP)**
>
> A **terapia de reposição de enzimas pancreáticas (TREP)** é o primeiro passo dado no sentido de corrigir a má digestão e a má absorção. As microesferas, desenvolvidas para tolerar o ambiente ácido do estômago, liberam enzimas no duodeno, no qual ocorre digestão de proteínas, gorduras e carboidratos. Avanços farmacêuticos têm melhorado esses medicamentos. A quantidade de enzimas que deve ser ingerida com o alimento depende do grau de insuficiência pancreática; da quantidade de alimento consumido; do conteúdo de gordura, proteína e carboidrato do alimento; e do tipo de enzimas utilizadas.
>
> A dose das enzimas por refeição ou lanche é ajustada de maneira empírica a fim de controlar sintomas gastrintestinais, incluindo esteatorreia, bem como promover crescimento adequado à idade. É importante enfatizar o respeito às orientações do fabricante acerca do armazenamento e da administração de marca específica de enzima. Se os sintomas gastrintestinais não puderem ser controlados, deve-se reavaliar a dose de enzimas, adesão do paciente e tipo de enzima utilizado. Estudos com **elastase** fecal (enzima digestora de proteínas secretada pelo pâncreas e envolvida na hidrólise de ligações peptídicas), gordura fecal ou equilíbrio do nitrogênio podem auxiliar na avaliação da suplementação adequada de enzimas.
>
> O ambiente ácido do estômago não permite que as enzimas entéricas da TREP revestida sejam degradadas. Isso normalmente ocorre quando o pH atinge níveis acima de 5,5, geralmente quando a TREP chega ao duodeno e jejuno. Uma prática comum é fornecer inibidores da bomba de prótons a pacientes com FC, a fim de aumentar o pH duodenal por redução da secreção de ácido gástrico (Rogers, 2013).
>
> Anormalidades intestinais como doença do refluxo gastresofágico (DRGE), íleo meconial (IM) e **síndrome da obstrução intestinal distal (SOID)**, que consiste em obstrução intestinal por fezes ou intussuscepção, são algumas complicações observadas nos pacientes (Katkin, 2014).
>
> Problemas hepatobiliares têm sido observados mais comumente nessa população atualmente, em razão do aumento da sobrevida. No fígado, a proteína reguladora da condutância transmembrana de fibrose cística (CFTR) localiza-se no epitélio biliar. A bile produzida por pacientes com FC é espessa e viscosa, causando obstrução dos ductos biliares intra-hepáticos. Isso eventualmente leva ao desenvolvimento de cirrose. O uso do ácido ursodesoxicólico (AUDC) pode retardar a progressão da doença hepática (Kappler et al., 2012) (ver Capítulo 28); contudo, uma recente revisão da Cochrane encontrou pouca evidência que suporte o uso corriqueiro de AUDC, citando o baixo número de estudos avaliando sua eficácia (Cheng et al., 2017). Atualmente, existe pouca pesquisa com base em evidências para a prevenção e o manejo de doença hepática em pacientes com FC (Palanippan et al., 2017).

paciente, grau de má absorção, presença de exacerbação pulmonar, função pulmonar, sexo, estado puberal, presença de complicações clínicas adicionais (DRFC, doença hepática da FC) e estado atual de saúde (Schindler et al., 2015).

Uma questão desafiadora é atingir a ingestão energética adequada por meio de dieta com alta densidade calórica. A determinação para iniciar a alimentação enteral é individualizada para pacientes incapazes de consumir a quantidade adequada de calorias e proteínas que satisfaçam as metas de manutenção de crescimento/massa corporal ou com desnutrição moderada a grave (Schwarzenberg, 2016). Opções de alimentação por sonda incluem gastrostomia, sonda nasogástrica e jejunostomia. A opção mais comum para fornecimento da dieta é a gastrostomia endoscópica percutânea (GEP) (ver Capítulo 12). O manejo apropriado da TREP deve ser mantido com diretrizes gerais baseadas na quantidade de gramas de gordura fornecidos. Se o paciente se alimenta, a TREP pode ser administrada por via oral. Para pacientes que não ingerem nada por via oral, a TREP pode ser fragmentada (dependendo do tipo fornecido), dissolvida em uma solução de bicarbonato de sódio e administrada como medicação enteral.

Recentemente, foi disponibilizado um cartucho de enzimas digestivas que se acopla à sonda de alimentação, o que simplifica a administração da TREP.

Vitaminas e minerais. Em pacientes com FC, a disfunção hepática e pancreática leva à má absorção de gorduras, o que os predispõe a deficiências das vitaminas lipossolúveis A, D, E e K e alguns minerais, mesmo com o emprego da TREP. Os níveis de vitaminas devem ser avaliados no momento do diagnóstico (exceto no caso do neonato) e suplementados conforme indicado. Suplementos específicos para FC contêm vitaminas lipossolúveis e hidrossolúveis, bem como zinco, a fim de aumentar a absorção. A deficiência das vitaminas A, D, E e K, que afeta significativamente os pacientes com FC, reduz sua resposta às infecções pulmonares.

Como a doença óssea é comum em pacientes com FC e progride com a idade (Rana et al., 2014), a Cystic Fibrosis Foudation recomenda que os pacientes sejam tratados com colecalciferol (D_3). A dose diária de vitamina D de 1.500 a 2.000 UI é sugerida pela Endocrine Society, podendo chegar até 10.000 UI diárias em pacientes com 18 anos ou mais (Rogers, 2013).

Também é recomendado que o paciente com FC receba suplementação de vitamina K. A ingestão de, no mínimo, 1.000 µg/dia foi associada a um estado ideal de seus níveis (Rogers, 2013).

A dosagem de vitaminas lipossolúveis é importante na identificação de deficiências em pacientes com FC que apresentam IP. Vitaminas lipossolúveis são suplementadas rotineiramente e monitoradas anualmente. Os pacientes podem não aderir à suplementação de vitaminas ou necessitar de doses maiores (Rana et al., 2014).

Sal. A perda excessiva de sódio na transpiração em pacientes com FC os predispõe à desidratação hiponatrêmica sob condições de estresse por calor. A maioria requer suplementação de cloreto de sódio já a partir da infância. A quantidade suplementada deve aumentar sob circunstâncias como temperatura e umidade elevadas, clima seco e desértico, exercício intenso em água quente, sudorese excessiva, febre e presença de diarreia ou vômito.

Zinco. Recomenda-se suplementação de zinco se houver suspeita de deficiência em pacientes com declínio de crescimento ou de apetite sem explicação, ou em pacientes com diarreia prolongada (Schindler et al., 2015).

ASMA

A **asma** é um distúrbio crônico que acomete as vias respiratórias, caracterizada por hiper-reatividade brônquica, obstrução reversível do fluxo de ar e remodelamento de vias respiratórias. Os sintomas incluem episódios periódicos de rigidez torácica, dispneia e sibilos. A asma tornou-se mais prevalente e vem aumentando na taxa de 25 a 75% a cada década desde 1960 nos países ocidentalizados (Allan e Devereux, 2011). Acomete todos os grupos etários.

Fisiopatologia

A asma resulta de uma complexa interação de exposições ambientais e fatores genéticos. Quando as pessoas apresentam suscetibilidade genética, fatores ambientais exacerbam a hiper-responsividade de vias respiratórias, inflamação das vias respiratórias e atopia (tendência de desenvolver reação alérgica), o que eventualmente culmina com a asma.

Fatores ambientais ligados ao desenvolvimento de asma incluem alergias domésticas (poeira e animais) e externas (pólen e fungos), exposição à fumaça do tabaco, poluição do ar, infecções respiratórias recorrentes, refluxo esofágico gastrintestinal, presença de sulfitos no alimento e sensibilidades farmacológicas (Fanta, 2017). A idade gestacional precoce e o maior ganho de massa corporal na infância estão associados ao desenvolvimento de asma (Sonnenschein-van der Voort et al., 2014). O estado socioeconômico inferior também pode estar correlacionado à incidência de asma (Chen et al., 2016).

Pesquisadores identificam três áreas principais durante o diagnóstico da asma:
1. Obstrução do fluxo de ar ao menos parcialmente reversível
2. Obstrução do fluxo de ar que reincide em resposta a um gatilho
3. Sintomas consistentes com asma.

Sintomas como sibilos, tosse, dispneia e rigidez torácica ocorrem na maioria dos pacientes, com caraterística comum de piora no período da noite. Embora a asma alérgica ou "asma extrínseca" ocorra em razão de inflamação alérgica crônica das vias respiratórias, a "asma intrínseca" é deflagrada por fatores não alérgicos, como exercício, alguns compostos químicos e emoções extremas (Chih-Hung Guo et al., 2012).

Uma situação potencialmente fatal com significativo estreitamento de vias respiratórias, denominada mal asmático, pode ocorrer quando a asma não recebeu tratamento apropriado. Frequentemente é prescrita terapia com corticosteroide, embora o uso crônico possa tornar o indivíduo suscetível à **osteopenia** (precursora da osteoporose), fraturas ou hiperglicemia induzida por corticosteroides (ver Apêndice 13). Há certas evidências que suportam a efetividade da imunoterapia sublingual no tratamento de asma e rinite, porém mais estudos são necessários para se chegar às dosagens ideais (Lin et al., 2013).

Manejo médico

Os componentes essenciais da terapia para asma são o monitoramento frequente dos sintomas e da função pulmonar, instrução do paciente, controle dos gatilhos ambientais e farmacoterapia.

O tratamento farmacológico deve ser ajustado de forma individual e é empregado em etapas. Os fármacos e o regime escolhido dependem da gravidade da asma, que pode ser classificada como um ataque agudo, intermitente, persistente leve, persistente moderado ou persistente grave.

São utilizadas medicações para alívio rápido e controle a longo prazo na terapia da asma. Embora fármacos de alívio rápido incluam agonistas beta-adrenérgicos de ação curta (broncodilatadores) e pílulas de corticosteroides, a medicação para controle a longo prazo envolve corticosteroides inalatórios, beta-agonistas de longa ação e modificadores de leucotrienos. Anticolinérgicos de longa ação têm sido considerados como terapia adicional em casos não controlados por corticosteroides inalatórios (Sobieraj et al., 2018).

Corticosteroides inalatórios são os pilares do manejo farmacológico da asma persistente. Alguns pacientes com asma refratária necessitam de doses de manutenção de corticoides sistêmicos. Como corticoides modificam o metabolismo ósseo e podem causar osteoporose, esses pacientes se beneficiam da maior ingestão de cálcio. Terapias desenvolvidas durante a última década para asmáticos graves focam na imunoterapia: anti-imunoglobulina E (anti-IgE), anti-interleucina-5 (anti-IL-5), anticorpos, inibidores do fator de necrose tumoral-alfa (TNF-α) e antibióticos macrolídios.

Antibióticos não são recomendados na exacerbação da asma segundo diretrizes de prática clínica atuais, pois a infecção respiratória que deflagra o quadro asmático é mais frequentemente de origem viral do que bacteriana.

Dietoterapia

Ao tratar a asma, o nutricionista aborda gatilhos da dieta, corrige deficiências e excessos energéticos e nutricionais da dieta, educa o paciente acerca de uma dieta personalizada que forneça níveis ideais de nutrientes, monitora o crescimento de crianças e zela por interações de alimentos e fármacos.

A modulação da ingestão de antioxidantes com suplementação nutricional apresenta benefícios à gravidade e à progressão da asma (Fabian et al., 2013). Embora exista uma discreta relação inversa entre baixa ingestão de vitamina E e presença de sibilos, não foi encontrada associação entre a vitamina E e a asma. Mais estudos são necessários para compreender o mecanismo da vitamina E na inflamação do sistema imunológico (Fabian et al., 2013). Níveis reduzidos de carotenoides também já foram associados à asma. Uma dieta rica em antioxidantes e gorduras monoinsaturadas parece exercer efeito protetor sobre a asma da infância por combater o estresse oxidativo (Garcia-Marcos et al., 2013). A relação entre os níveis de selênio e a incidência e a gravidade da asma foi inconsistente em humanos, não sendo recomendada a suplementação de selênio (Norton et al., 2012).

No estudo de prevenção da asma na infância, o óleo de peixe com ácido graxo poli-insaturado ômega-3 (AGPI) foi suplementado durante toda a infância, sendo observada redução de sibilos. Esse efeito não permaneceu até o fim da infância. A suplementação de vitamina C e zinco também foi relatada, demonstrando melhora dos sintomas e função pulmonar na asma (Allan e Devereux, 2011).

Existem relatos de resultados conflituosos sobre a eficácia da suplementação de vitamina D na asma. Em um estudo, níveis séricos insuficientes abaixo de 30 ng/dℓ foram associados a aumento da exacerbação da asma na forma de visitas frequentes ao pronto atendimento (PA) e hospitalizações (Brehm et al., 2010). Em outro estudo, doses altas de vitamina D não demonstraram nenhum efeito protetor (Litonjua et al., 2014). Devido aos resultados conflitantes desses estudos, concluiu-se que a suplementação de vitamina D não deve ser recomendada atualmente como terapia para asma (Jiao e Castro, 2015).

Outras intervenções nutricionais podem potencialmente incluir uso de probióticos, magnésio oral e a dieta mediterrânea. A baixa diversidade ou composição anormal da microbiota do intestino infantil pode estar associada ao desenvolvimento de asma tardia na vida, sendo recomendada a amamentação a fim de garantir crescimento da microbiota adequada (Milani et al., 2017; Hendaus et al., 2016). Uma dieta saudável como a dieta mediterrânea pode ajudar a evitar a asma durante a infância (Hendaus et al., 2016). Em um estudo com 55 indivíduos dos sexos masculino e feminino com asma leve a moderada, a suplementação de 340 mg de magnésio por dia (dividida em duas doses de 170 mg) por 6 meses reduziu a reatividade brônquica e melhorou testes de função pulmonar (Kazaks et al., 2010).

O IMC acima do desejável durante a infância está associado a aumento significativo do desenvolvimento de asma. A adoção de dietas que auxiliem na perda de massa corporal em crianças asmáticas obesas parece demonstrar melhora do controle da asma, função pulmonar estática e da qualidade de vida (Gibson et al., 2013). Todavia, um grande estudo realizado com adultos obesos asmáticos descobriu que o grau de perda de massa corporal necessário para melhorar fatores de risco cardiometabólicos não foi suficiente para controlar a asma (Ma et al., 2015).

A doença do refluxo gastresofágico (DRGE) e alergênios presentes em alimentos são os dois gatilhos mais comuns para a asma. A DRGE é altamente prevalente em pacientes asmáticos. Um componente crítico da dietoterapia para pacientes asmáticos é a dieta livre de irritantes gástricos conhecidos, como temperos picantes, cafeína, chocolate e alimentos ácidos (ver Capítulo 26). A limitação da ingestão de alimentos com alto teor de gordura e controle de porções pode reduzir secreções gástricas que exacerbam a DRGE.

Alergênios e aditivos de alimentos são outros gatilhos potenciais para asma. Uma reação mediada pela IgE a uma proteína do alimento pode levar à broncoconstrição. Evitar completamente a proteína alimentar alergênica é o único tratamento nutricional atualmente disponível para alergias alimentares. Foi descoberto que alguns sulfitos, como o metabissulfito de potássio e o sulfito de sódio, utilizados no processamento de alimentos, constituem um gatilho para asmáticos (Gaur et al., 2013).

Alguns pacientes asmáticos necessitam de manutenção oral com corticosteroides, sendo suscetíveis a desenvolver problemas ligados à interação de fármacos e nutrientes. Devido ao risco de osteoporose do tratamento prolongado com corticosteroides, sugere-se ingestão de 1.000 mg de cálcio e 600 UI de vitamina D por dia para jovens com 4 a 17 anos (Buckley, 2017).

DOENÇA PULMONAR OBSTRUTIVA CRÔNICA

A doença pulmonar obstrutiva crônica (DPOC) é atualmente a terceira causa mais comum de óbito no mundo e foi prevista como a quinta causa mais comum de incapacidade até 2020 (Burney et al., 2014). A fumaça de cigarro é um grande fator de risco, juntamente com combustíveis de biomassa (resíduos orgânicos que liberam gás carbônico na queima) utilizados para cozinhar e para aquecimento em áreas rurais de países em desenvolvimento. Outros fatores para o desenvolvimento de DPOC incluem fumaça ou poeira ocupacional, poluição do ar e fatores genéticos (Tabela 33.1). Pacientes com DPOC sofrem de diminuição da ingestão de alimentos e má-nutrição, que causam enfraquecimento dos músculos respiratórios, aumento da incapacidade, aumento da suscetibilidade a infecções e alterações hormonais.

Fisiopatologia

O termo DPOC abrange a bronquite crônica (uma condição a longo prazo da DPOC em que brônquios inflamados levam a aumento de muco, tosse e dispneia) e o enfisema (uma forma de doença pulmonar crônica, caracterizada pela destruição do parênquima pulmonar com perda de elasticidade de recuo dos pulmões). Essas condições podem coexistir em graus variados e, em geral, não são reversíveis. A Figura 33.7 demonstra a sobreposição entre as três condições: asma, bronquite crônica e enfisema. A síndrome de sobreposição asma-DPOC (SSAD) é uma condição nova que define pacientes com características de DPOC e asma concomitante. A SSAD foi reconhecida em 2015 pela Global Initiative for Chronic Obstructive Lung Disease (GOLD) e pela Global Initiative for Asthma (GINA).

Pacientes com enfisema primário sofrem de maior dispneia e caquexia. Por outro lado, pacientes com bronquite apresentam hipoxia, hipercapnia (aumento dos níveis de CO_2) e complicações como hipertensão pulmonar e insuficiência cardíaca direita (Papaioannou et al., 2013).

A deficiência de antitripsina alfa-1 está presente em 1 a 2% dos pacientes com DPOC e pode passar despercebida. Exacerbações da DPOC podem ser causadas por *Haemophilus influenzae*, *Moraxella catarrhalis*, *Streptococcus pneumoniae*, rinovírus, coronavírus e, em menor grau, microrganismos como *P. aeruginosa*, *S. aureus*, *Mycoplasma* spp. e *Chlamydia pneumoniae*. Alergias, tabagismo, insuficiência cardíaca congestiva, embolia pulmonar, pneumonia e infecções sistêmicas são o motivo de 20 a 40% das exacerbações (Nakawah et al., 2013).

O uso prolongado de tabaco está associado a aumento do risco de DPOC, dentre outros distúrbios respiratórios (Liu et al., 2015). A osteoporose não somente predispõe pacientes com DPOC a fraturas dolorosas de vértebras, como também afeta a função pulmonar por modificar a configuração da parede torácica. Exacerbações agudas frequentes em pacientes com DPOC aumentam a gravidade da inflamação sistêmica crônica. Isso causa perda óssea por meio da inibição do metabolismo ósseo. A falta de exposição solar e de atividade física combinada à DPOC causa deficiência de 25-hidroxivitamina D (25[OH]D), que regula o metabolismo ósseo por promover a absorção de cálcio (Xiaomei et al., 2014).

Fatores que influenciam o prognóstico da DPOC são gravidade da doença, predisposição genética, estado nutricional, exposições ambientais e exacerbações agudas.

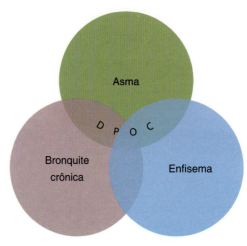

Figura 33.7 Sobreposição da asma, bronquite crônica e enfisema na constituição da doença pulmonar obstrutiva crônica (DPOC).

Manejo médico

Em geral, terapias para DPOC têm efeito limitado comparadas às terapias para asma. Com exceção de se abandonar o tabagismo, não existem medicações que alterem o curso de doenças capazes de modificar a progressão da obstrução de vias respiratórias na DPOC. A obstrução das vias respiratórias da DPOC é irreversível.

Broncodilatadores inalatórios continuam sendo o ponto-chave do tratamento para pacientes com DPOC. Geralmente, são fornecidos por inaladores dosimetrados (IDM), mas na dispneia grave e em pacientes incapazes de utilizar inaladores (p. ex., artrite, disfunção cognitiva), podem ser administrados de forma nebulizada. Fármacos anticolinérgicos como brometo de ipratrópio ou brometo de tiotrópio, um agente anticolinérgico de longa ação específico para receptores muscarínicos, podem ser adicionados ao tratamento. A teofilina continua sendo utilizada, porém com menor frequência devido à toxicidade associada. Corticosteroides inalatórios e uma tentativa de uso de corticosteroides por via oral podem ser necessários em alguns pacientes. Antibióticos são frequentemente prescritos quando a exacerbação é atribuída a uma infecção bacteriana.

A exacerbação aguda da DPOC está associada a efeitos adversos, como queda da função pulmonar, redução da qualidade de vida e aumento da mortalidade. Em muitas instituições, a redução da readmissão precoce (≤ 30 dias) tornou-se meta de política de saúde para pacientes com DPOC. É importante identificar as razões para a readmissão. Algumas incluem depressão, tabagismo, ansiedade, DRGE, diminuição do estado funcional, indisposição para o uso de oxigênio e má-nutrição.

A hipertensão pulmonar é um fator de risco que abrevia a expectativa de vida e ocorre comumente na DPOC avançada. O primeiro passo para tratar a hipertensão pulmonar em pacientes com DPOC é o manejo médico adequado da doença pulmonar obstrutiva, conforme mencionado anteriormente.

Pacientes com níveis de oxigênio baixos (hipoxêmicos) necessitam de suplementação de oxigênio. A reabilitação pulmonar pode ser útil na DPOC avançada. Pacientes com DPOC grave podem sofrer insuficiência respiratória relacionada a complicações como pneumotórax, pneumonia e insuficiência cardíaca congestiva, ou devido à administração

Tabela 33.1 Fatores de risco para doença pulmonar obstrutiva crônica (DPOC).

Definitivos	Prováveis
Tabagismo	Tuberculose pulmonar
Exposição ocupacional	Infecções respiratórias inferiores recorrentes durante a infância
Exposição à fumaça de combustíveis de biomassa	Asma mal tratada
Fumaça de tabaco ambiental	

Adaptada de Gupta D et al.: Guidelines for diagnosis and management of chronic obstructive pulmonary disease: Joint ICS/NCCP (I) recommendations, *Lung India* 30:228, 2013.

descontrolada de altas doses de oxigênio ou sedativos narcóticos. Os pacientes com insuficiência respiratória requerem ventilação mecânica (Figura 33.8).

Além do grave comprometimento físico e da dispneia crônica, pacientes com DPOC têm risco aumentado de desenvolver depressão, que deve ser identificada e tratada.

Dietoterapia

A desnutrição é um problema comum associado à DPOC, com taxa de prevalência de 30 a 60% devido à energia extra necessária ao trabalho respiratório e às infecções frequentes e recorrentes. A respiração com pulmões normais gasta 36 a 72 kcal/dia; esse gasto aumenta 10 vezes em pacientes com DPOC (Hill et al., 2013). A infecção com febre aumenta ainda mais a taxa metabólica (ver Capítulo 2). Pacientes mal nutridos, identificados com redução da massa corporal, da massa magra ou IMC ≤ 20 kg/m² são mais suscetíveis a exacerbações da DPOC e menor sobrevida comparados a pacientes bem nutridos (Itoh et al., 2013). O aumento da ingestão de energia pode manter ou melhorar a força muscular e a tolerância ao exercício nesses pacientes (Itoh et al., 2013).

A baixa massa corporal deve-se a inadequada ingestão de nutrientes, aumento da taxa metabólica ou ambos. A ingestão inadequada e o baixo apetite são os alvos primários de intervenção em pacientes com DPOC. Esses dois pontos são a razão de esses pacientes terem dificuldade de adequar suas necessidades nutricionais. A depleção de proteínas e minerais vitais como cálcio, magnésio, potássio e fósforo contribui com o comprometimento da função respiratória. Na desnutrição grave, a reposição inadequada de eletrólitos durante a reposição nutricional pode levar a graves consequências metabólicas relacionadas à síndrome da realimentação (ver Capítulo 12).

Existem duas metas principais para o manejo do alto metabolismo observado na DPOC estável: (1) prevenção da perda de massa corporal e (2) prevenção da perda de massa magra (MM). Essas metas podem ser alcançadas garantindo-se:

- Refeições pequenas frequentes com alta densidade nutricional
- Que o paciente consuma a principal refeição quando seu nível de energia atingir o pico
- Calorias, proteínas, vitaminas e minerais em quantidade adequada para manter massa corporal desejável – IMC igual a 20 a 24 kg/m²
- Disponibilidade de alimentos que requeiram menos preparo e possam ser aquecidos facilmente em um forno de micro-ondas, caso os pacientes preparem seu próprio alimento
- Limitação do consumo de álcool para menos que 2 doses/dia (30 g de álcool)
- Um período de repouso antes das refeições.

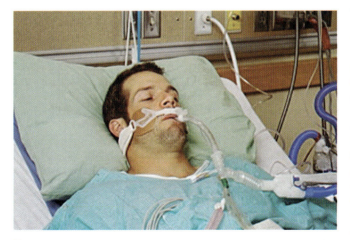

Figura 33.8 Paciente da unidade de terapia intensiva (UTI) em ventilação mecânica.

Indivíduos com DPOC apresentam prognóstico ruim quando estão mal nutridos, o que os predispõe a infecções. A capacidade de produzir surfactante nos pulmões, a tolerância ao exercício e a força muscular respiratória diminuem na presença de infecção. A perda de massa corporal leva ao aumento da carga sobre os músculos respiratórios, contribuindo com a evolução para insuficiência respiratória aguda (Hill et al., 2013).

Muitos fatores afetam o estado nutricional durante a progressão da DPOC. Embora a massa corporal e o IMC devam ser acompanhados por serem marcadores do estado nutricional de fácil obtenção, podem subestimar a extensão do comprometimento nutricional (Hill et al., 2013).

Evidências recentes sugerem que um padrão de dieta saudável ajuda a proteger fumantes contra a má-nutrição. Uma combinação de orientação nutricional e reposição de nicotina parece otimizar o sucesso (Hill et al., 2013).

Estudos demonstraram uma relação inversa entre o ferro e o cálcio da dieta e o risco de DPOC. A anemia ferropriva é encontrada em 10 a 30% dos pacientes com DPOC (Silverberg et al., 2014). Foi observado que a correção da anemia e da deficiência de ferro por transfusões de sangue ou terapia com ferro intravenoso melhora a dispneia em pacientes com DPOC (Silverberg et al., 2014). Esses pacientes também têm maior risco de desenvolver osteoporose resultante do uso de esteroides, tabagismo e deficiência de vitamina D. É importante manter níveis adequados de 25(OH)D (Lee et al., 2013; ver Apêndice 38).

Os objetivos primários da dietoterapia em pacientes com DPOC são facilitar o bem-estar nutricional, manter relação adequada entre MM e tecido adiposo, corrigir o desequilíbrio hídrico, manejar interações de fármacos e nutrientes (ver Apêndice 13) e evitar a osteoporose.

A depleção nutricional pode ser evidenciada clinicamente pela baixa massa corporal em relação à altura e redução da força de preensão manual. O cálculo do IMC pode não ser suficiente para detectar alterações na relação entre gordura e massa muscular. A determinação da composição corporal auxilia na diferenciação entre MM e tecido adiposo e entre hiperidratação e desidratação. Em pacientes com **cor pulmonale** (aumento da pressão arterial que leva ao aumento e à insuficiência do ventrículo direito) e retenção de líquidos associada, a manutenção ou o ganho de massa corporal a partir de líquidos pode mascarar a verdadeira perda de MM. Portanto, para pacientes com retenção de líquidos, devem-se interpretar cuidadosamente as mensurações antropométricas, examinar indicadores bioquímicos e realizar mensurações funcionais do estado nutricional (ver Capítulo 5 e Apêndices 11 e 12).

Uma combinação de suplementos ricos em proteínas e esteroides anabolizantes pode aumentar a massa muscular e reverter quaisquer efeitos negativos da perda de massa corporal. A tolerância ao exercício demonstrou-se melhor com suplementação dietética contendo AGPI ômega-3, que exerce efeitos anti-inflamatórios (Berman, 2011) (ver Capítulo 7).

Adipocina é um termo genérico que se refere a proteínas bioativas secretadas pelos adipócitos. Incluem adiponectina, leptina, IL-6 e TNF-α. Todas exercem um papel vital sobre o estado nutricional e regulação do apetite. A **leptina** (hormônio da saciedade) é secretada imediatamente em resposta à ingestão do alimento e participa da supressão do apetite e do aumento do gasto energético. Foi sugerido que a mensuração de seus níveis no esputo possa ser útil na determinação da gravidade da doença pulmonar, pois foi demonstrado aumento da leptina durante exacerbações agudas (Itoh et al., 2013). A **adiponectina** (proteína envolvida na quebra de ácidos graxos e na regulação da glicose), assim como a leptina, é secretada por adipócitos, porém exercendo efeito oposto. A adiponectina aumenta o apetite e tem efeito anti-inflamatório, antidiabetogênico e antiaterosclerótico, sendo considerada benéfica. A **resistina**, outra adipocina, induz inflamação e resistência à insulina. Além de ser um estimulante de apetite, a **grelina** também estimula a secreção do hormônio do crescimento, com efeitos antagonistas aos da leptina. A Tabela 33.2 resume as

Tabela 33.2 Níveis sanguíneos de hormônios e adipocinas em pacientes com doença pulmonar obstrutiva crônica (DPOC).

Hormônio	Função	Mudança nos níveis sanguíneos com a DPOC
Leptina	• Suprime o apetite • Promove inflamação • Regula a hematopoese; angiogênese e cicatrização de feridas	Reduzida em pacientes com baixo IMC comparados a pacientes com IMC normal e alto
Grelina	Estimula o apetite e a liberação de hormônio do crescimento	Aumentada em pacientes abaixo da massa corporal comparados a pacientes com massa corporal normal
Adiponectina	• Estimula oxidação de ácidos graxos • Aumenta a sensibilidade à insulina e inibe o processo inflamatório	Aumentada durante a exacerbação aguda Níveis reduzidos em fumantes
Resistina	Promove inflamação e resistência à insulina por meio da produção de IL-6 e TNF-α	Correlaciona-se inversamente com a % prevista do VEF_1
TNF-α	Antagoniza a sinalização da insulina e promove inflamação	Aumentado em comparação com pacientes saudáveis
IL-6	• Perda de apetite • Promove inflamação	Aumentada em comparação com pacientes saudáveis

IL-6, interleucina-6; *IMC*, índice de massa corporal; *TNF-α*, fator de necrose tumoral-alfa; VEF_1, volume expiratório forçado.
(Adaptada de Itoh M et al.: Undernutrition in patients with COPD and its treatment, *Nutrients* 5:1316,2013.)

funções e a modificação dos níveis sanguíneos dessas adipocinas em pacientes com DPOC e como elas podem influenciar o manejo e a recuperação desses pacientes (Itoh et al., 2013).

Macronutrientes

Na DPOC estável, o requerimento de água, proteínas, gordura e carboidratos é determinado por doença pulmonar subjacente, oxigenoterapia, medicações, massa corporal e quaisquer oscilações agudas em líquidos corporais. Faz-se necessária atenção aos efeitos adversos metabólicos da má-nutrição e ao papel de aminoácidos individuais. A determinação das necessidades de macronutrientes específicas do paciente é realizada com base no indivíduo, monitorando-se cuidadosamente a evolução.

Energia

Atender às demandas energéticas pode ser difícil. Para pacientes que participam de programas de reabilitação pulmonar, os requerimentos energéticos dependem da intensidade e da frequência da terapia de exercícios e podem ser aumentados ou diminuídos. É crucial ter em mente que o balanço energético e de nitrogênio se inter-relacionam. Consequentemente, a manutenção do equilíbrio energético ideal é essencial para preservar as proteínas viscerais e somáticas. Preferencialmente, utiliza-se a calorimetria indireta para determinar as necessidades de energia e prescrever e monitorar o fornecimento de quantidade suficiente, porém não excessiva, de calorias. Quando as equações de energia são utilizadas para predizer as demandas, devem ser incluídos aumentos correspondentes ao estresse fisiológico. O requerimento calórico pode variar significativamente de uma pessoa para outra, ou ainda no mesmo indivíduo ao longo do tempo (ver Capítulo 2).

Gordura

Ômega-3 e ômega-6 são AGPI essenciais. As formas mais simples desses ácidos graxos são o ácido linoleico (AL) ômega-6 e o ácido alfalinolênico (AAL). O organismo não é estável para sintetizá-los, de forma que seu consumo deve ocorrer por meio da dieta humana. Esses ácidos graxos são dessaturados para formar os AGPI de cadeia longa ômega-3 e ômega-6. Os principais AGPI ômega-3 são o ácido docosaexaenoico (DHA), ácido eicosapentaenoico (EPA) e o AAL, enquanto os principais ácidos graxos de cadeia longa ômega-6 são o AL e o ácido araquidônico (AA). O Apêndice 26 traz fontes desses ácidos graxos na dieta. Teoricamente, a ingestão de AGPI de cadeia longa ômega-3, o que diminui a inflamação, deve melhorar a eficácia do tratamento da DPOC.

A suplementação de AGPI é benéfica na DPOC, embora vários fatores como adesão à suplementação, comorbidades e duração da suplementação exerçam papel vital (Fulton et al., 2013).

A suplementação de DHA e AA demonstrou-se capaz de retardar e diminuir o risco de infecções das vias respiratórias superiores e asma, reduzindo a incidência de bronquiolite durante o primeiro ano de vida (Shek et al., 2012). Dados de numerosos estudos demonstraram o impacto positivo de AGPI de longa cadeia na iniciação e resolução da inflamação em doenças respiratórias (Shek et al., 2012). Foi observado que o ácido acetilsalicílico ajuda a estimular a resolvina, uma molécula produzida naturalmente no organismo a partir de ácidos graxos ômega-3. A **resolvina** sana ou interrompe a inflamação em condições destrutivas de base, como doenças pulmonares inflamatórias (Dalli et al., 2013). Atualmente, existem grandes estudos em andamento avaliando a eficácia do AGPI ômega-3 no tratamento da DPOC.

Proteína

É necessária quantidade suficiente de proteína, de 1,2 a 1,5 g/kg de MM, a fim de manter ou restaurar a força pulmonar e muscular, bem como promover a função imunológica. Outros processos concomitantes de doenças, como cardiopatias, nefropatias, câncer ou diabetes afetam quantidade total, taxa e tipo de proteína, gordura e carboidrato prescritos.

Vitaminas e minerais

Assim como no caso de macronutrientes, o requerimento de vitaminas e minerais para indivíduos com DPOC estável depende da condição patológica subjacente pulmonar, outras doenças concomitantes, tratamentos clínicos, massa corporal e densidade mineral óssea. Para indivíduos que continuam com hábito de tabagismo, faz-se necessária suplementação adicional de vitamina C (ver Apêndice 35). Um estudo indicou que o papel da vitamina C como antioxidante melhorou os níveis de glutationa do plasma (Pirabbasi et al., 2016).

O papel de minerais como magnésio e cálcio em contração e relaxamento musculares pode ser importante para pessoas portadoras de DPOC. Deve-se fornecer quantidade equivalente pelo menos à ingestão dietética de referência (IDR). Dependendo dos resultados de testes de densidade mineral óssea, juntamente com história de ingestão de alimentos e fármacos glicocorticoides utilizados, também podem ser necessárias quantidades adicionais de vitamina D e K (ver Capítulo 23).

Pacientes com *cor pulmonale* e subsequente retenção de líquidos requerem restrição de sódio e líquidos. Dependendo dos diuréticos prescritos, pode ser necessária suplementação aumentada de potássio (Apêndice 13). Outras vitaminas hidrossolúveis, particularmente a tiamina, podem necessitar de suplementação.

Os pacientes devem ingerir quantidades adequadas de líquidos e manter-se hidratados a fim de auxiliar a manutenção da consistência do esputo e facilitar a expectoração. O Parenteral and Enteral Nutrition Group (PENG) recomenda ingestão de líquidos de 35 mℓ/kg/dia para adultos de 18 a 60 anos e 30 mℓ/kg/dia para adultos com mais de 60 anos (PENG, 2011).

Pacientes com DPOC relatam dificuldades com a alimentação devido a baixo apetite, aumento da dispneia durante a alimentação, dificuldade de comprar e preparar refeições, boca seca, saciedade ou empanzinamento precoce, ansiedade, depressão e fadiga. Além dos sintomas citados, o trabalho excessivo e ineficiente dos músculos respiratórios leva ao aumento do requerimento nutricional (Evans, 2012).

Pacientes em estágio avançado de DPOC

Pacientes com DPOC avançada são desnutridos e vivem em um estado de **caquexia pulmonar**, definida como IMC menor que 17 kg/m² em homens e 14 kg/m² em mulheres (Allen et al., 2017). A causa da caquexia na DPOC avançada é mal compreendida. Foi sugerido um papel da miostatina, membro da superfamília de fatores beta de crescimento e diferenciação, que funciona como regulador negativo do crescimento muscular. Isso foi proposto em razão dos altos níveis de miostatina encontrados em pacientes com DPOC estável comparados a indivíduos saudáveis (Benedik et al., 2011).

Esses pacientes caquéticos apresentam anorexia como sintoma típico. A caquexia pulmonar é um fator de risco independente e ocorre comumente no estágio avançado da DPOC. Tratamentos farmacológicos e não farmacológicos, como reabilitação respiratória e orientação nutricional, são os focos do tratamento da DPOC nesses pacientes (Itoh et al., 2013). A sarcopenia e a caquexia resultam da perda acelerada de massa magra (Raguso e Luthy, 2011). Essa exaustão muscular tem efeito deletério sobre a função respiratória (Collins et al., 2012).

A osteoporose ocorre como problema significativo em 24 a 69% dos pacientes com DPOC avançada (Evans e Morgan, 2014). Qualquer queda brusca na altura constitui marca do desenvolvimento da osteoporose. À medida que a DPOC progride, a osteoporose ocorre em razão da imobilidade, o que também leva a descondicionamento físico e dispneia. O tabagismo, o baixo IMC, a baixa massa muscular esquelética e o uso de corticosteroides podem levar à perda óssea juntamente com níveis reduzidos de vitamina D (Evans e Morgan, 2014) (Boxe 33.2).

Boxe 33.2 Planejamento da dieta para o paciente com caquexia pulmonar.

- Requerimento energético durante a recuperação = 30 kcal/kg da massa corporal usual ou 13,7 cal/massa corporal usual (em libras)
- Proteína (g/dia) durante a recuperação = [(1,2 a 1,4 g) × massa corporal (kg) ou 0,55 × massa corporal usual (em libras)
- Requerimento de líquidos = massa corporal (kg) × 32,6 = mℓ/dia ou massa corporal (kg)/6,13 = copos/dia
- O requerimento de líquidos é aumentado devido a febre, regime quimioterápico, uso de oxigênio e presença de doença pulmonar obstrutiva crônica (DPOC). A falta de energia ou desidratação aumentam a fadiga e a constipação intestinal. Déficits de líquidos de 1% da massa corporal reduzem a função metabólica em 5%

Levin RM: *Nutrition in the patient with lung cancer, caring ambassadors lung cancer choices* (website). http://lungcancercap.org/wp-content/uploads/2014/10/Chapter_8_2014.pdf, 2012.

HIPERTENSÃO PULMONAR

A **hipertensão pulmonar (HP)** é definida como aumento da pressão dentro da circulação pulmonar, incluindo a artéria pulmonar, capilares e veias pulmonares. A artéria pulmonar recebe sangue sem oxigênio desde o ventrículo direito até os pequenos capilares, nos quais ocorre a troca gasosa, retornando sangue oxigenado para o átrio esquerdo por meio da veia pulmonar.

Pacientes com HP geralmente se queixam de dispneia, principalmente durante o esforço. À medida que a doença avança, a dispneia torna-se mais proeminente, mesmo em repouso, com sintomas relacionados à hipoxia, como cefaleia, tontura e dor torácica. Durante a avaliação por um pneumologista ou cardiologista, alguns dos sinais importantes a se pesquisar incluem sopro cardíaco, levantamento paraesternal (a região hipotenar da mão eleva-se do tórax do paciente a cada batimento, indicando aumento do ventrículo direito), bulhas cardíacas aumentadas e aumento da pressão da veia jugular. A **cianose** ocorre quando a saturação de hemoglobina com oxigênio está inadequada e é caracterizada por descoloração azulada de pele, unhas, lábios ou região ao redor dos olhos.

O ecocardiograma (ECO) geralmente é a ferramenta de triagem para a HP. O ECO é utilizado para mensurar a função e a pressão sistólica do ventrículo direito (PSVD), que pode ser utilizada para estimar a pressão sistólica da artéria pulmonar. Uma PSVD > 50 mmHg sugere aumento da pressão sistólica pulmonar e requer confirmação por mensuração direta da pressão da artéria pulmonar, utilizando cateterização do lado direito do coração.

O aumento da pressão da circulação pulmonar pode ocorrer devido a uma doença primária da artéria pulmonar (HP primária) ou de forma secundária a doenças pulmonares ou extrapulmonares. Em 2013, a Organização Mundial da Saúde (OMS) classificou a HP em cinco categorias (Hopkins e Rubin, 2018).

Categoria 1: hipertensão arterial pulmonar; HP devido a distúrbios autoimunes, vírus da imunodeficiência humana (HIV), toxinas, fármacos, anemia falciforme; HP portal
Categoria 2: HP devido a uma doença do coração esquerdo
Categoria 3: HP devido a uma doença pulmonar de base, como DPOC ou **fibrose pulmonar intersticial** (tecido cicatricial nos pulmões)
Categoria 4: HP tromboembólica crônica
Categoria 5: mecanismos multifatoriais não esclarecidos que levam à HP. Exemplos incluem a sarcoidose (condição que pode causar inflamação primariamente dos pulmões e linfonodos).

Manejo médico

O tratamento da HP depende amplamente da causa do aumento da pressão pulmonar. Indivíduos classificados na categoria 1 podem se beneficiar de manutenção de oxigênio acima de 90% e tratamento clínico para reduzir a pressão por ação direta sobre a circulação pulmonar. Já os indivíduos nas categorias 2 e 3 necessitam de tratamento da causa de base. Pacientes na categoria 4 requerem terapia anticoagulante e podem se beneficiar de ventilação mecânica ou trombólise clínica de seus coágulos. O tratamento para os pacientes da categoria 5 depende da causa subjacente.

Dietoterapia

Não existem diretrizes ou pesquisas baseadas em evidências nessa área. As intervenções nutricionais devem ser direcionadas à causa de base da HP, como restrição de sódio e líquidos para indivíduos com insuficiência cardíaca esquerda ou melhora da ingestão oral em pacientes com DPOC. Indivíduos com HP podem apresentar estado nutricional que varia desde a desnutrição até a hipernutrição, de forma que as intervenções devem ser ajustadas para diagnosticar e corrigir cada caso adequadamente.

DOENÇA PULMONAR PARENQUIMATOSA DIFUSA

A doença pulmonar parenquimatosa difusa (DPPD) (também chamada doença pulmonar intersticial [DPI]) é comum e tem sido mais reconhecida atualmente com o avanço de exames de imagem. A DPPD compreende uma longa lista de doenças que podem ser primárias ou secundárias a outros distúrbios sistêmicos ou fármacos. Os pacientes geralmente se queixam de dispneia crônica, tosse não produtiva e fadiga. Se a doença avançar, os pacientes se apresentarão com hipoxia, necessitando de oxigênio, e terão limitação de sua atividade física. O prognóstico para essas doenças varia devido à causa de base e a resposta ao tratamento.

A fibrose pulmonar idiopática (FPI) é a DPI mais comum, sendo associada ao pior prognóstico. A FPI é uma doença progressiva crônica caracterizada por um processo cicatricial progressivo dos pulmões. A incidência de FPI é de 0,22 a 8,8/100.000 nos EUA. Homens são mais acometidos que mulheres. Pacientes com FPI comumente se apresentam na sexta ou sétima década de vida. Os sintomas típicos são dispneia crônica progressiva e tosse não produtiva. Testes de função pulmonar demonstram padrão restritivo com redução de volumes. O diagnóstico da FPI inclui:

1. Exclusão de causas conhecidas de DPI, como medicações, exposição ambiental ou distúrbios sistêmicos
2. Sintomas consistentes com FPI, como dispneia progressiva, tosse não produtiva e hipoxia
3. Exame de TC consistente com padrão de FPI
4. Se o diagnóstico permanecer incerto, serão necessárias a biopsia pulmonar e confirmação histológica.

Fisiopatologia

A maioria dos casos de FPI é esporádica, embora tenha sido descrito um componente genético. Os fatores de risco para FPI incluem tabagismo e exposição a metais e alguns resíduos orgânicos. O refluxo gastresofágico pode contribuir com a progressão da doença (Lederer e Martinez, 2018).

Manejo médico

A avaliação e o tratamento da FPI requer pneumologista, radiologista e patologista. As investigações necessitam descartar outras doenças que possam mimetizar a FPI e avaliar a gravidade da doença. A biopsia pulmonar nem sempre é necessária se as causas secundárias forem excluídas e a TC for consistente com todas as características radiográficas de FPI.

O manejo médico da FPI pode ser dividido segundo o curso agudo e crônico da doença. A FPI progride lentamente com o tempo, sem explicação clara. Geralmente, recomenda-se que os pacientes iniciem o tratamento com medicações antifibróticas no início do curso da doença com objetivo de retardar sua progressão. Atualmente, são utilizadas duas medicações antifibróticas nos EUA (pirfenidona e nintedanibe). A pirfenidona está associada a urticária, fotossensibilidade e possíveis distúrbios gastrintestinais como diarreia, náuseas, vômito ou desconforto abdominal. O ajuste da dose pode ajudar a aliviar alguns desses sintomas. O nintedanibe está associado a mais efeitos adversos gastrintestinais, com ocorrência de diarreia em até 60% dos pacientes; como consequência, agentes antidiarreicos geralmente são prescritos concomitantemente. Outros efeitos menos comuns incluem náuseas, vômito e aumento de enzimas hepáticas.

Pacientes com apresentação aguda geralmente são admitidos na unidade de terapia intensiva (UTI) devido ao aumento do requerimento de oxigênio. Seu manejo é mais frequentemente o cuidado de suporte. Doses altas de esteroides foram utilizadas no passado com resultados conflituosos, não sendo mais recomendadas. Pacientes que se tornam mais sintomáticos e pioram rapidamente podem se beneficiar do encaminhamento precoce a um centro de transplante de pulmão.

Testes diagnósticos pulmonares

- Testes de função pulmonar (TFP): incluem espirometria, mensuração de volumes pulmonares e capacidade de difusão. Utilizados no diagnóstico da asma e DPOC, bem como na avaliação da gravidade de doenças pulmonares como DPI
- Radiografia torácica (raios X de tórax)
- Tomografia computadorizada (TC): imagens de secções transversas do tórax. Mais precisa e com maiores sensibilidade e especificidade comparada à radiografia. Maior exposição à radiação que a radiografia
- Broncoscopia: visualização com uma câmera inserida na boca ou nariz através das vias respiratórias superiores e traqueia. Utilizada para exame de vias respiratórias, coleta de amostras de líquido para acompanhamento de infecção e biopsias, a fim de descartar malignidades ou sarcoidose
- Biopsia de pulmão: realizada por meio da broncoscopia ou uma abordagem mais invasiva no centro cirúrgico, utilizando toracoscopia assistida por vídeo (VATS) sob anestesia geral.

Dietoterapia

Atualmente, não existem diretrizes ou pesquisas baseadas em evidências que sejam específicas para pacientes com FPI. Tais pacientes podem apresentar massas corporais que variam desde abaixo do peso ideal até a obesidade, de forma que as intervenções nutricionais devem ser designadas para diagnosticar e corrigir anormalidades nutricionais. A síndrome da caquexia pulmonar pode ocorrer de forma similar à observada em indivíduos com DPOC e se deve a hipoxemia, inflamação de baixo grau e uso de corticosteroides (Allen et al., 2017). À medida que ocorre piora da dispneia, a ingestão oral decai, sendo sugeridas as mesmas medidas que melhoram a ingestão em pacientes com DPOC:

- Refeições pequenas e frequentes
- Consumo da refeição principal quando o nível de energia atingir o pico
- Quantidade adequada de calorias, proteínas, vitaminas e minerais para alcançar a massa corporal apropriada
- Uso de alimentos de fácil preparo (p. ex., micro-ondas)
- Uso de suplementos nutricionais líquidos com alta densidade de proteínas e calorias, preparados em casa ou não, se a ingestão oral estiver reduzida.

Por vezes, a mastigação causa cansaço em pacientes com dispneia. A alteração da dieta para alimentos mais macios ou a escolha de suplementos líquidos adequadamente nutritivos podem ser intervenções necessárias para garantir nutrição adequada.

TUBERCULOSE

O *Mycobacterium tuberculosis*, agente etiológico da tuberculose (TB), é um parasita intracelular com taxa de crescimento lenta, aeróbio obrigatório, que induz uma resposta granulomatosa nos tecidos de um hospedeiro normal.

Mesmo que a TB não seja tão comum nos EUA como em alguns outros países, têm ocorrido ressurgência associada ao HIV e formas resistentes de TB (ver Capítulo 36). Em 2017, a OMS estimou que aproximadamente 10,4 milhões de indivíduos tenham se tornado doentes com TB e 1,7 milhão vieram a óbito. Segundo a OMS, a TB resistente a múltiplos fármacos correspondeu a aproximadamente 600.000 casos de TB no mundo.

Fisiopatologia

Quando um paciente com TB infecciosa tosse, as gotículas provenientes da tosse contêm bacilos da doença. Partículas pequenas penetram profundamente nos pulmões. Cada uma dessas gotículas pode carregar 1 a

5 bacilos, quantidade suficiente para estabelecer uma infecção. Essa é a razão para o isolamento de casos de TB ativos em um quarto de isolamento respiratório (quarto com sistema de ventilação que cria pressão negativa por permitir que o ar entre, mas não saia do local). Essa forma de isolamento deve continuar até que o paciente já não esteja mais transmitindo a doença. Em cerca de 5% dos casos em que um hospedeiro demonstra resposta imunológica celular eficiente, a infecção é contida. Quando os pacientes com TB ativa não são tratados, podem morrer devido à progressão e às complicações da doença (Hood, 2013).

Embora os sintomas possam ser mínimos e o diagnóstico seja suspeitado em razão de uma radiografia torácica anormal, a maioria dos pacientes com TB pulmonar apresenta tosse crônica, febre prolongada, sudorese noturna, anorexia e perda de massa corporal.

Manejo médico

Um importante componente do manejo é manter esses pacientes em isolamento respiratório a fim de evitar a disseminação da infecção até que o exame do esfregaço do esputo para bacilos álcool-ácido-resistentes (BAAR) retorne negativo. Tão logo seja estabelecido o diagnóstico, inicia-se tratamento com fármacos anti-TB – isoniazida, rifampicina, pirazinamida e etambutol. Cada fármaco apresenta interações com nutrientes dos alimentos (ver Apêndice 13). Essas medicações são mantidas por 2 meses e, após esse período, continuam somente a rifampicina e a isoniazida por mais 4 meses. A duração do tratamento pode ser mais prolongada em alguns pacientes.

Dietoterapia

A má-nutrição é comum em pacientes com TB pulmonar, necessitando de suplementação nutricional. O nível de proteínas pode ser avaliado por meio dos reagentes de fase aguda sanguíneos (proteínas inflamatórias) (ver Tabela 5.4 no Capítulo 5), índices antropométricos e nível de micronutrientes dos pacientes com TB (Miyata et al., 2013).

A TB causa ou piora qualquer condição preexistente de má-nutrição, além de aumentar o catabolismo. As diretrizes da OMS sugerem hospitalização de pacientes gravemente desnutridos devido ao risco aumentado de óbito. A suplementação pela dieta é recomendada até que o paciente alcança IMC de 18,5 kg/m² (Bhargava et al., 2013).

A TB ativa é associada a perda de massa corporal, caquexia e baixa concentração sérica de leptina. Existe uma relação sinérgica entre a má-nutrição e a infecção. A infecção recorrente leva a piora do estado nutricional e perda de nitrogênio do organismo. A má-nutrição resultante, por sua vez, causa maior suscetibilidade a infecções (Miyata et al., 2013).

A curto prazo, a má-nutrição aumenta o risco de infecção e progressão precoce da infecção, produzindo a TB ativa. A longo prazo, a má-nutrição aumenta o risco de reativação da TB. A má-nutrição também pode reduzir a eficácia da terapia anti-TB, sob a qual os pacientes necessitam permanecer por muitos meses. A eficácia da vacina do bacilo Calmette-Guérin (BCG) também pode ser prejudicada pela má-nutrição.

Com a correção das deficiências nutricionais, a perda de certos processos de resposta imunológica induzida pela má-nutrição pode ser rapidamente revertida. A intervenção nutricional combinada às medicações corretas melhora a evolução de pacientes com TB desnutridos.

Energia

As atuais recomendações de energia são as mesmas de pacientes desnutridos e em catabolismo, 35 a 40 kcal/kg do peso corporal ideal. Para pacientes com quaisquer infecções concomitantes como HIV, o requerimento energético aumenta 20 a 30% para manter a massa corporal.

Proteína

A proteína é vital à prevenção da perda muscular, sendo recomendada ingestão de 15% do requerimento energético ou 1,2 a 1,5 g/kg do peso corporal ideal, aproximadamente 75 a 100 g/dia.

Vitaminas e minerais

A baixa ingestão de nutrientes associada à TB provavelmente resultará em deficiências de micronutrientes (Kant et al., 2015). O fornecimento suplementar de zinco, vitamina D, vitamina E e selênio poderá aumentar os níveis séricos desses nutrientes, embora a evidência não tenha demonstrado benefício clínico significativo (Grobler et al., 2016). A suplementação desses nutrientes acima da quantidade diária recomendada parece ser desnecessária em vista da evidência insustentável (Grobler et al., 2016).

A isoniazida é um antagonista da vitamina B_6 (piridoxina) frequentemente utilizado no tratamento da TB. Pode causar raros casos de neuropatia periférica resultante da deficiência nutricional de vitamina B_6. O procedimento padrão é suplementar adultos com 25 mg de vitamina B_6 por dia a fim de superar essa interação de fármaco e nutriente. Essa suplementação será necessária em bebês lactentes exclusivos, crianças desnutridas e crianças ou adolescentes infectados pelo HIV (Rodà et al., 2016). Pesquisas indicam que algumas crianças saudáveis podem desenvolver discreta deficiência de piridoxina sem sintomas (Rodà et al., 2016).

Estudos têm documentado um aumento na prevalência de anemia em pacientes com TB, associada a aumento do risco de óbito. A fim de guiar a decisão clínica e proporcionar recomendações de tratamento, devem ser determinados os fatores que contribuem com a anemia relacionada à TB. Embora haja coexistência de outras causas, a anemia ferropriva é o fator mais importante da anemia observada em pacientes com TB (Isanaka et al., 2012).

O ferro é um micronutriente essencial não somente para humanos, mas também para bactérias como o *M. tuberculosis*; a TB depende do suprimento de ferro do hospedeiro (Carver, 2018). O fornecimento de ferro como suplemento ou transfusão sanguínea pode aumentar o risco de infecção; todavia, constitui uma questão controversa atualmente (Carver, 2018). O uso da terapia com ferro não é recomendado universalmente. Contudo, se os exames dos níveis de ferro demonstrarem deficiência, deve-se iniciar a terapia de reposição (ver Capítulo 31 para manejo da anemia ferropriva).

CÂNCER DE PULMÃO

O câncer de pulmão continua sendo a principal causa de morte por câncer em homens e mulheres nos EUA. Em 2012, 1,8 milhão de pacientes por todo o mundo foram diagnosticados com câncer de pulmão (Mannino, 2014).

Neoplasias do sistema respiratório inferior constituem um grupo heterogêneo de tumores. O grupo normalmente chamado **carcinomas broncogênicos** compreende o carcinoma de células escamosas, adenocarcinoma, carcinoma indiferenciado de células pequenas e carcinoma indiferenciado de células grandes, podendo corresponder a 90% de todas as neoplasias do sistema respiratório inferior. A mortalidade é mais comum em homens do que mulheres, embora essa diferença venha diminuindo. Enquanto a incidência em mulheres vem se estabilizando, a incidência em homens parece estar sofrendo um declínio (Baldini, 2014).

Fisiopatologia

Com frequência, o câncer de pulmão é detectado em uma radiografia torácica de rotina em um fumante assintomático. Outros pacientes podem apresentar sintomas relacionados ao próprio tumor, sintomas relacionados à extensão local do tumor ou metástases difusas, ou sintomas sistêmicos como anorexia, perda de massa corporal, fraqueza e síndrome paraneoplásica.

A dispneia é o sintoma mais incapacitante do câncer e está presente em 25 a 40% dos pacientes no momento do diagnóstico. Além do tumor, outros fatores contribuem com o sintoma de dispneia – fatores como efusão pericárdica, anemia, fadiga, depressão, ansiedade, envolvimento metastático de outros órgãos, aspiração, síndrome anorexia-caquexia e efusão pleural.

Pacientes com câncer de pulmão sofrem perda de massa corporal progressiva, com alterações da composição corporal. A desnutrição prejudica a contratilidade dos músculos respiratórios, afetando a resistência e a mecânica respiratórias.

A tosse está presente em 50 a 75% dos pacientes com câncer na primeira consulta e ocorre com mais frequência no carcinoma de células escamosas e de células pequenas, devido à sua tendência de envolver vias respiratórias centrais (Kocher et al., 2015).

Dor e fadiga são sintomas comuns associados ao câncer de pulmão. O tumor pode produzir dor pleurítica em razão de sua extensão até as pleuras, ou dor do tipo musculoesquelético devido à extensão à parede do tórax. Pode ocorrer dor óssea resultante da metástase aos ossos. As metástases ósseas em pacientes com câncer de pulmão são responsáveis por 30 a 40% da dor. Cerca de 50% dos pacientes com câncer em estágio inicial e 75 a 100% em estágio avançado relatam fadiga (Kocher et al., 2015).

A síndrome da caquexia pulmonar acomete pacientes com doença pulmonar avançada. No câncer de pulmão, a perda de massa corporal está associada a aumento da mortalidade, e a perda de até 5% da massa corporal é indicativa de prognóstico ruim. Embora anorexia e caquexia sejam dois termos distintos, geralmente são empregados de forma intercambiável (Kocher et al., 2015) (ver Capítulo 35).

Manejo médico

A escolha do manejo definitivo para um paciente é determinada por diversos fatores, como tipo de célula do tumor, estágio do tumor, ressectabilidade do tumor e adequação do paciente à anestesia geral e cirurgia. Alguns pacientes necessitam de cuidados gerais paliativos em termos de suporte fisiológico, controle dos sintomas angustiantes e radioterapia paliativa. O suporte nutricional exerce um papel muito importante no manejo do câncer de pulmão avançado.

Dietoterapia

As diretrizes da National Comprehensive Cancer Network (NCCN) incluem avaliações nutricionais, medicações e abordagens não farmacológicas, a fim de atingir os seguintes objetivos:
1. Tratar as causas reversíveis da anorexia, como a saciedade precoce
2. Avaliar a taxa e gravidade da perda de massa corporal
3. Tratar os sintomas que interferem com a ingestão de alimentos: náuseas e vômito, dispneia, mucosite, constipação intestinal e dor
4. Avaliar o uso de estimulantes de apetite, como acetato de megestrol e corticosteroides
5. Fornecer suporte nutricional (enteral ou parenteral) (Del Ferraro et al., 2012).

A **síndrome da caquexia do câncer (SCC)** é a presença de um estado metabólico que leva à depleção das reservas de energia e músculos em pacientes com câncer de pulmão. Quando os pacientes entram em SCC, perdem massa adiposa e massa magra de músculo esquelético. As alterações dos níveis hormonais e de citocinas, juntamente com produtos do tumor, são a causa da síndrome. Diferentemente da inanição, a perda de massa corporal observada na SCC é irreversível e continua piorando mesmo com o aumento da ingestão nutricional (Huhmann e Caporeale, 2012) (ver Capítulo 35).

Todavia, apesar desses achados, causas reversíveis de anorexia devem ser investigadas e tratadas. Ainda que o suporte nutricional não melhore os valores da espirometria e da hemogasometria arterial e não interrompa a perda de massa corporal, ocorre modesta melhora da evolução clínica, como do teste de caminhada de 6 minutos, qualidade de vida e força muscular inspiratória e expiratória (Bellini, 2013).

A reposição nutricional é problemática na doença pulmonar avançada porque a fadiga e a dispneia tendem a interferir no preparo e no consumo do alimento. As alterações dos sabores dos alimentos devido à produção crônica de esputo, a saciedade precoce resultante do achatamento do diafragma, as náuseas e a indigestão resultantes dos efeitos adversos de medicações e a falta de motivação para comer em razão da depressão tornam difícil ao paciente ingerir quantidades adequadas de nutrientes por via oral. Entretanto, componentes adotados na dietoterapia incluem:
1. Refeições pequenas e frequentes com alta densidade calórica e proteica
2. Fornecimento de níveis calóricos que atendam ou excedam o gasto energético de repouso (GER)
3. Repouso antes das refeições
4. Refeições que requeiram mínimo preparo
5. Suplementos nutricionais orais (preparados em casa ou pré-prontos).

Na SCC pulmonar, os pacientes não conseguem ganhar massa corporal somente com as intervenções nutricionais. Agentes pró-cinéticos podem ser utilizados para o retardo do esvaziamento gástrico com cuidadosa consideração acerca de efeitos adversos. O acetato de megestrol, um estimulante de apetite, pode resultar em aumento do apetite e da ingestão calórica. A grelina (peptídeo liberador do hormônio do crescimento) reduz a utilização de gordura e estimula a alimentação por meio de mecanismos independentes do hormônio do crescimento, induzindo balanço energético positivo. Estudos demonstraram que a administração intravenosa (IV) repetida de grelina melhora a composição corporal, reduz a perda muscular e aumenta a capacidade funcional (Bellini, 2013).

Um estudo sugere que, em pacientes pulmonares, o metabolismo corporal total de proteínas pode se beneficiar da suplementação de aminoácidos de cadeia ramificada (AACR). Esse estudo foi pioneiro em avaliar os benefícios clínicos da suplementação de AACR em um centro de reabilitação pulmonar pré-operatória; a dose diária recomendada foi de 6,2 g. Todavia, o efeito dessa suplementação em pacientes com câncer de pulmão ainda não está esclarecido e requer maiores investigações antes que se estabeleçam recomendações específicas. Um protocolo de reabilitação pulmonar simples inclui suporte nutricional e exercícios físicos (Harada et al., 2013).

SÍNDROME OBESIDADE-HIPOVENTILAÇÃO

A **síndrome obesidade-hipoventilação (SOH)** define-se como IMC maior que 30 kg/m² e hipoventilação alveolar caracterizada por níveis de CO_2 arteriais ($Paco_2$) maiores que 45 mmHg durante estado de alerta, que ocorre na ausência de outras condições causadoras de hipoventilação (Piper e Grunstein, 2011).

A hipoventilação alveolar da SOH relaciona-se com múltiplas anormalidades fisiológicas associadas à obesidade: apneia obstrutiva do sono (AOS), aumento do trabalho respiratório, comprometimento muscular respiratório, depressão do impulso ventilatório central e redução dos efeitos de moduladores neuro-hormonais (p. ex., leptina) (Koenig, 2011; Piper e Grunstein, 2011).

A **apneia obstrutiva do sono (AOS)** é um distúrbio comum caracterizado por ronquidão alta, sonolência diurna excessiva e interrupções da respiração ou episódios de despertar devido a engasgos ou asfixia. A presença ou ausência da AOS e sua gravidade geralmente são confirmadas por um exame do sono (polissonografia) antes do início do tratamento (Kapur et al., 2017). A polissonografia também serve como base para estabelecer a eficácia do tratamento subsequente (Epstein et al., 2009).

Manejo médico

Dependendo do número de episódios de apneia ou **hipopneia** (respiração muito superficial) por hora, a AOS é classificada como leve, moderada ou grave. Pacientes com AOS são comumente tratados com um aparelho de **pressão positiva contínua das vias respiratórias (CPAP)**, que inclui uso de uma máscara sobre o nariz ou sobre nariz e boca, fornecendo oxigênio sob pressão a fim de auxiliar a ventilação. Essas modalidades primárias de tratamento para a AOS devem ser empregadas juntamente com a perda de massa corporal, devido ao baixo sucesso e baixas taxas de cura somente com abordagem dietética.

Dietoterapia

A redução da massa corporal por meio da dietoterapia ou cirurgia bariátrica continua sendo um importante componente do manejo desses casos (ver Capítulo 20). Uma diretriz da American Thoracic Society recomenda intervenção no estilo de vida consistindo em redução da ingestão calórica, exercícios ou aumento da atividade física e orientação comportamental no sentido de esclarecer que a perda de massa corproal está associada a melhora da função respiratória, comorbidades cardiometabólicas e qualidade de vida (Hudgel et al., 2018). Em um estudo multicêntrico de pacientes com AOS submetidos à gastroplastia em Y de Roux, houve redução da AOS de 71 para 44% após 1 ano nesses pacientes; contudo, 20% continuaram apresentando AOS moderada a grave (Peromaa-Haavisto et al., 2017).

EFUSÃO PLEURAL

A **efusão pleural** é o acúmulo de líquido no espaço pleural. A pleura, que consiste na membrana que reveste o pulmão, divide-se nas camadas visceral e parietal, com um espaço entre elas que contém cerca de 10 a 20 mℓ de líquido. Se houver aumento da produção ou diminuição da drenagem do espaço pleural, pode ocorrer acúmulo de líquido. A efusão pleural pode ocorrer na forma de transudato ou exsudato (Feller-Kopman e Light, 2018). A efusão tipo transudato geralmente ocorre devido à insuficiência cardíaca congestiva ou doença hepática ou renal, ao passo que a efusão tipo exsudato pode ocorrer devido a infecção, malignidade ou distúrbios autoimunes.

A efusão pleural pode ser encontrada acidentalmente em exames de imagem de tórax de pacientes assintomáticos ou apresentar-se com dispneia, dor torácica ou sintomas relacionados à causa subjacente, como pneumonia ou insuficiência cardíaca congestiva. Efusões podem ser unilaterais ou bilaterais. A Figura 33.9 demonstra um exame de TC de um paciente com efusão pleural bilateral.

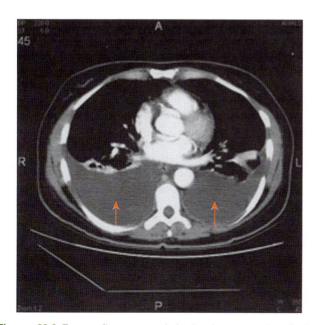

Figura 33.9 Tomografia computadorizada demonstrando efusões pleurais bilaterais.

Manejo médico

O tratamento da efusão pleural depende de diversos fatores e geralmente envolve drenagem do líquido para estabelecer um diagnóstico ou aliviar os sintomas nos casos de efusões mais difusas. O líquido pode ser drenado por meio de um procedimento denominado toracocentese, que pode ser realizado ambulatorialmente ou com internação. Pacientes com efusão recorrente podem se beneficiar de terapia a longo prazo, como inserção de um cateter pleural para drenagem de líquido conforme necessário, ou procedimentos mais invasivos, como injeção de agentes químicos (talco ou doxiciclina) para produzir pleurodese, que é a obliteração do espaço pleural com finalidade de evitar o acúmulo de líquido ou pneumotórax recorrente.

Dietoterapia

Não há diretrizes ou pesquisas baseadas em evidências para a dietoterapia adequada ao paciente com efusão pleural. Todavia, as intervenções devem ser direcionadas à causa de base que culminou com a efusão pleural; por exemplo, restrição de sódio e líquidos para pacientes com insuficiência cardíaca congestiva. Pode ocorrer má-nutrição devido ao distúrbio primário, a qual deve ser adequadamente diagnosticada e tratada.

QUILOTÓRAX

O **quilotórax** é uma causa rara de efusão pleural. É causado pela ruptura ou obstrução do ducto torácico, o que resulta no extravasamento do quilo (linfa de origem intestinal) para o espaço pleural. O líquido tipicamente tem aspecto leitoso. O líquido pleural com concentração de triglicerídios superior a 110 mg/dℓ apoia fortemente o diagnóstico de quilotórax (Heffner, 2018).

O quilotórax pode resultar de causas não traumáticas, como sarcoidose ou quilotórax idiopático benigno. Também pode ocorrer devido a traumatismo cirúrgico, como o quilotórax pós-operatório ou pós-pneumectomia.

Manejo médico

Os princípios do tratamento do quilotórax são (1) tratar a condição subjacente, como sarcoidose, infecção, linfoma ou carcinoma metastático; e (2) drenagem pleural para aliviar a dispneia. Os pacientes que não melhoram com a toracocentese e medidas de controle da dieta podem necessitar de tratamento com pleurodese ou ligação do ducto torácico (Heffner, 2018).

Dietoterapia

O objetivo da dietoterapia é reduzir o fluxo do quilo, particularmente em pacientes com baixo volume de drenagem desse líquido (menos que um litro por dia), por meio do consumo de uma dieta com alto teor proteico e baixo teor de gordura (menos que 10 g) (Heffner, 2018). A redução da ingestão de gordura resultará em menor quantidade de gordura para ser absorvida no trato gastrintestinal, o que, por sua vez, reduz a produção do quilo. Triglicerídios de cadeia longa devem ser evitados. Dietas restritivas com teor muito baixo de gorduras podem causar deficiência de vitaminas, particularmente lipossolúveis, e de ácidos graxos essenciais, possivelmente necessitando de administração intravenosa de vitaminas e emulsões lipídicas. Se houver redução da drenagem pleural, triglicerídios de cadeia média (TCMs) poderão ser adicionados à dieta ou formulação enteral, pois desviam do sistema linfático após sua absorção gastrintestinal e são transportados diretamente até o fígado pelo sistema porta. Esses TCMs não são muito palatáveis e podem produzir efeitos adversos como desconforto gastrintestinal, esteatorreia e hiperlipidemia. À medida que ocorre diminuição da drenagem de quilo, pode-se aumentar gradualmente a ingestão de gordura. Podem ser necessários 7 a 10 dias para que a drenagem se torne límpida. Pacientes com alto volume drenado de quilo (maior que um litro) poderão necessitar de cirurgia para correção. A nutrição parenteral pode ser necessária em pacientes com alto volume de drenagem ou que não respondam à ingestão muito baixa de gordura.

SÍNDROME DA ANGÚSTIA RESPIRATÓRIA AGUDA

A **síndrome da angústia respiratória aguda (SARA)** é um estado clínico no qual pacientes desenvolvem infiltrados pulmonares difusos, hipoxia grave e insuficiência respiratória. Eventos clínicos subjacentes, como sepse ou traumatismo que cursem com SARA, também resultam em estado hipermetabólico que aumenta notavelmente o requerimento nutricional (ARDS Definition Task Force et al., 2012).

Fisiopatologia

Para que ocorra a troca gasosa normal, os alvéolos devem estar íntegros, secos e muito próximos dos capilares. Quando uma injúria produz lesão alveolar difusa, ocorre liberação de citocinas inflamatórias. Essas citocinas promovem a migração de neutrófilos aos pulmões, os quais se tornam ativados e liberam mediadores tóxicos que produzem maior lesão do epitélio alveolar e endotélio capilar. Essa lesão permite que proteínas extravasem para o interstício. Os alvéolos se preenchem com líquido sanguinolento rico em proteínas, que interfere na troca gasosa e resulta em grave hipoxemia refratária. Diversas condições clínicas podem levar ao desenvolvimento de SARA (Tabela 33.3).

Pacientes com SARA apresentam-se com dispneia de início agudo, taquipneia e hipoxemia, a qual é refratária à suplementação de oxigênio.

Manejo médico

Os princípios do manejo da SARA são os seguintes (Siegel, 2013):

- Tratamento da causa subjacente, como sepse, aspiração ou pneumonia bacteriana
- Suporte com ventilação mecânica
- UTI incluindo sedação com ou sem fármaco paralisante
- Garantia de estabilidade hemodinâmica
- Prevenção de complicações como úlceras por estresse (profilaxia gastrintestinal), hiperglicemia, trombose venosa profunda e pneumonia aspirativa
- Suporte nutricional
- Terapias com corticosteroides, surfactante exógeno, antioxidantes e óxido nítrico inalatório já foram utilizadas, mas não demonstraram benefício consistente.

Dietoterapia

A má-nutrição é comum nos pacientes que requerem ventilação mecânica. Pacientes com doença respiratória grave apresentam aumento das necessidades metabólicas e requerem suporte imediato com nutrição suplementar. É importante levar em consideração o aporte calórico e proteico.

O suporte nutricional de pacientes com SARA é necessário a fim de evitar déficits calóricos cumulativos, perda de MM, má-nutrição e deterioração da força muscular respiratória (Krzak et al., 2011). Segundo as diretrizes de 2016 de Society of Critical Care Medicine and American Society for Parenteral and Enteral Nutrition (SCCM/ASPEN), pode-se administrar uma fórmula enteral padrão e pode ser necessária uma fórmula concentrada para pacientes com sobrecarga de líquidos ou edema pulmonar (McClave et al., 2016).

Pacientes com SARA têm maior risco de complicações resultantes da subalimentação ou superalimentação (Tabela 33.4). A diminuição da força muscular é uma consequência negativa da subalimentação, que leva a problemas no desmame da ventilação mecânica. Ademais, a má cicatrização de feridas, imunossupressão e risco de infecções nosocomiais (adquiridas no hospital) aumentam em relação à quantidade inadequada de calorias e proteínas. A superalimentação leva a condições indesejáveis como hiperglicemia de estresse, retardo no desmame da ventilação mecânica e retardo na cicatrização de feridas (Krzak et al., 2011). A dietoterapia efetiva requer avaliação e monitoramento cuidadosos. Ver Capítulo 37 para discussão aprofundada acerca da nutrição clínica para pacientes com estresse metabólico.

PNEUMONIA

Uma condição inflamatória dos pulmões capaz de causar dor torácica, febre, tosse e dispneia é a **pneumonia**. No cenário clínico, há muitos tipos de pneumonias, como a pneumonia adquirida na comunidade, que pode ser viral ou bacteriana; pneumonia adquirida no hospital; pneumonia em hospedeiro imunodeprimido; pneumonia associada ao ventilador (PAV); e pneumonia aspirativa, que será o caso discutido neste texto. A aspiração é um evento comum mesmo em adultos saudáveis, que em geral não causa efeitos deletérios. Ao menos metade dos adultos saudáveis apresenta aspiração durante o sono. Todavia, quando o conteúdo aspirado resulta em infecção pulmonar, ocorre **pneumonia aspirativa** (Boxe 33.3).

Fisiopatologia

Duas condições devem existir para que se desenvolva a pneumonia aspirativa. Primeiro, ocorre interrupção dos mecanismos de defesa normais, como uma falha no fechamento da glote ou comprometimento do reflexo de tosse e, segundo, um inóculo grande o suficiente adentra os pulmões. O aspirado contém ácido gástrico, que exerce efeito tóxico direto sobre os pulmões, partículas que podem causar obstrução de vias

---

Tabela 33.3 Condições clínicas comumente associadas à síndrome da angústia respiratória aguda (SARA).

Mais comuns	Menos comuns
Pneumonia	Toxicidade farmacológica
Sepse	Aspiração
	Lesão inalatória
	Quase afogamento
	Vírus sincicial respiratório
	Lesão pulmonar aguda relacionada à transfusão
	Traumatismo

Adaptada de Saguil A, Fargo M: Acute respiratory distress syndrome: diagnosis and management, *Am Fam Phys* 85:352, 2012.

Tabela 33.4 Complicações resultantes da superalimentação e da subalimentação em pacientes com síndrome da angústia respiratória aguda (SARA).

Superalimentação	Subalimentação
Infecções nosocomiais	Infecções nosocomiais
Hipercapnia	Imunossupressão
Imunossupressão	Depressão da força muscular respiratória
Falha no desmame do ventilador mecânico	Falha no desmame do ventilador mecânico
Má cicatrização de feridas	Baixo impulso ventilatório
Desequilíbrio eletrolítico	
Azotemia	

Adaptada de Krzak A et al.: Nutrition therapy for ALI and ARDS, *Crit Care Clin* 27:647, 2011.

> **Boxe 33.3** Condições que predispõem o paciente à pneumonia aspirativa.
>
> - Comprometimento do nível de consciência, do fechamento da glote e do reflexo de tosse
> - Disfagia por condições neurológicas (p. ex., acidente vascular encefálico)
> - Refluxo gástrico, distúrbios de ou cirurgia no trato gastrintestinal superior
> - Ruptura mecânica da glote devido a um tubo endotraqueal, traqueostomia, broncoscopia e interferência com o esfíncter da cárdia por endoscopia gastroduodenal, ou inserção de um tubo nasogástrico
> - Condições diversas, como vômito prolongado, alimentação por meio de gastrostomia com ângulo inferior a 45° e decúbito persistente

Bartlett JG: Aspiration pneumonia in adults. In Baslow DS, editor: Wolters Kluwer: UpToDate, Waltham, Mass, 2012. Extraído de http://www.uptodate.com/contents/aspiration-pneumonia-in-adults.

respiratórias e atelectasia e bactérias orais, que podem resultar em infecção e pneumonia. Patógenos como *S. pneumoniae*, *Haemophilus influenzae*, bacilos gram-negativos e *S. aureus* são virulentos, sendo necessária uma quantidade pequena de inóculo para causar pneumonia. Por convenção, a pneumonia aspirativa é causada por situações que predispõem à aspiração de organismos menos virulentos, como os anaeróbicos, que constituem parte normal da microbiota oral.

Manejo médico

Três síndromes clínicas fazem parte da categoria de pneumonia aspirativa: (1) pneumonite clínica resultante da aspiração de ácido; (2) infecção bacteriana; e (3) obstrução de vias respiratórias. As características clínicas dependem de qual dessas condições predomina, embora muitas vezes ocorra sobreposição. Os detalhes do manejo dessas síndromes não fazem parte do escopo deste capítulo, porém a compreensão acerca da fisiopatologia e condições predisponentes auxilia no tratamento efetivo e na prevenção da pneumonia aspirativa.

Pacientes sob observação que tiveram conteúdo aspirado devem ser imediatamente submetidos à limpeza dos líquidos ou alimento por meio de sucção. Todavia, essa manobra não necessariamente protegerá os pulmões da lesão química, que ocorre instantaneamente (Bartlett, 2012). O principal tratamento nessa situação é antibioticoterapia e suporte da função pulmonar. O emprego de glicocorticoides na pneumonite química é controverso e não é geralmente recomendado.

A pneumonia aspirativa geralmente se apresenta com sintomas indolores. Muitos pacientes sofrem complicações como abscesso pulmonar, enfisema e pneumonia necrosante. Uma vez diagnosticado com pneumonia aspirativa, a antibioticoterapia do paciente deve incluir cobertura para patógenos anaeróbios, por serem capazes de causar doença significativa quando presentes (Allen et al., 2013).

Dietoterapia

Pacientes com pneumonia aspirativa podem apresentar disfagia, necessitando da avaliação da deglutição por um fonoaudiólogo antes que se permita a ingestão oral. A textura da dieta e a viscosidade dos líquidos podem necessitar de modificação a fim de evitar aspiração adicional. Dietas para disfagia encontram-se descritas no Capítulo 39 e no Apêndice 20.

Se o paciente tiver disfagia e não puder receber nada por via oral, a nutrição enteral será a via preferencial de alimentação. Conforme as diretrizes de 2016 de SCCM/ASPEN e do American College of Gastroenterology (McClave et al., 2016), as intervenções para a prevenção da pneumonia aspirativa e seu manejo em pacientes com quadro agudo são as seguintes:

- Direcionar o tubo de alimentação para o intestino delgado em vez do estômago em pacientes com risco elevado de aspiração
- Implementar alimentações contínuas em vez de *bolus*
- Elevar a cabeça do leito do paciente 30 a 45°
- Utilizar agentes pró-cinéticos
- Minimizar uso de sedativos
- Otimizar a higiene oral utilizando colutório à base de clorexidina

Foi descoberto que volumes residuais gástricos não se correlacionam com a incidência de aspiração. Agentes corantes de alimentos, como a anilina azul, não devem ser utilizados como marcadores de aspiração devido à sua potencial toxicidade.

TRANSPLANTE DE PULMÃO

O transplante de pulmão foi realizado pela primeira vez em 1963 com bons resultados, embora o paciente tenha morrido 18 dias depois da cirurgia devido a comorbidades e má-nutrição. Subsequentemente, múltiplos transplantes de pulmão foram realizados sem avaliação da evolução em comparação com outros transplantes de órgãos sólidos. No passado, um dos principais obstáculos associados com o transplante de pulmão foi o tipo de imunossupressão necessária, com dose alta de corticosteroides capaz de afetar a cicatrização da anastomose de vias respiratórias. Nas últimas duas décadas, o número de transplantes de pulmão realizados aumentou rapidamente, com realização de 4.122 transplantes de pulmão em 2015. Os resultados têm melhorado, com melhor seleção de doadores e receptores, melhores técnicas cirúrgicas e tratamento clínico. A atual taxa de sobrevida média para pacientes com transplante de pulmão é de aproximadamente 5,5 anos, sendo a rejeição crônica a complicação mais comum.

As principais indicações para o transplante de pulmão são:

- DPOC
- Pneumonia intersticial idiopática (mais comumente FPI)
- FC
- Hipertensão arterial pulmonar
- Deficiência de antitripsina alfa-1.

Múltiplos fatores são considerados quando um paciente é avaliado para transplante de pulmão; o estado nutricional é um importante fator. Os pacientes geralmente são encaminhados a um nutricionista antes de serem listados para o transplante. O estado nutricional pode impactar adversamente a evolução após o transplante. Pacientes com obesidade classe I (IMC: 30 a 34,9 kg/m²) são relativamente contraindicados, ao passo que pacientes com obesidade classe II (IMC: > 35 kg/m²) são absolutamente contraindicados. O IMC baixo não constitui um fator de risco para mortalidade após transplante de pulmão (Weill et al., 2015). Entretanto, múltiplos estudos demonstraram que a desnutrição ou o IMC < 18 kg/m² pode ser associado a piores prognósticos (Christie et al., 2012; Lederer et al., 2009).

Dietoterapia

Conforme afirmado anteriormente, o estado nutricional exerce um papel crucial no curso hospitalar do paciente e na sobrevida após o transplante de pulmão. A avaliação pré-transplante por um nutricionista determinará a presença de má-nutrição e as intervenções deverão incluir planos para corrigir o estado nutricional. Após a cirurgia, a preocupação imediata é a nutrição adequada para cicatrização da ferida cirúrgica e recuperação. Medicações imunossupressoras têm muitos efeitos adversos, alguns dos quais com implicação nutricional que requer atenção, incluindo a necessidade de orientação acerca da segurança de alimentos.

DISPLASIA BRONCOPULMONAR

A **displasia broncopulmonar (DBP)** é uma doença pulmonar crônica mais comumente observada em lactentes prematuros que necessitam de ventilação mecânica e oxigenoterapia para angústia respiratória aguda.

A DBP ocorre em 40% dos neonatos pré-termo com idade gestacional menor ou igual a 28 semanas (Davidson et al., 2017). A DBP é um distúrbio do desenvolvimento pulmonar caracterizado por comprometimento da alveolização. Isso leva a uma hipoplasia pulmonar e vascular com menor celularidade intersticial e fibrose (Jobe, 2011).

Intervenções comuns têm impacto muito pequeno sobre a evolução a longo prazo, sendo mantido o manejo respiratório de suporte. Tais pacientes apresentam redução da complacência pulmonar e aumento da necessidade de suporte respiratório (Dani e Poggi, 2012).

Manejo médico

O tratamento deve minimizar lesões adicionais e fornecer um ambiente ideal para crescimento e recuperação (Adams e Stark, 2014).

A oximetria de pulso contínua é utilizada no monitoramento da oxigenação, ao passo que a hemogasometria intermitente monitora o pH e a Paco$_2$. São realizadas tentativas periódicas de desmamar progressivamente lactentes do suporte ventilatório. A ventilação prolongada está associada a lesão de laringe e estenose subglótica, especialmente em lactentes que necessitam de múltiplas intubações. A sucção deve limitar-se somente a quando for necessário porque está associada à lesão traqueal e bronquial (Adams e Stark, 2014).

O uso de oxigênio suplementar é desafiador em pacientes com DBP devido à necessidade de tratar a hipoxemia, por um lado, e evitar a exposição excessiva ao oxigênio, por outro lado. O aumento da concentração inspirada de oxigênio pode ter efeito negativo por aumentar o risco de retinopatia, edema pulmonar ou inflamação.

A maioria dos lactentes é tratada com uma modesta restrição de líquidos de 140 a 150 mℓ/kg/dia. Embora a terapia com diuréticos possa melhorar o estado pulmonar a curto prazo, não existem evidências de que melhore a evolução clínica. O uso de diuréticos leva a anormalidades dos eletrólitos séricos, como hiponatremia e hipopotassemia (Adams e Stark, 2014).

Dietoterapia

Levando-se em consideração os critérios do Boxe 33.4, a abordagem do lactente com DBP inicia-se com a dietoterapia. O requerimento energético de lactentes com DBP é 15 a 20% maior do que de lactentes saudáveis e esses pacientes se beneficiam de 140 a 150 kcal/kg/dia durante os estágios ativos da doença (Dani e Poggi, 2012). O fornecimento de calorias em quantidade inadequada leva a um estado catabólico e fadiga muscular do diafragma. A nutrição adequada é essencial para crescimento pulmonar, desenvolvimento alveolar, produção de surfactante e proteção contra infecções.

Lactentes com DBP têm redução da MM, o que indica níveis inadequados de proteínas. O tratamento com corticosteroides também aumenta a gordura corporal e reduz a proteína, alterando a composição do ganho de massa corporal. O fornecimento de 3,5 a 4 g/kg de proteínas a lactentes com DBP ajuda a atender às necessidades anabólicas e de crescimento (Dani e Poggi, 2012). São administrados aminoácidos dentro das primeiras 26 horas de vida por serem bem tolerados, melhorarem a tolerância à glicose e criarem balanço positivo de nitrogênio. Sugere-se requerimento de aminoácidos de 1,5 a 2 g/kg/dia em lactentes a termo, 2 a 3 g/kg/dia em lactentes com 30 a 36 semanas e 3,6 a 4,8 g/kg/dia em lactentes com 24 a 30 semanas (Dani e Poggi, 2012) (ver Capítulo 41).

Embora os lipídeos continuem sendo um componente vital do fornecimento de aminoácidos essenciais e da adequação à demanda energética, seu papel continua controverso. Lipídeos são mantidos ou administrados em quantidades pequenas porque podem causar hiperbilirrubinemia e aumentar o risco de *kernicterus* (disfunção encefálica causada pela hiperbilirrubinemia) nesses lactentes. Lipídeos resultam em menor produção de CO$_2$ comparados a carboidratos e, embora fórmulas com alto teor de gordura não demonstrem alteração significativa da respiração em adultos, lactentes que recebem fórmulas com alto conteúdo de gordura exibem redução da produção de CO$_2$ e melhora da respiração (Dani e Poggi, 2012). É necessária investigação adicional a fim de determinar a ingestão ideal de lipídeos para lactentes com DBP. A European Society of Pediatric Gastroenterology, Hepatology and Nutrition (ESPGHAN) recomenda uma faixa razoável de 4,4 a 6 g de gordura/100 kcal ou 40 a 55% da ingestão calórica.

É observada deficiência de sódio e potássio em lactentes com DBP tratados com diuréticos. Como a administração de sódio contrapõe a ação dos diuréticos, deficiências leves de sódio e cloreto são esperadas (Dani e Poggi, 2012).

A redução da mineralização óssea é observada em lactentes com DBP. A perda urinária de cálcio aumenta com a administração de corticosteroides e diuréticos. Lactentes com DBP comumente apresentam osteopenia da prematuridade resultante de deficiências nutricionais de cálcio e fósforo. A alimentação enteral não é útil para fornecer quantidades adequadas de cálcio e fósforo e dietas parenterais restringem esse fornecimento em razão da solubilidade limitada desses íons.

Lactentes com DBP são monitorados a cada 1 a 2 semanas para níveis de cálcio e fósforo, sendo recomendada a suplementação com vitamina D (Dani e Poggi, 2012) e fortificantes do leite (ver Capítulo 41).

O uso de vitamina A, corticosteroides e cafeína demonstrou redução da DBP às 36 semanas de vida. Foram administradas 5.000 UI de vitamina A via intramuscular três vezes por semana durante 1 mês, resultando em significativa diminuição da DBP e óbito nos lactentes que receberam a suplementação (Ehrenkranz, 2014).

A nutrição parenteral é mantida juntamente com as refeições enterais até que o volume chegue a 100 mℓ/kg/dia. O início precoce da nutrição enteral induz a motilidade gástrica e promove progressão para refeições exclusivamente enterais. Melhor desenvolvimento

---

Boxe 33.4 Componentes da avaliação nutricional para lactentes com displasia broncopulmonar.

Anamnese
Massa corporal ao nascimento
Idade gestacional
História clínica
História nutricional
Padrão de crescimento prévio

Estado clínico
Estado respiratório
Saturação de oxigênio
Uso de medicações
Êmese
Padrão das fezes
Débito urinário
Densidade urinária
Dependência do ventilador

Mensurações nutrício-bioquímicas
Antropometria
Massa corporal
Comprimento
Percentis de crescimento
Perímetro da cabeça
Hemoglobina
Hematócrito
Eletrólitos séricos
Proteína C reativa

História de alimentação
Volume ingerido
Frequência da alimentação
Comportamento durante alimentação
Composição da fórmula
Uso de alimentos sólidos
Marcos de alimentação durante desenvolvimento
Dificuldade de deglutição
Refluxo gastresofágico

Preocupações ambientais
Interação pais-filhos
Instalações domésticas
Acesso a suprimento alimentar seguro
Recursos da comunidade
Recursos econômicos
Acesso a alimentos e nutrientes adequados

neurológico em lactentes pré-termo com DBP pode ser obtido por meio do suporte nutricional precoce, alimentações enterais adequadas e seleção da alimentação parenteral (Dani e Poggi, 2012). Ver Capítulo 41 para uma discussão mais aprofundada acerca da alimentação de lactentes com baixa massa corporal ao nascimento.

Abordagens complementares e integrativas para doenças pulmonares

Abordagens complementares e integrativas para doenças pulmonares normalmente são focadas em fornecer suporte à doença de base, seja ela uma inflamação e fibrose ou excesso de produção de muco. Também são focadas em fatores que exacerbem a condição, como estresse e exposições ambientais (como substâncias químicas e poluentes). O Capítulo 7 e o Apêndice 22 fornecem uma revisão do suporte nutricional da inflamação. A vitamina D e ácidos graxos ômega-3 demonstraram benefício em reduzir a inflamação, fibrose e exacerbações na asma e DPOC, com estudos em andamento investigando os benefícios a longo prazo desses suplementos (Gold, 2016). Uma recente revisão acerca de dieta e asma concluiu que os resultados dos estudos são contraditórios para intervenções com um único nutriente, de forma que os autores recomendam uma abordagem dietética generalizada (Han, 2015). Terapias que envolvem corpo e mente, como meditação, ioga, *tai chi* e diminuição do estresse com base em atenção plena (*mindfulness*) podem ser úteis para reduzir o estresse, podendo diminuir a incidência de exacerbações em pacientes capazes e motivados a participar (McClafferty, 2014). A N-acetilcisteína (NAC), um derivado do aminoácido cisteína, foi empregada como mucolítico para doenças das vias respiratórias, como DPOC e bronquite crônica. Uma recente revisão da Cochrane concluiu que, ainda que ocorra discreta redução nas exacerbações agudas e hospitalizações, não ocorre melhora significativa na função pulmonar global ou diminuição da mortalidade com o uso da NAC. Os autores afirmaram que houve alto grau de heterogeneidade nos participantes e no desenho do estudo, tornando as conclusões menos precisas (Poole, 2019). As contradições das pesquisas envolvendo abordagens integrativas podem originar-se da necessidade de avaliação individualizada. Por exemplo, indivíduos livres de deficiências nutricionais não responderão à suplementação ou intervenções da dieta que visem melhorar a ingestão de determinado nutriente. Ademais, intervenções com um único nutriente, incluindo vitaminas antioxidantes, são em geral inadequadas para tratar condições complexas. Por essa razão, intervenções integrativas são geralmente multimodais, incluindo toda a dieta e os tratamentos nutricionais e de mente e corpo específicos, funcionando melhor quando o paciente está disposto e participa de forma ativa.

CASO CLÍNICO

Ray é um homem branco e solteiro, de 75 anos, que começou a fumar quando estava no ensino médio e parou há muitos anos porque sua respiração estava se tornando dificultosa. Sua história clínica inclui doença pulmonar obstrutiva crônica (DPOC), hipertensão, hiperlipidemia e doença arterial coronariana que necessitou de um *stent*. Ray foi internado na unidade de terapia intensiva devido a uma exacerbação da DPOC, sua terceira exacerbação nos últimos 6 meses. Os achados significativos são massa corporal de 54,5 kg, altura de 1,78 m, pressão arterial 135/90 mmHg, frequência cardíaca de 82 bpm, frequência respiratória de 28 respirações/minuto, temperatura de 37°C, saturação de oxigênio de 90% em 6 ℓ de O_2. As medicações prescritas incluem um broncodilatador inalatório, anti-hipertensivos e uma estatina. Após a anamnese, o nutricionista percebeu que o paciente não se alimentava corretamente devido a saciedade precoce e dispneia, ingerindo cerca de 50% da quantidade usual em duas refeições, perdendo 22,5 kg nos últimos 6 meses e passando a maior parte de seu dia em uma poltrona reclinável, visto que qualquer atividade física o deixa sem fôlego. Seus filhos adultos trazem-no refeições várias vezes por semana, as quais ele reaquece quando tem disposição. Devido à sua renda limitada, Ray não consome nenhum suplemento nutricional, incluindo fitoterápicos, vitaminas e minerais.

Relatório da avaliação nutricional
- Perda de massa corporal não intencional relacionada à redução da ingestão de alimentos devido à DPOC, conforme evidenciado pela ingestão de 50% do usual e perda de 22,5 kg/30% da massa corporal em 6 meses.

Questões de cuidados nutricionais
1. Quais são as inter-relações de DPOC, ingestão de alimentos e metabolismo de nutrientes?
2. Quais são os objetivos dos cuidados nutricionais nesse paciente? Tenha em mente a frequência das exacerbações da DPOC e seu efeito no prognóstico do paciente.
3. Quais intervenções nutricionais você poderia sugerir para aumentar a ingestão calórica e proteica? Por quê?
4. Devido à história de doença cardíaca, a equipe médica solicitou uma dieta com baixo teor de gordura, baixo teor de colesterol e restrição de sódio para o paciente. Essa dieta está adequada? Por quê?
5. Enquanto permanece hospitalizado, o que você pretende monitorar para garantir que o paciente esteja progredindo em direção às metas nutricionais estabelecidas?
6. O paciente tem renda limitada e mora sozinho. Existe algum programa alimentício que possa ser benéfico? E, se forem recomendados suplementos nutricionais, quem os custeará? Existem programas que paguem por esses suplementos? Se não, há alternativas que sejam gratuitas ou com preço bem mais acessível?

WEBSITES ÚTEIS

American Academy of Allergy, Asthma, and Immunology
American Association for Respiratory Care
American Lung Association
American Thoracic Society
Cystic Fibrosis Foundation
Cystic Fibrosis Genetic Analysis Consortium (Cystic Fibrosis Mutation Database)
National Cancer Institute (Lung Cancer)
National Institute of Diabetes and Digestive and Kidney Diseases – Cystic Fibrosis Research

REFERÊNCIAS BIBLIOGRÁFICAS

Adams JM, Stark AR: Management of bronchopulmonary dysplasia. In Basow DS, editor: *UpToDate*, Waltham, 2014, Mass. Available at: http://www.uptodate.com/contents/management-of-bronchopulmonary-dysplasia.

Allan K, Devereux G: Diet and asthma: nutritional implications from prevention to treatment, *J Amer Diet Assoc* 111:258–268, 2011.

Allen KS, Mehta I, Cavallazzi R: When does nutrition impact respiratory function? *Curr Gastroenterol Rep* 15:327, 2013.

Allen KS, Hoffman L, Jones K, et al: Pulmonary disease. In: Mueller CM, editor: *The ASPEN adult nutrition support core curriculum*, 3rd ed, American Society for Parenteral and Enteral Nutrition, 2017, Silver Spring, MD pp 489.

The ARDS Definition Task Force, Ranieri VM, Rubenfeld GD, et al: Acute respiratory distress syndrome: the Berlin definition, *JAMA* 307:2526–2533, 2012.

Baker RD, Coburn-Miller C, Baker SS, et al: Cystic fibrosis: nutritional issues. In Basow DS, editor: *UpToDate*, Waltham, 2013, Mass.

Baldini EH: Women and lung cancer. In Basow DS, editor: *UpToDate*, Waltham, 2014, Mass. Available at: http://www.uptodate.com/contents/women-and-lung-cancer.

Bartlett JG: Aspiration pneumonia in adults. In Baslow DS, editor: *UpToDate*, Waltham, Mass, 2012, Wolters Kluwer. Available at: http://www.uptodate.com/contents/aspiration-pneumonia-in-adults.

Bellini L: Nutritional support in advanced lung disease. In Baslow DS, editor: *UpToDate*, Waltham, 2013, Mass. Available at: http://www.uptodate.com/contents/nutritional-support-in-advanced-lung-disease.

Benedik B, Farkas J, Kosnik M, et al: Mini nutritional assessment, body composition, and hospitalizations in patients with chronic obstructive pulmonary disease, *Respir Med* 105(Suppl 1):S38–S43, 2011.

Berman AR: Management of patients with end stage chronic obstructive pulmonary disease, *Prim Care* 38:277–297, 2011.

Bhargava A, Chatterjee M, Jain Y, et al: Nutritional status of adult patients with pulmonary tuberculosis in rural central India and its association with mortality, *PLos One* 8:e77979, 2013.

Borowitz D, Robinson KA, Rosenfeld M, et al: Cystic Fibrosis Foundation evidence-based guidelines for management of infants with cystic fibrosis, *J Pediatr* 115(Suppl 6):S73–S93, 2009.

Brehm JM, Schuemann B, Fuhlbrigge AL, et al: Serum vitamin D levels and severe asthma exacerbations in the Childhood Asthma Management Program Study, *J Allergy Clin Immunol* 126:52–58.e5, 2010.

Buckley L, Guyatt G, Fink HA, et al: 2017 American College of Rheumatology guideline for the prevention and treatment of glucocorticoid-induced osteoporosis, *Arthritis Care Res* 69:1095–1110, 2017.

Burney P, Jithoo A, Kato B, et al: Chronic obstructive pulmonary disease mortality and prevalence: the associations with smoking and poverty—a BOLD analysis, *Thorax* 69:465–473, 2014.

Carver PL: The battle for iron between humans and microbes, *Curr Med Chem* 25(1):85–96, 2018.

Chen E, Shalowitz MU, Story RE, et al: Dimensions of socioeconomic status and childhood asthma outcomes: evidence for distinct behaviorial and biological associations, *Psychosom Med* 78(9):1043–1052, 2016.

Cheng K, Ashby D, Smyth RL: Ursodeoxycholic acid for cystic fibrosis-related liver disease, *Cochran Database Syst Rev* 9:CD000222, 2017.

Guo CH, Liu PJ, Lin KP, et al: Nutritional supplement therapy improves oxidative stress, immune response, pulmonary function, and quality of life in allergic asthma patients: an open label pilot study, *Altern Med Rev* 17:42–56, 2012.

Christie JD, Stehlik J, Edwards LB, et al: The registry of the International Society for Heart and Lung Transplantation: 29th adult lung and heart-lung transplant report-2012, *J Heart Lung Transplant* 31(10):1052–1064, 2012.

Collins PF, Stratton RJ, Elia M: Nutritional support in chronic obstructive pulmonary disease: a systemic review and meta-analysis, *Am J Clin Nutr* 95:1385–1395, 2012.

Cystic Fibrosis Foundation: *Patient Registry: 2016 Annual Data Report*, Bethesda, MD, 2016, Cystic Fibrosis Foundation.

Dalli J, Winkler JW, Colas RA, et al: Resolvin D3 and aspirin-triggered Resolvin D3 are potent immune resolvents, *Chem Biol* 20:188–201, 2013.

Dani C, Poggi C: Nutrition and bronchopulmonary dysplasia, *J Matern Fetal Neonatal Med* 25(Suppl 3):37–40, 2012.

Davidson LM, Berkelhamer SK: Bronchopulmonary dysplasia: chronic lung disease of infancy and long-term pulmonary outcomes, *J Clin Med* 6(1):E4, 2017.

Davis PB: Therapy for cystic fibrosis—the end of the beginning, *New Engl J Med* 365:1734–1735, 2011.

Del Ferraro C, Grant M, Koczywas M, et al: Management of anorexia-cachexia in late-stage lung cancer patients, *J Hosp Palliat Nurs* 14(6), 2012. doi:10.1097/NJH.0b013e31825f3470.

Ehrenkranz RA: Ongoing issues in the intensive care for the periviable infant-nutritional management and prevention of bronchopulmonary dysplasia and nosocomial infections, *Semin Perinatol* 38:25–30, 2014.

Epstein LJ, Kristo D, Friedman N, et al: Clinical guidelines for the evaluation, management and long-term care of obstructive sleep apnea in adults, *J Clin Sleep Med* 5:263–276, 2009.

Evans A: Nutrition screening in patients with COPD, *Nurs Times* 108:12–14, 2012.

Evans RA, Morgan MD: The systemic nature of chronic lung disease, *Clin Chest Med* 35:283–293, 2014.

Fabian E, Pölöskey P, Kósa L, et al: Nutritional supplements and plasma antioxidants in childhood asthma, *Wien Klin Wochenschr* 125:309–315, 2013.

Fanta CH: An overview of asthma management. In Hollingsworth H, editor: *UpToDate*, Waltham, 2017, Mass.

Feller-Kopman D, Light R: Pleural effusion, *N Engl J Med* 378:740–751, 2018.

Fulton AS, Hill AM, Williams MT, et al: Feasibility of omega-3 fatty acid supplementation as an adjunct therapy for people with chronic obstructive pulmonary disease: study protocol for a randomized controlled trial, *Trials* 14:107, 2013.

Garcia-Marcos L, Castro-Rodriguez JA, Weinmayr G, et al: Influence of Mediterranean diet on asthma in children: a systematic review and meta-analysis, *Pediatr Allergy Immunol* 24:330–338, 2013.

Gaur P, Kumar C, Shukla RK, et al: Nutritional scenario in bronchial asthma, *Int J Curr Microbiol Appl Sci* 2:119–124, 2013.

Gibson PG, Jensen ME, Collins CE, et al: Diet induced weight loss in obese children with asthma: a randomized control trial, *Clin Exp Allergy* 43:775–784, 2013.

2019 GINA Report: *Global Strategy for Asthma Management and Prevention.* 2019. Available at: https://ginasthma.org/wp-content/uploads/2019/06/GINA-2019-main-report-June-2019-wms.pdf.

Global Initiative for Chronic Obstructive Lung Disease: *GOLD report*; 2019: 1–155. Available at: https://goldcopd.org/wp-content/uploads/2018/11/GOLD-2019-POCKET-GUIDE-DRAFT. Accessed August 2019.

Gold DR, Litonjua AA, Carey VJ, et al: Lung VITAL: Rationale, design, and baseline characteristics of an ancillary study evaluating the effects of vitamin D and/or marine omega-3 fatty acid supplements on acute exacerbations of chronic respiratory disease, asthma control, pneumonia and lung function in adults. *Contemp Clin Trials* 47:185–195, 2016.

Grobler L, Nagpal C, Sudarsanam TD, et al: Nutritional supplements for people being treated for active tuberculosis, *Cochrane Database Syst Rev* (6):CD006086, 2016.

Han YY, Forno E, Holguin F, et al: Diet and asthma: an update, *Curr Opin Allergy Clin Immunol* 15(4):369–374.

Harada H, Yamashita Y, Misumi K, et al: Multidisciplinary team–based approach for comprehensive preoperative pulmonary rehabilitation including intensive nutritional support for lung cancer patients, *PLoS One* 8:e59566, 2013.

Heffner JE: Management of chylothorax. In Basow DS, editor: *UpToDate*, Waltham, 2018, Mass. Available at: http://www.uptodate.com/contents/management-of-chylothorax.

Hendaus MA, Jomha FA, Ehlayel M: Allergic disease among children: nutritional prevention and intervention, *Ther Clin Risk Manag* 12:361–372, 2016.

Hill K, Vogiatzis I, Burtin C: The importance of components of pulmonary rehabilitation, other than exercise training in COPD, *Eur Respir Rev* 22:405–413, 2013.

Hood ML: A narrative review of recent progress in understanding the relationship between tuberculosis and protein energy malnutrition, *Eur J Clin Nutr* 67:1122–1128, 2013.

Hopkins W, Rubin LJ: Treatment of pulmonary hypertension in adults. In Baso DS, editor: *UpToDate*, Wolters Kluwer, Waltham, 2018.

Hudgel DW, Patel SR, Ahasic AM, et al: The role of weight management in the treatment of adult obstructive sleep apnea. An official American Thoracic Society clinical practice guideline, *Am J Respir Crit Care Med* 198(6):e70–e87, 2018.

Huhmann M, Camporeale J: Supportive care in lung cancer: clinical update, *Semin Oncol Nurs* 28(2):e1–e10, 2012.

Isanaka S, Mugusi F, Urassa W, et al: Iron deficiency and anemia predict mortality in patients with tuberculosis, *J Nutr* 142:350–357, 2012.

Itoh M, Tsuji T, Nemoto K, et al: Undernutrition in patients with COPD and its treatment, *Nutrients* 5:1316–1335, 2013.

Jiao J, Castro M: Vitamin D and asthma: current perspectives, *Curr Opin Allergy Clin Immunol* 15:375–382, 2015.

Jobe AH: The new bronchopulmonary dysplasia, *Curr Opin Pediatr* 23(2):167–172, 2011.

Kant S, Gupta H, Ahluwalia S: Significance of nutrition in pulmonary tuberculosis, *Crit Rev Food Sci Nutr* 55(7):955–963, 2015.

Kappler M, Espach C, Schweiger-Kabesch A, et al: Ursodeoxycholic acid therapy in cystic fibrosis liver disease-a retrospective long-term follow-up case control study, *Aliment Pharmacol Ther* 36:266–273, 2012.

Kapur VK, Auckley DH, Chowdhuri S, et al: Clinical practice guideline for diagnostic testing for adult obstructive sleep apnea: an American Academy of Sleep Medicine clinical practice guideline, *J Clin Sleep Med* 13(3):479–504, 2017.

Katkin JP: Cystic fibrosis: clinical manifestations and diagnosis. In Baslow DS, editor: *UpToDate*, Waltham, 2014, Mass. Available at: http://www.uptodate.com/contents/cystic-fibrosis-clinical-manifestations-and-diagnosis?source=search_result&search=cystic+fibrosis&selectedTitle=1~150.

Kazaks AG, Uriu-Adams JY, Albertson TE, et al: Effect of oral magnesium supplementation on measures of airway resistance and subjective assessment of asthma control and quality of life in men and women with mild to moderate asthma: a randomized placebo controlled trial, *J Asthma* 47(1):87–92, 2010.

Kocher F, Hilbe W, Seeber A, et al: Longitudinal analysis of 2293 NSCLC patients: a comprehensive study from the TYROL registry, *Lung Cancer* 87:193–200, 2015.

Koenig SM: Pulmonary complications of obesity, *Am J Med Sci* 321:249–279, 2011.

Krzak A, Pleva M, Napolitano LM: Nutrition therapy for ALI and ARDS, *Crit Care Clin* 27:647–659, 2011.

Lahiri T, Hempstead SE, Brady C, et al: Clinical practice guidelines from the Cystic Fibrosis Foundation for preschoolers with cystic fibrosis, *Pediatrics* 137(4):e20151784, 2016.

Lederer DJ, Martinez FJ: Idiopathic pulmonary fibrosis, *N Engl J Med* 378:1811–1823, 2018.

Lederer DJ, Wilt JS, D'Ovidio F, et al: Obesity and underweight are associated with an increased risk of death after lung transplantation, *Am J Respir Crit Care Med* 180(9):887–895, 2009.

Lee H, Kim S, Lim Y, et al: Nutritional status and disease severity in patients with chronic obstructive pulmonary disease (COPD), *Arch Gerontol Geriatr* 56(3):518–523, 2013.

Lin SY, Erekosima N, Kim JM, et al: Sublingual immunotherapy for the treatment of allergic rhinoconjunctivitis and asthma, a systematic review, *JAMA* 309:1278–1288, 2013.

Litonjua AA, Lange NE, Carey VJ, et al: The Vitamin D Antenatal Asthma Reduction Trial (VDAART): rationale, design, and methods of a randomized, controlled trial of vitamin D supplementation in pregnancy for the primary prevention of asthma and allergies in children, *Contemp Clin Trials* 38:37–50, 2014.

Liu Y, Pleasants RA, Croft JB, et al: Smoking duration, respiratory symptoms, and COPD in adults aged ≥45 years with a smoking history, *Int J Chron Obstruct Pulmon Dis* 10:1409–1416, 2015.

Ma J, Strub P, Xiao L, et al: Behavioral weight loss and physical activity intervention in obese adults with asthma. A randomized trial, *Ann Am Thorac Soc* 12:1–11, 2015.

Mannino DM: Cigarette smoking and other risk factors for lung cancer. In Baslow DS, editor: *UpToDate*, Waltham, 2014, Mass. Available at: http://www.uptodate.com/contents/cigarette-smoking-and-other-risk-factors-for-lung-cancer?source=search_result&search=cigarette+smoking+and+other+risks+for+lung+cancer&selected.

McClafferty H: An Overview of integrative therapies in asthma treatment, *Current Allergy Asthma Rep* 14(10):464, 2014. doi:10.1007/s11882-014-0464-2.

McClave SA, Taylor BE, Martindale RG, et al: Guidelines for the provision and assessment of nutrition support therapy in the adult critically ill patient: Society of Critical Care Medicine (SCCM) and American Society for Parenteral and Enteral Nutrition (A.S.P.E.N.), *J Parenter Enteral Nutr* 40:159–211, 2016.

McClave SA, DiBaise JK, Mullin GE, et al: ACG clinical guideline: nutrition therapy in the adult hospitalized patient, *Am J Gastroenterol* 111(3):315–334, 2016.

Milani C, Duranti S, Bottacini F, et al: The first microbial human colonizers of the human gut: composition, activities, and health implications of the infant gut microbiota, *Microbiol Mol Biol Rev* 81(4):e00036-17, 2017.

Miyata S, Tanaka M, Ihaku D: The prognostic significance of nutritional status using malnutrition universal screening tool in patients with pulmonary tuberculosis, *Nutr J* 12:42, 2013.

Moran A, Brunzell C, Cohen RC, et al: Clinical care guidelines for cystic fibrosis-related diabetes, *Diabetes* 33(12):2697–2708, 2010.

Nakawah MO, Hawkins C, Barbandi F: Asthma, chronic obstructive pulmonary disease (COPD) and the overlap syndrome, *J Am Board Fam Med* 26:470–477, 2013.

Norton RL, Hoffmann PR: Selenium and asthma, *Mol Aspects Med* 33(1):98–106, 2012.

Papaioannou AI, Loukides S, Gourgoulianis KI, et al: Global assessment of the COPD patient: time to look beyond FEV1? *Respir Med* 103:650–660, 2013.

Palanippan SK, Than NN, Thein AW, et al: Interventions for preventing and management advanced liver disease in cystic fibrosis, *Cochrane Database Syst Rev* 8:CD012056, 2017.

Parenteral and Enteral Nutrition Group (PENG): *A pocket guide to clinical nutrition*, ed 4, Birmingham, 2011, British Dietetic Association.

Peromaa-Haavisto P, Tuomilehto H, Kössi J, et al: Obstructive sleep apnea: the effect of bariatric surgery after 12 months. A prospective trial, *Sleep Med* 35:85–90, 2017.

Piper AJ, Grunstein RR: Current perspectives on the obesity hypoventilation syndrome, *Curr Opin Pulm Med* 13:490–496, 2007.

Piper AJ, Grunstein RR: Obesity hypoventilation syndrome: mechanisms and management, *Am J Respir Crit Care Med* 183:292–298, 2011.

Pirabbasi E, Shahar S, Manaf ZA, et al: Efficacy of ascorbic acid (Vitamin C) and/N-acetylcysteine (NAC) supplementation on nutritional and antioxidant status of male chronic obstructive pulmonary disease (COPD) patients, *J Nutr Sci Vitaminol* 62(1):54–61, 2016.

Poole P, Sathananthan K, Fortescue R: Mucolytic agents vs placebo for chronic bronchitis or chronic obstructive pulmonary disease. *Cochrane Database Syst Rev* 20(5):CD001287, 2019.

Raguso CA, Luthy C: Nutritional status in chronic obstructive pulmonary disease: role of hypoxia, *Nutrition* 27:138–143, 2011.

Rana M, Wong-See D, Katz T, et al: Fat soluble vitamin deficiency in children and adolescents with cystic fibrosis, *J Clin Pathol* 67:605–608, 2014.

Rodà D, Rozas L, Fortuny C, et al: Impact of the increased recommended dosage of isoniazid on pyridoxine levels in children and adolescents, *Pediatr Infect Dis J* 35(5):586–589, 2016.

Rogers CL: Nutritional management of the adult with cystic fibrosis – Part 1, *Practical Gastroenterology Series* 113:10, 2013.

Saguil A, Fargo M: Acute respiratory distress syndrome: diagnosis and management, *Am Fam Physician* 85:352–358, 2012.

Schindler T, Michel S, Wilson AW: Nutrition management of cystic fibrosis in the 21st century, *Nutr Clin Pract* 30(4):488–500, 2015.

Schwarzenberg SJ, Hempstead SE, McDonald CM, et al: Enteral tube feeding for individuals with cystic fibrosis: Cystic Fibrosis Foundation evidence-informed guidelines, *J Cyst Fibros* 15(6):724–735, 2016.

Siegel MD: Acute Respiratory Distress Syndrome: Supportive care and oxygenation in adults. In: Basow DS, editor: *UpToDate*, Wolters Kluwer, Waltham MA, 2013.

Shek LP, Chong MF, Lim JY, et al: Role of dietary long-chain polyunsaturated fatty acids in infant allergies and respiratory diseases, *Clin Dev Immunol*, 2012(12):730568, 2012. doi:10.1155/2012/730568.

Silverberg DS, Mor R, Weu MT, et al: Anemia and iron deficiency in COPD patients: prevalence and the effects of correction of the anemia with erythropoiesis stimulating agents and intravenous iron, *BMC Pulm Med* 14:24, 2014.

Sobieraj DM, Baker WL, Nguyen E, et al: Association of inhaled corticosteroids and long acting muscarinic antagonists with asthma control in patients with uncontrolled, persistent asthma: a systemic review and meta-analysis, *JAMA* 319:1473–1484, 2018.

Sonnenschein-van der Voort AM, Arends LR, de Jongste JC, et al: Preterm birth, infant weight gain, and childhood asthma risk: a meta-analysis of 147,000 European children, *J Allergy Clin Immunol* 133(5):1317–1329, 2014.

Weill D, Benden C, Corris PA, et al: A consensus document for the selection of lung transplant candidates: 2014-an update from the Pulmonary Transplantation Council for the International Society for Heart and Lung Transplantation, *J Heart Lung Transplant* 34(1):1–15, 2015.

World Health Organization (WHO): *Global tuberculosis report 2017*, Geneva, Switzerland, 2017, World Health Organization.

Xiaomei W, Hang X, Lingling L, et al: Bone metabolism status and associated risk factors in elderly patients with chronic obstructive pulmonary disease (COPD), *Cell Biochem Biophys* 70:129–134, 2014.

34

Nutrição Clínica para Distúrbios Renais

Katy G. Wilkens, MS, RDN
Veena Juneja, MSc, RDN
Elizabeth Shanaman, RDN

TERMOS-CHAVE

acidose tubular renal (ATR)
azotemia
bloqueador de receptor de angiotensina II (BRA)
calcificação metastática
calcifilaxia
creatinina
dialisado
diálise peritoneal (DP)
doença óssea adinâmica (baixo *turnover*)
doença renal crônica (DRC)
doença renal em estágio terminal (DRET)
enxerto
enzima conversora de angiotensina (ECA)
EPO humana recombinante (rHuEPO)
eritropoetina (EPO)
Evoluções Globais Melhoradoras da Doença Renal (*Kidney Disease Improving Global Outcomes* – KDIGO)
fístula
glomerulonefrite aguda
hemodiálise (HD)
hemodiálise venovenosa contínua (HDVVC)
hemofiltração venovenosa contínua (HFVVC)
hipercalciúria
hipercalciúria idiopática (HI)
hiperoxalúria
hormônio antidiurético (ADH)
Iniciativa de Qualidade da Evolução da Diálise Renal (*Kidney Dialysis Outcome Quality Initiative* – KDOQI)
insuficiência renal
Kt/V
lesão renal aguda (LRA)
mecanismo renina-angiotensina
modelagem cinética
nefrolitíase
nutrição intraperitoneal (NIP)
nutrição parenteral intradialítica (NPID)
oligúria
osteíte fibrosa cística
osteodistrofia renal
osteomalacia
quelantes de fosfato
síndrome nefrótica
taxa de aparecimento de nitrogênio proteico (ANP)
taxa de filtração glomerular (TFG)
taxa de filtração glomerular estimada (TFGe)
taxa de redução da ureia (TRU)
terapia de substituição renal (TSR)
terapia de substituição renal contínua (TSRC)
ultrafiltrado
ureia
uremia
vasopressina

FISIOLOGIA E FUNÇÃO DOS RINS

A principal função do rim é manter o equilíbrio de líquidos, eletrólitos e solutos orgânicos. O rim normal executa essa função sob uma ampla faixa de flutuações de sódio, água e solutos. A tarefa é realizada por meio da contínua filtração do sangue com alterações na secreção e reabsorção de seu líquido filtrado. O rim recebe 20% do débito cardíaco, filtrando aproximadamente 1.600 ℓ/dia de sangue e produzindo 180 ℓ de líquido denominado **ultrafiltrado**. Por meio do processo ativo de reabsorção de alguns componentes e secreção de outros, a composição desse ultrafiltrado altera-se para 1,5 ℓ de urina excretada em um dia normal.

Cada rim é composto de aproximadamente 1 milhão de néfrons funcionais (Figura 34.1), os quais consistem em um glomérulo conectado a uma série de túbulos. Os túbulos apresentam diferentes segmentos: túbulo contorcido proximal, alça de Henle, túbulo contorcido distal e ducto coletor. Cada néfron funciona de maneira independente e contribui com a formação final da urina, embora todos atuem sob controle e coordenação semelhante. Se um segmento de um néfron for destruído, todo esse néfron deixará de ser funcional.

O glomérulo é massa esférica de capilares circundada por uma membrana, a cápsula de Bowman. O glomérulo produz o ultrafiltrado, que é modificado nos segmentos seguintes do néfron.

A produção do ultrafiltrado é primordialmente passiva e depende da pressão de perfusão gerada pelo coração e fornecida pela artéria renal.

Os túbulos reabsorvem a maioria dos componentes que integram o ultrafiltrado. Grande parte desse processo é ativo e requer grande gasto energético na forma de trifosfato de adenosina (ATP). O túbulo é uma estrutura peculiar; diferenças na permeabilidade entre os vários segmentos e respostas hormonais permitem-no produzir a urina final, que pode variar amplamente em concentração de eletrólitos, osmolalidade, pH e volume. Por fim, essa urina será transportada até túbulos coletores comuns para chegar à pelve renal. A pelve renal estreita-se até um único ureter por rim e cada ureter carreia urina até a bexiga, onde ocorre seu acúmulo antes da eliminação.

O rim tem capacidade quase ilimitada para regular a homeostase da água. Sua capacidade de formar um alto gradiente de concentração entre sua medula interna e seu córtex externo permite que ocorra excreção de urina tão diluída quanto 50 mOsm ou tão concentrada quanto 1.200 mOsm. Se os rins receberem uma carga fixa diária de solutos de aproximadamente 600 mOsm, serão capazes de eliminar apenas 500 mℓ de urina concentrada ou até 12 ℓ de urina diluída. O controle da excreção de água é regulado pela **vasopressina**, um pequeno hormônio peptídico secretado pela neuro-hipófise e que também é conhecido como **hormônio antidiurético (ADH)**. Um excesso

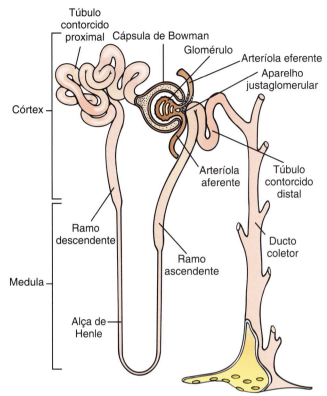

Figura 34.1 O néfron. (Modificada de Patton KT, Thibodeau GA: *The human body in health and disease*, 6. ed, Maryland Heights, Mo, 2013, Mosby.)

na água corporal relativa, indicado por baixa osmolalidade, leva à imediata cessação de toda a secreção de vasopressina. Da mesma forma, uma discreta elevação da osmolalidade causa significativa secreção de vasopressina e retenção de água. Todavia, a necessidade de conservar sódio algumas vezes causa sacrifício do controle homeostático da água em benefício do volume.

O volume mínimo de urina capaz de eliminar uma concentração relativamente fixa de 600 mOsm de solutos é 500 mℓ, admitindo-se que o rim seja capaz de atingir concentração máxima. O volume urinário menor que 500 mℓ/dia recebe o nome de **oligúria**, sendo impossível que um volume tão baixo elimine todos os resíduos diários.

A maior parte da carga de solutos consiste em resíduos de nitrogênio, primariamente os produtos do metabolismo proteico. A ureia predomina em quantidade, dependendo do conteúdo de proteína da dieta. O ácido úrico, a **creatinina** (Cr) e a amônia estão presentes em pequena quantidade. Se os produtos residuais normais não forem adequadamente eliminados, tornam-se acumulados em quantidades anormais no sangue, condição conhecida como **azotemia**. A capacidade do rim de eliminar adequadamente os produtos residuais de nitrogênio é definida como função renal. Assim, a **insuficiência renal** é a incapacidade de excretar as cargas diárias de resíduos.

O rim também exerce funções não relacionadas à excreção. Uma dessas funções envolve o **mecanismo renina-angiotensina**, um importante controlador da pressão arterial. A diminuição da volemia causa reação das células do glomérulo (do aparelho justaglomerular) com secreção de renina, uma enzima proteolítica. A renina atua sobre o angiotensinogênio presente no plasma para formar angiotensina I, que é convertida em angiotensina II, um potente vasoconstritor que causa forte estímulo da secreção de aldosterona pela glândula suprarrenal. Como consequência, ocorre reabsorção de sódio e líquido, retornando a pressão arterial ao normal.

O rim também produz o hormônio **eritropoetina (EPO)**, um determinante crítico da atividade eritrocitária na medula óssea.

A deficiência de EPO é a causa primária da anemia grave presente na doença renal crônica.

A manutenção da homeostase de cálcio-fósforo envolve complexas interações do paratormônio (PTH); calcitonina; vitamina D ativada; e três órgãos efetores: intestino, rim e ossos. O papel do rim inclui produção da forma ativa da vitamina D – 1,25-di-hidroxicolecalciferol (1,25[OH]$_2$D$_3$) – bem como eliminação de cálcio e fósforo. A vitamina D ativada promove absorção eficiente de cálcio no intestino e é uma das substâncias necessárias ao remodelamento e à manutenção óssea. Também suprime a produção do PTH, que é responsável pela mobilização do cálcio dos ossos (ver Capítulo 23).

DOENÇAS RENAIS

As manifestações da doença renal são significativas. Podem ser classificadas segundo o grau de gravidade: (1) cálculos renais, (2) lesão renal aguda (LRA), (3) doença renal crônica (DRC) e (4) doença renal em estágio terminal (DRET) (National Kidney Foundation, 2018). Os objetivos do cuidado nutricional dependem da anormalidade que está sendo tratada.

Cálculos renais (nefrolitíase)

A **nefrolitíase** é uma doença altamente prevalente em todo o mundo, com incidência de 7 a 13% na América do Norte, 5 a 9% na Europa e 1 a 5% na Ásia (Sorokin et al., 2017). A Pesquisa de Saúde e Exame Nutricional Nacional (*National Health and Nutrition Examination Survey* – NHANES) revelou menor ocorrência em indivíduos negros não hispânicos e hispânicos comparados a brancos não hispânicos (Scales et al., 2012).

Cerca de 1 em cada 11 indivíduos sofre de cálculo renal alguma vez na vida, dos quais mais de 50% desses indivíduos terão recorrência dentro de 5 a 10 anos. A história familiar positiva influencia o curso clínico de cálculos de cálcio idiopáticos com significativas diferenças relativas ao sexo:

- Início precoce e maior taxa de recorrência em mulheres
- Homens têm 1,5 mais chances de desenvolver cálculos em geral comparados a mulheres (Guerra et al., 2016). A maior incidência de obesidade, diabetes, hipertensão e síndrome metabólica já foi associada ao aumento da incidência de nefrolitíase.

Os custos de cuidados médicos de exames, hospitalização e tratamento da nefrolitíase nos EUA excedem 4,5 bilhões de dólares por ano. A prevenção da recorrência pode apresentar potencial significativo de contenção de custos devido à redução da carga associada aos cálculos renais. A dietoterapia pode exercer um importante papel na prevenção e é mais econômica que o manejo farmacológico. A avaliação clínica e a terapia com fármacos e dieta têm sido subutilizadas. Somente 7,4% dos pacientes que chegam ao pronto atendimento (PA) com cálculo urinário realizaram coleta de urina para exame de urina 24 horas dentro de 6 meses (Morgan e Pearle, 2016). O baixo volume de urina é o principal e mais importante fator de risco para todos os tipos de nefrolitíase. Já os cinco fatores de risco modificáveis que correspondem a 50% dos casos de cálculos renais são o índice de massa corporal (IMC), ingestão de líquidos, dieta estilo DASH (*Dietary Approaches to Stop Hypertension* – Abordagens Dietéticas para Interromper a Hipertensão), ingestão de cálcio na dieta e ingestão de bebidas com adição de açúcar (Ferraro et al., 2017a).

Fisiopatologia

A formação de cálculos renais é um processo complexo que consiste em saturação, supersaturação, nucleação, crescimento ou agregação de cristais, retenção de cristais e formação de cálculos na presença de substâncias que promovem, inibem e precipitam cálculos na urina. A avaliação metabólica típica está descrita na Tabela 34.1.

Cálculos de cálcio são os mais comuns: 60% dos cálculos são compostos de oxalato de cálcio, 10% oxalato de cálcio com fosfato de cálcio e 10% fosfato de cálcio. Outros cálculos são compostos de ácido úrico (5 a 10%), estruvita (5 a 10%) e cistina (1%).

Indivíduos obesos formadores de cálculos excretam quantidades aumentadas de sódio, cálcio, ácido úrico e citrato, com pH urinário diminuído. A obesidade é o preditor mais forte da recorrência de cálculo nos indivíduos que sofrem a primeira formação. À medida que a massa corporal aumenta, a excreção de cálcio, oxalato e ácido úrico também aumenta. Pacientes com maior IMC têm redução da excreção de amônia e comprometimento do tamponamento de íons hidrogênio. Com o aumento do IMC, cálculos de ácido úrico tornam-se mais predominantes do que cálculos de oxalato de cálcio, especialmente em homens.

Cálculos de ácido úrico são mais comuns na presença de diabetes tipo 2. A hiperinsulinemia também pode contribuir com o desenvolvimento de cálculos de cálcio por meio do aumento de sua excreção urinária. Cálculos de ácido úrico também estão associados à maior prevalência de DRC (Li et al., 2018).

O controle da massa corporal pode ser considerado uma das modalidades preventivas, sendo recomendado IMC de 18 a 25 kg/m² em indivíduos formadores de cálculos.

Com procedimentos bariátricos que causam má absorção, como a gastroplastia em Y de Roux (GPYR), a urolitíase tem prevalência maior do que em controles com obesidade, provavelmente em razão do aumento da prevalência de hiperoxalúria e hipocitratúria nos pacientes submetidos à GPYR. Todavia, a cirurgia gástrica restritiva (p. ex., gastrectomia em *sleeve*) não está associada a aumento do risco de cálculos renais (Semins et al., 2010).

Alguns antibióticos orais, como sulfas e penicilinas de amplo espectro, exercem um papel no aumento do risco de cálculos renais em adultos e crianças, visto que estas últimas recebem mais prescrições desses antibióticos comparadas a adultos (Tasian et al., 2018). Antibióticos alteram a composição da microbiota humana, de forma que perturbações da microbiota intestinal e urinária já foram associadas à ocorrência de cálculos renais.

Agentes adicionados intencionalmente ou não a produtos alimentícios ou medicações levaram ao aparecimento de novos tipos de cálculos, contendo melamina e indinavir (Ziberman et al., 2010) (Tabela 34.2.)

Cálculos de cálcio. A hipercalciúria é a anormalidade mais comumente identificada em formadores de cálculo, ocorrendo em 30 a 60% dos pacientes. Noventa por cento dos pacientes com hipercalciúria idiopática nunca formam um cálculo. A hipercalciúria descreve um valor de cálcio excessivo de 300 mg (7,5 mmol)/dia em homens, 250 mg (6,25 mmol)/dia em mulheres ou 4 mg (0,1 mmol)/kg/dia para ambos em coletas aleatórias de urina ambulatoriais de pacientes com dietas sem restrições.

A hipercalciúria idiopática (HI) é um distúrbio familiar caracterizado por cálcio sérico anormal na ausência de causas conhecidas de hipercalciúria, como hiperparatireoidismo primário, sarcoidose, ingestão excessiva de vitamina D, hipertireoidismo, uso de glicocorticoides ou acidose tubular renal (ATR).

A relação entre a ingestão de cálcio e o risco de formação de cálculos de cálcio é complexa. Além de o aumento da ingestão de cálcio ser causador de sua presença na urina, outros fatores impactam o risco de cálculos de cálcio. A maior ingestão de cálcio associa-se com redução

Tabela 34.1 Informação e avaliação metabólica basal da urolitíase.

Informação	Descrição e data
História de urolitíase	História de início, frequência História familiar Passagem ou remoção espontânea Remoção e análise do cálculo Estado atual com exame radiológico
História clínica, investigação	Hiperparatireoidismo Acidose tubular renal Infecção de sistema urinário Sarcoidose Hipertensão Osteoporose Doença intestinal inflamatória, síndrome da má absorção, cirurgia de gastroplastia com derivação intestinal em Y de Roux (*bypass* gástrico ou gastrectomia em *sleeve*) Síndrome metabólica ou resistência à insulina Diabetes melito Obesidade
Exames sanguíneos	Soro – Cálcio, fósforo, creatinina, ácido úrico, CO_2, albumina, paratormônio, Hgb A1C
Urinálise	Análise de urina com pH Cultura de urina
Coleta de urina 24 h	Volume, cálcio, oxalato, ácido úrico, sódio, citrato, magnésio, fósforo Ureia Creatinina Cistina qualitativa
Medicações e vitaminas	Tiazida, alopurinol, vitamina C, vitamina B_6, vitamina D, óleo de fígado de bacalhau, carbonato de cálcio, terapia com glicocorticoides, citrato de potássio, antiácidos
História ocupacional e de exercícios extenuantes	Perdas de água pela pele Desidratação Baixo volume de urina Tipo de trabalho e nível de atividade
Ambiente	Áreas de água dura
Avaliação nutricional	Ingestão de cálcio, oxalato, proteína animal, sal, purinas, frutose, potássio Frutas e vegetais (relacionados ao pH urinário) Fitoterápicos, probióticos, óleos de peixe Volume de ingestão de líquidos Tipos de líquidos contendo citrato, malato, cafeína, frutose, ácido fosfórico; água mineral; bebidas esportivas

CO_2, dióxido de carbono; Hgb A1C, hemoglobina A1C.

Tabela 34.2 Causas e composição de cálculos renais.

Causas patogênicas	Composição do cálculo
Hipercalciúria, hiperoxalúria, hiperuricosúria ou hipocitratúria	Oxalato de cálcio
Hiperparatireoidismo primário	Oxalato de cálcio
Cistinúria	Cistina
Infecção	Estruvita
pH urinário ácido	Ácido úrico
Hiperuricosúria	Ácido úrico
Acidose tubular renal	Fosfato de cálcio
pH urinário alcalino	Fosfato de cálcio

do risco de formação casual de cálculo em todos os pacientes, exceto homens com idade acima de 60 anos. O efeito protetor do cálcio da dieta foi atribuído à interação de cálcio e oxalato no lúmen intestinal, formando um complexo insolúvel excretado nas fezes. Quando a ingestão de cálcio é baixa, a formação do complexo de oxalato de cálcio diminui e ocorre maior absorção de oxalato.

A baixa ingestão de cálcio em pacientes com HI aumenta a perda óssea associada a maior excreção de ácidos e maior risco de fraturas. A perda de mais cálcio na urina do que a quantidade obtida pela dieta indica perda resultante do cálcio total do organismo, cuja fonte é o esqueleto. Por décadas, dietas com baixo teor de cálcio foram recomendadas para reduzir a hipercalciúria em formadores de cálculo. Contudo, a restrição crônica prolongada de cálcio, ingestão deficiente e aumento da perda por hipercalciúria reduz a densidade mineral óssea (DMO). Essa redução se correlaciona com aumento dos marcadores de *turnover* ósseo, bem como aumento da incidência de fraturas (Krieger e Bushinsky, 2013). O risco de fratura vertebral é quatro vezes maior em pacientes com urolitíase do que na população geral.

O balanço negativo do cálcio parece ser mais grave em formadores de cálculo do que não formadores. Pacientes com HI também podem apresentar tendência a balanço negativo de fósforo, mesmo com ingestão normal. O metabolismo do fósforo defectivo pode causar aumento dos níveis de 1,25[OH]$_2$D$_3$ e da absorção intestinal de cálcio. A alta ingestão de proteínas não provenientes de laticínios pode aumentar a reabsorção óssea indesejável. Uma ingestão inadequada de cálcio com alta ingestão de proteínas induz acidose metabólica, aumenta a excreção de cálcio por inibir a reabsorção renal desse íon secundariamente à carga de ácido e diminui o pH urinário. É recomendada diminuição da proteína animal não proveniente de laticínios, bem como alimentos potencialmente alcalinos como vegetais e frutas (ver boxe *Visão clínica: Dietas ácidas e alcalinas*).

A suplementação de cálcio está associada ao aumento do risco de formação de cálculo comparada com a não suplementação, visto que suplementos com cálcio não exercem o mesmo efeito protetor contra a formação de cálculos da ingestão pela dieta. O amplo uso de suplementos contendo cálcio na prevenção da osteoporose corresponde a um aumento da formação de cálculos renais em mulheres. Um estudo de suplementação combinada de cálcio e vitamina D na tentativa de prevenir a perda óssea e fraturas resultou em aumento de 17% nas novas formações em mulheres que aumentaram a ingestão para 2.000 mg/dia de cálcio, adicionando suplementação de 1.000 mg à sua dieta basal (Wallace et al., 2011).

Se o cálcio for ingerido na forma de suplemento, o momento é importante. Suplementos ingeridos com as refeições aumentam o cálcio e citrato urinário, porém reduzem o oxalato; ou seja, o aumento do citrato e a redução do oxalato contrabalanceiam os efeitos do aumento do cálcio urinário. Portanto, se utilizados por pacientes que não toleram laticínios devido a intolerância à lactose, alergias ou preferência, suplementos de cálcio deverão ser ingeridos com as refeições. O cálcio urinário deverá ser mensurado antes e após o início da suplementação para acompanhar seu efeito; se ocorrer aumento na urina, os pacientes deverão aumentar a ingestão de líquidos para diluir a concentração urinária do cálcio.

Os níveis mais altos de cálcio na dieta, oriundo de laticínios ou outras fontes, não se relacionam com menor risco de formação de cálculos renais (Taylor e Curhan, 2013). Portanto, com base na

VISÃO CLÍNICA

Dietas ácidas e alcalinas

A ingestão pela dieta pode influenciar a acidez ou a alcalinidade da urina (Berardi et al., 2008). Foi demonstrado que dietas com excesso de proteína (particularmente com alto teor de aminoácidos contendo enxofre, como metionina e cisteína), cloreto, fósforo e ácidos orgânicos são as principais fontes de carga de ácidos dietéticos. Quando essas proteínas animais, como carne e queijo, são ingeridas com outros alimentos acidificantes sem balanceamento com alimentos alcalinizantes, como frutas e vegetais, ocorre aumento do risco de acidose crônica. A acidose (que não deve ser confundida com acidemia) já foi associada a doenças inflamatórias crônicas como urolitíase, hipertensão, resistência à insulina, baixa imunidade e osteoporose (Adeva e Souto, 2011; Minich e Bland, 2007).

Consequentemente, ao trabalhar com ingestão proteica mais alta, é importante fornecer dieta balanceada com alto nível de alimentos alcalinizantes. Os mais abundantes desses alimentos são os de origem vegetal, particularmente verduras e frutas com alto teor de micronutrientes alcalinizantes, como magnésio, cálcio, sódio e potássio. Uma dieta mais alcalina composta de maior ingestão de frutas e vegetais e menor ingestão de carne e carboidratos refinados está associada a menor carga ácida renal potencial (CARP) (Remer e Manz, 1995). Embora a sobrecarga ácida aguda possa perturbar apenas temporariamente o equilíbrio ácido-base, ocorrerá perturbação crônica quando o metabolismo da dieta repetidamente liberar ácidos na circulação sistêmica em quantidades que excedam a quantidade de bases liberadas concomitantemente. A fim de vencer o desequilíbrio, o esqueleto, que serve como o maior reservatório de bases, fornece o tampão necessário para o pH sanguíneo (Pizzorno et al., 2010).

Remer e Manz desenvolveram um modelo com base fisiológica para calcular a CARP de alimentos selecionados de consumo frequente. Por meio desses dados de CARP, pode-se calcular a excreção de ácidos total diária, permitindo predição precisa dos efeitos da dieta sobre a carga ácida. Isso constituiu um motivo para recomendar dietas com limitação de proteína animal, a fim de controlar a fonte de ácidos da dieta (Kiwull-Schone et al., 2008). As seguintes listas de alimentos servem como guia para influenciar a CARP.

Alimentos potencialmente ácidos

Proteína: carne vermelha, peixe, frango, crustáceos, ovos, todos os tipos de queijo, manteiga de amendoim, amendoim
Gordura: bacon, *Juglans cinerea* (noz-branca), nozes, semente de abóbora, semente de gergelim, semente de girassol, molhos de salada cremosos
Carboidratos: todos os tipos de pão, incluindo de farelo de milho; aveia, macarrão, farelo de arroz, centeio, trigo, especialmente o glúten de trigo, açúcar (branco)

Alimentos potencialmente básicos ou alcalinos

Gordura: castanhas de faia-europeia secas, castanhas secas, bolota (fruto do carvalho)
Vegetais: todos os tipos, incluindo leguminosas, mas especialmente beterraba, folha de beterraba, acelga, folhas de dente-de-leão, couve, alho-poró, folhas de mostarda, espinafre, folhas de nabo
Frutas: todos os tipos, especialmente groselha, tâmara, figo, banana, damasco seco, maçã, ameixa, uva-passa
Especiarias/ervas: todos os tipos, especialmente endro fresco e especiarias/ervas secas como hortelã, manjericão, coentro, *curry* em pó, orégano, salsinha
Doces: xarope de sorgo, açúcar (mascavo), melaço, cacau (em pó)
Bebidas: café

Alimentos neutros

Gorduras: manteiga, margarina, óleos
Laticínios: leite
Vegetais: milho
Doces: açúcar, xarope de bordo, mel
Bebidas: água, chá

por Sheila Dean, DSc, RDN, LDN, CCN, IFMCP

ingestão dietética de referência (IDR) por idade (1.000 a 1.200 mg/dia), os pacientes podem escolher ingerir cálcio de laticínios ou fontes diferentes. Em razão das recentes preocupações com o risco aumentado de doença cardiovascular e cálculos renais com o aumento do uso de suplementos contendo cálcio, mulheres devem procurar atender às necessidades de ingestão diária a partir de uma dieta rica em cálcio, utilizando suplementos somente quando necessário para atingir as metas da IDR. O cálcio deve ser ingerido em doses divididas, selecionando-se uma fonte para cada refeição a fim de maximizar a ligação com oxalato. O carbonato de cálcio pode ser a melhor opção. Laticínios com menor teor de gordura são boas opções por seu menor conteúdo de ácidos graxos saturados.

Cálculos de oxalato. A hiperoxalúria (presença de mais de 40 mg/dia de oxalato na urina) exerce um importante papel na formação de cálculos de cálcio, sendo observada em 10 a 50% dos formadores recorrentes. A hiperoxalúria aumenta a saturação urinária de oxalato de cálcio, cujos níveis são determinados por cálcio e oxalato da dieta, integridade funcional do tubo gastrintestinal (GI), presença de bactérias que degradam oxalato no intestino e distúrbios genéticos. A hiperoxalúria primária é uma característica de um defeito genético autossômico recessivo de uma enzima hepática, que resulta em produção excessiva de oxalato e concentração urinária 3 a 8 vezes acima do normal. Essas crianças apresentam múltiplos cálculos, causando insuficiência renal e morte precoce.

Condições GIs que cursam com má absorção, incluindo doenças inflamatórias intestinais e *bypass* gástrico, frequentemente desenvolvem hiperoxalúria relacionada à má absorção de gorduras. Os ácidos biliares produzidos durante o processo digestivo normalmente são reabsorvidos no tubo GI proximal. Contudo, quando esse mecanismo falha, sais biliares e ácidos graxos aumentam a permeabilidade do cólon ao oxalato (ver Capítulo 27). Ácidos graxos não absorvidos também se ligam ao cálcio para formar saponáceos, reduzindo a disponibilidade do cálcio na forma solúvel. Com menos cálcio disponível para se ligar ao oxalato no intestino e impedir sua absorção, ocorre aumento do oxalato sérico e, consequentemente, urinário.

O oxalato urinário também advém de síntese endógena. É produzido no fígado a partir do metabolismo dos aminoácidos hidroxiprolina, glicina, fenilalanina, triptofano e o dialdeído glioxal. A absorção GI de oxalato não está sujeita à regulação e é baixa, menor que 15%. Praticamente todo o oxalato absorvido é excretado na urina. O ácido ascórbico corresponde a 35 a 55% e o ácido glioxílico, a 50 a 70% do oxalato urinário. A piridoxina atua como cofator na conversão de glioxalato em glicina, de forma que sua deficiência pode causar aumento da produção endógena de oxalato (Holmes et al., 2016). Em pacientes com DRC, a ingestão excessiva de vitamina C pode levar à formação de cálculos. A hiperoxalúria dietética foi observada em estudos de caso de pacientes incluídos em programas de perda de massa corporal a curto prazo (Khneizer et al., 2017) ou ingerindo dietas veganas com altos níveis de oxalato (Hermann e Suarez, 2017) e foi identificada como uma causa de insuficiência renal aguda ou crônica (nefropatia por oxalato) devido ao depósito de cristais de oxalato nos túbulos renais.

A biodisponibilidade do oxalato do alimento e, portanto, da urina é afetada por formas de sal de oxalato, processamento dos alimentos e métodos culinários, composição da refeição e presença de *Oxalobacter formigenes* no tubo GI. *O. formigenes* faz parte da microbiota intestinal normal que degrada oxalato. Pacientes formadores de cálculos desprovidos dessa bactéria apresentam maior excreção urinária de oxalato secundária à diminuição da degradação e sofrem episódios de cálculos com frequência significativamente maior que pacientes colonizados com a bactéria. Existe uma forte relação inversa entre colonização e risco de formação de cálculos de oxalato de cálcio recorrentes. Na sociedade ocidental, 30 a 40% da população geral são colonizados pelo *O. formigenes*. Em formadores de cálculo, metade desses percentuais é colonizada. Indivíduos não colonizados têm 70% mais chances de desenvolver um cálculo renal (Holmes et al., 2016). Amostras de fezes de formadores de cálculo exibem representação significativamente menor de genes bacterianos envolvidos na degradação do oxalato, com correlação inversa à excreção de oxalato urinário em 24 horas (Ticinesi et al., 2018).

A administração de *O. formigenes* na forma de cápsulas intestinais revestidas reduz significativamente a presença de oxalato na urina de pacientes com hiperoxalúria primária. A orientação acerca da dieta para redução do oxalato urinário deve incluir uso desse probiótico e redução do oxalato dietético, caso necessário, com simultâneo consumo de alimentos ricos em cálcio ou sua suplementação a fim de reduzir a absorção de oxalato (Holmes et al., 2016; Boxe 34.1).

Cálculos de ácido úrico. O ácido úrico é um produto do metabolismo da purina dos alimentos, síntese *de novo* e catabolismo tecidual. Aproximadamente metade da carga de purina advém de fontes endógenas e é constante. Fontes dietéticas exógenas fornecem a outra metade, correspondendo à variação do ácido úrico urinário. A solubilidade do ácido úrico depende do volume de urina, quantidade excretada e pH urinário (Tabela 34.3). Cálculos de ácido úrico formam-se quando a urina está supersaturada com ácido úrico indissociado, o que ocorre com pH urinário menor que 5,5.

A característica mais importante dos formadores de cálculos de ácido úrico é o baixo pH urinário em decorrência do aumento da excreção resultante de ácidos (ERA) e do comprometimento do tamponamento causado por redução da excreção de amônio na urina. Este último pode ser resultado da baixa ingestão de alimentos produtores de álcalis ou aumento do consumo de alimentos produtores de ácidos. Frutas, vegetais e grãos são produtores de álcalis, ao passo que a carne e os laticínios são produtores de ácidos.

A doença intestinal inflamatória resulta em urina cronicamente ácida, geralmente devido à desidratação. A perda de bicarbonato do tubo GI por diarreia pode predispor esses pacientes à formação de cálculos de ácido úrico. Esses cálculos também estão associados a distúrbios linfoproliferativos e mieloproliferativos, com aumento da degradação celular que libera purinas, aumentando a carga de ácido úrico. Diabetes, obesidade e hipertensão parecem estar associados à nefrolitíase; o diabetes é um fator comum no desenvolvimento de

---

Boxe 34.1 Alimentos a serem evitados na dieta com baixo teor de oxalato.

Ruibarbo
Espinafre
Morangos
Chocolate
Farelo de trigo e produtos de trigo integral
Castanhas (amêndoas, amendoins ou noz-pecã)
Beterrabas
Chá (verde, preto, gelado ou instantâneo)
Doses altas de cúrcuma

Dados de Siener R et al. Oxalate content of cereals and cereal products, *J Agric Food Chem* 54:3008, 2006.

Tabela 34.3 Efeito do pH urinário sobre a formação de cálculos.

pH	Estado do urato	Provável desenvolvimento de cálculo
< 5,5	Urato indissociado	Cálculos de ácido úrico
5,5 a 7,5	Urato dissociado	Cálculos de oxalato de cálcio
> 7,5	Urato dissociado	Cálculos de fosfato de cálcio

cálculos de ácido úrico (Scales et al., 2012). Em pacientes com litíase de ácido úrico e cálculos de oxalato de cálcio hiperuricosúricos, também deve ser instituída restrição de purinas na dieta além do manejo do diabetes (Morgan e Pearle, 2016).

Carne, peixe e aves são ricos em purinas e cinza ácida, devendo ser utilizados com moderação a fim de alcançar a IDR de proteínas. As purinas e o metabolismo de aminoácidos ricos em enxofre, cistina e metionina na proteína animal fornecem uma carga ácida aos rins, diminuindo o pH urinário. O valor da carga ácida renal potencial (CARP) é atribuído a grupos de alimentos em termos de seu efeito positivo ou negativo sobre a carga ácida (Trinchieri, 2012). Fatores dietéticos que aumentam as purinas, incluindo frutose, excesso de proteína animal e álcool, devem ser minimizados (ver Capítulo 38). A não adesão dietética ou a persistência de hiperuricosúria são motivos para uso de medicações. Cálculos de ácido úrico são os únicos suscetíveis à terapia de dissolução por alcalinização da urina até um pH igual a 6 a 6,5. Uma carga de álcalis pode aumentar o pH urinário, prevenir cálculos de ácido úrico e dissolver os existentes. O citrato de potássio foi utilizado como primeira linha de tratamento. Se isso não for possível ou a alcalinização não for eficiente, pode-se adicionar o alopurinol. O bicarbonato de sódio aumenta o urato monossódico urinário e o cálcio, não devendo ser utilizado como suplemento.

Cálculos de cistina. Cálculos de cistina representam 1 a 2% dos cálculos urinários e são causados por cistinúria homozigótica. Cálculos de cistina afetam aproximadamente 1 a cada 15.000 indivíduos nos EUA. Enquanto indivíduos normais excretam diariamente 20 mg ou menos de cistina na urina, formadores de cálculos cistinúricos excretam mais de 250 mg/dia. A solubilidade da cistina aumenta quando o pH da urina excede 7; portanto, deve-se manter pH urinário alcalino 24 h/dia nesses pacientes, mesmo durante o sono. O objetivo primário do tratamento é diminuir a concentração urinária de cistina para um nível abaixo do limite de solubilidade de 250 mg/ℓ. Isso é conseguido quase sempre com emprego de medicação. A ingestão de líquidos maior que 4 ℓ/dia é recomendada a fim de prevenir cristalização da cistina e com objetivo de obter volume urinário de pelo menos 3 a 4 ℓ. Pode ser útil diminuir a ingestão de sódio (menos que 100 mEq/dia) para reduzir a cistina urinária. A restrição de proteínas de origem animal está associada a menor ganho de cistina e metionina, um precursor da cistina. A ingestão de vegetais e frutas com alto teor de citrato e malato, como melões, limões, laranjas e suco de tomate fresco, pode auxiliar na alcalinização da urina (Heilberg e Goldfarb, 2013). O citrato de potássio pode ser utilizado para elevar o pH urinário de 7 para 7,5 (isso pode aumentar o risco de cálculos de fosfato de cálcio). A cistinúria grave requer fármacos tióis, como tiopronina, D-penicilamina e captopril, que formam um complexo altamente solúvel com a cistina. Esses fármacos podem apresentar efeitos adversos significativos (Morgan e Pearle, 2016).

Cálculos de melamina e indinavir. Foram relatados cálculos renais, insuficiência renal aguda (IRA) e morte em crianças pequenas que receberam fórmula infantil contaminada com melamina. A melamina é uma base orgânica sintetizada a partir da ureia. Quando adicionada como adulterante no leite líquido ou em pó, aumenta enganosamente o conteúdo proteico. A melamina precipita-se nos túbulos distais do rim, formando cristais e cálculos arenosos. A hidratação e alcalinização da urina auxiliam a passagem dos cálculos.

O tratamento da infecção pelo vírus da imunodeficiência humana (HIV) com inibidores da protease, como o indinavir, levou ao surgimento de outro cálculo urinário previamente desconhecido. A hipocitratúria é universal em todos os pacientes com cálculos de indinavir, bem como baixa solubilidade em volume urinário reduzido com pH ácido. Trata-se de cálculos macios, gelatinosos e radiolucentes, não sendo possível sua remoção por rede ou ureteroscopia. A primeira escolha de tratamento deve ser a hidratação intravenosa (IV) e a interrupção temporária do indinavir (Zilberman et al., 2010).

Cálculos de estruvita. Cálculos de estruvita são compostos de fosfato de amônio e magnésio e apatita carbonatada. Também são conhecidos como cálculos de triplo fosfato ou infecciosos. Diferentemente da maioria dos cálculos urinários, ocorrem mais comumente em mulheres do que homens, com proporção de 2:1. Formam-se somente na presença de bactérias como *Pseudomonas, Klebsiella, Proteus mirabilis* e *Ureaplasma urealyticum*, que carreiam urease, uma enzima que promove quebra da ureia. A degradação da ureia resulta em formação de amônia e dióxido de carbono (CO_2), o que aumenta o pH urinário e o nível de carbonato. Cálculos de estruvita crescem rapidamente para grandes cálculos espiculados na área da pelve renal. O principal tratamento é a litotripsia extracorpórea com ondas de choque (LECO) e terapia antimicrobiana específica utilizando inibidores de urease. O objetivo é eliminar ou prevenir as infecções do sistema urinário por meio de acompanhamento regular e monitoramento das culturas de urina. Devido à sua origem infecciosa, a dieta não tem papel definitivo, exceto por evitar a alcalinização da urina. O ácido aceto-hidroxâmico é um potente inibidor de urease que previne que a urease induzida por bactérias altere o meio urinário.

Manejo médico

Cálculos de ácido úrico são o único tipo suscetível à terapia de dissolução por meio da alcalinização da urina. Isso pode ser conseguido com o consumo de uma dieta mais vegetariana, cujo teor de purinas também é baixo, ou por meio de medicações. A litotripsia com ondas de choque e técnicas endourológicas praticamente substituíram os procedimentos cirúrgicos abertos de remoção de cálculos de 20 anos atrás. Cálculos de estruvita também são tratados com terapia antimicrobiana específica pós-cultura utilizando inibidores de urease. Estratégias de manejo atuais visam à prevenção da formação de cálculos renais.

Dietoterapia

Após o tratamento corretivo, é necessária avaliação nutricional a fim de determinar fatores de risco para recorrência de cálculo. O risco em homens e mulheres aumenta com o aumento do cálcio e oxalato urinários e diminui com o aumento do citrato e do volume urinário. Existe um risco contínuo relacionado ao aumento do cálcio e oxalato urinário. Para pacientes sem anormalidade metabólica, existe um aumento gradual do risco que inicia quando a taxa de excreção urinária de cálcio, oxalato e citrato ainda está dentro da faixa normal (Curhan e Taylor, 2008). Como a bioquímica urinária se altera de um dia ao outro com base nas alterações do ambiente e da dieta, duas amostras de urina 24 horas são necessárias com base na dieta usual, uma durante um dia da semana e uma do fim de semana. A dietoterapia baseia-se, desse modo, em avaliações metabólicas que consistem em exames radiográficos para avaliar a carga de cálculos, análise cristalográfica de cálculo e exames laboratoriais com bioquímica sérica padrão e urina 24 horas. A orientação nutricional e o monitoramento metabólico podem ser eficazes (Tabela 34.4). A avaliação e o manejo devem ser personalizados de acordo com risco de recorrência, gravidade da doença associada aos cálculos e presença de outras condições clínicas associadas (Shah e Calle, 2016).

Quando um paciente elimina um cálculo, faz-se necessário determinar se é um cálculo novo ou um cálculo preexistente, para que seja realizada a orientação correta. A eficácia de qualquer dietoterapia deve ser monitorada com avaliação de coletas de urina 24 horas subsequentes. Isso fornecerá ao nutricionista e ao paciente uma medida do efeito das mudanças na dieta. Uma vez iniciada a dietoterapia, o objetivo é prevenir formação de novos cálculos ou crescimento de cálculos preexistentes (ver *Algoritmo de fisiopatologia e manejo do cuidado: Cálculos renais*).

Volume de líquido e urina. O baixo volume de urina é sem dúvida a anormalidade mais comumente observada na avaliação metabólica de formadores de cálculo e sua correção com alta ingestão de líquidos deve ser o foco para todos os tipos de cálculos renais. O objetivo é

Tabela 34.4 Recomendações de dieta e monitoramento da urina 24 horas na nefrolitíase.

Componente da dieta	Ingestão recomendada	Urina 24 h
Proteína	Ingestão normal; evitar excessos	Monitorar ureia urinária
Cálcio	Ingestão normal: 1.000 mg se idade < 50 anos; 1.200 mg se idade > 50 anos. Dividir ingestão entre três ou mais refeições. Escolher entre laticínios ou outras fontes	Cálcio < 150 mg/ℓ (< 3,75 mmol/ℓ)
Oxalato	Evitar alimentos com teor moderado a alto de oxalato se o oxalato urinário estiver alto	Oxalato < 20 mg/ℓ (< 220 mmol/ℓ)
Líquidos	2,5 ℓ ou mais; avaliar tipo de líquido consumido; fornecer diretrizes	Volume > 2 ℓ/dia
Purinas	Evitar ingestão excessiva de proteínas; evitar alimentos específicos com alto teor de purinas	Ácido úrico < 2 mmol/ℓ (< 336 mg/ℓ)
Vitamina C	Evitar suplementação	Monitorar oxalato urinário
Vitamina D	Atender à IDR para ingestão de vitamina D; utilizar suplementos para atingir IDR	25[OH]D$_3$ sérica em faixa aceitável
Vitamina B$_6$	Nenhum risco associado; nenhuma recomendação exceto para hiperoxalúria primária	
Sódio	< 100 mmol/dia	Monitorar sódio urinário

IDR, ingestão dietética de referência.

manter os solutos urinários na zona subsaturada a fim de inibir a nucleação; isso é alcançado por meio de aumento do volume de urina e redução da carga de soluto. A meta é a quantidade de fluxo urinário em vez de uma ingestão de líquidos específica. O fluxo urinário alto tende a lavar quaisquer cristais formados e o volume de urina de 2 a 2,5 ℓ/dia deverá prevenir a recorrência de cálculo (Shah e Calle, 2016). A ingestão de líquidos deve ser modificada com base nas diferentes taxas de perda de líquido extrarrenais que afetam o fluxo urinário. O importante é a concentração de fatores de risco urinários, não a quantidade absoluta excretada, visto que a concentração estará alta quando o volume estiver baixo. A meta deve ser manter concentração adequada de solutos por litro de urina.

Atingir o volume urinário de 2 a 2,5 ℓ/dia geralmente requer ingestão de 250 mℓ de líquido em cada refeição, entre refeições, antes de dormir e quando se levantar à noite para ir ao banheiro. A hidratação durante as horas de sono é importante para quebrar o ciclo de urina "mais concentrada" de manhã. Metade desses 2,5 ℓ diários devem ser ingeridos na forma de água. Talvez até mesmo uma ingestão maior, de até 3 ℓ/dia, pode ser necessária para compensar quaisquer perdas de líquidos no tubo GI, sudorese excessiva por exercício extenuante ou ambiente excessivamente quente ou seco. As barreiras ao sucesso da ingestão de líquidos incluem falta de conhecimento acerca dos benefícios dos líquidos, não se lembrar de beber, necessidade de ir ao banheiro frequentemente e não querer interromper o trabalho. O comportamento de ingestão de líquidos pode ser melhorado atentando-se especificamente às barreiras relevantes a cada paciente individual.

Nem todos os líquidos são igualmente benéficos para reduzir o risco de cálculos renais. O suco de oxicoco (*cranberry*) acidifica a urina e é útil no tratamento de cálculos de estruvita. O suco de groselha-negra aumenta o nível de citrato e oxalato urinários e, devido ao seu efeito alcalinizante, pode prevenir a ocorrência de cálculos de ácido úrico. O suco de laranja contém citrato, que fornece carga alcalina.

Chá, café, café descafeinado, suco de laranja, cerveja e vinho foram associados à redução do risco de formação de cálculos. O café e o chá induzem diurese moderada devido ao seu conteúdo de cafeína. Como o café descafeinado não contém cafeína, sugeriu-se que outros mecanismos possam estar envolvidos, como presença de fitoquímicos com propriedades antioxidantes. O álcool também é útil em razão da diurese. Em metanálise de dose-resposta, cada 500 mℓ de aumento na ingestão de água foram associados a significativa redução do risco de formação de cálculos urinários. Associações protetoras foram encontradas com o aumento da ingestão de chá, café e álcool, porém não foi observado risco associado à ingestão de suco, refrigerante ou leite (Xu et al., 2015). O refrigerante não cola com adição de açúcar e o ponche foram associados a risco 33% maior de cálculos renais, enquanto refrigerantes de cola foram associados a risco 23% maior (Ferraro et al., 2013).

O conteúdo de oxalato do chá infundido a partir de chá-preto ou verde regular é de 300 a 1.500 μmol/ℓ. Devido a esse conteúdo de oxalato do chá-preto, seu consumo deve ser realizado com adição de quantidades generosas de leite; o leite parece reduzir a absorção de oxalato por estabelecer com ele uma ligação no lúmen intestinal na forma de oxalato de cálcio, tornando-o menos absorvível. Chás de ervas apresentam conteúdo de oxalato muito menor, de 31 a 75 μmol/ℓ, sendo alternativas aceitáveis.

Proteína animal. Estudos epidemiológicos encontraram correlação entre melhora do padrão de vida, alta ingestão de proteína animal e aumento da incidência de cálculos renais. Carnes, peixe, aves, ovos, queijo e grãos são os contribuidores primários de ácidos; um escore de avaliação da carga ácida aos rins (*load of acid to kidney evaluation – LAKE*) pode ser uma ferramenta simples e útil para avaliar a CARP da dieta. Modificações da dieta podem ser realizadas a fim de atingir redução da LAKE na prevenção de cálculos renais. Frutas, sucos, vegetais, batatas e leguminosas têm valores de CARP negativos (Trinchieri, 2012) (ver boxe *Visão clínica: Dietas ácidas e alcalinas*). Uma dieta com quantidade adequada de cálcio (1.200 mg/dia), baixa de proteína animal (52 g/dia) e baixa de sal (50 mmol/dia) foi associada à menor incidência de recorrência de cálculos comparada à dieta com baixo teor de cálcio (400 mg/dia). Diversas intervenções dietéticas de múltiplos componentes já foram realizadas com finalidade de estudar o efeito da restrição da proteína animal, embora não tenha sido realizada uma avaliação independente do efeito dessa restrição. Recomenda-se moderação da proteína com ingestão de 0,8 a 1 g/kg/dia (Shah e Calle, 2016; Morgan e Pearle, 2016) em formadores de cálculo de oxalato de cálcio e ácido úrico com níveis relativamente altos de ácido úrico. O consumo a longo prazo de suplementos proteicos (*whey protein* e albumina) com intuito de aumentar a massa muscular e melhorar a *performance* pode causar aumento variável do cálcio urinário, redução do pH e aumento do sódio urinário (albumina). Recomenda-se cautela e monitoramento (Hattori et al., 2017).

Oxalato. Como a urina contém muito menos oxalato do que cálcio (proporção igual a 1:5), mudanças na concentração de oxalato têm efeito maior do que mudanças do cálcio urinário. Todavia, a absorção de oxalato, que equivale a 3 a 8% de sua quantidade no alimento, é afetada pela quantidade de cálcio da dieta. O cálcio da dieta reduz a absorção de oxalato e parece ter maior impacto sobre o oxalato urinário do que a quantidade de oxalato na dieta. O impacto do oxalato da dieta sobre seus níveis na urina parece ser pequeno. A absorção de oxalato solúvel demonstrou relação inversa linear com quantidades de cálcio variáveis ingeridas por dia entre 200 e 1.800 mg/dia. Indivíduos saudáveis normais que consomem oxalato de cálcio entre 100 e

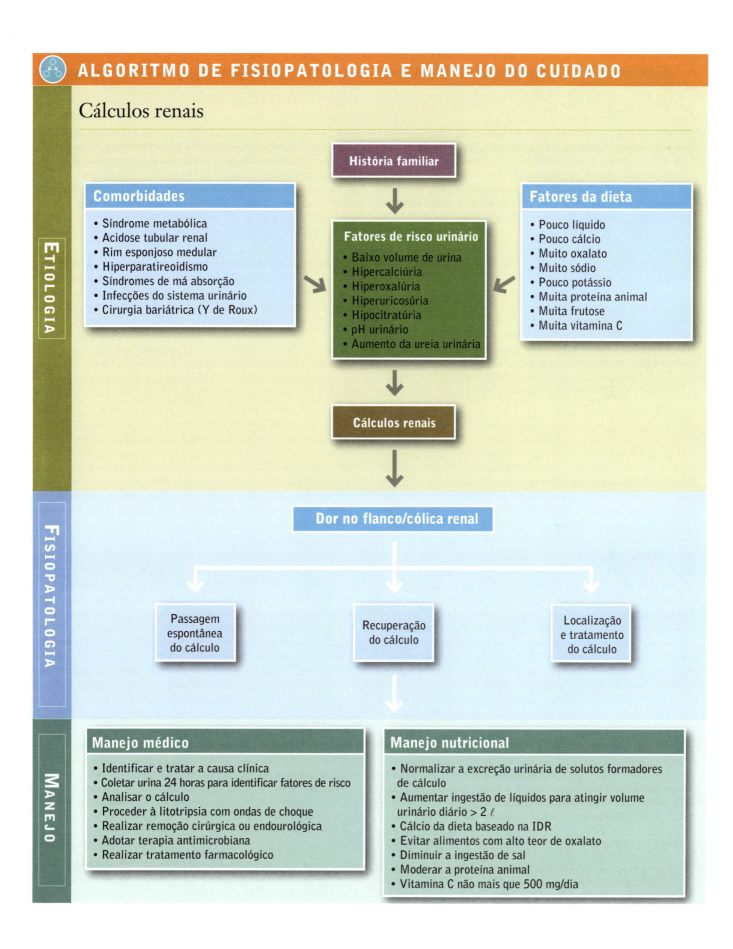

750 mg/dia podem apresentar aumento de 2 mg o oxalato urinário por 100 mg de oxalato consumido. Uma diferença de 5 mg no aumento do oxalato urinário pode estar associada a um aumento de 70 a 100% no risco de cálculo em alguns grupos (Holmes et al., 2016). A idade associa-se de forma independente e inversa com o oxalato urinário.

A orientação nutricional de reduzir a absorção do oxalato é benéfica para indivíduos formadores de cálculos cuja ingestão de alimentos contendo alto teor oxalato seja alta e cuja excreção de oxalato por dia seja maior que 30 mg (350 μmol). Com base na evidência disponível, não é necessária uma restrição grave de oxalato. A baixa ingestão de oxalato é considerada como níveis de 80 a 100 mg/dia (Holmes et al., 2016). Estratégias para reduzir sua excreção urinária devem ser firmemente controladas com redução razoável da ingestão (ver Boxe 34.1 para alimentos com alto teor de oxalato) e manutenção de consumo normal de cálcio. O crescimento de cálculos renais não parece ser um processo constante; ele responde a aumentos bruscos transitórios da concentração de oxalato. Deve-se enfatizar aos pacientes que desvios em qualquer refeição ou lanche podem potencialmente resultar em crescimento significativo de cálculos. A ingestão infrequente de alimentos com alto teor de oxalato e baixo teor de cálcio (p. ex., espinafre) poderia representar um risco de crescimento rápido de cálculos (Holmes et al., 2016). O paciente é aconselhado a adicionar cálcio a cada refeição, a fim de promover sua ligação com oxalato. A ingestão total de cálcio de 1 dia pode ser dividida em ao menos três refeições ou quantas ocasiões de alimentação quanto for possível. Os pacientes devem incluir aproximadamente 150 mg de cálcio em cada refeição, que é a quantidade encontrada em meio copo de leite, sorvete, pudim, iogurte ou 20 g de queijo. Em indivíduos formadores de cálculos recorrentes, a dieta DASH, que inclui alimentos ricos em oxalato comparada com a dieta com baixo teor de oxalato, demonstrou menor saturação urinária de cálcio-oxalato, pH urinário mais alto e aumento da excreção urinária de magnésio e citrato. Uma dieta DASH modificada com conteúdo de oxalato reduzido pode ser mais eficiente (Noori et al., 2014; Morgan e Pearle, 2016). Probióticos, especificamente *Lactobacillus acidophilus*, têm demonstrado capacidade de impedir a absorção intestinal do oxalato, consequentemente, reduzindo sua excreção urinária (Hermann e Suarez, 2017). Terapias novas incluem formulação oral da forma recombinante da enzima bacteriana que degrada o oxalato da dieta no intestino e reduz sua excreção urinária; contudo, mais estudos são necessários antes da aceitação de seu uso (Langman et al., 2016).

Potássio. A ingestão de potássio está inversamente relacionada ao risco de cálculos renais. Formadores de cálculos normalmente têm ingestão de potássio baixa a normal e alta ingestão de sódio, o que resulta em aumento adverso da relação Na:K. A estimativa de ingestão de frutas e vegetais deve ser incluída na avaliação metabólica. Formadores de cálculo devem ser encorajados a consumir dietas com alto teor de potássio escolhendo frutas e vegetais com baixo conteúdo de oxalato várias vezes ao longo do dia (ver Apêndice 44 e Boxe 34.1). Alimentos com alto teor de potássio são repletos de álcalis, que estimulam a excreção urinária de citrato, aumentam o pH e volume da urina, conforme demonstrado no estudo dos tipos de proteína da dieta (laticínios, não laticínios e vegetais), potássio e proporção entre proteína animal e potássio (estimativa da carga ácida resultante). A ingestão de potássio está associada a menor risco de cálculos renais eventuais. O maior risco relaciona-se com maior proporção entre proteína animal e potássio. A proteína advinda de laticínios é uma opção melhor do que de não laticínios (Ferraro et al., 2016b).

Magnésio. O magnésio é um inibidor de baixo peso molecular, que forma complexos solúveis com o oxalato. Assim como o cálcio, inibe a absorção de oxalato e pode ser útil em pacientes hiperoxalúricos.

Fosfato. O excesso de fosfato na urina contribui com o risco de cálculos de fosfato de cálcio, mas não é um fator de risco tão importante quanto o pH da urina, que determina quanto fosfato estará na forma de fosfato de hidrogênio (HPO_4). Cálculos de fosfato de cálcio tendem a ocorrer em mulheres gestantes no segundo e terceiro trimestres de gestação.

Sódio. A quantidade diária de sódio das dietas modernas atinge níveis excessivos com média de 3.500 mg/dia nos EUA. A quantidade de sódio na urina e a hipercalciúria correlacionam-se diretamente porque o sódio e o cálcio são reabsorvidos em sítios comuns dos túbulos renais. O risco de nefrolitíase é significativamente maior em indivíduos hipertensos comparados a normotensos. A dieta com baixo teor de sódio e terapia hídrica reduziu sódio, cálcio e oxalato urinários em formadores de cálculo hipercalciúricos idiopáticos comparados a controles recebendo apenas terapia hídrica (Taylor et al., 2009). O sódio urinário está associado positivamente com o cálcio urinário e com o volume de urina e negativamente com a supersaturação urinária de cálcio-oxalato. O aumento do volume pode proporcionar efeito protetor.

A ingestão de sódio deve ser diminuída para menos que 2.300 mg/dia em pacientes com hipercalciúria. O consumo de uma dieta modelada pela dieta DASH reduz o risco de cálculos renais. Altos escores DASH estão associados a maior ingestão de cálcio, potássio, magnésio, oxalato e vitamina C e baixa ingestão de sódio, visto que a dieta tem teor moderadamente alto de laticínios com baixo teor de gordura, frutas, vegetais e castanhas e baixo teor de proteína animal (ver Apêndice 17).

Citrato. O citrato inibe cálculos urinários por meio da formação de um complexo com o cálcio na urina. Com isso, resta menos cálcio disponível para se ligar ao oxalato urinário, o que ajuda a prevenir a formação de cálculos de oxalato de cálcio ou fosfato de cálcio. A **acidose tubular renal (ATR)** distal é uma forma de acidose acompanhada por hipopotassemia. Tanto a ATR quanto a síndrome de má absorção com hiperoxalúria entérica e a ingestão excessiva de carne (pH urinário baixo) estão associadas à diminuição dos níveis de citrato da urina.

Muitas bebidas contendo citrato já foram testadas com relação a seu efeito na urina. Refrigerantes *diet* contêm quantidades moderadas de citrato e malato, precursores do bicarbonato; o malato aumenta a carga total de álcalis, o que aumenta a citratúria. Uma bebida comercial esportiva testada em não formadores de cálculos promoveu aumento do citrato urinário até 170 mg/dia, embora muitas bebidas esportivas também contenham quantidade alta de frutose e sejam incapazes de elevar o citrato urinário. O suco de melão contém citrato e malato, com valor de CARP mais negativo que o do suco de laranja. O suco de tomate fresco contém citrato e malato e baixo teor de sódio e oxalato.

A hipocitratúria é mais comumente idiopática, podendo ser também causada por acidose acompanhada de hipopotassemia, síndrome de má absorção com hiperoxalúria entérica, ingestão excessiva de carne e cinzas ácidas. Metade dos formadores de cálculos recorrentes apresentam hipocitratúria (citrato urinário menor que 300 mg/dia). O nível diário urinário normal de citrato deve ser maior que 640 mg/dia. A terapia a longo prazo com limonada em formadores de cálculos hipocitratúricos resulta em maiores níveis urinários de citrato e redução da incidência de cálculos. A água mineral, por seu conteúdo de magnésio e bicarbonato, aumenta o pH da urina e inibe a formação de cálculos.

Frutose. A ingestão de frutose aumentou aproximadamente 2.000% durante os últimos 30 anos devido à disseminação do consumo de alimentos com xarope de milho contendo alto teor de frutose. A frutose pode aumentar a excreção urinária de cálcio e oxalato. Trata-se do único carboidrato conhecido capaz de aumentar a produção de ácido úrico e sua excreção urinária. A frutose pode também aumentar a resistência à insulina, que está associada a menor pH urinário. A ingestão de frutose foi positivamente associada a risco de todos os tipos de cálculos renais. Recomenda-se incremento do consumo de frutas e vegetais a fim de aumentar a ingestão de potássio; contudo, em vista do conteúdo de frutose das frutas, deve haver maior ênfase em vegetais.

Vitaminas. A vitamina C pode degradar o oxalato nos tecidos enquanto exerce sua função antioxidante. Estudos apoiam a ingestão da vitamina C como significativo fator de risco para desenvolvimento de cálculos renais. Homens com ingestão > 218 mg/dia apresentam risco 31% maior de formar cálculos comparados a homens que consomem < 105 mg/dia. A suplementação de vitamina C a 1.000 mg/dia foi associada a aumento do risco de cálculos renais em duas vezes nos homens, em comparação com ingestão menor que 90 mg/dia. A ingestão maior que 1.000 mg/dia resulta em 6,8 mg a mais de oxalato na urina (Holmes et al., 2016). Em outro estudo, incluindo mulheres, a ingestão total de vitamina C e sua suplementação foram correlacionadas com o risco de formação de cálculos em homens, porém não em mulheres. Em outro estudo, a vitamina C da dieta não foi associada a cálculos em homens e mulheres, embora poucos participantes apresentassem ingestão > 700 mg/dia (Ferraro et al., 2016a). Portanto, indivíduos com formação de cálculos de oxalato de cálcio e níveis elevados de oxalato na urina devem evitar suplementação de vitamina C e observar sua ingestão de alimentos ricos em vitamina C (Holmes et al., 2016).

A vitamina B_6 na forma de piridoxal fosfato é um cofator necessário ao metabolismo do oxalato para promover a atividade da alanina glioxilato aminotransferase, que desvia o glioxilato da síntese do oxalato e pode diminuir sua excreção urinária. Resultados conflituosos foram encontrados entre ingestão de vitamina B_6 e risco de cálculos renais em estudos prévios. Com base no resultado de um grande estudo de coorte, não foi encontrada associação entre a ingestão de vitamina B_6 e cálculos ocasionais (Ferraro et al., 2018). É preciso evitar o estado limítrofe de B_6. A suplementação de piridoxina, aumentada gradualmente até uma dose de 20 mg/kg/dia na hiperoxalúria primária, demonstrou redução relativa de 25% no oxalato urinário, com benefício observado em 50% dos pacientes (Morgan e Pearle, 2016; Holmes et al., 2016).

Pacientes com cálculos renais apresentam níveis de vitamina D significativamente maiores comparados a controles (Wang et al., 2016). Não há associação estatística significativa entre a ingestão total de vitamina D (< 100 a ≥ 1.000 UI/dia) ou suplementação de vitamina D (0 a ≥ 1.000 UI/dia) e o risco de cálculos ocasionais. O uso de vitamina D em quantidades típicas parece seguro (Ferraro et al., 2017b). A suplementação a longo prazo não parece aumentar o risco de cálculos renais (Malihi, 2016).

Ácidos graxos ômega-3. Níveis elevados de ácido araquidônico (AA) nas membranas celulares podem promover hipercalciúria e hiperoxalúria. A ingestão de ácidos graxos ômega-3, como o ácido eicosapentaenoico (EPA) e o ácido docosaexaenoico (DHA) pode reduzir a quantidade de AA das membranas celulares e diminuir a excreção urinária de cálcio e oxalato. O EPA é um inibidor do metabolismo do AA, o que resulta em redução da síntese de prostaglandina E2 (PGE2), uma substância conhecida por potencializar a excreção urinária de cálcio. O uso de óleo de peixe (ácidos graxos ômega-3 em dose de 1.200 mg/dia) no tratamento de formadores de cálculo hipercalciúricos combinado à orientação da dieta resultou em redução mensurável do cálcio urinário (24% dos pacientes se tornaram normocalciúricos) e excreção de oxalato, com aumento do citrato urinário. A supersaturação de cálcio-oxalato diminuiu em 38% nos indivíduos do estudo. A ingestão de EPA na dose de 1.800 mg/dia demonstrou significativa redução dos episódios de cálculo (Yasui et al., 2008). A administração de óleo de peixe necessita de exploração adicional a fim de confirmar seus efeitos e modo de ação.

ORIENTAÇÃO, ADESÃO E COMPLACÊNCIA

Com base nos padrões de prática atuais, mais da metade dos urologistas fazem recomendações de dieta para mais que 75% dos pacientes, com tempo gasto variando desde menos que 4 minutos até mais que 10 minutos. Embora mais de 76% prefiram que outro profissional da saúde forneça as recomendações, somente 23% se associam a um nutricionista registrado para executá-las (Wertheim et al., 2014). Múltiplos fatores relacionados aos pacientes influenciam a complacência e a adesão às recomendações dietéticas. O retorno do paciente está associado a menos que três recomendações. Devem-se priorizar as estratégias dietéticas mais importantes para reduzir o risco de cálculos, reservando as menos importantes para o retorno (Penniston et al., 2016).

LESÃO RENAL AGUDA (INSUFICIÊNCIA RENAL AGUDA)

Fisiopatologia

A **lesão renal aguda (LRA)** caracteriza-se por redução abrupta da **taxa de filtração glomerular (TFG)**, quantidade de filtrado por unidade de néfrons e alteração da capacidade dos rins de excretar a produção diária de resíduos metabólicos. A LRA pode ocorrer associada a oligúria (redução do débito urinário) ou fluxo urinário normal, mas geralmente ocorre em rins previamente saudáveis. A duração varia desde alguns dias até muitas semanas. As causas de LRA são muitas e podem ocorrer simultaneamente (Tabela 34.5). As causas são em geral classificadas em três categorias: (1) perfusão renal inadequada (pré-renal), (2) doenças do parênquima renal (intrínseca) e (3) obstrução de sistema urinário (pós-renal).

Uma técnica que auxilia clínicos a avaliar a gravidade e a progressão da LRA emprega o acrônimo RIFLE (**R**isco, **I**njúria, Insuficiência [**F**ailure], Perda [**L**oss] e DRET [em inglês **E**SRD]), indicando a probabilidade de um paciente se recuperar ou progredir para insuficiência renal crônica. Essa probabilidade, por sua vez, ajuda os nutricionistas a saber se devem aumentar as metas de proteínas ou ser mais moderados a fim de preservar a função renal.

Manejo médico

A razão entre **ureia** e Cr pode ser utilizada com fins diagnósticos para avaliar a localização da lesão dos rins. Dependendo de onde ocorre a lesão, a ureia aumenta devido à baixa filtração com maior reabsorção ativa.

Tabela 34.5 Algumas causas de lesão renal aguda.

Causas	Condição
Pré-renal: perfusão renal inadequada	Desidratação grave Colapso circulatório
Intrínseca: doenças dentro do parênquima renal	Necrose tubular aguda • Traumatismo, cirurgia • Septicemia Necrose tubular aguda isquêmica Nefrotoxicidade • Antibióticos, agentes de contraste e outros fármacos Reação local a fármacos Distúrbios vasculares • Infarto renal bilateral **Glomerulonefrite aguda** de qualquer causa • Infecção pós-estreptocócica • Lúpus eritematoso sistêmico
Pós-renal: obstrução do sistema urinário	Hipertrofia prostática benigna com retenção de urina Carcinoma de bexiga ou próstata Câncer retroperitoneal ou pélvico Cálculos ureterais e obstruções bilaterais Rabdomiólise

Nessa situação, com razão ureia/Cr maior que 20:1, a lesão é pré-renal (antes do rim). Em geral, quando se tem atenção cuidadosa ao diagnóstico e à correção de causas pré-renais ou obstrutivas, a LRA se resolve em menos tempo e não requer intervenção nutricional particular.

Quando a lesão é intrínseca (dentro do rim), a razão ureia/Cr diminui até menos que 10:1. A LRA intrínseca pode resultar das causas listadas na Tabela 34.5; dessas causas, a mais devastadora é o episódio de isquemia prolongada levando à necrose tubular aguda isquêmica. Pacientes tipicamente desenvolvem essa condição como uma complicação de uma infecção grave, traumatismo grave, acidente cirúrgico ou choque cardiogênico. O curso clínico e a evolução dependem principalmente da causa subjacente. Pacientes com LRA causada por toxicidade farmacológica geralmente se recuperam completamente após a interrupção da medicação. Por outro lado, a taxa de mortalidade associada à necrose tubular aguda isquêmica causada por choque é de aproximadamente 70%. Esses pacientes são em geral altamente catabólicos e sofrem extensa destruição tecidual nos estágios iniciais. A hemodiálise (HD), que será discutida mais adiante, é utilizada para diminuir a acidose, corrigir a uremia e controlar a hiperpotassemia.

Quando ocorre recuperação, esta, em geral, dá-se dentro de 2 a 3 semanas após o insulto inicial. A fase de recuperação (poliúrica) caracteriza-se primeiro por um aumento do débito urinário, seguido de retorno da eliminação de resíduos. Durante esse período, ainda pode ser necessária diálise, porém com cuidadosa atenção ao equilíbrio hídrico e eletrolítico e reposições apropriadas.

Dietoterapia

O cuidado nutricional na LRA é particularmente importante porque o paciente não apenas apresenta uremia, acidose metabólica e desequilíbrio hídrico e eletrolítico, como também sofre de estresse fisiológico (p. ex., infecção ou destruição tecidual), o que aumenta o requerimento proteico. A questão acerca do equilíbrio das proteínas e requerimento energético no tratamento da acidose e perda excessiva de nitrogênio é complicada e delicada. Nos estágios iniciais da LRA, o paciente geralmente é incapaz de se alimentar. A atenção ao suporte nutricional e a diálise precoce melhoram a taxa de sobrevida desses pacientes.

Quando a LRA se estabelece, dependendo de sua gravidade, alguns pacientes podem ser tratados com manejo médico, ao passo que outros requerem **terapia de substituição renal (TSR)** com **hemodiálise (HD)** padrão ou **diálise peritoneal (DP)** para remover resíduos e líquidos até que a função renal retorne. Na LRA significativa, o paciente da unidade de terapia intensiva (UTI) pode necessitar de tratamentos contínuos, em vez de diálise periódica. A **terapia de substituição renal contínua (TSRC)** é o termo amplo da categoria que inclui diversas modalidades com esse fim. As mais utilizadas são a **hemofiltração venovenosa contínua (HFVVC)** e a **hemodiálise venovenosa contínua (HDVVC)**, as quais utilizam uma pequena membrana de ultrafiltração para produzir um ultrafiltrado, que pode ser substituído por líquidos da nutrição parenteral (NP). Esse tratamento permite alimentação parenteral sem sobrecarga de líquidos.

Proteína. A quantidade de proteínas recomendada é influenciada pela causa de base da LRA e presença de outras condições. Uma faixa de níveis recomendados pode ser encontrada na literatura, desde 0,5 a 0,8 g/kg para pacientes que não estão em diálise, até 1 a 2 g/kg para pacientes recebendo diálise. Na TSRC, as perdas de proteínas são expressivas, causando aumento do requerimento proteico para 1,5 a 2,5 g/kg. À medida que o estado geral do paciente se estabiliza e melhora, os requerimentos metabólicos diminuem. Durante esse período estável antes do retorno da função renal, deve-se fornecer um mínimo de proteínas de 0,8 a 1 g/kg de massa corporal. Isso continua dependendo do estado geral do paciente e suas comorbidades devem ser avaliadas individualmente. No passado, pacientes com LRA eram mantidos no hospital. Alterações recentes nos regulamentos dos Centers for Medicare and Medicaid Services (CMS) preconizam a mudança dos pacientes com LRA para unidades de diálise ambulatoriais. Podem ser apresentadas questões ao nefrologista a fim de esclarecer se o objetivo é reduzir a proteína para preservar ou recuperar a função renal, ou se a meta de proteínas é mais alta a fim de promover a cura e a função imunológica.

Energia. O requerimento energético é determinado pela causa subjacente da LRA e comorbidade. A energia necessária pode ser mensurada à beira do leito por meio de calorimetria indireta na maioria das UTIs (ver Capítulo 2). Se esse equipamento não estiver disponível, o requerimento calórico deve ser estimado em 25 a 40 kcal/kg/dia do limite superior do peso corporal ideal (PCI). A ingestão calórica excessiva pode levar à produção excessiva de CO_2, deprimindo a função respiratória (ver Capítulo 33). Com a disponibilidade de novas soluções, a glicose pode ser absorvida ou perdida, dependendo da concentração ou tipo de solução utilizada, podendo servir como uma fonte de perda ou ganho de calorias. São necessárias grandes quantidades ingeridas de carboidratos e gorduras a fim de prevenir o uso da proteína como fonte de energia. Para pacientes que recebem NP, altas concentrações de carboidratos e lipídeos podem ser administradas a fim de atender a essas necessidades, contanto que seja realizado monitoramento do estado respiratório.

Uma dieta com alto teor calórico e baixo teor proteico pode ser utilizada em casos nos quais a diálise ou a hemofiltração não estão disponíveis. Junto às fontes dietéticas usuais de açúcares e gorduras, fórmulas especiais contendo alto teor calórico, baixo teor proteico e baixo teor de eletrólitos foram desenvolvidas para aprimorar a dieta. Contudo, é preciso cautela com esses produtos, pois a hiperglicemia decorrente de intolerância à glicose não é incomum, frequentemente necessitando de insulina adicional.

Líquidos e sódio. Durante a fase inicial (com frequência oligúrica) da LRA, a atenção cuidadosa ao estado hídrico é essencial. Idealmente, a ingestão de líquidos e eletrólitos deve balancear o débito resultante. Com débito urinário insuficiente, as contribuições significativas à eliminação de água do organismo incluem êmese e diarreia, drenagens em cavidades e perdas pela pele e respiração. Se houver febre, as perdas pela pele poderão ser excessivas, considerando que se o paciente tiver ar umidificado disponível, quase nenhuma perda ocorre. Devido ao grande número de fármacos IV, sangue e produtos do sangue necessários à doença de base, o desafio no manejo de pacientes nesse ponto passa a ser como reduzir o tanto quanto possível o ganho de líquidos fornecendo a quantidade correta de proteínas e energia.

O sódio é restringido com base na redução da produção de urina. Na fase oligúrica, quando o débito de sódio é muito baixo, a ingestão deve ser tão baixa quanto possível, talvez mesmo em valores como 20 a 40 mEq/dia. Entretanto, limitar o sódio quase sempre é impossível devido a seu requerimento para muitas soluções IV (incluindo antibióticos, medicações para pressão arterial e NP). A administração dessas soluções em água livre de eletrólitos diante do quadro de oligúria rapidamente causa intoxicação hídrica (hiponatremia). Por essa razão, todos os líquidos que ultrapassam a perda diária calculada de água devem ser fornecidos em uma solução salina balanceada. Ademais, a remoção agressiva de líquidos na LRA é geralmente desencorajada. O risco de atordoamento miocárdico, ou seja, lesão do coração por diminuição da função ventricular esquerda decorrente de remoção muito rápida de líquidos, vai contra os objetivos de retorno do paciente à sua saúde estável prévia (Mahmoude, 2017).

Potássio. A maior parte da excreção de potássio e o controle de seu equilíbrio são funções normais dos rins. Quando a função renal está comprometida, o equilíbrio do potássio deve ser cuidadoso e minuciosamente investigado. Além das fontes da dieta, todos os tecidos do organismo contêm grandes quantidades de potássio; portanto, a destruição de tecidos pode levar à sobrecarga de potássio. Os níveis de potássio podem se modificar subitamente, devendo ser frequentemente monitorados. A ingestão de potássio deve ser individualizada de acordo com os níveis séricos (ver Apêndice 44). O mecanismo primário da remoção de potássio durante a LRA é a diálise. O controle dos níveis séricos de potássio entre administrações de diálises apoia-se principalmente na infusão IV de glicose, insulina e bicarbonato, todos responsáveis por direcionar potássio para dentro das células. Resinas de troca, como poliestirenossulfonato de sódio, que realiza a troca de potássio por sódio no tubo GI, podem ser utilizadas para tratar a hiperpotassemia; contudo, por muitas razões, tais resinas não são a abordagem ideal. A Tabela 34.6 resume a dietoterapia para LRA.

DOENÇA RENAL CRÔNICA

Muitas formas de doença renal, duas das quais foram descritas previamente, caracterizam-se por um declínio lento e regular da função renal, que culmina com a insuficiência renal em alguns pacientes, enquanto em outros seguem curso benigno sem perda da função renal. O porquê de alguns pacientes permanecerem estáveis com **doença renal crônica (DRC)** por muitos meses a anos enquanto outros progridem rapidamente para insuficiência renal e diálise não é claro. A natureza dessa perda de função progressiva tem sido assunto de muitas pesquisas clínicas e de ciência básica nas últimas décadas e de muitas excelentes revisões (National Kidney Foundation, 2018; Yang et al., 2014). A dietoterapia inicia-se quando o paciente é diagnosticado, com objetivo de prevenir a progressão da doença e minimizar os sintomas.

Fisiopatologia

O diabetes é o principal fator de risco para DRC, seguido da hipertensão e glomerulonefrite. A National Kidney Foundation divide a DRC em cinco estágios relacionados à **taxa de filtração glomerular estimada (TFGe)**, que diz respeito à taxa com que os rins filtram resíduos (Tabela 34.7). Os estágios 1 e 2 são estágios iniciais com marcadores como proteinúria, hematúria ou questões anatômicas. Os estágios 3 e 4 são considerados avançados. O estágio 5 resulta em morte se o paciente não for submetido a diálise ou transplante. O Boxe 34.2 demonstra causas adicionais de DRC.

Manejo médico

A prevalência de DRC é atualmente estimada em aproximadamente 15% dos adultos dos EUA, ou um número maior que 30 milhões de

Tabela 34.6 Resumo da dietoterapia para lesão renal aguda.

Nutriente	Quantidade
Proteína	Ajustar segundo o clínico. Para a meta de recuperação da função 0,8 a 1 g/kg do PCI, aumentando à medida que a TFG retorna ao normal, mas se a causa da LRA demandar proteína para a recuperação, a meta deverá ser próxima de 1 a 1,2 g/kg do PCI
Energia	30 a 40 kcal/kg de massa corporal
Potássio	30 a 50 mEq/dia na fase oligúrica (dependendo do débito urinário, diálise e nível sérico de K$^+$); repor perdas na fase poliúrica
Sódio	20 a 40 mEq/dia na fase oligúrica (dependendo do débito urinário, edema, diálise e nível sérico de Na$^+$); repor perdas na fase poliúrica
Líquido	Repor débito do dia anterior (vômito, diarreia, urina) mais 500 mℓ
Fósforo	Limitar conforme necessário

K$^+$, potássio; LRA, lesão renal aguda; Na$^+$, sódio; PCI, peso corporal ideal; TFG, taxa de filtração glomerular.

Tabela 34.7 Estágios da doença renal crônica.

			Categorias de albumina		
			A1	A2	A3
			Normal a ligeiramente aumentada	Moderadamente aumentada	Gravemente aumentada
			< 30 mg/g < 3 mg/mmol	30 a 299 mg/g 3 a 29 mg/mmol	≥ 300 mg/g ≥ 30 mg/mmol
Estágios da TFG	G1	Normal a alta	≥ 90		
	G2	Ligeiramente diminuída	60 a 90		
	G3a	Ligeiramente a moderadamente diminuída	45 a 59		
	G3b	Moderadamente a gravemente diminuída	30 a 44		
	G4	Gravemente diminuída	15 a 29		
	G5	Insuficiência renal	< 15		

Legenda:
Cores: representam o risco de progressão, morbidade e mortalidade por cor, desde o melhor até o pior.
Verde: risco baixo (se não houver outros marcadores de doença renal, não há DRC)
Amarelo: risco moderadamente aumentado
Laranja: risco alto
Vermelho: risco muito alto
Vermelho-escuro: maior risco dentre todos

De National Kidney Foundation. *Estimated Glomerular Filtration Rate (website)*. https://www.kidney.org/atoz/content/gfr.

Boxe 34.2 Causas de doença renal crônica (DRC).

	Exemplos de doenças sistêmicas que afetam os rins	Exemplos de doenças renais primárias (ausência de doenças sistêmicas que afetam os rins)
Doenças glomerulares	Diabetes, doenças autoimunes sistêmicas, infecções sistêmicas, fármacos, neoplasia (incluindo amiloidose)	Glomerulonefrite difusa, focal ou proliferativa crescêntica; glomerulosclerose focal e segmentar; nefropatia membranosa, doença com alteração mínima
Doenças tubulointersticiais	Infecções sistêmicas, doenças autoimunes, sarcoidose, fármacos, urato, toxinas ambientais (chumbo, ácido aristolóquico), neoplasia (mieloma)	Infecções, cálculos ou obstrução de sistema urinário
Doenças vasculares	Aterosclerose, hipertensão, isquemia, êmbolos de colesterol, vasculite sistêmica, microangiopatia trombótica, esclerose sistêmica	Vasculite limitada renal associada a anticorpos citoplasmáticos antineutrófilos (ANCA); displasia fibromuscular
Doenças císticas e congênitas	Doença renal policística, síndrome de Alport, doença de Fabry	Displasia renal, doença cística medular, podocitopatias
Doenças genéticas não são consideradas separadamente pois atualmente se reconhece que algumas doenças de cada categoria apresentam determinantes genéticos		

National Kidney Foundation. *How to Classify CKD* (*website*). https://www.kidney.org/professionals/explore-your-knowledge/how-to-classify-ckd.

norte-americanos. Essa prevalência estimada da DRC demonstra que 1 em cada 3 pessoas com diabetes e 1 em cada 5 pessoas com hipertensão desenvolvem DRC (Centers for Disease Control and Prevention [CDC], 2019). Muitos estados criaram leis para laboratórios clínicos que relatam Cr sérica também relatarem a TFGe dos pacientes. Pacientes com baixa TFGe não necessariamente têm DRC. Esses casos necessitam de várias coletas de sangue com 3 meses de intervalo, demonstrando TFGe consistentemente baixa (menor que 60) (ver Tabela 34.7). A National Kidney Foundation e a American Society for Clinical Pathology, além de muitos outros laboratórios, padronizaram a realização de testes, de forma que os clínicos podem facilmente identificar e diagnosticar os pacientes. Diretrizes de prática clínica baseadas em evidências recomendam dois testes para avaliação da DRC: TFGe e razão albumina-Cr urinária. Esses testes já são oferecidos em conjunto na maioria dos perfis laboratoriais. Isso auxilia os clínicos a monitorar facilmente todos os pacientes com relação à presença de doença renal.

Uma calculadora renal *online* de TFGe pode ser encontrada no *website* da National Kidney Foundation. Com ferramentas de triagem como a TFGe calculada e a maior conscientização acerca da natureza progressiva da DRC, mais atenção tem sido focada em seus efeitos sociais, clínicos e econômicos. Por exemplo, a DRC é fortemente ligada à doença cardiovascular (ver boxe *Visão clínica: Doença renal crônica e doença cardíaca – uma união mortal*).

Dietoterapia

Para cada nível de DRC, pode ser proposta uma diferente dietoterapia. Os objetivos primários da dietoterapia são manejar os sintomas associados à síndrome por tratar a causa primária da doença e depois sintomas secundários (edema, hipoalbuminemia e acidose metabólica), redução do risco de progressão para insuficiência renal, redução da inflamação e manutenção de reservas nutricionais. Os pacientes são tratados primariamente com bicarbonato de sódio, medicações para pressão arterial como inibidores da **enzima conversora de angiotensina (ECA)** e **bloqueadores de receptores de angiotensina II (BRAs)**, dietas com baixo teor de sódio e diuréticos. Pesquisas têm demonstrado que começar com a modificação da dieta, especificamente aumentando o consumo de frutas e vegetais, pode ser tão eficaz isoladamente quanto em associação com esses outros tratamentos (Goraya et al., 2013). Também foi demonstrado que o uso de inibidores da ECA e BRAs funciona pouco quando não inserido no contexto de uma dieta com baixo teor de sódio (Garofalo et al., 2018). A dieta DASH e a dieta mediterrânea têm sido utilizadas com maior frequência por nutricionistas para suporte de pacientes com DRC (Gallieni e Cupisti, 2016).

Proteína. Pacientes com deficiência grave de proteínas estabelecida e que continuam perdendo proteínas podem necessitar de maior tempo de cuidado nutricional supervisionado. A dieta deve tentar fornecer proteína e energia suficientes para manter balanço positivo de nitrogênio e suporte da síntese tecidual sem sobrecarregar os rins. Na maioria dos casos, é necessária ingestão suficiente a partir de carboidratos e gorduras para poupar as proteínas do anabolismo. Fornecer quantidades adequadas de proteínas continua sendo o mesmo objetivo com a **síndrome nefrótica**. Nesse diagnóstico, o fornecimento de proteína em excesso tende a causar maior perda de

---

VISÃO CLÍNICA

Doença renal crônica e doença cardíaca – uma união mortal

A presença de doença renal crônica (DRC) aumenta a categoria de risco para indivíduos com doença cardiovascular (DCV) e exacerba a DCV existente. Um fato alarmante é que a maioria dos pacientes com DRC morre em razão da doença cardíaca antes que atinja a doença renal em estágio terminal. As recomendações são que pacientes com DRC devem reduzir seus riscos cardiovasculares: abandonar o tabagismo, aumentar exercícios, preferir gorduras saudáveis, aumentar a ingestão de frutas e vegetais e atingir e manter massa corporal saudável. Felizmente, a intervenção faz diferença. O *United States Renal Data System Dialysis M/M Study* incluiu 2.264 pacientes com DRC. Mais da metade não havia se consultado com um nefrologista no ano anterior à necessidade de diálise e um terço realizou a primeira consulta com um nefrologista menos de 4 meses antes do início da diálise. Essa procura tardia por nefrologistas resultou em níveis baixos de albumina sérica e hematócrito. Pacientes que se consultaram com um nefrologista ao menos 2 anos antes da diálise apresentaram redução da mortalidade. Portanto, pacientes com DRC que recebem aconselhamento nutricional precoce podem prorrogar a necessidade de diálise ou chegar à diálise mais bem nutridos. O conhecimento do nutricionista renal foi reconhecido pelo Center for Medicare Services, permitindo dietoterapia solicitada pelo clínico e prescrita pelo nutricionista para norte-americanos com DRC que não estão recebendo diálise.

proteínas na urina e maior lesão renal, com pouco impacto sobre a melhora do estado nutricional.

O nível recomendado de proteína da dieta em pacientes com DRC mudou com o tempo. Historicamente, esses pacientes receberam dietas com baixo teor proteico a fim de prevenir sintomas de uremia antes do desenvolvimento da diálise. Estudos têm demonstrado que uma diminuição da ingestão de proteínas para 0,8 g/kg/dia pode reduzir a proteinúria sem afetar de maneira adversa a albumina sérica. Múltiplos estudos comparando a ingestão de proteínas nessa população apresentaram resultados inconsistentes. Parece prudente encorajar quantidades adequadas de proteínas visando às suas necessidades nutricionais gerais.

Um grande estudo, *Modification of Diet in Renal Disease* (MDRD), procurou determinar o papel de proteína, restrição de fósforo e controle da pressão arterial na progressão da doença renal. Subsequentemente, o National Institute of Diabetes and Digestive and Kidney Diseases (NIDDKD) desenvolveu recomendações para o manejo de pacientes com doença renal progressiva ou pré-DRET. Essas recomendações para ingestão diária de proteínas na insuficiência renal progressiva são de 0,8 g/kg/dia com 60% de alto valor biológico (AVB) para pacientes cuja TFG seja maior que 55 mℓ/min; e 0,6 g/kg/dia com 60% de AVB para pacientes com TFG de 25 a 55 mℓ/min.

A **Iniciativa de Qualidade da Evolução da Diálise Renal (*Kidney Dialysis Outcome Quality Initiative* – KDOQI)**, que elabora diretrizes renais nacionais, e as **Evoluções Globais Melhoradoras da Doença Renal (*Kidney Disease Improving Global Outcomes* – KDIGO)**, que estabelecem diretrizes internacionais da National Kidney Foundation, sugerem que pacientes cuja TFG seja menor que 25 mℓ/min e que ainda não tenham iniciado a diálise devem ser mantidos com 0,6 g/kg/dia de proteínas e 35 kcal/kg/dia. Se os pacientes não puderem manter uma ingestão calórica adequada dentro dessa recomendação diária de proteínas, sua ingestão proteica deverá ser aumentada para 0,75 g/kg/dia. Em ambos os casos, aproximadamente 50% da proteína necessita ser de AVB.

Os potenciais benefícios da restrição de proteínas no paciente com insuficiência renal moderada devem ser contrabalanceados em relação aos potenciais perigos desse tratamento (p. ex., subnutrição proteica). Se a proteína for restringida, será preciso monitoramento cuidadoso e testes antropométricos periódicos conforme orientado pelas diretrizes KDOQI.

A hipertensão sistêmica, que agrava a perda progressiva da função renal, deve ser bem controlada a fim de produzir os benefícios da restrição de proteínas. Também é importante ao controle da progressão da insuficiência renal em indivíduos com diabetes manter bom controle da glicemia. No estudo multicêntrico nacional, o *Diabetes Control and Complications Trial* (DCCT), demonstrou-se que o controle da glicemia foi mais importante que a restrição de proteínas em protelar o estabelecimento da insuficiência renal em indivíduos com diabetes (ver Capítulo 29).

Pesquisas continuam investigando o uso de proteínas de fontes vegetais na DRC, incluindo tofu e leguminosas. Alguns benefícios podem ser avaliados observando-se a inflamação e melhora das taxas de mortalidade, mas ainda não se concluiu que isso se deva às proteínas vegetais ou seja resultado das mudanças nutricionais e de estilo de vida associadas à dieta mais baseada em vegetais (Sparks, 2018).

Energia. A ingestão de energia deve ser de aproximadamente 35 kcal/kg/dia para adultos, com intuito de poupar proteínas para reparo e manutenção tecidual. Em pacientes com significativo sobrepeso, podem ser realizados alguns ajustes para normalizar os requerimentos (ver Boxe 2.1 no Capítulo 2).

Sódio. O edema, que é a manifestação clínica mais aparente, indica sobrecarga total de sódio no organismo. Ademais, devido à baixa pressão oncótica causada pela hipoalbuminemia, o volume circulante de sangue pode ser diminuído devido à migração de líquido para o espaço intersticial. Tentativas de limitar o sódio de forma grave ou utilizar diuréticos podem causar hipotensão marcante, exacerbação da coagulopatia e deterioração da função renal. Portanto, o controle do edema nesse grupo de doenças deve ser realizado com ingestão diária de 1.500 mg de sódio pela dieta (Whelton et al., 2012).

Potássio. O manejo do potássio é possível por meio do uso de medicamentos como diuréticos, prescrição de dieta individualizada e avaliação da taxa de progressão da DRC. Muitos pacientes no estágio inicial da DRC fazem uso de diuréticos que eliminam potássio (p. ex., furosemida), os quais requerem suplementação do íon. Quando o débito urinário cai para menos que 1 ℓ/dia, esses mesmos pacientes podem requerer alteração para restrição de potássio, visto que os rins já não serão capazes de excretar todo o potássio ingerido. Isso ocorre tipicamente mais tarde na DRC em estágio 4.

Fósforo. A importância do controle do fosfato em pacientes com doença em estágio inicial é frequentemente negligenciada. Os níveis séricos de fósforo aumentam na mesma velocidade com que a TFGe diminui. O início precoce de terapias redutoras de fosfato tem a vantagem de retardar o hiperparatireoidismo e a doença óssea. Infelizmente, os pacientes são frequentemente assintomáticos durante a fase inicial do hiperparatireoidismo e hiperfosfatemia; eles podem não aderir à modificação da dieta nem compreender a necessidade de ingerir **quelantes de fosfato** com suas refeições.

Pacientes com TFGe menor que 60 devem ser avaliados para doença óssea renal e se beneficiam da restrição de fósforo. É recomendado monitoramento contínuo do fósforo do paciente e emprego de quelantes de fosfato. A dieta é tipicamente modificada para permitir, no máximo, 1.000 mg/dia de fosfatos, limite que permite aproximadamente um a dois alimentos da classe dos laticínios por dia. Devido à recomendação da diminuição da ingestão de proteínas, o controle do fósforo é de manejo relativamente fácil. Pacientes em estágios mais avançados da DRC e intolerantes à carne vermelha devido às modificações de sabor provocadas pela uremia frequentemente conseguem substituir a carne por laticínios e ainda manter ingestão limitada de fosfato.

Lipídeos. A consequência importante da dislipidemia é a doença cardiovascular. Pacientes pediátricos com síndrome nefrótica frequentemente reincidente ou resistente têm particularmente maior risco de desenvolver aterosclerose prematura. Alguns agentes redutores de lipídeos combinados a uma dieta redutora de colesterol podem diminuir colesterol total, colesterol de lipoproteína de baixa densidade e triglicerídios nesses pacientes (ver Capítulo 32). A KDIGO, uma organização sem fins lucrativos que desenvolve diretrizes para o tratamento da DRC, fez a recente recomendação de não se utilizarem estatinas em pacientes com DRC, visto que não melhoram a evolução cardiovascular mesmo com a redução do colesterol (KDIGO, 2013). Recomendações padrões de dieta para redução do colesterol continuam sendo adequadas, com a compreensão acerca das metas de proteínas.

Vitaminas e probióticos. Pacientes com DRC rotineiramente recebem a recomendação de suplementos vitamínicos hidrossolúveis renais personalizados, pois a restrição de frutas, vegetais e laticínios pode deixar a dieta inadequada. Pesquisas significativas têm sido realizadas atualmente relacionando a microbiota intestinal à progressão da DRC com pesquisas que investigam se probióticos são seguros e eficazes no tratamento dessa disbiose (Lau, 2017; Borges et al., 2018). Mais pesquisas continuarão tentando encontrar respostas sobre o equilíbrio intestinal e a segurança e eficácia de probióticos nessa população imunocomprometida.

DOENÇA RENAL EM ESTÁGIO TERMINAL

A **doença renal em estágio terminal (DRET)** reflete a incapacidade dos rins de excretar resíduos, manter equilíbrio hídrico e eletrolítico adequado e produzir alguns hormônios. À medida que a insuficiência renal progride lentamente, o nível circulante de resíduos eventualmente produz sintomas de uremia (ver *Algoritmo de fisiopatologia e manejo do cuidado*: *Doença renal crônica e doença renal em estágio terminal*).

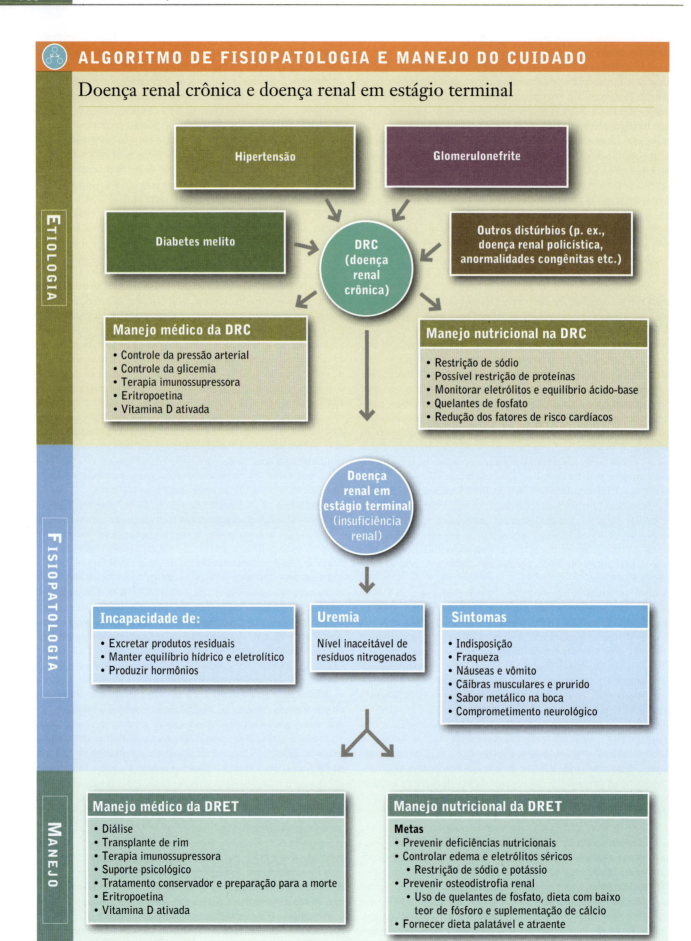

A uremia é uma síndrome clínica de indisposição, fraqueza, náuseas e vômito, cãibras musculares, prurido, sabor metálico na boca e comprometimento neurológico causada por níveis inaceitáveis de resíduos nitrogenados no organismo.

Fisiopatologia

A DRET pode resultar de uma ampla variedade de diferentes doenças renais. Atualmente, 90% dos pacientes que chegam à DRET apresentam quadros crônicos de (1) diabetes melito, (2) hipertensão ou (3) glomerulonefrite. As manifestações são de certo modo inespecíficas e variam por paciente. Não há parâmetro laboratorial confiável que corresponda diretamente com o início dos sintomas. Todavia, como regra geral, níveis de ureia superiores a 100 mg/dℓ e de Cr de 10 a 12 mg/dℓ geralmente estão próximos desse limiar.

Tratamento clínico

Uma vez que o paciente progride do estágio 4 ao 5 de DRC, as opções para tratamento da DRET incluem diálise, transplante ou manejo médico progredindo até a morte.

Diálise

Os pacientes podem escolher fazer a diálise em ambulatórios clínicos ou podem preferir a hemodiálise (HD) em casa, utilizando diálise convencional diária ou noturna. Podem preferir a diálise peritoneal (DP) e ainda podem escolher a diálise peritoneal ambulatorial contínua (DPAC) ou diálise peritoneal automatizada (DPA, anteriormente denominada diálise peritoneal cíclica contínua, ou DPCC), ou combinações das duas. Pacientes, famílias e seus médicos avaliam conjuntamente a terapia que se encaixa melhor às necessidades do paciente (Tabela 34.8).

A HD requer acesso permanente à corrente sanguínea através de uma fístula criada cirurgicamente para ligar uma artéria a uma veia (Figura 34.2). Se os vasos sanguíneos do paciente forem frágeis, utiliza-se um vaso artificial chamado enxerto, implantado cirurgicamente. Agulhas grandes são inseridas na fístula ou enxerto antes de cada diálise e removidas quando a diálise termina. O acesso temporário através de um cateter na veia subclávia é comum até que se possa criar ou amadurecer um acesso permanente para o paciente; contudo, problemas com infecções tornam esses cateteres indesejáveis. Em 2003, o CMS uniu-se aos grupos de supervisão nacionais denominados Renal Network para estabelecer um projeto de melhoria da qualidade chamado *Fistulas First*, destinado a encorajar a inserção de

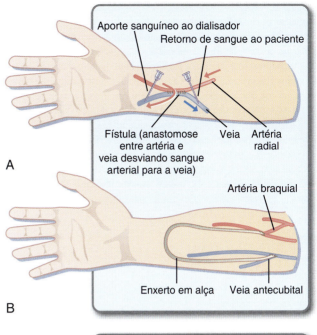

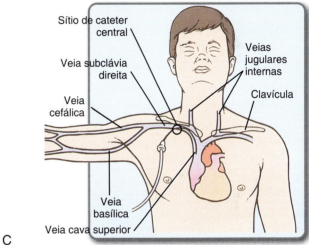

Figura 34.2 Tipos de acessos para hemodiálise. **A.** Fístula arteriovenosa. **B.** Enxerto em alça artificial. **C.** Cateter subclávio (geralmente temporário). (De Lewis SL et al.: *Medical-surgical nursing: assessment and management of clinical problems*, 9. ed, St Louis, 2013, Elsevier Mosby.)

Tabela 34.8 Opções para tratamento da DRET.

	Hemodiálise	Diálise peritoneal	Hemodiálise diária curta ou diálise noturna	Transplante
Responsabilidade de tratamento primária	Profissional de saúde	Paciente e/ou membro da família	Paciente e/ou membro da família	Paciente
Dieta	K baixo, PO$_4$ baixo, Na baixo, proteína moderada, restrição hídrica	K alto, PO$_4$ baixo, Na baixo, proteína alta, restrição hídrica moderada	K alto, PO$_4$ baixo, Na baixo, proteína alta, restrição hídrica moderada	Proteína alta e moderada, sem restrições de K ou PO$_4$, sem restrição hídrica
Local	Unidade de diálise clínica	Em casa, no trabalho, de férias	Em casa, de férias	Sem limitações
Riscos	Hemorragia, sepse, infecção	Peritonite, hérnia, constipação intestinal, infecções do sítio de saída, diabetes mal controlado, ganho de massa corporal, saciedade precoce	Não comparecimento à diálise, hemorragia rara por erro do usuário	Imunocomprometidos, diabetes, câncer
Contraindicações	Estado cardíaco precário, vasos sanguíneos inadequados para estabelecer acesso	Múltiplas cirurgias abdominais, falta de um ambiente domiciliar limpo, estado mental alterado	Demência, analfabetismo, incapacidade de se comunicar, falta de um ambiente domiciliar limpo	Alto índice de massa corporal, não complacência com as medicações, história de câncer inferior a 5 anos

fístulas e a remoção de cateteres para trabalhar em direção a resultados melhores com os pacientes.

O líquido dialisado da HP e seu conteúdo eletrolítico são similares aos do plasma normal. Resíduos metabólicos e eletrólitos movem-se por difusão, ultrafiltração e osmose a partir do sangue para o dialisado, sendo removidos (Figura 34.3). A HD ambulatorial clínica geralmente requer tratamento de 3 a 5 horas 3 vezes/semana em uma unidade de diálise (Figura 34.4). Novas terapias podem abreviar a duração do tratamento por aumentar sua frequência. Pacientes que realizam essas diálises mais frequentes apresentam menor taxa de mortalidade, aproximando-se da observada com o transplante. Indivíduos que realizam diálise diária em domicílio tipicamente o fazem por 2 a 3,5 horas 5 a 6 vezes/semana, ao passo que alguns pacientes sob tratamento em domicílio recebem diálise noturna 3 a 6 vezes/semana com duração de 8 horas, enquanto dormem.

A DP faz uso da membrana semipermeável do próprio organismo, o peritônio. Um cateter é implantado cirurgicamente através do abdome dentro da cavidade peritoneal. O **dialisado** contendo uma concentração de dextrose é instilado dentro do peritônio, onde a difusão carreia resíduos do sangue através da membrana peritoneal para o dialisado; a água desloca-se por osmose. O líquido é, então, removido e descartado e uma nova solução é adicionada múltiplas vezes por dia, proporcionando 24 h/dia de diálise, de forma mais semelhante à função normal dos rins.

Existem vários tipos de DP. Na DPAC, o dialisado é deixado no peritônio e a troca ocorre manualmente por intermédio da gravidade. São realizadas 4 a 5 trocas de líquido dialisado por dia (Figura 34.5). Já na DPA, os tratamentos do paciente são realizados à noite por um aparelho. Durante o dia, esses pacientes por vezes mantêm uma única

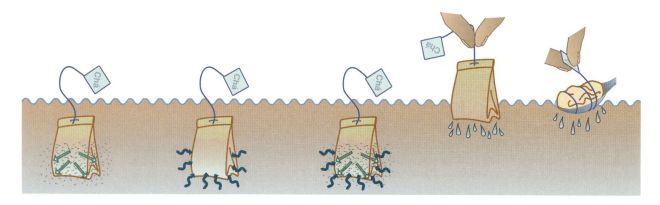

Difusão é a passagem de partículas através de uma membrana semipermeável. O chá, por exemplo, difunde-se de um sachê de chá para a água circunjacente.

Osmose é o movimento de líquido através de uma membrana semipermeável a partir de uma concentração menor de solutos e para uma concentração maior de solutos (a água move-se para dentro do sachê de chá).

Difusão e **osmose** podem ocorrer ao mesmo tempo (partículas movem-se para fora e líquido para dentro ao mesmo tempo).

Filtração é a passagem de líquidos através de uma membrana.

Ultrafiltração fornece pressão adicional para comprimir líquido extra através da membrana.

Figura 34.3 Diálise: como funciona. (Modificada de *Core curriculum for the dialysis technician: a comprehensive review of hemodialysis*, 2001, AMGEN, Inc.)

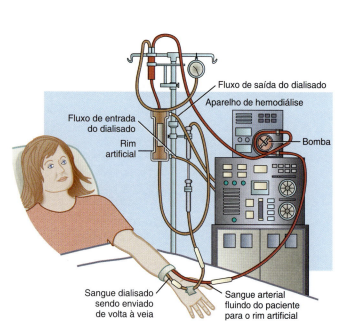

Figura 34.4 Hemodiálise. O tratamento geralmente é realizado por 3 a 5 horas, 3 vezes/semana.

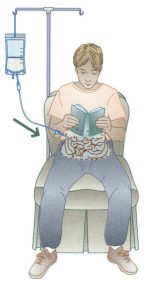

A cavidade peritoneal é preenchida com dialisado, utilizando a gravidade

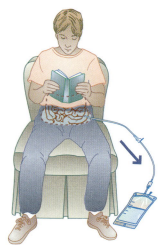

No fim da troca, o dialisado é drenado de volta para a bolsa, utilizando novamente a gravidade

Figura 34.5 Diálise peritoneal ambulatorial contínua; trocas de 20 minutos são realizadas 4 a 5 vezes/dia, todos os dias.

troca de dialisado na cavidade peritoneal por um maior período, talvez o dia todo. Diferentes combinações de DPAC e DPA são possíveis, sendo referidas aqui somente como DP.

As vantagens da DP envolvem evitar grandes flutuações na bioquímica sanguínea, promover manutenção da função renal residual e conseguir manter um estilo de vida normal. Complicações incluem peritonite, manejo de açúcares sanguíneos e ganho de massa corporal. Na maior parte dos pacientes, ocorre ganho de massa tecidual como resultado da absorção de 400 a 800 kcal/dia a partir da presença de dextrose no dialisado. A quantidade depende da concentração de solução de dialisado e quantas trocas são realizadas em um dia. Isso pode ser desejável em pacientes que estão abaixo do PCI, embora eventualmente a ingestão diária ou atividade sejam modificadas para corresponder às calorias absorvidas a partir do dialisado.

Avaliação da eficácia da diálise

A **modelagem cinética** é um método de avaliação da eficácia da diálise que mensura a remoção de ureia do sangue do paciente em dado período. Essa fórmula, normalmente representada por **Kt/V** (em que K é a depuração da ureia do dialisador, t é o tempo de diálise e V é o volume total de água do organismo do paciente), deve idealmente produzir resultado superior a 1,4 por HD, ou 3,2 por semana. Esses cálculos são um tanto complexos e normalmente são realizados por um programa de computador. Um método mais preciso para se determinar adequadamente a HD é o eKt/V, em que e corresponde a equilíbrio, levando em consideração o tempo necessário para que ocorra equilíbrio da ureia através das membranas após interrupção da diálise. Um valor aceitável de eKt/V é de 1,2 ou maior.

Outro método para determinar a efetividade do tratamento de diálise é a **taxa de redução da ureia (TRU)**, que avalia a redução da ureia antes e após a diálise. O paciente é considerado bem dialisado quando ocorre redução de 65% ou mais na ureia sérica durante a diálise. Diferentemente do Kt/V, esse cálculo pode ser realizado rapidamente à beira do leito. O método para se calcular a eficácia da DP é um pouco diferente, mas a meta semanal é de Kt/V igual a 2. O Kt/V pode ser alterado por muitas variáveis associadas ao paciente ou à diálise. Os cálculos de Kt/V também podem ser utilizados na determinação da **taxa de aparecimento de nitrogênio proteico (ANP)**, que se compara a um exame simplificado do balanço de nitrogênio do paciente. Os valores de ANP devem situar-se entre 0,8 e 1,4. Pacientes que realizam HD diária curta e HD noturna necessitam de cálculos diferentes para estimar seu Kt/V.

Dietoterapia

Os objetivos da dietoterapia no tratamento da DRET direcionam-se a:
1. Prevenir deficiências e manter bom estado nutricional (e, no caso de crianças, crescimento) por meio de ingestão adequada de proteínas, energia, vitaminas e minerais (Tabela 34.9)
2. Controlar o edema e o desequilíbrio eletrolítico por meio do controle de sódio, potássio e ingestão de líquidos
3. Prevenir ou retardar o desenvolvimento de osteodistrofia renal por meio do equilíbrio de cálcio, fósforo, vitamina D e PTH
4. Permitir aos pacientes ingestão de uma dieta palatável e atraente que atenda ao seu estilo de vida tanto quanto possível
5. Coordenar cuidados do paciente com a família, o nutricionista, os enfermeiros e médicos de pronto atendimento, ambulatórios ou clínicas de repouso especializadas
6. Fornecer orientação nutricional inicial, aconselhamento periódico e monitoramento a longo prazo dos pacientes, com objetivo de permitir que os pacientes direcionem seu próprio cuidado e dieta recebendo instrução suficiente.

A Tabela 34.10 apresenta um guia para ensinar pacientes sobre seus valores sanguíneos e controle de sua doença. Como a diálise é realizada em domicílio ou em unidade ambulatorial, a maioria dos pacientes com DRET assume a responsabilidade por sua própria dieta. A maioria dos pacientes em diálise há muito tempo conhece bem suas dietas (Figura 34.6), pois foram instruídos muitas vezes por nutricionistas em suas unidades de diálise.

Proteína

A diálise funciona como um dreno para proteínas do organismo, o que aumenta o requerimento proteico. Ademais, a exposição do

Tabela 34.9 Requerimentos nutricionais de adultos com doença renal baseados no tipo de terapia.

Terapia	Energia	Proteína	Líquidos	Sódio	Potássio	Fósforo
Comprometimento da função renal	30 a 35 kcal/kg PCI	0,6 a 1,0 g/kg PCI	Ad libitum	Variável, 1,5 a 2 g/dia	Variável, em geral ad libitum ou aumentado para cobrir perdas por diuréticos	0,8 a 1,2 g/dia ou 8 a 12 mg/kg PCI
Hemodiálise	35 kcal/kg PCI	1,2 g/kg PCI	750 a 1.000 mℓ/dia + débito urinário	1,5 a 2 g/dia	2 a 3 g/dia ou 40 mg/kg PCI	0,8 a 1,2 g/dia ou < 17 mg/kg PCI
Diálise peritoneal (DPAC, DPCC)	30 a 35 kcal/kg PCI	1,2 a 1,5 g/kg PCI	Ad libitum (mínimo de 1.000 mℓ/dia da urina + débito)	1,5 a 4 g/dia	3 a 4 g/dia	0,8 a 1,2 g/dia
Transplante, 4 a 6 semanas após o transplante	30 a 35 kcal/kg PCI	1,3 a 2 g/kg PCI	Ad libitum	1,5 a 2 g/dia	Variável; pode necessitar de restrição com hiperpotassemia induzida por ciclosporina	Cálcio 1,2 g/dia Sem necessidade de limitar o fósforo
Seis semanas ou mais após o transplante	kcal/kg para atingir/manter PCI Limitar CHO simples Gordura < 35% cal COL < 400 mg/dia Razão AGPI/AGS > 1	1 g/kg PCI	Ad libitum	1,5 a 2 g/dia	Variável	Cálcio 1,2 g/dia Sem necessidade de limitar o fósforo

AGPI, ácidos graxos poli-insaturados; *AGS*, ácidos graxos saturados; *CHO*, carboidratos; *COL*, colesterol; *DPAC*, diálise peritoneal ambulatorial contínua; *DPCC*, diálise peritoneal cíclica contínua; *PCI*, peso corporal ideal.
(Modificada de National Kidney Foundation: KDOQI clinical practice guidelines for nutrition in chronic renal failure, *Am J Kidney Dis* 35(suppl 2):S1, 2000; Wiggins K: Guidelines for nutrition care of renal patients, ed 3, Chicago, 2002, American Dietetic Association.)

Tabela 34.10 Guia de valores sanguíneos em pacientes com doença renal em estágio terminal.

Este guia tem o intuito de auxiliar a compreensão de relatos laboratoriais. Nesta tabela, os valores normais correspondem a pessoas com função renal preservada. Também são fornecidos os valores aceitáveis para pacientes em diálise. Muitos fatores influenciam os valores sanguíneos, dentre eles, a dieta. A doença de base, a adequação do tratamento, as medicações e as complicações também podem afetar valores laboratoriais.

Substância	Valores normais	Normal para indivíduos em diálise	Função	Mudanças na dieta
Sódio	135 a 145 mEq/ℓ	135 a 145 mEq/ℓ	Encontrado no sal e em muitos alimentos conservados. Uma dieta rica em sódio causa sede. Quando os pacientes bebem muito líquido, podem diluir o sódio e apresentar níveis baixos. Se os pacientes ingerirem muito sódio e não ingerirem água, o sódio poderá estar elevado. Sódio e água em excesso podem aumentar a pressão arterial e causar sobrecarga de líquidos, edema pulmonar e insuficiência cardíaca congestiva	Alto: verificar estado hídrico. Se houver muito ganho de líquido, instruir o paciente a ingerir menos alimentos salgados. Se houver pouco ganho de líquido, garantir que o paciente esteja ganhando 1,5 kg entre as diálises (ou < 4%) e não esteja desidratado (raro) Baixo: se houver muito ganho de líquidos, orientar paciente a ingerir menos sal e líquido. Verificar estado hídrico – o paciente provavelmente está bebendo muito líquido. Limitar ganho de massa corporal a menos que 4% entre sessões e pedir que o paciente ingira menos alimentos salgados e limite líquidos a 3 copos + débito urinário
Potássio	3,5 a 5,5 mEq/ℓ	3,5 a 5,5 mEq/ℓ	Encontrado na maioria dos alimentos com alto teor proteico, leite, frutas e vegetais. Afeta a ação muscular, especialmente do coração. Níveis altos podem causar parada cardíaca. Níveis baixos podem causar sintomas como fraqueza muscular e fibrilação atrial	Alto: certificar-se de que não haja outras causas para potássio alto, como hemorragia gastrintestinal, traumatismo ou medicações. Instruir o paciente a evitar alimentos com teor maior que 250 mg/porção e limitar ingestão diária para 2.000 mg. Considerar redução do potássio no dialisado. Repetir níveis sanguíneos no próximo tratamento Baixo: adicionar um alimento com alto teor de potássio por dia e repetir níveis sanguíneos. Utilizar substitutos de sal ou suplementos de potássio. Considerar elevar o potássio do dialisado se as mudanças da dieta não funcionarem
Ureia	7 a 23 mg/dℓ	50 a 100 mg/dℓ	Produto residual da degradação proteica. Diferentemente da creatinina, é afetada pela quantidade de proteína da dieta. A diálise remove ureia	Alta: paciente provavelmente subdialisado. Checar eKt/V. Checar ANPn Baixa: subdiálise também é causa. A ureia pode estar diminuída se o paciente não estiver se alimentando devido a sintomas de uremia. Também diminui com perda muscular
Creatinina	0,6 a 1,5 mg/dℓ	Menos que 15 mg/dℓ	Produto residual normal da degradação muscular. Esse valor é controlado pela diálise. Pacientes apresentam maiores níveis porque não realizam diálise 24 h por dia, 7 dias por semana, como o fariam com função renal normal	A diálise normalmente controla a creatinina. Creatinina baixa pode indicar boa diálise ou pouca massa muscular. Checar depuração da ureia durante a diálise (Kt/V) para avaliar a adequação da diálise. Se o paciente estiver perdendo massa corporal, degradará mais músculos, podendo apresentar creatinina alta. O paciente pode necessitar ingerir mais proteínas e calorias para cessar a perda de massa corporal
TRU	N/A	Acima de 65% (ou 0,65)	Mensuração da redução da ureia que ocorre durante a terapia com diálise. A ureia pós-diálise é subtraída e dividida pela ureia pré-diálise para gerar uma porcentagem	Sem mudanças na dieta, embora o catabolismo ou anabolismo afetem os valores, como o Kt/V e depuração equilibrada da ureia durante a diálise (eKt/V)
eKt/V	N/A	Acima de 1,2	Fórmula matemática que procura quantificar quão bem dialisado está o paciente. Representa a depuração da ureia pelo dialisador, multiplicada pelos minutos de tratamento e dividida pelo volume de água mantido pelo organismo do paciente	Sem mudanças na dieta Baixo: valores abaixo de 1,2 estão associados com aumento de morbidade e mortalidade Alto: valores mais altos estão associados a melhor prognóstico
Kt/V	N/A	Acima de 1,2 para hemodiálise Acima de 2 para diálise peritoneal	Não ajustado para equilíbrio da ureia. Ver anteriormente	Sem mudanças na dieta. Ver anteriormente

(continua)

Tabela 34.10 Guia de valores sanguíneos em pacientes com doença renal em estágio terminal.
(*Continuação*)

Substância	Valores normais	Normal para indivíduos em diálise	Função	Mudanças na dieta
ANPn	N/A	0,8 a 1,4	Cálculo utilizado para verificar a taxa de *turnover* de proteína no organismo. Admite que o paciente não esteja catabólico devido a uma infecção, febre, cirurgia ou traumatismo. Um bom indicador da ingestão estável de proteína, quando combinado com a história de dieta e albumina. O termo *normalizado* significa que os valores foram ajustados à massa corporal normal ou ao peso ideal do paciente	Alto: paciente pode necessitar diminuir sua ingestão proteica. O paciente pode estar catabólico ou ingerindo grandes quantidades de proteína Baixo: paciente pode necessitar aumentar sua ingestão proteica. Se o paciente estiver eliminando urina, um pequeno volume poderá fazer grande diferença nos resultados. Fazer o paciente coletar um exame de urina 48 h
Albumina	3,5 a 5 g/dℓ (verde de bromocresol) 3 a 4,5 g/dℓ (roxo de bromocresol)	3,5 a 5 g/dℓ Acima de 4 g/dℓ	Ocorre perda de proteína com qualquer diálise. Se a albumina estiver abaixo de 2,9, haverá extravasamento de líquido dos vasos para o tecido, causando edema. Quando há líquido nos tecidos, é mais difícil removê-lo com a diálise. A albumina baixa está intimamente associada a aumento do risco de morte em pacientes em diálise	Baixa: aumentar ingestão de alimentos ricos em proteína, como carne, peixe, frango, ovos. Pode ser necessário um suplemento proteico. A albumina intravenosa corrige problemas a curto prazo com a pressão oncótica, mas não modifica os níveis séricos de albumina
Cálcio	8,5 a 10,2 mg/dℓ	8,5 a 10,2 mg/dℓ	Encontrado em laticínios. A ingestão de pacientes em diálise geralmente é baixa. Necessita de vitamina D ativada para absorção. O valor de cálcio multiplicado pelo valor do fósforo não deverá exceder 59, ou ocorrerá depósito de cálcio em tecidos moles. Como o cálcio está ligado à albumina, seu valor poderá parecer falsamente baixo se a albumina estiver baixa. O cálcio ionizado é um teste mais preciso nesse caso	Alto: checar se o paciente está suplementando cálcio ou uma forma de vitamina D ativa. Ambos deverão ser temporariamente interrompidos Baixo: se a albumina estiver baixa, sugerir exame de cálcio ionizado. O paciente pode necessitar de suplementação de cálcio entre as refeições e vitamina D ativa. Verificar com o médico
Fósforo	2,5 a 4,8 mg/dℓ	3 a 6 mg/dℓ	Encontrado em laticínios, feijões secos, castanhas e carnes. Utilizado para produzir ossos e auxiliar o organismo a obter energia Níveis aceitáveis dependem de uma variedade de fatores, incluindo cálcio, níveis de PTH e níveis de fósforo da dieta. Se os níveis de cálcio e PTH estiverem normais, um nível de fósforo ligeiramente maior que o normal será aceitável	Alto: limitar leite e laticínios a 1 porção/dia. Lembrar o paciente de tomar quelante de fosfato conforme prescrito com as refeições e lanches. A não adesão aos quelantes é a causa mais comum do fósforo elevado Baixo: adicionar 1 porção de laticínio ou outros alimentos com alto teor de fósforo por dia, ou reduzir quelantes de fosfato
PTH intacto (PTH-I)	10 a 65 pg/mℓ	150 a 600 pg/mℓ	O alto nível de PTH indica que o cálcio está sendo removido dos ossos para manter os níveis sanguíneos. Essa síndrome recebe o nome de hiperparatireoidismo secundário. Leva à osteodistrofia. Doses pulsadas de vitamina D oral ou IV geralmente diminuem o PTH	Alto: checar se o paciente está suplementando vitamina D oral ou IV. Contatar o médico acerca da terapia. Se o paciente não apresentar sintomas (fosfato alto, dor óssea, fraturas), tratar de forma menos agressiva Baixo: nenhum tratamento disponível
Alumínio	0 a 10 μg/ℓ	Menos que 40 μg/ℓ	Pacientes recebendo quelantes de fosfato à base de hidróxido de alumínio podem desenvolver toxicidade por alumínio, que pode levar a doença óssea e demência. O valor deve ser verificado a cada 6 meses	Alto: descontinuar tratamento com hidróxido de alumínio
Magnésio	1,5 a 2,4 mg/dℓ	1,5 a 2,4 mg/dℓ	O magnésio normalmente é excretado na urina e pode se tornar tóxico ao paciente em diálise. Níveis altos podem ser causados por antiácidos ou laxantes contendo magnésio, como leite de magnésia	Sem mudanças na dieta, exceto pelo uso de métodos não tóxicos, como fibras, a fim de aliviar a constipação intestinal. Se o magnésio estiver sendo utilizado como quelante de fosfato, seus níveis deverão ser verificados com maior frequência

(*continua*)

Tabela 34.10 Guia de valores sanguíneos em pacientes com doença renal em estágio terminal. (*Continuação*)

Substância	Valores normais	Normal para indivíduos em diálise	Função	Mudanças na dieta
Ferritina	Homens: 20 a 350 μg/ℓ Mulheres: 6 a 350 μg/ℓ	300 a 800 μg/ℓ com EPO; 50 μg/ℓ sem EPO	Forma com que o ferro é armazenado no fígado. Se os estoques de ferro estiverem baixos, a produção de hemácias estará diminuída	Baixa: ferro dos alimentos não é bem absorvido. A maioria dos pacientes necessita de suplementação IV de ferro. Pacientes não devem ingerir ferro VO com quelantes de fosfato
CO_2	22 a 25 mEq/ℓ	22 a 25 mEq/ℓ	Pacientes em diálise são muitas vezes acidóticos por não excretarem ácidos metabólicos na urina. A acidose pode aumentar a taxa catabólica de músculos e ossos	Baixo: revisar o eKt/V, ureia e ANPn. Pode ser fornecido bicarbonato de sódio VO a fim de aumentar o CO_2, mas isso pode constituir uma carga significativa de sódio para o paciente
Glicose	65 a 114 mg/dℓ	Igual para pacientes não diabéticos Menos que 300 mg/dℓ (pacientes diabéticos)	Como os rins metabolizam a insulina, podem ocorrer níveis baixos de glicose causados pela meia-vida mais longa da insulina Para pacientes diabéticos: a glicemia elevada pode aumentar a sede	A maioria das pessoas necessita de 6 a 11 porções de pães e amidos ou cereais por dia e 2 a 4 porções de frutas por dia para obter energia Pacientes com diabetes devem evitar açúcares concentrados, exceto quando seu nível de glicose estiver baixo

ANPn, aparecimento de nitrogênio proteico normalizado; CO_2, dióxido de carbono; *DHT*, di-hidrotaquisterol; *EPO*, eritropoetina; *IV*, intravenoso; *N/A*, não aplicável; *PTH*, paratormônio; *TRU*, taxa de redução da ureia.
(Desenvolvida por Katy G. Wilkens, MS, RDN, Northwest Kidney Centers, Seattle, Washington.)

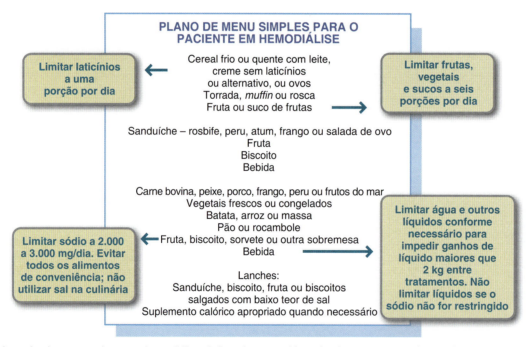

Figura 34.6 Menu simples para paciente em hemodiálise. A dieta deve permitir ganho de massa corporal proveniente de líquido máximo de 4% entre sessões de diálise.

sangue do paciente a uma membrana artificial três ou mais vezes por semana induz um estado de inflamação crônica que perturba o metabolismo proteico. Pacientes que recebem HD 3 vezes/semana podem perder cerca de 15 g de proteína por tratamento de diálise, necessitando de ingestão diária de proteínas de 1,2 g/kg da massa corporal. Perdas de proteínas de 20 a 30 g podem ocorrer durante a DP de 24 horas, com média de 1 g/h. Pacientes nesse protocolo de DP necessitam de ingestão diária de proteínas igual a 1,2 a 1,5 g/kg de massa corporal. Ao menos 50% dessa proteína precisa ser de AVB. É necessário monitoramento dos níveis de ureia, creatinina, sintomas urêmicos e massa corporal, realizando-se ajustes na dieta quando necessário.

Na insuficiência renal, a pré-albumina, que é metabolizada pelos rins, não constitui um bom marcador nutricional, pois seus valores se apresentam rotineiramente elevados. A albumina não é recomendada pela Academy of Nutrition and Dietetics como indicador das proteínas, embora continue sendo frequentemente utilizada na avaliação de pacientes com DRET com base nas metas KDQOI. Contudo, em vista da complexidade da inflamação crônica ou aguda, a albumina continua sendo mais preditiva de baixa sobrevida na DRET do que de estado nutricional. Pesquisas internacionais atuais citam a Avaliação Global Subjetiva (*Subjective Global Assessment*) como sendo mais preditiva da evolução clínica (Lu et al., 2017). A hipoalbuminemia é multifatorial e pode estar relacionada ao estado hídrico, inflamação ou comorbidade. Durante a interpretação dos níveis de albumina, é importante saber qual é o método utilizado pelo laboratório para mensuração de seus níveis séricos, pois diferentes técnicas laboratoriais fornecem resultados distintos na insuficiência renal (ver Tabela 34.10). Normas federais requerem algum grau de intervenção nutricional quando os níveis são inferiores a 4 g/dℓ, na tentativa de melhorar a albumina até esse nível, mesmo com evidências de que a albumina baixa não seja indicativa de má ingestão nutricional.

A maioria dos pacientes acha desafiador consumir quantidades adequadas de proteínas, pois a uremia em si causa distorções de sabor, notavelmente das carnes vermelhas. Com frequência, essa aversão às proteínas dificulta a manutenção de ingestão adequada de proteínas de AVB. Os pacientes podem preferir ovos, tofu e carnes "brancas". Especiarias podem ser utilizadas para modificar o sabor das carnes vermelhas, ou os pratos com proteína animal podem ser servidos frios, o que minimiza o sabor da ureia. Suplementos nutricionais podem ser úteis em alguns pacientes, sendo por vezes necessária a interrupção da restrição de fosfato a fim de permitir consumo de laticínios com intuito de suprir o requerimento proteico. Fontes de proteína vegetarianas são capazes de atingir as metas de proteínas durante HD, podendo tais dietas ser seguramente recomendadas (Sparks, 2018). Assim como todos os parâmetros nutricionais, as necessidades de cada paciente devem ser supridas individualmente.

Energia

A ingestão energética deve ser adequada para poupar proteínas para síntese proteica tecidual e prevenir seu metabolismo para obtenção de energia. Dependendo do estado nutricional do paciente e seu grau de estresse, será necessário fornecimento de 25 a 40 kcal/kg de massa corporal, sendo o menor valor para pacientes transplantados ou em DP e o maior valor para pacientes com deficiência nutricional (ver Capítulo 5 e Apêndice 8 para determinar IMC e massa corporal adequados). Já foram desenvolvidas ferramentas para permitir que nutricionistas renais avaliem a qualidade do estado nutricional de seus pacientes (ver Capítulo 5 e Apêndices 12 e 21). A calorimetria indireta continua sendo uma ferramenta válida (Morrow et al., 2017), embora raramente esteja disponível em clínicas ambulatoriais.

Equilíbrio hídrico e de sódio

A capacidade dos rins de depurar sódio e água na DRET deve ser avaliada frequentemente por meio da mensuração da pressão arterial, edema, ganho de massa corporal proveniente de líquidos, níveis de sódio sérico e ingestão dietética. A maioria dos pacientes em diálise necessita de restrição de sódio e líquidos. A ingestão excessiva de sódio é responsável por aumentar a sede e ganho de líquidos, resultando em hipertensão. Mesmo os pacientes que não experimentam tais sintomas, mas produzem quantidades mínimas de urina, são beneficiados pela baixa ingestão de sódio, com intuito de limitar a sede e prevenir ganhos exagerados de líquidos intradialíticos.

No paciente mantido em HD, a ingestão de sódio e líquidos é regulada para permitir ganho de massa corporal de 2 a 3 kg proveniente do aumento de volume de líquido intravascular entre as diálises. O objetivo é o ganho de líquido menor que 4% da massa corporal. A ingestão de sódio de 65 a 78 mEq (1.500 a 2.000 mg) por dia e a limitação da ingestão de líquidos (geralmente em torno de 750 mℓ/dia mais a quantidade que se iguala ao débito urinário) são geralmente suficientes para atender a essas diretrizes. Somente líquidos que de fato são líquidos em temperatura ambiente são incluídos nesse cálculo. O líquido contido em alimentos sólidos não está incluso no limite de 750 mℓ. Alimentos sólidos na dieta comum contribuem aproximadamente com 500 a 800 mℓ/dia de líquidos. Esse líquido dos alimentos sólidos é calculado como reposição aproximada dos 500 mℓ/dia de perdas insensíveis de água.

Uma dieta com 65 a 78 mEq (1.500 a 2.000 mg) de sódio implica não utilizar adição de sal no preparo dos alimentos; não utilizar sal à mesa; nenhum tipo de carne ou peixe salgado, defumado ou curado; nenhum queijo, exceto o suíço ou *cream cheese*; e nenhum salgadinho, sopas enlatadas, pães industrializados ou alimentos de conveniência com alto teor de sódio. No mercado atual, o aumento da ingestão de alimentos de conveniência é predominante, com estimativa de ingestão de sódio 75 a 90% proveniente desses alimentos e somente 10 a 25% proveniente do preparo do alimento em casa ou utilização à mesa.

O modo mais eficiente de reduzir a sede e a ingestão de líquidos do paciente nefropata é diminuir a ingestão de sódio. É essa ingestão que promove o consumo de líquidos. O Apêndice 21 fornece detalhes acerca do plano de alimentação com baixo teor de sódio. Tentativas de restringir líquidos em pacientes que não restringem sódio são inúteis, pois a sensação de sede se torna muito intensa no paciente que ingere muito sódio.

Ao instruir pacientes acerca do equilíbrio hídrico, o profissional da saúde deve ensiná-lo como lidar com a sede sem beber líquidos. Sugestões úteis incluem chupar pedaços de gelo, fatias de frutas geladas ou doces azedos, ou utilizar saliva artificial. Em aproximadamente 15 a 20% dos pacientes, a hipertensão não é aliviada mesmo após atenção meticulosa ao equilíbrio de líquidos e água. Nesses pacientes, a hipertensão em geral é perpetuada por um alto nível de secreção de renina, necessitando de medicação para controle.

Embora a maioria dos pacientes com DRET retenha sódio, uma pequena quantidade de pacientes sofre perda desse íon. Exemplos de condições com tendência à perda de sal incluem a doença renal policística, doença renal medular, uropatia obstrutiva crônica, pielonefrite crônica, perdas por ostomias e nefropatia analgésica. A fim de prevenir a hipotensão, hipovolemia, cólicas e maior deterioração da função renal, pode ser necessário fornecimento extra de sódio. A dieta desses pacientes pode conter 130 mEq (3 g) ou mais de sódio por dia. A não limitação do sódio da dieta pode satisfazer a necessidade extra de sódio. O número de pacientes que requerem esse nível de ingestão de sódio é baixo, mas esses pacientes são exemplos da necessidade de consideração individualizada durante a prescrição da dieta e compreensão cuidadosa da doença de base do paciente e sua atual dieta.

Potássio

O potássio geralmente requer restrição, dependendo de seus níveis séricos, débito urinário, medicações e frequência de HD. A ingestão diária de potássio para a maioria dos norte-americanos é de 75 a 100 mEq (3 a 4 g). Esse valor geralmente diminui na DRET para 60 a 80 mEq (2,3 a 3,1 g)/dia, chegando a 51 mEq (2 g)/dia em pacientes anúricos realizando diálise. Alguns pacientes (p. ex., pacientes que realizam diálise de alto fluxo ou por tempo ou frequência prolongados, como DP, diálise diurna curta ou noturna) requerem ingestão mais alta. Novamente, faz-se essencial o monitoramento cuidadoso dos valores laboratoriais, conteúdo de potássio do dialisado e ingestão dietética de potássio.

O conteúdo de potássio dos alimentos encontra-se listado no Apêndice 44. Ao orientar pacientes em HD acerca da dieta com baixo teor de potássio, os clínicos devem ter o cuidado de indicar que alguns alimentos com baixo teor de sódio contêm cloreto de potássio como substituto para o cloreto de sódio. Rótulos nutricionais de produtos como substitutos de sal e misturas de ervas com baixo teor de sódio devem ser verificados cuidadosamente a fim de garantir que não contenham níveis perigosos de potássio. Molhos à base de soja, sopas e outros produtos com baixo teor de sódio podem requerer revisão particular por um profissional especializado (ver Capítulo 10 para definições de rótulos). A revisão de técnicas de preparo de alimentos deve incluir qualquer pessoa que possa cozinhar para o paciente, como restaurantes, membros da família, amigos ou vizinhos.

Quando a anamnese detalhada da dieta não revela o motivo do potássio sérico aumentado, outras fontes não dietéticas de potássio aumentado devem ser investigadas. Exemplos incluem diálise incompleta ou não comparecimento a tratamentos de diálise, concentração de potássio muito elevada no dialisado, acesso defeituoso para HD ou recirculação de sangue no acesso, glicemia muito alta, acidose, constipação intestinal, hemorragia GI significativa, certos fármacos, transfusões sanguíneas, traumatismo extenso, quimioterapia ou radioterapia. Ocasionalmente, as amostras de sangue são manipuladas de forma errada, resultando em hemólise e níveis de potássio falsamente elevados.

Fósforo

Mais de 99% do excesso de fosfato são excretados na urina. Todavia, à medida que a TFG diminui, o fósforo passa a ficar retido no plasma. O fósforo não é facilmente removido pela diálise, de forma que os pacientes sofrem ganho resultante de aproximadamente metade da quantidade de fosfato que consomem por dia. A ingestão de fosfato diminui com a restrição de fontes dietéticas a 1.200 mg/dia ou menos. A dificuldade em se implementar restrição de fósforo advém da necessidade de dieta com alto teor de proteínas. Alimentos proteicos, como carnes e laticínios, contêm altos níveis de fósforo na forma de ATP. Ademais, outras fontes de proteínas – castanhas e leguminosas (incluindo a soja) – também têm níveis altos de fósforo. Portanto, alimentos com alto teor de fósforo não podem ser retirados da dieta sem que ocorra restrição de proteínas, o que representa um desafio ao equilíbrio da ingestão com intervenção somente na dieta.

A dieta norte-americana, que contém muitos alimentos altamente processados, resultou em aumento nos tipos e nas quantidades de fósforo disponíveis para absorção, dificultando a complacência com a restrição de fósforo. Somente 60% do fosfato que ocorre naturalmente no alimento é absorvido. Aditivos de fosfato comumente utilizados, como fosfato trissódico, fosfato dissódico e fosfato dicálcico têm quase 100% de absorção, fazendo da dieta processada um contribuinte com os níveis elevados de fósforo (Chang e Anderson, 2017). A intervenção na dieta deve focar-se em equilibrar quantidades limitadas de laticínios, castanhas, feijões e alimentos processados com incentivo ao consumo de proteínas de AVB em quantidade suficiente para alcançar metas dietéticas. O manejo do fósforo por meio da dieta tem como desafio adicional o fato de seu conteúdo não ser incluído nos valores nutricionais do rótulo padrão. Aditivos de fosfato têm se tornado mais prevalentes no sistema alimentício atual (León et al., 2013), o que torna crucial a presença do nutricionista para auxiliar o paciente a encontrar alimentos que sejam opções melhores.

Como as restrições da dieta por si mesmas não constituem um controle adequado para o fósforo sérico, quase todos os pacientes submetidos à diálise necessitam de medicações quelantes de fosfato. Quelantes de fosfato, como carbonato de cálcio, acetato de cálcio, carbonato de sevelâmer, oxi-hidróxido sucroférrico, citrato férrico e carbonato de lantânio são utilizados rotineiramente com as refeições e lanches. Essas medicações quelam o fosfato excessivo da dieta e o transportam através do tubo GI para ser eliminado, impedindo sua absorção para o sangue. Efeitos adversos são comuns com tratamento prolongado. Alguns podem causar desconforto GI, diarreia ou flatulência. Um risco potencial com uso excessivo de alguns tipos de quelantes de fosfato é a constipação intestinal grave com compactação intestinal; ocasionalmente, isso pode causar perfuração intestinal, levando a uma peritonite ou morte. Medicações comuns encontram-se listadas na Tabela 34.11 (ver boxe *Visão clínica: Por que os pacientes não tomam seus quelantes de fosfato?*).

Cálcio e paratormônio

Na DRET, a capacidade do organismo de manter equilíbrio fósforo-cálcio é complicado pelo controle do cálcio e do PTH. À medida que a TFG diminui, os níveis séricos de cálcio diminuem por muitas razões. Primeiro, a diminuição da capacidade dos rins de converter a vitamina D inativa para sua forma ativa, $1,25(OH)_2D_3$, causa má absorção GI de cálcio. Segundo, a necessidade de cálcio sérico aumenta à medida que os níveis de fosfato aumentam. Ambas as causas levam a uma hipertrofia da glândula paratireoide, que é responsável pela homeostase do cálcio. A secreção excessiva de PTH resultante aumenta a reabsorção óssea, funcionando como fonte de cálcio. Como o cálcio se liga à albumina no sangue, seus níveis séricos aparentarão estar baixos quando a albumina estiver baixa (ver Capítulo 3).

A doença óssea metabólica que resulta desse quadro, chamada **osteodistrofia renal**, é essencialmente de um dentre quatro tipos: (1) **osteomalacia**, (2) **osteíte fibrosa cística**, (3) **calcificação metastática** ou (4) **doença óssea adinâmica (baixo *turnover*)**. Com a falta de cálcio disponível da dieta devido à má absorção causada pela falta de vitamina D, os níveis baixos de cálcio deflagram a liberação de PTH das glândulas paratireoides. O PTH atua aumentando a liberação de cálcio dos ossos por estimular a atividade de osteoclastos. Isso pode resultar em osteomalacia ou desmineralização óssea, como resultado da falta de estimulação osteoblástica para repor o cálcio perdido dos ossos.

A perda contínua de cálcio faz com que as glândulas paratireoides continuem produzindo PTH na tentativa de aumentar os níveis séricos de cálcio. Com o tempo, isso leva ao hiperparatireoidismo secundário, em que mesmo a produção basal de PTH dessas glândulas aumentadas já é suficiente para causar grave desmineralização óssea (osteíte fibrosa cística), caracterizada por dor óssea profunda e incômoda.

Embora os níveis séricos de cálcio aumentem em resposta ao PTH, a concentração sérica de fosfato permanece alta à medida que a TFG diminui. A calcificação metastática será iminente quando o produto da multiplicação entre o cálcio sérico e o fosfato sérico for maior que 70. Ocorre calcificação metastática quando o fosfato de cálcio é depositado em células não ósseas. Essa calcificação extraesquelética pode se desenvolver nas articulações, tecidos moles e vasos sanguíneos.

Já a **calcifilaxia** ocorre quando o fosfato de cálcio é depositado em tecidos de feridas, resultando em calcificação de vasos, trombose, má cicatrização e gangrena. A calcifilaxia relaciona-se proximamente com o uso de anticoagulantes, o que implica tratamento primário focando no manejo da matriz mineral óssea e da coagulação. A condição é muitas vezes fatal. Novos tratamentos buscam controle paralelo de cálcio e fósforo com aumento da diálise, terapia antibiótica, tiossulfato de sódio e terapias com câmara hiperbárica (Nigwekar et al., 2015).

Muitos pacientes em diálise sofrem de hipocalcemia, mesmo com suplementação de cálcio. Por essa razão, a medicação de escolha na rotina é a vitamina D ativa, $1,25(OH)_2D_3$, disponível na forma de calcitriol (Rocaltrol® e Calcijex®). Análogos como doxercalciferol (Hectorol®) e paricalcitol (Zemplar®) também são eficazes em reduzir o PTH e aumentar os níveis de cálcio, porém com menos ênfase na absorção intestinal do que as formas 1,25.

Outros mecanismos de controle do PTH incluem medicações orais, como o cinacalcete (Sensipar®), ou IV, como o etelcalcetid (Parsabiv®), ou fármacos calcimiméticos e que imitam cálcio. Esses fármacos se ligam em sítios da glândula paratireoide e simulam níveis adequados de cálcio. São eficazes em suprimir a produção de PTH e também podem diminuir drasticamente os níveis de cálcio, com benefícios significativos. Complicações conhecidas do baixo nível de cálcio tornam necessário o monitoramento cuidadoso.

Nos casos mais extremos de hiperparatireoidismo, realiza-se excisão cirúrgica de porções da glândula paratireoide na tentativa de restaurar o equilíbrio. Isso gera risco de níveis baixos de PTH, podendo resultar na doença óssea adinâmica (baixo *turnover*), que se caracteriza por redução dos níveis de *turnover* ósseo e supressão tanto de osteoclastos quanto osteoblastos. Essa condição é peculiar à DRET, em que a supressão exagerada da glândula paratireoide e o excesso de vitamina D ativa causam redução da formação óssea e ossos frágeis com pouquíssima matriz. Em geral, a doença é diagnosticada pelos níveis de PTH reduzidos e resulta em alto risco de fraturas que não cicatrizam. A supressão exagerada da paratireoide por uso de vitamina D ou seus análogos também pode mimetizar esse quadro.

Tabela 34.11 Medicações comuns e suplementos nutricionais para pacientes com doença renal em estágio terminal.

Quelantes de fosfato
Ingeridos com as refeições e lanches para impedir a absorção de fósforo da dieta

Carbonato de cálcio	TUMS®, Os-Cal®, Calci-Chew®, Calci-Mix®
Acetato de cálcio	PhosLo®
Carbonato de Mg/Ca++	MagneBind®
Carbonato de sevelâmer	Renvela®
Carbonato de lantânio	Fosrenol®
Hidróxido de alumínio	AlternaGEL®
Quelantes baseados em ferro	Velphoro®, Auryxia®

Vitaminas
Aumento da necessidade de vitaminas hidrossolúveis devido a perdas durante a diálise

Vitaminas lipossolúveis A, E e K não são suplementadas

Recomendações de diálise

Vitamina C	60 mg (não exceder 200 mg/dia)
Ácido fólico	1 mg
Tiamina	1,5 mg
Riboflavina	1,7 mg
Niacina	20 mg
Vitamina B_6	10 mg
Vitamina B_{12}	6 μg
Ácido pantotênico	10 mg
Biotina	0,3 mg

Nomes de marcas incluem Nephrocap®, Nephron FA®, Nephplex®, Nephro-Vites® e Dia-tx®

Ferro
O requerimento de ferro aumenta porque a terapia com EPO e ferro VO não é adequada

Ferro IV	Ferrodextrana (Infed®), gliconato férrico (Ferrlecit®), sacarato de ferro (Venofer®)

EPO
Estimula a medula óssea a produzir hemácias

IV ou IM	Agentes estimulantes de eritropoetina

Vitamina D ativada
Utilizada no tratamento do hiperparatireoidismo

Oral	Calcitriol (Rocaltrol®), doxercalciferol (Hectorol)
IV	Calcitriol (Calcijex®), paricalcitol (Zemplar®)

Bifosfonatos
Inibem a reabsorção óssea por bloquearem a atividade osteoclástica

Oral	Alendronato (Fosamax®)
IV	Pamidronato (Aredia®)

Suplementos de cálcio
TUMS®, Os-Cal®, Calci-Chew®

Suplementos de fósforo
	Kphos neutral®, NutraPhos®, NutraPhos K®

Calcimiméticos
Mimetizam o cálcio e ligam-se à glândula paratireoide	Cinacalcete (Sensipar®) e etecalcetide (Parsabiv®)

Agentes que diminuem o potássio
Para tratamento da hiperpotassemia

Oral ou retal	SPS (Kayexalate®) Patirômero (Veltassa®) Ciclossilicato de zircônio e sódio (Lokelma®)

Ca++, cálcio; *EPO*, eritropoetina; *IM*, intramuscular; *IV*, intravenoso; *SPS*, sulfonato de poliestireno de sódio.
(Desenvolvida por Fiona Wolf, RDN, e Thomas Montemayor, RPh, Northwest Kidney Centers, Seattle, Washington, 2015.)

VISÃO CLÍNICA

Por que os pacientes não tomam seus quelantes de fosfato?

Quelantes de fosfato são prescritos para serem ingeridos com as refeições e lanches, quer o paciente se alimente em casa, quer no trabalho ou em um restaurante. Os motivos dados pelos pacientes para não tomarem seus quelantes de fosfato são que:

- Causam desconforto gastrintestinal e refluxo ácido
- Causam constipação intestinal grave e podem resultar em compactação intestinal
- Podem ser difíceis de mastigar ou engolir
- Podem ser necessárias em média 2 a 5 pílulas por refeição
- Os pacientes se esquecem de tomá-los
- Os pacientes não gostam de ser lembrados de que estão "doentes"
- Os pacientes não sentem diferença quando o tomam
- Podem ser custosos e nem sempre são cobertos por planos de saúde.

Em geral, o complexo manejo dos ossos na DRET envolve equilíbrio do fósforo da dieta, uso de quelantes de fosfato, análogos de vitamina D, fármacos calcimiméticos (que mimetizam a ação do cálcio nos tecidos), remoção do fosfato por meio de diálise e monitoramento intenso dos valores laboratoriais.

Lipídeos
A doença cardiovascular aterosclerótica (DCVAS) é uma causa comum de morte em pacientes mantidos em diálise por longos períodos (Sarnak et al., 2019). Parece ocorrer em função da doença subjacente (p. ex., diabetes melito, hipertensão, síndrome nefrótica) e da anormalidade lipídica, comum em pacientes com DRET. Conforme afirmado anteriormente no capítulo, o emprego de estatinas deixou de ser recomendado na DRC com base nas diretrizes KDIGO de 2013. Recomendações de dietas com baixo teor de gordura para DCVAS foram substituídas por recomendações que trocam gorduras não saudáveis por gorduras saudáveis (ver Capítulo 32). Recomenda-se orientação geral acerca da dieta para doença cardíaca, com atenção às recomendações de altos níveis de proteínas e necessidade de limitar o potássio.

Ferro e eritropoetina
A anemia da DRC é causada por incapacidade dos rins de produzir a eritropoetina (EPO), hormônio que estimula a medula óssea a produzir hemácias; aumento da degradação de hemácias secundário à circulação de resíduos urêmicos; e perda de sangue com a diálise ou coletas de amostras para exames. Uma forma sintética de EPO, a **EPO humana recombinante (rHuEPO)**, é utilizada no tratamento dessa forma de anemia. Estudos clínicos demonstraram melhora dramática na correção da anemia e restauração de uma sensação geral de

bem-estar. Contudo, estudos recentes indicaram que doses mais altas de EPO aumentam o risco de acidente vascular encefálico, eventos cardíacos adversos e morte, sendo necessário o monitoramento constante e equilíbrio às necessidades do paciente.

O uso da EPO aumenta a produção de hemácias em 2,5 vezes. O aumento do hematócrito quase sempre é acompanhado por um aumento da necessidade de ferro por meio de suplementação IV. Ainda que muitos desequilíbrios possam ser manejados por meio da dieta, o aumento da necessidade de ferro para a produção de hemácias que acompanha a terapia com EPO ultrapassa o que pode ser obtido somente com a alimentação. A suplementação oral de ferro também não é eficiente para manter estoques adequados em pacientes que recebem EPO. A não ser pela existência de alguma alergia conhecida, quase todos os pacientes tratados com EPO necessitam de ferro IV ou intramuscular. Para pacientes alérgicos ao ferro IV, muitas outras formas bem toleradas encontram-se disponíveis atualmente, como ferrodextrana (Infed®), gliconato férrico (Ferrlecit®) e sacarato de ferro (Venofer®).

A ferritina sérica é um indicador preciso do estado do ferro na insuficiência renal. Pacientes que passaram por muitas transfusões e apresentam muitos estoques extra de ferro podem apresentar níveis de ferritina de 800 a 5.000 ng/mℓ (o nível normal é de 68 ng/mℓ em mulheres e 150 ng/mℓ em homens; ver Apêndice 12). Em pacientes tratados com EPO, a ferritina deve ser mantida acima de 300 ng/mℓ, porém abaixo de 800 ng/mℓ. Quando os valores de ferritina caem abaixo de 100 ng/mℓ, geralmente é necessário fornecimento IV. A porcentagem de saturação de transferrina é outro indicador útil do estado do ferro desses pacientes, devendo situar-se entre 25 e 30%.

Vitaminas

Vitaminas hidrossolúveis são perdidas rapidamente durante a diálise. Em geral, perde-se ácido ascórbico e a maioria das vitaminas B no dialisado em taxa aproximadamente igual à taxa com que as vitaminas são perdidas na urina (dependendo do tipo e duração do tratamento), exceto pelo folato, que é altamente dialisável. Pacientes que ainda produzem urina podem ter maior risco de perda de proteínas hidrossolúveis. É recomendada a suplementação de folato em 1 mg/dia com base nas perdas extra. Como a vitamina B$_{12}$ se liga a proteínas, são mínimas as perdas dessa vitamina durante a diálise. O metabolismo e a função excretora alterados combinados à administração de fármacos também afetam os níveis de vitaminas. Pouco se sabe acerca da absorção GI de vitaminas na uremia, que pode se apresentar significativamente diminuída. Toxinas urêmicas podem interferir com a atividade de algumas vitaminas, por exemplo, inibindo a fosforilação da piridoxina e seus análogos.

Outra causa de diminuição da ingestão de vitaminas na uremia é a restrição do fósforo e potássio na dieta. Vitaminas hidrossolúveis geralmente são abundantes em alimentos com alto teor de potássio, como frutas cítricas e vegetais, ou alimentos com alto teor de fósforo, como leite. A dieta de pacientes em diálise tende a apresentar baixo nível de folato, niacina, riboflavina e vitamina B$_6$. Episódios frequentes de anorexia ou debilidade reduzem ainda mais a ingestão de vitaminas. Enquanto os níveis de vitaminas hidrossolúveis diminuem em consequência da diálise, a suplementação de vitaminas lipossolúveis geralmente não é necessária na doença renal.

Muitos suplementos vitamínicos que atendem às necessidades do paciente urêmico ou em diálise encontram-se disponíveis para prescrição: Nephrocaps®, Renavite®, Dialyvite®, Folbee Plus® e Renal Caps® ou Virt-Caps®. Com frequência, faz-se utilização de um suplemento pronto contendo vitaminas do complexo B e vitamina C, que pode ser mais economicamente acessível que uma prescrição, embora possa ser necessária suplementação adicional de ácido fólico e piridoxina.

Foi demonstrado que a niacina pode ser útil para reduzir os níveis de fosfato em pacientes com DRET. Ela interfere na bomba de sódio-fosfato do lúmen GI, causando redução do transporte de fosfato, o que constitui mecanismo diferente dos quelantes de fosfato (Cheng et al., 2008; Edalat-Nejad et al., 2012). Seu benefício foi demonstrado quando utilizada com quelantes de fosfato na forma de uma pílula de ingestão uma vez ao dia, com melhora da evolução de pacientes que lidam com fósforo sérico superior a 6. Efeitos adversos potenciais, como hemorragia GI, doença hepática e eritema devem ser considerados com cautela.

Dietoterapia na doença renal em estágio terminal
Nutrição enteral

Pacientes com DRET que requerem alimentação enteral geralmente podem utilizar fórmulas padronizadas na maioria dos casos de nutrição enteral (ver Capítulo 12) sem necessidade de fórmula especial ou renal. As fórmulas comercializadas como produtos renais têm maior densidade calórica, maior teor de proteínas e menor teor de nutrientes específicos como potássio e fósforo. Se os pacientes receberem somente produtos renais, poderão desenvolver problemas com baixos níveis de fósforo e potássio, pois esses produtos são designados para uso por ingestão oral.

Suplementação oral de proteínas durante a diálise

Pesquisas recentes têm se focado no uso de suplementos de proteína orais para pacientes em tratamento com diálise. A teoria é que ocorrerá reposição da proteína muscular, atenuando o catabolismo que ocorre durante a diálise. Acredita-se que seja um processo similar ao que ocorre com um atleta que ingere um suplemento proteico imediatamente após o exercício. Os resultados dos estudos demonstraram possíveis ligações com a redução da mortalidade com uso durante a diálise, não relacionada aos níveis séricos de albumina (Lacson et al., 2012). Outro estudo por Beddhu et al. (2015) mensurou o perímetro muscular do braço, a albumina e a proteína C reativa (PC-R-sh) em resposta à suplementação proteica intradialítica, não observando alterações significativas.

Nutrição parenteral

A NP na DRET assemelha-se à NP utilizada para outros pacientes desnutridos com relação a proteínas, carboidratos e gorduras, mas difere no uso de vitaminas e minerais. A maioria dos pesquisadores concorda que o requerimento de vitaminas da DRET durante a NP difere do requerimento usual; contudo, não concordam acerca das recomendações para nutrientes individuais. É preciso suplementar folato, piridoxina e biotina. A vitamina A não deve ser fornecida por via parenteral a não ser que se monitore a proteína ligadora de retinol durante cada tratamento de HD, visto que normalmente está aumentada nos pacientes com DRET. Como não existe na atualidade nenhuma vitamina parenteral especificamente desenvolvida para pacientes com insuficiência renal, geralmente se administra uma preparação padrão. Há pouca informação disponível acerca da suplementação parenteral de minerais-traço. Como a maioria desses minerais, incluindo zinco, cromo e magnésio, são excretados na urina, faz-se adequado monitorar cuidadosamente esses minerais no soro.

Nutrição parenteral intradialítica

Pacientes desnutridos com insuficiência renal crônica em HD têm fácil acesso à NP devido ao acesso venoso direto necessário à própria diálise. Desse modo, pode-se administrar a **nutrição parenteral intradialítica (NPID)**, a fim de manter o estado nutricional do paciente. A NPID é administrada geralmente por meio de uma conexão com o lado venoso do circuito extracorpóreo durante a diálise. Devido à alta taxa de fluxo sanguíneo da fístula cirúrgica e das altas velocidades das bombas utilizadas na terapia, glicose, proteínas e lipídeos podem ser administrados sem necessidade de acesso separado.

Outro método de suporte nutricional para pacientes em DP denomina-se **nutrição intraperitoneal (NIP)**, a qual utiliza uma solução peritoneal de dialisado contendo aminoácidos no lugar da dextrose. Dessa solução, utiliza-se geralmente 1 frasco/dia.

Doença renal em estágio terminal no paciente com diabetes

Visto que a insuficiência renal é uma complicação do diabetes, aproximadamente 45% de todos os novos pacientes que iniciam diálise têm diabetes (United States Renal Data System, 2017). A necessidade de controle da glicemia desses pacientes requer dietoterapia especializada. A dieta para manejo do diabetes (ver Capítulo 29) pode ser modificada para o paciente em diálise. Ademais, pacientes diabéticos em diálise frequentemente apresentam outras complicações, como retinopatia, neuropatia, gastroparesia e amputação, todas causas de aumento de seu risco nutricional.

Doença renal crônica e doença renal em estágio terminal em crianças

Embora a DRC possa ocorrer em crianças de qualquer idade, desde o neonato até o adolescente, trata-se de um diagnóstico relativamente incomum. Fatores causais em crianças incluem defeitos congênitos, defeitos anatômicos (malformações urológicas ou rins displásicos), doenças hereditárias (doença renal policística autossômica recessiva), distúrbios metabólicos que eventualmente resultam em insuficiência renal (cistinose ou acidúria metilmalônica), ou condições e doenças adquiridas (infecções renais não tratadas, traumatismo aos rins, exposição a químicos ou medicações nefrotóxicos e anemia hemolítica resultante de ingestão de *Escherichia coli* 0157 ou nefrite glomerular).

Assim como com todas as crianças, a maior preocupação é promover crescimento e desenvolvimento normais. Sem monitoramento agressivo e encorajamento, crianças com insuficiência renal raramente suprem seu requerimento nutricional. Se a doença renal estiver presente desde o nascimento, o suporte nutricional deverá ser iniciado imediatamente, a fim de evitar perda de crescimento potencial durante os primeiros meses de vida. O crescimento de crianças com DRC geralmente sofre retardo. Embora nenhuma terapia específica garanta crescimento normal, fatores capazes de responder à terapia incluem acidose metabólica, deficiências de eletrólitos, osteodistrofia, infecção crônica e má-nutrição proteico-calórica. O requerimento energético e proteico de crianças com DRC equivale no mínimo à IDR de crianças normais de mesma altura e idade. Se o estado nutricional estiver ruim, esse requerimento energético poderá ser ainda maior a fim de promover ganho de massa corporal e crescimento linear.

Diante da presença de ingestão insuficiente, necessita-se de nutrição enteral, particularmente durante o período de crescimento crítico dos primeiros 2 anos de vida. Tubos de gastrostomia quase sempre são introduzidos nessas crianças para melhorar a ingestão nutricional e facilitar o crescimento. A NP raramente é utilizada, exceto quando o tubo GI estiver afuncional. Para requerimentos nutricionais de crianças com insuficiência renal, refira-se ao *website* da National Kidney Foundation.

O controle do equilíbrio de cálcio e fósforo é especialmente importante para manter bom crescimento. O objetivo é restringir a ingestão de fósforo e ao mesmo tempo promover a absorção de cálcio com auxílio da $1,25(OH)_2D_3$. Isso ajuda a prevenir a osteodistrofia renal, que pode causar grave retardo do crescimento. O uso de formulações de carbonato de cálcio para suplementar a ingestão dietética melhora o ganho de cálcio e quela o excesso de fósforo. Na infância, a acidose metabólica persistente muitas vezes tem relação com falha de crescimento. Na acidose crônica, a titulação de ácidos pelos ossos causa perda de cálcio e contribui com a desmineralização óssea. O bicarbonato pode ser adicionado à fórmula infantil para contrapor esse efeito.

A restrição de proteínas na dieta pediátrica é controversa. Os efeitos considerados protetores para a função renal devem ser contrabalanceados com o efeito claramente negativo ao crescimento por possível má-nutrição proteica. A ingestão diária recomendada de proteínas na dieta segundo a idade geralmente será a quantidade mínima fornecida.

A dieta de cada criança deve ser ajustada segundo suas preferências individuais de alimentos, padrões de alimentação familiares e necessidades bioquímicas. Não é em geral uma tarefa fácil. Ademais, é necessário cuidado para não se enfatizar exageradamente a dieta a fim de evitar que o alimento se torne uma ferramenta manipulativa ou de obtenção de atenção. É preciso motivação especial, criatividade e atenção para ajudar a criança com DRC a consumir a quantidade de energia necessária. Quando possível, a DP é realizada intermitentemente durante o dia e continuamente à noite, pois permite maior liberalização da dieta. A criança tem mais probabilidade de atingir seus requerimentos nutricionais com menores restrições na dieta, resultando em melhor crescimento.

Outros tratamentos que auxiliam na doença renal em crianças incluem o uso de rHuEPO e hormônio do crescimento humano produzido por ácido desoxirribonucleico recombinante. A EPO geralmente é iniciada quando a hemoglobina sérica da criança cai abaixo de 10 g/dℓ, com objetivo de manter seus níveis entre 11 e 12 g/dℓ. A correção da anemia com a rHuEPO pode aumentar o apetite, a ingestão e a sensação de bem-estar, mas não foi observada influência sobre o crescimento, mesmo com suporte nutricional aparentemente adequado.

Dietoterapia para transplante

O cuidado nutricional do paciente adulto que recebeu um transplante de rim baseia-se principalmente nos efeitos metabólicos da terapia imunossupressora necessária. As medicações tipicamente utilizadas a longo prazo incluem azatioprina (Imuran®), corticosteroides (p. ex., prednisona), inibidores de calcineurina (ciclosporina A, Gengraf®, SangCya®, Sandimune®, tacrolimo [Prograf®, F506®]), sirolimo (Rapamune®), everolimo (Zortress®), micofenolato de mofetila (CellCept®) e ácido micofenólico (Myfortic®). Corticosteroides são associados com aceleração do catabolismo proteico, hiperlipidemia, retenção de sódio, ganho de massa corporal, hiperglicemia, osteoporose e distúrbios eletrolíticos. Inibidores da calcineurina estão associados com hiperpotassemia, hipertensão, hiperglicemia e hiperlipidemia. As doses desses fármacos utilizados após transplante são reduzidas com o tempo até que se atinja o nível de manutenção.

Durante as primeiras 6 semanas após a cirurgia, recomenda-se geralmente dieta com alto teor de proteínas (1,2 a 1,5 g/kg PCI), com ingestão energética de 30 a 35 kcal/kg PCI, a fim de prevenir balanço negativo de nitrogênio. Uma restrição moderada de sódio de 2 a 3 g/dia nesse período minimiza a retenção de líquidos e ajuda a controlar a pressão arterial. Após a recuperação, a ingestão de proteínas deve ser reduzida para 1 a 1,5 g/kg PCI, com ingestão calórica suficiente para manter ou alcançar massa corporal adequada à altura. A dieta balanceada com baixo teor de gordura ajuda a reduzir complicações cardíacas, ao passo que a ingestão de sódio é individualizada com base na retenção de líquidos e pressão arterial.

A hiperpotassemia torna necessária restrição temporária de potássio na dieta. Após o transplante, muitos pacientes exibem hipofosfatemia e discreta hipercalcemia causada por reabsorção óssea; isso está associado ao hiperparatireoidismo persistente e efeitos dos corticosteroides sobre o metabolismo do cálcio, fósforo e vitamina D. A dieta deve conter quantidades adequadas de cálcio e fósforo (1.200 mg/dia de cada um) e colecalciferol (vitamina D_3, 2.000 UI/dia). Também pode ser necessária suplementação de fósforo a fim de corrigir a hipofosfatemia.

A hidratação também deve ser monitorada cuidadosamente após o transplante. Como a maioria dos indivíduos receptores de rins passou por restrição de líquidos durante o período da diálise, devem ser lembrados da importância de se manter ingestão hídrica adequada após o transplante. Em geral, os pacientes são encorajados a ingerir 2 ℓ/dia, mas suas necessidades gerais dependem de seu débito urinário.

A maioria dos receptores de transplante apresenta níveis séricos de triglicerídios ou colesterol altos, por uma variedade de razões. A intervenção consiste em medicações, restrição calórica para indivíduos com sobrepeso, limitação da ingestão de colesterol para menos que 300 mg/dia e da gordura total (ver Capítulo 32). Em pacientes com intolerância à glicose, é apropriado limitar carboidratos e instituir regime de exercícios regulares. O ganho de massa tecidual com resultante obesidade é comum após o transplante. Podem contribuir para esse ganho de massa corporal os efeitos adversos das medicações, poucas restrições dietéticas e falta de atividade física.

Devido à imunossupressão, deve-se ter cuidado com a segurança de alimentos, assim como com outros grupos de risco significativo. Os comportamentos adequados para controle de infecções continuam sendo a lavagem das mãos, monitoramento da temperatura de alimentos e evitar consumo de alimentos malcozidos.

Tem-se observado encaminhamento à cirurgia bariátrica nos pacientes que necessitam perder massa corporal para serem qualificados para transplante de rim. É necessária muita coordenação e colaboração entre o nutricionista bariátrico e o nutricionista renal, a fim de garantir que as necessidades muito específicas do paciente sejam atendidas com base em sua modalidade de tratamento e progressão da doença renal) ver Capítulo 20.

Orientação e instrução de pacientes com doença renal em estágio terminal

Para uma intervenção efetiva, é importante observar a ampla gama de metas para pacientes com DRET que recebem orientação acerca de suas necessidades nutricionais. Um paciente em geral sobrevive em diálise por 7 a 10 anos, com mortalidade média de aproximadamente 20% por ano, igual à de tipos graves de câncer, como o câncer de ovário. Todavia, alguns pacientes com diagnóstico relativamente benigno podem sobreviver por 20 a 40 anos, particularmente se receberem transplante de rim como parte do tratamento. O desafio para o nutricionista é orientar pacientes com uma doença crônica, pois serão os principais responsáveis por implementar as recomendações nutricionais pelo resto de suas vidas. Portanto, a intervenção para DRET compartilha muitas similaridades com a do diabetes.

É de responsabilidade do nutricionista renal desenvolver um relacionamento duradouro com os pacientes e suas famílias, servindo como um aliado para ajudá-los a fazer as melhores escolhas nutricionais por um longo período. A compreensão acerca dos fardos de uma dieta complexa, desafiadora e em constante mudança sugere transferência da informação ao paciente renal e sua família de forma manejável, flexível e facilmente compreensível. As habilidades para essa tarefa são tão desafiadoras, quando não mais, quanto manter os níveis de ferro ou a massa corporal do paciente. Ferramentas essenciais incluem a empatia e o uso de técnicas como orientação motivacional e terapia cognitivo-comportamental (ver Capítulo 13).

Coordenação de cuidados na doença renal em estágio terminal

A conduta do nutricionista no cuidado de pacientes em diálise é única, pois é determinada por órgão federal nos EUA. Assim é também a posição do nutricionista na equipe de cuidados interdisciplinares de saúde dentro de cada unidade de diálise. A abordagem em equipe constitui um importante aspecto de todo o cuidado de saúde; todavia, sua importância é maior na equipe de diálise, que consiste em paciente, enfermeiro renal, assistente social renal, nefrologista e nutricionista renal. O cuidado com esses pacientes com DRET a longo prazo requer habilidade e compaixão de cada membro da equipe trabalhando em conjunto. Níveis avançados de prática estão disponíveis para nutricionistas que desejam ser certificados como renais nos EUA. Esses profissionais podem ser certificados por meio de um exame aplicado pela Academy of Nutrition and Dietetics para que se tornem especialistas em nutrição renal.

Dietas de emergência para pacientes em diálise

Quando falhas no fornecimento de energia elétrica, enchentes, tempestades, furacões ou terremotos ameaçam uma comunidade, ameaçam as pessoas mais vulneráveis dessa localidade. Pacientes em HD necessitam de energia elétrica e fontes de água para realizar seu tratamento em domicílio. Pacientes em DP necessitam de ambiente limpo e acesso a seus suprimentos. Se esses pacientes realizarem o procedimento em uma unidade de diálise, necessitam de acesso a transporte. Devido aos resultados negativos de desastres naturais recentes, o programa de DRET federal do governo norte-americano especificou que pacientes e profissionais da saúde devem estar familiarizados com terapias nutricionais alternativas quando a diálise não estiver disponível em razão de uma emergência natural ou causada pelo ser humano. O Boxe 34.3 demonstra o tipo de nutriente e a informação prática que devem ser considerados quando pacientes passam dias sem diálise, ou quando precisam ser evacuados a um local onde não conseguirão atender às suas necessidades nutricionais urgentes.

Manejo médico (tratamento conservador) ou cuidado paliativo

A decisão de manter ou descontinuar a diálise e optar por cuidados de fim da vida é difícil e emotiva. Fatores como práticas religiosas, idade, qualidade de vida e comorbidades exercem um importante papel na decisão. Pacientes que são candidatos inadequados para diálise ou transplante podem se beneficiar de dieta com baixo teor proteico e de sódio a fim de minimizar seus sintomas físicos, como falta de ar e uremia. O cuidado paliativo pode ser oferecido com objetivo de equilibrar os desejos do paciente por escolhas de alimentos e os complexos efeitos adversos (Rak et al., 2017).

Boxe 34.3 Plano de dieta de emergência para diálise.

Este plano funcionará por curtos períodos (5 dias ou menos) quando os pacientes não puderem realizar diálise.

O Plano de Dieta de Emergência não substitui a diálise; deve ser utilizado somente em caso de uma emergência.

Diretrizes
1. Limitar a carne para 80 a 110 g/dia
2. Evitar todas as frutas e os vegetais ricos em potássio
3. Consumir somente um a dois copos de 230 mℓ/dia de líquido
4. Preferir alimentos com baixo teor de sal
5. Não utilizar sal ou substitutos
6. Utilizar gorduras e açúcares para calorias extra
7. Se faltar energia elétrica por um dia inteiro, alimentos do refrigerador deverão ser consumidos primeiro
8. Pacientes deverão consumir alimentos congelados enquanto eles ainda apresentarem cristais de gelo no centro.
9. Pacientes deverão ter um *kit* de emergência portátil que possam levar consigo até um abrigo. Amostras de alimentos estão listadas no plano de dieta a seguir.

Plano de Dieta de Emergência

Se um alimento não constar nesta lista, o paciente em diálise não deverá consumi-lo.

(continua)

Boxe 34.3 Plano de dieta de emergência para diálise. (*Continuação*)

Carne e alimentos proteicos (3 a 4 porções de 28 g/dia)
1 ovo
28 g de carne, peixe, tofu ou frango
¼ de xícara de peixe ou frango enlatado sem sal ou enxaguado
2 colheres de sopa de manteiga de amendoim sem sal
¼ de xícara de queijo *cottage*
½ lata de suplemento nutricional líquido comercial

Amido (6 a 10 porções/dia)
1 fatia de pão branco
½ *muffin* ou rosca
5 biscoitos salgados sem sal
2 biscoitos doces sem recheio
6 *cookies* amanteigados, *wafers* de baunilha
1 xícara de arroz ou macarrão prontos sem sal
1 xícara de trigo, arroz ou trigo triturado hidratado
1 xícara de arroz ou macarrão

Vegetais (1 escolha/dia)
Porção de ½ xícara de vagem, abobrinha, milho, beterraba, cenoura ou ervilha
Devem ser frescos ou congelados, não enlatados

Frutas (3 a 4 porções/dia)
1 maçã pequena
15 uvas
Porção de ½ xícara de frutas vermelhas, cerejas, compota de maçã, peras ou abacaxi em conserva

Gorduras e óleo (6 ou mais porções/dia)
1 colher de chá de manteiga, margarina, óleo ou maionese

Líquidos (1 a 2 escolhas/dia)
1 copo de água, café, chá, refrigerante
½ xícara de Ensure Plus®, Boost Plus® ou Nepro®
½ xícara de leite, meio a meio, soja ou leite de arroz
Suco de oxicoco (*cranberry*), maçã ou uva; ou Kool-Aid®

***Kit* de emergência**
Tenha os seguintes objetos guardados em uma caixa ou bolsa de fácil acesso:
Alimentos listados no Plano de Dieta de Emergência
Abridor de latas
2 galões (cerca de 7 ℓ) de água destilada
Água sanitária, 1 colher de sopa/galão de água para esterilização
Lanterna e pilhas extras
Faca afiada
Papel-alumínio
Recipientes de plástico com tampa
Xícara de medida
Garfo, faca, colher
Rádio transistor operado a pilha
Suprimento de 1 semana de medicamentos mantidos à mão, incluindo medicamentos para pressão arterial e quelantes de fosfato (a insulina e alguns outros medicamentos devem ser mantidos refrigerados ou frios)

Dicas de armazenamento
1. Armazenar os objetos em um lugar limpo e seco, como uma lata de lixo ou balde de plástico novos
2. Etiquetar e datar quando o alimento for armazenado
3. Trocar todo o alimento e água 1 vez/ano. Consumir o alimento não utilizado ou doá-lo a um banco de alimentos.

Informação da Dieta de Emergência para Diálise fornecida por Katy Wilkens, MS, RDN. Copyright Northwest Kidney Centers, 2019. Para mais informação sobre dieta de emergência, ver https://www.nwkidney.org ou seu *website* local de Network Coordinating Council.

CASO CLÍNICO

HC é um homem nipo-americano de 67 anos.
Creatinina sérica 3,3 mg/dℓ; ureia, 72 mg/dℓ; albumina, 2,9 mg/dℓ; potássio, 3,3 mEq/ℓ; fósforo, 6,7 mg/dℓ; cálcio, 8,5 mg/dℓ.
Anamnese: diabetes melito (DM) tipo 2, infarto, fibrilação atrial.
Prontuário do paciente: perda de 5 kg de massa corporal em 1 mês. Paciente relata pouco apetite há 3 meses.
Queixa: "Não desfruto mais da comida como antes... O sabor da comida está estranho".
Queixa-se de sentir fraqueza ao fazer qualquer coisa a não ser ler ou assistir à TV.
Anamnese dieta revela que o paciente consome 0 a 10% das refeições. Rejeita suplementos enterais.
Massa magra 48 kg, % PCI: 91, IMC: 17,6, perda moderada de gordura e massa muscular.
Paciente relatado com lesão por pressão estágio III na região de cóccix.

Questões de cuidado nutricional
1. Qual é a TFGe calculada para HC?
2. Qual é seu estágio de doença renal crônica (DRC)?
3. Qual é o primeiro objetivo para orientação?
4. A quais fatores da dieta você se direcionaria com base nesses valores laboratoriais?
5. Qual é o objetivo da ingestão de proteínas?
6. Como você avaliaria melhora ou estabilidade da DRC do paciente?
7. O que você esperaria do paciente durante os próximos anos se as intervenções da dieta não forem seguidas?

REFERÊNCIAS BIBLIOGRÁFICAS

Adeva MM, Souto G: Diet-induced metabolic acidosis, *Clin Nutr* 30:416–421, 2011.
Beddhu S, Filipowicz R, Chen X, et al: Supervised oral protein supplementation during dialysis in patients with elevated C-reactive protein levels: a two phase, longitudinal, single center, open labeled study, *BMC Nephrol* 16:87, 2015.
Borges NA, Carmo FL, Stockler-Pinto MB, et al: Probiotic supplementation in chronic kidney disease: a double blind randomized placebo controlled trial, *J Ren Nutr* 28(1):28–36, 2018.
Centers for Disease Control and Prevention: *Chronic kidney disease in the United States, 2019*, Atlanta, GA, 2019, US Department of Health and Human Services, Centers for Disease Control and Prevention.
Chang AR, Anderson C: Dietary phosphorus intake and the kidney, *Annu Rev Nutr* 37:321–346, 2017.
Cheng SC, Young DO, Huang Y, et al: A randomized, double-blind, placebo-controlled trial of niacinamide for reduction of phosphorus in hemodialysis patients, *Clin J Am Soc Nephrol* 3(4):1131–1138, 2008. doi:10.2215/CJN.04211007
Collins AJ, Foley RN, Gilbertson DT, et al: United States Renal Data System public health surveillance of chronic kidney disease and end-stage renal disease, *Kidney Int Suppl* 5(1):2–7, 2015.
Curhan GC, Taylor EN: 24-h uric acid excretion and the risk of kidney stones, *Kidney Int* 73:489–496, 2008.
Edalat-Nejad M, Zameni F, Talaiei A: The effect of niacin on serum phosphorus levels in dialysis patients, *Indian J Nephrol* 22(3):174–178, 2012.
Ferraro PM, Taylor EN, Gambaro G, et al: Soda and other beverages and the risk of kidney stones, *Clin J Am Soc Nephrol* 8:1389–1395, 2013.
Ferraro PM, Curhan GC, Gambaro G, et al: Total, dietary and supplemental vitamin C intake and risk of incident kidney stones, *Am J Kidney Dis* 67:400–407, 2016a.

Ferraro PM, Mandel EI, Curhan GC, et al: Dietary protein and potassium, diet-dependent net acid load, and risk of incident kidney stones, *Clin J Am Soc Nephrol* 11(10):1834–1844, 2016b.

Ferraro PM, Taylor EN, Gambaro G, et al: Dietary and lifestyle risk factors associated with incident kidney stones in men and women, *J Urol* 198(4):858–863, 2017a.

Ferraro PM, Taylor EN, Gambaro G, et al: Vitamin D intake and the risk of incident kidney stones, *J Urol* 197(2):405–410, 2017b.

Ferraro PM, Taylor EN, Gambaro G, et al: Vitamin B6 intake and the risk of incident stones, *Urolithiasis* 46(3):265–270, 2018. doi:10.1007/s00240-017-0999-5.

Goraya N, Simoni J, Jo CH, et al: A comparison of treating metabolic acidosis in CKD stage 4 hypertensive kidney disease with fruits and vegetables or sodium bicarbonate, *Clin J Am Soc Neprhol* 8(3):371–381, 2013.

Garofalo C, Borrelli S, Provenzano M, et al: Dietary salt restriction in chronic kidney diseas: a meta-analysis of randomized clinical trials, *Nutrients* 10:732, 2018.

Gallieni M, Cupisti A: DASH and mediterranean diets as nutritional interventions for CKD Patients, *Am J Kidney Dis* 68(6):828–830; 2016.

Guerra A, Folesani G, Nouvenne A, et al: Family history influences clinical course of idiopathic calcium nephrolithiasis: case control study of a large cohort of Italian patients, *J Nephrol* 29(5):645–651, 2016.

Hattori CM, Tiselius HG, Heilberg IP: Whey protein and albumin effects upon urinary risk factors for stone formation, *Urolithiasis* 45(5):421–428, 2017.

Heilberg IP, Goldfarb DS: Optimum nutrition for kidney stone disease, *Adv Chronic Kidney Dis* 20:165–174, 2013.

Hermann SM, Suarez LG: Oxalate nephropathy due to high oxalate vegan diet, Renal, *Nutrition Forum* 36(3):1, 2017.

Holmes RP, Knight J, Assimos DG: Lowering urinary oxalate excretion to decrease calcium oxalate stone disease, *Urolithiasis* 44(1):27–32, 2016.

Khneizer G, Al-Taee A, Mallick MS, et al: Chronic dietary oxalate nephropathy after intensive dietary weight loss regimen, *J Nephropathol* 6(3):126–129, 2017.

KDIGO 2013: *Kidney International Supplements*. 3(3):271–279, 2013. doi:10.1038/kisup.2013.34.

Kiwull-Schöne H, Kiwull P, Manz F, et al: Food composition and acid-base balance: alimentary alkali depletion and acid load in herbivores, *J Nutr* 138:431S–434S, 2008.

Krieger NS, Bushinsky DA: The relation between bone and stone formation, *Calcif Tissue Int* 93:374–381, 2013.

Lacson E, Wang W, Zebrowski B, et al: Outcomes associated with intradialytic oral nutritional supplements in patients undergoing maintenance hemodialysis: a quality improvement report, *Am J Kidney Dis* 60(4):591–600, 2012.

Langman CB, Grujic D, Pease RM et al. A Double-Blind, Placebo Controlled, Randomized Phase 1 Cross-Over Study with ALLN-177, an Orally Administered Oxalate Degrading Enzyme. Am Jour Nephrol, 44(2):150-8, 2016

Lau WL, Vaziri ND: The leaky gut and altered microbiome in chronic kidney disease, *J Ren Nutr* 27(6), 458–461, 2017. doi:10.1053/j.jrn.2017.02.010.

León JB, Sullivan CM, Sehgal AR: The prevalence of phosphorus containing food additives in top-selling foods in grocery stores, *J Ren Nutr* 23(4):265-270.e2, 2013.

Li CC, Chien TM, Wu WJ, et al: Uric acid stones increase the risk of chronic kidney disease, *Urolithiasis* 46(6):543–547, 2018.

Lu D, Mukai H, Lindholm B, et al: Clinical global assessment of nutritional status as predictor of mortality in chronic kidney disease patients, *PLoS One* 12(12):e0186659, 2017.

Mahmoud H, Forni LG, McIntyre CW, et al: Myocardial Stunning occurs during intermittent haemodialysis for acute kidney injury, *Intensive Care Med* 43(6):942–944, 2017.

Malihi Z: Hypercalcemia, hypercalciuria, and kidney stones in long-term studies of vitamin D supplementation: a systematic review and meta-analysis, *Am J Clin Nutr* 104(4):1039–1051, 2016.

Minich DM, Bland JS: Acid-alkaline balance: role in chronic disease and detoxification, *Altern Ther Health Med* 13:62–65, 2007.

Morrow E, Marcus A, Byham-Gray L: Comparison of handheld indirect calorimetry device and. predictive energy equations among individuals on maintenance hemodialysis, *J Ren Nutr* 27(6):402–411, 2017.

Morgan MS, Pearle MS: Medical management of kidney stones, *BMJ* 352:i52, 2016.

National Kidney Foundation: *How to classify CKD*, Website: 2018.

National Kidney Foundation: *Know your kidney number: two simple tests*, 2017.

Nigwekar SU, Kroshinsky D, Nazarian RM, et al: Calciphylaxis: risk factors, diagnosis and treatment, *Am J Kidney Dis* 66(1):133–146, 2015.

Noori N, Honarkar E, Goldfarb DS, et al: Urinary lithogenic profile in recurrent stone formers with hyperoxaluria: a randomized controlled trial comparing DASH style and low oxalate diets, *Am J Kidney Dis* 63:456–463, 2014.

Penniston KL, Wertheim ML, Nakada SY, et al: Factors associated with patient recall of individualized dietary recommendations for kidney stone prevention, *Eur J Clin Nutr* 70(9):1062–1067, 2016.

Pizzorno J, Frassetto LA, Katzinger J: Diet induced acidosis: is it real and clinically relevant? *Br J Nutr* 103:1185–1194, 2010.

Rak A, Raina R, Suh T, et al: Palliative care for patients with end-stage renal disease: approach to treatment that aims to improve quality of life and relieve suffering for patients (and families) with chronic illnesses, *Clin Kidney J* 10(1):68–73, 2017.

Remer T, Manz F: Potential renal acid load of foods and its influence on urine pH, *J Am Diet Assoc* 95:791–797, 1995.

Sarnak MJ, Amann K, Bangalore S, et al: Chronic kidney disease and coronary artery disease, *J Am Coll Cardiol* 74(14):1823–1838, 2019.

Scales CD, Smith AC, Hanley JM, et al: Prevalence of kidney stones in the United States, *Eur Urol* 62(1):160–165, 2012.

Semins MJ, Asplin JR, Steele K, et al: The effect of restrictive bariatric surgery on urinary stone risk factors, *Urology* 76:826–829, 2010.

Shah S, Calle JC: Dietary and medical management of recurrent nephrolithiasis, *Cleve Clin J Med* 83(6):463–471, 2016.

Sorokin I, Mamoulakis C, Miyazawa K, et al: Epidemiology of stone disease across the world, *World J Urol* 35(9):1301–1320, 2017.

Sparks B: Nutritional considerations for dialysis vegetarian patients, part one, *J Ren Nutr* 28(2) e11–e14, 2018.

Tasian GE, Jemielita T, Goldfarb DS, et al: Oral antibiotics may raise risk of kidney stones Disease, *J Am Soc Nephrol* 29(6):1731–1740, 2018. doi:10.1681/ASN.2017111213

Taylor EN, Curhan GC: Dietary calcium from dairy and nondairy sources, and risk of symptomatic kidney stones, *J Urol* 190:1255–1259, 2013.

Taylor EN, Fung TT, Curhan GC: DASH-style diet associates with reduced risk of kidney stones, *J Am Soc Nephrol* 20:2253–2259, 2009.

Ticinesi A, Milani C, Guerra A, et al: Understanding the gut-kidney axis in nephrolithiasis: an analysis of the gut microbiota composition and functionality of stone formers, *Gut* 67(12):2097–2106, 2018.

Trinchieri A: Development of a rapid food screener to assess the potential renal acid load of diet in renal stone formers (LAKE score), *Arch Ital Urol Adrol* 84:36–38, 2012.

United States Renal Data System (USRDS): *2017 USRDS annual data report: epidemiology of kidney disease in the United States*, Bethesda, MD, 2016, US Department of Health and Human Services, National Institutes of Health, National Institute of Diabetes and Digestive and Kidney Diseases. Available at: https://www.usrds.org/adr.apsx.

Wallace RB, Wactawski-Wende J, O'Sullivan MJ, et al: Urinary tract stone occurrence in the Women's Health Initiative randomized clinical trial of calcium and vitamin D supplements, *Am J Clin Nutr* 94:270–277, 2011.

Wang H, Man L, Li G, et al: Association between serum vitamin D levels and the risk of kidney stone: evidence from a meta-analysis, *Nutr J* 15:32, 2016.

Wertheim ML, Nakada SY, Penniston KL: Current practice patterns of urologists providing nutrition recommendations to aptients with kidney stones, *J Endourol* 28(9):1127–1131, 2014.

Whelton PK, Appel LJ, Sacco RL, et al: Sodium, blood pressure, and cardiovascular disease: further evidence supporting the American Heart Association sodium reduction recommendations, *Circulation* 126:2880–2889, 2012.

Xu W, Zhang C, Wang XL, et al: Self-fluid management in prevention of kidney stones: a PRISMA-compliant systematic review and dose-response meat-analysis of observational studies, *Medicine (Baltimore)* 94(27):e1042, 2015.

Yang W, Xie W, Anderson AH, et al: Association of Kidney Disease Outcomes with risk factors for CKD: Findings from the Chronic Renal Insufficiency Cohort (CRIS) study, *Am J Kidney Dis* 63:236–243, 2014.

Yasui T, Suzuki S, Itoh Y, et al: Eicosapentanoic acid has protective effect on the recurrence of nephrolithissis, *Urol Int* 81:135–138, 2008.

Zilberman DE, Yong D, Albala DM, et al: The impact of societal changes on patterns of urolithiasis, *Curr Opin Urol* 20:148–153, 2010.

35

Nutrição Clínica para Tratamento, Prevenção e Sobrevida no Câncer

Ginger Hultin, MS, RDN, CSO*

TERMOS-CHAVE

agentes antiangiogênicos
angiogênese tumoral
antioxidantes
apoptose
benigno
bioterapia
bisfenol A (BPA)
caquexia do câncer
carcinogênese
carcinógeno
citocinas
cuidado paliativo
doença do enxerto *versus* hospedeiro (DEVH)
emetogênico
enterite por radiação
especialista em nutrição oncológica (ENO)
fator de crescimento semelhante à insulina-1 (IGF-1)
fator de necrose tumoral-alfa (caquexina)
fatores de crescimento hematopoéticos
fitoquímicos
genes supressores tumorais
hidrocarbonetos aromáticos policíclicos (HAPs)
iniciação
isotônico
metástase
mielossupressão
mitógeno
mucosite
mutações
neoplasia
neoplasia maligna
neuropatia periférica
neutropenia
nutrigenômica
oncogenes
oncologia
osteorradionecrose
pancitopenia
progressão
promoção
quimioprevenção
quimioterapia
radioterapia
síndrome de esvaziamento rápido (*dumping*)
sintomas de impacto nutricional
sistema de estadiamento tumor-linfonodo-metástase (TNM)
terapia antineoplásica
terapia hormonal
transplante de células hematopoéticas (TCH)
trismo
trombocitopenia
tumor
xerostomia

O câncer compreende um grupo de doenças que envolve a divisão e reprodução anormais e descontroladas de células que se disseminam pelo organismo. Alguns tipos de câncer podem ser monitorados ao longo do tempo e tratados como uma doença crônica, ao passo que outros são de difícil tratamento, levando à morte precoce. A etiologia do câncer não é claramente compreendida, mas é provavelmente multifatorial com fatores genéticos, ambientais, clínicos e de estilo de vida que interagem para produzir determinada malignidade (American Cancer Society [ACS], 2019b; National Institutes of Health [NIH], 2019] e National Cancer Institute [NCI], 2019b). A ACS prediz risco de desenvolvimento de câncer ao longo da vida nos EUA em pouco menos que a metade dos homens e pouco mais de um terço das mulheres (ACS, 2019b). Anualmente, nos EUA, o câncer é responsável por quase um a cada quatro óbitos e é a segunda causa mais comum de óbito após a doença cardíaca (ACS, 2019b). Estima-se que um terço das mais de 580 mil mortes precoces por câncer possam ser atribuídas a comportamentos nutricionais e de estilo de vida, como dieta inadequada, inatividade física, consumo de álcool, sobrepeso e obesidade. O uso de tabaco contribui significativamente com a morte por câncer em mais de 15 milhões de vidas perdidas desde a divulgação da advertência pelo Surgeon General, em 1964. Atualmente, quase uma a cada cinco mortes por câncer e outras doenças nos EUA é causada pelo uso de tabaco (ACS, 2019b).

Em geral, há menos norte-americanos morrendo por câncer, uma tendência que começou mais de 20 anos atrás. Para muitos, o câncer agora é uma doença crônica, como doenças cardíacas e diabetes. Segundo a ACS, há 15,5 milhões de sobreviventes norte-americanos vivendo com a história de câncer; isso significa que estão livres da doença, vivendo com evidências da doença ou recebendo tratamento para câncer (ACS, 2019b). Como resultado do progresso na detecção precoce do câncer e desenvolvimento de novas terapias, a sobrevida para todos os tipos de câncer é de 70% em indivíduos brancos e 63% em negros, comparada a, respectivamente, 39 e 27% nos anos 1960 (ACS, 2019b). O Relatório Anual para a Nação (*Annual Report to the Nation*) acerca do *status* do câncer de 1999 a 2015 encontrou que as taxas de incidência dessa doença caíram em homens, porém permaneceram estáveis em mulheres. Em geral, a taxa de mortalidade por câncer tem decaído significativamente em homens e mulheres, embora permaneçam diferenças nas taxas e tendências segundo raça e etnia (Cronin et al., 2018).

O custo de cuidados com câncer nos EUA representa um fardo para os pacientes, suas famílias e para a sociedade, estimado em mais de US$ 216,6 bilhões anualmente – US$ 80,2 bilhões para custos médicos diretos e US$ 130 bilhões para perda de produtividade resultante da perda de renda e morte prematura (ACS, 2019b; Inoue-Choi e Robien, 2013) (Figura 35.1).

---

*Partes deste capítulo foram escritas por Barbara Grant e Kathryn Hamilton.

Parte 5 Terapia Médica Nutricional

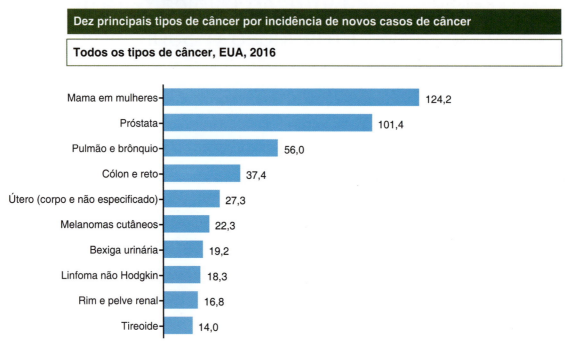

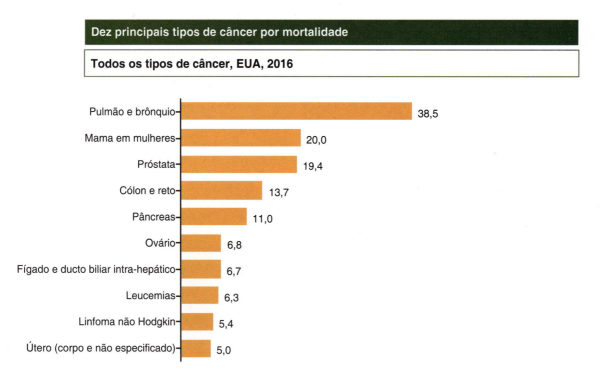

Figura 35.1 Grupo de Trabalho para Estatísticas do Câncer dos EUA (U.S. Cancer Statistics Working Group). U.S. Cancer Statistics Data Visualizations Tool, based on November 2018 submission data (1999-2016): U.S. Department of Health and Human Services, Centers for Disease Control and Prevention and National Cancer Institute; www.cdc.gov/cancer/dataviz, June 2019.

A ACS estabeleceu diretrizes para prevenção e detecção precoce do câncer (Boxe 35.1). Essas diretrizes de prevenção, para indivíduos não fumantes, incluem controle da massa corporal, escolhas da dieta e níveis de atividade física como os determinantes modificáveis mais importantes do risco de câncer (ACS, 2018b).

FISIOPATOLOGIA

A **carcinogênese** é a origem ou desenvolvimento do câncer. **Oncologia** é o ramo da medicina que se especializa na prevenção, no diagnóstico e no tratamento do câncer. Pesquisadores acreditam que alterações na função genética façam células normais se transformarem em células cancerosas.

Oncogenes são genes alterados, que promovem o crescimento tumoral e inibem a **apoptose** (morte celular programada). A inibição das vias de morte celular permite sobrevivência das células cancerosas geneticamente danificadas. **Genes supressores tumorais** são o oposto de oncogenes; são genes que se inativam nas células do câncer. Essa perda de função pode levar à aceleração do crescimento celular e, por fim, ao câncer. Exemplos de genes supressores tumorais incluem o gene da polipose adenomatosa do cólon (*APC*), genes do câncer de mama *BRCA1* e *BRCA2* e supressor tumoral, uma proteína envolvida na prevenção do câncer. Somente cerca de 5 a 10% de todos os cânceres ocorrem como resultado de alterações genéticas hereditárias, também denominadas **mutações** (ACS, 2018b). Fatores observados em famílias com câncer hereditário incluem:

- Muitos casos de câncer incomum ou de tipo raro
- Diagnóstico de câncer em idade mais precoce que o normal para alguns tipos de câncer
- Indivíduos com um tipo de câncer sendo diagnosticados com um segundo tipo
- Mais de um câncer de infância sendo diagnosticado em um grupo de irmãos
- Cânceres ocorrendo em um par de órgãos, como ambos os olhos, ambos os rins ou ambas as mamas
- Cânceres ocorrendo no sexo normalmente não afetado (p. ex., câncer de mama em homens)
- Cânceres ocorrendo em muitas gerações
- Alguns tipos de câncer observados em populações étnicas específicas (p. ex., indivíduos de ascendência judaica asquenaze com câncer de mama e ovário)
- Síndromes reconhecidas do câncer, como câncer colorretal não poliposo hereditário ou síndrome de Lynch, que aumenta o risco de desenvolver câncer gastrintestinal (GI), ovariano, uterino, cerebral ou de pele (NIH, 2019a; NCI, 2018a).

Profissionais de aconselhamento genético auxiliam indivíduos e suas famílias a avaliar seu risco de predisposição hereditária, como teste positivo para mutações genéticas e avaliação de risco.

Fases da carcinogênese

Um **carcinógeno** é um agente físico, químico ou viral que induz câncer. **Carcinogênese** é o processo biológico de múltiplos estágios, que ocorre progressivamente em três fases distintas: iniciação, promoção e progressão. A **iniciação** envolve a transformação de células produzidas pela interação de compostos químicos, radiação ou vírus com ácido desoxirribonucleico (DNA). Essa transformação ocorre rapidamente, embora as células possam permanecer dormentes por um período variável até que sejam ativadas por um agente de promoção. Após a lesão inicial, a transformação de células normais para um câncer detectável pode levar muitos anos, ou mesmo décadas. Durante a **promoção**, células iniciadas multiplicam-se e escapam dos mecanismos que protegem o organismo do crescimento e da disseminação descontrolados. Estabelece-se uma **neoplasia**, tecido novo e anormal sem função útil. Na terceira fase, **progressão**, células tumorais agregam-se e crescem para uma **neoplasia maligna** ou **tumor** completo.

No processo conhecido como **metástase**, a neoplasia adquire capacidade de invasão para se disseminar até tecidos e órgãos distantes. Para que um câncer sofra metástase, ele precisa desenvolver seu próprio suprimento sanguíneo, a fim de sustentar seu crescimento de células anormais em divisão rápida. Em células normais, a angiogênese promove formação de novos vasos sanguíneos, que são essenciais para suprir os tecidos com oxigênio e nutrientes. Nas células cancerosas, a **angiogênese tumoral** ocorre quando tumores tornam-se capazes de desenvolver novos vasos sanguíneos necessários para seu crescimento e metástase.

NUTRIÇÃO E CARCINOGÊNESE

A nutrição pode modificar o processo de carcinogênese em qualquer estágio, incluindo o metabolismo carcinogênico, defesa celular e do hospedeiro, diferenciação celular e crescimento tumoral. Estimativas do World Cancer Research Fund (WCRF) indicam que um quarto a um terço de todos os cânceres que ocorrem em países de alta renda, como EUA, Canadá e Austrália devem-se à má-nutrição, à inatividade física e ao excesso de massa corporal (ACS, 2019b).

Boxe 35.1 Recomendações para prevenção do câncer.

American Cancer Society (ACS)
- Adotar estilo de vida fisicamente ativo. Adultos devem realizar ao menos 150 min de atividade de intensidade moderada ou 75 min de atividade vigorosa por semana, ou uma combinação equivalente, preferencialmente distribuída ao longo da semana
- Alcançar e manter a massa corporal saudável por toda a vida. Ser tão magro quanto possível durante a vida sem ficar abaixo da massa corporal. Evitar ganho de massa corporal excessiva em todas as idades
- Consumir uma dieta saudável, com ênfase em fontes vegetais. Escolher alimentos e bebidas em quantidades que ajudem a manter a massa corporal saudável. Limitar o consumo de carnes processadas e carne vermelha. Comer ao menos 2 ½ xícaras de vegetais e frutas por dia. Preferir grãos integrais em vez de produtos à base de grãos refinados
- Se você é consumidor de bebidas alcoólicas, limite o consumo. Não ingerir mais que uma bebida por dia para mulheres e duas por dia para homens

American Institute for Cancer Research/ World Cancer Research Fund (AICR/WCRF)
- Gordura corporal: ser tão magro quanto possível dentro da faixa normal de massa corporal
- Atividade física: ser fisicamente ativo como parte da vida cotidiana
- Alimentos e bebidas que promovem ganho de massa corporal: limitar consumo de alimentos densos em calorias. Evitar bebidas com adição de açúcar
- Alimentos vegetais: ingerir alimentos em sua maioria de origem vegetal
- Alimentos animais: limitar ingestão de carne vermelha e evitar carne processada
- Bebidas alcoólicas: limitar consumo de bebidas alcoólicas
- Preservação, processamento e preparo: limitar consumo de sal. Evitar cereais (grãos) e sementes (leguminosas) mofados
- Suplementos dietéticos: buscar atender às necessidades nutricionais somente por meio da dieta
- Amamentação: mães devem amamentar; bebês devem ser amamentados
- Sobreviventes de câncer: seguir as mesmas recomendações

Dados de Kushi LH et al. American Cancer Society guidelines on nutrition and physical activity for cancer prevention: reducing the risk of cancer with healthy food choices and physical activity, *CA Cancer J Clin* 62:30, 2012; World Cancer Research Fund (WCRF), American Institute for Cancer Research (AICR): Food, nutrition, physical activity, and the prevention of cancer: a global perspective, Washington, DC, 2007, WCRF and AICR.

Estudos que abordam o papel da nutrição e da dieta como fatores causais de câncer buscam identificar relações entre as dietas de grupos de populações e categorias de indivíduos e a incidência de cânceres específicos (Thomson et al., 2014). Grupos de indivíduos são comparados em estudos de caso-controle, coorte e transversais. Na pesquisa de câncer, epidemiologistas observam populações humanas e avaliam como diferentes pessoas são diagnosticadas com câncer, que tipos de câncer ocorrem em diferentes populações e culturas e que fatores (como dieta e estilo de vida) exercem um papel no desenvolvimento de cânceres.

A complexidade absoluta dos padrões de dieta diversos representa um desafio para pesquisas. Milhares de compostos são encontrados em uma dieta normal; alguns são bem estudados e outros menos conhecidos e pouco mensurados. Alguns carcinógenos dietéticos são pesticidas ou herbicidas de ocorrência natural, produzidos por plantas para proteção contra fungos, insetos, predadores animais ou micotoxinas, que são metabólitos secundários produzidos por fungos presentes em alimentos (p. ex., aflatoxinas, fumonisinas ou ocratoxinas). Os métodos de preparo e preservação dos alimentos também podem contribuir com a ingestão de carcinógenos pela dieta. Exemplos de facilitadores da carcinogênese presentes na dieta podem ser a gordura saturada da carne vermelha ou os **hidrocarbonetos aromáticos policíclicos (HAPs)** que se formam na superfície da carne grelhada em altas temperaturas. Felizmente, as dietas também contêm inibidores de carcinogênese. Esses compostos incluem **antioxidantes** (p. ex., vitamina C, carotenoides, vitamina E, selênio, zinco) e **fitoquímicos** (compostos biologicamente ativos presentes nas plantas) (Tabela 35.1). Antioxidantes da dieta varrem e neutralizam radicais livres, impedindo que causem lesões no organismo (NCI, 2017).

Um fato que complica o estudo de nutrição, dieta e câncer é o fato de que a modificação de um componente principal da dieta pode causar mudança em outras partes da dieta. Por exemplo, a diminuição da proteína animal também reduz a gordura saturada. Essa cascata torna difícil a interpretação de achados de estudos porque os efeitos não podem ser associados claramente a um único fator. Complicações adicionais à interpretação podem resultar do fato de que células cancerosas podem apresentar crescimento rápido ou longo período latente ou dormente. O aspecto de crescimento lento, latente ou dormente da progressão da doença dificulta o apontamento de padrões da dieta presentes no momento do diagnóstico com relação ao momento real da iniciação e promoção celular. Pesquisas epidemiológicas e estudos em animais fornecem um método viável para descobrir as ligações entre nutrição e câncer em humanos.

Álcool

O consumo de álcool foi responsável por 3 milhões de óbitos por ano no mundo todo, em 2018, e constitui um fator de risco modificável para mortes relacionadas a câncer nos EUA (Bender et al., 2013; WHO, 2018). Está associado ao aumento do risco de câncer para cânceres da cavidade oral, faringe, laringe, esôfago, cólon, reto, estômago, pâncreas, vesícula biliar, fígado e mama (em mulheres pré e pós-menopáusicas). Para o câncer colorretal e de estômago, fígado e rins, o consumo diário de duas ou mais doses de bebida alcoólica aumenta significativamente o risco em comparação com indivíduos que não consomem álcool (Bagnardi et al., 2015; WCRF/AICR, 2018).

O álcool também pode afetar negativamente a evolução da saúde para alguns sobreviventes de câncer. O consumo de álcool foi associado ao aumento do risco de mortalidade geral em sobreviventes de câncer, particularmente de câncer de cabeça e pescoço, levando a menores taxas de sobrevida. As recomendações de ingestão de álcool devem ser ajustadas de forma individual, considerando o tipo de câncer, a anamnese da dieta e metas de saúde (Rock et al., 2012). Também foi encontrado aumento do risco de recidiva de câncer ao se combinarem dados de concentrações de álcool pré e pós-diagnóstico. O álcool está associado ao aumento do risco de recidiva de câncer de mama e aumento da mortalidade em sobreviventes de carcinoma hepatocelular, linfoma não Hodgkin, câncer de laringe e faringe e de cabeça e pescoço (Schwedhelm et al., 2016).

O hábito concomitante de tabagismo e alcoolismo aumenta sobremaneira o risco de câncer, particularmente para cânceres do sistema digestório superior e do sistema respiratório (WCRF/AICR, 2018). Ademais, a má-nutrição associada ao alcoolismo pode ser um importante fator de aumento do risco de alguns tipos de câncer. Nos EUA, se os indivíduos optarem por consumir álcool, recomenda-se que a ingestão seja limitada a, no máximo, duas doses em homens e uma dose em mulheres por dia. O tamanho das doses de bebidas alcoólicas inclui cerveja (345 mℓ), vinho (148 mℓ) e destilados (44 mℓ de grau 80), embora o WCRF/AICR recomende que o melhor é não consumir álcool (Dietary Guidelines for Americans, 2018; Kushi et al., 2012; WCRF/AICR, 2018) (Figura 35.2).

Ingestão de energia e massa corporal

A obesidade constitui fator de risco para alguns tipos de câncer e pode corresponder a até 20% de toda a mortalidade ligada ao câncer (Arnold et al., 2016; Arnold et al., 2017; Bender et al., 2013; Kushi et al., 2012). Isso torna a manutenção de massa corporal saudável o segundo fator de estilo de vida mais importante na redução do risco de câncer, sendo o

Tabela 35.1 Fitoquímicos presentes em vegetais e frutas que podem apresentar propriedades protetoras contra câncer.

Cor	Fitoquímico	Vegetais e frutas	Benefícios potenciais
Vermelha	Licopeno	Tomate e produtos do tomate, mamão papaia, pomelo rosa, melancia	Proteção contra câncer de próstata
Vermelha e roxa	Antocianinas, polifenóis	Frutas vermelhas, uva, vinho tinto, ameixa, repolho roxo, amendoim	Prevenção da formação de câncer, redução da inflamação e suporte antioxidante
Laranja	Alfa e betacarotenos	Cenoura, manga, abóbora, batata-doce	Proteção contra câncer oral, esofágico, faríngeo, laríngeo e de pulmão. Melhora da resposta imune
Amarela e verde	Luteína, zeaxantina	Couve *kale*, espinafre, couve, dente-de-leão, folhas de mostarda e nabo, aspargo, moranga cozida	Proteção contra lesão do DNA
Verde	Sulforafanos, indóis	Rúcula, acelga-chinesa, repolho, brócolis, couve-de-bruxelas, couve-flor, agrião	Modificação da metilação do DNA que regula direta e indiretamente a progressão do câncer
Branca e verde	Sulfetos alílicos	Alho-poró, cebola, alho, cebolinha	Proteção contra câncer de estômago e câncer colorretal

American Institute for Cancer Research/World Cancer Research Fund: *Diet – what to eat to lower cancer risk*, 2018b; Bender A, Collins K, Higginbotham S: Nutrition and cancer prevention. In Leser M, Ledesma N, Bergerson S et al., editors: Oncology nutrition for clinical practice, Chicago, 2013, Oncology Dietetic Practice Group.

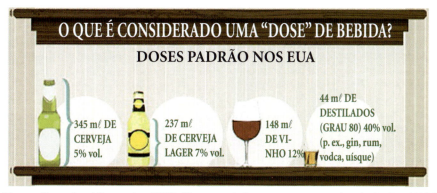

Figura 35.2 Centers for Disease Control and Prevention (CDC). Diagrama de fatos – consumo moderado de álcool (CDC. *Fact Sheet – Moderate Drinking* [*website*]. https://www.cdc.gov/alcohol/fact-sheets/moderate-drinking.htm.)

primeiro o não tabagismo (Bender et al., 2013). Atualmente, 70,2% dos adultos norte-americanos têm sobrepeso ou obesidade (Centers for Disease Control and Prevention [CDC], 2018). A relação entre massa corporal, índice de massa corporal ou massa corporal relativa e câncer de local específico já foi amplamente investigada; foi encontrada associação positiva com câncer oral/laríngeo/faríngeo, câncer de esôfago, pâncreas, vesícula biliar, mama (pós-menopáusico), endométrio, rim, cólon, reto, cárdia do estômago, fígado, ovário, tireoide, mieloma múltiplo e meningioma (Arnold et al., 2016; Arnold et al., 2017). A gordura corporal é um tecido metabolicamente ativo, que produz estrógeno e proteínas capazes de elevar as concentrações de insulina e outros hormônios, incluindo o fator de crescimento semelhante à insulina-1 (IGF-1) e a leptina, os quais podem provocar inflamação. Quanto maior for o período durante o qual um indivíduo permanece com sobrepeso, mais significativa será a associação com a incidência de todos os cânceres ligados à obesidade. Por exemplo, para o câncer de mama pós-menopáusico e o câncer de endométrio, cada 10 anos de aumento do estado de sobrepeso na vida adulta relaciona-se a aumento do risco em 5 e 17%, respectivamente (Arnold et al., 2016; Arnold et al., 2017; AICR, 2018a; Bender et al., 2013).

A obesidade, a idade, a hiperglicemia e a incidência de síndrome metabólica exercem um importante papel nos níveis circulantes do **fator de crescimento semelhante à insulina-1 (IGF-1)**. O IGF-1 é um polipeptídeo secretado primariamente pelo fígado e possui um papel-chave no crescimento e desenvolvimento normais, atuando como um **mitógeno**, substância química que estimula células a dividirem-se, podendo promover o crescimento e a reprodução das células cancerosas ao mesmo tempo que inibe a apoptose. Níveis circulantes elevados têm sido associados ao desenvolvimento e à progressão de câncer de próstata, mama, pulmão e cólon (Adachi et al., 2016; Bender et al., 2013). A secreção de IGF-1 aumenta quando as concentrações de insulina aumentam. A obesidade e a ingestão aumentada de carboidratos podem potencialmente aumentar a resistência à insulina e elevar seus níveis circulantes. Essa área de pesquisa conecta muitos fatores de risco conhecidos entre nutrição, dieta e câncer (Park et al., 2014).

A atividade física é um componente crítico do manejo da massa corporal, massa corporal magra ideal e balanço energético. As Diretrizes de Nutrição e Atividade Física para Prevenção do Câncer (*Nutrition and Physical Activity Guidelines for Cancer Prevention*) e as Diretrizes para Sobreviventes de Câncer (*Guidelines for Cancer Survivors*), da ACS, encorajam indivíduos a engajarem-se, no mínimo, em 150 minutos por semana de atividade física moderada ou, no mínimo, 75 minutos por semana de atividade vigorosa (Kushi et al., 2012; Rock et al., 2012) (Tabela 35.2).

Atingir e manter um balanço energético e massa corporal razoáveis deve ser a meta primária de todos os indivíduos, incluindo sobreviventes de câncer, pois o sobrepeso e a obesidade parecem aumentar o risco de desenvolvimento de câncer, recidiva de câncer e redução da sobrevida (Kushi et al., 2012; Rock et al., 2012) (Boxe 35.2).

Gordura

A gordura da dieta já foi estudada em associação ao risco e recidiva de câncer. Parece haver uma ligação inconsistente entre certos tipos de câncer e quantidade de gordura na dieta. Sabe-se que dietas que contêm quantidade significativa de gordura contêm maior quantidade de carne e calorias, as quais contribuem com o sobrepeso e a obesidade, bem como maior risco de câncer.

Complicando mais o cenário, uma ligação adicional entre gordura, carne e risco de câncer resulta do preparo e processamento da carne, como presença de aminas heterocíclicas (AHCs) e/ou HAPs do

Tabela 35.2 American Cancer Society: atividade física moderada e vigorosa.

	Atividades moderadas (movimentação ao ponto de conseguir falar, porém não cantar)	Atividades vigorosas (movimentação ao ponto de conseguir falar algumas palavras, porém não frases completas)
Exercício e lazer	Caminhar, dançar, ciclismo por lazer, patinação em solo ou gelo, equitação, canoagem, ioga	*Cooper* ou corrida, ciclismo rápido, treino de peso em circuito, dança aeróbica, artes marciais, pular corda, natação
Esportes	Vôlei, golfe, softbol, basebol, *badminton*, tênis em dupla, esqui em descida livre	Futebol, hóquei de campo ou gelo, lacrosse, tênis de um jogador, raquetebol, basquetebol, esqui *cross-country*
Atividades domésticas	Cortar grama, jardinagem geral	Cavar, carregar e arar, construção, carpintaria
Atividade no trabalho	Caminhar ou levantar peso como parte do trabalho (serviço de zeladoria, trabalho em fazenda, reparo de automóveis ou máquinas)	Trabalho manual pesado (silvicultura, construção, serviço de bombeiro).

American Cancer Society (ACS): https://www.cancer.org; Kushi LH et al. American Cancer Society guidelines on nutrition and physical activity for cancer prevention: reducing the risk of cancer with healthy food choices and physical activity, *CA Cancer J Clin* 62:30, 2012.

> **Boxe 35.2 Comer menos reduz o risco de câncer?**
>
> Estudos em animais demonstraram que tanto a restrição crônica quanto intermitente de calorias têm efeitos anticancerígenos. Ambas as formas de restrição podem reduzir as concentrações do fator de crescimento semelhante à insulina-1 (IGF-1) e leptina, ao passo que aumentam as concentrações de adiponectina e melhoram a sensibilidade à insulina. Foram realizados estudos baseados em populações sobre câncer de mama e restrição calórica crônica, embora a adesão tenha sido baixa em alguns devido aos desafios da restrição constante. Por essa razão, o jejum intermitente (JI) tem sido mais apropriado para alguns indivíduos e foi associado à perda de massa corporal e concentrações significativamente mais baixas de IGF-1 em alguns participantes. O JI pode ser realizado de diversas formas, incluindo jejum em dias alternados, 2 vezes/semana ou por 12 a 16 h dentro de um período de 24 h. Isso também pode ser chamado "alimentação restrita por tempo". A restrição calórica sem má-nutrição parece exercer efeito positivo sobre a prevenção do câncer em animais; não está claro se esse efeito se traduz em seres humanos e se a restrição crônica ou o JI podem ser mais desejáveis para a complacência e evolução do câncer (Chen et al., 2016; Fontana et al., 2016; Harvie e Howell, 2016).

cozimento, formação de compostos N-nitrosos carcinogênicos (CONs) do processamento e potencial influência do ferro heme em promover câncer (Bender et al., 2013; WCRF/AICR, 2018).

Como a gordura da dieta está correlacionada com a ingestão de outros nutrientes e componentes da dieta, é difícil distinguir entre os efeitos dessa gordura ou proteínas, calorias totais e compostos carcinogênicos na prevenção do câncer. Desse modo, as atuais recomendações da ACS preconizam limitar o consumo de carnes processadas e carnes vermelhas (Kushi et al., 2012).

Um grande estudo prospectivo randomizado investigou o consumo de gordura presente como parte da dieta e toda a mortalidade por câncer, demonstrando resultados mistos. A Women's Health Initiative (WHI) descobriu que a adoção de um padrão dietético com baixo teor de gordura levou à menor incidência de morte por câncer de mama, embora não tenha ocorrido redução na mortalidade por outros tipos de câncer (Chlebowski et al., 2018). As atuais recomendações concentram-se em limitar alimentos altamente processados com alto teor de gordura e adição de açúcar, bem como limitar a carne vermelha na dieta. Isso diminui a quantidade de gordura *trans* e gordura saturada da dieta (WCRF/AICR, 2018).

O maior consumo de ácidos graxos ômega-3 (alimentos como peixes gordurosos, óleo de linhaça e algumas algas) em relação ao ômega-6 (gorduras poli-insaturadas, como óleo de cártamo e óleo de girassol) potencialmente diminui o risco de câncer por atuar no sentido de reduzir a inflamação, proliferação celular e angiogênese, com aumento da apoptose (Bender et al., 2013). Todavia, foram encontrados resultados contraditórios em estudos com humanos, o que torna o benefício incerto (Weylandt et al., 2015). As diferenças observadas possivelmente devem-se à diferença de resposta ao ômega-3 do alimento comparada à ingestão de ômega-3 na forma de suplemento.

Açúcar e adoçantes não nutritivos

Estudos sugerem que dietas com alto teor glicêmico que aumentam a glicemia pós-prandial podem aumentar o risco de câncer por produzirem concentrações elevadas de IGF-1 no organismo. Um grande estudo prospectivo (EPIC-Itália) descobriu que a dieta de alto nível glicêmico foi associada ao aumento do risco de câncer de cólon e bexiga (Sieri et al., 2017). As Diretrizes Dietéticas para Americanos (*Dietary Guidelines for Americans*) de 2015-2020 recomendam limitar calorias de açúcares adicionados à dieta, especificamente para menos que 10% de todas as calorias consumidas por dia (Dietary Guidelines for Americans, 2018). Bebidas adoçadas, alimentos com alta densidade energética e alimentos altamente processados podem promover ganho de massa corporal, devendo seu consumo ser limitado para auxiliar na prevenção do câncer (Bender et al., 2013).

A Food and Drug Administration (FDA) aprovou oito adoçantes não nutritivos (acessulfame de potássio, aspartame, extrato de *luo han guo* [fruta-dos-monges], neotame, sacarina, estévia, advantame e sucralose) para uso em alimentos e regula tais adoçantes como aditivos alimentícios; são geralmente reconhecidos como seguros (GRAS) quando utilizados com moderação (Academy of Nutrition and Dietetics [AND], 2012; FDA, 2018). Adoçantes não nutritivos, descritos como de "alta intensidade", fornecem pouca ou nenhuma energia, pois adoçam em quantidades mínimas. Esses adoçantes foram investigados primariamente com relação a potenciais questões adversas de saúde, incluindo segurança a longo prazo e carcinogenicidade, embora múltiplos estudos dos últimos 20 anos ou mais tenham indicado que, em quantidades razoáveis, seu consumo seja seguro (NCI, 2016a). Outros substitutos de açúcar do mercado incluem alcoóis (p. ex., manitol, sorbitol, xilitol), os quais não são considerados adoçantes não nutritivos, embora sejam empregados de maneira similar (AND, 2012).

Proteína

A maioria das dietas que contêm quantidades significativas de proteína também contêm quantidades significativas de carne e gordura e menores quantidades de fibras alimentares. O efeito da proteína sobre a carcinogênese depende da origem e do tipo de tumor, bem como do tipo de proteína consumida e conteúdo geral de calorias da dieta, pois isso se relaciona com a regulação da massa corporal. Alguns estudos sugerem que a restrição da ingestão de proteínas pode diminuir as concentrações de IGF-1 e exercer efeitos protetores contra câncer, podendo até mesmo retardar a progressão de tumores em modelos animais. É preciso notar que estudos em humanos afirmam que a restrição proteica não é adequada para adultos idosos acima de 65 anos e que pessoas realizando tratamento de câncer em qualquer idade também têm requerimento aumentado. Devido à ligação entre o consumo de carne vermelha e processada e o câncer, a American Cancer Society e o American Institute for Cancer Research recomendam limitar esses alimentos e consumir mais proteínas de origem vegetal, como leguminosas, castanhas e sementes (Levine et al., 2014; Melina, 2016; WCRF/AICR, 2018).

Alimentos defumados, grelhados, conservas e carnes processadas

Carnes processadas são tratadas de forma a preservar o sabor, em geral por serem defumadas, curadas, salgadas ou receberem adição de conservantes químicos. Carnes processadas incluem carne-seca, mortadela, *pepperoni*, presunto, *bacon*, salsichas, *pastrami*, salame e linguiças. Nitratos são conservantes adicionados a carnes processadas e podem ser prontamente reduzidos para formar nitritos, que interagem com substratos da dieta, como aminas, produzindo CONs nitrosaminas e nitrosamidas, mutagênicos e carcinógenos conhecidos. Nitratos ou nitritos são utilizados em alimentos defumados, salgados e em conserva. São associados especialmente ao câncer colorretal (WCRF/AICR, 2018). Vinte e dois especialistas de 10 países revisaram mais de 800 estudos e descobriram que o consumo de 50 gramas de carne processada todos os dias aumentou o risco de câncer colorretal em 18%. Isso equivale a cerca de quatro fatias de *bacon* ou uma salsicha. Para indivíduos que consomem qualquer carne vermelha, houve evidência de aumento do risco de câncer colorretal, pancreático e de próstata (OMS, 2015).

O processo de grelhar ou cozinhar uma carne em altas temperaturas sobre uma chama (204,4°C ou mais) pode causar formação de HAPs e AHCs. Foi demonstrada clara indicação de mutagenicidade e carcinogênese com HAPs. O processo de assar ou fritar normalmente o alimento não produz grandes quantidades de HAPs comparadas com a quantidade produzida quando se cozinha sobre chamas abertas.

Proteínas animais que produzem a maior quantidade de respingos de gordura sobre a chama registram a maior formação de HAPs. Por exemplo, o bife grelhado produz maiores quantidades de HAPs do que o frango grelhado. A fonte da chama também pode influenciar a produção de HAPs; grelhar sobre carvão promove a maior quantidade, seguida da chama produzida por gás e, finalmente, grelhagem ao forno (Ewa e Danuta, 2017).

Alimentos orgânicos e geneticamente modificados (GM)

Técnicas de crescimento e modificação de alimentos causam receio em alguns pacientes de que alimentos produzidos com crescimento convencional ou GM possam promover câncer. Embora estudos tenham demonstrado que alimentos produzidos de maneira orgânica tenham menor probabilidade de conter resíduos de pesticidas do que alimentos produzidos com crescimento convencional, um grande estudo apresentado no *British Journal of Cancer* demonstrou que o consumo de alimentos orgânicos não foi associado à redução da incidência de todos os tipos de câncer, sarcoma de tecidos moles ou câncer de mama (Bradbury et al., 2014). Ainda que alguns estudos tenham sugerido que alimentos orgânicos apresentem maior teor de alguns nutrientes, outros demonstraram que isso não é verdade em grau notável. Atualmente, o risco de câncer ou de valor nutricional diminuído não constituem razões para evitar alimentos de produção convencional (Bradbury et al., 2014; Brantsæter et al., 2017). Para pacientes preocupados com a limitação de sua exposição a pesticidas ou com preocupações com relação ao meio ambiente, a compra de alimentos orgânicos é uma opção. O leitor deve referir-se ao Capítulo 8 para uma discussão acerca da agricultura orgânica *versus* convencional.

A biotecnologia na agricultura inclui organismos geneticamente modificados (OGMs) como plantações de milho e soja, dentre outras nos EUA. Algumas pessoas temem que haja uma ligação entre câncer e OGMs, embora estudos não demonstrem que o processo de modificação genética constitua um risco. Alguns estudos sugeriram uma ligação entre tumores em animais e linfoma não Hodgkin em humanos devido ao uso do herbicida glifosato em plantações GM. O glifosato foi considerado previamente um provável carcinógeno humano pela International Agency for Research on Cancer (IARC). Um benefício para OGMs pode ser reduzir o número de herbicidas utilizados diretamente sobre as plantações. Contudo, algumas plantações de OGMs foram desenvolvidas para serem resistentes a herbicidas, ou seja, enquanto plantações de OGMs reduzem a quantidade necessária de pesticidas, a quantidade de herbicidas, na realidade, aumenta. A National Academy of Sciences revisou a segurança de plantações GM e observou que não representam perigos peculiares à saúde humana, incluindo incidência de câncer. A avaliação contínua da segurança de OGMs é importante para se compreenderem seus efeitos a longo prazo sobre a saúde humana e o meio ambiente (Kushi et al., 2012; Landrigan e Benbrook, 2015).

Exposições químicas

A Environmental Protection Agency (EPA) foi estabelecida em 1970 para averiguar as ameaças agudas e a longo prazo causadas por substâncias no ambiente. Como parte dessa proteção, a *Toxic Substances Control Act*, publicada em 1976, requer que fabricantes submetam informações de saúde e segurança sobre todas as substâncias químicas novas. Todavia, muitos já existiam antes da lei e continuaram sem testes. Atualmente, foram identificados pela NIH 248 compostos considerados carcinogênicos (NIH/National Institute of Environmental Health Services [NIEHS], 2016).

Atividades cotidianas expõem pessoas a uma série de produtos químicos por meio de ar, água, alimento e bebidas. De fato, estima-se que 12% dos cânceres diagnosticados por ano sejam provavelmente causados por essas exposições comuns (Israel, 2010; NIH/NIEHS, 2016). Estudos de pessoas altamente expostas a pesticidas, como trabalhadores rurais incluindo agricultores e pilotos aplicadores de agrotóxicos, apresentam maior incidência geral de câncer, bem como maior risco de câncer linfo-hematopoético; leucemia; linfoma não Hodgkin; mieloma múltiplo; câncer de mama, bexiga, próstata, cérebro, pulmão, pâncreas e câncer colorretal; e melanoma. Há tipos específicos de câncer associados aos tipos específicos de aplicação e exposição a pesticidas (Alavanja, 2009; Weichenthal et al., 2010).

Uma boa anamnese ambiental pode ser obtida em consultas clínicas e, em seguida, revisada rapidamente para poluentes externos, como dióxido de nitrogênio, ozônio e monóxido de carbono, que representam riscos de saúde. A exposição a metais pesados, pesticidas, herbicidas e exposições ocupacionais também podem ser registradas. O estresse oxidativo causado por essas exposições ambientais pode ser reduzido por alterações no estilo de vida, incluindo eliminação do hábito de tabagismo e implementação de mudanças na dieta, como consumo de alimentos ricos em fitonutrientes e dieta ricamente nutritiva (Kushi et al., 2012).

Bisfenol A (BPA)

O **bisfenol A (BPA)** é um composto químico industrial utilizado desde os anos 1960 na fabricação de muitas garrafas de plástico rígidas e revestimento de epóxi de latas metálicas de alimentos e bebidas. Também é um ingrediente da produção da resina de epóxi utilizada em tintas e adesivos. Estudos realizados quando o produto foi desenvolvido indicavam segurança para uso em recipientes de alimentos e bebidas. Contudo, múltiplos estudos demonstraram que o BPA pode desregular a função de alguns hormônios, incluindo gonadotrofinas, leptina, insulina e tiroxina, causando efeitos hepatotóxicos, imunológicos e carcinogênicos (Michałowicz, 2014).

Outros achados dos esforços combinados do NIEHS, National Toxicology Program e cientistas da FDA no National Center for Toxicologic Research Program concluíram que a ameaça à saúde pelo BPA é menor do que a estimativa prévia e que é seguro nas concentrações que ocorrem nos alimentos. O problema do BPA para a saúde pode não ser tão provável, pois, com base em modelos matemáticos, o BPA é rapidamente metabolizado no organismo em vez de ser acumulado (FDA, 2014).

Até que se tenha mais conhecimento, o objetivo atual é reduzir o uso e a exposição ao BPA por meio de diversas ações: restringindo seu emprego em garrafas plásticas, utilizando alternativas às resinas de cola utilizadas em recipientes de alimentos e aumentando a fiscalização sobre o uso de BPA na fabricação e testes. O U.S. Department of Health and Human Services (USDHHS) apoia a eliminação do BPA de toda a fabricação de produtos relacionados a alimentos. Originalmente, pensou-se que o BPA fosse liberado do plástico somente quando exposto ao calor; hoje, acredita-se que ocorra liberação mesmo em temperaturas frias (FDA, 2014). Note que produtos livres de BPA são atualmente fáceis de encontrar. Os consumidores podem ler rótulos e escolher latas ou alimentos embalados sem BPA ou em vidro (Boxe (35.3).

QUIMIOPREVENÇÃO

Os hábitos alimentares exercem um importante papel na promoção da saúde e prevenção de doenças. A **quimioprevenção** é definida como uso de fármacos, vitaminas ou outros agentes para reduzir o risco ou retardar o desenvolvimento de câncer (NIH e NCI, 2015). Exemplos incluem fármacos anti-inflamatórios não esteroidais, os quais podem conferir proteção contra câncer de cólon, e metformina, uma medicação comumente utilizada para tratar diabetes. Tais fármacos estão sendo atualmente explorados como agentes de prevenção e tratamento do câncer (Guppy et al., 2011; Quinn et al., 2013). Outros

> **Boxe 35.3** Dicas da FDA para minimizar a exposição ao bisfenol A (BPA).
>
> - Checar o código de recipientes plásticos contido no fundo do recipiente. Alguns, mas não todos, que são marcados com código de reciclagem 3 ou 7 podem ter sido fabricados com BPA
> - Evitar despejar líquidos muito quentes ou fervendo em recipientes plásticos fabricados com BPA. As concentrações de BPA aumentam no alimento quando recipientes e produtos feitos com essa substância são aquecidos e entram em contato com o alimento. Não levar recipientes de alimento feitos com policarbonato ao micro-ondas
> - Reduzir o uso de alimentos enlatados ou escolher produtos livres de BPA. Optar por recipientes de vidro, porcelana ou aço inoxidável

Food and Drug Administration: *Bisphenol A (BPA): for use in food content application, 2014*; Environmental Protection Agency: *Risk management for bisphenol A (BPA)*, 2017; National Institutes of Health: *Bisphenol A (BPA)*, 2017.

produtos ou moléculas naturais sendo atualmente investigados incluem as centenas de polifenóis presentes em frutas e vegetais, chá-verde, curcumina (cúrcuma ou açafrão-da-terra) e resveratrol presente em uvas vermelhas e frutas vermelhas. O ácido fenólico, flavonoides, terpenos e lignanas são os polifenóis mais abundantes; o potencial de quimioprevenção desses compostos vem de sua capacidade de modular alterações epigenéticas em células cancerosas (Choi e Friso, 2010). Muitas dessas substâncias provavelmente apresentam mecanismos complementares e sobrepostos, incluindo propriedades antioxidantes, antiangiogênese, modulação imunológica, potencialização de enzimas antioxidantes, propriedades antiproliferativas e de inibição da formação de nitrosaminas, além de diluírem e ligarem-se a carcinógenos no sistema digestório e alterarem o metabolismo de hormônios, todos fatores relevantes à prevenção do câncer (ver Tabela 35.1).

A etapa de modificação epigenética ocorre cedo no desenvolvimento de uma célula cancerosa, em um momento em que ainda é potencialmente reversível. Pesquisadores não compreendem totalmente como funciona esse processo, mas é razoável recomendar uma dieta que promova saúde e possivelmente previna o câncer, rica em frutas, vegetais, soja, ervas culinárias terapêuticas como cúrcuma e canela, chá-verde e café (Link et al., 2010). A evidência geral de associação entre esses e outros fatores dietéticos permite que organizações de saúde estabeleçam recomendações de dieta e estilo de vida com o propósito de reduzir o risco de câncer (ver *website* da ACS https://www.cancer.org e Boxe 35.1).

Antioxidantes e compostos bioativos

O American Institute for Cancer Research (AICR) lista 19 alimentos que combatem o câncer com base em seus compostos bioativos capazes de inibir a reprodução de células cancerosas, retardar o crescimento de tumores, inibir a divisão de células cancerosas e reduzir o risco de desenvolvimento de câncer. Compostos bioativos como saponinas, inibidores de protease, ácido fítico, quercetina, resveratrol, glucosinolatos, ácido clorogênico e muitos outros podem atuar como agentes quimioprotetores (AICR, 2018c) (Tabela 35.3).

Estudos demonstraram uma perspectiva de que dietas com maior teor de antioxidante – incluindo as vitaminas C e E, selênio, flavonoides e carotenoides – podem evitar certos tipos de câncer, incluindo o câncer de mama. Um grande estudo prospectivo de coorte, denominado "estudo de Rotterdam", descobriu que a alta capacidade antioxidante total foi associada ao menor risco de desenvolvimento de câncer de mama (Pantavos et al., 2015). Pesquisas sustentam um potencial efeito de quimioproteção de fontes antioxidantes da dieta, porém não de suplementos (Bender et al., 2013).

Vitamina D

Alguns estudos relataram uma associação entre estado inadequado de vitamina D e maior incidência de câncer, embora nenhum outro estudo suporte essa hipótese. A vitamina D é o precursor do hormônio esteroide calcitriol – 1,25-di-hidroxivitamina D_3 ($1,25(OH)_2D_3$), que faz a mediação de várias ações em muitos tecidos do organismo. Sabe-se que o calcitriol regula múltiplas vias sinalizadoras envolvidas em proliferação, apoptose, diferenciação, inflamação, invasão, angiogênese e metástase, criando um potencial para afetar o desenvolvimento e o crescimento do câncer. Estudos investigando que concentrações sanguíneas de 25-hidroxivitamina D (25[OH]D) forneceriam a maior proteção observaram menor incidência de câncer de cólon e de mama com concentrações de 45 a 50 ng/mℓ do que concentrações de 8 a 12 ng/mℓ (American Academy of Dermatology [AAD], 2018; Baggerly et al., 2015; Feldman et al., 2014).

É preciso mais pesquisas nessa área a fim de determinar se a suplementação de vitamina D pode evitar o câncer ou se concentrações baixas da vitamina simplesmente aumentam o risco de câncer do indivíduo. Até que se saiba mais sobre a interação da vitamina D_3 com a prevenção do câncer, a ingestão de 600 UI de vitamina D por dia para manter concentrações séricas de 25(OH)D normais é considerada segura para homens e mulheres de 1 a 70 anos, a partir de cuja idade a recomendação aumenta para 800 UI (Kushi et al., 2012). Indivíduos com concentrações séricas anormais devem consultar sua equipe médica para sugestões de suplementos, monitoramento e avaliação. Corrigir a deficiência de vitamina D pode ser importante para promover seus benefícios à saúde, bem como seu efeito sobre a absorção de cálcio e saúde óssea.

Café e chá

O café contém diversos compostos antioxidantes e fenólicos, alguns dos quais já foram associados com propriedades anticâncer. O café contém cafeína, um composto da família de fitoquímicos alcaloides. O café, enquanto uma grande fonte de antioxidantes da dieta norte-americana, pode oferecer efeito protetor contra o câncer. Embora contenha acrilamida, um composto gerado quando o grão é torrado em alta temperatura, não há evidência de que o consumo regular de café esteja associado ao aumento do risco de câncer. Foi demonstrado que o café é potencialmente carcinogênico quando administrado a animais em concentrações altas, o que não constitui uma preocupação para humanos no momento (AICR, 2018c; NIH, 2010; Wilson et al., 2010).

O chá também é uma boa fonte de fenóis e antioxidantes. O chá-verde é feito de folhas prensadas e secas, porém não torradas. Por essa razão, o chá-verde contém mais catequinas que o chá-preto, incluindo a epigalocatequina-3-galato (EGCC) que exerce atividade biológica potencialmente anticâncer (AICR, 2018c; NIH e NCI, 2010).

Frutas e vegetais

A ingestão de frutas fornece proteção contra câncer de esôfago, pulmão e estômago (WCRF/AICR, 2018). Vegetais não amiláceos, como espinafre, tomate e pimentão, provavelmente fornecem proteção contra câncer de cavidade oral, faringe, laringe, esôfago, pulmão e mama. Todos os vegetais, mas particularmente vegetais verdes e amarelos, podem provavelmente promover proteção contra câncer de estômago (WCRF/AICR, 2018). As Diretrizes Dietéticas para Americanos (*Dietary Guidelines for Americans*) sugerem duas xícaras por dia de frutas e duas xícaras e meia por dia de vegetais, incluindo variedades de cor verde-escura, vermelha e laranja (Dietary Guidelines for Americans, 2018).

Agentes anticarcinogênicos encontrados em frutas e vegetais incluem antioxidantes como as vitaminas C e E, selênio e fitoquímicos. Estes incluem carotenoides, flavonoides, isoflavonas, lignanas, organossulfetos, compostos fenólicos e monoterpenos. Ainda não foi esclarecido quais substâncias presentes em frutas e vegetais são as mais

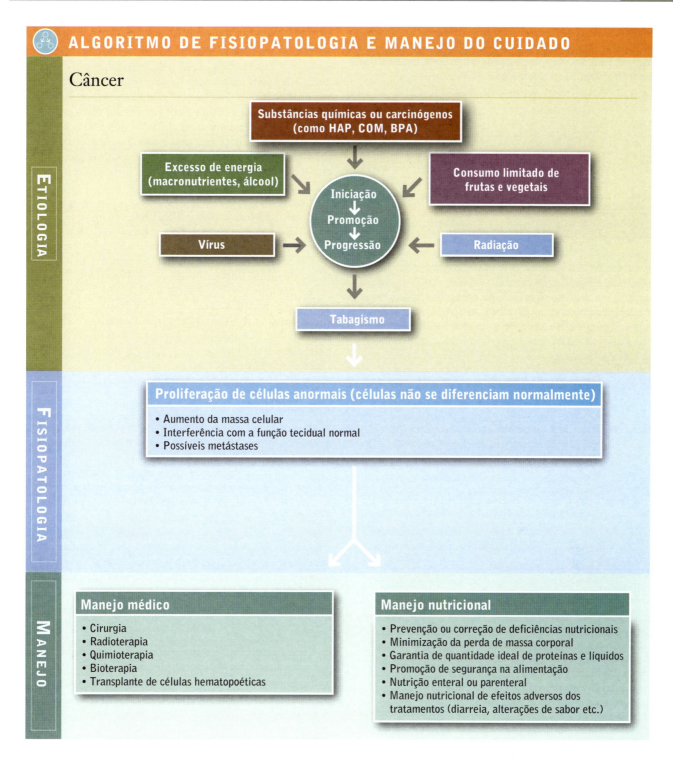

protetoras contra câncer (Kushi et al., 2012). Parece muito improvável que uma substância seja responsável por todas as associações observadas. Refira-se à Tabela 35.1 para uma discussão acerca dos agentes quimioprotetores presentes em frutas e vegetais.

Soja e fitoestrógenos

A soja é uma proteína de base vegetal que contém isoflavonas como genisteína e daidzeína, ambos estrógenos vegetais (fitoestrógenos). Dietas que contêm quantidades razoáveis de soja fornecem proteção contra câncer de mama (ACS, 2019a), especialmente se os alimentos de soja forem consumidos precocemente na vida (ACS, 2019a). Existe considerável confusão acerca da soja porque foi demonstrado que suas isoflavonas promovem crescimento *in vitro* de células de câncer de mama e crescimento de tumores mamários em modelos roedores, gerando preocupação acerca dos potenciais efeitos adversos do consumo de soja sobre o prognóstico de mulheres diagnosticadas com câncer de mama. A soja é metabolizada de maneira diferente em humanos, com grandes estudos epidemiológicos demonstrando ausência de efeitos adversos com sua ingestão isolada ou combinada ao tamoxifeno sobre a recidiva de câncer de mama ou mortalidade total. A ACS e outros pesquisadores afirmam que esses alimentos têm o potencial de exercer efeito benéfico sinergístico com o tamoxifeno (ACS, 2019a; Rock et al., 2012).

Suplementos e alimentos comerciais de soja em pó feitos a partir de produtos da soja podem conter, embora nem sempre, isoflavonas em concentração muito mais alta do que produtos tradicionais com

Tabela 35.3 Alimentos que combatem o câncer.

Alimento	Composto bioativo
Abóbora	Fibra, vitaminas A e C, potássio, betacaroteno e alfacaroteno, luteína, zeaxantina
Alho	Alicina, S-alil cisteína, flavonoides (kaempferol e quercetina), inulina, saponinas
Café	Riboflavina, ácido clorogênico, ácido quínico, cafestol e kahweol, N-metilpiridina (NBM)
Cenouras	Fibra, vitaminas A e K, betacaroteno e alfacaroteno, luteolina, falcarinol
Cerejas	Fibra, vitamina C, potássio, antocianinas, ácido hidroxicinâmico, álcool perílico
Chá	Teofilina e teobromina, catequinas (epigalocatequina galato [EGCG], epicatequina, epigalocatequina [EGC], epicatequina3-galato [ECG]), tearrubiginas e teaflavinas (chá-preto), teasinensinas (chá oolong), flavonóis quercetina, kaempferol e miricetina, L-teanina
Folhas verde-escuras	Fibra, folato, carotenoides (luteína e zeaxantina), saponinas e flavonoides
Grãos integrais	Fibra, polifenóis (ácidos fenólicos e flavonoides), lignanas, saponinas alquilresorcinóis, ácido fítico, inibidores de protease, tocotrienóis
Leguminosas	Fibra, lignanas, saponinas, triterpenoides, inositol, esteróis, inibidores de protease, amidos resistentes que produzem ácidos graxos de cadeia curta (AGCC)
Linhaça	Fibra, magnésio, manganês, tiamina, selênio, lignanas, ácido alfalinolênico (ALA), gamatocoferol: uma forma da vitamina E
Maçãs	Fibra, vitamina C, quercetina, flavonoides, triterpenoides
Mirtilos	Fibra, vitaminas C e K, manganês, antocianinas, catequinas, quercetina, kaempferol, elagitaninas, pterostilbeno, resveratrol
Nozes	Elagitaninas, gamatocoferol, ALA, polifenóis inclusive (flavonoides e ácidos fenólicos), fitosteróis, melatonina
Oxicocos	Fibra, vitamina C, flavonoides, ácido ursólico, ácido benzoico e hidroxicinâmico
Soja	Isoflavonas (genisteína, daidzeína e gliciteína), saponinas, ácidos fenólicos, ácido fítico, esfingolipídeos
Tomates	Vitaminas A e C, potássio, licopeno, fitoeno e fitoflueno
Toranja	Vitamina C, naringenina, limolina, betacaroteno, licopeno
Uvas	Resveratrol
Vegetais crucíferos	Vitaminas C e K, manganês, glucosinolatos que formam isotiocianatos e indóis

American Institute for Cancer Research: *Foods that fight cancer*, 2018 c. http://www.aicr.org/foods-that-fight-cancer/.

soja integral, como edamame, tofu, tempê de soja, missô ou leite de soja (U.S. Department of Agriculture [USDA], 2016). Segundo a ACS, as evidências recentes não apoiam que o consumo de alimentos à base de soja produza efeitos adversos sobre a recidiva ou sobrevida de pacientes com câncer de mama (Rock et al., 2012). Homens portadores de câncer sensível a hormônios, como câncer de próstata, também podem se beneficiar do consumo regular de alimentos à base de soja. O câncer de próstata é um câncer relacionado à testosterona, da qual fitoestrógenos são antagonistas. O tofu e outros alimentos à base de soja também estão associados a menores incidências de doença cardíaca, além de poderem auxiliar na redução do colesterol (ACS, 2019a).

Dietas baseadas em plantas vegetarianas e veganas

Alimentos oriundos de plantas podem auxiliar na prevenção do câncer por funcionarem como inibidores de câncer por meio de mecanismos anti-inflamatórios e alterações na expressão gênica e atividade hormonal (Bender et al., 2013). Dietas compostas primariamente de vegetais, incluindo os padrões das dietas vegetariana e vegana, podem ter propriedades anticâncer. Resultados do *Adventists Health Study 2* encontraram uma associação entre dietas vegetarianas e menor risco geral de câncer, especialmente menor risco de câncer GI (Melina et al., 2016). De fato, a dieta vegana parece proteger contra câncer mais do que qualquer outro padrão dietético (Melina et al., 2016). Frutas, vegetais e grãos integrais contêm fitoquímicos biologicamente ativos, vitaminas, minerais e fibra dietética cujas funções de prevenção e tratamento da doença já foram demonstradas. Na realidade, vegetarianos e veganos têm risco reduzido de doença cardíaca isquêmica, diabetes melito tipo 2, hipertensão e obesidade (Melina et al., 2016). Vegetarianos tipicamente consomem maiores concentrações de fibra comparados com outras dietas, o que pode direcionar uma redução do risco de câncer colorretal (Melina et al., 2016). Ademais, as Diretrizes de Prevenção da ACS sugerem que indivíduos que ingerem mais vegetais e frutas beneficiam-se também de menor ganho de massa corporal e maior saciedade, apresentando risco mais baixo de desenvolver obesidade, o que reduz o risco geral de câncer (Kushi et al., 2012).

Atividade física

A atividade física é uma importante parte da prevenção, do tratamento e da sobrevida no câncer. Estudos demonstram claramente que o aumento da atividade física reduz o risco de câncer. Engajar-se em atividade moderada a vigorosa reduz o risco de desenvolver câncer de mama, cólon e endométrio, bem como câncer avançado de próstata e pâncreas (Kushi et al., 2012). A atividade física auxilia na recuperação e manutenção dos músculos; recuperação da força, energia e flexibilidade; e alívio de sintomas de estresse, ansiedade e até mesmo depressão. A atividade física pode reduzir o risco de câncer por fortalecer o sistema imunológico e regular hormônios sexuais, insulina e prostaglandinas (Kushi et al., 2012). Evidências refletem que o exercício durante e após o tratamento é seguro e associado à melhora da qualidade de vida e evoluções positivas devido ao menor risco de outras doenças crônicas, incluindo doença cardíaca, diabetes, osteoporose e hipertensão (Kushi et al., 2012). As pesquisas são particularmente fortes para sobreviventes de câncer de mama e câncer colorretal em fase de tratamento. Com a liberação médica para segurança, sobreviventes de câncer em todas as fases de cuidados devem ser tão fisicamente ativos quanto possível (Marian, 2013) (Tabela 35.2 e Boxe 35.4).

Boxe 35.4 Nutrigenômica: o futuro da prevenção personalizada do câncer?

A **nutrigenômica** é a interação de nutrientes e genoma à medida que impactam a saúde do hospedeiro e o risco de doenças. Como a progressão do câncer é potencializada pela instabilidade genética de células em razão de um defeito nos processos de reparo do DNA, lesão do genoma e o que poderia ser feito para sua prevenção, trata-se de uma área de interesse para mais estudos. Sabe-se que nutrientes e outros fatores ambientais interagem com o genoma e poderiam piorar a lesão do DNA ou mesmo ajudar a preveni-la. Pesquisas em nutrigenômica humana e câncer formam uma área com possibilidades interessantes conforme profissionais de nutrição posicionam-se como especialistas no campo e envolvem-se em discussões sobre conceitos genéticos com seus pacientes (Sharma e Dwivedi, 2017; Camp e Trujillo, 2014; Spees e Grainger, 2013).

DIAGNÓSTICO CLÍNICO E ESTADIAMENTO DO CÂNCER

Mesmo com o progresso realizado na compreensão de possíveis estratégias de prevenção, o câncer continua sendo uma significativa ameaça à saúde. A avaliação dos sintomas no estágio mais precoce é crucial para a eficácia do tratamento e sobrevivência. Muitos sintomas de câncer inicial ou metastático afetam a capacidade do indivíduo de alimentar-se, digerir ou absorver nutrientes. Segundo a ACS, os seguintes sinais e sintomas precoces de câncer são descritos utilizando-se o acrônimo CAUTION ("cuidado" em inglês):

Alteração (*Change*) nos hábitos de defecação ou micção
A ferida que não cicatriza
Sangramento ou corrimento incomum (*Unusual*)
Espessamento (*Thickening*) ou nódulo na mama ou outro local
Indigestão ou dificuldade de deglutir ou mastigar
Óbvia mudança em uma verruga ou pinta
Tosse ou rouquidão incômoda (*Nagging*)

Quando os sintomas ou testes de triagem sugerem câncer, os médicos utilizam as seguintes estratégias para estabelecer o diagnóstico definitivo: avaliação da história clínica, social e familiar do indivíduo; exame físico; testes laboratoriais; procedimentos de imagem; e biopsia tecidual. A avaliação laboratorial é composta pela análise do sangue, urina e outros líquidos corporais. Oncologistas avaliam marcadores tumorais (p. ex., alfafetoproteína [AFP], antígeno do câncer [CA] 125, CA 19-9, antígeno carcinoembrionário [CEA], antígeno próstata-específico [PSA]) e outras substâncias do sangue ou líquidos corporais que podem elevar-se quando um indivíduo tem câncer. Procedimentos de imagem ajudam a determinar o diagnóstico (Tabela 35.4). Patologistas realizam exames citológicos por meio da análise de líquidos corporais, esputo, urina ou tecido utilizando um microscópio. A fim de detectar células malignas, utilizam exame histopatológico para revisar tecidos com coloração especial, citometria de fluxo para contar e examinar células e cromossomos, imuno-histoquímica para revisar anticorpos contra proteínas específicas e citogenética para visualizar defeitos genéticos.

O estadiamento é utilizado para identificar quanto um câncer disseminou-se pelo organismo. O estágio do câncer no momento do diagnóstico é um forte preditor de sobrevida e direciona os oncologistas ao plano de tratamento mais eficiente. O estadiamento do câncer é mais frequentemente descrito como estágio I, II, III ou IV – sendo o estágio I associado à menor intensidade da doença e o estágio IV o mais avançado. O **sistema de estadiamento tumor-linfonodo-metástase (TNM)** também é comumente empregado por oncologistas. O *T* corresponde ao tamanho do tumor, o *N*, aos nódulos ou à disseminação até linfonodos e o *M*, à metástase, ou se o câncer se disseminou para órgãos distantes (Figura 35.3) (American Joint Committee on Cancer, 2018).

Classificação e tipos comuns de câncer

Para fins de classificação, cânceres sólidos são geralmente denominados "tumores" e cânceres relacionados ao sangue recebem o nome de "neoplasia hematológica". A classificação dos tumores baseia-se em seu tecido de origem, propriedades de crescimento e invasão de outros tecidos. Tumores que não são malignos tipicamente são descritos como **benignos**.

Como o câncer ocorre em células em replicação, os padrões diferem entre crianças e adultos. No início da vida, encéfalo, sistema nervoso, ossos, músculos e tecido conjuntivo ainda estão em crescimento; portanto, cânceres que envolvem esses tecidos predominam em crianças. Tipos comuns de câncer na infância incluem neuroblastoma; meduloblastoma; osteossarcoma; e sarcomas de tecidos moles, como rabdomiossarcoma, schwannoma e tumor de células germinativas. Em contrapartida, cânceres de adultos frequentemente envolvem tecidos epiteliais que revestem superfícies internas e externas do organismo. Esses cânceres incluem o câncer de pele e dos sistemas circulatório, digestório, endócrino, reprodutivo, respiratório e urinário. Cânceres que surgem nesses tecidos recebem o nome de carcinomas e os tipos comuns são classificados como adenocarcinomas, carcinomas de células basais, papilomas e carcinomas de células escamosas.

Leucemias, linfomas e mielomas são cânceres do sistema imunológico, os quais podem ocorrer em crianças ou adultos. Leucemias surgem mais frequentemente a partir de leucócitos da medula óssea. Linfomas são cânceres que se desenvolvem no sistema linfático – linfonodos, glândulas e órgãos. O mieloma é o câncer que se origina em plasmócitos da medula óssea e ocorre com maior frequência em adultos mais idosos. Esses cânceres são diagnosticados utilizando-se testes sanguíneos e biopsias de medula óssea.

Outros tipos de câncer relacionam-se a causas infecciosas, de forma que especialistas recomendam antibióticos, vacinas e mudanças de comportamento para sua prevenção (ACS, 2018a). Exemplos incluem o carcinoma hepatocelular ligado ao vírus da hepatite B (HBV), cirrose alcoólica causando câncer de fígado, cânceres orofaríngeos e

Tabela 35.4 Exames de imagem para diagnóstico do câncer e monitoramento da doença.	
Tipo de exame de imagem	**Descrição e uso no diagnóstico e tratamento do câncer**
Tomografia computadorizada (TC)	**Descrição**: o exame de TC é um procedimento radiográfico, em que uma série de imagens detalhadas do interior do organismo são realizadas a partir de diferentes ângulos. As imagens são criadas por um computador conectado a um aparelho radiográfico **Uso**: utiliza-se a TC para avaliar anormalidades de um possível câncer em uma área anatômica geral, como cabeça, tórax, abdome ou pelve. Radiologistas utilizam a TC para visualizar lesões suspeitas, órgãos internos e linfonodos
Ressonância magnética (RM)	**Descrição**: a RM é um procedimento de imagem que utiliza ondas de rádio e um forte ímã ligado a um computador para criar imagens detalhadas do interior do organismo. Esse tipo de exame muitas vezes gera imagens melhores dos órgãos e tecidos moles do que outros métodos de exame de imagem **Uso**: as imagens produzidas demonstram diferenças entre o tecido normal e o tecido canceroso. A RM é comumente utilizada para avaliar áreas suspeitas do encéfalo, medula espinal e fígado
Tomografia por emissão de pósitrons (PET *scan*)	**Descrição**: o PET *scan* é um procedimento em que uma pequena quantidade de glicose radioativa é injetada em uma veia e um *scanner* é utilizado para gerar imagens detalhadas e computadorizadas de áreas nas quais a glicose é consumida no organismo **Uso**: células cancerosas apresentam maior taxa de glicólise, consumindo mais glicose que células normais. A presença de áreas com alta atividade metabólica de glicose, ou "*hot spots*" na PET *scan* geralmente correlacionam-se com achados de câncer

Dados da American Cancer Society (ACS): *Cancer Glossary* (*website*). http://www.cancer.org/cancer/cancerglossary/index; National Institutes of Health (NIH), National Cancer Institute (NCI): *NCI Dictionary of Cancer Terms*. http://www.cancer.gov/publications/dictionaries/cancer-terms?expand.

> **ESTADIAMENTO DO CÂNCER**
>
> **No sistema tumor-linfonodo-metástase (TNM)**
>
> - O T refere-se ao tamanho e à extensão do tumor principal. O tumor principal geralmente recebe o nome de tumor primário
> - O N refere-se ao número de linfonodos com câncer
> - O M refere-se à presença ou não de metástase. Isso significa que o câncer disseminou-se do tumor primário para outras partes do corpo
>
> **Tumor primário (T)**
>
> - TX: tumor principal não pode ser mensurado
> - T0: tumor principal não pode ser encontrado
> - T1, T2, T3, T4: referem-se ao tamanho e/ou extensão do tumor principal. Quanto maior for o número associado ao T, maior será o tumor ou maior será seu crescimento para tecidos vizinhos. Os Ts podem ser subdivididos para fornecer mais detalhes, como T3a e T3b
>
> **Linfonodos regionais (N)**
>
> - NX: o câncer dos linfonodos próximos não pode ser mensurado
> - T0: não há câncer nos linfonodos próximos
> - N1, N2, N3: referem-se ao número e à localização dos linfonodos com câncer. Quanto maior for o número associado ao N, mais linfonodos conterão câncer
>
> **Metástase distante (M)**
>
> - MX: metástase não pode ser mensurada
> - M0: câncer não se disseminou para outras partes do corpo
> - M1: câncer disseminado para outras partes do corpo
>
> | Estágio | O que significa |
> |---|---|
> | Estágio 0 | Células anormais estão presentes, mas não se disseminaram aos tecidos próximos. Também denominado "carcinoma *in situ*" ou CIS. O CIS não é um câncer, mas pode se tornar um |
> | Estágio I, estágio II e estágio III | Câncer presente. Quanto maior for o número, maior será o tumor e mais ele terá se disseminado a tecidos vizinhos |
> | Estágio IV | O câncer disseminou-se para partes distantes do corpo |

Figura 35.3 Sistema de graduação de tumores e estadiamento do câncer tumor-linfonodo-metástase (TNM). (Adaptada de National Cancer Institute [*website*]. https://www.cancer.gov/about-cancer/diagnosisstaging/staging.)

cervicais ligados à infecção pelo papilomavírus humano (HPV) e câncer de estômago causado por inflamação crônica devido ao *Helicobacter pylori* (ver Capítulo 26).

TRATAMENTO CLÍNICO

Nos EUA e em muitos outros países, o tratamento do câncer é guiado por oncologistas, médicos especializados na prevenção, no tratamento e em cuidados paliativos do câncer. Tais profissionais baseiam-se em padrões baseados em evidências da National Comprehensive Cancer Network (NCCN) Clinical Practice Guidelines in Oncology (NCCN, 2018). As diretrizes da NCCN englobam cuidados baseados em evidências para 97% de todos os cânceres tratados na rotina de oncologia. Também estão listadas nessas diretrizes recomendações baseadas em evidências para fornecer cuidados de suporte (p. ex., sobrevivência, cuidados paliativos, dor oncológica, fadiga e antiêmese).

Modalidades convencionais incluem a **terapia antineoplásica** (p. ex., quimioterapia, bioterapia, terapia hormonal), radioterapia e cirurgia utilizadas isoladamente ou combinadas a outras terapias para câncer. Tumores sólidos e doenças malignas hematológicas, como leucemias, linfomas e mielomas múltiplos, podem ser tratados com transplante de células hematopoéticas (TCH).

A **quimioterapia** é o emprego de agentes químicos ou medicações para tratar o câncer de forma sistêmica. Esses agentes interferem com os passos ou fases do ciclo celular, especificamente com a síntese de DNA e a replicação de células cancerosas. Os regimes de tratamento frequentemente envolvem uso de mais de um tipo de quimioterapia para interromper ao máximo o ciclo de crescimento da célula cancerosa. As cinco fases básicas da reprodução celular em células normais e malignas são (Polovich et al., 2014):

- G0 – fase de repouso
- G1 – fase pós-mitótica; ácido ribonucleico (RNA) e proteínas são sintetizados
- S – DNA é sintetizado
- G2 – fase pré-meiótica; segunda fase em que ocorre síntese de RNA e proteínas
- M – mitose; divisão celular.

A maioria dos agentes quimioterápicos é categorizada por sua atividade bioquímica e mecanismo de ação, como agentes alquilantes (não específicos para ciclo celular), antimetabólitos (específicos para ciclo celular, geralmente fase S) e taxanos (específicos para fase M). A **bioterapia** é o emprego de agentes biológicos para produzir efeitos anticâncer indiretamente por meio de indução, potencialização ou supressão da resposta imunológica do próprio indivíduo. **Agentes antiangiogênicos** são utilizados com finalidade de inibir o desenvolvimento de novos vasos sanguíneos necessários ao câncer (vasculatura tumoral) e, portanto, impedir seu crescimento, invasão e disseminação. A **terapia hormonal** é a terapia sistêmica utilizada no tratamento de cânceres sensíveis a hormônios (p. ex., mama, ovário, próstata), que bloqueia ou reduz a fonte de um hormônio ou seu sítio receptor.

Oncologistas também utilizam **radioterapia**, alto nível de energia (radiação ionizante) em doses múltiplas fracionadas ou substâncias radioativas, para tratar câncer. O tecido do câncer também pode ser removido por meio de cirurgia.

A resposta ao tratamento do câncer define-se como completa ou parcial, doença estável ou em progressão. Fatores que afetam a resposta individual ao tratamento incluem a carga tumoral, pois quanto maior é o tumor, maior é o risco de doença metastática; taxa de crescimento tumoral, pois tumores de crescimento rápido são geralmente mais responsivos à terapia; e resistência farmacológica. Tumores sofrem mutação à medida que crescem e, com mutações sucessivas, novas células cancerosas podem adquirir resistência à terapia. Outros fatores que contribuem com a resposta individual ao tratamento do câncer incluem comorbidades (p. ex., diabetes, doença renal, doença cardiopulmonar), idade, condicionamento, sistemas de suporte psicossocial, reserva de medula óssea e saúde geral (NIH e NCI, 2018c; Polovich et al., 2014).

Objetivos do tratamento

Os objetivos do tratamento do câncer podem ser cura, controle ou cuidado paliativo (remover sintomas sem obter cura). A cura compreende a resposta completa ao tratamento. Mesmo quando o tratamento não cura o câncer, pode diminuir seus efeitos e estender a vida. O tratamento do câncer pode perdurar por anos ou mesmo décadas. Quando o tratamento não funciona mais ou os efeitos adversos fazem com que o paciente rejeite o tratamento, é oferecido cuidado paliativo. O **cuidado paliativo** ajuda a deixar os indivíduos o mais confortáveis possível e promove qualidade de vida. O cuidado paliativo destina-se a aliviar a dor e manejar os sintomas de morbidade; diminuir isolamento, ansiedade e medo; e auxiliar a manutenção da independência pelo maior tempo possível (National Hospice and Palliative Care Organization [NHPCO], 2018. O cuidado paliativo também se aplica a indivíduos com expectativa de vida máxima de 6 meses ou menos (em inglês, utiliza-se o termo *hospice*). Concentra-se em aliviar os sintomas, controlar a dor e fornecer suporte emocional e espiritual aos pacientes e suas famílias. Os pacientes devem ficar tão confortáveis quanto possível até o fim de suas vidas.

Considerações culturais

Um aspecto crítico do tratamento do câncer é a competência cultural dos profissionais da saúde. Além de diferenças que já existem em termos de raça e saúde em populações de minorias raciais e étnicas dos EUA com relação à triagem, ao diagnóstico e ao tratamento do câncer, existe evidência de que as intervenções destinadas a melhorar a competência cultural podem melhorar a evolução da saúde de pacientes (Truong et al., 2014). Barreiras culturais e linguísticas podem afetar negativamente a oferta de cuidados de saúde. É preciso avaliar preferências de tratamento, valores de fim da vida, grau de instrução sobre saúde e padrões dietéticos quando se trabalha com uma população diversa em oncologia (ver Capítulo 10).

DIETOTERAPIA

A dietoterapia melhora a tolerância ao tratamento, reduz a necessidade de intervalos no tratamento, reduz perdas não intencionais de massa corporal e massa magra e pode melhorar a qualidade de vida. A dietoterapia foi capaz de reduzir hospitalizações não planejadas em > 50%, diminuir o tempo de internação hospitalar e a sobrevida global de pacientes submetidos a tratamento para câncer (Trujillo et al., 2018). A Commission on Dietetic Registration desenvolveu uma certificação em nutrição oncológica nos EUA: **especialista em nutrição oncológica (ENO)**. A fim de auxiliar os clínicos a trabalhar no cenário de cuidados com câncer, a AND desenvolveu ferramentas de oncologia (*Oncology Toolkit*) com protocolos de dietoterapia para câncer de mama, colorretal, esôfago, estômago, cabeça e pescoço, hematológico, pulmão e pâncreas (AND, 2010). Outro recurso da AND para clínicos que atuam com dietoterapia no câncer é o Guia de Bolso para o Processo de Cuidado Nutricional no Câncer (*Pocket Guide to the Nutrition Care Process in Cancer*) (Grant, 2015).

Triagem e avaliação nutricional
Ferramentas de triagem validadas

Com a contínua transferência dos cuidados do câncer do ambiente hospitalar para o ambiente ambulatorial, faz-se necessária manutenção de triagem e avaliação nutricionais por todo o tratamento. Idealmente, a triagem e a avaliação para risco de problemas nutricionais devem ser realizadas de forma interdisciplinar, instituídas no momento do diagnóstico e reavaliadas e monitoradas ao longo de todo o tratamento e recuperação. Ver Capítulo 4 para verificar as ferramentas de triagem validadas para uso em indivíduos diagnosticados com câncer (AND Evidence Analysis Library [EAL], 2013), incluindo a Avaliação Subjetiva Global Gerada pelo Paciente (*Patient Generated-Subjective Global Assessment – PG-SGA*) para os ambientes de internação e ambulatorial, a Ferramenta de Triagem de Desnutrição (*Malnutrition Screening Tool* – MST) para os ambientes de internação e ambulatorial e a Ferramenta de Triagem Universal de Desnutrição (*Malnutrition Universal Screening Tool* – MUST) para os ambientes de internação e ambulatorial (AND EAL, 2013; PG-SGA©, 2014).

Outras ferramentas específicas para pacientes com câncer são a Ferramenta de Atividades da Vida Diária (*Activities of Daily Living [ADLs] Tool*), os Critérios Comuns de Toxicidade para Eventos Adversos (*Common Toxicity Criteria for Adverse Events* – CTCAE) e o Índice da Escala de Desempenho de Karnofsky (*Karnofsky Performance Scale [KPS] Index*). Os CTCAE constituem uma medida de evolução utilizada na terapia anticâncer que compara toxicidades agudas do tratamento do câncer e a KPS é um índice de classificação que associa o estado funcional do indivíduo com o estado de sua doença e sobrevida (Polovich et al., 2014).

A avaliação aprofundada incluindo exame físico focado na nutrição é utilizada para obter mais informações e identificar problemas nutricionais, bem como avaliar o grau de risco (ver Capítulo 5 e Apêndice 11). É preciso revisar cuidadosamente o apetite e a ingestão oral do indivíduo, com avaliação dos sintomas (p. ex., náuseas, vômito e diarreia), massa corporal, comorbidades e testes laboratoriais. Os componentes desse tipo de avaliação incluem uma pesquisa geral do organismo, revisão de órgãos vitais e antropometria, além de avaliação das reservas de gordura subcutâneas, massa muscular e estado hídrico (ver Capítulo 5).

Avaliação geral

Ao trabalhar com pacientes em tratamento ativo para câncer, inicialmente é importante avaliar onde cada paciente situa-se em sua jornada, sem suposições ou preconceitos. Por exemplo, durante o tratamento, algumas pessoas apresentam uma faixa de efeitos adversos clássicos que incluem dor, náuseas e vômito, ao passo que outros experimentam poucos ou nenhum efeito. À medida que as opções de tratamento expandem-se e melhoram, os pacientes toleram melhor seu tratamento e conseguem, muitas vezes, manter suas atividades de vida normais. As recomendações devem ser priorizadas com informações recebidas dos pacientes. Quer seja o foco em segurança alimentar devido a uma **neutropenia** (número de leucócitos reduzido), estado hídrico, perda ou ganho indesejado de massa corporal, necessidades nutricionais individuais ou bem-estar emocional, a segurança do paciente deve ser a primeira preocupação do profissional de nutrição. Deve-se utilizar avaliação crítica para tratar cada paciente como um indivíduo, atendendo às suas necessidades peculiares de forma a priorizar os desafios de cada etapa do tratamento.

Os pacientes apresentam efeitos adversos muito variáveis com o tratamento do câncer, os quais podem afetar seu nível de energia, humor e tolerância a alimentos. Cada paciente deve ser abordado de maneira individualizada com base em suas necessidades e plano de tratamento peculiares.

Durante a avaliação nutricional, deve-se investigar fatores que possam afetar a ingestão e o bem-estar. É preciso conversar sobre a função gastrintestinal com cada paciente para investigar presença de diarreia, constipação intestinal ou outros fatores relacionados à digestão e à absorção de nutrientes. Questiona-se o paciente acerca de seus níveis de energia, sono e fadiga, considerando como isso pode afetar a aquisição ou o preparo dos alimentos. O tratamento do câncer pode ser altamente estressante e potencialmente traumático para os pacientes. Já foi documentado estresse pós-traumático (EPT) relacionado ao câncer em pacientes e familiares. Estudos demonstraram que fadiga relacionada ao câncer, transtornos do sono, eventos estressantes na vida e problemas psicológicos contribuem com maior nível de mortalidade no câncer de mama (Haller et al., 2017). Como parte da equipe de saúde multidisciplinar, o nutricionista pode ajudar a direcionar suporte psicológico e aconselhamento ao paciente (Chasen e Dippenaar, 2008; Cordova et al., 2017) (Boxe 35.5).

Energia

A determinação das necessidades individuais de energia é vital para ajudar pessoas a manterem balanço energético durante o tratamento e a prevenção de perda ou ganho de massa corporal não intencional. Nem todos os pacientes submetidos a tratamento de câncer perderão massa corporal. De fato, alguns podem ganhar massa corporal, o que torna necessários ajustes da energia a fim de manter a massa corporal saudável, dependendo das necessidades individuais de cada paciente. Os métodos utilizados para estimar o requerimento de energia para adultos incluem equações padronizadas ou mensuração da taxa metabólica de repouso utilizando calorimetria indireta (Hamilton, 2013; ver Capítulo 2 para métodos de determinação do requerimento energético). A fim de garantir que esteja sendo fornecida quantidade adequada de energia, é preciso considerar diagnóstico do indivíduo, presença de outras doenças, intenção do tratamento (p. ex., cura, controle ou cuidado paliativo), terapias (p. ex., cirurgia, quimioterapia, bioterapia ou radioterapia), presença de febre ou infecção e outras condições metabólicas, como síndrome da realimentação. Diretrizes baseadas em evidências da American Society for Parenteral and Enteral Nutrition (ASPEN) fornecem cálculos rápidos para a estimativa da necessidade energética, proteica e hídrica de pessoas com câncer com base na massa corporal, conforme demonstrado na Tabela 35.5.

Boxe 35.5 Suporte social no tratamento do câncer.

Pesquisas demonstram que o otimismo e o suporte social funcionam como fatores protetores contra angústia em pacientes clinicamente doentes. Níveis mais elevados de suporte social de amigos, família e comunidade foram significativamente associados à melhor qualidade de vida em pacientes com câncer avançado. O suporte social nesses pacientes relaciona-se a menos sintomas psicológicos e maior bem-estar. A promoção de resiliência psicológica constitui uma área que pode ganhar mais destaque em planos de tratamento futuros (Applebaum et al., 2014; Haller et al., 2017).

Tabela 35.5 Estimativa do requerimento de energia e líquidos de pessoas com câncer.

Condição	Requerimento de energia	Requerimento de proteínas
Câncer, reposição nutricional, ganho de massa corporal	30 a 35 kcal/kg/dia	1 a 1,5 g/kg/dia
Câncer, inativo, não estressado	25 a 30 kcal/kg/dia	0,8 a 1 g/kg/dia
Câncer, hipermetabólico, estressado	35 kcal/kg/dia	1,5 a 2,5 g/kg/dia
Transplante de células hematopoéticas	30 a 35 kcal/kg/dia	1,5 g/kg/dia
Sepse	25 a 30 kcal/kg/dia	1,5 a 2 g/kg/dia

Requerimento de líquidos:

Requerimento de líquidos típico para adultos de 20 a 40 mℓ/kg/dia ou 1 a 1,5 mℓ/kcal de energia gasta

Método RDA: 1 mℓ por 1 kcal consumida

Método da área de superfície corporal (ASC): 1.500 mℓ/m² ou ASC × 1.500 mℓ

Dados de Gottschlich MM, editor: *The A.S.P.E.N. nutrition support core curriculum: a case-based approach–the adult patient*, Silver Spring, Md, 2007, American Society for Parenteral and Enteral Nutrition; Hamilton KK: Nutrition needs of the adult oncology patient. In Leser M et al., editors: *Oncology nutrition for clinical practice*, Chicago, 2013, Oncology Nutrition Dietetic Practice Group of the Academy of Nutrition and Dietetics.

Proteína

A necessidade individual de proteínas aumenta em situações de doença e estresse. Mais proteínas são necessárias para que o organismo repare e reconstrua tecidos afetados pelo tratamento do câncer e para manter o sistema imunológico saudável (Hamilton, 2013). Deve-se fornecer quantidade adequada de energia como fonte de combustível e para evitar perda de massa magra. O grau de má-nutrição, a extensão da doença, o grau de estresse e a capacidade de metabolizar e utilizar proteínas constituem fatores na determinação do requerimento proteico (Hamilton, 2013). Por exemplo, embora a ingestão dietética de referência (IDR) de proteínas para indivíduos saudáveis seja igual a 0,8 g/kg/dia, o requerimento proteico para um paciente catabólico pode chegar a 1,2 a 2 g/kg/dia ou mais, ao passo que para pacientes submetidos a transplante de células hematopoéticas o requerimento é estimado em 1,5 g/kg/dia. O requerimento proteico diário é geralmente calculado utilizando-se a massa corporal real em vez do peso ideal, exceto quando o paciente é obeso e sem risco de desnutrição durante o tratamento. Se for apropriado, com base na avaliação individualizada, pode-se utilizar a massa corporal ajustada (Tabela 35.5).

Líquidos

Nutricionistas que manejam pacientes com câncer devem garantir hidratação e equilíbrio eletrolítico adequados, a fim de evitar desidratação e hipovolemia. Pode ocorrer alteração do equilíbrio hídrico com febre, ascite, edema, fístulas, vômito ou diarreia profusos, múltiplas terapias intravenosas (IV) concomitantes, comprometimento da função renal ou medicações como diuréticos. Os indivíduos necessitam ser monitorados cuidadosamente para desidratação (p. ex., perdas de líquido intracelular causada por ingestão inadequada de líquidos em razão de mucosite ou anorexia), hipovolemia (p. ex., perdas de líquido extracelular por febre ou perdas GI, como vômito, diarreia ou má absorção) e efeitos nefrotóxicos do tratamento anticâncer.

Os sinais e sintomas da desidratação incluem fadiga, perda de massa corporal aguda, hipernatremia, turgor cutâneo inadequado, mucosa oral ressecada, urina escura ou de odor forte e diminuição do débito urinário. Para uma avaliação cuidadosa de hipovolemia, devem-se investigar também as concentrações de eletrólitos, ureia e creatinina. Uma diretriz geral para estimar o requerimento hídrico de todos os adultos sem problemas renais é de 20 a 40 mℓ/kg, embora alguns pacientes possam necessitar de volumes mais altos (30 a 40 mℓ/kg) devido à quimioterapia (Hamilton, 2013). Outros métodos, incluindo mℓ por kcal ou utilizando a área de superfície corporal (ASC) encontram-se listados na Tabela 35.5. Pode ser recomendada hidratação IV em indivíduos com dificuldade de atingir hidratação adequada, embora a frequência e o volume da infusão devam ser determinados individualmente, considerando ganhos e perdas hídricas do paciente (ver Tabela 35.5).

Micronutrientes

Para pacientes submetidos a tratamento de câncer, o estado de micronutrientes pode ser afetado pela gravidade da doença, tipo de tratamento, tipo de localização do tumor e capacidade de consumir dieta normal. Se os pacientes tiverem dificuldade para se alimentar ou apresentarem efeitos adversos do tratamento, suplementos multivitamínicos e minerais padrão que não ultrapassem 100% da IDR são considerados seguros (Rock et al., 2012). Pessoas enfermas podem sofrer deficiência de zinco, ferro, selênio e vitaminas A, B e C. A inflamação pode aumentar a demanda de selênio, cobre, ferro e zinco (Hamilton, 2013).

Até os dias atuais, não foi provada eficácia de suplementos vitamínicos e minerais para prevenção do câncer. O AICR encoraja todos os indivíduos, incluindo sobreviventes de câncer, a não utilizar suplementos dietéticos para evitar câncer, pois a evidência é insuficiente para avaliar os potenciais benefícios comparados a danos (WCRF/AICR, 2018). Existem algumas exceções emergentes. No mais recente relato do WCRF/AICR, suplementos de cálcio demonstraram provável redução do risco de câncer colorretal (WCRF/AICR, 2018). No *Physicians Health Study II*, um multivitamínico diário reduziu modesta, porém significativamente o risco de câncer total de médicos do sexo masculino (Gaziano et al., 2012). Suplementos de ácido eicosapentaenoico (EPA) ou ácido docosaexaenoico (DHA) ômega-3 de até 2 gramas/dia demonstraram atividade antitumoral e reduziram a dor de pacientes tratados para neuropatia (Vernieri et al., 2018).

Em alguns casos, durante e após o diagnóstico de câncer, a suplementação ou a restrição de micronutrientes específicos pode ser necessária acima ou abaixo dos níveis de IDR, dependendo do diagnóstico clínico e da análise laboratorial (p. ex., suplementação de ferro para anemia ferropriva, injeções de B_{12} e suplementação de ácido fólico durante tratamento com o agente quimioterápico pemetrexed). Há evidência de que alguns suplementos possam ser danosos quando administrados antes ou durante o tratamento. Fontes alimentares de antioxidantes são seguras, mas algumas formas de suplemento de antioxidantes demonstraram efeitos prejudiciais. Por exemplo, suplementos com altas doses de betacaroteno demonstraram aumento do risco de câncer de pulmão em indivíduos fumantes, ao passo que o betacaroteno derivado da dieta demonstrou-se capaz de reduzir o risco de câncer de pulmão (WCRF/AICR, 2018). A curcumina, um fitoquímico presente na cúrcuma, fornece alguns benefícios comprovados anti-inflamatórios e anticâncer, sendo geralmente bem tolerada em forma de suplementos. Pacientes tratados com irinotecano ou ciclofosfamida devem evitar a ingestão de curcumina até que mais dados possam esclarecer as potenciais interações antagônicas demonstradas em cenário laboratorial. Embora a ingestão de chá-verde seja segura, estudos com extratos de chá-verde são conflituosos e têm risco de potencial lesão hepática em doses muito altas. A vitamina C pode causar distúrbio GI e ainda está sendo investigada com relação à eficácia e potencial de redução da citotoxicidade da quimioterapia (Vernieri et al., 2018). Até que mais pesquisas estejam disponíveis, a melhor prática é que os pacientes foquem em fontes alimentares para nutrientes e antioxidantes.

Diagnóstico nutricional

O diagnóstico nutricional identifica problemas específicos de nutrição que possam ser resolvidos ou melhorados por meio de intervenção nutricional (AND, 2018; Boxe 35.6).

Intervenção nutricional

A *Oncology Toolkit* (https://www.eatright.org) inclui uma recomendação para apreciação cuidadosa sobre a intervenção nutricional planejada para afetar negativa ou positivamente a segurança do paciente ou possivelmente interferir no tratamento do câncer (AND, 2010). A ferramenta também recomenda avaliação da provável eficácia da intervenção nutricional em melhorar o estado nutricional, possível fardo financeiro e aceitação do paciente.

Boxe 35.6 Diagnósticos nutricionais comuns para câncer utilizando formato do problema, etiologia, sinais e sintomas.

Domínio da ingestão

- Ingestão inadequada de proteína-energia relacionada à diminuição da capacidade de consumir proteínas e/ou energia, conforme evidenciado por perda > 5% da massa corporal em 1 mês, ingestão de energia pela dieta menor que a estimada e condições associadas ao diagnóstico (câncer de cólon)
- Ingestão excessiva de energia relacionada à deficiência de conhecimento sobre alimentos e nutrição com relação à ingestão energética, conforme evidenciado pelo índice de massa corporal (IMC) de 37, excesso de ingestão de energia ou de estimativas do requerimento energético e relatos de consumo de suplementos nutricionais acima do recomendado
- Ingestão oral inadequada relacionada a condições associadas ao tratamento do câncer de cabeça e pescoço, conforme evidenciado por perda de 5% da massa corporal na última semana, redução do apetite, estimativas de ingestão alimentar insuficiente de energia e proteínas de alta qualidade em comparação com as recomendações

Domínio clínico

- Dificuldade de deglutição relacionada a causas mecânicas (câncer de língua), conforme evidenciado por redução da ingestão estimada de alimento, não ingestão de alimentos e dor durante a deglutição
- Dificuldade de morder/mastigar relacionada à xerostomia após quimioterapia, conforme evidenciado pela boca ressecada e ingestão de cerca de 30% das refeições
- Alteração da função gastrintestinal (GI) relacionada a efeitos adversos da quimioterapia, conforme evidenciado por relatos de pacientes de cólica, dor e diarreia
- Desnutrição (subnutrição) relacionada à alteração da função GI, conforme evidenciado por exaustão temporomandibular e ingestão < 50% do requerimento energético estimado

Domínio comportamental-ambiental

- Deficiência de conhecimento acerca de alimentos e nutrição relacionado a um diagnóstico recente de câncer de mama e falta de instrução prévia sobre dieta, conforme evidenciado pelo relato do paciente e múltiplas questões acerca de alimentos que devem ser ingeridos ou evitados durante a quimioterapia
- Incapacidade de manejar o autocuidado relacionada à falta de abrigo permanente e estresse financeiro, conforme evidenciado pela perda de uma ou mais refeições por dia durante o tratamento do câncer
- Acesso limitado a alimentos relacionado à falta de recursos financeiros para comprar quantidade suficiente de alimentos adequadamente saudáveis, conforme evidenciado pelo IMC < 18,5, ingestão estimada de energia inadequada e relato do paciente de falta de recursos para alimentação

Academy of Nutrition and Dietetics. *Nutrition Terminology Reference Manual (eNCPT): Dietetics Language for Nutrition Care*, 2019.

Os objetivos da intervenção devem ser específicos, alcançáveis e individualizados a fim de maximizar seu benefício. Devem ser direcionados a uma medida objetiva, como massa corporal ou outro índice significativo. Outro objetivo é minimizar os efeitos de sintomas de impacto nutricional e maximizar os parâmetros nutricionais individuais. **Sintomas de impacto nutricional** podem ser definidos como sintomas e efeitos adversos do câncer e tratamento do câncer que afetam diretamente o estado nutricional, resultando em depleção de reservas nutricionais e deterioração do estado nutricional. Já no início do curso da terapia do câncer, deve-se realizar uma consulta com o indivíduo, seus cuidadores ou membros da família a fim de esclarecer problemas esperados e suas possíveis soluções, seguindo o acompanhamento com a avaliação e o cuidado nutricional. Problemas significativos no câncer envolvem desnutrição, anorexia (perda de apetite) e perda de massa corporal, frequentemente presentes em muitos indivíduos no momento do diagnóstico, mesmo em crianças.

A incidência de desnutrição entre indivíduos com câncer foi estimada entre 15 e 80%, dependendo do tipo de câncer e da intensidade do tratamento (Santarpia et al., 2011). Estudos demonstram consistentemente que mesmo perdas pequenas de massa corporal (menores que 5% da massa corporal) antes do tratamento estão associadas com pior prognóstico e redução da qualidade de vida, o que reforça a importância de dietoterapia precoce (Arends et al., 2017).

Estratégias de manejo nutricional oral

A alimentação oral é a meta, embora os indivíduos muitas vezes experimentem sintomas que a dificultam. As causas de comprometimento da ingestão oral são multifatoriais e incluem úlceras, **xerostomia** (ressecamento da boca por redução da produção de saliva), dentição ruim, obstrução intestinal, má absorção, constipação intestinal, diarreia, náuseas, vômito, redução da motilidade intestinal, alterações quimiossensoriais, dor não controlada e efeitos adversos de medicações (Arends et al., 2017). Podem ser necessárias estratégias para modificar a ingestão por meio da dieta, as quais dependem do problema específico e do estado nutricional do indivíduo. Modificações podem ser realizadas na escolha do alimento, preparo e apresentação. Suplementos alimentares líquidos podem ser recomendados para pacientes incapazes de consumir quantidades adequadas de energia e proteína, a fim de manter a massa corporal e o estado nutricional (ver Capítulo 13). Materiais educativos com sugestões para melhorar a ingestão oral e manejar efeitos adversos do tratamento são disponibilizados no fim do capítulo e incluem Dicas de Alimentação, Quimioterapia e Você (*Eating Hints, Chemotherapy and You*) e Radioterapia e Você (*Radiation Therapy and You*) (NIH e NCI, 2011; 2018a, 2016a). A Tabela 35.6 delineia exemplos de estratégias de intervenção nutricional.

Manejo da anorexia e alterações de sabor e aroma

Algumas vezes, mesmo antes do diagnóstico e ao longo do tratamento do câncer, os indivíduos podem relatar anorexia, saciedade precoce e

Tabela 35.6 Estratégias de intervenção nutricional para pacientes com câncer.

Efeito adverso ou sintoma	Estratégias
Anorexia, inapetência	• Encorajar refeições e lanches pequenos e mais frequentes com alta densidade nutricional • Adicionar proteínas e gorduras a alimentos favoritos • Utilizar suplementos contendo proteínas e calorias (p. ex., *whey protein* ou proteína de soja, suplementos nutricionais • Manter alimentos de alta densidade nutricional à mão e fazer lanches frequentes • Maximizar ingestão nos momentos em que se sentir melhor • Ingerir refeições e lanches em atmosfera agradável • Pensar na alimentação como parte do tratamento • Ingerir suplementos e frapês com alto teor de proteínas e calorias • Comer em horários fixos em vez de esperar ter fome (programar um alarme) • Consumir líquidos entre as refeições em vez de durante • Engajar em atividade física leve conforme possível
Náuseas e vômito	• Ingerir refeições e lanches pequenos e mais frequentes • Beber goles de líquidos em temperatura fresca ou ambiente em pequenas quantidades • Evitar alimentos com alto teor de gordura, oleosos, apimentados ou muito doces • Evitar alimentos com odor forte, como peixe e ovos • Consumir alimentos brandos, macios e de fácil digestão em dias de tratamento agendados • Encorajar adesão às medicações prescritas para controlar as náuseas • Repousar com a cabeça elevada 30 min após a alimentação • Considerar terapias complementares, incluindo chá de gengibre, técnicas de relaxamento ou pulseiras de acupressão
Diarreia	• Encorajar ingestão de líquidos hidratantes como água, sucos claros, caldos, gelatina, picolés e líquidos de hidratação preparados comercialmente (ver Capítulo 27) • Evitar alimentos com alto teor de fibra, como castanhas, frutas e vegetais crus e pães e cereais integrais, sendo por vezes útil evitar laticínios • Evitar alimentos que contenham açúcares de álcool, como balas e chicletes sem açúcar (p. ex., manitol, xilitol, sorbitol) • Preferir alimentos ricos em fibras solúveis, como purê de maçã, bananas, pêssegos em calda e mingau de aveia • Encorajar a adesão às medicações prescritas para controlar a diarreia
Constipação intestinal	• Aumentar consumo de alimentos com alto teor de fibras, como grãos integrais, frutas e vegetais frescos ou cozidos, especialmente os que contêm casca e sementes, frutas secas, feijões e castanhas • Consumir ao menos 1,9 ℓ/dia de líquidos • Utilizar alimentos e suplementos contendo probióticos • Incluir atividades cotidianas e atividade física conforme possível • Encorajar adesão aos suplementos de fibra e/ou medicações que afetam a função intestinal e são prescritos para manejar a constipação intestinal • Agendar horário de banheiro adequado para facilitar a função intestinal sem estresse e pressão psicológicos

(continua)

Tabela 35.6 Estratégias de intervenção nutricional para pacientes com câncer. (*Continuação*)

Efeito adverso ou sintoma	Estratégias
Dor na garganta, esofagite, dor na cavidade oral, mucosite ou aftas	• Recomendar ingestão de alimentos macios e úmidos com molho extra • Evitar alimentos secos, espessos ou ásperos • Evitar álcool, alimentos cítricos, cafeína, tomates, vinagre e pimentas ou outros alimentos picantes • Experimentar temperaturas do alimento (p. ex., morno, frio ou gelado) para encontrar que temperaturas são mais calmantes • Preparar frapês com frutas de baixa acidez como melão, banana, pêssegos e adicionar iogurte, leite ou tofu • Encorajar a adesão às medicações prescritas para manejar esofagite, dor à deglutição, dor oral e/ou infecção
Fadiga	• Recomendar ingestão de refeições e lanches pequenos e frequentes • Preferir alimentos de fácil preparo e fácil ingestão • Aconselhar a manter lanches com alta densidade nutricional à mão e consumi-los com frequência • Sugerir alimentação quando o apetite estiver máximo • Encorajar atividades cotidianas e atividade física conforme possível • Considerar consulta com um fisioterapeuta para fortalecimento
Neutropenia	• Aconselhar lavagem frequente das mãos e manutenção de superfícies e utensílios de cozinha limpos • Aconselhar evitar produtos animais malcozidos ou crus, incluindo carne bovina, carne suína, aves, ovos e peixe • Lavar bem as frutas e os vegetais frescos antes do consumo • Garantir temperaturas adequadas para cozimento, resfriamento e reaquecimento • Checar datas de validade de todos os alimento • Evitar produtos a granel e bufês • Evitar contaminação cruzada entre carne crua e alimentos prontos para o consumo • "Quando estiver em dúvida, jogue fora" e "Nada velho ou mofado"
Paladar ou olfato alterados	• Recomendar boas práticas de higiene oral (p. ex., enxaguar frequentemente a boca, manter a boca limpa) • Utilizar molhos e especiarias para mascarar sabores alterados • Utilizar utensílios plásticos se o sabor metálico for um problema • Consumir alimentos mais frios em vez de quentes • Adicionar sabor à água com limão ou outras frutas e ervas • Preferir fontes de proteína sem ser a carne, como tofu, laticínios ou feijões
Saliva espessa/ou boca ressecada (xerostomia)	• Sugerir beber goles de líquidos ao longo do dia para manter a cavidade oral úmida. Ter como meta 8 a 10 copos por dia • Afinar secreções orais com *club soda* ou água gaseificada • Mastigar cenouras ou aipo • Chupar uvas congeladas ou bolas de melão • Recomendar uso de um umidificador de vapor frio durante o sono • Sugerir experimentar alimentos azedos para estimular salivação, caso não existam feridas abertas • Recomendar alternar porções de alimento com goles de líquidos durante as refeições • Recomendar consumo de alimentos macios e úmidos com molho extra • Aconselhar evitar consumo de bebidas alcoólicas e enxaguantes bucais contendo álcool, pois causam ressecamento da boca

Dados de Grant BL et al., editors: *American Cancer Society's complete guide to nutrition for cancer survivors*, 2. ed, Atlanta, 2010, American Cancer Society; National Cancer Institute (NCI): *Eating Hints* (*website*). http://www.cancer.gov/publications/patient-education/eatinghints.pdf, 2018; Elliot L: Symptom management of cancer therapies. In Leser M et al., editors: *Oncology nutrition for clinical practice*, Chicago, 2013, Oncology Nutrition Dietetic Practice Group of the Academy of Nutrition and Dietetics.

diminuição da ingestão de alimento. Alterações de sabor e aroma são problemas comuns. Mudanças no sabor podem estar associadas à própria doença, alguns agentes quimioterápicos, radioterapia ou cirurgia de cabeça e pescoço. Aversões de sabor adquiridas induzidas pela quimioterapia foram relatadas em adultos e crianças. Os indivíduos também podem desenvolver sentido de olfato aguçado, que resulta em sensibilidade aos aromas durante o preparo do alimento e aversão a itens não alimentares, como sabões e perfumes. Tais anormalidades sensoriais não se correlacionam de forma consistente com o sítio do tumor, extensão de envolvimento do tumor, resposta à terapia ou preferências alimentares e ingestão. Podem ser úteis intervenções nutricionais que reduzam o aroma dos alimentos, como servi-los frios em vez de quentes (ver Tabela 35.6).

Alterações do metabolismo energético resultantes do câncer

O metabolismo energético relaciona-se intimamente com o metabolismo de carboidratos, proteínas e lipídeos, sendo todos afetados pelo crescimento do tumor. Tumores exercem demanda consistente de glicose, exibem taxa de metabolismo anaeróbio caracteristicamente alta e produzem lactato como resíduo metabólico. Esse aumento na produção de ácido láctico requer aumento da taxa de gliconeogênese do hospedeiro por meio do ciclo de Cori, que se eleva em alguns pacientes com câncer, mas não em outros. A degradação proteica e lipólise ocorrem com maior velocidade para manter a alta taxa de síntese de glicose. Ocorrem intolerância à glicose e resistência à insulina, caracterizada por excesso de oxidação de ácidos graxos e diminuição da captação e utilização da glicose pelos músculos.

Como pacientes com câncer perdem tecido muscular e têm redução da utilização de energia, seu requerimento proteico e calórico é maior. A perda mais notável se dá por degradação proteica nos músculos esqueléticos, bem como redução da síntese de proteínas. O aumento da ingestão de proteínas é especialmente crítico durante o tratamento ou quando se sofre de má-nutrição ou caquexia (Hamilton, 2013).

Manejo da caquexia do câncer

Um diagnóstico secundário comum em pessoas com câncer avançado é uma variação da má-nutrição proteico-energética. Essa síndrome recebe o nome de **caquexia do câncer** e é caracterizada por perda de massa corporal progressiva, anorexia, exaustão e fadiga generalizadas, imunossupressão, taxa metabólica basal alterada e anormalidades no metabolismo de líquidos e energia. Também ocorre aumento da perda de tecido adiposo, relacionada ao aumento da taxa de lipólise, em vez de redução da lipogênese. Concentrações elevadas de fator mobilizador de lipídeos e fator indutor da proteólise secretados por células tumorais causarão aumento da perda de gordura e massa muscular. Indivíduos com câncer de mama ou câncer hematológico raramente apresentam perda de massa corporal significativa no momento do diagnóstico, ao passo que indivíduos com câncer de pulmão, esôfago ou cabeça e pescoço frequentemente apresentam perda de massa corporal significativa.

A caquexia do câncer é causada em parte por **citocinas** (agentes imunomoduladores) produzidas pelo próprio câncer ou pelo sistema imunológico em resposta ao câncer. Podem provocar alterações metabólicas e esgotamentos similares às alterações que ocorrem na inflamação (ver Capítulo 3). Citocinas pró-inflamatórias incluem o **fator de necrose tumoral (TNF)-alfa (caquexina)** e TNF-β, interleucina (IL)-1, IL-6 e interferona-alfa. Essas citocinas exercem atividades fisiológicas que se sobrepõem, de modo que provavelmente não seja apenas uma substância a causa isolada. Muitas pessoas que são tratadas para câncer receberão corticosteroides como parte do protocolo, com intuito de tratar o processo inflamatório. Os pacientes também apresentam aumento do gasto energético de repouso (GER), ao contrário do GER da inanição crônica, em cujo caso o organismo adapta-se para preservar energia e tecidos. A caquexia do câncer e o esgotamento muitas vezes pioram perto do momento da morte, sendo indicados também como fator de causa da morte em 30 a 50% de todos os pacientes com câncer, o que justifica por que são indicadas quantidades aumentadas de proteínas e calorias (Levin, 2013).

Farmacoterapia

O manejo farmacológico da caquexia e anorexia requer avaliação cuidadosa baseada nas metas individuais da terapia e prognóstico, bem como monitoramento minucioso dos sintomas. A caquexia do câncer não pode ser revertida sem manejo médico da inflamação e hipermetabolismo subjacentes. A anorexia, condição comumente associada ao câncer, é suscetível ao tratamento com aconselhamento nutricional, modificação da dieta e farmacoterapia. Diversos agentes farmacológicos são utilizados para tratar anorexia e caquexia, incluindo anti-histamínicos (cipro-heptadina), corticosteroides (dexametasona, metilprednisolona), agentes progestógenos (medroxiprogesterona, megestrol), agentes pró-cinéticos (metoclopramida) e antidepressivos (mirtazapina) (Elliot, 2013).

A maconha ou *cannabis* medicinal é uma substância controlada nos EUA, embora em mais de 50% dos estados já tenham sido promulgadas leis para legalizar seu uso. Segundo o *NCI Physician Data Query* (PQD), canabinoides, substâncias químicas ativas da *cannabis*, podem proporcionar alívio dos efeitos adversos como dor, náuseas e vômito, ansiedade e anorexia no câncer e no tratamento do câncer (NIH, 2019b; NCI, 2017). A FDA não aprovou o uso medicinal da *cannabis* para câncer ou tratamento do câncer; todavia, já aprovou dois canabinoides, dronabinol e nabilona, para indivíduos que sofrem de náuseas e vômito associados à quimioterapia (NIH, 2019b; NCI, 2017).

Manejo de outras anormalidades metabólicas relacionadas ao câncer

Alterações metabólicas variam segundo o tipo de tumor. A função imunológica do paciente pode estar comprometida como resultado da doença, do tratamento do câncer ou da má-nutrição progressiva. Além dos efeitos metabólicos induzidos pelo câncer, a massa tumoral pode anatomicamente modificar a fisiologia de sistemas orgânicos específicos. A atividade de muitos sistemas enzimáticos envolvidos com a digestão e absorção podem ser afetados, assim como certas funções orgânicas.

Desequilíbrios críticos do estado hídrico e eletrolítico podem ocorrer em pessoas com câncer ou que recebem tratamento para câncer causando diarreia excessiva, vômito ou má absorção. A diarreia profusa e grave pode resultar de obstruções intestinais parciais e tumores endócrinos, como tumores que secretam serotonina (tumores carcinoides), calcitonina ou gastrina (síndrome de Zollinger-Ellison). O uso de antimetabólitos, agentes alquilantes e antibióticos também pode levar ao desenvolvimento de diarreia grave. Em alguns casos, pacientes imunocomprometidos ou submetidos a cirurgias GIs podem apresentar diarreia profusa causada por patógenos intestinais, como *Clostridium difficile* (ver Capítulo 27).

O vômito persistente está associado a obstrução intestinal, radioterapia de estômago e abdome ou encéfalo, agentes quimioterápicos **emetogênicos** (causadores de náuseas), tumores intracranianos e câncer avançado (Iwamoto et al., 2012). Uma avaliação cuidadosa da causa da diarreia ou do vômito é crítica para o manejo efetivo. A má absorção pode ser causada por disfunção pancreática relacionada ao tratamento, síndrome do intestino curto pós-cirúrgico, **enterite por radiação** (inflamação de tecidos do trato GI secundária à radiação) aguda ou crônica, excesso de serotonina, esteatorreia ou diarreia crônica.

Pode ocorrer hipercalcemia em indivíduos com metástases ósseas, causada por atividade osteolítica das células tumorais, as quais liberam cálcio no líquido extracelular, causando náuseas, fraqueza, fadiga, letargia e confusão. A hipercalcemia é potencialmente fatal e está associada mais comumente a mieloma múltiplo, câncer de pulmão e câncer de mama e próstata avançados. O manejo médico da hipercalcemia inclui reidratação e uso de agentes anti-hipercalcêmicos. A suplementação de cálcio a partir de suplementos dietéticos e antiácidos deve ser evitada. Não é indicada a restrição da ingestão de alimentos contendo cálcio, pois o consumo desses alimentos exerce pouco efeito sobre o manejo geral da hipercalcemia.

ONCOLOGIA INTEGRATIVA, COMPLEMENTAR E FUNCIONAL

Pesquisas demonstram que 40 a 50% dos pacientes com câncer utilizam a medicina integrativa e complementar durante e após o tratamento, embora mais de 80% dos profissionais de saúde relatem pouco conhecimento sobre o papel de terapias complementares no câncer (King et al., 2015).

A equipe de saúde que trabalha com oncologia deve ser informada sobre diferentes terapias e obter conhecimento sobre as fontes utilizadas a fim de avaliar e instruir indivíduos em seus cuidados. O aumento da demanda de consumidores encorajou instituições de saúde a criar departamentos de medicina integrativa com serviços complementares em suas instalações. Sobreviventes de câncer procuram por discussões ou recomendações abertas e honestas por parte de sua equipe de cuidados de saúde. É comum que os pacientes não compartilhem com sua equipe de saúde terapias complementares, como padrões de dieta especiais ou suplementos, pois temem que os profissionais de saúde sugiram que interrompam tais terapias por possuírem conhecimento limitado sobre suplementos (Huebner et al., 2014). A avaliação clínica, de enfermagem e nutricional deve incluir questões abertas sobre uso de suplementos dietéticos e sobre terapias adicionais complementares ou integrativas ou dietas que os pacientes estejam seguindo no momento. Os componentes principais da discussão sobre terapias integrativas ou alternativas envolvem a compreensão e o respeito por empoderamento pessoal. Para o suporte de pacientes que estão passando por tratamento para câncer, fatores críticos incluem a disponibilidade para ouvir, explorar e responder questões de forma franca; ceder tempo para discutir opções e oferecer conselhos; resumir a discussão; documentar o diálogo; e monitorar o progresso da terapia (Abrams, 2013). O NIH estabeleceu o National Center for Complementary and Integrative Health (NCCIH), que trabalha no sentido de criar uma estrutura para avaliar pesquisas e tais terapias. Ver Capítulo 11 sobre suplementos dietéticos e medicina integrativa para mais informações.

Suplementos dietéticos

O não relato acerca do uso de suplementos constitui ocorrência comum, com 53% dos indivíduos que recebem quimioterapia não discutindo uso de suplementos dietéticos com sua equipe de saúde (Abrams, 2013; Davis et al., 2014). Dados do estudo *Intergroup Phase III Breast Cancer Chemotherapy Trial* observaram que mais da metade dos participantes não foi aconselhada sobre suplementos dietéticos (Gröber et al., 2016). Os pacientes podem ver suplementos dietéticos como alternativas mais naturais à prescrição de medicações, ou um remédio rápido e fácil para um problema clínico subjacente.

A Academy of Nutrition and Dietetics (AND) posiciona-se a favor da suplementação de micronutrientes quando os requerimentos não são alcançados somente com a dieta. Trata-se de uma população que pode se beneficiar sobremaneira de algumas formas de suplementação. Segundo as diretrizes de nutrição enteral da European Society for Clinical Nutrition and Metabolism (ESPEN), pode-se assumir que qualquer paciente com câncer que consuma < 60% de seu requerimento energético diário por um período de 7 a 10 dias apresente concentrações inadequadas de micronutrientes (Gröber et al., 2016). Muitas vezes, consumidores ficam desconfortáveis com a interpretação de rótulos, compreensão das necessidades e avaliação da segurança durante a escolha de suplementos. Ao trabalhar com pacientes submetidos a tratamento de câncer, é preciso avaliar a segurança e a eficácia de suplementos que relatam estar ingerindo, prestar atenção especial aos suplementos que possam interagir com medicações ou aumentar o risco de hemorragias. Para mais informações, ver Apêndice 13 e Capítulo 11 (Marra e Bailey, 2018).

Alguns suplementos demonstram resultados promissores para malignidades, incluindo ácidos graxos ômega-3, vitamina D, curcumina, selênio e cogumelos medicinais como maitake, reishi e cauda de peru (Abrams, 2013; Baggerly et al., 2015; Blagodatski et al., 2018; Gröber et al., 2016; LeMay-Nedjelski et al., 2018, Zhou et al., 2017). Outros podem causar lesões de várias formas. Por exemplo, suplementos comuns como alho e vitamina E podem aumentar o risco de hemorragias e reduzir a coagulabilidade do sangue (Marra e Bailey, 2018; Alsanad et al., 2014). Alguns interagem negativamente com medicações comuns utilizadas no câncer. Alho, chá-verde, visco, ervas chinesas, ferro, erva-de-são-joão e gengibre demonstraram-se capazes de interagir com fármacos incluindo ciclofosfamida, anti-inflamatórios não esteroidais, irinotecano, vinorelbina, varfarina e paclitaxel (Alsanad et al., 2014). Outros são de fato tóxicos para o organismo. O suplemento anticâncer B_{17}/laetrila/amigdalina é uma fonte de cianeto, sendo associada à toxicidade e ao envenenamento (Dang et al., 2017). Instruir pacientes acerca da segurança dos suplementos ao mesmo tempo que se mantém a mente aberta é crucial à construção de uma relação e segurança quando se trata de nutrição integrativa, complementar e oncológica funcional (Alsanad et al., 2014; Gröber et al., 2016; Tabela 35.7).

Tabela 35.7 Plano de dieta anticâncer popular.

Dieta	Descrição	Potencial benefício ou dano
Dieta alcalina	Procura criar um ambiente mais alcalino no organismo por eliminar alimentos acidificantes (carne vermelha, açúcar, farinhas refinadas, álcool, café)	Ainda que não haja evidência atualmente disponível que suporte a eficácia dessa dieta, porque o organismo regula seu próprio pH, ela reduz ou elimina alguns alimentos que aumentam o risco de câncer (carne vermelha, alimentos com alto teor glicêmico, álcool) e aumenta o consumo de legumes e vegetais, o que pode ser útil. Garantir ingestão adequada de calorias e proteínas
Dieta de Budwig	Um preparo de óleo de linhaça e queijo *cottage* é consumido 2 vezes/dia. Ênfase em alimentos naturais ou não processados com baixa adição de açúcar ou gordura/óleos; sem laticínios ou gordura animal, carne de porco, frutos do mar, soja ou milho	Não há estudos clínicos disponíveis no momento. Não há evidência de que o óleo de linhaça e o queijo *cottage* sejam especificamente anticâncer, embora essa mistura possa ser útil em adicionar calorias ao paciente que esteja perdendo massa corporal
Essiac®	Uma mistura de ervas frequentemente consumida na forma de chá, 3 vezes/dia, com intuito de reduzir o tamanho de tumores e fortalecer o sistema imunológico	Não há estudos clínicos publicados, não há eficácia comprovada em modelos animais, embora algumas das ervas exibam efeitos antitumorais *in vitro*. Pode exercer efeito laxativo e causar náuseas ou vômito
Terapia de Gerson	Dieta vegetariana, sucos crus e enemas de café. São consumidos 7 a 9 kg de frutas e vegetais orgânicos na forma de suco todos os dias. Evitar gorduras. Suplementos nutricionais e biológicos utilizados, incluindo enzimas pancreáticas	O National Cancer Institute sugere que se evite essa dieta devido ao risco de má-nutrição proteico-calórica, desidratação e preocupação com segurança de alimentos em pacientes neutropênicos. Estudos disponíveis são limitados no momento com relação a segurança e eficácia
Jejum intermitente (JI)	Abstinência da alimentação por vários períodos, incluindo antes e durante a quimioterapia, dias alternados ou uma quantidade de horas por dia, com intuito de limitar o substrato energético das células cancerosas. Estudos preliminares demonstraram redução do desenvolvimento tumoral em roedores	Má-nutrição e perda de massa corporal constituem consequências graves do jejum durante o tratamento quando os requerimentos calórico e proteico são maiores. Estudos em humanos são limitados no momento, embora alguns dados a curto prazo (≤ 6 meses) em pacientes com sobrepeso e obesidade sugiram que o JI melhora a sensibilidade à insulina e reduz marcadores inflamatórios
Cetogênica	Dietas com alto teor de gordura (> 80%) e baixo teor de carboidrato (< 10%) utilizadas para tratar epilepsia infantil, doenças neurodegenerativas e também terapia alternativa para certos tratamentos de câncer, frequentemente gliomas e outros cânceres do encéfalo	Embora existam algumas pesquisas preliminares promissoras em roedores e a melhor eficácia atual para humanos seja provavelmente em cânceres do encéfalo, mais pesquisas são necessárias para compreender se a dieta cetogênica oferece suporte a pessoas sendo tratadas para câncer. Dietas cetogênicas devem ser cuidadosamente manejadas clinicamente. Podem causar fadiga, lesão renal, constipação intestinal, perda de massa corporal e deficiências nutricionais

(continua)

Tabela 35.7	Plano de dieta anticâncer popular. (*Continuação*)	
Dieta	**Descrição**	**Potencial benefício ou dano**
Macrobiótica	Dieta e filosofia de estilo de vida levada do Japão aos EUA nos anos 1950, com ênfase em alimentos orgânicos e vegetarianos com alto teor de grãos e baixo teor de gorduras. Necessária mastigação do alimento e técnicas culinárias especiais	Essa dieta foca em muitos alimentos potencialmente benéficos dentro de um padrão de dieta vegetariano. Todavia, há potencial para deficiências de nutrientes devido à exclusão de alguns alimentos. A adesão pode ser desafiadora devido aos requerimentos especiais de cozimento e preparo
Dieta crudivorista	Permite somente alimentos crus aquecidos até 40,5°C ou menos. Geralmente, evita carnes, laticínios e ovos, exceto quando crus, o que pode ser perigoso (questão de segurança alimentar)	Pode ser deficiente em proteínas, calorias e alguns nutrientes. Pode causar irritação intestinal, especialmente se um efeito adverso for a diarreia. Pode constitui uma preocupação de segurança alimentar. Um potencial benefício da ênfase em alimentos não processados e maior teor de frutas e vegetais.

Melina V, Craig W, Levin S: Position of the Academy of Nutrition and Dietetics: vegetarian diets, *J Acad Nut Diet* 116(12):1970-1980, 2016; Schwalfenberg GK: The alkaline diet: is there evidence that an alkaline pH diet benefits health? *J Environ Pub Health* 2012:727630, 2012; O'Brien S, Leser M, Ledesma N: Diets, functional foods and dietary supplements for cancer prevention and survival. In Leser M, Ledesma N, Bergerson S et al., editors: *Oncology nutrition for clinical practice*, Chicago, 2013, Oncology Nutrition Dietetic Practice Group; National Cancer Institute: Gerson Therapy, 2016b, NCI; Harvie MN, Howell T: Could intermittent energy restriction and intermittent fasting reduce rates of cancer in obese, overweight, and normal-weight subjects? A summary of evidence, *Adv Nutr* 7(4):690-705, 2016; Weber DD, Aminazdeh-Gohari S, Kofler B: Ketogenic diet in cancer therapy, *Aging* 10(2):164-165, 2018; Allen BG, Bhatia SK, Anderson CM et al.: Ketogenic diets as an adjuvant cancer therapy: history and potential mechanism, *Redox Biol* 2:963–970, 2014; National Institutes of Health, National Cancer Institute: Gerson Therapy PDQ, 2016b.

IMPACTO NUTRICIONAL DO TRATAMENTO DO CÂNCER

Quimioterapia

A quimioterapia utiliza agentes químicos ou medicações para tratar o câncer. Classificações de agentes quimioterápicos citotóxicos encontram-se listadas na Tabela 35.8. Uma vez que adentram a corrente sanguínea, esses agentes são carreados pelo organismo para atingir o máximo de células cancerosas possível. Vias de administração para a quimioterapia incluem:

- Oral: cápsula, comprimido ou líquido
- IV: fornecimento da medicação por meio de injeção ou cateter patente em uma veia
- Intraperitoneal: fornecimento da medicação por meio de um cateter diretamente na cavidade abdominal
- Intravesicular: fornecimento da medicação por meio de um cateter de Foley diretamente na bexiga urinária
- Intratecal: fornecimento da medicação por meio de injeção no sistema nervoso central utilizando um reservatório de Ommaya ou punção lombar (Polovich et al., 2014).

Enquanto a cirurgia e a radioterapia são utilizadas para tratar tumores localizados, a quimioterapia é uma terapia sistêmica que afeta o tecido maligno com as células normais. As células do organismo com *turnover* rápido, como medula óssea, folículos pilosos e mucosa do sistema digestório são as mais acometidas. Como resultado, a ingestão e o estado nutricional podem ser afetados de maneira adversa. Sintomas relacionados à nutrição incluem **mielossupressão**, também chamada "pancitopenia" (supressão da produção de neutrófilos, plaquetas e hemácias pela medula óssea), anemia, fadiga, náuseas e vômito, inapetência, mucosite, mudanças no paladar e olfato, xerostomia (ressecamento da boca), disfagia e alteração da função intestinal, como diarreia ou constipação intestinal (Tabela 35.8).

A gravidade dos efeitos adversos depende dos agentes específicos utilizados, dose, duração da terapia, número de ciclos de tratamento, fármacos concomitantes, resposta individual e estado de saúde atual. É importante o uso adequado e oportuno de terapias de suporte, como antieméticos, antidiarreicos, corticosteroides, agentes hematopoéticos e antibióticos, bem como mudanças na dieta. Muitas pessoas experimentam efeitos significativos, especialmente em regimes quimioterápicos de múltiplos agentes "dose-intensivos"; os fatores limitantes primários da quimioterapia incluem neutropenia (redução de leucócitos ou neutrófilos), **trombocitopenia** (contagem de plaquetas reduzida) e mielossupressão. Toxicidades induzidas pela quimioterapia comumente experimentadas no sistema gastrintestinal incluem mucosite, náuseas, vômito, diarreia e constipação intestinal. Anormalidades do paladar relacionadas à quimioterapia podem levar a anorexia e diminuição da ingestão oral.

Anemia por doença crônica

Alguns agentes quimioterápicos são mais propensos a causar anemia, incluindo a quimioterapia baseada na platina, como cisplatina, carboplatina e oxaliplatina. Alguns tipos de tumor, como de pulmão ou ovário, também podem aumentar a probabilidade de anemia (ACS, 2017). Sintomas marcantes da anemia que podem destacar outros efeitos adversos incluem fadiga grave, fraqueza, edema das mãos e pés e tonturas. Os pacientes podem questionar sobre o que podem fazer nutricionalmente a fim de auxiliar a manutenção da contagem de hemácias, embora nem todas as anemias que ocorrem durante o tratamento do câncer tenham etiologia baseada na nutrição. A anemia da doença crônica é diferente da deficiência de ferro causada pela mielossupressão da quimioterapia e outros tratamentos do câncer. Pacientes com câncer também podem se tornar deficientes em ferro devido a má-nutrição e perda de sangue, que também pode causar anemia. É importante compreender a diferença para avaliar corretamente as necessidades do paciente. A anemia grave pode necessitar de tratamento com transfusão sanguínea ou medicações (ACS, 2017). Os nutricionistas devem garantir que o estado nutricional esteja adequado, incluindo concentrações adequadas de proteínas e calorias, além de vitamina A e folato. Ver Capítulo 31 para mais informações sobre anemia.

Diarreia

A diarreia é um efeito adverso comum de alguns agentes quimioterápicos, radioterapia que aborde intestino e cirurgias. Se não manejada, pode causar depleção de líquidos e eletrólitos, má-nutrição e até mesmo hospitalização. A mucosa intestinal e os processos digestivos podem ser afetados, modificando a digestão e absorção até certo grau. O metabolismo de proteínas, energia e vitaminas pode estar comprometido. É essencial manter a hidratação e repor eletrólitos se ocorrerem três ou mais evacuações por dia comparado ao usual ou aumento da fluidez das fezes. O tratamento envolve dieta com baixo teor de gordura, baixo teor de fibras e possivelmente baixo teor de lactose, evitando alimentos que produzam gás, cafeína e álcool. Na diarreia, são sugeridos alimentos como purê de maçã, banana, mingau de aveia, batatas e arroz como agentes que fornecem fibra solúvel (Elliott, 2013).

Tabela 35.8 Efeitos de agentes antineoplásicos relacionados à nutrição: quimioterapia, bioterapia e terapia hormonal.

Classificação do agente	Efeitos adversos comuns e implicações nutricionais
Quimioterapia *Agentes alquilantes* • Altretamina (Hexalen®), bussulfano (Buselfex®), bendamustina (Treanda®), carboplatina (Paraplatin®), cisplatina (Platinol®), ciclofosfamida (Cytoxan®), oxaliplatina (Eloxatin®), temozolomida (Temodar®)	• Mielossupressão, anorexia, náuseas, vômito, fadiga, toxicidade renal • Tratam câncer de pulmão, mama, ovário, leucemia, linfoma, doença de Hodgkin, mieloma múltiplo e sarcoma por interromper a reprodução celular por meio de um dano no DNA. Funcionam em todas as fases do ciclo celular
Antibióticos antitumorais • Bleomicina (Blenoxane®), doxorrubicina (Adriamycin®), mitomicina (Mytamycin®), epirrubicina, idarrubicina, daunorrubicina	• Mielossupressão, anorexia, náuseas, vômito, fadiga, diarreia, mucosite, pode causar lesão cardíaca • Tratam uma ampla variedade de cânceres porque modificam o DNA dentro das células cancerosas, interrompendo seu crescimento e multiplicação
Antimetabólitos • Capecitabina (Xeloda®), pemetrexede (Alimta®), citarabina (ARA-C), 5-fluoruracila (5-FU), floxuridina, fludarabina, 6-mercaptopurina (6-MP), gencitabina (Gemzar®), metotrexato	• Mielossupressão, anorexia, náuseas, vômito, fadiga, diarreia, mucosite • Tratam leucemias e câncer de mama, ovário e sistema intestinal por interferirem com o DNA e RNA, lesionando as células durante a fase de cópia dos cromossomos
Inibidores da topoisomerase • Topotecana (Hycamtin®), irinotecano (CPT-11, Camptosar®), etoposídeo (VP-10, Etopopos®), teniposídeo, mitoxantrona • Tratam leucemias, câncer de pulmão, ovário, testículo e sistema gastrintestinal por interferirem com enzimas que ajudam a separar as fitas de DNA para cópia	• Anorexia, náuseas, vômito, diarreia, constipação intestinal, cãibras musculares, risco de infecção
Inibidores de mitose • Docetaxel (Taxotere®), estramustina (Emcyt®), ixabepilona (Ixempra®), paclitaxel (Abraxane®), vimblastina, vincristina (Marqibo®), vinorelbina (Navelbina) • Tratam câncer de mama e pulmão, mielomas, linfomas e leucemias por interromperem a divisão celular	• Anorexia, náuseas, vômito, fadiga, dor muscular e articular, feridas na boca, queda de cabelo e **neuropatia periférica** (formigamento e irritação de nervos das mãos e pés)
Diversos • Procarbazina (Matulane®)	• Mielossupressão, náuseas, vômito, diarreia, inibição da monoaminoxidase (MAO)/evitar alimentos com alto teor de tiramina • Trata linfoma não Hodgkin, tumores encefálicos, melanoma, câncer de pulmão
Bioterapia *Citocinas* • Interferona-alfa (Intron A®, Roferon®), interleucina (IL-2, Aldesleukin®)	• Mielossupressão, anorexia, fadiga, náuseas, sintomas gripais, calafrios
Anticorpos monoclonais • Cetusimabe (Erbitux®), rituximabe (Rituxan®), trastuzumabe (Herceptin®), tositumomabe (Bexxar®)	• Reações à infusão com calafrios, febre, cefaleia, hipotensão; mielossupressão; náuseas; vômito; erupção cutânea
Terapias direcionadas a proteínas: inibidores de molécula pequena • Inibidores da tirosinoquinase: erlotinibe (Tarceva®), mesilato de imatinibe (Gleevec®), gefitinibe (Iressa®), sorafenibe (Nevaxar®), sunitinibe (Sutent®) • Inibidores da mTOR: everolimo (Afinitor®), tensirolimo (Torisel®) • Inibidor de proteossoma: bortezomibe (Velcade®)	• Febre, calafrios, erupção cutânea, diarreia, fadiga, anorexia
Inibidores da angiogênese • Bevacizumabe (Avastin®), lenalidomida (Revlimid®), talidomida	• Hipertensão, eventos tromboembólicos arteriais, perfuração gastrintestinal, hemorragia, proteinúria, hipotireoidismo
Vacinas de câncer • Sipuleucel-T (Provenge®)	• Febre, calafrios, dor nas costas, perda de apetite, fadiga, náuseas, sintomas gripais
Terapia hormonal *Antiandrogênios* • Bicalutamida (Casodex®); flutamida (Eulexin®)	• Ondas de calor, ganho de massa corporal, fadiga, dor óssea, redução da libido/impotência
Antagonista do hormônio liberador do hormônio luteinizante (LHRH) • Leuprolida (Lupron®), gosserrelina (Zoladex®)	• Ondas de calor, fadiga, edema, náuseas, dor óssea, fraqueza muscular, cefaleia, ginecomastia, redução da libido/impotência

(continua)

Tabela 35.8 Efeitos de agentes antineoplásicos relacionados à nutrição: quimioterapia, bioterapia e terapia hormonal. (Continuação)

Classificação do agente	Efeitos adversos comuns e implicações nutricionais
Moduladores de receptor de estrógeno seletivos (MRESs) • Raloxifeno (Evista®), tamoxifeno (Nolvadex®), toremifeno (Fareston®)	• Eventos tromboembólicos, retenção de líquidos, ondas de calor, náuseas, desconforto articular, diarreia, ganho de massa corporal, alterações/erupções na pele
Inibidores da aromatase (IAs) • Anastrozol (Arimidex®), letrozol (Femara®), exemestano (Aromasin®)	• Ondas de calor, náuseas, vômito, eventos tromboembólicos, colesterol alto, febre, dores articulares
Progesteronas • Acetato de megestrol (Megace®)	• Aumento do apetite, ganho de massa corporal, retenção de líquidos, hiperglicemia, eventos tromboembólicos

Dados de Polovich M et al.: *Chemotherapy and biotherapy guidelines and recommendations for practice*, ed 4, Pittsburgh, 2014, Oncology Nursing Society; Wilkes GM, Barton-Burke M: 2014 *Oncology nursing drug handbook*, Burlington, 2013, Jones and Bartlett; Chu E, Devita VT: *Physician's cancer chemotherapy drug manual*, Boston, 2014, Jones and Bartlet, http://www.chemocare.com; American Cancer Society: How chemotherapy drugs work, 2016; Grant BL: Nutritional effects of cancer treatment: chemotherapy, biotherapy, hormone therapy and radiation therapy. In Leser M, Ledesma N, Bergerson S et al., editors: Oncology nutrition for clinical practice, Chicago, 2013, Oncology Nutrition Dietetic Practice Group.

Náuseas e vômito

As náuseas e o vômito induzidos pela quimioterapia são comumente classificados como antecipatórios (ocorrem antes de o paciente receber o tratamento), agudos (ocorrem dentro das primeiras 24 horas após receber o tratamento) ou tardios (ocorrem 1 a 4 dias após o tratamento), cada qual caracterizado por eventos fisiopatológicos distintos e que requerem diferentes intervenções terapêuticas. Agentes eficazes para náuseas e vômito relacionados ao tratamento incluem os antagonistas serotoninérgicos (p. ex., ondansetrona, granisetrona e dolasetrona), antagonistas de receptores de neurocinina-1 (NK-1) (p. ex., aprepitanto), antagonistas dopaminérgicos (p. ex., metoclopramida, proclorperazina) e corticosteroides, como dexametasona (Polovich et al., 2014). Outros agentes antieméticos incluem canabinoides (p. ex., dronabinol, nabilona), benzodiazepínicos (p. ex., lorazepam, diazepam) e chá ou extrato de gengibre (Elliott, 2013). Para fornecer suporte a pacientes com náuseas e vômito, sugerem-se cinco a seis refeições por dia, alimentos frescos e leves sem odor forte, repouso com cabeça elevada após as refeições e consumo de líquidos entre as refeições em vez de durante as mesmas (Elliott, 2013) (ver Tabela 36.6).

Interações de alimentos e fármacos

Profissionais de nutrição podem adquirir conhecimento valioso acerca de possíveis interações de fármacos e nutrientes por meio da revisão de bulas de medicamentos, livros de farmacologia e bases de dados de medicações, ou consultando um profissional de farmácia (ver Apêndice 13). Alguns agentes quimioterápicos podem causar eventos adversos potencialmente graves (Grant, 2013), por exemplo:

- Indivíduos portadores de certos tipos de câncer de pulmão que estão sendo tratados com pemetrexede (Alimta®) requerem suplementação de vitamina B_{12} (muitas vezes injetável) e ácido fólico ao longo de toda a sua terapia, a fim de evitar anemia significativa associada a esse tipo de agente quimioterápico
- Um evento hipertensivo grave pode possivelmente ocorrer com o consumo de alimentos e bebidas ricos em tiramina paralelo ao uso de procarbazina (Matulane®), um agente quimioterápico comumente utilizado para tratar o câncer de encéfalo
- Indivíduos com câncer de cólon recebendo oxaliplatina (Eloxatin®) não devem ingerir líquidos ou sólidos frios por até 5 dias devido à neuropatia ou parestesia transitória das mãos, pés e garganta que ocorre com o tratamento
- A fim de evitar desconforto gástrico desnecessário, indivíduos que recebem o fármaco capecitabina (Xeloda®) devem ingerir a medicação 30 minutos após consumir alimento ou uma refeição.

Em contrapartida, medicações como erlotinibe (Tarceva®) não devem ser ingeridas com alimento; podem causar erupção e diarreia grave se não forem consumidas com estômago vazio
- Indivíduos com certos tipos de câncer ou artrite reumatoide sendo tratados com metotrexato (Trexall®) podem se beneficiar de suplementação de folato, que pode diminuir a toxicidade da terapia de maneira similar ou melhor comparado a um fármaco comumente utilizado para o mesmo fim, denominado "ácido folínico" (Merzel, 2017). Deve-se sempre coordenar os cuidados com um clínico a fim de garantir a adequação da suplementação de folato com a terapia para câncer.

Alterações orais

Pessoas com alteração da acuidade gustativa (disgeusia, hipogeusia, ageusia) podem beneficiar-se do uso de maior quantidade de temperos e especiarias durante o preparo do alimento. Aversões à carne podem requerer eliminação de carnes vermelhas e substituição por fontes alternativas de proteínas, incluindo alimentos à base de soja, feijão, laticínios ou ovos. O vírus do herpes simples e a *Candida albicans* são os mais predominantes nas infecções orais. Além de causar infecção oral, alguns agentes, especialmente corticosteroides, podem causar hiperglicemia e levar à perda urinária excessiva de proteínas, potássio e cálcio. O suporte para pacientes com alterações orais envolve experimentação com sabores frutados ou salgados. Molhos à base de frutas utilizados na carne e outros alimentos, incluindo limão e especiarias, podem ser úteis. Deve-se preparar o alimento sem odores fortes, incluindo alimentos não cozidos ou cobertos com uma tampa. Sugere-se que os pacientes mantenham boa higiene oral e escovem os dentes antes da alimentação (Elliott, 2013) (ver Capítulo 24).

Mucosite

As células de divisão rápida da cavidade oral são vulneráveis aos efeitos adversos da terapia, de forma que a **mucosite** oral pode ser uma grave consequência. A mucosite é a inflamação das membranas mucosas que revestem a orofaringe e o esôfago e constitui a complicação debilitante mais comum da quimioterapia e radioterapia. Pode resultar em dor, incapacidade de alimentar-se e maior suscetibilidade à infecção devido às feridas abertas. Sabe-se que uma boa rotina de cuidados orais pode auxiliar na prevenção ou redução da gravidade da mucosite e, tão importante quanto, prevenção do desenvolvimento de infecção devido às feridas abertas. O elemento mais importante de uma rotina de cuidado oral efetiva é o enxágue bucal, com muitos estudos demonstrando que o enxágue com ¾ de colher de chá de sal e uma colher de chá de bicarbonato de sódio em quatro copos de água é um dos melhores enxaguantes e com melhor custo-benefício (Elliott, 2013). O enxágue bucal ajuda a remover detritos e mantém o tecido oral úmido e limpo.

Diretrizes gerais de cuidado incluem evitar tabagismo, consumo de álcool e alimentos irritantes, como temperos picantes ou ácidos, incluindo cítricos, tomate, pimenta e molhos de pimenta. Líquidos suaves são geralmente bem tolerados em indivíduos com mucosite oral ou esofágica, os quais também devem evitar alimentos com sabor forte, ácido ou apimentado. Mascar um cubo de gelo pode algumas vezes ser útil (Elliott, 2013) (ver Capítulo 24).

O aminoácido L-glutamina, frequentemente consumido na forma de um pó misturado à água, demonstrou-se capaz de diminuir a gravidade da mucosite na dose de 5 gramas três vezes ao dia (Elliott, 2013; Tsuimoto et al., 2015).

Bioterapia

A bioterapia é a imunoterapia na qual um grupo de fármacos de tratamento para câncer é prescrito com finalidade de estimular o próprio sistema imunológico, de forma a utilizar as defesas naturais no tratamento. A bioterapia é algumas vezes utilizada isoladamente, mas é mais frequentemente usada em combinação com fármacos quimioterápicos. Diferentes tipos de fármacos são utilizados na bioterapia para auxiliar o sistema imunológico a reconhecer células cancerosas e fortalecer sua capacidade de destruí-las, incluindo:

- Citocinas, coma interferona e IL-2 para tratamento de melanoma maligno e metastático
- Anticorpos monoclonais, como trastuzumabe (Herceptin®) para tratamento de tipos específicos de câncer de mama e rituximabe (Rituxan®) para tratamento de linfoma não Hodgkin
- Inibidores da angiogênese previnem e reduzem o crescimento de novos vasos sanguíneos e invasão tumoral. Esses agentes são mais frequentemente utilizados em combinação com outros quimioterápicos para maximizar sua eficácia. Um exemplo utilizado no tratamento do câncer de cólon ou encéfalo é o bevacizumabe (Avastin®)
- Vacinas anticâncer, como sipuleucel-T (Provenge®), produzidas a partir do próprio câncer do indivíduo ou substâncias presentes nas células tumorais estão sendo atualmente investigadas em estudos clínicos de câncer (Grant, 2013; Wilkes e Barton-Burke, 2013).

Outros tipos de fármacos utilizados na bioterapia incluem grupos de proteínas que fazem com que células sanguíneas cresçam e maturem (NIH e NCI, 2015). Trata-se dos **fatores de crescimento hematopoéticos**. Incluem medicações de suporte, como darbepoetina (Aranesp®) ou epoetina alfa (Procrit®), que estimulam a produção de hemácias, e filgrastim (Neupogen®) ou pegfilgrastim (Neulasta®), que estimulam a produção de neutrófilos na medula óssea. Indivíduos que recebem esses agentes podem sentir fadiga, calafrios, febre e sintomas gripais.

Terapia hormonal

A terapia hormonal adiciona, bloqueia ou remove hormônios, com intuito de retardar ou interromper o crescimento de câncer de mama ou próstata sensível a hormônios (NIH e NCI, 2015). Exemplos desses agentes incluem o tamoxifeno (Nolvadex®) e anastrozol (Arimidex®) para câncer de mama e a leuprolida (Lupron®) ou bicalutamida (Casodex®) para câncer de próstata. Efeitos adversos comuns incluem ondas de calor, redução da libido e da função sexual e dor óssea (Wilkes e Barton-Burke, 2013).

Radioterapia

A **radioterapia**, radiação ionizante utilizada em doses múltiplas fracionadas, é empregada para curar, controlar ou promover cuidados paliativos no câncer. Pode ser fornecida externamente ao organismo por um aparelho de megavoltagem ou por meio de braquiterapia, utilizando uma fonte radioativa (implante) dentro ou próxima ao tumor, para fornecer dose altamente localizada. Avanços na tecnologia de administração precisa da radioterapia incluem a cirurgia com radiação (p. ex., radiocirurgia estereotáxica) e radioterapia com intensidade modulada (IMRT). Enquanto a quimioterapia constitui uma terapia sistêmica, a radioterapia afeta somente o tumor e a área circunjacente. Os efeitos adversos geralmente limitam-se ao local específico irradiado. Agentes quimioterápicos também podem ser administrados em combinação com a radioterapia para produzir efeito potencializados. Pacientes que recebem terapia multimodal geralmente sofrem efeitos adversos mais precoces e de maior intensidade.

Os efeitos adversos agudos da radioterapia utilizada isoladamente ocorrem por volta da segunda ou terceira semana após o tratamento e resolvem-se normalmente dentro de 2 a 4 semanas após o término da terapia. Efeitos tardios podem ocorrer muitas semanas, meses ou mesmo anos após o tratamento. Sintomas relacionados à alimentação comumente relatados incluem fadiga, perda de apetite, alterações cutâneas e perda de pelos na área tratada (Tabela 35.9).

Radiação em cabeça e pescoço

O tratamento do câncer de cabeça e pescoço inclui abordagem multimodal com quimioterapia agressiva, radioterapia e muitas vezes cirurgia. A radioterapia da cabeça e pescoço pode causar sintomas agudos relacionados à nutrição: dor na cavidade oral, alteração de paladar e olfato, disfagia e odinofagia, mucosite, xerostomia, anorexia, fadiga e perda de massa corporal (Havrila et al., 2010). Diminuição da ingestão oral, perda de massa corporal e desidratação são riscos sérios da dificuldade de mastigar e deglutir causadas pelo tratamento. De fato, pacientes com câncer de cabeça e pescoço sofrem das maiores taxas de má-nutrição de qualquer diagnóstico de câncer (25 a 50%) (Nguyen e Nadler, 2013). A inserção profilática de um tubo de gastrostomia endoscópica percutânea (GEP) pode ajudar a diminuir perda de massa corporal e má-nutrição associadas ao tratamento, particularmente em pacientes que sofreram perda de massa corporal pré-operatória indesejada de 4,5 kg ou mais, ou com tumores avançados (estágio IV), tumores de faringe ou plano de tratamento combinado de cirurgia e radioterapia (Nguyen e Nadler, 2013).

Estimulantes da salivação e substitutos ou lubrificantes orais são benéficos para alívio temporário da xerostomia (redução ou perda da salivação) causada pela radioterapia de cabeça e pescoço ou alguns tipos de medicações (p. ex., analgésicos). Ademais, líquidos e alimentos contendo molhos são em geral bem tolerados. Efeitos tardios da radioterapia podem incluir cáries dentais, xerostomia permanente, **trismo** (incapacidade de abrir completamente a boca) e **osteorradionecrose** de mandíbula (necrose óssea causada por exposição à radioterapia).

Radiação em tórax

Sintomas da radioterapia torácica relacionados à nutrição podem incluir azia e esofagite aguda, acompanhada de disfagia e odinofagia. Efeitos tardios incluem possível fibrose e estenose esofágica. Quando isso ocorre, os pacientes são geralmente capazes de ingerir somente líquidos, podendo ser necessária a suplementação clínica e a nutrição enteral (NE) para atender a requerimentos nutricionais (ver Capítulo 12). Muitas vezes, os indivíduos são submetidos a dilatação esofágica ou terapia e reabilitação para deglutição, a fim de melhorar essa função.

Radiação em abdome ou pelve

A radioterapia de abdome ou pelve pode causar gastrite ou enterite, as quais podem ser acompanhadas de náuseas, vômito, diarreia e anorexia. Efeitos tardios podem incluir lesão GI duradoura, como má absorção de dissacarídeos (p. ex., lactose), gorduras, vitaminas, minerais e eletrólitos. O manejo inclui incentivar indivíduos afetados a consumir fibra solúvel, aumentar a ingestão de líquidos que promovam hidratação e evitar consumo de fibra não solúvel ou alimentos

Tabela 35.9 Efeitos da radioterapia relacionados à nutrição.

Sítio da radioterapia	Sintoma relacionado à nutrição comum
Sistema nervoso central (encéfalo e medula espinal)	**Efeitos agudos** Náuseas, vômito Fadiga Perda de apetite Hiperglicemia associada a corticosteroides **Efeitos tardios (> 90 dias após o tratamento)** Cefaleia, letargia
Cabeça e pescoço (língua, laringe, faringe, orofaringe, nasofaringe, tonsilas, glândulas salivares)	**Efeitos agudos** Xerostomia Mucosite Dor na cavidade oral e garganta Saliva/secreções orais espessadas Disfagia, odinofagia Alterações de paladar e olfato Fadiga Perda de apetite **Efeitos tardios (> 90 dias após o tratamento)** Atrofia e ressecamento de mucosas Glândulas salivares – xerostomia, fibrose Trismo Osteorradionecrose Alterações de paladar e olfato
Tórax (esôfago, pulmão, mama)	**Efeitos agudos** Esofagite Disfagia, odinofagia Azia Fadiga Perda de apetite **Efeitos tardios (> 90 dias após o tratamento)** Esofágicos – fibrose, estenose, estreitamento, ulceração Cardíacos – angina de esforço, pericardite, aumento cardíaco Pulmonares – tosse seca, fibrose, pneumonite
Abdome e pelve (estômago, ovários, útero, cólon, reto)	**Efeitos agudos** Náuseas, vômito Alterações da função intestinal – diarreia, cólica, inchaço, flatulência Alterações da função urinária – aumento da frequência, queimação durante micção Colite ou enterite aguda Intolerância à lactose Fadiga Perda de apetite **Efeitos tardios (> 90 dias após o tratamento)** Diarreia, má absorção, má digestão Colite ou enterite crônica Intestinais – estreitamento, ulceração, obstrução, perfuração, fístula Urinários – hematúria, cistite

Dados de Iwamoto RR et al.: *Manual for radiation oncology and nursing practice and education*, ed 4, Pittsburgh, 2012, Oncology Nursing Society; Grant B: Nutritional effects of cancer treatment: chemotherapy, biotherapy, hormone therapy and radiation therapy. In Leser M et al., editors: *Oncology nutrition for clinical practice*, Chicago, 2013, Oncology Nutrition Dietetic Practice Group of the Academy of Nutrition and Dietetics.

---

contendo lactose. A fim de aliviar os sintomas, medicações como antidiarreicos (loperamida) podem ser fornecidas para diminuir a motilidade intestinal.

Pode, ainda, ocorrer **enterite por radiação** crônica com diarreia, ulceração ou obstrução, intensificando o risco de má-nutrição. A enterite por radiação crônica com ou sem ressecção significativa do intestino pode resultar em disfunção intestinal e síndrome do intestino curto (SIC). A gravidade dessa condição depende de extensão e localização do trecho afuncional ou removido de intestino, sendo geralmente diagnosticada quando o indivíduo tem menos que 150 cm de intestino delgado remanescente. As sequelas da SIC incluem má absorção, má-nutrição, desidratação, perda de massa corporal, fadiga e intolerância à lactose (Havrila et al., 2010) (ver Capítulo 27).

Inicialmente, podem ser necessários nutrição parenteral (NP) e monitoramento frequente de líquidos e eletrólitos durante semanas ou meses. Indivíduos com SIC podem necessitar de dieta oral restrita a uma fórmula definida fornecida por sonda ou refeições pequenas frequentes com alto teor proteico, baixo teor de gordura e fibra e livre de lactose. Suplementos dietéticos que contêm vitamina B_{12}, ácido fólico, tiamina, cálcio e vitaminas A, E e K são frequentemente indicados com intuito de evitar deficiências. As concentrações séricas de muitos minerais também devem ser monitoradas e ajustadas conforme necessário.

Irradiação corporal total

A irradiação corporal total (ICT) é uma técnica de radioterapia utilizada no TCH para eliminar células malignas, remover medula óssea e abrir espaço para o transplante de células hematopoéticas e suprimir o sistema imunológico para reduzir o risco de rejeição. Efeitos adversos comumente observados incluem febre, náuseas, vômito, cefaleia, mucosite, parotidite (inflamação das glândulas parótidas), xerostomia, diarreia, anorexia, fadiga e perda de massa corporal associada.

Cirurgia

A ressecção ou remoção cirúrgica de qualquer parte do sistema alimentar (boca a ânus), bem como o processo de doença maligna, pode potencialmente prejudicar a digestão e absorção normais. A cirurgia pode ser utilizada como única modalidade de tratamento do câncer ou pode ser acompanhada de quimioterapia ou radioterapia adjuvante pré ou pós-operatória. Após a cirurgia, os indivíduos comumente sentem fadiga, alterações temporárias de apetite e função intestinal causadas pela anestesia e dor. Frequentemente necessitam de energia e proteínas em quantidade adicional para promover cicatrização da ferida e recuperação. A maioria dos efeitos adversos é temporária e desaparece alguns dias após a cirurgia. Todavia, algumas intervenções cirúrgicas têm implicações nutricionais duradouras (Tabela 35.10). Durante a avaliação nutricional, é importante compreender que parte do sistema alimentar foi afetada ou removida cirurgicamente, de forma a recomendar-se a intervenção nutricional apropriada (ver Capítulo 1 para uma revisão da fisiologia GI).

Câncer de cabeça e pescoço

Indivíduos com câncer de cabeça e pescoço frequentemente apresentam dificuldade de mastigar e deglutir devido ao próprio câncer, intervenção cirúrgica específica necessária para remover o tecido do câncer e/ou radioterapia. Podem ocorrer problemas adicionais devido à história de tabagismo e uso abusivo de álcool, uso abusivo de drogas ilícitas e subsequente ingestão nutricional insuficiente, o que aumenta o risco de má-nutrição e complicações pós-operatórias nesses indivíduos. A cirurgia muitas vezes requer suporte temporário ou a longo prazo com NE (p. ex., alimentação por sonda de GEP) (ver Capítulo 12). Indivíduos que retomam a ingestão oral muitas vezes apresentam disfagia prolongada e requerem modificações na consistência

Tabela 35.10 Efeitos da cirurgia no tratamento do câncer relacionados à nutrição.

Sítio anatômico	Sintomas de impacto nutricional
Cavidade oral	Dificuldade de mastigar e deglutir Potencial aspiração Dor na cavidade oral e faringe Xerostomia Alterações de paladar e olfato
Laringe	Alterações na deglutição normal, disfagia Aspiração
Esôfago	Gastroparesia Indigestão, refluxo ácido Alterações na deglutição normal, disfagia Redução de motilidade Extravasamento anastomótico
Pulmão	Falta de fôlego Saciedade precoce
Estômago	Síndrome de esvaziamento rápido (dumping) Desidratação Saciedade precoce Gastroparesia Má absorção de gorduras Má absorção de vitaminas e minerais (vitamina B_{12} e D; cálcio, ferro)
Vesícula e ducto biliar	Gastroparesia Hiperglicemia Desequilíbrio hídrico e eletrolítico Má absorção de vitaminas e minerais (vitamina A, D, E e K; magnésio, cálcio, zinco, ferro)
Fígado	Hiperglicemia Hipertrigliceridemia Má absorção hídrica e eletrolítica Má absorção de vitaminas e minerais (vitamina A, D, E, K, B_{12} e a ácido fólico; magnésio, zinco)
Pâncreas	Gastroparesia Desequilíbrio hídrico e eletrolítico Hiperglicemia Má absorção de gorduras (vitamina A, D, E, K e B_{12}; cálcio, zinco, ferro)
Intestino delgado	Extravasamento de quilo Intolerância à lactose Deficiência de ácido biliar Diarreia Desequilíbrio hídrico e eletrolítico Má absorção de vitaminas e minerais (vitamina A, D, E, K e B_{12}; cálcio, zinco, ferro)
Cólon e reto	Aumento do tempo de trânsito Diarreia Desidratação Inchaço, cólica, flatulência Desequilíbrio hídrico e eletrolítico Má absorção de vitaminas e minerais (vitamina B_{12}; sódio, potássio, magnésio, cálcio)
Ovários e útero	Saciedade precoce Inchaço, cólica e flatulência
Encéfalo	Náuseas, vômito Hiperglicemia associada a corticosteroides

Dados de Leser M et al., editors: *Oncology nutrition for clinical practice*, Chicago, 2013, Oncology Nutrition Dietetic Practice Group of Nutrition of the Academy of Nutrition and Dietetics; Huhmann MB, August D: Surgical oncology. In Marian M, Roberts S, editors: *Clinical nutrition for oncology patients*, Sudbury, Mass, 2010, Jones and Bartlett.

do alimento e treinamento extenso de mastigação e deglutição. O encaminhamento a um fonoaudiólogo pode gerar resultados positivos significativos por meio de avaliação e instrução individualizadas sobre técnicas de deglutição e posicionamento, bem como avaliação do risco de aspiração (ver Capítulo 39).

Câncer de esôfago

A intervenção cirúrgica para tratamento de câncer de esôfago frequentemente requer sua remoção parcial ou total. O estômago é comumente utilizado na reconstrução esofágica. Uma sonda de jejunostomia, que permite alimentação pós-operatória precoce, pode ser introduzida antes de se submeter o indivíduo à cirurgia ou no momento da cirurgia. Em geral, o indivíduo consegue progredir para ingestão oral com recomendações dietéticas específicas destinadas a minimizar sintomas relacionados à nutrição, os quais incluem refluxo, síndrome *dumping* (discutida mais adiante neste capítulo), dismotilidade, gastroparesia, saciedade precoce, vômito e desequilíbrios hídricos e eletrolíticos (Huhmann e August, 2010). Recomendações pós-cirúrgicas incluem dieta com baixo teor de gordura e refeições pequenas frequentes com alimentos de alta densidade energética, bem como evitar grandes quantidades de líquidos em qualquer momento (ver Capítulo 26).

Câncer de estômago

A cirurgia é o tratamento mais comum do câncer de estômago, embora a quimioterapia e a radioterapia possam ser empregadas antes ou após a cirurgia para melhorar a sobrevida. Intervenções cirúrgicas incluem gastrectomia parcial, subtotal ou total. A introdução de uma sonda de jejunostomia no momento da cirurgia é recomendável, sendo em geral viável a NE por sonda jejunal dentro de alguns dias após a cirurgia.

A síndrome pós-gastrectomia engloba uma série de síndromes, incluindo a síndrome *dumping*, má absorção geral e de gorduras, estase gástrica, intolerância à lactose, anemias e doença óssea metabólica (osteoporose, osteopenia, osteomalacia). A **síndrome de esvaziamento rápido (*dumping*)** é uma complicação comum da cirurgia de estômago, manifestada pelo trânsito rápido de alimentos ou líquidos e resposta de diluição do pequeno estômago remanescente a *bolus* de refeições muito osmóticas. Os indivíduos podem experimentar sintomas GIs e vasomotores, como cólicas abdominais, diarreia, náuseas, vômito, enrubescimento, sensação de desmaio, diaforese e taquicardia (Huhmann e August, 2010). Pacientes que sofrem má absorção podem apresentar deficiência de ferro, ácido fólico e vitamina B_{12}, podendo resultar em anemia. Deficiências de micronutrientes, como cálcio e vitaminas lipossolúveis, também são comuns (Gill, 2013; Huhmann e August, 2010).

Câncer pancreático

O câncer de pâncreas, com ou sem ressecção cirúrgica, pode ter consequências nutricionais significativas. O procedimento de Whipple e a duodenectomia pancreática poupadora do piloro são as cirurgias mais comumente utilizadas. Complicações pós-cirúrgicas incluem retardo do esvaziamento gástrico, saciedade precoce, intolerância à glicose, insuficiência de ácido biliar, diarreia e má absorção de gorduras. A reposição de enzimas pancreáticas e a ingestão de refeições e lanches pequenos e mais frequentes com baixo teor de gordura, bem como evitar carboidratos simples, auxiliam na digestão e absorção (ver Capítulo 28).

Cânceres do sistema intestinal

Ressecções parciais ou totais do sistema intestinal devido ao câncer colorretal ou síndrome carcinoide podem induzir perdas profundas de líquidos e eletrólitos secundárias a diminuição do trânsito intestinal e diarreia, cuja gravidade será relacionada à extensão e ao local da ressecção. Ressecções de apenas 15 cm do íleo terminal já podem resultar em perdas de sais biliares que excedem a capacidade de ressíntese pelo fígado, o que afeta a absorção de vitamina B_{12}. Com a depleção dos sais biliares, ocorre esteatorreia. Estratégias de intervenção nutricional consistem em dieta com baixo teor de gordura, baixa osmolaridade, baixo teor de lactose e oxalatos (ver Capítulos 27 e 37).

Transplante de células hematopoéticas

O **transplante de células hematopoéticas (TCH)**, comumente chamado "transplante de células-tronco", é realizado como tratamento de alguns tipos de câncer, como leucemia, linfoma e mieloma múltiplo. As células-tronco utilizadas para o TCH advêm da medula óssea, do sangue periférico ou do sangue de cordão umbilical. A preparação envolve quimioterapia citotóxica com ou sem ICT, seguida de infusão IV de células hematopoéticas do próprio indivíduo (autólogas) ou de um doador histocompatível relacionado ou não (alogênicas), ou de um gêmeo idêntico (singênicas) (National Marrow Donor Program, 2018). Transplantes autólogos muitas vezes produzem um período curto de **pancitopenia** (redução dos componentes celulares do sangue), durante o qual os indivíduos têm maior risco de hemorragia, infecção grave ou sepse.

O procedimento de TCH está associado a consequências nutricionais graves, que requerem intervenção proativa imediata. O paciente necessita ser submetido a uma avaliação nutricional meticulosa antes do início da terapia, reavaliações constantes e monitoramento durante todo o curso do transplante. Toxicidades agudas da imunossupressão podem perdurar por 2 a 4 semanas após o transplante e incluem náuseas, vômito, anorexia, disgeusia, estomatite, mucosite oral e esofágica, fadiga e diarreia. Ademais, medicações imunossupressoras também podem impactar negativamente o estado nutricional. Complicações de sintomas tardios relacionados à nutrição incluem graus variáveis de mucosite, xerostomia e disgeusia. A mucosite, que é geralmente grave e dolorosa, desenvolve-se em mais de 75% dos pacientes transplantados (Macris Charuhas, 2013).

Dependendo do regime de transplante, indivíduos podem apresentar pouca a nenhuma ingestão oral e o trato GI pode tornar-se significativamente comprometido no período pós-transplante inicial. Para muitos pacientes, a NP é um componente padrão dos cuidados e é indicada para aqueles que são incapazes de tolerar alimentação oral ou enteral (AND EAL, 2013; Macris Charuhas, 2013). Ademais, a administração de níveis ideais de NP é muitas vezes complicada pela necessidade frequente de sua interrupção para infusão de antibióticos, produtos do sangue e medicações IV. Com frequência, faz-se necessário monitoramento cuidadoso e uso de soluções nutricionais mais concentradas com taxas de fluxo e volumes maiores, bem como cateteres de duplo ou triplo lúmen para se obter níveis de ganhos nutricionais ideais.

Doença do enxerto versus hospedeiro (DEVH)

A **doença do enxerto versus hospedeiro (DEVH)** é uma grave complicação observada primariamente após transplantes alogênicos, nos quais as células-tronco "doadoras" reagem contra os tecidos do "hospedeiro" receptor do transplante. As funções de muitos órgãos-alvo (pele, fígado, intestino, células linfoides) são perturbadas e tornam-se suscetíveis à infecção. Pode ocorrer DEVH aguda dentro dos primeiros 100 dias após o transplante (Macris Charuhas, 2013). O quadro pode se resolver ou desenvolver-se para uma forma crônica que requer tratamento prolongado e manejo da dieta. Pode ocorrer DEVH crônica até 3 meses após o transplante, sendo observada com frequência em doadores relacionados não idênticos e doadores não relacionados. A DEVH crônica pode afetar pele, mucosa oral (ulcerações, estomatite, xerostomia) e trato GI (anorexia, sintomas de refluxo, diarreia), podendo causar alterações na massa corporal. A DEVH da pele caracteriza-se por uma erupção maculopapular. Já a DEVH do fígado é evidenciada por icterícia e testes de função hepática anormais, sendo frequentemente acompanhada de DEVH GI, o que complica mais o manejo nutricional. Outras complicações agudas e crônicas do TCH incluem osteoporose, doença pulmonar, comprometimento da função renal, rejeição do transplante, anormalidades de crescimento em crianças, sepse e infecção (Flowers et al., 2018; Macris Charuhas, 2013). Os sintomas associados ao TCH relativos à nutrição podem ser persistentes; indivíduos que recebem transplante de medula ambulatorial frequentemente necessitam de monitoramento e intervenção (Macris Charuhas, 2013).

Os sintomas da DEVH GI aguda podem ser graves; os pacientes podem sofrer gastrenterite, dor abdominal, náuseas, vômito e grandes volumes de diarreia secretória. É preciso fornecer medicações imunossupressoras e instituir um regime dietético em fases (Flowers et al., 2018; Macris Charuhas, 2013). A primeira fase consiste em repouso intestinal total e uso de NP até que a diarreia cesse. A segunda fase reintroduz alimentações orais e bebidas **isotônicas** (mimetizando o balanço de água, sais e açúcar, que pode ser facilmente captado pelo organismo como a água), pouco resíduo e sem lactose, de forma a compensar a perda de enzimas intestinais secundária às alterações das vilosidades e mucosa intestinal (Flowers et al., 2018). Se essas bebidas forem toleradas, a fase três incluirá reintrodução de sólidos contendo concentrações baixas de lactose, fibras, gordura e acidez total, sem irritantes gástricos. Na fase quatro, as restrições dietéticas são progressivamente reduzidas à medida que os alimentos são reintroduzidos gradualmente e a tolerância é estabelecida. Já a fase cinco consiste na reintrodução da dieta regular do indivíduo (Flowers et al., 2018).

Precauções nutricionais com a neutropenia

Indivíduos que recebem TCH tornam-se imunocomprometidos e requerem terapia de suporte, incluindo medicações e alterações dietéticas a fim de evitar infecções. Alguns centros e hospitais de câncer continuam prescrevendo uma dieta "neutropênica" com baixos níveis de microrganismos e bactérias para pessoas com neutropenia. Todavia, não há evidências claras de que uma dieta restritiva de alimentos somente cozidos reduza as taxas globais de infecção ou morte (Wolfe et al., 2018). Recomendações atuais preconizam que a instrução nutricional inclua aconselhamento dietético sobre manejo seguro do alimento e evitar alimentos que aumentam o risco de infecção enquanto os pacientes permanecem neutropênicos e até que a terapia imunossupressora tenha sido completada (Macris Charuhas, 2013; Wolfe et al., 2018). Esses pacientes devem evitar alimentos que contenham níveis não seguros de bactérias (carnes cruas, alimentos estragados ou mofados, incluindo alguns queijos artesanais e macios e bebidas não pasteurizadas) e manejo especial de carnes, aves e ovos crus, e de utensílios, tábuas de corte e balcões. A lavagem meticulosa das mãos é crucial para a segurança alimentar, bem como evitar uso de água de poço não testada. Deve-se armazenar os alimentos em temperaturas adequadas (abaixo de 5°C e acima de 60°C) (Macris Charuhas, 2013) (Tabela 35.6).

MONITORAMENTO E AVALIAÇÃO NUTRICIONAL

Profissionais de nutrição devem determinar e quantificar as metas de cuidado nutricional de seus pacientes por meio do monitoramento de progresso, evolução e alterações, documentando essa informação ao longo de todo o processo. Os sintomas podem evoluir ao longo do tratamento, o que faz com que o monitoramento e a avaliação devam ser ajustados às necessidades terapêuticas de cada indivíduo com base na gravidade da doença e intensidade do tratamento. É necessário monitorar e avaliar esses fatores para efetivamente diagnosticar problemas nutricionais que devem ser o foco de intervenções nutricionais futuras (AND EAL, 2013) (ver Capítulo 9; Boxe 35.7).

> **Boxe 35.7** Monitoramento e avaliação de pacientes oncológicos adultos.
>
> - Mensurações antropométricas: alteração da massa corporal; índice de massa corporal (IMC)
> - Anamnese relacionada à alimentação/nutrição: ingestão energética e proteica; alterações na ingestão de alimentos e líquidos; adequação da ingestão nutricional/administração de nutrientes; ganho real da nutrição enteral (NE) e parenteral (NP); alterações no tipo, textura ou temperatura de alimentos e líquidos; uso de suplementos alimentares médicos; padrões dietéticos de refeições/lanches; medicações prescritas, medicações obtidas sem prescrição, preparações de ervas e suplementos; fatores que afetam o acesso ao alimento; e método de alimentação ou necessidade de reposição (p. ex., oral, enteral, parenteral)
> - Dados bioquímicos, testes e procedimentos clínicos: índices bioquímicos e implicações de testes diagnósticos e procedimentos terapêuticos
> - Achados físicos focados na nutrição: sinais vitais; perda de massa muscular; perda de tecido adiposo subcutâneo; sintomas de impacto nutricional que incluem, mas não se limitam, a náuseas, vômito, diarreia, constipação intestinal, estomatite, mucosite, alterações de paladar e olfato e ansiedade; presença de úlceras ou lesões por pressão; indicadores funcionais (p. ex., força de preensão manual); e acúmulo localizado ou generalizado de líquidos (ver Apêndice 11)
> - Anamnese do cliente incluindo história clínica/de saúde e social do paciente/família/cliente

Academy of Nutrition and Dietetics (AND), Evidence Analysis Library (EAL): *Oncology nutrition evidence-based nutrition practice guidelines*, Chicago, 2013, Academy of Nutrition and Dietetics.

CÂNCER PEDIÁTRICO

Assim como adultos, crianças com câncer podem apresentar má-nutrição ou sintomas relacionados à nutrição como resultado de seu câncer ou seu tratamento. A má-nutrição pode produzir efeitos adversos a longo prazo com o tratamento de câncer na infância, como crescimento e desenvolvimento lento ou atrofiado, comprometimento da saúde óssea, transtornos alimentares e redução da qualidade de vida (Fatemi e Sheridan-Neumann, 2013). Crianças com câncer avançado têm maior risco de deficiência nutricional grave do que adultos em razão do uso frequente de tratamentos mais agressivos e multimodais. Deficiências de energia e proteínas podem afetar negativamente o crescimento, embora os efeitos possam ser temporários e a continuidade do crescimento dependa de quanta energia as crianças são capazes de consumir consistentemente (Fatemi e Sheridan-Neumann, 2013). Alguns regimes de tratamento de câncer podem ter efeito sobre o crescimento e o desenvolvimento independentemente da deficiência nutricional. O TCH é atualmente aceito e seu sucesso vem aumentando na terapia intensiva para diversos distúrbios em crianças.

A refutação psicogênica do alimento em crianças requer intervenções que se direcionem a questões psicológicas subjacentes. Famílias e cuidadores frequentemente expressam seus receios por meio de uma preocupação com alimentação e manutenção da massa corporal. São necessários esforços criativos para minimizar os efeitos psicológicos do medo, de rotinas hospitalares desagradáveis, alimentos não familiares, aversões a alimentos adquiridas e dor. Estratégias de intervenção nutricional que utilizam a ingestão oral devem enfatizar o máximo uso de alimentos favoritos com alta densidade nutricional durante momentos em que a ingestão estiver melhor e que as aversões serão menos prováveis. Suplementos orais podem ser úteis, mas sua aceitação geralmente é um problema.

O suporte de NE via sonda nasogástrica (por até 3 meses) ou gastrostomia (mais de 3 meses) pode ser indicado em algumas crianças capazes de cooperar e cujo sistema GI seja funcional. A NP é indicada para crianças que recebem tratamento intenso associado à toxicidade GI grave (vômito e diarreia grave incorrigíveis), bem como crianças com prognóstico favorável desnutridas ou com maior risco de desenvolver desnutrição. A NP raramente é indicada para crianças com câncer avançado associado à deterioração significativa ou doenças irresponsivas à terapia.

A American Society for Parenteral and Enteral Nutrition estabeleceu padrões para a avaliação nutricional e suporte nutricional especializado para todos os pacientes pediátricos hospitalizados. Os requerimentos nutricionais de pacientes pediátricos com câncer são similares aos de uma criança normal em crescimento, com ajustes para atividade. Muitas vezes, pacientes com câncer não estão acamados e são tão ativos quanto outras crianças saudáveis. Fatores que podem alterar o requerimento nutricional no câncer incluem o efeito da doença sobre o metabolismo do hospedeiro, efeitos catabólicos da terapia do câncer e estresse psicológico por cirurgia, febre, má absorção e infecção. O requerimento hídrico aumenta durante a terapia anticâncer ou na presença de febre, diarreia ou insuficiência renal. Micronutrientes podem requerer suplementação durante períodos de ingestão insuficiente, estresse ou má absorção. O melhor indicador a longo prazo da ingestão adequada de nutrientes é o crescimento. Crianças têm requerimento nutricional aumentado para o crescimento e desenvolvimento que devem ser atendidos mesmo com períodos extensos de tratamento para câncer (ver Capítulos 15 a 17). Existe uma vulnerabilidade especial durante o crescimento acelerado da adolescência.

Câncer avançado e cuidados paliativos

Cuidado paliativo é o cuidado de um indivíduo a partir de quando as medidas curativas deixam de ser uma opção, quer por decisão da equipe médica, quer por decisão do indivíduo. Concentra-se em aliviar os sintomas e fornecer suporte a indivíduos com expectativa de vida de meses, não anos (NHPCO, 2018c). Os objetivos são fornecer a melhor qualidade de vida; aliviar sintomas físicos; aliviar o isolamento, a ansiedade e o medo associados à doença avançada; e auxiliar pacientes a manterem sua independência tanto quanto possível. As metas da intervenção nutricional devem concentrar-se no manejo de sintomas relacionados à nutrição, como dor, fraqueza, perda de apetite, saciedade precoce, constipação intestinal, ressecamento da boca e dispneia (Trentham, 2013). Outra meta importante é manter força e energia para melhorar qualidade de vida, independência e capacidade de realizar atividades de vida cotidiana. A nutrição deve ser fornecida conforme o tolerado, segundo a preferência do paciente, ou conforme desejado juntamente com suporte emocional e consciência e respeito pelas necessidades e desejos do indivíduo. Devem ser enfatizados os aspectos prazerosos da alimentação.

O uso de suporte nutricional e hidratação de indivíduos com câncer avançado e incurável é um assunto difícil e, muitas vezes, controverso, devendo ser determinado com base em cada caso. A hidratação do paciente terminal pode ser intrusiva e causar dor, sintomas como vômito, ascite, edema e congestão pulmonar (Trentham, 2013). A desidratação pode ser parte do processo natural de transição. Diretrizes avançadas constituem documentos legais que guiam os profissionais de saúde com relação aos desejos específicos dos indivíduos, destacando a extensão de seus cuidados clínicos desejados, incluindo o fornecimento de nutrição e hidratação artificiais.

RECOMENDAÇÕES NUTRICIONAIS PARA SOBREVIVENTES DE CÂNCER

As recomendações para sobreviventes são muito parecidas com as recomendações para prevenção do câncer já discutidas. A ACS define qualquer portador de um diagnóstico de câncer como sobrevivente desde o diagnóstico até o equilíbrio da vida (Rock et al., 2012). As diretrizes da

ACS, assim como as recomendações do WCRF e AICR, fornecem conselhos sobre dieta saudável, nutrição e atividade física para a prevenção primária do câncer e saúde para todos os indivíduos, incluindo sobreviventes de câncer. O leitor deve referir-se às recomendações sobre prevenção do câncer (Rock et al., 2012; WCRF/AICR, 2018).

A sobrevivência do câncer engloba três fases: tratamento ativo e recuperação, vida após a recuperação (incluindo a vida livre de doença ou com doença estável) e câncer avançado e fim da vida (Rock et al., 2012). Sobreviventes representam um dos grandes grupos de pessoas que vivem com uma doença crônica. Estimou-se que existissem 15,5 milhões de sobreviventes nos EUA em 2018 (ACS, 2019b). A maioria dos indivíduos com câncer é capaz de retomar sua função total e recuperar a qualidade de vida. Espera-se que essa tendência continue devido à conscientização recente sobre prevenção do câncer, avanços na detecção do câncer, desenvolvimento de tratamentos mais eficientes e avanços na determinação das causas genéticas do câncer. Sobreviventes de câncer a longo prazo devem passar a focar no manejo da massa corporal saudável, dieta saudável e atividade física direcionada à prevenção de um câncer ou doença crônica secundários (Boxe 35.8).

Boxe 35.8 Atividade física para sobreviventes.

Antes de participar de qualquer tipo de atividade física e programa de exercícios, os indivíduos devem ser aconselhados a passar por uma avaliação por um profissional qualificado, a fim de verificar adequação cardiovascular após o tratamento do câncer e elaborar uma avaliação física individualizada e plano de atividades, caso seja seguro e adequado.

- Os especialistas certificados do *Survivorship Training and Rehab* (STAR) estão disponíveis em todos os EUA em centros grandes ou pequenos para câncer; o objetivo do programa é capacitar profissionais de saúde que busquem uma certificação sobre como a reabilitação pode ajudar pacientes com câncer e sobre necessidades peculiares de sobreviventes após o tratamento (Oncology Rehab Partners [ORP], 2018)
- O American College of Sports Medicine (ACSM) oferece um programa de certificação para treinadores que trabalham com pessoas diagnosticadas com câncer (treinador certificado de exercícios para câncer) (ACSM, 2018)
- O YMCA's Livestrong (http://www.ymca.net/livestrong-at-the-ymca) está disponível nos EUA e oferece atividades físicas e oportunidades de exercícios para apoiar sobreviventes de câncer

CASO CLÍNICO

Daniel é um homem branco de 54 anos com um recente diagnóstico de câncer de cólon. Observou presença de sangue nas fezes ao longo do tempo, mas nunca continuou seu acompanhamento médico. Perdeu 9 kg nos 3 meses anteriores ao diagnóstico por falta de apetite e desconforto intestinal inferior. Antes do diagnóstico, sua dieta consistia em *shakes* de proteína que seu filho comprava na academia local. Daniel estava satisfeito com sua perda de massa corporal porque sofria com obesidade havia tempo, mas sabia que algo estava errado. Sua história clínica também inclui hipertensão e aumento das concentrações de colesterol.

Daniel foi submetido a uma cirurgia para remover o tumor e duas sessões de quimioterapia. Lembra-se de haver recebido informação nutricional do nutricionista do hospital pouco antes de ser liberado, mas estava ansioso para ir para casa e não prestou atenção à instrução da dieta nem conseguiu achar os papéis ao chegar em casa. Perdeu mais 7 kg no último mês e foi internado mais uma vez por desidratação causada por ingestão hídrica insuficiente e em razão de episódios repetidos de diarreia após as refeições. Afirma que não dorme bem e não se sente descansado.

Sua atual história nutricional e alimentar inclui refeições pequenas com ingestão usual de aproximadamente 1.500 kcal/dia. Daniel alimenta-se três vezes por dia e relata que não tem energia para preparar seu alimento, de forma que, enquanto sua esposa está no trabalho, começou a beber *shakes* de proteína novamente e tem aquecido sopas prontas no forno de micro-ondas. Também tem consumido bebidas esportivas porque foi encorajado a aumentar sua ingestão de líquidos. Daniel aprecia doces e, como seu apetite está diminuído, tem se recompensado com sorvetes. Suas bebidas incluem leite integral, suco de maçã e um ocasional "dedo" de uísque todas as noites. Daniel foi encaminhado a um nutricionista ambulatorial.

Dados bioquímicos

Contagem de leucócitos: 4,2 mil/mm³ (dentro do normal no limite inferior)
Hematócrito: 32% (baixo)
Glicemia em jejum: 93 mg/dℓ (dentro dos limites normais)
Hematócrito: 31 mg/dℓ (baixo)
Ferritina: 21 ng/mℓ (baixa)
Sódio sérico: 147 mmol/ℓ (alto)

Dados antropométricos

Altura: 1,78 m
História de massa corporal: massa corporal usual: 99,8 kg; massa corporal pré-operatória: 90,7 kg, massa corporal 1 mês após a cirurgia: 83,9 kg
Índice de massa corporal (IMC) atual: 28

Medicações

Metoclopramida (Reglan®) 30 minutos antes de cada refeição
Metoprolol (Toprol®)
Hidroclorotiazida
Folfox (ácido folínico, 5-fluoruracila [5-FU] e oxaliplatina)

Suplementos dietéticos

One-a-Day® para homens
Licopeno

Afirmações de diagnóstico nutricional

- Ingestão de líquidos inadequada relacionada ao aumento do requerimento causado pela diarreia resultante de quimioterapia e cirurgia, conforme evidenciado pela ingestão diária típica e concentrações de sódio sérico elevadas
- Ingestão inadequada de proteínas e energia relacionada a baixo apetite e diarreia, conforme evidenciado pela quantidade insuficiente de alimento e bebidas e perda de massa corporal não intencional

Questões de cuidados nutricionais

1. Avalie os exames laboratoriais e a história clínica do Daniel. Que tipo de plano de alimentação diária você desenvolveria com o Daniel para que ele atenda a seus requerimentos nutricionais com alimentos e líquidos?
2. Após revisar a história clínica, social e de atividade física de Daniel, que outros fatores poderiam estar contribuindo com sua dificuldade de alimentar-se e sua incapacidade de recuperar massa corporal?
3. Você incluiria os familiares de Daniel em suas consultas? Se sim, por quê? Se não, por quê?
4. Conforme Daniel continua sendo atendido para sobrevivência de câncer em sua clínica, que efeitos adversos tardios do tratamento do câncer você precisa antecipar e continuar monitorando? Algum desses efeitos poderia afetar seu estado nutricional? Se sim, deveria ser solicitado e avaliado algum teste laboratorial? Que outros fatores deveriam ser monitorados como parte de seu cuidado nutricional?
5. Que tipo de estratégias integrativas você utilizaria com Daniel para fornecer suporte à sua cura e sobrevivência?

Intervenções nutricionais

Prescrição nutricional: refeições pequenas e frequentes com alta densidade energética, bem cozidas, alimentos com quantidade baixa de resíduos, moderada de gorduras e baixa de carboidratos simples. Monitorar

(continua)

> **CASO CLÍNICO** (*continuação*)
>
> contagem de leucócitos e instruir o paciente acerca dos princípios de segurança alimentar.
>
> Instrução nutricional: atualizar os conhecimentos de Daniel acerca do tratamento nutricional adequado após ressecção de cólon. Discutir tolerância a diferentes grupos de alimentos; fontes de proteínas; opções densas em energia e fáceis de preparar; seleções de bebidas saudáveis, incluindo aconselhamento para descontinuar o consumo diário de bebida alcoólica; e meta de ingestão calórica necessária para ganho de massa corporal lento e sustentado. Sugerir que o paciente considere se alimentar a cada 2 horas para que haja um lembrete externo para a alimentação. Recomendar que revise suas medicações e doses para hipertensão e controle de colesterol com seus médicos, pois suas necessidades podem ter mudado com sua perda de massa corporal significativa.
>
> Nos retornos, abordar estabilização da massa corporal, função intestinal, ingestão e tolerância a alimentos e bebidas; encorajar atividade física (se aprovada pelo médico), iniciando com caminhadas curtas para recuperar massa muscular. Daniel necessita ser acompanhado por um amigo ou membro da família nessas caminhadas. Encorajá-lo a seguir os cuidados de seu médico para abordar seus problemas de sono.
>
> Aconselhamento nutricional: coordenar com o paciente e membros da família para garantir que alimentos e bebidas estejam disponíveis para seu consumo. Discutir efeitos adversos agudos e tardios esperados com a cirurgia. Estabelecer metas de atividade física para os próximos 3 meses.
>
> **Monitoramento e avaliação nutricional**
> 1. Tendências de massa corporal.
> 2. Estado de hidratação.
> 3. Concentrações séricas de pré-albumina e creatinina (ao longo de 3 meses).
> 4. Atividade física.
> 5. Agendar sessão de retorno em 2 semanas, com telefonema opcional entre as visitas.

WEBSITES ÚTEIS

Academy of Nutrition and Dietetics Oncology Tool Kit
Academy of Nutrition and Dietetics (AND) Standards of Practice and Standards of Professional Performance for Oncology Nutrition Practice
American Cancer Society (ACS)
American Institute for Cancer Research (AICR)
National Cancer Institute (NCI)
National Center for Complementary and Integrative Health (NCCIH)
Oncology Nutrition Dietetic Practice Group (ONDPG)
World Cancer Research Fund (WCRF)

REFERÊNCIAS BIBLIOGRÁFICAS

Abrams D: Integrative Oncology: The Role of Nutrition. In Leser M, Ledesma N, Bergerson S, et al, editors: *Oncology nutrition for clinical practice*, Chicago, 2013, Oncology Nutrition Dietetic Practice Group.

Academy of Nutrition and Dietetics (AND), Evidence Analysis Library (EAL): *Oncology nutrition evidence-based nutrition practice guidelines*, Chicago, 2013, Academy of Nutrition and Dietetics.

Academy of Nutrition and Dietetics: *Nutrition Terminology Reference Manual (eNCPT): Dietetics Language for Nutrition Care.* Available at: http://www.ncpro.org.

Academy of Nutrition and Dietetics: *Oncology tool kit*, Chicago, 2010, Academy of Nutrition and Dietetics.

Academy of Nutrition and Dietetics: Position of the Academy of Nutrition and Dietetics: use of nutritive and nonnutritive sweeteners, *J Acad Nutr Diet* 112(5):739–758, 2012.

Adachi Y, Nojima M, Mori M, et al: For JACC Study Insulin-like growth factor-related components and the risk of liver cancer in a nested case-control study, *Tumour Biol* 37(11):15125–15132, 2016.

Alavanja MC: Introduction: pesticides use and exposure, extensive worldwide, *Rev Environ Health* 24(4):303–309, 2009.

Allen BG, Bhatia SK, Anderson CM, et al: Ketogenic diets as an adjuvant cancer therapy: history and potential mechanism, *Redox Biol* 2:963–970, 2014.

Alsanad SM, Williamson EM, Howard RL: Cancer patients at risk of herb/food supplement–drug interactions: a systematic review, *Phytother Res* 28(12):1749–1755, 2014.

American Academy of Dermatology: *Vitamin D*. Available at: https://www.aad.org/media/stats-vitamin-d. 2018.

American Cancer Society: *Anemia in people with cancer*, 2017.

American Cancer Society: *Soy and Cancer: Our Expert's Advice*. Retrieved from https://www.cancer.org/latest-news/soy-and-cancer-risk-our-experts-advice.html. 2019a.

American Cancer Society: *Cancer facts and figures 2018*, Atlanta, GA, 2019b, American Cancer Society.

American Cancer Society: *Prevention and early detection guidelines*. Available at: https://www.cancer.org/health-care-professionals/american-cancer-society-prevention-early-detection-guidelines.html. 2018a.

American Cancer Society: *Family cancer syndromes* 2018b.

American Cancer Society: *How chemotherapy drugs work*, 2016.

American College of Sports Medicine: *ACSM/ACS certified cancer exercise trainer*. Available at: https://www.acsm.org/get-stay-certified/get-certified/specialization/cet. 2018.

American Institute for Cancer Research: *Continuous Update projects 2018*, 2018a.

American Institute for Cancer Research/World Cancer Research Fund: *Diet – what to eat to lower cancer risk*. Available at: https://www.aicr.org/reduce-your-cancer-risk/recommendations-for-cancer-prevention/2018b.

American Institute for Cancer Research: *Foods that fight cancer*, 2018c.

American Joint Committee on Cancer: *Cancer staging system*, 2018.

Applebaum AJ, Stein EM, Lordebaum A J, et al: Optimism, social support, and mental health outcomes in patients with advanced cancer, *Psychooncology* 23(3):299–306, 2014.

Arends J, Bachmann P, Baracos V, et al: ESPEN guidelines on nutrition in cancer patient, *Clin Nut* 35(1):11–48, 2017.

Arnold M, Renehan AG, Colditz GA: Excess weight as a risk factor common to many cancer sites: words of caution when interpreting meta-analytic evidence, *Cancer Epidemiol Biomarkers Prev* 26(5):663–665, 2017.

Arnold M, Jiang L, Stefanick ML, et al: Duration of adulthood overweight, obesity, and cancer risk in the women's health initiative: a longitudinal study from the United States, *PLoS Med* 13(8):e1002081, 2016.

Baggerly CA, Cuomo RE, French CB, et al: Sunlight and vitamin D: necessary for public health, *J Am Coll Nutr* 34(4):359–365, 2015.

Bagnardi V, Rota M, Botteri E, et al: Alcohol consumption and site-specific cancer risk: a comprehensive dose–response meta-analysis, *Brit J Cancer* 112(3):580–593, 2015.

Bender A, Collins K, Higginbotham S: Nutrition and cancer prevention. In Leser M, Ledesma N, Bergerson S, et al, editors: *Oncology nutrition for clinical practice*, Chicago, 2013, Oncology Dietetic Practice Group.

Blagodatski A, Yatsunskaya M, Mikhailova V, et al: Medicinal mushrooms as an attractive new source of natural compounds for future cancer therapy, *Oncotarget* 9(49):29259–29274, 2018.

Bradbury KE, Balkwill A, Spencer EA, et al: Organic food consumption and the incidence of cancer in a large prospective study of women in the United Kingdom, *Brit J Cancer* 110(9):2321–2326, 2014.

Brantsæter AL, Ydersbond TA, Hoppin JA, et al: Organic food in the diet: exposure and health implications, *Ann Rev Pub Health* 38:295–313, 2017.

Camp KM, Trujillo E: Position of the Academy of Nutrition and Dietetics: nutritional genomics, *J Acad Nut Diet* 114(2):299–312, 2014.

Centers for Disease Control and Prevention: *Health, United States, 2018: adult obesity facts*, Hyattsville, MD, 2018, US Department of Health and Human Services.

Chasen MR, Dippenaar AP: Cancer nutrition and rehabilitation—its time has come! *Curr Oncol* 15(3):117–122, 2008.

Chlebowski RT, Anderson GL, Manson JE, et al: Low-fat dietary pattern and all cancer mortality in the Women's Health Initiative (WHI) randomized controlled trial, *J Clin Oncol* 35(25):2919–2926, 2018.

Chen Y, Ling L, Su G, et al: Effect of intermittent versus chronic calorie restriction on tumor incidence: a systematic review and meta-analysis of animal studies, *Sci Rep* 6:33739, 2016.

Choi SW, Friso S: Epigenetics: a new bridge between nutrition and health, *Adv Nutr* 1(1):8–16, 2010.

Cordova MJ, Riba MB, Spiegel D: Post-traumatic stress disorder and cancer, *Lancet Psychiatry* 4(4):330–338, 2017.

Cronin KA, Lake AJ, Scott S, et al: Annual Report to the Nation on the Status of Cancer, part I: National cancer statistics, *Cancer* 124(13):2785–2800, 2018.

Dang T, Nguyen C, Tran PN: Physician beware: severe cyanide toxicity from amygdalin tablets ingestion, *Case Rep Emerg Med* 2017:4289527, 2017.

Davis EL, Oh B, Butow PN, et al: Cancer patient disclosure and patient-doctor communication of complementary and alternative medicine use: a systematic review, *Oncologist* 21(1)58–59, 2014.

Elliott L: Symptom management of cancer therapies. In Leser M, Ledesma N, Bergerson S, et al, editors: *Oncology nutrition for clinical practice*, Chicago, 2013, Oncology Nutrition Dietetic Practice.

Environmental Protection Agency: *Risk management for bisphenol A (BPA)*. Available at: https://www.epa.gov/assessing-and-managing-chemicals-under-tsca/risk-management-bisphenol-bpa 2017.

Ewa B, Danuta MŠ: Polycyclic aromatic hydrocarbons and PAH-related DNA adducts, *J Appl Genet* 58(3):321–330, 2017.

Fatemi D, Sheridan-Neumann. Nutritional management of the pediatric oncology patient. In Leser M, Ledesma N, Bergerson S, et al, editors: *Oncology nutrition in clinical practice*, Chicago, 2013, Oncology Nutrition Dietetic Practice Group.

Feldman D, Krishnan AV, Swami S, et al: The role of vitamin D in reducing cancer risk and progression, *Nat Rev Cancer* 14(5):342–357, 2014.

Flowers ME, McDonald G, Carpenter P, et al: *Long-term follow-up after hematopoietic stem cell transplant; general guidelines for referring physicians*, Fred Hutchinson Cancer Research Center/Seattle Cancer Care Alliance, Version June 2018, pp 1–108.

Fontana L, Villareal DT, Das SK, et al: Effects of 2-year calorie restriction on circulating levels of IGF-1, IGF-binding proteins and cortisol in nonobese men and women: a randomized clinical trial. *Aging Cell* 15(1):22–27, 2016.

Food and Drug Administration: *Additional information about high-intensity sweeteners permitted for use in food in the United States*. Retrieved from https://www.fda.gov/food/food-additives-petitions/additional-information-about-high-intensity-sweeteners-permitted-use-food-united-states. 2018.

Food and Drug Administration: *Bisphenol A (BPA): for use in food content application*. Available at: https://www.fda.gov/food/food-additives-petitions/bisphenol-bpa-use-food-contact-application. 2014.

Gaziano JM, Sesso HD, Christen WG, et al: Multivitamins in the prevention of cancer in men: the Physicians' Health Study II randomized controlled trial, *JAMA* 308(18):1871–1880, 2012.

Gill C: Nutrition Management for Cancers of the Gastrointestinal Tract. In Leser M, Ledesma N, Bergerson S, et al, editors: *Oncology nutrition for clinical practice*, Chicago, 2013, Oncology Nutrition Dietetic Practice Group.

Grant BL: Nutritional effects of cancer treatment: chemotherapy, biotherapy, hormone therapy and radiation therapy. In Leser M, Ledesma N, Bergerson S, et al, editors: *Oncology nutrition for clinical practice*, Chicago, 2013, Oncology Nutrition Dietetic Practice Group.

Grant BL: *Academy of Nutrition and Dietetics pocket guide to the nutrition care process and cancer*, Chicago, 2015, Academy of Nutrition and Dietetics.

Gröber U, Holzhauer P, Kisters K, et al: Micronutrients in oncological intervention, *Nutrients* 8(3):163, 2016.

Guppy A, Jamal-Hanjani M, Pickering L: Anticancer effects of metformin and its potential as a therapeutic agent for breast cancer, *Future Oncol* 7(6):727–736, 2011.

Haller H, Winkler MM, Klose P, et al: Mindfulness-based interventions for women with breast cancer: an updated systematic review and meta-analysis, *Acta Oncol* 56(12):1665–1676, 2017.

Hamilton KK: Nutritional needs of the adult oncology patient. In Leser M, Ledesma N, Bergerson S, et al, editors: *Oncology nutrition for clinical practice*, Chicago, 2013, Oncology Nutrition Dietetic Practice Group.

Harvie MN, Howell T: Could intermittent energy restriction and intermittent fasting reduce rates of cancer in obese, overweight, and normal-weight subjects? A summary of evidence, *Adv Nutr* 7(4):690–705, 2016.

Havrila C, Read CP, Mack D: Medical and radiation oncology. In Marian M, Roberts S, editors: *Clinical nutrition for oncology patients*, Sudbury, Mass, 2010, Jones and Bartlett.

Huebner J, Marienfeld S, Abbenhardt C, et al: Counseling patients on cancer diets: a review of the literature and recommendations for clinical practice, *Anticancer Res* 34(1):39–48, 2014.

Huhmann MB, August D: Surgical oncology. In Marian M, Roberts S, editors: *Clinical nutrition for oncology patients*, Sudbury, Mass, 2010, Jones and Bartlett.

Inoue-Choi M, Robien K: Cancer and Nutrition: Significance and Background. In Leser M, Ledesma N, Bergerson S, et al, editors: *Oncology nutrition for clinical practice*, Chicago, 2013, Oncology Dietetic Practice Group.

Israel B: *How many cancers are caused by the environment?* Scientific American. 2010.

Iwamoto RR, Haas ML, Gosselin TK: *Manual for radiation oncology and nursing practice and education*, ed 4, Pittsburgh, 2012, Oncology Nursing Society.

King N, Balneaves LG, Levin GT, et al: Surveys of cancer patients and cancer health care providers regarding complementary therapy use, communication, and information needs, *Integr Cancer Ther* 14(6):515–524, 2015.

Kushi LH, Doyle C, McCullough M, et al: American Cancer Society guidelines on nutrition and physical activity for cancer prevention: reducing the risk of cancer with healthy food choices and physical activity, *CA Cancer J Clin* 62(1):30–67, 2012.

Landrigan PJ, Benbrook C: GMOs, herbicides, and public health, *New Eng J Med* 373(8):693–695, 2015.

LeMay-Nedjelski L, Mason-Ennis JK, Taibi A: Omega-3 Polyunsaturated Fatty Acids Time-Dependently Reduce Cell Viability and Oncogenic MicroRNA-21 Expression in Estrogen Receptor-Positive Breast Cancer Cells (MCF-7), *Int J Mol Sci* 19(1):E244, 2018.

Levin R: Nutrition Risk Screening and Assessment of the Oncology Patient. In Leser M, Ledesma N, Bergerson S, et al, editors: *Oncology nutrition for clinical practice*, Chicago, 2013, Oncology Nutrition Dietetic Practice Group.

Levine ME, Suarez JA, Brandhorst S, et al: Low protein intake is associated with a major reduction in IGF-1, cancer, and overall mortality in the 65 and younger but not older population, *Cell Metab* 19(3):407–417, 2014.

Link A, Balaguer F, Goel A: Cancer chemoprevention by dietary polyphenols: promising role for epigenetics, *Biochem Pharmacol* 80(12):1771–1792, 2010.

Park J, Morley TS, Kim M, et al: Obesity and cancer—mechanisms underlying tumour progression and recurrence, *Nat Rev Endocrinol* 10(8):455–465, 2014.

Macris Charuhas PM: Medical nutrition therapy for hematopoietic cell transplantation. In Leser M, Ledesma N, Bergerson S, et al, editors: *Oncology nutrition for clinical practice*, Chicago, 2013, Oncology Nutrition Dietetic Group.

Marian M: Energetics, exercise and cancer: In Leser M, Ledesma N, Bergerson S, et al, editors: *Oncology nutrition for clinical practice*, Chicago, 2013, Oncology Nutrition Dietetic Practice Group.

Marra MV, Bailey RL: Position of the Academy of Nutrition and Dietetics: Micronutrient supplementation, *J Acad Nut Diet* 118(11):2162–2173, 2018.

Melina V, Craig W, Levin S: Position of the Academy of Nutrition and Dietetics: vegetarian diets, *J Acad Nut Diet* 116(12):1970–1980, 2016.

Merzel RL, Boutom SM, Chen J: Folate binding protein: therapeutic natural nanotechnology for folic acid, methotrexate, and leucovorin, *Nanoscale* 9(7):2603–2615, 2017.

Michałowicz J: Bisphenol A—sources, toxicity and biotransformation, *Environ Toxicol Pharmacol* 37(2):738–758, 2014.

National Cancer Institute: *Artificial sweeteners and cancer,* 2016a.
National Cancer Institute: *Gerson therapy,* 2016b.
National Cancer Institute: *Antioxidants and cancer prevention,* 2017.
National Center for Complementary and Integrative Health: *The use of complementary and alternative medicine in the United States: cost data,* 2018.
National Comprehensive Cancer Network: *NCCN clinical practice guidelines in. Oncology* (NCCN Guidelines). Available at: https://www.nccn.org/professionals/. 2019.
National Hospice and Palliative Care Organization: *How can palliative care help?* Available at: https://www.nhpco.org/palliative-care-overview/explanation-of-palliative-care/, 2019.
National Institutes of Health, National Cancer Institute: *Cancer genetics overview PDQ,* 2018a.
National Institutes of Health, National Cancer Institute: *Cannabis and cannabinoids PDQ,* 2019b.
National Institutes of Health, National Cancer Institute: *Chemotherapy and you,* 2018a.
National Institutes of Health, National Cancer Institute: *Eating hints before, during, and after treatment,* 2018b.
National Institutes of Health, National Cancer Institute: *Radiation therapy and you,* 2016a.
National Institutes of Health, National Cancer Institute: *Gerson therapy PDQ,* 2016b.
National Institutes of Health, National Cancer Institute: *NCI dictionary of cancer terms,* 2015.
National Institutes of Health, National Cancer Institute: *SEER Stat fact sheet: all cancer sites,* 2018c.
National Institutes of Health, National Cancer Institute: *Tea and cancer prevention,* 2010.
National Institutes of Health, National Institute of Environmental Health Services: *14th Report on Carcinogens,* 2016.
National Institutes of Environmental Health Services: *Bisphenol A (BPA),* 2017.
National Marrow Donor Program: *Transplant basics,* 2018.
Nguyen A, Nadler E: Integrative oncology: medical nutrition therapy for head and neck cancer. In Leser M, Ledesma N, Bergerson S, et al, editors: *Oncology nutrition for clinical practice,* Chicago, 2013, Oncology Nutrition Dietetic Practice Group.
O'Brien S, Leser M, Ledesma N: Diets, functional foods and dietary supplements for cancer prevention and survival. In Leser M, Ledesma N, Bergerson S, et al, editors: *Oncology nutrition for clinical practice,* Chicago, 2013, Oncology Nutrition Dietetic Practice Group.
Oncology Rehab Partners: *STAR Program Information,* 2018.
Pantavos A, Ruiter R, Feskens EF, et al: Total dietary antioxidant capacity, individual antioxidant intake and breast cancer risk: the Rotterdam study, *Int J Cancer* 136(9):2178–2186, 2015.
Park J, Morley TS, Kim M, et al: Obesity and cancer—mechanisms underlying tumour progression and recurrence, *Nat Rev Endocrinol* 10(8):455–465, 2014.
Polovich M, Whitford JM, Olsen MM: *Chemotherapy and biotherapy guidelines and recommendations for practice,* ed 4, Pittsburgh, 2014, Onc Nurs Soc.
Quinn BJ, Kitagawa H, Memmott RM, et al: Repositioning metformin for cancer prevention and treatment, *Trends Endocrinol Metab* 24(9):469–480, 2013.
Rock CL, Doyle C, Demark-Wahnefried W, et al: Nutrition and physical activity guidelines for cancer survivors, *CA Cancer J Clin* 62(4):243–274, 2012.
Santarpia L, Contaldo F, Pasanisi F: Nutritional screening and early treatment of malnutrition in cancer patients, *J Cachexia Sarcopenia Muscle* 2(1):27–35, 2011.
Schwalfenberg GK: The alkaline diet: is there evidence that an alkaline pH diet benefits health? *J Environ Pub Health* 2012:727630, 2012.

Schwedhelm C, Boeing H, Hoffmann G, et al: Effect of diet on mortality and cancer recurrence among cancer survivors: a systematic review and meta-analysis of cohort studies, *Nut Rev* 74(12):737–748, 2016.
Sharma P, Dwivedi S: Nutrigenomics and nutrigenetics: new insight in disease prevention and cure, *Indian J Clin Biochem* 32(4):371–373, 2017.
Sieri S, Agnoli C, Pala V, et al: Dietary glycemic index, glycemic load, and cancer risk: results from the EPIC-Italy study, *Sci Rep* 7(1):9757, 2017.
Spees CK and Grainger EM. Nutrigenomics and Cancer. In Leser M, Ledesma N, Bergerson S, et al, editors: *Oncology nutrition for clinical practice,* Chicago, 2013, Oncology Dietetic Practice Group.
The Scored Patient-Generated Subjective Global Assessment (PG-SGA©): Website. Available at: http://pt-global.org/wp-content/uploads/2014/09/PG-SGA-Sep-2014-teaching-document-140914.pdf. 2014.
Thomson CA, McCullough ML, Wertheim BC, et al: Nutrition and physical activity cancer prevention guidelines, cancer risk and mortality in the women's health initiative, *Cancer Prev Res* 7(1):42–53, 2014.
Trentham K. Nutritional management of oncology patients in palliative and hospice settings. In Leser M, Ledesma N, Bergerson S, et al, editors: *Oncology nutrition for clinical practice,* Chicago, 2013, Oncology Nutrition Dietetic Practice Group.
Trujillo EB, Dixon SW, Claghorn K, et al: Closing the gap in nutrition care at outpatient cancer centers: ongoing initiatives of the oncology nutrition dietetic practice group, *J Acad Nut Diet* 118(4):749–760, 2018.
Truong M, Paradies Y, Priest N: Interventions to improve cultural competency in healthcare: a systematic review of reviews, *BMC Health Serv Res* 14(1):99, 2014.
Tsujimoto T, Yamamoto Y, Wasa M, et al: L-glutamine decreases the severity of mucositis induced by chemoradiotherapy in patients with locally advanced head and neck cancer: a double-blind, randomized, placebo-controlled trial, *Oncol Rep* 33(1):33–39, 2015.
U.S. Department of Agriculture: *USDA Database for the isoflavone content of selected foods, release 2.0.* Available at: http://www.ars.usda.gov/nutrientdata/isoflav. 2016.
U.S. Department of Health and Human Services and U.S. Department of Agriculture: *2015–2020 Dietary Guidelines for Americans,* ed 8, December 2015.
Vernieri C, Nichetti F, Raimondi A, et al: Diet and supplements in cancer prevention and treatment: Clinical evidences and future perspectives, *Crit Rev Oncol Hematol* 123:57–73, 2018.
Weber DD, Aminazdeh-Gohari S, Kofler B: Ketogenic diet in cancer therapy, *Aging* 10(2):164–165, 2018.
Weichenthal S, Moase C, Chan P: A review of pesticide exposure and cancer incidence in the Agricultural Health Study cohort, *Environ Health Perspec* 118(8):1117–1125, 2010.
Weylandt KH, Serini S, Chen YO, et al: Omega-3 Polyunsaturated fatty acids: the way forward in times of mixed evidence, *BioMed Res Int* Volume 2015, Article ID 143109. doi:10.1155/2015/143109.
Wilkes GM, Barton-Burke M: *2013 Oncology nursing drug handbook,* Burlington, 2013, Jones and Bartlett.
Wilson KM, Mucci LA, Rosner BA, et al: A prospective study of dietary acrylamide intake and the risk of breast, endometrial, and ovarian cancers, *Cancer Epidemiol Biomarkers Prev* 19(10):2503–2515, 2010.
Wolfe HR, Sadeghi N, Agrawal D, et al: Things we do for no reason: neutropenic diet, *J Hosp Med* 13(8):573-576. 2018.
World Cancer Research Fund/American Institute for Cancer Research: *Diet, nutrition, physical activity, cancer: a global perspective.* Continuous Update Project Expert Report, 2018.
World Health Organization: *Global status report on alcohol and health 2018.* World Health Organization, 2019.
World Health Organization: *Carcinogenicity of the consumption of red and processed meat,* 2015.
Zhou S, Zhang S, Shen H, et al: Curcumin inhibits cancer progression through regulating expression of microRNAs, *Tumor Biol* 39(2):1010428317691680, 2017.

36

Nutrição Clínica para HIV e AIDS

Maureen Lilly, MS, RDN
Solenne Vanne, MS, RDN*

TERMOS-CHAVE

ácido ribonucleico (RNA) do HIV
Análise de Impedância Bioelétrica (BIA)
carga viral
células CD4+
células linfocíticas T-*helper*
contagem de CD4
infecção pelo HIV aguda
infecção pelo HIV assintomática
infecção pelo HIV sintomática
infecções oportunistas (IOs)
latência clínica
lipoatrofia
lipo-hipertrofia
não progressão a longo prazo
pessoas vivendo com HIV/AIDS (PVCHA)
profilaxia pré-exposição (PPrE)
resistência farmacológica
síndrome da imunodeficiência adquirida (AIDS)
síndrome da lipodistrofia associada ao HIV (SLAH)
soroconversão
terapia antirretroviral (TAR)
vírus da imunodeficiência humana (HIV)

A **síndrome da imunodeficiência adquirida (AIDS)** é causada pelo **vírus da imunodeficiência humana (HIV)**. O HIV afeta a capacidade do organismo de combater infecções e doenças, as quais podem levar a AIDS e morte se não tratadas. Medicações utilizadas no tratamento contra o HIV têm melhorado a qualidade de vida e aumentado a expectativa de vida de **pessoas vivendo com HIV/AIDS (PVCHA)**. Essas medicações de **terapia antirretroviral (TAR)** retardam a replicação do vírus, mas não eliminam a infecção. Com o maior acesso e melhorias da TAR, os pacientes estão vivendo mais tempo com HIV.

FACE EM MUDANÇA DO HIV NOS EUA

Durante o início da epidemia de HIV nos anos 1980, grande parte da nutrição clínica concentrava-se em sintomas como anorexia, catabolismo e síndrome do definhamento, infecção crônica, febre, má ingestão nutricional, náuseas, vômito, diarreia, má absorção, distúrbios metabólicos, falta de acesso a alimento, depressão e efeitos adversos de fármacos e tratamentos (Young, 1997). A expectativa de vida antes de ser disponibilizado o tratamento era de aproximadamente 12 anos a partir do momento da infecção. Desde a liberação da primeira terapia antiviral com AZT (azidotimidina), em 1996, até a liberação dos regimes mais recentes com comprimido único, em 2006, a face do HIV mudou dramaticamente. Em um estudo recente de expectativa de vida de PVCHA, pesquisadores observaram que a expectativa de vida média de um paciente de 20 anos que iniciou a TAR após 2008 e apresentou baixa carga viral era de 78 anos, similar à da população geral (Trickery, 2017). Com esses novos avanços no tratamento, grande parte do foco da nutrição clínica tem mudado. Infelizmente, questões de saúde como doença cardiovascular e resistência à insulina têm aumentado sua prevalência, deixando PVCHA sob o mesmo risco de desenvolver doenças crônicas que a população geral.

É preciso consideração especial quando se trabalha com a população de PVCHA que envelhece, a qual tem maior probabilidade de haver sofrido trauma durante o início da epidemia de HIV. Muitos apresentam história antiga de perda de amigos próximos e parceiros, isolamento e criminalização, além de anos de saúde precária devido aos efeitos adversos de fármacos e infecções oportunistas (IOs).

O estado nutricional exerce um importante papel na manutenção de um sistema imunológico saudável e prevenção da progressão do HIV para AIDS. A fim de desenvolver recomendações nutricionais adequadas, o profissional de nutrição deve estar familiarizado com a fisiopatologia da infecção pelo HIV, interações de medicações e nutrientes e barreiras a uma nutrição apropriada.

Uma nova era na prevenção do HIV

Embora a terapia antirretroviral (TAR) tenha sido um avanço revolucionário em impedir que indivíduos positivos para HIV progridam para a AIDS, estima-se que ocorram globalmente cerca de 5 mil novas infecções pelo HIV a cada dia (UNAIDS, 2018).

A via primária de transmissão do HIV continua sendo o contato sexual. Embora esforços de prevenção tenham diminuído significativamente a transmissão sexual, a taxa de novas infecções demonstra uma necessidade de ferramentas melhores. Em 2012, a Food and Drug Administration (FDA) aprovou uma combinação de fármacos antirretrovirais para **profilaxia pré-exposição (PPrE)**. Em um estudo de parceiros heterossexuais em que um é HIV-positivo e o outro negativo, o uso consistente do fármaco Truvada® (entricitabina/tenofovir) reduziu as infecções em, pelo menos, 90% (Baeten et al., 2012). Similarmente, em um estudo com 2.500 homens HIV-negativos e mulheres transgênero HIV-negativos que se relacionam com homens, os participantes foram aleatoriamente designados para receber Truvada® ou um placebo 1 vez/dia. Os participantes com níveis detectáveis de antirretrovirais no sangue demonstraram proteção 92 a 99% maior contra HIV (Grant et al., 2010).

Os efeitos adversos a curto prazo relatados com uso de Truvada® como PPrE foram desconforto gástrico, diarreia, cefaleia e perda de massa corporal. Já os efeitos a longo prazo da PPrE em indivíduos HIV-negativos continuam desconhecidos. Todavia, os mesmos possíveis efeitos a longo prazo observados em indivíduos HIV-positivos recebendo Truvada® devem ser monitorados nessa população. É importante monitoramento para acidose láctica, lesão hepática, problemas renais e densidade óssea (Gilead Sciences, 2017).

(continua)

---

*Partes deste capítulo foram escritas por Kimberly R. Dong MS, RDN e Cindy Mari Imai, PhD, RDN.

> **Uma nova era na prevenção do HIV** (*continuação*)
>
> Mais adiante no avanço da prevenção do HIV e queda da estigmatização, existem atualmente fortes evidências demonstrando que PVCHA realizando TAR com carga viral indetectável não transmitem sexualmente o vírus a indivíduos HIV-negativos. A campanha de saúde pública lançada a partir dos dois longos estudos PARTNER que se iniciaram em 2009 recebeu o nome de U=U (*undetectable=untransmittable* – em português, indetectável=não transmissível). Essa mensagem é a chave para a saúde pública e a compreensão acerca do HIV (Eisinger et al., 2019).
>
> Outros esforços preventivos que têm sido pesquisados concentram-se em vacinas para HIV, microbicidas e anticorpos. O desenvolvimento de uma vacina profilática do HIV é difícil devido à sua capacidade de desviar do sistema imunológico, o que torna vacinas tradicionais como a da varíola ou do sarampo ineficazes. Contudo, duas potenciais vacinas, Imbokodo e HVTN 702, demonstram alguma perspectiva. Dois estudos de eficácia de vacinas encontram-se em andamento na África para a Imbokodo e estudos para a HVTN 702 estavam agendados para serem iniciados em 2020 (National Institutes of Health [NIH], 2017). Um anel vaginal microbicida contendo dapivirina demonstrou-se capaz de reduzir parcialmente o risco de infecção pelo HIV em estudos clínicos. Estudos adicionais estão em andamento e aguardando aprovação regulamentar (Microbicide Trials Network, 2016). A prevenção mediada por anticorpos demonstrou grande potencial em estudos laboratoriais; o anticorpo VRC01 impediu que mais de 90% das quase 200 amostras de HIV infectassem células humanas. Dois estudos multinacionais controlados por placebo utilizando infusão intravenosa de VRC01 também foram iniciados recentemente (National Institute of Allergy and Infectious Diseases [NIAD], 2016). Esses esforços dão esperança de uma redução significativa da transmissão do HIV, especialmente em áreas nas quais o acesso a medicações é escasso.

EPIDEMIOLOGIA E TENDÊNCIAS

Situação global do HIV e AIDS

Os primeiros casos de AIDS relacionados ao HIV foram descritos em 1981. Em 1983, o HIV foi isolado e identificado como agente principal da AIDS. Desde então, o número de pessoas com HIV aumentou gradualmente, levando a uma pandemia que afetou o desenvolvimento socioeconômico de todo o mundo. O crescente aumento na população de pessoas que vivem com HIV reflete novas infecções e disseminação do uso da TAR, que retardou a progressão da infecção pelo HIV para a morte. Globalmente, estima-se que 36,9 milhões de pessoas viviam com HIV ou AIDS em 2017. O número de novas infecções e óbitos relacionados decaiu na última década. Em 2017, foram relatados 1,8 milhão de novas infecções pelo HIV e 960.000 óbitos relacionados à AIDS (UNAIDS, 2018).

Mesmo com esforços de prevenção e disponibilidade da TAR, a variação geográfica da infecção pelo HIV é evidente. A maioria das infecções continua ocorrendo em países em desenvolvimento (Figura 36.1). A África Subsaariana continua sendo a região mais fortemente afetada pelo HIV, correspondendo a 66% das novas infecções e 61% dos óbitos relacionados à AIDS (UNAIDS, 2018). Dentro da África Subsaariana, a transmissão heterossexual é a forma mais prevalente de transmissão do HIV. Outras populações com risco particular de infecção pelo HIV incluem usuários de drogas injetáveis, homens que têm relações sexuais com homens, profissionais de sexo e seus clientes (Figura 36.2).

EUA

Dentro dos EUA, mais de 1,1 milhão de pessoas vivem com infecção pelo HIV e 14% podem não ter ciência de seu estado (Dailey et al., 2017). Embora mais pessoas vivam com diagnóstico de HIV ou AIDS, a incidência permaneceu relativamente estável desde os anos 1990. Em 2016, homens correspondiam a 70% de todos os diagnósticos de infecção pelo HIV, sendo a via de transmissão mais comum o contato sexual entre homens (Centers for Disease Control and Prevention [CDC], 2017a). A taxa de novas infecções entre mulheres, primariamente por contato heterossexual, diminuiu desde 2011 (CDC, 2017a). A maior porcentagem de pessoas vivendo com infecção pelo HIV situa-se entre as idades de 50 e 54 anos. Todavia, em 2016, pessoas de 25 a 29 anos perfizeram a maior taxa de novas infecções. Populações étnicas desproporcionalmente afetadas pelo HIV incluem afrodescendentes e latino-americanos, os quais corresponderam a 44 e 25% dos novos diagnósticos de HIV, respectivamente, em 2016 (CDC, 2017a). A via de transmissão mais comum entre homens é o contato homossexual e entre mulheres, o contato heterossexual (Figura 36.2).

Embora as pesquisas sobre PVCHA transgênero (indivíduos com identidade de gênero diversa do sexo atribuído ao nascimento) sejam limitadas, a evidência crescente indica taxa desproporcionalmente alta de infecção pelo HIV na comunidade transgênero (também chamada "trans"). Segundo o relatório *2015 Transgender Survey*, a incidência de HIV entre participantes transgênero é de 1,4%, entre mulheres trans (homem para mulher) é de 3,4% e foi estimado que 19% das mulheres trans negras vivam com HIV (James et al., 2016). Ademais, o National HIV Surveillance System, de 2009 a 2014, relatou que 2.351 das pessoas transgênero dos EUA constituíram novos diagnósticos de HIV. Dos diagnosticados, 84% eram mulheres transgênero, 15,4% homens transgênero (mulher para homem) e 0,7% constituía uma identidade de gênero adicional. Mais da metade dos indivíduos diagnosticados vive no sul dos EUA e 52% foram identificados como afrodescendentes (Clark et al., 2017).

FISIOPATOLOGIA E CLASSIFICAÇÃO

A infecção primária pelo HIV é a causa base da AIDS. O HIV invade o centro genético das **células CD4+**, que são **células linfocíticas T-helper**, principais agentes envolvidos na proteção contra infecção. A infecção pelo HIV causa depleção progressiva dessas células, o que eventualmente leva à imunodeficiência.

A infecção progride ao longo de quatro estágios clínicos: infecção pelo HIV aguda, latência clínica, infecção pelo HIV sintomática e progressão do HIV para AIDS. Os dois principais biomarcadores utilizados para avaliar a progressão da doença são o **ácido ribonucleico (RNA) do HIV** (também conhecido como carga viral) e a contagem de células TCD4+ (contagem de CD4).

A **infecção pelo HIV aguda** consiste no tempo entre a transmissão do HIV ao hospedeiro até ocorrer sua **soroconversão**, produção de anticorpos detectáveis contra o vírus. Metade dos indivíduos apresenta sintomas físicos como febre, mal-estar, mialgia, faringite ou aumento de linfonodos 2 a 4 semanas após a infecção, os quais geralmente regridem após 1 a 2 semanas. Devido às características clínicas inespecíficas e janela diagnóstica curta, a infecção aguda raramente é diagnosticada. A soroconversão ocorre dentro de 3 semanas a 3 meses após a exposição. Se o teste de HIV for realizado antes da soroconversão, poderá ocorrer resultado falso-negativo mesmo com presença de HIV. Durante o estágio agudo, o vírus replica-se rapidamente e causa queda significativa da contagem de células CD4+. Eventualmente, a resposta imunológica atinge um ponto fixo viral, em que a carga viral estabiliza-se e a contagem de células CD4+ retorna próximo do normal.

Em seguida, ocorre um período de **latência clínica** ou **infecção pelo HIV assintomática**. Evidências posteriores da doença podem não ser exibidas por até 10 anos após a infecção. O vírus permanece ativo e em replicação, embora com taxa diminuída comparada a seu estágio agudo, e a contagem de células CD4+ continua decaindo constantemente. Em 3 a 5% dos indivíduos infectados pelo HIV ocorre **não progressão a longo prazo**, em que as células CD4+ permanecem em níveis normais e as cargas virais permanecem indetectáveis por

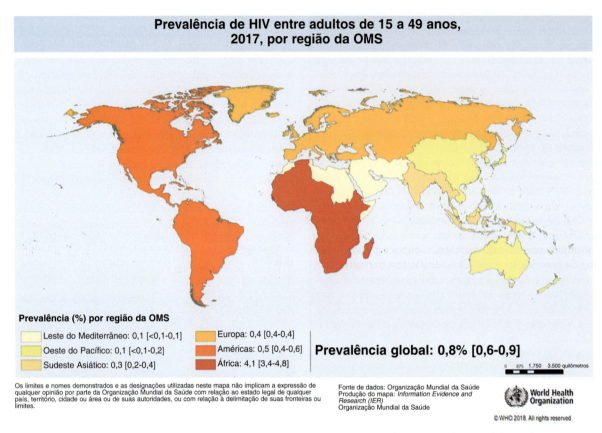

Figura 36.1 Prevalência global de HIV/AIDS entre adultos de 15 a 49 anos. (World Health Organization [website]. https://www.who.int/gho/hiv/epidemic_status/prevalence/en/.)

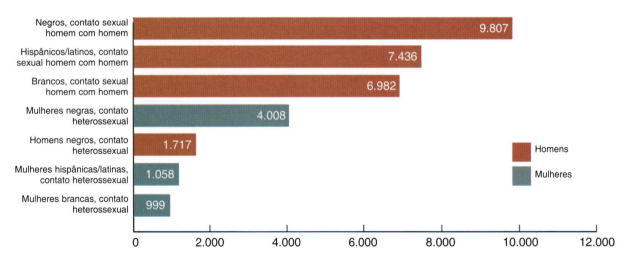

Figura 36.2 Porcentagem estimada de diagnósticos de HIV por via de transmissão nos EUA, 2013. (Centers for Disease Control and Prevention [CDC]: *HIV Surveillance Report* [website]. https://www.cdc.gov/hiv/library/reports/surveillance, 2015.)

anos sem intervenção clínica (Department of Health and Human Services [DHHS], 2017). Sugeriu-se que essa população peculiar apresente quantidade e sítios diferentes de receptores para penetração do vírus nas membranas celulares (Wanke et al., 2009).

Na maioria dos casos, o HIV destrói lentamente o sistema imunológico, tornando-o incapaz de combater o vírus. Quando a contagem de células CD4+ cai abaixo de 500 células/mm³, os indivíduos tornam-se mais suscetíveis a desenvolver sinais e sintomas como febre persistente, diarreia crônica, perda de massa corporal sem explicação e infecções fúngicas ou bacterianas recorrentes, todas indicativas de **infecção pelo HIV sintomática**.

À medida que a imunodeficiência piora e a contagem de CD4 atinge níveis ainda menores, a infecção torna-se sintomática e progride para a AIDS. A progressão do HIV para AIDS aumenta o risco de **infecções oportunistas (IOs)**, que geralmente não ocorrem em indivíduos com sistema imunológico saudável. Os CDC classificam casos de AIDS como confirmação laboratorial positiva de infecção pelo HIV em pessoas com contagem de células CD4+ menor que 200 células/mm³ (ou menor que 14%), ou documentação de condição que defina AIDS (Boxe 36.1).

O HIV é transmitido por contato direto com líquidos corporais infectados, como sangue, sêmen, líquido pré-seminal, líquido vaginal e leite materno. Outros líquidos que podem transmitir o vírus incluem o líquido cefalorraquidiano que percorre o encéfalo e a medula espinal, líquido sinovial das articulações e líquido amniótico que circunda o feto. Saliva, lágrimas e urina não contêm quantidade de HIV suficiente para a transmissão. Nos EUA, a transmissão sexual é a forma mais comum da transmissão do HIV, seguida do uso de drogas injetáveis como segunda forma mais prevalente (ver Figura 36.2).

A maioria dos indivíduos HIV-positivos apresenta infecção pelo HIV-1 que, exceto quando especificado, será o tipo discutido neste capítulo. O HIV-1 sofre mutação rápida e distribuiu-se de forma desigual pelo mundo em diferentes variantes, subtipos e grupos. O HIV-2, isolado pela primeira vez na África ocidental, tem transmissão menos fácil e tempo entre infecção e doença mais prolongado.

Boxe 36.1 Condições clínicas que definem AIDS/infecções oportunistas (IOs) segundo os CDCs.

Câncer cervical (invasivo)
Candidíase (brônquios, traqueia ou pulmões)
Candidíase (esôfago)
Coccidioidomicose (disseminada ou extrapulmonar)
Complexo *Mycobacterium avium* (disseminado ou extrapulmonar)
Criptococose (extrapulmonar)
Criptosporidiose (intestinal, duração > 1 mês)
Doença por citomegalovírus (sem ser de fígado, baço ou linfonodos)
Encefalopatia (relacionada ao HIV)
Herpes simples: bronquite, pneumonite ou esofagite
Herpes simples: úlceras crônicas (duração > 1 mês)
Histoplasmose (disseminada ou extrapulmonar)
Infecções bacterianas, múltiplas ou recorrentes (entre crianças < 13 anos)
Isosporíase (intestinal, duração > 1 mês)
Leucoencefalopatia multifocal progressiva
Linfoma, Burkitt (ou termo equivalente)
Linfoma, imunoblástico (ou termo equivalente)
Linfoma, primário (encéfalo)
Mycobacterium kansasii (disseminado ou extrapulmonar)
Mycobacterium tuberculosis (qualquer local, pulmonar, disseminado ou extrapulmonar)
Pneumonia (recorrente)
Pneumonia intersticial linfoide ou complexo hiperplasia linfoide pulmonar
Pneumonia por *Pneumocystis jirovecii*
Retinite por citomegalovírus (com perda de visão)
Sarcoma de Kaposi
Septicemia por *Salmonella* (recorrente)
  Síndrome do definhamento atribuída ao HIV: > 10% perda involuntária da massa corporal basal + (1) diarreia (duas evacuações pastosas/líquidas por dia por ≥ 30 dias) ou (2) fraqueza crônica e febre documentada (≥ 30 dias, intermitente ou constante) na ausência de doença ou condição concomitante diferente da infecção pelo HIV que possa explicar os achados (p. ex., câncer, tuberculose)
Toxoplasmose (encéfalo)

Schneider E et al.: Revised surveillance case definitions for HIV infection among adults, adolescents, and children aged < 18 months and for HIV infection and AIDS among children aged 18 months to < 13 years–United States, 2008, *MMWR Recomm Rep* 57(RR-10):1, 2008. AIDS, síndrome da imunodeficiência adquirida; CDC, Centers for Disease Control and Prevention; HIV, vírus da imunodeficiência humana.

MANEJO MÉDICO

A morbidade e a mortalidade relacionadas ao HIV ocorrem em razão do enfraquecimento do sistema imunológico causado pelo vírus, bem como pelos efeitos do vírus nos órgãos (como encéfalo e rins). Se não tratado, o vírion do HIV (partícula viral) pode se replicar para milhões de partículas por dia e progredir rapidamente pelos estágios da doença. Devido à sua capacidade de se replicar rapidamente e adquirir resistência farmacológica, a terapia com mais de uma classe de fármacos permite redução significativa da replicação viral por atingir o HIV em diferentes vias de replicação. A introdução de uma TAR com a combinação de três fármacos em 1996 transformou o tratamento de pacientes vivendo com HIV e reduziu significativamente as condições que definem a AIDS, bem como a mortalidade (ver Boxe 36.1). Antes, a maioria dos fármacos era formulada como medicações únicas, mas, atualmente, mais fármacos têm sido disponibilizados na forma de combinações de dose fixa (dois ou mais fármacos em um único comprimido), a fim de simplificar os regimes de tratamento, reduzir o fardo da medicação e potencialmente melhorar a adesão de pacientes ao tratamento medicamentoso.

A **contagem de CD4** é utilizada como indicador principal da função imunológica em pessoas com infecção pelo HIV. As contagens são geralmente monitoradas a cada 3 a 4 meses. Ademais, é realizado o monitoramento do RNA viral (**carga viral**) regularmente, visto que é o indicador primário da eficácia da TAR. Recomenda-se iniciar a TAR em todos os indivíduos com HIV independentemente dos níveis de CD4. Somente em alguns casos a TAR será protelada em razão de fatores clínicos e/ou psicossociais, embora se recomende início da terapia tão logo quanto possível (Roberts et al., 2016).

Os objetivos fundamentais da TAR são atingir e manter supressão viral, reduzir a morbidade e mortalidade relacionadas ao HIV, melhorar a qualidade de vida e restaurar e preservar a função imunológica. Isso geralmente é conseguido com 10 a 24 semanas de tratamento, caso não haja complicações com a adesão ou resistência a medicações (DHHS, 2017). Como as diretrizes para manejo da infecção pelo HIV evoluem rapidamente, é benéfico consultar atualizações frequentemente.

Classes de fármacos para terapia antirretroviral

Atualmente, a TAR inclui mais de 25 agentes antirretrovirais de seis classes farmacológicas:

- Inibidores da transcriptase reversa análogos de nucleosídios e nucleotídios (ITRNs)
- Inibidores da transcriptase reversa não análogos de nucleosídios (ITRNNs)
- Inibidores da protease (IPs)
- Inibidores da integrase (IIs)
- Inibidores da fusão
- Antagonistas de receptores de quimiocinas tipo 5 (CCR5).

Avanços na TAR para HIV têm ocorrido rapidamente. O foco do desenvolvimento de medicações inclui continuar criando regimes de um único comprimido, reduzir complicações metabólicas, reduzir toxicidades gerais e proporcionar melhor prevenção contra **resistência farmacológica**. A não adesão à TAR pode levar à resistência farmacológica devido à tendência do HIV de sofrer mutações rapidamente.

Preditores de adesão

Ao iniciar a TAR, os pacientes devem estar dispostos e capazes de se comprometer com o tratamento por toda a vida e devem compreender os benefícios e riscos da terapia e a importância de sua adesão. A compreensão do paciente sobre a doença e regime específico prescrito é crítica. Diversos fatores foram associados à baixa adesão, incluindo níveis baixos de conhecimento sobre saúde, comprometimento neurocognitivo, questões psicossociais (p. ex., doença mental, instabilidade de moradia, baixo suporte social, eventos estressantes da vida, demência ou psicose), uso ativo de substâncias, estigmas, negação, dificuldade em tomar medicações (p. ex., dificuldade de deglutir comprimidos, problemas de rotina diária), regimes complexos (p. ex., carga de medicação, frequência de dosagem, necessidades alimentares), efeitos adversos de fármacos, fadiga de tratamento e acesso inconsistente à medicação (DHHS, 2017).

A insegurança alimentar foi associada a comportamentos que podem transmitir o HIV e baixo acesso ao tratamento e cuidados com HIV; também pode ser um preditor de má adesão (Singer et al., 2015; Young et al., 2014), pois as medicações são onerosas e frequentemente competem com o alimento pelos recursos disponíveis. É necessário incentivo contínuo para ajudar os pacientes a aderir o máximo possível às doses prescritas para todos os regimes de TAR.

Uso de drogas ilícitas

Nos EUA, o uso de drogas injetáveis é a segunda forma mais comum de transmissão do HIV após o contato sexual. As drogas mais comumente utilizadas associadas à infecção pelo HIV são heroína, cocaína e metanfetamina. O estilo de vida caótico, associado ao uso de drogas, está relacionado com nutrição ruim ou inadequada, insegurança alimentar, vida sem-teto e preocupações com saúde mental. Isso complica o tratamento do HIV quando o indivíduo faz uso de drogas e pode potencialmente levar à má adesão às medicações da TAR.

O uso de drogas injetáveis está fortemente ligado à transmissão de infecções sistêmicas, como HIV, vírus da hepatite B e vírus da hepatite C (HCV), especialmente quando as agulhas são reutilizadas ou compartilhadas (ver boxe *Em foco: Coinfecção por HIV e vírus da hepatite C*). A coinfecção por HIV e HCV aumenta o risco de cirrose. A infecção crônica pelo HCV também complica o tratamento do HIV devido à hepatotoxicidade associada à TAR. Considerações especiais no tratamento clínico e nutricional devem ser consideradas se houver lesão hepática devido ao uso de drogas, coinfecção com hepatite ou aumento da excreção de nutrientes devido à diurese e diarreia (Hendricks e Gorbach, 2009; Tang et al., 2010).

Interações de alimentos e fármacos

Algumas medicações da TAR requerem atenção à ingestão dietética. É importante solicitar que os indivíduos com HIV relatem todas as medicações, incluindo vitaminas, minerais, outros suplementos e substâncias recreativas que consomem, a fim de avaliar completamente suas necessidades e evitar interações com fármacos e deficiências nutricionais. Alguns nutrientes podem afetar como os fármacos são absorvidos ou metabolizados. As interações de alimentos e fármacos pode influenciar a eficácia do fármaco ou causar efeitos adversos adicionais ou piora dos existentes. Por exemplo, o suco de toranja e os IPs competem pelas enzimas do citocromo P450; portanto, os indivíduos que recebem IPs e também consomem suco de toranja podem apresentar concentrações sanguíneas aumentadas ou diminuídas do fármaco. A Tabela 36.1 fornece potenciais interações de nutrientes e medicações da TAR (ver Apêndice 13).

Algumas medicações da TAR podem causar diarreia, fadiga, refluxo gastresofágico, náuseas, vômito, dislipidemia e resistência à insulina. O momento correto é importante para a eficácia da TAR, o que torna importante pacientes tomarem sua medicação em horários fixos. Algumas medicações indicam que devem ser ingeridas com o alimento ou com estômago vazio. O alimento em alguns casos deve ser ingerido em determinada janela de tempo da administração da medicação. Ver Tabela 36.1 para considerações sobre o momento da TAR.

Manejo médico

A infecção pelo HIV deve ser confirmada por meio de testes laboratoriais, não com base no relato do paciente (CDC, 2019). A presença de comorbidades como doença cardíaca, diabetes, hepatite e IOs pode complicar o perfil de tratamento do paciente. Informações importantes da avaliação incluem a história clínica pregressa do paciente e história familiar imediata pertinente para doença cardíaca, diabetes, câncer ou outros distúrbios. Problemas metabólicos como dislipidemia e resistência à insulina são comuns em pessoas com HIV devido à inflamação causada pela infecção viral e efeitos adversos de medicações, devendo ser monitorados. Mensurações bioquímicas necessitam ser documentadas a fim de determinar o curso do tratamento, eficácia da TAR, desnutrição subjacente e deficiências nutricionais. Algumas mensurações bioquímicas comuns incluem contagem de CD4, carga viral, albumina, hemoglobina, concentrações de ferro, perfil lipídico, testes de função hepática, testes de função renal, glicose, insulina e concentrações de vitaminas. A Tabela 36.2 discute condições associadas ao HIV e suas implicações nutricionais.

DIETOTERAPIA

Para pessoas que vivem com HIV, a ingestão nutricional adequada e balanceada é essencial à manutenção de um sistema imunológico saudável, ao retardo da progressão da doença e ao prolongamento da vida. À medida que as medicações da TAR evoluíram, o risco geral de definhamento relacionado à AIDS diminuiu e ocorreu substituição por aumento da prevalência de obesidade e doença cardiometabólica. A nutrição adequada pode ajudar a manter a massa magra, reduzir a gravidade dos sintomas relacionados ao HIV (incluindo sintomas cardiometabólicos e digestivos), melhorar a qualidade de vida e aumentar a adesão à TAR, bem como sua eficácia. Portanto, a dietoterapia é integral ao manejo bem-sucedido da infecção pelo HIV (ver *Algoritmo de fisiopatologia e manejo do cuidado: Doença pelo vírus da imunodeficiência humana*).

EM FOCO
Coinfecção por HIV e vírus da hepatite C

Cerca de um quarto dos norte-americanos portadores do vírus da imunodeficiência humana (HIV) também são coinfectados com o vírus da hepatite C (HCV). Segundo os Centers for Disease Control and Prevention (CDC), 70% dos usuários de drogas injetáveis infectados com HIV também são portadores de HCV (CDC, 2017b). Embora não se saiba se o HCV acelera a progressão da doença do HIV, foi demonstrado o HCV lesiona o fígado mais rapidamente em indivíduos infectados pelo HIV. Na presença de comprometimento hepático, o metabolismo e a excreção das medicações antirretrovirais podem estar prejudicados, afetando a eficácia do tratamento do HIV. Ademais, três classes de medicações anti-HIV (inibidores da transcriptase reversa análogos de nucleosídios e nucleotídios, inibidores de transcriptase não análogos de nucleosídios e inibidores da protease) estão associadas à hepatotoxicidade. Portanto, é importante que pacientes infectados com o HIV sejam testados para o HCV, preferencialmente antes do início da TAR, a fim de receber manejo adequado do tratamento e prolongar a função hepática saudável.

O HCV é considerado uma infecção oportunista (IO) (não uma doença definidora da síndrome de imunodeficiência adquirida) em indivíduos infectados pelo HIV em razão dos títulos de HCV altos, progressão mais rápida para doença hepática e aumento do risco de cirrose (DHHS, 2017). As recomendações nutricionais, as dosagens e escolhas de medicações para HIV devem ser ajustadas para pacientes com insuficiência hepática (ver Capítulo 29).

Em 2014, a Food and Drug Administration (FDA) aprovou a medicação Harvoni® (ledipasvir/sofosbuvir), um regime simples de um comprimido por dia durante 12 semanas.

Estudos clínicos demonstram taxa de cura de 96 a 99% em indivíduos com HCV de genótipo 1 (Gritsenko e Hughes, 2015). Os efeitos adversos mais comuns do tratamento são frequência cardíaca baixa, fraqueza, fadiga e cefaleia (Gilead Sciences, 2018).

Capítulo 36 Nutrição Clínica para HIV e AIDS

Tabela 36.1 Interações com medicações e efeitos adversos comuns.

	Tomar com refeição ou lanche	Tomar de estômago vazio	Tomar sem relação com o alimento	Náuseas	Vômito	Diarreia	Hiperlipidemia	Hiperglicemia	Má distribuição de gordura	Pancreatite	Alterações de paladar	Perda de apetite	Anemia	Deficiências de vitaminas ou minerais	Toxicidade hepática
ITRNs															
entricitabina e fumarato de tenofovir desoproxila (Truvada®) por Gilead			X	X		X									X
zidovudina, lamivudina (Combivir®) por ViiV Healthcare			X	X		X			X	X			X	X	X
abacavir e lamivudina (Epzicom®) por ViiV Healthcare			X	X		X			X						X
Inibidores da protease															
atazanavir e cobicistate (Evotaz®) por Bristol-Myers Squibb	X			X			X	X	X						
darunavir e cobicistate (Prezcobix®) por Janssen Therapeutics	X			X	X	X	X	X							
Inibidores da integrase															
elvitegravir (Viteka®) por Gilead	X			X		X									
Anticorpos monoclonais															
ibalizumabe (Trogarzo®) por TaiMed Biologics and Theratechnologies				X		X									
Potencializadores farmacocinéticos															
cobicistate (Tybost®) por Gilead	X			X		X									
Combinações															
entricitabina e tenofovir alafenamida (Descovy®) por Gilead		X	X	X											
entricitabina, rilpivirina e tenofovir alafenamida (Odefsey®) por Gilead	X														X
elvitegravir, cobicistate, entricitabina e tenofovir alafenamida (Genvoya®) por Gilead	X			X		X	X								X
bictegravir, entricitabina e tenofovir fumarato desoproxila (Biktarvy®) por Gilead		X	X	X											

Quadro de medicamentos contra HIV. POZ. (https://www.poz.com/drug_charts/hiv-drug-chart.)
Medicamentos: HIV/AIDS. Gilead Sciences. (http://www.gilead.com/medicines.)
Nossos medicamentos. ViiV Healthcare (https://www.viivhealthcare.com/our-medicines.aspx.)
Nossos medicamentos. Bristol-Myers Squibb (https://www.bms.com/patient-and-caregivers/our-medicines.html.)
Prezcobix®. Janssen Therapeutics (https://www.prezcobix.com/home.)
Ibalizumabe. AIDS Info (https://aidsinfo.nih.gov/drugs/511/ibalizumab/0/patient.)

Tabela 36.2 Condições relacionadas ao HIV com implicações nutricionais específicas.

Condição	Breve descrição	Implicações nutricionais
Pneumonia por *Pneumocystis* (PCP)	Infecção fúngica potencialmente fatal	Dificuldade de mastigar e deglutir causada por falta de ar
Tuberculose (TB)	Infecção bacteriana que ataca os pulmões	Fadiga prolongada, anorexia, má absorção de nutrientes, metabolismo alterado, perda de massa corporal
Criptosporidiose	Infecção do intestino delgado causada por um parasita	Diarreia líquida, cólica abdominal, má-nutrição e perda de massa corporal, desequilíbrio eletrolítico
Sarcoma de Kaposi	Tipo de crescimento tecidual anormal causador de câncer sob a pele	Dificuldade de mastigar e deglutir causada por lesões na cavidade oral ou esôfago Diarreia ou obstrução intestinal causada por lesões intestinais
Linfomas	Crescimento anormal e maligno de tecido linfoide	Efeitos adversos da quimioterapia e tratamento do câncer – diarreia, inapetência, disfagia, neutropenia (ver Capítulo 35)
Anormalidades encefálicas	Alterações nas capacidades motoras e cognitivas	Incapacidade de preparar o alimento e coordenar o movimento
Anormalidades de intestino delgado	Má absorção	Perda de massa corporal, diarreia, perda de apetite
Citomegalovírus (disseminado)	Infecção causada pelo vírus do herpes	Perda de apetite, perda de massa corporal, fadiga, enterite, colite
Candidíase	Infecção causada por fungos ou leveduras	Ulcerações orais, dificuldade de mastigar e deglutir, alterações do paladar
Enteropatia induzida pelo HIV	Efeito idiopático, direto ou indireto do HIV sobre a mucosa entérica	Diarreia crônica, perda de massa corporal, má absorção, alterações cognitivas e comportamentais
Encefalopatia pelo HIV (demência da AIDS)	Doença degenerativa do encéfalo causada pela infecção pelo HIV	Perda da coordenação e função cognitiva, incapacidade de preparar o alimento
Pneumonia por *Pneumocystis jirovecii*	Infecção causada por fungos	Febre, calafrios, falta de fôlego, perda de massa corporal, fadiga
Complexo *Mycobacterium avium* (disseminado)	Infecção bacteriana em pulmões ou intestino, disseminada rapidamente pela corrente sanguínea	Febre, caquexia, dor abdominal, diarreia, má absorção

Coyne-Meyers K, Trombley LE: A review of nutrition in human immunodeficiency virus infection in the era of highly active antiretroviral therapy, *Nutr Clin Prac* 19:340, 2004; Falcone EL et al.: Micronutrient concentrations and subclinical atherosclerosis in adults with HIV, *Am J Clin Nutr* 91:1213, 2010; McDermid JM et al.: Mortality in HIV infection is independently predicted by host iron status and SLC11A1 and HP genotypes, with new evidence of a gene-nutrient interaction, *Am J Clin Nutr* 90:225, 2009; Pitney CL et al.: Selenium supplementation in HIV-infected patients: is there any potential clinical benefit? *J Assoc Nurses AIDS Care* 20:326, 2009; Rodriguez M et al.: High frequency of vitamin D deficiency in ambulatory HIV-positive patients, *AIDS Res Hum Retroviruses* 25:9, 2009.
AIDS, síndrome da imunodeficiência adquirida; *HIV*, vírus da imunodeficiência humana; *PCP*, pneumonia por *Pneumocystis*; *TB*, tuberculose.

Um nutricionista certificado pode ajudar os pacientes a minimizarem potenciais efeitos adversos das medicações ou estados enfermos e tratar questões nutricionais. Alguns diagnósticos nutricionais comuns nessa população incluem:

- Ingestão oral de alimentos inadequada NI-2.1
- Ingestão energética inadequada NI-1.2
- Aumento do requerimento de nutrientes NI-5.1
- Dificuldade de deglutição NC-1.1
- Dificuldade de morder e mastigar NC-1.2
- Função gastrintestinal (GI) alterada NC-1.4
- Interação de alimentos e medicações NC-2.3
- Perda de massa corporal involuntária NC-3.2
- Sobrepeso e obesidade NC-3.3
- Déficit de conhecimento relacionado à alimentação e nutrição NB-1.1
- Comprometimento da capacidade de preparar alimentos ou refeições NB-2.4
- Qualidade de vida nutricional pobre NB-2.5
- Acesso a alimentos limitado NB-3.2
- Ingestão de alimentos não seguros NB-3.1.

O acesso regular a um nutricionista ou outro profissional de nutrição qualificado pode ajudar PVCHA a manter melhor qualidade de vida. Recomenda-se que os pacientes sejam submetidos a uma avaliação nutricional basal assim que diagnosticados com HIV (ver Capítulos 4 e 5). Como pacientes com HIV podem apresentar complicações multifatoriais, aqueles que recebem avaliação nutricional contínua têm menor risco de complicações com o tratamento. A Academy of Nutrition and Dietetics (AND) recomenda que o nutricionista forneça ao menos uma a duas consultas de dietoterapia por ano para indivíduos com infecção pelo HIV assintomática e pelo menos duas a seis por ano aos sintomáticos com infecção estável (Willig, 2018). Indivíduos diagnosticados com AIDS geralmente necessitam ser acompanhados com maior frequência, pois podem requerer suporte nutricional (ver Capítulo 12).

Nutricionistas devem individualizar a dietoterapia e determinar a frequência das consultas nutricionais com base nas necessidades do paciente. As principais metas da dietoterapia em pessoas que vivem com infecção pelo HIV são otimizar o estado nutricional, imunidade e bem-estar; manter massa corporal e massa magra saudáveis; evitar deficiências nutricionais e reduzir o risco de comorbidades; e maximizar a eficácia dos tratamentos clínico e farmacológico. Por essa razão, é preciso realizar uma triagem em todos os pacientes diagnosticados com HIV a fim de identificar quais têm risco de deficiência nutricional ou necessidade de dietoterapia. Devido aos efeitos do HIV sobre o sistema imunológico, é importante discutir com os pacientes as questões de segurança com alimentos, especialmente nos que apresentam contagem de CD4 baixa.

Pacientes que demonstram os vários sintomas ou condições relacionados ao HIV listados na Tabela 36.3 podem se beneficiar do encaminhamento a um nutricionista com especialização no manejo dessa doença. É preciso realizar avaliação nutricional detalhada na primeira visita. Ademais, monitoramento e avaliação regulares são essenciais para a detecção e o manejo de quaisquer consequências nutricionais indesejáveis dos tratamentos clínicos ou do processo da doença. Estratégias de manejo dos efeitos adversos são fornecidas na Tabela 36.3. Fatores-chave para a avaliação encontram-se listados na Tabela 36.4.

ALGORITMO DE FISIOPATOLOGIA E MANEJO DO CUIDADO

Doença pelo vírus da imunodeficiência humana

ETIOLOGIA

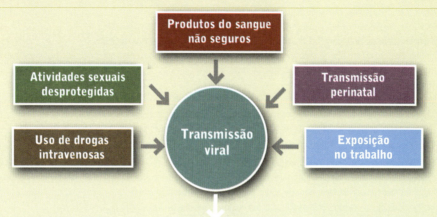

- Atividades sexuais desprotegidas
- Produtos do sangue não seguros
- Transmissão perinatal
- Uso de drogas intravenosas
- Exposição no trabalho
- Transmissão viral

FISIOPATOLOGIA

Achados clínicos

Infecção pelo HIV aguda (síndrome retroviral aguda) Febre, fadiga, erupção cutânea, cefaleia, linfadenopatia generalizada, faringite, mialgia, náuseas/vômito, diarreia, sudorese noturna, adenopatia, ulcerações orais, ulcerações genitais, sintomas neurológicos, mal-estar, anorexia, perda de massa corporal, síndrome de definhamento
Soroconversão
Teste de HIV positivo Testes rápidos de HIV; ELISA, *Western blot*; PCR
Infecção pelo HIV assintomática Metabolismo anormal, alteração da composição corporal (perda de massa celular com/sem perda de massa corporal, lipoatrofia, lipo-hipertrofia), deficiência de vitamina B_{12}, suscetibilidade a patógenos
Infecção pelo HIV sintomática Perda de massa corporal, aftas, perda de massa magra com/sem perda de massa corporal, diarreia, leucoplasia oral pilosa, herpes-zóster, neuropatia periférica, púrpura trombocitopênica idiopática, doença inflamatória pélvica
AIDS assintomática
AIDS sintomática (condições que definem AIDS) Contagem de CD4 < 200/mm³, doenças infecciosas oportunistas (*Pneumocystis jirovecii*, pneumonia, outras), sarcoma de Kaposi, linfoma, demência associada ao HIV, definhamento associado ao HIV, deficiências de vitaminas/minerais

MANEJO

Manejo médico

Tratar possíveis comorbidades
Hiperglicemia, hiperlipidemia, hipertensão, alterações da composição corporal, pancreatite, doenças renais e hepáticas, hipotireoidismo, hipogonadismo, osteopenia, hepatite C
Monitoramento
Lipídeos sanguíneos em jejum, glicemia/insulina em jejum, concentrações de proteínas, pressão arterial, níveis de TSH/testosterona, contagem de células CD4 e carga viral
Medicação
Terapia antirretroviral, agentes redutores de lipídeos, agentes antidiabéticos, agentes anti-hipertensivos, estimulantes de apetite, terapia de reposição hormonal, tratamento para coinfecções (p. ex., hepatite), profilaxia e tratamento de doenças infecciosas oportunistas

Manejo nutricional

Considerações para indivíduos geralmente saudáveis com carga viral bem controlada
- Avaliação nutricional completa 2 a 6 vezes por ano
- Enfatizar importância da intervenção nutricional precoce/contínua
- Promover ingestão adequada de nutrientes e líquidos, incluindo vitaminas A, B_{12}, C, D, selênio e zinco
- Enfatizar exercícios e atividades físicas regulares
- Avaliar barreiras psicossociais e econômicas à alimentação e fornecer recursos
- Avaliar necessidade de suplementação dietética, enfatizando primeiro o alimento quando possível
- Informar o paciente sobre possíveis efeitos adversos, sintomas e/ou complicações
- Monitorar/manejar anormalidades metabólicas e cardiovasculares (glicemia em jejum, lipídeos sanguíneos) e queixas digestivas

Considerações especiais para indivíduos sintomáticos com carga viral alta e contagem de CD4 baixa
- Enfatizar importância da segurança alimentar e do saneamento
- Refeições pequenas, frequentes e de alta densidade nutricional, se necessário
- Monitorar/manejar sintomas gastrintestinais
- Estimulantes de apetite se necessário
- Nutrição parenteral se necessário
- Terapias anabolizantes

Manejo de efeitos adversos de fármacos

Tabela 36.3 Recomendações nutricionais para efeitos adversos típicos.

Efeito adverso	Recomendações nutricionais
Náuseas, vômito	Ingerir refeições pequenas e frequentes Evitar ingestão de líquidos com as refeições Beber líquidos frescos e límpidos Experimentar biscoitos secos, de arroz ou torradas Experimentar alimentos brandos como batatas, macarrão, arroz ou frutas enlatadas Experimentar adicionar gengibre às refeições e beber chá de gengibre entre refeições Limitar alimentos com alto teor de gordura ou oleosos, ou com odor forte, como queijo curado ou peixe Ingerir alimentos em temperatura ambiente ou frios Vestir roupas largas Repousar sentado após as refeições Manter um diário dos momentos de náuseas e vômito e quais alimentos parecem deflagrá-los Experimentar ingerir alimentos prontos a fim de eliminar o odor do cozimento Incorporar técnicas de alimentação com atenção plena nos momentos de refeições e lanches
Diarreia	Ingerir alimentos com pouco resíduo e bem cozidos Experimentar carboidratos simples como arroz branco, mingau de arroz, macarrão, biscoitos salgados ou torrada branca Experimentar frutas com baixo teor de fibras, como bananas e purê de maçã Ingerir líquidos que reponham eletrólitos, como caldos e bebidas de hidratação oral Experimentar refeições pequenas e frequentes Evitar alimentos gordurosos e oleosos Evitar alimentos muito apimentados Evitar itens com açúcar, como refrigerante e sucos de fruta Evitar leite e derivados ou preferir produtos sem lactose Limitar a cafeína Experimentar alimentos probióticos e prebióticos suaves, como iogurte grego e banana Experimentar suplementação com glutamina (5 a 10 g 2 a 3 vezes/dia)
Perda de apetite	Ingerir refeições pequenas e frequentes Evitar ingestão exagerada de líquidos desprovidos de calorias Concentrar-se em alimentos com alta densidade energética, como *shakes* de iogurte e substitutos de refeições hipercalóricos como bebidas e barras, ovos, abacate, iogurte grego, pastas de castanhas, queijos e pães integrais. Adicionar óleos e gorduras extra aos alimentos Experimentar alimentar-se em ambiente agradável ou com amigos e familiares Avaliar sinais de depressão ou alterações de saúde mental que possam estar influenciando as alterações do apetite
Alterações de paladar	Adicionar temperos e ervas aos alimentos Evitar alimentos enlatados ou suplementos orais enlatados, pois têm sabor metálico Manter higiene bucal com escovação e enxágues frequentes antes e após a alimentação Utilizar utensílios plásticos se os metálicos influenciarem os sabores
Hiperlipidemia	Dieta do NCEP (ver Capítulo 32)
Hiperglicemia	Dieta para pacientes com níveis glicemia aumentada e diabetes (ver Capítulo 29)
Ulcerações orais e esofágicas, faringite	Experimentar alimentos macios como mingau de aveia, purê de maçã, ovos mexidos, feijões pré-prontos, carne magra ou peixe moído, abacate, sopas batidas, *shakes* ou iogurte Evitar alimentos acidificantes como frutas cítricas, vinagre ou alimentos apimentados, salgados ou quentes Umedecer alimentos com molhos Ingerir líquidos com as refeições Evitar bebidas ácidas Experimentar alimentos e bebidas em temperatura ambiente Utilizar um processador ou liquidificador para criar a consistência desejada
Pancreatite	Concentrar-se em alimentos com baixo teor de gordura e limitar a gordura de cada refeição (ver Capítulo 28) Podem ser necessárias enzimas pancreáticas para auxiliar na digestão
Perda de massa corporal	Ingerir refeições pequenas e frequentes Concentrar-se em alimentos com alta densidade nutricional, como *shakes* ricos em proteínas e calorias e bebidas de reposição de refeições, ovos, pastas de castanhas, abacate, iogurte grego, misturas de castanhas e frutas secas, tofu Adicionar arroz, cevada, abacate e legumes às sopas Adicionar leite em pó, iogurte grego ou suplemento proteico em pó aos assados, cereais quentes e *shakes* Adicionar um pouco de azeite de oliva, abacate ou castanhas às refeições
Ganho de massa corporal	Padrão de dieta mediterrânea balanceada, anti-inflamatória ou DASH Identificar gatilhos de compulsão Aumentar atividade física e o treinamento de força

DASH, Dietary Approaches to Stop Hypertension; NCEP, National Cholesterol Education Program.

Tabela 36.4	Fatores a se considerar na avaliação nutricional.
Clínicos	Estágio da doença pelo HIV Comorbidades Infecções oportunistas Complicações metabólicas Mensurações bioquímicas
Físicos	Alterações na forma corporal Preocupações com massa corporal ou crescimento Sintomas orais ou gastrintestinais Estado funcional (i. e., função cognitiva, mobilidade) Antropometria
Sociais	Ambiente (suporte da família e amigos) Preocupações comportamentais ou comportamentos alimentares incomuns Saúde mental (p. ex., depressão)
Econômicos	Barreiras à nutrição (i. e., acesso a alimento, recursos financeiros)
Nutricionais	Ingestão habitual Compra e preparo do alimento Alergias e intolerâncias alimentares Suplementos vitamínicos, minerais e outros Uso abusivo de álcool e drogas ilícitas

HIV, vírus da imunodeficiência humana.

Mensurações antropométricas e composição corporal

Historicamente, a prevalência de subnutrição, síndrome do definhamento relacionado à AIDS e **síndrome da lipodistrofia associada ao HIV (SLAH)** eram muito maiores, porém avanços no cuidado e tratamento do HIV tornaram essas condições menos frequentes (Tabela 36.5). Mesmo com taxas menores, ainda é importante avaliar pacientes precocemente, tanto para subnutrição quanto para hipernutrição. A avaliação das medidas antropométricas na consulta inicial fornece valores basais para se compreender o estado nutricional do paciente. Indivíduos com HIV têm ciência das mudanças na forma de seu corpo e auxiliam na identificação das mudanças. Questionar os pacientes acerca de alterações em sua forma corporal a cada 3 a 6 meses ajuda os nutricionistas a detectarem alterações precocemente. Mudanças na forma corporal e redistribuição de gordura podem ser monitoradas por meio de mensurações antropométricas, as quais são comumente realizadas medindo-se perímetros ao redor da cintura, do quadril, do terço médio da porção superior do braço e da coxa e das dobras de pele na região de tríceps, subescapular, suprailíaca, coxa e abdome. O uso da **Análise de Impedância Bioelétrica (BIA)** (ver Capítulo 5) pode ser uma ferramenta útil no monitoramento de alterações tanto em massa magra quando gordura. Devido à menor confiabilidade da BIA na presença de desidratação, que pode ocorrer comumente em indivíduos que sofrem definhamento e diarreia crônica, o uso da Análise Vetorial de Impedância Elétrica (BIVA) pode ser mais útil para avaliação do estado nutricional.

Definhamento

O definhamento implica perda de massa corporal não intencional e perda de massa magra igual ou maior que 10% da massa corporal do indivíduo, podendo ocorrer com diarreia e febre não associada a uma infecção (U.S. Department of Veterans Affairs, 2018). O definhamento é fortemente associado ao aumento do risco de progressão da doença e mortalidade. As populações com maior risco são os indivíduos que não recebem a TAR. O definhamento pode ser causado por uma combinação de fatores, incluindo ingestão inadequada pela dieta, má

Tabela 36.5 Lipo-hipertrofia e lipoatrofia associada ao HIV.	
Lipo-hipertrofia: acúmulo de gordura	**Lipoatrofia: perda de gordura**
Pode ocorrer: • Ao redor dos órgãos abdominais • Na porção posterior do pescoço entre os ombros (giba de búfalo) • Nas mamas • Abaixo da pele, com nodulações gordurosas denominadas "lipomas"	Pode ocorrer: • Nos braços e pernas • Nas nádegas • Na face
Intervenções primárias: • Dieta e exercícios • Metformina (em pacientes com diabetes melito)	Intervenções primárias: • Mudar medicações para HIV que contenham um análogo da timidina (estavudina ou zidovudina para abacavir ou tenofovir)

Guzman N, Al Aboud AM: HIV-associated lipodystrophy. De *StatPearls* [Internet]. Treasure Island (FL), StatPearls Publishing, 2019. Disponível em https://www.ncbi.nlm.nih.gov/books/NBK493183/. Atualizado em 27/10/2018.
HIV, vírus da imunodeficiência humana.

absorção e aumento das taxas metabólicas devido a replicação viral ou complicações da doença. A ingestão inadequada pode resultar de muitas questões relacionadas a condições que afetam a capacidade de mastigar ou deglutir o alimento, motilidade gastrintestinal, doenças neurológicas que alteram a percepção de fome ou capacidade de se alimentar, insegurança com alimentação relacionada a fatores psicossociais ou econômicos e anorexia resultante de medicações, má absorção, infecções sistêmicas ou tumores (Mankal e Kotler, 2014). Até que a causa de base da perda de massa corporal seja identificada, será difícil direcionar uma dietoterapia efetiva. É importante monitorar cuidadosamente pacientes para perda de massa corporal não intencional, pois pode ser um sinal de progressão da doença pelo HIV.

Síndrome da lipodistrofia associada ao HIV

Não existe um consenso acerca da definição clínica da SLAH e suas manifestações variam muito de um paciente a outro. A síndrome abrange tanto as anormalidades metabólicas quanto as mudanças de forma corporal em alguns casos, porém não todos os pacientes com HIV, de modo similar à síndrome metabólica observada na população geral. As mudanças de forma corporal da lipodistrofia que podem ocorrer incluem acúmulo (**lipo-hipertrofia**) ou perda de gordura corporal (**lipoatrofia**). Os indivíduos tipicamente apresentam uma ou outra condição, embora alguns demonstrem quadro misto de ambas (Figuras 36.3 e 36.4). Anormalidades metabólicas já foram associadas tanto à lipo-hipertrofia quanto à lipoatrofia e também podem se desenvolver separadamente sem nenhuma alteração da composição corporal (Currier, 2018). As anormalidades metabólicas mais comuns incluem a hiperlipidemia (concentrações particularmente altas de triglicerídios e colesterol de lipoproteína de baixa densidade [LDL] e baixas de colesterol de lipoproteína de alta densidade [HDL]) e resistência à insulina. Esses fatores aumentam a preocupação com risco de doença cardiovascular.

Risco cardiometabólico

Indivíduos que vivem com HIV têm risco 1,5 a 2 vezes maior de desenvolver doença cardiovascular (DCV) comparados com a população geral (Glesby, 2017). Evidências crescentes mostram que esse risco aumentado em parte se deve a ativação imunológica e inflamação crônica pelo próprio vírus, bem como efeitos da TAR sobre os perfis lipídicos.

A inflamação exerce um papel no desenvolvimento geral de aterosclerose e o HIV já foi associado a um aumento de diversos

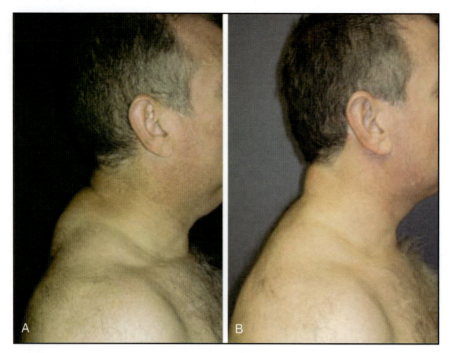

Figura 36.3 A. Imagem pré-operatória de um homem de 48 anos com lipodistrofia cervicodorsal desenvolvida 7 anos antes de sua consulta inicial. O paciente também se queixou de lipodistrofia cervical anterior e lipoatrofia facial. **B.** Imagem pós-operatória 21 meses após a lipectomia excisional, lipectomia assistida por sucção da gordura cervicodorsal, ritidectomia, levantamento cervical anterior com excisão de gordura submentual e enxerto de gordura autóloga bilateral do abdome às pregas nasolabiais.

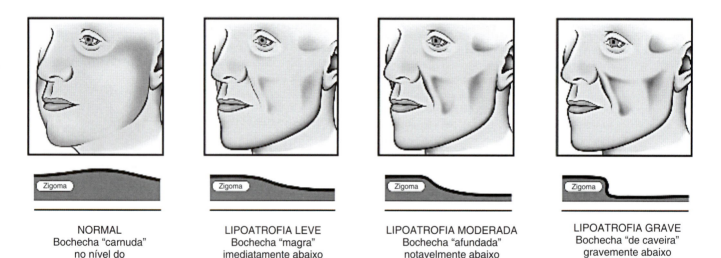

Figura 36.4 Lipoatrofia sobre o zigoma ou osso da bochecha. Nota: zigoma = osso da bochecha. (Fonte: St Stephens AIDS Trust, Chelsea and Westminster Hospital.)

marcadores de inflamação, incluindo a proteína C reativa (PC-R) e a interleucina (IL)-6. Essa ativação crônica de nível baixo do sistema imunológico pode afetar negativamente as células endoteliais e promover ambiente pró-trombótico, que leva à aterosclerose e ruptura de placas (Currier, 2019).

Ademais, muitas medicações demonstraram-se capazes de produzir maior efeito sobre os perfis lipídicos que outras (Tabela 36.1). Ainda que a TAR tenha demonstrado aumento do risco de eventos cardiovasculares, deixar de iniciá-la ou realizá-la aumenta o risco de DCV em maior grau (Currier, 2018).

Outros fatores de risco gerais de DCV também devem ser levados em consideração durante a avaliação do risco individual de DCV, como hipertensão, diabetes melito, dislipidemia e tabagismo.

A causa da SLAH é multifatorial e inclui duração da infecção pelo HIV, duração e tipo de medicações utilizadas na TAR, idade, sexo, raça e etnia, carga viral alta e índice de massa corporal (IMC) alto. É importante monitorar as mensurações antropométricas individuais com perfil lipídico sanguíneo, hemoglobina A1C e glicemia.

Para recomendações nutricionais relacionadas a lipo-hipertrofia e anormalidades metabólicas, são seguidas as diretrizes estabelecidas pela American Heart Association (AHA), pelo American College of Cardiology (ACC) e pela American Diabetes Association (ADA) (ver Capítulos 29 e 32). Pacientes que complementam uma dieta cardioprotetora com atividade física regular, como exercícios aeróbicos e treinamento de resistência, têm maior probabilidade de experimentar melhoras na saúde.

Para pacientes com concentrações elevadas de triglicerídios, podem ser úteis os ácidos graxos ômega-3. Estudos que investigam o impacto desses ácidos graxos em indivíduos com HIV são limitados. Alguns demonstraram que suplementos de óleo de peixe de 2 a 4 g/dia diminuem as concentrações séricas de triglicerídios em pacientes com HIV (Paranandi et al., 2014). Em metanálise que incluiu quatro estudos, a ingestão de ácidos graxos ômega-3 diminuiu as concentrações séricas de triglicerídios em PVCHA realizando TAR (Oliveira e Rondó, 2011). Todavia, como os estudos não foram homogêneos com relação a doses, população e tempo de intervenção, ainda é desafiador determinar a quantidade de ácidos graxos ômega-3 necessária para se obterem benefícios positivos. Não obstante, a suplementação tende a ser associada com baixos riscos e potenciais benefícios. Recomenda-se cuidado coordenado para suplementação de ácido eicosapentaenoico (EPA)/ácido docosaexaenoico (DHA) acima de 3 g. Isso pode ajudar a minimizar potenciais efeitos adversos da suplementação, incluindo distúrbios GI, hiperglicemia e aumento das concentrações de LDL-colesterol. É importante discutir e monitorar o uso de suplementos dietéticos com cada equipe de saúde do paciente.

Obesidade

A obesidade em pessoas com HIV também já recebeu atenção. O ganho de massa corporal não intencional na infecção pelo HIV foi associado à mortalidade, sendo necessária revisão mais cuidadosa de indivíduos com IMC maior que 25 kg/m². Recentemente, observou-se menor risco de desenvolvimento de doença não transmissível entre adultos HIV-positivos que iniciaram TAR com IMC de 25 a 29,9 kg/m², comparados a indivíduos adultos HIV-positivos que iniciaram TAR com IMC menor que 25 kg/m² (Koethe et al., 2015). Contudo, a adiposidade excessiva está associada a fatores de risco cardiovasculares e inflamação. Na era da TAR, não se acredita mais que o ganho de massa corporal contínuo seja um fator de proteção contra o definhamento relacionado ao HIV e progressão para AIDS.

Algumas das medicações utilizadas na TAR aumentam o risco de hiperlipidemia, resistência à insulina e diabetes. É importante monitorar tais fatores de risco e fornecer recomendações nutricionais no sentido de manter massa corporal saudável. São recomendados atividade física, exercícios aeróbicos e treinamento de resistência a fim de atingir massa corporal saudável e manter a massa magra.

Fatores sociais e econômicos

Dependendo do estado mental do paciente, questões psicossociais podem ser priorizadas acima do aconselhamento nutricional. Condições de saúde mental, como depressão, transtorno bipolar, ansiedade e transtorno de estresse pós-traumático (TEPT) são comuns. É importante monitorar questões de saúde mental a fim de fornecer referências ou estabelecer cuidado coordenado com a equipe de saúde do paciente.

Quando os indivíduos são incapazes de cuidar de si próprios, pode ser necessária uma discussão com os profissionais de saúde a fim de compreender a história nutricional do paciente. Hábitos particulares, aversões a alimentos, momento das refeições e medicações e preocupações relacionadas devem ser documentados.

A avaliação do acesso a alimentos nutritivos seguros e economicamente acessíveis é uma prioridade, pois essa informação guiará intervenções adequadas. Barreiras comuns incluem custo, localização de supermercados, ausência de transporte e falta de conhecimento acerca de escolhas saudáveis. Ademais, o estigma não somente constitui um preditor da adesão à TAR, como também pode impedir que os indivíduos com HIV utilizem programas nutricionais e busquem sistemas de suporte. O estigma relacionado ao HIV é proposto como forte impedimento à busca de cuidados médicos, tratamento ou suporte. Populações marginalizadas, como minorias étnico-raciais e membros da comunidade lésbica, *gay*, bissexual, transgênero, *queer* (LGBTQ+) muitas vezes enfrentam maior discriminação e estigma, o que os torna menos propensos a buscar cuidados de saúde. Ademais, algumas PVCHA, como jovens afrodescendentes *gays* do sexo masculino e mulheres transgênero, podem apresentar maior probabilidade de sofrer múltiplas camadas de marginalização e menor suporte da comunidade (Arnold et al., 2014; Mayer et al., 2016). Profissionais de saúde que têm consciência acerca de considerações individuais, como pronomes de gênero preferenciais (p. ex., ele, ela, eles, elas) e preferências alimentares culturais, auxiliam na redução da estigmatização (ver Capítulo 10).

Recomendações nutricionais

Ao obter a anamnese da dieta, deve-se incluir a ingestão atual, mudanças na ingestão, limitações com acesso ou preparo do alimento, intolerâncias ou alergias alimentares, uso de suplementos, medicações atuais e uso de álcool ou drogas recreativas, a fim de auxiliar na determinação do potencial para alguma deficiência nutricional e elaborar recomendações personalizadas (ver Capítulo 4).

A ingestão nutricional adequada pode ajudar pacientes com HIV a manejarem seus sintomas e melhorarem a eficácia de medicações, complicações de doenças e qualidade geral de vida (ver Figura 36.5 para uma amostra de formulário de triagem nutricional). Note que a abordagem de uma única receita para todos não se adéqua à complexidade do HIV. As recomendações do Boxe 36.2 para melhorar o estado nutricional, imunidade e qualidade de vida; direcionar interações fármaco-nutriente ou efeitos adversos; e identificar barreiras à ingestão desejada de alimentos devem ser personalizadas para o paciente.

Energia e líquidos

Durante a determinação do requerimento energético, é preciso considerar fatores como perda ou ganho de massa corporal, alterações do metabolismo, deficiências nutricionais, gravidade da doença, comorbidades e IOs, os quais podem impactar a demanda de energia. O cálculo do requerimento energético e hídrico para essa população é difícil em razão de outras questões relacionadas a definhamento, obesidade, SLAH e falta de equações de predição precisas. Algumas pesquisas sugerem que o gasto energético de repouso pode aumentar com magnitude semelhante em indivíduos imunossuprimidos por vírus e que recebem antirretrovirais. Após uma IO, o requerimento energético pode aumentar até 20 a 50% em adultos e crianças (World Health Organization [WHO], 2005a). É necessária avaliação clínica e nutricional contínua para realizar ajustes conforme necessário. Indivíduos com HIV bem controlado são encorajados a seguir os mesmos princípios de alimentação saudável e ingestão de líquidos recomendados para a população geral (ver Capítulo 10).

Recomendações nutricionais generalizadas para pacientes transgênero com HIV ainda não foram estabelecidas, de forma que os clínicos devem determinar que padrões de comparação serão utilizados durante o cálculo de seu requerimento energético. Podem ser preferíveis cálculos de kcal/kg neutros em relação a gênero. Mudanças metabólicas notáveis após terapia hormonal incluem um potencial para mulheres transgênero que realizam terapia com antiandrogênios e estrógeno demonstrarem redução da massa magra e aumento da massa adiposa. Em contrapartida, homens transgênero que recebem terapia androgênica podem apresentar aumento da massa magra e redução da massa adiposa (World Professional Association for Transgender Health [WPATH], 2012; Wellington et al., 2012).

Proteínas

Atualmente, há pouca evidência baseada em pesquisas acerca da ingestão proteica ideal para PVCHA. Ao determinar o requerimento proteico, o clínico deve considerar a massa corporal do indivíduo, seu nível de atividade, outras comorbidades e complicações relacionadas ao HIV. A Association of Nutrition Services Agency (ANSA) propôs

Formulário de triagem para HIV/AIDS

DATA:_____
Nome do(a) paciente: _____ MR#: _____
Data de nascimento: _____ Idade: ____ Anos ____ Meses Sexo: ☐ Masculino ☐ Feminino
Médico responsável: _____

Certifique-se de que todas as pessoas com infecção pelo HIV sejam triadas para problemas relacionados à nutrição, com base em critérios de referência independentes de contexto, a cada consulta primária com um profissional de saúde. **Revisar e checar tudo que se aplique:**

Risco alto (RA) Consulta com nutricionista dentro de 1 semana	Risco moderado (RM) Consulta com nutricionista dentro de 1 mês	Risco baixo (RB) Consulta com nutricionista no mínimo anualmente
A. Diagnóstico de HIV e avaliação nutricional		
	☐ 1. Diagnóstico recente de HIV ou AIDS ☐ 2. Nenhuma avaliação nutricional por um nutricionista ou nenhuma consulta com nutricionista em 12 meses ☐ 3. Paciente solicita consulta com nutricionista	
B. Preocupações com composição e massa corporal		

☐ 1. Diagnóstico recente de definhamento
☐ 2. Crescimento ruim, ausência de ganho de massa corporal ou falha de desenvolvimento em pacientes pediátricos
☐ 3. Perda de massa corporal de 5% ou mais dentro de 4 semanas
☐ 4. Perda de massa corporal de 10% ou mais em 4 a 6 meses (% de perda de massa corporal = última massa corporal – massa corporal atual/última massa corporal × 100)
	☐ 1. Abaixo da massa corporal (IMC < 20)
	☐ 2. Evidência ou suspeita de perda muscular
	☐ 3. Obesidade (IMC > 30)
	☐ 4. Manejo de massa corporal iniciado pelo paciente ou responsável clínico
	☐ 5. Evidência de mudança na gordura corporal:
	  ☐ a. Adiposidade central
	  ☐ b. Acúmulo de gordura:
	    ☐ 1. Pescoço
	    ☐ 2. Porção superior das costas
	    ☐ 3. Mamas
	    ☐ 4. Outro: _____
		☐ 1. Massa corporal desejável estável
		☐ 2. Em pacientes pediátricos, adequado:
		  ☐ a. Ganho de massa corporal
		  ☐ b. Crescimento e massa corporal para a altura

C. Sintomas e efeitos adversos orais/GI		

☐ 1. Disfagia (dificuldade de deglutição) grave
☐ 2. Alimentação enteral ou parenteral
☐ 3. Interações alimento-fármaco complicadas
	☐ 1. Possíveis interações alimento-fármaco-nutriente
	☐ 2. Alergias ou intolerâncias a alimentos: _____
	☐ 3. Aftas orais ou esofágicas
	☐ 4. Problemas dentais que interferem com a ingestão
	☐ 5. Persistência de:
	  ☐ a. Náuseas ou vômito
	  ☐ b. Diarreia
	  ☐ c. Azia
	  ☐ d. Flatulência
	  ☐ e. Inchaço
	  ☐ f. Inapetência
	  ☐ g. Outro: _____
		☐ 1. Ausência de sintomas ou efeitos adversos orais
		☐ 2. Ausência de sintomas ou efeitos adversos GI

D. Condições metabólicas ou outras condições clínicas e laboratoriais		

☐ 1. Diabetes melito mal controlado
☐ 2. Gestação
☐ 3. Primeira infância
☐ 4. Doença ou infecção oportunista atual
☐ 5. Diálise
	Níveis anormais, com tendência a anormais ou sendo medicado(a) para controlar:
	☐ 1. Colesterol, LDL-colesterol, HDL-colesterol ou triglicerídios
	☐ 2. Glicemia
	☐ 3. Pressão arterial
	☐ 4. Creatinina, ureia, testes de função hepática, TFG
	☐ 5. Potássio, fósforo, sódio ou cálcio, outro: _____
	☐ 6. Vitaminas do sangue
	☐ 7. Outros testes laboratoriais relacionados à nutrição: _____
	☐ 8. Osteopenia ou osteoporose
	☐ 9. Doença hepática
	☐ 10. Doença renal
	☐ 11. Anemia, tipo: _____
	☐ 12. Câncer
	☐ 13. Tuberculose
	☐ 14. Doença do SNC que resulte em diminuição da capacidade funcional
	☐ 15. Outro: _____
		☐ 1. Doença pelo HIV estável e sem infecções ativas
		☐ 2. Concentrações sanguíneas normais de:
		  ☐ a. Colesterol
		  ☐ b. Triglicerídios
		  ☐ c. Albumina
		  ☐ d. Glicose
		☐ 3. Função normal de:
		  ☐ a. Fígado
		  ☐ b. Rins

Figura 36.5 Triagem nutricional e critérios de encaminhamento para adultos com HIV e AIDS. (De ADA MNT Evidence Based Guides for Practice. Copyright 2005, American Dietetic Association, now Academy of Nutrition and Dietetics, March 2005. For interim revisions see https://andevidencelibrary.com/topic.cfm?cat=4458.) (*continua*)

Risco alto (RA) Consulta com nutricionista dentro de 1 semana	Risco moderado (RM) Consulta com nutricionista dentro de 1 mês	Risco baixo (RB) Consulta com nutricionista no mínimo anualmente
E. Barreiras psicossociais, comportamentos alimentares e outros		

☐ Situação psicossocial gravemente disfuncional (especialmente em crianças)	☐ 1. Suspeita de má composição ou adequação da dieta
	☐ 2. Evidência de ingestão inadequada ou excessiva de vitaminas, minerais ou outros suplementos dietéticos ou fitoterápicos
	☐ 3. Uso inadequado de cápsulas dietéticas, laxantes ou outras medicações sem prescrição
	☐ 4. Uso abusivo de substâncias: atual ou em processo de recuperação
	☐ 5. Transtornos alimentares:
	  ☐ a. Anorexia
	  ☐ b. Compulsão
	  ☐ c. Indução de vômito
	  ☐ d. Pulando refeições propositalmente
	  ☐ e. Outro: _____
	☐ 6. Segue dieta por motivos religiosos, vegetariano ou outros
	☐ 7. Evidência de:
	  ☐ a. Estilo de vida sedentário
	  ☐ b. Regime de exercícios excessivo
	☐ 8. Situação psicossocial instável (especialmente em crianças):
	  ☐ a. Sem-teto
	  ☐ b. Não sai de casa
	  ☐ c. Dificuldade de assegurar alimento
	  ☐ d. Outra: _____
		☐ 1. Dieta adequada e balanceada
		☐ 2. Regime de exercícios regulares
		☐ 3. Questões psicossociais estáveis (especialmente em crianças)

____ Número total de quadros assinalado	____ Número total de quadros assinalado	____ Número total de quadros assinalados
≥ 1 Quadro assinalado ☐ Risco alto	≥ 1 + 0 Quadros de risco alto assinalados: ☐ Risco moderado	0 Quadro de risco alto + 0 quadro de risco moderado assinalados: ☐ Risco baixo
Ação necessária		
☐ Consulta com nutricionista dentro de 1 semana	☐ Consulta com nutricionista dentro de 1 mês	☐ Consulta com nutricionista no mínimo anualmente

Nome do responsável clínico, impresso   Nome do responsável clínico, assinado   Data

Indica-se dietoterapia fornecida por um nutricionista em, no mínimo, uma a duas consultas por ano para indivíduos com infecção pelo HIV assintomática e no mínimo duas a seis consultas ou mais por ano para indivíduos infectados pelo HIV sintomáticos porém estáveis, em estágio agudo ou com fins paliativos.

*Baseado nas recomendações de triagem e encaminhamento das Diretrizes de Prática Nutricional Baseada em Evidências para HIV/AIDS (*HIV/AIDS Evidence-Based Nutrition Practice Guideline*), Academy of Nutrition and Dietetics Evidence Analysis Library (2010) www.andeal.org ® 2015. Academy of Nutrition and Dietetics.

Figura 36.5 (*Continuação*)

Boxe 36.2   Educação nutricional e nutrição clínica para infectados pelo HIV.

Gestação, lactação, primeira infância e infância
Preferências nutricionais e alimentares para gestação e lactação saudável
Risco de transmissão pela lactação e alternativas de substituição alimentar
Distúrbio de crescimento e retardo de desenvolvimento em crianças
Suporte para tendências de crescimento nutricional em crianças

Adolescentes e adultos
Conceitos básicos de nutrição e hábitos saudáveis, dieta cardioprotetora
Recomendações de atividade física
Imagem corporal e alteração de massa corporal e forma corporal
Atenção a práticas culturais ou étnicas

Interações nutricionais
Prevenção, restauração e manutenção de composição corporal ideal com ênfase em tecidos magros

Interações de alimentos e medicações
Manejo de barreiras ao bem-estar nutricional, efeitos adversos de tratamentos relacionados à nutrição e sintomas que requerem atenção
Revisão de suplementos líquidos ou nutricionais
Revisão de potenciais interações com medicações não prescritas e suplementos fitoterápicos
Avaliação de uso de álcool ou drogas recreativas

Habilidades de vida e questões socioeconômicas
Manejo seguro de alimentos e fontes de água
Acesso a escolhas alimentares adequadas
Habilidades e capacidades de preparo dos alimentos

Adaptado de Willig A, Wright L, and Galvin TA. Practice paper of the Academy of Nutrition and Dietetics: nutrition intervention and human immunodeficiency virus infection. *J Acad Nutr Diet* 118:486-498, 2018.

recomendações de proteínas de 1 a 1,4 g/kg para manejo da massa corporal e 1,5 a 2 g/kg para aumento da massa magra. Deve-se reconhecer que essas recomendações constituem palpites por conhecimento, não sendo embasadas em estudos experimentais; contudo, evidências sugerem que o requerimento proteico tende a aumentar à medida que a contagem de CD4 diminui até menos que 500, particularmente quando o HIV progride para AIDS (Cervero e Watson, 2015). É importante que os nutricionistas individualizem o requerimento proteico e considerem alterações de massa corporal e IOs (AND, 2010). Com uma IO, pode ser recomendado aumento de mais 10% no requerimento proteico devido ao maior *turnover* de proteínas (WHO, 2005b).

Gorduras

Na atualidade, recomenda-se que PVCHA sem outros fatores de risco para DCV sigam a ingestão dietética de referência (IDR), que preconiza gorduras com proporção de 20 a 35% da ingestão calórica total e < 10% de gordura saturada (Richmond et al., 2010). Se os indivíduos apresentarem hiperlipidemia, a ingestão de gorduras deverá ser ajustada para ajudar a reduzir o risco de DCV (AND, 2010) (ver Capítulo 32). Ademais, pesquisas promissoras sugerem que o aumento da ingestão de ácidos graxos ômega-3 pode reduzir os triglicerídios séricos, inflamação e depressão (Paranandi et al., 2014; Ravi et al., 2016).

Micronutrientes

Vitaminas e minerais são importantes para a função imunológica ideal. Deficiências nutricionais podem afetar a função imunológica e levar à progressão da doença. Essas deficiências são comuns em pessoas com infecção pelo HIV devido à má absorção, interação de fármacos e nutrientes, metabolismo alterado, infecção intestinal e função da barreira intestinal alterada. As concentrações de vitamina A, zinco e selênio estão em geral diminuídas após uma resposta a uma infecção, sendo importante avaliar a ingestão dietética a fim de determinar se será necessária alguma correção de micronutrientes séricos (Coyne-Meyers e Trombley, 2004).

Alguns benefícios advêm da correção das concentrações séricas deficientes de micronutrientes. Concentrações baixas de vitamina A, B_{12} e zinco estão associadas a uma progressão mais rápida da doença. A alta ingestão de vitamina C e B está associada ao aumento da contagem de CD4 e retardo na progressão da doença para AIDS (Visser et al., 2017).

Estudos com micronutrientes têm interpretação difícil devido à variabilidade de delineamento e resultados. As concentrações séricas de micronutrientes refletem condições como infecção aguda, doença hepática, parâmetros técnicos e ingestão recente. A ingestão adequada de micronutrientes pode ser atingida com consumo de uma dieta balanceada e saudável. Todavia, a dieta sozinha pode não ser suficiente para algumas pessoas que vivem com HIV. Pode ser recomendado uso de algum suplemento multivitamínico e mineral que forneça 100% da IDR em PVCHA que não conseguem atingir as recomendações diárias de micronutrientes somente por meio da dieta (Forrester e Sztam, 2011; Visser et al., 2017).

Tem aumentado o número de pesquisas na área de suplementação de micronutrientes para pessoas com HIV. Faz-se importante considerar as populações com as quais tais estudos foram conduzidos e seus achados devem ser individualizados às necessidades de cada paciente. Fatores a serem considerados incluem estado nutricional subjacente, estágio da infecção pelo HIV ou AIDS, uso de medicações de TAR, presença de coinfecções e indicação real de uma deficiência de micronutriente (preferencialmente por documentação laboratorial), bem como a duração pretendida de uso do suplemento. Deve-se ter cautela com a recomendação de suplementos de micronutrientes para todas as pessoas com HIV, pois doses muito altas de alguns micronutrientes, como vitamina A e zinco, podem resultar em evolução adversa (Coyne-Meyers e Trombley, 2004; Forrester e Sztam, 2011).

Estudos sugeriram que a suplementação de selênio possa retardar a progressão do HIV (Baum et al., 2013). Entretanto, concentrações baixas de 25-hidroxivitamina D podem acelerar e aumentar a progressão da doença e a mortalidade por qualquer causa, o que indica algum benefício da suplementação de vitamina D em pessoas com HIV e que apresentam deficiência dessa vitamina (Shepherd et al., 2014; Eckard e McComsey, 2014). Algumas medicações, como efavirenz, também interferem com o metabolismo da vitamina D, aumentando o risco de deficiência em indivíduos que utilizam essa medicação. A suplementação de vitamina D_3 foi eficaz na correção de tais deficiências (Eckard e McComsey, 2014). Estudos recentes também sugerem que a suplementação de vitamina D_3 e cálcio possa retardar a perda óssea que ocorre após início da TAR (Overton et al., 2015).

A questão desafiadora é se o valor laboratorial baixo da concentração sérica de um micronutriente é indicativo de deficiência real ou de uma resposta de fase aguda ao vírus (Forrester e Sztam, 2011). Em razão dessa incerteza, a suplementação deve ser meticulosamente avaliada antes de prescrita e, caso seja indicada, deve ser monitorada a fim de determinar a dose ideal e duração da suplementação.

Os níveis mais benéficos de suplementação de micronutrientes ainda não foram determinados. Até o momento, não há evidências suficientes para suportar a suplementação de micronutrientes em adultos com infecção pelo HIV acima dos níveis de IDR (Kawai et al., 2010; AND, 2010) (Tabela 36.6).

Saúde gastrintestinal

Ainda que PVCHA estejam apresentando menos efeitos adversos no geral, sintomas gastrintestinais permanecem dentre os mais comumente relatados com uso da TAR (Tabela 36.1). Ademais, pesquisas emergentes indicam que indivíduos HIV-positivos têm composição da microbiota intestinal significativamente alterada em comparação com indivíduos HIV-negativos, independentemente de manejo médico. Isso parece ser mais prevalente entre pessoas com contagem baixa de células CD4, visto que essas células estão envolvidas na regulação e promoção de microrganismos benéficos (Lozupone et al., 2013; Bandera et al., 2018). Nutricionistas exercem um papel importante em auxiliar pacientes a minimizar sintomas como náuseas, inapetência ou diarreia. As recomendações podem variar desde a sugestão de alimentos de fácil digestão para indivíduos com diarreia, até ajudar pacientes com náuseas a descobrir os alimentos mais toleráveis para ingerir antes das medicações. Recomendações nutricionais encontram-se listadas na Tabela 36.3.

Suplementos dietéticos como pó de proteína e *shakes* ou sopas ricos em proteínas podem ser úteis para pacientes com dificuldade de atingir seu requerimento energético. Probióticos, iogurtes e glutamina podem ajudar pacientes com efeitos adversos gastrintestinais. Embora a evidência de que a glutamina possa reduzir a diarreia relacionada a antivirais seja conflituosa, pesquisas mais promissoras sugerem que ela seja capaz de melhorar a permeabilidade intestinal. Os melhores resultados vieram de estudos clínicos nos quais a glutamina foi combinada a outros aminoácidos, como alanilglutamina, arginina ou beta-hidroxibetametilbutirato (Cervero e Watson, 2015; Clark et al., 2000; Leite et al., 2013). A dose recomendada de glutamina ainda não foi determinada; contudo, estudos demonstraram melhora da absorção intestinal com doses bem toleradas de 3 a 40 g e melhora da diarreia associada a nelfinavir com doses de 10 g 3 vezes/dia (Cervero e Watson, 2015; Huffman e Walgren, 2003).

Probióticos são microrganismos benéficos que podem ser consumidos na forma de alimentos tratados com cultura ou fermentação, ou como suplemento dietético. São utilizados clinicamente para ajudar no suporte da função da barreira intestinal. Algumas linhagens, como *Lactobacillus rhamnosus GG*, demonstraram benefício em ajudar a evitar a diarreia e doenças inflamatórias intestinais (Rao e

Tabela 36.6 Deficiências comuns de micronutrientes e indicações para suplementação.

Vitamina ou mineral	Potencial causa de deficiência	Resultados da deficiência de vitaminas	Indicações de suplementação
B_{12}	Má absorção Ingestão inadequada	Maior risco de progressão para AIDS Demência Neuropatia periférica Mielopatia Queda de desempenho (processamento de informação e habilidades de solução de problemas)	Pouca evidência de benefícios da suplementação além da correção das concentrações séricas baixas
A	Ingestão inadequada Má absorção de gorduras	Maior risco de progressão para AIDS	Necessário corrigir concentrações baixas Não deve exceder a IDR quando concentrações séricas estiverem normais Ingestão alta além da correção de concentrações baixas pode ser deletéria à saúde e potencialmente aumentar o risco de mortalidade pela AIDS (Coyne-Meyers e Trombley, 2004) Necessita de mais pesquisas
Betacaroteno	Ingestão inadequada Má absorção de gorduras	Potencial relação com estresse oxidativo Potencial enfraquecimento da função imunológica	Pode aumentar o risco de câncer de pulmão em fumantes, evitar doses muito altas Necessita de mais pesquisas
E	Ingestão inadequada Má absorção de gorduras	Potencial aumento da progressão para AIDS Estresse oxidativo Comprometimento da resposta imunológica	Ingestão alta: pode estar associada ao aumento de marcadores substitutos de aterosclerose Necessita de mais pesquisas
D	Ingestão inadequada Exposição inadequada à luz solar Má absorção de gorduras Doença renal Medicações	Imunossupressão Má absorção de cálcio Baixa densidade mineral óssea	Corrigir concentrações baixas Necessita de mais pesquisas
Selênio	Ingestão inadequada	Potencial aumento da progressão para AIDS Enfraquecimento da função imunológica Estresse oxidativo	Multivitamínicos/minerais para atingir a IDR Doses altas não recomendadas atualmente até pesquisas futuras
Zinco	Ingestão inadequada Diarreia	Maior risco de mortalidade relacionada ao HIV Enfraquecimento do sistema imunológico Comprometimento do processo de cicatrização Redução da contagem de CD4	Recomendar suplementação para atingir a IDR Concentrações altas acima da IDR podem levar à progressão mais rápida da doença Necessita de mais pesquisas
Ferro	Concentrações baixas durante infecção pelo HIV assintomática inicial causados por absorção inadequada Ingestão inadequada	Anemia Progressão e mortalidade na infecção pelo HIV Aumento da suscetibilidade e gravidade de outras infecções, como TB	Corrigir concentrações baixas conforme necessário Recomendar ingestão segundo IDR Concentrações altas potencialmente levam a aumento da carga viral Necessita de mais pesquisas

Academy of Nutrition and Dietetics Evidence Analysis Library. *HIV/AIDS: Executive Summary of Recommendations* (2010), 2010. https://www.andeal.org/topic.cfm?menu=5312&cat=4458. Accessed June 6, 2018. Cervero M, Watson RR: *Health of HIV Infected People: Food, Nutrition, and Lifestyle with Antiretroviral Drugs* (vol 1), London, UK, 2015, Elsevier Inc. Coyne-Meyers K, Trombley LE: A review of nutrition in human immunodeficiency virus infection in the era of highly active antiretroviral therapy, *Nutr Clin Prac* 19:340, 2004; Eckard AR, McComsey GA: Vitamin D deficiency and altered bone mineral metabolism in HIV-infected individuals. *Curr HIV/AIDS Rep.* 2014;11(3):263-270; Falcone EL et al.: Micronutrient concentrations and subclinical atherosclerosis in adults with HIV, *Am J Clin Nutr* 91:1213, 2010; McDermid JM et al.: Mortality in HIV infection is independently predicted by host iron status and SLC11A1 and HP genotypes, with new evidence of a gene-nutrient interaction, *Am J Clin Nutr* 90:225, 2009; Pitney CL et al.: Selenium supplementation in HIV-infected patients: is there any potential clinical benefit? *J Assoc Nurses AIDS Care* 20:326, 2009; Rodriguez M et al.: High frequency of vitamin D deficiency in ambulatory HIV-positive patients, *AIDS Res Hum Retroviruses* 25:9, 2009.
AIDS, síndrome da imunodeficiência adquirida; *HIV*, vírus da imunodeficiência humana; *IDR*, ingestão dietética de referência; *TB*, tuberculose.

Samak, 2013). Estudos demonstram resultados mistos com uso de probióticos para diarreia associada a antirretrovirais, tendo a maioria demonstrado algum benefício (Carter et al., 2016; D'Angelo et al., 2017). É importante denotar que suplementos variam em concentração, absorção e integridade do produto. Produtos com selo de *cultura viva e ativa* são preferíveis, pois devem conter no mínimo 100 milhões (10^8) culturas por grama no momento da fabricação (Sanders, 2003). As melhores fontes alimentares de probióticos incluem alimentos fermentados com ácido láctico, como iogurte, chucrute e azeitonas (Hakansson e Molin, 2011). A fim de obter os maiores benefícios dos probióticos, de qualquer forma, é melhor que os indivíduos os consumam regularmente com prebióticos que alimentem probióticos. Boas fontes alimentícias de prebióticos incluem chicória, folhas de dente-de-leão, alho, cebola, aveia, cevada e banana.

HIV EM MULHERES

Em todo o mundo, mulheres representam cerca de metade da população que vive com HIV ou AIDS. Nos EUA, mulheres corresponderam a 7.529 (19%) do número estimado de novas infecções pelo HIV em 2017 (CDC, 2017a). A maior taxa de novas infecções pelo HIV foi observada em mulheres norte-americanas afrodescendentes, representando

61% dos novos diagnósticos, mais do que três vezes o número de mulheres brancas ou latinas, embora a taxa tenha diminuído 20% desde 2013 (CDC, 2017a).

Mulheres contraem HIV com frequência menor que homens nos EUA, mas muitos fatores as expõem a maior risco. Biologicamente, mulheres são mais propensas a adquirir HIV durante o sexo vaginal não protegido, pois o revestimento vaginal fornece maior área de exposição ao sêmen infectado com HIV. Também existem barreiras ao suporte médico adequado. Estigma social e cultural, falta de recursos financeiros, responsabilidade de cuidar de outras pessoas e medo de divulgação podem impedir que mulheres busquem o cuidado necessário. Acredita-se que o estigma e a discriminação sejam particularmente altos entre mulheres afrodescendentes que vivem com HIV no sul dos EUA (Fletcher et al., 2016).

Considerações preconcepção e pré-natais

Receber aconselhamento antes da concepção pode ajudar mulheres HIV-positivas em idade fértil a diminuir o risco de transmissão perinatal. As atuais recomendações incluem triagem pré-natal para HIV, vírus da hepatite C e tuberculose; iniciação da TAR durante a gestação; e TAR para a criança após seu nascimento. Nos EUA, essas intervenções diminuíram o risco de transmissão perinatal para menos que 2% (DHHS, 2012). O monitoramento de mulheres gestantes HIV-positivas durante a gestação pode ajudar a evitar deficiências nutricionais.

Considerações pós-parto e outras

Nos EUA, a amamentação não é recomendada para mulheres infectadas pelo HIV, incluindo as que recebem TAR, ou em locais onde alternativas seguras, rentáveis e viáveis já estejam disponíveis e sejam culturalmente apropriadas (Kemp, 2017; CDC, 2018). O leite de bancos de leite humano é uma opção (ver boxe *Em foco: O que é um banco de leite humano?* no Capítulo 41). Em países em desenvolvimento, as recomendações podem diferir dependendo da segurança e disponibilidade de fórmula e bancos de leite humano, bem como acesso à água limpa.

HIV EM CRIANÇAS

Estimou-se que 180 mil novas infecções pelo HIV tenham ocorrido globalmente em crianças abaixo de 15 anos em 2017. Em 2016, nos EUA, 99 crianças com menos de 13 anos receberam diagnóstico de HIV adquirido no período perinatal. A maioria dessas infecções advém da transmissão perinatal intrauterina, durante o parto ou por meio de consumo de leite materno infectado com HIV (UNAIDS, 2017). A pré-mastigação (mastigação de alimentos ou remédios antes de fornecê-los a uma criança) também já foi relatada como via de transmissão através do sangue presente na saliva (CDC, 2011).

O crescimento é o indicador mais valioso do estado nutricional durante a infância. O crescimento prejudicado pode ser um indicador precoce da progressão da doença pelo HIV. O déficit de crescimento pode resultar da própria infecção ou IOs associadas ao HIV (Vreeman et al., 2015; WHO, 2010) (ver Apêndices 4 a 11).

O tratamento do HIV melhorou a evolução clínica de crianças, com início da TAR resultando em significativa recuperação de massa corporal e altura, embora não até o mesmo nível de crianças não infectadas. A presença da SLAH observada em adultos também ocorre em crianças (Miller et al., 2012). A suplementação multivitamínica e de micronutrientes pode ser benéfica nos níveis da IDR em crianças desnutridas. As pesquisas atualmente não apoiam qualquer suplementação em doses mais altas.

NUTRIÇÃO INTEGRATIVA E FUNCIONAL (NIF)

O uso da NIF é prevalente em pacientes com infecção pelo HIV. A Base de Dados de Remédios Naturais (*Natural Medicines Database*) sugere que o uso de NIF em pessoas que vivem com HIV e AIDS seja de aproximadamente 53% (Natural Medicines Clinical Management Series, 2019). Vitaminas, ervas e suplementos estão entre os mais comuns, seguidos de oração e outras abordagens espirituais (Lorenc e Robinson, 2013). Pessoas que sofrem maior gravidade de sintomas de HIV e duração mais longa da doença têm maior propensão a utilizar a medicina complementar e integrativa (MCI) (Lorenc e Robinson, 2013).

Apesar da alta porcentagem de uso da NIF, menos de um terço dos pacientes revelam uso de NIF a seus profissionais de saúde (Reed e Lagunas, 2012). Alguns pacientes com HIV notaram benefícios com uso de suplementos dietéticos; contudo, os pacientes necessitam ser conscientizados acerca de quaisquer potenciais interações com as medicações da TAR. Ademais, o cuidado com remédios baseados em experiências pessoais deve ser monitorado com relação à credibilidade para uma população vulnerável como PVCHA (Kalichman et al., 2012). É importante reunir uma lista detalhada de todos os suplementos dietéticos para que se consiga detectar potenciais interações de fármacos e nutrientes e efeitos adversos.

Muitos suplementos dietéticos populares possuem potencial significativo de interação com fármacos utilizados na TAR. Por exemplo, suplementos concentrados à base de alho e erva-de-são-joão (*Hypericum perforatum*) reduzem as concentrações sanguíneas de medicações da TAR, diminuindo sua eficácia e potencialmente levando à resistência farmacológica. Ademais, ainda que alguns estudos tenham demonstrado potenciais propriedades antirretrovirais de algas verde-azuladas espirulinas, seu uso como suplemento não é indicado devido ao potencial de contaminação com microrganismos patogênicos (Ngo-Matip et al., 2015; Winter et al., 2014).

Suplementos probióticos, com ou sem prebióticos, são comumente utilizados para reduzir a diarreia e a disbiose geral infecciosa relacionada à HIV/AIDS (ver Saúde Gastrintestinal). Pesquisas atuais também estão investigando como a alteração da microbiota pode impactar a saúde imunológica. Há a hipótese de que probióticos promovam a saúde imunológica pela manutenção da microbiota intestinal saudável, melhorando a função da barreira e ajudando a regular células *natural-killer*, linfócitos e anticorpos (Carter et al., 2016; Sanders et al., 2013). Metanálise de 2016 avaliou o impacto de probióticos e prebióticos sobre a contagem de CD4. Embora os resultados gerais tenham sido inconclusivos, a maior parte dos 15 estudos experimentais demonstrou aumento da contagem de células CD4 (9 com resultados significativos). Resultados mais promissores vêm do uso de probióticos e simbióticos com as linhagens de probióticos *Bifidus* ou *Lactobacilli*, em pílulas ou alimentos (iogurtes) (Carter et al., 2016). Ainda que os probióticos tenham demonstrado tendência a serem bem tolerados nesses estudos, houve casos raros de infecção patogênica (Riquelme et al., 2003). Devido à forma como são regulados os suplementos dietéticos, é prudente recomendar marcas que tragam certificação de terceiros, o que garante sua potência e qualidade (ver Capítulo 11 para mais detalhes acerca da regulação de suplementos dietéticos). O uso de probióticos e prebióticos na forma de alimentos pode ser uma escolha mais segura e econômica para PVCHA, especialmente indivíduos com renda limitada.

O uso recreativo e medicinal da *cannabis* é comum entre PVCHA na tentativa de melhorar o apetite, reduzir a dor e neuropatia, melhorar o humor e reduzir as náuseas. Pesquisas recentes estão investigando a eficácia da *cannabis* sobre esses sintomas, embora seja necessária uma investigação mais específica dentro da população HIV-positiva. A evidência de benefícios específicos nessa população tem aumentado. Segundo a Base de Dados de Remédios Naturais (*Natural Medicines Database*), fumar maconha é possivelmente eficaz para estimular o apetite, aumentar a ingestão calórica e aumentar o ganho de massa corporal em PVCHA que sofrem de inapetência. Ademais, pode ser possivelmente eficaz em diminuir a intensidade da dor associada à neuropatia (Natural Medicines Clinical Management Series, 2019).

Ainda que alguns suplementos dietéticos e terapias integrativas possam ajudar no suporte da função imunológica, diminuir efeitos adversos e melhorar o *status* de nutrientes e qualidade de vida, a estratégia primária deve focar a alimentação. Isso é particularmente relevante quando se trabalha com pacientes com renda limitada. Recomendações de NIF específicas podem ser uma abordagem mais onerosa, pois podem levar os indivíduos a perder recursos que poderiam ser gastos com alimentos básicos saudáveis.

CASO CLÍNICO

Edwin é um homem branco de 42 anos que tem sido positivo para o vírus da imunodeficiência humana (HIV) por 20 anos. Sua carga viral é indetectável e sua contagem de células CD4+ é igual a 643. A história clínica de Edwin também inclui depressão, doença do refluxo gastroesofágico (DRGE), hipertensão e hiperlipidemia. Seu regime atual de terapia antirretroviral foi modificado recentemente para Genvoya® (elvitegravir, cobicistate, entricitabina e tenofovir alafenamida); também recebe atorvastatina e ranitidina. Sua altura é de 1,75 m e sua atual massa corporal é de 85 kg, a qual aumentou a partir de 79 kg. Seu perfil lipídico em jejum demonstra colesterol total de 235 mg/dℓ, triglicerídeos de 304 mg/dℓ, lipoproteína de alta densidade de 25 mg/dℓ e lipoproteína de baixa densidade de 96 mg/dℓ. Desde sua última consulta há 3 meses, tem apresentado diarreia moderada com desconforto gastrintestinal (GI) geral, que ele afirma ter "restado" após uma gripe para a qual tomou duas séries de antibióticos alguns meses atrás. Edwin vive sozinho e não gosta de cozinhar. Também recebe uma refeição por dia de um programa comunitário e adquire produtos 1 vez/semana de um banco de alimentos. Passeia com seu cão 30 minutos todos os dias. Por meio da análise de sua alimentação em 24 horas, descobre-se que sua ingestão calórica é de 2.700 kcal/dia, primariamente advinda de itens prontos para consumo. Edwin também relata que tem o sorvete como alimento de conforto emocional, o qual consome 5 a 7 vezes/semana.

Afirmações de diagnóstico nutricional
- Ingestão dietética excessiva (NB-1.7) relacionada à ingestão frequente de alimentos altamente processados e acesso limitado a alimentos, conforme evidenciado pela anamnese alimentar de 24 horas que reflete ingestão de 2.700 kcal/dia e ganho de massa corporal de 6 kg (7,4%) nos últimos 3 meses
- Função GI alterada (NC-1.4) relacionada à história de uso de antibióticos e alta ingestão de lactose, evidenciada pelo relato do paciente de diarreia moderada desde as duas séries de antibióticos dos últimos meses e história de dieta envolvendo sorvete 5 a 7 vezes/semana.

Questões de cuidado nutricional
1. Quais fatores podem estar contribuindo com os sintomas GIs que Edwin vem apresentando? Que recomendações você sugeriria para esses sintomas? Existe alguma interação de fármacos e nutrientes da qual você precisa estar ciente?
2. Que intervenções de nutrição e estilo de vida você recomendaria para atender aos diagnósticos nutricionais do paciente?
3. Que parâmetros bioquímicos e nutricionais você monitoraria para determinar se as intervenções nutricionais estão sendo eficazes?
4. Como você avaliaria as metas nutricionais desejadas a fim de determinar se foram atingidas?
5. Existe alguma terapia integrativa que possa ajudar Edwin? Alguma potencial interação de fármacos e nutrientes que você precisaria considerar?

WEBSITES ÚTEIS

Academy of Nutrition and Dietetics Infectious Diseases Nutrition Dietetic Practice Group
Centers for Disease Control and Prevention HIV Research, Prevention, and Surveillance
Centers for Disease Control and Prevention Website: Resources for Persons Living with HIV
Joint United Nations Program on HIV/AIDS
National Center for Complementary Integrative Health (NCCIH)
Preexposure Prophylaxis and ART in Uninfected Individuals

REFERÊNCIAS BIBLIOGRÁFICAS

Academy of Nutrition and Dietetics Evidence Analysis Library HIV/AIDS: *Executive Summary of Recommendations,* 2010. Available at: https://www.andeal.org/topic.cfm?menu=5312&cat=4458. Accessed June 6, 2018.

Arnold EA, Rebchook GM, Kegeles SM: "Triply cursed": Racism, homophobia and HIV-related stigma are barriers to regular HIV testing, treatment adherence and disclosure among young Black gay men, *Cult Health Sex* 16(6): 710–722, 2014.

Baeten JM, Donnell D, Ndase P, et al: Antiretroviral prophylaxis for HIV prevention in heterosexual men and women, *N Engl J Med* 367:399–410, 2012.

Bandera A, De Benedetto I, Bozzi G, et al: Altered gut microbiome composition in HIV infection: causes, effects and potential intervention, *Curr Opin HIV AIDS* 13(1):73–80, 2018.

Baum MK, Campa A, Lai S, et al: Effect of micronutrient supplementation on disease progression in asymptomatic, antiretroviral-naive, HIV-infected adults in Botswana: a randomized clinical trial, *JAMA* 310:2154–2163, 2013.

Carter GM, Esmaeili A, Shah H, et al: Probiotics in human immunodeficiency virus infection: a systematic review and evidence synthesis of benefits and risks, *Open Forum Infect Dis* 3(4):1–10, 2016.

Centers for Disease Control and Prevention (CDC): Diagnoses of HIV infection in the United States and dependent areas, 2016, *HIV Surveill Rep* 28:6–8, 2017a.

Centers for Disease Control and Prevention (CDC): *HIV and Viral Hepatitis*, 2017b. Available at: https://www.cdc.gov/hiv/pdf/library/factsheets/hiv-viral-hepatitis.pdf. Accessed October 23, 2019.

Centers for Disease Control and Presentation (CDC): *Human Immunodeficiency Virus (HIV)-Breastfeeding,* 2018. Available at: https://www.cdc.gov/breastfeeding/breastfeeding-special-circumstances/maternal-or-infant-illnesses/hiv.html. Accessed November 3, 2019.

Centers for Disease Control and Prevention (CDC): *HIV Testing,* 2019. Available at: https://www.cdc.gov/hiv/testing/index.html. Accessed October 28, 2019.

Centers for Disease Control and Prevention (CDC): Premastication of food by caregivers of HIV-exposed children—nine U.S. sites, 2009-2010, *MMWR Morb Mortal Wkly Rep* 60(9):273–275, 2011.

Cervero M, Watson RR: *Health of HIV Infected People: Food, Nutrition and Lifestyle with Antiretroviral Drugs* (vol 1), London, UK, 2015, Elsevier Inc.

Clark H, Babu AS, Wiewel EW, et al: Diagnosed HIV infection in transgender adults and adolescents: results from the National HIV Surveillance System, 2009-2014, *AIDS Behav* 21(9):2774–2783, 2017.

Clark RH, Feleke G, Din M, et al: Nutritional treatment for acquired immunodeficiency virus-associated wasting using beta-hydroxy beta-methylbutyrate, glutamine, and arginine: a randomized, double-blind, placebo-controlled study, *JPEN* 24:133–139, 2000.

Coyne-Meyers K, Trombley LE: A review of nutrition in human immunodeficiency virus infection in the era of highly active antiretroviral therapy, *Nutr Clin Prac* 19:340, 2004.

Currier JS: Epidemiology of cardiovascular disease and risk factors in HIV infected patients, *Up to Date,* 2018. Available at: https://www.uptodate.com/contents/epidemiology-of-cardiovascular-disease-and-risk-factors-in-hiv-infected-patients. Accessed November 5, 2019.

Currier JS: *Pathogenesis and biomarkers of cardiovascular disease in HIV-infected patients,* 2019. Available at: https://www.uptodate.com/contents/pathogenesis-and-biomarkers-of-cardiovascular-disease-in-hiv-infected-patients. Updated October 15, 2019. Accessed November 5, 2019.

Dailey AF, Hoots BE, Hall HI, et al: Vital signs: human immunodeficiency virus testing and diagnosis delays — United States, *MMWR Morb Mortal Wkly Rep* 66:1300–1306, 2017.

D'Angelo C, Reale M, Costantini E, et al: Microbiota and probiotics in health and HIV infection, *Nutrients* 9(6):E615, 2017.

Department of Health and Human Services (DHHS): *Panel on Antiretroviral Guidelines for Adults and Adolescents. Guidelines for the Use of Antiretroviral Agents in Adults and Adolescents Living with HIV*, 2017. Available at: https://aidsinfo.nih.gov/contentfiles/AdultandAdolescentGL003510.pdf. Updated October 17, 2017. Accessed October 28, 2019.

Department of Health and Human Services (DHHS): *Panel on Treatment of HIV Infected Pregnant Women and Prevention of Perinatal Transmission. Recommendations for Use of Antiretroviral Drugs in Pregnant HIV-1-Infected Women for Maternal Health and Interventions to Reduce Perinatal HIV Transmission in the U.S,* 2012. Available at: https://aidsinfo.nih.gov/contentfiles/PerinatalGL003381.pdf. Accessed March 2, 2014.

Eckard AR, McComsey GA: Vitamin D deficiency and altered bone mineral metabolism in HIV-infected individuals, *Curr HIV/AIDS Rep* 11(3): 263–270, 2014.

Eisinger RW, Dieffenbach CW, Fauci AS: HIV viral load and transmissibility of HIV infection: undetectable equals untransmittable, *JAMA* 321(5): 451–452, 2019.

Fletcher F, Ingram LA, Kerr J, et al: "She told them, oh that bitch got AIDS": experiences of multilevel HIV/AIDS-related stigma among African American women living with HIV/AIDS in the South, *AIDS Patient Care STDS* 30(7):349–356, 2016.

Forrester JE, Sztam KA: Micronutrients in HIV/AIDS: Is there evidence to change the WHO 2003 recommendations? *Am J Clin Nutr* 94(6): 1683S–1689S, 2011.

Glesby D: Cardiovascular complications of HIV, *Top Antivir Med* 24(4): 127–131, 2017.

Grant RM, Lama JR, Anderson PL, et al: Preexposure chemoprophylaxis for HIV prevention in men who have sex with men, *N Engl J Med* 363: 2587–2599, 2010.

Gilead Sciences HCP: *Truvada for Pre-Exposure Prophylaxis (PrEP)™ Side Effects,* 2019. https://www.truvada.com/what-is-truvada/side-effects. Published July 2019. Accessed October 31, 2019.

Gilead Sciences HCP: *HARVONI® (ledipasvir 90 mg/sofosbuvir 400 mg) tablets,* 2018. Available at: https://hcp.harvoni.com. Accessed October 31, 2019.

Gritsenko D, Hughes G: Ledipasvir/Sofosbuvir (harvoni): improving options for hepatitis C virus infection, *P T* 40(4):256–276, 2015.

Hakansson A, Molin G: Gut microbiota and inflammation, *Nutrients.* 3: 637–682, 2011.

Hendricks K, Gorbach S: Nutrition issues in chronic drug users living with HIV infection, *Addict Sci Clin Prac* 5(1):16–23, 2009.

Huffman FG, Walgren ME: L-glutamine supplementation improves nelfinavir-associated diarrhea in HIV-infected individuals, *HIV Clin Trials* 4(5): 324–329, 2003.

James SE, Herman JL, Rankin S, et al: *The report of the 2015 U.S. transgender survey*, Washington, DC, 2016, National center for Transgender Equality.

Joint United Nations Programme on HIV/AIDS, World Health Organization: *UNAIDS 2018*. September 20, 2018.

Kalichman SC, Cherry C, White D, et al: Use of dietary supplements among people living with HIV/AIDS is associated with vulnerability to medical misinformation on the internet, *AIDS Res Ther* 9:1, 2012.

Kawai K, Kupka R, Mugusi F, et al: A randomized trial to determine the optimal dosage of multivitamin supplements to reduce adverse pregnancy outcomes among HIV- infected women in Tanzania, *Am J Clin Nutr* 91:391–397, 2010.

Kemp C: *Debate to focus on pros, cons of breastfeeding by HIV-positive mothers, American Academy of Pediatrics,* 2017. Available at: https://www.aappublications.org/news/2017/09/15/NECBreastfeeding091917. Accessed November 4, 2019.

Koethe JR, Jenkins CA, Turner M: et al: Body mass index and the risk of incident noncommunicable diseases after starting antiretroviral therapy, *HIV Med* 16:67–72, 2015.

Kosmiski L: Energy expenditure in HIV infection, *Am J Clin Nutr* 94(6):1677S–1682S, 2011.

Leite RD, Lima NL, Leite CA, et al: Improvement of intestinal permeability with alanyl-glutamine in HIV patients: a randomized, double blinded, placebo-controlled clinical trial, *Arq Gastroenterol* 50(1):56–63, 2013.

Lorenc A, Robinson N: A review of the use of complementary and alternative medicine and HIV: issues for patient care, *AIDS Patient Care STDS* 27:503–510, 2013.

Lozupone CA, Li M, Campbell TB, et al: Alterations in the gut microbiota associated with HIV-1 infection, *Cell Host Microbe* 14(3):329–339, 2013.

Mankal PK, Kotler DP: From wasting to obesity, changes in nutritional concerns in HIV/AIDS, *Endocrinol Metab Clin North Am* 43:647–663, 2014.

Mayer KH, Grinsztejn B, El-Sadr WM: Transgender people and HIV prevention: what we know and what we need. to know, a call to action, *J Acquir Immune Defic Syndr* 72(Suppl 3):S207–S209, 2016.

Microbicide Trials Network: *MTN Trials Fact Sheet,* 2016. Available at: https://mtnstopshiv.org/news/mtn-trials-fact-sheet. Accessed November 1, 2019.

Miller TI, Borkowsky W, DiMeglio LA, et al: Metabolic abnormalities and viral replication are associated with biomarkers of vascular dysfunction in HIV-infected children, *HIV Med* 13(5):264–275, 2012.

Natural Medicines Clinical Management Series: *Natural medicines in the clinical management of HIV/AIDS,* 2019. Available at: http://naturaldatabase.therapeuticresearch.com/ce/CECourse.aspx?cs=naturalstandard&s=ND&pm=5&pc=17-107. Accessed November 5, 2019.

Ngo-Matip ME, Pieme CA, Azabji-Kenfack M, et al: Impact of daily supplementation of Spirulina platensis on the immune system of naïve HIV-1 patients in Cameroon: a 12-months single blind, randomized, multicenter trial, *Nutr J* 14:70, 2015.

National Institutes of Health: *NIH and partners launch HIV vaccine efficacy study.* Updated November 30, 2017.

National Institute of Allergy and Infectious Diseases (NIAID): *NIH launches large clinical trials of antibody-based HIV prevention*, Bethesda, Maryland, 2016, U.S. Department of Health and Human Service. Accessed November 1, 2018.

National Institutes of Health (NIH): *NIH and partners launch HIV vaccine efficacy Study,* Bethesda, Maryland, 2017, U.S. Department of Health and Human Service. Available at: https://www.nih.gov/news-events/news-releases/nih-partners-launch-hiv-vaccine-efficacy-study. Accessed November 1, 2019.

Novella, S: *HIV Treatment Extends Life Expectancy.* Science-Based Medicine, 2008. Available at: https://sciencebasedmedicine.org/hiv-treatment-extends-life-expectancy. Accessed November 4, 2019

Oliveira JM, Rondó PH: Omega-3 fatty acids and hypertriglyceridemia in HIV-infected subjects on antiretroviral therapy: systematic review and meta-analysis, *HIV Clin Trials* 12:268–274, 2011.

Overton E, Chan ES, Brown TT, et al: High-dose vitamin D and calcium attenuates bone loss with antiretroviral therapy initiation: a prospective, randomized placebo-controlled trial for bone health in HIV-infected individuals, *Ann Intern Med* 162(12):815–824, 2015.

Paranandi A, Asztalos BF, Mangili A, et al: Short communication: effects of omega-3 fatty acids on triglycerides and high-density lipoprotein subprofiles in HIV-infected persons with hypertriglyceridemia, *AIDS Res Hum Retroviruses* 30(8):800–805, 2014.

Rao RK, Samak G: Protection and restitution of Gut Barrier by probiotics: nutritional and clinical implications, *Curr Nutr Food Sci* 9(2):99–107, 2013.

Ravi S, Khalili H, Abbasian L, et al: Effect of omega-3 fatty acids on depressive symptoms in HIV-positive individuals: a randomized, placebo-controlled clinical trial, *Ann Pharmacother* 50(10):797–807, 2016.

Reed R, Lagunas LF: Complementary and alternative medicine use among people living with hiv or aids el uso de medicina complementaria y alternativa en personas viviendo con vih o sida, *Horiz Enferm* 23(1):81–88, 2012.

Richmond SR, Carper MJ, Lei X, et al: HIV-protease inhibitors suppress skeletal muscle fatty acid oxidation by reducing CD36 and CPT1 fatty acid transporters, *Biochim Biophys Acta* 1801(5):559–566, 2010.

Riquelme AJ, Calvo MA, Guzmán AM, et al: Saccharomyces cerevisiae fungemia after Saccharomyces boulardii treatment in immunocompromised patients, *J Clin.Gastroenterol* 36(1):41–43, 2003.

Roberts T, Cohn J, Bonner K, et al: Scale-up of routine viral load testing in resource-poor settings: current and future implementation challenges, *Clin Infect Dis* 62(8):1043–1048, 2016.

Sanders ME: Probiotics: considerations for human health, *Nutr Rev* 61(3): 91–99, 2003.

Sanders ME, Guarner F, Guerrant R, et al: An update on the use and investigation of probiotics in health and disease, *Gut* 62(5):787–796, 2013.

Shepherd L, Souberbielle JC, Bastard JP, et al: Prognostic value of vitamin D level for all-cause mortality, and association with inflammatory markers, in HIV-infected persons, *J Infect Dis* 210(2):234–243, 2014.

Singer AW, Weiser SD, McCoy SI: Does food insecurity undermine adherence to antiretroviral therapy? A systematic review, *AIDS Behav* 19(8): 1510–1526, 2015.

Tang AM, Forrester JE, Spiegelman D, et al: Heavy injection drug use is associated with lower percent body fat in a multi-ethnic cohort of HIV-positive and HIV-negative drug users from three US cities, *Am J Drug Alcohol Abuse* 36:78–86, 2010.

Trickery A, May MT, Vehreschild JJ, et al. Survival of HIV-positive patients starting antiretroviral therapy between 1996 and 2013: a collaborative analysis of cohort studies, *Lancet HIV* 4:e349–356, 2017.

Joint United Nations Programme on HIV/AIDS (UNAIDS): *UNAIDS DATA 2018*, 2018:5–19. Available at: https://www.unaids.org/sites/default/files/media_asset/unaids-data-2018_en.pdf. Accessed October 31, 2019.

United States Department of Veterans Affairs: *HIV wasting syndrome*, 2018. Available at: https://www.hiv.va.gov/patient/diagnosis/OI-wasting-syndrome.asp. Accessed July 9, 2018.

Visser ME, Durao S, Sinclair D, et al: Micronutrient supplementation in adults with HIV infection, *Cochrane Database Syst Rev* 5:CD003650, 2017.

Vreeman RC, Scanlon ML, McHenry MS, et al: The physical and psychological effects of HIV infection and its treatment on perinatally HIV-infected children, *J Int AIDS Soc* 18(Suppl 6):20258, 2015.

Wanke C, et al: Overview of HIV/AIDS today. In Hendricks KM, Dong KR, Gerrior JL, eds. *Nutrition management of HIV and AIDS*, Chicago, 2009, American Dietetic Association.

Wellington C, Bilyk H: Gender identity: a culture with unique nutrition concerns, *J Acad Nutr Diet* 112:A21, 2012.

Willig A, Wright L, Galvin TA: Practice paper of the academy of nutrition and dietetics: nutrition intervention and human immunodeficiency virus infection, *J Acad Nutr Diet* 118:486–498, 2018.

Winter FS, Emakam F, Kfutwah A, et al: The effect of Arthrospira platensis capsules on CD4 T-cells and antioxidative capacity in a randomized pilot study of adult women infected with human immunodeficiency virus not under HAART in Yaoundé, Cameroon, *Nutrients* 6(7):2973–2986, 2014.

World Health Organization (WHO): *Antiretroviral therapy for HIV infection in infants and children: towards universal access: recommendations for a public health approach,* 2010 revision, 2010. Geneva, Switzerland, World Health Organization. Available at: https://apps.who.int/iris/bitstream/handle/10665/164255/9789241599801_eng.pdf;jsessionid=888AF2CD3C44958FA2C8CA160AA4BB76?sequence=1. Accessed November 1, 2019.

World Health Organization (WHO): *Executive summary of a scientific review: consultation on nutrition and HIV/AIDS in Africa: evidence, lessons and recommendations for action,* Durban, South Africa, 2005a, World Health Organization, Department of Nutrition for Health and Development. Available at: https://www.who.int/nutrition/topics/Executive_Summary_Durban.pdf. Accessed November 1, 2019.

World Health Organization (WHO): *Macronutrients and HIV/AIDS: a review of current evidence: consultation on nutrition and HIV/AIDS in Africa: evidence, lessons, and recommendations for action,* Durban, South Africa, 2005b, World Health Organization, Department of Nutrition for Health and Development. Available at: https://www.who.int/nutrition/topics/Paper_1_Macronutrients_bangkok.pdf?ua=1. Accessed November 1, 2019.

World Professional Association for Transgender Health: *Standards of care for the health of transsexual, transgender, and gender nonconforming people the world professional association for transgender health*, 2012.

Young JS: HIV and Medical Nutrition Therapy, *J Am Diet Assoc* 97(10): S161–166, 1997.

Young, S, Wheeler AC, McCoy SI, et al: A review of the role of food insecurity in adherence to care and treatment among adult and pediatric populations living with HIV and AIDS, *AIDS Behav* 18(Suppl 5):S505–S515, 2014.

37

Nutrição Clínica em Cuidados Intensivos

Britta Brown, MS, RD, LD, CNSC
Katherine Hall, RD, LD, CNSC*

TERMOS-CHAVE

área de superfície corporal total (ASCT) queimada
avaliação sequencial rápida da falência de órgãos (qSOFA)
catecolaminas
choque
citocinas
cortisol
fase *ebb*
fase *flow*
fator de necrose tumoral (TNF)
função da barreira epitelial (FBE)
hemodinâmica
hormônio adrenocorticotrófico
hormônios contrarreguladores
íleo adinâmico
interleucina-1 (IL-1)
interleucina-6 (IL-6)
junção oclusiva (*tight junction*)
proteínas de fase aguda
sepse
síndrome compartimental abdominal
síndrome da disfunção de múltiplos órgãos (SDMO)
síndrome da resposta inflamatória sistêmica (SIRS)
suporte nutricional

A terapia intensiva envolve o complexo manejo clínico de um indivíduo gravemente enfermo ou lesionado. Esse nível de enfermidade ou lesão envolve comprometimento agudo de um ou mais sistemas orgânicos vitais, com alta probabilidade de deterioração de sua condição de maneira a ameaçar a vida. A terapia intensiva requer tomadas de decisão complexas e suporte de órgãos vitais a fim de prevenir a falência, envolvendo um ou mais dos seguintes sistemas: sistema nervoso central (SNC), sistema circulatório, sistemas renal e hepático, sistemas metabólico e respiratório e choque. Pacientes críticos são tratados em uma unidade de terapia intensiva (UTI) contendo equipamentos especializados e equipe altamente treinada. A presença de múltiplos monitores, sondas, cateteres e infusões dificulta a avalição nutricional desses pacientes (Figura 37.1). Doenças e lesões críticas resultam em profundas alterações metabólicas, iniciadas no momento da lesão e persistindo até a cicatrização da ferida e recuperação completa. Se o evento envolver sepse (infecção), traumatismo, queimaduras ou cirurgia, ocorre ativação de uma resposta sistêmica. As modificações metabólicas que seguem podem levar ao choque e outras evoluções negativas (Figura 37.2). Distúrbios que são frequentemente tratados na UTI incluem, embora não se limitem a, doença pulmonar obstrutiva crônica (DPOC), pneumonia, síndrome da angústia respiratória, sepse e traumatismo.

RESPOSTA METABÓLICA AO ESTRESSE

A resposta metabólica a doença crítica, lesão traumática, sepse, queimaduras ou cirurgia extensa é complexa e envolve a maioria das vias metabólicas. Ocorre catabolismo acelerado de massa magra ou massa esquelética, o que resulta clinicamente em balanço negativo de nitrogênio e definhamento muscular. A resposta à doença crítica, lesão crítica e sepse envolve caracteristicamente as fases *ebb* e *flow*. A fase *ebb*, que ocorre imediatamente após a lesão, está associada a hipovolemia (redução do volume sanguíneo circulante no organismo), choque e hipoxia tecidual. Essa fase tipicamente vem acompanhada de redução do débito cardíaco, consumo de oxigênio e temperatura corporal. As concentrações de insulina decaem em resposta direta ao aumento do glucagon, mais provavelmente como um sinal de aumento da produção de glicose no fígado. Já a fase *flow*, que ocorre após a reanimação hídrica (reposição de líquidos corporais em geral utilizando cristaloides [soluções intravenosas de líquidos], coloides [p. ex., albumina ou sangue]) e restauração do transporte de oxigênio, caracteriza-se por aumento do débito cardíaco, consumo de oxigênio, temperatura corporal, gasto energético e catabolismo proteico total. Fisiologicamente, nessa fase ocorre um aumento significativo da produção de glicose, liberação de ácidos graxos livres, níveis circulantes de insulina, catecolaminas (epinefrina e norepinefrina liberadas pela medula da glândula suprarrenal), glucagon e cortisol. A magnitude da resposta hormonal parece estar associada com a gravidade da lesão.

RESPOSTA HORMONAL E CELULAR

O estresse metabólico está associado à alteração do estado hormonal, que resulta em aumento do fluxo de substrato, porém com mau uso de carboidratos, proteínas, gorduras e oxigênio. Hormônios contrarreguladores, cujas concentrações aumentam após a lesão e sepse, exercem um papel na proteólise acelerada (degradação de músculos e tecidos). O glucagon promove a gliconeogênese, a captação de aminoácidos pelo fígado, a produção de ureia e o catabolismo proteico. O cortisol, liberado do córtex da suprarrenal em resposta ao estímulo pelo hormônio adrenocorticotrófico secretado pela adeno-hipófise, potencializa o catabolismo proteico e promove o uso de aminoácidos para gliconeogênese no fígado, glicogenólise e síntese de proteínas de fase aguda (Tabela 37.1).

Após a lesão ou sepse, a produção de energia passa a depender mais das proteínas. Aminoácidos de cadeia ramificada (AACR leucina, isoleucina e valina) são oxidados do músculo esquelético como fonte de energia para os músculos; o carbono torna-se disponível para o ciclo da glicose-alanina e síntese de glutamina no

---
*Partes deste capítulo foram escritas por Marion Winkler e Ainsley Malone.

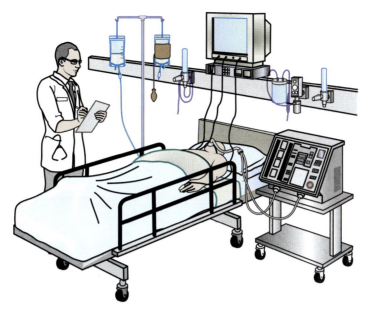

Figura 37.1 Equipamento comum utilizado no paciente crítico. (Cortesia de Afford Medical Technologies Pvt Ltd.)

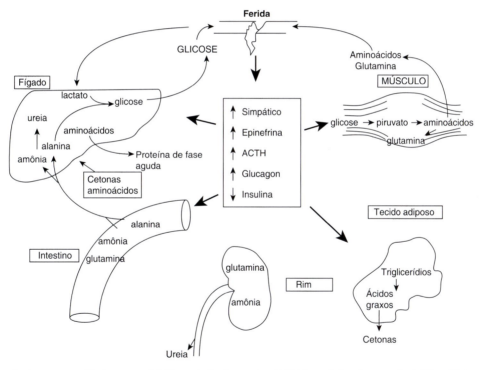

Figura 37.2 Consequências neuroendócrinas e metabólicas da lesão aguda. *ACTH*, hormônio adrenocorticotrófico. (Reimpressa de Lowry SF, Perez JM: *Modern nutrition in health and disease*, Philadelphia, 2006, Lippincott Williams & Wilkins, pp 1381-1400.)

músculo. A mobilização das **proteínas de fase aguda** (proteínas secretórias produzidas pelo fígado) altera-se em resposta à lesão ou à infecção, resultando em perda rápida de massa magra e aumento do balanço negativo resultante de nitrogênio, o que se mantém até que a resposta inflamatória se resolva. A degradação de tecidos ricos em proteínas também causa perda urinária de potássio, fósforo e magnésio. O metabolismo lipídico também se altera no estresse e na sepse. Acredita-se que a maior circulação de ácidos graxos livres se deva ao aumento da lipólise causado pelas altas concentrações de catecolaminas e cortisol, bem como elevação significativa na proporção entre glucagon e insulina.

O evento mais notável é a hiperglicemia observada no estresse, que inicialmente resulta de um aumento significativo na produção e captação de glicose secundário à gliconeogênese e aumento de hormônios, incluindo epinefrina, que diminui a liberação de insulina. O estresse também inicia a liberação da aldosterona, um corticosteroide capaz de causar retenção renal de sódio, e da vasopressina (hormônio antidiurético), que estimula a reabsorção tubular renal de água. A ação desses hormônios resulta em conservação de água e sais com intuito de manter a volemia.

A resposta à lesão também é regulada por **citocinas** (proteínas inflamatórias) metabolicamente ativas, como **interleucina-1 (IL-1)**,

Tabela 37.1	Resposta metabólica ao traumatismo.
Alterações fisiológicas no catabolismo	
Metabolismo de carboidratos	↑ Glicogenólise ↑ Gliconeogênese Resistência de tecidos à insulina Hiperglicemia
Metabolismo de gorduras	↑ Lipólise Utilização de ácidos graxos livres como substrato energético pelos tecidos (exceto encéfalo) Conversão de glicerol em glicose no fígado
Metabolismo de proteínas	↑ Degradação de músculo esquelético Conversão de aminoácidos em glicose no fígado e utilização como substrato para proteínas de fase aguda Balanço negativo de nitrogênio
O gasto total de energia aumenta proporcionalmente à gravidade da lesão e outros fatores modificadores	
Redução progressiva na massa adiposa e muscular até o término do estímulo de catabolismo	

De Forsythe JLR, Parks RW: *The metabolic response to injury: principles and practice of surgery*, ed 6, 2012, Elsevier, Churchill Livingstone.

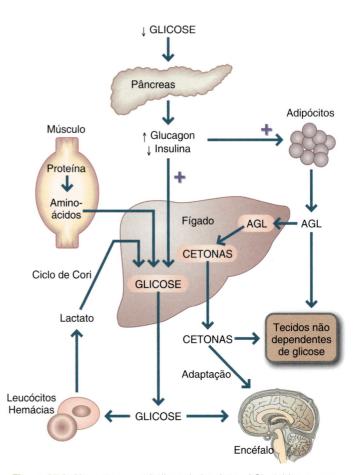

Figura 37.3 Alterações metabólicas da inanição. *AGL*, ácidos graxos livres. (De Simmons RL, Steed DL: *Basic science review for surgeons*, Philadelphia, 1992, Saunders.)

interleucina-6 (IL-6) e **fator de necrose tumoral (TNF)**, liberadas por células fagocíticas em resposta a lesão tecidual, infecção, inflamação e alguns fármacos. A IL-6 é secretada por células T e macrófagos para estimular a resposta imunológica ao traumatismo ou outra lesão tecidual que cause inflamação; exerce ação pró-inflamatória e anti-inflamatória (ver Capítulo 7). Acredita-se que citocinas estimulem a captação de aminoácidos e a síntese de proteínas pelo fígado, acelerem a degradação muscular e induzam gliconeogênese. A IL-1 parece exercer maior papel no estímulo da resposta de fase aguda. O nervo vago ajuda a regular a produção de citocinas por meio de uma via anti-inflamatória colinérgica, liberando o receptor colinérgico alfa-7 para reduzir a atividade excessiva de citocinas.

Como parte da resposta de fase aguda, as concentrações séricas de ferro e zinco diminuem e as concentrações de ceruloplasmina aumentam, primariamente em razão de sequestro e, no caso do zinco, por aumento de sua excreção urinária. O efeito resultante da resposta hormonal e celular é um aumento do suprimento de oxigênio e maior disponibilidade de substratos para tecidos metabolicamente ativos.

INANIÇÃO *VERSUS* ESTRESSE

A resposta metabólica à doença crítica é muito diferente da inanição simples ou não complicada em que a perda muscular ocorre muito mais lentamente em uma resposta adaptativa para preservar a massa magra. O glicogênio armazenado, fonte primária de energia no início da inanição, torna-se deficiente em aproximadamente 24 horas. Após a depleção do glicogênio, a glicose torna-se disponível pela degradação de proteína em aminoácidos, representada na Figura 37.3. As concentrações reduzidas de glicose levam à redução da secreção de insulina e ao aumento da secreção de glucagon. Durante o estado adaptativo da inanição, ocorre redução do catabolismo proteico e da gliconeogênese hepática.

A atividade lipolítica também se encontra diferente na inanição e no estresse. Após cerca de 1 semana de jejum ou privação de alimento, desenvolve-se um estado de cetose, no qual corpos cetônicos suprem o requerimento de energia, reduzindo a necessidade da gliconeogênese e preservando as proteínas do organismo o máximo possível. No estágio avançado da inanição, assim como no estresse, ocorre aumento da produção de corpos cetônicos e os ácidos graxos passam a servir como principal fonte de energia dos tecidos. A inanição caracteriza-se por redução do gasto de energia, diminuição da gliconeogênese, aumento da produção de corpos cetônicos e redução da produção de ureia. Em contrapartida, o estresse é caracterizado por aumento significativo do gasto energético, gliconeogênese, proteólise e produção de ureia. Conforme discutido, a resposta de estresse é ativada por mediadores hormonais e celulares – hormônios contrarreguladores como catecolaminas, cortisol e hormônio do crescimento. Essa ativação de mediadores não ocorre com a inanição.

SÍNDROME DA RESPOSTA INFLAMATÓRIA SISTÊMICA, SEPSE E DISFUNÇÃO OU FALÊNCIA DE ÓRGÃOS

Fisiopatologia

A sepse e a síndrome da resposta inflamatória sistêmica (SIRS) muitas vezes complicam o curso de um paciente crítico. O termo sepse é empregado quando um paciente apresenta uma disfunção de órgãos que ameaça a vida, causada por resposta desregulada do hospedeiro à infecção (Singer et al., 2016). Bactérias e suas toxinas levam a uma forte resposta inflamatória durante a doença crítica. Outros microrganismos que causam resposta inflamatória incluem vírus, fungos e parasitas.

A **síndrome da resposta inflamatória sistêmica (SIRS)** descreve a inflamação disseminada que pode ocorrer em infecções, pancreatite, isquemia, queimaduras, traumatismo múltiplo, choque hemorrágico ou lesão de órgãos mediada pelo sistema imunológico. A inflamação geralmente está presente em áreas distantes do foco inicial da lesão, acometendo tecidos que estavam saudáveis. Cada condição leva à liberação de citocinas, enzimas proteolíticas ou espécies tóxicas de oxigênio (radicais livres) e à ativação da cascata do complemento. Os critérios atualmente utilizados de SIRS foram publicados por Bone et al. em 1992. Os pacientes são classificados com SIRS quando demonstram quaisquer dois dentre os seguintes sinais: frequência cardíaca > 90 bpm, frequência respiratória > 20 respirações por minuto, temperatura corporal > 38 ou < 36°C, ou contagem de leucócitos > 12.000 ou < 4.000/mm³ ou > 10% de neutrófilos imaturos (Bone et al., 1992), conforme demonstrado no Boxe 37.1. Os autores das Definições do Terceiro Consenso Internacional para Sepse e Choque Séptico (*Third International Consensus Definitions for Sepsis and Septic Shock*, Sepsis-3) também recomendam o uso da ferramenta de **avaliação sequencial rápida da falência de órgãos (qSOFA)** como sistema de escore prático para definir a disfunção de órgãos do paciente potencialmente séptico (Tabela 37.2).

Uma complicação comum da SIRS é o desenvolvimento de disfunção ou falência de órgãos, frequentemente denominada **síndrome da disfunção de múltiplos órgãos (SDMO)**. A síndrome geralmente inicia-se com insuficiência pulmonar seguida de insuficiência hepática, intestinal e renal, não necessariamente nessa ordem. As insuficiências hematológica e miocárdica, em geral, manifestam-se mais tarde; contudo, podem ocorrer alterações no SNC em qualquer momento. A SDMO pode ocorrer como resultado direto de lesão de qualquer órgão devido a traumatismo, cirurgia extensa, queimaduras, sepse, lesão renal aguda ou pancreatite aguda. A SDMO secundária ocorre na presença de inflamação ou infecção de órgãos distantes da lesão inicial.

Pacientes com SIRS e SDMO são clinicamente hipermetabólicos e exibem débito cardíaco aumentado, consumo de oxigênio baixo, saturação venosa de oxigênio alta e acidemia láctica. Seu balanço hídrico, em geral, apresenta-se fortemente positivo associado a quadro grave de edema e redução da concentração de proteínas plasmáticas.

Muitas hipóteses já foram propostas para explicar o desenvolvimento de SIRS ou SDMO. Em alguns estudos, a SIRS que resulta em SDMO parece ser mediada por produção excessiva de citocinas pró-inflamatórias e outros mediadores inflamatórios. A hipótese intestinal sugere que o estímulo seja uma lesão ou perda da função da barreira intestinal, com subsequente translocação de bactérias entéricas para linfonodos mesentéricos, fígado e outros órgãos. Fatores específicos derivados do intestino são carreados pela linfa intestinal, mas não pela veia porta, em geral levando a SIRS e SDMO induzidas por lesão aguda e choque. O **choque** resulta em hipoperfusão intestinal; o intestino hipoperfundido constitui fonte de mediadores pró-inflamatórios. A hipoperfusão inicial do intestino leva ao **íleo adinâmico**, ou ausência de peristaltismo no estômago e intestino delgado, agravado por infecções posteriores. Acredita-se que a alimentação enteral precoce possa restaurar a função intestinal e influenciar o curso clínico. O mecanismo desse efeito deve-se à melhora da integridade funcional e estrutural do intestino.

A nutrição enteral (NE) pode exercer um papel na manutenção das **junções oclusivas (*tight junctions*)** que existem entre células intraepiteliais, estimulando o fluxo sanguíneo e induzindo à liberação de fatores de trofismo (Figura 37.4). A manutenção da altura das vilosidades de suporte a imunócitos secretores que compõem o tecido linfático associado ao intestino. Com a nutrição parenteral (NP) central, pode ocorrer atrofia da mucosa e perda da **função da barreira epitelial (FBE)**. Estudos clínicos que avaliam o emprego da suplementação parenteral e enteral com glutamina demonstraram resultados conflitantes sem benefício clínico evidente, como redução da mortalidade, complicações infecciosas e recuperação mais rápida da disfunção orgânica (Rhodes et al., 2017). Tanto as *Surviving Sepsis Campaign Guidelines* (Diretrizes da Campanha de Sobrevivência à Sepse) quanto a Society for Critical Care Medicine (SCCM) e as *Guidelines for the Provision and Assessment of Nutrition Support Therapy in the Critically Ill Patient* (Diretrizes para Fornecimento e Avaliação da Dietoterapia em Pacientes Críticos) da American Society for Parenteral and Enteral Nutrition (ASPEN) recomendam não utilizar a suplementação de glutamina exógena (Rhodes et al., 2017; McClave et al., 2016).

MÁ-NUTRIÇÃO: DEFINIÇÃO BASEADA NA ETIOLOGIA

A abordagem histórica à definição de má-nutrição no paciente submetido à resposta de estresse foi reavaliada recentemente. Na tentativa de promover consistência na definição, um grupo internacional de líderes em nutrição clínica desenvolveu, em 2009, uma base etiológica para a definição de má-nutrição para pacientes adultos hospitalizados (ver Apêndice 11). A abordagem foca as três seguintes causas: má-nutrição relacionada à inanição, má-nutrição relacionada a doenças crônicas e má-nutrição relacionada a doenças agudas (Figura 37.5). Utilizando essa estrutura, um grupo colaborativo da ASPEN e da Academy of Nutrition and Dietetics (AND) publicou um documento de consenso delineando critérios específicos para o diagnóstico da desnutrição grave e não grave. Cada causa de desnutrição é definida por critérios e limites específicos (Boxe 37.2). Essa categoria específica inclui pacientes com SIRS e SDMO e é caracterizada por aumento da resposta de citocinas, a qual, por sua vez, leva a profundas perdas de massa magra. Nesse quadro, muitos fatores impedem a capacidade do organismo de manter ou repor a massa magra, mesmo com fornecimento de dietoterapia (Looijaard et al., 2018; Jensen et al., 2009, 2010).

Dietoterapia

O paciente crítico normalmente é transferido para a UTI devido a um diagnóstico cardiopulmonar, complicação intra ou pós-operatória, traumatismo múltiplo, lesão por queimadura ou sepse. Métodos tradicionais de avaliação do estado nutricional têm valor muitas vezes limitado no cenário da UTI. O paciente gravemente lesionado geralmente é incapaz de relatar sua história de dieta. Os valores de massa corporal podem ser errôneos após a reanimação hídrica e as mensurações antropométricas nem sempre estão disponíveis ou não são

---

Boxe 37.1 Síndrome da resposta inflamatória sistêmica (SIRS).

Presença de dois ou mais dos seguintes:
- Temperatura corporal > 38 ou < 36°C
- Frequência cardíaca > 90 bpm
- Frequência respiratória > 20 respirações/minuto (taquipneia)
- Contagem de leucócitos > 12.000/mm³ ou < 4.000/mm³ ou > 10% de bandas imaturas (neutrófilos imaturos com ausência de neutropenia e leucopenia induzida por quimioterapia)

De Bone RC et al.: American College of Chest Physicians/Society of Critical Care Medicine Consensus Conference: definitions for sepsis and organ failure and guidelines for the use of innovative therapies in sepsis, *Crit Care Med*. 20:864, 1992.

Tabela 37.2 Critérios de avaliação sequencial rápida de falência de órgãos (qSOFA).

Critérios	Pontos*
Frequência respiratória ≥ 22/min	1
Alteração do estado mental	1
Pressão arterial sistólica ≤ 100 mmHg	1

*Escore qSOFA ≥ 2 indica disfunção de órgãos.
(De Singer M et al.: The third international consensus definitions for sepsis and septic shock (sepsis-3), *JAMA* 315:801, 2016.)

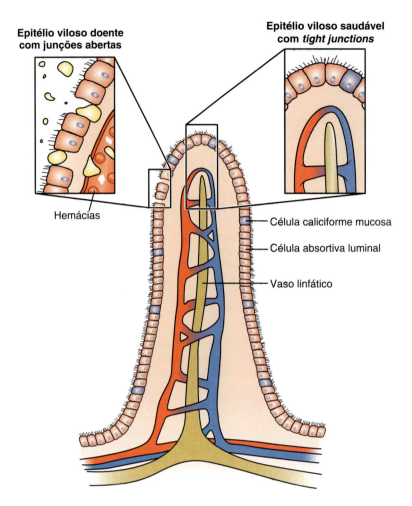

Figura 37.4 *Tight junctions* da vilosidade intestinal, sustentando a integridade da membrana do intestino.

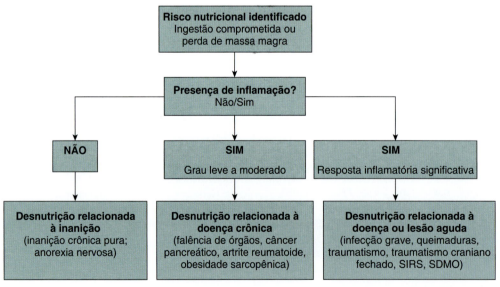

Figura 37.5 Diagrama de definições da má-nutrição. *SDMO*, síndrome da disfunção de múltiplos órgãos; *SIRS*, síndrome da resposta inflamatória sistêmica. (Adaptada de Jensen GL et al.: Malnutrition syndromes: a conundrum *versus* continuum, *J Parenter Enteral Nutr* 33:710, 2009; Jensen G et al.: Adult starvation and disease-related malnutrition: a proposal for etiology-based diagnosis in the clinical practice setting from the International Consensus Guideline Committee, *J Parenter Enteral Nutr* 34:156, 2010.)

Boxe 37.2 Critérios consensuais de desnutrição causada por doença ou lesão aguda.

Desnutrição grave
- Ingestão energética
  - ≤ 50% do requerimento energético estimado para ≥ 5 dias
- Perda de massa corporal (porcentagem da massa corporal usual ao longo do período)
  - > 2% em 1 semana
  - > 5% em 1 mês
  - > 7,5% em 3 meses
- Perda de gordura corporal
  - Moderada
- Perda de massa muscular
  - Moderada
- Acúmulo de líquidos
  - Moderado a grave
- Força de preensão manual
  - Redução mensurável

Desnutrição não grave
- Ingestão energética
  - < 75% do requerimento energético estimado para > 7 dias
- Perda de massa corporal (porcentagem da massa corporal usual sobre período)
  - 1 a 2% em 1 semana
  - 5% em 1 mês
  - 7,5% em 3 meses
- Perda de gordura corporal
  - Discreta
- Perda de massa muscular
  - Discreta
- Acúmulo de líquidos
  - Discreto
- Força de preensão manual
  - Não aplicável

De Consensus statement: Academy of Nutrition and Dietetics and American Society for Parenteral and Enteral Nutrition: characteristics recommended for the identification and documentation of adult malnutrition (undernutrition). De White JA et al.: *J Parent Enteral Nutr* 36:275, 2012.

---

sensíveis a alterações agudas. A hipoalbuminemia reflete doença, lesão e inflamação grave; portanto, a albumina sérica não deve ser utilizada como marcador do estado nutricional (McClave et al., 2016). Outras proteínas plasmáticas, como pré-albumina e transferrina, com frequência diminuem abruptamente, não em razão do estado nutricional, mas de uma redução da síntese hepática causada pela inflamação e mudanças causadas pelas alterações compartimentais de líquidos corporais. Isso se deve, em parte, à resposta de fase aguda, em que proteínas secretórias e circulantes alteram-se em resposta a inflamação ou lesão (ver Capítulos 5 e 7).

Não se deve subestimar o papel crítico da avaliação física. A perda de massa magra e acúmulo de líquido são comuns em pacientes na UTI, sendo essencial a capacidade de reconhecimento dessas alterações, bem como outros parâmetros físicos importantes. Além de conduzir uma avaliação física focada na nutrição, pesquisadores têm avaliado tecnologias de composição corporal, incluindo tomografia computadorizada (TC), absorciometria por raios X de dupla energia (DEXA), análise de impedância bioelétrica (BIA) e ultrassonografia (US) para avaliar sua eficácia na caracterização do estado nutricional em pacientes da UTI (Teigen et al., 2017). Em geral, a avaliação e o planejamento da terapia focam no estado nutricional antes da admissão, da cirurgia ou da lesão; presença de qualquer disfunção de sistema orgânico; necessidade de dietoterapia precoce; e opções de acesso enteral ou parenteral.

Visto que o paciente está muito enfermo, a ingestão oral de alimentos ou líquidos pode estar gravemente limitada. Alguns diagnósticos nutricionais comuns utilizados na doença crítica incluem:

- Ingestão oral inadequada de alimentos e bebidas (necessitando de outro método de administração de nutrientes ou líquidos)
- Nutrição inadequada ou excessiva pela NE ou NP
- Ingestão inadequada por NE ou NP (p. ex., utilizando NP em casos nos quais seria possível NE)
- Ingestão inadequada ou excessiva de líquidos (p. ex., infusões intravenosas [IV], solução de nutrientes, lavagem de sondas)
- Aumento do requerimento energético (p. ex., requerimento proteico para cicatrização de feridas)
- Ingestão excessiva de carboidratos (p. ex., infusões [IV] ou NP contendo dextrose, especialmente entre pacientes desnutridos ou com risco de realimentação)
- Valores laboratoriais relacionados à nutrição anormal
- Alteração da função gastrintestinal (GI) (p. ex., vômito, diarreia, constipação intestinal, íleo adinâmico).

Se houver presença de desnutrição ou resposta inflamatória, o diagnóstico nutricional deverá ser ajustado a essas condições. O motivo é que essas condições aumentam o risco de complicações relacionadas ao estado nutricional. Um exemplo de afirmação do problema, etiologia e sinais e sintomas (PES) seria: aumento do requerimento energético (energia e proteína) relacionado à resposta inflamatória a uma lesão, conforme evidenciado pelo aumento da temperatura corporal e ventilação por minuto.

Suporte nutricional

O **suporte nutricional** incorpora a NE inicial (dentro de 48 horas da admissão na UTI) quando viável, fornecimento adequado de macro e micronutrientes e controle glicêmico. As evoluções favoráveis esperadas com essas práticas incluem diminuição da gravidade da doença, diminuição do tempo de UTI e diminuição da morbidade e mortalidade geral.

Os objetivos tradicionais da nutrição clínica durante a sepse e após a lesão incluem minimização da inanição, prevenção ou correção de deficiências de nutrientes específicos, fornecimento de quantidade adequada de calorias para atender às demandas energéticas minimizando complicações metabólicas associadas e manejo hídrico e eletrolítico com intuito de manter débito urinário adequado e homeostasia normal (ver boxe *Algoritmo de fisiopatologia e manejo do cuidado: Resposta hipermetabólica*). Os clínicos devem concentrar-se em atenuar a resposta metabólica ao estresse, prevenindo lesão celular oxidativa e modulando a resposta imunológica. A ênfase primordial dos cuidados na UTI é o estabelecimento da estabilidade **hemodinâmica** (manutenção das vias respiratórias e respiração, volume de líquido circulante adequado, oxigenação tecidual e neutralidade ácido-base). É importante acompanhar frequência cardíaca, pressão arterial, débito cardíaco, pressão arterial média (PAM) e saturação de oxigênio do paciente, a fim de avaliar a estabilidade hemodinâmica, visto que isso determina quando será possível iniciar a dietoterapia. Uma prática comum é interromper a NE quando a PAM do paciente é < 50 mmHg (McClave et al., 2016).

O controle glicêmico e sua relação com a melhora da evolução tem sido o foco de muitos estudos. Atualmente, já se reconhece que o controle mais moderado (glicemia igual a 140 a 180 mg/dℓ), em vez de restritivo (glicemia igual a 80 a 110 mg/dℓ), está associado a evoluções positivas em pacientes críticos (AND, 2018a). Os responsáveis pela nutrição do paciente devem reconhecer a significativa contribuição da dextrose em fórmulas de NP ou fluidos IV, bem com sua influência sobre o controle glicêmico.

Requerimentos nutricionais

Energia. Idealmente, deve-se utilizar a calorimetria indireta (CI) na determinação dos requerimentos energéticos de pacientes críticos

ALGORITMO DE FISIOPATOLOGIA E MANEJO DO CUIDADO

Resposta hipermetabólica

ETIOLOGIA

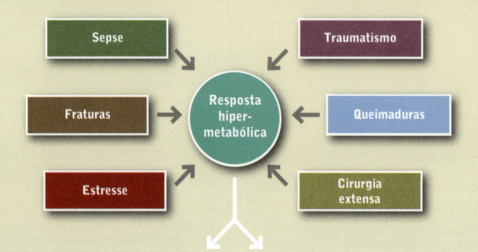

FISIOPATOLOGIA

Fase *ebb*
- Hipovolemia
- Choque
- Hipoxia tecidual
- Diminuição de:
  - Débito cardíaco
  - Consumo de O_2
  - Temperatura corporal

Fase *flow*
- Proteínas de fase aguda
- Respostas hormonais
- Respostas imunológicas (mediadas por células e anticorpos)
- Aumento de:
  - Débito cardíaco
  - Consumo de O_2
  - Temperatura corporal
  - Gasto de energia
  - Catabolismo proteico

MANEJO

Manejo médico
- Tratar causa do hipermetabolismo
- Estabilidade hemodinâmica

Manejo nutricional
- Minimizar catabolismo
- Atender requerimentos energéticos, porém não superalimentar
  - Utilizar calorimetria indireta se possível
  - Não obesos: 25 a 30 kcal/kg/dia
  - Obesos: 14 a 18 kcal/kg/dia da massa coporal real
- Atender requerimento de proteínas, vitaminas e minerais
- Estabelecer e manter equilíbrios hídrico e eletrolítico
- Planejar terapia nutricional (oral, enteral e/ou parenteral)
- Necessidade de reposição terapêutica individualizada de nutrientes
- Fisioterapia
- Exercícios conforme tolerados

(ver Capítulo 2). O consumo de oxigênio é um componente essencial da determinação do gasto energético. Pacientes sépticos e traumatizados apresentam aumento significativo do gasto energético associado à magnitude da lesão. A CI pode ser utilizada serialmente à medida que o quadro do paciente se altera (AND, 2018b); isso possibilita avaliação mais precisa do requerimento energético durante a internação do paciente na UTI. A CI não é adequada para todos os pacientes, devendo ser realizada e interpretada por clínicos experientes (AND, 2018b). Fatores que podem causar resultados inválidos incluem alto requerimento de oxigênio, presença de tubo torácico, acidose e uso de oxigenoterapia suplementar. Nessas situações, a mensuração do gasto energético por meio da CI não é recomendada (AND, 2018b).

Caso não haja um carrinho metabólico disponível para a CI, o cálculo do requerimento energético poderá ser realizado entre 25 e 30 kcal/kg/dia (McClave et al., 2016) ou por meio do uso de uma dentre as muitas equações preditivas publicadas (ver Capítulo 2). É importante evitar a alimentação excessiva no paciente crítico. Embora seja essencial fornecer a quantidade adequada de energia para pacientes metabolicamente estressados, o excesso de calorias pode resultar em complicações como hiperglicemia, esteatose hepática e produção excessiva de dióxido de carbono, que pode exacerbar a insuficiência respiratória ou prolongar o desmame da ventilação mecânica.

Tem havido controvérsia há muito tempo acerca do valor do aumento da ingestão energética em pacientes críticos. Pesquisas mais recentes podem diferenciar os resultados conflituosos observados nos estudos anteriores por classificar populações de pacientes segundo o grau de desnutrição ou risco nutricional. Por exemplo, o escore de risco nutricional no paciente crítico (*Nutrition Risk in the Critically Ill [NUTRIC] score*) (Heyland et al., 2011) (Tabela 37.3) tem sido utilizado para distinguir pacientes de baixo e alto risco. Com essa ferramenta, a maior ingestão de energia e proteínas foi associada à menor mortalidade e ao menor tempo até a alta clínica entre pacientes de alto risco (escore NUTRIC ≥ 5), porém não entre pacientes de baixo risco nutricional (Compher et al., 2017).

Também existe certo grau de debate na rotina clínica com relação a que valor deveria ser atribuído à massa corporal em equações preditivas. A massa corporal real é um melhor preditor do gasto energético do que o peso ideal em indivíduos obesos (Breen e Ireton-Jones, 2004). A *2012 Critical Illness Individuals* recomenda a utilização da equação da Penn State University (PSU [2003b]) quando a CI não estiver disponível, utilizando a massa corporal real em pacientes obesos e não obesos com idade menor que 60 anos. Para pacientes obesos com 60 anos ou mais, deve-se utilizar a equação da PSU (2010). Pesquisas indicam que essas equações demonstram a melhor acurácia preditiva (AND, 2018b).

Pesquisas disponíveis sugerem que a terapia nutricional de suporte hipocalórica com alto teor de proteínas, ou a "subalimentação permissiva", resulte em anabolismo proteico e minimize complicações resultantes da hiperalimentação em pacientes obesos críticos. As diretrizes da SCCM e ASPEN sugerem que a evolução clínica de pacientes mantidos com alimentação hipocalórica de alto teor proteico é no mínimo equivalente à de pacientes mantidos com alimentação normocalórica de alto teor proteico (McClave et al., 2016). Ademais, as diretrizes recomendam que, para todas as classes de obesidade, a meta não deve exceder 60 a 70% do requerimento de energia desejado mensurado pela CI. Se a CI não estiver disponível, pode-se utilizar 11 a 14 kcal/kg/dia da massa corporal real (índice de massa corporal [IMC] 30 a 50) e 22 a 25 kcal/kg/dia de peso corporal ideal (IMC > 50) para estimar o requerimento energético. A proteína pode ser fornecida na faixa de 2 g/kg de peso corporal ideal (IMC 30 a 40) até 2,5 g/kg de peso corporal ideal (IMC > 40) (McClave et al., 2016). Alimentações hipocalóricas com baixo teor proteico estão associadas à evolução desfavorável, devendo ser evitadas. É importante realizar monitoramento clínico do fornecimento adequado de proteínas, cujas metas podem ser estabelecidas com auxílio de estudos de balanço de nitrogênio. Mais pesquisas são necessárias para validar a alimentação hipocalórica como abordagem padrão ao suporte nutricional de pacientes obesos, especialmente em razão da ampla variabilidade de composições corporais (Choban e Dickerson, 2005; Port e Apovian, 2010).

Proteína. A determinação do requerimento proteico é difícil em pacientes críticos. Esses pacientes geralmente necessitam de 1,2 a 2 g/kg/dia, dependendo de seu estado nutricional de base, grau de lesão e demanda metabólica, ou perdas adicionais (p. ex., feridas abdominais abertas ou pele queimada) (Hoffer e Bistrian, 2012). Pacientes com lesão renal aguda submetidos à terapia de substituição renal contínua (TSRC) podem apresentar maior requerimento proteico devido à perda pelo processo de filtração (ver Capítulo 34). Uma revisão sistemática do

Tabela 37.3 Escore de risco nutricional no paciente crítico (NUTRIC).

Variável	Faixa	Pontos
Idade	< 50	0
	50 a < 75	1
	≥ 75	2
APACHE II	< 15	0
	15 a < 20	1
	20 a 28	2
	≥ 28	3
SOFA	< 6	0
	6 a < 10	1
	≥ 10	2
Número de comorbidades	0 a 1	0
	≥ 2	1
Dias do hospital até a admissão na UTI	0 a < 1	0
	≥ 1	1
IL-6	0 a < 400	0
	≥ 400	1

SISTEMA DE ESCORE NUTRIC: SE IL-6 DISPONÍVEL

Soma de pontos	Categoria	Explicação
6 a 10	Escore alto	• Associado às piores evoluções clínicas (mortalidade, ventilação) • Esses pacientes provavelmente se beneficiam de dietoterapia agressiva
0 a 5	Escore baixo	• Esses pacientes têm baixo risco de desnutrição

SISTEMA DE ESCORE NUTRIC: SE IL-6 INDISPONÍVEL

Soma de pontos	Categoria	Explicação
5 a 9	Escore alto	
0 a 4	Escore baixo	

APACHE, acute physiologic assessment and chronic health evaluation (avaliação fisiológica aguda e avaliação de saúde crônica); *IL-6*, interleucina-6; *SOFA*, avaliação sequencial de falência de órgãos; *UTI*, unidade de terapia intensiva.
(De Heyland DK et al. Identifying critically ill patients who benefit the most from nutrition therapy: the development and initial validation of a novel risk assessment tool, *Crit Care* 15:R268, 2011.)

requerimento proteico em doenças críticas concluiu que a oferta de proteínas de 2 a 2,5 g/kg/dia é segura e pode ser ideal para a maioria dos pacientes críticos, exceto portadores de hipotensão refratária, sepse muito grave ou doença hepática grave (Hoffer e Bistrian, 2012). Um estudo clínico randomizado multicêntrico baseado nos registros clínicos de pacientes com doença crítica está atualmente sendo realizado com intuito de definir melhor seu requerimento proteico ideal. A administração de quantidades excessivas de proteínas não reduz o balanço negativo de nitrogênio característico de pacientes hipermetabólicos.

Vitaminas, minerais e elementos-traço. Não há diretrizes específicas para o fornecimento de vitaminas, minerais e elementos-traço em indivíduos metabolicamente estressados. Condições que incluem feridas, queimaduras, má-nutrição, dependência química (p. ex., álcool) e síndrome da realimentação podem afetar o requerimento de micronutrientes do paciente. A suplementação com as vitaminas antioxidantes E e C e minerais-traço (selênio, zinco, cobre) pode melhorar a evolução de pacientes críticos com queimaduras, traumatismo e sob ventilação mecânica, embora a dose, frequência e via de administração não tenham sido padronizadas (McClave et al., 2016). O requerimento de micronutrientes cresce em doenças agudas devido ao aumento da perda urinária e cutânea, bem como diminuição da absorção GI, alteração da distribuição e das concentrações séricas e proteínas de transporte. Com o aumento da ingestão calórica, pode ocorrer aumento da necessidade de vitaminas do complexo B, particularmente tiamina e niacina. O catabolismo e a perda de massa magra aumentam a perda de potássio, magnésio, fósforo e zinco. As perdas GIs e urinárias, a disfunção de órgãos e o desequilíbrio ácido-base necessitam de determinação do requerimento mineral e eletrolítico ajustado individualmente. Líquidos e eletrólitos devem ser fornecidos a fim de manter o débito urinário e as concentrações séricas de eletrólitos adequados.

Estratégias de alimentação. A via preferencial para fornecimento de nutrientes é a via oral com consumo de alimentos integrais. Todavia, pacientes críticos muitas vezes são incapazes de se alimentar devido à intubação endotraqueal e à dependência do ventilador. Além disso, a alimentação oral pode ser retardada devido ao comprometimento da mastigação, deglutição, anorexia induzida por medicações analgésicas ou choque pós-traumático e depressão. Pacientes capazes de se alimentar podem não conseguir atender ao aumento de seu requerimento energético e nutricional associado ao estresse metabólico e recuperação. Frequentemente necessitam de combinações de suplementos nutricionais orais, NE e NP. Quando a NE não atende ao requerimento nutricional ou quando há contraindicação para sonda GI, deve-se iniciar suporte com NP.

Momento e via de administração da alimentação. Ferramentas como a Triagem de Risco Nutricional (*Nutritional Risk Screening* – NRS 2002) e o escore NUTRIC (ver Tabela 37.3) têm sido utilizadas para identificar pacientes críticos mais propensos a se beneficiar da terapia de suporte nutricional (Kondrup et al., 2003; Heyland et al., 2011). A NRS 2002 é uma ferramenta mais simples, que inclui o IMC do paciente, perda de massa corporal nos últimos 3 meses, diminuição da ingestão dietética na última semana e presença de doença grave (Tabela 37.4), ao passo que o escore NUTRIC utiliza uma estimativa composta pela idade do paciente, avaliação fisiológica aguda e de saúde crônica (APACHE II), SOFA, número de comorbidades, dias

Tabela 37.4 Avaliação de risco nutricional (*Nutrition Risk Screening*) [NRS 2002].

AVALIAÇÃO INICIAL

		Sim	Não
1	O IMC é < 20,5?		
2	O paciente perdeu massa corporal dentro dos últimos 3 meses?		
3	O paciente apresentou ingestão reduzida em sua dieta na última semana?		
4	O paciente está gravemente enfermo? (p. ex., terapia intensiva)		

Sim: se a resposta for "sim" para qualquer questão, realiza-se avaliação adicional (ver adiante).
Não: se a resposta for "não" para todas as questões, o paciente será reavaliado semanalmente. Se o paciente estiver agendado para cirurgia extensa, considera-se plano de cuidado nutricional preventivo a fim de evitar riscos associados.

AVALIAÇÃO FINAL

Estado nutricional comprometido		Gravidade da doença (aumento do requerimento)	
Ausente **Escore 0**	Estado nutricional normal	Ausente **Escore 0**	Requerimentos nutricionais normais
Discreto **Escore 1**	Perda de massa corporal > 5% em 3 meses ou ingestão de alimentos < 50 a 75% do requerimento normal na semana anterior	Discreto **Escore 1**	Fratura de quadril, pacientes crônicos com complicações agudas: cirrose, DPOC, hemodiálise crônica, diabetes, oncologia
Moderado **Escore 2**	Perda de massa corporal > 5% em 2 meses ou IMC 18,5 a 20,5 + comprometimento da condição geral, ou ingestão de alimentos igual a 25 a 60% do requerimento normal na semana anterior	Moderado **Escore 2**	Cirurgia abdominal extensa, acidente vascular encefálico, malignidade hematológica grave
Grave **Escore 3**	Perda de massa corporal > 5% em 1 mês (> 15% em 3 meses) ou IMC < 18,5 + comprometimento da condição geral, ou ingestão de alimentos igual a 0 a 25% do requerimento normal na semana anterior	Grave **Escore 3**	Traumatismo craniano, transplante de medula óssea, pacientes em terapia intensiva (APACHE > 10)
Escore:	+	**Escore:**	= escore total
Idade	Se ≥ 70 anos, adicionar 1 ao escore total acima = idade – escore total ajustado		

Escore ≥ 3: o paciente tem risco nutricional e o plano de cuidado nutricional é iniciado.
Escore < 3: reavaliação semanal do paciente. Se o paciente estiver agendado para cirurgia extensa, considera-se plano de cuidado nutricional preventivo a fim de evitar riscos associados.

APACHE, acute physiologic assessment and chronic health evaluation (avaliação fisiológica aguda e avaliação de saúde crônica); *DPOC*, doença pulmonar obstrutiva crônica; *IMC*, índice de massa corporal. (De Kondrup J et al. ESPEN guidelines for nutrition screening 2002, *Clin Nutr*, 22:415, 2003.)

decorridos desde a chegada ao hospital até a entrada na UTI e níveis de IL-6 (quando disponíveis) (ver Tabela 37.3).

A NE é a via de preferência para alimentação do paciente crítico que não consegue ingerir alimento e ainda não tem boa função intestinal. As alimentações devem ser iniciadas cedo, dentro das primeiras 24 a 48 horas a partir da admissão na UTI e avançadas no sentido das metas calóricas durante as próximas 48 a 72 horas. Acredita-se que a ingestão de 50 a 65% da meta calórica durante a primeira semana de hospitalização seja suficiente para alcançar o benefício clínico da NE. Essa prática é direcionada a pacientes hemodinamicamente estáveis. No cenário da instabilidade hemodinâmica (requerimento hídrico elevado ou uso de catecolaminas em altas doses), a alimentação por sonda deve ser protelada até que o paciente seja completamente ressuscitado ou esteja estável, a fim de minimizar o risco de lesão de reperfusão isquêmica.

Pode ser utilizada alimentação pelo estômago ou intestino delgado. Esta última é indicada para pacientes que não toleram a alimentação por via gástrica ou que foram avaliados com alto risco de aspiração (McClave et al., 2016). Sondas nasoentéricas ou inseridas cirurgicamente podem ser utilizadas para pacientes com lesão grave de cabeça, tórax ou coluna; lesão da face que necessite de cerclagem mandibular; lesões gástricas proximais ou esofágicas; lesão grave em pâncreas ou duodeno; e traumatismo grave com planejamento de múltiplas cirurgias.

A tolerância enteral deve ser monitorada por meio da avaliação do nível de dor, presença de distensão abdominal, passagem de gases e fezes, exame físico e, caso apropriado, radiografia abdominal. A elevação da cabeceira da cama e o uso de medicações pró-cinéticas podem diminuir o risco de aspiração. A causa da diarreia, quando presente, deve ser determinada, incluindo avaliação de diarreia infecciosa. Os pacientes devem ser avaliados para ingestão de medicações hiperosmóticas e antibióticos de amplo espectro. A NP é indicada para pacientes nos quais a NE tenha sido malsucedida ou seja contraindicada.

A seleção da fórmula e os requerimentos de líquidos, energia e nutrientes, assim como a função GI, determinam as escolhas do produto enteral. A maioria das fórmulas enterais poliméricas padrão pode ser utilizada para alimentar pacientes críticos. Todavia, em alguns casos ocorre intolerância a essas fórmulas devido a seu conteúdo lipídico, o que, por vezes, requer administração temporária de fórmulas de baixo teor lipídico ou produtos que contenham maior proporção de triglicerídios de cadeia média. Muitos produtos disponíveis comercialmente (ver Apêndice 15) foram desenvolvidos especificamente para pacientes com traumatismo e estresse metabólico. Esses produtos possuem, em geral, maior conteúdo proteico e maior proporção de AACR e/ou adição de glutamina, arginina ou vitaminas e minerais antioxidantes.

Formulações enterais imunomoduladoras contendo arginina, glutamina, ácidos nucleicos, antioxidantes e ácidos graxos ômega-3 proporcionam potenciais efeitos benéficos e evolução favorável para pacientes críticos submetidos a cirurgias GI, bem como traumatizados e queimados. Contudo, tais formulações não devem ser utilizadas rotineiramente em pacientes na UTI com quadro de sepse, pois podem agravar a resposta inflamatória (McClave et al., 2016). Devem ser evitadas as fibras insolúveis em pacientes críticos, embora fibras solúveis possam ser benéficas para pacientes críticos hemodinamicamente estáveis que desenvolvem diarreia (McClave et al., 2016). Pacientes com alto risco de isquemia intestinal inicialmente não devem receber fórmulas ou dietas que contenham fibras.

TRAUMATISMO E ABDOME ABERTO

Após uma cirurgia extensa ou traumatismo, distensão de alças intestinais e estados de choque, alguns pacientes apresentam aumento da pressão intra-abdominal, que causa hipoperfusão e isquemia do intestino e outras estruturas peritoneais e retroperitoneais. A **síndrome compartimental abdominal** ocorre com o aumento da pressão intra-abdominal, resultante com frequência de traumatismo abdominal grave ou sepse. Essa condição gera consequências profundas, incluindo instabilidade hemodinâmica e anormalidades respiratórias, renais e neurológicas. Como a cavidade abdominal tornou-se muito pequena, o manejo consiste em laparotomia descompressiva de emergência (incisão cirúrgica da parede abdominal) para promover alívio da pressão intra-abdominal. Não é realizada a síntese da parede, seja porque o edema visceral é muito grave para o fechamento ou porque se necessita de nova exploração futura. Utiliza-se, portanto, o fechamento abdominal temporário (FAT). O método recomendando para manejo do FAT é a terapia com pressão negativa da ferida. Tão logo o paciente possa tolerar, realiza-se fechamento da fáscia (Coccolini et al., 2018).

Pacientes com abdome aberto demonstram graves alterações metabólicas, maior perda de líquidos e maior requerimento nutricional. O abdome aberto também pode ser uma fonte significativa de perda de proteínas, dependendo da quantidade de líquido drenada. Recomenda-se adição à nutrição prescrita de cerca de 15 a 30 g extras de proteínas por litro de exsudato drenado (McClave et al., 2016). Já houve certa controvérsia sobre a possibilidade de pacientes com abdome aberto poderem ser alimentados por via enteral. Conquanto o paciente esteja hemodinamicamente estável e não necessite de reanimação com grandes quantidades de fluidos ou aumento das doses de vasopressores, a alimentação enteral será possível (McClave et al., 2016). Idealmente, realiza-se introdução de uma sonda nasojejunal no momento da cirurgia, com intuito de facilitar o suporte da NE precocemente.

O manejo de pacientes com fístulas intestinais e feridas extensas em drenagem também é desafiador tanto cirúrgica quando nutricionalmente, pois esses pacientes apresentam anormalidades metabólicas associadas à perda de líquidos, eletrólitos e nutrientes (Friese, 2012; Majercik et al., 2012). As prioridades do manejo de fístulas intestinais são restauração da volemia, reposição das perdas hídricas e eletrolíticas, tratamento da sepse, controle da drenagem da fístula, proteção da pele circunjacente e fornecimento de terapia de suporte nutricional ideal. As diretrizes da ASPEN/La Federación Latinoamericana de Terapia Nutricional (FELANPE) foram desenvolvidas para ajudar clínicos nos cuidados de pacientes adultos com fístula enterocutânea (Kumpf et al., 2017). A NE é a via de preferência para a alimentação se a drenagem da fístula não ultrapassar 500 mℓ/dia e se o acesso puder ser realizado no local da fístula ou distal ao mesmo. Se a drenagem for > 500 mℓ/dia ou comprometer a integridade da pele, equilíbrio hídrico ou eletrolítico, poderá ser necessária a NP. O requerimento proteico recomendado é de 1,5 a 2 g/kg ou até 2,5 g/kg se o paciente apresentar fístula enteroatmosférica com alto volume de drenagem. Não foram estabelecidas metas específicas de calorias, embora esse requerimento provavelmente seja semelhante ao de outros pacientes críticos. A somatostatina ou seus análogos podem diminuir a drenagem e auxiliar no fechamento espontâneo (ver Capítulos 12 e 27).

QUEIMADURAS EXTENSAS

Fisiopatologia

Queimaduras extensas resultam em traumatismo grave, cuja resposta pode ser mais pronunciada e prolongada que qualquer outra lesão. A liberação de mediadores inflamatórios resulta em muitas alterações metabólicas. São comuns alterações como hipermetabolismo, catabolismo de proteínas musculares, SDMO, resistência à insulina e infecção. O requerimento energético pode aumentar até 100% acima do gasto energético de repouso (GER), dependendo da extensão e da profundidade da lesão (Figura 37.6). O catabolismo exagerado de proteínas e aumento da excreção de nitrogênio na urina acompanham o hipermetabolismo, ocorrendo também perda de proteínas por meio da exsudação da queimadura. Geralmente, é necessária ventilação mecânica, especialmente em pacientes que estiveram em ambiente com fumaça por

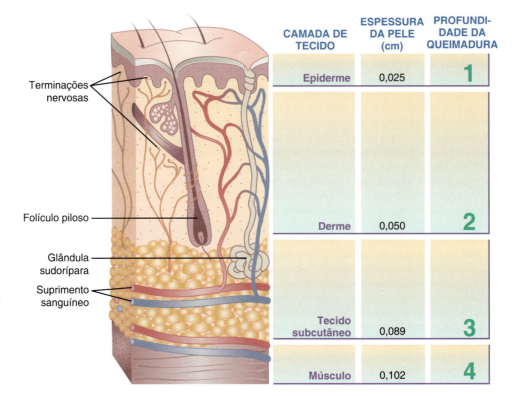

Figura 37.6 Interpretação da classificação de queimaduras com base na lesão tegumentar.

período prolongado, resultando em lesão por inalação. Efeitos adversos como íleo adinâmico, náuseas, anorexia e disfagia são comuns após a lesão e podem complicar ainda mais a capacidade dos pacientes de atender às suas necessidades nutricionais. Em crianças, a cicatrização após uma queimadura e traumatismo requer não apenas restauração da oferta de oxigênio e calorias adequadas para suporte metabólico, como também consciência acerca de como a taxa metabólica, requerimentos do crescimento e resposta fisiológica da criança diferem do adulto (Cook e Blinman, 2010).

Tratamento clínico

Reposição de líquidos e eletrólitos

As primeiras 24 a 48 horas de tratamento de pacientes com traumatismo térmico são dedicadas à reanimação hídrica. O volume utilizado é de aproximadamente 2 a 4 mℓ/kg de massa corporal por porcentagem queimada, dependendo das demandas ou respostas fisiológicas do paciente. Em geral, metade do volume calculado para 24 horas é fornecido nas primeiras 8 horas após a queimadura e o restante dentro das 16 horas seguintes. O débito urinário é utilizado para ajustar a taxa de infusão de fluidos IV.

O volume de fluidos necessário baseia-se na idade e na massa corporal do paciente, bem como na extensão da lesão designada pela porcentagem de **área de superfície corporal total (ASCT) queimada**. Após término da reanimação, o fornecimento de fluidos é mantido para suprir os requerimentos de manutenção e perdas por evaporação que continuam ocorrendo pelas queimaduras abertas. A perda de água por evaporação pode ser estimada entre 2 e 3,1 mℓ/kg em 24 horas por porcentagem de ASCT queimada. O sódio sérico, concentração osmolar e massa corporal são utilizados para monitorar o *status* hídrico. O fornecimento adequado de líquidos e eletrólitos o mais rápido possível após a lesão é crucial para a manutenção do volume circulatório e prevenção de isquemia.

Tratamento da ferida

O tratamento da ferida depende da profundidade e da extensão da queimadura. O tratamento cirúrgico atual consiste no emprego de agentes antimicrobianos tópicos e curativos biológicos e sintéticos, desbridamento precoce, excisão e enxertia. O gasto energético pode ser reduzido ligeiramente com a prática de cobrir as feridas o mais rápido possível, a fim de diminuir a perda de calor e nitrogênio por evaporação e prevenir a infecção.

Medidas auxiliares

Exercícios de amplitude de movimento passiva e ativa devem ser iniciados precocemente no hospital a fim de prevenir formação de contratura. A fisioterapia e a terapia ocupacional ajudam a manter a função e prevenir definhamento e atrofia muscular. Um ambiente aquecido minimiza a perda de calor e gasto de energia, a fim de manter a temperatura corporal. Cobertores térmicos, lâmpadas quentes e coletes térmicos individuais devem ser utilizados a fim de manter a temperatura ambiente próxima de 30°C. A minimização do medo e da dor por meio de suporte por parte da equipe e uso adequado de analgésicos também pode reduzir o estímulo da liberação de catecolaminas, ajudando a evitar aumento do gasto de energia. Tratamentos como *biofeedback*, técnicas de visualização guiadas e sono ininterrupto são úteis. Diversas estratégias farmacológicas já foram empregadas para atenuar o estado hipermetabólico e perda contínua de proteínas de pacientes queimados (Abdullahi e Jeschke, 2014). Agentes anabólicos incluem insulina, oxandrolona e propranolol, que melhoram a massa magra por meio de efeitos metabólicos sobre músculos esqueléticos ou tecido adiposo. A insulina diminui a degradação de proteínas; a oxandrolona reduz tanto a degradação de proteínas quanto a oxidação de gorduras; e o propranolol reduz a oxidação de gorduras e promove homeostasia da glicose. Esses agentes têm sido utilizados atualmente com suporte nutricional no cuidado de pacientes com queimaduras.

Dietoterapia

O paciente vítima de queimadura apresenta metabolismo muito acelerado e necessita de maiores quantidades de energia, carboidratos, proteínas, gorduras, vitaminas, minerais e antioxidantes a fim de promover a cura e prevenir sequelas deletérias.

As metas da dietoterapia após lesão por queimadura extensa incluem fornecimento de quantidade adequada de calorias a fim de atender ao requerimento energético e, ao mesmo tempo, minimizar complicações metabólicas associadas, prevenir ou corrigir deficiências nutricionais específicas e realizar o manejo hídrico e eletrolítico para promover débito urinário adequado e homeostasia normal (ver Boxe 37.3 para metas nutricionais de indivíduos com queimaduras). É preciso implementar cuidado cirúrgico adequado, controle de infecções e nutrição tão logo quanto possível após a reanimação. Retardos na admissão em unidade especializada em queimaduras podem ser deletérios, especialmente para crianças, pois a má-nutrição é uma preocupação comum. A avaliação nutricional do paciente adulto vítima de queimadura deve incluir avaliação de quaisquer usos abusivos de substâncias preexistentes, doença psiquiátrica ou doença crônica que possam estar associadas à desnutrição e influenciar o requerimento energético e nutricional.

Muitos pacientes queimados são capazes de ingerir alimento, de forma que o aconselhamento nutricional deve focar-se na seleção de alimentos e líquidos com alto teor proteico e alta densidade calórica. Não é incomum pacientes necessitarem de suporte nutricional suplementar, devendo ser considerada a NE em casos nos quais o paciente não é capaz de alimentar-se ou atingir a ingestão adequada somente com alimentos. Nas queimaduras extensas, deve-se introduzir uma sonda enteral o mais rápido possível após a lesão. O início precoce do suporte com NE demonstrou-se capaz de atenuar a resposta hipermetabólica e diminuir o grau de catabolismo proteico. A alimentação trófica pós-pilórica já foi iniciada com segurança 4 a 6 horas após a queimadura e ajustada para volumes desejados após o período de reanimação. A introdução de uma sonda de alimentação no duodeno ou jejuno também permite nutrição ininterrupta com procedimentos cirúrgicos frequentes (Varon et al., 2017). Em contrapartida, muitos pacientes com sonda gástrica necessitam permanecer com nada por via oral (NVO) para excisões de feridas e enxertos de pele, o que limita sua capacidade de receber nutrição adequada.

Energia

O aumento do requerimento energético de pacientes queimados varia segundo a extensão da queimadura – pacientes com queimaduras graves muitas vezes aproximam-se de gasto energético previsto duas vezes maior que o normal. A extensão da queimadura é o fator que mais contribui na mensuração do gasto energético, seguido da idade (Shields et al., 2013). A maioria das equações preditivas utilizadas no cálculo do gasto energético de adultos gravemente queimados não se correlaciona fortemente com o gasto energético mensurado (Shields et al., 2013). Portanto, a mensuração por meio da CI é o método mais confiável para se avaliar o gasto energético de pacientes com queimaduras. Acredita-se que possa ser necessário aumento do requerimento energético em 10 a 30% acima do GER a fim de limitar a perda de massa corporal desses pacientes e atender ao gasto de energia relacionado aos cuidados com a ferida e fisioterapia. Quando a CI não for uma opção, há certo debate acerca de qual equação preditiva seria ideal. Dickerson comparou 46 equações preditivas aos resultados da CI de 24 pacientes adultos e descobriu que as mais precisas e sem viés foram as de Xie (1993), Zawacki (1970) e Milner (1994) (Dickerson et al., 2002), ao passo que Shields comparou nove equações preditivas aos resultados de CI de 31 adultos vítimas de queimaduras e concluiu que as equações de Milner (1994), Carlson (1992) e Harris-Bennedict foram as únicas com fator de lesão de 1,5 que não diferiram estatisticamente do gasto energético mensurado (Shields et al., 2013). As diretrizes da European Society of Clinical Nutrition and Metabolism (ESPEN) sugerem a equação de Toronto para pacientes adultos com queimaduras e a equação de Schofield para crianças (Rousseau et al., 2013).

Podem ser necessárias calorias adicionais devido a febre, sepse, traumatismos múltiplos ou estresse relacionado à cirurgia. Embora o ganho de massa corporal possa ser desejável para pacientes gravemente abaixo da massa corporal, não é geralmente viável até que a doença aguda tenha sido resolvida. A hiperalimentação pode levar à dificuldade de desmame da ventilação mecânica, esteatose hepática, azotemia e hiperglicemia. Quando o fator de 1,4 foi adicionado ao GER mensurado, os pacientes ganharam massa corporal, embora com aumento na massa adiposa sem melhora na massa magra (Hart et al., 2002). Ajustes nas metas calóricas podem ser necessários quando os pacientes recebem grande quantidade de solução de dextrose IV e propofol (um anestésico com veículo lipídico).

A manutenção da massa corporal deve ser a meta para pacientes com sobrepeso até que o processo de cicatrização conclua-se. Indivíduos obesos podem apresentar maior risco de infecção da ferida e ruptura do enxerto. Há poucos dados sobre o requerimento energético de pacientes obesos com queimaduras e, ainda que a equação da PSU tenha sido recomendada para pacientes obesos críticos, não foi ainda validada com a população de pacientes com queimaduras. Um pequeno estudo incluindo pacientes obesos traumatizados e nove obesos com queimaduras demonstrou que 21 kcal/kg/dia foram mais semelhantes ao GER médio mensurado do que as equações estudadas (Stucky et al., 2008).

Proteínas

O requerimento proteico de pacientes com queimaduras é maior devido à perda pela urina e através das feridas, aumento da gliconeogênese e cicatrização das feridas. Evidências recentes promovem a alimentação com grandes quantidades de proteínas. Recomenda-se fornecimento de 1,5 a 2 g/kg em adultos e 2,4 a 4 g/kg em crianças (McClave et al., 2016).

A adequação da ingestão de energia e proteínas é mais corretamente avaliada por meio do monitoramento da cicatrização da ferida, pega do enxerto e parâmetros de avaliação nutricional básica. A cicatrização da ferida ou a pega do enxergo podem sofrer retardos se a perda de massa corporal superar 10% da massa corporal usual. Pode ser difícil obter uma avaliação exata da perda de massa corporal em razão do deslocamento de líquidos ou edema, ou devido a diferenças nos pesos de curativos e talas. A coordenação entre mensuração da massa corporal e momentos de troca de curativos ou hidroterapia pode permitir registro da massa corporal sem interferência de curativos e talas. É necessário o monitoramento das tendências de massa corporal em comparação com a massa corporal no momento da admissão, massa corporal antes da reanimação e avaliação física contínua.

Boxe 37.3 Metas da dietoterapia para pacientes com queimaduras.

1. Minimizar resposta de estresse metabólico por meio de
   - Controle da temperatura ambiente
   - Manutenção de equilíbrio hídrico e eletrolítico
   - Controle da dor e ansiedade
   - Excisão e cobertura precoce das feridas
   - Consideração de agentes farmacológicos que atenuem demandas metabólicas
2. Atender demandas nutricionais por meio de
   - Fornecimento de quantidade adequada de calorias a fim de prevenir perda de massa corporal maior que 10% da massa corporal usual
   - Fornecimento de quantidade adequada de proteínas a fim de promover cicatrização de feridas, melhorar função imunológica e limitar perda de massa magra
   - Fornecimento de suplementação vitamínica e mineral se indicado
3. Continuar reavaliando requerimentos nutricionais
   - Repetir calorimetria indireta (CI) semanalmente nos estágios iniciais da lesão pela queimadura e depois conforme necessário
   - Comparar volumes de nutrição enteral (NE) recebidos com os volumes solicitados e ajustar taxas quando necessário
   - Repetir avaliação física e monitorar tendências de massa corporal comparadas com a massa corporal no momento da admissão (pré-reanimação)

O balanço de nitrogênio geralmente é utilizado na avaliação da eficácia de um regime nutricional, porém não pode ser considerado preciso sem a consideração de perdas pela ferida, o que é difícil no cenário clínico. A excreção de nitrogênio deve começar a diminuir à medida que as feridas cicatrizam, ou recebem enxerto ou são cobertas. Infelizmente, proteínas séricas como albumina e pré-albumina são mais representativas da resposta de fase aguda do que estado nutricional. O uso desses testes laboratoriais com finalidade de monitorar o *status* nutricional não é recomendado (SCCM e ASPEN, 2016).

Micronutrientes e antioxidantes

Vitaminas e elementos traço são necessários para muitos estágios do processo de cicatrização de queimaduras, tendo sido demonstrado que seus níveis circulantes diminuem ou devido ao processo inflamatório ou devido a perdas pelo exsudato das feridas. Embora se saiba que as concentrações de muitas vitaminas e minerais sejam menores nessa população após a lesão, as diretrizes de suplementação exata não foram determinadas e as práticas entre diferentes instituições é variável. As diretrizes tanto da ASPEN quanto da ESPEN recomendam suplementação, porém sem especificar doses (McClave et al., 2016; Rousseau et al., 2013). Uma revisão sistemática e metanálise recente avaliou a suplementação de selênio, cobre e zinco isoladamente ou combinados. Os resultados não demonstraram efeito sobre o tempo de internação (TI) ou mortalidade, mas houve significativa redução dos episódios de infecção (Kurmis et al., 2016).

A vitamina C está envolvida na síntese de colágeno, formação de fibroblastos e capilares e na manutenção do sistema imunológico; também atua como um potente antioxidante (Nordlund et al., 2014). Ademais, suas concentrações diminuem após uma lesão por queimadura e podem ser resultado de perdas cutâneas (Vinha et al., 2013). A vitamina C é frequentemente suplementada com finalidade de promover a cicatrização de feridas (0,5 a 1 g/dia), com alguns centros empregando altas doses (0,66 mg/kg/h em 24 horas) durante o período de reanimação a fim de minimizar os requerimentos de fluidos da reanimação (Rousseau et al., 2013).

A vitamina A também é um importante nutriente para a função imunológica e epitelização. Sua deficiência compromete a síntese de colágeno e pode afetar negativamente a cicatrização das feridas. Também é possível ocorrer toxicidade, contudo, sendo necessário limitar a suplementação de vitamina A em pacientes com doenças renal e hepática. Alguns dados clínicos sugerem suplementação de rotina da vitamina A em casos de queimaduras, embora se tenha observado retorno das concentrações de vitamina A ao normal 2 semanas após a lesão sem suplementação (Nordlund et al., 2014).

A deficiência de vitamina D foi relatada em pacientes pediátricos e adultos com queimaduras. Ainda não se sabe como interpretar suas concentrações na doença crítica, não havendo doses de suplementação estabelecidas. A vitamina D é uma área de constante pesquisa, especialmente na população vítima de queimaduras, a qual apresenta risco prolongado de deficiência tendo em vista que uma grande fonte da produção de vitamina D é a pele (Al-Tarrah et al., 2018).

Desequilíbrios eletrolíticos que envolvem o sódio ou potássio sérico geralmente são corrigidos por meio do ajuste da fluidoterapia. A hiponatremia pode ser observada em pacientes cujas perdas por evaporação são reduzidas drasticamente pela aplicação de curativos ou enxertos; pacientes que tiveram alterações nos fluidos de manutenção; ou pacientes tratados com aplicação de nitrato de prata, que tende a remover sódio da ferida. A restrição do consumo oral de água pura ou líquidos desprovidos de sódio pode ajudar na correção da hiponatremia. A hipopotassemia geralmente ocorre após a reanimação hídrica inicial e durante o processo de síntese proteica. O potássio sérico ligeiramente aumentado pode indicar hidratação inadequada.

Pode ocorrer depressão das concentrações séricas de cálcio em pacientes com queimaduras que envolvam mais que 30% da ASCT. A hipocalcemia vem acompanhada de hipoalbuminemia. Perdas de cálcio podem ser exacerbadas quando os pacientes permanecem imóveis ou são tratados com nitrato de prata. A ambulação precoce e exercícios ajudam a minimizar tais perdas.

Já foi identificada hipofosfatemia em pacientes com queimaduras extensas. São mais comumente observadas em pacientes que recebem grandes volumes de reanimação hídrica com infusão parenteral de solução de glicose e grandes quantidades de antiácidos para profilaxia de úlceras de estresse. As concentrações séricas precisam ser monitoradas e deve ser fornecida suplementação apropriada de fosfato. Concentrações de magnésio também podem demandar atenção porque pode ocorrer perda de quantidade significativa de magnésio na ferida por queimadura. Muitas vezes, realiza-se suplementação de fósforo e magnésio por via parenteral com intuito de prevenir irritação GI.

Foi relatada concentração reduzida de zinco em pacientes com queimaduras, embora não se saiba se isso representa o *status* geral do organismo ou se é uma consequência da hipoalbuminemia, pois o zinco liga-se à albumina sérica. O zinco é um cofator do metabolismo energético e da síntese proteica. É comum a suplementação com 220 mg de sulfato de zinco (50 mg de zinco elementar) (Nordlund et al., 2014). Todavia, o conteúdo de zinco da alimentação por sonda enteral e outras vitaminas devem ser monitorados a fim de prevenir suplementação excessiva de zinco a longo prazo, que pode resultar em deficiência de cobre. A anemia observada inicialmente após uma queimadura geralmente não tem relação com deficiência de ferro e é tratada com concentrado de hemácias.

Métodos de suporte nutricional

Métodos de suporte nutricional devem sem implementados com base em cada indivíduo. A maior parte dos pacientes com menos que 20% da ASCT queimada são capazes de atender às suas necessidades com uma dieta oral regular de alto teor calórico e proteico. Muitas vezes, nutrientes ocultos como a proteína adicionada a pudins, leites e gelatinas é útil, pois o consumo de grandes quantidades de alimento pode ser demais para o paciente. Pacientes devem ter acesso imediato a alimento e líquidos à beira do leito. Devem ser encorajados a consumir bebidas com alta densidade calórica e alto teor proteico. O envolvimento de familiares e cuidadores no momento das refeições ajuda a promover boa ingestão oral.

Pacientes com queimaduras extensas, gasto energético elevado ou inapetência podem necessitar de alimentação por sonda ou NP. A alimentação por sonda é o método de preferência para terapia de suporte nutricional em pacientes com queimaduras, embora a NP possa ser necessária em casos nos quais a via enteral esteja impossibilitada. Como a presença de íleo adinâmico geralmente envolve somente o estômago, pacientes com queimaduras graves podem ser alimentados com sucesso por meio de sonda introduzida em intestino delgado. A NP pode ser necessária em pacientes que não toleram alimentação por sonda ou que não possuem acesso enteral. Infusões lipídicas parenterais à base de óleo de soja podem inibir a função imunológica. Estão disponíveis atualmente emulsões lipídicas alternativas com misturas de óleos, embora não tenham sido estudadas especificamente na população com queimaduras. Com monitoramento cuidadoso, a linha central para NP pode ser mantida através de feridas da queimadura (ver Capítulo 12).

CIRURGIA

O fornecimento de suporte metabólico e nutricional formulado corretamente e administrado com segurança é uma questão de vida ou morte em unidades de terapia intensiva e centros cirúrgicos; pacientes obesos apresentam maior risco cirúrgico (Blackburn et al., 2020). Embora a morbidade cirúrgica correlacione-se melhor com a extensão da doença primária e natureza da cirurgia realizada, a desnutrição também pode exacerbar a gravidade das complicações. Um paciente bem nutrido geralmente tolera melhor grandes cirurgias do que um paciente gravemente desnutrido. A desnutrição é associada à maior incidência de complicações cirúrgicas, morbidade e mortalidade. Se um paciente desnutrido necessitar de uma cirurgia GI extensa e a NE não for viável, a NP deverá ser iniciada 7 a 10 dias antes da cirurgia e continuada pelo período pós-operatório caso se antecipe duração da terapia superior a 7 dias. Para pacientes que não estejam desnutridos no momento da admissão, mas nos quais a NE não seja viável, a NP deverá ser protelada por 5 a 7 dias após a cirurgia (McClave et al., 2016; ver Capítulo 12).

Dietoterapia

Cuidados nutricionais pré-operatórios

A prática de rotina de solicitar que um paciente não consumisse NVO à meia-noite antes da cirurgia foi descontinuada em muitos cenários. A American Society of Anesthesiologists historicamente recomendava jejum sólido 6 horas antes da cirurgia e hídrico 2 horas antes da indução anestésica. Essa prática tinha como finalidade minimizar a aspiração e regurgitação. O consumo de uma bebida com alto teor de carboidratos no período pré-operatório demonstrou melhora do controle glicêmico e redução das perdas de nitrogênio, massa magra e força muscular após cirurgia abdominal e colorretal (Bilku et al., 2014).

Cuidados nutricionais pós-operatórios

Pacientes criticamente enfermos recebendo cuidado no período pós-operatório na UTI devem receber NE precoce, exceto quando houver contraindicação absoluta (McClave et al., 2016). Essa prática após cirurgia GI extensa está associada à diminuição da infecção e hospitalização. Se o paciente estiver mal nutrido (grave ou não grave), contudo, o uso da NP é indicado a fim de fornecer suporte perioperatório até que o paciente esteja apto a tolerar regimes de alimentação enteral (McClave et al., 2016). O uso de fórmulas enterais otimizadas para imunidade contendo arginina está associado à redução de complicações com a ferida e menor TI hospitalar em pacientes submetidos a cirurgias GIs (Drover et al., 2011; Marik e Zaloga, 2010).

Se a alimentação oral não for possível ou quando se antecipa período prolongado de NVO, deve-se introduzir um dispositivo de acesso para alimentação enteral no momento da cirurgia. Sondas de gastrostomia-jejunostomia combinadas oferecem significativas vantagens sobre gastrostomia padrão porque permitem simultânea drenagem gástrica pela sonda de gastrostomia e nutrição enteral pela sonda jejunal.

O momento da introdução de alimentos sólidos após a cirurgia depende do grau de consciência do paciente e da condição de seu trato GI. Uma prática geral tem sido progredir ao longo de um período de várias refeições desde líquidos claros até líquidos densos e, finalmente, alimentos sólidos. Todavia, não há razão fisiológica para não introduzir alimentos sólidos tão logo o trato GI esteja funcionando e alguns líquidos sejam tolerados. Pacientes cirúrgicos podem ser alimentados com dieta regular de alimentos sólidos em vez de dieta com líquidos claros.

CASO CLÍNICO

Estudo cronológico de caso clínico com respostas sugeridas

Primeira avaliação

Um homem nativo norte-americano de 44 anos foi admitido em um hospital com hérnia ventral encarcerada e provável comprometimento intestinal. Foi submetido ao reparo da hérnia e, durante a cirurgia, observaram-se áreas escurecidas em intestino delgado (sinal clínico de falta de oxigênio). O paciente foi deixado com fechamento abdominal temporário e permaneceu sob ventilação mecânica e sedação. No quinto dia no hospital, foi realizada a ressecção de 30 cm do jejuno e o paciente foi deixado com descontinuidade (o jejuno ainda não foi reanastomosado) com plano de retorno à sala de cirurgia dentro das próximas 24 horas.

Dados de triagem e avaliação

Altura = 1,83 m
Massa corporal = 165 kg
Índice de massa corporal = 49 kg/m²
Peso corporal ideal = 81 kg
Alteração da massa corporal no último mês antes da admissão: nenhuma
Redução da ingestão no último mês: não
Exame físico: edema grave com sinal de Godet positivo nos calcanhares e extremidades superiores
Exame abdominal: distensão com ausência de ruídos intestinais
Recebendo no momento solução salina normal 0,45% em taxa de 120 mℓ/h
Ganhos/perdas = 3.305/3.725 mℓ

Valores laboratoriais

Sódio: 138 mmol/dℓ
Potássio: 3 mmol/dℓ
Cloreto: 105 mmol/dℓ
Dióxido de carbono: 27 mmol/dℓ
Ureia: 13 mg/dℓ
Creatinina: 1,28 mg/dℓ
Glicemia: 185 mg/dℓ
Cálcio ionizado: 1,12 mm/ℓ
Magnésio: 1,6 mg/dℓ
Fósforo: 2,1 mg/dℓ
Albumina: 1,9 g/dℓ

1. Redija afirmações pertinentes de diagnóstico nutricional (no formato problema, causa e sinais e sintomas [PCS]) em ordem de prioridade para esse paciente.
   Desnutrição no contexto de doença aguda, conforme evidenciado pela ingestão energética < 50% do requerimento (≥ 5 dias) e grave acúmulo de líquido.
   Valores laboratoriais ligados à nutrição alterados relacionados à resposta metabólica ao estresse e à falta de ingestão de eletrólitos na dieta, bem como fluidos intravenosos, conforme evidenciado pelas concentrações baixas de sódio, potássio e fósforo.

2. Deveria ser iniciada a nutrição parenteral (NP) do paciente? Explique.
   Pela informação apresentada no caso, deve-se iniciar a NP do paciente pois o mesmo encontra-se desnutrido, esteve em NVO por 6 dias e não pode ser submetido à nutrição enteral (NE).

3. Calcule o requerimento nutricional do paciente.
   Seu requerimento nutricional deve ser estimado utilizando-se a abordagem hipocalórica e com alto teor proteico, pois o paciente é obeso mórbido (grau III) e sua função renal está normal. Deve-se utilizar o peso corporal ideal.
   O regime hipocalórico para esse paciente é de 11 a 14 kcal/kg de massa corporal real: 1.815 a 2.310 kcal/dia.
   O requerimento proteico pode ser mantido em 2 a 2,5 g/kg do peso ideal ou 162 a 203 g/dia.

Primeira alteração do quadro com reavaliação

O paciente retornou à sala de cirurgia (SC) do hospital no sexto dia, tendo o intestino delgado remanescente apresentado aspecto viável. Foi realizada a reanastomose (o jejuno foi reconectado ao sítio da ressecção prévia) e o abdome foi fechado. No sétimo dia no hospital, a temperatura do paciente subiu para 39°C e foram observados múltiplos abscessos abdominais infectados. O paciente foi novamente transferido à SC para drenagem dos abscessos. Durante esse período, sua pressão arterial (PA) e débito urinário declinaram consideravelmente, necessitando de reanimação hídrica e agentes vasopressores para estabilização

(continua)

CASO CLÍNICO (continuação)

Estudo cronológico de caso clínico com respostas sugeridas

da PA. Sua função renal apresentou piora. Não há plano de terapia de substituição renal no momento.
Quadro atual:
T máxima 39,3°C
VE = 15,6 ℓ/min (ventilação por minuto)
NP continuada
Fluidos intravenosos: solução salina normal 0,45% a 150 mℓ/h + *bolus* adicionais de fluido
Sódio: 131 mmol/dℓ
Potássio: 5,1 mmol/dℓ
Cloreto: 96 mmol/dℓ
Dióxido de carbono: 15 mmol/dℓ
Glicemia: 225 mg/dℓ
Cálcio ionizado: 1,01 mm/ℓ
Magnésio: 2,8 mg/dℓ
Fósforo: 4,8 mg/dℓ
Albumina: 1,2 g/dℓ
Hemogasometria arterial: 7,31/24/115/11

4. Durante o monitoramento, qual é o estado metabólico do paciente?
   O paciente tornou-se hipermetabólico e hipercatabólico e está apresentando piora da função renal.
   A hiperglicemia piorou.
   Excesso de eletrólitos (potássio, fósforo, magnésio).
5. Qual é o *status* ácido-base do paciente?
   O paciente apresenta acidose metabólica resultante de comprometimento da excreção renal de ácidos e reabsorção e regeneração de bicarbonato.
6. Redija as afirmações PCS atualizadas:
   Aumento do requerimento de nutrientes (energia e proteína) relacionado a uma resposta inflamatória sistêmica, conforme evidenciado por febre e aumento da ventilação por minuto.
   Valores laboratoriais ligados à nutrição alterados (hiperglicemia) relacionados ao metabolismo de estresse e aumento da glicose, conforme evidenciado pela glicemia de 225 mg/dℓ.
   Valores laboratoriais ligados à nutrição alterados relacionados à lesão renal aguda, conforme evidenciado pelo aumento de potássio, fósforo e magnésio.
7. O controle da glicemia do paciente está adequado? Se não, por que e o que deveria ser feito?
   Sua glicemia não está adequadamente controlada. Existe evidência de que, quando os valores da glicemia são controlados entre 140 e 180 mg/dℓ, a sobrevida é melhor.
   A carga de dextrose de sua NP deve ser reduzida ou deve ser instituído um protocolo padronizado de insulina, ou ambos. Ademais, o ganho energético deve ser avaliado a fim de confirmar ausência de hiperalimentação, pois isso poderia resultar em hiperglicemia.
8. Por que a albumina sérica do paciente está diminuindo?
   A redução das proteínas de fase aguda constitui uma resposta ao processo inflamatório que seu corpo realiza na tentativa de restabelecer a homeostasia.

Segunda alteração do quadro com reavaliação

No décimo dia no hospital, o paciente ainda não defecou, mas seu abdome está macio. Sua lesão renal aguda permanece, embora tenha sido iniciada hemodiálise e as concentrações de eletrólitos tenham sido normalizadas. Nas visitas, o responsável pela dieta pergunta se o paciente está estável o suficiente para iniciar alimentação por sonda pós-pilórica. A equipe cirúrgica e de terapia intensiva acredita que o quadro gastrintestinal do paciente melhorou o suficiente para iniciar alimentação enteral.

9. Que fórmula enteral deve ser utilizada? Seria indicado o uso de fórmula enteral otimizadora da imunidade?
   Fórmulas comerciais otimizadoras da imunidade, que combinam vários nutrientes que podem melhorar a função imunológica, não são indicadas na rotina e podem ser contraindicadas no paciente gravemente crítico, como o caso em tela.

Uma alimentação enteral polimérica foi iniciada por acesso pós-pilórico e gradualmente avançada até a taxa desejada durante os 2 a 3 dias seguintes. A tolerância foi demonstrada por ausência de alteração na distensão abdominal, dor ou náuseas e vômito. À medida que a alimentação é avançada, a NP é gradualmente retirada e então descontinuada quando se atinge > 60% da meta de NE.

VISÃO CLÍNICA

Fatores a serem considerados na interpretação da literatura com relação a dados conflituosos de evolução clínica nos estudos de suporte nutricional:

- Os desenhos dos estudos podem ser diferentes
- O tamanho amostral pode ser muito pequeno
- A amostra dos pacientes pode ser heterogênea; indivíduos podem diferir em doença ou lesão subjacente, nível de precisão, risco de mortalidade
- Inclusão de pacientes bem nutridos que provavelmente não demonstrariam um efeito da intervenção nutricional
- Pode haver ou não desnutrição preexistente, que pode ou não ser diagnosticada com critérios similares
- O tempo de internação na unidade de terapia intensiva (UTI) pode variar
- Intervalo de tempo curto da terapia nutricional na UTI
- Pode haver diferenças com relação ao momento de iniciar a nutrição enteral (NE) ou parenteral (NP)
- Contribuição de fontes calóricas não nutricionais, como D5W (dextrose 5% em água) e medicações em sistemas lipídicos (p. ex., propofol, clevidipina)
- Diferenças em técnicas para estabelecimento das metas de energia (p. ex., calorimetria indireta, equações preditivas, kcal/kg)

VISÃO CLÍNICA

Recuperação otimizada após cirurgia (*Enhanced Recovery After Surgery* – ERAS)

Apresentada pela primeira vez no fim da década de 1990, essa via multimodal de cuidados de pacientes cirúrgicos tornou-se um padrão para muitas condições, incluindo ressecção de cólon, fígado e esôfago; pancreatoduodenectomia; cirurgia bariátrica; procedimentos ginecológicos extensos; e cirurgia de câncer em cabeça e pescoço (Ljungqvist et al., 2017). Essa abordagem de manejo envolve aspectos dos cuidados pré-operatórios do paciente, cuidados durante a cirurgia e cuidados pós-operatórios (Figura 37.7). Os elementos centrais da ERAS abordam fatores-chave, incluindo controle de dor, disfunção entérica, necessidade de fluidos intravenosos e ambulação. Os componentes da ERAS ajudam a esclarecer como essas áreas interagem para afetar a recuperação do paciente, com evidências cumulativas demonstrando que seu uso resulta em evolução positiva comparado aos cuidados cirúrgicos usuais.

Em metanálise, Varadhan et al. (2010) relataram que a ERAS demonstrou redução do tempo de cuidado cirúrgico em mais de 30% e redução de complicações pós-operatórias em até 50%. Uma sociedade internacional de ERAS foi formada em 2010 com a missão de "desenvolver cuidados peroperatórios e melhorar a recuperação por meio de pesquisas, cursos educacionais e implementação de práticas baseadas em evidências" (Gustafsson et al., 2012).

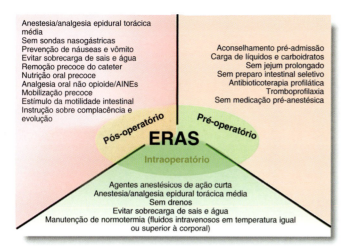

Figura 37.7 Protocolo de recuperação otimizada após cirurgia (enhanced recovery after surgery – ERAS). AINEs: anti-inflamatórios não esteroidais. (De Short HL, Taylor N, Thakore M et al., *J Ped Surg*, 53(March), pp 418-430, 2018.)

WEBSITES ÚTEIS

American Burn Association
American Society for Parenteral and Enteral Nutrition (ASPEN)
ERAS® Society
Society of Critical Care Medicine (SCCM)

REFERÊNCIAS BIBLIOGRÁFICAS

Abdullahi A, Jeschke MG: Nutrition and anabolic pharmacotherapies in the care of burn patients, *Nutr Clin Pract* 29:621–630, 2014.
Academy of Nutrition and Dietetics: *Critical illness: glucose control. Evidence-analysis library, 2012*. Available at: https://www.andeal.org/template.cfm?template=guide_summary&key=3204.
Academy of Nutrition and Dietetics: *Critical illness: determination of resting metabolic rate, 2012*. Available at: https://www.andeal.org/template.cfm?template=guide_summary&key=3200.
Al-Tarrah K, Hewison M, Moiemen N, et al: Vitamin D status and its influence on outcomes following major burn injury and critical illness, *Burns Trauma* 6:11, 2018.
Bilku DK, Dennison AR, Hall TC, et al: Role of preoperative carbohydrate loading: a systematic review, *Ann R Coll Surg Engl* 96:15–22, 2014.
Blackburn GL, Wollner S, Bistrian BR: Nutrition support in the intensive care unit: an evolving science, *Arch Surg* 145:533–338, 2010.
Bone RC, Balk RA, Cerra FB, et al: American Society of Chest Physicians/Society of Critical Care Medicine consensus conference: definitions for sepsis and organ failure and guidelines for the use of innovative therapies in sepsis, *Crit Care Med* 20:864–874, 1992.
Breen HB, Ireton-Jones CS: Predicting energy needs in obese patients, *Nutr Clin Pract* 19:284–289, 2004.
Choban PS, Dickerson RN: Morbid obesity and nutrition support: is bigger different? *Nutr Clin Pract* 20:480–487, 2005.
Coccolini F, Roberts D, Ansaloni L, et al: The open abdomen in trauma and non-trauma patients: WSES guidelines, *World J Emerg Surg* 13:7, 2018.
Compher C, Chittams J, Sammarco T, et al: Greater protein and energy intake may be associated with improved mortality in higher risk critically ill patients: a multicenter, multinational observational study, *Crit Care Med* 45:156–163, 2017.
Cook RC, Blinman TA: Nutritional support of the pediatric trauma patient, *Semin Pediatr Surg* 19:242–251, 2010.
Dickerson RN, Gervasio JM, Riley ML, et al: Accuracy of predictive methods to estimate resting energy expenditure of thermally-injured patients, *JPEN J Parenter Enteral Nutr* 26:17–29, 2002.
Drover JW, Dhaliwal R, Weitzel L, et al: Perioperative use of arginine-supplemented diets: a systematic review of the evidence, *J Am Coll Surg* 212:385–399, 2011.

Friese RS: The open abdomen: definitions, management principles, and nutrition support considerations, *Nutr Clin Pract* 27:492–498, 2012.
Gustafsson UO, Scott MJ, Schwenk W, et al: Guidelines for perioperative care in elective colonic surgery: Enhanced Recovery After Surgery (ERAS) Society recommendations, *Clin Nutr* 31:783–800, 2012.
Hart DW, Wolf SE, Herdon DN, et al: Energy expenditure and caloric balance after burn: increased feeding leads to fat rather than lean muscle accretion, *Ann Surg* 235:152–161, 2002.
Heyland DK, Dhaliwal R, Jiang X, et al: Identifying critically ill patients who benefit the most from nutrition therapy: the development and initial validation of a novel risk assessment tool, *Crit Care* 15:R268, 2011.
Hoffer LJ, Bistrian BR: Appropriate protein provision in critical illness: a systematic and narrative review, *Am J Clin Nutr* 96:591–600, 2012.
Jensen GL, Bistrian B, Roubenoff R, et al: Malnutrition syndromes: a conundrum versus continuum, *JPEN J Parenter Enteral Nutr* 33: 710–716, 2009.
Jensen GL, Mirtallo J, Compher C, et al: Adult starvation and disease-related malnutrition: a proposal for etiology-based diagnosis in the clinical practice setting from the International Consensus Guideline Committee, *J Parenter Enteral Nutr* 34:156–159, 2010.
Kondrup J, Allison SP, Elia M, et al: ESPEN guidelines for nutrition screening 2002, *Clin Nutr* 22:415–421, 2003.
Kumpf VJ, de Aguilar-Nascimento JE, Diaz-Pizarro Graf JI, et al: ASPEN-FELANPE clinical guidelines, *J Parenter Enteral Nutr* 41:104–112, 2017.
Kurmis R, Greenwood J, Aromataris E, et al: Trace element supplementation following severe burn injury: a systematic review and meta-analysis, *J Burn Care Res* 37:143–159, 2016.
Looijaard WGPM, Molinger J, Weijs PJM: Measuring and monitoring lean body mass in critical illness, *Curr Opin Crit Care* 24:241–247, 2018.
Ljungqvist O, Scott M, Fearon KC, et al: Enhanced recovery after surgery: a review. *JAMA Surg* 152:292–298, 2017.
Majercik S, Kinikini M, White T: Enteroatmospheric fistula: from soup to nuts, *Nutr Clin Pract* 27:507–512, 2012.
Marik PE, Zaloga GP: Immunonutrition in high-risk surgical patients: a systematic review and analysis of the literature, *J Parenter Enteral Nutr* 34:378–386, 2010.
McClave SA, Taylor BE, Martindale RG, et al: Guidelines for the provision and assessment of nutrition support therapy in the adult critically ill patient: Society of Critical Care Medicine (SCCM) and American Society for Parenteral and Enteral Nutrition (ASPEN), *J Parenter Enteral Nutr* 40: 159–211, 2016.
Nordlund MJ, Pham TN, Gibran NS, et al: Micronutrients after burn injury: a review, *J Burn Care Res* 35:121–133, 2014.
Port AM, Apovian C: Metabolic support of the obese intensive care unit patient: a current perspective, *Curr Opin Clin Nutr Metab Care* 13:184–191, 2010.
Rhodes A, Evans LE, Alhazzani W, et al: Surviving sepsis campaign: international guidelines for management of sepsis and septic shock 2016, *Crit Care Med* 45:486–552, 2017.
Rousseau AF, Losser MR, Ichai C, et al: ESPEN endorsed recommendations: Nutritional therapy in major burns, *Clin Nutr* 32:497–502, 2013.
Shields BA, Doty KA, Chung KK, et al: Determination of resting energy expenditure after severe burn, *J Burn Care Res* 34:e22–e28, 2013.
Short HL, Taylor N, Thakore, M et al: A survey of pediatric surgeons' practices with enhanced recovery after children's surgery, *J Ped Surg*, 53:418–430, 2018.
Singer M, Deutschman CS, Seymour CW, et al: The third international consensus definitions for sepsis and septic shock (sepsis-3), *JAMA* 23: 801–810, 2016.
Stucky CC, Moncure M, Hise M, et al: How accurate are resting energy expenditure prediction equations in obese trauma and burn patients? *J Parenter Enteral Nutr* 32:420–426, 2008.
Teigen LM, Kuchnia AJ, Mourtzakis M, et al: The use of technology for estimating body composition: strengths and weaknesses of common modalities in a clinical setting, *Nutr Clin Pract* 32:20–29, 2017.
Varadhan KK, Neal KR, Dejong CH, et al: The enhanced recover after surgery (ERAS) pathway for patients undergoing major elective open colorectal surgery: a meta-analysis of randomized trials, *Clin Nutr* 29:434–440, 2010.
Varon DE, Freitas G, Goel N, et al: Intraoperative feeding improves calorie and protein delivery in acute burn patients, *J Burn Care Res* 38:299–303, 2017.
Vinha PP, Martinez EZ, Vannucchi H, et al: Effect of acute thermal injury in status of serum vitamins, inflammatory markers, and oxidative stress markers: preliminary data, *J Burn Care Res* 34:e87–e91, 2013.

38

Nutrição Clínica para Doenças Reumáticas e Musculoesqueléticas

F. Enrique Gómez, MSc, PhD
Gabriela E. Mancera-Chávez, MSc, NC
Martha Kaufer-Horwitz, MSc, DSc, NC, FTOS

TERMOS-CHAVE

ácido araquidônico (ARA)
ácido di-homo gamalinolênico (DGLA)
ácido docosaexaenoico (DHA)
ácido eicosapentaenoico (EPA)
ácido gamalinolênico (GLA)
ácido úrico
ácidos graxos poli-insaturados (AGPI)
anticorpos antinucleares (ANA)
anti-inflamatórios não esteroides (AINE)
artrite
artrite autoimune
artrite reumatoide (AR)
ciclo-oxigenase (COX)
citocinas
cristais de urato monossódico (MSU)
dieta anti-inflamatória
distúrbios da articulação
   temporomandibular (DTM)
doenças reumáticas e
musculoesqueléticas (DRM)
eicosanoides
esclerodermia
esclerose sistêmica (EcS)
espondilite anquilosante (EA)
espondiloartrite
fármacos antirreumáticos modificadores
   de doença (DMARD)
fator reumatoide (FR)
febre reumática
gota
hiperuricemia
leucotrienos (LT)
lipo-oxigenase (LOX)
lúpus eritematoso sistêmico (LES)
maresinas
mediadores especializados
   pró-resolução (MEP)
modificadores da resposta biológica (BRM)
osteoartrite (OA)
polimialgia reumática (PMR)
polimiosite (PM)
prostaglandinas (PG)
prostanoides
protectinas
proteína C reativa (PC-R)
purinas
resolvinas
síndrome de Raynaud
síndrome de Sjögren (SS)
tofos
tromboxanos (Tx)
uricostáticos
uricosúricos

As **doenças reumáticas e musculoesqueléticas (DRM)** são um grupo diverso de doenças inflamatórias que geralmente afetam o tecido conjuntivo e as articulações, mas podem afetar qualquer órgão do corpo. Existem mais de 200 DRMs diferentes, que acometem tanto crianças como adultos. Geralmente, são causadas por desregulação imunológica, infecções ou deterioração gradual de articulações, músculos, ligamentos e ossos. Algumas dessas doenças têm um componente autoimune, enquanto a origem de outras é desconhecida. São tipicamente progressivas, dolorosas e limitam a função. Nos casos graves, a doença reumática e musculoesquelética pode resultar em significativa incapacidade, tendo maior impacto na qualidade e expectativa de vida (van der Heijde et al., 2018).

A terapia clínica nutricional (TCN), a farmacoterapia, a fisioterapia e a terapia ocupacional devem ser personalizadas e destinadas a tratar cada doença e seus sintomas. Uma dieta com um conteúdo adequado de proteína e energia, rica em vitaminas, minerais e **ácidos graxos poli-insaturados (AGPI)** ômega-3 pode promover um efeito benéfico protetor contra dano tecidual e a supressão da atividade inflamatória. A Tabela 38.1 apresenta uma visão geral desses distúrbios e seu tratamento nutricional.

As doenças reumáticas e musculoesqueléticas estão entre as condições patológicas crônicas mais prevalentes nos EUA. O custo anual dos cuidados médicos para o tratamento de todas as formas de artrite e dores articulares é estimado em US$ 303,5 bilhões (Murphy et al., 2018). A doença reumática afeta todos os grupos populacionais. Os dados da pesquisa *2015 National Health Interview Survey* estimaram que a artrite afeta 91,2 milhões de adultos nos EUA, equivalentes a 36,8% do total de 247,7 milhões de norte-americanos (Jafarzadeh e Felson, 2018). Entre os indivíduos com doença cardíaca, diabetes e obesidade, a prevalência de artrite diagnosticada por médicos foi de 49,3, 47,1 e 30,6%, respectivamente (Barbour et al., 2017).

O National Arthritis Data Workgroup, que revisou os dados para estimar as taxas de prevalência nacional de várias doença reumáticas com base em dados do censo norte-americano de 2005, constatou que nos EUA a artrite reumatoide (AR) afeta 1,3 milhão de adultos; enquanto a artrite juvenil afeta 294 mil pessoas; a espondiloartrite (denominação atual das espondiloartropatias) acomete de 0,64 a 2,4 milhões de adultos acima de 25 anos; o **lúpus eritematoso sistêmico (LES)**, de 161 mil a 322 mil adultos; a **esclerose sistêmica (EcS)**, 49 mil adultos; a **síndrome de Sjögren (SS)**, de 0,4 a 3,1 milhões de adultos; a osteoartrite clínica, 27 milhões de pessoas acima de 25 anos; a **polimialgia reumática**, 711 mil pessoas; a gota, 8 milhões de adultos; e a fibromialgia, 5 milhões de pessoas (Helmick e Watkins-Castillo, 2014).

Artrite é um termo genérico proveniente da palavra grega *arthro*, que significa "articulação", e do sufixo *-itis*, que significa "inflamação". Há duas categorias distintas de doença: artrite autoimune sistêmica e

Tabela 38.1 Resumo da dietoterapia para doenças reumáticas.

Doença	Nutrição clínica	Medicina complementar e integrativa (MCI)	Suplementos ou ervas que podem ser considerados com segurança
Artrite reumatoide	Dieta vegetariana, dieta mediterrânea; dieta anti-inflamatória; calorias adequadas para a manutenção da massa corporal normal; RDA de proteína, a não ser que haja desnutrição; dieta com teor moderado de gordura com ênfase em AGPI ômega-3 e peixe, 1 a 2 vezes/semana, e gorduras monoinsaturadas; se necessário, modificações no caso de dor mandibular, anorexia	Exercício, meditação, *tai chi*, práticas espirituais, técnicas de relaxamento; géis tópicos para fricção à base de capsaicina. Uma dieta sem glúten pode ser útil para reduzir a inflamação	Complementar a dieta, se necessário, para atender à IDR de nutrientes antioxidantes e cálcio, folato, vitaminas B_6, B_{12}, D; GLA do óleo de prímula, óleo de groselha-preta, óleo de borragem; óleos de peixe; bromelina, alecrim, açafrão-da-terra (cúrcuma), *curry*, gengibre e outras ervas aromáticas culinárias. A suplementação com probióticos pode ser útil
Osteoartrite	Controle de massa corporal; dieta adequada em cálcio, folato, vitaminas B_6, D, K; magnésio; dieta anti-inflamatória (ver Boxe 38.2)	Exercício, acupuntura; SAM-e; géis tópicos de fricção à base de capsaicina, açafrão-da-terra (cúrcuma), gengibre	Complementar a dieta, se necessário, para atender à IDR para nutrientes antioxidantes e cálcio, folato, vitaminas B_6, B_{12} e D; glicosamina e condroitina (resultados mistos); óleos de peixe; bromelina, colágeno tipo 2
Gota	Controle de massa corporal; consumo adequado de líquidos; restringir ou eliminar bebidas alcoólicas, particularmente a cerveja; limitar ou eliminar a ingestão de frutose de bebidas adoçadas e suco de frutas. Limitar alimentos de origem animal com exceção de produtos lácteos e quantidades moderadas peixes gordurosos de águas frias, ovos e aves; o café é protetor	Exercício; alimentos com cinzas alcalinas; ver boxe *Visão clínica*: *Dietas ácidas e alcalinas* no Capítulo 34	Suco de cereja, vitamina C
Lúpus	Dieta personalizada de acordo com as necessidades individuais baseadas no órgão comprometido; calorias para manter o PCI; restrição de proteína, líquidos e sódio, se houver comprometimento renal; verificar se há intolerância ao glúten	Dieta anti-inflamatória, meditação e redução do estresse	Complementar a dieta, se necessário, para atender à IDR para nutrientes antioxidantes, ácidos graxos ômega-3, açafrão-da-terra (cúrcuma)
Esclerodermia	Líquidos adequados; suplementos com alto teor de energia e proteínas, se necessário, para prevenir ou corrigir perda de massa corporal; alimentos úmidos; modificações para DRGE, se necessário		
Síndrome de Sjögren	Dieta balanceada com suplementação adequada de B_6 ou vitaminas; restringir alimentos e bebidas açucarados; modificar as porções de alimentos (menores) e a consistência (mais mole) para melhorar os processos de mastigação e deglutição		GLA melhora o desconforto ocular e a produção de lágrimas
DTM	Dieta balanceada com alimentos moles em pedaços pequenos para melhorar a mastigação e reduzir a dor		

AGPI, ácidos graxos poli-insaturados; *DRGE*, doença do refluxo gastresofágico; *DTM*, distúrbio da articulação temporomandibular; *GLA*, ácido-gamalinolênico; *IDR*, ingestão dietética de referência; *PCI*, peso corporal ideal; *RDA*, ingestão dietética recomendada; *SAM-e*, S-adenosil-L-metionina.

osteoartrite (OA) não sistêmica. O grupo de **artrite autoimune** mais debilitante inclui artrite reumatoide (AR), artrite psoriática, artrite reumatoide juvenil, gota, síndrome de Sjögren (SS), fibromialgia, LES e esclerodermia. O grupo de OA inclui: OA, bursite e tendinite. Outras doenças reumáticas incluem espondiloartrite, polimialgia reumática e polimiosite.

ETIOLOGIA

As alterações corporais associadas ao envelhecimento – incluindo a diminuição das proteínas somáticas, dos líquidos corporais e da densidade óssea – e a obesidade podem contribuir para o início e a progressão da artrite. O envelhecimento da massa corporal causa alterações em reguladores neuroendócrinos, reguladores imunológicos e metabolismo, afetando o processo inflamatório. Portanto, os recentes aumentos na frequência dessas condições podem resultar do envelhecimento da população dos EUA. Estima-se que, em 2030, aproximadamente 67 milhões de norte-americanos estarão em risco de doença reumática (Barbour et al., 2017).

As condições reumáticas geralmente são crônicas e não têm cura conhecida, mas podem manifestar-se como episódios agudos intermitentes ou de curta duração. As condições artríticas crônicas estão associadas a períodos alternados de remissão sem sintomas e a surtos sem agravamento dos sintomas, que ocorrem sem qualquer causa identificável. Os fatores de risco incluem lesão articular repetitiva, suscetibilidade genética e fatores ambientais, particularmente o tabagismo. O sexo é um fator de risco, pois as mulheres são mais suscetíveis que os homens à maioria das doenças reumáticas; a razão mulheres:homens varia de 3:1 na artrite reumatoide (AR) a 9:1 no lúpus eritematoso sistêmico (LES) e síndrome de Sjögren (SS). Somente no caso da gota há uma clara predominância de pacientes masculinos sobre os femininos. Recentemente, uma análise de transcriptoma dos níveis de RNA demonstrou que as mulheres saudáveis são portadoras de um perfil pró-inflamatório, particularmente para o desenvolvimento de artrite reumatoide (Jansen et al., 2014).

Os pacientes com doenças reumáticas e musculoesqueléticas estão em maior risco de desenvolver outras condições, como doença cardiovascular (DCV) (Arida et al., 2018), síndrome metabólica (Medina et al., 2018) e transtornos psiquiátricos, como depressão (Marrie et al., 2018).

FISIOPATOLOGIA E INFLAMAÇÃO

A inflamação tem um papel importante na saúde e na doença. O processo inflamatório ocorre normalmente para proteger e reparar o tecido danificado por infecções, lesões, toxicidade ou feridas por acúmulo de líquido e células. Uma vez resolvida a causa, geralmente a inflamação cede. Se a inflamação decorrer de estresse nas articulações, como na OA, ou a uma resposta autoimune, como na AR, uma reação inflamatória descontrolada e prolongada causa mais dano do que reparo (ver no Capítulo 7 discussão sobre a inflamação e a fisiopatologia da doença crônica) (ver boxe *Em Foco: Bioquímica da inflamação*).

Os ácidos graxos poli-insaturados (AGPI) têm um papel importante na inflamação como precursores de um grupo potente de moduladores da inflamação denominados **eicosanoides** (*eicos* significa "20" em grego), que incluem os **prostanoides** e os **leucotrienos (LT)**. Os prostanoides são os produtos da enzima **ciclo-oxigenase (COX)** e incluem as **prostaglandinas (PG)** e **tromboxanos (Tx)**, enquanto os LT são produzidos pela enzima **lipo-oxigenase (LOX)** (Boxe 38.1).

DIAGNÓSTICO E TRATAMENTO CLÍNICO

Uma anamnese completa dos sintomas e um exame físico detalhado são as bases de um diagnóstico acurado. Porém, os exames laboratoriais podem ajudar a refinar mais o diagnóstico e identificar o tratamento adequado.

EM FOCO
Bioquímica da inflamação

A ciclo-oxigenase (COX, oficialmente conhecida como prostaglandina-endoperóxido sintase [PTGS]), apresenta três isoformas: COX-1, COX-2 e COX-3 (a última é uma variante de *splicing* de COX-1, por essa razão, algumas vezes é chamada "COX-1b" ou "COX-1var"). A distribuição de COX-1 é ampla e sua expressão é constitutiva na maioria dos tecidos, enquanto a COX-2 é induzida por estímulos inflamatórios e proliferativos. A diferença na distribuição tecidual da expressão de COX pode explicar a existência das duas isoformas COX: COX-1, que fornece a prostaglandina (PG) necessária para as funções homeostáticas (incluindo citoproteção gástrica), e COX-2, que desempenha um papel predominante na formação de PG durante os estados fisiopatológicos, como na inflamação (Seo e Oh, 2017).

Na síntese de prostanoides, a COX consome duas ligações duplas do ácido graxo poli-insaturado (AGPI) original, enquanto a lipo-oxigenase (LOX) não consome nenhuma; portanto, dependendo do AGPI usado como substrato, diferentes eicosanoides são produzidos. Por exemplo, **ácido araquidônico (ARA)** (20:4, ômega-6) tem quatro ligações duplas e é precursor da série 2 de PG e tromboxanos (Tx), e da série 4 de leucotrienos (LT), que são os eicosanoides inflamatórios mais potentes (Calder, 2017). A série 2 de prostanoides (PG$_2$ e Tx$_2$) é abundante porque ARA é o mais abundante nas membranas plasmáticas das células envolvidas na inflamação (macrófagos, neutrófilos, fibroblastos). Se o substrato for o **ácido eicosapentaenoico (EPA)** (20:5, ômega-3), que tem cinco ligações duplas, a série 3 de PG e Tx e a série 5 de LT são produzidas. O **ácido di-homogamalinolênico (DGLA)** (20:3, ômega-6) tem três ligações duplas e é o precursor da série 1 de PG e Tx e da série 3 de LT que têm atividades anti-inflamatórias (Food and Agricultural Organization [FAO] of the United Nations [UN], 2010). Por fim, o **ácido docosaexaenoico (DHA)** (22:6, ômega-3) e EPA são convertidos em novos mediadores lipídicos bioativos denominados **mediadores especializados pró-resolução (MEP)**, que incluem três famílias: **resolvinas (Rv)**, **protectinas** e **maresinas**, que promovem a resolução da inflamação. A Rv da série E (RvE1-2), derivada do EPA, e a Rv da série D (RvD1-6), derivada do DHA, são produzidas pelas ações sequenciais das enzimas 15-lipo-oxigenase (15-LO) e 5-lipo-oxigenase (5-LO). Estudos recentes demonstraram que os AGPIs também podem regular a expressão dos genes associados à resposta inflamatória (Serhan e Levy, 2018). Com base nessa informação, é desejável aumentar a razão ômega-3:ômega-6, elevando o consumo dos anti-inflamatórios EPA, DGLA e DHA (peixe gorduroso), enquanto se reduz a ingestão de ARA (óleos vegetais e carne). De modo similar, o aumento do consumo de verduras e frutas também resulta em risco reduzido de doenças reumáticas por contribuir com os fitonutrientes que têm efeitos anti-inflamatórios (van Breda e de Kok, 2018).

Avaliação bioquímica

As proteínas de fase aguda são as proteínas plasmáticas cujas concentrações aumentam mais de 25% durante os estados inflamatórios. Duas proteínas de fase aguda tradicionalmente usadas na triagem e no monitoramento da doença reumática são: **fator reumatoide (FR)** e **proteína C reativa (PC-R)**, embora não sejam específicas e, no caso de PC-R, também possa indicar uma infecção ou mesmo um evento cardíaco recente. O termo FR é usado para se referir a um grupo de anticorpos autorreativos (uma IgM anormal contra a IgG normal) encontrados no soro de pacientes reumáticos. O American College of Rheumatology (ACR) recomenda medições periódicas de FR e PC-R, além de uma avaliação detalhada dos sintomas e do estado funcional assim como um exame radiográfico para determinar o nível atual da atividade da doença.

A detecção de autoanticorpos para uma variedade de antígenos é importante no diagnóstico de várias doenças reumáticas (Jog e James, 2017). Esses anticorpos podem ser direcionados contra o núcleo (**anticorpos antinucleares [ANA]**) do DNA de duplo filamento (dsDNA), ribonucleoproteínas (RNP), ou outras estruturas nucleares. Alguns autoanticorpos reconhecem estruturas intracelulares ou proteínas que constituem matrizes extracelulares. Muitas vezes, a presença de um conjunto específico de autoanticorpos é uma característica distinta de uma doença reumática, como anti-dsDNA e anti-Sm para LES, antígenos antiproteínas citrulinadas (ACPA), para artrite reumatoide, e

Boxe 38.1 Produção de mediadores lipídicos bioativos de AGPI ômega-3 e ômega-6.

Ácido eicosapentaenoico (EPA) (20:5, ômega-3)
Tromboxano A$_3$: vasoconstritor e agregador plaquetário fraco
Prostaciclina PGI$_3$: vasodilatador e antiagregador plaquetário
Leucotrieno B$_5$: indutor fraco de inflamação e agente quimiotático fraco
Resolvinas série E (RvE1 e 2): promovem a resolução da inflamação

Ácido araquidônico (ARA) (20:4, ômega-6)
Tromboxano A$_2$: vasoconstritor e agregador plaquetário potente
Prostaglandina E$_2$: vasodilatador e antiagregador plaquetário
Leucotrieno B$_4$: indutor de inflamação e quimiotaxia potente de leucócito e indutor de aderência

Ácido di-homogamalinoleico (DGLA) (20:3, ômega-6)
Tromboxano A$_1$: anti-inflamatório e redutor da dor
Prostaglandina E$_1$: vasodilatador, inibe a função de monócitos e neutrófilos, antiagregador plaquetário
Leucotrieno B$_3$: efeitos pró-inflamatórios muito fracos

Ácido eicosapentaenoico (EPA) (20:5, ômega-3)
Resolvinas série E (RvE 1 a 3): inibem o recrutamento de neutrófilos, promovem a remoção linfática de fagócitos, reduzem a infiltração de polimorfonucleares (PMN)

Ácido docosaexaenoico (DHA) (22:6, ômega-3)
Resolvinas série D (RvD 1 a 6): promovem a resolução da inflamação, analgésicas, reduzem o recrutamento e a ativação de leucócitos, diminuem a produção de interleucina (IL)-1 e de fator de necrose tumoral (TNF)
Protectinas (PD1) e maresinas 1 (MaR 1 e 2): promovem a resolução da inflamação

Calder PC: Omega-3 fatty acids and inflammatory processes: from molecules to man, *Biochem Soc Trans* 45: 1105, 2017; Food and Agricultural Organization (FAO) of the United Nations: Fat and fatty acid intake and inflammatory and immune response. In *Fats and fatty acids in human nutrition. Report of an expert consultation*, Rome, 2010, Food and Agricultural Organization of the United Nations; Serhan CN and Levy BD: Resolvins in inflamation: emergence of the pro-resolving superfamily of mediators, *J Clin Invest* doi: 10.1172/JCI97943. [Epub ahead of print], 2018.

anti-Ro/SSA e anti-La/SSB para síndrome de Sjögren. O exame de sangue de rotina também deve incluir níveis de complemento, hemograma completo, creatinina sérica e hematócrito; urina ou líquido sinovial também podem ser testados (Jog e James, 2017).

FARMACOTERAPIA

Muito fármacos usados no tratamento de doenças reumáticas e musculoesqueléticas proporcionam alívio da dor e da inflamação, na expectativa de controlar sintomas e retardar a progressão da doença, mas não promovem a cura. A Tabela 38.2 descreve os fármacos geralmente usados e seus efeitos colaterais nutricionais (ver também Apêndice 13).

Analgésicos

Os analgésicos são fármacos destinados especificamente ao alívio da dor. Existem vários tipos de analgésicos: paracetamol e uma variedade de analgésicos opioides (também chamados "narcóticos"). Alguns produtos combinam paracetamol com um analgésico opioide para adicionar alívio. Os analgésicos opioides atuam por meio de ligação aos receptores nas células principalmente no cérebro, na medula espinal e no sistema gastrintestinal.

Anti-inflamatórios não esteroides

Os anti-inflamatórios não esteroides (AINEs) são usados para aliviar a dor e a inflamação associadas à artrite e às condições relacionadas. Todos os AINEs atuam por meio de bloqueio da síntese de prostaglandinas (PG), que estão envolvidas na dor e inflamação, assim como em muitas outras funções corporais, incluindo a proteção do revestimento estomacal.

Os AINEs tradicionais incluem mais de 20 fármacos diferentes. Estes atuam por meio do bloqueio da síntese de prostaglandinas pela inibição de COX-1 e COX-2, tornando o revestimento do estômago

Tabela 38.2 Efeitos colaterais de fármacos usados no tratamento de doenças reumáticas e musculoesqueléticas.*

Categoria do fármaco	Efeitos colaterais nutricionais*
Analgésicos	
Paracetamol com codeína, hidrocodona com paracetamol, hidrocodona com ibuprofeno, cloridrato de metadona, sulfato de morfina, sulfato de morfina com naltrexona, oxicodona, cloridrato de oxicodona com paracetamol, oxicodona com ácido acetilsalicílico, tramadol	Constipação intestinal, náuseas, vômito, retenção urinária, dor abdominal, diarreia, boca seca, flatulência, infecção, insônia, cólicas abdominais ou estomacais, azia ou indigestão
Paracetamol e tapentadol	Nenhum efeito colateral gastrintestinal
Medicamentos biológicos	
Belimumabe, rituximabe, canaquinumabe, ustequinumabe, brodalumabe, secuquinumabe, ixequizumabe, brodalumabe	Náuseas, vômito, dor abdominal, diarreia, dor gástrica
Adalimumabe, certolizumabe pegol, etanercepte, golimumabe, infliximabe, abatacepte, anacinra, tocilizumabe	Nenhum efeito colateral nutricional
AINEs	
Diclofenaco potássico, diclofenaco sódico, diclofenaco sódico com misoprostol, diflunisal, etodolaco, fenoprofeno cálcico, ibuprofeno, indometacina, cetoprofeno, meloxicam, naproxeno, naproxeno sódico, piroxicam, sulindaco, celecoxibe, ácido acetilsalicílico, colina e trissilicato de magnésio	Cólicas abdominais, dor ou desconforto, úlcera péptica, constipação intestinal, diarreia, sangramento gastrintestinal, azia ou indigestão, refluxo ácido, náuseas ou vômito
Corticosteroides	
Betametasona, acetato de cortisona, dexametasona, hidrocortisona, metilprednisolona, prednisolona, prednisona	Concentrações elevadas de gordura no sangue (colesterol, triglicerídios), hiperglicemia, endurecimento das artérias (aterosclerose), hipertensão, aumento do apetite, indigestão, ganho de massa corporal, úlceras
DMARD	
Azatioprina	Problemas hepáticos, perda de apetite, náuseas ou vômito
Ciclofosfamida	Perda de apetite, náuseas ou vômito
Ciclosporina	Dor abdominal, gengivite, pressão arterial elevada, problemas renais, perda de apetite, náuseas
Hidroxicloroquina	Cólicas abdominais, diarreia, perda de apetite, náuseas ou vômito
Leflunomida	Problemas gastrintestinais, azia, pressão arterial elevada, problemas hepáticos, dor gástrica
Metotrexato	Antagonista do ácido fólico, dor abdominal, problemas hepáticos, aftas, náuseas
Minociclina, micofenolato de mofetila	Diarreia, úlceras gastrintestinais ou sangramento, náuseas, vômito
Sulfassalazina	Desconforto abdominal, diarreia, cefaleia, perda de apetite, náuseas e vômito
Tiomalato sódico de ouro	Irritação e sensibilidade na língua, irritação ou sangramento nas gengivas, gosto metálico na boca, úlceras ou manchas brancas nos lábios ou na boca ou garganta
Tofacitinibe	Diarreia, hipertensão, aumento da concentração de lipídeos

*Alguns desses efeitos colaterais ocorrem geralmente a curto prazo e desaparecem gradualmente após a interrupção do tratamento. AINE, anti-inflamatório não esteroide; DMARD, fármacos antirreumáticos modificadores de doença.
(Arthritis Foundation: Arthritis today, Drug Guide. https://www.arthritis.org/living-with-arthritis/treatments/medication/drug-guide/search-alphabetical.php.)

vulnerável a úlceras e sangramento. O ácido acetilsalicílico é o único AINE que inibe todas as proteínas COX por modificação covalente; todos os outros AINE agem de modo não covalente.

O ibuprofeno e o naproxeno desaceleram a produção corporal de PG por meio da inibição da COX-1. São considerados ferramentas úteis no tratamento dos principais distúrbios reumáticos; porém, o uso prolongado de AINE pode causar problemas gastrintestinais (ver Tabela 38.2).

Em razão do dano causado à mucosa gástrica causado pelos inibidores da COX-1, foi desenvolvido um fármaco para bloquear somente a COX-2: celecoxibe. Por inibir apenas a COX-2 sem afetar a COX-1, esse fármaco não causa dano ao estômago e é bem tolerado por pacientes que necessitam de terapia anti-inflamatória a longo prazo. Entretanto, o celecoxibe não está livre de efeitos colaterais, como aumento de eventos trombóticos, reações cutâneas e cardiotoxicidade; portanto, é recomendável o contínuo monitoramento médico. Calcitriol (1,25-di-hidroxi-D$_3$, a forma ativa da vitamina D), flavonoides e BDMC33 (um derivado da curcumina) também são bloqueadores específicos de COX-2; eles inibem a inflamação pela interferência na expressão do gene *COX-2* (Lee et al., 2015). Além disso, o calcitriol também bloqueia a expressão do receptor de PG em suas células-alvo, a produção e secreção da PG, de citocinas pró-inflamatória em macrófagos (Wang et al., 2014).

Fármacos antirreumáticos modificadores de doença

Os **fármacos antirreumáticos modificadores de doença (DMARD)** constituem uma categoria de fármacos não relacionados de outra forma e definidos pelo seu uso na artrite reumatoide e outras doenças, como lúpus eritematoso sistêmico (LES) e síndrome de Sjögren (SS), para retardar a progressão da doença. Cada DMARD atua de maneiras diferentes para retardar ou interromper o processo inflamatório que danifica as articulações e os órgãos internos.

O fármaco metotrexato (MTX), originalmente usado para tratar certos tipos de câncer, é de particular interesse, visto que tem uso amplo no tratamento de AR isoladamente, ou em combinação com outros DMARD. O MTX atua competitivamente, inibindo a di-hidrofolato redutase (DHFR), uma enzima que converte o ácido fólico em seu metabólito ativo tetra-hidrofolato (THF), que é necessário para a síntese de ácido nucleico (DNA e RNA). Portanto, os pacientes que tomam MTX devem consumir folato suplementar para reduzir os efeitos adversos causados por esse fármaco, como anemia, dor abdominal, náuseas e aftas. O folato suplementar pode estar na forma de ácido fólico, ácido folínico ou 5-metiltetra-hidrofolato (5-MTHF) (ver Apêndice 31). O ácido folínico é um derivado do folato que é facilmente convertido em THF e não é afetado pela inibição da DHFR pelo MTX, e, ao mesmo tempo, alivia alguns dos efeitos colaterais do MTX (Shea et al., 2014). O 5-MTHF é a forma ativa do ácido fólico usada em nível celular para a síntese de DNA e também não é afetada pelo MTX (Scaglione e Panzavolta, 2014). O MTX não deve ser tomado por mulheres grávidas e lactantes (Gerosa et al., 2016).

Modificadores da resposta biológica ou medicamentos biológicos

Os **modificadores da resposta biológica (BRM)**, ou medicamentos biológicos, são fármacos geneticamente elaborados a partir de um organismo vivo, como um vírus, um gene ou uma proteína, para simular a resposta natural do corpo à infecção e à doença. Os BRM têm por alvos as proteínas, as células e as vias responsáveis pelos sintomas e danos da AR e outros tipos de artrite inflamatória.

Os medicamentos biológicos usados para tratar doenças reumáticas e musculoesqueléticas atuam de determinada maneira dentre várias: (1) bloqueando as proteínas que são produzidas em resposta à lesão, como interleucinas 1 (IL-1), IL-6, IL-17, fator de necrose tumoral alfa (TNF-α); (2) bloqueando as células B, produtoras de anticorpos que são produzidos em excesso em algumas formas de artrite e LES; e (3) inibindo a ativação das células T, prevenindo as reações em cadeia que resultam em inflamação. Por serem proteínas, essas moléculas são administradas por meio de injeção (via intravenosa ou subcutânea), pois a administração oral destruiria suas atividades biológicas. Os pacientes que tomam esses fármacos devem ser monitorados para detecção de infecções crônicas ou malignidades (Ramiro et al., 2017). A principal desvantagem é o seu alto custo, que varia, dependendo da fonte de informação, de US$ 43.000 dólares por paciente/ano até mais de US$ 110.000 (Popp et al., 2018).

Corticosteroides

Os corticosteroides, algumas vezes chamados "glicocorticoides", são medicamentos que mimetizam os efeitos do hormônio cortisol, que é produzido naturalmente pelas glândulas suprarrenais. O cortisol afeta muitas partes do corpo, incluindo o sistema imune. Os corticosteroides são prescritos para os pacientes, que necessitam alívio rápido de uma inflamação grave, por reduzirem as concentrações de prostaglandinas. Em alguns casos de AR, comprimidos de corticosteroides são tomados enquanto se aguarda o início do efeito de outros DMARD. Corticosteroides em baixa dose também podem ser prescritos a longo prazo para alguns pacientes com artrite reumatoide. No entanto, o uso de corticosteroides na AR é discutido, porque alguns médicos acreditam que os benefícios a longo prazo não superam os riscos dos efeitos colaterais. Se usados isoladamente, o alívio imediato proporcionado pelos corticosteroides poderá retardar o início do tratamento, o que pode fazer a diferença na evolução da doença.

Os esteroides são os fármacos anti-inflamatórios mais potentes para o tratamento de AR, e por essa razão têm extensos efeitos catabólicos, que podem resultar em balanço nitrogenado negativo e desequilíbrio da glicose sanguínea. A hipercalciúria e a absorção reduzida de cálcio podem aumentar o risco de osteoporose (ver Capítulos 8 e 24). A suplementação concomitante de cálcio e vitamina D e o monitoramento do estado ósseo devem ser considerados para minimizar a osteopenia. Muitos fármacos usados para tratar doenças reumáticas e musculoesqueléticas podem causar um ou mais efeitos colaterais nutricionais (ver Tabela 38.2).

Vitamina D (colecalciferol)

A vitamina D é uma vitamina lipossolúvel que é obtida da dieta, além de ser um pró-hormônio produzido na pele pela radiação ultravioleta B da luz solar (ver Apêndice 38). A forma ativa de vitamina D (1,25-di-hidroxivitamina D$_3$, denominada "calcitriol") liga-se ao receptor da vitamina D (*VDR*), uma proteína que atua como um fator transcricional e regula a expressão de vários genes. O *VDR* forma um heterodímero com o receptor do retinoide X (RXR), e o complexo *VDR*-RXR liga-se ao elemento-resposta da vitamina D (*VDRE*) na região promotora de seus genes-alvo para regular a expressão do mRNA.

O papel clássico da vitamina D é regular o metabolismo de cálcio e fosfato. No entanto, foram identificados vários efeitos não clássicos da vitamina D, como a regulação da proliferação e diferenciação celulares. É de particular interesse o efeito regulador da vitamina D nas células imunes porque praticamente todos os tipos de células imunes (macrófagos/monócitos, neutrófilos, células T e B e células dendríticas) expressam o *VDR*, o que as torna suscetíveis à modulação mediada por calcitriol. A maioria das células imunes (monócitos, células dendríticas, macrófagos, células B e T) também tem a capacidade de converter vitamina D em calcitriol, que permite a regulação local de sua concentração nos locais de inflamação, e ilustra o importante papel dessas células nos efeitos sistêmicos da vitamina D (Kongsbak et al., 2014).

As células dendríticas (CD) podem ser consideradas as células imunes alvos primários da vitamina D. Esta inibe a maturação e a diferenciação das CDs e consequentemente comprometem o processamento e a apresentação do antígeno às células imunes, resultando em declínio das citocinas pró-inflamatórias (IL-6, IL-23, IL-1, IL-8, IL-12, TNF-α e interferona [IFN]-α) com o aumento de moléculas tolerogênicas, como a IL-10. Além disso, por meio da modulação das células dendríticas, a vitamina D suprime a atividade das células Th17, um subgrupo de células T que participa de forma ampla das respostas inflamatórias, e aumenta a expansão das células reguladoras (Treg) T (Vasile et al., 2017).

A pesquisa extensa realizada ao longo das últimas décadas tem sugerido que a pouca exposição à luz solar e a deficiência de vitamina D também estão associadas a sinais e sintomas de doenças autoimunes (Holick, 2016; Dankers et al., 2017). Está documentado que as concentrações corporais de vitamina D flutuam com a mudança das estações, devido à influência da exposição à radiação ultravioleta (UV) em diferentes momentos do ano e localizações. As recidivas sazonais das doenças autoimunes também podem ser explicadas pela pouca exposição UV e, portanto, pelas baixas concentrações de vitamina D. As concentrações de vitamina D, que atingem o ponto mais baixo durante o fim do inverno e início da primavera, estão correlacionadas às maiores atividade e gravidade clínica da doença, assim como às taxas de recidiva de vários surtos não cutâneos das entidades patológicas de LES, psoríase e artrite reumatoide (Watad et al., 2017). Como a maioria dos estudos indica que a insuficiência de vitamina D está associada à alta atividade da doença na AR, seria lógica a suplementação desses pacientes com vitamina D (Jeffery et al., 2016; Pludowski et al., 2018). Em vista dos crescentes resultados adversos para a saúde associados à hipovitaminose D, há um consenso entre os clínicos de que devem ser realizadas rotineiramente a triagem e a suplementação em pacientes com AR.

Vitamina A (retinol)

A vitamina A (retinol [ROL]) é essencial para múltiplas funções, incluindo a manutenção do sistema imune. A vitamina A pode ser obtida pré-formada na dieta a partir de produtos animais, ou como precursora (carotenos) a partir de vegetais. Dentro das células, o retinol é convertido em retinaldeído (RAL), que é oxidado para formar ácido retinoico, a forma ativa da vitamina A. Duas isoformas de ácido retinoico são produzidas: ácido todo-*trans*-retinoico (ATRA) e ácido 9-*cis*-retinoico, que são ligantes para os receptores do ácido retinoico (RAR alfa, beta e gama) nuclear, enquanto os receptores retinoides X (RXR alfa, beta e gama) ligam-se apenas ao ácido 9-*cis*-retinoico. Portanto, a vitamina A regula a expressão do gene via RAR e RXR, que se ligam a sequências específicas no DNA conhecidas como RARE (elementos-resposta do ácido retinoico), como homodímeros (RAR/RAR) ou como heterodímeros (RAR/RXR) (Kim, 2018).

A vitamina A desempenha um papel essencial na proliferação e diferenciação das células imunes via interações de RAR e RXR. As células T podem ser divididas em dois subgrupos principais: pró-inflamatório e anti-inflamatório; esses grupos são definidos de acordo com as citocinas que produzem. As células Th1 e Th17 são pró-inflamatórias enquanto as células Th2 e Treg são anti-inflamatórias. Os metabólitos da vitamina A modulam aspectos funcionais específicos da resposta imune, como o equilíbrio das células Th1/Th2 e a diferenciação de células Treg e células Th17. Na deficiência da vitamina A, ocorrem aumentos da resposta tipo Th1 e da razão Th1/Th2. A adição de ATRA restabelece o equilíbrio Th1/Th2 devido ao aumento das células Th2 (Miyabe et al., 2015). Os retinoides dietéticos têm efeitos reguladores nas células imunes e demonstraram melhorar as doenças reumáticas em modelos animais. Esses achados sugerem um possível papel dos retinoides da dieta no tratamento da doença reumática.

DIETA ANTI-INFLAMATÓRIA

A **dieta anti-inflamatória**, semelhante à dieta mediterrânea, tem sido útil para o tratamento das doenças inflamatórias, incluindo doenças reumáticas e musculoesqueléticas. A dieta tem por objetivo a inclusão do máximo possível de alimento fresco, uma quantidade mínima de alimentos processados e de *fast-food*, assim como quantidades mínimas de açúcar (particularmente frutose e sacarose), e frutas em abundância (especialmente frutos silvestres) e verduras, proteínas magras de origem animal, como frango e peixe, e de fontes vegetarianas, como legumes e nozes, além de ácidos graxos essenciais e fibra alimentar. Se a perda de massa corporal for um resultado desejado para redução da inflamação, as pessoas podem perder massa corporal com essas modificações na dieta (Arthritis Foundation [AF], 2014a) (Boxe 38.2; ver Apêndice 22). Existem muitas evidências sobre a relação entre a dieta mediterrânea e os níveis mais baixos de inflamação, tanto em estudos observacionais como em intervenções. Uma recente revisão sistemática e metanálise de estudos controlados randomizados mostraram que o padrão de dieta mediterrânea diminui a inflamação (Bonaccio et al., 2017). A dieta anti-inflamatória atua reduzindo a expressão dos genes envolvidos no processo inflamatório como IL-1, IL-6 e TNF-α.

Um dos principais componentes da dieta mediterrânea é o óleo de oliva extravirgem (OOEV). Diversos estudos mostram evidências de que o OOEV e seus componentes podem ter propriedades positivas em potencial na modulação dos processos imune-inflamatórios. A tendência ao uso de compostos e dieta naturais, por terem menos efeitos colaterais em comparação com a farmacoterapia clássica, deu origem ao consumo do óleo de oliva extravirgem e seus compostos como uma terapia alternativa para prevenção e tratamento de diferentes doenças imune-inflamatórias, como AR, LES e esclerose

---

Boxe 38.2 Princípios gerais da dieta anti-inflamatória.

O objetivo é a variedade, com uma dieta à base de vegetais, alimentos integrais e um mínimo de alimentos processados.

Consumo de uma variedade de frutas e vegetais; algumas pessoas podem precisar evitar batatas e outros legumes que contenham o alcaloide solanina.

Baixo teor de gorduras saturadas e isenção de gorduras *trans*.

Baixo teor de ácidos graxos ômega-6, como os óleos vegetais e a gordura animal.

Alto teor de ácidos graxos monoinsaturados (AGMI), como os encontrados em óleo de oliva, nozes, sementes de abóbora e outros, como linhaça, chia e peixes gordurosos oleaginosos de águas frias, como salmão, sardinha, cavala e arenque, com alto conteúdo de ácidos graxos ômega-3.

Baixo teor de carboidratos refinados, como produtos de confeitaria, pão branco, arroz branco, outros grãos refinados, sacarose (açúcar de mesa) e produtos que contenham sacarose como massas, *cookies*, produtos de confeitaria, barras energéticas e doces.

Maior quantidade de grãos integrais, como arroz integral, triguilho (*bulgur*) e outros grãos não refinados, como amaranto, quinoa e trigo-vermelho (espelta).

Inclui fontes de proteína magra como frango e peixe.

Limita ovos, carne vermelha, manteiga e outros produtos lácteos gordurosos.

Inclui condimentos como gengibre, *curry*, açafrão-da-terra (cúrcuma) e alecrim, que têm efeitos anti-inflamatórios.

Inclui boas fontes de fitonutrientes: frutas e legumes de cores claras e escuras, especialmente frutos silvestres, laranja e frutas amarelas, e vegetais folhosos verdes; vegetais crucíferos (repolho, brócolis, couve-de-bruxelas, couve-flor); alimentos de soja; chá (especialmente branco, verde ou *oolong* [azul]), chocolate amargo simples com moderação.

Além disso, deve-se manter a massa corporal dentro dos parâmetros saudáveis e incluir exercícios.

Nota: ver Apêndice 22 para uma descrição completa da dieta anti-inflamatória. (Arthritis Foundation. https://www.artrite.org/living-with-arthritis/arthritis-diet/anti-inflammatory/anti-inflammatory-diet.php; Van Breda SGJ and de Kok TMCM: Smart combinations of bioactive compounds in fruits and vegetables may guide new strategies for personalized prevention of chronic doenças, *Mol Nutr Food Res* 62: 1700597 2018.)

múltipla, em razão do perfil benéfico do ácido graxo do OOEV e presença de um alto conteúdo de compostos fenólicos (Aparicio-Soto et al., 2016).

ABORDAGENS COMPLEMENTARES E INTEGRATIVAS EM SAÚDE

Em razão da natureza crônica das doenças artríticas, seus efeitos na qualidade de vida e o fato de que a maioria dos tratamentos resulta somente em modesta melhora dos sintomas e da função, geralmente os pacientes tentam a medicina complementar e integrativa (MCI). Os reumatologistas mostram moderada aceitação de alguns tipos de medicina complementar e integrativa. Uma proporção substancial de reumatologistas percebe que algumas terapias integrativas, incluindo trabalho corporal, meditação e acupuntura, são benéficas para seus pacientes (Grainger e Walker, 2014). O uso de MCI é popular entre os pacientes com doenças reumatológicas. Estima-se que cerca de 60 a 90% de pacientes com artrite relatam o uso de MCI (Seca et al., 2016). Uma revisão sistemática recente identificou estudos clínicos randomizados de boa qualidade usando intervenção de MCI em pacientes com doenças reumáticas diferentes, incluindo acupuntura, tratamento ayurvédico, tratamento homeopático, produtos naturais, terapias megavitamínicas, manipulações quiropráticas e osteopáticas. É evidente nessa revisão que não há um tipo particular de medicina complementar e integrativa que se comprove eficaz para todos os tipos de doenças reumáticas, embora algumas intervenções de MCI pareçam mais eficazes que outras. Por exemplo, aparentemente, a acupuntura é benéfica para a OA, mas não para a AR. A revisão pode não mostrar evidências em relação a todas as doenças por haver achados contraditórios ou escassez de estudos. As intervenções de MCI estavam associadas, em alguns casos, a reações adversas menores (Phang et al., 2018). Algumas das principais categorias em MCI, que podem ser agrupadas, são apresentadas adiante (National Institutes of Health [NIH], National Center for Complementary and Integrative Health [NCCIH], 2018).

As práticas mentais e corporais incluem um grupo grande e diverso de procedimentos ou técnicas administradas ou ensinadas por um profissional ou professor treinado. Estas incluem acupuntura, massoterapias, meditação, terapias do movimento (método de Feldenkrais, técnica de Alexander, Pilates), técnicas de relaxamento (exercícios respiratórios, imaginação guiada, relaxamento muscular progressivo), manipulação espinal, *tai chi*, *qi gong* e ioga.

Os produtos naturais englobam ervas (fitoterápicos), vitaminas, minerais e probióticos. Os suplementos dietéticos mais comuns usados para AR e OA incluem glicosamina, condroitina, S-adenosil-L-metionina (SAM-e), óleo de peixe, óleo de oliva extravirgem, curcumina, açafrão-da-terra (cúrcuma), *Boswellia* e metilsulfonilmetano (MSM). A capsaicina, o composto responsável pela sensação de queimação produzida pela pimenta-malagueta, é usada em gel tópico de fricção para aliviar a dor, particularmente nas articulações de pacientes com OA e AR (ver Capítulo 11 para discussão adicional sobre fitoterápicos).

As decisões dos pacientes de tentar qualquer MCI devem ser discutidas com seus médicos. A principal desvantagem para alguns pacientes são os custos adicionais da MCI, que muitas vezes não são cobertos pelo seguro de saúde, e o potencial para interações fármacos-nutrientes.

Dietas de eliminação e outras dietas terapêuticas

As reações adversas aos alimentos podem contribuir para os sintomas inflamatórios em algumas pessoas com condições reumáticas, incluindo eliminação experimental de glúten, de produtos animais (para vegetarianos) e eliminação de solanáceos (no Capítulo 25, ver estratégias de teste para detecção de alergias ou sensibilidades alimentares e implementação de uma dieta de eliminação). Uma dieta livre de glúten tem sido associada a benefícios em pacientes com AR embora as evidências existentes sejam inconclusivas (Badsha, 2018). Há relatos de que a eliminação de qualquer produto animal ou derivados é clinicamente benéfica para a remissão da doença em pacientes com AR. Estudos concluem que as melhoras na atividade da doença podem ter sido o resultado de redução da imunorreatividade a certos antígenos alimentares no sistema gastrintestinal, os quais foram eliminados pela modificação da dieta (Khanna et al., 2017). Suspeita-se que as plantas solanáceas sejam um composto dietético que aumenta o edema doloroso nas articulações. As solanáceas constituem um grupo diverso de alimentos, ervas aromáticas, arbustos e árvores que incluem mais de 2.800 espécies de plantas da família Solanaceae, como batatas, tomates, pimentões, pimentas e berinjelas. Contêm um grupo de substâncias químicas denominadas "alcaloides", como a solanina e a chaconina, que supostamente causam dano às articulações e aumentam a perda de cálcio dos ossos. Acredita-se que a dieta de eliminação seja segura, mas quando são eliminados certos alimentos da dieta há sempre o risco de que os pacientes com artrite não possam obter os nutrientes necessários em quantidades suficientes (vitaminas, minerais, antioxidantes; ver Capítulo 25). Embora existam alegações empíricas de sua eficácia, a dieta de eliminação de solanáceas não foi estudada em profundidade, e ainda não foi realizada nenhuma pesquisa formal para confirmar seus efeitos benéficos.

O jejum foi ativamente estudado como uma terapia alternativa para AR e vários estudos clínicos têm sido conduzidos para testar sua eficácia desde os anos 1970. O jejum periódico ou uma dieta simulando o jejum seguidos de dietas vegetarianas têm potencial para tratar AR, embora grandes estudos randomizados sejam necessários para testar essa possibilidade (Choi et al., 2018).

MICROBIOTA E ARTRITE

Níveis aumentados de anticorpos direcionados contra os antígenos de certas espécies de bactérias intestinais apontam para uma relação entre as bactérias e a artrite (De Luca e Shoenfeld, 2018). Três locais em especial foram associados a isso, principalmente os pulmões, a mucosa oral e o sistema gastrintestinal. A ideia de que microrganismos intestinais estejam associados ao desenvolvimento de AR não é nova: alterações da microbiota (disbiose) estão relacionadas ao risco e à gravidade da doença. Os mecanismos pelos quais a microbiota pode estar envolvida na patogênese das doenças reumáticas incluem a alteração das permeabilidades epitelial e mucosa, perda da tolerância imune aos componentes da microbiota nativa e o movimento de células imunes ativadas e de material antigênico para as articulações.

Uma bactéria anteriormente não identificada, denominada *Prevotella copri*, foi recuperada das fezes humanas. *P. copri* é um bastonete gram-negativo imóvel, anaeróbio obrigatório. A importância dessa descoberta é que *P. copri* foi recuperada em 75% dos pacientes com artrite reumatoide de início recente (NORA) não tratada e em apenas 21,4% dos indivíduos saudáveis (Bernard, 2014).

São necessários estudos sobre o efeito da dieta na microbiota, particularmente em relação aos efeitos pró-inflamatórios na dieta ocidental, para se obter uma visão sobre o tratamento das doenças reumáticas. Como essas alterações na microbiota intestinal estão associadas à artrite, a modificação da microbiota pode ser uma estratégia terapêutica valiosa. As principais abordagens usadas para modificar a microbiota na doença consistem em probióticos, a administração de cepas únicas ou múltiplas de bactérias ou leveduras benéficas; modificação da dieta para aumentar as fibras e os prebióticos; e transplante de micróbios fecais (Bravo-Blas et al., 2016), embora atualmente o transplante fecal seja realizado apenas no caso de diarreia intratável e não com o objetivo de influenciar a inflamação.

Algumas infecções bacterianas foram relacionadas com o desenvolvimento de artrite reativa, que é a mais amplamente documentada em decorrência de infecção por *Streptococcus pyogenes*, uma bactéria beta-hemolítica do grupo A causadora da infecção faríngea estreptocócica. A **febre reumática** é uma doença sistêmica que afeta o tecido conjuntivo periarteriolar e pode ocorrer após uma infecção por *S. pyogenes* não tratada. A febre reumática aguda ocorre geralmente em crianças entre 6 e 15 anos, e apenas 20% das primeiras crises ocorrem em adultos. A doença recebe essa denominação pela semelhança de sua apresentação com a AR.

O diagnóstico de febre reumática aguda é baseado na presença documentada de infecção por estreptococos do grupo A. Os sintomas mais comuns incluem artrite (na maioria das vezes unilateral, em vez da apresentação bilateral comum na AR), cardite (inflamação dos tecidos cardíacos) e coreia de Sydenham (movimentos involuntários da face, mãos e pés, também conhecidos como dança de São Vito) (Rhodes et al., 2018). As complicações cardíacas podem ser prolongadas e graves, particularmente se ocorrer o comprometimento das valvas cardíacas.

O mimetismo molecular é responsável pela lesão tecidual que ocorre na febre reumática. Nesse processo, as respostas imunes do paciente são incapazes de distinguir entre as estruturas de *S. pyogenes* e certos tecidos hospedeiros, que atacam a ambos. A inflamação resultante pode persistir muito tempo após a infecção aguda e produz as manifestações da febre reumática. A recorrência da febre reumática é relativamente comum na ausência da manutenção com antibióticos em baixas doses, em especial durante os primeiros 3 a 5 anos após o primeiro episódio. Os sobreviventes da febre reumática geralmente tomam penicilina para prevenir infecção estreptocócica, que possivelmente levará a outro caso de febre reumática que poderá comprovar-se fatal.

OSTEOARTRITE

A **osteoartrite (OA)**, formalmente conhecida como artrite degenerativa ou doença articular degenerativa, é a forma de artrite mais prevalente. Obesidade, envelhecimento, sexo feminino, etnia branca, maior densidade óssea e lesão por uso repetitivo associado ao esporte foram identificados como fatores de risco. A OA não é de origem sistêmica ou autoimune, mas envolve destruição da cartilagem com inflamação assimétrica. É causada por atividade articular excessiva, ao passo que a AR é um distúrbio autoimune sistêmico que resulta em inflamação articular simétrica.

Fisiopatologia

A OA é uma doença articular crônica que envolve a perda da cartilagem articular (articulação) que habitualmente suporta peso. Essa cartilagem normalmente permite que os ossos deslizem suavemente um sobre o outro. A perda pode resultar em rigidez, dor, edema, perda de movimento e alterações no formato articular, além do crescimento ósseo anormal, que pode resultar em osteófitos (esporões ósseos) (Figura 38.1; ver boxe *Algoritmo de fisiopatologia e manejo do cuidado: Osteoartrite*).

As articulações afetadas com mais frequência na osteoartrite são as articulações interfalângicas distais, a articulação do polegar e, em particular, as articulações dos joelhos, quadris, tornozelos e coluna vertebral, que suportam grande volume da massa corporal (Figura 38.2). Cotovelos, punhos e tornozelos são afetados com menos frequência. A OA geralmente manifesta-se por meio de dor, que se intensifica com o suporte de peso e a atividade, e melhora com o repouso; muitas vezes, os pacientes relatam rigidez matinal ou "congelamento" da articulação afetada após períodos de inatividade. As doenças articulares influenciadas pelos distúrbios congênitos e mecânicos podem contribuir também para a OA. A inflamação ocorre, às vezes, mas geralmente é leve e localizada.

Tratamentos clínico e cirúrgico

A anamnese e o nível de dor do paciente devem determinar o tratamento mais apropriado. Deve-se incluir modalidades não farmacológicas (educação do paciente, massoterapia, fisioterapia e terapia ocupacional), agentes farmacológicos e procedimentos cirúrgicos com o objetivo de controlar a dor, melhorar a função e a qualidade de vida relacionada à saúde e prevenir os efeitos tóxicos do tratamento. A perda de massa corporal e/ou obtenção do peso corporal ideal (índice de massa corporal [IMC] de 18,5 para 24,9 kg/m^2) devem fazer parte do tratamento clínico uma vez que melhoram drasticamente a OA (ver Capítulo 20).

Os pacientes com dor intensa por OA sintomática que não responderam de maneira adequada ao tratamento clínico e que sofrem progressiva limitação em suas atividades da vida diária (AVD), como andar, tomar banho, vestir-se e usar o toalete, devem ser avaliados por um cirurgião ortopédico. As opções cirúrgicas incluem o desbridamento artroscópico (com ou sem artroplastia), artroplastia total e osteotomia. A reconstrução cirúrgica tem sido bem-sucedida, mas não deve ser vista como um substituto de uma boa nutrição geral, manutenção da massa corporal saudável e exercícios (Smink et al., 2014).

Exercícios

A OA limita a capacidade de aumentar o gasto energético por meio de exercícios. É fundamental que o exercício seja realizado de forma correta para não causar dano ou exacerbar um problema existente. Fisioterapeutas e terapeutas ocupacionais podem proporcionar experiências únicas para os pacientes com OA, fazendo avaliações individualizadas e recomendando programas apropriados de exercícios e dispositivos de assistência, além de oferecer orientação sobre proteção articular e conservação de energia. Exercícios aeróbicos de baixo impacto (natação), com amplitude de movimento e com pesos demonstraram reduzir os sintomas, aumentar a mobilidade e diminuir o dano contínuo da OA. Os exercícios sem peso também podem servir como um adjuvante ao uso de AINE.

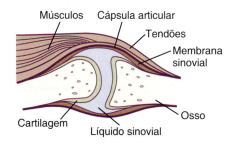
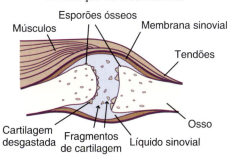

Figura 38.1 Articulação saudável e articulação com osteoartrite grave. (De National Institutes of Health, National Institute of Arthritis and Musculoskeletal and Skin Diseases. https://www.niams.nih.gov/file/823.)

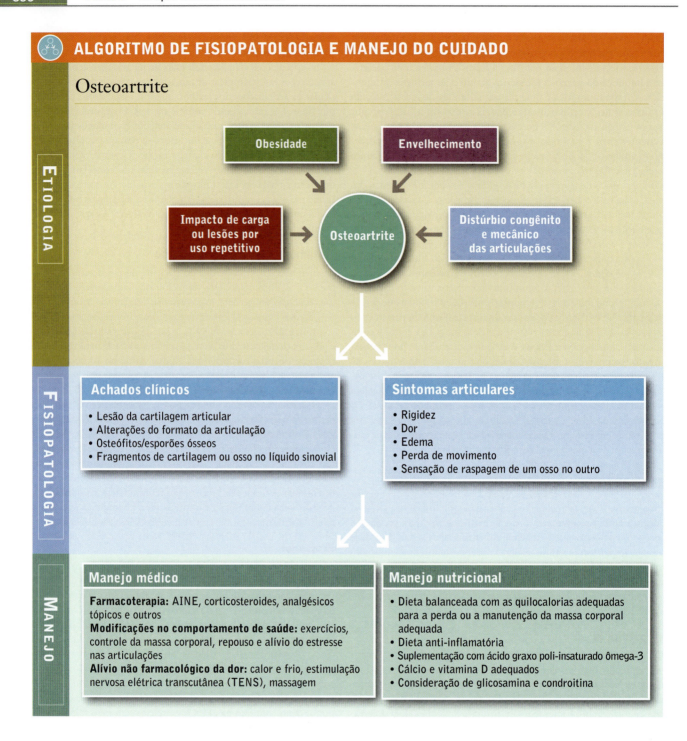

Os esportes ou as atividades extenuantes que sujeitam as articulações à atividade repetitiva de alto impacto e à carga aumentam o risco de degeneração da cartilagem articular. Portanto, o aumento do tônus e força musculares, a maneira correta, a flexibilidade geral e o condicionamento ajudam a proteger essas articulações no indivíduo que habitualmente realiza exercícios. Um programa de caminhada e o treinamento de força da extremidade inferior são benéficos para os indivíduos com OA nos joelhos.

Nutrição clínica

Controle da massa corporal e da adiposidade

O excesso de massa corporal acarreta uma sobrecarga adicional às articulações de suporte de peso. Estudos epidemiológicos demonstraram que a obesidade e a lesão são os dois principais fatores de risco para OA. O risco de OA do joelho aumenta, à medida que aumenta o IMC. O controle da obesidade pode reduzir a carga de inflamação na OA e, portanto, retardar a progressão da doença e melhorar os sintomas. Uma dieta bem balanceada, que seja compatível com as orientações dietéticas estabelecidas e promova a obtenção e a manutenção de massa corporal desejável é uma parte importante da TCN para OA (Bliddal et al., 2014).

A dieta anti-inflamatória, combinada com exercício moderado e perda de massa corporal induzida pela dieta, demonstrou ser uma intervenção eficaz para a OA do joelho. Também há um efeito anti-inflamatório decorrente da perda de massa corporal no tratamento da OA pois a redução da massa adiposa resulta na presença de menos mediadores inflamatórios do tecido adiposo (ver Capítulos 7 e 20).

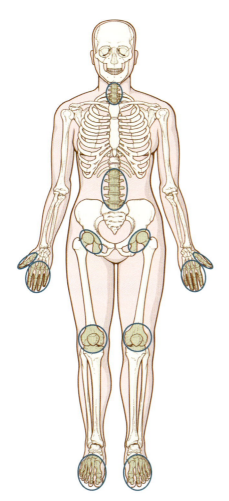

Figura 38.2 Articulações geralmente afetadas por osteoartrite.

Vitaminas e minerais

O dano cumulativo aos tecidos, mediado pelas espécies reativas de oxigênio, tem sido implicado como uma via que leva a muitas das alterações degenerativas observadas no envelhecimento.

No momento, existem dados insuficientes para demonstrar o benefício decorrente da suplementação de antioxidantes na OA. No entanto, para a saúde geral, os pacientes devem ser incentivados a consumir uma dieta saudável que inclua quantidades adequadas de antioxidantes dietéticos (Thomas et al., 2018).

Muitos pacientes com OA consomem níveis deficientes de cálcio e vitamina D. As baixas concentrações séricas de 25-OH-vitamina D são frequentes e há uma associação inversa entre a concentração de 25-OH-vitamina D sérica e os achados clínicos (perda de cartilagem no espaço articular) e dor articular. O calcitriol (1,25-di-hidroxivitamina D_3) liga-se ao receptor da vitamina D (*VDR*) seguido por sua interação com sequências específicas no DNA. Porém, o gene *VDR* também apresenta polimorfismos, e alguns destes têm sido associados à OA e outra condição chamada "degeneração de disco intervertebral". Devido ao papel da vitamina D no tecido cartilaginoso, as concentrações séricas baixas muito comuns de vitamina D, e o polimorfismo genético do *VDR*, mais estudos são necessários para determinar o papel da vitamina D na patogênese da OA (Liu et al., 2014; Thomas et al., 2018).

Terapias complementares e integrativas

Uma metanálise descobriu que o gel de capsaicina e a S-adenosilmetionina (SAM-e) são úteis no tratamento da OA; articulina F (uma mistura ayurvédica de *Withania*, *Boswellia*, cúrcuma e zinco) melhorou a dor e a função (Phang et al., 2018).

Glicosamina e condroitina

A glicosamina e a condroitina estão envolvidas na produção da cartilagem, mas seu mecanismo para eliminar a dor não foi identificado. O *Glucosamine/Chondroitin Arthritis Intervention Trial* (GAIT) foi um grande estudo randomizado, controlado por placebo, conduzido em vários locais nos EUA (NIH, 2017). A equipe do estudo GAIT, financiado pelo NCCIH do NIH e pelo National Institute of Arthritis and Musculoskeletal and Skin Diseases (NIAMS), na realidade, conduziu dois estudos: um estudo primário, ou original, que investigou se a glicosamina e/ou a condroitina podem tratar a dor da OA no joelho, e um estudo auxiliar ou adicional, que investigou se os suplementos dietéticos podem diminuir o dano estrutural da OA ao joelho.

Os resultados do estudo GAIT primário mostraram que a combinação popular de suplemento dietético de glicosamina e sulfato de condroitina não proporcionou um alívio significativo da dor da OA em todos os participantes. Porém, em um subgrupo menor de participantes do estudo, com dor moderada a intensa, o uso dos suplementos combinados demonstrou promover um alívio significativo.

Os resultados do estudo GAIT auxiliar demonstraram que a glicosamina e o sulfato de condroitina, juntos ou isoladamente, não pareceram melhores que o placebo para retardar a perda da cartilagem na OA do joelho (Sawitzke et al., 2010).

Em uma revisão da metanálise de 43 estudos com 9.110 pacientes, constatou-se que a condroitina pode melhorar levemente a dor a curto prazo (em menos de 6 meses); a condroitina melhora em 20% a dor no joelho em um número ligeiramente maior de indivíduos e provavelmente melhorou um pouco a qualidade de vida desses pacientes, conforme mensurado pelo índice de Lequesne (mensuração combinada de dor, função e incapacidade). A condroitina apresenta pouca ou nenhuma diferença em eventos adversos sérios *versus* outros agentes e retarda ligeiramente o estreitamento do espaço articular em radiografias da articulação afetada. A combinação de alguma eficácia e baixo risco associados à condroitina pode explicar sua popularidade entre os pacientes como um suplemento que é adquirido sem prescrição (Singh et al., 2016).

ARTRITE REUMATOIDE

A **artrite reumatoide (AR)** é uma doença autoimune debilitante e frequentemente incapacitante com efeitos pessoais, sociais e econômicos avassaladores. Embora seja menos comum que a OA, a AR é geralmente mais grave e ocorre com mais frequência em mulheres do que em homens, com pico de início geralmente entre 20 e 45 anos.

A AR afeta os tecidos intersticiais, vasos sanguíneos, cartilagem, osso, tendões e ligamentos, assim como as membranas sinoviais que revestem as superfícies articulares. As mensurações do fator reumatoide (FR), de **anticorpos antinucleares (ANA)** e de anticorpos para antígenos antiproteínas citrulinadas (ACPA) são úteis no diagnóstico assim como na predição de curso e desfecho da AR. Para os pacientes com AR, um dos tipos mais importantes de biomarcadores no momento são os autoanticorpos. Além da dor e inflamação articulares, vários biomarcadores sorológicos são usados para classificar os pacientes com AR. Os biomarcadores sorológicos, descritos nos critérios, incluem autoanticorpos como FR e ACPA (Verheul et al., 2015; Jog e James, 2017).

Ocorrem numerosas remissões e exacerbações geralmente após o início da AR, mas, para algumas pessoas, a doença dura apenas alguns meses ou anos e depois desaparece completamente. Embora qualquer articulação possa ser afetada pela AR, o envolvimento de pequenas articulações das extremidades – tipicamente as articulações interfalângicas proximais das mãos e dos pés – é mais comum (Figura 38.3). Embora a causa exata da AR ainda seja desconhecida, foram descobertos certos genes que desempenham um papel (Nigrovic et al., 2018).

Fisiopatologia

A AR é um distúrbio sistêmico autoimune crônico, em que as **citocinas** e o processo inflamatório têm um papel. As manifestações articulares da AR envolvem inflamação crônica que se iniciam na membrana sinovial e progridem para dano subsequente na cartilagem articular (ver boxe *Algoritmo de fisiopatologia e manejo do cuidado: Artrite reumatoide*). A citrulinização, também denominada "deiminação", é uma modificação da arginina de cadeia lateral pelas enzimas peptidilargininas deiminases (PAD) catalisadas. Essa modificação pós-translacional tem potencial para alterar estrutura, antigenicidade e função de proteínas. Quatro antígenos citrulinados, o fibrinogênio, a vimentina, o colágeno tipo II e a alfaenolase, são expressos nas articulações.

O aparecimento de um FR pode preceder os sintomas de AR. A dor, a rigidez, o edema, a perda de função e a anemia são comuns. O edema ou inchaço é causado pelo acúmulo de líquido sinovial na membrana que reveste as articulações e pela inflamação dos tecidos circundantes (Figura 38.4).

Existe alguma controvérsia em relação ao chá verde: sugeriu-se que a ingestão de grandes quantidades de chá pode aumentar o risco de AR, enquanto outros estudos sugerem que ele tenha um papel protetor (Lee et al., 2014). O tabagismo é o fator de risco ambiental que mais se associa à AR. A associação de tabagismo e desenvolvimento de AR foi demonstrada por estudos epidemiológicos, assim como por modelos animais e *in vivo* de AR. Com o maior uso de agentes biológicos, além dos DMARD padrões, tem havido interesse em saber o quanto o tabagismo afeta a resposta aos fármacos no tratamento do AR. Evidências recentes sugerem que a resposta ao medicamento, assim como a sobrevivência do medicamento em pessoas tratadas com a terapia anti-TNF, são menos eficazes em fumantes pesados (Chang et al., 2014). Em metanálise recente, o tabagismo ao longo da vida foi positivamente associado ao risco de AR até em fumantes com baixa exposição vitalícia. O risco de AR não se elevou mais com uma exposição superior a 20 maços (Di Giuseppe et al., 2014). O consumo de café também representa um fator de risco de AR (Lee et al., 2014), enquanto os antioxidantes da dieta e a amamentação podem ser protetores (Chen et al., 2015).

Tratamento clínico

Os pacientes com AR estão em maior risco de doença cardiovascular (DCV), que é explicado pela resposta inflamatória sistêmica. Isso é especialmente significativo considerando-se os achados referentes à AINE seletivos para COX-2. De fato, muitos medicamentos usados

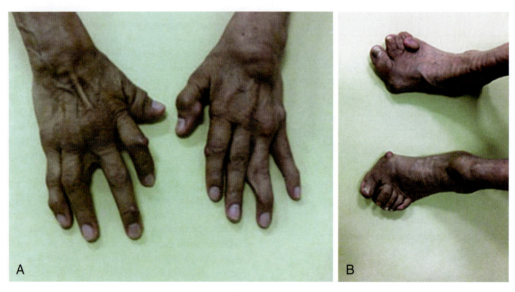

Figura 38.3 Paciente do sexo feminino com artrite reumatoide avançada. As mãos (**A**) e os pés (**B**) retorcidos e o inchaço das articulações metacarpianas são típicos da doença. (As fotos são uma cortesia do doutor F. Enrique Gómez. Instituto Nacional de Ciencias Médicas y Nutrición Salvador Zubirán. Cidade do México, México, 2015.)

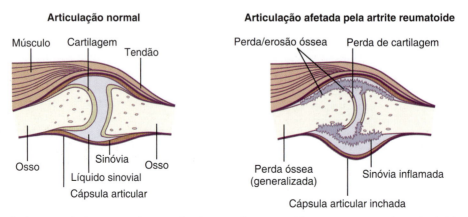

Figura 38.4 Comparação de uma articulação normal e uma afetada por artrite reumatoide, que apresenta edema da sinóvia. (De National Institute of Arthritis and Musculoskeletal and Skin Diseases. https://www.mams.nih.gov/file/813.)

Capítulo 38 Nutrição Clínica para Doenças Reumáticas e Musculoesqueléticas

ALGORITMO DE FISIOPATOLOGIA E MANEJO DO CUIDADO

Artrite reumatoide

ETIOLOGIA

- Inflamação
- Distúrbio autoimune
- Suscetibilidade genética
- Infecção viral ou bacteriana
- Fatores hormonais

→ Artrite reumatoide

FISIOPATOLOGIA

Sintomas articulares
- Aquecimento
- Rubor
- Edema
- Dor
- Rigidez
- Perda de função

Articular
- Inflamação crônica nas membranas sinoviais
- Dano à cartilagem articular e ao osso
- Enfraquecimento dos músculos circundantes, ligamentos e tendões

Extra-articular
- Perda óssea generalizada
- Caquexia reumatoide
- Alterações na mucosa gastrintestinal
- Anemia
- Síndrome de Sjögren
- Doença cardiovascular

MANEJO

Manejo médico

Monitoramento de rotina e cuidados contínuos: consultas médicas, exames de sangue, urina e laboratoriais, radiografias
Farmacoterapia: DMARD, modificadores da resposta biológica, analgésicos, AINE, corticosteroides
Modificações do comportamento de saúde
- Repouso e exercícios
- Cuidados articulares
- Redução do estresse

Cirurgia: artroplastia, reconstrução do tendão, sinovectomia

Manejo nutricional
- Alimentos integrais, dieta balanceada
- Evitar possíveis alergênios alimentares
- Vitaminas adequadas do complexo B
- Cálcio e vitamina D adequados
- Suplementação de AGPI ômega-3
- Dieta anti-inflamatória
- Jejum intermitente e dieta vegetariana podem ser úteis durante uma fase aguda

---

para tratar AR (ver Apêndice 13) podem resultar em hiper-homocisteinemia, hipertensão e hiperglicemia, todos fatores de risco de DCV. De modo conveniente, o tratamento que objetiva a redução da inflamação pode beneficiar ambas as doenças.

Tratamento farmacológico

Os medicamentos para controlar a dor e a inflamação são o fundamento do tratamento da AR. Os salicilatos e os AINE geralmente constituem o tratamento de primeira linha. O metotrexato (MTX) geralmente também é prescrito, mas esses fármacos podem causar significativos efeitos colaterais. A escolha de classe e tipo de medicamentos baseia-se na resposta do paciente ao medicamento, na incidência e na gravidade das reações adversas e na adesão do paciente.

Os efeitos colaterais da interação fármaco-nutriente podem ocorrer com qualquer dos fármacos (ver Capítulo 5 e Apêndice 13).

É comum o uso de salicilatos. No entanto, a ingestão crônica de ácido acetilsalicílico está associada a lesão e sangramento da mucosa gástrica, aumento do tempo de sangramento e maior excreção urinária de vitamina C. Tomar ácido acetilsalicílico com leite, alimento ou antiácido muitas vezes alivia os sintomas gastrintestinais. A suplementação de vitamina C é prescrita quando as concentrações séricas de ácido ascórbico são anormalmente baixas. As estatinas causam um significativo efeito anti-inflamatório em pacientes com AR por reduzirem a atividade da doença e vários parâmetros hematológicos como a velocidade de hemossedimentação (VHS), PC-R e perfil lipídico (Li et al., 2018).

Os DMARD podem ser prescritos em razão de sua capacidade única de retardar ou evitar que mais dano seja causado pela artrite. Entre estes, encontram-se o MTX, a sulfassalazina, a hidroxicloroquina, a azatioprina e a leflunomida. De fato, o American College of Rheumatology (ACR) recomenda, para a maioria dos pacientes com AR recém-diagnosticada, a prescrição de DMARD dentro de 3 meses do diagnóstico. Dependendo do medicamento que é selecionado, os efeitos colaterais podem incluir mielossupressão ou dano macular ou hepático. Um importante efeito adverso do tratamento com o DMARD metotrexato (MTX) é o antagonismo ao folato. O tratamento com MTX induz a uma elevação significativa da concentração sérica de homocisteína, que é corrigida com a suplementação de ácido fólico e uma dieta balanceada de maneira adequada. A suplementação de folato é recomendada para neutralizar a toxicidade desse fármaco, para proteção contra distúrbios gastrintestinais e para manutenção da produção de hemácias sem reduzir a eficácia da terapia com MTX. A suplementação de folato a longo prazo, em pacientes que tomam MTX, também é importante para prevenir neutropenia, úlceras orais, náuseas e vômito.

A D-penicilamina age como imunossupressor por reduzir o número de células T, inibir a função dos macrófagos e diminuir a produção de IL-1 e FR. Entre outras terapias com DMARD, incluem-se sais de ouro e antimaláricos, os quais podem levar à remissão dos sintomas da AR. A proteinúria pode ocorrer com a administração de ouro e D-penicilamina; portanto, a toxicidade deve ser continuamente monitorada.

Cirurgia

O tratamento cirúrgico da AR pode ser considerado se os tratamentos farmacológico e não farmacológico não puderem controlar de maneira adequada a dor ou manter níveis aceitáveis de funcionamento. As opções cirúrgicas comuns incluem sinovectomia, substituição da articulação e reconstrução de tendão.

Após uma perda de massa corporal substancial por meio de cirurgia bariátrica, os pacientes obesos com AR mostraram menor atividade da doença, diminuição dos marcadores inflamatórios (PC-R, VHS, leucócitos totais) e menor uso de medicamento relacionado à AR. Esses achados mostram que a perda de massa corporal é importante para reduzir a atividade patológica da AR e deve ser incentivada pelos profissionais da área de nutrição (Sparks et al., 2015; Hassan e Hassan, 2016).

Exercícios

A fisioterapia e a terapia ocupacional geralmente fazem parte da terapia inicial para AR recém-diagnosticada, mas também podem ser integradas ao plano de tratamento, à medida que a doença progride e as atividades da vida diária (AVD) são afetadas. Para manter a função articular, podem ser feitas recomendações para conservação de energia, com exercícios de amplitude de movimento e fortalecimento. Embora, a princípio, o paciente possa estar relutante, os indivíduos com AR podem participar de programas de exercício de condicionamento sem aumentar os sintomas articulares e de fadiga, enquanto melhoram a mobilidade articular, a força muscular, o condicionamento aeróbico e o bem-estar psicológico.

Nutrição clínica

O processo e o modelo de cuidados nutricionais servem de guia para a implementação da TCN para pacientes com AR. Uma avaliação nutricional abrangente dos indivíduos com AR é essencial para determinar os efeitos sistêmicos do processo de doença. O exame físico fornece os sinais e sintomas diagnósticos das deficiências de nutrientes (ver Apêndice 11). A alteração da massa corporal é medida importante na gravidade da AR. Nos casos em que uma pessoa está com sobrepeso, a perda de massa corporal (5 kg ou mais) pode trazer melhora à atividade da doença na AR (Kreps et al., 2018). Em alguns casos, os pacientes com AR estão abaixo da massa corporal em consequência da progressão de sua doença. A progressão característica da desnutrição na AR é atribuída ao excessivo catabolismo de proteína causada pelas citocinas inflamatórias e atrofia por falta de atividade muscular resultante do comprometimento funcional.

A anamnese da dieta deve revisar a dieta habitual, o efeito do comprometimento físico e o impacto nas AVDs, os tipos de alimentos consumidos e as alterações na tolerância alimentar. Também é necessário avaliar o efeito da doença na compra e no preparo dos alimentos, na capacidade de alimentar-se sozinho, no apetite e no consumo.

As manifestações articulares e extra-articulares da AR afetam de várias maneiras o estado nutricional dos indivíduos. O comprometimento articular das pequenas e grandes articulações pode limitar a capacidade de realizar as AVDs relacionadas à nutrição, incluindo comprar, preparar e consumir o alimento. O envolvimento da articulação temporomandibular pode afetar a capacidade de mastigar e engolir, podendo ser necessário modificar a consistência dos alimentos e incluir a dieta pastosa. As manifestações extra-articulares incluem o aumento da taxa metabólica secundário ao processo inflamatório, síndrome de Sjögren e alterações da mucosa gastrintestinal.

O aumento da taxa metabólica secundário ao processo inflamatório leva a maiores necessidades de nutrientes, geralmente pela diminuição da ingestão de nutrientes. As alterações do paladar secundárias à xerostomia e ao ressecamento da mucosa nasal; a disfagia secundária ao ressecamento faríngeo e esofágico; assim como a anorexia secundária a medicamentos, fadiga e dor podem reduzir a ingestão alimentar. As alterações da mucosa gastrintestinal afetam o consumo, a digestão e a absorção de alimentos. O efeito da AR e dos medicamentos usados pode ser evidente em todo o sistema gastrintestinal. Com base no perfil único do paciente, um nutricionista habilitado pode determinar a intervenção nutricional mais apropriada, seguida de monitoramento e avaliação.

A associação de alimentos com surtos de doença deve ser discutida. Uma questão de contínuo debate e interesse científico é se o consumo alimentar pode ou não modificar o curso de AR. A manipulação dietética, seja modificando a composição dos alimentos ou reduzindo a massa corporal, pode proporcionar algum benefício clínico na melhora dos sintomas da AR. Uma dieta vegetariana, sem glúten, causa melhora em alguns pacientes, possivelmente pela redução da imunorreatividade aos antígenos (Badsha, 2018). A identificação de possíveis alergias alimentares e o uso de uma dieta de eliminação podem ser úteis (Khanna et al., 2017) (ver Capítulo 25).

O jejum é praticado há milênios, mas apenas recentemente estudos esclareceram seu papel nas respostas celulares adaptativas que reduzem o dano oxidativo e a inflamação. Em humanos, o jejum ajuda a reduzir a hipertensão, a asma e os sintomas da AR. Assim, os achados de estudos bem controlados em modelos animais e os achados que surgem de estudos em humanos indicam que formas diferentes de jejum podem proporcionar estratégias eficazes para minimizar a debilidade relacionada à idade, otimizar a saúde e ajudar a prevenir e tratar as doenças, minimizando, ao mesmo tempo, os efeitos colaterais causados pelos medicamentos (Choi et al., 2017). O jejum intermitente durante a fase aguda da AR pode proporcionar algum alívio da dor; porém, após a retomada da dieta normal, a inflamação retorna, a não ser que o período de jejum seja seguido de uma dieta vegetariana. Asim, a combinação de jejum e uma dieta vegetariana pode ser benéfica para o tratamento da AR (Longo e Mattson, 2014).

Deve-se considerar a dieta anti-inflamatória descrita no Boxe 38.2. O plano alimentar, similar ao estilo mediterrâneo, inclui alimentos que a maioria dos indivíduos deve ter por meta consumir diariamente, como quantidades moderadas de carne magra, ácidos graxos insaturados em vez de gorduras saturadas, frutas e verduras em abundância e peixe (AF, 2018; van Breda e de Kok, 2018). Essas dietas também são nutricionalmente adequadas e cobrem todos os grupos alimentares (ver Apêndice 22 para descrição adicional da dieta anti-inflamatória).

Estudos preliminares demonstram os efeitos benéficos da suplementação de probióticos em pacientes com AR em seus estados clínico e metabólico, embora ainda seja cedo para generalizar a recomendação de probióticos para os pacientes com AR (Zamani et al., 2016).

Energia

Existem três aspectos únicos do metabolismo da energia na AR. O primeiro é o gasto energético elevado em repouso. A AR causa caquexia, uma resposta metabólica caracterizada por perda de massa muscular e gasto energético elevado. O segundo é o catabolismo proteico elevado de todo o corpo, uma forma destrutiva de metabolismo muscular que se traduz em depleção muscular. O terceiro é a baixa massa celular corporal, que leva ao aumento da massa adiposa. As pessoas com AR tendem a ser menos ativas que as pessoas sem a doença; a rigidez e o edema causados pela inflamação naturalmente as levam a procurar estilos de vida com menos atividade física e mais sedentários. Tais hábitos levam a ganhos gerais de massa adiposa. Se houver sobrepeso, este impõe uma carga extra nas articulações de suporte de peso quando estas já estão danificadas ou sob estresse.

O gasto energético total é significativamente mais baixo em pacientes com AR, principalmente devido à menor realização de atividade física de intensidade moderada. A atividade da doença e a fadiga são importantes fatores contribuintes. As necessidades de energia devem ser ajustadas em conformidade com a massa corporal e o nível de atividade do indivíduo e com as complicações nutricionais, por exemplo síndrome metabólica, se presente (Hugo et al., 2016).

As pessoas com AR devem consumir dietas ricas em nutrientes e incorporar atividade física ao longo do dia para aumentar seu gasto energético total. Isso ajuda-as a melhorar sua função física e qualidade de vida, assim como manter massa corporal saudável.

Proteína

As necessidades de proteína de indivíduos malnutridos ou que estão na fase inflamatória da doença são 1,2 a 1,5 g de proteína/kg de massa corporal. As necessidades não aumentam em indivíduos bem nutridos.

Gordura

A gordura deve contribuir com menos de 30% da ingestão energética total para fins de alimentação saudável e controle da massa corporal. O tipo de gordura incluído na dieta é importante: maior quantidade de ácidos graxos ômega-3, provenientes primariamente de peixe e ácido alfalinolênico (encontrado em óleos de linhaça, soja e vegetais folhosos verdes), demonstrou reduzir a inflamação na AR. Há evidências da eficácia dos AGPI ômega-3 marinhos na melhora do edema e dor articulares, assim como na duração da rigidez matinal (Calder, 2015; Calder, 2017; Veselinovic et al., 2017). O óleo de peixe em altas doses (3,5 g/dia) mostrou trazer benefícios adicionais aos obtidos com a combinação de DMARD e uso similar de MTX, além de redução de falhas em DMARD triplo e taxa mais alta de remissão (Proudman et al., 2015). Recentemente, relatou-se que o consumo de peixe inteiro (atum, salmão, sardinhas, truta, linguado, halibute, atum albacora [poke] e garoupa) mais de duas vezes por semana pelos pacientes com AR teve um impacto significativo sobre a atividade de sua doença, mas esse efeito não foi observado naqueles pacientes que consumiram peixe inteiro com menos frequência (menos de uma vez por semana) ou que não consumiram o pescado (Tedeschi et al., 2018). Embora esses benefícios aliados a melhores hábitos alimentares sejam conhecidos, geralmente não substituem o tratamento farmacológico convencional.

Minerais, vitaminas e antioxidantes

Várias vitaminas e minerais atuam como antioxidantes e, portanto, afetam a inflamação. A vitamina E é um desses antioxidantes, e com os ácidos graxos ômega-3 pode diminuir as citocinas pró-inflamatórias e os mediadores lipídicos. As concentrações de elementos-traço no líquido sinovial e no plasma, incluindo o zinco, estão alteradas na AR inflamatória. As concentrações alteradas de elementos-traço na AR inflamatória podem resultar de alterações das citocinas imunorreguladoras. A degradação do colágeno e a estimulação dos eicosanoides estão associadas ao dano oxidativo.

Os pacientes com AR geralmente apresentam consumos nutricionais abaixo da ingestão dietética de referência (IDR) de ácido fólico, cálcio, vitamina D, vitamina E, zinco, vitamina B e selênio. Além disso, o fármaco geralmente usado é o MTX, que é conhecido por diminuir as concentrações séricas de folato resultando em concentrações elevadas de homocisteína (Kawami et al., 2018). Concentrações séricas baixas de piridoxal-5-fosfato correlacionam-se com o aumento dos marcadores de inflamação (Ueland et al., 2017), e o uso contínuo de AINE (naproxeno) também compromete o metabolismo da piridoxina por meio de um mecanismo relacionado com a inibição da COX (Chang et al., 2013). Assim, para esses pacientes, deve-se incentivar o consumo adequado de folato e vitaminas B_6 e B_{12}.

A má absorção de cálcio e vitamina D e a desmineralização óssea são características dos estágios avançados da doença, levando a osteoporose ou fraturas. O uso prolongado de glicocorticoides também pode levar à osteoporose. Portanto, a suplementação com cálcio e vitamina D deve ser considerada. O estado de vitamina D deve ser avaliado e a suplementação iniciada, se abaixo do normal. A vitamina D, na realidade, é um imunossupressor seletivo e o aumento de sua ingestão pode ser benéfico. Devido às alterações induzidas por fármacos nas concentrações específicas de vitaminas ou minerais, a evidência dá suporte à suplementação além das concentrações mínimas das vitaminas D, E, ácido fólico e das vitaminas B_6 e B_{12}.

Nos pacientes com AR, as células Th17 inflamatórias que produzem IL-17 estão inversamente associadas às células Treg anti-inflamatórias. Os flavonoides encontrados em muitas frutas, vegetais, chocolate, chá e algumas ervas e condimentos têm sido usados como agentes terapêuticos nas doenças inflamatórias autoimunes. As propriedades anti-inflamatórias dos flavonoides estão sendo cada vez mais elucidadas in vitro e em modelos animais de artrite, pois os flavonoides demonstraram inibir a COX, reduzir a produção de citocinas inflamatórias, suprimir p38 MAPK, inibir as células Th17 e aumentar as células Treg (Kelepouri et al., 2018). São observadas concentrações séricas elevadas de cobre e ceruloplasmina e de líquido articular na AR. As concentrações plasmáticas de cobre correlacionam-se com o grau de inflamação articular, diminuindo à medida que a inflamação diminui. As concentrações plasmáticas elevadas de ceruloplasmina, a proteína carreadora de cobre, podem ter um papel protetor devido à sua atividade antioxidante.

Terapias complementares e integrativas

A crescente popularidade do uso de tratamentos complementares parece ser particularmente evidente em pessoas afetadas por AR. A fitoterapia, como o uso de açafrão-da-terra (cúrcuma) e gengibre, demonstrou ter benefícios na AR com risco muito baixo de eventos adversos. Como em todas as fitoterapias, é importante avaliar completamente o potencial para interações fármaco-nutriente (Dragos et al., 2017).

O **ácido gamalinolênico (GLA)** é um ácido graxo ômega-6, encontrado nos óleos de groselha-preta, borragem e prímula, que pode ser convertido em prostaglandina E (PGE) anti-inflamatória ou em ácido araquidônico (ARA), um precursor da PGE_2 inflamatória. Devido à competição entre os ácidos graxos ômega-3 e ômega-6 pelas mesmas enzimas, a contribuição dietética relativa desses ácidos graxos parece afetar as vias que são favorecidas. A enzima delta-5 dessaturase converte GLA em ARA, mas uma dieta com alto teor de ácidos graxos ômega-3 levará uma quantidade maior dessa enzima à via do ômega-3, permitindo que o corpo use GLA para produzir PGE$_1$ (ver boxe *Visão clínica: Ácidos graxos nos alimentos e processo inflamatório*). Essa PGE$_1$ anti-inflamatória pode aliviar a dor, a rigidez matinal e a sensibilidade articular sem efeitos colaterais sérios. São necessários mais estudos para estabelecer a dosagem e duração ideais.

SÍNDROME DE SJÖGREN

A **síndrome de Sjögren (SS)** é uma doença inflamatória autoimune crônica, que afeta as glândulas exócrinas, particularmente as glândulas salivares e lacrimais, levando à secura da boca (xerostomia) e dos olhos (xeroftalmia). A SS pode se manifestar isoladamente (SS primária) ou ser secundária em consequência de um distúrbio reumático anterior (geralmente AR ou LES). Afeta principalmente mulheres de meia-idade, sendo a razão homens:mulheres de 9:1 (Mariette e Criswell, 2018).

Os sinais orais comuns incluem sede, sensação de queimação na mucosa oral, inflamação da língua (glossite) e lábios (queilite), rachaduras nos cantos da boca (queilose), dificuldades na mastigação e deglutição (disfagia), cáries dentárias graves, infecções orais (candidíase), cáries dentárias progressivas e desconforto oral noturno. Os pacientes também podem sofrer de distúrbios extraglandulares que afetam pele, pulmões, rins, nervos, tecido conjuntivo e sistema digestório (Mariette e Criswell, 2018). Os pacientes com SS também podem desenvolver distúrbios da percepção olfatória (disosmia) e da acuidade do paladar (disgeusia) (Gomez et al., 2004; Al-Ezzi et al., 2017).

Fisiopatologia

Embora a patogênese da SS continue a ser de difícil compreensão, aparentemente estão envolvidos fatores contribuintes ambientais, genéticos e hormonais. A maioria dos linfócitos que se infiltram nas glândulas salivares são principalmente células T CD4. As concentrações aumentadas de IL-1 e IL-6 na saliva dos pacientes com SS sugerem que a resposta de célula Th1 participe da patogênese da doença. Uma recente metanálise relatou um aumento da IL-17 no soro e na saliva dos pacientes com SS primária (pSS) (Zhang et al., 2018), que também estava associado à gravidade dos sintomas. Além disso, os pacientes com pSS sem tratamento imunossupressor mostram concentrações acentuadamente mais altas de IL-17.

Embora originalmente fosse considerado que as células T têm um papel iniciador na SS, enquanto as células B se restringiam à produção de autoanticorpos, foi demonstrado que as células B têm um papel central no desenvolvimento da doença (Nocturne e Mariette, 2018). Uma característica distintiva da SS é a presença de autoanticorpos anti-Ro/SSA e anti-La/SSB. Curiosamente, anti-Ro/SSA pode ser encontrado isoladamente ou em concomitância com os anticorpos anti-La/SSB, ao passo que a positividade de anti-La/SSB exclusivamente é rara (Jog e James, 2017).

Estudos recentes indicam que a disbiose pode ter um papel na patogênese da SS. A direção de causa-efeito ainda não é clara, uma vez que a disfunção das glândulas salivares induz a alterações no microbioma, que estão ligadas ao agravamento dos sintomas e à gravidade da doença. Embora essa informação seja preliminar, padrões dietéticos de apoio a um microbioma saudável, incluindo uma dieta rica em fibras, à base de vegetais, podem ser razoáveis (Tsigalou et al., 2018).

VISÃO CLÍNICA
Ácidos graxos em alimentos e processo inflamatório

A inflamação é uma tentativa de autoproteção do corpo a fim de remover estímulos nocivos, incluindo células danificadas, irritantes ou patógenos, e de iniciar o processo de cura. Quando os estímulos ofensores são removidos, a inflamação cede. A fase resolutiva da inflamação não é um processo passivo, mas um "desligamento" ativo via biossíntese dos mediadores anti-inflamatórios endógenos. Portanto, pode-se considerar que a inflamação crônica, sem resolução, não apenas está associada à excessiva produção de mediadores pró-inflamatórios, mas também é atribuída a um defeito na síntese dos compostos anti-inflamatórios.

Duas classes de ácidos graxos poli-insaturados, ômega-6 e ômega-3, são metabolizados de maneira competitiva, incluindo a conversão em seus prostanoides correspondentes (prostaglandinas [PG] e tromboxanos [Tx]) e leucotrienos (LT). O ácido eicosapentaenoico (EPA, 20:5) e o ácido docosaexaenoico (DHA, 22:6) são ácidos graxos poli-insaturados, ômega-3 (AGPI) abundantes em peixes de águas frias, como salmão, sardinhas, cavala, arenque, atum, em óleos de peixe e em algumas algas. O ácido alfalinolênico (ALA, 18:3) também é um AGPI ômega-3 encontrado em abundância nos óleos de linhaça, nozes, soja e canola (colza). EPA, DHA e ALA demonstraram substituir a síntese de eicosanoides inflamatórios pela competição com a conversão de ácido araquidônico (ARA, 20:4 ômega-6) na série 2 de PG e Tx. Além disso, o EPA e o DHA são enzimaticamente convertidos em novos mediadores especializados pró-resolução (MEP), que envolvem três famílias distintas denominadas resolvinas, protectinas e maresinas, que promovem a resolução da inflamação (Serhan e Levy, 2018). O ARA provém exclusivamente de alimentos de origem animal. O ácido linoleico (AL, 18:2), um AGPI ômega-6 encontrado no cártamo e outros óleos vegetais, é um precursor do ARA; portanto, seu consumo deve ser limitado em pacientes reumáticos.

O tipo de mediador que é produzido é determinado pelo tipo de AGPI presente nos fosfolipídios da membrana celular, o que, por sua vez, é influenciado pelo tipo de AGPI na dieta. Teoricamente, uma pessoa pode substituir os AGPIs ômega-6 por AGPI ômega-3 aumentando o consumo deste último. Isso, por sua vez, resultará na síntese de prostanoides (PG e Tx) com efeitos anti-inflamatórios. Da mesma forma, a redução da quantidade de ARA minimiza a inflamação e pode aumentar os benefícios da suplementação com óleo de peixe.

Os estudos dos últimos 20 anos mostram claramente as alterações benéficas no metabolismo dos eicosanoides com a suplementação com óleo de peixe em pacientes com AR, mesmo quando administrado por via parenteral (Calder, 2017). Embora o óleo de peixe pareça exercer um efeito anti-inflamatório em estudos a curto prazo, esses efeitos podem desaparecer durante um tratamento a longo prazo devido aos números reduzidos de células T autorreativas via apoptose.

Esses óleos devem ser usados com uma alimentação melhor, que inclua maior quantidade de AGPI ômega-3. Isso significa uma dieta que inclua peixe assado ou grelhado 1 a 2 vezes/semana. Entretanto, a Food and Drug Administration (FDA) identificou o cação, o peixe-espada, a cavala-rei e o namorado como peixes com alto teor de mercúrio, que devem ser evitados (ver *Em Foco: Exposição infantil ao metilmercúrio e toxicidade* no Capítulo 16).

O consumo diário de AGPI ômega-3 (principalmente EPA e DHA) para um paciente com AR varia de 2,7 a 4,6 g (Akbar et al., 2017; Calder, 2017). Atualmente, a qualidade dos suplementos de óleo de peixe é superior e com menos efeitos colaterais (principalmente o odor de peixe, diarreias leves, cólicas abdominais).

A combinação de óleos de peixe com óleo de oliva resulta em mais melhoras clínicas nos pacientes com AR do que naqueles que consomem apenas os óleos de peixe. Esses resultados são atribuídos ao oleocantal, um composto fenólico de ocorrência natural encontrado no óleo de oliva extravirgem. O oleocantal exerce sua atividade anti-inflamatória pela inibição da ciclo-oxigenase (COX)-1 e COX-2 similar à ação do ibuprofeno (Casas et al., 2018), assim como de óxido nítrico sintase induzida (iNOS), interleucina (IL)-1, IL-6 e fator de necrose tumoral (TNF), entre outros (Pang e Chin, 2018).

Tratamento clínico

O manejo terapêutico da SS é baseado no tratamento sintomático das manifestações glandulares e no uso de DMARD para o envolvimento sistêmico (van der Heijden et al., 2018). O tratamento sintomático tem efeitos benéficos nas securas oral e ocular, além de prevenir outras complicações, como candidíase oral, doença periodontal, além de ulceração e perfuração corneanas.

O tratamento tópico da xerostomia inicia com a restrição dos irritantes, como cafeína, álcool e tabaco, seguida de hidratação apropriada (pequenos goles de água) e o uso de substitutos de saliva, géis lubrificantes, enxaguantes bucais, chicletes, pastilhas ou óleos. Quaisquer desses tratamentos são eficazes a curto prazo, mas nenhum melhora a produção de saliva. Após o consumo de alimentos ou bebidas açucarados, os dentes devem ser escovados e enxaguados com água imediatamente para prevenir a cárie dentária. O tratamento tópico da xeroftalmia inicia evitando-se ambientes secos, esfumaçados ou expostos ao vento, assim como a leitura prolongada ou o uso prolongado do computador. Podem ser usadas lágrimas artificiais; podem ser administrados agonistas do receptor muscarínico, pilocarpina e cevimelina para o tratamento de boca e olhos secos apenas em pacientes com função glandular residual (Mariette e Criswell, 2018).

A terapia de depleção de células B com rituximabe (anti-CD20) melhora a taxa de fluxo total salivar estimulado e a função da glândula lacrimal, assim como outras variáveis, incluindo concentrações de fatores reumatoides (FR), manifestações extraglandulares (artrite, vasculite cutânea), fadiga e qualidade da vida, indicando um papel importante das células B na patogênese da SS (Mariette e Criswell, 2018).

A IL-1 e o TNF-α têm importantes papéis no desenvolvimento da SS. O bloqueio da IL-1 (anacinra) é benéfico no tratamento da SS, enquanto o bloqueio do TNF-α (etanercepte) é ineficaz no controle dos sintomas de SS (Nocturne e Mariette, 2018). O tratamento dos aspectos extraglandulares deve ser elaborado para os órgãos específicos envolvidos. Os antimaláricos (hidroxicloroquina), além de melhorar o fluxo salivar, podem ajudar os pacientes com SS com artromialgia. Os corticosteroides podem ser usados em pacientes com manifestações extraglandulares, embora não tenham qualquer efeito nas taxas de fluxo salivar ou lacrimal.

Nutrição clínica

O objetivo primário do tratamento nutricional dos pacientes com SS é ajudá-los a aliviar seus sintomas orais e a reduzir seu desconforto alimentar derivado da dificuldade na mastigação e deglutição (Sjogren's Syndrome Foundation, 2018). Com muita frequência, os pacientes com SS modificam seus hábitos alimentares à base de tentativa e erro para combater seus sintomas orais, particularmente para melhorar a mordida (o corte de frutas, vegetais e carnes em pequenos pedaços), a mastigação (tornar os alimentos mais moles, preparando-os na forma de sopas, caldos, ensopados ou vegetais e carnes cozidos para o amolecimento) e a deglutição (umedecendo os alimentos com molhos, caldo de carne, iogurtes ou molhos de salada). Alimentos que agravam os sintomas orais devem ser limitados, como frutas cítricas, assim como os irritantes, alimentos quentes ou condimentados e álcool (Sjogren's Syndrome Foundation, 2018).

A desnutrição ou a perda de massa corporal não são comuns em pacientes com SS, embora sejam comuns as deficiências de vários nutrientes. Estas incluem deficiências de vitamina D (Garcia-Carrasco et al., 2017), vitamina B_6, vitamina B_{12}, folato e ferro, que podem ser corrigidas facilmente por meio de adequado aconselhamento ou suplementação nutricional (Erten et al., 2015). De forma mais importante, as deficiências únicas de nutrientes na SS foram associadas a outras doenças, como baixas concentrações de vitamina D com neuropatia e linfoma, sugerindo o possível papel da deficiência dessa vitamina no desenvolvimento de outros sintomas, e o efeito benéfico plausível da suplementação de vitamina D (Garcia-Carrasco et al., 2017).

Os estudos preliminares demonstram que os efeitos benéficos da suplementação de probióticos em pacientes com AR também pode beneficiar os pacientes com SS e outras condições autoimunes, para livrar seu microbioma de um padrão promotor de doença e pró-inflamatório (Zamani et al., 2016).

DISTÚRBIOS DA ARTICULAÇÃO TEMPOROMANDIBULAR

Os **distúrbios da articulação temporomandibular (DTM)** afetam a articulação temporomandibular, que conecta o maxilar inferior (mandíbula) ao osso temporal. Os DTM podem ser classificados como dor miofascial, distúrbio interno da articulação ou doença articular degenerativa. Uma ou mais dessas condições podem estar presentes ao mesmo tempo, causando dor ou desconforto nos músculos ou nas articulações que controlam a função mandibular.

Fisiopatologia

Além da manifestação de intensa dor mandibular, há poucas evidências científicas sugerindo uma causa do DTM. Geralmente, há um consenso de que o estresse físico ou mental pode agravar essa condição.

Terapia clínica nutricional

O objetivo do tratamento dietético é alterar a consistência dos alimentos para reduzir a dor à mastigação. De acordo com o National Institute of Dental and Craniofacial Research (NIDCR), a dieta deve ter uma consistência mole; todos os alimentos devem ser cortados em pedaços do tamanho de um bocado para minimizar a necessidade de mastigar ou abrir amplamente a mandíbula; devem ser evitados goma de mascar, alimentos pegajosos e alimentos duros, como vegetais crus, doces e nozes (NIH, NIDCR, 2018). Recomenda-se cortar todos os alimentos em pequenos pedaços, selecionar alimentos úmidos ou usar caldos de carne ou molhos para umedecê-los até adquirirem uma consistência confortável, descascar frutas (com exceção de frutos silvestres) e vegetais, cortar alimentos inteiros até adquirirem consistências que possam ser toleradas de maneira confortável, limitar a abertura da mandíbula até se tornar mais confortável, consumir pequenos bocados de alimento e mastigar lentamente. Embora o objetivo seja a alteração mecânica da dieta do paciente para permitir uma alimentação isenta de dor, em alguns casos, os pacientes podem se beneficiar da ingestão de suplementos de líquidos por via oral para atender às suas necessidades de energia, proteína e micronutrientes (Nasri-Heir et al., 2016). A ingestão de nutrientes dos pacientes com DTM parece ser a mesma da população geral em relação às calorias totais, proteínas, gorduras, carboidratos, vitaminas e minerais. Entretanto, nos momentos de dor aguda, a ingestão de fibras geralmente é reduzida.

GOTA

A **gota** é uma das doenças mais antigas constantes em registros de história clínica. É um distúrbio do metabolismo da purina em que concentrações anormalmente altas de **ácido úrico** acumulam-se no sangue (**hiperuricemia**). Ao contrário do que se observa na maioria das doenças reumáticas, a gota afeta predominantemente o sexo masculino. A gota é comum na maioria dos países na América do Norte e Europa ocidental, com uma prevalência na faixa de 1 a 4%. Em contraste, refere-se que a gota é rara em regiões da antiga União Soviética, Guatemala, Irã, Malásia, Filipinas, Arábia Saudita, região rural da Turquia e países africanos. Em todos os países, a prevalência de gota é significativamente maior nos homens do que em mulheres. A razão homens:mulheres é geralmente da ordem de 3:1 a 4:1 (Kuo et al., 2015).

A gota está associada a doenças cardiovasculares e renais, e é um preditor independente de morte prematura. Foram repetidamente demonstradas como maiores, na gota, as frequências de obesidade, doença renal crônica (DRC), hipertensão, diabetes melito tipo 2, dislipidemias, doenças cardíacas (incluindo doença cardíaca coronária, insuficiência cardíaca e fibrilação atrial), acidente vascular encefálico e doença arterial periférica. Portanto, a triagem e os cuidados a essas comorbidades, assim como os fatores de risco cardiovasculares, são da maior importância em pacientes com gota (Bardin e Richette, 2017).

Fisiopatologia

A gota é uma doença de deposição de cristais, em que os sintomas clínicos são causados pela formação de **cristais de urato monossódico (MSU)** nas articulações e nos tecidos moles e a eliminação desses cristais "cura" a doença. O **ácido úrico** é o produto do metabolismo da purina em humanos, mas é um produto intermediário na maioria dos outros mamíferos. É produzido primariamente no fígado pela ação da enzima xantina oxidase, uma enzima dependente de molibdênio. Na maioria dos mamíferos, o ácido úrico é, ainda, degradado pela enzima urato oxidase (uricase) em alantoína, que é mais solúvel que o ácido úrico, e, portanto, excretado mais prontamente pelos rins. Em humanos e primatas superiores, o gene codificador da uricase não é funcional e devem-se a esse evento evolucionário as concentrações de ácido úrico mais altas em seres humanos do que em muitos outros mamíferos. A produção endógena de ácido úrico decorrente da degradação de **purinas** responde por dois terços do *pool* de urato corporal, sendo o restante originário da dieta. Como a maior parte do ácido úrico é excretada por via renal (aproximadamente 70%), a hiperuricemia resulta da redução da eficiência do *clearance* (depuração) do urato renal.

Duas proteínas foram bem caracterizadas no *clearance* de urato: o transportador 1 de urato (URAT1) e o transportador de glicose e frutose (GLUT9). O URAT1 localiza-se na membrana da borda em escova do túbulo renal proximal e é responsável principalmente pela reabsorção renal de ácido úrico, enquanto o GLUT9 localiza-se na membrana apical e basolateral do túbulo distal, onde ele atua como a principal saída de urato do corpo (Mandal e Mount, 2015).

Na maioria das pessoas com gota, a hiperuricemia resulta do *clearance* reduzido do urato renal. Os cristais de MSU preferencialmente formam-se dentro da cartilagem e dos tecidos fibrosos; mas quando emitidos desses locais, constituem partículas altamente imunogênicas, que são rapidamente fagocitadas por monócitos e macrófagos, ativando-se o inflamassomo NALP3 e deflagrando a liberação de IL-1 e outras citocinas, iniciando uma resposta inflamatória que afeta a articulação. Os cristais de MSU atuam como um sinal de risco, que pode ser identificado por receptores padrões de reconhecimento na superfície celular e no citoplasma, indicando a importância da imunidade inata na gota (Benn et al., 2018). O acúmulo persistente dos cristais de MSU causa dano à articulação pelos efeitos mecânicos (erosão por pressão), levando a sintomas crônicos de artrite (Figura 38.5). Os cristais de MSU podem depositar-se nas pequenas articulações e tecidos circundantes, produzindo episódios recorrentes de dor articular extrema e debilitante assim como inflamação do tecidos mole (gota aguda). Na gota crônica, os locais clássicos são as articulações do hálux, punhos e dedos, cotovelo (Figura 38.6), tornozelo, joelho e hélice da orelha. Algumas vezes, os cristais de ácido úrico, chamados **tofos**, podem ser observados como placas brancas na pele e na cartilagem, como na orelha.

A pseudogota, também chamada "doença CPPD" (por deposição de cálcio pirofosfato), tem prevalência de cerca de 0,5% da população geral (nos EUA e na Europa). A média etária do início é acima de 68 anos, e é mais comum em homens. Não há relatos sobre um tratamento (farmacológico ou nutricional) capaz de reduzir a produção e a deposição de CPP nesses pacientes. Embora o tratamento dos sintomas de CPPD (inflamação e dor) seja idêntico ao da gota "clássica" (devido aos cristais de urato monossódico), não se conhece uma intervenção dietética para prevenir ou tratar essa condição (Zamora e Kaik, 2019).

Tratamento clínico

A colchicina é um medicamento usado no tratamento da dor associada a surtos agudos de gota (dentro de 12 a 24 horas) por reduzir a inflamação causada por cristais de MSU; não tem efeito sobre as concentrações séricas de urato. A colchicina pode ser usada com outros AINE e somente por tempo limitado devido à sua toxicidade.

Como os monócitos e os macrófagos produzem IL-1 em resposta aos cristais de MSU, o tratamento com antagonistas de IL-1 (anakinra) ou com o receptor solúvel de IL-1 (rilonacepte) resulta no alívio rápido e completo da dor (Pascart e Richette, 2017).

Duas classes de fármacos têm sido usadas para reduzir a concentração sérica de urato: fármacos **uricostáticos** que reduzem a síntese de ácido úrico pela inibição da xantina oxidase, e fármacos **uricosúricos**, que aumentam a excreção de ácido úrico pelo bloqueio de sua reabsorção tubular renal. O alopurinol e o febuxostate são fármacos

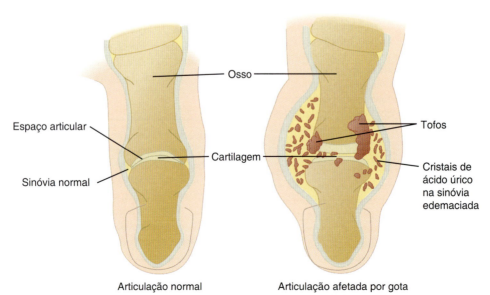

Figura 38.5 Comparação entre uma articulação de pododáctilo afetada por gota e uma articulação normal. (De Black JM et al.: Medical surgical nursing, ed 7 Philadelphia, 2005, Saunders.)

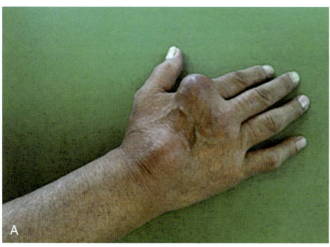
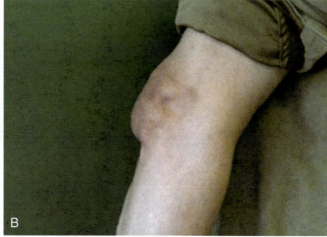

Figura 38.6 Paciente do sexo masculino com gota avançada. Grave deposição de cristais de urato monossódico (MSU) na mão (**A**, punho e dedos) e no cotovelo (**B**). (As fotos são uma cortesia de doutor F. Enrique Gómez. Instituto Nacional de Ciencias Médicas y Nutrición Salvador Zubirán. Cidade do México, México, 2015.)

uricostáticos; são os fármacos de escolha para o tratamento a longo prazo de hiperuricemia. Por outro lado, sulfimpirazona, probenecida e benzbromarona são fármacos uricosúricos que atuam pela inibição de URAT1, aumentando a excreção urinária de ácido úrico (Mandal e Mount, 2015; Pascart e Richette, 2017).

A pegloticase, uma uricase recombinante, reduz as concentrações séricas de urato, convertendo o ácido úrico em alantoína, que é excretada rapidamente na urina (Guttmann et al., 2017). A pegloticase é usada para a rápida diminuição do volume dos tofos e, com a colchicina, ela reduz o impacto de surtos agudos de gota.

Nutrição clínica

Os alimentos que contêm purina (como carnes, miúdos, frutos do mar, legumes, levedo, cogumelos e molhos de carne) têm sido alvos de muitas dietas antigas para gota, principalmente à base do conceito de que o produto da degradação bioquímica das purinas é o urato. Estudos mais recentes constataram que isso não é necessariamente verdadeiro. Dados da *National Health and Nutrition Examination Survey* mostram que as diferenças ajustadas por idade no urato sérico entre as ingestões mínima e máxima de carne eram de 0,48 mg/dℓ (intervalo de confiança de 95% [IC 95%] – 0,34 a 0,61 mg/dℓ, p < 0,001) e 0,16 mg/dℓ no caso de frutos do mar (IC 95% – 0,06 a 0,27 mg/dℓ, p = 0,005). Não foi constatada relação da ingestão de proteína total com o aumento das concentrações do urato.

Em um estudo prospectivo similar, o risco relativo da gota, em homens, com a máxima ingestão de carne, comparada com a mínima, era de 1,41 (IC 95% –1,07 a 1,80), enquanto a de frutos do mar era de 1,51 (IC 95% – 1,17 a 1,95). Cada porção adicional de carne por dia aumentava o risco de gota em 21%, enquanto cada porção semanal adicional aumentava o risco em 7%. A ingestão de feijões secos e verdes não está associada aos surtos de gota, conforme demonstrado por um risco relativo de 0,73 (IC 95% – 0,56 a 0,96).

A frutose é o único carboidrato conhecido por aumentar a concentração de urato. A ingestão de frutose e açúcar também predispõe à resistência à insulina e à síndrome metabólica, com aumento adicional da hiperuricemia (Beyl et al., 2016).

Por outro lado, as dietas que contêm produtos lácteos com baixo teor de gordura e vitamina C suplementar têm sido associadas a menor risco de gota. O consumo de café (sem açúcar) está associado a baixas concentrações de urato sérico e, portanto, pode ser protetor contra gota.

O consumo de álcool, particularmente de cerveja (que é rica em purinas), aumenta o risco de gota. O consumo de frutose, principalmente de refrigerantes adoçados com xarope de milho com alto teor de frutose, está associado a maior risco de gota. Não está claro se este é um efeito específico da frutose derivada do xarope de milho com alto teor de frutose, ou se este efeito se estende à sacarose (Beyl et al., 2016). O consumo excessivo de ocorrência natural, como em sucos de frutas, também pode aumentar o risco de gota.

É prudente aconselhar os pacientes a consumirem um plano de refeições balanceadas com a ingestão limitada de alimentos de origem animal e cerveja, evitar alimentos com alto teor de purina (Boxe 38.3), o consumo limitado de frutose e carboidratos refinados (refrigerantes e sucos de frutas adoçados, doces e produtos de confeitaria). Se um paciente estiver com sobrepeso, a perda de massa corporal também pode ajudar a reduzir o risco de gota. A ingestão liberal de proteínas vegetais, nozes, vegetais, legumes, grãos integrais, frutas com menos conteúdo de açúcar e óleos vegetais é apoiada, e recomendadas até duas porções ao dia de produtos lácteos com baixo teor de gordura. Embora a ingestão de peixe possa aumentar a concentração sérica do urato, pode haver maior benefício cardiovascular geral decorrente da

---

Boxe 38.3 Conteúdo de purina dos alimentos.

Alto conteúdo de purina (100 a 1.000 mg de nitrogênio da purina por 100 g de alimento): os alimentos desta lista devem ser excluídos da dieta dos pacientes com gota (estágios agudo e remissão).

Anchovas	Mexilhões
Arenque	Miolos
Caldo de carne	*Mincemeat* (mistura de especiarias, bebidas destiladas e carne bovina picada; usado em recheios na culinária tradicional britânica)
Caldo de galinha	
Carne moída	
Cavala	
Consommé	Moleja
Coração	Molho de carne
Ganso	Ovas
Levedo (de panificação e de cerveja) consumido na forma de suplemento	Perdiz
	Rim
	Sardinhas
	Vieiras

Conteúdo moderado de purina (9 a 100 mg de nitrogênio da purina por 100 g de alimento): uma porção (30 a 90 g)
Aves
Carne bovina, peixe e mariscos não incluídos na lista anterior

adição de quantidades moderadas de peixes gordurosos de águas frias, como atum, salmão e truta, que têm alto teor de ácidos graxos ômega-3. Ovos e aves constituem fontes de proteína de risco mais baixo, quando consumidos com moderação. Uma porção ou menos de carne ou mariscos por semana pode ser recomendado. A ingestão moderada de vinho é aceitável. A ingestão de até 6 xícaras de café ao dia tem se demonstrado benéfica, porém, acima disso, pode-se exacerbar os surtos de gota. A suplementação com vitamina C pode ser útil, mas a variação da dosagem e recomendações de segurança a longo prazo ainda não foram feitas. Os produtos de cereja podem ser benéficos, mas são necessários dados melhores antes de fazer essa recomendação aos pacientes. Durante um surto agudo, é recomendado aumentar a ingestão de água para, pelo menos, 8 xícaras ao dia e evitar álcool ou carne (Beyl et al., 2016).

Os produtos lácteos (leite ou queijo), ovos, proteína vegetal e café parecem ser protetores, possivelmente devido ao efeito de cinzas alcalinas desses alimentos (ver boxe *Visão clínica: Dietas ácidas e alcalinas* no Capítulo 34). O suco de cereja também tem sido estudado por sua capacidade de reduzir as concentrações de ácido úrico e os surtos de gota.

ESCLERODERMIA (ESCLEROSE SISTÊMICA OU EcS)

A **esclerodermia** (conhecida atualmente como esclerose sistêmica ou EcS) é uma doença crônica caracterizada por três aspectos: alterações microvasculares obliterativas iniciais, ativação inicial do sistema imune com ativação das células T e B, e fibrose disseminada da pele e órgãos internos. A EcS é caracterizada pelo envolvimento de múltiplos sistemas, principalmente a pele, o sistema respiratório (parênquima pulmonar e artérias pulmonares), os rins, os músculos esqueléticos, o sistema gastrintestinal e o sistema cardiovascular (Eldoma e Pope, 2018). Como ocorre em outras doenças reumáticas e musculoesqueléticas (DRM), as mulheres são mais propensas a desenvolver EcS, mas a incidência é muito baixa (entre 10 e 20/100.000).

Com base na extensão do envolvimento da pele, a EcS é classificada em dois subtipos: esclerodermia cutânea limitada (lcSSc), definida por espessamento da pele distal aos cotovelos e joelhos, face e pescoço; e esclerodermia cutânea difusa (dcSSc), que envolve o tronco e a parte proximal dos membros superiores e inferiores. É importante identificar o subtipo do paciente em razão das diferenças no prognóstico e no envolvimento de órgãos. É mais provável que a LcSSc esteja associada aos autoanticorpos anticentrômeros (ACA) e à síndrome de Raynaud antes do início da doença e a um melhor prognóstico. É mais provável que, na dcSSc, ocorra o envolvimento de órgãos internos e o prognóstico seja pior.

Fisiopatologia

A **esclerose sistêmica (EcS)** é caracterizada por anormalidades vasculares, seguida de hipoxia e mãos e pés frios (**síndrome de Raynaud**), assim como produção excessiva de matriz extracelular e colágeno. A patogênese da EcS é incompletamente conhecida, mas a ativação imune e a microvasculopatia podem levar ao desenvolvimento de fibrose. A ativação das células B resulta na presença de autoanticorpos, enquanto a ativação de células Th1 e Th17 pró-inflamatórias é aumentada pela redução da IL-10. Outras citocinas, como IL-4, IL-13, IL-6 e TGF-β, estão entre os mediadores pró-fibróticos implicados na patogênese da EcS.

A crise renal da esclerodermia (CRE) é uma rara complicação de EcS caracterizada por hipertensão e insuficiência renal aguda oligúrica ou anúrica. O envolvimento intestinal é frequente na EcS e representa uma causa significativa de morbidade. A patogênese do envolvimento intestinal inclui dano vascular, disfunção nervosa, atrofia da musculatura lisa e fibrose, causando hipomotilidade, que pode levar a supercrescimento bacteriano no intestino delgado (SIBO), má absorção, desnutrição, diarreia, pseudo-obstrução, constipação intestinal e incontinência fecal (Sakkas et al., 2018; Eldoma e Pope, 2018). As manifestações são geralmente problemáticas e reduz a qualidade e a expectativa de vida (Smirani et al., 2018; Sakkas et al., 2018).

Tratamento clínico

A EcS é uma doença grave do tecido conjuntivo, algumas vezes potencialmente fatal, com opções de tratamento que demonstraram proporcionar apenas um benefício de leve a modesto. A eficácia limitada das terapias disponíveis pode ser explicada por vários fatores incluindo a heterogeneidade da doença, falta de um conhecimento completo sobre a fisiopatologia, bem como o uso limitado da combinação de terapias ou terapia de manutenção. As diretrizes do tratamento da EcS oferecem opções de terapia das manifestações da doença com base nos órgãos ou sistemas afetados. Entretanto, a terapia atual disponível mostra melhora leve da doença principalmente com perda de benefício após a descontinuação do tratamento.

Vários tratamentos imunossupressivos (MTX, ciclofosfamida e micofenolato de mofetila) têm sido empregados para reduzir a deposição de colágeno na pele na dcSSc inicial. A imunomodulação deve ser considerada precocemente no caso de envolvimento intestinal. Desde o advento dos inibidores da enzima conversora de angiotensina (ECA), a mortalidade associada à CRE diminuiu de 76 para < 10%. Alguns pacientes podem progredir para a doença renal em estágio terminal e necessitar de diálise. A EcS tem sido tratada com medicamentos biológicos (abatacepte, tocilizumabe) com alguns resultados promissores (Eldoma e Pope, 2018).

Nutrição clínica

O tratamento das queixas digestórias concomitantes é um foco primário da terapia clínica nutricional para a EcS. Os pacientes com diarreia são tratados com dieta de baixo teor de gordura e resíduos, triglicerídeos de cadeia média, evitando a lactulose e a frutose, e/ou uma dieta baixa em FODMAP (F: fermentáveis; O: oligossacarídeos; D: dissacarídeos; M: monossacarídeos; A: and [e]; P: polióis) se SIBO estiver presente. Na diarreia/má absorção, o sequestrante de ácido biliar e a suplementação de enzima pancreática podem ajudar. Medidas gerais são aplicadas para a constipação intestinal (fibras, líquidos, atividade física e alimentos fermentados ou suplementos de probióticos) e repouso intestinal, além de antibióticos para a pseudo-obstrução. A incontinência fecal é tratada com as medidas para o SIBO ou a constipação intestinal associados, e com terapias comportamentais. Uma abordagem multidisciplinar ao tratamento das manifestações intestinais na EcS pelos gastroenterologistas, reumatologistas e nutricionistas é necessária para um tratamento ótimo (Sakkas et al., 2018; Smirani et al., 2018).

Os pacientes com EcS geralmente apresentam secura na boca e disfagia (ver Capítulo 39 e Apêndice 20). A boca seca, com resultante cárie dentária, perda de dentes e contração da pele facial, dificulta a alimentação. O consumo adequado de líquidos, a escolha de alimentos úmidos e gomas de mascar sem açúcar, assim como o uso de substitutos de saliva ajudam a umedecer a boca e a oferecer alívio temporário.

Se o refluxo gastresofágico for uma preocupação, refeições pequenas e frequentes são recomendadas, além de evitar a ingestão de alimentos em horários tardios da noite, álcool, cafeína e alimentos condimentados ou gordurosos (ver Capítulo 26).

A má absorção de lactose, vitaminas, ácidos graxos e minerais pode causar mais desnutrição, podendo ser necessária a suplementação. Um suplemento rico em energia e proteínas ou a alimentação enteral podem prevenir ou corrigir a perda de massa corporal. A nutrição enteral ou parenteral doméstica geralmente é necessária quando persistem problemas como a diarreia crônica e a má absorção (ver Capítulo 12).

LÚPUS ERITEMATOSO SISTÊMICO

O **lúpus eritematoso sistêmico (LES)** é conhecido geralmente como lúpus. O LES é uma doença autoimune crônica caracterizada pela produção de autoanticorpos direcionados contra os antígenos nucleares (antidsDNA, anti-Sm, anti-RNP) e citoplasmáticos que afetam vários órgãos e tecidos (Jog e James, 2017). O LES é mais prevalente em mulheres em idade reprodutiva, com uma razão homens: mulheres de 9:1, sugerindo que os fatores relacionados com o sexo são importantes em seu desenvolvimento. Também foi demonstrado que o LES é mais comum em afro-americanos e mulheres de descendências hispânica, asiática e em nativas norte-americanas do que de etnias brancas. Nos EUA, o LES está entre as 20 principais causas de morte em mulheres entre 5 e 64 anos (Yen e Singh, 2018).

Fisiopatologia

A causa de LES é multifatorial e envolve múltiplos genes e fatores ambientais, como infecções, hormônios e fármacos. No LES, os ANA circulantes (antidsDNA, anti-Sm, anti-RNP) e outros (anticardiolipina) podem depositar-se em vários tecidos (Jog e James, 2017). A produção de citocinas, como a interferona (IFN) tipo 1, ativa células B e T e propaga o sinal para a produção de mais IFN pelas células dendríticas (CD). Essa regulação positiva da via do IFN tipo 1 é crítica na gravidade e progressão do LES (Connelly et al., 2018).

Os sintomas comuns incluem fadiga extrema, articulações dolorosas ou inchadas, dor muscular, sensibilidade ao sol, febre não explicada, erupções cutâneas com mais frequência na face, úlceras bucais, dedos das mãos ou pés pálidos ou arroxeados em decorrência de frio ou estresse (síndrome de Raynaud) e insuficiência renal (NIH, NIAMS, 2018). O LES é caracterizado por períodos de remissão e recidiva, podendo manifestar vários sintomas constitucionais e específicos de órgãos.

Tratamento clínico

O tratamento geral de LES inclui protetor solar, dieta e nutrição, interrupção do tabagismo e exercícios, enquanto os tratamentos específicos de órgão incluem o uso de esteroides, AINE, DMARD e medicamentos biológicos. O tratamento farmacológico inclui os agentes citotóxicos ciclofosfamida e azatioprina; sua combinação com corticosteroides deve ser empregada precocemente, se houver envolvimento de órgão importante, a fim de prevenir ou minimizar o dano irreversível.

A característica do LES é a ativação das células B e a produção de autoanticorpos nocivos. Portanto, a depleção de células B e de citocinas ou as terapias direcionadas contra as células Treg, isoladamente ou combinadas com fármacos citotóxicos, têm sido usadas para tratar LES. Existem mais de 20 terapias biológicas usadas para LES. Essas terapias têm diferentes alvos imunes, como células B, células T e células mieloides e suas citocinas, conhecidas por contribuir para a patogênese do lúpus (Davis e Reimold, 2017).

A hidroxicloroquina (um fármaco antimalárico) tem benefícios potenciais para manifestações dermatológicas, artrite, prevenindo os surtos de lúpus, reduzindo a trombose na síndrome antifosfolipídeo (SAF), o risco aterosclerótico e o risco de diabetes melito tipo 2. Os hormônios esteroides, azatioprina e MTX e micofenolato de mofetila são alguns dos DMARD usados para controlar as manifestações de LES (Davis e Reimold, 2017).

Nutrição clínica

Como a insuficiência renal é comum no LES, pode ser necessário reduzir a ingestão de proteína total (ver Capítulo 34). Os pacientes com LES tendem a consumir mais carboidratos e menos fibras alimentares e ácidos graxos ômega-3 (EPA e DHA) e ômega-6. O último tem sido negativamente associado ao aumento da atividade da doença, à alteração dos perfis lipídicos séricos e à maior presença de placa carotídea (Lourdudoss et al., 2016). Além disso, os pacientes com LES geralmente têm ingestão inadequada de cálcio, frutas e vegetais e seu consumo de óleos e gorduras é elevado (Aparicio-Soto et al., 2017).

A fotossensibilidade, o uso de protetor solar e a baixa ingestão dietética, em combinação com medicamentos prescritos para tratar os sintomas da doença, podem ser responsáveis pelas baixas concentrações observadas de vitamina D (Dall'Ara et al., 2018). A diminuição da conversão de 25-hidroxivitamina D em sua forma ativa, o calcitriol (1,25-di-hidroxivitamina D_3), é possível por ser comum o comprometimento renal no LES, acarretando estresse adicional no metabolismo da vitamina D.

A deficiência de vitamina D tem sido associada a concentrações mais elevadas de ANA em indivíduos saudáveis e em pacientes com LES ainda sem tratamento, sugerindo que ela seja um gatilho para a produção de autoanticorpos. A suplementação de vitamina D pode ser benéfica para os pacientes com alta positividade antidsDNA, possivelmente reduzindo os surtos clínicos (Aparicio-Soto et al., 2017; Franco et al., 2017).

A suplementação de vitamina D em pacientes com LES é recomendada, uma vez que as concentrações aumentadas de vitamina D parecem melhorar os marcadores sanguíneos e inflamatórios e mostram tendência à melhora clínica subsequente. As recomendações internacionais gerais estabeleceram que a suplementação de vitamina D com 800 a 1.000 UI/dia ou 50.000 UI/mês é segura para a maioria dos indivíduos e pode assegurar concentrações de vitamina D dentro da variação ótima (Aparicio-Soto et al., 2017; Dall'Ara et al., 2018).

A vitamina A também mostrou efeitos benéficos, isoladamente ou em combinação com fármacos imunossupressivos em baixas doses, na nefrite lúpica e na modulação de citocinas tanto em modelos camundongos como em pacientes com LES (Aparicio-Soto et al., 2017). O mecanismo mais provável de ação da vitamina A no LES é a via da IL-17 e do fator de crescimento transformador (TGF-β), a regulação de citocinas e possivelmente outros como a IL-6 (Handono et al., 2016).

Uma ingestão adequada de fibras alimentares é recomendada no LES, visto que os efeitos benéficos das fibras na diminuição do risco cardiovascular, promovem a motilidade intestinal e reduzem as concentrações séricas dos marcadores de inflamação como a PC-R, as citocinas e a homocisteína (Aparicio-Soto et al., 2017).

Terapias complementares e integrativas

Mais de 50% dos pacientes estimados com LES usaram a MCI para reduzir os sintomas e cuidar de sua saúde. Os suplementos de N-acetilcisteína e açafrão-da-terra (cúrcuma) reduzem a atividade do LES e, com métodos mente-corpo (terapia cognitivo-comportamental e outras intervenções de aconselhamento), melhoram o humor e a qualidade de vida dos pacientes com LES (Greco et al., 2013). Um pequeno estudo demonstrou que a suplementação de açafrão-da-terra a curto prazo pode diminuir a proteinúria, a hematúria e a pressão arterial sistólica em pacientes que sofrem recidiva ou nefrite lúpica refratária (Khajehdehi et al., 2012). Nenhuma revisão sistemática foi realizada para a aplicação de medicina integrativa para a nefrite lúpica em pacientes com LES (Choi et al., 2018).

ESPONDILOARTRITE

As características clínicas mais importantes desse grupo de doenças são a dor nas costas inflamatória, a oligoartrite periférica assimétrica (predominantemente dos membros inferiores) e a entesite (inflamação no local de inserção do tendão no osso). O tratamento clínico convencional é baseado principalmente no uso de AINE (ibuprofeno, inibidores da COX-2) e DMARD (sulfassalazina); os pacientes com doença persistentemente ativa também são tratados com agentes bloqueadores (TNF, IL-6). A fisioterapia é da maior importância na abordagem geral a pacientes com qualquer dessas espondiloartrites. A terapia nutricional deve ressaltar a manutenção de uma massa corporal saudável, assim como o crescente consumo de alimentos ricos em antioxidantes e com atividades anti-inflamatórias (ver Boxe 38.2 e Apêndice 22).

A **espondilite anquilosante (EA)** é o principal subtipo de espondiloartrite. A EA (do grego, *ankylos*, fundido; *spondylos*, vértebra; *-itis*, inflamação) afeta as articulações na coluna vertebral e a articulação sacroilíaca na pelve e pode causar a eventual fusão da coluna vertebral. Com mais frequência, a EA desenvolve-se em homens adultos jovens e dura por toda a vida. A entesite, a inflamação do local de inserção dos ligamentos e tendões no osso, é responsável por grande parte da dor e rigidez da EA. Essa inflamação pode levar finalmente à fusão óssea das articulações, onde os ligamentos fibrosos transformam-se em osso, e a articulação cresce permanentemente em conjunto. Outras articulações também podem desenvolver sinovite, sendo envolvidas com mais frequência as articulações dos membros inferiores do que as dos membros superiores. A lombalgia e dor nos glúteos geralmente são os primeiros sintomas de EA. Em contraste com a lombalgia mecânica, a lombalgia e a rigidez nos pacientes com EA são piores após um período de repouso ou ao despertar matinal e melhoram após o exercício, um banho quente de imersão ou de chuveiro. A rigidez progressiva da coluna vertebral é habitual, ocorrendo anquilose após alguns anos de doença em muitos pacientes, mas não em todos. A maioria dos pacientes tem doença leve ou moderada com exacerbações e remissões intermitentes, mantendo alguma mobilidade e independência ao longo da vida. A fusão completa resulta em completa rigidez da coluna vertebral, uma condição conhecida como "coluna vertebral de bambu".

A **polimialgia reumática (PMR)** significa "dor em muitos músculos", e é uma síndrome com dor ou rigidez, geralmente em pescoço, ombros e quadris. Pode ser causada por uma condição inflamatória dos vasos sanguíneos como a arterite temporal (inflamação dos vasos sanguíneos na face, que pode causar cegueira se não for tratada rapidamente). A maioria dos pacientes com PMR desperta de manhã com dor nos músculos; porém, há casos em que o paciente desenvolve a dor durante a noite. O tratamento da PMR inclui o uso de corticosteroides (prednisona) isoladamente ou com um AINE (ibuprofeno) para aliviar a dor, exercícios para fortalecer os músculos fracos e uma dieta saudável (dieta anti-inflamatória) (ver Apêndice 22).

A **polimiosite (PM)**, que significa "inflamação de muitos músculos", é um tipo de inflamação crônica dos músculos (miopatia inflamatória) e é mais comum em mulheres adultas. Os sintomas incluem dor com acentuada fraqueza ou perda de massa muscular da cabeça, do pescoço, do tronco e em braços e pernas. Os músculos extensores do quadril em geral são gravemente afetados, levando à dificuldade particularmente de subir degraus e levantar-se de uma posição sentada. A fadiga precoce ao andar é causada pela fraqueza nos músculos da porção superior das pernas. Algumas vezes, a fraqueza manifesta-se por incapacidade de levantar-se de uma posição sentada sem ajuda ou de levantar um dos braços acima da cabeça. A disfagia ou outros problemas com motilidade esofágica ocorrem em cerca de um terço dos pacientes; o pé caído, afetando em um ou ambos os pés, pode ser um sintoma de PM avançada.

O tratamento da PM inclui corticosteroides, terapia especializada com exercícios, e a dieta anti-inflamatória com alimentos integrais específica para as necessidades do indivíduo. Os pacientes com disfagia podem beneficiar-se com a modificação da consistência dos alimentos (amolecidos, mais úmidos) e o encaminhamento a um fonoaudiólogo para uma avaliação adicional.

CASO CLÍNICO

Linda é uma mulher mexicana de 33 anos, gerente de equipe em uma empresa de prestação de serviços e mãe de dois filhos. É fumante ativa, com doença periodontal. Há 6 meses, ela manifestou poliartrite simétrica aditiva crônica, envolvendo os punhos, as mãos, os joelhos e os artelhos. Linda apresenta rigidez matinal por cerca de 1 h; seus sintomas melhoram com o movimento e pioram ao repouso. Ela tomou vários AINE sem melhora importante. Ao exame, o médico notou inflamação nas articulações.

Os exames laboratoriais mostraram anemia normocítica normocrômica leve, velocidade de hemossedimentação e proteína C reativa elevadas. A paciente era positiva para fator reumatoide e anticorpos antipeptídeo citrulinado cíclico (ACPA). Foram encontradas erosões marginais nas articulações metacarpofalângicas em radiografias.

Linda foi diagnosticada com artrite reumatoide. Com base na poliartrite, a positividade de anticorpos e erosões, seu caso foi determinado como grave e ela iniciou os fármacos antirreumáticos modificadores de doença (DMARD) metotrexato (MTX) e corticosteroides

Avaliação nutricional
A paciente é mulher mexicana de 33 anos com diagnóstico recente de artrite reumatoide.

Dados antropométricos
Altura 1,73 m; massa corporal 69 kg (perdeu 4% nos últimos 2 meses)
Índice de massa corporal (IMC) = 23
Dados bioquímicos: Hb 10,5 g/dℓ

História alimentar e nutricional
A dieta reflete a dependência da conveniência de alimentos *fast-food* e altamente processados com ingestão inadequada de frutas, vegetais, grãos integrais anti-inflamatórios e ácidos graxos ômega-3.
Diminuição do preparo de alimentos devido à dificuldade de comprar e cozinhar. A paciente relata que seu apetite é menor que o normal devido ao estresse e à dor.
Ingestão calórica: 1.600 kcal/dia (80% das necessidades estimadas).
Necessidade estimada de energia (EER): 2.070 kcal (30 kcal/kg) e 82 g de proteína (1,2 g/kg de massa corporal [MC] para a fase aguda).

Alegações nutricionais diagnósticas
- Ingestão de energia inadequada relacionada com o apetite reduzido decorrente de estresse e dor, evidenciada pelo consumo 80% de necessidades calóricas estimadas e perda de massa corporal involuntária de 4% em 2 meses (NI-1.4) (NC-3.2)
- Capacidade comprometida para o preparo de alimentos/refeições relacionada com a dor e o edema nas articulações das mãos e punhos, evidenciada pelo relato da paciente
- Escolhas alimentares indesejáveis relacionadas com o déficit de conhecimento de alimentos e nutrição sobre a relação entre dieta anti-inflamatória com alimentos integrais e a progressão da doença autoimune evidenciadas pela dependência de alimentos de conveniência altamente processados e baixa ingestão de ácidos graxos ômega-3, frutas, vegetais e grãos integrais

(continua)

CASO CLÍNICO (continuação)

- Valores laboratoriais relacionados com a modificação da nutrição (hemoglobina) relacionada com a interação fármaco-nutriente com MTX e ingestão inadequada de ferro, evidenciados pelo diagnóstico de anemia.

Intervenções
- Assegurar energia adequada, proteína e ingestão ar de ferro (2.000 kcal, proteína 80 g)
- Dieta com alimentos integrais, rica em ferro, com ênfase em vegetais, grãos integrais, peixe gorduroso e ervas e condimentos anti-inflamatórios (açafrão-da-terra)
- Educação sobre alimentos integrais com base em alimentos de conveniência e utensílios adaptativos que possam facilitar a preparação dos alimentos

- Suplementação de ácido graxo ômega-3 (2.000 a 3.000 mg/dia). Ácido folínico (devido ao MTX) e suplementação conforme prescrito pelo médico da paciente
- Aconselhar a interrupção do tabagismo e a realização de atividade física de intensidade moderada.

Monitoramento e avaliação
- Mensurações mensais de massa corporal; embora o IMC de Linda atualmente seja adequado apesar de sua perda de **peso**, é importante cessar a perda de **peso** devido à sua condição autoimune
- Repetir exame laboratorial de ferro em 3 meses
- Avaliar a ingestão de energia, proteína e ferro. Se a artrite não estiver ativa, ajustar a proteína para 1 g/kg de massa corporal.

WEBSITES ÚTEIS

American Autoimmune Related Diseases Association, Inc.
American College of Rheumatology
Arthritis Foundation
Arthritis Research UK
Arthritis Society
European League Against Rheumatism (EULAR)
Lupus Foundation of America
National Center for Complementary and Integrative Health
National Institute of Artrite and Musculoskeletal and Skin Diseases
Sclerodermia Foundation
Sjogren's Syndrome Foundation

REFERÊNCIAS BIBLIOGRÁFICAS

Akbar U, Yang M, Kurian D, et al: Omega-3 fatty acids in rheumatic diseases. A critical review, *J Clin Rheumatol* 23:330–339, 2017.

Al-Ezzi MY, Pathak N, Tappuni AR, et al: Primary Sjögren's syndrome impact on smell, taste, sexuality and quality of life in female patients: a systematic review and meta-analysis, *Mod Rheumatol* 27:623–629, 2017.

Arida A, Protogerou AD, Kitas GD, et al: Systemic inflammatory response and atherosclerosis: the paradigm of chronic inflammatory rheumatic diseases, *Int J Mol Sci* 19:1890, 2018.

Aparicio-Soto M, Sánchez-Hidalgo M, Rosillo MÁ, et al: Extra virgin olive oil: a key functional food for prevention of immune-inflammatory diseases, *Food Funct* 9:4492–4505, 2016.

Aparicio-Soto M, Sánchez-Hidalgo M, Alarcón-de-la-Lastra C: An update on diet and nutritional factors in systemic lupus erythematosus management, *Nutr Res Rev* 30:118–137, 2017.

Arthritis Foundation: https://www.arthritis.org/living-with-arthritis/arthritis-diet/anti-inflammatory/anti-inflammatory-diet.php.

Arthritis Foundation: *Arthritis today, Drug Guide*. Available at: www.arthritis.org/living-with-arthritis/treatments/medication/drug-guide/search-alphabetical.php.

Badsha H: Role of diet in influencing rheumatoid arthritis disease activity, *Open Rheumatol J* 12:19–28, 2018.

Barbour KE, Helmick CG, Boring M, et al: Vital signs: prevalence of doctor-diagnosed arthritis and arthritis-attributable activity limitation-United States, 2013-2015, *MMWR Morb Mortal Wkly Rep* 66:246–253, 2017.

Bardin T, Richette P: Impact of comorbidities on gout and hyperuricaemia: an update on prevalence and treatment options, *BMC Med* 15:123, 2017.

Bernard NJ: Rheumatoid arthritis: prevotella copri associated with new-onset untreated RA, *Nat Rev Rheumatol* 10:2, 2014.

Benn CL, Dua P, Gurrell R, et al: Physiology of hyperuricemia and urate-lowering treatments, *Front Med (Lausanne)* 5:160, 2018.

Beyl RN Jr, Hughes L, Morgan S: Update on importance of diet in gout, *Am J Med* 129:1153–1158, 2016.

Bliddal H, Leeds AR, Christensen R: Osteoarthritis, obesity and weight loss: evidence, hypotheses and horizons - a scoping review, *Obes Rev* 15:578–586, 2014.

Bonaccio M, Pounis G, Cerletti C, et al: Mediterranean diet, dietary polyphenols and low grade inflammation: results from the MOLI-SANI study, *Br J Clin Pharmacol* 83:107–113, 2017.

Bravo-Blas A, Wessel H, Milling S: Microbiota and arthritis: correlations or cause? *Curr Opin Rheumatol* 28:161–167, 2016.

Calder PC: Marine omega-3 fatty acids and inflammatory processes: effects, mechanisms and clinical relevance, *Biochim Biophys Acta* 1851:469–484, 2015.

Calder PC: Omega-3 fatty acids and inflammatory processes: from molecules to man, *Biochem Soc Trans* 45:1105–1115, 2017.

Casas R, Estruch R, Sacanella E: The protective effects of extra virgin olive oil on immune-mediated inflammatory responses, *Endocr Metab Immune Disord Drug Targets* 18:23–35, 2018.

Chang HY, Tang FY, Chen DY, et al: Clinical use of cyclooxygenase inhibitors impairs vitamin B-6 metabolism, *Am J Clin Nutr* 98:1440–1449, 2013.

Chang K, Yang SM, Kim SH, et al: Smoking and rheumatoid arthritis, *Int J Mol Sci* 15:22279–22295, 2014.

Chen H, Wang J, Zhou W, et al: Breastfeeding and risk of rheumatoid arthritis: a systematic review and metaanalysis, *J Rheumatol* 42:1563–1569, 2015.

Choi IY, Lee C, Longo VD: Nutrition and fasting mimicking diets in the prevention and treatment of autoimmune diseases and immunosenescence, *Mol Cell Endocrinol* 455:4–12, 2017.

Choi TY, Jun JH, Lee MS: Integrative medicine for managing the symptoms of lupus nephritis: a protocol for systematic review and meta-analysis, *Medicine (Baltimore)* 97:e0224, 2018.

Connelly KL, Kandane-Rathnayake R, Huq M, et al: Longitudinal association of type 1 interferon-induced chemokines with disease activity in systemic lupus erythematosus, *Sci Rep* 19:3268, 2018.

Dall'Ara F, Cutolo M, Andreoli L, et al: Vitamin D and systemic lupus erythematous: a review of immunological and clinical aspects, *Clin Exp Rheumatol* 36:153–162, 2018.

Dankers W, Colin Em, van Hamburg JP, et al: Vitamin D in autoimmunity: molecular mechanisms and therapeutic potential, *Front Immunol* 7:697, 2017.

Davis LS, Reimold AM: Research and therapeutics—traditional and emerging therapies in systemic lupus erythematosus, *Rheumatology (Oxford)* 56:i100–i113, 2017.

De Luca F, Shoenfeld Y: The microbiome in autoimmune diseases, *Clin Exp Immunol* 195(1):74–85, 2019. doi:10.1111/cei.13158.

Di Giuseppe D, Discacciati A, Orsini N, et al: Cigarette smoking and risk of rheumatoid arthritis: a dose-response meta-analysis, *Arthritis Res Ther* 16:R61, 2014.

Eldoma M, Pope J: The contemporary management of systemic sclerosis, *Expert Rev Clin Immunol*, 14:573–582, 2018. doi:10.1080/1744666X.2018.1485490.

Erten S, Şahin A, Altunoğlu A, et al: Comparison of plasma vitamin D levels in patients with Sjögren's syndrome and healthy subjects, *Int J Rheum Dis* 18:70–75, 2015.

Food and Agricultural Organization (FAO) of the United Nations: *Fat and fatty acid intake and inflammatory and immune response. In Fats and fatty acids in human nutrition. Report of an expert consultation*, Rome, 2010, Food and Agricultural Organization of the United Nations.

Franco AS, Freitas TQ, Bernardo WM, et al: Vitamin D supplementation and disease activity in patients with immune-mediated rheumatic diseases: a systematic review and meta-analysis, *Medicine (Baltimore)* 96:e7024, 2017.

Garcia-Carrasco M, Jiménez-Herrera EA, Gálvez-Romero JL, et al: Vitamin D and Sjögren syndrome, *Autoimmun Rev* 16:587–593, 2017.

Gerosa M, Schioppo T, Meroni PL: Challenges and treatment options for rheumatoid arthritis during pregnancy, *Expert Opin Pharmacother* 17:1539–1547, 2016.

Gomez FE, Cassís-Nosthas L, Morales-de-León JC, et al: Detection and recognition thresholds to the 4 basic tastes in Mexican patients with primary Sjögren's syndrome, *Eur J Clin Nutr* 58:629–636, 2004.

Greco CM, Nakajima C, Manzi S: Updated review of complementary and alternative medicine treatments for systemic lupus erythematosus, *Curr Rheumatol Rep* 15:378, 2013.

Grainger R, Walker J: Rheumatologists' opinions towards complementary and alternative medicine: a systematic review, *Clin Rheumatol* 33:3–9, 2014.

Guttmann A, Krasnokutsky S, Pillinger MH, et al: Pegloticase in gout treatment- safety issues, latest evidence and clinical considerations, *Ther Adv Drug Saf* 8:379–388, 2017.

Handono K, Firdausi SN, Pratama MZ, et al: Vitamin A improve Th17 and Treg regulation in systemic lupus erythematosus, *Clin Rheumatol* 35:631–638, 2016.

Hassan S, Hassan C: Bariatric surgery: what the rheumatologist needs to know, *J Rheumatol* 43:1001–1007, 2016.

Helmick CG, Watkins-Castillo SI: Prevalence of AORC. in *United States bone and joint initiative: the burden of musculoskeletal diseases in the United States (BMUS)*, ed 3, Rosemont, IL, 2014. http://www.boneandjointburden.org.

Holick MF: Biological effects of sunlight, ultraviolet radiation, visible light, infrared radiation and vitamin D for health, *Anticancer Res* 36:1345–1356, 2016.

Hugo M, Mehsen-Cetre N, Pierreisnard A, et al: Energy expenditure and nutritional complications of metabolic syndrome and rheumatoid cachexia in rheumatoid arthritis: an observational study using calorimetry and actimetry, *Rheumatology (Oxford)* 55:1202–1209, 2016.

Jansen R, Batista S, Brooks AI, et al: Sex differences in the human peripheral blood transcriptome, *BMC Genomics* 15:33, 2014.

Jafarzadeh SR, Felson DT: Updated estimates suggest a much higher prevalence of arthritis in United States adults than previous ones, *Arthritis Rheumatol* 70:185–192, 2018.

Jeffery LE, Raza K, Hewison M: Vitamin D in rheumatoid arthritis-towards clinical application, *Nat Rev Rheumatol* 12:201–210, 2016.

Jog NR, James JA: Biomarkers in connective tissue diseases, *J Allergy Clin Immunol* 140:1473–1483, 2017.

Kawami M, Harabayashi R, Harada R, et al: Folic acid prevents methotrexate-induced epithelial-mesenchymal transition via suppression of secreted factors from the human alveolar epithelial cell line A549, *Biochem Biophys Res Commun* 497:457–463, 2018.

Kelepouri D, Mavropoulos A, Bogdanos DP, et al: The role of flavonoids in inhibiting Th17 responses in inflammatory arthritis, *J Immunol Res* 5:9324357, 2018.

Khajehdehi P, Zanjaninejad B, Aflaki E, et al: Oral supplementation of turmeric decreases proteinuria, hematuria, and systolic blood pressure in patients suffering from relapsing or refractory lupus nephritis: a randomized and placebo-controlled study, *J Ren Nutr* 22:50–57, 2012.

Khanna S, Jaiswal KS, Gupta B: Managing rheumatoid arthritis with dietary interventions, *Front Nutr* 4:52, 2017.

Kim CH: Control of innate and adaptive lymphocytes by the RAR-retinoic acid axis, *Immune Netw* 18:e1, 2018.

Kongsbak M, von Essen MR, Levring TB, et al: Vitamin D-binding protein controls T cell responses to vitamin D, *BMC Immunol* 15:35, 2014.

Kreps DJ, Halperin F, Desai SP, et al: Association of weight loss with improved disease activity in patients with rheumatoid arthritis: a retrospective analysis using electronic medical record data, *Int J Clin Rheumtol* 13:1–10, 2018.

Kuo CF, Grainge MJ, Zhang W, et al: Global epidemiology of gout: prevalence, incidence and risk factors, *Nat Rev Rheumatol* 11:649–662, 2015.

Lee KH, Abas F, Mohamed Alitheen NB, et al: Chemopreventive effects of a curcumin-like diarylpentanoid [2,6-bis(2,5-dimethoxybenzylidene) cyclohexanone] in cellular targets of rheumatoid arthritis in vitro, *Int J Rheum Dis* 18:616–627, 2015.

Lee YH, Bae SC, Song GG: Coffee or tea consumption and the risk of rheumatoid arthritis: a meta-analysis, *Clin Rheumatol* 33:1575–1583, 2014.

Li GM, Zhao J, Li B, et al: The anti-inflammatory effects of statins on patients with rheumatoid arthritis: a systemic review and meta-analysis of 15 randomized controlled trials, *Autoimmun Rev* 17:215–225, 2018.

Liu H, He H, Li S, et al: Vitamin D receptor gene polymorphisms and risk of osteoarthritis: a meta-analysis, *Exp Biol Med (Maywood)* 239:559–567, 2014.

Longo VD, Mattson MP: Fasting: molecular mechanisms and clinical applications, *Cell Metab* 19:181–192, 2014.

Lourdudoss C, Elkan AC, Hafström I, et al: Dietary micronutrient intake and atherosclerosis in systemic lupus erythematosus, *Lupus* 25:1602–1609, 2016.

Mandal AK, Mount DB: The molecular physiology of uric acid homeostasis, *Annu Rev Physiol* 77:323–345, 2015.

Mariette X, Criswell LA: Primary Sjögren's syndrome, *N Engl J Med* 378:931–939, 2018.

Marrie RA, Hitchon CA, Walld R, et al: Increased burden of psychiatric disorders in Rheumatoid Arthritits, *Arthritis Care Res (Hoboken)* 70:970–978, 2018.

Medina G, Vera-Lastra O, Peralta-Amaro AL, et al: Metabolic syndrome, autoimmunity and rheumatic diseases, *Pharmacol Res* 133:277–288, 2018. doi:10.1016/j.phrs.2018.01.009.

Miyabe Y, Miyabe C, Nanki T: Could retinoids be a potential treatment for rheumatic disease? *Rheumatol Int* 35:35–41, 2015.

Murphy LB, Cisternas MG, Pasta DJ, et al: Medical expenditures and earning losses among US adults with arthritis in 2013, *Arthritis Care Res (Hoboken)* 70:869–876, 2018.

Nasri-Heir C, Epstein JB, Touger-Decker R, et al: What should we tell patients with painful temporomandibular disorders about what to eat? *J Am Dent Assoc* 147:667–671, 2016.

National Center for Complementary and Integrative Health: *Complementary, alternative, or integrative health: what's in a name?* 2018. https://nccih.nih.gov/health/integrative-health.

National Institute of Arthritis and Musculoskeletal and Skin Diseases: *Systemic lupus erythematosus (Lupus)*, 2018. https://www.niams.nih.gov/health-topics/lupus.

National Institutes of Health (NIH), National Institute of Dental and Craniofacial Research: *TMJ (Temporomandibular joint and muscle disorders)*, 2018. https://www.nidcr.nih.gov/health-info/tmj.

Nigrovic PA, Raychaudhuri S, Thompson SD: Review: genetics and the classification of arthritis in adults and children, *Arthritis Rheumatol* 70:7–17, 2018.

Nocturne G, Mariette X: B cells in the pathogenesis of primary Sjögren syndrome, *Nat Rev Rheumatol* 14:133–145, 2018.

Pascart T, Richette P: Current and future therapies for gout, *Expert Opin Pharmacother* 18:1201–1211, 2017.

Pang KL, Chin KY: The biological activities of oleocanthal from a molecular perspective, *Nutrients* 10:E570, 2018.

Phang JK, Kwan YH, Goh H, et al: Complementary and alternative medicine for rheumatic diseases: a systematic review of randomized controlled trials, *Complement Ther Med* 37:143–157, 2018.

Pludowski P, Holick MF, Grant WB, et al: Vitamin D supplementation guidelines, *J Steroid Biochem Mol Biol* 175:125–135, 2018.

Popp RA, Rascati K, Davis M, et al: Refining a claims-based algorithm to estimate biologic medication effectiveness and cost per effectively treated patient with rheumatoid arthritis, *Pharmacotherapy* 38:172–180, 2018.

Proudman SM, James MJ, Spargo LD, et al: Fish oil in recent onset rheumatoid arthritis: a randomized, double-blind controlled trial within algorithm-based drug use, *Ann Rheum Dis* 74:89–95, 2015.

Ramiro S, Sepriano A, Chatzidionysiou K, et al: Safety of synthetic and biological DMARDs: a systematic literature review informing the 2016 update of the EULAR recommendations for management of rheumatoid arthritis, *Ann Rheum Dis* 76:1101–1136, 2017.

Rhodes KL, Rasa MM, Yamamoto LG: Acute rheumatic fever: revised diagnostic criteria, *Pediatr Emerg Care* 34:436–440, 2018.

Sakkas LI, Simopoulou T, Daoussis D, et al: Intestinal involvement in systemic sclerosis: a clinical review, *Dig Dis Sci* 63:834–844, 2018.

Sawitzke AD, Shi H, Finco MF, et al: Clinical efficacy and safety of glucosamine, chondroitin sulphate, their combination, celecoxib or placebo taken to treat osteoarthritis of the knee: 2-year results from GAIT, *Ann Rheum Dis* 69:1459–1464, 2010.

Scaglione F, Panzavolta G: Folate, folic acid and 5-methyltetrahydrofolate are not the same thing, *Xenobiotica* 44:480–488, 2014.

Seca S, Miranda D, Cardoso D, et al: The effectiveness of acupuncture on pain, physical function and health-related quality of life in patients with rheumatoid arthritis: a systematic review protocol, *JBI Database System Rev Implement Rep* 14:18–26, 2016.

Seo MJ, Oh DK: Prostaglandin synthases: molecular characterization and involvement in prostaglandin biosynthesis, *Prog Lipid Res* 66:50–68, 2017.

Serhan CN, Levy BD: Resolvins in inflammation: emergence of the pro-resolving superfamily of mediators, *J Clin Invest* 128:2657–2669, 2018. doi:10.1172/JCI97943.

Shea B, Swinden MV, Ghogomu ET, et al: Folic acid and folinic acid for reducing side effects in patients receiving methotrexate for rheumatoid arthritis, *J Rheumatol* 41:1049–1060, 2014.

Singh JA, Noorbaloochi S, MacDonald R, et al: Chondroitin for osteoarthritis, *Cochrane Database Syst Rev* 1:CD005614, 2016.

Sjögren's Syndrome Foundation: *Diet & food tips*, 2018. www.sjogrens.org/home/about-sjogrens/living-with-sjogrens/diet-a-food-tips.

Smink AJ, Bierma-Zeinstra SM, Schers HJ, et al: Non-surgical care in patients with hip or knee osteoarthritis is modestly consistent with a stepped care strategy after its implementation, *Int J Qual Health Care* 26:490–498, 2014.

Smirani R, Truchetet ME, Poursac N, et al: Impact of systemic sclerosis oral manifestations on patients' health-related quality of life: a systematic review, *J Oral Pathol Med*, 47:808–815, 2018. doi:10.1111/jop.12739.

Sparks JA, Halperin F, Karlson JC, et al: Impact of bariatric surgery on patients with rheumatoid arthritis, *Arthritis Care Res (Hoboken)* 67:1619–1626, 2015.

Tedeschi SK, Bathon JM, Giles JT, et al: Relationship between fish consumption and disease activity in rheumatoid arthritis, *Arthritis Care Res (Hoboken)* 70:327–332, 2018.

Thomas S, Browne H, Mobasheri A, et al: What is the evidence for a role for diet and nutrition in osteoarthritis? *Rheumatology (Oxford)* 57:iv61–iv74, 2018.

Tsigalou C, Stavropoulou E, Bezirtzoglou E: Current insights in microbiome shifts in Sjogren's syndrome and possible therapeutic interventions, *Front Immunol* 9:1106, 2018.

Ueland PM, McCann A, Midttun Ø, et al: Inflammation, vitamin B6 and related pathways, *Mol Aspects Med* 53:10–27, 2017.

van Breda SGJ, de Kok TMCM: Smart combinations of bioactive compounds in fruits and vegetables may guide new strategies for personalized prevention of chronic diseases, *Mol Nutr Food Res* 62:1700597, 2018.

van der Heijde D, Daikh DL, Betteridge N, et al: Common language description of the term rheumatic and musculoskeletal diseases (RMDs) for use in communication with the lay public, healthcare providers, and other stakeholders endorsed by the European League Against Rheumatism (EULAR) and the American College of Rheumatology (ACR), *Arthritis Rheumatol* 70:826–831, 2018.

van der Heijden EHM, Kruize AA, Radstake TRDJ, et al: Optimizing conventional DMARD therapy for Sjögren's syndrome, *Autoimmun Rev* 17:480–492, 2018.

Vasile M, Corinaldesi C, Antinozzi C, et al: Vitamin D in autoimmune rheumatic diseases, *Pharmacol Res* 117:228–241, 2017.

Verheul MK, Fearon U, Trouw LA, et al: Biomarkers for rheumatoid and psoriatic arthritis, *Clin Immunol* 161:2–10, 2015.

Veselinovic M, Vasiljevic D, Vucic V, et al: Clinical benefits of n-3 PUFA and ɤ-linolenic acid in patients with rheumatoid arthritis, *Nutrients* 9:325, 2017.

Wang Q, He Y, Shen Y, et al: Vitamin D inhibits COX-2 expression and inflammatory response by targeting thioesterase superfamily member 4, *J Biol Chem* 289:11681–11694, 2014.

Watad A, Azrielant S, Bragazzi NL, et al: Seasonality and autoimmune diseases: the contribution of the four seasons to the mosaic of autoimmunity, *J Autoimmun* 82:13–30, 2017.

Yen EY, Singh RR: Lupus—An unrecognized leading cause of death in young females: a population-based study using nationwide death certificates, 2000–2015, *Arthritis Rheumatol* 70:1251–1255, 2018.

Zamani B, Golkar HR, Farshbaf S, et al: Clinical and metabolic response to probiotic supplementation in patients with rheumatoid arthritis: a randomized, double-blind, placebo-controlled trial, *Int J Rheum Dis* 16:869–879, 2016.

Zhang LW, Zhou PR, Wei P, et al: Expression of interleukin-17 in primary Sjögren's syndrome and the correlation with disease severity: a systematic review and meta-analysis, *Scand J Immunol* 87(4):e12649, 2018. doi:10.1111/sji.12649.

Zamora EA, Naik R: Calcium phosphate deposition disease (pseudogout), [Updated 2019 Aug 26]. In: *StatPearls [Internet]*, Treasure Island FL, 2019, StatPearls Publishing. Available at: https://www.ncbi.nlm.nih.gov/books/NBK540151/.

39

Nutrição Clínica para Distúrbios Neurológicos

Maggie Moon, MS, RDN
Ashley Contreras-France, MA, MS, CCC-SLP

TERMOS-CHAVE

acidente vascular encefálico
acidente vascular encefálico embólico
acidente vascular encefálico trombótico
adrenomieloleucodistrofia (ALD)
adrenomieloneuropatia
afasia
ano de vida perdido ajustado por incapacidade (DALY)
anosmia
apraxia
arreflexia
aspiração
ataque isquêmico transitório (AIT)
cegueira cortical
concussão
contusão
convulsão tônico-clônica (grande mal)
convulsões
convulsões parciais
corpúsculos de Lewy
córtex motor
crise de ausência (pequeno mal)
dieta cetogênica
disartria
disfagia
disfunção da deglutição
disosmia
doença de Alzheimer (DA)
doença de Parkinson (DP)
epilepsia
epilepsia refratária
Escala de Coma de Glasgow
esclerose lateral amiotrófica (ELA)
esclerose múltipla (EM)
evento tromboembólico
fonoaudiólogo
fraturas cranianas basilares
hematoma epidural
hematoma subdural
hemianopsia
hemiparesia
hemorragia subaracnóidea (HSA)
hemorragia intraparenquimatosa
hidrocefalia
hiperosmia
Iniciativa Internacional de Padronização de Dietas para Disfagia (IDDSI)
junção neuromuscular
lesão axonal difusa
lesão na medula espinal (LME)
miastenia *gravis* (MG)
mielina
mielopatia
negligência
neuropatia periférica
otorreia
paraplegia
parestesia
patologista da fala e linguagem (PFL)
pneumonia por aspiração
polineuropatia desmielinizante inflamatória crônica (PDIC)
pressão intracraniana (PIC)
Protocolo de Água Livre Frazier
rinorreia
síndrome da secreção inapropriada de hormônio antidiurético (SIADH)
síndrome de Guillain-Barré (SGB)
síndrome de Wernicke-Korsakoff (SWK)
sistema nervoso central (SNC)
sistema nervoso periférico (SNP)
tetraplegia
traumatismo craniencefálico (TCE)
triglicerídios de cadeia média (TMC)

O sistema nervoso é essencial para existência, saúde e bem-estar diários: desde nossa respiração ao modo de perceber o mundo que nos cerca, de pensar e de armazenar memórias até os nossos movimentos e coordenação, bem como está envolvido em sono, cicatrização, respostas ao estresse, fome, sede, digestão etc. Por essa razão, a abordagem inicial deste capítulo focaliza a anatomia e a fisiologia básicas do sistema nervoso central (SNC) e a boa nutrição como o sustentáculo de sua saúde.

Por outro lado, a má-nutrição também pode ter um impacto no cérebro (Tabela 39.1). Além disso, a dietoterapia dá suporte ao tratamento clínico dos distúrbios neurológicos decorrentes de traumatismo (p. ex., lesão esportiva, cirurgia), assim como outras doenças e condições (p. ex., doença de Alzheimer, epilepsia, doença de Parkinson) (Tabela 39.2).

Embora sejam relativamente raros, os distúrbios neurológicos afetam centenas de milhões de pessoas em todo o mundo (Organização Mundial da Saúde [OMS], 2016a). Quando combinados, os distúrbios neurológicos constituem a causa primária mundial da perda de anos de vida em função de incapacidade, o que também é conhecido como **ano de vida perdido ajustado por incapacidade (DALY)** (GBD 2015 Neurological Disorders Collaborator Group, 2017). A mensuração de DALY inclui os anos de vida de uma pessoa com incapacidade, assim como a diminuição de seu ciclo vital. Quando agrupados, os distúrbios neurológicos são a segunda principal causa de morte, e o número dessas mortes aumentou 36,7% em apenas 25 anos (1990/2015). A expectativa é de que esses números aumentem em consonância com o crescimento da população idosa.

Para atender a essa crescente demanda, os nutricionistas precisam ter conhecimento da nutrição fundamental necessária para um sistema nervoso saudável, além de estar equipados com as evidências atuais e as melhores práticas para as condições neurológicas em que a nutrição tem potencial para maior impacto. Muitos elementos dos cuidados nutricionais para doenças e distúrbios neurológicos são semelhantes, independentemente da origem do processo patológico. Por exemplo, é importante saber como desenvolver uma dieta apropriada para os vários graus de disfagia, uma vez que ela é o problema complicador mais comum da terapia nutricional para distúrbios neurológicos, bem como ter conhecimento das diretrizes internacionais que foram atualizadas recentemente. Para uma visão geral, ver Boxe 39.1.

Tabela 39.1 Distúrbios neurológicos de origem nutricional.

Doença	Nutriente deficiente	Efeito fisiológico	Tratamento
Privação de proteína-caloria	Proteína e calorias	Comprometimento das funções cognitiva e intelectual	Alimentos proteicos, calorias adequadas
Beribéri úmido	B_1 Tiamina	Disfunção neurológica periférica ou central	Tiamina em alimentos e/ou suplemento, se necessário
Pelagra	B_3 Niacina	Perda de memória, alucinações, demência	Niacina em alimentos e/ou suplemento, se necessário
Anemia perniciosa	Vitamina B_{12} Cobalamina	Ocorrem lesões nas bainhas mielínicas dos nervos ópticos, na substância branca cerebral, nos nervos periféricos	Injeções mensais de vitamina B_{12}, suplementos orais de vitamina B_{12}
Síndrome de Wernicke-Korsakoff	B_1 Tiamina	Encefalopatia, movimentos involuntários dos olhos, comprometimento do movimento, amnésia	Eliminar álcool; alimentos com tiamina ou em suplementos, hidratação adequada
Deficiência de magnésio	Magnésio	Espasmos musculares, ansiedade, cefaleia, insônia, cólicas	Magnésio em alimentos ou suplementos
Deficiência de zinco	Zinco	Perda do paladar e do olfato, alucinações, depressão, defeitos cerebrais durante a gestação	Zinco em alimentos ou suplementos
Deficiência de B_2	B_2 Riboflavina	Queimação, prurido ocular, sensibilidade à luz, sensações de queimação ao redor da boca, dano a nervo periférico	Riboflavina em alimentos ou suplementos, se necessário. Manter fontes alimentares distantes do calor e da luz
Deficiência de B_5	B_5 Ácido pantotênico	Rara, mas pode levar a fadiga, sensações de queimação nas mãos e pés e a cefaleias	Ácido pantotênico em alimentos ou suplementos, se necessário
Deficiência de B_6	B_6 Piridoxina	Sensações anormais de tato, mania, convulsões, leituras anormais de EEG	Piridoxina em alimentos e/ou suplementos, se necessário. Eliminação do álcool
Deficiência de B_9	B_9 Ácido fólico	Problemas de nervo periférico, transtornos da memória, convulsões, defeitos do tubo neural	Folato em alimentos ou suplementos/ácido fólico em suplementos
Convulsões da hipocalcemia e tetania	Vitamina D	Quando combinada com baixa concentração de cálcio pode levar a convulsões	Vitamina D em alimentos ou suplementos, se necessário Exposição sensível ao sol
Cretinismo	Iodo	Retardo de crescimento físico e mental	Frutos do mar, sal fortificado, suplemento
Doença de Wilson	Excesso de cobre	Problemas mentais e de movimento	Dieta com baixo teor de cobre, incluindo suplementos

EEG, eletroencefalografia.

Tabela 39.2 Considerações nutricionais sobre os distúrbios neurológicos.

Condição clínica	Tratamento nutricional relevante
Adrenoleucodistrofia	Óleo de Lorenzo pode reduzir as concentrações de AGCML
Demência	Recomende dieta anti-inflamatória, como a dieta MIND ou a dieta mediterrânea
	Minimize as distrações à hora das refeições
	Inicie com o odor ou o toque dos alimentos
	Guie a mão do paciente para iniciar a alimentação. Podem ser necessárias dicas verbais para o paciente ingerir os bocados em sequência
	Forneça alimentos densos em nutrientes, ácidos graxos ômega-3
Esclerose lateral amiotrófica	Intervenção para evitar desnutrição e desidratação Possivelmente dieta cetogênica Monitore a progressão da disfagia
	O uso de antioxidantes (vitaminas C, E, selênio, metionina) é bem tolerado, mas não comprovado
Epilepsia	Forneça dieta cetogênica (ver Apêndice 19, Dietas cetogênicas)
Síndrome de Guillain-Barré	Obtenha um balanço energético positivo com alta energia, alimentações por tubo ricas em proteína
	Avalie para disfagia
	Discuta o manuseio seguro do alimento para evitar recorrência
Enxaqueca	O café é terapêutico. Coenzima Q_{10}, riboflavina, camomila (*Matricaria chamomilla*), butterbur (*Petasites hybridus*) e serviços quiropráticos podem ser eficazes. As vitaminas B_6, B_{12} e o ácido fólico são potencialmente profiláticos
	Possivelmente evitar alimentos que contêm tiramina (p. ex., queijo maturado, vinho), que podem ser alimentos deflagradores
	Possivelmente evitar tomates, frutas cítricas, chocolate, espinafre, carnes e queijos maturados (o conteúdo ou a liberação de histamina por esses alimentos podem deflagrar, manter ou agravar a cefaleia

(continua)

Tabela 39.2 Considerações nutricionais sobre os distúrbios neurológicos. (*Continuação*)

Condição clínica	Tratamento nutricional relevante
	Considere uma dieta de eliminação supervisionada para identificar gatilhos alimentares individualizados
	Mantenha a ingestão alimentar e de líquidos adequada
	Mantenha registros abrangentes de sintomas e alimentos
Miastenia *gravis*	Forneça alimentos nutricionalmente densos no início da refeição
	Recomendam-se refeições pequenas e frequentes
	Limite a atividade física antes das refeições
	Colocação temporária de tubo de alimentação na doença avançada
Esclerose múltipla	Recomende dieta anti-inflamatória
	Aumente a ingestão de ômega-3, especialmente de origem marinha
	Diminua a ingestão de gorduras saturadas
	Avalie o estado de saúde e especialmente de vitamina D do paciente
	Pode ser necessário o suporte nutricional nos estágios avançados
	Distribua a ingestão de líquidos ao longo das horas de vigília; limite os líquidos antes de dormir
Doença de Parkinson (ver Apêndice 19, Dietas cetogênicas)	Concentre-se nas interações fármaco-nutriente com proteína e vitamina B_6 dietéticas
	Minimize a proteína dietética no café da manhã e almoço
	Recomende dieta anti-inflamatória
Anemia perniciosa	O paciente pode necessitar de injeções de vitamina B_{12} por meio de tratamento clínico
	Forneça dieta liberal com proteína de AVB
	Forneça dieta suplementada com Fe^+, vitaminas C e do complexo B (especialmente vitamina B_{12} e folato)
Lesão na medula espinal (LME)	Avalie o local do traumatismo e o grau de comprometimento
	Possivelmente forneça suporte nutricional enteral ou parenteral
	Forneça dieta com alto teor de fibras, hidratação adequada para minimizar a constipação intestinal
	Forneça dieta saudável para atender às necessidades de nutrientes (p. ex., dieta mediterrânea, dieta DASH, dieta MIND)
Acidente vascular encefálico	Dietas mediterrânea, DASH ou MIND
	Avalie para possível disfagia
	Pode ser necessária a nutrição enteral via tubo de alimentação, se as funções motoras forem precárias
Síndrome de Wernicke-Korsakoff	Forneça alimentos ricos em tiamina e suplementação
	Forneça hidratação adequada
	Elimine o álcool
	Pode ser necessário restringir a proteína da dieta

ABV, alto valor biológico; *AGCML*, ácido graxo de cadeia muito longa; *DASH*, Dietary Approaches to Stop Hypertension; Fe^+, ferro; *MIND*, intervenção para retardo neurodegenerativo com as dietas mediterrânea-DASH.

Boxe 39.1 Problemas que complicam o tratamento nutricional.

A avaliação nutricional requer a obtenção de uma anamnese detalhada do paciente. A anamnese alimentar e as observações sobre as refeições são usadas para avaliar os padrões de mastigação normais, a deglutição e a taxa da ingestão. O histórico da perda de massa corporal estabelece a massa corporal; uma perda ponderal de 10% ou mais é indicativa de risco nutricional. A avaliação para nutrientes envolvidos na síntese de neurotransmisssores é de especial importância nesses pacientes. É essencial perguntar sobre todos os suplementos e medicamentos para determinar as interações fármaco-alimento ou os efeitos colaterais que causarão impacto na nutrição adequada. Os diagnósticos de nutrição comuns na população de pacientes neurológicos incluem o seguinte:

- Dificuldade para mastigar
- Aumento do gasto energético
- Ingestão inadequada de energia
- Ingestão inadequada de líquidos
- Inatividade física
- Má qualidade nutricional
- Dificuldade de alimentação independente
- Dificuldade para engolir
- Massa corporal abaixo do normal
- Problemas de eliminação
- Acesso inadequado ao alimento ou líquido.

Preparo da refeição

Confusão, demência, comprometimento da visão ou deambulação precária podem contribuir para a dificuldade na preparação das refeições, impedindo, assim, a ingestão oral de alimentos e bebidas. Geralmente, é necessária a assistência nas compras e no planejamento das refeições. Os fabricantes de alimentos estão facilitando o manejo das texturas modificadas com o uso da Iniciativa Internacional de Padronização de Dietas para Disfagia (IDDSI, International Dysphagia Diet Standardisation Initiative) para facilitar sua identificação. Além disso, o uso crescente de entrega (*delivery*) de alimentos diminui a carga cognitiva associada à aquisição de alimentos e ao planejamento das refeições.

Dificuldades para se alimentar e acesso inadequado a alimentos ou líquidos

Nas doenças neurológicas crônicas, o declínio da função pode prejudicar a capacidade de autocuidados e nutrição. O acesso ao alimento e a satisfação das necessidades básicas podem depender do envolvimento da família, dos amigos

(*continua*)

Boxe 39.1 Problemas que complicam o tratamento nutricional. (*Continuação*)

ou de profissionais. Nas situações neurológicas agudas, como convulsões, traumatismo, acidente vascular encefálico, ou síndrome de Guillain-Barré (SGB), todo o processo de se alimentar pode ser interrompido abruptamente. O paciente pode necessitar de nutrição enteral por algum tempo até a melhora da função e a recuperação de uma ingestão adequada (ver Capítulo 13).

Problemas de alimentação: apresentação do alimento à boca

O paciente com doença neurológica pode ser incapaz de comer independentemente devido à fraqueza do membro, ao mau posicionamento corporal, à hemianopsia, à apraxia do membro, à confusão ou à negligência. Os tremores na doença de Parkinson (DP), movimentos espásticos, ou movimentos involuntários que ocorrem na paralisia cerebral, doença de Huntington ou discinesia tardia podem restringir mais a ingestão alimentar. A região afetada do sistema nervoso central (SNC) determina a incapacidade resultante (ver Tabela 39.3).

Se ocorrer fraqueza ou paralisia do membro no lado dominante do corpo, a má coordenação que resulta da recente dependência do lado não dominante pode tornar a alimentação difícil e desagradável. O paciente pode ter de se ajustar à alimentação com uma das mãos ou a usar a mão não dominante. Um terapeuta ocupacional pode facilitar as estratégias e fornecer equipamento adaptativo para apoiar a autoalimentação. A **hemiparesia** é a fraqueza em um lado do corpo, geralmente em ambos os membros e algumas vezes na face, o que faz com que o corpo se incline na direção do lado afetado; ademais, ela pode aumentar o risco de aspiração do paciente.

A **hemianopsia** é a cegueira em metade do campo visual. Os pacientes devem aprender a reconhecer que não possuem mais um campo visual normal e devem compensar virando a cabeça. A **negligência** é a falha em responder aos estímulos no lado enfraquecido ou paralisado do corpo; e isso ocorre quando o lado parietal direito do cérebro sofre uma agressão. O paciente ignora a parte corporal afetada, e a percepção da linha média do corpo é alterada. Esse fenômeno pode ocorrer após a agressão ao lado esquerdo do cérebro, resultando em negligência do lado direito. Entretanto, a negligência do lado direito é menos frequente e menos grave, sendo mais provável sua resolução do que a negligência do lado esquerdo (Myers, 2009). A hemianopsia e a negligência podem ocorrer juntas e comprometer gravemente a função do paciente. Os pacientes podem comer somente metade dos conteúdos de uma refeição, pois são capazes de reconhecer apenas metade deles (Figura 39.1).

Outro fator de restrição em potencial da alimentação independente é a apraxia, uma vez que o indivíduo é incapaz de realizar uma ação e de seguir orientações. A demonstração pode possibilitar que a ação ocorra; no entanto, o julgamento também pode ser afetado e resultar na realização de tarefas perigosas, o que torna inseguro que o paciente viva sozinho.

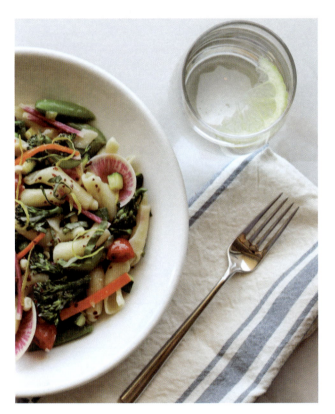

Figura 39.1 Visão com hemianopsia (metade do campo visual está ausente). (A fotografia de alimentos é uma cortesia de Maggie Moon, MS, RDN.)

SISTEMA NERVOSO

Há dois componentes principais do sistema nervoso: o **sistema nervoso central (SNC)**, que engloba o encéfalo (cuja maior parte é constituída pelo cérebro) e a medula espinal, e o **sistema nervoso periférico (SNP)**, que abrange os nervos que se estendem da medula espinal para o resto do corpo (i. e., pescoço, tórax, abdome, braços, pernas, músculos e órgãos internos). O SNC e o SNP trabalham juntos para controlar as ações voluntárias (p. ex., o movimento dos músculos) e a atividade involuntária (p. ex., a respiração, a regulação da temperatura e os batimentos cardíacos).

Uma anamnese cuidadosa dos sinais e sintomas do paciente pode ajudar a determinar onde se originam as lesões ao SNC. Por meio desse processo, como parte do diagnóstico clínico, a lesão pode estar localizada em músculo, nervo, medula espinal ou encéfalo. Os tratos nervosos que entram e saem do encéfalo atravessam os lados opostos do SNC (Figura 39.2). Portanto, uma lesão cortical que afeta o braço direito é encontrada no lado esquerdo do cérebro. A Figura 39.3 mostra os segmentos encefálicos.

Os sintomas de fraqueza muscular, perda de coordenação e comprometimento da amplitude de movimentos são os sinais clínicos mais quantificáveis de doença do sistema nervoso. Os neurônios no córtex motor (neurônios motores superiores) recebem informações de todas as partes do encéfalo e projetam seus axônios, por todas as vias, até os seus destinos na medula espinal. Os axônios se conectam aos neurônios motores da medula espinal (neurônios motores inferiores). Esses neurônios se estendem da medula espinal para os músculos sem interrupção. A localização de uma lesão no sistema nervoso, em geral, pode ser deduzida clinicamente observando-se as anormalidades estereotípicas e a função dos neurônios motores superiores ou inferiores (Tabela 39.3).

Localizações e sinais de lesões expansivas

Os atos de comer e beber requerem uma complexa coordenação de muitas partes do sistema nervoso. Portanto, um problema em qualquer localização no sistema nervoso pode afetar a capacidade de atender às necessidades nutricionais (Tabela 39.4).

- Lesões no lobo frontal: os lobos frontais no cérebro são a fonte das mais complexas atividades e geralmente suas manifestações são mais complexas. As manifestações psiquiátricas, como depressão, mania ou mudança de personalidade, podem indicar um tumor ou outra massa no lobo frontal, direito ou esquerdo. Os lobos frontais são maiores, enquanto as porções posteriores dos lobos frontais contêm o **córtex motor**, que controla o movimento muscular. As lesões que

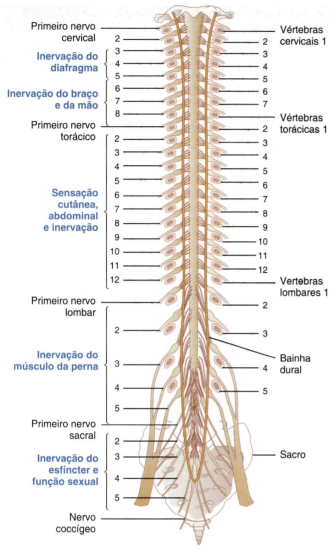

Figura 39.2 A medula espinal dentro do canal vertebral. Os nervos espinais estão numerados no lado esquerdo; as vértebras estão numeradas no lado direito; as áreas corporais supridas em vários níveis estão em azul.

Tabela 39.3 Funções básicas dos nervos cranianos.

Número	Função do nervo
Olfatório (I)	Olfato
Óptico (II)	Visão
Oculomotor (III)	1. Movimento ocular 2. Contração da pupila
Troclear (IV)	Movimento dos olhos
Trigêmeo (V)	1. Mastigação 2. Calor, frio, toque facial 3. Odores nocivos 4. Entrada de informação para o reflexo corneano
Abducente (VI)	Movimento dos olhos
Facial (VII)	1. Todos os músculos da expressão facial 2. Reflexo corneano 3. Dor facial 4. Paladar nos dois terços anteriores da língua
Vestibulococlear (VIII)	Aceleração da audição e da cabeça e entrada de informação para o reflexo oculocefálico
Glossofaríngeo (IX)	1. Deglutição 2. Reflexo do vômito 3. Sensações palatina, glossal e oral
Vago (X)	1. Frequência cardíaca, atividade gastrintestinal, função sexual 2. Reflexo da tosse 3. Paladar no terço posterior da língua
Acessório espinal (XI)	1. Trapézio 2. Músculo esternocleidomastóideo
Hipoglosso (XII)	Movimento da língua

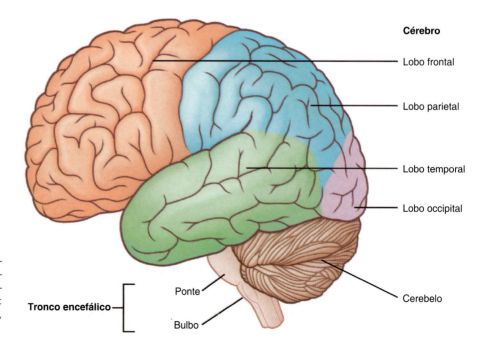

Figura 39.3 Partes do encéfalo. Traumatismo ou doença em uma área podem afetar a fala, a visão, o movimento ou a capacidade de se alimentar. (De Scully C: *Medical problems in dentistry*, ed 6, 2010, Churchill Livingstone.)

Tabela 39.4 Comprometimentos comuns nas doenças neurológicas.

Local no encéfalo	Comprometimento	Resultados
Lesões corticais no lobo parietal (percepção dos estímulos sensoriais)	Déficits sensoriais	A regulação fina das atividades musculares é impossível se o paciente for incapaz de perceber a posição e o movimento articulares, bem como a tensão dos músculos em contração
Lesões no hemisfério não dominante	Síndrome da hemidesatenção (negligência)	O paciente negligencia o lado afetado do corpo
Lesões no trato óptico (geralmente na artéria cerebral média ou na artéria próxima à cápsula interna)	Cortes do campo visual	O paciente lê metade de uma página, come apenas de uma metade do prato etc. (Ver Figura 39.1)
Perda do padrão armazenado subcorticalmente das habilidades motoras	Apraxia	Incapacidade de realizar tarefa anteriormente aprendida (p. ex., andar, levantar-se de uma cadeira), mas não estão presentes paralisia, perda sensorial, espasticidade e incoordenação
Nenhuma identificação com um distúrbio particular do cérebro ou uma lesão especificamente localizada	Apraxia da linguagem	Incapacidade de produzir fala com significado, mesmo que a função da fala esteja intacta e a produção da linguagem não tenha sido afetada, pode produzir movimentos orais, na tentativa de produção da fala
Lesão na área de Broca	Afasia não fluente	As formulações de pensamento e linguagem estão intactas, mas o paciente é incapaz de conectá-los na produção de uma fala fluente; a deficiência para denominar objetos (anomia) é comum
Lesão na área de Wernicke	Afasia fluente	Os fluxos de fala e articulação parecem normais, mas a emissão da linguagem faz pouco ou nenhum sentido; caracterizada por déficits na compreensão auditiva e presença de jargão ou palavras que não seguem as convenções da linguagem
Extenso dano cerebral	Afasia global	A expressão e a recepção da linguagem estão gravemente comprometidas
Lesões no tronco encefálico, lesões hemisféricas bilaterais, distúrbios cerebelares, lesões no nervo craniano e doenças neurológicas difusas	Disartria	Incapacidade de produzir palavras inteligíveis devido aos comprometimentos na respiração, fonação, articulação, ressonância e sistemas prosódicos

Duffy JR, Motor speech disorders: Substrates, differential diagnosis, and management, ed 3, St. Louis, MO, 2013, Elsevier Mosby; Greenberg DA, Aminoff MJ, Simon RP: Clinical neurology, 8th ed, New York, NY, 2012, McGraw-Hill Companies, Inc; Steinberg FU: Rehabilitating the older stroke patient: what's possible? Geriatrics 41:85, 1986.

se desenvolvem no lobo frontal central podem se manifestar como **apraxia** motora, um comprometimento do planejamento motor (Duffy, 2013). Um indivíduo com apraxia pode ser incapaz de realizar os movimentos intencionais independentes da alimentação, ainda que queira realizá-los

- Lesões cranianas basilares: lesões ou tumores próximos à base do crânio levam a alterações no olfato e na visão porque os nervos olfatórios e ópticos seguem ao longo da porção inferior desses lobos frontais. As alterações no sentido do olfato incluem **anosmia** (ausência de olfato), **hiperosmia** (maior sensibilidade a odores) ou **disosmia** (distorção do olfato normal)
- Lesões no lobo temporal: os lobos temporais controlam a memória e a fala, e as lesões nessa parte do cérebro são observadas em doença de Alzheimer, acidente vascular encefálico (AVE) e convulsões. Massa ou agressão no lobo parietal direito podem resultar em incapacidade crônica de focalizar a atenção no lado esquerdo do corpo, uma condição conhecida como **negligência**. Como os centros da linguagem estão localizados próximos à junção dos lobos temporal esquerdo, parietal e frontal, as condições patológicas nessa região podem causar **afasia**, a incapacidade de processar a linguagem
- Lesões no lobo occipital: os lobos occipitais são reservados para a visão e a disfunção nesse local pode produzir **cegueira cortical** de graus variáveis. Nessa condição, os indivíduos não têm consciência de que não podem ver
- Lesões no cerebelo e tronco encefálico: as lesões no cerebelo e tronco encefálico podem obstruir o sistema ventricular em pontos onde ele é mais estreito. Essa obstrução pode precipitar uma **hidrocefalia** potencialmente fatal, uma condição de elevada **pressão intracraniana (PIC)**, que pode resultar rapidamente em morte devido ao maior acúmulo de líquido no encéfalo. Outros sinais de hidrocefalia incluem problemas de equilíbrio, marcha e coordenação, sonolência acentuada e queixas de cefaleias que se agravam ao despertar. As lesões no tronco encefálico podem infiltrar qualquer dos nervos cranianos que inervam as estruturas da face e da cabeça, incluindo olhos, orelhas, mandíbula, língua, faringe e músculos faciais. Essas lesões têm consequências na nutrição, pois, muitas vezes, o paciente não é capaz de comer sem correr o risco de aspiração de alimentos ou líquidos nos pulmões. Os tumores ou outras lesões no bulbo (a metade inferior do tronco encefálico) podem infiltrar os centros respiratórios e cardíacos com graves consequências
- Lesões na medula espinal: as lesões na medula espinal são muito menos comuns do que os tumores cerebrais e geralmente causam sinais de neurônio motor inferior, no nível da lesão, além de sinais de motor superior nos segmentos abaixo do nível da lesão. A **lesão na medula espinal (LME)** é a condição patológica mais comum nessa região. Outros exemplos de anormalidades da medula espinal são: **esclerose múltipla (EM)**, **esclerose lateral amiotrófica (ELA)**, tumor, siringomielia (cavidade neurológica cheia de líquido), meningite crônica, assim como insuficiência vascular e lesões expansivas no espaço epidural. As lesões nas regiões cervical e torácica da medula espinal podem resultar em disfunção respiratória que requer assistência ventilatória com desafios para o influxo
- Lesões na hipófise e no hipotálamo: as lesões na hipófise e no hipotálamo geralmente se manifestam de forma sistêmica, por exemplo, eletrólitos e anormalidades metabólicas secundárias à desregulação dos hormônios adrenocortical, tireóideo e antidiurético. Devido à proximidade com os trajetos visuais, podem ocorrer

alterações no campo visual ou na acuidade visual. A **síndrome da secreção inapropriada de hormônio antidiurético (SIADH)**, muitas vezes, é uma complicação; o estado de volume e hiponatremia fazem parte do diagnóstico clínico (ver Capítulo 5). Como o hipotálamo é o centro regulador da fome e da saciedade, as lesões nesse sentido podem se manifestar como anorexia ou alimentação excessiva

- Lesões no nervo periférico e junção neuromuscular: distúrbios dos nervos periféricos e da junção neuromuscular afetam a capacidade do indivíduo de manter uma nutrição adequada devido à fraqueza flutuante e à condição de fadiga fácil nos movimentos musculares voluntários. Distúrbios como a **síndrome de Guillain-Barré (SGB)** ou a **miastenia gravis (MG)** podem agir contra os esforços de manutenção do equilíbrio nutricional. Embora os músculos respiratórios e dos membros sejam obviamente afetados, o impacto da fraqueza nos músculos orais, faríngeos e laríngeos apresenta desafios para a ingestão segura de alimentos e bebidas.

Fatores nutricionais e de estilo de vida para um sistema nervoso saudável

O sistema nervoso saudável, assim como o corpo onde se encontra, requer o consumo ótimo dos macronutrientes, micronutrientes e fitonutrientes corretos, da mesma forma que uma adequada ingestão de água. Não existe uma dieta especializada para a manutenção de um SNC saudável, bem como é aplicável um padrão alimentar com porções apropriadas em variedade e equilíbrio de alimentos saudáveis como na população geral. Todavia, certos compostos são de ativo interesse na comunidade de pesquisa, incluindo curcumina, colina, polifenóis e ácidos graxos ômega-3 (Figura 39.4).

O encéfalo consome até 20% da energia necessária para manter a taxa metabólica do corpo em repouso, ultrapassando muito o fato de corresponder a apenas 2% da massa corporal total. Cerca de 75% do encéfalo consistem em água e 60% da substância cerebral remanescente são compostos por lipídeos. O encéfalo é especialmente sensível ao estresse oxidativo e à inflamação, e não tem acesso a tantas enzimas antioxidantes endógenas quanto outras áreas do corpo. Por isso, os antioxidantes da dieta são importantes para a saúde do encéfalo, mesmo em pequenas quantidades (Morris, 2012).

Fatores de estilo de vida não relacionados à nutrição, que melhoram a saúde do sistema nervoso, incluem sono adequado para repouso e reparo, exercício para manter as conexões neurais relacionadas à memória e à aprendizagem, participação social e um constante suprimento de oxigênio.

DISFAGIA

O tratamento nutricional dos pacientes com doença neurológica é complexo. Os graves comprometimentos neurológicos geralmente comprometem as capacidades e os mecanismos cognitivos necessários para uma nutrição adequada. Um resultado comum é a **disfagia** (dificuldade para engolir), bem como a capacidade para obter, preparar e apresentar o alimento à boca pode estar comprometida. Muitas vezes, são necessárias modificações na textura dos alimentos para o indivíduo com problemas de deglutição. A **Iniciativa Internacional de Padronização de Dietas para Disfagia (IDDSI)** criou um sistema de denominação, descrição e testagem de várias modificações de textura para líquidos e sólidos (Steele et al., 2015). Entretanto, nem todas as instituições adotaram o novo sistema e ainda estão operando de acordo com o sistema da Dieta Nacional para Disfagia (Boxe 39.2).

O reconhecimento precoce dos sinais e sintomas, a implementação de um plano de cuidados apropriado para atender às necessidades nutricionais do indivíduo, bem como o aconselhamento para o paciente e os membros da família sobre as escolhas de dieta são essenciais. A avaliação regular do estado nutricional do paciente e o tratamento da doença são prioridades, com o objetivo final de melhorar os resultados e a qualidade de vida nutricional do paciente. A coordenação ativa com profissionais da deglutição, incluindo os **fonoaudiólogos** e os terapeutas ocupacionais (TO), ajuda a alcançar esse resultado.

A disfagia geralmente leva à desnutrição em razão de um consumo inadequado. Os sintomas de disfagia incluem babar, sufocar ou tossir durante ou após as refeições; incapacidade de sugar um canudinho; qualidade de voz "gorgolejante" ou úmida; manter bocados de alimento em recessos bucais ou na cavidade sublingual (dos quais o paciente pode não ter consciência); ausência do reflexo de vômito e infecções respiratórias crônicas. É provável que os pacientes com doença de Parkinson em estágio intermediário ou avançado, EM, ELA, demência ou AVE tenham disfagia.

É importante a realização de avaliação da deglutição por um fonoaudiólogo para determinar e tratar os distúrbios da deglutição. O fonoaudiólogo geralmente é consultado para atender pacientes individuais após traumatismo cranioencefálico (TCE), AVE ou cânceres de cabeça e pescoço, assim como indivíduos em risco de **aspiração**, ou inalação de material estranho, como alimento e líquido, pelos pulmões. A **pneumonia por aspiração** pode resultar de bactérias na saliva que são carreadas para os pulmões; um conceito errôneo comum é o de que a pneumonia resulta de alimento e líquido (Coyle, 2018). A atuação conjunta de um fonoaudiólogo para o tratamento

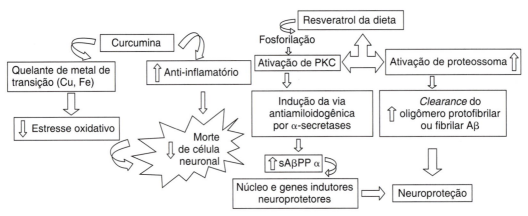

Figura 39.4 Papel da curcumina e do resveratrol na neuroproteção. Esquerda: A curcumina tem múltiplos efeitos biológicos: quela os metais de transição (ferro e cobre) e age como uma molécula antioxidante e anti-inflamatória, protegendo contra o estresse oxidativo. Direita: O resveratrol favorece a fosforilação na proteinoquinase C, ativando a via não amiloidogênica de clivagem de AβPP, e isso leva à redução da formação de Aβ. O sAβPPα, um produto da clivagem de AβPP, é translocado para o núcleo e modula os genes; além disso, todos esses eventos favorecem a sobrevivência da célula neuronal. *Aβ*, beta-amiloide; *PKC*, proteinoquinase C; *sAPPβ*, fragmento secretado do precursor beta da proteína amiloide. (De Ramesh BN et al.: Neuronutrition and Alzheimer's disease, *J Alzheimer's Dis* 19:1123, 2010. Com permissão de IOS Press.)

Boxe 39.2 Desenvolvimento de dietas para disfagia.

Transição gradual para a Dieta Nacional para Disfagia (NDD – National Dysphagia Diet)

Nem todas as instituições fizeram a transição para o novo sistema da Iniciativa Internacional de Padronização de Dietas para Disfagia (IDDSI) e algumas ainda usam a NDD. Assim, é importante estar ciente de ambas durante esse período de transição. A seguir, é apresentada uma visão geral do sistema NDD.

Modificações da textura

Nível 3: Disfagia avançada (previamente: amolecimento mecânico)

- Alimentos moles-sólidos. Incluir carnes inteiras fáceis de cortar, frutas e vegetais moles (i. e., bananas, pêssegos, melão sem sementes, carne tenra cortada em pequenos pedaços e bem umedecida com caldo ou molho de carne extras)
- As crostas do pão devem ser retiradas
- Fatiados ou cortados em pedaços.

EXCLUA frutas e vegetais duros, crocantes, alimentos viscosos e alimentos muito secos. SEM nozes, sementes, pipoca, batata *chips*, coco, pão francês, vegetais crus, cascas de batata, milho etc.

Nível 2: Disfagia mecanicamente alterada (previamente: triturado)

- Alimentos semissólidos, úmidos, homogêneos, que requeiram alguma capacidade de mastigação
- Inclui frutas e vegetais que possam ser amassados com o garfo (i. e., frutas com vegetais enlatados moles ou cozidos em pedaços menores que 2,5 cm)
- A carne deve ser moída e umedecida. Devem ser servidos caldo e molho de carne extras.

EXCLUA a maioria dos produtos de panificação, bolachas e outros alimentos secos. Nenhum cereal integral com nozes, sementes e coco. Nenhum alimento em grandes nacos. A maior parte dos alimentos deve estar em textura triturada.

Nível 1: Purê para disfagia

- Alimentos do tipo pudim, amassados, macios, homogêneos, coesos, que necessitem pouca ou nenhuma capacidade de mastigação
- Nenhum alimento inteiro
- Incluir batatas amassadas com molho de carne, iogurte sem adição de frutas, pudim, sopas cremosas, purê de frutas e vegetais, pastas de carne/aves/peixes, servidas com molhos/caldos de carne, e sobremesas em forma de purês sem nozes, sementes ou coco. EVITE ovos mexidos, fritos ou cozidos.

Modificações do líquido

Líquidos finos: incluem água, refrigerantes, sucos, caldos, café e chá. Isso também inclui alimentos como gelatina, sorvete e *sherbet* que derretam e se tornem finos na boca

Líquidos espessos-néctar: podem ser despejados e têm a consistência do néctar de damasco

Líquidos espessos-mel: um pouco mais espessos que o néctar e podem ser borrifados; consistência do mel

Líquidos espessos-consistência de pudim: devem manter sua forma, e uma colher deve ser introduzida neles; não são despejáveis e são consumidos com colher.

Adaptado de National Dysphagia Diet Task Force: *National Dysphagia Diet: standardization for optimal care*, Chicago, IL, 2002, American Dietetic Association.

---

de outras condições que resultam em má coordenação de deglutição também pode ser necessária a fim de incorporar estratégias compensatórias ou modificações da textura alimentar. Muitos nutricionistas habilitados adquiriram e se submeteram a um treinamento adicional em terapias da deglutição para ajudar a coordenar esse processo de avaliação.

Fases da deglutição

O posicionamento adequado para a deglutição eficaz deve ser incentivado (i. e., sentar-se ereto e, em alguns casos, em posição de flexão do pescoço ou queixo para baixo). Concentrar-se no processo de deglutição também pode ajudar a reduzir os engasgos. O início da deglutição é desencadeado voluntariamente, mas ela é completada de maneira reflexiva. A deglutição normal permite a passagem segura e fácil dos alimentos da cavidade oral, através da faringe e esôfago, para dentro do estômago pela força propulsiva muscular, com algum auxílio da gravidade. O processo de deglutição pode ser organizado em três fases mostradas na Figura 39.5.

Fase oral

Durante as fases preparatória e oral da deglutição, o alimento é posto na boca, onde é combinado com saliva, mastigado se necessário e transformado em bolo pela língua. A língua empurra o alimento para o fundo da cavidade oral, comprimindo-o gradualmente para trás contra os palatos duro e mole em uma ação de revolver, criando pressão negativa na cavidade oral anterior. O volume muscular adequado dos músculos bucais apoia a porção lateral da língua, o movimento do palato mole para fechar a nasofaringe e permitir a respiração durante a fase oral da deglutição. Uma elevação da PIC ou um dano ao nervo intracraniano pode ter como consequência movimentos fracos ou mal coordenados da língua. Os músculos labiais enfraquecidos resultam na incapacidade de fechar completamente os lábios e, portanto, de fechá-los na borda de um copo ou de sugar um canudo. Os pacientes geralmente ficam envergonhados por babar e podem não querer se alimentar diante de outras pessoas. O paciente pode ter dificuldade de formar um bolo alimentar homogêneo e de movimentá-lo pela cavidade oral. Os alimentos podem ficar retidos nos recessos bucais, especialmente se ocorrer perda de sensação da bochecha ou houver fraqueza facial.

Fase faríngea

A fase faríngea é iniciada quando o bolo alimentar é propelido para além dos arcos das fauces. Quatro eventos devem ocorrer em rápida sucessão durante essa fase. O palato mole se eleva para fechar a nasofaringe e impedir a regurgitação orofaríngea. O osso hioide e a laringe se levantam, fazendo com que a epiglote se abaixe, enquanto as pregas vocais se aduzem para proteger a via respiratória. A faringe se contrai em sequência, enquanto o esfíncter cricofaríngeo relaxa, permitindo a passagem do alimento para o esôfago. A respiração retorna com a exalação no fim da fase faríngea. Os sintomas de má coordenação, durante essa fase, incluem engasgo, asfixia e regurgitação nasofaríngea. Os indivíduos com disfagia podem iniciar a deglutição durante a inalação, aumentando o risco de aspiração.

Fase esofágica

É a fase final ou esofágica, durante a qual o bolo alimentar continua através do esôfago até o interior do estômago, e é concluída de maneira involuntária. O trânsito esofágico normal leva de 8 a 20 segundos até que a onda peristáltica empurre o bolo alimentar através do esfíncter esofágico inferior. As dificuldades que ocorrem durante essa fase são geralmente uma consequência de obstrução mecânica, mas a doença neurológica não pode ser descartada. Por exemplo, o comprometimento do peristaltismo pode surgir de um infarto no tronco encefálico.

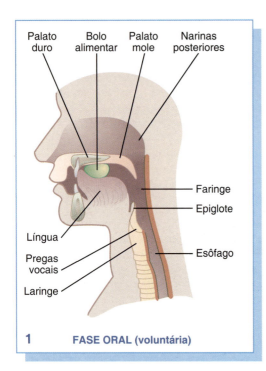
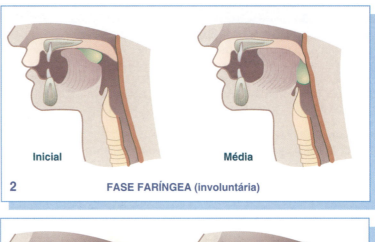
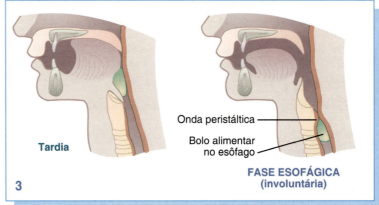

Figura 39.5 A deglutição ocorre em três fases: Fase voluntária ou oral: a língua pressiona o alimento contra o palato duro, forçando-o em direção à faringe. Fase involuntária ou faríngea. Inicial: a onda peristáltica força o bolo entre os pilares tonsilares. Média: o palato mole se eleva para fechar as porções posteriores das narinas, e a respiração cessa momentaneamente. Tardia: as pregas vocais aproximam-se, e a laringe se eleva, cobrindo a via respiratória e estirando a abertura do esôfago. Fase involuntária ou esofágica: o relaxamento da porção superior do esfíncter esofágico (hipofaríngeo) permite que a onda peristáltica impulsione o bolo alimentar para o esôfago.

Nutrição clínica

A perda de massa corporal, a anorexia e a desidratação são as principais preocupações na disfagia. A observação durante as refeições permite que um enfermeiro ou um nutricionista habilitado realize uma triagem informal em busca de sinais de disfagia, trazendo-os à atenção da equipe de cuidados de saúde. Deve-se restringir as distrações ambientais e as conversações durante as refeições aumentam o risco de aspiração. Relatos de tosse e refeições longas incomuns estão associados a fraqueza da língua, face e músculos da mastigação. A modificação da consistência dos alimentos servidos pode ser benéfica, enquanto é mantida uma dieta palatável e nutricionalmente adequada. As consistências mole, equilibrada mista ou pastosa podem reduzir a necessidade de manipulação oral e a conservar energia durante a alimentação, embora isso possa comprometer a palatabilidade.

Em 2002, a Academy of Nutrition and Dietetics (AND) publicou a National Dysphagia Diet (NDD), que foi desenvolvida por consenso de um painel de nutricionistas, fonoaudiólogos e cientistas. A NDD é prescrita por um fonoaudiólogo que avalia a capacidade do indivíduo de engolir de maneira segura tanto as texturas dos alimentos como os líquidos. Os níveis padrões de disfagia grave a leve foram designados de acordo com as modificações específicas de textura alimentar para cada nível a fim de promover a segurança da deglutição (Figura 39.6). Os níveis tradicionais de gravidade da disfagia variam de leves a graves (ver Boxe 39.2).

Mais recentemente, um grupo colaborativo de nutricionistas, fonoaudiólogos, cientistas de alimentos, médicos, terapeutas ocupacionais, engenheiros, enfermeiros e profissionais de serviços de alimentação reconheceu deficiências profissionais tanto na linguagem quanto na implementação de texturas alimentares modificadas para tratamento de disfagia. Esses indivíduos criaram uma organização internacional sem fins lucrativos, conhecida como IDDSI, que testou e criou normas para cada modificação da textura alimentar para disfagia. Os achados dessa organização têm o suporte da AND e da American Speech-Language-Hearing Association. Assim, os padrões para implementação internacional estão em andamento para apoiar a necessidade clínica de implementação.

Em novembro de 2015, a IDDSI criou uma nova estrutura que utiliza as evidências para criar especificações de textura alimentar que sejam transculturais, vitalícias e aplicáveis em todos os ambientes de cuidados (Steele et al., 2015). A estrutura consiste em oito níveis. Os sólidos são definidos ao longo dos níveis três a sete: liquidificados, pastosos, triturados e umedecidos, mole e do tamanho de um bocado, e regular (Cichero et al., 2013) (ver Tabela 39.5).

É importante estar ciente dos padrões da NDD e da IDDSI enquanto as instituições fazem a transição completa para a IDDSI.

Líquidos

Engolir líquidos de consistência fina, como suco ou água, é a tarefa de deglutição mais difícil devido à coordenação adequada e ao controle necessário. Os líquidos são facilmente aspirados para dentro dos pulmões e podem representar um evento potencialmente fatal, uma vez que é possível ocorrer **pneumonia por aspiração**. A aspiração acontece quando qualquer material, incluindo a saliva, desce abaixo do nível das pregas vocais. O desenvolvimento de pneumonia por aspiração é dependente da condição do sistema pulmonar do indivíduo, volume e pH do bolo alimentar aspirado e patógenos potenciais presentes. É mais preocupante a presença de bactérias na cavidade oral, pois isso cria um risco maior de pneumonia por aspiração (Coyle,

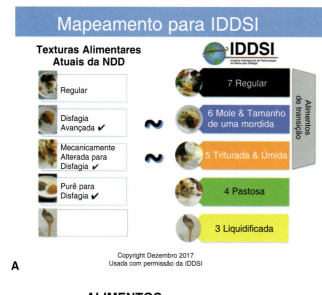

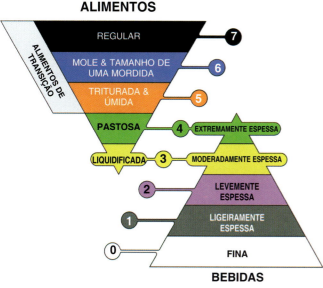

Figura 39.6 Níveis da Dieta Nacional para Disfagia (NDD) e estrutura atualizada criada pela Iniciativa Internacional de Padronização de Dietas para Disfagia (IDDSI).

(Beal et al., 2012). Amidos alimentares modificados adicionam calorias e continuam a se espessar com o tempo; portanto, é mais difícil obter acurácia em relação ao espessamento.

O espessamento dos líquidos deve ser prescrito com cuidadosa avaliação do risco. Os riscos associados aos líquidos espessados incluem desidratação, aversão a beber e dificuldade de eliminar os líquidos aspirados. Os estudos clínicos sugerem que os pacientes com disfagia têm mais dificuldade de eliminar um líquido espessado do sistema respiratório do que um líquido mais fino (Carlaw et al., 2012). As modificações dos líquidos foram abordadas no relatório da NDD, e os quatro termos usados para identificar o nível de viscosidade dos líquidos são: fino, com espessura de néctar, espessura de mel e espessura de colher (McCullough et al., 2003). Esses níveis de espessura foram redefinidos dentro da estrutura da IDDSI sob níveis de zero a quatro: fino, ligeiramente espesso, levemente espesso, moderadamente espesso e extremamente espesso (Cichero et al., 2013) (ver Tabela 39.5).

Cereais, pudins ou iogurtes infantis se misturam bem em líquidos, fornecem calorias e proteína, além de serem menos dispendiosos do que os espessantes comerciais. As frutas ou purê de maçã estágio 2, para bebês, podem ser adicionados a sucos para criar uma consistência de néctar ou mel, manter um bom sabor e acrescentar calorias, bem como são menos dispendiosos que os suplementos comerciais.

É difícil manter a ingestão adequada de líquidos com o uso de líquidos espessados, especialmente se as habilidades do paciente para beber forem precárias. A desidratação crônica leve, que resulta da ingestão limitada de água, pode causar fadiga e mal-estar. Incentivar a ingestão de frutas e vegetais moles ou mistos proporciona uma boa fonte de água livre. Uma avaliação sistemática, como a Dehydration Risk Appraisal Checklist (Lista de Avaliação do Risco de Desidratação), pode ser benéfica para alertar os cuidadores sobre o elevado risco de desidratação do paciente, especialmente naqueles com dietas modificadas (Bulgarelli, 2015). A determinação do risco de desidratação facilita a coordenação com todos os profissionais quanto às considerações de redução de graduação nas texturas líquidas para redução do risco de aspiração *versus* riscos médicos complexos associados à desidratação que resulta dos líquidos espessados. A decisão, portanto, deve ser tomada em equipe com documentação dos níveis de risco.

O **Protocolo de Água Livre Frazier** – que permite a ingestão de água para indivíduos que, de outra forma, necessitam de líquidos espessados – está sendo cada vez mais usado em cuidados prolongados. Esse protocolo é baseado nas seguintes suposições:

1. A aspiração de água representará pouco risco para o paciente, se for possível minimizar as bactérias orais associadas ao desenvolvimento de pneumonia por aspiração
2. A permissão de água livre diminui o risco de desidratação
3. A permissão de água livre aumenta a adesão do paciente às precauções na deglutição e melhora a qualidade de vida
4. A boa higiene oral é o principal ingrediente do protocolo da água e oferece outros benefícios para a função da deglutição.

Um componente-chave para a implementação do Protocolo de Água Livre Frazier se baseia na compreensão de que a aspiração nem sempre leva à pneumonia. Desse modo, o regime de cuidados orais prescrito serve para diminuir o risco geral, visto que serve para reduzir as bactérias orais, uma provável causa de desenvolvimento de pneumonia (Carlaw et al., 2012).

A ingestão de líquidos é uma preocupação em indivíduos com bexiga neurogênica e retenção urinária, um problema comum no tratamento de pacientes com **mielopatia** (uma condição patológica da medula espinal) ou uma LME. Isso predispõe o indivíduo a infecções do trato urinário (ITU). Alternativamente, a mielopatia e a LME podem resultar em urgência, frequência ou incontinência urinárias. Para minimizar esses problemas, pode ser útil a distribuição de líquidos ao longo das horas de vigília e sua limitação na hora de dormir. Alguns pacientes limitam acentuadamente a ingestão de líquidos para

2018). Portanto, os cuidados orais geralmente são prescritos como um componente primário das precauções contra a aspiração e a prevenção da pneumonia.

Se um paciente tiver dificuldade em consumir os líquidos finos, poderá ser um desafio atender às suas necessidades de líquidos. O leite em pó como espessante altera o sabor e pode elevar demais o conteúdo proteico para crianças, especialmente no caso de limitação de água livre. Os espessantes comerciais atuais contêm ingredientes como goma de xantana ou amidos alimentares modificados. Os benefícios da goma de xantana incluem os seguintes: não ter sabor, manter o nível de espessamento com o tempo, ser fácil de misturar, podendo ser usada na dieta cetogênica por não conter qualquer carboidrato ou calorias. A goma de xantana não é recomendada para crianças com menos de 1 ano, pois está implicada o desenvolvimento de enterocolite necrosante (ECN)

Tabela 39.5 Iniciativa Internacional de Padronização de Dietas para Disfagia (IDDSI).

Nível	Nome e descrição	Métodos de teste
0	**Fina** • Flui como água • Pode-se beber através de um bico de mamadeira, copo ou canudo	Flui completamente através de uma seringa de 10 mℓ, com ponta deslizante, em 10 s, sem qualquer resíduo
1	**Ligeiramente espessa** • Mais espessa que água, requer mais esforço • Flui através de canudo, seringa ou bico de mamadeira • Encontrada em fórmula infantil	Flui através de uma seringa de 10 mℓ com ponta deslizante, deixando 1 a 4 mℓ na seringa após 10 s
2	**Ligeiramente mais espessa** • Flui através de uma colher • Pode ser bebida em goles, mas requer esforço para beber através de canudo	Flui através de uma seringa de 10 mℓ com ponta deslizante, deixando 4 a 8 mℓ na seringa após 10 s
3	**Liquidificada/moderadamente espessa** • Pode-se beber de um copo • É necessário esforço para beber através de canudo • Não pode ser moldada em um prato, nem consumida com garfo • Não requer mastigação • Não forma caroços, fibra ou partículas	• Flui através de uma seringa com ponta deslizante de 10 mℓ, deixando > 8 mℓ na seringa após 10 s • Pode ser derramada facilmente de uma colher quando inclinada; não adere à colher • Os dentes do garfo não deixam um padrão evidente na sua superfície
4	**Pastosa/extremamente espessa** • Consumida com colher, embora seja possível usar um garfo • Não pode ser bebida em um copo • Mantém o formato no prato • Cai da colher se inclinada e mantém o formato • Não é encaroçada • Não é pegajosa	• Os dentes do garfo deixam um padrão evidente na superfície • Não flui através dos dentes do garfo, embora possa formar uma pequena cauda • Mantém o formato em uma colher

5	**Moída e úmida**
	• Consumida com garfo ou colher
	• Pode ser retirada com concha ou formatada
	• Não há líquido separado
	• Pequenos caroços são visíveis
	  • 2 mm em pacientes pediátricos
	  • 4 mm para adultos
	• Os caroços são amassados apenas com a língua
		• Quando pressionada com um garfo, as partículas se separam
		• Uma amostra retirada com concha/colher assenta-se em uma pilha e não flui através dos dentes de um garfo
		• Mantém o formato em uma colher

6	**Mole e do tamanho de um bocado**
	• Pode ser amassada com a pressão de um garfo
	• Uma faca não é necessária para cortar esse alimento
	• A mastigação é necessária antes de engolir
	• Não há líquido separado
	• Pedaços do tamanho de um bocado
	  • 8 mm para pacientes pediátricos
	  • 15 mm para adultos
		• A pressão de um garfo na lateral pode cortá-la em pedaços
		• Quando pressionado, o bocado será amassado e muda de forma; não retorna ao formato original

7	**Regular** • Normal, alimentos diários • O tamanho da amostra não é restrito • Texturas duras, resistentes, mastigáveis, fibrosas, filamentosas, secas, quebradiças, crocantes ou que se esfarelam são permitidas	Não há testes
Alimentos de transição	Os alimentos inicialmente têm uma textura, mas esta se altera em outra textura quando se aplica umedecimento ou ocorre mudança de temperatura	Após introdução de umedecimento ou temperatura, o bocado fica deformado com a pressão de um garfo e não é possível recuperar seu formato

Tabela criada por Ashley Contreras-France, MA, MS, CCC, SLP, adaptada da IDDSI, 2017.

diminuir a urgência urinária ou a micção frequente. Essa prática aumenta o risco de ITU e não é recomendada.

Uma causa não traumática de mielopatia e de bexiga neurogênica é a esclerose múltipla (EM), uma doença grave, imprevisível e progressiva, do SNC. Em indivíduos com esclerose múltipla, é maior a incidência de ITU.

O leite é considerado um líquido com propriedades únicas. Algumas pessoas associam o consumo de leite aos sintomas de produção excessiva de muco, porém as evidências de pesquisa não apoiam essa crença. Quando o paciente disfágico relata aumento de flegma após o consumo de leite, isso pode ser na realidade consequência da má capacidade de deglutição e não da produção de muco.

Texturas

À medida que a doença neurológica progride, os nervos cranianos são danificados, levando a déficits neurológicos que, muitas vezes, manifestam-se com disfagia ou eliminação de grupos alimentares inteiros. A intervenção nutricional deve ser individualizada de acordo com o tipo e a extensão da disfunção. Os suplementos de vitaminas e minerais podem ser necessários. Se os suplementos mastigáveis não forem manuseados com segurança, as formas líquidas podem ser adicionadas aos alimentos aceitáveis.

Se forem apresentadas refeições pequenas e frequentes, o paciente poderá comer mais. A deglutição também pode ser melhorada com a seleção cuidadosa de sabores, texturas e temperaturas dos alimentos. Os sucos podem substituir a água e fornecem sabor, nutrientes e calorias. As estimulações térmicas e gustativas podem auxiliar a deflagração da resposta de deglutição; portanto, os itens alimentares frios podem ser mais bem tolerados. A carbonatação combinada com frutas cítricas ajuda nos problemas sensoriais "despertando" a boca. Molhos e caldos de carne lubrificam os alimentos para facilitar a deglutição e podem ajudar a prevenir a fragmentação dos alimentos na cavidade oral. Pastas úmidas, ensopados e pratos de ovos geralmente são bem tolerados. Evite os alimentos que se esfarelam facilmente na boca, pois podem aumentar o risco de engasgos, assim como bebidas alcoólicas e enxaguatórios bucais que contenham álcool, pois ressecam as membranas orais.

Nutrição enteral por tubo

Os pacientes com doenças neurológicas agudas e crônicas podem se beneficiar do suporte nutricional. A nutrição enteral por tubo não minimiza o risco de pneumonia por aspiração. De fato, em indivíduos pós-AVE, a pneumonia por aspiração é a complicação mais comum. As precauções contra a aspiração devem ser mantidas no paciente com disfagia, mesmo na presença de nutrição enteral por tubo e nenhuma ingestão por via oral.

Na maioria dos casos, a função do sistema gastrintestinal permanece intacta, e a nutrição enteral é o método preferido para a administração de suporte nutricional. Uma exceção observada ocorre depois de uma LME, na qual a ocorrência de íleo paralítico, uma obstrução no íleo, é comum de 7 a 10 dias após a agressão, podendo ser necessária a nutrição parenteral. Embora um tubo nasogástrico (NG) possa ser uma opção a curto prazo, um tubo de gastrostomia endoscópica percutânea (GEP), geralmente conhecido como tubo G, ou tubo de gastrostomia-jejunostomia (GEP/J), geralmente conhecido como tubo GJ, é preferido para o tratamento a longo prazo. Eles devem ser considerados para pacientes cuja deglutição seja inadequada (ver Capítulo 12). Um benefício de GEP ou GEP/J está na reversibilidade, caso a função da deglutição retorne.

A própria desnutrição pode produzir fraqueza neuromuscular que afeta negativamente a qualidade de vida; ela é um fator prognóstico para uma sobrevida precária. No indivíduo gravemente enfermo, mas anteriormente bem nutrido, e que é incapaz de retomar a nutrição oral dentro de 7 dias, o suporte nutricional é usado para prevenir o declínio da saúde nutricional e auxiliar na sua recuperação até retornar a ingestão oral. Por outro lado, no indivíduo com doença crônica, o suporte nutricional é um problema que cada paciente deve, consequentemente, abordar, uma vez que pode resultar em terapia prolongada. No entanto, a nutrição adequada pode promover a saúde e ser um alívio bem-vindo para um paciente sobrecarregado.

DOENÇAS NEUROLÓGICAS DE ORIGEM NUTRICIONAL

Pode-se corrigir a maioria dos sintomas neurológicos, que surgem de uma deficiência nutricional primária ou de um excesso, aumentando ou diminuindo o consumo alimentar ou a sua suplementação (ver Tabela 39.1). Por exemplo, a consequência direta das deficiências de vitamina B_{12}, folato, tiamina e niacina na dieta – ou a ingestão excessiva a longo prazo (12 meses ou mais) de suplementos de vitamina B_6 (mas não em alimentos) – pode manifestar-se como sintomas neurológicos que podem ser revertidos realizando-se modificações da dieta e suplementos, desde que abordados precocemente. Entretanto, na **síndrome de Wernicke-Korsakoff (SWK)**, a deficiência aguda e grave de tiamina e o seu efeito neurológico ocorrem secundariamente ao alcoolismo. Nesse caso, deve-se abordar a causa primária do alcoolismo e também a repleção de tiamina.

Têm surgido distúrbios neurológicos, cuja origem pode ser nutricional por sensibilidade ao glúten. Desde 1966, existem numerosos relatos de pacientes com disfunção neurológica relacionada à sensibilidade ao glúten, incluindo ataxia, cefaleia e convulsões (Hadjivassiliou et al., 2010), em que até 60% dos pacientes com ataxia por glúten exibem evidências de atrofia cerebelar (Hadjivassiliou et al., 2015). Os sintomas de sensibilidade ao glúten geralmente estão concentrados na função intestinal; todavia, a maioria dos pacientes com manifestações neurológicas de sensibilidade ao glúten não tem sintomas gastrintestinais. A doença celíaca, com e sem sintomas gastrintestinais, é comum em indivíduos com autismo.

DISTÚRBIOS NEUROLÓGICOS DECORRENTES DE TRAUMATISMO

Acidente vascular encefálico

O **acidente vascular encefálico (AVE)** ocorre quando o suprimento sanguíneo para o encéfalo é interrompido subitamente (i. e., AVE isquêmico, responsável por 87% de todos os casos [American Heart Association [AHA], 2017]), ou há ruptura de um vaso sanguíneo no encéfalo (AVE hemorrágico). Ambas as situações causam a morte das células cerebrais em minutos, seja por perda de oxigênio e nutrientes ou por sangramento ao redor do encéfalo, respectivamente.

Os AVE graves geralmente são precedidos de **ataques isquêmicos transitórios (AIT)**, que são breves crises de disfunção cerebral de origem vascular sem defeito neurológico persistente. O AVE é responsável por cerca de uma em cada 20 mortes nos EUA (Centers for Disease Control and Prevention [CDC], 2017a), e é uma das principais causas de morte, além de ser uma causa comum de incapacidade grave a longo prazo nos EUA (AHA, 2017). A idade avançada é um fator de risco mais significativo para AVE. Entre os fatores de risco modificáveis, a hipertensão e o tabagismo são os principais contribuintes (ver Capítulo 32). São outros fatores: dieta inadequada, obesidade, doença cardíaca coronária, diabetes, inatividade física, ingestão excessiva de álcool e genética. Cerca de 80% dos AVE podem ser prevenidos (CDC, 2018a). Os altos custos do AVE nos EUA, estimados em US$34 bilhões ao ano, incluem despesas com serviços de cuidados de saúde, medicamentos relacionados à incapacidade e dias de trabalho perdidos (AHA, 2017).

Fisiopatologia

O **acidente vascular encefálico embólico** ocorre quando uma placa de colesterol se desaloja de um vaso proximal, desloca-se para o encéfalo e bloqueia uma artéria, com mais frequência a artéria cerebral média (ACM). Em pacientes com átrios cardíacos disfuncionais, os coágulos podem desalojar-se desse local e formar êmbolos. No **AVE trombótico**, ocorre a ruptura de uma placa de colesterol dentro de uma artéria, e as plaquetas se agregam subsequentemente, obstruindo uma artéria já estreitada. A maioria dos AVE é estimulada por um **evento tromboembólico**, que pode ser agravado por aterosclerose, hipertensão, diabetes e gota (ver *Algoritmo de fisiopatologia e manejo do cuidado: Doenças neurológicas*).

A hemorragia intracraniana ocorre em apenas 13% dos AVE, mas, em geral, é imediatamente fatal. A hemorragia intracraniana ocorre com mais frequência em indivíduos com hipertensão. Na **hemorragia**

intraparenquimatosa, ocorre a ruptura de um vaso dentro do encéfalo. Uma variação da hemorragia intraparenquimatosa é o infarto lacunar (*pool* profundo). Esses infartos menores ocorrem em estruturas profundas do encéfalo, como cápsula interna, núcleos da base, ponte, tálamo e encéfalo. Até um pequeno infarto lacunar pode produzir significativa incapacidade, pois o tecido encefálico nas estruturas profundas é densamente funcional. Um segundo tipo de hemorragia intracraniana é a **hemorragia subaracnóidea (HSA)**. A HSA ocorre geralmente em consequência de traumatismo cranioencefálico, porém, muitas vezes, resulta da ruptura de um aneurisma em um vaso no espaço subaracnóideo.

Tratamento clínico

A probabilidade de ocorrer um AVE tromboembólico é maior quando o paciente está totalmente consciente; todavia, o início das alterações motoras ou sensoriais se dá subitamente. Suspeita-se de hemorragia quando o paciente manifesta cefaleia, diminuição do nível de consciência e vômito, os quais ocorrem dentro de minutos a horas. Como em todas as doenças neurológicas, a apresentação clínica depende da localização da anormalidade. Pode-se suspeitar de infarto em um território cerebrovascular específico quando são encontrados vários déficits neurológicos. A oclusão da ACM produz paresia, sem déficits sensoriais dos membros no lado oposto do corpo, porque essa artéria supre tanto o córtex motor como o córtex somatossensorial. Se a ACM esquerda estiver ocluída, pode ocorrer **afasia** ou perda da linguagem ou expressão. Os indivíduos normalmente recebem serviços reabilitativos, como fisioterapia, terapia ocupacional e patologia da fala-linguagem, em instituição especializada em enfermagem, com intervenção diária a curto prazo e transição para tratamento intermitente periódico a longo prazo.

No passado, o tratamento do AVE embólico era de suporte, com foco na prevenção de outros infartos cerebrais e na reabilitação. O uso de medicamentos trombolíticos, que são fármacos anticoagulantes, reverte a isquemia cerebral por meio da lise dos coágulos. É necessário começar a terapia dentro de 6 horas do início dos sintomas. O uso de ácido acetilsalicílico pode ter alguma utilidade na prevenção de mais eventos cerebrovasculares, porém sua eficácia é variável de um paciente a outro.

O controle da PIC, enquanto é mantida uma perfusão cerebral suficiente, é o tratamento para a hemorragia intracraniana. Isso pode incluir a evacuação cirúrgica de grandes volumes de sangue intracraniano e graves consequências funcionais; portanto, na hemorragia intracraniana, o período de convalescença é mais longo do que no AVE isquêmico.

Após um evento, mais de dois dentre três sobreviventes de um AVE usam serviços de reabilitação, incluindo fisioterapia e terapia ocupacional, os quais são objetos de diretrizes atualizadas, publicadas pela AHA e American Stroke Association, em 2016 (AHA, 2016). Os sobreviventes podem ser internados em instituição de cuidados prolongados se suas atividades da vida diária (AVD) forem gravemente comprometidas.

Nutrição clínica

As modificações no estilo de vida e comportamento, que incluem a dieta, são os componentes-chave da prevenção primária do AVE (Meschia et al., 2014). O estudo controlado, randomizado, de referência, PREDIMED (RCT) mostrou como uma dieta mediterrânea suplementada com três nozes ou óleo de oliva extravirgem reduziu os eventos cardíacos, incluindo o AVE (Estruch et al., 2018). Ver Apêndice 23 sobre dieta mediterrânea.

Os esforços devem ser direcionados para a manutenção da saúde geral do paciente. Por exemplo, alimentos que auxiliam o reparo celular e melhoram os marcadores inflamatórios incluem nozes, produtos lácteos com baixo teor de gordura, grãos integrais, bem como frutas e vegetais ricos em antioxidantes. Em especial, foi demonstrado em alguns estudos que uma dieta com alto teor de ácidos graxos ômega-3 proporciona um benefício protetor contra o AVE. Além disso, recomendações dietéticas atuais para o consumo de frutos do mar, duas vezes por semana, ajudam a alcançar as metas de ingestão de ômega-3. É preciso lembrar que os suplementos de ácido graxo ômega-3 não demonstraram o mesmo benefício, assim como estão contraindicados para indivíduos que tomam um medicamento anticoagulante, como varfarina ou ácido acetilsalicílico (National Institutes of Health [NIH], National Center for Complimentary and Integrative Health [NCCIH], 2013). Ver, na Tabela 39.6, informações adicionais sobre nutrição e AVE (Iacoviello et al., 2018).

As dificuldades para se alimentar e os problemas comportamentais resultantes são determinados pela extensão do AVE e pela área afetada do encéfalo. A disfagia, um preditor independente de mortalidade, geralmente acompanha o AVE e contribui para as complicações e maus resultados decorrentes de desnutrição, infecções pulmonares, incapacidade, hospitalização mais longa e cuidados institucionais. Em alguns casos, a nutrição enteral via tubo de alimentação é necessária para manter a saúde nutricional até ser retomada a alimentação oral. À medida que as funções motoras melhoram, a alimentação e outras AVD serão partes do processo de reabilitação do paciente e necessárias para a retomada da independência. A desnutrição prediz um mau resultado e deve ser prevenida.

TRAUMATISMO CRANIOENCEFÁLICO OU NEUROTRAUMATISMO

Traumatismo cranioencefálico (TCE) se refere, isoladamente ou em combinação, a qualquer dos seguintes: lesão encefálica, fraturas cranianas, hemorragia extraparenquimatosa – epidural, subdural, subaracnóidea – ou hemorragia dentro do próprio tecido encefálico, incluindo hemorragia intraparenquimatosa ou intraventricular. Nos EUA, o traumatismo cranioencefálico é a principal causa de morte e incapacidade, associada a 30% de todas as mortes relacionadas com a lesão, ou 153 pessoas por dia (Taylor et al., 2017). Em indivíduos com 65 anos e acima, a principal causa de morte relacionada com o TCE são as quedas; em indivíduos de menos de 64 anos, as causas passíveis de prevenção variaram desde assaltos a acidentes automobilísticos até o dano intencional a si mesmo.

A morbidade é alta e a cefaleia é uma das queixas mais comuns. É difícil predizer, de maneira acurada, a recuperação neurológica. Apesar de uma intervenção intensiva, ocorre a incapacidade a longo prazo em um grande número de sobreviventes de uma lesão cefálica grave.

Fisiopatologia

O traumatismo cranioencefálico pode ser classificado em três tipos: concussão, contusão e lesão axonal difusa. A **concussão** é a breve perda de consciência, inferior a 6 horas, não sendo encontrado dano em tomografia computadorizada (TC) ou ressonância magnética (RM). Estudos microscópicos não conseguiram encontrar quaisquer evidências de danos estruturais em áreas de concussão conhecida embora existam evidências de alteração no metabolismo celular. A **contusão** se caracteriza por dano a capilares e edema, seguidos de resolução da lesão. Grandes contusões podem elevar drasticamente a PIC e induzir à isquemia ou à herniação. As contusões podem ser detectadas por TC ou RM. A **lesão axonal difusa** resulta de degeneração dos axônios por aceleração rotacional do encéfalo dentro do crânio. As áreas danificadas são geralmente encontradas no corpo caloso (a ponte entre os dois hemisférios) e na porção superior externa do tronco encefálico. A variação das alterações cognitivas presentes no TCE refletem o trauma físico ao encéfalo. Entretanto, no TCE leve não haverá qualquer trauma físico às estruturas neurológicas, mas

Tabela 39.6 Orientação nutricional para reduzir o risco de acidente vascular encefálico.

Recomendação	Orientação e justificativa
Dieta tipo mediterrânea	• Anti-inflamatória, antioxidante, antiaterogênica e antitrombótica • Padrão de dieta associado a menor morbidade e mortalidade por acidente vascular encefálico (AVE)
Dieta DASH	• Principalmente à base de vegetais somada a produtos lácteos com baixa ingestão de sal • Associada a risco reduzido de AVE
Dietas à base de vegetais	• Grandes quantidades de fontes dietéticas vegetais em comparação com as fontes animais • O padrão se sobrepõe a outros padrões de redução de risco de AVE
Frutas e vegetais	• 5 a 9 porções ao dia • Assegura a ingestão adequada de fibras alimentares, minerais (potássio, magnésio), vitaminas (p. ex., ácido fólico) e outros nutrientes • Redução da pressão arterial e melhora da função microvascular • Associação inversa dependente da dose com redução de risco de AVE total, isquêmico e hemorrágico
Nozes	• De 20 a 30 g/dia para a saúde cardíaca e redução do risco de AVE • Melhora os marcadores de oxidação, inflamação e função endotelial
Cereais integrais	• Recomendada a ingestão adequada para a saúde cardíaca • Melhora da pressão arterial, massa corporal, resistência à insulina, perfil lipídico e inflamação subclínica (evidências limitadas de redução de risco de AVE com ingestões maiores)
Legumes	• Recomendada a ingestão necessária para apoiar a saúde cardíaca • Nenhuma associação entre a ingestão de legumes e o risco de AVE
Óleo de oliva	• Uso de óleo de oliva extravirgem como a gordura principal • Polifenóis, tocoferóis e ácidos graxos monoinsaturados • Risco reduzido de AVE com ingestões mais altas de óleo de oliva extravirgem
Chocolate	• A ingestão moderada de chocolate amargo está associada ao risco reduzido de AVE total • Aumento da lipoproteína de alta densidade (HDL), diminuição da lipoproteína de baixa densidade (LDL)
Peixe	• Peixes gordurosos e semigordurosos para a saúde cardíaca • AGPI, vitaminas D e B, potássio, cálcio e magnésio contidos no peixe podem ter efeitos vasculares favoráveis • Risco reduzido de AVE total e isquêmico com o maior consumo de peixe; não há uma associação consistente com o AVE hemorrágico
Leite e produtos lácteos	• Recomendada a ingestão regular de leite desnatado e produtos lácteos com baixo teor de gordura • Possivelmente mediados por alto conteúdo de cálcio, magnésio, potássio e peptídeos bioativos • Menor risco de AVE isquêmico e hemorrágico observado com o consumo moderado regular de produtos lácteos com baixo teor de gordura e leite desnatado
Café	• Recomendada a ingestão moderada regular e associada a menor risco de AVE total e isquêmico • Contém polifenóis, ácido clorogênico, cafeína, niacina e lignanas
Chá	• Recomendada a ingestão moderada, especialmente de chá-verde • Efeitos favoráveis à saúde de antioxidantes, catequinas, L-teanina • O maior consumo de chá está associado a menor risco de AVE total, isquêmico e hemorrágico
Álcool	• A ingestão moderada de 1 drinque/dia para mulheres e 2 drinques/dia para homens pode reduzir o risco • Evidências de uma relação em formato de "J" entre a ingestão de etanol e o risco de AVE • O consumo moderado está associado a melhor perfil lipídico, redução da agregação plaquetária, efeitos benéficos na inflamação, efeitos antiaterogênicos e antitrombóticos e regulação da função endotelial e pressão arterial • O abuso de álcool está associado a aumento do risco de AVE total, isquêmico e hemorrágico
Cálcio da dieta	• Recomendada a ingestão dietética adequada • Possíveis efeitos benéficos de produtos lácteos com baixo teor de gordura sobre a pressão arterial e inflamação sistêmica, particularmente em indivíduos com sobrepeso
Magnésio	• Recomendada a adequada ingestão dietética • Efeitos benéficos na pressão arterial, resistência à insulina e concentrações de lipídeos no sangue
Potássio	• Atender às recomendações da IDR • Efeito de redução da pressão arterial • Evidência de uma associação inversa entre a ingestão de potássio e o risco de AVE, provavelmente mais favorável para o AVE isquêmico do que para o AVE hemorrágico
Folatos	• Recomendada a ingestão dietética adequada pois estão associados a menor risco de AVE, especialmente o isquêmico • Efeito benéfico provavelmente independente da homocisteína
Vitamina C	• Recomendada a adequada ingestão dietética • Prevenção de disfunção endotelial, papéis anti-inflamatório e anti-hipertensivo • Tanto as concentrações dietéticas como as sanguíneas mais altas de vitamina C estão associadas à redução do risco de AVE

(continua)

Tabela 39.6 Orientação nutricional para reduzir o risco de acidente vascular encefálico. (Continuação)

Recomendação	Orientação e justificativa
Vitamina D	• Corrigir a deficiência, indicada na concentração plasmática de 25-hidroxicolecalciferol abaixo de 50 nmoL/ℓ (20 ng/mℓ) • Papel favorável em pressão arterial, sensibilidade à insulina, sistema renina-angiotensina, função endotelial, proliferação de células da musculatura lisa vascular, regulação dos níveis de hormônio paratireóideo • Baixas concentrações sanguíneas de vitamina D estão associadas a maior incidência de AVE
Fibra alimentar	• Recomendada a ingestão dietética adequada de, pelo menos, 25 g/dia por meio de alimentos de origem vegetal para reduzir os níveis da pressão arterial, melhorar a resistência à insulina, o perfil lipídico, a fibrinólise, a inflamação e a função endotelial • A ingestão de fibra alimentar está associada à redução do risco de AVE: efeito mais pronunciado para AVE isquêmico e mulheres
Carboidratos com baixa carga glicêmica	• Recomendada uma dieta com baixa carga glicêmica • Lesão vascular induzida pelo aumento crônico de glicose sanguínea e insulinemia pós-prandial, estresse oxidativo e inflamação sistêmica subclínica com produção de lipoproteínas oxidadas e AGE • Uma carga glicêmica dietética elevada está associada a risco de AVE, mas não carboidratos totais e GI
Gorduras dietéticas	• Recomendada a ingestão de alimentos ricos em AGMI e AGPI, especialmente para substituir as gorduras saturadas e os carboidratos refinados
Proteína	• Recomendada a adequada ingestão dietética sem evidência específica suficiente para apoiar qualquer associação entre a ingestão proteica na dieta e o AVE
Ovos	• Nenhuma recomendação disponível, uma vez que não foi documentada qualquer associação com o AVE isquêmico ou hemorrágico
Evitar	
Dieta ocidental	• Uma dieta ocidental típica tem alto conteúdo de carne, gorduras saturadas e carboidratos refinados e baixo teor de grãos integrais, frutas, vegetais, legumes, nozes, sementes e fibras, e está associada a múltiplas doenças crônicas, incluindo o AVE
Carnes e carnes processadas	• Limitar a carne a 1 a 2 vezes/semana; limitar as carnes processadas o máximo possível • Provavelmente ligadas aos efeitos desfavoráveis do conteúdo de ácidos graxos saturados, heme elevada, peroxidação lipídica e alto teor de sal das carnes processadas na pressão arterial • A elevada ingestão de carnes e carnes processadas está associada a maior risco de AVE total e isquêmico
Suplemento de cálcio	• Extremo cuidado ao prescrever suplementos de cálcio, a não ser que sejam necessários para corrigir déficits comprovados. Os suplementos de cálcio podem aumentar o risco de infarto do miocárdio e AVE, especialmente em mulheres na menopausa
Sódio	• Reduzir para 2 g/dia ou abaixo (5 g de sal) • Forte relação entre a ingestão elevada de sal e o risco de aumento da pressão arterial e AVE
Suplementos de folatos, B_6, B_{12}, vitamina A, vitamina E	• O uso de suplementos vitamínicos antioxidantes para a prevenção de AVE não é indicado • A associação entre as concentrações dietéticas ou plasmáticas de vitaminas B_6/vitamina B_{12} com o risco de AVE é incerta • Os suplementos de vitamina B_6/vitamina B_{12}/folato não são benéficos para a prevenção de AVE • Nenhuma associação entre a ingestão de vitamina A e o risco de AVE • Tanto a alta ingestão na dieta como a suplementação de vitamina E estão associadas a maior risco de AVE hemorrágico
Gorduras alimentares	• Alimentos ricos em ácidos graxos saturados devem ser limitados e os ácidos graxos *trans* devem ser evitados • A redução ou substituição de ácidos graxos saturados com AGPI ou AGMI estão associadas à redução do risco de AVE
Suplementos de AGPI	• Evidências de estudos com intervenção de prevenções primária e secundária de AVE não conseguiram encontrar qualquer associação entre a suplementação de ácido graxo ômega-3 e AVE isquêmico ou hemorrágico
Bebidas adoçadas	• Limitar devido ao efeito desfavorável sobre o LDL-colesterol, VLDL, glicose sanguínea e insulina associados ao aumento de risco de AVE total e isquêmico

AGE, produtos finais de glicação avançada; *AGMI*, ácidos graxos monoinsaturados; *AGPI*, ácidos graxos poli-insaturados; *DASH*, Dietary Approaches to Stop Hypertension; *GI*, gastrintestinal; *VLDL*, lipoproteína de densidade muito baixa.
(Iacoviello L, Bonaccio M, Cairella G et al.: Diet and primary prevention of stroke: Systematic review and dietary recommendations by the ad hoc Working Group of the Italian Society of Human Nutrition, Nutr Metab Cardiovasc Dis 28:309-334, 2018.)

ocorrem complexas manifestações cognitivas em comportamento e processamento (Hovda, 2017).

As fraturas cranianas da calvária e da base são descritas da mesma maneira que as outras fraturas. O deslocamento se refere a uma condição em que os ossos são deslocados de suas posições originais. Os termos *fratura aberta* ou *fechada* descrevem se a fratura foi exposta ao ar. As fraturas abertas aumentam drasticamente o risco de infecção (osteomielite), enquanto as fraturas cranianas abertas acarretam maior risco de meningite porque a dura-máter geralmente é violada.

Os **hematomas subdurais** e epidurais geralmente são corrigidos por intervenção cirúrgica. Muitas vezes, o volume dessas lesões desloca o tecido encefálico e pode causar lesão axonal difusa e edema. Quando a lesão se expande muito poderá causar herniação dos conteúdos encefálicos através de várias aberturas da base craniana. As consequentes compressão e isquemia das estruturas encefálicas vitais muitas vezes levam rapidamente à morte.

Tratamento clínico

A resposta do corpo ao estresse decorrente de TCE resulta em produção de citocinas (interleucina-1, interleucina-6, interleucina-8 e fator de necrose tumoral) e inflamação (ver Capítulo 7). Estes estão elevados no corpo após uma lesão cefálica e se associam a alterações hormonais que afetam negativamente o metabolismo e a função dos órgãos (ver Capítulo 37). As citocinas inflamatórias tendem a causar a morte do órgão; o dano tecidual é observado em intestino, fígado e encéfalo. Em geral, a base molecular da recuperação funcional é pouco conhecida.

Os achados clínicos da lesão encefálica geralmente incluem diminuição transitória do nível de consciência. Cefaleia e tontura são relativamente comuns e não são preocupantes, a não ser que se tornem mais intensas ou sejam acompanhadas de vômito. Os déficits neurológicos focais, diminuindo progressivamente o nível de consciência, e a lesão encefálica penetrante exigem avaliação neurocirúrgica.

As fraturas cranianas sob lacerações, em geral, podem ser percebidas como uma "quebra" ou descontinuidade na superfície do crânio e são prontamente identificáveis por tomografia computadorizada. As fraturas cranianas basilares, rupturas de ossos na base craniana, manifestam-se por otorreia (extravasamento de líquido pela orelha) ou rinorreia (líquido salino que goteja do nariz ou escorre na faringe). Outros sinais incluem "olhos de guaxinim" e sinal de Battle – sangue atrás do processo mastoide. As fraturas cranianas basilares podem precipitar lesões aos nervos cranianos essenciais para a mastigação, deglutição, paladar e olfato.

Os hematomas são emergências neurocirúrgicas porque podem progredir rapidamente para herniação dos conteúdos encefálicos através da base craniana e morte subsequente. Essas lesões podem se apresentar de maneira semelhante, com diminuição do nível de consciência, hemiparesia contralateral e dilatação da pupila. Essas lesões danificam o tecido encefálico por meio de deslocamento macroscópico e tração. Classicamente, o hematoma epidural se apresenta com progressiva redução da consciência após um intervalo de várias horas, durante o qual o paciente sofre apenas uma breve perda de consciência. O hematoma subdural normalmente se caracteriza por progressiva diminuição da consciência desde o momento da lesão.

As sequelas mais frequentes incluem epilepsia e síndrome pós-concussiva, um agrupamento de cefaleias, vertigem, fadiga e dificuldades de memória. O tratamento desses pacientes pode ser altamente complexo, mas qualquer intervenção terapêutica tem dois objetivos: manter a perfusão encefálica e regular a PIC. A perfusão e o controle da pressão têm implicações para a terapia nutricional.

Nutrição clínica

A intersecção entre a nutrição e o traumatismo cranioencefálico é complexa e, em alguns casos, não existem evidências adequadas para responder as perguntas sobre o melhor suporte nutricional. Entretanto, as diretrizes atualizadas da Brain Trauma Foundation (Carney et al., 2017) oferecem duas recomendações para a nutrição-chave a fim de obter melhores resultados clínicos:

- Alimentar os pacientes para repor as necessidades calóricas basais dentro de 5 a 7 dias após a lesão para reduzir a mortalidade
- Usar alimentação jejunal transgástrica para reduzir a incidência de pneumonia associada ao ventilador.

O hipermetabolismo contribui para o aumento do gasto energético. Já foram demonstradas correlações entre a gravidade da lesão encefálica mensurada pela Escala de Coma de Glasgow (Figura 39.7) e as necessidades de energia. A Escala de Coma de Glasgow se fundamenta em uma escala de 15 pontos para estimar e classificar os resultados de uma lesão encefálica com base em capacidade social geral ou dependência de terceiros.

Na edição anterior das diretrizes (Brain Trauma Foundation, 2007), são indicadas necessidades maiores de nitrogênio, de 14 a 25 g/dia, para o paciente em jejum com grave lesão cefálica, em comparação a apenas 3 a 5 g/dia no indivíduo normal em jejum. Isto se deve à degradação da proteína causada pelo hipercatabolismo associado à inflamação, bem como é evidenciado pela excreção de ureia urinária profunda. Se o paciente continuar a jejuar, poderá perder até 10% da massa magra em 1 semana. Nesse contexto, 30% de perda de massa corporal aumentam a taxa de mortalidade.

Em pacientes medicados com barbitúricos, o gasto metabólico pode se reduzir para 100 a 120% da taxa metabólica basal. Essa diminuição da taxa metabólica em pacientes farmacologicamente paralisados sugere que a manutenção do tônus muscular é parte importante do gasto metabólico. Ver, no Capítulo 37, as diretrizes sobre os cuidados de pacientes gravemente enfermos com traumatismo cranioencefálico.

A colina e seu derivado citicolina sustentam a integridade da membrana celular, cujo comprometimento é uma parte sugerida da fisiopatologia do traumatismo cranioencefálico. A pesquisa recente constatou que a citicolina melhora significativamente a recuperação dos pacientes com TCE (Secades, 2016). Portanto, pode ser útil a suplementação com citicolina e uma ingestão dietética maior de colina. A suplementação comum de citicolina, na literatura, é de 500 a 1.000 mg/dia. São boas fontes dietéticas de colina (≥ 10% valor diário [VD]): ovos, carne bovina, soja, frango, bacalhau, cogumelos *shiitake* e batatas vermelhas (com casca). Os alimentos com quantidades menores, mas ainda significativas de colina (≥ 5% VD) incluem germe de trigo, feijão comum, quinoa, leite desnatado, iogurte desnatado, couve-de-bruxelas cozida, brócolis cozido, queijo *cottage* sem gordura e atum-branco.

Existem intervenções dietéticas experimentais com compostos vegetais naturais, em modelos animais de camundongos e ratos jovens, em modelos de traumatismo causado por força contundente. Desses, os mais estudados em fontes alimentares comuns e com a tendência promissora de resultados positivos são: alicina, baicaleína, crocina, curcumina, ácido elágico, epigalocatequina galato, formononetina, ácido gálico, *ginseng*, luteolina, quercetina, resveratrol e rutina (Tabela 39.7; ver Figura 39.6).

Os ácidos graxos ômega-3, ácido docosaexaenoico (DHA) e ácido eicosapentaenoico (EPA) têm propriedades antioxidantes, anti-inflamatórias e antiapoptose, levando à proteção dos neurônios no encéfalo danificado (Dyall, 2015). Estudos demonstraram que a implementação incisiva a curto prazo de uma dieta cetogênica, após a lesão, melhora os resultados estrutural e funcional no TCE em animais e mostra um potencial em humanos (McDougall et al., 2018) (ver Apêndice 19).

Estão disponíveis fórmulas nutricionais que aumentam a imunidade de pacientes com lesão cefálica em estado crítico; as fórmulas são intensificadas com glutamina, arginina e ácidos graxos ômega-3. Os dados de apoio ao seu uso não são consistentes. Um recente estudo clínico humano mostrou aumento dos marcadores de antioxidantes e diminuição dos marcadores inflamatórios (Rai et al., 2017); um estudo humano preliminar precoce constatou aumentos nas concentrações de pré-albumina e algum benefício de diminuição da infecção naqueles pacientes que empregaram a fórmula para aumentar a imunidade (Painter et al., 2015).

TRAUMATISMO DA COLUNA VERTEBRAL E LESÃO NA MEDULA ESPINAL

O traumatismo da coluna vertebral abrange muitos tipos de lesões, que variam de fraturas estáveis na coluna vertebral à transecção catastrófica na medula espinal. Uma lesão na medula espinal (LME) completa é definida como uma lesão em que não há preservação da função motora ou sensorial em mais de três segmentos abaixo do nível da lesão. Na lesão incompleta, existe algum grau de função motora ou sensorial residual em mais de três segmentos abaixo da lesão.

Fisiopatologia

A medula espinal responde à lesão de modo semelhante ao encéfalo. O sangramento, a contusão e os axônios degenerados aparecem primeiro, seguidos de um processo de remodelagem que dura muitos anos e consiste em gliose e fibrose.

Parte 5 Terapia Médica Nutricional

ESCALA DE COMA DE GLASGOW: Avalie dessa maneira: ECG | OCULAR / VERBAL / MOTORA

Institute of Neurological Sciences NHS Greater Glasgow and Clyde

VERIFIQUE
Fatores que interferem na comunicação, capacidade de resposta e outras lesões

OBSERVE
Abertura dos olhos, conteúdo da fala e movimentos dos lados direito e esquerdo

ESTIMULE
Estimulação sonora: solicitação em tom normal ou em voz alta
Estimulação física: pressão na ponta do dedo, trapézio ou incisura supraorbitária

PONTUE
Atribua a pontuação de acordo com a melhor resposta observada

Abertura dos olhos

Critério	Observado	Classificação	Pontuação
Olhos abertos antes da estimulação	✔	Espontânea	4
Após solicitação em tom normal ou em voz alta	✔	Ao som	3
Após estimulação na ponta do dedo	✔	À pressão	2
Não ocorre abertura dos olhos em nenhum momento, sem fator de interferência	✔	Nenhuma	1
Olhos fechados por fator local	✔	Não testável	NT

Resposta verbal

Critério	Observado	Classificação	Pontuação
Informa corretamente o nome, o local e a data	✔	Orientado	5
Não orientado, mas a comunicação é coerente	✔	Confuso	4
Palavras soltas inteligíveis	✔	Palavras	3
Apenas gemidos/suspiros	✔	Sons	2
Nenhuma resposta audível, sem fator de interferência	✔	Nenhuma	1
Fator de interferência na comunicação	✔	Não testável	NT

Melhor resposta motora

Critério	Observado	Classificação	Pontuação
Atende a solicitações em duas partes	✔	Obedece a ordens	6
Levanta a mão acima da clavícula à estimulação na cabeça e pescoço	✔	Localização	5
Flexiona rapidamente o braço à altura do cotovelo, mas não se caracteriza como predominantemente anormal	✔	Flexão normal	4
Flexiona o braço à altura do cotovelo, característica predominante e claramente anormal	✔	Flexão anormal	3
Estende o braço à altura do cotovelo	✔	Extensão	2
Sem movimento nos braços/pernas, sem fator de interferência	✔	Nenhum	1
Paralisado ou outro fator limitador	✔	Não testável	NT

Locais de Estimulação Física

Pressão na ponta do dedo   Pinçamento do trapézio   Incisura supraorbitária

Características das Respostas de Flexão

Modificada com permissão de Van Der Naalt 2004 Ned Tijdschr Geneeskd

Flexão anormal
Estereotipada lenta
Braço aproximado do peito
Rotação do antebraço
Polegar fechado
Extensão da perna

Flexão normal
Rápida
Variável
Braço afastado do corpo

Para informações adicionais e demonstração em vídeo visite www.glasgowcomascale.org
Desenho gráfico de Margaret Frej baseado o em layout e ilustrações de Medical Illustration M I • 268093
(c) Sir Graham Teasdale 2015.

Figura 39.7 Auxílio da Escala de Coma Glasgow. Um resumo da avaliação estruturada de cada componente na ECG. (De https://www.glasgow-comascale.org e Institute of Neurological Sciences NHS Greater Glasgow and Clyde.)

Tabela 39.7 Papel dos compostos dietéticos no traumatismo cranioencefálico (TCE).

Nº de estudos	Compostos	Impacto	Fontes alimentares
1	Alicina Composto que confere odor ao alho	No TCE leve, 50 mg/kg 2 a 4 h pós-traumatismo foram a janela terapêutica e a dose mais eficaz para melhorar o estresse oxidativo, a neuroinflamação, a apoptose e os declínios das pontuações neurológicas relacionados com o TCE. O possível mecanismo é pela ativação da óxido nítrico sintase (NOS)	Alho, cebolas, chalotas, cebolas verdes, cebolinha, alho-poró
1	Crocina Composto bioativo no açafrão	No TCE de moderado impacto cortical, a dose de 20 mg/kg 30 min pré-lesão diminuiu a gravidade do dano às habilidades motoras, o edema cerebral 24 h pós-lesão além de modesta redução dos marcadores neuroinflamatórios	Açafrão (*Crocus sativus* L.)
7	Polifenol curcumina	Em um modelo de lesão de percussão de líquido lateral (PLL) foi fornecida uma dieta com 500 ppm de curcumina por 4 semanas antes (melhora moderada na aprendizagem espacial e memória, mensuradas com o labirinto aquático de Morris [MWM], redução do estresse oxidativo, aumento do fator neurotrófico derivado do cérebro [BDNF] e proteção das mitocôndrias e proteínas sinápticas) ou 2 semanas após a lesão (maior impacto sobre a melhora do estresse oxidativo, homeostase mitocondrial e realização de MWM) Em uma cascata de lesão secundária (CLS) e um modelo de contusão cortical, a injeção de 50 ou 100 mg/kg pré-tratamento levou à melhora do comportamento locomotor. O pós-tratamento não foi mensurado Em lesão moderada a grave, a dosagem imediatamente antes (75 ou 150 mg/kg) ou 30 min após lesão (300 mg/kg) reverteu significativamente algumas das CLS, a neuroinflamação e o edema. Entretanto, o tamanho da lesão cortical não foi afetado, assim, não houve neuroproteção Em outro modelo de lesão cortical grave, 100 mg/kg de curcumina pós-lesão melhorou a pontuação neurológica 24 h após a lesão com pequenas, mas significativas, reduções em edema, inflamação e indicadores de células neuronais danificadas e de células em processo de morte	Açafrão-da-terra (*Curcuma longa* L.); forte anti-inflamatório e antioxidante potencial
1	Ácido elágico Antioxidante polifenólico	Em um modelo de lesão difusa, leve a moderada, 100 mg/kg por 7 dias antes da lesão levaram à melhora da aprendizagem e da memória, mensuradas por uma tarefa de prevenção passiva, reduziram a permeabilidade da barreira hematencefálica (BHE) e as citocinas inflamatórias e melhoraram os sinais de fortalecimento sináptico a longo prazo no hipocampo. O mecanismo é desconhecido, mas o ácido elágico geralmente é conhecido por ter características anti-inflamatórias, antioxidantes e imunomoduladoras	Encontrado em várias frutas e nozes, incluindo framboesa-preta (38 mg/100 g), amora-preta (44 mg/100 g), amora-branca (15 mg/100 g), suco de romã (17 mg/100 mℓ), castanha crua (735 mg/100 g), noz (29 mg/100 g), castanha japonesa (16 mg/100 g)
3	Polifenol epigalocatequina galato (EGCG)	Em três estudos sobre TCE muito leve, um pré-tratamento de 4 semanas com solução de EGCG a 0,1% na água para beber melhorou a sobrevivência neuronal e o desempenho cognitivo em MWM pós-lesão, com o suporte significativo da redução da peroxidação lipídica, dano ao DNA e uma proteína pró-apoptótica. O pré-tratamento teve benefícios mais fortes do que o tratamento limitado pós-lesão. O mecanismo proposto são as propriedades antioxidantes do EGCG	Infusão fresca de chá-verde (27 mg/100 mℓ), chá (azul) *oolong* (18 mg/100 mℓ), chá-preto (9 mg/100 mℓ). Para uma fonte alternativa, nozes-pecãs oferecem 2 mg/100 g Chás engarrafados oferecem de 2 a 9 mg/100 mℓ
1	Formononetina Isoflavona fitoestrogênica	Em um modelo de TCE contundente, leve a moderado, 10 ou 20 mg/kg foram injetados 5 dias pós-lesão, e melhoraram a pontuação neurológica e reduziram o edema cerebral, apoiados pelo aumento das concentrações de enzima antioxidante e redução da peroxidação lipídica	Soja assada (6 mg/100 g)
1	Ácido gálico Ácido fenólico	No TCE grave, 100 mg/kg VO, por 7 dias antes e 2 dias após a lesão, melhoraram significativamente a pontuação neurológica e os comportamentos de aprendizagem e memória mensurados por testes passivos de prevenção	Encontrados em várias frutas, vegetais, sementes e nozes: castanhas cruas (480 mg/100 g) e cravos-da-índia (458 mg/100 g) estão entre as principais fontes Folhas de chicória-verde (26 mg/100 g), folhas de chicória-vermelha (15 mg/100 g), sálvia e orégano secos (5 mg/100 g), chá-preto (5 mg/100 mℓ), amora-preta e amora-branca (4 a 5 mg/100 g), vinagre (3 mg/100 mℓ) e tâmaras secas (2 mg/100 g)

(continua)

Tabela 39.7 Papel dos compostos dietéticos no traumatismo cranioencefálico (TCE). (Continuação)

Nº de estudos	Compostos	Impacto	Fontes alimentares
4	Ginseng	Nos modelos de TCE moderado, um componente de ginseng, as saponinas totais do ginseng (STG), foi testado em várias doses, 2 vezes/dia, por 14 dias após a lesão, e o melhor benefício ocorreu com 20 mg/100 g para melhorar a pontuação neurológica, iniciando-se 6 h após a lesão, ocorrendo proteção a neurônio da região do hipocampo CA3 e redução da morte de neurônios corticais, apoiadas por sinais de redução de oxidação e inflamação. Porém, não ocorreu alteração no edema cerebral ou no volume da lesão em 24 h Outro composto derivado do ginseng, o ginsenosídeo Rb1 (GS-Rb1), reduziu infarto e edema cerebrais e melhorou a pontuação neurológica, quando administrado na dose de 20 a 40 mg/kg imediatamente após a lesão No caso de TCE grave, a ingestão oral total de ginseng, na dose de 100 ou 200 mg/kg, eliminou o estresse oxidativo e a neuroinflamação, quando administrado diariamente, iniciando-se 14 dias após a lesão. Após 9 dias, os animais tiveram melhor desempenho em aprendizagem espacial e memória, mensurado por MWM	Raiz de Panax ginseng
4	Luteolina Flavona em uma variedade de vegetais, como brócolis e aipo, e plantas aromáticas como a hortelã	No TCE de moderado a grave, doses de 10, 30 e 50 mg/kg, administradas 30 min pós-lesão, diminuíram o edema, enquanto as doses de 10 e 30 mg/kg melhoraram a força de preensão e reduziram o estresse oxidativo e a apoptose. Com a dose de 30 mg/kg houve significativa redução da abertura da barreira hematencefálica, do dano celular e da inflamação. O pré-tratamento de 15 dias com 20 mg/kg reduziu a doença de Alzheimer induzida por TCE	Orégano mexicano seco (56 mg/100 g), tomilho comum fresco (40 mg/100 g), sálvia comum fresca (33 mg/100 g), alcachofra crua (42 mg/100 g), verbena-limão seca (5 mg/100 g) Azeitonas pretas e alecrim seco (3 mg/100 g)
2	Quercetina Bioflavonoide encontrado em muitos vegetais e frutas	No TCE grave, 30 mg/kg foram administrados imediatamente após o traumatismo e nos 3 dias subsequentes, resultando em melhora na pontuação de MWM 4 semanas após a lesão	Baga de sabugueiro (42 mg/100 g), orégano mexicano seco (42 mg/100 g), alcaparras (33 mg/100 g), cravos-da-índia (28 mg/100 g), chocolate amargo (25 mg/100 g), chalota crua (2 mg/100 g)
6	Resveratrol Polifenol com altas concentrações encontradas em uvas, nozes e vinho tinto	No TCE moderado, 100 mg/kg imediatamente após a lesão reduziram significativamente o estresse oxidativo e o edema 24 h após o traumatismo e diminuíram o tamanho da lesão em 14 dias No TCE de moderado a grave, 100 mg/kg imediatamente após a lesão e nos 2 dias seguintes resultaram em melhora do equilíbrio e dos comportamentos de aprendizagem e memória, mensurados por equilíbrio de feixe e MWM em 5 dias após o traumatismo. Outro estudo que usa o mesmo tratamento verificou que o resveratrol reduziu significativamente o edema, aumentou a coordenação e a navegação no MWM. Esses achados foram apoiados pela redução da inflamação e pela proteção neuronal	Arando-vermelho cru (3 mg/100 g), uva-jabuticaba muscadina vermelha (3 mg/100 mℓ), oxicoco europeu (2 mg/100 g), groselha-vermelha (2 mg/100 g)
2	Rutina Um glicosídeo flavonol da quercetina encontrado amplamente em plantas	No TCE grave, doses de 20, 40 ou 80 mg/kg foram administradas 14 dias após o traumatismo, por 2 semanas adicionais, resultando em níveis de cognição próximos à pré-lesão e diminuição da inflamação, peroxidação lipídica e aumento dos marcadores, para antioxidantes	Trigo-mouro, frutas cítricas, mas encontrada amplamente em plantas, maçãs, outras frutas e vegetais

Tabela criada por Maggie Moon, MS, RDN, adaptada dos dados em Scheff e Ansari, 2017.

A localização da LME e a ruptura dos axônios descendentes determinam a extensão da paralisia. A **tetraplegia** (conhecida anteriormente como quadriplegia) ocorre quando a lesão na medula espinal afeta as quatro extremidades. Quando a localização da LME resulta em envolvimento apenas das extremidades inferiores, ela é chamada **paraplegia**.

Tratamento clínico

As LME têm numerosas manifestações clínicas, dependendo do nível da lesão. A transecção completa resulta em perda total da função abaixo do nível da lesão, incluindo a bexiga e os esfíncteres. Após a estabilização hemodinâmica do paciente, o médico avalia o grau de déficit neurológico. Os pacientes com suspeita de LME geralmente são imobilizados imediatamente em campo. É obrigatória a avaliação radiográfica completa da coluna vertebral em caso de múltiplos traumatismos e em pacientes inconscientes.

No paciente desperto, as evidências clínicas de comprometimento da coluna vertebral geralmente são suficientes para determinar a necessidade de outros exames. A TC e a RM são usadas para delinear de maneira mais acurada o dano ósseo e o comprometimento da medula espinal. Uma precária porcentagem de 3% dos pacientes com lesões completas na medula espinal recupera alguma função após 24 horas. A não recuperação da função após 24 horas prediz um mau prognóstico para o restabelecimento da função no futuro. As síndromes medulares incompletas podem apresentar resultados um pouco melhores.

As taxas de morbidade e mortalidade associadas à LME melhoraram drasticamente, em especial nas duas últimas décadas. Os avanços nos cuidados de fase aguda reduziram a mortalidade precoce e preveniram as complicações geralmente associadas à morte precoce, como a insuficiência respiratória e a embolia pulmonar. Atualmente, menos de 10% dos pacientes com LME morrem em decorrência de lesão aguda.

Nutrição clínica

Os avanços tecnológicos nas técnicas de alimentação enteral e parenteral e nas fórmulas tiveram um papel na manutenção do estado nutricional desses pacientes (ver Capítulo 12). A resposta metabólica ao neurotraumatismo foi extensamente estudada, mas não a resposta metabólica aguda à LME, porém ela é semelhante às outras formas de neurotraumatismo durante a fase aguda. Inicialmente, pode ocorrer íleo paralítico, mas, em geral, ele se resolve dentro de 72 horas após a lesão.

Na fase aguda, as estimativas de calorias devem ser baseadas no gasto energético mensurado por calorimetria indireta. A atividade metabólica está diminuída devido à inervação muscular. As necessidades energéticas reais são, pelo menos, 10% menores que os níveis previstos. Se a calorimetria indireta não estiver disponível, considere a fórmula de Harris-Benedict, usando a massa corporal à internação, o fator de lesão de 1,2 e fator atividade de 1,1. As necessidades agudas de proteína são 2 g/kg de peso corporal ideal (Academy of Nutrition and Dietetics, 2009) (ver Capítulo 2).

Como DHA e EPA têm propriedades antioxidantes, anti-inflamatórias e antiapoptose, os pacientes podem beneficiar-se com a suplementação de óleo de peixe (Dyall, 2015).

Para pacientes que sobrevivem à lesão, mas estão incapacitados por toda a vida, ocorrem significativas alterações no estilo de vida, assim como a possibilidade de complicações secundárias. Geralmente, o número e a frequência das complicações, como a capacidade prejudicada para preparar os alimentos e alimentar-se, e a presença de constipação intestinal, úlceras de pressão, alterações no estado ponderal e a dor variam, mas envolverão o tratamento nutricional (Boxe 39.3). As diretrizes para a prática baseada em evidências para a LME foram publicadas em 2010 pela Academy of Nutrition and Dietetics. Embora não existam diretrizes mais atualizadas, foram oferecidas oportunidades de pesquisa futura para melhorar as diretrizes (DiTucci, 2014). Os indivíduos com LME apresentam massa gorda significativamente maior e menos massa magra. A perda de tônus muscular causada pela paralisia do músculo esquelético abaixo do nível da lesão contribui para a diminuição da atividade metabólica, perda de massa corporal inicial e predisposição para a osteoporose. Quanto maior a lesão, menor a taxa metabólica, que resulta em menores necessidades energéticas. As diretrizes para massas corporais aceitáveis ajustadas para paraplegia e tetraplegia são as seguintes:

	Ajuste da massa corporal a partir do índice de massa corporal (IMC) ideal
Paraplégico	Reduzir de 4,5 a 7 kg
Tetraplégico	Reduzir de 7 a 9 kg

Os pacientes tetraplégicos apresentam taxas metabólicas mais baixas que os pacientes paraplégicos, proporcionais à quantidade de músculo denervado em seus braços e pernas, causadas, em parte, pela perda de função motora residual. Na fase de reabilitação, os tetraplégicos podem necessitar aproximadamente de 25 a 50% menos calorias do que o previsto nas equações convencionais. Assim, esses pacientes apresentam potencial para ter sobrepeso. Tem sido proposto que a obesidade pode retardar o eventual processo de reabilitação pela limitação do resultado funcional. Na fase de reabilitação, as necessidades energéticas estimadas são de aproximadamente 22,7 kcal/kg de massa corporal (tetraplegia) e de 27,9 kcal/kg de massa corporal (paraplegia). As necessidades de proteína variam de 0,8 a 1 g/kg de massa corporal, desde que não haja úlceras de pressão ou infecções (Academy of Nutrition and Dietetics, 2009).

A cascata de lesão secundária está associada a osteopenia e osteoporose, em consequência de mineralização óssea secundária à imobilização, e a prevalência de aumentos de fraturas de ossos longos. A ingestão adequada de vitamina D e cálcio deve ser planejada sem ingestões diárias excessivas.

DOENÇAS NEUROLÓGICAS

As doenças neurológicas são relativamente raras, e suas causas exatas são em grande parte desconhecidas. Muitas estão sendo estudadas ativamente, e a ciência que informa nosso conhecimento continuará para evoluir rapidamente nas próximas décadas. O que sabemos é que as doenças neurológicas podem impactar significativamente o estado nutricional.

Adrenomieloleucodistrofia
Fisiopatologia

Adrenomieloleucodistrofia (ALD) é uma rara deficiência congênita de enzima que afeta o metabolismo dos ácidos graxos de cadeia muito longa (AGCML). Isso leva ao acúmulo de AGCML, particularmente o ácido hexacosanoico (C26:0) e o ácido tetracosanoico (C24:0) no encéfalo e nas glândulas suprarrenais. A incidência é de 1 em 21.000 nascimentos do sexo masculino e em 1 em 14.000 nascimentos do sexo feminino (Hung et al., 2013). Embora seja mais comum a ocorrência de ALD em homens jovens, ela deve ser considerada em mulheres com mielopatia crônica ou neuropatia periférica, especialmente no caso de incontinência fecal precoce (Engelen et al., 2014); também há casos de homens que apresentam ALD tardiamente na faixa dos 30 anos (Chen et al., 2018).

A ALD é um distúrbio recessivo ligado ao X caracterizado por mielopatia, neuropatia periférica e desmielinização cerebral. A variante adulta, a adrenomieloneuropatia, manifesta-se com axonopatia distal crônica da medula espinal e nervos periféricos marcada por desmielinização cerebral inflamatória; o traumatismo cranioencefálico é um fator ambiental nocivo em indivíduos em risco genético. A degeneração mental e física progride para demência, afasia, apraxia, disartria e cegueira.

Tratamento clínico

As manifestações clínicas geralmente ocorrem antes dos 7 anos, com média etária de início entre 5 e 12 anos, e podem consistir em insuficiência suprarrenal ou descompensação encefálica.

A disartria (comprometimento do sistema neuromuscular para a produção da fala) e a disfagia pode interferir na alimentação oral. O bronzeamento da pele é um sinal clínico tardio. Com a insuficiência suprarrenal, a reposição de hormônios esteroides é indicada, o que pode melhorar os sintomas neurológicos e prolongar a vida. Numerosas terapias foram direcionadas para a origem do distúrbio, mas têm sido decepcionantes. O uso seletivo do transplante de medula óssea é uma terapia atual; a terapia genética se mostra promissora para o futuro.

Nutrição clínica

A dietoterapia com restrição de AGCML na dieta não leva à alteração bioquímica devido à síntese endógena. Um produto que é uma especialidade alterada de ácido graxo, o óleo de Lorenzo (ácido oleico C18:1 e ácido erúcico C22:1), reduz o nível de

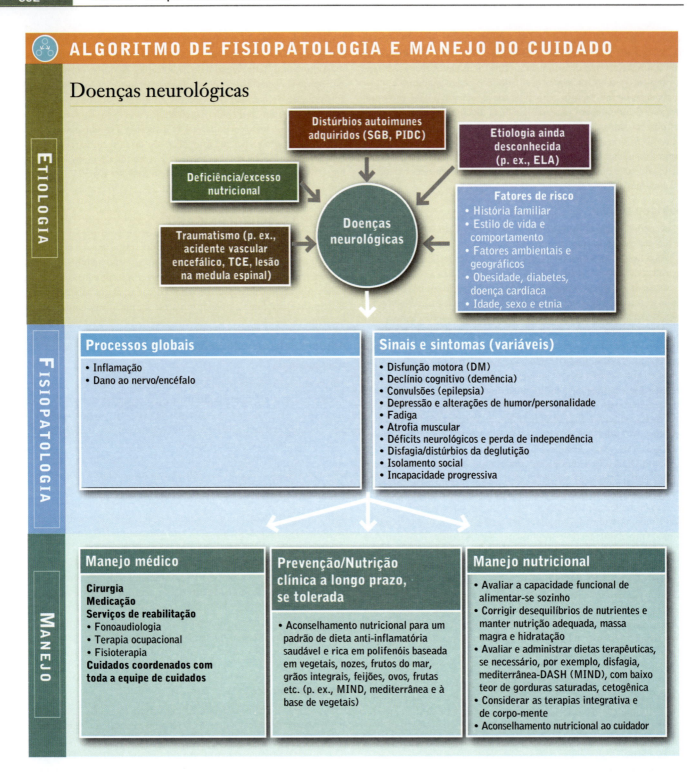

AGCML, provavelmente pela inibição de atividades de alongamento (Morita et al., 2018). Apesar de o curso clínico não ter melhorado significativamente, o resultado pode ser um declínio mais lento da função.

Demência
Mais de 16 milhões de pessoas estão prestando cuidados gratuitos para pacientes com demência (CDC, 2018b). A demência é uma das 10 principais causas de morte nos EUA, onde é a sexta principal causa de morte de adultos e a quinta principal causa de morte de adultos com 65 anos e acima, e o risco aumenta com o avanço da idade. As taxas de mortalidade podem ser maiores, uma vez que já foi demonstrado que a demência é informada com pouca frequência em certidões de óbito. Os custos brutos anuais do tratamento da demência, em 2018, foram de aproximadamente US$277 bilhões, com um adicional de US$ 232 bilhões equivalentes às horas não remuneradas de cuidados prestados pela família e amigos (CDC, 2018c). A **doença de Alzheimer (DA)** é a forma mais comum de demência. Ver, no Capítulo 40, mais informações sobre a DA.

Fisiopatologia
O fator de risco primário para a demência é o envelhecimento. Os fatores de risco adicionais incluem diabetes, hipertensão, tabagismo e história familiar de demência.

Boxe 39.3 Diretrizes para o mapeamento da lesão na medula espinal.

- Se o paciente com lesão na medula espinal (LME) estiver na fase aguda, o nutricionista habilitado deve avaliar as necessidades energéticas por calorimetria indireta (CI).
- A perda de massa corporal inicial durante a fase aguda da lesão pode levar a ganho de massa corporal na fase crônica devido à redistribuição da mesma.
- Os pacientes com LME apresentam redução da atividade metabólica em decorrência de músculo denervado. As reais necessidades energéticas são, pelo menos, 10% abaixo das necessidades previstas.
- Em razão da diminuição do gasto energético e das necessidades calóricas, secundária a níveis mais baixos de atividade física espontânea e a um efeito térmico menor do alimento, os adultos na fase crônica da LME geralmente apresentam sobrepeso ou são obesos e, portanto, estão em risco de diabetes e doença cardiovascular.
- Indivíduos de todas as idades com LME parecem estar em alto risco de doença cardiovascular, aterogênese e valores de lipídeos sanguíneos indesejáveis. Os fatores de risco modificáveis, como obesidade, inatividade, fatores dietéticos e tabagismo, devem ser abordados. A atividade física, incluindo esportes, natação, exercícios com estimulação elétrica e o treino em esteira com sustentação da massa corporal podem resultar em melhoras nos parâmetros lipídicos no sangue. A intervenção dietética, com o uso de um guia atual baseado em evidências para distúrbios lipídicos, deve ser providenciada por um nutricionista habilitado.
- Os cuidados nutricionais prestados por um nutricionista habilitado participante de uma equipe multiprofissional resultam em melhores resultados relacionados com a nutrição em cuidados agudos, reabilitação e ambientes de comunidade. Os pacientes com LME apresentam melhoras das deficiências de nutrientes, dos problemas nutricionais associados ao isolamento social e dos problemas de mobilidade, sobrepeso e obesidade, controle intestinal e doenças crônicas relacionadas com a nutrição.
- O suco de oxicoco (*cranberry*) pode ser benéfico para a prevenção de infecções do trato urinário. Pode-se recomendar um copo (250 mℓ) de suco ao dia, a não ser que o paciente tenha diabetes.
- Um mínimo de 1,5 ℓ de líquido é recomendado por dia. Muitas vezes, as dietas terapêuticas com alto teor de fibras e ingestão adequada somente não são suficientes para o tratamento da constipação intestinal; um programa de preparação intestinal de rotina pode ser necessário. Para a disfunção intestinal crônica, 15 g de fibras parecem mais benéficos que níveis mais elevados (20 a 30 g).
- A manutenção da saúde nutricional é importante uma vez que a nutrição pobre é um fator de risco para infecção e desenvolvimento de úlceras de pressão. A avaliação regular do estado nutricional, a provisão de adequada ingestão nutricional e a implementação de medidas agressivas de suporte nutricional são indicadas. A redução do desenvolvimento de úlcera de pressão ocorre em pacientes que mantêm massa corporal normal, altos níveis de atividade e melhores concentrações séricas de proteína total, albumina, pré-albumina, zinco, vitamina D e vitamina A. Assim, é indicada a ingestão suficiente de calorias, proteína, zinco e vitaminas C, A e do complexo B.
- Quando úlceras de pressão estiverem presentes, o uso de 30 a 40 kcal/kg de massa corporal/dia e 1,2 a 1,5 g de proteína/kg de massa corporal/dia (ver Capítulo 20). As necessidades de líquidos devem ser de, no mínimo, 1 mℓ por kcal fornecido; aumentam se forem usados leitos de ar fluidizado e quando as perdas são maiores por alguma razão.

Academy of Nutrition and Dietetics Evidence Analysis Library: Spinal Cord Injury (SCI) Guideline, 2009.

Tratamento clínico

Grupos de especialistas internacionais colaboraram com a Alzheimer's Association e o National Institute on Aging para atualizar os critérios e diretrizes para o diagnóstico de demência e comprometimento cognitivo leve (CCL) (Albert et al., 2011; Jack et al., 2011; McKhann et al., 2011; Sperling et al., 2011). As principais atualizações das diretrizes anteriores a 1984 incluem:

- Três estágios de demência quando anteriormente se identificava apenas o estágio final de demência:
  1. Estágio inicial assintomático pré-clínico: caracterizado pelo acúmulo de amiloide outras alterações das células nervosas
  2. CLL: inclui problemas de memória ou outros problemas de pensamento não habituais para a idade e orientação da pessoa e que não interferem na vida independente
  3. Demência: perda de memória, dificuldade para encontrar as palavras e problemas visuais/espaciais que interferem na vida independente
- Definição de DA expandida, além da perda de memória, inclui outros aspectos da cognição, como a capacidade de encontrar as palavras e o julgamento, que podem estar comprometidos precocemente
- Melhor diferenciação entre DA e outras demências e distúrbios que podem aumentar o risco de DA, como doença vascular, que não eram conhecidos ou não foram identificados anteriormente
- A identificação de biomarcadores em potencial de doença encefálica subjacente que podem ser usados para fins de pesquisa (não clínica); estes simplesmente não existiam em 1984, quando a confirmação do diagnóstico só era possível por necropsia.

A maioria dos tratamentos clínicos se direciona à melhora da qualidade de vida dos indivíduos com a doença e de seus cuidadores, incluindo manutenção da função mental, tratamento dos problemas comportamentais e retardo dos sintomas. Evidências preliminares e observacionais sugerem que o risco de desenvolver demência pode ser reduzido por meio de fatores de qualidade de vida (ver Capítulo 40).

Um estudo de revisão sobre os prós e contras da maconha para fins medicinais sugere que *Cannabis* pode diminuir os efeitos adversos de condições como ELA, EM, DA e doença de Parkinson, mas que o uso crônico de *Cannabis* pode levar a comprometimentos cognitivos (Suryadevara et al., 2017).

Nutrição clínica

Redução de risco potencial

A pesquisa preliminar sugere um padrão alimentar chamado "intervenção para retardo neurodegenerativo com dietas mediterrânea-DASH" (MIND, intervenção mediterrânea-DASH para retardo neurodegenerativo) pode auxiliar o lento declínio cognitivo e reduzir o risco de desenvolver DA (ver Capítulo 40). É baseada em padrões alimentares estabelecidos saudáveis para o coração, bem como é acentuada com alimentos especificamente para a saúde do encéfalo. Dois grandes estudos prospectivos sugerem que essa dieta pode retardar o declínio cognitivo em 7,5 anos e reduzir o risco de DA em até 53% (Morris et al., 2015a, 2015b).

Uma revisão da literatura sobre a nutrição na função cognitiva e envelhecimento do encéfalo no idoso determinou que a dieta MIND retardou substancialmente o declínio cognitivo além das dietas mediterrânea e DASH individualmente – embora todos sejam padrões saudáveis (Gardener e Rainey-Smith, 2018). Um ensaio clínico randomizado de fase 3 foi iniciado, em 2017, para testar os efeitos de uma intervenção com o uso da dieta MIND por 3 anos, com estimativa de sua conclusão em abril de 2021. Um dos mecanismos subjacentes pode estar relacionado ao conteúdo de polifenol (Figueira et al., 2017) (Tabela 39.8).

Abordagens de saúde pública para promoção de saúde e independência para a população idosa

Os clínicos podem participar dos esforços de saúde pública e melhorar os resultados de um paciente treinando os cuidadores por meio do

Tabela 39.8 A intervenção mediterrânea-DASH para o retardo neurodegenerativo (MIND).

Alimento	Frequência	Fontes alimentares
Óleo de oliva	Diariamente, principal gordura	Óleo de oliva extravirgem
Vinho	Diariamente, copo de 105 mℓ somente	Vinho tinto
Grãos integrais	3 vezes/dia	Amaranto, cevada, arroz integral, trigo-mouro, triguilho, milho, trigo farro, mingau de aveia, sorgo, quinoa, baga de trigo, trigo integral, arroz selvagem
Vegetais	Diariamente	Aspargo, couve-flor, cenoura, cebolas, pimentões, aipo, pepino, batata-doce, alho, cogumelos, feijões-verdes
Vegetais folhosos verdes	Quase diariamente, 6 vezes/semana	Rúcula, brócolis, alface, espinafre, repolho, couve-kale, acelga, couve, mostarda, agrião, acelga-chinesa (*bok choi*)
Nozes	5 vezes/semana	Amêndoa, cajus, nozes-pecãs, pistache, nozes
Feijões	3 a 4 vezes/semana, dias alternados	Feijão-preto, feijão-de-corda, feijão *cannellini*, grão-de-bico, feijão-branco, feijão-comum, feijão-de-lima, feijão-carioca, feijão-rajado
Frutos silvestres	2 vezes/semana	Mirtilo-silvestre, mirtilo-azul, morangos, framboesas, romã, amora-preta, groselha-espinhosa, oxicoco (*cranberry*), amora-branca, amora-silvestre, arando-vermelho, uva-do-monte, mirtilo-europeu, *goji berry*, groselha-vermelha, amora, açaí
Aves	2 vezes/semana	Frango/peru
Frutos do mar	1 vez/semana	Salmão, salvelino-do-ártico, sardinhas, truta-arco-íris, mexilhão, ostras, robalo asiático, caranguejo, lula
Carne vermelha	Menos de 4 vezes/semana	Carne bovina, bisão, carne de porco, cordeiro
Queijos	Menos de 1 vez/semana	*Cheddar*, muçarela, parmesão, feta, brie, *camembert*, provolone, queijo suíço, *gouda*, gorgonzola, manchego, *emmental*
Manteiga e margarina	Menos de uma colher de sopa por dia	Inclui gorduras com grande porcentagem de gordura saturada ou *trans*: manteiga, margarina, manteiga líquida e óleo de coco (inclui ácidos graxos *trans* se ainda não tiverem sido banidos)
Confeitaria, massas e doces	Menos de 5 vezes/semana	*Éclair*, *croissant*, torta, *baklava* (doce), *donut*, pastel de amêndoas, *cannoli*, pãozinho de canela, *samosa* (pastelzinho), empanada, *cronut* (misto de *donut* e *croissant*), panqueca *Danish*, panqueca *Dutch baby*, *macaron* (doce de farinha de amêndoas), pastel, *pain au chocolat*, pão doce, bombons, chocolate, gomas, *fudge* (doce de chocolate), jujubas, confeito azedinho
Alimentos fritos/*fast-foods*	Menos de 1 porção/semana	Batatas fritas, frango frito, palitos de muçarela, bolinho frito salgado, camarão frito, tomates verdes fritos, mariscos fritos, bolinho de arroz, churro, pimenta recheada, anéis de cebola, *bacon*, anéis fritos de lula, frango empanado

programa REACH OUT, que orienta cuidadores de pessoas com demência, incluindo a DA. A saúde dos participantes melhora e, em menor grau, a depressão, porém é menos provável que os indivíduos fiquem sem supervisão durante seus cuidados, que deambulem ou tenham acesso a objetos perigosos. Existem informações sobre como implementar um programa comunitário para cuidadores de pessoas com demência por meio de um guia passo a passo contendo exemplos, dicas, recursos, *sites* e referências (National Association of Chronic Disease Directors, 2009).

Abordagens clínicas

Nos estágios iniciais, o objetivo da terapia nutricional é a manutenção da integridade da membrana e a correção de deficiências nutricionais existentes. Um indivíduo com demência pré-clínica ou inicial pode manifestar disfunções de olfato e paladar que podem reduzir o apetite. Os nutricionistas podem orientar os cuidadores a tornar a hora das refeições um momento simples e social, e incentivar a alimentação.

Na fase de CLL, o objetivo da terapia nutricional é administrar a nutrição no contexto de alterações comportamentais, monitorar a perda de massa corporal e os sinais de disfagia e considerar a necessidade de suplementos nutricionais orais para preencher as deficiências. Quando a demência progride para um estágio grave, o objetivo é prover a terapia adequada para disfagia, se necessário, corrigir perda de massa corporal, monitorar para detectar sinais de risco de aspiração pulmonar e considerar alimentos que possam ser consumidos sem talheres e bebidas de alto teor calórico quando a ingestão nas refeições diminui (Pivi et al., 2017).

A demência grave causa complicações de imobilidade, distúrbios da deglutição e risco associado de desnutrição que eleva o risco de problemas agudos que podem levar à morte (p. ex., pneumonia). No entanto, note que não existem evidências para o uso de tubo de alimentação em indivíduos com demência avançada e essa prática está em declínio.

As diretrizes da European Society for Clinical Nutrition and Metabolism (ESPEN) para a nutrição na demência apresentam 26 recomendações (Volkert et al., 2015). A triagem para desnutrição e o cuidadoso monitoramento da massa corporal são recomendados. Para pacientes com ingestão inadequada e que estão em crise causada por uma condição potencialmente reversível, a nutrição artificial pode ser adequada no caso de demência leve a moderada – mas não no estágio grave ou terminal. Os suplementos de nutrientes únicos não são recomendados, a não ser que haja uma deficiência, e os suplementos, em geral, destinam-se apenas a melhorar o estado nutricional e não o tratamento ou a prevenção do declínio cognitivo. Todavia, o clínico deve usar o melhor julgamento quando compostos, como a curcumina, geralmente são seguros e possivelmente eficazes (Tabela 39.9).

Existe pesquisa preliminar referente às propriedades antioxidantes e anti-inflamatórias do polifenol curcumina, encontrado naturalmente no açafrão-da-terra (*Curcuma longa*) ou na forma de

Tabela 39.9 Diretrizes ESPEN sobre nutrição na demência: intervenções para apoiar a ingestão alimentar adequada.

Causa potencial de desnutrição	Intervenção razoável
Problemas de mastigação	Cuidados orais Tratamento dentário Modificação de textura
Problemas de deglutição	Avaliação da deglutição Treinamento de deglutição Modificação de textura
Xerostomia	Verifique os medicamentos para detectar efeitos adversos, remova ou troque o medicamento, se possível Assegure a adequada ingestão de líquidos Use enxaguantes bucais e gel
Mobilidade restrita, imobilidade	Fisioterapia Exercício em grupo Treinamento de resistência Auxilie nas compras e na cozinha Serviços de entrega de refeições
Transtornos psiquiátricos (p. ex., humor depressivo, depressão, ansiedade)	Tratamento clínico adequado Alimentar-se em companhia de terceiros/refeições compartilhadas Ambiente agradável de refeições/alimentação Atividades em grupo, terapia ocupacional
Doença aguda, dor (crônica)	Tratamento clínico adequado
Efeitos adversos de medicamentos (p. ex., xerostomia, náuseas, apatia)	Coordene os cuidados referentes aos medicamentos, controle os efeitos colaterais (i. e., alimentos úmidos, fáceis de digerir e alimentos agradáveis)
Problemas sociais (p. ex., falta de apoio, conflito familiar)	Auxílio nas compras, cozinha e alimentação Serviços de entrega de refeições, refeições compartilhadas Solução de conflitos
Dificuldades para fazer compras, preparar as refeições e/ou se alimentar regularmente	Auxílio nas compras Ajuda doméstica Serviços de entrega de refeições Pessoa presente na hora das refeições
Esquecer de se alimentar	Supervisão durante as refeições Solicitação verbal, incentivo
Diminuição da capacidade de se lembrar de comer, de reconhecer o alimento e de comer independentemente	Assistência na alimentação Passar mais tempo com os enfermeiros durante a alimentação Refeições densas em energia
Problemas comportamentais, perambulação	Apoio emocional Estratégias específicas comportamentais e de comunicação
Disfagia	Modificação textura alimentar em coordenação com o fonoaudiólogo

ESPEN, European Society for Clinical Nutrition and Metabolism.
(Adaptada de dados apresentados em Volkert D, Chourdakis M, Faxen-Irving G et al.: ESPEN guidelines on nutrition in dementia, *Clin Nutr* 34:1052-1073, 2015.)

suplemento. Estudos com alta dose em animais e em *in vitro* sugerem um papel terapêutico por melhorar a homeostase da glicose, o metabolismo de lipídeos, a função endotelial, o imunossuporte de insulina e a inibição da agregação da placa amiloide. Ainda que a curcumina se mostre promissora, estudos adequados em humanos foram menos convincentes até o momento, sendo necessárias mais pesquisas. Entretanto, nas quantidades normalmente encontradas nos alimentos, esse é um composto seguro e possivelmente para ser incluído em uma dieta terapêutica. Note que a biodisponibilidade tende a ser baixa, porém melhora 2.000 vezes na presença de piperina (naturalmente encontrada na pimenta-do-reino), que suprime o rápido processamento no fígado e a extração urinária da curcumina (Kim e Clifton, 2018).

Além dos cuidados nutricionais, abordagens integrativas centradas no paciente têm baixo custo, baixo risco e são úteis para as pessoas com demência (Anderson et al., 2017), incluindo:

- Grupos de apoio para a participação social e alívio do isolamento social
- Exercícios aeróbicos, que demonstraram melhorar não apenas a memória espacial, o funcionamento executivo e a conectividade cerebral, mas também as AVD e a cognição, por reduzir a inflamação e dar suporte à neurogênese
- O treinamento cognitivo e a estimulação para melhora das associações de palavras (p. ex., nomes das coisas) e tarefas com dinheiro (p. ex., com troco)
- Intervenções de mente-corpo para reduzir o estresse, como a meditação e a atenção plena, que mostraram melhorar a memória lógica, a memória de trabalho, a fluência verbal, a atenção, o sono, o humor, o fluxo sanguíneo cerebral e a agitação. Exercícios reflexivos, como a ioga e o *tai chi*, podem ajudar a melhorar a função cognitiva por meio de mecanismos similares aos dos exercícios aeróbicos. Técnicas de imaginação guiada mostraram melhorar a função cognitiva e o humor. Essas atividades promovem o relaxamento por meio de vias psiconeuroimunológicas que podem estar desreguladas em pessoas com demência.

Esclerose lateral amiotrófica

Etiologia

A **esclerose lateral amiotrófica (ELA)**, também conhecida como doença de Lou Gehrig, é um distúrbio neurodegenerativo progressivo e fatal que afeta os neurônios motores no SNC. Envolve denervação progressiva, atrofia e fraqueza dos músculos, o que deu origem ao termo amiotrofia. Afeta cerca de 5 em 100.000 pessoas nos EUA (Mehta et al., 2018), com 1,9 caso novo a cada ano por 100.000 pessoas. Há projeções de que os casos globais de ELA aumentem em 69% em 2040, primariamente devido ao envelhecimento (Arthur et al., 2016). A forma hereditária é responsável por 5 a 10% dos casos, mas os restantes 90 a 95% de casos não têm uma causa clara. Indivíduos brancos, do sexo masculino, não hispânicos, com 60 anos e acima e aqueles com história familiar têm mais probabilidade de desenvolver a doença. Um estudo constatou que a obesidade (IMC > 30) era um preditor significativo para o início de ELA em idade jovem (Hollinger et al., 2016).

A causa de ELA não é clara; portanto, não há cura e o tempo de sobrevida é tipicamente de 3 a 5 anos após o início da doença. Entretanto, em um caso bastante único, o renomado físico Stephen Hawking (1942-2018) conviveu com a doença por 55 anos. Os fatores de risco relacionados a ocupação, traumatismo, dieta ou *status* socioeconômico não são consistentes, embora se suspeite de que toxinas ambientais tenham um papel (Su et al., 2016). Um dos primeiros indícios de que a doença pode envolver um fator ambiental foi obtido na ilha de Guam, onde uma proporção notavelmente alta de indivíduos, no século 20, desenvolveu sintomas similares aos de ELA, à medida que envelheciam. Estão em andamento estudos mas, até o momento, não há uma prova da etiologia.

Fisiopatologia

A base patológica da fraqueza na ELA é a morte seletiva dos neurônios motores na substância cinza ventral da medula espinal, tronco encefálico e córtex motor. As manifestações clínicas são caracterizadas por fraqueza generalizada da musculatura esquelética, atrofia e hiper-reflexia (NIH, GARD, 2018). A apresentação típica é:

- Sinais de déficits dos neurônios motores inferiores: fraqueza, consumpção, fasciculação (contrações musculares)
- Sinais de déficits dos neurônios motores superiores: reflexos tendíneos hiperativos, sinais de Hoffman, sinais de Babinski ou clônus (contrações musculares).

A fraqueza muscular começa nas pernas e nas mãos e progride para os braços proximais e orofaringe. À medida que esses nervos motores degeneram, quase todos os músculos esqueléticos voluntários estão em risco de atrofia e perda completa da função. A perda dos neurônios motores espinais causa a denervação dos músculos esqueléticos voluntários do pescoço, tronco e membros, resultando em consumpção muscular, fraqueza flácida, contração involuntária (fasciculações) e perda de mobilidade.

A perda progressiva da função dos neurônios motores corticais pode levar à espasticidade dos músculos mandibulares, resultando em fala tensa e disfagia. O início da disfagia geralmente é insidioso. As dificuldades na deglutição geralmente seguem às dificuldades na fala. As discussões referentes à possível necessidade de nutrição enteral normalmente coincidem com a introdução de sistemas de comunicação aumentativa e alternativa, visto que ocorre declínio da função da fala e deglutição (Coyle, 2018). Mesmo que seja inevitável alguma perda de massa corporal devido à atrofia muscular, a perda consistente ou drástica pode ser um indicador de dificuldades na mastigação ou disfagia. O movimento ocular e o ato de piscar são poupados, assim como os músculos do esfíncter do intestino e da bexiga; por isso, a incontinência é rara. A sensação permanece intacta e a acuidade mental é mantida.

Tratamento clínico

Atualmente não há uma terapia conhecida que cure a doença. Em 2017, a Food and Drug Administration (FDA) aprovou um segundo fármaco para ELA chamado "edaravona". Tanto o riluzol como a edaravona ajudam a retardar a progressão de ELA (Mehta et al., 2018). O benefício documentado de edaravona relaciona-se a pacientes com doença inicial de rápida progressão, embora seja aprovado nos EUA para todos os pacientes com a doença (Dorst et al., 2018). Foi desenvolvido e aprovado inicialmente no Japão e foi considerado para aprovação na Europa em meados de 2018. O tratamento com alta dose de metilcobalamina (B_{12}) está sendo estudado para preservar a integridade muscular (NIH, 2014). A dieta cetogênica mostrou resultados positivos na melhora da doença em modelos murinos (Yang e Fan, 2017). Embora a ventilação mecânica possa estender a vida dos pacientes, a maioria recusa essa opção. A qualidade de vida é precária na doença avançada e medidas de conforto para apoio são empregadas primariamente.

Nutrição clínica

Ocorrem diminuições de gordura corporal, massa magra, força muscular e balanço nitrogenado, enquanto o gasto energético em repouso aumenta, à medida que a morte se aproxima. O estado hipermetabólico e o aumento das mensurações do gasto energético em repouso foram observados. Foi demonstrado que as dietas enterais hipercalóricas são seguras e bem toleradas em um pequeno ensaio clínico randomizado de fase 2 (Wills et al., 2014). Um estudo em 148 pacientes com ELA constatou que o tempo de sobrevida estava associado à ingestão precoce de uma dieta com alto teor de gordura e proteína (Kim et al., 2018).

A relação entre disfagia e estado respiratório é importante. À medida que a doença evolui, a perda progressiva da função dos músculos bulbares e respiratórios contribui para a disfagia oral e faríngea. Isso resulta na necessidade de suporte nutricional, geralmente via tubo de gastrostomia. Nos estágios avançados, quando os músculos respiratórios estão comprometidos, a colocação de um tubo de alimentação está associada a mais risco. Por essa razão, recomenda-se a colocação precoce de um tubo de alimentação.

O terapeuta deve familiarizar-se com os achados clínicos comuns em ELA para prevenir complicações secundárias de desnutrição e desidratação. O estado funcional de cada paciente deve ser cuidadosamente monitorado para que possa ser iniciada uma intervenção oportuna, com técnicas adequadas de tratamento. A fraqueza orofaríngea afeta a sobrevida na ELA, colocando o paciente em risco contínuo de aspiração, pneumonia e sepse, além de reduzir a ingestão adequada de energia e proteína. Esses problemas podem compor os efeitos degenerativos da doença. A Escala de Gravidade da Esclerose Lateral Amiotrófica geralmente é usada para avaliar o nível funcional da deglutição, fala e extremidades superiores e inferiores. Uma vez identificada a gravidade dos déficits, podem ser implementadas intervenções adequadas (ver boxe *Em foco*: *Intervenção de disfagia para esclerose lateral amiotrófica [ELA]*).

Epilepsia

A **epilepsia** é uma condição crônica caracterizada por convulsões não provocadas e recorrentes. As **convulsões** são causadas por atividade elétrica anormal de um grupo de neurônios. De acordo com as últimas estimativas disponíveis dos dados de 2015, calcula-se que 1,2% do total da população dos EUA tenha epilepsia ativa, o que se traduz em 3,4 milhões de pessoas, incluindo 3 milhões de adultos e 470.000 crianças (CDC, 2017b).

Fisiopatologia

A maioria das convulsões começa em fase precoce da vida, mas o ressurgimento ocorre após os 60 anos. A primeira ocorrência de uma convulsão deve levar à imediata investigação da causa. Um minucioso exame clínico geralmente não revela anormalidades anatômicas e a causa da convulsão pode permanecer desconhecida (idiopática). Convulsões antes de 2 anos geralmente são causadas por febre, defeitos do desenvolvimento, lesões ao nascimento ou doença metabólica (ver Capítulos 42 e 43). A história médica é o principal componente para sugerir outras vias de investigação diagnóstica e tratamentos potenciais, especialmente em crianças. Um eletroencefalograma pode ajudar a traçar a atividade convulsiva. É mais útil para localizar convulsões parciais complexas.

Tratamento clínico

A dramática **convulsão tônico-clônica (grande mal)** é a imagem mais comum de uma crise convulsiva, apesar de existirem numerosas classificações de convulsões, cada uma com manifestação clínica diferente e, muitas vezes, menos dramática. Uma convulsão tônico-clônica generalizada envolve geralmente todo o córtex cerebral desde suas fases iniciais. Após uma dessas convulsões, o paciente desperta lentamente, bem como estará atordoado e desorientado por minutos a horas. Isso é denominado "fase pós-ictal" e se caracteriza por sono profundo, cefaleia, confusão e dolorimento muscular.

A **crise de ausência (pequeno mal)** também é de natureza generalizada. Os pacientes com crises de ausência podem parecer estar sonhando acordados durante um episódio, mas recuperam a consciência em poucos segundos e não manifestam fadiga ou desorientação pós-ictal.

Uma **convulsão parcial** ocorre quando existe um discreto foco de tecido cerebral epileptogênico. A convulsão parcial simples não envolve perda de consciência, ao passo que a convulsão parcial complexa é caracterizada pela alteração da consciência. A falha no controle da convulsão parcial induz à consideração de cirurgia. A ressecção de um foco localizado em uma porção não essencial do encéfalo libera o paciente das convulsões em 75% dos casos.

EM FOCO

Intervenção de disfagia para esclerose lateral amiotrófica (ELA)

Strand et al. (1996) descreveram a intervenção de disfagia em um *continuum* de cinco estágios que se correlacionam com a escala de gravidade da esclerose lateral amiotrófica (ELA). Eles incluem o seguinte:

Hábitos alimentares normais (classificação da escala de gravidade da ELA 10 a 9)

A avaliação e a intervenção precoces são críticas para a manutenção da saúde nutricional na ELA. Esse é o momento apropriado para começar a educar o paciente, antes do desenvolvimento do dos sintomas na fala ou deglutição. A hidratação e a manutenção da saúde nutricional são críticas nesse estágio. A ingestão de pelo menos 1,9 ℓ de líquidos é importante. A desidratação contribui para a fadiga e torna a saliva espessa. Para os pacientes com ELA espinal, a ênfase em líquidos é importante, uma vez que esses pacientes podem limitar intencionalmente a ingestão de líquidos devido às dificuldades no uso do toalete. A anamnese alimentar é útil para avaliar os padrões normais de mastigação, deglutição e taxa de ingestão. A história de perda de massa corporal estabelece a massa corporal basal. A perda de massa corporal de 10% ou mais é indicativa de risco nutricional.

Problemas alimentares precoces (classificação da escala de gravidade 8 a 7)

Nesse ponto, os pacientes começam a relatar as dificuldades para se alimentar; os relatos de tosse e períodos de refeições notavelmente longos estão associados à fraqueza dos músculos da língua, faciais e mastigatórios. A intervenção dietética começa a se concentrar na modificação da consistência, evitar líquidos finos e no uso de alimentos mais fáceis de mastigar e engolir.

Alterações da consistência da dieta (classificação da escala de gravidade 6 a 5)

À medida que os sintomas progridem, o transporte oral dos alimentos se torna difícil, pois alimentos secos e friáveis tendem a se dissolver e causar engasgos. Alimentos que exigem mais mastigação (p. ex., vegetais crus ou bifes) geralmente são evitados. Com a evolução da disfagia, a ingestão de líquidos finos, especialmente água, pode se tornar mais problemática. Muitas vezes, o paciente tem fadiga e mal-estar, que podem estar associados à desidratação crônica leve resultante da diminuição da ingestão hídrica. A intervenção dietética deve modificar a consistência do alimento (ver Apêndice 20) para reduzir a necessidade de manipulação oral e conservar energia. Refeições pequenas e frequentes também podem aumentar a ingestão. Os líquidos espessos que contêm elevada porcentagem de água e as tentativas de aumentar a ingestão de líquidos devem ser ressaltados para se manter o equilíbrio hídrico. Picolés, gelatina, gelo e frutas frescas são fontes adicionais de água livre. Os líquidos podem ser espessados com o uso de um espessante modificado de amido de milho. A deglutição pode ser melhorada acentuando-se o sabor, a textura e a temperatura do alimento. A água pode ser substituída por suco para proporcionar sabor, nutrientes e calorias. A temperatura fria do alimento facilita o mecanismo de deglutição; portanto, os alimentos frios podem ser mais bem tolerados, o calor não apresenta a mesma vantagem. A carbonatação também pode ser tolerada com mais facilidade devido ao efeito benéfico da textura. Deve-se abordar as instruções para prevenir a aspiração: a deglutição segura inclui sentar-se ereto com a cabeça em posição de flexão (queixo para baixo). A concentração no processo de deglutição também pode ajudar a reduzir engasgos. Evite distrações ambientais e conversação durante as refeições; no entanto, as famílias devem ser incentivadas a manter uma rotina normal de refeições. À medida que a disfagia progride, a limitação das consistências dos alimentos pode resultar na exclusão de grupos inteiros de alimentos. Pode ser necessária a suplementação de vitaminas e minerais. Se não for possível lidar com segurança com os suplementos mastigáveis, pode-se adicionar as formas líquidas em alimentos aceitáveis. As fibras também podem ser adicionadas em líquidos, se houver problemas de constipação intestinal.

Alimentação por tubo (classificação da escala de gravidade 4 a 3)

A desidratação ocorrerá de forma aguda antes da desnutrição, que é um estado mais crônico. Esta pode ser uma indicação precoce da necessidade de suporte nutricional. A perda de massa corporal decorrente da consumpção muscular e disfagia levará, finalmente, à colocação de um tubo de gastrostomia endoscópica percutânea (GEP) para nutrição e proteção contra a aspiração causada pela disfagia. O suporte nutricional enteral é preferido porque o sistema gastrintestinal deverá funcionar de maneira adequada. Em razão da natureza progressiva da ELA, a colocação de um tubo de alimentação, quando houver sinais de disfagia e desidratação, é melhor do que iniciar essa terapia posteriormente, depois que o paciente mostrar evidências de desnutrição, ou quando o seu estado respiratório estiver marginal. A decisão sobre a colocação de um tubo de alimentação para suporte nutricional faz parte do processo de tomada de decisão que cada paciente deve enfrentar. A nutrição adequada pode manter por mais tempo a saúde do indivíduo e poderá ser um alívio bem-vindo para o paciente. A finalidade do suporte nutricional deve ser a melhora da qualidade de vida. O acesso a longo prazo deve ser considerado via GEP ou por tubo de jejunostomia endoscópica percutânea (ver Capítulo 12).

Nada VO (classificação da escala de gravidade 2 a 1)

O estágio final da disfagia é alcançado quando os pacientes não podem se alimentar VO nem controlar as próprias secreções orais. Embora a produção de saliva não aumente, ela tende a se acumular na parte frontal da boca em consequência da diminuição da resposta de deglutição. Uma vez ausente o mecanismo de deglutição, será necessária a ventilação mecânica para controlar o fluxo de saliva. O tubo de alimentação é permanente nesse estágio.

Determinar o tipo de convulsão é a chave para a implementação de uma terapia eficaz. Os medicamentos antiepilépticos controlam as convulsões em 70% dos indivíduos, mas podem ter efeitos colaterais indesejáveis. O uso de medicamentos anticonvulsivantes apenas é recomendado inicialmente, e o recurso da combinação de terapias só será empregado se necessário. Se as convulsões não forem bem controladas após a realização de um ensaio com dois fármacos anticonvulsivantes, a probabilidade de controle por meio de um medicamento adicional, ou com a combinação de medicamentos, é mínima.

Os medicamentos usados em terapia anticonvulsivante podem alterar o estado nutricional do paciente (ver Apêndice 13). Por exemplo, o fenobarbital está associado à diminuição da função cognitiva (memória e atenção) em crianças, talvez por depletar o folato; além disso, um estudo em animais demonstrou apoptose disseminada no encéfalo em desenvolvimento após a exposição ao fenobarbital (Kim e Ko, 2016).

Algumas vezes, o fenobarbital é considerado para uso após a falha de outros medicamentos antiepilépticos. Fenobarbital, fenitoína e valproatos afetam a absorção intestinal de cálcio interferindo no metabolismo renal da vitamina D. A terapia a longo prazo com esses medicamentos pode levar à osteomalacia em adultos ou ao raquitismo em crianças, e a suplementação de vitamina D é recomendada. A suplementação de ácido fólico interfere no metabolismo da fenitoína; portanto, contribui para as dificuldades em alcançar níveis terapêuticos.

A fenitoína, os valproatos e o fenobarbital são ligados primariamente à albumina na corrente sanguínea. A diminuição das concentrações séricas de albumina limita a quantidade do fármaco que pode ser ligada. Isso resulta em maior concentração de fármaco livre e em possível toxicidade do medicamento mesmo com a dose padrão.

A absorção de fenobarbital é retardada pelo consumo de alimentos; portanto, a administração do fármaco deve ser realizada por volta dos horários das refeições, se for usado. A alimentação enteral contínua retarda a absorção da fenitoína; assim, é necessário aumentar a dose para alcançar o nível terapêutico. Interromper a alimentação por tubo 1 hora antes e 1 hora depois da dose de fenitoína era uma prática comum no passado, mas não é mais recomendada. A dose de fenitoína deve ser ajustada com base na alimentação por tubo.

A *Cannabis* está sendo explorada por suas propriedades anticonvulsivantes, especialmente para a epilepsia resistente ao tratamento (O'Connell et al., 2017; Reddy, 2017), apesar de serem relatados vários efeitos adversos neurológicos, o que destaca a necessidade de ponderar riscos e benefícios (Solimini et al., 2017).

Nutrição clínica

A dieta cetogênica clássica, que existe desde os anos 1920, é um tratamento não farmacológico bem-estabelecido para a epilepsia. Uma declaração de consenso de 2018 defende a implementação de uma dieta cetogênica na epilepsia difícil de ser tratada, mesmo antes da intratabilidade médica, definida como a falha de dois ou mais medicamentos anticonvulsivantes (ver Apêndice 19 sobre a dieta cetogênica).

Embora os mecanismos exatos não sejam claramente conhecidos, os benefícios terapêuticos podem decorrer do metabolismo neuronal, da função do neurotransmissor, do potencial de membrana neuronal e da proteção aos neurônios contra as espécies reativas de oxigênio (Zhang et al., 2018). Dois modelos murinos sugerem que o modo de alteração da microbiota intestinal pela terapia com a dieta cetogênica correlaciona-se com a proteção contra convulsões (Olson et al., 2018) (Boxe 39.4).

É absolutamente contraindicada quando o paciente tem um distúrbio metabólico que limite o metabolismo da gordura ou a produção de carnitina, assim como pode ser relativamente contraindicada quando houver certos problemas que precisem ser abordados antes de iniciar a dieta cetogênica.

Originalmente planejada com o uso das razões de 4:1 ou 3:1 (gramas de gordura:não gordura) para alcançar uma cetose forte e consistente, atualmente são disponibilizadas versões menos restritivas que também podem ser eficazes. A dieta cetogênica modificada usa razões mais baixas (p. ex., 1:1 e 2:1) e a terapia de baixo índice glicêmico e a dieta de Atkins modificada também estão disponíveis para indivíduos que possam se beneficiar de uma abordagem menos restrita (Roehl e Sewak, 2017).

Boxe 39.4 Microbiota intestinal em condições neurológicas.

A microbiota intestinal se comunica com o sistema nervoso central por meio do eixo intestino-cérebro. A disbiose da microbiota intestinal é observada nas doenças neurológicas. Ainda não se sabe exatamente como ocorre essa conexão, mas a ciência emergente sobre o microbioma sugere um papel nas doenças neurológicas. O intestino e o cérebro se comunicam via três mecanismos básicos: comunicação neuronal direta, mediadores endócrinos de sinalização e sistema imune. Os hábitos alimentares podem afetar a composição microbiana intestinal e a disbiose do microbioma pode ser um fator no desenvolvimento da esclerose múltipla (EM) (Chu et al., 2018). As pessoas com a doença de Parkinson e a doença de Alzheimer também sofrem de disbiose da microbiota intestinal, embora não se tenha um claro conhecimento de que isso seja a causa ou o efeito da condição (Parashar e Udayabanu, 2017; Westfall et al., 2017). Os fatores alimentares podem, teoricamente, modular a ativação crônica da resposta inflamatória no envelhecimento, um fator de risco para muitas condições neurológicas (Erro et al., 2018). Não existem evidências suficientes de apoio às recomendações clínicas nesse momento, mas esta é uma área de pesquisa ativa. Por enquanto, a ingestão maior de alimentos fermentados, polifenóis e fibras alimentares é geralmente uma maneira segura de dar suporte a um microbioma saudável.

A síndrome da deficiência do transportador de glicose tipo I (Glut-1 DS) e a deficiência de piruvato desidrogenase (PDHD) são dois distúrbios de herança genética que geralmente incluem convulsões e são tratáveis com a terapia com dieta cetogênica. A dieta também é eficaz para outros distúrbios hereditários nos quais as convulsões também são típicas: doenças do armazenamento de glicogênio, hiperglicinemia não cetótica e defeitos da cadeia respiratória. A característica comum de cada uma dessas condições é a falha do encéfalo em obter energia adequada da glicose. As cetonas fornecidas pela terapia com dieta cetogênica oferecem uma fonte energética alternativa que melhora os sintomas, preserva os neurônios e pode prevenir mais declínio.

Os efeitos colaterais a curto prazo incluem fadiga, cefaleias, náuseas, êmese, constipação intestinal, hipoglicemia ou acidose, especialmente nas primeiras semanas da dieta (Kossoff et al., 2018; Roehl e Sewak, 2017). Um citrato oral ou bicarbonato de sódio podem ajudar a tamponar a acidose, ou redução da proporção de gordura na dieta pode melhorar a tolerabilidade e a palatabilidade. Assegurar fibras adequadas e líquidos pode auxiliar no tratamento do desconforto gastrintestinal e melhora a adesão à dieta cetogênica.

Apesar de serem restritivas e exigirem um esforço contínuo, as dietas cetogênicas são eficazes na redução da frequência das convulsões em 50%, ou mais, em cerca de metade dos pacientes que, por outro lado, não apenas são resistentes à farmacoterapia, mas também se considera que tenham epilepsia refratária.

A melhora no controle das convulsões pode levar até 3 meses após a implementação da dieta. Os medicamentos antiepilépticos não são interrompidos, mas podem ser reduzidos antes do início da dieta, se ocorrer toxicidade medicamentosa, ou após ser estabelecida a eficácia da dietoterapia.

A maior parte da dieta é composta de carnes frescas, ovos, queijo, peixe, creme *chantilly* forte, manteiga, óleos, nozes e sementes. Vegetais e frutas são acrescentados na prescrição da dieta atual em pequenas quantidades. Um suplemento polivitamínico e de minerais sem carboidratos é necessário para assegurar que a dieta seja nutricionalmente completa. Porém, vitaminas e minerais adicionais geralmente são necessários, incluindo cálcio, vitamina D e selênio. Toda prescrição e medicamentos de venda livre (p. ex., analgésicos, fármacos para resfriados, enxaguantes bucais, cremes dentais e loções) devem ser examinados minuciosamente para detecção de conteúdo de açúcar para minimizar os carboidratos. É importante que a dieta seja seguida estritamente; uma quantidade mínima de carboidrato extra pode causar a irrupção de convulsões. A massa corporal e a altura devem ser monitoradas, pois uma taxa rápida de ganho ponderal pode diminuir a cetose e reduzir a eficácia. O nutricionista deve trabalhar em estreita proximidade com o paciente no decorrer da terapia para assegurar a adequação nutricional e um ótimo controle das convulsões.

É necessário estar atento ao estado de saúde, crescimento e desenvolvimento do paciente ao longo da terapia. Para a criança cuja epilepsia seja controlada pela dieta, a adesão à dieta é muito mais fácil do que lidar com convulsões e lesões devastadoras.

À medida que as pesquisas científicas evoluem, surgem melhoras no sentido de qual dieta usar e por quanto tempo, assim como diretrizes específicas para certas epilepsias. Alguns pacientes podem se beneficiar com uma dieta simples inicialmente, e em seguida mudar gradativamente para a terapia cetogênica mais restritiva com base em seus resultados em relação à convulsão. Outros podem partir de uma terapia cetogênica mais restritiva e fazer a transição para uma dieta menos restritiva para manutenção a longo prazo (ver Figura 39.8 e Apêndice 19).

Síndrome de Guillain-Barré (SGB) e polineuropatia desmielinizante inflamatória crônica (PDIC)

A SGB e polineuropatia desmielinizante inflamatória crônica (PDIC) são distúrbios inflamatórios imunomediados adquiridos,

Capítulo 39 Nutrição Clínica para Distúrbios Neurológicos

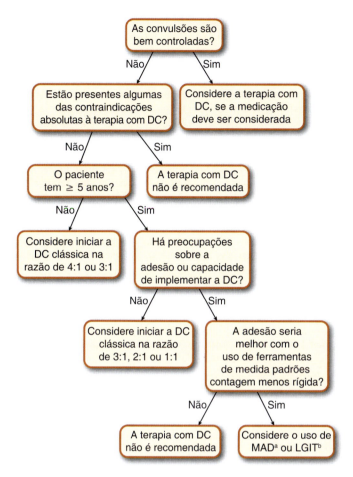

Figura 39.8 Árvore de decisões sobre o início da terapia com dieta cetogênica (DC). ᵃ*MAD*, dieta de Atkins modificada. ᵇ*LGIT*, terapia com baixo índice glicêmico. (De *Journal of the Academy of Nutrition and Dietetics* 2017:117, 1279-1292. Com autorização de Elsevier.)

agudo e crônico, respectivamente, do SNP. São raros distúrbios autoimunes que danificam os nervos, causam fraqueza muscular e, nos casos graves, paralisia. A incidência de SGB é de aproximadamente 1 em 100.000, ou cerca de 3.000 a 6.000 pessoas ao ano nos EUA (CDC, 2017c). Também é chamada "polineuropatia desmielinizante inflamatória aguda" e "paralisia ascendente de Landry". Da mesma forma, de 1 a 2 novos casos de PDIC ocorrem por 100.000 pessoas nos EUA a cada ano (GBS-CIDP Foundation International, 2018). A PDIC é chamada, às vezes, "polineuropatia recidivante crônica" e é considerada a forma crônica da SGB.

Etiologia

Em 60% dos casos SGB, o distúrbio segue-se a uma infecção, cirurgia ou imunização. Alguns dos microrganismos mais comuns são *Campylobacter jejuni* (responsável por até 40% dos casos nos EUA) e *Mycoplasma* spp. Pode também se desenvolver após gripe, infecções por citomegalovírus, vírus Epstein-Barr e Zika vírus. Em casos muito raros, pode se desenvolver dentro de dias e semanas após uma vacinação. Apesar de uma associação com as infecções, a SGB e a PDIC não são contagiosas.

Existem muitas variedades patológicas relacionadas ao segmento do sistema imune que infligirá dano ao nervo. O curso clínico da SGB é similar, independentemente do subtipo, embora a SGB após uma infecção por *Campylobacter* tenda a ser mais grave. A sensibilidade ao glúten foi relatada em alguns casos como uma causa de SGB. A causa de PDIC é similar à da SGB; porém a doença segue um curso mais longo (Eldar e Chapman, 2014).

Fisiopatologia

A fraqueza relativamente simétrica com **parestesia** (dormência e formigamento) geralmente começa nas pernas e progride para os braços e a face, levando potencialmente à paralisia. Os músculos torácicos são afetados em 20 a 30% das pessoas com SGB, o que torna difícil a respiração (WHO, 2016b). Nos casos graves, a capacidade de falar e engolir está comprometida, o que é potencialmente fatal e requer hospitalização. A maioria das pessoas se recupera dentro de alguns meses do diagnóstico e tratamento, mesmo nos casos graves, embora cerca de 30% continue a ter fraqueza após o primeiro sintoma de SGB (NIH, Genetic and Rare Diseases [GARD] Information Center, 2017).

Ocorre perda de função nos nervos afetados em decorrência da desmielinização. A **mielina** é o isolamento de gordura especializada que envolve a parte condutora do nervo, o axônio. Na SGB, o sistema imune monta um ataque contra a mielina do próprio corpo. Presumivelmente, a mielina compartilha uma característica comum com o patógeno da infecção antecedente; assim o sistema imune não pode diferenciar o que é estranho (patógeno) do que é nativo (mielina). Quando o nervo é desmielinizado, a capacidade de conduzir sinais está gravemente comprometida, resultando em neuropatia.

Tratamento clínico

A SGB se revela em alguns dias. A sequência mais comum dos sintomas é a **arreflexia** (ausência de reflexos), seguida de fraqueza do membro proximal, fraqueza de nervo craniano e insuficiência respiratória. Esses sintomas normalmente atingem um pico em 2 semanas, mas podem progredir em até 1 mês. O diagnóstico clínico é estabelecido normalmente em base clínica, mas os estudos de condução nervosa também são benéficos. Antes que se torne aparente o seu curso clínico, os distúrbios mielopáticos devem ser considerados.

Em razão da súbita progressão, capacidade vital e função da deglutição podem se degenerar rapidamente de tal forma que, algumas vezes, os cuidados intensivos sejam necessários. A intubação e o suporte respiratório devem ser instituídos precocemente no declínio respiratório para evitar a necessidade de reanimação. Qualquer intubação por tubo endotraqueal com duração superior de 7 a 10 dias aumenta o risco de lesão laríngea; esse fator aumenta o risco de disfagia. Uma revisão sistemática da incidência documentada de disfagia após intubação endotraqueal constatou que as taxas mais altas de disfagia (62, 56, e 51%) ocorreram em pacientes intubados há mais de 24 horas (Skoretz et al., 2010).

A plasmaférese, a troca do plasma do paciente por albumina, geralmente é útil para reduzir a carga de anticorpos circulantes. Foi demonstrado que imunoglobulina intravenosa ou esteroides auxiliam.

Nutrição clínica

A SGB progride rapidamente. Durante o estágio agudo, a resposta metabólica da SGB é similar à resposta ao estresse que ocorre no neurotraumatismo. As necessidades energéticas avaliadas por calorimetria indireta podem ser tão altas quanto 40 a 45 kcal/kg e as necessidades de proteína são duas vezes a quantidade habitual. Os cuidados de suporte nutricional devem ser oferecidos para atenuar a consumpção muscular.

Em uma pequena porcentagem de pacientes, os músculos orofaríngeos podem ser afetados, levando a disfagia e disartria. Nessa situação, uma visita do nutricionista à hora das refeições pode ser uma maneira valiosa de observar as possíveis dificuldades do paciente na mastigação ou deglutição. As dificuldades específicas justificam uma avaliação por um especialista em deglutição. Um fonoaudiólogo pode avaliar o grau de disfagia e fazer recomendações dietéticas apropriadas em relação à textura dos alimentos. À medida que o paciente se recupera, é importante discutir o manejo seguro dos alimentos e a prevenção futura de infecção por *C. jejuni*.

Miastenia *gravis*

A **miastenia *gravis* (MG)** é o distúrbio autoimune mais bem conhecido da junção neuromuscular. A **junção neuromuscular** é o local, na membrana do músculo estriado, onde neurônio motor espinal se conecta. Nesse local, o sinal do nervo é transmitido para a via muscular, um intervalo de tamanho submicrônico: a sinapse. A molécula que transmite o sinal da terminação nervosa para a membrana muscular é a acetilcolina (Ach) e os receptores da acetilcolina (AchR) povoam a membrana muscular. Esses receptores traduzem o sinal químico da Ach dentro do sinal elétrico que é necessário para a contração das fibras musculares. A MG é uma das doenças autoimunes mais bem caracterizadas, uma classe de distúrbios em que o sistema imune do corpo provoca uma resposta aos AchR.

A prevalência de MG é de aproximadamente 14 a 20 por 100.000 pessoas nos EUA, ou cerca de 36.000 a 60.000 casos (Myasthenia Gravis Foundation of America, 2015). É subdiagnosticada e a real prevalência é provavelmente maior. Os homens são mais afetados que as mulheres, e o surgimento dos sintomas ocorre com mais frequência após os 50 anos.

Fisiopatologia

Na MG, o corpo produz de forma não intencional anticorpos contra os AchR. Esses anticorpos são os mesmos que combatem os resfriados. Os anticorpos contra AchR ligam-se aos AchR e os tornam irresponsivos à Ach. Não há distúrbio da condução nervosa e nenhum distúrbio intrínseco do músculo. A fraqueza característica na MG ocorre porque o sinal do sistema nervoso ao músculo é distorcido na junção neuromuscular. Os pacientes com MG geralmente têm uma glândula timo superativa. Essa glândula se situa na porção anterior do tórax e tem um papel na maturação dos linfócitos B, as células que são carregadas com anticorpos sintetizados.

A recidiva e a remissão da fraqueza e fadiga, que variam de minutos a dias, caracterizam a MG. A apresentação mais comum é a diplopia (visão dupla) causada por fraqueza do músculo extraocular, seguida de disartria, fraqueza dos músculos faciais e disfagia. A disfagia ou os distúrbios da deglutição (resultantes da fadiga após a mastigação) podem causar desnutrição. Com menos frequência, pode estar presente fraqueza do membro proximal nos quadris e ombros. Grave fraqueza diafragmática pode resultar em dificuldade respiratória. Os nervos sensoriais não estão envolvidos.

Tratamento clínico

As anticolinesterases são medicamentos que inibem a acetilcolinesterase, servindo assim para aumentar a quantidade de Ach na junção neuromuscular. A remoção do timo resulta em melhora dos sintomas na maioria dos pacientes. Os corticosteroides são imunossupressores. Fármacos imunossupressores adicionais podem reverter os sintomas durante o uso, embora cada um apresente amplos efeitos colaterais: azatioprina, ciclosporina, ciclofosfamida, micofenolato de mofetila, metotrexato e eculizumabe – a primeira terapia desse tipo para pacientes irresponsivos a pelo menos duas imunoterapias por, no mínimo, 1 ano; foi aprovado pela FDA em outubro de 2017. A troca de plasma é uma estratégia a curto prazo para pacientes em rápido declínio, para o rápido fortalecimento de pacientes antes da cirurgia e como terapia intermitente para aqueles irresponsivos a todos os outros tratamentos. A imunoglobulina intravenosa melhora 50 a 100% dos pacientes em 1 semana e dura de várias semanas ou meses; o mecanismo é desconhecido (Myasthenia Gravis Foundation of America, 2015).

Nutrição clínica

Geralmente, a mastigação e a deglutição estão comprometidas na MG. Como esse comprometimento decorre de fadiga, é importante fornecer alimentos nutricionalmente densos no início das refeições, antes que o paciente fique fatigado. Refeições pequenas e frequentes, fáceis de mastigar e deglutir, são úteis. As dificuldades em manter o bolo alimentar na língua são observadas, sugerindo que os alimentos que não se desfazem com facilidade podem ser mais bem tolerados, por exemplo, IDDSI nível 5, moídos e úmidos. Para pacientes tratados com fármacos anticolinesterase, é crucial coordenar o horário da medicação com a alimentação para facilitar a ótima deglutição.

A atividade física deve ser limitada antes das refeições para assegurar a força máxima para consumir uma refeição. Também é importante não incentivar o consumo alimentar depois que o paciente começa a se fatigar, pois isso pode contribuir para a aspiração. Se, e quando, ocorrer uma crise respiratória, ela geralmente é temporária. O suporte nutricional via tubo de alimentação pode ser implementada no ínterim para auxiliar a manutenção das funções vitais do paciente até diminuição da crise. Depois de extubado, é adequado realizar uma avaliação do paciente com o uso de estudo por videofluoroscopia da deglutição (VFSS) para determinar o grau da **disfunção da deglutição** (irregularidade na deglutição) ou risco de aspiração associado à dieta oral.

Esclerose múltipla

A **esclerose múltipla (EM)** é um distúrbio inflamatório crônico do SNC e é uma das causas mais comuns de incapacidade não traumática entre adultos jovens e de meia-idade; ocorre mais em mulheres do que em homens, sendo mais comum em indivíduos com ancestralidade norte-europeia (National Multiple Sclerosis Society, 2018a).

A EM afeta aproximadamente 2,5 milhões em todo o mundo. Nos EUA, a National Multiple Sclerosis Society estima que quase 403 em 100.000 pessoas sejam afetadas, representando quase um milhão de pessoas, que é maior que o dobro das estimativas anteriores. Isso está em concordância com os resultados preliminares apresentados em outubro de 2017 (National Multiple Sclerosis Society, 2017). Os sintomas de EM podem iniciar-se em qualquer momento entre 10 e 80 anos, mas o início geralmente ocorre entre 20 e 40 anos, com média etária de 32 anos. Embora a EM seja observada com mais frequência em norte-americanos de descendência europeia do que em afro-americanos, o último grupo parece acumular incapacidades mais rapidamente, o que sugere lesões teciduais mais destrutivas nessa população. A prevalência de EM varia por localização geográfica e geralmente aumenta mais conforme o indivíduo se desloque para longe do equador em ambos os hemisférios. Ainda não está claro se essa alteração na incidência representa uma influência ambiental, diferenças genéticas ou vigilância variável (Hersh e Fox, 2018).

A EM afeta o SNC e é caracterizada pela destruição da bainha de mielina, que protege os axônios do nervo, que são os transmissores dos impulsos elétricos nervosos. Múltiplas áreas dos nervos ópticos, da medula espinal e do encéfalo sofrem esclerose, em que a mielina é substituída por esclera ou tecido cicatricial. Não há um teste único capaz de determinar se um paciente tem EM; porém, os critérios diagnósticos (critérios de McDonald revisados) foram desenvolvidos para uso pelos clínicos em exercício (Thompson et al., 2018).

Os sinais e sintomas de EM são facilmente distinguidos, e apresentam recidiva durante a história natural dessa doença. No pior cenário, a EM pode causar incapacidade de escrever, falar ou andar em um indivíduo. Felizmente, a maioria dos pacientes é afetada por uma forma leve da doença.

Fisiopatologia

A causa precisa da EM permanece indeterminada. A predisposição familiar para a doença é observada em uma minoria de casos. A latitude geográfica e a dieta estão implicadas. Os estudos epidemiológicos ligaram a EM a localização geográfica e exposição solar. Os estudos demonstraram que as pessoas nascidas em uma área com alto risco de EM e que posteriormente migram para uma área de menor risco antes dos 15 anos assumem o risco de sua nova área. Esses dados sugerem que a exposição a algum agente ambiental antes da puberdade pode predispor um indivíduo ao desenvolvimento de EM.

Há evidências crescentes de que a maior exposição solar – e, consequentemente, de produção de vitamina D – reduza o risco de EM, enquanto concentrações precárias de vitamina D foram ligadas a maior risco, sugerindo um efeito protetor da vitamina D. O grau de exposição solar catalisa a produção de vitamina D na pele. A vitamina D produzida pela pele é, finalmente, metabolizada para vitamina D_3, que é um sistema imune seletivo regulador e pode inibir a progressão da EM (Zahoor e Haq, 2017).

Em vista das evidências atuais dos benefícios potenciais da vitamina D, parece razoável e seguro considerar a suplementação adequada de vitamina D para alcançar concentrações ótimas em pacientes com EM, embora o mecanismo ainda não seja totalmente conhecido (Rosen et al., 2016).

Também são cada vez maiores as evidências de que o tabagismo tem um papel importante na EM. Estudos demonstraram que o tabagismo aumenta o risco de desenvolvimento de EM por um indivíduo e que está associado a uma progressão mais grave e rápida. Felizmente, as evidências também sugerem que cessar o tabagismo – seja antes ou depois do início da EM – está associado ao retardo na progressão da incapacidade (National Multiple Sclerosis Society, 2015).

A obesidade na infância e adolescência, especialmente em mulheres, demonstrou maior risco de desenvolvimento de EM em fase tardia da vida. Existem alguns dados sobre a obesidade no início da idade adulta e também acarretam alto risco; a obesidade já diagnosticada pode exacerbar a inflamação (Novo e Batista, 2017).

Vários vírus e bactérias estão sendo estudados por seu papel no desenvolvimento de EM. Por exemplo, a infecção anterior pelo vírus Epstein-Barr (EBV) parece aumentar o risco de desenvolvimento de EM. O herpes-vírus humano 6 (HHV-6) está sendo estudado em relação à deflagração de recidivas. Esta é uma área de pesquisa ativa. As teorias que foram refutadas incluem a convivência com cães ou outro animal de estimação de pequeno porte com alergias, a exposição a metais pesados, um traumatismo físico e a exposição ao aspartame (National Multiple Sclerosis Society, 2018b).

Foram identificados quatro cursos da doença segundo a National Multiple Sclerosis Society:
1. Síndrome clinicamente isolada (SCI): um episódio isolado com duração de pelo menos 24 horas semelhante à EM, mas que ainda não preenche todos os critérios de diagnóstico. As pessoas podem ou não desenvolver EM
2. EM recorrente-remitente (EMRR): o tipo mais comum de EM (cerca de 85% dos novos casos), a EMRR é caracterizada por sintomas neurológicos intermitentes, durante as crises (recidivas), seguidos de períodos de remissão durante os quais a doença parece não progredir (remissões)
3. EM progressiva secundária (EMPS): a maioria das pessoas com EMRR acabam por desenvolver EMPS, na qual a incapacidade progride com o tempo
4. EM progressiva primária (EMPP): responsável por cerca de 15% dos indivíduos com EM, em que a função neurológica declina desde o início dos sintomas.

Tratamento clínico

Sintomas flutuantes e remissões espontâneas dificultam o tratamento da EM de avaliar. A intervenção clínica tenta reduzir a exacerbação dos sintomas, também chamados "surtos", controlar as manifestações diárias do processo de doença, e retardar, possivelmente interromper, a evolução da doença (National Multiple Sclerosis Society, 2018). Inicialmente, a recuperação das recidivas é quase completa, mas, com o tempo, os déficits neurológicos permanecem. Portanto, medidas para maximizar a recuperação desde as crises iniciais ou exacerbações previnem a fadiga e a infecção – além da utilização de todas as medidas reabilitativas disponíveis para adiar o estágio da doença, após um período acamado – são imperativas. Os serviços reabilitativos são a prática padrão para o tratamento de fraqueza, espasticidade, tremor, incoordenação e outros sintomas.

Os fármacos para espasticidade podem ser iniciados em dose baixa, que é aumentada cuidadosamente até se obter a resposta do paciente. A fisioterapia para treinamento da marcha e exercícios de amplitude movimentos podem ser implementados. A terapia com esteroides é usada no tratamento das exacerbações; o hormônio adrenocorticotrófico (ACTH) e a prednisolona são os fármacos de escolha. Entretanto, o tratamento não é consistentemente eficaz e tende a ser mais útil nos casos com duração inferior a 5 anos. Os efeitos colaterais a curto prazo do tratamento com esteroides incluem aumento do apetite, ganho de massa corporal, retenção de líquidos, nervosismo e insônia. A redução do líquido cerebrospinal e das concentrações séricas de vitamina B_{12} e folato foi observada em pacientes com EM que recebem altas doses de esteroides. O metotrexato também pode ser usado com ACTH, causando anorexia e náuseas.

Uma diretriz de 2014 da American Academy of Neurology apresenta um resumo da orientação baseada em evidências sobre medicina complementar e integrativa na EM, incluindo as conclusões relacionadas ao uso da *Cannabis* para uso na dor, espasticidade e redução da frequência urinária (American Academy of Neurology, 2014).

Nutrição clínica

O papel da dieta na EM requer prospectiva continuada e estudos clínicos para um esclarecimento total. Até o momento, existem modelos pré-clínicos, estudos epidemiológicos e um número limitado de estudos prospectivos que propiciam uma orientação precoce sobre componentes dietéticos específicos e padrões dietéticos que podem causar impacto.

Em dois estudos epidemiológicos sobre 9.000 pacientes totais com EM, os hábitos alimentares saudáveis foram associados a níveis mais baixos de incapacidade e a melhor qualidade de vida relacionada com a saúde mental (Sand, 2018). Embora existam dados mistos sobre dietas com alto teor de gordura (cetogênica) *versus* baixo teor de gordura (Swank ou McDougall), estudos mais prolongados parecem favorecer uma dieta com baixo teor de gordura saturada.

- Um estudo-piloto a curto prazo, com 60 pacientes com EMRR, sugere que com a dieta cetogênica e a dieta que imita o jejum (FMD) 3 dias/semana, com teor calórico muito baixo, esses pacientes apresentaram em 3 meses uma qualidade de vida relacionada com a saúde comparável à dos controles
- Nos anos 1950, o Dr. Swank começou a acompanhar um pequeno grupo de 144 pacientes com EM por mais de três décadas, e aqueles que aderiram à dieta com baixo teor de gordura saturada (< 20 g/dia) apresentaram significativamente menos incapacidade e menores taxas de mortalidade do que os sujeitos não aderiram. Entretanto, nesse estudo faltou randomização ou controles para fatores de confusão em potencial; portanto, é mais direcional
- Um pequeno estudo constatou que a dieta vegetariana de McDougall com teor muito baixo de gordura (10% das calorias provenientes da gordura) teve resultados neutros (sem diferenças nas recidivas clínicas), mas sua realização serviu apenas para se encontrar um viés muito maior e, portanto, atualmente há um grande estudo em andamento para testar seu impacto na fadiga
- Um estudo prospectivo de 2 anos, em mais de 200 pacientes pediátricos com EM, constatou que a gordura saturada triplicava o risco de recidiva a cada 10% de aumento na ingestão de energia proveniente de gordura saturada
- Um estudo muito pequeno, com 10 sujeitos, constatou que uma dieta paleolítica em combinação com suplementos dietéticos, programa de exercícios, estimulação elétrica e meditação melhorou significativamente a fadiga nos pacientes com EMPP.

Os dados de observação sugerem que os componentes dietéticos específicos que podem reduzir o risco de EM incluem peixe, fontes marinhas de ácidos graxos ômega-3, vitamina D, frutas e vegetais e grãos integrais. Estudos pré-clínicos sugerem que uma dieta com alto teor de sal pode agravar a progressão da doença, porém estudos em humanos constataram associações positivas e neutras, tornando o sódio e a EM um tópico a ser observado na literatura científica (Sand, 2018).

Embora poucos estudos tenham sido realizados até o momento sobre a dieta mediterrânea e a EM, as evidências preliminares sobre alimentos e nutrientes que podem impactar positivamente a EM sugerem que é importante o seu estudo. Um estudo clínico-piloto de uma dieta mediterrânea modificada na EM está em andamento.

A National Multiple Sclerosis Society publicou um guia de vitaminas, minerais e fitoterápicos em 2015, que pode ser útil quando se trabalha com um paciente com EM (National Multiple Sclerosis Society, 2015) (Tabela 39.10).

A avaliação do paciente por um nutricionista para maximizar a ingestão nutricional é imperativa. O estado de vitamina D deve ser avaliado mensurando-se a 25-hidroxivitamina D. As evidências sugerem que elevadas concentrações séricas de vitamina D podem diminuir tanto o risco de EM quanto de recidiva e de novas lesões,

Tabela 39.10 Suplementação de vitaminas, minerais e fitoterápicos usados na esclerose múltipla.

Vitaminas/ Minerais/ Fitoterápicos	Relação com EM	Riscos	Fontes alimentares	Papel do nutricionista
Vitamina D Evidências sugestivas, inconclusivas	Concentrações sanguíneas mais elevadas associadas a menor risco de desenvolver recidivas da EM. Para indivíduos com EM, baixas concentrações de vitamina D estão associadas a maior risco de recidivas de EM e de desenvolver novas lesões evidentes na RM e níveis elevados de incapacidade	Altas doses podem aumentar o risco de cálculos renais em alguns indivíduos	Peixe, produtos lácteos fortificados e alternativas à base de vegetais, cereais para o café da manhã. Também é produzida na pele em resposta à luz solar	Orientar os pacientes a escolher o alimento primeiro e a exposição solar sensível; para suplementos, a forma de suplemento de D3 é preferida à forma D2; e permanecer dentro do UL
Vitaminas AOX A, C, E	Evidências preliminares sugerem que o dano causado por radicais livres pode estar envolvido na doença	A segurança do suplemento AOX na EM não está claramente estabelecida; risco teórico de estimular o sistema imune, e a EM tem participação superativa no sistema imune pelo processo de doença; portanto, não é bom estimular. Devido aos riscos e benefícios teóricos, as fontes alimentares são mais seguras e os suplementos podem ser testados moderadamente com cuidado	Uma ampla variedade de frutas e vegetais A: ovos, peixe, cenouras, batata-doce, espinafre, mangas, brócolis, salmão, pistache C: frutas cítricas, tomates, brócolis, *kiwi*, pimentões, morangos, couve-flor, ervilhas, couve-de-bruxelas, melão-cantalupo, espinafre E: amêndoas, avelãs, pasta de amendoim, espinafre, brócolis, sementes de girassol, óleo de cártamo, óleo de girassol, óleo de amendoim, óleo de milho, óleo de soja	Incentivar fontes alimentares em vez de suplementos
B_6	Não existe uma ligação clara, mas os pacientes relatam que a tomam supostamente para auxiliar na energia	Em altas doses pode causar dormência, formigamento ou dor em doses de apenas 50 a 100 mg/dia	B_6: grão-de-bico, albacora, salmão, peito de frango, cereais fortificados, peru, banana, triguilho, queijo *cottage*, abóbora, arroz, nozes, cebolas, espinafre, *tofu*, melancia	Nível de IDR do alimento e dos suplementos alimentares. Não exceder o UL
B_{12}	Indivíduos com EM têm B_{12} mais baixa do que a população geral; não há evidências de que as concentrações normais de B_{12} nos pacientes com EM e suplementação subsequente não melhorem em algo a EM	N/A	Ovos, carne, aves, frutos do mar, produtos lácteos	Suplementar, se necessário, especialmente se a concentração sérica de B_{12} estiver baixa ou a concentração de ácido metilmalônico estiver elevada
Selênio	Dados de observação informam que as concentrações de selênio são mais baixas em indivíduos com EM do que na população geral; mas em estudo em animais a suplementação de selênio agravou uma doença semelhante à EM	Teoricamente, pode aumentar a resposta imune	Frutos do mar, feijões, grãos integrais, carnes com baixo teor de gordura, produtos lácteos	Obter o selênio dos alimentos; se forem usados suplementos, evitar exceder a UL

(continua)

Tabela 39.10 Suplementação de vitaminas, minerais e fitoterápicos usados na esclerose múltipla.
(*Continuação*)

Vitaminas/ Minerais/ Fitoterápicos	Relação com EM	Riscos	Fontes alimentares	Papel do nutricionista
Cálcio	Hipótese antiga, com poucas evidências de apoio, de que a EM estava ligada à alta ingestão de leite na infância com súbita queda nos anos da adolescência. Geralmente pode ajudar na saúde óssea e essa população tende a estar em risco de osteoporose		Produtos lácteos, ovos, vegetais folhosos verdes, anchovas com osso, *tofu* com cálcio	Incentivar as fontes alimentares no nível da IDR ou a suplementação, se não for alcançada a adequação na dieta
Zinco	Os dados são equívocos; pode ativar o sistema imune; pode agravar a EM em modelo animal da doença	Altas doses podem causar deficiência de cobre, levando à mielopatia por deficiência de cobre, que causa sintomas que mimetizam a EM	Zinco Ostras, carne bovina, cereal fortificado, feijões, frango, iogurte, castanha de caju, grão-de-bico, mingau de aveia, leite, amêndoas, feijão comum, ervilhas, linguado	Em formas de alimentos e suplementos, sem exceder a RDA
Ginkgo biloba	Um estudo pequeno mostra que pode ajudar a melhorar a fadiga da EM; inibe o fator de ativação plaquetária para reduzir a atividade de certas células imunes, teoricamente pode ajudar na EM; há dois estudos em humanos: um sugeriu benefício, o estudo maior não demonstrou benefício na prevenção de recidivas ou disfunção cognitiva	Pode inibir a coagulação sanguínea; portanto, evitar no caso de distúrbio hematológico ou afinamento do sangue ou cirurgia; pode interagir com medicamentos	Ginkgo	Discutir com a equipe de cuidados de saúde
Erva-de-são-joão	Não existem dados publicados sobre os efeitos no sistema imune que possam preocupar os pacientes com EM. Usada geralmente para depressão	Interação com medicamentos para EM	Erva-de-são-joão	Verificar as interações do nutriente com fármacos e consultar a equipe de cuidados de saúde sobre intervenções para depressão
Valeriana	Não estudada na população com EM; é usada para ajudar no sono, pois os pacientes com EM podem ter dificuldade para dormir e ter fadiga; a valeriana pode antecipar a hora de dormir	Pode aumentar os efeitos de sedação dos fármacos prescritos	Raiz de valeriana	Verificar interações do nutriente com fármacos
Ginseng asiático *Panax ginseng*	Um pequeno estudo relata melhoras na fadiga; resultados inconsistentes em estudos na população geral	Pode estimular o sistema imune		Poucas evidências para determinar sua eficácia
Oxicoco (*cranberry*)	Pode ajudar na prevenção de ITU, um problema comum na EM	Pode interagir com varfarina	Suco de oxicoco, molho, oxicoco fresco	Monitorar a glicose sanguínea com diabetes, verificar se há interações de nutriente e fármaco
Maconha, mais especificamente canabidiol (CBD)	Atua no SNC de maneiras que podem reduzir os sintomas e retardar a atividade da doença		Recomendação do resumo de evidências da AAN: https://www.nationalmssociety.org/Treating-MS/Complementary-Alternative-Medicines/Marijuana	Trabalhar de acordo com as regulamentações legais, mas considerando-a para uso medicinal

AAN, American Academy of Neurology; *EM*, esclerose múltipla; *IDR*, ingestão dietética de referência; *ITU*, infecção do trato urinário; *RDA*, ingestão dietética recomendada; *RM*, ressonância magnética; *SNC*, sistema nervoso central; *UL*, limite de ingestão máxima tolerável.
(Tabela criada por Maggie Moon, MS, RDN, baseada em informações apresentadas na National Multiple Sclerosis Society, 2015.)

podendo ser indicada a suplementação (Bagur et al., 2017). Atualmente, há alguma evidência de que uma dieta anti-inflamatória (ver Capítulo 7 e Apêndice 22) possa ser útil no tratamento da EM. Esta é uma área de pesquisa ativa.

À medida que a doença progride, podem ocorrer déficits neurológicos e disfagia em consequência de dano aos nervos cranianos. Desse modo, pode ser necessário modificar a consistência dos alimentos ao longo do *continuum* da IDDSI, partindo de alimentos regulares (nível 7) a pastosos (nível 4) e até progredindo para líquidos espessados (níveis 2 ou 3) para prevenir a aspiração (IDDSI, 2017). O comprometimento da visão, a disartria e a precária deambulação tornam a preparação difícil. Nessa situação, a dependência de serviços de entrega de refeições, refeições pré-embaladas, porções únicas individualizadas ou alimentos de conveniência geralmente permite a preparação independente das refeições. Em vista da natureza crônica dessa doença debilitante, os pacientes podem necessitar de suporte nutricional enteral.

A bexiga neurogênica é comum, causando incontinência urinária, urgência e frequência. Para minimizar esses problemas, é útil distribuir os líquidos de maneira uniforme ao longo das horas de vigília e limitá-los antes de dormir. Alguns pacientes limitam acentuadamente a ingestão de líquidos para diminuir a frequência urinária, o que aumenta de maneira não intencional o risco de ITU. A ITU e as quedas recorrentes são comuns em pacientes com EM e estão associadas à recidiva da EM (Zelaya et al., 2017).

O intestino neurogênico pode causar constipação intestinal ou diarreia, e a incidência de impactação fecal aumenta na EM. Uma dieta rica em fibras, com adição de ameixas secas e líquidos adequados, pode moderar ambos os problemas.

Doença de Parkinson

A **doença de Parkinson (DP)** é uma doença neurodegenerativa, incapacitante, progressiva, descrita primeiramente por James Parkinson em 1817. A DP é caracterizada por disfunção do sistema, observada como tremores nas mãos, braços, pernas, mandíbula e face; membros e troncos rígidos ou inflexíveis; bradicinesia ou lentidão nos movimentos e comprometimento do equilíbrio e da coordenação. Esses sinais se devem à perda de células cerebrais produtoras de dopamina (NIH, National Institute of Neurological Disorders and Stroke [NINDS], 2018).

Embora a história natural dessa doença possa ser notavelmente benigna em alguns casos, aproximadamente 66% dos pacientes estarão incapacitados dentro de 5 anos e 80% estarão incapacitados após 10 anos (Yao et al., 2013). O comprometimento cognitivo leve ou a demência podem afetar até 80% das pessoas com DP (Goldman et al., 2018).

A DP é uma das doenças neurológicas mais comuns na América do Norte, com um custo estimado de US$25 bilhões ao ano nos EUA (Parkinson's Foundation, 2018). Cerca de 1 milhão de pessoas nos EUA convivem com a DP e cerca de 60.000 serão diagnosticadas a cada ano. A prevalência por estado é disponibilizada pela Parkinson's Foundation. A incidência é similar nos grupos socioeconômicos, embora a DP seja menos comum em afro-americanos e asiáticos, comparados aos norte-americanos de descendência europeia. Ocorre com mais frequência entre as idades de 40 e 70 anos, e afeta 1,5 vez mais homens do que mulheres. O risco aumenta ligeiramente se houver história familiar de DP ou exposição contínua a herbicidas e pesticidas.

Fisiopatologia

A DP é causada pelo comprometimento progressivo ou degeneração dos neurônios dopaminérgicos em área do cérebro conhecida como substância negra, que se situa no mesencéfalo, sob o córtex cerebral, funcionalmente uma parte dos núcleos da base. Quando em funcionamento normal, esses neurônios produzem o neurotransmissor vital dopamina. A causa da DP é desconhecida, mas vários fatores parecem ter um papel. A presença de **corpúsculos de Lewy**, que são agregados de substâncias específicas nas células cerebrais, são marcadores microscópicos de DP. Os pesquisadores acreditam que esses corpúsculos de Lewy contenham um importante indício da causa da DP. Os corpúsculos de Lewy são proteínas encontradas em abundância na área do mesencéfalo que depletam o neurotransmissor dopamina.

O papel das toxinas endógenas decorrentes das reações oxidativas celulares emergiu porque o envelhecimento foi associado à perda de neurônios que contêm dopamina e ao aumento da monoamina oxidase, uma enzima que remove a dopamina do cérebro (Gaweska e Fitzpatrick, 2011). Quando metabolizada (oxidação enzimática e autoxidação), a dopamina produz toxinas endógenas (peróxido de hidrogênio e radicais livres), causando a peroxidação de lipídeos da membrana e morte celular. Na presença de predisposição herdada ou adquirida, a lesão oxidativa grave pode levar à perda substancial de neurônios dopaminérgicos similar à observada na DP.

Vários outros fatores ambientais também foram implicados como fatores causais de DP. A conexão entre o tabagismo e um risco menor de DP foi avaliado para detectar o potencial terapêutico em estudos epidemiológicos e estudos básicos de pesquisa, mas os resultados clínicos permanecem inconsistentes (Ma et al., 2017). Em pacientes idosos, pode ocorrer DP induzida por medicamento como um efeito colateral de neurolépticos ou metoclopramida (ver Apêndice 13).

Os estudos epidemiológicos recentes demonstraram uma ligação entre a DP e os fatores ambientais incluindo beber água de poço, viver em ambientes rural e agrícola, dieta e exposição a produtos químicos agrícolas (Pan-Montojo e Reichmann, 2014). A DP também é ligada à exposição a diferentes metais e compostos industriais; muitos estudos realizados nos anos 1990 identificaram manganês, chumbo, cobre, ferro, zinco, alumínio ou amálgama. A incidência maior de DP é relatada em mineiros de manganês. Foi demonstrado que o manganês, um componente de vários pesticidas, também reproduz os sintomas de DP após exposição longa e crônica (entre 6 meses e 16 anos). Notavelmente, algumas populações testemunharam a diminuição da prevalência de certos tipos de doenças neurodegenerativas que coincide com o desaparecimento de um único fator ambiental nessas populações (Pan-Montojo e Reichmann, 2014). Metanálise de estudos observacionais constatou que a exposição de 5 e 10 anos a pesticidas estava associada a um risco de 5 e 11% maior de desenvolver DP (Yan et al., 2018).

Os achados relacionados com o nutriente são biologicamente plausíveis e apoiam a hipótese de que o estresse oxidativo pode contribuir para a patogênese de DP (Członkowska e Kurkowska-Jastrzębska, 2011). As relações do folato, das concentrações elevadas de homocisteína plasmática e os déficits calóricos estão sendo avaliados.

Tratamento clínico

Os cinco sinais clínicos – tremor em repouso (p. ex., membros e cabeça e movimentos de "rolagem da pílula"), rigidez (p. ex., resistência à amplitude de movimentos passiva), bradicinesia (p. ex., início lento do movimento), acinesia (p. ex., marcha festinada, face de máscara, movimento reduzido dos membros) e anormalidades posturais (p. ex., ajuste precário e interrompido à inclinação e à queda) – continuam a ser os critérios para o diagnóstico clínico. Nos anos 1960, a L-dopa (um precursor da dopamina) foi introduzido para controlar os sintomas de bradicinesia, rigidez e tremor da DP, e permanece como o agente farmacológico mais eficaz para tratar a DP atualmente (Lees at al., 2015). Sinemet® é uma combinação de levodopa e carbidopa, que intensifica a levodopa, ajudando a reduzir a dosagem eficaz e os efeitos colaterais. Safinamida é adicionada algumas vezes ao regime quando surgem novos sintomas. Os tipos de medicamentos incluem precursores da dopamina, inibidores da decomposição da levodopa, agonistas da dopamina, inibidores da composição da dopamina (inibidores da monoamina oxidase [MAO]-B) e anticolinérgicos. Uma lista completa de medicamentos para a doença de Parkinson aprovados nos EUA, e os efeitos colaterais comuns estão disponíveis no *website* da American Parkinson Disease Association.

Os agentes farmacoterápicos, as intervenções cirúrgicas e a fisioterapia são as melhores terapias adjuvantes.

Nutrição clínica

O foco primário da intervenção nutricional é otimizar a ingestão dietética, particularmente manter a massa muscular para força e mobilidade. Um estudo transversal com mais de 1.000 indivíduos sugere que um padrão de dieta rica em vegetais, frutas, nozes, peixe e óleo de oliva estava associado a uma taxa mais lenta de progressão da DP (Mischley et al., 2017).

A intervenção nutricional também deve se concentrar nas interações fármaco-nutriente, especialmente entre a proteína dietética e a L-dopa. Os efeitos colaterais da DP incluem anorexia, náuseas, redução da sensação de olfato, constipação intestinal e boca seca. Para diminuir os efeitos colaterais gastrintestinais da L-dopa, ela deve ser administrada com as refeições. Os alimentos que contêm L-dopa natural, como os feijões-de-fava, devem ser evitados. Em alguns pacientes, a discinesia pode ser reduzida limitando-se a proteína dietética no café da manhã e no almoço, e incluindo-a na refeição da noite. A Tabela 39.11 apresenta a amostra de um menu dessa dieta.

A adequação de fibras e líquidos diminui a constipação intestinal, uma preocupação comum em pessoas com DP. A piridoxina (vitamina B_6) tem a possível eficácia de reduzir a interação com a L-dopa. A descarboxilase, a enzima necessária para converter L-dopa em dopamina, depende da piridoxina. A interação nutriente-fármaco – que geralmente acontece quando a carbidopa é usada em combinação com a levodopa não ocorre –, assim a probabilidade de ocorrer é baixa (Hansten e Horn, 1997). As interações da piridoxina e o aspartame também devem ser consideradas. Além disso, o manganês deve ser cuidadosamente monitorado para evitar os excessos acima dos níveis da ingestão dietética de referência (IDR). A alta demanda por oxigênio molecular, o enriquecimento de ácidos graxos poli-insaturados nos fosfolipídeos de membrana, e a relativamente pouca quantidade de enzimas antioxidantes de defesa são todos fatores relevantes (Sun et al., 2008). Os efeitos anti-inflamatórios e neuroprotetores são provenientes dos compostos fenólicos, como o resveratrol das uvas e do vinho tinto, a curcumina do açafrão-da-terra e a epigalocatequina do chá-verde (Sun et al., 2008). A ingestão suficiente de vitamina D_3 e de ácidos graxos ômega-3 deve ser recomendada.

Em um pequeno estudo clínico, sete voluntários com DP concordaram em manter uma dieta cetogênica por 1 mês. Cinco voluntários apresentaram melhora em suas pontuações em teste pós-dieta (Hashim e VanItallie, 2014). Um estudo clínico-piloto randomizado de 8 semanas, com 38 pacientes com DP, testou uma dieta de baixo teor de gordura *versus* dieta cetogênica (Phillips et al., 2018), e em ambos os grupos houve melhora significativa dos sintomas motores. Porém, pelo menos no breve período de 8 semanas, o grupo da dieta cetogênica apresentou melhoras mais acentuadas nos sintomas não motores. Embora esses estudos sejam de natureza preliminar, eles nos conscientizam do papel potencial da dietoterapia cetogênica nessa doença.

Um estudo com duração de 1 ano, com 257 pacientes com DP e 198 controles, constatou que nos indivíduos que aderiram mais à dieta mediterrânea o início da DP ocorreu em idade mais avançada (Alcalay et al., 2012); esses achados se equiparam aos de grandes estudos epidemiológicos (Gao et al., 2007).

À medida que a doença progride, a rigidez das extremidades pode interferir na capacidade do paciente alimentar-se independentemente. A rigidez interfere na capacidade de controlar a posição da cabeça e do tronco – necessária para comer. A alimentação é lenta; a refeição pode levar até uma hora. Os movimentos simultâneos, como aqueles necessários para manejar uma faca e um garfo, se tornam difíceis. Os tremores nos braços e nas mãos podem impossibilitar a ingestão independente de líquidos sem derramá-los. A percepção e a organização espacial podem ser prejudicadas. A disfagia geralmente é uma complicação tardia. Os pacientes podem ser aspiradores silenciosos, ou seja, o indivíduo aspirará sem resposta de tosse, sem alteração da voz ou comportamento protetor latente, como limpar a garganta, o que afeta o estado nutricional e aumenta o risco de pneumonia por aspiração.

Os procedimentos experimentais de tratamento são uma área ativa de estudo. A estimulação profunda do cérebro, outras intervenções cirúrgicas e esforços de pesquisa sobre células-tronco continuam na

Tabela 39.11 Redistribuição da proteína na dieta com terapia com L-dopa.

	Quantidade de proteína (g)
Café da manhã	
½ C de mingau de aveia	2
1 C laranja	0,5
1 C bebida de arroz	0,5
Substituto de ovo (ilimitado)	0
Torrada com baixo teor de proteína	0
Óleo de oliva	0
Frutas (ilimitadas)	0
Café ou chá (ilimitados)	0
Almoço	
½ C de sopa de vegetais	2
1 C salada mista	1
Molho de salada (ilimitado)	0
1 banana	1
Massas com baixo teor de proteína	0
Óleo de oliva	0
Suco, café, chá ou água	0
Lanche da tarde	
Smoothies de frutas somente (ilimitados)	0
Suco a 100% (até metade do total das frutas diárias)	0
Total	7
Jantar	
115 g (no mínimo) de peixe, frango, carne de porco, carne bovina	28 ou mais
1 C de recheio	4
Molho	0
½ de ervilhas	2
¾ C de iogurte	8
1 C leite	8
Ceia	
28 g de queijo ou frios	2
4 bolachas	2
Água, chá de ervas ou suco a 100%	0
Total diário	73 ou mais

esperança de uma cura. Terapias sem prescrição e complementares também são comuns, e a Parkinson's Foundation mantém um resumo dessas terapias, incluindo duas das mais comuns: a coenzima Q_{10} e a erva-de-são-joão. Um suplemento comum é a coenzima Q_{10}, usada com segurança em estudos com duração de até 5 anos (Natural Medicines Database, 2018a). Os dados sobre a coenzima Q_{10} e a DP são mistos, mas ela parece neutralizar ou melhorar as atividades da vida diária e retardar o declínio funcional na doença de Parkinson inicial. O andamento de um grande estudo clínico foi interrompido, em 2011, devido à ausência de melhora no retardo da progressão da DP inicial (Parkinson Study Group QE3 Investigators, 2014). A erva-de-são-joão é outro suplemento popular que pode ser eficaz na depressão de leve a moderada (Natural Medicines Database, 2018b).

CASO CLÍNICO

Michael é um homem branco, de 67 anos, que durante toda a vida residiu em Sherman Oaks, CA, um subúrbio de Los Angeles. Ele foi uma estrela do futebol colegial, atualmente dirige um pequeno negócio de paisagismo e é um técnico voluntário de futebol local. Gosta de fazer caminhadas em um parque próximo a uma grande rodovia. Algumas vezes, ele ainda faz caminhadas nas colinas próximas com sua esposa, Lisa. São felizes no casamento e ambos apreciam comida mexicana (especialmente *chips* e salsa, tacos e margaritas) e da música dos Beatles.

Michael foi diagnosticado com doença de Parkinson há 3 anos, depois que Lisa observou que as mãos dele tremiam em repouso. Ela notou que ele reclamava que estava se movimentando de forma mais lenta no trabalho e também nas práticas de futebol.

Michael comparece às consultas regulares de *check-up*. Ele toma Sinemet® (mistura de levodopa e carbidopa) e Neupro® (rotigotina) para controlar seus sintomas. Seus sintomas estão bem controlados, mas ele sente um pouco de náuseas e tontura com esses medicamentos, com os quais convive apenas porque mantêm sua funcionalidade. Ele também toma coenzima Q_{10}, erva-de-são-joão e um potente polivitamínico com 75 mg de piridoxina.

Ele tem 1,83 m de altura e atualmente pesa 72,5 kg. Sua massa corporal era 81,5 kg em sua última visita há 3 meses. Lisa acha que ele perdeu um pouco de massa corporal, mas não tem certeza. Ele sempre foi magro e em forma. Ela notou que ele já não fala muito durante as refeições e que demora muito para terminar uma refeição. Após alguma conversa com o casal, Lisa lembrou-se de que, recentemente, ela fez o pão de banana preferido de Michael, e toda a casa cheirou maravilhosamente bem, mas ele não notou. Ela ficou chateada. Ela admite que, às vezes, ele perde o interesse e parece não ter energia para terminar as refeições. Quando ela o incentiva a comer, a reação dele pode ser apatia ou irritação.

Alegações diagnósticas nutricionais
- Ingestão inadequada de energia relacionada com a progressão da DP, hiposmia e diminuição do apetite, evidenciada por perda de massa corporal recente de 12% em 3 meses (grave), diminuição da ingestão alimentar e fadiga
- Dificuldade para engolir relacionada à progressão da DP evidenciada pela lentidão ao comer
- Os fatores ambientais a considerar são a exposição a longo prazo à poluição do trânsito e a herbicidas em seu trabalho de paisagismo.

Questões de cuidados nutricionais
1. Que recomendação dietéticas você tem a fazer para Michael e sua cuidadora?
2. Que modificações na dieta e estilo de vida de Michael você recomenda?
3. De que outras avaliações Michael precisa?
4. Que possíveis interações nutriente-fármaco podem estar ocorrendo?
5. Que estratégias Michael pode usar para diminuir sua exposição à poluição do trânsito e a herbicidas?

WEBSITES ÚTEIS

Alzheimer's Association
American Academy of Neurology
American Parkinson Disease Association
American Stroke Association
Centers for Disease Control and Prevention (CDC): Stroke Education Materials for Health Professionals
The Charlie Foundation for Ketogenic Therapies
Clinical Trials
Epilepsy Foundation
GBS-CIDP Foundation International
International Dysphagia Diet Standardisation Initiative (IDDSI)
KetoDietCalculator
The Michael J. Fox Foundation for Parkinson's Research
Migraine Awareness Group
Myasthenia Gravis Foundation of America, Inc
National Headache Foundation
National Human Genome Research Institute
National Institutes of Health: Genetic and Rare Disease Information Center (NIH, GARD)
National Institutes of Health: National Institute on Aging (NIH, NIA)
National Institutes of Health: National Institute of Neurological Disorders and Stroke (NIH, NINDS)
National Multiple Sclerosis Society
Parkinson's Foundation
Phenol Explorer
USDA Database for the Flavonoid Content of Selected Foods

REFERÊNCIAS BIBLIOGRÁFICAS

Academy of Nutrition and Dietetics Evidence Analysis Library: *Spinal Cord Injury (SCI) guideline*, 2009. Available at: https://www.andeal.org/topic.cfm?menu=5292&cat=3485.
Albert MS, et al: The diagnosis of mild cognitive impairment due to Alzheimer's disease: Recommendations from the National Institute on Aging – Alzheimer's Association workgroups on diagnostic guidelines for Alzheimer's disease, *Alzheimers Dement* 7(3):270–279, 2011.
Alcalay RN, et al: The association between Mediterranean diet adherence and Parkinson's disease, *Mov Disord* 27(6):771–774, 2012.
American Academy of Neurology Guideline Subcommittee: Summary of evidence-based guideline: Complementary and alternative medicine in multiple sclerosis, *Neurology* 82(12):1083–1092, 2014.
American Heart Association Statistics Committee and Stroke Statistics Subcommittee: Heart disease and stroke statistics—2017 update: a report from the American Heart Association, *Circulation* 135:e229–e445, 2017.
American Heart Association Stroke Council, Council on Cardiovascular and Stroke Nursing, Council on Clinical Cardiology, et al: Guidelines for adult stroke rehabilitation and recovery: a guideline for healthcare professionals from the American Heart Association/American Stroke Association, *Stroke* 47:e98–e169, 2016.
Anderson JG, Lopez RP, Rose KM, et al: Nonpharmacological strategies for patients with early-stage dementia or mild cognitive impairment: a 10-year update, *Res Gerontol Nurs* 10(1):5–11, 2017.
Arthur KC, Calvo A, Price TR, et al: Projected increase in amyotrophic lateral sclerosis from 2015 to 2040, *Nat Commun* 7:12408, 2016.
Bagur MJ, Murcia MA, Jiménez-Monreal AM, et al: Influence of diet in multiple sclerosis: a systematic review, *Adv Nutr* 8(3):463–472, 2017.
Beal J, Silverman B, Bellant J, et al: Late onset necrotizing enterocolitis in infants following use of xanthan gum-containing thickening agent, *J Pediatr* 161(2):354–6, 2012.
Brain Trauma Foundation: *Guidelines for the management of severe traumatic brain injury*, ed 3, New York, NY, 2007, Brain Trauma Foundation. Available at: https://www.braintrauma.org/uploads/11/14/Guidelines_Management_2007w_bookmarks_2.pdf.
Bulgarelli K: Proposal for the testing of a tool for assessing the risk of dehydration in the elderly patient, *Acta Biomed* 86(2):134–141, 2015.

Carlaw C, Finlayson H, Beggs K, et al: Outcomes of a pilot water protocol project in a rehabilitation setting, *Dysphagia* 27:297–306, 2012. doi:10.1007/s00455-011-9366-9.

Carney N, Totten AM, O'Reilly C, et al: Guidelines for the management of severe traumatic brain injury, 4th edition, *Neurosurgery* 80(1):6–15, 2017.

Centers for Disease Control and Prevention: *Stroke statistics*, 2017a. Available at: https://www.cdc.gov/stroke/facts.htm.

Centers for Disease Control and Prevention: *Epilepsy fast facts*, 2017b. Available at: https://www.cdc.gov/epilepsy/about/fast-facts.htm.

Centers for Disease Control and Prevention: *Guillain-Barré syndrome: How common is GBS?* 2017c. Available at: https://www.cdc.gov/campylobacter/guillain-barre.html.

Centers for Disease Control and Prevention: *Preventing stroke: healthy living*, 2018a. Available at: https://www.cdc.gov/stroke/healthy_living.htm.

Centers for Disease Control and Prevention: *Alzheimer's disease*, 2018b. Available at: https://www.cdc.gov/dotw/alzheimers/index.html.

Centers for Disease Control and Prevention: *Promoting health and independence for an aging population at a glance*, 2018c. Available at: https://www.cdc.gov/chronicdisease/resources/publications/aag/alzheimers.htm.

Chen Y, Polara F, Pillai A: Rare variability in adrenoleukodystrophy: a case report, *J Med Case Rep* 12(1):182, 2018.

Chu F, Shi M, Lang Y, et al: Gut microbiota in multiple sclerosis and experimental autoimmune encephalomyelitis: current applications and future perspectives, *Mediators Inflamm* 2018:8168717, 2018.

Cichero JA, Steele C, Duivestein J, et al. The need for international terminology and definitions for texture-modified foods and thickened liquids used in dysphagia management: foundations of a global initiative, *Curr Phys Med Rehabil Rep* 1:280–291, 2013.

Coyle JL: Medical speech pathology: *Managing dysphagia in complex adult patients with pulmonary, digestive, and airway disorders*, Seattle, WA, June 2018, Northern Speech Services, Inc.

Członkowska A, Kurkowska-Jastrzębska I: Inflammation and gliosis in neurological diseases—clinical implications, *J Neuroimmunol* 231:78–85, 2011.

DiTucci A: Academy of Nutrition and Dietetics evidence based spinal cord injury nutrition practice guidelines and research opportunities, *J Acad Nutr Diet* 114(9):A34, 2014.

Dorst J, Ludolph AC, Huebers A: Disease-modifying and symptomatic treatment of amyotrophic lateral sclerosis, *Ther Adv Neurol Disord* 11:1–16, 2018.

Duffy JR: *Motor speech disorders: Substrates, differential diagnosis, and management*, ed 3, St. Louis, MO, 2013, Elsevier Mosby.

Dyall SC: Long-chain omega-3 fatty acids and the brain: a review of the independent and shared effects of EPA, DPA and DHA, *Front Aging Neurosci* 7:52, 2015.

Eldar AH, Chapman J: Guillain Barré syndrome and other immune mediated neuropathies: diagnosis and classification, *Autoimmun Rev* 13:525–530, 2014.

Engelen M, Barbier M, Dijkstra IM, et al: X-linked adrenoleukodystrophy in women: a cross-sectional cohort study, *Brain* 137(Pt 3):693–706, 2014.

Erro R, Brigo F, Tamburin S, et al: Nutritional habits, risk, and progression of Parkinson disease, *J Neurol* 265(1):12–23, 2018.

Estruch R, Ros E, Salas-Salvadó J, et al: Primary prevention of cardiovascular disease with a Mediterranean diet supplemented with extra-virgin olive oil or nuts, *N Engl J Med* 378(25):e34, 2018.

Figueira I, Menezes R, Macedo D, et al: Polyphenols beyond barriers: a glimpse into the brain, *Curr Neuropharmacol* 15(4):562–594, 2017.

Gao X, Chen H, Fung TT, et al: Prospective study of dietary pattern and risk of Parkinson disease, *Am J Clin Nutr* 86:1486–1494, 2007.

Gardener SL, Rainey-Smith SR: The role of nutrition in cognitive function and brain ageing in the elderly, *Curr Nutr Rep* 7(3):139–149, 2018. https://www.ncbi.nlm.nih.gov/pubmed/29974344.

Gaweska H, Fitzpatrick PF: Structures and mechanism of the monoamine oxidase family, *Biomol Concepts* 2(5):365–377, 2011.

GBD 2015 Neurological Disorders Collaborator Group: Global, regional, and national burden of neurological disorders during 1990-2015: a systematic analysis for the Global Burden of Disease Study 2015, *Lancet Neurol* 16(11):877–897, 2017.

GBS-CIDP Foundation International: *What is chronic inflammatory demyelinating polyneuropathy (CIPD)?* 2018. Available at: https://www.gbs-cidp.org/cidp/.

Goldman JG, Vernaleo BA, Camicioli R, et al: Cognitive impairment in Parkinson's disease: A report from a multidisciplinary symposium on unmet needs and future directions to maintain cognitive health, *NPJ Parkinsons Dis* 4:19, 2018.

Greenberg DA, Aminoff MJ, Simon RP: *Clinical neurology*, 8th ed, New York, NY, 2012, McGraw-Hill Companies, Inc.

Hadjivassiliou M, Sanders DS, Grünewald RA, et al: Gluten sensitivity: from gut to brain, *Lancet Neurol* 9:318–330, 2010.

Hadjivassiliou M, Sanders DD, Aeschlimann DP: Gluten-related disorders: gluten ataxia, *Dig Dis* 33(2):264–8, 2015.

Hansten PD, Horn JR: *Drug interactions analysis and management*, Vancouver, WA, 1997, Applied Therapeutics Inc. Accessed through Natural Medicines Database monograph on pyridoxine. Available with subscription at: https://naturalmedicines.therapeuticresearch.com/databases/food,-herbs-supplements/professional.aspx?productid=934#interactionsWithDrugs.

Hashim SA, VanItallie TB: Ketone body therapy: from the ketogenic diet to the oral administration of ketone ester, *J Lipid Res* 55:1818–1826, 2014.

Hersh CM, Fox RJ: *Multiple sclerosis*, 2018. Available at: http://www.clevelandclinicmeded.com/medicalpubs/diseasemanagement/neurology/multiple_sclerosis/Default.htm#top.

Hollinger SK, Okosun IS, Mitchell CS: Antecedent disease and amyotrophic lateral sclerosis: What is protecting whom? *Front Neurol* 7:47, 2016.

Hovda DA: *The translation of the science of traumatic brain injury from bench to bedside and back*. Academy of Neurologic Communication Disorders and Sciences: 2017 Annual Meeting, Los Angeles, CA, November, 2017.

Hung KL, Wang JS, Keng WT, et al: Mutational analyses on X-linked adrenoleukodystrophy reveal a novel cryptic splicing and three missense mutations in the ABCD1 gene, *Pediatr Neurol* 49:185–190, 2013.

Iacoviello L, Bonaccio M, Cairella G, et al: Diet and primary prevention of stroke: Systematic review and dietary recommendations by the ad hoc Working Group of the Italian Society of Human Nutrition, *Nutr Metab Cardiovasc Dis* 28:309–334, 2018.

International Dysphagia Diet Standardisation Initiative: *Complete IDDSI framework: detailed definitions*, March 4, 2017. Available at: http://iddsi.org/framework/.

Jack CR, Albert MS, Knopman DS, et al: Introduction to the recommendations from the National Institute on Aging-Alzheimer's Association workgroups on diagnostic guidelines for Alzheimer's disease, *Alzheimers Dement* 7(3):257–262, 2011.

Kim B, Jin Y, Kim SH, et al: Association between macronutrient intake and amyotrophic lateral sclerosis prognosis, *Nutr Neurosci*, 1–8, 2018.

Kim EH, Ko TS: Cognitive impairment in childhood onset epilepsy: up-to-date information about its causes, *Korean J Pediatr* 59(4):155–164, 2016.

Kim Y, Clifton P: Curcumin, cardiometabolic health and dementia, *Int J Environ Res Public Health* 15:E2093, 2018.

Kossoff EH, Zupec-Kania BA, Auvin S, et al: Optimal clinical management of children receiving dietary therapies for epilepsy: updated recommendations of the International Ketogenic Diet Study Group, *Epilepsia Open* 3(2):175–192, 2018.

Lees AJ, Tolosa E, Olanow CW: Four pioneers of L-dopa treatment: Arvid Carlsson, Oleh Hornykiewicz, George Cotzias, and Melvin Yahr, *Mov Disord* 30(1):19–36, 2015.

Ma C, Liu Y, Neumann S, et al: Nicotine from cigarette smoking and diet and Parkinson disease: a review, *Transl Neurodegener* 6:18, 2017.

McCullough G, Pelletier C, Steele C: National Dysphagia Diet: What to swallow? *The ASHA Leader*, November 2003.

McDougall A, Bayley M, Munce SE: The ketogenic diet as a treatment for traumatic brain injury: a scoping review, *Brain Inj* 32(4):416–422, 2018.

McKhann GM, Knopman DS, Chertkow H, et al: The diagnosis of dementia due to Alzheimer's disease: Recommendations from the National Institute on Aging-Alzheimer's Association workgroups on diagnostic guidelines for Alzheimer's disease, *Alzheimers Dement* 7(3):263–269, 2011.

Mehta P, Kaye W, Raymond J, et al: Prevalence of amyotrophic lateral sclerosis – United States, 2014, *MMWR Morb Mortal Wkly Rep* 67:216–218, 2018.

Meschia JF, Bushnell C, Boden-Albala B, et al: Guidelines for the primary prevention of stroke: a statement for healthcare professionals from the American Heart Association/American Stroke Association, *Stroke* 45: 3754–3832, 2014.

Mischley LK, Lau RC, Bennett RD: Role of diet and nutritional supplements in Parkinson's disease progression, *Oxid Med Cell Longev* 2017:6405278, 2017.

Morita M, Honda A, Kobayashi A, et al: Effect of Lorenzo's oil on hepatic gene expression and the serum fatty acid level in abcd1-deficient mice, *JIMD Rep* 38:67–74, 2018.

Morris MC, Tangney CC, Wang Y, et al: MIND diet slows cognitive decline with aging, *Alzheimers Dement* 11(9):1015–1022, 2015a.

Morris MC, Tangney CC, Wang Y, et al: MIND diet associated with reduced incidence of Alzheimer's disease, *Alzheimers Dement* 11(9):1007–1014, 2015b.

Morris MC. Nutritional determinants of cognitive aging and dementia, *Proc Nutr Soc* 71(1):1–13, 2012.

Myasthenia Gravis Foundation of America: *Clinical overview of MG*, 2015. Available at: https://cdn.ymaws.com/www.chronicdisease.org/resource/resmgrHealthy_Aging_Critical_Issues_Brief/ReachOutActionGuide.pdf.

Myers PS: *Right hemisphere damage: disorders of communication and cognition*, Clifton Park, NY, 2009, Delmar Cengage Learning.

National Association of Chronic Disease Directors: *Implementing a community-based program for dementia caregivers: an action guide using REACH OUT*, 2009. Available at: https://cdn.ymaws.com/www.chronicdisease.org/resource/resmgrHealthy_Aging_Critical_Issues_Brief/ReachOutActionGuide.pdf.

National Dysphagia Diet Task Force: *National Dysphagia Diet: standardization for optimal care*, Chicago, IL, 2002, American Dietetic Association.

National Institutes of Health: *Genetic and Rare Diseases (GARD) Information Center: Amyotrophic lateral sclerosis*, 2018. Available at: https://rarediseases.info.nih.gov/diseases/5786/amyotrophic-lateral-sclerosis.

National Institutes of Health: *Genetic and Rare Diseases (GARD) Information Center: Guillain-Barre syndrome*, 2017. Available at: https://rarediseases.info.nih.gov/diseases/6554/guillain-barre-syndrome#ref_1747.

National Institutes of Health: *National Center for Complimentary and Integrative Health (NCCIH): Omega-3 supplements: an introduction*, 2013. Available at: https://nccih.nih.gov/health/omega3/introduction.htm.

National Institutes of Health: *National Institute of Neurological Disorders and Stroke: Parkinson's disease information page*, 2018. Available at: https://www.ninds.nih.gov/Disorders/All-Disorders/Parkinsons-Disease-Information-Page.

National Multiple Sclerosis Society: *Preliminary results of MS prevalence study estimate nearly 1 million living with MS in the U.S.*, presented at ECTRIMS, October 26, 2017. Available at: https://www.nationalmssociety.org/About-the-Society/News/Preliminary-Results-of-MS-Prevalence-Study.

National Multiple Sclerosis Society: *Smoking*, 2015. Available at: https://www.nationalmssociety.org/NationalMSSociety/media/MSNationalFiles/Research/Stroup_T_Smoking_and_MS_20151110.pdf.

National Multiple Sclerosis Society: *Treating MS: Medications*, 2018. Available at: https://www.nationalmssociety.org/Treating-MS/Medications.

National Multiple Sclerosis Society: *Vitamins, minerals & herbs in MS: an introduction*, 2015. Available at: https://www.nationalmssociety.org/NationalMSSociety/media/MSNationalFiles/Brochures/Brochure-Vitamins,-Minerals,-and-Herbs-in-MS_-An-Introduction.pdf.

National Multiple Sclerosis Society: *Who gets MS?* 2018a. Available at: https://www.nationalmssociety.org/What-is-MS/Who-Gets-MS.

National Multiple Sclerosis Society: *Disproved theories*, 2018b. Available at: https://www.nationalmssociety.org/What-is-MS/What-Causes-MS#-section-5.

Natural Medicines Database: *CoEnzyme Q10 professional monograph*, 2018a. Available at: https://naturalmedicines.therapeuticresearch.com/databases/food,-herbs-supplements/professional.aspx?productid=938#effectiveness.

Natural Medicines Database: *St. John's Wort professional monograph*, 2018b. Available at: https://naturalmedicines.therapeuticresearch.com/databases/food,-herbs-supplements/professional.aspx?productid=329#effectiveness.

Novo AM, Batista S: Multiple sclerosis: implications of obesity in neuroinflammation, *Adv Neurobiol* 19:191–210, 2017.

O'Connell BK, Gloss D, Devinsky O: Cannabinoids in treatment-resistant epilepsy: a review, *Epilepsy Behav* 70(Pt B):341–348, 2017.

Olson CA, Vuong HE, Yano JM, et al: The gut microbiota mediates the anti-seizure effects of the ketogenic diet, *Cell* 173(7):1728–1741.e13, 2018.

Pan-Montojo F, Reichmann H: Considerations on the role of environmental toxins in idiopathic Parkinson's disease pathophysiology, *Transl Neurodegener* 3:10, 2014.

Painter TJ, Rickerds J, Alban RF: Immune enhancing nutrition in traumatic brain injury – a preliminary study, *Int J Surg* 21:70–74, 2015.

Parashar A, Udayabanu M: Gut microbiota: Implications in Parkinson's disease, *Parkinsonism Relat Disord* 38:1–7, 2017.

Parkinson study group QE3 Investigators: A randomized clinical trial of high-dosage coenzyme Q10 in early Parkinson disease: no evidence of benefit, *JAMA Neurol* 71(5):543–552, 2014.

Parkinson's Foundation: *Understanding Parkinson's: statistics*, 2018. Available at: Available at: http://www.parkinson.org/Understanding-Parkinsons/Causes-and-Statistics/Statistics.

Phillips MCL, Murtagh DKJ, Gilbertson LJ, et al: Low-fat versus ketogenic diet in Parkinson's disease: a pilot randomized controlled trial, *Mov Disord* 33(8):1306–1314, 2018.

Pivi GAK, de Andrade Vieira NM, et al: Nutritional management for Alzheimer's disease in all stages: mild, moderate, and severe, *BMC Nutrire* 42:1, 2017.

Rai VRH, Phang LF, Sia SF, et al: Effects of immunonutrition on biomarkers in traumatic brain injury patients in Malaysia: a prospective randomized controlled trial, *BMC Anesthesiol* 17(1):81, 2017.

Reddy DS: The utility of cannabidiol in the treatment of refractory epilepsy, *Clin Pharmacol Ther* 101(2):182–184, 2017.

Roehl K, Sewak SL: Practice paper of the Academy of Nutrition and Dietetics: classic and modified ketogenic diets for treatment of epilepsy, *J Acad Nutr Diet* 117(8):1279–1292, 2017.

Rosen Y, Daich J, Soliman I, et al: Vitamin D and autoimmunity, *Scand J Rheumatol* 45(6):439–447, 2016.

Sand IK: The role of diet in multiple sclerosis: mechanistic connections and current evidence, *Curr Nutr Rep* 7:150–160, 2018.

Scheff SW, Ansari MA: Natural compounds as a therapeutic intervention following traumatic brain injury: the role of phytochemicals, *J Neurotrauma* 34(8):1491–1510, 2017.

Secades JJ: Citicoline: pharmacological and clinical review, 2016 update, *Rev Neurol* 63(S03):S1–S73, 2016.

Skoretz SA, Flowers HL, Martino R: The incidence of dysphagia following endotracheal intubation: a systematic review, *Chest* 137:665–673, 2010.

Solimini R, Rotolo MC, Pichini S, et al: Neurological disorders in medical use of cannabis: an update, *CNS Neurol Disord Drug Targets* 16(5):527-533, 2017.

Sperling RA, Aisen PS, Beckett LA, et al: Toward defining the preclinical stages of Alzheimer's disease: recommendations from the National Institute on Aging-Alzheimer's Association workgroups on diagnostic guidelines for Alzheimer's disease, *Alzheimers Dement* 7(3):280–292, 2011.

Steele CM, Alsanei WA, Ayanikalath S, et al: The influence of food texture and liquid consistency modification on swallowing physiology and function: a systematic review, *Dysphagia* 30(1):2–26, 2015.

Steinberg FU: Rehabilitating the older stroke patient: what's possible? *Geriatrics* 41:85, 1986.

Strand EA, Miller RM, Yorkston KM, et al: Management of oral-pharyngeal dysphagia symptoms in amyotrophic lateral sclerosis, *Dysphagia* 11: 129–139, 1996.

Su FC, Goutman SA, Chernyak S, et al: Association of environmental toxins with amyotrophic lateral sclerosis, *JAMA Neurol* 73(7):803–811, 2016.

Sun AY, Wang Q, Simonyi A, et al: Botanical phenolics and brain health, *Neuromolecular Med* 10:259–274, 2008.

Suryadevara U, Bruijnzeel DM, Nuthi M, et al: Pros and cons of medical cannabis use by people with chronic brain disorders, *Curr Neuropharmacol* 15(6):800–814, 2017.

Taylor CA, Bell JM, Breiding MJ, et al: Traumatic brain injury-related emergency department visits, hospitalizations, and deaths – United States, 2007 and 2013, *MMWR Surveill Summ* 66(9):1–16, 2017.

Thompson AJ, Banwell BL, Barkhof F, et al: Diagnosis of multiple sclerosis: 2017 revisions of the McDonald criteria, *Lancet Neurol* 17(2):162–173, 2018.

Volkert D, Chourdakis M, Faxen-Irving G, et al: ESPEN guidelines on nutrition in dementia, *Clin Nutr* 34:1052–1073, 2015.

Westfall S, Lomis N, Kahouli I, et al: Microbiome, probiotics and neurodegenerative diseases: deciphering the gut brain axis, *Cell Mol Life Sci* 74(20):3769–3787, 2017.

Wills AM, Hubbard J, Macklin EA, et al: Hypercaloric enteral nutrition in patients with amyotrophic lateral sclerosis: a randomised, double-blind, placebo-controlled phase 2 trial, *Lancet* 383(9934):2065–2072, 2014.

World Health Organization: *What are neurological disorders?* 2016a. Available at: http://www.who.int/features/qa/55/en/.

World Health Organization: *Guillain-Barré syndrome: key facts*, 2016b. Available at: http://www.who.int/news-room/fact-sheets/detail/guillain-barré-syndrome.

Yan D, Zhang Y, Liu L, et al: Pesticide exposure and risk of Parkinson's disease: dose-response meta-analysis of observational studics, *Regul Toxicol Pharmacol* 96:57–63, 2018.

Yang LP, Fan DS: Diets for patients with amyotrophic lateral sclerosis: pay attention to nutritional intervention, *Chin Med J (Engl)* 130(15):1765–1767, 2017.

Yao SC, Hart AD, Terzella M: An evidence-based osteopathic approach to Parkinson disease, *Osteopath Fam Phys* 5:96–101, 2013.

Zahoor I, Haq E: Vitamin D and multiple sclerosis: an update. In Zagon IS, McLaughlin PJ, editors. *Multiple sclerosis: perspectives in treatment and pathogenesis*, Brisbane, AU, 2017, Codon Publications.

Zelaya JE, Murchison C, Cameron M: Associations between bladder dysfunction and falls in people with relapsing-remitting multiple sclerosis, *Int J MS Care* 19(4):184–190, 2017.

Zhang Y, Xu J, Zhang K, et al: The anticonvulsant effects of ketogenic diet on epileptic seizures and potential mechanism, *Curr Neuropharmacol* 16(1):66–70, 2018.

40

Nutrição Clínica para Transtornos Psiquiátricos e Cognitivos

*Christina Troutner, MS, RDN**

TERMOS-CHAVE

ácido alfalinolênico (ALA)
ácido alfalipoico
ácido araquidônico (ARA)
ácido docosaexaenoico (DHA)
ácido eicosapentaenoico (EPA)
alcoolismo
amígdala
ansiedade
comprometimento cognitivo leve (CCL)
demência
demência vascular
depressão

dieta MIND
doença de Alzheimer (DA)
dopamina
epinefrina
esquizofrenia
experiência adversa na infância (EAI)
intestino permeável (hiperpermeabilidade intestinal)
glutamato
Manual Diagnóstico e Estatístico de Transtornos Mentais (DSM-5)
neurotransmissão

norepinefrina
plasticidade sináptica
produtos de glicação avançada (PGA)
serotonina
síndrome da fadiga crônica (SFC)
síndrome de fibromialgia (SFM)
síndrome da serotonina
sistema nervoso entérico (SNE)
transtorno depressivo maior (TDM)
transtorno esquizoafetivo
transtornos bipolares
uso abusivo de substâncias

A maioria das doenças reflete distúrbios disseminados em muitas partes do corpo e são um misto de fatores físicos e psicológicos. Por exemplo, os infartos são mais comuns em indivíduos com níveis elevados de hostilidade (Varghese et al., 2016; Izawa et al., 2011), a esquizofrenia e o autismo foram associados a sensibilidades alimentares (Jackson et al., 2012; Teitelbaum et al., 2011) e o transtorno bipolar pode estar ligado à ruptura do metabolismo da energia (Nierenberg et al., 2013). Infelizmente, as condições podem ser classificadas como psicológicas devido a uma mentalidade que as considera "menos reais" do que outras doenças. Isso é especialmente comum até ser disponibilizado um marcador biológico ou um exame laboratorial para uma doença. Por exemplo, a esclerose múltipla era anteriormente chamada "paralisia histérica", supostamente causada pelo complexo de Édipo e, no passado, o lúpus era considerado uma neurose até serem desenvolvidos exames para essas condições. A **síndrome da fadiga crônica (SFC)** e a **síndrome de fibromialgia (SFM)**, que já foram consideradas psicossomáticas, atualmente são aceitas como legítimas condições fisiológicas.

À medida que ocorrem essas mudanças, as fronteiras artificiais e não saudáveis entre as doenças físicas e mentais vão se tornando mais tênues, sendo substituídas por uma realidade mais acurada, em que geralmente é mais eficaz o tratamento que aborda a pessoa como um todo, reconhecendo-se a importância de considerar os desequilíbrios fisiológicos em muitos transtornos da saúde mental. As consequências psicológicas da ingestão nutricional abaixo do ideal podem ocorrer antes dos sinais físicos. Isso inclui hábitos alimentares irregulares e escolhas de alimentos não saudáveis, e pode ser avaliado por meio de cuidadosa análise da ingestão alimentar, exame físico com foco na nutrição e avaliação bioquímica.

O cérebro pesa aproximadamente 1,4 kg. As células nervosas (neurônios) reúnem e transmitem sinais eletroquímicos via axônios e dendritos. Os neurônios compõem a substância cinzenta do cérebro; os dendritos e axônios constituem a substância branca. O cérebro constitui a maior parte do encéfalo, dividido em dois hemisférios que se dividem, ainda, em quatro lobos, em cada hemisfério: (1) os lobos frontais envolvidos na fala, no pensamento, na aprendizagem, na emoção e no movimento; (2) os lobos parietais, que processam as informações sensoriais, como tato, temperatura e dor; (3) os lobos occipitais, que se ocupam da visão; e (4) os lobos temporais, que estão envolvidos na audição e memória. O sistema nervoso central (SNC) é composto pelo encéfalo (cuja maior parte é constituída pelo cérebro) e pela medula espinal, que se conecta ao sistema nervoso periférico e estende-se por todo o corpo (Figura 40.1).

O cérebro consiste em aproximadamente 80% de gordura. A composição de ácidos graxos dos fosfolipídeos da membrana da célula neuronal reflete a ingestão desses na dieta. O grau de insaturação de um ácido graxo determina sua estrutura tridimensional e, portanto, a fluidez e função da membrana. A razão entre os ácidos graxos poli-insaturados (AGPI) ômega-3 e ômega-6 influencia os vários aspectos da neurotransmissão serotoninérgica e catecolaminérgica. Além de seu papel na estrutura cerebral, os ácidos graxos essenciais (AGE) estão envolvidos na síntese e nas funções dos neurotransmissores e nas moléculas do sistema imune. A nutrição pode impactar múltiplas funções na maioria das partes do cérebro (Boxe 40.1).

As células nervosas comunicam-se por meio da liberação das moléculas de neurotransmissores das terminações transmissoras (liberadoras) de uma célula nervosa, através da sinapse entre elas, com as terminações de recepção (receptores) de um neurônio próximo. Existem numerosos neurotransmissores, incluindo **serotonina**, acetilcolina, dopamina, **norepinefrina**, **epinefrina** e **glutamato**.

---

*Partes deste capítulo foram escritas por Jacob Teitelbaum, MD; Alan Weiss, MD; Geri Brewster, RDN, MPH, CDN; e Ruth Leyse-Wallace, PhD.

Capítulo 40 Nutrição Clínica para Transtornos Psiquiátricos e Cognitivos

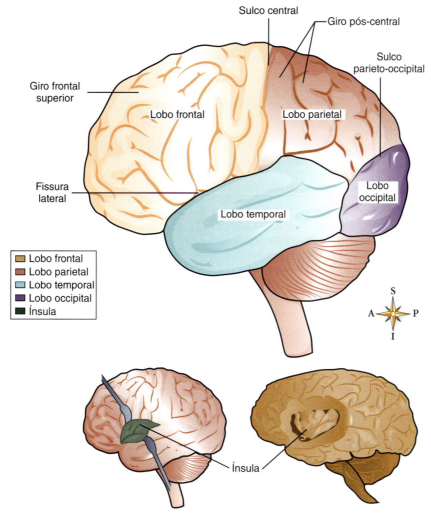

Figura 40.1 Cérebro humano.

Boxe 40.1 Como os nutrientes afetam a saúde mental.

Os nutrientes podem afetar a saúde mental por meio de uma variedade de ações:
1. Dão suporte ao desenvolvimento normal do cérebro e do sistema nervoso central
2. Servem como precursores e cofatores para a produção de neurotransmissores
3. Fornecem uma fonte de energia para o cérebro
4. Influenciam a transcrição genética
5. Dão suporte ao humor e à sensação de bem-estar

Leyse-Wallace R: *Nutrition and mental health*, Boca Raton, Fla, 2013, Taylor and Francis Inc., CRC Press.

Uma das contribuições mais importantes da nutrição para a saúde mental é a manutenção da estrutura e função dos neurônios e neurotransmissores no sistema nervoso. A produção dos neurotransmissores requer quantidades adequadas de nutrientes. Entre esses nutrientes estão os aminoácidos (triptofano, tirosina e glutamina), minerais (zinco, cobre, ferro, iodo, selênio, magnésio) e vitaminas do complexo B (B_1, B_2, B_3, B_6, B_{12}, folato). A ingestão abaixo do ideal de qualquer desses nutrientes pode comprometer a produção de neurotransmissores e levar à deterioração da saúde mental (Tabela 40.1).

SISTEMA NERVOSO ENTÉRICO

O intestino, devido à sua extensa rede de neurônios, geralmente é chamado **sistema nervoso entérico (SNE)** ou o segundo cérebro, que funciona de maneira autônoma. O SNE contém cerca de 100 milhões de neurônios – menos que o cérebro, porém mais do que a medula espinal. Acetilcolina, serotonina e norepinefrina são os principais neurotransmissores no SNE. A atividade neural no intestino é desencadeada pelos receptores que respondem a estímulos mecânicos, térmicos, osmóticos e químicos. Informações bidirecionais passam continuamente entre o intestino e o SNC, portanto as condições neurológicas e gastrintestinais podem ter componentes intestinais e cerebrais (Sharkey e Savidge, 2014).

O trato gastrintestinal é colonizado por mais de 10 trilhões de bactérias, um número maior que o de células no corpo. Essas bactérias e seus subprodutos influenciam a função e o comportamento cerebrais. As infecções gastrintestinais por microbiota não saudável podem influenciar a função cerebral, provocando o aumento da permeabilidade da parede intestinal, o que também é chamado **intestino permeável (hiperpermeabilidade intestinal)**, que é discutido nos Capítulos 25 e 27. A permeabilidade da parede intestinal pode resultar de inúmeras infecções intestinais e medicamentos e está associada a muitas doenças, como a doença de Crohn, doença celíaca, esclerose múltipla e síndrome do intestino irritável (SII). Ver Capítulo 27 para mais informações sobre essas condições.

Tabela 40.1 Neurotransmissores: precursores e metabólitos urinários.

Neurotransmissores	Precursores	Cofatores necessários	Metabólito urinário
Norepinefrina	Fenilalanina e tirosina	Cobre, S-adenosil-L-metionina (SAMe), vitamina C	Vanilmandelato (VMA)
Norepinefrina para epinefrina	Fenilalanina e tirosina	Cobre, SAMe, vitamina C	Vanilmandelato (VMA)
Dopamina	Fenilalanina e tirosina	Tetra-hidrobiopterina (BH₄), vitamina B₆	Homovanilato (HVA)
Serotonina	Triptofano	Tetra-hidrobiopterina (BH₄), vitamina B₆	5- hidroxi-indoleacetato (5-HIAA)

NOVOS RUMOS

Fator neurotrófico derivado do cérebro (BDNF)

O fator neurotrófico derivado do cérebro, também conhecido como BDNF, é uma proteína encontrada no cérebro e nos nervos periféricos. Esse fator tem um papel no crescimento, na diferenciação e na manutenção das células nervosas. No cérebro, o BDNF liga-se aos receptores nas sinapses entre os neurônios, aumentando a voltagem e melhorando a força do sinal. As sinapses podem alterar-se e adaptar-se ao longo do tempo em resposta à experiência, uma característica chamada "plasticidade sináptica". A proteína BDNF ajuda a regular a plasticidade sináptica, que é importante para a aprendizagem e a memória.

Dentro das células, a BDNF ativa os genes que aumentam a produção de mais BDNF e outras proteínas importantes, assim como a serotonina, o neurotransmissor vital para a aprendizagem e a autoestima. Níveis baixos de BDNF estão associados à depressão e até ao suicídio.

A proteína BDNF é encontrada em regiões do cérebro que controlam o consumo de alimentos, de bebidas e a massa corporal, e provavelmente contribui para o controle dessas funções.

Certas variações genéticas comuns (polimorfismos; ver Capítulo 5) no gene *BDNF* estão associadas ao aumento do risco de desenvolvimento de transtornos psiquiátricos, como transtorno bipolar, esquizofrenia, transtornos da ansiedade e alimentares.

Um polimorfismo particular no gene *BDNF* altera a sequência de aminoácido na proteína, substituindo a valina por metionina na posição 66 (com a grafia Val66Met ou V66M), que compromete a capacidade de funcionar da proteína. Muitos estudos relatam uma associação entre o polimorfismo Val66Met e os transtornos psiquiátricos; porém, alguns estudos não apoiaram esses achados. Ainda não está claro como as alterações no gene *BDNF* estão relacionadas a esses transtornos.

As evidências emergentes sugerem que os exercícios aeróbicos moderados podem aumentar a expressão de BDNF, o que dá suporte à associação entre os exercícios e as melhoras na função cognitiva e memória (Wang e Holsinger, 2018).

REGULAÇÃO DA GLICOSE SANGUÍNEA

As flutuações na glicose sanguínea podem intensificar o humor e o comportamento aberrantes (Young e Benton, 2014). Os aumentos rápidos e abruptos nas concentrações de glicose sanguínea podem desencadear a liberação rápida e excessiva de insulina. Isso é seguido, muitas vezes, de queda rápida da glicose sanguínea, à medida que a insulina impulsiona a entrada de glicose nas células. O corpo compensa elevando os níveis dos compostos de epinefrina e cortisol, os quais podem deflagrar acentuadas alterações emocionais e um comportamento excêntrico. Os efeitos da insulina persistem bem além da presença de açúcar no trato gastrintestinal. A resposta natural é consumir mais açúcar, pois ele proporciona alívio imediato do sintoma de baixa glicemia; este é o início das oscilações emocionais conforme ocorrem elevações e quedas teras concentrações de glicose.

O hábito de consumir alimentos ricos em carboidratos durante o estresse pode ser compensador em termos fisiológicos, pois pode aumentar o nível de serotonina no cérebro, causando um efeito suavizante (Wurtman e Wurtman, 2018). Em média, o consumo de açúcar dos norte-americanos é de cerca de 45,5 kg ao ano (U.S. Department of Agriculture, Agricultural Research Service, 2018), e isto está se tornando um importante problema de saúde. Por outro lado, a ingestão adequada de carboidratos – 45 a 65% das calorias totais, idealmente de cereais integrais e vegetais ricos em fibras e frutas – é importante para a manutenção de concentrações saudáveis de glicose sanguínea, que podem proteger contra transtornos do humor e apoiar as sensações de bem-estar (Breymeyer et al., 2016).

A redução da ingestão de carboidratos refinados e de açúcar pode diminuir consideravelmente essas flutuações na glicemia. O consumo de proteína adequada e de gorduras saudáveis também pode contribuir para a estabilização das concentrações de açúcar sanguíneo, geralmente com drásticas melhoras clínica e emocional dos níveis de glicemia decorrentes do equilíbrio desses três macronutrientes (Owen e Corfe, 2017).

PAPEL DOS NUTRIENTES NA FUNÇÃO MENTAL

Ácidos graxos ômega-3

Os ácidos graxos poli-insaturados (AGPI) são os ácidos graxos preferidos no cérebro e sistema nervoso. Desde a concepção até a maturidade, os ácidos graxos ômega-3 essenciais, **ácido eicosapentaenoico (EPA)** e **ácido docosaexaenoico (DHA)**, fazem contribuições únicas e insubstituíveis ao funcionamento geral do cérebro e do sistema nervoso. A pesquisa clínica demonstrou papéis eficazes e promissores de EPA e DHA em várias condições psiquiátricas (Boxe 40.2) (ver boxe *Em foco: Abreviações de ácidos graxos*).

O **ácido alfalinolênico (ALA)**, uma fonte vegetal de ácido graxo ômega-3 com 18 carbonos e 3 ligações duplas (18:3), é encontrado no óleo de algumas sementes e nozes (p. ex., linhaça, chia, girassol, soja e nozes). O **ácido eicosapentaenoico (EPA)** é um ácido graxo ômega-3 de 20 carbonos com 5 ligações duplas (20:5), e o **ácido docosaexaenoico (DHA)** é um ácido graxo de 22 carbonos com 6 ligações duplas (22:6). EPA e DHA ocorrem naturalmente nos peixes gordurosos e nos frutos do mar.

EM FOCO

Abreviações de ácidos graxos

AGCL	Ácido graxo de cadeia longa
AGE	Ácido graxo essencial
AGPI	Ácidos graxos monoisaturados
AGPI	Ácidos graxos poli-insaturados
ALA	Alfalinolênico
ARA	Ácido araquidônico
CLA	Ácido linoleico conjugado
DGLA	Ácido di-homogamalinolênico
DHA	Ácido docosaexaenoico
EPA	Ácido eicosapentaenoico
GLA	Ácido gamalinolênico
HUFA	Ácido graxo altamente insaturado
LA	Ácido linoleico

> **Boxe 40.2** Algumas condições para as quais o EPA e o DHA podem ser benéficos.
>
> Ansiedade
> Artrite reumatoide
> Degeneração macular relacionada à idade
> Depressão
> Depressão pós-parto
> Doença de Alzheimer, demência e função cognitiva
> Esquizofrenia
> Ideação suicida
> Transtorno bipolar
> Transtorno do déficit de atenção e hiperatividade (TDAH)

DHA, ácido docosaexanoico; EPA, ácido eicosapentaenoico. (Referência: Office of Dietary Supplements, National Institutes of Health. *Omega-3 Fatty Acids* (website). https://ods.od.nih.gov/factsheets/Omega3FattyAcids-Consumer/.)

O ALA serve de precursor de EPA e DHA, mas a conversão de ALA em EPA é de aproximadamente 5 a 10%, e a conversão de ALA em DHA é até mais baixa (< 3%). O estado de saúde, outros fatores nutricionais e variações genéticas, particularmente no gene *FADS1*, podem influenciar a taxa de conversão. Estudos sugeriram possíveis diferenças nas taxas de conversão entre vegetarianos e carnívoros (Welch et al., 2010). A maioria dos especialistas em nutrição e saúde mental não recomenda a dependência de ALA como fonte de EPA ou DHA.

O **ácido araquidônico (ARA)**, um ácido graxo ômega-6 de 20 carbonos com 4 ligações duplas (20:4), serve de precursor das prostaglandinas eicosanoides, tromboxanos e leucotrienos, que estão envolvidos em inflamação, vasoconstrição e inúmeras regulações metabólicas, além de influenciar o humor (ver Capítulo 7).

Embora os mecanismos específicos continuem não esclarecidos, a pesquisa clínica mostrou a importância da ingestão suficiente de EPA para a saúde mental geral, e particularmente como um adjuvante do tratamento da depressão (Grosso et al., 2016). Em geral, EPA atua melhor quando ingerido com DHA. Ocorrem juntos naturalmente em peixes de águas profundas e em frutos do mar. Consumos maiores de peixe estão associados à diminuição do risco de depressão, particularmente em mulheres (Yang et al., 2018). O DHA é preferido e armazenado seletivamente no cérebro e nas células nervosas e o DHA compõe grande parte da massa de tecidos cerebrais. É necessário para o crescimento, o desenvolvimento e a maturação do cérebro e está envolvido em **neurotransmissão** (células cerebrais que se comunicam entre si), envio de mensagens aos lipídeos, expressão genética e síntese da membrana celular. O DHA também faz contribuições estruturais vitais; o DHA está concentrado nos fosfolipídeos das membranas das células cerebrais.

Peixes gordurosos como salmão, sardinhas e atum têm altos teores de EPA e DHA; nos peixes mais frescos as concentrações são mais elevadas. Alguns atuns enlatados também possuem quantidades significativas e podem ser mais práticos para os indivíduos que não podem obter peixe fresco. As concentrações de ômega-3 de albacora enlatada são mais altos do que o atum enlatado "em pedaços *light*", e o atum deve estar em conserva de água e não em óleo, caso contrário, os ácidos graxos ômega-3, que são lipossolúveis, serão perdidos se o óleo for derramado (ver Apêndice 26).

Durante a gestação e a lactação

Os especialistas recomendam que as mulheres grávidas consumam pelo menos 200 a 300 mg de DHA durante a gestação para o desenvolvimento ótimo do sistema nervoso do recém-nascido. O papel do DHA e do EPA na gestação e lactação é discutido no Capítulo 14. Até 10% das mulheres grávidas podem ter depressão, e há um considerável interesse em encontrar alternativas eficazes aos medicamentos de prescrição. Vários estudos-piloto que utilizam EPA e DHA do óleo de peixe foram conduzidos com mulheres grávidas deprimidas e mulheres com depressão pós-parto. Um estudo de variação da dose relatou melhoras mensuráveis nas mulheres que consumiram apenas 500 mg de EPA e DHA combinados.

As pesquisas sobre a ingestão de DHA e EPA por mulheres grávidas e o impacto sobre a cognição da criança são conflitantes. Um estudo que acompanhou mais de 9 mil mulheres grávidas e seus filhos por 8 anos relatou quocientes de inteligência e de desenvolvimento social mais baixos nos filhos das mulheres que consumiram menos de 340 g de peixe por semana durante a gestação. Em outras palavras, os filhos das mulheres que consumiram peixe duas ou mais vezes por semana, durante a gestação, sentiram-se melhor emocional e mentalmente (Hibbeln e Davis, 2009). Entretanto, um estudo de coorte, Maastricht Essential Fatty Acid Birth (MEFAB), com 292 pares mãe-filho, mostrou que não havia associação entre o estado de ácido graxo materno durante a gestação e a cognição da criança (Brouwer-Brolsma et al., 2017). Os suplementos de DHA – como uma alternativa ao DHA proveniente de fontes alimentares – podem ser caros e, muitas vezes, não proporcionam o mesmo benefício (Gould et al., 2017). Surgiu alguma preocupação sobre os altos níveis de mercúrio no peixe durante a gestação (ver Capítulo 14). As mulheres grávidas podem optar por peixes com teor menor de mercúrio, como salmão, atum (enlatado, *light*), bacalhau e peixe-gato. Existem também suplementos de ácido graxo ômega-3 sem mercúrio.

Durante a infância

A depressão em crianças está aumentando. Ao mesmo tempo, os poucos estudos que mensuraram o consumo de EPA e DHA em crianças relatam médias muito baixas de ingestão.

Alguns estudos clínicos, usando suplementos EPA e DHA do óleo de peixe em crianças com transtorno do déficit de atenção (TDA) ou transtorno do déficit de atenção e hiperatividade (TDAH) relataram benefício, mas não todos. A diferença nos achados pode decorrer de muitas variáveis, incluindo o projeto do estudo, a dose, a idade de suplementação, a dieta de base, a genética e a dinâmica do professor ou da família (Gillies et al., 2012). Entretanto, demonstrou-se que crianças com TDA, TDAH, problemas comportamentais ou sobrepeso tendem a apresentar concentrações sanguíneas mais baixas de EPA e DHA (Milte et al., 2015; Antalis et al., 2006) (ver no Capítulo 43 discussão adicional sobre TDA e TDAH).

Durante a vida adulta

De acordo com a Organização Mundial da Saúde (OMS), a depressão maior é uma causa importante de incapacidade em todo o mundo (WHO, 2018). Foi demonstrado que a ingestão de frutos do mar está inversamente relacionada à incidência de depressão em populações ao redor do mundo. Os aumentos na ocorrência de homicídio foram associados a um consumo menor de frutos do mar. Em militares na ativa, o risco de suicídio foi 62% maior quando o estado de consumo de DHA era mais baixo (Lewis et al., 2011). Quando EPA, DHA e polivitamínicos eram administrados a indivíduos nas prisões, o comportamento antissocial, incluindo a violência, caiu significativamente em comparação com aqueles que receberam placebo. Em outro estudo, adolescentes que anteriormente haviam tentado o suicídio diminuíram suas tentativas quando receberam EPA e DHA (Hallahan et al., 2007).

Como o cérebro é composto em grande parte por ácidos graxos encontrados no óleo de peixe (DHA), não surpreende que o óleo de peixe demonstre ser útil em muitas condições. Entre essas condições estão a depressão e a esquizofrenia irresponsivas ao tratamento medicamentoso somente. Também se descobriu que o EPA é benéfico no tratamento da depressão associada ao transtorno bipolar (transtorno maníaco-depressivo) (Sarris et al., 2012).

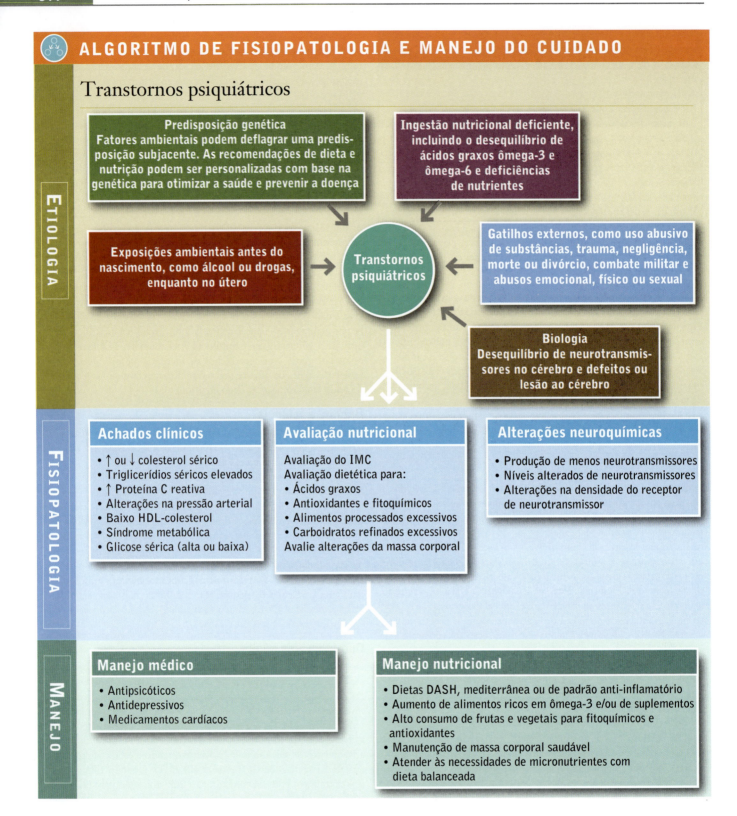

Durante a vida adulta

As pesquisas sugerem que os indivíduos que consomem mais peixes e frutos do mar ao longo de suas vidas apresentam melhor função cognitiva em fase avançada da vida. As concentrações sanguíneas mais elevadas de DHA foram associadas à melhor função cognitiva em adultos na meia-idade. Os ácidos graxos ômega-3 podem ter benefícios substanciais na redução do risco de declínio cognitivo em idosos (Molfino et al., 2014).

O consumo de uma dieta do tipo mediterrâneo também é associado à diminuição da taxa de declínio cognitivo com o envelhecimento. Não está claro qual aspecto dessa abordagem de dieta integral é o responsável por esse efeito, contudo, é possível que não seja um único nutriente, mas os efeitos combinados da dieta total que produzem esse benefício. A dieta mediterrânea possui alto teor de antioxidantes e nutrientes, como colina e fosfatidilcolina, conhecida por ser importante para a função cerebral.

Os AGPI ômega-3 de cadeia longa, com outros nutrientes, têm o potencial de prevenir e reduzir as comorbidades em idosos. Eles reduzem a inflamação, os lipídeos sanguíneos, a agregação plaquetária e a pressão arterial. Diferentes mecanismos contribuem para esses efeitos, incluindo o suporte a função e composição da membrana celular, a produção de eicosanoides e a expressão genética.

A posição da Academy of Nutrition and Dietetics (AND) inclui uma recomendação para crianças e adultos para consumir peixe pelo menos duas vezes por semana, com vistas a uma ingestão de 226,8 g ou mais. A última recomendação da International Society for the Study of Fatty Acids and Lipids, publicada em 2004, consiste no consumo diário de, no mínimo, 500 mg de EPA e DHA combinados. Com ressalvas inerentes às análises ecológicas de desaparecimento de nutrientes, foi estimado um acréscimo dietético saudável de 3,5 g/dia de ácidos graxos ômega-3 às dietas atuais dos EUA para se obter uma dieta de 2.000 kcal. Ingestões mais altas podem ser especialmente úteis nos transtornos neurológicos e psiquiátricos devido aos papéis-chave desses AGPI ômega-3 no cérebro.

Suplementos de ômega-3

Para indivíduos que não consomem quantidades ótimas de ácidos graxos ômega-3, os suplementos podem ser úteis. Na natureza, 1.000 mg de óleo de peixe contém aproximadamente 180 mg de EPA e 120 mg de DHA; o resto consiste em outros óleos e ácidos graxos. As quantidades terapêuticas iniciais de EPA e DHA são de cerca de 400 mg de cada um. As empresas fabricantes de suplementos comercializam concentrados em várias dosagens, assim é importante ler o rótulo. Também é importante certificar-se de que o rótulo indica que a gordura é isenta de metais pesados, como mercúrio e contaminantes como os organofosforados.

Vitaminas

As vitaminas são essenciais para a produção de energia, assim como de muitas outras reações, e as deficiências podem causar sérios problemas cognitivos e de humor. A ingestão insuficiente de vitamina é definida como a ingestão de uma quantidade abaixo das quantidades diárias de referência de vitaminas, porém a deficiência de vitaminas significa o desenvolvimento de distúrbios clinicamente relevantes, mensuráveis, ou sintomas característicos de deficiência devido à ingestão insuficiente. Entretanto, qualquer pessoa com ingestão insuficiente de vitaminas também está em risco de desenvolvimento de deficiência vitamínica funcional subclínica (ver Capítulo 5).

As deficiências nutricionais leves decorrentes de uma dieta pobre podem causar disfunções comportamentais e cognitivas, de modo semelhante às causadas pelas necessidades aumentadas devido ao metabolismo alterado resultante de mutações genéticas (ver Capítulo 6). A obtenção dos níveis de micronutrientes mostrados em estudos para alterar a função cerebral geralmente requer um nível de suplementação farmacológica, em vez do nível de ingestão dietética de referência (IDR), e que não pode ser alcançado de maneira razoável somente pela dieta. É descrita a seguir a função de vitaminas e minerais selecionados envolvidos nas condições psiquiátricas.

Estudos identificaram mutações genéticas que alteram a produção e a função da serotonina, dopamina e outros neurotransmissores. Por exemplo, o exame com metilenotetra-hidrofolato redutase (MTHFR) pode revelar alelos (substituições de C > T e A > C) que influenciam o metabolismo do folato e podem levar à diminuição da produção de serotonina e dopamina, assim como a um aumento dos níveis de homocisteína resultantes da via metabólica comprometida. As pessoas com esses polimorfismos genéticos de nucleotídio único (SNP) (ver Capítulo 6) com a doença ativa podem necessitar de suplementação de folato em uma forma metilada (5-metiltetra-hidrofolato [MTHF]). Os níveis elevados de ácido metilmalônico sugerem a necessidade de suplementação de B_{12}, especialmente na presença de concentrações séricas elevadas de homocisteína (ver no Apêndice 31 as fontes alimentares de folato e vitamina B_{12}).

Tiamina (vitamina B_1)

O difosfato de tiamina (TDP), a forma mais bioativa de tiamina, é uma coenzima essencial no metabolismo da glicose e da biossíntese dos neurotransmissores, incluindo acetilcolina, gama-aminobutirato, glutamato, aspartato e serotonina. Norepinefrina, serotonina e glutamato, assim como seus receptores, são alvos potenciais das terapias antidepressivas. A taxa de degradação de TDP, ligado a suas enzimas dependentes, é diretamente proporcional à quantidade disponível de seu principal substrato, carboidrato. As reservas corporais de B_1 caem rapidamente durante o jejum. As baixas concentrações de TDP e o comprometimento das atividades enzimáticas dependentes de tiamina foram detectados nos cérebros dos pacientes com doença de Alzheimer (DA), demência de Parkinson (DP) e outras doenças neurodegenerativas (Zhang et al., 2013).

A encefalopatia de Wernicke (EW) é uma manifestação neurológica potencialmente reversível, mas séria, causada pela deficiência de vitamina B_1 (tiamina). Está geralmente associada ao consumo pesado de álcool, mas também é relatada no caso de vômito excessivo da hiperêmese da gestação e vômito após cirurgia bariátrica. A maioria dos pacientes manifesta a tríade de sinais oculares (nistagmo), ataxia e confusão (ver Capítulo 28).

As diretrizes da European Federation of Neurological Societies (EFNS) recomendam que os pacientes alcoólicos, ou com as condições mencionadas anteriormente, recebam tiamina, 200 mg, 3 vezes/dia, administrada por via intravenosa (IV), antes de iniciar qualquer ingestão de carboidrato ou de glicose, e sob orientação de um médico, seja continuada até não haver outras melhoras nos sinais e sintomas. Para os pacientes não alcoólicos com deficiência de tiamina, uma dose IV de tiamina, de 100 a 200 mg 1 vez/dia, pode ser suficiente (Galvin et al., 2010).

Os transtornos de aprendizagem e os problemas comportamentais em crianças pequenas (às vezes até o ponto de hospitalização) melhoraram com suplemento de tiamina em alta dose (Fattal et al., 2011). Foi demonstrado que as pessoas com DA apresentam concentrações séricas mais baixas do que os indivíduos com outros tipos de demência (Lu'o'ng e Nguyen, 2011). Sugere-se que a mensuração dos metabólitos de tiamina no sangue possa ser usada como uma ferramenta barata e não invasiva de diagnóstico para distinguir entre DA e demência vascular e frontotemporal (Pan et al., 2015). Alguns medicamentos podem interagir com a tiamina.

Riboflavina (vitamina B_2)

Os sinais bioquímicos de depleção de riboflavina aparecem dentro de alguns dias de privação dietética. O estado precário de riboflavina interfere na absorção de ferro e contribui para a etiologia da anemia no caso de baixas ingestões de ferro. A riboflavina está envolvida na determinação das concentrações circulantes de homocisteína e pode exercer alguns de seus efeitos por meio da redução do metabolismo de outras vitaminas do complexo B, notadamente folato e vitamina B_6, que são de particular interesse nos transtornos psiquiátricos. Nos indivíduos com enxaquecas frequentes, suplementados com 400 mg de riboflavina ao dia, a frequência dessas enxaquecas diminuiu de 50 a 69% após 6 semanas de uso (Markley, 2012).

Niacina (vitamina B_3)

A niacina é um componente-chave da molécula NADH, que é importante para a produção do neurotransmissor dopamina. A nicotinamida, a forma amido da niacina, tem um papel importante no desenvolvimento neuronal e em proteger os neurônios contra a lesão traumática, acidente vascular encefálico (AVE) e isquemia (Fricker et al., 2018).

Um dos sinais de pelagra, a doença por deficiência de niacina, é a demência. A pelagra pode ser uma causa do delírio durante a abstinência do álcool (Oldham e Ivkovic, 2012). Nos primeiros estágios, a pelagra aguda assemelha-se à queimadura solar. As manifestações psiquiátricas são bastante comuns, mas são facilmente negligenciadas devido à sua natureza não específica. Os exemplos incluem irritabilidade, má concentração, ansiedade, fadiga, agitação, apatia e depressão.

Vitamina B$_{12}$

Os sintomas de deficiência de vitamina B$_{12}$ podem incluir agitação, irritabilidade, confusão, desorientação, amnésia, comprometimento da concentração e atenção assim como insônia. Os sintomas mentais também podem incluir estupor, apatia, negativismo, memória e transtornos de julgamento ou até psicoses, depressão e demência (Gröber et al., 2013). A catatonia também é descrita como uma forma psiquiátrica da deficiência de vitamina B$_{12}$. Os transtornos psiquiátricos que podem ser diagnosticados em pacientes com deficiência de B$_{12}$ incluem depressão, transtorno bipolar, transtorno do pânico, psicose, fobias e demência.

A deficiência de vitamina B$_{12}$ pode expressar-se em uma ampla variedade de manifestações neurológicas, como parestesias, transtornos de coordenação, redução da velocidade de condução nervosa e progressiva atrofia cerebral em idosos. A cobalamina contribui para a hematopoese, síntese da mielina e síntese do tecido epitelial.

De 75 a 90% das pessoas com deficiência clinicamente relevante de B$_{12}$ têm transtornos neurológicos, e em cerca de 25% dos casos estas são as únicas manifestações clínicas da deficiência de B$_{12}$. As concentrações inferiores a 200 ng/ℓ são certamente sinais de deficiência de B$_{12}$, mas uma deficiência funcional de B$_{12}$ também pode estar presente em concentrações inferiores a 450 ng/ℓ.

As concentrações moderadamente elevadas de homocisteína (> 10 μmol/ℓ) foram associadas a maior risco de demência, notavelmente a doença de Alzheimer (DA), em muitos estudos transversais e prospectivos. As concentrações plasmáticas elevadas de homocisteína estão associadas à atrofia regional e de todo o cérebro, não apenas na DA, mas também em idosos saudáveis. As determinações do ácido metilmalônico e homocisteína são particularmente recomendadas em casos de deficiência de B$_{12}$ sem diagnóstico esclarecido.

Ocorrem possíveis interações nutriente-fármaco com antibióticos, anticonvulsantes, colchicina, metformina e N$_2$O. Os inibidores da bomba de prótons reduzem a secreção de ácido gástrico e, portanto, a liberação intestinal de vitamina B$_{12}$ proveniente dos alimentos (ver Apêndice 13).

A hidroxicobalamina, a metilcobalamina e a cianocobalamina são adequadas para o tratamento. A menor dose de cianocobalamina oral necessária para normalizar a deficiência de vitamina B$_{12}$ leve é superior a 200 vezes a recomendação dietética de aproximadamente 3 mcg ao dia (i. e., > 500 μg/dia). Para a deficiência resultante de distúrbios da absorção, doses de 500 a 2.000 μg/dia são necessárias.

Em um estudo intervencional randomizado e duplo-cego (estudo VITA-COG) envolvendo 168 idosos com comprometimento cognitivo leve (idade > 70 anos), a suplementação oral de vitamina B$_{12}$, folato e vitamina B$_6$ por um período de 24 meses retardou a progressão da atrofia cerebral e a redução do desempenho cognitivo em 53,3% (Gröber et al., 2013).

Em um estudo em pessoas que estão sendo tratadas de depressão, os participantes com níveis mais altos de vitamina B$_{12}$ tenderam a obter maior benefício proveniente de antidepressivos (Moore et al., 2012).

Folato

A deficiência de folato está associada a depressão, declínio cognitivo e demência. Os dados do estudo NHANES de 2010 examinaram as relações entre os biomarcadores do estado de folato e de vitamina B$_{12}$ para condições mentais e físicas. Essas condições incluíram a execução de testes para chumbo e neurocomportamentais, anemia e função cognitiva, hipotireoidismo e interações gene-nutrientes.

A deficiência de folato foi identificada como um fator de risco para a esquizofrenia por estudos epidemiológicos, bioquímicos e de associação genética. A suplementação de folato mais vitamina B$_{12}$ pode melhorar os sintomas negativos de esquizofrenia. Os sintomas negativos implicam a falta de algo, como a falta de contatos sociais, de iniciativa, de energia, de motivação ou de manifestação de emoção, mas a resposta ao tratamento é influenciada pela variação genética na absorção do folato. Esses achados dão suporte a uma abordagem personalizada de medicina para o tratamento dos sintomas negativos (Roffman et al., 2013).

A deficiência de folato pode ser o resultado da diminuição da ingestão ou do aumento das necessidades causado por defeitos genéticos comuns (ver discussão sobre MTHFR anteriormente). As consequências da ingestão inadequada são compostas quando há maior necessidade de folato, como durante a gestação, lactação, nascimento prematuro e anemias hemolíticas crônicas, por exemplo, anemia falciforme e talassemias (ver Capítulo 31). As condições associadas ao aumento da renovação celular, como as leucemias, linfomas agressivos e tumores associados à alta taxa proliferativa, também podem causar maior demanda de folato.

O folato pode auxiliar a função cognitiva reduzindo os níveis de homocisteína, melhorando a saúde vascular e atenuando as respostas antioxidantes e, portanto, o estado inflamatório (Enderami et al., 2018). Entretanto, a pesquisa não é conclusiva. Um estudo observacional, que incluiu 2.900 idosos saudáveis com concentrações elevadas de homocisteína sanguínea, demonstrou que nem a suplementação de ácido fólico nem a de vitamina B$_{12}$ melhoraram o desempenho cognitivo (van der Zwaluw et al., 2014).

Além disso, a baixa concentração de folato está associada à DA, enquanto os altos níveis de folato estão associados a uma redução de 50% no risco de desenvolvimento de DA (Luchsinger et al., 2007; Chen et al., 2015). Nem todos os estudos demonstraram um efeito protetor, porém, um estudo demonstrou uma curva em forma de "U", sendo os níveis muito elevados de folato associados a níveis mais altos de homocisteína e maior risco de desenvolvimento de DA (Faux et al., 2011).

A homocisteína total (tHcy), um indicador inespecífico do estado inadequado de folato acumula-se quando há inadequação de folato, mas se encontra relativamente estável em variações normais de folato (Yetley e Johnson, 2011). Os biomarcadores de folato (soro, plasma e folato em hemácias) aumentam em resposta ao folato de maneira dose-resposta (Duffy et al., 2014).

Vitamina D

A vitamina D afeta centenas de genes no corpo humano e é reconhecida como um importante nutriente para a saúde cerebral assim como para a saúde óssea e esquelética. A pesquisa clínica associou a deficiência de vitamina D à presença de transtornos do humor, os quais causam demência incluindo DA, assim como aumentam o risco de depressão maior e menor em idosos (Littlejohns et al., 2014; Stewart e Hirani, 2010). A suplementação de vitamina D, porém, demonstrou resultados mistos (Bertone-Johnson et al., 2012; Kærsgaard et al., 2012).

A vitamina D tem um papel crucial na proliferação, diferenciação, neurotrofismo, neuroproteção, neurotransmissão e neuroplasticidade das células. A vitamina D exerce sua função biológica não apenas influenciando diretamente os processos celulares, mas também a expressão genética. O cérebro apresenta receptores de vitamina D que ajudam a proporcionar proteção contra o declínio neurocognitivo e até mesmo ajudam na sua reversão. Em um estudo que combinou vitamina D com memantina, um medicamento para DA, a terapia de combinação foi associada à melhora em comparação com a memantina ou a vitamina D isoladamente (Annweiler et al., 2012).

As concentrações séricas de vitamina D são testadas com mais frequência por meio de avaliação dos níveis circulantes de 25(OH)D, que é o produto combinado da síntese cutânea de exposição ao sol e as fontes alimentares (ver Capítulo 5 e Apêndice 38). Atualmente, não há um consenso "oficial" referente às concentrações sanguíneas de 25(OH)D que indicam deficiência, insuficiência e suficiência de vitamina D, especialmente relacionado à saúde cerebral. Por exemplo, as concentrações séricas de 25(OH)D podem ser baixas, ainda que a dieta do indivíduo seja adequada ou sua exposição solar seja suficiente, devido à conversão de outras formas como a 1,25(OH)D. Muitos profissionais aconselham concentrações séricas de 25(OH)D de, pelo menos, 30 ng/mℓ ou 75 nmol/ℓ, mas para a depressão as concentrações de 60 a 80 ng/mℓ podem ser benéficas.

As melhores fontes de vitamina D são: (1) a exposição da pele à luz solar (o período necessário para um indivíduo produzir vitamina D adequada é dependente do tipo de pele e do índice de ultravioleta [UV]); (2) alimentos como peixes gordurosos e gema de ovos; e (3) alimentos fortificados com vitamina D, como leite de vaca, leite de soja e outros leites fortificados, assim como cereais fortificados. A recomendação referente à exposição ao sol é "evite a queimadura solar, não a exposição ao sol" (ver Apêndice 38).

Minerais

Ferro

A deficiência de ferro resulta em precária mielinização cerebral e comprometimento do metabolismo de monoamina. A homeostase de glutamato e de ácido gama-aminobutírico é modificada por alterações no estado de ferro do cérebro. Essas alterações não apenas produzem déficits de memória, de capacidade de aprendizagem e das habilidades motoras, mas também resultam em problemas emocionais e psicológicos (Kim e Wessling-Resnick, 2014).

A deficiência de ferro está associada à apatia, depressão e fadiga. A anemia por deficiência de ferro em crianças está associada a risco significativamente maior de transtornos psiquiátricos, incluindo transtornos do humor, transtorno do espectro autista, TDAH e transtornos do desenvolvimento (Chen et al., 2013) (ver Capítulos 31 e 43). Aos 10 anos, as crianças que receberam suplementos de ferro dos 6 meses a 12 meses sorriam e riam mais, sendo menos necessário serem lembradas de realizar tarefas de estresse social. Porém, não há diferenças em comportamentos como ansiedade, depressão ou problemas sociais. Os benefícios para o afeto e a resposta a recompensas podem melhorar o desempenho na escola e no trabalho, a saúde mental e os relacionamentos pessoais (Lozoff et al., 2014). A anemia é um sinal tardio de deficiência de ferro e, portanto, um hemograma normal não exclui sua presença.

O ferro tem um papel essencial na sinalização dopaminérgica. Os medicamentos antipsicóticos atípicos, com uso crescente em crianças e adolescentes, modulam a dopamina cerebral. Em um estudo de 115 crianças que tomaram risperidona (um medicamento antipsicótico geralmente usado para esquizofrenia) por 2,5 ± 1,7 anos, 45% apresentaram depleção de ferro e 14% tinham deficiência de ferro. O estado de ferro estava inversamente associado ao ganho de massa corporal durante o tratamento com risperidona. Também estava inversamente associado à concentração do antipsicótico prolactina, a qual era quase 50% maior no grupo com deficiência de ferro (Calarge e Ziegler, 2013). A avaliação nutricional deve incluir a determinação do estado de ferro. A prolactinemia é um efeito colateral desafiador da terapia com risperidona, especialmente em homens, que pode ser melhorada quando o estado de ferro é normalizado.

Selênio

O mineral-traço essencial, selênio, é um constituinte das selenoproteínas, que têm papéis estruturais e funcionais importantes. Conhecidas como antioxidantes, as selenoproteínas atuam como um catalisador da produção do hormônio tireóideo ativo e são necessárias para o adequado funcionamento do sistema imune. A deficiência foi ligada a estados de humor adversos e à depressão (Conner et al., 2015; Rayman, 2000). Um estudo constatou que a baixa ingestão de selênio na dieta estava associada a uma triplicação aproximada da probabilidade de desenvolvimento de um transtorno de depressão maior (TMD) *de novo* (Pasco et al., 2012).

O selênio é disponibilizado em polivitamínicos/suplementos multiminerais e como um suplemento único, muitas vezes nas formas de selenometionina ou levedura enriquecida com selênio (cultivada em um meio com alto teor de selênio). Uma dose ótima para a suplementação é de cerca de 55 μg/dia para adultos, que é equivalente à ingestão dietética recomendada (RDA) (Akbaraly et al., 2010). A intoxicação por selênio decorrente de ingestões muito elevadas é uma preocupação (Nuttall, 2006) (ver Apêndice 45 sobre o selênio).

Zinco

O desequilíbrio do zinco pode resultar não apenas em ingestão alimentar insuficiente, mas também em comprometimento da atividade das proteínas de transporte de zinco e regulação dependente de zinco das vias metabólicas. Sabe-se que alguns processos neurodegenerativos estão conectados à alteração da homeostase do zinco, e podem influenciar o estado de DP, DA, depressão, TDAH, perda de função cognitiva relacionada à idade e possivelmente sintomas psicóticos (Petrilli et al., 2017; Tyszka-Czochara et al., 2014; Grabrucker et al., 2011). O zinco pode ter um papel na regulação da produção de dopamina no cérebro. Os mecanismos de ação pelos quais o zinco reduz os sintomas depressivos incluem: (1) redução da recaptação de dopamina (pela ligação ao receptor da dopamina), (2) aumento da conversão do hormônio tireóideo T4 em T3, e (3) promoção da função excitatória do neurotransmissor.

Um estudo de idosos na Austrália, usando um questionário de frequência alimentar, constatou que aqueles com maiores ingestões de zinco tiveram uma redução de 30 a 50% das probabilidades de desenvolvimento de depressão. Também foi relatado que não há associação entre a razão zinco:ferro e o desenvolvimento de depressão (Vashum et al., 2014). As crianças com TDAH apresentaram concentrações sanguíneas mais baixas de zinco, ferritina e magnésio que as crianças sem TDAH, mas seus níveis de cobre eram normais (Mahmoud et al., 2011).

Aminoácidos

Além de serem blocos de construção para os neurotransmissores-chave serotonina (do triptofano), dopamina e norepinefrina (ambos da tirosina), os aminoácidos também são precursores críticos do antioxidante glutationa (feitos de glutamina, glicina e N-acetilcisteína [NAC]). A suficiência de aminoácidos pode ser mensurada por meio dos aminoácidos plasmáticos ou urinários ou por análise de ácidos orgânicos na urina, a qual mensura os subprodutos das vias específicas de neurotransmissores (Tabela 40.1). Como no intestino é encontrado um número maior de neurotransmissores do que no cérebro, esses testes podem ser úteis, mas não são indicadores absolutos dos níveis ou da adequação dos neurotransmissores cerebrais. Os níveis de aminoácidos podem ser baixos devido à ingestão inadequada de proteína.

O papel da serotonina e da dopamina na depressão é amplamente conhecido e é o alvo de muitos medicamentos, mas o papel dos antioxidantes atrai menos atenção, apesar de sua importância. Por exemplo, demonstrou-se que a NAC é útil em uma ampla gama das condições psiquiátricas, incluindo uso abusivo de substâncias, transtornos compulsivos, esquizofrenia e transtorno bipolar (Dean et al., 2011).

Alimentos ricos em antioxidantes, com vegetais folhosos verde-escuros, vegetais amarelos e alaranjados, frutas vermelhas e nozes, também podem ser incorporados na dieta.

Fitoquímicos

Pesquisas recentes sugerem que os alimentos à base de vegetais, ricos em fitoquímicos bioativos, são importantes para a função cerebral normal e a saúde mental. Entre os fitoquímicos promissores há três subclasses de flavonoides: flavonóis, antocianinas e flavononas. Esses fitoquímicos têm atividade antioxidante, mas suas contribuições mais importantes podem ser na proteção e preservação da estrutura das células cerebrais e metabolismo por meio de uma complexa cascata de mecanismos celulares, incluindo sinalização, transcrição, fosforilação e expressão genética (Spencer, 2010). Alimentos como frutas vermelhas, frutas cítricas, chá-verde e alguns condimentos contêm fitoquímicos, assim como vitaminas e minerais essenciais. A curcumina, derivada do açafrão-da-terra, pode ser especialmente neuroprotetora, e está associada a riscos mais baixos de DP e DA.

Há evidências de que inúmeras outras moléculas à base de vegetais têm efeitos nutricionais e possivelmente farmacológicos no cérebro e os mecanismos algumas vezes são desconhecidos. Essas moléculas parecem afetar a saúde cerebral por meio de influências antioxidantes, anti-inflamatórias e nutrigenômicas. Outros mecanismos também são plausíveis. São exemplos desses alimentos: cebola, gengibre, açafrão-da-terra, orégano, sálvia, alecrim e alho. Em um estudo de Singh et al. (2014) sobre o uso de sulforafano no tratamento do transtorno do espectro autista (TEA), os participantes que receberam sulforafano, um extrato de semente de brócolis, apresentaram melhora na interação social, comportamento e comunicação verbal anormais. O sulforafano, que demonstrou toxicidade insignificante, foi selecionado por aumentar os genes que protegem as células aeróbicas contra estresse oxidativo, inflamação e dano ao DNA, sendo todos eles proeminentes e possivelmente características mecanicistas do TEA (ver Capítulo 43). É plausível que os benefícios também possam ser obtidos pela inclusão de mais vegetais crucíferos, como brócolis, couve-de-bruxelas e repolho, na dieta (Panjwani et al., 2018).

Suplementos nutricionais

Os indivíduos que manifestam disfunções cognitivas e de humor, ou psicose geralmente têm dificuldade em manter uma dieta saudável, apesar da orientação (Davison e Kaplan, 2011). Quando não são alcançados níveis ótimos de nutrientes pela dieta, um polivitamínico pode ser uma solução razoável.

Existem centenas de transtornos psiquiátricos que se enquadram em categorias gerais mostradas na Tabela 40.2.

Tabela 40.2 Nutrição clínica para transtornos psiquiátricos.

O diagnóstico psiquiátrico é baseado em sintomas observados ou relatados. Um diagnóstico psicanalítico envolve a etiologia e o significado dos sintomas.

O *Manual Diagnóstico e Estatístico de Transtornos Mentais*, quinta edição (DSM-5), é usado por ambos os grupos de profissionais de saúde mental.

Existem centenas de transtornos psiquiátricos que se enquadram nas 13 categorias a seguir.

A nutrição clínica para os transtornos psiquiátricos requer uma avaliação nutricional, que considera o seguinte:

1. Aumento ou diminuição do apetite
2. Aumento ou diminuição do nível de atividade e, portanto, das necessidades calóricas
3. Uso de medicamentos que causam secura na boca, sede, constipação intestinal e flutuações da massa corporal
4. Diminuição da capacidade de se concentrar, entender e seguir instruções
5. Alteração das necessidades nutricionais devido ao uso de álcool, fármacos ou tabaco
6. Possível diminuição da capacidade de autocuidados como renda adequada, realização de compras e preparação de refeições
7. História de comorbidades que podem ter resultado em ingestão nutricional deficiente ou abaixo do ideal
8. Uso de alimentos ou suplementos nutricionais como a "resposta mágica" na terapia

Transtorno psiquiátrico	Descrição	Exemplos	Estratégias nutricionais
Transtorno de adaptação	Um grupo de sintomas, como estresse, sensações de tristeza ou desesperança e sintomas físicos que podem ocorrer após um evento estressante da vida. A dificuldade de enfrentamento pode resultar em uma reação mais forte que a esperada para o tipo de evento ocorrido	Tristeza, desesperança, preocupação, ansiedade, choro excessivo	Etapas e objetivos pequenos e concretos. Avalie os sintomas e alterações físicos (fadiga, diarreia, nível de atividade etc.)
Transtornos da ansiedade	Preocupação e medo são constantes e devastadores e podem ser incapacitantes. A ansiedade pode causar tal desconforto que esta interfere na capacidade do indivíduo de levar uma vida normal	Inclui ansiedade generalizada, transtorno do pânico, transtorno obsessivo-compulsivo, transtorno da ansiedade social, transtorno do estresse pós-traumático (TEPT) e fobias específicas	Tranquilização e compensação verbal para os sucessos. Alterações graduais. Uso de comidas de conforto saudáveis. Apoie a estabilidade do açúcar sanguíneo
Transtornos dissociativos	Fuga da realidade de maneiras involuntárias e não saudáveis; experiência de desconexão e falta de continuidade entre pensamentos, lembranças, vizinhanças, ações e identidade	Os sintomas incluem amnésia e a não lembrança de identidades anteriores alternadas	Apoie escolhas alimentares saudáveis que forneçam uma nutrição balanceada. Enfatize os alimentos coloridos e a inclusão de todos os grupos alimentares. Omita alimentos com associações negativas
Transtornos alimentares	Um grupo de condições graves em que a preocupação com os alimentos e a massa corporal resulta em foco em poucas outras coisas. Os transtornos alimentares podem causar problemas físicos graves e até potencialmente fatais (ver Capítulo 22)	Inclui anorexia nervosa, bulimia e transtornos da compulsão alimentar periódica	Apoie as boas escolhas alimentares já ocorridas. Faça o indivíduo se comprometer a estabelecer objetivos. Incentive o uso de polivitamínicos/suplementos de minerais. Inclua um nível moderado de atividade e alimentação social

(continua)

Tabela 40.2 Nutrição clínica para transtornos psiquiátricos. (*Continuação*)

Transtorno psiquiátrico	Descrição	Exemplos	Estratégias nutricionais
Transtornos do controle dos impulsos (TCI)	Manifestação repetitiva ou compulsiva de um comportamento específico (p. ex., jogo, arrancar os cabelos) apesar das consequências adversas, controle diminuído sobre o comportamento problemático e tensão, ou estado de urgência antes de manifestar o comportamento	Inclui o jogo patológico, a cleptomania, a piromania e o transtorno explosivo intermitente Os critérios para outros TCI (compra compulsiva, uso problemático da internet, comportamento sexual compulsivo e dermatilomania) estão sendo considerados atualmente	Evite qualquer foco excessivo em um único objetivo. Incentive a variedade nas escolhas de alimentos Modere uma programação regular de refeições e lanches
Transtornos do humor	Um estado emocional geral e/ou humor distorcido ou incompatível com as circunstâncias	Inclui: **Transtorno depressivo maior** – períodos prolongados e persistentes de tristeza extrema **Transtornos bipolares I e II** – também chamados "transtornos maníaco-depressivos" ou "transtornos afetivos bipolares" **Transtorno afetivo sazonal (TAS)** – uma forma de depressão associada a menos luz solar como no inverno **Transtorno ciclotímico** – altos e baixos emocionais; menos extremos do que no transtorno bipolar **Transtorno disfórico pré-menstrual** – alterações de humor e irritabilidade que ocorrem durante a fase pré-menstrual da mulher e desaparecem com o início da menstruação **Transtorno depressivo persistente (distimia)** – uma forma de depressão a longo prazo (crônica) **Transtorno disruptivo da desregulação do humor** – irritabilidade crônica, grave e persistente em crianças, geralmente inclui frequentes explosões de humor incompatíveis com a idade de desenvolvimento da criança	Indague sobre a história de alterações da massa corporal Assegure a ingestão adequada de folato, B_{12} e ácido graxo ômega-3 Incentive refeições regulares, simples e lanches que ajudem a manter níveis saudáveis de açúcar sanguíneo Planejamento detalhado Alimentação social, se possível Bipolar: avalie para uma ingestão consistente de líquidos e sódio Inclua um plano de atividade social e exercício
Transtornos da personalidade	Uma classe de transtornos mentais caracterizada por padrões rígidos de pensamento e comportamento a longo prazo que se desvia acentuadamente das expectativas da cultura. Podem causar sérios problemas e comprometimento da função	Inclui: padrão comportamental que causa significativo desconforto ou comprometimentos pessoais, sociais ou situações ocupacionais Situações similares não afetam o funcionamento diário da maioria das pessoas no mesmo grau	Escolhas flexíveis/variedade de escolhas de alimentos e bebidas (ofereça opções para dar liberdade de escolha ao paciente) Horários flexíveis de refeições
Transtornos psicóticos	Doenças graves que afetam a mente e alteram a capacidade de uma pessoa de pensar com clareza, fazer bons julgamentos, responder emocionalmente, comunicar-se com eficiência, compreender a realidade e comportar-se de maneira adequada	Inclui: **Esquizofrenia** – sintomas como alucinações e dificuldade em permanecer em contato com a realidade. Geralmente são incapazes de atender às demandas normais da vida diária **Transtorno esquizoafetivo** – sintomas de esquizofrenia e transtorno do humor	Refeição social Refeições simples Dê orientações sobre fazer compras e ideias para lanches saudáveis. Avalie para síndrome metabólica potencial Avalie para uso excessivo de suplemento ou ingestão de água
Disfunção sexual	Incapacidade total de ter prazer nas relações sexuais; transtornos que interferem no ciclo total da resposta sexual raramente ameaçam a saúde física, mas podem ter um impacto psicológico, causando depressão, ansiedade e sensações debilitantes de inadequação		Apoie uma nutrição adequada para uma função física saudável. A dieta mediterrânea pode dar suporte à função vascular

(*continua*)

Tabela 40.2 Nutrição clínica para transtornos psiquiátricos. (*Continuação*)

Transtorno psiquiátrico	Descrição	Exemplos	Estratégias nutricionais
Transtornos sexuais	Transtornos que envolvem o funcionamento, desejo ou desempenho sexuais devem causar acentuado desconforto ou dificuldade interpessoal para serem classificados como transtornos	O diagnóstico é estabelecido apenas quando a situação persiste, causada ao menos em parte por fatores psicológicos; podem ocorrer ocasionalmente ou ser causados por um fator temporário como fadiga, doença, álcool ou drogas	Dieta balanceada saudável de apoio à função física
Transtornos do sono	Transtornos que envolvem alterações nos padrões ou hábitos de sono. Os sinais e sintomas incluem excessiva sonolência diurna, respiração irregular ou aumento dos movimentos durante o sono, dificuldade para adormecer e comportamentos anormais de sono	Inclui insônia, apneia do sono, síndrome das pernas inquietas e narcolepsia	Registro alimentar com os horários das refeições para aumentar a conscientização e a presença da síndrome do comer noturno Atenda às necessidades de ferro
Transtornos somatoformes	Um grupo de transtornos caracterizados por pensamentos, sentimentos ou comportamentos relacionados com os sintomas somáticos (físicos) e são excessivos em qualquer transtorno médico que possa estar presente	Podem acompanhar os transtornos da ansiedade, que geralmente produzem os sintomas físicos. Os sintomas somáticos melhoram com o tratamento bem-sucedido do transtorno da ansiedade ou do humor	Revise os sintomas físicos e as alterações na frequência e na gravidade (dor abdominal, diarreia, constipação intestinal) Comida para conforto
Transtornos por uso de substâncias	Transtornos mentais distintos, independentes, que ocorrem concomitantemente, já que todos ou a maioria dos sintomas psiquiátricos são consequências diretas do uso de substâncias	Os sintomas dos **transtornos induzidos por substâncias** variam desde ansiedade e depressão leves (as mais comuns em todas as substâncias) até reações maníacas totalmente desenvolvidas e outras reações psicóticas (muito menos comuns) Os **sintomas psicóticos** podem ser causados pelo abuso prolongado de anfetamina A **demência** (problemas de memória, concentração e de solução de problemas) podem resultar do uso de substâncias diretamente tóxicas para o cérebro, que geralmente incluem álcool, inalantes como a gasolina e anfetaminas	Calcule as calorias do álcool, miligramas (mg) de ingestão de cafeína; % de calorias do açúcar e doces para aumentar a percepção do paciente e rastrear o progresso Modere os objetivos Realize mudanças graduais Incentive o uso de vitaminas/suplementos de minerais (e tiamina em particular para o alcoolismo) Avalie a história da ingestão alimentar irregular e alterações da massa corporal

USO ABUSIVO DE SUBSTÂNCIAS

O **uso abusivo de substâncias** é definido como o uso compulsivo persistente de uma substância que o usuário tem conhecimento de ser física, psicológica ou socialmente nociva. O uso abusivo de álcool, ou **alcoolismo**, e de outras substâncias resulta em um comportamento compulsivo e reincidente. O uso abusivo de substância pode ser acompanhado de depressão ou ansiedade.

O tratamento bem-sucedido requer atenção à contribuição da nutrição na perpetuação e recuperação no caso de uso abusivo de substâncias. O uso abusivo de substâncias pode resultar em apetite pobre, desejo por açúcar e doces, constipação intestinal e falta de motivação para preparar as refeições. O precário estado nutricional pode resultar da desnutrição primária decorrente de ingestão insuficiente de alimentos ou de nutrientes, ou desnutrição secundária devido a alterações na absorção, digestão, metabolismo ou excreção de nutrientes.

O uso abusivo de substâncias envolve numerosos neurotransmissores. A molécula-mestra do prazer, que liga e envolve a maioria das formas de uso abusivo de substâncias, é a **dopamina**. Sua produção é desencadeada pelo uso de heroína, anfetaminas, maconha, álcool, nicotina, cocaína e cafeína ou por atividades de jogo ou sexo. O comportamento de compulsão alimentar pode estar ligado ao mesmo sistema de recompensa. Foi demonstrado que outros neurotransmissores estão envolvidos no uso abusivo de substâncias, como a serotonina e o glutamato. Os distúrbios nutricionais associados ao uso abusivo de substâncias podem ser graves e podem perpetuá-lo, ou intensificar os problemas de saúde relacionados com o uso abusivo de substâncias, e tornar o processo de recuperação mais difícil.

Triagem para alcoolismo

Uma ingestão moderada é definida como até dois drinques por dia para homens ou um drinque por dia para mulheres (Centers for Disease Control and Prevention [CDC], 2014). Os indivíduos com ingestões maiores que essas devem ser avaliados utilizando uma ferramenta de triagem para alcoolismo. Uma dessas ferramentas é o teste AUDIT de identificação de transtornos por uso de álcool (*Alcohol Use Disorders Identification Test*), desenvolvido pela OMS e disponibilizado em seu *site*.

O questionário CAGE era usado geralmente como uma ferramenta de triagem e avaliação para o alcoolismo (Boxe 40.3), mas foi substituído, em grande parte, pelo instrumento de triagem AUDIT devido à sua maior sensibilidade e especificidade. Essa ferramenta é uma maneira simples de realizar a triagem e identificar pessoas em risco de ter problemas de alcoolismo (Boxe 40.4).

Fisiopatologia

Em algumas pesquisas sobre o consumo de álcool, o consumo leve demonstrou ser bom para o coração e para o sistema circulatório e protetor contra o diabetes melito tipo 2 e cálculos biliares. Entretanto, nenhum nível de consumo de álcool demonstrou melhorar a saúde e reduzir a mortalidade de todas as causas (Burton et al., 2018), assim, a única maneira de minimizar a perda de saúde é com o consumo zero. O consumo pesado de bebidas alcoólicas é uma causa importante de morte prevenível na maioria dos países; e está implicado em cerca de metade dos acidentes de trânsito fatais nos EUA. O consumo pesado de álcool pode danificar o fígado e o coração, prejudicar uma criança ainda não nascida além de aumentar as chances de desenvolvimento de câncer de mama e outros cânceres, contribuindo para a depressão e violência e interferindo nos relacionamentos. Quando o álcool começa a criar problemas, e especialmente quando um indivíduo nega esses problemas ou não consegue mudar o seu curso, o uso abusivo de álcool deve ser considerado.

As deficiências de nutrientes podem exacerbar essas consequências negativas do consumo crônico de álcool:

1. A deficiência de vitamina B_1 pode desencadear confusão e psicose (denominada "encefalopatia de Wernicke"; ver Capítulo 28)
2. A deficiência de magnésio pode agravar os sintomas de abstinência como o *delirium tremens* (DT) e arritmias cardíacas. As concentrações de magnésio nas hemácias são mais úteis na avaliação das concentrações séricas de magnésio, que podem permanecer normais mesmo na deficiência grave desse elemento. Por ser tão comum em alcoólicos, deve-se presumir a presença de deficiência de magnésio nesses pacientes
3. Desnutrição, má-absorção, gastrite e diarreia crônica (ver Capítulos 26 e 27)
4. Hepatite e cirrose (ver Capítulo 28)
5. Cardiomiopatia (ver Capítulo 32)
6. Distúrbios da medula óssea
7. Neuropatia, que também está associada à deficiência de B_{12} e demências

---

Boxe 40.3 CAGE – Questionário para avaliar o uso de álcool.

Você já percebeu que deve diminuir (**C**ut down) seu consumo de álcool?
As pessoas já o **A**borreceram com críticas ao seu consumo de álcool?
Você já se sentiu mal ou culpado (**G**uilty) por consumir bebidas alcoólicas?
Você já bebeu um drinque como a primeira ação de manhã para acalmar os nervos ou se curar de uma ressaca abrir os olhos [**E**ye opener]?

As respostas dos itens CAGE são pontuadas em 0 ou 1, sendo o escore mais alto uma indicação de problemas alcoólicos. Um escore total de 2 ou maior é considerado clinicamente significativo.
(Ewing JA: Detecting alcoholism. The CAGE questionnaire, *JAMA* 252:1905, 1984.)

Boxe 40.4 Instrumento AUDIT – *Alcohol Use Disorders Identification Test.*

1. Com que frequência você ingere bebidas alcoólicas?
   - (1) Nunca (pule as perguntas 9 e 10)
   - (2) 1 vez/mês ou menos
   - (3) 2 a 4 vezes/mês
   - (4) 2 a 3 vezes/semana
   - (5) 4 ou mais vezes/semana
2. Quantos drinques contendo álcool você bebe em 1 dia típico em que está bebendo?
   - (1) 1 ou 2
   - (2) 3 ou 4
   - (3) 5 ou 6
   - (4) 7, 8 ou 9
   - (5) 10 ou mais
3. Com que frequência você bebe seis ou mais drinques em uma só ocasião?
   - (1) Nunca
   - (2) Menos de 1 vez/mês
   - (3) 1 vez/mês
   - (4) 1 vez/semana
   - (5) Diariamente ou quase diariamente
4. Com que frequência, durante o ano passado, você achou que não era capaz de parar de beber depois de ter começado?
   - (1) Nunca
   - (2) Menos de 1 vez/mês
   - (3) 1 vez/mês
   - (4) 1 vez/semana
   - (5) Diariamente ou quase diariamente
5. Com que frequência, durante o ano passado, você não fez o que normalmente era esperado por causa de seu hábito de beber?
   - (1) Nunca
   - (2) Menos de 1 vez/mês
   - (3) 1 vez/mês
   - (4) 1 vez/semana
   - (5) Diariamente ou quase diariamente
6. Com que frequência, durante o ano passado, você não conseguiu se lembrar do que aconteceu na noite anterior por causa de seu hábito de beber?
   - (1) Nunca
   - (2) Menos de 1 vez/mês
   - (3) 1 vez/mês
   - (4) 1 vez/semana
   - (5) Diariamente ou quase diariamente
7. Com que frequência, durante o ano passado, você precisou de uma bebida alcoólica na primeira hora da manhã para se animar, após uma noite de pesado consumo alcoólico?
   - (1) Nunca
   - (2) Menos de 1 vez/mês
   - (3) 1 vez/mês
   - (4) 1 vez/semana
   - (5) Diariamente ou quase diariamente
8. Com que frequência, durante o ano passado, você se sentiu culpado ou teve remorso após beber?
   - (1) Nunca
   - (2) Menos de 1 vez/mês
   - (3) 1 vez/mês
   - (4) 1 vez/semana
   - (5) Diariamente ou quase diariamente
9. Você ou outra pessoa sofreu alguma lesão em consequência de seu hábito de beber?
   - (1) Não
   - (2) Sim, mas não no ano passado
   - (3) Sim, no ano passado
10. Um parente, um amigo, médico ou outro profissional de saúde expressou preocupação com seu hábito de beber ou sugeriu que você o diminuísse?
    - (1) Não
    - (2) Sim, mas não no ano passado
    - (3) Sim, no ano passado

Some os pontos associados às respostas. Um total de 8 pontos ou mais indica um comportamento nocivo de consumo de álcool.

Tratamento clínico

O conhecimento sobre o tratamento do uso abusivo de substâncias evoluiu consideravelmente. O tratamento progrediu da visão do uso abusivo de substâncias como um defeito do caráter ou sinal de fraqueza para a visão que o considera um transtorno cerebral crônico, decorrente de informações genéticas e ambientais.

Pode-se presumir que qualquer paciente ou cliente com problemas por uso abusivo ativo de substâncias tenha deficiências nutricionais. Pode ser útil fazer testes nutricionais, especialmente para documentar as condições mais perigosas, como a deficiência de tiamina (ver Capítulo 5). Entretanto, em um quadro agudo, é crítico e pode até salvar vidas presumir que as deficiências de vitamina B e magnésio estão presentes e tratar essas deficiências em vez de aguardar os resultados laboratoriais.

Nutrição clínica

A nutrição clínica para o uso abusivo de substâncias deve ser individualizada, levando em consideração o atual estado nutricional do paciente. Alguns pacientes podem ser indivíduos sem lar e serem claramente desnutridos, enquanto outros podem ter deficiências menos visíveis. Deve ser dada atenção especial às deficiências de vitaminas do complexo B, magnésio e aminoácidos (ver Capítulo 5). Quando possível, a melhor abordagem é avaliar cada paciente para detectar deficiências por meio de exame de sangue e, então, supri-las, se necessário, ou assumir que o estado nutricional é precário e fornecer um amplo suplemento de polivitamínicos/minerais, bem como uma dieta contendo proteína e gorduras de alta qualidade. Quando gastrite ou outros problemas intestinais forem evidentes, estes devem ser tratados para permitir digestão e absorção adequadas de nutrientes.

A provisão de níveis adequados de aminoácidos, vitaminas do complexo B, minerais e ácidos graxos ômega-3 geralmente estabiliza a função em um paciente que lida com o uso abusivo de substâncias de qualquer tipo. Como se observa em muitos transtornos psiquiátricos, o magnésio e a N-acetilcisteína também são muito úteis na recuperação do uso abusivo de substâncias (Bondi et al., 2014; McClure et al., 2014).

Por fim, a orientação dos usuários sobre a função cerebral e a nutrição aumenta sua capacidade de participar com sucesso em um programa de recuperação, e os capacita a fazer escolhas saudáveis ao mesmo tempo que eles compreendem o mecanismo do uso abusivo de substâncias (Boxe 40.5).

Boxe 40.5 Resumo da nutrição clínica para uso abusivo de substâncias.

Se indicado pela anamnese, avalie para detectar o hábito de beber de alto risco.
Avalie o apetite, a função GI incluindo náuseas e alterações potenciais no consumo alimentar.
Avalie saúde oral, perda de dentes e capacidade de mastigação.
Inicie suplemento polivitamínico-mineral; recomende o uso por 6 meses.
Recomende o suplemento de ácidos graxos ômega-3: 800 a 1.000 mg/dia.
Recomende a avaliação bioquímica de tiamina, ferro, ácido fólico, magnésio, selênio.
Recomende de 25 a 30% das calorias na dieta de proteína de alta qualidade.
Dieta nutricionalmente adequada (ingestão moderada de até 300 a 450 mg de cafeína, uso moderado de sobremesas para mediar a abstinência, consumo moderado de fibras e ingestão adequada de líquidos, inclusão de produtos lácteos).
Recomende o grupo de educação nutricional o mais cedo possível durante a abstinência.

Weiss, D: *Nutrition interventions in addiction recovery: the role of the dietitian in substance abuse treatment*. Webinar, September 25, 2013.

ANSIEDADE

Os transtornos da ansiedade são as doenças mentais mais comuns nos EUA (National Institute of Mental Health [NIMH], 2017). De acordo com o Centers for Disease Control and Prevention (CDC), as taxas de prevalência de transtorno da ansiedade em países desenvolvidos variam de 13,6 a 28,8% da população e são mais elevadas nesses países do que nos países em desenvolvimento. A etiologia de base da ansiedade não é bem conhecida. Entre as diferentes formas de ansiedade estão o transtorno da ansiedade generalizada (TAG), transtorno do pânico, transtorno obsessivo-compulsivo (TOC), transtorno do estresse pós-traumático (TEPT) e transtorno da ansiedade social (ver Tabela 40.2). São comuns a todos esses transtornos a intensificação e o precário controle dos sintomas emocionais, somáticos e neurológicos deflagrados por um tipo específico de circunstância ou situação, como uma **experiência adversa na infância (EAI)**, morte ou divórcio, uso abusivo de substâncias, combate militar e abusos emocionais, físicos ou sexuais ou, no caso de TAG, não relacionado a qualquer gatilho específico.

Etiologia

Em um nível, a **ansiedade**, expressa como a intensificação da percepção do entorno e do risco potencial, pode ser observada como uma vantagem evolucionária em termos de lidar com as ameaças. Entretanto, quando esse mecanismo é difuso e debilitante, torna-se um campo da patologia.

Existe um claro componente genético na ansiedade. O estresse da EAI também pode constituir um significativo fator etiológico da ansiedade, que pode impactar o indivíduo durante a idade adulta. Percebe-se que a ansiedade e a resposta ao pânico tornam-se "programadas" em idade precoce, criando padrões hormonais e cerebrais que se tornam arraigados.

Fisiopatologia

A estrutura no cérebro que supostamente gera ansiedade é a **amígdala** (o centro da ameaça), que processa os estímulos relacionados ao medo e, então, sinaliza para outras partes do cérebro (especialmente o *locus cerúleo*) para deflagrar e liberar norepinefrina, fator liberador de corticotrofina (CRF), que acaba por estimular níveis elevados de cortisol; e outros componentes excitatórios do sistema nervoso simpático. Tem sido reconhecido o crescente papel do glutamato nos transtornos da ansiedade (assim como na depressão) e é um alvo dos tratamentos farmacológicos e não farmacológicos (European College of Neuropsychopharmacology, 2013).

As difíceis circunstâncias de vida que provocam o estresse podem exacerbar os transtornos da ansiedade subjacentes, e pode ser útil abordá-los com aconselhamento. Isso pode incluir estresse no casamento e nos relacionamentos, estresse no trabalho, luto e fatores de estresse fisiológicos, como transtornos do sono, menopausa, doença tireóidea e alergias alimentares. Desequilíbrios hormonais, incluindo níveis tireóideos altos ou baixos, baixo nível de progesterona e níveis altos ou baixos de testosterona, também podem desencadear a ansiedade. A ansiedade pode ser uma queixa de apresentação da perimenopausa, assim como os níveis altos ou baixos de cortisol, refletindo a disfunção da glândula suprarrenal.

A ansiedade provoca sintomas físicos e emocionais, incluindo frequência cardíaca rápida, respiração superficial, diaforese, hipervigilância e transtornos do sono. Pode ser difícil primeiramente diagnosticar a ansiedade porque os pacientes apresentam múltiplas queixas somáticas, e somente após se descartar a patologia somática é possível estabelecer um diagnóstico de transtorno da ansiedade.

Tratamento clínico

A terapia farmacológica primária para os transtornos da ansiedade inclui benzodiazepínicos, inibidores seletivos da recaptação de serotonina (ISRS) e inibidores da recaptação de norepinefrina. Os medicamentos usados primariamente para outras condições podem ser úteis no tratamento da ansiedade, como a gabapentina, buspirona e os medicamentos antipsicóticos. Cada um destes pode ser eficaz, mas não para todos os pacientes. Cada um desses tratamentos tem efeitos colaterais em potencial.

Nutrição clínica

As dietoterapias direcionadas às causas metabólicas subjacentes de ansiedade podem ser eficazes. O desequilíbrio do açúcar sanguíneo ou o estado de fome podem desencadear a ansiedade e devem ser suspeitados se os sintomas de ansiedade forem piores no final da manhã ou à tarde (i. e., após várias horas sem alimento). É recomendado o consumo de refeições pequenas e balanceadas, bem como a manutenção dos horários rotineiros das refeições.

As deficiências nutricionais podem estar presentes, especialmente de vitamina D (Armstrong et al., 2007), vitaminas do complexo B e magnésio. A deficiência de magnésio pode causar ansiedade, e esta também pode causar maiores perdas de magnésio. Em pacientes hospitalizados, o magnésio parenteral (p. ex., 2 g IV durante 1 hora, em seguida 1 g/h durante 1 a 3 dias) diminuiu significativamente a ansiedade e a agitação graves em pacientes psiquiátricos agitados internados. Um polivitamínico com 100 mg de magnésio e vitaminas do complexo B em altas doses mostraram diminuir a ansiedade em um estudo controlado por placebo. Demonstrou-se também que o tratamento com vitaminas do complexo B melhora a ansiedade com ou sem deficiência (Gaby, 2011). O Boxe 40.6 apresenta a nutrição clínica e o suporte fitoterápico no tratamento da ansiedade.

Um estudo recente que incluiu 445 mulheres saudáveis demonstrou que a ingestão mais elevada de alimentos fermentados contendo probióticos, como iogurte, *kefir*, picles e outros vegetais lactofermentados, podem ser protetores contra os sintomas de ansiedade social e neuroticismo (Hilimire et al., 2015). Foi solicitado aos participantes que pensassem em sua ingestão alimentar dos últimos 30 dias e indicassem a quantidade consumida de certos alimentos fermentados. Os grupos de consumo "alto" e "baixo" foram calculados como um desvio padrão abaixo e acima da média (9,91 ± 24,51). O alto consumo de frutas e vegetais, assim como a frequência de exercícios também foram negativamente correlacionados com a ansiedade social.

A ingestão alimentar que dá suporte à síntese dos neurotransmissores também pode auxiliar no alívio à ansiedade. Por exemplo, as deficiências de L-triptofano L-fenilalanina ou L-tirosina, os importantes blocos de construção de serotonina, estão associadas à ansiedade (Alramadhan et al., 2012).

As terapias integrativas como meditação, atenção plena e ioga também podem ser úteis.

TRANSTORNO BIPOLAR

Esse transtorno também é denominado "transtorno afetivo bipolar" e anteriormente era chamado "transtorno maníaco-depressivo". Os "Transtornos do Humor" no DSM-IV foram substituídos por seções separadas para os transtornos depressivos e transtornos bipolares. O transtorno bipolar está situado entre os transtornos psicóticos e os transtornos depressivos no **Manual Diagnóstico e Estatístico de Transtornos Mentais (DSM-5)**, "em reconhecimento ao seu lugar como uma ponte entre duas classes de diagnóstico em termos de sintomatologia, histórias familiar e genética" (Parker, 2014). Os critérios para os transtornos psicóticos maiores e transtornos do humor são, em grande parte, imutáveis no DSM-5.

O **transtorno bipolar** é um transtorno em que os indivíduos apresentam episódios de um humor elevado ou agitado, conhecido como

---

Boxe 40.6 Nutrição clínica para tratamento da ansiedade.

- Avalie para o estado de vitamina D, magnésio e vitaminas do complexo B e de ácidos graxos essenciais (ver Capítulo 5)
  A eliminação da cafeína por 3 a 4 semanas é recomendada para verificar se a ansiedade diminui. Informe sobre os sintomas de abstinência por 7 a 10 dias, incluindo cefaleias. Diminuir pela metade a ingestão, a cada 4 a 7 dias, pode evitar isso. Mudar de café para o chá-verde também pode ser útil, pois este tem menos cafeína e contém teanina, um aminoácido calmante. A ansiedade pode ser desencadeada por baixas doses de cafeína (as quantidades no café descafeinado); a mudança para chás sem cafeína pode ser necessária
- Assegure refeições regulares com proteína e baixo teor de carboidratos glicêmicos para promover a estabilidade do açúcar sanguíneo
- Considere a adição de um polivitamínico (PVI) se a ingestão na dieta não atender à ingestão dietética de referência (IDR) para folato, B_{12}, zinco, magnésio e vitamina D.

Terapias integrativas para a ansiedade

- **GABA:** a deficiência do neurotransmissor ácido gama-aminobutírico (GABA) está associada à ansiedade, sendo o GABA um contrapeso primário para os neurotransmissores excitatórios (Möhler, 2012)
- **Inositol:** o inositol pode ser útil para tratar transtornos da ansiedade e do pânico e é muito seguro. Em altas doses, pode ser valioso no controle de vários outros transtornos de saúde mental, incluindo transtorno do pânico, transtorno obsessivo-compulsivo, agorafobia e depressão
- **Cava-cava:** a cava-cava tem uma longa história de uso no tratamento da ansiedade na dose de 120 a 280 mg de cavalactonas. É segura para uso a curto prazo (4 a 8 semanas). Deve-se ter cuidado em indivíduos com doença hepática (Sarris, 2018)
- **Alfazema:** o odor de alfazema é calmante, assim manter um vaso cheio de flores de alfazema (mesmo secas) no ambiente ou usar um *spray* de óleo de lavanda (alfazema) pode ser útil. Além disso, tomar uma cápsula de lavanda pode ser calmante e reduzir a necessidade de tranquilizantes (Woelk e Schläfke, 2010)
- **Magnólia:** a casca de magnólia tem uma longa história de uso nas fórmulas tradicionais chinesas que aliviam tanto a ansiedade como a depressão sem a sensação de sedação (Talbott et al., 2013)
- **Extrato de passiflora (maracujá):** as doses de 100 a 500 mg, 1 a 4 vezes/dia podem ser úteis (Movafegh et al., 2008)
- **Teanina:** a teanina é derivada do chá-verde. As doses de 200 mg, 1 a 2 vezes/dia são úteis (Unno et al., 2013). A L-teanina está envolvida na formação do neurotransmissor calmante GABA e também estimula a liberação de serotonina e dopamina.

Fontes

- Möhler H: The GABA system in anxiety and depression and its therapeutic potential, *Neuropharm* 62:1, 2012
- Sarris J: Herbal medicines in the treatment of psychiatric disorders: 10-year updated review, *Phytother Res*, 32(7):1147-62, 2018
- Talbott SM et al.: Effect of Magnolia officinalis and Phellodendron amurense (Relora) on cortisol and psychological mood state in moderately stressed subjects, *J Int Soc Sports Nutr* 10:37, 2013
- Unno K et al.: Antisstress effect of theanine on students during pharmacy practice: positive correlation among salivary α-amylase activity, trait anxiety and subjective stress, *Pharmacol Biochem Behav* 111:128, 2013
- Woelk H, Schläfke S: A multicenter, double-blind, randomised study of the Lavender oil preparation Silexan in comparison to Lorazepam for generalized anxiety disorder, *Phytomedicine* 17:94, 2010

mania, alternados com episódios de depressão. O NIMH relata que a prevalência de 12 meses do transtorno bipolar, na população adulta dos EUA, é de aproximadamente 2,8%, enquanto a prevalência vitalícia é de cerca de 4,4%. A média etária de início é 25 anos (NIMH, 2017). Há um componente genético, mas outros fatores, incluindo hormônios, anormalidades de neurotransmissores e estresse, são provavelmente fatores de deflagração dessa doença.

Fisiopatologia

Os sintomas ocorrem em diferentes níveis de gravidade. Em níveis mais leves de mania, conhecidos como hipomania, os indivíduos parecem ativos, excitáveis e podem ser altamente produtivos. À medida que a mania torna-se mais grave, os indivíduos passam a se comportar de maneira irregular e impulsiva, e podem ter grande dificuldade para dormir. O comportamento pode incluir uso abusivo de álcool, indiscrição sexual e gastos excessivos. Os transtornos alimentares são uma comorbidade potencial. A fase maníaca pode resultar em dificuldade em planejar e preparar os alimentos.

Durante a fase depressiva, de 25 a 50% dos pacientes tentam o suicídio. No nível mais grave, os indivíduos podem apresentar psicose. O **transtorno bipolar** foi subdividido recentemente em bipolar I (envolvendo ciclos de graves episódios de humor desde mania à depressão) e bipolar II (em que episódios mais leves de mania são misturados com surtos de depressão grave) (ver Tabela 40.2). Alguns indivíduos manifestam um estado misto, em que as características de mania e depressão estão presentes ao mesmo tempo. Os episódios maníacos e depressivos duram de alguns dias a vários meses.

Tratamento clínico

Numerosos medicamentos são usados com graus variáveis de sucesso. O tratamento clínico de transtorno bipolar é complexo e requer frequente monitoramento de clínicos habilitados. O lítio, um tratamento clássico, é considerado benigno quando usado como o orotato de lítio em baixas doses (p. ex., 5 mg/dia), mas em altas doses, como carbonato de lítio, pode causar acentuada toxicidade, incluindo hipotireoidismo, toxicidade renal e tremor. O carbonato de lítio tem um estreito índice terapêutico; não há uma grande diferença entre a dose tóxica e a terapêutica, e as concentrações sanguíneas devem ser cuidadosamente observadas. Outros medicamentos usados para tratar o transtorno bipolar são os estabilizadores do humor, benzodiazepínicos e medicamentos antipsicóticos.

A presença de mutações genéticas em metilenotetra-hidrofolato (MTHFR) redutase deve ser determinada. Algumas mutações genéticas associadas a maior risco de transtorno bipolar respondem aos tratamentos nutricionais com metilfolato (5-MTHF) e B_{12} metilada (metilcobalamina).

Nutrição clínica

O lítio e o sódio são similares em ligação química; portanto, uma ingestão estável, moderada, de sal (sódio) é necessária para ajudar a estabilizar os níveis de lítio. Pode ser útil oferecer orientação dietética com base na dieta *Dietary Approaches to Stop Hypertension* (DASH) (ver Apêndice 17).

Muitas pessoas que iniciam um curso de lítio experimentam um significativo ganho de massa corporal dose-dependente, que geralmente resulta em não adesão ao medicamento. Outros efeitos colaterais que podem afetar o estado nutricional incluem aumento da sede, náuseas, vômito e diarreia. A ingestão diária usual de lítio na dieta é de 0,65 a 3,1 mg/dia (Kapusta et al., 2011).

Informações recentes relacionam o transtorno bipolar à disfunção mitocondrial, o que leva à possibilidade de tratar o transtorno bipolar com moduladores mitocondriais, como coenzima Q_{10}, N-acetilcisteína, acetil-L-carnitina (ALCAR), *S*-adenosil-*L*-metionina (SAMe), **ácido alfalipoico**, creatina mono-hidratada e melatonina (Forester et al., 2015; Nierenberg et al., 2013). Isso sugere ruptura do metabolismo da energia cerebral e sua relação com os transtornos do humor e transtornos psiquiátricos.

A ingestão adequada de ácido graxo ômega-3 também pode ser importante no tratamento do transtorno bipolar e pode ser obtido na dieta a partir de peixes de águas profundas ou um suplemento (Saunders et al., 2016).

O excesso de ferro também está associado ao aumento de risco de transtorno bipolar, assim a triagem da concentração de ferritina sérica é indicada para assegurar que esteja dentro da variação normal (Serata et al., 2012). A avaliação geral para deficiências de minerais e de elemento traço é justificada.

Como em outros transtornos do humor e psiquiátricos, a presença de doença celíaca ou de sensibilidade ao glúten deve ser considerada (Dickerson et al., 2011). Na sensibilidade não celíaca ao glúten (SNCG), sinais séricos e intestinais podem estar ausentes, mas são relatados sintomas clínicos, que desaparecem em poucos dias do início de uma dieta sem glúten. A literatura científica emergente contém vários relatos ligando os estados de sensibilidade ao glúten com as manifestações neuropsiquiátricas, incluindo autismo, esquizofrenia e ataxia (Genuis e Lobo, 2014).

DEMÊNCIA E DOENÇA DE ALZHEIMER

O **comprometimento cognitivo leve (CCL)** é um estágio intermediário entre o declínio cognitivo esperado no envelhecimento normal e o declínio mais grave da demência. Pode envolver problemas de memória, linguagem, pensamento e julgamento maiores do que as alterações normais relacionadas à velhice.

A **demência** representa uma séria perda de capacidade cognitiva, caracterizada por perda da memória. Pode ser estável e não progressiva, como pode ocorrer após lesões cerebrais, ou ser progressiva, resultando em declínio a longo prazo decorrente de dano ou doença no corpo. Duas das causas mais comuns são a **doença de Alzheimer (DA)** e a doença vascular (chamada "demência de múltiplos infartos"). Outras causas menos frequentes são a doença de Parkinson (DP) e a demência de corpúsculos de Lewy.

Três milhões e meio de norte-americanos têm **demência vascular** causada por má circulação para o cérebro e múltiplos mini-AVE, que também são chamados "ataques isquêmicos transitórios (AIT)". É a segunda principal causa de demência em países ocidentais. Essa síndrome pode resultar de (1) doença vascular aterosclerótica, (2) uma embolia geralmente do coração devido a doença vascular ou arrítmica, (3) hipertensão mal controlada, ou (4) maior tendência à coagulação por razões hereditárias ou adquiridas. A identificação da demência vascular com a DA geralmente é retardada até a síndrome estar avançada. A demência vascular deve ser considerada se a progressão da disfunção cognitiva ocorrer em etapas discretas, cada qual representando outro mini-AVE.

Estima-se que a DA afeta 5,8 milhões de norte-americanos (Alzheimer's Association, 2019). É a sexta principal causa de morte nos EUA e sua prevalência está crescendo a uma taxa mais rápida do que a de outras doenças crônicas. Por exemplo, enquanto as mortes por doença cardíaca diminuíram em 8,9%, entre 2000 e 2017, as mortes por DA aumentaram em 145% (Figura 40.2). Os dados do Framingham Heart Study mostraram risco de DA, ao longo da vida, de cerca de 1 em 10 para homens e de 1 em 5 mulheres; ver detalhes na Figura 40.3. A DA de início tardio (LOAD, do inglês, *late-onset* AD) é responsável pela grande maioria dos casos de DA, enquanto a DA de início precoce, que ocorre em pessoas dos 30 aos 60 anos, representa menos de 5%. Como outras doenças crônicas, a DA desenvolve-se em consequência de múltiplos fatores. Parece ser mais prevalente nos países ocidentais.

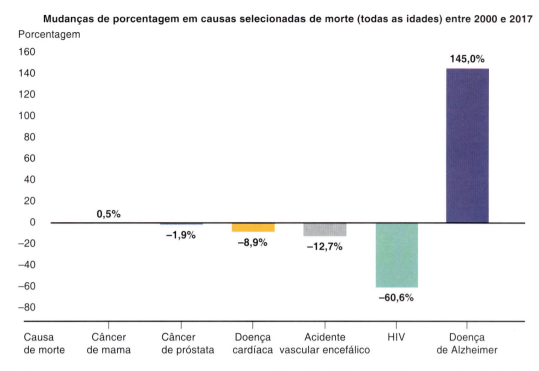

Figura 40.2 Mudança de porcentagem em causas de morte (todas as idades) de 2000 a 2017. (Adaptada de Alzheimer's Association, Factors and Figures Report.)

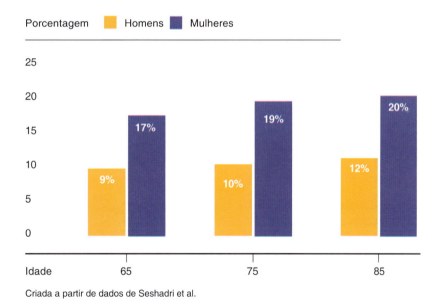

Criada a partir de dados de Seshadri et al.

Figura 40.3 Risco vitalício estimado de doença de Alzheimer por idade e sexo, do Framingham Study. (Adaptada de Seshadri et al.: Lifetime risk of dementia and Alzheimer's disease: the impact of mortality on risk estimates in the Framingham Study. *Neurology* 49(6), 1997. https://n.neurology.org/content/49/6/1498.)

O fator de risco mais comprovado de DA é a idade avançada. Outros fatores de risco não modificáveis, associados a um risco mais alto, incluem história familiar positiva de DA, presença do alelo APOE-e4 e outras variantes de risco genético, gênero feminino e síndrome de Down. Os fatores de risco modificáveis incluem os fatores de risco de doenças cardiovasculares, como hipertensão, diabetes, obesidade na meia-idade e tabagismo; uso de álcool em grandes quantidades; traumatismo craniano e baixo nível educacional. Pesquisas recentes também ligam o estresse oxidativo da poluição do ar ao risco de DA (Chen et al., 2017).

Atualmente, a DA é incurável. Como a maioria dos estudos de fármacos para o tratamento de DA não obteve sucesso, os pesquisadores estão voltando o foco para a prevenção como estratégia promissora de combate a essa doença. As alterações fisiopatológicas no cérebro, associadas à DA, iniciam-se 20 ou mais anos antes do surgimento dos sintomas, o que dá a oportunidade de modificação do estilo de vida para retardar a progressão e/ou prevenir a DA. Os fatores que podem ser protetores contra a DA incluem a atividade física, participação social e treinamento cognitivo. O papel da dieta e da nutrição na prevenção de DA é uma área ativa e promissora de pesquisa.

Fisiopatologia

A DA está associada à perda de neurônios, caracterizada por alterações microscópicas no cérebro que incluem a deposição de placas amiloides, proteínas tau e emaranhados neurofibrilares. O único teste definitivo para diagnosticar a DA é a biopsia cerebral, que, de maneira apropriada, não é realizada. Para avaliar a demência, a American Academy of Neurology (AAN) recomenda a neuroimagem estrutural, que pode incluir a tomografia computadorizada (TC) ou a ressonância magnética (RM), e a triagem para depressão, deficiência de vitaminas do complexo B_{12} e hipotireoidismo. Um estudo recente demonstrou o uso potencial de um exame de sangue para 10 lipídeos (oito fosfatidilcolinas e duas acetil-L-carnitinas) como o melhor painel de testes de combinação de lipídeos sanguíneos. Uma amostra de sangue periférico predisse com acurácia superior a 90% o desenvolvimento de CCL amnésico ou DA em um período de 2 ou 3 anos (Mapstone et al., 2014).

Tratamento clínico

Apenas metade das pessoas com demência, que visitam os médicos, na prática clínica geral, realizam mesmo os exames físicos básicos discutidos anteriormente. Em apenas 35% dessas pessoas é determinada a causa correta da demência, e esses exames são conduzidos geralmente em nível mais elevado (cuidados secundários) em ambientes hospitalares.

Um estudo de necropsias mostrou que em metade dos indivíduos diagnosticados com DA, a doença não foi observada em biopsia cerebral. Ao contrário, nesses indivíduos a demência tinha outras causas que foram omitidas (White, 2011). Apesar de problemático, isso também sugere que, ao procurar e tratar problemas nutricionais e outros problemas, a função pode melhorar – às vezes acentuadamente.

Até as pequenas alterações na função cerebral podem fazer a diferença entre ser capaz de cuidar-se *versus* não reconhecer um dos filhos. Os indivíduos com demência podem apresentar, de um dia para outro, acentuadas flutuações da cognição. Vários tipos de tratamento, incluindo o suporte nutricional e a atenção à adequada hidratação, podem melhorar significativamente a função cognitiva.

É crítico que o profissional de saúde sempre considere a possível presença de uma condição tratável ao avaliar um paciente para demência. Entre os exemplos de causas tratáveis, e até reversíveis, de declínio cognitivo e perda de memória, estão os desequilíbrios hormonais, tumores cerebrais, infecções, deficiências nutricionais (p. ex., folato e vitamina B_{12}) e os efeitos colaterais de numerosos medicamentos.

Também é importante distinguir entre as flutuações normais da função mental e a demência. A DA não está presente quando um indivíduo esquece onde deixou suas chaves, mas quando ele esquece como usar as chaves. A hospitalização pode resultar em má qualidade do sono, perda dos entornos de rotina e familiar, perda de liberdade para fazer escolhas, tratamento com medicamentos psicoativos fortes e dieta precária (p. ex., ser mantido repetidamente sem nada por via oral [NPO] para exames, ou restrições alimentares devido à doença aguda). Isso pode desencadear desorientação que pode ser confundida com demência. As chaves importantes do tratamento são levar a pessoa a ambientes familiares o mais rápido possível, sem medicamentos psicoativos e consumindo uma dieta nutritiva. Outros fatores também podem otimizar a função cognitiva (Boxe 40.7).

O tratamento clínico da demência vascular envolve a diminuição ou a eliminação de outras lesões cerebrais vasculares. O tratamento pode incluir o uso de ácido acetilsalicílico, colesterol e agentes para reduzir a pressão arterial e a doença cardíaca passível de tratamento clínico, quando presente.

As terapias clínicas disponíveis para a DA não curam nem revertem a doença, mas podem ajudar a reduzir a gravidade dos sintomas e/ou progressão de DA. As terapias atualmente são limitadas a (1) inibidores da acetilcolinesterase, como donepezila (Aricept®) e hemitartarato de rivastigmina (Exelon®), com o objetivo de manter as concentrações de acetilcolina no cérebro; e (2) memantina (Namenda®), um antagonista do receptor de N-metil-D-aspartato (NMDA), visando à redução da atividade do glutamato, que é excitatória e destrutiva do tecido cerebral. Pode-se obter algum benefício com a combinação dessas duas classes de fármacos. Embora esses medicamentos geralmente sejam bem tolerados e possam retardar modestamente a progressão, muitas vezes, porém, pouco fazem para melhorar os sintomas no dia a dia.

O tratamento clínico do diabetes e da resistência à insulina é crítico para retardar a progressão da demência de qualquer tipo. A hiper e a hipoglicemia, assim como a resistência à insulina não verificada, podem causar dano às estruturas cerebrais (Northam e Cameron, 2013) (ver boxe *Novos rumos*: *Resistência à insulina em DA e estudo SNIFF* [Schiöth et al., 2012]).

Boxe 40.7 Otimização da cognição na DEMÊNCIA.

Fármacos (**D**rugs): retire do paciente os medicamentos que não sejam essenciais. Não é incomum idosos tomarem 10 a 15 fármacos (polifarmácia) e isso pode resultar em comportamento anormal. Medicamentos anticolinérgicos são especialmente problemáticos.

Emocional: descarte a depressão e incentive o sono adequado. Dê suporte nutricional com os alimentos favoritos do indivíduo e as comidas de conforto. Geralmente, os doces são preferidos.

Metabolismo: os níveis dos hormônios devem ser corrigidos, quando possível. É importante certificar-se de que o paciente esteja obtendo a ingestão dietética recomendada (RDA) de, pelo menos, 150 mcg do iodo ao dia, para manter uma função tireóidea ótima (Carcaillon, 2013; Tan et al., 2008) (ver Capítulo 30).

Orelhas e olhos (**E**ars and eyes): a perda da audição e da visão pode mimetizar a demência.

Nutrição: otimize a ingestão nutricional.

Tumores e outras lesões **C**erebrais: uma imagem de ressonância magnética (IRM) ou a tomografia computadorizada (TC) é adequada, se o indivíduo for diagnosticado com demência.

Infecções: infecções urinárias e sinusais silenciosas podem comprometer a função mental.

Anemia, diabetes e outros problemas médicos manifestos devem ser avaliados e tratados.

Carcaillon L et al.: Low testosterone and the risk of dementia in elderly men: impact of age and education, *Alzheimers Dement* 10 (Suppl 5): S306, 2014; Tan ZS et al.: Thyroid function and the risk of Alzheimer disease: the Framingham study, *Arch Intern Med* 168:1514, 2008.

NOVOS RUMOS

Resistência à insulina na DA e estudo SNIFF

A resistência grave à insulina, em algumas áreas do cérebro, está presente na DA. O tecido cerebral é um dos poucos tecidos fora do pâncreas a produzir insulina, e a glicose é o combustível geralmente usado pelas células. Se a resistência à insulina estiver presente, a glicose não poderá entrar nas células cerebrais e estas essencialmente ficam "famintas" e não podem funcionar, a não ser que passem a usar cetonas como combustível. Isso sugere que o tratamento da resistência à insulina e da síndrome metabólica pode ser útil na prevenção ou redução da progressão da DA (Willette et al., 2015).

Isso torna especialmente importantes os exercícios, evitar o excesso de açúcar e as gorduras saturadas e aumentar o consumo de fibras. Mesmo a restrição de açúcar e de gorduras saturadas por apenas 4 semanas foi associada a maior sensibilidade à insulina e à diminuição de amiloides (Hanson et al., 2013). Atualmente, a insulina intranasal, 10 ou 20 UI, 2 vezes/dia, está sendo testada no estudo controlado randomizado sobre a doença de Alzheimer (Study of Nasal Insulina to Fight Forgetfulness [SNIFF]) (Claxton et al., 2015, Morris et al., 2014).

Também se pode considerar o aumento dos níveis de cetonas no sangue e no cérebro. O cérebro pode usar cetonas como combustível, e o metabolismo das cetonas não requer insulina (Paoli et al., 2014). O papel das cetonas e dos agentes cetogênicos na prevenção e tratamento de DA continua a ser objeto de pesquisa (Sharma et al., 2014; ver Apêndice 19).

Os "4 A" da DA – amnésia, afasia, apraxia e agnosia – apontam para alterações sequenciais na função cerebral, comportamento e desempenho que comprometem o indivíduo e acabam por dificultar a manutenção de uma ingestão nutricional adequada (Boxe 40.8). Técnicas específicas que levam em consideração os déficits cerebrais devem ser implementadas para melhorar a capacidade do paciente comer e ter prazer na alimentação. Um terapeuta ocupacional pode oferecer assistência em uma avaliação das necessidades de jantar.

Nutrição clínica

Surgiram evidências recentes de apoio a uma ligação entre a ingestão alimentar e a saúde cognitiva, particularmente em relação à população em envelhecimento. Uma dieta mais saudável durante a meia-idade (quantidades adequadas de vitaminas do complexo B, antioxidantes, AGPI e fitonutrientes [Valls-Pedret et al., 2012]) foi associada à melhor função cognitiva em fase avançada da vida. Descobriu-se que a dieta MIND ou a intervenção com dietas mediterrânea (DASH) para retardamento neurodegenerativo atrasam substancialmente o declínio cognitivo com o envelhecimento (Morris et al., 2015; ver Apêndices 17 e 23).

Três parâmetros de cognição (recordação tardia, capacidade de aprendizagem e memória) estavam significativamente associados a níveis de Hb A1c na variação de 4,3 a 6,5%, ilustrando o efeito até de níveis moderados de glicemia (American Academy of Neurology, 2015; Kerti et al., 2013).

As consequências metabólicas do alto consumo de frutose e da deficiência de ácidos graxos ômega-3 nas capacidades cognitivas foram associadas à ação da insulina, mediadores de sinalização e pontuações cognitivas mais baixas. A insulina é um vasodilatador e sua função está enfraquecida em indivíduos resistentes à insulina, o que diminui a circulação cerebral (Agrawal e Gomez-Pinilla, 2012; Barrett et al., 2009). A resistência à insulina, o comprometimento da cascata de sinalização do receptor de insulina no hipocampo, pode se acompanhar de redução do fluxo sanguíneo regional e diminuição da memória. Demonstrou-se que os efeitos vasoprotetores, que incluem melhora do fluxo sanguíneo cerebral, estão associados a uma dieta à base de alimentos integrais (Presley et al., 2011).

A pesquisa demonstrou que os fatores dietéticos podem influenciar o risco de DA devido a seus efeitos na função vascular, função neuronal e **plasticidade sináptica**, que é a capacidade das sinapses se fortalecerem ou enfraquecerem com o tempo. Os nutrientes-chave que estão sendo investigados por seu envolvimento na patogênese da DA e saúde geral do cérebro incluem vitaminas do complexo B/folato, B_{12} e B_6; colina; folato; ferro; potássio; vitaminas A, E e D; ácidos graxos ômega-3, gordura saturada e colesterol. Flavonóis, polifenóis, cafeína e curcumina também estão sendo examinados em relação a seus papéis. Vários destes são discutidos adiante.

Historicamente, o folato é considerado um nutriente importante para a prevenção e o tratamento de DA. Um estudo a longo prazo, usando dados do Baltimore Longitudinal Study of Aging, que foi iniciado em 1958 e incluiu mais de 1.400 participantes, constatou que os participantes com ingestões de folato na RDA de 400 mcg ou acima tiveram uma redução de 55% no risco de desenvolver DA (Corrada et al., 2005). A maioria das pessoas que tomou suplementos de folato alcançou esse nível, sugerindo que muitas pessoas não obtiveram as quantidades recomendadas de folato em suas dietas. Em outro estudo, que adicionou 1 mg/dia de folato aos medicamentos anticolinesterase, usados na DA, o resultado foi a melhora do estado funcional (Connelly et al., 2008). Em geral, foi demonstrado que os polivitamínicos resultam em melhora imediata do recordar livre (Grima et al., 2012). Recomenda-se um polivitamínico, de preferência com doses de vitamina B_1 maiores que a RDA e de 400 a 1.000 µg/dia de folato. Estudos mais recentes focalizaram o papel do folato na diminuição da inflamação como fator-chave no tratamento da DA (Chen et al., 2016).

Boxe 40.8 Os quatro "A" da doença de Alzheimer.

Amnésia: a incapacidade de usar ou reter memórias, incluindo a memória a curto e a longo prazo.

O indivíduo pode repetir constantemente perguntas como "Onde estou?", "Quem são vocês?" e "Quando vamos comer?" ou fazer acusações de roubo ao cuidador ou de ser um impostor. Esse tipo de comportamento pode continuar durante horas em uma só ocasião. Isso ocorre devido a dano aos lobos frontais e ao hipocampo. Essa é a primeira área de alteração notada pelas outras pessoas. Neste nível de amnésia, o indivíduo com demência não parece doente; assim, a confusão e a incapacidade de lembrar podem parecer intencionais e, muitas vezes, são interpretadas como um comportamento de "irritação" apenas.

IMPACTO NUTRICIONAL: o indivíduo pode esquecer de comer ou não confiar no cuidador que prepara a refeição ou presta o serviço.

Afasia: a incapacidade de usar ou entender a linguagem.

A perda da capacidade de falar e escrever é chamada "afasia expressiva". O indivíduo pode esquecer as palavras que aprendeu e fazer uma extensa descrição de um item por não encontrar a palavra certa. Pode chamar os membros da família por nomes errados. Na afasia receptiva, o indivíduo pode ser incapaz de entender palavras faladas ou escritas, ou ler e não entender nenhuma palavra do que é lido. Às vezes, o indivíduo finge entender e até inclina a cabeça em concordância; isso é para encobrir a afasia. Embora os indivíduos possam não entender as palavras e a gramática, ainda são capazes de entender o comportamento não verbal (i. e., sorrir).

IMPACTO NUTRICIONAL: pode não articular desejos, necessidades ou quando se alimentar.

Apraxia: a incapacidade de usar ou coordenar os movimentos ou realizar a coordenação muscular intencional.

Nos estágios iniciais, o indivíduo pode pegar um objeto e perdê-lo, ter dificuldade para pegar uma bola ou de bater palmas. O chão parece estar se movendo para esse indivíduo e o equilíbrio é afetado, aumentando o risco de quedas e lesão. A propósito, essa perda de capacidade de se movimentar afeta as atividades da vida diária (dormir, deambular, ir ao toalete, arrumar-se, realizar a higiene, vestir-se e comer). No estágio final, o indivíduo não é capaz de mastigar de maneira adequada ou de engolir o alimento, aumentando o risco de engasgo ou aspiração. Isso está ligado a dano aos lobos parietais (dor, tato, temperatura e pressão, percepção sensorial) e ao córtex (movimento especializado) e aos lobos occipitais.

IMPACTO NUTRICIONAL: incapacidade física de comer, mastigar ou engolir.

Agnosia: a incapacidade de reconhecer as pessoas ou de usar objetos comuns.

O indivíduo pode se perder em um local familiar por não reconhecer os itens que nos alertam para nossas vizinhanças. Ele pode confundir um garfo com uma colher, uma escova de dentes com uma escova de cabelos ou o creme dental com o creme da dentadura. Algumas vezes, a capacidade de reconhecer objetos se perde completamente. Uma mulher também poderá confundir um filho com o marido ou o pai ou um tio, ou uma filha pode ser confundida com a mãe ou uma tia ou uma avó. Esse processo está associado a dano mais extenso aos lobos frontais, aos lobos occipitais (associação visual, distância e percepção de profundidade) e aos lobos temporais.

IMPACTO NUTRICIONAL: pode não ser capaz de usar os utensílios normais para comer ou até esquecer como se alimentar.

Alzheimer's Foundation of America: About Alzheimer's (website). http://www.alzfdn.org/AboutAlzheimers/symptoms.html, 2014.

Concentrações elevadas de folato, na presença de um estado de baixas concentrações de vitamina B_{12} agravam as funções enzimáticas da vitamina B_{12}, o que pode levar à hiper-homocisteinemia e elevado ácido metilmalônico (MMA), e ambos estão associados a comprometimento e declínio cognitivos. Em um estudo de 10.413 indivíduos idosos (idade ≥ 60 anos), no estudo NHANES de 1999-2002, foi demonstrado que os níveis de comprometimento cognitivo aumentaram 4,7 vezes em pessoas com altas concentrações de folato (> 32,6 nmol/ℓ) e concentrações baixas de vitamina B_{12} (< 19,3 nmol/ℓ) (Selhub et al., 2007).

Concentrações inadequadas de vitamina B_{12} podem afetar o risco de declínio cognitivo, DA e demência. Esse problema é exacerbado pela deficiência de vitamina B_{12} que ocorre em aproximadamente 10 a 15% dos indivíduos idosos (< 200 pmol/ℓ) h com redução da capacidade de absorção de vitamina B_{12}. Uma análise de 549 indivíduos da coorte do Framingham Heart Study demonstrou que concentrações plasmáticas de B_{12} entre 187 e 256,8 pmol/ℓ eram preditivas de declínio cognitivo (Morris et al., 2012). A deficiência de B_{12} é conhecida por danificar as bainhas de mielina que revestem os nervos cranianos, espinais e periféricos, que podem estar correlacionados com as regiões cerebrais com atrofia da substância cinzenta especialmente vulneráveis à patogênese da DA. Um estudo recente demonstrou que a suplementação de 0,8 mg/dia de folato, 0,5 mg/dia de vitamina B_{12} e 20 mg/dia de vitamina B_6, durante 2 anos, retardou significativamente a atrofia cerebral nessas regiões, em indivíduos com CCL, e elevou as concentrações plasmáticas de tHcy na base de referência, quando comparados àqueles que não usaram o regime de suplementação (Douaud et al., 2013).

A vitamina E é vital para a manutenção da integridade das membranas celulares. A deficiência leva à má transmissão de impulsos nervosos e a dano aos nervos. A degeneração das membranas neuronais é central à DA. A vitamina E adequada pode ajudar a retardar a progressão de DA, mas somente quando as necessidades são atendidas pela dieta e não por suplementos (Morris et al., 2002). Os suplementos de vitamina E são, em sua maioria, alfatocoferóis sintéticos, que não apenas aumentam o risco de deficiência de vitamina E, mas não ajudam a DA. Concentrações elevadas de alfatocoferol (mais de 100 UI/dia) podem induzir a uma deficiência relativa dos outros tocoferóis. Além disso, a vitamina E em alta dose tem um efeito pró-oxidativo, ligado a maior mortalidade e ocorrência de insuficiência cardíaca. Portanto, a suplementação com vitamina E, especialmente em doses superiores a 100 UI não é recomendada, a não ser que seja usado um tocoferol natural misto (Usoro e Mousa, 2010).

O acúmulo de ferro no cérebro é a terceira característica da DA, depois dos emaranhados tau e do acúmulo de placas de beta-amiloides. Como em qualquer momento o cérebro utiliza cerca de 20% do suprimento de oxigênio do corpo inteiro (e até 50% durante esforços mentais intensos), o ferro torna-se crítico para a saúde cerebral. Também é liberado na decomposição e no processo de reparo das bainhas de mielina. Neste sentido, quanto maior for a decomposição da bainha de mielina, maior será o acúmulo de ferro. O ferro também está envolvido em várias etapas moleculares, levando aos depósitos de proteína, de placas de beta-amiloide e à característica tau da DA. Foi demonstrado que as regiões cerebrais mais afetadas pela DA têm concentrações mais altas de ferritina, que é a forma de armazenamento de ferro no corpo. As concentrações excessivas de ferro no cérebro podem promover o dano por radicais livres, peroxidação lipídica e morte celular. As concentrações de ferro nas regiões de substância cinzenta no cérebro aumentam com a idade e são mais elevadas em pessoas com os transtornos neurodegenerativos relacionados ao envelhecimento.

A ligação entre o ferro e a DA é corroborada pela pesquisa genômica nutricional, que examina os polimorfismos de genes que participam do metabolismo, transporte e armazenamento de ferro. Por exemplo, uma variante de risco no gene da transferrina (TF), que promove a ligação defeituosa do ferro durante o transporte, induz a concentrações mais altas de ferro, além de ser um determinante genético de DA (Wang e Holsinger, 2018), enquanto as variantes de risco no gene *HFE*, que induzem à hemocromatose, podem aumentar o risco de DA e provocar seu início em idade mais jovem (Lehmann et al., 2006). Cerca de 15% dos indivíduos são portadores da variante de risco TF, que está associada a um aumento de risco de 10 a 20% de DA.

Embora o ferro esteja implicado na neuropatologia da DA, o efeito da ingestão de ferro na dieta nas variações recomendadas e o risco de DA não são claros (Cherbuin et al., 2014). Em algumas regiões do mundo, onde é menor o consumo de carnes vermelhas, a fonte mais rica de ferro heme na dieta, é relatada menor incidência de DA. Essa área de estudo requer mais investigação. As recomendações direcionam-se à limitação do excessivo consumo de ferro na dieta. Caso o paciente tome um polivitamínico, deve escolher o que não contenha ferro.

Apesar de elevada ingestão de gorduras saturadas e de colesterol na dieta estar associada a maior risco de doença cardiovascular, as ligações com a DA não são tão claras, o que pode se dever, em parte, ao genótipo APOE (apolipoproteína E) do indivíduo. Em uma metanálise de 12 estudos observacionais foi demonstrado que em 4 dos 12 estudos, a gordura saturada aumentou o risco de DA, enquanto um estudo mostrou um uma relação inversa (Barnard et al., 2014).

Curiosamente, embora os altos níveis de colesterol na periferia aumentem o risco de doença cardíaca e possam estar associados à DA, os níveis de colesterol nos cérebros dos pacientes com DA são reduzidos. O equilíbrio do colesterol no cérebro é um parâmetro-chave para controlar a produção e o *clearance* (depuração) das placas de beta-amiloides. Os níveis crescentes de LDL-colesterol geralmente estão associados a maior risco de DA, mas essa associação é observada apenas em não portadores de APOE-e4 (Hall et al., 2006). O genótipo APOE de um indivíduo pode ter significativa influência nas recomendações dietéticas desses nutrientes para se reduzir o risco de DA.

A APOE é o principal transportador de colesterol no cérebro, mediando o transporte de lipídeos de um tecido para um tipo celular ou outro (e, no cérebro, primariamente para os neurônios). Existem três isoformas de APOE: e2, e3 e e4. A isoforma e2, que é relativamente rara, pode proporcionar proteção contra a DA; na e3, que é mais comum, o risco é neutro; e e4, que está presente em 10 a 15% da população, aumenta o risco de DA. O tipo de isoforma afeta de maneira diferente: a agregação da placa amiloide e o *clearance* no cérebro, o transporte de lipídeos, o metabolismo de glicose, a sinalização neuronal, a neuroinflamação e a função mitocondrial. A isoforma e4 é menos eficiente no *clearance* de placas de beta-amiloides; assim, sua presença pode exacerbar a neurotoxicidade desencadeada por acúmulo de placas, entre outros efeitos deletérios.

Cada indivíduo é portador de duas isoformas de APOE, indivíduos que herdam uma cópia de e4 têm um risco três vezes maior de desenvolver DA, e aqueles com duas cópias têm um risco de 8 a 12 vezes maior, em comparação com os não portadores de uma cópia de e4. Estão sendo envidados esforços no sentido de compreender se a modificação dietética de colesterol ou gorduras saturadas pode modular o efeito de APOE-e4 no cérebro e, portanto, o risco de DA (Hanson et al., 2013). São indicadas mais pesquisas nessa área.

Existem evidências crescentes na literatura de que a composição do microbiota, espécie, identidade e combinações, densidade e distribuição dessas bactérias podem influenciar nossa condição de envelhecer bem (Mohajeri et al., 2018). Como a imunidade inata predomina ao longo do tempo, certas bactérias proliferam, desencadeando uma resposta inflamatória tal como a decorrente do fator de necrose tumoral alfa (TNF-α). Deve ser incentivada a ingestão adequada de fibras alimentares, alimentos fermentados e alimentos à base de vegetais para dar suporte a um microbiota.

Torna-se mais difícil manter a integridade da barreira hematencefálica quando ocorrem carga bacteriana e resposta sustentada ao TNF-α. Em condições como a DA, polimorfismos genéticos que favorecem a deterioração do osso maxilar resultam em maior profundidade da bolsa periodontal. Isso proporciona o ambiente perfeito para os anaeróbios orais associados mais estreitamente à DA. Essas condições em combinação com polimorfismos genéticos predisponentes podem aumentar a propensão das bactérias ou endotoxinas ao acesso ao cérebro, desencadeando neuropatologias e alterando a função cerebral (Shoemark e Allen, 2015). Assim, a boa higiene oral é importante para o bem-estar geral dessa população.

Os **produtos de glicação avançada (PGA)** estão implicados no início e progressão da demência tipo Alzheimer (Cai et al., 2014). Os PGA, também conhecidos como glicotoxinas, são um grupo diverso de compostos altamente oxidantes criados por meio de reação não enzimática entre açúcares redutores e grupos amino livres de proteínas, lipídeos ou ácidos nucleicos. A formação de PGA é uma parte do metabolismo normal, mas concentrações excessivamente altas de PGA nos tecidos e na circulação podem se tornar patogênicas. Os PGA promovem estresse oxidativo e inflamação pela ligação com os receptores de superfície celular ou pela ligação cruzada com as proteínas corporais, alterando sua estrutura e função. Além dos PGA que se formam dentro do corpo, também existem PGA nos alimentos. Os PGA nos alimentos são formados durante a cocção com calor seco, particularmente ao assar, tostar e fritar alimentos. A gordura na carne, principalmente a da carne bovina, tende a ser a mais rica em PGA dentre todos os alimentos. Os PGA são absorvidos e contribuem significativamente para o *pool* corporal de PGA (Uribarri et al., 2010).

Baixos níveis de ácidos graxos essenciais ômega-3 DHA estão presentes em indivíduos com demência. É mais provável que o aumento da ingestão de ácido graxo ômega-3 ou de óleo de peixe (de peixes marinhos de águas profundas ou, se necessário, um suplemento) seja útil para indivíduos com leves defeitos cognitivos do que naqueles com DA grave (Freund et al., 2014).

A DA é 70% menos comum na Índia do que nos EUA, e isto supostamente se deve a uma dieta com alto teor de açafrão-da-terra, a fonte do composto bioativo curcumina, que é o condimento que confere a coloração amarela aos *curries* indianos (Rigacci e Stefani, 2015). A pesquisa demonstrou que a curcumina pode combater o acúmulo de placas de beta-amiloides envolvidas na patogênese da DA (Reddy et al., 2018). Uma desvantagem da suplementação de curcumina é ser mal absorvida. A piperina, porém, que é o principal componente ativo da pimenta-do-reino, pode aumentar a biodisponibilidade de curcumina em 2.000%. O suplemento Meriva® é uma formulação de ambos os compostos, e assim fornece a curcumina em uma forma altamente absorvível. A combinação de curcumina e vitamina D também foi associada a aumento do *clearance* de amiloides pelos macrófagos (Masoumi et al., 2009; Boxe 40.9). A curcumina geralmente pode ser neuroprotetora, mostrando benefício também na doença de Parkinson (DP) (Pan et al., 2012).

> **Boxe 40.9** Nutrição clínica para a doença de Alzheimer.
>
> Uma dieta estilo mediterrâneo como a usada no estudo MIND pode retardar o declínio cognitivo. Um suplemento polivitamínico contendo pelo menos 400 μg de folato, 1.000 UI de vitamina D e 500 μg de B_{12}. Se as concentrações séricas de vitamina B_{12} forem inferiores a 300 pg/mℓ ou as de homocisteína ou de ácido metilmalônico estiverem elevadas, um ensaio de injeções de vitamina B_{12} é razoável.
>
> A deficiência de ferro pode estar presente apesar de as concentrações medidas de ferritina estarem tecnicamente normais (uma medida laboratorial do ferro). Especialmente se houver anemia, disfunção cognitiva ou síndrome das pernas inquietas, é razoável manter a concentração de ferritina em pelo menos 60 μg/ℓ (ng/mℓ). O uso de pontos de corte padrões de ferritina de 12 e 20 μg/ℓ (ng/mℓ) (em mulheres e homens, respectivamente) para diagnosticar a deficiência de ferro ainda é aconselhável, uma vez que as concentrações de ferritina podem ser mais altas que estas em até 92% dos indivíduos, na grave deficiência de ferro, com base em biopsia da medula óssea.

Vários estudos prospectivos demonstraram que a ingestão de alimentos e grupos alimentares específicos pode influenciar o risco de declínio cognitivo e DA. Na dieta MIND, foi demonstrado que o aumento da ingestão de vegetais folhosos verde-escuros, de outros vegetais, frutas vermelhas e nozes, bem como sementes ricas em ácidos graxos mono e poli-insaturados são protetores na DA e são enfatizados, enquanto as carnes vermelhas, queijos e alimentos fritos são limitados.

Nutrição clínica para a demência avançada

A demência avançada quase sempre resulta em diminuição da ingestão alimentar. Esquecer como se alimentar e a ausência de dicas de fome podem criar um desafio para uma nutrição adequada. Não raro, os pacientes com demência avançada desenvolvem preferências alimentares muito diferentes daquelas que tinham em fases anteriores da vida. À medida que a função cerebral se deteriora, a capacidade de deglutição também é afetada, e algumas pessoas, devido à disfagia, necessitam de uma dieta com textura modificada (ver Capítulo 39 e Apêndice 20). Pode ser necessário dar assistência a essas pessoas durante as refeições. Ver Capítulo 19 sobre cuidados a idosos.

DEPRESSÃO

O **transtorno depressivo maior (TDM)** é um transtorno comum e dispendioso que afeta cerca de 6,7% ou 16 milhões de norte-americanos. Geralmente está associada a sintomas graves e persistentes, levando ao comprometimento do papel social e aumento da mortalidade, o que torna esse transtorno a causa principal de incapacidade em todo o mundo (Figura 40.4) (WHO, 2018). Embora seja estudado rigorosamente, essa condição ainda é pouco conhecida e nenhuma causa definitiva foi identificada. Além disso, cerca de um terço das pessoas não responde de maneira adequada aos tratamentos disponíveis. Como ocorre na maioria dos transtornos cognitivos, a depressão afeta mais mulheres do que homens. A porcentagem de indivíduos que sofrem de depressão também varia conforme a etnia (Figura 40.5).

Existem múltiplos fatores que contribuem para o desenvolvimento da **depressão**, incluindo genética, nutrição, fatores de estresse ambientais, interrupção hormonal, especialmente no eixo hipotálamo-hipófise-adrenal (HHA) e alterações na biologia e função do neurotransmissor (a teoria da deficiência de monoamina). Além disso, indivíduos com certas predisposições genéticas podem ser mais suscetíveis à depressão após estresse crônico (Sutton et al., 2018).

Na tentativa de entender melhor a etiologia genética do TDM e desenvolver tratamentos, em particular para um terço dos pacientes irresponsivos a medicamentos, foi conduzida uma metanálise em 2018 baseada no DNA de 135 mil pessoas com depressão relatada e 350 mil pessoas saudáveis. A análise revelou 44 fatores de risco genético ligados ao risco de TDM (Wray et al., 2018). Embora a maioria estivesse associada a alvos dos medicamentos antidepressivos atuais, esse estudo marcou uma primeira etapa crítica para a compreensão da arquitetura genética da depressão e possíveis vias de tratamento. Um índice de massa corporal (IMC) mais alto também foi ligado à TMD.

Essa variação de fatores e a relativa contribuição de cada um deles para o desenvolvimento da depressão em um indivíduo, provavelmente, é uma importante razão para a variabilidade da resposta individual a terapias específicas. Assim, é útil ver a depressão como uma condição heterogênea e que demanda que o profissional de saúde considere a individualidade do paciente (ver Tabela 40.2 e Boxe 40.10).

Fisiopatologia

A teoria da deficiência da monoamina da depressão sugere que uma deficiência das monoaminas serotonina, dopamina e norepinefrina, ou a alteração da função do receptor de monoamina no SNC, é o

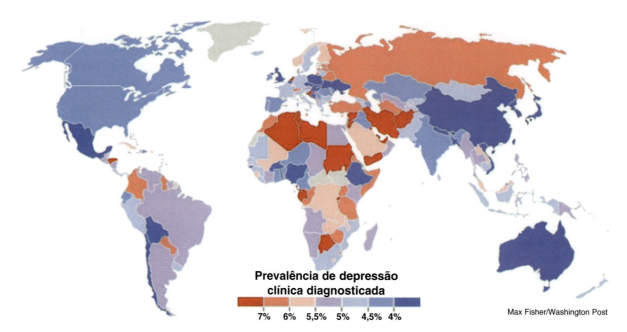

Figura 40.4 Prevalência de depressão clínica diagnosticada por país. (Fonte: https://www.washingtonpost.com/news/worldviews/wp/2013/11/07/a-stunning-map-of-depression-rates-around-the-world.)

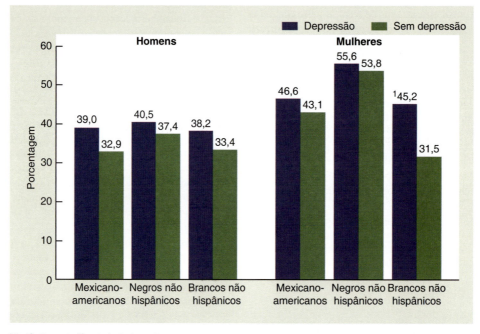

[1] Significativamente diferente da não depressão.
NOTAS: as estimativas foram ajustadas por idade pelo método direto para a população do censo de 2000 nos EUA usando os grupos etários de 20 a 39, 40 a 59 e 60 anos e acima. A depressão é definida como sintomas depressivos moderados a graves. Acesse https://www.cdc.goV/nchs/data/databriefs/db167_table.pdf#3
FONTE: CDC/NCHS, *National Health and Nutrition Examination Survey*, 2005-2010.

Figura 40.5 Porcentagem ajustada por idade de adultos com 20 anos e acima, que eram obesos, por sexo, raça/etnia e estado de depressão. EUA 2005-2010. (Fonte: https://www.cdc.gov/nchs/products/databriefs/db167.htm.)

principal fator fisiopatológico na depressão. Essa teoria forneceu um alvo para os métodos farmacológicos mais comuns do tratamento da depressão.

Além da diminuição dos óleos de peixe e dos ácidos graxos ômega-3 na dieta, já discutidos, outros fatores contribuem para a depressão, incluindo deficiências nutricionais e hormonais. Na depressão não responsiva aos antidepressivos, uma boa resposta é vista com o uso do hormônio tircóidco T3, apesar de exames tireóideos normais. Não foi observada melhora significativa com a T4, o hormônio tireóideo mais usado (Posternak et al., 2008). A tiroxina (T3) também se mostrou útil na depressão bipolar resistente (Kelly e Lieberman, 2009). A deficiência de testosterona em homens causa depressão. Podem surgir sintomas sugestivos de depressão no estado perimenopáusico, e uma terapia apropriada incluindo hormonoterapia bioidêntica pode ser útil para abordar essa condição (Joffe, 2011).

Como discutido anteriormente, a pesquisa epidemiológica identificou associações entre o baixo consumo de frutos do mar e taxas aumentadas de depressão em todo o mundo. Foram conduzidos dezenas

Boxe 40.10 Critérios diagnósticos para a depressão maior.

- Humor deprimido ou perda de interesse ou prazer nas atividades da vida diária por mais de 2 semanas
- Humor representando uma alteração da base de referência do indivíduo
- Funções comprometidas: social, ocupacional, educacional
- Sintomas específicos, pelo menos cinco de nove sintomas presentes quase todos os dias:
  1. Humor deprimido ou irritável na maior parte do dia, quase todos os dias, conforme indicado por relatório subjetivo (p. ex., sente-se triste ou vazio) ou observação feita por outros (p. ex., parece choroso)
  2. Diminuição do interesse ou do prazer na maioria das atividades, na maior parte de cada dia
  3. Alteração significativa de massa corporal (5%) ou mudança no apetite
  4. Alteração do sono: insônia ou hipersônia
  5. Mudança na atividade: agitação ou retardo psicomotor
  6. Fadiga ou perda de energia
  7. Culpa/inutilidade: sentimentos de inutilidade ou de culpa excessiva ou inadequada
  8. Concentração: diminuição da capacidade de pensar ou se concentrar, ou mais indecisão
  9. Ideação suicida: pensamentos de morte ou suicídio, ou plano de suicídio

American Psychiatric Association (APA): *Diagnostic and Statistical Manual of Mental Disorders*, ed 5, Arlington, VA, 2013, American Psychiatric Association.

de estudos clínicos usando suplementos de ômega-3 EPA e DHA para depressão e os resultados são mistos, mas geralmente positivos (Grosso et al., 2016).

Tratamento clínico

O tratamento padrão do TDM inclui farmacoterapia, conforme descrito no Boxe 40.11. A terapia farmacológica atual da depressão é inconsistentemente eficaz (Garland, 2004). Já se passaram quase três décadas desde a identificação de um novo fármaco para o tratamento de TDM. As pesquisas recentes, porém, descobriram que a cetamina pode aliviar os sintomas em 60 a 70% dos indivíduos resistentes aos tratamentos atualmente disponíveis (Ionescu e Papakostas, 2017). Estão em andamento ensaios clínicos para investigar dois fármacos com mecanismos moleculares similares aos da cetamina.

Embora uma moderada porcentagem variável de pacientes deprimidos recebam algum benefício da terapia farmacológica, a maioria não alcançará a remissão total (ver boxe *Novos rumos: Os genes podem ajudar a determinar terapia psicofarmacológica?*)

Nutrição clínica

Embora se tenha comprovado difícil ligar fundamentalmente uma deficiência nutricional específica ou uma série de deficiências

Boxe 40.11 Medicamentos comumente usados no tratamento da depressão.

- Inibidores seletivos da recaptação de serotonina (ISRS), como fluoxetina, paroxetina e sertralina, entre outros
- Inibidores da recaptação de serotonina-norepinefrina, como duloxetina e venlafaxina
- Inibidor da recaptação de norepinefrina-dopamina-bupropiona
- Cetamina
- **Terapias mais antigas, incluindo os inibidores monoamina oxidase e antidepressivos tricíclicos, podem ser usadas, mas geralmente são de segunda linha**

American Psychiatric Association (APA): *Diagnostic and Statistical Manual of Mental Disorders*, ed 5, Arlington, VA, 2013, American Psychiatric Association.

NOVOS RUMOS

Os genes podem ajudar a determinar a terapia psicofarmacológica?

Os testes genéticos à base de saliva para detecção de marcadores genéticos e biológicos podem indicar a resposta potencial a diferentes medicamentos psiquiátricos. A análise realizada por um psicofarmacologista pode ajudar os clínicos a encontrar mais rapidamente o tratamento eficaz para os pacientes com uma gama de condições psiquiátricas, incluindo depressão, transtorno bipolar, esquizofrenia, transtornos da ansiedade, transtornos obsessivo-compulsivos (TOC) e transtornos do déficit de atenção e hiperatividade (TDAH).

nutricionais, ou um padrão dietético para o TDM, há certo problema do "ovo ou a galinha", que é apresentado ao utilizar uma pesquisa observacional para examinar a relação entre nutrição e TDM (e outros transtornos psiquiátricos). É a doença que leva um indivíduo a comer de maneira menos saudável ou consumir uma dieta não saudável potencializa a doença?

Um padrão de alimentação como a dieta mediterrânea também foi examinado em relação à TDM. Estudos demonstraram que as dietas ricas em frutas, vegetais, óleo de oliva, peixe, cereais integrais, produtos lácteos com baixo teor de gordura e antioxidantes e pobre em alimentos de origem animal podem proteger contra o desenvolvimento de sintomas depressivos em fase tardia da vida e diminuir o risco de TDM (Pagliai et al., 2018; Ylilauri et al., 2017).

Estudos clínicos examinando componentes dietéticos específicos lançaram luz sobre o papel da nutrição no risco e desenvolvimento de TDM.

A curcumina parece ser um tratamento promissor para a depressão por seus efeitos anti-inflamatórios (Ng et al., 2017). A eficácia da curcumina comum é diminuída devido à sua precária absorção; os suplementos que fornecem curcumina com piperina aumentam a biodisponibilidade.

Baixas concentrações séricas de zinco têm sido demonstrados de modo consistente em indivíduos deprimidos *versus* controles saudáveis (Swardfager et al., 2013) e naqueles predispostos à resistência ao tratamento na depressão. A repleção das concentrações de zinco pode melhorar as terapias ineficazes sob outros aspectos (Ranjbar et al., 2014). Os mecanismos de ação do zinco para redução dos sintomas depressivos incluem (1) diminuição da recaptação de dopamina (pela ligação ao receptor de dopamina), (2) aumento da conversão de T4 em T3, e (3) promoção da função excitatória do neurotransmissor.

As abordagens nutricionais para aumentar a serotonina e a resposta ao receptor de serotonina incluem o uso de erva-de-são-joão, triptofano, 5-hidroxitriptofano (5-HTP) e vitamina D. SAMe pode ser uma terapia adicional eficaz para tratar os transtornos depressivos maiores. É importante coordenar os cuidados com um médico ou psiquiatra antes de recomendar esses suplementos. Deve-se ter cuidado ao tratar depressão com a erva-de-são-joão, triptofano e 5-HTP em pacientes que estão sendo tratados com medicamentos serotoninérgicos, como ISRS, inibidores da recaptação de serotonina-norepinefrina (IRSN), ou tramadol para evitar a deflagração da **síndrome da serotonina** (ver boxe *Em foco: Síndrome da serotonina*). A erva-de-são-joão também apresenta alto risco de interações fármaco-nutriente (ver Capítulo 11).

Embora muito clínicos sejam treinados para pensar que a única apresentação da síndrome da serotonina é um estado febril rígido que requer cuidados médicos de emergência, os pacientes com as formas mais leves são simplesmente agitados e apresentam espasmos musculares. Não há maneira de diagnosticar a síndrome, a não ser por suspeita clínica e modificação da terapia para reduzir os níveis de serotonina e observando se ocorre a resolução dos sintomas.

> **EM FOCO**
>
> **Síndrome da serotonina**
>
> Quando os níveis de serotonina no cérebro tornam-se muito altos, o resultado é a síndrome da serotonina. A síndrome da serotonina engloba uma ampla gama de achados clínicos.
> - Os sintomas leves podem consistir em aumento da frequência cardíaca, ansiedade, sudorese, dilatação das pupilas, tremores ou espasmos musculares e reflexos hiper-responsivos
> - Os sintomas de elevação moderada incluem sons intestinais hiperativos, pressão arterial elevada e febre
> - Os sintomas graves incluem os aumentos da frequência cardíaca e da pressão arterial que podem levar ao choque
> - Com mais frequência, o excesso de serotonina ocorre pela combinação de fármacos que elevam a serotonina (tipicamente os inibidores seletivos da recaptação de serotonina [ISRS]). Também pode se dever à adição de 5-hidroxitriptofano (5-HTP), triptofano ou ervas (p. ex., erva-de-são-joão, *Panax ginseng*, noz-moscada ou ioimbina) a altas doses de medicamentos que elevam a serotonina. O tratamento consiste em limitar ou interromper esses tratamentos adjuvantes. A interrupção abrupta de antidepressivos pode causar sintomas graves de abstinência, assim; salvo em situações de gravidade, a dosagem geralmente é reduzida em vez de ser interrompida completamente (Undurraga e Baldessarini, 2012).

Em indivíduos com deficiência de vitamina B_{12} ou folato, e especialmente se houver uma mutação da metilação de MTHFR coexistente ou níveis elevados de homocisteína, a otimização das concentrações de vitamina B_{12} e de folato pode ajudar a melhorar a depressão (Bhatia e Singh, 2015). Pode ser útil avaliar os pacientes com transtornos do humor de longa duração, especialmente aqueles com história familiar de transtornos do humor, para detectar mutação de metilação genética de COMT (catecol-O-metiltransferase) ou MTHFR (ver Capítulo 6). Essas mutações estão envolvidas na inativação dos neurotransmissores catecolamínicos e estão implicadas em esquizofrenia, TOC, TADH, assim como doença vascular, AVE trombótico, homocistinúria e homocisteinemia.

FADIGA, SÍNDROME DA FADIGA CRÔNICA E SÍNDROME DE FIBROMIALGIA

Embora pesquisas tenham demonstrado que a fadiga, a síndrome da fadiga crônica (SFC) e a síndrome de fibromialgia (SFM) são condições físicas, a discussão sobre elas está incluída aqui porque a disfunção cognitiva (geralmente chamada "nevoeiro mental" ou "*brain fog*") é um sintoma frequente, e a SFC e a SFM geralmente são pouco conhecidas. Transtornos como SFC e SFM manifestam uma confusa matriz de diversos sintomas. Alguns especialistas acreditam que a SFC e a fibromialgia sejam variações do mesmo processo; elas são discutidas aqui como uma única condição (SFC/SFM). A fibromialgia manifesta acomete cerca de 2% da população (Wolfe et al., 2013) e outros 2%, aproximadamente, têm uma forma intermediária mais leve.

As mulheres são afetadas com uma frequência duas vezes maior que os homens. A SFC/SFM pode ser causada por transtornos autoimunes, como o lúpus eritematoso sistêmico (LES) ou o hipotireoidismo, e seus sintomas podem ser sobrepostos. Os patógenos virais, a desregulação imune, a disfunção do SNC, os distúrbios musculoesqueléticos, a disfunção mitocondrial, as deficiências de nutrientes e outras anormalidades sistêmicas e alergias foram propostos como fatores contribuintes em SFC/SFM.

Fisiopatologia

As pesquisas sugerem que as disfunções mitocondriais e hipotalâmicas são denominadores comuns nas síndromes de SFC/SFM (Cordero et al., 2010). A disfunção dos controles hormonal, do sono e autonômico (todos centralizados no hipotálamo) e a produção de energia podem explicar o grande número de sintomas e porque a maioria dos pacientes apresenta uma série semelhante de queixas.

Como o hipotálamo controla o sono, os sistemas hormonal e autonômico e a regulação da temperatura, suas necessidades de energia são muito altas em relação ao seu tamanho, assim o hipotálamo funciona mal logo no início de uma falta de energia. Além disso, as reservas inadequadas de energia resultam em encurtamento muscular (pense na cãibra do escrivão) e dor, que mais se acentua com a perda do sono profundo (Boxe 40.12). O paradoxo de fadiga grave combinada com a insônia, com duração superior a 6 meses, indica a probabilidade de um processo relacionado à SFC. Se um paciente também tiver dor disseminada, é provável que a fibromialgia também esteja presente (ver boxe *Em foco: Critérios diagnósticos para fibromialgia*).

O diagnóstico é baseado na combinação de dor crônica disseminada e uma pontuação da gravidade de sintoma com base na quantidade de fadiga, transtornos do sono, disfunção cognitiva e outros sintomas somáticos. O diagnóstico de fibromialgia geralmente se sobrepõe a outras síndromes de dor crônica, incluindo a síndrome do intestino irritável, distúrbios temporomandibulares e lombalgia idiopática. Na SFC, a fadiga crônica é o principal sintoma; permanece 6 meses ou mais e é acompanhada de hipotensão, inflamação da garganta, dores em múltiplas articulações, cefaleia, fadiga pós-esforço, dor muscular e comprometimento da concentração.

Tratamento clínico

O tratamento clínico padrão tem por objetivo abordar a sintomatologia, mas não aborda os distúrbios metabólicos, nutricionais e hormonais subjacentes. Medicamentos como gabapentina, zolpidem, ciclobenzaprina ou trazodona, em baixas doses, são usados para iniciar e aprofundar o sono. Gabapentina também pode ser útil para reduzir a dor e a síndrome das pernas inquietas. Três medicamentos são aprovados pela Food and Drug Administration (FDA) para o tratamento de fibromialgia: duloxetina (Cymbalta®), milnaciprana (Savella®) e o anticonvulsivante pregabalina (Lyrica®). Estes medicamentos podem ser úteis em alguns pacientes que sofrem de SFM, mas podem ter efeitos colaterais significativos.

Não há medicamentos aprovados pela FDA para a SFC, e os clínicos geralmente procuram melhorar a qualidade do sono desses pacientes e podem tentar um ensaio de estimulantes, como modafinila ou anfetaminas, para melhorar a função diurna. Embora ainda haja muito a aprender, o tratamento eficaz está disponível atualmente para a maioria desses pacientes. A restauração da produção adequada de energia por meio de suportes nutricionais, hormonais e ao sono e eliminação dos estresses que usam excesso de energia (p. ex., infecções, estresses situacionais) restaura a função de "protetor do circuito ou disjuntor" do hipotálamo, além de possibilitar o relaxamento dos músculos, permitindo a resolução da dor. A massoterapia é um

---

Boxe 40.12 Efeitos do sono de alta qualidade insuficiente.

Alteração do humor: irritabilidade, ira, maior risco de depressão
Diminuição da capacidade de enfrentar o estresse
Diminuição da capacidade de aprender
Diminuição da memória
Discernimento precário
Comprometimento do julgamento
Intensificação da dor
Disfunção imune

Fonte: http://www.webmd.com/sleep-disorders/excessive-sleepiness-10/emotions-cognitive.

EM FOCO

Critérios diagnósticos para fibromialgia

- Índice de dor disseminada (IDD) ≥ 7 e escore da escala de gravidade dos sintomas (SS) ≥ 5, ou IDD de 3 a 6 e escore da escala GS ≥ 9
- Os sintomas estão presentes em um nível semelhante por, pelo menos, 3 meses
- O paciente não tem um distúrbio que, de outra forma, explicaria a dor

IDD (Índice de dor disseminada)
Verifique cada área abaixo em que você teve dor na semana passada. Atribua 1 ponto para cada item verificado e coloque o total no espaço em branco.

- Cintura escapular esquerda
- Cintura escapular direita
- Braço esquerdo
- Braço direito
- Antebraço esquerdo
- Antebraço direito
- Quadril (nádega trocanter), esquerdo
- Quadril (nádega, trocanter), direito
- Parte superior da perna esquerda
- Parte superior da perna direita
- Parte inferior da perna esquerda
- Parte inferior da perna direita
- Mandíbula esquerda
- Mandíbula direita
- Tórax
- Abdome
- Costas
- Região lombar
- Pescoço

IDD Total _____ (atribua 1 ponto para cada item verificado acima)

GS (Gravidade dos sintomas)

a. Classifique cada um dos três sintomas a seguir, de acordo com a gravidade que você experimentou na semana passada usando a escala mostrada
   0 = Nenhum problema
   1 = Problemas mínimos ou leves, geralmente intermitentes
   2 = Problemas moderados consideráveis, geralmente presentes e/ou em nível moderado
   3 = Graves: problemas difusos, contínuos, incômodos nas atividades da vida
   ____ Fadiga
   ____ Despertar não aliviado
   ____ Sintomas cognitivos ("nevoeiro mental ou *brain fog*")

b. Classifique cada sintoma a seguir que você tenha experimentado nos últimos 6 meses. Atribua 1 ponto a cada item que você checar
   0 = Nenhum problema
   1 = Problemas mínimos ou leves, geralmente intermitentes
   2 = Problemas moderados consideráveis, geralmente presentes e/ou em nível moderado
   3 = Graves: problemas difusos, contínuos, nas atividades da vida
   ____ Fadiga
   ____ Despertar não aliviado
   ____ Sintomas cognitivos (nevoeiro mental ou "*brain fog*")

c. Verifique cada sintoma abaixo que você tenha experimentado nos últimos 6 meses. Atribua 1 ponto para cada item que você checar
   - Cefaleias
   - Dor ou cãibras na região inferior do abdome
   - Depressão

_____ **GS Total** (some os pontos que você obteve em cada etapa mais 1 ponto para cada sintoma que você verificou na etapa b)

Wolf F Clauw DJ, Fitzcharles MA et al.: The American College of Rheumatology Preliminary Diagnostic Criteria for Fibromyalgia and Measurement of Symptom Severity, *Arthritis Care & Research*, (62)5, 600-610, 2010.

---

tratamento não farmacológico eficaz para a dor muscular. Um estudo controlado por placebo demonstrou que 91% dos pacientes melhoraram com a adoção dessas medidas, ocorrendo melhora de 90%, em média, na qualidade de vida, e ao final de 3 meses (p < 0,0001 *versus* placebo), a maioria dos pacientes deixou de ser qualificada como portador de SFM (Teitelbaum, 2012a).

O acrônimo SHINE, baseado no protocolo integrado usado no estudo, é uma maneira útil de estruturar as recomendações para o tratamento (Boxe 40.13).

Transtorno do sono

Um elemento comum de SFC/SFM é o transtorno do sono. Muitos pacientes dormem solidamente por apenas 3 a 5 horas por noite com múltiplos despertares. Até mais problemática é a perda dos estágios profundos três e quatro do sono restaurador. Além dos medicamentos padrões para a melhora do sono, remédios naturais para o sono também podem ser muito úteis (Boxe 40.14).

Outras perturbações do sono devem ser descartadas. Suspeita-se de apneia do sono se os pacientes roncarem, tiverem sobrepeso, forem hipertensos e o colarinho de suas camisas for maior que 43 cm.

A síndrome da pernas inquietas (SPI), chamada mais precisamente de movimentos periódicos dos membros no sono (MPMS), também é muito comum na SFC/SFM.

A função tireóidea também deve ser avaliada (ver Capítulo 30).

Disfunção imune e infecções

A disfunção imune é uma parte integrante de SFC/SFM. Dezenas de infecções têm sido implicadas na SFC/SFM, incluindo infecções virais, parasitárias e sensíveis a antibióticos. A maioria dessas infecções é conhecida como infecção oportunista, o que significa que não sobrevive na presença de um sistema imune saudável. Muitas delas resolvem-se por si sós, à medida que ocorre a recuperação do sistema imune com o protocolo SHINE (Boxe 40.13).

Boxe 40.13 Protocolo SHINE de tratamento de fadiga crônica e fibromialgia.

Suporte ao **S**ono
Suporte **H**ormonal
Tratamento da **I**nfecção
Suporte **N**utricional
Exercício, se apto

Teitelbaum JE: Effective treatment of chronic fatigue syndrome, *Integr Med* 10:44, 2012.

Boxe 40.14 Fitoterápicos e medicamentos naturais para dormir e dosagens recomendadas.

1. Fitoterápicos: use isoladamente ou em combinação, 1 vez/dia, na hora de dormir (ver no Capítulo 12 as possíveis interações)
   Valeriana (200 a 800 mg/dia)
   Passiflora (90 a 360 mg)
   L-teanina (50 a 200 mg)
   Lúpulo (30 a 120 mg)
   Extrato de erva-cidreira (20 a 80 mg)
2. Melatonina: 0,5 a 5 mg/h de dormir (0,5 mg geralmente é o ideal para o sono, porém doses maiores também podem diminuir o refluxo ácido noturno)
3. Dois a três borrifos ou *sprays* de lavanda no travesseiro na hora de dormir auxiliam no sono. A lavanda também é disponibilizada na forma de cápsula.

Teitelbaum JE: Effective treatment of chronic fatigue syndrome, *Integrative Medicine* 10:44, 2012.

Alívio geral da dor

A dor muitas vezes se resolve dentro de 3 meses simplesmente com tratamento usando o protocolo SHINE (Teitelbaum, 2007). Os anti-inflamatórios não esteroides (AINE) mostraram-se ineficazes para a dor da fibromialgia e podem contribuir para úlceras hemorrágicas e aumentam o risco de infartos e AVE (Bhala et al., 2013; Trelle et al., 2010). O uso crônico de paracetamol depleta a glutationa, um antioxidante-chave. A depleção de glutationa pelo paracetamol pode ser prevenida pela suplementação com N-acetilcisteína (500 a 1.000 mg/dia) (Woodhead et al., 2012).

Nutrição clínica

É recomendado que sejam avaliadas concentrações de vitamina B_{12}, de ferro, a capacidade de ligação total do ferro (TIBC) e as concentrações de ferritina, lembrando que a elevação das concentrações séricas de vitamina B_{12} pode ser um sinal de mutação MTHFR e de utilização inadequada dessa. A determinação das concentrações de magnésio e de zinco nas hemácias pode ser útil, embora os exames laboratoriais não sejam indicadores confiáveis do estado nutricional. É provável que a dieta tenha baixa densidade de nutrientes, podendo ocorrer aumento das necessidades de nutrientes, e possivelmente outras deficiências de nutrientes. Um polivitamínico pode ser indicado se as necessidades nutricionais não forem atendidas somente pela dieta.

Geralmente, é necessário que esses pacientes aumentem a ingestão de sal e água, especialmente na presença de pressão arterial baixa ou tontura ortostática. A restrição de sal geralmente é desaconselhada para esses pacientes por causa da disfunção suprarrenal e intolerância ortostática. Em um subgrupo, evitar o glúten também pode ser útil (Isasi et al., 2014; ver Capítulo 28).

ESQUIZOFRENIA

A **esquizofrenia** é um grave transtorno mental que se apresenta como uma psicose, geralmente com paranoia e delírios. Para o diagnóstico, é necessário haver pelo menos um dos sintomas, como delírios, alucinações ou fala desorganizada. O diagnóstico de **transtorno esquizoafetivo** requer que o indivíduo preencha todos os critérios para a esquizofrenia assim como todos os critérios de um episódio de transtorno bipolar ou depressão, com exceção do comprometimento da função (Parker, 2014).

Fisiopatologia

As origens e causas da esquizofrenia não são completamente conhecidas. Pode ser compreendida como um transtorno heterogêneo gerado pela combinação de fatores bioquímicos, genéticos, estruturais, nutricionais e ambientais, incluindo infecções e toxinas (Altamura et al., 2013). As estimativas de hereditariedade para esquizofrenia são de cerca de 80% (Gejman et al., 2010). Os sintomas geralmente começam, em homens, no final de sua adolescência e, em mulheres, aparecem geralmente na década dos 20 anos ou início dos 30 anos.

Tratamento clínico

A terapia farmacológica gira em torno do uso de uma combinação de medicamentos antipsicóticos bloqueadores de dopamina, antidepressivos e tranquilizantes. Os antipsicóticos atípicos, os medicamentos mais recentes e de segunda geração, geralmente são preferidos porque representam um risco menor de efeitos colaterais sérios do que os medicamentos convencionais.

Os medicamentos antipsicóticos de primeira geração, convencionais ou típicos, têm efeitos colaterais neurológicos frequentes e potencialmente significativos, incluindo a possibilidade de desenvolvimento de um transtorno do movimento (discinesia tardia) que pode ou não ser reversível. Outros tratamentos incluem intervenções psicossociais como:

- Terapia individual
- Treinamento de habilidades sociais
- Terapia familiar
- Reabilitação vocacional e suporte a emprego.

Os efeitos colaterais dos antipsicóticos podem incluir boca seca, constipação intestinal e aumento do apetite. Alguns antipsicóticos não devem ser usados com toranja e algumas outras frutas cítricas (ver Capítulo 8). O uso de álcool é contraindicado.

Nutrição clínica

É mais provável que os indivíduos com doenças mentais graves (DMG) estejam com sobrepeso, fumem e apresentem hiperglicemia e diabetes, hipertensão e dislipidemia. A síndrome metabólica e outros fatores de risco cardiovascular, assim como a redução da expectativa de vida, são comuns em pessoas com esquizofrenia (Vidovic et al., 2013).

A esquizofrenia parece estar associada à alteração do metabolismo. Um estudo por TC mostrou que, com a gordura corporal total e a gordura subcutânea equiparadas, havia um depósito três vezes maior de gordura visceral nos pacientes esquizofrênicos. Nessa população, constatou-se a redução das necessidades energéticas. As necessidades energéticas desses pacientes podem ser superestimadas pelas equações de gasto energético geralmente utilizadas. Os medicamentos antipsicóticos usados são implicados nessa diminuição de necessidade de energia. O ganho de massa corporal, após o início dos medicamentos antipsicóticos, é uma razão comum para que os pacientes interrompam os medicamentos. São relatados ganhos de massa corporal de 11,3 a 27,2 kg no decorrer de vários anos. Muitos pacientes desejam, são capazes e são bem-sucedidos em programas de controle de massa corporal quando estes lhes são oferecidos. As intervenções empregadas com mais frequência incluíram visitas regulares a um nutricionista, dieta autodirecionada e um objetivo determinado do tratamento de perda de massa corporal. O tratamento comportamental em grupo mostrou ter sucesso tanto na prevenção do ganho como na perda de massa corporal.

Os fatores alimentares que afetam a esquizofrenia e a depressão são semelhantes aos que predizem doenças como a doença coronariana e o diabetes. Foram observados baixos níveis de ácidos graxos essenciais de membranas e hemácias, contudo, não parecem estar relacionados à ingestão alimentar, mas ao metabolismo dos fosfolipídeos. Os suplementos mostraram-se eficazes para elevar os níveis de ácidos graxos essenciais nas membranas celulares e hemácias. Uma alta ingestão de óleo de peixe também está associada a melhor prognóstico, sendo uma fração de ácido graxo essencial mais útil do que o DHA (Marano et al., 2013).

A avaliação para detectar a presença de mutações MTHFR também pode contribuir para o tratamento (Zhang et al., 2013a). Os polimorfismos de MTHFR e COMT podem aumentar a predileção por esquizofrenia, embora o mecanismo exato ainda não seja claro atualmente (Roffman et al., 2013). Defeitos de MTHFR e concentração elevada de homocisteína plasmática foram sugeridos como fatores de risco para a esquizofrenia, embora os resultados dos estudos epidemiológicos sejam inconsistentes (Nishi et al., 2014).

Suspeita-se do papel do glúten e da caseína na esquizofrenia há mais de 40 anos, com um estudo controlado, duplo-cego, mostrando que os pacientes com esquizofrenia em uso de uma dieta sem glúten e caseína foram liberados do hospital significativamente mais cedo (Niebuhr et al., 2011). Os estudos de indivíduos no Clinical Antipsychotic Trials of Intervention Effectiveness (CATIE) mostram que 5,5% dos indivíduos com esquizofrenia apresentam um alto nível de anticorpos antitransglutaminase (anti-tTG), uma medida da intolerância ao glúten, comparados com 1,1% da amostra-controle de indivíduos saudáveis (Jackson et al., 2012). Vinte e três por cento dos indivíduos com esquizofrenia (ajustado por idade) tinham anticorpos antigliadina (AGA) comparados com 3,1% da amostra de comparação (Cascella et al., 2011). É fortemente recomendado que sejam verificadas, nos indivíduos com esquizofrenia, as concentrações sanguíneas de imunoglobulina A (IgA) e anticorpos IgG transglutaminase para a triagem de doença celíaca ou sensibilidade ao glúten, mesmo na ausência de tratos gastrintestinais (Jackson et al., 2012a). Os níveis de AGA, embora não tão específicos, também são recomendados para uma avaliação adequada. Um ensaio sem glúten é crítico, se esses testes forem positivos, e razoável, mesmo que esses testes sejam negativos (ver Capítulo 27).

Metanálise, visando determinar a prevalência e a extensão dos déficits nutricionais em primeiro episódio de psicose na esquizofrenia, revisou 28 estudos sobre 6 vitaminas e 10 minerais. A conclusão foi que os déficits de vitamina D e de folato, anteriormente observados na esquizofrenia a longo prazo, parecem existir desde o início da doença e estão associados à pior sintomatologia. Não é possível extrair outras conclusões exceto que são necessários mais e melhores estudos (Firth et al., 2017).

Constatou-se que os pacientes que fumam apresentam teores de DHA e EPA mais baixos nas hemácias, em comparação aos não fumantes. O estado de tabagismo deve ser considerado ao estudar os ácidos graxos essenciais nessa população (Boxe 40.15).

> **Boxe 40.15** Nutrição clínica para esquizofrenia.
>
> - Cuidado com o uso de toranja e/ou suco de toranja (podem alterar os níveis de medicamento no sangue) e com o uso de álcool.
> - Avaliação dos níveis sanguíneos para detecção de imunoglobulina A (IgA) e anticorpos IgG transglutaminase para triagem de doença celíaca ou sensibilidade ao glúten mesmo na ausência de tratos gastrintestinais.
> - Um estudo sem glúten é crítico se esses testes forem positivos, e razoável mesmo que esses testes sejam negativos.
> - Recomende um padrão de refeição regular e realize um estudo com uma dieta mediterrânea de baixo teor glicêmico, sem laticínios.
> - Monitore a massa corporal. Um ganho de massa corporal de 7% deve induzir a uma avaliação para síndrome metabólica.
> - Encaminhe para um programa comportamental de controle de a massa corporal, se necessário. Além de um material relacionado à nutrição, o programa deve incluir educação referente a tabagismo, exercícios e consumo de álcool.
> - Avalie a dieta quanto à qualidade da gordura consumida; recomende uma ingestão ótima dos ácidos graxos essenciais, ácido eicosapentaenoico (EPA) e ácido docosaexaenoico (DHA) para suprir ou manter o estado de ácido graxo das membranas celulares e hemácias.
> - O estado relevante de vitaminas inclui o polimorfismo genético de metilenotetra-hidrofolato redutase (MTHFR) e a adequação da ingestão de folato.

CASO CLÍNICO

Adele é mulher afro-americana de 52 anos, com forte história familiar de doença de Alzheimer (DA). Recentemente, realizou teste genético e o resultado foi positivo para genótipo APOE-4. Ela está tomando uma estatina para LDL-colesterol alto e metformina para um diagnóstico recente de comprometimento da glicemia em jejum. Ela tem 1,70 m de altura e pesa 81,5 kg, e diz que sua massa corporal vem aumentando lentamente ao longo dos anos. Em razão de seu colesterol alto, ela lhe conta que não come ovos ou manteiga e procura consumir apenas carnes magras. Ela não gosta de peixe ou de frutos do mar e sua principal fonte de vegetais é a salada que ela procura consumir quase todas as noites no jantar. Adele relata um forte desejo por doces e toma café *latte* com caramelo quase todos os dias, pois há uma pequena cafeteria no prédio do escritório onde trabalha. Ela está tentando fazer a transição para pães e macarrão de cereais integrais, mas é difícil porque "ninguém em casa gosta muito disso". Como está tentando perder massa corporal, muitas vezes ela omite um almoço, mas então acaba comendo demais à noite. Ela quer fazer exercícios, mas ainda não começou por causa das limitações de tempo em razão do trabalho e suas obrigações familiares. Além de seu colesterol e glicemia, atualmente ela se preocupa com os resultados de seus exames recentes e quer discutir medidas preventivas para DA. Após a leitura de um artigo de jornal, ela se pergunta se não deveria consumir açafrão-da-terra?

Alegações diagnósticas nutricionais

- Escolhas alimentares indesejáveis (NB 1.7) relacionadas ao conhecimento deficiente sobre os fatores alimentares que reduzem o risco de DA, conforme evidenciado pela ingestão regular de alimentos altamente glicêmicos, baixo consumo de vegetais, LDL-colesterol elevado e glicose de jejum comprometida
- Inatividade física (NB 2.1) relacionada ao estilo de vida ocupado e limitações de tempo, conforme evidenciado pelo relato de não realizar exercícios regulares, ganho de massa corporal constante e glicose de jejum comprometida
- Ingestão excessiva de energia (NI-1.3) relacionada a padrões irregulares de refeições, alimentação excessiva compensatória e preferência por alimentos com alto teor glicêmico, conforme evidenciado pelo ganho de massa corporal constante e IMC de 28,2.

Questões de cuidados nutricionais

1. Que alterações na dieta você pode discutir com Adele que estejam associadas à diminuição do risco de DA? Essas alterações são compatíveis com o que ela deveria estar fazendo em prol de seu colesterol e açúcar sanguíneo elevados?
2. Há algum suplemento dietético que possa ajudar Adele?
3. Como os exercícios se encaixam no conselho que você lhe daria?

WEBSITES ÚTEIS

Alzheimer's Association
Center for Disease Control and Prevention
National Center for Complementary and Integrative Health
National Center for PTSD
National Center on Sleep Disorders Research
National Institute on Aging
National Institute of Mental Health

REFERÊNCIAS BIBLIOGRÁFICAS

Agrawal R, Gomez-Pinilla F: 'Metabolic syndrome' in the brain: deficiency in omega-3 fatty acid exacerbates dysfunctions in insulin receptor signalling and cognition, *J Physiol* 590:2485–2499, 2012.

Akbaraly TN, Arnaud J, Rayman MP, et al: Plasma selenium and risk of dysglycemia in an elderly French population: results from the prospective Epidemiology of Vascular Ageing Study, *Nutr Metab* 7:21, 2010.

Alramadhan E, Hanna MS, Goldstein TA, et al: Dietary and botanical anxiolytics, *Med Sci Monit* 18:RA40–RA48, 2012.

Altamura AC, Pozzoli S, Fiorentini A, et al: Neurodevelopment and inflammatory patterns in schizophrenia in relation to pathophysiology, *Prog Neuropsychopharmacol Biol Psychiatry* 42:63–70, 2013.

Alzheimer's Association. (2019). *Alzheimer's disease facts and figures*. [Ebook]. Chicago. Available at: https://www.alz.org/media/documents/alzheimers-facts-and-figures-2019-r.pdf.

American Academy of Neurology: *Press release: lower blood sugars may be good for the brain*, 2015. Available at: https://www.aan.com/PressRoom/home/PressRelease/1216.

American College of Rheumatology: *2010 The American College of Rheumatology Preliminary Diagnostic Criteria for Fibromyalgia and Measurement of*

Symptom Severity. Avaliable at: https://www.rheumatology.org/Portals/0/Files/2010_Preliminary_Diagnostic_Criteria.pdf.

American Psychiatric Association: *Diagnostic and statistical manual of mental disorders*, ed 5, Arlington, VA, 2013, American Psychiatric Association.

Annweiler C, Herrmann FR, Fantino B, et al: Effectiveness of the combination of memantine plus vitamin D on cognition in patients with Alzheimer disease: a pre-post pilot study, *Cogn Behav Neurol* 25:121–127, 2012.

Antalis CJ, Stevens LJ, Campbell M, et al: Omega-3 fatty acid status in attention-deficit/hyperactivity disorder, *Prostaglandins Leukot Essent Fatty Acids* 75:299–308, 2006.

Armstrong DJ, Meenagh GK, Bickle I, et al: Vitamin D deficiency is associated with anxiety and depression in fibromyalgia, *Clin Rheumatol* 26:551–554, 2007.

Barnard ND, Bunner AE, Agarwal U, et al: Saturated and trans fats and dementia: a systematic review, *Neurobiol Aging* 35(Suppl 2):S65–S73, 2014.

Barrett EJ, Eggleston EM, Inyard AC, et al: The vascular actions of insulin control its delivery to muscle and regulate the rate-limiting step in skeletal muscle insulin action, *Diabetologia* 52:752–764, 2009.

Bertone-Johnson ER, Powers SI, Spangler L, et al: Vitamin D supplementation and depression in the women's health initiative calcium and vitamin D trial, *Am J Epidemiol* 176:1–13, 2012.

Bhala N, Emberson J, Merhi A, et al: Vascular and upper gastrointestinal effects of non-steroidal anti-inflammatory drugs: meta-analyses of individual participant data from randomised trials, *Lancet* 382:769–779, 2013.

Bhatia P, Singh N: Homocysteine excess: delineating the possible mechanism of neurotoxicity and depression, *Fundam Clin Pharmacol* 29(6):522–528, 2015.

Bondi CO, Taha AY, Tock JL, et al: Adolescent behavior and dopamine availability are uniquely sensitive to dietary omega-3 fatty acid deficiency, *Biol Psychiatry* 75:38–46, 2014.

Breymeyer KL, Lampe JW, McGregor BA, et al: Subjective mood and energy levels of healthy weight and overweight/obese healthy adults on high-and low-glycemic load experimental diets, *Appetite* 107:253–259, 2016.

Brouwer-Brolsma EM, van de Rest O, Godschalk R, et al: Associations between maternal long-chain polyunsaturated fatty acid concentrations and child cognition at 7 years of age: The MEFAB birth cohort, *Prostaglandins Leukot Essent Fatty Acids* 126:92–97, 2017.

Burton, et al: No level of alcohol consumption improves health, *Lancet*, 392(10152):987–88, 2018.

Cai W, Uribarri J, Zhu L, et al: Oral glycotoxins are a modifiable cause of dementia and the metabolic syndrome in mice and humans, *Proc Natl Acad Sci U S A* 111:4940–4945, 2014.

Calarge CA, Ziegler EE: Iron deficiency in pediatric patients in long-term risperidone treatment, *J Child Adolesc Psychopharmacol* 23:101–109, 2013.

Cascella NG, Kryszak D, Bhatti B, et al: Prevalence of celiac disease and gluten sensitivity in the United States clinical antipsychotic trials of intervention effectiveness study population, *Schizophr Bull* 37:94–100, 2011.

Centers for Disease Control and Prevention: *Alcohol & public health, frequently asked questions*, 2014. Available at: http://www.cdc.gov/alcohol/faqs.htm.

Centers for Disease Control and Prevention: National Center for Health Statistics (NCHS). National Health and Nutrition Examination Survey Data. Hyattsville, MD: U.S. Department of Health and Human Services, Centers for Disease Control and Prevention, 2017. Available at: https://www.cdc.gov/nchs/data/factsheets/factsheet_nhanes.htm.

Chang CY, Ke DS, Chen JY: Essential fatty acids and human brain, *Acta Neurol Taiwan* 18:231–241, 2009.

Chen H, Kwong JC, Copes R, et al: Living near major roads and the incidence of dementia, Parkinson's disease, and multiple sclerosis: a population-based cohort study, *Lancet* 389(10070):718–726, 2017.

Chen H, Liu S, Ji L, et al: Associations between Alzheimer's disease and blood homocysteine, vitamin B12, and folate: a case-control study, *Curr Alzheimer Res* 12(1):88–94, 2015.

Chen H, Liu S, Ji L, et al: Folic acid supplementation mitigates Alzheimer's Disease by reducing inflammation: a randomized controlled trial. *Mediators Inflamm* 2016;5912146, 2016. doi:10.1155/2016/5912146.

Chen H, Su TP, Chen YS, et al: Association between psychiatric disorders and iron deficiency anemia among children and adolescents: a nationwide population-based study, *BMC Psychiatry* 13:161, 2013.

Cherbuin N, Kumar R, Sachdev PS, et al: Dietary mineral intake and risk of mild cognitive impairment: The PATH through life project, *Front Aging Neurosci* 6:4, 2014.

Claxton A, Baker LD, Hanson A, et al: Long-acting intranasal insulin detemir improves cognition for adults with mild cognitive impairment or early-stage Alzheimer's disease dementia, *J Alzheimers Dis* 44:897–906, 2015.

Connelly PJ, Prentice NP, Cousland G, et al: A randomized double-blind placebo-controlled trial of folic acid supplementation of cholinesterase inhibitors in Alzheimer's disease, *Int J Geriatr Psychiatry* 23:155–160, 2008.

Conner TS, Richardson AC, Miller JC: Optimal serum selenium concentrations are associated with lower depressive symptoms and negative mood among young adults, *J Nutr* 145(1):59–65, 2015.

Cordero MD, de Miguel M, Carmona-López I, et al: Oxidative stress and mitochondrial dysfunction in fibromyalgia, *Neuro Endocrinol Lett* 31:169–173, 2010.

Corrada MM, Kawas CH, Hallfrisch J, et al: Reduced risk of Alzheimer's disease with high folate intake: the Baltimore Longitudinal Study of Aging, *Alzheimers Dement* 1:11–18, 2005.

Davison KM, Kaplan BJ: Vitamin and mineral intakes in adults with mood disorders: comparisons to nutrition standards and associations with sociodemographic and clinical variables, *J Am Coll Nutr* 30:547–558, 2011.

Dean O, Giorlando F, Berk M: N-acetylcysteine in psychiatry: current therapeutic evidence and potential mechanisms of action, *J Psychiatry Neurosci* 36:78–86, 2011.

Dickerson F, Stallings C, Origoni A, et al: Markers of gluten sensitivity and celiac disease in bipolar disorder, *Bipolar Disord* 13:52–58, 2011.

Douaud G, Refsum H, de Jager CA, et al: Preventing Alzheimer's disease-related gray matter atrophy by B-vitamin treatment, *Proc Natl Acad Sci USA* 110(23):9523–9528, 2013.

Duffy ME, Hoey L, Hughes CF, et al: Biomarker responses to folic acid intervention in healthy adults: a meta-analysis of randomized controlled trials, *Am J Clin Nutr* 99:96–106, 2014.

Enderami A, Zarghami M, Darvishi-Khezri H: The effects and potential mechanisms of folic acid on cognitive function: a comprehensive review, *Neurol Sci* 39(10):1667–1675, 2018.

European College of Neuropsychopharmacology: *Glutamatergic agents show promise for mood, anxiety disorders*, 2013. Available at: www.sciencedaily.com/releases/2013/10/131006142321.htm.

Fattal I, Friedmann N, Fattal-Valevski A: The crucial role of thiamine in the development of syntax and lexical retrieval: a study of infantile thiamine deficiency, *Brain* 134(Pt 6):1720–1739, 2011.

Faux NG, Ellis KA, Porter L, et al: Homocysteine, vitamin B_{12}, and folic acid levels in Alzheimer's disease, mild cognitive impairment, and healthy elderly: baseline characteristics in subjects of the Australian Imaging Biomarker Lifestyle study, *J Alzheimers Dis* 27:909–922, 2011.

Firth J, Carney R, Stubbs B, et al: Nutritional deficiencies and clinical correlates in first-episode psychosis: a systematic review and meta-analysis, *Schizophr Bull* 44(6):1275–1292, 2017.

Forester BP, Harper DG, Georgakas J, et al: Antidepressant effects of open label treatment with Coenzyme Q10 in Geriatric Bipolar Depression, *J Clin Psychopharmacol* 35(3):338–340, 2015.

Freund LY, Vedin I, Cederholm T, et al: Transfer of omega-3 fatty acids across the blood-brain barrier after dietary supplementation with a docosahexaenoic acid-rich omega-3 fatty acid preparation in patients with Alzheimer's disease: the OmegAD study, *J Intern Med* 275:428–436, 2014.

Fricker RA, Green EL, Jenkins SI, et al: The influence of nicotinamide on health and disease in the central nervous system, *Int J Tryptophan Res* 11:1178646918776658, 2018.

Gaby AR: *Nutritional medicine*, Concord, NH, 2011, Fritz Perlberg Publishing.

Galvin R, Bråthen G, Ivashynka A, et al: EFNS guidelines for diagnosis, therapy and prevention of Wernicke encephalopathy, *Eur J Neurol* 17:1408–1418, 2010.

Garland EJ: Facing the evidence: antidepressant treatment in children and adolescents, *CMAJ* 170:489–491, 2004.

Gejman P, Sanders AR, Duan J, et al: The role of genetics in the etiology of schizophrenia, *Psychiatr Clin North Am* 33(1):35–66, 2010.

Genuis SJ, Lobo RA: Gluten sensitivity presenting as a neuropsychiatric disorder, *Gastroenterol Res Pract* 2014:293206, 2014. doi:10.1155/2014/293206.

Gillies D, Sinn JKH, Lad SS, et al: Polyunsaturated fatty acids (PUFA) for attention deficit hyperactivity disorder (ADHD) in children and adolescents, *Cochrane Database Syst Rev* (7):CD007986, 2012.

Gould J, Treyvaud K, Yelland L, et al: Seven-year follow-up of children born to women in a randomized trial of prenatal DHA supplementation, *JAMA*, 317(11):1173-1175, 2017.

Grabrucker AM, Rowan M, Garner CC: Brain-delivery of zinc-ions as potential treatment for neurological diseases: mini review, *Drug Deliv Lett* 1(1):13–23, 2011.

Grima NA, Pase MP, Macpherson H, et al: The effects of multivitamins on cognitive performance: a systematic review and meta-analysis, *J Alzheimers Dis* 29:561–569, 2012.

Gröber U, Kisters K, Schmidt J: Neuroenhancement with vitamin B_{12}—underestimated neurological significance, *Nutrients* 5:5031–5045, 2013.

Grosso G, Micek A, Marventano S, et al: Dietary n-3 PUFA, fish consumption and depression: A systematic review and meta-analysis of observational studies, *J Affect Disord* 205:269–281, 2016.

Hall K, Murrell J, Ogunniyi A, et al: Cholesterol, APOE genotype, and Alzheimer disease, *Neurology* 66(2):223–227, 2006.

Hallahan B, Hibbeln JR, Davis JM, et al: Omega-3 fatty acid supplementation in patients with recurrent self-harm. Single-centre double-blind randomized controlled trial, *Br J Psychiatry* 190:118–122, 2007.

Hanson AJ, Bayer-Carter JL, Green PS, et al: Effect of apolipoprotein E genotype and diet on apolipoprotein E lipidation and amyloid peptides: randomized clinical trial, *JAMA Neurol* 70:972–980, 2013.

Hibbeln JR, Davis JM: Considerations regarding neuropsychiatric nutritional requirements for intakes of omega-3 highly unsaturated fatty acids, *Prostaglandins Leukot Essent Fatty Acids* 81:179–186, 2009.

Hilimire MR, DeVylder JE, Forestell CA: Fermented foods, neuroticism, and social anxiety: An interaction model, *Psychiatry Res* 228(2):203–208, 2015.

Ionescu DF, Papakostas GI: Experimental medication treatment approaches for depression, *Transl Psychiatry* 7:e1068, 2017.

Isasi C, Colmenero I, Casco F, et al: Fibromyalgia and non-celiac gluten sensitivity: a description with remission of fibromyalgia, *Rheumatol Int* 34:1607–1612, 2014.

Izawa S, Eto Y, Yamada KC, et al: Cynical hostility, anger expression style, and acute myocardial infarction in middle-aged Japanese men, *Behav Med* 37:81–86, 2011.

Jackson J, Eaton W, Cascella N, et al: A gluten-free diet in people with schizophrenia and anti-tissue transglutaminase or anti-gliadin antibodies, *Schizophr Res* 140:262–263, 2012.

Jackson JR, Eaton WW, Cascella NG, et al: Neurologic and psychiatric manifestations of celiac disease and gluten sensitivity, *Psychiatr Q* 83: 91–102, 2012a.

Joffe RT: Hormone treatment of depression, *Dialogues Clin Neurosci* 13: 127–138, 2011.

Kapusta ND, Mossaheb N, Etzersdorfer E, et al: Lithium in drinking water and suicide mortality, *Br J Psychiatry* 198:346–350, 2011.

Kelly T, Lieberman DZ: The use of triiodothyronine as an augmentation agent in treatment-resistant bipolar II and bipolar disorder NOS, *J Affect Disord* 116:222–226, 2009.

Kerti L, Witte AV, Winkler A, et al: Higher glucose levels associated with lower memory and reduced hippocampal microstructure, *Neurology* 81:1746–1752, 2013.

Kim J, Wessling-Resnick M: Iron and mechanisms of emotional behavior, *J Nutr Biochem* 25:1101–1107, 2014.

Kjærgaard M, Waterloo K, Wang CE, et al: Effect of vitamin D supplement on depression scores in people with low levels of serum 25-hydroxyvitamin D: nested case-control study and randomised clinical trial, *Br J Psychiatry* 201:360–368, 2012.

Lehmann DJ, Worwood M, Ellis R, et al: Iron genes, iron load and risk of Alzheimer's disease, *J Med Genet* 43(10):e52, 2006.

Lewis MD, Hibbeln JR, Johnson JE, et al: Suicide deaths of active-duty US military and omega-3 fatty-acid status: a case-control comparison, *J Clin Psychiatry*, 721(12:1585–90, 2011.

Littlejohns TJ, Henley WE, Lang IA, et al: Vitamin D and the risk of dementia and Alzheimer disease, *Neurology* 2;83(10):920–928, 2014.

Lozoff B, Castillo M, Clark KM, et al: Iron supplementation in infancy contributes to more adaptive behavior at 10 years of age, *J Nutr* 144:838–845, 2014.

Luchsinger JA, Tanx MX, Miller J, et al: Relation of higher folate intake to lower risk of Alzheimer disease in the elderly, *Arch Neurol* 64:86–92, 2007.

Lu'o'ng Kv, Nguyen LT: Role of thiamine in Alzheimer's disease, *Am J Alzheimers Dis Other Demen* 26:588–598, 2011.

Mahmoud MM, El-Mazary AA, Maher RM, et al: Zinc, ferritin, magnesium and copper in a group of Egyptian children with attention deficit hyperactivity disorder, *Ital J Pediatr* 37:60, 2011.

Mapstone M, Cheema AK, Fiandaca MS, et al: Plasma phospholipids identify antecedent memory impairment in older adults, *Nat Med* 20:415–418, 2014.

Marano G, Traversi G, Nannarelli C, et al: Omega-3 fatty acids and schizophrenia: evidences and recommendations, *Clin Ter* 164:e529–e537, 2013.

Markley HG: CoEnzyme Q10 and riboflavin: the mitochondrial connection, *Headache* 52(Suppl 2):81–87, 2012.

Masoumi A, Goldenson B, Ghirmai S, et al: 1alpha,25-dihydroxyvitamin D3 interacts with curcuminoids to stimulate amyloid-beta clearance by macrophages of Alzheimer's disease patients, *J Alzheimers Dis* 17:703–717, 2009.

McClure EA, Gipson CD, Malcolm RJ, et al: Potential role of N-acetylcysteine in the management of substance use disorders, *CNS Drugs* 28:95–106, 2014.

Milte CM, Parletta N, Buckley JD, et al: Increased erythrocyte eicosapentaenoic acid and docosahexaenoic acid are associated with improved attention and behavior in children with ADHD in a randomized controlled three-way crossover trial, *J Atten Disord* 19(11):954–964, 2015.

Mohajeri MH, La Fata G, Steinert RE, et al: Relationship between the gut microbiome and brain function, *Nutr Rev* 76(7):481–496, 2018.

Möhler H: The GABA system in anxiety and depression and its therapeutic potential. *Neuropharmacology* 62(1):42–53, 2012.

Molfino A, Gioia G, Rossi Fanelli F, et al: The role for dietary omega-3 fatty acids supplementation in older adults, *Nutrients* 6:4058–4073, 2014.

Moore E, Mander A, Ames D, et al: Cognitive impairment and vitamin B12: a review, *Int Psychogeriatr* 24:541–556, 2012.

Morris JK, Vidoni ED, Honea RA, et al: Impaired glycemia increases disease progression in mild cognitive impairment, *Neurobiol Aging* 35:585–589, 2014.

Morris MC, Evans DA, Bienias JL, et al: Dietary intake of antioxidant nutrients and the risk of incident Alzheimer disease in a biracial community study, *JAMA* 287(24):3230–3237, 2002.

Morris MC, Selhub J, Jacques PF: Vitamin B-12 and folate status in relation to decline in scores on the mini-mental state examination in the framingham heart study, *J Am Geriatr Soc* 60(8):1457–1464, 2012.

Morris MC, Tangney CC, Wang Y, et al: MIND diet slows cognitive decline with aging, *Alzheimers Dement* 11:1015–1022, 2015.

National Institute of Mental Health: *Bipolar disorder*, 2017. Available at: https://www.nimh.nih.gov/health/topics/bipolar-disorder/index.shtml.

Ng QX, Koh SSH, Chan HW, et al: Clinical use of curcumin in depression: a meta-analysis, *J Am Med Dir Assoc* 18(6):503–508, 2017.

Niebuhr DW, Li Y, Cowan DN, et al: Association between bovine casein antibody and new onset schizophrenia among US military personnel, *Schizophr Res* 128:51–55, 2011.

Nierenberg AA, Kansky C, Brennan BP, et al: Mitochondrial modulators for bipolar disorder: a pathophysiologically informed paradigm for new drug development, *Aust N Z J Psychiatry* 47:26–42, 2013.

Nishi A, Numata S, Tajima A, et al: Meta-analyses of blood homocysteine levels for gender and genetic association studies of the MTHFR C677T polymorphism in schizophrenia, *Schizophr Bull* 40:1154–1163, 2014.

Northam EA, Cameron FJ: Understanding the diabetic brain: new technologies but old challenges, *Diabetes* 62:341–342, 2013.

Nuttall KL: Evaluating selenium poisoning, *Ann Clin Lab Sci* 36:409–420, 2006.

Oldham MA, Ivkovic A: Pellagrous encephalopathy presenting as alcohol withdrawal delirium: a case series and literature review, *Addict Sci Clin Pract* 7:12, 2012.

Owen L, Corfe B: The role of diet and nutrition on mental health and wellbeing, *Proc Nutr Soc* 76(4):425–426, 2017.

Pagliai G, Sofi F, Vannetti F, et al: Mediterranean Diet, Food Consumption and Risk of Late-Life Depression: The Mugello Study, *J Nutr Health Aging* 22(5):569–574, 2018.

Pan J, Li H, Ma JF, et al: Curcumin inhibition of JNKs prevents dopaminergic neuronal loss in a mouse model of Parkinson's disease through suppressing mitochondria dysfunction, *Transl Neurodegener* 1:16, 2012.

Pan X, Fei G, Lu J, et al: Measurement of blood thiamine metabolites for Alzheimer's Disease Diagnosis. *EBioMedicine* 26(3):155–162, 2015.

Panjwani AA, Liu H, Fahey JW, et al: Crucifers and related vegetables and supplements for neurologic disorders: what is the evidence? *Curr Opin Clin Nutr Metab Care* 21(6):451–457, 2018.

Paoli A, Bianco A, Damiani E, et al: Ketogenic diet in neuromuscular and neurodegenerative diseases, *Biomed Res Int* 2014:474296, 2014. doi:10.1155/2014/474296.

Parker GF: DSM-5 and psychotic mood disorders, *J Am Acad Psychiatry Law* 42:182–190, 2014.

Pasco JA, Jacka FN, Williams LJ, et al: Dietary selenium and major depression: a nested case-control study, *Complement Ther Med* 20:119–123, 2012.

Petrilli MA, Kranz TM, Kleinhaus K, et al: The emerging role for zinc in depression and psychosis. *Front Pharmacol* 8:414, 2017.

Posternak M, Novak S, Stern R, et al: A pilot effectiveness study: placebo-controlled trial of adjunctive L-triiodothyronine (T3) used to accelerate and potentiate the antidepressant response, *Int J Neuropsychopharmacol* 11:15–25, 2008.

Presley TD, Morgan AR, Bechtold E, et al: Acute effect of a high nitrate diet on brain perfusion in older adults, *Nitric Oxide* 24:34–42, 2011.

Ranjbar E, Shams J, Sabetkasaei M, et al: Effects of zinc supplementation on efficacy of antidepressant therapy, inflammatory cytokines, and brain-derived neurotrophic factor in patients with major depression, *Nutr Neurosci* 17:65–71, 2014.

Rayman MP: The importance of selenium to human health, *Lancet* 356:233–241, 2000.

Reddy PH, Manczak M, Yin X, et al: Protective Effects of Indian Spice Curcumin Against Amyloid Beta in Alzheimer's Disease, *J Alzheimers Dis* 61(3):843–866, 2018.

Rigacci S, Stefani M: Nutraceuticals and amyloid neurodegenerative diseases: a focus on natural phenols, *Expert Rev Neurother* 15:41–52, 2015.

Roffman JL, Lamberti JS, Achtyes E, et al: Randomized multicenter investigation of folate plus vitamin B$_{12}$ supplementation in schizophrenia, *JAMA Psychiatry* 70:481–489, 2013.

Sarris J, Mischoulon D, Schweitzer I: Omega-3 for bipolar disorder: meta-analyses of use in mania and biopolar depression. *J Clin Psychiatry*, 73(1):81–86, 2012.

Saunders EF, Ramsden CE, Sherazy MS, et al: Omega-3 and Omega-6 polyunsaturated fatty acids in bipolar disorder: a review of biomarker and treatment studies, *J Clin Psychiatry* 77(10):e1301–e1308, 2016.

Schiöth HB, Craft S, Brooks SJ, et al: Brain insulin signaling and Alzheimer's disease: current evidence and future directions, *Mol Neurobiol* 46:4–10, 2012.

Selhub J, Morris MS, Jacques P: In vitamin B12 deficiency, higher serum folate is associated with increased total homocysteine and methylmalonic acid concentrations, *PNAS* 104(50):19995–20000, 2007.

Serata D, Del Casale A, Rapinesi C, et al: Hemochromatosis-induced bipolar disorder: a case report, *Gen Hosp Psychiatry* 34:101.e1-e3, 2012.

Seshadri S, Wolf PA, Beiser A, et al: Lifetime risk of dementia and Alzheimer's disease: the impact of mortality on risk estimates in the Framingham Study, *Neurology* 49(6):1498–1504, 1997.

Sharkey KA, Savidge TC: Role of enteric neurotransmission in host defense and protection of the gastrointestinal tract, *Auton Neurosci* 181:94–106, 2014.

Sharma A, Bemis M, Desilets AR: Role of medium chain triglycerides (Axona (R)) in the treatment of mild to moderate Alzheimer's Disease, *Am J Alzheimers Dis Other Demen* 29:409–414, 2014.

Shoemark DK, Allen SJ: The microbiome and disease: reviewing the links between the oral microbiome, aging and Alzheimer's disease, *J Alzheimers Dis* 43:725–738, 2015.

Singh K, Connors SL, Macklin EA, et al: Sulforaphane treatment of autism spectrum disorder (ASD), *Proc Natl Acad Sci U S A* 111:15550–15555, 2014.

Spencer JP: The impact of fruit flavonoids on memory and cognition, *Br J Nutr* 104(Suppl 3):S40–S47, 2010.

Stewart R, Hirani V: Relationship between vitamin D levels and depressive symptoms in older residents from a national survey population, *Psychosom Med* 72:608–612, 2010.

Sutton LP, Orlandi C, Song C, et al: Orphan receptor GPR158 controls stress-induced depression, *Elife* 8:7, 2018.

Swardfager W, Herrmann N, Mazereeuw G, et al: Zinc in depression: a meta-analysis, *Biol Psychiatry* 74(12):872–878, 2013.

Teitelbaum JE: Effective treatment of chronic fatigue syndrome, *Integr Med* 10:44, 2012a.

Teitelbaum JE, Nambudripad DS, Tyson Y, et al: Improving communication skills in children with allergy-related Autism using Nambudripad's allergy elimination techniques: a pilot study, *Integr Med* 10:36–43, 2011.

Tyszka-Czochara M, Grzywacz A, Gdula-Argasińska J, et al: The role of zinc in the pathogenesis and treatment of central nervous system (CNS) diseases. Implications of zinc homeostasis for proper CNS function, *Acta Pol Pharm* 71:369–377, 2014.

Undurraga J, Baldessarini RJ: Randomized, placebo-controlled trials of antidepressants for acute major depression: thirty-year meta-analytic review, *Neuropsychopharmacology* 37:851–864, 2012.

Uribarri J, Woodruff S, Goodman S, et al: Advanced glycation end products in foods and a practical guide to their reduction in the diet, *J Am Diet Assoc* 110:911–916.e12, 2010.

U.S. Department of Agriculture, Agricultural Research Service: Nutrient Intakes per 1000 kcal from Food and Beverages: Mean Energy and Mean Nutrient Amounts per 1000 kcal Consumed per Individual, by Gender and Age, What We Eat in America, *NHANES*, 2015-2016, 2018. Available at: https://www.ars.usda.gov/northeast-area/beltsville-md-bhnrc/beltsville-human-nutrition-research-center/food-surveys-research-group/docs/wweia-data-tables/.

Usoro OB, Mousa SA: Vitamin E forms in Alzheimer's disease: a review of controversial and clinical experiences, *Crit Rev Food Sci Nutr* 50:414–419, 2010.

Valls-Pedret C, Lamuela-Raventós RM, Medina-Remón A, et al: Polyphenol-rich foods in the Mediterranean diet are associated with better cognitive function in elderly subjects at high cardiovascular risk, *J Alzheimers Dis* 29:773–782, 2012.

Varghese T, Hayek SS, Shekiladze N, et al: Psychosocial risk factors related to ischemic heart disease in women, *Curr Pharm Des* 22(25):3853–3870, 2016.

van der Zwaluw NL, Dhonukshe-Rutten RA, van Wijngaarden JP, et al: Results of 2-year vitamin B treatment on cognitive performance: secondary data from an RCT, *Neurology* 83(23):2158–2166, 2014.

Vashum KP, McEvoy M, Milton AH, et al: Dietary zinc is associated with a lower incidence of depression: findings from two Australian cohorts, *J Affect Disord* 166:249–257, 2014.

Vidović B, Dor̄dević B, Milovanović S, et al: Selenium, zinc, and copper plasma levels in patients with schizophrenia: relationship with metabolic risk factors, *Biol Trace Elem Res* 156:22–28, 2013.

Wang R, Holsinger RMD: Exercise-induced brain-derived neurotrophic factor expression: therapeutic implications for Alzheimer's dementia, *Ageing Res Rev* 48:109–121, 2018.

Welch AA, Shakya-Shrestha S, Lentjes MA et al: Dietary intake and status of n-3 polyunsaturated fatty acids in a population of fish-eating and non-fish-eating meat-eaters, vegetarians, and vegans and the precursor-product-precursor ratio of α-linolenic acid to long–chain n-3 polyunsaturated fatty acids: results from the EPIC-Norfolk cohort, *Am J Clin Nutr* 92:1040–1051, 2010.

White L: *Alzheimer's disease may be easily misdiagnosed*, Honolulu, Hawaii, 2011, American Academy of Neurology- Contemporary and Clinical Issues and Case Studies Plenary Session Annual Meeting.

Willette AA, Johnson SC, Birdsill AC, et al: Insulin resistance predicts brain amyloid deposition in late middle-aged adults, *Alzheimers Dement* 11:504–510.e1, 2015.

Wolf F, Clauw DJ, Fitzcharles MA, et al: The American College of Rheumatology Preliminary Diagnostic Criteria for Fibromyalgia and Measurement of Symptom Severity, *Arthritis Care & Research*, (62)5, 600–610, 2010.

Wolfe F, Clauw DJ, Fitzcharles MA, et al: Fibromyalgia criteria and severity scales for clinical and epidemiological studies: a modification of the ACR Preliminary Diagnostic Criteria for Fibromyalgia, *J Rheumatol* 38:1113–1122, 2011.

Wolfe F, Brähler E, Hinz A, et al: Fibromyalgia prevalence, somatic symptom reporting, and the dimensionality of polysymptomatic distress: results from a survey of the general population, *Arthritis Care Res (Hoboken)* 65:777–785, 2013.

World Health Organization: *Depression*, 2018. Available at: http://www.who.int/mental_health/management/depression/en/.

Woodhead JL, Howell BA, Yang Y, et al: An analysis of N-acetylcysteine treatment for acetaminophen overdose using a systems model of drug-induced liver injury, *J Pharmacol Exp Ther* 342:529–540, 2012.

Wray N, Ripke S, Mattheisen M, et al: Genome-wide association analyses identify 44 risk variants and refine the genetic architecture of major depression, *Nat Genet* 50:668–681, 2018.

Wurtman J, Wurtman R: The trajectory from mood to obesity, *Curr Obes Rep* 7(1):1–5, 2018.

Yang Y, Kim Y, Je Y: Fish consumption and risk of depression: epidemiological evidence from prospective studies, *Asia Pac Psychiatry*, 10:e12335, 2018.

Yetley EA, Johnson CL: Folate and vitamin B-12 biomarkers in NHANES: history of their measurement and use, *Am J Clin Nutr* 94:322S–331S, 2011.

Ylilauri MP, Voutilainen S, Lönnroos E, et al: Association of dietary cholesterol and egg intakes with the risk of incident dementia or Alzheimer disease: the Kuopio Ischaemic Heart Disease Risk Factor Study, *Am J Clin Nutr* 105(2):476–484, 2017.

Young H, Benton D: The nature of the control of blood glucose in those with poorer glucose tolerance influences mood and cognition, *Metab Brain Dis* 29:721–728, 2014.

Zhang G, Ding H, Chen H, et al: Thiamine nutritional status and depressive symptoms are inversely associated among older Chinese adults, *J Nutr* 143:53–58, 2013.

Zhang Y, Yan H, Tian L, et al: Association of MTHFR C677T polymorphism with schizophrenia and its effect on episodic memory and gray matter density in patients, *Behav Brain Res* 243:146–152, 2013a.

PARTE 6

Especialidades Pediátricas

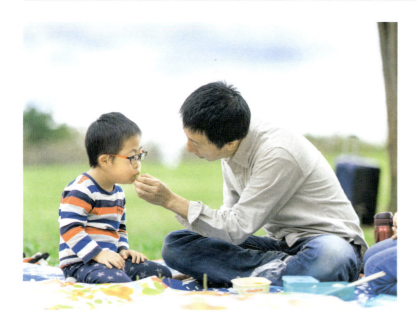

O papel único, especial, da nutrição na população pediátrica não pode ser subestimado. Pediatras, enfermeiros e nutricionistas reconhecem que os problemas ou transtornos alimentares incomuns podem influenciar negativamente o crescimento e a saúde, especialmente nos muito jovens. Esta seção aborda as condições pediátricas específicas que afetam a ingestão nutricional e a taxa de crescimento de lactentes e crianças. Em alguns casos, quando relevante, os adolescentes são mencionados, mas a maior parte desta seção considera os pacientes mais jovens.

Seja em unidades neonatais, unidades pediátricas hospitalares, clínicas para pacientes ambulatoriais, unidades de cuidados prolongados ou cuidados domiciliares, as crianças que manifestam distúrbios genéticos ou adquiridos precisam de suporte nutricional adequado para crescer e desenvolver-se. Mais do que nunca, os cuidados nutricionais nessa área de especialidade requerem a compreensão dos desafios bioquímicos, fisiológicos, sociais e econômicos enfrentados por nossos pacientes mais jovens.

41

Nutrição Clínica para Lactentes de Baixa Massa Corporal ao Nascer

Diane M. Anderson, PhD, RDN, FADA

TERMOS-CHAVE

adequado para a idade gestacional (AIG)
ambiente térmico neutro
anemia hemolítica
apneia da prematuridade
baixa massa corporal ao nascer (BMCN)
carga de glicose
carnitina
cuidado de mãe canguru
cuidados orais com colostro
displasia broncopulmonar (DBP)
enterocolite necrosante (ECN)
fortificantes do leite materno
gavagem gástrica
grande para a idade gestacional (GIG)
idade gestacional
lactância
lactente a termo
lactente pós-termo
lactente prematuro (pré-termo)
massa corporal extremamente baixa ao nascer (MCEBN)
massa corporal muito baixa ao nascer (MCMBN)
osteopenia da prematuridade
pequeno para a idade gestacional (PIG)
período neonatal
período perinatal
restrição de crescimento extrauterino (RCEU)
restrição de crescimento intrauterino (RCIU)
síndrome da angústia respiratória (SAR)
surfactante
taxa de mortalidade infantil

O tratamento dos lactentes de baixa massa corporal ao nascer (BMCN), que necessitam de cuidados intensivos, está melhorando continuamente. Com as novas tecnologias, melhor compreensão das condições fisiopatológicas do **período perinatal** (de 20 semanas de gestação até 28 dias após o nascimento), princípios atuais de tratamento nutricional e regionalização dos cuidados perinatais, a taxa de mortalidade durante a **lactância** – período que abrange do nascimento até 1 ano – diminuiu nos EUA. Em especial, o desenvolvimento e o uso de **surfactante** – uma mistura de lipoproteínas secretadas pelas células alveolares, dentro dos alvéolos e vias respiratórias, que contribui para as propriedades elásticas do tecido pulmonar – aumentaram a sobrevivência dos lactentes pré-termo, assim como o uso de corticosteroides antes do parto. A maioria dos lactentes prematuros tem potencial para vidas longas e produtivas (Wilson-Costello e Payne, 2015).

A nutrição pode ser fornecida aos lactentes BMCN de muitas maneiras e cada uma tem certos benefícios e limitações. O tamanho, a idade e a condição clínica do lactente não apenas ditam as necessidades nutricionais, mas também a maneira de atender a essas necessidades. Tendo em vista as complexidades envolvidas nos ambientes de cuidados intensivos neonatais, uma equipe que inclui um nutricionista treinado em nutrição neonatal deve tomar as decisões necessárias para facilitar uma ótima nutrição (Ehrenkranz, 2014). Os nutricionistas neonatais monitoram a adesão às diretrizes padronizadas de alimentação; asseguram que um intenso suporte nutricional seja iniciado precocemente; facilitam a transição suave da nutrição parenteral para a enteral e monitoram o crescimento e o suporte nutricional individualizado para manter o crescimento regular da criança. Nos sistemas perinatais regionalizados, o nutricionista neonatal também pode consultar profissionais de saúde em hospitais da comunidade e unidades de saúde pública.

MORTALIDADE INFANTIL E ESTATÍSTICAS

Em 2016, a **taxa de mortalidade infantil** nos EUA diminuiu para 5,87 mortes infantis por 1.000 nascidos vivos (Xu et al., 2018). Mais de 65% dessas mortes ocorrem no período neonatal, e as principais causas são os defeitos de nascimento, a prematuridade e o BMCN. A taxa de nascimento prematuro foi de 9,85%, e a incidência de BMCN de 8,17% (Martin et al., 2018). A incidência de lactentes prematuros e BMCN aumentou desde 2014, o que se deve ao número maior de nascimentos de lactentes prematuros tardios (Martin et al., 2017). Os lactentes prematuros tardios são aqueles nascidos entre 34ª e 36ª semanas de gestação (Martin e Osterman, 2018). A massa corporal dos lactentes prematuros tardios pode estar próxima à do lactente a termo, mas terão problemas médicos e clínicos como todos os lactentes prematuros (Williams e Pugh, 2018).

DESENVOLVIMENTO FISIOLÓGICO

Idade gestacional e tamanho

Ao nascimento, um lactente que pesa menos de 2.500 g é classificado como de **baixa massa corporal ao nascer (BMCN)**; o lactente que pesa menos de 1.500 g tem uma **massa corporal muito baixa ao nascer (MCMBN)** e o lactente que pesa menos de 1.000 g tem **massa corporal extremamente baixa ao nascer (MCEBN)**. A BMCN pode ser atribuível a um período de gestação menor, prematuridade ou taxa de crescimento intrauterino restrita, o que torna o lactente **pequeno para a idade gestacional (PIG)**.

O **lactente a termo** nasce entre 37 e 42 semanas de gestação. O **lactente prematuro (pré-termo)** nasce antes de 37 semanas de gestação, enquanto o **lactente pós-termo** nasce após 42 semanas de gestação.

No período pré-natal, a estimativa da **idade gestacional** do lactente é baseada no primeiro dia do último período menstrual da mãe (idade pós-menstrual), em parâmetros clínicos de altura do fundo uterino, presença de aceleração (os primeiros movimentos do feto que podem ser sentidos pela mãe), batimentos fetais ou em avaliações por ultrassom. Após o nascimento, a idade gestacional é determinada por avaliação clínica. Os parâmetros clínicos enquadram-se em dois grupos: (1) uma série de sinais neurológicos, que dependem primariamente de posturas e sons; e (2) uma série de características externas que refletem a maturidade física da criança. O exame New Ballard Score é uma ferramenta de avaliação clínica frequentemente usada (Ballard et al., 1991). Uma avaliação acurada da idade gestacional é importante para o estabelecimento de objetivos nutricionais para lactentes individuais e diferenciar entre lactentes prematuro e PIG a termo.

O lactente **pequeno para a idade gestacional (PIG)** tem massa corporal ao nascer abaixo do percentil 10 da massa corporal padrão para essa idade gestacional. O lactente PIG cujo ganho de massa corporal intrauterino é precário, mas cujos crescimentos linear e cefálico situam-se entre os percentis 10 e 90 na curva de crescimento intrauterino, apresenta **restrição de crescimento intrauterino (RCIU)** assimétrica. O lactente PIG cujos comprimento e circunferência frontal occipital também estão abaixo do percentil 10 dos padrões tem RCIU simétrica. A RCIU simétrica, que geralmente reflete um déficit intrauterino precoce e prolongado, aparentemente é mais prejudicial ao crescimento e desenvolvimento posteriores. Alguns lactentes podem ser PIG por serem geneticamente pequenos, e esses lactentes geralmente desenvolvem-se bem.

O lactente cujo tamanho é **adequado para a idade gestacional (AIG)** tem massa corporal ao nascer entre os percentis 10 e 90 no gráfico de crescimento intrauterino. O obstetra diagnostica RCIU quando há redução da taxa de crescimento fetal. As medidas ultrassonográficas seriais documentam essa redução nas medidas antropométricas fetais, que podem ser causadas por anormalidades maternas, placentárias ou fetais. O crescimento e o desenvolvimento futuro dos lactentes com RCIU são variáveis, dependendo da causa específica da RCIU e do tratamento. Alguns lactentes que sofreram RCIU são PIG, porém muitos podem ser representados em gráficos como lactentes AIG ao nascimento. A diminuição do crescimento fetal nem sempre resulta em um lactente PIG.

O lactente cuja massa corporal ao nascimento está acima do percentil 90 no gráfico de crescimento intrauterino é **grande para a idade gestacional (GIG)**. O Boxe 41.1 resume as classificações de massa corporal. A Figura 41.1 mostra a classificação de neonatos baseada em maturidade e crescimento intrauterino.

Características de imaturidade

O lactente prematuro ou BMCN não teve a chance de desenvolver-se completamente no útero e é fisiologicamente diferente do lactente a termo (Figura 41.2). Por essa razão, os lactentes BMCN manifestam vários problemas clínicos no **período neonatal** inicial, dependendo de seu ambiente intrauterino, grau de prematuridade, traumatismo relacionado ao nascimento e função de sistemas de órgãos imaturos ou estressados. Certos problemas ocorrem com tanta frequência que são considerados típicos da prematuridade (Tabela 41.1). Os lactentes prematuros estão em alto risco de estado nutricional precário em decorrência de poucas reservas de nutrientes, imaturidade fisiológica, doença (que pode interferir no tratamento e nas necessidades nutricionais) e demandas de nutrientes necessários para o crescimento.

Boxe 41.1 Classificação de massa corporal ao nascer e crescimento intrauterino.

Baixa massa corporal ao nascer < 2.500 g
Massa corporal muito baixa ao nascer < 1.500 g
Massa corporal extremamente baixa ao nascer < 1.000 g
Pequeno para a idade gestacional = massa corporal ao nascer < percentil 10 do padrão para a idade gestacional
Adequado para a idade gestacional = massa corporal ao nascer entre os percentis 10 e 90 do padrão para a idade gestacional
Grande para a idade gestacional = massa corporal ao nascer > percentil 90 do padrão para a idade gestacional

A maioria das reservas de nutrientes fetais é depositada durante os 3 últimos meses de gestação; portanto, o lactente prematuro inicia a vida em um estado nutricional comprometido. Visto que as reservas metabólicas (i. e., energia) são limitadas, o suporte nutricional na forma de nutrição parenteral (NP), nutrição enteral (NE) ou ambas deve ser iniciado o mais cedo possível. No lactente pré-termo que pesa 1.000 g, a gordura constitui apenas 1% da massa corporal total; em contraste, o lactente a termo (3.500 g) tem uma porcentagem de gordura de aproximadamente 16%. Por exemplo, um lactente prematuro de AIG, com massa corporal de 1.000 g, tem uma reserva de glicogênio e gordura equivalente a aproximadamente 110 kcal/kg de massa

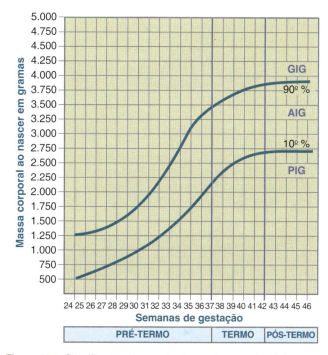

Figura 41.1 Classificação de neonatos baseada em maturidade e crescimento intrauterino (pequeno para a idade gestacional [PIG], adequado para a idade gestacional [AIG] ou grande para a idade gestacional [GIG]). (De Battaglia FC, Lubchenco LO: A practical classification of newborn infants by weight and gestational age, *J Pediatr* 71:159, 1967.)

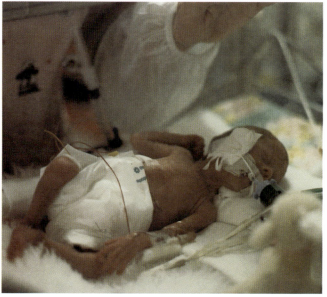

Figura 41.2 A.R., nascida às 27 semanas de gestação; massa corporal ao nascer de 870 g.

corporal. Com necessidades metabólicas basais de cerca de 50 kcal/kg/dia, é óbvio que esse lactente esgotará rapidamente o combustível de gordura e carboidratos, a não ser que seja estabelecido um suporte nutricional adequado. O período de depleção é até mais curto para os lactentes pré-termo que pesam menos de 1.000 g ao nascer. As reservas de nutrientes também são esgotadas mais rapidamente em lactentes pequenos que tiveram RCIU em consequência de suas reduzidas reservas de nutrientes.

As estimativas teóricas do tempo de sobrevivência de lactentes desnutridos e semidesnutridos são mostradas na Tabela 41.2. Essas estimativas supõem a depleção de todo o glicogênio e de toda a gordura e de aproximadamente um terço da proteína tecidual corporal a uma taxa de 50 kcal/kg/dia. Os efeitos dos líquidos, como a água por via intravenosa (que não tem calorias exógenas) e de solução de dextrose a 10% ($D_{10}W$) fornecidas, são mostrados. Atualmente, os líquidos NP são iniciados no dia do nascimento para fornecer energia e proteína para o lactente MCMBN. A ingestão precoce de proteína promove o balanço nitrogenado positivo, as concentrações normais de aminoácidos plasmáticos e a tolerância à glicose.

O lactente prematuro pequeno é particularmente vulnerável à subnutrição. A desnutrição em lactentes prematuros pode aumentar o risco de infecção, prolongar a doença crônica e afetar de maneira adversa o crescimento e a função cerebrais. Os lactentes prematuros alimentados por fórmula destinada a prematuros ou com leite humano demonstram crescimento e desenvolvimento melhores que os lactentes prematuros alimentados com fórmula infantil padrão.

O leite proveniente da própria mãe para alimentar o lactente no primeiro mês de vida tem sido ligado a crescimento e desenvolvimento melhores. Em lactentes prematuros, alimentados com o leite da própria mãe, o neurodesenvolvimento melhorou aos 30 meses e, nessas crianças, as pontuações dos testes de inteligência foram maiores aos 8 anos e, aos 15 anos, seus cérebros eram maiores e mais desenvolvidos (American Academy of Pediatrics [AAP], 2012; Isaacs et al., 2010).

NECESSIDADES NUTRICIONAIS: ALIMENTAÇÃO PARENTERAL

Muitos lactentes prematuros gravemente enfermos têm dificuldade em progredir para a alimentação enteral completa nos primeiros dias ou até em semanas de vida. A pequena capacidade do estômago, sistema digestório imaturo e doença do lactente dificulta a progressão para a alimentação enteral completa (ver *Algoritmo de fisiopatologia e manejo do cuidado: Suporte nutricional de lactentes prematuros*). A NP torna-se essencial para o suporte nutricional, seja como suplemento às alimentações enterais ou como fonte total de nutrição. No Capítulo 12 é apresentada uma discussão completa sobre a nutrição parenteral; somente os aspectos relacionados à alimentação do lactente pré-termo são aqui apresentados.

Líquidos

As necessidades de líquidos são amplamente variáveis para os lactentes prematuros; por essa razão, o equilíbrio hídrico deve ser monitorado. A ingestão inadequada pode levar a desidratação, desequilíbrios eletrolíticos e hipotensão; a ingestão excessiva pode levar a edema, insuficiência cardíaca congestiva e possível abertura do canal arterial. Outras complicações clínicas neonatais relatadas com as altas ingestões de líquidos incluem enterocolite necrosante (ECN) e displasia broncopulmonar (DBP) (ver Capítulo 33).

O lactente prematuro apresenta uma porcentagem maior de água corporal (especialmente água extracelular) do que o lactente a termo (ver Capítulo 3). A quantidade de água extracelular deve diminuir em todos os lactentes durante os primeiros dias de vida. Essa redução é acompanhada de uma perda normal de 10 a 15% de massa corporal e melhora da função renal. A falha dessa transição na dinâmica de líquidos e a ausência de diurese podem complicar o progresso de lactentes prematuros com doença respiratória.

As necessidades de água são estimadas pela soma das perdas previstas pelos pulmões, pele, urina e fezes, e da água necessária para o crescimento. Uma via importante de perda de água em lactentes prétermo é a evaporação pela pele e pelo trato respiratório. Essa perda insensível de água é mais acentuada em lactentes menores e menos maduros devido à sua área de superfície corporal maior em relação à massa corporal, aumento da permeabilidade da epiderme à água e maior fluxo sanguíneo cutâneo em relação à taxa metabólica. A perda insensível de água é aumentada por aquecedores radiantes e luzes de fototerapia, e é reduzida por incubadoras umidificadas, protetores térmicos e cobertores térmicos. A perda insensível de água pode variar de 50 a 100 mℓ/kg/dia no primeiro dia de vida e aumentar para até 150 mℓ/kg/dia, dependendo do tamanho, idade gestacional, dias de vida do lactente e do ambiente. O uso de incubadoras umidificadas pode diminuir as perdas insensíveis de água e, portanto, reduzir as necessidades de líquidos.

A excreção de urina, que é a outra principal via de perda de água, varia de 1 a 3 mℓ/kg/h (Doherty, 2017). Essa perda depende do volume hídrico e da carga de solutos apresentados aos rins. A capacidade de concentrar urina do lactente aumenta com a maturidade. A perda de água pelas fezes é, geralmente, de 5 a 10 mℓ/kg/dia, sugerindo-se a perda de 10 a 15 mℓ/kg/dia como ideal para o crescimento (Dell, 2015).

Tabela 41.1 Problemas comuns em lactentes prematuros.

Sistema	Problema
Respiratório	Síndrome da angústia respiratória, doença pulmonar crônica (displasia broncopulmonar)
Cardiovascular	Persistência do canal arterial
Renal	Desequilíbrio hidreletrolítico
Neurológico	Hemorragia intraventricular, leucomalacia periventricular (necrose cerebral)
Metabólico	Hipoglicemia, hiperglicemia, hipocalcemia, acidose metabólica
Gastrintestinal	Hiperbilirrubinemia, intolerância à alimentação, enterocolite necrosante
Hematológico	Anemia
Imunológico	Sepse, pneumonia, meningite
Outros	Apneia, bradicardia, cianose, osteopenia

De Eichenwald EC et al., editors: *Cloherty and Stark's Manual of neonatal care*, ed 8, Philadelphia, 2017, Wolters Kluwer.

Tabela 41.2 Tempo de sobrevivência esperado de lactentes desnutridos (H_2O somente) e semidesnutridos ($D_{10}W$).

Massa corporal ao nascer (g)	TEMPO DE SOBREVIDA ESTIMADO (Dias) H_2O	$D_{10}W$
1.000	4	11
2.000	12	30
3.500	32	80

Dados de Heird WC et al.: Intravenous alimentation in pediatric patients, *J Pediatr* 80:351, 1972. $D_{10}W$, Dextrose a 10% em água; H_2O, água.

ALGORITMO DE FISIOPATOLOGIA E MANEJO DO CUIDADO

Suporte nutricional de lactentes prematuros

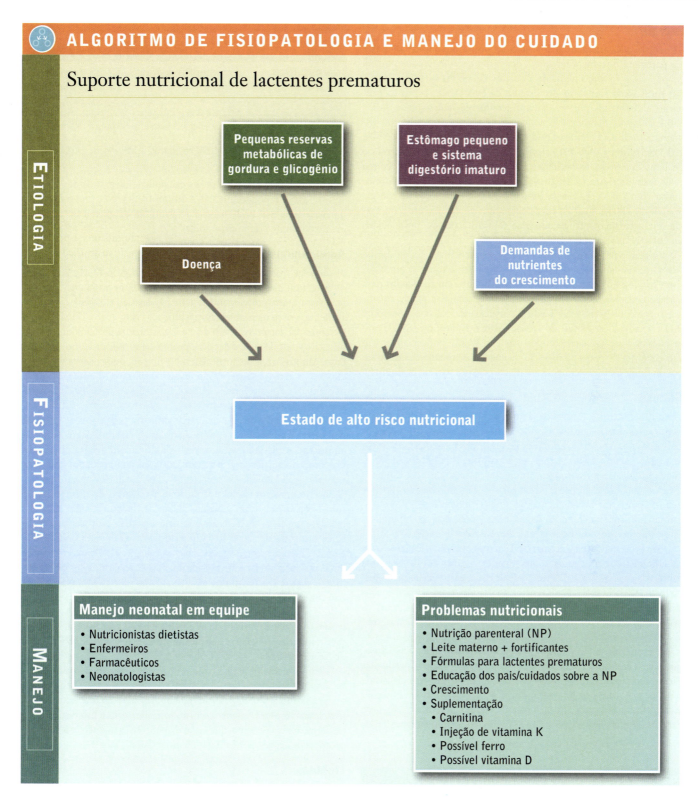

Em vista das muitas variáveis que afetam as perdas hídricas neonatais, as necessidades de líquidos devem ser determinadas em base individual. Geralmente, o líquido é administrado a uma taxa de 60 a 100 mℓ/kg/dia no primeiro dia de vida do lactente para suprir as perdas insensíveis e a eliminação urinária. As necessidades de líquidos são, então, avaliadas, determinando-se a ingestão de líquidos e comparando-a aos parâmetros clínicos do volume de eliminação urinária e às concentrações séricas de eletrólitos, creatinina e nitrogênio ureico. As avaliações de massa corporal, pressão arterial, perfusão periférica, turgidez da pele e umidade da membrana mucosa são realizadas diariamente. A administração diária de líquidos geralmente aumenta de 10 a 20 mℓ/kg/dia. No fim da primeira semana de vida, os lactentes pré-termo podem receber líquidos à taxa de 140 a 160 mℓ/kg/dia. A restrição de líquidos pode ser necessária em lactentes pré-termo com persistência do canal arterial (uma abertura entre a artéria pulmonar e a aorta), insuficiência cardíaca congestiva, insuficiência renal ou edema cerebral. Entretanto, mais líquidos são necessários para os lactentes pré-termo que são colocados sob luzes de fototerapia ou em aquecedor radiante, ou quando a temperatura ambiental ou corporal é elevada.

Energia

As necessidades energéticas dos lactentes pré-termo alimentados por via parenteral são menores que a dos lactentes alimentados por via enteral, uma vez que a perda de absorção não ocorre quando a ingestão nutricional desvia-se do sistema digestório. Os lactentes pré-termo alimentados por via enteral geralmente requerem de 110 a 130 kcal/kg/dia para crescer, enquanto os neonatos prematuros alimentados por via parenteral podem crescer bem se receberem de 90 a 100 kcal/kg/dia (AAP, 2019; Embleton e Simmer, 2014). Energia e proteína devem ser fornecidas o mais cedo possível para prevenir o catabolismo tecidual (AAP, 2019; Embleton e Simmer, 2014). Deve-se iniciar com 2 a 3 g/kg/dia de proteína com uma ingestão de energia total de 60 a 80 kcal/kg/dia em poucas horas do nascimento para maximizar o balanço nitrogenado e as concentrações de aminoácidos sanguíneos (AAP, 2019; Embleton e Simmer, 2014).

A ingestão de energia e proteína deve ser aumentada à medida que a condição do lactente estabiliza-se e o crescimento torna-se um objetivo (Tabela 41.3). Muitos lactentes MCMBN nascem adequados para a idade gestacional, porém, quando da alta hospitalar, pesam menos que o percentil 10 para sua idade pós-menstrual. Esse novo estado de PIG é chamado **restrição do crescimento extrauterino (RCEU)** ou insuficiência de crescimento pós-natal. A RCEU pode ocorrer em consequência de pequena ingestão de energia e proteína, assim como por diminuição do crescimento associada à doença (Griffin et al., 2016).

Glicose

Glicose, ou dextrose, é a principal fonte de energia (3,4 kcal/g). Entretanto, a tolerância à glicose é limitada em lactentes prematuros, especialmente nos MCMBN, em razão de produção inadequada de insulina, resistência à insulina e liberação contínua de glicose hepática enquanto glicose intravenosa é infundida. A hiperglicemia é menos provável quando a glicose é administrada com aminoácidos do que quando infundida isoladamente. Os aminoácidos exercem um efeito estimulador sobre a liberação de insulina. A prevenção de hiperglicemia é importante, pois pode levar a diurese e desidratação.

Para prevenir a hiperglicemia em lactentes MCMBN, a glicose deve ser administrada em pequenas quantidades. A **carga de glicose** é uma função da concentração da infusão de dextrose e da taxa de sua administração (Tabela 41.4). A administração de aminoácidos intravenosos estimula a produção de insulina e a tolerância à glicose intravenosa (Hay, 2018). A administração de insulina exógena é evitada em lactentes prematuros (AAP, 2019). A insulina adere-se à tubulação intravenosa, o que resulta em flutuações da glicose sanguínea em consequência de concentrações instáveis de insulina. Entre outros problemas estão hipoglicemia, diminuição do crescimento linear, associação de hipoglicemia com precário neurodesenvolvimento e morte (Alsweiler et al., 2012). Em geral, os lactentes pré-termo devem receber uma carga inicial de glicose de 5 a 7 mg/kg/min, com aumento gradual de 11 a 12 mg/kg/min. A carga de glicose pode ser avançada de 1 a 2 mg/kg/min/dia. A hipoglicemia não é um problema tão comum quanto a hiperglicemia, mas pode ocorrer se a infusão de glicose for abruptamente diminuída ou interrompida.

Tabela 41.4 Diretrizes para a carga de glicose aos lactentes prematuros.

Carga inicial (mg/kg/min)*	Incrementos diários (mg/kg/min)	Carga máxima (mg/kg/min)
5 a 7	1 a 2	11 a 12

*Use a seguinte fórmula para calcular a carga de glicose: (% Glicose × mℓ/kg/dia) × (1.000 mg/g glicose) e (1.440 min/dia).
Por exemplo: (0,10 × 150 mℓ/kg/dia) × (1.000 mg/g glicose) ÷ (1.440 min/dia) = 10,4 mg/kg/min.

Aminoácidos

As diretrizes para a proteína variam de 3 a 4 g/kg/dia (AAP, 2019). Não se deve administrar proteína excedendo essas necessidades parenterais, visto que a proteína adicional não oferece vantagem aparente e aumenta o risco de problemas metabólicos (Hay, 2018). Na prática, os lactentes pré-termo recebem de 2 a 3 g/kg/dia de proteína durante os primeiros dias de vida, e depois a proteína é fornecida conforme tolerado. Muitos berçários fornecem a NP inicial, que consiste em água, glicose, proteína e talvez cálcio, e está disponível durante 24 horas diariamente. Pode-se, então, fornecer proteína aos lactentes imediatamente à entrada no berçário.

Nos EUA, estão disponíveis várias soluções pediátricas de nutrição parenteral. O uso de soluções pediátricas de NP resulta em perfis de aminoácidos plasmáticos similares aos do sangue fetal e do cordão umbilical ou àqueles dos lactentes saudáveis amamentados com leite materno (van Goudoever et al., 2014). Essas soluções promovem um ganho de massa corporal adequado e a retenção de nitrogênio. As soluções padrões de aminoácidos não se destinam a atender às necessidades específicas de lactentes imaturos e podem provocar desequilíbrios nas concentrações de aminoácidos. Por exemplo, as concentrações de cisteína, tirosina e taurina nessas soluções são baixas em relação às necessidades do lactente pré-termo, mas as concentrações de metionina e glicina são relativamente altas. Como os lactentes prematuros não sintetizam com eficiência a cisteína a partir da metionina devido à redução das concentrações da enzima hepática cistationase, um suplemento de cisteína foi sugerido. A cisteína é insolúvel e instável em solução; assim, ela é adicionada ao cloridrato de cisteína quando a solução de NP é preparada.

Além dos desequilíbrios em aminoácidos plasmáticos, outros problemas metabólicos associados às infusões de aminoácidos em lactentes pré-termo incluem acidose metabólica, hiperamonemia e azotemia. Esses problemas podem ser minimizados com o uso de produtos de aminoácido cristalino, que estão disponíveis, e mantendo a carga de proteína de acordo as diretrizes recomendadas (Tabela 41.5).

Lipídeos

As emulsões intravenosas de gordura são usadas por duas razões: (1) para atender às necessidades de ácido graxo essencial (AGE) e (2) para fornecer uma fonte concentrada de energia. As necessidades de AGE podem ser atendidas fornecendo-se 0,5 g/kg/dia de lipídeos com a administração de emulsão Intralipid®. A evidência bioquímica de deficiência de AGE é notada durante a primeira semana de vida em lactentes MCMBN alimentados por via parenteral sem gordura. As consequências clínicas da deficiência de AGE podem incluir anormalidades de coagulação, surfactante pulmonar anormal e efeitos adversos sobre o metabolismo.

Os lipídeos podem ser iniciados a 2 a 3 g/kg/dia e devem ser fornecidos durante 24 horas (AAP, 2019). Os lipídeos podem

Tabela 41.3 Comparação entre as necessidades energéticas parenterais e enterais de lactentes prematuros.

	Parenteral	Enteral
Manutenção		
Aumentar gradualmente a ingestão para atender às necessidades energéticas no final da primeira semana	30 a 50 kcal/kg/dia	50 kcal/kg/dia
Crescimento		
Atender às necessidades logo que a condição do lactente seja estável	90 a 100 kcal/kg/dia	110 a 130 kcal/kg/dia

Tabela 41.5 Diretrizes para a administração de aminoácidos parenterais para lactentes prematuros.

Taxa inicial (g/kg/dia)*	Incrementos (g/kg/dia)	Taxa máxima (g/kg/dia)
2 a 3	Progredir para atender às necessidades	4

*Use a seguinte fórmula para calcular a carga de proteína: % Proteína × mℓ/kg/dia = Proteína g/kg/dia.
Por exemplo: solução parenteral de aminoácido a 2% fornecida a 150 mℓ/kg/dia é 0,02 × 150 mℓ/kg/dia = 3 g/kg/dia.
(Dados de American Academy of Pediatrics, Committee on Nutrition: Nutritional needs of preterm infants. In: Kleinman RE, Greer FR, editors: *Pediatric nutrition*, ed 8, Itasca, IL, 2019, American Academy of Pediatrics.)

progredir de 1 a 2 g/kg/dia até ser alcançada a taxa de 3 g/kg/dia (Tabela 41.6). Os triglicerídios plasmáticos devem ser monitorados, uma vez que podem se desenvolver concentrações elevadas de triglicerídios em lactentes com diminuição da capacidade de hidrolisá-los. Esses lactentes geralmente têm idade gestacional menor, massa corporal ao nascer mais baixa, estado PIG, infecção, estresse cirúrgico ou doença hepática. O monitoramento das concentrações séricas de triglicerídios é indicado, e pode ser necessária uma taxa de gordura inferior a 3 g/kg/dia para manter as concentrações séricas de triglicerídios abaixo de 200 a 250 mg/dℓ (AAP, 2019). Depois que o lactente estiver clinicamente estável e energia adicional for necessária para o crescimento, as cargas de lipídeos poderão ser aumentadas lentamente. Pode-se administrar Intralipid® ao lactente com hiperbilirrubinemia. Com a recomendação atual de 3 g/kg/dia, administradas por 24 horas, não ocorre o deslocamento de bilirrubina dos locais de ligação da albumina (AAP, 2014).

A carga total de lipídeos é geralmente de 25 a 40% de calorias não proteicas (AAP, 2019). (As emulsões de lipídeos atualmente em uso são descritas no Capítulo 12.) Em lactentes pré-termo, as soluções Intralipid® a 20% que fornecem 2 kcal/mℓ são recomendadas porque as concentrações plasmáticas de triglicerídios, colesterol e de fosfolipídeos geralmente são mais baixas nessas emulsões do que nas emulsões a 10%. As emulsões a 10% contêm maior quantidade de emulsificador de fosfolipídeos por grama de lipídeos e esse emulsificador diminui a degradação de triglicerídios.

As emulsões de gordura Intralipid® intravenosas são feitas com óleo de soja e contêm ácidos graxos ômega-6, ácido linoleico e ácido araquidônico (ARA). Esses AGEs aumentam a produção de mediadores inflamatórios e acentuam o estado inflamatório do lactente (Premkumar et al., 2014) (ver Capítulo 7). Omegaven® é uma emulsão de gordura intravenosa à base de óleo de peixe e contém ácidos graxos ômega-3: ácido eicosapentaenoico (EPA), ácido docosaexaenoico (DHA) e vitamina E. Esses ácidos graxos ômega-3 são anti-inflamatórios e as propriedades antioxidantes da vitamina E podem ser úteis no tratamento da doença hepática associada à NP (DHANP) (Premkumar et al., 2014). A DHANP pode ocorrer em lactentes que receberam NP por pelo menos 14 dias e pode dever-se a um componente da NP e/ou à falta de alimentações enterais. A infecção e a prematuridade também são fatores de risco de doença hepática. A doença apresenta-se com elevada concentração de bilirrubina conjugada. Se não for tratada, pode ocorrer doença hepática grave. Intralipid® também contém fitoesteróis que diminuirão a síntese e o fluxo de ácido biliar, que podem contribuir para o desenvolvimento de DHANP. Esse produto à base de óleo de peixe é produzido na Europa e recentemente foi aprovado para tratar pacientes pediátricos com DHANP pela Food and Drug Administration (FDA) para pacientes nos EUA. A dose de tratamento é 1 g/kg/dia do produto Omegaven®.

A experiência clínica com a gordura intravenosa à base de peixe é positiva com a resolução de DHANP na maioria dos lactentes prematuros (Premkumar et al., 2014). As investigações são necessárias para determinar se esse produto pode ser usado para prevenir DHANP, que se apresenta com a concentração elevada de bilirrubina conjugada. Outra emulsão europeia de gordura, SMOFLipid® (óleo de soja, triglicerídios de cadeia média, óleo de oliva e óleo de peixe), tornou-se disponível nos EUA e foi aprovada para uso adulto pela FDA. O uso de SMOFLipid® é feito fora da bula (*off label*) na população pediátrica. Essa mistura de óleos gordurosos também pode proporcionar propriedades anti-inflamatórias (Vanek et al., 2012). Deve-se completar a pesquisa sobre esse produto para determinar se pode prevenir ou tratar DHANP e como os lactentes crescem quando recebem SMOFLipid® (Hojsak et al., 2016). Relata-se deficiência de AGE com a dosagem de 1 g/kg/dia de SMOFLipid®, portanto, deve-se usar 3 g/kg/dia desse produto (Memon et al., 2019).

A carnitina geralmente é adicionada às soluções de NP para lactentes prematuros. A **carnitina** facilita o mecanismo de transporte dos ácidos graxos através da membrana mitocondrial, permitindo sua oxidação para fornecer energia. Como o lipídeo intravenoso não contém carnitina e os lactentes prematuros têm capacidade limitada de produzi-la, a suplementação de carnitina pode ser útil para lactentes pré-termo que recebem apenas NP por 2 a 3 semanas (Hay et al., 2014) A dose recomendada de carnitina é de até 10 mg/kg/dia (AAP, 2019).

Eletrólitos

Após os primeiros dias de vida, sódio, potássio e cloreto são adicionados às soluções parenterais para compensar a perda de líquido extracelular. Para prevenir a hiperpotassemia e a arritmia cardíaca, o potássio deve ser suspenso até ser demonstrado o fluxo renal. Em geral, o lactente pré-termo tem as mesmas necessidades de eletrólitos do lactente a termo, mas as necessidades reais variam, dependendo de fatores como a função renal, estado de hidratação e uso de diuréticos (Tabela 41.7). Os lactentes muito imaturos podem ter capacidade limitada para conservar o sódio e, portanto, podem necessitar de maiores quantidades de sódio para manter uma concentração sérica normal de sódio. As concentrações séricas de eletrólitos devem ser monitoradas periodicamente.

Tabela 41.6 Diretrizes para administração de lipídeos parenterais para lactentes prematuros.

Taxa inicial (g/kg/dia)*	Incrementos (g/kg/dia)	Taxa máxima (g/kg/dia)
2 a 3	1	3

*Use a seguinte fórmula para calcular a carga de lipídeos: % Lipídeo × mℓ/kg/dia = Lipídeo g/kg/dia. Por exemplo: 0,20 × 15 mℓ/kg = 3 g/kg/dia.
(Dados de American Academy of Pediatrics, Committee on Nutrition: Nutritional needs of preterm infants. In: Kleinman RE, Greer FR, editors: *Pediatric nutrition*, ed 8, Itasca, IL, 2019, American Academy of Pediatrics.)

Tabela 41.7 Diretrizes para administração de eletrólitos parenterais para lactentes prematuros.

Eletrólitos	Quantidade (mEq/kg/dia)
Sódio	2 a 4
Cloreto	2 a 4
Potássio	1,5 a 2

Dados de American Academy of Pediatrics, Committee on Nutrition: Nutritional needs of preterm infants. In: Kleinman RE, Greer FR, editors: *Pediatric nutrition*, ed 8, Itasca, IL, 2019, American Academy of Pediatrics.

Minerais

O cálcio e o fósforo são componentes importantes da solução de nutrição parenteral. Os lactentes prematuros que recebem NP com baixas concentrações de cálcio e fósforo estão em risco de desenvolver a **osteopenia da prematuridade**. É mais provável que essa precária mineralização óssea desenvolva-se em lactentes MCMBN que recebem NP por períodos prolongados. O estado de cálcio e fósforo deve ser monitorado usando as concentrações séricas de cálcio, fósforo e atividade da fosfatase alcalina (ver Apêndice 12). Os níveis de atividade da fosfatase alcalina em lactentes prematuros são maiores que os níveis observados em adultos. É comum observar níveis de até 600 UI/ℓ, que podem refletir o rápido crescimento ósseo (Abrams, 2017). Quando persistem níveis de atividade da fosfatase alcalina de 800 UI/ℓ ou mais, deve-se examinar radiografias do joelho ou do punho para detecção de raquitismo (Abrams, 2017). A elevação da atividade da fosfatase alcalina também pode ser observada na doença hepática. A concentração sérica de fósforo pode ser baixa no caso de raquitismo (Abrams, 2017).

Os lactentes pré-termo têm necessidades maiores de cálcio e fósforo que os lactentes a termo. Entretanto, é difícil adicionar cálcio suficiente às soluções parenterais para atender a essas necessidades mais elevadas sem causar precipitação dos minerais. O cálcio e o fósforo devem ser fornecidos concomitantemente em soluções de nutrição parenteral. As infusões em dias alternados não são recomendadas, pois se desenvolvem concentrações séricas anormais de minerais e ocorre a diminuição da retenção de minerais.

As recomendações atuais para administração parenteral de cálcio, fósforo e magnésio adicionais são apresentadas na Tabela 41.8. As ingestões são expressas em ingestão de volume de 120 a 150 mℓ/kg/dia, com 2,5 g/100 mℓ de aminoácidos ou proteína. Os volumes menores de líquidos ou as concentrações mais baixas de proteína podem causar a precipitação dos minerais fora da solução. A adição de cloridrato de cisteína aumenta a acidez do líquido, o que inibe a precipitação de cálcio e fósforo.

Oligoelementos

O zinco deve ser administrado a todos os lactentes prematuros que recebem nutrição parenteral. Se não for possível iniciar as alimentações enterais às 2 semanas, deve-se adicionar outros oligoelementos. Porém, a quantidade de cobre ou manganês deve ser reduzida ou omitida para lactentes com icterícia obstrutiva, e as quantidades de selênio e cromo devem ser reduzidas ou omitidas em lactentes com disfunção renal. O cobre pode estar concentrado no fígado colestático, e é recomendado determinar o estado de cobre por meio das concentrações plasmáticas de cobre ou de ceruloplasmina (AAP, 2019; Domellof, 2014). O ferro parenteral não é fornecido de rotina porque geralmente os lactentes recebem hemotransfusões logo após o nascimento, e muitas vezes são iniciadas alimentações enterais que fornecem uma fonte de ferro. Se necessário, a dosagem de ferro parenteral é de aproximadamente 10% da dosagem enteral; as diretrizes variam de 0,2 a 0,25 mg/kg/dia (Domellof, 2014). A Tabela 41.9 apresenta as diretrizes para os oligoelementos.

Vitaminas

Logo após o nascimento, todos os lactentes recebem uma injeção intramuscular (IM) de 0,3 a 1 mg de vitamina K para prevenir doença hemorrágica do lactente por deficiência de vitamina K. As reservas de vitamina K são baixas em lactentes, e há uma pequena produção bacteriana intestinal de vitamina K até ocorrer a colonização bacteriana. A ingestão dietética inicial de vitamina K é limitada, por essa razão, os neonatos estarão em risco nutricional se não receberem esse suplemento por via IM.

Somente as preparações polivitamínicas intravenosas atualmente aprovadas para uso em lactentes devem ser administradas para fornecer a ingestão adequada de vitaminas e prevenir a toxicidade dos aditivos usados em injeções de polivitamínicos em adultos. A AAP recomenda 40% dos polivitamínicos para infusão (PVI) pediátrica, um frasco de 5 mℓ por quilograma de massa corporal (AAP, 2019). A dose máxima de 5 mℓ é administrada a um lactente com massa corporal de 2,5 kg (Tabela 41.10).

A **síndrome da angústia respiratória (SAR)** é uma doença que ocorre em lactentes prematuros após o nascimento porque esses lactentes são deficientes em surfactante pulmonar. O **surfactante** é responsável por manter o pulmão elástico durante a respiração; assim, os

Tabela 41.8 Diretrizes para administração de minerais parenterais para lactentes prematuros.

Minerais	Quantidade (mg/kg/dia)*
Cálcio	60 a 80
Fósforo	39 a 67
Magnésio	4,3 a 7,2

*Essas recomendações supõem uma ingestão de líquidos média de 120 a 150 mℓ/kg/dia com 2,5 g de aminoácidos por 100 mℓ. A concentração de aminoácidos previne a precipitação desses minerais.
(De American Academy of Pediatrics, Committee on Nutrition: Nutritional needs of preterm infants. In: Kleinman RE, Greer FR, editors: *Pediatric nutrition*, ed 8, Itasca, IL, 2019, American Academy of Pediatrics.)

Tabela 41.9 Diretrizes para a administração de oligoelementos parenterais para lactentes prematuros.

Oligoelementos	Quantidade (µg/kg/dia)
Zinco	400
Cobre	20*
Manganês	1*
Selênio	2†
Cromo	0,0006†
Iodo	1

*Reduzida ou não fornecida a lactentes com icterícia obstrutiva. O cobre pode ter que ser fornecido com base nas concentrações de cobre sanguíneo do lactente.
†Reduzida ou não fornecida para lactentes com disfunção renal.
(De Vanek VW: Review of trace mineral requirements for preterm infants: what are the current recommendations for clinical practice? NCP 30(5):720, 2015; Vanck VW et al.: ASPEN position paper: recommendations for changes in commercially available parenteral multivitamin and multitrace element products. *NCP* 27(4):440, 2013.)

Tabela 41.10 Diretrizes para a administração das vitaminas parenterais para lactentes prematuros.

	Pré-termo
Porcentagem de um frasco de 5 mℓ de PVI-Pediatric/INFUVITE*	40%/kg

PVI, polivitamínico para infusão.
A ingestão máxima de volume é 5 mℓ/dia, que é alcançada com a massa corporal de 2,5 kg.
*PVI-Pediatric/INFUVITE® (5 mℓ) contém as seguintes vitaminas: 80 mg de ácido ascórbico, 2.300 unidades USP de vitamina A, 400 unidades USP de vitamina D, 1,2 mg de tiamina, 1,4 mg de riboflavina, 1 mg de vitamina B$_6$, 17 mg de niacina, 5 mg de ácido pantotênico, 7 unidades USP de vitamina E, 20 µg de biotina, 140 µg de ácido fólico, 1 µg de vitamina B$_{12}$ e 200 µg de vitamina K.
(Dados de American Academy of Pediatrics, Committee on Nutrition: Nutritional needs of preterm infants. In Kleinman RE, Greer FR, editors. *Pediatric nutrition*, ed 8, Itasac, IL, 2019, American Academy of Pediatrics.)

suplementos de surfactante são administrados ao lactente para prevenir a SAR ou atenuar a doença. Os lipídeos e as proteínas são componentes do surfactante, e os fosfolipídeos são os principais lipídeos. A colina é necessária para a síntese de fosfolipídeos, mas a suplementação de colina não aumenta a produção de fosfolipídeos (van Aerde e Narvey, 2006). A colina é um nutriente condicionalmente essencial porque o lactente pode sintetizar colina (ver no Capítulo 14 uma discussão sobre a necessidade de colina na gestação). A colina é adicionada às fórmulas para lactentes prematuros na concentração contida no leite humano. O leite humano pode ser uma boa fonte de colina para o lactente. As concentrações de colina no leite refletem a ingestão de colina da mãe (Zeisel et al., 2018). O nível superior é extrapolado do nível seguro de ingestão do adulto (Klein, 2002).

A **displasia broncopulmonar (DBP)** é uma doença pulmonar crônica que geralmente se desenvolve no lactente prematuro em consequência de SAR e da ventilação mecânica e do oxigênio usados em seu tratamento. Em razão do papel da vitamina A na facilitação do reparo tecidual, e por haver relatos de que lactentes pré-termo possuem baixas reservas de vitamina A, grandes doses suplementares de vitamina A são sugeridas para a prevenção de DBP. Um relato sugere que fornecer aos lactentes prematuros MCEBN injeções intramusculares (IM) de vitamina A 5.000 unidades/dia 3 vezes/semana, durante o primeiro mês de vida, diminui a incidência de displasia broncopulmonar (Araki et al., 2018). Os médicos podem ou não usar essa suplementação. A decisão será baseada na incidência de DBP em seu berçário, a ausência de benefícios adicionais comprovados, a aceitabilidade do uso de injeções IM, e a disponibilidade de vitamina A parenteral (Darlow et al., 2016). Ver no Capítulo 33 uma discussão sobre a displasia broncopulmonar.

A **apneia de prematuridade** ocorre quando o lactente para de respirar por 20 segundos ou mais. A apneia pode se dever à resposta imatura do lactente à respiração. Bradicardia, lentidão da frequência cardíaca e má oxigenação do sangue podem estar associadas à apneia. Pode-se administrar cafeína diariamente para prevenir a apneia da prematuridade. A cafeína estimula o lactente a respirar aumentando a sensibilidade ao dióxido de carbono, estimulando o impulso respiratório central e melhorando a contração do músculo esquelético do diafragma. A apneia também pode ser causada por falta de oxigênio, temperaturas ambientais frias ou quentes, medicamentos ou doença. A causa de apneia deve ser determinada para se proceder ao tratamento correto para o lactente prematuro.

A sacarose oral é administrada aos lactentes para controle da dor durante procedimentos como extração de sangue por punção no calcanhar ou punção venosa. O sabor da sacarose pode liberar endorfinas, mas não está claro de que modo a sacarose auxilia no controle da dor.

TRANSIÇÃO DA ALIMENTAÇÃO PARENTERAL PARA ALIMENTAÇÃO ENTERAL

É benéfico iniciar alimentações enterais para os lactentes pré-termo o mais cedo possível, porque a alimentação estimula o desenvolvimento e a atividade enzimática gastrintestinal, promove o fluxo biliar, aumenta o crescimento das vilosidades no intestino delgado e promove a motilidade gastrintestinal madura. Essas alimentações enterais iniciais também podem diminuir a incidência de icterícia colestática e a duração da icterícia fisiológica, e pode melhorar a subsequente tolerância à alimentação em lactentes pré-termo. Às vezes, pequenas alimentações iniciais são ministradas apenas para preparar o intestino e não pretendem otimizar a ingestão enteral de nutrientes até o lactente demonstrar tolerância à alimentação ou estar clinicamente estável.

Ao fazer a transição da alimentação parenteral para a alimentação enteral, os clínicos devem manter a alimentação parenteral até a alimentação enteral estar bem estabelecida para manter a ingestão de conteúdo adequado de líquidos e nutrientes. Para lactentes MCMBN pode levar de 7 a 14 dias para se fornecer alimentação enteral total e levar mais tempo para lactentes com intolerâncias ou doença. Os lactentes menores, mais doentes, geralmente recebem incrementos de apenas 10 a 20 mℓ/kg/dia. Os lactentes prematuros maiores, mais estáveis, podem tolerar incrementos de 20 a 30 mℓ/kg/dia (ver no Capítulo 12 uma discussão mais detalhada sobre alimentação de transição).

NECESSIDADES NUTRICIONAIS: ALIMENTAÇÃO ENTERAL

A alimentação enteral é preferida para lactentes pré-termo por ser uma alimentação mais fisiológica do que a alimentação parenteral e é nutricionalmente superior. É benéfico iniciar uma alimentação apropriada com pequena quantidade de leite materno, sempre que possível (Maffei e Schanler, 2017). Porém, determinar quando e como fornecer as alimentações enterais geralmente é difícil e envolve a consideração do grau de prematuridade, história de lesões perinatais, condição clínica atual, função do sistema digestório, estado respiratório e várias outras preocupações individuais (Tabela 41.11).

Os lactentes pré-termo devem ser alimentados o suficiente para promover o crescimento similar ao de um feto de mesma idade gestacional, mas não em uma quantidade em que se desenvolva a toxicidade do nutriente. Embora as necessidades exatas de nutrientes sejam desconhecidas para lactentes pré-termo, existem várias diretrizes úteis. Em geral, as necessidades dos lactentes prematuros são maiores que as dos lactentes a termo pois suas reservas menores de nutrientes, capacidades de digestão e absorção são diminuídas e sua taxa de crescimento é rápida. Estresse, doença e certas terapias para doença podem ainda influenciar as necessidades de nutrientes. Também é importante lembrar que, em geral, as necessidades de nutrientes enterais são diferentes das necessidades parenterais.

Energia

As necessidades energéticas dos lactentes prematuros variam de acordo com os fatores biológicos e ambientais individuais. Estima-se que uma ingestão de 50 kcal/kg/dia seja necessária para atender às necessidades energéticas de manutenção em comparação com a ingestão de 110 a 130 kcal/kg/dia para o crescimento (Tabela 41.12). Entretanto, as necessidades energéticas podem ser aumentadas por estresse, doença e crescimento rápido. Igualmente, as necessidades energéticas podem ser diminuídas se o lactente for colocado em um **ambiente**

Tabela 41.11 Fatores a considerar antes de iniciar ou aumentar o volume das alimentações enterais.

Categoria	Fatores
Perinatal	Depressão cardiorrespiratória
Respiratória	Estabilidade de ventilação, gasometria arterial, apneia, bradicardia, cianose
Médica	Sinais vitais (frequência cardíaca, frequência respiratória, pressão arterial, temperatura), letargia
Gastrintestinal	Anomalias (gastrósquise, onfalocele), permeabilidade, função do sistema digestório (sons intestinais presentes, passagem de fezes), distensão abdominal, risco de enterocolite necrosante
Infecção	Sepse ou suspeita de sepse

Dados de Adamkin DH et al.: Nutrition and selected disorders of the gastrointestinal tract. In: Fanaroff AA, Fanaroff JM, editors: *Klaus and Fanaroff's Care of the high-risk newborn*, Philadelphia, 2013, Elsevier Saunders.

Tabela 41.12 Estimativa das necessidades energéticas do lactente com baixa massa corporal ao nascer.

Atividade	Estimativa média (kcal/kg/dia)
Energia gasta	40 a 60
Taxa metabólica em repouso	40 a 50*
Atividade	0 a 5*
Termorregulação	0 a 5*
Síntese	15†
Energia armazenada	20 a 30†
Energia excretada	15
Ingestão de energia	90 a 120

*Energia para manutenção.
†Custo energético do crescimento.
(Modificada de American Academy of Pediatrics, Committee on Nutrition: Nutritional needs of preterm infants. In: Kleinman RE, Greer FR, editors: *Pediatric nutrition*, ed 8, Itasca, IL, 2019, American Academy of Pediatrics; Committee on Nutrition of the Preterm Infant, European Society of Pediatric Gastroenterology, Hepatology and Nutrition [ESPGHAN]: *Nutrition and feeding of preterm infants*, Oxford, 1987 Blackwell Scientific.)

térmico neutro (a temperatura ambiental na qual o lactente despende mínima quantidade de energia para manter a temperatura corporal). É importante considerar a taxa de crescimento do lactente em relação às ingestões médias de energia. Alguns lactentes prematuros podem necessitar mais de 130 kcal/kg/dia para sustentar uma taxa adequada de crescimento. Nos lactentes com DBP, geralmente é necessário aumentar essas quantidades. Para fornecer esse grande número de calorias aos lactentes com limitada capacidade de tolerar grandes volumes de líquidos, pode ser necessário concentrar as alimentações em um nível superior a 24 kcal/30 mℓ (Boxe 41.2).

Proteína

A quantidade e a qualidade de proteína devem ser consideradas ao estabelecer as necessidades de proteína para o lactente pré-termo. Os aminoácidos devem ser fornecidos em um nível que atenda às demandas sem induzir à toxicidade de aminoácidos ou de proteína.

Boxe 41.2 Receitas para preparar 90 mℓ de fórmula concentrada para prematuros.

Fórmula FPA* kcal/30 mℓ	Fórmula FPA Razão 24/30 kcal/30 mℓ	Volume (mℓ) da FPA* para prematuros 24	Volume de FPA* para prematuros 30
24	1/0	90	0
26	2/1	60	30
27	1/1	45	45
28	1/2	30	60
30	0/1	0	90

FPA, fórmula pronta para consumo.
*FPA (24 e 30 kcal/30 mℓ).
Exemplo: receita para preparar fórmula de 26 kcal/30 mℓ: Objetivo = 90 mℓ de fórmula; 2 partes da fórmula de 24 kcal/30 mℓ + 1 parte da fórmula de 30 kcal/30 mℓ = 3 partes da fórmula
90 mℓ ÷ 3 partes = 30 mℓ por parte
30 mℓ × 2 partes = 60 mℓ da fórmula FPA para prematuros de 24 kcal/30 mℓ + 30 mℓ × 1 parte = 30 mℓ da fórmula para prematuros de 30 kcal/30 mℓ = 90 mℓ (3 partes) da fórmula de 26 kcal/30 mℓ.

Um modelo de feto para referência tem sido usado para determinar a quantidade de proteína que precisa ser ingerida para se equiparar à quantidade de proteína depositada no tecido fetal recém-formado (Ziegler, 2014). Para atingir essas taxas de acréscimo fetal, deve ser suprida proteína adicional para compensar as perdas intestinais e as perdas obrigatórias na urina e pele. Com base nesse método para determinar as necessidades de proteína, a ingestão recomendável de proteína é de 3,5 a 4,5 g/kg/dia. Essa quantidade de proteína é bem tolerada. Para o lactente MCEBN, até 4,5 g/kg/dia de proteína tem sido recomendada para alimentações com leite (Agostoni et al., 2010; Koletzko et al., 2014).

A qualidade ou o tipo de proteína é uma consideração importante porque as necessidades de aminoácidos dos lactentes prematuros são diferentes daquelas dos lactentes a termo devido às vias imaturas das enzimas hepáticas. A composição de aminoácidos da proteína do soro do leite, que difere da proteína da caseína, é mais apropriada para lactentes prematuros. O aminoácido essencial, cisteína, está concentrado de modo mais elevado na proteína do soro do leite e os lactentes prematuros não sintetizam bem a cisteína. Além disso, as concentrações dos aminoácidos fenilalanina e tirosina são menores e o lactente pré-termo tem dificuldade em proceder à sua oxidação. Além disso, a acidose metabólica diminui com o consumo de fórmulas em que predomina o soro do leite. Devido às vantagens da proteína do soro do leite para lactentes prematuros, sempre que possível, o leite materno ou as fórmulas contendo predominantemente proteínas do soro do leite devem ser escolhidos.

A taurina é um aminoácido sulfônico que pode ser importante para lactentes pré-termo. O leite humano é uma fonte rica de taurina, e é adicionada à maioria das fórmulas infantis. Os lactentes a termo e pré-termo desenvolvem baixas concentrações plasmáticas e urinárias de taurina sem um suprimento dietético. O lactente prematuro pode ter dificuldade em sintetizar taurina a partir de cisteína. Embora não seja relatada nenhuma doença evidente em lactentes alimentados com fórmulas contendo baixo teor de taurina, o reduzido teor de taurina pode afetar o desenvolvimento da visão e da audição (Klein, 2002).

A energia deve ser fornecida em níveis suficientes para permitir que a proteína seja usada para o crescimento e não simplesmente para o gasto energético. Uma variação de 2,5 a 3,6 g de proteína por 100 kcal é recomendada. A ingestão inadequada de proteína limita o crescimento, enquanto a ingestão excessiva causa concentrações plasmáticas elevadas de aminoácidos, azotemia e acidose.

Lipídeos

O lactente pré-termo em crescimento necessita uma ingestão adequada de gordura dietética bem absorvida para ajudar a atender às altas necessidades energéticas, para fornecer AGE e facilitar a absorção de outros nutrientes importantes como as vitaminas lipossolúveis e o cálcio. Entretanto, os neonatos em geral, e os lactentes prematuros e PIG, em especial, digerem e absorvem lipídeos de maneira ineficiente.

A gordura deve constituir de 40 a 50% das calorias totais. Além disso, uma dieta com alto teor de gordura e baixo teor de proteína pode produzir maior deposição de gordura que o desejável para o lactente pré-termo em crescimento. Para atender às necessidades de AGE, o ácido linoleico deve compor 3% das calorias totais, e o ácido alfalinolênico deve ser adicionado em pequenas quantidades (AAP, 2019). Os ácidos graxos de cadeia longa adicionais – ARA e DHA – estão presentes no leite materno e são adicionados às fórmulas infantis para lactentes a termo e prematuros para atender às diretrizes federais estadunidenses.

O lactente prematuro tem maior necessidade de suplementação de ARA e DHA que o lactente a termo. Esses ácidos graxos acumulam-se no tecido adiposo e no cérebro nos últimos 3 meses de gestação; assim, o lactente prematuro apresenta reservas diminuídas. Os lactentes prematuros alimentados por fórmulas suplementadas com ARA e DHA geralmente demonstram maior ganho de massa corporal e estatura, assim como pontuação de desenvolvimento psicomotor maior que a dos lactentes prematuros que não recebem a suplementação de ácido graxo (Lapillonne e Moltu, 2016). O conteúdo de DHA e ARA no leite humano é variável, e o lactente prematuro pode necessitar de suplementos de ARA e DHA. Entretanto, são necessárias pesquisas para documentar o uso de suplementação para lactentes prematuros que recebem leite humano (AAP, 2019).

Os lactentes pré-termo apresentam baixos níveis de lipase pancreática e sais biliares, e isso diminui sua capacidade de digerir e absorver gordura. As lipases são necessárias para a degradação de triglicerídios, e os sais biliares solubilizam a gordura para facilitar a digestão e a absorção. Como a lipase pancreática e os ácidos biliares não são necessários para a digestão e absorção dos triglicerídios de cadeia média (TCM), eles são adicionados à mistura de gordura das fórmulas para lactentes prematuros. O leite humano e os óleos vegetais contêm o AGE ácido linoleico, mas o óleo TCM não o contém. As fórmulas para lactentes prematuros devem conter óleo vegetal e óleo TCM para fornecer os ácidos graxos essenciais de cadeia longa.

A composição da gordura dietética também tem um papel na digestão e na absorção de lipídeos. Em geral, os neonatos absorvem os óleos vegetais com mais eficiência do que as gorduras animais saturadas, embora uma exceção seja a gordura saturada no leite humano. Os lactentes digerem e absorvem melhor a gordura do leite humano do que a gordura saturada do leite de vaca ou do óleo vegetal das fórmulas infantis padrões. O leite humano contém duas lipases que facilitam a digestão de gordura e tem uma composição especial de ácidos graxos que ajuda a absorção.

Carboidratos

Os carboidratos são uma fonte importante de energia, e as enzimas para a produção endógena de glicose a partir de carboidrato e proteína estão presentes em lactentes pré-termo. Aproximadamente 40% das calorias totais no leite humano e nas fórmulas infantis padrões são derivadas de carboidratos. Uma quantidade muito pequena de carboidratos pode levar à hipoglicemia, enquanto o excesso pode provocar diurese osmótica ou fezes soltas. A variação recomendada para a ingestão de carboidratos é de 40 a 50% das calorias totais.

A lactose, um dissacarídeo composto de glicose e galactose, é o carboidrato predominante no leite em quase todos os mamíferos e pode ter importância para o neonato para a homeostasia da glicose, talvez porque a galactose pode ser usada para a produção de glicose ou armazenamento de glicogênio. Geralmente, a galactose é usada para a formação de glicogênio primeiro, e então se torna disponível para a produção de glicose à medida que diminuem os níveis de glicose. Como os lactentes nascidos em 28 a 34 semanas de gestação têm pouca atividade da lactase, a capacidade do lactente prematuro de digerir a lactose pode ser marginal. Na prática, a má absorção não é um problema clínico porque a lactose é hidrolisada no intestino ou fermentada no cólon e absorvida. A sacarose é outro dissacarídeo encontrado em fórmulas infantis comerciais. Como a atividade da sacarase no início do terceiro trimestre é de 70% dos níveis do lactente, a sacarose é bem tolerada pela maioria dos lactentes prematuros. A sacarase e a lactase são sensíveis a alterações no ambiente intestinal. Os lactentes com diarreia que estão sendo submetidos à antibioticoterapia, ou estão desnutridos, podem desenvolver intolerâncias temporárias a lactose e sacarose.

Os polímeros de glicose são carboidratos comuns na dieta do lactente pré-termo. Esses polímeros, que consistem principalmente em cadeias de cinco a nove unidades de glicose ligadas entre si, são usados para obter a iso-osmolalidade de certas fórmulas especializadas. As glicosidases, enzimas para a digestão dos polímeros de glicose, são ativas em lactentes pequenos prematuros.

Minerais e vitaminas

Os lactentes prematuros requerem maiores quantidades de vitaminas e minerais que os lactentes a termo, pois possuem reservas corporais pobres, são fisiologicamente imaturos, estão frequentemente doentes e crescem rapidamente. As fórmulas e os **fortificantes do leite materno**, desenvolvidos especialmente para lactentes pré-termo, contêm concentrações mais elevadas de vitaminas e minerais para atender às necessidades do lactente, o que evita a necessidade de suplementação adicional na maioria dos casos (Tabela 41.13). Uma importante exceção é no caso de lactentes que recebem leite materno com fortificante que não contém ferro. Um suplemento de ferro de 2 mg/kg/dia deve ser suficiente para atender às suas necessidades (AAP, 2019). Outra exceção é o uso de fortificante de leite humano de doadora, que requer a adição de um polivitamínico e um suplemento de ferro.

Cálcio e fósforo

O cálcio e o fósforo são apenas dois dos muitos nutrientes que os lactentes prematuros em crescimento necessitam para uma ótima mineralização óssea. Diretrizes de ingestão foram estabelecidas em níveis que promovem a taxa de mineralização óssea que ocorre no feto. Recomenda-se a ingestão de 150 a 220 mg/kg/dia de cálcio e de 75 a 140 mg/kg/dia de fósforo (Abrams, AAP, 2013). Dois terços do conteúdo corporal de cálcio e fósforo do neonato a termo são acumulados por meio de mecanismos de transporte ativo durante o último trimestre de gestação. Os lactentes prematuros são privados dessa importante deposição mineral intrauterina. Quando há precárias reservas de minerais e uma baixa ingestão dietética, os lactentes prematuros podem desenvolver **osteopenia da prematuridade**, uma doença caracterizada pela desmineralização dos ossos em crescimento e documentada por evidência radiológica de *washed-out* ou ossos finos. Os lactentes muito imaturos são particularmente suscetíveis à osteopenia e podem desenvolver fraturas ou raquitismo florido com a deficiência dietética prolongada. É mais provável que a osteopenia da

Tabela 41.13 Recomendações para a administração enteral de vitaminas para lactentes prematuros.

Vitamina	Quantidade (kg/dia)
Vitamina A	1.332 a 3.663 UI
Vitamina D	200 a 400 UI*
Vitamina E	2,2 a 11 UI
Vitamina K	4,4 a 28 µg
Ácido ascórbico	20 a 55 mg
Tiamina	140 a 300 µg
Riboflavina	200 a 400 µg
Piridoxina	50 a 300 µg
Niacina	1 a 5,5 mg
Pantotenato	0,5 a 2,1 mg
Biotina	1,7 a 16,5 µg
Folato	35 a 100 µg
Vitamina B_{12}	0,1 a 0,8 µg

*Máximo de 400 UI/dia. (American Academy of Pediatrics, Committee on Nutrition: Nutritional needs of preterm infants. In: Kleinman RE, Greer FR, editors: *Pediatric nutrition*, ed 8, Itasca, IL, 2019, 2014, American Academy of Pediatrics.)
(Dados de Koletzko B et al.: Recommended nutrient intake levels for stable, fully enterally fed very low birth weight infants. In: Koletzko B et al., editors: *Nutritional care of preterm infants: scientific basis and practical guidelines*. World Rev Nutr Diet, 110:297 Germany, 2014, S. Karger AG.)

prematuridade se desenvolva em lactentes prematuros que são (1) alimentados com fórmulas infantis não formuladas especificamente para eles, (2) alimentados com leite humano não suplementado com cálcio e fósforo, ou (3) que recebem NP a longo prazo sem alimentações enterais.

Vitamina D

O leite humano com fortificante ou a fórmula infantil para lactentes fornecem vitamina D adequada quando da ingestão de todas as calorias sugeridas. As recomendações atuais de ingestão variam de 200 a 400 UI/dia para lactentes prematuros (Abrams, AAP, 2013).

Vitamina E

Os lactentes pré-termo necessitam mais vitamina E do que os lactentes a termo em razão de suas limitadas reservas teciduais, menor absorção de vitaminas lipossolúveis e crescimento rápido. A vitamina E protege as membranas biológicas contra a degradação oxidativa de lipídeos. Como o ferro é um oxidante biológico, uma dieta com alto teor de ferro ou ácidos graxos poli-insaturados (AGPI) aumenta o risco de deficiência de vitamina E. Os AGPI são incorporados às membranas das hemácias havendo maior suscetibilidade ao dano oxidativo do que quando ácidos graxos saturados compõem as membranas.

Um lactente prematuro com deficiência de vitamina E pode manifestar **anemia hemolítica** (destruição oxidativa de hemácias). Contudo, hoje essa anemia é rara em razão das melhoras nos fortificantes do leite humano e na composição da fórmula infantil. Os fortificantes do leite humano e das fórmulas para lactentes prematuros atualmente contêm razões de vitamina E para AGPI adequadas para prevenir anemia hemolítica.

Como a necessidade dietética de vitamina E depende do conteúdo de AGPI da dieta, a ingestão recomendada de vitamina E é expressa geralmente como uma razão de vitamina E para AGPI. A recomendação de vitamina E é de 0,7 UI (0,5 mg de d-alfatocoferol) por 100 kcal, e de pelo menos 1 UI de vitamina E por grama de ácido linoleico.

A dosagem farmacológica de vitamina E (50 a 100 mg/kg/dia) não se comprovou útil na prevenção de DBP ou de retinopatia da prematuridade para reduzir os efeitos tóxicos do oxigênio. Além disso, altas doses de vitamina E têm sido associadas a hemorragia intraventricular, sepse, ECN, insuficiências hepática e renal, e morte.

Ferro

Os lactentes prematuros estão em risco de anemia por deficiência de ferro devido às reduzidas reservas de ferro associadas ao nascimento precoce. Ao nascimento, a maior parte do ferro disponível está na hemoglobina circulante. Assim, a amostragem frequente de sangue esgota mais a quantidade de ferro disponível para a eritropoese. Transfusões de hemácias geralmente são necessárias para tratar a anemia fisiológica da prematuridade. A terapia com eritropoetina (EPO) recombinante é empregada para prevenir anemia. A suplementação de ferro é indicada para facilitar a produção de hemácias, e é usada uma dosagem de 6 mg/kg/dia de ferro enteral (AAP, 2014). Essa terapia não preveniu de modo consistente a anemia e a necessidade de hemotransfusões e não se recomenda a terapia com EPO (AAP, 2019).

Em geral, a recomendação para a ingestão de ferro é de 2 a 3 mg/kg/dia (AAP, 2019). Deve-se administrar sulfato ferroso em gotas aos lactentes alimentados com leite humano, iniciando às 2 semanas (AAP, 2019). As fórmulas fortificadas com ferro geralmente contêm ferro suficiente para fornecer 2 mg/kg/dia (AAP, 2019).

Ácido fólico

Os lactentes prematuros parecem ter necessidades maiores de ácido fólico que os nascidos a termo. Embora as concentrações séricas de folato sejam elevados ao nascimento, eles sofrem drástica diminuição, provavelmente como resultado do alto uso de ácido fólico pelo lactente prematuro para a síntese de ácido desoxirribonucleico (DNA) e tecidos necessária para o crescimento rápido.

Uma forma leve de deficiência de ácido fólico que causa baixas concentrações séricas de folato e hipersegmentação de neutrófilos não é incomum em lactentes prematuros. A anemia megaloblástica é muito menos comum. A ingestão diária de ácido fólico de 25 a 50 μg/kg mantém com eficiência concentrações séricas normais de folato. O leite materno fortificado e as fórmulas para lactentes prematuros atendem a essas diretrizes quando as alimentações enterais totais são estabelecidas.

Sódio

Os lactentes prematuros, especialmente aqueles com MCMBN, são suscetíveis à hiponatremia durante o período neonatal. Esses lactentes podem sofrer perdas urinárias excessivas de sódio em razão da imaturidade renal e incapacidade de conservar níveis adequados de sódio. Além disso, suas necessidades de sódio são altas devido à alta taxa de crescimento.

Ingestões diárias de sódio de 2 a 3 mEq/kg atendem às necessidades da maioria dos lactentes prematuros, mas podem ser necessários de 4 a 5 mEq/kg ou mais de sódio para alguns lactentes para prevenir a hiponatremia (Dell, 2015). A suplementação de rotina de sódio do leite humano e das fórmulas infantis não é necessária. Entretanto, é importante considerar a possibilidade de hiponatremia e monitorar os lactentes avaliando o sódio sérico até a concentração sanguínea tornar-se normal. O leite pode ser suplementado com sódio se a repleção for necessária.

MÉTODOS DE ALIMENTAÇÃO

As decisões sobre amamentação, alimentação por mamadeira ou alimentação por tubo depende da idade gestacional e da condição clínica do lactente pré-termo. O objetivo é alimentar o lactente pelo método mais fisiológico possível e suprir nutrientes para o crescimento sem criar complicações clínicas.

Cuidados orais com o colostro

O colostro da mãe pode ser usado como cuidados orais para o seu lactente logo que esteja disponível. Gotas de colostro são colocadas dentro da boca do lactente para auxiliar na prevenção da infecção. O colostro é uma rica fonte de proteínas, minerais e fatores imunológicos que pode proteger o lactente contra doenças (Gephart e Weller, 2014; AAP, 2019; American College of Obstetricians and Gynecologists [ACOG], 2014). Os **cuidados orais com colostro** podem ser iniciados antes de iniciar as alimentações.

Gavagem gástrica

A gavagem gástrica por via oral geralmente é escolhida para lactentes incapazes de sugar por causa da imaturidade ou problemas no sistema nervoso central (SNC). Os lactentes com menos de 32 a 34 semanas gestacional, independentemente da massa corporal ao nascer, apresentam má coordenação de sucção, deglutição e capacidades respiratórias pela imaturidade de seu desenvolvimento. Consequentemente, têm dificuldade em mamar.

Com o método de **gavagem gástrica** oral, uma sonda macia de alimentação é inserida pela boca do lactente e no interior do estômago. Os principais riscos dessa técnica incluem aspiração e distensão gástrica. Como os reflexos da tosse são fracos ou ausentes e os músculos respiratórios mal desenvolvidos, o lactente muito pequeno pode não ser capaz de desalojar o leite da via respiratória superior, o que pode causar bradicardia reflexa ou obstrução das vias respiratórias. Porém, o monitoramento eletrônico das funções vitais e o posicionamento adequado do lactente durante a alimentação minimiza o risco de aspiração decorrente de regurgitação dos conteúdos do estômago. Para os lactentes pequeninos e imaturos, cuja baixa capacidade gástrica e motilidade intestinal lenta podem impedir a tolerância a alimentações em *bolus* de grande volume, pode ser necessário realizar as alimentações em *bolus* por bomba de infusão, por 30 a 60 minutos, para auxiliar na tolerância à alimentação.

Algumas vezes, a eliminação da distensão e da bradicardia vagal requer o uso de uma sonda interna de demora para alimentações por lavagem gástrica contínua em vez da administração intermitente de *bolus*. Alimentações contínuas podem levar à perda de gordura do leite, cálcio e fósforo, que se depositam na tubulação de alimentação de tal forma que o lactente não recebe a quantidade total de nutrição suprida. A alimentações em *bolus* fornecidas com o uso de bomba de infusão podem diminuir a perda de nutrientes e promover melhor ganho de massa corporal (Rogers et al., 2010; Senterre, 2014).

A gavagem gástrica nasal é, algumas vezes, mais bem tolerada que a alimentação por sonda oral. Porém, como os neonatos devem respirar pelo nariz, essa técnica pode comprometer a via respiratória nasal nos lactentes prematuros e causar uma deterioração associada à função respiratória. Esse método é útil para os lactentes que estão aprendendo a mamar. O lactente com sonda gástrica nasal pode ainda formar uma vedação firme no bico da mamadeira, mas isso pode ser difícil se uma sonda de alimentação oral estiver posicionada (ver Capítulo 12).

Alimentação transpilórica

A alimentação transpilórica por tubo é indicada para lactentes em risco de aspirar leite nos pulmões ou que apresentam esvaziamento gástrico lento. O objetivo desse método é evitar o esvaziamento gástrico, geralmente lento, do lactente imaturo pela passagem do tubo de alimentação pelo estômago e piloro e posicionando sua ponta dentro do duodeno ou jejuno. Esse método tem sucesso para os lactentes com refluxo gastrintestinal grave, pois impede a aspiração das alimentações nos pulmões. Esse método também é usado em lactentes cuja função respiratória está comprometida e que estão em risco de aspiração de leite. As possíveis desvantagens das alimentações transpilóricas incluem a diminuição da absorção de gordura, diarreia, síndrome do esvaziamento gástrico rápido (*dumping*), alterações da microbiota intestinal, perfuração intestinal e líquido biliar no estômago. Além disso, a colocação de tubos transpilóricos também requer considerável habilidade e a confirmação radiográfica da localização da ponta do cateter. Embora estejam associadas a muitas possíveis complicações, as alimentações transpilóricas são usadas quando a alimentação gástrica não obtém sucesso.

Alimentação artificial com bicos

Pode-se tentar a alimentação artificial com bicos em lactentes com idade gestacional superior a 32 semanas e cuja capacidade de se alimentar por meio de um bico é indicada pela evidência de reflexo e movimento de sucção estabelecidos. Antes dessa fase, os lactentes são incapazes de coordenar a sucção, a deglutição e a respiração. Como a sucção requer esforço do lactente, qualquer estresse de outras causas, como hipotermia ou hipoxemia, diminui a capacidade de sucção. Portanto, a alimentação com bico deve ser iniciada somente quando o lactente estiver sob mínimo estresse e maduro o suficiente e forte para sustentar o esforço de sucção. As alimentações orais iniciais podem ser limitadas a uma a três vezes por dia para prevenir fadiga indevida ou gasto excessivo de energia, os quais podem retardar a taxa de ganho de massa corporal da criança. Antes de iniciar as alimentações orais, um programa padronizado de estimulação oral pode ajudar os lactentes a se alimentarem com sucesso com bico de forma mais rápida (Fucile et al., 2011).

Aleitamento materno

Quando a mãe de um lactente prematuro optar por amamentar, o aleitamento deve iniciar logo que o lactente esteja pronto. Antes dessa etapa, a mãe deve retirar seu leite para que possa alimentar seu neonato por meio de tubo. Essas mães necessitam de apoio emocional e educacional para que a lactação seja bem-sucedida. Os estudos relatam que lactentes prematuros amamentados pelas mães apresentam melhor coordenação de sucção, deglutição e respiração, assim como menos interrupções respiratórias que os lactentes amamentados com mamadeira (Abrams e Hurst, 2018). O **cuidado de mãe canguru** – que possibilita o contato pele a pele entre mãe e lactente durante a amamentação – facilita a lactação. Além disso, esse tipo de contato promove a continuação da amamentação, aumentando a confiança da mãe nos cuidados a seu lactente de alto risco. Esse benefício também pode se aplicar aos pais que participam dos cuidados de mãe canguru com seus filhos (Kassity-Krich e Jones, 2014).

A alimentação de lactentes com copo, em vez de mamadeiras, para suplementar a amamentação é sugerida para lactentes prematuros com base na análise racional de que isso pode evitar a "confusão de bicos" na criança (i. e., a confusão entre a amamentação materna e na mamadeira). Complicações como aspiração do leite e ingestão de baixos volumes precisam ser monitoradas. A alimentação em copo é associada à amamentação bem-sucedida do lactente à alta, mas tem aumentado a hospitalização do lactente prematuro (AAP, ACOG, 2014).

Tolerância às alimentações

Todos os lactentes pré-termo que recebem nutrição enteral (NE) devem ser monitorados para detecção de sinais de intolerância à alimentação. Os vômitos durante as alimentações geralmente são sinais da incapacidade do lactente em reter a quantidade de leite fornecida. Os vômitos, quando não associados a outros sinais de doença sistêmica, podem indicar que os volumes de alimentação supridos foram aumentados muito rapidamente ou são excessivos para o tamanho e a maturidade do lactente. A simples redução do volume da alimentação pode resolver o problema. Mas se não resolver, ou o lactente mostrar sinais de uma doença sistêmica, pode ser necessário interromper as alimentações até à estabilização da sua condição.

A distensão abdominal pode ser causada por alimentação excessiva, obstrução orgânica, deglutição excessiva de ar, reanimação, sepse (i. e., infecção sistêmica) ou enterocolite necrosante (ECN). Uma prática rotineira das enfermeiras deve ser a observação dos lactentes para detectar a distensão abdominal; esta geralmente indica a necessidade de interromper a alimentação até ser determinada e resolvida a sua causa.

Os resíduos gástricos, medidos pela aspiração dos conteúdos do estômago, podem ser determinados rotineiramente antes de cada alimentação em *bolus* por gavagem e intermitentemente em todas as alimentações por infusão contínua. A quantidade residual será ou não significativa, dependendo em parte de seu volume em relação ao volume total da alimentação. Por exemplo, um volume residual superior a 50% de uma alimentação em *bolus* ou equivalente à taxa de infusão contínua pode ser um sinal de intolerância à alimentação. Entretanto, ao interpretar o significado de uma medição de resíduos gástricos, os clínicos precisam considerar outros sinais concomitantes de intolerância à alimentação e o padrão anterior dos volumes residuais estabelecidos para um lactente específico. Os resíduos geralmente estão presentes antes do início das alimentações e quando são iniciadas alimentações de pequenos volumes. Enquanto não houver sinais de doença, as alimentações não devem ser interrompidas.

A êmese ou os resíduos biliosos em geral podem decorrer de excessiva distensão do estômago com refluxo de bile a partir do intestino, ou de um tubo de alimentação que tenha deslizado para dentro do intestino, ou, ainda, indicar que o lactente tem um bloqueio intestinal e necessita de avaliação adicional (Hair, 2018). Resíduos gástricos sanguinolentos ou biliosos são mais alarmantes do que aqueles que parecem leite não digerido.

A frequência e a consistência dos movimentos intestinais devem ser constantemente monitoradas ao alimentar lactentes pré-termo. Inspeções simples podem detectar a presença de sangue bruto. Todos os métodos de alimentação para lactentes pré-termo apresentam complicações associadas. Podem ocorrer graves complicações, a não ser que seja dada uma cuidadosa atenção aos sintomas que indicam má tolerância à alimentação. Certas doenças podem ser identificadas pelos sinais de intolerância à alimentação. Por exemplo, a **enterocolite necrosante (ECN)** é uma doença inflamatória dos intestinos potencialmente fatal associada a sintomas como distensão e sensibilidade abdominais, resíduos gástricos anormais e fezes sanguinolentas.

SELEÇÃO DA ALIMENTAÇÃO ENTERAL

Durante o período inicial de alimentação, os lactentes prematuros geralmente necessitam de um tempo adicional para se ajustar à NE e podem sofrer estresse, perda de massa corporal e diurese concomitantes. O objetivo primário da alimentação enteral durante esse período inicial é estabelecer a tolerância ao leite. Os lactentes parecem necessitar de um período de ajuste para serem capazes de assimilar grande volume e concentração de nutrientes. Assim, os líquidos parenterais podem ser necessários até que os lactentes possam tolerar quantidades adequadas de alimentações por via oral.

Após o período inicial de ajuste, o objetivo da alimentação enteral muda do estabelecimento da tolerância ao leite para a provisão de um suporte nutricional completo para o crescimento e desenvolvimento orgânico rápido. Todos os nutrientes essenciais devem ser fornecidos em quantidades que auxiliem o crescimento contínuo. As escolhas de alimentação, a seguir, são adequadas: (1) leite humano suplementado com fortificante, ferro e vitaminas, conforme indicado pelo fortificante usado; (2) fórmula para lactentes prematuros fortificada com ferro para lactentes com massa corporal inferior a 2 kg; ou (3) fórmula infantil padrão fortificada com ferro para lactentes com massa corporal inferior a 2 kg.

Para os lactentes prematuros que recebem alta hospitalar, pode-se administrar uma fórmula de transição. Pode-se indicar vitamina D adicional para fornecer 400 UI por dia (Abrams, AAP, 2013). Para os lactentes amamentados, podem ser administradas duas a três mamadeiras de fórmula de transição por dia para atender às suas necessidades. O lactente prematuro amamentado também deve receber de 2 a 3 mg/kg/dia de ferro durante os primeiros 6 a 12 meses e um polivitamínico durante o primeiro ano de vida (AAP, 2019). Para os lactentes prematuros que tiveram alta recebendo a fórmula padrão, deve-se administrar um polivitamínico até alcançarem a massa corporal de 3 kg e, então, pode ser necessário somente a vitamina D para fornecer 400 UI/dia (AAP, 2019). As concentrações sanguíneas de ferritina podem ser determinadas para se ter acesso ao estado de ferro do lactente e a necessidade de suplementos desse mineral (AAP, 2019).

Leite humano

O leite humano é o alimento ideal tanto para lactentes saudáveis a termo como para prematuros. Embora o leite humano necessite de suplementação de nutrientes para atender às necessidades dos lactentes prematuros, seus benefícios para o lactente são numerosos. Durante o primeiro mês de lactação, a composição do leite das mães dos lactentes prematuros difere da composição daquele das mães que deram à luz a lactentes a termo; as concentrações de proteína e sódio do leite de mães de lactentes prematuros são mais altas (Klein, 2002). Quando os lactentes prematuros são alimentados com o leite das próprias mães, seu crescimento é mais rápido do que o dos lactentes alimentados por leite humano dos bancos de leite, ou leite humano maduro (Brownell et al., 2018).

Além de sua concentração de nutrientes, o leite humano oferece benefícios nutricionais em razão de sua mistura única de aminoácidos e ácidos graxos de cadeia longa. O zinco e o ferro no leite humano são absorvidos mais prontamente, e a gordura é digerida com mais facilidade devido à presença de lipases. Além disso, o leite humano contém fatores que não estão presentes nas fórmulas. Esses componentes incluem (1) macrófagos e linfócitos T e B; (2) fatores antimicrobianos como a imunoglobulina A secretória, a lactoferrina e outros; (3) hormônios; (4) enzimas; e (5) fatores de crescimento. É relatado que o leite humano, comparado com a fórmula infantil para lactentes prematuros, reduz a incidência de ECN e sepse, melhora o neurodesenvolvimento, facilita um avanço mais rápido das alimentações enterais, e leva à alta mais cedo (AAP, ACOG, 2014). O uso do leite da própria mãe para o lactente, suplementado com fortificante líquido de leite humano de doadora, e do leite humano de doadora está ligado a menor incidência de ECN (Sullivan et al., 2010). O uso de leite de doadora e de fortificante líquido de leite humano de doadora, em comparação com o uso da fórmula infantil para prematuros, diminui a incidência de ECN tratada com cirurgia, além de diminuir os dias de NP (Cristofalo et al., 2013).

No entanto, um problema bem documentado está associado à alimentação com leite humano para lactentes prematuros. Seja pré-termo, a termo ou maduro, o leite humano não atende às necessidades de cálcio e fósforo para a mineralização óssea normal em lactentes prematuros. Portanto, suplementos de cálcio e fósforo são recomendados para o rápido crescimento dos lactentes prematuros alimentados predominantemente com leite humano. Atualmente, estão disponíveis três fortificantes de leite humano: base de leite bovino em pó, base de leite bovino líquida e base de leite humano de doadora líquida. Os produtos bovinos contêm cálcio e fósforo, assim como proteína, carboidratos, gordura, vitaminas e minerais, e são aditivos para o leite materno extraído para alimentar lactentes prematuros (Tabela 41.14). Os suplementos vitamínicos não são necessários. Um fortificante bovino é aquele fortificado com ferro e o outro requer a adição de ferro. O produto à base de leite humano é feito de leite humano de doadora pasteurizado, concentrado e suplementado com cálcio, fósforo, zinco e eletrólitos. Um polivitamínico e um suplemento de ferro são necessários quando é utilizado fortificante de base de leite humano. O fortificante originado de leite humano é disponibilizado como aditivos para produzir 24, 26, 28 ou 30 kcal/30 mℓ de leite. As concentrações mais elevadas são usadas para os lactentes com restrição de volume ou que não estão crescendo com o leite menos denso em calorias (Hair et al., 2013). O teor de calorias e proteína é mais elevado com as maiores concentrações, mas as concentrações de cálcio, fósforo e zinco permanecem as mesmas com o uso de fortificante originado de leite humano de doadora. Muitas vezes, o lactente necessita mais energia e proteína, mas não de uma ingestão maior de minerais. Encontra-se disponível um suplemento em creme originado de leite humano de doadora, que consiste em gordura de leite humano pasteurizado e pode ser adicionado ao leite humano.

O fornecimento de leite materno a um lactente prematuro pode ser uma experiência muito positiva para a mãe, além de promover o envolvimento e a interação. Como muitos lactentes prematuros não são fortes nem maduros o suficiente para mamar no peito de suas mães no período neonatal inicial, essas mães geralmente extraem o leite durante vários dias (e, algumas vezes, durante várias semanas) antes de estabelecer a amamentação materna. A técnica adequada de extração, armazenamento e transporte de leite deve ser revista com a mãe (ver Tabela 14.18 no Capítulo 14). Muitos resumos de considerações especiais para a amamentação do lactente prematuro já foram publicados (AAP, ACOG, 2014).

Leite humano de doadora

O leite humano de doadora pasteurizado é recomendado para o lactente prematuro quando o leite da própria mãe não está disponível ou é contraindicado (AAP, 2017; ver boxe *Em foco: O que é um banco de leite humano?*). As unidades de terapia intensiva neonatais (UTIN)

EM FOCO

O que é banco de leite humano?

Os bancos de leite humano são estabelecimentos sem e com fins lucrativos em todo o mundo que trabalham para pasteurizar com segurança o leite de mães doadoras saudáveis, tornando-o disponível para os lactentes que mais necessitarem (Haiden e Ziegler, 2016). As doadoras passam por cuidadosa triagem para infecção e risco de infecção, uso de medicamentos e suplementos, estado de não tabagista e uso limitado de álcool. É necessária a aprovação do estado de doadora tanto do médico da mãe doadora como do médico de seu lactente.

Para lactentes de alto risco prematuros, imunocomprometidos ou que não possam mamar porque as mães são positivas para o vírus da imunodeficiência humana (HIV), o leite humano de doadora é um recurso que salva vidas quando a melhor escolha, o leite da própria mãe, não está disponível (Arslanoglu et al., 2013). Nos países em desenvolvimento, as mães HIV-positivas são incentivadas a amamentar e a administrar terapia medicamentosa contra o HIV para seus lactentes (AAP, ACOG, 2014). O risco de morte por infecção é muito alto para o lactente quando suprimentos adequados de água e saneamento não estão disponíveis. Devido ao seu ótimo perfil nutricional e propriedades imunológicas únicas, nenhuma outra fonte de nutrição se compara na provisão da nutrição necessária para que esses lactentes vulneráveis iniciem a vida saudáveis. Essa preciosa comodidade tem salvado vidas e melhorado tanto a morbidade infantil que a Organização Mundial da Saúde (OMS) pediu a todas as nações que defendam a amamentação e o uso seguro de leite humano de doadora para lactentes de baixa massa corporal ao nascer (WHO, 2011).

Os hospitais com sistemas de bancos de leite geralmente são entidades sem fins lucrativos e cada um tem suas próprias diretrizes, no que se refere à distribuição do leite, para que este permaneça como uma opção segura e altruísta para todos que dele necessitarem. Pesquisa recente também mostrou que fontes não pasteurizadas de leite humano podem ser adquiridas na internet e têm grande probabilidade de contaminações microbiana e com produtos de leite de vaca (Keim et al., 2013; Keim et al., 2015). Algumas vezes, mães de lactentes saudáveis podem procurar o compartilhamento com outras mães para evitar custo, inconveniência e esgotamento de recursos para bebês vulneráveis que necessitam muito de leite de doadora pasteurizado. Se a mãe expressar interesse nessas opções, ela deve ser orientada sobre os riscos para o seu lactente de possível exposição a infecção, medicamentos e drogas ilegais com o leite humano não submetido à triagem e não pasteurizado, para desencorajar o compartilhamento direto de leite (AAP, 2017).

Os bancos de leite humano eficazes protegem, promovem e apoiam a amamentação em todos os níveis e recebem o suporte do governo (PATH, 2017). A Human Milk Banking Association of North America (HMBANA) é o principal recurso para informação sobre o processo de iniciar e administrar esse precioso produto em toda comunidade como um meio de melhorar a saúde global (HMBANA, 2018). Para mais informações, ver https://www.hmbana.org/. A European Milk Bank Association (EMBA) é uma organização sem fins lucrativos que produz diretrizes para bancos de leite e incentiva a cooperação internacional entre os bancos de leite dos países da Europa (EMBA, 2018). Globalmente, mais de 40 países têm sistemas desenvolvidos para fornecer leite humano de doadora (PATH, 2017).

que usam leite de doadora podem ter diretrizes para assegurar que os lactentes em maior risco de ECN recebam leite de doadora. Por exemplo, um lactente com massa corporal inferior a 1.500 g ao nascer e idade gestacional inferior a 34 semanas estaria qualificado para receber leite humano de doadora. O risco de ECN é maior com a idade gestacional de 32 semanas de gestação (Yee et al., 2012). Às 34 semanas, o lactente pode ser transferido para uma dieta de alta com leite da própria mãe e suplementação com fórmula de transição, se necessário. O leite humano de doadora não seria usado após a alta hospitalar.

O uso de leite de doadora tem sido ligado ao início precoce das alimentações, menor uso de fórmula e nenhuma alteração na porcentagem do uso do leite da própria mãe. O leite de doadora é usado com frequência no início das alimentações antes que o leite da mãe possa ser extraído. Neonatologistas tinham a preocupação de que o uso de leite de doadora levaria as mães a não fornecer leite a seus lactentes, mas não houve alterações na provisão de leite das mães aos seus próprios filhos (Marinelli et al., 2014).

Fórmulas para lactentes prematuros

Foram desenvolvidas preparações de fórmulas para atender às necessidades nutricionais e fisiológicas únicas de lactentes prematuros em crescimento. A quantidade e a qualidade de nutrientes nesses produtos promovem o crescimento a taxas intrauterinas. Essas fórmulas, cujas densidades calóricas são de 20, 24 e 30 kcal/30 mℓ, estão disponíveis somente na forma pronta para consumo. Essas fórmulas para prematuros diferem em muitos aspectos das fórmulas padrões à base de leite de vaca (Tabela 41.14). Os tipos de carboidratos, proteínas e gordura diferem para facilitar a digestão e a absorção dos nutrientes. Essas fórmulas também contêm concentrações mais altas de proteína, minerais e vitaminas.

Fórmulas infantis de transição

As fórmulas contendo 22 kcal/30 mℓ destinam-se ao uso como fórmulas de transição para o lactente prematuro. Seu conteúdo de nutrientes é menor que o das fórmulas infantis densas em nutrientes destinadas a prematuros e maior que o das fórmulas infantis padrões (ver Tabela 41.14). Essas fórmulas podem ser introduzidas quando o lactente alcançar a massa corporal de 2.000 g, e podem ser usadas durante o primeiro ano de vida. Nem todos os lactentes prematuros necessitam dessas fórmulas para crescer de maneira adequada. Não está claro que os lactentes prematuros necessitem dessa fórmula especializada, pois os estudos nem sempre demonstraram melhor crescimento com o uso da fórmula de transição (Young et al., 2016). O ganho de massa corporal, estatura e circunferência da cabeça para a idade, assim como o ganho de massa corporal para a estatura devem ser monitorados nas curvas de crescimento da OMS (Lapillonne, 2014). As fórmulas de transição estão disponíveis nas formas em pó e pronta para consumo.

Ajustes de fórmula

Algumas vezes, pode ser necessário aumentar o conteúdo de energia das fórmulas para alimentar lactentes pequenos. Isso pode ser adequado quando o lactente não está crescendo com rapidez suficiente e já consome o máximo possível durante as alimentações.

Concentração

Uma abordagem para a provisão de uma fórmula hipercalórica é preparar a fórmula com menos água, concentrando todos os seus nutrientes, incluindo energia. As fórmulas infantis concentradas com conteúdos de energia de 24 kcal/30 mℓ estão disponíveis para hospitais como as fórmulas Nursette® prontas para consumo. Porém, ao usar essas fórmulas concentradas, os clínicos devem considerar a ingestão de líquidos do lactente e as perdas em relação à carga de solutos renais da alimentação concentrada para assegurar que seja mantido um equilíbrio hídrico positivo. Esse método para aumentar a densidade da fórmula geralmente é preferida porque o equilíbrio de nutrientes permanece o mesmo; os lactentes que necessitam de mais energia também precisam de nutrientes adicionais. Conforme mencionado, as fórmulas de transição estão disponíveis nas formas em pó pronta e para consumo, podendo ter concentrações de 24 a 30 kcal/30 mℓ. Entretanto, essa fórmula ainda é inadequada para lactentes que necessitam de cálcio adicional (p. ex., lactentes com osteopenia).

Uma fórmula infantil para prematuros, de 30 kcal/30 mℓ, pronta para consumo, encontra-se disponível. Essa fórmula atende às necessidades nutricionais de lactentes prematuros que precisam restringir

Tabela 41.14 Comparação entre o conteúdo nutricional do leite humano e das fórmulas.

	Leite humano	Leite humano + Fortificante à base de leite bovino em pó*	Leite humano + Fortificante à base de leite bovino líquido[†]	Leite humano + Fortificante à base de leite humano de doadora[‡]	Fórmula padrão[§]	Fórmula de transição[¶]	Fórmula para prematuros**
Densidade calórica (kcal/30 mℓ)	20	24	24	26	20	22	20, 24, 30
Razão de proteína do soro do leite/caseína	70:30	Predomina o soro do leite	Predomina o soro do leite ou hidrolisado de caseína	Predomina o soro do leite	48:52, 60:40, 100:0	50:50, 80:20	50:50, 60:40, 80:20
Proteína (g/ℓ)	9	19	24 a 26	24	14 a 15	21	20, 22 e 24, 27, 29 e 30, 33
Carboidrato	Lactose	Lactose, sólidos de xarope de milho	Lactose, maltodextrina	Lactose	Lactose/ou lactose e maltodextrina de milho	Lactose e sólidos de xarope de milho ou maltodextrina	Lactose e sólidos de xarope de milho ou maltodextrina
Carboidrato (g/ℓ)	80	95	76 a 92	84	72 a 77	75 a 77	70 a 73, 81 a 88, 78 a 109
Gordura	Gordura humana	Gordura humana, óleo TCM	Gordura humana, óleo TCM, óleo vegetal, DHA, ARA	Gordura humana	Óleo vegetal, DHA, ARA	Óleo vegetal, óleo TCM, DHA, ARA	Óleo vegetal, óleo TCM, DHA, ARA
Gordura (g/ℓ)	35	38	36 a 48	52	34 a 38	39 a 41	34 a 37, 41 a 44, 51 a 67
Cálcio (mg/ℓ)	230	1.362	1.158 a 1.192	1.221	449 a 530	780 a 890	1.120 a 1.217, 1.340 a 1.461, 1.670 a 1.826
Fósforo (mg/ℓ)	130	778	633 a 675	640	255 a 290	460 a 490	610 a 676, 730 a 812, 910 a 1.014
Vitamina D (unidades/ℓ)	10	1.177	1.175 a 1.575	400	402 a 507	521 a 560	1.014 a 2.000, 1.217 a 2.400, 1.522 a 3.000
Vitamina E (unidades/ℓ)	6	37	38 a 52	10,2	10 a 14	27 a 30	27, 43, 33 a 51, 41 a 64
Ácido fólico (mcg/ℓ)	110	331	325 a 350	158	101 a 108	186 a 193	250 a 270, 300 a 320, 375 a 410
Sódio (mEq/ℓ)	8	14	13 a 17	23	7 a 8	11 a 12	13 a 20, 15 a 25, 19 a 31

ARA, ácido araquidônico; DHA, ácido docosaexaenoico; TCM, triglicerídios de cadeia média.
*Baseado na composição de leite humano a termo fortificado com Similac® Human Milk Fortifiers em pó, quatro pacotes para cada 100 mℓ.
[†]Baseado na composição do leite humano a termo fortificado com Enfamil® Human Milk Fortifier Acidified Liquid ou Similac® Human Milk Fortifier Hydrolyzed Protein Concentrated Liquid em 1 frasco/pacote + 25 mℓ de leite.
[‡]Baseado na composição de leite humano a termo fortificado com Prolact® +6.
[§]Baseado na composição das fórmulas Enfamil® Premium, Similac® Advance e Gerber® Good Start® Gentle.
[¶]Baseado na composição das fórmulas Enfamil® EnfaCare® e Similac® NeoSure®.
**Baseado na composição das fórmulas Enfamil® Premature e Similac® Special Care.
(Dados de American Academy of Pediatrics, Committee on Nutrition: Appendix A. Composition of human milk. In: Kleinman RE, Greer FR, editors: *Pediatric nutrition*, ed 8, Itasca, IL, 2019, American Academy of Pediatrics.)

líquidos em decorrência de doença. A fórmula de 30 kcal/30 mℓ pode ser diluída com a fórmula infantil para prematuros (24 kcal/30 mℓ) para constituir leites de 26, 27 ou 28 kcal/30 mℓ (Boxe 41.2). Esses leites são estéreis e constituem a fonte preferida para fornecimento de leites concentrados para os lactentes prematuros na UTIN. A fórmula infantil em pó não é estéril e não deve ser usada em lactentes de alto risco quando um produto estéril líquido, nutricionalmente adequado, estiver disponível (Steele e Collins, Pediatric Nutrition Dietetic Practice Group, 2019).

Suplementos calóricos

Outra abordagem para aumentar o conteúdo de energia de uma fórmula envolve o uso de suplementos calóricos como o óleo vegetal, óleo TCM ou polímeros de glicose. Esses suplementos aumentam a densidade calórica da fórmula sem alterar acentuadamente a carga de solutos ou a osmolalidade. Entretanto, eles alteram a distribuição relativa de calorias totais derivadas de proteína, carboidratos e gordura. Não é recomendável a adição desses suplementos ao leite humano ou às fórmulas padrões (20 kcal/30 mℓ), uma vez que até pequenas quantidades de óleo ou carboidrato diluem a porcentagem de calorias derivadas de proteína. Os suplementos calóricos devem ser usados apenas quando uma fórmula já atende a todas as necessidades de nutrientes, com exceção de energia, ou quando uma carga de soluto renal é uma preocupação.

Quando uma fórmula de alto teor de energia é necessária, polímeros de glicose podem ser adicionados à base que tem uma concentração de 24 kcal/30 mℓ ou maior (seja a fórmula de força total para prematuros ou uma fórmula padrão concentrada), com o máximo de 50% das calorias totais de gordura e o mínimo de 10% das calorias totais de proteína. O óleo vegetal deve ser adicionado no momento da alimentação ou administrado como um medicamento oral. O óleo vegetal adicionado ao suprimento de um dia de fórmula, a qual é resfriada, irá se separar do leite e aderir-se ao recipiente de armazenamento e, portanto, não estará na alimentação do lactente.

AVALIAÇÃO NUTRICIONAL E CRESCIMENTO

Ingestão dietética

A ingestão dietética deve ser avaliada para assegurar que a nutrição fornecida atende às necessidades do lactente. Os líquidos parenterais e as alimentações com leite devem progredir conforme tolerado, e as ingestões de nutrientes precisam ser revistas para assegurar que estejam de acordo com as diretrizes para lactentes prematuros e que a criança esteja se desenvolvendo com a nutrição fornecida. O crescimento adequado e os gráficos de crescimento são revistos nos parágrafos subsequentes.

Indicadores laboratoriais

As avaliações laboratoriais geralmente envolvem a determinação dos seguintes parâmetros: (1) equilíbrio hidreletrolítico; (2) tolerância à NP ou NE; (3) estado de mineralização óssea; e (4) estado hematológico (Tabela 41.15). A hemoglobina e o hematócrito são monitorados, se clinicamente indicado. A redução precoce do hematócrito reflete a queda fisiológica da hemoglobina após o nascimento e as extrações de sangue para exames laboratoriais. Os níveis baixos iniciais de hemoglobina são tratados com hemotransfusões, se necessário. A suplementação dietética não altera essa queda fisiológica precoce da hemoglobina.

Tabela 41.15 Monitoramento da alimentação do lactente prematuro.

Monitorar	Nutrição parenteral	Nutrição enteral
Equilíbrio hidreletrolítico	Ingestão de líquidos	Ingestão de líquidos
	Eliminação de urina	Eliminação de urina
	Massa corporal diária	Massa corporal diária
	Sódio, potássio e cloreto séricos	
	Creatinina sérica	
	Nitrogênio ureico	
Homeostasia da glicose	Glicose sérica	Não rotineira
Tolerância à glicose	Triglicerídios séricos	Não indicada
Proteína na nutrição: nitrogênio ureico	Não é útil	Os baixos níveis em lactentes alimentados com leite humano indicam a necessidade de mais proteína
Osteopenia	Cálcio sérico	Cálcio sérico
	Fósforo sérico	Fósforo sérico
	Atividade da fosfatase alcalina	Atividade da fosfatase alcalina
Toxicidade da nutrição parenteral	Colestase: bilirrubina conjugada	Não indicada
	Função hepática: ALT	

ALT, alanina aminotransferase.

Taxas de crescimento e gráficos de crescimento

Todos os neonatos geralmente perdem alguma massa corporal após o nascimento. Os lactentes prematuros nascem com mais água extracelular do que os lactentes a termo e, assim, tendem a perder mais massa corporal que os lactentes a termo. Porém, a perda de massa corporal pós-natal não deve ser excessiva. Os lactentes prematuros que perderam mais de 15% de massa corporal de nascimento podem se tornar desidratados em razão de ingestão inadequada de líquidos ou sofrer consumpção tecidual decorrente de precária ingestão de energia. A massa corporal ao nascer de um lactente deve ser ganho novamente na segunda ou terceira semana de vida. Os lactentes menores e mais doentes levam mais tempo para recuperar suas massas corporais de nascimento.

As curvas de crescimento intrauterino foram desenvolvidas com o uso de dados de massa corporal, estatura e circunferência da cabeça ao nascer, de lactentes nascidos em várias semanas sucessivas de gestação. As curvas de crescimento intrauterino são os padrões de crescimento recomendados para os lactentes prematuros. Durante a primeira semana de vida, o percentil de massa corporal dos lactentes prematuros ao nascer se reduz, refletindo a perda de massa corporal normal pós-natal dos recém-nascidos. Após a estabilização da condição de um lactente e este começar a consumir todos os nutrientes necessários, ele é capaz de crescer a uma taxa paralela a essas curvas. Um ganho de massa corporal intrauterina de 15 a 20 g/kg/dia pode ser alcançado (Fenton et al., 2018).

Embora a massa corporal seja um importante parâmetro antropométrico, as medições de comprimento e circunferência da cabeça também podem ser úteis. Os lactentes prematuros devem crescer entre 0,7 e 1 cm por semana em comprimento corporal e circunferência da cabeça. Uma curva de crescimento baseada no sexo pode ser usada para avaliar a adequação de crescimento nas três áreas (Figuras 41.3 e 41.4). Esse gráfico tem um fator de correção incorporado para a prematuridade; o crescimento do lactente pode ser acompanhado de 22 a 50 semanas de gestação e representa os dados transversais do Canadá, Austrália, Alemanha, Itália, Escócia e EUA (Fenton e Kim, 2013). As curvas intrauterinas são uniformes nos Gráficos da OMS.

Foram desenvolvidos gráficos adicionais de crescimento intrauterino, baseados em massa corporal, estatura e circunferência da cabeça ao nascer, de lactentes nascidos nos EUA (Olsen et al., 2010). Gráficos distintos para lactentes dos sexos masculino e feminino estão disponíveis e os lactentes podem ser representados em gráficos a partir de 23 a 41 semanas de gestação.

Os Gráficos de 2006 da OMS para crianças do nascimento aos 2 anos também devem ser usados para lactentes prematuros depois de alcançarem 40 semanas de gestação, desde que a idade seja corrigida (ver boxe *Em foco: Resultado a longo prazo para lactentes prematuros*). Por exemplo, um lactente nascido às 28 semanas de gestação é prematuro em 12 semanas (40 semanas de gestação a termo menos 28 semanas gestacionais ao nascer). Quatro meses após o nascimento, os parâmetros de crescimento de um lactente prematuro, nascido às 28 semanas de gestação, podem ser comparados aos de um lactente de 1 mês nascido a termo (Boxe 41.3). Ao usar os gráficos de crescimento, a idade deve ser ajustada para a prematuridade até pelo menos 2,5 a 3 anos corrigida. Na Figura 41.5, o padrão de crescimento de A.R. é mostrado até os 18 anos. Esses gráficos são baseados em lactentes saudáveis a termo, que foram amamentados no primeiro ano de vida (Grummer-Strawn et al., 2010). Com o uso desse gráfico, o crescimento do lactente pode ser comparado ao do lactente a termo para se avaliar o ganho de crescimento compensatório.

As declarações de diagnóstico geralmente usadas referentes ao problema, à etiologia e aos sinais e sintomas (PES) para os lactentes são apresentadas no Boxe 41.4. A avaliação das ingestões de nutrientes e de crescimento do lactente é revista.

> ### EM FOCO
>
> **Resultado a longo prazo para lactentes prematuros**
>
> Como a sobrevivência dos lactentes prematuros continua a melhorar, seu crescimento físico, desenvolvimento cognitivo, saúde e qualidade de vida estão sendo avaliados e investigados. Anteriormente, acreditava-se que, se os lactentes prematuros apresentassem um crescimento compensatório, este só ocorreria durante os primeiros anos de vida. Entretanto, o crescimento compensatório para massa corporal e comprimento pode continuar durante toda a infância. O crescimento compensatório da circunferência da cabeça é limitado à idade corrigida de 6 a 12 meses (Hack, 2013). O desenvolvimento do cérebro ocorre durante o primeiro ano de vida. Quando adultos, os lactentes com massa corporal extremamente baixa ao nascer (MCEBN) tendem a ter baixa estatura e a mesma massa corporal de lactentes que nasceram a termo (Roberts et al., 2013a). Os pais de lactentes prematuros geralmente são mais baixos que os pais de lactentes a termo, e isso pode contribuir para a altura dessas crianças na idade adulta.
>
> O crescimento na unidade de terapia intensiva neonatal (UTIN) dos recém-nascidos MCEBN está ligado ao crescimento e à idade corrigida aos 18 a 22 meses (Ehrenkranz, 2014). Lactentes com ganhos de massa corporal maiores que 18 g/kg/dia ou crescimento da circunferência da cabeça de 0,9 cm/semana tiveram melhor neurodesenvolvimento e crescimento físico do que os lactentes cujo crescimento foi mais lento.
>
> Os lactentes prematuros e aqueles com massa corporal muito baixa ao nascer geralmente desenvolvem diabetes melito tipo 2 de início na idade adulta. Os lactentes prematuros apresentam diminuição da regulação da glicose comparados aos nascidos a termo. Podem ocorrer níveis mais altos de insulina em jejum, tolerância à glicose comprometida e aumento da resistência à insulina (Kajantie e Hovi, 2014). Há relatos de que os lactentes prematuros ou lactentes com massa corporal muito baixa ao nascer têm pressões arteriais mais elevadas que os lactentes nascidos a termo e com massa corporal normal (Lapillonne e Griffin, 2013).
>
> Mais pesquisas são necessárias. Qual é a taxa ideal de crescimento para lactentes prematuros na UTIN e pós-alta para maximizar os resultados cognitivos/de desenvolvimento e risco menor de doenças cardiovasculares e metabólicas quando adultos (Lapillonne e Griffin, 2013)? Com que velocidade o lactente prematuro deve crescer? Qual deve ser a composição corporal? Quando deve ocorrer o crescimento compensatório?
>
> Foram desenvolvidas e validadas ferramentas para avaliar como os adultos relatam seu estado de saúde e qualidade de vida. As avaliações podem ser conduzidas por meio de entrevistas ou preenchendo questionários escritos (Saigal, 2014). Quando adultos, os lactentes prematuros e aqueles com massa corporal muito baixa ao nascer classificam suas qualidades de vida como similares às dos adultos nascidos a termo. Roberts et al. (2013b) fizeram relato de 194 lactentes MCEBN e 148 lactentes a termo que completaram avaliações escritas aos 18 anos. Em ambos os grupos eram os mesmos relatos de qualidade de vida, estado de saúde e autoestima. A qualidade de vida não difere entre os adultos com a menor massa corporal de nascimento ou idade gestacional mais jovem. Os lactentes prematuros que não completaram a avaliação aos 18 anos tinham maior probabilidade de ter uma deficiência neurossensorial aos 8 anos, como leucomalacia periventricular cística, cegueira, paralisia cerebral e quociente de inteligência mais baixo.
>
> Portanto, não apenas há mais prematuros sobrevivendo, mas também se tornando adultos que desfrutam e vivem vidas produtivas (Hack, 2013; Saigal, 2013). Os cuidados médicos e a nutrição em berçário hospitalar continuam a progredir, o que melhora os resultados nos berçários e prepara as condições para o desenvolvimento posterior.

CUIDADOS NA ALTA

O estabelecimento de uma alimentação bem-sucedida é um fator essencial que determina se um lactente pré-termo pode ter alta do berçário do hospital. Os lactentes prematuros devem ser capazes de (1) tolerar suas alimentações e geralmente obtêm todas as suas mamadas

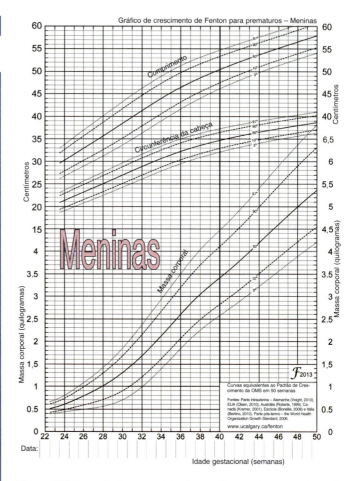

Figura 41.3 Exemplo de um registro de crescimento de massa corporal, comprimento e circunferência da cabeça de lactentes do sexo feminino de 22 a 50 semanas de gestação. Este gráfico apresenta um fator de correção incorporado para prematuridade. https://www.ucalgary.ca/fenton. (De Fenton TR e Kim JH: A systematic review and meta-analysis to revise the Fenton growth chart for preterm infants, *BMC Pediatr* 13:59, 2013.)

do peito ou com mamadeira; (2) crescer adequadamente de acordo com um programa de alimentação modificada pela demanda (geralmente a cada 3 a 4 horas durante o dia para lactentes alimentados por mamadeira, ou a cada 2 a 3 horas para lactentes amamentados); e (3) manter sua temperatura corporal sem o auxílio de uma incubadora. Os lactentes prematuros clinicamente estáveis com retardo no desenvolvimento da alimentação podem ir para casa recebendo alimentações por gavagem por um breve período. Além disso, é importante que quaisquer doenças crônicas vigentes, incluindo os problemas de nutrição, sejam tratados em casa.

Mais importante: os pais precisam estar prontos para cuidar de seu lactente. Em hospitais que permitem a visita dos pais aos neonatos no berçário 24 horas por dia, a equipe hospitalar pode ajudar os pais a desenvolver suas habilidades de cuidadores e aprender a cuidar de seu neonato em casa. Muitas vezes, é permitido aos pais "ocupar um quarto" com o seu recém-nascido (i. e., permanecer com o neonato o dia inteiro e a noite inteira) antes da alta, o que ajuda a construir confiança em sua capacidade de cuidar de um recém-nascido de alto risco (Figura 41.6).

Muitos lactentes prematuros que recebem alta hospitalar pesam menos de 2,5 kg. Embora esses lactentes precisem atender a certos critérios para a alta antes de ir para casa, o estresse de um novo ambiente pode levar a retrocessos. Os lactentes prematuros pequenos devem ser acompanhados com muito cuidado durante o primeiro mês após a alta, e os pais devem receber o máximo possível de informações e apoio. Na primeira semana da alta, uma visita domiciliar de

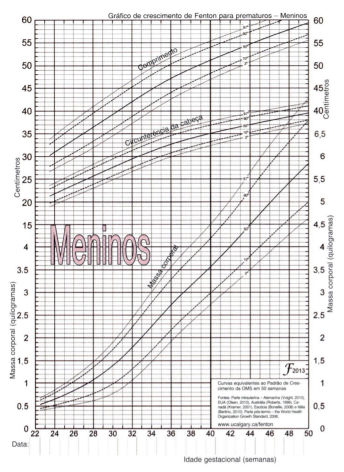

Figura 41.4 Exemplo de um registro de crescimento de massa corporal, comprimento e circunferência da cabeça para lactentes do sexo masculino de 22 a 50 semanas de gestação. Esse gráfico tem um fator de correção integrado para prematuridade. https://www.ucalgary.ca/fenton. (De Fenton TR, Kim JH: A systematic review and meta-analysis to revise the Fenton growth chart for preterm infants, *BMC Pediatr* 13:59, 2013.)

Boxe 41.3 Passos para ajustar a idade para a prematuridade em gráficos de crescimento.

Calcule o número de semanas em que o lactente foi prematuro:
- 40 semanas (termo) − idade gestacional em semanas de nascimento = número de semanas prematuras
- O número resultante de semanas é o fator de correção

Calcule a idade ajustada para a prematuridade:
- Idade cronológica − fator de correção = idade ajustada para a prematuridade

Por exemplo:
- 40 semanas − 28 semanas de gestação = 12 semanas prematuras
- Portanto, 12 semanas (3 meses) é o fator de correção
- 4 meses (idade cronológica) − 3 meses (fator de correção) = 1 mês de idade (ajustada).

---

um enfermeiro, um nutricionista, ou ambos, assim como uma consulta com um pediatra pode ser extremamente educativa, além de dar a oportunidade para uma intervenção precoce em caso de problemas de desenvolvimento.

Os fatores que afetam as habilidades de alimentação e o comportamento dos lactentes prematuros são particularmente importantes após a alta. Os fatores físicos, como frequência cardíaca variável, frequência respiratória rápida e tremores são exemplos de eventos fisiológicos que interferem na alimentação. Além disso, lactentes que pesam menos de 2,5 kg têm um precário tônus muscular. Embora o tônus muscular melhore gradualmente à medida que um lactente se torna maior e mais maduro, esse tônus pode deteriorar-se rapidamente em lactentes cansados ou fracos. A alimentação geralmente é difícil para lactentes com flexão e força musculares limitadas e mau controle da cabeça e do pescoço, que são necessários para manter uma boa postura para a alimentação. O posicionamento desses lactentes de maneira que apoie a flexão corporal normal e assegure um adequado alinhamento da cabeça e do pescoço durante as alimentações é útil. Os lactentes prematuros também podem necessitar de apoio para o queixo e bochechas durante a alimentação com mamadeira.

Os lactentes pequenos tendem a dormir mais tempo que os lactentes a termo. A alimentação do lactente pré-termo será muito mais fácil e eficaz se ele estiver totalmente desperto. Para despertá-lo, o cuidador deve empregar um tipo de estimulação delicada por alguns minutos e, em seguida, usar outro tipo diferente de estimulação, repetindo o padrão até a criança despertar completamente. O enfaixamento leve do lactente, colocando-o em seguida em posição semiereta, também pode ajudar.

O ambiente da alimentação deve ser o mais silencioso possível. Os lactentes prematuros distraem-se facilmente e têm dificuldade em concentrar-se na alimentação quando ruídos ou movimentos interrompem sua atenção. Também se cansam rapidamente e são superestimulados com facilidade e, quando superestimulados, eles podem mostrar apenas sinais sutis de desconforto. É importante instruir os pais de lactentes prematuros a identificar as pistas sutis que indicam a necessidade de repouso e a atendê-las de imediato.

O lactente prematuro pode ser capaz de mamar durante todas as alimentações para atender às necessidades nutricionais. Os lactentes com massa corporal ao nascer inferior a 1.500 g podem necessitar de suplementação com fórmula de leite humano para suprir suas necessidades nutricionais para um crescimento adequado. Duas a três alimentações da fórmula de transição podem ser fornecidas, e nas demais alimentações a mãe pode amamentar ou fornecer o leite em mamadeiras. A fórmula de transição é disponibilizada na forma líquida pronta para consumo. O uso de fórmula em pó como suplementação deve ser evitado. A fórmula infantil em pó não é estéril e tem sido vinculada a infecções por *Cronobacter sakazakii*. O uso de duas ou três mamadeiras de fórmula pronta para consumo proporciona mais proteínas e minerais do que o fornecido quando o leite humano é fortificado com fórmula infantil em pó (AAP, 2014). A suplementação com um polivitamínico e com ferro deve ser fornecida para atender às demandas de vitamina D e maiores necessidades de ferro.

Após a alta, a maioria dos lactentes prematuros necessita de aproximadamente 180 ml/kg/dia de leite materno ou fórmula infantil padrão contendo 20 kcal/30 ml. Essa quantidade de leite fornece 120 kcal/kg/dia. Alternativamente, a fórmula de transição com uma concentração de 22 kcal/30 ml pode ser fornecida a uma taxa de 160 ml/kg/dia. A melhor maneira de determinar se essas quantidades são adequadas para lactentes individuais é comparar sua ingestão com o progresso de seu crescimento no decorrer do tempo. Para alguns lactentes, pode ser necessária uma fórmula que forneça 24 kcal/30 ml. Como mencionado anteriormente, a fórmula de transição em pó pode ser prontamente alterada para uma concentração de 24 kcal/30 ml.

É importante avaliar as necessidades com base nos três parâmetros de crescimento: massa corporal, comprimento e circunferência da cabeça. Os padrões de crescimento devem ser avaliados para determinar se (1) as curvas de crescimento individuais são, pelo menos, paralelas às curvas de referência; (2) as curvas de crescimento estão se alterando de maneira inadequada ao longo dos percentis de crescimento; (3) a massa corporal é adequada para o comprimento do lactente; e (4) o crescimento é proporcional nas três áreas.

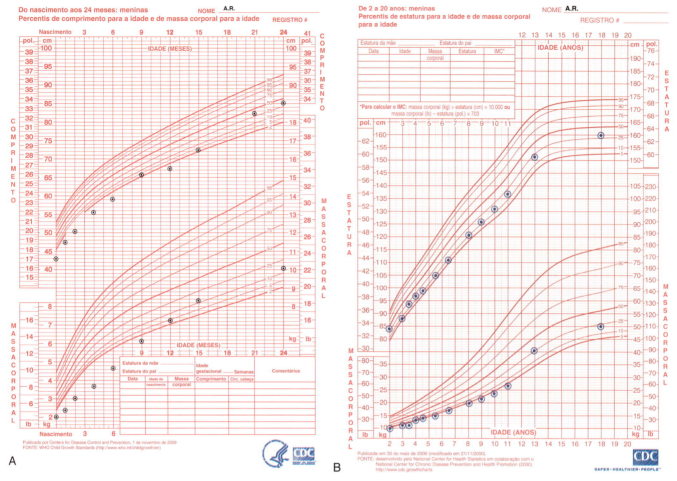

Figura 41.5 A. Gráficos mostrando como A.R. (da Figura 41.2), que nasceu às 27 semanas de gestação, cresceu após sair da unidade neonatal 1 dia antes da data marcada com massa corporal de 2 kg. Alturas e massas corporais até os 24 meses são representadas na grade nos pontos de "idade corrigida". A.R. apresentou crescimento compensatório durante os primeiros 12 meses. **B.** Padrão de crescimento de A.R. de 2 a 18 anos. Durante os primeiros 10 anos, ela cresceu no percentil 5, para a massa corporal, e no percentil 10, para a altura. Ela seguiu seu canal de crescimento, mas não apresentou crescimento compensatório. Porém, entre 10 e 13 anos ela começou a mudar os canais de crescimento e passou para o percentil 25, para a massa corporal, e para o percentil 25 para a altura (crescimento compensatório). Aos 18 anos, ela cruzou o percentil 25, para a altura, e caiu ligeiramente abaixo do percentil 25, para a massa corporal.

Boxe 41.4 Declarações de diagnóstico de problema, etiologia e sinais e sintomas (PES) geralmente usadas para lactentes.

- Aumento das necessidades de nutrientes (multinutrientes) (NI-5.1) relacionado à maior demanda metabólica da prematuridade evidenciada pelo ganho de massa corporal inferior a 15 g/kg/dia apesar da ingestão que atende às necessidades estimadas
- A taxa de crescimento abaixo do esperado (NC-3.5) relacionada à provisão de nutrientes que não atende às necessidades estimadas, conforme evidenciado pelo ganho de massa corporal inferior a 20 g/dia
- Nenhum diagnóstico nutricional nesse momento (NO-1.1) relacionado às necessidades nutricionais estimadas conforme evidenciado pelo ganho de massa corporal/crescimento geral adequado

Dados obtidos das declarações de diagnóstico PES geralmente usadas por Neonatal Dietitians at Texas Children's Hospital, Houston, Texas, December, 2018.

RESULTADO DE NEURODESENVOLVIMENTO

É possível atender às necessidades metabólicas e nutricionais de lactentes prematuros o suficiente para manter a vida e promover o crescimento e o desenvolvimento. De fato, os lactentes prematuros

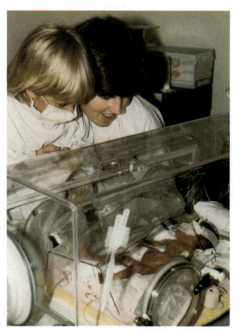

Figura 41.6 Família no berçário com seu neonato prematuro.

muito pequenos estão sobrevivendo mais do que antes devido ao suporte nutricional adequado e recentes avanços na tecnologia de cuidados intensivos neonatais. Há uma preocupação de que os lactentes MCEBN em geral sejam menores à alta do que o lactente de mesma idade pós-menstrual e que não nasceu prematuramente. Um relato sugere que proporcionar uma ingestão adequada de proteína durante a primeira semana de vida dos neonatos MCEBN leva a melhor desenvolvimento em relação à massa corporal, ao comprimento e à circunferência da cabeça às 36 semanas de gestação, e melhorou a circunferência da cabeça em lactentes do sexo masculino com a idade corrigida de 18 meses (Poindexter, 2014). Neurodesenvolvimento e crescimento melhores em 18 meses foram relatados para lactentes MCEBN que ganharam mais massa corporal e tiveram maior crescimento da circunferência da cabeça durante sua permanência no berçário (Ehrenkranz, 2014). A pontuação de resultados de desenvolvimento para lactentes MCEBN era mais alta, à medida que aumentava a ingestão do leite da própria mãe (Lechner e Vohr, 2017). Os suplementos de leite de doadora e de fórmula infantil para prematuros resultam em desfechos similares no desenvolvimento (O'Connor et al., 2016). São necessárias pesquisas sobre o neurodesenvolvimento de lactentes prematuros que recebem leite humano de doadora fortificado (Arslanoglu et al., 2013).

Os cuidados centrados na família, em que os pais podem permanecer em casa e cuidar de seus filhos, aumentam o conhecimento e a habilidade deles para cuidar de seu lactente assim como o potencial para o crescimento e desenvolvimento da criança (Klaus et al., 2013; Ballard, 2015). É necessário um suporte multidisciplinar para atender às necessidades do lactente e dos pais. Têm sido sugeridas terapias complementares para melhorar o crescimento e o desenvolvimento do lactente prematuro. Estudos individuais sugeriram benefícios decorrentes de massagem na criança e musicoterapia (Klaus et al., 2013; Anderson e Patel, 2018).

São necessárias mais pesquisas para documentar o efeito dessas terapias a longo prazo.

A maior taxa de sobrevivência dos lactentes MCEBN aumentou as preocupações sobre seus resultados de neurodesenvolvimento a curto e longo prazos. Surgiram muitas perguntas sobre a qualidade de vida que aguarda os lactentes que recebem cuidados intensivos neonatais. Em geral, os lactentes MCMBN devem ser encaminhados a uma clínica de acompanhamento para avaliar seu desenvolvimento e crescimento e iniciar as intervenções precocemente (Wilson-Costello e Payne, 2015). A sobrevivência de lactentes MCEBN tem aumentado, sendo maior o número de crianças com desenvolvimento normal que frequentam a escola e têm vidas independentes quando adultos (Wilson-Costello e Payne, 2015). Muitos desses lactentes prematuros chegam à idade adulta sem evidências de qualquer deficiência (Figura 41.7).

Abordagens complementares e integrativas

As abordagens integrativas são usadas geralmente para lactentes prematuros para facilitar um neurodesenvolvimento ideal. O lactente prematuro desenvolve-se em um ambiente de UTIN que difere do ambiente uterino fetal durante o desenvolvimento crítico do cérebro. As exposições a som, luz, tato, movimento, olfato e paladar são diferentes, e não está claro quais são as melhores exposições para o lactente prematuro e para os lactentes doentes (Pineda et al., 2017). Os exemplos de terapias incluem massagem infantil, musicoterapia, cuidados de mãe canguru e exposição à linguagem (Galicia-Connolly et al., 2012; Pineda et al., 2017). Além disso, as reservas de nutrientes são mais baixas em lactentes nascidos prematuramente; assim, as fórmulas infantis são suplementadas com nutrientes que fazem parte do desenvolvimento cerebral. A adição de ácidos graxos de cadeia longa e de DHA é útil (Lapillonne, 2014). Em conjunto, os pais e os cuidadores precisam identificar as terapias que funcionam para cada lactente (Pineda et al., 2017).

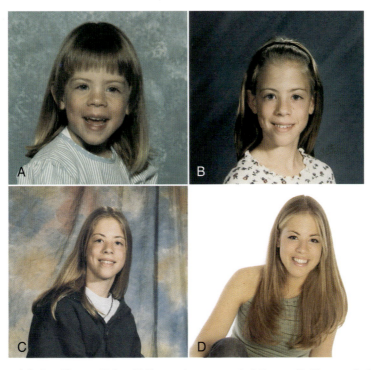

Figura 41.7 A lactente prematura A.R. (ver Figuras 41.2 e 41.6) quando cresceu. **A.** 3,5 anos. **B.** 10 anos. **C.** 14 anos. **D.** 18 anos. (**D**, cortesia de Yuen Lui Studio, Seattle, Wash.)

CASO CLÍNICO 1

Heather, uma lactente branca, nascida às 26 semanas de gestação, foi internada na unidade de terapia intensiva neonatal (UTIN). Sua massa corporal ao nascimento foi 850 g (adequada para a idade gestacional). Heather tinha síndrome da angústia respiratória e teve que receber um tubo para a ventilação mecânica. Durante as primeiras horas de sua vida, ela recebeu surfactante e os ajustes de seu ventilador foram diminuídos. Ela também foi colocada em incubadora umidificada e recebeu 100 mℓ/kg/dia de nutrição parenteral inicial (dextrose a 10% em água com aminoácidos) IV.

No segundo dia após seu nascimento, ela ganhou 20 g, e sua concentração sérica de sódio e volume de eliminação urinária eram baixos. Ela foi diagnosticada com ingestão excessiva de líquidos. Sua pressão arterial era baixa e o fármaco dopamina foi administrado para aumentar sua eliminação urinária.

No quarto dia após o nascimento, sua massa corporal diminuiu 50 g – 6% de sua massa corporal ao nascer – e suas concentrações séricas de eletrólitos eram normais. A concentração de proteína de seus líquidos parenterais aumentou, assim como o volume fornecido de gordura intravenosa.

No quinto dia, Heather estava clinicamente estável. Ela começou a receber alimentações de leite da mãe – 1 mℓ a cada 3 h (10 mℓ/kg de sua massa corporal ao nascer) – via *bolus* por sonda gástrica oral. As alimentações foram bem toleradas. Ela começou, então, a receber um volume maior de leite materno e menos líquidos parenterais.

No décimo primeiro dia, as alimentações enterais totais foram estabelecidas e após a extubação, Heather respirava por si mesma com sucesso.

Declaração de diagnóstico de nutrição, dia 2
- Ingestão excessiva de líquidos (NI-3.2) relacionada aos líquidos intravenosos administrados, conforme evidenciado pelo ganho de 20 g e concentração sérica de sódio baixo.

Declaração de diagnóstico de nutrição, dia 11
- Ingestão inadequada (NI-5.11.1) de proteína e minerais relacionada a maiores necessidades devido à prematuridade, conforme evidenciado por leite humano não fortificado que não atende às necessidades nutricionais estabelecidas dos lactentes prematuros.

Questões de cuidados nutricionais
1. No segundo dia após o nascimento, o volume de líquidos intravenosos de Heather deveria ter (1) aumentado porque ela necessitava mais calorias; (2) diminuído porque ela estava super-hidratada; ou (3) alterado para alimentações enterais porque ela estava clinicamente estável?
2. Como deveria ter sido administrada a gordura intravenosa que foi dada a Heather?
3. O leite da mãe de Heather pode ter quantidades inadequadas de quais nutrientes? O que você recomenda para resolver isso?

CASO CLÍNICO 2

O bebê Le nasceu às 29 semanas de gestação e sua massa corporal ao nascer foi 1.400 g. Ele está agora com 1 semana de vida ou 30 semanas de idade pós-menstrual e pesa 1.375 g. Ele está recebendo nutrição parenteral a 130 mℓ/kg/dia, que contém dextrose a 12,5 e 3,5% de aminoácidos e 20% de emulsão de gordura intravenosa a 15 mℓ/kg/dia. O nutricionista habilitado avalia a ingestão de nutrientes e os cálculos são apresentados na tabela a seguir. As ingestões de pacientes são comparadas com as diretrizes parenterais da American Academy of Pediatrics (AAP, 2019) para lactentes prematuros.

Nutriente	Nutriente (kg/dia)	Diretrizes (kg/dia)
Quilocalorias (kcal/kg/dia)	103	90 a 100
Glicose (mg/kg/min)	11,3	11 a 12
Proteína (g/kg)	4,6	3 a 4
Gordura (g/kg)	3	1 a 3

Declaração de diagnóstico de nutrição
- Ingestão excessiva de proteína (NI-5.6.2) relacionada à excessiva provisão de nutricional parenteral, conforme evidenciado pela ingestão de proteína maior que a recomendação de 4 g de proteína por quilograma estabelecida pela AAP em 2019.

Questões de cuidados nutricionais
1. O nutricionista habilitado escolhe o diagnóstico de nutrição e redige a declaração de problema, etiologia e sinais e sintomas. As intervenções incluem a diminuição da concentração de aminoácido para 3%, o que fornecerá 4 g de proteína por quilograma por dia.
2. Em quantos dias você faria o monitoramento e a avaliação do estado nutricional do bebê Le?
3. Que orientação é necessária para a equipe avaliá-lo para detecção de sinais de desidratação?

WEBSITES ÚTEIS

American Academy of Pediatrics
Fenton Growth Chart
Human Milk Banking Association of North America
March of Dimes
National Center for Education in Maternal and Child Health
Olsen Growth Chart
World Health Organization Growth Curves

REFERÊNCIAS BIBLIOGRÁFICAS

Abrams SA: Osteopenia (metabolic bone disease) of prematurity. In Eichenwald EC, et al, editors: *Cloherty and Starks's Manual of neonatal care*, Philadelphia, PA, 2017, Wolters Kluwer, p 853.

Abrams SA, American Academy of Pediatrics, Committee on Nutrition: Calcium and vitamin D requirements of enterally fed preterm infants, *Pediatrics* 131:e1676–e1683, 2013.

Abrams SA, Hurst NM: Breastfeeding the preterm infant. In Garcia-Prats JA, Hoppin AG, editors: *UpToDate*. 2018. Available at: www.uptodate.com.

Adamkin DH, Radmatcher PG, Lewis S: Nutrition and selected disorders of the gastrointestinal tract. In Fanaroff AA, Fanaroff JM, editors: *Klaus and Fanaroff's care of the high-risk newborn*, Philadelphia, PA, 2013, Elsevier Saunders.

Agostoni C, Buonocore G, Carnielli VP, et al: Enteral nutrient supply for preterm infants: commentary from the European Society for Paediatric Gastroenterology, Heapatology, and Nutrition Committee on Nutrition, *J Pediatr Gastroenterol Nutr* 50:85–91, 2010.

Alsweiler JM, Harding JE, Bloomfield FH: Tight glycemic control with insulin in hyperglycemic preterm babies: A randomized controlled trial, *Pediatrics* 129;639–647, 2012.

American Academy of Pediatrics, American College of Obstetricians and Gynecologists: Lactation support technology. In Schanler RJ et al, editors: *Breastfeeding handbook for physicians*, ed 2, Evanston, Ill, 2014, American Academy of Pediatrics.

American Academy of Pediatrics (AAP), Committee on Nutrition: Nutritional needs of the preterm infant. In Kleinman RE, Greer FR, editors:

Pediatric nutrition handbook, ed 7, Elk Grove, Ill, 2014, American Academy of Pediatrics.

American Academy of Pediatrics, Committee on Nutrition: Nutritional needs of the preterm infant. In Kleinman RE, Greer FR, editors: *Pediatric nutrition,* ed 8, Itasca, IL, 2019, American Academy of Pediatrics.

American Academy of Pediatrics, Committee on Nutrition, AAP Section on Breastfeeding, AAP Committee on Fetus and the Newborn: Donor human milk for the high-risk infant: preparation, safety, and usage options in the United States, *Pediatrics* 139(1):e20163440, 2017.

American Academy of Pediatrics, Section of Breastfeeding: Breastfeeding and the use of human milk, *Pediatrics* 129:e827, 2012.

Anderson DE, Patel AD: Infants born preterm, stress, and neurodevelopment in the neonatal intensive care unit: might music have an impact? *Dev Med Child Neurol* 60(3):256–266, 2018.

Araki S, Kato S, Namba F, et al: Vitamin A to prevent bronchopulmonary dysplasia in extremely low birth weight infants: a systematic review and meta-analysis, *PLoS One* 29:e0207730, 2018.

Arslanoglu S, Corpeleijn W, Moro G, et al: Donor human milk for preterm infants: current evidence and research directions, *J Pediatr Gastroenterol Nutr* 57:535–542, 2013.

Ballard JL, Khoury JC, Wedig K, et al: New Ballard score, expanded to include extremely premature infants, *J Pediatr* 119:417–423, 1991.

Ballard AR: Attachment challenges with premature or sick infants. In Martin RJ, et al, editors: *Fanaroff and Martin's Neonatal-perinatal medicine diseases of the fetus and infant,* ed 10, Philadelphia, PA, 2015, Elsevier/Saunders.

Brownell EA, Matson AP, Smith KC, et al: Dose-response relationship between donor human milk, mother's own milk, preterm formula, and neonatal growth outcomes, *JPGN* 67:90–96, 2018.

Cristofalo EA, Schanler RJ, Blanco CL, et al: Randomized trial of exclusive human milk versus preterm formula diets in extremely premature infants, *J Pediatr* 163:1592-1595.e1, 2013.

Darlow BA, Graham PJ, Rojas-Reyes MX: Vitamin A supplementation to prevent mortality and short- and long-term morbidity in very low birthweight infants, *Cochrane Datab Syst Rev* (8):CD000501, 2016. doi:10.1002/14651858.CD000501.pub4.

Dell KM: Fluid, electrolyte, and acid-base homeostasis. In Martin RJ, Fanaroff AA, Walsh MC, et al, editors: *Fanaroff and Martin's Neonatal-perinatal medicine diseases of the fetus and infant,* ed 10, Philadelphia, PA, 2015, Elsevier/Saunders.

Doherty EG: Fluid and electrolyte management. In Eichenwald EC, Ann RS, Martin CR, et al, editors: *Cloherty and Starks's manual of neonatal care,* Philadelphia, PA, 2017, Wolters Kluwer, p 296.

Domellöf M: Nutritional care of premature infants: microminerals. In Koletzko B, Poindexter B, Uauy R, et al, editors: *Nutritional care of preterm infants: scientific basis and practical guidelines* (World Rev Nutr Diet, Vol. 110), Germany, 2014, S. Karger AG.

Ehrenkranz RA: Nutrition, growth and clinical outcomes. In Koletzko B, Poindexter B, Uauy R, et al, editors: *Nutritional care of preterm infants: scientific basis and practical guidelines* (World Rev Nutr Diet, Vol. 110), Germany, 2014, S. Karger AG.

Eichenwald EC, Stark AR, Martin CR, et al, editors: *Cloherty and Stark's manual of neonatal care,* ed 8, Philadelphia, PA, 2017, Wolters Kluwer.

Embleton ND, Simmer K: Practice of parenteral nutrition in VLBW and ELBW infants. In Koletzko B, Poindexter B, Uauy R, editors: *Nutritional care of preterm infants: Scientific basis and practical guidelines.* World Rev Nutr Diet (Vol 110), Basel, 2014, Karger, pp 177.

European Milk Bank Association: Human milk banking information provided on European resources, 2018. Available at: https://europeanmilkbanking.com.

Fenton TR, Kim JH: A systematic review and meta-analysis to revise the Fenton growth chart for preterm infants, *BMC Pediatrics* 13:59, 2013.

Fenton TR, Anderson D, Groh-Wargo S, et al: At attempt to standardize the calculation of growth velocity of preterm infants-evaluation of practical bedside methods, *J Pediatr* 196:77–83, 2018.

Fucile S, Gisel EG, McFarland DH, et al: Oral and non-oral sensorimotor interventions enhance oral feeding performance in preterm infants, *Dev Med Child Neurology* 53:829–835, 2011.

Galicia-Connolly E, Shamseer L, Vohra S: Complementary, holistic, and integrative medicine: Therapies for neurodevelopment in preterm infants, *Pediatrics Rev* 33;276–278, 2012.

Gephart SM, Weller M: Colostrum as oral immune therapy to promote neonatal health, *Adv Neonatal Care* 14(1):44–51, 2014.

Griffin IJ, Tancredi DJ, Bertino E, et al: Postnatal growth failure in very low birthweight infants born between 2005 and 2012, *Arch Dis Child Fetal Neonatal Ed* 101:F50–F55, 2016.

Grummer-Strawn LM, Reinold C, Krebs NF, et al: Centers for Disease Control and Prevention, Use of World Health Organization and CDC growth charts for children aged 0-59 months in United States, *MMWR* 59 (RR-9):1–15, 2010. (Erratum in *MMWR Recomm Rep* 59(36):1184, 2010.)

Hack M: The outcome of neonatal intensive care. In Fanaroff AA, Fanaroff JM, editors: *Klaus and Fanaroff's care of the high-risk newborn,* Philadelphia, PA, 2013, Elsevier Saunders.

Haiden J, Ziegler EE: Human milk banking, *Ann Nutr Metab* 69(suppl 2): 8–15, 2016.

Hair AB, Hawthorne KM, Chetta KE, et al: Human milk feeding supports adequate growth in infants ≤ 1250 grams birth weight, *BMC Res Notes* 6:459, 2013.

Hair AB: Approach to enteral nutrition in the premature infant. In Abrams SA, Hoppin AG, editors: *UpToDate,* Wolters Kluwer Health. 2018. Available at: www.uptodate.com.

Hay WW, Brown LD, Denne SC: Energy requirements, protein-energy metabolism and balance, and carbohydrates in preterm infants. In Koletzko B, Poindexter B, Uauy R, et al, editors: *Nutritional care of preterm infants: scientific basis and practical guidelines (World Rev Nutr Diet, Vol. 110),* Germany, 2014, S. Karger AG.

Hay WW: Nutritional support strategies for the preterm infant in the neonatal intensive care unit, *Pediatr Gastroenterol Hepatol Nutr* 21:234–247, 2018.

Heird WC, Driscoll JM, Schullinger JN, et al: Intravenous alimentation in pediatric patients, *J Pediatr* 80:351–372, 1972.

Hojsak I, Colomb V, Bronsky J, et al, ESPGHAN Committee on Nutrition Position Paper: Intravenous lipid emulsions and risk of hepatotoxicity in infants and children: a systematic review and meta-analysis, *JPEN* 62: 776–792, 2016.

Human Milk Banking Association of North America: Human milk banking information provided on United States and Canada resources, 2018. Available at: https://www.hmbana.org/.

Isaacs EB, Fischl BR, Quinn BT, et al: Impact of breast milk on intelligence quotient, brain size, and white matter development, *Pediatr Res* 67: 357–362, 2010.

Kajantie E, Hovi P: Is very preterm birth a risk factor for adult cardiometabolic disease? *Semin Fetal Neonatal Med* 19:112–117, 2014.

Kassity-Krich NA, Jones JJ: Complementary and integrative therapies. In Kenner C, Lott JW, editors: *Comprehensive neonatal nursing care,* New York, NY, 2014, Springer Publishing.

Keim SA, Hogan JS, McNamara KA, et al: Microbial contamination of human milk purchased via the internet, *Pediatrics* 132:e1227–e1235, 2013.

Keim AS, Kulkarni MM, McNamara K, et al: Cow's milk contamination of human milk purchased via the internet, *Pediatrics* 135:e1157–e1162, 2015.

Klaus MH, Kennell JH, Fanaroff JM: Care of the parents. In Fanaroff AA, Fanaroff JM, editors: *Klaus and Fanaroff's care of the high-risk newborn,* Philadelphia, PA, 2013, Elsevier Saunders.

Klein CJ: Nutrient requirements for preterm infant formula, *J Nutr* 132 (6 Suppl 1):1395S–1577S, 2002.

Koletzko B, Poindexter B, Uauy R: Recommended nutrient intake levels for stable, fully enterally fed very low birth weight infants. In Koletzko B, Poindexter B, Uauy R, editors: *Nutritional care of preterm infants: scientific basis and practical guidelines* (World Rev Nutr Diet, 110:297), Germany, 2014, S. Karger AG.

Lapillonne A: Feeding the preterm infant after discharge. In Koletzko B, Poindexter B, Uauy R, editors: *Nutritional care of preterm infants: Scientific basis and practical guidelines,* World Rev Nutr Diet. Basel, Karger, 2014, vol 110, 264.

Lapillonne A, Moltu SJ: Experimental studies as well as recent clinical trials show that providing larger amounts of DHA than currently and routinely provided is associated with better neurological outcomes at 18 months to 2 years, *Ann Nutr Metab* 69(Suppl 1):35–44, 2016.

Lapillonne A, Griffin IJ: Feeding preterm infants today for later metabolic and cardiovascular outcomes, *J Pediatr* 162(Suppl 3):S7–S16, 2013.

Lechner BE, Vohr BR: Neurodevelopmental outcomes of preterm infants fed human milk, *Clin Perinatol* 44(1):69–83, 2017.

Maffei D, Schanler RJ: Human milk is the feeding strategy to prevent necrotizing enterocolitis! *Semin Perinatol* 41:36–40, 2017.

Marinelli KA, Lussier MM, Brownell E, et al: The effect of a donor milk policy on the diet of very low birth weight infants, *J Hum Lact* 30:310–316, 2014.

Martin JA, Hamilton BE, Osterman MJK: Births in the United States 2016. *NCHS Data Brief*, no 287. Hyattsville, MD, 2017, National Center for Health Statistics.

Martin JA, Hamilton BE, Osterman MJK, et al: Births: final data for 2016. *Natl Vital Stat Rep* 67(1):1–55, 2018.

Martin JA, Osterman MJK: Describing the increase in preterm births in the United States, 2014-2016. *NCHS Data Brief*, no 312. Hyattaville, MD, 2018, National Center for Health Statistics.

Memon N, Hussein K, Hegyi T, et al: Essential fatty acid deficiency with SMOFlipid reduction in an infant with intestinal failure-associated liver disease, *JPEN* in press 43(3):438–441, 2019. doi:10.1002/jpen.1432.

O'Connor DL, Gibbins S, Kiss A, et al: Effect of supplemental donor human milk compared with preterm formula on neurodevelopment of very low-birth-weight infants at 18 months a randomized clinical trial, *JAMA* 316(18):1897–1905, 2016.

Olsen IE, Groveman SA, Lawson ML, et al: New intrauterine growth curves based on United States data, *Pediatrics* 125:e214–e224, 2010.

PATH: *Policy brief: ensuring equitable access to human milk for all infants: a comprehensive approach to essential newborn care*, Seattle: PATH, 2017, Global Breastfeeding Collective.

Pineda R, Guth R, Herring A, et al: Enhancing sensory experiences for very preterm infants in the NICU: an integrative review, *J Perinatol* 37:323–332, 2017.

Poindexter B: Approaches to growth faltering. In Koletzko B, Poindexter B, Uauy R, et al, editors: *Nutritional care of preterm infants: scientific basis and practical guidelines(World Rev Nutr Diet, Vol. 110)*, Germany, 2014, S. Karger AG.

Premkumar MH, Carter BA, Hawthorne KM, et al: Fish oil-based lipid emulsions in the treatment of parenteral nutrition-associated liver disease: An ongoing positive experience, *Adv Nutr* 5:65–70, 2014.

Roberts G, Cheong J, Opie G, et al: Growth of extremely preterm survivors from birth to 18 years of age compared with term controls, *Pediatrics* 131:e439–e445, 2013a.

Roberts G, Burnett AC, Lee KJ, et al: Quality of life at age 18 after extremely preterm birth in the post-surfactant era, *J Pediatr* 163:1008-1013.e1, 2013b.

Rogers SP, Hicks PD, Hamzo M, et al: Continuous feedings of fortified human milk lead to nutrient losses of fat, calcium and phosphorous, *Nutrients* 2:230–240, 2010.

Saigal S: Quality of life of former premature infants during adolescence and beyond, *Early Hum Dev* 89:209–213, 2013.

Saigal S: Functional outcomes of very premature infants into adulthood, *Semin Fetal Neonatal Med*, 19:125–130, 2014.

Senterre T: Practice of enteral nutrition in very low birth weight and extremely low birth weight infants. In Koletzko B, Poindexter B, Uauy R, et al, editors: *Nutritional care of preterm infants: scientific basis and practical guidelines (World Rev Nutr Diet, Vol. 110)*, Germany, 2014, S. Karger AG.

Steele C, Collins EA, Pediatric Nutrition Dietetic Practice Group, editors: *Infant and pediatric feedings: guidelines for preparation of human milk and formula in health care facilities*, 3rd ed, Chicago, 2019, Academy of Nutrition and Dietetics.

Sullivan S, Schanler RJ, Kim JH, et al: An exclusively human milk-based diet is associated with a lower rate of necrotizing enterocolitis than a diet of human milk and bovine milk-based products, *J Pediatr* 156:562-567.e1, 2010.

van Aerde JE, Narvey M: Acute respiratory failure. In Thureen PJ, Hay WW, editors: *Neonatal nutrition and metabolism*, ed 2, Cambridge, 2006, Cambridge University Press.

van Goudoever JB, Vlaardingerbroek H, van den Akker CH, et al: Amino acids and proteins. In Koletzko B, Poindexter B, Uauy R, et al, editors: *Nutritional care of preterm infants: scientific basis and practical guidelines(World Rev Nutr Diet, Vol. 110)*, Germany, 2014, S. Karger AG.

Vanek VW: Review of trace mineral requirements for preterm infants: what are the current recommendations for clinical practice? *Nutr Clin Pract* 30(5):720–721, 2015.

Vanck VW, Borum P, Buchman A, et al: ASPEN position paper: recommendations for changes in commercially available parenteral multivitamin and multi-trace element products, *Nutr Clin Pract* 27(4):440–491, 2013.

Vanek VW, Seidner DL, Allen P, et al: A.S.P.E.N. position paper: Clinical role for alternative intravenous fat emulsions, *Nutr Clin Pract* 27:150–192, 2012.

Williams JE, Pugh Y: The late preterm: a population at risk, *Crit Care Nurs Clin North Am* 30(4):431–443, 2018.

Wilson-Costello DE, Payne A: Early childhood neurodevelopmental outcomes of high-risk neonates. In Martin RJ, Fanaroff AA, Walsh M, editors: *Fanaroff and Martin's neonatal-perinatal medicine: diseases of the fetus and infant*, 10th ed, Philadelphia, PA, 2015, Elsevier/Saunders.

World Health Organization: *Guidelines on optimal feeding of low birth-weight infants in low-and middle-income countries*, 2011. Available at: www.who.int/maternal_child_adolescent/documents/9789241548366.pdf.

Xu J, Murphy SL, Kochanek KD, et al: Deaths: final data for 2016. *Natl Vital Stat Rep* 67(5):1–76, 2018.

Yee WH, Soraisham AS, Shah VS, et al: Incidence and timing of presentation of necrotizing enterocolitis in preterm infants, *Pediatrics* 129:e298–e304, 2012.

Young L, Embleton ND, McGuire W: Nutrient-enriched formula versus standard term formula for preterm infants following hospital discharge, *Cochrane Database Syst Rev* 12:CD004696, 2016. doi:10.1002/14651858.CD004696.pub5.

Zeisel SH, Klatt KC, Caudill MA: Choline, *Adv Nutr* 8:58–60, 2018.

Ziegler EE: Human milk and human milk fortifiers. In Koletzko B, Poindexter B, Uauy R, et al, editors: *Nutritional Care of Preterm Infants: Scientific basis and practical guidelines(World Rev Nutr Diet, Vol. 110)*, Germany, 2014, S. Karger AG.

42

Nutrição Clínica para Distúrbios Genéticos Metabólicos

Beth N. Ogata, MS, RDN, CD, CSP
Cristine M. Trahms, MS, RDN, FADA

TERMOS-CHAVE

acidemia metilmalônica
acidemia propiônica
acidúria argininossuccínica (ASA)
autossômico recessivo
cetoacidúria de cadeia ramificada
citrulinemia
deficiência de 3-hidroxiacil-CoA desidrogenase de cadeia longa (LCHAD)
deficiência de acil-CoA desidrogenase de cadeia média (MCAD)
deficiência de carbamilfosfato sintetase (CPS)
deficiência de galactoquinase
deficiência de galactose-1-fosfato uridiltransferase (GALT)
deficiência de ornitina transcarbamilase (OTC)
distúrbio da utilização de cetonas
distúrbios da oxidação dos ácidos graxos
distúrbios do ciclo da ureia (DCU)
distúrbios genéticos metabólicos
doença da urina em xarope de bordo (DXB)
doenças do armazenamento de glicogênio (DAG)
fenilcetonúria (PKU)
galactosemia
glicogenólise
gliconeogênese
intolerância hereditária à frutose (IHF)
L-carnitina

Os **distúrbios genéticos metabólicos** são traços hereditários que resultam em ausência ou redução da atividade de uma enzima ou cofator específicos necessários para um metabolismo ótimo. A maioria dos distúrbios genéticos metabólicos é herdada como traços **autossômicos recessivos**; autossômico significa que o gene está localizado em um único cromossomo e não nos cromossomos X ou Y (ver Capítulo 6). O tratamento de muitos distúrbios metabólicos é realizado com a nutrição clínica, com intervenção específica para o distúrbio. Os objetivos da nutrição clínica são: manter o equilíbrio bioquímico da via afetada, fornecer os nutrientes adequados para apoiar o crescimento e o desenvolvimento normais, além do apoio aos desenvolvimentos social e emocional. As intervenções nutricionais destinam-se a evitar a enzima faltante ou inativa por meio de (1) restrição da quantidade de substrato disponível, (2) suplementação da quantidade do produto, (3) suplementação do cofator enzimático, ou (4) combinação de uma ou de todas essas abordagens. As condições primárias geralmente encontradas nos EUA são aqui discutidas, e a Tabela 42.1 delineia outros distúrbios por defeitos enzimáticos, características clínicas e bioquímicas distintivas, assim como as abordagens atuais à nutrição clínica.

Em alguns casos, quando o tratamento é iniciado precocemente no período neonatal e meticulosamente continuado por toda a vida, o indivíduo acometido pode ser normal tanto em termos cognitivos como físicos. Em outras condições, podem ocorrer danos cognitivos e físicos apesar do tratamento precoce e meticuloso. Os distúrbios bioquímicos vão desde variações benignas na atividade enzimática até manifestações graves incompatíveis com a vida. Para muitos casos, permanecem questões significativas relacionadas ao diagnóstico e tratamento.

TRIAGEM NEONATAL

A maioria dos distúrbios metabólicos herdados está associada à doença clínica grave que, muitas vezes, surge logo após o nascimento. A incapacidade intelectual e o envolvimento neurológico grave podem ser imediatamente aparentes. O diagnóstico de um distúrbio específico pode ser difícil, e as medidas adequadas de tratamento podem ser incertas. O diagnóstico pré-natal encontra-se disponível para muitos distúrbios metabólicos, mas geralmente requer a identificação de uma família em risco, o que só pode ser feito após o nascimento de uma criança afetada. Programas eficazes de triagem neonatal, assim como técnicas avançadas de diagnóstico e modalidades de tratamento, melhoraram os resultados de muitos desses recém-nascidos.

À suspeita de que os recém-nascidos tenham um distúrbio metabólico, deve-se proporcionar à família o acesso aos cuidados oferecidos pelos centros especializados no tratamento desses distúrbios. Os recém-nascidos que se mostram febris sem qualquer razão aparente, letárgicos, com vômitos, desconforto respiratório ou convulsões devem ser avaliados para detecção de um distúrbio metabólico não diagnosticado. A avaliação inicial deve incluir gasometria arterial, valores de eletrólitos, glicose e testes de amônia, bem como um exame de urina para detecção de cetonas.

Os avanços na tecnologia de triagem neonatal oferecem oportunidades de diagnóstico precoce, prevenção de crise neurológica e melhores resultados intelectuais e físicos. Quando são usadas técnicas de espectrometria de massa em *tandem* nos laboratórios de triagem neonatal, é possível detectar recém-nascidos com uma gama maior de distúrbios metabólicos e identificar o distúrbio precocemente (ver boxe *Em foco: Triagem neonatal* e Figura 42.1).

DISTÚRBIOS DO METABOLISMO DE AMINOÁCIDOS

A nutrição clínica para distúrbios de aminoácidos consiste, com mais frequência, em restrição do substrato, o que envolve a limitação de um ou mais aminoácidos essenciais à necessidade mínima, fornecendo ao mesmo tempo a energia e os nutrientes adequados para promover o

Tabela 42.1 Distúrbios genéticos metabólicos que respondem à nutrição clínica.

Distúrbio	Enzima afetada	Prevalência	Características clínicas e bioquímicas	Nutrição clínica	Tratamento adjuvante
Distúrbios do ciclo da ureia					
Deficiência de carbamilfosfato sintetase	Carbamilfosfato sintetase	1:1.300.000 (1:35.000 para todo DCU)	Vômito, convulsões, algumas vezes coma → morte. Os sobreviventes geralmente têm incapacidade intelectual. ↑ amônia plasmática e glutamina	Alimentos: baixo teor de proteína. Fórmula: sem aminoácidos não essenciais	L-carnitina, fenilbutirato,* L-citrulina, L-arginina. Hemodiálise ou diálise peritoneal durante episódios agudos
Deficiência de ornitina transcarbamilase	Ornitina transcarbamilase (ligado ao X)	1:56.500 (1:35.000 para todo DCU)	Vômito, convulsões, coma → morte quando recém-nascido. ↑ amônia plasmática, glutamina, ácido glutâmico e alanina	Alimentos: baixo teor de proteína. Fórmula: sem aminoácidos não essenciais	L-carnitina, fenilbutirato,* L-citrulina, L-arginina
Citrulinemia	Argininossuccinato sintetase	1:250.000 (1:35.000 para todo DCU)	*Neonatal:* vômito, convulsões, coma → morte. *Infantil:* vômito, convulsões, retardo progressivo do desenvolvimento. ↑ citrulina e amônia plasmática, alanina	Alimentos: baixo teor de proteína. Fórmula: sem aminoácidos não essenciais	L-carnitina, fenilbutirato,* L-arginina
Acidúria argininossuc-cínica	Argininossuccinato liase	1:218.750 (1:35.000 para todo DCU)	*Neonatal:* hipotonia, convulsões. *Subaguda:* vômito, dificuldade em se desenvolver, retardo progressivo do desenvolvimento. ↑ ácido argininossuccínico, citrulina e amônia no plasma	Alimentos: baixo teor de proteína. Fórmula: fórmula especializada (FE) de baixo teor proteico (sem aminoácidos não essenciais)	L-carnitina, fenilbutirato*
Argininemia	Arginase	1:950.000 (1:35.000 para todo DCU)	Vômito periódico, convulsões, coma. Diplegia espástica progressiva, retardo do desenvolvimento. ↑ arginina e amônia relacionado à ingestão de proteína	Alimentos: baixo teor de proteína. Fórmula: fórmula especializada (FE) com baixo teor proteico (sem aminoácidos não essenciais)	L-carnitina, fenilbutirato*
Acidemias orgânicas					
Acidemia metilmalônica	Metilmalonil-CoA mutase ou similar	1:80.000	Acidose metabólica, vômito, convulsões, coma, geralmente morte. ↑ das concentrações de ácido orgânico na urina e amônia no plasma	Alimentos: baixo teor de proteína. Fórmula: fórmula especializada (FE) com baixo teor proteico (sem isoleucina, metionina, treonina, valina)	L-carnitina, vitamina B_{12}, líquidos IV, bicarbonato durante episódios agudos
Acidemia propiônica	Propionil-CoA carboxilase ou similar	1:105.000 a 1:130.000	Acidose metabólica, ↑ amônia e ácido propiônico no plasma, ↑ ácido metilcítrico na urina	Alimentos: baixo teor de proteína. Fórmula: fórmula especializada (FE) de baixo teor proteico (sem isoleucina, metionina, treonina, valina)	L-carnitina, biotina. Líquidos IV, bicarbonato durante episódios agudos
Acidemia isovalérica	Isovaleril-CoA desidrogenase	1:80.000	Alimentação ruim, letargia, convulsões, cetoacidose metabólica, hiperamonemia	Alimentos: baixo teor de proteína. Fórmula: fórmula especializada – FE (sem leucina)	L-carnitina, L-glicina
Distúrbio da utilização de cetonas	2-metilacetoacetil-CoA-tiolase ou similar	Desconhecida	Vômito, desidratação, cetoacidose metabólica	Alimentos: baixo teor proteico. Fórmula: fórmula especializada – FE (sem isoleucina). Evite o jejum e carboidratos altamente complexos	L-carnitina, citrato de sódio/ácido cítrico

(continua)

Tabela 42.1 Distúrbios genéticos metabólicos que respondem à nutrição clínica. (Continuação)

Distúrbio	Enzima afetada	Prevalência	Características clínicas e bioquímicas	Nutrição clínica	Tratamento adjuvante
Deficiência de biotinidase	Biotinidase ou similar	1:61.067 (tanto profunda como parcial)	Em recém-nascidos, convulsões, hipotonia, erupção cutânea, estridor, apneia; em crianças mais velhas, também são vistos alopecia, ataxia, retardo de desenvolvimento, perda auditiva		Biotina oral suplementar
Distúrbios de carboidratos					
Galactosemia	Galactose-1-fosfato uridiltransferase	1:48.000	Vômito, hepatomegalia, Dificuldade em se desenvolver, cataratas, incapacidade intelectual, geralmente com sepse precoce ↑ galactose urinária e sanguínea	Elimine a lactose, galactose baixa, use fórmula com proteína isolada da soja	
Intolerância hereditária à frutose	Frutose-1-fosfato aldolase	1:20.000	Vômito; hepatomegalia; hipoglicemia, dificuldade em se desenvolver, defeitos tubulares renais após a introdução da frutose ↑ frutose sanguínea e urinária após alimentação com frutose	Sem sacarose, frutose	
Deficiência de frutose 1,6-difosfatase	Frutose 1,6-difosfatase	Desconhecida	Hipoglicemia, hepatomegalia, hipotonia, acidose metabólica após a introdução da frutose Sem ↑ frutose sanguínea/urinária	Sem sacarose, frutose	
Doença do armazenamento de glicogênio, tipo Ia	Glicose-6-fosfatase	1:100.000	Hipoglicemia profunda, hepatomegalia	Baixo teor de lactose, frutose, sacarose; baixo teor de gordura; carboidratos altamente complexos; evite o jejum	Amido de milho cru, suplementos de ferro
Distúrbios de aminoácidos					
Hiperfenilalaninemias					
Fenilcetonúria	Fenilalanina hidroxilase	1:15.000		Alimento: baixo teor proteico Fórmula: fórmula especializada – FE (sem Phe, suplementada com tirosina)	
Fenilcetonúria leve	Fenilalanina hidroxilase	1:24.000	↑ Phe sanguínea	Alimento: baixo teor proteico Fórmula: fórmula especializada – FE (sem Phe, suplementada com tirosina)	
Deficiência de di-hidropteridina redutase	Di-hidropteridina redutase	Rara	↑ Phe sanguínea, irritabilidade, retardo do desenvolvimento, convulsões	Alimento: baixo teor proteico Fórmula: fórmula especializada – FE (sem Phe, suplementada com tirosina)	Biopterina, 5-hidroxitriptofano, L-dopa, ácido folínico
Defeito de biopterina sintase	Biopterina sintase	Raro	Leve ↑ Phe sanguínea, irritabilidade, retardo do desenvolvimento, convulsões	Nenhum	L-dopa, tetra-hidrobiopterina, 5-hidroxitriptofano
Tirosinemia tipo I	Fumarilacetoacetato hidrolase	< 1:100.000 a 1:120.000	Vômito, acidose, diarreia, dificuldade em se desenvolver, hepatomegalia, raquitismo ↑ tirosina sanguínea e urinária, metionina; ↑ derivados para-hidroxi de tirosina na urina; câncer hepático	Alimento: baixo teor proteico Fórmula: fórmula especializada – FE (sem tirosina, Phe, metionina)	Nitisinona[†]

(continua)

Tabela 42.1 Distúrbios genéticos metabólicos que respondem à nutrição clínica. (*Continuação*)					
Distúrbio	**Enzima afetada**	**Prevalência**	**Características clínicas e bioquímicas**	**Nutrição clínica**	**Tratamento adjuvante**
Doença da urina em xarope de bordo (DXB)					
DXB	Complexo de cetoácido descarboxilase de cadeia ramificada (atividade < 2%)	1:185.000	Convulsões, acidose Leucina, isoleucina, valina no plasma 10× o normal	Alimento: baixo teor proteico Fórmula: fórmula especializada – FE (sem leucina, isoleucina, valina)	Tiamina[‡]
DXB intermitente	Complexo de cetoácido descarboxilase de cadeia ramificada (atividade < 20% entre os episódios)	Rara	Sintomas intermitentes Concentrações de leucina, isoleucina, valina no plasma 10× o normal durante a doença	Alimento: baixo teor proteico Fórmula: fórmula especializada – FE (sem leucina, isoleucina, valina)	
Homocistinúria	Cistationina sintase ou similar	1:200.000	Descolamento da retina; doenças tromboembólica e cardíaca; incapacidade intelectual leve a moderada; anormalidades ósseas; pele e cabelos claros; metionina ↑, homocisteína	Alimento: baixo teor proteico Fórmula: fórmula especializada – FE (sem metionina, suplementada com L-cistina)	Betaína, folato, vitamina B_{12}, vitamina B_6[‡] se as concentrações de folato estiverem normais
Distúrbios da oxidação dos ácidos graxos					
Deficiência de acil-CoA desidrogenase de cadeia longa	Acil-CoA desidrogenase de cadeia longa	Rara	Vômito, letargia, hipoglicemia	Baixo teor de gordura, ácidos graxos de cadeia longa; evite o jejum	Óleo com TCM, L-carnitina[§]
Deficiência de 3-hidroxiacil-CoA desidrogenase de cadeia longa	3-hidroxiacil-CoA desidrogenase de cadeia longa	Rara	Vômito, letargia, hipoglicemia	Baixo teor de gordura, ácidos graxos de cadeia longa; evite o jejum	Óleo com TCM, L-carnitina[§]
Deficiência de acil-CoA desidrogenase de cadeia média	Acil-CoA desidrogenase de cadeia média	1:13.000 a 1:19.000	Vômito, letargia, hipoglicemia	Baixo teor de gordura, ácidos graxos de cadeia média; evite o jejum	L-carnitina[§]
Deficiência de acil-CoA desidrogenase de cadeia curta	Acil-CoA desidrogenase de cadeia curta	1:35.000	Vômito, letargia, hipoglicemia	Baixo teor de gordura, ácidos graxos de cadeia curta; evite o jejum	L-carnitina[§]
Deficiência de acil-CoA desidrogenase de cadeia muito longa	Acil-CoA desidrogenase de cadeia muito longa	1:30.000 a 1:100.000	Vômito, letargia, hipoglicemia	Baixo teor de gordura, ácidos graxos de cadeia longa; evite o jejum	L-carnitina,[§] óleo com TCM

*O fenilbutirato é uma substância química administrada para aumentar a excreção de amônia residual; outros compostos que produzem o mesmo efeito também são usados.
[†]*Nitisinona*, anteriormente *NTBC*, 2-(2-nitro-4-trifluorometil-benzoil-1,3-ciclo-hexanediona), comercialmente disponíveis como Orfadin® e Nityr®.
[‡]O paciente pode ou não responder ao composto.
[§]O uso depende da clínica.
CoA, coenzima A; *DCU*, distúrbio do ciclo da ureia; *DXB*, doença da urina em xarope de bordo; *FE*, fórmulas especializadas estão disponíveis para nutrição clínica desse distúrbio; *IV*, via intravenosa; *Phe*, fenilalanina; *TCM*, triglicerídios de cadeia média.

crescimento e o desenvolvimento normais (p. ex., restrição de fenilalanina [Phe] na fenilcetonúria [PKU]). Geralmente, a ingestão inadequada de um aminoácido essencial é tão danosa quanto o excesso. A suplementação do produto da reação enzimática específica geralmente é necessária na nutrição clínica para distúrbios de aminoácidos; por exemplo, a tirosina (Tyr) é suplementada em fórmulas para o tratamento da PKU.

As necessidades de aminoácidos de um indivíduo são difíceis de determinar, uma vez que o crescimento e desenvolvimento normais podem ser alcançados por uma ampla variedade de ingestões. Os dados de Holt e Snyderman (1967) geralmente são usados como base para a prescrição da ingestão de aminoácidos (Tabela 42.2). O monitoramento cuidadoso e frequente é necessário para assegurar a adequação da prescrição nutricional. Embora os estudos sobre o nitrogênio sejam mais precisos, o ganho de massa corporal em recém-nascidos é um índice sensível e facilmente monitorado de bem-estar e adequação nutricional.

FENILCETONÚRIA

Etiologia

A **fenilcetonúria (PKU)** é a mais comum das hiperfenilalaninemias. Nesse distúrbio, a Phe não é metabolizada em Tyr devido à deficiência ou inatividade da fenilalanina hidroxilase (PAH), como mostrado na Figura 42.2. Dentre os distúrbios de aminoácidos, a PKU oferece um modelo razoável de discussão detalhada, pois (1) ocorre com relativa frequência e a maioria dos neonatos submete-se à triagem para sua

EM FOCO

Triagem neonatal

Desde os anos 1960, muitos estados ao longo dos EUA adotaram como lei a triagem neonatal (TN) obrigatória (Waisbren, 2006). Esses programas foram desenvolvidos como resultado da eficácia do teste de inibição bacteriana de Guthrie, em que manchas de sangue seco são usadas para identificar a fenilcetonúria (PKU). Esse teste de triagem simples, sensível e barato tornou-se a base dos sistemas de triagem para recém-nascidos na população. As hemoglobinopatias, os distúrbios endócrinos, os distúrbios metabólicos e algumas doenças infecciosas podem ser identificados com eficácia com o uso de manchas de sangue seco.

A espectrometria de massa em *tandem* foi usada pela primeira vez na década de 1990, e atualmente é empregada em todos os EUA. Essa tecnologia possibilita a identificação de múltiplos distúrbios a partir de uma única mancha de sangue seco. O número de distúrbios triados varia por estado, e uma triagem expandida também é oferecida por empresas privadas com fins lucrativos. Os programas também são variáveis; alguns estados possuem programas únicos e organizados, enquanto em outros estados o acompanhamento é menos centralizado. As triagens bem-sucedidas realizadas por programas precoces de TN incluem condições como hipotireoidismo congênito, PKU, hiperplasia suprarrenal congênita, galactosemia, anemia falciforme e doença da urina em xarope de bordo (Brosco et al., 2006).

O Maternal and Child Health Bureau (MCHB) da U.S. Health Resources and Services Administration incumbiu o American College of Medical Genetics (ACMG) de fazer um relatório a respeito. Esse painel de especialistas identificou 29 condições para as quais a triagem do recém-nascido deve ser obrigatória e 25 condições secundárias que podem ser detectadas casualmente (Watson, 2006). O ACMG desenvolveu uma série de fichas de dados ACTion (ACT) e algoritmos confirmatórios para os distúrbios que são identificados por triagem neonatal. As fichas de dados ACT descrevem as etapas que os profissionais de saúde devem seguir na comunicação com a família e para determinar o acompanhamento (ACMG, 2001).

Outros grupos, incluindo a Organização Mundial da Saúde (OMS), March of Dimes e Massachusetts Newborn Screening Advisory Committee, também publicaram recomendações.

Os profissionais de saúde envolvidos nos cuidados e no acompanhamento das famílias identificadas por TN devem ter um bom conhecimento do sistema vigente em seu estado, assim como dos fatores de confusão que possam afetar os resultados. A comunicação entre as famílias, os profissionais de saúde de cuidados primários e as clínicas terciárias é essencial para a identificação e o tratamento convenientes. O acompanhamento, incluindo o encaminhamento a especialistas adequados, é importante para qualquer família que receba resultados positivos da triagem neonatal. Os informes sobre os resultados da TN do Committee on Genetics of the American Academy of Pediatrics descrevem (1) a triagem do recém-nascido; (2) o acompanhamento dos resultados anormais da triagem, para facilitar os testes diagnósticos e o tratamento oportunos; (3) os testes diagnósticos; (4) o tratamento da doença, que requer a coordenação com o tratamento domiciliar e o aconselhamento genético; e (5) avaliação e melhoramento contínuos do sistema de triagem neonatal (Kaye et al., 2006).

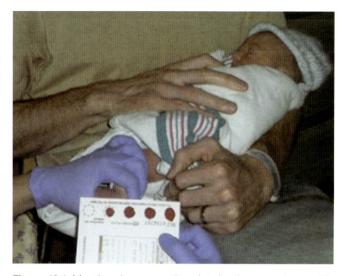

Figura 42.1 Manchas de sangue são coletadas de um recém-nascido para triagem neonatal. (Cortesia de Kelly McKean.)

Tratamento clínico

Todos os estados norte-americanos contam com programas de triagem neonatal para detecção de PKU e de outros distúrbios metabólicos. Os critérios diagnósticos para PKU incluem não apenas elevada concentração sanguínea de Phe, mas também elevada razão Phe:Tyr (i. e., maior que 3). O processo de diagnóstico também deve incluir a avaliação para a hiperfenilalaninemia resultante da deficiência de outras enzimas além de PAH, incluindo defeitos na síntese ou regeneração da tetra-hidrobiopterina (BH_4) (Vockley et al., 2014). Um programa eficaz de triagem neonatal e o acesso a um programa organizado de acompanhamento são críticos para a identificação e o tratamento precoces de recém-nascidos com PKU.

A vantagem de uma rigorosa nutrição clínica foi demonstrada por mensurações da função intelectual. Os indivíduos que não recebem dietoterapia apresentam grave incapacidade intelectual, ao passo que os indivíduos que recebem o tratamento desde o período neonatal inicial apresentam função intelectual normal (McPheeters et al., 2012). O resultado, mensurado como função intelectual, depende da idade do recém-nascido ao diagnóstico e ao iniciar a nutrição clínica, assim como o controle bioquímico do indivíduo ao longo do tempo.

A BH_4 tem sido estudada para avaliar sua eficácia como um tratamento alternativo à restrição grave de Phe na dieta, uma vez que BH_4 é um cofator necessário para a atividade enzimática adequada. O tratamento com sapropterina (uma forma sintética de BH_4) é usada como terapia adjuvante para alguns, especialmente com mutações mais leves (Longo et al., 2015). Os pacientes que respondem ao tratamento têm a chamada PKU responsiva à BH_4. Entretanto, mesmo para os indivíduos responsivos à BH_4, a intervenção e o monitoramento nutricional contínuos são necessários (Singh et al., 2010).

A reposição de enzimas com fenilalanina amônia liase (PAL) foi aprovada em 2018 para uso em adultos com altas concentrações de Phe sanguínea. Esse medicamento (pegvaliase-pqpz) é administrado por meio de injeções diárias. A terapia genética para restaurar a atividade da PAH também está sendo estudada.

Controle da fenilalanina sanguínea. A concentração de Phe sanguínea deve ser verificada regularmente, dependendo da idade e estado de saúde da criança, para certificar-se de que ela permanece na variação de 2 a 6 mg/dℓ ou 120 a 360 µmol/ℓ (McPheeters et al., 2012). Os alimentos que contêm Phe são oferecidos, se tolerados, enquanto a concentração de Phe no sangue permanece na variação de bom controle bioquímico. As taxas de crescimento e de desenvolvi-

---

detecção; (2) conta com nutrição clínica bem-sucedida; e (3) tem um curso previsível, com documentação disponível da história "natural" e "intervenção" (ver boxe *Em foco: Linha do tempo dos eventos no diagnóstico e tratamento de fenilcetonúria*).

O tratamento nutricional envolve a restrição do substrato (Phe) e a suplementação do produto (Tyr) (ver *Algoritmo de fisiopatologia e manejo do cuidado: Fenilcetonúria*). A maioria dos recém-nascidos afetados manifesta deficiência de PAH; o restante (menos de 3%) tem defeitos nas vias associadas. A nutrição clínica com teor reduzido de Phe não previne a degeneração neurológica presente nos distúrbios dessas outras vias associadas.

Tabela 42.2 Necessidades diárias aproximadas para componentes dietéticos selecionados e aminoácidos na infância.

Componente dietético ou aminoácido	Do nascimento aos 12 meses (mg/kg)	1 a 10 anos (mg/dia)	Componente dietético ou aminoácido	Do nascimento aos 12 meses (mg/kg)	1 a 10 anos (mg/dia)
Fenilalanina	1 a 5 meses: 47 a 90	200 a 500*	Cist(e)ína§	15 a 50	400 a 800
	6 a 12 meses: 25 a 47		Lisina	90 a 120	1.200 a 1.600
Histidina	16 a 34		Treonina	45 a 87	800 a 1.000
Tirosina†	1 a 5 meses: 60 a 80	25 a 85 (mg/kg)	Triptofano	13 a 22	60 a 120
	6 a 12 meses: 40 a 60		Energia	1 a 5 meses: 108 kcal/kg	70 a 102 kcal/kg
				6 a 12 meses: 98 kcal/kg	
Leucina	76 a 150	1.000	Água	100 mℓ/kg	1.000 mℓ
Isoleucina	1 a 5 meses: 79 a 110	1.000	Carboidrato	kcal × 0,5 ÷ 4 = g/dia	kcal × 0,5 ÷ 4 = g/dia
Valina	6 a 12 meses: 50 a 75				
	1 a 5 meses: 65 a 105	400 a 600	Proteína total	1 a 5 meses: 2,2 g/kg	16 a 18
	6 a 12 meses: 50 a 80			6 a 12 meses: 1,6 g/kg	
Metionina‡	20 a 45	400 a 800	Gordura	kcal × 0,35 ÷ 9 = g/dia	kcal × 0,35 ÷ 9 = g/dia

Compilado dos dados de aminoácidos de Holt e Snyderman. As informações sobre as necessidades de aminoácidos de recém-nascidos e crianças em diferentes idades são limitadas; os números aqui apresentados excedem as necessidades mínimas. Consequentemente, esta tabela deve ser usada apenas como um guia e não deve ser considerada uma afirmação autoritária que os pacientes individuais devam obedecer.
*Mais fenilalanina (> 800 mg) é necessária na ausência de tirosina.
†Deve-se considerar a fenilalanina total com tirosina na prescrição, porque a maior parte da fenilalanina é convertida em tirosina.
‡Mais metionina é necessária na ausência de cist(e)ína.
§Mais cist(e)ína é necessária na presença de bloqueio da via de saída da *trans*-sulfuração para o metabolismo da metionina.
(Modificada de American Academy of Pediatrics, Committee on Nutrition: Special diets for infants with inborn errors of metabolism, *Pediatrics* 57:783, 1976.)

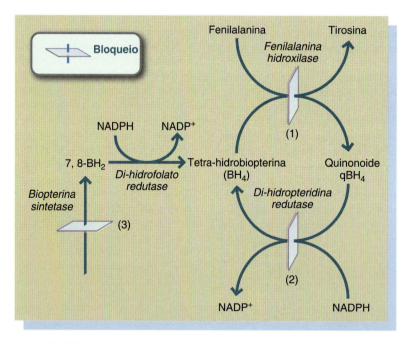

Figura 42.2 Hiperfenilalaninemias. **1**, Deficiência de fenilalanina hidroxilase; **2**, Deficiência de di-hidropteridina redutase; **3**, Deficiência de biopterina sintetase. *NADPH*, nicotinamida-adenina dinucleotídio fosfato (forma reduzida); *NADP+*, nicotinamida-adenina dinucleotídio fosfato (forma oxidada).

mento mental da criança devem ser monitoradas cuidadosamente.

O tratamento eficaz requer uma abordagem de equipe em que a criança, os pais, o nutricionista, o pediatra, o psicólogo, o assistente social e o enfermeiro trabalham juntos para alcançar e manter o controle bioquímico em um contexto que promove os desenvolvimentos mental e emocional normais. O diário alimentar usado para monitorar a ingestão de Phe é uma ferramenta essencial de tratamento para os pais, para as crianças e para os clínicos. A manutenção de um registro diário apoia a adesão ao tratamento e constrói habilidades de autotratamento. Um registro acurado dos alimentos e da ingestão da

EM FOCO

Linha do tempo dos eventos no diagnóstico e tratamento de fenilcetonúria

1934: A. Folling identifica o ácido fenilpirúvico na urina de irmãos com retardo mental.

Anos 1950: G. Jervis demonstra uma deficiência de oxidação da fenilalanina no tecido hepático de um paciente afetado. H. Bickel demonstra que as restrições de fenilalanina na dieta reduzem as concentrações sanguíneas de fenilalanina.

Anos 1960: R. Guthrie desenvolve um teste de inibição bacteriana para medir as concentrações sanguíneas de fenilalanina.

Meados dos anos 1960: Fórmulas semissintéticas restritas no conteúdo de fenilalanina tornaram-se comercialmente disponíveis.

1965-1970: Os estados norte-americanos adotam programas de triagem neonatal para detectar fenilcetonúria (PKU).

1967-1980: É conduzido o *Collaborative Study of Children Treated for Phenylketonuria*. Os dados desse estudo constituem a base dos protocolos de tratamento para as clínicas de PKU nos EUA.

Fim dos anos 1970: Os efeitos nocivos de PKU materna são reconhecidos como um significativo problema de saúde pública.

Anos 1980: Restrição vitalícia da ingestão de fenilalanina torna-se o padrão de cuidados nas clínicas de PKU nos EUA.

1983: O *Maternal PKU Collaborative Study* começa a estudar os efeitos do tratamento no resultado da gestação de mulheres com fenilcetonúria.

1987: Técnicas de detecção de portador e diagnóstico pré-natal de PKU são desenvolvidas.

Fim dos anos 1980: O gene da deficiência fenilalanina hidroxilase (MIM nº 261600) está localizado no cromossomo 12q22-q24.1. A análise da mutação do DNA é realizada com leucócitos periféricos.

1990: A concentração de fenilalanina de 2 a 6 mg/dℓ (120 a 360 μmol/ℓ), inferior à concentração anterior de menos de 10 mg/dℓ (600 μmol/ℓ), torna-se o novo padrão de cuidados para o tratamento de PKU.

Anos 2000: As formas de PKU responsivas à tetra-hidrobiopterina são identificadas, especialmente aquelas com mutações leves.

2007: O dicloridrato de sapropterina (Kuvan®), a forma comercial de tetra-hidrobiopterina, recebe a aprovação da FDA.

2010: A pesquisa de terapias alternativas e adjuvantes, como o uso de grandes aminoácidos neutros, substituição de enzimas e terapia genética somática, continua.

2014: Estudos clínicos para terapia de reposição de enzimas usando injeções de fenilalanina amônia liase peguilada (PEG-PAL) estão em andamento.

2018: A terapia de reposição de enzimas (injeção de pegvaliase-pqpz) recebe a aprovação da Food and Drugs Administration (FDA) para reduzir as concentrações sanguíneas de Phe em adultos que apresentam concentrações incontroláveis de Phe no tratamento atual.

Dados de Maternal Child Health Bureau: Newborn screening: toward a uniform screening panel and system, *Genet Med* 8(Suppl 1):1S, 2006; Saugstad LF: From genetics to epigenetics, *Nutr Health* 18:285, 2006; Mitchell JJ, Scriver CR: Phenylalanine hydroxylase deficiency. In: Pagon RA et al., editors: GeneReviews [Internet]. Seattle, 1993-2000, University of Washington, Seattle [atualizado em 5 de janeiro de 2017].

---

fórmula por, no mínimo, 3 dias antes de ser obtida uma amostra laboratorial, é essencial para a interpretação acurada dos resultados e ajuste subsequente da prescrição de Phe.

As elevações na concentração sanguínea de Phe geralmente são causadas por excessiva ingestão de Phe ou catabolismo tecidual. A ingestão de Phe que excede a quantidade necessária para o crescimento acumula-se no sangue. A ingestão energética deficiente ou o estresse por doença ou infecção podem resultar na quebra de proteínas e liberação de aminoácidos, incluindo a Phe, no sangue. Em geral, a anorexia da doença limita a ingestão energética. É essencial prevenir o catabolismo tecidual mantendo a ingestão da fórmula/alimento medicinal ao máximo possível. Embora algumas vezes possa ser necessário oferecer apenas líquidos claros durante uma doença, a fórmula sem fenilalanina ou o alimento medicinal devem ser reintroduzidos logo que seja viável. A alimentação por tubo é uma opção, se não for possível a ingestão oral.

É recomendado continuar a dietoterapia com restrição de Phe durante toda a infância, adolescência e além desta (McPheeters et al., 2012; Vockley et al., 2014). Quocientes intelectuais (QI) progressivamente decrescentes, dificuldades de aprendizagem, limiar de atenção precário e dificuldades comportamentais foram relatados em crianças que interromperam um regime dietético. As crianças que mantêm concentrações sanguíneas bem controladas de Phe demonstram aproveitamento intelectual comparativamente maior do que aquelas sem esse controle. O bom controle dietético das concentrações sanguíneas de Phe é o melhor preditor do QI, ao passo que as concentrações sanguíneas de Phe "fora da dieta" superiores a 20 mg/dℓ (1.200 μmol/ℓ) são os melhores preditores da perda de QI. Déficits sutis da função cognitiva em nível superior podem persistir mesmo com concentrações sanguíneas de Phe de 6 a 10 mg/dℓ (360 a 600 μmol/ℓ). Assim, a maioria das clínicas recomenda níveis sanguíneos de tratamento de 2 a 6 mg/dℓ (120 a 360 μmol/ℓ). A dietoterapia com restrição de Phe deve ser continuada por toda a vida do paciente para manter sua função cognitiva normal.

Nutrição clínica

Foram publicadas diretrizes para o tratamento nutricional para PKU (Singh et al., 2014).

Fórmula. A nutrição clínica para PKU é planejada em torno do uso de uma fórmula/um alimento medicinal com remoção da Phe da proteína. As fórmulas ou os alimentos medicinais fornecem uma porção significativa de proteína diária e das necessidades energéticas de lactentes, crianças e adultos afetados. Em geral, a fonte de proteínas na fórmula ou no alimento medicinal são L-aminoácidos, sendo omitido o aminoácido crítico (i. e., a Phe). O glicomacropeptídeo (GMP), uma proteína do leite com quantidade muito pequena de Phe, é usado em alguns alimentos como uma alternativa aos L-aminoácidos (van Calcar e Ney, 2012). As fontes de carboidrato são os grânulos sólidos de xarope de milho, o amido de tapioca modificado, a sacarose e o amido de milho hidrolisado. A gordura é fornecida por uma variedade de óleos.

Algumas fórmulas e alimentos medicinais não contêm gordura ou carboidratos, portanto, esses componentes devem ser fornecidos por outras fontes. Se forem usadas fórmulas sem gordura, os clínicos devem proporcionar as fontes de ácidos graxos essenciais. As deficiências de ácidos graxos essenciais foram observadas em indivíduos que consomem fórmulas sem gordura (Camp et al., 2014; Singh et al., 2014). A maioria das fórmulas e dos alimentos medicinais contém cálcio, ferro e todas as outras vitaminas e os minerais necessários, sendo uma fonte confiável desses nutrientes. Quando outras fórmulas e alimentos são desprovidos desses nutrientes, a suplementação é necessária para assegurar a adequação nutricional.

A fórmula sem Phe é suplementada com a fórmula infantil regular ou o leite materno, durante a lactância, e o leite de vaca, no início da infância, para fornecer proteína de alto valor biológico, aminoácidos não essenciais e Phe suficiente para atender às necessidades individualizadas da criança em crescimento. A quantidade ideal de substituto de proteína depende da idade do paciente (e, portanto, das necessidades para o crescimento) e da atividade enzimática; assim, a prescrição deve ser individualizada. Nas fórmulas especializadas, a proteína é sintética; por essa razão, ela é fornecida em quantidades acima da ingestão dietética de referência (IDR) (Singh et al., 2014).

A mistura da fórmula sem Phe com leite em geral fornece aproximadamente 90% da proteína e 80% da energia necessária para lactentes e crianças pequenas. Um método para calcular as quantidades adequadas de um padrão alimentar com baixo teor de Phe é

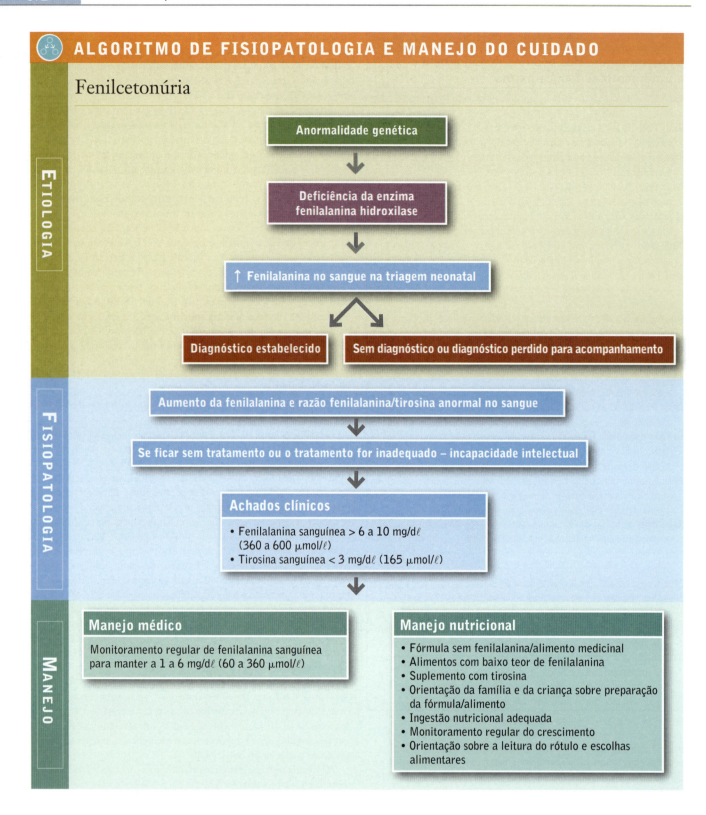

apresentado na Tabela 42.3. Os cálculos devem fornecer energia adequada, mas não excessiva, para o lactente, assim como líquidos adequados para manter a hidratação. Para servir de suporte eficaz ao controle metabólico, a fórmula ou os alimentos medicinais devem ser consumidos em três ou quatro porções quase iguais ao longo do dia.

Alimentos com baixo teor de fenilalanina. Alimentos de conteúdo moderado ou baixo de Phe são usados como suplementos à fórmula ou à mistura alimentar médica. Esses alimentos são oferecidos nas idades apropriadas para dar suporte à prontidão do desenvolvimento e atender às necessidades energéticas. Os alimentos com consistência pastosa, em colher, podem ser introduzidos dos 5 aos 6 meses, *finger foods* (alimentos que se pode comer com os dedos) dos 7 aos 8 meses e alimentos no copo dos 8 aos 9 meses, usando os mesmos períodos e a mesma progressão para as texturas recomendadas usadas em crianças sem a doença (ver Capítulos 15 e 16). A Tabela 42.4 lista os padrões alimentares típicos com baixo teor de Phe para crianças pequenas.

Tabela 42.3 Diretrizes para os cálculos do padrão alimentar com baixo teor de fenilalanina.

Passo 1: calcule as necessidades de fenilalanina, proteína e energia (kcal) da criança.
Fenilalanina
7,7 kg × 40* mg fenilalanina = 308 mg Phe/kg/dia
Proteína
7,7 kg × 2,5 a 3† g pro = 19 a 25 g pro/kg/dia
Energia
7,7 kg × 100* kcal = 770 kcal/kg/dia

Passo 2: estime a quantidade de fenilalanina, proteína e energia a ser obtida de outros alimentos além da mistura da fórmula.

	NECESSIDADES APROXIMADAS		
	Fenilalanina (mg/dia)	Proteína (g/dia)	Energia (kcal/dia)
Alimentos	30	1 a 2	100
Fórmula	Cerca de 288	18 a 24	670
Total	318	19 a 25	770

Passo 3: confirme que um padrão alimentar razoável seja fornecido com a fenilalanina estimada na diretriz alimentar. Uma amostra do padrão alimentar:

	Fenilalanina (mg)	Proteína (g)	Energia (kcal)
Feijões-verdes, coados, 2 colheres de sopa	15	0,4	8
Banana amassada, 2 colheres de sopa	10	0,3	28
Cenouras, coadas, 2 colheres de sopa	6	0,2	7
Total	31	0,9	43

Passo 4: determine a quantidade da fórmula infantil padrão a ser incluída na fórmula. Essa informação é determinada a partir das necessidades estimadas de fenilalanina da criança.
Passo 5: determine a quantidade da fórmula sem fenilalanina por dia. Essa informação é determinada a partir das necessidades estimadas de proteína e energia da criança.
Passo 6: determine a quantidade de água a misturar na fórmula. A consistência da fórmula variará de acordo com a idade e as necessidades de líquido da criança. Por exemplo, para a criança descrita no caso clínico, adicione água para completar o volume total de 0,94 ℓ.
Passo 7: determine as quantidades de fenilalanina, proteína e energia fornecidas por fórmulas e alimentos.

	Fenilalanina (mg/dia)	Proteína (g/dia)	Energia (kcal/dia)
Phenex®-1 em pó (70 g)	0	10,5	325
Enfamil® em pó (70 g)	294	7,4	350
Alimento	30	1 a 2	100
Total	324	18,9 a 19,9	775

Passo 8: determine as reais quantidades de fenilalanina, proteína e energia por quilograma de massa corporal.
Fenilalanina
324 ÷ 7,7 kg = 42 mg Phe/kg/dia
Proteína
19,4 ÷ 7,7 kg = 2,5 g pro/kg/dia
Energia
774 ÷ 7,7 kg = 101 kcal/kg/dia

*A ingestão de 40 mg/kg/dia de fenilalanina é escolhida como um nível moderado de ingestão. A prescrição de fenilalanina deve ser adaptada às necessidades do indivíduo consideradas por meio dos níveis de crescimento e sanguíneos.
†Embora essas ingestões sejam maiores que as recomendações nutricionais diárias, o *Collaborative Study* descobriu que elas promovem o crescimento normal com o consumo da fórmula à base de hidrolisado de proteína.
‡A ingestão total de energia deve ser ajustada para atender às necessidades individuais, e o excesso deve ser evitado.
(Acosta PB: Recommendations for protein and energy intakes by patients with phenylketonuria, *Eur J Pediatr* 155(Suppl 1):S121, 1996; Singh RH et al.: Recommendations for the nutrition management of phenylalanine hydroxylase deficiency, *Genet Med* 16:121, 2014.)

Tabela 42.4 Menus típicos para uma criança de 3 anos com fenilcetonúria.

Tolerância: 300 mg de fenilalanina/dia		Tolerância: 400 mg de fenilalanina/dia	
Fórmula/alimento medicinal por 24 h: 120 g de Phenyl-Free®-2, 100 g de leite a 2%, água para 720 mℓ		Fórmula/alimentos medicinais por 24 h: 120 g de Phenyl-Free®-2, 100 g de leite a 2%, água para 720 mℓ	
Essa mistura de fórmula fornece 30 g de proteína, 460 kcal, 170 mg de fenilalanina.		Essa mistura de fórmula fornece 30 g de proteína, 460 kcal, 170 mg de fenilalanina.	
Menu para 100 mg de fenilalanina do alimento	Fenilalanina (mg)	**Menu para 200 mg de fenilalanina do alimento**	Fenilalanina (mg)
Café da manhã		**Café da manhã**	
Mistura de fórmula, 180 mℓ		Mistura de fórmula, 180 mℓ	
Cereal Kix™ ¼ de xícara	22	Rice Krispies® 20 g (¼ de xícara)	25
Pêssegos enlatados, 9 a 60 g (¼ de xícara)	9	Creme não lácteo, 2 colheres de sopa	9
Almoço		**Almoço**	
Mistura de fórmula, 180 mℓ		Mistura de fórmula, 180 mℓ	
Pão com baixo teor proteico, ½ fatia	6	Sopa de vegetais, ½ xícara	82
Geleia, 1 colher de sopa	0	Uvas, 50 g (10)	9
Cenouras cozidas 40 g (¼ de xícara)	14	Bolachas com baixo teor de proteínas	3
Damascos enlatados, 25 g (½ xícara)	32	Biscoito com baixo teor de proteína, 2	8
Lanche		**Lanche**	
Fatia de maçã descascada, ½ xícara	3	Bolinhos de arroz, 6 g (2 mínis)	25
Bolachas Goldfish®, 10	18	Geleia, 1 colher de sopa	0
Mistura de fórmula, 180 mℓ		Mistura de fórmula, 180 mℓ	
Jantar		**Jantar**	
Mistura de fórmula, 180 mℓ		Mistura de fórmula, 180 mℓ	
Massa com baixo teor de proteína, ½ xícara, cozida	5	Batata em cubos, 50 g (5 colheres de sopa)	39
Molho de tomate, 2 colheres de sopa	12	Margarina sem produtos lácteos	0
Feijões-verdes cozidos, 17 g (2 colheres de sopa)	9	Abobrinha italiana, refogada, ¼ de xícara	10
Fenilalanina total do alimento	130 mg	*Fenilalanina total do alimento*	210

Massas com baixo teor de proteína, pães e itens assados feitos de amido de trigo acrescentam variedade ao padrão alimentar, permitindo que as crianças consumam alguns alimentos "até a saciedade". Encontra-se disponível uma variedade de massas com baixo teor de proteína de arroz, itens alimentares assados, substitutos de ovos e outros alimentos. Amido de trigo e diversas misturas de panificação com teor reduzido de proteína de pães, bolos e biscoitos também estão disponíveis. A Tabela 42.5 compara os itens alimentares regulares e aqueles com baixo teor de proteína.

Em muitos casos, os pais criam receitas ou adaptam as comidas favoritas da família para atender às necessidades de seus filhos. Essas receitas oferecem às crianças diversidade de texturas e de escolhas alimentares, permitindo-lhes participar das refeições da família. As famílias também são capazes de atender às necessidades de energia e de Phe de seus filhos sem recorrer a ingestões excessivas de açúcares e doces concentrados.

A fórmula ou o alimento medicinal livres de Phe e com composição mais adequada de aminoácidos, vitaminas e minerais para uma criança mais velha geralmente são introduzidos quando a criança é pequena ou é pré-escolar. Os critérios para a introdução dessas fórmulas "da próxima etapa" são de que a criança aceite bem o padrão alimentar e a fórmula e consuma, de maneira confiável, uma ampla variedade dos alimentos da lista com baixo teor de Phe. O tratamento bem-sucedido com concentrações consistentemente baixas de Phe sanguínea é baseado no hábito (i. e., a fórmula/o alimento medicinal são oferecidos e consumidos sem negociação ou ameaça). As crianças respondem favoravelmente à regularidade nos horários de ingestão da fórmula ou alimento medicinal, e a sabor e apresentação familiares. A Tabela 42.6 faz a comparação entre um padrão alimentar com restrição de Phe e um padrão alimentar típico para uma criança da mesma idade.

Orientação sobre o tratamento. As necessidades energéticas e de aminoácidos das crianças com PKU não diferem consideravelmente daquelas das crianças em geral. Com o tratamento adequado, pode-se esperar o crescimento regular (Figura 42.3). Entretanto, os pais podem tender a oferecer excessiva energia por meio de doces, por considerar que seu filho está sendo privado de experiências alimentares. Os profissionais de saúde devem apoiar as famílias no reconhecimento de que as crianças com PKU são saudáveis e devem fazer escolhas alimentares por si mesmas, e que estas não são crianças cronicamente doentes que necessitam de complacências alimentares.

A interação clínica apropriada com os membros da família proporciona-lhes informações e habilidades, para diferenciar entre comportamentos alimentares típicos da idade e nível de desenvolvimento da criança, e aqueles relacionados especificamente à PKU. Para evitar esforços e conflitos por causa dos alimentos, é aconselhável envolver a criança na escolha dos alimentos apropriados em idade precoce. Crianças com 2 a 3 anos podem dominar o conceito de escolhas apropriadas quando os alimentos são classificados como "alimentos sim" e "alimentos não". O conceito de quantidade adequada pode ser introduzido para uma criança de 3 ou 4 anos em termos de "quantos", contando-se bolachas ou uvas-passas e, depois, em termos de "quanto", pesando-se ou medindo alimentos, como cereais ou frutas. A criança passa, então, para as tarefas mais complexas (p. ex., preparação de fórmula e alimentos) e o planejamento das refeições (p. ex., café da

Tabela 42.5 Comparação do conteúdo de energia e proteína dos alimentos usados em dietas com baixo teor de proteína.

Item alimentar	Energia (kcal)	Proteína (g)
Massas cozidas, ½ xícara		
Teor reduzido de proteína	107	0,15
Regular	72	2,4
Pão, 1 fatia		
Teor reduzido de proteína	135	0,2
Regular	74	2,4
Cereal, ½ xícara		
Teor reduzido de proteína	45	0
Regular	80	1
Ovo, 1		
Substituto de ovo com teor reduzido de proteína	30	0
Regular	67	5,6

Tabela 42.6 Comparação de menus apropriados para crianças com e sem fenilcetonúria.

Refeição	Menu para PKU	Fenilalanina (mg)	Menu regular	Fenilalanina (mg)
Café da manhã	Fórmula sem fenilalanina	0	Leite	450
	Cereal de arroz tufado	19	Cereal de arroz tufado	19
	Suco de laranja	11	Suco de laranja	11
Almoço	Sanduíche de geleia com pão de baixo teor de proteína	18	Sanduíche de geleia e pasta de amendoim no pão comum	625
	Banana	49	Banana	49
	Palitos de cenoura e aipo	12	Palitos de cenoura e aipo	12
	Biscoitos *chips* de chocolate com baixo teor de proteína	4	Biscoitos *chips* de chocolate com baixo teor de proteína	60
	Suco	0	Suco	0
Lanche	Fórmula sem fenilalanina	0	Leite	450
	Laranja	16	Laranja	16
	Batatas *chips* (saco pequeno)	44	Batatas *chips*	44
Jantar	Fórmula sem fenilalanina	0	Leite	450
	Salada	10	Salada	10
	Espaguete com baixo teor de proteína com molho de tomate	8	Espaguete com baixo teor de proteína com molho de tomate e almôndegas	240 600
	Sorbet	10	Sorvete	120
Ingestão estimada		201		3.156

PKU, fenilcetonúria.

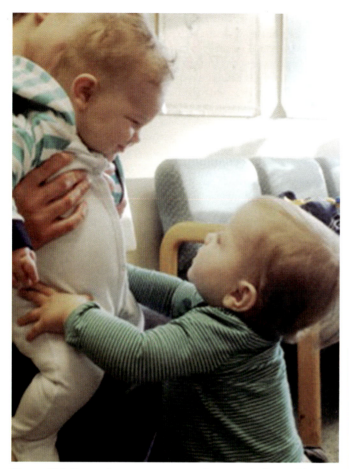

Figura 42.3 Duas crianças pequenas, ambas com fenilcetonúria, que foram identificadas por um programa de triagem neonatal e iniciaram o tratamento aos 7 dias, demonstram crescimento e desenvolvimento normais. (Cortesia de Beth Ogata, Seattle.)

manhã ou um almoço embalado). A responsabilidade pelo planejamento do menu do dia inteiro, calculando a quantidade de Phe nas porções de alimento e compilando o total diário, é o objetivo final. Essas tarefas relacionadas à idade são mostradas na Tabela 42.7.

Desenvolvimento psicossocial. A necessidade de um controle cuidadoso da ingestão alimentar pode induzir os pais a superproteger seus filhos e talvez a restringir suas atividades sociais. Os filhos, por sua vez, podem reagir negativamente a seus pais e à sua nutrição clínica. A capacidade da família de responder aos estresses da PKU, refletida nas pontuações de adaptabilidade e coesão, é demonstrada pela melhora nas concentrações sanguíneas de Phe e nos comportamentos positivos de enfrentamento de crianças mais velhas com PKU. Assim, continuar a nutrição clínica além do início da infância requer que as crianças fiquem informadas a respeito e sejam responsáveis por lidar com suas próprias escolhas alimentares. A equipe de saúde torna-se responsável pelo trabalho com as famílias e as crianças para produzir estratégias que permitam que crianças e adolescentes participem de atividades sociais e escolares, interajam com os colegas e progridam pelos estágios regulares do desenvolvimento com autoconfiança e autoestima.

As crianças necessitam do apoio profissional e dos pais, à medida que assumem a responsabilidade de lidar com seus próprios alimentos. O controle das próprias escolhas alimentares é uma estratégia para impedir que a criança use a não adesão à dieta como uma forma de pressão contra as restrições dos pais. O desenvolvimento intelectual normal é um objetivo saudável do controle da PKU, mas para ter sucesso total é necessário que as crianças com PKU desenvolvam concomitantemente a autoconfiança e uma autoimagem forte. Isso pode ser alcançado, em parte, promovendo o autocontrole, as habilidades de solução de problemas, a independência e um estilo de vida normal.

PKU materna

A mulher grávida com elevadas concentrações sanguíneas de Phe põe em risco o feto devido ao transporte ativo de aminoácidos através da placenta. O feto está exposto a um nível aproximadamente duas vezes maior da Phe contida no sangue materno normal. Nos bebês cujas mães apresentam elevadas concentrações sanguíneas de Phe, é maior a ocorrência de defeitos cardíacos, restrição de crescimento, microcefalia e incapacidade intelectual, conforme é apresentado na Tabela 42.8. O feto parece estar em risco de dano, mesmo com pequenas elevações das concentrações de Phe no sangue materno, e quanto mais alta é a concentração, mais grave é o efeito. O estrito controle das concentrações de Phe materna, antes da concepção e ao longo da gestação, oferece a melhor oportunidade de um desenvolvimento fetal normal (Koch et al., 2010; Martino et al., 2013).

O tratamento nutricional de mulheres grávidas com hiperfenilalaninemia é complexo. A fisiologia em alteração ao longo da gestação e as flutuações nas necessidades nutricionais são difíceis de monitorar

Tabela 42.7 Tarefas esperadas de crianças com fenilcetonúria por faixa etária.

Idade (anos)	Nível escolar	Tarefa
2 a 3	Pré-escolar	Distinguir entre alimentos "sim" e "não"
3 a 4	Pré-escolar	Contar: quantos?
4 a 5	Pré-escolar	Medir: quanto?
5 a 6	Jardim da infância	Preparar a própria fórmula; usar a balança
6 a 7	1ª-2ª séries	Fazer anotações básicas no diário alimentar
7 a 8	2ª série	Tomar algumas decisões sobre o lanche após a escola
8 a 9	3ª série	Preparar o café da manhã
9 a 10	4ª série	Embalar o almoço
10 a 14	Ensino fundamental	Lidar com as escolhas de alimentos com independência cada vez maior
14 a 18	Ensino médio	Lidar independentemente com a fenilcetonúria

Tabela 42.8 Frequência de anormalidades em crianças nascidas de mães com fenilcetonúria.

Complicação (% de descendentes)	CONCENTRAÇÕES MATERNAS DE FENILALANINA (mg/dℓ)				
	20	16 a 19	11 a 15	3 a 10	Mãe
Retardo mental	92	73	22	21	5
Microcefalia	73	68	35	24	4,8
Doença cardíaca congênita	12	15	6	0	0,8
Baixa massa corporal ao nascer	40	52	56	13	9,6

Modificada de Lenke RR, Levy HL: Maternal phenylketonuria and hyper-phenylalaninemia: an international survey of the outcome of untreated and treated pregnancies, *N Engl J Med* 303:1202, 1980. *PKU*, fenilcetonúria.

com a precisão exigida para manter as concentrações sanguíneas de Phe adequadamente baixas. Mesmo com meticulosa atenção à ingestão de Phe, às concentrações sanguíneas e às necessidades de nutrientes da gestação, a mulher pode não estar segura de que seu bebê será normal (Lee et al., 2005). Os riscos de desenvolvimento anormal do feto, mesmo com o tratamento nutricional e a manutenção das concentrações sanguíneas de Phe em 1 a 5 mg/dℓ (60 a 300 μmol/ℓ), são uma importante consideração para mulheres jovens com PKU que consideram uma gestação (Waisbren e Azen, 2003).

O tratamento nutricional durante a gestação é um desafio, mesmo para as mulheres que seguiram consistentemente, desde a infância, um regime alimentar com teor reduzido de Phe. As mulheres que interromperam o tratamento nutricional com Phe descobriram que pode ser difícil e avassalador reinstituir o consumo de alimentos medicinais e limitar as escolhas alimentares. A nutrição materna inadequada (i. e., a ingestão inadequada de proteína total, gordura e energia) pode contribuir para o mau desenvolvimento fetal e deve ser evitada. A adesão à nutrição clínica durante a gestação, mesmo para as mulheres bem motivadas, requer os apoios familiar e profissional, assim como o frequente monitoramento dos aspectos bioquímicos e nutricionais da gestação e da PKU.

Adultos que vivem com fenilcetonúria

Muitos adultos com PKU tiveram os benefícios do diagnóstico e tratamento precoces, sendo menor a probabilidade de serem afetados por dano neurológico. Entretanto, em indivíduos com algum grau de incapacidade intelectual, as principais preocupações são geralmente a hiperatividade e o autoabuso. Nem todos os pacientes respondem ao início tardio de tratamento apresentando melhora das funções comportamentais ou intelectuais. Para o paciente mais velho, com o qual é difícil lidar, é recomendada uma experiência com um padrão alimentar de baixo teor de Phe. Caso se tenha sucesso, a dietoterapia contínua de restrição de Phe pode facilitar o controle comportamental.

A reinstituição de um padrão alimentar com restrição de Phe é difícil após ter sido liberalizado o padrão alimentar. Entretanto, a recomendação atual da maioria das clínicas é o tratamento eficaz da concentração sanguínea durante toda a vida. Essa recomendação é baseada em relatos de declínio das capacidades intelectuais e alterações no cérebro após uma significativa e prolongada elevação das concentrações de Phe (Camp et al., 2014). A eficácia do tratamento contínuo durante toda a idade adulta tem sido documentada por relatos de melhora do desempenho intelectual e das capacidades de solução de problemas, quando as concentrações sanguíneas de Phe são mantidas baixas. O tratamento nutricional da PKU ao longo do ciclo de vida é similar ao de outros distúrbios crônicos, e a nutrição clínica prudente resulta em uma qualidade de vida normal.

Doença da urina em xarope de bordo

A **doença da urina em xarope de bordo (DXB)**, ou **cetoacidúria de cadeia ramificada**, resulta de um defeito na atividade enzimática, especificamente o complexo de alfacetoácido desidrogenase de cadeia ramificada. É um distúrbio autossômico recessivo. Os recém-nascidos parecem normais ao nascimento, mas em 4 ou 5 dias de vida demonstram alimentação precária, vômito, letargia e hipertonia periódica. Pode-se notar na urina e na perspiração um odor característico adocicado, de malte, ao final da primeira semana de vida.

Fisiopatologia

O defeito na descarboxilação de DXB impede o metabolismo dos aminoácidos de cadeia ramificada (AACR), leucina, isoleucina e valina (Figura 42.4). A leucina tende a ser mais problemática que os outros aminoácidos. O mecanismo preciso da reação completa da descarboxilase e o consequente dano neurológico não é conhecido, assim como se desconhece a razão para que o metabolismo da leucina seja significativamente mais anormal do que os dois outros AACR (Strauss et al., 2013).

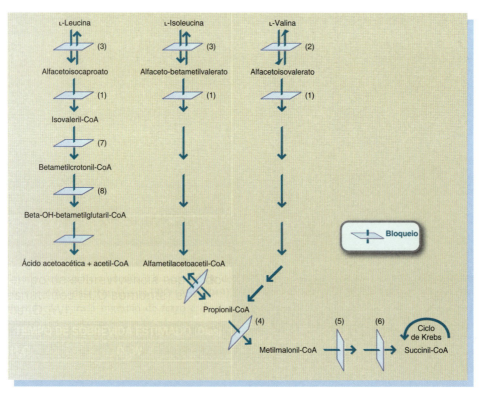

Figura 42.4 Acidemias orgânicas e doença da urina em xarope de bordo (DXB). **1**, Cetoácido descarboxilase de cadeia ramificada (DXB); **2**, Valina aminotransferase; **3**, Leucina-isoleucina aminotransferase; **4**, Propionil-CoA carboxilase (acidemia propiônica); **5**, Metilmalonil-CoA racemase (acidúria metilmalônica); **6**, Metilmalonil-CoA mutase (acidúria metilmalônica); **7**, Isovaleril-CoA desidrogenase (acidemia isovalérica); **8**, Betametilcrotonil-CoA carboxilase (deficiência múltipla de carboxilase responsiva à biotina). *CoA*, coenzima A.

Tratamento clínico

A falha no tratamento dessa condição leva à acidose, degeneração neurológica, convulsões e coma, evoluindo algumas vezes para a morte. O tratamento da doença aguda geralmente requer diálise peritoneal e hidratação (ver Capítulo 34).

Dependendo da gravidade do defeito enzimático, a intervenção precoce e o meticuloso controle bioquímico podem propiciar um prognóstico mais esperançoso para os recém-nascidos e crianças com DXB. Foram descritos crescimento e desenvolvimento intelectual razoáveis na variação de normal a normal baixo. O diagnóstico antes dos 7 dias de vida e o controle metabólico a longo prazo são fatores críticos para a normalização a longo prazo do desenvolvimento intelectual. As concentrações plasmáticas de leucina, em lactentes e crianças pré-escolares, devem ser mantidas o máximo possível próximas ao normal. Concentrações maiores que 10 mg/dℓ (760 μmol/ℓ) estão geralmente associadas a alfacetoacidemia e sintomas neurológicos.

Por ser o fígado o local central do controle metabólico dos aminoácidos e outros compostos que causam degeneração aguda do cérebro durante a doença, o transplante terapêutico de fígado, algumas vezes, é uma opção na DXB. O transplante de fígado pode prevenir a descompensação e as crises associadas aos elevadas concentrações de leucina, mas não reverte o dano neurológico existente (Díaz et al., 2014; Oishi et al., 2016).

Nutrição clínica

A nutrição clínica requer o monitoramento muito cuidadoso das concentrações sanguíneas de leucina, isoleucina e valina, assim como do crescimento e adequação nutricional geral. Várias fórmulas especificamente criadas para o tratamento desse distúrbio estão disponíveis para proporcionar uma mistura razoável de aminoácidos e vitaminas. Essas fórmulas geralmente são suplementadas com uma pequena quantidade da fórmula infantil padrão ou com leite de vaca para fornecer os AACR necessários a fim de dar suporte ao crescimento e desenvolvimento. Alguns lactentes e crianças podem necessitar de suplementação adicional com L-valina ou L-isoleucina para manter o equilíbrio bioquímico.

Os AACR podem ser introduzidos gradualmente na dieta, quando as concentrações plasmáticas de leucina reduziram-se o suficiente (Frazier et al., 2014). A recidiva clínica está relacionada com mais frequência ao grau de elevação das concentrações de leucina, e essas recidivas muitas vezes são relacionadas à infecção. As infecções agudas representam emergências médicas potencialmente fatais nesse grupo de crianças. Se a concentração plasmática de leucina aumentar rapidamente durante a doença, os AACR deverão ser removidos da dieta imediatamente e a terapia intravenosa prontamente iniciada.

DISTÚRBIOS DO METABOLISMO DE ÁCIDO ORGÂNICO

Os distúrbios do ácido orgânico são um grupo de distúrbios caracterizados pelo acúmulo no sangue de ácidos orgânicos não aminoácidos. Geralmente, a maioria dos ácidos orgânicos é excretada de forma eficiente pela urina. O diagnóstico é baseado na excreção de compostos que normalmente não estão presentes, ou na presença de quantidades anormalmente altas de outros compostos na urina. O curso clínico pode variar, mas geralmente caracteriza-se por vômito, letargia, hipotonia, desidratação, convulsões e coma. Muitas vezes, os sobreviventes apresentam dano neurológico permanente.

Fisiopatologia

A **acidemia propiônica** é um defeito de propionil-coenzima A (CoA) carboxilase na via do propionil-CoA para metilmalonil-CoA, conforme é ilustrado na Figura 42.4. A acidose metabólica com anion *gap* acentuado e a hiperamonemia são características e a cetonúria de cadeia longa também pode estar presente.

Foram identificadas pelo menos cinco deficiências enzimáticas que resultam em **acidemia metilmalônica** ou acidúria. O defeito da apoenzima metilmalonil-CoA mutase é o defeito identificado com mais frequência. Na acidemia metilmalônica, as características clínicas são similares às da acidemia propiônica. A acidose é comum, e o diagnóstico é confirmado pela presença de grandes quantidades de ácido metilmalônico no sangue e na urina. Outros achados incluem hipoglicemia, cetonúria e elevação das concentrações plasmáticas de amônia e lactato.

Os **distúrbios da utilização de cetonas** (deficiência de 2-metilacetoacetil-CoA tiolase mitocondrial ou defeito enzimático similar) são distúrbios do metabolismo de isoleucina e corpos cetônicos. Os indivíduos afetados geralmente são lactentes mais velhos ou crianças pequenas que apresentam cetoacidose, vômito e letargia com desidratação secundária e, às vezes, coma. Esse evento geralmente é precedido de doença febril ou jejum.

Tratamento clínico

Alguns pacientes com acidemia propiônica podem responder a doses farmacológicas de biotina. O resultado da acidemia propiônica a longo prazo é variável; hipotonia e retardamento cognitivo podem resultar mesmo em crianças diagnosticadas precocemente e que recebem tratamento rigoroso. O dano hepático e a cardiomiopatia são as possíveis sequelas. O transplante de fígado pode restringir a deficiência intelectual e as alterações cardíacas (Sutton et al., 2012).

Os indivíduos com acidemia metilmalônica podem responder a doses farmacológicas de vitamina B_{12}. A responsividade deve ser determinada como parte do processo de diagnóstico (Manoli et al., 2016). A insuficiência renal progressiva geralmente é um resultado a longo prazo. O retardo do desenvolvimento muitas vezes é causado por hiperamonemia precoce e/ou prolongada.

O tratamento dos distúrbios de utilização das cetonas consiste na restrição de proteína na dieta (geralmente 1,5 g/kg/dia da massa corporal); suplementação com **L-carnitina**, um transportador de ácidos graxos através das membranas mitocondriais, além de se evitar o jejum, oferecendo refeições pequenas e frequentes que consistem principalmente em carboidratos complexos; e usar Bicitra® (citrato de sódio-ácido cítrico) para tratamento da cetoacidose.

Nutrição clínica

Os objetivos do tratamento dos episódios agudos de acidemia propiônica e acidemia metilmalônica são alcançar e manter uma ingestão normal de nutrientes e o equilíbrio bioquímico. A manutenção da energia e a ingestão de líquidos são importantes para prevenir o catabolismo tecidual e a desidratação. Os líquidos intravenosos corrigem os desequilíbrios eletrolíticos, e os metabólitos anormais são removidos por excreção urinária, que é promovida pela alta ingestão de líquidos. Recidivas de acidose metabólica podem resultar da excessiva ingestão de proteínas, infecção, constipação intestinal ou fatores não identificados. O tratamento desses episódios deve ser rápido, pois coma e morte podem ocorrer rapidamente. Os pais tornam-se habilitados a identificar os primeiros sinais da doença (Southeast Regional Genetics Network [SRGN], 2017).

A restrição da ingestão de proteína é um componente essencial do tratamento dos distúrbios dos ácidos orgânicos. Uma ingestão diária de proteína, de 1 a 1,5 g/kg de massa corporal, é geralmente uma modalidade de tratamento eficaz para lactentes com a forma leve do distúrbio. Isso pode ser fornecido pela diluição de uma fórmula infantil padrão, para diminuir o conteúdo de proteína, e pela adição de uma fórmula sem proteína para atender a outras necessidades de nutrientes. São utilizadas fórmulas especializadas que limitam a treonina e a isoleucina e omitem metionina e valina, se for clinicamente indicado, para apoiar a ingestão adequada de proteína e o crescimento.

As necessidades de aminoácidos limitados podem variar amplamente. A taxa de crescimento, o estado de saúde, a atividade enzimática residual e a ingestão geral de proteína e energia devem ser monitorados cuidadosamente e correlacionados com os níveis de aminoácidos plasmáticos. A hidratação adequada é crítica para manter o equilíbrio metabólico. A recusa do alimento e a falta de apetite podem complicar a nutrição clínica, o que compromete o tratamento clínico.

DISTÚRBIOS DO METABOLISMO DO CICLO DA UREIA

Todos os **distúrbios do ciclo da ureia (DCU)** resultam em acúmulo de amônia no sangue. Os sinais clínicos de amônia elevada são: vômito e letargia, que podem progredir para convulsões, coma e, finalmente, morte. Em lactentes, os efeitos adversos dos níveis elevados de amônia são rápidos e devastadores. Em crianças mais velhas, os sintomas de amônia elevada podem ser precedidos de hiperatividade e irritabilidade. O dano neurológico pode resultar de episódios frequentes e graves de hiperamonemia. A gravidade e a variação dos cursos clínicos de alguns defeitos do ciclo da ureia podem estar relacionadas ao grau de atividade enzimática residual. Os defeitos comuns do ciclo da ureia são discutidos na progressão que ocorre por todo o ciclo da ureia, conforme é mostrado na Figura 42.5.

Fisiopatologia

A **deficiência de ornitina transcarbamilase (OTC)** é um distúrbio ligado ao X caracterizado pelo bloqueio na conversão de ornitina e carbamilfosfato em citrulina. A deficiência de OTC é identificada por hiperamonemia e aumento do ácido orótico urinário, com concentrações normais de citrulina, ácido argininossuccínico e arginina. A deficiência grave de OTC geralmente é fatal em homens. Mulheres heterozigotas com vários graus de atividade enzimática podem não demonstrar os sintomas até que eles sejam induzidos por estresse, como a partir de uma infecção ou aumento significativo da ingestão de proteína.

Citrulinemia é o resultado de uma deficiência de ácido argininossuccínico sintetase no metabolismo da citrulina para ácido argininossuccínico. A citrulinemia é identificada por concentrações acentuadamente elevadas de citrulina urinária e sanguínea. Os sintomas podem surgir no período neonatal ou se desenvolver gradualmente no início da infância. Podem ocorrer alimentação precária e vômito que, sem tratamento imediato, progridem para convulsões, anormalidades neurológicas e coma.

A **acidúria argininossuccínica (ASA)** resulta da deficiência de argininossuccinato liase, que está envolvida no metabolismo de ácido argininossuccínico em arginina. A ASA é identificada pela presença de ácido argininossuccínico urinário e sanguíneo. A L-arginina deve ser suplementada para fornecer uma via alternativa para a excreção de nitrogênio residual.

A **deficiência de carbamilfosfato sintetase (CPS)** é o resultado da atividade deficiente de CPS. Ocorre geralmente no início do período neonatal, com vômito, irritabilidade, hiperamonemia acentuada, desconforto respiratório, alteração do tônus muscular, letargia e, geralmente, coma. Os achados laboratoriais específicos geralmente incluem baixas concentrações plasmáticas de citrulina e arginina e concentrações urinárias normais de ácido orótico.

Tratamento clínico

Os episódios agudos da doença são tratados pela interrupção da ingestão e administração intravenosa de líquidos e glicose para corrigir a desidratação e fornecer energia. Se a hiperamonemia for grave, diálise peritoneal, hemodiálise ou exsanguinotransfusão podem ser necessárias. O benzoato sódico intravenoso ou outros compostos da via alternativa mostram-se benéficos na redução da hiperamonemia.

O resultado neurológico e o desenvolvimento intelectual em indivíduos com DCU variam, indo desde QI e função motora normais até a incapacidade intelectual grave e paralisia cerebral. Embora as informações sobre o acompanhamento a longo prazo sejam limitadas, o uso de vias alternativas para a excreção de nitrogênio residual e um padrão alimentar restrito em proteína podem melhorar o resultado.

Nutrição clínica

O tratamento nutricional dos pacientes com DCU é uma tarefa desafiadora. O objetivo da nutrição clínica para DCU é prevenir ou diminuir a hiperamonemia e as consequências neurológicas danosas associadas a essa condição. O tratamento é similar para todos os distúrbios.

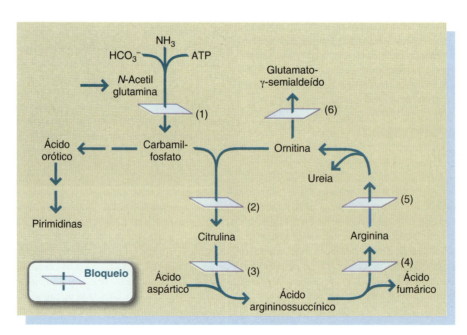

Figura 42.5 Distúrbios do ciclo da ureia. **1**, Deficiência de carbamilfosfato sintetase; **2**, Deficiência de ornitina carbamiltransferase; **3**, Ácido argininossuccínico sintetase (citrulinemia); **4**, Ácido argininossuccínico liase (acidúria argininossuccínica); **5**, Deficiência de arginase (argininemia); **6**, Adenosina trifosfato.

- Para os lactentes levemente afetados, uma fórmula infantil padrão pode ser diluída para fornecer proteína de 1 a 1,5 g/kg/dia de massa corporal. A energia, as vitaminas e as concentrações minerais podem ser introduzidas nos níveis recomendados com a adição de uma fórmula sem proteína que contenha esses nutrientes. Entretanto, para a maioria dos indivíduos, fórmulas especializadas são necessárias para ajustar a composição de proteína com o intuito de limitar a produção de amônia.

A quantidade de proteína tolerada é afetada por variáveis tais como um defeito enzimático específico, taxa de crescimento relacionada à idade, estado de saúde, nível de atividade física, quantidade de aminoácidos administrados, necessidades energéticas, função enzimática residual e uso de medicamentos eliminadores de nitrogênio. As recomendações devem considerar o estilo de vida da família e os comportamentos alimentares individuais. A dietoterapia a longo prazo consiste em restrição de proteína da dieta de 1 a 2 g/kg/dia, dependendo da tolerância individual. Para a maioria dos lactentes e crianças com esses distúrbios, são necessários suplementos de L-arginina para prevenir a deficiência de arginina e auxiliar na excreção de nitrogênio residual. A L-arginina é suplementada com base nas necessidades individuais, exceto no caso de deficiência de arginase (Brusilow e Horwich, 2010). Fenilbutirato ou outros compostos que promovem as vias metabólicas alternativas geralmente são necessários para normalizar os níveis de amônia.

Dietas com restrição de proteína

Lactentes e crianças com defeitos do ciclo da ureia ou acidemias orgânicas geralmente necessitam de ingestão restrita em proteína e fórmulas especializadas. A quantidade de proteína prescrita é baseada em tolerância individual ou atividade enzimática residual, idade e taxa de crescimento projetada. O nível mais alto de proteína tolerado deve ser administrado para assegurar o crescimento adequado e margem de segurança nutricional. Os passos para o planejamento eficaz do padrão alimentar com baixo teor de proteína são mostrados no Boxe 42.1.

Em geral, padrões alimentares com baixo teor ou com restrição de proteína podem ser formulados a partir de alimentos para lactentes e crianças pequenas e alimentos comuns de mesa, com baixo teor de proteína, prontamente disponíveis. Alimentos especiais com baixo teor de proteína (ver Tabela 42.5) podem ser usados para fornecer energia, textura e variedade no padrão alimentar sem aumentar significativamente a carga proteica. O nível prescrito de proteína pode ser atingido adicionando-se à fórmula infantil padrão uma fórmula sem proteína ou especializada. A suplementação de carboidratos e gordura compensa o déficit energético resultante.

Boxe 42.1 Passos para a elaboração de um plano alimentar com baixo teor de proteína.

1. Determinar a tolerância à proteína do indivíduo com base em (1) diagnóstico, (2) idade e (3) crescimento. Considerar a estabilidade metabólica e a ingestão de proteína total necessária para a massa corporal do lactente ou criança
2. Calcular as necessidades de proteína e energia do indivíduo com base em idade, atividade e massa corporal
3. Fornecer pelo menos 70% de proteína total, como as proteínas de alto valor biológico, a partir da fórmula para lactentes e do leite ou produtos lácteos para crianças mais velhas. Usar uma fórmula especializada se o lactente ou a criança não puder tolerar toda a ingestão de proteína a partir da proteína intacta
4. Fornecer energia e fontes de nutrientes para atender às necessidades básicas
5. Adicionar água para atender às necessidades de líquidos e manter a concentração adequada da mistura da fórmula
6. Para o lactente e criança mais velha, fornecer alimentos que atendam às necessidades de variedade, textura e energia
7. Fornecer a ingestão adequada de cálcio, ferro, zinco e todas as outras vitaminas e minerais para a idade.

Fórmulas especializadas encontram-se disponíveis, quando necessário. A escolha adequada depende do nível de restrição de proteína, idade e condição da criança. As recomendações habituais para a densidade energética e composição de vitaminas e minerais são geralmente adequadas para apoiar o crescimento do lactente ou criança. Devem ser consideradas a osmolaridade da fórmula e a capacidade do indivíduo de tolerar as soluções hiperosmolares.

DISTÚRBIOS DO METABOLISMO DE CARBOIDRATOS

Os distúrbios do metabolismo de carboidratos variam em apresentação, curso clínico e resultado. A galactosemia pode se apresentar no período neonatal inicial como convulsões potencialmente fatais e sepse. A intolerância hereditária à frutose pode se apresentar em meados da infância, quando são introduzidos sólidos que contêm ingredientes lesivos. As doenças do armazenamento de glicogênio (DAG) podem ocorrer quando as alimentações são espaçadas e surge hipoglicemia subsequente. Todos esses distúrbios requerem nutrição clínica precoce e agressiva.

Intolerância hereditária à frutose

A **intolerância hereditária à frutose (IHF)** resulta de deficiência da enzima hepática aldolase B. O distúrbio geralmente apresenta-se na lactância e infância, quando são introduzidas fontes dietéticas de sacarose e frutose. Os sintomas iniciais incluem náuseas, timpanismo e vômito. Se não tratada, podem ocorrer danos hepáticos e renais, além de restrição do crescimento.

Nutrição clínica

O tratamento atual da IHF é a restrição de fontes alimentares da frutose (incluindo dissacarídeos compostos de frutose) e alguns alcoóis de açúcar como o sorbitol. A IHF (incidência de cerca de 1 em 20.000 a 30.000 na Europa) é diferente da má absorção da frutose, mais comum, em que os indivíduos manifestam sintomas gastrintestinais após a ingestão de grandes quantidades de frutose (Baker et al., 2015) (ver Capítulo 27).

Galactosemia

A **galactosemia**, um nível elevado de galactose-1-fosfato plasmática combinada com galactosúria, é encontrada em dois distúrbios metabólicos autossômicos recessivos: **deficiência de galactoquinase** e **deficiência de galactose-1-fosfato uridiltransferase (GALT)**, que também é chamada "galactosemia clássica". A doença ocorre geralmente nas duas primeiras semanas de vida. Os sintomas são: vômito, diarreia, letargia, dificuldade em se desenvolver, icterícia, hepatomegalia e cataratas. Os lactentes com galactosemia podem estar hipoglicêmicos e suscetíveis à infecção por microrganismos gram-negativos. Se a condição não for tratada, geralmente ocorre a morte secundária à septicemia.

Fisiopatologia

A galactosemia resulta de um distúrbio da conversão de galactose em glicose devido à ausência ou inatividade de uma das enzimas mostradas na Figura 42.6. A deficiência da enzima causa acúmulo de galactose, ou galactose e galactose-1-fosfato, nos tecidos corporais. Além disso, os programas expandidos de triagem neonatal identificaram muitos recém-nascidos com galactosemia de Duarte. Esses lactentes têm um alelo para a galactosemia e um para a galactosemia de Duarte e geralmente é dito que são portadores de "galactosemia D/G". O alelo de Duarte produz aproximadamente de 5 a 20% da enzima GALT. Pouco se sabe sobre a história natural da galactosemia D/G; aparentemente lactentes e crianças desenvolvem-se normalmente sem complicações médicas.

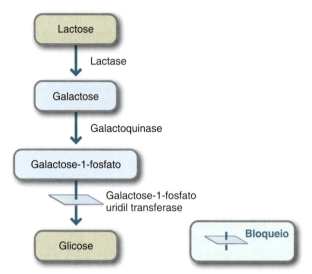

Figura 42.6 Diagrama esquemático do metabolismo de galactose na galactosemia.

Tratamento clínico

Quando o diagnóstico e a terapia são retardados, o resultado pode ser a incapacidade intelectual (Berry, 2017). Com o diagnóstico e tratamento precoces, os desenvolvimentos físico e motor devem prosseguir normalmente. Entretanto, o aproveitamento intelectual pode ser diminuído. Os pacientes geralmente têm QI de 85 a 100, dificuldades visuoperceptivas e da fala, além de problemas com a função executiva (Doyle et al., 2010; Kaufman et al., 1995). A insuficiência ovariana afeta aproximadamente de 75 a 95% das mulheres com galactosemia (Forges et al., 2006).

Nutrição clínica

A galactosemia é tratada com restrição vitalícia de galactose (van Calcar et al., 2014). Embora a galactose seja necessária para a produção de galactolipídeos e cerebrosídeos, ela pode ser produzida por uma via alternativa se a galactose for omitida na dieta. Para a restrição de galactose, é necessário evitar estritamente toda ingestão de leite e produtos lácteos, assim como de alimentos contendo lactose, porque esta última é hidrolisada em galactose e glicose. A restrição eficaz de galactose requer a cuidadosa leitura dos rótulos dos produtos alimentares. O leite é adicionado a muitos produtos, e a lactose geralmente é usada no revestimento de comprimidos. Os lactentes com galactosemia são alimentados com fórmula à base de soja (ver Capítulo 25). Algumas frutas e vegetais contêm quantidades significativas de galactose. A Tabela 42.9 apresenta um padrão alimentar com teor reduzido de galactose.

As opiniões médicas diferem sobre a intensidade e duração do tratamento da galactosemia de Duarte (Berry, 2017). Muitos centros eliminam a galactose das dietas dessas crianças no primeiro ano de vida; mas nem todos.

Doenças do armazenamento de glicogênio

As **doenças do armazenamento de glicogênio (DAG)** refletem a incapacidade de metabolizar glicogênio em glicose. Existem vários possíveis defeitos enzimáticos ao longo da via. Os tipos mais comuns de DAG são os tipos I e III. Seus sintomas são: crescimento físico precário, hipoglicemia, hepatomegalia e parâmetros bioquímicos anormais, especialmente para colesterol e triglicerídios. Avanços no tratamento de DAG podem melhorar a qualidade de vida das crianças afetadas (Weinstein et al., 2018).

Tabela 42.9 Listas de alimentos para o padrão alimentar com baixo teor de galactose.

Alimentos permitidos	Alimentos que contêm galactose a serem evitados*
Leite e substitutos do leite	
Similac® Soy Isomil®	Todas as formas de leite animal
Enfamil® ProSobee®	Imitação ou leite enriquecido
Gerber® Good Start® Soy	Creme, manteiga, algumas margarinas
	Queijo *cottage*, queijo cremoso
	Queijos duros
	Iogurte
	Sorvete, *ice milk* (sobremesa gelada com leite desnatado), *sherbet*
	Leite materno
Frutas	
Todas as frutas frescas, congeladas, enlatadas, ou secas, exceto aquelas processadas com ingredientes não seguros[†]	
Vegetais	
Todos os vegetais frescos, enlatados ou secos, exceto aqueles processados com ingredientes não seguros,[†] condimentados com manteiga, empanados ou cremosos	
Carne, frango, peixe, ovos, nozes	
Carnes simples de vaca, cordeiro, vitela, porco, presunto, peixe, peru, frango, caça, aves, salsichas *kosher*, ovos, nozes-brancas, nozes	
Pães e cereais	
Cereais cozidos e secos, pão ou bolachas sem leite ou ingredientes não seguros,[†] macarrão, espaguete, talharim, arroz, tortilhas	
Gorduras	
Todos os óleos vegetais; todas as gorduras, banha, margarinas e molhos de salada, exceto aqueles feitos com ingredientes não seguros, maionese; azeitonas	

*A lactose é usada geralmente como agente de volume, preenchedor ou excipiente farmacêuticos assim, os comprimidos, as tinturas e as misturas de vitaminas e minerais devem ser avaliados cuidadosamente para detectar conteúdos de galactose. Atualmente, a Physician's Desk Reference lista os ingredientes ativos e inativos nos medicamentos, assim como os números dos telefones dos fabricantes.
[†]Os ingredientes não seguros incluem leite, leitelho, creme, lactose, galactose, caseína, caseinato, soro do leite, sólidos de leite seco ou coalhadas. Os rótulos devem ser verificados de maneira regular e cuidadosa, uma vez que as formulações dos produtos mudam com frequência (ver Capítulo 25).

Fisiopatologia

A DAG tipo Ia é um defeito na enzima glicose-1-6-fosfatase que compromete a formação de nova glicose (**gliconeogênese**) e a decomposição do glicogênio do armazenamento (**glicogenólise**). O indivíduo afetado é incapaz de metabolizar o glicogênio armazenado no fígado; pode resultar hipoglicemia grave e causar dano neurológico irreparável.

A deficiência de amilo-1,6-glicosidase (DAG III ou deficiência de enzima desramificadora) impede a decomposição de glicogênio além dos pontos de ramificação. Esse distúrbio é similar à DAG Ia em que a glicogenólise é ineficiente, mas a gliconeogênese é amplificada para ajudar a manter a produção de glicose. Os sintomas de DAG III geralmente são menos graves e variam de hepatomegalia a hipoglicemia grave.

Tratamento clínico

O resultado do tratamento é bom. O risco de episódios hipoglicêmicos graves é diminuído, o crescimento físico melhora e o tamanho do fígado diminui. O risco de disfunção renal progressiva não é totalmente eliminado pelo tratamento atual, mas o transplante de fígado para alguns tipos de DAG (p. ex., tipo Ib) algumas vezes é uma opção. As diretrizes para o tratamento incluem os vários tipos de carboidratos em várias doses durante o dia e à noite (Kishnani et al., 2014). A tolerância individual, massa corporal, estado de saúde, temperatura ambiente e atividade física são considerações importantes, quando se planeja um padrão específico de administração de carboidratos. O objetivo de todos os protocolos permanece o mesmo: a normalização das concentrações da glicose sanguínea.

Nutrição clínica

A intervenção tem por objetivo a manutenção da glicose plasmática na variação normal e a prevenção da hipoglicemia pela oferta de um constante suprimento de glicose exógena. A administração de amido de milho cru (p. ex., pasta fluida de amido de milho misturada com água fria) a intervalos regulares e de um padrão alimentar com baixo teor de gordura e alto teor de carboidratos complexos é preconizada para a prevenção da hipoglicemia. Alguns lactentes e crianças aceitam muito bem a administração oral de amido de milho, enquanto para outros é necessária a administração de polímeros de glicose via infusão gástrica contínua para prevenir episódios hipoglicêmicos durante a noite. A dose de amido de milho deve ser individualizada; doses de 1,6 a 2,5 g/kg, a intervalos de 4 a 6 horas, geralmente é eficaz para crianças pequenas com DAG I (Kishnani et al., 2014). Um produto de amido de milho modificado (Glycosade; liberação estendida) também é empregado para tratar DAG, geralmente é usado à noite para crianças mais velhas e adultos (Weinstein et al., 2018). A suplementação de ferro é necessária para manter um estado hematológico adequado, pois o amido de milho interfere na absorção de ferro.

DISTÚRBIOS DA OXIDAÇÃO DE ÁCIDOS GRAXOS

Os avanços laboratoriais permitiram a identificação dos **distúrbios da oxidação dos ácidos graxos** como **deficiência de acil-CoA desidrogenase de cadeia média (MCAD)** e **deficiência de 3-hidroxiacil-CoA desidrogenase de cadeia longa (LCHAD)** (Figura 42.7). Nas crianças em que esses distúrbios não foram identificados por triagem neonatal, geralmente estes apresentam-se durante os períodos de jejum ou doença, com sintomas de gravidade variável, incluindo dificuldade em se desenvolver, vômitos episódicos e hipotonia.

Fisiopatologia

As crianças com deficiência de MCAD, com a apresentação clínica típica, têm hipoglicemia sem cetonas urinárias, letargia, convulsões e coma. As crianças com deficiência de LCHAD tornam-se hipoglicêmicas e demonstram uma função hepática anormal, redução ou ausência de cetonas na urina e geralmente deficiência secundária de carnitina. Também podem ter hepatomegalia e doença hepática aguda. A hipoglicemia pode progredir rapidamente e ser fatal (Matern e Rinaldo, 2015). Ambos os distúrbios são incluídos nos painéis de triagem neonatal em todos os estados norte-americanos.

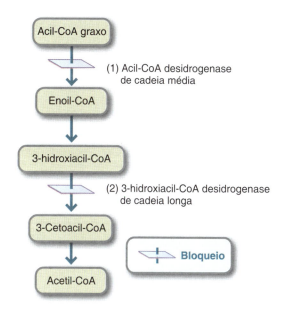

Figura 42.7 Distúrbios de oxidação dos ácidos graxos mitocondriais: **1**, Deficiência de acil-coenzima A desidrogenase de cadeia média, o distúrbio mais comum da oxidação dos ácidos graxos. **2**, Deficiência de 3-hidroxiacil-CoA desidrogenase de cadeia longa.

Nutrição clínica

O conceito subjacente ao tratamento eficaz dos distúrbios de oxidação dos ácidos graxos é simples: evitar o jejum. Isso é alcançado pela ingestão de alimentos a espaços regulares que forneçam energia adequada e têm alto teor de carboidratos. Preconiza-se uma dieta com teor reduzido de gorduras, uma vez que as gorduras não são metabolizadas com eficácia. O consumo de mais de 30% de energia por meio de gorduras é recomendado; alguns indivíduos necessitam de restrição maior. A suplementação com L-carnitina, uma substância que atua como um transportador de ácidos graxos através das membranas mitocondriais, é recomendada por algumas clínicas.

As crianças geralmente aceitam muito bem três refeições e três lanches oferecidos a intervalos regulares. A maioria das crianças pode necessitar de carboidratos adicionais antes de dormir, com base na capacidade individual de manter concentrações sanguíneas de glicose ao longo da noite (Matern e Rinaldo, 2015). Dependendo do distúrbio, pode ser indicada a suplementação de ácidos graxos específicos (p. ex., ácidos graxos de cadeia média para distúrbios que envolvem bloqueios do metabolismo de cadeia longa).

PAPEL DO NUTRICIONISTA NOS DISTÚRBIOS GENÉTICOS METABÓLICOS

O papel do especialista em nutrição pediátrica no tratamento dos distúrbios metabólicos é complexo e requer especialização em nutrição clínica para o distúrbio específico. A preparação e a competência requerem o acesso a informações detalhadas sobre os distúrbios e as modalidades de tratamento. Uma abordagem centrada na família, o conhecimento do desenvolvimento das habilidades para se alimentar e a compreensão das técnicas de modificação comportamental, assim como o apoio e o aconselhamento de uma equipe de profissionais da saúde envolvidos nos cuidados ao paciente, também são necessários. A intervenção nutricional geralmente é uma consideração vitalícia. Os objetivos específicos dos cuidados nutricionais são apresentados no Boxe 42.2.

Boxe 42.2 Objetivos da intervenção do nutricionista envolvido no tratamento de distúrbios genéticos metabólicos.

Na clínica, o nutricionista habilitado tem um papel importante na terapia contínua e no planejamento para cada criança. Essas responsabilidades incluem reunir dados objetivos da ingestão alimentar da família, avaliando a adequação da ingestão da criança, e trabalhar com a família para incorporar maneiras apropriadas de monitorar o padrão de ingestão alimentar restrita. A criança com um distúrbio metabólico muitas vezes apresenta uma ampla gama de preocupações, que podem incluir marcadores bioquímicos instáveis, incapacidade de ganhar massa corporal, ganho de massa corporal excessivo, dificuldade em aderir à dieta e comportamentos que provocam uma situação alimentar adversa. Assim, o tratamento de uma criança com um distúrbio metabólico requer o conjunto de informações de toda a equipe de profissionais de saúde. O nutricionista usa as habilidades e o conhecimento dos alimentos como fontes de nutrientes, relacionamentos pais-filho, crescimento, desenvolvimento e entrevistas para obter as informações necessárias para proceder à avaliação e ao planejamento para uma criança com um distúrbio genético metabólico.

I. O nutricionista habilitado atua como um membro eficaz da equipe interdisciplinar e realiza o seguinte:
   A. Familiariza-se com o histórico e estado atual da criança por meio de revisão do registro médico
   B. Reconhece e aceita a responsabilidade como nutricionista, realizando o seguinte:
      1. Identifica a ingestão adequada de nutrientes para crescimento, atividades e equilíbrio bioquímico
      2. Identifica os estágios de desenvolvimento do comportamento alimentar
      3. Compreende o conceito de alimento como um apoio ao progresso do desenvolvimento
      4. Identifica o comportamento à medida que ele afeta a ingestão de nutrientes
   C. Compreende, respeita e usa as habilidades das disciplinas da equipe na prestação de cuidados à criança
II. O nutricionista habilitado presta serviços adequados e de apoio ao paciente e realiza o seguinte:
   A. Estabelece um relacionamento positivo, cooperativo com os pais, a criança e outros membros da família
   B. Entrevista a família sobre a ingestão dietética e a situação alimentar de maneira isenta de julgamentos
   C. Avalia o relacionamento pais-filho à medida que se associe ao tratamento dietético e controle do distúrbio
   D. Desenvolve um plano para o tratamento dietético adequado com base em crescimento, níveis bioquímicos, necessidades de nutrientes, progresso do desenvolvimento e diagnóstico nutricional, como:
      Ingestão excessiva de proteína
      Valores laboratoriais alterados relacionados à nutrição
      Ingestão de aminoácidos inadequados
      Ingestão inadequada de vitaminas
      Ingestão inadequada de minerais
      Interações de alimentos e medicamentos
      Conhecimento deficiente sobre alimentos e nutrição
      Adesão limitada às recomendações relacionadas à nutrição
   E. Desenvolve um plano que inclua alimentos apropriados e que reconheça não apenas as habilidades da família na preparação de alimentos, mas, também, suas rotinas
   F. Trabalha com a família para estabelecer um método para lidar de maneira eficaz com os comportamentos alimentares, se necessário
   G. Entra em contato com a família após receber os resultados laboratoriais e calcula os registros alimentares para proceder às alterações necessárias e apropriadas na prescrição da dieta
III. Apoia as famílias em seus esforços no controle dietético e comportamental eficaz
IV. O nutricionista habilitado desenvolve o conhecimento profissional realizando o seguinte:
   A. Familiariza-se com a literatura no tratamento de distúrbios metabólicos
   B. Compreende a base genética dos distúrbios metabólicos
V. O nutricionista habilitado trabalha com os membros da equipe para compreender os cuidados ao paciente a longo prazo e formular um plano de cuidados ao paciente.

CASO CLÍNICO

Adelaide nasceu pesando 2,9 kg e o resultado de seu teste de triagem neonatal com 1 dia de vida para fenilalanina (Phe) foi de 3,7 mg/dℓ (222 μmol/ℓ). Ela foi amamentada sem fórmula suplementar. Uma amostra de repetição foi solicitada para documentação adicional da sua concentração sanguínea de Phe. O resultado dessa amostra, coletada em seu quarto dia de vida, foi de 6,2 mg/dℓ (372 μmol/ℓ). Para confirmar o diagnóstico para essa criança, que foi considerada como "positiva presuntiva", uma amostra quantitativa foi obtida, e tanto as concentrações de Phe como as de tirosina foram medidas. Em seu nono dia de vida, a concentração sérica de Phe era de 16,6 mg/dℓ (1.328 μmol/ℓ) e a concentração de tirosina de 1,1 mg/dℓ (60,5 μmol/ℓ); a razão de Phe para tirosina era 22,0:1. Foram coletados sangue e urina para triagem de biopterina; posteriormente, constatou-se que os resultados eram normais.

Para proporcionar uma ingestão adequada de proteína e energia e, ao mesmo tempo, diminuir a concentração sérica de Phe, foi introduzida uma fórmula sem Phe na diluição padrão sem um suplemento de Phe. Dentro de 24 h, a concentração sérica de Phe de Adelaide havia diminuído para 8,3 mg/dℓ (498 μ/ℓ), enquanto lhe era oferecida uma ingestão de 340 a 396 g da fórmula sem Phe. As amamentações foram reintroduzidas; foram oferecidas a ela 3 amamentações e a fórmula sem Phe à vontade. Dentro de 48 h, a concentração era de 6,6 mg/dℓ (396 μmol/ℓ), com uma ingestão de 340 g da fórmula.

As concentrações de Phe de Adelaide foram medidas a cada 4 dias, e as concentrações foram de 3,6 mg/dℓ (216 μmol/ℓ) e 2,2 mg/dℓ (132 μmol/ℓ). Nas semanas subsequentes, o crescimento e as concentrações séricas de Phe continuaram a ser monitorados cuidadosamente, e as ingestões de energia e Phe foram ajustadas, conforme necessário, para manter as concentrações sanguíneas de Phe entre 2 e 6 mg/dℓ (120 a 360 μmol/ℓ) e também o crescimento em suas vias normais.

Aos 2 meses, a ingestão de Adelaide havia aumentado para a fórmula de aproximadamente 340 g com 3 amamentações ao dia (alternando alimentações com leite materno e fórmula), e seu padrão alimentar era bastante consistente. A Phe mensurada foi de 8,7 mg/dℓ (522 μmol/ℓ), o que está fora da variação desejada. A fórmula sem Phe foi aumentada para 396 g/dia para diminuir efetivamente a quantidade de Phe fornecida pelo leite materno.

Alegações nutricionais diagnósticas
- Valores laboratoriais alterados relacionados à nutrição (fenilalanina) (NC-2.2) referentes à fenilcetonúria e à ingestão de Phe na dieta, evidenciados pela Phe sanguínea fora da variação desejada

Questões de cuidados nutricionais
1. Qual é a necessidade energética esperada para Adelaide?
2. Quais são as expectativas básicas para a ingestão de um neonato de 2,9 kg? Caso se espere que o leite materno forneça cerca da metade dessa quantidade, quanto você usaria de fórmula sem Phe para fornecer ingestões de proteína e energia nos níveis recomendados?
3. Quais são as expectativas de crescimento para Adelaide?
4. Que passos você adotaria se a concentração plasmática de Phe de Adelaide excedesse 6 mg/dℓ (360 μmol/ℓ) nas determinações subsequentes?

WEBSITES ÚTEIS

American College of Medical Genetics (ACMG)
Gene Reviews from the National Library of Medicine
Genetic Metabolic Dietitians International (GMDI)
Genetics Home Reference from the National Institutes of Health
MedlinePlus: Metabolic Disorders
National Newborn Screening and Genetics Resource Center
National PKU Alliance
National PKU News

REFERÊNCIAS BIBLIOGRÁFICAS

American College of Medical Genetics: *ACMG ACT sheets and confirmatory algorithms* [Internet], Bethesda, MD, 2001, American College of Medical Genetics.

American College of Medical Genetics Newborn Screening Expert Group: Newborn screening: toward a uniform screening panel and system, *Genet Med* 8(Suppl 1):1S–252S, 2006.

Baker P, Ayres L, Gaughan S, et al: Hereditary fructose intolerance. In Adam MP, Ardinger HH, Pagon RA, et al., editors: *GeneReviews®* [Internet], Seattle, WA, 2015, University of Washington, Seattle.

Berry GT: Classic galactosemia and clinical variant galactosemia. In Adam MP, Ardinger HH, Pagon RA, et al., editors: *GeneReviews®* [Internet], Seattle, WA, 2017, University of Washington, Seattle.

Brosco JP, Seider MI, Dunn AC: Universal newborn screening and adverse medical outcomes: a historical note, *Ment Retard Dev Disabil Res Rev* 12(4):262–269, 2006.

Brusilow SW, Horwich AL: Urea cycle enzymes. In Valle D, Antonarakis S, Ballabio A, et al., editors: *The online metabolic and molecular bases of inherited disease*, New York, NY, 2010, McGraw-Hill.

Camp KM, Parisi MA, Acosta PB, et al: Phenylketonuria Scientific Review Conference: state of the science and future research needs, *Mol Genet Metab* 112(2):87–122, 2014.

Díaz VM, Camarena C, de la Vega Á, et al: Liver transplantation for classical maple syrup urine disease: long-term follow-up, *J Pediatr Gastroenterol Nutr* 59(5):636–639, 2014.

Doyle CM, Channon S, Orlowska D, Lee PJ: The neuropsychological profile of galactosaemia, *J Inherit Metab Dis* 33(5):603–609, 2010.

Forges T, Monnier-Barbarino P, Leheup B, et al: Pathophysiology of impaired ovarian function in galactosaemia, *Hum Reprod Update* 12(5):573–584, 2006.

Frazier DM, Allgeier C, Homer C, et al: Nutrition management guideline for maple syrup urine disease: an evidence- and consensus-based approach, *Mol Genet Metab* 112(3):210–217, 2014.

Holt, LE, Snyderman S: The amino acid requirements of children. In Nyhan WL, editor: *Amino acid metabolism and genetic variation*, New York, NY, 1967, McGraw-Hill.

Kaufman FR, Horton EJ, Gott P, et al: Abnormal somatosensory evoked potentials in patients with classic galactosemia: correlation with neurologic outcome, *J Child Neurol* 10(1):32–36, 1995.

Kaye CI, Accurso F, La Franchi S, et al: Newborn screening fact sheets, *Pediatrics* 118(3):e934–e963, 2006.

Kishnani PS, Austin SL, Abdenur JE, et al: Diagnosis and management of glycogen storage disease type I: a practice guideline of the American College of Medical Genetics and Genomics, *Genet Med* 16(11):e1, 2014.

Koch R, Trefz F, Waisbren S: Psychosocial issues and outcomes in maternal PKU, *Mol Genet Metab* 99(Suppl 1):S68–S74, 2010.

Lee PJ, Ridout D, Walter JH, et al: Maternal phenylketonuria: report from the United Kingdom Registry 1978-97, *Arch Dis Child* 90(2):143–146, 2005.

Longo N, Arnold GL, Pridjian G, et al: Long-term safety and efficacy of sapropterin: the PKUDOS registry experience, *Mol Genet Metab* 114(4):557–563, 2015.

Manoli I, Sloan JL, Venditti CP: Isolated methylmalonic acidemia. In Adam MP, Ardinger HH, Pagon RA, et al., editors: *GeneReviews®* [Internet], Seattle, WA, 2016, University of Washington, Seattle.

Martino T, Koerner C, Yenokyan G, et al: Maternal hyperphenylalaninemia: rapid achievement of metabolic control predicts overall control throughout pregnancy, *Mol Genet Metab* 109(1):3–8, 2013.

Matern D, Rinaldo D: *Medium-chain acyl-coenzyme a dehydrogenase deficiency*. In Pagon R, Adam M, Ardinger H, et al., editors: *GeneReviews®* [Internet], Seattle, WA, 2015, University of Washington, Seattle.

Maternal Child Health Bureau (MCHB): Newborn screening: toward a uniform screening panel and system, *Genet Med* 8(Suppl 1):1S, 2006.

McPheeters ML, Lindegren ML, Sathe N, et al. AHRQ future research needs papers. In *Adjuvant treatment for phenylketonuria: future research needs: identification of future research needs from comparative effectiveness review No. 56*, Rockville, MD, 2012, Agency for Healthcare Research and Quality.

Oishi K, Arnon R, Wasserstein MP, et al: Liver transplantation for pediatric inherited metabolic disorders: Considerations for indications, complications, and perioperative management, *Pediatr Transplant* 20(6):756–769, 2016.

Singh RH, Quirk ME, Douglas TD, et al: BH(4) therapy impacts the nutrition status and intake in children with phenylketonuria: 2-year follow-up, *J Inherit Metab Dis* 33(6):689–695, 2010.

Singh RH, Rohr F, Frazier D, et al: Recommendations for the nutrition management of phenylalanine hydroxylase deficiency, *Genet Med* 16(2):121–131, 2014.

Southeast Regional Genetics Network, GMDI: *Management guidelines portal*, 2017; Available at: southeastgenetics.org/ngp.

Strauss KA, Puffenberger EG, Morton DH. Maple syrup urine disease. In *GeneReviews®* [Internet], January 30, 2006 [Updated May 9, 2013]. Available at: http://www.ncbi.nlm.nih.gov/books/NBK1319/.

van Calcar SC, Bernstein LE, Rohr FJ, et al: A re-evaluation of life-long severe galactose restriction for the nutrition management of classic galactosemia, *Mol Genet Metab* 112(3):191–197, 2014.

van Calcar SC, Ney DM: Food products made with glycomacropeptide, a low-phenylalanine whey protein, provide a new alternative to amino Acid-based medical foods for nutrition management of phenylketonuria, *J Acad Nutr Diet* 112(8):1201–1210, 2012.

Vockley J, Andersson HC, Antshel KM, et al: Phenylalanine hydroxylase deficiency: diagnosis and management guideline, *Genet Med* 16(2):188–200, 2014.

Waisbren SE: Newborn screening for metabolic disorders, *JAMA* 296(8):993–995, 2006.

Waisbren SE, Azen C: Cognitive and behavioral development in maternal phenylketonuria offspring, *Pediatrics* 112(6 Pt 2):1544–1547, 2003.

Watson MS, Lloyd-Puryear MA, Mann MY, et al: Main Report, *Genet Med* 8:12–252, 2006

Weinstein DA, Steuerwald U, De Souza CFM, et al: Inborn errors of metabolism with hypoglycemia: glycogen storage diseases and inherited disorders of gluconeogenesis, *Pediatr Clin North Am* 65(2):247–265, 2018.

43

Nutrição Clínica para Deficiências Intelectuais e do Desenvolvimento

Kim Nowak-Cooperman, MS, RDN, CD
Patricia Novak, MPH, RDN
Cam Lanier, RDN, CD
Christine Avgeris, RDN, CD

TERMOS-CHAVE

defeitos congênitos relacionados ao álcool (DCRA)
deficiência intelectual
espinha bífida
fissura labial e/ou fissura palatina (FL/FP)
hipoplasia do terço médio da face
hipotonia
malformação cerebral de Arnold Chiari
mielomeningocele (MM)
mosaicismo
não disjunção
paralisia cerebral (PC)
plano de educação individualizada (PEI)
plano familiar individualizado
problemas oromotores
síndrome de Asperger
síndrome de Down (SD)
síndrome de Prader-Willi (SPW)
translocação
transtorno do déficit de atenção e hiperatividade (TDAH)
transtorno do espectro alcoólico fetal (TEAF)
transtorno do espectro autista (TEA)
transtorno invasivo (pervasivo) do desenvolvimento (TID)
transtornos do desenvolvimento
transtornos do neurodesenvolvimento relacionados ao álcool (TNDRA)

Na primeira metade do século XX, os indivíduos com transtornos do desenvolvimento geralmente eram internados em instituições. Dava-se pouca atenção à sua educação ou aos seus cuidados médicos ou nutricionais. Em 1963, a Lei de Assistência a Deficiências do Desenvolvimento e Declaração de Direitos (*Developmental Disabilities Assistance and Bill of Rights Act*) foi aprovada nos EUA. Por meio dessa lei federal norte-americana, os recursos federais davam suporte ao desenvolvimento e à operação de conselhos estaduais, sistemas de proteção e advocacia, centros universitários e projetos de significado nacional. Essa lei proporcionou a estrutura para auxiliar as pessoas com transtornos do desenvolvimento a ter vidas significativas e produtivas. As instituições que internavam esses indivíduos foram gradualmente fechadas ou seu porte foi reduzido. Em 1975, o tratamento desses indivíduos era realizado em regime domiciliar, em escolas ou em pequenas instituições residenciais. No mesmo ano, foi aprovada a Lei Pública (LP) 94-142 para abertura de escolas para crianças com transtornos do desenvolvimento. Em 1985, foi aprovada a Lei Pública 99-487 (102-119 em 1992) de Intervenção Precoce (*Early Intervention Act*), nos EUA, para prestação de serviços para crianças do nascimento à idade escolar. Em 2004, a lei norte-americana para educação dos indivíduos com incapacidades (*Individuals with Disabilities Education Act* – IDEA) revalidou essa legislação.

O **transtorno do desenvolvimento** é definido como uma deficiência crônica grave atribuível a um comprometimento intelectual ou físico ou a uma combinação de comprometimentos intelectuais e físicos. Manifesta-se no indivíduo antes dos 22 anos; e é provável que continue indefinidamente; resulta em limitações funcionais substanciais em três ou mais áreas de atividades importantes (cuidados pessoais, linguagem receptiva e expressiva, aprendizagem, mobilidade, auto-orientação, capacidade de vida independente e autossuficiência econômica) e reflete a necessidade de uma combinação de cuidados interdisciplinares genéricos ou especializados, tratamentos ou outros serviços vitalícios ou de duração estendida e planejados de maneira individual e coordenada para o indivíduo. Os transtornos do desenvolvimento afetam indivíduos de todas as idades e não são um estado de doença. O termo deficiência intelectual substituiu o termo *retardo mental* na 11ª edição do *Definition Manual of the American Association on Intellectual and Developmental Disabilities* (AAIDD, 2013). A **deficiência intelectual** é o transtorno do desenvolvimento mais comum, e caracteriza-se por funcionamento intelectual significativamente abaixo da média com as limitações relacionadas em áreas como comunicação, cuidados pessoais, atividades acadêmicas funcionais, vida doméstica, auto-orientação, saúde e segurança, lazer ou habilidades sociais e ocupacionais. Estima-se que de 1 a 3% da população tenha esse diagnóstico.

Foram determinadas muitas causas de transtornos do desenvolvimento: aberrações cromossômicas, anomalias congênitas, síndromes específicas, disfunção neuromuscular, distúrbios neurológicos, prematuridade, paralisia cerebral (PC), erros inatos do metabolismo não tratados, toxinas ambientais e deficiências de nutrientes. Os Centers for Disease Control and Prevention (CDC) relataram, em 2018, que 1 em 7 crianças, ou 15% das crianças norte-americanas, apresentam transtornos do desenvolvimento.

NUTRIÇÃO CLÍNICA

Os serviços de nutrição clínica são variáveis, dependendo do indivíduo, e muito já se aprendeu sobre o papel da nutrição na prevenção de deficiências e em relação às intervenções. O papel do nutricionista habilitado é essencial. Em vista da abundância de informações que pais e cuidadores obtêm em grupos e *sites* não testados cientificamente, os nutricionistas geralmente oferecem aconselhamento baseado em evidências para dar apoio e combater as informações errôneas.

Numerosos problemas nutricionais foram identificados no indivíduo com transtornos do desenvolvimento. Restrição do crescimento, obesidade, dificuldade em se desenvolver, problemas alimentares, distúrbios metabólicos, distúrbios gastrintestinais, interações fármaco-nutriente, constipação intestinal e problemas cardíacos e renais podem estar presentes. Existem outros problemas de saúde, dependendo do distúrbio. A Tabela 43.1 lista os transtornos do desenvolvimento mais comuns e os problemas nutricionais associados.

A Academy of Nutrition and Dietetics confirma que os serviços de nutrição prestados por nutricionistas habilitados são componentes essenciais dos cuidados abrangentes para lactentes e crianças

Tabela 43.1 Problemas comuns relacionados à nutrição em indivíduos com transtornos intelectuais e do desenvolvimento, assim como em crianças e jovens com necessidades especiais de cuidados de saúde e termos sugeridos para o diagnóstico nutricional.

Síndrome ou transtorno do desenvolvimento	Diagnóstico de nutrição	Etiologia e/ou sinais e sintomas
Transtornos do espectro autista (TEA) TEA é um grupo de transtornos do desenvolvimento que se caracteriza por retardamento da fala e do desenvolvimento da linguagem, comportamentos ritualísticos ou repetitivos e interações sociais prejudicadas. Os indivíduos apresentam retardamento nas habilidades de alimentação e na capacidade de se alimentar	Ingestão energética inadequada	Escolhas alimentares limitadas Efeitos colaterais de medicamentos que afetam o apetite
	Aceitação limitada de alimentos	Problemas de processamento sensorial Evita alimentos/grupos alimentares
	Ingestão inadequada de cálcio/vitamina D/ferro/outro(s) nutriente(s)	Escolhas alimentares limitadas; evita alimentos/grupos alimentares Seguir uma dieta especial, como as dietas sem glúten e sem caseína, pode pôr a criança em risco de deficiências de nutrientes, incluindo cálcio e fibras, se a aceitação de alimentos já for baixa
	Abaixo da massa corporal	Ingestão energética inadequada IMC < percentil 5 para crianças de 2 anos até os 20 anos Efeitos colaterais dos medicamentos que afetam o apetite Escolhas alimentares limitadas secundárias aos comportamentos
	Sobrepeso/obesidade	IMC > percentil 85 para crianças de 2 anos até os 20 anos Uso de alimento para intervenções comportamentais Ingestão energética excessiva estimada Efeitos colaterais de medicamentos que afetam o apetite Baixo nível de atividade física Escolhas alimentares limitadas com calorias excessivas
Paralisia cerebral (PC) Um distúrbio não progressivo do controle ou da coordenação muscular que afeta diferentes partes do corpo. Isso resulta de lesão cerebral durante os desenvolvimentos fetal, perinatal ou início da infância. A gravidade é variável. A deficiência intelectual geralmente está presente	Gasto energético aumentado	Perda de massa corporal não intencional
	Ingestão energética excessiva	Aumento da adiposidade corporal Gasto energético reduzido secundário ao tratamento com medicamento para reduzir o tônus muscular Hipotonia Ganho de massa corporal maior que o esperado Alterações no estado de mobilidade A nutrição enteral fornece mais calorias do que os gastos energéticos medidos/estimados
	Ingestão oral inadequada	Perda de massa corporal não intencional Incapacidade de se alimentar devido à falta de coordenação Má dentição, presença de cavidades e/ou abscessos Doença do refluxo gastresofágico Disfunção/disfagia oromotora Medicamentos que afetam o apetite Desnutrição e dificuldade em se desenvolver
	Ingestão inadequada de líquidos e fibras	Constipação intestinal Incapacidade de consumir líquidos e alimentos independentemente Disfagia Sensação de sede alterada, incapacidade de comunicar a sede
	Dificuldade na deglutição	Experiência de deglutição anormal mostrando aspiração e/ou disfagia oral/faríngea Tosse, engasgos, mastigação prolongada, retém alimentos nos cantos da boca, durante a alimentação ocorrem regurgitação e modificações na expressão facial Ingestão dietética reduzida Perda de massa corporal não intencional Tempos de alimentação prolongados, falta de interesse pelo alimento, evita alimentos, resistência à hora das refeições

(continua)

Tabela 43.1 Problemas comuns relacionados à nutrição em indivíduos com transtornos intelectuais e do desenvolvimento, assim como em crianças e jovens com necessidades especiais de cuidados de saúde e termos sugeridos para o diagnóstico nutricional. (Continuação)

Síndrome ou transtorno do desenvolvimento	Diagnóstico de nutrição	Etiologia e/ou sinais e sintomas
	Função GI alterada	Constipação intestinal Doença do refluxo gastresofágico, esvaziamento gástrico retardado Efeitos colaterais dos medicamentos
	Interações medicamento-alimento	Constipação intestinal relacionada a medicamentos antiespasticidade Risco aumentado de osteopenia/osteoporose relacionado a medicamentos anticonvulsivantes e medicamentos para doença do refluxo gastresofágico Risco de deficiência de vitamina B_{12} relacionada a medicamentos para doença do refluxo gastresofágico
	Abaixo da massa corporal	IMC < percentil 5/idade para crianças de 2 anos até 20 anos Redução da massa muscular, consumpção muscular Ingestão energética inadequada para promover ganho de massa corporal, comparado às necessidades estimadas ou medidas Hipertonia, distonia
	Sobrepeso	IMC > percentil 85/idade para crianças de 2 anos até os 20 anos Ingestão energética excessiva Baixo nível de atividade física Hipotonia
Transtornos da exposição a medicamentos e do espectro alcoólico fetal Transtornos físicos, comportamentais, mentais ou de aprendizagem que ocorrem quando um feto é exposto a medicamentos e/ou álcool durante o desenvolvimento. O crescimento também pode ser afetado	Interação alimento-medicamento	Efeitos colaterais de medicamentos que afetam o apetite
	Sobrepeso/obesidade	IMC > percentil 85 para crianças de 2 anos até os 20 anos Ingestão energética excessiva estimada Nível de atividade sedentária
	Déficit de automonitoramento	Alteração na autorregulação Sobrepeso/obesidade Abaixo da massa corporal
Síndrome de Down Um distúrbio genético causado por um cromossomo 21 extra, resultando em problemas do desenvolvimento como doença cardíaca congênita, retardamento cognitivo, baixa estatura, problemas gastrintestinais e diminuição do tônus muscular	Ingestão oral inadequada	Demência Dificuldade na deglutição Perda de massa corporal não intencional
	Dificuldade na amamentação	Dificuldade de alimentação com sucção fraca Precário ganho de massa corporal
	Função GI alterada	Constipação intestinal (relacionada a hipotonia, pouca atividade e/ou baixa ingestão de fibras) Doença celíaca
	Sobrepeso/obesidade	Aumento da adiposidade corporal Ingestão energética excessiva estimada Necessidades energéticas reduzidas relacionadas à hipotonia IMC > percentil 85 para crianças de 2 anos até os 20 anos
Distúrbios metabólicos genéticos ou hereditários Condições genéticas que resultam em deficiência ou defeito enzimático na via metabólica. Algumas destas condições, como a fenilcetonúria, podem resultar em significativos transtornos intelectuais e do desenvolvimento vitalícios. Outras podem causar morte se não forem tratadas adequadamente	Desequilíbrio de nutrientes Utilização de nutrientes prejudicada Valores laboratoriais alterados relacionados à nutrição	Déficit de conhecimentos alimentar e nutricional relacionado a alterações na dieta referentes a um diagnóstico recente Restrição de nutrientes devido a distúrbio metabólico
	Perda de massa corporal não intencional	Falta de apetite devido a distúrbio metabólico Ingestão energética inadequada Ausência de adequada cobertura de seguro de saúde para alimentos com baixo teor de proteína/fórmulas metabólicas especiais, acesso limitado a fórmulas Déficit de conhecimentos alimentar e nutricional sobre as alterações na dieta referentes a um diagnóstico recente
	Ganho de massa corporal não intencional	Ingestão energética excessiva

(continua)

Tabela 43.1 Problemas comuns relacionados à nutrição em indivíduos com transtornos intelectuais e do desenvolvimento, assim como em crianças e jovens com necessidades especiais de cuidados de saúde e termos sugeridos para o diagnóstico nutricional. (*Continuação*)

Síndrome ou transtorno do desenvolvimento	Diagnóstico de nutrição	Etiologia e/ou sinais e sintomas
Fissura orofacial Defeito congênito que ocorre quando o lábio e/ou o teto da boca não se formam ou se fecham de maneira adequada, resultando em fissuras labial e/ou palatina	Dificuldade na deglutição	Experiência de deglutição anormal mostrando aspiração e/ou disfagia oral/faríngea Ingestão oral inadequada Infecções respiratórias/pneumonias frequentes Tosse/engasgos com alimentos/líquidos Fissura labial/fissura palatina
	Dificuldade na amamentação	Incapacidade de formar uma pega adequada Ingestão oral inadequada
	Abaixo da massa corporal	Ingestão energética inadequada Aumento do gasto energético
Síndrome de Prader-Willi Distúrbio genético que resulta de uma deleção no cromossomo 15. Hipotonia na infância pode resultar em dificuldade em se desenvolver antes do início de hiperfagia. Os problemas médicos comuns incluem obesidade em consequência de hiperfagia, baixa estatura e níveis variáveis de capacidades intelectuais	Dificuldade na amamentação Ingestão oral inadequada	Dificuldade para se alimentar com sucção fraca Ganho de massa corporal precário
	Ingestão energética excessiva Sobrepeso/obesidade	Aumento da adiposidade corporal IMC > percentil 85 para crianças de 2 anos até os 20 anos Redução das necessidades energéticas Déficit de automonitoramento
	Adesão limitada às recomendações relacionadas à nutrição	Incapacidade de limitar ou recusar os alimentos oferecidos Falta de apoio social para implementar alterações
	Escolhas alimentares indesejáveis	Ingestão incompatível com as diretrizes de qualidade da dieta Incapacidade de selecionar independentemente os alimentos compatíveis com as diretrizes de qualidade de alimento e controle de energia
	Ingestão de alimento não seguro	Obsessão por alimentos Hiperfagia A alimentação atende a outra finalidade que não é a nutrição Perversão alimentar
Espinha bífida (mielomeningocele) Defeito do tubo neural que resulta de fechamento incompleto da coluna vertebral durante o início da gestação. Isso resulta em dano neural, incluindo intestino neurogênico/bexiga neurogênica e paralisia. Outros problemas médicos comuns incluem malformação de Arnold Chiari II, hidrocefalia, deficiência de hormônio do crescimento e diferenças de aprendizagens	Aumento das necessidades de proteína	Feridas crônicas que não cicatrizam
	Dificuldade na deglutição	Experiência de deglutição anormal mostrando aspiração e/ou disfagia oral/faríngea Infecções/pneumonias respiratórias frequentes Tosse/engasgos com alimentos/líquidos Presença de malformação de Arnold Chiari II do cérebro
	Função GI alterada	Baixa ingestão de líquidos e fibras Intestino neurogênico Constipação intestinal
	Sobrepeso/obesidade Ganho de massa corporal não intencional	Aumento da adiposidade corporal IMC > percentil 85 para crianças de 2 anos até os 20 anos Ingestão energética excessiva estimada Déficit de automonitoramento Mobilidade limitada Redução das necessidades energéticas relacionadas à alteração da composição corporal, baixa estatura

GI, gastrintestinal; *IMC*, índice de massa corporal; *TEA*, transtorno do espectro autista.
(Adaptada da figura 1 e das referências 24 e 26 de 2010 Academy position on developmental disabilities and special health care needs.)

com necessidades especiais de saúde e adultos com deficiências intelectuais e do desenvolvimento. Os serviços nutricionais devem ser prestados ao longo do ciclo de vida de maneira interdisciplinar, centrado na família, baseado na comunidade e culturalmente competente. Maus hábitos de saúde relacionados à nutrição, acesso limitado aos serviços e o uso a longo prazo de múltiplos medicamentos são considerados fatores de risco de saúde nessa população. Intervenções nutricionais oportunas e com bom custo-benefício promovem a manutenção da saúde, reduzem o risco bem como o custo das comorbidades e complicações (Ptomey e Wittenbrook, 2015).

Avaliação nutricional
Medidas antropométricas

As medidas antropométricas alteram-se quando um indivíduo é incapaz de ficar em pé, sofre de contraturas ou escoliose, ou de outros problemas motores gerais. A medição da massa corporal pode exigir equipamento especial, como balanças antropométricas com cadeira, com *sling* para pesagem de recém-nascidos ou balanças do tipo balde. Em algumas clínicas são usadas balanças para cadeira de rodas, mas é necessário saber qual é a massa da cadeira, e a cada consulta clínica essa massa deve ser verificada. A obtenção de medições acuradas de estatura e comprimento da criança é um grande desafio, mas estas podem ser estimadas com o uso de uma prancha inclinada. Outras medidas de estatura incluem envergadura do braço, altura joelho-tornozelo ou estatura em posição sentada (Figura 43.1 e ver Apêndice 6).

Embora existam gráficos de crescimento para crianças com várias síndromes, a maioria dos clínicos recomenda o uso dos gráficos gerais dos CDC (ver Apêndice 3) pois, muitas vezes, as informações em gráficos especializados são baseadas em números pequenos, populações mistas e em dados antigos (CDC, 2014). Para o lactente com um transtorno do desenvolvimento, são recomendados os gráficos de crescimento do nascimento aos 24 meses da Organização Mundial da Saúde (OMS).

Outras medidas que podem ser usadas para explorar as questões sobre massa corporal são o perímetro do braço, medidas das dobras do tríceps e índice de massa corporal (IMC). O IMC faz parte dos gráficos de crescimento dos CDC e também pode ser encontrado no Apêndice 3. O uso do IMC para a idade pode ser controverso; por exemplo, ele é limitado para identificar o sobrepeso em crianças com transtornos do desenvolvimento com adiposidade evidente por diminuição da massa muscular e baixa estatura. Além disso, o IMC pode não ser acurado se a medição da altura não for acurada. A idade para altura também pode ser usada para avaliar o IMC se representação individual em gráficos estiver muito abaixo da altura esperada para a idade.

Medidas bioquímicas

A avaliação laboratorial para crianças e adultos com transtornos do desenvolvimento geralmente é a mesma discutida no Capítulo 5 e Apêndice 13. Exames adicionais podem ser indicados para indivíduos com epilepsia ou convulsões que estejam recebendo medicamentos anticonvulsivantes como fentoína, divalproato de sódio, topiramato ou carbamazepina. O uso desses medicamentos pode levar a baixas concentrações sanguíneos de folato, carnitina, ácido ascórbico, vitamina D, fosfatase alcalina, fósforo e piridoxina.

A avaliação do estado da tireoide faz parte do protocolo para crianças com síndrome de Down (SD) e é recomendado um teste de tolerância à glicose para avaliação da criança com síndrome de Prader-Willi (SPW). Se for apropriado, pode-se incentivar o teste genético para os indivíduos afetados e os membros de sua família biológica para identificar quaisquer riscos potenciais para o indivíduo e futuras gestações.

Ingestão dietética e problemas alimentares

Devem ser obtidas informações dietéticas para crianças com transtorno do desenvolvimento por meio de história da dieta ou um questionário de frequência alimentar (ver Capítulo 4). Entretanto, a

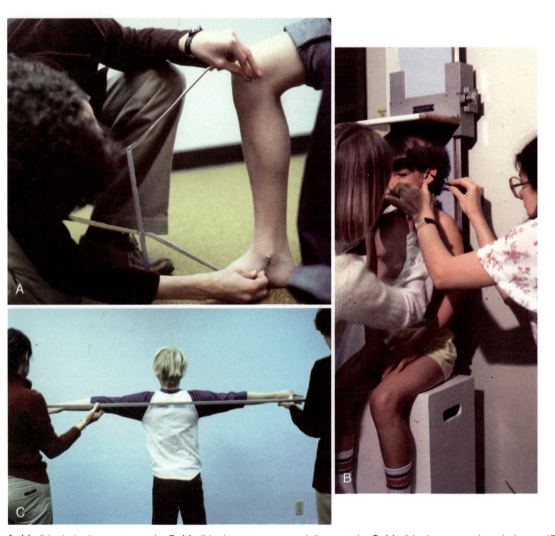

Figura 43.1 A. Medida do joelho ao tornozelo. **B.** Medida da estatura na posição sentada. **C.** Medida da envergadura do braço. (Cortesia de Cristine M. Trahms, 2002.)

obtenção de um recordatório acurado é difícil, uma vez que também é difícil obter diários escritos quando a criança tem múltiplos cuidadores ou quando ela está em creche ou escola. Ao trabalhar com um adulto com transtornos do desenvolvimento, em geral, é difícil obter informações acuradas, a não ser que o indivíduo tenha supervisão, como em instituições residenciais especiais. O uso de fotos e modelos alimentares auxilia na obtenção de uma estimativa da ingestão do indivíduo (ver Boxe 4.5, no Capítulo 4).

Muitas crianças e adultos com transtornos do desenvolvimento manifestam problemas alimentares que comprometem seriamente sua capacidade de consumir uma dieta adequada. Os problemas alimentares são definidos como a incapacidade ou a recusa em comer e/ou beber certos alimentos e líquidos devido a disfunção neuromotora, lesões obstrutivas como constrições esofágicas e fatores comportamentais ou psicossociais. Outras causas de problemas alimentares, nessa população, incluem dificuldades oromotoras, disfagia, problemas de posicionamento, conflito nas relações pais-filho, problemas sensoriais e resistência tátil decorrente de intubação anterior (Heiss et al., 2010). As consequências nutricionais dos problemas alimentares incluem ganho de massa corporal inadequado ou excessivo, aumento precário de estatura, diminuição da imunidade, anemia, deficiências de vitaminas e minerais, cáries dentárias e problemas psicossociais. Os problemas alimentares devem ser avaliados com o conhecimento de anatomia, fisiologia e desenvolvimento normal da alimentação (ver Capítulos 15 a 17 e 39).

Estima-se que sejam encontrados problemas alimentares em 40 a 70% das crianças com necessidades de cuidados de saúde especiais e em 80% das crianças com atraso do desenvolvimento. Os problemas alimentares geralmente são classificados como problemas motores orais, motores gerais, comportamentais ou sensoriais, mas normalmente são multifatoriais em origem e tratamento. Os **problemas oromotores** incluem dificuldade de mamar, sugar, deglutir e mastigar. Também englobam integração motora sensorial e problemas de autoalimentação e são descritos como exageros dos mecanismos neuromotores normais que interrompem o ritmo e a organização da função oromotora, interferindo no processo de alimentação (Boxe 43.1).

As crianças com transtornos do desenvolvimento como SD, PC ou fissura labial e/ou fissura palatina (FL/FC) geralmente têm problemas alimentares oromotores que podem estar relacionados à fissura, tônus muscular e incapacidade de aceitar textura complexa. O problema oromotor também pode estar relacionado ao nível de desenvolvimento, que pode estar atrasado.

O posicionamento de uma criança para a alimentação relaciona-se ao seu desenvolvimento motor, controle da cabeça, estabilidade do tronco e capacidade de manter os quadris e as pernas em ângulo reto (Figuras 43.2 e 43.3). Este é geralmente um problema para indivíduos com PC, espinha bífida e SD. Sem o posicionamento adequado, é difícil corrigir os problemas oromotores.

A capacidade de se alimentar pode estar atrasada ou ausente na criança com transtornos do desenvolvimento e requer intervenção e treinamento realizado por um especialista em nutrição. Realiza-se melhor a avaliação alimentar completa com a observação real por uma equipe composta por fonoaudiólogo, dentista, fisioterapeuta, terapeuta ocupacional e nutricionista. Geralmente, é necessário um equipamento adaptável como mamadeiras, bicos de mamadeiras, copos, utensílios especiais etc.

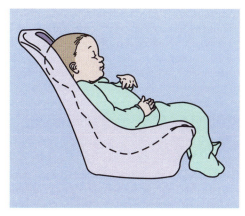

Figura 43.2 Posição adequada da criança para a alimentação. (De Cloud H: Team approach to pediatric feeding problems, Chicago, 1987 American Dietetic Association. © American Dietetic Association. Reimpressa com permissão.)

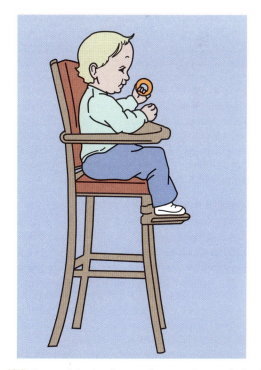

Figura 43.3 Boa posição de alimentação para crianças de 6 a 24 meses, mostrando flexão do quadril, o tronco na linha média e a cabeça na linha média. O bom apoio do pé com um banquinho deve continuar durante toda a infância. (De Cloud H: Team approach to pediatric feeding problems, Chicago, 1987 American Dietetic Association. © American Dietetic Association. Reimpressa com permissão.)

Boxe 43.1 Problemas oromotores.

Problema	Descrição
Reflexo tônico de mordida	Fechamento forte da mandíbula quando os dentes e gengivas são estimulados
Projeção da língua	Protrusão forte e muitas vezes repetitiva da língua agrupada ou espessa em resposta à estimulação oral
Projeção da mandíbula	Abertura forçada da mandíbula na extensão máxima ao comer, beber, tentar falar ou à excitação geral
Retração da língua	Recuo da língua dentro da cavidade oral à apresentação de alimento, colher ou copo
Retração dos lábios	Recuo dos lábios em um padrão semelhante a um sorriso muito contraído como ao aproximar uma colher ou um copo da face
Defensividade sensorial	Uma forte reação adversa a informações sensoriais (tato, som, luz).

Problemas comportamentais podem resultar dos problemas orais-motores ou sensoriais, assim como de problemas médicos, de certos medicamentos e da ênfase colocada na alimentação. Problemas como o de controle do processo alimentar, somado à falta de autonomia na criança, podem criar um comportamento negativo. Fatores ambientais também influenciam o comportamento alimentar da criança (ver Capítulo 16). Os exemplos incluem o local onde a criança é alimentada, distração, tamanho das porções, desmame atrasado e frequência da alimentação. O conceito de relacionamento alimentar é importante e é discutido em mais detalhes no Capítulo 16.

Diagnóstico de nutrição

Depois de concluída a avaliação nutricional, devem ser identificados os problemas relacionados ao crescimento. Velocidade excessiva ou inadequada no ganho de massa corporal; ingestão dietética inadequada ou excessiva; ingestão excessiva ou inadequada de líquidos; problemas de alteração gastrintestinal, como constipação intestinal, refluxo gastresofágico, vômito e diarreia; consumo de alimentos não seguros devido a contaminação ou alergias alimentares; interações alimento-medicamento; dificuldades de mastigação e deglutição; podem ocorrer problemas de autoalimentação. Os diagnósticos de nutrição devem ser listados como prioridades estabelecidas, usando a abordagem centrada na família ou no paciente.

Intervenções

Uma vez identificados e priorizados os diagnósticos de nutrição, devem ser criadas metas a curto e longo prazos. Devem ser feitas considerações tanto no nível motivacional como de prontidão dos pais ou paciente, seu histórico cultural e como a terapia poderia ser baseada na comunidade e centrada na família. Isso significa que se deve considerar o local onde o paciente será servido para que se torne uma parte do **plano de educação individualizada (PEI)** ou do **plano familiar individualizado**.

Os planos de intervenção devem incluir todos os aspectos de um programa de tratamento do indivíduo para evitar a realização de um conjunto isolado de instruções relevantes apenas para um dos objetivos do tratamento. Em alguns casos, a nutrição clínica pode não ser a principal prioridade da família em relação aos cuidados da criança ou do adulto, o que torna importante que o nutricionista identifique as necessidades e os objetivos da família (ver Capítulo 13). Mesmo quando a família está pronta para uma intervenção, como a de controle da massa corporal de uma criança com espinha bífida, muitos fatores requerem consideração. Deve-se sempre identificar os níveis educacionais e de renda dos pais ou cuidadores, as barreiras de linguagem, o acesso a alimento seguro e adequado bem, como as estratégias de enfrentamento da família (ver Capítulo 13).

Monitoramento e avaliação

Depois de iniciada a nutrição clínica, a necessidade de avaliação e monitoramento de acompanhamento, seja pelo nutricionista ou por outro profissional de saúde é importante. Informações transmitidas por escrito ou, idealmente, seguidas de uma chamada telefônica, dá a chance de repetir algumas discussões e de responder a quaisquer perguntas que não foram feitas durante a sessão inicial. O esclarecimento de sugestões geralmente é necessário ao monitorar mudanças na nutrição, que afetam o crescimento e o desenvolvimento; pode ser também necessária uma visita de acompanhamento.

Um gestor de caso pode ser envolvido para se comunicar com o adulto com deficiência e um coordenador dos recursos familiares pode estar disponível a fim de auxiliar as famílias de crianças com deficiências. Pode ser necessária a assistência de um nutricionista para serem encontrados recursos adequados para a aquisição de produtos nutricionais suplementares, tubos de alimentação e produtos alimentares especiais como parte do processo de acompanhamento.

São identificados e discutidos recursos da comunidade e instituições, como o Special Supplemental Nutrition Program for Women, Infants, and Children (WIC), nos EUA, assim como outros programas de assistência governamentais e não governamentais norte-americanos.

ANORMALIDADES CROMOSSÔMICAS

Síndrome de Down

A **síndrome de Down (SD)** é uma aberração cromossômica do cromossomo 21 (trissomia do 21). Sua incidência é de 1 em 600 a 800 nascidos vivos e resulta da presença de um cromossomo extra em cada célula do corpo. Essa anomalia provoca as características físicas e de desenvolvimento de baixa estatura; doença cardíaca congênita; deficiência intelectual; diminuição do tônus muscular; hiperflexibilidade das articulações; manchas na íris (manchas de Brushfield); fenda ocular oblíqua; dobras epicantais; pequena cavidade oral; mãos pequenas e largas, com uma única prega palmar; e um amplo intervalo entre o primeiro e o segundo artelho (Bull and Committee on Genetics, 2011; Figura 43.4).

Fisiopatologia

Normalmente, todas as células do corpo humano, exceto os gametas (espermatozoides ou óvulos), contêm 46 cromossomos, que são arranjados em pares (ver Capítulo 6). Na SD, há um cromossomo extra totalizando 47. Essa anomalia pode ocorrer por meio de um desses três processos: não disjunção, translocação e mosaicismo. No caso de **não disjunção**, o cromossomo 21 não se separa antes da concepção e o gameta anormal une-se a um gameta normal na concepção para formar um ovo fertilizado com três cromossomos 21. Isso também pode ocorrer durante a primeira divisão celular após a concepção. Esse tipo de SD geralmente é esporádico e tem uma taxa de recorrência de 0,5 a 1%. Na **translocação**, o cromossomo extra une-se a outro cromossomo (geralmente 14, 15 ou 22). Em aproximadamente metade do tempo, esse tipo de SD é herdado de um dos pais que é portador; o risco de recorrência é maior em gestação subsequente. No **mosaicismo**, a separação anormal do cromossomo 21 ocorre algumas vezes após a concepção. Todas as futuras divisões da célula afetada resultam em células com um cromossomo extra. Portanto, a criança tem algumas células com o número normal de cromossomos e outras células com um cromossomo extra. Frequentemente, a criança com esse tipo de SD não apresenta algumas das características distintivas da síndrome (Bull and Committee on Genetics, 2011) (ver *Algoritmo de fisiopatologia e manejo do cuidado: Síndrome de Down*).

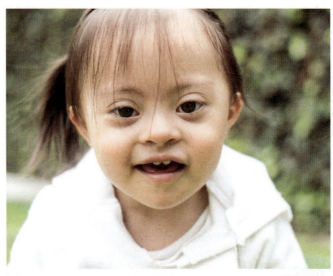

Figura 43.4 Criança com síndrome de Down. (De www.istockphoto.com.)

Tratamento clínico

O National Down Syndrome Congress (NDSC) publicou uma lista de preocupações de saúde nos indivíduos com SD; muitas dessas preocupações têm implicações nutricionais (Tabela 43.2). A American Academy of Pediatrics (AAP) publicou diretrizes para a supervisão de saúde de crianças e jovens adultos de até 21 anos (Bull and Committee on Genetics, 2011).

Nutrição clínica

Medidas antropométricas. Estatura, massa corporal, perímetro da cabeça, dobras do tríceps e perímetro do braço são obtidos para crianças com SD com as medições usuais (ver Capítulo 5). O IMC pode ser obtido, mas pode ser mais alto que o normal devido à baixa estatura. O tônus muscular é baixo e, muitas vezes, a capacidade motora geral está atrasada, o que possibilita o sobrepeso do indivíduo. O monitoramento deve ser frequente, e o crescimento é representado em gráficos dos CDC ou da OMS para a criança pequena (ver Apêndice 3).

Medidas bioquímicas. Numerosos estudos demonstraram anormalidades bioquímicas e metabólicas em indivíduos com SD; entretanto, muitos envolveram pequenas amostras e eram difíceis de interpretar (Bull and Committee on Genetics, 2011). Embora tenham sido encontradas baixas concentrações séricas de albumina, as diretrizes do Down Syndrome Medical Congress não listam a determinação de albumina sérica de rotina. Níveis aumentados de glicose foram relatados, com maior incidência de diabetes melito.

As diretrizes atuais para o tratamento de lactentes e crianças com SD incluem a avaliação da função tireóidea ao nascimento e depois anualmente. Vários estudos observaram o zinco, o cobre e o selênio para possíveis deficiências, mas concluíram que geralmente essas deficiências não ocorrem em crianças com SD, se o acesso ao alimento e o apetite forem bons (Lima et al., 2010).

Tabela 43.2 Problemas médicos comuns na síndrome de Down.

Condição	%
Problemas de audição	75
Problemas de visão	60
Cataratas	15
Erros refrativos	50
Apneia obstrutiva do sono	50 a 75
Otite média	50 a 70
Doença cardíaca congênita	40 a 50
Hipodontia e erupção dentária retardada	23
Atresia gastrintestinal	12
Doença da tireoide	4 a 18
Anemia	3
Deficiência de ferro	10
Distúrbio mieloproliferativo transitório	10
Leucemia	1
Doença celíaca	5
Instabilidade atlantoaxial	1 a 2
Transtorno do espectro autista	1
Doença de Hirschprung	< 1

De Bull MJ, Committee on Genetics: Health supervision for children with Down syndrome, *Pediatrics* 128:393-406, 2011.

Ingestão dietética. Durante a infância, a ingestão dietética do lactente com SD pode diferir daquela do lactente em desenvolvimento normal. Embora o leite materno humano seja recomendado, muitos lactentes com SD são alimentados com fórmula. Doenças infantis, internação em unidade neonatal, frustração, depressão, insuficiência percebida de leite e dificuldade de sucção do lactente são algumas das razões para o uso de alimentação com fórmula.

Constatou-se que a progressão para alimentos sólidos ocorre tardiamente nas crianças com SD, principalmente em consequência dos atrasos no desenvolvimento oromotor. A introdução de alimentos sólidos pode não ser realizada aos 6 meses se o lactente apresentar mau controle da cabeça ou ainda não conseguir sentar-se. O baixo tônus e os problemas de sucção também retardam o desmame do leite materno ou da mamadeira e a transição para o copo. Os PEI incluem alimentação e instrução bem como a prática da progressão da alimentação.

Uma parte importante da avaliação da ingestão dietética é a determinação das necessidades energéticas e de líquidos, porque nas crianças com SD é alta a prevalência de obesidade. Estudos indicaram que o gasto energético em repouso (GER) da criança com SD é menor do que em crianças sem a síndrome – e pode ser até 10 a 15% menor que a ingestão dietética de referência (IDR) para energia (Medlen, 2006). Para a criança com mais de 5 anos, pode ser necessário que os cálculos das necessidades energéticas sejam baseados na estatura em vez da massa corporal (Tabela 43.3 e ver Capítulo 2).

Habilidades de alimentação. As habilidades de alimentação são atrasadas em lactentes e crianças com SD. Para alguns pais, é difícil iniciar as habilidades oromotoras da criança, como a amamentação e a sucção. O lactente com SD geralmente tem dificuldade em coordenar a sucção, a deglutição e a respiração, que são as bases da alimentação precoce. Quando o lactente tem um defeito cardíaco congênito, que ocorre em 40 a 60% das crianças com SD, a sucção é fraca e a fadiga interfere no processo de alimentação. São encontradas anomalias gastrintestinais em 8 a 12% dos lactentes com SD, e esses lactentes muitas vezes necessitam de alimentações nasogástricas ou gastrostomia.

Outros fatores físicos que dificultam a alimentação nos primeiros anos de vida incluem **hipoplasia do terço médio da face** (uma deformidade craniofacial comum na fissura palatina), pequena cavidade oral, mandíbula pequena, dentição atrasada ou anormal, dentes desalinhados, congestão nasal, hipotonia facial e mãos e dedos pequenos. O desmame e a autoalimentação geralmente são tardios comparados com o lactente em desenvolvimento normal e geralmente não são obtidos até 15 a 18 meses. O lactente com SD esforça-se em ter independência e autonomia aproximadamente 6 meses após uma criança sem SD.

Estratégias de intervenção

Sobrepeso. As crianças com SD (e todas as crianças com baixo tônus muscular) estão em maior risco de sobrepeso decorrente de um gasto energético abaixo do normal. O controle de massa corporal inclui a avaliação do nível de desenvolvimento alimentar, da capacidade física relacionada a habilidades motoras e dos níveis de atividade física, bem como dos desafios ambientais da criança. As recomendações ambientais são as mesmas de todas as crianças e consistem em seguir um programa alimentar regular que inclui três refeições e dois a três lanches em horários regulares, e a criança senta-se em cadeira alta ou à mesa. Os lanches planejados devem ser densos em nutrientes, evitando-se alimentos com quantidades excessivas de gordura e açúcar. Os refrigerantes devem ser desencorajados e a atividade física, incentivada. Pode ser útil elaborar um plano alimentar com controle de calorias baseado em quilocalorias por centímetro de altura, conforme mostrado na Tabela 43.3 (Murray e Ryan-Krause, 2010).

Um aconselhamento em que os pais ou os cuidadores ajudam a determinar um plano realista, com ênfase na percepção do apetite e autorregulação, pode focar nos tamanhos das porções, em escolhas alimentares saudáveis e na preparação dos alimentos, assim como na

ALGORITMO DE FISIOPATOLOGIA E MANEJO DO CUIDADO

Síndrome de Down

ETIOLOGIA

- Idade materna avançada no início da gestação → Síndrome de Down ← Trissomia do 21 por não disjunção, mosaicismo ou translocação

FISIOPATOLOGIA

Achados clínicos

- Hipotonia
- Hiperflexibilidade/mobilidade das articulações
- Subluxação ou deslocamento do quadril
- Escoliose
- Deformidade do pé
- Microbraquicefalia
- Pescoço curto
- Ponte nasal deprimida e nariz pequeno
- Olhos oblíquos
- Anormalidade no formato das orelhas
- Protrusão da língua aumentada
- Prega palmar única (simiesca) no centro da palma da mão
- Espaço excessivo entre o hálux e o segundo artelho
- Retardo mental
- Atraso motor e da fala
- Anomalias cardíacas
- Atresia ou estenose GI
- Perda auditiva
- Hipotireoidismo
- Problemas dentários
- Cataratas

MANEJO

Avaliação nutricional

- Problemas alimentares
- Ingestão nutricional
- Ingestão de líquidos
- IMC comparado aos padrões da síndrome de Down
- Alterações da massa corporal
- Disfagia
- Concentração de hemoglobina

Manejo médico

- Monitorar para leucemia
- Tratamento nutricional das infecções
- Tratar problemas respiratórios
- Sinais tardios de doença de Alzheimer
- Monitorar anualmente o hipotireoidismo

Manejo nutricional

- Avaliar para desafios alimentares
- Proporcionar ambiente alimentar de apoio
- Usar utensílios adaptativos de alimentação
- Monitorar alterações da massa corporal
- Monitorar para sinais de deficiências de nutrientes

diminuição do número de refeições adquiridas em restaurantes de *fast-food*. Se a criança ou o adolescente estiver em idade escolar, pode-se obter uma prescrição de refeições especiais na escola encaminhada para o serviço de alimentação (a ser discutido posteriormente no capítulo). Os objetivos são a prevenção do sobrepeso e a promoção de um estilo de vida ativo. Estudos recentes envolvendo adolescentes e jovens adultos abordaram o sucesso dos exercícios e estilos de vida saudáveis para os participantes obesos com SD. Entre os programas bem-sucedidos, encontram-se o treinamento dos pais em intervenção comportamental e orientação de atividades e nutrição em múltiplas sessões (Curtin et al., 2013).

Habilidades alimentares. Os pais podem esperar erroneamente um desenvolvimento alimentar mais típico de seu filho com SD. Um exemplo disso é o atraso desnecessário no desmame para o copo ou na progressão para texturas alimentares devido a um esforço ou orientação inadequados. Os problemas comportamentais relacionados à

Tabela 43.3 Necessidades calóricas para condições especiais.

Condição	kcal/cm de altura	Comentários
Criança em desenvolvimento normal	16 em média	
Síndrome de Prader-Willi	Mantém o crescimento: 10 a 11 Promove a perda de massa corporal: 8,5	Para todas as crianças e adolescentes

Paralisia cerebral
  Leve
  Grave, mobilidade limitada
	14
	11
		Para crianças de 5 a 11 anos
		Para crianças de 5 a 11 anos

Síndrome de Down	Meninas: 14,3 Meninos: 16,1	Para crianças de 5 a 11 anos

Disfunção motora
  Não deambulatório
  Deambulatório
	7 a 11
	14
		Para crianças de 5 a 12 anos
		Para crianças de 5 a 12 anos

Espinha bífida	Mantém a massa corporal: 9 a 11	Para todas as crianças com mais de 8 anos e minimamente ativas

Modificada de Weston S, Murray P: Alternative methods of estimating daily energy requirements based on health condition. In: Devore J, Shotton A, editors: *Pocket guide to children with special health care and nutritional needs*, Chicago, 2012, Academy of Nutrition and Dietetics.

alimentação podem se desenvolver com base no que acontece entre os pais e a criança na hora das refeições. Um programa de intervenção com uma equipe de alimentação pode guiar os pais no trabalho com a criança para a obtenção de habilidades de alimentação relacionadas ao nível de seu desenvolvimento.

Constipação intestinal. Esse é um problema frequente da criança com SD devido ao baixo tônus geral, que é exacerbado pela ausência de fibras e líquidos na dieta. O tratamento deve envolver o fornecimento adequado de fibras e líquidos, com ênfase no consumo de água. O conteúdo de fibras da dieta para crianças acima de 3 anos é de 5 a 6 g/por ano tireóidea/por dia. Para adultos, a recomendação é de 25 a 30 g de fibra alimentar por dia (ver Capítulo 27).

Síndrome de Prader-Willi

A **síndrome de Prader-Willi (SPW)** foi descrita primeiramente em 1956 por Prader, Willi e Lambert. É uma condição genética causada pela ausência de material cromossômico. A SPW ocorre com uma frequência de 1 em 10.000 a 1 em 25.000 nascidos vivos. As características da SPW englobam atraso do desenvolvimento, tônus muscular precário, baixa estatura, mãos e pés pequenos, desenvolvimento sexual incompleto e características faciais únicas. O apetite insaciável que leva à obesidade é uma característica clássica da SPW; entretanto, na infância, o problema de **hipotonia** (baixo tônus muscular) interfere na alimentação e leva à dificuldade em se desenvolver (Miller et al., 2011; Figura 43.5). Os retardos no desenvolvimento (que afetam 50% da população) assim como as deficiências de aprendizagem e intelectuais (que afetam 10%) estão associados à SPW.

A base genética da SPW é complexa. Nos indivíduos com SPW, uma porção do material genético foi deletado do cromossomo 15 recebido do pai. Dos casos de SPW, 70% são causados por deleção paterna, que ocorre em uma região específica no braço do cromossomo. A SPW também pode se desenvolver se a criança receber da mãe dois cromossomos 15. Isso é observado em aproximadamente 25% dos casos de SPW e é chamado "dissomia uniparental materna".

Atualmente, é possível a detecção precoce da SPW por meio de análise de metilação do DNA, que diagnostica corretamente 99% dos casos (Miller et al., 2011). Essa análise é um desenvolvimento importante na identificação precoce e no tratamento subsequente dessas crianças para prevenir a obesidade e a restrição do crescimento, e é usada para identificar a criança nascida com as características e traços descritos anteriormente.

Fisiopatologia

Anormalidades metabólicas. A baixa estatura no indivíduo com SPW é atribuída à deficiência de hormônio do crescimento. Além da diminuição na liberação do hormônio do crescimento, as crianças apresentam baixas concentrações séricas de fator de crescimento semelhante à insulina (IGF)-1, de proteína 1 de ligação ao IGF e de insulina, em comparação com crianças obesas em desenvolvimento normal. A terapia com hormônio do crescimento (GH) foi aprovada pela Food and Drug Administration (FDA) em 2000, e em um estudo de 5 anos no Japão, com 37 pacientes de 3 a 21 anos, estes pacientes apresentaram aumento significativo na taxa de ganho de estatura quando recebiam GH (Obata et al., 2003). Um estudo mais recente constatou que a terapia com GH em lactentes e crianças pequenas, durante 12 meses, melhorou significativamente a composição corporal e a aquisição das habilidades de mobilidade (Carrel et al., 2010).

Além da deficiência de GH, os indivíduos têm deficiência no eixo hipotalâmico-hipofisário-gonadal, causando desenvolvimento sexual atrasado e incompleto. Por fim, em crianças com SPW ocorre diminuição da resposta da insulina a uma carga de glicose, em comparação com crianças obesas de mesma idade sem SPW (Haqq et al., 2011).

Apetite e obesidade. O controle do apetite e a obesidade são problemas comuns em indivíduos com SPW. Após o período inicial de dificuldade em se desenvolver, as crianças começam a ganhar massa corporal excessiva entre 1 e 4 anos, e lentamente o apetite torna-se excessivo. Com base em um estudo longitudinal, Miller et al. descrevem essa progressão gradual e complexa em termos de sete fases nutricionais baseadas em níveis de apetite, alterações metabólicas e crescimento. De fato, alguns adultos com SPW podem progredir para a última fase sem o apetite insaciável e são capazes de sentir-se satisfeitos (Miller et al., 2011).

Esse apetite incontrolável, uma característica clássica da SPW, quando combinado com alimentação excessiva, baixa taxa metabólica basal e diminuição da atividade, leva à obesidade característica. Suspeita-se de que a causa do apetite incontrolável envolva o hipotálamo e níveis alterados de hormônio da saciedade e de peptídeos como a grelina (Scerif et al., 2011).

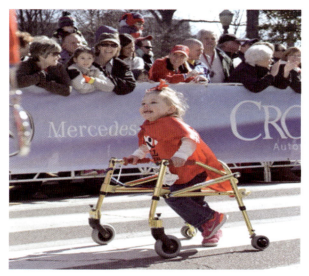

Figura 43.5 Criança com síndrome de Prader-Willi.

A composição corporal é uma importante consideração na avaliação dos indivíduos com SPW. Esses indivíduos exibem diminuição da massa magra corporal e aumento da gordura corporal, mesmo na infância (Reus et al., 2011). A gordura corporal geralmente é depositada nas coxas, nas nádegas e na área abdominal. O gasto energético diminuído é encontrado em crianças pequenas, adolescentes e adultos com SPW, e um estudo mostra adolescentes com SPW com um gasto energético total (GET) de 53% daquele dos adolescentes em desenvolvimento normal e com tamanho corporal maior (McCune e Driscoll, 2005). O baixo tônus muscular contribui muito para a falta de interesse pela atividade física.

Avaliação nutricional

Medidas antropométricas. As medições de estatura tendem a ser menores em lactentes com SPW e crianças pequenas, e a taxa de ganho de estatura diminui progressivamente entre 1 e 4 anos. As medições usuais de comprimento ou estatura, massa corporal e perímetro da cabeça devem ser obtidas e representadas em curvas de crescimento nos gráficos dos CDC. Outras medições clinicamente relevantes são o perímetro do braço e as dobras do tríceps. O IMC pode estar distorcido no indivíduo com SPW devido à baixa estatura; entretanto, a representação do IMC em gráfico ao longo do tempo é útil para determinar as alterações incomuns (ver Apêndice 3). É importante que as medidas antropométricas sejam obtidas frequentemente e relatadas aos pais ou cuidadores.

Medidas bioquímicas. Os estudos bioquímicos são geralmente os mesmos para o indivíduo com SPW, com exceção dos testes de glicose sanguínea em jejum ou de tolerância à glicose. Esses testes são acrescentados em razão do risco de diabetes melito, possivelmente relacionado à diminuição da resposta à insulina e obesidade que geralmente acompanham a SPW.

Ingestão dietética. As informações dietéticas variam nos indivíduos com SPW, dependendo da idade. Na infância, as informações dietéticas devem ser obtidas por meio de cuidadosa história dietética e analisadas para ingestão de energia e de nutrientes. Geralmente, é difícil alimentar os lactentes em razão de sua hipotonia, sucção fraca e retardo das habilidades motoras. Em geral, seu desenvolvimento alimentar é mais lento que o do lactente em desenvolvimento normal, e pode ser difícil a transição para alimentos sólidos aos 4 a 6 meses. Muitos lactentes com SPW têm refluxo gastroesofágico, necessitam de medicamento ou espessamento de fórmula. Alguns lactentes podem necessitar de alimentação nasogástrica ou com tubo G inicialmente. Um estudo por videofluoroscopia da deglutição (VFSS) pode ser recomendado para descartar disfagia e aspiração. O VFSS consiste em raios X que utilizam bário, e o fonoaudiólogo ou o terapeuta ocupacional determina se há alguma aspiração nos vários líquidos. A terapia alimentar também é benéfica. Nossa clínica solicita VFSS para lactentes e temos encontrado aspiração silenciosa. Somos proativos na inclusão de fonoterapia e terapia ocupacional como parte da avaliação (Salehi et al., 2017).

Durante os três primeiros anos da criança, o ganho de massa corporal pode aumentar rapidamente, à medida que aumenta a ingestão dietética. Isso requer cuidadosa avaliação dos tamanhos da porção, frequência da alimentação e tipos de alimentos servidos. Embora alguns pais possam relatar que a criança com SPW não come mais que as outras crianças da família, é necessário orientá-los de que as necessidades energéticas da criança são menores devido à massa magra muscular reduzida e ao lento desenvolvimento das habilidades e atividades motoras. À medida que a criança cresce, aumenta seu interesse pelo alimento e a partir dos 5 até os 12 anos ela pode estar sempre faminta e mostrar comportamentos difíceis como crises de raiva, teimosia e furto de alimentos. As informações reunidas durante a entrevista dietética devem incluir perguntas sobre a rotina e o controle da alimentação. A frase "Sem dúvida, sem esperança (sem chance), sem decepção" tem sido usada. Com as rotinas, sem dúvida a criança é alimentada, e sem a chance de obter alimentos extras não haverá decepção. A determinação das necessidades energéticas do lactente com SPW é a mesma daquele em desenvolvimento normal. Entretanto, por volta dos 3 anos, as crianças com SPW necessitam de menos calorias para manter o ganho de massa corporal ao longo da curva de crescimento. Isso é aplicável à idade adulta, quando menos calorias são necessárias para a manutenção da massa corporal. As necessidades energéticas são calculadas de acordo com os centímetros de altura aos 2 anos e acima (Miller et al., 2013). Recomenda-se que a ingestão de macronutrientes na dieta seja de 25% de proteína, 45% de carboidratos e 30% de gordura e, pelo menos, 20 gramas de fibras. Uma ingestão energética reduzida e uma dieta bem balanceada melhoram o controle da massa corporal das crianças com SPW (Miller et al., 2013) (ver Tabela 43.3).

Habilidades de alimentação. O lactente com SPW geralmente apresenta fracas habilidades orais e precárias habilidades de sucção no primeiro ano de vida. À medida que amadurece, as habilidades de alimentação da criança não são um problema, mas podem estar atrasadas. Geralmente não são observados problemas de mastigação e deglutição, embora estes possam estar associados a baixo tônus muscular. Os problemas de comportamento alimentar estão associados a um apetite insaciável e à não provisão de alimentos; isto pode causar crises de raiva na criança.

Estratégias de intervenção

A intervenção na SPW deve ocorrer a cada estágio de desenvolvimento: lactância, infância, idade pré-escolar, idade escolar e idade adulta.

Lactância. Recomenda-se a provisão de nutrição adequada, conforme estabelecido pela AAP, relacionada à amamentação ou alimentação com fórmula. A dificuldade na alimentação pode ser relacionada à sucção, por essa razão pode ser necessário concentrar a fórmula ou a amamentação para promover um ganho de massa corporal adequado. A intervenção alimentar ajudará a melhorar os problemas de sucção causados por hipotonia. À medida que a criança amadurece, a fórmula concentrada não é mais necessária, e podem ser adicionados alimentos sólidos quando ela alcançar o controle da cabeça e a estabilidade do tronco, em geral por volta de 4 a 6 meses.

Infância e idade pré-escolar. A maioria das crianças começa a ganhar massa corporal excessivamente entre 1 e 4 anos. É importante iniciar um plano dietético estruturado tanto para a criança como para a família, para que a criança aprenda que as refeições são fornecidas em horários específicos e, desse modo, não se desenvolva um padrão de "beliscar" constante. Incentive os pais e os cuidadores a fornecer refeições balanceadas incluindo proteína, vegetais, cereais integrais, frutas e quantidades limitadas de doces. A intervenção precoce durante os anos pré-escolares é muito importante para trabalhar os problemas alimentares e a regulação da ingestão, à medida que a criança amadurece. O monitoramento mensal de massa corporal, estatura e ingestão de nutrientes ajudará a identificar os sinais iniciais de aceleração da massa corporal, para que os padrões dietéticos e a composição das refeições possam ser avaliados e modificados, se necessário. A atividade física regular é uma parte importante do PEI, e, se necessário, podem ser disponibilizados serviços de fisioterapia.

Idade escolar. Para a criança em idade escolar, a colaboração com o programa de alimentação escolar torna-se importante. As necessidades energéticas devem ser calculadas por centímetro de estatura (ver Tabela 43.3) e consistem geralmente em 50 a 75% das necessidades energéticas das crianças em desenvolvimento normal. Para tanto, pode ser necessário encaminhar uma prescrição de refeições especiais para o programa de alimentação escolar.

Pode ser necessário o controle do ambiente doméstico, trancando armários e até a cozinha, pois a criança e o adolescente têm limitada saciedade e procurarão alimentos fora do horário das refeições.

Alguns pais relatam que a terapia com GH é útil para seus filhos, mas parece não modificar a falta de saciedade deles. Medicamentos supressores do apetite são usados, mas, em geral, não têm sucesso.

Idade adulta. A prevenção da obesidade é realmente a chave para o sucesso do tratamento da SPW; entretanto, muitos adultos que não são identificados precocemente tornam-se muito obesos. Podem ser necessários programas de controle da massa corporal que forneçam níveis de apenas 6 a 8 kcal por centímetro de estatura. Se for recomendada uma dieta reduzida em calorias, é provável que os pacientes beneficiem-se de suplementos de vitaminas-minerais e de ácidos graxos essenciais (AGE), caso as necessidades de micronutrientes não sejam atendidas pela dieta. Muitos tratamentos dietéticos foram experimentados, como a dieta cetogênica (ver Apêndice 19) e as dietas rápidas modificadas poupadoras de proteína. Porém, geralmente, qualquer abordagem deve ser objeto de estrita supervisão, colocando-se grande ênfase na atividade física. Uma abordagem de manejo comportamental também é recomendada para implementar o tratamento dietético e o programa de atividade física. Em muitos estados norte-americanos existem grupos domiciliares para adultos com SPW, nos quais é possível a vida independente supervisionada e as refeições podem ser estruturadas, assim como implementados programas de exercícios.

A nutrição clínica para crianças e adultos com SPW requer o acompanhamento de muitos profissionais de saúde e escolas. Felizmente, agora, os pais de um indivíduo com SPW têm acesso a diversos grupos de apoio e organizações dedicados à educação, pesquisa e estabelecimento dos programas de tratamento.

DISTÚRBIOS NEUROLÓGICOS

Espinha bífida

A **espinha bífida** é um defeito do tubo neural com várias apresentações: meningocele, **mielomeningocele (MM)** e espinha bífida oculta. A MM é o distúrbio mais comum na formação da medula espinal e ocorre geralmente entre 26 e 30 dias de gestação, e a data de ocorrência afeta a localização da lesão. A lesão pode ocorrer nas áreas torácica, lombar ou sacral e influencia a quantidade de paralisia, pois quanto maior é a lesão, maior é a paralisia. As manifestações variam de fraqueza nas extremidades inferiores até a paralisia completa e perda de sensação. Outras manifestações incluem incontinência e hidrocefalia (acúmulo de líquidos no cérebro). A incidência de espinha bífida é de cerca de 2,7 a 3,8 por 10.000 nascidos vivos por ano nos EUA, e a incidência é maior em hispânicos (Canfield et al., 2014).

Atualmente, é possível a prevenção da espinha bífida. Nos anos 1980, estudos relataram um efeito positivo com a suplementação de mães com ácido fólico e polivitamínicos (Smithells et al., 1983). Isso reduziu o risco de uma segunda gestação com ocorrência de espinha bífida. Como resultado de numerosos estudos que mostram a eficácia da suplementação de ácido fólico antes da concepção, a recomendação nacional é de 400 mcg/dia para todas as mulheres em idade reprodutiva, e de 4 mg para mulheres que tiveram gestações anteriores afetadas (Committee on Genetics AAP, 1999). Por meio de seu Programa de Saúde Pública, a OMS defende globalmente a suplementação de ácido fólico. Desde 1996, o ácido fólico é adicionado a muitas farinhas e outros produtos de cereais e grãos do suprimento alimentar. Os CDC relataram que a fortificação obrigatória com ácido fólico dos produtos de cereais e grãos ajudou cerca de 1.300 crianças a nascer sem defeitos do tubo neural (DTN) a cada ano (CDC, 2015b). Essas medidas de saúde resultaram em aumento das concentrações sanguíneas de folato, em mulheres norte-americanas em idade reprodutiva, e em diminuição de 20% da taxa nacional de espinha bífida nos EUA (Das et al., 2013; ver Capítulo 14).

Fisiopatologia

A lesão espinal pode ser aberta e, em geral, é reparada por cirurgia logo após o nascimento, normalmente dentro de 24 horas, para prevenir infecção. Apesar da possibilidade de reparo cirúrgico da abertura espinal, o dano nervoso é permanente, resultando em graus variáveis de paralisia dos membros inferiores. Além dos problemas físicos e de mobilidade, a maioria dos indivíduos apresenta alguma forma de deficiência de aprendizagem.

A lesão espinal afeta muitos sistemas corporais e pode, consequentemente, ocorrer fraqueza nas extremidades inferiores, paralisia e não deambulação; má condição da pele resultando em lesões por pressão (ver Capítulo 19); perda de sensação com incontinências intestinal e vesical; hidrocefalia; infecções do trato urinário; constipação intestinal e obesidade. Também podem ocorrer convulsões em aproximadamente 20% das crianças com MM e estas podem necessitar de medicamentos. Se o medicamento falhar, pode-se tentar uma dieta cetogênica em alguns casos (ver Apêndice 19). O uso crônico de medicamentos geralmente é necessário para prevenção e tratamento de infecções do trato urinário e controle da bexiga. Os problemas nutricionais resultantes incluem obesidade, problemas alimentares, constipação intestinal e interações fármaco-nutriente. De acordo com a Spina Bifida Association, as crianças com espinha bífida estão em risco maior de desenvolver alergia ao látex devido a repetidas exposições a produtos de látex. O risco tem diminuído com o uso de produtos livres de látex. As crianças alérgicas ao látex também podem desenvolver alergia a certos alimentos que mostram reação cruzada com o látex, como banana, abacate, castanha-portuguesa, *kiwi*, maçã, cenoura, aipo, mamão, tomate e melão. A Spina Bifida Association recomenda que esses alimentos não devem ser evitados, a não ser que haja uma reação estabelecida.

Avaliação nutricional

Medidas antropométricas. Lactentes e crianças com espinha bífida geralmente são menores que as crianças em desenvolvimento normal devido ao comprimento reduzido e à atrofia das extremidades inferiores, embora outros problemas, como hidrocefalia, escoliose, doença renal e desnutrição, possam ser fatores contribuintes. O nível das lesões também pode afetar o comprimento e a estatura do indivíduo.

Pode ser difícil obter medidas de comprimento e estatura, especialmente conforme a criança amadurece. Uma medida alternativa para determinar a estatura, a razão envergadura do braço/estatura é usada e modificada, dependendo da massa muscular da perna do indivíduo. A envergadura do braço pode ser usada diretamente como medida da estatura (envergadura do braço × 1), se não houver perda de massa muscular da perna, como na lesão sacral. A envergadura do braço × 0,95 pode ser usada para determinar a estatura, se houver perda parcial de massa muscular da perna, e a envergadura do braço × 0,90 é usada para a medição da estatura quando há perda completa da massa muscular da perna, como na lesão espinal torácica (Kreutzer e Wittenbrook, 2013; ver Figura 43.1 e Apêndice 6).

Na criança incapaz de ficar em pé, pode-se obter medições da massa corporal com o uso de balança com cadeira, balança com *sling*, balança tipo balde ou balança para cadeira de rodas. Para monitorar a massa corporal com acurácia, ela deve ser obtida de maneira consistente, o paciente deve usar roupas leves ou, se tiver menos de 2 anos, estar sem roupas, e a cadeira de rodas deve ser pesada a cada consulta. As medidas das dobras do tríceps também podem ser obtidas, com medidas subescapulares e medidas abdominais e torácicas, para determinar a quantidade de gordura corporal; podem ser usadas como adjuvantes para medidas de estatura e de massa corporal.

O perímetro da cabeça deve ser medido em lactentes e crianças de até 3 anos. Uma alta porcentagem de crianças com espinha bífida apresenta desvios da cabeça em consequência de hidrocefalias. Alterações incomuns no tamanho da cabeça podem indicar um problema causado pelo desvio.

Medidas bioquímicas. Testes bioquímicos úteis para o monitoramento dos indivíduos com espinha bífida englobam: teste de estado do ferro, determinação das concentrações de vitamina D e outros exames relacionados às consequências nutricionais de medicamentos necessários para convulsões e controle de infecção do trato urinário (ver Capítulo 5 e Apêndice 13).

Ingestão dietética. Muitas crianças com espinha bífida consomem uma limitada variedade de alimentos, e geralmente são descritas como "comedores seletivos" pelos pais. Ao fazer uma anamnese dietética, é importante indagar sobre a variedade de alimentos, particularmente dos alimentos com alto teor de fibras. A criança em idade escolar pode ser propensa a omitir o café da manhã, pois seus preparativos para ir à escola no início da manhã requerem mais tempo do que para a criança não afetada.

As necessidades energéticas são mais baixas na criança com espinha bífida (ver Tabela 43.3) e as necessidades calóricas devem ser determinadas cuidadosamente para prevenir a obesidade para a qual muitas têm propensão. Ekvall e Cerniglia (2005) constataram que nas crianças com MM com 8 anos ou acima a necessidade calórica é de 7 cal/cm de estatura para perder massa corporal e de 9 a 11 cal/cm de estatura para manter a massa corporal. Também descobriram que é importante avaliar como a mãe ou o cuidador percebe o alimento para a criança porque, para muitos pais, isso representa simpatia e amor.

É importante avaliar a ingestão de líquidos, pois muitas crianças são propensas às infecções do trato urinário em consequência de cateterismo diário. Elas podem beber quantidades inadequadas de água e quantidades excessivas de refrigerantes ou chás que contêm cafeína, que é um diurético leve. O suco de oxicoco (*cranberry*) pode ser oferecido, uma vez que pode auxiliar na prevenção das infecções do trato urinário, mas a ingestão de calorias deve ser considerada. A atividade física precisa ser avaliada e pode-se constatar que pode ser muito limitada, particularmente quando a criança não é deambulatória. Os indivíduos deambulatórios com um desvio podem ter restrição à prática esportiva, mas podem participar de caminhadas e corridas.

É necessário avaliar as habilidades de alimentação, junto à função oromotora em especial. Muitas crianças com espinha bífida nascem com a **malformação cerebral de Arnold Chiari**, que afeta o tronco encefálico e a deglutição (ver no Capítulo 39 e Apêndice 20 recomendações dietéticas para disfagia). A dificuldade na deglutição pode contribuir para que a criança evite certos alimentos. Por essa razão, podem ocorrer atrasos no desmame do leite materno ou da mamadeira para o copo, mas não deve haver atrasos na aquisição das habilidades de autoalimentação.

Avaliação clínica. A avaliação deve incluir a busca de lesões por pressão e de sinais de desidratação, indagando-se ainda sobre a quantidade e tipos de alimentos e líquidos consumidos. A constipação intestinal pode ser causada por intestino neurogênico (incontinência fecal por ausência de função intestinal normal) combinada com uma dieta com teor reduzido de fibras e líquidos.

Estratégias de intervenção

Muitas crianças com espinha bífida apresentam sobrepeso. A Spina Bifida Association relata que após os 6 anos, 50% das crianças estão acima da massa corporal, e na adolescência e idade adulta mais de 50% dos indivíduos são obesos (Spina Bifida Association, 2017). Isso pode ocorrer quando a deambulação é um problema que leva à diminuição das necessidades energéticas. A recusa em aceitar uma ampla variedade de alimentos também é comum. A alimentação frequente pode decorrer de um problema oromotor ou comportamental. O aconselhamento inclui a introdução de alimentos por volta dos 6 meses, limitando a ingestão de potes de alimentos infantis com alto teor de sacarose, e apoio à criança para que ela aceite uma ampla variedade de sabores e texturas.

Além das consequências da obesidade para a saúde, geralmente conhecidas, as preocupações específicas com indivíduos com espinha bífida incluem outras limitações da mobilidade e maior pressão sobre a pele, aumentando o risco já elevado de ruptura cutânea. O maior isolamento social e a diminuição da autoestima também são consequências (Spina Bifida Association, 2017).

A prevenção da obesidade inclui lidar com os problemas de atividade física limitada, aumentar líquidos e fibras e estimar as quantidades apropriadas de calorias. Para crianças em idade escolar, pode ser útil fornecer a prescrição de um café da manhã e um almoço de baixo teor calórico, listando o controle de massa corporal como parte do PEI. A inscrição da criança em programas de grupos de controle de massa corporal tem sido feita com sucesso associado a incentivos para a prática de atividade física. O programa ideal usa uma abordagem de equipe com envolvimento do indivíduo, da família, do nutricionista, do enfermeiro, do terapeuta ocupacional, do fisioterapeuta, do educador e do psicólogo (ver Capítulo 20).

Em muitas clínicas, a criança ou o adulto com espinha bífida é examinado a cada 6 meses ou anualmente. Esse acompanhamento frequente é necessário e deve incluir o monitoramento do crescimento, em especial da massa corporal; da ingestão de alimentos e líquidos e do uso de medicamentos. Os programas escolares e o PEI são excelentes ferramentas de acompanhamento; porém, muitas vezes a escola não dispõe de balanças apropriadas para pesar um estudante não deambulatório. Nessa situação, os pais devem ser incentivados a levar a criança a uma clínica para realizar a pesagem ou, se a distância for um problema, devem procurar uma instituição de cuidados prolongados que permita o uso de suas balanças. Pode-se fazer o acompanhamento por telefone ou e-mail para avaliar a ingestão dietética e o controle de líquidos.

Paralisia cerebral

A **paralisia cerebral (PC)** é um grupo de distúrbios do controle motor ou da coordenação resultante de lesão ao cérebro durante o início de seu desenvolvimento. Dentre os agentes causais de PC estão a prematuridade; incompatibilidade de tipo sanguíneo; insuficiência placentária; infecção materna, que inclui rubéola; outras doenças virais; icterícia neonatal; anoxia ao nascimento e outras infecções bacterianas da mãe, do feto ou do lactente que afetam o sistema nervoso central (SNC).

O problema na PC está na incapacidade do cérebro de controlar os músculos, mesmo que os próprios músculos e os nervos que os conectam à medula espinal sejam normais. A extensão e a localização da lesão cerebral determinam o tipo e a distribuição da PC. A incidência da PC varia nos diferentes estudos, mas a taxa usada com mais frequência é de 1,5 a 4 em 1.000 nascidos vivos. A prevalência de nascimentos prematuros tem contribuído para a manutenção desses números, apesar do monitoramento fetal eletrônico (Figura 43.6).

Fisiopatologia

Existem vários tipos de PC que são classificados de acordo com os sinais neurológicos envolvendo o tônus muscular e os padrões motores e posturas anormais. O diagnóstico de PC é estabelecido geralmente entre 9 e 12 meses e em alguns tipos até os 2 anos (Boxe 43.2).

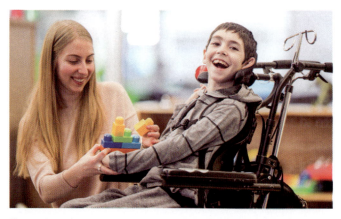

Figura 43.6 Criança com paralisia cerebral. (De www.istockphoto.com.)

A gravidade da PC é classificada por níveis de autossuficiência nas atividades da vida diária (AVD). Há cinco categorias de função motora geral, sendo a categoria 1 a menos afetada e a categoria 5 a mais afetada (Boxe 43.3).

Boxe 43.2 Diferentes tipos de paralisia cerebral.

Paralisia cerebral (PC) espástica: a espasticidade implica aumento do tônus muscular. Esse tipo responde por 70 a 80% dos casos. Os músculos contraem-se continuamente, o que torna os membros tensos, rígidos e resistentes à flexão ou ao relaxamento. Os reflexos podem ser exagerados, enquanto os movimentos tendem a ser espasmódicos e desajeitados. Geralmente, os braços e as pernas são afetados. A língua, a boca e a faringe também podem ser afetadas, comprometendo a fala, a alimentação, a respiração e a deglutição.

PC não espástica: a PC atáxica afeta os movimentos coordenados. O equilíbrio e a postura estão comprometidos. A marcha geralmente é muito ampla e, às vezes, irregular. O controle dos movimentos oculares e a percepção de profundidade podem estar comprometidos. Geralmente, as habilidades motoras finas, que requerem a coordenação dos olhos e das mãos, como escrever, são difíceis. Não produz movimentos involuntários, mas, em vez disso, indica comprometimento do equilíbrio e da coordenação.

Discinética: a PC discinética é separada ainda em dois grupos diferentes; atetoide e distônica.

A PC atetoide inclui os casos com movimentos involuntários, especialmente de braços, pernas e mãos.

Distonia/PC distônica engloba os casos que afetam mais os músculos do tronco do que os membros e resulta em uma postura fixa, contorcida.

Como a PC não espástica está predominantemente associada aos movimentos involuntários, alguns podem classificar a PC pela disfunção específica do movimento, como:

Atetose – movimentos lentos de contorção que geralmente são repetitivos, sinuosos e rítmicos

Coreia – movimentos irregulares que não são repetitivos ou rítmicos e tendem a ser mais desajeitados e instáveis

Coreoatetoide – uma combinação de coreia e atetose; os movimentos são irregulares, mas com contorções e curvaturas

Distonia – movimentos involuntários acompanhados de uma postura anormal, sustentada

PC mista: os comprometimentos na criança podem se enquadrar em duas categorias, espástica e não espástica, referidas como PC mista. A forma mais comum de PC mista envolve alguns membros afetados por espasticidade e outros por atetose.

Dados de MYCHILD: Types of Cerebral Palsy (*website*): http://www.cerebralpalsy.org/types-of-cerebral-palsy/.

Boxe 43.3 Gross Motor Function Classification System – GMFCS (Sistema de Classificação da Função Motora Geral).

O GMFCS de cinco níveis é usado em ambientes clínicos e de pesquisa.
1. Marcha sem limitações
2. Marcha com limitações
3. Marcha com o uso de dispositivo de mobilidade manual
4. Automobilidade com limitações, pode usar a mobilidade equipada com motor
5. Transportado em cadeira de rodas manual
   – Alimentado VO sem tubo de alimentação
   – Alimentado por tubo de alimentação

Palisano R, Rosenbaum P Walter S et al. Development and reliability of a system to classify gross motor function in children with cerebral palsy. *Cev Med Child Neurol* 1997; 39(4):214-223.

O estado nutricional precário e a falha no crescimento, geralmente relacionados a problemas de alimentação, são comuns em crianças com PC. É particularmente difícil atender às necessidades energéticas de crianças e adultos com as formas mais graves de PC, como o tetraplegia espástica e a PC atetoide, que geralmente é classificada como níveis 4 a 5 do Gross Motor Function Classification System – GMFCS (Sistema de Classificação da Função Motora Geral).

Por exemplo, a densidade mineral óssea das crianças e adolescentes com PC moderada a grave é reduzida naqueles com dificuldades alimentares e na função motora geral (Andrew e Sullivan, 2010).

Outros problemas de saúde incluem constipação intestinal exacerbada por inatividade, coordenação muscular anormal e falta de fibras e líquidos. Ocorrem problemas dentários geralmente relacionados à má oclusão, irregularidades dentárias e dentes fraturados. A amamentação prolongada por mamadeiras com leite e sucos promove cáries nos dentes primários superiores frontais e nos molares (ver Capítulo 24). Os problemas de audição e especialmente comprometimentos visuais, deficiência intelectual, problemas respiratórios e convulsões afetam o estado nutricional. As convulsões são controladas com anticonvulsivantes, e vários problemas são causados pela interação fármaco-nutriente (ver Apêndice 13).

Avaliação nutricional

Medidas antropométricas. Esta é uma importante área de avaliação em razão da falha de crescimento na criança ou adulto acometidos de modo mais grave por PC. Em geral, as crianças com PC têm estatura menor e, dependendo do nível de gravidade, e em alguns casos sua estatura pode ser medida com o uso de técnicas alternativas, como pranchas inclinadas ou verticais, à medida que amadurecem (ver Apêndice 5). Entretanto, alguns dispositivos de medição são inadequados para a criança com contraturas e impossibilidade de serem estendidas em todo o seu comprimento. Pode-se usar a envergadura do braço quando os braços do indivíduo forem estiráveis, assim como o comprimento dos braços e da parte inferior das pernas. Stevenson (1995) recomendou a medição da altura do joelho ou do comprimento da parte inferior da perna como possíveis medidas para determinar a estatura de crianças e adultos com PC na porção inferior da perna (ver Figura 43.1). Os CDC recomendam o uso das curvas de CDC/OMS projetadas para crianças não afetadas, com representação sequencial em gráficos para dar indicações de desnutrição, em vez de usar as curvas específicas da doença.

As medições de massa corporal devem ser obtidas no decorrer do tempo. Pode ser necessário fazer modificações nas balanças, com dispositivos de posicionamento para o indivíduo com PC que desenvolveu escoliose, contraturas e espasticidade. Trabalhar com um fisioterapeuta para encontrar um dispositivo de posicionamento que possa ser colocado em uma balança com cadeira ou balança tipo balde geralmente funciona bem. As medidas do perímetro da porção média-superior do braço e das dobras do tríceps são maneiras confiáveis recomendadas para rastrear reservas de gordura em crianças com PC. O perímetro da cabeça deve ser medido regularmente do nascimento aos 36 meses e representado em gráficos de crescimento dos CDC (ver Apêndice 3).

Medidas bioquímicas. Embora nenhum exame laboratorial específico seja indicado para a criança com PC, um hemograma completo, incluindo hemoglobina, hematócrito e ferritina, deve ser realizado quando a ingestão dietética for limitada e a desnutrição for uma possibilidade. Visto que as fraturas ósseas são um problema significativo para muitas crianças e adultos com tetraplegia espástica, pode ser necessário avaliar a densidade mineral óssea. Podem ser administrados medicamentos para convulsões; muitos indivíduos apresentam problemas de interação nutricional (ver Apêndice 13). A avaliação das concentrações de vitamina D, carnitina e vitamina K pode ser útil.

Ingestão dietética. As dificuldades oromotoras do indivíduo podem resultar em limitação da ingestão de alimentos e líquidos, o que dificulta para os cuidadores atender às necessidades nutricionais. As necessidades energéticas do indivíduo com PC variam de acordo com o tipo de PC. Estudos mostram que a GER e a GET são menores nos indivíduos com PC com tetraplegia espástica do que nos controles cujo desenvolvimento é normal (ver Tabela 43.3).

Estratégias de intervenção

Uma grande porcentagem de crianças com PC tem problemas de alimentação que, em grande parte, resultam de fatores oromotores, de posicionamento e comportamentais. Tendo em vista que os lactentes podem ter dificuldade de deglutição e, após a lactância, de coordenar a mastigação e a deglutição, então a progressão normal para alimentos sólidos é mais tardia do que o habitual. Os problemas oromotores podem ser permanentes e necessitam de modificações por toda a vida, como texturas modificadas de alimentos e líquidos para assegurar uma deglutição segura, além de tubo de alimentação para atender parte ou todas as necessidades de nutrição e hidratação. Tudo isso pode levar a uma ingestão inadequada e a limitações de crescimento. Para os lactentes e crianças com um PEI, a equipe comporta por nutricionista, fonoaudiólogo, terapeuta ocupacional e fisioterapeuta deve avaliar e trabalhar em conjunto no planejamento da terapia para maximizar o desenvolvimento de habilidades.

O refluxo gastresofágico é observado com frequência nesses lactentes e crianças. O tubo de alimentação pode ser necessário, se estudos de deglutição revelarem aspiração. Deve-se considerar técnicas alternativas de alimentação, que podem incluir a modificação das texturas dos alimentos, espessamento de todas as bebidas ou a colocação de um tubo de gastrostomia (Mahant et al., 2011). Os nutricionistas devem avaliar as alimentações por gastrostomia para detectar os valores calóricos e nutricionais e o volume necessário para a hidratação e, se possível, a inclusão de sólidos e líquidos orais na fórmula de alimentação por tubo.

Os problemas típicos identificados na avaliação são: alteração do crescimento, ingestões inadequadas de energia ou líquidos, interações fármaco-nutriente, constipação intestinal e problemas de alimentação. A elaboração de um plano de intervenção tem mais sucesso quando envolve os pais como parte da equipe, aborda questões culturais e reconhece a importância do problema alimentar. As crianças com PC têm problemas complexos que requerem um acompanhamento de rotina da família e de órgãos apropriados, escolas e instituições na comunidade. Órgãos estaduais geralmente fornecem fórmulas para alimentação por tubo e cadeiras de rodas especiais, assim como equipamento de assistência aos problemas de alimentação. Esses órgãos variam de um estado a outro nos EUA.

Autismo

Os **transtornos do espectro autista (TEA)** foram descritos originalmente nos anos 1940 como um transtorno comportamental. Atualmente, são conhecidos como uma síndrome pervasiva e sistêmica com envolvimentos neurológico, imunológico, gastrintestinal e endócrino. Não existem exames para diagnosticar TEA no momento, em vez disso, o TEA é diagnosticado pela presença de interação social recíproca prejudicada; comprometimento das habilidades de comunicação com interesses e comportamentos restritos, repetitivos, estereotipados, conforme especificado no *Manual Diagnóstico e Estatístico de Transtornos Mentais*, quinta edição (DSM-5) (American Psychiatric Association, 2013).

Antes de 2013, considerava-se que o **transtorno invasivo (pervasivo) do desenvolvimento (TID)** e a **síndrome de Asperger** fossem relacionados, mas distintos (American Psychiatric Association, 2013). Atualmente, esses transtornos são incluídos como parte do diagnóstico de TEA, conforme definições do DSM-5. A síndrome de Rett também é um transtorno do desenvolvimento relacionado, mas não faz parte do diagnóstico de TEA, uma vez que sua etiologia é significativamente diferente, é progressiva e encontrada quase que exclusivamente em meninas (Leonard et al., 2013). Os CDC estimam que 1 em 59 crianças foram identificadas com TEA em 2014, um aumento de 15% em relação a 2012. O TEA é quatro vezes mais comum em meninos do que em meninas. O diagnóstico, na maioria das crianças, é estabelecido aos 4 anos, mas pode ser estabelecido mais cedo de maneira confiável. Como o diagnóstico precoce é essencial para resultados melhores, a AAP recomenda a triagem de todas as crianças para detecção de autismo entre 18 e 24 meses nas consultas de bem-estar infantil.

Fisiopatologia

A etiologia do TEA é tão complexa quanto os indivíduos com o transtorno. Muitas teorias têm sido propostas tanto na literatura científica como na imprensa popular, com algumas alegações não substanciadas que são nocivas, como é o caso de um desacreditado vínculo entre vacinas e o TEA levando ao ressurgimento mundial do sarampo. Estima-se que genes específicos ou mutações genéticas respondam por 10 a 25% dos casos de TEA, sendo a suposta interação de genética e ambiente a causa primária (Ornoy et al., 2016). Várias teorias causais estão listadas na Tabela 43.4.

O TEA ocorre geralmente com outros diagnósticos médicos ou de desenvolvimento; estes são descritos na Tabela 43.4. É mais provável que as crianças com TEA tenham distúrbios gastrintestinais (GI) do que as crianças em desenvolvimento normal, e até 90% das crianças com TEA têm algum tipo de problema GI. Comparadas às crianças com transtornos do desenvolvimento, a constipação intestinal, o timpanismo ou a diarreia são três vezes mais comuns (Chaidez et al., 2014) em crianças com TEA. Os problemas GIs geralmente expressam-se de forma atípica como transtorno do sono, ansiedade, agressão ou afastamento social, resultando em menos qualidade de vida (Garcia et al., 2017). As razões para os problemas gastrintestinais incluem alterações no microbioma intestinal (falta de diversidade e microbiota característica), intolerância a carboidratos e dietas limitadas (Chaidez et al., 2014). As crianças com TEA geralmente têm dietas restritas devido a altas taxas de alergias alimentares, restrição imposta pelos pais, problemas alimentares ou por serem "comedores seletivos" (Marshall et al., 2014).

De maneira geral, as crianças com TEA que consomem uma nutrição adequada crescem bem, embora um subgrupo de crianças demonstre um padrão de crescimento excessivo geral com macrocefalia (Campbell et al., 2014).

Avaliação nutricional

Medidas antropométricas. Estatura e massa corporal são determinadas usando o equipamento padrão e os gráficos de crescimento. O perímetro da cabeça deve ser monitorado até os 36 meses, ou mais, se for observado crescimento anormal (Campbell et al., 2014). O ganho de massa corporal e o crescimento podem diminuir com o uso de medicamento estimulante, podendo ocorrer ganho de massa corporal excessivo com medicamentos psicoativos como risperidona (Ptomey e Wittenbrook, 2015; Richardson et al., 2017).

Medidas bioquímicas. Não há um padrão de testes além daqueles de triagem neonatal regular e exames de sangue para o monitoramento da saúde. Caso se observe perversão alimentar ou sejam seguidas dietas restritivas, deve ser solicitado um exame de sangue relativo à nutrição. Visto que distúrbios autoimunes e alergias são mais comuns, devem ser realizados testes apropriados, se houver suspeita de sua presença (Ly et al., 2017). Quando são usados medicamentos psicotrópicos, as concentrações sanguíneas de lipídeos, hemoglobina A1C e enzimas hepáticas devem ser acompanhadas devido ao risco de síndrome metabólica.

Tabela 43.4 TEA: causas, fatores contribuintes e transtornos associados propostos.

Causas de TEA	Transtornos associados ao TEA

Genética
  Presença de gene específico
  Mutação genética
  Deleção genética
	Prematuridade, pequeno para a idade gestacional (PIG)

Exposição ambiental pré-natal
  Pesticidas
  Poluição do ar, especialmente particulados
  Ftalatos, BPA, solventes, retardantes de chamas
  Medicamentos: ácido valproico, misoprostol, talidomida
Vírus: rubéola, CMV
	Defeitos congênitos: presentes em 11% das crianças com TEA em comparação com 6,4% de crianças em desenvolvimento normal

Características paternas
  Idade avançada da mãe ou do pai
  Distúrbio autoimune materno
  Diagnóstico de saúde mental dos pais
  Obesidade
	Síndromes genéticas: 10% de todas as crianças com TEA têm uma síndrome genética, como síndrome de Down, síndrome do X frágil, esclerose tuberosa, neurofibrose, síndrome de Angelman

Deficiência pré-natal de vitamina; folato	Diagnóstico psiquiátrico: TDAH, transtornos da ansiedade, depressão
Período até o nascimento: concebido há menos de 18 meses ou há mais de 60 meses	DID: 30% com DID, outros 23% com QI limítrofe Transtornos do sono: presentes em 2/3 dos indivíduos com TEA, 80% com presença de DID e TEA Os estudos de prevalência de distúrbios gastrintestinais variam de 7 a 90%, distúrbios primários de constipação intestinal e diarreia Alergias; primariamente alergias alimentares Transtornos convulsivos cuja prevalência aumenta com o envelhecimento Distúrbios autoimunes

BPA, bisfenol-A; *CMV*, citomegalovírus; *DID*, deficiências intelectuais e do desenvolvimento; *TDAH*, transtorno do déficit de atenção e hiperatividade; *TEA*, transtorno do espectro autista.
(Ornoy et al., 2016; Chaidez et al., 2014; Garcia et al., 2017; Campbell et al., 2014; Marshall et al., 2014.)

Ingestão dietética. A avaliação dietética é importante devido às dietas limitadas e à constipação intestinal frequente (ver Capítulo 4). Até 89% das crianças com TEA exibem alguma forma de problema alimentar em comparação com 25% das crianças em desenvolvimento normal (Marshall et al., 2014). A ingestão dietética limitada associada a padrões alimentares rígidos e monótonos põem as crianças com TEA em risco tanto de deficiências como de excessos de nutrientes (Marshall et al., 2014; Stewart et al., 2015). Padrões dietéticos idiossincráticos são comuns, como evitar alimentos de certa cor, consumir alimentos específicos em locais específicos ou evitar certas texturas de alimentos. Um estudo multicêntrico constatou que até 40% das crianças com TEA tinham prováveis deficiências de nutrientes (Stewart et al., 2015). Há poucas frutas e vegetais na dieta, enquanto o teor de carboidratos processados é elevado (Garcia et al., 2017). Quando a variedade é baixa e apenas alguns poucos alimentos são consumidos regularmente, a dieta pode não ser balanceada e conter altos níveis de sódio, escolhas de gordura de má qualidade e teor reduzido de fibras, especialmente quando são consumidos alimentos fortificados ou altamente processados em grandes quantidades. A perversão alimentar ou reter na boca ou mastigar itens não alimentares pode ser uma preocupação em crianças com TEA e causar problemas de saúde significativos, incluindo hepatite, doença parasitária, toxicidade por chumbo e anemia. A inclusão de uma avaliação da alimentação com a avaliação da dieta (ver Capítulo 4) é útil para determinar se as habilidades alimentares são apropriadas para a idade ou se o processamento sensorial está interferindo na alimentação – ambos os problemas estão associados ao TEA (Ptomey e Wittenbrook, 2015). Como a interação social está comprometida, muitas vezes as crianças não entendem, nem exibem uma interpretação normal da alimentação, e o relacionamento alimentar pode se tornar um desafio. Hábitos alimentares rígidos, fraca sensação de fome/saciedade, aversões a texturas e acesso limitado à atividade física têm resultado em uma taxa mais alta de obesidade no TEA, especialmente em adolescentes (Marshall et al., 2014).

Nutrição clínica

Nenhuma terapia ou modalidade de tratamento funciona para todos os indivíduos com TEA (Marshall et al., 2014). A maioria das crianças com TEA participa de uma variedade de intervenções para lidar com um comportamento rígido ou estereotipado, para processamento sensorial e para comunicação. Isso pode incluir intervenção comportamental, abordagens educacionais estruturadas, medicamentos, fonoterapia e terapia ocupacional. A nutrição clínica interdisciplinar é indicada para abordar a alimentação seletiva secundária à rigidez, para planejamento motor ou processamento sensorial. Gratificações alimentares são usadas geralmente no tratamento comportamental e as alternativas devem ser exploradas, uma vez que recompensas alimentares promovem a alimentação sem fome, a associação do alimento a compensações e estão ligadas à alimentação emocional e à obesidade.

A nutrição clínica é um complemento eficaz de outros tratamentos. A abordagem aos hábitos alimentares seletivos pode ser um desafio, e expandir o repertório alimentar da criança requer tempo devido à inflexibilidade inerente ao transtorno. As estratégias de tratamento precisam respeitar a ansiedade da criança e dos pais no horário das refeições, pois esta pode se dever, em grande parte, a rigidez, habilidades motoras e preferências sensoriais, bem como ao estresse dos pais (Marshall et al., 2014). As técnicas comuns incluem comportamento operante, dessensibilização sensorial sistemática e o encadeamento alimentar para a criança experimentar novos alimentos (Marshall et al., 2014; Ptomey e Wittenbrook, 2015). Obesidade, alergias, intolerâncias e queixas GIs são comuns em crianças com TEA, mas com frequência não são tratados (Chaidez et al., 2014; Garcia et al., 2017; Ly et al., 2017). O tratamento da obesidade pode ser especialmente desafiador devido à rigidez da dieta, hipersensibilidade às características sensoriais do alimento e acesso limitado à atividade física. Dietas especializadas geralmente são experimentadas em crianças com TEA devido a preocupações médicas (queixas GI, convulsões, alergias) e por relatos da mídia (Garcia et al., 2017).

A dieta mais popular é a dieta sem glúten e sem caseína. A maioria dos estudos não encontrou um benefício mensurável, mas os pais muitas vezes mencionam melhoras sutis (Sathe et al., 2017). Há teorias de que a dieta sem glúten e sem caseína ou a Dieta de Carboidratos Específicos, de certa forma relacionada, podem ser úteis para um pequeno grupo de crianças, uma vez que a dieta, por si só, não está tratando o TEA, mas abordando distúrbios GIs ou imunes não diagnosticados, que são comuns nesse transtorno (Garcia et al., 2017). Estudos documentaram o potencial para déficits nutricionais com o uso de dietas restritivas, especificamente o mau estado ósseo com a restrição de caseína, mas o risco pode ser minimizado com a supervisão de um nutricionista (Ly et al., 2017; Stewart et al., 2015). As Tabelas 43.5 e 43.6 descrevem os tratamentos nutricionais geralmente usados no TEA. Deve-se ter cuidado ao iniciar uma experiência com uma dieta, visto que, depois que um alimento é removido da dieta de uma criança, pode ser difícil sua reintrodução se a criança for um "comedor seletivo" de alimentos. Por outro lado, se for necessário usar produtos especiais, como as alternativas livres de glúten, a aceitação deve ser assegurada antes de iniciar a experiência com a dieta a fim de garantir a adequação dietética. As medições da extensão e do resultado da experiência com a dieta devem ser claramente identificadas, continuando ou interrompendo a experiência com base na eficácia medida. Ao instituir um plano de dieta, uma consideração abrangente é assegurar a promoção da saúde, bem como uma dieta apropriada para o desenvolvimento que permita a inclusão social da criança tanto em casa como na comunidade.

Quando se utiliza nutrição clínica, os cuidadores e a criança, quando possível, são os principais fatores contribuintes para o processo, identificando prioridades, preferências e desafios potenciais (Garcia et al., 2017). É fundamental colaborar com os terapeutas ocupacionais, fonoaudiólogos e outros membros da equipe dessa criança para ter sucesso especialmente se a criança for um consumidor altamente seletivo de alimentos. Como resultado de anos de consumo de dietas rígidas e monótonas, o uso de gratificações alimentares, de fármacos psicotrópicos e limitada atividade física, as taxas dos distúrbios relacionados à dieta, como hipertensão, obesidade e diabetes melito, são cerca de 40 a 50% mais elevadas nos adultos com TEA em comparação com a população geral (Garcia et al., 2017; Marshall et al., 2014). A orientação nutricional no decorrer da vida é essencial, e deve ser direcionada não apenas aos cuidados, mas também aos adolescentes com TEA especialmente quando eles alcançam a independência (Garcia et al., 2017).

Transtorno do déficit de atenção e hiperatividade

O **transtorno do déficit de atenção e hiperatividade (TDAH)** é um problema neurocomportamental com início na infância e que, muitas vezes, estende-se até a idade adulta. Entre 9,5 e 11% das crianças nos EUA foram diagnosticadas com TDAH (CDC, 2018). Quase dois terços das crianças com TDAH têm outro diagnóstico comportamental. O diagnóstico é baseado na presença de comportamentos específicos notados em diferentes ambientes: em casa, na escola e na comunidade (Wolraich, 2019). De acordo com os critérios do DSM-5 para o diagnóstico, a criança deve exibir de maneira consistente os sinais de desatenção, hiperatividade e impulsividade inadequada para a idade que interferem em seu funcionamento diário e não são atribuídos a outros diagnósticos. Com base nos sintomas observados, três tipos são diferenciados: (1) o tipo predominantemente desatento, (2) o tipo predominantemente hiperativo-impulsivo e (3) a apresentação combinada. A apresentação pode mudar com o tempo, à medida que aumentam as demandas sobre a criança. As causas de TDAH não são bem conhecidas, mas os fatores genéticos têm um papel. Além disso, outras causas ou fatores de risco potenciais incluem (Lange et al., 2017):

- Uso de álcool, fármacos ou fumo durante a gestação
- Parto prematuro ou baixa massa corporal ao nascer

Tabela 43.5 Intervenções dietéticas propostas nos transtornos neurocomportamentais.

Intervenções dietéticas	Transtornos associados	Orientação para uso
Dieta sem aditivo/corante alimentar. Remoção de corantes alimentares sintéticos: azul 1 e 2, vermelho cítrico 2, verde 3, vermelho 40, amarelo 5 e 6, benzoato de sódio	Pode reduzir problemas de hiperatividade e atenção em TDAH, TEA e crianças em desenvolvimento normal com sensibilidades (Garcia et al., 2017; Lange et al., 2017; Ly et al., 2017)	Requer instrução pela leitura do rótulo, pode aumentar o custo de alguns produtos alimentares
Dietas de eliminação Eliminação de alergênios comuns, geralmente leite, ovo, trigo, soja, amendoim, nozes, peixe/marisco. Também podem ser excluídos outros alimentos, limitando a dieta a um conjunto de alimentos hipoalergênicos	Alergias alimentares Esofagite eosinofílica TDAH TEA	Usadas temporariamente para identificação de alimentos problemáticos Requer registros detalhados de ingestão e comportamento para detectar padrões Alimentos introduzidos sistematicamente A remoção do alimento por tempo prolongado pode levar a uma resposta de alergia de rebote em crianças sensíveis e pode levar à recusa do alimento no TEA. Quando os alimentos são reintroduzidos, identifique alimentos que toda a família possa comer para incentivar a inclusão social Requer instrução pela leitura do rótulo, pode aumentar a constipação intestinal, especialmente se forem usados grãos altamente processados
Dieta FODMAP DCE Eliminação de classes de carboidratos para abordar os baixos níveis de enzimas digestivas ou alterações no microbioma	Preocupações gastrintestinais como doença de Crohn, colite ulcerativa, intolerância a carboidratos TEA com sintomas gastrintestinais	Requer orientação detalhada do consumidor e do nutricionista; ambas as dietas incluem restrição/introdução escalonada, o que é útil para identificar os alimentos-alvo e minimizar o risco, especificamente com a dieta DCE. A DCE pode levar a déficits de nutrientes em crianças pequenas com dietas limitadas. A DCE pode limitar uma variedade de texturas, o que pode influenciar a progressão de texturas na dietoterapia
Dietas sem glúten e sem caseína Eliminam os alimentos que contêm caseína (leite de vaca, cabra, ovelha etc.) e/ou alimentos que contêm glúten (trigo, cevada, centeio)	Doença celíaca (sem glúten), geralmente usadas em SD, TEA e TDAH Deficiência de folato cerebral (dieta sem caseína) Alergias alimentares	Identificar alimentos que toda a família possa comer para incentivar a inclusão social; requer instrução pela leitura do rótulo; a dieta pode aumentar a constipação intestinal, especialmente se forem empregados grãos sem glúten altamente processados. Assegurar a adequação de cálcio com o uso de dieta sem caseína

DCE, dieta de carboidratos específicos; *FODMAP*, oligossacarídeos, dissacarídeos, monossacarídeos e polióis fermentáveis; *SD*, síndrome de Down; *TDAH*, transtorno do déficit de atenção e hiperatividade; *TEA*, transtorno do espectro autista.
(Sathe et al., 2017; Ly et al., 2017; Ptomey e Wittenbrook, 2015; Mastrangelo, 2018; Garcia et al., 2017.)

Tabela 43.6 Exemplos dos efeitos da suplementação de nutrientes nas deficiências neurocomportamentais.

Suplementação de ácido graxo ômega-3	TEA: são poucas as evidências de apoio à eficácia da suplementação de ômega-3 para melhorar os sintomas principais ou os sintomas associados de TEA (Sathe et al., 2017) TDAH: modesto apoio para labilidade diminuída, aumento da atenção e diminuição do comportamento oposicionista com suplementação de GLA e EPA (Lange et al., 2017) SAF: possível benefício no pré e pós-natal (Murawski et al., 2015)
Enzimas digestivas	TEA: as evidências são inadequadas para avaliar os suplementos de enzimas digestivas a curto prazo (Sathe et al., 2017)
Vitamina B_6	Deficiência de ALDH7A1, deficiência de piridox(am)ina 5'-fosfato oxidase. Hiperprolinemia tipo II: atividade convulsiva reduzida (Mastrangelo, 2018) TEA: evidências inadequadas de apoio a melhoras na função, usada individualmente, em várias formas ou com magnésio (Garcia et al., 2017)
Ácido fólico, folacina	Deficiência de folato cerebral: possível redução da atividade convulsiva, melhora da função motora (Mastrangelo, 2018) Distúrbios mitocondriais: geralmente incluídos
B_{12} sublingual ou injetável	TEA: pouca comunicação de grupo significativa ou poucos benefícios comportamentais (Sathe et al., 2017)
Suplemento polivitamínico: riboflavina, ALA, coenzima Q_{10}; geralmente com ácido folínico e adição de L-carnitina, quando indicado	Distúrbios mitocondriais: tratamento padrão para melhorar a função muscular (Parikh et al., 2015) TEA: pode justificar uma experiência para crianças com TEA, se houver suspeita de distúrbio mitocondrial
Magnésio	TEA: nenhuma evidência de apoio ao uso (Garcia et al., 2017) TDAH: evidências inadequadas de apoio ao uso (Lange et al., 2017)
Probióticos	TEA: nenhuma evidência de apoio ao uso para TEA, mas moderadas evidências de apoio ao uso no tratamento de problemas gastrintestinais, como a constipação intestinal (Garcia et al., 2017) Outros distúrbios: podem ajudar a aliviar a constipação intestinal

EPA, ácido eicosapentaenoico; *GLA*, ácido gamalinolênico; *SAF*, síndrome alcoólica fetal; *TDAH*, transtorno do déficit de atenção e hiperatividade; *TEA*, transtornos do espectro autista.

- Ambiente, exposição em idade jovem; chumbo, pesticidas, cuidados institucionais
- Lesão cerebral.

A televisão, os estilos parentais, o açúcar e/ou a disfunção familiar não causam TDAH, mas podem exacerbar os sintomas.

Avaliação nutricional

Medidas antropométricas. Medidas de altura e massa corporal devem ser obtidas e registradas regularmente. Os medicamentos usados no tratamento podem causar anorexia resultando em ingestão energética inadequada e retardo de crescimento, especialmente com o uso a longo prazo (Richardson et al., 2017).

Medidas bioquímicas. Siga as recomendações para o bem-estar da criança com mais frequência, se a criança não estiver ganhando massa corporal ou caso sua ingestão seja limitada.

Ingestão alimentar. Uma anamnese alimentar detalhada deve ser obtida (ver Capítulo 4) especialmente em crianças que estão exibindo ingestão dietética limitada. Avalie o ambiente das refeições para identificar maneiras de reduzir as distrações por meio de modificações em assentos ou limitando os aparelhos eletrônicos.

Nutrição clínica

O tratamento padrão inclui terapia comportamental (47% das crianças) e/ou medicamento estimulante (62% das crianças). Os estimulantes tendem a reduzir o apetite e o ganho de massa corporal, especialmente no primeiro ano de uso (Richardson et al., 2017). Isso contribui para uma pequena, mas estatisticamente significativa, redução da altura no adulto com o tratamento a longo prazo, com potenciais efeitos negativos na mineralização óssea (Richardson et al., 2017). Visto que a capacidade de sentir fome está reduzida, não se pode esperar que a criança module apropriadamente sua própria ingestão. O tratamento deve considerar como maximizar o interesse em se alimentar, primeiramente pelo ajuste dos horários dos medicamentos ou das dosagens, quando possível (i. e., o café da manhã consumido antes do medicamento) (Richardson et al., 2017). Quando o ganho de massa corporal for uma preocupação, os cuidadores geralmente recorrem à força, aos subornos ou à oferta de alimentos açucarados ou gordurosos para incentivar a ingestão. Essas práticas raramente têm sucesso e podem contribuir para taxas mais altas de obesidade observadas em adolescentes e adultos com TDAH. Incentive o ganho de massa corporal oferecendo alimentos caloricamente densos antes das doses de medicamento, ou quando o efeito está diminuindo; refeições pequenas e frequentes; e limitando as distrações visuais/auditivas às refeições (TV, *tablets*). Nos casos graves, a criança pode necessitar de suporte extra nos ajustes das refeições na escola devido à quantidade de estimulação.

As dietas restritas para o TDAH são promovidas desde o início dos anos 1970, iniciando pela dieta de Feingold. Apesar das evidências mistas de sucesso, muitas famílias optam por seguir essa dieta que elimina os salicilatos de ocorrência natural e os corantes alimentares artificiais (corantes numerados FD&C) e aditivos (Ly et al., 2017). Uma pesquisa recente sugere que a manipulação da dieta pode ser benéfica em um subgrupo de crianças, especificamente o uso das Dietas Restritas de Eliminação (RED) e a eliminação dos corantes alimentares artificial (Lange et al., 2017).

Estudos sobre a dieta RED e os corantes alimentares sugerem que há crianças com TDAH mais sensíveis aos aditivos alimentares e que também podem apresentar respostas alérgicas atípicas (Ly et al., 2017). Embora sejam observadas taxas mais altas de alergias alimentares no TDAH, a resposta positiva à eliminação de um alimento não se correlacionou com os resultados dos testes de alergia, sugerindo uma resposta de não imunoglobulina E (IgE) (Ly et al., 2017). A Tabela 43.5 apresenta em detalhes as intervenções dietéticas geralmente usadas.

A suplementação de ácidos graxos ômega-3 também demonstrou resultados mistos em crianças com concentrações sanguíneas normais e baixas. Metánalise sugeriu que, para algumas crianças, ocorre um benefício modesto dependente da idade ou "período crítico", da presença de comorbidades e do tempo de uso (Lange et al., 2017). O ácido gamalinolênico (GLA) e o ácido eicosapentaenoico (EPA) parecem ser os mais eficazes dos ácidos graxos essenciais (AGE) testados (Lange et al., 2017). Os estudos com estritos critérios de inclusão indicam que há um subgrupo de crianças que responde positivamente à suplementação com ligeira melhora da capacidade emocional, aumento da atenção e diminuição do comportamento oposicionista (Lange et al., 2017). As dietas "ocidentais" típicas têm baixo teor de ácidos graxos ômega-3 e estão ligadas ao TDAH, levantando a questão: a suplementação isoladamente é benéfica ou a mudança da dieta para melhorar a variedade da ingestão de gorduras e reduzir a ingestão de aditivos alimentares traria o mesmo benefício da suplementação (Ly et al., 2017)? A Tabela 43.6 apresenta detalhes do uso de suplementos nutricionais.

Embora a pesquisa sobre a dieta e o TDAH permaneça inconclusiva e haja significativa variação individual nas respostas, reduzir a ingestão de alimentos processados, aumentar a ingestão de ácidos graxos ômega-3 e assegurar o ganho de massa corporal e o crescimento adequados devem fazer parte da nutrição clínica para o TDAH.

Fissuras labial e palatina

Fissura labial e/ou fissura palatina (FL/FP), também conhecidas como fissuras orofaciais, são alguns dos defeitos congênitos de ocorrência mais comum, com uma incidência de 1 em 500 a 700 nascimentos em todo o mundo (Shkoukani et al., 2013). Há uma ampla variação de incidência de origem étnica e localização geográfica, ocorrendo a maior e a menor incidência, respectivamente, no Japão e na África do Sul. A fissura labial é uma condição que cria uma abertura no lábio superior. Pode variar de uma ligeira incisura até a separação completa em um ou em ambos os lados dos lábios e estende-se para cima. Se ocorrer em um lado do lábio, é chamada "fissura labial unilateral"; se ocorrer em ambos os lados é chamada "fissura labial bilateral". A fissura palatina ocorre quando o teto da boca não se uniu completamente; pode ser unilateral ou bilateral. A fissura palatina pode variar de apenas uma abertura na parte dorsal do palato mole ou uma separação do teto da boca que envolve os palatos mole e duro. A FL e a FC resultam de união e fusão incompleta dos processos embrionários durante a formação da face. Também há uma condição denominada "fissura palatina submucosa" em que ocorre a fusão incompleta das camadas musculares do palato mole com fusão da mucosa sobrejacente (Figuras 43.7 e 43.8).

O desenvolvimento do lábio e do palato ocorre entre a quinta e a décima segunda semana de gestação. O desenvolvimento do lábio começa primeiro, normalmente na quinta semana de gestação, seguido do desenvolvimento das proeminências maxilares e do palato primário. A fusão do palato duro se completa na décima semana de gestação e a do palato mole na décima segunda semana. A fissura labial, mas não a fissura palatina, pode ser identificada algumas vezes no útero com ultrassom fetal. A FL e a FP têm múltiplas causas: genéticas, ambientais e idiopáticas. Estima-se que 20% das fissuras orofaciais estejam associadas a síndromes subjacentes (fissuras sindrômicas) como os distúrbios relacionados a 22q11.2, síndrome de Treacher Collins e síndrome de Stickler. É mais provável que as fissuras sindrômicas sejam genéticas. A sequência de Pierre Robin (SR) é referida como uma síndrome, mas, na realidade, é um grupo de anormalidades que afeta a cabeça e a face, e consiste em mandíbula inferior pequena (micrognatia), língua posicionada mais posteriormente que o normal (glossoptose) e problemas respiratórios. Uma fissura palatina em forma de ferradura pode ou não estar presente. Atualmente, o aconselhamento genético pode identificar as famílias em alto risco de fissuras sindrômicas e não sindrômicas (Leslie et al., 2013). As causas ambientais incluem teratógenos, como tabagismo, uso de álcool, assim como o uso de medicamentos antiepilépticos maternos.

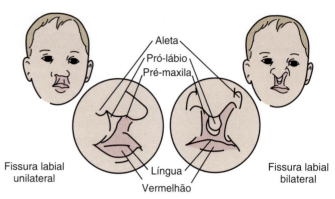

Figura 43.8 Fissura labial. (De American Cleft Palate-Craniofacial Association, ACPA Family Services. http://acpa-cpf.org/families.)

Avaliação nutricional

A avaliação nutricional para detecção de FL/FP inclui as medidas antropométricas usuais para todos os lactentes e crianças. As medidas bioquímicas também são aquelas usadas para as crianças não afetadas, e as informações de ingestão dietética dependem dos problemas alimentares existentes. Outros problemas incluem anormalidades dentárias e dentes faltantes, dificuldades de fala e maior incidência de infecções de orelha média. Alguns lactentes (i. e., aquelas com SR) podem ter maior dificuldade respiratória. A avaliação da alimentação é uma parte importante da avaliação e é mais bem realizada por abordagem de equipe, incluindo os pais. Considerando que o principal problema nutricional em FL/FP consiste na alimentação e provisão de uma ingestão adequada, o crescimento pode ser prejudicado e deve ser avaliado regularmente.

Nutrição clínica

O tratamento de FL/FP inclui os tratamentos cirúrgico e não cirúrgico. O objetivo do tratamento cirúrgico é reparar o defeito para obter bons resultados cosméticos e funcionais. O tratamento não cirúrgico aborda o modo de alimentar o lactente até a fissura ser reparada e como otimizar o crescimento e a nutrição e promover um tratamento cirúrgico bem-sucedido (Lanier e Wolf, 2017) (Tabela 43.7).

O reparo cirúrgico da fissura labial geralmente é realizado dos 3 aos 6 meses, e o reparo da fissura palatina dos 9 a 15 meses. Outras operações realizadas antes do ingresso da criança na escola podem incluir a inserção de tubos (cilindros de ventilação) auditivos para otite média (geralmente realizada ao mesmo tempo do reparo do palato), cirurgia corretiva para insuficiência velofaríngea (IVF) e

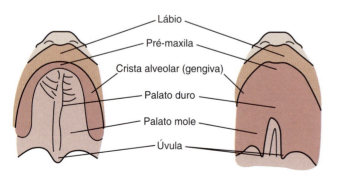

Figura 43.7 Fissura palatina. (De American Cleft Palate-Craniofacial Association, ACPA Family Services. http://acpa-cpf.org/families.)

Tabela 43.7 Objetivos da alimentação e nutrição para crianças com fissuras orofaciais.

- Método eficaz de alimentação com o número esperado de alimentações e extensão da alimentação dentro do período normal
- Ganho de massa corporal e crescimento esperados para a idade, considerando qualquer síndrome relacionada
- Desenvolvimento alimentar normal para a idade (introdução de alimentos complementares em 6 meses, introdução de bebidas em copo aos 6 meses)
- Cicatrização maximizada e perda de massa corporal minimizada pós-cirurgias
- Nutrição saudável e hábitos orais saudáveis adequados para a idade, incluindo os princípios de Divisão de Responsabilidades de Alimentar de Ellyn Satter
- Para lactentes e crianças alimentadas por tubo, o plano de alimentação promove a ingestão oral, se apropriado

Adaptada de Lanier, C and Wolf, L. Children with cleft lip and/or palate: Feeding and nutrition. *Nutrition Focus for Children with Special Health Care Needs*. Nov/Dec 2017;32:6.

melhoras menores no lábio ou nariz. Nos últimos anos, as intervenções incluem o osso alveolar e, se necessário, cirurgia ortognática (mandíbula) (Tabela 43.8).

A amamentação é difícil para esses lactentes por causa dos problemas de sucção, embora os lactentes que apresentam apenas fissura labial possam ter sucesso em se amamentar. Geralmente, é recomendado que a mãe que deseja amamentar extraia e ofereça seu leite ao seu recém-nascido em mamadeira e bico especializados. O uso de um adequado extrator de leite (bomba) de grau hospitalar é recomendado para a extração do leite. Os pais e os cuidadores devem ser orientados sobre o posicionamento da criança para a alimentação, a seleção da mamadeira e do bico, a técnica de alimentação e o monitoramento da ingestão (American Cleft Palate-Craniofacial Association, 2018).

As necessidades energéticas são geralmente as mesmas dos lactentes não afetados. As exceções ocorrem: se o processo de alimentação for muito difícil (ou se os volumes não forem alcançados e/ou as necessidades energéticas estiverem aumentadas com o trabalho da alimentação) e se o lactente manifestar maior dificuldade respiratória

Tabela 43.8 Tratamentos cirúrgico, alimentar e nutricional das fissuras labial e palatina.*

Idade	Tratamento cirúrgico	Modalidade de alimentação	Tratamento nutricional
3 a 6 meses	Reparo do lábio	Fissura labial somente: amamentação ou alimentação com mamadeira com bico de base larga Fissura palatina: mamadeira especial A posição ereta ajuda a impedir que o leite entre na nasofaringe. Posição deitada de lado, se houver obstrução causada pela língua (Pierre Robin) Arroto geralmente secundário ao aumento de ar à deglutição Após reparo labial: retomar a modalidade normal de alimentação logo após o reparo labial	Leite materno ou fórmula infantil padrão. Vitamina D 400 UI para lactentes que recebem leite materno. Introdução de alimentos complementares aos 6 meses ou quando o lactente mostrar prontidão Progressão para as texturas normais para a idade Após reparo labial: retomar a amamentação ou a fórmula
9 a 15 meses	Reparo do palato (fissuras sindrômicas na porção final) Tubos (cilindros de ventilação) auditivos para otite média	Ver anteriormente Introdução de copo normal para a idade. O copo não deve conter válvula Desmame da mamadeira para o copo normal para a idade (aproximadamente 1 ano) ou após reparo do palato Após reparo do palato: durante 2 a 4 semanas, alimentação com mamadeira especial e/ou pode-se usar copo aberto ou sem válvula e sem bico rígido ou longo; não deve ser colocado na boca nenhum objeto rígido (nem utensílios nem canudos ou dedos/mãos)	Desmame para o leite integral normal para a idade (1 ano), mas se pode aguardar até após reparo do palato. Dieta para crianças pequenas normal para a idade Assegurar que sejam atendidas as necessidades de cálcio e vitamina D Após reparo do palato: durante 2 a 4 semanas, dieta mole, sem mastigação
2 a 5 anos	Cirurgia corretiva para insuficiência velofaríngea (IVF) "cirurgia da fala" Considerada a revisão de nariz e lábio	Após a cirurgia corretiva para IVF: nenhum objeto rígido (nenhum utensílio nem canudinhos) na boca por 4 a 6 semanas	Dieta pré-escolar normal para a idade Após cirurgia corretiva para IVF: dieta mole, sem mastigação por 4 a 6 semanas
6 a 11 anos	Enxerto ósseo de fissura alveolar após dentição primária completa e fechamento de fístula oronasal Intervenções ortodônticas e extrações de dentes, se necessário	Após enxerto ósseo: nenhum objeto rígido (nenhum utensílio nem canudinhos) na boca por 4 a 6 semanas	Dieta normal para a idade Após enxerto ósseo: dieta mole, nenhuma mastigação por 4 a 6 semanas
12 a 21 anos	Revisão do nariz (rinoplastia), se necessário Cirurgia mandibular em alguns casos (cirurgia ortognática) Pontes e implantes ortodônticos	Após cirurgia mandibular: canudinhos são liberados	Dieta normal para a idade Após cirurgia mandibular: dieta mole, sem mastigação por 6 a 8 semanas; pode ser necessária dieta liquidificada

*O momento das cirurgias, as modalidades de alimentação e as intervenções nutricionais podem variar entre os centros craniofaciais.
(Adaptada de Bernstein M and McMahon-Jones K. *Nutrition Across Life Stages*. 2017: Jones & Bartlett Learning, Burlington, MA. www.jblearning.com.)

(com consequente aumento da demanda energética). As estratégias para solucionar esses problemas variam e incluem o ajuste da modalidade de alimentação (mamadeiras e bicos apropriados) e técnica de alimentação/posicionamento do lactente e/ou o uso de uma fórmula mais concentrada ou leite materno (Tabela 43.9; ver Capítulo 41). O suporte enteral (alimentação por tubo) raramente é necessário, e pode ser usado apenas por um breve período.

A alimentação eficaz requer que o lactente seja capaz de formar um vácuo dentro da boca e realizar um selo com os lábios em torno do mamilo. Isso é alcançado com o uso de mamadeira, bico de mamadeira e posicionamento adequados para a alimentação. Mamadeiras e bicos aceitáveis incluem: Mead Johnson Cleft Palate Nurser®, Medela Special Needs Feeder®, Pigeon Bottle and Nipple® e Dr. Brown's Specialty Feeding System® (a mamadeira Dr. Brown tem uma válvula unidirecional) (Tabela 43.10). Os lactentes com FL/FP apresentam desafios únicos para a alimentação; assim, é extremamente importante que um terapeuta ou enfermeiro experiente em alimentação de lactentes com fissuras orofaciais avalie vários tipos de equipamento e oriente cuidadosamente os pais sobre sua utilização. A colocação da criança em posição ereta, a escolha da mamadeira e do bico adequados e o direcionamento do fluxo do líquido para o lado ou para o fundo da boca são estratégias para uma alimentação ótima. Os recém-nascidos com fissuras orofaciais engolem mais ar ao se alimentar e devem ter amplas oportunidades de arrotar frequentemente na posição ereta.

A introdução de alimentos sólidos para lactentes com FL/FP pode seguir o protocolo usual aos 6 meses, ou quando o recém-nascido mostrar prontidão para se alimentar (i. e., bom controle da cabeça e estabilidade do tronco e mostrar interesse pelos alimentos). É importante ter o cuidado de apresentar o alimento lentamente, permitindo que o lactente controle cada mordida, enquanto aprende gradualmente a direcionar o alimento ao redor da fissura. Após o reparo e a cicatrização da fissura palatina, a alimentação no decorrer do desenvolvimento deve progredir de maneira lenta, mas normal (ver Capítulo 15 e Tabela 43.9).

Tabela 43.9 Aumento das calorias por meio da concentração das fórmulas e adição de óleos e carboidratos.

Usando fórmula com a densidade calórica necessária de 20 calorias/28 g	Medidas do pó	Adição de água
20 calorias	1 colher medidora	60 mℓ
22 calorias	2 colheres medidoras	105 mℓ
24 calorias	3 colheres medidoras	150 mℓ
27 calorias	3 colheres medidoras	127,5 mℓ
Usando fórmula de 22 cal/28 g		
22 cal	1 colher medidora	60 mℓ
24 cal	3 colheres medidoras	165 mℓ
27 cal	5 colheres medidoras	240 mℓ
Adição de óleo ou carboidratos		
Produto	kcal	Fonte
Óleo de milho ou cártamo	9/g ou 8,3/mℓ	Óleo de milho ou cártamo
Microlipid®	4,5/mℓ	Óleo de cártamo
Óleo de triglicerídios de cadeia média (TCM)	8,3/g ou 7,6/mℓ	Óleo de coco fracionado
Karo® – xarope	1 colher de sopa = 58 kcal	Polissacarídeos
Polycose® – líquido	2/mℓ ou 60/30 mℓ	Polímeros de glicose
Polycose® – pó	3,8/g; 8/colher de chá; 23/colher de sopa	Polímeros de glicose
Moducal® – pó	30/colher de sopa	Polímeros de glicose

SÍNDROME ALCOÓLICA FETAL

O **transtorno do espectro alcoólico fetal (TEAF)** é uma consequência vitalícia do consumo materno de álcool que leva a retardo de crescimento, malformações faciais e comprometimento do SNC. Desde a sua identificação, em 1973, pelos doutores Kenneth Jones e David Smith, da University of Washington School of Medicine, o TEAF foi documentado em todo o mundo com uma prevalência que varia de 2,4 a 20,8%; em populações de alto risco, como nos orfanatos russos, as taxas estimadas atingem de 40 a 68% (Hoyme et al., 2016).

O consumo de álcool durante a gestação interfere no crescimento fetal normal e no desenvolvimento de todos os sistemas e órgãos corporais. O estado nutricional materno, o uso de múltiplos fármacos, a suscetibilidade genética e o padrão de uso de álcool podem influenciar a gravidade do transtorno (Murawski et al., 2015). O diagnóstico de síndrome alcoólica fetal (SAF) requer que os seguintes critérios sejam totalmente atendidos: (1) deficiência de crescimento pré ou pós-natal; (2) características faciais da SAF; (3) estruturas cerebrais anormais e/ou microcefalia; e (4) comprometimento neurocomportamental, com comprometimento cognitivo ou de desenvolvimento dependendo da idade. As três características faciais incluem filtro nasal esmaecido/liso (o sulco entre o lábio superior e o nariz), lábio superior fino e fissuras palpebrais pequenas (entre as pálpebras superior e inferior). A síndrome alcoólica fetal parcial (SAFP) é diagnosticada quando dois dos critérios são atendidos com exposição conhecida ao álcool, ou três dos quatro critérios quando a exposição não é documentada. Os **transtornos do neurodesenvolvimento relacionados ao álcool (TNDRA)** e os **defeitos congênitos relacionados ao álcool (DCRA)** são diagnósticos adicionais usados para identificar crianças sem manifestações faciais ou crescimento precário, mas com problemas psicológicos ou médicos associados ao álcool (Hoyme et al., 2016). As crianças com TNDRA podem ter deficiências intelectuais e problemas de comportamento e aprendizagem, particularmente em matemática, memória, atenção, julgamento e mau controle dos impulsos. As crianças com DCRA podem ter problemas cardíacos, renais ou auditivos. Devido à complexidade clínica, uma equipe multiprofissional deve estabelecer o diagnóstico (Hoyme et al., 2016).

Avaliação nutricional

As medidas antropométricas são muito importantes na avaliação da criança com TEAF em razão da característica deficiência de crescimento. A restrição de crescimento do lactente geralmente persiste no período pós-natal apesar da elevada ingestão calórica. O crescimento deve ser avaliado frequentemente e representado nos gráficos de curvas de crescimento dos CDC e da OMS (Hoyme et al., 2016). Os problemas de alimentação estão associados à SAF, incluindo os problemas oromotores que se expressam como fraca sucção na lactância e progressão retardada da alimentação em crianças no início da infância. O crescimento precário e os problemas de alimentação geralmente resultam no diagnóstico de dificuldade em se desenvolver (Amos-Kroohs et al., 2016). O controle de impulsos, o acúmulo de alimentos e a hiperfagia são comuns em crianças mais velhas (Amos-Kroohs et al., 2016; Ptomey and Wittenbrook, 2015).

Nutrição clínica

O uso de terapia clínica nutricional no TEAF enfatiza a prevenção de deficiência secundária a qual é iniciada com a suplementação pré-natal de vitaminas-minerais, quando se suspeita de consumo de álcool,

Tabela 43.10 Mamadeiras especiais.

Mamadeiras especiais	Como funcionam	Como pagar e onde encontrar
Mead Johnson Cleft Palate Nurser® (Squeeze Bottle)	O leite é espremido dentro da boca do lactente; o fluxo é controlado pela pessoa que alimenta a criança	Alguns seguros cobrem Disponíveis por meio de empresas de cuidados domiciliares Podem ser disponibilizadas sem custos nos centros craniofaciais Disponíveis para aquisição na internet
Medela Special Needs Feeder® (Haberman Bottle)	O bico da mamadeira tem uma câmara larga com válvula unidirecional. O leite flui para dentro da câmara do bico da mamadeira, mas não pode refluir para a mamadeira. O leite é extraído espremendo ou pressionando o bico (pela pessoa que alimenta a criança) ou o lactente controla o fluxo. O bico da mamadeira tem diferentes tamanhos de corte que permitem o fluxo rápido ou lento	Alguns seguros cobrem Disponíveis por meio de empresas de cuidados domiciliares Podem estar disponíveis sem custos nos centros craniofaciais Disponíveis para aquisição na internet
Pigeon Cleft Palate Nurser®	O bico tem uma válvula unidirecional e em um de seus lados a borracha é muito fina. O leite flui para dentro do bico da mamadeira e o lactente pode extraí-lo pressionando o bico: o fluxo é controlado pelo lactente	Alguns seguros cobrem Disponíveis por meio de empresas de cuidados domiciliares Podem estar disponíveis sem custos nos centros craniofaciais Disponíveis para aquisição na internet
*Dr. Brown's Specialty Feeding System® (Sistema de Alimentação Especial Dr. Brown – mamadeira Dr. Brown com válvula unidirecional de alimentação) As opções de bico de mamadeira englobam os tipos Ultra Preemie, Preemie e 1 a 4	O mesmo mecanismo de alimentação da Pigeon Nurser®	Não é coberto pelo seguro Mamadeiras e/ou válvulas podem ser disponibilizadas sem custo nos centros craniofaciais Disponíveis para aquisição na internet

*A válvula encaixa-se no bico de qualquer mamadeira Dr. Brown.
(Adaptada de Lanier, C and Wolf, L. Children with cleft lip and/or palate: Feeding and nutrition. *Nutrition Focus for Children with Special Health Care Needs.* Nov/Dec 2017;32:6.)

uma vez que essa suplementação pode reduzir a deficiência por abordar os déficits nutricionais maternos e atenuar os efeitos teratogênicos do álcool (Murawski et al., 2015; Popova et al., 2016). A amamentação geralmente é incentivada, mas com o uso excessivo de álcool torna-se uma contraindicação. Considerando uma série de preocupações nutricionais potenciais, a nutrição clínica para a criança com TEAF é focada no problema nutricional específico dessa criança. Comprometimento motor, TDAH, retardo do desenvolvimento, transtornos convulsivos, desafios de comunicação, hiperfagia e comprometimentos sensoriais (visuais/auditivos) são comorbidades comuns que podem colocar a nutrição em risco (Amos-Kroohs et al., 2016; Popova et al., 2016). A baixa estatura, os problemas de processamento sensorial e a impulsividade aumentam o risco de sobrepeso ou a obesidade na criança mais velha e no adolescente. Além disso, o abuso de substância dos pais, passado ou presente, pode impactar o relacionamento alimentar pais-filho, exigindo uma intervenção de apoio com encaminhamento para os serviços sociais, se necessário (Amos-Kroohs et al., 2016).

De modo geral, as necessidades calóricas e de nutrientes não diferem daquelas de uma criança não afetada, embora a má-nutrição fetal ou os problemas alimentares possam aumentar o risco de deficiências (Popova et al., 2016). A suplementação de vitaminas, minerais, ácidos graxos ômega e colina pode ser indicada para maximizar o desenvolvimento do cérebro e abordar os déficits pré-natais (Murawski et al., 2015). Pode ser difícil determinar a necessidade calórica da criança pequena quando há restrição de crescimento. O aumento potencial das calorias pode apoiar a melhora do crescimento, mas também levar ao ganho de massa corporal excessivo sem aumentar a taxa de crescimento. É necessário comparar as medições seriais da massa corporal aos ganhos lineares para individualizar as recomendações de calorias. Podem ser necessárias estratégias para aumentar os alimentos caloricamente densos para indivíduos com dificuldade de ganhar massa corporal. A adaptação da textura do alimento pode ser necessária, se houver comprometimentos oromotores.

Hoje, no mundo, o TEAF é o principal transtorno prevenível do desenvolvimento. Todas as mulheres em idade reprodutiva devem ser orientadas sobre o TEAF, uma vez que não há momentos nem quantidades seguras de álcool durante a gestação (Murawski et al., 2015).

Medicina complementar e integrativa (MCI) nas deficiências intelectuais e do desenvolvimento (DID)/TEA

Os tratamentos padrões atuais para DID/TEA incluem terapias (ocupacional, fisioterapia, fonoaudiologia/fonoterapia), medicamentos e nutrição clínica. Geralmente, as intervenções convencionais são demoradas, caras ou têm efeitos colaterais negativos (Lindly et al., 2018). Esses tratamentos podem reduzir a progressão da doença e melhorar a função, mas podem não produzir uma significativa redução da deficiência geral da criança. Na expectativa de melhoras mais significativas, os cuidadores e os profissionais de saúde procuram a MCI para maximizar o desenvolvimento e qualidade de vida da criança. Nos últimos 50 anos, vários estudos foram iniciados para avaliar se a manipulação da dieta ou a suplementação nutricional pode tratar ou até curar diagnósticos relacionados ao desenvolvimento. Com exceção da dieta cetogênica para convulsões e o tratamento dietético dos distúrbios metabólicos/erros inatos do metabolismo, a pesquisa sobre a suplementação ou manipulação da dieta constatou melhoras mínimas ou temporárias em desenvolvimento, comportamento ou medidas funcionais (Lewanda et al., 2018; Mastrangelo, 2018; Sathe et al., 2017). Como indicado no Capítulo 11, a pesquisa em MCI pode ser difícil de interpretar em pediatria e até mais difícil em crianças com DID/TEA, um grupo muito heterogêneo que provavelmente recebe múltiplos medicamentos, participa de múltiplas terapias e requer intervenção médica frequente – e todos estes são fatores de confusão nos resultados da pesquisa (Sathe et al., 2017). Os estudos podem ter vieses, um pequeno tamanho da amostra, múltiplos agentes experimentados em um estudo, falta de acompanhamento a longo prazo e avaliação falha tanto da adequação nutricional quanto da alteração comportamental/funcional (Garcia et al., 2017; Lewanda et al., 2018; Brizee, 2019; Sathe et al., 2017). Muitas vezes, o risco é subavaliado e os efeitos a longo prazo da suplementação e da restrição dietética são desconhecidos (Garcia et al., 2017; Stewart et al., 2015). Apesar da falta de recomendações claras, a mídia, grupos consumidores e conferências patrocinadas pela indústria de suplementos promovem os suplementos nutricionais e as dietas especiais para essa população. Isso resultou em maior uso de MCI nessa população em comparação com as crianças em desenvolvimento normal (Lindly et al., 2018; Stewart et al., 2015).

Os nutricionistas e cuidadores são desafiados a determinar se o potencial para o benefício de uma dieta ou suplemento supera o risco potencial. Os efeitos colaterais negativos incluem os efeitos diretos, como o déficit ou o excesso de um nutriente, e também os efeitos indiretos, como os custos financeiros e de tempo. Isso pode ser considerável quando são utilizados múltiplos suplementos, quando são necessários produtos dietéticos especiais e o pagamento dos profissionais de saúde, e muitos desses custos não são cobertos pelas companhias de seguro (Lewanda et al., 2018; Lindly et al., 2018; Stewart et al., 2015). Também há o risco, considerando tempo e finanças, de que intervenções não comprovadas substituam as intervenções estabelecidas e os tratamentos baseados em evidências (Lindly et al., 2018).

Embora essa população tenha acesso a vários métodos da MCI, incluindo fitoterápicos, ioga e massagens, as modalidades primárias de MCI usadas são a suplementação nutricional e a manipulação da dieta; ver no Capítulo 11 discussão de uma variedade maior de MCI (Lindly et al., 2018).

Suplementos nutricionais

A suplementação nutricional demonstrou benefícios em distúrbios metabólicos raros e mitocondriais, mas faltam evidências de que a suplementação melhore a função na maioria dos transtornos do desenvolvimento (Lewanda et al., 2018; Mastrangelo, 2018; Parikh et al., 2015; Sathe et al., 2017). A não ser nesses exemplos, a suplementação tem sido estudada sem um sucesso claro ou replicado (os suplementos estudados incluem as vitaminas do complexo B – B_6, B_{12}, ácido fólico, biotina e riboflavina – vitamina E, L-carnitina, magnésio, zinco e ferro) (Garcia et al., 2017; Lewanda et al., 2018). Embora muitas vezes ocorram alterações nos índices bioquímicos, não foram encontradas, ou replicadas, significativas alterações paralelas em comportamento ou função (Sathe et al., 2017). Metanálises e artigos de revisão advertem contra extrair conclusões ou fazer recomendações de suplementos em razão de metodologia falha de pesquisa. Embora os métodos de pesquisa estejam melhorando, as evidências permanecem insuficientes para se recomendar o uso de suplementação nutricional (Garcia et al., 2017; Lewanda et al., 2018; Ly et al., 2017; Sathe et al., 2017).

Os ácidos graxos ômega e os probióticos apresentam moderadas evidências de melhoras no humor e na atenção, mas não necessariamente específicas para DID/TEA. Não está claro se este é um resultado direto do suplemento ou da correção do desequilíbrio das gorduras dietéticas (Lange et al., 2017; Ly et al., 2017). Acredita-se que os probióticos melhorem a disbiose gastrintestinal, a função imunológica e a inflamação no TEA e que haja potencial para mais benefícios globais para o TEA e outras deficiências (Chaidez et al., 2014; Garcia et al., 2017). Esta é uma área emergente de pesquisa; o uso de probióticos tem limitado o dano, mas pode ser contraindicado em crianças com imunossupressão e, inicialmente, podem causar timpanismo e gases (Garcia et al., 2017).

Embora os dados sejam insignificantes, os indivíduos com DID usam os suplementos com uma frequência duas vezes maior que a população geral, havendo maior incidência de uso quando as crianças são pequenas (Lindly et al., 2018). Um estudo em crianças inscritas no Autism Treatment Network revelou que mais de 50% das crianças com TEA usaram suplementos nutricionais, em comparação a 32% das crianças em desenvolvimento normal (Stewart et al., 2015). Esse mesmo estudo constatou que a suplementação não abordou as áreas reais de déficit e levou à ingestão excessiva de nutrientes. Isso ressalta a importância do uso de suplemento supervisionado pelo nutricionista; iniciando uma discussão, quando os pacientes solicitam o uso, que aborde os déficits indicados por uma dieta pobre ou por exame de sangue, e minimizando o dano por meio de atenção à dosagem, especialmente quando são consumidos alimentos fortificados ou existem contraindicações como a suplementação de cálcio na síndrome de William (Ptomey e Wittenbrook, 2015; Stewart et al., 2015). A Tabela 43.6 sumariza o uso de suplementação. Ver no Capítulo 11 mais informações sobre a recomendação segura de suplementos dietéticos.

Dietas especiais

Em 1954, a descoberta de que a restrição de fenilalanina na dieta da criança com fenilcetonúria (PKU) preveniu a deficiência intelectual criou a esperança de que a dieta pode tratar, ou mesmo curar, deficiências do desenvolvimento. Os tratamentos dietéticos comprovaram-se eficazes para alguns erros inatos do metabolismo e minimizaram convulsões, mas ainda não demonstraram sucesso similar no tratamento de outras deficiências (Mastrangelo, 2018; Ptomey e Wittenbrook, 2015). Embora faltem evidências empíricas, os pais relatam que escolheram a MCI porque estavam descontentes com as intervenções tradicionais e sentiram-se mais confortáveis e no controle ao usar alimentos em vez dos medicamentos como tratamento (Lindly et al., 2018; Ly et al., 2017). Estudos de dietas mais populares – dieta cetogênica, dieta sem glúten, dieta sem caseína e Dieta de Carboidratos Específicos (DCE) – não encontraram significativas alterações comportamentais ou funcionais (com exceção do controle das convulsões observado), mas os cuidadores optaram por continuar a dieta após o término do estudo. É sugerido que as percepções das mudanças, pelos pais, podem ser influenciadas pelo desejo de mudar, pelo investimento emocional no tratamento e pela interpretação errônea ou atribuição de qualquer melhora à modificação da dieta (Garcia et al., 2017; Lindly et al., 2018). Por outro lado, as melhoras sutis observadas podem não constituir as variáveis que estão sendo mensuradas e, portanto, os pais veem benefício quando os pesquisadores não o veem. Por exemplo, os pais podem ver melhoras nos movimentos intestinais, ou no sono da criança, que não estão sendo avaliados. O uso de uma dieta especial pode estar lidando com anemia subjacente, desconforto gastrintestinal ou alergia, reduzindo o desconforto e a irritabilidade (Garcia et al., 2017; Ly et al., 2017).

Uma avaliação nutricional pode revelar as razões para se experimentar uma dieta, como uma história anterior ou atual de alergia, refluxo ou constipação intestinal. O uso de dietas especiais não é isenta de risco nutricional, mas este pode ser minimizado com a supervisão de um nutricionista. Além do risco de déficits de nutrientes, especialmente quando grupos alimentares inteiros são eliminados ou sofrem rigorosa restrição, as dietas prescritas com uma variedade muito limitada de alimentos podem exacerbar as condições existentes, como a constipação intestinal, por depender de alimentos altamente processados. As crianças com necessidades especiais muitas vezes são socialmente isoladas e as dietas restritas podem isolá-la mais, pois fazê-la comer com outras pessoas torna-se um desafio. A Tabela 43.5 descreve as dietas frequentemente usadas nessa população.

Escolha dos tratamentos da MCI

As crianças com transtornos do neurodesenvolvimento estão em maior risco de sofrer dano decorrente tanto da intervenção convencional como da MCI. As interações fármaco-nutriente, os problemas gastrintestinais ou o estado imunológico alterado podem tornar mais provável uma resposta negativa ao fazer uso concomitante da MCI atrativa para resolver problemas não resolvidos. O nutricionista pode facilitar o uso eficaz da MCI por auxiliar os pais e outros profissionais de saúde a proporcionar melhor compreensão da aplicabilidade e veracidade da pesquisa (Brizee, 2019; Garcia et al., 2017; Ptomey e Wittenbrook, 2015).

Os produtos que são promovidos ou anunciados em propagandas, como segue, devem ser evitados:

- Relatos pessoais, endosso do produto por celebridade ou pesquisa de respaldo à indústria são as únicas evidências de eficácia
- As alegações de eficácia são grandiosas, universais e aplicam-se a muitos distúrbios diferentes; a magnitude da melhora é grande e alega-se que o produto é a cura
- Os benefícios relatados são gerais, vagos e não mensuráveis
- Exclusivos dessa empresa com uma formulação "especial", que é uma mistura de marca própria; a empresa não fornecerá os ingredientes quando solicitados (geralmente necessário por preocupações com a segurança)
- Anunciado como "oposto ao estabelecido pelos médicos"
- É caro para o que é oferecido, requer testes extensos disponíveis apenas em um *site* parceiro, ou em promoções especiais que requerem pagamento adiantado; não é possível o uso pelo seguro
- Banhos de argila, enemas e terapia de quelação são promovidos para remover produtos químicos tóxicos para curar ou tratar várias condições. Esses procedimentos podem ser nocivos e resultar em morte. A FDA publicou uma advertência contra o uso de terapias de quelação e destaca o risco de exposição ao chumbo com os banhos de argila.

Apesar do risco de danos, isso pode ser minimizado com o monitoramento nutricional. Em alguns casos, a exploração de terapias integrativas levou a um tratamento bem-sucedido e à melhor compreensão do cérebro, assim como das funções imunológicas e gastrintestinais de crianças com preocupações de neurodesenvolvimento. Cada criança deve ser avaliada individualmente para determinar se uma dietoterapia ou de MCI é apropriada.

RECURSOS DA COMUNIDADE

Para muitos tipos de problemas nutricionais e dietoterapias, o sistema escolar é um recurso excelente por meio dos programas de almoço e merenda escolar. As crianças e os adolescentes podem receber refeições modificadas na escola. Os programas de assistência alimentar de crianças e adultos devem fornecer refeições sem custo extra para as crianças e os adolescentes com necessidades especiais e transtornos do desenvolvimento. Solicita-se ao serviço de alimentação escolar o fornecimento de refeições especiais sem custo adicional para as crianças cujas deficiências restrinjam suas dietas, conforme definido nas regulamentações de não discriminação do U.S. Department of Agriculture.

O termo "criança com deficiência", constante da Parte B da lei IDEA, refere-se a uma criança avaliada de acordo com a IDEA que tenha uma das 13 categorias de deficiências identificadas: (1) autismo; (2) surdez-cegueira; (3) surdez; (4) retardo mental; (5) comprometimentos ortopédicos; (6) outros comprometimentos de saúde causados por problemas crônicos ou agudos como asma, nefrite, diabetes melito, anemia falciforme, uma condição cardíaca, epilepsia, febre reumática, hemofilia, leucemia, envenenamento por chumbo ou tuberculose; (7) transtornos emocionais; (8) deficiências específicas de aprendizagem; (9) comprometimento da fala ou linguagem; (10) traumatismo craniano; (11) comprometimento visual; (12) múltiplas deficiências; e (13) retardo do desenvolvimento. O transtorno do déficit de atenção pode se enquadrar em uma das 13 categorias.

Quando é realizado o encaminhamento para o sistema escolar solicitando uma refeição especial relacionada a um transtorno do desenvolvimento, deve ser acompanhado de uma declaração médica para a criança com necessidades dietéticas especiais. O pedido requer a identificação da condição clínica ou outra condição dietética especial, do alimento ou alimentos a ser(em) omitido(s) assim como do alimento ou da escolha de alimentos a serem substituídos. A declaração requer a assinatura do médico ou de autoridade médica reconhecida. O serviço de alimentação escolar pode fazer as substituições dos alimentos individualmente para crianças que não têm uma deficiência, mas possuem uma certificação médica de que apresentam uma necessidade médica especial ou uma necessidade dietética. Um exemplo é a criança com alergias graves ou erro inato do metabolismo. A disponibilidade de um serviço de alimentação escolar para crianças com transtornos do desenvolvimento é um recurso importante na implementação da dietoterapia a longo prazo.

CASO CLÍNICO

Criança com síndrome de Down

Avaliação nutricional
Anamnese do paciente
Colin é um menino de 21 meses com síndrome de Down. Nasceu prematuramente (30 semanas de gestação) e a alimentação por sonda nasogástrica foi iniciada aos 10 dias por causa de seu precário ganho de massa corporal e grave refluxo gastresofágico. O ganho de massa corporal precário era causado pela fraca sucção, embora a deglutição não fosse um problema. Após a alta hospitalar, ele foi visto pela primeira vez por um nutricionista em um programa de intervenção precoce aos 4 meses, quando se notou que ele tinha um tubo de gastrostomia que foi colocado aos 2 meses.

Anamnese relacionada a alimento/nutrição
Colina recebeu instruções para alimentação por tubo enquanto estava hospitalizado para colocação de seu tubo G. Ele participou de uma intervenção precoce com terapia oromotora. Ele foi visto em consulta a cada 3 a 6 meses para avaliação nutricional e ajuste da fórmula do tubo G para atender às necessidades nutricionais.
Aos 16 meses, Colin foi alimentado com PediaSure® por tubo e começou a se alimentar de comida normal. Sua ingestão habitual era um pote de alimento para lactentes ao dia com a fórmula de alimentação por tubo.

Medidas antropométricas
Aos 4 meses, Colin tinha 57,1 cm de comprimento (< percentil 5) e pesava 4,7 kg (< percentil 5). O percentil de massa corporal/comprimento era de 10 a 25.
Aos 21 meses, sua estatura era de 71 cm (< percentil 5) e a massa corporal era 8,3 kg (< percentil 5).
O percentil de massa corporal/estatura era de 25 a 50.

Achados físicos
Colin está engatinhando, mas ainda não anda, e suas habilidades de autoalimentação são muito limitadas. Agora, aos 21 meses, a principal prioridade de sua mãe é parar a alimentação por tubo e que Colin continue a crescer bem. Ela está preocupada com sua taxa de ganho de massa corporal e, ainda, de que a constipação intestinal se torne um problema que requer o uso do medicamento lactulose. Colin também tem problemas respiratórios e hipotonia extrema.
Problemas alimentares identificados:
  História de sucção e deglutição fracas
  Reflexo do vômito hiperativo
  Recusa ou incapacidade de ingerir a fórmula de uma mamadeira ou um copo
  Pouco apetite para alimentos orais
  Não se autoalimenta

(continua)

CASO CLÍNICO (continuação)

Criança com síndrome de Down

Alegações diagnósticas nutricionais

- Dificuldade de autoalimentação (NB-2.6) relacionada a retardos no desenvolvimento e dificuldade em se alimentar, conforme evidenciado pelo precário ganho de massa corporal e abaixo de 5% de massa corporal/idade
- Ingestão oral inadequada (NI-2.1) de alimentos e líquidos relacionados à dificuldade alimentar, conforme evidenciado pela necessidade de suplemento para atender às necessidades nutricionais pelo tubo G.

Intervenção nutricional

1. Criança pequena alimentada por tubo com necessidades calóricas diárias estimadas em 670 (necessidades energéticas estimadas [NER] = cerca de 80 cal/kg)
2. Trabalho com o terapeuta ocupacional (TO) para determinar os desafios de mastigação e deglutição e para dar suporte ao desenvolvimento de alimentação e ingestão seguras de líquidos
3. Introdução de alimentos e líquidos orais, conforme recomendado pelo TO antes das alimentações por gastrostomia
4. Redução das alimentações por tubo para dar suporte à transição para a alimentação oral e atender às necessidades estimadas.

Questões de cuidados nutricionais

1. Qual seria sua abordagem para trabalhar com essa mãe e os outros membros da equipe?
2. Quais necessidades nutricionais você acha que Colin teria, iniciando com a energia?
3. Quantos mililitros de uma fórmula de alimentação por tubo de 30 cal/30 mℓ você recomendaria para promover o ganho de massa corporal de Colin?
4. Quais etapas você adotaria para aumentar a ingestão oral de Colin e diminuir a alimentação por tubo?
5. O que você recomendaria para o tratamento da constipação intestinal de Colin?

CASO CLÍNICO

Adolescente com TEA e obesidade

Avaliação nutricional

Anamnese

Alex, um menino de 16 anos com TEA, foi internado em uma instituição residencial após ser removido de sua classe de educação especial. Alex tem linguagem receptiva apropriada para a idade, mas se expressa geralmente usando frases de super-herói de *shows* de TV e cinema. Três meses antes do encaminhamento, ele iniciou uma experiência com risperidona para lidar com a crescente irritabilidade e agressividade em casa e na escola. A avaliação clínica identificou apneia do sono, enzimas hepáticas elevadas, hipertrigliceridemia e comprometimento da glicose sanguínea de jejum. O fator contribuinte para os problemas clínicos é sua obesidade grave.

Anamnese relacionada a alimento/nutrição

A massa corporal de nascimento de Alex foi 3,4 kg, sua estatura ao nascimento 48,2 cm e ele nasceu a termo completo. Seu desenvolvimento alimentar foi normal até os 2 anos, quando começou a recusar alimentos anteriormente aceitos. Gradualmente, sua ingestão foi reduzida principalmente a alimentos crocantes, incluindo *nuggets* de frango, palitos de peixe, batatas fritas, maçãs verdes, aipo, a maioria das bolachas, qualquer tipo de Cheerios® (cereal de café da manhã), *chips*, *bacon* e carne seca. As porções são grandes. Seus pais tentaram introduzir mais frutas e tiveram algum sucesso com outros vegetais verdes crocantes, como pimentões-verdes ou brócolis crus e frutas desidratadas congeladas. Alex bebe leite, geralmente de 720 a 900 mℓ (24 a 30 fℓ oz) ao dia, e refrigerante é oferecido como gratificação. Caso lhe seja negado o alimento, ele tende a ter crises de raiva e os membros da família geralmente cedem.

Alex tem sobrepeso desde os 2 anos, quando sua massa corporal para a idade estava entre os percentis 85 e 90. Quando iniciou o ensino fundamental, sua taxa de ganho de massa corporal aumentou e seu índice de massa corporal (IMC) encontrava-se no percentil 95. Desde que iniciou o ensino médio, sua taxa de ganho de massa corporal continuou a aumentar, o que sua mãe atribui ao papel do alimento na sala de aula como parte do treinamento de habilidades de vida e de recompensas. Desde que iniciou a risperidona, ele ganhou massa corporal adicional de 6,8 kg em 3 meses.

Alex gosta de atividade física quando esta pode se relacionar aos super-heróis. Ele gosta de assistir e jogar futebol-americano, mas tem limitada oportunidade.

Medidas antropométricas

Massa corporal 95,4 kg > percentil 97

Estatura: 1,67 m entre percentis 25 e 50

IMC: 34 kg/m^2, 120 a 130% do percentil 95, classificado como obesidade grave

Dados bioquímicos

Colesterol total: 210 mg/dℓ (alto)
Lipoproteína de alta densidade (HDL)-colesterol: 29 mg/dℓ (baixo)
Triglicerídios: 580 mg/dℓ (muito altos)
Glicose: 120 mg/dℓ (alta)
Hemoglobina A1C: 6,1% (alta)
Enzimas hepáticas: AST 74 U/ℓ, ALT 124 U/ℓ (altas)

Achados físicos focados na nutrição

Apetite excessivo
Má higiene
Sedentário com tempo excessivo assistindo TV
Constipação intestinal (2 a 3 movimentos intestinais [MI] por semana)

Alegações nutricionais diagnósticas

- Obesidade pediátrica (NC-3.3.2) relacionada à ingestão excessiva de alimentos e bebidas, porções de grande tamanho e alimentos de alto teor calórico, conforme evidenciado pelo IMC de 34
- Alteração da nutrição relacionada ao valor laboratorial (NC-2.2) referente à obesidade e ao uso de risperidona, conforme evidenciado por colesterol e triglicerídios elevados e hemoglobina A1C de 6,1%
- Alteração do valor laboratorial relacionado à nutrição (NC-2.2) referente a obesidade e excessiva ingestão de refrigerantes, evidenciada por enzimas hepáticas alanina aminotransferase (ALT) e aspartato aminotransferase (AST) elevadas
- Alteração da função gastrintestinal (GI) (NC-1.4) relacionada ao baixo nível de atividade e ingestão insuficiente de fibras e líquidos, conforme evidenciado pelo relato de apenas 2 a 3 MI/semana

Objetivos da intervenção

1. Trabalho com a família e a escola para diminuir os tamanhos das porções, especialmente de alimentos altamente processados
2. Aumento da ingestão de fibras e líquidos
3. Reduzir as bebidas adoçadas devido ao teor elevado de triglicerídios, A1C e de enzimas hepáticas
4. Maior acesso à atividade física.

(*continua*)

CASO CLÍNICO (continuação)
Adolescente com TEA e obesidade

Questões de cuidados nutricionais
1. Quando solicitados a limitar os alimentos na escola, os professores relatam que as fichas de recompensas para adquirir lanches na lanchonete dos estudantes fazem parte do currículo das habilidades de vida. Qual seria a sua resposta?
2. Que ferramentas você pode oferecer a Alex e sua família para ajudar a controlar o tamanho da porção e aumentar a ingestão de frutas/vegetais?
3. Que recursos estão disponíveis para ajudar Alex a aumentar sua atividade física?
4. Que sugestões você pode fazer para ajudar os pais de Alex a responder às demandas dele por alimento?

WEBSITES ÚTEIS

American Cleft Palate Craniofacial Association
Association of Maternal and Child Health: Programs Children and Youth with Special Healthcare Needs
Centers for Disease Control and Prevention Birth Defects Research
March of Dimes
National Autism Association
National Center for Education in Maternal and Child Health
National Dissemination Center for Children with Disabilities
National Folic Acid Campaign
National Human Genome Research Institute Atlas of Human Malformation Syndromes in Diverse Populations
NIH National Institute of Mental Health (ASD)

REFERÊNCIAS BIBLIOGRÁFICAS

American Academy of Pediatrics Subcommittee on Attention-Deficit/Hyperactivity Disorder, Steering Committee on Quality Improvement and Management. ADHD: Clinical Practice Guideline for the Diagnosis, Evaluation and Treatment of Attention-Deficit/Hyperactivity Disorder in Children and Adolescents, *Pediatrics* 128:1007–1022, 2011.

American Association on Intellectual and Developmental Disabilities: *Definitions*, 2013. Available at: http://www.aaidd.org/content_100.cfm?navID=21.

American Cleft Palate-Craniofacial Association: *ACPA family services*. Available at: http://acpa-cpf.org.

American Psychiatric Association. Diagnostic and statistical manual of mental disorders. 5th ed. Arlington, VA: American Psychiatric Association; 2013

Amos-Kroohs RM, Fink BA, Smith CJ, et al: Abnormal eating behaviors are common in children with fetal alcohol spectrum disorder, *J Pediatr* 169:194-200.e1, 2016.

Andrew MJ, Sullivan PB: Growth in cerebral palsy, *Nutr Clin Pract* 25:357–361, 2010.

Brizee LS: Supplements for Children with Special Health Care Needs. *Nutrition Focus for Children with Special Health Care Needs* 34:1–12, 2019.

Bull MJ, Committee on Genetics: Health supervision for children with Down syndrome, *Pediatrics* 128:393–406, 2011.

Campbell DJ, Chang J, Chawarska K: Early generalized overgrowth in autism spectrum disorder: prevalence rates, gender effects, and clinical outcomes, *J Am Acad Child Adolesc Psychiatry* 53(10):1063-1073.e5, 2014.

Canfield MA, Mai CT, Wang Y, et al: The association between race/ethnicity and major birth defects in the United States, 1999-2007, *Am J Public Health* 104:e14–e23, 2014.

Carrel AL, Myers SE, Whitman BY, et al: Long-term growth hormone therapy changes the natural history of body composition and motor function in children with prader-willi syndrome, *J Clin Endocrinol Metab* 95:1131–1136, 2010.

Centers for Disease Control and Prevention: Updated estimates of neural tube defects prevented by mandatory folic acid fortification-United States, 1995-2011, *MMWR Morb Mortal Wkly Rep* 64(1):1–5, 2015b.

Centers for Disease Control and Prevention: *Key findings: updated national birth prevalence estimates for selected birth defects in the United States, 2004-2006*, 2014. Available at: http://www.cdc.gov/ncbddd/birthdefects/features/birthdefects-keyfindings.html.

Chaidez V, Hansen RL, Hertz-Picciotto I: Gastrointestinal problems in children with autism, developmental delays or typical development, *J Autism Dev Disord* 44(5):1117-1127, 2014.

Committee on Genetics AAP: Folic acid for the prevention of neural tube defects, *Pediatrics* 104(2):325–327, 1999.

Curtin C, Bandini LG, Must A, et al: Parent support improves weight loss in adolescents and young adults with Down syndrome, *J Pediatr* 163:1402-1408.e1, 2013.

Das JK, Salam RA, Kumar R, et al: Micronutrient fortification of food and its impact on woman and child health: a systematic review, *Syst Rev* 2:67, 2013.

Ekvall SW, Cerniglia F: Myelomeningocele. In Ekvall SW, Ekvall VK, editors: *Pediatric nutrition in developmental disabilities and chronic disorders*, ed 2, New York, 2005, Oxford University Press, 97–104.

Garcia MJ, McPherson P, Patel SY, et al: Diet and supplementation targeted for autism spectrum disorder. In Matson JL, editor: *Handbook of Treatments for Autism Spectrum Disorder*, Cham, Switzerland, 2017, Springer, pp 397–425.

Haqq AM, Muehlbauer MJ, Newgard CB, et al: The metabolic phenotype of Prader-Willi syndrome in childhood: heightened insulin sensitivity relative to body mass index, *J Clin Endocrinol Metab* 96:E225–E232, 2011.

Heiss CJ, Goldberg L, Dzarnoski M: Registered dietitians and speech-language pathologists: an important partnership in dysphagia management, *J Am Diet Assoc* 110:1290, 2010.

Hoyme HE, Kalberg WO, Elliott AJ, et al: Updated clinical guidelines for diagnosing fetal alcohol spectrum disorders, *Pediatrics* 138(2):e20154256, 2016.

Jones KL, Smith DW, Ulleland CN, et al: Pattern of malformation in offspring of chronic alcoholic mothers, *Lancet* 1:1267–1271, 1973.

Kreutzer C, Wittenbrook W: Nutrition issues in children with myelomeningocele (Spina Bifida). In *Nutrition Focus for Children with Special Health Care Needs* 28(5), Seattle, WA, 2013, University of Washington.

Lange KW, Hauser J, Lange KM, et al: The role of nutritional supplements in the treatment of ADHD: what the evidence says, *Curr Psychiatry Rep* 19(2):8, 2017.

Lanier C, Wolf L: Children with cleft lip and/or palate: feeding and nutrition, *Nutrition Focus for Children with Special Health Care Needs* 32:6, 2017.

Leonard H, Ravikumara M, Baikie G, et al: Assessment and management of nutrition and growth in Rett syndrome, *J Pediatr Gastroenterol Nutr* 57(4):451–460; 2013.

Leslie EJ, Marazita ML: Genetics of cleft lip and palate, *Am J Med Genet C Semin Med Genet* 163C:246–248, 2013.

Lewanda AF, Gallegos MF, Summar M: Patterns of dietary supplement use in children with down syndrome, *J Pediatr* 201:100-105.e30, 2018.

Lima AS, Cardoso BR, Cozzolino SF: Nutritional status of zinc in children with Down Syndrome, *Biol Trace Elem Res* 133:20–28, 2010.

Lindly O, Thorburn S, Zuckerman K: Use and nondisclosure of complementary health approaches among US children with developmental disabilities, *J Dev Behav Pediatr* 39(3):217–227, 2018.

Ly V, Bottelier M, Hoekstra PJ, et al. Elimination diets' efficacy and mechanisms in attention deficit hyperactivity disorder and autism spectrum disorder, *Eur Child Adolesc Psychiatry* 26:1067–1079, 2017.

Mahant S, Jovcevska V, Cohen E: Decision-making around gastrostomy-feeding in children with neurologic disabilities, *Pediatrics* 127:e1471–e1481, 2011.

Marshall J, Hill RJ, Ziviani J, et al: Features of feeding difficulty in children with autism spectrum disorder, *Int J Speech Lang Pathol* 16(2):151–158, 2014.

Mastrangelo M: Actual insights into treatable inborn errors of metabolism causing epilepsy, *J Pediatr Neurosci* 13(1):13–23, 2018.

McCune H, Driscoll D: Prader-Willi syndrome. In Ekvall SW, Ekvall VK, editors: *Pediatric nutrition in chronic disease and developmental disorders*, ed 2, New York, NY, 2005, Oxford University Press.

Medlen JG: *The down syndrome nutrition handbook: a guide to promoting healthy lifestyles*, ed 2, Portland, OR, 2006, Phronesis Publishing.

Miller JL, Lynn CH, Driscoll DC, et al: Nutritional phases in Prader-Willi syndrome, *Am J Med Genet A* 155A:1040–1049, 2011.

Miller JL, Lynn CH, Shuster J, et al: A reduced-energy intake, well-balanced diet improves weight control in children with Prader-Willi Syndrome, *J Hum Nutr Diet* 26(1):2–9, 2013.

Murawski NJ, Moore EM, Thomas JD, et al: Advances in diagnosis and treatment of Fetal Alcohol Spectrum Disorders: from animal models to human studies, *Alcohol Res* 37(1):97–108, 2015.

Murray J, Ryan-Krause P: Obesity in children with Down syndrome: background and recommendations for management, *Pediatr Nurs* 36:314–319, 2010.

Obata K, Sakazume S, Yoshino A, et al: Effects of 5 years growth hormone treatment in patients with Prader-Willi syndrome, *J Pediatr Endocrinol Metab* 16:155–162, 2003.

Ornoy A, Weinstein-Fudim L, Ergaz Z: Genetic syndromes, maternal diseases and antenatal factors associated with autism spectrum disorders (ASD), *Front Neurosci* 10:316, 2016.

Parikh S, Goldstein A, Koenig MK, et al: Diagnosis and management of mitochondrial disease: a consensus statement from the Mitochondrial Medicine Society, *Genet Med* 17(9):689–701, 2015.

Popova S, Lange S, Shield K, et al: Comorbidity of fetal alcohol spectrum disorder: a systematic review and meta-analysis, *Lancet* 387(10022):978–987, 2016.

Ptomey LT, Wittenbrook W: Position of the Academy of Nutrition and Dietetics: nutrition services for individuals with intellectual and developmental disabilities and special health care needs, *J Acad Nutr Diet* 115(4):593–608, 2015.

Reus L, Zwarts M, van Vlimmeren LA, et al: Motor problems in Prader-Willi syndrome: a systematic review on body composition and neuromuscular functioning, *Neurosci Biobehav Rev* 35:956–969, 2011.

Richardson E, Seibert T, Uli NK: Growth perturbations from stimulant medications and inhaled corticosteroids. *Transl Pediatr* 6(4):237–247, 2017.

Salehi P, Stafford HJ, Glass RP, et al: Silent aspiration in Infants with Prader-Willi syndrome identified by VFSS. *Medicine (Baltimore)* 96(50):e9256, 2017.

Sathe N, Andrews JC, McPheeters ML, et al: Nutritional and dietary interventions for autism spectrum disorder: a systematic review, *Pediatrics* 139(6):e20170346, 2017.

Scerif M, Goldstone AP, Korbonits M: Ghrelin in obesity and endocrine diseases, *Mol Cell Endocrinol* 340:15–25, 2011.

Shkoukani MA, Chen M, Vong A: Cleft lip—a comprehensive review, *Front Pediatr* 1:53, 2013.

Smithells RW, Nevin NC, Seller MJ, et al: Further experience of vitamin supplementation for prevention of neural tube defect recurrences, *Lancet* 1:1027–1031, 1983.

Spina Bifida Association: *Obesity among persons with Spina Bifida*, 2017. Available at: www.spinabifidaassociation.org.

Stevenson RD: Use of segmental measures to estimate stature in children with cerebral palsy, *Arch Pediatr Adolesc Med* 149:658–662, 1995.

Stewart PA, Hyman SL, Schmidt BL, et al: Dietary supplementation in children with autism spectrum disorders: common, insufficient, and excessive, *J Acad Nutr Diet* 115(8):1237–1248, 2015.

Wolraich ML, Hagan JF, Allan C, et. al: Clinical practice guideline for the diagnosis, evaluation, and treatment of attention-deficit/hyperactivity disorder in children and adolescents, *Pediatrics* 144(4), 2019.

APÊNDICE 1

Miliequivalentes e Miligramas de Eletrólitos

Para converter miligramas em miliequivalentes: divida os miligramas pelo peso atômico e então multiplique pela valência.

Exemplo: $\dfrac{\text{Miligramas}}{\text{Peso atômico}} \times \text{Valência} = \text{Miliequivalentes}$

Elemento mineral	Símbolo químico	Peso atômico (mg)	Valência
Cálcio	Ca	40	2
Cloro	Cl	35	1
Magnésio	Mg	24	2
Fósforo	P	31	2
Potássio	K	39	1
Sódio	Na	23	1
Sulfato	SO$_4$	96	2
Enxofre	S	32	

Para converter o peso específico de sódio em cloreto de sódio: multiplique por 2,54.

Exemplo: 1.000 mg de sódio
1.000 × 2,54 = 2.540 mg de cloreto de sódio (2,5 g)

Para converter o peso específico de cloreto de sódio em sódio: multiplique por 0,393.

Exemplo: 2,5 g de cloreto de sódio
2,5 × 0,393 = 1.000 mg de sódio

Miligramas	Sódio em miliequivalentes (mEq)	Gramas de cloreto de sódio
500	21,8	1,3
1.000	43,5	2,5
1.500	75,3	3,8
2.000	87,0	5,0

Modificada de Merck Manual: *Ready Reference Guide*. http://www.merckmanuals.com/professional/print/appendixes/ap1/ap1a.html.
Acessado em 22 de março de 2011; Nelson JK, Moxness KE, Jensen MD et al.: *Mayo Clinic diet manual*, ed 7, St. Louis, 1994, Mosby.

APÊNDICE 2

Equivalentes, Conversões* e Tamanhos de Porção (Colher Medidora)

MEDIDA LÍQUIDA – EQUIVALENTES DE VOLUME

1 colher de chá = 1/3 de uma colher de sopa = 5 mℓ ou cc
1 colher de sopa = 3 colheres de chá = 15 mℓ ou cc
2 colheres de sopa = 1 onça líquida = 1/8 de xícara = 30 mℓ ou cc
2 colheres de sopa + 2 colheres de chá = 1/6 de xícara = 40 mℓ ou cc
4 colheres de sopa = 1/4 de xícara = 2 onças líquidas = 60 mℓ ou cc
5 colheres de sopa + 1 colher de chá = 1/3 de xícara = 80 mℓ ou cc
6 colheres de sopa = 3 onças líquidas = 3/8 de xícara = 90 mℓ ou cc
8 colheres de sopa = 1/2 xícara = 120 mℓ ou cc
10 colheres de sopa + 2 colheres de chá = 2/3 xícara = 160 mℓ ou cc
12 colheres de sopa = 3/4 de xícara = 180 mℓ ou cc
48 colheres de chá = 16 colheres de sopa = 1 xícara (8 onças líquidas) = 1/2 pinta = 240 mℓ ou cc
2 xícaras = (16 onças líquidas) = 0,4732 ℓ
4 xícaras = 2 pintas = 1 quarto (32 onças líquidas) = 0,9462 ℓ
1,06 quartos = 34 onças líquidas = 1.000 mℓ ou cc
4 quartos = 1 galão = 3.785 mℓ ou cc

MEDIDA SECA

1 quarto = 2 pintas = 1,101 ℓ
Pintas e quartos da medida seca são aproximadamente 1/6 maiores que os pintas e quartos da medida líquida.

Pesos

Inglês (peso *avoirdupois***)	Métrica
1 onça	Aproximadamente 30 g
1 libra (16 onças)	454 g
2,2 libras	1 kg

**Um sistema de pesos baseado em libras de 16 onças geralmente usado em países de língua inglesa.

TAMANHOS DE COLHER MEDIDORA

É importante usar uma colher medidora de tamanho adequado ao servir porções para os pacientes.

Número	Volume líquido aproximado
6	2/3 de xícara (5 onças líquidas)
8	1/2 xícara (4 onças líquidas)
10	3/8 de xícara (3 1/4 onças líquidas)
12	1/3 de xícara (2 2/3 onças líquidas)
16	1/4 de xícara (2 onças líquidas)
20	3 1/5 colheres de sopa (1 3/5 onça líquida)
24	2 3/3 colheres de sopa (1 1/3 onça líquida)
30	2 1/5 colheres de sopa (1 onça líquida)
40	1 3/5 colher de sopa (0,8 onça líquida)
60	1 colher de sopa (0,5 onça líquida)

Fatores de conversão métrica.

Multiplique	Por	Para obter
Onças líquidas	29,57	Gramas
Onças (secas)	28,35	Gramas
Gramas	0,0353	Onças
Gramas	0,0022	Libras
Quilogramas	2,21	Libras
Libras	453,6	Gramas
Libras	0,4536	Quilogramas
Quartos	0,946	Litros
Quartos (secos)	67,2	Polegadas cúbicas
Quartos (líquidos)	57,7	Polegadas cúbicas
Litros	1,0567	Quartos
Galões	3,785	Centímetros cúbicos
Galões	3,785	Litros

De North Carolina Dietetic Association: *Nutrition care manual*, Raleigh, NC, 2011, The Association.

*Nota: nos sistemas de medida dos EUA, a mesma palavra pode ter dois significados. Por exemplo, uma onça pode significar 1/16 de uma libra e 1/16 de uma pinta, mas a primeira é estritamente uma medida de massa e a segunda é uma medida de volume. Exceto no caso de água, leite ou outros líquidos de mesma densidade, uma onça líquida e uma onça de massa são quantidades completamente diferentes. Essas medidas não são usadas de maneira intercambiável.

APÊNDICE 3

Gráficos de Crescimento

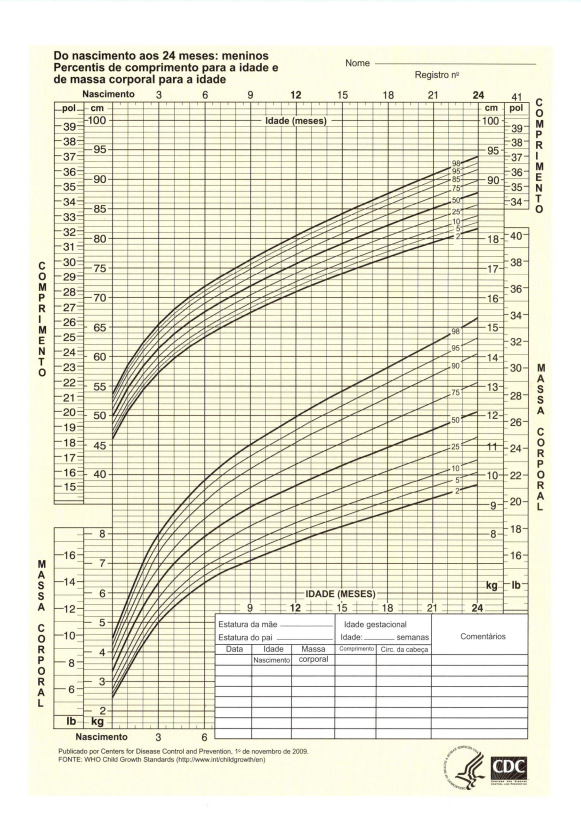

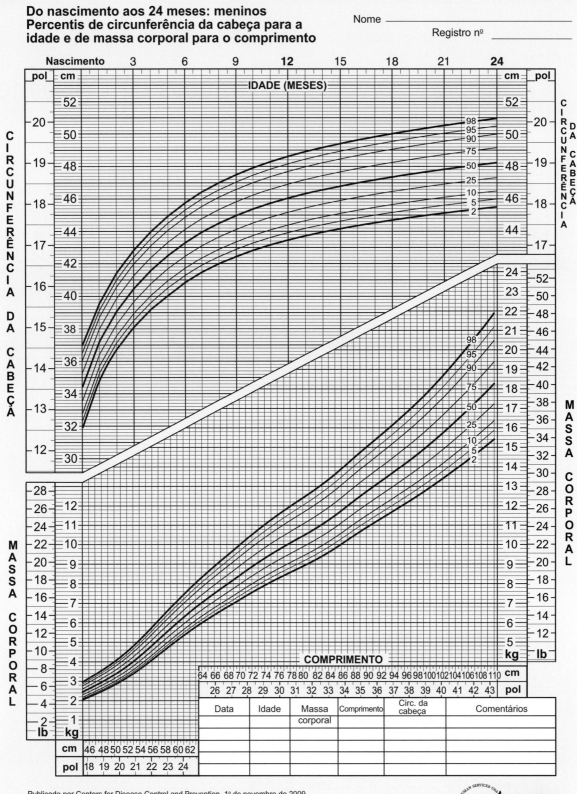
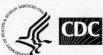

De 2 a 20 anos: meninos
Percentis de estatura para a idade e de massa corporal para a idade

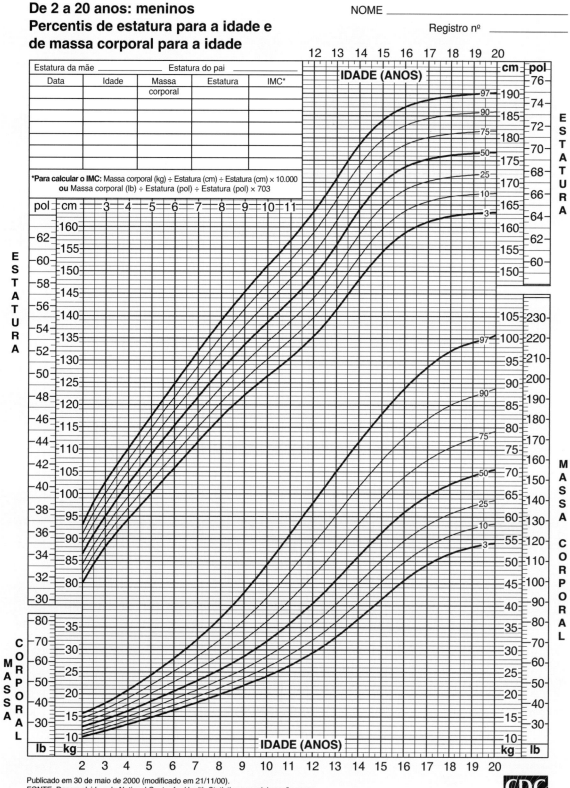

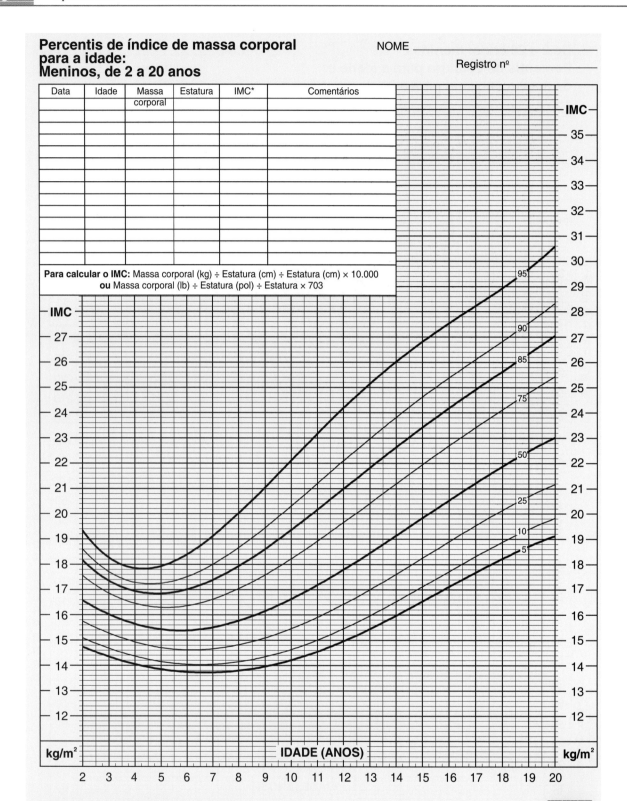

Do nascimento aos 24 meses: meninas
Percentis de comprimento para a idade e de massa corporal para a idade

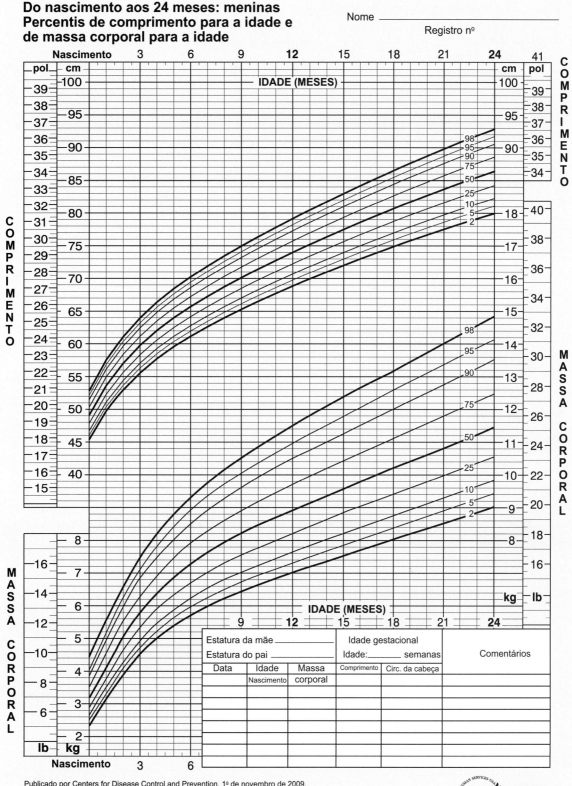

Publicado por Centers for Disease Control and Prevention, 1º de novembro de 2009.
FONTE: WHO Child Growth Standards (http://www.int/childgrowth/en)

Apêndice 3 Gráficos de Crescimento

Do nascimento aos 24 meses: meninas
Percentis de circunferência da cabeça para a idade e de massa corporal para o comprimento

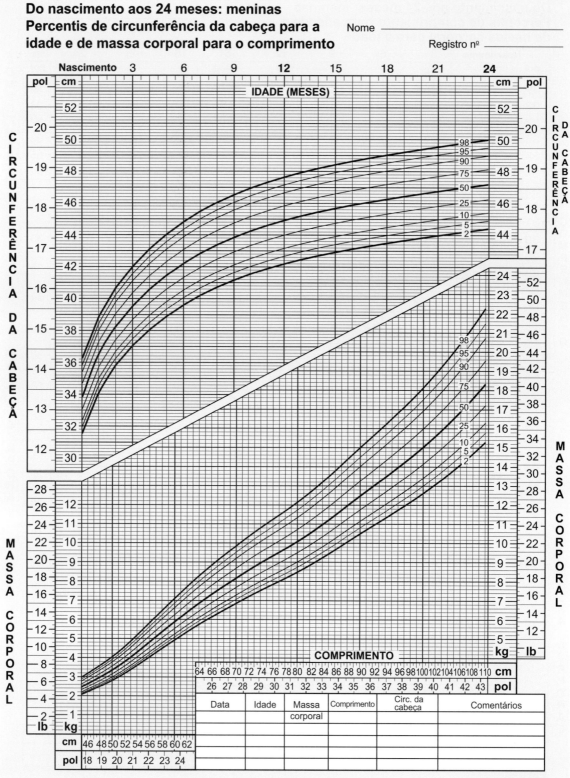

Publicado por Centers for Disease Control and Prevention, 1º de novembro de 2009.
FONTE: WHO Child Growth Standards (http://www.int/childgrowth/en)

De 2 a 20 anos: meninas
Percentis de estatura para a idade e de massa corporal para a idade

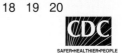

Percentis de índice de massa corporal para a idade: meninas de 2 a 20 anos

NOME —————————
Registro nº ————

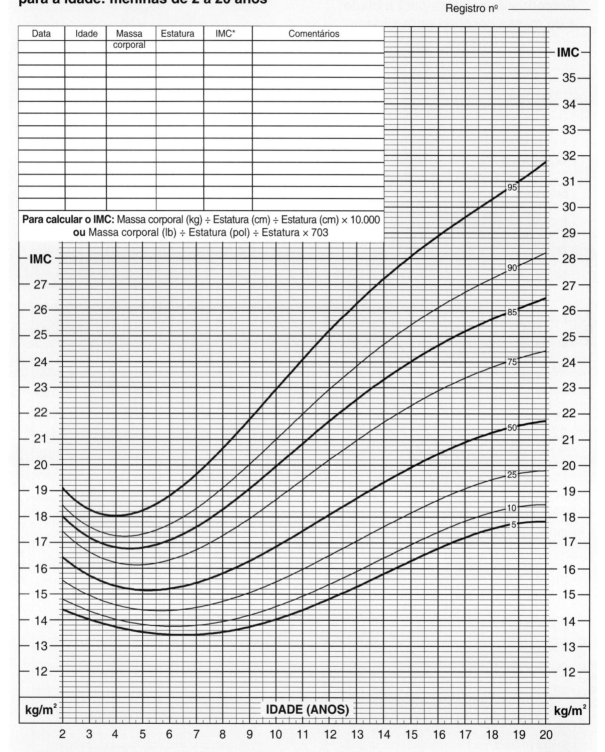

Publicado em 30 de maio de 2000 (modificado em 16/10/00).
FONTE: Desenvolvido por National Center for Health Statistics em colaboração com o National Center for Chronic Disease Prevention and Health Promotion (2000). http://www.cdc.gov/growthcharts

Apêndice 3 Gráficos de Crescimento

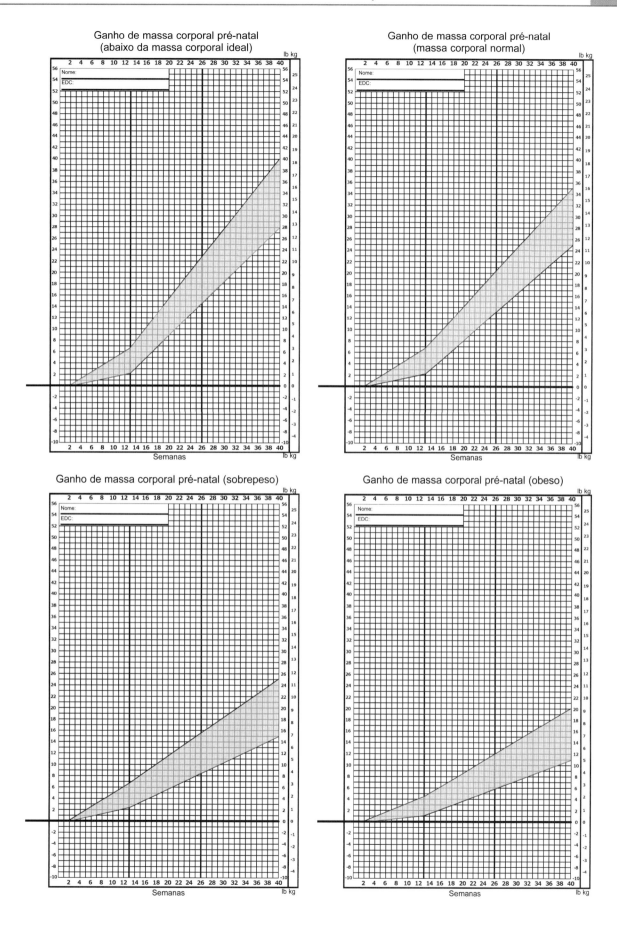

APÊNDICE 4

Estágios de Tanner do Desenvolvimento Puberal para Meninas e Meninos

ESTÁGIOS DE TANNER DO DESENVOLVIMENTO PUBERAL PARA MENINAS

A idade cronológica nem sempre é a melhor maneira de avaliar o crescimento do adolescente em razão das variações individuais no início e na conclusão desse processo. Uma maneira mais útil de descrever o desenvolvimento puberal e, portanto, as necessidades variáveis de nutrientes durante a adolescência, é dividindo o crescimento em estágios de desenvolvimento das mamas e dos pelos pubianos em meninas. Estes são denominados *Estágios de Tanner do Desenvolvimento Puberal*. As necessidades nutricionais variam, dependendo do estágio de desenvolvimento.

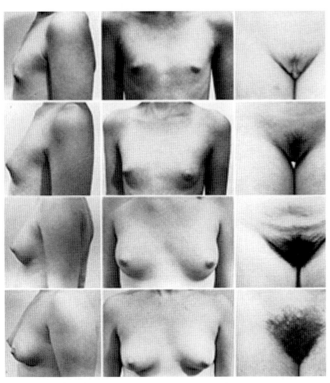

De Mahan LK, Rees JM: *Nutrition in adolescence*, St. Louis, 1984, Mosby.

ESTÁGIOS DE TANNER DO DESENVOLVIMENTO PUBERAL PARA MENINOS

A idade cronológica nem sempre é a melhor maneira de avaliar o crescimento do adolescente em razão das variações individuais no início e na conclusão desse processo. Uma maneira mais útil de descrever o desenvolvimento puberal e, portanto, as necessidades variáveis de nutrientes durante a adolescência, é dividindo o crescimento em estágios de desenvolvimento dos pelos pubianos, pênis e testículos em meninos. Estes são denominados *Estágios de Tanner do Desenvolvimento Puberal*. As necessidades nutricionais variam, dependendo do estágio de desenvolvimento.

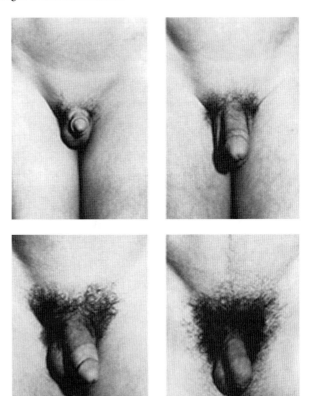

De Mahan LK, Rees JM: *Nutrition in adolescence*, St. Louis, 1984, Mosby.

APÊNDICE 5

Métodos Diretos para Medir Altura e Massa Corporal e Métodos Indiretos para Medir Altura

MÉTODOS DIRETOS PARA MEDIR ALTURA E MASSA CORPORAL

Altura
1. A altura deve ser medida sem os calçados.
2. O indivíduo deve estar com os pés unidos, os calcanhares contra a parede ou a plataforma de medição.
3. O indivíduo deve estar em pé, ereto, nem inclinado nem esticado, olhando diretamente para a frente, sem levantar ou abaixar a cabeça. A porção superior da orelha e o canto externo do olho devem estar alinhados paralelamente ao chão (o "plano de Frankfurt").
4. Deve-se regular uma barra horizontal, um bloco de madeira retangular ou a parte superior do estadiômetro até chegar à posição plana no topo da cabeça.
5. O registro da altura deve ser aproximado até 1/4 de polegada ou 0,5 cm.

Massa corporal
1. A acurácia da escala deve ser determinada. É necessária a calibração frequente.
2. Use uma balança de precisão de feixe de equilíbrio, e não uma balança de mola, sempre que possível.
3. Pese o indivíduo com roupas leves e sem calçados.
4. Registre a massa corporal realizando a aproximação 1/2 lb ou 0,2 kg para adultos e 1/4 lb ou 0,1 kg para crianças. As medidas acima do percentil 90 ou abaixo do percentil 10 são indicações para outras avaliações.

MÉTODOS INDIRETOS PARA MEDIR A ALTURA

Mensuração da envergadura do braço
Passos:
1. Os braços são estendidos retos para os lados, a um ângulo de 90° do corpo.
2. Mede-se a distância entre a ponta do dedo mais longa de uma das mãos e a mais longa do dedo da outra mão.

Adulto em posição deitada
Passos:
1. Fique ao lado direito do corpo.
2. Alinhe o corpo de modo que as extremidades inferiores, tronco, ombros e cabeça fiquem retos.

3. Coloque uma marca na parte superior do lençol, alinhada com a coroa da cabeça; e uma marca na parte inferior do lençol, alinhada com a base dos calcanhares.
4. Mensure o comprimento entre as marcas com uma fita métrica.

Altura do joelho
A medida da altura do joelho correlaciona-se fortemente com a altura em posição ereta. É útil para os indivíduos que não podem ficar em pé e para aqueles que podem ter curvaturas na coluna vertebral.

Passos:
1. Use a perna esquerda para as medições.
2. Dobre o joelho esquerdo e o tornozelo esquerdo em ângulos de 90°. Pode-se usar um triângulo, se disponível.
3. Usando um paquímetro para medir a altura do joelho, abra as pinças e posicione a parte fixa sob o calcanhar. Posicione a lâmina deslizante para baixo contra a coxa (aproximadamente 5 cm atrás da patela).
4. Mensure do calcanhar à superfície anterior da coxa, usando uma fita métrica.

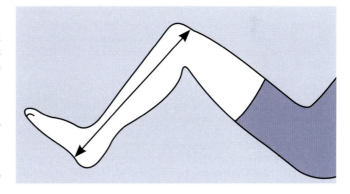

1. Obtenha a medida e converta-a em centímetros multiplicando por 2,54.
2. Fórmulas a serem usadas no cálculo da altura estimada do joelho:

   Homens (altura em centímetros) 64,19 (idade × 0,04) + (2,02 × altura do joelho em centímetros)

   Mulheres (altura em centímetros) 84,8 (idade × 0,24) + (1,83 × altura do joelho em centímetros)

Usando fórmula específica da população, calcule a altura com esta fórmula padrão.	
População e grupo de sexo	Equação: estatura (cm) =
Homens brancos não hispânicos (EUA) [EPE = 3,74 cm]	78,31 + (1,94 × altura do joelho) − (0,14 × idade)
Homens negros não hispânicos (EUA) [EPE = 3,80 cm]	79,69 + (1,85 × altura do joelho) − (0,14 × idade)
Homens mexicano-americanos (EUA) [EPE = 3,68 cm]	82,77 + (1,83 × altura do joelho) − (0,16 × idade)
Mulheres brancas não hispânicas (EUA) [EPE = 3,98 cm]	82,21 + (1,85 × altura do joelho) − (0,21 × idade)
Mulheres negras não hispânicas (EUA) [EPE = 3,82 cm]	89,58 + (1,61 × altura do joelho) − (0,17 ×X idade)
Mulheres mexicano-americanas (EUA) [EPE = 3,77 cm]	84,25 + (1,82 × altura do joelho) − (0,26 × idade)
Homens taiwaneses [EPE = 3,86 cm]	85,10 + (1,73 × altura do joelho) − (0,11 × idade)
Mulheres taiwanesas [EPE = 3,79 cm]	91,45 + (1,53 × altura do joelho) − (0,16 × idade)
Homens italianos idosos [EPE = 4,3 cm]	94,87 + (1,58 × altura do joelho) − (0,23 × idade) + 4,8
Mulheres italianas idosas [EPE = 4,3 cm]	94,87 + (1,58 × altura do joelho) − (0,23 × idade)
Homens franceses [EPE = 3,8 cm]	74,7 + (2,07 × altura do joelho) − (0,21 × idade)
Mulheres francesas [EPE = 3,5 cm]	67,00 + (2,2 × altura do joelho) − (0,25 × idade)
Homens mexicanos [EPE = 3,31 cm]	52,6 + (2,17 × altura do joelho)
Mulheres mexicanas [EPE = 2,99 cm]	73,70 + (1,99 × altura do joelho) − (0,23 × idade)
Homens filipinos	96,50 + (1,38 × altura do joelho) − (0,08 × idade)
Mulheres filipinas	89,63 + (1,53 × altura do joelho) − (0,17 × idade)
Homens malaios [EPE = 3,51 cm]	(1,924 × altura do joelho) + 69,38
Mulheres malaias [EPE = 3,40]	(2,225 × altura do joelho) + 50,25

EPE, Erro padrão de estimativa

REFERÊNCIAS BIBLIOGRÁFICAS

Guigoz Y, Vellas B, Garry PJ: Assessing the nutritional status of the elderly: The Mini Nutritional Assessment as part of the geriatric evaluation, *Nutr Rev* 54:S59–S65, 1996.

Fallon C, Bruce I, Eustace A, et al: Nutritional status of community dwelling subjects attending a memory clinic, *J Nutr Health Aging* 6(Suppl):21, 2002.

Kagansky N, Berner Y, Koren-Morag N, et al: Poor nutritional habits are predictors of poor outcome in very old hospitalized patients, *Am J Clin Nutr* 82:784–791, 2005.

Vellas B, Villars H, Abellan G, et al: Overview of the MNA®–Its history and challenges, *J Nutr Health Aging* 10:456–463, 2006.

Guigoz Y, Vellas J, Garry P: Mini Nutritional Assessment: a practical assessment tool for grading the nutritional state of elderly patients, *Facts Res Gerontol* 4(Suppl 2):15–59, 1994.

Guigoz Y: The Mini-Nutritional Assessment (MNA®) review of the literature—what does it tell us? *J Nutr Health Aging* 10:466–485, 2006.

Murphy MC, Brooks CN, New SA, et al: The use of the Mini-Nutritional Assessment (MNA) tool in elderly orthopaedic patients, *Eur J Clin Nutr* 54:555–562, 2000.

Kaiser MJ, Bauer JM, Ramsch C, et al: Validation of the Mini Nutritional Assessment Short-Form (MNA®-SF): a practical tool for identification of nutritional status, *J Nutr Health Aging* 13:782–788, 2009.

Hickson M, Frost G: A comparison of three methods for estimating height in the acutely ill elderly population, *J Hum Nutr Diet* 16:13–20, 2003.

Kwok T, Whitelaw MN: The use of armspan in nutritional assessment of the elderly, *J Am Geriatr Soc* 39:492–496, 1991.

Chumlea WC, Guo SS, Wholihan K, et al: Stature prediction equations for elderly non-Hispanic white, non-Hispanic black, and Mexican-American persons developed from NHANES III data, *J Am Diet Assoc* 98:137–142, 1998.

Cheng HS, See LC, Shieh YH: Estimating stature from knee height for adults in Taiwan, *Chang Gung Med J* 24:547–556, 2001.

Donini LM, de Felice MR, De Bernardini L, et al: Prediction of stature in the Italian elderly, *J Nutr Health Aging* 4:72–76, 2000.

Guo SS, Wu X, Vellas B, et al: Prediction of stature in the French elderly, *Age & Nutr* 5:169–173, 1994.

Mendoza-Nv∫nez VM, Sánchez-Rodríguez MA, Cervantes-Sandoval A, et al: Equations for predicting height for elderly Mexican-Americans are not applicable for elderly Mexicans, *Am J Hum Biol* 14:351–355, 2002.

Tanchoco CC, Duante CA, Lopez ES: Arm span and knee height as proxy indicators for height, *J Nutritionist Dietitians Assoc Philipp* 15:84–90, 2001.

Shahar S, Pooy NS: Predictive equations for estimation of stature in Malaysian elderly people, *Asia Pac J Clin Nutr* 12(1):80–84, 2003.

Lefton J, Malone A: Anthropometric assessment. In Charney P, Malone A, editors: *ADA pocket guide to nutrition assessment*, ed 2, Chicago, IL, 2009, American Dietetic Association, pp 160–161.

Osterkamp LK: Current perspective on assessment of human body proportions of relevance to amputees, *J Am Diet Assoc* 95:215–218, 1995.

APÊNDICE 6

Determinação da Estrutura Física

Método 1: a altura é registrada com o indivíduo sem calçados. A circunferência do punho é medida exatamente distal ao processo estiloide na prega do punho no braço direito, usando uma fita métrica. A seguinte fórmula é usada (De Grant JP: *Handbook of total parenteral nutrition*, Philadelphia, PA, 1980, Saunders):

$$r = \frac{\text{Altura (cm)}}{\text{Circunferência do punho (cm)}}$$

A estrutura física pode ser determinada como segue:

Homens	Mulheres
r > 10,4 pequena	r > 11,0 pequena
r = 9,6 a 10,4 média	r = 10,1 a 11,0 média
r < 9,6 grande	r < 10,1 grande

Método 2: o braço direito do paciente é estendido para a frente, perpendicular ao corpo, com o braço flexionado no cotovelo até formar um ângulo de 90°, com os dedos apontando para cima e a palma da mão virada, afastada do corpo. A maior largura através da articulação do cotovelo é medida com um paquímetro ao longo do eixo do braço sobre os dois ossos proeminentes, em ambos os lados do cotovelo. Isto é registrado como largura do cotovelo. A tabela, a seguir, apresenta as medidas da largura do cotovelo para homens com estrutura física média e para mulheres de várias alturas (de Metropolitan Life Insurance Co., 1983). As medidas inferiores às listadas indicam uma estrutura física pequena; medidas maiores indicam uma estrutura física grande.

Homens		Mulheres	
Altura sobre solados de 1" (2,5 cm)	Largura do cotovelo em polegadas	Altura sobre solados de 1" (2,5 cm)	Largura do cotovelo (em polegadas)
5'2" a 5'3" (1,57 a 1,60 m)	2 1/2 a 2 7/8 (6,3 a 7,3 cm)	4' 10" a 4'11" (1,47 m)	2 1/4 a 2 1/2 (5,7 a 6,3 cm)
5'4" a 5'7" (1,63 a 1,70 m)	2 5/8 a 2 7/8 (6,6 a 7,3 cm)	5'0" a 5'3" (1,52 m a 1,60 m)	2 1/4 a 2 1/2 (5,7 a 6,3 cm)
5'8" a 5'11" (1,73 a 1,80 m)	2 3/4 a 3 (6,9 a 7,6 cm)	5'4" a 5'7" (1,62 a 1,70 m)	2 3/8 a 2 5/8 (6,0 a 6,6 cm)
6'0" a 6'3" (1,83 a 1,91 m)	2 3/4 a 3 1/8 (6,9 a 7,9 cm)	5'8" a 5'11" (1,73 a 1,80 m)	2 3/8 a 2 5/8 (6,0 a 6,6 cm)
6'4" (1,93 m)	2 7/8 a 3 1/4 (7,3 a 8,2 cm)	6'0" (1,83 m)	

7 APÊNDICE

Ajuste da Massa Corporal Desejável para Amputados

As porcentagens listadas aqui são estimativas, pois as proporções corporais variam nos indivíduos. O uso dessas porcentagens propicia uma aproximação da massa corporal desejável, que é mais acurada que a comparação com os padrões para adultos sem amputações. O ajuste do peso corporal ideal (PCI) deve ser decrescente para compensar os membros faltantes ou a paralisia. Estima-se que de 5 a 10% devem ser subtraídos do PCI para um paraplégico e subtraídos de 10 a 15% para um indivíduo tetraplégico (quadriplégico).

Ajuste do peso corporal ideal para amputados.	
Segmento corporal	% média da massa corporal total
Porção inferior do braço	2,3
Tronco sem as extremidades	50
Braço inteiro	5
Mão	0,7
Toda a porção inferior da perna	16
Abaixo do joelho incluindo o pé	5,9
Porção inferior da perna sem o pé	4,4
Pé	1,5

Lefton J, Malone A: Anthropometric assessment. In Charney P, Malone A, editors: *ADA pocket guide to nutrition assessment*, ed 2, Chicago, IL, 2009, American Dietetic Association, p 160.

$$\text{PCI estimado} = \frac{100 - \%\ \text{amputação}}{100} \times \text{PCI para a altura original}$$

Para usar essa informação, determine a altura aproximada do paciente antes da amputação. A medida da envergadura é uma estimativa aproximada da altura na maturidade e é calculada como segue: com as extremidades superiores, incluindo as mãos, totalmente estendidas e paralelas ao chão, mensure a distância entre a ponta de um dedo médio e a ponta do outro dedo médio. Use essa altura ou a medida real para calcular a massa corporal desejável para o tamanho corporal normal, em seguida, ajuste esses números de acordo com o tipo de amputação realizada.

Exemplo: para determinar a massa corporal desejável para um homem com 1,78 m de altura com uma amputação abaixo do joelho:

1. Calcule a massa corporal desejável para um homem com 1,78 m de altura	75 kg
2. Subtraia a massa do membro amputado (6%) = 75 × 0,06:	− 4,5 kg
3. Massa corporal desejável de um homem com 1,78 m de altura com uma amputação abaixo do joelho	70,5 kg

De North Carolina Dietetic Association: *Nutrition care manual*, Raleigh, NC, 2011, The Association.

APÊNDICE 8

Tabela do Índice de Massa Corporal

IMC	\multicolumn{6}{c	}{MASSA CORPORAL NORMAL}	\multicolumn{5}{c	}{SOBREPESO}	\multicolumn{6}{c	}{OBESO}
	19	20	21	22	23	24	25	26	27	28	29	30	31	32	33	34	35
Altura	\multicolumn{16}{c	}{Massa corporal}
4'10" (58") – 1,47 m	91 (41,2 kg)	96 (43,5 kg)	100 (45,3 kg)	105 (47,6 kg)	110 (49,9 kg)	115 (52,1 kg)	119 (53,9 kg)	124 (56,2 kg)	129 (58,5 kg)	134 (60,7 kg)	138 (62,5 kg)	143 (64,8 kg)	148 (67,1 kg)	153 (69,3 kg)	158 (71,6 kg)	162 (73,4 kg)	167 (75,7 kg)
4'11" (59") – 1,50 m	94 (42,6 kg)	99 (44,9 kg)	104 (47,1 kg)	109 (49,4 kg)	114 (51,7 kg)	119 (53,9 kg)	124 (56,2 kg)	128 (58 kg)	133 (60,3 kg)	138 (62,5 kg)	143 (64,8 k)	148 (67,1 kg)	153 (69,3 kg)	158 (71,6 kg)	163 (73,9 kg)	168 (76,2 kg)	173 (78,4 kg)
5' (60") – 1,52 m	97 (43,9 kg)	102 (46,2 kg)	107 (48,5 kg)	112 (50,8 kg)	118 (53,5 kg)	123 (55,7 kg)	128 (58 kg)	133 (62,5 kg)	138 (62,5 kg)	143 (64,8)	148 (67,1 kg)	153 (69,3 kg)	158 (71,6 kg)	163 (73,9 kg)	168 (76,2 kg)	174 (78,9 k)	179 (81,1 kg)
5'1"(61") – 1,55 m	100 (45,3 kg)	106 (48 kg)	111 (50,3 kg)	116 (52,6 kg)	122 (55,3 kg)	127 (57,6 kg)	132 (59,8 kg)	137 (62,1 kg)	143 (64,8 kg)	148 (67,1 kg)	153 (69,3 kg)	158 (71,6 kg)	164 (74,3 kg)	169 (76,6 kg)	174 (78,9 kg)	180 (81,6 kg)	185 (83,9 kg)
5'2" (62") – 1,57 m	104 (47,1 kg)	109 (49,4 kg)	115 (52,1 kg)	120 (54,4 kg)	126 (57,1 kg)	131 (59,4 kg)	136 (61,6 kg)	142 (64,4 kg)	147 (66,6 kg)	153 (69,3 kg)	158 (71,6 kg)	164 (74,3 kg)	169 (76,5 kg)	175 (79,3 kg)	180 (81,6 kg)	186 (84,3 kg)	191 (86,6 kg)
5'3"(63") – 1,60 m	107 (48,5 kg)	113 (51,2 kg)	118 (53,5 kg)	124 (56,2 kg)	130 (58,9 kg)	135 (61,2 kg)	141 (63,9 kg)	146 (66,2 kg)	152 (68,9 kg)	158 (71,6 kg)	163 (73,9 kg)	169 (76,5 kg)	175 (79,3 kg)	180 (81,6 kg)	186 (84,3 kg)	191 (86,6 kg)	197 (89,3 kg)
5'4" (64") – 1,63 m	110 (49,8 kg)	116 (52,6 kg)	122 (55,3 kg)	128 (58 kg)	134 (60,7 kg)	140 (63,5 kg)	145 (65,7 kg)	151 (68,4 kg)	157 (71,2 kg)	163 (73,9 kg)	169 (76,5 kg)	174 (78,9 kg)	180 (81,6 kg)	186 (84,3 kg)	192 (87 kg)	197 (89,3 kg)	204 (92,5 kg)
5'5" (65") – 1,65 m	114 (51,7 kg)	120 (54,4 kg)	126 (57,1 kg)	132 (59,8 kg)	138 (62,5 kg)	144 (65,3 kg)	150 (68 kg)	156 (70,7 kg)	162 (73,4 kg)	168 (76,2 kg)	174 (78,9 kg)	180 (81,6 kg)	186 (84,3 kg)	192 (87 kg)	198 (89,8 kg)	204 (92,5 kg)	210 (95,2 kg)
5'6" (66") – 1,68 m	118 (53,5 kg)	124 (56,2 kg)	130 (58,9 kg)	136 (61,6 kg)	142 (64,4 kg)	148 (67,1 kg)	155 (70,3 kg)	161 (73 kg)	167 (75,7 kg)	173 (78,4 kg)	179 (81,1 kg)	186 (84,3 kg)	192 (87 kg)	198 (89,8 kg)	204 (92,5 kg)	210 (95,2 kg)	216 (97,9 kg)
5'7"(67") – 1,70 m	121 (54,8 kg)	127 (57,6 kg)	134 (60,7 kg)	140 (63,5 kg)	146 (66,2 kg)	153 (69,3 kg)	159 (72,1 kg)	166 (75,2 kg)	172 (78 kg)	178 (80,7 kg)	185 (83,9 kg)	191 (86,6 kg)	198 (89,8 kg)	204 (92,5 kg)	211 (95,7 kg)	217 (98,4 kg)	223 (101,2 kg)
5'8" (68") – 1,73 m	125 (56,6 kg)	131 (59,4 kg)	138 (62,5 kg)	144 (65,3 kg)	151 (69,4 kg)	158 (71,6 kg)	164 (74,3 kg)	171 (77,5 kg)	177 (80,2 kg)	184 (83,4 kg)	190 (86,1 kg)	197 (89,3 kg)	203 (92,7 kg)	210 (95,2 kg)	216 (97,9 kg)	223 (101,1 kg)	230 (104,3 kg)
5'9" (69") – 1,75 m	128 (58 kg)	135 (61,2 kg)	142 (64,4 kg)	149 (67,5 kg)	155 (70,3 kg)	162 (73,4 kg)	169 (76,6 k)	176 (79,8 kg)	182 (82,5 kg)	189 (85,7 kg)	196 (88,9 kg)	203 (92,7 kg)	209 (94,8 kg)	216 (97,9 kg)	223 (101,1 kg)	230 (104,3 kg)	236 (107 kg)
5'10" (70") – 1,78 m	132 (59,8 kg)	139 (63 kg)	146 (66,2 kg)	153 (69,3 kg)	160 (72,5 kg)	167 (75,7 kg)	174 (78,9 kg)	181 (82,1 kg)	188 (85,2 kg)	195 (88,4 kg)	202 (91,6 kg)	209 (94,8 kg)	216 (97,9 k)	222 (100,6 kg)	229 (103,8 kg)	236 (107 kg)	243 (110,2 kg)
5'11" (71") – 1,80 m	136 (61,6 kg)	143 (64,8 kg)	150 (68 kg)	157 (71,2 kg)	165 (74,8 kg)	172 (78 kg)	179 (81,1 kg)	186 (84,3 kg)	193 (87,5 kg)	200 (90,7 kg)	208 (94,3 kg)	215 (97,5 kg)	222 (100,6 kg)	229 (103,8 kg)	236 (107 kg)	243 (110,2 kg)	250 (1133, kg)
6' (72") – 1,83 m	140 (63,5 kg)	147 (66,6 kg)	154 (69,8 kg)	162 (73,4 kg)	169 (76,6 kg)	177 (80,2 kg)	184 (83,4 kg)	191 (86,6 kg)	199 (90,2 kg)	206 (93,4 kg)	213 (96,6 kg)	221 (100,2 kg)	228 (103,4 kg)	235 (106,5 kg)	242 (109,7 kg)	250 (113,3 kg)	258 (117 kg)
6'1" (73") – 1,85 m	144 (65,3 kg)	151 (68,4 kg)	159 (72,1 kg)	166 (75,2 kg)	174 (78,9 kg)	182 (82,5 kg)	189 (85,7 kg)	197 (89,3 kg)	204 (92,5 kg)	212 (96,1 kg)	219 (99,3 kg)	227 (102,9 kg)	235 (106,5 kg)	242 (109,7 kg)	250 (113,3 kg)	257 (116,5 kg)	265 (120,2 kg)
6'2" (74") – 1,88 m	148 (67,1 kg)	155 (70,3 kg)	163 (73,9 kg)	171 (78 kg)	179 (81,1 kg)	186 (84,3 kg)	194 (87,9 kg)	202 (91,6 kg)	210 (95,2 kg)	218 (98,8 kg)	225 (102 kg)	233 (105,6 kg)	241 (109,3 kg)	249 (112,9 kg)	256 (116,1 kg)	264 (119,7 kg)	272 (123,3 kg)
6'3" (75") – 1,91 m	152 (68,9 kg)	160 (72,5 kg)	168 (76,2 kg)	176 (79,8 kg)	184 (83,4 kg)	192 (87 kg)	200 (90,7 kg)	208 (94,3 kg)	216 (97,9 kg)	224 (101,6 kg)	232 (105,2 kg)	240 (108,8 kg)	248 (112,4 kg)	256 (116,1 kg)	264 (119,7 kg)	272 (123,3 kg)	279 (126,5 kg)

Dados de National Institutes of Health and National Heart, Lung, and Blood Institute: *Evidence report of clinical guidelines on the identification, evaluation, and treatment of overweight and obesity in adults*, Bethesda, MD, 1998, NIH/NHLBI. Para um IMC acima de 35, consulte http://www.nhlbi.nih.gov/health/educational/lose_wt/BMI/bmi_tbl2.htm.

9 APÊNDICE

Porcentagem de Gordura Corporal Baseada em Medidas de Quatro Dobras Cutâneas*

Soma das dobras cutâneas (mm)	HOMENS (IDADE EM ANOS) 17 a 29	30 a 39	40 a 49	50+	MULHERES (IDADE EM ANOS) 16 a 29	30 a 39	40 a 49	50+
15	4,8	–	–	–	10,5	–	–	–
20	8,1	12,2	12,2	12,6	14,1	17,0	19,8	21,4
25	10,5	14,2	15,0	15,6	16,8	19,4	22,2	24,0
30	12,9	16,2	17,7	18,6	19,5	21,8	24,5	26,6
35	14,7	17,7	19,6	20,8	21,5	23,7	26,4	28,5
40	16,4	19,2	21,4	22,9	23,4	25,5	28,2	30,3
45	17,7	20,4	23,0	24,7	25,0	26,9	29,6	31,9
50	19,0	21,5	24,6	26,5	26,5	28,2	31,0	33,4
55	20,1	22,5	25,9	27,9	27,8	29,4	32,1	34,6
60	21,2	23,5	27,1	29,2	29,1	30,6	33,2	35,7
65	22,2	24,3	28,2	30,4	30,2	31,6	34,1	36,7
70	23,1	25,1	29,3	31,6	31,2	32,5	35,0	37,7
75	24,0	25,9	30,3	32,7	32,2	33,4	35,9	38,7
80	24,8	26,6	31,2	33,8	33,1	34,3	36,7	39,6
85	25,5	27,2	32,1	34,8	34,0	35,1	37,5	40,4
90	26,2	27,8	33,0	35,8	34,8	35,8	38,3	41,2
95	26,9	28,4	33,7	36,6	35,6	36,5	39,0	41,9
100	27,6	29,0	34,4	37,4	36,4	37,2	39,7	42,6
105	28,2	29,6	35,1	38,2	37,1	37,9	40,4	43,3
110	28,8	30,1	35,8	39,0	37,8	38,6	41,0	43,9
115	29,4	30,6	36,4	39,7	38,4	39,1	41,5	44,5
120	30,0	31,1	37,0	40,4	39,0	39,6	42,0	45,1
125	30,5	31,5	37,6	41,1	39,6	40,1	42,5	45,7
130	31,0	31,9	38,2	41,8	40,2	40,6	43,0	46,2
135	31,5	32,3	38,7	42,4	40,8	41,1	43,5	46,7
140	32,0	32,7	39,2	43,0	41,3	41,6	44,0	47,2
145	32,5	33,1	39,7	43,6	41,8	42,1	44,5	47,7
150	32,9	33,5	40,2	44,1	42,3	42,6	45,0	48,2
155	33,3	33,9	40,7	44,6	42,8	43,1	45,4	48,7
160	33,7	34,3	41,2	45,1	43,3	43,6	45,8	49,2
165	34,1	34,6	41,6	45,6	43,7	44,0	46,2	49,6
170	34,5	34,8	42,0	46,1	44,1	44,4	46,6	50,0
175	34,9	–	–	–	–	44,8	47,0	50,4
180	35,3	–	–	–	–	45,2	47,4	50,8
185	35,6	–	–	–	–	45,6	47,8	51,2
190	35,9	–	–	–	–	45,9	48,2	51,6
195	–	–	–	–	–	46,2	48,5	52,0
200	–	–	–	–	–	46,5	48,8	52,4
205	–	–	–	–	–	–	49,1	52,7
210	–	–	–	–	–	–	49,4	53,0

De Durnin JV, Womersley J: Body fat assessed from total body density and its estimation from skinfold thickness: measurements on 481 men and women aged from 16 to 72 years, *Br J Nutr* 32:77-97, 1974.

*Medidas obtidas no lado direito do corpo, usando dobras cutâneas de bíceps, tríceps, subescapulares e suprailíacas.

APÊNDICE 10

Atividade Física e Calorias Gastas por Hora

Atividade	Tipo	49,8 kg (110 lb)	58,9 kg (130 lb)	68 kg (150 lb)	77,1 kg (170 lb)	86,1 kg (190 lb)	95,2 kg (210 lb)	104,3 kg (230 lb)	113,3 kg (250 lb)
Alongamento, ioga	Geral, Hatha	131	155	179	203	228	251	274	298
Artes marciais	Geral	525	621	716	812	910	1.003	1.097	1.193
Aula aeróbica	Água	210	248	286	325	364	401	439	477
Aula aeróbica	Alto impacto	368	434	501	568	637	702	768	835
Aula aeróbica	Baixo impacto	263	310	358	406	455	501	549	596
Aula aeróbica	Exercício de step com plataforma de 15 a 20 cm	446	527	609	690	774	852	933	1.014
Aula aeróbica	Exercício de step com plataforma de 25 a 30 cm	525	621	716	812	910	1.003	1.097	1.193
Badminton	Competitivo	368	434	501	568	637	702	768	835
Badminton	Simples e duplos	236	279	322	365	410	451	494	537
Basquetebol	Cadeira de rodas	341	403	465	528	592	652	713	775
Basquetebol	Jogo	420	496	573	649	728	802	878	954
Basquetebol	Lançamentos em cestas de basquete	236	279	322	365	410	451	494	537
Beisebol	Arremesso baixo ou rápido	263	310	358	406	455	501	549	596
Beisebol	Arremesso, pegada	131	155	179	203	228	251	274	298
Bicicleta	10 a 11,9 mph, lento	315	372	430	487	546	602	658	716
Bicicleta	12 a 13,9 mph, moderado	420	496	573	649	728	802	878	954
Bicicleta	14 a 15,9 mph, rápido	525	621	716	812	910	1.003	1.097	1.193
Bicicleta	16 a 19,9 mph, muito rápido	630	745	859	974	1.092	1.203	1.317	1.431
Bicicleta	> 20 mph, corrida	840	993	1.146	1.299	1.457	1.604	1.756	1.908
Bicicleta	50 watts, ergométrica, muito leve	158	133	215	243	273	301	329	358
Bicicleta	100 watts, ergométrica, leve	289	341	394	446	501	552	603	656
Bicicleta	150 watts, ergométrica, moderado	368	434	501	568	637	702	768	835
Bicicleta	200 watts, ergométrica, vigoroso	551	652	752	852	956	1.053	1.152	1.252
Bicicleta	250 watts, ergométrica, muito vigoroso	656	776	895	1.015	1.138	1.253	1.372	1.491
Bicicleta	BMX ou montanha	446	527	609	690	774	852	933	1.014
Boxe	Luta de boxe	473	558	644	730	819	902	988	1.074
Boxe	Prática em saco de boxe	315	372	430	487	546	602	658	716
Caiaque	Geral	263	310	358	406	455	501	549	596
Calistenia	Exercícios de flexão dos braços ou de força abdominal	420	496	573	649	728	802	878	954
Calistenia	Exercícios para as costas	184	217	251	284	319	351	384	417
Calistenia	Flexão de braços em barra, polichinelos	420	496	573	649	728	802	878	954
Caminhada	< 2 mph	105	124	143	162	182	201	219	239
Caminhada	2 mph, 30 min/milha (1,6 km)	131	155	179	203	228	251	274	298
Caminhada	2,5 mph, 24 min/milha (1,6 km)	158	133	215	243	273	301	329	358
Caminhada	3 mph, 20 min/milha (1,6 km)	173	205	236	268	300	331	362	394
Caminhada	3,5 mph, 17 min/milha (1,6 km)	200	236	272	308	346	381	417	453
Caminhada	4 mph, 15 min/milha (1,6 km)	263	310	358	406	455	501	549	596
Caminhada	4,5 mph, 13 min/milha (1,6 km)	331	391	451	511	574	632	691	751

(continua)

Apêndice 10 Atividade Física e Calorias Gastas por Hora

Atividade	Tipo	49,8 kg (110 lb)	58,9 kg (130 lb)	68 kg (150 lb)	77,1 kg (170 lb)	86,1 kg (190 lb)	95,2 kg (210 lb)	104,3 kg (230 lb)	113,3 kg (250 lb)
Caminhada	Geral	315	372	460	487	546	602	658	716
Caminhada	Marcha atlética	341	403	465	528	592	652	713	775
Caminhada com carga	Geral	368	434	501	568	637	702	768	835
Corrida	5 mph, 12 min/milha (1,6 km)	420	496	573	649	728	802	878	954
Corrida	5,2 mph, 11,5 min/milha (1,6 km)	473	558	644	730	819	902	988	1.074
Corrida	6 mph, 10 min/milha (1,6 km)	525	621	716	812	910	1.003	1.097	1.193
Corrida	6,7 mph, 9 min/milha (1,6 km)	578	683	788	893	1.001	1.103	1.207	1.312
Corrida	7 mph, 8,5 min/milha (1,6 km)	604	714	824	933	1.047	1.153	1.262	1.372
Corrida	7,5 mph, 8 min/milha (1,6 km)	656	776	895	1.015	1.138	1.253	1.372	1.491
Corrida	8 mph, 7,5 min/milha (1,6 km)	709	838	967	1.096	1.229	1.354	1.481	1.610
Corrida	8,6 mph, 7 min/milha (1,6 km)	735	869	1.003	1.136	1.274	1.404	1.536	1.670
Corrida	9 mph, 6,5 min/milha (1,6 km)	788	931	1.074	1.217	1.366	1.504	1.646	1.789
Corrida	10 mph, 6 min/milha (1,6 km)	840	993	1.146	1.299	1.457	1.604	1.756	1.908
Corrida	10,9 mph, 5,5 min/milha (1,6 km)	945	1.117	1.289	1.461	1.639	1.805	1.975	2.147
Corrida	*Cross-country*	473	558	644	730	819	902	988	1.074
Escalada	Geral	420	496	573	649	728	802	878	954
Esqui, *cross-country*	2,5 mph, lento	368	434	501	568	637	702	768	835
Esqui, *cross-country*	4 a 4,9 mph, moderado	420	496	573	649	728	802	878	954
Esqui, *cross-country*	5 a 7,9 mph, rápido	473	558	644	730	819	902	988	1.074
Esqui, descida livre	Leve	263	310	358	406	455	501	549	596
Esqui, descida livre	Moderado	315	372	430	487	546	602	658	716
Esqui, descida livre	Vigoroso, corrida	420	496	573	649	728	802	878	954
Esteira, corrida	6 mph, 10 min/milha, inclinação 0%	525	621	716	812	910	1.003	1.097	1.193
Esteira, corrida	6 mph, 10 min/milha, inclinação de 2%	578	683	788	893	1.001	1.103	1.207	1.312
Esteira, corrida	6 mph, 10 min/milha, inclinação de 4%	620	732	845	958	1.074	1.183	1.295	1.408
Esteira, corrida	6 mph, 10 min/milha, inclinação de 6%	667	788	909	1.031	1.156	1.273	1.394	1.515
Esteira, corrida	7 mph, 8,5 min/milha, inclinação 0%	604	714	824	933	1.047	1.153	1.262	1.372
Esteira, corrida	7 mph, 8,5 min/milha, inclinação de 2%	667	788	909	1.031	1.156	1.273	1.394	1.515
Esteira, corrida	7 mph, 8,5 min/milha, inclinação de 4%	719	850	981	1.112	1.247	1.374	1.503	1.634
Esteira, corrida	7 mph, 8,5 min/milha, inclinação de 6%	767	906	1.046	1.185	1.329	1.464	1.602	1.741
Esteira, corrida	8 mph, 7,5 min/milha, inclinação 0%	709	838	967	1.096	1.229	1.354	1.481	1.610
Esteira, corrida	8 mph, 7,5 min/milha, inclinação de 2%	756	894	1.031	1.169	1.311	1.444	1.580	1.718
Esteira, corrida	8 mph, 7,5 min/milha, inclinação de 4%	814	962	1.110	1.258	1.411	1.554	1.701	1.849
Esteira, corrida	8 mph, 7,5 min/milha, inclinação de 6%	872	1.030	1.189	1.347	1.511	1.665	1.821	1.980
Esteira, corrida	3 mph, 20 min/milha, inclinação 0%	173	205	236	268	300	331	362	394
Esteira, corrida	3 mph, 20 min/milha, inclinação de 2%	194	230	265	300	337	371	406	441
Esteira, corrida	3 mph, 20 min/milha, inclinação de 4%	215	254	293	333	373	411	450	489
Esteira, corrida	3 mph, 20 min/milha, inclinação de 6%	236	279	322	365	410	451	494	537
Esteira, corrida	4 mph, 15 min/milha, inclinação de 0%	263	310	358	406	455	501	549	596
Esteira, corrida	4 mph, 15 min/milha, inclinação de 2%	294	348	401	455	510	562	614	668
Esteira, corrida	4 mph, 15 min/milha, inclinação de 4%	326	385	444	503	564	622	680	740
Esteira, corrida	4 mph, 15 min/milha, inclinação de 6%	352	416	480	544	610	672	735	799
Frisbee	Geral	158	133	215	243	273	301	329	358
Frisbee	*Ultimate*	420	496	573	649	728	802	878	954
Futebol	Casual	368	434	501	568	637	702	768	835
Futebol	Competitivo	525	621	716	812	910	1.003	1.097	1.193
Futebol americano	Com bandeira ou toque	420	496	573	649	728	802	878	954
Futebol americano	Competitivo	473	558	644	730	819	902	988	1.074
Golfe	Carregando os tacos	236	279	322	365	410	451	494	537
Golfe	Carrinho elétrico	184	217	251	284	319	351	384	417
Golfe	Puxando os tacos	226	267	308	349	391	431	472	513
Handball	Geral	630	745	859	974	1.092	1.203	1.317	1.431

(*continua*)

Apêndice 10 Atividade Física e Calorias Gastas por Hora

Atividade	Tipo	MASSA CORPORAL							
		49,8 kg (110 lb)	58,9 kg (130 lb)	68 kg (150 lb)	77,1 kg (170 lb)	86,1 kg (190 lb)	95,2 kg (210 lb)	104,3 kg (230 lb)	113,3 kg (250 lb)
Hóquei	No gelo, campo de hóquei	420	496	573	649	728	802	878	954
Jogging	Geral	368	434	501	568	637	702	768	835
Jogging	Combinação jogging-caminhada	315	372	430	487	546	602	658	716
Musculação	Livre, nautilus, leve/moderado	158	133	215	243	273	301	329	358
Musculação	Livre, nautilus, vigoroso	315	372	430	487	546	602	658	716
Natação	Lago, oceano ou rio	315	372	430	487	546	602	658	716
Natação	Nado borboleta	578	683	788	893	1.001	1.103	1.207	1.312
Natação	Nado de costas	368	434	501	568	637	702	768	835
Natação	Nado de lado	420	496	573	649	728	802	878	954
Natação	Nado de peito	525	621	716	812	910	1.003	1.097	1.193
Natação	Voltas em estilo livre, lentas ou moderadas	368	434	501	568	637	702	768	835
Natação	Voltas em estilo livre, rápido	525	621	716	812	910	1.003	1.097	1.193
Patinação, in-line	In-line, geral	656	776	895	1.015	1.138	1.253	1.372	1.491
Patinação no gelo	Geral	368	434	501	568	637	702	768	835
Polo aquático	Geral	525	621	716	812	910	1.003	1.097	1.193
Pular corda	Lento	420	496	573	649	728	802	878	954
Pular corda	Moderado	525	621	716	812	910	1.003	1.097	1.193
Pular corda	Rápido	630	745	859	974	1.092	1.203	1.317	1.431
Rafting	Rafting em corredeira	263	310	358	406	455	501	549	596
Raquetebol	Casual	368	434	501	568	637	702	768	835
Raquetebol	Competição	525	621	716	812	910	1.003	1.097	1.193
Raquete de neve	Geral	420	496	573	649	728	802	878	954
Remo seco	50 watts, leve	184	217	251	284	319	351	384	417
Remo seco	100 watts, moderado	368	434	501	568	637	702	768	835
Remo seco	150 watts, vigoroso	446	527	609	690	774	852	933	1.014
Remo seco	200 watts, muito vigoroso	630	745	859	974	1.092	1.203	1.317	1.431
Rúgbi	Geral	525	621	716	812	910	1.003	1.097	1.193
Simulador de escada	Geral	473	558	644	730	819	902	988	1.074
Simulador de esqui	Geral	368	434	501	568	637	702	768	835
Skateboard	Geral	263	310	358	406	455	501	549	596
Snowboard	Geral	394	465	537	609	683	752	823	895
Softball	Geral	263	310	358	406	455	501	549	596
Tênis	Duplas	315	372	430	487	546	602	658	716
Tênis	Simples	420	496	573	649	728	802	878	954
Tread water	Moderado	210	248	286	325	364	401	439	477
Tread water	Vigoroso	525	621	716	812	910	1.003	1.097	1.193
Treinamento de circuito	Geral	420	496	573	649	728	802	878	954
Voleibol	Competitivo	420	496	573	649	728	802	878	954
Voleibol	Não competitivo	158	133	215	243	273	301	329	358
Wind surf	Casual	158	133	215	243	273	301	329	358

(Copyright 2001 HealtheTech Inc., Golden, Colo.)
NOTA: esta tabela não pretende ser uma lista abrangente de todas as deficiências nutricionais ou metabólicas ou de exemplos não nutricionais. (De Hammond K: Physical Assessment: A Nutritional Perspective, Nurs Clin North Am 32(4): 779-790, 1997.)

11 APÊNDICE

Avaliação Física com Foco na Nutrição

Parte 1: Parâmetros úteis na avaliação do estado nutricional geral e a presença de desnutrição.

Áreas de exame	Dicas	Desnutrição grave	Desnutrição leve a moderada	Bem nutrido
Perda de gordura subcutânea				
Região orbital – circundando o olho	Examine o paciente em pé, diretamente à frente dele, tocando delicadamente acima do osso malar (maçã do rosto), abaixo da pálpebra inferior, e a área supraorbitária acima do olho, abaixo da sobrancelha	Aparência macilenta, depressões, círculos escuros, pele flácida, sem evidência de coxins adiposos abaixo da pálpebra inferior ou abaixo da sobrancelha	Círculos ligeiramente escuros, aparência um tanto macilenta	Coxins adiposos ligeiramente volumosos. A retenção de líquidos pode mascarar a perda
Região superior do braço – tríceps/bíceps	Braço dobrado, role a pele entre os dedos, não inclua músculo no pinçamento da pele	Espaço muito pequeno entre as dobras, os dedos se tocam	Pinçamento em alguma profundidade, mas não amplo	Tecido adiposo amplo evidente entre as dobras de pele
Regiões torácica e lombar – costelas, região lombar, linha axilar média	Peça ao paciente para pressionar as mãos contra um objeto sólido	Depressão muito aparente entre as costelas. Crista ilíaca muito proeminente	Costelas aparentes, depressões menos pronunciadas entre elas. Crista ilíaca um pouco proeminente	O tórax é cheio, as costelas não são aparentes. Protrusão leve ou ausente da crista ilíaca
Perda muscular				
Região temporal – músculo temporal	Examine o paciente em pé, diretamente à frente dele; peça ao paciente para virar a cabeça de um lado a outro; palpe delicadamente a região temporal	Macilência, magreza, aparência encovada, depressão	Leve depressão	É possível ver/sentir um músculo bem definido
Região mandibular – músculo masseter	Examine o paciente em pé, diretamente à frente dele; peça ao paciente para rilhar os dentes e mover a mandíbula de um lado a outro. Palpe o músculo masseter enquanto a mandíbula esteja em movimento	O paciente é incapaz de rilhar os dentes ou de mover a mandíbula de um lado a outro. Nota: isso pode decorrer de uma condição medicamentosa não relacionada à desnutrição	O paciente demonstra moderada capacidade de rilhar os dentes	O paciente demonstra acentuada capacidade de rilhar os dentes
Região do osso clavicular – músculos peitoral maior, deltoide, trapézio	Procure por proeminência óssea. Certifique-se de que o paciente não esteja curvado para a frente	Osso protruso, proeminente	Visível no homem, alguma protrusão na mulher	Não é visível no homem, mas não é proeminente na mulher
Região clavicular e do acrômio – músculo deltoide	Braços do paciente nos lados; observe o paciente	A articulação do ombro ao braço parece quadrada. Ossos proeminentes. Protrusão do acrômio muito proeminente	Processo acromial pode se protrair ligeiramente	Curvas arredondadas no braço/ombro/pescoço
Região do osso escapular – músculos trapézio, supraespinal, infraespinal	Peça ao paciente para estender as mãos retas e empurrar um objeto sólido	Ossos proeminentes e visíveis, depressões entre costelas/escápula ou ombro/coluna vertebral	Leve depressão ou osso pode se mostrar ligeiramente	Ossos não proeminentes, sem depressões significativas
Dorso da mão – músculo interósseo	Examine o lado da mão próximo ao polegar; examine os coxins do polegar quando a ponta do dedo indicador tocar a ponta do polegar	Área de depressão entre o polegar e o dedo indicador	Ligeiramente deprimida	As saliências musculares podem ser planas em algumas pessoas bem nutridas
Porção corporal inferior menos sensível à mudança				
Região patelar – músculos quadríceps	Peça ao paciente para sentar-se com a perna apoiada, dobrada no joelho	Ossos proeminentes, pequeno sinal de músculo ao redor do joelho	Patelas menos proeminentes, mais arredondadas	Os músculos protraem-se, os ossos não são proeminentes

(continua)

Apêndice 11 Avaliação Física com Foco na Nutrição

Parte 1: Parâmetros úteis na avaliação do estado nutricional geral e a presença de desnutrição.
(*Continuação*)

Áreas de exame	Pistas	Desnutrição grave	Desnutrição leve a moderada	Bem nutrido
Região anterior da coxa – músculos quadríceps	Peça ao paciente para sentar-se, apoiando a perna em um móvel baixo. Palpe os quadríceps para diferenciar entre quantidade de tecido muscular e de tecido adiposo	Depressão/linha na coxa, obviamente magra	Leve depressão na parte interna da coxa	Bem arredondada, bem desenvolvida
Região posterior da panturrilha – músculo gastrocnêmio	Palpe o músculo da panturrilha para determinar a quantidade de tecido	Mínima, definição muscular mínima a ausente; pode ser sentida como fibrosa	Não é bem desenvolvida	Bulbo do músculo bem desenvolvido
Edema				
Descarte outras causas de edema, paciente em massa corporal seca	Examine e palpe tornozelos e mãos para evidência de edema	Depressões profundas a muito profundas, a duração da depressão é de pequena a moderada (31 a 60 s) a extremidade parece inchada (3 a 4+)	Depressões leves a moderadas, leve edema na extremidade, a endentação cede rapidamente (0 a 30 s)	Nenhum sinal de acúmulo de líquido

Notas:
1. Apresente-se ao paciente/à família
2. Apresente uma justificativa para o pedido de exame
3. Peça permissão ao paciente para examiná-lo
4. Lave/seque as mãos completamente; use luvas
5. Use as precauções padrões para prevenir a transmissão de doença

Referências bibliográficas
1. McCann L: Subjective global assessment as it pertains to the nutritional status of dialysis patients, *Dial Transplant* 25(4):190–202, 1996.
2. Council on Renal Nutrition of the National Kidney Foundation: *Pocket guide to nutrition assessment of the patient with chronic kidney disease*, ed 3, (McCann L, editor), 2005. Disponível em: http://www.scribd.com/doc/6991983/Pocket-Guide-to-Nut-Crd. Acesso em 30 de maio de 2012.
3. Secker DJ, JeeJeebhoy KN: How to perform subjective global nutritional assessment in children, *J Acad Nutr Diet* 112:424-431, 2012.

Esta tabela foi desenvolvida por Jane White, PhD, RDN, FADA, LDN, Louise Merriman, MS, RDN, CDN, Terese Scollard, MBA, RDN, e Cleveland Clinic Center for Human Nutrition. O conteúdo foi aprovado pelo Adult Malnutrition Education and Outreach Committee, um esforço conjunto da Academy of Nutrition and Dietetics e da American Society of Parenteral and Enteral Nutrition.
©2013 Academy of Nutrition and Dietetics. Malnutrition Coding in Biesemeier, C. Ed. Nutrition Care Manual, October 2013 release.

Parte 2: Características clínicas que o clínico pode obter e documentar para apoiar um diagnóstico de desnutrição (Academy/ASPEN).

Característica clínica	DESNUTRIÇÃO NO CONTEXTO DE CIRCUNSTÂNCIAS SOCIAIS OU AMBIENTAIS		DESNUTRIÇÃO NO CONTEXTO DE DOENÇA CRÔNICA		DESNUTRIÇÃO NO CONTEXTO DE DOENÇA OU LESÃO AGUDA	
	Desnutrição não grave (moderada)	Desnutrição grave	Desnutrição não grave (moderada)	Desnutrição grave	Desnutrição não grave (moderada)	Desnutrição grave
Ingestão de energia[1] A desnutrição é o resultado de ingestão inadequada de alimentos e nutrientes ou assimilação; assim a ingestão recente, comparada às necessidades estimadas, é um critério primário que define a desnutrição. O clínico pode obter ou rever as histórias alimentares e nutricionais, estimar as necessidades ideais de energia, compará-las com as estimativas de energia consumida e relatar a ingestão inadequada como uma porcentagem de necessidades estimadas com o tempo	< 75% da necessidade energética estimada por > 7 dias	≤ 50% da necessidade energética estimada por ≥ 5 dias	< 75% da necessidade energética estimada por ≥ 1 mês	≤ 75% da necessidade energética estimada por ≥ 1 mês	< 75% da necessidade energética estimada por ≥ 3 meses	≤ 50% da necessidade energética estimada por ≥ 1 mês

(*continua*)

Parte 2: Características clínicas que o clínico pode obter e documentar para apoiar um diagnóstico de desnutrição (Academy/ASPEN).[2-5] (Continuação)

Característica clínica	DESNUTRIÇÃO NO CONTEXTO DE CIRCUNSTÂNCIAS SOCIAIS OU AMBIENTAIS		DESNUTRIÇÃO NO CONTEXTO DE DOENÇA CRÔNICA		DESNUTRIÇÃO NO CONTEXTO DE DOENÇA OU LESÃO AGUDA	
	Desnutrição não grave (moderada)	Desnutrição grave	Desnutrição não grave (moderada)	Desnutrição grave	Desnutrição não grave (moderada)	Desnutrição grave
Interpretação da perda de massa corporal[2-5] O clínico pode avaliar a massa corporal considerando os outros achados clínicos, incluindo a presença de sub ou super-hidratação. O clínico pode avaliar a alteração na massa corporal, no decorrer do tempo, relatada como uma porcentagem de perda de massa corporal abaixo da linha basal	% / 1 a 2 / 5 / 7,5 — Tempo / 1 semana / 1 mês / 3 meses	% / >2 / >5 / >7,5 — Tempo / 1 semana / 1 mês / 3 meses	% / 5 / 7,5 / 10 / 20 — Tempo / 1 mês / 3 meses / 6 meses / 1 ano	% / >5 / >7,5 / >10 / >20 — Tempo / 1 mês / 3 meses / 6 meses / 1 ano	% / 5 / 7,5 / 10 / 20 — Tempo / 1 mês / 3 meses / 6 meses / 1 ano	% / >5 / >7,5 / >10 / >20 — Tempo / 1 mês / 3 meses / 6 meses / 1 ano
Achados físicos[5,6] A desnutrição geralmente resulta em alterações no exame físico. O clínico pode realizar um exame físico e documentar qualquer dos achados do exame físico abaixo de um indicador e desnutrição						
Gordura corporal Perda de gordura subcutânea (p. ex., gordura orbital, tricipital ou sobrejacente às costelas)	Leve	Moderada	Leve	Grave	Leve	Grave
Massa muscular Perda muscular (p. ex., consumpção das têmporas [músculo temporal], clavícula [peitoral e deltoides], ombros [deltoides], músculos interósseos, escápula [grande dorsal, trapézio, deltoides], coxa [quadríceps] e panturrilha [gastrocnêmio])	Leve	Moderada	Leve	Grave	Leve	Grave
Acúmulo de líquido O clínico pode avaliar acúmulo de líquido, generalizado ou localizado, evidente ao exame (extremidades ou ascite). A perda de massa corporal geralmente é mascarada por retenção de líquidos (edema), podendo ser observado ganho de massa corporal	Leve	Moderado a grave	Leve	Grave	Leve	Grave
Redução da força de preensão[7] Consulte os padrões normativos fornecidos pelo fabricante do dispositivo de mensuração	N/A	Redução mensurável	N/A	Redução mensurável	N/A	Redução mensurável

Um mínimo de duas dentre seis características anteriores é recomendado para o diagnóstico de desnutrição grave ou não grave. *N/A*, Não aplicável.

Notas:
Estatura e massa corporal mensuradas em vez de estimadas para determinar o índice de massa corporal (IMC).
A massa corporal normal deve ser obtida para determinar a porcentagem e interpretar o significado da perda de massa corporal.
Os indicadores básicos do estado de nutrição, como a perda de massa corporal, alteração da massa corporal e o apetite podem melhorar substancialmente a realimentação na ausência de inflamação. A realimentação e/ou o suporte nutricional podem se estabilizar, mas não melhorar significativamente os parâmetros nutricionais na presença de inflamação. O National Center for Health Statistics define como *crônica* a doença/condição com duração superior a 3 meses ou mais.[8]
As proteínas séricas, como a albumina e a pré-albumina, não estão incluídas como características definidoras de desnutrição, uma vez que uma recente análise de evidências mostra que os níveis séricos dessas proteínas não se alteram em resposta a alterações na ingestão de nutrientes.[9-12]

Referências bibliográficas

1. Kondrup J: Can food intake in hospitals be improved? *Clin Nutr* 20:153-160, 2001.
2. Blackburn GL, Bistrian BR, Maini BS et al.: Nutritional and metabolic assessment of the hospitalized patient, *JPEN J Parenter Enteral Nutr* 1:11-22, 1977.
3. Klein S, Kinney J, Jeejeebhoy K et al.: Nutrition support in clinical practice: review of published data and recommendations for future research directions. National Institutes of Health, American Society for Parenteral and Enteral Nutrition, and American Society for Clinical Nutrition, JPEN *J Parenter Enteral Nutr* 21:133-156, 1977.
4. Rosenbaum K, Wang J, Pierson RN et al.: Time-dependent variation in weight and body composition in healthy adults, JPEN *J Parenter Enteral Nutr* 24:52-55, 2000.
5. Keys A: Caloric undernutrition and starvation, with notes on protein deficiency, *J Am Med Assoc* 138:500-511, 1948.
6. Sacks GS, Dearman K, Replogle WH et al.: Use of subjective global assessment to identify nutrition-associated complications and death in geriatric long-term care facility residents, *J Am Coll Nutr* 19:570-577 2000.
7. Norman K, Stobaus N, Gonzalez MC et al.: Hand grip strength: outcome predictor and marker of nutritional status, *Clin Nutr* 30:135-142, 2011.
8. Hagan JC: Acute and chronic diseases. In Mulner RM, editor: *Encyclopedia of health services research* (vol 1), Thousand Oaks, CA, 2009, Sage, p 25.
9. American Dietetic Association Evidence Analysis Library: Does serum prealbumin correlate with weight loss in four models of prolonged protein-energy restriction: anorexia nervosa, non-malabsorptive gastric partitioning bariatric surgery, calorie-restricted diets or starvation. Disponível em: http://www.adaevidencelibrary.com/conclusion.cfm?conclusion_statement_id5251313&highlight5 prealbumin& home5. Acesso em 1º de agosto de 2011.
10. American Dietetic Association Evidence Analysis Library: *Does serum prealbumin correlate with nitrogen balance?* Disponível em: http://www.adaevidencelibrary.com/conclusion.cfm?conclusion_statement_id5251315&highlight5 prealbumin&home51. Acesso em 1º de agosto de 2011.
11. American Dietetic Association Evidence Analysis Library: *Does serum albumin correlate with weight loss in four models of prolonged protein-energy restriction: anorexia nervosa, non-malabsorptive gastric partitioning bariatric surgery, calorie-restricted diets or starvation.* Disponível em: http://www.adaevidencelibrary.com/conclusion.cfmGconclusion_statement_id5 251263&highlight5albumin&home5. Acesso em 1º de agosto de 2011.
12. American Dietetic Association Evidence Analysis Library: *Does serum albumin correlate with nitrogen balance?* Disponível em: http://www. adaevidencelibrary.com/conclusion.cfm?conclusion_statement_id5251265&highlight5albumin&home51. Acesso em 1º de agosto de 2011.

Esta tabela foi desenvolvida por Annalynn Skipper PhD, RDN, FADA. O conteúdo foi desenvolvido por um grupo de trabalho da Academy composto por Jane White, PhD, RDN, FADA, LDN, Chair; Maree Ferguson, MBA, PhD, RDN; Sherri Jones, MS, MBA, RDN, LDN; Ainsley Malone, MS, RDN, LD, CNSD; Louise Merriman, MS, RDN, CDN; Terese Scollard, MBA, RDN; Annalynn Skipper, PhD, RDN, FADA; e o membro da equipe da Academy Pam Michael, MBA, RDN. O conteúdo foi aprovado por um comitê da ASPEN que consiste em Gordon L. Jensen, MD, PhD, Co-Chair; Ainsley Malone, MS, RDN, CNSD, Co-Chair; Rose Ann Dimaria, PhD, RN, CNSN; Christine M. Framson, RDN, PHD, CSND; Nilesh Mehta, MD, DCH; Steve Plogsted, PharmD, RPh, BCNSP; Annalynn Skipper, PhD, RDN, FADA; Jennifer Wooley, MS, RDN, CNSD; Jay Mirtallo, RPh, BCNSP Board Liaison; e membros da equipe da ASPEN Peggi Guenter, PhD, RN. Subsequentemente, foi aprovado pela Diretoria da ASPEN. As informações da tabela foram atualizadas em 1º de fevereiro de 2012. As alterações são introduzidas à medida que novas pesquisas se tornam disponíveis. (Adaptada de Skipper A. Malnutrition coding. In: Skipper A, editor: *Nutrition care manual*, Chicago, IL, 2012, Academy of Nutrition and Dietetics.) (De: White JV et al.: Consensus statement: Academy of Nutrition and Dietetics and American Society for Parenteral and Enteral Nutrition: Characteristics recommended for the identification and documentation of adult malnutrition (undernutrition), *JPEN* 36:275, 2012.)

Parte 3: Exame físico com foco na nutrição.

Sistema	Achados normais	Achados anormais	Possíveis etiologias nutricionais e metabólicas	Etiologias não nutricionais
Hábito corporal – ver Parte 1. Pesquisa geral	Massa corporal adequada para altura, bem nutrido, alerta e cooperativo com muita força e resistência	Perda de massa corporal, massa muscular e reservas de gordura, consumpção da musculatura esquelética (mãos, face, quadríceps e deltoides) e perda de gordura subcutânea (face, tríceps, coxas, cintura), sarcopenia (perda de massa magra em adultos mais velhos). Ver Parte 1 Retardo de crescimento em crianças Taxas inadequadas de altura e ganho de massa corporal em crianças e adolescentes	Energia e ingestão de proteínas abaixo do ideal Desnutrição não grave Desnutrição grave	Distúrbios endócrinos, distúrbios osteogênicos, distúrbios da menopausa secundários à depleção de estrógeno Sarcopenia relacionada à diminuição da atividade física, aumento dos níveis de citocinas (interleucina-6) e redução dos níveis de hormônio do crescimento e de fator do crescimento semelhante à insulina
Pele	Cor saudável, suave, turgidez hidratada com recuo instantâneo, aparência suave	Reservas excessivas de gordura	Ingestão excessiva de energia	Diabetes, esteroides
		Má cicatrização de feridas ou retardo na cicatrização, úlceras de pressão	Deficiências de proteína, de vitamina C e de zinco	Má perfusão vascular
		Seca, com linhas finas e descamativa, esfoliativa (xerose)	Deficiência de gordura essencial Deficiência de vitamina A	Fatores ambientais ou de higiene
		Placas salientes em torno dos folículos capilares nas nádegas, nas coxas ou nos joelhos (hiperqueratose folicular)	Deficiência de gordura essencial Deficiência de vitamina A	
		Dermatite pelagrosa (hiperpigmentação da pele exposta ao sol)	Deficiência de niacina Deficiência de triptofano	Queimaduras solares ou químicas; doença de Addison
		Palidez	Deficiência de ferro Deficiência de ácido fólico Deficiência de vitamina B_{12}	Distúrbios de pigmentação da pele, hemorragia, estados de baixo volume, baixa perfusão

(*continua*)

Parte 3: Exame físico com foco na nutrição. (Continuação)

Sistema	Achados normais	Achados anormais	Possíveis etiologias nutricionais e metabólicas	Etiologias não nutricionais
		Dermatite generalizada	Deficiência de zinco Deficiência de ácido graxo essencial	Dermatite atópica, dermatite de contato, erupção cutânea alérgica ou medicamentosa, psoríase, doença do tecido conjuntivo
		Pigmentação amarela	Excesso de caroteno Deficiência de vitamina B_{12}	Icterícia
		Má turgidez da pele	Perda de líquido	Processo de envelhecimento
		Petéquias, equimoses	Deficiência de vitamina K Deficiência de vitamina C	Superdosagem de ácido acetilsalicílico, doença hepática ou traumatismo
Unhas	Unha lisa, translúcida, ligeiramente curva e firmemente inserida no leito ungueal; leitos ungueais com reenchimento capilar rápido	Em formato de colher (coiloníquia)	Deficiência de ferro Desnutrição não grave Desnutrição grave	DPOC, doença cardíaca, estenose aórtica, diabetes, lúpus, quimioterapia
		Foscas, sem brilho	Deficiência de proteína Deficiência de ferro	Efeitos químicos
		Pálida, mosqueada, precário branqueamento	Deficiência de vitamina A Deficiência de vitamina C	Infecção, efeitos químicos
		Formação de sulcos transversais em mais de uma extremidade	Deficiência de proteína	Linhas de Beau, sulcos causados por traumatismo, oclusão coronária, doença cutânea, doença transitória
Couro cabeludo	Rosado, sem lesões, sensibilidade, fontanelas sem amolecimento ou protuberâncias	Amolecimento ou craniotabes	Deficiência de vitamina D	
		Fontanela anterior aberta (geralmente fecha-se em < 18 meses)	Deficiência de vitamina D	Hidrocefalia
Cabelos	Brilho natural, cor consistente, textura fina a grossa	Opacos, sem brilho, finos, esparsos	Deficiência de proteína Deficiência de zinco Deficiência de biotina Deficiência de ácido linoleico	Hipotireoidismo, quimioterapia, psoríase, tratamento de coloração
		Facilmente arrancável	Deficiência de proteína Deficiência de biotina	Hipotireoidismo, quimioterapia, psoríase, tratamento de coloração
		Mechas alternadas de cabelos claros e escuros em crianças pequenas ("sinal da bandeira")	Deficiência de proteína	Submetido a processo químico ou descoloração
		Cabelos "espiralados"	Deficiência de cobre Deficiência de vitamina C	Doença de Menkes Alteração química
		Embranquecimento prematuro	Deficiência de selênio Deficiência de vitamina B_{12}	Doença de Graves, medicamentos
Face	Pele quente, lisa, seca, macia, úmida com recuo instantâneo	Despigmentação difusa, inchada	Deficiência de proteína	Esteroides e outros medicamentos
		Palidez	Deficiência de ferro Deficiência de ácido fólico Deficiência de vitamina B_{12}	Estados de baixa perfusão, baixo volume
		Face de "lua cheia"	Deficiência de proteína	Doença de Cushing, esteroides
		Consumpção temporal bilateral. Ver parte 1	Deficiência de proteína Déficit de energia	Distúrbios neuromusculares
		Margem mucocutânea indiferenciada	Deficiência de riboflavina	
Olhos	Sobrancelhas, pálpebras e cílios distribuídos de maneira uniforme; conjuntiva rosada sem secreção; escleras sem manchas; córnea clara; pele sem rachaduras ou lesões	Conjuntiva pálida	Deficiência de ferro Deficiência de folato Deficiência de vitamina B_{12}	Estados de baixa produção/eliminação

(continua)

Parte 3: Exame físico com foco na nutrição. (Continuação)

Sistema	Achados normais	Achados anormais	Possíveis etiologias nutricionais e metabólicas	Etiologias não nutricionais
		Cegueira noturna	Deficiência de vitamina A	
		Máculas secas acinzentadas, amarelas ou espumosas brancas no globo ocular (máculas de Bitot)	Deficiência de vitamina A	Pterígio, doença de Gaucher
		Córnea opaca, leitosa ou embaçada (xerose corneana)	Deficiência de vitamina A	
		Aparência baça, seca e áspera para o branco dos olhos e pálpebras internas (xerose conjuntival)	Deficiência de vitamina A	Química, ambiental
		Amolecimento da córnea (ceratomalacia)	Deficiência de vitamina A	
		Cantos dos olhos rachados e avermelhados (palpebrite angular)	Deficiência de riboflavina Deficiência de niacina	Infecção, objetos estranhos
Nariz	Formato uniforme, septo ligeiramente à esquerda da linha média, narinas patentes bilateralmente, mucosa rosada, úmida, capaz de identificar odores	Material descamativo, oleoso, de coloração acinzentada ou amarelada em torno das narinas (seborreia nasolabial)	Deficiência de riboflavina Deficiência de niacina Deficiência de piridoxina	
		Inflamação, vermelhidão no trato sinusal, secreção, obstrução ou pólipos	Irritação das membranas cutâneas	É necessário reconsiderar a colocação do tubo de alimentação; avaliar para alergias não alimentares
Cavidade oral				
Lábios, boca	Intactos, rosados, lisos e simétricos	Estomatite angular (rachaduras bilaterais, vermelhidão dos lábios)	Deficiência de riboflavina Deficiência de niacina Deficiência de piridoxina Desidratação	Dentaduras com mau encaixe, herpes, sífilis, HIV, exposição ambiental
		Queilose (rachaduras ou fissuras verticais no lábio)	Deficiência de riboflavina Deficiência de niacina Desidratação	HIV (sarcoma de Kaposi), exposição ambiental
		Rachados ou descascando	Desidratação	Exposição ambiental
		Inflamação geral	Proteína, energia, ácido fólico	Xerostomia
Língua	Rosada, úmida, na linha média, simétrica com textura áspera	Magenta (cor vermelho-arroxeada), inflamação da língua (glossite)	Deficiência de riboflavina Deficiência de vitamina B_6 Deficiência de niacina Deficiência de folato Deficiência de vitamina B_{12} Deficiência de riboflavina Deficiência de ferro	Doença de Crohn, uremia Estado de doença infecciosa, antibióticos, câncer, irritantes (excesso de tabaco, álcool, condimentos), distúrbio cutâneo generalizado
		Lisa, lustrosa, perda das papilas (papilas filiformes atróficas)	Deficiência de folato Deficiência niacina Deficiência de riboflavina Deficiência do ferro Deficiência de vitamina B_{12} Desnutrição não grave Desnutrição grave	
		Paladar distorcido (disgeusia)	Deficiência de zinco	Terapia do câncer, medicamentos, idade avançada, traumatismo, sífilis, xerostomia, mau encaixe de dentaduras, má higiene
		Paladar diminuído (hipogeusia)	Deficiência de zinco Deficiência de vitamina A	Terapia do câncer, idade avançada, medicamentos, xerostomia

(continua)

Parte 3: Exame físico com foco na nutrição. (Continuação)

Sistema	Achados normais	Achados anormais	Possíveis etiologias nutricionais e metabólicas	Etiologias não nutricionais
Gengivas	Rosadas, úmidas, sem esponjosidade	Esponjosa, sangrante, recesso	Deficiência de vitamina C Deficiência de riboflavina	Fenitoína e outro medicamento, má higiene, linfoma, policitemia, trombocitopenia
		Hipertrofia gengival, interdental, inchada, vermelha	Deficiência de vitamina C Deficiência de ácido fólico, deficiência de vitamina B_{12}	Fenitoína, má higiene oral, linfoma, toxicidade de vitamina A
Dentes	Reparados, sem perda de dentes; a cor pode apresentar vários tons de branco	Faltando, mau reparo, cáries, perda de dentes	Ingestão excessiva de açúcar	Traumatismo, sífilis, envelhecimento, má higiene dental
		Placas brancas ou amarronzadas (mosqueadas)	Excesso de fluoreto	Hipoplasia, erosão do esmalte
Nervos cranianos	Intactos	Anormais	Via de alimentação	
Reflexo do vômito	Intacto	Ausente	Via de alimentação	
Mandíbula	Alinhamento adequado, movimento de um lado a outro	Alinhamento e movimento inadequados	Capacidade de mastigar adequada	
Glândula parótida	Localizada anterior ao lóbulo da orelha, sem aumento de tamanho	Aumento bilateral	Desnutrição não grave Desnutrição grave	Bulimia, cistos, hiperparatireoidismo
Nódulos no pescoço	Linha média da traqueia, movimento livre sem aumento de tamanho ou nódulos	Aumento da tireoide	Deficiência de iodo	Câncer, alergia, resfriado
Cardiopulmonar				
Tórax, pulmões	Tórax anterior e posterior; músculo e reservas de gordura adequados, respirações uniformes e não trabalhosa, com elevação e abaixamento simétricos durante a inspiração e a expiração, sons pulmonares claros	Consumpção muscular somática e de gordura; respirações trabalhosas; sons respiratórios como estalidos, roncos e sibilos: avalie para estado hídrico *versus* secreções persistentes que podem dificultar a respiração e aumentar o gasto energético; considere também o aumento da frequência e profundidade, e a diminuição da frequência e profundidade	Desnutrição não grave Desnutrição grave Acidose metabólica Alcalose metabólica	Doença respiratória (p. ex., DPOC)
Coração	Ritmo regular e frequência dentro do normal; sons cardíacos B_1 e B_2	Ritmo irregular	Deficiência ou excesso de potássio Deficiência de cálcio Deficiência ou excesso de magnésio Deficiência de fósforo	Estados de doença cardiopulmonar, estresse
		Aumento do coração	Deficiência de tiamina associada a anemia e beribéri	
		Edema depressível	Retenção de cloreto de sódio que causa retenção de líquido corporal Doenças cardíaca, hepática, renal associadas a edema Extravasamento de líquido nos espaços intersticiais teciduais	
Dispositivos de acesso vascular intactos	Sem edema, vermelhidão, drenagem	Drenagem purulenta, edema, vermelhidão excessiva	Efeitos nutricionais, se for necessário remover o dispositivo	
Abdome	Mole, não distendido, simétrico, bilateral, sem massas, umbigo na linha média, sem ascite, sons intestinais presentes e normoativos; timpânico à percussão, dispositivo de alimentação intacto sem vermelhidão, edema	Distensão simétrica generalizada	Obesidade	Órgãos aumentados, líquido ou gás, íleo paralítico decorrente de outra doença

(continua)

Parte 3: Exame físico com foco na nutrição. (Continuação)

Sistema	Achados normais	Achados anormais	Possíveis etiologias nutricionais e metabólicas	Etiologias não nutricionais
		Umbigo saliente, evertido; contraído, aparência brilhante (ascite)	Efeitos sobre a proteína, líquido, preocupações com sódio da alimentação	
		Aparência escafoide	Desnutrição não grave Desnutrição grave	
		Aumento dos sons intestinais	Efeitos nutricionais na gastrenterite (normal, se houver dores de fome)	
		Tinido em tom alto	Efeitos nutricionais se houver líquido e ar intestinais, indicando obstrução precoce	
		Diminuição dos sons intestinais	Efeitos nutricionais se houver peritonite ou íleo paralítico	
Rim, ureter, bexiga	Urina de coloração amarelo-ouro (varia de amarelo pálido a dourado), clara, sem turbidez, eliminação urinária adequada	Diminuição da eliminação urinária, extremamente escura, concentrada	Desidratação	
Musculoesquelético	Amplitude de movimento total sem edema ou dor articular, força muscular adequada	Impossibilidade de flexionar, estender e rotacionar adequadamente o pescoço	Interferência na capacidade de se alimentar ou de fazer o contato mão-boca	
		Diminuição da amplitude de movimento, edema, comprometimento da mobilidade articular das extremidades superiores; consumpção dos músculos dos braços, pernas; pele flácida nas nádegas	Desnutrição não grave Desnutrição grave	
		Articulações inchadas, dolorosas	Deficiência de vitamina C Deficiência de vitamina D	Doença do tecido conjuntivo
		Sensibilidade óssea	Deficiência de vitamina A	
		Aumento das epífises no punho, tornozelo ou joelhos	Deficiência de vitamina D Deficiência de vitamina C	Traumatismo, deformidade ou causa congênita
		Pernas arqueadas	Deficiência de vitamina D Deficiência de cálcio	
		Rosário costal	Deficiência de vitamina D Deficiência de cálcio	Raquitismo renal, má absorção
		Dor nas panturrilhas, coxas	Deficiência de tiamina	Trombose venosa profunda, outra neuropatia ou outros
Neurológico	Alerta, orientado, coordenação mão-boca; sem fraqueza ou tremores	Diminuição ou ausência do alerta mental; coordenação mão-boca inadequada ou ausente	Interferência na capacidade de comer ou fazer o contato mão-boca	
		Alterações psicomotoras, cognitivas ou sensoriais, perda da memória, confusão, neuropatia periférica	Desnutrição não grave Desnutrição grave	Traumatismo, doença neurológica, lesão cerebral, tumor cerebral, quimioterapia
		Demência	Deficiência de tiamina Deficiência de niacina Deficiência de vitamina B_{12}	Traumatismo, doença neurológica, lesão vascular, lesão cerebral, tumor cerebral, quimioterapia
		Tetania	Deficiência de cálcio Deficiência de magnésio	
		Parestesias ou dormência na distribuição em meia-luva	Deficiência de vitamina B_{12} Deficiência de tiamina	Neuropatia diabética
	Nervos cranianos intactos: os focos nutricionalmente primários incluem nervos trigêmeo, glossofaríngeo, vago e hipoglosso			

(continua)

Parte 3: Exame físico com foco na nutrição. (Continuação)

Sistema	Achados normais	Achados anormais	Possíveis etiologias nutricionais e metabólicas	Etiologias não nutricionais
	Reflexos (bíceps, patelar, braquiorradial e calcâneo comuns no exame), funcionamento dentro da variação normal de 2++	Reflexos hiperativos	Hipocalcemia	Tetania, neurônio motor superior
	Reflexos hipoativos	Hipopotassemia		Associada a doenças metabólicas como diabetes melito e hipotireoidismo
		Tendão do calcâneo hipoativo, reflexo patelar	Deficiência de tiamina Deficiência de vitamina B_{12}	Distúrbio neurológico

DPOC, doença pulmonar obstrutiva crônica; *HIV*, vírus da imunodeficiência humana.
De Litchford, MD: *Nutrition-focused physical assessment: making clinical connections.* Greensboro, NC, 2012, CASE Software & Books.
Hammond K: Physical assessment: a nutritional perspective. *Nurse Clin North Am* 32(4):779, 1997. Modificada em 2010.
Matarese LE, Gottschlich M, editors: *Contemporary nutritional support practice*, Philadelphia, PA, 2003, Saunders Company.
Porter RS, Kaplan JL, editors: *Nutrition disorders*, Merck Manual online. Disponível em: https://www.merckmanuals.com/professional/nutritional-disorders/undernutrition/overview-of-undernutrition. Acesso em 4 de fevereiro de 2019.
Esta tabela não pretende ser uma lista abrangente de todas as deficiências nutricionais ou metabólicas ou de exemplos de não nutrição.

DESNUTRIÇÃO PEDIÁTRICA

Medições antropométricas anormais geralmente são os primeiros sinais de desnutrição pediátrica. Usando o Processo de Cuidado Nutricional, o nutricionista habilitado usa as habilidades de raciocínio clínico para determinar a etiologia do padrão anormal de crescimento (p. ex., relacionado à doença aguda ou crônica e ao grau de inflamação presente). As condições relacionadas à doença que contribuem para a desnutrição pediátrica incluem inanição, má absorção, aumento da taxa de metabolismo, utilização alterada do nutriente e maiores perdas de nutrientes. Os dados reunidos na etapa de avaliação serão comparados com os critérios diagnósticos. Há duas categorias de critérios diagnósticos. O primeiro conjunto usa apenas um ponto de dados. Esses critérios são as medições antropométricas comparadas com um padrão de crescimento. Ele reflete o crescimento ótimo ou o crescimento potencial para crianças em diferentes idades. Os padrões de crescimento são definidos em termos de percentis ou escores Z. Os percentis são a porcentagem das observações que se situam acima ou abaixo do valor da variável. Por exemplo, se a altura de uma criança estiver no percentil 25, isso significa que dentre 100 crianças normais de mesmo sexo e idade, 75 serão mais altas que essa criança e 25 serão mais baixas.

As características de desnutrição pediátrica usam os escores Z porque esses pontos de dados são calculados com base na distribuição da população de referência incluindo tanto as médias como o desvio padrão. A vantagem de usar os escores Z é que estes são comparáveis ao longo das idades e sexo e esses escores quantificam o estado de crescimento das crianças cujas medições antropométricas situam-se fora das faixas de variações dos percentis. Os critérios incluem os escores Z ou a massa corporal para altura, IMC, comprimento ou altura e circunferência do braço (região superior média).

O segundo conjunto de critérios diagnósticos é usado quando dois ou mais pontos de dados estão disponíveis. Os critérios incluem velocidade de ganho de massa corporal, perda de massa corporal, desaceleração da massa corporal para o comprimento ou massa corporal para altura, escore Z e energia inadequada e ingestão de proteína. Para mais informações, consulte a declaração de consenso da Academy of Nutrition and Dietetics/American Society for Parenteral and Enteral Nutrition: Indicators recommended for the identification and documentation of pediatric malnutrition, *J Acad Nutr Diet* 114:1988-2000, 2014.

APÊNDICE 12

Valores Laboratoriais para Avaliação e Monitoramento Nutricionais

I. PRINCÍPIOS DOS EXAMES LABORATORIAIS NUTRICIONAIS

A. Finalidade

Os exames laboratoriais são usados para estimar a disponibilidade de nutrientes em líquidos e tecidos biológicos. São fundamentais para a avaliação de insuficiências e deficiências manifestas. Os dados laboratoriais são os únicos dados objetivos, utilizados na avaliação, que são "controlados" – ou seja, sempre que uma amostra é examinada, a validade do método de medida também é verificada por meio de um exame realizado em uma amostra com valor conhecido. A amostra conhecida é chamada *controle* e, se o valor obtido por ela estiver fora da faixa normal de variabilidade analítica, tanto a amostra como o controle são medidos novamente.

O profissional de nutrição pode usar os resultados do exame laboratorial para apoiar os dados subjetivos e os achados clínicos a fim de determinar uma avaliação nutricional personalizada que leve a intervenções mais direcionadas e a resultados mais bem-sucedidos. Os valores laboratoriais fornecem dados objetivos no monitoramento regular e podem ser usados para avaliar o progresso e controlar os efeitos colaterais como inflamação, metabolismo aberrante de lipídeos e glicose, assim como o estado imune.

B. Tipos de amostra

Idealmente, a amostra a ser testada reflete uma alta porcentagem do conteúdo corporal total do nutriente que será avaliado. Entretanto, muitas vezes, a melhor amostra não se encontra prontamente disponível. As amostras mais comuns para análise são as seguintes:

Sangue total. Deve ser coletado com um anticoagulante se todo o conteúdo sanguíneo será avaliado. Os dois anticoagulantes comuns para análises de sangue total são o ácido etilenodiaminotetracético, um quelante de cálcio usado em análises hematológicas, e heparina (mantém o sangue em seu estado mais natural).

Células sanguíneas. Separadas do sangue total não coagulado para medida do conteúdo celular de um composto analisado: hemácias (indicam uma janela de 120 dias dentro de uma composição intracelular e de membrana), vários componentes sanguíneos como leucócitos, moléculas ligadas à proteína e outros.

Plasma. Líquido não coagulado que banha os elementos formados (células sanguíneas).

Soro. Líquido que permanece após a coagulação do sangue total ou do plasma. As proteínas de coagulação e as substâncias relacionadas estão ausentes ou significativamente reduzidas.

Urina. Contém um concentrado de metabólitos excretados e toxinas potenciais.

Fezes. Importantes na identificação de vários parâmetros gastrintestinais funcionais, incluindo marcadores inflamatórios, microbiologia, micologia, parasitologia, marcadores digestórios e análises nutricionais, quando os nutrientes não são absorvidos e, portanto, estão presentes na matéria fecal.

Saliva. Análise laboratorial para identificar parâmetros endócrinos, inflamatórios, infecciosos, imunológicos, alguns nutrientes e outros parâmetros com o uso de amostras de células bucais ou de saliva total.

Genômica. Expandindo-se para além dos históricos exames de macro e micronutrientes metabólicos, os ensaios de reação em cadeia da polimerase (PCR) genômicos são indicadores clínicos genômicos emergentes das influências nutrigenéticas e nutrigenômicas no metabolismo de um indivíduo (ver Capítulo 6).

Ar expirado. A concentração de gases expirados é uma estimativa não invasiva e útil do metabolismo bacteriano. As medições emergentes de óxido nítrico e cetose expirados podem ser úteis na estimativa do estado inflamatório ou cetótico em condições médicas selecionadas.

Cabelo. Tecido fácil de coletar; usado com mais frequência para medir minerais (mineralograma); geralmente é um mau indicador dos níveis corporais reais.

Outros tecidos. Biopsias de gordura têm sido utilizadas para estimar as reservas de vitamina D em estudos de pesquisa.

C. Interpretação dos dados laboratoriais

Os dados de nutrição, assim como todos, podem ser quantitativos (p. ex., quanto, com que frequência, com qual velocidade), semiquantitativos (p. ex., muitos, o máximo, poucos, em grande quantidade, geralmente, a maioria, vários), ou qualitativos (p. ex., cor, forma, espécie). A vantagem dos dados quantitativos é que são menos ambíguos ou mais objetivos que os outros tipos de observação. Porém, embora os dados laboratoriais objetivos sejam recursos extremamente importantes na avaliação nutricional, deve-se ter extrema cautela ao usar um único valor de exame laboratorial isoladamente para realizar uma avaliação. Um valor isolado geralmente é enganoso, em especial quando usado fora do contexto dos hábitos de estilo de vida; estado clínico; anamneses dietética, clínica e genômica de um indivíduo; assim como dos resultados do exame, se disponíveis. Além da importância de identificar deficiências ou excessos manifestos de nutrientes, os melhores dados são obtidos pela análise das alterações dos valores laboratoriais e dos sinais físicos clínicos evidentes (p. ex., condições cutâneas comprometidas). É especialmente importante monitorar os valores laboratoriais ao contemplar intervenções nutricionais que envolvam níveis potencialmente inseguros, além dos limites superiores (UL), como as vitaminas lipossolúveis ou um mineral como o selênio.

Ao monitorar pacientes para detectar alterações nos valores dos exames nutricionais, é necessário considerar em que medida deve ocorrer essa modificação para que se tenha a confiabilidade de que uma diferença nesses valores seja significativa. A alteração necessária para a significância estatística é chamada de *diferença crítica*.

É calculada medindo-se as variâncias computadas por meio de repetidas medições de um composto analisado: (1) amostras obtidas em vários momentos diferentes, de diversos indivíduos (variação intrassujeitos) e (2) amostras separadas de um grande *pool* de amostras (variação analítica).

Na prática, as avaliações não são baseadas nas medições de um único analito em determinado ponto no tempo, exceto no caso de deficiências graves ou de excessos perigosos. As alterações nos exames laboratoriais podem ter uma significância biológica (p. ex., a condição de um paciente está melhorando) bem antes de se alcançar a significância estatística. As alterações nos dados laboratoriais podem preceder as alterações em outros índices nutricionais, mas geralmente, embora nem sempre, os dados disponíveis devam apontar para a mesma conclusão.

D. Intervalos de referência

Para determinar se um valor laboratorial específico é anormal, particularmente quando dados em série não se encontram disponíveis, o valor é geralmente comparado com o intervalo de referência do diagnóstico. O intervalo de referência é construído a partir de um grande número de valores de exames (20 a > 1.000). O valor médio e o desvio padrão para esses dados são determinados e o intervalo de referência é calculado a partir da média de 62 desvios padrões. Se o grupo de amostras for representativo de uma população de referência, o intervalo de referência incluirá valores que refletem aqueles encontrados em aproximadamente 95% da população de referência. Aproximadamente 2,5% dessa população normal terão valores maiores que o limite superior do intervalo de referência, enquanto 2,5% terão valores menores ao limite inferior. Isso significa que um indivíduo normal dentre 20 indivíduos teria um valor abaixo ou acima do intervalo de referência.

Os intervalos de referência podem ser determinados para diferentes populações. Por exemplo, podem ser desenvolvidos intervalos de referência baseados em gênero, idade, etnia etc. Na prática, as diferenças entre populações, muitas vezes, são ignoradas porque a importância das pequenas diferenças em um componente analisado de um nutriente geralmente não é significativa. Porém, no caso de valores limítrofes, pode ser necessário considerar a possível influência das diferenças entre a população de pacientes e a população de referência. Os intervalos de referência, geralmente, são determinados pela obtenção de sangue de funcionários do laboratório ou de um laboratório clínico próximo. Essa população geralmente tende a ser constituída por pessoas mais jovens, com diversidade étnica limitada e é super-representada por mulheres.

Como a ciência da nutrição continua a evoluir rapidamente em razão dos avanços tecnológicos e científicos, incluindo os resultados dos testes genômicos para detecção de alterações individuais, as mudanças dos valores laboratoriais podem ser interpretadas como indicações de tendências metabólicas e influências genotípicas, mesmo dentro do intervalo de referência de um exame. A habilidade do nutricionista para perceber as insuficiências ou os desequilíbrios de um nutriente relacionados às influências nutricionais pode produzir uma avaliação mais direcionada, resultando em melhores desfechos de uma terapia.

E. Unidades

São utilizados muitos tipos de unidades para relatar os valores laboratoriais dependentes de nutrientes. Dois sistemas básicos de unidade são usados geralmente: o sistema convencional e o Sistema Internacional de Unidades (SI). Algumas vezes, o sistema convencional carece de convenção; assim diferentes laboratórios adotam diferentes unidades para relatar o mesmo analito. Por exemplo, o relatório convencional de um valor de cálcio ionizado pode ser 2,3 mEq/ℓ, 46 mg/ℓ ou 4,6 mg/dℓ. Entretanto, no sistema SI apenas o valor de 1,15 mmol/ℓ é permitido.

F. Natureza e tipos de exames nutricionais

Normalmente, os exames laboratoriais são ensaios estáticos (i. e., a concentração de um analito é medida em um líquido biológico, (p. ex., em uma amostra de sangue em jejum, em determinado ponto do tempo). A avaliação do estado de nutrientes, realizada por essa abordagem, geralmente é imprecisa ou distorcida. Alguns nutrientes podem ser avaliados por testes baseados em medições que refletem a disponibilidade endógena de um nutriente para uma função biológica mensurável (p. ex., a bioquímica de tecido ou de um órgão). Com mais frequência, a avaliação funcional do estado de nutrientes pode ser realizada pela medida de um marcador bioquímico (i. e., um metabólito normal ou anormal) da função. Pode-se considerar confiavelmente que os resultados desse tipo de exame reflitam a adequação de um *pool* de nutrientes ou as possíveis necessidades da genômica de nutrientes de um indivíduo.

VISÃO CLÍNICA

Análise por bioimpedância elétrica (BIA) e bioimpedância por espectroscopia (BIS) – exames funcionais para o estado nutricional

A explosão de tecnologia e as descobertas tanto da fisiopatologia da doença como das funções do corpo humano possibilitaram a realização da avaliação nutricional em um novo nível de especificidade. Esses avanços auxiliam na identificação do estado nutricional em nível molecular. A análise por bioimpedância elétrica (BIA) e a espectroscopia por bioimpedância (BIS) têm um histórico confiável de utilização em pesquisas, mas recentemente seu uso vem crescendo como ferramenta clínica na avaliação nutricional.

A BIA estima a composição corporal e a atividade celular medindo o volume de impedância elétrica do corpo. O procedimento de exame envolve a aplicação de condutores (eletrodos) nas mãos e pés do paciente e o envio de uma pequena corrente elétrica alternada através do seu corpo (ver figura a seguir). As diferentes propriedades condutoras elétricas dos vários tecidos corporais (adiposo, muscular e esquelético) e a hidratação afetam a medição da impedância. Um algoritmo derivado da análise estatística das medições da BIA é usado para calcular os vários parâmetros que podem ser aferidos por essa técnica.

A hidratação normal é crítica para que os resultados sejam válidos, observando-se essas diretrizes antes dos exames:

1. Beber água (480 a 720 mℓ – durante 4 h antes dos exames)
2. Nenhuma ingestão de álcool nas 12 h que precedem o exame
3. Nenhuma ingestão de alimento ou de bebidas com cafeína por 4 h antes do exame
4. Nenhum exercício de moderado a intenso 12 h antes do exame

As contraindicações para a BIA são a gestação ou a presença de implantes, como marca-passos ou desfibriladores. Deve-se procurar marcar o monitoramento de acompanhamento da BIA nos mesmos horários ou em horários próximos.

Há dispositivos de BIA comercialmente disponíveis que realizam apenas a medição da porcentagem de gordura corporal e a massa corporal. Entretanto, estão disponíveis instrumentos profissionais de BIA ou BIS que fornecem dados corporais totais mais abrangentes, e que calculam automaticamente o uso tanto da água corporal total como da água intra e extracelular, a massa livre de gordura, a porcentagem de gordura corporal, o ângulo de fase, a capacitância e a massa celular corporal. São muito úteis para rastrear as modificações no progresso do indivíduo no decorrer do tempo. A pesquisa na década passada

(continua)

VISÃO CLÍNICA
Análise por bioimpedância elétrica (BIA) e bioimpedância por espectroscopia (BIS) – exames funcionais para o estado nutricional (*Continuação*)

mostrou-se promissora em relação ao ângulo de fase da BIA como um indicador prognóstico de alguns tipos de câncer (Norman et al., 2010) e de outras condições crônicas (Maddocks et al., 2014).

Os múltiplos parâmetros medidos pela BIA ou BIS fornecem três categorias de dados:

1. *Antropometria:* IMC (índice de massa corporal), TMB (taxa metabólica basal rate), porcentagem de gordura corporal e porcentagem de massa magra corporal. Essas medidas são usadas para controle de massa corporal, monitoramento de síndromes de consumpção e formulação de prescrições dietéticas em cuidados agudos. Para obter esses resultados, a massa corporal, a altura, a idade, o sexo e a data devem ser parte integrante da avaliação.
2. *Metabolismo celular:* o ângulo de fase, ou seja, a medida obtida por meio de BIA que mede a fluidez da membrana celular, é um marcador prognóstico de mortalidade, de capacitância (resistência elétrica da membrana celular) e de massa celular corporal (o número ou quantidade de células metabolicamente ativas). O uso dessas três medições proporciona uma técnica de uso fácil, não invasiva e reprodutível para avaliar as alterações na composição e no estado nutricional. O ângulo de fase (BIA) detecta alterações nas propriedades elétricas teciduais e levantou-se a hipótese de que seja um marcador de desnutrição para a investigação de várias doenças no ambiente clínico. Os ângulos de fase mais baixos sugerem morte celular ou diminuição da integridade celular, enquanto os mais altos sugerem grandes quantidades de membranas celulares intactas (Selberg e Selberg, 2002).
3. *Hidratação:* água corporal total (em libras e em porcentagem), água intracelular (em libras e em porcentagem) e água extracelular (em libras e em porcentagem).

Todo profissional praticante de terapia nutricional pode agora considerar o acréscimo de um instrumento BIA ou BIS a preço razoável ao seu "*kit* de ferramentas" de avaliação nutricional como um auxílio no tratamento de um paciente. As quatro empresas que atualmente fornecem os instrumentos profissionais BIA ou BIS são: https://www.impedimed.com
https://www.inbody.com
https://www.biodynamics.com
https://www.rjlsystems.com

Essas empresas também oferecem orientação informativa sobre a tecnologia e a operação de seus instrumentos de bioimpedância ou espectroscopia por bioimpedância.

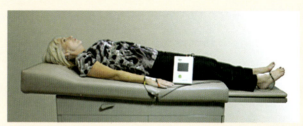

Imagem reproduzida, com autorização, da ImpediMed Limited.

Bauer JM, Kaiser MJ, Anthony F et al.: The Mini Nutritional Assessment – its history, today's practice, and future perspectives, *Nutr Clin Pract* 23:388-396, 2008.
Davis MF, Yavuzsen T, Khoshknabi D et al.: Bioelectrical impedance phase angle changes during hydration and prognosis in advanced cancer, *Am J Hosp Palliat* Care 26(3):180-187, 2009.
Ellis KJ, Bell SJ, Chertow GM et al.: Bioelectrical impedance methods in clinical research: a follow-up to the NIH Technology Assessment Conference, *Nutrition* 12(11-12): 874-880, 1999.
Gupta D, Lis CG, Dahlk SL et al.: The relationship between bioelectrical impedance phase angle and subjective global assessment in advanced colorectal cancer, *Nutr J* 7:19, 2008.
Gupta D, Lammersfeld CA, Vashi FG et al.: Bioelectrical impedance phase angle as a prognostic indicator in breast cancer, *BMC Cancer* 8:249, 2008.
Hengstermann S, Fischer A, Steinhagen-Thiessen E et al.: Nutrition status and pressure ulcer: what we need for nutrition screening, *JPEN J Parenter Enteral Nutr* 31:288-294, 2007
Jaffrin MY, Morel H: Body fluid volumes measurements by impedance: a review of bioimpedance spectroscopy (BIS) and bioimpedance analysis (BIA) methods, *Med Eng Phys* 30:1257-1269, 2008.
Khalil SF Mohktar MS, Ibrahim F: The theory and fundamentals of bioimpedance analysis in clinical status monitoring and diagnosis of diseases, *Sensors (Basel)* 14:10895-10928, 2014.
Kyle UG, Bosaeus I, De Lorenzo AD: Bioelectrical impedance analysis-part II: utilization in clinical practice, Clin Nutr 23:1430-1453, 2004.
Methods of body composition tutorials (interactive). Dept. of Nutrition and Food Sciences, University of Vermont. Disponível em: http://nutrition.uvm.edu/bodycomp/. Acesso em: 19 de maio de 2011.
Maddocks M, Kon SS, Jones SE et al.: Bioelectrical impedance phase angle relates to function, disease severity and prognosis in stable chronic obstructive pulmonary disease, *Clin Nutr* 34:1245-1250, 2015. doi:10.1016/j.clnu.2014.12.020.
Norman K, Stobaus N, Zocher D et al.: Cutoff percentiles of bioelectrical phase angle predict functionality, quality of life, and mortality in patients with cancer, *Am J Clin Nutr* 92:612-619, 2010.
Selberg O, Selberg D: Norms and correlates of bioimpedance phase angle in healthy human subjects, hospitalized patients, and patients with liver cirrhosis, *Eur J Appl Physiol* 86:509-516, 2002.
Van Loan MD et al.: Use of bioimpedance spectroscopy (BIS) to determine extracellular fluid (ECF), intracellular fluid (ICF), total body water (TBW), and fat free mass (FFM). In Ellis K, editor: *Human body composition: in vivo measurement and studies,* New York, NY, 1993, Plenum Publishing Co., pp 67-70.
Varan HD, Bolayir B, Kara O et al.: Phase angle assessment by bioelectrical impedance analysis and its predictive value for malnutrition risk in hospitalized geriatric patients, *Aging Clin Exp Res* 28:1121-1126, 2016.

II. Química clínica

A. Marcadores de proteína

Exame	Princípios	Interpretação	Intervalo de referência	Limitações e implicações
Taxa de catabolismo proteico normalizada (nPCR)	A nPCR é determinada pela medida do aparecimento da ureia intradiálise em líquidos corporais mais qualquer ureia perdida na urina em pacientes com função renal residual nPCR = 0,22 + (0,036 × *elevação intradiálise de nitrogênio ureico × 24)/(intervalo intradiálise) (também chamado de equivalente proteico do aparecimento de nitrogênio – PNA e UNA – aparecimento do nitrogênio ureico) (g/dia) = 13 + 7,31 UNA (mmol/dia) [UNA (mmol/dia) = Vd (mℓ) × Cd (mmol/ℓ) + Vu (mℓ) + Cu (mmol/ℓ)]	Útil na avaliação de ingestão de proteína na dieta (IPD) em pacientes que se encontram em estado estável sob hemodiálise, como um meio para determinar o estado nutricional adequado	0,81 a 1,02 g UN/kg/dia	A nPCR é considerada superior à albumina sérica (sAlb) para monitorar o estado da proteína nutricional devido à influência de sAlb por meio de outros processos nutricionais.[2] Durante a hemodiálise, a PCR também pode refletir diálise inadequada
Creatinina urinária (U:Cr)	Concentração de U:Cr em jejum, primeira eliminação de urina usada para comparar o catabolismo dos aminoácidos (BUN) com a massa muscular (creatinina)	Concentração da urina (mg/dℓ) U:Cr = Área de urina (mg/dℓ) Creatinina urinária (mg/dℓ). A razão U:Cr é usada na comparação com outros marcadores, como microalbumina, albumina, razões de TFG	**Risco** Baixo Médio Alto	**Razão** > 12,0 6,0 a 12,0 < 6,0
Nitrogênio ureico urinário (UUN)	O *pool* de proteína (visceral e somática) N é catabolizado em ureia; a ureia urinária representa cerca de 80% de N catabolizado; requer uma estimativa acurada da ingestão de proteína; assim, geralmente é usada somente para nutrição parenteral (NP) ou pacientes sob alimentação por tubo	O UUN é comparado com a ingestão real de N Equilíbrio do nitrogênio = Ingestão de nitrogênio (Proteína g/dia ÷ 6,25) – Perdas de nitrogênio (UUN (g)+ 4)[a]	– = Catabolismo 0 = Catabolismo + = Anabolismo (3 a 6 g/24 h = variação do uso ideal)	A coleta de urina de 24 h deve ser quantitativa (completa); UUN não é apropriado na insuficiência renal; não é influenciado por extravasamento de ferida, perdas celulares ou diarreia; é impreciso em pacientes metabolicamente estressados
Nitrogênio urinário total (TUN)	Algum nitrogênio (N) é excretado como N não ureia (p. ex., amônia e creatinina); o TUN de 24 h reflete catabolismo total de proteína, que é responsável por todas as fontes de nitrogênio urinário; em relação ao UUN, ele requer uma acurada ingestão de proteína. Usado primariamente para acompanhar de maneira acurada a resposta catabólica da proteína durante a doença e a resposta ao suporte nutricional	TUN é comparado à ingestão real de N; Equilíbrio de nitrogênio = Ingestão de nitrogênio (Proteína g/dia ÷ 6,25) – Perdas de nitrogênio (TUN (g)+ 2)[b]	– = Catabolismo 0 = Catabolismo + = Anabolismo (3 a 6 g/24 h = variação do uso ideal)	A coleta de urina de 24 h deve ser quantitativa (completa); TUN não é adequado na insuficiência renal; em muitas instituições não é realizado; não é influenciado por extravasamento de ferida; perdas celulares ou diarreia
Modelagem cinética da ureia (UKM)	Fórmulas usadas para estimar a nPCR (taxa de catabolismo proteico normalizada) a partir das alterações em concentração de BUN em pacientes com função renal comprometida	A ureia urinária (KrU) e os níveis de BUN (taxa de geração de ureia – UG) são usados para determinar a nPCR; ingestão da dieta de 1 a 3 dias comparada com a nPCR Modelo de cinética da ureia (Kt/V$_{ureia}$ e nPCR)	No equilíbrio de proteína, nPRC = ingestão de proteína (g/kg/dia)	A ureia perdida na diálise deve ser considerada no cálculo do aparecimento do nitrogênio ureico. A ingestão de proteína dietética é difícil de estimar

B. Marcadores inflamatórios

Exame	Princípios	Interpretação	Intervalo de referência	Limitações e implicações
Albumina (ALB)	Medida de maneira fácil e rápida por colorimetria; grande *pool* corporal (3 a 5 g/kg de massa corporal), cerca de 60% estão fora do plasma no *pool* extravascular; meia-vida longa de 3 semanas	Pode ocorrer diminuição aguda dos níveis em estados inflamatórios crônicos; geralmente associada a outras deficiências (i. e., zinco, ferro e vitamina A), refletindo que a ALB transporta muitas moléculas pequenas	3,5 a 5 g/dℓ (35 a 50 g/ℓ)	Meia-vida estável – 3 semanas Uma fase reativa negativa, impactada por estresse inflamatório, (condições de perda de proteína e hemodiluição). As proteínas hepáticas são indicadores de morbidade e mortalidade

(continua)

Apêndice 12 Valores Laboratoriais para Avaliação e Monitoramento Nutricionais

Exame	Princípios	Interpretação	Intervalo de referência	Limitações e implicações
Globulina (GLOB)	Grande *pool* corporal (3 a 5 g/kg de massa corporal), cerca de 35% estão fora do plasma no *pool* extravascular; meia-vida média longa de 23 dias, mas varia em algumas globulinas específicas	As proteínas GLOB incluem enzimas e transportadores de proteínas como os anticorpos que auxiliam primariamente na função imune e combatem a infecção	2,3 a 3,4 g/dℓ (23 a 34 g/ℓ)	A significância é confundida com reação aguda ao estresse, infecção, condições inflamatórias
Razão A/G	Calculada a partir de valores de ALB e de GLOB por meio de medida direta de proteína total (PT) e ALB	Representa as quantidades relativas de ALB e GLOB	Razão A/G 1:1 – normal < 1:1 – estado de doença	Os níveis de ALB reduzem-se e os de globulina elevam-se no estresse inflamatório
Transferrina (Tf ou TFN)	Proteína GLOB ligada ao ferro que responde à necessidade de ferro. Pode ser calculada a partir de CTLF e ferro sérico; meia-vida de cerca de 9 dias	A Tf está aumentada com baixas reservas de ferro; impede o acúmulo excessivo de ferro não ligado altamente tóxico na circulação. Nos estados de sobrecarga os níveis de Tf diminuem. Como a vitamina B_6 é necessária para que o ferro se ligue à Hgb, a deficiência de B_6 promove ↑ Tf decorrente de ↑ ferro circulante que se liga à Tf; *pool* extravascular menor que o da ALB	Homens adultos: 215 a 365 mg/dℓ (2,15 a 3,65 g/ℓ) Mulheres adultas: 250 a 380 mg/ℓ (2,50 a 3,80 g/ℓ) Recém-nascido: 130 a 275 mg/dℓ (1,3 a 2,75 g/ℓ) Crianças: 203 a 360 mg/dℓ (2,03 a 3,6 g/ℓ) Gravidez e terapia de reposição hormonal (TRH) de estrógeno associada a ↑ Tf	O chumbo pode simular biologicamente e deslocar o ferro, assim libera Fe na circulação e ↑ Tf. A Tf é um reagente de fase aguda negativo que está diminuída na doença crônica e na hipoproteinemia
Saturação de transferrina (Tf-sat)	Tf-sat (%) = Nível do ferro sérico: CTLF × 100%	Tf-sat diminui para < 15% na deficiência de Fe; útil no diagnóstico de toxicidade ou sobrecarga de Fe (hemocromatose) Ver Capítulo 31	Homens: 20 a 50% Mulheres: 15 a 50% Doença crônica: Tf-sat% normal Fim da gestação: Tf-sat% baixa	Aumento da Tf-sat quando o nível de vitamina B_6 é baixo como na anemia aplásica
PAB/(TTR)	Transporta T_4 e atua como um transportador de proteína ligante de retinol; PAB também chamada de proteína ligante de tiroxina; meia-vida de 2 dias	Medida do estado inflamatório. A deficiência de zinco reduz os níveis de PAB	15 a 36 mg/dℓ ou 150 a 360 mg/ℓ (15 a 36 mg/dℓ em mulheres, 21 a 43 mg/dℓ em homens) Desnutrição: < 8 mg/ℓ (< 0,8 g/ℓ or < 80 mg/ℓ)	Sensível à deficiência aguda de zinco e à reação aguda ao estresse. Os valores de PAB não refletem o estado de proteína, mas são um indicador prognóstico de mortalidade e morbidade[4]
Proteína ligante de retinol (RBP)	Transporta retinol; devido ao baixo peso molecular, a RBP é filtrada por glomérulos e catabolizada pelo túbulo renal; meia-vida = 12 h	Medida do estado inflamatório	2,6 a 7,6 mg/dℓ (1,43 a 2,86 mmol/ℓ)	Sensível à resposta ao estresse; às deficiências de vitamina A e de zinco e à hemodiluição; aumentada na doença renal crônica
Proteína C reativa de alta sensibilidade (PC-R-as)	Um reagente de fase aguda inespecífico; meia-vida curta de 5 a 7 h; a PC-R responde à inflamação em 6 a 10 h (também é chamada de PC-R ultrassensível e cárdio-PC-R)	Um marcador sensível de doença bacteriana e inflamação sistêmica; associada a periodontite, traumatismo, doença cardiovascular, proliferação neoplásica e infecções bacterianas	Baixo risco de DCV = Menos de 1,0 mg/ℓ Risco intermediário de DCV = 2,9 mg/ℓ Alto risco de DCV = Superior a 3,0 mg/ℓ Procure uma causa inflamatória se > 10 mg/ℓ	Indicador metabólico útil para adultos.[9] Reagente de fase aguda; relaciona-se principalmente a infecção bacteriana, adiposidade central, traumatismo e atividade neoplásica
Fibrinogênio	Uma proteína reagente de fase aguda essencial para o mecanismo/sistema de coagulação sanguínea	Diminuição de fibrinogênio relacionada a TP e TTP prolongados; produzido no fígado; eleva-se agudamente durante inflamação ou necroses teciduais; associação com DAC, acidente vascular encefálico, infarto do miocárdio e doença arterial periférica	200 a 400 mg/dℓ Se < 100 mg/dℓ, é maior o risco de sangramento. Deve ser monitorado em conjunto com os níveis plaquetários sanguíneos envolvidos no estado de coagulação	Uma boa confiabilidade de teste e reteste, e a covariância é estável com o tempo; dietas ricas em ácidos graxos ômega-3/6 reduzem os níveis de fibrinogênio sanguíneo

C. Indicadores metabólicos

Exame	Princípios	Interpretação	Intervalo de referência	Limitações e implicações
IGF-1 ou somatomedina C	O peptídeo mediador da atividade do hormônio do crescimento produzido pelo fígado; meia-vida de poucas horas; muito menos sensível à resposta ao estresse do que outras proteínas	Nível baixo na subnutrição crônica; aumenta rapidamente durante a repleção nutricional; TSAT, PAB e RBP não são afetados Níveis elevados associados a GH elevado na acromegalia e atividade neoplásica	Adulto: 42 a 110 ng/mℓ Crianças de 0 a 19 anos: pode variar com idade, sexo e Estágios de Tanner (Apêndice 4) usados para intervalos de referência por idade	Níveis reduzidos observados no hipopituitarismo, hipotireoidismo, doença hepática e com o uso de estrógeno Evidências crescentes de IGF-1 elevada como um biomarcador prognóstico da atividade neoplásica[56]

(continua)

Exame	Princípios	Interpretação	Intervalo de referência	Limitações e implicações
Hemoglobina A1C (Hgb A1C)	Hemoglobina glicosilada; dependente do nível de glicose sanguínea durante o ciclo de vida da hemácia (120 dias); quanto maior a exposição da Hgb à glicose, maior a porcentagem de Hgb A1C	Avaliação do nível glicêmico médio no sangue e do controle do diabetes crônico que detecta durante os 2 a 3 meses anteriores[7]	Adultos/crianças não diabéticos: 4 a 5,9% DM controlado: 4 a 7% Controle regular do DM: 7 a 8% Mau controle do DM: > 8%	A medida de Hgb A1C é um procedimento simples, rápido e objetivo. Teste doméstico disponível
Insulina de jejum	Hormônio pancreático que sinaliza para os receptores insulínicos na membrana celular para iniciar o transporte de glicose dentro da célula; teste em jejum de 7 h, ou 1 ou 2 h pós-prandial; geralmente solicitado como um exame de sangue	Níveis elevados associados à hiperinsulinemia relacionada à síndrome metabólica; diagnóstico de neoplasias produtoras de insulina; o excesso de insulina está associado a condições inflamatórias	Valores para adultos: Jejum 6 a 27 mUI/mℓ 1 ou 2 h PP: Ver intervalos de referência laboratoriais	Bom teste e reteste de confiabilidade, e a covariância é estável com o tempo.[8] Anticorpos contra a insulina podem invalidar o exame
D. Testes de desregulação imunológica *Alergias/Sensibilidade*				
Imunoglobulinas (IgA, IgG, IgE, IgM)	Testes de triagem de anticorpos sorológicos; testes de imunoglobulinas; IgE total por meio de ELISA; RAST (teste radioalergoabsorvente para detecção de IgE sanguínea); Mancha de sangue: IgG Punção cutânea provocativa de antígeno específico: (IgE relacionada à resposta cutânea) usada para diagnosticar alergia e identificar o alergênio	Usadas para determinar estados de imunodeficiência; medida de +IgE = distúrbios alérgicos (ver Tabela 27.3) + IgG = sensibilidade imunológica retardada ou resposta de intolerância (ver Tabela 27.3 IgA = maior % de Ig primariamente produzida em tecidos linfoides GI e marcador de força e resposta imunológica	IgA total: Adultos = 85 a 463 mg/dℓ Crianças = 1 a 350 mg/dℓ IgG total: < 2,0 mcg/mℓ IgE total = < 10 UI/mℓ RAST IgE = < 1 UI/mℓ baixo risco alérgico IgM total: Adultos = 48 a 271 mg/dℓ Crianças = 17 a 200 mg/dℓ IgD total = < 15,3 mg/dℓ	AINE, glicocorticoides, vitamina C, bioflavonoides podem suprimir a resposta imunológica e promover falso-negativos IgA usada como um biomarcador de referência da resposta imune adequada para permitir a medida de IgG, IgE, IgM, IgD
Fatores imunológicos inatos				
Leucograma (TLC)	Calculado a partir da porcentagem de linfócitos relatada no hemograma e no leucograma Unidades = células/mℓ ou células/mm³	Contagem diminuída na desnutrição proteico-energética e estado de imunocomprometimento	Normal: > 2.700 Depleção moderada: 900 a 1.800 Depleção grave: < 900	
Hipersensibilidade cutânea retardada	Anergia para antígenos, como caxumba e *Candida*; ocorre na desnutrição; injeção intradérmica de antígenos; rubor (eritema) e rigidez (induração) são observados 1, 2 ou 3 dias depois	Resposta afetada pelo estado proteico-energético e de vitamina A, ferro, zinco e nas deficiências de vitamina B_6	*Induração* 1+: < 5 mm 2+: 6 a 10 mm 3+: 11 a 20 mm 4+: > 20 mm Eritema presente ou ausente	Utilidade limitada, em cuidados agudos, por fármacos, efeito do envelhecimento e da doença (metabólica, maligna e doenças infecciosas); é difícil de administrar e interpretar os resultados; semiquantitativa
Citocinas	Proteínas séricas ou líquido articular testados no sangue venoso. Incluem linfócitos (células T e B), monócitos, leucócitos (interleucinas), eosinófilos, interferona e fatores de crescimento (ver Capítulo 7)	Um grupo de proteínas reagentes imunológicas que têm muitas funções, mesmo de uma célula a outra. As citocinas respondem às influências ambientais para comunicar e orquestrar a resposta imunológica para proteger contra câncer, infecção e inflamação	Exemplos de citocinas: interleucinas: IL-1, IL-6, IL-8, IL-10, TNF-α, TH-1, TH-2 (ver intervalos de referência laboratoriais)	
Fatores imunológicos adaptativos				
Eosinófilos (leucócito eosinófilo)	Sangue: líquido da lavagem broncoalveolar (LBA) amostra de LCS para descartar meningite eosinofílica	Sangue: a ampla gama de condições clínicas reflete eosinofilia inespecífica; elevação relacionada a possíveis alergias, asma, sensibilidades ou cânceres; eosinófilos particularmente elevados são encontrados com parasitas intestinais; condições não infecciosas	Sangue: 1 a 3% 50 a 500/mm³ LBA negativo para infecção LCS < 10 mm³	Devido à natureza inespecífica da eosinofilia, podem ser necessárias outras investigações clínicas para determinar o agente causal

(continua)

Apêndice 12 Valores Laboratoriais para Avaliação e Monitoramento Nutricionais

Exame	Princípios	Interpretação	Intervalo de referência	Limitações e implicações
Intolerância alimentar/painéis de sensibilidade				
Teste de anticorpos para leucócitos antigênicos (ALCAT)	Medida da reatividade celular do leucócito no sangue total, mede os níveis de mediadores das células sanguíneas apresentados com os antígenos alimentares ou químicos; mede as alterações relativas no tamanho das células	Teste de sensibilidade alimentar e química não IgE (intolerância) para até 350 alimentos mais gliadina/glúten, caseína-trigo e *Candida albicans*; aditivos alimentares, fungos, produtos químicos ambientais, agentes farmacoativos e outros items suspeitos sob pedido	350 alimentos: alimentos aceitáveis Normal = nenhuma resposta Intolerância leve Intolerância grave *Candida*/glúten-gliadina/caseína-trigo, substâncias químicas/fungos: Nenhuma reação Reações leve, moderada ou grave	AINEs, glicocorticoides, vitamina C, bioflavonoides podem suprimir a resposta imunológica e promover um falso-negativo IgA usada como biomarcador de referência de resposta imune adequada
Teste de liberação de mediadores (TLM) (teste de reação alimentar imunológica)	Teste de sangue total não tratado; a amostra é dividida em 150 alíquotas mais amostras de controle e incubadas com uma diluição precisa de extrato puro de alimento ou aditivo alimentar[c] específicos (ver Capítulo 25)	Reações não mediadas por IgE; medida dos componentes sanguíneos; amostras de sangue verificadas contra os sinais específicos de sinais de reatividade mediada por células ao antígeno desafiado (liberação do mediador iminente ou real)	Normal = nenhuma resposta Reações leves, moderadas ou graves são delineadas	AINEs, glicocorticoides, vitamina C, bioflavonoides podem suprimir a resposta imunológica e promover um falso-negativo IgA usada como um biomarcador de resposta imune adequada
Painel celíaco/painel de sensibilidade ao glúten	1. Imunológico e genômico para os genes relacionados à sensibilidade celíaca ou ao glúten	Medidas para identificar uma possível doença genética ou imunológica do intestino delgado em resposta à exposição às moléculas de glúten ou de gliadina na dieta. A exposição contínua a longo prazo às moléculas de glúten ou de gliadina leva a deficiências e insuficiências de nutrientes	Ver testes celíacos	Quaisquer dos testes celíacos devem ser comparados aos níveis séricos basais de IgA e presença de medicamentos imunossupressores para descartar a deficiência de IgA, o que pode distorcer os resultados de teste para falso-negativos devido à resposta comprometida ou imunossuprimida. A doença celíaca não diagnosticada está associada a aumento da incidência de todas as doenças crônicas e ciclo de vida reduzido[10,11,12]
	2. EMA (anticorpos endomisiais)	Alta especificidade para doença celíaca; pode evitar a necessidade de biopsia do intestino delgado para o diagnóstico; torna-se negativo na dieta sem glúten	EMA negativo	Sensibilidade/Especificidade de 90%+/95%
	3. Transglutaminase tecidual (tTG-IgA, tTG-IgG)	Autoantígeno da doença celíaca, a tTG é indicativa de atrofia das vilosidades secundárias à exposição ao glúten, causando dano às vilosidades GI e do intestino delgado. Os resultados negativos do teste de tTG indicam adesão a uma dieta sem glúten; marcador da restauração das junções de oclusão das vilosidades GI e integridade das vilosidades do intestino	tTG-IgA negativa tTG-IgG negativa	Sensibilidade/especificidade de 98%/95% em adultos; 96%/99% em crianças. A melhor idade para começar a medir a tTG é de 2 a 3 anos[13]
	4. Anticorpos antigliadina (AGA IgA, AGA IgG)	Os resultados positivos são uma evidência de resposta imune às proteínas gliadina em alimentos contendo glúten	AGA IgA negativo AGA IgG negativo	Menores sensibilidade entre o painel celíaco (70 a 85%) e especificidade (70 a 90%) para doença celíaca. Também é útil para a sensibilidade não celíaca ao glúten

(continua)

Exame	Princípios	Interpretação	Intervalo de referência	Limitações e implicações
	5. Anticorpos antigliadina deaminada (DGP)	Os anticorpos do DGP melhoram[14] acurácia para o diagnóstico de doença celíaca quando testados com tTG; as proteínas presentes na submucosa do indivíduo afetado ligam-se aos peptídeos deaminados para formar complexos moleculares que estimulam o sistema imune	DGP negativo	A especificidade varia entre 97,3 e 99,3%. A sensibilidade de IgG anti-DGP é significativamente melhor que a da IgG anti-tTG (p < 0,05). A especificidade foi significativamente melhor que a de AGA IgA e IgG[15]
	6. HLA genético celíaco Haplótipo HLA-DQ2 HLA-DQ8 Ensaio celular/CML para testar os tipos de HLA classe II	HLA-DQ2 e HLA-DQ8 positivos indicam um baixo valor preditivo positivo, mas um valor preditivo muito alto para doença celíaca. A prevalência de doença celíaca em pacientes com diabetes melito (DM) tipo 1 ou doença tireóidea autoimune (2 a 4%) é mais alta do que na população geral	Genótipo: HLA DQ2 negativo HLA DQ8 negativo	Mais de 97% dos indivíduos com doença celíaca compartilham os dois marcadores HLA DQ2 e DQ8, que têm alta sensibilidade e pouca especificidade. Um dos marcadores pode aumentar a possível sensibilidade ao glúten não celíaco (p. ex., DM tipo 1 haplótipo DQA1*0501:DQB1*0201)[14,15,16]
	7. Análise proteômica de reatividade e autoimunidade ao trigo/glúten	Exames laboratoriais séricos da medicina funcional para ampliar a visão da sensibilidade celíaca e ao glúten pela avaliação da produção de anticorpos contra uma série de proteínas, enzimas e antígenos peptídicos; inclui *glútens, lectinas, opioides* e a enzima *descarboxilase glutâmica* (GAD65) IgG, IgA Disponível em https://www.cyrex-labs.com	Índice ELISA Trigo IgG 0,30 a 1,30 mcg/mℓ IgA 0,40 a 2,40 mg/dℓ Aglutinina IgG 0,30 a 1,50 mcg/mℓ IgA 0,90 a 1,90 mg/dℓ Alfagliadina 17 MER IgG 0,30 a 1,50 mcg/mℓ IgA 0,60 a 2,00 mg/dℓ Alfagliadina 33 MER IgG 0,30 a 1,40 mcg/mℓ IgA 0,60 a 1,80 mg/dℓ Gamagliadina 15 MER Omegagliadina IgG 0,50 a 1,60 mcg/mℓ IgA 0,60 a 1,80 mg/dℓ Glutenina IgG 0,20 a 1,50 mcg/mℓ IgA 0,50 a 1,70 mg/dℓ Gluteomorfina IgG 0,30 a 1,50 mcg/mℓ IgA 0,60 a 1,80 mg/dℓ Prodinorfina IgG 0,40 a 1,70 mcg/mℓ IgA 0,60 a 1,80 mg/dℓ GAD65 IgG 0,40 a 1,30 mcg/mℓ IgA 0,80 a 1,50 mg/dℓ	Aumenta a sensibilidade e a especificidade clínicas na detecção de reações de sensibilidade celíaca e ao glúten
	8. Alimentos que provocam reação cruzada associada ao glúten e sensibilidade alimentar IgG + IgA combinadas Leite de vaca Alfacaseína e betacaseína Casomorfina Butirofilina do leite Queijo americano Chocolate (Outros disponíveis)	Exames laboratoriais séricos da medicina funcional para avaliar as reações dos anticorpos imunes IgG e IgA aos antígenos alimentares que provocam reação cruzada conhecida, sendo a caseína a mais comum. Outros alimentos incluídos são: gergelim, cânhamo, centeio, cevada, trigo, trigo-sarraceno, sorgo, milhete, espelta, amaranto, quinoa, levedura, tapioca, aveia, café, milho, arroz, batata	Índice ELISA: IgG e IgA combinadas 0,20 mcg/mℓ/0,40 mg/dℓ –1,80 mcg/mℓ/2,00 mg/dℓ	Auxilia na avaliação dietética adicional dos indivíduos com doença celíaca ou sensíveis ao glúten não responsivos à dieta sem glúten; pode relacionar-se a disbiose e a inflamação GI contínua Disponível em: https://www.cyrex-labs.com

(continua)

Exame	Princípios	Interpretação	Intervalo de referência	Limitações e implicações
III. Testes de absorção de carboidratos				
Intolerância à lactose				
Teste respiratório com hidrogênio para lactose (TRH-lactose)	Carga de lactose (2 g/kg) na deficiência de lactase permite o metabolismo bacteriano da lactose com a produção do gás H_2. A respiração é analisada para H_2 por cromatografia gasosa	A respiração de H_2 é medida em 0,5 a 2 h da dosagem de lactose; o aumento significativo está associado à má absorção	Aumento normal: < 50 partes por milhão (i. e., < 50 ppm) Intolerância à lactose: 50 ppm ou acima	O supercrescimento bacteriano pode causar resultados falso-positivos; o consumo de fibras solúveis ou legumes e o tabagismo estão associados à produção de H_2; os resultados falso-negativos são causados por antibióticos
Teste de tolerância à lactose	Carga de lactose (50 g) seguida de amostragem de sangue em 5, 10, 30, 60, 90 e 120 min após a dose; a glicose produzida a partir da lactose é submetida a exame	Deficiência de lactase associada a aumento < 20 mg/dℓ na glicose sérica	Glicose sérica normal Aumento da lactose > 20 mg/dℓ	O teste não é específico (muitos falso-positivos) ou sensível (muitos falso-negativos)
Intolerância à frutose				
Teste respiratório de hidrogênio para frutose (TRH-frutose)	Uma avaliação para a alteração no nível de hidrogênio e/ou gás metano é diagnóstica de má absorção de frutose	O TRH-frutose pode ser usado para diagnosticar uma mutação no gene da aldolase B. Se a intolerância à frutose for hereditária, pode resultar em sintomas GI e hipoglicemia	Aumento normal < 20 partes/milhão (< 20 ppm) TRH-frutose positivo > 20 partes por milhão (> 20 ppm)	Resultados positivos de teste indicam um provável benefício de uma dieta restrita em frutose; a pesquisa apoia o uso na dor abdominal, síndrome do intestino irritável (SII), gota
Sensibilidade à frutose	Amostra de linfócito cultivada com um mitógeno para medir o crescimento, incorporando timidina tritiada radioativa no DNA das células. Um teste funcional do metabolismo da frutose	Teste metabólico intracelular funcional de possíveis erros genéticos que comprometem o metabolismo da frutose como a frutose-6-fosfato	> 34% da resposta de crescimento do paciente em meio de cultura do teste de sensibilidade são medidos pela síntese de DNA comparada com o crescimento ideal observado e em teste com meio de cultura de 100% (válido para homens e mulheres de 12 anos ou acima)	Descarta a sensibilidade à frutose na hipoglicemia de etiologia desconhecida, sobrepeso, obesidade
IV Testes do estado de lipídeos				
Lipídeos				
Colesterol (COL) plasmático ou total no soro	O COL é liberado enzimaticamente dos ésteres de colesterol; teste em jejum	COL total correlacionado com o risco de doenças cardiovasculares	As diretrizes AHA/ACC/NHLBI 2014 não têm níveis-alvo de COL. Geralmente < 200 mg/dℓ é desejável (ver Capítulo 32)	As medidas de COL apresentam considerável variabilidade intrassujeitos. Em parte, pode resultar da variabilidade da coleta ou manuseio das amostras
HDL-c	LDL-c (e VLDL-c) são precipitados do soro antes da medição do tamanho da partícula do HDL-c residual; a medição direta do HDL-c é realizada atualmente em alguns laboratórios	O HDL-c é chamado de "bom colesterol" para indicar que ele é protetor contra o desenvolvimento aterosclerótico vascular	Geralmente os níveis devem estar acima de 40 mg/dℓ. Quanto mais altos forem os níveis, melhor será	Alguns métodos de precipitação causam uma subestimativa da HDL, HDL pode ser dividida em classes: HDL_1, HDL_2 e HDL_3; HDL_3 elevada correlaciona-se com o risco de DCV
LDL-c	O LDL-c é estimado pela fórmula de Friedewald LDL-c = COL total− HDL-c − TG/5, ou pelos novos ensaios diretos. Exemplos de testes de tamanho da partícula do lipídeo disponíveis em: https://www.privateMDLab.com (VAP Lipid Profile − Perfil Lipídico) https://www.BerkeleyHeartLab.com	O LDL-c é chamado de "mau colesterol" para indicar que ele é um fator de risco positivo para DCV. Ver diretrizes NCEP, Capítulo 32 Tamanho da LPP: O padrão B (LDL-c pequeno, denso) está associado a maior risco de DAC e é responsivo à dieta. O padrão A (LDL maior, flutuante) não está associado a risco. A LPP não é recomendada na nova ATP4	Geralmente abaixo de 130 mg/dℓ é considerado desejável	O cálculo é válido apenas quando a concentração de TG é < 400 mg/dℓ, não pode ser determinada em soro sem jejum ou no plasma. Os métodos de ensaio diretos são preferidos

(continua)

Apêndice 12 Valores Laboratoriais para Avaliação e Monitoramento Nutricionais

Exame	Princípios	Interpretação	Intervalo de referência	Limitações e implicações
Triglicerídios (TG)	As lipases liberam glicerol e ácidos graxos dos TG	A associação de TG e DAC foi demonstrada. TG elevados aumentam a viscosidade do sangue	Normal < 150 mg/dℓ Alto > 500 mg/dℓ	A amostra em jejum é essencial; alimentos com açúcar concentrado e a ingestão de álcool podem aumentar o nível de TG; alguns anticoagulantes podem afetar o nível de TG; síntese de ácidos graxos dependentes de carnitina
Má absorção de gordura				
Triagem de gordura fecal	A inspeção microscópica de amostras de gordura coradas (coloração de Sudan) para detectar a presença de gotículas de lipídeos	Observadores treinados são capazes de identificar a gordura excessiva em aproximadamente 80% das pessoas com má absorção de gordura	Resultados qualitativos	O paciente deve estar consumindo gordura suficiente para que a análise revele a má absorção. Semiquantitativa
Tempo de protrombina (TP)	A má absorção diminui a absorção das vitaminas lipossolúveis A, E, D, K, betacaroteno; baixos níveis de vitamina K comprometem a coagulação, causando um TP prolongado (pode também ser chamada de relação normalizada internacional [INR])	Um TP prolongado é um indicador relativamente sensível, mas inespecífico da vitamina lipossolúvel K a partir da má absorção de gordura	10 a 15 s INR: 0,8 a 1,1 Possível valor crítico: > 20 s INR: > 5,5	Os testes afetados por anticoagulantes orais e outros fármacos, contagem plaquetária diminuída, doenças adquiridas e hereditárias, e TP da doença hepática
Determinação quantitativa de gordura fecal	O paciente deve consumir 100 g gordura/dia (120 a 240 mℓ de leite integral/dia, e 2 colheres de sopa de óleo vegetal/refeição/dia) por 2 dias antes da coleta	A coleta quantitativa de fezes de 72 h é necessária para uma avaliação acurada; a defecação diária é usada para interpretação	Normal: < 5 g gordura/24 h Má absorção: > 10 g/24 h	A não adesão à dieta invalida os resultados
Vitaminas A, D, E, K	Ver V. Testes para o estado de micronutrientes			
Análise de ácidos graxos	Os níveis de sangue total ou de hemácias de ALA (C18:3n3) e AL (C18:2n6) refletem o estado dos ácidos graxos essenciais; além disso, as relações complexas referentes à análise dos ácidos graxos estão relacionadas com doenças neurológicas e inflamatórias, disfunção da membrana celular e distúrbios genéticos[17,18]	O ácido graxo das hemácias demonstrou estar associado à composição do tecido de ácidos graxos. Os níveis plasmáticos de ácidos graxos estão associados à gordura da dieta ou à ingestão de suplementos ou à digestão e absorção de gordura	AA/EPA = 1,5 a 3,0 = normal AA/EPA = alto risco > 15 (EP+DHA) Índice de risco de ômega-3: Índice < 2,2 elevado Índice 2,2 a 3,2 moderado Índice > 3,2 baixo Razão ômega-3/ômega-6 5,7 a 21 Razão EPA/AA </= 0,2 AA 520 a 1.490 nmol/mℓ 5,2 a 12,9% EPA 14 a 100 nmol/mℓ 0,2 a 1,5% DHA 30 a 250 nmol/mℓ 0,2 a 3,9% GLA 16 a 150 nmol/mℓ Ômega-6:ômega-3 ótimo entre 1:1 e 4:1	Não é específico para o risco de doença aterosclerótica; a inflamação influencia esse teste de ácidos graxos. Provavelmente as causas são lesões menores, traumatismo e infecções bacterianas, periodontais/cavitações, doença orodental,[19] *Chlamydia pneumoniae*,[20] gorduras dietéticas e adiposidade central[21]
V. Testes para o estado de micronutrientes **A. Vitaminas**				
Tiamina (B_1)[c]	O estado de tiamina geralmente é avaliado por medição da quantidade TPF necessária para ativar completamente a enzima transcetolase das hemácias	A TPF necessária para ativar completamente a enzima transcetolase está inversamente relacionada ao estado de vitamina B_1; percentual de estimulação por TPF	Normal: 70 a 200 nmol/ℓ (para indivíduos que não tomam tiamina (B_1) Estimulação > 20% (índice > 1,2) indica deficiência	A quantidade (e atividade) da enzima afetada por fármacos, estados de ferro, folato ou vitamina B_12, doenças malignas ou GI e diabetes

(continua)

Exame	Princípios	Interpretação	Intervalo de referência	Limitações e implicações
Riboflavina (B$_2$)	O estado de riboflavina é avaliado pela medição da quantidade de FAD necessária para ativar completamente a enzima GR das hemácias	A FAD necessária para ativar completamente a enzima GR está inversamente relacionada ao estado de vitamina B$_2$; percentual de estimulação	Porcentagem de estimulação > 40% (índice > 1,4) indica deficiência	A quantidade de atividade da enzima pode se alterar com o envelhecimento, estado de ferro, doença hepática e deficiência de glicose-6-fosfato desidrogenase
Niacina (B$_3$)	A excreção urinária de N^1 – NMN (metilnicotinamida) está diminuída; < 0,8 mg/dia (< 5,8 mmol/dia) sugere deficiência de niacina	Sangue: cromatografia líquida/espectrometria de massa em *tandem* (LC/MS/MS) A niacina (ácido nicotínico) é uma vitamina hidrossolúvel que também é referida como vitamina B$_3$	Ácido nicotínico: 0,0 a 5,0 ng/mℓ Nicotinamida: 5,2 a 72,1 ng/mℓ	Niacina (ácido nicotínico) é uma vitamina hidrossolúvel que também é referida como vitamina B$_3$ Nicotinamida (acido nicotínico amida) é o derivado da niacina
Piridoxina (B$_6$)[6] compostos PLP (piridoxal-5-fosfato)	1. Enzimas das hemácias, ALT (SGPT) ou AST (SGOT);[e] são realizados ensaios para detecção da presença de PLP como cofator das enzimas	1. Diferença entre as atividades da enzima antes e depois da adição de PLP está inversamente relacionada ao estado de B$_6$	1. Porcentagem de estímulo com ALT > 25% ou atividade de AST > 50% na deficiência	1. Doença e fármacos que afetam o fígado e o coração, e a gravidez confundem a interpretação
	2. O PLP plasmático pode ser medido diretamente por cromatografia líquida de alto desempenho (HPLC) com detecção por fluorescência	2. PLP é a forma de transporte principal de vitamina B$_6$; portanto, os níveis séricos refletem as reservas corporais	2. Normal: 0,50 a 3,0 mcg/dℓ (20 a 120 nmol/ℓ) Homens: 5,3 a 46,7 μg/ℓ Mulheres: 2,0 a 32,8 μg/ℓ	2. A deficiência pode ser observada clinicamente antes da diminuição dos níveis de plasma PLP
	3. O teste de carga de Trp mede a excreção do metabólito XA dependente de PLP. É necessária a coleta de urina de 24 h	3. Teste funcional que indica o estado marginal da vitamina B$_6$ quando os níveis de XA urinário diminuem significativamente após a ingestão de 3 a 5 g de L-Trp	3. Estado marginal: O nível de XA urinário diminui < 50 mg/24 h	3. Fármacos esteroides e a atividade enzimática do estrógeno e alguns fármacos podem causar erros analíticos. O teste de carga de Trp é mais sensível e responsivo à adequação funcional da vitamina B$_6$
Folato[9]	1. Devido à ↓ síntese de DNA, são produzidas hemácias grandes. Ver Capítulo 31	1. A deficiência leva ao aumento do VCM e a hemácias macrocíticas	1. Normal: VCM 80 a 100 fℓ	1. Não é sensível ou específico para o folato. Possível envolvimento com B$_6$, B$_{12}$, SAMe e outros cofatores na via da metionina
	2. O formato do núcleo do neutrófilo é afetado pela deficiência de folato	2. Aumento da contagem dos lobos dos núcleos dos neutrófilos observado na deficiência de folato	2. Normal: < ou igual a 4 lobos por neutrófilo	2. A contagem de lobos é sensível, mas não é específica
	3. Os níveis de folato sanguíneo podem ser medidos diretamente por radioimunoensaio	3. Tanto as hemácias como o folato sérico são indicadores das reservas corporais	3. Soro 2 a 10 mcg/ℓ; 140 a 960 ng/ℓ Hemácia (3,2 a 22 nmol/ℓ)	3. O plasma de sujeitos que não estão em jejum pode refletir uma ingestão recente; o folato na hemácia não é medido com acurácia
	4. É realizado ensaio do estado de folato funcional por formiminoglutamato (FIGLU) na urina de 24 h ou após carga de histidina oral	4. Após dose de carga de 2 a 15 g, 10 a 50 mg de FIGLU devem ser excretados em 8 h	4. Normal: < 7,4 mg/24 h (< 42,6 mmol/24 h) sem carga	4. FIGLU afetado por vitamina B$_{12}$, fármacos, doença hepática, câncer, tuberculose e gestação
	5. Polimorfismos de peptídeo único (SNPs) MTHFR 677C, MTHFR 1298C	5. Os SNPs da metilação comprometida (transferência de grupos metila no metabolismo), potencial em uso e conversão de folato ou ácido fólico por via intracelular. Ver Capítulo 6	MTHR 677C/1298C Normal = Tipo selvagem -/-	Outros SNPs são conhecidos por afetar o metabolismo de metilação: COMT, CYP1B1 e outras enzimas do citocromo. Ver Capítulo 6
Cobalamina (B$_{12}$)	1. Devido ao baixo nível de vitamina B$_{12}$ resultante da diminuição da síntese de DNA, grandes hemácias são produzidas	1. A deficiência leva ao aumento do VCM	1. Normal: VCM 80 a 100 fℓ	1. Não é sensível ou específico para vitamina B$_{12}$
	2. O formato do núcleo dos neutrófilos é afetado pela deficiência de vitamina B$_{12}$	2. Aumento da contagem dos lobos nos núcleos dos neutrófilos na deficiência de B$_{12}$	2. Normal: < ou igual a 4 lobos por neutrófilo	2. A contagem de lobos é sensível, mas não é específica

(*continua*)

Exame	Princípios	Interpretação	Intervalo de referência	Limitações e implicações
	3. A vitamina B_{12} pode ser medida diretamente por radioimunoensaio	3. Níveis < 150 ng/ℓ indicam deficiência (a idade afeta o nível)	3. 160 a 950 pg/mℓ (118 a 701 pmol/ℓ)	3. Deficiência marginal não correlacionada com o nível
	4. A excreção de MMA (ácido metilmalônico) reflete um teste funcional da disponibilidade de B_{12} para o metabolismo de aminoácidos de cadeia ramificada (BCAA)	4. Excreção de MMA > 300 mg/24 h na deficiência de B_{12} Teste sensível sem ser excessivamente específico	4. Excreção normal: 5 mg/24 h (42 mmol/24 h) MMA sérico – 0,08 a 0,56 mmol/ℓ (Normal < 105 ng/mℓ)	4. Específico para B_{12} mas requer níveis normais de BCAA; disponível na maioria dos laboratórios
	5. O teste de Schilling para fator intrínseco e absorção de B_{12} avalia a absorção de B_{12} radiomarcada como refletido pela excreção urinária	5. Absorção anormal de vitamina B_{12} indicada pela excreção < 3% da radioatividada da B_{12} por 24 h	5. Excreção normal: cerca de 8% da radioatividade por 24 h	5. O teste deve ser repetido com administração de fator intrínseco (FI) para diferenciar entre deficiência de FI e má absorção. Raramente usado pela necessidade de vitamina B_{12} radioativa
	6. Homocisteína (Hcy)	O nível de Hcy é um fator de risco independente para DCV, doença trombótica venosa e outras doenças; o ácido fólico e as vitaminas B_{12} e B_6 reduzem os níveis plasmáticos de Hcy. A Hcy total (forma oxidada + reduzida) é um aminoácido intermediário no metabolismo da metionina	Normal: 4 a 14 mmol/ℓ Níveis ótimos sugeridos: 4 a 7 mmol/ℓ	O risco de evento cardiovascular é maior mesmo com níveis ligeiramente elevados A Hcy tem forte associação com condições neurológicas degenerativas como doença de Parkinson e demências A Hcy sugere precária capacidade de metilação do paciente com necessidade de aumentar a ingestão de ácido fólico, B_6, B_{12} e S-adenosilmetionina (SAMe)
Ácido ascórbico (vitamina C)	A vitamina C plasmática ou nos leucócitos é medida por (1) cromatografia; (2) por ascorbato oxidase; (3) por espectrofotometria por meio de reação com 2,4-dinitrofenil-hidrazina	A vitamina C nos leucócitos é menos afetada pela ingestão recente, mas os níveis plasmáticos de vitamina C no paciente em jejum são paralelos aos níveis nos leucócitos; o nível plasmático é preferido para pacientes gravemente enfermos pois o nível leucocitário é afetado por infecção,[22] alguns fármacos e por hiperglicemia	Normal: 0 a 11 meses: não estabelecido 1 a 12 anos: 0,2 a 2,3 mg/dℓ 13+ anos: 0,2 a 2,0 mg/dℓ (30 a 80 mmol/ℓ) Adultos: 0,2 a 1,5 mg/dℓ (12 a 90 mmol/ℓ) Vitamina C nos leucócitos: 20 a 50 mcg/10⁸	As amostras de sangue precisam ser cuidadosamente preparadas para o ensaio a fim de prevenir a quebra de vitamina C Oxalato, glicose e proteínas interferem em alguns ensaios; a ingestão recente pode mascarar a deficiência
Retinóis (vitamina A)	Retinol e ésteres de retinol séricos; os testes funcionais (p. ex., adaptação ao escuro ou cegueira noturna) detectam apenas a deficiência grave; a idade e o sexo são importantes fatores determinantes dos níveis normais de retinol	Os níveis de retinol < 20 mcg/dℓ (< 0,7 mmol/ℓ) indicam deficiência grave; níveis específicos estão sendo determinados para detectar a deficiência por meio dos níveis placentários/séricos do recém-nascido	Normal: 20 a 100 mcg/dℓ (0,7 a 3,5 mmol/ℓ) Abaixo do ideal (NHANES II/Gibson): Idade: 3 a 11 anos: < 0,35 mmol/ℓ Idade: 12 a 17 anos < 0,70 mmol/ℓ Idade: 18 a 74 anos 0,70 a 1,05 mmol/ℓ Gravidez: 0,79 a 1,91 mmol/ℓ Limite superior: 3,5 mmol/ℓ	A exposição do soro à luz brilhante ou ao oxigênio destrói a vitamina A; uma baixa concentração da proteína ligante do retinol (RBP) está associada a baixas concentrações de vitamina A, zinco e ferro (ver seção sobre equilíbrio proteico-energético) A transcrição do gene da vitamina A está no receptor do retinoide X (RXR) nuclear;[22] o receptor de vitamina D forma um heterodímero, que requer o equilíbrio entre as vitaminas A e D para uma função ótima

(continua)

Apêndice 12 Valores Laboratoriais para Avaliação e Monitoramento Nutricionais

Exame	Princípios	Interpretação	Intervalo de referência	Limitações e implicações
Carotenoides (CARO)	Os carotenoides, pigmentos lipossolúveis em alimentos vegetais, são mal absorvidos em caso de má absorção de gordura; sensíveis à luz; transportar a amostra em tubo de transporte âmbar; teste de espectrofotometria quantitativa	Um nível de CARO inferior a 50 mg/dℓ é observado em cerca de 85% dos pacientes com má absorção de gorduras	50 a 200 mcg/dℓ (0,74 a 3,72 mmol/ℓ)	Níveis diminuídos de CARO ou a baixa pontuação na espectrofotometria também são observados em indivíduos com dietas pobres em vegetais e frutas (p. ex., na nutrição parenteral – NP, ou alimentação por tubo), insuficiência hepática, doença celíaca, fibrose cística, vírus da imunodeficiência humana e alguns distúrbios de lipoproteínas
Tocoferóis (vitamina E)	Os tocoferóis alfa e beta-gama servem a diferentes funções antioxidantes. Há evidências crescentes de que os tocoferóis beta e gama podem ser mais importantes do que o alfatocoferol para a nutrição humana com vitamina E	Os valores inferiores são encontrados em lactentes. A interpretação requer o monitoramento dos níveis de lipídeos; se houver hiperlipidemia, calcular o alfatocoferol plasmático: a razão colesterol mmol/ℓ < 2,2 ou o alfatocoferol < 5 mg/ℓ indica o risco de deficiência de vitamina E[23]	Normal: alfatocoferol 5,7 a 20 mg/ℓ beta-gamatocoferol 4,3 ou menos mg/ℓ	O nível plasmático depende da ingestão recente e o nível de lipídeos, especialmente os triglicerídios (TG) no sangue. O tabagismo e o índice de massa corporal (IMC) também afetam negativamente os níveis de tocoferóis
Colecalciferol (D_3) e ergocalciferol (D_2)	1. A atividade da fosfatase alcalina (FA) reflete o nível de atividade óssea e indiretamente o estado de vitamina D (ver discussão adicional sobre a FA na seção sobre enzimas hepáticas)		1. Adultos: 25 a 100 U/ℓ Crianças: 1 a 12 anos: < 350 U/ℓ	1. Indicador não específico, mas sensível; Ca e PO_4 séricos também devem ser avaliados. O zinco e a B_{12} são cofatores limitadores da taxa de produção de fosfatase alcalina; portanto, níveis baixos de < 40 U/ℓ sugerem possíveis insuficiências de zinco ou vitamina B_{12} ou fator intrínseco
	2. Colecalciferol (D_3 25-OH-D) e ergocalciferol (D_2 25-OH-D)	2. < 20 ng/mℓ (< 50 nmol/ℓ) indica deficiência; > 200 ng/mℓ (500 nmol/ℓ) indica hipervitaminaose D	2. 30 a 100 ng/mℓ (75 a 250 nmol/ℓ)	2. Melhor indicador do estado (reservas hepáticas), porém os níveis marginais são difíceis de interpretar.[24] O aumento do IMC e do % de gordura corporal podem reduzir a D_3 25-OH-D sérica
	3. Calcitriol (1,25[OH]$_2D_3$)	3. Usado para mostrar que o metabolismo da vitamina D está ocorrendo normalmente; vitamina D ativa para sinalizar ao receptor nuclear RXR	3. 2,5 a 4,5 ng/dℓ (60 a 108 pmol/ℓ) (pouca alteração sazonal)	3. Mau indicador de estado devido ao rígido controle independente das reservas corporais
25-hidroxivitamina D (25-OH-D)/ Calcifediol/ Calcidiol	A má absorção do pró-hormônio vitamina D pode levar à má absorção secundária de cálcio. A suplementação da vitamina D pode levar à maior absorção de cálcio e fósforo; a suplementação é contraindicada para os indivíduos com cálculos renais ou biliares, sarcoidose, tuberculose, linfoma ou, quando hipercalcêmico, com a suplementação de vitamina D	A insuficiência de vitamina D é definida como o valor de limiar mais baixo para 25-OH-D plasmática que previne o hiperparatireoidismo secundário, a remodelação óssea, a perda mineral óssea ou as variações sazonais no PTH plasmático	25-OH-D: 30 a 100 ng/mℓ (85 a 160 nmol/ℓ) Deficiência: < 20 ng/mℓ (< 50 nmol/ℓ (os valores de referência laboratoriais variam em cada laboratório)	Disponível em todos os laboratórios. Se o cálcio sérico estiver elevado, recomenda-se avaliação adicional por teste de vitamina 1,25 D-OH, PTH, cálcio ionizado ou livre, retinol (vitamina A) e osteocalcina (como um marcador de vitamina K_2) antes da suplementação
Filoquinona (K_1 e menaquinona (K_2) menadiona (K_3)	A síntese do fator de coagulação normal requer K_1; o TP avalia o estado de coagulação. K_2 está primariamente envolvida no metabolismo do cálcio, incluindo a saúde óssea	Na deficiência de K_1, o TP aumenta com a maior produção de fatores de coagulação anormais[h] K_1 fonte vegetal; interação fármaco-nutriente com anticoagulantes K_2 fontes animais e de fermentação bacteriana K_3 forma sintética de vitamina K; vitamina precursora da vitamina K_2 conhecida como provitamina	K_1: 0,13 a 1,19 ng/mℓ (0,29 a 2,64 nmol/ℓ K_2: (não se encontra disponível comercialmente – ver o marcador K_2, Osteocalcina, adiante)	O nível de vitamina K disponível para as proteínas ósseas dependente de vitamina K pode não ser refletido por TP; as referências do teste variam significativamente com o método

(continua)

Exame	Princípios	Interpretação	Intervalo de referência	Limitações e implicações
Osteocalcina OC/ ucOC (marcador) K_2	Proteína não colagenosa sérica específica para a formação e remodelação de osso e dentina. O marcador funcional de vitamina K_2, um cofator limitador da taxa de formação de osteocalcina. Um dos fragmentos de osteocalcina, osteocalcina descarboxilada, é um marcador K_2 mais sensível e associado ao risco de fratura	Pode ser usada como marcador da tendência metabólica, sugerindo concentração baixa ou alta de vitamina K_2; útil na avaliação da necessidade de uma dieta rica em vitamina K_2 ou suplementação de K_2 para otimizar a formação de osteocalcina óssea intracelular. A vitamina K_2 inibe a calcificação de tecidos mole. A OC e a ucOC são considerados marcadores mais sensíveis da atividade óssea do que a fosfatase alcalina durante a terapia com corticosteroide	OC: 11 a 50 ng/mℓ ucOC: Normal < 1,65 ng/mℓ Alta > 1,65 ng/mℓ NOTA: Os níveis elevados Estão associados a baixos níveis de 25-OH-D	A vitamina K_2 não está tão envolvida na coagulação como a K_1 A vitamina K_2 é importante no metabolismo do cálcio e, portanto, do estado do cálcio e da vitamina D. Há uma vitamina K_3 sintética, geralmente administrada por via intravenosa, que tem ações similares às da vitamina K_2, e está sendo usada como adjuvante da terapia integrativa para o câncer
B. Minerais *Eletrólitos*				
Sódio (Na^+) Potássio ($K+$) Cloreto (Cl^-) Bicarbonato ou CO_2 total	Eletrólitos séricos, incluindo bicarbonato, geralmente são medidos juntos por eletrodos específicos para íons em autoanalisadores; algumas vezes Na e K são medidos por espectrofotometria de emissão atômica	Observa-se Na sérico elevado quando há perda de água; ocorre diminuição de Na e K séricos na diarreia e na má ingestão dietética ou captação celular. A diminuição dos níveis de cloreto é observada nas alterações catiônicas e osmóticas no corpo. Os níveis de bicarbonato refletem o equilíbrio ácido-base	Na: 135 a 145 mEq/ℓ (135 a 145 mmol/ℓ) K: 3,5 a 5 mEq/ℓ (3,5 a 5 mmol/ℓ) Cl: 100 a 110 mEq/ℓ (100 a 110 mmol/ℓ) Bicarbonato ou CO_2 total: 21 a 30 mEq/ℓ (21 a 30 mmol/ℓ)	Os eletrólitos alteram-se rapidamente em resposta às alterações na fisiologia (p. ex., estímulo hormonal, disfunções renal e de outro órgão, alterações do equilíbrio ácido-base e ação de fármacos) Os eletrólitos séricos são minimamente afetados pela dieta
Principais minerais				
Cálcio (Ca^{2+})	1. Ca^{2+} total sérico (ligado e não ligado)	Geralmente pouco mais da metade do Ca^{2+} sérico é ligado à ALB ou complexado com outras moléculas; o Ca^{2+} remanescente é chamado de *Ca ionizado (ICA)*; ICA está disponível fisiologicamente. A IgE elevada e a liberação de mastócitos aumenta os níveis de cálcio ionizado intracelular e distribui ICA negativamente	1. 8,876 a 10 mg/dℓ (2,15 a 2,5 mmol/ℓ)	O estado de cálcio está relacionado a muitos fatores, incluindo a vitamina D, vitamina K_2, fosfato, função paratireóidea, função renal; medicamentos (diuréticos tiazídicos, lítio), toxicidade da vitamina A, presença de malignidade
	2. Ca^{2+} ionizado (livre)	A interpretação dos níveis de cálcio ionizado requer a consideração de outros marcadores relacionados: osteocalcina, vitamina D25-OH-D e D1,25-OH-D, e o retinol sérico (vitamina A)	2. 4,64 a 5,28 mg/dℓ (1,16 a 1,32 mmol/ℓ)	O cálcio ionizado depende da vitamina K_2 para entrar na matriz óssea e para prevenir a calcificação de tecidos moles. Se o fosfato < 3,0 mg/dℓ, verificar a ingestão de medicamentos ligantes de fosfato
Fosfato (H_2PO_4, fósforo)	Fósforo no corpo na forma de fosfato; o teste mede o fosfato inorgânico. A maior parte do fosfato é parte dos compostos orgânicos; uma pequena parte é inorgânica	O nível anormal de fosfato associado mais estreitamente a distúrbio de ingestão, distribuição ou função renal	1,7 a 4,5 mg/dℓ (0,87 a 1,45 mmol/ℓ) (mais alto em crianças)	Referido como fósforo (P), não fosfato; o sangue hemolisado não pode ser usado por causa dos altos níveis de fosfato nas hemácias
Magnésio (Mg^{2+})	1. Mg^{2+} total sérico medido após a reação para formar complexos cromogênicos ou fluorescentes	Função neuromuscular. Hiperirritabilidade, tetania, convulsão e alterações eletrocardiográficas ocorrem quando os níveis de Mg^{2+} total sérico caem para < 1 mEq/ℓ	1. 1,3 a 2,5 mEq/ℓ (0,65 a 1,25 mmol/ℓ)	Geralmente 45% do Mg^{2+} sérico é complexado com outras moléculas; o Mg^{2+} remanescente é chamado de magnésio ionizado. Os níveis séricos permanecem constantes até que as reservas corporais estejam quase esgotadas
	2. Mg^{2+} ionizado (livre)		2. 0,7 a 1,2 mEq/ℓ (0,35 a 0,60 mmol/ℓ)	

(continua)

Apêndice 12 Valores Laboratoriais para Avaliação e Monitoramento Nutricionais

Exame	Princípios	Interpretação	Intervalo de referência	Limitações e implicações
Minerais-traço				
Ferro Hemograma completo[k] e índices de hemácias	1. HCT = % de hemácias no sangue total 2. Hgb = concentração de hemoglobina no sangue 3. VCM = volume médio de hemácias = volume corpuscular médio	Um hemograma completo com índices de hemácias constitui um dos primeiros conjuntos de testes que um paciente recebe; embora os dados do hemograma completo não sejam específicos para o estado nutricional, sua presença universal e repetida no registro médico do paciente torna-os muito importantes	1. Mulheres: 35 a 47% (0,35 a 0,47)[l] Homens: 42 a 52% (0,42 a 0,52) 2. Mulheres: 12 a 15 g/dℓ (7,45 a 9,31 mmol/ℓ) Homens: 14 a 17 g/dℓ (8,44 a 10,6 mmol/ℓ) 3. 82 a 99 mm³ (82 a 99 fℓ)	Esses testes são afetados somente quando as reservas de ferro estão essencialmente esgotadas HCT e Hgb são sensíveis ao estado de hidratação; o VCM baixo também ocorre nas talassemias e intoxicação por chumbo, assim como deficiências de ferro e cobre; o VCM elevado sugere hemácias macrocíticas e possivelmente folato, vitaminas B_6 ou B_{12} inadequados
Ferro (Fe) sérico	Fe^{3+} sérico reduzido para Fe^{2+} e então complexado com cromógeno	Ligeiramente mais alto em homens do que em mulheres na pré-menopausa; reflete a ingestão recente de Fe	Mulheres: 40 a 150 mcg/dℓ (7,2 a 26,9 mmol/ℓ) Homens: 50 a 160 mg/dℓ (8,9 a 28,7 mmol/ℓ)	Índice bastante insensível das reservas de Fe total; extremamente variável (dia a dia e diurna)
Capacidade total de ligação do ferro (CTLF)	CTLF determinada pela saturação da transferrina sérica com Fe e, em seguida, realizando nova medição do Fe	Reflete a concentração de transferrina	250 a 400 mcg/dℓ (45 a 71 mmol/ℓ)	A CTLF não aumenta até que as reservas de Fe estejam essencialmente depletadas por completo. A CTLF diminui com o aumento das reservas de Fe; é usada para descartar a ingestão excessiva de ferro ou a hemocromatose. Ver Capítulo 31
Transferrina (Tf ou TFN)	É a proteína globulina ligada ao ferro que responde à necessidade de ferro; meia-vida de cerca de 9 dias (ver Capítulo 5)	(ver Seção I: A. Estado de proteína: Tf)	Mulheres: 250 a 380 mg/dℓ (2,15 a 3,80 g/ℓ) Homens: 215 a 365 mg/dℓ (2,15 a 3,65 g/ℓ) Recém-nascidos: 130 a 275 mg/dℓ Crianças: 203 a 360 mg/dℓ	A transferrina é baixa quando as reservas de Fe estão essencialmente esgotadas esgotadas. A transferrina é baixa com a baixa concentração de vitamina B_6 e baixa Tf-sat na anemia aplásica
Saturação de transferrina (Tf-sat ou TSAT)	Tf-sat (%) = Nível de ferro sérico: 8 CTLF × 100%	(ver Seção I: A. Estado de proteína: Tf-sat)	Mulheres: 15 a 50% Homens: 20 a 50% Doença crônica – Tf-sat% normal No fim da gravidez – Tf-sat% baixa	
Amplitude de distribuição de hemácias (RDW)	Medição da variação do diâmetro das hemácias (anisocitose); referida como útil na distinção entre a deficiência de Fe e a anemia associada à inflamação crônica	Indicador bastante sensível do estado de Fe; a RDW normal supostamente descarta a anemia causada pelas doenças inflamatórias crônicas[m] Talassemia (baixo VCM, RDW normal) diferenciada da deficiência de ferro (VCM baixo, RDW alta)	Valor normal: 11,0 a 14,5% É necessária a interpretação microscópica eletrônica	A especificidade da RDW para a deficiência de Fe é relativamente baixa; a interpretação é confundida com hemotransfusão; a medida geralmente não é relatada
Ferritina	A proteína primária de armazenamento de Fe intracelular; armazenada principalmente no fígado; níveis séricos são paralelos às reservas de ferros	O melhor índice bioquímico de deficiência não complicada ou sobrecarga de ferro (toxicidade por ferro) e de armazenamento excessivo de ferro A hemocromatose ou pancreatite são descartadas se a ferritina > 1.000 ng/dℓ (> 1.000 mcg/ℓ)	Sobrecarga de ferro: > 400 ng/mℓ (mcg/ℓ) Com a anemia da doença crônica: < 100 ng/mℓ (< 100 mcg/ℓ) Mulheres: 10 a 150 ng/mℓ (10 a 150 mcg/ℓ) Homens: 12 a 300 ng/mℓ (12 a 300 mcg/ℓ) Mulheres com anemia da doença crônica: < 20 ng/mℓ (< 20 mcg/ℓ)	Um reagente de fase aguda positivo que aumenta durante a resposta metabólica à lesão, mesmo quando as reservas de Fe são adequadas; não é útil na anemia das doenças crônica e inflamatória

(continua)

Apêndice 12 Valores Laboratoriais para Avaliação e Monitoramento Nutricionais

Exame	Princípios	Interpretação	Intervalo de referência	Limitações e implicações
			6 meses a 15 anos: 7 a 142 ng/mℓ (7 a 142 mcg/ℓ) < 1 mês a 5 meses: 50 a 200 ng/mℓ (50 a 200 mcg/ℓ) Recém-nascidos: 25 a 200 ng/mℓ (25 a 200 mcg/ℓ)	
Zinco (Zn)[n]	Níveis séricos medidos por espectrofotometria de absorção atômica	Os níveis séricos são afetados pela dieta e pela resposta inflamatória. A deficiência de Zn está associada a muitas doenças e o traumatismo	0,7 a 1,2 mg/ℓ (11 a 18 mmol/ℓ)	Os níveis séricos detectam a deficiência manifesta – mas não a marginal; o sangue deve ser coletado em tubos sem Zn
Cobre (Cu)	1. Níveis séricos medidos por espectrometria de absorção atômica ou emissão de chama EA ou espectrometria de massa com plasma indutivamente acoplado (ICP/MS)	1. A deficiência de cobre está associada a neutropenia, anemia e doença óssea semelhante ao escorbuto e a megadoses de Zn (o excesso de Zn suprime os níveis de cobre sanguíneo e tecidual)	Adultos: 85 a 150 mcg/dℓ (13,4 a 23,6 μmol/ℓ)	1. Os níveis séricos detectam a deficiência manifesta, mas não a marginal; o uso de contraceptivos orais diminui o cobre sérico
	2. Ceruloplasmina é a principal proteína plasmática que contém cobre ligado; é medida por imunoensaio (p. ex., nefelometria)	2. A ceruloplasmina é necessária para a conversão de Fe^{3+} em Fe^{2+} durante a captação celular de Fe. A anemia e/ou neutropenia podem resultar da baixa concentração de ceruloplasmina. A ceruloplasmina é um biomarcador útil para acompanhar a quelação do cobre com tetratiomolibdato (TM) para doença de Wilson (mutação do gene *ATP7B*) e para a terapia de quelação do cobre para antiangiogênese do câncer[25]	27 a 50 mg/dℓ (1,5 a 2,8 mmol/ℓ)	2. A ceruloplasmina não é um marcador útil do estado de cobre, mas pode ser usada para avaliar as alterações no estado após suplementação; é útil para calcular o índice de cobre livre, com cobre e Zn séricos como biomarcadores potenciais de câncer
Selênio (Se)	1. Teste sérico de Se 2. Níveis de sangue total refletem melhor o estado a longo prazo	A margem entre a deficiência e a toxicidade é mais estreita para o selênio do que para qualquer outro componente-traço do elemento enzimático antioxidante; é importante na glutationa peroxidase	1. 80 a 320 mcg/ℓ (1 a 4 mmol/ℓ) 2. 60 a 340 mcg/ℓ (0,75 a 4,3 mmol/ℓ)	Os pontos de corte para a deficiência ou a toxicidade não estão bem estabelecidos
Iodo (I)	A excreção urinária é o melhor indicador do estado de iodo, seja mcg/24 h ou mcg/g creatinina; o nível de hormônio da tireoide está relacionado ao estado de iodo. O exame de urina pode usar um teste de 50 mg I/KI	A excreção na urina de 24 h deve ser > 70 mcg/g de creatinina. Pode ser benéfico testar para hormônio da tireoide e anticorpos (TSH, T_3 livre, T_4 livre, tireoperoxidase e anticorpos antitireoglobulina) para melhor interpretação. O iodo é importante para outras funções metabólicas	Não há intervalo de referência para o iodo urinário; intervalo de referência para T_4: Mulheres: 5 a 12 mcg/dℓ (64 a 154 mmol/ℓ) Homens: 4 a 12 mcg/dℓ (51 a 154 mmol/ℓ)	Os níveis de hormônio da tireoide são afetados por muitos fatores além do estado de iodo. Outros elementos halogênicos (Br^-, F^-, Cl^-) são conhecidos antagonistas do metabolismo do iodo; ao completar o teste para detecção de iodo urinário, alguns laboratórios também testam para bromo, flúor e cloro
Creatinina (Cr)	A excreção urinária geralmente é testada por espectrofotometria de absorção atômica	A excreção deve ser 0,63 a 2,50 g/24 h; deficiência relatada em pacientes sob nutrição parenteral por tempo prolongado; níveis diminuídos no diabetes melito	10 a 200 ng/dℓ (1,9 a 38 nmol/ℓ)	Exame não disponível na maioria dos laboratórios clínicos; é necessário o manuseio especial para prevenir contaminação da amostra durante a coleta
VI. Gasometria arterial e estado de hidratação				
pH	pH = –log [H$^+$]; H$^+$ depende principalmente do CO_2 da respiração: $CO_2 + H_2O$ a H_2CO_3 a $HCO_3^- + H^+$ Medido por eletrodos seletivos para íons (como aqueles encontrados nos pH-metros comuns)	Acidose: pH < 7,35 Alcalose: pH > 7,45 pH compatível com a vida: 6,80 a 7,80	Sangue total: pH arterial: 7,35 a 7,45 pH venoso: 7,32 a 7,42	O sangue não deve ser exposto ao ar antes ou durante a obtenção da medida

(continua)

Apêndice 12 Valores Laboratoriais para Avaliação e Monitoramento Nutricionais

Exame	Princípios	Interpretação	Intervalo de referência	Limitações e implicações
PO_2 e saturação de O_2 (SaO_2)	O_2 no sangue total medido por eletrodo de oxigênio PO_2 = "pressão" contribuída por O_2 para a "pressão" total de todos os gases dissolvidos no sangue Conteúdo de O_2 (Ca_{O_2}) = O_2/g Sa_{O_2} × Hgb (g/dℓ) × 1,34 mℓ + PaO_2 × (0,003 mℓ O_2/mmHg/dℓ) PaO_2 = FiO_2 (PB-47) – 1,2 ($PaCO_2$)	Afetada pela troca gasosa alveolar, desigualdades em ventilação-perfusão e hipoventilação alveolar generalizada	Sangue arterial: PaO_2: 83 a 108 mmHg < 40 mmHg = valor crítico (gravemente perigoso) Saturação de O_2: 0,95 a 0,98 (95 a 98%) Idosos = 95% Recém-nascidos = 40 a 90%	O sangue não deve ser exposto ao ar antes ou durante a medição
PCO_2	Medida por eletrodos seletivos para íons; "pressão" contribuída por CO_2 para a "pressão" total de todos os gases dissolvidos no sangue	Aumentada na acidose respiratória (CO_2 aumentado no ar inspirado ou diminuído na ventilação alveolar) e diminuída na alcalose respiratória (p. ex., na hiperventilação da ansiedade, ventilador mecânico ou traumatismo craniano fechado [dano ao centro respiratório])	Sangue total: Arterial: Mulheres: 32 a 45 mmHg Homens: 35 a 48 mmHg Venoso: 6 a 7 mmHg mais alto	O sangue não deve ser exposto ao ar antes ou durante a medição
Bicarbonato (HCO_3^-) e CO_2 total (tCO_2)	Para o sangue total (HCO_3^-) é calculado a partir da equação apresentada na seção de pH	Aumentado na acidose respiratória compensada e na acidose metabólica; está diminuído na acidose metabólica e na alcalose respiratória compensada	Sangue total, arterial: 21 a 28 mEq/ℓ (21 a 28 mmol/ℓ)	O sangue não deve ser exposto ao ar antes ou durante a medição
Osmolalidade (Osmol) sérica	A osmolalidade depende da quantidade de partículas (solutos) dissolvidas em uma solução; medição baseada na relação entre a concentração de soluto e o ponto de congelamento; a osmolalidade sérica avalia o estado de hidratação e a carga de soluto	A osmolalidade sérica aumenta na desidratação, no coma diabético, cetoacidose diabética; também é estimada a partir da fórmula: mOsmol/ℓ = 2 (Na^+) + (Glicose mg/dℓ)/18 + (BUN mg/dℓ)/2,8	282 a 300 mOsm/kg H_2O (1 Osmol = 1 mol de partículas de soluto; 1 kg soro/ℓ)	A depressão do ponto de congelamento fornece uma estimativa mais acurada da osmolalidade do que o valor calculado (p. ex., na cetoacidose)
Urinálise: densidade (gravidade) específica	Amostra colhida do fluxo médio de urina pelo método *clean-catch* ou coleta limpa) se houver suspeita de infecção, ou da coleta urinária regular. Teste com tira reagente ou o exame laboratorial para a densidade específica	Um dos múltiplos testes com amostra de urina. A densidade específica é uma medida da concentração de partículas e eletrólitos na urina	Adultos: Densidade específica: 1,005 a 1,030 Recém-nascidos: Densidade específica: 1,001 a 1,020	A aparência também pode fornecer uma indicação subjetiva da concentração do líquido; coloração mais escura = concentração maior
VII. Testes de estado antioxidante e estresse oxidativo				
Compostos hidrossolúveis	Ver Vitamina C anteriormente			
Compostos lipossolúveis: ver Vitamina E, carotenoides e coenzima Q_{10}	Os carotenoides: luteína, xantina zeaxantina, alfa e betacaroteno e licopeno; carotenoides e coenzima Q_{10} (ubiquinona-10) são medidos por cromatografia	Os intervalos de referência para esses compostos variam muito, dependendo do método usado para seu ensaio	Ver intervalos de referência para carotenoides em Má absorção de gordura	Testes para carotenoides e coenzima Q10 ainda não se encontram disponíveis no uso clínico de rotina
Capacidade antioxidante total (p. ex., ORAC, TEAC, FRAP)	ORAC: capacidade de absorção dos radicais de oxigênio TEAC: capacidade antioxidante equivalente ao Trolox FRAP: capacidade de redução férrica no plasma	Esses ensaios refletem a presença de todos os antioxidantes em plasma ou soro, incluindo as vitaminas C e E, os carotenoides, a coenzima Q_{10}, a glutationa, o ácido úrico, a bilirrubina, a superóxido dismutase, catalase, glutationa peroxidase e ALB		Esses ensaios encontram-se disponíveis comercialmente, mas atualmente são realizados apenas em laboratórios especializados Testes com extratos botânicos também estão disponíveis

(continua)

Exame	Princípios	Interpretação	Intervalo de referência	Limitações e implicações
Marcadores do estresse oxidativo	Produtos de oxidação por radicais livres dos lipídeos	8-Isoprostano (também chamado de 8-epiprostaglandina F_{2a}) aumenta no plasma ou na urina de pacientes com doença pulmonar, hipercolesterolemia ou diabetes melito 8HDG representa a atividade de radicais livres citosólicos e nucleares em todo o corpo, incluindo o estado de DNA Os peróxidos lipídicos também constituem um marcador do dano oxidativo à membrana pelas espécies reativas de oxigênio (ERO) aos AGPI das membranas celulares	Exemplos: o-tirosina nitrotirosina 8-isoprostano 4-hidroxinonenal malondialdeído Peróxidos lipídicos 8-hidroxi-2-deoxiguanosina (8-OHDG) (consulte valores de referência laboratoriais)	Ensaios com 8-isoprostano encontram-se disponíveis comercialmente. Os marcadores de estresse oxidativo são realizados apenas em laboratórios especializados

VIII. Testes para monitoramento de suporte nutricional

Exame	Princípios	Interpretação	Intervalo de referência	Limitações e implicações
PC-R (ver seção V, PC-R-as)	A PC-R é uma proteína de fase aguda usada para avaliar o estado inflamatório	Grandes elevações na PC-R estão associadas ao desenvolvimento de um estado catabólico durante a resposta ao estresse; os níveis de PC-R começam a cair quando se inicia a fase anabólica	PC-R < 10 mg/ℓ	Os valores seriais (em vez de um único valor) devem ser usados para especificar o estágio da resposta ao estresse
Painel químico com fosfato e Mg^{2+}	O painel inclui eletrólitos, glicose, creatinina, BUN e CO_2 total (bicarbonato); ver anteriormente discussão para obter informações adicionais sobre os testes	Usado para monitorar tolerância aos carboidratos, estado de hidratação e função do sistema principal de órgãos	Ver anteriormente discussão sobre fosfato e magnésio	Painel de teste solicitado com muita frequência
Osmolalidade	(Ver discussão em VII. Gasometria arterial e estado de hidratação)			
Equilíbrio proteico-energético	(Ver anteriormente discussão sobre PAB, RBP, Tf, ALB, nPCR, equilíbrio de nitrogênio, UUN e TUN)			
Minerais: Zn, Cu, Se, Cr	(Ver anteriormente discussão sobre zinco, cobre, ceruloplasmina séricos e teste de micronutrientes linfocitários)			
Vitaminas C, D e A	(Ver anteriormente discussão sobre as vitaminas C, D e A) Como as vitaminas C, 25-OH-D e A são importantes na função imune e cicatrização de feridas, elas devem ser avaliadas regularmente	Nota referente ao monitoramento nutricional na nutrição parenteral total (NPT): Os níveis de vitamina C podem ser ↓ agudamente em reposta ao estresse Os receptores nucleares das vitaminas D e A compartilham a mesma conexão com o receptor RXR, que têm uma função sinergística e devem ser monitorados de forma congruente[27,28]		Nota referente ao monitoramento nutricional na nutrição parenteral total (NPT): O protocolo de monitoramento sistemático, regular, deve ser seguido 25-OH-D é produzida no fígado pode ser suprimida nas condições de estresse hepático[29]
Vitamina K_1 e estado de vitamina K_2	(NPT somente) (ver anteriormente discussão); a contribuição da flora intestinal para estado de vitamina K está ausente durante a NPT, e as fórmulas básicas de NPT não a contêm			Importante para diferenciar entre vitaminas K_1 e K_2

IX. Provas de função hepática

Exame	Princípios	Interpretação	Intervalo de referência	Limitações e implicações
BILI T/D (direta e indireta)	A bilirrubina total sérica representa tanto a bilirrubina conjugada ou direta, como a bilirrubina não conjugada ou indireta Os níveis elevados sugerem problema médico	Os níveis de bilirrubina conjugada estão elevados no câncer de pâncreas ou de fígado e na obstrução do ducto biliar; o nível de bilirrubina não conjugada está elevado hepatite e anemias associadas à icterícia	Bilirrubina total: 0,3 a 1 mg/dℓ (5,1 a 17 mmol/ℓ) Bilirrubina direta: 0,1 a 0,3 mg/dℓ (1,7 a 5,1 mmol/ℓ) Bilirrubina indireta: 0,2 a 0,8 mg/dℓ (3,4 a 12 mmol/ℓ)	Muitos medicamentos estão associados a níveis elevados de bilirrubina

(continua)

Apêndice 12 Valores Laboratoriais para Avaliação e Monitoramento Nutricionais

Exame	Princípios	Interpretação	Intervalo de referência	Limitações e implicações
ALT	Enzima encontrada primariamente no fígado (também chamada de transaminase glutâmico-pirúvica sérica [SGPT])	A lesão hepática resulta em níveis elevados de ALT. Está diminuída na desnutrição	4 a 36 U/ℓ Lactente: 2 × os níveis do adulto	Muitos medicamentos e o álcool estão associados a níveis elevados de ALT
GGT	Enzima biliar excretória envolvida na transferência de aminoácidos através das membranas celulares	Usada para avaliar a progressão da doença hepática e triagem para alcoolismo	Mulheres: 4 a 25 U/ℓ Homens: 12 a 38 U/ℓ	Os níveis de ALT geralmente são comparados aos da AST para o diagnóstico diferencial
Fosfatase alcalina (FA)	Enzima encontrada primariamente em osso, fígado e trato biliar; elevada no ambiente alcalino	Níveis elevados são notados nos distúrbios hepáticos e ósseos	30 a 120 U/ℓ	Muitos medicamentos estão associados a níveis elevados de GGT Teste inespecífico; são necessários outros testes para confirmar o diagnóstico. Muitos medicamentos estão associados a níveis elevados de FA
AST	Enzima primariamente encontrada em coração, fígado e células da musculatura esquelética (também chamada de transaminase glutâmico-oxaloacética sérica [SGOT])	Ferramenta diagnóstica quando há suspeita de doença arterial coronária oclusiva ou doença hepatocelular	0 a 35 U/ℓ	Muitos medicamentos estão associados a níveis elevados de AST. Os níveis de AST geralmente são comparados com os níveis de ALT para o diagnóstico diferencial
Alfa-1-antitripsina (A1AT)	A A1AT é um inibidor da serinoprotease secretado primariamente pelos hepatócitos. As variantes genéticas mais comuns de A1AT são ZZ, SS, MZ, SZ É medida por eletroforese sérica	A banda alfa-1 está diminuída ou ausente na eletroforese sérica; a A1AT é um reagente de fase aguda associado a enfisema, DPOC e cirrose hepática; a A1AT está elevada nos estados de inflamação, infecção ou malignidade	85 a 213 mg/dℓ (0,85 a 2,13 g/ℓ) Variantes de homozigoto ++: doença grave no início da vida 80 variantes conhecidas do gene A1AT: heterozigoto Variantes dos genes ZZ e SS: a maioria tem sintomas hepáticos ou pulmonares Variantes mais leves dos genes MZ e SZ: raramente têm sintomas[o,p]	Há 100 variantes conhecidas do gene A1AT.[o,p] Se um indivíduo não for diagnosticado com uma forma grave na infância, o indivíduo pode não ser identificado até a idade adulta com doença pulmonar ou hepática em estágio terminal

X. Testes de função da tireoide

Tiroxina T_4 total e T_4 livre	Mede a quantidade total de T_4 sangue; é a forma ativa de T_4 livre. Ver Capítulo 30	T_4 elevada no hipertireoidismo; T_4 diminuída no hipotireoidismo e desnutrição	T_4 total Mulheres: 5 a 12 mcg/dℓ; (64 a 154 nmol/ℓ) Homens: 4 a 12 mcg/dℓ (51 a 154 nmol/ℓ) T_4 Livre = 0,7 a 1,9 ng/dℓ (10 a 23 mmol/ℓ)	Os exames são solicitados para distinguir entre eutireoidismo, ou hipertireoidismo e hipotireoidismo. Pode estar relacionada a deficiências de iodo
Tri-iodotironina – T_3 total e livre	Mede a quantidade total de T_3 no sangue; é a forma ativa de T_3 livre. Ver Capítulo 30	No hipertireoidismo, geralmente encontra-se elevada; no hipotireoidismo geralmente está diminuída e pode mostrar baixa função da enzima tireoperoxidase quando a T_4 está normal ou alta, e a T_3 está baixa (má conversão)	T_3 total: 20 a 50 anos: 70 a 205 ng/dℓ (1,2 a 3,4 nmol/ℓ) > 50 anos: 40 a 180 ng/dℓ (0,6 a 2,8 nmol/ℓ) T_3 livre: 230 a 619 pg/mℓ	Os exames são solicitados para distinguir entre eutireoidismo, ou hipertireoidismo e hipotireoidismo. No caso de níveis baixos de T_3, considerar cofatores insuficientes de nutrientes (selênio, vitamina E) para a conversão da enzima tireoperoxidase de T_4 para T_3
Hormônio estimulador da tireoide (TSH)	Usado para monitorar a reposição exógena ou supressão do hormônio da tireoide; também é usado como teste de triagem para a função tireóidea Ver Capítulo 30	Diminuição do TSH no hipertireoidismo; TSH elevado no hipotireoidismo	0,5 a 5 mUI/ℓ Padrões AACE: TSH-alvo: 0,3 a 3,0 mUI/mℓ[o]	Os exames são solicitados para distinguir entre eutireoidismo, ou hipertireoidismo e hipotireoidismo. Se estiver diminuído, tenha cuidado com a ingestão de iodo. Se elevado, considere a avaliação dos cofatores de nutrientes: iodo, selênio e vitaminas E e A

(continua)

Apêndice 12 Valores Laboratoriais para Avaliação e Monitoramento Nutricionais

Exame	Princípios	Interpretação	Intervalo de referência	Limitações e implicações
Anticorpos antitireoglobulina (anti-TG)	O exame de sangue anti-TG é usado como um marcador da tireoidite autoimune e doenças relacionadas[30] Alta prevalência de autoanticorpos tireóideos em pacientes com doença celíaca e artrite reumatoide	Os autoanticorpos anti-TG ligam-se à tireoglobulina e afetam síntese, armazenamento e liberação do hormônio da tireoide Recomenda-se a investigação de intolerância ao glúten se os anti-TG estiverem elevados	Título < 4 UI/mℓ Os anti-TG geralmente são testados em conjunto com o teste anti-TPO	Distúrbios da função tireóidea são observados nas condições comuns relatadas: tireoidite de Hashimoto e hipotireoidismo autoimune
Anticorpos para tireoperoxidase (anti-TPO ou TPO-AB)	Exame de sangue anti-TPO usado no diagnóstico das doenças da tireoide, como a tireoidite de Hashimoto ou a tireoidite linfocítica crônica (em crianças) Alta prevalência de autoanticorpos tireóideos em pacientes com doença celíaca e artrite reumatoide	Os anticorpos microssomais da tireoide atuam em uma seção do microssomo nas células tireóideas e iniciam os efeitos inflamatórios e citotóxicos no folículo tireóideo Recomenda-se a investigação de intolerância ao glúten se os anti-TPO estiverem elevados	TPO-AB < 9 UI/mℓ Anti-TPO geralmente testados em conjunto com o teste anti-TG	Ensaio mais sensível para anticorpos antimicrossomais As considerações nutricionais são os cofatores vitamina E e selênio para a produção da enzima TPO
XI. Testes para doença metabólica				
Aminoacidúrias	O tratamento dietético é a principal terapia para muitas dessas doenças geneticas: fenilcetonúria, cistinúria, doença da urina em xarope de bordo, homocistinúria, doença de Hartnup. Ver Capítulo 42 Teste de aminoácidos urinários ou plasmáticos	É necessário o monitoramento do nível de aminoácido na urina ou soro para avaliar a adequação do tratamento	Exemplos: Phe: 2 a 6 g/ℓ (120 a 360 mmol/ℓ) Phe (durante a gravidez): 2 a 6 mg/dℓ (120 a 360 mmol/ℓ) Cys: 2 a 22 g/ℓ (10 a 90 mmol/ℓ) Val: 17 a 37 g/ℓ (145 a 315 mmol/ℓ) Tyr: 4 a 16 g/ℓ (20 a 90 mmol/ℓ)	Existem vários métodos usados para a medição (p. ex., fenilalanina); em geral estes não têm intervalos de referência exatamente equivalentes
Painel de ácidos orgânicos	Painel de ácidos orgânicos urinários; coleta em domicílio de uma amostra de 10 mℓ da urina noturna e a primeira urina da manhã, congelada e então enviada para o laboratório[11]	Teste sensível de ampla gama, que avalia marcadores funcionais abrangentes para funções da via metabólica de nutrientes, que pode sugerir precocemente os marcadores para o risco de doença ou desequilíbrios metabólicos	(Ver intervalos de referência laboratoriais específicos)	Excelente teste para uma visão geral da função metabólica e um teste pediátrico não invasivo
Diabetes melito (Ver Capítulo 29)				
Diagnóstico pré-diabetes	FBG (glicose no sangue em jejum)	Pré-diabetes, os níveis de glicose sanguínea são maiores que o normal, mas não são altos o suficiente para um diagnóstico de diabetes	FBG não diabético = < 99 mg/dℓ Glicose de jejum comprometida: 100 a 125 mg/dℓ	A American Diabetes Association recomenda testes para pré-diabetes em adultos sem sintomas com sobrepeso ou obesidade, e com um ou mais fatores de risco adicionais para diabetes
Diagnóstico de diabetes	1. Glicose sérica ou no sangue total: após jejum de 8 a 16 h ou em uma amostra sanguínea aleatória	1. Dois ou mais níveis de FBG > 126 mg/dℓ são diagnósticos; nível aleatório > 200 mg/dℓ seguindo do nível em jejum > 126 mg/dℓ são diagnósticos. Os níveis em jejum de 110 a 126 mg/dℓ indicam IGT		1. Níveis elevados de glicose aparecem normalmente com o estresse fisiológico; o sangue total resulta em valores ligeiramente mais baixos
	2. Teste de tolerância à glicose (GTT); 75 g de glicose (100 g durante a gravidez) administrada após jejum; glicose sérica medida antes e cinco vezes durante as 3 h seguintes após a dose oral. Glicose medida por procedimento químico automatizado	2. Níveis séricos de FBG > 200 mg/dℓ em 2 h são diagnósticos; o nível em 2 h < 140 e todos os níveis em 0 a 2 h < 200 são normais; 140 a 199 em 2 h indicam IGT. Diabetes gestacional: jejum > 105; GTT de 1 h > 190; GTT de 2 h > 165 e GTT de 3 h > 145 mg/dℓ	2. Soro: Jejum: < 110 mg/dℓ (< 6,1 mmol/ℓ) 30 min: < 200 mg/dℓ (< 11,1 mmol/ℓ) 1 hora: < 200 mg/dℓ (< 11,1 mmol/ℓ) 2 horas: < 140 mg/dℓ (< 7,8 mmol/ℓ) 3 horas: 70 a 115 mg/dℓ (< 6,4 mmol/ℓ) 4 horas: 70 a 115 mg/dℓ (< 6,4 mmol/ℓ) Urina: glicose negativa	2. Geralmente usado para confirmação; paciente deambulatório somente; repouso no leito ou o estresse comprometem o GTT; o consumo inadequado de carboidrato antes do teste invalida os resultados

(continua)

Apêndice 12 Valores Laboratoriais para Avaliação e Monitoramento Nutricionais

Exame	Princípios	Interpretação	Intervalo de referência	Limitações e implicações
Monitoramento do diabetes	1. Glicose sanguínea – o paciente precisa realizar o monitoramento do nível de glicose sanguínea 2. Frutosamina sérica – avalia o controle de glicose a médio prazo por medição das proteínas glicadas séricas; atualmente estão disponíveis exames laboratoriais e domésticos 3. A hemoglobina glicada sérica ou HgbA1C – avalia o controle de glicose a longo prazo 4. Teste de porfirina urinária ou no sangue total para dioxina,[32] uma toxina com significativa associação com promoção do diabetes	1. O rigoroso controle do diabetes requer o frequente monitoramento dos níveis de glicose 2. Permite a avaliação dos níveis médios de glicose para 2 a 3 semanas anteriores 3. Permite a avaliação dos níveis médios de glicose para 2 a 3 meses anteriores e a verificação do registro da glicose sérica do paciente	1. 70 a 99 mg/dℓ (3,9 a 5,5 mmol/ℓ) 2. Níveis normais: 1 a 2% da proteína total. Os intervalos variam de acordo com o método usado 3. Níveis normais: Não diabéticos: 4 a 5,9%. Bom controle diabético: 4 a 7%. Controle diabético razoável: 6 a 8%. Mau controle diabético: > 8%; açúcar sanguíneo médio 205 mg/dℓ ou acima está associado a maior risco de efeitos colaterais	A combinação de monitoramento da glicose (pelo paciente) e medição laboratorial das proteínas glicadas é necessária para que o monitoramento seja eficaz para o controle da glicose; a frutosamina deve ser interpretada considerando as meias-vidas da proteína plasmática, enquanto a HgbA1C deve ser interpretada considerando a meia-vida da hemácia. Estudo do Departamento de Defesa dos EUA (julho de 2005) mostra aumento de 47% no diabetes em veteranos com os níveis mais altos de dioxina[32]

A1AT, Alfa-1-antitripsina; *AA*, ácido araquidônico; *AACE*, American Association of Clinical Endocrinologists; razão *A/C*, razão, albumina/globulina; *AGA*, anticorpos antigliadiana; *AHA/ACC/NHLBI*, American Heart Association/American College of Cardiology/National Heart, Lung, and Blood Institute; *ALA*, ácido alfalinolênico; *ALB*, albumina; *ALCAT*, teste de anticorpos para leucócitos antigênicos; *FA*, fosfatase alcalina; *ALT*, alanina aminotransferase; *Anti-TG*, anticorpos antitireoglobulina; *Anti-TPO*, anticorpos para tireoperoxidase; *EA*, espectrofotometria de absorção; *AST*, aspartato aminotransferase; *LBA*, lavagem broncoalveolar; *BCAA*, aminoácido de cadeia ramificada; *BILI T/D*, bilirrubina total/direta; *IMC*, índice de massa corporal; *BUN*, nitrogênio ureico; *CAPD*, diálise peritoneal ambulatorial contínua; *DC*, doença cardiaca; *DAC*, doença arterial coronária; *COL*, colesterol; *DPOC*, doença pulmonar obstrutiva crônica; *Cr*, cromo; *PC-R*, proteína C reativa; *LCS*, líquido cerebrospinal; *DCV*, doença cardiovascular; *DGLA*, ácido di-homogamalinolênico; *DGP*, anticorpos antigliadina deaminada; *DHA*, ácido docosaexaenoico; *DM*, diabetes melito; *DNA*, ácido desoxirribonucleico; *IDP*, ingestão de proteína na dieta; *IDR*, ingestão dietética de referência; *DRT*, teste de preparação da dieta; *EDTA*, ácido etilenodiaminotetracético; *AGE*, ácido graxo essencial; *ELISA*, ensaio imunoenzimático; *EMA*, anticorpos endomísios; *EPA*, ácido eicosapentaenoico; *FAD*, flavina adenina dinucleotídio; *FIGLU*, ácido formiminoglutâmico; *FBG*, glicose no sangue em jejum; *FBS*, açúcar sanguíneo em jejum; *FPG*, glicose plasmática em jejum; *FRAP*, capacidade de redução férrica no plasma; *GH*, hormônio do crescimento; *GI*, gastrintestinal; *GLA*, ácido gamalinolênico; *GLOB*, globulina; *GOT*, transaminase glutamato-oxalacética; *GPT*, transaminase glutâmico-pirúvica; *GR*, glutationa redutase; *GTT*, teste de tolerância à glicose; *GU*, taxa de geração de ureia; *TRH-lactose*, teste de respiração de hidrogênio-lactose; *TRH-frutose*, teste de respiração de hidrogênio-frutose; *HCT*, hematócrito; *Hcy*, homocisteína; *Hgb*, hemoglobina; *HDL*, lipoproteínas de alta densidade; *HLA*, antígeno leucocitário humano; *HPLC*, cromatografia líquida de alto desempenho; *TRH*, terapia de reposição hormonal; *PCR-as*, proteína C reativa de alta sensibilidade; *I*, iodo; *ICA*, cálcio ionizado; *ICP-MS*, espectrometria de massa com plasma indutivamente acoplado; *FI*, fator intrínseco; *Ig*, imunoglobulina; *IGF*, fator de crescimento semelhante à insulina; *IGT*, tolerância à glicose prejudicada; *IV*, intravenosa (via); *KrU*, clearance da ureia residual renal; *Kt/V*$_{ureia}$, cinética da ureia (dialisador cinética) × tempo (min)/volume ureia (mℓ); *AL*, ácido linoleico; *LDL*, lipoproteína de baixa densidade; *LPP*, partícula de lipoproteína; *VCM*, volume corpuscular médio; *CML*, cultura mista de linfócitos; *MMA*, ácido metilmalônico; *TLM*, Teste de Liberação de Mediadores; *N*, nitrogênio; *NCEP*, National Cholesterol Education Program; *NMN*, metilnicotinamida; *AINE*, anti-inflamatórios não esteroidais; *nPCR*, taxa de catabolismo proteico normalizada; *OC*, osteocalcina; *ORAC*, capacidade de absorção dos radicais de oxigênio; *PAB*, pré-albumina; *PCR*, taxa de proteína catabólica; *DEP*, desnutrição proteico-energética; *PLP*, piridoxal fosfato; *NP*, nutrição parenteral; *PNA*, equivalente proteico do aparecimento de nitrogênio; *PP*, pós-prandial; *TP*, tempo de protrombina; *PTH*, hormônio paratireóideo; *TPP*, tempo de tromboplastina parcial; *AGPI*, ácido graxo poli-insaturado; *RBP*, proteína ligante de retinol; *RDW*, amplitude de distribuição de hemácias; *ERO*, espécies reativas de oxigênio; *RXR*, receptor do retinoide X; *sALB*, albumina sérica; *SAMe*, S-adenosilmetionina; *SNP*, polimorfismo de nucleotídio único; *T₃*, tri-iodotironina; *T₄*, tiroxina; *T1DM*, diabetes melito tipo 1; *TEAC*, capacidade antioxidante equivalente a Trolox; *Tf*, transferrina; *Tf-sat*, saturação de transferrina; *TG*, triglicerídio; *CTLF*, capacidade de ligação total do ferro; *TLC*, contagem total de linfócitos; *TM*, tetratiomolibdato; *PT*, proteína total; *NPT*, nutrição parenteral total; *TPF*, tiamina pirofosfato; *Trp*, triptofano; *TTR*, transtiretina; *TSAT*, saturação de transferrina; *tTG*, transglutaminase tecidual; *TUN*, nitrogênio urinário total; *UCr*, razão ureia/creatinina; *ucOC*, osteocalcina subcarboxilada; *UKM*, modelagem cinética da ureia; *UUN*, nitrogênio ureico urinário; *VLDL*, lipoproteína de densidade muito baixa; *XA*, ácido xanturênico.

[a] Fator = 5,95 para NPT; reflete a gravidade do estresse metabólico.
[b] Fator = 5,95 para NPT; reflete a gravidade do estresse metabólico; o TUN produz a estimativa mais acurada do catabolismo da proteína total.
[c] As hemácias são separadas do plasma por centrifugação e lavadas com solução salina; após hemolisar as células, o material intracelular é analisado para a disponibilidade de vitamina.
[d] Nenhum teste bioquímico foi desenvolvido para avaliar o estado da vitamina B$_3$; a fração de niacina no sangue total como nicotinamida adenina dinucleotídio (NAD) é um teste potencialmente útil (ver Powers HJ: Current knowledge concerning optimum nutritional status of riboflavin, niacin, and pyridoxine, *Proc Nutr Soc* 58:435, 1999.)
[e] ALT e GPT são a mesma enzima; AST e GOT são a mesma enzima.
[f] PLP é uma coenzima de limitação de velocidade na transaminação de aminoácidos (ALT e AST). PLP é encontrado primariamente no fígado e nos músculos.
[g] Ensaios de crescimento microbiológico, o teste de supressão de deoxiuridina e testes de pesquisa desenvolvidos recentemente para folato e vitamina B$_{12}$ geralmente não são oferecidos em laboratório clínico contemporâneo.
[h] Procedimentos mais sensíveis para a medição da vitamina K incluem a cromatografia sérica e a determinação do nível sérico da proteína óssea dependente de vitamina K chamada "osteocalcina". A deficiência aumenta significativamente a quantidade de formas anormais dessa proteína. Esses testes ainda não se encontram amplamente disponíveis.
[i] Essas substâncias são medidas por meio de técnicas similares quando é determinada a concentração na urina ou em outros líquidos.
[j] Esses testes são combinados com glicose, creatinina e nitrogênio ureico séricos em uma bateria ou um painel de testes. Este conjunto de testes está entre os primeiros testes e os exames laboratoriais administrados com mais frequência.
[k] O hemograma completo inclui os índices de hemácias, a concentração de Hgb, o HCT, o VCM: hemoglobina corpuscular média (HCM), a concentração de hemoglobina corpuscular média (CHCM) e a contagem de plaquetas e o leucograma. Aqui são discutidos apenas o HCT, a Hgb e o VCM. (Ver Savage RA: The red cell indices: yesterday, today, and tomorrow, *Clin Lab Med* 13:773-785, 1993.)
[l] Intervalos de referência para homens adultos e mulheres na pré-menopausa. Mulheres grávidas, lactentes e crianças têm diferentes intervalos de referência.
[m] Ver van Zeben D, Bieger R, van Wermeskerken RK et al.: Evaluation of microcytosis using serum ferritin and red blood cell distribution width, *Eur J Haematol* 44:106-109, 1990.
[n] Testes de acuidade do paladar podem ser usados para suplementar os métodos laboratoriais (ver, por exemplo, Gibson RS, Vanderkooy PD, MacDonald AC et al.: A growth-limiting, mild zinc-deficiency syndrome in some Southern Ontario boys with low height percentiles, *Am J Clin Nutr* 49:1266-1273, 1989).
[o] AACE dá suporte ao nível de TSH entre 0,3 e 3,0 mUI/mℓ para reduzir a incidência dos riscos associados ao hipotireoidismo subclínico. AACE Task Force Thyroid Guidelines, *Endocr Pract* 8:466, 2002.
[p] A conscientização mais recente sobre as doenças comuns, em grande parte não diagnosticadas, está melhorando a educação dos profissionais de saúde sobre essas condições. Kohnlein T, Welte T: Alpha-1 antitrypsin deficiência: pathogenesis, clinical presentation, diagnosis, and treatment, *Am J Med* 121:3-9, 2008.
[q] Marcadores funcionais de ácido orgânico para efeitos metabólicos das inadequações de micronutrientes, exposição tóxica, atividade neuroendócrina e supercrescimento bacteriano intestinal. (Lord R, Bralley J: Organics in urine: assessment of gut dysbiosis, nutrient deficiencies and toxemia, *Nutr Pers* 20:25-31, 1997.)

REFERÊNCIAS BIBLIOGRÁFICAS

1. Parrish CR, series editor: Serum proteins as markers of nutrition: what are we treating? Nutrition Issues in Gastroenterology, series 43, *Pract Gastroenterol* October 2006.
2. Juarez-Congelosi M, Orellana P, Goldstein SL: Normalized protein catabolic rate versus serum albumin as a nutrition status marker in pediatric patients receiving hemodialysis, *J Ren Nutr* 17(4):269–274, 2007.
3. Harty JC, Boulton H, Curwell J, et al: The normalized protein catabolic rate is a flawed marker of nutrition in CAPD patients, *Kidney Int* 45:103–109, 1994.
4. Beck FK, Rosenthal TC: Prealbumin: a marker for nutritional evaluation, *Am Fam Physician* 65:1575–1578, 2002.
5. Wu X, Yu H, Amos CI, et al: Joint effect of insulin-like growth factors and mutagen sensitivity in lung cancer risk, *J Natl Cancer Inst* 92:737–743, 2000.
6. Rowlands MA, Gunnell D, Harris R, et al: Circulating insulin-like growth factor peptides and prostate cancer risk: a systematic review and meta-analysis, *Int J Cancer* 124:2416–2429, 2009.
7. Gonen B, Rubenstein A, Rochman H, et al: Haemoglobin A1: An indicator of the metabolic control of diabetic patients, *Lancet* 2(8041):734–737, 1977.
8. Riese H, Vrijkotte TGM, Meijer P, et al: Covariance of metabolic and hemostatic risk indicators in men and women, *Fibrinolysis Proteolysis* 15(1):9–20, 2001.
9. Bo S, Durazzo M, Guidi S, et al: Dietary magnesium and fiber intakes and inflammatory and metabolic indicators in middle-aged subjects from a population-based cohort, *Am J Clin Nutr* 84:1062–1069, 2006.
10. Douglas D: *MedScape Today News. Improved Diagnosis Does Not Change Celiac Mortality, Reuters Health Information*, February 1, 2011.
11. Grainge MJ, West J, Card TR, et al: Causes of death in people with celiac disease spanning the pre- and post-serology era: a population-based cohort study from Derby, UK, *Am J Gastroenterol* 106:933–939, 2011.
12. Lewis NR, Holmes GK: Risk of morbidity in contemporary celiac disease, *Expert Rev Gastroenterol Hepatol* 4:767–780, 2010.
13. Donaldson MR, Book LS, Leiferman KM, et al: Strongly positive tissue transglutaminase antibodies are associated with Marsh 3 histopathology in adult and pediatric celiac disease, *J Clin Gastroenterol* 42:256–260, 2008.
14. Vermeersch P, Richter T, Hauer AC, et al: Use of likelihood ratios improves clinical interpretation of IgG and IgA anti-DGP antibody testing for celiac disease in adults and children, *Clin Biochem* 44:248–250, 2011.
15. Vermeersch P, Geboes K, Mariën G, et al: Diagnostic performance of IgG anti-deamidated gliadin peptide antibody assays is comparable to IgA anti-tTG in celiac disease, *Clin Chim Acta* 411:931–935, 2010.
16. Sharifi N, Khoshbaten M, Aliasgarzade A, et al: Celiac disease in patients with type-1 diabetes mellitus screened by tissue transglutaminase antibodies in northwest of Iran, *Int J Diabetes Dev Ctries* 28:95–99, 2008.
17. Lampasona V, Bonfanti R, Bazzigaluppi E, et al: Antibodies to tissue transglutaminase C in type I diabetes, *Diabetologia* 42:1195–1198, 1999.
18. Holopainen P, Mustalahti K, Uimari P, et al: Candidate gene regions and genetic heterogeneity in gluten sensitivity, *Gut* 48:696–701, 2001.
19. Feingold KR, Moser A, Patzek SM, et al: Infection decreases fatty acid oxidation and nuclear hormone receptors in the diaphragm, *J Lipid Res* 50:2055–2063, 2009.
20. Lord RS, Bralley JA, editors: *Laboratory evaluations for integrative and functional medicine*, ed 2, Duluth, GA, 2008, MetaMetrix Institute.
21. Sypniewska G: *Pro-inflammatory and prothrombotic factors and metabolic syndrome,* Department of Laboratory Medicine, Collegium Medicum, Nicolae Copernicus University, Bydgoszcz, Poland, 2007.
22. Ng KY, Ma MT, Leung KK, et al: Vitamin D and vitamin A receptor expression and the proliferative effects of ligand activation of these receptors on the development of pancreatic progenitor cells derived from human fetal pancreas, *Stem Cell Rev Rep* 7:53–63, 2011.
23. Aslam A, Misbah SA, Talbot K, et al: Vitamin E deficiency induced neurological disease in common variable immunodeficiency: two cases and a review of the literature of vitamin E deficiency, *Clin Immunol* 112(1):24–29, 2004.
24. Kim K, Valentine RJ, Shin Y, et al: Associations of visceral adiposity and exercise participation with C-reactive protein, insulin resistance, and endothelial dysfunction in Korean healthy adults, *Metabolism* 57:1181–1189, 2008.
25. Finney L, Vogt S, Fukai T, et al: Copper and angiogenesis: unravelling a relationship key to cancer progression, *Clin Exp Pharmacol Physiol* 36:88–94, 2009.
26. Charney P, Malone AM: *Pocket guide to nutrition assessment*, ed 3, Chicago, IL, 2016, American Dietetic Association.
27. Snellman G, Melhus H, Gedeborg R, et al: Determining vitamin D status: a comparison between commercially available assays, *PLoS One* 5(7):e11555, 2010.
28. Katz K, Brar PC, Parekh N, et al: Suspected nonalcoholic fatty liver disease is not associated with vitamin D status in adolescents after adjustment for obesity, *J Obes* 2010:496829, 2010. Published online February 2011.
29. Ahmed A: *The role of 11b-hydroxysteroid dehydrogenase type 1 and hepatic glucocorticoid metabolism in the metabolic syndrome,* Doctoral thesis to College of Medical and Dental Sciences, University of Birmingham, 2010.
30. Yu VC, Delsert C, Andersen B, et al: RXR beta: a coregulator that enhances binding of retinoic acid, thyroid hormone, and vitamin D receptors to their cognate response elements, *Cell* 67:1251–1266, 1991.
31. Longnecker MP, Michalek JE: Serum dioxin level in relation to diabetes mellitus among Air Force veterans with background levels of exposure, *Epidemiology* 11:44–48, 2000.
32. Longnecker MP, Michalek, JE: Serum dioxin levels in relation to diabetes mellitus among Air Force veterans with background levels of exposure. *Epidemol* 11:44-48, 2000.

APÊNDICE 13

Implicações Nutricionais de Fármacos Selecionados

Farmacologia é o estudo de fármacos e suas interações no corpo. A interação de fármaco, nutriente ou alimento pode alterar a eficácia de um fármaco à medida que ele se desloca de seu local de administração no sangue e para os tecidos-alvo. Isso é chamado de *interação fármaco-nutriente* quando há alterações específicas na farmacocinética (absorção, distribuição, metabolismo ou excreção) de um fármaco causado por alimentos e nutrientes. Um fármaco também pode causar o esgotamento de um nutriente – por interromper a absorção ou aumentar a excreção de um ou mais nutrientes. Os idosos e indivíduos que tomam múltiplos medicamentos (polifarmácia) estão em maior risco. Além disso, indivíduos que tomam medicamentos junto com suplementos dietéticos também podem estar em maior risco de interação fármaco-nutriente.

Muitos medicamentos também causam efeitos colaterais como desconforto gastrintestinal (GI), desequilíbrio da glicemia, alterações do apetite, ganho de massa corporal ou perda ou toxicidade de órgão. Também podem afetar o paladar, o olfato e o estado de hidratação. É importante avaliar cada fármaco e suplemento dietético que um paciente esteja tomando para determinar o potencial para interação fármaco-nutriente e/ou efeitos colaterais. Em muitos casos estes podem ser minimizados ou evitados, se a dieta for modificada. Os exemplos incluem evitar certos alimentos (como a toranja com muitos fármacos), limitando certos nutrientes (como a tiramina com antidepressivos monoamina oxidase [MAO] e o cálcio com levotiroxina), ou alterando o horário das refeições (tomando fármacos ou com ou sem alimentos).

Alguns fármacos contêm ingredientes, conhecidos como excipientes, que podem causar interação fármaco-nutriente ou efeitos colaterais; assim, todos os ingredientes de um fármaco devem ser avaliados quando um paciente tiver sintomas. Entre os exemplos de excipientes potencialmente interativos estão o álcool, cafeína, lactose, sorbitol, aspartame, tiramina e sulfitos. Finalmente, alguns fármacos contêm ingredientes nutricionalmente significativos, incluindo minerais (cálcio, magnésio ou sódio), açúcares e gorduras que podem contribuir para um estado geral de nutrientes do paciente.

Entre os recursos úteis para exploração adicional estão:
Food and Drug Administration Center for Drug Evaluation and Research
The Natural Medicines Database (base de dados de assinatura)
National Institutes of Health (NIH) Clinical Center: Medications
Medscape Drug Interaction Checker
WebMD Drug Interaction Checker

Uma lista de fármacos comuns e suas implicações nutricionais é apresentada a seguir.

Fármaco	Efeito do fármaco	Implicações e cuidados nutricionais
Fármacos anti-infecciosos selecionados		
Agentes antibacterianos		
Penicilinas • amoxicilina (Amoxil®) • amoxicilina/ácido clavulânico (Augmentin®) • Penicilina VK (Pen VK®) • Piperacilina/Tazobactam (Zosyn®)	Uso a curto prazo: diarreia Uso a longo prazo: candidíase oral, diarreia, desconforto epigástrico, *Clostridium difficile* O comprimido de Pen VK® de 250 mg contém 0,73 mEq de potássio O comprimido de Pen VK® 500 mg contém 1,44 mEq de potássio A suspensão Pen VK® 125 mg/5 mg = 0,42 mEq de potássio A suspensão Pen VK® 250 mg/5 mℓ = 0,85 mEq de potássio Zosyn® 2,25 g = 125 mg Na Zosyn® 3,375 g = 192 mg Na Zosyn® 4,5 g = 256 mg Na	Tenha cuidado com as dietas de baixo teor de potássio ou com pacientes com insuficiência renal Augmentin®: tome com alimento para ↓ o desconforto GI. Reponha líquidos e eletrólitos no caso de diarreia. É recomendável o uso de probióticos
Macrolídios • azitromicina (Zithromax®) • claritromicina (Biaxin®) • eritromicina (Ery-Tab®)	Pode causar desconforto GI (são agentes pró-motilidade, eritromicina >> claritromicina >> azitromicina), anorexia, estomatite, disgeusia ou diarreia. Pode aumentar o efeito sedativo de álcool. A toranja pode aumentar os níveis de eritromicina, levando a anormalidades de condução cardíaca. Pode causar *Clostridium difficile*	Tome o fármaco com alimentos para ↓ o desconforto GI. Consuma refeições pequenas, frequentes e atrativas para combater a anorexia. Use enxaguantes bucais, *fresh mint* ou água com limão para disgeusia. Reponha líquidos e eletrólitos no caso de diarreia. Evite álcool. Evite toranja com a eritromicina. É recomendável o uso de probiótico

(continua)

Apêndice 13 Implicações Nutricionais de Fármacos Selecionados

Fármaco	Efeito do fármaco	Implicações e cuidados nutricionais
Combinação de sulfonamidas • sulfametoxazol/trimetoprima (Bactrim®)	Pode interferir no metabolismo do folato, especialmente com o uso a longo prazo. Pode causar estomatite, anorexia, náuseas e vômito, reações alérgicas graves. Pode inibir a aldeído desidrogenase ou a eliminação de acetaldeído resultando em reação do tipo dissulfiram. Pode aumentar os níveis de potássio (geralmente em altas doses) e hipoglicemia (mais comum em idosos) Pode causar *Clostridium difficile*	Tome o fármaco com alimentos e 240 mℓ de líquido para ↓ náuseas, vômito e anorexia. Reponha líquidos e eletrólitos no caso de diarreia. Suplemente com ácido fólico, se necessário. Descontinue e consulte o médico ao primeiro sinal de reação alérgica. Evite o álcool. Use com cuidado em pacientes com suplementos de potássio ou na insuficiência renal. Pode potencializar a hipoglicemia em pacientes diabéticos. É recomendável o uso de probiótico
Cefalosporinas **Primeira geração** • cefalexina (Keflex®) • cefazolina (Ancef®) **Segunda geração** • cefprozila (Cefzil®) • cefuroxima (Ceftin®) **Terceira geração** • ceftriaxona (Rocephin®) • ceftazidima (Fortaz®) • cefdinir (Omnicef®) • cefpodoxima (Vantin®) **Quarta geração** • cefepima (Maxipime®)	Podem causar estomatite, aftas na boca e na língua, e podem interferir na alimentação. Podem causar diarreia e *Clostridium difficile* O alimento ↑ a biodisponibilidade dos comprimidos e da suspensão (cefuroxima). Antiácidos (bloqueadores H$_2$ e IBP) podem ↓ a biodisponibilidade, evite a combinação. Alguns produtos de cefuroxima contêm fenilalanina	Reponha líquidos e eletrólitos para diarreia. Consuma alimentos úmidos, macios, de baixo teor de sal, e alimentos gelados como lascas de gelo, *sherbet* e iogurte para estomatite e aftas. É recomendável o uso de probiótico Tome o fármaco com alimentos para uma ótima biodisponibilidade. Tome separadamente dos bloqueadores H$_2$ ou dos inibidores da bomba de prótons ou evite a combinação (cefuroxima). É recomendável o uso de probiótico Tome cefpodoxima com alimentos
Fluoroquinolonas • ciprofloxacino (Cipro®) • levofloxacino (Levaquin®) • moxifloxacino (Avelox®)	O fármaco irá ligar-se ao magnésio, cálcio, zinco e ferro, formando um complexo insolúvel não absorvível. Pode causar *Clostridium difficile* Cipro®: Inibe o metabolismo da cafeína e, portanto, pode ↑ o estímulo ao SNC. O fármaco pode, raramente, precipitar-se nos túbulos renais	Limite a ingestão de cafeína com ciprofloxacino Tome os suplementos de Mg, Ca, Fe, Zn ou o polivitamínico com minerais 2 h antes ou 6 h após os antiácidos. Reponha líquidos e eletrólitos no caso de diarreia. Realize alimentações por tubo 1 a 2 h antes e 1 a 2 h após o fármaco. É recomendável o uso de probiótico. Tome o fármaco com 240 mℓ de líquido e mantenha uma hidratação adequada
Agentes antimicrobianos		
Oxazolidinona • linezolida (Zyvox®)	O fármaco exibe leve inibição de MAO. Pode causar alteração do paladar, candidíase oral e *Clostridium difficile*	Evite quantidades significativas (> 100 mg) de alimentos com alto teor de tiramina/alimentos pressores. Veja gráfico na 18ª ed. de *Food Medication Interactions*. Consuma refeições pequenas, frequentes e atrativas, caso o paladar se altere. Reponha líquidos e eletrólitos no caso de diarreia É recomendável o uso de probiótico
Tetraciclinas • tetraciclina (Sumycin®) • doxiciclina (Vibramycin®)	Geralmente usadas para tratar a doença de Lyme; podem causar anorexia. Ligam-se a Mg, Ca, Zn e Fe, formando um complexo insolúvel não absorvível. Podem ↓ a produção bacteriana de vitamina K no trato GI. O uso a longo prazo pode causar deficiências vitamina B. A combinação com vitamina A pode ↑ o risco de hipertensão intracraniana benigna Podem causar *Clostridium difficile*	Tome suplementos com intervalo de 3 h Consuma refeições pequenas, frequentes e atrativas para ↓ a anorexia. Evite o excesso de vitamina A enquanto toma o fármaco. O uso a longo prazo pode justificar a suplementação com vitaminas K e B. É recomendável o uso de probiótico Reponha líquidos e eletrólitos parta diarreia Tetraciclina: tome o fármaco 1 h antes ou 2 h após o alimento ou o leite Ambas podem causar esofagite por comprimido; tome com um copo de água para assegurar a passagem dos comprimidos para o estômago
Antiprotozoarianos/ antibacterianos • metronidazol (Flagyl®)	Pode causar anorexia, desconforto GI, estomatite e gosto metálico na boca. Pode causar reação semelhante à do dissulfiram quando ingerido com álcool. Geralmente é usado para tratar *Clostridium difficile*	Tome o fármaco com alimentos para ↓ o desconforto GI. Consuma refeições pequenas, frequentes e atrativas para diminuir a anorexia. Evite qualquer álcool durante o uso e por 3 dias após a descontinuação. É recomendável o uso de probiótico
• clindamicina (Cleocin®)	Pode causar a perda de massa corporal, aumento da sede, esofagite, náuseas, vômito, cãibras, flatulência, timpanismo ou diarreia Pode causar *Clostridium difficile* grave	Tome as formas orais do fármaco com alimentos ou 240 mℓ de água para diminuir a irritação esofágica Reponha líquidos e eletrólitos para diarreia É recomendável o uso de probióticos
Nitrofurantoína • nitrofurantoína (Macrobid®)	Neuropatia periférica, fraqueza e consumpção muscular podem ocorrer em caso de anemia preexistente, deficiência vitamina B ou anormalidades de eletrólitos. Pode causar *Clostridium difficile*	O fármaco deve ser tomado às refeições para maximizar a absorção de proteína e complexo de vitaminas B. Evite na deficiência G-6-PD devido ao risco aumentado de anemia hemolítica. Reponha líquidos e eletrólitos para diarreia. É recomendável o uso de probióticos

(continua)

Apêndice 13 Implicações Nutricionais de Fármacos Selecionados

Fármaco	Efeito do fármaco	Implicações e cuidados nutricionais
Antituberculóticos • isoniazida (Nydrazid®)	O fármaco pode causar deficiência de piridoxina (vitamina B_6) e niacina (vitamina B_3), resultando em neuropatia periférica e pelagra. O fármaco tem atividade semelhante à do inibidor de MAO	Evite em indivíduos desnutridos e em outros em ↑ risco de neuropatia periférica. Suplemente com 25 a 50 mg de piridoxina e possivelmente complexo B, se ocorrerem alterações na pele. Evite alimentos com alto teor de tiramina (p. ex., queijos envelhecidos)
• rifampicina (Rifadin®) • rifabutina	O fármaco pode aumentar o metabolismo da vitamina D. Raros casos de osteomalacia têm sido relatados. O alimento diminui a absorção em 30%. A rifabutina é um indutor enzimático menos potente que a rifampicina, com menos efeitos sobre o metabolismo da vitamina D	Com o uso a longo prazo pode ser necessário suplementar com vitamina D. Tome o fármaco de estômago vazio
• etambutol (Myambutol®) • pirazinamida (Rifater®)	O fármaco pode ↓ a excreção de ácido úrico, levando a hiperuricemia e gota Miambutol: pode ↓ cobre e zinco	Mantenha uma hidratação adequada e a dieta restrita em purina. Miambutol: ↑ os alimentos com alto teor de Cu e Zn; polivitamínico diariamente com o uso a longo prazo
Agentes antifúngicos		
• anfotericina B (Fungizone®)	O fármaco pode causar anorexia e perda de massa corporal. O fármaco causa perda de potássio, magnésio e cálcio Nefrotóxico	Consuma refeições pequenas, frequentes e atrativas, com alto teor de magnésio, potássio e cálcio. Pode ser necessária a suplementação VO/IV. Assegure adequada hidratação IV pré e pós-infusão para reduzir lesão renal
• cetoconazol (Nizoral®)	O fármaco não se dissolve a um pH > 5 (cetoconazol)	Tome o fármaco com alimento para ↑ a absorção. Tome com líquido ácido (p. ex., suco de laranja), especialmente os indivíduos com acloridria ou aqueles que tomam bloqueadores H_2 ou IBP (no caso de cetoconazol somente)
• fluconazol (Diflucan®) • posaconazol (Noxafil®)		Comprimidos de posaconazol (liberação retardada): tome-os com uma refeição completa, de preferência com alto teor de gordura (> 50 g) Suspensão: administre durante ou dentro de 20 min após uma refeição completa, suplemento nutricional líquido, ou uma bebida carbonatada ácida (p. ex., *ginger ale*)
• voriconazol (Vfend®)		O alimento diminui a absorção de voriconazol. O voriconazol oral deve ser tomado 1 h antes ou 2 h após uma refeição
• terbinafina (Lamisil®)	O fármaco pode provocar alterações ou perda do paladar, dispepsia, dor abdominal, diarreia, perda de massa corporal e cefaleias. Pode resultar em mais efeitos adversos da cafeína (cefaleia, agitação, insônia, diurese)	Evite tomar com alimentos ácidos como molho de maçã ou alimentos à base de frutas. Limite o álcool e a cafeína
Agentes antivirais selecionados		
• valganciclovir (Valcyte®)	Agente antiviral para citomegalovírus. Suprime a medula óssea, eliminado por via renal	Deve ser tomado com refeição de alto teor de gordura para maximizar a absorção
Fármacos antitrombóticos/hematológicos selecionados *Agentes anticoagulantes*		
Antagonista da vitamina K • varfarina (Coumadin®)	Impede a conversão da vitamina K oxidada na forma ativa. Produz anticoagulação sistêmica. Pode inibir a mineralização de osso recém-formado	É necessária a ingestão consistente de alimentos contendo vitamina K e suplementos, não evitando completamente para obter o estado desejado de anticoagulação. Monitore a densidade mineral óssea em indivíduos em terapia a longo prazo Os dados sobre o consumo de suco/fruta, toranja e romã, causar aumento da INR e episódios de sangramento são conflitantes. Entretanto, pode ser prudente aconselhar os pacientes a evitar a ingestão de grandes quantidades de suco de toranja com varfarina. Quando ocorrer o consumo concomitante, recomenda-se o monitoramento frequente para alterações da INR e para sinais ou sintomas de sangramento A quantidade de chás-verde e preto consumida e o método de produção afetam a quantidade de vitamina K do chá Tenha cuidado quando os pacientes sob nutrição enteral estiverem recebendo varfarina, pois há relatos de desenvolvimento de resistência em pacientes que recebem alimentação enteral concomitante, mesmo quando são utilizados produtos de baixo teor de vitamina K

(continua)

Apêndice 13 Implicações Nutricionais de Fármacos Selecionados

Fármaco	Efeito do fármaco	Implicações e cuidados nutricionais
		O aipo pode potencializar o efeito dos anticoagulantes. A apigenina, um constituinte do aipo, pode inibir a formação de tromboxano A_2 levando à redução da agregação plaquetária (Teng et al., 1988). O aipo contém derivados de cumarina, que podem produzir efeitos anticoagulantes adicionais. Evite as altas doses de óleo de peixe, vitamina E e produtos herbais com efeitos antiplaquetários ou anticoagulantes
Inibidor direto da trombina • dabigatrana (Pradaxa®)	O fármaco pode causar dispepsia, dor abdominal, DRGE, esofagite, gastrite erosiva, diarreia, hemorragia gástrica ou úlcera GI. O álcool pode potencializar o efeito, aumentando o risco de sangramento	Evite o álcool e os suplementos, ESJ pode ↓ a eficácia do fármaco. Evite a toranja, ela pode aumentar as concentrações de dabigatrana. A mastigação pode ↓ a biodisponibilidade em 75%. Tome o fármaco com alimento se ocorrer desconforto GI
Inibidores de fator Xa • rivaroxabana (Xarelto®) • apixabana (Eliquis®) • edoxabana (Savaysa®) • betrixabana (Bevyxxa®)	O fármaco pode causar a dor abdominal, a dor orofaríngea, dor de dentes, dispepsia e anemia. O excesso de álcool pode ↑ o risco de sangramento	Evite altas doses de óleo de peixe, vitamina E e produtos herbais com efeitos antiplaquetários ou anticoagulantes. Evite a ESJ, pois essa erva pode levar à diminuição da eficácia. Evite toranja/frutas cítricas relacionadas (limas, pomelo, laranjas-de-sevilha) pois podem aumentar o risco de sangramento. Minimize a ingestão de álcool
Agentes antiplaquetários		
Inibidores da agregação plaquetária • ácido acetilsalicílico/salicilato (Aspirina®)	O fármaco pode causar irritação e sangramento GI. O fármaco pode ↓ a captação de vitamina C e ↑ a perda urinária	Incorpore alimentos com alto teor de vitamina C e folato. Monitore os eletrólitos e a hemoglobina para determinar a necessidade de suplementos de potássio ou ferro. Evite o consumo de álcool
• clopidogrel (Plavix®) • prasugrel (Effient®) • ticagrelor (Brilinta®)	O fármaco pode causar dispepsia, náuseas e vômito, dor abdominal, sangramento/hemorragia GI, diarreia e constipação intestinal	O alimento ↑ a biodisponibilidade. Tome o fármaco com alimentos, se ocorrer desconforto GI. Evite toranja/frutas cítricas relacionadas (limas, pomelo, laranjas-de-sevilha). Reponha líquidos e eletrólitos para diarreia
Fármacos anti-hiperglicêmicos selecionados *Agentes sensibilizadores de insulina*		
Biguanida • metformina (Glucophage®)	O fármaco pode ↓ a absorção de vitamina B_{12} e ácido fólico. Pode causar acidose láctica. O fármaco não causa hipoglicemia	Siga as diretrizes dietéticas da American Diabetes Association ↑ os alimentos com alto teor de vitamina B_{12} e folato; suplemente, se necessário. Evite o álcool pelo risco de acidose láctica
Tiazolidinediona (TZD) • rosiglitazona (Avandia®) • pioglitazona (Actos®)	Os fármacos podem levar ao ↑ massa corporal e à sensibilidade à insulina e à ↓ da gliconeogênese. Avandia® pode ↑ o colesterol total, LDL, triglicerídios e ↓ HDL. Actos® pode ↓ colesterol total, LDL, triglicerídios e ↑ HDL. Raramente, os fármacos podem causar hipoglicemia	Aviso de tarja preta: Esses agentes causam ou exacerbam insuficiência cardíaca congestiva. Siga as diretrizes dietéticas da American Diabetes Association. Reduza a ingestão de calorias se o objetivo for a perda de massa corporal. Evite a ESJ. Monitore os níveis de lipídeos sanguíneos cuidadosamente e incentive uma dieta anti-inflamatória para tratar as flutuações indesejáveis
Agentes estimuladores da insulina		
Sulfonilureias • glipizida (Glucotrol®) • gliburida (DiaBeta®) • glimepirida (Amaryl®)	O fármaco pode causar ↑ ou ↓ apetite, ganho de massa corporal, dispepsia, náuseas, diarreia ou constipação intestinal. Os fármacos podem levar à hipoglicemia. O alimento pode diminuir a absorção. Pode aumentar o efeito do álcool	Siga as diretrizes dietéticas da American Diabetes Association e incentive exercício regular. Estabeleça o horário das refeições de acordo com as recomendações farmacêuticas. Evite o álcool. Tome 30 min antes das refeições para evitar uma absorção irregular
Meglitinidas • repaglinida (Prandin®)	O fármaco estimula a liberação de insulina e pode levar ao ganho de massa corporal. Pode também causar náuseas, vômito, diarreia ou constipação intestinal. O fármaco pode causar hipoglicemia se a refeição não for ingerida	Siga as diretrizes dietéticas da American Diabetes Association e incentive o exercício. Reduza as calorias se o objetivo for a perda de massa corporal. Tome o fármaco 30 min antes da ingestão das refeições; a dose deve ser omitida quando a refeição não for ingerida. Limite a ingestão de álcool
Agentes inibidores enzimáticos		
Inibidores alfaglicosidase • miglitol (Glyset®) • acarbose (Precose®)	Fármacos podem retardar a absorção de dissacarídeos dietéticos e carboidratos complexos. Também pode causar dor abdominal, diarreia e gases. Glyset®: pode reduzir a absorção de ferro. Os fármacos não causam hipoglicemia	Siga as diretrizes dietéticas American Diabetes Association. Evite as enzimas digestivas e limite o álcool. Precose®: monitore enzimas hepáticas (AST, ALT) trimestralmente durante o primeiro ano. Glyset®: monitore os níveis de ferro, suplemente, se necessário

(continua)

Apêndice 13 Implicações Nutricionais de Fármacos Selecionados

Fármaco	Efeito do fármaco	Implicações e cuidados nutricionais
Inibidores da dipeptidil peptidase-4 (DPP-4) (Gliptinas) • sitagliptina (Januvia®) • saxagliptina (Onglyza®) • linagliptina (Tradjenta®) • alogliptina (Nesina®)	Os fármacos podem levar a ganho de massa corporal, dor abdominal, constipação intestinal, diarreia, gastrenterite, náuseas, vômito e, raramente, pancreatite O fármaco pode causar hipoglicemia	Siga as diretrizes dietéticas da American Diabetes Association. ↓ as calorias, se o objetivo for a perda de massa corporal Onglyza®: evite toranja/frutas cítricas relacionadas (limas, pomelo, laranjas-de-sevilha) Onglyza®/Tradjenta®: evite ESJ Januvia®: relatos de pancreatite Nesina®: relatos de hepatotoxicidade
Agentes inibidores da reabsorção de glicose **Inibidores de SGLT-2 (Gliflozinas)** • canagliflozina (Invokana®) • dapagliflozina (Farxiga®) • empagliflozina (Jardiance®) • ertugliflozina (Steglatro®)	Os fármacos ↓ reabsorção de glicose e excreção de glicose urinária. Os fármacos podem levar à perda de massa corporal, polidipsia, ↑ LDL, hipovolemia e desidratação Os fármacos podem causar hipoglicemia	Siga as diretrizes dietéticas da American Diabetes Association. Reduza a ingestão de calorias se o objetivo for a perda de massa corporal. Monitore LDL e incentive uma ingestão adequada de gordura Invokana®: evite a ESJ
Fármacos esteroidais/hormonais selecionados ***Fármacos corticosteroides*** • prednisona (Deltasone®) • metilprednisolona (Medrol®) • dexametasona (Decadron®)	O fármaco induz ao catabolismo da proteína, resultando em consumpção muscular, atrofia da matriz de proteína óssea e retardo na cicatrização de feridas. O fármaco ↓ a absorção intestinal do cálcio; ↑ a perda urinária de cálcio, potássio, zinco, vitamina C e nitrogênio; causa retenção de sódio	Mantenha uma dieta de alto teor de Ca, vitamina D, proteína, K+, Zn e vitamina C e de baixo teor de sódio. São recomendados suplementos de Ca e vitamina D para prevenir a osteoporose com o uso a longo prazo do fármaco
Bifosfonatos • alendronato (Fosamax®) • ibandronato (Boniva®) • risedronato (Actonel®) • ácido zoledrônico (Reclast®)	O fármaco pode induzir leve ↓ no cálcio sérico. O uso a longo prazo pode causar deficiência de zinco	Pareie com uma dieta de alto teor de Ca ou use suplemento de Ca/vitamina D. Monitore para detecção de sinais de deficiência de zinco. O fármaco deve ser tomado de 30 min a 1 h antes da primeira ingestão do dia com água pura apenas. Pode causar esofagite por comprimido; permaneça ereto por 30 min após a ingestão. Tome suplementos de zinco 2 h após o fármaco
Hormônios femininos • estrógeno (Premarin®) • contraceptivos orais	O fármaco pode ↓ a absorção e a captação tecidual de vitamina C mas pode ↑ absorção de vitamina A. Pode inibir o folato conjugado e diminuir o ácido fólico sérico. O fármaco pode ↓ vitaminas B_6, B_{12}, riboflavina, magnésio e zinco séricos	Mantenha uma dieta adequada Mg, folato, vitamina B_6 e B_{12}, riboflavina e zinco. Pode ser recomendável o uso de suplementos de cálcio e vitamina D com estrógeno para reposição hormonal para mulheres na pós-menopausa
Hormonios tireóideos • levotiroxina (Synthroid®) • liotironina (Cytomel®)	O fármaco pode causar alterações do apetite, perda de massa corporal e náuseas/diarreia Ferro, cálcio ou magnésio podem ↓ a absorção do fármaco. Soja, nozes, óleo de semente de algodão ou alimentos com alto teor de fibras também podem ↓ a absorção	Tome suplementos de Fe, Ca ou Mg ↑ 4 h após o fármaco; tome o fármaco 2 a 3 h antes de consumir soja. Consuma nozes, óleo de semente de algodão ou alimentos com alto teor de fibras com intervalo distante do fármaco. Tenha cuidado com toranja/frutas cítricas relacionadas (limas, pomelo, laranjas-de-sevilha). A nutrição enteral pode reduzir a biodisponibilidade, levando ao hipotireoidismo. Tome o fármaco de estômago vazio 30 min antes de uma refeição ou 3 a 4 h após a última refeição do dia
Fármacos cardiovasculares selecionados ***Agente cardíaco glicosídico*** • digoxina (Lanoxin®)	O fármaco pode ↑ a perda urinária de magnésio e ↓ os níveis séricos de potássio	Monitore os níveis de potássio e magnésio e tenha cuidado com os suplementos de cálcio e os antiácidos Tome o fármaco de estômago vazio e evite consumir quantidades elevadas de farelo de cereais pois este pode diminuir a absorção de digoxina
Agentes betabloqueadores • metoprolol (Lopressor®, Toprol XL®) • atenolol (Tenormin®) • bisoprolol (Blocadren®) • nadolol (Corgard®) • propranolol (Inderal®)	Não pare de tomar o fármaco abruptamente, a não ser que o faça sob cuidadoso monitoramento do médico, pois isso pode desenvolver hipertensão de rebote e isquemia cardíaca Os fármacos podem mascarar os sinais de hipoglicemia ou prolongá-la. O fármaco pode liberar insulina em resposta à hiperglicemia	Pode ser recomendável o monitoramento dos níveis de glicose sanguínea para detecção de hipoglicemia ou hiperglicemia ao iniciar os fármacos Tome o fármaco com alimentos

(continua)

Apêndice 13 Implicações Nutricionais de Fármacos Selecionados

Fármaco	Efeito do fármaco	Implicações e cuidados nutricionais
• carvedilol (Coreg®)	O fármaco pode causar ganho de massa corporal, náuseas, vômito e diarreia. Pode mascar os sintomas de hiperglicemia diabética	Evite o alcaçuz natural e incentive uma dieta com teor reduzido de sódio; ↓ as calorias se o objetivo for a perda de massa corporal. Os pacientes com diabetes devem monitorar regularmente a glicose. Tome-o com alimento para prevenir a hipotensão ortostática
Agentes inibidores da ECA • enalapril (Vasotec®) • lisinopril (Zestril®) • benazepril (Lotensin®) • ramipril (Altace®)	Os fármacos podem ↑ o potássio sérico Os fármacos podem causar dor abdominal, constipação intestinal ou diarreia	Cuidado com a dieta de alto teor de potássio ou suplementos de potássio. Evite os substitutos de sal. Assegure a ingestão adequada de líquidos. Evite o alcaçuz natural. Limite o álcool
Antagonistas do receptor de angiotensina II • losartana (Cozaar®) • valsartana (Diovan®) • irbesartana (Avapro®) • telmisartana (Micardis®)	Os fármacos podem ↑ o potássio sérico	Cuidado com a dieta de alto teor de potássio ou suplementos de potássio. Assegure uma hidratação adequada. Evite o alcaçuz natural e os substitutos de sal Cozaar®: evite toranja/frutas cítricas relacionadas (limas, pomelo, laranjas-de-sevilha)
Agentes bloqueadores do canal de cálcio • anlodipino (Norvasc®)	O fármaco pode causar disfagia, náuseas, cãibras e edema	Se ocorrer desconforto GI, tome o fármaco com alimento. Evite o alcaçuz natural. Reduza a ingestão de sódio. A toranja pode aumentar modestamente os níveis de anlodipino; tenha cuidado com a combinação ou evite completamente
• diltiazem (Cardizem®)	O fármaco pode causar anorexia, boca seca, dispepsia, náuseas, vômito, constipação intestinal e diarreia	Evite o alcaçuz natural. A estrita adesão a uma dieta de baixo teor de sódio pode ↓ o efeito anti-hipertensivo. A toranja pode aumentar os níveis de diltiazem; evite toranja
Agonista alfa-adrenérgico • clonidina (Catapres®)	O fármaco geralmente causa tontura, sonolência e sedação	Evite o álcool e os produtos de álcool. O fármaco ↑ a sensibilidade ao álcool, que pode ↑ a sedação causada pelo fármaco isoladamente
Vasodilatador periférico • hidralazina (Apresoline®)	O fármaco interfere no metabolismo da piridoxina (vitamina B_6) e pode resultar em deficiência de piridoxina. O alimento e a nutrição enteral diminuem a biodisponibilidade	Mantenha uma dieta com alto teor de piridoxina. A suplementação pode ser necessária A nutrição enteral deve ser interrompida antes da administração ou tome-o com o estômago vazio
Agente antiarrítmico • amiodarona (Pacerone®)	O fármaco pode causar anorexia, náuseas, vômito, alterações do paladar ou aumentar as enzimas hepáticas ou hormônios tireóideos	Evite toranja/frutas cítricas relacionadas (limas, pomelo, laranjas-de-sevilha) e ESJ. Monitore as funções hepática e tireóidea. Contém 3 mg de iodeto inorgânico por 100 mg de amiodarona
Fármacos anti-hiperlipidêmicos selecionados *Inibidores da HMG Co-A redutase* • atorvastatina (Lipitor®) • sinvastatina (Zocor®) • pravastatina (Pravachol®) • rosuvastatina (Crestor®)	O fármaco pode causar significativa redução na CoQ_{10} O fármaco diminui o LDL-colesterol e eleva o HDL-colesterol	A suplementação com CoQ_{10} não demonstrou ↓ a miopatia por estatina, mas ainda pode ser recomendável para repleção do nutriente. Incentive uma dieta anti-inflamatória para o efeito ótimo do fármaco Lipitor®/Zocor®: evite toranja/frutas cítricas relacionadas (limas, pomelo, laranjas-de-sevilha) O uso concomitante de levedura de arroz-vermelho pode aumentar o risco de efeitos colaterais
Derivado de ácido fíbrico • genfibrozila (Lopid®) • fenofibrato (Tricor®)	O fármaco diminui os triglicerídios séricos. Lopid®: alterações do paladar podem ocorrer	Incentive a dieta anti-inflamatória para um efeito ótimo do fármaco. Evite o álcool Lopid®: refeições pequenas são recomendadas
Sequestrante de ácido biliar • colestiramina (Questran®)	O fármaco liga-se a vitaminas lipossolúveis (A, E, D, K), betacaroteno, cálcio, magnésio, ferro, zinco e ácido fólico	Tome vitaminas lipossolúveis na forma miscível em água ou tome suplemento de vitamina pelo menos 1 h antes da primeira dose do fármaco diariamente. Mantenha uma dieta de alto teor, ou suplemento, de folato, Mg, Ca, Fe, Zn, se necessário. Monitore os níveis séricos nutrientes para uso a longo prazo.
Ácido nicotínico • niacina (Niaspan®)	A dose alta pode elevar glicose e ácido úrico sanguíneos	Uma dieta de baixo teor de purina, se recomendado. Monitore a glicose sanguínea com o diabetes

(continua)

Apêndice 13 Implicações Nutricionais de Fármacos Selecionados

Fármaco	Efeito do fármaco	Implicações e cuidados nutricionais
Fármacos diuréticos selecionados		
Diuréticos de alça • furosemida (Lasix®) • bumetanida (Bumex®)	O fármaco ↑ a excreção urinária de sódio, potássio, magnésio e cálcio. O uso a longo prazo pode levar ao ↑ da excreção de zinco urinário	Mantenha uma dieta de alto teor de zinco, potássio, magnésio e cálcio. Evite o alcaçuz natural, que pode combater o efeito diurético do fármaco. Monitore os eletrólitos; suplemente, se necessário
Diuréticos tiazídicos • hidroclorotiazida (Hydrodiuril®) • clorotiazida (Diuril®) • clortalidona (Hygroton®) • metolazona (Zaroxyln®)	O fármaco ↑ a excreção urinária de sódio, potássio, magnésio e reabsorção renal de cálcio. O uso a longo prazo pode levar ao ↑ da excreção de zinco urinário	Mantenha uma dieta de alto teor de zinco, potássio e magnésio. Evite o alcaçuz natural, que pode combater o efeito diurético do fármaco. Monitore os eletrólitos e suplemente, se necessário. Tenha cuidado com os suplementos de Ca
Diuréticos poupadores de potássio • triantereno (Dyrenium®) • espironolactona (Aldactone®)	O fármaco ↑ a reabsorção renal de potássio. O uso a longo prazo pode levar a ↑ da excreção urinária de zinco	Evite os substitutos de sal. Tenha cuidado com os suplementos de potássio. Evite a ingestão excessiva de potássio na dieta. Monitore para detecção de sinais de deficiência de zinco
Fármacos analgésicos selecionados		
Analgesicos não narcóticos • paracetamol (Tylenol®)	O fármaco pode causar a hepatotoxicidade em altas doses. A ingestão crônica de álcool ↑ o risco de hepatotoxicidade	A dose máxima segura para o adulto é < 3 g/dia. Evite ou limite o álcool a < 2 drinques/dia
Anti-inflamatórios não esteroidais (AINEs) • ibuprofeno (Motrin®) • naproxeno (Naprosyn®) • meloxicam (Mobic®) • cetorolaco (Toradol®)	Advertência padrão em relação aos AINEs: GI: ↑ risco de eventos graves (sangramento, ulceração perfuração do estômago e intestinos) podem ocorrer a qualquer momento durante o uso sem advertência. Idosos que tomam corticosteroides, antiplaquetários ou anticoagulantes estão em maior risco Renal: ↑ risco de lesão renal Cardiovascular: ↑ risco de eventos trombóticos cardiovasculares graves, infarto do miocárdio e acidente vascular encefálico	Tome o fármaco com alimento ou leite para diminuir o risco de toxicidade GI. Evite o uso em idosos ou em indivíduos com doença cardiovascular grave ou doença renal Para o uso contínuo crônico, considere a adição de IBP para diminuir o risco de ulceração gástrica
Inibidor da COX-2 • celecoxibe (Celebrex®)	O fármaco pode causar desconforto GI, ganho de massa corporal, alterações do paladar, dispepsia, náuseas, dor abdominal, diarreia e flatulência. Sangramento GI raro, súbito, e pode ocorrer colite	Se ocorrer desconforto GI, tome o fármaco com alimento e limite a cafeína. Refeições com alta concentração de gordura ↑ a absorção. Advertências cardiovasculares similares àquelas para AINEs
Agentes analgésicos narcóticos (opioides) • morfina (MS Contin®) • codeína/apap (Tylenol #3®) • hidrocodona/apap (Norco®) • oxicodona (OxyContin®) • hidromorfona (Dilaudid®) • fentanila (Duragesic®) • metadona (Dolophine®)	Os narcóticos podem induzir ao vício e causar grave sedação relacionada à dose, depressão respiratória, boca seca e constipação intestinal Os fármacos causam retardo da digestão	Monitore a função respiratória e a função intestinal (não com o íleo paralítico) Não esmague ou mastigue o fármaco de liberação prolongada OxyContin®/fentanila/metadona: cuidado com toranja/frutas cítricas relacionadas (limas, pomelo, laranjas-de-sevilha); não tome com ESJ A metadona causa prolongamento do intervalo QT; monitore o ECG, Mg e K e reponha, se necessário Não tome com álcool ou outros depressivos do SNC
Analgésico opioide sintético • tramadol (Ultram®)	O fármaco pode causar anorexia, boca seca, dispepsia, náuseas/vômito, dor abdominal, constipação intestinal, diarreia ou gases	Evite o álcool. Tenha cuidado com a ESJ. Alguns produtos contêm fenilalanina. Não combine com álcool
Fármacos antidepressivos selecionados		
Inibidores seletivos da recaptação de serotonina (ISRS) • sertralina (Zoloft®) • citalopram (Celexa®) • escitalopram (Lexapro®) • fluoxetina (Prozac®) • paroxetina (Paxil®)	Os fármacos podem ↑ a massa corporal, o apetite, boca seca ou anorexia. Muitas interações medicamentosas com ervas e suplementos podem ↑ a toxicidade Prozac®: pode causar perda de massa corporal; pode ↓ a absorção de leucina Os ISRS têm efeitos antiplaquetários que aumentam o risco de sangramento intestinal	Evite o triptofano, a ESJ. Efeitos cumulativos podem produzir efeitos adversos ou síndrome da serotonina. Monitore as tendências de massa corporal, se apropriado. Evite o álcool. Aviso de tarja preta: os antidepressivos aumentaram o risco de pensamento suicida (ideação suicida) em comparação com o placebo em crianças, adolescentes e adultos jovens (< 24 anos) em estudos a curto prazo de TDM e outros transtornos psiquiátricos Evite tomar o fármaco com produtos herbais que tenham efeitos antiplaquetários Muitas interações medicamentosas através do sistema CYP450, verifique as interações com todas as ervas e suplementos

(continua)

Apêndice 13 Implicações Nutricionais de Fármacos Selecionados

Fármaco	Efeito do fármaco	Implicações e cuidados nutricionais
Antagonistas inibidores da recaptação de serotonina (SARI) e inibidores da recaptação de serotonina-norepinefrina (SNRI)		
• trazodona (Desyrel®) – SARI • venlafaxina (Effexor XR®) – SNRI • desvenlafaxina (Pristiq®) – SNRI • duloxetina (Cymbalta®) • milnaciprana (Savella®)	Alguns produtos herbais e naturais podem ↑ a toxicidade. Os SNRI têm efeitos antiplaquetários que aumentam o risco de sangramento intestinal	O álcool pode aumentar o comprometimento sedativo e psicomotor, assim como o aumento do risco de hepatotoxicidade com a duloxetina e milnaciprana Evite triptofano e ESJ Efeitos cumulativos podem produzir efeitos adversos ou síndrome da serotonina Evite ervas que tenham efeitos antiplaquetários Ocorrem muitas interações medicamentosas através do sistema CYP450, verifique as interações com todas as ervas e suplementos
Antidepressivos tricíclicos (TCA)		
• amitriptilina (Elavil®) • nortriptilina (Pamelor®) • doxepina (Silenor®) • imipramina (Tofranil®)	O fármaco pode causar ↑ do apetite (especialmente por carboidrato/doces) e ganho de massa corporal. Causa boca seca e constipação intestinal. O alto teor de fibras pode ↓ a absorção do fármaco	Monitore a ingestão calórica. Mantenha uma quantidade consistente de fibras na dieta. Evite o álcool (aumento da sedação)
Antidepressivos noradrenérgicos e específicos serotoninérgicos (NaSSA)		
• mirtazapina (Remeron®)	Alguns produtos herbais e naturais podem ↑ toxicidade O fármaco também pode ser usado como um estimulante do apetite e pode causar significativo ↑ do apetite/ganho de massa corporal. Boca seca e constipação intestinal são comuns	Evite o triptofano e ESJ Efeitos cumulativos podem produzir efeitos adversos ou síndrome da serotonina. Evite combinar com álcool e *Cannabis* Alguns produtos contêm fenilalanina
Inibidor da recaptação de norepinefrina/dopamina (IRND)		
• bupropiona (Wellbutrin® SR, XL)	O fármaco pode causar anorexia, perda ou ganho de massa corporal, ↑ apetite, boca seca, estomatite, alterações do paladar, disfagia, faringite, náuseas/vômito, dispepsia ou desconforto GI. Reduz o limiar convulsivo	Minimize ou evite o álcool (reduz o limiar convulsivo). Tome o fármaco com alimento para diminuir a irritação GI Evite misturar com a ESJ
Inibidores da monoamina oxidase (MAOI)		
• fenelzina (Nardil®)	O fármaco pode causar ↑ do apetite (especialmente por carboidratos e doces) e ganho de massa corporal. Risco de reação grave com a tiramina dietética	Evite alimentos com alto teor de tiramina, dopamina, tirosina, fenilalanina, triptofano e cafeína durante o uso do fármaco e por 2 semanas após a interrupção para prevenir crise hipertensiva. Monitore a ingestão calórica para evitar ganho de massa corporal
Estabilizadores do humor		
• lítio (Lithobid®)	A ingestão de sódio afeta os níveis do fármaco. Pode causar boca seca, desidratação e sede refletem ↑ toxicidade do fármaco. O fármaco pode causar a irritação GI. O fármaco pode causar nefrotoxicidade	Beba de 2 a 3 ℓ de líquidos diariamente para evitar desidratação. Mantenha uma ingestão dietética de sódio consistente. Tome o fármaco com alimentos para ↓ a irritação GI. Limite a cafeína
Fármacos antipsicóticos e ansiolíticos/hipnóticos selecionados		
Agente antipsicótico típico		
• haloperidol (Haldol®)	Pode causar ↑ do apetite, ganho ou perda de massa corporal, constipação intestinal ou boca seca. Risco de discinesia tardia	Monitore a massa corporal e a contagem de calorias. A discinesia tardia pode interferir na mordida, mastigação e deglutição. Evite o álcool
Agentes antipsicóticos atípicos		
• aripiprazol (Abilify®) • clozapina (Clozaril®) • olanzapina (Zyprexa®) • paliperidona (Invega®) • quetiapina (Seroquel®) • risperidona (Risperdal®) • ziprasidona (Geodon®)	Os fármacos podem causar ↑ do apetite e ganho de massa corporal. Também podem causar ↑ glicemia, Hgb A1C, ou lipídeos/triglicerídios, xerostomia, constipação intestinal	Monitore a massa corporal, a glicemia de jejum, Hgb A1C e lipídeos/triglicerídios Não use em pacientes idosos com demência; aumento do risco de eventos cerebrovasculares e maior mortalidade
Agentes ansiolíticos/hipnóticos		
• lorazepam (Ativan®) • alprazolam (Xanax®) • clonazepam (Klonopin®) • diazepam (Valium®) • temazepam (Restoril®) • zolpidem (Ambien®)	Os fármacos podem causar significativa sedação. Os fármacos benzodiazepínicos têm alto potencial para viciar	Evite a ingestão concomitante de álcool, que produzirá depressão do SNC. Limite ou evite cafeína, que pode diminuir o efeito terapêutico do fármaco. Tenha cuidado com fármacos e produtos herbais e naturais que causam estimulação do SNC ou sedação que pode resultar em sedação respiratória profunda, coma e morte. Evite o uso em pacientes > 65 anos

(continua)

Apêndice 13 Implicações Nutricionais de Fármacos Selecionados

Fármaco	Efeito do fármaco	Implicações e cuidados nutricionais
Fármacos anticonvulsivantes selecionados		
Carboxamidas • carbamazepina (Tegretol®)	O fármaco pode ↓ os níveis de biotina, ácido fólico e vitamina D. A terapia a longo prazo (> 6 meses) pode causar a perda de densidade mineral óssea. Pode causar hiponatremia clinicamente significativa	Mantenha uma dieta com alto teor de folato e vitamina D. Os suplementos de cálcio e vitamina D podem ser necessários para a terapia a longo prazo. Tenha cuidado com toranja/frutas cítricas relacionadas (limas, pomelo, laranjas-de-sevilha). A carambola ou a romã podem ↑ os níveis do fármaco e levar à toxicidade. Evite o álcool
Hidantoína • fenitoína (Dilantin®)	O fármaco pode ↓ ácido fólico, cálcio, vitamina D, biotina e tiamina séricos. O fármaco pode causar hiperplasia gengival, alteração do paladar, disfagia, náuseas, vômito e constipação intestinal. A ingestão de álcool diminui os níveis do fármaco, aumenta o potencial convulsivo e aumenta a depressão do SNC. Ca e Mg podem ↓ a absorção	Pode ser pareada com suplemento diário de ácido fólico; monitore os níveis. Considere suplementos de Ca, vitamina D e vitamina B com uso a longo prazo. Ca, Mg ou antiácidos devem ser tomados com intervalo de 2 h do fármaco. Recomenda-se realizar alimentações por tubo 2 h antes e 2 h após o fármaco oral. Em caso de alimentações contínuas por tubo, mude para IV ou pode ser necessário dobrar a dose oral de fenitoína. Evite o álcool e a ESJ
Barbitúricos • fenobarbital (Luminal®)	O fármaco pode induzir ao rápido metabolismo de vitamina D, levando a deficiências de vitamina D e cálcio. Pode também ↑ o metabolismo de vitamina K e ↓ o ácido fólico e a vitamina B_{12} séricas. O álcool aumenta a depressão do SNC e pode levar à depressão respiratória	Incentive ↑ da ingestão dietética de Ca, vitamina D e folato. Considere a suplementação de Ca, vitamina D, ácido fólico e vitamina B_{12} com o uso a longo prazo. Evite o álcool
Derivados de ácido valproico • divalproex, ácido valproico (Depakote®)	Causa a inibição competitiva da proteína intestinal de transporte SLC22A, levando à má absorção da carnitina	Pode causar deficiência sintomática de carnitina em pacientes suscetíveis. Suplemente, se necessário
Análogos ácido gama-aminobutírico (GABA) • gabapentina (Neurontin®) • pregabalina (Lyrica®)	Os fármacos são usados para neuropatia, fogachos, enxaquecas e como estabilizadores do humor. Mg pode interferir na eficácia do fármaco por ↓ sua absorção. Pode causar ↑ massa corporal e do apetite, náuseas, gengivite, constipação intestinal, xerostomia, vômito e diarreia	Gabapentina: tome suplementos de Mg com um intervalo de 2 h. Pregabalina: administrar com as refeições. Evite o álcool para prevenir depressão cumulativa do SNC
Derivado de frutose • topiramato (Topamax®) • lamotrigina (Lamictal®)	Pode causar perda de massa corporal, anorexia, boca seca, gengivite, alterações do paladar, DRGE, náuseas, dispepsia, constipação intestinal ou diarreia	Topiramato: incentive a ingestão adequada de líquidos para ↓ o risco de cálculos renais. Reponha líquidos e eletrólitos em caso de diarreia. Evite o álcool
Fármacos antidemência selecionados		
Inibidores de colinesterase • donepezila (Aricept®) • rivastigmina (Exelon®)	O fármaco é altamente colinérgico; pode causar perda de massa corporal, diarreia, náuseas/vômito, ↑ ácido gástrico e o sangramento GI	Tome o fármaco com alimento para prevenir irritação GI. Monitore a ingestão alimentar e as tendências de massa corporal
Antagonista do receptor NMDA • memantina (Namenda®)	O fármaco é eliminado do corpo quase exclusivamente por excreção renal. O pH urinário > 8 diminui a excreção renal em 80%	Evite a dieta que alcaliniza a urina (predominantemente produtos lácteos, frutas cítricas) para evitar a toxicidade do fármaco
Fármacos gastrintestinais selecionados		
Antagonista do receptor H_2 • ranitidina (Zantac®) • famotidina (Pepcid®)	O fármaco pode reduzir a absorção de vitamina B_{12} e ferro	Monitore os níveis de ferro, vitamina B_{12} na terapia a longo prazo. Suplemente, se necessário
Inibidores de bomba de prótons • omeprazol (Prilosec®) • lansoprazol (Prevacid®) • esomeprazol (Nexium®) • pantoprazol (Protonix®) • dexlansoprazol (Dexilant®)	O ↓ da secreção ácida a longo prazo pode inibir a absorção de ferro e de vitamina B_{12}; o ↓ da absorção de cálcio pode levar a osteoporose. Pode ocorrer baixo nível de Mg. A inibição de secreção ácida também pode ↑ o risco de *Clostridium difficile*. Alguns estudos também demonstraram correlação entre a terapia com IBP, SIBO e SII	Monitore as concentrações de ferro, vitamina B_{12}, magnésio e densidade óssea com o uso a longo prazo; suplemente se necessário. Considere as alternativas para indivíduos com um diagnóstico de SIBO e/ou SII. Prilosec®: evite ESJ e ginkgo biloba. Realize alimentações por tubo 1 h antes e 1 h após o fármaco

(continua)

Fármaco	Efeito do fármaco	Implicações e cuidados nutricionais
Agente procinético • metoclopramida (Reglan®)	O fármaco ↑ o esvaziamento gástrico; pode alterar as necessidades de insulina em indivíduos com diabetes; pode ↑ os efeitos depressivos do SNC do álcool. O fármaco pode causar a discinesia tardia com o uso estendido	Monitore a glicose sanguínea em indivíduos com diabetes cuidadosamente quando o fármaco for iniciado. Evite o álcool. A discinesia tardia pode interferir na mordida, mastigação e deglutição
Fármacos antineoplásicos selecionados *Antagonista do folato* • metotrexato (Trexall®)	O fármaco inibe a di-hidrofolato redutase; diminui a formação de folato ativo. O fármaco pode causar irritação ou lesão GI (estomatite, gengivite, hemorragia GI, perfuração intestinal), diarreia, náuseas/vômito, anorexia. Todos os fármacos antineoplásicos são citotóxicos; têm potencial para danificar mucosa a intestinal. O fármaco também é usado como um antirreumático	Mantenha uma dieta de alto teor de folato e vitamina B_{12}. Pode ser recomendado o suplemento de ácido fólico com doses antirreumáticas, mas não antineoplásicas. O resgate com ácido folínico pode ser necessário em caso de doses antineoplásicas. O álcool pode aumentar o risco de hepatotoxicidade; evite álcool
Agente alquilante • ciclofosfamida (Cytoxan®)	O metabólito do fármaco causa irritação da bexiga, cistite hemorrágica aguda. Todos os fármacos antineoplásicos são citotóxicos; potencial para dano à mucosa intestinal. Diminui o apetite	Mantenha a ingestão elevada de líquidos (2 a 3 ℓ ao dia) para induzir a eliminação urinária frequente
Inibidor do fator de crescimento epidérmico • erlotinibe (Tarceva®)	O fármaco pode causar anorexia, perda de massa corporal, estomatite, náuseas, vômito, diarreia. Raramente, pode ocorrer sangramento GI	Evite ESJ e toranja/frutas cítricas relacionadas (limas, pomelo, laranjas-de-sevilha). Realize as alimentações por tubo 2 h antes e 1 h após o fármaco
Fármacos antiparkinsonianos selecionados *Precursor da dopamina* • carbidopa/levodopa (Sinemet®)	Carbidopa protege a levodopa contra descarboxilação periférica aumentada pela piridoxina em dopamina. Pode causar xerostomia	Os suplementos de piridoxina > 10 a 25 mg/dia podem ↑ as necessidades de carbidopa e ↑ efeitos adversos da levodopa. A dieta com alto teor de proteína (> 2 g/kg) pode diminuir a eficácia de L-dopa
Agonista da dopamina • bromocriptina (Parlode®l)	O fármaco pode causar irritação GI, náuseas, vômito e sangramento GI	Tome o fármaco com o alimento para prevenir a irritação GI. Tome o fármaco na hora de dormir para ↓ náuseas
Inibidor da MAO-B • selegilina (Eldepryl®)	O fármaco inibe seletivamente a MAO-B a 10 mg ou menos por dia. O fármaco perde a seletividade em doses mais altas	Evite alimentos com alto teor de tiramina em doses > 10 mg/dia. Pode precipitar a hipertensão
Inibidor de COMT • entacapona (Comtan®)	O fármaco quela o ferro, que, para alguns pacientes, pode ↓ o ferro sérico e tornar o fármaco menos eficaz	Monitore os níveis de ferro. Tome o suplemento de ferro, se necessário, com intervalo de 2 a 3 h do fármaco. Evite o álcool
Fármacos selecionados para tratamento do transtorno do déficit de atenção/hiperatividade (TDAH) *Estimulantes do SNC* • metilfenidato (Ritalina®, Concerta®) • dextroanfetamina e anfetamina (Adderall®)	Os fármacos podem causar anorexia, perda de massa corporal e ↓ crescimento em crianças. Boca seca, paladar metálico e desconforto GI podem ocorrer. Podem ser formadores de hábito	Monitore a massa corporal/crescimento de crianças; assegure calorias adequadas. Limite a cafeína e o álcool. Ritalina®/Concerta®: evite ESJ. Adderall®: alimentos com altas doses de vitamina C e acidificantes podem ↓ a absorção e ↑ a excreção
Imunossupressores selecionados • tacrolimo (Prograf®, Envarsus® XR) • ciclosporina (Neoral®, Sandimmune®)	Inibe a calcineurina para suprimir a ativação dos linfócitos T. Pode causar lesão renal, hiperglicemia, hiperpotassemia, hipomagnesemia, hiperlipidemia. Além disso anorexia, constipação intestinal, diarreia. Substrato de CYP 3A4	Monitore o potássio; pode ser necessária uma dieta de baixo teor de K. Monitore Mg e reponha se necessário. Verifique a glicemia de jejum e os lipídeos a intervalos regulares. Evite toranja e outras ervas que possam inibir 3A4. No caso de Envarsus® XR, deve-se evitar o álcool

(*continua*)

Fármaco	Efeito do fármaco	Implicações e cuidados nutricionais
• micofenolato (Cellcept®, Myfortic®)	Inibe a inosina monofosfato desidrogenase, prevenindo a síntese *de novo* de guanosina nucleotídio, inibindo, assim, as células T e B. Causa náuseas, diarreia, constipação intestinal, vômito, anorexia e dispepsia	Tome o fármaco com alimento para diminuir o desconforto GI. Evite tomar antiácidos contendo Ca/Mg em 2 h
• sirolimo (Rapamune®)	Inibidor de mTOR que interrompe a progressão do ciclo celular. Antiproliferativo. Causa hipercolesterolemia, aumenta a glicose sanguínea, estomatite, diarreia e constipação intestinal. Compromete a cicatrização de feridas	Evite a toranja. Verifique os lipídeos e a glicose sanguínea a intervalos regulares

↑↓ aumento/diminuição; *ACE*, enzima conversora de angiotensina; *AINE*, anti-inflamatório não esteroide; *ALT*, alanina amino transferase; *AST*, aspartato aminotransferase; *CoA*, coenzima A; *COMT*, catecol-o-metil transferase; *DRGE*, doença do refluxo gastresofágico; *ECG*, eletrocardiograma; *ESJ*, erva-de-são-joão; *G-6-PD*, glicose-6-fosfato desidrogenase; *GI*, gastrintestinal; *HDL*, lipoproteína de alta densidade; *Hgb A1C*, hemoglobina A1c; *HMG*, 3-hidroxi-3-metil-glutaril; *IBP*, inibidores da bomba de próton; *INR*, relação internacional normalizada; *LDL*, lipoproteína de baixa densidade; *MAO*, monoamina oxidase; *mTOR*, alvo da rapamicina em mamíferos; *NMDA*, N-metil-D-aspartato; *PKU*, fenilcetonúria; *SIBO*, supercrescimento bacteriano no intestino delgado; *SII*, síndrome do intestino irritável; *SNC*, sistema nervoso central; *TDM*, transtorno depressivo maior.
Copyright de Waza, Inc. T/A Food Medication Interactions, Birchrunville, PA.

REFERÊNCIAS BIBLIOGRÁFICAS

Bailey DG, Dresser G, Arnold JM: Grapefruit-medication interactions: forbidden fruit or avoidable consequences? *CMAJ* 185:309–316, 2013. doi:10.1503/cmaj.120951.

Banach M, Serban C, Sahebkar A, et al: Effects of coenzyme Q10 on statin-induced myopathy: a meta-analysis of randomized controlled trials, *Mayo Clin Proc* 90(1):24–34, 2015.

Crowe JP: *Krause's Food and the Nutrition Care Process*, ed 13, Nutritional Implications of Selected Drugs, Appendix 31. 2012, pp 1100–1106.

Drugs.com web site: *Drug interactions checker*. Available at: https://www.drugs.com/drug_interactions.html. Accessed June, 2015.

Facts and Comparisons. eFacts [online], 2018. Available at Wolter Kluwer Health, Inc. Accessed Dec 18, 2018.

Higdon J: *Linus Pauling Institute Micronutrient Information Center: Zinc*, Updated June 11, 2015. Available at: http://lpi.oregonstate.edu/mic/minerals/zinc#drug-interactions. Accessed June 19, 2015.

Micromedex IBM Corporation [online], 2018. Truven Health Analytics. Accessed Dec 18, 2018.

Nieminen TH, Hagelberg NM, Saari TI, et al: Grapefruit juice enhances the exposure to oral oxycodone, *Basic Clin Pharmacol Toxicol* 107:782–788, 2010.

Novartis Pharmaceuticals: *Product information: Comtan (entacapone)*, East Hanover, NJ, July 2014, Novartis pharmaceuticals. Available at: https://www.pharma.us.novartis.com/product/pi/pdf/comtan.pdf. Accessed June 22, 2015.

Pattani R, Palda VA, Hwang SW, et al: Probiotics for the prevention of antibiotic-associated diarrhea and Clostridium difficile infection among hospitalized patients: systematic review and meta-analysis, *Open Med* 7(2):e56–e67, 2013.

PL Detail-Document, Potential Drug Interactions with Grapefruit. *Pharmacist's Letter/Prescriber's Letter*, January 2013.

Pronsky ZM, Elbe D, Ayoob K: *Food medication interactions*. Birchrunville, PA, 2015, Food-Medication Interactions.

Teng CM, Lee LG, Ko SN, et al. Inhibition of platelet aggregation by apigenin from Apium graveolens. *Asia Pac J Pharmacol*. 1985;3:85.

14 APÊNDICE

Fatos Nutricionais sobre Líquido e Hidratação

A hidratação adequada é essencial para a vida. A água corporal é necessária para regular a temperatura do corpo, transportar nutrientes, umedecer tecidos corporais, compor os líquidos do corpo e tornar solúveis os produtos residuais para excreção. Por ser a substância mais abundante no corpo humano, a água também é o nutriente mais abundante na dieta. A quantidade de água recomendada para um indivíduo varia com idade, atividade, condição médica e condição física. A água em suco, chá, leite, café descafeinado e bebidas carbonatadas contribui com a maior parte da água na dieta. Os alimentos sólidos também contribuem com água para a dieta, mas geralmente não são considerados na quantidade de água fornecida por dia.

A deficiência de água, ou desidratação, é caracterizada por urina escura; diminuição do turgor da pele; secura da boca, lábios e membranas mucosas; cefaleia; língua rugosa e saburrenta; olhos secos ou fundos; perda de massa corporal; temperatura corporal baixa e aumento de sódio sérico, albumina, ureia sanguínea e dos valores de creatinina. A desidratação pode ser causada por ingestão inadequada em relação às necessidades de líquidos ou perdas excessivas de líquidos por febre, aumento da eliminação urinária (geralmente relacionada à terapia com diuréticos), diarreia, feridas exsudativas, saída de ostomia, fístulas, temperatura ambiental ou vômito. Fórmulas concentradas ou com alto teor de proteína para alimentação por tubo podem aumentar a necessidade de água.

A sede geralmente é o primeiro sinal notável da necessidade de mais água. Entretanto, os atletas ou trabalhadores que se exercitam ou trabalham fisicamente em climas quentes podem desidratar-se significativamente antes de perceberem que estão com sede. Nessas situações, eles devem beber água a intervalos regulares, pois não podem depender da sede para determinar sua necessidade de beber.

O excesso de água ou super-hidratação excessiva pode ser o resultado de eliminação inadequada ou ingestão excessiva. A super-hidratação é caracterizada por elevação da pressão arterial; diminuição da frequência de pulso; edema e diminuição de sódio, potássio, albumina, nitrogênio ureico séricos e dos valores de creatinina. A restrição de líquidos pode ser necessária para certas condições médicas, como doença renal ou cardíaca. Para aqueles com restrições de líquidos, as necessidades de líquidos devem ser calculadas em base individual. A dieta habitual fornece aproximadamente 1.080 mℓ, um pouco mais que 1,1012 ℓ de líquido por dia.

Conteúdo aproximado de líquido nos alimentos comuns.

Alimento	Medida caseira	Medida métrica
Suco	1/4 de xícara	60 mℓ
	1/3 de xícara	90 mℓ
	1/2 de xícara	120 mℓ
	1 xícara	240 mℓ
Café, chá, café descafeinado	2/3 de xícara	180 mℓ
Gelatina	1/2 xícara	120 mℓ
Sorvete, *sherbet*	1/3 de xícara	90 mℓ
Sopa	2/3 de xícara	180 mℓ
Creme líquido para café	2 colheres de sopa	30 mℓ

©2003, State of California Department of Developmental Services, revisão em 2004.

Necessidade diária estimada de líquidos para indivíduos saudáveis.

Crianças	Massa corporal	Necessidade diária de líquidos
Lactentes		140 a 150 mℓ/kg
Crianças		
Método 1		50 a 60 mℓ/kg
Método 2	3 a 10 kg de massa corporal	100 mℓ/kg
	11 a 20 kg de massa corporal	1.000 mℓ + 50 mℓ/kg > 10
	Mais de 20 kg de massa corporal	1.500 mℓ + 20 mℓ/kg > 20

(*continua*)

Necessidade diária estimada de líquidos para indivíduos saudáveis. (*Continuação*)

Crianças	Massa corporal	Necessidade diária de líquidos
Adultos*		
Método 1	30 a 35 mℓ por massa em quilogramas	
Método 2	1 mℓ de líquido por caloria consumida	
Método 3	Primeiros 10 kg de massa corporal	100 mℓ/kg
	Segundos 10 kg de massa corporal	+ 50 mℓ/kg
	Quilogramas restantes de massa corporal (idade < 50)	+ 20 mℓ/kg
	Quilogramas restantes de massa corporal (idade > 50)	+15 mℓ/kg
Método 4	Idade em anos	
	16 a 30 (ativo)	40 mℓ/kg
	20 a 55	35 mℓ/kg
	55 a 75	30 mℓ/kg
	> 75	25 mℓ/kg

*O método de 1 mℓ de líquido por caloria deve ser usado com cuidado pois subestima as necessidades de líquido de indivíduos com baixas necessidades calóricas. As pessoas que são significativamente obesas podem ser mais bem avaliadas pelo Método 3, porque ajusta para a alta massa corporal.
(De California Diet Manual, ©2003, State of California Department of Developmental Services, revisão em 2004, 2010.)
Nota: 90 mℓ correspondem a aproximadamente 1/3 de xícara; 180 mℓ correspondem a aproximadamente 2/3 de xícara.

15 | APÊNDICE

Fórmulas Enterais (Alimentação por Tubo) para Adultos Comercializadas nos EUA

A tabela a seguir destina-se a ser uma referência geral para tipos de produtos enterais comercializados nos EUA. Não reflete os valores precisos para fórmulas específicas, uma vez que os produtos e as formulações estão sujeitos a mudança.

Consulte os *sites* da Abbott Nutrition, https://www.abbottnutrition.com/, Nestlé Nutrition, https://www.nestle-nutrition.com e o Functional Formularies (fórmula baseada em alimentos integrais), https://www.functional-formularies.com, ou Kate Farms (fórmula baseada em alimentos integrais), https://www.katefarms.com para obter informações detalhadas atuais.

Ver *Blenderized Tube Feedings, Suggested Guidelines to Clinicians and Blenderized Feeding Options, The Sky's the Limit* de Carol Rees Parrish, M.S., R.D.N (editor) em University of Virginia (https://med.virginia.edu/ginutrition/wp-content/uploads/sites/199/2014/06/Parrish-Dec-14.pdf e https://med.virginia.edu/ginutrition/wp-content/uploads/sites/199/2018/06/June-18-Blenderized-EN.pdf) para dicas de segurança, uso de sugestões e receitas que podem ser usadas para criar alimentações caseiras liquidificadas.

Fórmulas enterais	kcal/ml	Proteína (g/l)	CHO (g/l)	Gordura (g/l)	mOsm/kg de água	Água (ml/l)	Observações
À base de alimentos integrais (comercial)	1,06	48	132	40	340	854	Contém frango, ervilhas, cenouras, tomates, suco de oxicoco (*cranberry*) com adição de vitaminas/minerais. Algumas fórmulas são à base de vegetais (vegetariana) e contêm proteína de leguminosas, manteiga de nozes e quinoa
Polimérica, padrão	1 a 1,5	44 a 68	144 a 216	35 a 65	300 a 650	760–1.260	Adequada para a maioria dos pacientes; produtos de maior densidade calórica fornecem menos volume; alguns contêm fibras
Polimérica, alto teor de proteína	1 a 1,2	53 a 63	130 a 160	26 a 39	340 a 490	818 a 839	Conteúdo elevado de proteína em relação à energia; algumas contêm fibras
Polimérica, baixo teor de eletrólitos	1,8 a 2	35 a 81	161 a 290	83 a 100	600 a 960	700 a 736	Volume restrito; baixas concentrações de algumas vitaminas/minerais
Polimérica, carboidrato modificado	1 a 1,5	40 a 83	96 a 100	48 a 75	280 a 875	859 a 854	Misturas de carboidrato com fórmula patenteada; algumas com purê de frutas e vegetais e sem alcoóis de açúcar; algumas com fibras
Polimérica, redução de carboidratos	1,5	63 a 68	100 a 106	93 a 95	330 a 785	535 a 785	Baixo teor de carboidratos com óleo TCM; comercializada como uma possível opção para reduzir a produção de dióxido de carbono induzida pela dieta
À base de peptídeos	1 a 1,5	40 a 94	78 a 188	39 a 64	345 a 610	759 a 848	Di e tripeptídeos de soro do leite ou caseína; óleo TCM; algumas com TCM combinados com óleo de peixe; algumas com frutooligossacarídeos; com razões variáveis de proteína para energia
Cuidados críticos (opções poliméricas ou aminoácidos livres)	1 a 1,5	50 a 78	134 a 176	28 a 94	460 a 630	759 a 868	Várias formulações comercializadas como suporte para o sistema imune e cicatrização; algumas com ácidos graxos ômega-3, fibras e/ou aminoácidos livres
Aditivos modulares	**kcal**	**Proteína (g)**	**CHO (g)**	**Gordura (g)**			
Proteína e carboidrato líquidos/30 ml	100	10	14 (glicerina)	0			Colágeno hidrolisado fortificado com triptofano
Proteína em pó/7 g	25	6	0	0			Proteína do soro do leite
Mistura de gordura e carboidrato/10 g	49	0	7,3	2,2			Amido de milho, óleo vegetal, óleo TCM

CHO, carboidratos; *TCM*, triglicerídio de cadeia média.

APÊNDICE 16

Passo a Passo de Amostra para Cálculo de uma Fórmula de Nutrição Parenteral

1. Determinar as calorias totais necessárias (ver equações de energia no Capítulo 2)
2. Determinar a necessidade de proteína total: Recomendações – Variação de 1 a 2 g de proteína/kg ou fornecer 20% de calorias totais como proteína
3. Determinar necessidades totais de gordura: Recomendações – 1 g/kg/dia ou 20 a 30% de calorias totais
4. Equilibrar as kcal com o carboidrato (dextrose)

FÓRMULA DE NUTRIÇÃO PARENTERAL (NP)

Exemplo: mulher, altura: 1,65 m, massa corporal: 65,9 kg, idade: 43 anos
Ingestão recomendada de energia: 1.800 calorias (kcal)/dia com 1,4 g de proteína/kg (estresse moderado)

Macronutrientes:
1. Proteína (aminoácidos) = 90 g
   (Usando uma solução de 10% de aminoácidos – 100 g aminoácidos/litro)
   Exemplo: 20% de 1.800 kcal = 360 kcal de proteína divididas por 4 kcal/g = 90 g de proteína = 900 mℓ
2. Gordura (emulsão de lipídeos) = cerca de 45 g
   (Usando emulsão de lipídeos a 20% que fornece 2 kcal/mℓ)
   Exemplo: 25% de 1.800 kcal = 450 kcal = 225 mℓ
3. Equilíbrio de kcal como carboidrato = 990 kcal = 291 g
   (Usando 70% de dextrose = 700 g/1.000 mℓ 3.4 kcal/g = 2.380 kcal/1.000 mℓ)
   Exemplo: 990 kcal necessárias × 2.380 kcal/1.000 mℓ = 415 mℓ

Macronutrientes:
10% de aminoácidos =	900 mℓ
20% lipídeos =	225 mℓ
70% dextrose =	415 mℓ
Total =	1.540 mℓ

4. Micronutrientes: adicionar infusão de polivitamínico (IPV) + oligoelementos = 12 a 15 mℓ = 1.555 mℓ
5. Eletrólitos/aditivos: (cerca de 100 mℓ) = 100 mℓ = 1.665 mℓ (para balancear – com base nos valores laboratoriais atuais)*
6. Líquidos nutricionais totais: 1.665 mℓ
7. Necessidades de líquidos de 2.000 mℓ/dia = adicione 335 mℓ de água estéril para equivaler = 2.000 mℓ/dia

---

*Pode ser necessário tratar os valores laboratoriais que estão significativamente abaixo do normal devido às flutuações da doença fora da solução de NP.

17 APÊNDICE

Abordagens Dietéticas para Interromper a Hipertensão (DASH)

A dieta DASH é um padrão alimentar que reduz a pressão arterial elevada. Não é a dieta tradicional de baixo teor de sal. A DASH usa alimentos com alto teor de minerais como cálcio, potássio e magnésio, que, quando combinados, ajudam a reduzir a pressão arterial. Também tem baixo teor de gorduras e alto teor de fibras, um estilo alimentar recomendado para todos.

O Padrão Alimentar Saudável é um modelo do padrão alimentar da DASH, com inclusão de 1/2 a 1 porção de nozes, sementes e leguminosas diariamente; óleos e gorduras limitados e uso de leite desnatado ou de baixo teor de gordura. O padrão alimentar é reduzido em gordura saturada, gordura total, colesterol e bebidas adoçadas com açúcar e fornece porções abundantes de frutas e vegetais.

Embora o plano alimentar da DASH tenha naturalmente um teor mais baixo de sal em razão da ênfase em frutas e vegetais, todos os adultos devem, ainda, envidar esforços no sentido de reduzir alimentos embalados e processados, assim como os petiscos com alto teor de sódio (como *chips* salgados, *pretzels* e bolachas) e usar menos sal de mesa, ou nenhum.

A DASH pode ser uma excelente maneira de perder massa corporal. Como a perda de massa corporal pode ajudá-lo a reduzir a pressão arterial, ela é sugerida com frequência. Além de seguir a DASH, tente acrescentar atividades físicas diárias como caminhadas ou outros exercícios. Mas talvez você queira consultar seu médico primeiro.

Dieta DASH.

Grupo alimentar	Porções 1.600 kcal/dia	Porções 2.000 kcal/dia	Porções 2.600 kcal/dia	Porções 3.100 kcal/dia
Grãos (integrais)	6	7 a 8	10 a 11	12 a 13
Vegetais	3 a 4	4 a 5	5 a 6	6
Frutas e sucos	4	4 a 5	5 a 6	6
Leite desnatado ou de baixo teor de gordura	2 a 3	2 a 3	3	3 a 4
Carnes, aves e peixes	1 a 2	2 ou menos	6	2 a 3
Nozes, sementes e leguminosas	3/semana	1/2 a 1	1	1
Gorduras e óleos	2	2 a 3	3	4
Doces	0	5/semana	Menos de 2	2

ORIENTAÇÕES DIETÉTICAS

Grupo alimentar	Porções/dia	Tamanho das porções	Exemplos	Significado de cada grupo alimentar
Grãos	6 a 13	1 fatia de pão 1/2 xícara (28,3 g) de cereal seco* 1/2 xícara de arroz cozido, massas ou de cereais e fibras	Pão de trigo integral, *muffin* inglês, pão *pita*, *bagel*, cereais, grãos, aveia, bolachas, *pretzels* sem sal e pipoca	Principais fontes de energia
Vegetais	3 a 6	1 xícara de vegetal folhoso cru, 1/2 xícara de vegetal cozido 180 mℓ de suco de vegetal	Tomates, batatas, cenouras, ervilhas, couve-galega, abobrinha, brócolis, folhas de nabo, couve, espinafre, alcachofras, feijões, batata-doce	Fontes ricas de potássio, magnésio, antioxidantes e fibras
Frutas	4 a 6	180 mℓ de suco de fruta 1 fruta média 1/4 de xícara de frutas secas 1/2 xícara de fruta fresca, congelada ou enlatada	Damascos, bananas, tâmaras, uva, laranjas e suco, tangerinas, morangos, mangas, melões, pêssegos, abacaxis, ameixas secas, uvas-passas, toranja e suco	Fontes importantes de energia, potássio, magnésio e fibras

(continua)

Apêndice 17 Abordagens Dietéticas para Interromper a Hipertensão (DASH)

Dieta DASH. (Continuação)

ORIENTAÇÕES DIETÉTICAS

Grupo alimentar	Porções/dia	Tamanho das porções	Exemplos	Significado de cada grupo alimentar
Laticínios com baixo teor de gordura	2 a 4	240 mℓ de leite, 1 xícara de iogurte ou 42,5 de queijo	Leite desnatado ou a 1% de gordura, leitelho sem gordura ou com baixo teor de gordura, iogurte ou queijo	Principais fontes de cálcio, vitamina D e proteína
Carnes, aves e peixes	1 a 3	85 g de carnes, aves ou peixe cozidos 1 clara de ovo[†]	Selecione apenas as carnes; apare e descarte as gorduras, e asse-as em vez de fritá-las; remova a pele das aves	Fontes ricas de proteína, zinco e magnésio
Nozes, sementes e leguminosas	3/semana a 1/dia	42,5 g (1/2 xícara), 14 g ou 2 colheres de sopa de sementes, 1/2 xícara de leguminosas cozidas	Amêndoas, avelãs, castanhas mistas, nozes, sementes de girassol, feijão comum, lentilhas	Ricas fontes de energia, magnésio, proteína, gorduras monoinsaturadas e fibras
Gordura	2 a 4	1 colher de chá de margarina, óleo vegetal, 1 colher de sopa de maionese de ou molho de salada baixo teor de gordura ou 2 colheres de sopa de molho de salada light[‡]	Margarina, maionese de baixo teor, óleo vegetal, molho de salada light	O estudo DASH apresentou 27% das calorias como gordura, incluindo gordura intrínseca ou adicionada aos alimentos. Os doces devem ter baixo teor de gordura

National Institutes of Health, National Heart, Lung, and Blood Institute: *Your guide to lowering your blood pressure with DASH*, 2006, U.S. Department of Health and Human Services, NIH Publication No. 06-4082.
*Os tamanhos das porções variam entre 1/2 xícara e 1/4 de xícara, dependendo do tipo de cereal. Verifique no produto o rótulo de informações nutricionais.
[†]Como os ovos têm alto teor de colesterol, limite a ingestão de gema de ovo a não mais que 4 por semana; duas claras de ovo possuem o mesmo conteúdo de proteína de 28,3 g de carne.
[‡]O conteúdo de gordura altera a porção de alimentos fonte de óleos e gorduras. Por exemplo, 1 colher de sopa do molho de salada regular é equivalente a uma porção; 1 colher de sopa de molho com baixo teor de gordura equivale a meia porção; 1 colher de sopa de um molho sem gordura equivale a porção zero.

EXEMPLO DE CARDÁPIO

Café da manhã	Almoço	Jantar
1 xícara de suco de laranja fortificado com cálcio 3/4 de xícara de cereal com passas 1 xícara de leite desnatado Pão pequeno de trigo integral 1 1/2 colher de chá de margarina 1 xícara de café 2 colheres de sopa de açúcar	85 g de peito de frango sem pele e desossado 2 fatias de queijo com teor reduzido de gordura 2 folhas grandes de alface 2 fatias de tomate 1 colher de sopa de maionese *light* 2 fatias de pão integral 1 maçã média 1/2 xícara de palitos de cenoura 1 xícara de chá gelado	1 xícara de espaguete com molho vegetariano/ molho de tomate com baixo teor de sódio 3 colheres de sopa de parmesão 1/2 xícara de vagem 1 xícara de espinafre cru 1/2 xícara de cogumelos crus 2 colheres de sopa de *croutons* 2 colheres de sopa de molho italiano de baixo teor de gordura 1 fatia de pão italiano 1/2 xícara de iogurte congelado
Lanche do meio da manhã	**Lanche do meio da tarde**	
1 xícara de suco de maçã 56,6 g de nozes	1 banana grande	
Análise nutricional:	Calorias: 1.980 Proteína: 78 g Gordura: 56 g Gordura saturada: 13 g Carboidratos: 314 g	Sódio: 2.377 mg Potássio: 4.129 mg Fibra: 32 g Magnésio: 517 g

18 APÊNDICE

Listas de Substituição e Contagem de Carboidratos para o Planejamento das Refeições

COMO FUNCIONA A LISTA DE SUBSTITUIÇÃO COM O PLANEJAMENTO DA REFEIÇÃO

Existem três principais grupos de alimentos nessa lista de troca. Eles são baseados nos três nutrientes principais: carboidratos, proteína (carne e substitutos de carne) e gordura. Em cada lista de alimentos estes são agrupados por terem conteúdos de nutrientes e tamanhos de porções semelhantes. Cada porção de um alimento contém aproximadamente a mesma quantidade de carboidratos, proteínas, gordura e calorias dos outros alimentos da mesma lista. A contagem de carboidratos é usada com mais frequência que a lista de troca completa, embora essa lista possa ser útil para o equilíbrio dietético geral e para as contagens de calorias.

- Os alimentos das listas de **carboidratos**, de **frutas**, de **leite** e de **doces**, **sobremesa** e **outros carboidratos** são semelhantes porque contêm de 12 a 15 g de carboidrato por porção
- Os alimentos das listas de **gordura** e de **carne e substitutos de carne** geralmente não contêm carboidratos (exceto no caso dos substitutos de carne à base de plantas, como feijões e lentilhas)
- Os alimentos da lista de **vegetais amiláceos** (parte da lista de **carboidratos** e incluindo alimentos como batatas, milho e ervilhas) contêm 15 g de carboidrato por porção
- Os alimentos da lista de **vegetais não amiláceos** (como vagem, tomates e cenouras) contêm 5 g de carboidrato por porção
- Alguns alimentos, por conterem poucos carboidratos e calorias, são considerados "livres", desde que consumidos em pequenas quantidades. Esses alimentos podem ser encontrados na lista de **alimentos livres**
- Os alimentos que contêm diferentes quantidades de carboidratos e calorias estão listados como **combinações de alimentos** (como a lasanha) ou **alimentos rápidos**.

Os alimentos são listados com os tamanhos das porções, que geralmente são medidas após a cocção. Quando iniciar, a medição do tamanho de cada porção irá ajudá-lo a saber pelo "olho clínico" os tamanhos corretos das porções. A tabela a seguir mostra a quantidade de nutrientes em uma porção de cada lista:

Lista de alimentos	Carboidrato (gramas)	Proteína (gramas)	Gordura (gramas)	Calorias
Carboidratos				
Carboidratos: pães, cereais e grãos, vegetais amiláceos, bolachas e petiscos, e feijões, ervilhas e lentilhas	15	0 a 3	0 a 1	80
Frutas	15	–	–	60
Leite				
Desnatado, baixo teor de gordura, 1%	12	8	0 a 3	100
Teor reduzido de gordura, 2%	12	8	5	120
Integral	12	8	8	160
Doces, sobremesas e outros carboidratos	15	Varia	Varia	Varia
Vegetais não amiláceos	5	2	–	25
Carne e substitutos de carne				
Magra	–	7	0 a 3	45
Teor médio de gordura	–	7	4 a 7	75
Alto teor de gordura	–	7	8 +	100
Proteínas à base de plantas	Varia	7	Varia	Varia
Gorduras	–	–	5	45
Álcool	Varia	–	–	100

CARBOIDRATOS

Cereais, grãos, massas, pães, bolachas, aperitivos, vegetais amiláceos e feijões cozidos, ervilhas e lentilhas são carboidratos. Em geral, um carboidrato é:

- 1/2 xícara de cereais, grãos ou vegetais amiláceos cozidos
- 1/2 xícara de arroz ou massas cozidos
- 28,3 g de um produto de panificação, como 1 fatia de pão
- 21,2 g a 28,3 g da maioria dos alimentos de aperitivo (alguns alimentos de aperitivo também podem ter gordura extra).

Dicas de nutrição

1. Uma escolha na lista de **carboidratos** contém 15 g de carboidrato, 0 a 3 g de proteína, 0 a 1 g de gordura e 80 calorias.

Apêndice 18 Listas de Substituição e Contagem de Carboidratos para o Planejamento das Refeições

2. Para obter o máximo de benefícios para a saúde, consuma três ou mais porções de grãos integrais ao dia. Uma porção de grãos integrais tem cerca de 1/2 xícara de cereais ou grãos cozidos, 1 fatia de pão integral, ou 1 xícara de cereal para café da manhã.

Dicas de seleção

1. Escolha carboidratos de baixo teor de gordura com a máxima frequência possível.
2. Vegetais amiláceos, produtos assados e grãos preparados com gordura contam como um carboidrato e uma gordura.
3. Para muitos alimentos amiláceos (*bagels*, *muffins*, pão francês, pãezinhos para o jantar) uma regra geral é que 28,3 g é equivalente a uma porção. Sempre verifique o tamanho do alimento que você consome. Devido ao seu grande tamanho, alguns alimentos têm muito mais carboidratos (e calorias) do que se poderia pensar. Por exemplo, um *bagel* grande pode pesar 113,3 g e equivale a quatro porções de carboidratos.
4. Para informações específicas, ler o painel de Informações Nutricionais no rótulo do alimento.

Carboidratos.

Alimento	Tamanho da porção	Alimento	Tamanho da porção
Pão		Barra de granola	1
Bagel, grande (cerca de 113,3 g)	1/4 (28,3 g)	*Kasha*	1/2 xícara
Biscoito, 6,3 cm de diâmetro†	1	Milhete cozido	1/3 de xícara
Pão		*Muesli*	1/4 de xícara
Reduzido em calorias*	2 fatias (42,5 g)	Massas cozidas	1/3 de xícara
Branco, integral, pão de centeio, com uva-passa não congelada	1 fatia (28,3 g)	Polenta cozida	1/3 de xícara
		Quinoa cozida	1/3 de xícara
Chapati (tipo de pão ázimo), pequeno, 15,2 cm de diâmetro	1	Arroz branco ou integral cozida	1/3 de xícara
Pão de milho, cubo de 4,4 cm	1 (42,5 g)	Tabule preparado	1/2 xícara
Muffin inglês	1/2	Bagas de trigo	1/3 de xícara
Pão de cachorro-quente ou de hambúrguer	1/2 (28,3 g)	Germe de trigo seco	3 colheres de sopa
Naan (pão indiano), 20,3 cm por 5 cm	1/4	Arroz selvagem cozido	1/2 xícara
Panqueca, 10 cm de diâmetro, 0,6 cm de espessura	1	**Vegetais amiláceos**	
		Mandioca	1/3 de xícara
Pita, 25,2 cm de diâmetro	1/2	Milho	1/2 xícara
Pão francês simples, pequeno	1 (28,3 g)	Em espiga, grande	1/2 espiga (141,7 g)
Pão recheado†	1/3 xícara	*Hominy* (papa de milho), enlatado*	3/4 de xícara
Taco, 12,7 cm de diâmetro†	2	*Homus*	1/3 de xícara
Tortilha de milho, 15,2 cm de diâmetro	1	Vegetais mistos com milho, ervilhas ou massas*	1 xícara
Tortilha de farinha, 15,2 cm de diâmetro	1	Pastinaca*	1/2 xícara
Tortilha de farinha, 25,4 cm de diâmetro	1/3 de tortilha	Ervilhas-verdes*	1/2 xícara
Waffle, quadrado de 10,1 cm ou 10,1 cm de diâmetro	1	Banana madura	1/3 de xícara
		Batata	
Cereais e grãos		Cozida com casca	1/4 grande (85 g)
Cevada cozida	1/3 de xícara	Cozidas, todos os tipos	1/2 xícara ou 1/2 média (85 g)
Farelo seco		Batatas fritas (em forno)	1 xícara (56,6 g)
Aveia*	1/4 de xícara	Purê com leite e gordura†	1/2 xícara
Trigo*	1/2 xícara	Abóbora enlatada, sem adição de açúcar*	1 xícara
Triguilho (cozido)*	1/2 xícara	Espaguete/molho de macarrão	1/2 xícara
Cereais		Abóbora de inverno (bolota, cheirosa, *delicata*)*	1 xícara
Farelo*	1/2 xícara		
Cozidos (grãos, aveia, mingau de aveia)	1/2 xícara	*Succotash* (culinária indígena)*	1/2 xícara
Tufado	1 1/2 xícara	Inhame, batata-doce, simples	1/2 xícara
Trigo quebrado puro	1/2 xícara	**Bolachas e aperitivos**	
Com cobertura de açúcar	1/2 xícara	**Bolachas**	
Pronto para consumo sem açúcar	3/4 de xícara	Bolachas em forma de animais	8
Cuscuz	1/3 de xícara	Bolacha Graham quadradas, 6,3 cm	3
Granola		Pão ázimo	(21 g)
Baixo teor de gordura	1/4 de xícara	Torrada Melba, unidade de cerca de 5 cm por 10,1 cm	4 unidades
Regular†	1/4 de xícara		

(*continua*)

Carboidratos. (*Continuação*)

Alimento	Tamanho da porção	Alimento	Tamanho da porção
Biscoito tipo queijinho	20	**Chips**	
Biscoito amanteigado[‡]	6	Sem gordura ou assados (tortilha, batata), chips de *pita* assados	15 a 20 (21 g)
Crisps de centeio	4		
Tipo Saltine	6	Regulares (tortilha, batata)[†]	9 a 13 (21 g)
Estilo sanduíche, com recheio de queijo ou pasta de amendoim[†]	3	**Feijões, ervilhas e lentilhas** *As escolhas desta lista são contadas como um carboidrato + uma carne magra*	
De trigo integral regular[†]	2 a 5 (21 g)		
De trigo integral com baixo teor de gordura ou crocante*	2 a 5 (21 g)	Feijões cozidos*	1/3 de xícara
Pipoca (no micro-ondas)		Feijões cozidos (preto, grão-de-bico, comum, lima, branco, carioca)	1/2 xícara
Com manteiga[†]*	3 xícaras		
Sem adição de gordura*	3 xícaras	Lentilhas cozidas (marrons, verdes, vermelhas, amarelas)*	1/2 xícara
Baixo teor de gordura*	3 xícaras	Ervilhas cozidas (ervilha-preta, partidas)*	1/2 xícara
Pretzels	21 g	Feijões refritos enlatados[‡]*	1/2 xícara
Bolos de arroz, 10,1 cm de diâmetro	2		

*Mais de 3 g de fibra dietética por porção.
[†]Gordura extra ou preparado com adição de gordura. (Conte como um carboidrato + uma gordura.)
[‡]480 miligramas ou mais sódio por porção.

FRUTAS

Frutas congeladas, enlatadas e secas estão nessa lista. Em geral, 1 escolha de fruta é:
- 1/2 xícara de fruta enlatada ou fresca ou suco de fruta não adoçado
- 1 fruta fresca pequena (113,3 g)
- 2 colheres de sopa de fruta seca.

Dicas nutricionais

1. Uma escolha da lista de **frutas** contém 15 g de carboidrato, 0 g de proteína, 0 g de gordura e 60 calorias.
2. Frutas frescas, congeladas e secas são boas fontes de fibras. Os sucos de fibras contêm poucas fibras. Escolha frutas em vez de sucos, sempre que possível.
3. Frutas cítricas, frutas vermelhas e melões são boas fontes de vitamina C.

Dicas de seleção

1. Use uma balança de cozinha para pesar frutas frescas. Pratique as habilidades de montar porções.
2. O peso listado inclui película, caroço, sementes e casca.
3. Leia as Informações Nutricionais no rótulo do alimento. Se uma porção for superior a 15 g de carboidrato, poderá ser necessário ajustar o tamanho desta.
4. Os tamanhos das porções de frutas enlatadas englobam a fruta e uma pequena quantidade de suco (1 a 2 colheres de sopa).
5. Os rótulos do alimento no caso de frutas podem conter as palavras *sem adição de açúcar* ou *não adoçado*. Isso não significa que o alimento não contenha açúcar.
6. A fruta enlatada em *xarope light extra* tem a mesma quantidade de carboidrato por porção daquela *sem adição de açúcar* ou *conservada em suco*. Todas as frutas enlatadas da lista de **frutas** são baseadas em um desses três tipos de embalagem. Evite frutas enlatadas em calda espessa.

Frutas.

Alimento	Tamanho da porção	Alimento	Tamanho da porção
Maçã		**Cerejas**	
Pequena, sem casca	1 (113,3 g)	Doces, enlatadas	1/2 xícara
Seca	4 anéis	Doces, frescas	12 (85 g)
Molho de maçã não adoçado	1/2 xícara	Tâmaras	3
Damascos		Frutas secas (mirtilo-azul, cereja, oxicoco (*cramberry*), frutas mistas, uva-passa)	2 colheres de sopa
Enlatados	1/2 xícara		
Secos	8 metades		
Frescos*	4 inteiros (155,9 g)	**Figos**	
Banana extrapequena	1 (113,3 g)	Secos	1 1/2
Banana regular	1	Frescos*	1 1/2 grande ou 2 médios (99,2 g)
Amoras-pretas*	3/4 de xícara		
Mirtilo-azul	3/4 de xícara	Coquetel de frutas	1/2 xícara
Melão-cantalupo pequeno	1/3 do melão ou 1 xícara em cubos (311,8 g)	**Toranja**	
		Grande	1/2 (311,8 g)
		Cortes, enlatada	3/4 de xícara

(*continua*)

Frutas. (Continuação)

Alimento	Tamanho da porção	Alimento	Tamanho da porção
Uvas pequenas	17 (85 g)	Fresco	3/4 de xícara
Goiaba*	1/2	*Ameixas*	
Melão *honeydew*	1 fatia ou 1 xícara em cubos (283,4 g)	Enlatadas	1/2 xícara
		Secas	3
Kiwi*	1 (99,2 g)	Fresca, pequena	2 (141,7 g)
Laranja *kumquat**	5 (99,2 g)	Romã*	1/2
Bergamota enlatada	3/4 de xícara	Framboesas*	1 xícara
Manga, pequena	1/2 fruta (99,2 g) ou 1/2 xícara	Morangos*	1 1/4 xícara de frutas inteiras
Nectarina pequena	1 (141,7 g)	Tangerinas pequenas*	2 (226,7 g)
Laranja pequena*	1 (184,2 g)	Melancia	1 fatia ou 1 1/4 de xícara em cubos (184,2 g)
Papaia	1/2 fruta ou 1 xícara com cubos		
Pêssegos		*Suco de frutas*	
Enlatados	1/2 xícara	Suco de maçã/de cidra	1/2 xícara
Frescos, grandes	1 (170 g)	Mistura de sucos de frutas, 100% de suco não adoçado	1/3 de xícara
Peras		Suco de uva	1/3 de xícara
Enlatada	1/2 xícara	Suco de toranja	1/2 xícara
Fresca, grande	1/2 (113,3 g)	Suco de laranja	1/2 xícara
Caqui médio	2	Suco de abacaxi	1/2 xícara
Abacaxi		Suco de ameixa seca	1/3 de xícara
Enlatado	1/2 xícara		

*Mais de 3 g de fibra dietética por porção.

LEITE

Diferentes tipos de leite e de bebidas não lácteas estão nessa lista. No entanto, dois tipos de produtos lácteos são encontrados em outras listas:
- Os queijos estão na lista de **carne e substitutos de carne** (por serem ricos em proteína)
- Creme e outras gorduras lácteas estão na lista de **gorduras**.

Os leites e os iogurtes estão agrupados em três categorias (sem gordura/baixo teor de gordura, teor reduzido de gordura ou integral) com base na quantidade de seu conteúdo de gordura. A tabela, a seguir, mostra o que uma escolha de leite contém:

Leite.

	Carboidrato (gramas)	Proteína (gramas)	Gordura (gramas)	Calorias (gramas)
Sem gordura (desnatado)	12	8	0 a 3	100
Teor reduzido de gordura	12	8	5	120
Integral	12	8	8	160

Dicas nutricionais

1. O leite e o iogurte são boas fontes de cálcio e proteína.
2. Quanto maior o conteúdo de gordura do leite e do iogurte, mais gordura saturada e colesterol eles têm.
3. Crianças com mais de 2 anos e adultos devem escolher as variedades com baixo teor de gordura, como leite ou iogurtes com 1% ou 2% de gordura.

Dicas de seleção

1. 1 xícara equivale a 240 mℓ.
2. Caso você escolha alimentos com 2% de gordura, ou o leite integral, esteja atento à gordura extra.

Leite e iogurtes.

Alimento	Tamanho da porção	Conte como
Sem gordura (desnatado) ou de baixo teor de gordura (1%)		
Leite, leitelho, leite acidófilo, Lactaid®	1 xícara	1 leite sem gordura
Leite evaporado	1/2 xícara	1 leite sem gordura
Leite com chocolate	1 xícara	1 leite sem gordura + 1 carboidrato
Gemada alcoólica (*Eggnog*)	1/3 de xícara	1 carboidrato
Iogurte puro ou grego	2/3 de xícara (170 g)	1 leite sem gordura
Iogurte com frutas ou suco	2/3 de xícara (170 g)	1 leite sem gordura + 1 carboidrato
Iogurte de baixo teor de carboidrato (menos de 6 g de carboidrato por escolha)	2/3 de xícara (170 g)	1/2 leite sem gordura
Teor reduzido de gordura (2%)		
Leite, leite acidófilo, *kefir*, Lactaid®	1 xícara	1 leite com teor reduzido de gordura
Leite com chocolate	1 xícara	1 leite com teor reduzido de gordura + 1 carboidrato
Gemada alcoólica (*Eggnog*)	1/3 de xícara	1 carboidrato + 1 gordura
Iogurte puro ou grego	2/3 de xícara (170 g)	1 leite de teor reduzido de gordura
Iogurte com frutas ou suco	2/3 de xícara (170 g)	1 leite de teor reduzido de gordura + 1 carboidrato

(*continua*)

Leite e iogurtes. (*Continuação*)

Alimento	Tamanho da porção	Conte como
Leite integral, leitelho, leite de cabra	1 xícara	1 leite integral
Leite evaporado	1/2 xícara	1 leite integral
Leite com chocolate	1 xícara	1 leite integral + 1 carboidrato
Gemada alcoólica (*Eggnog*)	1/2 xícara	1 carboidrato + 2 gorduras
Iogurte puro ou grego	(226,7 g)	1 leite integral
Iogurte com frutas ou suco	2/3 de xícara (170 g)	1 leite integral + 1 carboidrato
Bebidas não lácteas		
Leite de amêndoas		
Original	1 xícara	1/2 carboidrato + 1/2 gordura
Flavorizado	1 xícara	1 carboidrato + 1/2 gordura
Leite de castanha-de-caju		
Original	1 xícara	1/2 carboidrato + 1 gordura
Flavorizado	1 xícara	1 carboidrato + 1 gordura
Leite de cânhamo		
Original	1 xícara	1 carboidrato + 1 gordura
Flavorizado	1 xícara	2 carboidratos + 1 gordura
Leite de arroz		
Original	1 xícara	2 carboidratos + 1 gordura
Flavorizado	1 xícara	2 carboidratos + 1 gordura
Leite de soja		
Original	1 xícara	1/2 carboidrato + 1 gordura
Flavorizado	1 xícara	1 carboidrato + 1 gordura

DOCES, SOBREMESAS E OUTROS CARBOIDRATOS

Pode-se substituir as escolhas alimentares dessa lista por outros alimentos contendo carboidrato (como aqueles encontrados nas listas de **carboidratos, frutas** ou **leite**) em seu plano de refeições, ainda que esses alimentos tenham adição de açúcares ou gordura.

Medidas secas comuns

Seca

3 colheres de chá = 1 colher de sopa
113,3 g = 1/2 xícara
226,7 g = 1 xícara

Líquida

4 colheres de sopa = 1/4 de xícara
240 mℓ = 1 xícara

Dicas nutricionais

1. Uma porção dessa lista contém 15 g de carboidrato, gramas variáveis de proteína, gramas variáveis de gordura e calorias variáveis.
2. Os alimentos dessa lista não contêm muitas vitaminas, minerais e fibras como as escolhas das listas de **carboidratos, frutas** ou **leite**. Ao escolher doces, sobremesa e outros carboidratos alimentares, você também pode consumir alimentos de outras listas de alimentos para equilibrar suas refeições.
3. Muitos desses alimentos não equivalem a uma escolha única. Alguns também serão contados como uma ou mais escolhas de gordura.
4. Se estiver tentando perder massa corporal, escolha com menos frequência os alimentos dessa lista.
5. Os tamanhos das porções desses alimentos são pequenos devido ao seu conteúdo de gordura.

Dicas de seleção

1. Leia as Informações Nutricionais no rótulo do alimento para encontrar o tamanho da porção e as informações sobre os nutrientes.
2. Muitos produtos sem açúcar, sem gordura ou com teor reduzido de gordura são feitos com os ingredientes que contêm carboidratos. Esses tipos de alimentos geralmente têm a mesma quantidade de carboidratos dos alimentos regulares que eles estão substituindo. Converse com seu nutricionista e descubra como encaixar esses alimentos ao seu plano de refeições.

Doces, sobremesas e outros carboidratos.

Alimento	Tamanho da porção	Conte como
Bebidas, soda e energéticos e bebidas esportivas		
Oxicoco (*cranberry*)	1/2 xícara	1 carboidrato
Energético	1 lata (245,4 mℓ)	2 carboidratos
Suco de fruta ou limonada	1 xícara (240 mℓ)	2 carboidratos
Chocolate quente		
Regular	1 envelope com adição de 240 mℓ de água	1 carboidrato + 1 gordura
Light ou sem açúcar	1 envelope com adição de 240 mℓ de água	1 carboidrato
Refrigerante regular	1 lata (360 mℓ)	2 1/2 carboidratos
Bebidas esportivas	1 xícara (240 mℓ)	1 carboidrato

Alimento	Tamanho da porção	Conte como
***Brownies**, bolo, cookies, gelatina, torta e pudim*		
Brownie pequeno não congelado	Quadrado de 3,1 cm e 2,2 cm de altura, cerca de 28,3 g	1 carboidrato + 1 gordura
Bolo		
Bolo de anjo não congelado	1/12 de bolo (cerca de 56,6 g)	2 carboidratos
Congelado	12 cm, cerca de 56,6 g)	2 carboidratos + 1 gordura
Não congelado	12 cm, cerca de 56,6 g)	1 carboidrato + 1 gordura

(*continua*)

Apêndice 18 — Listas de Substituição e Contagem de Carboidratos para o Planejamento das Refeições

Doces, sobremesas e outros carboidratos. (Continuação)

Alimento	Tamanho da porção	Conte como
Cookies		
Com lascas de chocolate	2 cookies (5,7 cm de diâmetro)	1 carboidrato + 2 gorduras
Cookie de gengibre	3 cookies	1 carboidrato
Sanduíche com recheio de creme	2 pequenos (cerca de 18,6 g)	1 carboidrato + 1 gordura
Sem açúcar	3 pequenos ou 1 grande (21 g a 28,3 g)	1 carboidrato + 1 a 2 gorduras
Wafer de baunilha	5 cookies	1 carboidrato + 1 gordura
Bolo de caneca congelado	1 pequeno (cerca de 49,6 g)	2 carboidratos + 1 a 1 1/2 gordura
Bolo crocante de frutas	1/2 xícara (99,2 g)	3 carboidratos + 1 gordura
Torta		
De frutas, comercialmente preparada	1/6 de torta de 20,3 cm	3 carboidratos + 2 gorduras
De abóbora ou creme	1/3 de torta de 20,3 cm	1 1/2 carboidrato + 1 1/2 gordura
Pudim		
Regular (feito com leite de teor reduzido de gordura)	1/2 xícara	2 carboidratos
Sem açúcar ou com açúcar e sem gordura (feito com leite sem gordura)	1/2 xícara	1 carboidrato
Confeitos, pastas, doces, adoçantes, xaropes e coberturas		
Barra de confeito de chocolate/amendoim	2 barras *fun size* (28,3 g)	1 1/2 carboidrato + 1 1/2 gordura
Doce duro	3 unidades	1 carboidrato
Chocolate *kisses*	5 unidades	1 carboidrato + 1 gordura
Creme de café		
Seco, flavorizado	4 colheres de chá	1/2 carboidrato + 1/2 gordura
Líquido, flavorizado	2 colheres de sopa	1 carboidrato
Lanches de frutas, mastigáveis (purê de frutas concentrado)	1 rocambole pequeno (21,2 g)	1 carboidrato
Pasta de frutas, 100% de fruta	1 1/2 colher de sopa	1 carboidrato
Mel	1 colher de sopa	1 carboidrato
Geleia ou gelatina regular	1 colher de sopa	1 carboidrato
Açúcar	1 colher de sopa	1 carboidrato
Xarope		
Chocolate	2 colheres de sopa	2 carboidratos
Light (tipo panqueca)	2 colheres de sopa	1 carboidrato
Xarope de bordo	1 colher de sopa	1 carboidrato
Condimentos e molhos		
Molho de churrasco	3 colheres de sopa	1 carboidrato
Molho gelificado de *cranberry* (oxicoco)	1/4 xícara	1 1/2 carboidrato

Alimento	Tamanho da porção	Conte como
Molho de cogumelos enlatado[‡]	1/2 xícara	1/2 carboidrato + 1/2 gordura
Molho de salada, sem gordura, baixo teor de gordura à base de creme	3 colheres de sopa	1 carboidrato
Molhos doce e azedo	3 colheres de sopa	1 carboidrato
Donuts, muffins, bolos e pães doces		
Pão de banana e nozes	Fatia de 2,5 cm (28,3 g)	2 carboidratos + 1 gordura
Donuts		
Bolo simples	1 médio (42,5 g)	1 1/2 carboidrato + 2 gorduras
Caramelizado	9,5 cm de diâmetro (56,6 g)	2 carboidratos + 2 gorduras
Muffin (113,3 g)	1/4 muffin (28,3 g)	1 carboidrato + 1/2 gordura
Pão doce ou dinamarquês	1 (70,8 g)	2 1/2 carboidratos + 2 gorduras
Barras congeladas, sobremesas congeladas, iogurte congelado e sorvete		
Picolés	1	1/2 carboidrato
Barras de suco de fruta congeladas, 100% de suco	1 barra (90 g)	1 carboidrato
Sorvete		
Sem gordura	1/2 xícara	1 1/2 carboidrato
Light	1/2 xícara	1 carboidrato + 1 gordura
Sem adição de açúcar	1/2 xícara	1 carboidrato + 1 gordura
Regular	1/2 xícara	1 carboidrato + 2 gorduras
Sherbet, sorbet	1/2 xícara	2 carboidratos
Iogurte congelado		
Sem gordura	1/3 de xícara	1 carboidrato
Regular	1/2 xícara	1 carboidrato + 0 a 1 gordura
Barras de granola, barras/shakes substitutos de refeição e mix de castanhas		
Granola ou barra de lanche, regular ou de baixo teor de gordura	1 barra (28,3 g)	1 1/2 carboidrato
Barra de substituto de refeição	1 barra (37,7 g)	1 1/2 carboidratos + 0 a 1 gordura
Barra de substituto de refeição	1 barra (56,6 g)	2 carboidratos + 1 gordura
Shake de substituição de refeição, calorias reduzidas	1 lata (283,4 g a 311,8 g)	1 1/2 carboidrato + 0 a 1 gordura
Trail mix		
À base de doces/castanhas	28,3 g	1 carboidrato + 2 gorduras
À base de frutas secas	28,3 g	1 carboidrato + 1 gordura

*480 mg ou mais de sódio por porção.

VEGETAIS NÃO AMILÁCEOS

As escolhas de vegetais incluem não apenas aqueles constantes da lista de **vegetais não amiláceos** mas também os da lista de **vegetais amiláceos** que são encontrados na lista de **carboidratos**. Os vegetais com pequenas quantidades de carboidrato e calorias estão na lista de **vegetais não amiláceos**. Os vegetais contêm nutrientes importantes. Tente consumir pelo menos duas a três opções de vegetais não amiláceos por dia (e também das escolhas da lista de **vegetais amiláceos**). Em geral, uma escolha de vegetais não amiláceos consiste em:

- 1/2 xícara de vegetais cozidos ou suco de vegetais
- 1 xícara de vegetais crus.

Se consumir 3 xícaras ou mais de vegetais crus ou 1 1/2 xícara de vegetais cozidos em uma refeição, conte-as como uma escolha de carboidrato.

Dicas nutricionais

1. Uma escolha dessa lista (1/2 xícara de vegetais cozidos ou 1 xícara de vegetais crus) equivale a 5 g de carboidrato, 2 g de proteína, 0 g de gordura e 25 calorias.
2. Vegetais frescos e congelados têm menos sal adicionado do que os vegetais enlatados. Drene e lave os vegetais enlatados para remover um pouco do sal.
3. Escolha os vegetais verde-escuros e amarelo-escuros a cada dia. Espinafre, brócolis, alface, cenouras, pimentões, abobrinha e pimentas são grandes escolhas.
4. Couve-de-bruxelas, brócolis, couve-flor, verduras, pimentas, espinafre e tomates são boas fontes de vitamina C.
5. Consuma vegetais da família de crucíferas várias vezes por semana. Os vegetais crucíferos incluem acelga-chinesa, brócolis, couve-de-bruxelas, repolho, couve-flor, couve, couve-galega, nabo-alemão, rabanete, rutabaga, nabo e agrião.

Dicas de seleção

1. Também estão disponíveis vegetais e sucos enlatados sem adição de sal.
2. Uma porção de 1 xícara de brócolis é uma porção do tamanho de uma lâmpada regular.
3. Vegetais amiláceos, como milho, ervilhas, abóbora-moranga e batatas, que têm mais calorias e carboidratos são encontrados na seção de **vegetais amiláceos** da lista de **carboidratos**.
4. O molho de tomate referido nessa lista é diferente do molho de espaguete/massas, que está na lista de **vegetais amiláceos**.

Vegetais não amiláceos.

Abóbora (de verão, amarela, abobrinha)	Cebolas (verde, pérola, vermelha, cebolinha chalota, doce, branca, amarela)	Molho de tomate‡
Acelga*		Nabo-alemão
Agrião	Cebolas verdes ou cebolinhas	Nabo-mexicano
Aipo	Cenouras*	Nabos
Alcachofra	Chuchu*	Palmito
Alho-poró	Chucrute‡	Pepino
Amaranto ou espinafre-chinês	Cogumelos frescos de todos os tipos	Pimentas (todas as variedades)*
Aspargo	Corações de alcachofra	Quiabo
Berinjela	Couve-de-bruxelas*	Rabanetes (rabanetes *flamboyant*, *daikon*, melancia)
Beterrabas	Couve-flor	Repolho (roxo, verde, acelga, chinês)
Brócolis	Couve-rábano	Salada de repolho embalada sem tempero
Brotos (alfalfa, brócolis, trevo, feijão-mungo, rabanete, soja)	Ervilha-torta	Sopa de beterraba‡
	Espinafre	Suco de tomate/suco de vegetal‡
Brotos de bambu	Feijão-chicote	Tomate fresco ou enlatado
Brotos de feijão	Feijões (verdes, vagem, italianos, mostarda, nabo)	Vagem de ervilha
Cabaças (amarga, mamadeira, *luffa*, melão-amargo)		Vegetais mistos (sem milho, ervilhas ou massas)
Castanha-d'água	Minimilho	Verduras (dente-de-leão, couve, couve-galega)

*Mais de 3 g de fibra dietética por porção.
‡480 miligramas ou mais de sódio por porção.

CARNE E SUBSTITUTOS DE CARNE

A carne e os substitutos de carne são ricos em proteína. Os alimentos desta lista são divididos em quatro grupos com base na quantidade de seu conteúdo de gordura. Esses grupos são carne magra, carne com médio teor de gordura, carne com alto teor de gordura e proteínas à base de plantas. A tabela, a seguir, apresenta o que está incluído em uma escolha:

Carne e substitutos de carne.

	Carboidrato (gramas)	Proteína (gramas)	Gordura (gramas)	Calorias
Carne magra	–	7	0 a 3	45
Carne com médio teor de gordura	–	7	4 a 7	75
Carne com alto teor de gordura	–	7	8 +	100
Proteína à base de planta	Varia	7	Varia	Varia

Dicas nutricionais

1. Leia os rótulos para encontrar alimentos de baixo teor de gordura e de colesterol. Tente 3 g de gordura ou menos por porção.
2. Leia os rótulos para encontrar carboidrato "oculto". Por exemplo, na verdade, salsichas para cachorro-quente contêm grande quantidade de carboidrato. A maior parte das salsichas também têm alto teor de gordura, mas geralmente são comercializadas em versões de baixo teor de gordura.
3. Sempre que possível, escolha carnes magras.
   a. Selecione cortes de carne que sejam mais magros.
   b. Escolha tipos com quantidade moderada de gordura.
   c. Cortes nobres de carne têm maior quantidade de gordura.
4. Peixes como arenque, cavala, salmão, sardinhas, linguado, truta e atum são ricos em gordura ômega-3, que podem ajudar a reduzir o risco de doença cardíaca. Escolha peixe (e não os filés de peixe fritos comerciais) duas ou mais vezes/semana.
5. Em vez de fritar, cozinhe, asse, prepare na brasa, na grelha, a vapor ou escalde a carne.

Apêndice 18 Listas de Substituição e Contagem de Carboidratos para o Planejamento das Refeições

Dicas de seleção

1. Remova a gordura ou pele visíveis.
2. Asse no forno, na brasa ou grelhe a carne em churrasqueiras para que a gordura seja drenada durante a cocção.
3. Use um *spray* e uma panela antiaderentes para dourar ou fritar alimentos.
4. Algumas carnes processadas, frutos do mar e produtos de soja contêm carboidratos. Leia o rótulo do alimento para verificar se a quantidade de carboidratos, no tamanho da porção que você planeja consumir, é de 12 a 15 g. Em caso positivo, conte como uma opção de carboidrato e como uma ou mais opções de carne.
5. A carne ou o peixe empanados com farinha de milho, farinha de trigo ou de rosca contêm carboidratos. Conte 3 colheres de sopa de um desses três itens secos como 15 g de carboidrato.

Carnes magras e substitutos de carne.

Alimento	Quantidade
Carne bovina: selecione cortes com gordura removida: moída, carne de panela (acém, costela, capa de filé), maminha, contrafilé, bife (em cubo, fraldinha, alcatra, bisteca), filé-mignon	28,3 g
Carne seca‡	28,3 g
Queijos com 3 g de gordura ou menos por 28,3 g	28,3 g
Queijo *cottage*	1/4 de xícara
Substitutos de ovo puros	1/4 de xícara
Clara de ovo	2
Peixe fresco, congelado ou enlatado, simples: bagre, bacalhau, linguado, hadoque, halibute, salmão, tilápia, truta, atum	28,3 g
Peixe defumado: arenque ou salmão (defumado)*	28,3 g
Carne de caça: búfalo, avestruz, coelho, veado	28,3 g
Salsicha para cachorro-quente com 3 g de gordura ou menos por 28,3 g‡ (8 salsichas por pacote de 396 g) (*Nota: pode ter alto teor de carboidrato*)	1
Cordeiro: *carré*, pernil ou lombo	28,3 g
Miúdos: coração, rim, fígado (*Nota: podem ter alto teor de colesterol*)	28,3 g
Ostras frescas ou congeladas	6 médias
Carne de porco magra	
Lombo canadense‡	28,3 g
Costela ou lombo, presunto, filé	28,3 g
Aves sem pele: galinha, frango, pato doméstico ou ganso (bem drenado de gordura), peru	28,3 g
Carnes fatiadas e processadas com 3 g de gordura ou menos por 28,3 g: carne picada, frios em fatias finas, presunto de peru, linguiça *kielbasa* de peru, pastrami de peru	28,3 g
Salmão enlatado	28,3 g
Sardinhas enlatadas	2 médias
Salsicha com 3 g de gordura ou menos por 28,3 g‡	28,3 g
Mariscos: mexilhão, caranguejo, imitação de marisco, lagosta, vieiras, camarão	28,3 g
Vitela, lombo, costeleta	28,3 g
Carnes com médio teor de gordura e substitutos de carne	
Carne bovina: carne enlatada, carne moída, bolo de carne, carnes de primeira sem gordura (costela de primeira), costelas curtas, língua	28,3 g

Carnes magras e substitutos de carne. (*Continuação*)

Alimento	Quantidade
Queijos com 4 a 7 g por 28,3 g: feta, muçarela, pasta de queijo pasteurizado processado, queijos com teor reduzido de gordura, palito	28,3 g
Ovos (*Nota: alto teor de colesterol, por isso limite-os a 3 por semana*)	1
Peixe, qualquer produto frito	28,3 g
Cordeiro: moído, costela assada	28,3 g
Carne de porco: costeleta, paleta	28,3 g
Aves: frango com pele; pombo, faisão, pato selvagem ou ganso; frango frito; peru moído	28,3 g
Ricota	56,6 g ou 1/4 de xícara
Salsicha com 4 a 7 g de gordura por 28,3 g‡	28,3 g
Vitela, costeleta, não empanada	28,3 g

‡480 miligramas ou mais de sódio por porção.

Os alimentos a seguir têm alto teor de gordura saturada, colesterol e calorias, podendo elevar os níveis de colesterol sanguíneo se forem consumidos regularmente. Tente consumir três ou menos porções desse grupo por semana.

Carnes com alto teor de gordura e substitutos de carne.

Alimento	Quantidade
Bacon	
Suíno‡	2 fatias (16 fatias por 454 g ou 28,3 g cada, antes da cocção)
Peru‡	3 fatias (14,1 g cada antes da cocção)
Queijo regular: processado, azul, *brie*, *cheddar*, queijo duro de cabra, *Monterey jack*, mexicano e *Swiss*	28,3 g
Salsicha para cachorro quente: boi, porco ou combinação (pacote com 10 por 454 g)‡†	1
Carne suína; moída, salsicha, costeletas	28,3 g
Carnes fatiadas e processadas com 8 g de gordura ou mais por 28,3 g: mortadela, pastrami, mortadela *bolonha*, salame	28,3 g
Salsicha com 8 g de gordura ou mais por 28,3 g: *bratwurst*, *chorizo*, linguiça italiana, *knockwurst*, polaca, defumada, curada‡‡	28,3 g

†Gordura extra ou preparado com adição de gordura. (Acrescente mais uma escolha de gordura para esse alimento.)
‡480 miligramas ou mais de sódio por porção.

Como o conteúdo de carboidrato varia entre as proteínas à base de plantas, você deve ler o rótulo do alimento.

Proteínas à base de plantas.

Alimento	Quantidade	Conte como
Tiras de *"bacon"* à base de soja	3 tiras	1 carne com teor médio de gordura
Feijões cozidos*	1/3 de xícara	1 carboidrato + 1 carne magra

(*continua*)

Proteínas à base de plantas. (*Continuação*)		
Alimento	**Quantidade**	**Conte como**
Feijões cozidos: preto, grão-de-bico, comum, lima, branco, carioca)	1/2 xícara	1 carboidrato + 1 carne magra
"Carne bovina" ou "salsicha", à base de soja texturizada*	56,6 g	1/2 carboidrato + 1 carne magra
"Frango", *nuggets*, à base de soja	2 *nuggets* (42,5 g)	1/2 carboidrato + 1 carne de teor médio de gordura
Edamame‡	1/2 xícara	1/2 carboidrato + 1 carne magra
Falafel (grão-de-bico temperado e hambúrgueres de trigo)	3 hambúrgueres (cerca de 5 cm de diâmetro)	1 carboidrato + 1 carne de alto teor de gordura
Salsicha para cachorro-quente, à base de soja	1 (42,5 g)	1/2 carboidrato + 1 carne magra
Homus‡	1/3 de xícara	1 carboidrato + 1 carne de alto teor de gordura
Lentilhas marrons, verdes ou amarelas*	1/2 xícara	1 carboidrato + 1 carne magra
Hambúrguer sem carne à base de soja*	85 g	1/2 carboidrato + 2 carnes magras
Hambúrguer sem carne à base de vegetal e amido	1 hambúrguer (cerca de 70,8 g)	1 carboidrato + 2 carnes magras
Pastas de nozes: pasta de amêndoas, pasta de castanha-de-caju, pasta de amendoim, pasta de soja	1 colher de sopa	1 carne de alto teor de gordura
Ervilhas cozidas: ervilhas-pretas e partidas*	1/2 xícara	1 carboidrato + 1 carne magra
Feijões refritos enlatados‡	1/2 xícara	1 carboidrato + 1 carne magra
Hambúrgueres de salsicha à base de soja	1 (42,5 g)	1 carne de médio teor de gordura
Soja sem sal	(21,2 g)	1/2 carboidrato + 1 carne de médio teor de gordura
Tempê	1/4 de xícara	1 carne de médio teor de gordura
Tofu	113,3 g (14,1 g)	1 carne de médio teor de gordura
Tofu, *light*	113,3 g (14,1 g)	1 carne magra

*Mais de 3 g de fibra dietética por porção.
‡480 miligramas ou mais de sódio por porção.

GORDURAS

As gorduras são divididas em três grupos, com base no tipo principal de gordura que contêm:
- **Gorduras insaturadas** (ômega-3, monoinsaturada e poli-insaturada) são principalmente vegetais e líquidas à temperatura ambiente. Essas gorduras propiciam bons benefícios à saúde

- As **gorduras ômega-3** são um tipo de gordura poli-insaturada e podem ajudar a reduzir os níveis de triglicerídios e o risco de doença cardíaca
  - As **gorduras monoinsaturadas** também ajudam a reduzir os níveis de colesterol além de ajudar a elevar os níveis do colesterol de lipoproteína de alta densidade (HDL) (bom)
  - As **gorduras poli-insaturadas** podem ajudar a reduzir os níveis de colesterol
- As **gorduras saturadas** têm sido ligadas à doença cardíaca. Podem elevar os níveis do colesterol de lipoproteína de baixa densidade (LDL) (mau) e devem ser consumidas em pequenas quantidades. As gorduras saturadas são sólidas à temperatura ambiente
- As **gorduras** *trans* são feitas em um processo que altera os óleos vegetais em gorduras semissólidas. Essas gorduras podem elevar as concentrações sanguíneas de colesterol e devem ser consumidas em pequenas quantidades. As gorduras parcialmente hidrogenadas e hidrogenadas são tipos de gorduras *trans* produzidas pelo homem e devem ser evitadas. Também são encontradas gorduras *trans* de ocorrência natural em alguns produtos de origem animal como carne, queijo, manteiga e produtos lácteos.

Dicas nutricionais

1. Uma escolha da lista de **gorduras** contém 5 g de gordura e 45 calorias.
2. Todas as gorduras têm alto teor de calorias. Limite os tamanhos das porções para boas nutrição e saúde.
3. Limite a quantidade de alimentos fritos que você consome.
4. Nozes e sementes são boas fontes de gorduras insaturadas se consumidas com moderação. Elas contêm pequenas quantidades de fibras, proteínas e magnésio.
5. São boas fontes de ácidos graxos ômega-3:
   a. Peixes como atum albacora, linguado, arenque, cavala, salmão, sardinhas e truta.
   b. Sementes de linhaça, *chia* e nozes-inglesas.
   c. Óleos como de canola, soja, linhaça e nozes.

Dicas de seleção

1. Leia as Informações Nutricionais nos rótulos do alimento para verificar os tamanhos das porções. Uma escolha de gordura é baseada no tamanho de porção que contém 5 g de gordura.
2. O rótulo do alimento também lista os gramas totais de gordura, gordura saturada, assim como os gramas de gordura *trans* por porção. Quando a maioria das calorias for proveniente de gordura saturada, o alimento faz parte da lista de gorduras saturadas.
3. Ao selecionar gorduras, considere a substituição de gorduras saturadas por gorduras monoinsaturadas e gorduras ômega-3.

As gorduras e óleos têm misturas de gorduras insaturadas (poli-insaturadas e monoinsaturadas) e saturadas. Os alimentos da lista de gorduras são agrupados com base no principal tipo de gordura que contêm. Em geral, uma escolha de gordura é equivalente a:
- 1 colher de chá de óleo ou manteiga vegetal
- 1 colher de chá de molho de salada regular.

Gorduras.	
Alimento	**Tamanho da porção**
Gorduras monoinsaturadas	
Abacate médio	2 colheres de sopa (28,3 g)
Pasta de nozes: pasta de amêndoas, pasta de castanha-de-caju, pasta de amendoim (lisa ou crocante)	1 1/2 colher de chá
Nozes	
Amêndoas	6 unidades

(*continua*)

Apêndice 18 — Listas de Substituição e Contagem de Carboidratos para o Planejamento das Refeições

Gorduras. (*Continuação*)

Alimento	Tamanho da porção
Castanha-do-pará	2 unidades
Castanha-de-caju	6 unidades
Avelãs	5 unidades
Macadâmia	3 unidades
Mistas (50% de amendoins)	6 unidades
Amendoins	10 unidades
Nozes-pecãs	4 metades
Pistache	16 unidades
Óleos: canola, oliva, amendoim	1 colher de chá
Azeitonas	
Pretas (maduras)	8 grandes
Verdes, recheadas	10 grandes
Gorduras poli-insaturadas	
Maionese	
Teor reduzido de gordura	1 colher de sopa
Regular	1 colher de chá
Molho de salada estilo maionese	
Teor reduzido de gordura	1 colher de sopa
Regular	2 colheres de sopa
Pastas não lácteas, em bastão ou tubo	1 colher de chá
Nozes	
Nozes-inglesas	4 metades
Pignoli (pinhão)	1 colher de sopa
Óleos: canola, milho, algodão, linhaça, semente de uva, cártamo, soja, girassol	1 colher de chá
Molho de salada	
Teor reduzido de gordura (Nota: Pode ter alto teor de carboidrato)[‡]	2 colheres de sopa
Regular[‡]	1 colher de sopa
Sementes	
Chia, linhaça (inteira), de abóbora, de girassol, de gergelim	1 colher de sopa
Tahini ou pasta de gergelim	2 colheres de sopa
Gorduras saturadas	
Bacon cozido, regular, ou de peru	1 fatia
Manteiga	
Barra	1 colher de chá
Cremosa	2 colheres de sopa
Manteiga mista feita com óleo	
Teor reduzido de gordura ou *light*	1 colher de sopa
Regular	1 1/2 colher de chá
Lascas de coco, adoçadas	2 colheres de sopa
Leite de coco	
Light	1/3 xícara
Regular	1 1/2 colher de sopa
Creme de leite	
Meio a meio	2 colheres de sopa
Creme de leite fresco	1 colher de sopa
Creme de leite *light*	1 1/2 colher de sopa
Chantili	2 colheres de sopa
Chantili pressurizado	1/4 de xícara
Queijo cremoso	
Teor reduzido de gordura	1 1/2 colher de sopa (21,2 g)

Gorduras. (*Continuação*)

Alimento	Tamanho da porção
Regular	1 colher de sopa (14,1 g)
Toicinho	1 colher de chá
Óleo: coco, palma, semente de palma	1 colher de chá
Carne de porco curada com sal	7 g
Gordura sólida	1 colher de chá
Creme azedo	
Teor reduzido de gordura ou *light*	3 colheres de sopa
Regular	2 colheres de sopa

[‡] 480 miligramas ou mais de sódio por porção.

ALIMENTOS LIVRES

Um alimento "livre" é qualquer escolha de alimento ou bebida com menos de 20 calorias e 5 g ou menos de carboidrato por porção.

Dicas de seleção

1. A maior parte dos alimentos dessa lista deve ser limitada a três porções (listada aqui) por dia. Distribua as porções ao longo do dia. Se você consumir as três porções de uma vez, isso pode elevar sua concentração de glicose sanguínea.
2. As escolhas de alimento e bebida aqui listadas podem ser consumidas sempre que você quiser.

Alimentos livres.

Alimento	Tamanho da porção
Alimentos com baixo teor de carboidrato	
Repolho cru	1/2 xícara
Bala dura sem açúcar	1 unidade
Cenouras, couve-flor ou vagem cozidas	1/4 de xícara
Oxicocos (*cranberries*) adoçados com substituto de açúcar	1/2 xícara
Pepino fatiado	1/2 xícara
Goma de mascar sem açúcar	1 unidade
Geleia ou gelatina, *light* ou sem adição de açúcar	2 colheres de sopa
Ruibarbo adoçado com substituto de açúcar	1/2 xícara
Verduras para salada	1 xícara, cruas
Substitutos de açúcar (adoçantes artificiais)	
Xarope sem açúcar	2 colheres
Alimentos modificados (sem gordura) com carboidrato	
Queijo cremoso sem gordura	1 colher de sopa
Cremes	
Não lácteo, líquido	1 colher de sopa
Não lácteo, em pó	2 colheres de sopa
Maionese	
Sem gordura	1 colher de sopa
Teor reduzido de gordura	1 colher de chá
Molho de salada estilo maionese	
Sem gordura	1 colher de sopa
Teor reduzido de gordura	1 colher de sopa
Molho de salada	
Sem gordura ou baixo teor de gordura	1 colher de sopa
Sem gordura, italiano	2 colheres de sopa

(*continua*)

Apêndice 18 Listas de Substituição e Contagem de Carboidratos para o Planejamento das Refeições

Alimentos livres. (Continuação)

Alimento	Tamanho da porção
Creme azedo, sem gordura ou teor reduzido de gordura	1 colher de sopa
Cobertura tipo chantili	
Light ou sem gordura	2 colheres de sopa
Regular	1 colher de sopa
Condimentos	
Molho de churrasco	2 colheres de chá
Molho de mostarda com mel	1 colher de sopa
Rábano-silvestre	1 colher de chá
Ketchup	1 colher de sopa
Suco de limão	1 colher de sopa
Missô	1 1/2 colher de chá
Mostarda	1 colher de sopa
Queijo parmesão recém-ralado	1 colher de sopa
Picles	1 colher de sopa
Salsa	1/4 de xícara
Molho de soja, *light* ou regular‡	1 colher de sopa
Molho agridoce	2 colheres de chá
Molho de pimenta-doce	2 colheres de chá
Molho de taco	1 colher de sopa
Vinagre	1 colher de sopa
Picles	
Endro‡	1 1/2 médio
Doce, *bread and butter*	2 fatias
Doce, de maxixe	7 g

‡480 miligramas ou mais de sódio por porção.

Bebidas/Misturas

Qualquer alimento desta lista – sem o tamanho de porção listado – pode ser consumido em qualquer quantidade moderada:
- Caldo de carne, sopa, consomê‡
- Caldo de carne ou sopa, de baixo teor de sódio
- Água carbonatada ou mineral
- Refrigerante Club Soda
- Chocolate em pó, não adoçado (1 colher de sopa)
- Café não adoçado ou com substituto de açúcar
- Refrigerantes dietéticos sem açúcar
- Bebidas mistas sem açúcar
- Chá não adoçado ou com substituto de açúcar
- Água tônica *diet*
- Água
- Água, flavorizada, sem carboidrato.

Temperos

Qualquer alimento desta lista pode ser consumido em qualquer quantidade moderada:
- Extratos flavorizantes (p. ex., baunilha, amêndoa, hortelã-pimenta)
- Alho
- Ervas frescas ou secas
- *Spray* culinário não aderente
- Pimentão-doce
- Temperos
- Molho de pimenta-malagueta
- Vinho, usado em cocção
- Molho inglês.

COMBINAÇÃO DE ALIMENTOS

Muitos dos alimentos que você consome são misturados em várias combinações, como ensopados. Essa "combinação" de alimentos não se enquadra em qualquer lista. Essa é uma lista de escolhas de algumas combinações típicas de alimentos e irá ajudá-lo a encaixar esses alimentos ao seu plano de refeições. Peça ao seu nutricionista informações sobre os nutrientes em outras combinações de alimentos que você gostaria de consumir, incluindo suas próprias receitas.

Combinação de alimentos.

Alimento	Tamanho da porção	Conte como
Pratos principais		
Tipo ensopado (talharim com atum, lasanha, espaguete com almôndegas, chili com feijão, macarrão e queijo)‡	1 xícara (226,7 g)	2 carboidratos + 2 carnes de médio teor de gordura
Ensopado com legumes (carne bovina/outras carnes e vegetais)‡	1 xícara (226,7 g)	1 carboidrato + 1 carne com teor médio de gordura + 0 a 3 gorduras
Salada de atum ou de frango	1/2 xícara	1/2 carboidrato + 2 carnes magras + 1 gordura
Carnes congeladas/pratos principais		
Burrito (carne bovina e feijão)‡*	1 (141,7 g)	3 carboidratos + 1 carne magra + 2 gorduras
Prato principal ou refeição com mais de 340 calorias‡	Geralmente 396,8 g a 481,9 g	3 carboidratos + 3 carnes com teor médio de gordura + 3 gorduras
Prato principal ou refeição com menos de 340 calorias‡	Cerca de 226,7 g a 311,88 g	2 a 3 carboidratos + 1 a 2 carnes magras
Pizza		
Queijo/vegetariana, massa fina‡	1/4 de uma *pizza* de 30,4 cm (127,5 g a 141,7 g)	2 carboidratos + 2 carnes de teor médio de gordura
Cobertura de carne, massa fina*	1/4 de uma *pizza* de 30,4 cm (141,7 g)	2 carboidratos + 2 carnes de médio teor de gordura + 1 1/2 gordura
Sanduíche de bolso‡	1 (127,5 g)	3 carboidratos + 1 carne magra + 1 a 2 gorduras
Torta americana (*pot pie*)‡	1 (198,4 g)	2 1/2 carboidratos + 1 carne de médio teor de gordura + 3 gorduras
Saladas (estilo *delicatessen*)		
Salada de repolho	1/2 xícara	1 carboidrato + 1 1/2 gordura
Salada de macarrão/massas	1/2 xícara	2 carboidratos + 3 gorduras
Salada de batata	1/2 xícara	1 1/2 a 2 carboidratos + 1 a 2 gorduras
Sopas		
Talharim asiático (*pho, ramen*)*	1 xícara	2 carboidratos + 2 gorduras

(*continua*)

Combinação de alimentos. (Continuação)

Alimento	Tamanho da porção	Conte como	Alimento	Tamanho da porção	Conte como
Feijão, lentilha ou ervilha partida‡	1 xícara	1 carboidrato + 1 carne magra	Sopa de missô‡	1 xícara	1/2 carboidrato + 1 gordura
Chowder (feito com leite)‡	1 xícara	1 carboidrato + 1 carne magra + 1 1/2 gordura	Arroz (*congee*)	1 xícara	1 carboidrato
			Tomate (feita com água)‡	1 xícara (240 mℓ)	1 carboidrato
Instantâneo‡	180 mℓ, preparado	1 carboidrato	Bife vegetal, talharim com frango ou outro tipo de caldo‡	1 xícara (240 mℓ)	1 carboidrato
Com feijões ou lentilhas‡	240 mℓ, preparado	2 1/2 carboidratos + 1 carne magra			

*Mais de 3 g de fibra dietética por porção.
‡600 miligramas ou mais de sódio por porção (para a combinação de alimentos de pratos/refeições principais).

FAST-FOOD

As escolhas na lista de **fast-food** não são refeições específicas ou itens mas são estimativas baseadas em alimentos populares. Pode-se obter informações nutricionais específicas para quase todas as redes de *fast-food* ou restaurantes. Pergunte ao restaurante, ou verifique em seu *site*, as informações nutricionais sobre seus alimentos rápidos favoritos.

Fast-food.

Alimento	Tamanho da porção	Conte como	Alimento	Tamanho da porção	Conte como
Asiático			Coxa de frango empanada e frita‡	1 (cerca de 113,3 g)	1/2 carboidrato + 3 carnes de médio + 1 1/2 gordura
Carne bovina/frango/camarão com vegetais em molho‡	1 xícara (cerca de 141,7 g)	1 carboidrato + 1 carne magra + 1 gordura	Asa de frango, picante	6 (141,7 g)	5 carnes de médio teor de gordura + 1 1/2 gordura
Rolinho primavera com carne*	1 (cerca de 85 g)	1 carboidrato + 1 carne magra + 1 gordura	Espaguete com almôndegas	1 xícara	2 carboidratos + 2 carnes com médio teor de gordura
Arroz frito, vegetariano	1/2 xícara	1 1/2 carboidrato + 1 1/2 gordura	Taco de casca dura ou mole (carne e queijo)	1 pequeno	1 carboidrato + 1 carne de médio teor de gordura + 1 1/2 gordura
Carne e molho doce	1 xícara	3 carboidratos + 3 carnes de médio teor de gordura + 2 gorduras	Taco de frango com salada e tortilha	453,5 g	3 1/2 carboidratos + 4 carnes de médio teor de gordura + 3 gorduras
Macarrão e vegetais no molho (*chow mein, lo mein*)‡*	1 xícara	1 carboidrato + 1 carne com médio teor de gordura + 1 1/2 gordura	**Pizza**		
Sopa, picante e ácida	1 xícara	1/2 carboidrato + 1/2 gordura	Queijo, *pepperoni*, massa regular‡	1/8 de uma *pizza* de 35,5 cm (cerca de 113,3 g)	2 1/2 carboidratos + 1 carne de médio teor de gordura + 1 1/2 gordura
Sanduíches para o café da manhã					
Ovo, queijo, carne, *muffin* inglês	1 sanduíche	2 carboidratos + 2 carnes de médio teor de gordura	Queijo/vegetariana	1/4 de uma *pizza* de 30,4 cm (cerca de 170 g)	2 1/2 carboidratos + 2 carnes de médio teor de gordura + 1 1/2 gordura
Sanduíche de salsicha e biscoito‡	1 sanduíche	2 carboidratos + 2 carnes de alto teor de gordura + 3 1/2 gorduras	**Sanduíches**		
Pratos principais			Sanduíches grelhados‡	1	3 carboidratos + 4 carnes magras
Burrito					
Feijão e queijo‡*	1 (cerca de 226,7 g)	3 1/2 carboidratos + 1 carne de médio teor de gordura + 1 gordura	Sanduíche de frango grelhado crocante‡	1	3 1/2 carboidratos + 3 carnes de médio teor de gordura + 1 gordura
Carne bovina e feijões‡*	1 (cerca de 226,7 g)	3 carboidratos + 3 carnes de médio teor de gordura + 3 gorduras	Sanduíche de peixe com molho de tártaro	1	2 1/2 carboidratos + 2 carnes de médio teor de gordura + 2 gorduras
Peito de frango empanado e frito‡	1 (cerca de 141,7 g)	1 carboidrato + 4 carnes de médio teor de gordura	**Hambúrguer**		
			Grande com queijo‡	1	2 1/2 carboidratos + 4 carnes de médio teor de gordura + 1 gordura
Coxa de frango	1 (cerca de 56,6 g)	2 carnes de médio teor de gordura			
Nuggets de frango‡	6 (cerca de 99,2 g)	1 carboidrato + 2 carnes de médio teor de gordura + 1 gordura	Regular	1	2 carboidratos + 1 carne de médio teor de gordura + 1 gordura

(continua)

Fast-food. (Continuação)

Alimento	Tamanho da porção	Conte como
Soja (sem carne)	1	1/2 carboidrato + 2 carnes magras
Vegetais e grãos	1	1 carboidrato + 2 carnes magras
Cachorro-quente com salsicha‡	1	1 carboidrato + 1 carne de alto teor de gordura
Sanduíches italianos		
Menos de 6 g de gordura‡	Pão de 15,2 cm	3 carboidratos + 2 carnes magras
Regular‡	Pão de 15,2 cm	3 1/2 carboidratos + 2 carnes de médio teor de gordura + 1 gordura
Saladas		
Salada, prato principal (tipo frango grelhado, sem molho ou croutons)	Salada	1 carboidrato + 4 carnes magras
Salada, acompanhamento, sem molho ou queijo	Pequena (cerca de 141,7 g)	1 vegetal

Alimento	Tamanho da porção	Conte como
Acompanhamentos/aperitivos		
Bolinhos de grão-de-bico (falafel)	3	1 carboidrato + 1 carne de alto teor de gordura
Batata frita, estilo restaurante†	Pequena	3 carboidratos + 3 gorduras
	Média	4 carboidratos + 4 gorduras
	Grande	5 carboidratos + 6 gorduras
Homus	1/3 xícara	1 carboidrato + 1 carne de médio teor de gordura
Nachos de queijo‡	Pequenos (cerca de 127,5 g)	2 1/3 carboidratos + 4 gorduras
Anéis de cebolas‡	1 porção (cerca de 95 g)	2 1/2 carboidratos + 3 gorduras
Feijões refritos‡*	1/2 xícara	1 carboidrato + 1 carne magra
Sobremesas		
Milk-shake, qualquer sabor	340,1 g	6 carboidratos + 2 gorduras
Casquinha de sorvete expresso	1 pequena	2 1/2 carboidratos + 1 gordura

*Mais de 3 g de fibra dieta por porção.
†Gordura extra ou preparado com gordura extra.
‡600 miligramas ou mais de sódio por porção (para pratos/refeições principais de fast-food).

ÁLCOOL

Dicas nutricionais

1. Em geral, uma opção de álcool (14,1 g de álcool absoluto) tem cerca de 100 calorias.

Dicas de seleção

1. Se você escolher ingerir álcool, deverá limitá-lo a uma dose ou menos por dia para mulheres, e duas doses ou menos por dia para homens.

2. Para reduzir seu risco de baixa concentração de glicose sanguínea (hipoglicemia), especialmente se você tomar insulina ou um comprimido para diabetes que aumente a insulina, consuma álcool sempre com alimentos.
3. Embora o álcool, por si só, não afete diretamente a glicose sanguínea, esteja atento aos carboidratos (p. ex., em bebidas misturadas, cerveja e vinho) que podem elevar sua glicose sanguínea.
4. Verifique com seu nutricionista caso queira encaixar o álcool em seu plano de refeições.

Álcool.

Bebida alcoólica	Tamanho da porção	Conte como
Cerveja		
Light (4,2%)	360 mℓ	1 equivalente de álcool + 1/2 carboidrato
Regular (4,9%)	360 mℓ	1 equivalente de álcool + 1 carboidrato
Bebidas destiladas: vodca, rum, gim, uísque 40 ou 43%	44,3 mℓ	1 equivalente de álcool
Licor de café (26,5%)	30 mℓ	1 equivalente de álcool + 1 carboidrato
Saquê	30 mℓ	1/2 equivalente de álcool
Vinho		
Porto, xerez	88,7 mℓ	1 equivalente de álcool + 1 carboidrato
Seco, tinto ou branco (10%)	150 mℓ	1 equivalente de álcool

Adaptada de *Choose your foods: food lists for diabetes*, American Diabetes Association and Academy of Nutrition and Dietetics, 2014.
USDA Food Composition Database: United States Department of Agriculture: Agricultural Research Service.
Lista de Substituição de Alimentos: Diabetes Teaching Center at the University of California, San Francisco, 2018.

RECOMENDAÇÕES DE TROCAS ESTIMADAS BASEADAS NO NÍVEL DE CALORIA

Dieta onívora ou vegetariana.

Nível de caloria	Vegetais	Frutas	Pães, cereais e vegetais amiláceos	Legumes	Gorduras	Leite	Carne, peixe, queijo e ovos
1.500	5	2 a 3	6	1	5	1	2
2.000	5	2 a 3	13	2	7	1	2
2.500	8	2 a 3	17	2	8	1	3
3.000	10	3	20	2	10	1	3

Dieta vegana.

Nível de caloria	Vegetais	Frutas	Pães, cereais e vegetais amiláceos	Legumes	Gorduras
1.500	5	2	9	2 a 3	4
2.000	5 a 6	2	11	5	8
2.500	8	3	17	5	8
3.000	10	4	17	6	10

19 APÊNDICE

Dieta Cetogênica

A dieta cetogênica é uma dieta de alto teor de gordura com conteúdo reduzido de carboidratos, adequada em proteína e que simula o jejum.[1,2] Sob a condição de ingestão reduzida de carboidrato e ingestão aumentada de gordura, as gorduras são convertidas em corpos cetônicos no fígado, resultando em um estado de cetose. Os corpos cetônicos são então utilizados como a principal fonte de energia pelo cérebro e outros órgãos, em vez da fonte usual de energia, glicose.[1]

A dieta cetogênica, um tratamento eficaz e baseado em evidências principalmente para epilepsia, é utilizada e pesquisada há quase 100 anos. Remontando aos tempos bíblicos, observou-se que o jejum tratava a epilepsia.[1] No início dos anos 1920, o Dr. Russell Wilde, na Clínica Mayo, sugeriu que uma dieta com alto teor de gordura e baixo teor de carboidratos pode simular o jejum e produzir cetose.[1,2] A dieta foi desenvolvida e utilizada para o tratamento de epilepsia, mas seu uso diminuiu nos anos 1930 com a introdução de outros medicamentos anticonvulsivantes.[2] A dieta ganhou mais popularidade novamente nos anos 1990. O aumento de sua popularidade foi atribuído aos esforços da família de Jim Abraham, que em 1994 fundou a Charlie Foundation, uma organização sem fins lucrativos estabelecida nos EUA para orientar o público sobre o uso de dietas cetogênicas para o tratamento de epilepsia, depois que o filho do fundador, Charlie Abrahams, ficou livre de convulsões com a dieta. Desde então, numerosos estudos foram publicados sobre o uso da dieta cetogênica. Em 2017, o American College of Nutrition premiou Charlie Foundation com o Humanitarian Award por ser "uma organização que trabalhou de maneira abnegada e eficaz em uma área mais ampla da nutrição para beneficiar a humanidade".[3]

Foram desenvolvidas variações menos restritivas da dieta cetogênica, incluindo a dieta de Atkins modificada (MAD), tratamento do baixo índice glicêmico (LGIT) e a dieta com triglicerídios de cadeia média (TCM) (ver Tabelas 1 e 2). O tipo da dieta é escolhido pela equipe médica com base nas necessidades individuais da dieta, preferências, anamnese e idade de cada paciente.[4] Em geral, mais de 50% dos pacientes com a epilepsia desenvolverão uma redução superior a 50% nas convulsões e alguns ficam livres das convulsões com a dieta do tipo cetogênico.[2]

A dieta cetogênica clássica é o tipo mais estrito de dieta cetogênica. Geralmente, os pacientes são crianças pequenas que são hospitalizadas para iniciar a dieta. Todos os ingredientes da refeição são pesados em uma balança de pesagem em gramas com precisão de 0,1 g. A razão da dieta é calculada para cada refeição e cada lanche (ver Tabela 3). Normalmente há de 3 a 4 partes de gordura para cada parte da soma de proteína e carboidratos líquidos (carboidratos líquidos = carboidratos totais menos fibra).[1] Por exemplo, se uma refeição contiver 40 g de gordura, 7 g de proteína e 3 g de carboidratos líquidos, ela apresenta uma razão de 4:1, porque 40:(7 + 3) = 40:10 = 4:1. Uma revisão de 2016 de estudos controlados randomizados demonstrou que, com a dieta cetogênica clássica, na razão de 4:1, até 55% dos pacientes ficaram livres das crises convulsivas e até 85% tiveram redução nas convulsões.[5] Embora as razões de 4:1 e 3:1 sejam usadas com mais frequência, também são usadas razões menores da dieta que acomodam mais carboidratos e contêm menos gordura e são denominadas dietas cetogênicas modificadas. A dieta em razão mais baixa pode produzir maior adesão e menos efeitos colaterais; porém, a eficácia da dieta pode ser reduzida. O KetoDietCalculator™ (https://www.KetoDietCalculator.org) é um programa *online* gratuito empregado para calcular os planos de refeição.

A dieta com óleo TCM incorpora o óleo TCM, que é absorvido mais depressa e resulta em um nível de cetose, permitindo mais carboidratos na dieta. A dieta com óleo TCM e a dieta cetogênica clássica demonstraram que têm eficácia e tolerabilidade semelhantes.[6]

As dietas MAD e LGIT utilizam medidas caseiras ou estimam os tamanhos da porção em vez de usar uma balança de pesagem em gramas e calculam a quantidade total da recomendação de carboidratos por dia em vez de calcular uma razão de dieta para cada refeição e lanche[1] (ver Tabelas 4 e 5). Essas dietas geralmente são iniciadas em ambiente domiciliar.[1,4] Essas formas menos restritivas de dieta cetogênica produzem menos efeitos colaterais e podem ser mais fáceis de seguir, aumentando assim a adesão.[2] A dieta é considerada mais adequada para crianças mais velhas e adultos.[7] Porém, as dietas MAD e LGIT parecem ser ligeiramente menos eficazes que a dieta cetogênica clássica.[2]

A dieta é contraindicada para alguns indivíduos, especialmente aqueles com distúrbios de carnitina ou ácidos graxos, dificuldade em se desenvolver, transtornos alimentares, história de cálculos renais, distúrbios gastrintestinais (GI), disfunção de órgão importante e dislipidemia, entre outros (ver Tabela 6).[2,4] O mecanismo de ação exato da dieta é desconhecido, mas sua eficácia se deve a uma combinação de vários fatores, incluindo diminuição da inflamação e alterações nos níveis de glicose sanguínea e neurotransmissores.[2] A pesquisa emergente sugere que as alterações na microbiota também têm um papel.[8]

Uma abordagem de equipe multiprofissional, composta por um neurologista, um enfermeiro e um nutricionista treinado em dietas cetogênicas, é a chave para o início e manutenção bem-sucedidos de uma dieta.[2] Os farmacêuticos e assistentes sociais também têm um importante papel de apoio ao paciente e à família sob a dieta, além de assegurar a adesão.[2,4] Muitos efeitos colaterais em potencial da dieta podem ser prevenidos iniciando uma dieta adequada, com monitoramento laboratorial e suplementação de nutriente (ver Tabelas 7 e 8).[2,4]

Embora a dieta tenha sido usada originalmente para o tratamento da epilepsia, desde então ela tem sido estudada e utilizada em uma variedade de outras condições, incluindo câncer, doença de Alzheimer, doença de Parkinson, perda de massa corporal, traumatismo craniano, distúrbios mitocondriais, autismo, diabetes, enxaquecas, transtorno bipolar, esclerose múltipla e esclerose amiotrófica lateral[3] com níveis variáveis de sucesso. A utilização de dietas cetogênicas no tratamento de câncer, especialmente tumores cerebrais, é promissora, mas requer mais pesquisas.[9,10] Por exemplo, o uso de uma dieta cetogênica no tratamento de gliomas é considerado experimental, mas em geral seguro, de acordo com a pesquisa disponível.[9] São necessárias mais pesquisas para se compreender melhor segurança, tolerabilidade, eficácia e administração adequada das dietas cetogênicas para o câncer[9,10] e outros distúrbios.

Tabela 1 Exemplo de composição aproximada de terapias de dieta cetogênica disponíveis.*

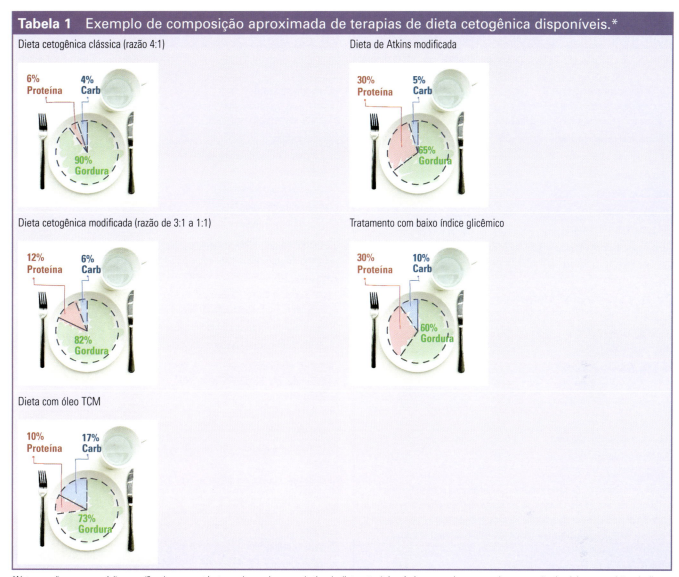

Dieta cetogênica clássica (razão 4:1) — 6% Proteína, 4% Carb, 90% Gordura

Dieta de Atkins modificada — 30% Proteína, 5% Carb, 65% Gordura

Dieta cetogênica modificada (razão de 3:1 a 1:1) — 12% Proteína, 6% Carb, 82% Gordura

Tratamento com baixo índice glicêmico — 30% Proteína, 10% Carb, 60% Gordura

Dieta com óleo TCM — 10% Proteína, 17% Carb, 73% Gordura

*Nota: a razão e a composição específica de macronutrientes podem variar em cada tipo de dieta cetogênica. As imagens acima servem de comparação visual das composições da dieta. Imagens obtidas do *website* da Charlie Foundation for Ketogenic Therapies www.CharlieFoundation.org.

Tabela 2 Comparação de composição de macronutrientes e requisitos de início entre várias dietas cetogênicas e as diretrizes dietéticas para norte-americanos de 2015-2016.[a]

Dieta	Gordura	Carboidrato	Proteína	Hospitalização
	←―――――	Variação (%)	―――――→	
Diretrizes dietéticas para norte-americanos de 2015-2016	20 a 35	45 a 65	10 a 35	Não
Razão de dieta cetogênica[b]				
4:1	90	2 a 4	6 a 8	Sim
3:1	85 a 90	2 a 5	8 a 12	Varia
2:1	80 a 85	5 a 10	10 a 15	Varia
Dieta de Atkins modificada (razão 1:1[b])	60 a 65	5 a 10	25 a 35	Não
Tratamento com baixo índice glicêmico (razão 1:1[b])	60 a 70	20 a 30	10 a 20	Não
Dieta com triglicerídios de cadeia média (razão 1:1[b])	60 a 70	20 a 30	10	Sim

[a]Baseada em dados de Charlie Foundation for Ketogenic Therapies and U.S. Department of Health and Human Services.
[b]A razão refere-se aos gramas de (gordura): (carboidratos líquidos + proteína).
Nota: as diretrizes Kossoff de 2018 não recomendam a hospitalização para a maioria dos pacientes, embora casos individuais possam variar.
(De Roehl K, Sewak SL: Practice paper of the Academy of Nutrition and Dietetics: classic and modified ketogenic diets for treatment of epilepsy, J Acad Nutr Diet 117(8):1279-1292, 2017.)

Tabela 3   Exemplo de cardápio para a dieta cetogênica clássica, razão 3:1.[a]

	Carboidratos líquidos (gramas)	Gorduras (gramas)
Café da manhã		
Ovos mexidos (preparo: manteiga derretida em frigideira; todos os itens devem ser mexidos juntos em aquecimento médio)		
71 g de ovo cru bem mexido	0,51	6,75
17 g cream de leite fresco	0,51	6,12
28 g de manteiga	0,02	22,71
29 g de queijo feta	1,2	6,17
21 g de espinafre	0,3	0,08
10 g de cogumelos picados	0,23	0,02
10 g de azeite de oliva	0	22,71
Subtotal do café da manhã:	2,76	64,56
Almoço		
Salada Cobb (preparo: misture todos os ingredientes da salada em um recipiente, regue com azeite de oliva e vinagre de vinho tinto.)		
72 g de vegetais mistos	0,9	0,22
18 g de abacate fatiado	0,33	2,77
68 g de ovos cozidos picados	0,76	7,21
14 g de *bacon* em fatias finas	0,42	6,3
15 g de queijo duro ralado	0,27	4,55
31 g de azeite de oliva	0	31
15 g de vinagre de vinho tinto	0	0
Subtotal do almoço:	2,68	52,05
Jantar		
Frango e "espaguete" de abobrinha (preparo: abobrinha cortada fino em formato de "espaguete" e salteada em azeite de oliva. Misture metade do molho pesto na abobrinha e espalhe a outra metade sobre o peito de frango. A receita de pesto com manjericão está disponível em: https://www.ketodietcalculator.org.)		
39 g de peito de frango assado	0	1,4
80 g de abobrinha fatiada na mandolina	1,69	0,26
28 g de azeite de oliva	0	28
32 g de molho pesto com manjericão	0,62	16,7
Subtotal do jantar:	2,76	46,36
Lanches		
Aipo & queijo cremoso		
10 g de talo de aipo fatiado	0,14	0
30 g de queijo cremoso gordo	1,1	10,3
Subtotal de lanches:	1,24	0
Total diário:	9,44	173,27

[a]Total diário aproximado: 1.700 kcal; (173,27 g de gordura):(9,44 g carboidrato líquido + 45 g de proteína) = razão da dieta de 3:1.
Informações nutricionais obtidas em: https://www.ketodietcalculator.org. (Roehl K, Sewak SL: Practice paper of the Academy of Nutrition and Dietetics: classic and modified ketogenic diets for treatment of epilepsy, J Acad Nutr Diet 117(8):1279-1292, 2017).

Tabela 4   Exemplo de cardápio da dieta Atkins modificada.[a]

	Carboidrato líquido (gramas)	Gordura (em porções[b])
Café da manhã		
Ovos mexidos (preparo: manteiga derretida em frigideira; mexa todos os itens juntos em aquecimento médio)		
2 ovos grandes	1	1
2 colheres de sopa de creme de leite fresco	1/2	1
1 colher de sopa de manteiga	0	1
1/4 de xícara de queijo feta	2	1/2
1/2 xícara de espinafre	1/2	0
1/2 xícara de cogumelos picados	1	0
Subtotal do café da manhã:	5	3 1/2
Almoço		
Salada Cobb (preparo: misture todos os ingredientes da salada em um recipiente, regue com azeite de oliva e vinagre de vinho tinto)		
1 1/2 xícara de verduras mistas	1/2	0
1/2 xícara de abacate fatiado	2	1
1 ovo cozido fatiado	1	1/2
1 colher de sopa de *bacon* em fatias finas	0	1/2
1/4 de xícara de queijo azul ou *cheddar* ralado	1	1
2 colheres de sopa de azeite de oliva	0	2
1 colher de sopa de vinagre de vinho tinto	0	0
Subtotal do almoço:	4 1/2	5
Jantar		
Frango e "espaguete" de abobrinha (preparo: abobrinha cortada em fatias finas em formato de "espaguete" e salteada em azeite de oliva. Misture metade do molho pesto na abobrinha e espalhe a outra metade sobre o peito de frango)		
1 peito de frango médio assado	0	0
1 xícara de abobrinha fatiada na mandolina	2 1/2	0
1 colher de sopa de azeite de oliva	0	1
1 colher de sopa	1	1
Subtotal do jantar:	3 1/2	2
Lanches		
Aipo & queijo cremoso		
1 talo de aipo fatiado	1	1
2 colheres de queijo cremoso gordo	2	0
1/2 xícara de gelatina	1/2	0
Subtotal de lanches:	3 1/2	1
Total diário:	16 1/2	11 1/2

[a]Total diário aproximado: 1.700 kcal, 16,5 g carboidrato líquido, 75 g de proteína, 150 g de gordura (11 1/2 porções).
[b]1 porção = 14 g de gordura.
(Roehl K, Sewak SL: Practice paper of the Academy of Nutrition and Dietetics: classic and modified ketogenic diets for treatment of epilepsy, J Acad Nutr Diet 117(8):1279-1292, 2017).

Tabela 5 Exemplo de cardápio para a dieta de baixo índice glicêmico.[a]

	Carboidrato líquido (gramas)	Gordura (em porções[b])		Carboidrato líquido (gramas)	Gordura (em porções[b])
Café da manhã			**Jantar**		
Ovos mexidos (preparo: manteiga derretida em frigideira; mexa todos os itens juntos em aquecimento médio)			Frango e "espaguete" de abobrinha (preparo: abobrinha em fatias finas em formato de "espaguete" e salteada em azeite de oliva. Misture metade do molho pesto na abobrinha e espalhe a outra metade sobre o frango)		
2 ovos grandes	1	1	1 peito de frango médio assado	0	0
1 colher de sopa de creme de leite fresco	1/2	1/2	1 xícara de abobrinha fatiada na mandolina	2 1/2	0
1 colher de sopa de manteiga	0	1	1 colher de sopa de azeite de oliva	0	1
1/4 de xícara de queijo Feta	2	1/2	2 colheres de sopa de molho pesto	1	1
1/2 xícara de espinafre	1/2	0	Subtotal do jantar:	3 1/2	2
1/2 xícara de cogumelos picados	1	0	**Lanches**		
1 toranja média	18	0	*Aipo & queijo cremoso*		
Subtotal do café da manhã:	23	3	3 talos pequenos de aipo fatiados	1/2	0
Almoço			2 colheres de sopa de queijo cremoso gordo	1	1
Salada Cobb (preparo: misture todos os ingredientes em um recipiente; regue com cima azeite de oliva e vinagre de vinho tinto)			*Iogurte & morangos*		
1 1/2 xícara de verduras mistas	1/2	0	240 mg de iogurte grego puro/ não adoçado (4% de gordura no leite)	8	1
1/2 abacate fatiado	1	1/2			
1 ovo cozido fatiado	1/2	1/2			
1 colher de sopa de *bacon* em fatias finas	0	1/2	1/2 xícara de morangos cortados em metades (misturados no iogurte)	5	0
1/4 de xícara de queijo azul ou *cheddar* ralado	1	1			
1 colher de sopa de azeite de oliva	0	1	Subtotal de lanches	14 1/2	2
1 colher de sopa de vinagre de vinho tinto	0	0	Total diário:	44	10 1/2
Subtotal do almoço:	3	3 1/2			

[a]Total diário aproximado: 1.700 kcal, 44 g de carboidrato líquido, 75 g de proteína, 140 g de gordura (10 1/2 porções).
[b]1 porção = 14 g de gordura.
(Roehl K, Sewak SL: Practice paper of the Academy of Nutrition and Dietetics: classic and modified ketogenic diets for treatment of epilepsy, J Acad Nutr Diet 117(8):1279-1292, 2017.)

Tabela 6 Contraindicações para o uso de dieta cetogênica, absolutas e relativas, com exames sugeridos para preocupações respectivas.

Contraindicação/preocupação	Ação
Absoluta Deficiência de carnitina (primária) Deficiência de carnitina palmitoiltransferase (CPT) I ou II Deficiência de carnitina translocase Defeitos de betaoxidação • Deficiência de acil desidrogenase de cadeia média (MCAD) • Deficiência de acil desidrogenase de cadeia longa (LCAD) • Deficiência de acil desidrogenase de cadeia curta (SCAD) • Deficiência de 3-hidroxiacil-CoA de cadeia longa • Deficiência de 3-hidroxiacil-CoA de cadeia média Deficiência de piruvato carboxilase Porfiria	Não inicie a dieta cetogênica
Foco cirúrgico identificado por monitoramento de neuroimagem e videoeletroencefalografia (EEG) Uso concomitante de propofol (o risco de síndrome da infusão de propofol pode ser maior)	• Consulte o médico

(continua)

Tabela 6 Contraindicações para o uso de dieta cetogênica, absoluta e relativa com exames sugeridos para preocupações respectivas. (Continuação)

Contraindicação/preocupação	Ação
Contraindicações relativas • Incapacidade de manter nutrição ou hidratação adequada • Dificuldade em se desenvolver • Disfagia • Problemas gastrintestinais (diarreia crônica, vômito, refluxo) • Incapaz de alcançar os objetivos de líquidos • Alimentação extremamente exigente/aceitação limitada de alimentos	• Obtenha consulta gastrintestinal • Obtenha avaliação da deglutição • Considere a necessidade de colocação de tubo de gastronomia • Aumente a gordura/kcal antes do início • Experiência com fórmula cetogênica 4:1 • Providencie receitas/alimentos para experiências • Consulta de alimentação comportamental
História médica preocupante • Dislipidemia extrema • Cardiomiopatia • Doença renal/cálculos renais • Doença hepática • Acidose metabólica basal	• Obtenha consulta em cardiologia, nefrologia ou hepatologia para liberação • Ajuste mínimo de líquidos • Adicione citrato, considere bicitrato para alcalinizar a urina, evite fármacos como topiramato e zonisamida • Reduza gradualmente os medicamentos contraindicados, se possível, aumente os líquidos aos poucos, considere iniciar com uma proporção menor de dieta
Restrições sociais • Acesso ao alimento e à cozinha • Não adesão de cuidador • Múltiplos cuidadores/ambiente doméstico instável	• Conecte a família com um assistente social para discutir o acesso aos serviços, por exemplo (mas não se limita isso) equipamento médico durável; Programa Suplementar Especial para Mulheres, Lactentes e Crianças; cuidados temporários; serviços de apoio domiciliares; programas de assistência de fórmula comercial • Um nutricionista habilitado pode discutir as opções de refeições e alimentos que podem ser viáveis para a família

Tabela criada por Maggie Moon, MS, RDN, dados combinados de: Roehl K, Sewak SL: Practice paper of the Academy of Nutrition and Dietetics: classic and modified ketogenic diets for treatment of epilepsy, J Acad Nutr Diet 117(8):1279-1292, 2017; e Kossoff EH, Zupec-Kania BA, Auvin S et al.: Optimal clinical management of children receiving dietary therapies for epilepsy: updated recommendations of the International Ketogenic Diet Study Group, Epilepsia Open 3(2):175-192, 2018. doi:10.1002/epi4.12225.

Tabela 7 Suplementos dietéticos para pacientes alimentados por via oral na dieta cetogênica.

Suplementos recomendados:*
- Polivitamínicos com minerais e minerais-traço, especialmente o selênio
- Cálcio com vitamina D (atendendo aos requisitos de ingestão diária recomendada [RDA])

Suplementos opcionais a considerar com base nas necessidades específicas do paciente:
- Vitamina D (acima da RDA)
- Citratos orais
- Laxantes (polietilenoglicol 3350, óleo mineral, supositório de glicerina)
- Selênio, magnésio, zinco, fósforo, ferro, cobre adicionais
- Carnitina
- Probiótico
- Ácido eicosapentaenoico/ácido docosaexaenoico
- Triglicerídios de cadeia média
- Sal de mesa/sal *light*
- Enzimas digestórias

*Todos os suplementos devem ser fornecidos sem carboidratos, quando possível.
Tabela criada por Maggie Moon, MS, RDN, dados combinados de: Roehl K, Sewak SL: Practice paper of the Academy of Nutrition and Dietetics: classic and modified ketogenic diets for treatment of epilepsy, J Acad Nutr Diet 117(8):1279-1292, 2017; e Kossoff EH, Zupec-Kania BA, Auvin S et al.: Optimal clinical management of children receiving dietary therapies for epilepsy: updated recommendations of the International Ketogenic Diet Study Group, Epilepsia Open 3(2):175-192, 2018. doi:10.1002/epi4.12225.

As histórias médica, social e nutricional devem ser consideradas ao determinar se um paciente for um candidato adequado para a dieta cetogênica. É importante fazer um exame abrangente da história, genética (incluindo maior risco cardiovascular), e estilo de vida da família do paciente e comunicar quaisquer riscos e benefícios potenciais de seguir uma dieta restritiva, como a dieta cetogênica.

ORGANIZAÇÕES SUGERIDAS PARA INFORMAÇÕES ADICIONAIS

Charlie Foundation https://www.charliefoundation.org
Matthew's Friends https://www.matthewsfriends.org
International League Against Epilepsy https://www.ilae.org
Keto Hope Foundation https://www.ketohope.org

Tabela 8 Valores laboratoriais obtidos nas visitas de acompanhamento da terapia com dieta cetogênica.

Recomendações de avaliações laboratoriais padronizadas em todos os estados de terapia com dieta cetogênica. Os protocolos podem variar de acordo com a instituição, paciente individual e tipo de dieta. Com base nos dados de Charlie Foundation for Ketogenic Therapies.[3]

Valores laboratoriais	Pré-dieta basal	Diária durante a internação	1 e 3 meses pós-início da dieta	A cada 3 meses até se tornar estável	A cada 6 a 12 meses
Ácidos orgânicos urinários	X				
Aminoácidos plasmáticos	X				
Painel metabólico completo	X	X	X	X	X
Hemograma completo com plaquetas	X	X	X	X	X
Perfil hepático	X		X	X	X
Cálcio ionizado	X		X	X	X
Magnésio	X		X	X	X
Fosfato	X		X	X	X
Pré-albumina	X		X	X	X
Painel lipídico (jejum)	X		X	X	X
Vitamina D_3	X			X	X
Carnitina livre e total	X		X	X	X
Beta-hidroxibutirato	X	X	X	X	X
Selênio	X			X	X
Zinco	X		X	X	X
Urinálise	X		X	X	X
Cálcio urinário	X		X	X	X
Creatinina urinária	X		X	X	X
Vitaminas A, E e B_{12}				X	X
Cobre				X	X
Folato/ferritina				X	X

Roehl K, Sewak SL: Practice paper of the Academy of Nutrition and Dietetics: classic and modified ketogenic diets for treatment of epilepsy, J Acad Nutr Diet 117(8):1279-1292, 2017.

REFERÊNCIAS BIBLIOGRÁFICAS

1. Kossoff EH, Turner Z, Doerrer S, et al: The ketogenic and modified Atkins diets: treatments for epilepsy and other disorders, 6 ed, New York, NY, 2016, Demos Health.
2. Roehl K, Sewak SL: Practice paper of the Academy of Nutrition and Dietetics: classic and modified ketogenic diets for treatment of epilepsy, *J Acad Nutr Diet* 117(8):1279–1292, 2017.
3. Charlie Foundation for Ketogenic Therapies. 2018. Available at: https://www.charliefoundation.org. Accessed January 21, 2019.
4. Kossoff EH, Zupec-Kania BA, Auvin S, et al: Optimal clinical management of children receiving dietary therapies for epilepsy: updated recommendations of the International Ketogenic Diet Study Group, *Epilepsia Open* 3(2):175–192, 2018. doi:10.1002/epi4.12225.
5. Martin K, Jackson CF, Levy RG, et al: Ketogenic diet and other dietary treatments for epilepsy, *Cochrane Database Syst Rev* 9(2):CD001903, 2016. doi:10.1002/14651858.CD001903.pub3.
6. Neal EG, Chaffe H, Schwartz RH, et al: The ketogenic diet for the treatment of childhood epilepsy: a randomised controlled trial, *Lancet Neurol* 7(6):500–506, 2008. doi:10.1016/S1474-4422(08)70092-9.
7. Cervenka MC, Kossoff EH: Dietary treatment of intractable epilepsy, *Continuum (Minneap Minn)* 19(3 Epilepsy):756–766, 2013. doi:10.1212/01.CON.0000431396.23852.56.
8. Zhang Y, Zhou S, Zhou Y, et al: Altered gut microbiome composition in children with refractory epilepsy after ketogenic diet, *Epilepsy Res* 145: 163–168, 2018. doi:10.1016/j.eplepsyres.2018.06.015.
9. Noorlag L, De Vos FY, Kok A, et al: Treatment of malignant gliomas with ketogenic or caloric restricted diets: a systematic review of preclinical and early clinical studies, *Clin Nutr* 38(5):1986–1994, 2019. doi:10.1016/j.clnu.2018.10.024.
10. Sremanakova J, Sowerbutts AM, Burden S: A systematic review of the use of ketogenic diets in adult patients with cancer, *J Hum Nutr Diet* 31(6):793–802, 2018. doi:10.1111/jhn.12587.

Apêndice criado por Lisa I. Shkoda, RDN, CSO, CSP, CNSC, FAND.

20 APÊNDICE

Iniciativa Internacional de Padronização das Dietas para Disfagia (IDDSI – *International Dysphagia Diet Standardisation Initiative*)

INTRODUÇÃO E HISTÓRICO

O distúrbio clínico da deglutição, conhecido como disfagia, é abordado por múltiplos profissionais em diferentes fases de diagnóstico, tratamento e conduta clínica. A conduta clínica deve ser tratada como um empreendimento interdisciplinar em que o mecanismo primário ocorre pela modificação da textura da dieta (Lam et al., 2017). A comunicação entre fonoaudiólogos e profissionais da nutrição favorece a identificação das preferências alimentares, as modificações do alimento para promover um trânsito orofaríngeo seguro e a consideração ativa da qualidade de vida do indivíduo.

Como o sistema de classificação da *National Dysphagia Diet* (NDD) se enquadra nesse diagrama?

A iniciativa da NDD, em 2002, tentou desenvolver uma linguagem universal para as várias texturas da dieta. Nessa ocasião, a American Dietetic Association, atualmente Academy of Nutrition and Dietetics (AND), por meio da força-tarefa *National Dysphagia Diet Task Force* (NDDTF), descreveu a terminologia relacionada a disfagia, textura e viscosidade dos alimentos comuns e modificações líquidas, e criou uma estratégia de implementação usando a NDD para hospitais.

Apesar de existir uma força-tarefa composta por nutricionistas e fonoaudiólogos, a revisão do diagrama resultante pelos pares não foi realizada pela American Speech-Language-Hearing Association (ASHA). Embora amplamente usado, o diagrama não foi considerado um padrão baseado em evidências pelos fonoaudiólogos (NDDTF, 2002). A pesquisa resultante abordou as preocupações de fidelidade no âmbito da implementação e consistência nos vários ambientes de cuidados. Porém, o diagrama também tornou evidente que múltiplos componentes-chave estavam ausentes na linguagem médica usada para diagnosticar e tratar a disfagia. Portanto, foi adotado o uso disseminado do diagrama de NDD na prática dos fonoaudiólogos. As recomendações importantes que resultaram da NDDTF eram as seguintes:

- Necessidade de fundamentos científicos para a modificação da textura da dieta
- Necessidade de consistência na preparação do alimento
- Consideração das modificações da textura para líquidos e sólidos
- Integração prescritiva em diagnóstico, tratamento e conduta clínica para a disfagia
- Padronização da prática
- Aplicação nas instituições de cuidados de saúde e em instituições de transição
- Continuidade entre os vários ambientes de cuidados.

As classificações da dieta foram estabelecidas com o uso de um item alimentar modelo da categoria com a compreensão de que as descrições precisavam ter flexibilidade para abordar todos os alimentos possíveis (NDDTF, 2002). Porém, uma limitação do diagrama, reconhecida imediatamente, foi a incapacidade de classificar especificamente todos os alimentos (McCullough et al., 2003). Além disso, a NDD não proporciona métodos de teste para determinar a classificação com certeza.

As texturas alimentares foram caracterizadas em níveis com o uso de alimentos âncoras para auxiliar na caracterização:
- Nível 1, ou pastosa para disfagia
- Nível 2, ou mecanicamente alterada para disfagia
- Nível 3, ou avançada para disfagia; e
- Regular, ou todos os alimentos permitidos.

De modo semelhante, as especificações de viscosidade dos líquidos foram descritas como segue:
- Líquidos ralos, descritos como 1 a 50 centipoises
- Tipo néctar, descrito como 51 a 350 centipoises
- Tipo mel, descrito como 351 a 1.750 centipoises
- Espesso para colher, descrito como > 1.750 centipoises.

As intenções iniciais incluíram a correlação de uma escala de gravidade padronizada, como a *Dysphagia Outcome and Severity Scale* (DOSS), para auxiliar na classificação. A ideia por trás disso era apoiar um componente da decisão baseada em evidências para o uso de uma textura de uma dieta específica (McCullough et al., 2003). No entanto, a ASHA nunca apoiou o uso de uma escala para determinar a modificação de uma textura específica, pois isso diminuía o papel do julgamento clínico e da experiência dos fonoaudiólogos ao avaliar o mecanismo da deglutição (McCullough et al., 2003). Portanto, o padrão de prática continuou sendo uma combinação de métodos de testes lado a lado com o julgamento clínico.

Surgimento de uma nova Iniciativa Internacional de Padronização das Dietas para Disfagia (IDDSI)

No âmbito do uso da NDD, os profissionais de tratamento da disfagia expressaram preocupações em relação às caracterizações de alimentos não encontrados na lista de modelos de alimentos ou não comparados estritamente ao item alimentar usado como modelo (Lam et al., 2017). Desafios contínuos persistiram na abordagem das dificuldades quanto à consistência da preparação para obter um nível específico e subsequentes avaliações de controle de qualidade. Também foram objetos de preocupação os fatores externos aos alimentos quando as texturas são modificadas e a disponibilidade de dietas modificadas produzidas comercialmente para manter as texturas descritas (Cichero, 2014). Finalmente, apesar das tentativas de desenvolver uma linguagem consistente, a terminologia da NDD ainda parecia variar, não apenas dentro, mas também entre os vários ambientes de cuidados, o que gerou incertezas (Lam et al., 2017).

Em vez de modificar o diagrama existente, sobrepondo os componentes padronizados, uma equipe de diversos profissionais revisou a pesquisa, as preocupações dos profissionais relacionadas à implementação e ao uso, e os relatos dos pacientes sobre o uso e a confusão, a

Apêndice 20 — Iniciativa Internacional de Padronização das Dietas para Disfagia

fim de criar um novo diagrama (Cichero, 2014). Os profissionais representados incluíam nutricionistas, fonoaudiólogos, cientistas da alimentação, médicos, terapeutas ocupacionais, engenheiros e enfermeiros (IDDSI, 2018). O objetivo inicial direcionava-se à segurança do paciente e ao melhor tratamento da disfagia por meio do rastreamento dos resultados (Cichero et al., 2013). Esse objetivo foi expandido para incluir um sistema ao longo do ciclo vital, os termos e usos culturais, as definições detalhadas, assim como testes acessíveis e baratos, e as contribuições dos profissionais envolvidos na padronização referente ao nível de preparação do alimento e publicações de uso (Cichero et al., 2017).

O diagrama resultante abordou as lacunas na pesquisa relativas às descrições e aos usos inconsistentes das modificações da textura da dieta. Steele et al. (2015) notaram que a combinação de "espessura de néctar" e "ligeiramente mais espesso do que ralo" condensava a pesquisa para os indivíduos com comprometimento da deglutição que necessitassem modificação em seus líquidos. Além disso, algumas vezes, os sólidos eram minimamente classificados como "moles", "firmes" ou "pastosos", uma redução significativa até mesmo das recomendações do diagrama da NDD (Steele et al., 2015). Assim, as pesquisas que tentavam compreender os benefícios terapêuticos e fisiológicos das dietas modificadas não foram capazes de lidar com questões básicas referentes à consistência em múltiplos ambientes, transferência dos achados para novos ambientes e consistência real dos alimentos testados (Steele et al., 2015). Isso resultou em melhor conhecimento sobre a segurança do paciente e as falhas dos profissionais quanto à modificação da textura da dieta, resultando em um sistema inteiramente novo.

DESENVOLVIMENTO

Em 2013, os membros do comitê criaram a Iniciativa Internacional de Padronização das Dietas para Disfagia (IDDSI) para abordar a necessidade de uma terminologia global padronizada (IDDSI, 2017). Em seus métodos de pesquisa e experimentação, o comitê definiu oito grupos distintivos entre os líquidos e os sólidos, assim como a interseção de líquidos e sólidos. A solução de continuidade é identificada por número, descrição e codificação em cores para auxiliar os usuários de diferentes linguagens, culinária global, nível educacional e familiaridade com a indústria de serviços alimentares (IDDSI, 2017). Ver Figura 1.

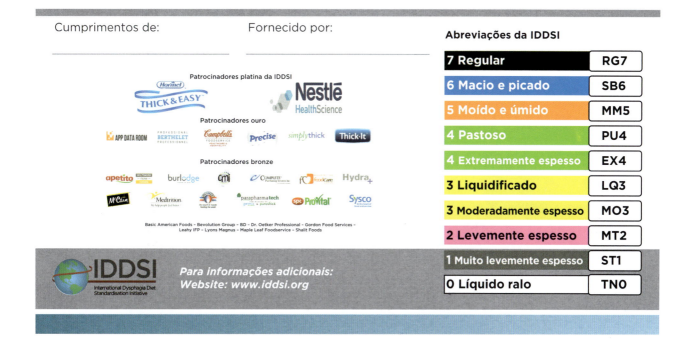

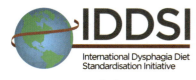

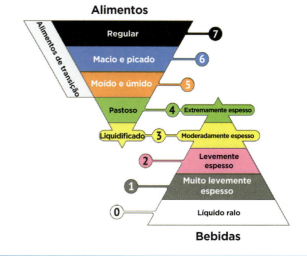

Apêndice 20 Iniciativa Internacional de Padronização das Dietas para Disfagia

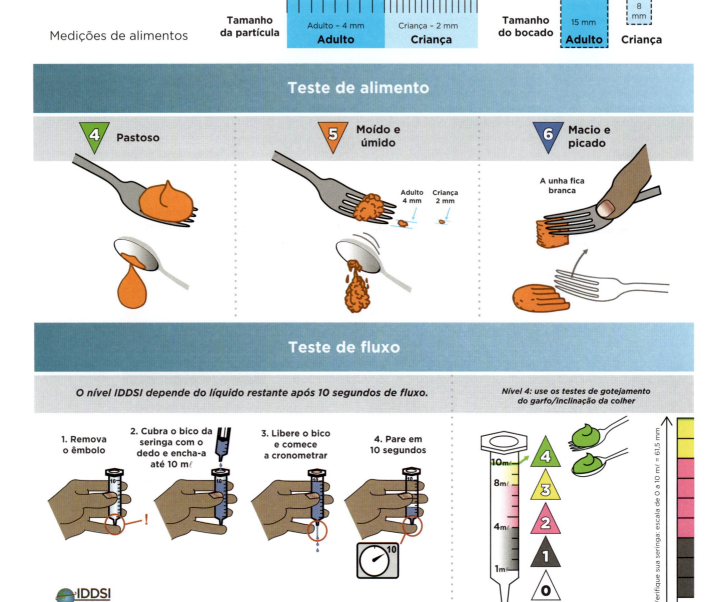

Outro elemento de inclusão é que atualmente o *continuum* da disfagia atravessa todos os grupos etários. O diagrama incorpora os aspectos do tratamento da disfagia pediátrica assim como em adultos, com considerações para o preparo e teste de alimentos dentro e fora das instituições médicas. Ao contrário das tentativas anteriores de um diagrama padronizado, o comitê da IDDSI expandiu as considerações para os alimentos culturais (Cichero et al., 2017). Essa consideração permitiu o desenvolvimento de diferentes métodos de testes e o abandono de uma terminologia que só seria compreendida pelos profissionais da indústria médica ou dos serviços alimentares (Cichero et al., 2017).

Assim, os rótulos resultantes são definidos de múltiplas maneiras para auxiliar os usuários, com treinamento e educação variáveis, na preparação do alimento. Cada nível é definido pelo seu número, de 0 a 7. A direção do triângulo, para cima ou para baixo, identifica o alimento como sólido ou líquido com a presença de dois triângulos para texturas que estejam presentes em ambas as áreas (IDDSI, 2017). Estão disponíveis informações para auxiliar a tomada de decisão clínica para o uso de determinada textura. Porém, nenhuma textura é obrigatória para determinada apresentação clínica. O componente-chave para cada textura da dieta é o método de testes disponível para identificar de maneira acurada o item alimentar incerto dentro de uma descrição de categoria (IDDSI, 2017). A capacidade para testar qualquer item alimentar e classificá-lo dentro do diagrama permite que o diagrama da IDDSI seja implementado de forma consistente em qualquer ambiente de cuidados. O treinamento simples dos membros da família de um paciente permite a transição para o ambiente doméstico com a transferência da textura recomendada da dieta.

DIAGRAMA

Um dos componentes exclusivos do diagrama da IDDSI é a facilidade dos testes disponíveis. Esse componente permite que o diagrama seja aplicado a qualquer alimento em potencial sem depender de alimentos modelos como padrão. Os testes usados são o Teste de Fluxo, Teste

do Gotejamento do Garfo, Teste da Pressão do Garfo, Teste da Colher Inclinada, Teste dos Pauzinhos (*Hashi*) e Teste de Dedo.
- O Teste de Fluxo envolve o uso de uma seringa de 10 ml, que é enchida com líquido até a linha de 10 ml, e então permite-se que flua por 10 segundos. A quantidade restante de líquido define a consistência do líquido
- O Teste do Gotejamento do Garfo requer um garfo padrão. Coloca-se o alimento sobre o garfo, e a classificação é baseada no modo de gotejamento, se gotejar, através dos dentes do garfo
- O Teste de Pressão do Garfo envolve o uso de um garfo padrão que normalmente tem um espaço de 4 mm entre os dentes. Esse espaço serve de medição para o "tamanho do bocado" de adultos. O uso dos dentes do garfo sobre o alimento e um polegar pressionado sobre a porção sólida do garfo, com uma pressão necessária para branquear a unha do polegar, é comparável à pressão da língua necessária em uma deglutição. O modo como o alimento se modifica, ou não, determina o nível de sua textura
- O Teste da Colher Inclinada envolve o uso de uma colher padrão para colocar o alimento em um montículo. A colher pode, então, ser inclinada ligeiramente. O modo como o alimento cai da colher e a capacidade de manter, ou não, a forma no prato, define a sua consistência
- O Teste dos Pauzinhos (*Hashi*) é semelhante ao Teste do Dedo no qual o alimento é apreendido e esmagado entre os pauzinhos. A capacidade de manter a forma, ou não, define a consistência do alimento.

Os três primeiros níveis descrevem apenas os líquidos. Dentro do diagrama, esses triângulos estão no lado certo, para cima, e identificam essas consistências como líquidos apenas. Esses níveis são mais bem testados e diferenciados com o uso de uma seringa de 10 ml (i. e., o Teste de Fluxo). Os três níveis são diferenciados pela quantidade de líquido que fica na seringa após 10 segundos.
- 0 – Ralo: sem resíduo
- 1 – Levemente espesso: ficará de 1 a 4 ml na seringa
- 2 – Muito levemente espesso: ficará de 4 a 8 ml na seringa.

As expectativas para líquido ralo, nível 0, é que o líquido flua "como água" (IDDSI, 2017). Assim, o líquido ralo pode fluir através de um mamilo, um bico, um copo ou um canudo sem dificuldade. A expectativa de um líquido muito levemente espesso, nível 1, é que seja um pouco mais espesso do que água (IDDSI, 2017). A espessura descrita é encontrada comercialmente em "fórmula infantil antirregurgitação" (IDDSI, 2017). Esse nível requer um pouco mais de esforço para atravessar um canudo, uma seringa, um mamilo ou um bico do que o nível 0. O líquido nível 2, ou levemente espesso, deve fluir com facilidade de uma colher, porém para sorvê-lo por um canudo seria necessário mais esforço do que no caso de um fluxo mais lento (IDDSI, 2017). A IDDSI (2017) recomenda esse nível se o controle da língua estiver ligeiramente reduzido, ou o indivíduo for incapaz de controlar o fluxo mais rápido de líquidos, como seria o caso do nível 0.

Os dois níveis seguintes, 3 e 4, compreendem a sobreposição de líquidos e sólidos; esses níveis mantêm dois triângulos, um para cima e outro para baixo no diagrama (ver Figura 1). Desse modo, a disponibilidade das opções de teste aumentará, se o item sob teste atender ao requisito para líquidos em relação a uma textura sólida. Os métodos disponíveis para teste incluem o Teste de Fluxo, o Teste do Gotejamento do Garfo, o Teste da Colher Inclinada, o Teste dos Pauzinhos (*Hashi*) e o Teste do Dedo.
- 3 – Liquidificado/moderadamente espesso:
  - Teste de Fluxo: > 8 ml ficarão na seringa
  - Teste do Gotejamento do Garfo: goteja em porções através dos dentes do garfo, o garfo não deixa um padrão na superfície e o alimento se espalhará no prato
  - Teste da Colher Inclinada: não ficará aderido à colher quando despejado desta
  - Teste dos Pauzinhos (*Hashi*): não é adequado
  - Teste do Dedo: não é adequado
- 4 – Pastoso/extremamente espesso:
  - Teste de Fluxo: não é adequado
  - Teste do Gotejamento do Garfo: os dentes do garfo deixarão um padrão claro sobre a superfície do alimento; não se formam caroços no alimento; ele assentará no prato em um montículo; o alimento poderá fluir entre os dentes do garfo, mas não gotejará continuamente
  - Teste da Inclinação da Colher: o alimento mantém a forma na colher, mantém-se unido e cairá da colher de uma só vez. Poderá se espalhar um pouco no prato
  - Teste dos Pauzinhos (*Hashi*): não é adequado
  - Teste do Dedo: é difícil, mas possível, manter uma pequena amostra do alimento entre os dedos. Ao esfregar os dedos, não deixará um resíduo notável.

Os níveis 3 e 4 integram alimentos e líquidos que compartilham propriedades. Um líquido nível 3 pode ser bebido de uma colher ou sorvido por canudo com esforço. Um alimento nível 3 não mantém a forma; portanto, não seria apropriado servi-lo em um prato ou comê-lo com um garfo. Esse alimento não requer mastigação nem processamento oral (IDDSI, 2017). A IDDSI (2017) recomenda essa textura para indivíduos com dor à deglutição ou com necessidade de um tempo extra para o controle oral. Um alimento nível 4 é diferenciado, já que pode ser comido com um garfo, e mantém sua forma no prato. Um componente-chave de um alimento nível 4 é a necessidade de ser coeso, mas não aderente. A IDDSI diferencia entre coesividade e aderência quando identifica alimentos no nível 4. Considere uma colherada de pudim de chocolate *versus* uma colherada de pasta de amendoim. Ambos têm coesividade (i. e., mantêm-se unidos), mas a pasta de amendoim também é aderente; portanto, deixará um resíduo significativo na colher, enquanto o pudim deixará um mínimo resíduo. A IDDSI (2017) recomenda um alimento nível 4 quando o controle da língua estiver significativamente reduzido; a textura não requer mordida ou mastigação.

Os três níveis restantes, 5 a 7, definem os sólidos. Assim, para esses níveis, o triângulo está virado para baixo no diagrama. A disponibilidade das opções de teste inclui o Teste de Pressão do Garfo, Teste do Gotejamento do Garfo, Teste da Colher Inclinada, Teste dos Pauzinhos (*Hashi*) e o Teste do Dedo. O Teste de Fluxo não é apropriado para esse nível
- 5 – Moído e úmido:
  - Teste da Pressão do Garfo: o alimento separa-se facilmente quando pressionado; pouca pressão (i. e., não é necessário branquear a unha) amassa o alimento, que perde a forma original
  - Teste do Gotejamento do Garfo: o alimento, empilha-se no garfo sem cair por entre os dentes do mesmo
  - Teste da Colher Inclinada: quando a colher é inclinada, o alimento cai facilmente. Pode espalhar-se ligeiramente no prato
  - Teste dos Pauzinhos (*Hashi*): quando os pauzinhos são pressionados juntos, pode-se pegar o alimento ou segurá-lo na posição
  - Teste do Dedo: quando colocado entre os dedos, o alimento pode ser mantido na posição. O alimento deixará os dedos molhados
- 6 – Macio e picado:
  - Teste de Pressão do Garfo: um garfo pode ser usado para cortar o alimento. Ao usar a pressão, a unha do polegar fica branca e a forma da amostra modifica-se e não retorna à forma anterior
  - Teste de Pressão da Colher: uma colher pode ser usada para cortar o alimento. Quando se usa a pressão e a unha do polegar fica branca, a forma da amostra modifica-se e não retorna à forma original

- Teste dos Pauzinhos (*Hashi*): eles podem quebrar o alimento em pedaços menores
- Teste do Dedo: com a pressão entre o polegar e o dedo indicador, a unha fica branca, o alimento muda de forma e não retorna à forma anterior
- 7 – Regular:
  - Não existem testes para esse nível pois todos os alimentos são aceitáveis.

Os níveis 5 e 6 criam a diferenciação dos sistemas anteriores em relação à especificidade do tamanho do alimento. No nível 5, o tamanho do alimento para um adulto é de partículas de 4 mm, ou o espaço entre os dentes de um garfo (IDDSI, 2017). Para populações pediátricas, o tamanho da partícula é de 2 mm (IDDSI, 2017). O processamento oral mínimo, em termos de mastigação, é necessário para esse nível, sendo necessária a língua para apoiar o trânsito do bolo alimentar. Para um alimento nível 6, o pedaço para um adulto é de 1,5 cm, ou a largura de um garfo padrão (IDDSI, 2017). Para populações pediátricas, esse tamanho é reduzido para 8 mm (IDDSI, 2017). Um alimento nível 6 requer a mastigação obrigatoriamente e um suficiente controle da língua para o movimento e o trânsito do bolo alimentar. O nível 7 deve incluir os alimentos naturalmente duros ou macios, e pode englobar texturas mastigáveis, pegajosas, crocantes, combinadas, tamanhos variáveis (i. e., sementes) e camadas de complexidade (i. e., caroços) (IDDSI, 2017). Não há testes para os alimentos considerados regulares porque não há exclusões ou exceções.

Outro aspecto único do diagrama da IDDSI é a consideração de "alimento de transição" (IDDSI, 2017). Esses alimentos são definidos como itens que mudam de uma textura a outra, quando umidade ou mudanças de temperatura são apresentadas ao item alimentar. Assim, a mastigação mínima pode ajudar a modificar o bolo alimentar, mas com frequência a pressão da língua é suficiente. Os testes podem ser aplicados após a modificação (i. e., umidade ou mudança da temperatura). Os resultados seriam os seguintes:

- Teste da Pressão do Garfo: com a porção de um "bocado", a pressão do garfo para branquear a unha do polegar deve resultar em mudança da forma da amostra alimentar, ou fundir-se em uma forma diferente
- Teste de Pauzinhos (*Hashi*): com a porção de um "bocado", o alimento quebra-se com a pressão ao unir os pauzinhos
- Teste do Dedo: com a porção de um "bocado", o alimento quebra-se com a pressão de unir os dedos

Implementação e utilização: onde e como a IDDSI está sendo utilizada?

Apesar da contínua mudança do sistema, a IDDSI.org rastreia a política relacionada à implementação. Assim, Austrália, Canadá e os EUA programaram a adoção do diagrama como o padrão a partir de 1º de maio de 2019 (IDDSI, 2018; AND, n.d.). Discussões para a implementação estão em andamento em Bélgica, Brasil, China, Dinamarca, França, Alemanha, Irlanda, Israel, Japão, Holanda, Nova Zelândia, Noruega, Polônia, Eslovênia, Suécia, África do Sul, Tailândia e Turquia (IDDSI, 2018). A data de adoção no Reino Unido foi abril de 2019 (IDDSI, 2018). Os EUA endossaram a necessidade de criar um processo de implementação. Esse compromisso foi liderado por um trabalho conjunto da Academy e a ASHA.

Desafios: como compreender a escolha do paciente dentro desse diagrama? Como implementá-lo para manter a fidelidade? Como lidar com as exceções?

Muitos desafios que surgem resultam da aplicação do diagrama da IDDSI para indivíduos que não têm disfagia. Apesar de ser uma prática comum para a qualificação da textura da dieta na ausência de disfagia, o diagrama da IDDSI não foi criado para capturar as modificações da dieta para outros fins além do tratamento da disfagia e da redução do risco (Cichero et al., 2013). Portanto, as texturas da dieta não abordam os elementos de adequação nutricional ou as medições de quantidade no contexto de líquidos espessos (Cichero et al., 2013). Além disso, por se tratar de uma preocupação referente à NDD, a IDDSI não pretende ser prescritiva em coordenação com um teste padronizado de função da deglutição para determinar uma textura da dieta (Cichero et al., 2013). Os níveis são definidos de maneira particular em conjunto com os resultados específicos do teste que auxiliam na classificação. Depois de estabelecida a presença de disfagia, a experiência e o julgamento clínicos identificam as texturas apropriadas com base nas apresentações fisiológicas. Portanto, não haverá exceções se o diagrama da IDDSI for implementado corretamente (IDDSI, 2018).

A escolha do paciente continua a ser um elemento integrante do tratamento de disfagia. A discussão dos riscos associados às texturas de dieta fora dos níveis recomendados com o paciente e a família deve ser um diálogo qualificado entre o profissional de saúde e um paciente.

O treinamento dos prestadores de serviços alimentares sobre os diferentes níveis e como testá-los ajudará a aumentar o conhecimento e a compreensão das pessoas envolvidas sobre o diagrama da IDDSI (Garcia et al., 2018). Um desafio contínuo em ambientes médicos é a consistência da implementação das modificações de textura das dietas. Esse desafio envolve o treinamento da equipe do serviço alimentar para que compreendam como preparar os alimentos nos níveis 5 e 6, como cortar no tamanho de um bocado para obter um nível 6, como misturar líquidos para obter um nível 2, ou 3, e como usar molhos nos diferentes níveis. Além disso, nos serviços alimentares institucionais, a permanência dos alimentos durante períodos em aquecedores e bancadas a vapor pode afetar sua textura e isto deve ser levado em consideração. Esses desafios foram transferidos de sistemas anteriores, como a NDD, e continuam vigentes na implementação sob a IDDSI (Garcia et al., 2018). O papel dos testes é apoiar a acurácia nas modificações de textura das dietas (Garcia et al., 2018).

WEBSITES RECOMENDADOS PARA PESQUISA ADICIONAL

International Dysphagia Diet Standardisation Initiative
https://www.iddsi.org
Academy of Nutrition and Dietetics
http://www.eatright.org
https://www.eatrightpro.org/practice/practice-resources/post-acute-care-management/international-dysphagia-diet-standardization-initiative
https://www.eatrightpro.org/media/press-releases/positions-and-issues/academy-and-asha-support-new-global-standardization-of-diets-for-swallowing-disorders
American Speech-Language Hearing Association
http://www.asha.org
https://blog.asha.org/2018/05/17/iddsi-implementation-hows-it-going/
https://blog.asha.org/2017/11/07/iddsi-next-steps-tools-tips-for-smooth-implementation/

REFERÊNCIAS BIBLIOGRÁFICAS

Academy of Nutrition and Dietetics (AND): Available at https://www.eatrightpro.org/search-results?keyword=IDDSI, n.d.
Cichero JA: Standardization of dysphagia diet terminology across the lifespan: an international perspective, *SIG 13 Perspectives on Swal and Swal Dis (Dysphagia)* 23:166–172, 2014. doi:10.1044/sasd23.4.166.

Apêndice criado por Ashley Contreras-France, MA, MS, CCC-SLP.

Cichero JA, Lam P, Steele CM, et al: Development of international terminology and definitions for texture-modified foods and thickened fluids used in dysphagia management: the IDDSI framework, *Dysphagia* 32:293–314, 2017. doi:10.1007/s00455-016-9758-y.

Cichero JA, Steele C, Duivestein J, et al: The need for international terminology and definitions for texture-modified foods and thickened liquids used in dysphagia management: foundations of a global initiative, *Curr Phys Med Rehabil Rep* 1:280–291, 2013. doi:10.1007/s40141-013-0024-z.

International Dysphagia Diet Standardisation Initiative. 2018. Available at: http://iddsi.org.

International Dysphagia Diet Standardisation Initiative: *Complete IDDSI framework detailed definitions*, 2017. Available at: http://iddsi.org/Documents/IDDSIFramework-CompleteFramework.pdf .

Garcia JM, Chambers IV E, Russell EG, et al: Modifying food textures: practices and beliefs of staff involved in nutrition care, *Am J Speech Lang Pathol*, 27(4):1458–1473, 2018. doi:10.1044/2018_AJSLP-18-0021.

Lam P, Stanschus S, Zaman R, et al: The international dysphagia diet standardisation initiative (IDDSI) framework: the Kempen pilot, *BJNN/Stroke Assoc Suppl* S18–S26, 2017.

McCullough G, Pelletier C, Steele C: National dysphagia diet: What to swallow? *ASHA Lead* 8:16–27, 2003. doi:10.1044/leader.FTR3.08202003.16.

National Dysphagia Diet Task Force: *National dysphagia diet: standardization for optimal care*, Chicago, IL, 2002, Academy of Nutrition & Dietetics.

Steele CM, Namasivayam-MacDonald AM, Guida BT, et al: Creation and initial validation of the international dysphagia diet standardisation initiative functional diet scale, *Arch Phys Med Rehabil* 99:934–944, 2018.

Steele CM, Alsanei WA, Ayanikalath S, et al: The influence of food texture and liquid consistency modification on swallowing physiology and function: a systematic review, *Dysphagia* 30:2–26, 2015. doi:10.1007/s00455-014-9578-x.

21 APÊNDICE

Dieta Renal para Diálise

Sua dieta depende de sua função renal. A maior parte das informações aqui apresentadas relaciona-se às pessoas sob diálise. O que é correto para outros nem sempre é correto para você. À medida que sua função renal se altera, sua dieta também muda. Este guia irá ajudá-lo em dois itens: a planejar refeições nutritivas que você aprecie e a manter seu corpo funcionando da melhor forma possível. Seu nutricionista renal trabalhará com você para realizar quaisquer mudanças necessárias em seu plano usual de refeições, mas isso produzirá orientações úteis.

1. Aumente a proteína
   Será necessário que você consuma uma dieta com alto teor de proteína. Suas necessidades de proteína são baseadas em sua massa corporal. A maioria das pessoas necessita de pelo menos de 169,8 g a 226,4 g de proteína por dia.
2. Limite o potássio
   A maioria dos alimentos contém algum potássio, mas frutas e vegetais são as mais fáceis de controlar. Limite os alimentos com alto teor de potássio a 1 porção da lista de alto teor, a 2 porções da lista de médio teor e a 2 a 3 porções da lista de baixo teor por dia (ver a lista da página seguinte).
   Não use substituto de sal ou sal *light* porque são feitos com potássio.
3. Limite o sal
   Limite o sal que consome. Não adicione sal durante a cocção ou à mesa. Evite alimentos com alto teor de sal, como as refeições congeladas; alimentos enlatados ou secos; *fast-foods* e carnes salgadas, como presunto, salsicha e frios para sanduíches. Use temperos sem sal ou *mix* de especiarias, em vez de sal, para adicionar sabor ao seu alimento.
4. Limite o fósforo
   Use apenas uma porção de leite ou produtos lácteos por dia. Uma porção geralmente equivale a 1/2 ou 1 xícara. Tome ligantes de fosfato, como Tums®, PhosLo®, Renagel® ou Fosrenol®, com suas refeições, conforme prescrição de seu médico.
5. Líquidos
   A quantidade segura para ingestão de líquidos a ingerir é diferente para cada indivíduo. Depende da quantidade de urina produzida. Tente não beber mais de 3 copos (720 mℓ) de líquidos por dia mais a quantidade equivalente à sua eliminação urinária. Se estiver limitando sua ingestão de sal, você não ficará sedento.
   Os líquidos incluem todas as bebidas e alimentos que, à temperatura ambiente, são líquidos, como gelatina, sorvete, picolés, gelo e sopa.
6. Pouco apetite e perda de massa corporal
   É comum ter pouco apetite se sua diálise começou recentemente. Se tiver pouco apetite, tente consumir refeições pequenas frequentes e lanches extras. Tente acrescentar gorduras com alto teor de calorias, como manteiga, margarina não hidrogenada e óleos; molhos e caldos de carne e creme azedo, queijo cremoso ou creme de leite para obter calorias extras. A adição de arroz, massas, pão e pãezinhos às refeições também acrescenta calorias. Converse com seu nutricionista sobre a adição de um suplemento nutricional com alta caloria.

PROTEÍNA

Quando em diálise, é necessário que se consuma uma dieta com alto teor de proteína. Isto porque ocorre a perda de proteína durante cada tratamento de diálise. Para permanecer saudável, o indivíduo precisa consumir proteína suficiente para suas necessidades diárias e também para compensar a quantidade perdida durante a diálise. Carne, peixe, aves, ovos e outros alimentos de origem animal fornecem a maior parte da proteína de sua dieta, embora alguns alimentos vegetarianos também sejam opções aceitáveis (ver lista adiante). Seu corpo usa proteína para construir e reparar músculos, pele, sangue e outros tecidos.

ALBUMINA

A albumina é uma proteína encontrada no sangue. Todos os meses, um exame laboratorial mede a sua albumina. É uma boa maneira de saber quão saudável você está. Seu nível de albumina deve ser superior a 3,4 mg/dℓ. Para manter um nível saudável de albumina, certifique-se de consumir proteína suficiente. Localize sua massa corporal na tabela a seguir para identificar o número de porções que você necessita por dia.

PORÇÕES DE PROTEÍNA PARA VOCÊ

Se a sua massa corporal é:	Você necessitará de:
40 kg	4 a 5 porções
50 kg	5 a 6 porções
60 kg	6 a 7 porções
70 kg	7 a 8 porções
80 kg	8 a 9 porções
90 kg	9 a 10 porções
Sua massa corporal: _____	kg
Você precisa: _____	porções de proteína por dia

UMA PORÇÃO DE PROTEÍNA

1 ovo
28,3 de carne cozida, peixe, aves
1/4 de xícara de peixe cozido ou em conserva, frutos do mar
1/2 xícara de tofu
1 copo de leite
28,3 g de queijo
1/4 de xícara de queijo *cottage*

3/4 de xícara de pudim ou creme
2 colheres de sopa de pasta de amendoim
1 colher medidora de proteína em pó
1/2 barra de proteína

TAMANHOS DE PORÇÕES COMUNS

A maioria das pessoas consome alimentos proteicos em quantidades maiores que uma porção. A seguir, alguns exemplos:
Hambúrguer médio (85 g) = 3 porções de proteína
Bife pequeno (7,6 cm × 4 cm) = 4 porções de proteína
Meio peito de frango (85 g) = 3 porções de proteína
Coxa de frango (56,7 g) = 2 porções de proteína
Costeleta suína média (85 g) = 3 porções de proteína
Filé de peixe (7,6 cm × 7,6 cm) = 3 porções de proteína

TAMANHOS ESTIMADOS DE PORÇÕES

A seguir, algumas outras maneiras para estimar os tamanhos de porções de proteína:
- Seu polegar inteiro tem aproximadamente o tamanho equivalente a 28,3 g
- Três dados empilhados têm aproximadamente o tamanho equivalente a 28,3 g
- Um baralho tem aproximadamente o tamanho equivalente a 85 g
- A palma de sua mão tem aproximadamente o tamanho equivalente a 85 a 113,20 g
- Seu punho fechado tem aproximadamente o tamanho equivalente a 1 xícara.

DICAS PARA CONSUMIR MAIS PROTEÍNA

Algumas pessoas em diálise não gostam do sabor de proteína, enquanto outras acham desagradáveis os odores da cocção, e ainda há aquelas que não conseguem consumir quantidade suficiente de proteína por dia.

As dicas a seguir serão úteis:
- Use caldo de carne, molhos, condimentos ou temperos para melhorar ou ocultar sabores
- Prepare as refeições com antecedência ou afaste-se dos odores da cozinha se isso fizer você perder o apetite
- Coma os alimentos proteicos cozidos frios. Experimente consumir frango frito frio, um sanduíche de rosbife ou uma salada de camarão
- Adicione carne picadinha ou feijões a sopas ou saladas
- Use mais ovos. Tente ovos cozidos, sanduíches de salada de ovos, cremes ou quiches. Misture ovos batidos em ensopados e sopas
- Experimente outros alimentos proteicos como bolo de anjo, pasta de amendoim ou saladas de feijão
- Consuma uma barra de proteína. Seu nutricionista pode ajudá-lo a escolher a opção mais adequada
- Use uma proteína em pó. Seu nutricionista pode ajudá-lo a escolher uma e lhe dará ideias para o seu uso.

SUPLEMENTOS NUTRICIONAIS

Os suplementos nutricionais fornecem calorias e proteína extras. Em geral, use uma dose de suplemento como lanche todos os dias. Adicione uma dose extra por refeição/que você omitir.

Nem todos os suplementos nutricionais são seguros para os pacientes em diálise. Verifique com seu nutricionista antes de usar qualquer suplemento. Alguns suplementos que são usados por pessoas em diálise são listados adiante.

DESNUTRIÇÃO

Se você não estiver consumindo alimentos com alto teor de proteína em quantidade suficiente, seu nível de albumina cairá abaixo do nível recomendado.

Se sua concentração de albumina for baixa, suas células corporais não poderão reter bem os líquidos. Isso causa inchaço (edema) e baixa pressão arterial durante a diálise. O nível baixo de albumina aumenta seu risco de morte. Os pacientes com níveis de albumina superiores a quatro apresentam menores taxas de óbito.

Também é importante consumir calorias. Seu nutricionista pode ajudá-lo a assegurar que esteja obtendo proteína e calorias suficientes.

EXERCÍCIO

Tente ser ativo de alguma forma todos os dias (p. ex., caminhar, nadar, fazer jardinagem, alongamentos). O uso dos músculos ajuda a mantê-los fortes. A proteína armazenada em seus músculos ajuda-o a manter seu nível de albumina.

POTÁSSIO PARA PESSOAS EM HEMODIÁLISE

- A maioria dos alimentos contém algum potássio, mas frutas e vegetais são as mais fáceis de controlar em sua dieta. A lista a seguir agrupa vegetais e frutas por quantidade de potássio em uma porção
- Lembre-se: em sua dieta não há alimentos que não possam ser consumidos. O importante é a quantidade de alimentos que você consome e a frequência com que os consome. Mantenha essa lista à mão quando fizer compras ou ao comer em restaurantes
- Se frutas e vegetais que você gosta não estiverem na lista, pergunte sobre elas ao seu nutricionista.

A MAIORIA DAS PESSOAS EM HEMODIÁLISE PODE CONSUMIR

- Uma porção por dia do grupo de alimentos com alto teor de potássio
- Duas porções por dia do grupo de alimentos com teor médio de potássio
- Duas a três porções por dia do grupo de baixo teor de potássio.

Isso é aproximadamente 2.000 a 3.000 mg/dia de potássio com os outros alimentos que você consome. Verifique o tamanho da porção de cada alimento, listado entre parênteses próximo ao item.

REMOLHO DE VEGETAIS E FEIJÕES

O remolho é um bom método para reduzir a concentração elevada de potássio de alimentos como batata, pastinaca (cherovia), batata-doce, abóbora de inverno-moranga e feijões. O procedimento de remolho é apresentado a seguir.

1. Descasque os vegetais e corte-os em fatias finas (3 mm). Lave-os bem. Coloque-os em um recipiente com água quente, usando uma quantidade de água quatro vezes maior que a do vegetal. Por exemplo, coloque 1 xícara de vegetais fatiados de molho em 4 xícaras de água durante pelo menos 1 hora. Drene-os e lave-os novamente.
2. Os vegetais que foram embebidos dessa maneira podem então ser fritos, amassados, cortados novamente, agregados sopas ou ensopados, ou servidos frescos. Caso você os ferva, use uma quantidade de água quatro vezes maior que a de alimentos e cozinhe-os de maneira habitual.
3. Os feijões secos devem ser cozidos e depois picados e embebidos, usando as orientações precedentes. Os feijões enlatados podem simplesmente ser picados, lavados e embebidos.

Categoria do alimento	Alimentos com baixo teor de potássio 5 a 150 mg	Alimentos com médio teor de potássio 150 a 250 mg	Alimentos com alto teor de potássio 250 a 500 mg
Frutas	Abacaxi (1/2 xícara) Ameixas enlatadas (1/2 xícara) Amoras-pretas (1/2 xícara) Framboesa (1/2 xícara) Mirtilo (1 xícara) Molho de maçã (1/2 xícara) Morangos (1/2 xícara) Peras enlatadas (1/2 xícara) Ruibarbo cozido (1/2 xícara) Tangerina (1) Toranja (1/2 xícara)	Ameixas (2) Coquetel de frutas (1/2 xícara) Maçã (1 média), cerejas (8 a 10) Manga (1/2 de uma média) Melancia (1 xícara) Melões: cantalupo, *honeydew* (1/2 xícara), papaia (1/2 xícara) Pera fresca (1 média) Pêssegos enlatados (1/2 xícara) Uvas (10 a 15)	Abacates (1/4) Ameixas secas (5) Banana (1 média) Damascos (3) Figos (3) *Kiwi* (1) Laranja (1 média) Nectarina (1 média) Pêssego fresco (1 médio) Tâmaras (5) Uvas-passas e frutas secas (1/4 de xícara)
Vegetais	Abobrinha (1/2 xícara) Alface (1 xícara) Aspargo (4 unidades) Broto de feijão (1/2 xícara) Castanhas d'água (4) Cebolas (1/2 xícara) Couve-flor (1/2 xícara) Ervilhas (1/2 xícara) Feijões em vagem e verdes (1/2 xícara) Milho (1/2 xícara) Nabos (1/2 xícara) Pepino (1/2) Quiabo (3 unidades) Rabanetes (5) Rábano (ou couve-nabo) (1/2 xícara) Repolho (1/2 xícara)	Aipo (1/2 xícara) Batata *chips* (10) Batatas após remolho (1/2 xícara) Berinjela (1/2 xícara) Beterrabas (1/2 xícara) Brócolis (1/2 xícara) Cenoura (1/2 xícara) Cogumelos (1/2 xícara) Couve-de-bruxelas (4 a 6) Pasta de amendoim (2 colheres de sopa) Pimenta-verde (1) Vegetais mistos (1/2 xícara)	Abóbora (1/2 xícara) Abóbora-moranga (1/2 xícara) Alcachofra (1 média) Batatas (1/2 xícara ou 1 pequena) Espinafre (1/2 xícara) Feijões: lima, comum, branco, rajado (1/2 xícara) Inhame, batata-doce (1/2 xícara) Lentilhas, ervilhas secas partidas, grão-de-bico, feijão-fradinho (1/2 xícara) Molho de tomate, salsa de tomate (1/4 de xícara) Nozes: todos os tipos (1/2 xícara) Pastinaca (1/2 xícara) Tomate (1 médio) Verduras: beterraba, couve, mostarda, espinafre, nabo (1/2 xícara)
Sucos	Limonada e suco de lima (1 copo) Néctar de pêssego ou pera (1/2 copo) Suco de maçã (1/2 copo) Suco de oxicoco (*cranberry*) (1 copo) Suco de uva congelado (1 copo) Tang®, Hi-C® e outras bebidas de frutas (1 xícara), Kool-Aid® (1 copo)	Néctar de damasco (1/2 copo) Suco de abacaxi (1/2 copo) Suco de toranja (1/2 copo) Suco de uva enlatado (1/2 copo)	Suco de ameixa seca (1/2 copo) Suco de romã (1/2 copo) Suco de tomate (1/2 copo) Suco V-8® (1/2 copo)

OUTROS ALIMENTOS COM ALTO TEOR DE POTÁSSIO

- O leite tem alta concentração de potássio. Limite o leite a 1 xícara por dia, a não ser que lhe tenha sido dito para fazer o contrário
- Suplementos, como Ensure Plus®, também contêm muito potássio. Converse sempre com seu nutricionista antes de usar suplementos
- A maioria dos substitutos de sal e produtos de sal *light* são feitos com potássio. Não use esses produtos. Se não tiver certeza, pergunte ao seu nutricionista.

ABANDONE O HÁBITO DO SAL

O sal, ou cloreto de sódio, é encontrado em alimentos de conveniência e em alimentos em conserva. Alimentos que não estragam facilmente em geral têm alto teor de sódio. Quanto mais sódio você ingerir, mais sede você terá. Na lista de alimentos a seguir, estes são agrupados por níveis de sódio.

Seguir uma dieta com baixo teor de sódio pode ser um desafio. Essa lista de níveis de sódio dos alimentos destina-se a auxiliá-lo a saber quais alimentos, e as respectivas quantidades, você pode consumir.

Lembre-se, em sua dieta não há alimentos que não possam ser consumidos. O importante é a quantidade de alimentos que você consome e a frequência com que os consome. Mantenha essa lista à mão quando fizer compras ou ao jantar.

A MAIORIA DAS PESSOAS EM DIÁLISE PODE CONSUMIR

- 1 porção por dia do grupo de alimentos com alto teor de sódio
- 3 porções por dia do grupo de alimentos com médio teor de sódio
- O número de porções desejadas do grupo de alimentos com baixo teor de sódio.*

EMBEBIÇÃO DE ALIMENTOS ENLATADOS PARA DIMINUIR O TEOR DE SÓDIO (VEGETAIS ENLATADOS, PEIXE OU MARISCOS, AVES OU CARNES EM PEDAÇOS OU LASCAS)

1. Despeje a lata de conserva em uma peneira ou escorredor.
2. Escorra a salmoura e descarte.
3. Quebre os pedaços em lascas ou em pedaços menores.
4. Lave-os sob água corrente por 1 minuto.
5. Escorra bem a água do alimento até desaparecer a umidade.

---

*Sua quantidade diária de sódio não deve exceder 2.000 mg. Verifique o tamanho da porção e o conteúdo de sódio de cada uma.

Apêndice 21 Dieta Renal para Diálise

	Alimentos com baixo teor de sódio 5 a 150 mg	Alimentos com médio teor de sódio 150 a 250 mg	Alimentos com alto teor de sódio 250 a 500 mg
		Categoria do alimento	
Pães e cereais	Pães branco e integral Bolos, cookies, crepes, doughnuts Cereais: cozidos, granola, arroz tufado, trigo tufado, Shredded Wheat®, Sugar Pops®, Sugar Smacks®, Sugar Crisps® Bolachas: Graham, com baixo teor de sal, torrada Melba Macarrão, talharim, espaguete, arroz Tortilhas de milho	Biscoitos, pãezinhos, muffins: caseiros (1) Panquecas (1) Cereais "prontos para o consumo" (3/4 de xícara) bolachas Saltine (6) Pãozinho doce (1)	All Bran® (1/4 de xícara) Misturas instantâneas: talharim, batatas, arroz (1/2 xícara) Misturas instantâneas: biscoitos, pães, muffins, pão francês (1 porção) Tortilhas de farinha Waffles (1)
Condimentos	Manteiga, margarina, óleo Raiz-forte, mostarda, temperos, ervas, açúcar, xarope, molho Tabasco®, vinagre, molho inglês	Bacon (2 fatias) Ketchup, molho para bife (1 colher de sopa) Molho de salada industrializado (1 colher de sopa) Molho de carne (2 colheres de sopa) Molho de soja com baixo teor de sódio (2 colheres de chá) Maionese (2 colheres de sopa) Picles (2 colheres de sopa) Picles doce (2 pequenos)	Sal (1/4 de colher de chá)
Produtos lácteos	Queijos: cremoso, Monterey, muçarela, ricota, tipos com baixo teor de sal Creme: meio a meio, creme azedo, creme de leite Creme, sorvete, sherbet de leite: todos os tipos, iogurte Creme não lácteo	Queijos (fatia de 28,3 g) Queijo cottage (1/2 xícara) Pudim (3/4 de xícara)	Leitelho (1 xícara) Queijos processados e para passar no pão (1 fatia ou 2 colheres de sopa)
Pratos principais	Todas as carnes, peixes, aves não processadas Ovos Pasta de amendoim Atum: baixo teor de sódio ou lavado		Caldos (1/2 xícara) Peixe, carne enlatados (1/4 xícara) Sopas enlatadas (1/2 xícara) Salsichas para cachorro-quente (1) Frios para sanduíches (1 fatia) Aperitivos enlatados (p. ex., carne suína e feijões, espaguete, guisados) (1 xícara) Salsicha (28,3 g)
Frutas e vegetais	Todos os vegetais frescos ou congelados Todas as frutas e sucos Tomates, pasta de tomate Vegetais enlatados: baixo teor de sódio ou lavados	Vegetais (1/2 xícara) Sucos: tomate, vegetal (1/2 xícara)	Molho de tomate ou purê enlatados (1/4 xícara) Vegetais congelados cm molho especial (1/2 xícara) Chucrute (1/4 de xícara)
Bebidas e lanches	Cerveja, vinho, café, chá Doces: todos os tipos Bebidas de frutas, picolés, refrigerantes, Kool-Aid®, Tang® Produtos com baixo teor de sal: sem substitutos de potássio Nozes não salgadas, pipoca não salgada	Chips de batata e milho (1 xícara) Bolachas para lanche (5 a 10)	Molhos comerciais (1/4 de xícara) Batata frita sabor picles (3 chips) Azeitonas (5) Nozes salgadas (1/2 xícara)

FÓSFORO

Dieta com baixo teor de fósforo

Quando o fósforo permanece elevado por muito tempo, os ossos se tornam quebradiços e fracos. Pode-se ter dores articulares e ósseas. O fósforo extra pode penetrar nos tecidos moles, causando nódulos duros e moles. Além disso, pode-se ter prurido intenso.

A boa notícia é que com dieta, ligantes e boa diálise, é possível manter o nível de fósforo sob controle.

O fósforo é um mineral encontrado na maioria dos alimentos. A diálise não o remove facilmente. Seu nível de fósforo depende dos alimentos que você come e de seus medicamentos. Manter o fósforo em um nível seguro irá ajudá-lo a manter os ossos saudáveis.

Todos os meses seu nível de fósforo será medido. O fósforo elevado é um problema comum para as pessoas em diálise. Um bom nível de fósforo no sangue situa-se entre 3 e 6 g/dℓ.

Alimentos com alto teor de fósforo

O fósforo é encontrado na maioria dos alimentos que você consome, especialmente alimentos proteicos. Os alimentos com o teor mais elevado de fósforo são o leite e os produtos lácteos.

Ao limitar esses alimentos, pode-se reduzir a ingestão de fósforo. A maioria das pessoas em diálise pode consumir uma porção diária dessa lista de produtos lácteos. O tamanho da porção também é registrado.

Pode-se também consumir diferentes alimentos adicionando-os em parte de uma porção.

Leite (1 xícara)
Queijo (56,6 g)
Queijo *cottage* (2/3 de xícara)
Iogurte (1 xícara)
Sorvete (1 1/2 xícara)
Iogurte congelado (1 1/2 xícara)
Milk-shake (1 xícara)
Chocolate quente (1 xícara)
Pudim ou creme (1 xícara)

Outros alimentos com alto teor de fósforo

Quando o seu nível fósforo estiver alto, poderá ser necessário limitar esses alimentos a 1 vez/semana.

Farelo de cereais (28,3 g)
Feijões ou ervilhas secos (1/2 xícara cozidos)
Pimenta-malagueta (1/2 xícara)
Nozes (1/2 xícara)
Waffles congelados (1)

Fósforo e potássio

Alimentos com alto teor de fósforo geralmente também contêm alta concentração de potássio. Essa é uma outra razão para limitar os laticínios e outros alimentos com alta concentração de fósforo.

Ligantes de fosfato

Os ligantes de fosfato são comprimidos que você toma ao se alimentar. Os ligantes impedem que o fósforo de seus alimentos penetre no sangue.

Seu médico decidirá qual é o melhor ligante para você e quantos devem ser tomados a cada vez que se alimentar.

É importante tomar todos os ligantes planejados para cada dia.

Você pode tomar seus ligantes pouco antes de iniciar uma refeição, durante a refeição ou logo após se alimentar.

Se esquecer de tomá-los, ou caso omita uma refeição, poderá ser difícil completar a dose do ligante. Pergunte ao seu médico o que deve fazer, se isso acontecer.

Pode ser preciso algum esforço para se lembrar de tomar os ligantes a cada vez que se alimentar. Experimente essas ideias:

- Todas as manhãs, separe o número de ligantes necessários para aquele dia. Coloque-os em um pequeno recipiente para levá-los com você. O recipiente deverá estar vazio no fim do dia
- Tenha sempre com você um recipiente extra de ligantes para quando viajar ou comer em restaurante
- Tome seus ligantes com lanches de alto teor proteico, como sanduíches ou laticínios
- Os ligantes podem causar constipação intestinal. Converse com seu nutricionista sobre ideias que o auxiliem em seus movimentos intestinais
- Existem muitos tipos de ligantes. Se não gostar do tipo de ligante que está tomando, converse com seu médico, farmacêutico ou nutricionista sobre outros tipos de ligantes.

Ideias sobre baixos teores de fósforo

São apresentadas a seguir algumas escolhas que você pode fazer para reduzir a concentração de fósforo em lugar de leite e outros produtos lácteos cremosos. Verifique as escolhas que podem ser tentadas

- Use creme não lácteo como Mocha Mix®, Coffee Rich®, ou leite de arroz ou soja com cereal, para os molhos ou sopas cremosas e em *shakes*
- Tente queijo ou iogurte de soja. Eles se encontram disponíveis em vários sabores
- Use queijo cremoso em vez do queijo regular ou do queijo *cottage*
- Use creme azedo ou imitação em frutas ou substitua o iogurte em molhos
- Tente um sorvete não lácteo feito de creme de soja, arroz ou não lácteo como o Mocha Mix®
- Consuma *sorbet* ou *sherbet* em vez de sorvete.

Níveis elevados de fósforo

São apresentadas, a seguir, algumas razões para o alto nível de fósforo. Verifique aquelas que você considere aplicáveis ao seu caso:

- Consumir em excesso alimentos com alto teor de fósforo
- Esquecer de tomar seus ligantes
- Não tomar todos os ligantes de fosfato prescritos
- Não tomar seus ligantes de fosfato nos horários certos.

Mesmo seguindo a dieta e tomando os ligantes, seu nível de fósforo poderá estar elevado. Quando ocorre desequilíbrio de cálcio e fósforo, sua glândula paratireoide torna-se superativa. Níveis elevados de hormônio paratireoide danificam seus ossos. O seu médico poderá testar para detectar esse problema e recomendar o tratamento.

Apêndice criado por Katy G. Wilkens, MS, RDN.
Northwest Kidney Centers, Seattle, Washington
NOTA: alguns alimentos contêm concentrações muito altas de sódio e devem ser consumidos apenas 1 vez/semana. Dentre estes estão os alimentos do leste asiático; carne enlatada e pastrami; *fast-foods* (p. ex., hambúrgueres comerciais, *pizza*, *tacos*); picles; molho de soja e pratos prontos congelados.

APÊNDICE 22

Dieta Anti-Inflamatória

ABORDAGENS DIETÉTICAS PARA REDUZIR A INFLAMAÇÃO

Acredita-se que a inflamação seja subjacente à maioria das condições crônicas de saúde, incluindo síndrome metabólica, diabetes tipo 2, câncer, doença cardiovascular, artrite, doenças autoimunes, condições atópicas, doença intestinal inflamatória e declínio cognitivo. Vários nutrientes, alimentos e padrões dietéticos demonstraram reduzir os marcadores inflamatórios assim como as medidas subjetivas e objetivas de inflamação.

Existem múltiplas iterações de dietas anti-inflamatórias: *Dietary Approaches to Stop Hypertension* (DASH), mediterrânea, *Mediterranean-DASH Intervention for Neurodegenerative Delay* (MIND), vegetariana, eliminação por alergia alimentar, restrição de calorias, jejum intermitente e baixa em histamina. Na maioria dos casos, é mais importante considerar os hábitos gerais de dieta e estilo de vida do que qualquer modificação. A dieta correta para qualquer indivíduo dependerá, muitas vezes, de tentativas e erros (Casas et al., 2016; Kaluza et al., 2019).

O Índice Inflamatório da Dieta (IID) foi desenvolvido e validado como uma ferramenta para avaliar o potencial inflamatório geral da dieta com base na avaliação de mais de 6.500 artigos de pesquisa revisados pelos pares. O IID consiste em 45 alimentos, condimentos, nutrientes e compostos bioativos em relação a seis biomarcadores inflamatórios: IL-1β, IL-4, IL-6, IL-10, TNF-α e proteína C reativa (Garcia-Arellano et al., 2015; Shivappa et al., 2014). Em estudos recentes, os padrões dietéticos com um IID elevado foram associados a maior risco de câncer, asma, doença cardiovascular, baixa densidade óssea, depressão e síndrome metabólica (Bergmans e Malecki, 2017; Fowler e Akinyemiju, 2017; Neufcourt et al., 2015; Shivappa et al., 2016).

Os componentes dietéticos com os efeitos mais anti-inflamatórios são incluídos como números negativos em uma Pontuação de Efeito Inflamatório Total apresentada na tabela a seguir.

Parâmetros alimentares no índice dietético inflamatório e na pontuação de efeito inflamatório total.

Parâmetro alimentar	Pontuação de efeito inflamatório total	Parâmetro alimentar	Pontuação de efeito inflamatório total
Álcool (g)	0 a 0,278	Riboflavina (mg)	0 a 0,068
Vitamina B$_{12}$ (μg)	0 a 0,106	Açafrão (g)	0 a 0,140
Vitamina B$_6$ (mg)	0 a 0,365	Gordura saturada (g)	0 a 0,373
Betacaroteno (μg)	0 a 0,584	Se (μg)	0 a 0,191
Cafeína (g)	0 a 0,110	Tiamina (mg)	0 a 0,098
Carboidrato (g)	0 a 0,097	Gordura *trans* (g)	0 a 0,229
Colesterol (mg)	0 a 0,110	Cúrcuma (mg)	0 a 0,785
Energia (kcal)	0 a 0,180	Vitamina A (RE)	0 a 0,401
Eugenol (mg)	0 a 0,140	Vitamina C (mg)	0 a 0,424
Gordura total (g)	0 a 0,298	Vitamina D (μg)	0 a 0,446
Fibras (g)	0 a 0,663	Vitamina E (mg)	0 a 0,419
Ácido fólico (μg)	0 a 0,190	Zn (mg)	0 a 0,313
Alho (g)	0 a 0,412	Chá-verde/preto (g)	0 a 0,536
Gengibre (g)	0 a 0,453	Flavan-3-ol (mg)	0 a 0,415
Fe (mg)	0 a 0,032	Flavonas (mg)	0 a 0,616
Mg (mg)	0 a 0,484	Flavonóis (mg)	0 a 0,467
AGMI (g)	0 a 0,009	Flavononas (mg)	0 a 0,250
Niacina (mg)	0 a 0,246	Antocianidinas (mg)	0 a 0,131
Ácidos graxos *n*-3 (g)	0 a 0,436	Isoflavonas (mg)	0 a 0,593
Ácidos graxos *n*-6 (g)	0 a 0,159	Pimenta (g)	0 a 0,131
Cebola (g)	0 a 0,301	Tomilho/orégano (mg)	0 a 0,102
Proteína (g)	0 a 0,021	Alecrim (mg)	0 a 0,013
AGPI (g)	0 a 0,337		

AGMI, Ácido graxo monoinsaturado; *AGPI*, ácido graxo poli-insaturado; *RE*, equivalentes de retinol.
(Adaptada de Shivappa N, Steck SE, Hurley TG et al.: Designing and developing a literature-derived, population-based dietary inflammatory index, *Public Health Nutr* 17:1689-1696, 2014.)

As seguintes recomendações refletem um esforço para consolidar similaridades entre as várias dietas anti-inflamatórias.

CONSUMO DE FRUTAS, VEGETAIS, ERVAS E CONDIMENTOS EM ABUNDÂNCIA

Frutas e vegetais coloridos contêm inúmeros fitoquímicos anti-inflamatórios e fibras, e acredita-se que sejam a base de uma dieta anti-inflamatória por sua capacidade de reduzir os marcadores como proteína C reativa (PC-R), fator nuclear *kappa* beta (NF-κB), histamina e outras citocinas inflamatórias *in vivo* e *in vitro*.

A maioria dos alimentos à base de vegetais contêm propriedades anti-inflamatórias, porém as frutas e vegetais, a seguir, parecem ser os mais anti-inflamatórios, conforme mencionam as pesquisas: vegetais crucíferos, cebolas, frutas silvestres, uvas roxas, cerejas, frutas cítricas, tomates e romãs. Ervas e condimentos anti-inflamatórios incluem: chás-verdes e preto, cúrcuma, alho, gengibre, alecrim, orégano, feno-grego, cominho, anis, cacau, hortelã, cravo, coentro, canela, noz-moscada, pimenta-vermelha em pó, capim-limão, funcho, açafrão, pimenta-do-reino, salsa, sálvia, endro, folha de louro e manjericão (Aggarwal e Shishodia, 2004; Galland, 2010; Habauzit e Morand, 2012; Jiang et al., 2014; Jungbauer e Medjakovic, 2012; Panahi et al., 2016).

INCENTIVO A UM PADRÃO DE DIETA COM BAIXO TEOR GLICÊMICO

Quantidades excessivas de carboidratos refinados e açúcares podem ser pró-inflamatórias. O consumo regular desses alimentos com alto teor glicêmico pode aumentar as concentrações de glicose sanguínea e de insulina, os quais, quando cronicamente elevados, podem desencadear uma resposta inflamatória. A escolha de alimentos com baixo teor glicêmico demonstrou reduzir as concentrações pós-prandiais de glicose e de insulina e diminuir modestamente as concentrações do fator de crescimento semelhante à insulina (IGF), além de melhorar os perfis inflamatórios e de adipocinas (proteínas inflamatórias secretadas pelo tecido adiposo) (Neuhouser et al., 2012; Runchey et al., 2012). É importante examinar a carga glicêmica de um alimento *versus* índice glicêmico porque a carga glicêmica é um indicador melhor da porção real do alimento. Ver Apêndice 28. Por exemplo, as beterrabas têm um alto índice glicêmico: 64, mas uma baixa carga glicêmica: 5.

Alimentos com alto índice glicêmico	Alimentos com baixo índice glicêmico
Cookies, bolos, confeitaria,* *chips*, pães de farinha branca, bolachas, tortilhas, massas, arroz branco	Grãos integrais ou não processados (como aveia, arroz integral, quinoa, trigo integral), massas integrais ou com alto teor de fibras
Suco de frutas e frutas secas	Frutas frescas
Purê de batatas (batatas-inglesas) ou batatas assadas sem casca	Batata-doce, abóbora, abobrinha, feijões e lentilhas, nozes e sementes
Refrigerantes e outras bebidas adoçados com açúcar	A maioria dos vegetais**

*Cookies, bolos etc. podem ser feitos usando ingredientes com baixo teor glicêmico, como aveia e nozes, que podem reduzir a carga glicêmica desses alimentos.
**O consumo de grandes quantidades de certos vegetais suculentos, como cenouras ou beterrabas, produzirá uma carga glicêmica maior.

INCLUSÃO DE NOZES E SEMENTES OU MANTEIGA DE NOZES E SEMENTES TODOS OS DIAS

Nozes e sementes não apenas fornecem anti-inflamatórios e valiosos compostos fenólicos, mas também uma proporção benéfica de gorduras poli-insaturadas (ômega-6 e ômega-3) que ajudam a promover uma resposta inflamatória saudável no corpo. Deve-se consumir uma variedade de nozes a fim de ganhar o espectro de nutrientes que cada uma tem a oferecer. São especialmente benéficas as sementes de abóbora, sementes de girassol, amêndoas, castanha-de-caju, castanha-do-pará, linhaça, gergelim e nozes.

AJUSTE DA QUALIDADE E DA QUANTIDADE DE GORDURA DIETÉTICA E ÓLEOS

Aumentar:

Gorduras insaturadas com alto teor de ácidos graxos ômega-3 (ácido alfalinolênico), que são anti-inflamatórios. As melhores fontes incluem peixes de águas frias, linhaça, *chia*, sementes de cânhamo e nozes. Linhaça, nozes e óleos de canola prensado a frio são excelentes fontes vegetais de ômega-3, mas não devem ser aquecidos. Escolha marcas que usem processamento de baixo calor para melhor qualidade.

Gorduras monoinsaturadas:

Use azeite de oliva extravirgem como o principal ingrediente de molhos, molhos de salada e marinadas. Também pode ser usado em refogados a baixo calor. Os abacates podem substituir o queijo ou a maionese em sanduíches, e podem ser adicionados a molhos, *smoothies* e saladas.

Diminuir:

As carnes vermelhas contêm ácido araquidônico e gorduras saturadas, que podem aumentar a inflamação em caso de consumo excessivo, especialmente em indivíduos com índice de massa corporal (IMC) elevado (Chai et al., 2017).

Os alimentos processados e os óleos têm alto teor de ácidos graxos ômega-6 (ácido linoleico), como os óleos de soja, milho, cártamo e girassol. Os ácidos graxos ômega-6 podem aumentar os marcadores pró-inflamatórios no corpo, se consumidos em excesso. Muitos desses óleos são comuns em alimentos altamente processados. Os alimentos fritos ou os óleos aquecidos (e reaquecidos) a altas temperaturas podem resultar em oxidação e formação de gordura *trans*, causando um efeito pró-inflamatório.

Evitar:

Gorduras hidrogenadas e gorduras *trans*, que são encontradas em muitos alimentos assados e pré-embalados, e também em gordura vegetal hidrogenada e muitas margarinas. O consumo de gordura *trans* demonstrou aumentar os marcadores de inflamação sistêmica e está particularmente associado à doença da artéria coronária. As gorduras *trans* foram banidas dos alimentos processados nos EUA em julho de 2015, e os fabricantes tiveram prazo de 3 anos para a sua remoção completa.

PROMOÇÃO DE UM MICROBIOMA SAUDÁVEL

Estudos preliminares sugerem que o consumo de alimentos fermentados (probióticos) e de fibras vegetais (prebióticos) pode ajudar a reduzir a inflamação por promover um microbioma saudável no intestino (Hiippala et al., 2018). Alimentos fermentados e cultivados são uma fonte excelente de bactérias probióticas. As fontes incluem missô, chucrute, iogurte, *kefir*, kimchi, *tempeh* e *kombucha* (uma bebida fermentada). Os alimentos prebióticos nutrem as boas bactérias e também são importantes para a saúde intestinal. Inulina e fruto-oligossacarídeos são exemplos de prebióticos e podem ser encontrados em bananas, aspargo, xarope de bordo, cebolas, alho, chicória, alcachofra e muitos outros alimentos vegetais.

ELIMINAÇÃO DE ALIMENTOS QUE CAUSAM SINTOMAS DE ALERGIA E INTOLERÂNCIA

As reações adversas ao alimento podem induzir a produção de uma variedade de mediadores inflamatórios, incluindo imunoglobulinas, citocinas e histaminas. As reações podem ser imediatas ou retardadas, e sua intensidade pode depender da dose e tolerância individual. O risco pode depender do momento e da composição do alimento, exposição no início da vida, qualidade da dieta e equilíbrio da microflora gastrintestinal.

EXCLUSÃO DE PRODUTOS QUÍMICOS

Muitos produtos químicos e pesticidas industriais podem irritar ou causar a ruptura do sistema imune e provocar inflamação. Escolha alimentos orgânicos ou com baixo teor de pesticidas e produtos "verdes" de limpeza e de cuidados pessoais para reduzir a exposição. Muitos alimentos enlatados contêm bisfenol A nos forros das latas. O bisfenol A (BPA), que também é encontrado em muitas garrafas plásticas e recipientes de alimentos, é um desregulador endócrino, compromete a ação da insulina no corpo e aumenta as vias inflamatórias (Valentino et al., 2013). Procure embalagens "sem-BPA" e use recipientes e garrafas de vidro com a máxima frequência possível. Consulte *online* o Environmental Working Group para mais informações.

INGESTÃO DE ÁLCOOL COM MODERAÇÃO

O álcool pode ter o efeito de aumentar e de diminuir os marcadores de inflamação, dependendo de cada indivíduo e da quantidade consumida. A ingestão elevada, especialmente por períodos prolongados, pode aumentar as citocinas inflamatórias (Miller et al., 2011). No estudo PREDIMED, o consumo moderado de álcool foi associado a melhores perfis lipídicos, pressão arterial, função endotelial e redução das espécies reativas de oxigênio (ERO); também foi associado a cerca de um equivalente de dose (10 g) por dia. O vinho tinto é caracterizado com mais frequência como anti-inflamatório.

RESTRIÇÃO DE CALORIA E JEJUM INTERMITENTE

A modificação dos padrões dietéticos, incluindo a restrição de caloria (RC) e o jejum intermitente, foram estudados por seu efeito na inflamação, longevidade e saúde metabólica. A RC envolve uma redução de calorias em 20 a 40%, mantendo ao mesmo tempo um padrão consistente de refeição. Em múltiplos modelos animais, a RC levou a um significativo prolongamento do ciclo de vida e redução dos marcadores inflamatórios (Gonzalez, 2012). Em humanos, a RC demonstrou melhoras na saúde metabólica, mas o efeito sobre a longevidade ainda está sob investigação. Estudos demonstraram benefícios metabólicos e anti-inflamatórios semelhantes com o uso de jejum intermitente. Embora existam vários métodos, a aplicação mais comum do jejum intermitente inclui 13 horas de jejum noturno (também chamado "jejum noturno prolongado") e jejum em dias alternados em que os participantes alternam o jejum com a alimentação à vontade (Patterson e Sears, 2017). Essas duas intervenções devem ser empregadas com o cuidado de assegurar que sejam usadas de maneira adequada. Embora a maioria das pesquisas seja positiva, há teoricamente um potencial de causar danos a certas populações, especialmente a indivíduos com transtornos alimentares ou com doenças graves.

REDUÇÃO DO ESTRESSE E MELHORA DO SONO

Altos níveis de estresse e falta de sono adequado estão associados à inflamação. Os níveis elevados de cortisol circulante encontrados sob condições de estresse psicológico estão associados a citocinas inflamatórias elevadas. A privação contínua de sono também tem sido associada a um estado inflamatório e à elevação de PC-R, TNF-α, interleucina (IL)-1β, IL-2, IL-4 e proteína 1 quimioatrativa do monócito (MCP-1) (Axelsson et al., 2013; Richardson e Churilla, 2017). A prática intencional de técnicas de redução de estresse, como a meditação, tem demonstrado reduzir a resposta inflamatória em modelos humanos experimentais (Kox et al., 2014).

EXEMPLO DE UMA DIETA ANTI-INFLAMATÓRIA DE 1 DIA BASEADA NA DIETA DASH, NA INTERVENÇÃO MIND E EM PADRÕES DE REFEIÇÕES MEDITERRÂNEOS

Café da manhã: fritada de vegetais com cebolas, alho, manjericão, espinafre, corações de alcachofra e tomate. Fatias de batata-doce assadas. Chá de ervas.

Almoço: sopa de vegetais com lentilha e salada de verduras com rúcula, repolho-roxo, cebola-vermelha, pepino, cenoura, nozes e vinagrete de mostarda. Pão ou bolachas integrais. Chá-verde com limão.

Lanche: iogurte grego com frutas silvestres.

Jantar: peixe assado com limão e endro sobre arroz integral com couve-galega refogada com alho e uma taça de vinho tinto.

Sobremesa: chocolate amargo e cerejas.

REFERÊNCIAS BIBLIOGRÁFICAS

Aggarwal BB, Shishodia S: Suppression of the nuclear factor-kappa-B activation pathway by spice-derived phytochemicals: reasoning for seasoning, *Ann N Y Acad Sci* 1030:434–441, 2004.

Axelsson J, Rehman JU, Akerstedt T, et al: Effects of sustained sleep restriction on mitogen-stimulated cytokines, chemokines and T helper 1/T helper 2 balance in humans, *PLoS One* 8(12):e82291, 2013.

Bahna SL, Burkhardt JG: The dilemma of allergy to food additives, *Allergy Asthma Proc* 39(1):3–8, 2018.

Bergmans RS, Malecki KM: The association of dietary inflammatory potential with depression and mental well-being among U.S. adults, *Prev Med* 99:313–319, 2017.

Casas R, Sacanella E, Urpí-Sardà M, et al: Long-term immunomodulatory effects of a mediterranean diet in adults at high risk of cardiovascular disease in the PREvención con DIeta MEDiterránea (PREDIMED) randomized controlled trial, *J Nutr* 146(9):1684–1693, 2016.

Chai W, Morimoto Y, Cooney RV, et al: Dietary red and processed meat intake and markers of adiposity and inflammation: the multiethnic cohort study, *J Am Coll Nutr* 36(5):378–385, 2017.

Fowler ME, Akinyemiju TF: Meta-analysis of the association between dietary inflammatory index (DII) and cancer outcomes, *Int J Cancer* 141(11):2215–2227, 2017.

Galland L: Diet and Inflammation, *Nutr Clin Pract* 25:634–640, 2010.

Garcia-Arellano A, Ramallal R, Ruiz-Canela M, et al: Dietary inflammatory index and incidence of cardiovascular disease in the PREDIMED study, *Nutrients* 7(6):4124–4138, 2015.

González O, Tobia C, Ebersole J, et al: Caloric restriction and chronic inflammatory diseases, *Oral Dis* 18(1):16–31, 2012.

Habauzit V, Morand C: Evidence for a protective effect of polyphenols-containing foods on cardiovascular health: an update for clinicians, *Ther Adv Chronic Dis* 3(2):87–106, 2012.

Hiippala K, Jouhten H, Ronkainen A, et al: The potential of gut commensals in reinforcing intestinal barrier function and alleviating inflammation, *Nutrients* 10(8):E988, 2018.

Jiang Y, Wu SH, Shu XO, et al: Cruciferous vegetable intake is inversely correlated with circulating levels of proinflammatory markers in women, *J Acad Nutr Diet* 114(5):700-708.e2, 2014.

Jungbauer A, Medjakovic S: Anti-inflammatory properties of culinary herbs and spices that ameliorate the effects of metabolic syndrome, *Maturitas* 71:227–239, 2012.

Kaluza J, Håkansson N, Harris HR, et al: Influence of anti-inflammatory diet and smoking on mortality and survival in men and women: two prospective cohort studies, *J Intern Med* 285(1):75–91, 2019. doi:10.1111/joim.12823.

Kox M, van Eijk LT, Zwaag J, et al: Voluntary activation of the sympathetic nervous system and attenuation of the innate immune response in humans, *Proc Natl Acad Sci U S A* 111(20):7379–7384, 2014.

Miller AM, Horiguchi N, Jeong WI, et al: Molecular mechanisms of alcoholic liver disease: innate immunity and cytokines, *Alcohol Clin Exp Res* 35(5):787–793, 2011.

Neufcourt L, Assmann KE, Fezeu LK, et al: Prospective association between the dietary inflammatory index and metabolic syndrome: findings from the SU.VI.MAX study, *Nutr Metab Cardiovasc Dis* 25(11):988–996, 2015.

Neuhouser ML, Schwarz Y, Wang C, et al: A low-glycemic load diet reduces serum C-reactive protein and modestly increases adiponectin in overweight and obese adults, *J Nutr* 142(2):369–374, 2012.

Panahi Y, Hosseini MS, Khalili N, et al: Effects of curcumin on serum cytokine concentrations in subjects with metabolic syndrome: a post-hoc analysis of a randomized controlled trial, *Biomed Pharmacother* 82:578–582, 2016.

Patterson RE, Sears DD: Metabolic effects of intermittent fasting, *Annu Rev Nutr* 37:371–393, 2017.

Richardson MR, Churilla JR: Sleep duration and C-reactive protein in US Adults, *South Med J* 110(4):314–317, 2017.

Runchey SS, Pollak MN, Valsta LM, et al: Glycemic load effect on fasting and post-prandial serum glucose, insulin, IGF-1 and IGFBP-3 in a randomized, controlled feeding study, *Eur J Clin Nutr* 66(10):1146–1152, 2012.

Shivappa N, Hébert JR, Karamati M, et al: Increased inflammatory potential of diet is associated with bone mineral density among postmenopausal women in Iran, *Eur J Nutr* 55(2):561–568, 2016.

Shivappa N, Steck SE, Hurley TG, et al. Designing and developing a literature-derived, population-based dietary inflammatory index, *Public Health Nutr* 17(8):1689–1696, 2014.

Valentino R, D'Esposito V, Passaretti F, et al: Bisphenol-A impairs insulin action and up-regulates inflammatory pathways in human subcutaneous adipocytes and 3T3-L1 cells, *PLoS One* 8(12):e82099, 2013. doi:10.1371/journal.pone.0082099.

Widmer RJ, Flammer AJ, Lerman LO, et al: The Mediterranean diet, its components, and cardiovascular disease, *Am J Med* 128(3):229–238, 2015.

APÊNDICE 23

Dieta Mediterrânea

SIGNIFICADO

A dieta mediterrânea simula tanto a dieta tradicional como o estilo de vida dos países que margeiam o Mar Mediterrâneo. É conhecida como um dos padrões dietéticos mais saudáveis do mundo, especificamente por prevenir várias doenças crônicas. A dieta põe ênfase no consumo de frutas, vegetais, nozes, sementes, cereais integrais, legumes, peixes, carnes vermelhas, vinho tinto (com moderação) e azeite de oliva, e minimiza o consumo de carne vermelha e açúcar. Além disso, a dieta prioriza a atividade física diária, assim como o sono adequado, o lazer com os amigos e a família, e a adoção de um estilo de vida de baixo estresse. Embora a dieta seja específica da região mediterrânea, seus princípios podem ser facilmente adaptados para incorporar alimentos e receitas características de outras cozinhas globais.

Um dos maiores fatores de risco para o desenvolvimento de doenças crônicas é a inflamação. Demonstrou-se que consumir o padrão da dieta mediterrânea reduz os seguintes marcadores inflamatórios: proteína C reativa (PC-R), IL-1β, IL-4, IL-5, IL-6, IL-7, IL-18, TNF-α, TGF-β, COX-2, fibrinogênio e homocisteína. Dentre os componentes anti-inflamatórios notáveis da dieta mediterrânea estão os polifenóis, ácidos graxos ômega-3, fibras e vários fitoquímicos, incluindo antocianina e licopeno (Donovan et al., 2017). Também foram demonstradas significativas associações entre o consumo da dieta mediterrânea e a função física, a função mental, a qualidade de vida relacionada à saúde para homens e mulheres, além de uma vida satisfatória para as mulheres (Zaragoza-Marti et al., 2018). Além disso, ao optar por incluir azeite de oliva, verduras, legumes, peixes, nozes e vinho nos padrões alimentares, a dependência da polifarmácia diminui significativamente. Especificamente, uma grande adesão à dieta mediterrânea está inversamente associada ao número geral de medicamentos usados para controlar condições de saúde (Vicinanza et al., 2018).

Condições de saúde comuns tratadas com a dieta mediterrânea

- *Doença cardiovascular*
- *Câncer*
- *Diabetes*
- *Saúde reprodutiva*
- *Saúde do cérebro.*

Fatores alimentares e de estilo de vida enfatizados

- *Frutas e verduras:* incorporar uma variedade colorida de frutas e verduras à dieta assegura o consumo adequado de muitas vitaminas, minerais e fitonutrientes. Faça refeições leves com verduras de manhã e inclua-as em metade do prato no almoço e no jantar. Coma frutas e verduras em suas formas cozidas e cruas
  - Frutas a incluir: maçãs, damascos, bananas, amoras silvestres, mirtilos-azuis, melão-cantalupo, cerejas, tangerinas, oxicocos, tâmaras, figos, bagas de goji (*goji berries*), toranja, uvas, limões, lima, manga, amora silvestre, melões, nectarinas, laranjas, papaias, pêssegos, peras, caquis, abacaxis, ameixas, romãs, ameixas secas, framboesas, carambola, morangos, tangerinas, melancia
  - Verduras a incluir: alcachofras, rúcula, aspargo, abacates, brotos de feijão, beterrabas, pimentão, acelga-chinesa (*bok choy*), brócolis comum e americano, couve-de-bruxelas, repolho, cenouras, couve-flor, salsão, aipo, chicória, couve comum, pepinos, raiz *daikon*, folhas de dente-de-leão, berinjela, erva-doce, jicama (nabo-mexicano), couve-galega, alho-poró, alface, cogumelos, folhas de mostarda, urtigas, quiabo, azeitonas, cebolas, ervilhas, pimentas, beldroega, chicória-vermelha, rabanete, cebolinha-verde, chalota, espinafre, tomates, agrião, abobrinha-italiana
- *Nozes e sementes:* nozes e sementes são fontes ricas de ácidos graxos essenciais, proteína, fibras e vitaminas e minerais, incluindo cálcio, magnésio, vitaminas do complexo B e vitamina E. As nozes e as sementes são mais saudáveis quando consumidas cruas em sua forma natural ou em cremes e pastas feitas sem óleos hidrogenados. Selecione-as como petiscos ou para acompanhar sua refeição favorita
  - Nozes a incluir: amêndoas, cajus, avelãs, amendoins, nozes-pecãs, pinhões, pistache, nozes
  - Sementes a incluir: *chia*, linhaça, cânhamo, abóbora, gergelim, girassol
- *Grãos integrais e amidos:* ao contrário dos grãos refinados, os grãos integrais consistem em carboidratos complexos e fontes mais ricas de fibras, gorduras essenciais, vitaminas do complexo B, antioxidantes e fitonutrientes. Eles fornecem energia com duração ao longo do dia, equilibram o açúcar sanguíneo e regulam o apetite
  - Grãos integrais e amidos a incluir: amaranto, cevada, arroz integral, trigo-sarraceno, triguilho, milho, cuscuz, trigo duro, farro, milhete, aveia, polenta, batatas, abóbora, quinoa, arroz, rutabaga, centeio, trigo-espelta, batatas-doces, abóbora (bolota, ranúnculo, abóbora-cheirosa, carnaval, *delicata*, abóbora-japonesa, espaguete), nabos, bagas de trigo, pão integral
- *Leguminosas:* essa proteína à base de vegetais é uma grande alternativa à carne, por serem também ricos em fibras, vitaminas, minerais, antioxidantes e fitonutrientes que ajudam a combater a inflamação
  - Leguminosas a incluir: feijões (*azuki*, preto, fradinho, *cannellini*, fava, grão-de-bico, verde, comum, carioca, vermelho), edamame, lentilhas (pretas, marrons, francesas, verdes, vermelhas, amarelas), ervilhas partidas
- *Proteína animal magra:* quando se segue o padrão alimentar da dieta mediterrânea, a carne é consumida como um "toque" no prato e não como o prato principal. Porções menores inferiores a 90 g geralmente são consumidas, o que é equivalente ao tamanho de um baralho completo. As fontes proteicas alternativas incluem ovos, peixe e frutos do mar. Recomenda-se o consumo de peixe e de frutos do mar pelo menos 2 vezes/semana
  - Proteína animal magra a incluir: frango, peru
  - Ovos a incluir: galinha, pata, codorniz
  - Peixes a incluir: bacalhau, linguado, salmão, sardinhas, robalo, tilápia, atum, olho-de-boi

- Frutos do mar a incluir: mariscos, caranguejo, lagosta, mexilhões, ostras, camarão
- *Gorduras saudáveis:* a dieta mediterrânea enfatiza o consumo de gorduras a cada refeição e a cada lanche. Nozes e sementes podem ser adicionadas a qualquer prato, pois são ricas em gorduras saudáveis e proteína. Escolha óleos com alto teor de ácidos graxos ômega-3, monoinsaturados e poli-insaturados para molhos de saladas, e incorpore abacate e azeitonas às refeições. Os produtos lácteos geralmente só acompanham os pratos principais em pequenas porções ou são consumidos nas formas fermentadas como *kefir* e iogurte
  - Gorduras saudáveis a incluir: abacate, queijo, coco, leite, nozes (ver anteriormente), óleos (abacate, coco, linhaça, semente de uva, semente de cânhamo, oliva, cártamo, semente de girassol, gergelim, nozes), oliva (*kalamata, niçoise, picholine*), sementes (ver anteriormente), iogurte
- *Ervas e especiarias:* cozinhar com esses temperos não apenas intensifica o sabor do alimento, mas também aumenta seu conteúdo de nutrientes pela contribuição de vitaminas, minerais e antioxidantes e fitonutrientes protetores
  - Ervas a incluir: manjericão, folha de louro, coentro, alfazema, hortelã, salsinha, alecrim, sálvia, estragão, tomilho
- Especiarias a incluir: erva-doce, pimenta-malagueta, canela, cravo-da-índia, cominho, funcho, alho, gengibre, manjerona, orégano, pimenta, açafrão, za'atar (tempero árabe que inclui sementes de gergelim, sumagre, tomilho, manjerona e/ou orégano)
- *Bebidas a incluir:* chá de ervas, água, café e uma taça pequena de vinho tinto, que contém antioxidantes benéficos e fitonutrientes

EXEMPLOS DE UM PLANO DE REFEIÇÃO DE 1 DIA BASEADO NA DIETA MEDITERRÂNEA

Café da manhã: ovos rancheiros (ovos escalfados no molho de tomate, cebola, alho e queijo feta em pedaços; conhecidos como *shakshuka* em Israel), servido com quinoa cozida ou pão integral. Tempere com páprica e cominho. Café, chá ou água.

Almoço: enroladinho vegano com tortilla de trigo integral, espinafre, pepino, tiras de cenoura ralada, *homus*, abacate. Coma com um pedaço de fruta. Água ou chá.

Lanche: ovo cozido com uvas e *mix* de nozes.

Jantar: paella com camarão, arroz integral, pimentão, tomates refogados, cebola, alho, azeite de oliva extravirgem. Tempere com açafrão. Água, chá ou uma taça pequena de vinho tinto.

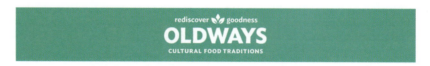

Pirâmide da dieta mediterrânea

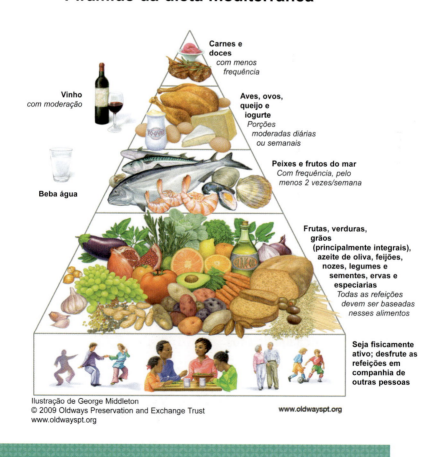

Apêndice criado por Kelly Morrow, MS, RDN, FAND.

INFORMAÇÃO PARA LEITURA ADICIONAL

Old Ways Foundation

REFERÊNCIAS BIBLIOGRÁFICAS

Donovan MG, Selmin OI, Doetschman TC, et al: Mediterranean diet: prevention of colorectal cancer, *Front Nutr* 4:59, 2017.

Huang CH, Hou YC, Yeh CL, et al: A soybean and fish oil mixture with different n-6/n-3 PUFA ratios modulates the inflammatory reaction in mice with dextran sulfate sodium-induced acute colitis, *Clin Nutr* 34:1018–1024, 2015.

Maraki MI, Yannakoulia M, Stamelou M, et al: Mediterranean diet adherence is related to reduced probability of prodromal Parkinson's disease, *Mov Disord* 34(1):48–57, 2019.

Vicinanza R, Troisi G, Cangemi R, et al: Aging and adherence to the Mediterranean diet: relationship with cardiometabolic disorders and polypharmacy, *J Nutr Health Aging* 22(1):73–81, 2018.

Zaragoza-Martí A, Ferrer-Cascales R, Hurtado-Sánchez JA, et al: Relationship between adherence to the Mediterranean diet and health-related quality of life and life satisfaction among older adults, *J Nutr Health Aging* 22(1):89–96, 2018.

24 APÊNDICE

Informações Nutricionais sobre Bebidas Alcoólicas

De acordo com o estudo *2015 National Survey on Drug Use and Health*, 86% dos adultos norte-americanos de 18 anos ou mais relatam o consumo de álcool em algum momento de suas vidas; 26% relatam ingestão de bebidas alcoólicas com embriaguez no mês anterior, e 7% relatam excesso de bebida no mês precedente. Estima-se que 15 milhões de adultos nos EUA apresentem um transtorno do consumo de álcool, de acordo com o National Institute on Alcohol Abuse and Alcoholism (National Institutes of Health [NIH], 2019). Estudos recentes discutiram os benefícios gerais do consumo de álcool para a saúde, embora alguma pesquisa demonstre um pequeno efeito positivo do consumo moderado de álcool sobre o risco cardiovascular e mortalidade (Centers for Disease Control [CDC], 2019). Um conjunto crescente de evidências sugere que a ingestão regular de álcool, especialmente se excessiva, está associada a doença hepática, hipertensão e função ventricular esquerda, múltiplas formas de câncer (mama, boca, esôfago, laringe, garganta), assim como a acidentes veículos motorizados, violência e ataque sexual (CDC, 2019).

As Diretrizes Dietéticas para Norte-Americanos de 2015-2020 (*2015-2020 Dietary Guidelines for Americans* – DGA) recomendam ingestão moderada, para indivíduos que consomem álcool, e não recomendam que os indivíduos comecem a beber por qualquer potencial benefício para saúde, se ainda não bebem. As diretrizes DGA recomendam o seguinte:

- As bebidas alcoólicas não devem ser consumidas por alguns indivíduos, incluindo aqueles que não podem controlar sua ingestão de álcool, mulheres em idade reprodutiva que possam engravidar, grávidas e lactantes, crianças e adolescentes, indivíduos que tomam medicamentos que possam interagir com álcool e aqueles com condições clínicas específicas
- Os indivíduos que optam por ingerir bebidas alcoólicas devem fazê-lo de forma sensível e com moderação – definida como o consumo de até uma dose por dia para mulheres e de até duas doses por dia para homens
- A combinação de álcool e cafeína não é recomendada. Isso pode levar ao consumo excessivo de bebida, uma vez que a cafeína pode mascarar os efeitos de álcool
- As bebidas alcoólicas devem ser evitadas por indivíduos que participam de atividades que requerem atenção, habilidade ou coordenação, como dirigir veículos ou operar máquinas

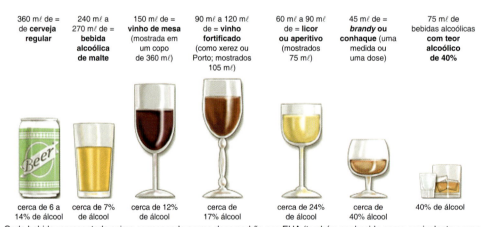

Cada bebida representada acima corresponde a uma dose padrão nos EUA (também conhecido como equivalente a uma dose alcoólica). O percentual de álcool puro, expresso aqui como álcool por volume (alc/vol), varia entre e ao longo dos tipos de bebidas.

CONTEÚDO DE ÁLCOOL E CALORIAS EM BEBIDAS ALCOÓLICAS SELECIONADAS

A tabela a seguir é um guia para estimar a porcentagem e as calorias do álcool de várias bebidas alcoólicas. São apresentadas amostras do volume da porção e as calorias nessa dose para cerveja, vinho e bebidas alcoólicas destiladas.

Um alto conteúdo de álcool (percentual maior de álcool ou teor alcoólico mais elevado) e a mistura de bebidas alcoólicas com outras bebidas, como refrigerantes e bebidas adoçadas, suco de frutas ou creme aumenta a quantidade de calorias da bebida. As bebidas alcoólicas suprem as calorias, mas fornecem poucos nutrientes essenciais além de pequenas quantidades de vitaminas do complexo B em algumas cervejas (USDA, 2019; Cronometer, 2019).

O equivalente de uma dose padrão contém aproximadamente 14 gramas de álcool. Isso corresponde a cerca de 360 mℓ de cerveja regular (6 a 14% de álcool), 150 mℓ de vinho (12% de álcool) e 45 mℓ de bebidas alcoólicas destiladas (bebida destilada a 40%, com 40% de etanol).

Imagem: National Institutes of Health, National Institute on Alcohol Abuse and Alcoholism: *Rethinking drinking*. Disponível em: https://www.rethinkingdrinking.niaaa.nih.gov/How-much-is-too-much/What-counts-as-a-drink/Whats-A-Standard-Drink.aspx. Acesso em: 4 fev. 2019.

Apêndice 24 Informações Nutricionais sobre Bebidas Alcoólicas

Bebida	Porção (ml)	Álcool (%)	Calorias (aproximadas)
Cerveja e sidra			
Regular	360	5%	120 a 150
Cerveja micro/cerveja artesanal	360	6 a 14%	160 a 250
Cerveja sem glúten	360	4 a 5%	120 a 200
Cerveja *light*	360	4 a 5%	100
Cerveja sem álcool	360	Traço	100 a 130
Sidra destilada	360	3,4 a 8,5%	140 a 200
Limonada destilada	330	5%	220
Bebidas alcoólicas destiladas (gim, vodca, rum, conhaque, uísque, uísque escocês)			
Teor alcoólico de 40%	45	40%	90 a 100
Teor alcoólico de 50%	45	50%	105 a 120
Vinho			
Branco	120	10 a 12%	80 a 100
Zinfandel e Shiraz	120	14 a 16%	115 a 120
Tinto	120	12 a 15%	85 a 100
Rosé	120	11,5 a 13,5%	85 a 110
Cooler de vinho	360	4 a 6%	200
Champanhe	120	12%	100
Vinho doce	120	12%	130
Xerez, Porto, moscatel	60	17 a 21%	75 a 90
Saquê	120	17 a 21%	150
Aperitivo, licor	60 a 90	24%	160
Bebidas mistas			
Bloody Mary	240	18 a 20%	160
Daiquiri	180	18 a 20%	350
Manhattan	120	25 a 30%	220
Martini	120	30%	225
Bebidas mistas			
Água mineral	Qualquer	0	0
Diet soda	Qualquer	0	0
Club soda	Qualquer	0	0
Suoc de tomate	120	0	25
Bloody Mary mix	120	0	25
Suco de laranja	120	0	60
Suco de toranja	120	0	60
Suco de abacaxi	120	0	60
Diversos			
Kombucha	360	Menos de 0,5% (a não ser que seja comercializado como bebida alcoólica até 2,5%)	Varia de 40 a 100

American Addiction Centers (AAC): *Alcohol by volume: beer, wine, & liquor.* Disponível em: https://www.alcohol.org/statistics-information/abv/. Acesso em: 4 fev. 2019
Centers for Disease Control (CDC): Fact Sheets: Moderate drinking. Disponível em: https://www.cdc.gov/alcohol/fact-sheets/moderate-drinking.htm. Acesso em: 3 fev. 2019.
Cronometer. Disponível em: https://cronometer.com/. Acesso em: 5 fev. 2019.
National Institutes of Health (NIH), National Institute on Alcohol Abuse and Alcoholism: What is a standard drink? Disponível em: https://www.niaaa.nih.gov/alcohol-health/overview-alcohol-consumption/what-standard-drink. Acesso em: 3 fev. 2019.
USDA: *Nutrient database standard release.* Disponível em: https://ndb.nal.usda.gov/ndb/search/list. Acesso em: 3 fev. 2019.
A contribuição calórica de álcool de uma bebida alcoólica pode ser estimada multiplicando-se o número de onças pelo teor alcoólico e depois novamente pelo fator 0,8. No caso de cervejas e vinhos, as quilocalorias de álcool podem ser estimadas multiplicando-se as onças pela porcentagem de álcool (por volume) e depois pelo fator 1,6.
1 onça = 30 ml.

25 APÊNDICE

Informações Nutricionais sobre Produtos que Contêm Cafeína

A cafeína tem estrutura similar à da adenosina, uma substância química encontrada no cérebro que desacelera sua atividade. Como as duas competem, quanto mais cafeína é consumida, menos adenosina estará disponível, até determinado ponto. A concentração de cafeína eleva-se temporariamente e reduz a fadiga. Em 30 a 60 minutos da ingestão de uma xícara de café, as concentrações de cafeína atingem o pico na corrente sanguínea e leva de 4 a 6 horas para seus efeitos se dissiparem.

O americano adulto médio consome cerca de 200 mg/dia de cafeína, e muitos podem consumir duas vezes mais esse nível. Geralmente, é seguro não consumir mais do que a quantidade equivalente de cafeína de 1 a 2 xícaras de café ao dia, durante a gestação ou lactação. Os indivíduos com doença cardíaca e hipertensão podem se beneficiar da redução no consumo de cafeína. Para diminuir a cafeína e seus efeitos estimulantes, monitore a ingestão a partir dos alimentos e bebidas listados a seguir.

Fontes selecionadas de cafeína em alimentos e bebidas.

	Porção (mg)		Porção (mg)
Café		**Cacau e chocolate**	
Café Starbucks® (na loja), 480 mℓ	330	Chocolate de confeitaria sem açúcar, 28,3 g	58
Café Starbucks® (em casa), 480 mℓ	260	Chocolate doce, meio amargo, escuro, ao leite, 28,3 g	8 a 20
Café passado em cafeteira, 180 mℓ	103	Barra de chocolate ao leite, 42,5 g	10
Café passado em coador, 180 mℓ	75	Chocolate ao leite, 226,4 g	8
Café instantâneo, 1 colher de chá redonda	57	Bebida de cacau, xícara de 180 mℓ	4
Café aromatizado, comum, sem açúcar, 180 mℓ	26 a 75	Xarope de chocolate aromatizado, 30 mℓ	5
Café expresso, 30 mℓ	40	Pudim de chocolate, 1/2 xícara	4 a 8
Café Latte, pequeno, 240 mℓ ou grande, 360 mℓ (Starbucks®)	35	**Energéticos**	
Café descafeinado, 180 mℓ	2	Rockstar®, 480 mℓ	160
Chá		Red Bull®, 249 mℓ	80
Chá-preto ou verde, 480 mℓ	60 a 100	Full Throttle®, 480 mℓ	160
Chá, sachê para infusão de 3 min, 360 mℓ	72	Monster®, 480 mℓ	160
Chá Lipton®, Arizona® ou Snapple®, 480 mℓ	30 a 60	Jolt®, 240 mℓ	80
Instantâneo, 1 colher de chá redonda em 240 mℓ de água	25 a 35	**Diversos**	
		NoDoz®, Maximum Stregth® (1) ou Vivarin® (1)	200
Chá-verde coado, 240 mℓ	30	Barra de energético Pit Bull®, 56,6 g	165
Chá, garrafa, 360 mℓ	14	Excedrin® (2)	130
Chá descafeinado, sachê para infusão de 5 min	1	NoDoz®, Regular Strength® (1)	100
Bebidas carbonatadas		Água cafeinada (Edge 2 O®), 240 mℓ	70
7-Eleven Big Gulp® cola, 1.920 mℓ	190	Anacin® (2)	65
Mountain Dew MDX® ou Vault®, 60 mℓ	120	Cerveja Bud Extra®, 300 mℓ	55
Diet Pepsi Max®, 600 mℓ	70	Água revigorante Propel®	50
Mountain Dew®, 360 mℓ, regular ou *diet*	54	Infusão Antioxidante Bai®, 480 mℓ	70
Mellow Yellow®, 360 mℓ, regular ou *diet*	52	Crystal Light Energy® (1 pacote)	60
Cola regular ou *diet*, *cherry* colas, Dr. Pepper®, Mr. Pibb®, 360 mℓ	35 a 50	Starbucks Refresher®, 360 mℓ	50
Bebidas descafeinadas, 360 mℓ	Traço		

Center for Science in the Public Interest: *Caffeine Chart*. Disponível em: https://cspinet.org/eating-healthy/ingredients-of-concern/caffeine-chart. Acesso em: 2 fev. 2019.
USDA Agricultural Research Service: *National nutrient database for standard reference*. Disponível em http://ndb.nal.usda.gov/ndb/search. Acesso em: 1 fev. 2019.

APÊNDICE 26

Informações Nutricionais sobre Ácidos Graxos Essenciais (Ômega)

Os **ácidos graxos essenciais** (AGEs) são ácidos graxos necessários na dieta humana. É preciso que sejam obtidos dos alimentos porque as células humanas não contam com vias bioquímicas capazes de produzi-los internamente. Existem duas famílias de AGE estreitamente relacionadas: **ômega-3** (Ω-3 ou ω-3) e **ômega-6** (Ω-6 ou ω-6). Somente uma substância de cada uma dessas famílias é realmente essencial, porque, por exemplo, o corpo pode converter um ω-3 em outro ω-3, mas não pode criar o ω-3 endogenamente.

No corpo, os ácidos graxos essenciais servem a múltiplas funções. Em cada uma dessas, o equilíbrio entre o ω-3 e o ω-6 na dieta afeta acentuadamente a função. Eles são modificados para formar os eicosanoides (que afetam as funções de inflamação e muitas outras funções celulares); os canabinoides endógenos (que afetam o humor, o comportamento e a inflamação); as lipoxinas dos AGE ω-6 e as resolvinas do ω-3 (na presença de ácido acetilsalicílico, diminuindo a inflamação); os isofuranos, isoprostanos, hepoxilinas, ácidos epoxieicosatrienoicos e neuroprotectina D; e as balsas lipídicas (que afetam a sinalização celular). Também atuam no ácido desoxirribonucleico (que ativa ou inibe os fatores de transcrição para fator nuclear κ-B [NF-κB], uma citocina pró-inflamatória).

Entre 1930 e 1950, os ácidos araquidônicos e linolênico foram denominados *essenciais*, pois cada um era mais ou menos capaz de atender às necessidades de crescimento de ratos alimentados com dietas sem gordura. Outras pesquisas mostraram que o metabolismo humano requer ambos os ácidos graxos. Até certo ponto, qualquer ω-3 e qualquer ω-6 pode aliviar os piores sintomas de deficiência de ácido graxo. No entanto, em muitas pessoas, a capacidade de converter o ω-3 ácido alfalinolênico (ALA) no ω-3 ácido eicosapentanoico (EPA) e ácido docosaexaenoico (DHA) tem uma eficiência de 5%. Portanto, é importante incorporar o EPA e o DHA diretamente na dieta, geralmente como peixe ou um suplemento de óleo de peixe. Ácidos graxos específicos, como o DHA, são necessários em estágios críticos da vida (p. ex., infância e lactação) e em alguns estados de doença.

Os ácidos graxos essenciais são:
- ALA (18:3)-ω-3
- Ácido linoleico (18:2)-ω-6.

Esses dois ácidos graxos não podem ser sintetizados por seres humanos pois não têm as enzimas dessaturases necessárias para a sua produção. Eles constituem o ponto de partida para a criação de ácidos graxos mais longos e mais dessaturados, que também são referidos como ácidos graxos poli-insaturados de cadeia longa.

ÁCIDOS GRAXOS Ω-3

- EPA (20:5) ácido eicosapentanoico
- DHA (22:6) ácido docosaexanoico
- ALA (18:3) ácido alfalinolênico.

ÁCIDOS GRAXOS Ω-6

- Ácido gamalinolênico (GLA) (18:3)
- Ácido di-homogamalinolênico (DGLA) (20:3)
- Ácido araquidônico (AA) (20:4).

Os ácidos graxos Ω-9 não são essenciais em seres humanos, pois estes apresentam todas as enzimas necessárias para a sua síntese.

\multicolumn{4}{c}{INGESTÕES ADEQUADAS DE ÁCIDOS GRAXOS Ω-3 PARA CRIANÇAS E ADULTOS}
Idade (anos)	Homens e mulheres (g/dia)	Gestação (g/dia)	Lactação (g/dia)
1 a 3	0,7	N/A	N/A
4 a 8	0,9	N/A	N/A
9 a 13	1,2 para meninos, 1 para meninas	N/A	N/A
14 a 18	1,6 para meninos, 1,1 para meninas	1,4	1,3
19 +	1,6 para homens, 1,1 para mulheres	1,4	1,3

\multicolumn{4}{c}{INGESTÕES ADEQUADAS DE Ω-6 PARA CRIANÇAS E ADULTOS}
Idade (anos)	Homens e mulheres (g/dia)	Gestação (g/dia)	Lactação (g/dia)
1 a 3	7	N/A	N/A
4 a 8	10	N/A	N/A
9 a 13	12 para meninos, 10 para meninas	N/A	N/A
14 a 18	16 para meninos, 11 para meninas	13	13
19 +	17 para homens, 12 para mulheres	13	13

N/A, não aplicável.

FONTES DIETÉTICAS

Algumas das fontes alimentares de ácidos graxos ω-3 e ω-6 são peixes e mariscos, linhaça, óleo de soja, óleo de canola, óleo de cânhamo, sementes de *chia*, sementes de abóbora, sementes de girassol, vegetais folhosos verdes e nozes.

Os AGE participam de muitos processos metabólicos e existem evidências que sugerem que os baixos níveis de AGE, ou o equilíbrio errôneo de tipos entre os AGE, possam ser um fator em várias doenças.

As fontes vegetais de ω-3 não contêm EPA e DHA. Acredita-se que esta seja uma razão para que a absorção de AGE seja muito maior em fontes animais do que em fontes vegetais.

O conteúdo de AGE das fontes vegetais varia com as condições de cultivo. As fontes animais variam amplamente com a alimentação do animal, e a composição do AGE varia acentuadamente com as gorduras de diferentes partes corporais.

ÁCIDOS GRAXOS ÔMEGA-3

Há algumas evidências que sugerem que os ômega-3 podem:

- Ajudar a reduzir os níveis elevados de triglicerídios. Altos níveis de triglicerídios podem contribuir para a doença coronária
- Reduzir a tendência do sangue a coagular, o que pode relacionar-se à coagulação que ocorre com a placa aterosclerótica inicial
- Reduzir a inflamação envolvida em condições como a artrite reumatoide
- Melhorar os sintomas de depressão e outros transtornos da saúde mental em alguns indivíduos.

As fontes dietéticas de ácidos graxos de ω-3 incluem o óleo de peixe e certos óleos vegetais e de nozes. O óleo de peixe contém DHA e EPA, enquanto algumas nozes (nozes-inglesas) e óleos vegetais (canola, soja, linhaça e oliva) contêm apenas o ω-3 ALA.

Há evidências de múltiplos estudos populacionais em larga escala (epidemiológicos) e ensaios controlados randomizados de que a ingestão das quantidades recomendadas de DHA e EPA na forma de peixe ou de suplementos de óleo de peixe diminui os triglicerídios e eleva o HDL-colesterol. Entretanto, altas doses podem ter efeitos nocivos como aumentar o risco de sangramento. Algumas espécies de peixe acarretam um risco maior de contaminação ambiental, por exemplo, com metilmercúrio. Consulte a U.S. Environmental Protection Agency para mais informações sobre o consumo seguro de peixe: https://www.epa.gov/fish-tech.

Fontes alimentares comuns de gorduras ômega-3.

Gordura ômega-3	Fonte alimentar
ALA	Linhaça, nozes e soja moídas
	Linhaça (moída), óleos de nozes, soja e canola, e margarinas não hidrogenadas de canola e soja
DHA e EPA	Cavala, salmão, arenque, truta e sardinhas, e outros peixes e mariscos
	Suplementos de algas marinhas
Peixes ou outras fontes alimentares	**Conteúdo de porção de 113,2 g**
Nozes-inglesas	6,8 g
Salmão-rei	3,6 g
Salmão-vermelho	2,3 g
Cavala	1,8 a 2,6 g
Arenque	1,2 a 2,7 g
Truta-arco-íris	1,0 g
Germe de trigo e germe de aveia	0,7 a 1,4 g
Halibute	0,5 a 1,3 g
Albacora	0,97 g
Atum *light*	0,35 g
Badejo	0,9 g
Espinafre	0,9 g
Linguado	0,6 g
Caranguejo-real	0,6 g
Camarão	0,5 g
Tofu	0,4 g (menos no tofu *light*)
Marisco	0,32 g
Bacalhau	0,3 g
Vieira (molusco)	0,23 g
Suplementos*	
Óleo de fígado de bacalhau	800 a 100 mg/colher de chá
Óleo de peixe	1.200 a 1.800 mg/colher de chá
Concentrado de ácido graxo ômega-3	Cerca de 250 mg/cápsula

Aumento da ingestão das gorduras ômega-3.

- Coma peixe pelo menos 2 vezes/semana
- Inclua peixe enlatado em sua dieta (p. ex., salmão, sardinha, atum *light*). Experimente sardinhas com torradas
- Adicione semente de linhaça aos alimentos, como em cereal quente ou frio, ou em iogurte (a linhaça deve ser moída para que os ácidos graxos estejam totalmente disponíveis para absorção)
- Adicione nozes a saladas, cereais, confeitaria (p. ex., *muffins*, *cookies*, pães) e panquecas ou puras como petiscos
- Como soja fresca ou congelada (edamame) como legume nas refeições ou petiscos
- Use óleo de soja ou óleo de canola em molhos de salada e receitas
- Use margarina não hidrogenada feita de canola ou soja para passar no pão ou na culinária
- Cozinhe com ovos ω-3. Aprecie-os mexidos, cozidos, *poché* ou fritos
- Use outros produtos fortificados com ω-3, como leite, iogurte, bebidas nutricionais, barras de cereais, cereais, pães e massas
- Substitua 1/4 de xícara de farinha por 1/4 de xícara de linhaça moída nas massas de pão, de *pizza*, *muffin*, *cookie* ou em receitas de bolo de carne
- Substitua 1 ovo por uma colher de sopa de linhaça moída misturada com 3 colheres de sopa de água nas receitas

*O conteúdo exato de ômega-3 varia conforme o fabricante. Verifique o rótulo.
EPA, ácido eicosapentaenoico; *DHA*, ácido docosaexaenoico.
(National Institutes of Health Office of Dietary Supplements Fact Sheets for Health Professionals: Omega-3 Fatty Acids. Atualizado em 17 de outubro de 2019. https://ods.od.nih.gov/factsheets/Omega3FattyAcids-HealthProfessional/. Acesso em 30 dez. 2019; U.S. Department of Agriculture Food Data Central. https://fdc.nal.usda.gov. Acesso em 4 fev. 2019.)

27 APÊNDICE

Informações Nutricionais sobre Dieta com Alto Teor de Fibras

Essa dieta é uma modificação da dieta regular. Seu objetivo é diminuir o tempo do trânsito através do intestino, promover movimentos intestinais mais frequentes e também fezes mais moles. Uma dieta com alto teor de fibras pode ser prescrita como tratamento de diverticulose, síndrome do intestino irritável, hemorroidas ou constipação intestinal. A dieta com alto teor de fibras também é prescrita para perda de massa corporal, doença cardiovascular e diabetes. Inclui todos os alimentos de uma dieta regular, com ênfase no planejamento e seleção adequados de alimentos para melhorar a ingestão diária de fibras. A ingestão de líquidos também deve ser aumentada. A Academy of Nutrition and Dietetics recomenda que o adulto médio tenha uma ingestão média diária de fibras de 20 a 35 g de uma variedade de fontes. Para crianças, a recomendação diária é a soma da idade da criança mais 5 g de fibras. Nos casos de constipação intestinal grave, recomendam-se mais fibras. Seguir as diretrizes da dieta mediterrânea fornecerá uma dieta com alto teor de fibras.

Ingestão dietética de referência de fibras para crianças e adultos.

Idade (anos)	Homens e mulheres (g/dia)	Gestação (g/dia)	Lactação (g/dia)
1 a 3	19	N/A	N/A
4 a 8	25	N/A	N/A
9 a 13	31 para meninos, 26 para meninas	N/A	N/A
14 a 18	38 para meninos, 26 para meninas	28	29
19+	38 para homens, 25 para mulheres	28	29

N/A, não aplicável.

Apesar da disponibilidade de numerosos suplementos de fibras sem prescrição, as fontes alimentares fornecem muitos nutrientes e são o método preferido para aumentar as fibras dietéticas. O consumo adequado de líquidos (pelo menos 8 copos de 240 mℓ/dia) é recomendado. Deve-se adicionar lentamente as fibras à dieta em razão de possíveis cólicas, distensão e diarreia que ocorrem com o aumento súbito de fibras. São obtidos benefícios terapêuticos máximos das fibras após vários meses de adesão. Há dois componentes de fibras, e cada um fornece benefícios para a saúde: insolúveis e solúveis.

Tipos de fibra dietética.

Tipo de fibra	Componentes das células	Fontes alimentares	Benefícios para a saúde
Fibras solúveis	Gomas, mucilagens, pectina, determinadas hemiceluloses	Vegetais, frutas, legumes, aveia e farelo de aveia	Diminuição do colesterol sanguíneo total Protegem contra o diabetes Previnem a constipação intestinal Podem ajudar no controle da síndrome do intestino irritável Podem proteger contra câncer de cólon e cálculos biliares
Fibras insolúveis	Celulose, lignina, algumas hemiceluloses	Produtos de trigo integral, farelos de trigo e de milho, e muitos vegetais	Podem prevenir a doença diverticular Previnem a constipação intestinal Podem retardar a absorção da glicose (provavelmente insignificante) Podem aumentar a saciedade e, portanto, auxiliar na perda de massa corporal Reduzem o colesterol Podem proteger contra o câncer de cólon

DIRETRIZES PARA UMA DIETA COM ALTO TEOR DE FIBRAS

1. Aumentar o consumo de pães integrais, cereais, farinhas e outras preparações com grãos integrais para 6 a 11 porções diária.
2. Aumentar o consumo de vegetais, legumes e frutas, nozes e sementes comestíveis para 5 a 8 porções ao dia.
3. Consumir cereais com alto teor de fibras, granolas e leguminosas, conforme necessário, para uma ingestão de fibras de 25 g ou mais ao dia.
4. Aumentar o consumo de líquidos até, pelo menos, 2 ℓ (ou aproximadamente 1,89 ℓ) ao dia.
5. Para uma dieta de alto teor de fibras com aproximadamente 24 g de fibras dietéticas: usar 12 ou mais porções dos alimentos dos grupos a seguir (cada alimento contém aproximadamente 2 g de fibra dietética). Por exemplo, 1/2 xícara de feijões cozidos (8 colheres de sopa) é contada como 4 porções.

Apêndice 27 Informações Nutricionais sobre Dieta com Alto Teor de Fibras

CADA UM DESTES ALIMENTOS NESTA QUANTIDADE CONTÉM 2 GRAMAS DE FIBRAS DIETÉTICAS

Maçã pequena, 1 pequena	Morangos, 1/2 xícara
Laranja, 1 pequena	Pera, 1/2 pequena
Banana, 1 pequena	Cerejas, 10 grandes
Pêssego, 1 médio	Ameixas, 2 pequenas
Pão de trigo integral, 1 fatia	Mingau de aveia, 3 colheres de sopa
All Bran®, 1 colher de sopa	Shredded wheat®, 1/2 biscoito
Pão de centeio, 1 fatia	Triguilho, 1 colher de chá
Flocos de milho (Corn flakes®), 2/3 de xícara	Grape-Nuts®, 3 colheres de sopa
Pão de triguilho, 1 fatia	Trigo tufado, 1 1/2 xícara
Brócolis, 1/2 talo	Batata, 5 cm de diâmetro
Alface crua, 2 xícaras	Aipo, 1 xícara
Couve-de-bruxelas, 4	Tomate, cru, 1 médio
Vagem, 1/2 xícara	Milho na espiga, 2
Cenouras, 2/3 de xícara	Feijão cozido, enlatado, 2 colheres de sopa

FONTES ALIMENTARES SELECIONADAS

Alimento	Gramas por porção	Valores diários (%)
Feijão-branco cozido, 1/2 xícara	9,5	38
Farelo de cereal pronto para consumo (100%), 1/2 xícara	8,8	35
Feijão-vermelho, enlatado, 1/2 xícara	8,2	33
Ervilhas partidas cozidas, 1/2 xícara	8,1	32
Lentilhas cozidas, 1/2 xícara	7,8	31
Feijão-preto cozido, 1/2 xícara	7,5	30
Feijão-carioca, 1/2 xícara	7,7	31
Feião-de-lima cozido, 1/2 xícara	6,6	26
Alcachofra, coração, 1 unidade	6,5	26
Feijão-branco, enlatado, 1/2 xícara	6,3	25
Grão-de-bico cozido, 1/2 xícara	6,2	24
Feijão-branco americano, 1/2 xícara	6,2	24
Feijão-fradinho cozido, 1/2 xícara	5,6	22
Soja madura cozida, 1/2 xícara	5,2	21
Farelo de cereais prontos para consumo, vários, 28,3 g	2,6 a 5,0	10 a 20
Bolachas, *wafers* de centeio, simples, 2 *wafers*	5,0	20
Batata-doce cozida com casca, 1 média (146 g)	4,8	19
Pera asiática crua, 1 pequena	4,4	18

FONTES ALIMENTARES SELECIONADAS

Alimento	Grama por porção	Valores diários (%)
Ervilhas cozidas, 1/2 xícara	4,4	18
Muffin inglês de trigo integral, 1 unidade	4,4	18
Pera crua, 1 pequena	4,3	17
Triguilho cozido, 1/2 xícara	4,1	16
Vegetais mistos cozidos, 1/2 xícara	4,0	16
Framboesas cruas, 1/2 xícara	4,0	16
Batata-doce cozida, sem casca, 1 média (156 g)	3,9	15,5
Amoras silvestres, 1/2 xícara	3,8	15
Batata cozida com casca, 1 média	3,8	15
Soja verde cozida, 1/2 xícara	3,8	15
Ameixas cozidas, 1/2 xícara	3,8	15
Figos secos, 1/4 de xícara	3,7	14,5
Tâmaras, 1/4 de xícara	3,6	14
Farelo de aveia cru, 1/4 de xícara	3,6	14
Abóbora enlatada, 1/2 de xícara	3,6	14
Espinafre cozido, congelado, 1/2 xícara	3,5	14
Cereais Shredded wheat®, prontos para consumo, vários, cerca de 28,3 g	2,8 a 3,4	11 a 13
Amêndoas, 28,3	3,3	13
Maçã com casca crua, 1 média	3,3	13
Couve-de-bruxelas cozida, congelada, 1/2 xícara	3,2	13
Espaguete integral cozido, 1/2 xícara	3,1	12
Banana, 1 média	3,1	12
Laranja crua, 1 média	3,1	12
Muffin de farelo de aveia, 1 pequeno	3,0	12
Goiaba, 1 média	3,0	12
Cevada perolada cozida, 1/2 xícara	3,0	12
Chucrute enlatado, sólido e líquido, 1/2 xícara	3,0	12
Pasta de tomate, 1/4 de xícara	2,9	11,5
Abóbora-moranga cozida, 1/2 xícara	2,9	11,5
Brócolis cozido, 1/2 xícara	2,8	11
Pastinaca picada e cozida, 1/2 xícara	2,8	11
Nabo, folhas cozidas, 1/2 xícara	2,5	10
Couve-galega cozida, 1/2 xícara	2,7	11
Quiabo cozido, congelado, 1/2 xícara	2,6	10
Ervilha-torta cozida, 1/2 xícara	2,5	10

*Os valores (VD) são números de referência baseados na ingestão diária recomendada. Foram desenvolvidos para ajudar os consumidores a determinar se o alimento contém uma quantidade grande ou pequena de um nutriente específico. O VD para fibra é 25 g. Os percentuais de VD (%VD) listados no painel de Informações Nutricionais dos rótulos dos alimentos declaram uma porcentagem do VD fornecida em uma porção. Os %VD são baseados em uma dieta de 2.000 calorias.

As fontes alimentares de fibras dietéticas são classificadas por gramas de fibra dietética por quantidade padrão. (Todas são ≥ 10% da ingestão adequada para mulheres adultas, que é 25 g/dia.)

28 APÊNDICE

Índice Glicêmico e Carga Glicêmica de Alimentos Selecionados

O índice glicêmico (IG) é uma medida da elevação prevista da glicose sanguínea em uma variedade de carboidratos alimentares na escala de 1 a 100, em comparação com a glicose pura, que tem um valor de 100. A classificação do IG é a seguinte: IG alto > 70; IG moderado 56 a 69; e IG baixo < 55 (University of Sydney, 2019). Os alimentos com alto IG causam rápida elevação da glicose sanguínea, enquanto os alimentos com IG mais baixo causam elevação mais lenta da glicose, o que pode ser útil no tratamento de condições como diabetes, doença cardiovascular e obesidade (Augustin et al., 2015).

A mensuração da carga glicêmica (CG) vai um pouco além e considera a elevação prevista da glicose sanguínea, em uma porção normal de alimentos ricos em carboidratos, usando essa equação: IG × gramas de carboidrato em uma porção normal de alimento ÷ 100. A classificação é a seguinte: CG alta ≥ 20; CG média 11 a 19 e CG baixa ≤ 10 (Monro e Shaw, 2008).

Outros fatores que afetam o IG e a CG incluem a porção consumida, se foi consumida de estômago vazio ou não e o conteúdo geral de macronutrientes e fibras da refeição. A combinação de um alimento com IG alto com algumas gorduras e proteínas levará a uma elevação mais lenta da glicose sanguínea.

	IG	CG		IG	CG
Cereais do café da manhã			*Croissant*[t]	67	17
Grãos integrais Kashi Seven®	65	16	*Crumpet*	69	13
Kellogg's All-Bran®	30	4	Pão de grãos (comum)	49	6
Kellogg's Cocoa Puffs®	77	20	Pão *pita* (sírio)	57	10
Kellogg's Corn Flakes®	92	24	Pão de centeio *pumpernickel* (comum)	50	6
Kellogg's MiniWheats®	58	12	Pão de centeio (comum)	58	8
Kellogg's Nutrigrain®	66	10	Pão branco (comum)	70	10
Farinha de aveia tradicional para mingau	42	9	Pão integral (comum)	77	9
Kellogg's Rice Krispies®	82	22	**Bolachas e torradas**		
Kellogg's Special K®	69	14	Kavli®	71	12
Kellogg's Raisin Bran®	61	12	Torrada estufada	81	15
Grãos e massas			Ryvita®	69	11
Trigo-mouro	54	16	Bolacha de água	78	14
Triguilho	48	12	**Cookies**		
Quinoa	53	13	Aveia	55	12
Arroz			Araruta e leite	69	12
Basmati	58	22	*Shortbread*® (comercial)[t]	64	10
Integral	50	16	**Bolo**		
Instantâneo	87	36	Chocolate, com cobertura, Betty Crocker®	38	20
Uncle Ben's®	39	14	*Muffin* de farelo de aveia	69	24
Parboilizado, branco	4		Pão de ló	46	17
Talharim – instantâneo	7	19	*Waffles*	76	10
Massas			**Vegetais**		
Fettuccine com ovos (comum)	40	18	Beterraba enlatada	64	5
Espaguete (comum)	38	18	Cenoura (comum)	47	3
Vermicelli	35	16	Pastinaca	97	12
Integral	50	1	Ervilha (verde, comum)	48	3
Pães			Batata		
Bagel	72	25	Assada (comum)	85	26

(continua)

Apêndice 28   Índice Glicêmico e Carga Glicêmica de Alimentos Selecionados

	IG	CG
Cozida	88	16
Frita	75	22
No micro-ondas	82	27
Abóbora	75	3
Milho verde	60	11
Batata-doce (comum)	61	17
Rutabaga	72	7
Inhame (comum)	37	13
Legumes		
Feijões cozidos (comuns)	48	7
Favas	79	9
Feijão-manteiga	31	6
Grão-de-bico (comum)	28	8
Feijão-branco (comum)	38	12
Feijão-vermelho	28	7
Lentilhas (comuns)	29	5
Soja (comum)	18	1
Frutas		
Maçã (comum)	38	6
Damasco (comum)	31	9
Banana (comum)	51	13
Cerejas	22	3
Toranja	25	3
Uvas (comuns)	46	8
Kiwi (comum)	53	6
Manga	51	8
Laranja (comum)	48	5
Papaia	59	10
Pêssego (comum)		
Enlatado (suco natural)	38	4
Fresco (comum)	42	5
Pera (comum)	38	4
Abacaxi	59	7
Ameixa	39	5
Uvas-passas	64	28
Melão-cantalupo	65	4
Melancia	72	4
Produtos lácteos		
Leite		
Integral	27	3
Desnatado	32	4
Achocolatado	42	13

	IG	CG
Condensado	61	33
Creme	43	7
Sorvete		
Regular (comum)	61	8
Com baixo teor de gordura	50	3
Iogurte com baixo teor de gordura	33	10
Bebidas		
Suco de maçã	40	12
Coca Cola®	63	16
Limonada	66	13
Fanta®	68	23
Suco de laranja (comum)	52	12
Petiscos		
Chips de tortilha† (comum)	63	17
Palitos de peixe	38	7
Amendoim† (comum)	14	1
Pipoca	72	8
Batata *chips*†	57	10
Alimentos de conveniência		
Macarrão com queijo	64	32
Sopa		
Lentilha	44	9
Ervilha partida	60	16
Tomate	38	6
Sushi (comum)	52	19
Pizza de queijo	60	16
Doces		
Chocolate†	44	13
Jujubas (comuns)	78	22
Life Savers®	70	21
Mars Bar®	68	27
Barra de grãos integrais com *chips* de chocolate Kudo®	62	20
Açúcares		
Mel (comum)	55	10
Frutose (comum)	19	2
Glicose*	100	10
Lactose (comum)	46	5
Sacarose (comum)	68	7
Barras energéticas		
Clif bar® (*cookies* e creme)	101	3
PowerBar® (chocolate)	83	35
Zone Perfect® (chocolate)	44	8

*Os números acima são comparados com a glicose pura com o valor de 100.
†Esses alimentos têm alto teor de gorduras saturadas.
(Atkinson FS, Foster-Powell K, Brand-Miller JC: International tables of glycemic index and glycemic load values: 2008, *Diabetes Care* 31(12): 2281-2283, 2008.)

REFERÊNCIAS BIBLIOGRÁFICAS

Augustin LS, Kendall CW, Jenkins DJ, et al: Glycemic index, glycemic load and glycemic response: An International Scientific Consensus Summit from the International Carbohydrate Quality Consortium (ICQC), *Nutr Metab Cardiovasc Dis* 25(9):795–815, 2015.

Monro JA, Shaw M: Glycemic impact, glycemic glucose equivalents, glycemic index, and glycemic load: definitions, distinctions, and implications, *Am J Clin Nutr* 87(1):237S–243S, 2008.

The University of Sydney: *About Glycemic Index: measuring the GI*. Updated November 26, 2019. Available at: http://www.glycemicindex.com/about.php. Accessed December 31, 2019.

29 APÊNDICE

Fatos Nutricionais sobre Dieta com Alto Teor de Proteína

Recomenda-se geralmente uma dieta com alto teor de proteína para os casos de necessidades aumentadas para obter a cura. Uma dieta de 1,2 g/kg a 1,5 g/kg é recomendada para a cura pelo *National Pressure Injury Advisory Panel*. Atualmente, é recomendada para indivíduos em diálise e para aqueles com alguns tipos de doença hepática. Dietas que chegam a 2,0 g/kg são recomendadas após um traumatismo importante. Para atletas que estão construindo músculos, são recomendadas as dietas com alto teor de proteína de 1,6 g/kg. Historicamente, uma dieta com alto teor de proteína é definida como a dieta com pelo menos 100 g/dia de proteína. Isso foi substituído por recomendações baseadas na massa corporal. A maneira de determinar com precisão as necessidades de proteína de uma pessoa obesa é algo que permanece em discussão. Uma dieta com alto teor de proteína de 1,75 g/kg do peso corporal ideal (PCI), algumas vezes, é benéfica para tratar indivíduos com obesidade.

MELHORES FONTES ALIMENTARES DE PROTEÍNA

1 xícara = 240 m*l*
Carne: a maioria dos tipos de carne fornece 7 g a cada 28 g
Peixe e mariscos: 7 g a cada 28 g
Ovos: 6 a 7 g por ovo, depende do tamanho do ovo
Leite de vaca: 8 g por xícara
Leite de cabra: 9 g por xícara
Leite de soja: 7 a 8 g por xícara
Leite em pó desnatado: 8 gramas por 3 colheres de sopa (24 g)
Iogurte simples: 6 a 7 g por 1/2 xícara
Iogurte grego: 11 a 15 g por 1/2 xícara
Queijo: 7 g por 1/4 de xícara de queijo *cottage* OU 28,3 g de queijo duro
Pasta de amendoim ou de nozes: 8 g por 2 colheres de sopa (34 g)
Tofu: 4,6 g a cada 28 g
Lentilhas: 10 g por 1/2 xícara, cozidas
Grão-de-bico: 8 g por 1/2 xícara, cozido
Quinoa: 4 g por 1/2 xícara, cozida
Teff (cereal etíope): 5 g por 1/2 xícara, cozida
Sementes de *chia*: 5 g a cada 28 g
Sementes de cânhamo: 9 gramas por 3 colheres de sopa (30 g)

SUPLEMENTOS DE PROTEÍNA

O leite em pó desnatado pode ser adicionado a alimentos cozidos para aumentar a ingestão de proteína. No entanto, quando ele é adicionado, também é adicionado carboidrato como o açúcar lactose. O leite em pó desnatado pode ser adicionado ao leite regular para criar um leite mais concentrado. Proteína em pó também é uma maneira de aumentar o conteúdo proteico da dieta, seja adicionando-a aos alimentos ou usando-a em bebidas como *smoothies* ou *shakes*. Os suplementos à base de soro de leite são os mais comuns porque são hidrossolúveis e fornecem proteína completa. Os suplementos à base de soja também são populares, especialmente para indivíduos que evitam os produtos animais. Ver Apêndice 30 para outras fontes de proteína vegetal. Atualmente, existem centenas de produtos disponíveis, a maioria com a adição de outros nutrientes.

É importante notar que o leite de amêndoas, o leite de cânhamo, o leite de aveia e o leite de coco em suas formas líquidas têm um teor relativamente baixo de proteína. Se usados para bebidas de alto impacto nutricional, pode ser necessária a adição de uma fonte de proteína em pó para atender aos objetivos nutricionais.

APÊNDICE 30

Informações Nutricionais sobre Alimentação Vegetariana

Uma dieta vegetariana bem planejada pode atender às necessidades nutricionais e ser uma maneira saudável de seguir as diretrizes dietéticas. As dietas vegetarianas são escolhidas por razões nutricionais, religiosas, ecológicas ou pessoais. É posição da Academy of Nutrition and Dietetics (AND) de que "as dietas vegetarianas planejadas de maneira apropriada são saudáveis, nutricionalmente adequadas e proporcionam benefícios para a saúde na prevenção e tratamento de certas doenças" (Melina et al., 2016).

A diretriz prática da AND contém recomendações baseadas em evidências científicas, destinadas a auxiliar nos cuidados nutricionais adequados para os vegetarianos. A diretriz inclui recomendações para crianças, adolescentes, adultos e mulheres grávidas ou lactantes, fornecendo mais de 30 recomendações nutricionais relacionadas à nutrição vegetariana, incluindo:

- Macronutrientes, incluindo proteína
- Micronutrientes, incluindo vitamina B_{12}
- Conhecimento, crenças e motivações
- Diversidade da dieta
- Aconselhamento nutricional
- Tratamento de hiperlipidemia, obesidade, diabetes tipo 2
- Adesão à dieta vegetariana.

As adaptações vegetarianas dos padrões alimentares do U.S. Department of Agriculture (USDA) foram incluídas nas Diretrizes Dietéticas para Norte-Americanos de 2010 (*2010 Dietary Guidelines for Americans*), com amostras de padrões alimentares vegetarianos, que permitem flexibilidade adicional nas escolhas dos grupos alimentares. Entretanto, essas adaptações não modificaram a estrutura de base dos padrões, mas os alimentos de origem animal podem ser substituídos pelas mesmas quantidades de alimentos vegetais em cada grupo alimentar. Em contraste, o atual *Healthy Vegetarian Pattern* (Padrão Vegetariano Saudável) nas Diretrizes Dietéticas dos EUA de 2015 inclui modificações na composição e quantidades do grupo alimentar, baseado na avaliação das escolhas alimentares dos vegetarianos. O *Healthy Vegetarian Pattern* é similar, no que se refere a atender aos padrões de nutrientes, ao *Healthy U.S.-Style Pattern* (Padrão Saudável no Estilo dos EUA), mas é um pouco mais elevado em cálcio e fibras e mais baixo em vitamina D devido às diferenças dos alimentos incluídos.

As dietas vegetarianas são classificadas geralmente em um dos três tipos a seguir:

1. O tipo ovo-lactovegetariano é uma modificação da dieta que elimina todas as fontes dietéticas de proteína animal, exceto os produtos lácteos e ovos. Esse é o tipo mais comum de dieta vegetariana e, dentre as dietas vegetarianas, é a de mais fácil preparo.
2. O tipo lacto-vegetariano é uma modificação da dieta que elimina todas as fontes dietéticas de proteína animal, exceto os produtos lácteos. Isso requer que os produtos assados sejam feitos sem ovos e a eliminação de macarrão com ovos.
3. O tipo vegetariano estrito (dieta vegana) é uma modificação da dieta que elimina todas as fontes dietéticas de proteína animal.

Adequação: quanto mais restritiva a dieta, maior será o desafio para assegurar a adequação. As dietas ovo-lacto e lactovegetarianas requerem o mesmo planejamento de qualquer outra dieta. A dieta vegana é um pouco mais difícil, mas pode ser adequada com algum planejamento. A *Power Plate* é uma ferramenta desenvolvida pelo Physicians Committee for Responsible Medicine para auxiliar no planejamento de uma dieta vegana nutricionalmente completa e pode ser acessada em PCRM.org.

NUTRIENTES A SEREM CONSIDERADOS AO PLANEJAR UM MENU VEGETARIANO

Proteína

Os alimentos que fornecem aproximadamente 7 gramas de proteína por porção:

1/4 de xícara de queijo *cottage*	1/2 xícara de legumes cozidos
1 xícara de leite de vaca, leite de cabra ou leite de soja	1/4 de grãos de soja
	3/4 de xícara de amêndoas
28,3 g de queijo	1/4 de xícara de tofu (queijo de soja)
1/3 de nozes mistas	3/4 de xícara de iogurte
1 ovo	1/4 de iogurte simples estilo grego
2 colheres de sopa de pasta de amendoim	1 xícara de quinoa

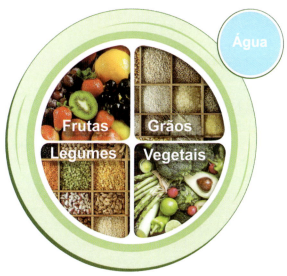

Power Plate sustentável

SustainablePowerPlate.org

Os alimentos que contêm os aminoácidos essenciais são considerados proteínas completas. Porém, os alimentos que constituem proteínas incompletas podem ser combinados para compor uma proteína completa. Esses alimentos são conhecidos como proteínas complementares. Não precisam ser consumidos na mesma refeição. A combinação mais comum de proteínas complementares é o feijão (leguminosa) combinado com arroz ou milho.

Cálcio: todos os vegetarianos, especialmente as mulheres jovens, devem assegurar a ingestão adequada para o desenvolvimento e manutenção de ossos fortes. Em vez de produtos lácteos, escolha quantidades abundantes de vegetais folhosos verde-escuros (p. ex., couve-galega, folhas de mostarda e folhas de nabo, couve); acelga-chinesa (*bok choy*); brócolis; leguminosas; tofu processado com cálcio; figos secos; sementes de gergelim e cereais, assim como sucos fortificados com cálcio, que podem ser incorporados à dieta. Os alimentos a seguir fornecem aproximadamente a mesma quantidade de cálcio de 1 copo de leite de vaca (aproximadamente 300 mg).

1 xícara de suco de laranja, leite de soja, leite de nozes, grãos ou cânhamo fortificado com cálcio	2 a 3 xícaras de feijões cozidos secos
1/4 de xícara de sementes de gergelim ou 2 colheres de sopa de pasta de gergelim (*tahine*)	1 xícara de amêndoas
	42,5 g de sementes de *chia*
	3/4 de xícara de urtiga escaldada
1 xícara de couve comum ou couve-galega cozidas	100 g de tofu extrafirme feito com cálcio

Ferro: as taxas de deficiência de ferro são similares em vegetarianos e não vegetarianos. As fontes vegetais de ferro, quando consumidas junto com alimentos ricos em vitamina C, são mais bem absorvidas. Os alimentos com alto teor de ferro incluem legumes, vegetais folhosos verdes (i. e., espinafre e folhas de beterraba), frutas desidratadas, suco de ameixa, melaço, sementes de abóbora, sementes de soja e pães e cereais fortificados com ferro.

Vitamina B_{12}: encontrada somente em alimentos de origem animal, a vitamina B_{12} não é um nutriente de grande preocupação para os vegetarianos que consomem ovos ou produtos lácteos regularmente (ovo-lactovegetarianos). No entanto, os veganos devem incluir alimentos fortificados com vitamina B_{12}, como leite de soja fortificado e cereais para o café da manhã comerciais, ou um suplemento de vitamina B_{12} em suas dietas. A vitamina B_{12} também é encontrada em algumas marcas de levedo de cerveja (verifique o rótulo).

Vitamina D: nos EUA, a principal fonte de vitamina D são os produtos lácteos, a maioria dos quais é fortificada com vitamina D. Porém, queijo e iogurte não precisam ser feitos com leite fortificado com vitamina D e, portanto, não são fontes confiáveis dessa vitamina. A outra fonte principal é proveniente da exposição à luz solar, que causa a sintetização da vitamina D na pele. Ver Apêndice 38. Se os produtos lácteos não forem consumidos e a exposição direta à luz solar for limitada, a suplementação será indicada. Os alimentos que contêm vitamina D incluem leite de vaca, leite de soja, leite de arroz ou de leite de nozes fortificados. A suplementação (pelo menos 1.000 UI/dia) é necessária para os indivíduos que não consomem produtos lácteos ou tomam pouco sol.

Zinco: como o zinco é encontrado em maior quantidade em alimentos de origem animal, a dieta vegetariana pode ser limitada nesse nutriente. Os seguintes alimentos podem ser incluídos na dieta para aumentar a ingestão de zinco:
Germe de trigo
Tofu
Nozes incluindo castanha-de caju e amêndoas
Sementes, incluindo sementes de girassol, linhaça, abóbora (sementes) e *chia*
Feijões secos
Cereais fortificados para o café da manhã

Para seguir as *Dietary Guidelines for Americans Healthy Vegetarian Eating Pattern* (Diretrizes Dietéticas para os Padrões Alimentares Vegetarianos Saudáveis para Americanos), a identificação do nível de caloria adequado é o primeiro passo (ver tabela a seguir). Então, escolha uma variedade de alimentos em cada grupo e subgrupo, no decorrer do tempo, nas quantidades recomendadas, e limite as escolhas que não sejam as formas ricas em nutrientes para não exceder o limite geral de calorias.

Nível de caloria do padrão	1.000	1.200	1.400	1.600	1.800	2.000
Grupo alimentar	Quantidade diária de alimento de cada grupo (as quantidades dos subgrupos vegetal e de proteína são por semana)					
Vegetais	1 c-eq	1 1/2 c-eq	1 1/2 c-eq	2 c-eq	2 1/2 c-eq	2 1/2 c-eq
Vegetais folhosos verdes (c-eq/semana)	1/2	1	1	1 1/2	1 1/2	1 1/2
Vegetais vermelhos e alaranjados	2 1/2	3	3	4	5 1/2	5 1/2
Legumes (feijões e ervilhas) (c-eq/semana)	1/2	1/2	1/2	1	1 1/2	1 1/2
Vegetais amiláceos (c-eq/semana)	2	3 1/2	3 1/2	4	5	5
Outros vegetais (c-eq/semana)	1 1/2	2 1/2	2 1/2	3 1/2	4	4
Frutas	1 c-eq	1 c-eq	1 1/2 c-eq	1 1/2 c-eq	1 1/2 c-eq	2 c-eq
Grãos	3 oz-eq	4 oz-eq	5 oz-eq	5 1/2 oz-eq	6 1/2 oz-eq	6 1/2 oz-eq
Grãos integrais (oz-eq/dia)	1 1/2	2	2 1/2	3	3 1/2	3 1/2
Grãos refinados (oz-eq/dia)	1 1/2	2	2 1/2	2 1/2	3	3
Laticínios	2 c-eq	2,5 c-eq	2,5 c-eq	3 c-eq	3 c-eq	3 c-eq
Alimentos com proteína	1 oz-eq	1 1/2 oz-eq	2 oz-eq	2 1/2 oz-eq	3 oz-eq	3 1/2 oz-eq
Ovos (oz-eq/semana)	2	3	3	3	3	3
Leguminosas (feijões e ervilhas) (oz-eq/semana)	1	2	4	4	6	6
Produtos de soja (oz-eq/semana)	2	3	4	6	6	8
Nozes e sementes (oz-eq/semana)	2	2	3	5	6	7
Óleos	15 g	17 g	17 g	22 g	24 g	27 g
Limite de Calorias para Outros Usos, calorias (% de calorias)	190 (19%)	170 (14%)	190 (14%)	180 (11%)	190 (11%)	290 (15%)

c-eq, equivalente a cada xícara; *oz-eq.*, equivalente a cada onça; 1 oz: 28,3 g.
(U.S. Dietary Guidelines 2015-2020 Appendix 5. USDA Food Patterns: Healthy Vegetarian Eating Pattern. https://health.gov/dietaryguidelines/2015/guidelines/appendix-5/. Acesso em: 7 fev. 2019.)

NOTAS ESPECIAIS

Gestação e lactação: os padrões alimentares vegano e ovo-latcovegetariano bem planejados atendem adequadamente às necessidades nutricionais de mulheres grávidas e lactantes. Os suplementos de folato são recomendados para todas as mulheres grávidas, incluindo as vegetarianas. As veganas devem garantir uma ingestão diária de 2 mcg de vitamina B_{12} diariamente durante a gestação e de 2,6 mcg durante a lactação, por meio de suplementos ou alimentos fortificados. As mulheres com limitada exposição ao sol devem incluir alimentos fortificados com vitamina D e possivelmente um suplemento de vitamina D. Deve-se ter cuidado ao usar suplementação de vitamina D porque o excesso dessa vitamina pode causar anormalidades fetais.

Lactantes, crianças e adolescentes: de acordo com a AND, os padrões alimentares vegano e lacto-ovovegetariano bem planejados atendem adequadamente às necessidades nutricionais de lactentes, crianças e adolescentes. Devido ao alto volume de padrões alimentares vegetarianos com baixo teor de gordura, pode ser difícil que crianças e adolescentes consumam alimentos suficientes para atender às necessidades de energia. Refeições e lanches frequentes com alimentos ricos em nutrientes pode ajudar a atender às necessidades de energia e nutrientes. Se a exposição ao sol for limitada, devem ser usados alimentos fortificados ou suplementos com vitamina D. Para as crianças veganas, uma fonte confiável de vitamina B_{12} deve ser incluída em suas dietas. Para ajudar no crescimento, a ingestão de cálcio, ferro e zinco merece especial atenção. Recomenda-se que os pais de lactentes e jovens vegetarianos consultem um nutricionista com experiência no padrão alimentar vegetariano.

Padrão alimentar: padrão lactovegetariano.

Café da manhã	Almoço	Jantar	Lanche
1/2 xícara de suco de laranja	*Chilli* vegetariano	Hambúrguer de quinoa	1/2 sanduíche com pasta de amendoim e 240 mℓ de leite
Cereal integral e leite	Pão de milho	Arroz integral	
Parfait de iogurte e frutas silvestres	Salada de verduras	Espinafre fresco com limão e manteiga, se desejado	
	Fruta fresca	Pudim de banana com leite de coco	

Padrão alimentar: lacto-ovovegetariano.

Café da manhã	Almoço	Jantar	Lanche
Fruta fresca	Sanduíche de pão integral com salada de ovos e alface	Burritos de feijão-preto com queijo, abacate e salsa	Maçã e queijo
1/2 xícara de mingau de aveia servido com iogurte grego	Xícara de sopa de tomate	Salada de alface	
1 xícara (240 mℓ) de leite	Palitos de cenoura	*Cookie* de pasta de amendoim e 240 mℓ de leite	

Padrão alimentar: vegano.

Café da manhã	Almoço	Jantar	Lanche
1/2 xícara de suco de laranja (fortificado com cálcio)	Burritos de feijão com guacamole e salsa	Tofu-vegetal refogado (inclui acelga-chinesa [*bok choi*] e espinafre para o cálcio) com cobertura de castanhas-de-caju	1/2 sanduíche com pasta de amendoim ou 1/2 xícara de edamame
3 panquecas de grãos integrais com cobertura de nozes, purê de maçã e canela	Salada de verduras com óleo e molho de vinagre	Arroz integral	
1 xícara de leite de soja fortificado ou iogurte de soja	1 maçã fresca	Pudim de *chia* flavorizado com cardamomo feito com leite de soja	
	1 copo de leite de soja fortificado	Bebida de escolha	

AND Evidence Analysis Library, Vegetarian Nutrition Guideline, 2011.

REFERÊNCIA BIBLIOGRÁFICA

Melina V, Craig W, Levin S: Academy of Nutrition and Dietetics Position Paper: Vegetarian Diets, *J Acad Nutr Diet* 116(12):1970–1980, 2016.

31 APÊNDICE

Informações Nutricionais sobre Ácido Fólico, Vitamina B$_6$ e Vitamina B$_{12}$

FOLATO

O folato é uma vitamina hidrossolúvel do complexo B que ocorre naturalmente no alimento. O ácido fólico é uma forma sintética de folato encontrada em suplementos e é adicionado aos alimentos fortificados. O folato, anteriormente conhecido como folacina, é um termo genérico que se refere tanto ao folato como ao ácido fólico. O folato atua como uma enzima em transferências de carbono simples e está envolvida na produção e manutenção de novas células, o que é especialmente importante durante os períodos de rápida divisão celular e o crescimento, como na infância, adolescência e gestação. O folato é necessário para formar ácido desoxirribonucleico (DNA) e ácido ribonucleico, que são os blocos de construção das células. Tanto adultos como crianças necessitam de folato para formar as hemácias normais e prevenir anemia. O folato também é essencial para a conversão de homocisteína em metionina na síntese de S-adenosil-metionina que é um importante doador do grupo metila.

Uma mutação genética de uma enzima metabolizadora de folato (5,10-metilenotetra-hidrofolato redutase [MTHFR]) resulta na incapacidade de converter o folato dietético ou o ácido fólico na forma ativa, 5-metiltetra-hidrofolato (5-MTHFA). O resultado é a deficiência de folato, a não ser que o folato seja consumido na forma metilada de ácido metiltetra-hidrofólico (MTHFA).

Ingestões recomendadas

As recomendações de ingestão de folato e de outros nutrientes são fornecidas pela ingestão dietética de referência (IDR) desenvolvidas por Food and Nutrition Board (FNB), Institute of Medicine (IOM) da National Academies (anteriormente National Academy of Sciences). Ingestão dietética de referência (IDR) é o termo geral para uma série de valores de referência usados para planejar e avaliar as ingestões de nutrientes de pessoas saudáveis.

A tabela lista as ingestões dietéticas recomendadas (RDA) atuais de folato em microgramas (mcg) e em equivalentes de folato dietético (DFE). O FNB desenvolveu os DFE para refletir a maior biodisponibilidade de ácido fólico do que de folato alimentar. Estima-se que pelo menos 85% do ácido fólico suplementar encontrem-se biodisponíveis quando ingerido com o alimento, enquanto a biodisponibilidade do folato presente naturalmente no alimento é de apenas cerca de 50%. Com base nesses valores, o FNB definiu os DFE como segue:

- 1 mcg DFE = 1 mcg de folato alimentar
- 1 mcg DFE = 0,6 mcg de ácido fólico de alimentos fortificados ou de suplementos dietéticos consumidos com os alimentos
- 1 mcg DFE = 0,5 mcg de ácido fólico de suplementos dietéticos consumidos com estômago vazio

Para lactentes do nascimento até 12 meses, foram estabelecidas as ingestões adequadas (AI) que são equivalentes à ingestão média de folato em lactentes saudáveis amamentados, nos EUA. Para uma lista de UL: limite de ingestão máxima tolerável (UL), ver tabela de IDR no fim deste livro.

Ingestões diárias recomendadas (RDA).

Idade	Homem	Mulher	Gestante	Lactante
Do nascimento aos 6 meses*	65 mcg DFE*	65 mcg DFE*	N/A	N/A
7 a 12 meses*	80 mcg DFE*	80 mcg DFE*	N/A	N/A
1 a 3 anos	150 mcg DFE	150 mcg DFE	N/A	N/A
4 a 8 anos	200 mcg DFE	200 mcg DFE	N/A	N/A
9 a 13 anos	300 mcg DFE	300 mcg DFE	N/A	N/A
14 a 18 anos	400 mcg DFE	400 mcg DFE	600 mcg DFE	500 mcg DFE
19 + anos	400 mcg DFE	400 mcg DFE	600 mcg DFE	500 mcg DFE

N/A, não aplicável.
*Ingestão adequada (AI)
Limite de ingestão máxima tolerável (UL): 0 a 12 meses não determinado; 1 a 3 anos 300 mcg/dia; 4 a 8 anos 400 mcg/dia; 9 a 13 anos 600 mcg/dia; 14 a 18 anos (também na gestação e lactação) 800 mcg/dia; 19+ (também na gestação e lactação) 1.000 mcg/dia.

Apêndice 31 Informações Nutricionais sobre Ácido Fólico, Vitamina B$_6$ e Vitamina B$_{12}$ — 1133

Fontes alimentares selecionadas de folato e ácido fólico.

Alimento	DFE em mcg por porção	VD*(%)	Alimento	DFE em mcg por porção	VD*(%)
Fígado de boi cozido em vapor, 85 g	215	54	Amendoins secos torrados, 28,3 g	41	10
Espinafre cozido, 1/2 xícara	131	33	Germe de trigo, 2 colheres de sopa	40	10
Feijão-fradinho cozido, 1/2 xícara	105	26	Suco de tomate enlatado, 3/4 de xícara	36	9
Cereais para o café da manhã fortificados com 25% do VD†	100	25	Caranguejo sapateira-do-pacífico, 85 g	36	9
Arroz branco, de grão médio, cozido, 1/2 xícara†	90	23	Suco de laranja, 3/4 de xícara	35	9
Aspargo cozido, 4 unidades	89	22	Folhas de nabo congeladas, cozidas, 1/2 xícara	32	8
Espaguete cozido, enriquecido, 1/2 xícara†	83	21	Laranja fresca, 1 pequena	29	7
Couve-de-bruxelas congelada, cozida, 1/2 xícara	78	20	Papaia cru, em cubos, 1/2 xícara	27	7
Alface-romana picada, 1 xícara	64	16	Banana, 1 média,	24	6
Abacate cru, fatiado, 1/2 xícara	59	15	Fermento de panificação, 1/4 de colher de chá	23	6
Espinafre cru, 1 xícara	58	15	Ovo inteiro, cozido, 1 grande	22	6
Brócolis cortado, congelado, cozido, 1/2 xícara	52	13	Feijão cozido vegetariano enlatado, 1 grande	15	4
Folhas de mostarda cortadas, congeladas, cozidas, 1/2 xícara	52	13	Melão-cantalupo, 1 pedaço	14	4
Ervilhas congeladas, cozidas, 1/2 xícara	47	12	Peixe, halibute, cozido, 85 g	12	3
Feijão comum enlatado, 1/2 xícara	46	12	Leite, 1% de gordura, 1 xícara	12	3
Pão branco, 1 fatia‡	43	11	Carne bovina moída, 85% magra, cozida, 85 g	7	2
			Peito de frango assado, 1/2 peito	3	1

*VD, valor diário. A Food and Drug Administration (FDA) desenvolveu os VDs para ajudar os consumidores a comparar os conteúdos de nutrientes dos produtos no contexto de uma dieta total. O VD para o folato é 400 mcg para adultos e crianças de 4 anos e acima. Porém, a FDA não exige que os rótulos listem o conteúdo de folato, a não ser que um alimento tenha sido fortificado com esse nutriente. Alimentos que fornecem 20% ou mais do VD são considerados excelentes fontes de um nutriente.
†Fortificado com ácido fólico como parte do programa de fortificação de folato.

VITAMINA B$_6$

A vitamina B$_6$ é uma vitamina hidrossolúvel que existe em três formas químicas principais: piridoxina, piridoxal e piridoxamina e seus respectivos ésteres. O piridoxal-5'-fosfato (PLP) e a piridoxamina-5'-fosfato (PMP) são as formas ativas de coenzima da vitamina B$_6$. A vitamina B$_6$ está naturalmente presente em muitos alimentos, é adicionada a outros, e também existe como um suplemento dietético.

A vitamina B$_6$ realiza uma grande variedade de funções no corpo. Ela é necessária para mais de 100 enzimas envolvidas no metabolismo da proteína, além de ser essencial para o metabolismo das hemácias. Os sistemas nervoso e imune necessitam de vitamina B$_6$ para funcionar com eficiência, e essa vitamina também é necessária para a conversão de triptofano (um aminoácido) em niacina. A deficiência de vitamina B$_6$ pode resultar em uma forma de anemia que é similar à anemia por deficiência de ferro.

Por meio de seu envolvimento no metabolismo de proteína e crescimento celular, a vitamina B$_6$ é importante para o sistema imune. Ela ajuda a manter a saúde dos órgãos linfoides (timo, baço e linfonodos) que fabricam os leucócitos. Também é importante para a manutenção dos níveis sanguíneos normais de glicose.

Ingestões recomendadas

As recomendações de ingestão para a vitamina B$_6$ e outros nutrientes são fornecidas nas IDR desenvolvidas pelo FNB do IOM de National Academies.

Ingestões diárias recomendadas de vitamina B$_6$ para crianças e adultos.

Idade (anos)	Homens (mg/dia)	Mulheres (mg/dia)	Gestação (mg/dia)	Lactação (mg/dia)
0 a 6 meses	0,1*	0,1*	N/A	N/A
7 a 12 meses	0,3*	0,3*	N/A	N/A
1 a 3	0,5	0,5	N/A	N/A
4 a 8	0,6	0,6	N/A	N/A
9 a 13	1,0	1,0	N/A	N/A
14 a 18	1,3	1,2	1,9	2,0
19 a 50	1,3	1,3	1,9	2,0
51 +	1,7	1,5	N/A	N/A

N/A, não aplicável.
*Ingestão adequada (AI). A AI para vitamina B$_6$ é equivalente à ingestão média de vitamina B$_6$ de lactentes saudáveis amamentados.
Limite de ingestão máxima tolerável (UL): 0 a 12 meses não determinado; 1 a 3 anos 30 mg/dia; 4 a 8 anos 40 mg/dia; 9 a 13 anos 60 mg/dia; 14 a 18 anos (também para a gestação e a lactação) 80 mg/dia; 19+ (também para a gestação e a lactação) 100 mg/dia.

Proporções substanciais de piridoxina, que ocorre naturalmente em frutas, vegetais e grãos, existem nas formas glicosiladas que exibem reduzida biodisponibilidade.

Fontes alimentares selecionadas de vitamina B₆.

Alimento	Miligramas (mg) por porção	Porcentagem de VD*
Grão-de-bico enlatado, 1 xícara	1,1	55
Fígado bovino, frito, 85 g	0,9	45
Albacora, fresco, cozido, 85 g	0,9	45
Salmão-vermelho, cozido, 85	0,6	30
Peito de frango assado, 85 g	0,5	25
Cereais para o café da manhã fortificados com 25% do VD para vitamina B₆	0,5	25
Batatas cozidas, 1 xícara	0,4	20
Peru, carne apenas, assado, 85 g	0,4	20
Banana, 1 média	0,4	20
Espaguete à *marinara* pronto para servir, 1 xícara	0,4	20
Carne bovina moída, hambúrguer, 85% magra, grelhada, 85 g	0,3	15
Waffles simples, tostados, prontos para o consumo, 1 *waffle*	0,3	15
Triguilho cozido, 1 xícara	0,2	10
Queijo *cottage*, baixo teor de gordura 1%, 1 xícara	0,2	10
Abóbora-moranga, assada, 1/2 xícara	0,2	10
Arroz branco, grãos longos, enriquecido, cozido, 1 xícara	0,1	5
Nozes, mistas, secas-torradas, 28,3 g	0,1	5
Uvas-passas sem semente, 1/2 xícara	0,1	5
Cebola picada, 1/2 xícara	0,1	5
Espinafre congelado, picado, cozido, 1/2 xícara	0,1	5
Tofu cru, firme, preparado com sulfato de cálcio, 1/2 xícara	0,1	5
Melancia crua, 1 xícara	0,1	5

*VD, valor diário. Os VDs foram desenvolvidos pela Food and Drug Administration (FDA) para auxiliar os consumidores a comparar os conteúdos de nutriente dos produtos no contexto de uma dieta total. O VD para a vitamina B₆ é 2 mg para adultos e crianças de 4 anos e acima. Entretanto, a FDA não exige que os rótulos dos alimentos listem o conteúdo de vitamina B₆, a não ser que um alimento tenha sido fortificado com esse nutriente. Os alimentos que fornecem 20% ou mais do VD são considerados excelentes fontes de um nutriente.

VITAMINA B₁₂

A vitamina B₁₂ é um membro do complexo B. Ela contém cobalto; por isso também é conhecida como *cobalamina*. Metilcobalamina e 5-desoxiadenosilcobalamina são as formas ativas da vitamina B₁₂. Assim como o folato, a vitamina B₁₂ está envolvida na conversão de homocisteína em metionina.

A vitamina B₁₂ é necessária para síntese de hemácias, manutenção do sistema nervoso, síntese de DNA e crescimento.

A deficiência pode causar anemia. A neuropatia por deficiência de vitamina B₁₂ envolve a degeneração das fibras nervosas, podendo também ocorrer dano neurológico irreversível.

A absorção adequada de vitamina B₁₂ requer a presença de ácido clorídrico (HCl) e protease gástrica, que causam sua liberação da proteína à qual ela está ligada no alimento, permitindo sua absorção. A vitamina B₁₂ combina-se então com o fator intrínseco (FI), secretado pelas células parietais do estômago, e se desloca pelo sistema digestório onde é absorvida como o complexo B₁₂-FI no íleo distal. Como a produção de ácido clorídrico tende a diminuir com o envelhecimento, a suplementação de B₁₂, na qual a B₁₂ já está separada da molécula de proteína e se encontra em sua forma livre, pode ser útil no tratamento ou prevenção de uma deficiência. A reserva corporal total de vitamina B₁₂ é de 2 a 5 mg em adultos. Aproximadamente 80% dessa reserva são armazenados no fígado.

Junto com o folato e a vitamina B₆, a vitamina B₁₂ é útil para reduzir o nível do aminoácido homocisteína no sangue. Levantou-se a hipótese de que altos níveis de homocisteína podem danificar as artérias coronárias ou facilitar a aglutinação das células de coagulação sanguínea e formar coágulos. Isso pode aumentar o risco de infarto ou acidente vascular encefálico.

A tabela a seguir lista as RDA atuais para a vitamina B₁₂ em microgramas (mcg). Para lactentes de 0 a 12 meses, existem AI que são equivalentes à ingestão média de vitamina B₁₂ em lactentes saudáveis, amamentados.

Ingestões diárias recomendadas para vitamina B₁₂ para crianças e adolescentes.

Idade (anos)	Homens e mulheres (mcg/dia)	Gestação (mcg/dia)	Lactação (mcg/dia)
0 a 6 meses	0,4*	N/A	N/A
7 a 12 meses	0,5*	N/A	N/A
1 a 3	0,9	N/A	N/A
4 a 8	1,2	N/A	N/A
9 a 13	1,8	N/A	N/A
14 +	2,4	2,6	2,8

N/A, não aplicável.
*Ingestão adequada (AI)
Limite de ingestão máxima tolerável (UL) não estabelecido para vitamina B₁₂.

A vitamina B₁₂ é encontrada principalmente em alimentos de origem animal, como peixe, carne vermelha, aves, ovos e produtos lácteos. Mas também é sintetizada por bactérias, e tem havido pesquisas consideráveis sobre as fontes vegetais propostas de vitamina B₁₂. Tem sido sugerido que os produtos de soja fermentada e algas marinhas (espirulina) contêm quantidades significativas de vitamina B₁₂. Porém, é um consenso atual de que provavelmente qualquer quantidade de vitamina B₁₂ presente em alimentos vegetais não estará disponível aos humanos; portanto não se deve confiar nesses alimentos como fontes seguras. Os veganos necessitam de vitamina B₁₂ proveniente de alimentos fortificados ou de suplementos. Cereais matinais fortificados são uma fonte prontamente disponível de vitamina B₁₂ com alta biodisponibilidade para os veganos. Alguns produtos com leveduras nutricionais também contêm vitamina B₁₂. A formulação dos alimentos fortificados é variável, assim, é importante ler os rótulos dos produtos.

Muitos alimentos veganos são suplementados com vitamina B₁₂.

Fontes alimentares selecionadas de vitamina B₁₂.

Alimento	Microgramas por porção (mcg)	Porcentagem de VD*
Mariscos cozidos, 85 g	84,1	1.402
Fígado bovino cozido, 85 g	70,7	1.178
Cereais para o café da manhã com 100% do VD para vitamina B₁₂, 1 porção	6,0	100
Truta-arco-íris, selvagem, 85 g	5,4	90
Salmão-vermelho cozido, 85 g	4,8	80
Truta-arco-íris de cativeiro, cozida, 85 g	3,5	58
Atum *light* em conserva, 85 g	2,5	42
Cheeseburger, dois hambúrgueres e pão, 1 sanduíche	2,1	35
Hadoque cozido, 85 g	1,8	30
Cereais para o café da manhã fortificados com 25% do VD para vitamina B₁₂	1,5	25
Carne bovina, contrafilé, grelhada, 85 g	1,4	23
Leite com baixo teor de gordura, 1 xícara	1,2	18
Iogurte de frutas, baixo teor de gordura, 240 mℓ	1,1	18
Queijo suíço, 28,3 g	0,9	15
Taco de carne bovina, 1 taco mole	0,9	15
Presunto curado, assado, 85 g	0,6	10
Ovo inteiro cozido, 1 grande	0,6	10
Frango, carne de peito, assado, 85 g	0,3	5

*VD, valor diário. Os VDs foram desenvolvidos pela Food and Drug Administration (FDA) para ajudar os consumidores a determinar o nível de vários nutrientes na porção padrão de alimento em relação à necessidade aproximada desse nutriente. O VD para adultos e crianças de 4 anos e acima é 6,0 mcg. A porcentagem de VD listada no rótulo das Informações Nutricionais declara a porcentagem do VD fornecido por porção. Entretanto, a FDA não exige que os rótulos dos alimentos listem o conteúdo de vitamina B₁₂, a não ser que um alimento tenha sido fortificado com esse nutriente. Alimentos que fornecem 20% ou mais do VD são considerados excelentes fontes de um nutriente, mas os alimentos que fornecem porcentagens menores do VD também contribuem para uma dieta saudável.

REFERÊNCIAS BIBLIOGRÁFICAS

Institute of Medicine: *Food and Nutrition Board: dietary reference intakes for Thiamin, Riboflavin, Niacin, Vitamin B₆, Folate, Vitamin B₁₂, Pantothenic Acid, Biotin, and Choline*, Washington, DC, 1998, National Academies Press.

U.S. Department of Agriculture: *Food data central*, Released April 1, 2019. Available at: https://fdc.nal.usda.gov. Accessed December 30, 2019.

32 APÊNDICE

Informações Nutricionais sobre Colina

A colina é um nutriente essencial sintetizado no fígado, mas precisa ser consumida na dieta para atender de maneira adequada às necessidades humanas. É encontrada em muitos alimentos, porém está mais concentrada em carne, aves, peixes e ovos. A colina dá suporte à integridade estrutural das células como um precursor de dois fosfolipídeos essenciais de membrana, a fosfatidilcolina e a esfingomielina. Ela também promove a síntese de ceramida e diacilglicerol, que são importantes na sinalização celular como mensageiros intracelulares. A colina tem um papel na estimulação da síntese dos neurotransmissores catecolaminas e é um precursor de acetilcolina, necessária para o controle muscular, memória, humor, ritmo circadiano e outras funções neurológicas.

Além disso, a fosfatidilcolina é necessária para a formação e secreção de lipoproteína de densidade muito baixa (VLDL) no fígado; portanto, a deficiência de colina pode levar à doença hepática gordurosa não alcoólica (DHGNA) e à esteato-hepatite não alcoólica (EHNA).

A colina atua como um doador de grupo metila, modulando a expressão do gene assim como as etapas metabólicas, incluindo o metabolismo da homocisteína. O acúmulo de homocisteína está associado a risco elevado de doença cardiovascular (DCV). A betaína, um metabólito da colina, serve como um doador do grupo metila para até 60% da metilação necessária para converter a homocisteína novamente em metionina. No entanto, pesquisas sugerem que a alta ingestão de colina associada a um certo tipo de microbiota intestinal também pode aumentar o risco de DCV. A colina e a fosfatidilcolina podem ser convertidas em trimetilamina (TMA) pela microbiota, que é convertida em N-óxido de trimetilamina (TMAO) no fígado. O TMAO elevado tem sido ligado a maior risco de DCV, porém são necessárias mais pesquisas para elucidar a relação entre colina, composição da microbiota e risco de DCV (Bu e Wang, 2018).

GRUPOS COM AUMENTO DAS NECESSIDADES DE COLINA

A maioria das mulheres gestantes consome menos que a AI de colina, e esta raramente é incluída em suplementos pré-natais. A ingestão mais alta de colina pode ser especialmente importante para mulheres gestantes com comprometimento do estado de metilação resultante da baixa ingestão de ácido fólico ou de vitamina B_{12}, ou de um polimorfismo de nucleotídio único (SNP) para metilenotetra-hidrofolato desidrogenase.

Outros SNP também podem elevar o risco de deficiência de colina, como o da enzima fosfatidiletanolamina N-metiltransferase (PEMT). A PEMT regula a síntese *de novo* da colina. Quando comprometida, os indivíduos são mais suscetíveis à deficiência de colina, resultando em disfunção de órgão. O estrógeno induz a PEMT; portanto, esse SNP é de grande preocupação para mulheres na pós-menopausa. Outros SNP que se correlacionam com a etnia podem modificar as necessidades de colina. Em indivíduos com descendência europeia, é maior a probabilidade de haver quatro SNP que elevam o risco de disfunção de órgão ao consumir uma dieta de baixo teor de colina.

Outro grupo de risco de desenvolvimento de dano a órgão induzido por insuficiência de colina é o dos pacientes adultos e pediátricos que recebem nutrição parenteral total (NPT) a longo prazo. Atualmente, as formulações de NPT de rotina não contêm colina.

Finalmente, como a colina é um nutriente doador de grupo metila com papéis críticos nas funções neuronais, processos cognitivos e metilação de DNA, pode ser particularmente importante para o desenvolvimento de crianças assim como para idosos que enfrentam o declínio neurológico e doenças como a doença de Alzheimer.

INGESTÃO EXCESSIVA DE COLINA

A ingestão excessiva de colina é caracterizada por odor de peixe no corpo, vômito, sudorese e salivação extremas, hipotensão e toxicidade hepática.

Ingestões dietéticas de referência: ingestões adequadas de colina para crianças e adultos.

Idade	Homem (mg/dia)	Mulher (mg/dia)	Gestação (mg/dia)	Lactação (mg/dia)
Do nascimento aos 6 meses	125	125		
7 a 12 meses	150	150		
1 a 3 anos	200	200		
4 a 8 anos	250	250		
9 a 13 anos	375	375		
14 a 18 anos	550	400	450	550
19+ anos	550	425	450	550

Limite de ingestão máxima tolerável (UL): 0 a 12 meses não determinado; 1 a 3 anos 1 g/dia; 4 a 8 anos 1 g/dia; 9 a 13 anos 2 g/dia; 14 a 18 anos (também para gestação e lactação) 3 g/dia; 19+ (também para a gestação e lactação) 3,5 g/dia.

Fontes alimentares de colina.

Alimento	Miligramas (mg) por porção	VD* (%)	Alimento	Miligramas (mg) por porção	VD* (%)
Rim bovino, 85 g	436	79	Frango, peito, assado, 85 g	72	13
Tripas de porco, 85 g	400	73	Bacalhau do Atlântico, cozido, 85 g	71	13
Fígado bovino, 85 g	362	65	Frango, carne branca, 85 g	71	13
Fígado bovino frito, 85 g	356	65	Lombo de porco, 85 g	65	11
Fígado de galinha, 85 g	277	50	Couve-de-bruxelas, cozida, 1 xícara	63	11
Germe de trigo torrado, 1 xícara	202	37	Brócolis cozido, 1 xícara	63	11
Coração bovino, 85 g	195	35	Cogumelos *shiitake*, cozidos, 1/2 xícara	58	11
Ervilhas verdes, partidas, cruas, 1/2 xícara	154	28	Batata-vermelha, cozida, com casca, 1 grande	57	10
Ovo cozido	147	27	Couve-flor cozida, 1 xícara	48	8
Gema de ovo, 1 grande	140	25	Feijão comum, enlatado, 1/2 xícara	45	8
Camarão, 85 g	115	21	Leite (integral ou desnatado), 1 xícara	35	6
Ostras, 85 g	110	20	Quinoa cozida, 1/2 xícara	22	4
Soja assada, 1/2 xícara	107	19	Pasta de amendoim cremosa, 2 colheres de sopa	20	4
Grão-de-bico cru, 1/2 xícara	99	18	Queijo *cheddar*, 42,5 g	7	1,3
Carne bovina picada, cozida, 85 g	97	18	Queijo muçarela, 42 g	7	1,3
Frango, carne escura, 85 g	84	15	Clara de ovo, 1 grande	0,04	0,007
Salmão rosado, enlatado, 85 g	73	13			

VD, valor diário. Os VDs foram desenvolvidos pela Food and Drug Administration (FDA) para auxiliar os consumidores a determinar o nível de vários nutrientes em uma porção padrão de alimentos quanto à necessidade desse nutriente. O VD para adultos e crianças de 4 anos e acima é 550 mcg. A porcentagem de VD listada nas Informações Nutricionais dos rótulos declara a porcentagem do VD fornecido por porção. No entanto, a FDA não exige que os rótulos dos alimentos listem o conteúdo de colina, a não ser que o alimento tenha sido fortificado com esse nutriente. Os alimentos que fornecem 20% ou mais do VD são considerados fontes elevadas de um nutriente, mas os alimentos que fornecem menores porcentagens do VD também contribuem para uma dieta saudável.

Interação fármaco-nutriente: metotrexato

O metotrexato inibe a doação do grupo metila a partir dos derivados de folato. Portanto, os pacientes que tomam metotrexato podem necessitar mais colina para compensar (semelhante à deficiência de folato).

REFERÊNCIAS BIBLIOGRÁFICAS

Institute of Medicine: *Food and nutrition board: dietary reference intakes for Thiamin, Riboflavin, Niacin, Vitamin B_6, Folate, Vitamin B_{12}, Pantothenic Acid, Biotin, and Choline*, Washington DC, 1998, National Academies.

Oregon State University: *Linus Pauling Institute Micronutrient Information Center: Choline* (website), January 2015. Available at: https://lpi.oregonstate.edu/mic/other-nutrients/choline#reference82. Accessed September 24, 2018.

U.S. Department of Agriculture: *Food Data Central*, Released April 1, 2019. Available at: https://fdc.nal.usda.gov. Accessed December 30, 2019.

33 APÊNDICE

Informações Nutricionais sobre Biotina

A biotina é um nutriente essencial naturalmente presente em alguns alimentos e que se encontra disponível como suplemento dietético. A biotina é uma vitamina hidrossolúvel do complexo B e atua como um cofator para cinco enzimas carboxilases necessárias para etapas importantes do metabolismo de aminoácidos, glicose e ácidos graxos. A biotina também é usada na modificação de histona, regulação do gene e sinalização celular. Embora alguma biotina na forma livre seja encontrada nos alimentos, em sua maior parte ela é ligada à proteína. Depois de liberada e processada pelas enzimas no sistema digestório, a biotina livre é absorvida no intestino delgado e armazenada predominantemente no fígado.

Atualmente, não existem dados suficientes para se obter uma estimativa da necessidade média e ingestão diária recomendada de biotina, resultando apenas em ingestão adequada (AI) estabelecida para a biotina. O *Food and Nutrition Board* determinou a AI para todos os grupos etários, tomando a quantidade de biotina no leite materno consumido por lactentes e extrapolando a AI para outros grupos usando a massa corporal.

Ingestões diárias de referência: ingestões adequadas de biotina para crianças e adultos.

Idade	Homens e mulheres	Gestação	Lactação
0 a 6 meses	5 mcg	N/A	N/A
7 a 12 meses	6 mcg	N/A	N/A
1 a 3 anos	8 mcg	N/A	N/A
4 a 8 anos	12 mcg	N/A	N/A
9 a 13 anos	20 mcg	N/A	N/A
14 a 18 anos	25 mcg	30 mcg	35 mcg
19 + anos	30 mcg	30 mcg	35 mcg

N/A, não aplicável.
O limite de ingestão máxima tolerável (UL) não foi estabelecido para biotina.

A biotina é encontrada em quantidades apreciáveis em miúdos de animais, ovos, peixe e carne, mas também em sementes, nozes e alguns vegetais. As claras de ovos cruas contêm uma glicoproteína, a avidina, que inibe a absorção da biotina no sistema digestório. Os indivíduos que consomem grandes quantidades de claras de ovos cruas podem estar em risco de deficiência de biotina. A cocção da clara de ovos desnatura a avidina, impedindo essa interferência. Em indivíduos saudáveis, que consomem uma dieta mista normal, a deficiência de biotina é rara. Atualmente, não há limites superiores estabelecidos para a biotina devido à falta de evidências de toxicidade às altas exposições. Contudo, níveis elevados de suplementação de biotina podem interferir nos testes clínicos, como na produção de resultados falsamente normais ou anormais nos testes de função da tireoide.

Fontes alimentares selecionadas de biotina.*

Alimento	Biotina (mcg)
Fígado bovino cozido, 85 g	30,8
Ovo inteiro cozido	10,0
Salmão-rosa enlatado em água, 85 g	5,0
Costeleta de porco, cozida, 85 g	3,8
Hambúrguer cozido, 85 g	3,8
Sementes de girassol assadas, 1/4 de xícara	2,6
Batata-doce cozida, 1/2 xícara	2,4
Amêndoas assadas, 1/4 de xícara	1,5
Atum enlatado em água, 85 g	0,6
Espinafre cozido, 1/2 xícara	0,5
Brócolis, fresco, 1/2 xícara	0,4
Queijo *cheddar*, macio, 28,3 g	0,4
Leite, 2%, 1 xícara	0,3
Iogurte simples, 1 xícara	0,2
Aveia, 1 xícara	0,2
Banana, 1/2 xícara	0,2
Pão integral, 1 fatia	0,0
Maçã, 1/2 xícara	0,0

*Anteriormente, a biotina não contava com um valor diário (VD), mas um VD de 30 mcg para adultos e crianças de 4 anos e acima foi incluído nas Informações Nutricionais e Suplementos dos rótulos atualizados a partir de janeiro de 2020.

REFERÊNCIAS BIBLIOGRÁFICAS

Institute of Medicine: *Food and nutrition board: dietary reference intakes for thiamin, Riboflavin, Niacin, Vitamin B_6, Folate, Vitamin B_{12}, Pantothenic Acid, Biotin, and Choline*, Washington DC, 1998, National Academies.

U.S. Department of Agriculture: *Food data central*, Released April 1, 2019. Available at: https://fdc.nal.usda.gov. Accessed December 30, 2019.

APÊNDICE 34

Informações Nutricionais sobre Vitamina A e Carotenoides

A vitamina A inclui um grupo de compostos que afetam a visão, o crescimento ósseo, a reprodução, a divisão celular, a imunidade e os revestimentos superficiais saudáveis do trato respiratório e as membranas mucosas. Existem duas categorias de vitamina A, dependendo de ser proveniente de uma fonte alimentar de origem animal ou vegetal. A vitamina A encontrada em alimentos de origem animal é chamada de *vitamina A pré-formada* e é absorvida como retinol. As fontes de vitamina A incluem fígado, leite integral e alguns produtos alimentares fortificados. No corpo, o retinol pode ser transformado em retinal e ácido retinoico (outras formas ativas de vitamina A).

As fontes vegetais de vitamina A fornecem a provitamina A, os chamados *carotenoides*. Estes podem ser transformados em retinol no corpo e então em outras formas ativas de vitamina A. Nos EUA, aproximadamente de 26 a 34% da vitamina A consumida ocorrem na forma de carotenoides provitamina A. Os carotenoides provitamina A comuns, que conferem às plantas sua coloração, são o betacaroteno, o alfacaroteno e a betacriptoxantina. Dentre estes, o betacaroteno é transformado de modo mais eficiente em retinol. Quanto mais escura a coloração de uma fruta ou vegetal, maior será seu conteúdo de carotenoide.

A deficiência de vitamina A raramente ocorre nos EUA. Ela é mais comum nos países em desenvolvimento, onde é limitado o acesso a suficientes fontes animais e vegetais contendo betacaroteno. A deficiência de vitamina A é a principal causa de cegueira prevenível em crianças. As crianças com sarampo ou diarreia podem beneficiar-se significativamente do aumento da vitamina A. A má absorção das gorduras pode resultar em diarreia e impedir a absorção normal de vitamina A; isso pode resultar em deficiência dessa vitamina na doença celíaca, doença de Crohn e distúrbios pancreáticos. A forma de vitamina A mais bem absorvida é na forma de óleo como o óleo de fígado de bacalhau.

A ingestão excessiva de retinol (vitamina A pré-formada) pode ser tóxica ao fígado e levar a defeitos congênitos. O limite de ingestão máxima tolerável (UL) para adultos é 3.000 RAE/10.000 UI. Isto não se aplica à ingestão de vitamina A derivada de carotenoides.

Todas as fontes dietéticas de vitamina A são convertidas em retinol. As recomendações de ingestão de vitamina A em alimentos são expressas em microgramas dos equivalentes da atividade do retinol (RAE) como uma maneira de padronizar a variação nas bioatividades de retinol e carotenoides provitamina A, e são responsáveis pelas diferenças baseadas na fonte. As unidades internacionais (UI) são uma orientação útil, mas as taxas de conversão também variam com base na fonte:

- 1 UI de retinol = 0,3 mcg RAE
- 1 UI de betacaroteno de suplementos dietéticos = 0,15 mcg RAE
- 1 UI de betacaroteno do alimento = 0,05 mcg RAE
- 1 UI de alfacaroteno ou betacriptoxantina = 0,025 mcg ERA

Ingestões diárias recomendadas.

Idade	Homens e mulheres (mcg RAE/UI/dia)	Gestação (mcg RAE/UI/dia)	Lactação (mcg RAE/UI/dia)
0 a 6 meses	400*/1.333	N/A	N/A
0 a 7 meses	500*/1.666	N/A	N/A
1 a 3 anos	300/1.000	N/A	N/A
4 a 8 anos	400/1.333	N/A	N/A
9 a 13 anos	600/2.000	N/A	N/A
14 a 18 anos	900/3.000 para meninos 700/2.333 para meninas	750/2.500	1.200/4.000
19+ anos	900/3.000 para homens 700/2.333 para mulheres	770/2.566	1.300/4.333

N/A, não aplicável; *RAE*, equivalentes da atividade do retinol.
*Ingestões adequadas.
Limite de ingestão máxima tolerável (UL): 0 a 12 meses 600 mcg/2.000 UI/dia; 1 a 3 anos 600 mcg/2.000 UI/dia; 4 a 8 anos 900 mcg/3.000 UI/dia; 9 a 13 anos 1.700 mcg/5.666 UI/dia; 14 a 18 anos (também gestação e lactação) 2.800 mcg/9333/dia; 19+ (também para gestação e lactação) 3.000 mcg/10.000 UI/dia.

FONTES ALIMENTARES DE VITAMINA A

Fontes de origem selecionadas de vitamina A.

Alimento	Vitamina A (UI)	Valor diário (%)
Fígado bovino cozido, 85 g	27.185	545
Fígado de galinha cozido, 85 g	12.325	245
Óleo de fígado de bacalhau, 1 colher de sopa	4.080	13.600
Leite fortificado desnatado, 1 xícara	500	10
Queijo *cheddar*, 85 g	284	6
Leite integral fortificado (3,25% de gordura)	249	5
Ovo inteiro, grande	266	5,6
Substituto de ovo, 1/4 de xícara	226	5
Gema de ovo, grande	216	4,5

Fontes vegetais selecionadas de vitamina A (de betacaroteno).

Alimento	Vitamina A (UI)	VD* (%)
Batata-doce, 1 média	28.058	561
Suco de cenoura enlatado, 1/2 xícara	22.567	450
Cenouras em fatias, cozida, 1/2 xícara	13.418	270
Espinafre congelado, cozido, 1/2 xícara	11.458	230
Couve-galega congelada, cozida, 1/2 xícara	9.558	190
Cenoura, 1 crua (19 cm)	8.666	175
Sopa vegetal, enlatada, com pedaços, pronta para consumo	5.820	115
Melão-cantalupo, cubos, 1 xícara	5.411	110
Espinafre cru, 1 xícara	2.813	55
Damasco com pele, conservado em suco, 1/2 xícara	2.063	40
Néctar de damasco enlatado, 1/2 xícara	1.651	35
Papaia, cubos, 1 xícara	1.532	30
Manga, em fatias, 1 xícara	1.262	25
Mingau de aveia, instantâneo, fortificado, simples, preparado com água, 1 xícara	1.252	25
Ervilhas congeladas, cozidas, 1/4 de xícara	1.050	20
Suco de tomate enlatado, 180 mℓ	819	15
Pêssegos enlatados, conservado em suco, metades ou fatias, 1/2 xícara	473	10
Pêssego, 1 médio	319	6
Pimentão vermelho cru, 1 fatia em anel	313	6

*Valores diários (VDs) são números de referência baseados nas ingestões dietéticas recomendadas (RDA). Eles foram desenvolvidos para auxiliar os consumidores a determinar se um alimento contém uma quantidade grande ou pequena de um nutriente. O VD para a vitamina A é 5.000 UI. A maioria dos rótulos de alimentos não lista o conteúdo de vitamina A. A coluna de porcentagem do VD, nesta tabela, indica a porcentagem do VD fornecida em uma porção. Um alimento que fornece 5% ou menos do VD é uma fonte baixa, enquanto o alimento que fornece de 10 a 19% do VD é uma boa fonte. Um alimento que fornece 20% ou mais do VD tem um teor elevado desse nutriente. É importante lembrar que os alimentos que fornecem porcentagens menores do VD também contribuem para uma dieta saudável.

Carotenoides em frutas e vegetais (% moles).

	Neoxantinas e violaxantinas	Luteína e zeaxantina	Luteína	Zeaxantina	Criptoxantinas	Licopenos	Alfacaroteno	Betacaroteno
Gema de ovo	8	89	54	35	4	0	0	0
Milho	9	86	60	26	5	0	0	0
Kiwi	38	54	54	0	0	0	0	8
Uvas vermelhas sem sementes	23	53	43	10	4	5	3	16
Abobrinha	19	52	47	24	0	0	0	5
Abóbora	30	49	49	0	0	0	0	21
Espinafre	14	47	47	0	19	4	0	16
Pimentão laranja	4	45	8	37	22	0	8	21
Abóbora-amarela	19	44	44	0	0	0	28	9
Pepino	16	42	38	4	38	0	0	4
Ervilha	33	41	41	0	21	0	0	5
Pimentão verde	29	39	36	3	20	0	0	12
Uva vermelha	27	37	33	4	29	0	1	6
Abóbora-cheirosa manteiga	24	37	37	0	34	0	5	0
Suco de laranja	28	35	15	20	25	0	3	8
Melão *honeydew*	18	35	17	18	0	0	0	48
Aipo (talos, folhas)	12	34	32	2	40	1	13	0
Uvas verdes	10	31	25	6	52	0	0	7
Couve-de-bruxelas	20	29	27	2	39	0	0	11
Cebolinha	32	29	27	2	35	4	0	0
Vagem	27	25	22	3	42	0	1	5
Laranja	36	22	7	15	12	11	8	11
Brócolis	3	22	22	0	49	0	0	27

(*continua*)

Carotenoides em frutas e vegetais (% moles). (*Continuação*)

	Neoxantinas e violaxantinas	Luteína e zeaxantina	Luteína	Zeaxantina	Criptoxantinas	Licopenos	Alfacaroteno	Betacaroteno
Maçã *red delicious*	22	20	19	1	23	13	5	17
Manga	52	18	2	16	4	6	0	20
Alface	33	15	15	0	36	0	16	0
Suco de tomate	0	13	11	2	2	57	12	16
Pêssego	20	13	5	8	8	0	10	50
Pimentão amarelo	86	12	12	0	1	0	1	0
Nectarina	18	11	6	5	23	0	0	48
Pimentão vermelho	56	7	7	0	2	8	24	3
Tomate (fruta)	0	6	6	0	0	82	0	12
Cenoura	0	2	2	0	0	0	43	55
Melão-cantalupo	9	1	1	0	0	3	0	87
Damascos secos	2	1	1	0	9	0	0	87
Feijões-verdes	72	0	0	0	28	0	0	0

Tabela de Sommerburg O, Keunen JE, Bird AC et al.: Fruits and vegetables that are sources for lutein and zeaxanthin: the macular pigment in human eyes, *Br J Ophthalmol* 82:907-910, 1998.

Os conteúdos dos principais carotenoides são apresentados em % moles. As quantidades dos carotenoides foram mostradas em sete grupos principais: (1) neoxantinas e violaxantinas (neoxantina, violaxantina e seus isômeros relacionados, luteína, 5,6-epóxido), (2) luteína, (3) zeaxantina, (4) criptoxantinas (α-criptoxantina, β-criptoxantinas e isômeros relacionados), (5) licopenos (licopeno e isômeros relacionados), (6) alfacarotenos e (7) betacaroteno (isômeros de betacaroteno todo-*trans* e *cis*). Luteína e zeaxantina são apresentadas em quantidades combinadas e individuais. Os dados são classificados pela quantidade combinada de luteína e zeaxantina.

REFERÊNCIAS BIBLIOGRÁFICAS

Institute of Medicine: *Food and nutrition board: dietary reference intakes for Vitamin A, Vitamin K, Arsenic, Boron, Chromium, Copper, Iodine, Iron, Manganese, Molybdenum, Nickel, Silicon, Vanadium, and Zinc*, Washington DC, 2001, National Academies Press.

Oregon State University: *Linus Pauling Institute Micronutrient Information Center: Vitamin A* (website), Updated March, 2015. Available at: https://lpi.oregonstate.edu/mic/vitamins/vitamin-A Accessed December 30, 2019.

U.S. Department of Agriculture: *Food data central*, Released April 1, 2019. Available at: https://fdc.nal.usda.gov. Accessed December 30, 2019.

35 APÊNDICE

Informações Nutricionais sobre Vitamina C

A vitamina C é um nutriente naturalmente presente em alimentos (principalmente frutas e vegetais) e também é conhecida pela denominação química de sua forma principal, ácido L-ascórbico ou, simplesmente, ácido ascórbico. Ao contrário da maioria dos animais, os humanos são incapazes de sintetizar a vitamina C. A vitamina C é principalmente conhecida como um antioxidante hidrossolúvel, impedindo os efeitos danosos dos radicais livres, além de regenerar outros antioxidantes no corpo, incluindo a vitamina E ou o alfatocoferol.

A vitamina C é necessária para a biossíntese de colágeno, L-carnitina e certos neurotransmissores; também está envolvida no metabolismo da proteína. O colágeno é um componente essencial do tecido conjuntivo, que é vital para a cicatrização de feridas, e tem um importante papel na função imune. Também melhora a absorção de ferro não heme, a forma de ferro presente em alimentos à base de vegetais. A vitamina C previne o escorbuto, que se caracteriza por fadiga ou cansaço, fraqueza disseminada do tecido conjuntivo e fragilidade capilar.

As ingestões dietéticas recomendadas (RDA) para a vitamina C são baseadas em suas conhecidas funções fisiológicas e antioxidantes em leucócitos e são mais altas que a quantidade necessária para a proteção contra a deficiência. Para lactentes do nascimento aos 12 meses de idade, o *Food and Nutrition Board* (FNB) estabeleceu uma ingestão adequada (AI) para vitamina C que é equivalente à ingestão média de vitamina C em lactentes saudáveis amamentados.

Ingestões dietéticas recomendadas (RDA) para vitamina para crianças e adultos.

Idade	Homens e mulheres (mg/dia)	Gestação (mg/dia)	Lactação (mg/dia)
0 a 6 meses	40	N/A	N/A
7 a 12 meses	50	N/A	N/A
1 a 3 anos	15	N/A	N/A
4 a 8 anos	25	N/A	N/A
9 a 13 anos	45	N/A	N/A
14 a 18 anos	75 para meninos, 65 para meninas	80	115
19+ anos	90 para homens, 75 mulheres	85	120
Fumantes	Indivíduos que fumam necessitam de mais 35 mg/dia de vitamina C do que os não fumantes		

N/A, não aplicável.
Limite de ingestão máxima tolerável (UL): 0 a 12 meses não determinado; 1 a 3 anos 400 mg/dia; 4 a 8 anos 650 mg/dia; 9 a 13 anos 1.200 mg/dia; 14 a 18 anos (também para a gestação e lactação) 1.800 mg/dia; 19+ (também para a gestação e lactação) 2.000 mg/dia.

Como as frutas e vegetais são as melhores fontes de vitamina C, especialmente as frutas cítricas, pimentões vermelho e verde, *kiwi*, tomate e suco de tomate. Outras boas fontes alimentares incluem brócolis, morangos, couve-de-bruxelas e melão-cantalupo. Alguns cereais para o café da manhã fortificados também são boas fontes de vitamina C.

O conteúdo de vitamina C do alimento pode estar diminuído pelo armazenamento prolongado e pela cocção porque o ácido ascórbico é hidrossolúvel e é destruído pelo calor. Cozer os vegetais a vapor ou em micro-ondas em vez da cocção em água pode reduzir as perdas que ocorrem nesta última. Felizmente, muitas das melhores fontes de vitamina C, como as frutas e os vegetais, geralmente são consumidas cruas.

Fontes alimentares selecionadas de vitamina C.

Alimento	Miligramas (mg) por porção	VD* (%)
Pimentão vermelho cru, 1/2 xícara	95	158
Suco de laranja, 3/4 de xícara	93	155
Laranja, 1 média	70	117
Suco de toranja, 3/4 de xícara	70	117
Kiwi, 1 médio	64	107
Pimentão verde cru, 1/2 xícara	60	100
Brócolis cozido, 1/2 xícara	51	85
Morangos frescos, em fatias, 1/2 xícara	49	82
Couve-de-bruxelas cozida, 1/2 xícara	48	80
Toranja, metade de 1 média	39	65
Brócolis cru, 1/2 xícara	39	65
Suco de tomate, 3/4 de xícara	33	55
Melão-cantalupo, 1/2 xícara	29	48
Repolho cozido, 1/2 xícara	28	47
Couve-flor crua, 1/2 xícara	26	43
Batata cozida, 1 média	17	28
Tomate cru, 1 médio	17	28
Espinafre cozido, 1/2 xícara	9	15
Ervilhas verdes congeladas, cozidas, 1/2 xícara	8	13

*VD, valor diário. Os VDs foram desenvolvidos pela Food and Drug Administration (FDA) para auxiliar os consumidores a comparar os conteúdos de nutrientes de produtos no contexto de uma dieta total. O VD para a vitamina C é 60 mg para adultos e as crianças de 4 anos e acima. A FDA exige que todos os rótulos de alimentos listem a porcentagem do VD para a vitamina C. Os alimentos que fornecem 20% ou mais do VD são considerados excelentes fontes de um nutriente.

Suplementos dietéticos

Os suplementos normalmente contêm vitamina C na forma de ácido ascórbico, cuja biodisponibilidade é equivalente à do ácido ascórbico de ocorrência natural nos alimentos, como em suco de laranja e brócolis. Outras formas de suplementos de vitamina C incluem ascorbato de sódio; ascorbato de cálcio; outros ascorbatos minerais; o ácido ascórbico com bioflavonoides e os produtos combinados, como o Éster-C, que contém ascorbato de cálcio, desidroascorbato, treonato de cálcio, xilonato e lixonato. Não está estabelecido se o Éster-C se encontra mais biodisponível ou se é mais eficaz do que o ácido ascórbico em melhorar o estado de vitamina C.

REFERÊNCIAS BIBLIOGRÁFICAS

Institute of Medicine, Food and Nutrition Board: *Dietary reference intakes for Vitamin C, Vitamin E, Selenium, and Carotenoids*, Washington, DC, 2000, National Academies Press.

U.S. Department of Agriculture: *Food data central*, Released April 1, 2019. Available at: https://fdc.nal.usda.gov. Accessed December 30, 2019.

APÊNDICE 36

Informações Nutricionais sobre Vitamina E

A vitamina E é uma vitamina lipossolúvel de ocorrência natural que existe em oito formas diferentes: alfa, beta, gama e deltatocoferol; e alfa, beta, gama e deltatocotrienol que têm níveis variáveis de atividade biológica. O alfa (ou α) tocoferol parece ser a forma mais ativa e é a única forma que, reconhecidamente, atende às necessidades humanas. As concentrações séricas de alfatocoferol dependem do fígado, o qual capta o nutriente após a absorção de todas as formas do intestino delgado. O fígado então, preferencialmente, secreta apenas alfatocoferol e metaboliza e excreta as outras formas de vitamina E. Consequentemente, as concentrações sanguíneas e celulares de formas de vitamina E são menores que as concentrações de alfatocoferol e, portanto, têm sido menos estudadas.

A vitamina E tem poderosas atividades antioxidantes que protegem as células contra os efeitos danosos dos radicais livres. Os radicais livres combinam-se com o oxigênio e formam as espécies reativas de oxigênio (ERO) que danificam as células. Os radicais livres são produzidos por via endógena quando o corpo metaboliza alimento para energia. As fontes exógenas são provenientes da exposição à fumaça de cigarro, poluição do ar e radiação ultravioleta do sol. As ERO fazem parte dos mecanismos de sinalização entre as células, e a vitamina antioxidante E protege as células contra o dano dos radicais livres. Os cientistas estão investigando se, por limitar a produção de radicais livres e possivelmente por meio de outros mecanismos, a vitamina E pode ajudar a prevenir ou retardar as doenças crônicas associadas aos radicais livres. Além de atuar como um antioxidante, a vitamina E também está envolvida na função imune e, conforme mostrado principalmente em estudos de células *in vitro*, na sinalização celular, na regulação da expressão de gene e em outros processos metabólicos.

Os suplementos de vitamina E geralmente são comercializados como acetato de alfatocoferol, uma forma de alfatocoferol que protege sua capacidade de atuar como um antioxidante. A forma sintética é classificada como *dl*, enquanto a forma natural é classificada como *d*. A forma sintética é apenas 50% tão ativa quanto a forma natural. É importante incluir alimentos com alto teor de vitamina E em base diária para se obter vitamina E suficiente somente a partir de alimentos. Os óleos vegetais, nozes, vegetais folhosos verdes e cereais fortificados são fontes alimentares comuns de vitamina E.

O conteúdo de vitamina E do alimento é declarado em miligramas de alfatocoferol, miligramas de equivalentes de alfatocoferol (mg α-TE), ou em unidades internacionais (UI) nos rótulos dos suplementos. 1 unidade = 0,67 α-TE na forma *d* e aproximadamente metade daquele da forma *dl* ou da forma sintética. O conteúdo de vitamina E dos alimentos e de suplementos dietéticos está listado nos rótulos em UI, uma medida de atividade biológica e não de quantidade. A fonte natural da vitamina E é chamada de d-alfatocoferol; a forma produzida sinteticamente é a dl-alfatocoferol. As regras de conversão são:

- Para converter mg em UI: 1 mg de alfatocoferol é equivalente a 1,49 UI da forma natural ou 2,22 UI da forma sintética

Ingestões dietéticas recomendadas (RDA) para vitamina E em equivalentes de alfatocoferol (TE) para crianças e adultos.

Idade	Homens e mulheres (mg/dia)	Gestação (mg/dia)	Lactação (mg/dia)
0 a 6 meses	4 mg (6 UI)*	N/A	N/A
7 a 12 meses	6 mg (7,5 UI)*	N/A	N/A
1 a 3 anos	6 (9 UI)	N/A	N/A
4 a 8 anos	7 (10,4 UI)	N/A	N/A
9 a 13 anos	11 (16,4 UI)	N/A	N/A
14 a 18 anos	15 (22,4 UI)	15 (22,4 UI)	19 (28,4 UI)
19 + anos	15 (22,4 UI)	15 (22,4 UI)	19 (28,4 UI)

N/A, não aplicável.
*Ingestão adequada (AI).
Limite de ingestão máxima tolerável (UL): 0 a 12 meses não determinado; 1 a 3 anos 200 mg/dia; 4 a 8 anos 300 mg/dia; 9 a 13 anos 600 mg/dia; 14 a 18 anos (também para a gestação e lactação) 800 mg/dia; 19 a 50 anos (também gestação e lactação) 1.000 mg/dia.

Fontes alimentares selecionadas de vitamina E (alfatocoferol).

Alimento	Miligramas (mg) por porção	VD (%)
Óleo de germe de trigo, 1 colher de sopa	20,3	100
Sementes de girassol secas, assadas, 28,3 g	7,4	37
Amêndoas secas, assadas, 28,3 g	6,8	34
Óleo de girassol, 1 colher de sopa	5,6	28
Óleo de cártamo, 1 colher de sopa	4,6	25
Avelãs secas, assadas, 28,3 g	4,3	22
Pasta de amendoim, 2 colheres de sopa	2,9	15
Amendoins secos, assados, 28,3 g	2,2	11
Óleo de milho, 1 colher de sopa	1,9	10
Espinafre cozido, 1/2 xícara	1,9	10
Brócolis picado, cozido, 1/2 xícara	1,2	6
Óleo de soja, 1 colher de sopa	1,1	6
Kiwi, 1 médio	1,1	6
Manga, em fatias, 1/2 xícara	0,7	4
Tomate cru, 1 médio	0,7	4
Espinafre cru, 1 xícara	0,6	3

*VD, valor diário. Os VDs foram desenvolvidos pela Food and Drug Administration (FDA) para auxiliar os consumidores a comparar o conteúdo de nutriente de diferentes alimentos dentro do contexto de uma dieta total. O VD para a vitamina E é 30 UI (aproximadamente 20 mg de alfatocoferol natural) para adultos e crianças de 4 anos e acima. Entretanto, a FDA não exige que os rótulos de alimentos listem o conteúdo de vitamina E, a não ser que tenha sido fortificado com esse nutriente. Os alimentos que fornecem 20% ou mais do VD são considerados excelentes fontes de um nutriente, mas os alimentos que fornecem porcentagens menores do VD também contribuem para uma dieta saudável.

- Para converter UI em mg: 1 UI de alfatocoferol é equivalente a 0,67 mg da forma natural ou 0,45 mg da forma sintética.

Numerosos alimentos fornecem vitamina E. Nozes, sementes e óleos vegetais estão entre as melhores fontes de alfatocoferol, e quantidades significativas estão disponíveis em vegetais folhosos verdes e cereais fortificados (ver a tabela a seguir). A maior parte da vitamina E nas dietas americanas está na forma de gamatocoferol proveniente de óleos de soja, canola, milho e outros óleos vegetais e produtos alimentares.

REFERÊNCIAS BIBLIOGRÁFICAS

Institute of Medicine: *Food and nutrition board: dietary reference intakes for Vitamin C, Vitamin E, Selenium, and Carotenoids,* Washington DC, 2000, National Academies Press.

Oregon State University: *Linus Pauling Institute Micronutrient Information Center: Vitamin E* (website). Updated May, 2015. Available at: https://lpi.oregonstate.edu/mic/vitamins/vitamin-E. Accessed December 30, 2019.

U.S. Department of Agriculture: *Food data central,* Released April 1, 2019. Available at: https://fdc.nal.usda.gov. Accessed December 30, 2019.

37 APÊNDICE

Informações Nutricionais sobre Vitamina K

O termo vitamina K refere-se a uma família de compostos com uma estrutura química comum. Esses compostos incluem a filoquinona (vitamina K_1) e uma série de menaquinonas conhecidas como vitamina K_2. São ainda designados MK-4 até MK-13, dependendo da extensão de suas cadeias laterais individuais. A vitamina K é lipossolúvel e ocorre naturalmente em alguns alimentos, é produzida pelas bactérias naturalmente presentes no sistema digestório e encontra-se disponível como suplemento dietético. A vitamina K_1 é a principal forma dietética da vitamina K, sendo encontrada sobretudo nos vegetais folhosos verdes. As menaquinonas, primariamente de origem bacteriana, são encontradas em alguns alimentos de origem animal e em alimentos fermentados. *Natto*, um alimento japonês de soja fermentada, é uma fonte excelente de vitamina de K_2. As menaquinonas também são produzidas por bactérias que ocorrem naturalmente no intestino. Porém, a MK-4 é única já que é produzida a partir da filoquinona por meio de um processo de conversão que não envolve bactérias.

A vitamina K atua como uma coenzima para a carboxilase dependente de vitamina K, uma enzima necessária para a síntese de proteínas envolvidas na hemostasia (coagulação sanguínea) e metabolismo ósseo, e em outras funções fisiológicas diversas. A protrombina (fator II de coagulação) é uma proteína dependente da vitamina K no plasma que está diretamente envolvida na coagulação sanguínea.

A proteína Gla da matriz é outra proteína dependente da vitamina K presente na musculatura lisa vascular, nos ossos e nas cartilagens. A proteína Gla da matriz é o foco de considerável pesquisa científica porque pode auxiliar na redução da calcificação anormal. A osteocalcina é outra proteína dependente de vitamina K, está presente no osso e pode estar envolvida na mineralização ou remodelação óssea.

Os antibióticos podem interferir nessa produção normal. As circunstâncias que podem levar à deficiência de vitamina K incluem doença hepática, queimaduras graves, problemas de saúde que podem impedir a absorção da vitamina K (como doença da vesícula biliar ou biliar, que podem alterar a absorção de gordura), fibrose cística, doença celíaca, doença de Crohn e antibioticoterapia. O excesso de vitamina E pode inibir a atividade da vitamina K e precipitar sinais de deficiência. O sinal clássico de uma deficiência de vitamina K é o tempo de protrombina prolongado, que aumenta o risco de hemorragia espontânea. Como a vitamina K é armazenada no fígado, as deficiências clínicas são raras.

A vitamina K é necessária para formar os fatores de coagulação que ajudam o sangue a coagular e a impedir o sangramento. A quantidade de vitamina K no alimento pode afetar a farmacoterapia, como a da varfarina ou outros anticoagulantes. A varfarina e alguns anticoagulantes, usados principalmente na Europa, antagonizam a atividade da vitamina K e, por sua vez, a protrombina. Por essa razão, os indivíduos que tomam esses anticoagulantes precisam manter ingestões consistentes de vitamina K. Ao tomar esses medicamentos, é necessário consumir uma dieta balanceada, normal, mantendo uma quantidade consistente de vitamina K e evitando grandes mudanças na ingestão dessa vitamina.

Em geral, vegetais folhosos verdes e certos legumes e óleos vegetais contêm grandes quantidades de vitamina K. Os alimentos que contêm uma quantidade significativa de vitamina K incluem fígado bovino, chá-verde, folhas de nabo, brócolis, couve-galega, espinafre, repolho, aspargo e alface verde-escura. A clorofila, que é hidrossolúvel, é a substância em plantas que lhes confere a coloração verde e fornece vitamina K; assim, os suplementos de clorofila precisam ser considerados ao se avaliar a ingestão de vitamina K. Os alimentos que parecem conter baixas quantidades de vitamina K incluem raízes, bulbos, tubérculos, polpa de frutas, suco de frutas e outras bebidas, e grãos de cereais e os produtos de sua moagem.

Ingestões dietéticas de referência: ingestões adequadas para vitamina K.			
Idade	Homens e mulheres (mcg/dia)	Gestação (mcg/dia)	Lactação (mcg/dia)
Do nascimento aos 6 meses	2	N/A	N/A
7 a 12 meses	2,5	N/A	N/A
1 a 3 anos	30	N/A	N/A
4 a 8 anos	55	N/A	N/A
9 a 13 anos	60	N/A	N/A
14 a 18 anos	75	75	75
19+ anos	120 para homens; 90 para mulheres	90	90

N/A, não aplicável.
Limite de ingestão máxima tolerável não determinado.

Fontes alimentares selecionadas de vitamina K (filoquinona, exceto se indicado).

Alimento	Microgramas (mcg) por porção	VD* (%)
Natto, 85 g (como MK-7)	850	1.062
Couve congelada, cozida, 1/2 xícara	530	662
Folhas de nabo congeladas, cozidas, 1/2 xícara	426	532
Espinafre cru, 1 xícara	145	181
Couve-galega crua, 1 xícara	113	141
Brócolis picado, cozido, 1 xícara	110	138
Soja assada, 1/2 xícara	43	54
Suco de cenoura, 3/4 de suco	28	34
Óleo de soja, 1 colher de sopa	25	31
Edamame congelado, preparado, 1/2 xícara	21	26
Abóbora enlatada, 3/4 de xícara	20	25
Suco de romã, 3/4 de xícara	19	24
Quiabo cru, 1/2 xícara	16	20
Molho de salada Caesar, 1 colher de sopa	15	19
Pinhões secos, 28,3 g	15	19
Mirtilos-azuis crus, 1/2 xícara	14	18
Alface americana crua, 1 xícara	14	18
Peito de frango, assado, 85 g (como MK-4)	13	17
Uvas, 1/2 xícara	11	14
Coquetel de suco vegetal, 3/4 de xícara	10	13
Óleo de canola, 1 colher de sopa	10	13
Castanhas-de-caju secas, assadas, 28,3 g	10	13
Cenouras cruas, 1 média	8	10
Azeite de oliva, 1 colher de sopa	8	10
Carne bovina moída, grelhada, 85 g (como MK-4)	6	8
Figos secos, 3/4 de xícara	6	8
Fígado de galinha refogado, 85 g (como MK-4)	6	8
Presunto assado ou frito, 85 g (como MK-4)	4	5
Queijo *cheddar*, 42,5 g (como MK-4)	4	5
Nozes mistas secas, assadas, 28,3 g	4	5
Ovo cozido, 1 grande (como MK-4)	4	5
Queijo muçarela, 42,5 g (como MK-4)	2	3
Leite, 2%, 1 xícara (como MK-4)	1	1
Salmão-vermelho cozido, 85 g	0,3	0
Camarão cozido, 85 g	0,3	0

*VD, valor diário. Os VDs foram desenvolvidos pela Food and Drug Administration (FDA) para auxiliar os consumidores a comparar os conteúdos de nutrientes dos produtos no contexto de uma dieta total. O VD para vitamina K é 80 mcg para adultos e crianças de 4 anos e acima. Entretanto, a FDA não exige que os rótulos dos alimentos listem o conteúdo de vitamina K, a não ser que um alimento tenha sido fortificado com esse nutriente. Os alimentos que fornecem 20% ou mais do VD são considerados excelentes fontes de um nutriente.

REFERÊNCIAS BIBLIOGRÁFICAS

Institute of Medicine: *Food and nutrition board: dietary reference intakes for Vitamin A, Vitamin K, Arsenic, Boron, Chromium, Copper, Iodine, Iron, Manganese, Molybdenum, Nickel, Silicon, Vanadium, and Zinc*, Washington DC, 2001, National Academies Press.

Oregon State University: *Linus Pauling Institute Micronutrient Information Center: Vitamin K* (website), Updated July, 2014. Available at: https://lpi.oregonstate.edu/mic/vitamins/vitamin-K. Accessed December 30, 2019.

U.S. Department of Agriculture: *Food data central*, Released April 1, 2019. Available at: https://fdc.nal.usda.gov. Accessed December 30, 2019.

38 APÊNDICE

Informações Nutricionais sobre Vitamina D

A vitamina D é uma vitamina lipossolúvel que está naturalmente presente em alguns poucos alimentos, é adicionada a alguns outros, encontra-se disponível como suplemento nutricional, e é produzida quando a luz ultravioleta, especificamente os raios UVB do sol, incidem sobre a pele e estimulam sua síntese. Tanto a vitamina D que é absorvida do alimento e dos suplementos como a vitamina D que é formada pela pele são biologicamente inertes. Ela deve ser hidroxilada duas vezes no corpo – primeiro em 25(OH)D (calcidiol) pelo fígado e novamente em 1,25(OH)D_2 (calcitriol) pelo rim.

A vitamina D é necessária para a absorção de cálcio do intestino delgado e para o funcionamento do cálcio no corpo. Ela também atua como um hormônio e tem muitas funções não relacionadas às suas cofunções, favorecendo a absorção do cálcio e o crescimento e remodelagem ósseos. Além de estar presente no osso, receptores da vitamina D foram identificados em sistema digestório, cérebro, mamas, nervos e em muitos outros tecidos. A vitamina D mantém concentrações séricas adequadas de cálcio e fosfato para prevenir a tetania hipocalcêmica. Ela também modula o crescimento celular, as funções neuromuscular e imune, assim como a redução da inflamação. Muitos genes que codificam para a regulação da proliferação, diferenciação e apoptose celulares são modulados pela vitamina D. As ingestões dietéticas recomendadas (RDA) foram estabelecidas para a vitamina D em 2011 e são apresentadas na Tabela 1.

Tabela 1 Ingestões dietéticas recomendadas (RDA) para vitamina D.

Idade	Homem	Mulher	Gestação	Lactação
0 a 12 meses*	400 UI (10 mcg)	400 UI (10 mcg)	N/A	N/A
1 a 13 anos	600 UI (15 mcg)	600 UI (15 mcg)	N/A	N/A
14 a 18 anos	600 UI (15 mcg)	600 UI (15 mcg)	600 UI (15 mcg)	600 UI (15 mcg)
19 a 50 anos	600 UI (15 mcg)	600 UI (15 mcg)	600 UI (15 mcg)	600 UI (15 mcg)
51 a 70 anos	600 UI (15 mcg)	600 UI (15 mcg)	N/A	N/A
70 anos	800 UI (20 mcg)	800 UI (20 mcg)	N/A	N/A

N/A, não aplicável.
*Ingestão adequada (AI).
Limite de ingestão máxima tolerável (UL): 0 a 6 meses 25 mcg/dia; 7 a 12 meses 38 mcg/dia; 1 a 3 anos 63 mcg/dia; 4 a 8 anos 75 mcg/dia; 9 a 13 anos 100 mcg/dia; 14 a 18 anos (também para a gestação e lactação) 100 mcg/dia; 19 a 50 anos (também para a gestação e lactação) 100 mcg/dia.

VITAMINA D SINTETIZADA A PARTIR DA EXPOSIÇÃO SOLAR

A vitamina D produzida na pele apresenta duração duas vezes maior no sangue do que a vitamina D ingerida na dieta. A pele não apenas sintetiza a vitamina D com a exposição aos raios UVB mas também produz outros fotoprodutos que não podem ser obtidos por meio de alimentos ou suplementos. Não se tem conhecimento se quaisquer desses produtos apresentam benefícios únicos para a saúde, mas a pesquisa nessa área continua.

A luz UVB não pode atravessar vidraças; a exposição da pele à luz solar através de vidros não irá resultar em síntese de vitamina D. Outro impedimento à síntese da vitamina D na pele é o protetor solar. Um protetor solar com um FPS 15 reduz em 95% a síntese de vitamina D na pele e um FPS 30 a reduz em 99%.

Qual é a quantidade correta de exposição solar para manter níveis ótimos de vitamina D no corpo? Um indivíduo que tomou sol em traje de banho terá recebido uma dose entre 10.000 e 25.000 UI de vitamina D se tomar sol suficiente para ficar com a pele levemente rosada 24 horas depois (tecnicamente é chamada de dose eritematosa mínima ou "1 DEM.") A exposição de 25% do corpo (braços e pernas) por 1/4 a 1/2 do tempo que leva para se tornar levemente rosado permitirá quer o corpo produza de 2.000 a 4.000 UI de vitamina D a cada exposição.

A quantidade de tempo necessária para que a exposição ao sol produza vitamina D adequada dependerá do tipo de pele do indivíduo (pele clara requer menos tempo que a pele escura com abundante pigmentação de melanina que a protege contra queimaduras), estação do ano (quanto mais baixo o sol no horizonte no inverno, maior será o tempo necessário), a latitude (em localização de + ou – 35° do equador, a maior parte da vitamina D poderá ser produzida quando a pele é exposta aos raios UVB) e a hora do dia (mais vitamina D é sintetizada pela pele quando o sol incide diretamente sobre a cabeça entre as 11 e as 15 horas). Uma pessoa deve se expor ao sol 2 a 3 vezes/semana, no período de março a outubro nos climas setentrionais, para acumular vitamina D suficiente para passar o inverno com níveis adequados de vitamina D. Ver em Holick (2010) as tabelas de horários de exposição solar para a produção de quantidades adequadas de vitamina D. Vários aplicativos também estão disponíveis para essa determinação – *Vitamin D Calculator®*, *Vitamin D Pro®* e *D-Minder®*.

VITAMINA D NOS ALIMENTOS

A vitamina D é medida em unidades internacionais (UI): 1 mcg = 40 UI de vitamina D ou calciferol. As UI são usadas nos rótulos dos alimentos e dos suplementos, assim como nas RDA de 2011 para a vitamina D. A vitamina D nos alimentos é medida como calciferol. Existem apenas algumas fontes alimentares de calciferol vitamínico. Peixes como salmão, atum e cavala e os óleos de peixe constituem algumas das poucas fontes naturais de vitamina D. O fígado bovino, o queijo e as gemas de ovos contêm pequenas quantidades de vitamina D_3, um metabólito de vitamina D que parece ser aproximadamente cinco vezes mais potente que a vitamina fonte (calciferol) para promover a elevação das concentrações séricas de 25(OH)D. No momento, o banco de dados *Nutrient Database* do USDA não inclui esse

Tabela 2 Fontes alimentares selecionadas de vitamina D.

Alimento	UI por porção*	VD** (%)
Óleo de fígado de bacalhau, 1 colher de sopa	1.360	340
Peixe-espada cozido, 85 g	566	142
Salmão-vermelho, 85 g	447	112
Cogumelos *maitake* crus, 85 g	943	235
Cogumelos *portobello* expostos à luz UV, 85 g	375	94
Cogumelos *chanterelle* crus, 85 g	15	4
Cogumelos *shitake* crus, 85 g	178	45
Cogumelos brancos crus, 85 g	6	2
Atum enlatado em água, drenado, 85 g	100	39
Suco de laranja fortificado com vitamina D, 1 xícara (verifique os rótulos do produto, pois a quantidade de vitamina D adicionada varia)	137	34
Leite desnatado, com redução de gordura, e integral, fortificado com vitamina D, 1 xícara	115	29 a 31
Iogurte fortificado com 20% do VD para a vitamina D, 170 g (alguns iogurtes são fortificados em níveis mais altos – verifique o rótulo)	80	20
Margarina fortificada, 1 colher de sopa	60	15
Sardinhas enlatadas em óleo, drenadas, 2 sardinhas	46	12
Fígado bovino cozido, 85 g	42	11
Ovo, 1 grande (a vitamina D é encontrada na gema)	41	10
Cereal pronto para o consumo, fortificado com 10% do VD para a vitamina D, 0,75 a 1 xícara (cereal fortificado em níveis mais altos fornece mais do VD)	40	10
Queijo suíço, 28,3	6	2

VD, valor diário; *UV*, ultravioleta.
*5 UI – unidades internacionais.
**O VD para a vitamina D é 400 UI (10 mcg).

metabólito da vitamina D ao relatar o conteúdo de vitamina D dos alimentos. As ingestões reais de vitamina D na população dos EUA podem ser subestimadas por essa razão.

Os cogumelos são os únicos vegetais conhecidos por conter vitamina D, e a quantidade varia amplamente, dependendo do tipo de cogumelo e da quantidade de exposição solar durante o seu crescimento. Os cogumelos produzidos comercialmente são cultivados atualmente com controle da exposição aos raios UVB para que eles sintetizem e, portanto, tenham um conteúdo maior de vitamina D do que os cogumelos silvestres. De fato, se cultivados com extensa exposição aos raios UVB, quatro a cinco cogumelos-de-paris (com botão) ou crimini podem conter até 400 UI de vitamina D.

São boas fontes de vitamina D os alimentos e as bebidas fortificados como o leite; as bebidas de soja, arroz e nozes fortificadas; alguns iogurtes e margarinas; cereais para o café da manhã fortificados, suco de laranja fortificado e outros sucos; assim como produtos fortificados (verifique os rótulos desses alimentos). Esses alimentos fortificados suprem a maior parte do cálcio na dieta americana. O leite de vaca, nos EUA, é voluntariamente fortificado em 100 UI/xícara e no Canadá é fortificado por lei em 35 a 40 UI/100 mℓ (84 a 96 UI/xícara). Iogurte, queijo, queijo *cottage*, queijo *quark* e outros produtos lácteos, se não forem feitos com leite fortificado com vitamina D (o que não é exigido) ou fortificados com vitamina D durante a produção, não são boas fontes dessa vitamina. Ver na Tabela 2 o conteúdo de vitamina D em alimentos selecionados.

VITAMINA D EM SUPLEMENTOS

Em suplementos, assim como nos alimentos, a vitamina D está disponível em duas formas, D_2 (ergocalciferol) e D_3 (colecalciferol). A vitamina D_2 é produzida pela irradiação UV do ergosterol em levedura, enquanto a vitamina D_3 é produzida pela irradiação do 7-desidrocolesterol da lanolina e por conversão química do colesterol. Ambas as formas elevam efetivamente os níveis séricos de 25(OH)D. No momento, não é possível extrair sólidas conclusões sobre quaisquer efeitos diferentes dessas duas formas de vitamina D. Porém, parece que em doses nutricionais, as vitaminas D_2 e D_3 são equivalentes, mas em altas doses, a vitamina D_2 parece ser menos potente. https://ods.od.nih.gov/factsheets/VitaminD-HealthProfessional/. Parece também que uma dosagem menor, frequente (diária), em vez de uma dosagem muito alta em *bolus* (semanal ou mensalmente) de vitamina D, pode ser mais eficaz para melhorar os níveis de 25(OH)D.

REFERÊNCIAS BIBLIOGRÁFICAS

Holick MF: *The Vitamin D Solution*, 2010, Penguin Group, pp 180–188.
Hollis BW, Wagner CL: Clinical review: the role of the parent compound vitamin D with respect to metabolism and function: why clinical dose intervals can affect clinical outcomes, *J Clin Endocrinol Metab* 98:4619–4628, 2013. doi:10.1210/jc.2013-2653.
Institute of Medicine, Food and Nutrition Board: *Dietary Reference Intakes for Calcium and Vitamin D*, Washington, DC, 2010, National Academies Press.
Taylor CL, Patterson KY, Roseland JM, et al: Including food 25-hydroxyvitamin D in intake estimates may reduce the discrepancy between dietary and serum measures of vitamin D status, *J Nutr* 144:654–659, 2014.
U.S. Department of Agriculture, Agricultural Research Service: *USDA National Nutrient Database for Standard Reference*, Release 24, 2011, Nutrient Data Laboratory Home Page.

39 APÊNDICE

Informações Nutricionais sobre Cálcio

Cálcio, o mineral mais abundante no corpo, é encontrado em alguns alimentos, é adicionado a outros, está disponível como suplemento dietético e está presente em alguns medicamentos como os antiácidos. Menos de 1% do cálcio corporal total promove as funções metabólicas críticas necessárias para a contração vascular e a vasodilatação, além da função muscular, transmissão nervosa, sinalização intracelular e secreção hormonal. Os restantes 99% do suprimento de cálcio corporal são armazenados nos ossos e nos dentes, onde ele dá suporte à sua estrutura e função.

O cálcio sérico é regulado de maneira muito intensa e não flutua com as alterações nas ingestões dietéticas; o corpo usa o tecido ósseo como um reservatório e uma fonte de cálcio, a fim de manter concentrações constantes de cálcio no sangue, nos músculos e nos fluidos intercelulares. O *website* https://ods.od.nih.gov/factsheets/Calcium-HealthProfessional é um excelente recurso para informações adicionais sobre o cálcio nutricional.

Ingestões dietéticas recomendadas (RDA) para o cálcio.

Idade	Homem	Mulher	Gestação	Lactação
0 a 6 meses*	200 mg	200 mg		
7 a 12 meses*	260 mg	260 mg		
1 a 3 anos	700 mg	700 mg		
4 a 8 anos	1.000 mg	1.000 mg		
9 a 13 anos	1.300 mg	1.300 mg		
14 a 18 anos	1.300 mg	1.300 mg	1.300 mg	1.300 mg
19 a 50 anos	1.000 mg	1.000 mg	1.000 mg	1.000 mg
51 a 70 anos	1.000 mg	1.200 mg		
71+ anos	1.200 mg	1.200 mg		

*Ingestão adequada (AI).
Limite de ingestão máxima tolerável (UL): 0 a 6 meses 1.000 mg/dia; 7 a 12 meses 1.500 mg/dia; 1 a 3 anos 2.500 mg/dia; 4 a 8 anos 2.500 mg/dia; 9 a 13 anos 3.000 mg/dia; 14 a 18 anos (também para a gestação e a lactação) 3.000 mg/dia; 19 a 50 anos (também para a gestação e a lactação) 2.500 mg/dia; 51 anos + 2.000 mg/dia.

CÁLCIO NOS ALIMENTOS

Existem muitas fontes dietéticas de cálcio, mas o leite ou o iogurte com baixo teor de gordura, ou os substitutos fortificados, são os mais eficientes e prontamente disponíveis. A lactose do leite de mamíferos parece melhorar a absorção de cálcio a partir do leite. Atualmente encontram-se disponíveis leite sem lactose e os leites de soja, nozes, arroz e outros leites de grãos fortificados com cálcio e vitamina D. São fortificados normalmente com 300 mg cálcio por xícara, o equivalente à quantidade de cálcio do leite de vaca ou de cabra, mas deve-se verificar o rótulo nutricional.

Além do leite, uma variedade de alimentos e de sucos fortificados com cálcio contêm cálcio e podem ajudar crianças, adolescentes e adultos a obter níveis suficientes desse mineral em suas dietas. Se for difícil obter as quantidades recomendadas de cálcio a partir dos alimentos apenas, poderá ser necessária uma combinação de fontes alimentares e de suplementos.

A absorção de cálcio no intestino é maior quando há grande necessidade corporal, como na gestação e na lactação, durante o crescimento na lactância, infância e adolescência e quando há vitamina D adequada. A absorção intestinal é menor com a presença de ácido fítico e ácido oxálico de alimentos, álcool e cafeína.

Fontes alimentares de cálcio.

Alimento	Miligramas por porção
Produtos lácteos	
Leite com adição de cálcio, 1 xícara	420
Leite integral 2%, desnatado 1%, 1 xícara	300
Iogurte com baixo teor de gordura, natural, 3/4 de xícara	300
Queijo processado, 2 fatias	265
Iogurte de frutas, 3/4 de xícara	250
Queijo processado para passar no pão, 3 colheres de sopa	250
Queijo duro, 28,3 g	240
Leite evaporado, 1/4 de xícara	165
Queijo *cottage*, 3/4 de xícara	120
Iogurte congelado, 1/2 xícara	100
Sorvete, 1/2 xícara	85
Macarrão com queijo, preparado conforme instruções da embalagem, 1/2 xícara	80
Feijões e produtos de feijão	
Substitutos de queijo de soja, 28,3 g	0 a 200
Tofu, firme, feito com sulfato de cálcio, 99 g	125
Feijões-brancos, 1/2 xícara	100
Feijão-branco miúdo (*navy*), 1/2 xícara	60
Feijão-anão preto, enlatado, 1/2 xícara	42
Feijão-carioca, 1/2 xícara	40
Nozes e sementes	
Amêndoas secas, assadas, 1/4 de xícara	95
Sementes integrais de gergelim (branco ou preto), 1 colher de sopa	90
Tahine (pasta de gergelim), 1 colher de sopa	63
Castanhas-do-pará, 1/4 de xícara	55
Manteiga de amêndoa, 1 colher de sopa	43
Carnes, peixes e aves	
Sardinhas enlatadas, 99 g, 8 médias	370
Salmão enlatado com osso, 85 g	180
Ostras enlatadas, 1/2 xícara	60
Camarão enlatado, 1/2 xícara	40
Vegetais – folhas de nabo cozidas, 1/2 xícara	99
Quiabo congelado, 1/2 xícara	75
Acelga-chinesa ou *bok choy*, 1/2 xícara	75

Alimento	Miligramas por porção
Couve-galega crua, picada, 1/2 xícara	50
Folhas de mostarda	76
Brócolis chinês (*gai lan*)	44
Brócolis cru, 1/2 xícara	21
Frutas	
Laranja, 1 média	55
Figos secos, 2 médios	54
Bebidas não lácteas	
Suco de laranja enriquecido com cálcio, 1 xícara	300
Leite de arroz fortificado, 1 xícara	300
Leite de amêndoas fortificado, 1 xícara	300
Leite de soja fortificado, 1 xícara	300
Leite de soja regular, 1 xícara	20
Grãos	
Amaranto cru, 1/2 xícara	150
Farinha de trigo integral, 1 xícara	40
Pizza de queijo, 1 fatia pequena, 28,3 g	120
Macarrão com queijo, mistura para preparo, preparado conforme instruções da embalagem	80
Outros	
Melaço, 1 colher de sopa	80
Melaço regular, 1 colher de sopa	41
Alimentos asiáticos	
Pepino-do-mar fresco, 85 g	285
Camarão pequeno, seco, 28,3 g	167
Peixe seco, *Osmerus mordax* (*smelt* americano), 2 colheres de sopa	140
Alga marinha seca (*hijiki*), 10 g	140
Sopa de ossos fervida, 1/2 xícara	Insignificante
Algas verdes, vermelhas e marrons têm baixo teor de cálcio	
Alimentos étnicos norte-americanos	
Oolichan salgado, cozido, 85 g	210
Sopa de cabeça de peixe, 1 xícara	150
Sorvete nativo americano (com creme batido e frutas silvestres)	130

SUPLEMENTOS DE CÁLCIO

O carbonato de cálcio é o suplemento de cálcio mais comum e mais barato. Pode ser difícil de digerir e causa gases e constipação intestinal em algumas pessoas. O carbonato de cálcio contém 40% de cálcio elementar; 1.000 mg fornecerão 400 mg de cálcio. Esse suplemento deve ser tomado com o alimento para ajudar na absorção. Tomar magnésio com esse suplemento ajuda a prevenir a constipação intestinal.

O citrato de cálcio é absorvido com mais facilidade, além de ser mais fácil de digerir e ter menor probabilidade de causar constipação intestinal e gases que o carbonato de cálcio. É a melhor escolha para indivíduos com doenças de má absorção e para idosos. Porém, é menos concentrado e fornece aproximadamente 21% de cálcio elementar; 1.000 mg fornecerão 210 mg de cálcio. É mais caro que o carbonato de cálcio, e deve-se tomar maior quantidade desse suplemento para obter a mesma quantidade de cálcio; contudo, é mais bem absorvido. Pode ser tomado com ou sem alimentos.

O fosfato de cálcio é mais caro que o carbonato de cálcio, porém menos do que o citrato de cálcio. É facilmente absorvido e tem menor probabilidade de causar constipação intestinal e gases.

O lactato de cálcio e o aspartato de cálcio são digeridos mais facilmente, porém são mais caros que o carbonato de cálcio.

À medida que se aumenta a dose do suplemento de cálcio, a porcentagem absorvida diminui. Como aparentemente a absorção é maior com dosagens < 500 mg/vez, é melhor tomar pelo menos duas doses por dia de suplementos de cálcio.

CÁLCIO EM MEDICAMENTOS

Muitos antiácidos comercializados sem prescrição, como Tums® e Rolaids®, contêm carbonato de cálcio devido à capacidade do carbonato de cálcio de neutralizar o ácido do estômago. Dependendo do produto, cada comprimido mastigável contém de 200 a 300 mg de cálcio elementar, que pode ser uma fonte significativa de suplementação de cálcio para um indivíduo com níveis normais de ácido estomacal.

REFERÊNCIAS BIBLIOGRÁFICAS

Institute of Medicine: *Food and nutrition board: dietary reference intakes for Calcium and Vitamin D*, Washington DC, 2011, National Academies Press.

Oregon State University: *Calcium*, Linus Pauling Institute, Available at: https://lpi.oregonstate.edu/mic/minerals/calcium. Updated May 2017. Accessed February 1, 2019.

U.S. Department of Agriculture: *Food data central*, Released April 1, 2019. Available at: https://fdc.nal.usda.gov. Accessed December 30, 2019.

APÊNDICE 40

Informações Nutricionais sobre Cromo

O cromo é conhecido por promover a ação da insulina e foi identificado como um ingrediente ativo no "fator de tolerância à glicose" há muitos anos. O cromo também parece estar diretamente envolvido no metabolismo de carboidratos, gordura e proteína, porém são necessárias mais pesquisas para determinar a abrangência total de seus papéis no corpo.

O cromo está amplamente distribuído na provisão de alimentos, porém a maioria dos alimentos fornece apenas pequenas quantidades (menos de 2 mcg por porção). Os produtos de carne e de cereais integrais, assim como frutas, vegetais e condimentos, são fontes relativamente boas, mas a levedura de cerveja é, de longe, a fonte alimentar mais concentrada. Os alimentos com teor de açúcares simples (como sacarose e frutose) têm reduzido teor de cromo. As ingestões dietéticas de cromo não podem ser determinadas de maneira confiável porque o conteúdo do mineral nos alimentos é substancialmente afetado pelos processos agrícolas e industriais e, da mesma forma, as bases de dados sobre a composição alimentar são inadequadas. Os valores de cromo nos alimentos são aproximados e devem apenas servir de guia. Parece que o picolinato de cromo e o nicotinato de cromo usados nos suplementos são mais biodisponíveis do que o cloreto.

As ingestões dietéticas de referência de cromo são as ingestões adequadas (AI). Ver tabela a seguir.

Fontes alimentares selecionadas de cromo.

Alimentos	Microgramas por porção
Brócolis, 1/2 xícara	11
Suco de uva, 1 xícara	8
Muffin inglês de trigo integral, 1	4
Batatas amassadas, 1 xícara	3
Alho desidratado, 1 colher de chá	3
Manjericão desidratado, 1 colher de sopa	2
Carne bovina em cubos, 85 g	2
Suco de laranja, 1 xícara	2
Peito de peru, 85 g	2
Pão de trigo integral, 2 fatias	2
Vinho tinto, 150 mℓ	1 a 13
Maçã com casca, 1 média	1
Banana, 1 média	1
Vagem, 1/2 xícara	1

VD, valor diário. Os VDs foram desenvolvidos pela Food and Drug Administration (FDA) para ajudar os consumidores a comparar os conteúdos de nutrientes dos produtos dentro do contexto de uma dieta total. O VD para cromo é de 120 mcg. A porcentagem de VD listada no rótulo indica a porcentagem do VD fornecida em uma porção. Um alimento que fornece 5% do VD é uma fonte, ao passo que o alimento que fornece de 10 a 19% ou mais é uma boa fonte. Um alimento que fornece 20% do VD tem alto teor desse nutriente.

REFERÊNCIAS BIBLIOGRÁFICAS

Institute of Medicine: *Food and nutrition board: dietary reference intakes for Vitamin A, Vitamin K, Arsenic, Boron, Chromium, Copper, Iodine, Iron, Manganese, Molybdenum, Nickel, Silicon, Vanadium, and Zinc*, Washington DC, 2001, National Academies Press.

U.S. Department of Agriculture: *Food Data Central*, Released April 1, 2019. Available at: https://fdc.nal.usda.gov. Accessed December 30, 2019.

Ingestões dietéticas de referência de cromo para crianças e adultos.

Idade (anos)	Homens e mulheres (mcg/dia)	Gestação (mcg/dia)	Lactação (mcg/dia)
0 a 6 meses	0,2		
7 a 12 meses	5,5		
1 a 3	11	N/A	N/A
4 a 8	15	N/A	N/A
9 a 13	25 para meninos	N/A	
	21 para meninas		N/A
14 a 18	35 para homens	29	
	24 para mulheres		44
19 +	35 para homens	30	45
	25 para mulheres	N/A	N/A
50 +	30 para homens		
	29 para mulheres		

N/A, não aplicável.
Limite máximo de ingestão não determinado.

41 APÊNDICE

Informações Nutricionais sobre Iodo

O iodo é um mineral importante encontrado naturalmente em alguns alimentos e adicionado a outros (principalmente o sal iodado). É mais concentrado nos alimentos provenientes do mar. Mais de 70 países, incluindo os EUA e o Canadá, contam com programas de iodação do sal.

O iodo é um componente essencial dos hormônios tireóideos, tiroxina (T_4) e tri-iodotironina (T_3), que ajuda a regular a taxa metabólica, a temperatura corporal, o crescimento, a reprodução, a produção de hemácias, a função muscular, a função nervosa e até a expressão genética. O iodo parece ter funções fisiológicas, incluindo um papel na resposta imune e possivelmente um efeito benéfico na displasia mamária e na doença mamária fibrocística.

A ferramenta clínica mais útil para medir a função tireóidea e, portanto, a suficiência do iodo, é a medição do hormônio estimulador da tireoide (TSH), que é liberado da hipófise e estimula a produção e a liberação de hormônio tireóideo. Se o nível de TSH estiver elevado, a função tireóidea deve ser mais avaliada. As enzimas dependentes também são necessárias para a conversão da tiroxina (T_4) em hormônio tireóideo biologicamente ativo, tri-iodotironina (T_3); assim, as deficiências de selênio, vitamina A ou ferro também podem afetar o estado de iodo. Outro método para avaliar o estado de iodo é a excreção urinária de iodo.

DEFICIÊNCIA

A deficiência de iodo é um importante problema de saúde em grande parte do mundo. A maior parte do iodo da Terra é encontrada nos oceanos e no solo; assim partes do mundo distantes dos oceanos, expostas por milhões de anos, possuem solos deficientes em iodo e os alimentos cultivados nesses solos apresentam baixo conteúdo de iodo. Assim, grandes porcentagens de pessoas que consomem os alimentos desses solos deficientes em iodo, e que não podem consumir peixe, podem apresentar deficiência desse mineral, a não ser que sejam adotadas medidas de saúde. A deficiência de iodo pode causar retardos cognitivo e de desenvolvimento, hipotireoidismo, bócio e graus variáveis de outras anormalidades de crescimento e desenvolvimento. Atualmente, o iodo é reconhecido como a causa mais comum de dano cerebral prevenível no mundo, com milhões de pessoas vivendo em áreas deficientes de iodo.

A principal fonte de iodo na dieta nos EUA é o sal iodado, que é fortificado com iodo. Nos EUA, assume-se que qualquer sal em alimentos processados seja iodado, a não ser que o rótulo do produto mostre que ele não é iodado. Nos EUA e Canadá, o sal iodado contém 77 mcg de iodo por grama de sal. O iodo também é adicionado à dieta porque é usado nas rações de animais e em muitos alimentos processados ou conservados como estabilizante e como um componente dos corantes alimentares vermelhos.

Descobriu-se que as dietas que excluem o sal iodado, peixe e algas marinhas contêm uma quantidade muito pequena de iodo. Estudos sobre a excreção urinária de iodo sugerem que a ingestão desse mineral está diminuindo nos EUA, possivelmente como resultado de maior adesão às recomendações dietéticas para reduzir a ingestão de sal.

BOCIOGÊNICOS

As substâncias que interferem no uso do iodo ou na produção de hormônio tireóideo são conhecidas como bociogênicas e ocorrem em alguns alimentos. Descobriu-se que algumas espécies de milhete e vegetais crucíferos (p. ex., repolho, brócolis, couve-flor e couve-de-bruxelas) contêm bociogênicos e as isoflavonas de soja, genisteína e daidzeína, inibem a síntese do hormônio tireóideo. A maioria dos bociogênicos não tem importância clínica, a não ser que sejam consumidos crus e em grandes quantidades ou haja deficiência coexistente de iodo ou selênio. A cocção do alimento diminui o efeito bociogênico.

Ingestão diária recomendada (RDA) de iodo.

Idade	Homens mcg/dia	Mulheres mcg/dia	Gestação mcg/dia	Lactação mcg/dia
0 a 6 meses	110*	110*	N/A	N/A
7 a 12 meses	130*	130*	N/A	N/A
1 a 3 anos	90	90	N/A	N/A
4 a 8 anos	90	90	N/A	N/A
9 a 13 anos	120	120	N/A	N/A
14 a 18 anos	150	150	220	290
19+ anos	150	150	220	290

N/A, não aplicável.
*Ingestão adequada (AI).
Limite de ingestão máxima tolerável (UL): 0 a 12 meses não determinado; 1 a 3 anos 200 mcg/dia; 4 a 8 anos 300 mcg/dia; 9 a 13 anos 600 mcg/dia; 14 a 18 anos (também para a gestação e a lactação) 900 mcg/dia; 19+ anos (também para a gestação e a lactação) 1.100 mcg/dia.

A Organização Mundial da Saúde (OMS), o Fundo das Nações Unidas para a Infância (Unicef) e o International Council for the Control of Iodine Deficiency Disorders recomendam uma ingestão ligeiramente maior para mulheres gestantes de 250 mcg/dia.

Os conteúdos de iodo de alguns alimentos comuns são apresentados na tabela adiante. Como já mencionado, o conteúdo de iodo de frutas e vegetais depende do solo onde foram cultivados; o conteúdo de iodo dos alimentos de origem animal, exceto aqueles do oceano, depende do lugar onde foram criados e das plantas que consumiram. Portanto, esses valores são aproximações médias.

Fontes alimentares selecionadas de iodo.			
Alimento	Porção	Microgramas por porção (mcg)	VD* (%)
Sal (iodado)	1 g	47,5	31,3%
Bacalhau	85 g	99	66
Camarão	85 g	35	23
Palitos de peixe	2 tiras de peixe, 56 g	54	36
Atum enlatado em óleo	85 g, 1/2 lata	17	11
Leite de vaca semidesnatado	1 xícara, 240 mℓ	56	37
Ovo cozido	1 grande	24	16
Feijões-brancos cozidos	1/2 xícara	35	23
Batata com casca, cozida	1 média	63	42
Algas	1 g, desidratadas	Variável; 16 a 2.984; pode ser maior que 18.000 mcg (18 mg)	11 a 1.989

*Os VD foram desenvolvidos pela Food and Drug Administration (FDA) para ajudar os consumidores a comparar o conteúdo de nutrientes dos produtos. O VD para iodo é 150 mcg para adultos e crianças de 4 anos e acima. Alimentos contendo 20% ou mais do VD são considerados fontes excelentes. Entretanto, a FDA não exige que os rótulos dos alimentos listem o conteúdo de iodo, a não ser que o alimento tenha sido fortificado com iodo.

REFERÊNCIAS BIBLIOGRÁFICAS

Institute of Medicine: *Food and nutrition board: dietary reference intakes for Vitamin A, Vitamin K, Arsenic, Boron, Chromium, Copper, Iodine, Iron, Manganese, Molybdenum, Nickel, Silicon, Vanadium, and Zinc*, Washington DC, 2001, National Academies Press.

U.S. Department of Agriculture: *Food data central*, Released April 1, 2019. Available at: https://fdc.nal.usda.gov. Accessed December 30, 2019.

42 APÊNDICE

Informações Nutricionais sobre Ferro

O ferro é um nutriente encontrado em pequenas quantidades em todas as células do corpo. O ferro faz parte da hemoglobina nas hemácias e da mioglobina nos músculos. O papel dessas duas moléculas é transportar oxigênio. O ferro também faz parte de muitas proteínas e enzimas no corpo. A anemia por deficiência de ferro é comum em crianças, meninas adolescentes e mulheres em idade reprodutiva e geralmente é tratada com uma dieta rica em ferro e suplementos de ferro. Há duas formas de ferro nos alimentos: ferro heme e ferro não heme. Alimentos que contêm vitamina C (ver Apêndice 35) aumentam a absorção de ferro não heme e devem ser consumidos ao mesmo tempo com alimento ou refeição ricos em ferro. A presença de ferro heme na refeição também aumenta a absorção de ferro não heme. As substâncias que diminuem a absorção de ferro não heme são:

- Ácido oxálico encontrado no espinafre cru e no chocolate
- Ácido fítico encontrado no farelo de trigo e em feijões (legumes)
- Taninos, encontrados nos chás-preto ou *pekoe* comercializados
- Polifenóis encontrados no café
- Suplementos de carbonato de cálcio.

O ferro heme encontrado em alimentos de origem animal é absorvido com mais eficiência do que o ferro não heme. As fontes mais ricas de ferro heme na dieta são: ostras, fígado, carne vermelha magra (especialmente carne bovina), aves (a carne escura), atum e salmão. As fontes menos ricas são: carnes de cordeiro, de porco, frutos do mar e ovos (especialmente as gemas).

O ferro não heme é mais difícil de ser absorvido pelo corpo. As fontes de ferro não heme são os cereais fortificados com ferro, feijões secos, cereais integrais (trigo, milhete, aveia, arroz integral), legumes (feijões-de-lima, soja, feijões e ervilhas secos, feijão comum), nozes (amêndoas, castanhas-do-pará), frutas secas (especialmente ameixas secas, uvas-passas, damascos), vegetais e folhas (brócolis, espinafre, couve-galega, couve, aspargo, folhas de dente-de-leão). Ver Tabela "Fontes alimentares selecionadas de ferro".

Fontes alimentares selecionadas de ferro.

Alimento	Miligramas por porção	VD* (%)
Mariscos enlatados, drenados, 85 g	2,28	12,67
Cereais fortificados prontos para o consumo (vários), cerca de 28 g	1,8 a 19,2	10 a 107
Ostras cozidas a vapor, 85 g	8	44
Carnes de órgãos (fígado, miúdos), vários, cozidos, 85 g†	5,2 a 9,9 1,77 a 33,46	29 a 55 9,83 a 185,9
Cereais instantâneos fortificados (vários), cozidos, 1 pacote	3,40 a 10,55	18,9 a 58,6
Soja madura cozida, 1/2 xícara	4,4	24
Feijões-brancos enlatados, 1/2 xícara	3,9	22
Melaço, 1 colher de sopa	3,5	19
Lentilhas cozidas, 1/2 xícara	3,3	18
Espinafre fresco cozido, 1/2 xícara	3,2	18
Carne bovina acém, paleta, magra, cozida, 85 g	3,1	17
Carne bovina, coxão mole, corte magro, 0 de gordura cozido, 85 g	2,8	15,5
Feijão-vermelho cozido, 1/2 xícara	2,6	14
Sardinhas enlatadas em óleo, drenadas, 85 g	2,5	14
Carne bovina, costela, magra, 0,6 cm de gordura, de qualquer qualidade, 85 g	2,4	13
Grão-de-bico cozido, 1/2 xícara	2,4	13
Sementes de abóbora assadas, 28 g	2,3	12,7
Pato, carne somente, assado, 85 g	2,3	13
Cordeiro, miolo de paleta magro, 0,6 cm de gordura, à escolha, cozido, 85 g	2,3	13
Suco de ameixa, 3/4 de xícara	2,3	13
Camarão enlatado, 85 g	1,8	10
Feijão-fradinho cozido, 1/2 xícara	2,2	12
Carne bovina moída, 15% de gordura, cozida, 85 g	2,2	12
Purê de tomate, 1/2 xícara	2,2	12
Feijões-de-lima, cozidos, 1/2 xícara	2,2	12
Grãos de soja verdes, cozidos, 1/2 xícara	2,3	13
Feijão-branco, cozido, 1/2 xícara	2,2	12
Feijões refritos, 1/2 xícara	2,1	11,5
Carne bovina, contrafilé magro, 0 de gordura, qualquer qualidade, cozido, 85 g	2,0	11
Pasta de tomate, 1/4 de xícara	2,0	11

VD, valor diário.
*Os VDs foram desenvolvidos pela Food and Drug Administration para ajudar os consumidores a comparar o conteúdo de nutrientes dos produtos. A % de VD listada no painel de Informações Nutricionais e nos rótulos dos alimentos indica a porcentagem do VD fornecida em uma porção. O VD de ferro é 18 mg. Alimentos contendo 20% ou mais do VD são considerados excelentes fontes do nutriente.
†Alto teor de colesterol.

Ingestão diária recomendada de ferro para crianças e adultos.

Idade	Homens	Mulheres	Gestação	Lactação
0 a 6 meses	0,27 mg*	0,27 mg*		
7 a 12 meses	11 mg	11 mg		
1 a 3 anos	7 mg	7 mg		
4 a 8 anos	10 mg	10 mg		
9 a 13 anos	8 mg	8 mg		
14 a 18 anos	11 mg	15 mg	27 mg	10 mg
19 a 50 anos	8 mg	18 mg	27 mg	9 mg
51+ anos	8 mg	8 mg		

*Ingestões adequadas (AI).
Limite de ingestão máxima tolerável (UL): 0 a 12 meses 40 mg; 1 a 3 anos 40 mg/dia; 4 a 8 anos 119 mg/dia; 9 a 13 anos 40 mg/dia; 14 a 18 anos (também para gestação e lactação) 45 mg/dia; 19+ anos (também para a gestação e lactação) 45 mg/dia.

O leite materno contém uma forma altamente biodisponível de ferro que é bem absorvido por lactentes, mas a quantidade não é suficiente para atender às necessidades da criança com mais de 4 a 6 meses, assim, uma fonte alimentar de ferro (geralmente como cereal infantil) deve ser oferecida a um lactente mais velho.

DICAS PARA AUMENTAR A INGESTÃO DE FERRO

A quantidade de ferro que o corpo absorve varia e depende de vários fatores. Por exemplo, o corpo absorverá mais ferro dos alimentos quando as reservas de ferro forem baixas e absorverá menos quando as reservas forem suficientes. Além disso, use essas dicas para aumentar a absorção:
- Inclua ferro heme e não heme na mesma refeição
- Inclua um alimento rico em vitamina C na refeição
- Beba café ou chá entre as refeições e não com uma refeição
- Cozinhe alimentos ácidos em panelas de ferro, que podem aumentar o conteúdo de ferro do alimento em até 30 vezes.

E O EXCESSO DE FERRO?

É improvável que uma pessoa saudável consuma ferro em níveis tóxicos (muito altos). Entretanto, algumas vezes, as crianças podem desenvolver toxicidade por ferro por consumir suplementos de ferro, confundindo-os com doces. Os sintomas incluem o seguinte: fadiga, anorexia, tontura, náuseas, vômito, cefaleia, perda de massa corporal, dispneia e coloração acinzentada da pele.

A hemocromatose é um distúrbio genético que afeta a regulação da absorção de ferro. O tratamento consiste em uma dieta com baixo teor de ferro, nenhum suplemento de ferro e flebotomia (remoção de sangue) em base regular.

O armazenamento excessivo de ferro no corpo é conhecido como hemossiderose. Reservas elevadas de ferro são provenientes da ingestão excessiva de suplementos de ferro ou do recebimento frequente de transfusões de sangue, e não de maior ingestão de ferro na dieta.

Para reduzir as fontes de ferro na dieta, reveja a lista de alimentos e exclua ou limite rigorosamente sua ingestão até aliviar a sobrecarga desse mineral. Preste especial atenção a bebidas esportivas, barras energéticas, cereais fortificados e suplementos polivitamínicos e minerais que contêm quantidades significativas de ferro adicionadas.

REFERÊNCIAS BIBLIOGRÁFICAS

Institute of Medicine: *Food and nutrition board: dietary reference intakes for Vitamin A, Vitamin K, Arsenic, Boron, Chromium, Copper, Iodine, Iron, Manganese, Molybdenum, Nickel, Silicon, Vanadium, and Zinc,* Washington DC, 2001, National Academies Press.

U.S. Department of Agriculture: *Food data Central,* Released April 1, 2019. Available at: https://fdc.nal.usda.gov. Accessed December 30, 2019.

43 APÊNDICE

Informações Nutricionais sobre Magnésio

O magnésio é um mineral importante para cada órgão corporal, particularmente o coração, os músculos e os rins. Também contribui para a composição de dentes e ossos. Mais importante, é um cofator em centenas de sistemas enzimáticos, que contribuem para a produção de energia e síntese de ácido desoxirribonucleico (DNA), e ajuda a regular os níveis de cálcio, assim como de cobre, zinco, potássio, vitamina D e de outros nutrientes importantes no corpo.

FONTES ALIMENTARES

As fontes ricas em magnésio incluem tofu, legumes, cereais integrais, vegetais folhosos verdes, farelo de trigo, castanhas-do-pará, farinha de soja, amêndoas, castanha-de-caju, melaço, abóbora e sementes, pinhões e nozes-negras. Outras boas fontes alimentares desse mineral incluem amendoins, farinha de trigo integral, farinha de aveia, folhas de beterraba, espinafre, pistache, trigo moído, farelo de cereais, mingau de aveia, bananas, batatas assadas (com cascas), chocolate em pó. Muitas ervas, condimentos e algas suprem magnésio, como algas ágar, coentro, sementes de aipo, sálvia, mostarda seca, manjericão, cacau em pó, sementes de funcho, tomilho, sementes de cominho, estragão, manjerona e semente de papoula. Ver Tabela "Fontes alimentares selecionadas de magnésio".

Ingestão diária recomendada (RDA) de magnésio para crianças e adultos.

Idade	Homens e mulheres (mg/dia)	Mulheres (mg/dia)	Gestação (mg/dia)	Lactação (mg/dia)
0 a 6 meses	30	30	N/A	N/A
7 a 12 meses	75	75	N/A	N/A
1 a 3 anos	80	80	N/A	N/A
4 a 8 anos	130	130	N/A	N/A
9 a 13 anos	240	240	N/A	N/A
14 a 18 anos	410	360	400	360
19 a 30 anos	400	310	350	310
31 a 50 anos	420	320	360	320
51+ anos	420	320	N/A	N/A

N/A, não aplicável.
Limite de ingestão máxima tolerável (UL): 0 a 12 meses não determinado; 1 a 3 anos 65 mg/dia; 4 a 8 anos 119 mg/dia; 9 a 13 anos 350 mg/dia; 14 a 18 anos (também para a gestação e a lactação) 350 mg/dia; 19+ anos (também para a gestação e a lactação) 350 mg/dia.

Fontes alimentares selecionadas de magnésio.

Alimento	Miligramas por porção	Valor*	Alimento	Miligramas por porção	Valor*
Sementes de abóbora torradas, 28 mg	156	39	Feijões-brancos, cozidos, 1/2 xícara	48	12
Castanhas-do-pará, 28 g	107	27	Tofu, firme, preparado com *nigari*,[†] 1/2 xícara	47	11,7
Farelo de cereal pronto para consumo (100%), aproximadamente 28 g	103	25,5	Leite de soja não fortificado, 1 xícara	61	15,2
Quinoa, seca, 1/4 de xícara	84	21	Feijão-fradinho cozido, 1/2 xícara	46	11,5
Cavala assada, 85 g	82	20,5	Avelãs, 28 g	46	11,5
Espinafre enlatado 1/2 xícara	81	20	*Muffins* de farelo de aveia, 28 g	45	11,3
Amêndoas, 28 g	78	19,5	Feijão-de-fava cozido, 1/2 xícara	44	11
Espinafre fresco cozido, 1/2 xícara	78	19,5	Farelo de aveia cozido, 1/2 xícara	44	11
Farinha de trigo-sarraceno, 1/4 de xícara	75	19	Sêmolas de trigo-sarraceno torradas, cozidas, 1/2 xícara	43	10,7
Castanhas-de-caju torradas, 28 g	74	18,5	Arroz integral, cozido, 1/2 xícara	42	10,5
Soja madura cozida, 1/2 xícara	74	18,5	Quiabo congelado cozido, 1/2 xícara	37	9,2
Pinhões secos, 28 g	71	17,5	Albacora, cozido, 28 g	36	9
Polaca-do-alasca cozida, 28 g	69	17	Bacalhau assado, 85 g	36	9
Feijões-brancos enlatados, 1/2 xícara	67	17	Alcachofras (corações), cozidos, 1/2 xícara	35	9
Nozes mistas, torradas com amendoim, 28 g	65	16,5	Peru assado, carne branca, 85 g	27	6,8
Feijões-pretos cozidos, 1/2 xícara	60	15	Linguado, cozido, 85 g	24	6
Triguilho seco, 1/4 de xícara	57	14	Chuleta de vitela, cozida, 85 g	24	6
Farelo cru de aveia, 1/4 de xícara	55	13,5	Hadoque, cozido, 85 g	22,1	5,5
Grãos de soja verdes, cozidos, 1/2 xícara	54	13,7	Frango cozido, 85 g	22	6
Feijões-de-lima *baby*, congelados, cozidos, 1/2 xícara	50	12,5	Chuleta grelhada, somente a magra, 85 g	22	5,7
Amendoins torrados, 28 g	50	12,5	Carne bovina moída cozida, extramagra, 17% de gordura, 85 g	17	4
Folhas de beterrabas, cozidas, 1/2 xícara	49	12			

VD, valor diário.
*Os VDs foram desenvolvidos pela Food and Drug Administration para auxiliar os consumidores a comparar o conteúdo de nutrientes dos produtos. A % VD listada no painel das Informações Nutricionais nos rótulos dos alimentos indica a porcentagem do VD fornecido em uma porção. O VD de magnésio é 400 mg. Os alimentos que contêm 20% ou mais de VD são considerados fontes excelentes do nutriente.
[†]Sulfato de cálcio e cloreto de magnésio.

REFERÊNCIAS BIBLIOGRÁFICAS

Institute of Medicine: *Food and nutrition board: dietary reference intakes for Calcium, Phosphorus, Vitamin D and Fluoride*, Washington DC, 1997, National Academies Press.

U.S. Department of Agriculture: *Food data central*, Released April 1, 2019. Available at: https://fdc.nal.usda.gov. Accessed December 30, 2019.

APÊNDICE 44

Informações Nutricionais sobre Potássio

Uma dieta rica em potássio é útil para pacientes cardíacos que estejam tentando reduzir sua pressão arterial com a dieta. Se também forem usados diuréticos, é importante saber se o potássio é retido ou depletado pelo diurético, e deve ser monitorado. Para a maioria dos pacientes com doença renal crônica ou em diálise renal pode ser necessária a restrição de potássio em suas dietas. Como o potássio é perdido no suor, os atletas precisam estar atentos ao potássio em suas dietas.

Não existe ingestão dietética recomendada (RDA) para potássio. A ingestão dietética de referência (IDR) é um termo geral para um conjunto de valores de referência usados para planejar e avaliar ingestões de nutrientes de pessoas saudáveis. As IDR para o potássio são expressas como ingestões adequadas (AI). Para lactentes em amamentação, a AI é a ingestão média; para indivíduos idosos, acredita-se que a AI cubra as necessidades de todos os indivíduos no grupo, mas faltam dados mais específicos. As AI são apresentadas na tabela a seguir.

Ingestões dietéticas de referência: ingestões adequadas (AI) de potássio para crianças e adultos.

Idade	Homens e mulheres (mg/dia)	Gestação (g/dia)	Lactação (g/dia)
0 a 6 meses	400	N/A	N/A
7 a 12 meses	860	N/A	N/A
1 a 3 anos	2.000	N/A	N/A
4 a 8 anos	2.300	N/A	N/A
9 a 13 anos	3.000	N/A	N/A
14 a 18 anos	3.400	2.600	2.500
19+ anos	3.400	2.900	2.800

N/A, não aplicável.
Não há um nível máximo tolerável de ingestão para pessoas saudáveis.

Fontes alimentares selecionadas de potássio.

Alimento	Miligramas (mg) por porção	VD* (%)
Batata-doce assada, 1 batata (146 g)	694	19,8
Pasta de tomate, 1/4 de xícara	669	19
Folhas de beterraba cozidas, 1/2 xícara	655	18,7
Batata assada, polpa, 1 batata (156 g)	610	17,4
Feijões-brancos enlatados, 1/2 xícara	595	17
Iogurte puro, baixo teor de gordura, embalagem de 226,8 mg	579	16,5
Purê de tomate, 1/2 xícara	549	15,7
Mariscos enlatados, 85 g	534	15,3
Iogurte puro, baixo teor de gordura, embalagem de 226,8 mg	531	15,2
Suco de ameixa ou cenoura, 3/4 de de xícara	530	15,1
Soja ou feijões-de-lima verdes, cozidos, 1/2 xícara	485	13,9
Halibute ou albacora, cozidos, 85 g	449	12,8
Abóbora cozida, 1/2 xícara	448	9,5
Bananas, 1 média	422	12,1
Espinafre, cozido, 1/2 xícara	419	12
Pêssegos, desidratados, não cozidos, 1/4 de xícara	398	11,4
Ameixas cozidas, 1/2 xícara	398	11,4
Robalo do Pacífico, cozido, 85 g	397	11,3
Suco de tomate, 3/4 de xícara	395	11,3
Leite desnatado, 1 xícara	382	10,9
Bisteca de porco (centro de lombo) cozida, 85 g	382	10,9
Truta-arco-íris criada, cozida, 85 g	382	10,9
Damascos, desidratados, não cozidos, 1/4 de xícara	378	10,8
Suco de laranja, 3/4 de xícara	372	10,6
Leitelho cultivado, baixo teor de gordura, 1 xícara	370	10,5
Melão-cantalupo, 1/4 médio	368	10,5
Leite 1 a 2%, 1 xícara	366	10,4
Melão *honeydew*, 1/8 médio	365	10,4
Lentilhas cozidas, 1/2 xícara	365	10,4
Molho de tomate, 1/2 xícara	364	10,4
Costeleta de porco, magra, assada, 85 g	358	10,2
Banana-da-terra, cozida, fatias, 1/2 xícara	358	10,2
Feijão-vermelho ou ervilhas partidas, cozidos, 1/2 xícara	358	10,2
Iogurte puro de leite integral, embalagem de 226,8 mg	352	10,0
Bacalhau do Pacífico, cozido, 85 g	246	7,0

*Os valores diários (VDs) são os números de referência baseados na ingestão diária recomendada. Foram desenvolvidos para auxiliar os consumidores a determinar se um alimento contém uma quantidade grande ou pequena de um nutriente específico. O VD de potássio é 3.500 mg. A % VD listada no painel de Informações Nutricionais nos rótulos dos alimentos indica a porcentagem do VD fornecida em uma porção. As porcentagens de VD são baseadas na dieta de 2.000 calorias.

REFERÊNCIAS BIBLIOGRÁFICAS

National Academies of Medicine: *Food and nutrition board: dietary reference intakes for sodium and potassium,* Washington DC, 2019, National Academies Press.

U.S. Department of Agriculture: *Food data central,* Released April 1, 2019. Available at: https://fdc.nal.usda.gov. Accessed December 30, 2019.

APÊNDICE 45

Informações Nutricionais sobre Selênio

O selênio é incorporado a proteínas para compor as selenoproteínas, que são importantes enzimas antioxidantes. As propriedades antioxidantes das selenoproteínas previnem os danos celulares causados pelos radicais livres. Outras selenoproteínas ajudam a regular a função da tireoide e têm um papel no sistema imune. O selênio, como um nutriente que atua como um antioxidante, pode ser um protetor contra alguns tipos de câncer e doenças cardíacas.

Alimentos de origem vegetal são as principais fontes de selênio na dieta. O conteúdo de selênio no alimento depende do conteúdo de selênio no solo onde os vegetais foram cultivados ou onde os animais foram criados. O solo nos estados norte-americanos de Nebraska e Dakotas do Norte e do Sul têm níveis muito altos de selênio, enquanto nas áreas costeiras do sudeste americano os níveis são muito baixos; geralmente a deficiência de selênio é relatada nessas regiões. O selênio também é encontrado em algumas carnes e frutos do mar. Os animais que se alimentam de grãos ou plantas que foram cultivados em solos ricos em selênio apresentam níveis mais altos de selênio em seus músculos. Nos EUA, carnes, pães e castanhas-do-pará são fontes comuns de selênio na dieta. A maioria dos rótulos de alimentos não lista o conteúdo de selênio de um alimento; no entanto, quando listam, o valor diário (VD) é indicado em porcentagem (%).

Ingestões dietéticas de referência.

Idade (anos)	Homens e mulheres (mcg/dia)	Gestação	Lactação
1 a 3	20	N/A	N/A
4 a 8	30	N/A	N/A
9 a 13	40	N/A	N/A
14 a 18	55	60	70
19+	55	60	70

N/A, não aplicável.

Limite de ingestão máxima tolerável (UL): 0 a 6 meses 45 mcg; 7 a 12 meses 60 mcg; 1 a 3 anos 90 mcg/dia; 4 a 8 anos 150 mcg/dia; 9 a 13 anos 280 mcg/dia; 14 a 18 anos (também para a gestação e a lactação) 400 mcg/dia; 19+ anos (também para a gestação e a lactação) 400 mcg/dia.

Fontes alimentares selecionadas de selênio.

Alimento	Microgramas por porção	VD (%)	Alimento	Microgramas por porção	VD (%)
Castanhas-do-pará secas, cruas, 28 g	544	777	Macarrão, enriquecido, cozido, 1 xícara	37	53
Albacora, cozido em calor seco, 85 g	92	131	1 ovo médio inteiro	15	21
Carne bovina moída, 25% de gordura, cozida, 28 g	18	26	Queijo *cottage*, 1% de gordura, 1 xícara	20	29
Espaguete ao molho *marinara*, 1 xícara	4	6	Mingau de aveia instantâneo fortificado cozido, 1 xícara	13	19
Flocos de milho, 1 xícara	2	3	Leite a 1%, 1 xícara	8	11
Peru, carne branca, assado, 85 g	31	44	Lentilhas, cozidas, 1 xícara	6	9
Espinafre congelado, cozido, 1 xícara	11	16	Pão de grãos integrais, 1 fatia	13	19
Peito de frango, somente carne, assado, 85 g	22	31	Arroz integral, grão longo, cozido, 1 xícara	19	27
Talharim enriquecido, cozido, 1/2 xícara	19	27	Castanhas-de-caju torradas, 28 g	3	4

VD, valor diário.

*Os VDs foram desenvolvidos pela Food and Drug Administration para auxiliar os consumidores a comparar o conteúdo de nutrientes dos produtos. A % de VD listada no painel Informações Nutricionais nos rótulos de alimentos indica a porcentagem do VD fornecida em uma porção. O VD de selênio para adultos e crianças com 4 anos e acima é 70 mcg. Os alimentos contendo 20% ou mais do VD são considerados fontes excelentes do nutriente.

REFERÊNCIAS BIBLIOGRÁFICAS

Institute of Medicine: *Food and nutrition board: dietary reference intakes for Vitamin C, Vitamin E, Selenium, and Carotenoids*, Washington DC, 2000, National Academies Press.

U.S. Department of Agriculture: *Food data central*, Released April 1, 2019. Available at: https://fdc.nal.usda.gov. Accessed December 30, 2019.

46 APÊNDICE

Sódio no Alimento

A National Academies of Sciences atualizou as ingestões adequadas (AI) de sódio, em 19 de março de 2019, como segue: 110 mg para lactentes de 6 a 12 meses; 800 mg para crianças de 1 a 3 anos; 1.000 mg para crianças de 4 a 8 anos; 1.200 mg para crianças de 9 a 13 anos e 1.500 mg para indivíduos com 14 anos e acima. Tanto a National Academies como as *U.S. Dietary Guidelines de 2015-2020* especificam um limite superior de 2.300 mg/dia de sódio para adultos. Isso equivale aproximadamente a uma colher de chá de sal de mesa. No passado, esse nível de sódio era considerado uma restrição. Atualmente, o americano médio consome quase o dobro da quantidade diária recomendada de sódio; assim, as restrições de sódio continuam a ser prescritas geralmente para pacientes com doenças cardíaca, renal e hepática.

O sódio no alimento é adicionado durante o processamento. Praticamente nenhum alimento contém um alto teor de sódio naturalmente (ver adiante a lista de alimentos selecionados). Os fabricantes de alimentos vêm respondendo ao apelo dos profissionais de saúde e consumidores para reduzir a quantidade de sódio nos alimentos processados, mas esses alimentos continuam a ser a principal fonte de sódio na dieta nos EUA.

CONSIDERAÇÕES ESPECIAIS

Um plano terapêutico de refeições com restrição de sódio deve ser prescrito em termos de miligramas de sódio desejadas em base diária. Geralmente são usados os níveis de restrição de sódio a seguir:

Sem adição de sal (SAS): a dieta menos restritiva dentre as dietas com restrição de sódio. O sal de cozinha não deve ser usado, nem adicionado na cocção do alimento. Alimentos com alto teor de sódio, como carnes e queijos defumados, curados ou desidratados; condimentos e temperos; petiscos salgados e sopas enlatadas e em pó assim como o caldo de carne, são restritos. A dieta SAS fornece até 3.000 mg de sódio ao dia. Quando possível, é desejável estar mais próximo de 2.300 mg de sódio.

2.000 mg de sódio: essa dieta pode ser apropriada para pessoas com alguns tipos de doenças hepática e renal. Não é mais recomendada para pacientes com insuficiência cardíaca. Essa dieta elimina alimentos processados e preparados com alto teor de sódio. Além de limitar todos os alimentos na dieta SAS, os produtos assados também devem ser limitados. O leite e os produtos lácteos são limitados a 480 ml ao dia. São usados apenas alimentos comercialmente preparados sem sal.

DIRETRIZES PARA A RESTRIÇÃO DE SÓDIO

Os substitutos de sal contendo cloreto de potássio devem ser recomendados somente se aprovados por um médico. O potássio geralmente é contraindicado para os pacientes com doença renal e para aqueles que tomam diuréticos poupadores de potássio. Os produtos temperados à base de ervas e sem sal encontram-se prontamente disponíveis na maioria dos mercados e devem ser sugeridos em lugar dos produtos com sal.

- Instrua os pacientes/clientes a ler as Informações Nutricionais nos rótulos dos alimentos referentes ao seu conteúdo de sal
- Incentive os pacientes a preparar os alimentos em casa sem adição de sal e a limitar as refeições em restaurantes
- Recomende os produtos de confeitaria que usam fermento em pó sem sódio, bicarbonato de potássio (em vez de bicarbonato de sódio) e gordura sem sal em vez daqueles que contêm sódio
- Limite ou evite alimentos obviamente salgados, como caldos de carne, sopas e bases de molho, sopas enlatadas e carnes ensopadas, pães em geral e pãozinho francês com coberturas salgadas, bolachas salgadas, nozes ou pipoca salgadas, batatas *chip*, roscas salgadas e outros alimentos salgados para lanches. Evite comprar vegetais preparados em molho
- Limite ou evite carnes defumadas ou curadas, como *bacon*, mortadela, frios ou outras carnes processadas, carne picada ou enlatada, salsichas, presunto, carnes *kosher* ou estilo *kosher* e carne de aves enlatadas
- Limite ou evite peixe salgado e defumado, como bacalhau, arenque e sardinhas
- Limite ou evite chucrute, azeitonas, picles, petiscos, *kimchi* (repolho fermentado com especiarias) e outros vegetais preparados em salmoura, tomate e sucos de coquetéis de vegetais
- Limite ou evite temperos como sal com aipo, sal com alho, molho inglês, molho de peixe e molho de soja. As versões com redução de sódio de itens como molho de soja ainda podem ter um alto teor de sódio
- Sirva queijos em quantidades limitadas. O queijo suíço e o queijo cremoso têm um teor relativamente baixo de sódio
- Monitore o conteúdo de sódio de vários medicamentos, incluindo aqueles sem prescrição.

A parte frontal da embalagem do alimento pode ser usada para identificar rapidamente os alimentos que podem conter menos sódio, mas é importante compreender a terminologia. Por exemplo, procure por alimentos com alegações como:

- **Sem sal/sódio** → Menos de 5 mg de sódio por porção
- **Teor muito baixo de sódio** → 35 mg de sódio ou menos por porção
- **Baixo teor de sódio** → 140 mg de sódio ou menos por porção
- **Sódio reduzido** → Pelo menos uma quantidade 25% menor de sódio do que nos produtos originais
- ***Light* em sódio ou levemente salgado** → Pelo menos uma quantidade 50% menor de sódio adicionado do que no produto regular
- **Sem adição de sal ou não salgado** → Sem adição de sal durante o processamento, mas não necessariamente sem sódio. Verifique no rótulo as Informações Nutricionais

Tempero sem sal: aromatizantes ou temperos tornarão os alimentos mais apetitosos. Por exemplo:

- Limão ou vinagre são excelentes com peixe ou carne e com muitos vegetais como brócolis, aspargo, vagens ou saladas
- A carne pode ser temperada com cebola, alho, pimenta, pimenta-verde, noz-moscada, gengibre, mostarda seca, sálvia, cominho e manjerona. Pode ser cozida com cogumelos frescos ou suco de

tomate sem sal. *Curries* feitos sem sal são uma boa maneira de temperar carnes e lentilhas
- Molho de *cranberry* (oxicoco), molho de maçã ou geleias compõem apetitosos acompanhamentos para carne bovina e aves
- Os vegetais podem ser aromatizados com a adição de cebola, hortelã, gengibre, noz-moscada, sementes de endro, salsinha, pimenta-verde ou cogumelos frescos
- O queijo *cottage* sem sal pode ser temperado com cebola moída, cebolinha picada, pimenta-verde crua, cenoura ralada, salsinha picada ou abacaxi moído
- Na maioria dos supermercados, encontram-se disponíveis vários condimentos sem sal para uso culinário na seção de condimentos.

Conteúdo de sódio de alimentos comuns selecionados.

1 xícara de leite integral ou semidesnatado	107 mg	1 abacate	11 mg
1 fatia de pão de trigo integral	110 a 170 mg	1 batata pequena assada, com casca	12 mg
1 pão de hambúrguer	300 a 375 mg	1 xícara de brócolis cru, picado	30 mg
1 fatia de queijo americano	270 a 280 mg	1/2 xícara de brócolis em molho de queijo	420 mg
1 fatia de queijo suíço (não processado)	50 a 65 mg	1 xícara de arroz integral cozido	8 mg
56 g de queijo muçarela, parcialmente desnatado	350 mg	1 xícara de arroz branco cozido	0 mg
56 g de queijo cremoso	178 mg	1 xícara de arroz de forno (com especiarias) preparado (Rice-A-Roni®)	970 mg
85 g de carne enlatada (peito)	900 a 1.100 mg	1 xícara de massas enriquecidas	3 a 8 mg
85 g de carne bovina moída	55 a 60 mg	1 ovo grande cru	71 mg
85 g de frango grelhado sem pele	65 mg	1 azeitona grande madura	65 mg
1 fatia de *bacon*	185 mg	1 colher de sopa de óleo de oliva	0 mg
1 xícara de feijões-vermelhos cozidos sem sal	2 mg	2 colheres de sopa de molho *Ranch*	270 mg
1 xícara de feijões-vermelhos enlatados, escoados	230 a 250 mg	2 colheres de sopa de vinagre balsâmico	8 mg
1 colher de sopa de molho de soja (*tamari*)	1.000 mg	2 colheres de sopa de creme cultivado	8 mg
1 colher de sopa de molho de soja com redução de sal	450 mg	360 mℓ de bebida de cola regular	11 mg
1 xícara de aipo cru picado	80 mg	1 fatia de *pizza* de queijo (Dominos)	565 mg
1 xícara de cebola picada crua	6 mg	1 fatia de *pizza* de *pepperoni* (Pizza Hut)	769 mg
1 colher de sopa de alho	0 mg	1 Big Mac® (McDonald's)	460 mg
1 banana média	1 mg	4 cm Subway Club® em pão branco	720 mg

REFERÊNCIAS BIBLIOGRÁFICAS

National Academies of Medicine: *Food and nutrition board: dietary reference intakes for Sodium and Potassium*, Washington DC, 2019, National Academies Press.

U.S. Department of Agriculture: *Food data central*, Released April 1, 2019. Available at: https://fdc.nal.usda.gov. Accessed December 30, 2019.

47 APÊNDICE

Informações Nutricionais sobre Zinco

O zinco é um mineral essencial encontrado em quase todas as células. Ele estimula a atividade de aproximadamente 100 enzimas, que são substâncias que promovem reações bioquímicas no corpo. O zinco apoia a imunidade; é necessário para a cicatrização de feridas; ajuda a manter os sentidos do paladar e do olfato; é necessário para a síntese de ácido desoxirribonucleico (DNA); e auxilia o crescimento e o desenvolvimento normais durante a gestação, a infância e a adolescência.

O zinco é encontrado em uma ampla variedade de alimentos. Ostras e caranguejos-do-alasca são algumas das melhores fontes de zinco, mas as carnes vermelhas e as aves domésticas fornecem a maior parte do zinco na dieta norte-americana. Outras boas fontes alimentares incluem feijões, nozes, certos frutos do mar, cereais integrais, cereais fortificados para o café da manhã e produtos lácteos.

A absorção do zinco é maior com o uso de uma dieta com alto teor de proteína animal do que com uma dieta rica em proteínas vegetais, por essa razão os vegetarianos podem se tornar deficientes se não forem cuidadosamente monitorados. Os fitatos dos pães de grãos integrais, cereais, legumes e outros produtos podem diminuir a absorção de zinco.

Ingestão dietética recomendada (RDA) de zinco para crianças e adultos.

Idade	Homens e mulheres	Gravidez (mg/dia)	Lactação (mg/dia)
0 a 6 meses	2	N/A	N/A
7 a 12 meses	2	N/A	N/A
1 a 3 anos	3	N/A	N/A
4 a 8 anos	5	N/A	N/A
9 a 13 anos	8	N/A	N/A
14 a 18 anos	11 para meninos, 9 para meninas	12	13
19+ anos	11 para homens, 8 para mulheres	11	12

N/A, não aplicável.
VD, valor diário. O VD para zinco é 15 mg.
O limite de ingestão máxima tolerável (UL): 0 a 6 meses 4 mg; 7 a 12 meses 5 mg; 1 a 3 anos 7 mg/dia; 4 a 8 anos 12 mg/dia; 9 a 13 anos 23 mg/dia; 14 a 18 anos (também para a gravidez e a lactação) 34 mg/dia; 19+ anos (também para a gravidez e a lactação) 40 mg/dia.

REFERÊNCIAS BIBLIOGRÁFICAS

Institute of Medicine: *Food and nutrition board: dietary reference intakes for Vitamin A, Vitamin K, Arsenic, Boron, Chromium, Copper, Iodine, Iron, Manganese, Molybdenum, Nickel, Silicon, Vanadium, and Zinc*, Washington DC, 2001, National Academies Press.

U.S. Department of Agriculture: *Food data central*, Released April 1, 2019. Available at: https://fdc.nal.usda.gov. Accessed December 30, 2019.

Fontes alimentares selecionadas de zinco.

Alimentos	Miligramas (mg) por porção	VD* (%)
Ostras empanadas e fritas, 6 médias	16,0	100
Cereais para o café da manhã, fortificados com 100% do VD de zinco por porção, 3/4 de xícara	15,0	100
Pernil bovino, somente o magro, cozido 85 g	8,9	60
Acém, somente o magro, cozido, 85 g	7,1	47
Filé-mignon bovino, somente o magro, cozido, 85 g	4,8	30
Lagarto bovino, somente o magro, cozido, 85 g	4,0	25
Cereais para o café da manhã prontos para o consumo, fortificados com 25% do VD de zinco por porção, 3/4 de xícara	3,8	25
Copa-lombo de porco, magro, cozido, 85 g	3,5	25
Feijoada enlatada, completa ou vegetariana, 1/2 xícara	2,9	19
Coxa de frango, carne somente, assada, 1 coxa	2,7	20
Filé-mignon suíno, somente o magro, cozido, 85 g	2,5	15
Lombo de porco, somente o magro, cozido, 85 g	2,2	15
Iogurte puro, com baixo teor de gordura, 1 xícara	2,2	15
Feijoada enlatada, com carne de porco, 1/2 xícara	1,8	10
Castanhas-de-caju torradas sem sal, 28 g	1,6	10
Iogurte de frutas, baixo teor de gordura, 1 xícara	1,6	10
Grão-de-bico, sementes maduras, enlatado, 1/2 xícara	1,5	9
Nozes-pecãs, torradas, sem sal, 28 g	1,4	10
Aveia instantânea, com baixo teor de sódio, 1 pacote	1,3	9
Queijo suíço, 28 g	1,2	8
Nozes mistas, torradas com amendoins, 28 g	1,1	8
Nozes-negras secas, 28 g	1,0	6
Amêndoas torradas, sem sal, 28 g	1,0	6
Leite líquido de qualquer tipo, 1 xícara	0,9	6
Peito de frango, somente a carne, assado, 1/2 peito com o osso e a pele removidos	0,9	6
Queijo cheddar, 28 g	0,9	6
Queijo muçarela, em parte desnatado, baixa umidade, 28 g	0,9	6
Feijão-vermelho cozido, 1/2 xícara	0,9	6

RTE, pronto para comer.
**VD*, valor diário. Os VDs foram desenvolvidos pela Food and Drug Administration para auxiliar os consumidores a comparar o conteúdo de nutrientes dos produtos. Alimentos que contêm 20% ou mais do VD são considerados excelentes fontes.

Índice Alfabético

A

Abaixo da massa corporal ou subpeso, 432
Abordagem(ns)
- complementares e integrativas, 854, 961
- de aconselhamento após a avaliação, 241
- do gene candidato, 92
- integrativa para o trabalho com atletas, 463
- não dietética, 427
- *train low*, 469
Absorção, 6
- de líquidos, 475
- e excreção
- - de fósforo, 36
- - de magnésio, 36
- - de potássio, 37
- - do cálcio, 34
- - do sódio, 35
- de ferro e zinco, 15
Açafrão (*Curcuma longa*), 210
Acalasia, 546
Acarbose, 645
Aceitação, 237
- e fatores psicológicos, 166
Acesso, 224
- à nutrição, 55
- - enteral, 216
- central
- - de curta duração, 224
- - de longa duração, 224
- enteral de longa duração, 219
- gástrico, 217
- nasoduodenal, 218
- nasogástrico, 216
- nasojejunal, 218
- pelo intestino delgado, 217
- periférico, 224
Acessulfame K, 289
Acidemia(s), 39
- isovalérica, 966
- metilmalônica, 966, 977
- orgânicas, 966
- propiônica, 966, 977
Acidente vascular encefálico, 694, 874, 883
- embólico, 883
- trombótico, 883
Ácido(s)
- (alfa)lipoico, 110
- alfalinolênico, 912
- - ômega-3, 115
- alfalipoico, 924
- araquidônico, 323, 850, 913
- ascórbico, 68
- benzoico, 516
- desoxirribonucleico, 82
- di-homogamalinoleico, 850

- di-homogamalinolênico, 850
- docosaexaenoico, 323, 850, 912
- eicosapentaenoico, 850, 912
- fólico, 206, 724, 952
- gamalinolênico, 861
- graxos, 413, 543
- - de cadeia curta, 11, 573
- - em alimentos e processo inflamatório, 862
- - essenciais, 115
- - monoinsaturados, 703
- - ômega-3, 481, 703, 761, 912
- - - na gestação e na lactação, 251
- - poli-insaturados, 703, 848
- - - de cadeia longa, 264
- - saturados, 703
- - *trans*, 703
- láctico, 461
- linoleico, 323
- - ômega-6, 115
- lipoico, 122
- metilmalônico, 67
- ribonucleico (RNA) do HIV, 813
- úrico, 863, 864
- volátil, 38
Acidose
- metabólica, 38, 39
- respiratória, 38, 39
- tubular renal, 760
Acidúria argininossuccínica, 966, 978
Acloridria, 394, 558
Aconselhamento, 244
- e educação *online*, 244
- nutricional, 234
- - e transtornos alimentares, 449
Actomiosina, 460
Açúcar e adoçantes não nutritivos, 786
Acupuntura, 196
Adequado para a idade gestacional, 943
Adição de alimentos semissólidos, 329
Adipocinas, 107
Adipócito, 410
Adiponectina, 412, 739
Aditivos alimentares, 289, 534
Administração, 222
- contínua, 222
- de alimentos e nutrientes, 54
- de NP, 227
- parenteral de ferro, 683
Adoçantes
- artificiais, 289
- não nutritivos e hipocalóricos, 640
Adolescência, 354
Adolescente com TEA e obesidade, 1008
Adrenoleucodistrofia, 873
Adrenomedulina, 413
Adrenomieloleucodistrofia, 891

Adultos
- mais velhos e diabetes, 652
- que vivem com fenilcetonúria, 976
Aerofagia, 565
Afasia, 877, 927
Affordable Care Act (ACA), 163
Afirmação, 240
Aftas, 797
Agências governamentais norte-americanas relacionadas à alimentação e à nutrição, 132
Agentes
- alquilantes, 801
- antiangiogênicos, 793
- antineoplásicos relacionados à nutrição, 801
- liberadores de histamina, 516
- osmóticos, 568
Agnosia, 927
Agonistas
- de amilina, 645
- do estrogênio, 499
- do receptor do peptídeo 1 semelhante ao glucagon, 645
Agricultura orgânica, 145
Água, 28, 52, 323
- corporal, 28
- - total, 28
- duplamente marcada, 21
- metabólica, 30
Alanina aminotransferase, 602
Albumina, 63
Alcalemia, 39
Alcaloides da efedrina, 482
Alcalose
- metabólica, 38, 39
- por contração, 39
- respiratória, 38, 39
Álcool, 52, 287, 302, 482, 498, 641, 716, 722, 784
- de açúcar, 289
- e osteoporose, 494
Alcoolismo, 920
Aleitamento materno, 953
- exclusivo, 297
Alelo metilenotetra-hidrofolato redutase, 686
Alergênios, 288, 517
Alergia(s)
- a frutas e vegetais, 522
- à proteína do leite de vaca, 520
- alimentar, 349, 514, 517
- - fisiopatologia da, 518
- - mediadas por IgE, 520
- - prevenção de, 538
Alfalactoalbumina, 326
Alfazema, 923
Alho (*Allium sativum*), 210
Alimentação(ões), 329, 393
- ambiente da, 333

- artificial com bicos, 953
- de crianças
- - em idade
- - - escolar, 345
- - - pré-escolar, 344
- - mais velhas, 332
- de transição, 229
- disfuncional, 364, 467
- enteral, 229, 230
- - em *bolus*, 222
- - intermitente, 222
- - - e cíclicas, 222
- forçada, 333
- liquidificadas (caseiras) por sonda, 220
- oral, 230
- parenteral, 229, 230, 944
- por sonda em domicílio, 231
- por tubo, 897
- transpilórica, 953
Alimento(s), 328
- anticariogênicos, 504
- cariogênicos, 504
- cariostáticos, 504
- com baixo teor de fenilalanina, 972
- de conveniência, 363
- defumados, grelhados, conservas e carnes processadas, 786
- e genes, como se comunicam, 86
- e sistemas de água saudáveis e sustentabilidade, 147
- excluídos em uma dieta de eliminação, 539
- funcionais, 169, 384
- neutros, 755
- orgânicos
- - e geneticamente modificados, 787
- - e uso de pesticidas, 145
- potencialmente
- - ácidos, 755
- - básicos ou alcalinos, 755
- que combatem o câncer, 790
- ricos em aminoácidos de cadeia ramificada, 472
- tipo de, 333
Alinhamento, 240
Alívio geral da dor, 934
Alostase, 106
Alterações
- da consistência da dieta, 897
- fisiológicas, 390
- gastrintestinais, 393
- glicêmicas, 611
- orais, 802
Altura para idade, 71
Amaciantes fecais, 568
Amamentação, 542
- de múltiplos, 305
- de neonatos prematuros e doentes, 305
- durante a gestação, 310
- em *tandem*, 310
- por mulheres com diabetes, 304
Ambiente
- da alimentação, 333
- familiar, 340
- térmico neutro, 950
- uterino, 260
American
- Botanical Council, 198
- Herbalists Guild, 198
Amígdala, 922
Amilase salivar, 3
Amilofagia, 281

Aminas, 534
Aminoácidos, 917, 946
- aromáticos, 610
- de cadeia ramificada, 610
Amnésia, 927
Amostras, tipos de, 58
Anafilaxia
- a galactose-alfa-1,3-galactose, 521
- induzida por
- - alimentos, 520
- - exercício dependente de alimentos, 521
Analgésicos, 851
Análise
- de ar expirado, 59
- de impedância bioelétrica, 73, 821
- molecular de alergênio, 524
Anastomose anal com bolsa ileal, 596
Anastrozol, 482
Androstenediona, 482, 485
Anéis de Kayser-Fleischer, 608
Anemia(s), 678
- aplásica, 684
- classificação de, 65
- da gestação, 690
- das doenças crônicas e inflamatórias, 65, 690
- do esporte, 478, 691
- falciforme, 690
- ferropriva, 680
- fisiológica do crescimento, 360
- hemolítica, 952
- - responsiva à vitamina E, 690
- hipocrômica, 678
- macrocítica, 65, 678
- megaloblástica, 685
- microcítica, 65, 678
- não nutricionais, 690
- normocítica, 65
- normocrômica, 678
- nutricionais, 65, 678, 689
- perniciosa, 688, 873, 874
- por deficiência
- - de ácido fólico, 686
- - de cobre, 689
- por desnutrição energético-proteica, 689
- por doença crônica, 800
- sideroblástica (responsiva à B$_6$), 690
- transitória microcítica hipocrômica, 691
Anfetaminas, 482
Angina, 696
Angiogênese tumoral, 783
Angiografia, 698
Anion gap, 39
Ano de vida perdido ajustado por incapacidade, 872
Anomalias congênitas, 254
Anorexia
- atlética, 467
- e alterações de sabor e aroma, 796
- inapetência, 796
- nervosa, 438, 439, 441, 445, 449, 456
Anormalidades
- cromossômicas, 990
- metabólicas, 993
- - relacionadas ao câncer, 798
Anos do bem-estar, 379
Anosmia, 877
Ansiedade, 922, 923
Antagonista do hormônio liberador do hormônio luteinizante, 801
Antecedentes, 106

Anti-inflamatórios não esteroides, 851
Antiácidos, 550
Antiandrogênios, 801
Antibióticos, 541
- antitumorais, 801
Anticorpos, 518
- antinucleares, 850, 857
- antitireoidianos, 674
- monoclonais, 801
- tireoglobulina, 668
- tireoperoxidase, 668
Antidiarreicos, 550
Antigases, 550
Antígenos, 108, 518
Antiglicemiantes, 550
Antimetabólitos, 801
Antioxidantes, 477, 480, 706, 784, 788
Antissecretórios, 550
Antropometria, 71
Apetite, 411
- e obesidade, 993
Aplicativos para
- monitoramento da ingestão nutricional e atividade física, 50
- recuperação, 444
Apneia
- de prematuridade, 949
- obstrutiva do sono, 744
Apojadura, 303
Apolipoproteína(s), 697
- A-IV, 412
Apoptose, 783
Apraxia, 877, 927
Aprisionamento de metilfolato, 686
Aquilia gástrica, 558
Arginina, 208, 480
Argininemia, 966
Armazenamento
- de gordura, 410
- doméstico do leite materno, 311
Arreflexia, 899
Arsênico, 54
Artrite, 848
- autoimune, 849
- reumatoide, 849, 857
Ascite, 607, 609
Asma, 736
Aspartame, 289
Aspectos culturais do planejamento alimentar, 188
Aspiração, 878
Assistência
- de longa duração, 230
- domiciliar, 231
Associação de fentermina com topiramato, 426
Ataques isquêmicos transitórios, 883
Atendimento às necessidades nutricionais durante a gestação, 372
Ateroma, 695
Aterosclerose, 695
Atitudes, 55
Atividade(s)
- da vida diária, 394
- e função físicas, 55
- física, 77, 123, 350, 790
- - bioenergética da, 460
- - e diabetes, 642
- - em crianças, 25
- - inadequada, 415
- - para sobreviventes, 808
- instrumentais da vida diária, 396

Índice Alfabético

- voluntária, 412
Atletas mais velhos, 476
Atopia, 517
Audição, 391
Aumento
- da mama, 309
- da permeabilidade intestinal, 520
Auscultação, 76
Autismo, 998
Autofagia, 106, 114
Autogestão, 239
Automonitoramento glicêmico, 636, 647
Autossomos, 82
Avaliação(ões)
- antropométrica e transtornos alimentares, 448
- bioquímica
- - da deficiência de ferro, 682
- - do estado nutricional, 57
- - e transtornos alimentares, 446
- clínica do estado hídrico, 32
- da atividade física, 77
- da condição de folato e vitamina B_{12}, 66
- da função hepática, 602
- da prontidão para a mudança, 240
- da vitamina B_{12}, 67
- das anemias nutricionais, 65
- das necessidades da comunidade, 131
- de distúrbios da tireoide, 666
- de eficácia, 244
- de necessidades para serviços de nutrição comunitários, 131
- de riscos, 142
- - de fratura, 495
- de uma nota em formato
- - SOAP, 159
- - ADIME, 160
- do crescimento, 336
- do estado de hidratação, 61
- do folato, 67
- do risco de doença crônica, 69
- do uso de suplementos dietéticos em pacientes, 204
- e interpretação
- - da ingestão de energia, 50
- - da qualidade alimentar, 52
- - de bebidas, 52
- - de macronutrientes, 53
- - de micronutrientes, 53
- - de outros componentes dietéticos bioativos, 54
- - de quantidade e equilíbrio dos grupos de alimentos, 51
- e reavaliação nutricional, 154
- e redução da inflamação prolongada em doenças crônicas, 124
- físicas, 71
- laboratorial, 58
- nutricional, 1, 43, 649
- - e crescimento, 957
- - e transtornos alimentares, 445
- - funcional, 78
- sequencial rápida da falência de órgãos, 835
Aversões, 280
Azia (pirose), 283, 548
Azotemia, 753

B

Bacillus cereus, 140
Baixa massa corporal, 348
- ao nascer, 942

- e desnutrição, 397
Baixo
- peso ao nascer, 249
- suprimento de leite
- - percebido, 306
- - verdadeiro, 306
Balanço
- hídrico, 29
- nitrogenado, 69
Balão intragástrico, 429
Bálsamo, 199
Banco de leite humano, 955
Banda gástrica ajustável por via laparoscópica, 428
Baqueteamento digital, 733
Basófilos, 519
Bebidas, 52, 199
- energéticas, 290
Beneficência, 239
Benefícios do Medicare, 398
Benzoatos, 516
Berberina, 641
Beribéri úmido, 873
Beta-alanina, 480, 484
Betaglucanos, 208
Betaína, 480
Beterraba, 480
Bezoar, 561
Bicarbonato de sódio, 481
Bifenilas policloradas, 252, 291
Biguanidas, 643
Bile, 13
Bilirrubina sérica
- direta, 602
- indireta, 602
- total, 602
Billroth
- I (gastroduodenostomia), 559
- II (gastrojejunostomia), 559
Biodisponibilidade do ferro alimentar, 683
Bioenergética da atividade física, 460
Biologia sistêmica, 106
Biomarcadores de estresse oxidativo, 64
Bioquímica da inflamação, 850
Biossegurança, 146
Bioterapia, 792, 803
Bioterrorismo, 146
Biotransformação, 96
Bisfenol A (BPA), 54, 253, 289, 787
Bisfosfonatos, 499
Bloqueadores
- de receptores de angiotensina II, 764
- H_2, 550
Boas práticas de fabricação, 201
Boca, 8
Bolsa
- de ácido, 548
- de Koch, 596
- J ileal, 596
- S, 596
- W, 596
Bolus, alimentação enteral em, 222
Bomba de sódio-potássio adenosina trifosfatase, 30, 33
Bombesina, 412
Botulismo de origem alimentar, 140
Bronquiectasia, 733
Bronquite crônica, 738
Bulimia nervosa, 438, 439, 441, 442, 445, 453, 457
Bypass gástrico, 428, 429

C

Cabelo e unhas, 59
Cádmio, 290
Café, 788
Cafeína, 52, 290, 302, 362, 484, 498, 723
CAGE, Questionário para avaliar o uso de álcool, 921
Cãibras nas pernas, 283
Calcificação metastática, 774
Calcifilaxia, 774
Cálcio, 33, 207, 272, 301, 324, 339, 349, 359, 479, 496, 724, 774, 951
- corrigido, 34
- e vitamina D, 713
- total, 59
Calcitonina, 499
Calcitriol, 492
Cálculo(s), 506
- biliares, 618
- da energia do alimento, 25
- de ácido úrico, 756
- de cálcio, 754
- de cistina, 757
- de estruvita, 757
- de melamina e indinavir, 757
- de oxalato, 756
- do IMC e determinação do peso corporal apropriado, 72
- renais, 753
Caloria, 19
Calorie Mama & Bitesnap, 50
Calorimetria
- direta, 20
- indireta, 20, 75
Camada aquosa estável, 13
Caminhos críticos, 164
Camomila, 210
Campylobacter jejuni, 140
Canal de crescimento, 321, 336
Câncer, 97
- avançado e cuidados paliativos, 807
- classificação e tipos comuns de, 791
- colorretal, 590
- de cabeça e pescoço, 510, 552, 804
- de esôfago, 805
- de estômago, 805
- de pulmão, 743
- do sistema intestinal, 805
- oral, 508
- pancreático, 805
- pediátrico, 807
Candidíase ("sapinho"), 306, 510
Canela-da-china, 210
Cannabis, 482
Capacidade
- antioxidante do soro, 64
- total de
- - fixação do ferro, 679
- - ligação de ferro, 66
Cápsulas, 199
Caquexia
- cardíaca, 718
- do câncer, 797
- pulmonar, 741
Carboidratos, 11, 268, 301, 323, 359, 951
- fermentáveis, 502
- nas fórmulas enterais, 220
- para atletas, 468
- tipos de, 470

Carcinogênese, 783
Carcinógeno, 783
Carcinoma(s)
- broncogênicos, 743
- de estômago, 558
Cardo-mariano, 210
Carga
- de glicogênio, 468
- de solutos renais, 326
- de toxinas, 123
- glicêmica, 640
- inflamatória total, 108
- viral, 815
Cárie(s) dentária(s), 349, 503
- coronária, 506
- lingual, 506
- na primeira infância, 331, 507
- radicular, 506
- prevenção de, 508
Cariogenicidade, 503
Cariótipo, 92
Cartilagem, 492
Cascata de eicosanoides, 115, 118
Caseína, 326
Catarata, 393
Catch-up growth, 321
Catecolaminas, 832
Cateter, 215
- central de inserção periférica, 224
Cateterização cardíaca, 698
Cava-cava, 923
Cegueira cortical, 877
Célula(s)
- apresentadoras de antígenos, 519
- B, 519
- B-regulatórias, 520
- CD4+, 813
- de Kupffer, 602
- dendríticas, 519
- endoteliais, 695
- epiteliais, 3
- espumosa, 695
- germinativas, 88
- linfocíticas T-*helper*, 813
- ósseas, 491
- sanguíneas, 58
- somáticas, 88
- T, 519
- - *helper*, 519
- - regulatórias ou reguladoras, 519
- - supressoras, 519
- T-Reg, 519
- Th1, 519
- Th2, 519
Centers for
- Disease Control and Prevention, 134
- Medicare and Medicaid Services (CMS), 158
Centro(s)
- comerciais de perda de massa corporal, 421
- respiratório, 730
Certificação de terceiros, 202
Ceruloplasmina, 689
Cetoacidose diabética, 657
Cetoacidúria de cadeia ramificada, 976
Chá, 199, 788
- verde, 211
Chocolate, 385
Choque, 835
Chumbo, 54, 252, 290
Ciclo-oxigenase, 119, 850

Cílios, 731
Cinesiologia aplicada, 524
Cintilografia, 561
Circulação êntero-hepática, 13
Cirrose, 609
- biliar
- - primária, 607
- - secundária, 618
Cirurgia(s), 844
- bariátrica, 278, 369, 427, 639
- de esôfago, 551
- gástricas, 558
- intestinal, consequências nutricionais da, 591
- pancreática, 625
Citocinas, 107, 519, 798, 801, 833, 858
Citrato, 760
- de sódio, 481
Citrulina, 480
Citrulinemia, 966
Clima, 18
Clostridium
- *botulinum*, 140
- *perfringens*, 141
Cobre, 264, 273
Cocaína, 482
Codex Alimentarius Commission, 203
Código genético, 87
Códon, 83
Coenzima Q_{10}, 110, 122, 208, 724
Cognição, 342
Coiloníquia, 681
Coinfecção por HIV e vírus da hepatite C, 816
Colangite, 607, 621
- esclerosante primária, 607
Colapso da tolerância oral, 519
Colecalciferol, 852
Colecistectomia, 618
Colecistite, 618, 619
- acalculosa, 616
- aguda, 619
- crônica, 621
Colecistoquinina, 5, 7, 412
Coledocolitíase, 618
Colelitíase, 618
Colestase, 602, 616
Colesterol
- dietético, 706
- total, 697
Colina, 264, 270, 887
Colostomia, 594
Colostro, 303
Combustível
- após o treinamento e de recuperação, 471
- de treinamento durante o exercício, 471
Commodity Supplemental Food Program, 401
Comorbidades, 418
Compaixão, 237
Compartimental abdominal, síndrome, 841
Compensação, 39
- respiratória, 39
Competência cultural, 238
Complicação(ões)
- associada à nutrição parenteral, 228
- da nutrição enteral, 223
- e implicações nutricionais, 279
Componentes
- alimentares bioativos, 86
- da ingestão dietética de referência, 181
- da massa corporal, 410
- dietéticos, 54

- - bioativos, 54
- do gasto energético, 17
Comportamento(s)
- alimentares, 331, 361
- - e transtornos alimentares, 446
- ambiental, 129
- de resistência e estratégias para modificá-los, 242
- nutricionais, 55
Composição
- corporal, 18, 72, 108, 391, 821
- do osso, 491
- do tecido adiposo, 410
- dos leites materno e de vaca, 326
- e volume sanguíneo, 251
Compostos
- bioativos, 54, 198, 788
- orgânicos semivoláteis, 411
Comprimento, 71
- do telômero, 390
- para idade, 71
Comprometimento cognitivo leve, 924
Compulsão alimentar, 438
Concepção, 250
Concordância com um ajuste, 243
Concussão, 884
Condição(ões)
- autoimunes, 108
- do desenvolvimento relacionadas à inflamação, 124
- médicas preexistentes, 287
- nutricional, 115
Condroitina, 857
Confidencialidade, 162
Conhecimento, 189
- nutricional, 55
Conjunto mínimo de dados, 402
Consciência cultural, 238
Conscientização, 189
Conselhos de política de saúde, 132
Consequências
- metabólicas do consumo de álcool, 605
- nutricionais da cirurgia intestinal, 591
Constipação intestinal, 280, 394, 566, 796, 993
- de trânsito normal, 568
- induzida por opioides, 562
- por trânsito lento, 568
- primária, 568
Construção da conexão emocional, 239
Consumo
- da placenta humana, 263
- de álcool, consequências metabólicas do, 605
- de bebidas alcoólicas, 713
- excessivo de oxigênio pós-exercício, 19
Contagem
- de calorias, 48
- de carboidratos, 639
- de CD4, 815
- diferencial de leucócitos, 60
Contaminação, 144
- microbiana e toxinas, 534
Conteúdo
- e seleção da fórmula, 219
- mineral ósseo, 491
Contexto cultural, 189
Continuing Survey of Food Intake of Individuals, 133
Continuum
- de energia, 461
- de saúde, 106
Controle(s)

- da massa corporal
- - e da adiposidade, 856
- - em crianças e adolescentes, 431
- de estímulos, 420
- de massa corporal, 466
- - e estética, 467
- - e obesidade, 408
- de natalidade e amamentação, 310
- do diabetes, 636
- glicêmico contínuo, 647, 648
Convulsão, 896
- da hipocalcemia e tetania, 873
- parcial, 896
- tônico-clônica (grande mal), 896
Coordenação
- de cuidados na doença renal em estágio terminal, 778
- do atendimento, 167
COQ_{10}, 481
Cor pulmonale, 739
Corantes artificiais, 516
Corrosão dental, 548
Córtex motor, 875
Corticosteroides, 852
Cortisol, 832
Cranberry, 211
Creatina, 208, 480, 483
Creatinina, 68, 753
Creatinofosfato, 460
Credenciamento e pesquisas, 158
Crenças, 55
Crescimento, 336, 354
- avaliação nutricional e, 957
- compensatório, 321
- e desenvolvimento fetais, 263
- linear, 356
- retardado, 337
Cretinismo, 873
Criança(s), 475
- com síndrome de Down, 1007
Criptas, 3
Crise
- de ausência (pequeno mal), 896
- isquêmica transitória, 696
Cristais de urato monossódico, 864
Cromo, 207, 641
Cromossomos, 82
- sexuais, 82
Cryptosporidium parvum, 141
Cuidado(s)
- centrado no paciente, 164
- - e gerenciamento de casos, 164
- de mãe canguru, 953
- integrativos, 194
- intensivos, 832
- na alta, 958
- orais com o colostro, 952
- paliativos, 167, 168, 403, 793, 807
Cultura de estrutura profunda, 238
Curcumina, 54, 480, 931

D

D-ribose, 724
Dados
- da ingestão de alimentos e nutrientes, 181
- sobre a ingestão dietética, 46
De-hidroepiandrosterona, 486
Declaração(ões)
- de conteúdo de nutrientes, 184
- de diagnóstico nutricional para problemas de estado nutricional, 43
- de problema, etiologia, sinais e sintomas, 42
- de saúde, 184
Decocção, 199
Defeito(s)
- congênitos relacionados ao álcool, 1004
- de biopterina sintase, 967
- do tubo neural, 265
Defensividade sensorial, 989
Defesa alimentar, 146
Deficiência(s)
- de 3-hidroxiacil-CoA desidrogenase de cadeia longa, 981
- de acil-CoA desidrogenase de cadeia média, 981
- de alfa-1-antitripsina, 608
- de amilo-1,6-glicosidase, 981
- de B_2, 873
- de B_5, 873
- de B_6, 873
- de B_9, 873
- de B_{12}, 688
- de biotinidase, 967
- de carbamilfosfato sintetase, 966, 978
- de crescimento, 348
- de di-hidropteridina redutase, 967
- de enzimas intestinais da borda em escova, 580
- de ferro, 324, 349, 682, 917
- de folato, 916
- de frutose 1,6-difosfatase, 967
- de galactoquinase, 979
- de galactose-1-fosfato uridiltransferase, 979
- de glicose-6-fosfato desidrogenase, 516
- de insulina, 630
- de lactase, 516
- de magnésio, 873
- de ornitina transcarbamilase, 966, 978
- de vitaminas e minerais e transtornos alimentares, 447
- de zinco, 873
- em manter o desenvolvimento, 397
- energética relativa no esporte, 467
- enzimáticas, 516
- intelectuais e do desenvolvimento, 984
Déficit energético em atletas, 467
Definhamento, 821
Degeneração macular relacionada à idade, 392
Delimitação da etapa, 376
Delta-6-dessaturase, 120
Demência, 873, 892, 920, 924
- vascular, 924
Densidade mineral óssea, 491
Densitometria óssea, 75, 495
Dentaduras, 508
Dente suscetível, 503
Dentina, 502
Department of Homeland Security, 146
Deposição de gordura e síndrome metabólica, 418
Depressão, 396, 929
- pós-parto, 309
Dermatite atópica, 518
Desaminação oxidativa, 602
Descompressão gastrintestinal, 219
Desejos, 280
Desenvolvimento, 336, 354
- cerebral, 260
- de defeitos congênitos, 259
- de dietas para disfagia, 879
- de habilidades de alimentação, 329
- de políticas, 134
- fisiológico, 321, 942
- psicossocial, 975
Desequilíbrios
- ácido-base, 38
- do eixo hipotálamo-hipófise-tireoide, 673
Desertos de alimentos, 136, 182, 382
Desidratação, 62
7-desidrocolesterol, 497
Desidroepiandrosterona (DHEA), 209, 482
Desmame, 311
- do seio ou da mamadeira para o copo, 331
- liderado
- - pela mãe, 311
- - pelo lactente, 331, 332
Desmineralização, 503
Desnutrição, 612
- relacionada com hepatopatia alcoólica, 607
Desregulação de energia, 110
Dessensibilização, 517
Destoxificação, 96
- de substâncias, 602
Desvio gástrico, 428, 429
Determinação
- das necessidades nutricionais, 169
- do cenário, 376
- do gasto energético total, 22
Determinantes sociais da saúde, 129
1,25 di-hidroxivitamina D_3, 492
Diabetes, 70, 702
- autoimune latente do adulto, 630
- de início precoce, 634
- melito, 510
- - gestacional, 281, 632
- - imunomediado, 630
- - tipo 1, 630
- - tipo 2, 98, 631
- - - nutrição clínica isoladamente ou com medicamentos para baixar a glicose, 650
- prevenção e triagem de, 371
- relacionado à fibrose cística, 733
Diagnóstico
- baseado em componentes, 536
- clínico e estadiamento do câncer, 791
- e intervenção nutricional, 151
- - visão geral, 152
- nutricional, 102, 153, 154
Dialisado, 768
Diálise, 767
- peritoneal, 762
Diamina oxidase, 532
Diário
- alimentar, 47, 48
- de alimentos e sintomas, 535
Diarreia(s), 280, 569, 796, 800
- associada a antibióticos, 570
- disabsortivas, 569
- em bebês e crianças, 574
- exsudativas, 569
- induzidas por medicamentos, 570
- osmóticas, 569
- secretoras, 569
Diet and Health Knowledge Survey, 133
Dieta(s)
- ácidas e alcalinas, 755
- alcalina, 799
- anti-inflamatória, 853
- anticâncer, 799
- balanceadas com redução de energia, 424
- baseadas em plantas vegetarianas e veganas, 790

Índice Alfabético

- básica sem glúten, 577
- cetogênicas, 423, 799, 898
- com alto teor de ácido ou alcalinas, 498
- com baixo teor de carboidratos, 423
- com restrição
- - de gorduras, 619
- - de histamina, 533
- - de proteína, 979
- com teor muito baixo de lipídeos, 423
- crudivorista, 800
- das abordagens dietéticas para interromper a hipertensão, 701
- DASH, 715
- de alta energia, 433
- de Budwig, 799
- de eliminação, 526, 537, 854, 1000
- - de FODMAPS, 589
- - de seis alimentos, 526
- - em etapas de 2-4-6 alimentos, 526
- de emergência para pacientes em diálise, 778
- de muito baixas calorias, 421
- e imagem corporal, 364
- e práticas populares, 422
- FAILSAFE, 534
- FODMAP, 1000
- macrobiótica, 800
- mediterrânea, 701
- PBGT, 221
- populares para perda de peso, 421
- regular ou geral, 166
- restritivas, 669
- ricas em fibras, 569
- sem aditivo/corante alimentar, 1000
- sem glúten e sem caseína, 1000
- terapêuticas, 854
- vegana, 701
- vegetarianas, 498
Dietary
- Guidelines for Americans (DGA), 134, 182
- Supplement
- - Health and Education Act (DSHEA), 200
- - Label Database, 202
Dietoterapia, 793
- para transplante, 777
Dificuldade(s)
- de desenvolvimento, 348
- em amamentar, 306
Difosfato de adenosina, 460
Difusão
- facilitada, 9
- passiva, 9
Digestão
- das proteínas, 12
- e absorção de tipos específicos de nutrientes, 11
- enzimática, 6
- na boca, 8
- no estômago, 8
- no intestino delgado, 8
Diretriz(es)
- antecipadas, 167
- baseadas em evidências, 157
- de prevenção de cáries, 505
- dietética atual, 182
- e objetivos nacionais de nutrição, 134
- mundiais, 169
- nacionais para planejamento de dieta, 182
- para avaliar a desnutrição em adultos, 76
- - crianças, 76
Disartria, 891

Disbetalipoproteinemia familiar, 698
Disbiose, 520
Discinética, 997
Discrepâncias, 237
Discriminação de massa corporal, 419
Disfagia, 393, 548, 878
- avançada, 879
- mecanicamente alterada, 879
Disfunção(ões)
- anorretal, 568
- da deglutição, 900
- imune e infecções, 933
- linfática, 29
- ou falência de órgãos, 834
- sanguíneas relacionadas com o ferro, 678
- sexual, 919
- suprarrenal, 669
Disgeusia, 391
Dislipidemia, 658, 696
Dismorfia muscular, 467
Disosmia, 877
Disparidades de saúde, 381
Dispepsia, 553
- funcional, 553
Displasia broncopulmonar, 747, 949
Dispneia, 717, 732
Dissonância, 239
Distribuição
- da água, 28
- de alimentos e nutrientes, 169
Distúrbio(s)
- da articulação temporomandibular, 863
- da oxidação dos ácidos graxos, 968, 981
- da tireoide, 666
- - durante a gestação, 671
- da utilização de cetonas, 966, 977
- de aminoácidos, 967
- de carboidratos, 967
- digestivos do sistema gastrintestinal, 546
- do ciclo da ureia, 966, 978
- do metabolismo
- - de ácido orgânico, 977
- - de aminoácidos, 965
- - de carboidratos, 979
- - do ciclo da ureia, 978
- gastrintestinais, 516
- genéticos metabólicos, 965, 966
- hereditários, 608
- metabólicos genéticos ou hereditários, 986
- neurológicos, 872, 995
- - decorrentes de traumatismo, 883
- renais, 752
- suprarrenais, 674
Diverticulite, 589
Diverticulose, 589
DNA mitocondrial, 88
Documentação no prontuário de cuidado nutricional, 158
Doença(s), 91
- cardíaca coronariana, 695
- cardiovascular, 394, 694
- - aterosclerótica, 694
- celíaca, 575
- - refratária, 579
- comuns de origem alimentar, 140
- crônica, 94, 105
- - conceitos fisiopatológicos das, 106
- - prevenção de, 349
- da urina em xarope de bordo, 968, 976
- da vesícula biliar, 516, 616

- de Addison, 675
- de Alzheimer, 892, 924, 927
- de Crohn, 582, 583, 586
- de Graves, 672
- de Parkinson, 874, 904
- de Wilson, 608, 873
- diverticular, 589
- do armazenamento de glicogênio, 980
- - tipo Ia, 967
- do enxerto versus hospedeiro, 806
- do intestino delgado, 575
- do pâncreas exócrino, 621
- do refluxo gastresofágico, 547
- e condições associadas à má absorção, 570
- falciforme, 690
- gastrintestinais eosinofílicas, 525
- hepática(s), 602
- - fulminante, 608
- - gordurosa não alcoólica, 418, 604
- - terminal, 611
- inflamatória intestinal, 516, 582
- macrovasculares, 657, 658
- microvasculares, 657, 658
- neurológicas, 891
- - de origem nutricional, 883
- no nível
- - cromossômico, 92
- - epigenético, 94
- - mitocondrial, 93
- - molecular, 93
- orais, 508
- óssea, 734
- - adinâmica (baixo turnover), 774
- ou mal-estar físico, 343
- pancreáticas, 516
- - na fibrose cística, 733
- periodontal, 509
- pulmonar, 730
- - crônica, 732
- - e sinusal, 732
- - intersticial, 742
- - obstrutiva crônica, 738
- - parenquimatosa difusa, 742
- relacionada à sensibilidade, 517
- renal(is), 753
- - crônica, 763, 764, 777
- - - e doença cardíaca, 764
- - diabética, 658
- - em estágio terminal, 765, 776, 778
- - - em crianças, 777
- - - no paciente com diabetes, 777
- - evoluções globais melhoradoras da, 765
- reumáticas e musculoesqueléticas, 848
- sistêmica, manifestações orais da, 509
- transmitidas por alimentos, 136
- vascular, 101
Dopamina, 412, 920
Dor
- abdominal transitória relacionada ao exercício, 464
- na cavidade oral, 797
- na garganta, 797
- torácica não cardíaca, 548
Dose(s)
- de insulina basal, 646
- dietéticas recomendadas e ingestão dietética de referência, 135
Drogas ilícitas, 816
Ductos obstruídos, 306
Dumping

Índice Alfabético

- precoce, 560
- tardio, 560
Duração do exercício, 463

E

EaTracker, 50
Ecologia intestinal e microbioma, 122
Edema, 29, 62, 283, 722
Edentulismo, 508
Edição do genoma, 92
Educação
- alimentar, 295
- e aconselhamento, 234
- nutricional, 234, 346, 455
- - e nutrição clínica para infectados pelo HIV, 825
- para adultos, 378
- pré-natal sobre aleitamento materno, 302
Educadores de pares, 239
Efeito(s)
- anabólicos dos AASS, 485
- androgênicos, 485
- da doença pulmonar sobre o estado nutricional, 731
- da estratégia *train low, compete high*, 469
- da má-nutrição sobre o sistema pulmonar, 731
- do sono de alta qualidade insuficiente, 932
- do treinamento, 463
- epigenéticos, 265
- ioiô, 431
- platô, 431
- sanfona, 431
- Somogyi, 657
- térmico dos alimentos, 18
Eficácia multivitamínica, 199
Efusão pleural, 745
Eicosanoides, 850
Eixo
- hipotálamo-hipófise-tireoide, 665
- intestino-cérebro, 2
Elastase, 736
Elementos
- de desregulação do equilíbrio energético, 414
- de resposta, 83
Eletrólitos, 28, 33, 476, 947
- extracelulares, 33
- intracelulares, 33
- nas fórmulas enterais, 221
Eliminação de água, 31
Emetogênicos, 798
Empatia, 237, 239
Emulsões lipídicas intravenosas, 225
Encefalopatia, 607
- de Wernicke, 614, 915
- hepática, 608, 610
- portossistêmica, 610
Encerramento da sessão, 241, 243
Encontro, 189
Endorfinas, 412
Endoscopia e cápsulas endoscópicas, 555
Energia, 17, 267, 300, 322, 338, 357, 463, 496, 724, 794, 837
- estimada gasta na atividade física, 23
Enfisema, 738
Enterite por radiação, 798, 804
Enterócitos, 3
Enterocolite necrosante, 954
Enteropatia sensível ao glúten, 575
Enteroquinase, 12
Enterostatina, 412
Entrevista motivacional, 237

Envelhecimento, 114, 669
Enxaqueca, 873
Enxerto, 767
Enzima(s)
- ciclo-oxigenase, 850
- conversora de angiotensina, 764
- do citocromo P450, 120
- na digestão, 4
- proteolíticas e lipolíticas, 3
- séricas hepáticas, 602
Eosinófilos, 519
Epidemia da doença crônica, 105
Epigenética, 87, 95
- e câncer, 97
- e diabetes melito tipo 2, 98
- e doença vascular, 102
- e obesidade, 100
Epigenoma, 88
Epigenômica, 87, 95
- social, 88
Epilepsia, 873, 896
- refratária, 898
Epinefrina, 910
Epítopo, 519
Equações
- de predição, 22
- - do gasto energético estimado, 24
- para estimar o gasto energético em repouso, 21
Equilíbrio(s)
- ácido-base, 28, 38
- - diretrizes e aplicações para a prática dietética, 40
- de energia e massa corporal, 638
- entre trabalho e vida, 380
- hídrico
- - e eletrolítico e transtornos alimentares, 447
- - para atletas, 473
Equinácea, 211
Equivalentes
- de mensuração de sódio e sal, 723
- metabólicos, 23, 465
Eritrócitos, 58
Eritropoetina, 485, 775
Erosão dentária, 506
Erros inatos do metabolismo, 516
Eructação, 565
Erva-de-são-joão, 202, 211
Ervas, 210
- a granel, 199
Escala
- de coma de Glasgow, 887
- fecal de Bristol, 567
Escherichia coli
- êntero-hemorrágica, 141
- enterotoxigênica, 141
- O157:H7, 141
Esclerodermia, 849, 866
Esclerose
- lateral amiotrófica, 873, 877, 895, 897
- múltipla, 874, 877, 900
- sistêmica, 848, 866
Escolha das áreas de foco, 240
Escuta reflexiva, 239
Esfíncter esofágico
- inferior, 8, 546
- superior, 546
Esmalte, 502
Esofagectomia, 551, 553
Esofagite, 547, 797
- eosinofílica, 526

Esôfago, 546
- de Barrett, 548
Esofagogastroduodenoscopia, 547
Especialidades pediátricas, 941
Especialista em nutrição oncológica, 793
Espécies reativas de oxigênio, 115, 477
Espectro do envelhecimento, 389
Espinha bífida, 987, 995
Espondilite anquilosante, 868
Espondiloartrite, 867
Espru tropical, 579
Esquizofrenia, 919, 934, 935
Essiac®, 799
Estabelecimento de objetivos, 243
Estabilidade hemodinâmica, 228
Estadiômetro, 71
Estado
- de hidratação, 61
- geralmente reconhecido como seguro (GRS), 200
- hídrico, 32
- hiperglicêmico hiperosmolar, 652
- hormonal, 18
- nutricional, 41, 57, 181
- - no desfecho da gestação, 263
Estágios
- da lesão por pressão, 395
- de Carnegie da gestação humana, 255
- de mudança, 236
- de Tanner, 355
- do leite e variações na composição, 303
- para sobrepeso e obesidade, 368
Estanóis, 707
Estatinas, 707
Estatura, 71
Esteato-hepatite não alcoólica, 605
Esteatorreia, 569, 611, 612, 733
Esteatose hepática, 607
Estenose e obstrução gastrintestinal, 574
Esteroides, 485
- anabólicos androgênicos, 482, 485
Esteróis, 707
Estévia, 289
Estilo de vida, 123, 380
Estimativa
- das necessidades energéticas, 21, 464
- - a partir da ingestão de energia, 22
- do gasto energético de atividades selecionadas usando-se equivalentes metabólicos, 23
Estimulantes, 482
Estirão de crescimento, 356
Estoma de alto débito, 596
Estômago, 8, 553
Estomatite, 510
Estratégia(s)
- de adaptação de lipídeos, 469
- de refeições, 724
- e ferramentas para guias alimentares em atletas, 468
- para lidar com a alergia alimentar, 540
Estresse, 115, 416, 702
- da vida, 123
- durante a gestação, 265
- oxidativo, 200, 669
- - biomarcadores de, 64
Estrias gordurosas, 695
Estrutura
- e fisiologia óssea, 491
- para ação de saúde pública, 130
- superficial, 238
Estudos de associação de todo o genoma, 91, 92, 100

Etanol, 605
Éteres difenílicos polibromados, 253
Etnia e osteoporose, 494
Evento tromboembólico, 883
Eventos
- adversos, 201
- sentinela, 158, 216
Evidence-based
- *guidelines* (EBGS), 157
- *nutrition practice guidelines* (EBNPGS), 157
Evitação de alergênios, 529, 530
Evocação, 237
Exame(s)
- de fezes, 61
- de sangue, 524
- físico focado na nutrição, 75
- laboratoriais, 58
Excesso de fluoreto, 507
Excipientes, 203
Excreção hepática, 602
Exercício(s), 267, 499
- de intensidade moderada a baixa, 462
- de sustentação de massa corporal limitado, 494
- e amamentação, 309
- físico, 424, 636
- para aqueles com osteoporose, 499
Éxons, 83
Experiência adversa na infância, 922
Exposição(ões)
- a alergênio duplo, 517
- acidental a alergênios, 538
- ao glúten oculto e contaminação cruzada, 580
- infantil ao metilmercúrio e toxicidade, 343
- pré-natal a contaminantes ambientais, 252
- químicas, 787
Expressão gênica, 83, 87
Extrato, 199
- de passiflora (maracujá), 923

F
Face em mudança do HIV nos EUA, 812
Fadiga, 797, 932
- suprarrenal, 675
Farmacogenômica, 84, 97
Farmacognosia, 195
Fármacos
- antineoplásicos, 253
- antirreumáticos modificadores de doença, 852
- para melhoria de desempenho: *doping* no esporte, 485
Fase(s)
- da carcinogênese, 783
- da deglutição, 879
- de lua de mel, 630
- ebb, 832
- esofágica, 879
- faríngea, 879
- *flow*, 832
- oral, 879
Fast-foods, 363
Fator(es)
- alfa de necrose tumoral, 413
- anti-infecciosos, 326
- carne-peixe-ave, 683
- de correção, 648
- de crescimento
- - 21 dos fibroblastos, 413
- - hematopoéticos, 803
- - semelhante à insulina-1, 785

- de necrose tumoral, 834
- - alfa, 108, 798
- de risco
- - à saúde, 380
- - de doença cardiovascular, 699
- - nutricional, 46
- de transcrição, 83
- intrínseco, 688
- liberador de corticotropina, 412
- neurotrófico derivado do cérebro, 912
- nutricionais que afetam mulheres e homens adultos, 382
- que afetam a cariogenicidade dos alimentos, 504
- que influenciam a ingestão alimentar, 340
- reumatoide, 850
Fazer perguntas, 239
Febre reumática, 855
Federal Emergency Management Agency, 146
Fenilcetonúria, 516, 967, 968, 976
- leve, 967
Feniletilamina, 516
Feno-grego, 211
Fenômeno de Raynaud, 306
Fenótipo, 88, 94
Ferramenta(s)
- de comunicação
- - escrita, 190
- - oral, 190
- de educação culturalmente específicas, 190
- de habilidades numéricas, 191
- de triagem nutricional ideal, 44
Ferritina, 63, 679
- sérica, 66
Ferro, 207, 264, 274, 324, 325, 339, 360, 478, 670, 775, 917, 952
- alimentar, biodisponibilidade do, 683
- capacidade total
- - de fixação do, 679
- - de ligação de, 66
- heme, 683
- não heme, 683
- reduzido eletroliticamente, 328
- sérico, 66
Ferroproteína, 684
Fertilidade, 248
Fezes, 59
Fibra(s), 11, 268, 350, 359, 640, 706
- alimentares, 498
- viscosa (solúvel), 54
Fibrinogênio, 700
Fibromialgia, 933
Fibrose
- cística, 516, 732
- pulmonar
- - idiopática, 742
- - intersticial, 741
Fígado
- estrutura do, 601
- fisiologia e funções do, 601
- gorduroso, 607
Filtração glomerular, 761
Fisiologia óssea, 491
Fissura
- labial, 1002
- orofacial, 987
- palatina, 1002
Fístula, 593, 767
- enterocutânea, 593
Fitoestrogênios, 382, 385
Fitoestrógenos, 789

Fitonutrientes, 86, 384
Fitoquímicos, 169, 198, 384, 784, 918
Fitosteróis, 54
Fitoterapia, 198
Fitoterápicos, 307
Flatos, 565
Flatulência, 565, 566
Flavonoides, 54, 122
Flexitariano, 186
Fluoreto, 273, 324, 340, 506
Fluoroapatita, 506
Fluorose, 507
Fluxo salivar, 506
Folato, 66, 67, 206, 264, 269, 360, 543, 916
Fome, 411
- na infância, 342
Fontes
- de cálcio, 34
- de combustíveis para a contração muscular, 462
- de fósforo, 36
- de informação, 378
- - para avaliação, 133
- de magnésio, 36
- de potássio, 37
- de sódio, 35
Food
- *Allergen Labeling And Consumer Protection Act* (FALCPA), 538
- Safety and Inspection Service, 147
Forças osmóticas, 31
Formação de equipe, 164
Formaldeído, 253
Formato
- de análise, diagnóstico, intervenções, monitoramento, avaliação (*evaluation*) (ADIME), 158
- de nota subjetiva, objetiva, avaliação, planejamento (SOAP), 158
Fórmula(s)
- comerciais feitas de leite desnatado, 327
- enteral(is), 219
- - polimérica, 220
- infantis, 542
- - de transição, 955
- para lactentes prematuros, 955
Formulações
- dos suplementos dietéticos, 203
- entéricas, 219
- fitoterápicas, 199
Formulados em pílula, 199
Fornecedor de equipamentos médicos duráveis, 231
Fornecimento
- de alimentos e nutrientes, 194, 215
- de dieta adequada, 340
- de precursores adequados para a formação de T_4, 673
Fortificantes do leite materno, 951
Fosfatase alcalina sérica, 602
Fosfato, 497, 760
- de sódio, 481
Fosfocreatina, 460
Fosforilação oxidativa, 460
Fósforo, 36, 276, 765, 774, 951
Fragilidade, 397
Fragmentos solúveis do receptor de transferrina, 682
Framingham Heart Study, 699
Fraturas cranianas basilares, 887
Fruta-do-monge, 289

Frutas, 788
Frutose, 760
Ftalatos, 252, 289
Fumaça de cigarro, 252
Função(ões)
- cardiovascular e pulmonar, 253
- da água, 28
- da barreira epitelial, 835
- do cálcio, 33
- do fígado, 601
- do fósforo, 36
- do magnésio, 35
- do potássio, 37
- do sódio, 34
- gastrintestinal, 253
- hepática, 602
- imune, 253, 260
- renal, 260
Funcionalidade, 396
Fundoplicatura de Nissen, 550

G

GABA, 923
Galactagogos, 305, 307
Galactose-alfa-1,3-galactose, 521
Galactosemia, 516, 967, 979
Gamaglutamiltransferase, 602
Ganho de massa corporal, 466
Garantia
- da segurança do suplemento dietético, 201
- de saúde pública, 136
Gases
- anestésicos, 253
- intestinais, 565
Gasto energético, 17
- basal, 17
- componentes do, 17
- e transtornos alimentares, 447
- em repouso, 17, 18
- total, 17
Gastrectomia vertical, 428
- laparoscópica, 429
Gastrenterite eosinofílica, 526, 528
Gastrina, 7
Gastrite, 554
- atrófica, 554
- não *Helicobacter pylori*, 555, 554
Gastroparesia, 561, 659
Gastrostomia, 219
- endoscópica percutânea, 219
Gatilhos, 106
Gavagem gástrica, 952
Géis macios, 199
Gêmeos idênticos, 87
Gene(s), 82, 931
- candidato, 92
- dominante ou recessivo, 88
- e alimentos, como se comunicam, 86
- PPARG, 100
- supressores tumorais, 783
Gênese da doença, 106
Genética, 82
- e tecnologias "ômicas", 543
Gengiva, 502
Genômica, 82, 84, 108
- nutricional, 81, 94, 376, 414
Genótipo, 82, 94
Geofagia, 281
Geração de ácidos, 38

Gerenciamento
- de doenças, 164
- de qualidade, 163
- de utilização, 164
Geriatria, 389
Gerontologia, 389
Gestação, 251, 669
- de alto risco com componentes nutricionais, 263
- na adolescência, 279
Gestão de risco, 143
Glândula(s)
- de Montgomery, 311
- hipófise, 665
Glaucoma, 393
Glicemia
- de jejum alterada, 630
- pós-prandial (após a refeição), 632
- pré-prandial, 632
Gliceritas, 199
Glicocorticoides, 483
Glicogênio, 461
Glicogenólise, 980
Glicólise, 461
Gliconeogênese, 980
Glicosamina, 857
Glicose, 59, 946
- plasmática em jejum, 635
Glicotoxicidade, 632
Glinidas, 645
Globulina ligadora de tiroxina, 666
Glucagon, 412, 632
Glucosamina, 209, 480
Glutamato, 910
- monossódico, 516
Glutamina, 209
Glutationa, 122
Glúten, 575
- e hipotireoidismo, 667
Goitrina, 670
Goitrógenos, 670
Gordura, 785
- abdominal, 418
- corporal, 410
- de armazenamento, 410
- essencial, 410
- subcutânea na espessura da prega cutânea, 73
Gota, 849, 863
Gráficos de prontuários médicos, 158
Grandes para a idade gestacional, recém-nascidos, 266
Grãos integrais, 640
Grau(s)
- de atividade física, 23
- de gravidade, 392
Grelina, 412, 413, 416, 739
Grupo
- da prostaglandina
- - E1, 119
- - E2, 119
- - E3, 119
- por idade e sexo, 181
Guia alimentar, 135
- durante a gestação, 292

H

Habilidade(s), 189
- de alimentação, 991, 992
- de comunicação, 238

- e atributos do educador ou conselheiro nutricional, 238
Habitação residencial, 402
Hábitos alimentares, 361
- normais, 897
Hazard Analysis Critical Control Points, 142, 143
Health Insurance Portability and Accountability Act, 162
Healthy Eating Index (HEI), 182
Healthy People, 135
Helicobacter pylori, 554
Hematêmese, 548
Hematócrito, 65, 66, 678
Hematoma(s)
- epidural, 887
- subdurais, 886
Hemianopsia, 875
Hemiparesia, 875
Hemocromatose, 608, 684
- hereditária, 684
Hemodiálise, 762
- venovenosa contínua, 762
Hemofiltração venovenosa contínua, 762
Hemoglobina, 65, 66, 678
- glicada, 70, 635
Hemograma completo, 60
Hemorragia
- intraparenquimatosa, 884
- subaracnóidea, 884
Hemorroidas, 280
Hepatite(s)
- A, 605
- B, 605
- C, 605
- D, 605
- E, 605
- G/GB, 605
- viral, 602, 605
Hepatopatia(s), 608
- alcoólica, 605
- - crônica, 607
- colestáticas, 607
Hepcidina, 684
Herança, 91
- epigenética, 88
- - estudo holandês da fome, 90
- - influência da nutrição, 89
- materna, 88
- mendeliana, 87, 88, 93
- mitocondrial, 88
Hérnia de hiato, 548
Heterozigoto, 88
Hidratação em altitudes elevadas, 476
Hidrocarbonetos aromáticos policíclicos, 784
Hidrocefalia, 877
Hidrolisado(s)
- de caseína, 327
- de colágeno/gelatina e vitamina C, 480
Hidrólise enzimática, 4
Hidroxianisol butilado, 516
Hidroxiapatita, 491, 502
3-hidroxila-3-metilglutaril-coenzima A, 707
Hidroxitolueno butilado, 516
25-hidroxivitamina D, 67, 498
Hipercalcemia, 34
Hipercalciúria, 754
- idiopática, 754
Hipercapnia, 738
Hipercoagulação, 114
Hipercolesterolemia familiar, 698
- poligênica, 698

Índice Alfabético

Hiperêmese gravídica, 285, 286
Hiperfagia, 411
Hiperfenilalaninemias, 967
Hiperglicemia, 629, 657
- crônica, 659
Hiperinsulinemia, 108, 124
Hiperlipidemia(s)
- familiar combinada, 698
- genéticas, 697
Hipernatremia, 35
Hiperosmia, 877
Hiperpermeabilidade intestinal, 911
Hiperplasia, 410
Hiperpotassemia, 37
Hipertensão, 707
- arterial, 658
- em crianças e adolescentes, tratamento da, 717
- essencial, 708
- gestacional, 284
- observada durante a gestação, 284
- portal, 607, 609
- pulmonar, 741
- secundária, 708
Hipertireoidismo, 672, 673
Hipertrigliceridemia, 697
Hipertrofia, 410
- ventricular esquerda, 721
Hiperuricemia, 863
Hipervolemia, 31
Hipoalbuminemia, 34
Hipocalcemia, 34
Hipocitratúria, 760
Hipocretina, 412
Hipofagia, 411
Hipoglicemia, 656
- de jejum, 611, 660
- de origem não diabética, 659
- pós-prandial (reativa), 659
Hipoidratação, 474
Hiponatremia, 34, 610
Hipoplasia do terço médio da face, 991
Hipopotassemia, 37
Hiposmia, 391
Hipotálamo, 665
Hipótese(s)
- da evitação de alergênios, 542
- de alergênio duplo, 542
- de exposição microbiana, 541
- obesogênica, 416
Hipotireoidismo, 667
- e gestação, 671
Hipotonia, 993
Histamina, 516, 532
- N-metiltransferase, 532
Histonas, 82
História dietética, 445
Histórico
- do paciente, 124
- e dados médicos, 124
- relacionado à nutrição, 46
HIV
- em crianças, 828
- em mulheres, 827
- prevenção do, 812, 813
HMB (beta-hidroxibetametilbutirato), 480
Homeopatia, 195
Homeostase do cálcio, 492
Homocisteína, 700
- sérica, 66
Homocistinúria, 968
Homozigoto, 88

Hormônio(s)
- adrenocorticotrófico, 832
- antidiurético, 30, 752
- contrarreguladores, 636, 832
- da paratireoide, 492
- da tireoide, 413
- de crescimento humano, 482, 485
- eritropoetina, 753
- estimulante da tireoide, 664
- gastrintestinais, 5, 7
- intestinais, 412
Hospice, 403
Hunger-Free Kids Act, 135

I

Icterícia, 604, 619
Idade, 18
- gestacional, 942
- - e tamanho, 942
Íleo adinâmico, 835
Ileostomia, 594
Imagem corporal, 354, 364
Imaturidade, 943
Impacto, 392
Implementação das diretrizes, 182
Imprinting genômico, 89, 90
Imunocompetência, 65, 393
Imunoglobulina(s), 518, 519
- IgA, 519
- - secretora (IgAs), 326
- IgD, 519
- IgE, 519
- IgG, 519
- IgG4 sérica, 524
- IgM, 519
Imunomodulação nutricional, 543
Imunoterapia, 543
Inanição *versus* estresse, 834
Inativação do cromossomo X, 90
Inatividade física, 702
Inclusão de conteúdo envolvente em seus materiais de leitura, 191
Incretinas, 412, 645
Indicadores
- de cuidados nutricionais, 44
- laboratoriais, 957
Índice(s)
- de alimentação saudável, 182
- de massa corporal, 71, 72, 417
- de preços ao consumidor, 383
- de Quetelet, 72
- glicêmico, 470, 640
- lipídicos de risco cardiovascular, 69
Individualidade bioquímica, 108
Inervação autonômica, 5
Infarto agudo do miocárdio, 694
Infecção(ões), 114, 228
- fúngicas, 510
- oportunistas, 814
- pelo HIV
- - aguda, 813
- - assintomática, 813
- - e AIDS, 510
- - sintomática, 814
- por *Clostridium difficile*, 570
Inflamação, 96, 106, 107, 417
- bioquímica da, 850
- cinco sinais clássicos de, 107
- e avaliação bioquímica, 62

- e fisiopatologia das doenças crônicas, 105
- prolongada, 108
Inflammaging, 114
Influência(s)
- dos colegas, 343
- na nutrição e cuidados de saúde, 162
- socioeconômicas, 341
Informação nutricional, 378
Infusão, 199
- cíclica, 227
- contínua, 227
Ingestão(ões), 17
- adequada, 181
- alimentar recomendada, 292
- de água, 30
- de alimentos, 166
- - e nutrientes, 46
- de carboidratos, 639
- - antes do treinamento, 470
- de energia, 50
- - e massa corporal, 784
- de iodo, 671
- de lipídeos, 640
- de proteínas, 640
- diária(s)
- - aceitável, 53
- - de referência, 184
- - dietética, 957
- - - de referência, 41, 174
- - - componentes da, 181
- - - de fósforo, 36
- - - de magnésio, 36
- - - de potássio, 38
- - - de sódio, 35
- - recomendada, 53, 174
- - recomendada de cálcio, 34
Ingurgitamento mamário, 306
Inibidor(es)
- da angiogênese, 801
- da aromatase, 802
- da bomba de prótons, 550
- da dipeptidil peptidase 4, 645
- da topoisomerase, 801
- de alfaglicosidase, 645
- de mitose, 801
- de molécula pequena, 801
- do glicotransportador-2 dependente de sódio, 645
Iniciação, 783
Inicialização da nutrição parenteral, 224
Iniciativa de qualidade da evolução da diálise renal, 765
Início da amamentação, 304
Inositol, 923
Insegurança alimentar, 182, 342
Inspeção, 76
Instalações
- de enfermagem especializadas, 401
- residenciais e comunitárias para idosos, 401
Instrumento AUDIT – *Alcohol Use Disorders Identification Test*, 921
Insuficiência(s)
- cardíaca, 717
- hepática, 610
- nutricionais de longa latência, 106
- pancreática, 733
- renal, 611, 753
- - aguda, 761
- suprarrenal, 675
Insulina, 412, 413, 629, 642, 645

Intensidade do exercício, 462
Intensificadores de apetite, 433
Interação(ões)
- de alimentos e fármacos, 802, 816
- fármaco-nutriente, 202
Interleucina-1, 833
Interleucina-6, 108, 413, 834
Interpretação
- de estatura e peso
- - em adultos, 71
- - em crianças e adolescentes, 71
- nutricional dos exames laboratoriais médicos de rotina, 59
Interrupção da menstruação, 495
Intervalo
- aniônico, 39
- de distribuição aceitável de macronutrientes, 53
- de tempo, 649
Intervenções, 383
- coordenação do atendimento, 167
- nutricionais, 155, 164
- orientação e aconselhamento nutricional, 167
- prescrição de alimentos e nutrientes, 164
Intestino
- delgado, 8, 9
- grosso, 9, 10
- neurogênico, 568
- permeável, 520, 911
Intolerância
- à frutose, 516
- à glicose, 630
- à lactose, 516, 532, 580, 581
- alimentar, 516, 517, 532
- ao glúten, 532, 576
- aos FODMAPS, 516
- aos frutossacarídeos, oligossacarídeos, dissacarídeos, monossacarídeos e polióis fermentáveis, 532
- hereditária à frutose, 967, 979
Intoxicação hídrica, 31
Íntrons, 83
Iodo, 264, 273, 301, 670
Irradiação corporal total, 804
Isenções de serviços com base domiciliar e comunitária, 400
Isoflavonas, 385, 498
- de soja, 54
Isomaltase, 11
Isoprostanos, 64
Isotiocianatos, 54
Isquemia, 696

J

Jejum
- antes do treinamento, 471
- intermitente, 422, 799
- ou dietas restritivas, 669
- pré-refeição, 632
Jejunostomia, 219
- endoscópica percutânea, 219
Jovens com diabetes
- tipo 1, 650
- tipo 2, 651
Junção(ões)
- neuromuscular, 900
- oclusivas (*tight junctions*), 835

K

Kava-kava, 212

L

L-carnitina, 977
L-arginina, 724
Lactação, 297
- fisiologia e manejo da, 303
Lactância, 942, 994
Lactase, 11
Lactente(s)
- a termo, 942
- de baixa massa corporal ao nascer, 942
- pós-termo, 942
- prematuro (pré-termo), 942
Lactobacilos acidófilos e bifidobactérias, 210
Lactoferrina, 327
Lactogênese
- I, 303
- II, 303
Lactose, 951
Lactovegetariano, 185
Lanches
- irregulares, 362
- saudáveis propícios para adolescentes, 362
Latência clínica, 813
Laxantes estimulantes, 568
LDL-colesterol oxidado, 64
Lei de Não Discriminação de Informação Genética (GINA), 96
Leite, 326
- anterior, 303
- de transição, 303
- de vaca integral, 328
- humano, 954
- - de doadora, 954
- maduro, 303
- materno, 326
- posterior, 303
Leptina, 412, 413, 416, 739
Lesão(ões)
- axonal difusa, 884
- cranianas basilares, 877
- na medula espinal, 874, 877, 887, 893
- na medula espinal, 877
- no cerebelo e tronco encefálico, 877
- no lobo
- - frontal, 875
- - occipital, 877
- - temporal, 877
- por pressão, 394
- renal aguda, 761
Letramento
- em saúde, 188, 240
- impresso, 190
- oral, 190
Leucócitos, 58
Leucotrienos, 118, 850
Levedura de arroz-vermelho, 212
Ligantes, 83
Limite superior
- de ingestão tolerável, 181
- tolerável, 54, 204
Linfedema, 29
Linfócito, 519
Linguagem
- corporal, 238
- nutricional padronizada, 165
Lipase
- gástrica, 13
- hormônio-sensível, 411
- pancreática, 8

Lipídeos, 13, 70, 268, 301, 323, 359, 710, 716, 724, 765, 775, 946, 950
- inflamação e lesões esportivas, 473
- nas fórmulas enterais, 221
- para atletas, 472
Lipo-hipertrofia, 821
Lipo-oxigenases, 119, 850
Lipoatrofia, 821
Lipogênese, 410
Lipoproteínas, 70, 696
- de alta densidade, 696, 697
- de baixa densidade, 696, 697
- de densidade
- - intermediária, 697
- - muito baixa, 697
- lipase, 411
Lipotoxicidade, 632
Lipoxinas, 117
Líquido(s), 293, 302, 794
- do "terceiro espaço", 31
- espessos-consistência de pudim, 879
- espessos-mel, 879
- espessos-néctar, 879
- extracelular, 28
- finos, 879
- intersticial, 28
- intracelular, 28, 31
- nas fórmulas enterais, 222
- para atletas, 473
Listeria monocytogenes, 141, 290
Lorcasserina, 426
Lubiprostona (Amitiza®), 568
Lúpus, 849
- eritematoso sistêmico, 848, 867

M

Má absorção
- de frutose, 582
- de gorduras, 611
Má-nutrição, 835
Maconha, 482
Macronutrientes, 53
- para atletas, 468
Macrossomia, 633
Magnésio, 35, 121, 207, 276, 479, 671, 713, 724, 760
Magreza excessiva, 432
MakeMe, 50
Maleficência, 239
Malformação cerebral de Arnold Chiari, 996
Maltase, 11
Mamadeiras especiais, 1005
Mamilos
- doloridos, 306
- invertidos, 306
Mamoplastia redutora, 309
Manchas de sangue seco, 58
Manutenção
- de massa corporal, 397
- - reduzida, 430
Marcadores
- da composição corporal, 68
- de anemias por deficiência de ferro, 66
- de inflamação, 63, 700
- inflamatórios
- - cardiometabólicos específicos, 113
- - endócrinos (não cancerosos) específicos, 112
- - específicos
- - - autoimunes, 111

- - - neurológicos, 112
- - - para câncer, 113
- ósseos, 495
Marcas epigenéticas, 87
Maresinas, 117, 850
Massa
- corporal, 408
- - componentes da, 410
- - e osteoporose, 494
- - extremamente baixa ao nascer, 942
- - magra, 18, 410
- - muito baixa ao nascer, 942
- - seca, 614
- - gorda, 410
- - livre de gordura, 18, 410
Massagem terapêutica/trabalho corporal, 196
Mastite, 306
Mastócitos, 519
Matriz de etiologia do diagnóstico nutricional, 155
Maturação sexual, 356
Maturidade sexual, 355
- classificação da, 355
MDA (malondialdeído), 64
Mecanismo(s)
- de absorção e transporte, 9
- renina-angiotensina, 753
Mediadores, 106
- especializados pró-resolução, 850
- inflamatórios, 519
- pró-resolução especializados, 117, 119
Medicação e medicina complementar ou alternativa, 55
Medicaid e serviços nutricionais, 401
Medicamentos
- aprovados pela FDA para prevenção e tratamento da osteoporose, 499
- biológicos, 852
- e osteoporose, 495
- fitoterápicos, 198
- hipoglicemiantes para diabetes tipo 2, 643
- inibidores de apetite, 426
- prescritos, 307
Medição
- de habilidades numéricas, 191
- de ultrassom do osso, 495
- do gasto energético, 19
Medicina
- alternativa, 194
- Ayurveda, 196
- complementar, 194
- - e alternativa (MCA), 197
- - e integrativa (MCI), 197
- - - nas deficiências intelectuais e do desenvolvimento, 1005
- - - nos cálculos biliares, 621
- - - nos distúrbios pancreáticos, 625
- de precisão (personalizada), 81
- do leste asiático, 196
- funcional, 78, 194
- holística, 194
- integrativa, 194
- naturopática, 195
Medidas
- antropométricas, 987, 991
- bioquímicas, 988, 991
- de força, 77
- de funcionalidade, 76
- de perímetro, 73
- - em adultos, 74

- - em crianças, 74
- do gasto energético relacionado à atividade, 21
Megadoses de nutrientes, 203
Meglitinidas, 645
Melatonina, 209
Membrana de borda em escova, 9
Menarca, 355
Menopausa, 669
Mensagens da mídia, 342
Mensuração(ões)
- antropométricas, 821
- do perímetro, 74
Mercúrio, 54, 252, 291
Meridianos, 196
Metabolismo
- aeróbico, 460
- anaeróbico, 460
- energético resultantes do câncer, 797
Metabolômica, 84
Metas da ingestão de nutrientes, 223
Metástase, 783
Metilação, 121
Método(s)
- da BIA, 73
- de alimentação, 952
- de medição
- - da composição corporal, 75
- - de gastos energéticos, 21
- de preparação das prescrições de NP, 227
- de suporte nutricional, 844
- de tratamento nutricional, 215
Miastenia *gravis*, 874, 878, 900
Microbioma, 10, 112, 327, 464
- intestinal, 100, 350
Microbiômica, 84
Microbiota, 570
- durante a gestação e a lactação, 293
- e artrite, 854
- intestinal, 10, 520, 573, 898
- - e dieta, 417
- oral, 503
Micronutrientes, 53, 795
- e antioxidantes, 844
- e suplementos fitoterápicos, 641
Microvilosidades, 3
Mídia, 363
Mielina, 899
Mielomeningocele, 987, 995
Mielopatia, 881
Mieloperoxidase, 64
Mielossupressão, 800
Miliosmoles, 31
Miméticos de grelina, 483
Minerais, 14, 16, 121, 272, 324, 339, 476, 478, 496, 917, 948, 951
- em suplementos dietéticos, 203
- nas fórmulas enterais, 221
Mini Nutritional Assessment (MNA), 398
Minimum Data Set (MDS), 402
Mioglobina, 478
Mistura de nutrientes totais ou solução 3 em 1, 227
Mitocôndria, 461
Mitógeno, 785
Modelagem
- cinética, 769
- óssea, 492
Modelo(s)
- de competência cultural, 189
- de crenças na saúde, 235, 236

- de cuidados crônicos, 163
- de desenvolvimento de programas educacionais, 237
- de estágios de mudança, 236
- de matriz de medicina funcional, 79
- para estratégias de aconselhamento, 236
- para mudança comportamental, 235
- *precede-proceed*, 237
- socioecológico, 234
- transteórico, 236
Modificação(ões)
- comportamental, 234
- da dieta normal, 165
- do estilo de vida, 420
- do líquido, 879
- genética/engenharia genética, 146
- na consistência, 166
- na dieta de pacientes hospitalizados, 165
- pós-traducional, 84
Modificadores da resposta biológica, 852
Modos de herança, 87
Moduladores seletivos do receptor de estrogênio, 482, 499, 802
Moléculas "novas na natureza", 105
Momento
- das refeições, 470
- de introdução de sólidos e alimentação infantil, 542
Monitoramento
- da HbA1C, 648
- da reabilitação nutricional, 454
- de cetonas, lipídeos e pressão arterial, 648
- de complicações, 223
- de tolerância, 223
- e avaliação, 223
- - dos cuidados nutricionais, 157
Monitores triaxiais, 21
Mortalidade
- infantil e estatísticas, 942
- perinatal, 263
Morte fetal intrauterina, 254
Mosaicismo, 990
Motilina, 7
Movimento da soberania alimentar indígena, 192
Mucosa, 3
Mucosite, 797, 802
Mudança(s)
- comportamental, 234
- das necessidades nutricionais com o envelhecimento, 399
- de cultura nos cuidados de longa duração, 396
- de foco, 243
- fisiológicas da gestação, 251
- induzidas por ROS na expressão gênica, 64
- psicológicas, 354
Mulher(es)
- com diabetes
- - melito gestacional, 651
- - preexistente e gestação, 651
- gestante, ou grávida, 249
Mutações, 783
Mycobacterium tuberculosis, 742
MyFitnessPal, 50
Myplate Food Guidance System, 170

N

Não disjunção, 990
Não progressão a longo prazo, 813
Nascimentos múltiplos, 279

National
- *Center for Complementary and Integrative Health*, 197
- *Food and Nutrition Survey*, 133
- *Health and Nutrition Examination Survey*, 133
- *Nutrient Databank*, 134
- *Nutrition Monitoring and Related Research Act*, 134
- *Pressure Injury Advisory Panel*, 395
- *Provider Identifier*, 163
- *School Lunch Program*, 135
Naturopatia, 195
Náuseas e vômito, 285, 796, 802
Necessidade(s)
- da comunidade, 131
- de água, 33
- diárias de líquidos, 474
- energéticas, 17
- estimada de energia, 22
- média estimada, 181
- nutricionais, 398, 944
- - na alimentação enteral, 949
- - na cirrose, 614
- para serviços de nutrição comunitários, 131
Nefrolitíase, 753
Negligência, 875, 877
Negociação informada, 239
Neoplasia, 783
- maligna, 783
Nervo vago, 123, 412, 559
Neuropatia, 659
- periférica, 891
Neuropeptídeo Y, 412
Neurotransmissão, 913
Neurotransmissores, 6
- cerebrais, 412, 413
- do sistema nervoso central, 4
Neurotraumatismo, 884
Neutropenia, 794, 797
Niacina, 915
Nicotina, 482
Níquel, 525
Nitratos, 484, 517
Nitritos, 517
Nitrotirosina, 64
Norepinefrina, 412, 910
Normalização, 240
Normas de práticas de alimentação, 402
Norovírus, 141
Novos
- distúrbios gastrintestinais, 562
- ingredientes dietéticos, 201
Nucleotídios, 82
Número RS, 96
Nutrição, 383
- clínica, 499, 984
- - e transtornos alimentares, 449
- - para diabetes, 637
- - para pré-diabetes, 636
- - pós-transplante a longo prazo, 726
- durante a gestação e a lactação, 248
- e carcinogênese, 783
- e osso, 496
- e qualidade de vida, 56
- e saúde óssea, 491
- enteral, 19, 215, 216, 776
- - complicações da, 223
- - domiciliar, 229
- - por tubo, 883
- integrativa e funcional, 828

- intraperitoneal, 777
- na adolescência, 354
- na idade adulta, 376
- na infância, 336
- na promoção da saúde e na prevenção de doenças, 390
- nas fases da vida, 247
- no envelhecimento, 388
- no primeiro estágio da infância, 321
- para a saúde bucal e dentária, 502
- para o controle de massa corporal, 407
- para o desenvolvimento dentário, 502
- para o exercício e o desempenho esportivo, 460
- para o paciente terminal ou em cuidados paliativos, 167
- para transtornos alimentares, 438
- parenteral, 215, 216, 224, 776
- - central, 224
- - complicação associada à, 228
- - domiciliar, 225
- - intradialítica, 776
- - periférica, 224
Nutricionista nos distúrbios genéticos metabólicos, 981
Nutrientes
- antioxidantes, 122
- e osteoporose, 495
- e princípios do sistema parceiro, 107
- essenciais para o desenvolvimento cerebral fetal e neonatal, 264
- moduladores de inflamação, 115
- papel na função mental, 912
Nutrigenética, 94
Nutrigenômica, 95, 790
Nutrition care process model, 152

O

Obesidade, 98, 108, 254, 309, 347, 397, 413, 417, 702, 823
- controle de massa corporal e, 408
- e condições endócrinas, 250
- em adultos, manejo da, 419
- infantil, 432
- mórbida, 420
- sarcopênica, 110, 113, 391
- tratamento farmacológico para, 426
Obesogênios, 416
Ocitocina, 303
Odinofagia, 548
Óleo(s)
- de peixe, 209
- essenciais, 199
Olfato, 391
- alterado, 797
Oligoelementos, 68, 497, 948
Oligossacarídeos, 327
Oligúria, 753
Oncogenes, 783
Oncologia, 783
- integrativa, complementar e funcional, 798
Orexina, 412
Organismos geneticamente modificados, 146
Organização Mundial da Saúde, 381
Organizações
- de assistência gerenciada, 163
- provedoras preferidas, 163
Órgãos de taxa metabólica alta, 18
Orientação e aconselhamento nutricional, 167
Origens
- desenvolvimentistas da saúde e da doença, 248

- fetais da doença, 248
Orlistate, 426
Ortorexia nervosa, 454
Osmolalidade, 30, 31, 220
Osmolaridade, 29, 31, 224
Osmoles, 31
Osso
- cortical, 491
- trabecular ou esponjoso, 491
Osteíte fibrosa cística, 774
Osteoartrite, 849, 855
Osteoblastos, 491
Osteocalcina, 68, 498
Osteócitos, 492
Osteoclastos, 491
Osteodistrofia
- hepática, 607
- renal, 774
Osteomalacia, 774
Osteopenia, 493, 611, 737
- da prematuridade, 948
Osteoporose, 493
- e fraturas, prevenção de, 499
- primária, 494
- tipos de, 494
- tratamento da, 499
Osteorradionecrose, 803
Ostomia(s)
- em alça, 594
- intestinais, 594
- terminal, 594
Otorreia, 887
Outros transtornos alimentares especificados (OTAE), 439, 441
Ovolactovegetariano, 185
Oxalato, 758
Óxido
- de etileno, 253
- nítrico, 695
Oximetria de pulso, 732
Oxintomodulina, 413

P

Padrão(ões)
- alimentares
- - e dicas de aconselhamento, 185
- - quantitativos, 51
- androide de distribuição de gordura, 418
- comparativos, 154
- de alimentação precoce, 329
- de cárie, 506
- de crescimento, 336
- de cuidados, 158, 163
- de desempenho profissional, 158
- de dieta
- - que enfatizem frutas e vegetais, 712
- - vegetariana, 185, 365
- de ingestão, 340
- ginoide de distribuição de gordura, 418
Pagofagia, 281
Painel(éis)
- bioquímicos, 59
- metabólico
- - abrangente, 59
- - básico, 59
Paladar, 391, 416
- alterado, 797
Palpação, 76
Pancitopenia, 806
Pâncreas exócrino, fisiologia e funções do, 621

Índice Alfabético

Pancreaticoduodenectomia, 625
Pancreatite, 608, 621, 733
- aguda, 622
- crônica, 623
Pandemia, 129
Papel(éis)
- da saliva, 506
- do governo na saúde pública, 130
Paracentese, 609
Paralisia cerebral, 985, 996
- espástica, 997
- mista, 997
- não espástica, 997
Paraplegia, 890
Paratormônio, 774
Parceria, 237
Parestesia, 899
Pastilhas, 199
Patient Reported Outcome Measures (PROM), 168
Patógenos, 416
- e probióticos de origem alimentar, 292
Pega deficiente, 306
Pelagra, 873
Penetrância, 88
Pepsina, 8
Peptidases proteolíticas, 12
Peptídeo
- 1 semelhante ao glucagon, 7, 413
- 2 semelhante ao glucagon, 5, 7, 413
- B natriurético, 717
- C, 70
- insulinotrópico dependente de glicose, 413
Pequeno para a idade gestacional, recém-nascido, 249, 942, 943
Perclorato, 252
Percussão, 76
Perda
- auditiva
- - difícil de detectar, 392
- - por sexo, 392
- de água
- - insensível, 31
- - sensível, 31
- de dente, 508
- de massa corporal, 466, 707
- - não intencional, 432
Perfluoroquímicos, 252
Perímetro
- cefálico, 74
- da cabeça, 74
- da cintura, 74
- do braço, 74
Periodização nutricional, 468
Período
- neonatal, 943
- perinatal, 942
- pós-parto, 297
- preconcepção, 297
Peristaltismo, 4
Perspectiva do cliente, 238
Peso, 71
- corporal
- - ideal, 72
- - usual, 72
- para comprimento, 71
- para idade, 71
Pesquisa(s)
- de ingestão dietética de gorduras e óleos, 118
- nacional de alimentos e nutrição, 133

- nacionais de nutrição, 133
Pessoas vivendo com HIV/AIDS, 812
Pesticidas, 252
Pica, 280, 281, 440
Pico
- de massa óssea, 492
- de velocidade de ganho de estatura, 356
Piloroplastia, 559
Pirâmide de Frieden, 130
PKU materna, 975
Placa, 505, 694
Placenta, 260
Planejamento
- alimentar, aspectos culturais do, 188
- da dieta com competência cultural, 169
- de alta, 167
- de desastres, 146
Plano
- de ação, 243
- de alimentação com restrição energética, 420
- de dieta de emergência para diálise, 778
- de educação individualizada, 990
- familiar individualizado, 990
Plasma, 58, 678
Plasticidade sináptica, 927
Pletismografia por deslocamento de ar, 75
Pneumonia, 746
- aspirativa, 746, 878, 880
Polidipsia, 630
Polifagia, 630
Polifarmácia, 393
Polimialgia reumática, 848, 868
Polimiosite, 868
Polimorfismo(s), 91
- de nucleotídio único, 89, 91
Polineuropatia desmielinizante inflamatória crônica, 898
Polipeptídeo
- insulinotrópico dependente de glicose, 7
- YY3-36, 413
Pólipos intestinais, 590
Políticas nutricionais, 131
Poliúria, 630
Poluentes do ar, 252
Pomada, 199
População idosa, 388
População-alvo, 181
Porcentagens de macronutrientes e padrões alimentares, 639
Pós-menopausa com risco elevado de fraturas do quadril, 497
Potássio, 36, 59, 476, 713, 760, 762, 765
Potássio-cálcio-magnésio, 716
Pranlintida, 645
Prática(s)
- de codificação, 165
- de nutrição na comunidade, 130
Pré-albumina, 63
Pré-eclâmpsia, 284
Pré-diabetes, 630
- tratamento do, 635
Pré-hipertensão, 707
Prebióticos, 10, 327, 541, 573
Preconcepção, 248
Preditores de adesão, 815
Preensão
- em pinça, 329
- palmar, 329
Prega cutânea tricipital, 74
Preocupações
- durante a lactação, 307

- nutricionais, 347
Preparação da fórmula, 328
Presbiopia, 392
Prescrição
- eletrônica do provedor, 216
- nutricional, 155, 164
Preservação da amamentação bem-sucedida, 307
Pressão
- arterial, 709
- - diastólica, 707
- - em adultos idosos, tratamento da, 717
- - sistólica, 707
- hidrostática, 29
- intracraniana, 877
- oncótica, 29, 31
- osmótica, 31
- - coloidal, 31
- positiva contínua das vias respiratórias, 745
Prevenção, 383
- de alergias alimentares, 538
- de cáries, 508
- de doença crônica, 349
- de osteoporose e fraturas, 499
- do HIV, 812, 813
- e triagem de diabetes, 371
- primária, 129
- secundária, 129
- terciária, 129
Princípio do nutriente parceiro, 107
Privação de proteína-caloria, 873
Privilégios para redigir prescrições, 165
Pró-hormônios, 485
Probióticos, 10, 210, 327, 481, 541, 573
Problema(s)
- alimentares precoces, 897
- de alimentação, 875
- de qualidade em suplementos dietéticos, 203
- de saúde bucal, 393
- etiologia, sinais e sintomas (PES), 155
- gastrintestinais em atletas, 464
- intestinais comuns, 565
- oromotores, 989
Procedimento(s)
- de Whipple, 625
- não cirúrgicos para perda de massa corporal, 429
Processo(s)
- da cárie, 505
- de cuidado nutricional, 42, 95, 151, 152
- digestivos e absortivos, 3
Procinéticos, 550
Proctite induzida por proteína alimentar, 531
Proctocolectomia restauradora com anastomose anal por bolsa ileal, 596
Proctocolite induzida por proteína alimentar, 531
Produtos
- de glicação avançada, 929
- finais da digestão de proteínas, 12
- fitoterápicos, 205
- naturais na saúde bucal, 509
Profilaxia pré-exposição, 812
Progesteronas, 802
Programa(s)
- de assistência alimentar
- - do U.S. Department of Agriculture (USDA), 401
- - e nutrição, 136
- de autoajuda, 421
- de nutrição da *Older Americans Act* do U.S. Department of Health and Human Services, 400

- de perda de massa corporal, 421
- - com supervisão médica, 421
- educacionais, 244
Progressão, 783
Projeção
- da língua, 989
- da mandíbula, 989
Projeto Genoma Humano, 82
Prolactina, 300
Promoção, 783
- da saúde cardiovascular, 369
- de atitudes e comportamentos saudáveis relacionados à massa corporal, 366
- de atividade física, 371
- de cárie por alimentos individuais, 504
- de um estado de massa corporal saudável, 367
Prontuário(s)
- eletrônico do paciente, 153, 160
- - e informática nutricional, 160
- médico(s)
- - eletrônico, 160
- - orientados por problemas, 158
- pessoal de saúde, 160
Prostaglandinas, 115, 850
Prostanoides, 850
Protectinas, 117, 850
Proteína(s), 12, 264, 268, 301, 322, 338, 358, 496, 712, 762, 786, 794, 950
- animal, 758
- C reativa, 63, 700, 850
- - de alta sensibilidade, 63
- - ultrassensível, 106
- de fase aguda, 833
- de ligação ao retinol, 64
- do soro de leite, 326
- nas fórmulas enterais, 220
- para atletas, 472
- para hipertrofia muscular, 472
Proteômica, 84
Próteses, 508
Protocolo de água livre Frazier, 881
Protoporfirina, 682
Pseudoanemia, 478
Ptialismo, 285
Pubarca, 355
Puberdade, 354
Publicidade, 363
Pulmões, 730
Purê para disfagia, 879
Purgação, 438

Q

Qualidade
- alimentar, 52
- de vida, 56, 380, 396
Queimaduras extensas, 841
Quelação, 15
Quelantes de fosfato, 765, 775
Questionário
- de atividade física, 21
- de avaliação da atividade física, 77
- de frequência alimentar, 47, 48
- SCOFF, 445
Quilocaloria, 19
Quilomícrons, 697
Quilotórax, 745
Quimioprevenção, 787
Quimioterapia, 792, 800, 801

Quimo, 3
Quiropraxia, 195
Quociente respiratório, 21

R

Radiação
- em abdome ou pelve, 803
- em cabeça e pescoço, 803
- em tórax, 803
Radioterapia, 793, 803
Razão
- cintura-estatura, 74
- cintura-quadril, 74
- de troca respiratória, 463
Reabsorção óssea, 494
Reação(ões)
- a aditivos alimentares, 516
- a agentes farmacológicos em alimentos, 516
- à contaminação microbiana ou toxinas em alimentos, 517
- à insulina, 656
- adversas a alimentos, 514, 517
- mediadas por IgE, 520
- não mediadas por IgE, 520, 525
- psicológicas ou neurológicas, 516
Reagentes de fase aguda
- negativos, 62, 63
- positivos, 63
Reatividade
- cruzada, 517, 522
- imunológica ou autoimune ao alimento, 515, 517
Reavaliação nutricional, 154
Rebote de adiposidade, 336, 410
Receptores
- de estrogênio, 499
- de transferrina, 682
Recomendação(ões)
- e venda de suplementos dietéticos, 204
- de carboidratos, 469
- de ganho de massa corporal na obesidade, 278
- de modificação dietética, 420
- gerais de ganho de massa corporal, 276
- nutricionais
- - para efeitos adversos típicos, 820
- - para sobreviventes de câncer, 807
- - para ganho de massa corporal na gestação, 276
Reconhecimento de problemas, 241
Reconstrução em Y de Roux, 559
Recordatório de 24 horas, 47, 48
Recovery record, 50
Recuperação do crescimento, 321, 337
Recuperação otimizada após cirurgia, 846
Recursos
- ergogênicos, 479, 480, 483
- para profissionais de saúde, 205
Redução
- da inflamação no organismo, 119
- da massa corporal, 419, 712
Reestruturação, 243
- cognitiva, 420
Refeições, 362
- em família, 363, 364
Referência de homens e mulheres, 181
Reflexão, 243
- dupla, 243
Reflexo tônico de mordida, 989
Refluxo gastresofágico, 283, 547
Região
- codificadora, 83

- reguladora, 83
Registro alimentar, 47, 48
Regulação
- da glicose sanguínea, 912
- da massa corporal, 411
- genômica da expressão gênica, 84
Reguladores da atividade gastrintestinal, 4
Regulamentação dos suplementos dietéticos, 200
Regurgitação, 548
Relacionamento, 239
Religião e alimentação, 188
Remodelamento ósseo, 493
Reposição de líquidos, 475
- e eletrólitos, 842
Requerimentos nutricionais, 322, 338, 357
- de exercício, 463
- durante a gestação, 267
Requisitos nutricionais da lactação, 300
Resident Assessment Instrument (RAI), 402
Resistência
- à insulina, 632, 926
- farmacológica, 815
Resistina, 413, 739
Resolução de problemas, 420
Resolvinas, 117, 120, 850
Resposta(s)
- alérgica, 519
- hormonal e celular, 832
- metabólica(s), 259
- - ao estresse, 832
Ressecção
- do cólon, 591
- do intestino delgado, 591
- duodenal, 591
- e transplante de fígado, 616
- ileal, 591
- jejunal, 591
Restrição
- de crescimento intrauterino, 262, 264, 943
- de sal, 716, 722
- do crescimento extrauterino, 946
Resultado(s)
- da avaliação, 240
- de neurodesenvolvimento, 960
Retardo de crescimento, 321
Reticulocitose, 683
Retinol, 64, 853
Retinopatia, 658
Retocolite
- microscópica, 587
- ulcerativa, 582, 583
Retorno ao trabalho ou escola, 311
Retração
- da língua, 989
- dos lábios, 989
Riboflavina, 915
Rinorreia, 887
Rins, fisiologia e função dos, 752
Risco(s), 142
- cardiometabólico, 821
- de doença crônica, 69
- de fratura, 495
- para a saúde e longevidade, 417
Ritmo circadiano, 123, 416
RNA mensageiro, 83
Rotulagem
- alergênica dos alimentos, 538
- de alergênios preventiva, 538
- de alimentos e nutrientes, 183

1180 Índice Alfabético

- nutricional
- - em restaurantes e máquinas de venda automática, 431
- - obrigatória, 183
Rótulo de informações nutricionais, 184

S

S-glutationilação, 64
Sacarase, 11
Sacarina, 289
Saciedade, 411, 416
- sensorial-específica, 416
Sal, 736
Salicilatos, 517
Saliva, 59
Saliva espessa/ou boca ressecada, 797
Salmonella spp., 141
Salvamento colônico, 11
Sangue total, 58
Sarcopenia, 108, 391, 495
Saturação de transferrina, 66, 679
Saúde
- bucal, 287
- cardiovascular, 349
- da mulher, 382
- da pele, 365
- dos homens, 383
- gastrintestinal, 826
- global, 381
- mundial, 381
- óssea, 349
School Breakfast Program, 135
Secretagogos de insulina, 641, 642
Secretina, 7
Segmentação, 4
Segurança alimentar, 136, 288, 379
- durante a gestação, 287
- e da água, 144, 146
- global, 143
Seleção da alimentação enteral, 954
Selênio, 208, 276, 670, 917
Semivegetariano, 186
Senescência, 390
Seniors Farmers' Market Nutrition Program, 401
Sensibilidade
- alimentar, 515, 517
- ao glúten, 576
Sensibilização a antígenos alimentares, 520
Sepse, 834
Sequência(s)
- e frequência da alimentação, 505
- intervenientes, 82
Sequestradores de ácidos biliares, 707
Serotonina, 412, 910
Serviços
- de tratamento nutricional, 400
- e suporte de longa duração, 400
Sessões de aconselhamento, 241, 243
- quanto à insegurança sobre a mudança, 242
Sexo, 18
Shigelose, 142
Simbióticos, 11, 571
Sinal de Russell, 442
Síncope, 718
Síndrome(s)
- alcoólica fetal, 287, 1004
- compartimental abdominal, 841
- da alimentação noturna, 416
- da angústia respiratória, 948

- - aguda, 746
- da caquexia do câncer, 744
- da disfunção de múltiplos órgãos, 835
- da enterocolite induzida por proteína alimentar, 528
- da fadiga crônica, 910, 932
- da imunodeficiência adquirida, 812
- da lipodistrofia associada ao HIV, 821
- da morte sedentária, 391
- da obstrução intestinal distal, 736
- da proteína de transferência de lipídeos, 522
- da resposta inflamatória sistêmica, 834, 835
- da secreção inapropriada de hormônio antidiurético, 878
- da serotonina, 931, 932
- das pernas inquietas, 681
- de alergia oral, 522
- de alergia pólen-alimento, 522
- de Angelman, 90
- de Asperger, 998
- de Cushing, 674
- de Down, 986, 990
- de *dumping*, 560
- de esvaziamento rápido (*dumping*), 805
- de fibromialgia, 910, 932
- de Guillain-Barré, 873, 878, 898
- de hiperêmese canabinoide, 562
- de Prader-Willi, 90, 987, 993
- de Raynaud, 866
- de realimentação, 36, 228, 450
- de Schmidt, 668
- de Sjögren, 848, 849, 862
- de tensão pré-menstrual, 382
- de Wernicke-Korsakoff, 873, 874, 883
- do alcoolismo fetal, 287
- do doente eutireoidiano, 668
- do intestino
- - curto, 591
- - irritável, 587
- - narcótico, 562
- do látex-fruta, 522, 523
- do ovário policístico, 250, 671
- do restaurante chinês, 534
- do X frágil, 94
- HELLP, 284
- hepatorrenal, 611
- látex-alimentos, 522, 523
- materna, 284
- metabólica, 108, 124, 381, 419, 658, 697, 702
- nefrótica, 764
- obesidade-hipoventilação, 744
- ou transtorno do desenvolvimento, 986
- pós-colecistectomia, 621
- sistêmica de alergia ao níquel, 525
Sintomas
- autonômicos, 656
- de impacto nutricional, 796
- extraesofágicos, 548
- neuroglicopênicos, 656
- psicóticos, 920
Sistema(s)
- CRISPR, 92
- de estadiamento tumor-linfonodo-metástase, 791
- de infusão contínua de insulina, 646
- de pagamento, 163
- digestório, 2
- enteral
- - aberto, 222
- - fechado, 222
- imunológico, 518
- nervoso, 875

- - central, 875
- - entérico, 911
- - periférico, 875
- renina-angiotensina, 30, 710
- respiratório, 730
- tampões, 38
Situação global do HIV e AIDS, 813
Sobrecarga
- de ferro, 683
- de líquido, 31
Sobrepeso, 309, 347, 413, 417, 991
Sódio, 34, 59, 276, 302, 476, 498, 712, 760, 765, 952
- e indústria alimentícia, 716
Soja, 498, 789
Solução(ões)
- de reidratação oral, 574
- parenterais
- - de carboidratos, 225
- - de eletrólitos, vitaminas, oligoelementos, 226
- - de lipídeos, 225
- - de líquidos, 227
- - de proteína, 225
Solventes, 252
Somatostatina, 8
Sonda(s)
- com múltiplos lumens, 219
- nasoduodenal, 218
- nasoentéricas, 218
- nasogástricas, 216
- nasojejunal, 218
Sono, 123, 416
Soro, 58, 678
Soroconversão, 813
Special Supplemental Nutrition Program for Women, Infants and Children (WIC), 131
Staphylococcus aureus, 142
Streptococcus
- *mutans*, 503
- *pyogenes*, 142
Subluxações, 195
Subnutrição pediátrica, 348
Substâncias
- bioativas, 194
- ilícitas e fármacos para melhoria de desempenho, 485
Substitutos da refeição, 421
Substrato, 503
Suco de beterraba, 480, 484
Sucralose, 289
Sulfato de condroitina, 480
Sulfitos, 517
Sulfonilureias, 643
Suor, 59
Supercompensação de glicogênio, 468
Supercrescimento bacteriano no intestino delgado, 592
Suplementação
- dietética, 198
- nutricional, 384
- - durante a gestação, 294
- oral de proteínas durante a diálise, 776
- vitamínica recomendada após cirurgia bariátrica, 430
Suplemento(s)
- antioxidantes, 200
- calóricos, 956
- de ferro, 683
- de ômega 3, 915
- dietéticos, 198, 204, 205, 255, 799

- fitoterápicos, 255
- - e alimentares nas doenças hepáticas, 615
- nutricionais, 918
- orais, 230
- vitamínico-minerais, 339
Suporte
- nutricional, 837
- social no tratamento do câncer, 794
Supplemental Nutrition Assistance Program (SNAP), 136, 140
Surfactante, 731, 942, 948
Surgeon General's Report on Nutrition and Health, 135
Sustainable Development Goals (SDGs), 130
Sustentação do suprimento de leite materno, 307

T

Tabagismo e osteoporose, 494
Tabletes, 199
Talassemias, 691
Tamanho
- corporal, 18
- da(s) porção(ões), 333, 416
- - padronizadas em rótulos de alimentos, 184
- e número de adipócitos, 410
Tamoxifeno, 482
Taxa(s)
- de aparecimento de nitrogênio proteico, 769
- de crescimento e gráficos de crescimento, 957
- de filtração glomerular estimada, 763
- de mortalidade infantil, 942
- de redução da ureia, 769
- de sedimentação, 108
- - de eritrócitos, 63
- metabólica, 412
- - basal, 17
- - em repouso, 17, 410
Teanina, 923
Tecido
- adiposo
- - branco, 410
- - marrom, 410
- - visceral, 108, 410
- linfoide associado
- - à mucosa, 554
- - ao intestino, 520
- ósseo, tipos de, 491
Técnicas
- de exame físico, 76
- minimamente invasivas, 219
Tecnologia de reprodução assistida, 250
Telarca, 355
Telessaúde, 420
Temperatura, 18
Tempo de infusão, 222
Tendências
- e padrões alimentares, 383
- na indústria de suplementos dietéticos, 198
Teoria(s)
- cognitiva social, 235, 236
- da mutação somática, 390
- da taxa de vida, 390
- da triagem, 107
- de ligações cruzadas/glicosilação, 390
- do comportamento planejado, 236
- do marca-passo, 390
- do metabolismo do oxigênio, 390
- do modelo carboidrato-insulina da obesidade, 423
- do ponto de ajuste, 411

- do sistema imunológico, 390
- do uso e desgaste, 390
- dos radicais livres, 390
- genética, 390
- sobre o envelhecimento, 390
Terapia(s)
- antineoplásica, 792
- antirretroviral, 812
- - classes de fármacos para, 815
- baseada na família, 444
- cognitivo-comportamental, 236, 444
- com bomba de insulina, 646
- complementares, 196
- - e integrativas, 195, 857
- de aceitação e compromisso, 237
- de Gerson, 799
- de nutrição enteral de curta duração, 216
- de reposição de enzimas pancreáticas, 734, 736
- de substituição renal, 762
- de substituição renal contínua, 762
- direcionadas a proteínas, 801
- holísticas, 195
- hormonal, 793, 803
- integrativas, 196, 197
- - para a ansiedade, 923
- médica nutricional, 513, 535
Teratogênico, 250
Terceiro espaço, 29
Terminologia do processo do cuidado nutricional, 153
Termogênese
- facultativa, 19
- obrigatória, 19
- por atividade, 19, 412
- - de não exercício, 19, 412
- - individual, 19
Teste(s)
- cutâneo, 524
- - por picada, 535
- de anticorpos
- - para doença celíaca e sensibilidade ao glúten, 576
- - séricos, 535
- de ativação
- - de basófilos, 524
- - de leucócitos, 524
- - de mastócitos, 524
- de avaliação da função pancreática, 622
- de contato para atopia, 524
- de força muscular, 524
- de função pulmonar, 732
- de IgE sérica específica para alergênios alimentares, 535
- de pele, 524
- de provocação
- - e neutralização, 524
- - oral, 531, 537
- genético, 95
- genômico preditivo, 124
- imunológicos, 535
- nutricional baseado em parâmetros laboratoriais, 58
- para anemias macrocíticas decorrentes de deficiências de vitamina B, 66
- sublingual, 524
Tetraidrocanabinol, 482
Tetraplegia, 890
Texturas, 882
The Joint Comission (TJC), 158
Tiamina, 725, 915

Tiazolidinedionas, 643
Tinturas, 199
Tiramina, 516, 534
Tireoide, fisiologia da, 664
Tireoidite de Hashimoto, 667
Tireoperoxidase, 665
Tireotoxicose, 672
Tirosina, 665
Tirosinemia tipo I, 967
Tiroxina, 664
Tolerância
- à glicose diminuída, 630
- às alimentações, 953
- oral, 517, 519
Tolueno, 252
Toxicidade do mercúrio, 343
Toxinas, 249
- ambientais, 289, 308
Toxoplasma gondii, 292
Traços autossômicos recessivos, 965
Tradução, 83
Transaminação, 602
Transcrição, 83
Transcriptômica, 84
Transdução de sinal, 86
Transferência de fármacos e toxinas para o leite humano, 307
Transferrina, 65, 682
Transição
- da alimentação parenteral para alimentação enteral, 949
- nutricional, 105, 192
Translação, 83
Translocação, 990
Transplante(s)
- autólogo de ilhotas pancreáticas, 625
- de células hematopoéticas, 806
- de coração, 725
- de microbiota fecal, 571
- de pâncreas e de ilhotas pancreáticas, 625
- de pulmão, 747
Transporte
- ativo, 9
- passivo, 9
Transtirretina, 63
Transtorno(s)
- afetivo sazonal, 919
- alimentares, 283, 438, 918
- - avaliação
- - - antropométrica e, 448
- - - bioquímica e, 446
- - - nutricional e, 445
- - de exercícios e de imagem corporal, 467
- - não especificados, 440
- - restritivo/evitativo, 440, 441, 452
- - tratamento
- - - nutricional dos, 445
- - - psicológico dos, 443
- bipolar, 923, 924
- - I e II, 919
- ciclotímico, 919
- cognitivos, 910
- da ansiedade, 918, 922
- da compulsão alimentar periódica, 439, 440, 443, 454
- da exposição a medicamentos e do espectro alcoólico fetal, 986
- da personalidade, 919
- de adaptação, 918
- de déficit de atenção e de hiperatividade, 349

- de ruminação, 440
- depressivo
- - maior, 919, 929
- - persistente (distimia), 919
- disfórico pré-menstrual, 919
- disruptivo da desregulação do humor, 919
- dissociativos, 918
- do controle dos impulsos, 919
- do déficit de atenção e hiperatividade, 1000
- do desenvolvimento, 984
- do espectro
- - alcoólico fetal, 1004
- - autista, 349, 985, 998
- do humor, 919
- do neurodesenvolvimento relacionados ao álcool, 1004
- do sono, 920, 933
- esquizoafetivo, 919, 934
- induzidos por substâncias, 920
- invasivo (pervasivo) do desenvolvimento, 998
- por uso de substâncias, 920
- psicológico ou neurológico, 516
- psicóticos, 919
- psiquiátricos, 910, 918
- somatoformes, 920
- sexuais, 920
Tratamento
- da hipertensão em crianças e adolescentes, 717
- da osteoporose, 499
- da pressão arterial em adultos idosos, 717
- do pré-diabetes, 635
- farmacológico para obesidade, 426
- médico domiciliar do paciente, 164
- nutricional
- - adequado, 215
- - dos transtornos alimentares, 445
- - na assistência de longa duração e domiciliar, 230
- psicológico dos transtornos alimentares, 443
Traumatismo
- cranioencefálico, 884
- da coluna vertebral, 887
- e abdome aberto, 841
Treinamento intervalado de alta intensidade, 484
Tri-iodotironina, 664
Tríade da mulher atleta, 467
Triagem
- e avaliação nutricional, 364, 398, 793
- neonatal, 965, 969
- nutricional, 42, 153
- para alcoolismo, 920
- para diabetes, 634
Trifosfato de adenosina, 460
Triglicerídeos, 697
- de cadeia média, 587

Trimetilamina-N-óxido, 700
Tripsina, 12
Tripsinogênio, 12
Trismo, 803
Trombo, 696
Trombocitopenia, 800
Tromboxanos, 850
Tuberculose, 742
Tumores benignos, 791

U

U.S. Department of Health and Human Services (USDHHS), 133
Ubiquinona, 208
Úlcera(s)
- de estresse, 557
- duodenal, 557
- gástricas, 557
- péptica, 554, 555, 557
Ultrafiltrado, 752
Ureia, 761
Uricostáticos, 864
Uricosúricos, 864
Urina, 58
Urinálise, 61
Uso
- abusivo de substâncias, 920
- - pela mãe, 308
- de medicamentos e ganho de massa corporal, 416
- de substâncias por adolescentes, 362
- de suplementos por adolescentes, 361

V

Vacinas de câncer, 801
Vagotomia, 559
- de células parietais, 559
- troncular, 559
Valores diários de referência, 184
Varfarina, 97
Variação
- cíclica da massa corporal, 431
- genética, 91
Variantes do gene, 92
- e câncer, 97
- e diabetes melito tipo 2, 98
- e doença vascular, 101
- e obesidade, 99
Varizes gastrintestinais, 608
Vasopressina, 30, 752
Vegano, 185
Vegetais, 788
Vegetarianos, 185
Velocidade de hemossedimentação, 63

Vesícula biliar, 616
- fisiologia e funções da, 616
Via(s)
- aeróbica, 461
- anaeróbica, 461
- do ácido láctico, 461
- de nutrição, 613
- de parto, 541
Vibrio vulnificus, 142
Vilosidades, 3
Vírus, 416
- da imunodeficiência humana, 812
Visão, 391
Viscosidade do líquido corporal, 114
Visfatina, 413
Vitamina(s), 14, 269, 325, 339, 476, 497, 761, 915, 948, 951
- A, 67, 264, 271, 497, 853
- B, 915
- B_1, 915
- B_2, 915
- B_6, 205, 270, 724, 761
- B_{12}, 66, 67, 206, 270, 325, 724, 916
- - e a mãe vegana, 302
- C, 68, 206, 270, 761
- D, 67, 120, 121, 124, 206, 271, 301, 325, 339, 360, 477, 497, 543, 671, 725, 788, 852, 916, 952
- do complexo B, 68, 122, 477
- E, 68, 206, 272, 952
- e minerais, 359
- e probióticos, 765
- em suplementos dietéticos, 203
- hidrossolúveis, 68
- K, 68, 272, 325, 498
- lipossolúveis, 67
- nas fórmulas enterais, 221
Volume
- de líquido e urina, 757
- globular, 66

W

What We Eat in America, 133

X

Xenobióticos, 123
Xerostomia, 393, 506, 510, 797
Xilitol, 504

Y

Yersinia enterocolitica, 142
YouFood Photo Food Journal, 50

Z

Zinco, 121, 208, 264, 276, 302, 324, 339, 736, 917

Ingestões dietéticas de referência (IDRs): ingestões dietéticas recomendadas e ingestões adequadas, vitaminas.*

Food and Nutrition Board, Institute of Medicine, National Academies

Grupos de estágio de vida	Vitamina A (mcg/dia)[a]	Vitamina C (mg/dia)	Vitamina D (UI/dia)[b,c]	Vitamina E (mg/dia)[d]	Vitamina K (mcg/dia)	Tiamina (mg/dia)	Riboflavina (mg/dia)	Niacina (mg/dia)[e]	Vitamina B$_6$ (mg/dia)	Folato (mcg/dia)[f]	Vitamina B$_{12}$ (mcg/dia)	Ácido pantotênico (mg/dia)	Biotina (mcg/dia)	Colina (mg/dia)[g]
Lactentes														
Do nascimento aos 6 meses	400*	40*	400*[h]	4*	2*	0,2*	0,3*	2*	0,1*	65*	0,4*	1,7*	5*	125*
6 a 12 meses	500*	50*	400*[h]	5*	2,5*	0,3*	0,4*	4*	0,3*	80*	0,5*	1,8*	6*	150*
Crianças														
1 a 3 anos	300	15	600	6	30*	0,5	0,5	6	0,5	150	0,9	2*	8*	200*
4 a 8 anos	400	25	600	7	55*	0,6	0,6	8	0,6	200	1,2	3*	12*	250*
Homens														
9 a 13 anos	600	45	600	11	60*	0,9	0,9	12	1,0	300	1,8	4*	20*	375*
14 a 18 anos	900	75	600	15	75*	1,2	1,3	16	1,3	400	2,4	5*	25*	550*
19 a 30 anos	900	90	600	15	120*	1,2	1,3	16	1,3	400	2,4	5*	30*	550*
31 a 50 anos	900	90	600	15	120*	1,2	1,3	16	1,3	400	2,4	5*	30*	550*
51 a 70 anos	900	90	600	15	120*	1,2	1,3	16	1,7	400	2,4[i]	5*	30*	550*
>70 anos	900	90	800	15	120*	1,2	1,3	16	1,7	400	2,4[i]	5*	30*	550*
Mulheres														
9 a 13 anos	600	45	600	11	60*	0,9	0,9	12	1	300	1,8	4*	20*	375*
14 a 18 anos	700	65	600	15	75*	1	1	14	1,2	400[j]	2,4	5*	25*	400*
19 a 30 anos	700	75	600	15	90*	1,1	1,1	14	1,3	400[j]	2,4	5*	30*	425*
31 a 50 anos	700	75	600	15	90*	1,1	1,1	14	1,3	400[j]	2,4	5*	30*	425*
51 a 70 anos	700	75	600	15	90*	1,1	1,1	14	1,5	400	2,4[i]	5*	30*	425*
>70 anos	700	75	600	15	90*	1,1	1,1	14	1,5	400	2,4[i]	5*	30*	425*
Gestação														
14 a 18 anos	750	80	600	15	75*	1,4	1,4	18	1,9	600[k]	2,6	6*	30*	450*
19 a 30 anos	770	85	600	15	90*	1,4	1,4	18	1,9	600[k]	2,6	6*	30*	450*
31 a 50 anos	770	85	600	15	90*	1,4	1,4	18	1,9	600[k]	2,6	6*	30*	450*
Lactação														
14 a 18 anos	1.200	115	600	19	75*	1,4	1,6	17	2,0	500	2,8	7*	35*	550*
19 a 30 anos	1.300	120	600	19	90*	1,4	1,6	17	2,0	500	2,8	7*	35*	550*
31 a 50 anos	1.300	120	600	19	90*	1,4	1,6	17	2,0	500	2,8	7*	35*	550*

(Fontes: *Dietary Reference Intakes for Calcium, Phosphorus, Magnesium, Vitamin D, and Fluoride* (1997); *Dietary Reference Intakes for Thiamin, Riboflavin, Niacin, Vitamin B$_6$, Folate, Vitamin B$_{12}$, Pantothenic Acid, Biotin, and Choline* (1998); *Dietary Reference Intakes for Vitamin C, Vitamin E, Selenium, and Carotenoids* (2000); *Dietary Reference Intakes for Vitamin A, Vitamin K, Arsenic, Boron, Chromium, Copper, Iodine, Iron, Manganese, Molybdenum, Nickel, Silicon, Vanadium, and Zinc* (2001); *Dietary Reference Intakes for Water, Potassium, Sodium, Chloride, and Sulfate* (2005); e *Dietary Reference Intakes for Calcium and Vitamin D* (2011). Esses relatórios podem ser acessados via www.nap.edu.)

*__Nota:__ esta tabela (extraída de relatórios de IDR, ver www.nap.edu) apresenta ingestões dietéticas recomendadas (RDAs) em **negrito** e as ingestões adequadas (AIs) sem negrito, seguidas de um asterisco (*). Uma RDA é o nível médio de ingestão dietética diária, suficiente para atender às necessidades de nutrientes de quase todos os indivíduos saudáveis (97 a 98%) em um grupo. É calculada a partir de uma necessidade média estimada (EAR). Se não houver evidências científicas suficientes para estabelecer a EAR e, portanto, calcular uma RDA, geralmente uma AI é desenvolvida. Para lactentes amamentados saudáveis, uma AI é a ingestão média. Acredita-se que a AI para outros grupos de estágio de vida e gênero atenda às necessidades de todos os indivíduos saudáveis nos grupos, mas faltam dados ou a incerteza nos dados impede que se possa especificar com confiança a porcentagem de indivíduos cobertos por essa ingestão.

[a] Como equivalentes da atividade do retinol (RAE). 1 RAE = 1 mcg de retinol, 12 mcg de betacaroteno, 24 mcg de alfacaroteno, ou 24 mcg de betacriptoxantina. A RAE para carotenoides provitamina A na dieta é duas vezes maior do que os equivalentes de retinol (RE), enquanto a RAE para a vitamina pré-formada A é a mesma RE para vitamina A.
[b] Como colecalciferol. 1 mcg de colecalciferol = 40 UI de vitamina D.
[c] Sob a suposição de mínima luz solar.
[d] Como alfatocoferol. O alfatocoferol inclui RRR-alfatocoferol, a única forma de alfatocoferol que ocorre naturalmente em alimentos, e as formas 2R-estereoisoméricas de alfatocoferol (RRR-, RSR-, RRS- e RSS-alfatocoferol) que ocorrem em alimentos e suplementos fortificados. Não inclui as formas 2S-estereoisoméricas de alfatocoferol (SRR-, SSR-, SRS- e SSS-alfatocoferol), também encontradas em alimentos e suplementos fortificados.
[e] Como equivalentes de niacina (NE). 1 mg de niacina = 60 mg de triptofano; 0 a 6 meses = niacina pré-formada (não NE).
[f] Como equivalentes de folato na dieta (DFE). 1 DFE = 1 mcg de folato no alimento = 0,6 mcg de ácido fólico de alimento fortificado ou com um suplemento consumido com alimento = 0,5 mcg de um suplemento tomado com o estômago vazio.
[g] Embora as AIs tenham sido estabelecidas para colina, existem poucos dados para avaliar se um suprimento dietético de colina é necessário em todos os estágios do ciclo vital, e talvez a necessidade de colina possa ser atendida pela síntese endógena em alguns desses estágios.
[h] Grupos de estágio de vida para lactentes foram de 0 a 5,9 e de 6 a 11,9 meses.
[i] Como 10 a 30% dos idosos podem apresentar má absorção de B$_{12}$ ligada ao alimento, é aconselhável que indivíduos com mais de 50 anos atendam à sua RDA principalmente consumindo alimentos fortificados com B$_{12}$ ou um suplemento contendo B$_{12}$.
[j] Em vista das evidências que ligam a ingestão de folato a defeitos do tubo neural no feto, é recomendado que todas as mulheres capazes de engravidar consumam 400 mcg de suplementos ou alimentos fortificados, além da ingestão de folato alimentar proveniente de uma dieta variada.
[k] Assume-se que todas as mulheres continuem a consumir 400 mcg de suplementos ou alimentos fortificados até a confirmação de sua gestação e passem a receber cuidados pré-natais, o que normalmente ocorre após o fim do período periconcepcional – o momento crítico para a formação do tubo neural.

Ingestões dietéticas de referência (IDRs): ingestões dietéticas recomendadas e ingestões adequadas, elementos.

Food and Nutrition Board, Institute of Medicine, National Academies

Grupos de estágio de vida	Cálcio (mg/dia)	Cromo (mcg/dia)	Cobre (mcg/dia)	Fluoreto (mcg/dia)	Iodo (mcg/dia)	Ferro (mg/dia)	Magnésio (mg/dia)	Manganês (mg/dia)	Molibdênio (mcg/dia)	Fósforo (mg/dia)	Selênio (mcg/dia)	Zinco (mg/dia)	Potássio (mg/dia)	Sódio (mg/dia)	Cloreto (g/dia)
Lactentes															
Do nascimento aos 6 meses	200*[a]	0,2*	200*	0,01*	110*	0,27*	30*	0,003*	2*	100*	15*	2*	400*	110*	0,18*
6 a 12 meses	260*[a]	5,5*	220*	0,5*	130*	11	75*	0,6*	3*	275*	20*	3	860*	370*	0,57*
Crianças															
1 a 3 anos	700	11*	340	0,7*	90	7	80	1,2*	17	460	20	**3**	2.000*	800*	1,5*
4 a 8 anos	1.000	15*	440	1*	90	10	130	1,5*	22	500	30	**5**	2.300*	1.000*	1,9*
Homens															
9 a 13 anos	1.300	25*	700	2*	120	8	240	1,9*	34	1.250	40	**8**	2.500*	1.200*	2,3*
14 a 18 anos	1.300	35*	890	3*	150	11	410	2,2*	43	1.250	55	**11**	3.000*	1.500*	2,3*
19 a 30 anos	1.000	35*	900	4*	150	8	400	2,3*	45	700	55	**11**	3.400*	1.500*	2,3*
31 a 50 anos	1.000	35*	900	4*	150	8	420	2,3*	45	700	55	**11**	3.400*	1.500*	2,3*
51 a 70 anos	1.000	30*	900	4*	150	8	420	2,3*	45	700	55	**11**	3.400*	1.500*	2,0*
> 70 anos	1.200	30*	900	4*	150	8	420	2,3*	45	700	55	**11**	3.400*	1.500*	1,8*
Mulheres															
9 a 13 anos	1.300	21*	700	2*	120	8	240	1,6*	34	1.250	40	**8**	2.300*	1.200*	2,3*
14 a 18 anos	1.300	24*	890	3*	150	15	360	1,6*	43	1.250	55	**9**	2.300*	1.500*	2,3*
19 a 30 anos	1.000	25*	900	3*	150	18	310	1,8*	45	700	55	**8**	2.600*	1.500*	2,3*
31 a 50 anos	1.000	25*	900	3*	150	18	320	1,8*	45	700	55	**8**	2.600*	1.500*	2,3*
51 a 70 anos	1.200	20*	900	3*	150	8	320	1,8*	45	700	55	**8**	2.600*	1.500*	2,0*
> 70 anos	1.200	20*	900	3*	150	8	320	1,8*	45	700	55	**8**	2.600*	1.500*	1,8*
Gestação															
14 a 18 anos	1.300	29*	1.000	3*	220	27	400	2*	50	1.250	60	**12**	2.600*	1.500*	2,3*
19 a 30 anos	1.000	30*	1.000	3*	220	27	350	2*	50	700	60	**11**	2.900*	1.500*	2,3*
31 a 50 anos	1.000	30*	1.000	3*	220	27	360	2*	50	700	60	**11**	2.900*	1.500*	2,3*
Lactação															
14 a 18 anos	1.300	44*	1.300	3*	290	10	360	2,6*	50	1.250	70	**13**	2.500*	1.500*	2,3*
19 a 30 anos	1.000	45*	1.300	3*	290	9	310	2,6*	50	700	70	**12**	2.800*	1.500*	2,3*
31 a 50 anos	1.000	45*	1.300	3*	290	9	320	2,6*	50	700	70	**12**	2.800*	1.500*	2,3*

(Fontes: *Dietary Reference Intakes for Calcium, Phosphorus, Magnesium, Vitamin D, and Fluoride* (1997); *Dietary Reference Intakes for Thiamin, Riboflavin, Niacin, Vitamin B₆, Folate, Vitamin B₁₂, Pantothenic Acid, Biotin, and Choline* (1998); *Dietary Reference Intakes for Vitamin C, Vitamin E, Selenium, and Carotenoids* (2000); *Dietary Reference Intakes for Vitamin A, Vitamin K, Arsenic, Boron, Chromium, Copper, Iodine, Iron, Manganese, Molybdenum, Nickel, Silicon, Vanadium, and Zinc* (2001); *Dietary Reference Intakes for Water, Potassium, Sodium, Chloride, and Sulfate* (2005); *Dietary Reference Intakes for Calcium and Vitamin D* (2011). Esses relatórios podem ser acessados via www.nap.edu.)

Nota: esta tabela (extraída de relatórios de IDR, ver www.nap.edu) apresenta ingestões dietéticas recomendadas (RDAs) em **negrito** e as ingestões adequadas (AIs) sem negrito, seguidas de um asterisco (*). Uma RDA é o nível médio de ingestão dietética diária suficiente para atender às necessidades de nutrientes de quase todos os indivíduos saudáveis (97 a 98%) em um grupo. É calculada a partir de uma necessidade média estimada (EAR). Se não houver evidências científicas suficientes para estabelecer a EAR e, portanto, calcular uma RDA, geralmente uma AI é desenvolvida. Para lactentes amamentados saudáveis, uma AI é a ingestão média. Acredita-se que a AI para outros grupos de estágio de vida e gênero atenda as necessidades de todos os indivíduos saudáveis nos grupos, mas faltam dados ou a incerteza nos dados impede que se possa especificar com confiança a porcentagem de indivíduos cobertos por essa ingestão.

[a]Os grupos de estágio de vida para lactentes foram 0 a 5,9 e 6 a 11,9 meses.

Ingestões dietéticas de referência de energia e proteína do nascimento aos 18 anos.*

Idade		Necessidade energética estimada	Proteína (g)
Lactentes	0 a 3 meses	$(89 \times$ Massa corporal [kg] $- 100) + 175$ kcal	9,1
	4 a 6 meses	$(89 \times$ Massa corporal [kg] $- 100) + 56$ kcal	9,1
	7 a 12 meses	$(89 \times$ Massa corporal [kg] $- 100) + 22$ kcal	11
	13 a 36 meses	$(89 \times$ Massa corporal [kg] $- 100) + 20$ kcal	13
Meninos	3 a 8 anos	$88,5 - (61,9 \times$ Idade [anos] $+$ AF $\times (26,7 \times$ Massa corporal [kg] $+ 903 \times$ Altura [m]) $+ 20$ kcal	19
	9 a 18 anos	$88,5 - (61,9 \times$ Idade [anos]) $+$ AF $\times (26,7 \times$ Massa corporal [kg] $+ 903 \times$ Altura [m]) $+ 25$ kcal	34 a 52
Meninas	3 a 8 anos	$135,3 - (30,8 \times$ Idade [anos]) $+$ AF $\times (10 \times$ Massa corporal [kg] $+ 934 \times$ Altura [m]) $+ 20$ kcal	19
	9 a 18 anos	$135,3 - (30,8 \times$ Idade [anos]) $+$ AF $\times (10 \times$ Massa corporal [kg] $+ 934 \times$ Altura [m]) $+ 25$ kcal	34 a 46

*AF, nível de atividade física. (Dados do Food and Nutrition Board, Institute of Medicine. *Dietary reference intakes for energy, carbohydrate, fiber, fat, fatty acids, cholesterol, protein, and amino acids (macronutrients)*. Washington, DC: National Academies Press; 2002.)

Ingestões dietéticas de referência (IDR): ingestões dietéticas recomendadas e ingestões adequadas, água total e macronutrientes.*

Food and Nutrition Board, Institute of Medicine, National Academies

Grupo de estágio de vida	Água total[a] (ℓ/dia)	Fibra total (g/dia)	Ácido linoleico (g/dia)	Ácido alfalinolênico (g/dia)	Proteína[b] (g/dia)
Lactentes					
Do nascimento aos 6 meses	0,7*	N/D	4,4*	0,5*	9,1*
6 a 12 meses	0,8*	N/D	4,6*	0,5*	**11**
Crianças					
1 a 3 anos	1,3*	19*	7*	0,7*	**13**
4 a 8 anos	1,7*	25*	10*	0,9*	**19**
Homens					
9 a 13 anos	2,4*	31*	12*	1,2*	**34**
14 a 18 anos	3,3*	38*	16*	1,6*	**52**
19 a 30 anos	3,7*	38*	17*	1,6*	**56**
31 a 50 anos	3,7*	38*	17*	1,6*	**56**
51 a 70 anos	3,7*	30*	14*	1,6*	**56**
> 70 anos	3,7*	30*	14*	1,6*	**56**
Mulheres					
9 a 13 anos	2,1*	26*	10*	1,0*	**34**
14 a 18 anos	2,3*	26*	11*	1,1*	**46**
19 a 30 anos	2,7*	25*	12*	1,1*	**46**
31 a 50 anos	2,7*	25*	12*	1,1*	**46**
51 a 70 anos	2,7*	21*	11*	1,1*	**46**
> 70 anos	2,7*	21*	11*	1,1*	**46**
Gestação					
14 a 18 anos	3*	28*	13*	1,4*	**71**
19 a 30 anos	3*	28*	13*	1,4*	**71**
31 a 50 anos	3*	28*	13*	1,4*	**71**
Lactação					
14 a 18 anos	3,8*	29*	13*	1,3*	**71**
19 a 30 anos	3,8*	29*	13*	1,3*	**71**
31 a 50 anos	3,8*	29*	13*	1,3*	**71**

(Fonte: *Dietary Reference Intakes for Energy, Carbohydrate, Fiber, Fat, Fatty Acids, Cholesterol, Protein, and Amino Acids* (2002/2005) e *Dietary Reference Intakes for Water, Potassium, Sodium, Chloride, and Sulfate* (2005). O relatório pode ser acessado via www.nap.edu.)

***Nota:** esta tabela (extraída de relatórios de IDR, ver www.nap.edu) apresenta as ingestões dietéticas recomendadas (RDAs) **em negrito** e as ingestões adequadas (Als) sem negrito, seguidas de um asterisco (*). Uma RDA é o nível médio de ingestão diária suficiente para atender às necessidades de nutrientes de quase todos os indivíduos saudáveis (97 a 98%) em um grupo. É calculada a partir de uma necessidade média estimada (EAR).

Se não houver evidências científicas suficientes para estabelecer a EAR e, portanto, calcular uma RDA, geralmente uma AI é desenvolvida. Para lactentes amamentados saudáveis, uma AI é a ingestão média. Acredita-se que a AI para outros grupos de estágio de vida e gênero atenda às necessidades de todos os indivíduos saudáveis nos grupos, mas faltam dados ou a incerteza nos dados impede que se possa especificar com confiança a porcentagem de indivíduos cobertos por essa ingestão.

[a]A água total inclui toda a água contida em alimentos, bebidas e água para beber.

[b]Baseada em gramas de proteína por quilograma de massa corporal para a massa corporal de referência (p. ex., para adultos 0,8 g/kg de massa corporal para a massa corporal de referência). *N/D*, não determinado.

Ingestões dietéticas de referência (IDRs): variações aceitáveis da distribuição de macronutrientes.

Food and Nutrition Board, Institute of Medicine, National Academies

Macronutriente	VARIAÇÃO (PORCENTAGEM DE ENERGIA)		
	Crianças, 1 a 3 anos	Crianças, 4 a 18 anos	Adultos
Gordura	30 a 40	25 a 35	20 a 35
Ácidos graxos n-6 poli-insaturados[a] (ácido linoleico)	5 a 10	5 a 10	5 a 10
Ácidos graxos n-3 poli-insaturados[b] (ácido alfalinolênico)	0,6 a 1,2	0,6 a 1,2	0,6 a 1,2
Carboidrato	45 a 65	45 a 65	45 a 65
Proteína	5 a 20	10 a 30	10 a 35

(Fonte: *Dietary Reference Intakes for Energy, Carbohydrate, Fiber, Fat, Fatty Acids, Cholesterol, Protein, and Amino Acids* (2002/2005). O relatório pode ser acessado via www.nap.edu.)
[a]Aproximadamente 10% do total pode ser proveniente de ácidos graxos n-3 ou n-6 de cadeia mais longa.

Ingestões dietéticas de referência (IDRs): variações aceitáveis de distribuição de macronutrientes.

Food and Nutrition Board, Institute of Medicine, National Academies

Macronutriente	Recomendação
Colesterol da dieta	O mais baixo possível enquanto consome uma dieta nutricionalmente adequada
Ácidos graxos *trans*	O mais baixo possível enquanto consome uma dieta nutricionalmente adequada
Ácidos graxos saturados	O mais baixo possível enquanto consome uma dieta nutricionalmente adequada
Açúcares adicionados[a]	Limite para até 25% da energia total

(Fonte: *Dietary Reference Intakes for Energy, Carbohydrate, Fiber, Fat, Fatty Acids, Cholesterol, Protein, and Amino Acids* (2002/2005). O relatório pode ser acessado via www.nap.edu.)
[a]Não é uma ingestão recomendada. Ainda não foi estabelecida uma ingestão diária de açúcares adicionados que os indivíduos devem ter por meta para obter uma dieta saudável.

Ingestões dietéticas de referência (IDRs): limite de ingestão máxima tolerável, vitaminas.*

Food and Nutrition Board, Institute of Medicine, National Academies

Grupos de estágio de vida	Vitamina A (mcg/dia)[a]	Vitamina C (mg/dia)	Vitamina D (UI/dia)	Vitamina E (mg/dia)[b,c]	Niacina (mg/dia)[c]	Vitamina B_6 (mg/dia)	Folato (mcg/dia)[c]	Colina (g/dia)
Lactentes								
0 a 6 meses	600	N/D	1.000	N/D	N/D	N/D	N/D	N/D
6 a 12 meses	600	N/D	1.500	N/D	N/D	N/D	N/D	N/D
Crianças								
1 a 3 anos	600	400	2.500	200	10	30	300	1
4 a 8 anos	900	650	3.000	300	15	40	400	1
Homens								
9 a 13 anos	1.700	1.200	4.000	600	20	60	600	2
14 a 18 anos	2.800	1.800	4.000	800	30	80	800	3
19 a 30 anos	3.000	2.000	4.000	1.000	35	100	1.000	3,5
31 a 50 anos	3.000	2.000	4.000	1.000	35	100	1.000	3,5
51 a 70 anos	3.000	2.000	4.000	1.000	35	100	1.000	3,5
> 70 anos	3.000	2.000	4.000	1.000	35	100	1.000	3,5
Mulheres								
9 a 13 anos	1.700	1.200	4.000	600	20	60	600	2
14 a 18 anos	2.800	1.800	4.000	800	30	80	800	3
19 a 30 anos	3.000	2.000	4.000	1.000	35	100	1.000	3,5
31 a 50 anos	3.000	2.000	4.000	1.000	35	100	1.000	3,5
51 a 70 anos	3.000	2.000	4.000	1.000	35	100	1.000	3,5
> 70 anos	3.000	2.000	4.000	1.000	35	100	1.000	3,5
Gestação								
14 a 18 anos	2.800	1.800	4.000	800	30	80	800	3
19 a 30 anos	3.000	2.000	4.000	1.000	35	100	1.000	3,5
31 a 50 anos	3.000	2.000	4.000	1.000	35	100	1.000	3,5
Lactação								
14 a 18 anos	2.800	1.800	4.000	800	30	80	800	3
19 a 30 anos	3.000	2.000	4.000	1.000	35	100	1.000	3,5
31 a 50 anos	3.000	2.000	4.000	1.000	35	100	1.000	3,5

NOTA: o limite de ingestão máxima tolerável (UL) é o nível mais elevado de ingestão diária de nutrientes que provavelmente não acarreta risco de efeitos adversos à saúde para a maioria dos indivíduos na população geral. A não ser que seja especificado de outra forma, o UL representa a ingestão total de alimentos, água e suplementos. Devido à falta de dados adequados, o UL não pôde ser estabelecido para vitamina K, tiamina, riboflavina, vitamina B_12, ácido pantotênico, biotina e carotenoides. Na ausência de um UL, é indicado um cuidado extra com o consumo de níveis acima das ingestões recomendadas. Os membros da população geral devem ser aconselhados a não exceder rotineiramente o UL. O UL não se destina à aplicação aos indivíduos que são tratados com o nutriente sob supervisão médica ou para aqueles com condições predisponentes que modificam sua sensibilidade ao nutriente.

*O limite de ingestão máxima tolerável para os seguintes nutrientes não foi determinado: vitamina K, tiamina, riboflavina, vitamina B_12, ácido pantotênico, biotina e carotenoides. N/D, não determinado. Os níveis não foram determinados devido à ausência de dados de efeitos adversos nesse grupo etário e preocupação com a falta de capacidade de lidar com quantidades excessivas. A fonte de ingestão deve ser apenas do alimento para evitar altos níveis de ingestão.

[a] Como vitamina A pré-formada somente.
[b] Como alfatocoferol; aplica-se a qualquer forma de alfatocoferol suplementada.
[c] Os UL para vitamina E, niacina e folato aplicam-se às formas sintéticas obtidas dos suplementos, alimentos fortificados ou uma combinação de ambos.
[d] Os suplementos de betacaroteno são aconselháveis apenas para servir de fonte de provitamina A para os indivíduos em risco de deficiência de vitamina A.

(**FONTES:** *Dietary Reference Intakes for Calcium, Phosphorus, Magnesium, Vitamin D, and Fluoride* (1997); *Dietary Reference Intakes for Thiamin, Riboflavin, Niacin, Vitamin B_6, Folate, Vitamin B_12, Pantothenic Acid, Biotin, and Choline* (1998); *Dietary Reference Intakes for Vitamin C, Vitamin E, Selenium, and Carotenoids* (2000); *Dietary Reference Intakes for Vitamin A, Vitamin K, Arsenic, Boron, Chromium, Copper, Iodine, Iron, Manganese, Molybdenum, Nickel, Silicon, Vanadium, and Zinc* (2001); e *Dietary Reference Intakes for Calcium and Vitamin D* (2011). Esses relatórios podem ser acessados via www.nap.edu.)

Ingestões dietéticas de referência: limites de ingestão máxima tolerável, elementos.

Food and Nutrition Board, Institute of Medicine, National Academies

Grupo de estágio de vida	Arsênico[a]	Boro (mg/dia)	Cálcio (mg/dia)	Cromo	Cobre (mcg/dia)	Fluoreto (mg/dia)	Iodo (mcg/dia)	Ferro (mg/dia)	Magnésio (mg/dia)[b]	Manganês (mg/dia)	Molibdênio (mcg/dia)	Níquel (mg/dia)	Fósforo (g/dia)	Selênio (mcg/dia)	Silício[c]	Vanádio (mg/dia)[d]	Zinco (mg/dia)	Sódio (g/dia)	Cloreto (g/dia)
Lactentes																			
0 a 6 meses	N/D[e]	N/D	1.000	N/D	N/D	0,7	N/D	40	N/D	N/D	N/D	N/D	N/D	45	N/D	N/D	4	N/D	N/D
6 a 12 meses	N/D	N/D	1.500	N/D	N/D	0,9	N/D	40	N/D	N/D	N/D	N/D	N/D	60	N/D	N/D	5	N/D	N/D
Crianças																			
1 a 3 anos	N/D	3	2.500	N/D	1.000	1,3	200	40	65	2	300	0,2	3	90	N/D	N/D	7	1,5	2,3
4 a 8 anos	N/D	6	2.500	N/D	3.000	2,2	300	40	110	3	600	0,3	3	150	N/D	N/D	12	1,9	2,9
Homens																			
9 a 13 anos	N/D	11	3.000	N/D	5.000	10	600	40	350	6	1.100	0,6	4	280	N/D	N/D	23	2,2	3,4
14 a 18 anos	N/D	17	3.000	N/D	8.000	10	900	45	350	9	1.700	1	4	400	N/D	N/D	34	2,3	3,6
19 a 30 anos	N/D	20	2.500	N/D	10.000	10	1.100	45	350	11	2.000	1	4	400	N/D	1,8	40	2,3	3,6
31 a 50 anos	N/D	20	2.500	N/D	10.000	10	1.100	45	350	11	2.000	1	4	400	N/D	1,8	40	2,3	3,6
51 a 70 anos	N/D	20	2.000	N/D	10.000	10	1.100	45	350	11	2.000	1	4	400	N/D	1,8	40	2,3	3,6
> 70 anos	N/D	20	2.000	N/D	10.000	10	1.100	45	350	11	2.000	1	3	400	N/D	1,8	40	2,3	3,6
Mulheres																			
9 a 13 anos	N/D	11	3.000	N/D	5.000	10	600	40	350	6	1.100	0,6	4	280	N/D	N/D	23	2,2	3,4
14 a 18 anos	N/D	17	3.000	N/D	8.000	10	900	45	350	9	1.700	1	4	400	N/D	N/D	34	2,3	3,6
19 a 30 anos	N/D	20	2.500	N/D	10.000	10	1.100	45	350	11	2.000	1	4	400	N/D	1,8	40	2,3	3,6
31 a 50 anos	N/D	20	2.500	N/D	10.000	10	1.100	45	350	11	2.000	1	4	400	N/D	1,8	40	2,3	3,6
51 a 70 anos	N/D	20	2.000	N/D	10.000	10	1.100	45	350	11	2.000	1	4	400	N/D	1,8	40	2,3	3,6
> 70 anos	N/D	20	2.000	N/D	10.000	10	1.100	45	350	11	2.000	1	3	400	N/D	1,8	40	2,3	3,6
Gestação																			
14 a 18 anos	N/D	17	3.000	N/D	8.000	10	900	45	350	9	1.700	1	3,5	400	N/D	N/D	34	2,3	3,6
19 a 30 anos	N/D	20	2.500	N/D	10.000	10	1.100	45	350	11	2.000	1	3,5	400	N/D	N/D	40	2,3	3,6
31 a 50 anos	N/D	20	2.500	N/D	10.000	10	1.100	45	350	11	2.000	1	3,5	400	N/D	N/D	40	2,3	3,6
Lactação																			
14 a 18 anos	N/D	17	3.000	N/D	8.000	10	900	45	350	9	1.700	1	4	400	N/D	N/D	34	2,3	3,6
19 a 30 anos	N/D	20	2.500	N/D	10.000	10	1.100	45	350	11	2000	1	4	400	N/D	N/D	40	2,3	3,6
31 a 50 anos	N/D	20	2.500	N/D	10.000	10	1.100	45	350	11	2.000	1	4	400	N/D	N/D	40	2,3	3,6

NOTA: um limite de ingestão máxima tolerável (UL) é o nível mais alto de ingestão diária de nutrientes que provavelmente não acarreta risco de efeitos adversos à saúde para quase todos os indivíduos na população geral. A não ser que seja especificado de outra forma, o UL representa a ingestão total proveniente dos alimentos, água e suplemento. Devido à falta de dados sobre os efeitos adversos nesse grupo etário e preocupação em relação à falta de capacidade de lidar com quantidades excessivas. A fonte de ingestão deve ser apenas o alimento para prevenir altos níveis de ingestão. Na ausência de um UL, deve-se indicar cuidado extra com níveis de consumo acima dos níveis recomendados de ingestão. A população geral deve ser aconselhada a não exceder rotineiramente o UL. O UL não se destina à aplicação aos indivíduos que são tratados com o nutriente sob supervisão médica ou para aqueles com condições predisponentes que modificam sua sensibilidade ao nutriente.

[a] Embora o UL não tenha sido determinado para o arsênico, não há indicação para adição de arsênico aos alimentos ou suplementos.
[b] Os ULs para o magnésio representam a ingestão de um agente farmacológico somente e não inclui a ingestão de alimentos e água.
[c] Embora não se tenha demonstrado que o silício cause efeitos adversos em humanos, não se justifica a adição de silício aos suplementos.
[d] Embora não se tenha demonstrado que o vanádio no alimento cause efeitos adversos em humanos, não se justifica a adição de vanádio aos alimentos e os suplementos de vanádio deve ser usado com cuidado. O UL é baseado nos efeitos adversos em animais laboratório e esses dados podem ser usados para estabelecer o UL para adultos, mas não para crianças e adolescentes.
[e] N/D, não determinável devido à falta de dados sobre os efeitos adversos nesse grupo etário e preocupação em relação à falta de capacidade de lidar com quantidades excessivas. A fonte de ingestão deve ser apenas o alimento para prevenir altos níveis de ingestão.

FONTES: Dietary Reference Intakes for Calcium, Phosphorus, Magnesium, Vitamin D, and Fluoride (1997); Dietary Reference Intakes for Thiamin, Riboflavin, Niacin, Vitamin B₆, Folate, Vitamin B₁₂, Pantothenic Acid, Biotin, and Choline (1998); Dietary Reference Intakes for Vitamin C, Vitamin E, Selenium, and Carotenoids (2000); Dietary Reference Intakes for Vitamin A, Vitamin K, Arsenic, Boron, Chromium, Copper, Iodine, Iron, Manganese, Molybdenum, Nickel, Silicon, Vanadium, and Zinc (2001); e Dietary Reference Intakes for Calcium and Vitamin D (2011). Esses relatórios podem ser acessados via www.nap.edu.)